Inhalt – Kurzübersicht

C. Zalpour (Hrsg.)

Für die Physiotherapie

Anatomie Physiologie

Für Willem, Simon, Greta, Piet und Paul

Christoff Zalpour (Hrsg.)

Für die Physiotherapie

Anatomie Physiologie

Lehrbuch für Physiotherapeuten, Masseure/medizinische Bademeister und Sportwissenschaftler

5., überarbeitete und ergänzte Auflage

Unter Mitarbeit von:
Erwin van Beek, MA, PT, MT, Dipl.-Sportlehrer, Enschede (NL)

Mit einem Geleitwort von:
Prof. Dr. Helga Fritsch, Innsbruck

Grafiken:
Gerda Raichle, Ulm
Oberflächenanatomische Körperzeichnungen (Kap. 12, 13, 14): Tanja Friedel, Nüdlingen

Mit Beiträgen von:
Erwin van Beek MA, Enschede (NL) (Kap. 4, 9, 11–14, 23);
Erika Schröder, Münster (Kap. 21, 22),
Prof. Dr. med. Christoff Zalpour, Osnabrück (Kap. 1–8, 10, 15–20) und
Dr. med. Nicole Menche, Langen/Hessen

ELSEVIER

Elsevier GmbH, Bernhard-Wicki-Str. 5, 80636 München, Deutschland
Wir freuen uns über Ihr Feedback und Ihre Anregungen an kundendienst@elsevier.com

ISBN 978-3-437-45305-2
eISBN 978-3-437-09710-2

5. Auflage 2022

Wichtiger Hinweis für den Benutzer
Die Erkenntnisse in der Physiotherapie und den medizinischen Wissenschaften unterliegen einem sehr schnellen Wissenszuwachs. Der stetige Wandel von Methoden, Wirkstoffen und Erkenntnissen ist allen an diesem Werk Beteiligten bewusst. Sowohl der Verlag als auch die Autorinnen und Autoren und alle, die an der Entstehung dieses Werkes beteiligt waren, haben große Sorgfalt darauf verwandt, dass die Angaben zu Methoden, Anweisungen, Produkten, Anwendungen oder Konzepten dem aktuellen Wissensstand zum Zeitpunkt der Fertigstellung des Werkes entsprechen.
Der Verlag kann jedoch keine Gewähr für Angaben zu Dosierung und Applikationsformen übernehmen. Es sollte stets eine unabhängige und sorgfältige Überprüfung von Diagnosen und Arzneimitteldosierungen sowie möglicher Kontraindikationen erfolgen. Jede Dosierung oder Applikation liegt in der Verantwortung der Anwenderin oder des Anwenders. Die Elsevier GmbH, die Autorinnen und Autoren und alle, die an der Entstehung des Werkes mitgewirkt haben, können keinerlei Haftung in Bezug auf jegliche Verletzung und/oder Schäden an Personen oder Eigentum, im Rahmen von Produkthaftung, Fahrlässigkeit oder anderweitig übernehmen.

Für die Vollständigkeit und Auswahl der aufgeführten Medikamente übernimmt der Verlag keine Gewähr.
Geschützte Warennamen (Warenzeichen) werden in der Regel besonders kenntlich gemacht (®). Aus dem Fehlen eines solchen Hinweises kann jedoch nicht automatisch geschlossen werden, dass es sich um einen freien Warennamen handelt.

Bibliografische Information der Deutschen Nationalbibliothek
Die Deutsche Nationalbibliothek verzeichnet diese Publikation in der Deutschen Nationalbibliografie; detaillierte bibliografische Daten sind im Internet über https://www.dnb.de abrufbar.

22 23 24 25 26 5 4 3 2 1

In ihren Veröffentlichungen verfolgt die Elsevier GmbH das Ziel, genderneutrale Formulierungen für Personengruppen zu verwenden. Um jedoch den Textfluss nicht zu stören sowie die gestalterische Freiheit nicht einzuschränken, wurde bei Patienten und Berufsbezeichnungen die grammatikalisch maskuline Form gewählt. Selbstverständlich sind **immer alle Geschlechter** gemeint.

Planung: Elisa Imbery, München
Projektmanagement: Birgit Pietzsch, München
Redaktion: Isabella de la Rosée, Höhenkirchen-Siegertsbrunn
Bildredaktion und Rechteklärung: Max Goldschmidt, Aljezur, Portugal
Herstellung: Dietmar Radünz, Leipzig; Birgit Pietzsch, München
Satz: abavo GmbH, Buchloe/Deutschland; TnQ, Chennai/Indien
Druck und Bindung: Drukarnia Dimograf Sp. z o. o., Bielsko-Biała/Polen
Umschlaggestaltung: Stefan Hilden, München, www.hildendesign.de
Umschlagabbildung: ©HildenDesign unter Verwendung mehrerer Bilder von © Shutterstock.com

Aktuelle Informationen finden Sie im Internet unter **www.elsevier.de**

Geleitwort

Das Erlernen von Aufbau und Funktion der verschiedenen Organsysteme des menschlichen Körpers gehört in der Medizin und in allen medizinnahen Berufen zur unabdingbaren Grundlage. Aufgrund der enormen Stofffülle und der neuen Terminologie mit den unzähligen Vokabeln findet mancher Lernanfänger nur schwer Zugang zu Anatomie und Physiologie von Geweben, Organen und Organsystemen. Außerdem wird dem Lernenden der Zugang oft dadurch erschwert, dass Stoffgebiete nicht bezogen auf ein Organsystem, sondern „fächerorientiert" und damit nebeneinander gelehrt werden. Schon J. W. von Goethe wusste hierzu festzustellen:

„Ob wir nun aber unsere Bemühungen bloß für anatomisch erklären, so müsste sie doch, wenn sie fruchtbar, ja wenn sie in unserem Falle auch nur möglich sein sollte, stets in physiologischer Rücksicht unternommen werden. Man hat also nicht bloß auf das Nebeneinandersein der Teile zu sehen, sondern auf ihren lebendigen, wechselseitigen Einfluss, auf ihre Abhängigkeit und Wirkung."

Dem in mittlerweile fünfter Auflage vorliegenden Lehrbuch *Für die Physiotherapie: Anatomie, Physiologie*, herausgegeben von Prof. Dr. med. Christoff Zalpour, liegt ein klares Konzept zugrunde, nämlich die enge Verknüpfung von Morphologie und Physiologie bis hin zur Pathophysiologie und damit zur Klinik. Organsysteme werden zusammenhängend abgehandelt und dargestellt. Die Reihenfolge der Abhandlung der Organsysteme unterscheidet sich von der in vielen anderen Lehrbüchern: Zunächst werden die am ganzen Organismus beteiligten Organsysteme wie z.B. das Hormonsystem und das Nervensystem abgehandelt, erst dann folgen Bewegungssystem, Herz-Kreislauf-System, Verdauungssystem etc., die jeweils mit den erstgenannten Organsystemen funktionell zusammenhängen.

Das Lehrbuch ist insgesamt nicht nur ein wichtiger Begleiter für die Ausbildung, sondern es hat bleibenden Wert als Nachschlage- und Nachlesewerk. Die Lehrinhalte sind übersichtlich und in sehr verständlicher Sprache dargelegt, auch schwierige Sachverhalte werden sehr gut erklärt. Farbige Markierungen leiten durch den umfassenden Text und unterlegen Definitionen, Warnhinweise, Merkhinweise sowie Informationsschwerpunkte zur Physiotherapie-Praxis und Klinik. Die vielen farbigen Grafiken sind übersichtlich und prägen sich gut ein. Auch die gezeichneten anatomischen Darstellungen sind klar und eingängig. Besonders hilfreich sind jene Abbildungen in den Kapiteln 12–14, bei denen Muskeln, Sehnen und Bänder in Projektion auf die Körperoberfläche eingezeichnet sind.

Durch all diese Qualitäten begegnet das vorliegende Lehrbuch dem oben aufgezeigten Risiko, dem Lernenden die Lust auf Wissensbeschaffung elementarer Grundlagen zu nehmen. Auch deshalb, weil die zahlreichen Abbildungen und Schemata den Text bildlich untermauern, wiedergeben und auflockern.

Ich wünsche diesem modernen, gelungenen Lehrbuch eine weite Verbreitung. Es wird der geneigten Leserschaft ein nutzbringender Begleiter über die Ausbildung hinweg sein.

Innsbruck, im Februar 2022

O. Univ.-Prof. Dr. Helga Fritsch
Direktorin des Institutes für Klinisch-Funktionelle Anatomie der Medizinischen Universität Innsbruck

Vorwort zur 5. Auflage

Die große Nachfrage nach einem Kompendium der für die Physiotherapie wichtigen Grundlagenfächer Anatomie und Physiologie hat eine 5. Auflage des vorliegenden Werkes notwendig gemacht, das ich hiermit gerne vorlege.

An der grundlegenden Zielsetzung des Buches hat sich nichts verändert.

Alle, die sich professionell mit Bewegung auseinandersetzen, sollen hier grundlegende Informationen erhalten, insbesondere aber natürlich Physiotherapeutinnen und Physiotherapeuten. Dieser Beruf ermöglicht es einem täglich, sowohl praktisch mit den Händen als auch theoretisch mit dem Verstand zum Wohle der Patienten zu wirken. Dies geschieht in Prävention und Gesundheitsförderung, in der Rehabilitation und letztlich immer, um die Lebensqualität der Patienten zu verbessern. Jede gute Praxis verlangt nach fundierter Theorie, insbesondere auch dann, wenn eine Weiterentwicklung innerhalb eines Faches stattfinden soll. Die wissenschaftliche Weiterentwicklung der Physiotherapie liegt mir ebenso am Herzen wie die Schaffung einer breiten und fundierten Wissensbasis für alle praktisch tätigen Therapeutinnen und Therapeuten.

Das vorliegende Buch soll dazu einen Beitrag leisten, indem es uns die Faszination der naturwissenschaftlichen Grundlagen vor Augen führt und dabei stetig zum Weiterlesen animiert, ohne, ob der Vielzahl der gegebenen Informationen, die geneigte Leserschaft zu verwirren.

Das Ganze ist sicher mehr als die Summe seiner Teile, aber aus didaktischen Gründen wird ein „Teil" nach dem anderen kapitelweise beleuchtet, um die Gesamtheit besser begreifbar zu machen. So kann dieses Buch von vorne bis hinten durchgearbeitet, aber auch als Nachschlagewerk zu Rate gezogen werden, wenn das ein oder andere nicht mehr richtig „sitzt".

Nach wie vor beginnt das Buch mit den wesentlichen Grundlagen aus Biologie und Chemie und führt über die Gewebelehre zu den einzelnen Organ- bzw. Funktionssystemen. Neben der reinen Anatomie und Physiologie finden sich auch für die Physiotherapie wichtige Kapitel über Gesundheit und Krankheit, die sensomotorische Entwicklung des Kindes sowie die Leistungsphysiologie und Trainingslehre. Alle Kapitel wurden überarbeitet und aktualisiert; so wurde z. B. das Kapitel 7 (Immunsystem) um aktuelle Erkenntnisse aus der COVID-19-Forschung erweitert.

Bewusst wurde auf die in den Wissenschaften oft anzutreffende komplizierte Darstellungsweise, zugegebenermaßen gelegentlich tatsächlich komplizierter Sachverhalte, verzichtet und stattdessen der Versuch unternommen, die Dinge gerade für die Neu-Lernenden so nachvollziehbar wie möglich aufzubereiten. Dazu dient auch das umfangreiche Bildmaterial, das für die neue Auflage umfassend überarbeitet wurde und sich nun in einem für die 2020er Jahre zeitgemäßen Design präsentiert.

Für eine gezielte Prüfungsvorbereitung des umfangreichen Stoffes empfehle ich drei weitere auf das vorliegende Lehrbuch genau abgestimmte Kompendien, die je nach Lerntyp differenziert eingesetzt werden können:

- Prüfungsfragen mit Antworten: Anatomie Physiologie – Effektive Lernhilfe und Lernkontrolle (Zalpour C, Elsevier)
- Lernkarten Physiologie (Zalpour C, Elsevier) (250 Prüfungsfragen, vorne die Frage, hinten die Antwort)
- Checklisten Anatomie Physiologie (erscheint 01/2023)

Auch dieses Mal wäre ein termingerechtes Erscheinen ohne die sorgfältige Planung und Vorbereitung durch das Lektorat nicht möglich gewesen. Dem Elsevier-Verlag danke ich deshalb für die hervorragende Zusammenarbeit mit dem Lektorenteam um Elisa Imbery und vor allem Birgit Pietzsch, Isabella de la Rosée und der Grafikerin Gerda Raichle.

Für Kritik und Verbesserungsvorschläge sind wir jederzeit dankbar, damit Sie und die nachfolgende Leserschaft den größtmöglichen Nutzen für Ihre tägliche Praxis aus dem vorliegenden Werk ziehen zu können.

Für alle Beteiligten, der Herausgeber
im Februar 2022

Vorwort zur 1. Auflage

Die Physiotherapie in Deutschland verdient eine eigenständige und zielgruppenorientierte Literatur, die die spezifischen Belange sowohl Studierender der Physiotherapie als auch bereits im Beruf Tätiger berücksichtigt. Viel zu lange musste gerade im Bereich der grundständigen Ausbildung in der Physiotherapie auf medizinische, pflegerische oder fremdsprachige Literatur zurückgegriffen werden.

Die deutsche Physiotherapie unterliegt gegenwärtig einem hoffnungsvollen Wandel, der in absehbarer Zeit zu einer weiteren Qualifizierung von Lehranstalten führen wird, die einen Vergleich mit anderen Ausbildungsstätten in Europa oder Übersee nicht scheuen müssen:

Das vorliegende Buch ist als wichtiger Baustein dieser viel versprechenden Entwicklung zu verstehen!

Die konsequente und effektive Anwendung der Physiotherapie erfordert vor diesem Hintergrund ein komplexes Grundlagenwissen u. a. aus Anatomie, Physiologie und Biomechanik unter Berücksichtigung einzelner Lebensabschnitte unserer Patienten mit besonderem Augenmerk auf der kindlichen Entwicklung.

Anknüpfend an den Erfolg des ebenfalls im Urban & Fischer-Verlag veröffentlichten Buches *Mensch, Körper, Krankheit,* das sich vorwiegend an Lernende der Pflegeberufe richtet, greifen Verlag, Herausgeber und Autoren von *Für die Physiotherapie: Anatomie und Physiologie* das eindrucksvolle und anerkannte Konzept des erstgenannten Buches auf und machen es – in erweiterter Form – für Physiotherapeuten, Masseure/medizinische Bademeister und Sportwissenschaftler konsequent nutzbar.

Die aus dem Werk *Mensch, Körper, Krankheit* übernommenen Ursprungstexte und die neuen Originaltexte dieses Buches wurden von Autoren bearbeitet, die mit der Ausbildung von Physiotherapeuten seit vielen Jahren beschäftigt sind, nicht nur in Deutschland, sondern auch im europäischen Ausland. Gemeinsamer Antrieb der Beteiligten war es, ein modernes Lehrbuch zu schaffen, das sich vor allem an den Bedürfnissen der Lernenden in Deutschland orientiert.

Neben den fachkundigen Autoren haben viele Schülerinnen und Schüler mitgewirkt. Sie prüften die Texte auf Verständlichkeit und machten aus der speziellen Sicht des Lernenden wichtige Verbesserungsvorschläge. Nicht alle können an dieser Stelle namentlich erwähnt werden, aber Birgitta Stake, Marco Kauert und Pia Woytal gilt diesbezüglich besonderer Dank; sie haben sich in einzelnen Textabschnitten um die bessere Verständlichkeit des Buches besonders verdient gemacht. Herrn Martin Evers, der sich nahezu über den gesamten Entstehungsprozess des Buches kritisch mit dem Text auseinander gesetzt hat, kann nicht genug dafür gedankt werden, dass er uns Lehrern die Perspektive des Neu-Lernenden immer wieder näher gebracht hat und damit wesentlich zur anwenderorientierten Zielsetzung von Text und Bild beitrug.

Auch dem Urban & Fischer-Verlag, insbesondere dem betreuenden Lektor Herrn Heiko Krabbe, sei für die großzügige Unterstützung bei der Realisierung des Buch-Projektes gedankt. Ohne seinen notwendigen Pragmatismus hätten sich Autoren und Herausgeber in immer neue Ideen verstrickt und das vorliegende Werk nicht zum Abschluss bringen können.

Für alle Beteiligten, der Herausgeber
im Juli 2002

Benutzerhinweise

Damit Sie dieses Lern- und Arbeitsbuch optimal nutzen können, werden im Folgenden seine Besonderheiten kurz erklärt.

Wie finde ich die Inhalte?

Für die Physiotherapie: Anatomie, Physiologie enthält ein Gesamtinhaltsverzeichnis am Anfang des Buches, Kapitelanfangsübersichten jeweils auf der ersten Seite eines Kapitels sowie ein umfangreiches Register am Ende des Buches.

Abbildungen und Tabellen

Nutzen Sie das Bildmaterial: Ein Bild sagt mehr als tausend Worte. *Für die Physiotherapie: Anatomie, Physiologie* enthält deshalb knapp 900 Abbildungen und zahlreiche Tabellen, um insbesondere die schwierigen Zusammenhänge anschaulich darstellen zu können. Die Abbildungen und Tabellen werden jeweils separat kapitelweise nummeriert.

Auf den allerletzten Buchseiten und den Umschlaginnenseiten finden Sie, zum schnellen Nachschlagen, einen Überblick über Maße und Einheiten sowie wichtige Übersichtsabbildungen: Bezeichnungen der Extremitätenbewegungen, die oberflächliche Muskulatur und das Skelett von ventral und dorsal, die Richtungs-, Ebenen- und Achsenbezeichnungen.

Texte zu Diagnostik und Therapie von Krankheiten

Das Verstehen- und das Begreifen-Können der anatomischen und physiologischen Sachverhalte ist das wichtigste Ziel von *Für die Physiotherapie: Anatomie, Physiologie*. Wichtige Bausteine, die zu diesem Ziel führen, sind zahlreiche Beispiele aus der physiotherapeutischen Praxis und der Medizin und hier vor allem aus der Krankheitslehre. Sie erleichtern wesentlich das Lernen, den Wissenstransfer zu weiteren medizinischen Grundlagen und zu vielen Aspekten der Berufsausübung.

Selbstverständlich ist es in einem Anatomie- und Physiologiebuch nicht möglich, alle physiotherapeutisch relevanten Krankheiten und deren Therapien vollständig abzuhandeln. Die Auswahl erfolgte deshalb nach der Bedeutung für die Praxis und nach didaktischen Gesichtspunkten.

Vernetzung und Querverweise

Der Mensch ist ein hochgradig vernetztes System – und auch unser Gedächtnis funktioniert vernetzt: Wir bilden keine Faktenarchive, sondern lernen assoziativ, d. h. wir knüpfen an Bekanntes an – auch wenn wir es in einem ganz anderen Zusammenhang ins Gedächtnis übernommen haben. Lernen wir beispielsweise im Kapitel „Gewebe" etwas über Muskelzellen, so fallen uns dazu nicht nur die Unterscheidung in glatte und quer gestreifte Muskulatur ein, sondern auch sportliche Leistungsfähigkeit, Dehnübungen und Massagetechniken.

Für die Physiotherapie: Physiologie, Anatomie unterstützt diese „natürliche" Art zu lernen – es bietet die vielfältigen Anknüpfungspunkte, die Sie brauchen, um nicht nur zu verstehen, sondern das Verstandene auch tatsächlich behalten zu können.

Ein Hilfsmittel hierzu sind neben vielen Beispielen aus dem physiotherapeutisch-klinischen Alltag die Querverweise. Alle Querverweise sind mit einem Pfeil gekennzeichnet (z. B. „➤ Kap. 9.2.1").

Das Lernen erleichtern

Um das Lernen zu erleichtern, stehen unterschiedliche Hilfsmittel zur Verfügung.

Jedem Kapitel ist eine Übersicht der Lerninhalte vorangestellt, die sich am Curriculum der Ausbildungs- und Prüfungsverordnung für Physiotherapeuten orientiert. Die Übersicht stellt gleichzeitig eine komprimierte Zusammenfassung des Inhalts dar, die vor dem Bearbeiten des Kapitels gelesen werden sollte. So sind Sie über den Kapitelinhalt vorab informiert und wissen, was gelernt und verstanden sein sollte.

LERNINHALTE

Dem jeweiligen Kapitel voranstehende Zusammenfassung der Inhalte. Schafft einen Überblick über das Thema und die zu lernenden Inhalte.

DEFINITION

Prägnante Erklärungen von Begriffen und Theorien, die im folgenden Text verwendet werden.

MERKE

Wichtige Angaben, Anleitungen, Lernhinweise.

ACHTUNG

Warnhinweise, z. B. zu häufigen, vermeidbaren Fehlern, die u. a. in der Physiotherapie gemacht werden können und die sich insbesondere aus anatomisch-physiologischen Sachverhalten ableiten lassen.

PT-PRAXIS

Hinweise, Tipps oder Informationen für die Physiotherapie.

KLINIK

Medizinische Grundlagen, klinische Hinweise, Informationen zu Krankheitsbildern. Sie dienen der Vernetzung des bekannten und der Integration des neu zu erlernenden Wissens.

Verbindung von Theorie und Praxis im Sinne des handlungsorientierten Lernens. Enthält Hinweise zur körperlichen Selbsterfahrung oder auf praxis- und lebensnahes Lernen.

Terminologie

Der fachspezifische physiotherapeutische Wortschatz speist sich aus unterschiedlichen Quellen; die Fachsprache der Medizin spielt dabei eine wichtige Rolle. Neben lateinischen, griechischen und arabischen Einflüssen sind heutzutage englische Begriffe gebräuchlich. Zum leichteren Verständnis werden terminologisch wichtige Begriffe ihrem Ursprung nach, also ethymologisch, erklärt.

Maßeinheiten

Die wichtigsten Maßeinheiten und ihre Umrechnungen sind auf der vorletzten Seite vor dem hinteren Buchdeckel zusammengefasst.

Abkürzungsverzeichnis

Eine Liste aller verwendeten Abkürzungen finden Sie im Anschluss an diese Bedienungsanleitung.

Geschlechteransprache in diesem Buch

Wir haben darüber nachgedacht, wie man auch in der Schreibweise der Tatsache gerecht werden kann, dass Mitarbeiter in den Tätigkeitsfeldern Physiotherapie, Masseur/medizinischer Bademeister und Sporttherapie Frauen und Männer sind. Die konsequenteste Lösung, nämlich die durchgängige Verwendung der männlichen und weiblichen Schreibweise, würde die Lesbarkeit der Texte jedoch erheblich erschweren (z.B. Mitarbeiter/Mitarbeiterinnen). Wir meinen, jenseits der Diskussion um die mögliche Diskriminierung des Geschlechts sollte in einem Lehrbuch das Verstehen-Können des Textes im Vordergrund stehen. Deshalb haben wir uns der leichteren Lesbarkeit wegen auf die Verwendung der männlichen Schreibweise (der Physiotherapeut usw.) geeinigt. Selbstverständlich sind mit diesen Formulierungen immer Frauen und Männer gemeint. Wir sind uns trotz der bevorzugten männlichen Schreibweise bewusst, dass – je nach Berufsgruppe – der Anteil der Frauen bis zu 85% beträgt!

Abkürzungsverzeichnis

Folgende Abkürzungen werden in *Für die Physiotherapie: Anatomie/Physiologie* verwendet. Weitere fachspezifische Abkürzungen, z. B. aus der Physik oder Chemie, werden in den jeweiligen Schwerpunktkapiteln erläutert.

A

A., Aa.	Arteria, Arteriae
ABD	Abduktion
ACE	Angiotensin-Converting-Enzym
ACh	Acetylcholin
ACTH	Adrenokortikotropes Hormon
ACVB	Aortokoronarer Venenbypass
ADD	Adduktion
ADH	Adiuretin
ADL	Activities of daily living
ADP	Adenosindiphosphat
AFP	Alphafetoprotein
AHB	Anschlussheilbehandlung
AIDS	Acquired immune deficiency syndrome
AMV	Atemminutenvolumen
ANF	Atrialer natriuretischer Faktor (synonym: ANP)
ANP	Atriales natriuretisches Peptid (synonym: ANF)
Ant	Anterior
APGAR	Atmung, Puls, Grundtonus, Aussehen, Reaktion
AR	Außenrotation
ARAS	Aufsteigend retikulär aktivierendes System
Art., Artt.	Articulatio, Articulationes (Gelenk)
ASR	Achillessehnenreflex
ASS	Azetylsalizylsäure
ASTE	Ausgangsstellung
AT	Antithrombin
ATNR	Asymmetrisch tonischer Nackenreflex
ATP	Adenosintriphosphat

B

BL	Bauchlage
BMI	Body-Mass-Index
BMD	Bone mineral density (Knochendichte)
BRR	Brachioradialisreflex
BSR	Bizepssehnenreflex
BWS	Brustwirbelsäule
BZ	Blutzucker

C

CCT	Craniocomputertomografie
CJD	Creutzfeldt-Jakob-Krankheit
CMC-Gelenk	Carpometacarpalgelenk
CMD	Craniomandibuläre Dysfunktion
CoA	Coenzym A
COLD	Chronic obstructive lung disease
COPD	Chronic obstructive pulmonary disease
COVID-19	Coronavirus Disease 2019
COX	Cyclooxygenase
CPM	Continuous passive motion (Automatisierte Bewegungsschiene)
CRPS	Complex regional pain syndrome (Komplexes regionales Schmerzsyndrom)
CSF	Koloniestimulierende Faktoren
CT	Computertomograf, -ie

D

DD	Differenzialdiagnose
DIC	Disseminierte intravasale Koagulopathie
DIP-Gelenk	Distales Interphalangealgelenk
DNA	Desoxyribonukleinsäure
DRAS	Deszendierend retikulär aktivierendes System
DVZ	Dehnungs-Verkürzungs-Zyklus

E

EEG	Elektroenzephalogramm
EKG	Elektrokardiogramm
EMG	Elektromyografische Funktionsdiagnostik
ENG	Elektroneurografie
EPP	Equal pressure point
EPSP	Erregendes postsynaptisches Potenzial
ER	Endoplasmatisches Retikulum
Ex	Extension

F

FAD	Flavinadenindinukleotid
Flex	Flexion
FMN	Flavinmononukleotid
FRC	Funktionelle Residualkapazität
FSH	Follikelstimulierendes Hormon

G

GABA	Gamma-Aminobuttersäure
GER	Glattes endoplasmatisches Retikulum
GFR	Glomeruläre Filtrationsrate

H

Hb	Hämoglobin
HbCO	Carboxyhämoglobin
HCG	Humanes Choriongonadotropin
HCO_3^-	Bicarbonat
HDL	High density lipoproteins
HHL	Hypophysenhinterlappen
HIV	Humanes Immundefizienz-Virus
HK = HKT	Hämatokrit
HLA	Human leucocyte antigen
HMV	Herzminutenvolumen
HRR	Heart rate reserve
HVL	Hypophysenvorderlappen
HWS	Halswirbelsäule
HZV	Herzzeitvolumen

I

IAD	Intraabdomineller Druck
ICF	International Classification of Functioning, Disability and Health
ICP	Infantile Zerebralparese
ICR	Interkostalraum
ICSH	Interstitialzellen-stimulierendes Hormon
IDDM	Insulin dependent diabetes mellitus
IFN	Interferon
Ig	Immunglobulin
IH	Inhibiting-Hormone
IKR	Interkostalraum
IPSP	Inhibitorisches postsynaptisches Potenzial
IR	Innenrotation
ISG	Iliosakralgelenk

J

J	Joule

K

KE	Kontraktiles Element
KHK	Koronare Herzkrankheit
KIDD	Kopfgelenk-induzierte Dysgnosie-Dyspraxie
KISS	Kopfgelenk-induzierte Symmetrie-Störung
KP	Kreatinphosphat
KSP	Körperschwerpunkt
KST	Kernspintomografie

L

LCA	Left coronary artery
LCA	Ligamentum cruciatum anterior
LCP	Ligamentum cruciatum posterior
LDL	Low density lipoproteins
LH	Luteinisierendes Hormon
Lig. Ligg.	Ligament, -e (Bänder)
LSD	Lysergsäurediäthylamid
LSR	Labyrinth-Stellreflex
LWS	Lendenwirbelsäule

M

M., Mm.	Musculus, Musculi
MCP-Gelenk	Metakarpophalangealgelenk
MFP	Muskelfunktionsprüfung
MMS = RES	Monozyten-Makrophagen-System
mRNA	Messenger-Ribonukleinsäure
MRT	Magnetresonanztomografie

MS Multiple Sklerose (Encepahlomyelitis disseminata)
MSH Melanozyten-stimulierendes Hormon
MTP-Gelenk Metatarsophalangealgelenk

N
N., Nn. Nervus, Nervi
NÄ Niacin-Äquivalent
NAD Nicotinamid-Adenin-Dinucleotid
NAPH Nicotinamid-Adenin-Dinucleotid-Phosphat
NIDDM Non-insulin dependent diabetes mellitus
NO Stickstoffmonoxid
NSA Nichtsteroidale Antiphlogistika

O
OSG Oberes Sprunggelenk

P
PAK Polyzyklische aromatische Kohlenwasserstoffe
PAVK Periphere arterielle Verschlusskrankheit
PCO_2 Kohlendioxidpartialdruck
PDA Periduralanästhesie
PEK Parallelelastische Komponente
pH Per Hydrogenium
PIMS Pediatric inflammatory multisystem syndrome
PIP-Gelenk Proximales Interphalangealgelenk
PNF Propriozeptive neuromuskuläre Fazilitation
PNP Polyneuropathie
PNS Peripheres Nervensystem
pO_2 Sauerstoffpartialdruck
Post Posterior
PSR Patellarsehnenreflex
PSR Patient Self Referral
PTCA Perkutane transluminale Angioplastie
PTH Parathormon

R
RAAS Renin-Angiotensin-Aldosteron-System
RAF Reflex acusticofacialis
RAT Reflektorische Atemtherapie
RCA Right coronary artery
RCX Ramus circumflexus
RDS Respiratory distress syndrome
RER Raues endoplasmatisches Retikulum
RES Retikulo-endotheliales System
RH Releasing-Hormone
RL Rückenlage
RM Resistance-maximal (maximaler Widerstand)
ROF Reflex opticofacialis
RQ Respiratorischer Quotient
RSI Repetitive strain injuries
rRNA ribosomale Ribonukleinsäure

S
SAPL Surface active phospholipid
SARS Severe acute respiratory syndrome (schweres akutes respiratorisches Syndrom)
SARS-CoV-2 Severe acute respiratory syndrome Coronavirus type *2*
SEK Serienelastische Komponente
SIAI Spina iliaca anterior inferior
SIAS Spina iliaca anterior superior
SIDS Sudden infant death syndrome (plötzlicher Kindstod)
SIPI Spina iliaca posterior inferior
SIPS Spina iliaca posterior superior
SL Seitlage
SLR Straight leg raising
SMA Spinale Muskealtrophie
SMI Sustained maximal inspiration
SR Sarkoplasmatisches Retikulum
SSW Schwangerschaftswoche
STH Somatotropes Hormon
STNR Symmetrisch tonischer Nacken-Reflex
Sup Supination

T
TEP Totalendoprothese
TF Thrombozytenfaktor
TMT-Gelenk Tarsometarsalgelenk
TNR Tonischer Labyrinthreflex
TPP Thiamin-Pyrophosphat
tRNA Transport-Ribonukleinsäure
TSH Thyreoidea-stimulierendes Hormon
TSR Trizepssehnenreflex
Tub Tuberculum
TVT Tiefe Beinvenenthrombose

U
ULTT Upper limb tension test
USG Unteres Sprunggelenk

V
V., Vv. Vena, Venae
VO_2 Volumen Sauerstoffaufnahme
VO_2max Maximale Sauerstoffaufnahme
VZV Varizella-Zoster-Virus

W
WHO World Health Organization
Ws Wattsekunde
WS Wirbelsäule

Z
ZNS Zentrales Nervensystem

Fehler gefunden?

An unsere Inhalte haben wir sehr hohe Ansprüche. Trotz aller Sorgfalt kann es jedoch passieren, dass sich ein Fehler einschleicht oder fachlich-inhaltliche Aktualisierungen notwendig geworden sind.
Sobald ein relevanter Fehler entdeckt wird, stellen wir eine Korrektur zur Verfügung. Mit diesem QR-Code gelingt der schnelle Zugriff.

https://else4.de/978-3-437-45305-2

Wir sind dankbar für jeden Hinweis, der uns hilft, dieses Werk zu verbessern. Bitte richten Sie Ihre Anregungen, Lob und Kritik an folgende E-Mail-Adresse: kundendienst@elsevier.com

Abbildungsnachweis

Der Verweis auf die jeweilige Abbildungsquelle befindet sich bei allen Abbildungen im Werk am Ende des Legendentextes in eckigen Klammern.
Alle nicht gekennzeichneten Grafiken und Fotos: G. Raichle, Ulm © Elsevier GmbH.

A500-119 K. Wurlitzer, Greifswald in Verbindung mit der Reihe Altenpflege konkret, Elsevier GmbH, Urban & Fischer Verlag, München
C160 T. Fujita, K. Tanaka, J. Tokunaga: Zellen und Gewebe. Gustav Fischer Verlag 1993
C106 Grundmann, E.: Spezielle Pathologie, 7. Aufl, Urban & Schwarzenberg 1986
E302 Beckers, D./ Deckers, J.: Methodik der Gangbildanalyse. In: Ganganalyse und Gangschulung. Rehabilitation und Prävention, Vol. 38. Springer 1997
E332 Nadeau, S. E.et al.: Medical Neuroscience. 1. Aufl. Elsevier/ Saunders 2003
E669 Myers, T.: Anatomy Trains – Myofascial Meridians for Manual and Movement Therapists, 2nd ed. 2009, ISBN: 978-0-443-10283-7, S47 Abb.: 51. A+B
F598-002 Åstrand, P.-O./Ryhming, I.: A nomogram for calculation of aerobic capacity (physical fitness) from pulse rate during sub-maximal work. J Appl Physiol. 1954 Sep;7(2):218-21
F741-006 Mittlmeier, T. et al.: Klinische Ganganalyse. In: Der Unfallchirurg, Vol. 108, Issue 8, Pages 614–629. Springer Nature, Aug. 2005
F656-001 Thein, Z. W. et al.: In vitro biofilm formation of Candida albicans and non-albicans Candida species under dynamic and anaerobic conditions. In: Archives of Oral Biology. Volume 52, Issue 8, Pages 761–767. Elsevier, August 2007
G459 Schleip, R., et al.: Fascia. The Tensional Network of the Human Body, 1st edition, Churchill Livingstone Elsevier 2012
J660 MEV
J671 Getty Images
J745-010 C. Niesmer, Panthermedia, München
J748-076 Mike Kiev, fotolia.com
J787 Colourbox.com
J787-018 Colourbox.com / Dmitry Rukhlenko
J787-020 Colourbox.com / Amporn Maiprasert
K102 Thomas Reitz, London
K115 Andreas Walle, Hamburg
K157 W. Krüper, Bielefeld
K183 Eckhard Weimer, Würselen
K303 G. Westrich, Leipzig
K382 Andrea Mössinger, Talheim
L141 Stefan Elsberger, Planegg
L157 Susanne Adler, Lübeck
L190 Gerda Raichle, Ulm
L215 Sabine Weinert-Spieß, Neu-Ulm
L231 Stefan Dangl, München
M122 R. Strößenreuther
M123 Prof. Dr. med. Th. Dirschka, Wuppertal
M136 A. Schäffler, Augsburg
M158 Dr. Karl-Ludwig Krämer, Frankfurt a. M.
M161 M. Zimmer, Bammenthal
M304 E. van Beek, Enschede, NL
M349 Prof. Dr.med Dr. h.c. Classen, München; Prof. Dr. med. Diehl, Köln; Prof. Dr.Dr.h.c. Kochsiek, Würzburg
M375 Prof. Dr. med. Dr. rer. nat. Ulrich Welsch, München
M441 Prof. Dr. med. Eiko Petersen
M562 Dr. Henrik Holtmann, Düsseldorf
0144 A. Lehmann, Ulm
O145 Anja Balden, Dornstadt
O177 Dr. med. Sabine Schmidt, Ulm
O416 W. Knopf, Leingarten
O434 T. Friedel, Nüdlingen
P236 Heidi Orth, Lübeck
P545 Gitta Wilke-Kaltenbach, Wittlingen
R170 Welsch, U.: Sobotta Lehrbuch Histologie. Zytologie, Histologische und Mikroskopische Anatomie. 2. Aufl. Elsevier, München/Jena 2006
R320 Schleip, R. et al.: Lehrbuch Faszien. Grundlagen – Behandlung – Forschung, 1. Auflage. Elsevier Urban & Fischer 2014
R321 Paoletti, S.: Faszien. Anatomie-Strukturen-Techniken-Spezielle Osteopathie. 2. Auflage. Elsevier Urban & Fischer 2011
R237 Barbara Zukunft-Huber, Biberach. Aus: Zukunft-Huber, B.: Der kleine Fuß ganz groß. Dreidimensionale manuelle Fußtherapie bei kindlichen Fußfehlstellungen. Elsevier, Urban & Fischer, München 2005
R238 Christine Lang, München
R246 Gruber, G., Hansch, A.: Kompaktatlas Blickdiagnosen in der Inneren Medizin. Elsevier/Urban & Fischer, 2. Auflage. 2009
S008-3 Kauffmann, G., Moser, E., Sauer, R.: Radiologie, 3. Auflage, Elsevier Urban & Fischer 2006
S700 Sobotta-Archiv
S700-L127 Jörg Mair, Illustration, München in Sobotta Atlas der Anatomie
T111 N. Paweletz, Deutsches Krebsforschungszentrum, Heidelberg
T112 J. Bennek, Kinderchirurgie der Uni Leipzig
T127 Prof. Dr. Dr. Peter Scriba, München
T173 U. Vogel, Tübingen
T178 H. Gelderblom, Berlin
T195 R. Bühler, Giengen/Brenz
T339 Prof. Dr. R. Kubik-Huch, Baden, CH
T419 Jörg Pekarsky, Erlangen
T1158 Dr. Dario Cazzola, Bath, UK
T1180 NIAID National Institute of Allergy and Infectious Diseases, USA
T1207 TU Chemnitz
U130 Novartis Consumer Health GmbH, München
V112 St. Jude Medical GmbH, Eschborn
U136 F. Hoffmann-La Roche AG, Basel, CH
V137 Siemens Medical Care
V204 Almirall Hermal GmbH, Reinbek
V492 abavo GmbH, Buchloe
V659 Ludwig Artzt GmbH, Dornburg
W1166-001 Roser, M./ Ortiz-Ospina, E./ Ritchie, H.: „Life Expectancy" (2013). Published online at OurWorldInData.org
W193 Statistisches Bundesamt, Wiesbaden
X112 C. Tönshoff, Stuttgart
X141 Dr. med. Wolfgang Frank, Gauting
X220 Hauptverband der gewerblichen Berufsgenossenschaften (HVBG), Sankt Augustin
X242 Courtesy of the Smithsonian Libraries and Archives (Creative Commons Public Domain Dedication, CC0)

Kapitelauftaktbilder

Kapitel 1 (Seite XX): © Colourbox
Kapitel 2 (Seite 10): © Adobe Stock
Kapitel 3 (Seite 32): © Colourbox, ArenaCreative
Kapitel 4 (Seite 54): © Adobe Stock, PRILL Mediendesign
Kapitel 5 (Seite 102): © Colourbox, poring
Kapitel 6 (Seite 130): © Adobe Stock, DIgilife
Kapitel 7 (Seite 148): © iStock, Dr_Microbe
Kapitel 8 (Seite 168): © Adobe Stock, SciePro
Kapitel 9 (Seite 182): © Colourbox
Kapitel 10 (Seite 260): © Adobe Stock, PixieMe
Kapitel 11 (Seite 280): © Colourbox, Adisorn Chiamchitr
Kapitel 12 (Seite 324): © Colourbox
Kapitel 13 (Seite 366): © Colourbox, Tacoburito
Kapitel 14 (Seite 408): © Colourbox, Zhenikeyev
Kapitel 15 (Seite 456): © Adobe Stock, Grieze
Kapitel 16 (Seite 476): © Adobe Stock, Ustas
Kapitel 17 (Seite 494): © Adobe Stock, SciePro
Kapitel 18 (Seite 520): © Colourbox, Gamjai
Kapitel 19 (Seite 546): © Adobe Stock, Maria
Kapitel 20 (Seite 564): © iStock, Mohammed Haneefa Nizamudeen
Kapitel 21 (Seite 590): © Shutterstock, u3d
Kapitel 22 (Seite 608): © Colourbox, Oksana Kuzima
Kapitel 23 (Seite 650): © Adobe Stock, Image Source RF

Inhaltsverzeichnis

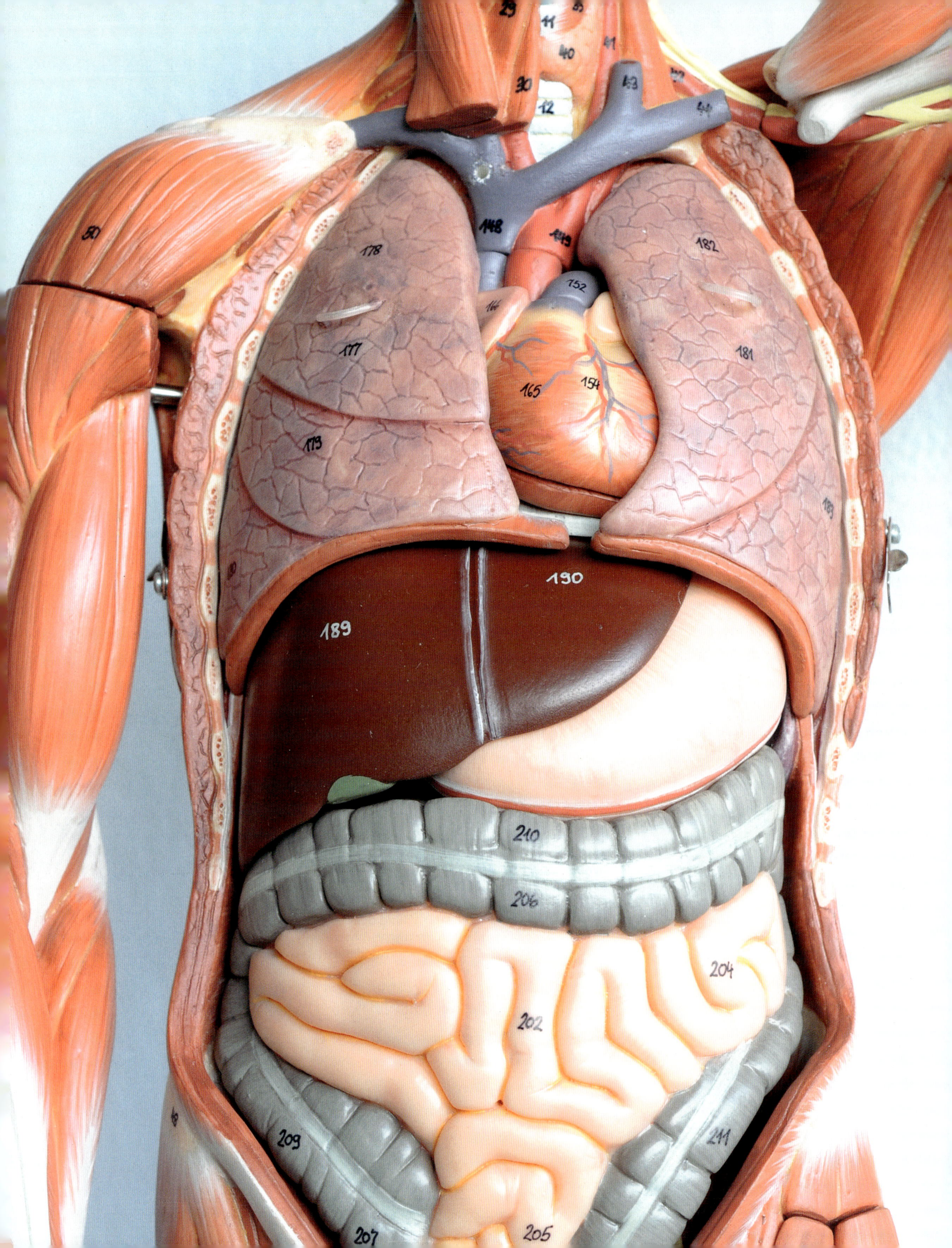

50
40
30
12
148
178
182
752
177
181
165
154
179
190
189
210
206
204
202
209
211
207
205

KAPITEL

1 Organisation des menschlichen Körpers

LERNINHALTE

1.1 Aufbau des menschlichen Körpers

Der menschliche Organismus besitzt einen hierarchischen Aufbau:

- In der untersten Ebene befinden sich die Atome und Moleküle. Diese bilden dann Organellen – sozusagen die Organe der Zelle.
- In der nächsten Ebene finden wir die Zelle selbst als kleinste selbstständig lebensfähige Einheit. Zellen bilden Gewebe und Organe, die wiederum zu größeren Organsystemen zusammengefasst sind.
- Die höchste Stufe ist die Psyche bzw. das Bewusstsein.

1.2 Was sind Lebewesen?

- Allen Lebewesen ist gemeinsam: Sie sind stets aus Zellen aufgebaut. Sie besitzen einen Stoffwechsel zur Energiegewinnung und zum Auf- und Abbau von Körpersubstanzen und zeigen Phänomene der Erregbarkeit (Reaktion auf äußere Reize). Schließlich sind sie zu selbstständigem Wachstum und zur Vermehrung fähig.

1.3 Orientierung am menschlichen Körper

- Die Hauptachsen des Körpers verlaufen longitudinal (längs) von oben nach unten, horizontal (quer) von rechts nach links und sagittal (sagitta = Pfeil) von vorn nach hinten.
- Die Hauptebenen des Körpers sind die Sagittalebene, gebildet aus longitudinaler und sagittaler Achse; die Frontalebene, gebildet aus horizontaler und longitudinaler Achse; die Transversalebene, gebildet aus sagittaler und horizontaler Achse.
- Richtungsbezeichnungen dienen der leichteren Orientierung am menschlichen Körper, z. B. superior (oben), kranial (kopfwärts), inferior (unten), kaudal (steißwärts), proximal (zur Körpermitte hin), distal (von der Körpermitte weg).

1.4 Körperhöhlen

Es werden drei große Körperhöhlen voneinander unterschieden:

- Die Schädelhöhle wird von den Schädelknochen und den Hirnhäuten gebildet.
- Die Brusthöhle wird durch Rippen, Brustwirbelsäule, Brustbein und Zwerchfell begrenzt und besteht aus drei Teilräumen: den beiden Pleurahöhlen und dem Mediastinum (Mittelfellraum).
- Der Bauch-Beckenraum hat seine Begrenzung durch die äußere Bauchmuskulatur, durch die Lendenwirbelsäule, durch das Zwerchfell und durch den knöchernen Beckenring.

1.5 Das innere Milieu – Grundbedingung zur Aufrechterhaltung des Lebens

- Für das Funktionieren der Zellen sind die Umgebungsbedingungen (inneres Milieu) entscheidend. Wird das innere Milieu konstant gehalten, bezeichnet man dies als Homöostase (Gleichgewicht). Schwere Erkrankungen können das innere Milieu aus dem Gleichgewicht bringen und so den Gesamtorganismus lebensbedrohlich schädigen.

Einführung

Hauptziel dieses Buches ist es, den Aufbau und die Funktionsweise des menschlichen Körpers am gesunden Körper darzustellen, um krankheitsbedingte Veränderungen des Körpers besser verstehen zu können.

DEFINITION

Anatomie

(griech.: anatemno = ich zerschneide)
Lehre vom Bau des (menschlichen) Körpers. Umfasst u. a. die **Topografie,** d. h. die Lehre von der Lage und den Lagebeziehungen der Körperteile; die **Zytologie,** d. h. die Lehre von den einzelnen Zellen (➤ Kap. 3); die **Histologie,** d. h. die Wissenschaft von den Geweben (➤ Kap. 4). In der Physiotherapie unterscheiden wir:

Deskriptive Anatomie

Rein beschreibende Anatomie. Benennt beispielsweise die einzelnen Strukturen des Schultergelenks (➤ Kap. 13.1) und zeigt, welche Muskeln dort über welche Sehnen ihren Ansatz finden.

Funktionelle Anatomie

Lehre von dem beweglichen Zusammenwirken einzelner Körperteile. Erklärt den Bewegungsvorgang des Gelenkes mit allen daran beteiligten Strukturen (➤ Kap. 13.2). Die funktionelle Anatomie setzt das Wissen der beschreibenden Anatomie voraus.

Physiologie

(griech.: physio = natürlich, körperlich)
Lehre von den normalen Lebensvorgängen im Körper, d. h. von den gesunden Funktionen des Organismus. **Pathophysiologie** bezeichnet die Lehre von den krankhaften Lebensvorgängen und gestörten Funktionen im Organismus.

Pathologie

(griech.: patho = Leiden)
Gesamte Lehre von den Krankheiten, d. h. von ihren Ursachen und Entstehungsmechanismen, von den körperlichen Veränderungen und klinischen Erscheinungen.

In diesem Kapitel wird eine Einführung in die verschiedenen Regionen und die Organsysteme des Menschen gegeben. Spätere Kapitel besprechen dann ausführlich die einzelnen Organsysteme sowie ihre Wechselwirkungen untereinander.

1.1 Aufbau des menschlichen Körpers

Atome und Moleküle

Auf dem niedrigsten Niveau, der **chemischen Ebene,** befinden sich alle Bausteine, aus denen der Körper besteht und die für die Aufrechterhaltung des Lebens notwendig sind (➤ Abb. 1.1). Diese sind aus **Atomen** aufgebaut, vor allem aus Wasserstoff, Kohlenstoff, Sauerstoff und Stickstoff (➤ Tab. 2.1).

Atome verbinden sich durch Bindungskräfte zu größeren Verbänden, den **Molekülen.** Beispiele für lebenswichtige Moleküle sind die Eiweiße, Kohlenhydrate, Fette und Vitamine.

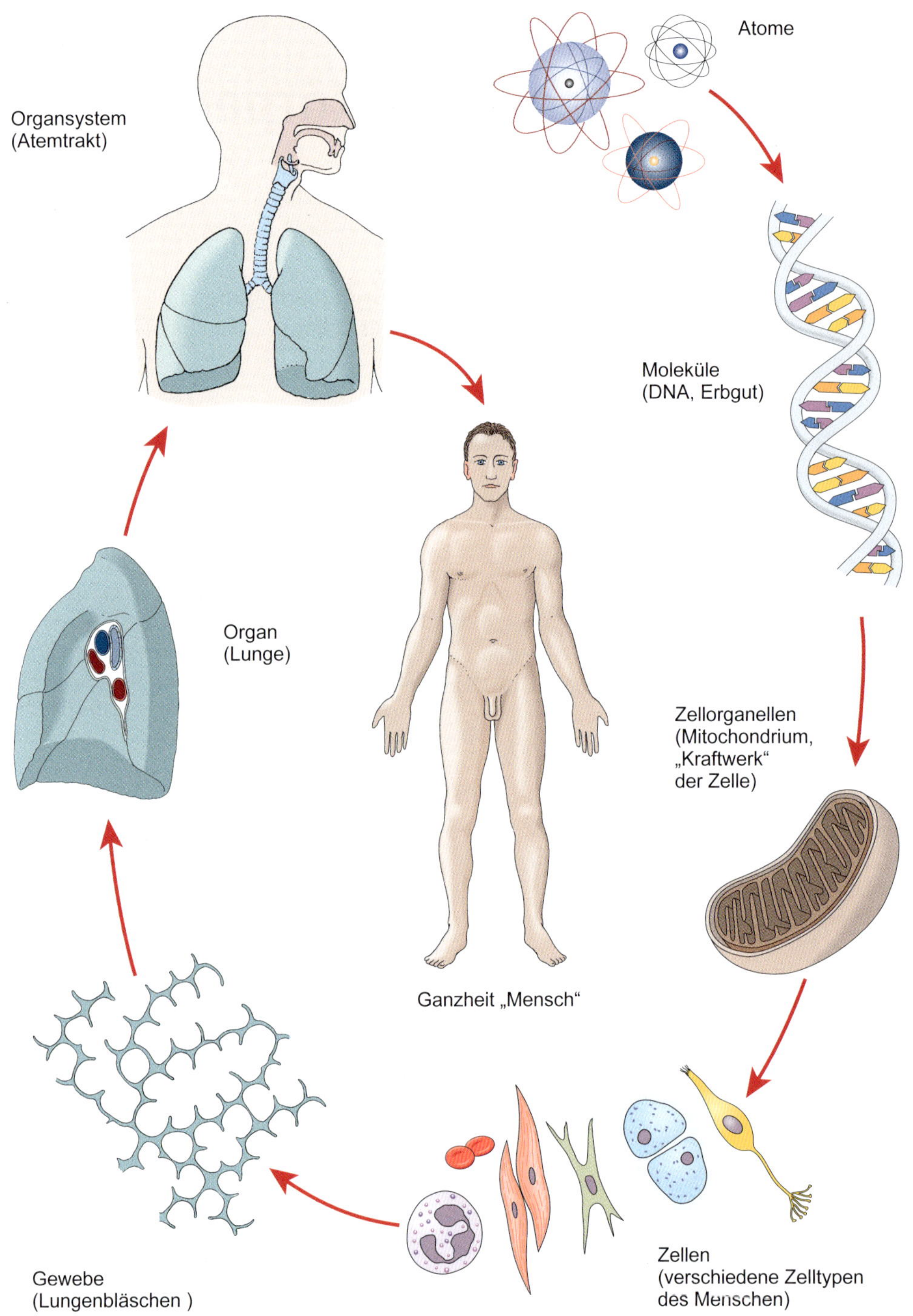

Abb. 1.1 Der Aufbau des menschlichen Körpers mit Beispielen für die unterschiedlichen Organisationsstufen vom Atom über das DNA-Molekül des Erbguts und die Gewebe bis zum komplexen Organsystem.

Organellen

Die nächstgrößeren Organisationseinheiten sind die **Organellen.** Sie werden aus dem Zusammenschluss vieler chemischer Verbindungen gebildet. Organellen sind Funktionseinheiten, die z. B. für den Aufbau eines Stoffes, für seine Ausschleusung oder Speicherung zuständig sind. Sie unterscheiden sich von bloßen Ansammlungen gleichartiger Moleküle durch ihre Grenzstrukturen (Scheidewände oder Membranen – z. B. die Mitochondrienwand, ➤ Abb. 1.2).

Zellen

Mehrere Organellen verbinden sich zu einer **Zelle,** der nächsthöheren Organisationsstufe. Zellen sind die Grundeinheiten aller lebenden Organismen. Jede Zelle beherbergt in ihrem Zellleib jeweils eine bestimmte Gruppe von Organellen, die spezifische Teilaufgaben der Zelle übernehmen. Zudem besitzen sie als spezielle Organellen den Zellkern mit dem Erbgut der Zelle und das **Zytoplasma,** die wässrige Grundsubstanz der Zelle, die den Zellleib ausfüllt. Durch die Zellmembran sind Zellen von der Außenwelt abgegrenzt.

➤ Abb. 1.1 zeigt rechts unten verschiedene Arten von Zellen, wie sie im menschlichen Körper zu finden sind: z. B. Muskelzellen, Nervenzellen, Blutzellen und Drüsenzellen. Jede dieser unterschiedlichen Zellen hat einen individuellen Aufbau und eigene Funktionen im Dienst für den Gesamtorganismus (➤ Kap. 3).

Gewebe

Das nächsthöhere Organisationsniveau des Körpers ist die Ebene des **Gewebes.** Gewebe sind Verbände ähnlicher Zellen, die in der Regel eine gemeinsame Funktion erfüllen.

Die Zellen in ➤ Abb. 1.1 bilden das Gewebe der Lungenbläschen. Die verschiedenen Gewebe des Körpers werden in ➤ Kap. 4 behandelt.

Organe

Mehrere räumlich beieinander liegende Gewebe bilden ein **Organ.** Organe haben typischerweise eine charakteristische Gestalt und sind leicht mit bloßem Auge erkennbar (➤ Abb. 1.1). Sie sind aus mehreren verschiedenen Geweben zusammengesetzt, die jedoch eine gemeinsame Funktion übernehmen (z. B. im Fall der Lunge den Gasaustausch zwischen dem Körperinneren und der Außenwelt). Beispiele für Organe sind das Herz, die Leber, die Lunge, das Gehirn oder der Magen. Fast alle Organe bestehen dabei aus **Parenchym** (Funktionsgewebe), das die Kernaufgabe des Organs erfüllt, und umgebendem **Stroma** (Bindegewebe), welches das Organ abstützt und für seine äußere Form mehr oder weniger verantwortlich ist. Das Parenchym ist meist aus dicht gedrängten Zellverbänden aufgebaut, während sich das Stroma vor allem aus nichtzellulären Strukturen zusammensetzt (z. B. straffe Kollagenfasern, ➤ Kap. 4.5.1).

Organsysteme

Die **Organsysteme** bilden den sechsten Organisationsgrad. Ein Organsystem besteht aus eng miteinander in Beziehung stehenden Organen, die eine gemeinsame Aufgabe haben. Der Atemtrakt (➤ Abb. 1.1) besteht aus folgenden Organen: Mund, Nase und Rachenraum, Luftröhre, Bronchien und den beiden Lungenflügeln.

➤ Tab. 1.1 gibt einen einführenden Überblick über die elf wichtigsten Organsysteme des menschlichen Körpers und ihre Aufgaben für den Gesamtorganismus.

Psyche

Die Psyche (Seele) des Menschen ist den Organsystemen übergeordnet, da sie ihnen ein Ziel bzw. einen Willen gibt, dem alle Teile des Körpers gehorchen sollen. Zugleich ist die Psyche aber abhängig vom Funktionieren aller Organsysteme – insbesondere vom Hormonsystem, vielen anderen Botenstoffen im Körper und auch von einem funktionierenden Abwehrsystem.

Die Seele kann man keinem speziellen Organ zuordnen und damit innerhalb des menschlichen

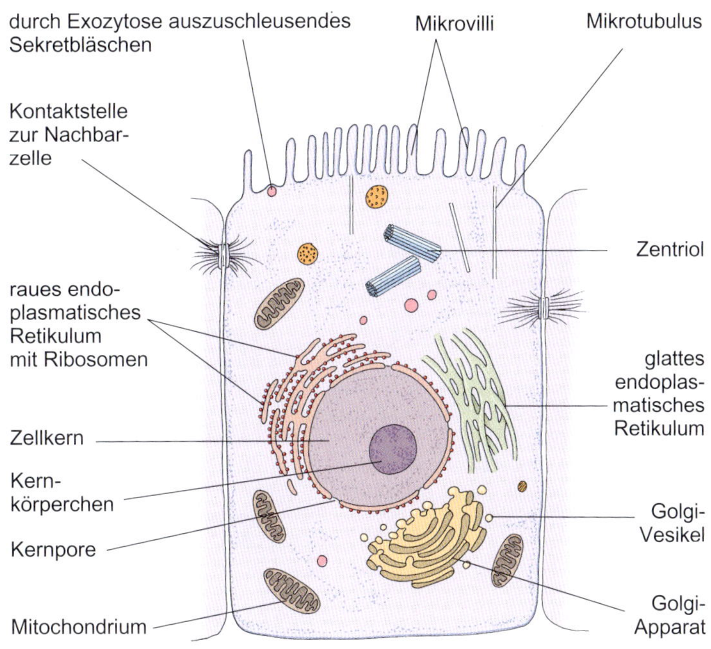

Abb. 1.2 Zelle mit Zellkern und anderen Organellen.

Körpers an keiner bestimmten Stelle lokalisieren, sie ist jedoch aufs Engste mit dem Nervensystem, speziell dem Großhirn, verknüpft. Nahezu alle Erkrankungen sind zu unterschiedlichen Anteilen sowohl somatischen (körperlichen) als auch psychischen Ursprungs. Erkrankungen, die vornehmlich aus der Psyche stammen, sich aber körperlich zeigen, nennt man **psychosomatisch.**

1.2 Was sind Lebewesen?

Im Gegensatz zu nicht lebenden Strukturen weisen alle Lebewesen – egal ob Bakterium, Pflanze, Tier oder Mensch – einige gemeinsame Besonderheiten auf.

DEFINITION

Lebewesen

- Bestehen aus einer oder mehreren **Zellen**
- Besitzen einen **Stoffwechsel**
- Können sich **vermehren.**

Speziell für den Menschen sind folgende sieben **Lebensprozesse** charakteristisch: Stoffwechsel, Erregbarkeit, interne Kommunikation, Kontraktilität, Wachstum, Reproduktion, Differenzierung (➤ Abb. 1.3).

Stoffwechsel

Metabolismus (Stoffwechsel) bezeichnet die ständig im Organismus ablaufenden chemischen Reaktionen, die dem Auf- und Abbau von Stoffen dienen. Energieerzeugende, chemische Reaktionen, die der Körper zum Erhalt der Lebensvorgänge benötigt, sind **katabole Reaktionen** (Katabolismus). Die Energie wird dabei meistens durch Zerlegung und Verbrennung von Nahrungsbestandteilen gewonnen, seltener auch durch das Verbrennen von körpereigenen Substanzen, z. B. durch Einschmelzen von „Fettpölsterchen".

Unter Verbrennung verstehen Mediziner und Biologen keine unter Flammenbildung verlaufende Reaktion, sondern im weiteren Sinne die Energiebereitstellung aus Nahrungsbestandteilen unter Sauerstoffverbrauch (oxidative Energiegewinnung).

Dem Katabolismus stehen als andere Phase des Stoffwechsels **anabole Reaktionen** (Anabolismus, Baustoffwechsel) gegenüber. Im anabolen Stoffwechsel wird die aus dem Katabolismus gewonnene Energie dazu verwendet, neue Organstrukturen zu schaffen – also neue Moleküle, neue Organellen, neue Zellen, neue Gewebe und im Fall der Schwangerschaft sogar einen neuen Organismus.

ACHTUNG

Missbrauch von Anabolika

Medikamente, die anabole Reaktionen fördern und dadurch vornehmlich die Proteinsynthese (Eiweißbildung, ➤ Kap. 2.12) im Skelettmuskel anregen, werden als **Anabolika** bezeichnet. Sie steigern die muskuläre Leistungsfähigkeit und werden – leider immer wieder – im Sport missbräuchlich und illegal als Dopingmittel eingesetzt.

Erregbarkeit

Erregbarkeit ist die Fähigkeit, Veränderungen innerhalb und außerhalb des Organismus aufzunehmen, bewusst wahrzunehmen (erregbar zu sein) und auf sie zu antworten. Jeder Organismus kann nur überleben, wenn er ständig Reize wie Helligkeit oder Dunkelheit, Hitze oder Kälte registrieren kann. Neben der Informationsaufnahme muss er aber ferner zur Informationsverarbeitung fähig sein. Die Erregbarkeit ist an eine ganze Reihe von hoch spezialisierten Sinnesorganen gebunden, deren Informationen meist vom Gehirn weiterverarbeitet und interpretiert werden.

Interne Kommunikation

Jeder Organismus, selbst wenn er nur aus zehn oder zwanzig Zellen besteht, ist darauf angewiesen, Informationen von einer Körperregion zur anderen, von einer Zelle zur Nachbarzelle, weiterzugeben. Dem Menschen stehen hierfür mehrere **Kommunikationssysteme** zur Verfügung, die diese Aufgabe übernehmen:

- Das **Nervengewebe** übermittelt seine Impulse elektrisch über winzige Ströme und leitet diese chemisch über spezielle Botenstoffe, die Neurotransmitter (➤ Kap. 9.3.4), weiter
- Das **Hormonsystem** mit den Hormonen als Botenstoffen, die stets aus Drüsen abgegeben werden
- Das **Immun**- oder **Abwehrsystem** mit seinen zahlreichen Botenstoffen
- Eine Vielzahl weiterer, überwiegend noch ungenügend erforschter, hormonähnlicher Botenstoffe, die z. B. zwischen nahe beieinander liegenden Zellen ausgetauscht werden. Zusammenfassend werden sie **Mediatoren** oder **Zytokine** genannt (➤ Kap. 5.5.3).

Kontraktilität

Der Mensch muss auf äußere Reize aktiv durch Bewegungen reagieren können (z. B. durch eine Fluchtreaktion). Hierzu bedarf es aktiv beweglicher (kontraktiler) Gewebe. Muskelfasern besitzen einen hohen Grad an **Kontraktilität,** der dem Gesamtorganismus in der Zusammenarbeit mit dem Stützapparat aus Knochen und Bindegewebe die erforderliche Beweglichkeit gibt.

PT-PRAXIS

Muskel-Kontraktilität

Die Kontraktilität einzelner Muskeln kann bereits durch Ruhigstellen im Gipsverband vermindert werden. Aufgabe der Physiotherapie ist es dann u. a., die Anleitung zum Auftrainieren der betroffenen Muskelgruppen zu geben.

Wachstum

Die Entwicklung des menschlichen Organismus ist über zwanzig Jahre lang mit **Wachstum** verbunden. Das Wachstum einzelner Zellen bzw. Gewebe findet lebenslang statt und kann sich auf mehrere Arten vollziehen:

- Vorhandene Zellen können größer werden, man spricht von **Hypertrophie.**
- Die Zahl der Zellen kann sich erhöhen, **Hyperplasie** genannt.
- Nichtzelluläre Strukturen (z. B. Mineralsubstanz des Knochens) können an Substanz zunehmen.

Reproduktion

Die Grundeinheiten des Körpers, die Zellen, können sich teilen, also reproduzieren. Diese **Zellteilungen** sind für das Wachstum, die ständige Re-

Tab. 1.1 Die Organsysteme des Menschen.

Organsystem		Dazu gehören	Wichtige Aufgaben
Haut (➤ Kap. 10)	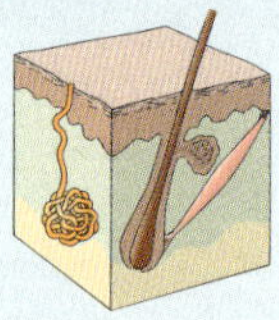	Haut- und Hautanhangsgebilde wie Haare, Nägel, Schweiß- und Duftdrüsen	• Hilft bei der Regulierung der Körpertemperatur • Schützt den Körper vor Außeneinflüssen • Scheidet Abfallstoffe aus • Unterstützt die Synthese von Vitamin-D-Hormon • Dient als Sinnesorgan für Temperatur, Druck und Schmerz
Bewegungs- und Stützapparat (➤ Kap. 4 und ➤ Kap. 11 bis ➤ Kap. 14)	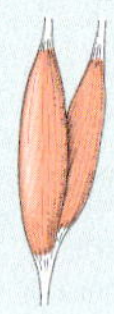	Alle Knochen des Körpers (Skelett) mit den sie verbindenden Bändern sowie den Sehnen, Faszien und Muskeln	• Gibt dem Körper Stütze und Halt • Hält die Körpergestalt aufrecht • Ermöglicht aktive Körperbewegungen • Beherbergt das Knochenmark, das die Blutzellen bildet • Mineralspeicher • Wärmeproduktion
Nervensystem (➤ Kap. 9)	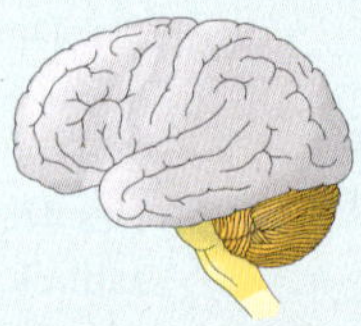	Gehirn (Großhirn, Zwischenhirn, Kleinhirn, Hirnstamm), Rückenmark, Nerven, Sinnesorgane (z. B. Augen und Ohren)	• Erfasst die Umwelt durch die Sinnesorgane • Steuerung und schnelle Regulation fast aller Körperaktivitäten durch Nervenimpulse • Regulationszentrum für das innere Milieu • „Sitz" des Bewusstseins
Hormonsystem (das Bild zeigt die Hypophyse) (➤ Kap. 8)	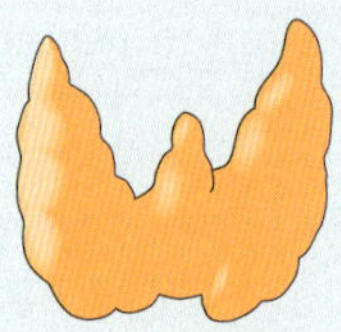	Alle Drüsen und Gewebe, die Hormone und hormonähnliche Stoffe produzieren	Langsame und mittelschnelle Regulation fast aller Aktivitäten des Körpers durch die Verteilung der Hormone über das Blut
Immunsystem (➤ Kap. 7)	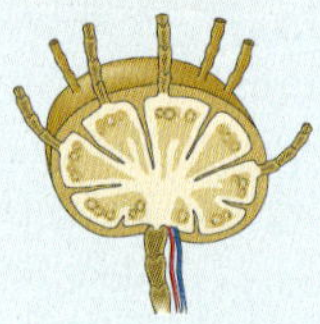	Lymphbahnen, Lymphknoten, weiße Blutkörperchen, Thymus, Milz und Tonsillen (Mandeln)	• Reinigt das Blut von Fremdstoffen • Erkennt körperfremde Stoffe und schaltet sie aus (z. B. Bakterien und Viren) • Immunologisches Gedächtnis (z. B. nach Impfung) • Unterstützt Entzündungs- und Heilungsprozesse
Atmungssystem (➤ Kap. 17)	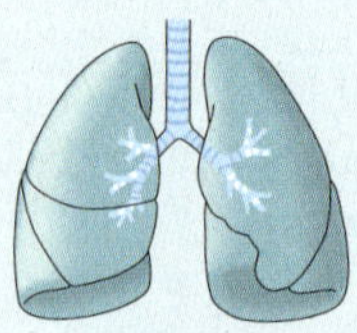	Atemwege (Nase, Rachen, Kehlkopf, Luftröhre, Bronchien und Lunge)	• Bringt Sauerstoff zu den Lungenbläschen, wo er vom Blut aufgenommen wird • Transportiert Kohlendioxid ab • Wirkt bei der Aufrechterhaltung des Säure-Basen-Gleichgewichtes im Körper mit
Herz-Kreislauf-System (➤ Kap. 6, ➤ Kap. 15 und ➤ Kap. 16)	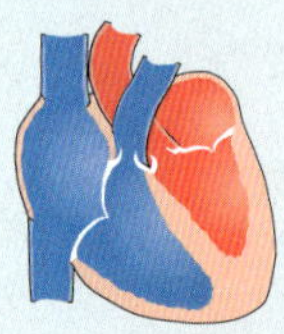	Blut, Herz, Blut- und Lymphgefäße	• Transportiert Sauerstoff und Nährstoffe zu den Zellen • Transportiert Stoffwechselprodukte ab • Reguliert die Körpertemperatur • Verschließt Blutungsquellen • Nimmt Lymphe in den venösen Kreislauf auf
Verdauungssystem (➤ Kap. 18 und ➤ Kap. 19)	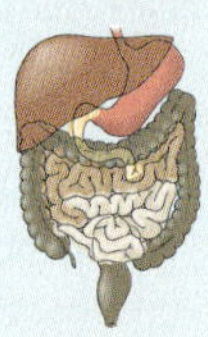	Mund, Speiseröhre, Magen, Zwölffingerdarm, Dünndarm, Dickdarm, Leber, Bauchspeicheldrüse	• Verdaut und resorbiert Nährstoffe • Ausscheidung • Leber: große chemische Synthesefabrik des Körpers, Blutreinigung, chemischer Fremdstoffabbau, Regulation des inneren Milieus
Harntrakt (➤ Kap. 20)	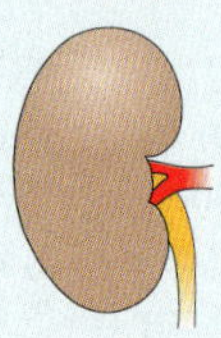	Nieren, Harnleiter, Harnblase, Harnröhre	• Produziert, sammelt und scheidet Urin aus • Reguliert den Flüssigkeits- und Elektrolythaushalt • Hält das Säure-Basen-Gleichgewicht aufrecht • Wirkt an der Blutdruckregulation mit
Fortpflanzungssystem (➤ Kap. 20)	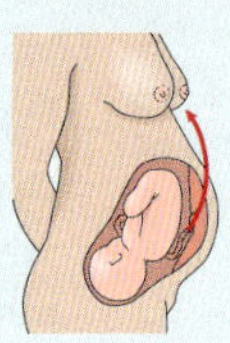	*Mann:* Hoden, Nebenhoden, Prostata, Samenbläschen und Penis *Frau:* Eierstock, Eileiter, Gebärmutter, Scheide und Brustdrüsen	• Libido (Geschlechtstrieb) • Fortpflanzung des Organismus • Erhaltung der Art

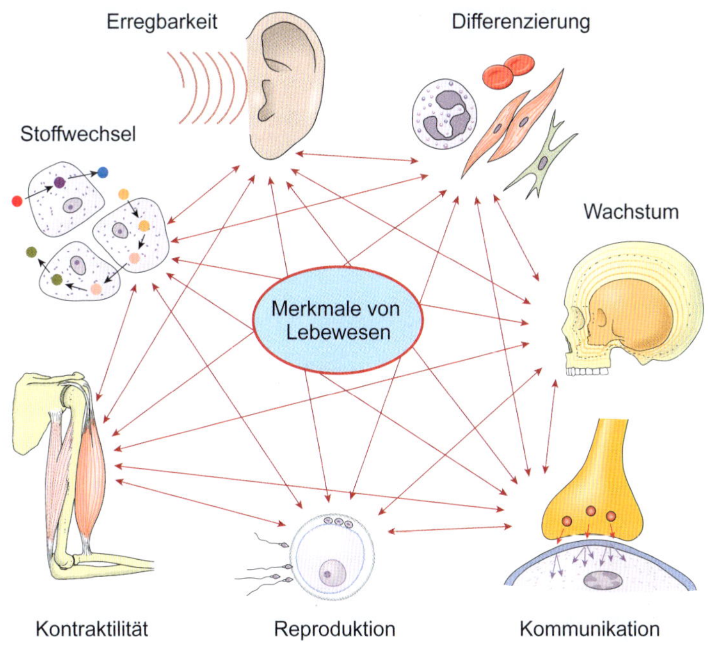

Abb. 1.3 Die sieben Merkmale von Lebewesen in ihren Wechselbeziehungen zur Umwelt.

generation von Zellen mit nur kurzer Lebensdauer (z. B. Blutkörperchen) und die Fortpflanzung, aber auch für die Heilungsvorgänge nach Verletzungen erforderlich.

Differenzierung

Alle höheren Organismen bestehen aus einer Vielzahl von Zellen, der Mensch z. B. aus 10 000 Milliarden (10^{13}) Zellen. Alle „Vielzeller" entwickeln sich aber aus einer einzigen Zelle, die aus der Verschmelzung von Ei- und Samenzelle hervorgegangen ist und sich durch vielfache Teilungen vermehrt (➤ Kap. 3.7).

Die neuen Zellen spezialisieren sich dabei zunehmend in ihrer Funktion. Nur durch diese weit gefächerte **Differenzierung** sind die vielfältigen speziellen Leistungen des Organismus möglich, z. B. Sehen, Hören, Informationsweiterleitung oder aktive Bewegung.

1.3 Orientierung am menschlichen Körper

Neben Kenntnissen über Aufbau und Funktion des menschlichen Körpers spielt in der Anatomie auch das Verständnis über die Lage einzelner körperlicher Strukturen eine wichtige Rolle. Im Folgenden sollen Fachbegriffe erläutert werden, die für die Lagebeschreibung und zur Orientierung am menschlichen Körper wichtig sind. Sie beziehen sich alle auf die **anatomische Standardposition:** Hierbei steht der Mensch aufrecht, seine Handflächen und seine Gesichtsseite sind dem Betrachter zugewandt.

Hauptachsen des Körpers

Denkt man sich den Menschen in ein dreidimensionales Koordinatennetz gestellt, kann man drei jeweils rechtwinklig aufeinander treffende Hauptachsen unterscheiden (➤ Abb. 1.4):

- Die **Longitudinalachse** des Körpers wird auch als Längsachse bezeichnet.
- Die **Horizontalachse,** auch Querachse genannt. Sie steht senkrecht auf der Longitudinalachse und verläuft von links nach rechts.

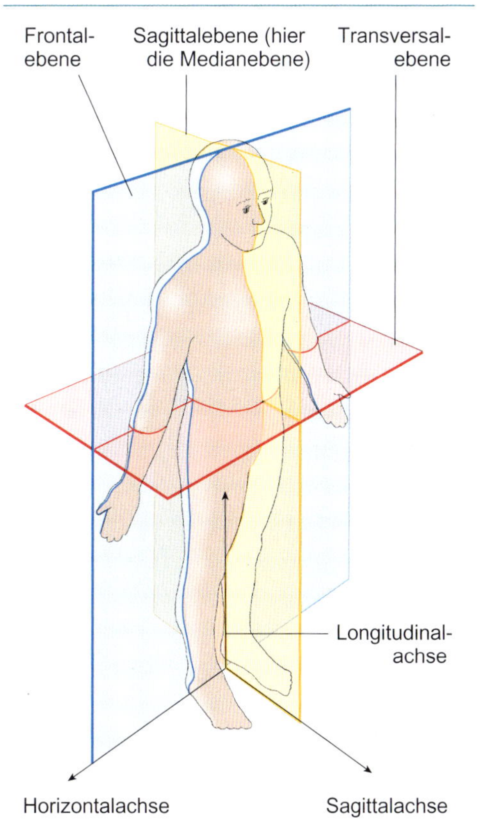

Abb. 1.4 Die Hauptachsen und -ebenen des menschlichen Körpers.

- Die **Sagittalachse** verläuft von der Rück- zur Vorderfläche des Körpers in der Richtung eines Pfeiles (sagitta) und steht jeweils senkrecht zu den beiden vorher genannten Achsen.

Hauptebenen des Körpers

Frontalebene
Eine parallel zur Stirn liegende Ebene, welche die Longitudinal- und Horizontalebene einschließt. Ein Beispiel hierfür sind die Brillengläser.

Transversalebene
Wird aus Sagittalachse und Horizontalachse gebildet. Bei aufrechtem Stand liegt sie „quer". Man kann es sich auch so vorstellen: Wäre der Mensch eine Salami, so wären die Salamischeiben die Transversalebenen. Auch der Computertomograf erzeugt meist Transversalebenen (auch Transversalschnitte genannt), wie ➤ Abb. 1.5 zeigt.

Sagittalebene
Ebene, die durch die Longitudinal- und Sagittalachse gebildet wird. Die Schnittfläche einer Schweinehälfte bildet beispielsweise eine Sagittalebene.

Richtungsbezeichnungen

An jeder Körperachse lassen sich zwei einander entgegengesetzte Richtungen festlegen. Im Einzelnen sind das (➤ Abb. 1.6):

- Für die Longitudinalachse **superior** (oben) und **inferior** (unten). Alternativ wird häufig auch das Begriffspaar **kranial** (kopfwärts) und **kaudal** (steißwärts) verwendet
- Für die Sagittalebene **anterior** (vorn) und **posterior** (hinten), im Rumpfbereich auch **ventral** (bauchwärts) bzw. **dorsal** (rückenwärts)
- Für die Transversalebene **dexter** (rechts) und **sinister** (links) oder alternativ: **lateral** (seitwärts) und **medial** (zur Körpermitte hin)
- Für die Longitudinalachse von Armen und Beinen **proximal** (näher zur Körpermitte) und **distal** (von der Körpermitte entfernt liegend).

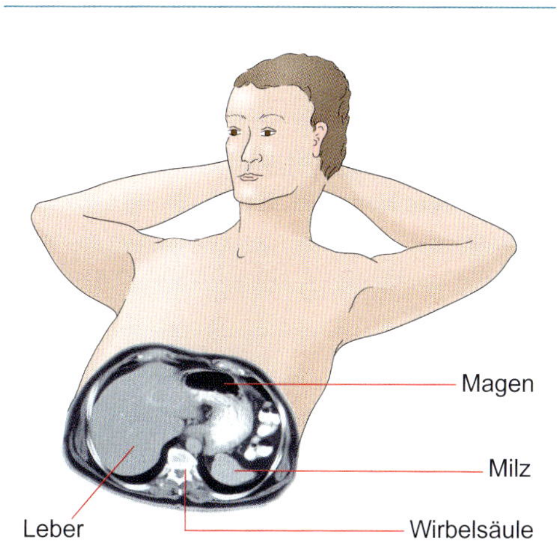

Abb. 1.5 Transversalschnitt durch den Bauchraum, wie es der Computertomograf (CT) als Röntgendiagnoseverfahren erzeugt. [Foto: V137]

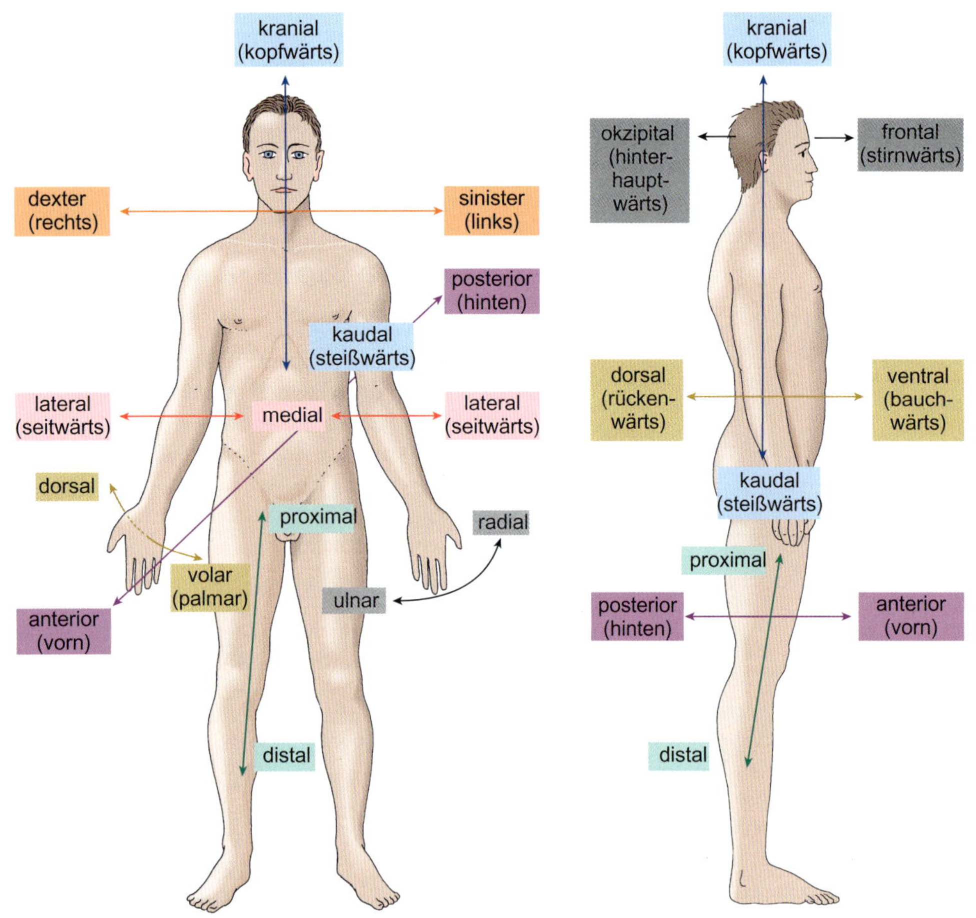

Abb. 1.6 Die wichtigsten Richtungsbezeichnungen am Körper.

Viele Beziehungen von anatomischen Strukturen folgen jedoch nicht genau diesen drei rechtwinklig aufeinander stehenden Grundachsen, sondern beschreiben anders verlaufende Achsen. Hier lassen sich folgende Richtungspaare bilden:

- **Externus** (außen) und **internus** (innen)
- **Superficialis** (oberflächlich) und **profundus** (tief)
- **Peripher** (randwärts) und **zentral** (in der Mitte)

Am Arm:

- **Radial** heißt am Unterarm zur Speiche hin, **ulnar** heißt zur Elle hin

An der Hand:

- **Volar** oder **palmar** heißt zur Hohlhand hin, **dorsal** zum Handrücken hin

Am Fuß:

- **Plantar** bedeutet zur Fußsohle hin, **dorsal** zum Fußrücken

Im Gesicht gilt:

- **Nasal** (zur Nase hin)
- **Temporal** (in Richtung Schläfe)
- **Okzipital** (in Richtung Hinterhaupt)
- **Frontal** (zur Stirn hin).

Fachbegriffe

Für die Richtungsbezeichnungen gelten folgende **Fachbegriffe** (Auswahl):

MERKE

Richtungsbezeichnungen am Körper

- **Anterior:** nach vorne zu
- **Posterior:** nach hinten
- **Superior:** nach oben (beim aufrechten Körper)
- **Inferior:** nach unten (beim aufrechten Körper)
- **Kranial:** kopfwärts (zum Schädel hin)
- **Kaudal:** steißwärts
- **Proximal:** zum Rumpf hin (bei Gliedmaßen)
- **Distal:** von der Rumpfmitte entfernt (bei Gliedmaßen)
- **Ventral:** bauchwärts
- **Dorsal:** rückenwärts
- **Peripher:** Richtung Körperoberfläche
- **Medial:** zur Mitte hin, auf die Medianebene zu
- **Median:** innerhalb der Medianebene, also ganz in der Mitte (➤ Abb. 1.4)
- **Zentral:** auf das Körperinnere zu.
- **Lateral:** von der Mitte weg, seitwärts
- **Palmar** oder **volar:** zur Hohlhand hin
- **Plantar:** zur Fußsohle hin
- **Radial:** zur Speiche (Radius) hin
- **Ulnar:** zur Elle (Ulna) hin
- **Fibular:** zum Wadenbein (Fibula) hin.

Bewegungsrichtungen

Die Gelenke des Körpers erlauben entsprechend den drei Achsen des Raumes verschiedene **Bewegungsrichtungen**, die mit folgenden Fachbegriffen beschrieben werden (➤ Abb. 1.7):

MERKE

Bewegungsrichtungen

- **Flexion:** Beugung
- **Extension:** Streckung
- **Anteversion:** Bewegung nach vorne, z. B. des gestreckten Armes
- **Retroversion:** Rückführung z. B. des gestreckten Armes nach hinten
- **Elevation:** Anheben z. B. des Armes über die Horizontale hinaus
- **Abduktion:** Bewegung vom Körper weg
- **Adduktion:** Bewegung zum Körper hin
- **Endorotation** (Innenrotation): Einwärtsdrehung
- **Exorotation** (Außenrotation): Auswärtsdrehung
- **Zirkumduktion:** kreisförmige Drehung.

Sonderformen der Rotationsbewegungen sind die **Pronation** und die **Supination** an Händen und Füßen (➤ Abb. 1.8).

Endorotation und **Exorotation** sind Synonyme für Innen- und Außenrotation. Die lateinische Schreibweise ist in der internationalen Fachsprache gängig. Zudem ist sie in Anlehnung an die lateinische Bezeichnung der vier anderen Bewegungsrichtungen Flexion/Extension und Abduktion/Adduktion sinnvoll. In diesem Buch werden ausschließlich die Begriffe Endo- und Exorotation verwendet, da sie sich in den nächsten Jahren zunehmend auch in der deutschsprachigen Fachliteratur durchsetzen werden.

MERKE

Merkspruch zu Pronation/Supination

Man greift zum Brot mit pronierter Hand und hält den Suppenteller mit supinierter Hand.

Im unteren Sprunggelenk (USG, ➤ Abb. 14.40 bis ➤ Abb. 14.43) werden die **Eversion** und die **Inversion** als kombinierte Bewegungen unterschieden. Unter Eversion versteht man eine Kombination aus Pronation, Abduktion und Dorsalextension des Vorderfußes, unter Inversion eine Supination mit gleichzeitiger Adduktion und Plantarflexion.

Warum der Begriffswirrwarr in der Medizin?

Wie man sieht, überlappen sich sehr viele Begriffe (z. B. bezeichnen kaudal und distal häufig dasselbe). Das ist eine in der medizinischen **Terminologie** (Begriffskunde) leider häufig anzutreffende Erscheinung:

- Die medizinische Terminologie ist aus vielen Sprachen entstanden, vor allem aus dem Griechischen und Lateinischen.
- Sie ist im Vergleich zur Computer-Fachsprache „uralt" – d. h. historisch gewachsen.
- Sie ist stark mit der Alltagssprache verwoben: Jeder kennt z. B. den Begriff „Rheuma" – wer aber denkt daran, dass der Experte hierunter eine große Gruppe zum Teil recht unterschiedlicher Krankheitsbilder versteht?

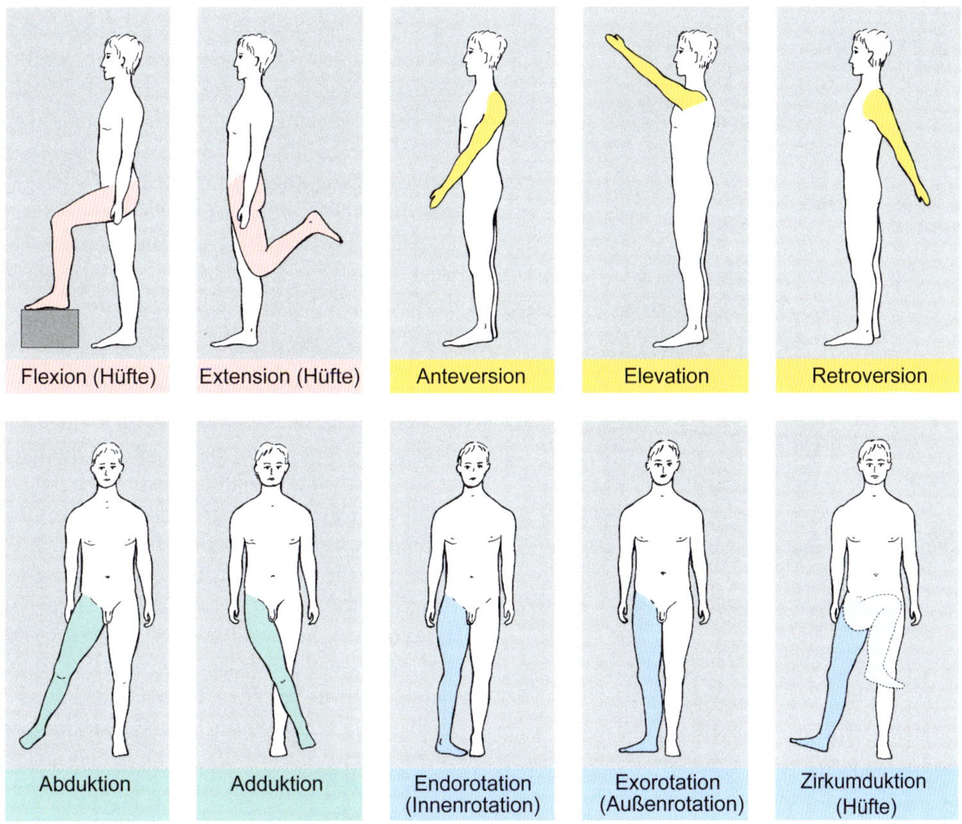

Abb. 1.7 Die Extremitätenbewegungen und ihre korrekten Bezeichnungen.

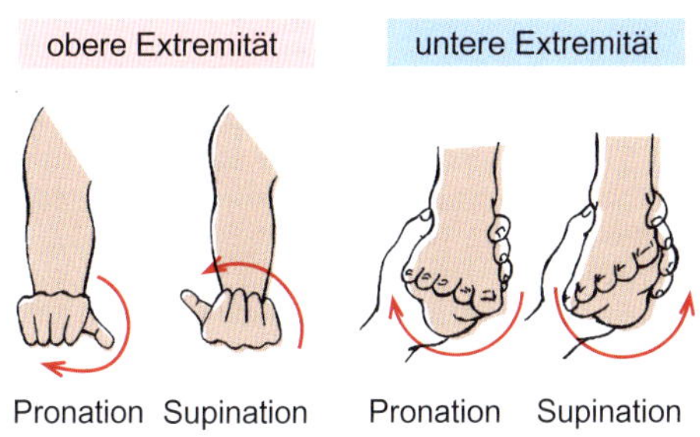

Abb. 1.8 Die Rotationsbewegungen an der rechten Hand und am rechten Fuß – Pronation und Supination.

MERKE

Medizinische Fachsprache unerlässlich

Alle in der Medizin tätigen Berufsgruppen müssen aufgrund der Begriffsvielfalt mit einer gewissen terminologischen Unübersichtlichkeit leben. Um die ihnen anvertrauten Patienten trotzdem sicher versorgen zu können, müssen sie die korrekten Fachbegriffe verstehen und eindeutig verwenden. Deshalb ist das Lernen der medizinischen Fachsprache unerlässlich.

1.4 Körperhöhlen

Der Gesamtorganismus ist in Teilräume untergliedert. Einige davon sind von Epithelien (Deckzellschicht, ➤ Kap. 4.2) ausgekleidet: Diese Teilräume heißen dann Körperhöhlen (➤ Abb. 1.9).

Schädelhöhle

Die **Schädelhöhle** wird von den Schädelknochen des Hirnschädels und den Hirnhäuten gebildet. Sie umfasst und schützt das sehr weiche und empfindliche Gehirn.

Brusthöhle

Die **Brusthöhle** (Cavitas thoracis, auch Thorakalraum) wird von außen durch die Rippen, die Brustwirbelsäule und dem Brustbein begrenzt. Nach unten wird die Brusthöhle durch das Zwerchfell verschlossen, während kopfwärts keine scharfe Grenze zur Halsregion existiert. Innerhalb der Brusthöhle unterscheidet man wieder drei Teilräume:

- Die beiden **Pleurahöhlen,** in denen sich die beiden Lungenflügel befinden. Sie werden durch das Lungen- bzw. Rippenfell abgeschlossen.
- Das **Mediastinum** (Mittelfellraum) umfasst die übrigen Organe und Verbindungswege und liegt zwischen den beiden Pleurahöhlen. Hierzu gehören das Herz und die Thymusdrüse als eigenständige Organe sowie Speiseröhre, Luftröhre, Bronchien und die herznahen großen Blut- und Lymphgefäße als Verbindungswege.

Bauch-Beckenraum

Der Bauch-Beckenraum wird von der äußeren Bauchmuskulatur, der Lendenwirbelsäule, dem knöchernen Beckenring sowie kranial (nach oben) vom Unterrand des Zwerchfells begrenzt. Im Bauchraum trennt eine dünne Membran, das **Peritoneum** (Bauchfell), die **Peritonealhöhle** ab. Dadurch ist der Bauch-Beckenraum ebenfalls in drei Teilräume unterteilt, die äußerlich nur schwer abgrenzbar sind:

- In der Peritonealhöhle **(intraperitoneal)** liegen Magen, Milz, Leber, Gallenblase, Dünndarm, Eierstöcke und der größte Teil des Dickdarmes.
- Hinter der Peritonealhöhle **(retroperitoneal)** liegen Nieren, Nebennieren, Bauchspeicheldrüse und ein kleiner Teil des Dickdarmes.
- Der Raum unterhalb des Peritoneums (präziser: unterhalb einer Linea terminalis genannten Kante im knöchernen Beckenring, ➤ Kap. 12.2.1) bis hin zum Beckenboden wird aus praktischen Gründen **kleines Becken** oder nur kurz Becken genannt, obwohl keine scharfe Grenze zum Retroperitonealraum besteht. In ihm liegen Blase, Mastdarm und die Mehrzahl der Geschlechtsorgane.

1.5 Das innere Milieu – Grundbedingung zur Aufrechterhaltung des Lebens

Das innere Milieu

Wie schon erläutert, setzt sich der menschliche Körper aus vielen Organsystemen zusammen, von denen jedes wieder aus Milliarden von Zellen besteht. Diese Zellen brauchen stabile Umgebungsbedingungen, um effektiv arbeiten und ihren Beitrag zum Überleben des Gesamtorganismus leisten zu können.

Die Gesamtheit dieser für das Funktionieren der Zellen erforderlichen konstanten Umgebungsbedingungen wird als **inneres Milieu** bezeichnet.

Kann der Körper sein inneres Milieu konstant halten, befindet er sich in einem Zustand des Gleichgewichts, den man **Homöostase** nennt. Die Homöostase ist die wichtigste Voraussetzung dafür, dass der gesamte Organismus überhaupt existieren und auf die Umwelt reagieren kann.

Entscheidend: die Extrazellulärflüssigkeit

Für diese Konstanz des inneren Milieus ist zunächst einmal die richtige Zusammensetzung der **Extrazellulärflüssigkeit** (also der wässrigen Umgebung zwischen den Zellen, wozu auch der Flüssigkeitsraum in den Blutgefäßen zählt, ➤ Abb. 3.14) aus gelösten Stoffen von Bedeutung. Besonders wichtig sind hier die Salze der Elemente Natrium, Chlor, Kalium und Kalzium, die alle ihre besonderen Aufgaben innerhalb der Homöostase haben.

Fast genauso wichtig sind jedoch eine optimale Körperkerntemperatur (ca. 37 °C), ein optimaler pH-Wert („Säurewert" des Blutes, ➤ Kap. 20.8.1) und eine ausreichende, aber auch nicht zu hohe Konzentration der gelösten Gase Sauerstoff und Kohlendioxid.

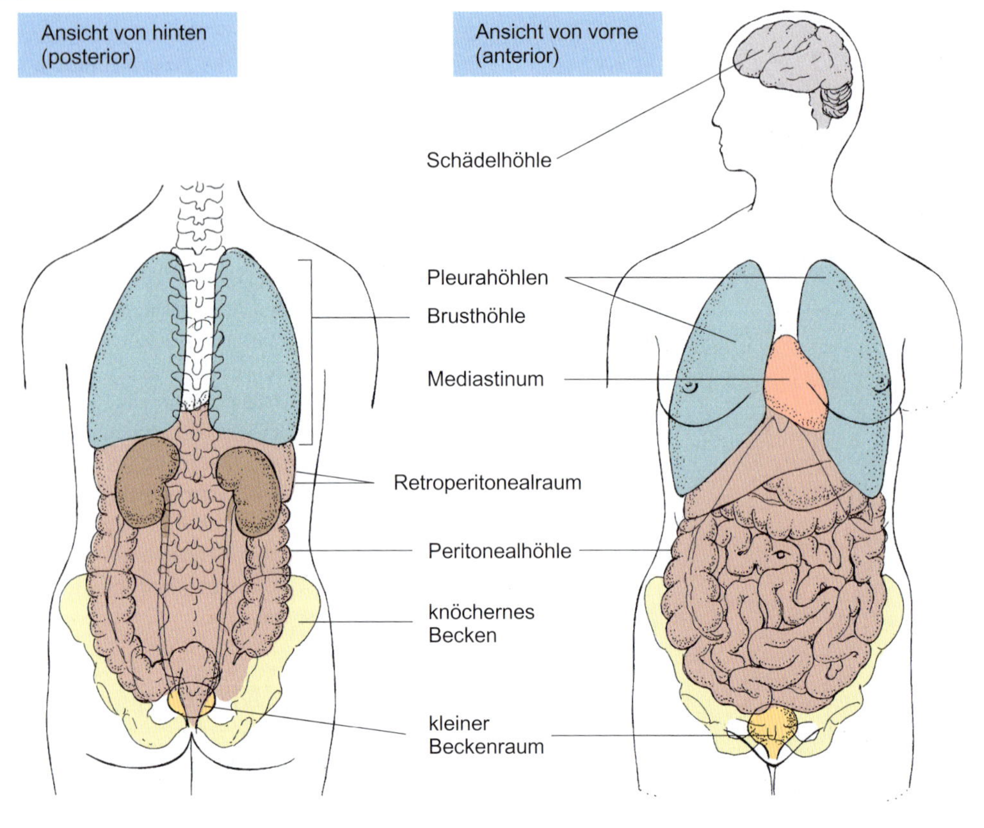

Abb. 1.9 Übersicht über die großen Körperhöhlen und -räume.

Lebensgefahr bei Störungen des inneren Milieus

Jede gröbere Abweichung im inneren Milieu beeinträchtigt sofort die Lebensfähigkeit des Gesamtorganismus. So drohen durch Sauerstoffmangel, pH-Wert-Abweichungen oder abweichende Salzkonzentrationen rasch ausgeprägte Gewebeschäden.

Diese Abweichungen sind meistens Folge von schweren Erkrankungen oder starken äußeren Einwirkungen, z. B. einer Blutung nach Verkehrsunfall, einem Lungenödem (Flüssigkeitsansammlung in der Lunge) bei Herzversagen oder einem Sauerstoffmangel bei Atemvergiftung. Diese Entgleisungen des inneren Milieus sind unmittelbar intensivmedizinisch behandlungsbedürftig.

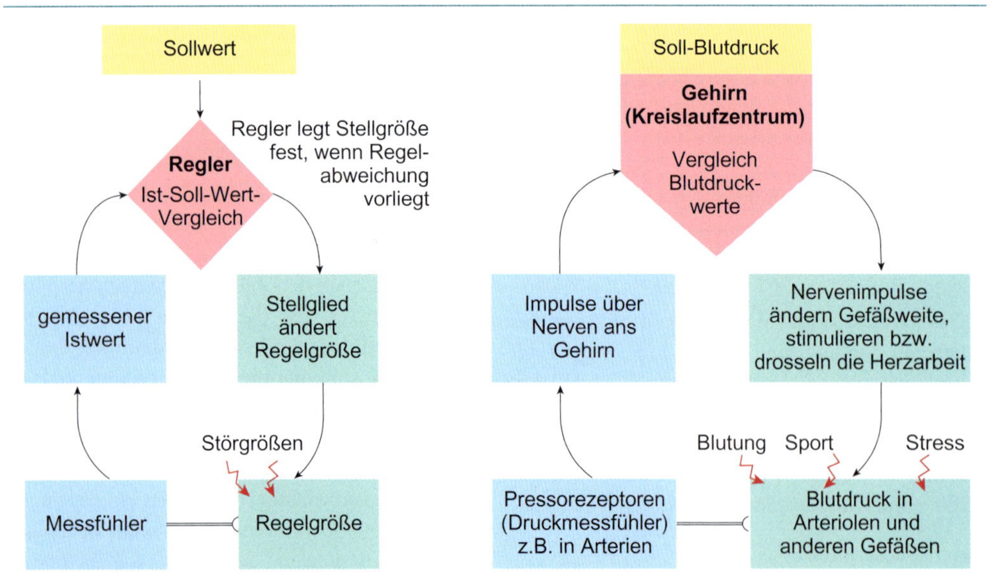

Abb. 1.10 Regelkreise.
Links: Allgemeiner Regelkreis mit negativer Rückkopplung.
Rechts: Regelkreis am Beispiel der Blutdruckregulation.

Beispiel Blutdruckregulation

Als weiteres Beispiel für einen Schlüsselwert im inneren Milieu ist bereits die kontinuierliche Sauerstoffversorgung aller energieverbrauchenden Zellen genannt worden. Als Sauerstoffträger dienen die roten Blutkörperchen. Um diese Sauerstoffversorgung zu gewährleisten, muss das Blut auch durch die Kapillaren (die kleinsten und engsten Blutgefäße) mit einem ausreichenden Blutdruck gepresst werden. Sowohl ein zu niedriger als auch ein zu hoher Blutdruck schaden dem Organismus (➤ Abb. 1.10).

Zu niedriger und zu hoher Blutdruck

Ist der Blutdruck beispielsweise im Gehirn zu niedrig, fällt der Betroffene rasch in Ohnmacht, da die Gehirndurchblutung nicht mehr ausreichend ist. Hält die Mangelversorgung an, droht schon nach wenigen Minuten der Untergang von Gehirngewebe infolge einer **Hypoxie** (Sauerstoffmangel). Auf der anderen Seite schädigt eine **Hypertonie** (Bluthochdruck, ➤ Kap. 16.3.5) die arteriellen Gefäße und dadurch indirekt lebenswichtige Organe wie Herz, Nieren und Gehirn. So beschleunigt Bluthochdruck die Entwicklung von Herzinfarkten und vor allem von Schlaganfällen. Es kann dabei zu Thrombosen (Verstopfung von Gefäßen) oder zum Zerreißen von Gefäßen mit Blutaustritt ins umliegende Gewebe kommen. Als Grunderkrankung besteht häufig eine Arterio- bzw. Atherosklerose (Gefäßverkalkung, ➤ Kap. 16.1.4).

Literatur

Benninghoff, A., Drenckhahn, D.: Makroskopische Anatomie, Histologie, Embryologie, Zellbiologie. Band 1: Zelle, Gewebe, Entwicklung, Skelett- und Muskelsystem, Atemsystem, Verdauungssystem, Harn- und Genitalsystem, Band 2: Herz-Kreislauf-System, Lymphatisches System, Endokrine Drüsen, Nervensystem, Sinnesorgane, Haut. 16./17. Aufl. Elsevier, Urban & Fischer, München 2004, 2008.

Hochschild, J.: Strukturen und Funktionen begreifen. Funktionelle Anatomie, Bd. 1+2; 5./3. Aufl. Thieme, Stuttgart 2019, 2012.

Paulsen, F., Waschke, J.: Sobotta, Atlas der Anatomie des Menschen. Bd. 1: Allgemeine Anatomie und Bewegungsapparat. 24. Aufl. Elsevier, Urban&Fischer, München 2019.

Paulsen, F., Waschke, J.: Sobotta, Atlas der Anatomie des Menschen. Bd. 2: Innere Organe. 24. Aufl. Elsevier, Urban&Fischer, München 2019.

Paulsen, F., Waschke, J.: Sobotta, Atlas der Anatomie des Menschen. Bd. 3: Kopf, Hals, Neuroanatomie, 24. Aufl. Elsevier, Urban&Fischer, München 2019.

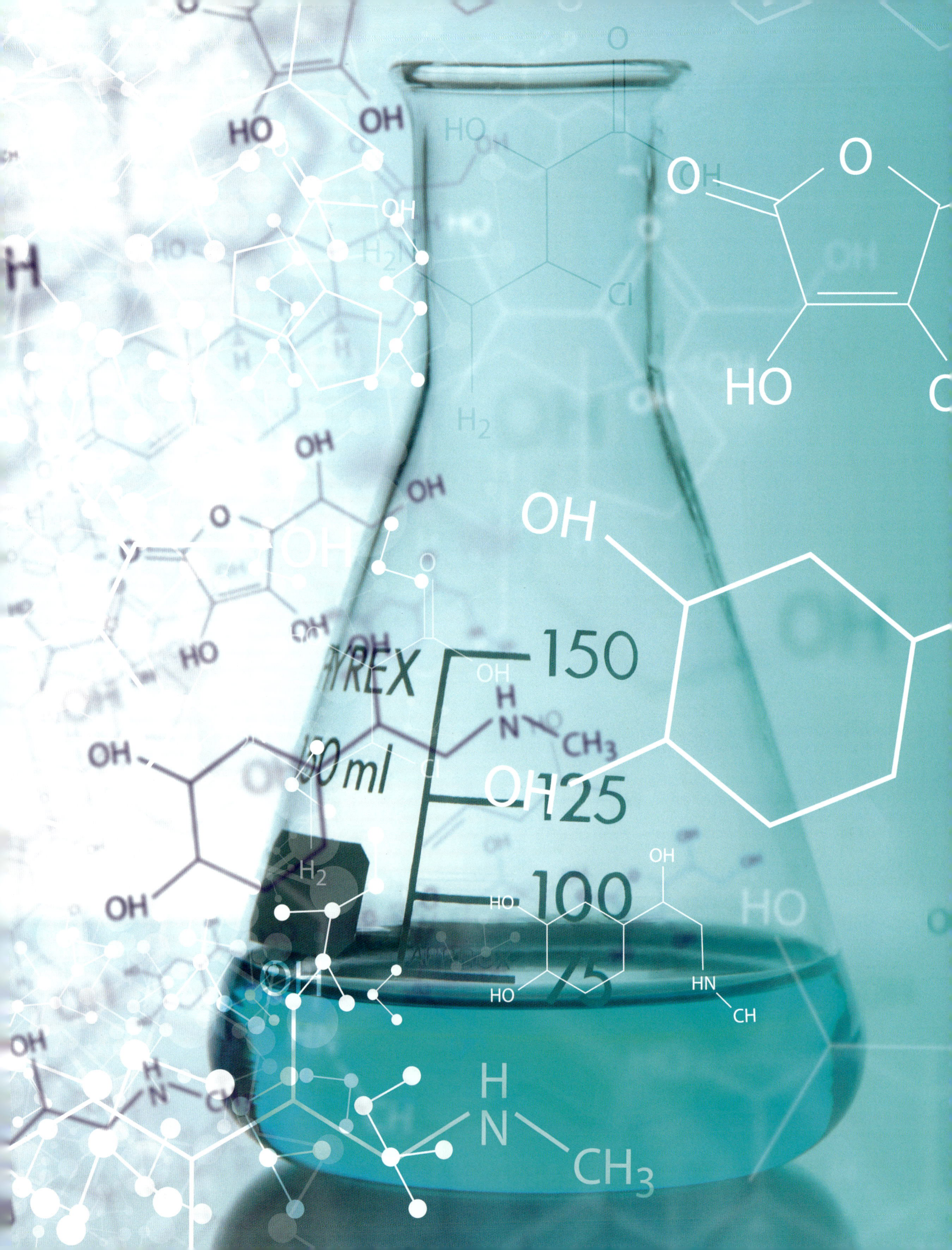

KAPITEL

2 Chemie

LERNINHALTE

2.1 Organisation aus Chemie und Biochemie

- Alle Organismen bestehen aus chemischen Elementen.
- Die mengenmäßig größte Bedeutung haben Kohlenstoff, Sauerstoff, Stickstoff und Wasserstoff. Unentbehrlich sind auch Mineralstoffe, die sich aber in geringerer Menge finden (Mengenelemente wie Natrium und Kalium sowie Spurenelemente, z. B. Selen).

2.2 Aufbau der Atome

- Atome bestehen aus einem Kern mit Protonen (positiv) und Neutronen (neutral) sowie einer Hülle aus Elektronen (negativ).
- Die verschiedenen Elemente unterscheiden sich durch die Anzahl der Protonen (Ordnungszahl). Die Massenzahl ergibt sich aus der Summe von Protonen und Neutronen.

2.3 Periodensystem der Elemente

- Alle Elemente sind in einer Tabelle, dem Periodensystem der Elemente, aufgeführt. Sie sind waagerecht nach Ordnungszahlen, senkrecht nach ähnlichem chemischem Verhalten (sog. Hauptgruppen und Nebengruppen) sortiert.
- Nach einem vereinfachten Atommodell wird der Kern von ineinander geschachtelten elektronengefüllten Hüllen umgeben. In die erste, kernnahe Hülle passen maximal zwei Elektronen, in alle anderen acht.
- Bei Erreichen dieser Maximalzahl sind Atome besonders stabil (sog. Edelgaskonfiguration).

2.4 Chemische Bindungen

- Die Salz- oder Ionenbindung beruht auf dem Umstand, dass ein Bindungspartner ein oder zwei Elektronen zu viel hat, die wiederum dem anderen Partner fehlen. Verbinden sie sich, erreichen beide die stabile Edelgaskonfiguration. Trennen sie sich wieder, liegen sie als Ionen vor (z. B. Kochsalz = NaCl: Na^+ hat ein Elektron abgegeben, Cl^- eines aufgenommen).
- Bei der kovalenten Bindung bleiben die Partner zusammen, sie teilen sich ein oder mehrere Elektronenpaare gemeinsam.
- Eine sehr schwache, biologisch jedoch äußerst wichtige Bindungsform sind die Wasserstoffbrücken.

2.5 Chemische Reaktionen

- Chemische Reaktionen bestehen aus dem Knüpfen oder Lösen von chemischen Verbindungen.
- Bei katabolen Reaktionen werden Verbindungen gelöst – es findet also ein Stoffabbau statt, bei dem meist Energie frei wird; anabole Reaktionen dienen dem Substanzaufbau (z. B. Wachstum) und verbrauchen Energie.
- Als universeller „Treibstoff" anaboler Prozesse dient das Adenosintriphosphat (ATP).

2.6 Chemische Verbindungen als Grundlage aller Lebensprozesse

- Die meisten lebensnotwendigen Elemente unseres Organismus bestehen aus chemischen Verbindungen.
- Organische Verbindungen sind v. a. Kohlenstoffverbindungen.
- Anorganische Verbindungen sind v. a. die Verbindungen ohne Kohlenstoff.

2.7 Anorganische Verbindungen

- Die wichtigste anorganische Verbindung ist das Wasser – es besteht aus einem Sauerstoff- und zwei Wasserstoffatomen. Leben ohne Wasser als universelles Lösungsmittel ist nicht denkbar, ins-

2

besondere würden die meisten chemischen Reaktionen nicht ablaufen.

- Säuren sind Verbindungen, die Wasserstoffionen (H^+) abgeben können (z. B. Salzsäuregas); Basen (Laugen) können dagegen H^+-Ionen aufnehmen.
- Der pH-Wert gibt die Menge der H^+-Ionen in einer Lösung an – die pH-Skala reicht von 0 bis 14, wobei ein pH von 7 den Neutralpunkt bildet.
- Puffersubstanzen sind Verbindungen, die sowohl einen Überschuss (Azidose) als auch einen Mangel (Alkalose) an H^+ ausgleichen. Das wichtigste Puffersystem des Menschen ist der Kohlensäure-Bikarbonat-Puffer.

2.8 Organische Verbindungen

- Kohlenhydrate entstehen im Zuge der Photosynthese. Ein wichtiges Kohlenhydrat und zugleich Hauptenergieträger der menschlichen Organismen ist Glukose. Glukose wird in der Zelle für die ATP-Synthese restlos abgebaut.
- Fette können doppelt so viel Energie speichern wie Kohlenhydrate, daneben haben sie Isolations- und Schutzfunktion. Fettähnliche Substanzen sind Lezithin und Cholesterin, die am Aufbau der Zellmembranen und bei der Synthese von Hormonen beteiligt sind.
- Proteine (Eiweiße) existieren vielfältig und üben zentrale Funktionen im Stoffwechsel aus (u. a. Energiegewinnung, strukturgebendes Element, Schrittmacherfunktion, Katalysatoren). Proteine bestehen aus großen Molekülketten, den Aminosäuren.
- Nukleinsäuren sind große Moleküle, die aus organischen Basen (Adenin, Guanin, Thymin, Cytosin, Uracil) bestehen. Man unterscheidet Desoxyribonukleinsäure (DNA) und Ribonukleinsäure (RNA). Die DNA ist der Speicher der genetischen Informationen. Als Doppelhelix kann sie sich bei der Vermehrung der Zelle (Zellteilung) trennen, jeder Einzelstrang ergänzt sich wieder zu einer ganzen Doppelhelix. Für die Weitergabe der genetischen Information zur Proteinsynthese ist die RNA als eine Art „Mittelsmann" vom Weg der DNA zum Protein zwischengeschaltet.

2.9 Schlüsselrolle von Enzymen und Koenzymen

- Enzyme (Biokatalysatoren) sind Eiweißmoleküle, die den Stoffwechsel beschleunigen, ohne sich selbst dabei zu verändern.
- Bei anabolen Reaktionen helfen sie, unter Energiezufuhr kleine Moleküle zu größeren Einheiten zu verbinden, was dem Aufbau neuer Strukturen dient.
- Bei katabolen Reaktionen leiten sie die Spaltung bestehender Verbindungen ein, wobei Energie – besonders in Form von Wärme – frei wird.
- Koenzyme sind Hilfsmoleküle von Enzymen, die nicht aus Proteinen bestehen. Sie nehmen an chemischen Reaktionen teil und verändern sich dabei.
- Die Körpertemperatur beeinflusst die Enzymfunktion: Je höher sie steigt, desto größer ist die Substratumsatzmenge. Erst bei sehr hohen Temperaturen wie Fieber bricht die Enzymtätigkeit ab, da es zu einer Zerstörung der Eiweißstrukturen kommt.

2.10 Einführung in den Stoffwechsel der Kohlenhydrate

- Um Glukose zur Energieerzeugung nutzen zu können, werden die langgliedrigen Zucker wie Poly- und Disaccharide erst einmal zu Monosacchariden abgebaut. Die Leber stellt die dafür benötigten Enzyme zur Verfügung.
- Die Umbaureaktion der Glukose (Oxidation) wird in vier Schritte gegliedert: Glykolyse, Umwandlung von Pyruvat in Acetyl-Koenzym A, Zitratzyklus und Atmungskette.
- Überschüssige Glukose kann vom Organismus in die Speicherform Glykogen überführt werden.

2.11 Fettstoffwechsel

- Als zweitwichtigster Energielieferant dienen die Fette. Sie stehen als Energiereserve im Bedarfsfall zur Verfügung. Weitere Funktionen des subkutanen Fettgewebes sind Schutz und Wärmeisolation.
- Den Fettabbau (Lipolyse) bezeichnet man als Fettkatabolismus und den Fettaufbau (Lipogenese) bzw. die Umwandlung des Glyzerinaldehyd-3-Phosphats in die Glyzerinkomponente der Neutralfette als Fettanabolismus.

2.12 Proteinstoffwechsel

- Aufgrund der Vielfalt an Proteinen erfolgt ihre Herstellung in jeder Körperzelle unterschiedlich, d. h. nach einer DNA-spezifischen Codierung.
- Beim Proteinabbau werden freigesetzte Aminosäuren für die Bildung neuer Eiweiße eingesetzt oder in andere Aminosäuren umgewandelt.
- Nur die essenziellen Aminosäuren werden von Umbaureaktionen verschont.
- Auch Proteine können als Energielieferant dienen; dies ist bei längeren Hungerperioden oder bei übermäßiger Proteinzufuhr der Fall.

Einführung

Jeder biologische Organismus – und sei er auch so klein wie ein Bakterium – kann sich nur am Leben erhalten, wenn er Stoffe aufnimmt und verwertet. Der Mensch mit seinem hochentwickelten **Metabolismus** (Stoffwechsel) macht hierbei keine Ausnahme. Zu den für den Menschen lebensnotwendigen Substanzen gehören das Wasser und die darin gelösten Salze, ferner die Nährstoffe Fett, Eiweiß und Kohlenhydrate; aber auch andere Substanzen, wie die Vitamine und Spurenelemente, sind lebensnotwendig.

Um die Bedeutung dieser Substanzen und ihre Funktionen im Organismus zu verstehen, bedarf es gewisser Kenntnisse der Chemie und Biochemie, die in den Abschnitten 2.1 bis 2.8 vermittelt werden. Die Abschnitte 2.9 bis 2.12 gehen über die reinen Grundkenntnisse hinaus und wollen ein differenzierteres Verständnis für die wichtigsten Stoffwechselprozesse beim Menschen ermöglichen. Die klinischen Aspekte des Stoffwechsels mit den Schwerpunkten Energiehaushalt und Stoffwechselkrankheiten werden schließlich in ➤ Kap. 19 behandelt.

2.1 Organisation aus Chemie und Biochemie

DEFINITION

Chemische Elemente

Grundstoffe aus Atomen gleicher Ordnungszahl. Können durch gewöhnliche chemische Reaktionen nicht weiter in einfachere Bestandteile zerlegt werden. Werden gewöhnlich durch chemische Symbole abgekürzt. Bekannt sind 111 verschiedene chemische Elemente, 26 davon enthält der menschliche Organismus.

Alle lebenden und toten Gegenstände bestehen aus **Materie,** also etwas, das Raum beansprucht und eine Masse besitzt (➤ Kap. 11.2.1). Materie kann in flüssigem, festem oder gasförmigem Zustand, dem sog. **Aggregatzustand,** vorliegen. Alle Formen der Materie bestehen aus **chemischen Elementen.** Diese Elemente zeichnen sich dadurch aus, dass sie durch gewöhnliche chemische Reaktionen nicht weiter in andere Stoffe verwandelt werden können. Von den im menschlichen Organismus nachweisbaren 26 chemischen Elementen sind die wichtigsten (➤ Tab. 2.1):

MERKE

Die wichtigsten chemischen Elemente

- Sauerstoff (chemisches Symbol: O)
- Kohlenstoff (C)
- Wasserstoff (H)
- Stickstoff (N).

Allein diese vier Elemente bilden ungefähr 96 % der Körpermasse. Eine Gruppe von weiteren sieben Elementen – Kalzium (Ca), Phosphor (P), Kalium (K), Schwefel (S), Natrium (Na), Chlor (Cl) und Magnesium (Mg) – bilden noch einmal etwa 3 % der Körpermasse. Sie werden zusammen oft als **Mineralstoffe** bezeichnet (➤ Kap. 19.7). Das verbleibende Prozent bilden die **Spurenelemente,** die nur „in Spuren" im menschlichen Organismus anzutreffen sind (➤ Kap. 19.7.2).

Tab. 2.1 Die chemischen Elemente des menschlichen Körpers. Die wichtigsten Elemente sind Sauerstoff, Kohlenstoff, Wasserstoff und Stickstoff – allein ihr Anteil am Körpergewicht beträgt 96 %.

	Chemisches Element (Symbol)	Anteil am Körpergewicht	Biologische Funktion
„Schlüsselelemente" (ca. 96 %) (➤ Kap. 2.7 und ➤ Kap. 2.8)	• Sauerstoff (O) • Kohlenstoff (C) • Wasserstoff (H) • Stickstoff (N)	• 65,0 % • 18,5 % • 9,5 % • 3,2 %	• Bestandteil des Wassers und vieler organischer Moleküle • Bestandteil jedes organischen Moleküls • Bestandteil des Wassers und organischer Moleküle; als Ion (H+) ist es für die Säureeigenschaft einer Lösung verantwortlich • Bestandteil vieler organischer Moleküle, z. B. aller Proteine und Nukleinsäuren
Mineralstoffe (ca. 3 %) (➤ Kap. 19.7)	• Kalzium (Ca) • Phosphor (P) • Kalium (K) • Schwefel (S) • Natrium (Na) • Chlor (Cl) • Magnesium (Mg)	• 1,5 % • 1,0 % • 0,4 % • 0,3 % • 0,2 % • 0,1 % • 0,1 %	• Bestandteil der Knochen und Zähne; vermittelt die Synthese und Freisetzung von Neurotransmittern; elektromechanische Kopplung; an allen Muskelkontraktionen beteiligt • Bestandteil vieler Biomoleküle wie Nukleinsäuren, ATP und zyklischem AMP; Bestandteil der Knochen und Zähne • Erforderlich zur Weiterleitung von Nervenimpulsen und für Muskelkontraktionen • Bestandteil vieler Proteine, besonders der kontraktilen Filamente des Muskels • Notwendig zur Weiterleitung von Nervenimpulsen sowie für Muskelkontraktionen; Haupt-Ion des Extrazellularraumes, das wesentlich zur Aufrechterhaltung der Wasserbilanz beiträgt • Wie Natrium wesentlich für die Aufrechterhaltung der Wasserbilanz zwischen den Zellen verantwortlich • Bestandteil vieler Enzyme
Spurenelemente (ca. 1 %) (➤ Kap. 19.7.2)	• Eisen (Fe) • Fluor (F) • Zink (Zn) • Kupfer (Cu) • Jod (J) • Selen (Se) • Nickel (Ni) • Mangan (Mn) • Molybdän (Mo) • Kobalt (Co)	Alle jeweils weniger als 0,1 %	Spurenelemente mit umstrittener biologischer Funktion: • Silicium (Si) • Rubidium (Ru) • Brom (Br) • Blei (Pb) • Zinn (Sn) • Bor (B) • Chrom (Cr) • Arsen (As) • Vanadium (Va) Spurenelemente ohne bekannte biologische Funktion: • Aluminium (Al) • Cadmium (Cd) • Cer (Ce) • Barium (Ba) • Titan (Ti) • Quecksilber (Hg) • Caesium (Cs) • Gold (Au) • Wolfram (W)

2.2 Aufbau der Atome

DEFINITION

Schlüsselbegriffe zum Atomaufbau

Atome
Mit chemischen Mitteln nicht mehr teilbare kleinste Grundeinheiten der chemischen Elemente. Sie bestehen aus dem im Zentrum gelegenen Kern und der Elektronenhülle, die den Atomkern umgibt (➤ Abb. 2.1).

Kern
Enthält elektrisch positiv geladene **Protonen** sowie elektrisch neutrale **Neutronen.** Protonen und Neutronen werden zusammen als **Nukleonen** bezeichnet. Da jedes Proton eine positive Ladung trägt, ist der Kern insgesamt positiv geladen.

Elektronen
Negativ geladene Partikel, die den Kern umkreisen und insgesamt die Elektronenhülle des Atoms bilden. Die Anzahl der negativ geladenen Elektronen entspricht immer der der positiv geladenen Protonen. Die Ladungen gleichen sich also aus, sodass das Atom als Ganzes nach außen elektrisch neutral ist.

Die einzelnen **Elemente** unterscheiden sich in der Anzahl der Protonen und Elektronen. Die Anzahl der Protonen eines Atoms (Elements) wird auch als **Ordnungszahl** bezeichnet (➤ Abb. 2.2), die Summe der Protonen und Neutronen, also der Nukleonen, auch als **Massenzahl.** Die Masse der Elektronen kann hierbei vernachlässigt werden, da sie über tausendmal kleiner ist als die der Protonen und Neutronen. Beispielsweise hat Stickstoff (N) die Ordnungszahl 7 und die Massenzahl 14, da sich neben den sieben Protonen auch sieben Neutronen im Kern befinden.

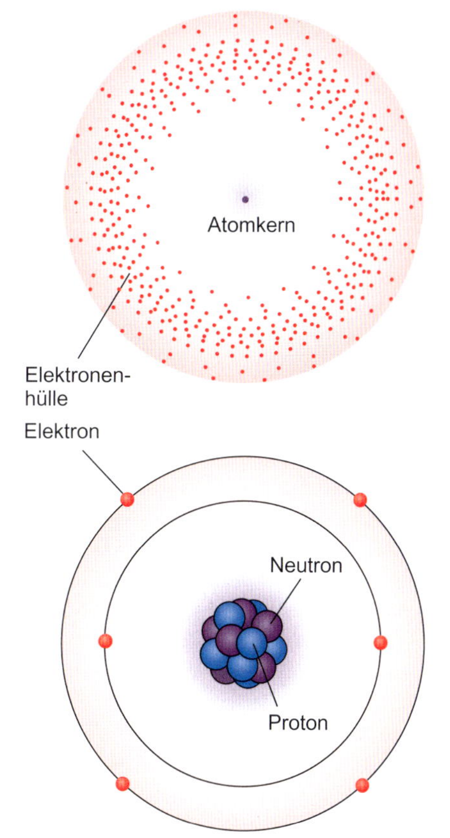

Abb. 2.1 Der Aufbau eines Atoms. Oben mit eher realitätstreuen Proportionen (tatsächlich müsste der Abstand zwischen Atomkern und Elektrohülle noch viel größer sein) und unten mit stark vergrößertem Kern, sodass Protonen und Neutronen erkennbar sind. Weiterhin sind schematisch zwei Elektronenschalen mit den sich darin bewegenden Elektronen dargestellt.

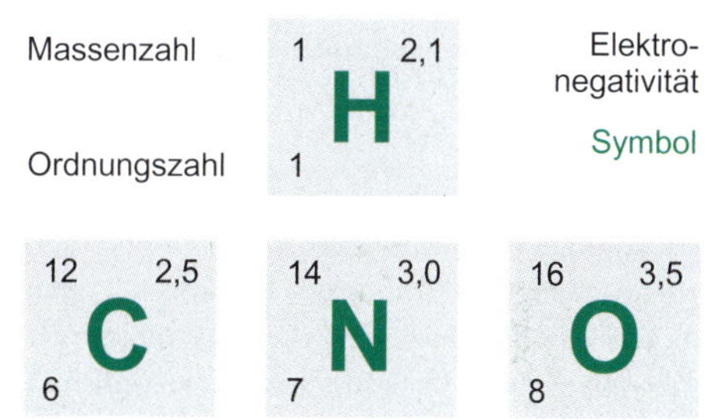

Abb. 2.2 Atomsymbol, Ordnungszahl, Massenzahl und Elektronegativität der vier Schlüsselelemente.

2.3 Periodensystem der Elemente

DEFINITION

Periodensystem
Tabellarische Aufstellung der chemischen Elemente nach steigender Ordnungszahl. Jedes achte Element enthält regelmäßig wiederkehrend (periodisch) die gleiche Zahl und Anordnung der Außenelektronen und weist ähnliche Eigenschaften auf. Elemente mit gleicher Ordnungszahl stehen in der Tabelle senkrecht untereinander.

Viele Chemiker des 19. Jahrhunderts haben sich überlegt, wie sie die Elemente am besten ordnen könnten. Natürlich bot sich als Einteilungskriterium die steigende Ordnungszahl an. Somit wäre eine lange Liste von 111 aneinandergereihten Elementen entstanden.

Die Chemiker stellten jedoch bei ihren Experimenten fest, dass bestimmte Elemente ähnlich reagierten. Sie mussten demnach ähnliche Eigen-

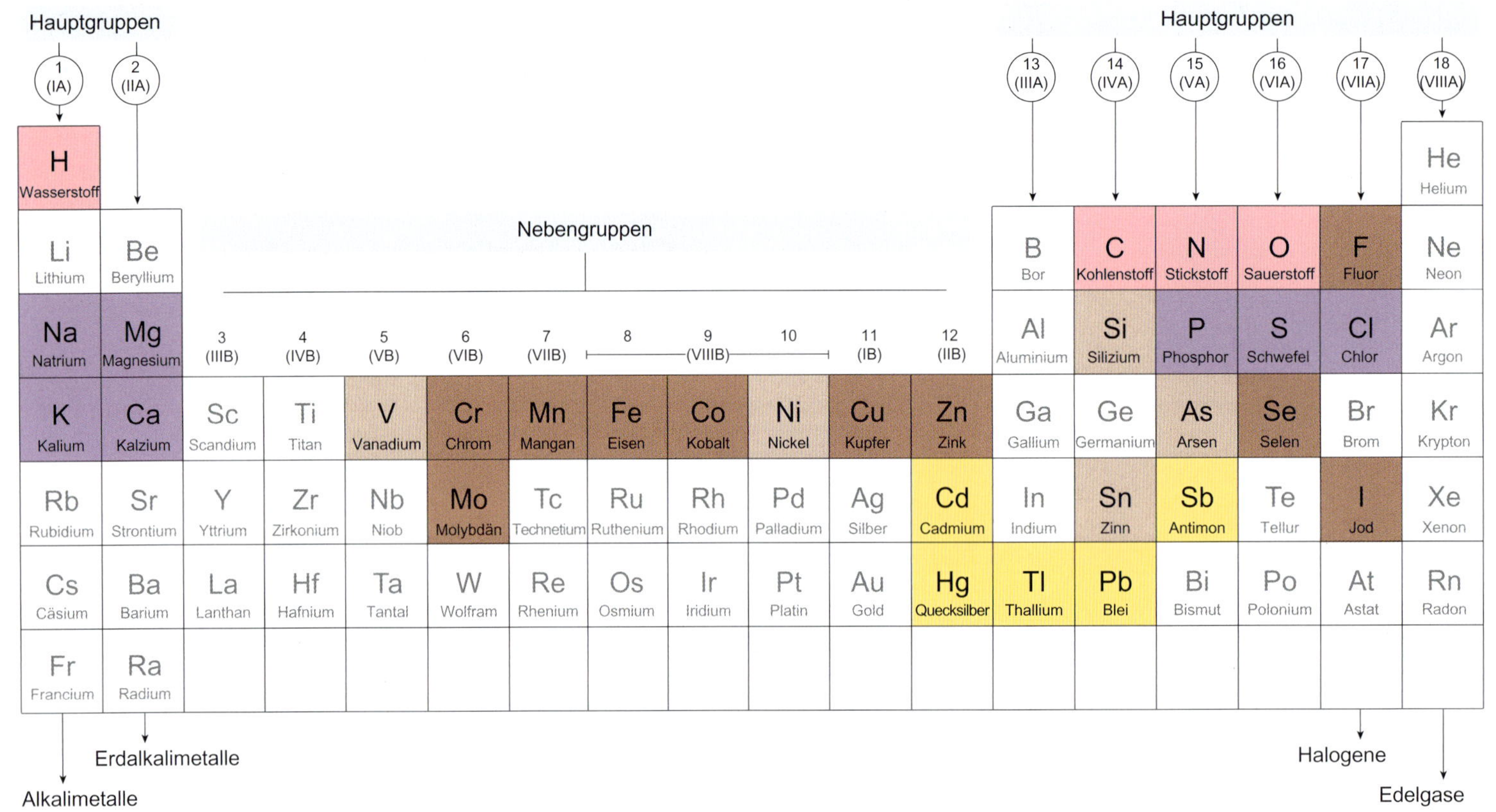

Abb. 2.3 Auszug aus dem Periodensystem der Elemente. Die Elemente, die waagerecht auf einer Linie stehen, bilden jeweils eine Periode. Die Elemente, die senkrecht in einer Spalte stehen, bilden jeweils eine Hauptgruppe oder, zwischen 2. und 3. Hauptgruppe eingeschoben, eine Nebengruppe. Die vier „Schlüsselelemente des Lebens" sind rosa, die sieben wichtigsten Mineralien violett, die Spurenelemente braun, fragliche Spurenelemente hellbraun und einige wichtige toxische (giftige) Elemente gelb unterlegt.

schaften besitzen. Interessanterweise war eine solche Ähnlichkeit bei jedem achten Element der Liste gegeben, die Ähnlichkeit trat also periodisch auf. Die Chemiker stellten diese Elemente sinnvollerweise in der Liste untereinander und nannten das so entstandene Ordnungssystem Periodensystem der Elemente (➤ Abb. 2.3). Im Periodensystem sind die Elemente also wie folgt eingeteilt:

MERKE

Perioden, Haupt- und Nebengruppen

- Waagerecht nach steigender Ordnungszahl in **Perioden**
- Senkrecht nach chemischer Ähnlichkeit in sog. **Hauptgruppen**
- Zwischen der zweiten und dritten Hauptgruppe stehen die sog. **Nebengruppenelemente.**

2.3.1 Schalenmodell der Elektronenhülle

Ein den Atomkern umkreisendes Elektron bewegt sich nicht auf einer einfachen Bahn, sondern nimmt einen größeren Raum ein. Wie groß dieser Raum ist, hängt von der Energie des Elektrons ab. Modellhaft stellt man sich diesen Raum als **Elektronenschale** vor. Elektronen mit gleicher Energie bewegen sich somit in der gleichen Elektronenschale (➤ Abb. 2.4).

Die Atome bzw. Elemente der ersten Periode (Wasserstoff und Helium) besitzen nur eine Elektronenschale, in der zweiten Periode kommt außen eine weitere größere Schale hinzu. In der dritten Periode schließt sich abermals eine Schale an usw. Die äußerste Schale darf bei den Elementen der Hauptgruppen immer nur acht Elektronen enthalten, anschließend wird eine weitere Schale aufgefüllt. Diese Regel besitzt eine Ausnahme: Die erste Schale ist bereits mit zwei Elektronen vollständig besetzt (➤ Abb. 2.5).

Alkali- und Erdalkalimetalle

Die erwähnte Ordnung im Periodensystem der Elemente rührt nun daher, dass sich Elemente mit gleicher Elektronenzahl in der äußersten Elektronenschale stark ähneln: So stehen in der ersten Hauptgruppe lauter weiche Metalle (**Alkalimetalle,** deren Hauptvertreter das Natrium und das Kalium bilden). Diese Metalle zeigen, wenn man sie mit einem Messer durchschneidet, an ihrer Schnittfläche den charakteristischen Metallglanz, der jedoch schon nach kurzer Zeit als Ausdruck der Reaktion mit dem Luftsauerstoff von einer grauen Schicht bedeckt ist. Alle Alkalimetalle besitzen auf ihrer äußersten Elektronenschale ein Elektron.

Die Elemente der zweiten Hauptgruppe besitzen in ihrer äußersten Elektronenschale zwei Elektronen und werden als **Erdalkalimetalle** bezeichnet. Die wichtigsten Vertreter sind das Magnesium und das Kalzium, die im Unterschied zu den Alkalimetallen deutlich härter sind.

Die Elemente der dritten Hauptgruppe besitzen jeweils drei Elektronen auf ihrer äußersten Schale usw.

Halogene und Edelgase

Die Elemente der siebten Hauptgruppe haben sieben Elektronen auf ihrer äußersten Schale. Diese Elemente werden auch als **Halogene** oder „Salzbildner" bezeichnet, weil sie sich leicht mit Metallen zu Salzen umsetzen lassen. Zu ihnen zählen z. B. das Chlor und das Fluor.

Die Elemente der achten Hauptgruppe, die Edelgase, besitzen in ihrer äußersten Elektronenschale acht Elektronen. Diese mit acht Elektronen besetzte äußerste Schale stellt einen extrem stabilen und damit besonders reaktionsträgen Zustand dar, die sog. **Edelgaskonfiguration.** Sie ist der Grund dafür, dass die Edelgase praktisch keine chemische Reaktion eingehen. Deshalb spielen sie auch im Stoffwechsel des Körpers keine Rolle. Edelgase sind beispielsweise Helium und Neon.

Auch die übrigen Elemente versuchen, diesen stabilen Elektronenzustand der Edelgase zu erreichen. Dies gelingt ihnen, indem sie von anderen Atomen ein oder mehrere Elektronen aufnehmen oder abgeben oder auch, indem Elektronen gemeinsam mit anderen Atomen benutzt werden. Die Anzahl der Elektronen auf der äußeren Schale bzw. die Zahl der Elektronen, die zum Erreichen der Edelgaskonfiguration fehlen, hat somit bei allen chemischen Prozessen eine enorme Bedeu-

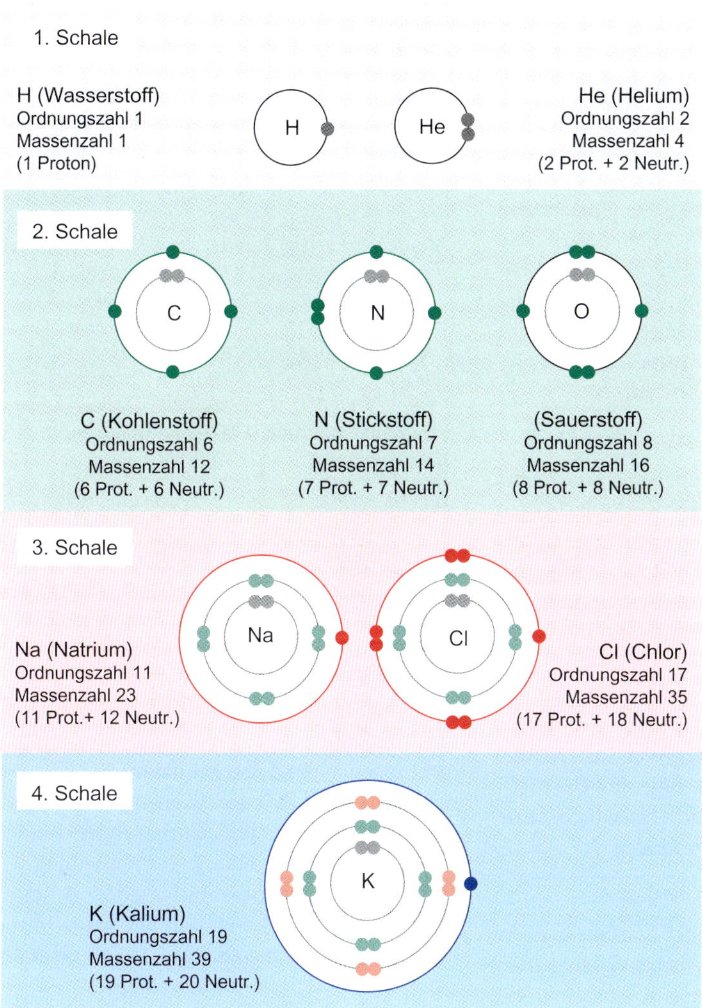

Abb. 2.4 Aufbau der Elektronenschalen bei einigen wichtigen Elementen. Die Elektronen sind zur vereinfachten Darstellung jeweils paarweise dargestellt.

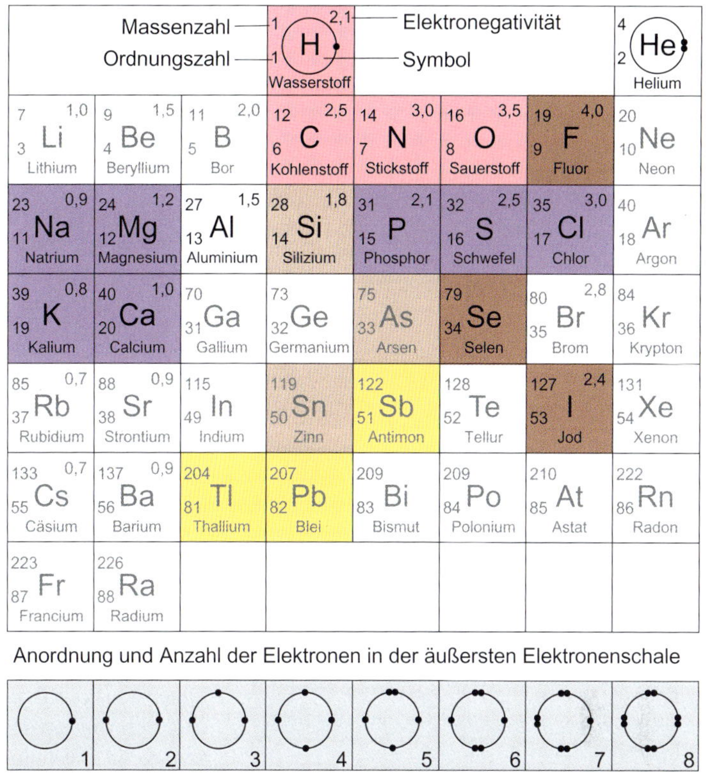

Abb. 2.5 Die Hauptgruppen des Periodensystems. Die gleiche Zahl von Elektronen in der äußersten Elektronenschale (1 bis 8) begründet die Ähnlichkeit im chemischen Verhalten. Wasserstoff und Helium gehören nicht zu den Hauptgruppenelementen, da die erste Elektronenschale bei ihnen mit der äußersten Elektronenschale identisch ist. Diese kann aber nur zwei (und nicht acht) Elektronen aufnehmen.

tung. Diese Zahl wird vom Chemiker auch als Wertigkeit oder **Valenz** eines Atoms bezeichnet. Entsprechend werden die Elektronen auf der äußeren Hülle auch **Valenzelektronen** genannt. Beispielsweise steht der Stickstoff in der fünften Hauptgruppe und hat fünf Elektronen auf seiner äußersten Schale. Um die stabile Edelgaskonfiguration zu erreichen, muss der Stickstoff entweder drei Elektronen aufnehmen oder aber fünf Elektronen abgeben. Je nach Reaktionspartner ist der Stickstoff also 3-wertig oder 5-wertig. Nimmt ein Stoff Elektronen auf, sagt der Chemiker übrigens auch, der Stoff wird **reduziert,** gibt er Elektronen ab, wird er **oxidiert.**

MERKE

Oxidation und Reduktion

Oxidations- und Reduktionsreaktionen sind untrennbar miteinander verbunden. Immer wenn eine Substanz oxidiert wird, muss eine andere reduziert werden.

2.3.2 Elektronegativität

Eine weitere Größe, die das Verhalten der Elektronen auf der äußersten Schale bestimmt, ist die **Elektronegativität.** Dieser Wert beschreibt die Kraft der Atome, Elektronen von anderen Atomen auf die eigenen Elektronenschalen „herüberzuziehen" und sich damit der Edelgaskonfiguration zu nähern. Weil diese Kraft bei den einzelnen Atomen sehr unterschiedlich ausgeprägt ist, ist die Elektronegativität hilfreich, das Verhalten der Atome in chemischen Bindungen zu erklären. Fluor ist das am stärksten elektronegative Element – ihm wurde der Wert 4,0 zugeordnet. Eine ebenfalls starke Anziehung auf weitere Elektronen haben Sauerstoff (3,5), Stickstoff (3,0) und Chlor (3,0). Durch die starke Anziehungskraft auf die Elektronen „fremder" Atome sind die Elemente mit hoher Elektronegativität enorm reaktionsfreudig. Die Elektronegativität nimmt innerhalb einer Hauptgruppe von oben nach unten ab und innerhalb einer Periode von links nach rechts zu.

2.4 Chemische Bindungen

DEFINITION

Chemische Bindungen

Zusammenschluss einzelner Atome zu Molekülen. Leitende Kraft ist das Bestreben der Atome, durch Elektronenabgabe oder -aufnahme die chemisch stabile Edelgas-Anordnung mit acht Elektronen auf der Außenschale zu erreichen.

Wie oben erläutert, ist jedes Atom ab der zweiten Periode bestrebt, auf seiner äußersten Elektronenschale genau acht Elektronen zu haben. Dies kann im Wesentlichen auf drei Wegen gelingen:

- Indem es von anderen Atomen Elektronen aufnimmt
- Indem es Elektronen abgibt und so seine äußerste Schale entleert; dadurch gelangt die nächstuntere, vollbesetzte Schale an die Oberfläche
- Indem es Elektronen gemeinsam mit anderen Atomen benutzt.

Alle drei Formen führen zu einer **Bindung** von Atomen aneinander. Welche Form der chemischen Verbindung eingegangen wird, bestimmen die zwischen Atomen wirkenden **Bindungskräfte.** Im Folgenden sind einige Formen der chemischen Bindung beschrieben.

2.4.1 Ionenbindung

DEFINITION

Ionenbindungen

Edelgas-Anordnung der Elektronen auf der Außenschale wird entweder durch die Abgabe sämtlicher Elektronen der Außenschale oder durch Aufnahme von Elektronen erzielt. Elemente der ersten Gruppe geben gewöhnlich Elektronen ab, Elemente der sechsten und siebten Gruppe nehmen eher Elektronen auf. Die Anziehung der Ionen erfolgt durch elektrostatische Kräfte.

Natrium steht in der ersten Hauptgruppe des Periodensystems und hat demgemäß ein Elektron auf seiner äußersten Elektronenschale. Chlor steht in der siebenten Hauptgruppe und hat entsprechend sieben Elektronen auf seiner äußersten Schale. Reagieren diese beiden Partner nun miteinander, so findet wegen der starken Anziehungskraft des Chloratoms auf weitere Elektronen ein **Elektronenübergang** statt: Das Außenelektron des Natriums wird vom Chloratom „eingefangen". Natrium tritt in dieser Reaktion als **Elektronenspender,** das Chloratom als **Elektronenempfänger** auf. Dadurch haben beide Partner die Edelgaskonfiguration erreicht.

- Chlor besitzt damit insgesamt 18 Elektronen, jedoch nur 17 Protonen im Kern (Ordnungszahl 17). Damit ist ein elektrisch negativ geladenes Partikel entstanden. Man schreibt **Cl^-.**
- Natrium hingegen hat bei dieser Reaktion ein Elektron verloren und somit insgesamt nur noch 10 Elektronen. Dem stehen 11 Protonen im Kern (Ordnungszahl 11) gegenüber, sodass ein Partikel mit positiver Ladung entstanden ist. Man schreibt **Na^+.**

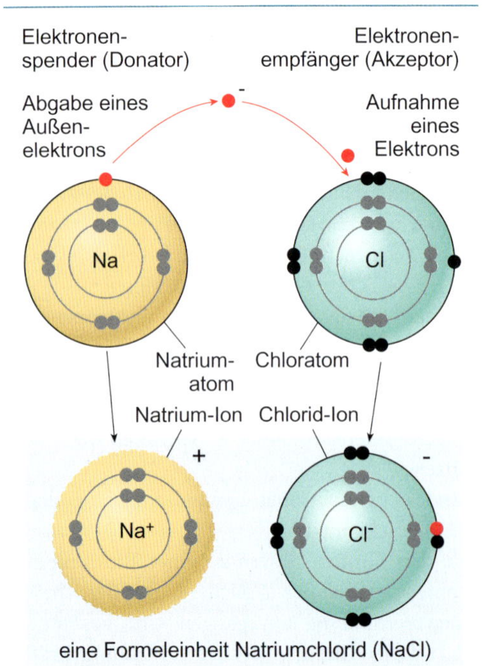

Abb. 2.6 Die Ausbildung einer Ionenbindung am Beispiel des Ionenpaares Na^+–Cl^-. Natrium gibt sein Außenelektron an das Chlor ab. Dadurch erreichen beide Partner die stabile Edelgaskonfiguration.

Allgemein werden elektrisch geladene Partikel als **Ionen** bezeichnet. Die Bindung, die durch die elektrische Anziehung der gegensätzlich geladenen Ionen entsteht, nennt man Ionenbindung. Verbinden sich gegensätzlich geladene Ionen durch Ionenbindung miteinander, entsteht ein **Salz.** Der Chemiker versteht unter Salzen also durch Ionenbindung zustande kommende Ionenverbindungen. Eine dieser Verbindungen ist das im Volksmund als „Salz" bezeichnete Kochsalz (NaCl). ➤ Abb. 2.6 zeigt die Ausbildung einer Ionenbindung am Beispiel des Kochsalzes.

Kochsalz im Kristallgitter

Das Kochsalz (Na^+Cl^- oder kurz NaCl) ist eine der häufigsten Ionenverbindungen. Kochsalz besteht aus Na^+- und Cl^--Ionen, die in einem Mengenverhältnis von 1:1 vorliegen. Das definierte Mengenverhältnis der Ionen einer Ionenverbindung bezeichnet man als **Formeleinheit.** Die Ionen des Kochsalzes bilden, wie die meisten Salze, ein dreidimensionales Kristallgitter, wobei jeweils ein Natriumion von sechs Chlorionen und ein Chlorion von sechs Natriumionen umgeben ist (➤ Abb. 2.7). Dieser Gitterverband ist insgesamt elektrisch neutral, und die Ionen sind nicht beweglich, da sie im Gitterverband festgehalten werden.

Auflösung des Kristallgitters im Wasser

Löst man Kochsalzkristalle oder Kristalle anderer Salze in einer ausreichenden Menge Wasser auf, so dringen Wassermoleküle in das Kristallgitter ein und lösen es auf. Die Ionen liegen nun in frei beweglicher Form in einer wässrigen Lösung vor – man spricht von **Elektrolytlösung.**

Legt man an eine solche Elektrolytlösung eine elektrische Spannung an, so wandern die positiv geladenen Natriumionen zur negativ geladenen Kathode („Minus-Pol"), die negativ geladenen Chloridionen zur positiv geladenen Anode („Plus-Pol"), da sich gegensätzliche elektrische Ladungen anziehen. Deshalb bezeichnet man positiv geladene Ionen (wie das Na^+-Ion) auch als **Kationen,** negativ geladene Ionen (wie das Cl^--Ion) auch als **Anionen.** Die freie Beweglichkeit der Ionen einer Salzlösung ist der Grund dafür, dass sie den elektrischen Strom – im Gegensatz zum Feststoff mit Kristallgitter – ausgezeichnet leitet.

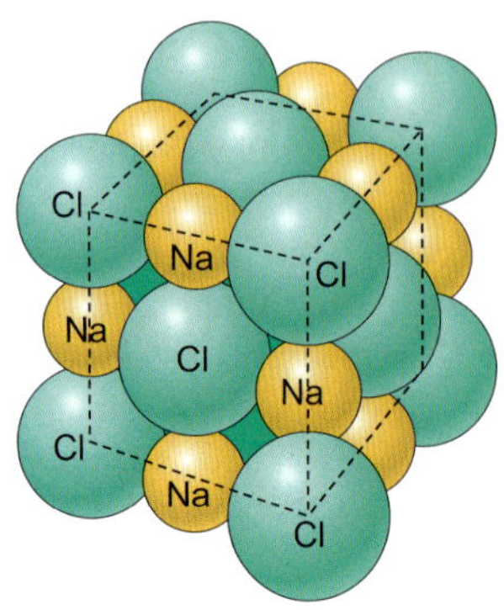

Abb. 2.7 Das NaCl-Kristallgitter.

MERKE

Anode und Kathode

Im elektrischen Spannungsfeld wandern die (elektrisch negativ geladenen) Anionen zur (positiv geladenen) **Anode** und die (elektrisch positiv geladenen) Kationen zur (negativ geladenen) **Kathode** (➤ Abb. 2.8).

2.4.2 Kovalente Bindung

DEFINITION

Kovalente Bindung (Elektronenpaarbindung, Atombindung)

Edelgas-Anordnung der betreffenden Atome wird durch ein gemeinsames Elektronenpaar der Bindungspartner erzielt. Dies ist die häufigste chemische Bindungsart bei organischen Verbindungen (➤ Kap. 2.8).

Zwischen Elementen wie Wasserstoff und Kohlenstoff, die nur einen geringen Unterschied in der Elektronegativität (➤ Kap. 2.3.2) aufweisen, sind Elektronenübergänge wie bei der Ionenbindung nicht möglich. Dasselbe gilt natürlich auch, wenn sich Atome des gleichen Elementes miteinander verbinden. Sie gehen deshalb eine andere Bindung ein, die kovalente Bindung. Diese Bindung wird auch als **Elektronenpaarbindung** oder **Atombindung** bezeichnet. Sie kommt im menschlichen Organismus wesentlich häufiger vor als die Ionenbindung und ist auch deutlich stabiler.

Bei einer kovalenten Bindung rücken z. B. Chloratome so eng zusammen, dass sie jeweils ein Elektron gemeinsam benutzen. Auf diese Weise entsteht ein **Elektronenpaar.**

Damit ist ein stabiler Zustand entstanden, denn jedes der beteiligten Chloratome besitzt nun acht Elektronen auf seiner äußersten Schale. Das Teilchen Cl–Cl oder Cl_2 heißt **Chlormolekül** (➤ Abb. 2.9).

Die Bildung des Sauerstoffmoleküls verläuft in gleicher Weise: Sauerstoff steht in der sechsten Hauptgruppe und hat entsprechend sechs Elektro-

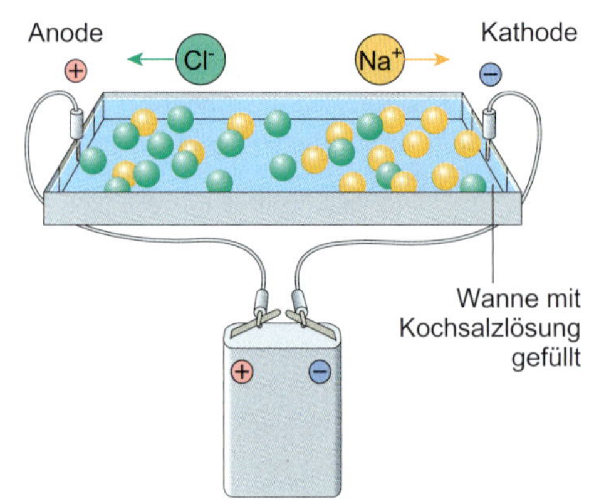

Abb. 2.8 Wandern von Na^+- und Cl^--Ionen einer NaCl-Elektrolytlösung im elektrischen Spannungsfeld.

nen auf seiner äußersten Schale. Zur stabilen Edelgaskonfiguration fehlen jedem Sauerstoffatom zwei Elektronen. Deshalb werden von jedem Sauerstoffatom nicht nur ein, sondern zwei Elektronen gemeinsam benutzt. Da nun zwei Elektronenpaare von beiden Partnern gemeinsam benutzt werden, spricht man auch von einer **Doppelbindung** (O=O oder O_2). Die Bildung des Stickstoffmoleküls (N_2) verläuft analog, nur dass hierbei sogar eine **Dreifachbindung** (drei gemeinsame Elektronenpaare, ➤ Abb. 2.10) ausgebildet werden muss.

Das Wasserstoffmolekül

Auch die Bildung des Wasserstoffmoleküls (H–H oder H_2) verläuft in gleicher Weise wie bei den bisherigen Beispielen beschrieben. Nur gilt es hier zu beachten, dass die äußerste Elektronenschale beim Wasserstoff mit der ersten Elektronenschale identisch ist. Diese kann aber statt acht nur zwei Elektronen aufnehmen, d.h., der Wasserstoff erreicht die stabile Edelgaskonfiguration bereits mit zwei Elektronen auf seiner Elektronenschale. Da der Wasserstoff nur aus einem Proton und einem Elektron besteht, ist zur Bildung des Wasserstoffmoleküls die Ausbildung eines gemeinsam benutzten Elektronenpaares zwischen zwei Wasserstoffatomen erforderlich.

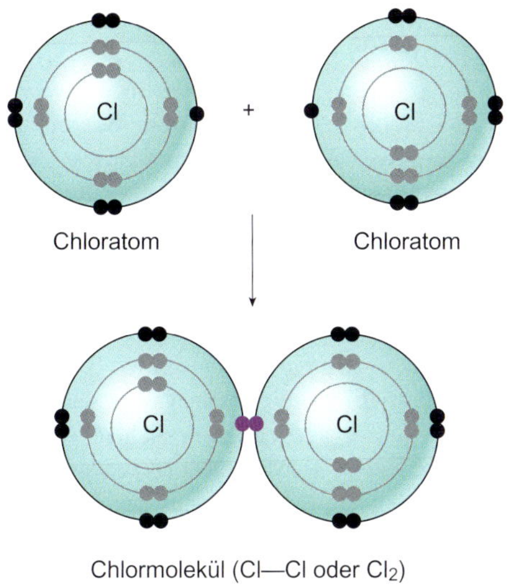

Abb. 2.9 Kovalente Bindung von zwei Chloratomen.

Moleküle der Luft

Luft ist ein Gasgemisch, das zu etwa 80 % aus Stickstoff und 20 % aus Sauerstoff besteht (➤ Abb. 2.11). Dabei liegen beide Anteile nicht in atomarer Form, sondern praktisch ausschließlich in der stabilen Molekülform (O_2 bzw. N_2) vor.

Chemische Verbindung

Kovalente Bindungen existieren nicht nur zwischen zwei gleichen Atomen eines Elements, sondern können zwischen unterschiedlichen und auch beliebig vielen Atomen eingegangen werden. Beim Methanmolekül beispielsweise treten vier Wasserstoffatome mit einem Kohlenstoffatom in Kontakt, wobei vier Elektronenpaarbindungen ausgebildet werden (CH_4). Derartige Moleküle, die aus Atomen verschiedener Elemente bestehen, nennt man **chemische Verbindungen** (➤ Abb. 2.12).

2.4.3 Weitere Bindungsformen

Neben Ionenbindungen und kovalenten Bindungen existieren noch weitere (komplexe) Bindungsformen, die für das Grundverständnis des Stoffwechsels weniger bedeutsam sind.

Von erheblicher Bedeutung sind jedoch die sog. **Wasserstoffbrücken.** Sie sind zwar keine echten Bindungen, werden aber trotzdem oft als Wasserstoffbrückenbindungen bezeichnet und sind in ➤ Kap. 2.7.1 ausführlich erklärt.

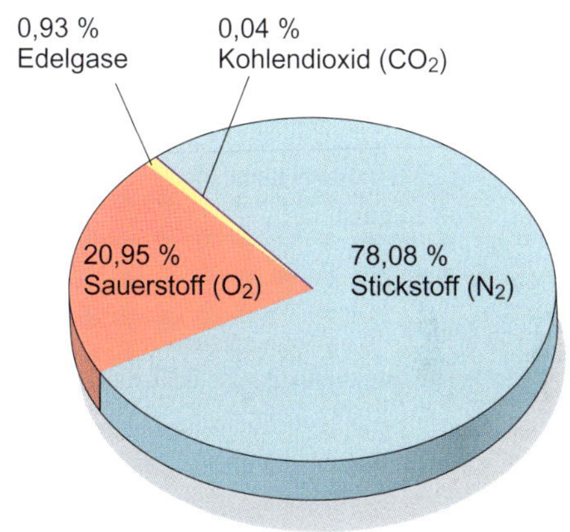

Abb. 2.11 Zusammensetzung trockener Luft (Tortendiagramm). Normal temperierte Raumluft enthält ferner 1–2 % Wasserdampf, Ozon und Staub.

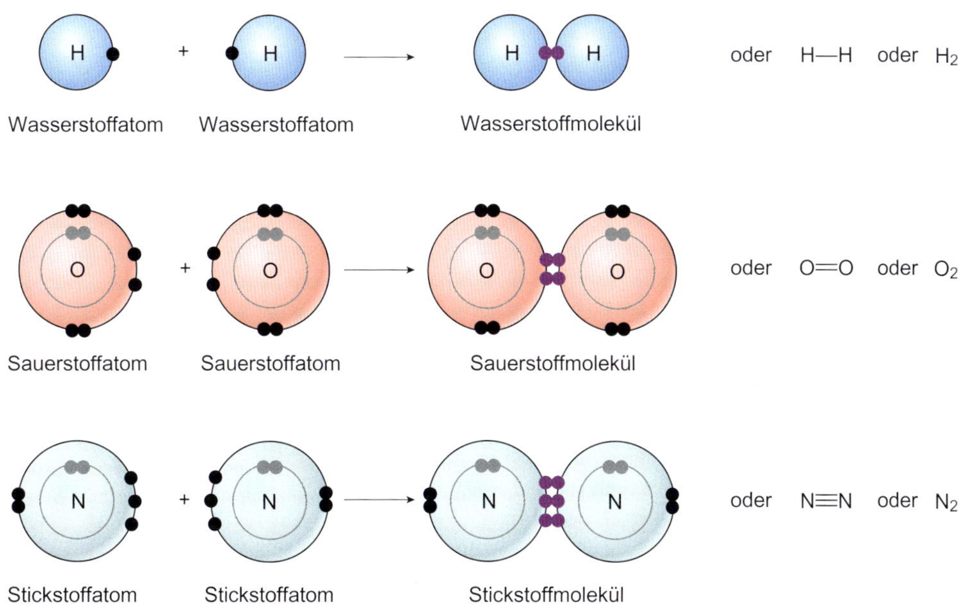

Abb. 2.10 Wasserstoff-, Sauerstoff- und Stickstoffatome bilden untereinander kovalente Bindungen. Die somit entstandenen Moleküle sind stabiler als die unverknüpften Atome. Letztere werden auch als Radikale bezeichnet und können den Organismus schädigen, indem sie mit lebenswichtigen Molekülen reagieren und so deren Eigenschaften verändern.

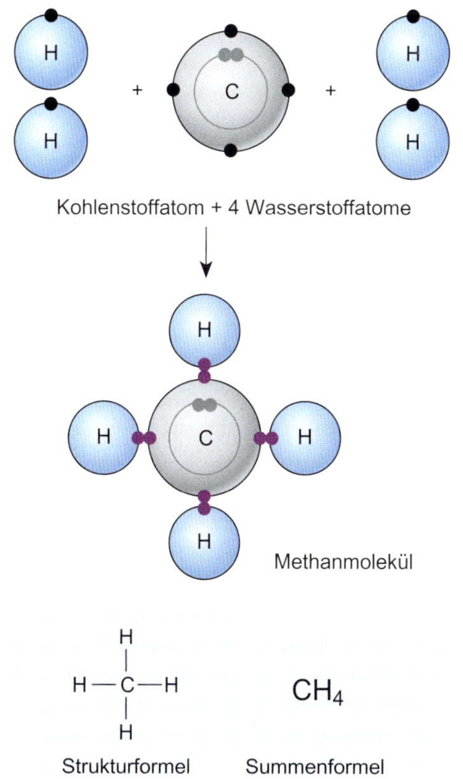

Abb. 2.12 CH_4 (Methan): kovalente Bindung von vier Wasserstoffatomen mit einem Kohlenstoffatom.

2.5 Chemische Reaktionen

Bei **chemischen Reaktionen** geschieht im Grunde nichts anderes als das Knüpfen von neuen Bindungen zwischen Atomen oder gerade das Gegenteil, nämlich das Aufbrechen von bestehenden chemischen Bindungen. Solche Reaktionen finden in jeder menschlichen Zelle ständig und in großem Ausmaß statt. Nur mit Hilfe von chemischen Reaktionen ist es möglich, dass der Organismus wachsen kann und neue Gewebe gebildet werden. Aber auch alle Körperfunktionen, wie das Zusammenziehen (Kontraktion) eines Muskels oder die Seh- und Hörfähigkeit, erfordern den ständigen Ablauf vielfältiger chemischer Reaktionen.

Bei einer chemischen Reaktion geht nichts verloren, d. h., die Gesamtzahl der Atome bleibt dieselbe. Es ändert sich nur die Verknüpfung zwischen den Atomen, wobei neue Moleküle mit neuen Eigenschaften entstehen.

Anabole Reaktionen

DEFINITION

Anabole Reaktionen (Aufbaureaktionen)

Mehrere Atome, Ionen oder Moleküle verbinden sich zu einer größeren Einheit und bauen etwas auf, z. B. körpereigene Eiweiße (Proteine), die in Muskeln verwendet werden.

Ein einfaches Beispiel für eine **anabole Reaktion** ist die Bildung des Ammoniaks (NH_3) aus einem Molekül Stickstoff (NH_2) und drei Molekülen Wasserstoff (H_2):

$$N_2 + 3\,H_2 \rightarrow 2\,NH_3$$

Bei einer anabolen Reaktion findet also die Synthese (Neubildung) einer neuen Verbindung bzw. eines neuen Moleküls statt. Ein Beispiel für eine solche anabole Reaktion im menschlichen Organismus ist der Aufbau der Körpereiweiße: Sie sind Makromoleküle (Riesenmoleküle), die durch die Verbindung zahlreicher kleinerer Moleküle entstanden sind.

Katabole Reaktionen

DEFINITION

Katabole Reaktionen (Abbaureaktionen)

Gegenteil anaboler Reaktionen. Es werden keine neuen chemischen Bindungen geknüpft, sondern bereits bestehende gelöst. Katabole Reaktionen wandeln komplexe Moleküle in einfachere um, z. B. wenn Speicherfett zur Energiegewinnung abgebaut wird.

Als einfaches Beispiel für **katabole Reaktionen** kann man die beschriebene Ammoniak-Synthesereaktion heranziehen, die tatsächlich unter geeigneten Bedingungen in umgekehrter Richtung verläuft:

$$2\,NH_3 \rightarrow N_2 + 3\,H_2$$

Im menschlichen Organismus spielen katabole Reaktionen insbesondere bei der Verdauung eine große Rolle, weil die meist riesigen Nährstoffmoleküle (Fette, Eiweiße und Kohlenhydrate) erst nach der Spaltung in kleine Bruchstücke von der Darmschleimhaut ins Blut überführt werden können.

Chemische Reaktionen und Energie

Unter **chemischer Energie** versteht man die Energie, die bei der Bildung einer chemischen Bindung oder deren Aufbrechen entweder verbraucht oder freigesetzt wird. Zur Synthese (Neubildung) einer chemischen Bindung wird gewöhnlich Energie benötigt, beim Aufbrechen einer chemischen Bindung wird gewöhnlich Energie frei. Da bei anabolen Reaktionen neue Bindungen geknüpft werden müssen, wird hierbei in der Regel Energie verbraucht, bei katabolen Reaktionen werden chemische Bindungen aufgebrochen und deshalb Energie freigesetzt.

Bereitstellung von Energie durch ATP

Anabole Reaktionen sind üblicherweise an die Zufuhr von Energie gebunden, die vom „Zellakku“ **ATP** (Adenosintriphosphat, ➤ Kap. 2.8.5) bereitgestellt wird. Im Gegensatz dazu werden bei katabolen Reaktionen bestehende Bindungen gespalten, wobei Energie frei wird, die üblicherweise zur Regeneration des verbrauchten ATP verwendet wird. Der Wirkungsgrad dieser Energieumwandlung in ATP beträgt jedoch nicht 100 %, sodass als Nebenprodukt zusätzlich Wärme anfällt.

MERKE

ATP: ein wichtiger Energieträger

Alle Wachstumsvorgänge des Körpers vollziehen sich im Wesentlichen über anabole Reaktionen und benötigen deshalb Energie. Diese Energie stammt aus dem Abbau von Nährstoffmolekülen, mit anderen Worten also aus katabolen Reaktionen, bei denen Energie freigesetzt wird. Als Träger dieser Energie dient u. a. das Molekül Adenosintriphosphat (ATP), von dem ein Erwachsener bereits im Ruhezustand in der Summe eine Menge pro Tag verbraucht, die etwa der Hälfte seines Körpergewichts entspricht. Für die Aufklärung dieser Zusammenhänge wurde 1997 der Chemie-Nobelpreis verliehen (P. D. Boyer, J. E. Walker und J. C. Skou).

2.6 Chemische Verbindungen als Grundlage aller Lebensprozesse

Die meisten chemischen Elemente liegen im Organismus nicht als Atome vor, sondern in Form von Verbindungen. Diese **chemischen Verbindungen** kann man in zwei Hauptklassen einteilen:

- Organische Verbindungen
- Anorganische Verbindungen.

Sowohl organische als auch anorganische Verbindungen sind lebensnotwendig für die Funktionen des Stoffwechsels.

DEFINITION

Organische Verbindungen

Bestehen hauptsächlich aus Kohlenstoff- und Wasserstoffatomen. Sie werden überwiegend durch kovalente Bindungen zusammengehalten (➤ Kap. 2.4.2). Alle Schlüsselmoleküle des Lebens wie Kohlenhydrate, Fette, Eiweiße und unsere Erbsubstanz, die Nukleinsäuren (➤ Kap. 2.8.4), gehören zur Gruppe dieser organischen Verbindungen.

Anorganische Verbindungen

Enthalten gewöhnlich keinen Kohlenstoff. Zu den anorganischen Verbindungen gehören viele Salze, Säuren, Laugen, Wasser und als Ausnahme auch einfache Kohlenstoffverbindungen wie Kohlendioxid (CO_2) und Kohlenmonoxid (CO).

2.7 Anorganische Verbindungen

2.7.1 Wasser

Die Zellen unseres Körpers bestehen zu über 60 % aus Wasser, dem **intrazellulären Wasser.** Die Flüssigkeit, welche die Zellen umgibt, sog. extrazelluläres Wasser, enthält sogar zu über 90 % Wasser. Folglich spielen sich im Organismus alle chemischen Reaktionen und damit alle Lebensvorgänge in einem wässrigen Milieu ab.

Wasser ist dabei ein ausgezeichnetes Lösungsmittel. Lebenswichtige Substanzen wie Sauerstoff- oder Nährstoffmoleküle können über das extrazelluläre Wasser alle Zellen erreichen und von diesen verwertet werden. Andererseits können Stoffwechselabfallprodukte, wie das Kohlendioxid, auf umgekehrtem Wege abtransportiert werden und schließlich in der Lunge den Organismus verlassen. Bei chemischen Reaktionen ermöglicht das Wasser den beteiligten Molekülen überhaupt erst die Annäherung zueinander.

Wasser chemisch gesehen

Wasser besteht aus einem Sauerstoff- und zwei Wasserstoffatomen, die über kovalente Bindungen zusammengehalten werden (➤ Abb. 2.13). Sauerstoff besitzt jedoch eine wesentlich größere Elektronegativität (➤ Kap. 2.3.2) als Wasserstoff. Das

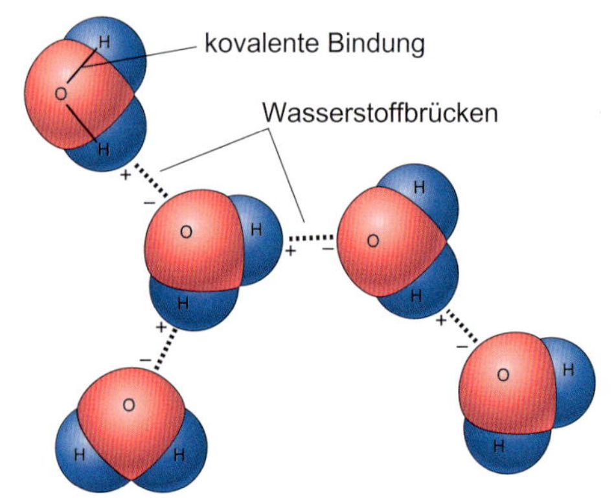

Abb. 2.13 Fünf Wassermoleküle und die verbindenden Wasserstoffbrücken.

bedingt, dass die gemeinsam benützten Bindungselektronen vom Sauerstoff mehr angezogen werden als vom Wasserstoff. Eine derartige Bindung bezeichnet man als **polare Atombindung.** Ursache ist die Asymmetrie der Ladungsverteilung am Wassermolekül: Die beiden Wasserstoffatome sind geringgradig positiv geladen, auf der anderen Seite ist das Sauerstoffatom geringgradig doppelt negativ geladen.

Das Wassermolekül stellt damit einen sog. **Dipol** dar, der nach außen hin zwar insgesamt elektrisch neutral ist, aber am Sauerstoffende eine negative und an den Wasserstoffenden eine positive „Schlagseite" hat. Durch seine Polarität kann das Wasser sowohl als Lösungsmittel wirken als auch an chemischen Reaktionen teilnehmen. Bei der Verdauung beispielsweise hilft das Wasser, die großen Nährstoffmoleküle auseinanderzubrechen, es nimmt aber auch an anabolen Reaktionen teil (z. B. an der Synthese von Hormonen).

Wasserstoffbrücken

Die stark polarisierten Dipole üben auf die Nachbarmoleküle Kräfte aus, die man als **Wasserstoffbrücken** bezeichnet. Im Vergleich zu einer Ionenbindung sind diese Kräfte zwar klein (5–10 % der Stärke einer Ionenbindung), durch die zahlreich ausgebildeten Brücken zwischen allen sich gegenüberstehenden Wassermolekülen werden die Moleküle aber trotzdem stark zusammengehalten. Dies ist der Grund dafür, dass das Wasser trotz seiner geringen Molekülgröße im Vergleich zu ähnlichen Molekülen einen hohen Schmelz- und Siedepunkt aufweist.

Wasserstoffbrücken kommen nicht nur zwischen Wassermolekülen vor, sondern auch zwischen polarisierten Atomen innerhalb von Molekülen. Aufgrund ihrer großen Zahl tragen Wasserstoffbrücken wesentlich zur Stabilisierung von Eiweiß- und Nukleinsäuremolekülen bei.

Funktionen des Wassers im Organismus

Neben seinen Aufgaben als Lösungsmittel und vielfältiger Reaktionspartner hat das Wasser noch weitere Funktionen im Organismus:

- Wasser isoliert; es nimmt Wärme nur langsam auf und gibt sie nur langsam wieder ab. Bei der Regulation des Wärmehaushaltes spielt das Wasser eine wichtige Rolle, indem es als Energieträger Wärme aus der Körpermitte zur Peripherie (Körperoberfläche) hin ableitet.
- Wasser ist ein Hauptbestandteil von Schleimstoffen und dient dadurch als Schmiermittel.

2.7.2 Säuren und Basen

DEFINITION

Säuren

Chemische Verbindungen, die in wässriger Lösung H^+-Ionen (Protonen) abgeben können.

Basen

Chemische Verbindungen, die H^+-Ionen (Protonen) aufnehmen können.

Laugen

Alkalisch reagierende Lösungen; meist wässrige Lösungen starker Basen, v. a. von Natriumhydroxid (NaOH) und Kaliumhydroxid (KOH).

Wenn Salze, z. B. das Kochsalz, in Wasser gelöst werden, unterliegen sie einem Zerfall, d. h., die im Kristallgitter gebundenen Ionen lösen sich voneinander und liegen nun frei beweglich vor. Dieser Vorgang wird als **Dissoziation** bezeichnet.

Ähnliches geschieht, wenn anorganische Säuren oder Basen in Wasser gelöst werden. Sie lösen sich zwar nicht vollständig in ihre Bausteine auf, aber je nachdem, ob sie sauer oder alkalisch reagieren, geben sie Protonen (H^+) oder Hydroxid-Ionen (OH^-) ab:

- Beim Chlorwasserstoff (HCl) z. B. werden H^+-Ionen (Protonen, Wasserstoffionen) frei; das Wasser wird sauer, es entsteht **Salzsäure.**
- Beim Natriumhydroxid (NaOH) werden dagegen Hydroxyd-Ionen (OH^-) frei, das Wasser wird basisch, und es entsteht **Natronlauge.**

Je mehr H^+-Ionen sich in einer Lösung befinden, desto **azider** (saurer) ist diese Lösung. Je weniger H^+-Ionen sich darin befinden, desto **alkalischer** (basischer) ist die Lösung.

Der Säuregrad wird auch als **Azidität** bezeichnet, die basische Eigenschaft einer Lösung auch als **Alkalität.**

2.7.3 Der pH-Wert

DEFINITION

pH-Wert

(ph = „potentia hydrogenii", also „Stärke des Wasserstoffs")

Kennzeichnet die Wasserstoffionenkonzentration in wässrigen Lösungen und hierdurch die saure, neutrale oder basische Reaktion der Lösung. Rechnerisch festgelegt als der negative dekadische Logarithmus der Wasserstoffionenkonzentration, kurz: pH = – Logarithmus [H^+], vereinfacht ausgedrückt ist es der positive Wert der Hochzahl (Exponent).

Azidität und Alkalität einer Lösung hängen direkt von der Konzentration der H^+- bzw. OH^--Ionen ab. Ist diese Konzentration gleich, so ist die Lösung weder sauer noch basisch, sondern **neutral.** H^+-Ionen und OH^--Ionen stehen in einem gesetzmäßigen Verhältnis zueinander: Ist die H^+-Konzentration hoch, so ist die OH^--Konzentration immer entsprechend gering und umgekehrt.

Neutral ist beispielsweise reines Wasser: Die Konzentration der Ionen – in den folgenden Beispielen mit eckigen Klammern [ ] dargestellt – beträgt am sog. **Neutralpunkt:**

- $[H^+] = 0{,}0000001\ mol/l = 10^{-7}\ mol/l$
- $[OH^-] = 0{,}0000001\ mol/l = 10^{-7}\ mol/l$

Wie man unschwer sieht, sind die Ionenkonzentrationen an H^+ und OH^- sehr gering. Deshalb hat man aus praktischen Erwägungen den sog. **pH-Wert** eingeführt, der als negativer dekadischer Logarithmus der H^+-Ionenkonzentration definiert ist:

Die Größe des Exponenten, d. h. der Hochzahl, gibt hierbei die Konzentration in 10er-Schritten an, da es im Spektrum von ganz sauer bis ganz alkalisch ein erhebliches Konzentrationsgefälle gibt. Da es sich aber um einen negativen Logarithmus handelt, bedeutet eine große Zahl eine geringe Konzentration an Wasserstoffatomen, eine niedrige Zahl jedoch eine hohe Konzentration:

- $[H^+] = 0{,}01\ mol/l = 10^{-2}\ mol/l \rightarrow pH = 2$ (sauer, z. B. Magensaft)
- $[H^+] = 0{,}0000001\ mol/l = 10^{-7}\ mol/l \rightarrow pH = 7$ (neutral, reines Wasser)
- $[H^+] = 0{,}00000004\ mol/l = 10^{-7{,}4}\ mol/l \rightarrow pH = 7{,}4$ (schwach basisch, Blutplasma)
- $[H^+] = 0{,}00000001\ mol/l = 10^{-8}\ mol/l \rightarrow pH = 8$ (basisch, Dünndarmsekret)

Ist die H^+-Konzentration einer Lösung größer als 10^{-7} mol/l, d. h., wird sie saurer, so wird der pH-Wert kleiner als 7. Ist die Wasserstoffionenkonzentration einer Lösung kleiner als 10^{-7} mol/l, so wird der pH-Wert größer als 7 (➤ Abb. 2.14). Je kleiner also der pH-Wert einer Flüssigkeit ist, desto saurer ist sie.

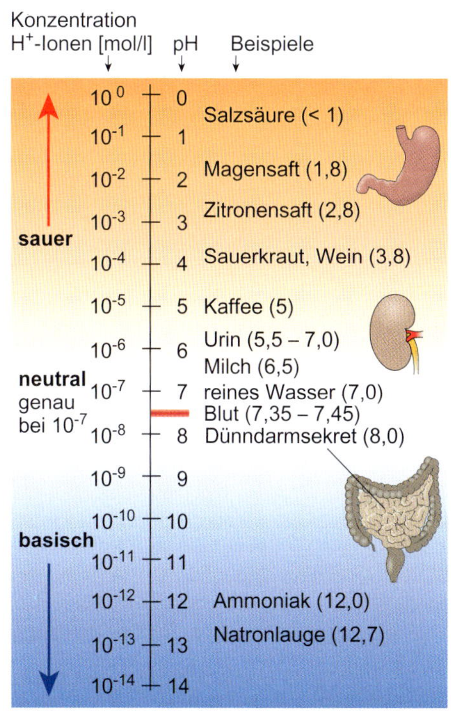

Abb. 2.14 pH-Werte bekannter Flüssigkeiten.

2.7.4 Puffer

DEFINITION

Puffer

Substanzen (Lösungen), die bei einer Zugabe von Säuren oder Basen ihren pH-Wert kaum oder nur geringfügig ändern. Fangen überschüssige H^+-Ionen zugefügter Säuren auf, geben H^+-Ionen in basischem Milieu wieder ab.

Wie ➤ Abb. 2.14 zeigt, weisen die Körperflüssigkeiten ganz unterschiedliche pH-Werte auf. Innerhalb einer Flüssigkeit muss der pH-Wert aber meist genau konstant gehalten werden, um die darin ablaufenden Lebensvorgänge nicht zu stören. Dies gilt besonders für das Blut. Für einen gleichbleibenden pH-Wert sorgen die sog. **Puffer.** Das sind Substanzen, die überschüssige H^+-Ionen auffangen oder bei basischem Milieu wieder abgeben. Sie puffern („federn“) also pH-Schwankungen ab.

Im Blut gehört die Regulation des pH-Wertes zu einer der wichtigsten Säulen der Homöostase (➤ Kap. 5.1.2), ähnlich der Regulation des Blutdruckes oder der Temperatur, die nur geringe Abweichungen toleriert.

MERKE

Stoffmenge in Mol

In der Medizin basieren Stoffmengen- und Konzentrationsangaben meist auf dem **Mol.** Die Stoffmenge 1 mol bedeutet, dass die Anzahl der Teilchen in dieser Menge gleich der Anzahl der Wasserstoffatome in einem Gramm Wasserstoff ist. Dies klingt zunächst kompliziert, noch dazu, wenn man weiß, dass die Anzahl der Wasserstoffatome in einem Gramm Wasserstoff $6{,}023 \times 10^{23}$ beträgt: Ein Mol einer beliebigen Substanz enthält demnach die unvorstellbare Zahl von $6{,}023 \times 10^{23}$ Teilchen **(Avogadro-Zahl).** Diese Anzahl an Molekülen ist in einem Mol Zucker, in einem Mol Salzsäure oder in einem Mol Wasser enthalten. Die Umrechnung von Mol in Gramm läuft aus verständlichen Gründen nicht über die Kalkulation mit solchen riesigen Zahlen, sondern viel einfacher über das Periodensystem der Elemente.

Sehen wir uns das Periodensystem an, so erkennen wir, dass dem elementaren Wasserstoff die Massezahl 1 (➤ Abb. 2.5) zugeordnet ist. Versehen wir diese Massezahl mit der Einheit Gramm (g), so haben wir diejenige Masse an Wasserstoff gefunden, die einem Mol entspricht: 1 mol H entspricht 1 g H. Dieselbe Umrechnung gilt für Kohlenstoff. Hier ist im Periodensystem die Massezahl 12 notiert. 1 mol Kohlenstoff entspricht also 12 g.

Dasselbe gilt für Moleküle. Hier müssen nur die einzelnen Massezahlen der aneinander gebundenen Atome addiert werden: Methan besteht aus CH_4-Molekülen. Addieren wir nun die Massezahlen der beteiligten Atome ($12 + 4 \times 1$), so kommen wir auf die Masse 16 g. 1 mol CH_4 entspricht also 16 g. Entsprechend besitzt 1 mol Kochsalz die Masse 58 g ($23 + 35 = 58$).

Konzentration gelöster Stoffe

In den Körperflüssigkeiten liegen die meisten Stoffe in gelöster Form vor. Entsprechend ihrer Stoffmenge in Mol gibt man deshalb auch die Konzentration einer Lösung in **mol/Liter** (mol/l) an. Beträgt die Konzentration eines Stoffes 1 mol/l, so spricht man von einer **1-molaren** Lösung.

➤ Abb. 2.15 zeigt die Herstellung einer 1-molaren Lösung: Man gibt die Stoffmenge 1 mol in ein Gefäß und füllt dieses mit dem Lösungsmittel zu einem Gesamtvolumen von 1 Liter auf.

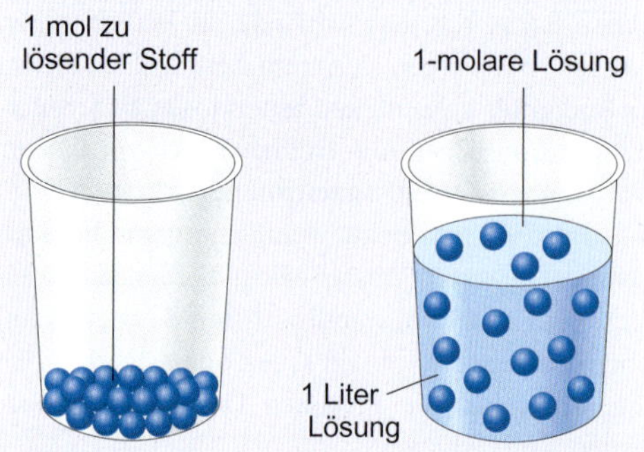

Abb. 2.15 Herstellung einer 1-molaren (1 mol/l konzentrierten) Lösung.

Kohlensäure-Bikarbonat-Puffer

Das klinisch wichtigste Puffersystem ist das **Kohlensäure-Bikarbonat-System** (➤ Abb. 2.16): Wie jedes andere Puffersystem puffert es H^+- und OH^--Ionen ab. Es besteht aus zwei Puffer-Bestandteilen:

- H_2CO_3 (Kohlensäure = Puffersäure)
- HCO_3^- (Bikarbonat = Pufferbase).

Dadurch ist der Körper in der Lage, sowohl auf **Azidose** (Säureüberladung) als auch auf **Alkalose** (Basenüberladung) flexibel und sehr schnell zu reagieren. Dies geschieht folgendermaßen:

Bei Azidose nimmt die Pufferbase (HCO_3^- = Bikarbonat) H^+ auf und wird dadurch zur Puffersäure (H_2CO_3 = Kohlensäure). Diese zerfällt in Wasser (H_2O) und Kohlendioxid (CO_2). Letzteres kann rasch über die Lunge abgeatmet werden. Auf diese Weise wird Säure aus dem Körper entfernt. Bei Alkalose dagegen kann – in begrenztem Maße – durch verminderte Atmung die Abgabe von CO_2 gedrosselt werden. Die Puffersäure H_2CO_3 wird angereichert und gibt H^+ ab. Ferner kann die Niere die Ausscheidung sowohl von H^+ als auch HCO_3^- regulieren – allerdings wesentlich langsamer (Blut-pH, ➤ Kap. 20.8.1).

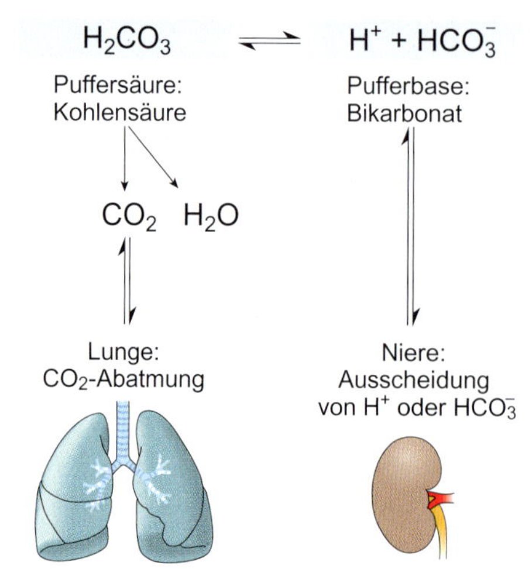

Abb. 2.16 Kohlensäure-Bikarbonat als lebenswichtiges Puffersystem.

Weitere Puffersysteme

Neben dem Kohlensäure-Bikarbonat-Puffer tragen zwei weitere Puffersysteme zur Aufrechterhaltung des pH-Wertes bei:

- **Proteinpuffer:** Dazu gehören das Hämoglobin (➤ Kap. 6.2.2) in den Erythrozyten und die Plasmaproteine.
- **Phosphatpuffer:** Seine Pufferkomponenten sind anorganische Phosphate.

2.8 Organische Verbindungen

2.8.1 Kohlenhydrate

Weitere Informationen zum Kohlenhydratstoffwechsel:

Metabolismus der Kohlenhydrate ➤ Kap. 2.10

Verdauung und Resorption der Kohlenhydrate ➤ Kap. 18.8.2

Kohlenhydratstoffwechsel der Leber ➤ Kap. 18.10.5

Stoffwechsel der Kohlenhydrate – Insulin und Insulinmangel ➤ Kap. 19.3

DEFINITION

Kohlenhydrate

Verbindungen aus den Elementen Kohlenstoff (C), Wasserstoff (H) und Sauerstoff (O). Sie werden entsprechend ihrer Anzahl an Zuckermolekülen in Mono-, Di- und Polysaccharide unterteilt. Sie spielen als schnell verfügbare Energiequelle eine große Rolle in der menschlichen Ernährung.

Kohlenhydrate spielen für das Leben auf diesem Planeten eine zentrale Rolle. Sie werden von den grünen Pflanzen im Rahmen der **Photosynthese** aus Kohlendioxid und Wasser mit Hilfe von Sonnenlicht in gigantischen Mengen gebildet. Die Sonnenenergie wird hierbei als chemische Energie in den Kohlenhydraten gespeichert und ist in dieser Form für jedes Lebewesen nutzbar.

Den absolut größten Anteil des organischen Materials auf der Erdoberfläche macht die **Zellulose** aus. Sie ist das Kohlenhydrat, das Pflanzen ihre Form und Festigkeit gibt und ihnen das Wachstum ermöglicht.

Kohlenhydrate sind aus Kohlenstoff, Wasserstoff und Sauerstoff zusammengesetzt. Der Name Kohlenhydrate rührt daher, dass in ihnen, wie im Wasser, Wasserstoff und Sauerstoff in einem festen Verhältnis von 2:1 vorliegen, d. h., dass Kohlenhydrate formal als Hydrate (Wasserverbindungen) des Kohlenstoffs aufgefasst werden können.

Im menschlichen Organismus spielen die Kohlenhydrate als schnell verfügbare Energiequelle die größte Rolle. Entsprechend ihrer Größe werden sie in drei verschiedene Gruppen eingeteilt:

- Monosaccharide
- Disaccharide
- Polysaccharide.

Monosaccharide

DEFINITION

Monosaccharide

(griech.: mono = eins; sakcharon = Zucker)
Einfache Zuckermoleküle, deren ringförmiges Kohlenstoffgerüst ein Fünf- bzw. Sechseck bildet (➤ Abb. 2.17).

Der wichtigste Einfachzucker im menschlichen Organismus ist die Glukose (Traubenzucker). Sie besteht aus sechs C-, zwölf H- und sechs O-Atomen und wird deshalb mit $C_6H_{12}O_6$ abgekürzt. Glukose kann von den meisten Zellen zur Energiegewinnung herangezogen werden. Die für unsere Ernährung bedeutenden Monosaccharide sind:

- Glukose (Traubenzucker)
- Fruktose (Fruchtzucker)
- Galaktose (Schleimzucker).

MERKE

Glukose

Hauptenergieträger des menschlichen Körpers.

Disaccharide

DEFINITION

Disaccharide

(griech.: di = zwei, Zweifachzucker)
Ein Disaccharid entsteht, wenn zwei Einfachzucker miteinander reagieren.

➤ Abb. 2.18 zeigt, dass beim Aufbau des Zweierzuckers Maltose ein Wassermolekül abgespalten wird. Solche Verknüpfungsreaktionen, bei denen Wassermoleküle frei werden, nennt man auch **Kondensationsreaktionen.** In gleicher Weise entstehen durch Kondensationsreaktionen die anderen Zweifachzucker: Der Rohr- oder Rübenzucker (Saccharose) wird aus Glukose und Fruktose gebildet, der Milchzucker (Laktose) aus Glukose und Galaktose.

Disaccharide können andererseits wieder in Einfachzucker gespalten werden. Dabei wird nun aber kein Wassermolekül frei, sondern im Gegenzug ein Wassermolekül verbraucht. Diese Reaktion wird als **Hydrolyse** bezeichnet.

Polysaccharide

DEFINITION

Polysaccharide

(griech.: poly = viele, Vielfachzucker)
Manche Disaccharide können durch Verknüpfung mit weiteren Einfachzuckern zu Polysacchariden weiterreagieren, wobei riesige Moleküle (Makromoleküle) entstehen.

Ein Beispiel hierfür ist die **Stärke** (Amylose, ➤ Abb. 2.19): Sie ist die pflanzliche Speicherform der durch Photosynthese aufgebauten Glukose. Man findet sie vor allem in Wurzeln, Knollen und Samen. Kartoffeln, Mais und Weizen enthalten viel Stärke.

Nimmt der Mensch eine stärkehaltige Mahlzeit zu sich, so wird die Stärke im Verdauungstrakt wieder in kleine Bruchstücke zerlegt. Dabei entstehen überwiegend Glukose und Maltose, die beide ins Blut aufgenommen werden können.

Glykogen

Ist der menschliche Organismus ausreichend mit Glukose versorgt, so kann er diesen Zucker in eine Speicherform überführen. Diese Speicherform der Glukose heißt **Glykogen.** Menschliches Glykogen und pflanzliche Stärke sind ganz ähnlich aufgebaut und bestehen ausschließlich aus aneinandergeketteten Glukosemolekülen. Glykogen wird vorwiegend in der Leber und der Skelettmuskulatur gespeichert. Bei Bedarf wird es – ähnlich wie bei der Verdauung – wieder in Glukosemoleküle zerlegt.

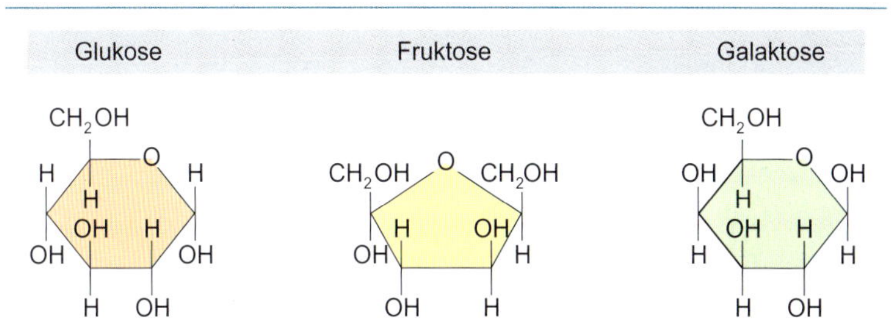

Abb. 2.17 Die Monosaccharide Glukose, Fruktose und Galaktose. Unterschiedlich ist der Molekülaufbau, immer gleich die Anzahl der jeweiligen Atome: Sechs Kohlenstoffatome sind mit zwölf Wasserstoffatomen und sechs Sauerstoffatomen verbunden und ergeben die Summenformel $C_6H_{12}O_6$.

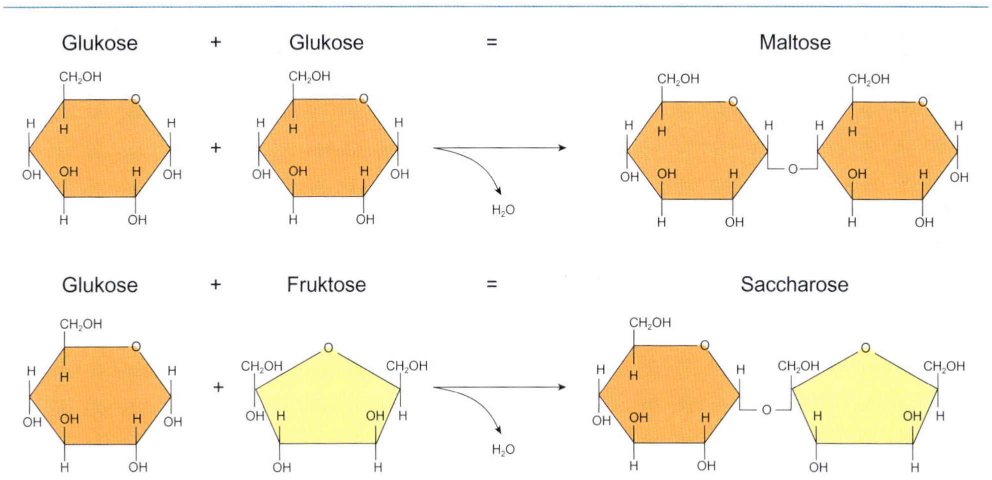

Abb. 2.18 Bildung von Disacchariden (Zweifachzuckern). Einer gängigen Schreibweise folgend sind die C-Atome an den Eckpunkten der Ringe nicht ausgeschrieben.

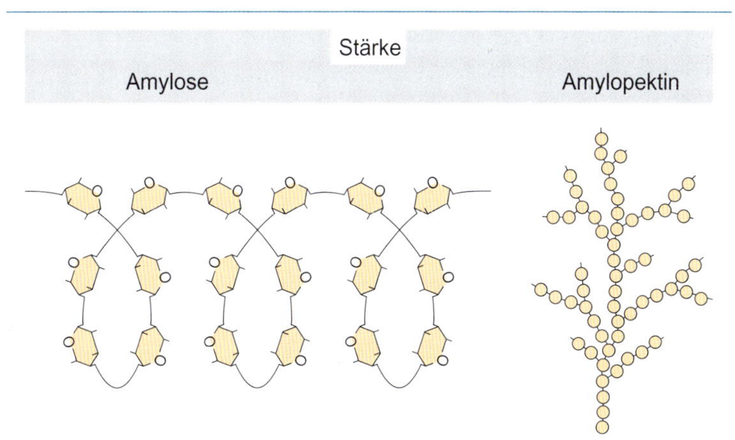

Abb. 2.19 Das Polysaccharid Amylose besitzt Raumstruktur durch eine spiralförmige, unverzweigte Anordnung der Glukosemoleküle.

2.8.2 Fette und fettähnliche Stoffe

Weitere Texte zu den Fetten:
Fettstoffwechsel ➤ Kap. 2.11
Verdauung und Resorption der Fette ➤ Kap. 18.8.3
Fettstoffwechsel der Leber ➤ Kap. 18.10.5
Fettstoffwechselerkrankungen ➤ Kap. 19.4.3

DEFINITION

Lipide (Fette) und Lipoide (fettähnliche Substanzen)

Eine Gruppe chemisch unterschiedlicher Verbindungen mit den gemeinsamen Eigenschaften Unlöslichkeit in Wasser und gute Löslichkeit in organischen Lösungsmitteln (z. B. Benzin, Benzol, Chloroform oder Äther). Sie werden unterteilt in
- Triglyzeride (Neutralfette)
- Cholesterin
- Phospholipide.

Sie enthalten Energie in konzentrierter Form.

Neben der Glukose sind es vor allem die Fette bzw. ihre Abbauprodukte, die von den Zellen zur Energiegewinnung herangezogen werden. Fette enthalten mehr als doppelt so viel Energie wie die Kohlenhydrate (9,3 Kilokalorien pro Gramm statt 4,1 kcal/g); diese Energie kann allerdings nicht so leicht freigesetzt werden wie bei den Kohlenhydraten, da die Fettsäuren schwer abbaubar sind. Nach dem natürlichen Vorkommen unterscheidet man tierische und pflanzliche Fette:
- Tierische Fette sind beispielsweise Schweineschmalz, Sahne und Butterfett. Ferner enthalten alle Fleisch- und Wurstprodukte ca. 5–45 % „verstecktes" Fett.
- Pflanzliche Fette sind z. B. Oliven- oder Sonnenblumenöl, Kokosfett und Weizenkeimöl.

Bei Zimmertemperatur liegen Fette in flüssiger oder fester Form vor, wobei man die flüssigen Fette auch als **(Speise-)Öle** bezeichnet.

Triglyzeride

Die größte Gruppe der natürlich vorkommenden Fette sind Gemische von **Triglyzeriden.** Jedes Triglyzerid ist aus einem Molekül Glyzerin und drei Fettsäuremolekülen zusammengesetzt (➤ Abb. 2.20). Fettsäuren sind lange Kohlenwasserstoffketten mit meist 16 oder 18 C-Atomen. Ein Beispiel für eine solche Fettsäure ist die Palmitinsäure. Bei der Verknüpfung der Fettsäuren mit dem Glyzerin handelt es sich wieder um eine Kondensationsreaktion, d. h., bei der Verknüpfungsreaktion wird ein Molekül Wasser abgespalten. Je nachdem, ob das Kohlenstoffgerüst der Fettsäuren Doppelbindungen enthält, unterscheidet man (➤ Abb. 2.21):
- **Gesättigte Fettsäuren:** Sie enthalten nur Einfachbindungen.
- **Einfach ungesättigte Fettsäuren:** Sie enthalten eine Doppelbindung.
- **Mehrfach ungesättigte Fettsäuren:** aus zwei, drei oder mehr Doppelbindungen bestehend.

Fettsäuren können mit der Nahrung aufgenommen, aber auch von den Zellen selbst hergestellt werden, wobei jedoch höchstens eine Doppelbindung eingefügt werden kann.

Mehrfach ungesättigte Fettsäuren

Fettsäuren mit mehr als einer Doppelbindung, wie Linolsäure und Arachidonsäure, können vom Körper nicht hergestellt werden und werden deshalb als essenzielle Fettsäuren bezeichnet; sie müssen in der Nahrung enthalten sein. Essenzielle Fettsäuren, also mehrfach ungesättigte Fettsäuren, sind für den Menschen lebenswichtig, weil er sie als Ausgangsstoff für die Synthese mehrerer körpereigener Stoffe benötigt. In den pflanzlichen Ölen (Sonnenblumenöl, Sojaöl, Leinöl), aber auch in Fischölen sind diese mehrfach ungesättigten Fettsäuren in viel höherer Konzentration als in tierischen Fetten enthalten.

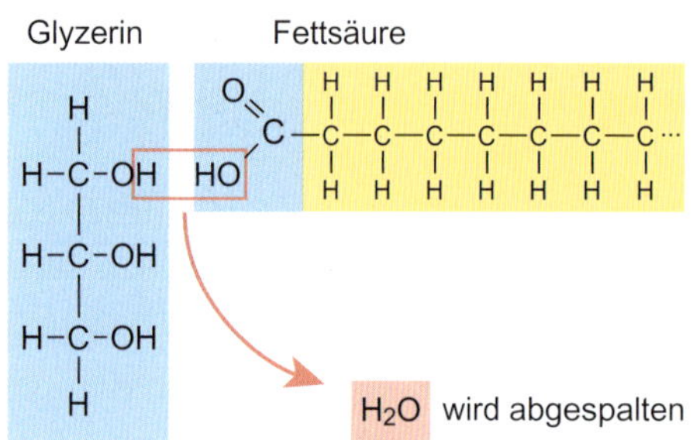

Abb. 2.20 Verknüpfung einer Fettsäure mit Glyzerin unter Abspaltung von H_2O (Kondensationsreaktion).

Fettlöslichkeit und Wasserlöslichkeit

Wie andere Säuren zerfällt auch eine Fettsäure zum Teil in Wasser; es werden H^+-Ionen frei, d. h., die Lösung wird sauer, ferner entsteht das Fettsäure-Anion (➤ Abb. 2.22). Dieses Molekül vereinigt zwei unterschiedliche Eigenschaften:
- Der lange „Schwanz" ist ausgesprochen gut fettlöslich bzw. schlecht wasserlöslich – man nennt dies **lipophil** (fettfreundlich) bzw. **hydrophob** (wasserfeindlich). Grund dafür ist, dass die kovalenten C–H-Bindungen wenig polarisiert sind und deshalb zu den Wassermolekülen keine Wasserstoffbrücken ausgebildet werden (➤ Kap. 2.7.1).

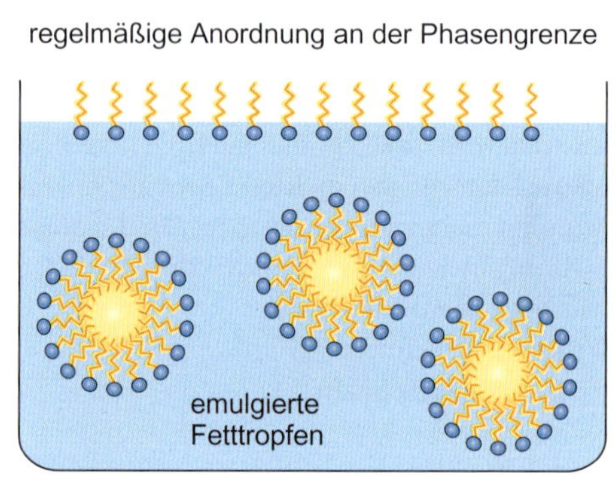

Abb. 2.23 Verhalten von Fettsäuren in Wasser, das Fetttropfen enthält. Die Fettsäuremoleküle richten ihre hydrophoben Enden zum Fetttropfen hin und emulgieren ihn so. An der Wasseroberfläche weisen die hydrophoben Enden vom Wasser weg.

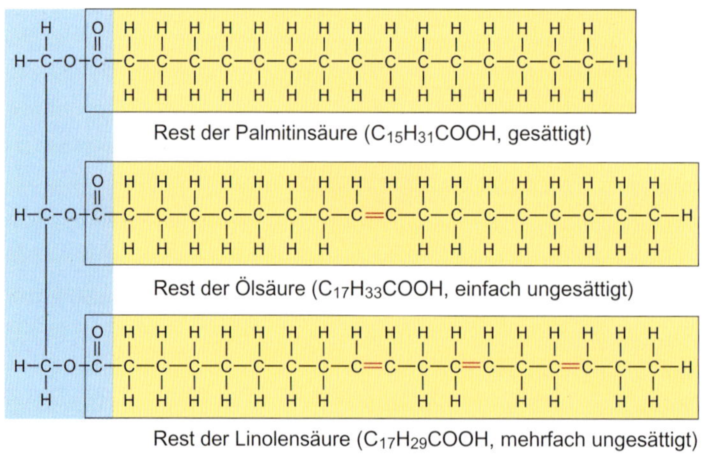

Abb. 2.21 Ein Triglyzerid entsteht, wenn alle drei Bindungsstellen des Glyzerins mit einer Fettsäure verknüpft sind. Dies können drei gleiche Fettsäuren sein oder, wie hier, auch drei verschiedene.

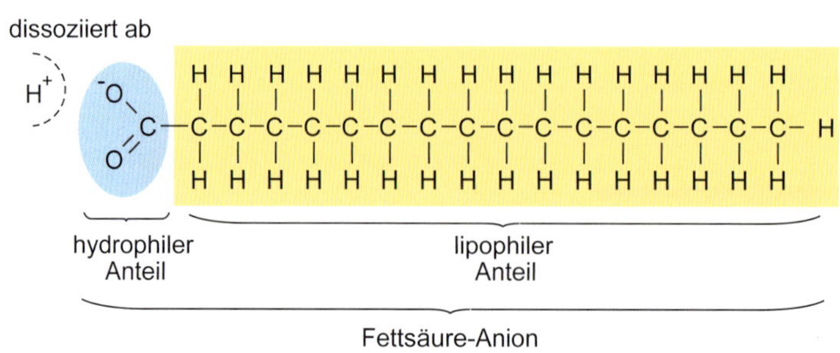

Abb. 2.22 Fettsäure-Anion mit lipophilem Anteil (gelb) und hydrophilem Anteil (blau).

- Der kleine „Kopf“ dagegen ist sehr gut wasserlöslich **(hydrophil)** bzw. schlecht fettlöslich **(lipophob),** weil zwischen ihm und dem Wasser Wasserstoffbrücken aufgebaut werden.

Aufgrund dieser beiden gegensätzlichen Eigenschaften sind Fettsäuren in der Lage, lipophile Substanzen zu **emulgieren,** d.h. wasserlöslich zu machen (➤ Abb. 2.23). Auch Seifen sind Fettsäuren und wirken nach demselben Prinzip.

Andere Lipide

Die beiden wichtigsten Vertreter der **Lipide** (fettähnliche Stoffe) sind zum einen das Cholesterin, zum anderen die sog. Phospholipide.

Cholesterin

DEFINITION

Cholesterin

Verbindung, die zur Klasse der Steroide gehört. Gemeinsamer Bestandteil ist das aus vier Ringen zusammengesetzte Sterangerüst (➤ Abb. 2.24). Strukturbestandteil von biologischen Membranen, Vorläufer von Gallensäuren, D-Vitaminen (➤ Kap. 8.5) und Steroidhormonen.

Der **Cholesterin-Pool** des menschlichen Organismus setzt sich zusammen aus:

- Exogenem Cholesterin, das über die tierische Nahrung durchschnittlich in einer Menge von 300–600 mg/Tag zugeführt wird
- Endogenem Cholesterin, das vom Organismus in einer Menge von 1 000–1 500 mg/Tag selbst synthetisiert wird.

In Pflanzen kommt Cholesterin nicht vor.

Cholesterin ist ein

- Wichtiger Bestandteil der Zellmembranen (➤ Kap. 3.2)
- Vorläufer von Steroidhormonen (➤ Kap. 8.6)
- Vorläufer von Gallensäuren (➤ Kap. 18.7).

Idealerweise sollte ein Gleichgewicht zwischen dem aufgenommenen und dem selbst produzierten Cholesterin-Anteil bestehen. Funktioniert diese Regulation nicht, kommt es zu erhöhten Cholesterinkonzentrationen im Blutserum. Dies ist mit einem gesteigerten Risiko für die vorzeitige Entstehung einer Arteriosklerose (Gefäßverkalkung, ➤ Kap. 16.1.4) verbunden. Mehr zur Problematik des Cholesterins ➤ Kap. 19.4.3.

Phospholipide

DEFINITION

Phospholipide (Phosphatide)

Verbindungen aus einem Molekül Glyzerin, einem Molekül Phosphorsäure und zwei Molekülen Fettsäure. Bekannteste Verbindung ist **Lezithin.**

Phospholipide sind ähnlich aufgebaut wie die Neutralfette (Triglyzeride), wobei jedoch nur zwei Fettsäuren mit dem Glyzerin verknüpft sind. Die dritte Bindungsstelle ist über eine Phosphatgruppe meist mit einem stickstoffhaltigen Alkohol verknüpft.

Der bekannteste Vertreter der Phospholipide ist das **Lezithin** (➤ Abb. 2.25). Ihre größte Bedeutung besitzen die Phospholipide beim Aufbau der Zellmembranen (➤ Abb. 3.2).

2.8.3 Proteine (Eiweiße)

DEFINITION

Eiweiße

Wichtige Grundbausteine des Körpers. Moleküle aus Aminosäuren, die durch Peptidbindungen miteinander verknüpft sind. Man unterscheidet Peptide, Proteine und Proteide.

Peptide

Kleine Eiweiße aus bis zu hundert Aminosäuren.

- Oligopeptide besitzen nur bis zu zehn Aminosäuren.
- Polypeptide besitzen 10 bis 100 Aminosäuren.

Proteine

Makropeptide mit über 100 Aminosäuren.

Proteide

Proteine, die auch Stoffe ohne Eiweißcharakter (z. B. Metalle oder Zucker) enthalten.

„Alles, was der Mensch ist, ist er durch seine Proteine.“

Dieser zugegebenermaßen etwas vereinfachende Satz drückt aus, dass die **Eiweiße** im Wesentlichen die Gestalt und Funktion eines Menschen bestimmen, denn sie sind die entscheidenden Bestandteile fast aller Organe und damit von überragender Bedeutung. Als Hauptbestandteile der Muskeln etwa sind sie für die Beweglichkeit des Menschen verantwortlich. Betrachtet man den Feinbau des Körpers, so bilden Proteine beispielsweise die Pforten jeder Zellmembran, indem sie die Passage von Stoffen in die Zelle und aus der Zelle heraus kontrollieren.

Enzyme

Proteine sind für die Funktion des Organismus von entscheidender Bedeutung. Schauen wir uns chemische Reaktionen im Reagenzglas an, so erkennen wir, dass diese durch Wärmezufuhr erheblich beschleunigt – und oft überhaupt erst möglich – werden. Nun ist der menschliche Organismus zur Erhaltung des Lebens ja auf schnelle und fein gesteuerte chemische Reaktionen angewiesen, ohne dass diese millionenfachen Reaktionen über die Wärmezufuhr gesteuert werden könnten – der menschliche Körper als typischer Warmblüter-Organismus erträgt keine großen Temperaturschwankungen.

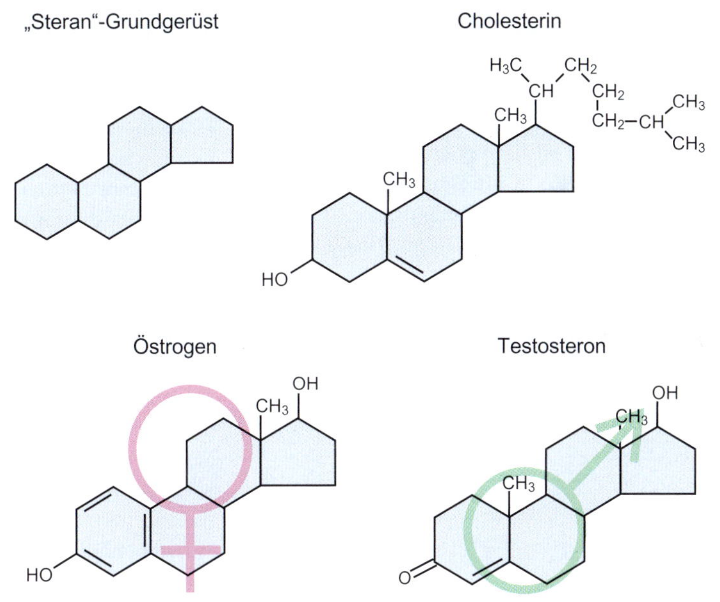

Abb. 2.24 Cholesterin und zwei seiner Abkömmlinge, die Steroidhormone Östrogen und Testosteron.

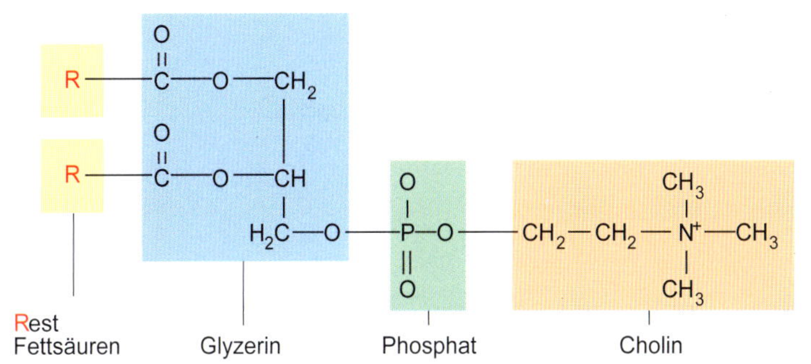

Abb. 2.25 Aufbau der Phospholipide: Das Glyzerin (blau) ist mit zwei Fettsäuren (R, gelb) und einer Phosphatgruppe (grün) verbunden. Das Phospholipid **Lezithin** besitzt am Phosphat zusätzlich die stickstoffhaltige (N) Cholinverbindung. Die Fettsäuren sind lipophil (fettlöslich, „fettliebend“), die Phosphat-Cholinverbindung hydrophil (wasserlöslich, „wasserliebend“).

Der Stoffwechsel katalysiert deshalb seine Reaktionen, d.h., er beschleunigt bestimmte chemische Reaktionen um das Tausend- bis Hunderttausendfache durch den Einsatz von Hilfsstoffen. Diese lebenswichtigen Hilfsstoffe heißen **Enzyme** (Biokatalysatoren). Sie sind wesentliche Elemente der Maschinerie, die aus einfachen chemischen Verbindungen komplizierte biologische Strukturen herstellt und ihr geordnetes Funktionieren sicherstellt (➤ Kap. 2.9).

Aminosäuren als Bausteine der Proteine

Proteine sind aus verschiedenen **Aminosäuren** zusammengesetzt. Alle Aminosäuren sind prinzipiell gleich aufgebaut: Sie besitzen ein zentrales Kohlenstoffatom, das mit vier verschiedenen Gruppen bzw. Atomen verbunden ist:

- Einer Carboxylgruppe (COOH-Gruppe)
- Einer Aminogruppe (NH_2-Gruppe)
- Einem Wasserstoffatom
- Einem variablen Rest (R, ➤ Abb. 2.26).

Durch den Rest (R) unterscheiden sich die 20 Aminosäuren, die in menschlichen Proteinen vorkommen, voneinander. Von diesen 20 Aminosäuren sind acht **essenziell,** d.h., sie können – vergleichbar den essenziellen Fettsäuren – nicht vom Körper aus anderen Molekülen synthetisiert werden und müssen über die Nahrung aufgenommen werden. Dagegen können **nichtessenzielle Aminosäuren** vom Körper selbst hergestellt werden.

Essenzielle Aminosäuren sind Valin, Phenylalanin, Leucin, Isoleucin, Threonin, Tryptophan, Methionin und Lysin. Für Säuglinge sind zusätzlich Arginin und Histidin essenziell.

Nichtessenzielle Aminosäuren sind Alanin, Arginin, Asparagin, Asparaginsäure, Cystein, Glutamin, Glutaminsäure, Glycin, Histidin, Prolin, Serin, Tyrosin.

Die Verkettung der Aminosäuren

Wenn zwei Aminosäuren durch eine Kondensationsreaktion miteinander reagieren, entsteht ein **Dipeptid.** Dabei reagiert immer die Carboxylgruppe einer Aminosäure mit der Aminogruppe der nächsten Aminosäure. Die Bindung, die hierdurch unter Wasserabspaltung entsteht, heißt **Peptidbindung** (➤ Abb. 2.27). Jedes Peptid besitzt an seinem freien Ende eine COOH-Gruppe oder eine NH_2-Gruppe, an denen weitere Aminosäuren in gleicher Weise angelagert werden können.

Wird so an ein Dipeptid eine weitere Aminosäure angelagert, entsteht ein **Tripeptid.** Werden weitere Aminosäuren angelagert, so spricht man von **Polypeptiden.** Polypeptide, die aus über 100 Aminosäuren bestehen, heißen definitionsgemäß Proteine (➤ Abb. 2.28).

Die meisten menschlichen Proteine bestehen aus 100 bis 500 Aminosäuren. Da einerseits 20 verschiedene Aminosäuren für den Aufbau von Proteinen verwendet werden und andererseits die Reihenfolge der einzelnen Aminosäuren veränderlich ist, ergibt sich eine riesige Zahl unterschiedlicher Proteine, die auf diese Weise gebildet werden können. Genetisch festgelegt ist, in welcher Abfolge die verschiedenen Aminosäuren im Proteinmolekül aneinandergereiht sind.

Liegt die Aminosäurekette in einer Ebene, spricht man von **Primärstruktur.** Sobald sie jedoch in mehreren Ebenen knäuelartig übereinander liegt und dreidimensionale Strukturen ausbildet, spricht man von **Sekundär-, Tertiär- bzw. Quartärstruktur.** Diese räumliche Struktur ist für die Funktionstüchtigkeit eines Proteins, z.B. als Enzym (➤ Kap. 2.9), verantwortlich.

Geht diese dreidimensionale Struktur z.B. durch Hitzeeinwirkung verloren, kann das Eiweiß seine biologische Funktion nicht mehr erfüllen. Auf diese Weise können durch Hitzeeinwirkung im Rahmen der Desinfektion und Sterilisation Bakterien- und Virusproteine unschädlich gemacht werden. Man spricht von **Eiweißdenaturierung** durch Hitze.

Eiweißspeicher

Die wichtigsten Speicher für Proteine sind das zentrale Stoffwechselorgan Leber und die gesamte Skelettmuskulatur, die zum überwiegenden Teil aus Proteinen besteht. Ein geringerer, aber sehr wichtiger Anteil der Proteine wird im Blutplasma transportiert. Dieser Anteil sorgt durch seine Wasserbindungsfähigkeit (**kolloidosmotischer Druck,** ➤ Kap. 3.5.7 und ➤ Kap. 6.1.4) für einen ausgewogenen Austausch der **Intravasalflüssigkeiten** (Flüssigkeit in den Gefäßen) und der interstitiellen Flüssigkeit.

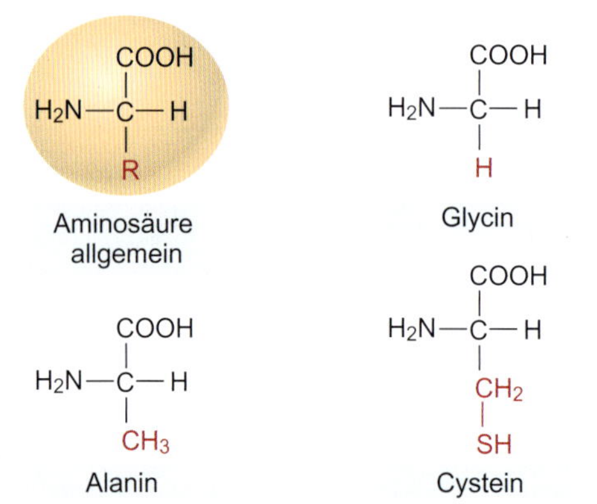

Abb. 2.26 Aufbau einer Aminosäure (links oben) und drei der 20 beim Menschen vorkommenden Aminosäuren. Sie unterscheiden sich nur im Rest (R). Alanin, Cystein und Glycin sind nichtessenzielle Aminosäuren.

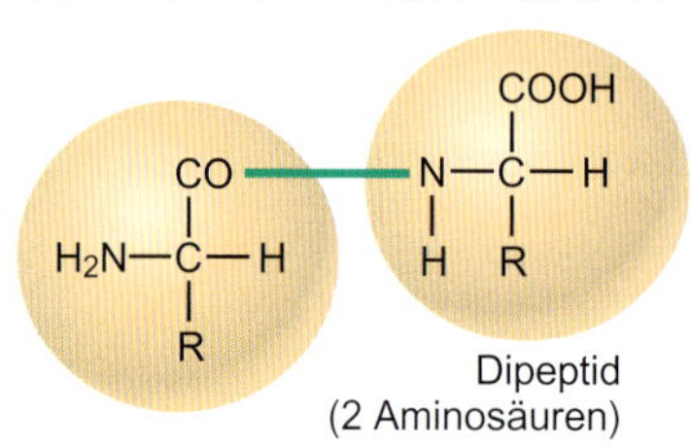

Abb. 2.27 Aufbau eines Dipeptids (zwei Aminosäuren).

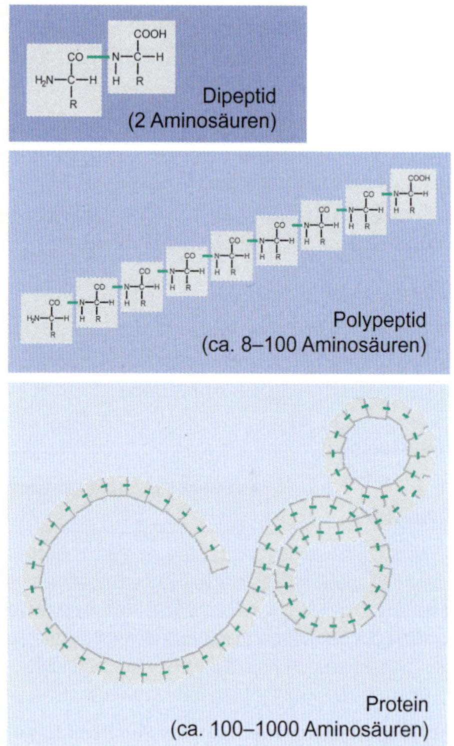

Abb. 2.28 Aufbau eines Dipeptids, Polypeptids und Proteins. Die farbigen Hintergründe deuten die unterschiedlichen Vergrößerungsmaßstäbe an. Die räumliche Auffaltung der Aminosäurekette beim Protein ist nicht dargestellt.

Weitere Texte zu den Proteinen:
Metabolismus der Proteine ➤ Kap. 3.6
Verdauung und Resorption der Eiweiße ➤ Kap. 18.8.1
Eiweißstoffwechsel der Leber ➤ Kap. 18.10.5
Erkrankungen des Eiweißstoffwechsels ➤ Kap. 19.5

2.8.4 Nukleinsäuren: Schlüssel zur Vererbung

DEFINITION
Nukleinsäure
Ist in jeder Zelle, aber auch in Bakterien und Viren enthalten. Schlüsselsubstanz des Organismus zur Herstellung der körpereigenen Eiweiße, die in Art und Aufbau **genetisch** (erblich) exakt vorgegeben sind. Enthält die genetische Information und übermittelt sie von einer Generation auf die andere. Formen: **DNA** (Desoxyribonukleinsäure) und **RNA** (Ribonukleinsäure).

Wie bereits ausgeführt, wird die menschliche Gestalt im Wesentlichen durch die körpereigenen Proteine bestimmt. Jedes einzelne Protein ist ein kompliziertes Gebilde aus Aminosäuren, deren Art und Reihenfolge der Anordnung im Erbgut exakt festgelegt sein müssen.

In den Nukleinsäuren sind nun genau diejenigen Informationen verschlüsselt, die zum Aufbau der Proteine benötigt werden. Man unterscheidet zwei Formen von Nukleinsäuren: die **DNA** (Desoxyribonukleinsäure) und die **RNA** (Ribonukleinsäure).

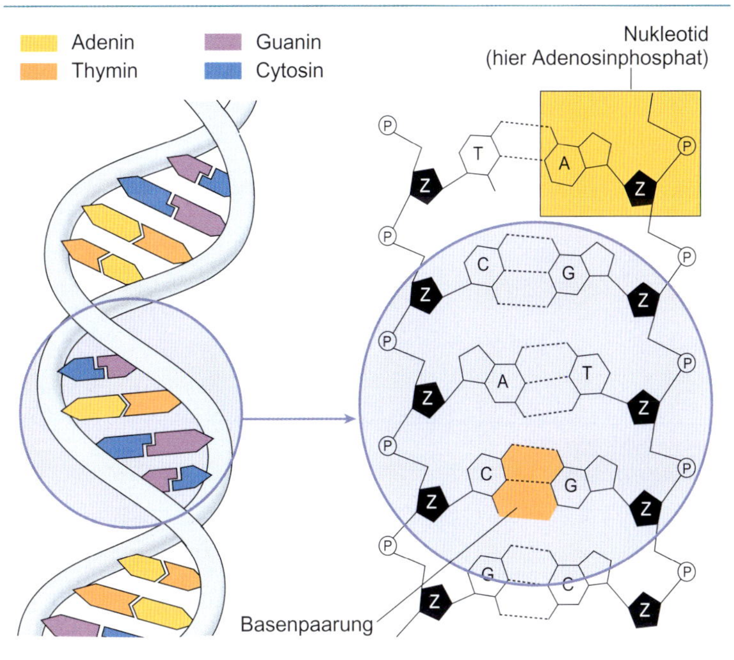

Abb. 2.29 Aufbau der DNA. Die Ansicht zeigt die chemische Struktur: Zuckermoleküle (Z) und Phosphatgruppen (P) sind abwechselnd aneinandergeheftet und bilden zwei Stränge. Von den Zuckermolekülen ausgehend bilden Basenpaare aus den stickstoffhaltigen Basen Adenin (A), Thymin (T), Guanin (G), Cytosin (C) die „Sprossen" dieses strickleiterartigen Moleküls.

Aufbau der DNA

Die **DNA** kann in ihrem Aufbau mit einer Strickleiter verglichen werden, deren Stränge sich in einer rechtsgängigen Schraube umeinanderwinden. Jeder dieser beiden Stränge – deren Richtung übrigens gegenläufig ist – besteht aus zwei unterschiedlichen Arten von Molekülen, nämlich

- Desoxyribose (Zuckermoleküle)
- Phosphatgruppen.

Jedes Zuckermolekül ist mit einer Phosphatgruppe und jede Phosphatgruppe wiederum mit einem Zuckermolekül fest verknüpft. So entstehen zwei lange Stränge von sich abwechselnden Zucker- und Phosphatmolekülen (➤ Abb. 2.29).

Die „Sprossen" dieser Strickleiter gehen jeweils von den Zuckermolekülen aus und werden von je zwei **stickstoffhaltigen Basen** gebildet, und zwar aus

- Adenin (A) und Thymin (T) oder
- Guanin (G) und Cytosin (C).

Die Verbindung jeder Base mit dem Zuckermolekül eines Stranges ist sehr fest, diejenige zu der jeweils gegenüberliegenden Base recht locker – Letztere besteht nämlich nur aus zwei oder drei Wasserstoffbrücken (➤ Kap. 2.7.1). Die Größe und chemische Struktur der Basen schreibt vor, dass ein Adenin immer mit einem gegenüberliegenden Thymin und ein Guanin immer mit einem gegenüberliegenden Cytosin gepaart ist (➤ Abb. 2.29).

Auf diese Weise bestimmt die Reihenfolge der Basen, die sog. **Basensequenz,** des einen Stranges immer auch die des anderen – beide Stränge ergänzen sich wechselseitig, d.h., sie sind einander komplementär und somit vergleichbar mit dem Negativ und dem Positiv einer Fotografie.

Nukleotid und Gen

Man fasst die Kombination einer dieser Basen mit einem Zuckermolekül sowie einer Phosphatgruppe als **Nukleotid** zusammen. Da in der DNA nur vier verschiedene Basen vorkommen, gibt es in ihr auch nur vier verschiedene Nukleotide.

Die beiden Stränge der DNA sind nun aus vielen Millionen solcher Nukleotide zusammengesetzt – oder anders ausgedrückt: Die „Strickleiter hat viele Millionen Sprossen". Ein DNA-Abschnitt mit ungefähr 1 000 Sprossen bildet eine Erbeinheit, die auch als **Gen** bezeichnet wird. Da die DNA sehr lang ist, gibt es demgemäß auch sehr viele Gene (der Mensch hat rund 50 000 Gene).

Zu jedem Protein, das vom Menschen gebildet wird, existiert auch ein Gen. Dieses legt wie ein „Kochrezept" fest, aus welchen und wie vielen Aminosäuren das von ihm gesteuerte Protein aufgebaut ist (Proteinsynthese, ➤ Kap. 3.6).

MERKE

Protein-Codes

Durch die DNA ist unser gesamtes Erbgut in Form von „Protein-Codes" verschlüsselt. Jedes Gen (DNA-Abschnitt) enthält in Form seiner Aminosäuresequenz den Bauplan für ein Protein.

Aufbau der RNA

Die **RNA** (Ribonukleinsäure) ist die zweite Form von Nukleinsäuren, die sich von der DNA in mehreren Punkten unterscheidet:

- Im Gegensatz zur doppelsträngigen DNA ist die RNA nur **einsträngig.**
- Anstatt des Zuckermoleküls Desoxyribose findet man in der RNA die **Ribose.**
- Die Base Thymin ist in der RNA durch **Uracil** ersetzt.

Es gibt drei verschiedene Arten von RNA, die alle eine Teilaufgabe bei der Herstellung der Proteine erfüllen (➤ Kap. 3.6).

2.8.5 Adenosintriphosphat

Nukleotide sind nicht nur an der Erbsubstanz beteiligt, auch im Energiehaushalt stellen sie eine der Schlüsselsubstanzen dar, und zwar in Form von **Adenosintriphosphat,** abgekürzt **ATP.**

Eine Zelle kann nur leben, wenn genügend ATP in der Zelle vorhanden ist. Leben ist an die Anwesenheit von Energie und damit von ATP gebunden – man findet es deshalb nicht nur in menschlichen Zellen, sondern in allen Organismen der Erde. Hauptaufgabe des ATP ist es, Energie zwischenzuspeichern und im Bedarfsfall wieder abzugeben; das ATP hat also gewissermaßen die Funktion eines „Akkus" der Zelle.

ATP besteht aus der stickstoffhaltigen Base **Adenin,** dem Zuckermolekül **Ribose** und drei **Phosphatgruppen** (➤ Abb. 2.30). Die Bindungen zwischen den Phosphatgruppen sind sehr energiereich: Wird die dritte Phosphatgruppe unter Mithilfe von Wasser in einer hydrolytischen Reaktion abgespalten, so wird Energie verfügbar, welche von der Zelle für Energie verbrauchende Vorgänge verwendet wird.

Anschließend muss das entstehende **Adenosindiphosphat (ADP)** wieder regeneriert werden, wozu Energie verbraucht wird. Diese Energie stammt von der „Verbrennung" energiereicher Nährstoffmoleküle (vor allem von Glukose) in der Zelle unter Verbrauch von Sauerstoff.

Welche Energie aus welchem Speicher?

Energiequellen und Energiestoffwechsel des Skelettmuskels ➤ Kap. 4.4.1

Die primäre Bereitstellung von Energie durch ATP kommt jedoch nur für ca. zwei bis drei Sekunden aus dem vorhandenen intrazellulären ATP-Vorrat. Gleichzeitig wird ständig ATP aus dem Kreatinphosphatspeicher resynthetisiert. Wenn der gesamte intrazelluläre ATP-Vorrat verbraucht ist, erfolgt eine aerob-laktazide Bereitstellung von ATP durch Verbrennung von Kohlenhydraten und

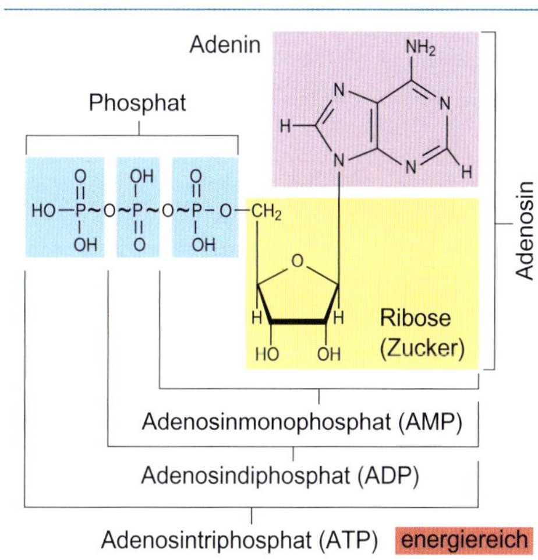

Abb. 2.30 Aufbau des ATP, bestehend aus Adenin und Ribose, die zusammen als Adenosin bezeichnet werden, sowie drei Phosphatgruppen. ADP besitzt dagegen nur noch zwei Phosphatgruppen.

freien Fettsäuren. Bei der „Verbrennung" von Glukose und Glykogen erfolgt eine Reduktion (➤ Kap. 2.9.2) durch anaerobe (sauerstoffunabhängige) Enzyme. Es entsteht ATP plus Laktat.

PT-PRAXIS

Laktatkonzentration im Blut

Die Laktatkonzentration im Blut dient der Beurteilung des Trainingszustandes der Muskulatur. Hierzu wird mittels eines Bluttropfens, z. B. aus dem Ohrläppchen, über ein mobiles Messgerät der Blutlaktatwert bestimmt (➤ Kap. 23.7.5).

2

Je nach Dauer der Belastung erfolgt die Energiebereitstellung durch den Organismus unterschiedlich:

- Für starke Kurzzeitbelastungen der Muskeln, z. B. beim Sprint, werden ATP und Kreatinphosphat bereitgestellt.
- Für lang andauernde Belastungen (Dauerlauf) wird zunehmend die Verwertung von Kohlenhydraten und freien Fettsäuren herangezogen.

Davon unabhängig erfolgt auch eine extrazellulär regulierte Bereitstellung von Energie, die über die Hormone und Neurotransmitter des autonomen Nervensystems (➤ Kap. 9.3.4) vermittelt wird. Eine besondere Rolle spielt hier der **Sympathikus** (Teil des vegetativen Nervensystems, ➤ Kap. 9.17.1), der durch Freisetzung sogenannter **Katecholamine** (Botenstoffe, ➤ Kap. 8.1.2 und ➤ Kap. 8.6.5) für eine Konzentrationssteigerung freier Fettsäuren im Blut sorgt. Diese Fettsäuren werden für die direkte Energiegewinnung (➤ Kap. 2.11) genutzt.

2.9 Schlüsselrolle von Enzymen und Koenzymen

DEFINITION

Enzyme (Biokatalysatoren, Fermente)

Eiweißmoleküle, die im Stoffwechsel chemische Reaktionen beschleunigen, ohne selbst verändert oder verbraucht zu werden. Sie ermöglichen chemische Reaktionen, indem sie die reagierenden Moleküle in geeigneter Weise zusammenbringen.

Koenzyme

Hilfsmoleküle der Enzyme, keine Proteine; häufig leiten sie sich von Vitaminen ab (➤ Kap. 19.6). Bei der chemischen Reaktion durch Aufnahme oder Abgabe von Elektronen oder Atomen chemisch verändert.

Das Leben jeder einzelnen Zelle des menschlichen Körpers ist untrennbar mit unzähligen chemischen Reaktionen verbunden, die ständig in ihr ablaufen. In ➤ Kap. 2.5 wurde bereits ausgeführt, dass chemische Reaktionen im Grunde nichts anderes sind als das Knüpfen von neuen Bindungen zwischen Atomen oder gerade das Gegenteil, nämlich das Aufbrechen von bereits bestehenden chemischen Bindungen.

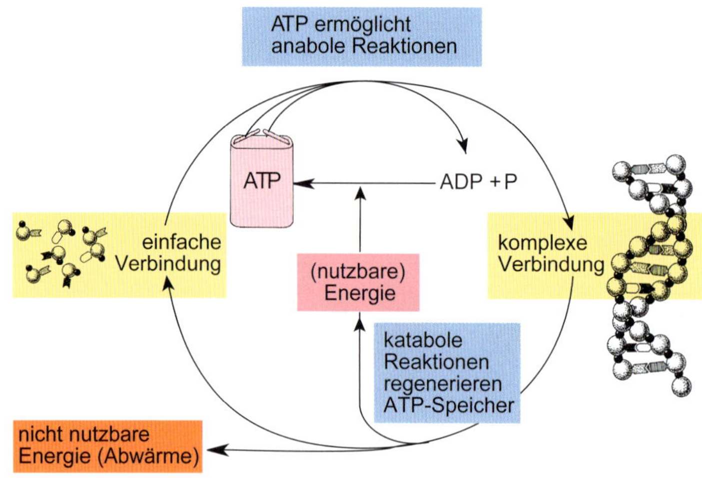

Abb. 2.31 Katabolismus, Anabolismus und ATP (Adenosintriphosphat). Bei der Aufspaltung großer Moleküle im Rahmen von katabolen Reaktionen wird Energie frei; diese wird teilweise als Abwärme freigesetzt, zum anderen Teil aber als nutzbare Energie zur Regenerierung des Energiespeichers ATP verwendet. Die im ATP gespeicherte Energie steht dann für Energie verbrauchende anabole Reaktionen zur Verfügung.

Dabei werden bei **anabolen Reaktionen** kleinere Moleküle zu größeren Einheiten verbunden, indem neue Bindungen geknüpft werden. Solche Reaktionen sind üblicherweise an die Zufuhr von Energie gebunden, die vom „Zellakku" ATP bereitgestellt wird.

Im Gegensatz dazu werden bei **katabolen Reaktionen** bestehende Bindungen gespalten, wobei Energie frei wird, die üblicherweise zur Regeneration des verbrauchten ATP verwendet wird. Der Wirkungsgrad dieser Energieumwandlung in ATP ist jedoch nicht hundertprozentig, sodass als Nebenprodukt zusätzlich Wärme anfällt (➤ Abb. 2.31).

Maßgeblichen Anteil besitzen anabole Reaktionen am Baustoffwechsel, da sie dem Aufbau neuer Strukturen dienen. Ihm steht der Betriebsstoffwechsel gegenüber, der vor allem über katabole Reaktionen bewerkstelligt wird.

Entscheidend für das Funktionieren des Stoffwechsels sind die organischen Kohlenstoffverbindungen, die jedoch nur sehr träge untereinander reagieren. Deshalb gibt es in jeder Zelle Instrumente, die praktisch jede chemische Reaktionskette beschleunigen, nämlich die erwähnten Enzyme (Biokatalysatoren).

2.9.1 Enzyme und Koenzyme

Chemisch gesehen gehören alle bisher bekannten Enzyme zu den Proteinen. Die Stoffe, die von einem Enzym umgesetzt werden, nennt man **Substrate.** Im Verlauf der Enzymreaktion wird das Substrat chemisch verändert, indem entweder neue Bindungen geknüpft oder bestehende Bindungen gespalten werden. So entstehen ein bzw. mehrere **Produkte.**

Für die Wirksamkeit des Enzyms ist sein **aktives Zentrum** verantwortlich. Dieses aktive Zentrum entsteht durch eine besondere Faltung der Polypeptidkette, aus der das Enzym aufgebaut ist. Hierdurch entsteht an der Oberfläche des Enzyms eine Struktur, die genau mit dem Substrat zusammenpasst. So wie ein Schlüssel nur in ein ganz bestimmtes Schloss passt, so passt auch das Substrat nur in das entsprechende aktive Zentrum „seines" Enzyms.

Damit Enzyme ihre Funktion ausüben können, sind die meisten von ihnen jedoch auf einen zusätzlichen „Helfer" angewiesen, den man **Koenzym** nennt. Dies ist deshalb erforderlich, weil das Enzym selbst nicht an der chemischen Reaktion teilnimmt, sondern nur die beteiligten Partner in geeigneter Weise zusammenbringt. So ist es nur das Koenzym, das bei der Enzymreaktion verändert wird, indem es entweder vom Substrat abgespaltene Elektronen bzw. Atome aufnimmt oder diese dem Substrat zur Verfügung stellt.

Koenzyme sind meist sehr kompliziert aufgebaute organische Moleküle und im Gegensatz zu den Enzymen grundsätzlich keine Proteine. Koenzyme leiten sich häufig von **Vitaminen** (➤ Kap. 19.6) ab. Nimmt der Mensch zu wenig Vitamine auf, so kann er bestimmte Koenzyme nicht mehr herstellen und es drohen Stoffwechselstörungen bis hin zum Tode.

➤ Abb. 2.32 zeigt schematisch eine Enzymreaktion, bei der eine chemische Bindung aufgebrochen (katabole Reaktion) und das anfallende Spaltprodukt, das aus einzelnen Elektronen, Atomen oder Molekülgruppen bestehen kann, vom Koenzym aufgenommen wird. Die neu gebildeten Moleküle, die **Reaktionsprodukte,** entfernen sich dann von der Enzymoberfläche und das unveränderte Enzym kann nun neue Substratmoleküle binden.

Die Geschwindigkeit, mit der ein einziges Enzymmolekül Substrate in Reaktionsprodukte verwandelt, ist ungeheuer groß und kann mehrere Hunderttausend Substratmoleküle pro Sekunde betragen.

Faktoren, die enzymatische Reaktionen beeinflussen

Viele Enzyme arbeiten nicht nur mit Koenzymen, sondern auch mit bestimmten Ionen wie Mg^{2+}, Fe^{2+} oder Zn^{2+} – Magnesium, Eisen oder Zink – zusammen. Fehlen die entsprechenden Ionen, so ist die Enzymfunktion gestört.

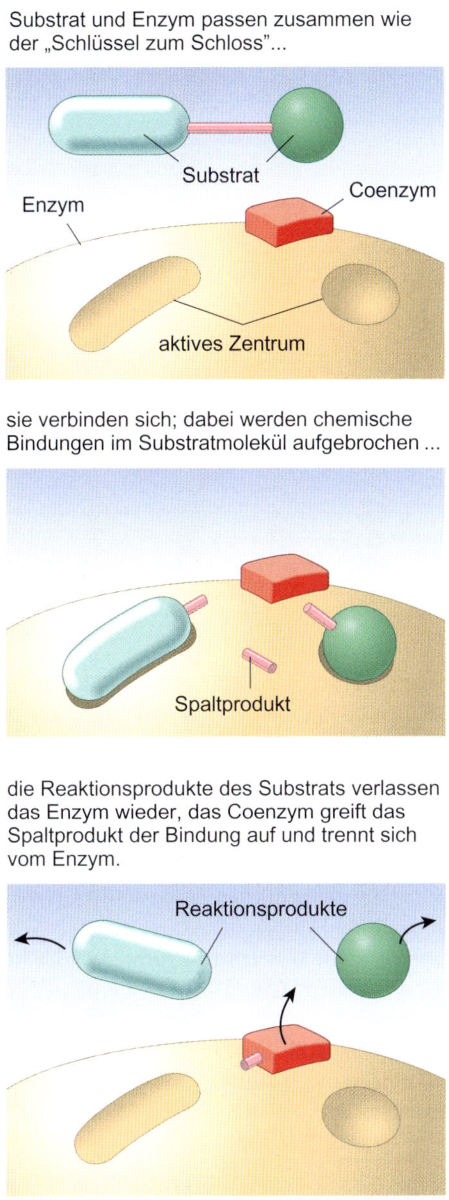

Abb. 2.32 Schrittweise Darstellung der Vorgänge bei der enzymvermittelten Spaltung eines Substrates (so nennt der Chemiker Stoffe, die von einem Enzym umgesetzt werden) mit beteiligtem Koenzym. Die neu gebildeten Moleküle, die Reaktionsprodukte, entfernen sich dann von der Enzymoberfläche, und das unveränderte Enzym kann nun neue Substratmoleküle binden.

Des Weiteren spielt die **Körpertemperatur** für die Enzymfunktion eine große Rolle: Mit steigender Körpertemperatur steigt auch die Substratumsatzrate eines Enzyms steil an. Bei hohen Temperaturen, z. B. Fieber über 41 °C, wird das Enzym jedoch geschädigt und seine Eiweißstruktur bricht zusammen. Dann fällt die Umsatzrate fast bis auf Null ab.

Die Enzymfunktion ist ferner vom pH-Wert (➤ Kap. 2.7.3) abhängig. Für die meisten intrazellulären Enzyme ist ein pH-Wert von 7,2 optimal. Extrazellulär arbeitende Enzyme, z. B. die eiweißspaltenden Pepsine des Magens, besitzen jedoch meist ein hiervon stark abweichendes pH-Optimum.

2.9.2 Oxidation und Reduktion

Die Funktionsweise von Enzymen und Koenzymen soll im Folgenden exemplarisch anhand von zwei im Stoffwechsel besonders häufig vorkommenden Reaktionsformen erklärt werden:

- Oxidationsreaktion (kurz Oxidation) und
- Reduktionsreaktion (kurz Reduktion).

Von **Oxidation** spricht man, wenn ein Molekül Elektronen abgibt. Meist erfolgt dies über die Abgabe von Wasserstoffatomen, also von jeweils einem Elektron und einem Proton. Das Beispiel in ➤ Abb. 2.33 zeigt eine solche Reaktion anhand der Umwandlung von **Laktat** (Milchsäure) in **Pyruvat** (Brenztraubensäure). Diese Reaktion ist nur möglich, wenn die beiden abgegebenen Elektronen von einem anderen Stoff – in einer praktisch umgekehrten Reaktion – wieder aufgenommen werden.

Bei der **Reduktion** nimmt ein Molekül Elektronen auf. Meist geschieht dies über die Aufnahme von Wasserstoffatomen, also von jeweils einem Elektron und einem Proton. Im Falle der oben beschriebenen Oxidationsreaktion (➤ Abb. 2.33) findet gleichzeitig die Reduktion des beteiligten Koenzyms, des NAD^+, nach folgender Gleichung statt:

$$NAD^+ + 2\,H^+ + 2\text{ Elektronen} \rightarrow NADH + H^+$$

NAD^+ (Nikotinamid-Adenin-Dinukleotid) ist ein kompliziert aufgebautes Koenzym und leitet sich von dem Vitamin Niazin (➤ Kap. 19.6.11) ab. Es spielt im Stoffwechsel die bedeutendste Rolle als Überträger von Elektronen bzw. Wasserstoffatomen. Im Falle obiger Oxidationsreaktion – Laktat zu Pyruvat – wird das Koenzym von NAD^+ zum $NADH + H^+$ reduziert. Netto nimmt das NAD^+ nicht beide abgegebenen Wasserstoffatome, sondern nur ein Proton und zwei Elektronen auf.

MERKE

Redox-Reaktionen

Oxidations- und Reduktionsreaktionen sind untrennbar miteinander verbunden. Wann immer eine Substanz oxidiert wird, muss eine andere reduziert werden.

Die komplette Oxidations-Reduktionsreaktion zeigt ➤ Abb. 2.34.

Unter geeigneten Voraussetzungen kann die Reaktion auch in entgegengesetzter Richtung verlaufen: Dann wird das Pyruvat reduziert, nimmt also Elektronen bzw. Wasserstoffatome auf, und das NADH wird oxidiert, gibt also zwei Elektronen und ein Proton ab. Immer dann, wenn eine Reaktion in beide Richtungen möglich ist, symbolisiert man dies in der Reaktionsgleichung durch einen Doppelpfeil. Egal, in welche Richtung die Reaktion verläuft, sie ist in jedem Fall an ein spezifisches Enzym, im obigen Beispiel an **LDH** (Laktatdehydrogenase), gebunden. Ohne dieses Enzym verläuft die Reaktion zu langsam, und es wird kein nennenswerter Substratumsatz erzielt. Man symbolisiert die Bedeutung des Enzyms dadurch, dass man dessen Name auf den Reaktionspfeil bzw. Doppelpfeil stellt (➤ Abb. 2.34).

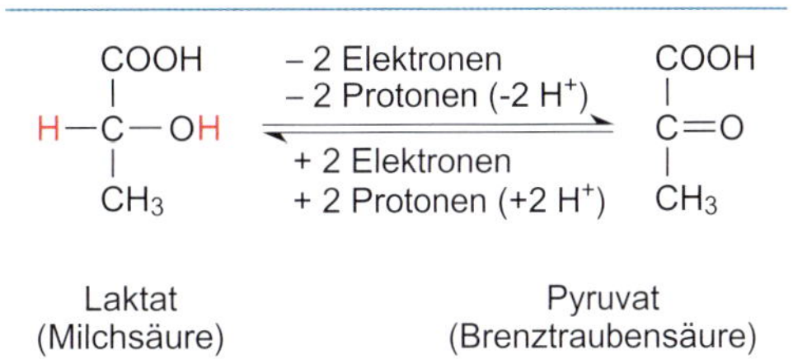

Abb. 2.33 Oxidationsreaktion bei der Umwandlung von Laktat zu Pyruvat.

Übersicht über die energieerzeugenden Reaktionen der Zellen

Eine Oxidationsreaktion (Oxidation) ist gewöhnlich eine Energie freisetzende Reaktion. Die von der Zelle aufgenommenen Nährstoffmoleküle, insbesondere die Glukose ($C_6H_{12}O_6$), können über eine Reihe von Oxidationsreaktionen abgebaut werden. Die dabei frei werdenden Elektronen werden auf die beteiligten Koenzyme (meist NAD^+) übertragen, die dadurch reduziert werden.

Die Hauptmenge an Energie entsteht, wenn die reduzierten Koenzyme ihre aufgenommenen Elektronen auf den Sauerstoff (O_2) übertragen. Diese Energie wird dazu verwendet, aus ADP und Phosphat wieder ATP zu bilden, d. h. ATP zu regenerieren. ATP steht dann für alle Energie verbrauchenden Vorgänge der Zelle – z. B. für die Synthese von Sekreten – zur Verfügung.

Oxidations- und Reduktionsreaktionen spielen eine bedeutende Rolle im Kohlenhydrat-, Fett- und Proteinstoffwechsel. Die wichtigsten Stoffwechselwege, einschließlich der Energieerzeugung aus den Nährstoffmolekülen, werden im Folgenden dargestellt.

2.10 Einführung in den Stoffwechsel der Kohlenhydrate

2.10.1 Übersicht

Während der Verdauung werden die Polysaccharide und Disaccharide in die Monosaccharide Glukose, Fruktose und Galaktose gespalten (➤ Kap. 18.8.2). Nach Aufnahme im Dünndarm gelangen diese direkt zur Leber, wo Fruktose und Galaktose ebenfalls in Glukose umgewandelt wer-

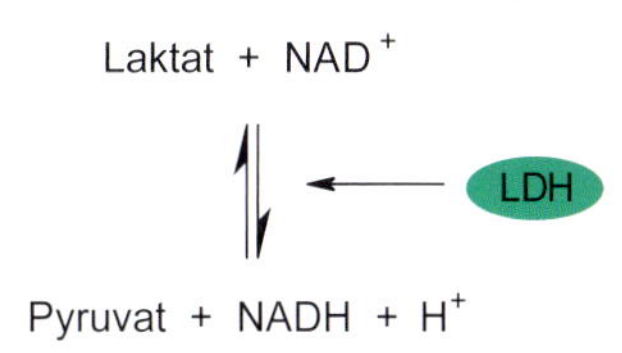

Abb. 2.34 Komplette Oxidations-Reduktionsreaktion. Die Reaktion wird durch das spezifische Enzym LDH (Laktatdehydrogenase) katalysiert.

den. Die Leber ist das einzige Organ, welches die nötigen Enzyme besitzt, um diese Umwandlung durchzuführen. Der weitere Stoffwechselweg der Kohlenhydrate entspricht dem der Glukose.

Die Glukose wird von den meisten Zellen des menschlichen Körpers als Rohstoff zur Energiegewinnung bevorzugt, deshalb hängt das weitere Schicksal der Glukose vom Energiebedarf der Körperzellen ab. Wird Energie benötigt, wird die Glukose in den Zellen oxidiert.

Bei der vollständigen Oxidation von einem Molekül Glukose gewinnt die Zelle 36 Moleküle ATP (Adenosintriphosphat, ➤ Abb. 2.37). Diese energiereiche Verbindung verwendet die Zelle nun z. B. für Energie verbrauchende chemische Reaktionen oder Transportprozesse.

Bevor die Glukose von den Körperzellen aus dem Blut aufgenommen und verwertet werden kann, muss sie deren Zellmembran überwinden. Dies ist nur bei ausreichendem Vorhandensein des Hormons Insulin möglich (➤ Kap. 8.7.3, ➤ Kap. 19.3.2 und ➤ Kap. 19.3.3).

Glykogen

Ist schon genügend Glukose in den Zellen vorhanden bzw. der Energiebedarf gering, so kann die Glukose in der Leber sowie den Zellen der Skelettmuskulatur in Form von **Glykogen** gespeichert werden. Eine solche Speicherung ist jedoch nur in relativ geringem Umfang möglich. Werden trotzdem weiter Kohlenhydrate aufgenommen (z. B. durch ständigen Verzehr von Süßigkeiten), so wird diese überschüssige Glukose in Fett umgewandelt und in Leber- bzw. Fettgewebe gespeichert, was zu **Adipositas** (Übergewicht) und Leberverfettung führen kann (➤ Kap. 18.10.6).

Bei Bedarf, v. a. bei Abnahme des Blutzuckerspiegels, fördert das Pankreas-Hormon Glukagon die Aufspaltung von Glykogen zu Glukose (➤ Kap. 18.6.3). Dieser Vorgang wird **Glykogenolyse** genannt.

2.10.2 Glukoseverwendung zur Energieerzeugung

Die **Oxidation** der Glukose zur Energieerzeugung wird auch als **Zellatmung** bezeichnet und von den meisten Zellen zur Energieerzeugung bevorzugt. Zweckmäßigerweise gliedert man die ganze dabei ablaufende Reaktionskette in vier Phasen:

MERKE

Die vier Phasen der Oxidation

I: Glykolyse
II: Umwandlung von Pyruvat in Acetyl-Koenzym A
III: Zitratzyklus
IV: Atmungskette.

Phase I: Die Glykolyse

Unter der **Glykolyse** fasst man zahlreiche enzymatische Reaktionen zusammen, bei denen aus einem Molekül Glukose letztlich zwei Moleküle **Pyruvat** entstehen (➤ Abb. 2.35). Die Reaktionen der Glykolyse finden im Zytoplasma statt und sind sauerstoffunabhängig, d. h., sie sind nicht an die Anwesenheit von Sauerstoff gebunden. Einen solchen vom Sauerstoff unabhängigen Prozess nennt man **anaerob.** Die Energieausbeute der Glykolyse ist relativ gering: Insgesamt werden zwei Moleküle ATP pro gespaltenem Glukosemolekül regeneriert.

Das weitere Schicksal des Pyruvats hängt von der Verfügbarkeit des Sauerstoffs ab. Ist genügend Sauerstoff vorhanden, tritt das Pyruvat in das Mitochondrium (➤ Kap. 3.3.6) ein und wird in den Oxidationsschritten II, III und IV unter großem Energiegewinn oxidiert.

Unter Sauerstoffmangel kann jedoch aus Pyruvat keine weitere Energie gewonnen werden bzw. das Pyruvat kann nicht in das Mitochondrium übertreten. Als Beispiel für diesen Zustand stelle man sich einen anstrengenden Langstreckenlauf vor, bei dem es zum Sauerstoffmangel in stark beanspruchten Skelettmuskelzellen kommt. Dann wird Pyruvat zu **Laktat** (Milchsäure) reduziert. Dabei entsteht zwar keine Energie, trotzdem ist diese Reaktion biologisch sehr sinnvoll: Läuft die Glykolyse nämlich „auf Hochtouren", wird das bereits bekannte Koenzym NAD^+ in großem Ausmaß zu NADH reduziert (➤ Kap. 2.9.2). Käme es zur Erschöpfung des NAD^+-Vorrates, so könnte die Glykolyse irgendwann nicht mehr fortgeführt werden. Bei der Umwandlung von Pyruvat in Laktat wird das beteiligte Koenzym, nämlich das NADH, wieder zu NAD^+ oxidiert. Dieses steht dann wieder für die energieerzeugenden Oxidationsreaktionen zur Verfügung, sodass die Glykolyse weiterlaufen kann.

Das unter Sauerstoffmangel gebildete Laktat wird von der Skelettmuskelzelle nicht weiter verbraucht, sondern gelangt über die Blutbahn zur Leber, wo es weiter verwertet werden kann (Cori-Zyklus, ➤ Kap. 2.10.3).

Der Herzmuskel, der eine Sonderform der Muskulatur darstellt (➤ Kap. 4.4.3 und ➤ Kap. 15.3.2), ist jedoch in der Lage, auch Laktat zu verwerten, was ihm den Spitznamen „Allesfresser" eingebracht hat. So verbraucht er in Ruhe ca. 30 % und bei körperlicher Arbeit bis zu 60 % Laktat.

Phase II: Vom Pyruvat zum Acetyl-Koenzym A

Steht genügend Sauerstoff zur Verfügung, tritt das Endprodukt der Glykolyse, das **Pyruvat,** in das Mitochondrium ein. In einer komplizierten Reaktion, an der mehrere Enzyme beteiligt sind, wird Kohlendioxid (CO_2) vom Pyruvatmolekül abgespalten und der entstehende Essigsäurerest an das Koenzym A (abgekürzt CoA-SH) gebunden. Dabei entsteht eine weitere zentrale Verbindung des Energiestoffwechsels, das Acetyl-Koenzym A (abgekürzt Acetyl-CoA). Daneben fällt, wie schon bei der Glykolyse, die reduzierte Form des Koenzyms NAD^+, nämlich das NADH, an. Dieses wird, wie alle reduzierten Koenzyme, im IV. Abschnitt der Energiegewinnung schließlich verwertet.

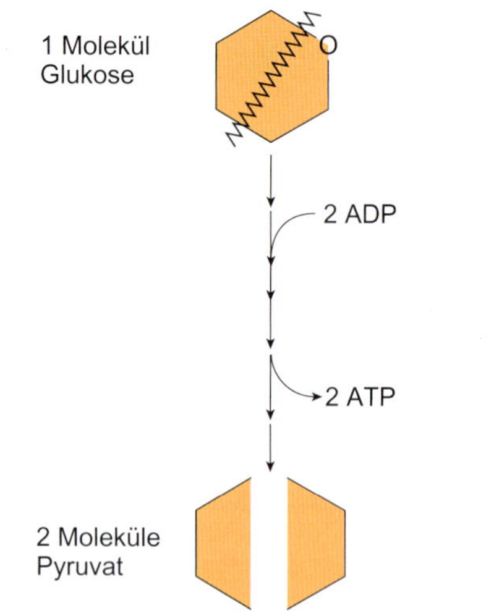

Abb. 2.35 Vereinfachte Darstellung der Glykolyse. Aus einem Glukosemolekül entstehen zwei Moleküle Pyruvat. Dabei werden zwei ATP-Moleküle regeneriert. Das Pyruvat tritt im Regelfall anschließend in den Zitratzyklus ein.

Acetyl-Koenzym A ist ein zentrales Molekül des gesamten Energiestoffwechsels, weil nicht nur der oxidative Abbau der Glukose zu diesem Zwischenprodukt führt, sondern auch der Fettsäureabbau sowie der Abbau einiger Aminosäuren.

Die komplizierte enzymatische Umwandlung von Pyruvat zu Acetyl-Koenzym A ist im Stoffwechsel der menschlichen Zellen eine irreversible, d. h. nicht umkehrbare Reaktion: Aus Acetyl-Koenzym A kann kein Pyruvat mehr gebildet werden. Aus diesem Grund können Fettsäuren, die Hauptkomponenten der Neutralfette (➤ Kap. 2.8.2), im menschlichen Organismus nicht in Glukose umgewandelt werden, wohl aber umgekehrt Zucker zu Fetten (➤ Kap. 2.11).

Phase III: Der Zitratzyklus

Der **Zitratzyklus** (Krebszyklus) ist ebenfalls eine Serie von Reaktionen, die im Matrixraum der Mitochondrien stattfinden (➤ Abb. 3.11). Im Zitratzyklus werden sowohl reduzierte Koenzyme, die in Phase IV verwertet werden, als auch energiereiche Phosphate gebildet (➤ Abb. 2.36).

Beim Eintritt in den Zitratzyklus verbindet sich die aus zwei C-Atomen bestehende **Acetylgruppe** des Acetyl-Koenzym A mit einer aus vier C-Atomen bestehenden Einheit, dem Oxalacetat; hierdurch entsteht das aus sechs C-Atomen bestehende Zitrat. In den sich nun anschließenden Reaktionen geschieht Folgendes:

- Das als Trägermolekül zur Einschleusung der C_2-Einheit fungierende Koenzym A wird abgespalten.
- In weiteren Reaktionen werden zwei Moleküle Kohlendioxid abgespalten. Dieses Kohlendioxid gelangt ins Blut und wird über die Lunge abgeatmet.
- Es entstehen wiederum zahlreiche reduzierte Koenzyme, neben NADH auch $FADH_2$ (Flavin-Adenin-Dinukleotid). Diese werden jedoch

erst im IV. Abschnitt, der Atmungskette, energiegewinnend verwertet.

- Ferner entsteht pro eingeschleustem Acetyl-Koenzym A ein Molekül **GTP** (Guanosintriphosphat). GTP ist ein energiereiches Phosphat, dessen Energiegehalt dem ATP entspricht.

Nach Abschluss der Reaktionen des Zitratzyklus liegt wieder das aus vier C-Atomen bestehende Oxalacetat vor. Eine weitere Acetylgruppe kann jetzt über das Acetyl-Koenzym A eingeschleust werden und der Zyklus von Neuem ablaufen.

Phase IV: Die Atmungskette (Elektronentransportkette)

In den Schritten I bis III werden durch Reduktionsreaktionen Elektronen an die Koenzyme gebunden. Die Aufgabe der **Atmungskette,** die ebenfalls in den Mitochondrien abläuft, ist es nun, diese Elektronen dem Sauerstoff zuzuführen. Dabei entstehen Wasser und eine große Menge an Energie, die zur Regeneration von ATP verwendet wird.

Wie wir gesehen haben, besteht die „Regeneration" des ATP darin, dass ADP mit einem Phosphat verbunden, d. h. **phosphoryliert** wird. Atmungskette und Phosphorylierung von ATP sind also unmittelbar miteinander verknüpft, weswegen man auch von **oxidativer Phosphorylierung** spricht.

Im Verlauf der Atmungskette werden die Elektronen von NADH und $FADH_2$ nicht mit einem Mal auf den Sauerstoff übertragen, sondern von den beteiligten Enzymen und Koenzymen schrittweise „weitergereicht". Entsprechend entstehen nach und nach die insgesamt 32 ATP-Moleküle.

Die Enzyme und Koenzyme der Atmungskette befinden sich im sog. Intermembranraum der Mitochondrien (➤ Abb. 3.11).

Alle vier Stufen der Energieerzeugung aus Glukose, nämlich die Glykolyse, die Überführung von Pyruvat in Acetyl-Koenzym A, der Zitratzyklus sowie die Atmungskette, sind in ➤ Abb. 2.37 noch einmal zusammenfassend dargestellt.

Fasst man sämtliche Reaktionsschritte zusammen, so kann man folgende Reaktionsgleichung aufstellen:

MERKE

$$\text{Glukose} + 32\ \text{ADP} + 32\ \text{P} + 6\ O_2 \rightarrow 6\ CO_2 + 6\ H_2O + 32\ \text{ADP}$$

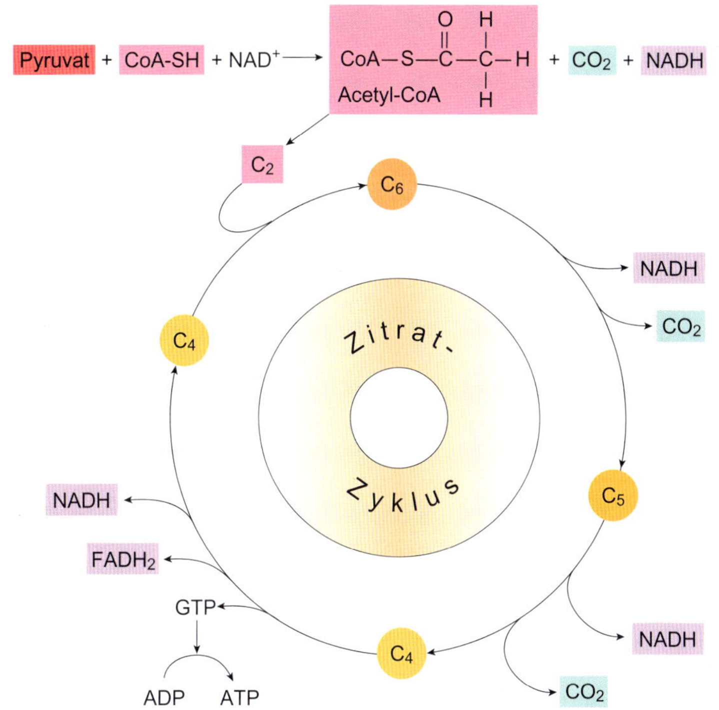

Abb. 2.36 Entstehung des Acetyl-Koenzyms A und Einschleusung der Acetylgruppe in den Zitratzyklus. Die dort entstehenden reduzierten Koenzyme NADH und $FADH_2$ speichern Energie, die erst im letzten Abschnitt der Energiegewinnung, der Atmungskette, zur Regeneration von ATP verwendet wird.

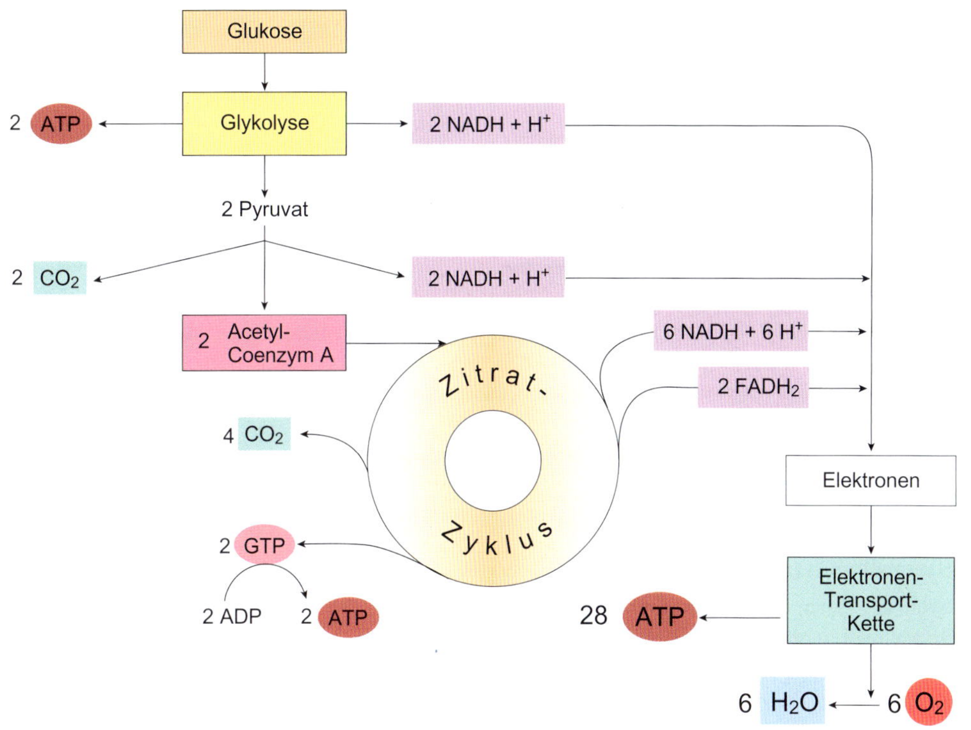

Abb. 2.37 Zusammenfassende Darstellung der vier Phasen der Energiegewinnung aus Glukose.

2.10.3 Glukoseanabolismus

Wenn die Glukose nicht zur Energiegewinnung benötigt wird, kann der Organismus die überschüssige Glukose in Form von **Glykogen** speichern (➤ Kap. 2.8.1).

Beim Erwachsenen sind das insgesamt etwa 300 bis 500 g Glykogen. Hieraus ist ein Energiegewinn von ca. 1 200 bis 2 000 kcal möglich. Dies entspricht in etwa der Energiemenge, die aus dem Verzehr von 2–3 Tafeln Schokolade erzielt werden kann. Im Vergleich zu den großen Fettspeichern, über die der Organismus verfügt, ist dieser Glukosevorrat denkbar klein.

Die Überführung der Glukose in die Speicherform, dem Glykogen, wird durch das bereits erwähnte Insulin (➤ Kap. 19.3.2) gefördert.

Glukoneogenese

Bei der **Glukoneogenese** beginnt der Körper, vermehrt Fette und Proteine abzubauen, um daraus in verschiedenen Umbauschritten Glukose zu gewinnen (➤ Abb. 2.38).

- Beim enzymatischen Abbau der Triglyzeride (Neutralfette) entstehen Glyzerin und Fettsäuren. Da der weitere Metabolismus der Fettsäuren zum Acetyl-Koenzym A führt und dieses nicht in Pyruvat umgewandelt werden kann, wird lediglich das aus den Neutralfetten freige-

setzte Glyzerin als Ausgangsstoff für die Neubildung von Glukose verwendet.
- Auch die beim Proteinabbau frei werdenden Aminosäuren können nur teilweise in die Glukoneogenese eintreten.
- Wie in ➤ Kap. 2.10.2 erläutert, entsteht bei schwerer körperlicher Beanspruchung und Sauerstoffmangel in den Muskelzellen Laktat. Auch diese Substanz kann, wenn sie über den Kreislauf zur Leber gelangt, zu Glukose umgewandelt werden. Diese neu gebildete Glukose wird ins Blut abgegeben und steht damit der Skelettmuskulatur wieder zur Verfügung. Durch diesen auch als **Cori-Zyklus** bezeichneten Kreislauf wird ein Teil der Stoffwechsellast von der Muskulatur auf die Leber verlagert.

Die Glukoneogenese findet zu etwa 90 % in der Leber und zu etwa 10 % in der Nierenrinde statt.

Man kann die Glukoneogenese, bei der aus verschiedenen Vorstufen Glukose neu synthetisiert wird, als Umkehrvorgang der **Glykolyse** (➤ Kap. 2.10.2) bezeichnen. Allerdings müssen bei der Glukoneogenese drei Reaktionsschritte der Glykolyse umgangen werden, weil diese nur in der Richtung der Glykolyse ablaufen. Die diese Schritte umgehenden Ersatzreaktionen kosten Energie, funktionieren also nur unter Verbrauch von ATP.

2.11 Fettstoffwechsel

Fette, und zwar die **Triglyzeride** oder Neutralfette (➤ Kap. 2.8.2), sind nach den Kohlenhydraten der zweitwichtigste Rohstoff zur Energieerzeugung.

MERKE

Warum Fett gespeichert wird

Der biologische Sinn der Speicherung von Fett besteht darin, eine große Energiereserve für „schlechte Zeiten" zur Verfügung zu haben. Andererseits hat das Fettgewebe, insbesondere das subkutane Fettgewebe, auch Isolations- und Schutzfunktion (➤ Kap. 10.1.2). Das Schicksal der Fette im Organismus hängt – ähnlich wie das der Kohlenhydrate – vom Energiebedarf des Körpers ab.

Fettkatabolismus (Lipolyse)

Obwohl aus einem Gramm Fett mehr als die doppelte Menge Energie als aus einem Gramm Kohlenhydrate gewonnen werden kann (➤ Kap. 2.8.2), bevorzugt die Zelle trotzdem den Kohlenhydrat- bzw. Glukosemetabolismus, weil Triglyzeride schwieriger abzubauen sind. Bevor Triglyzeride im Stoffwechsel verarbeitet werden können, müssen sie erst in Glyzerin und Fettsäuren gespalten werden. Der weitere Abbau von Glyzerin und Fettsäuren geht getrennte Wege (➤ Abb. 2.39):

Glyzerin wird in Glyzerinaldehyd-3-Phosphat umgewandelt, ein Zwischenprodukt, das ebenfalls beim Glukoseabbau während der Glykolyse entsteht. Der weitere Abbau entspricht daher der Glukoseverbrennung. Diese enge Beziehung zum Zuckerstoffwechsel ist auch der Grund dafür, dass

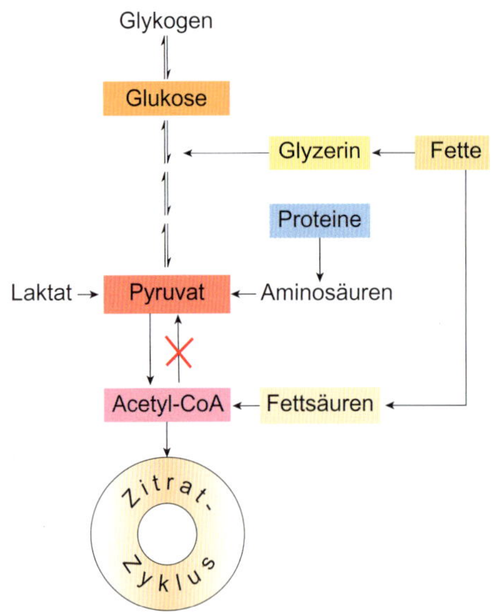

Abb. 2.38 Glukoneogenese. Verschiedene Ausgangsstoffe (Laktat, Glyzerin, Aminosäuren) können an verschiedenen Stellen in die Glukoneogenese eintreten. Aus Fettsäuren kann im menschlichen Organismus keine Glukose gebildet werden, weil Acetyl-CoA nicht in Pyruvat überführt werden kann.

das Glyzerin zur Glukoneogenese herangezogen werden kann (➤ Kap. 2.10.3).

Langkettige **Fettsäuren** können von den meisten Körperzellen nicht direkt abgebaut werden. Sie werden zunächst in der Leber einer Kette von Oxidations-Reduktionsreaktionen unterworfen. Diese Reaktionen werden auch als **β-Oxidationen** bezeichnet; aus ihnen gehen zahlreiche Moleküle **Acetyl-Koenzym A** hervor. Dieses Acetyl-Koenzym A tritt dann in den Zitratzyklus (➤ Kap. 2.10.2) ein; die dabei reduzierten Koenzyme werden schließlich in der Atmungskette unter großem Energiegewinn verwertet. So können z. B. aus der Palmitinsäure (➤ Kap. 2.8.2), einer Fettsäure mit 18 Kohlenstoffatomen, insgesamt 131 Moleküle ATP regeneriert werden. Hierdurch wird klar, dass der Zitratzyklus ein übergreifendes Stoffwechselelement darstellt, das keinesfalls nur auf die Verwertung von Glukosemetaboliten beschränkt ist.

Nicht alle beim Fettabbau entstehenden Acetyl-Koenzym-A-Moleküle werden in den Zitratzyklus eingeschleust, ein Teil wird auch zum Aufbau der sog. **Ketonkörper** verwendet. Diese Ketonkörper verlassen die Leberzellen, gelangen über den Blutkreislauf zu den übrigen Körperzellen und können dort wie die Glukose zur Energiegewinnung herangezogen werden.

Die meisten Körperzellen bevorzugen zur Energiegewinnung zwar die Glukose, es gibt aber auch Ausnahmen: In den Zellen des Herzmuskels und der Nierenrinde ist es genau umgekehrt, d. h., diese Zellen ziehen die Ketonkörper der Glukose vor. Von den Nervenzellen weiß man, dass sie den eigentlich bevorzugten Brennstoff, die Glukose, bei Mangelzuständen zum Großteil durch Ketonkörper ersetzen können, da sie keine Glukose speichern können.

Ketoazidose

Leiden die Zellen an Glukosemangel, so können die Fettdepots „überstürzt" eingeschmolzen werden. Diese Gefahr besteht z. B. beim Diabetes mellitus (➤ Kap. 19.3.4) oder auch beim Gesunden, der sich einer absoluten Nulldiät unterzieht.

Der große Anfall von Acetyl-Koenzym A in den Leberzellen kann dann vom Zitratzyklus nicht in ausreichender Menge verarbeitet werden, und es entsteht ein Überschuss an Ketonkörpern, die ins Blut abgegeben werden. Da die Ketonkörper jedoch überwiegend (organische) Säuren sind, führt dies zu einem empfindlichen Abfall des Blut-pH-Wertes, zur **Azidose** (Ketoazidose).

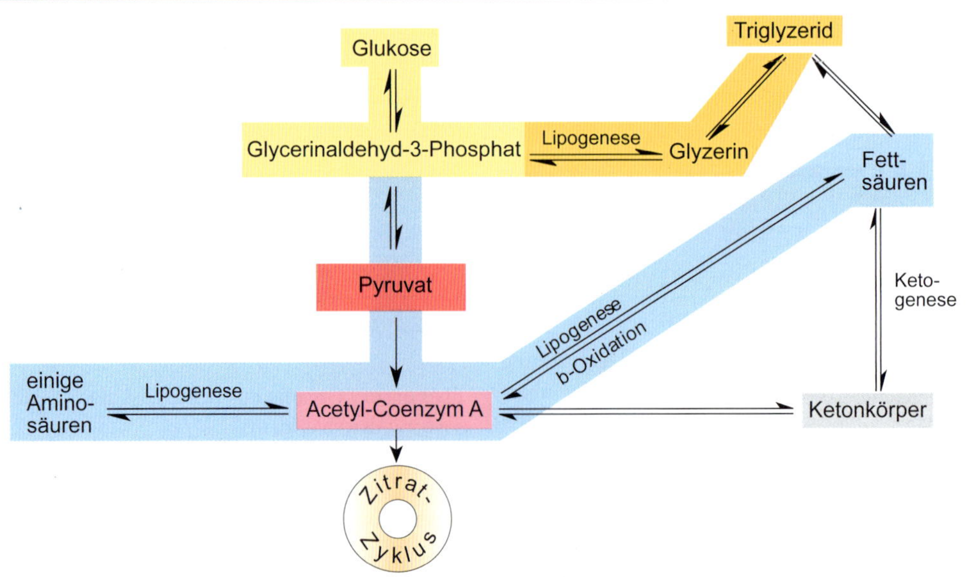

Abb. 2.39 Lipogenese und Lipolyse. Aufbau von Triglyzeriden (Neutralfette) im Rahmen der Lipogenese und Reaktion der beim Fettabbau (Lipolyse) entstehenden Glyzerin- und Fettsäuremoleküle. [A400–190]

Fettanabolismus (Lipogenese)

Immer, wenn dem Organismus zu viel energiereiche Nährstoffe zugeführt werden, kann die darin enthaltene überschüssige Energie in Form von Fett gespeichert werden. Dies gilt auch dann, wenn reine Kohlenhydrate zugeführt werden. ➤ Abb. 2.39 verdeutlicht, wie aus Glukose im Organismus Fett werden kann: Aus dem Zwischenprodukt der Glykolyse, dem Glyzerinaldehyd-3-Phosphat, wird die Glyzerinkomponente der Neutralfette hergestellt. Die andere Komponente der Neutralfette, die Fettsäuren, können aus dem Acetyl-Koenzym A synthetisiert werden.

2.12 Proteinstoffwechsel

Während der Verdauung werden Proteine in ihre Bausteine, die Aminosäuren, zerlegt, die über die Pfortader zunächst zur Leber gelangen. Obwohl manche der Aminosäuren auch zu Acetyl-Koenzym A abgebaut werden und damit über den Zitratzyklus zur Energieerzeugung beitragen (➤ Abb. 2.38), stellt dieser Stoffwechselweg eher die Ausnahme dar.

Proteinanabolismus

Aminosäuren werden hauptsächlich zur Synthese körpereigener Proteine im Rahmen von Wachstums- und Reparaturvorgängen des Organismus verwendet. Da es in den einzelnen Körperzellen sehr viele verschiedene Proteine gibt, läuft ihre Herstellung nicht wie bei der Lipogenese quasi automatisch, sondern in jeder Zelle bedarfsgerecht anhand individueller „Proteinbaupläne“ ab, die im Zellkern auf der DNA verschlüsselt vorliegen (Proteinsynthese, ➤ Kap. 3.6).

Proteinkatabolismus

Im Organismus werden ständig Proteine nicht nur auf-, sondern auch abgebaut. Die bei der Eiweißzerlegung freigesetzten Aminosäuren werden für neue Proteine verwendet. Einige Aminosäuren werden hierzu auch in andere Aminosäuren umgewandelt, je nachdem, welche Aminosäuren gerade knapp sind. Nur die essenziellen Aminosäuren (➤ Kap. 2.8.3) können nicht durch Umbaureaktionen, sondern nur über die Nahrung verfügbar gemacht werden.

Proteine als Energieträger

Bei länger dauernden Hungerzuständen sowie bei einer übermäßigen Proteinzufuhr, die in Mitteleuropa eher der Normal- als der Ausnahmefall ist, können Proteine auch zur Energieerzeugung herangezogen werden. Aus den durch den Proteinabbau frei werdenden Aminosäuren muss dazu jedoch der Stickstoff entfernt werden; dies geschieht in der Leber durch eine enzymatische Reaktion, die **Desaminierung.** Das dabei entstehende **Ammoniak** (NH_3, ➤ Kap. 18.10.3) ist für Zellen, besonders Nervenzellen, stark giftig. Deshalb werden Ammoniak und andere stickstoffhaltige Stoffwechselprodukte in der Leber gleich in den ungiftigen **Harnstoff** (Urea) überführt, der über die Niere in den Urin ausgeschieden wird.

Die nach Entfernung des Stickstoffs verbliebenen Metaboliten können an unterschiedlichen Stellen in die Glykolyse bzw. den Zitratzyklus eintreten. Beschrieben wurde bereits, dass aus manchen Aminosäuren über die Glukoneogenese (➤ Kap. 2.10.3) Glukose bzw. über die Lipogenese (➤ Kap. 2.11) Fett hergestellt werden kann.

2

Literatur

Berg, J.M., Tymoczko, J.L., Gatto, G.J., Stryer, L.: Biochemie. 8. Aufl. Springer Spektrum, Heidelberg 2018.

Horn, F.: Biochemie des Menschen, Das Lehrbuch für das Medizinstudium. 8. Aufl. Thieme, Stuttgart 2020.

Huch, R., Jürgens, K. D.: Mensch Körper Krankheit. 8. Aufl. Elsevier Urban & Fischer, München 2019.

Koolman, J., Röhm, KH.: Taschenatlas, Biochemie des Menschen. 5. Aufl. Thieme, Stuttgart 2019.

Königshoff, M., Brandenburger, T.: Kurzlehrbuch Biochemie. 4. Aufl. Thieme, Stuttgart 2018.

Schartl, M.: Biochemie und Molekularbiologie für Mediziner. Elsevier, Urban & Fischer, München 2009.

Lieberman, M., Peet A.: Mark´s Basic Medical Biochemistry. A Clinical Approach. 5. Ed. Lippincott Williams & Wilkins, Philadelphia 2017.

Zewail, A.H.: Physical Biology: From Atoms to medicine. Imperial College Press, London 2008.

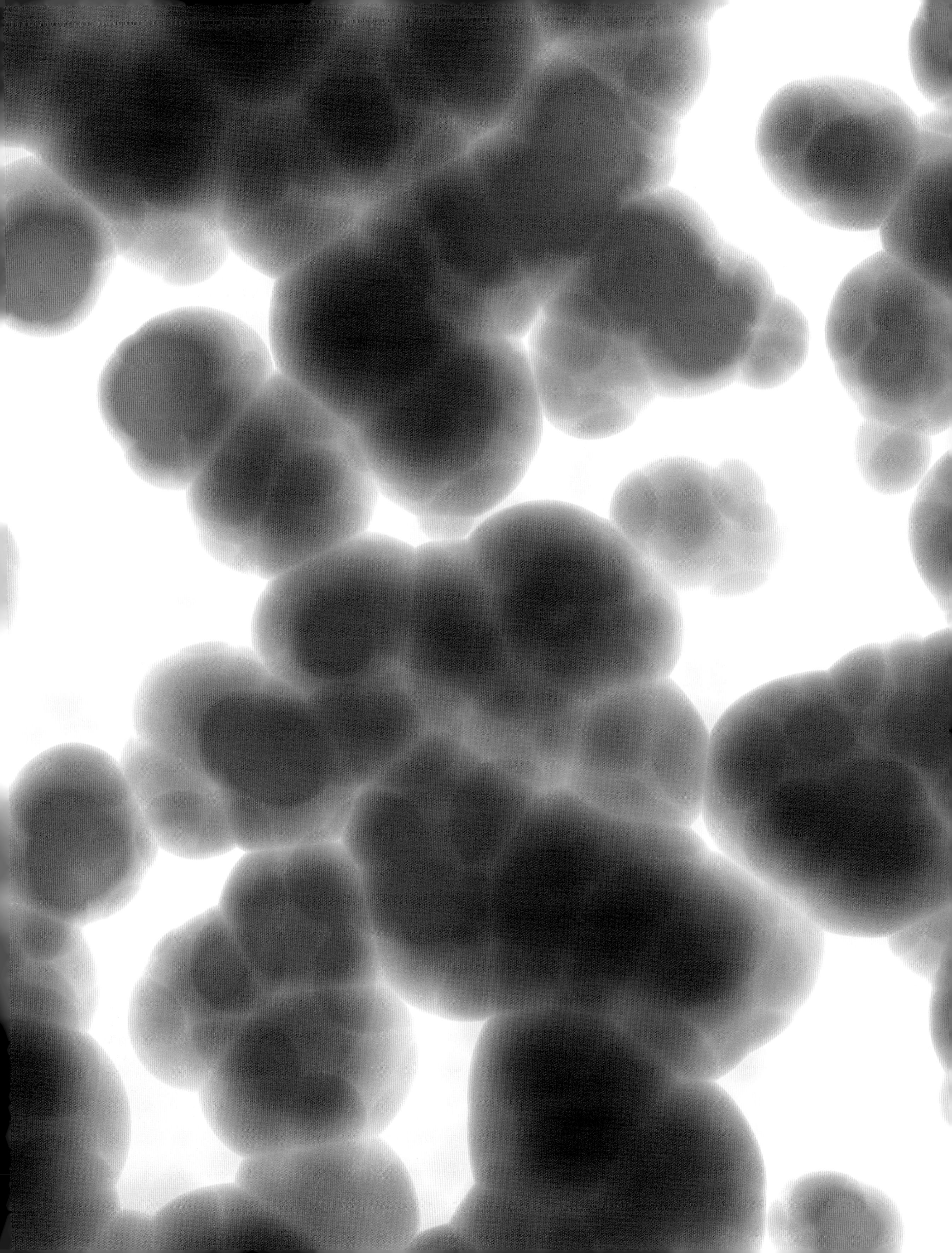

KAPITEL

3 Von der Zelle zum Organismus

LERNINHALTE

3.1 Zelle als elementare Funktionseinheit

- Die Zelle ist die kleinste lebensfähige Einheit des Organismus.
- Gewebe sind Zellverbände mit gleichartiger Funktion.
- Alle Zellen bestehen aus einem Zellleib mit Zytosol und den darin enthaltenen Zellorganellen sowie dem Zellkern.

3.2 Zellmembran

- Jede Zelle wird von einer Zellmembran umschlossen. Sie besteht aus Phospholipiden, Proteinen und Cholesterin. Die Zellmembran dient vor allem dem kontrollierten Durchtritt von Stoffen in die Zelle und aus der Zelle heraus (selektive Permeabilität).

3.3 Zellorganellen

- Der Zellkern enthält die genetische Information in Form der Chromosomen.
- Die Ribosomen sind die Organellen für die Proteinsynthese.
- Das endoplasmatische Retikulum ist ein verzweigtes Kanalsystem in der Zelle u. a. für Transportvorgänge. Es steht in enger Beziehung zum Golgi-Apparat, in dem Proteine (Hormone, Enzyme) verändert werden können.
- Die Aufgabe der Mitochondrien ist die Bereitstellung von Energie („Kraftwerke der Zelle").
- Das Zytoskelett gibt der Zelle Form und Halt, während die Zentriolen eine wichtige Rolle bei der Zellteilung spielen.

3.4 Die „Wasserbasis" des Organismus

- Der Mensch besteht zu etwa 65 % aus Wasser. Der größte Anteil findet sich in den Zellen (intrazellulär). Die extrazelluläre Flüssigkeit wird gebildet vom Plasma, der Zwischenzellflüssigkeit, der Lymphe und dem Liquor des Gehirns.

3.5 Stofftransport

- Die Zelle nimmt Stoffe aus dem Interzellularraum durch aktive und passive Prozesse auf.
- Passive Transportprozesse sind Diffusion, Osmose und Filtration.
- Beim aktiven Transport wird Stoffwechselenergie eingesetzt, um Stoffe entgegen einem Konzentrationsgradienten zu transportieren. Bei der Endozytose und Phagozytose werden so größere Stoff- oder Flüssigkeitsmengen bzw. Partikel ins Zellinnere aufgenommen.

3.6 Proteinsynthese

- Proteine (Eiweiße) werden nach den Anweisungen der aus den Chromosomen „herauskopierten" Erbsubstanz DNA aufgebaut. Die Reihenfolge der Basen einer DNA entspricht der späteren Reihenfolge der Aminosäurebausteine im Eiweiß.
- Ein Gen der DNA entspricht jeweils einem Eiweißmolekül. Bei der Transkription wird von Teilen der DNA eine RNA-Kopie (mRNA) hergestellt.
- Diese wird im Zuge der Translation an den Ribosomen mit Hilfe von tRNA-Molekülen in ein Eiweißmolekül übersetzt.

3.7 Teilung von Zellen

- Bei der Mitose teilt sich eine Mutterzelle stufenweise in zwei identische Tochterzellen. In der Interphase wird die DNA verdoppelt. In der Prophase, Metaphase, Anaphase und Telophase kondensiert die DNA zu den Chromosomen, die schließlich auf zwei Zellen verteilt werden. Zuletzt wird der gesamte Zellleib durchschnürt.
- Eine andere Form der Teilung ist die Meiose: Hierbei werden die Chromosomen nicht nur auf zwei Zellen verteilt, sondern auch noch der ganze Chromosomensatz halbiert. Im Verlauf der Meiose werden die Geschlechtszellen gebildet – und

nach der Verschmelzung einer männlichen mit einer weiblichen Geschlechtszelle ist der Chromosomensatz wieder komplett.

3.8 Genetik (Vererbungslehre)

- Die Bauanleitung aller Proteine (Eiweißmoleküle) liegt auf der DNA bzw. den Chromosomen in Form der Gene. Der gesamte Genbestand des Organismus wird als Genotyp bezeichnet, das äußere Erscheinungsbild ist der Phänotyp.
- Aufgrund des doppelten Chromosomensatzes (je ein Chromosom von Vater und Mutter) liegen alle Gene in doppelter Ausführung vor – man spricht von Allelen. Sind die zwei Allele eines Gens identisch, ist der Betreffende bezüglich dieses Merkmals homozygot (reinerbig) – sonst heterozygot (mischerbig).
- Beim dominanten Erbgang tritt dasjenige Merkmal phänotypisch zutage, das vom dominanten Allel angegeben wird.
- Beim rezessiven Erbgang kann sich das Allel nur durchsetzen, wenn es reinerbig vorliegt.
- Die Uniformitätsregel besagt, dass bei der Kreuzung zweier Individuen, die sich nur in einem Merkmal unterscheiden, alle Tochterorganismen gleichartig sind.
- Kreuzt man diese Tochterorganismen untereinander, kommt es nach der Aufspaltungsregel zu einer charakteristischen Verteilung der Merkmale.
- Werden mehrere Merkmale betrachtet, deren Gene auf verschiedenen Chromosomen liegen, wird die Unabhängigkeitsregel angewandt, nach der sich diese Merkmale unabhängig voneinander vererben.
- Es gibt zahlreiche Erkrankungen, die durch Defekte auf dem X-Chromosom entstehen. Da Männer nur ein X-Chromosom, also immer nur ein Allel aller Gene auf dem X-Chromosom haben, manifestiert sich eine Krankheit bei ihnen fast immer; hierzu gehört u. a. die Bluterkrankheit.
- Erbkrankheiten liegen z. B. bei überzähligen Chromosomen (etwa Trisomie 21) oder bei fehlenden Chromosomen (z. B. Turner-Syndrom, das sind Frauen, die nur ein X-Chromosom haben) vor.
- Einzelne Chromosomen können defekt sein, z. B. wenn Teile von ihnen fehlen (strukturelle Chromosomenaberration).
- Für genetische Beratungen wird ein Karyogramm angefertigt, das die genannten Störungen identifiziert.
- Einzelgen-Mutationen betreffen die DNA – hierbei sind einzelne Basen verloren gegangen, hinzugekommen oder vertauscht worden.
- Evolution ist ein permanenter Prozess, bei dem durch Mutation und anschließende Selektion Organismen entstehen, die besser an ihre Umwelt angepasst sind und/oder sich besser gegen andere Organismen durchsetzen können.

3.1 Zelle als elementare Funktionseinheit

DEFINITION

Zelle

Kleinste lebensfähige Einheit sämtlicher Lebewesen. Ihre Bestandteile sind:
- **Zellkern** mit dem Erbgut
- **Zytoplasma,** das die wässrige Grundsubstanz bildet
- **Organellen,** die im Zytoplasma liegen und verschiedene Teilaufgaben der Zelle übernehmen
- **Zellmembran,** welche die Zelle nach außen abgrenzt.

Zellen sind die kleinsten lebensfähigen Bau- und Funktionseinheiten des Organismus. Sie können Stoffe aufnehmen, umbauen und auch wieder freisetzen, also am Stoffwechsel teilnehmen. Außerdem können viele Zellen wachsen, sich teilen und auf Reize aus ihrer Umgebung reagieren.

Der Mensch als Vielzeller

Große Organismen, wie auch der Mensch, bestehen aus ungeheuer vielen Zellen und heißen daher Vielzeller. Der Körper eines erwachsenen Menschen ist aus etwa 10^{13} (10 000 Milliarden) Zellen zusammengesetzt. Pro Sekunde werden mehrere Millionen Zellen neu gebildet und ebenso viele gehen zugrunde.

Gewebe

Für die verschiedenartigen Aufgaben, die in einem großen Organismus zu erledigen sind, haben sich die Zellen im Dienste des Gesamtorganismus spezialisiert; man nennt dies **funktionelle Differenzierung** (➤ Abb. 3.1). Zellen, die mit derselben Arbeit betraut sind, bilden üblicherweise **Zellverbände,** die Gewebe. So bestehen beispielsweise Drüsen aus einer Vielzahl von Zellen, welche auf die Bildung von bestimmten Sekreten wie Muttermilch oder Schleim spezialisiert sind. Muskelzellen dagegen können sich verkürzen, wodurch der Gesamtorganismus in die Lage versetzt wird, sich fortzubewegen. Mehr über die verschiedenen Gewebe in ➤ Kap. 4.

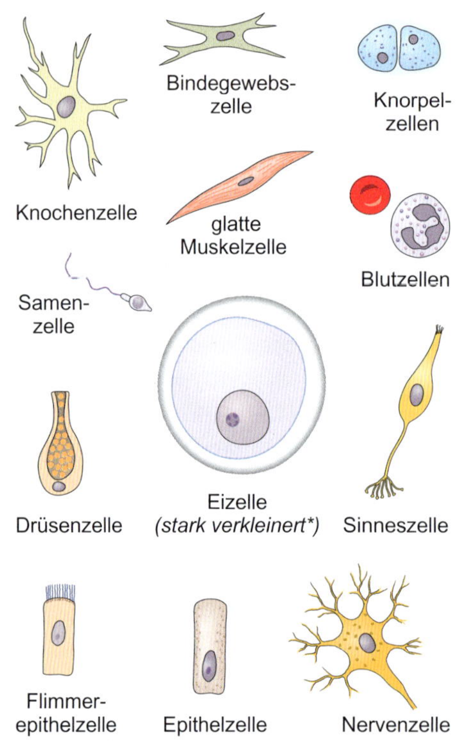

Abb. 3.1 Beispiele für die Differenzierung menschlicher Zellen.
*Wären die Größenrelationen zwischen den Zelltypen korrekt wiedergegeben, müsste die Eizelle im Vergleich zur Samenzelle etwa so groß sein wie die gesamte Abbildung.

Unterschiedliche Gestalt

Aus der funktionellen Differenzierung folgt die unterschiedliche Form, Gestalt und Größe der Zellen des Körpers. Während eine Nervenzelle wie ein Baum vielfach verzweigt ist, sind andere Zellen ellipsen- oder kugelförmig. Die reife Eizelle, mit einem Durchmesser von etwa 0,15 mm (150 µm) die größte menschliche Zelle, sieht man sogar mit bloßem Auge. Alle übrigen Zellen sind nur zwischen 7 und 30 µm groß und daher lediglich mit dem Mikroskop zu erkennen. Obwohl sie unterschiedlich groß und verschieden gestaltet sind, gehen alle Zellen eines Menschen aus einer einzigen befruchteten Eizelle hervor und besitzen alle den gleichen genetischen Bauplan aus der Erbsubstanz DNA.

Gemeinsamkeiten aller Zellen

Trotz der erwähnten Formenvielfalt gibt es grundlegende **Gemeinsamkeiten** bei allen Zellen. Mit einfachen Lichtmikroskopen konnte man schon sehr früh feststellen, dass sich die Zelle aus mehreren Komponenten zusammensetzt:
- **Zellmembran**
- **Zellleib** mit der darin enthaltenen Grundsubstanz, dem **Zellplasma**
- **Zellkern** (Nukleus).

Mit verbesserter Mikroskopiertechnik ließen sich im Zytoplasma noch weitere, im Vergleich zum Zellkern wesentlich kleinere Strukturen erkennen, die sog. **Zellorganellen.** Der Feinbau dieser Organellen konnte jedoch erst mit Hilfe des Elektronenmikroskops näher betrachtet werden. Die meisten Lebensvorgänge innerhalb der Zelle, die in Form von chemischen Reaktionen ablaufen, können aber selbst mit dem Elektronenmikroskop nicht direkt sichtbar gemacht werden.

3.2 Zellmembran

MERKE

Aufgaben der Zellmembran

- Energieumwandlung
- Zellstoffwechsel
- Reizaufnahme und -weiterleitung
- Stoffaufnahme und -abgabe
- Ausbildung von Rezeptoren und spezifischen Oberflächenmerkmalen.

Jede Zelle ist von einer hauchdünnen, etwa ein hunderttausendstel Millimeter (10 nm = 0,01 µm) dicken Membran umschlossen, die als **Zellmembran,** Zytoplasmamembran oder Plasmalemm bezeichnet wird (➤ Abb. 3.2).

Die Zellmembran gibt der Zelle eine flexible Hülle, schützt ihren Inhalt und grenzt diesen von der Umgebung ab.

Unter dem Elektronenmikroskop erkennt man, dass die Zellmembran aus drei Schichten aufgebaut ist:

- Einer hellen und breiten, mittleren Schicht
- Zwei schmalen dunkleren Schichten, welche die Innen- und die Außenseite der Membran bilden.

Chemisch gesehen besteht die Zellmembran aus einem weitgehend flüssigen Doppelfilm fettähnlicher Substanzen, deren Bausteine Phospholipid-Moleküle sind (➤ Kap. 2.8.2). Ein einzelnes Phospholipidmolekül besitzt jeweils zwei lange **hydrophobe** (wasserabstoßende) Schwänze sowie einen **hydrophilen** (wasseranziehenden) Kopf. Jeweils zwei Phospholipidmoleküle stehen sich gegenüber und bilden so die **Phospholipid-Doppelschicht** (➤ Abb. 3.2). Die wasseranziehenden Kopfteile begrenzen als dunkle Schichten die Membran nach außen und nach innen, während die sich gegenüberstehenden Schwänze die dickere und hellere Mittelschicht der Membran bilden.

Neben der Phospholipid-Doppelschicht, die gewissermaßen das Gerüst der Membran darstellt, bilden eingelagerte **Proteine** die zweite wichtige Komponente der Zellmembran. Manche dieser Proteine sind nur in die Phospholipidschicht eingelagert, andere durchdringen sie vollständig. Diese die Membran vollständig durchdringenden Proteine enthalten Kanäle, welche die Innen- und Außenseite der Membran miteinander verbinden. In der Regel liegen diese **Tunnelproteine** zweier benachbarter Zellen einander an und bilden so eine Verbindung zwischen den Zytoplasmaräumen der beiden benachbarten Zellen. Ein feiner bleibender Spalt verbindet sie auch mit dem Flüssigkeitsraum, dem sog. **Interstitium,** der die Zellen unmittelbar umgibt.

In geringerem Umfang enthält die Membran eine weitere Fettform, das Cholesterin (➤ Kap. 2.8.2). Daneben ragen aus der Membranaußenseite noch antennenförmige Strukturen hervor, die aus Glykoproteinen und Glykolipiden, also Kombinationen aus Kohlenhydraten und Proteinen bzw. Fetten, bestehen. Sie bilden eine Hülle (Glykokalix) um die Zelle und schützen sie so vor mechanischen und chemischen Schädigungen. Diese großen Moleküle dienen aber auch als Rezeptoren und empfangen z. B. Hormonsignale.

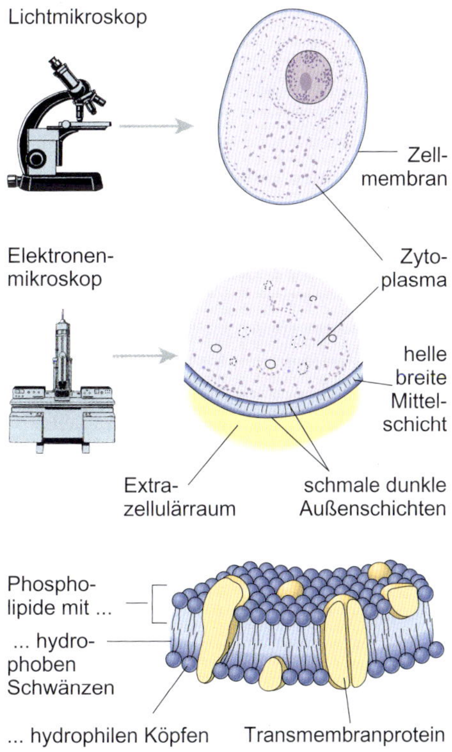

Abb. 3.2 Die Zellmembran unter verschiedenen Vergrößerungen. Während das Lichtmikroskop eine maximale Auflösung von etwa 0,1 µm zulässt, kann man mit dem Elektronenmikroskop noch Strukturen bis zu einer Größe von 0,1 nm erkennen. Die mit dem Lichtmikroskop nur als dünne Linie zu sehende Zellmembran erscheint unter dem Elektronenmikroskop dreischichtig. Diese Dreischichtigkeit entspricht in ihrem chemischen Aufbau der Phospholipid-Doppelschicht.

Da auch innerhalb der Zelle zahlreiche Membranen vorkommen, die ganz ähnlich aufgebaut sind wie die Membran um die Zelle, bezeichnet man diesen Membrantyp auch als unit membrane (Einheitsmembran).

3.2.1 Rezeptorfunktion und Erscheinung der Zellmembran

Rezeptortypen ➤ Kap. 10.2.1

Einige der Membranproteine und Oligosaccharide in der Zellmembran wirken als **Rezeptoren.** Rezeptoren können verschiedene Botenstoffe wie Hormone oder Neurotransmitter erkennen (➤ Kap. 9.3.4). Andere Rezeptoren registrieren, ob es sich bei der benachbarten Zelle um eine Zelle mit gleicher Funktion handelt. Dies ist im Rahmen von Wachstumsprozessen bedeutsam, da benachbarte Zellen eines Gewebes oft ihr Wachstum einstellen, sobald sie sich gegenseitig berühren. Fehlt dieses wachstumshemmende Berührungssignal, kann es u. U. zur Ausbildung von Tumoren kommen. Außerdem präsentiert jede Körperzelle eine Oberflächenstruktur, die den zirkulierenden Zellen des Immunsystems die Zugehörigkeit zum Organismus offenbart und damit als körpereigen erkennbar macht (➤ Kap. 7.1). Es handelt sich also nicht um eine gleichmäßige glatte Haut, sondern um ein komplexes Gebilde, das je nach Funktion mit Aus- und Einstülpungen, wie z. B. den Mikrovilli (➤ Abb. 3.3), versehen sein kann.

3.2.2 Selektive Permeabilität der Zellmembran

Die Zellmembran reguliert den Durchtritt von Stoffen und bestimmt damit, welche Stoffe in die Zelle eintreten bzw. sie verlassen können. Diese Eigenschaft wird als **selektive Permeabilität** oder

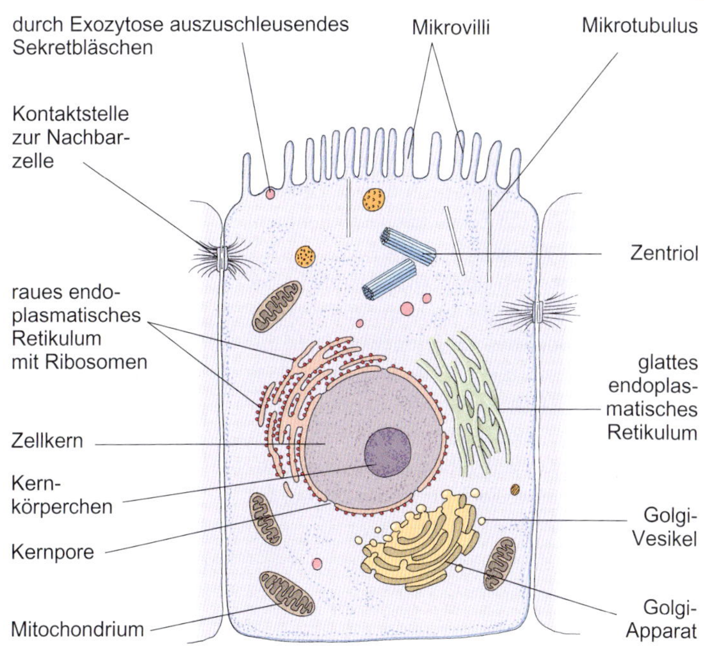

Abb. 3.3 Schnitt durch eine Zelle. Analog zum menschlichen Körper, der aus verschiedenen Organen aufgebaut ist, besteht jede einzelne Zelle wiederum aus einzelnen Funktionseinheiten, den Organellen.

3

Semipermeabilität der Zellmembran bezeichnet. Diese selektive Durchlässigkeit hängt im Wesentlichen von vier Faktoren ab:

- **Molekülgröße:** Sehr kleine Moleküle wie Wasser oder die gelösten Gase Sauerstoff (O_2) und Kohlendioxid (CO_2) können die Zellmembran ungehindert überwinden, während sie für große Moleküle, wie es die meisten Proteine sind, ein unüberwindbares Hindernis darstellt.
- **Fettlöslichkeit:** Den weitaus größten Anteil der Zellmembran macht die fettlösliche breite, mittlere Schicht aus. Je besser eine Substanz in Fett löslich ist, desto leichter kann sie die Zellmembran überwinden. Dies trifft z. B. auf die Steroidhormone zu, die als Abkömmlinge des Cholesterins stark fettlöslich sind (lipophil) und deshalb die Membran relativ leicht passieren können.
- **Elektrische Ladung der Substanz:** Elektrisch geladene Teilchen (Ionen) können die Phospholipid-Doppelschicht kaum überwinden. Für den Transport durch die Membran sind sie auf die bereits erwähnten Tunnelproteine angewiesen, wobei sie für einen schnellen Transport außerdem noch dem Tunnelprotein elektrisch entgegengesetzt geladen sein müssen.
- **Carriermoleküle:** Trägermoleküle (engl.: carrier = Träger), durch die eine Substanz fettlöslich gemacht wird, sodass sie die Phospholipidschicht überwinden kann. Über diesen Mechanismus gelangt z. B. Glukose in die Zellen. Das Carriermolekül verbindet sich an der Außenseite der Membran mit der Glukose, durchdringt in dieser Form die Phospholipidschicht und setzt an der Innenseite der Membran die Glukose wieder frei.

Die selektive Permeabilität der Zellmembran ist die Voraussetzung, um die für viele Stoffe notwendigen Konzentrationsunterschiede (Gradienten) zwischen dem Zellinneren und der äußeren Umgebung, dem Interstitium, aufrechtzuerhalten.

Das Zellplasma

Als **Zytoplasma** (Zellplasma) wird das gesamte Zellvolumen mit Ausnahme von Zellkern und Zellmembran bezeichnet. Es setzt sich aus den Zellorganellen, die gemeinsam mit dem Zellkern etwa 50 % des gesamten Zellvolumens einnehmen, und dem Zytosol zusammen.

Das **Zytosol,** auch Hyaloplasma genannt, ist das Grundplasma, in dem die meisten Stoffwechselprozesse als komplexes Zusammenspiel chemischer Reaktionen ablaufen. Es besteht zu 70–95 % aus Wasser, den Rest bilden die darin gelösten Moleküle, welche die Zelle benötigt, vor allem Proteine, Fette, Kohlenhydrate und Ionen. Aufgrund des hohen Eiweißgehalts ist das Zytosol äußerst zähflüssig.

3.3 Zellorganellen

Da zahlreiche chemische Reaktionen in der Zelle zur gleichen Zeit ablaufen, muss sichergestellt sein, dass diese nicht miteinander in Konflikt geraten. Deshalb ist die Zelle in ein System von getrennten Räumen unterteilt, die von den **Zellorganellen,** also sozusagen den „Organen" der Zelle, gebildet werden. Sowohl die Gesamtzahl als auch die Typen der Organellen unterscheiden sich von Zelle zu Zelle entsprechend ihrer Funktion und ihres Stoffwechselzustandes oft erheblich.

In der zellbiologischen Systematik wird zwischen den Zellorganellen, zu denen streng genommen nur die Mitochondrien zählen, und den restlichen sog. „intrazellulären Strukturen" unterschieden. Diese Unterscheidung soll aber hier zugunsten der üblichen Darstellungsweise nicht weiter verfolgt werden.

3.3.1 Zellkern

Der **Nukleus** (Zellkern) ist die größte Struktur innerhalb der Zelle und bereits mit einem einfachen Lichtmikroskop erkennbar (➤ Abb. 3.4). Die meisten Körperzellen besitzen nur einen einzigen Kern. In manchen Zellen, z. B. Skelettmuskelzellen, kommen aber auch mehrere Kerne vor. Ferner gibt es einen Typ von Zellen, der seinen Zellkern im Laufe seiner Reifung verloren hat: das reife rote Blutkörperchen.

Der Zellkern übt seine Hauptfunktionen zusammen mit dem Zytoplasma aus: Er ist das Steuerungszentrum des Zellstoffwechsels und beherbergt die genetische Information.

Der Kern hat in der Zeit, in der er sich nicht teilt, ein typisches Aussehen: Er ist von zwei Membranen umgeben, die ähnlich aufgebaut sind wie die Zellmembran und deren innere die **Kernmembran** darstellt. Beide Membranen zusammen bilden die Kernhülle (➤ Abb. 3.5). Diese ist von zahlreichen Poren, den **Kernporen** durchsetzt. Im Randbereich dieser Poren sind die beiden Membranen miteinander verbunden.

Alle Bestandteile des Kerninnenraumes werden zusammen als **Karyoplasma** bezeichnet. Es besteht aus:

- Erbsubstanz in Form der DNA (➤ Kap. 3.6), die in 46 Untereinheiten, den Chromosomen, gruppiert vorliegt. Die Gesamtheit aller Chromosomen im Karyoplasma bezeichnet man als **Chromatin.**
- Einem oder mehreren **Nukleoli** oder Kernkörperchen. Die Nukleoli sind der Ort, an dem im Zellkern RNA (➤ Kap. 3.6) gebildet wird.
- **Nuklear-Sol** (Karyolymphe, Kernsaft) (Kernsaft) mit den Kerneinschlüssen wie Glykogen oder Lipiden.

Der Chromosomensatz des Menschen

Die 46 Chromosomen der menschlichen Körperzellen bestehen aus 23 Chromosomenpaaren, von denen jeweils ein Set aus 23 Chromosomen von der Mutter und das andere Set vom Vater stammt.

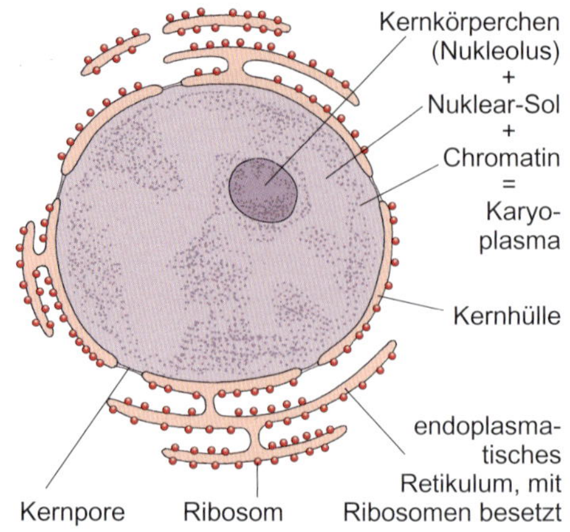

Abb. 3.4 Zellkern. Deutlich zu erkennen sind die drei Hauptbestandteile des Karyoplasmas: Nuklear-Sol, Chromatin und Nukleolus.

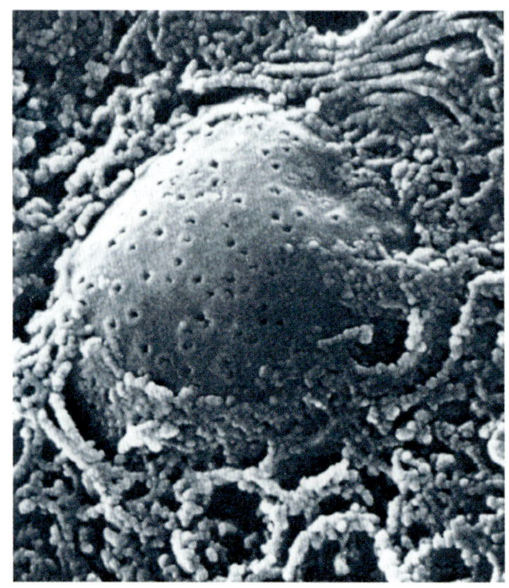

Abb. 3.5 Kernhülle mit Kernporen im Rasterelektronenmikroskop. Durch ein spezielles Ätzverfahren wurden die Kernporen in der Kernmembran hervorgehoben. [C160]

Jedes Chromosom liegt somit in doppelter Ausführung vor, weshalb man auch vom **diploiden Chromosomensatz** spricht. Durch den Einsatz bestimmter Färbetechniken kann jedes einzelne Chromosom aufgrund seiner charakteristischen Bandenmuster genau gekennzeichnet werden (➤ Abb. 3.6, linkes oberes Bild). Solch eine Kartierung von Chromosomen wird **Karyogramm** genannt („Chromosomenkarte").

Die Chromosomenpaare gleichen sich bei Männern allerdings nicht völlig: Nur 22 der 23 Chromosomenpaare bestehen jeweils aus nach Form, Größe und Bandenmuster identischen Paaren. Diese 22 Paare bezeichnet man als **Autosomen.** Das verbleibende Chromosomenpaar sind die **Gonosomen** oder Geschlechtschromosomen. Das Geschlechtschromosomenpaar ist bei Mann und Frau unterschiedlich: Männer haben ein X- und ein wesentlich kleineres Y-Chromosom, Frauen dagegen zwei X-Chromosomen.

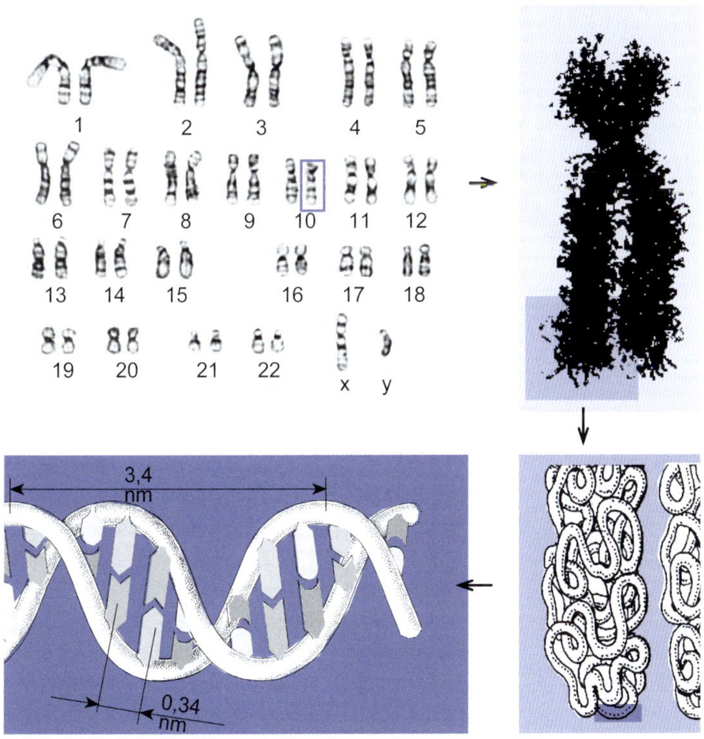

Abb. 3.6 Karyogramm: Die Anzahl von Chromosomen in einer Körperzelle, der Chromosomensatz, ist artspezifisch und beträgt bei menschlichen Zellen 46. Die Abbildung links oben zeigt den Chromosomensatz eines Mannes. Rechts oben ist ein einzelnes Chromosom bei noch viel stärkerer Vergrößerung dargestellt. Der Ausschnitt rechts unten zeigt einen „aufgewickelten" DNA-Faden, links unten die DNA-Doppelhelix mit den jeweils korrespondierenden Basenpaaren.

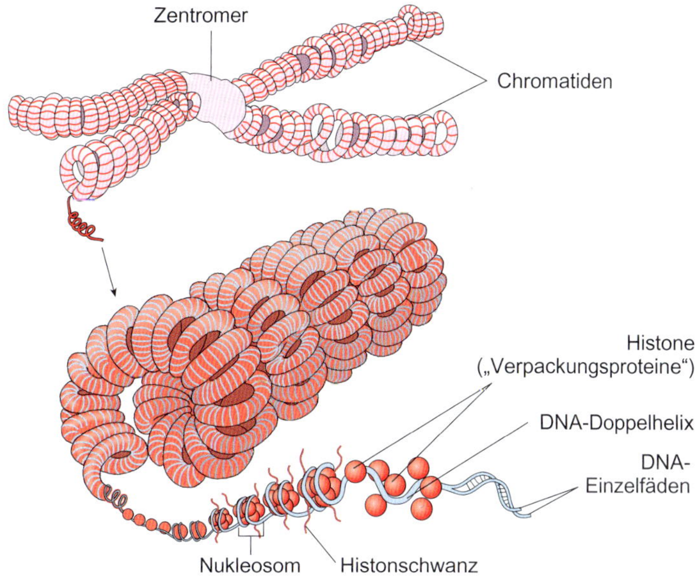

Abb. 3.7 Chromosom. Das Zentromer gliedert das Chromosom in zwei meist verschieden lange Chromosomenschenkel. In dieser Abbildung befindet sich die Zelle schon in der Kernteilung: Die Chromosomenschenkel liegen doppelt in zwei identischen Untereinheiten, den Chromatiden, vor.

3

Chromosomen

Bei der ruhenden, sich nicht teilenden Zelle liegen die 46 Chromosomen wie lose, vielfach gewundene Fäden im Zellkern. Diese Fäden sind so dünn, dass sie im Lichtmikroskop nicht sichtbar sind. Sie bestehen aus der Erbsubstanz DNA, die von einer schützenden Proteinhülle umgeben ist. Diese Proteinhüllen bilden das sog. **Chromatingerüst** (Kerngerüst), das durch Anfärben sichtbar gemacht werden kann.

Nur während der Kernteilung, die der Zellteilung vorausgeht, sind die Chromosomen im Mikroskop sichtbar, weil sich dann die 46 langen Fäden zu 46 kompakten Strukturen aufwickeln (vergleichbar mit Wollfäden, die zu Wollknäulen aufgewickelt werden). Die jetzt sichtbaren Chromosomen sind häkchenförmige Gebilde mit einer Einschnürung, dem **Zentromer** (➤ Abb. 3.7). Das Zentromer gliedert das Chromosom in zwei meist unterschiedlich lange Chromosomenschenkel.

Verdoppelung der Chromosomen

Vor jeder Kernteilung werden die beiden Chromosomenschenkel verdoppelt, wodurch zwei identische Untereinheiten entstehen, die **Chromatiden.** Die beiden Chromatiden sind zunächst noch am Zentromer miteinander verbunden. Im Laufe der Kernteilung ziehen jedoch die Mikrotubuli, spezielle Organellen für die Kernteilung, die beiden Chromatiden am Zentromer auseinander.

3.3.2 Ribosomen

Ribosomen finden sich in großer Zahl in jeder Zelle und sind auch bei Betrachtung mit dem Elektronenmikroskop wegen ihrer Winzigkeit nur als Körnchen sichtbar. Man weiß, dass sie aus zwei verschieden großen Untereinheiten zusammengesetzt sind und hauptsächlich aus Proteinen und ribosomaler RNA bestehen. Häufig findet man zahlreiche Ribosomen kettenförmig zusammengelagert, man nennt sie dann **Polysomen.** Ribosomen sind die Zellorganellen für die Proteinsynthese, die in ➤ Kap. 3.6 ausführlich erläutert wird.

3.3.3 Endoplasmatisches Retikulum

Das Zytoplasma der meisten Zellen enthält ein reich verzweigtes, von Membranen umschlossenes Hohlraumsystem, **endoplasmatisches Retikulum (ER)** genannt. Die Membranen dieses Systems sind ähnlich wie die Zellmembranen aufgebaut. Anders als diese sind sie jedoch stark gefaltet und weisen dadurch eine wesentlich größere Oberfläche für Reaktionsvorgänge auf.

Die Membranen zusammen bilden eine Art Kanalsystem durch die Zelle, dessen hauptsächliche Funktion darin besteht, den Stoff- und Flüssigkeitstransport in der Zelle zu lenken. Das endoplasmatische Retikulum stellt also Verbindungswege zwischen den Zellorganellen einschließlich des Zellkerns her (➤ Abb. 3.8).

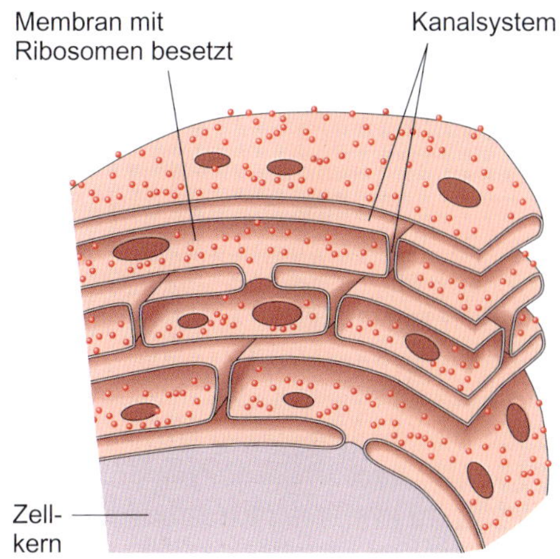

Abb. 3.8 Zellausschnitt mit rauem endoplasmatischem Retikulum. Deutlich wird die enge Verbindung zwischen Kernhülle und endoplasmatischem Retikulum.

Wenn die Membranen dieses Verbindungsnetzes mit zahlreichen Ribosomen besetzt sind, spricht man auch vom **rauen** endoplasmatischen Retikulum **(RER),** ansonsten vom **glatten** endoplasmatischen Retikulum **(GER).**

3.3.4 Golgi-Apparat

Typischerweise findet man in Kernnähe ein System aus napfförmigen Membransäckchen, die in Stapeln von fünf bis zehn dicht gepackt aufeinander liegen. Ein einzelner Stapel wird als **Diktyosom** bezeichnet, die Gesamtheit aller Diktyosomen einer Zelle nennt man **Golgi-Apparat** (➤ Abb. 3.9).

Vom Rand und der Innenseite der Diktyosomen schnüren sich mit Substanzen gefüllte Bläschen ab, die **Golgi-Vesikel.** Im Golgi-Apparat werden aus-

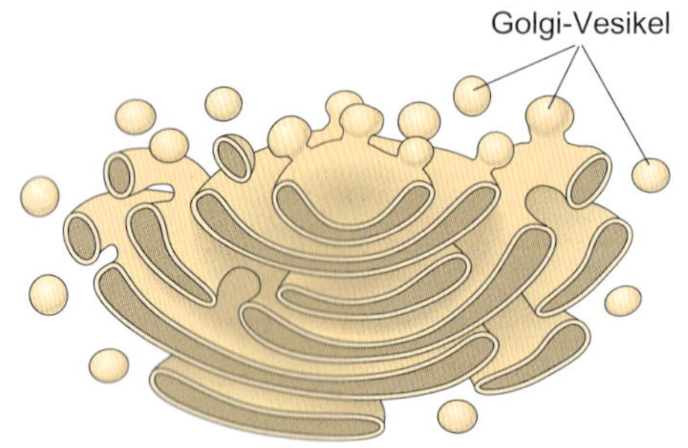

Abb. 3.9 Diktyosom des Golgi-Apparates. Die vom Rand des Diktyosoms abgeschnürten Bläschen heißen Golgi-Vesikel.

3

zuscheidende Stoffe, die vom endoplasmatischen Retikulum produziert werden, portionsweise abgeschnürt und über den Exozytosemechanismus (➤ Kap. 3.5.10) aus der Zelle ausgeschleust. Der Golgi-Apparat hat also hauptsächlich sekretorische Funktion und ist deshalb besonders ausgeprägt in den Zellen, die sich auf die Bildung von Hormonen oder Sekreten spezialisiert haben. Aber auch in den Zellen des Bindegewebes reifen hier die Kollagenfibrillen (➤ Abb. 4.24), die für die Festigkeit des Gewebes verantwortlich sind. Ferner ist der Golgi-Apparat an der Bildung der **Lysosomen** beteiligt.

3.3.5 Lysosomen und Peroxysomen

Lysosomen sind winzige, von einer Membran umschlossene Bläschen, die vom Golgi-Apparat gebildet werden. Ihre Hauptfunktion besteht darin, die durch **Phagozytose** (➤ Kap. 3.5.10) aufgenommenen Fremdstoffe mittels der in ihnen gespeicherten Enzyme zu verdauen. Aber auch nicht mehr funktionsfähige zelleigene Organellen können mit Hilfe der lysosomalen Enzyme abgebaut und die Abbauprodukte dem Zytoplasma wieder zur Verfügung gestellt werden, sozusagen als eine Art intrazelluläres Recycling.

Äußerlich kaum von den Lysosomen zu unterscheiden sind die maximal 0,5 µm großen, ebenfalls von einer Membran umgebenen **Peroxysomen.** Sie besitzen andere Enzyme als die Lysosomen und dienen wahrscheinlich der Entgiftung von im Zellstoffwechsel entstehenden Substanzen.

3.3.6 Mitochondrien

Jede lebende Zelle benötigt für ihren Stoffwechsel sowie für die aktiven Transportprozesse Energie (➤ Kap. 3.5.9). Diese wird in den **Mitochondrien,** den Kraftwerken der Zelle, erzeugt.

Mitochondrien besitzen eine charakteristische Eiform und sind aus einer inneren und einer äußeren Membran aufgebaut (➤ Abb. 3.10). Zur Oberflächenvergrößerung bildet die innere Membran zahlreiche Auffaltungen, die man als **Cristae** bezeichnet.

In den Reaktionsräumen des Mitochondriums findet eine komplizierte Kette von Reaktionen statt, wobei unter Verbrauch von Sauerstoff (O_2)

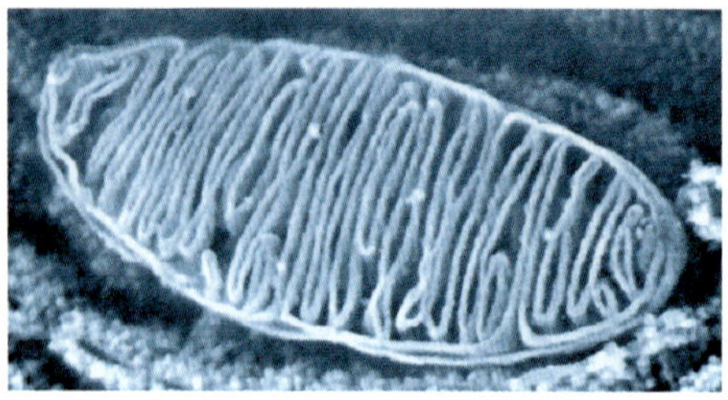

Abb. 3.10 Längsschnitt eines Mitochondriums im Rasterelektronenmikroskop. Gut zu erkennen sind die äußere und innere Membran sowie die durch Auffaltung der inneren Membran gebildeten Cristae. [C160]

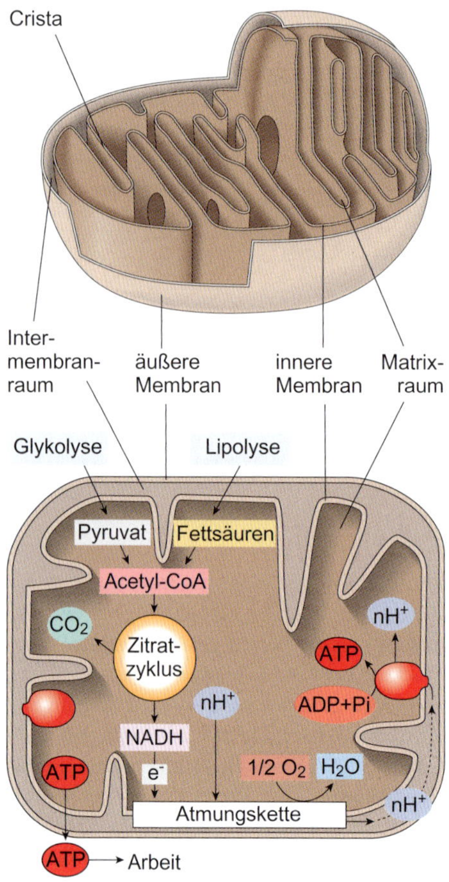

Abb. 3.11 Mitochondrium (aufgeschnitten). Durch die innere und äußere Membran sowie die mehrfachen Auffaltungen im Inneren bilden sich viele separate „Reaktionsräume", die das Nebeneinander verschiedener Reaktionsschritte erlauben. In den rot eingefärbten Bläschen auf der zum Matrixraum gerichteten Seite der inneren Membran findet die eigentliche ATP-Synthese statt.

vorwiegend Glukose und Ketonkörper (➤ Kap. 2.11) „verbrannt" werden. Die dabei entstehende Energie wird zur Regeneration des „Akkus" ATP verwendet (➤ Abb. 3.11). Das ATP steht dann wieder für Energie verbrauchende Vorgänge zur Verfügung, z. B. für das Zusammenziehen einer Muskelfaser (➤ Kap. 4.4).

Die Zahl der Mitochondrien spiegelt den Energiebedarf einer Zelle wider. Herzmuskelzellen weisen z. B. viele Mitochondrien auf. Auch beim Training der Skelettmuskeln (➤ Kap. 23.2.3) steigt der Gehalt an Mitochondrien in der einzelnen Muskelzelle an und kann beim durchtrainierten Sportler auf ein Vielfaches erhöht sein. Dagegen kommen weniger stoffwechselaktive Zellen, z. B. Knorpelzellen, mit nur wenigen Mitochondrien aus. Interessanterweise besitzen die Mitochondrien eine eigene DNA und eigene Ribosomen zur Proteinsynthese.

3.3.7 Zytoskelett, Zentriolen und Zellbewegungen

Das Zytoplasma besitzt innere, stabilisierende Strukturen, die in ihrer Gesamtheit als **Zytoskelett** (Zellskelett) bezeichnet werden. Zu diesem Zytoskelett tragen insbesondere Mikrotubuli und Mikrofilamente bei.

Mikrofilamente sind lange, fadenförmige Gebilde und bestehen aus den Proteinen Aktin und Myosin. Sie lagern sich meist zu Bündeln, den **Filamentbündeln,** zusammen und werden dann als **Fibrillen** bezeichnet. Diese kommen in verschiedenen Zellarten in verschiedener Ausprägung vor. Beispielsweise sind in Muskelzellen die Myofibrillen diejenigen Strukturen, welche die Muskelzelle zur Kontraktion befähigen (➤ Abb. 4.14). Bei den auf die Vernichtung von Bakterien spezialisierten Phagozyten sind Fibrillen hingegen für die Beweglichkeit der Zelle verantwortlich.

Mikrotubuli sind verschieden lange, über das ganze Zytoplasma verstreut liegende, röhrenförmige Gebilde, die aus dem Protein Tubulin aufgebaut sind (➤ Abb. 3.12). Manche dieser Mikrotubuli sind stationär, d. h., sie bilden in der Zelle ein dauerndes Gerüst, das wesentlich zur Erhaltung der Zellform beiträgt, und sind wichtige Bestandteile anderer Zellorganellen, z. B. der Zentriolen und Zilien. Andere Mikrotubuli werden nur während der Zellteilung aufgebaut. Diese heißen Mitosespindeln. Sie trennen im Teilungsprozess die beiden Chromatiden voneinander.

Die **Zentriolen** (Zentralkörperchen) sind winzige zylindrische Gebilde, die als Zentriolenpaar im 90°-Winkel zueinander stehen und typischerweise in Kernnähe gelegen sind. Jedes Zentriol ist aus neun parallel angeordneten Mikrotubuli aufgebaut. Zentriolen spielen eine wichtige Rolle während der Zellteilung (➤ Abb. 3.27), da sie die Mikrotubuli des Spindelapparates ausbilden.

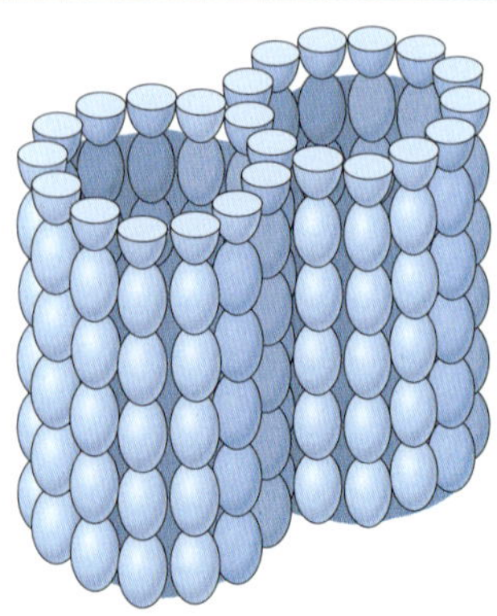

Abb. 3.12 Zwei Mikrotubuli. Die Wand eines einzigen Mikrotubulus ist aus 13 längs gerichteten Filamenten zusammengesetzt.

Bewegungen der Zelle

Bewegung findet nicht nur auf der Ebene größerer Organismen statt, auch einzelne Zellen verfügen bereits über die Fähigkeit zu Bewegung und Ortswechsel. Neben der Bewegung, die an das Vorhandensein von Knochen, Gelenken, Muskeln und Sehnen gebunden ist, gibt es auch intrazelluläre und amöboide Bewegungen (➤ Abb. 3.13).

Intrazelluläre Bewegungen
Auch in nichtmuskulären Zellen finden sich die Grundbestandteile kontraktiler Elemente (➤ Kap. 4.4). Es handelt sich dabei um fadenförmige Strukturen, sog. **Filamente,** die innerhalb der Zelle durch Kontraktion zu Massenbewegungen und damit zu gerichteten Transportvorgängen führen. Bei den Muskelzellen sind sie an der Beweglichkeit der Aktin- und Myosin-Filamente beteiligt.

Amöboide Bewegung
Während sich alle embryonale Zellen von einem Ort zum anderen fortbewegen können, ist diese Eigenschaft später nur bestimmten Zellen des menschlichen Körpers vorbehalten. Z.B. können manche Zellen innerhalb des Bindegewebes ihren Ort wechseln und auch die weißen Blutkörperchen können in ihrer Eigenschaft als „Polizei des Körpers“ patrouillieren (➤ Kap. 7.2.3). Diese Bewegungen entstehen durch Ausbildung von „Füßchen“, den **Pseudopodien,** die sich aus der Zellmembran bilden. In bestimmten Regenerationssituationen, z.B. bei der Entzündungsreaktion (➤ Kap. 5.5), wird eine Vielzahl von Zellen auf diese Weise ortsbeweglich. Man kennt auch pathologische Zustände, bei denen die Beweglichkeit der Zellen große therapeutische Probleme bereitet: Wandernde Zellen einer bösartigen Geschwulst führen im Körper zur Metastasenbildung (➤ Kap. 5.7.5). Es kommt es zu einer Streuung der bösartigen Zellen im Organismus, was die Prognose einer Krebserkrankung deutlich verschlechtert.

Bewegungen von Zellanhängseln
Je nach ihrer spezialisierten Funktion weisen manche Zellen typische Strukturmerkmale auf. Bei den Epithelzellen des Atemtraktes (➤ Abb. 17.9) ist dies ein Saum aus **Zilien (Flimmerhärchen),** welche an der Außenseite der Zelle durch ständiges Schlagen für eine gerichtete Bewegung sorgen. Auf diese Weise transportieren sie den darüber liegenden Schleimfilm mitsamt den daran haftenden Schmutzpartikeln in Richtung Rachen (tracheobronchiale mukoziliäre Clearance, ➤ Kap. 17.5.5).

3.3.8 Zelleinschlüsse

Zelleinschlüsse sind Ansammlungen von Substanzen, die in der Regel von der Zelle selbst produziert wurden und teilweise an ihrer Form (meist Körnchenform) oder einer typischen Farbe als Einschlüsse im Karyo- oder Zytoplasma zu erkennen sind. So wird beispielsweise das die Hautbräune verleihende Pigment Melanin (➤ Kap. 10.1.1) von bestimmten Zellen der Haut gebildet. Zu den Zelleinschlüssen gehören auch Glykogen-Tröpfchen, die Speicherform der Glukose (➤ Kap. 2.10.1), die hauptsächlich in den Zellen der Leber und der Skelettmuskeln anzutreffen sind. Im Bedarfsfall kann das Glykogen rasch abgebaut und zur Energieerzeugung herangezogen werden. Auch Fetttröpfchen bilden Zelleinschlüsse, insbesondere in den Zellen des Fettgewebes, aber auch in Leberzellen.

3.4 Die „Wasserbasis“ des Organismus

Es ist eine erstaunliche Tatsache, dass der Mensch überwiegend aus Wasser besteht. Beim Neugeborenen entfallen etwa 75 % des Körpergewichts auf das Wasser, beim Erwachsenen über 60 %. Mit zunehmendem Alter nimmt also der Wassergehalt des Körpers ab. Bei Frauen ist der Wassergehalt im Vergleich zu Männern geringer, da das relativ wasserarme Fettgewebe bei Frauen stärker ausgebildet ist.

Bezogen auf einen erwachsenen Menschen mit etwa 70 kg Körpergewicht befindet sich der größte Teil dieses Körperwassers, etwa 30 Liter, als Hauptbestandteil des Zytosols in den Zellen. Es wird deshalb als **intrazelluläre Flüssigkeit** bezeichnet (➤ Abb. 3.14).

Ihr gegenüber steht die **extrazelluläre Flüssigkeit.** Sie verteilt sich außerhalb der Zellen auf folgende Räume (➤ Abb. 3.14):

- **Plasmaraum** oder Intravasalraum (lat.: intra = innerhalb; vas = Gefäß). In den Blutgefäßen finden sich etwa 3 l Blutplasma („Blutwasser“), die flüssige Komponente des Blutes (➤ Kap. 6.1.4).

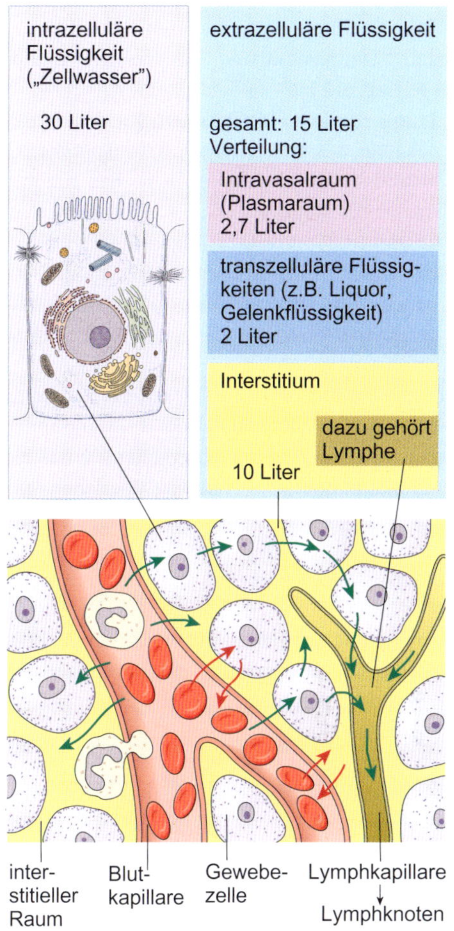

Abb. 3.14 Die Flüssigkeitsräume des Menschen und Stoffaustausch im Kapillargebiet. Zwischen Blutkapillaren und Interstitium sowie zwischen Gewebszellen und Interstitium findet ein ständiger gegenseitiger Stoffaustausch statt. Die Flüssigkeitsbewegung im Bereich der Lymphgefäße ist dagegen nur einseitig: Es fließt nur Flüssigkeit vom interstitiellen Raum zur Lymphkapillare hin, nicht umgekehrt.

- **Interstitium** (interstitieller Flüssigkeitsraum). Hier befinden sich etwa 10 l Flüssigkeit, die alle Körperzellen wie ein dreidimensionales Kanalnetz umgeben. Jeder Stoff, der zur Zelle gelangt oder von der Zelle abgegeben worden ist, wird über die interstitielle Flüssigkeit transportiert. Die interstitielle Flüssigkeit steht also einerseits eng mit den Zellen in Verbindung, andererseits besteht ein reger Austausch mit dem Blutplas-

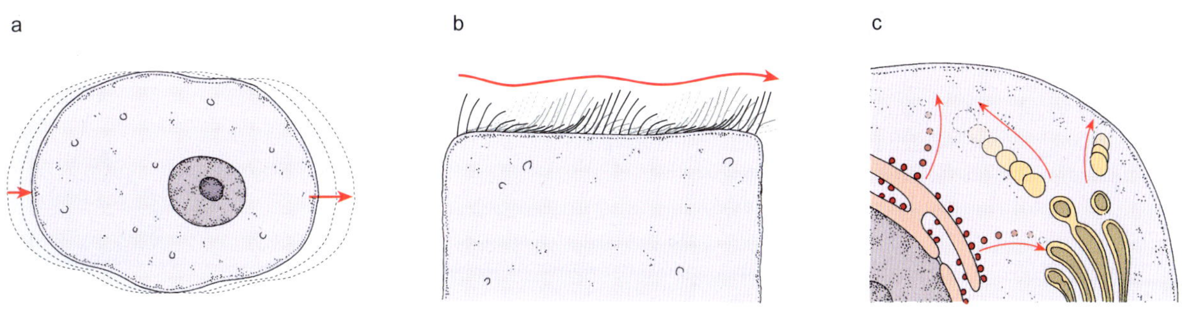

Abb. 3.13 Bewegungsformen in, an und von Zellen.
a) Amöboide Bewegung der Zelle.
b) Wellenförmige Bewegung von Zilien.
c) Intrazelluläre Bewegungen durch Filamente.

ma in den Blutgefäßen. Zur interstitiellen Flüssigkeit zählt auch die aus dem Interstitium in die Lymphkapillaren gepresste **Lymphe** (➤ Kap. 6.4.1).

- **Transzelluläre Flüssigkeiten.** Zu diesen rechnet man z. B. den Liquor cerebrospinalis (Gehirnflüssigkeit, ➤ Kap. 9.16.4), das Kammerwasser des Auges (➤ Kap. 10.2.4), die Gelenkflüssigkeit (Synovia, ➤ Kap. 11.4.2) oder die Flüssigkeit in den Körperhöhlen, also in Brust-, Bauch- und Beckenhöhle. Insgesamt verfügt der Körper über etwa 2 l transzelluläre Flüssigkeit.

Der tägliche **Wasserbedarf** des Menschen beträgt 2–3 l, in heißer Umgebung oder als Marathonläufer auch 10 l und mehr. Während der Mensch einige Monate ohne feste Nahrung überleben kann, stirbt er bei Wasserentzug bereits nach wenigen Tagen. Säuglinge und Kleinkinder benötigen vergleichsweise mehr Wasser als Erwachsene, weil sie das Wasser durch das ungünstigere Oberflächen-Volumenverhältnis über Haut und Lungen schneller wieder abgeben. Auch ältere Menschen müssen darauf achten, ausreichend zu trinken – hier ist allerdings weniger ein erhöhter Wasserbedarf als vielmehr das verminderte Durstgefühl Ursache eines möglichen Flüssigkeitsmangels.

3.5 Stofftransport

Jede Funktion der Zelle, egal ob Reproduktion, Wachstum, Regeneration, Kontraktion oder Erregbarkeit, erfordert einen Transport bzw. Austausch von Stoffen innerhalb des Organismus: So müssen beispielsweise ständig Sauerstoff und Nährstoffe an jede einzelne Zelle herangeführt werden. Andererseits muss gewährleistet sein, dass die Stoffwechselprodukte der Zelle, z. B. das ständig anfallende Kohlendioxid (CO_2), aus der Zelle abtransportiert werden.

3.5.1 Stoffaustausch zwischen Interstitium und Kapillaren

Die in ihrer Summe riesige Austauschfläche der **Kapillaren** (kleinste Blutgefäße) stellt die Grenze zwischen dem Blutplasma und dem interstitiellen Raum dar. Man darf sich die Grenze zwischen Kapillaren und Interstitium nicht als undurchdringliche Mauer vorstellen. Im Gegenteil: Der Aufbau der Grenzflächen erlaubt einen intensiven Austausch von Flüssigkeiten.

Durch die Kapillarwände (➤ Kap. 16.1.3) werden Wasser und kleine Moleküle aus dem Blut ins Gewebe abgepresst. Zellen und größere Proteine bleiben in der Regel im Plasma zurück, weil sie die Wände der Kapillaren nicht durchdringen können.

Bei Entzündungen im Gewebe tritt vermehrt Exsudat (Flüssigkeit) aus den Kapillaren, was zur Bildung von Ergüssen oder Ödemen führen kann. Auch in vorgeformten Körperhöhlen wie Gelenken kann es bei pathologischen Veränderungen zu diesen Folgeerscheinungen kommen. Mehr zum Stoffaustausch zwischen Plasma und Interstitium in ➤ Kap. 16.1.6.

3.5.2 Stoffaustausch zwischen Interstitium und Lymphkapillaren

Die interstitielle Flüssigkeit steht nicht nur mit den Blutkapillaren, sondern zusätzlich mit **Lymphkapillaren** in Verbindung (➤ Abb. 3.14). Diese Lymphkapillaren vereinigen sich zu größeren Lymphgefäßen und erreichen als erste Station kleine Lymphknoten, die in praktisch jedem Winkel des Organismus zu finden sind. Stoffe, die aus dem Kapillargebiet in die Lymphe abdrainiert werden, kommen in den Lymphknoten mit dem körpereigenen Immunsystem in Kontakt.

PT-PRAXIS

Lymphdrainage

Die Lymphdrainage gehört zu den klassischen physiotherapeutischen Behandlungsverfahren (➤ Kap. 6.4.2).

3.5.3 Stoffaustausch zwischen Interstitium und Zelle

Wie erwähnt, stellen Zellmembranen Hindernisse für den Teilchentransport dar, denn sie sind für die meisten Stoffe nur begrenzt permeabel (durchlässig). Bei den durch diese **semipermeablen** (selektiv permeablen) Membranen stattfindenden Prozessen unterscheidet man grundsätzlich (➤ Abb. 3.15):

- **Passive** Transportprozesse, bei denen der Transport durch die Membran ohne Energieverbrauch erfolgt
- **Aktive** Transportprozesse, die nur unter Zufuhr von Energie durch die Zelle stattfinden können.

Passive Transportvorgänge sind

- Diffusion
- Osmose
- Filtration.

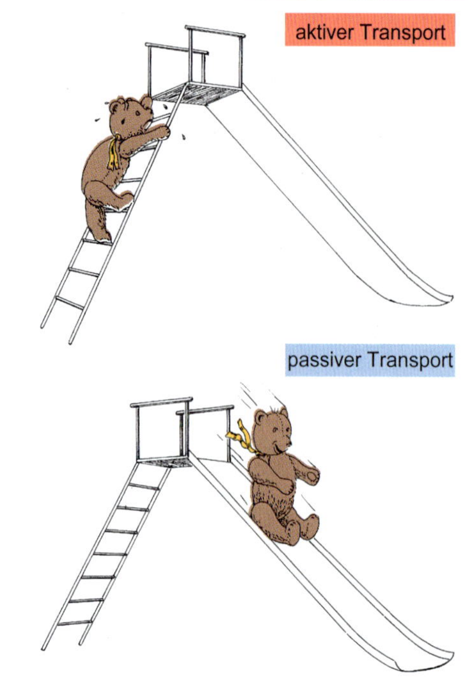

Abb. 3.15 Aktiver und passiver Transport im Vergleich. Analog zum aktiven Stofftransport verbraucht der Bär beim Besteigen der Leiter Energie – während das Herunterrutschen „passiv" erfolgt.

3.5.4 Passive Transportprozesse – Diffusion

DEFINITION

Diffusion

In Flüssigkeit gelöste Teilchen wandern von Orten höherer Konzentration zu Orten niedrigerer Konzentration entlang eines Konzentrationsgefälles. Ziel ist immer ein Konzentrationsausgleich.

Alle Teilchen (Moleküle, Ionen) im Flüssigkeitsraum eines Organismus sind aufgrund der ihnen innewohnenden kinetischen Energie in ständiger Bewegung – dies bezeichnet man auch als **Brown-Molekularbewegung.** Die Zahl der zufälligen Zusammenstöße von Teilchen ist von ihrer Konzentration abhängig: An einem Ort hoher Konzentration finden viele Teilchenzusammenstöße statt, an einem Ort niedriger Konzentration entsprechend weniger. Als Folge der ständigen Bewegung durchmischt sich ein Flüssigkeitsraum ständig: Die gelösten Teilchen wandern immer in größerer Zahl vom Ort höherer Konzentration zum Ort niedriger Konzentration als umgekehrt. Als Effekt findet also ein gerichteter Teilchentransport entlang des Konzentrationsgefälles, des sog. **Konzentrationsgradienten,** statt. Diesen Transportvorgang bezeichnet man als **Diffusion** (➤ Abb. 3.16). An einem einfachen Beispiel lässt sich der Diffusionsvorgang gut veranschaulichen: Gibt man einen Tropfen Tinte in ein wassergefülltes Glas, so verteilt sich die Tinte so lange, bis die Konzentration der Tinte im ganzen Gefäß gleich groß und damit die Flüssigkeit einheitlich blau ist.

Die Geschwindigkeit des Konzentrationsausgleichs, der **Diffusionsvorgang,** hängt u. a. von der Art des Lösungsmittels, der Teilchenform und auch der Temperatur ab. Die Diffusionsgeschwin-

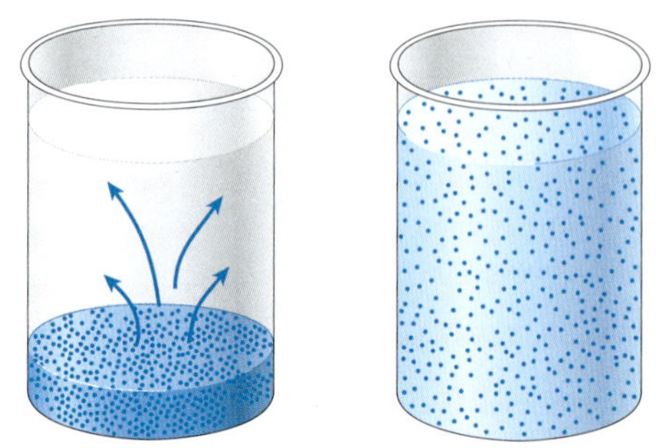

Abb. 3.16 Diffusion von Tintenteilchen in einem Wasserglas.

digkeit ist im Vergleich zu anderen Transportvorgängen zwar sehr niedrig, trotzdem spielt die eigentlich langsame Diffusion bei sehr kurzen Distanzen, wie z. B. zwischen Kapillarwand und Gewebe (➤ Kap. 16.1.3 und ➤ Kap. 16.1.6), eine entscheidende Rolle.

Diffusion von Sauerstoff und Kohlendioxid

So diffundiert z. B. der Sauerstoff aus den Kapillaren entlang seines Konzentrationsgefälles über das Interstitium in die Zellen, in denen er verbraucht wird. Durch den ständigen Verbrauch des Sauerstoffs in der Zelle findet kein Konzentrationsausgleich statt; die treibende Kraft für die Diffusion, also das **Konzentrationsgefälle,** bleibt erhalten.

Ein genau entgegengesetztes Konzentrationsgefälle besteht für das in der Zelle ständig anfallende Kohlendioxid (CO_2): Es diffundiert durch die Zellmembran ins Interstitium und von dort ins Blut, aus dem es durch Abatmung aus der Lunge ständig entfernt wird.

Für die Atemgase Sauerstoff und Kohlendioxid stellt die Zellmembran praktisch kein Diffusionshindernis dar.

Erleichterte Diffusion

Aber auch andere Moleküle, die entweder sehr groß oder schlecht fettlöslich sind, können die Zellmembran durch Diffusion überwinden, wenn Carrierproteine (Trägermoleküle an der Zellmembran, ➤ Kap. 3.2.2) vorhanden sind.

Auf diese Weise gelangen die meisten Zucker, z. B. Glukose, in die Zelle: Das Carrierprotein verbindet sich mit der Glukose und schleust diese, indem es seine Struktur verändert, entlang des Konzentrationsgradienten und ebenfalls ohne Energieverbrauch durch die Membran. Man bezeichnet diese Diffusion, die an die Anwesenheit eines geeigneten Carrierproteins gebunden ist, als **erleichterte Diffusion.**

3.5.5 Passive Transportprozesse – Osmose

DEFINITION

Osmose

Übergang eines Lösungsmittels (z. B. Wasser) aus einer Lösung in eine stärker konzentrierte Lösung durch eine semipermeable (halbdurchlässige) Membran, welche für das Lösungsmittel (Wasser) durchlässig ist, nicht jedoch für den gelösten Stoff (z. B. Zucker). Osmose ist ein Sonderfall der Diffusion, da die Diffusionsbewegung nicht die gelösten Teilchen, sondern das Lösungsmittel betrifft.

Osmotische Transportvorgänge finden statt, wenn eine selektiv permeable Membran zwar Lösungsmittelmoleküle ungehindert hindurchtreten lässt, nicht aber die größeren gelösten Teilchen, die sich beispielsweise in ➤ Abb. 3.17 in der linken Gefäßhälfte befinden. Entsprechend seinem Konzentrationsgefälle diffundiert das Lösungsmittel nun

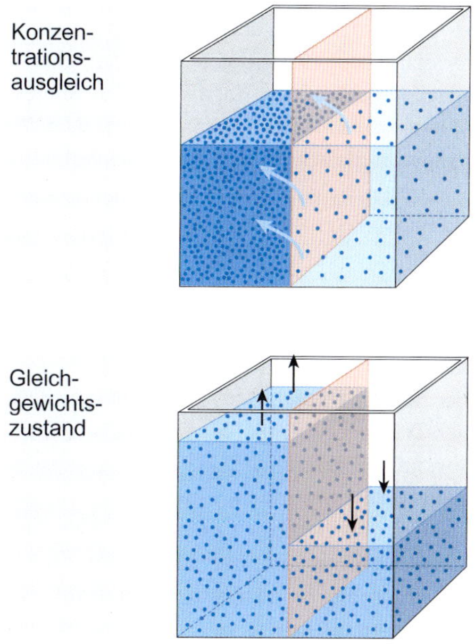

Abb. 3.17 Entstehung des osmotischen Drucks zwischen zwei durch eine semipermeable (halbdurchlässige) Membran getrennten Lösungen. Die rechte Lösung enthält (größere) Partikel, welche die semipermeable Membran nicht durchdringen können. Der im rechten Gefäß entstandene hydrostatische Druck (10 cm Wassersäule) entspricht dem osmotischen Druck.

von der rechten in die linke Gefäßhälfte, und zwar so lange, bis die der Diffusion entgegenwirkende Kraft, der hydrostatische Druck (Druck der Wassersäule), den Vorgang zum Stehen bringt.

Osmotischer Druck

Jetzt ist ein Gleichgewichtszustand erreicht: Der Druck, mit dem das Lösungsmittel ins linke Becken einströmt, ist nun gleich dem hydrostatischen Druck, welcher durch den Flüssigkeitseinstrom ins linke Becken erzeugt wurde und nun die Lösungsmittelmoleküle ins rechte Becken zurückdrängt. Es wandern nun gleich viele Lösungsmittelmoleküle von links nach rechts und von rechts nach links. Einströmende und ausströmende Flüssigkeit halten sich jetzt also die Waage oder – anders ausgedrückt – der Netto-Flüssigkeitsstrom ist Null.

Der hydrostatische Druck der Flüssigkeitssäule, die im linken Gefäß vor Erreichen des Gleichgewichtszustands aufgrund des eingeströmten Lösungsmittels entstanden ist, entspricht dem **osmotischen Druck.**

Seine Größe hängt von der Konzentration der osmotisch wirksamen Teilchen ab, welche die semipermeable Membran nicht passieren können (➤ Abb. 3.17):

- Hohe Teilchenkonzentration erzeugt durch starken Lösungsmitteleinstrom einen hohen osmotischen Druck.
- Niedrige Teilchenkonzentration erzeugt durch geringen Lösungsmitteleinstrom einen vergleichsweise niedrigen osmotischen Druck.

3.5.6 Osmolarität

DEFINITION

Osmolarität

Maß für die Stärke (griech.: osmo = Schub, Stoß) des Lösungsmittelübergangs bei der Osmose. Definiert als Menge der gelösten Teilchen pro Liter Wasser (osmol/l).

Aufgrund der Abhängigkeit des osmotischen Drucks von der Konzentration osmotisch wirksamer Teilchen wurde ähnlich der Konzentrationsangabe in mol/l (Molarität, ➤ Abb. 2.15) die **Osmolarität** eingeführt, wobei diese osmotische Wirkkonzentration entsprechend in osmol/l angegeben wird.

Bei Vielkomponentenlösungen, wie dem Blutplasma, ist die Osmolarität (bzw. der dadurch erzeugte osmotische Druck) von der Gesamtkonzentration aller osmotisch wirksamen Teilchen abhängig und beträgt etwa 0,3 osmol/l. Lösungen, die dieselbe Osmolarität wie das Blutplasma aufweisen (z. B. Infusionen), werden als **isotone Lösungen** bezeichnet.

MERKE

Physiologische Kochsalzlösung

Die wohl bekannteste isotone Lösung ist die sog. **physiologische Kochsalzlösung.** Sie besitzt eine Konzentration von 9 g NaCl pro Liter Lösungsmittel, was einer osmotischen Wirkkonzentration (Na^+-Ionen + Cl^--Ionen) von etwa 0,3 osmol/l entspricht.

Störungen der Plasmaosmolarität

Die **Plasmaosmolarität** muss konstant gehalten werden, da es sonst zu gefährlichen Flüssigkeitsverschiebungen zwischen den verschiedenen Flüssigkeitsräumen kommen kann (➤ Abb. 3.18). Hierzu folgendes Beispiel:

Normalerweise befinden sich die roten Blutkörperchen im isotonen Milieu des Blutplasmas und zeigen dann auch die typische, rundovale Scheibenform. Erhöht sich die Konzentration osmotisch wirksamer Teilchen im Plasma (hypertone Lösung), strömt nun aus osmotischen Gründen Wasser aus den roten Blutkörperchen und lässt sie schrumpfen. Solche „geschrumpften" roten Blutkörperchen bezeichnet man als Stechapfelformen. Sinkt andererseits die Konzentration osmotisch wirksamer Teilchen im Plasma (hypotone Lösung), so strömt nun aus osmotischen Gründen Wasser in die roten Blutkörperchen und lässt diese anschwellen, wobei sie eine kugelige Form annehmen. Bei starkem Konzentrationsunterschied von osmotisch wirksamen Teilchen kann der Flüssigkeitseinstrom so ausgeprägt sein, dass die roten Blutkörperchen platzen.

Sowohl Stechapfelformen als auch kugelige Formen sind in ihrer Funktion beeinträchtigt und werden vom Organismus vorzeitig abgebaut.

3

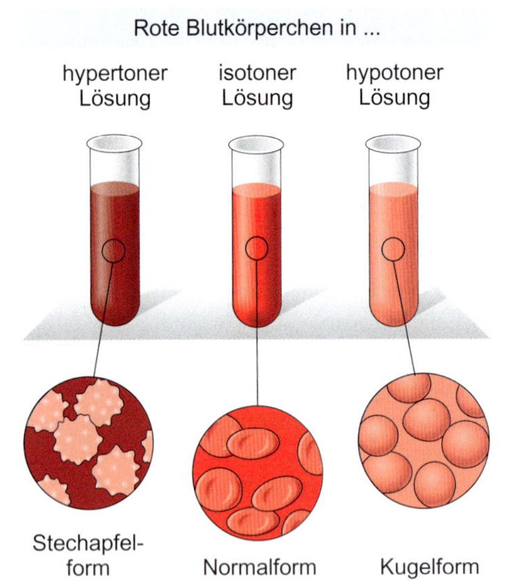

Abb. 3.18 Rote Blutkörperchen in Lösungen mit verschiedener Osmolarität. In hypertoner Lösung schrumpfen die roten Blutkörperchen und gehen in die sog. „Stechapfelform" über. Hypotone Lösungen führen dagegen zu Flüssigkeitseinstrom in die Blutkörperchen.

3.5.7 Kolloidosmotischer Druck

Wie hoch der osmotische Druck zwischen zwei Flüssigkeitsräumen ist, hängt entscheidend davon ab, welche Teilchen die dazwischenliegende, semipermeable Membran passieren können. Die Kapillarwände, welche die Grenze zwischen dem Blutplasma und der interstitiellen Flüssigkeit darstellen, sind wegen der relativ großen Poren ihrer Basalmembran für kleinmolekulare Stoffe, z. B. Glukose oder gelöste Salze, durchlässig. Als Schranke wirken sie nur für die im Plasma gelösten riesigen Proteine (Molekulargewicht über 60 000 Dalton; 1 Dalton = Molekulargewicht von einem Wasserstoffatom). Da solche Proteinmoleküle auch als Kolloide bezeichnet werden, nennt man den osmotischen Druck, den sie erzeugen, **kolloidosmotischen Druck.** Er ist ein Maß für die Wasserbindungsfähigkeit der Proteine. Sinkt die Konzentration von Plasmaproteinen (insbesondere des Albumins, ➤ Kap. 6.1.4) im Blutplasma ab, so ist die Reabsorption von Flüssigkeit, d. h. der Übertritt von Flüssigkeit aus dem Interstitium in die Kapillaren, vermindert. Klinisch macht sich dies in Form von Ödemen bemerkbar (➤ Kap. 16.1.6, ➤ Abb. 16.10 und ➤ Abb. 16.11).

3.5.8 Passive Transportprozesse – Filtration

DEFINITION

Filtration

Durch Druckunterschied ausgelöster Flüssigkeitstransport durch eine semipermeable (halbdurchlässige) Membran – größere Teilchen werden zurückgehalten. Die Menge der abgefilterten Flüssigkeit (das Filtrat) hängt dabei von der Druckdifferenz zwischen den beiden Seiten der Membran und der Membranfläche ab.

Im menschlichen Organismus erfolgt eine **Filtration** vorwiegend im Bereich der Blutkapillaren, wobei der hydrostatische Druck (durch den Herzschlag erzeugter Druck) in den Kapillaren zum Abpressen von Blutplasma ins Interstitium führt (➤ Abb. 3.19).

Andererseits kehren sich die Druckverhältnisse im venösen Schenkel der Kapillaren um: Nun wird Flüssigkeit ins Blutgefäß zurückgepresst (Reabsorption, ➤ Abb. 16.10).

3.5.9 Aktiver Transport

Aktiver Transport bedeutet die Beförderung einer Substanz durch die Zellmembran mit Hilfe eines Transportsystems (➤ Abb. 3.15). Die dafür notwendige Energie wird aus dem Zellstoffwechsel zur Verfügung gestellt. Ein solcher Transportprozess ist, im Gegensatz zu allen passiven Transportmechanismen, in der Lage, eine Substanz auch gegen ein Konzentrationsgefälle durch die Membran zu befördern.

Über aktive Transportmechanismen werden insbesondere unterschiedliche Ionenkonzentrationen beiderseits der Zellmembran, also zwischen dem Zellinneren und dem Interstitium, aufrechterhalten (➤ Abb. 3.20).

Diese unterschiedlichen Ionenkonzentrationen sind lebenswichtig, z. B. für die Erregbarkeit von Nervenzellen (➤ Kap. 9.2.4) und weiterführend dann für die muskuläre Innervation an den motorischen Endplatten (➤ Kap. 9.3.2). Sie können inner- und außerhalb der Zelle nur aufrechterhalten werden, weil bestimmte Tunnelproteine in der Membran ständig Kaliumionen ins Zellinnere einbzw. Natriumionen aus der Zelle ausschleusen (Natrium-Kalium-Pumpe). Da dieser Transport gegen das bestehende Ionen-Konzentrationsgefälle gerichtet ist, verbraucht er Energie, welche durch Spaltung von ATP-Molekülen in der Zelle bereitgestellt wird. Der Einstrom von Natrium bedeutet immer auch das Vorhandensein von Wasser, man sagt auch: „Auf dem Rücken des Natriums reitet das Wasser." Gäbe es also kein aktives Transportsystem, das Natrium aus der Zelle hinausschafft (und dafür vermehrt Kalium einfährt), würde sie sich weit mehr mit Wasser anfüllen und platzen.

3.5.10 Bläschentransport

Die beschriebenen aktiven und passiven Transportprozesse durch die Zellmembran beziehen sich auf kleinmolekulare Substanzen. Für größere Partikel ist die Membran an sich undurchlässig. Um trotzdem z. B. Reste abgestorbener Zellen oder synthetisierte Eiweißkörper durchzulassen, sind besondere Mechanismen erforderlich.

Im Falle der Aufnahme funktioniert dies folgendermaßen: Das aufzunehmende Teilchen wird von Ausläufern des Zellleibs, den Pseudopodien („Scheinfüßchen") umflossen. Wenn das Teilchen vollständig umgeben ist, kommt es zum Verschmelzen der äußeren Zellmembran; das auf diese Weise eingeschlossene Teilchen befindet sich nun in einem von der Membran umgebenen Bläschen. Dieses Bläschen löst sich schließlich von der äußeren Zellmembran ab und schwimmt frei im Zellleib. Gewöhnlich verschmilzt das so gebildete Bläschen mit **Lysosomen** und der Inhalt wird abgebaut. Falls dies nicht gelingt, bleibt das Partikel (Teilchen) unter Umständen einfach unverdaut im Zytoplasma liegen (z. B. phagozytierte Teerpartikel in den Zellen der Lunge).

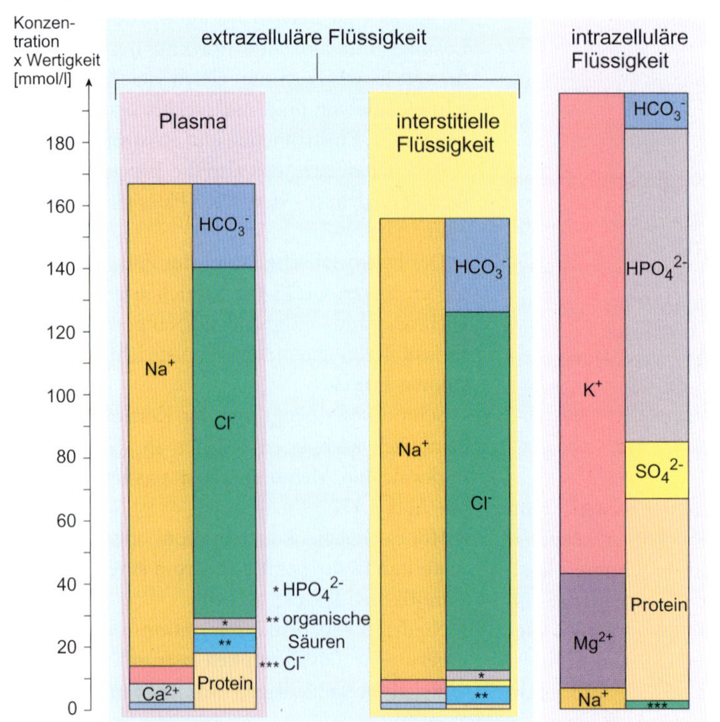

Abb. 3.19 Elektrolytkonzentrationen von Plasma – interstitielle und intrazelluläre Flüssigkeit im Vergleich. Die K^+-Konzentration in der Zelle ist am höchsten, die Na^+-Konzentration dagegen am niedrigsten. Interessant ist auch, dass der Proteingehalt der interstitiellen Flüssigkeit im Vergleich zum Plasma verschwindend gering ist; große Eiweißkörper können nämlich bei der Filtration in Kapillargebieten die kleineren Poren in den Blutgefäßen nicht durchdringen und erreichen somit nicht den interstitiellen Raum. Der hohe Proteingehalt in der Zelle erklärt sich aus der Tatsache, dass jede Zelle ständig Proteine herstellt.

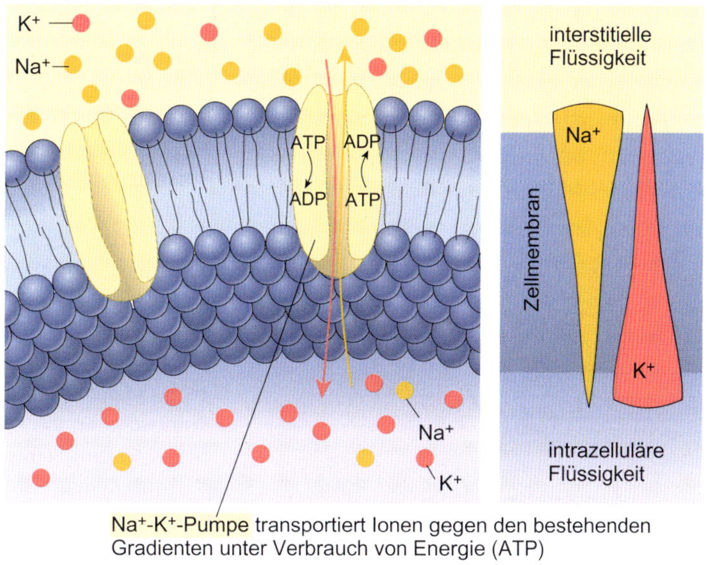

Abb. 3.20 Da aufgrund der Konzentrationsunterschiede ständig Teilchen aus der Zelle bzw. in die Zelle diffundieren, würde der lebensnotwendige Konzentrationsgradient mit der Zeit zusammenbrechen. Um das Konzentrationsgefälle aufrechtzuerhalten, transportiert die Natrium-Kalium-Pumpe unter großem Energieverbrauch ständig Kalium gegen die Konzentrationsgradienten (rechtes Bild) in die Zelle hinein. Umgekehrte Verhältnisse gelten für das Natrium.

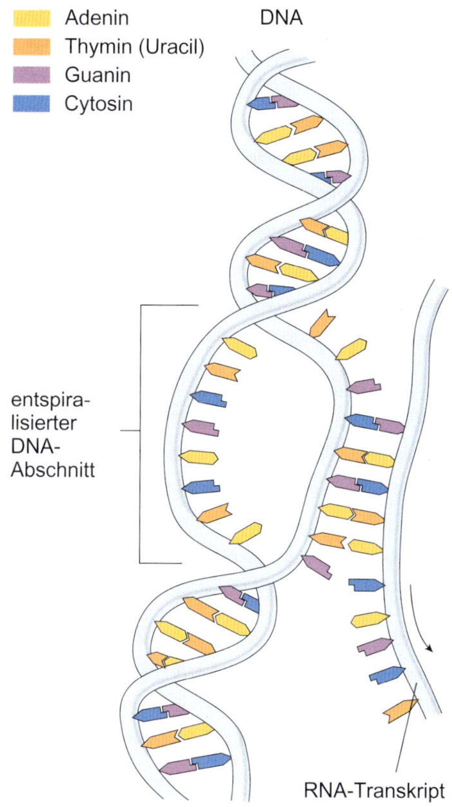

Abb. 3.22 Transkription. Am entspiralisierten DNA-Abschnitt wird eine einsträngige Zwischenkopie (mRNA) des DNA-Stranges gebildet. An jeder Base des abzulesenden DNA-Stranges wird die komplementäre Base am mRNA-Strang angebaut. Die Basensequenz des mRNA-Stranges ist damit komplementär der Basensequenz des codierten DNA-Stranges.

Man bezeichnet die Aufnahme von Makromolekülen und größeren Partikeln in die Zelle über den beschriebenen Vorgang allgemein als **Endozytose.** Eine Form der Endozytose ist die **Phagozytose** („Zellfressen"). Viele Abwehrzellen sind auf Phagozytose spezialisiert, d. h., sie sind in der Lage, Fremdkörper oder Bakterien über den Endozytosemechanismus „aufzufressen" (➤ Abb. 3.21 und ➤ Kap. 7.2.3). Als **Pinozytose** bezeichnet man die physiologische Aufnahme kleinmolekularer Substanzen in die Zelle.

Zellen können aber auch umgekehrt Makromoleküle nach außen abgeben, insbesondere diejenigen Zellen, die auf Herstellung und Ausschüttung von Hormonen oder Drüsensekreten spezialisiert sind. Dann läuft der beschriebene Bläschentransport genau in umgekehrter Richtung ab **(Exozytose).**

Die sekretproduzierenden Drüsen werden nach ihren verschiedenen Abgabemechanismen unterschieden: Als **ekkrin** bezeichnet man die am häufigsten vorkommende Form, bei der kleinste Teilchen ausgeschieden werden, ohne dass es zu einer Größenveränderung der Drüse kommt. Ekkrine Drüsen sind im Respirationstrakt, im Verdauungstrakt, im Urogenitalsystem, aber auch in der Tränendrüse zu finden. **Apokrine** Drüsen hingegen verändern ihr Volumen bei der Sekretabgabe – die Milchdrüse beispielsweise ist apokrin. **Holokrin** werden demgegenüber Drüsen genannt, die bei ihrer Sekretion komplett zugrunde gehen. Die Talgdrüsen der Haut (➤ Kap. 10.1.4) sind holokrin und müssen deshalb durch Zellteilung ständig erneuert werden.

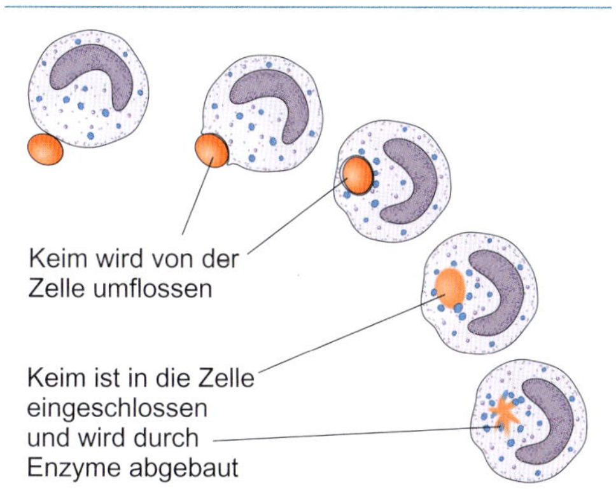

Abb. 3.21 Weiße Blutkörperchen sind in besonderem Maße zur Phagozytose befähigt – weshalb manche auch als „Phagozyten" bezeichnet werden. Mit Hilfe der Phagozytose vernichten die Abwehrzellen Krankheitserreger und Fremdkörper.

3.6 Proteinsynthese

MERKE

Entscheidende Bedeutung der Proteine

Proteine (Eiweiße) bestimmen maßgeblich den Aufbau bzw. die Struktur der Zelle, beispielsweise als Bestandteile der Zellmembran, der Mikrofilamente, der Mikrotubuli und vieler anderer Zellteile. Außerdem regulieren sie als Enzyme alle chemischen Reaktionen in der Zelle und sind deshalb für die Funktion der Zelle von entscheidender Bedeutung.

Beim Menschen findet die **Proteinsynthese** (Synonym: Proteinbiosynthese) nicht im Zellkern, in dem die Erbinformation für alle Proteine in Form der DNA lagert, sondern außen im Zytoplasma an den Ribosomen statt. Diese räumliche Trennung zwischen dem Sitz der genetischen Information (der Erbinformation) im Zellkern und der Produktion der Proteine an den Ribosomen im Zytoplasma macht eine Zwischenkopie der genetischen Information erforderlich. Diese Zwischenkopie, die mRNA, bringt die Information vom Zellkern zu den Ribosomen ins Zytoplasma (Transkription, ➤ Abb. 3.22).

Genetischer Code

Der genetische Code der DNA enthält die Baupläne für Proteine. Anders gesagt: Die gesamte genetische Information wird durch Eiweiße zum Ausdruck gebracht, wobei der genetische Code sozusagen die Übersetzungsvorschrift darstellt. Dabei bilden jeweils drei aufeinanderfolgende Basen des DNA-Stranges (➤ Kap. 3.7.1) eine Dreiergruppe, die man auch als **Basentriplett** (DNA-Triplett) bezeichnet. Ein solches Basentriplett der DNA codiert jeweils eine Aminosäure, die Bestandteil eines bestimmten Proteins wird. Die vier DNA-Basen Adenin, Thymin, Guanin und Cytosin sind gewissermaßen die Buchstaben der Nukleinsäure-Schrift.

Warum gerade drei Basen eine Aminosäure codieren, wird durch eine einfache Rechnung deutlich: Die menschlichen Proteine enthalten 20 verschiedene Aminosäuren. Wäre nun jede Base gleichbedeutend mit einer Aminosäure, so könnten nur vier Aminosäuren gebildet werden. Würde die Kombination zweier Basen jeweils für eine Aminosäure stehen, so ergäben sich bereits $4 \times 4 = 4^2 = 16$ Möglichkeiten. Auch dies reicht aber noch nicht aus. Erst die Kombination von jeweils drei Basen liefert mit $4^3 = 64$ verschiedenen Kombinationsmöglichkeiten eine ausreichende Zahl von Wörtern, d. h. Aminosäuren.

Von den 64 möglichen Basentripletts codieren 61 die 20 benötigten Aminosäuren. Die meisten

Aminosäuren werden also durch mehrere Codons codiert. Die übrigen drei Basentripletts sind Steuercodons für das Starten und Beenden einer Aminosäurekette.

MERKE

Übersetzungsvorschrift für genetische Informationen

Ordnet man den verschiedenen Basentripletts die 20 verschiedenen Aminosäuren zu, so erhält man den genetischen Code. Er ist gewissermaßen die **Übersetzungsvorschrift** für die Übersetzung der genetischen Information in Proteine. Der genetische Code ist bis auf ganz wenige Ausnahmen universal, d. h., er ist sowohl für ein Bakterium als auch für eine menschliche Zelle verständlich.

Transkription

Der erste Schritt der Übertragung von genetischer Information vom Zellkern ins Zytoplasma besteht in der Herstellung einer Zwischenkopie der DNA, der Messenger-Ribonukleinsäure oder kurz **mRNA.** Dieser Vorgang wird als **Transkription** bezeichnet.

Dazu entspiralisiert sich die DNA-„Strickleiter", und der Doppelstrang zwischen den korrespondierenden Basen bricht auf (➤ Abb. 3.22). An den nun freiliegenden Tripletts können sich nach dem spezifischen Basenpaarungsprinzip (➤ Kap. 3.7.1) RNA-Moleküle anlagern, die sich verketten und damit die einsträngige mRNA bilden. Die gebildeten Tripletts der mRNA sind sozusagen „das Spiegelbild" der Tripletts auf dem codierten DNA-Strang. Bei der mRNA ist – im Unterschied zur DNA – die Base Thymin durch Uracil ersetzt, und das Zuckermolekül Desoxyribose wird durch Ribose ausgetauscht.

Die neu gebildete Messenger-RNA wird noch im Zellkern modifiziert, damit sie z. B. nicht durch Zellenzyme abgebaut wird und die nachfolgende Translation an der richtigen Stelle beginnt. Anschließend wandert sie dann durch die Poren der Kernmembran zu den Ribosomen ins Zytoplasma, wo sie bei der Translation als Matrize dient.

Translation

Als **Translation** bezeichnet man die Übersetzung des mRNA-Codes in die Aminosäuresequenz der Proteine an den Ribosomen (➤ Kap. 3.3.2). Sobald die mRNA ein Ribosom erreicht, verkoppeln sich dessen zwei Untereinheiten und die Proteinbiosynthese beginnt. Als Adaptermoleküle fungieren dabei die relativ kleinen, beweglichen Transfer-Ribonukleinsäuren, die **tRNA.**

Diese einzelsträngigen Moleküle sind durch interne Basenpaarungen zu einer dreidimensionalen Struktur gefaltet, die vereinfacht als Kleeblatt dargestellt wird (➤ Abb. 3.23). Die tRNA transportiert die Aminosäuren, die in der Zelle verstreut liegen, zu den Ribosomen und bringt sie dort nach den Anweisungen der mRNA an die vorgesehene Stelle in der Peptidkette (➤ Kap. 2.8.3). An jeder tRNA hängt wie ein Rucksack eine Aminosäure. Genauso wie eine Aminosäure durch ein Triplett der DNA bzw. das Codon der mRNA bestimmt wird, so bestimmt ein spezifisches Triplett an der tRNA (➤ Abb. 3.24) ebenfalls eine Aminosäure. Weil dieses Triplett den Code der mRNA in den Code der DNA rückübersetzt, wird es als **Anticodon** bezeichnet.

Im Verlauf der Proteinbiosynthese wandert nun das Ribosom entlang der mRNA von Codon zu Codon, wobei jeweils die passende Aminosäure dem wachsenden Peptidstrang angehängt wird (➤ Abb. 3.24). Die mit der benötigten Aminosäure beladene tRNA lagert sich dabei mit ihrem Anticodon an das Codon der mRNA an, die wie Schlüssel und Schloss zusammenpassen. ➤ Abb. 3.25 macht deutlich, dass die Basenfolge des Anticodons identisch ist mit der des entsprechenden Tripletts auf der DNA. Auf diese Weise hat die tRNA die Aminosäure genau an die von der mRNA vordiktierte Stelle gebracht.

Die dritte Art von Ribonukleinsäure, die **ribosomale RNA (rRNA)** ist Bestandteil der Ribosomen, des Ortes also, an dem die einzelnen Aminosäuren verknüpft werden. Sie bildet das Gerüst, an dem die Aminosäuren während des Zusammenbaus zum Polypeptid vorübergehend angeheftet werden.

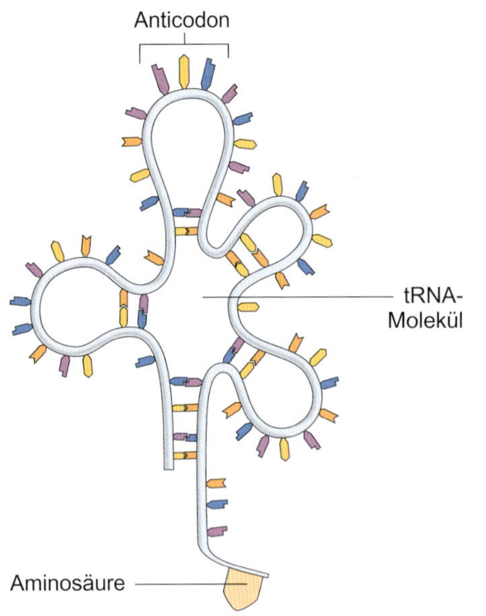

Abb. 3.23 Schematische Darstellung der tRNA. Dieses kleeblattförmige Gebilde enthält am oberen „Blatt" ein bestimmtes Basentriplett (Anticodon) und am unteren Ende die dazugehörige Aminosäure. Jedem Basentriplett kann eine der 20 Aminosäuren zugeordnet werden.

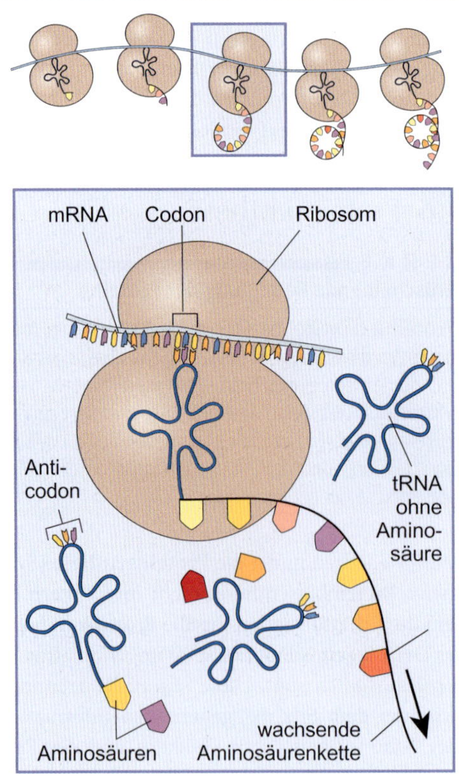

Abb. 3.24 Translation. Mehrere Ribosomen laufen gleichzeitig über einen RNA-Abschnitt und produzieren das gleiche Protein. Codon und Anticodon passen wie der Schlüssel zum Schloss zueinander. Demnach lagern sich entsprechende tRNA-Moleküle an der mRNA an. Ihre anhängenden Aminosäuren verbinden sich bei diesem Vorgang und die Proteinkette wird dadurch jeweils um die „richtige" Aminosäure verlängert. Nach Knüpfung der Aminosäureverbindung verlässt die tRNA ihre Aminosäure, um sich mit einer frei umherschwimmenden Aminosäure neu zu beladen.

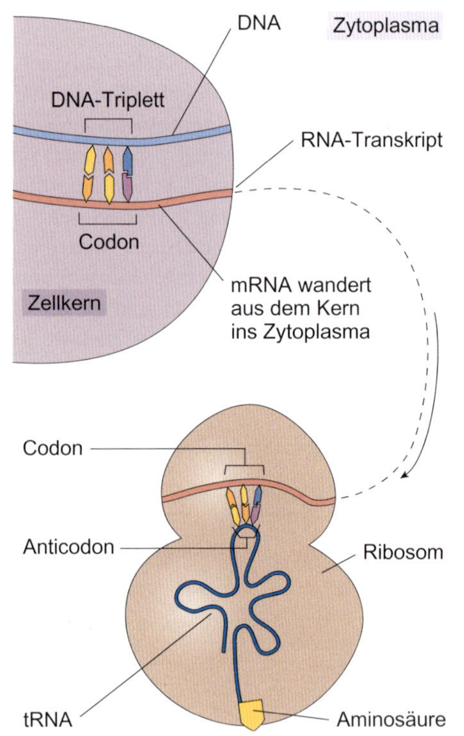

Abb. 3.25 Zusammenfassung der einzelnen Schritte der Transkription und Translation. Die Transkription, bei der eine einsträngige RNA-Kopie der DNA erstellt wird, findet im Zellkern statt. Die gebildete mRNA verlässt den Kern und wandert ins Zytoplasma, wo sie im Ribosom „übersetzt" wird (Translation). Zu beachten ist, dass das Basentriplett auf der DNA mit dem Basentriplett auf der tRNA (Anticodon) identisch ist.

Abschluss der Proteinbiosynthese

Das Ende des Zusammenbaus eines Proteins am Ribosom ist dann erreicht, wenn an der mRNA statt des Codons für eine weitere Aminosäure das Steuercodon für das Ende der Aminosäurekette (Stopp-Codon) auftritt. Auf ein solches Stopp-Codon passt kein entsprechendes Anticodon einer tRNA – d. h., es wird dem Peptidstrang keine weitere Aminosäure angefügt.

Die fertig gestellten Proteine stehen dann z. B. als Enzym, als Strukturprotein oder als Hormon, das die Zelle verlässt, zur Verfügung.

Der Genbegriff

Basierend auf den heutigen Kenntnissen über die Proteinsynthese lässt sich der in ➤ Kap. 2.8.4 bereits eingeführte Begriff **Gen** folgendermaßen definieren:

DEFINITION

Gen

Ein aus vielen Basentripletts bestehender Abschnitt der DNA, der den Code für die Bildung eines bestimmten Proteins enthält. Menschliche Gene bestehen im Durchschnitt aus etwa 1 000 Basentripletts, deren Abfolge (Sequenz) auf der DNA genau definiert ist.

3.7 Teilung von Zellen

Neue Körperzellen entstehen ausschließlich durch Teilung bereits vorhandener Zellen. Tag für Tag müssen Zellen neu gebildet werden, um Wachstumsvorgänge zu ermöglichen und ersetzt zu werden, weil ständig und überall im Organismus Zellen zugrunde gehen.

3.7.1 Mitose

DEFINITION

Mitose

Häufigste Art der Zellteilung. Die Mutterzelle teilt sich in zwei erbgleiche Tochterzellen. Die Erbsubstanz der Mutterzelle, also die in den Chromosomen enthaltene DNA, muss zuvor verdoppelt werden (Replikation).

DNA-Replikation

Die **Replikation** der DNA findet schon vor der eigentlichen Mitose in der sog. **Interphase** (lat.: inter = zwischen) statt. Dies ist die Phase zwischen zwei Zellteilungen. Hierzu wird die DNA wie ein Reißverschluss in der Mitte, also zwischen den korrespondierenden Basen, aufgetrennt (➤ Abb. 3.26). An die frei werdenden Basen beider Stränge lagern sich dann, der spezifischen Basenpaarung folgend (Adenin zu Thymin, Guanin zu Cytosin), neue Nukleotide (➤ Kap. 2.8.4) an. Diese werden unter Mithilfe von Enzymen zu einem neuen Strang verknüpft. Damit sind zwei neue Doppelstränge entstanden, die mit dem ursprünglichen Doppelstrang völlig identisch sind. Diese neuen Doppelstränge bestehen jeweils aus einer „alten“ und einer „neuen“ Hälfte und nehmen auch wieder die Form der DNA-Doppelhelix an.

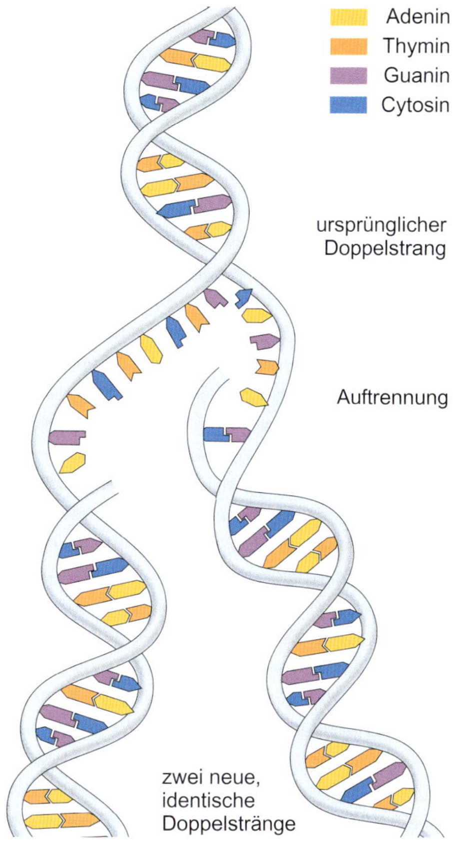

Abb. 3.26 Replikation der DNA. Wie ein Reißverschluss wird die DNA in der Mitte zwischen ihren korrespondierenden Basen aufgetrennt. Auf die offen liegenden Basen lagern sich sofort wieder korrespondierende Basen an, die zu einem neuen Strang verknüpft werden.

Auf diese Weise wird die DNA sämtlicher Chromosomen vor der eigentlichen Zellteilung in der Interphase verdoppelt, wobei aus einem Chromosom zwei Chromatiden entstehen (➤ Abb. 3.7). Schließlich verdoppelt sich in der Interphase auch das Zentriolenpaar.

Phasen der mitotischen Zellteilung

Der wichtigste Vorgang bei der Mitose ist die gleichmäßige Verteilung des Erbguts, d. h. der Chromatidenpaare, auf zwei neue Kerne. Diese Kernteilung verläuft in vier Phasen (➤ Abb. 3.27 und ➤ Abb. 3.28):

- Prophase
- Metaphase
- Anaphase
- Telophase.

Prophase

Die im Ruhekern als lange, unsichtbare Fäden vorliegenden Chromosomen verkürzen sich in dieser Phase durch zunehmende Spiralisierung. Im Mikroskop erkennt man, dass jedes Chromosom bereits in seiner verdoppelten Form – den am Zentromer zusammenhängenden Chromatiden (➤ Abb. 3.7) – vorliegt. Ferner lösen sich die

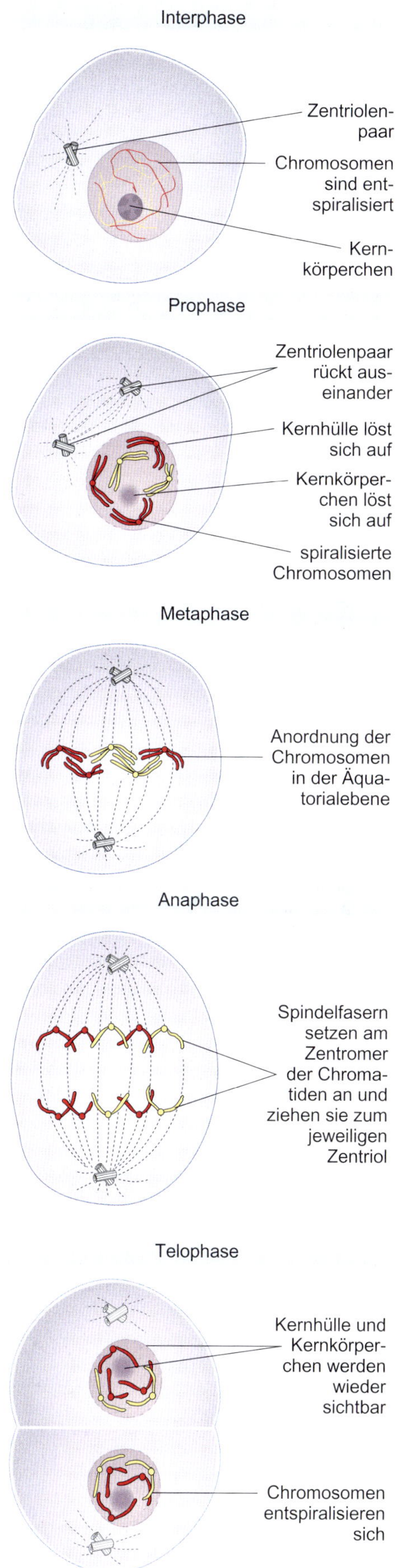

Abb. 3.27 Die verschiedenen Stadien der Mitose.

3

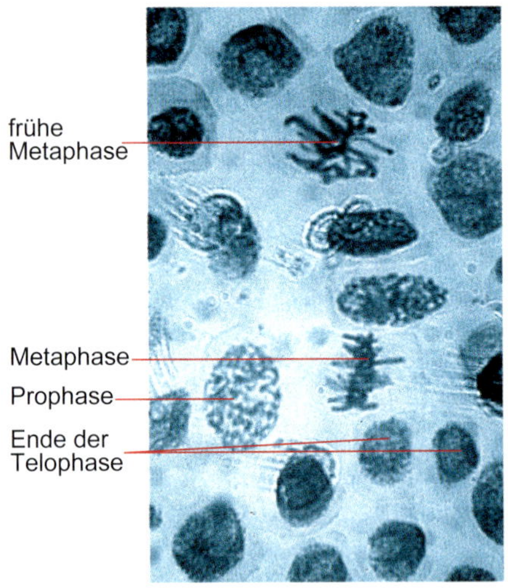

Abb. 3.28 Die beschriebenen Zellteilungsvorgänge finden nicht nur in menschlichen, sondern selbstverständlich auch in tierischen und pflanzlichen Zellen statt. Wie hier in der Wurzelspitze einer Pflanze laufen ständig Mitosen ab. Als eine Art „Momentaufnahme" erkennt man verschiedene Mitosestadien nebeneinander. [O177]

Nukleoli (Kernkörperchen) auf, und die beiden Zentriolenpaare rücken auseinander und wandern zu den gegenüberliegenden Enden der Zelle, den Zellpolen. Von den beiden Zentriolenpaaren ausgehend, wachsen dann Mikrotubuli (➤ Kap. 3.3.7) auf das jeweils gegenüberliegende Zentriolenpaar zu, bis sie schließlich von einem Zellpol bis zum anderen reichen. Die so gebildete Mitosespindel steuert zusammen mit den chromosomalen Mikrotubuli die Bewegung der Chromatiden während der weiteren Teilungsvorgänge.

Die Prophase endet mit der Auflösung der Kernhülle, wodurch die zusammenhängenden Chromatiden ins Zytoplasma freigesetzt werden.

Metaphase

In der Metaphase ordnen sich die zusammenhängenden Chromatiden in der Äquatorialebene (Mittelebene) der Zelle zwischen den beiden Spindelpolen an und bilden dabei eine sternförmige Figur. Die inzwischen vollständig ausgebildete Teilungsspindel besteht nun aus besonders angeordneten Mikrotubuli:

- Sie reichen von Zellpol zu Zellpol.
- Sie setzen aber auch als Chromosomenfasern an den Zentromeren an.

Anaphase

Sie beginnt mit dem Auseinanderweichen der Zentromere aller Chromosomen. Die nun voneinander getrennten Chromatiden werden daraufhin von den Chromosomenfasern, welche an den beiden Zentromerenhälften ansetzen, zu den entgegengesetzten Zellpolen bewegt. Mit der Trennung der beiden identischen („doppelten") Chromatiden wird jedes von ihnen nun wieder als (einfaches) Chromosom bezeichnet.

Telophase

Das letzte Stadium der Mitose. Die Telophase ist in vieler Hinsicht die Umkehrung der Prophase. Die sich an beiden Polen befindlichen identischen Chromosomensätze werden von Membranen umgeben, wodurch neue Kernhüllen entstehen. Die Chromosomen in den neuen Kernen werden entspiralisiert, wodurch das typische Chromatinmuster des Zellkerns in Ruhe erscheint. Die Mitosespindel verschwindet, und die Nukleoli erscheinen wieder. Damit ist der Kernteilungszyklus beendet.

Zellteilung

Die Kernteilung wird üblicherweise von der **Zellteilung** begleitet. Sie beginnt meist schon in der späten Anaphase und wird in der Telophase abgeschlossen. Hierbei schnürt sich die Zellmembran etwa in Zellmitte vom Rand her zunehmend ein, bis schließlich zwei etwa gleich große Tochterzellen mit eigenem Zytoplasma und Organellen entstanden sind. Nicht jede Kernteilung muss auch von einer Zellteilung begleitet sein. Vielkernige Zellen, z. B. die Skelett- oder Herzmuskelzellen, vermehren bei Bedarf die Kernzahl ohne gleichzeitige Zellteilung. Dies erfolgt allerdings meist durch Amitose, eine direkte Durchschnürung des Zellkerns, bei der weder Chromosomen sichtbar werden noch ein Spindelapparat ausgebildet wird.

3.7.2 Phasen des Zellzyklus

Die Mitosephase umfasst im Leben der meisten Zellen, dem **Zellzyklus,** nur einen kurzen Zeitraum. Wesentlich länger ist der Zeitraum zwischen zwei Zellteilungen, die **Interphase.** Sie setzt sich zusammen aus G_1-, S- und G_2-Phase (➤ Abb. 3.29).

Nach der Mitose tritt die neu gebildete Zelle zunächst in die sog. präsynthetische Wachstumsphase, also die G_1-Phase (engl.: **g**rowth = Wachstum) ein. In dieser Phase läuft die Proteinbiosynthese auf Hochtouren und trägt maßgeblich zur Vergrößerung der Zelle bei. Die Dauer dieser Phase schwankt zwischen wenigen Stunden und u. U. mehreren Jahren und bestimmt im Wesentlichen die Dauer des gesamten Zellzyklus.

In der sich anschließenden, etwa 5–10 Stunden dauernden Synthesephase **(S-Phase)** erfolgt die Verdoppelung der DNA, also die Bildung der Chromatiden. Die letzte, etwa vierstündige Phase vor der Mitose heißt postsynthetische Wachstumsphase (G_2-Phase). Hier liegen die Chromosomen also bereits in verdoppelter Form als Chromatiden vor.

Dauer- und Wechselgewebe

Das Produkt der Zellteilungen sind Zellen, die sich in einem funktionellen Verband zusammenfinden, entweder als zirkulierende Blutzellen oder als Gewebe (➤ Kap. 4). Während die Zellen des Blutes, wie auch die der Haut (➤ Kap. 10.1), zu den klassischen **Wechselgeweben** gehören, d. h. zur ständigen Regeneration fähig sind, gibt es auch Gewebe, die zwar durch die Mitose hervorgegangen sind,

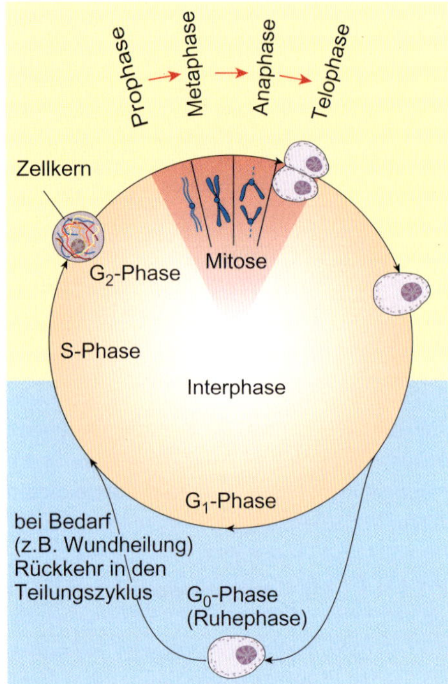

Abb. 3.29 Schematische Darstellung des Zellzyklus.

aber zeitlebens nicht mehr teilungsfähig sind, also ständig in der G_0-Phase verharren. Deshalb sind sie **postmitotisch,** gehören also zum **Dauergewebe.** Zu diesen Zellen zählt man z. B. Zellen der quer gestreiften Muskulatur. Glatte Muskulatur hingegen kann – zumindest unter pathologischen Bedingungen – zur Zellteilung in der Lage sein, was in der Pathogenese der Arteriosklerose eine wichtige Rolle spielt (➤ Kap. 16.1.4). Grundsätzlich sind teilungsfähige Zellen von Wechselgeweben eher gefährdet, in einen Tumor zu entarten, da jedes entartete Wachstum eine fehlgeleitete Zellteilung bedingt (➤ Kap. 5.7).

3.7.3 Meiose

DEFINITION

Meiose (Reifeteilung, Reduktionsteilung)

Teilung der Geschlechtszellen während der Keimzellbildung. Die Teilung ist notwendig, da durch die Vereinigung von Eizelle und Spermium alle Körperzellen und damit auch die zur Keimzellbildung bestimmten Zellen (Oogonien und Spermatogonien) einen diploiden (doppelten) Chromosomensatz erhalten. Der doppelte Chromosomensatz wird auf einen haploiden (einfachen) reduziert. Dieser Vorgang dient auch der zufallsmäßigen neuen Verteilung väterlicher und mütterlicher Chromosomen auf die Tochterzellen.

Bei der Vereinigung von Eizelle und Spermazelle darf sich das in Form der Chromosomen enthaltene Erbgut nicht immer wieder verdoppeln. Die Zahl der Chromosomen pro Zelle würde theoretisch schnell ins Unendliche wachsen. Menschen mit mehr als zwei Chromosomensätzen (Polyploidie) sind jedoch nicht lebensfähig. Bei der Entwicklung der unreifen Geschlechtszelle zu den reifen Formen (Gameten) muss also der normale doppelte Chromosomensatz (2 × 23 Chromosomen) auf einen einfachen Satz (1 × 23 Chromosomen) reduziert werden (➤ Abb. 3.30 und ➤ Abb. 3.31). Diese besondere Form der Zellteilung nennt man **Meiose** oder Reduktionsteilung.

Die Meiose umfasst zwei Teilungsschritte:

- Reduktionsteilung: Bei der ersten Reifeteilung wird der diploide Chromosomensatz auf den haploiden reduziert.
- Die zweite Reifeteilung entspricht einer normalen mitotischen Teilung – allerdings mit haploidem Chromosomensatz.

In der Prophase der ersten Reifeteilung kommt es ebenfalls zu einer Verkürzung und Verdichtung der bereits verdoppelten Chromosomen. Danach lagern sich **homologe Chromosomen** (die sich entsprechenden Chromosomen väterlicher und mütterlicher Herkunft) parallel aneinander, sodass die entsprechenden Genabschnitte genau nebeneinander zu liegen kommen. Da jedes Chromosom zu diesem Zeitpunkt schon aus zwei Chromatiden besteht, entsteht ein Gebilde aus vier Chromatiden (je zwei mütterlicher und väterlicher Herkunft), eine Tetrade. Dieses Aneinanderlagern wird anschließend wieder gelöst, wobei sich aber Abschnitte, die intensiv aneinander haften, miteinander überkreuzen können. An solchen Überkreuzungsstellen, **Chiasmata** genannt, können die Chromatiden verschmelzen und derart wieder auseinanderbrechen, dass Bruchstücke des väterlichen und des mütterlichen Chromosoms vertauscht werden. Dieses **Crossing over** führt zu einer Neuverknüpfung der Gene innerhalb von Chromosomen und wird als **Rekombination** bezeichnet.

In den weiteren Phasen der ersten Reifeteilung werden nicht wie bei der normalen Mitose die Chromatiden, sondern die beiden homologen Chromosomen (bestehend aus je zwei Chromatiden) auf die Tochterkerne verteilt, indem sie vom Spindelapparat zu den Zellpolen gezogen werden. Durch die parallel einsetzende Zellteilung entstehen zwei Tochterzellen mit je 23 noch verdoppelten Chromosomen. Nun schließt sich die zweite Reifeteilung an entsprechend einer normalen mitotischen Teilung, wobei jetzt die Chromatiden auf die Tochterzellen verteilt werden.

Nach Abschluss der beiden Reifeteilungen sind aus einer männlichen unreifen Geschlechtszelle mit normalem diploidem Chromosomensatz vier reife Spermien mit haploidem Chromosomensatz (1 × 23 Chromosomen) entstanden. Bei der unreifen weiblichen Geschlechtszelle entsteht durch die Meiose jedoch nur ein reifes Ei. Verschmelzen männliche und weibliche Kerne bei der Befruchtung, so hat die entstandene **Zygote** (befruchtete Eizelle) wieder den normalen diploiden Chromosomensatz.

3.8 Vererbungslehre (Genetik)

DEFINITION

Vererbung

Übertragung arteigener, anlagebedingter und damit gleichbleibender Merkmale und Eigenschaften (Erbgut) auf nachkommende Generationen. Erfolgt beim Menschen durch geschlechtliche Fortpflanzung. Die Keimzellen, also die Eizellen der Frau und die Spermien des Mannes, enthalten in den Chromosomen ihr Erbgut.

Genetik

Wissenschaft, die versucht, die Ursachen der gleichbleibenden Merkmale und Eigenschaften zu ergründen sowie die unterschiedlichen Ausprägungen von Merkmalen auch über sehr große Zeiträume hinweg (Evolution) zu erklären.

KLINIK

Bedeutung der medizinischen Genetik

Forschungen und Erkenntnisse der medizinischen Genetik ermöglichen, Erbkrankheiten rechtzeitig zu erkennen und das Risiko der Weitergabe einzuschätzen. Wichtigste Funktion ist die Aufklärung und Beratung von Paaren mit Kinderwunsch, in deren Familien Erbkrankheiten vorkommen. Die vorgeburtliche Untersuchung kindlicher Zellen gehört ebenso zu den zentralen Aufgaben.

3.8.1 Gene und Chromosomen

Das äußere Erscheinungsbild eines Organismus, der **Phänotyp,** setzt sich aus einer großen Anzahl von Merkmalen zusammen. Hierzu zählen z. B. Haarfarbe oder Geschlecht. Der Phänotyp wird ganz wesentlich durch die Erbanlagen bestimmt. Die Gesamtheit der genetischen Informationen, über die ein Organismus zur Ausprägung seines Phänotyps verfügt, wird als **Genotyp** bezeichnet. Ein Erbfaktor, der ein einzelnes Protein codiert, heißt **Gen.** Für die Ausbildung eines Merkmals können mehrere Proteine und damit Gene nötig

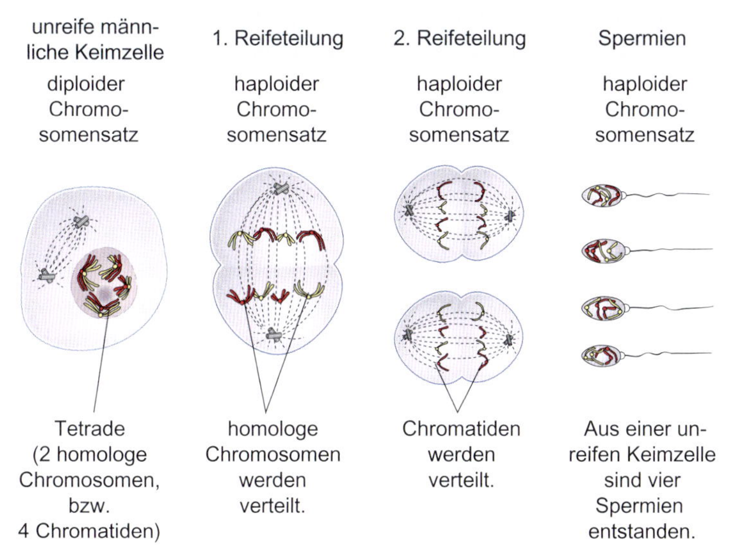

Abb. 3.30 Die Meiose am Beispiel der Spermienbildung im Hoden. Aus einer unreifen männlichen Keimzelle mit diploidem Chromosomensatz entstehen vier Spermien mit einem jeweils haploiden Chromosomensatz.

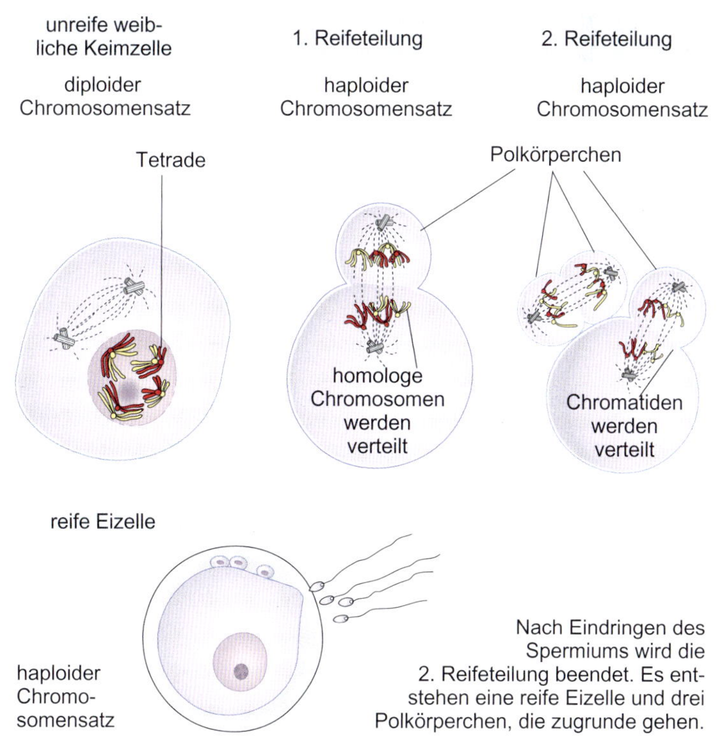

Abb. 3.31 Die Meiose am Beispiel der Eizellenbildung. Im Gegensatz zur Spermienbildung entsteht aus einer unreifen weiblichen Keimzelle nur eine Eizelle. Sie hat im Laufe der beiden Reifeteilungen den größten Teil des Zytoplasmavolumens übernommen, während die drei Polkörperchen zugrunde gehen.

sein; andererseits kann ein einziges Gen auch mehrere Merkmale beeinflussen.

Fast alle Gene sind im Zellkern auf den **Chromosomen** lokalisiert. Beim Menschen enthält jede Zelle – mit Ausnahme der Geschlechtszellen – 46 Chromosomen. Sämtliche Chromosomen liegen paarweise vor. Jeder Mensch hat 23 Chromosomen vom Vater und 23 Chromosomen von der Mutter, weshalb man auch vom **doppelten Chromosomensatz** spricht. 22 der 23 Chromosomenpaare bestehen jeweils aus – nach Form, Größe und Bandenmuster – identischen Paaren. Diese 22 Paare bezeichnet man als **Autosomen.** Das verbleibende Chromosomenpaar besteht aus **Gonosomen** oder **Geschlechtschromosomen.** Das Gonosomenpaar ist bei Mann und Frau unterschiedlich: Männer haben ein X- und ein wesentlich kleineres Y-Chromosom, Frauen dagegen zwei X-Chromosomen (➤ Abb. 3.32).
Gene, die auf dem mütterlichen und dem väterlichen Chromosom an gleicher Stelle lokalisiert sind, werden als **Allele** bezeichnet. Sind die beiden Allele völlig identisch, ist der Träger in diesem Merkmal **homozygot** (reinerbig) – unterscheiden sie sich, ist er **heterozygot** (mischerbig).

3.8.2 Wer setzt sich durch? – Von Dominanz und Rezessivität

Ist ein Mensch bezüglich eines Merkmals homozygot, so wird dieses Merkmal in aller Regel auch zur Ausprägung gelangen. Bei einem heterozygoten Allelpaar, also mit unterschiedlichen Erbinformationen für ein und dasselbe Merkmal, ist häufig die Genwirkung des einen Allels stärker als die des anderen. Man sagt, das eine Allel ist **dominant** und überdeckt die Wirkung des **rezessiven** Allels.

Aus der dominanten oder rezessiven Wirkung der einzelnen Gene ergibt sich jeweils die Häufigkeit, mit der sich ein Merkmal bei den Nachkommen bemerkbar macht. Ein dominantes Gen wird sich bei zwei mischerbigen Eltern nach der zweiten Mendel-Regel (➤ Kap. 3.8.3) bei 75 % der Kinder durchsetzen, während ein rezessives Gen nur bei 25 % der Kinder in Erscheinung tritt. Diese Wahrscheinlichkeitsberechnung ist bei der genetischen Beratung von Bedeutung (➤ Kap. 5.1.6).

Sind die beiden Allele gleichwertig – was seltener vorkommt – und treten beide Merkmale nebeneinander in Erscheinung, bezeichnet man die Gene als **kodominant.** Ein Beispiel dafür sind die Blutgruppen A und B (erbt ein Kind vom Vater das Blutgruppen-A-Allel und von der Mutter das B-Allel, so hat es die Blutgruppe AB, ➤ Kap. 6.2.9).

Beim **intermediären Erbgang** kommt das Merkmal dagegen nicht in gleichzeitiger Ausprägung, sondern als Mischung zur Ausprägung. Ein viel zitiertes Beispiel ist die Japanische Wunderblume. Die elterlichen Blütenfarben rot und weiß führen bei den Nachkommen zu rosafarbenen Blüten.

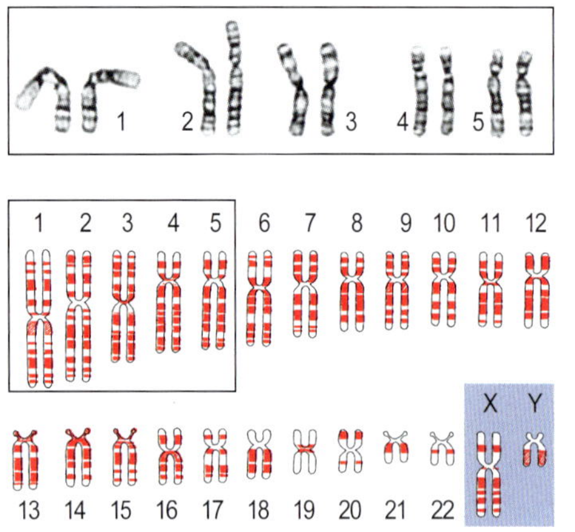

Abb. 3.32 Der menschliche Chromosomensatz.
Oben: Originalpräparat der ersten fünf Chromosomen. Jedes Chromosom ist doppelt vorhanden.
Unten: Zeichnung der 22 Autosomen („normale" Chromosomen) sowie der beiden Geschlechtschromosomen.

3.8.3 Grundregeln der Vererbung

Ohne etwas von Homozygotie und Heterozygotie, Dominanz und Rezessivität zu wissen, deckte der Mönch **Gregor Mendel** bereits Mitte des 19. Jahrhunderts aufgrund von Tausenden von Kreuzungsversuchen mit Erbsen grundlegende Gesetzmäßigkeiten der Vererbung auf. Drei davon sind auch heute noch gültig (und durch unser heutiges Wissen ursächlich erklärbar):

- Uniformitätsregel
- Aufspaltungsregel
- Unabhängigkeitsregel.

Uniformitätsregel

Im einfachsten Fall werden zwei homozygote Pflanzen gekreuzt, die sich nur in einem Merkmal, z. B. in der Blütenfarbe Rot und Weiß, unterscheiden (➤ Abb. 3.33). Alle Pflanzen der **ersten Tochtergeneration** sehen dann gleich aus (**Uniformitätsregel** oder 1. Mendel-Regel). Klassisch ist beispielsweise die Kreuzung einer reinerbig rotblühenden mit einer reinerbig weißblühenden Japanischen Wunderblume. Der einfache Chromosomensatz der Keimzellen (Gameten) der rotblühenden Pflanze enthält das Allel **r** (mit der Anlage für rot), der Chromosomensatz der weißblühenden Pflanze das Allel **w** (mit der Anlage für weiß). Nach der Befruchtung kann nun im diploiden Chromosomensatz der Tochterzellen immer nur **r** mit **w** vereinigt sein. Alle Pflanzen dieser ersten Tochtergeneration sind daher in Bezug auf die Blütenfarbe heterozygot (mischerbig) oder Hybride. Sie haben – da es sich um einen intermediären Erbgang handelt – rosafarbene Blüten.

Aufspaltungsregel

Kreuzt man nun Organismen dieser ersten Tochtergeneration miteinander, so spaltet sich die **zweite Tochtergeneration** phänotypisch in einem bestimmten Zahlenverhältnis auf, wobei stets die beiden Merkmale der Elterngeneration wieder er-

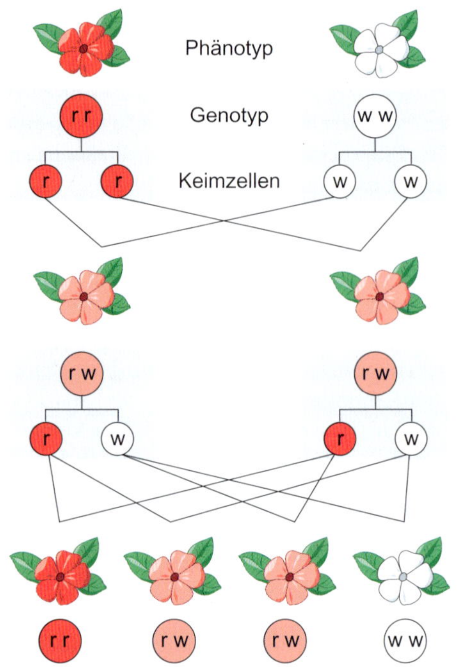

Abb. 3.33 Kreuzung einer reinerbig rotblühenden (rr) mit einer reinerbig weißblühenden (ww) Japanischen Wunderblume. Die erste Tochtergeneration ist einheitlich rosa und mischerbig für das Merkmal Blütenfarbe (rw). Die folgende zweite Tochtergeneration spaltet sich im Verhältnis 1:2:1 auf: Dies bedeutet, dass jeweils eine Pflanze reinerbig rot (rr) bzw. weiß (ww) ist; zwei weitere Pflanzen sind rosa und mischerbig für das Merkmal Blütenfarbe (rw).

scheinen (**Aufspaltungsregel** oder 2. Mendel-Regel).

Danach werden bei der Kreuzung von Vertretern der 1. Tochtergeneration in der Meiose (➤ Kap. 3.7.3) zwei Typen von Keimzellen gebildet: solche mit dem Gen **r** und gleich viele mit dem Gen **w.** Bei der Befruchtung entstehen in der zweiten Tochtergeneration jetzt Pflanzen mit den Allelkombinationen **rr, rw, ww** im Zahlenverhältnis 1 : 2 : 1 (➤ Abb. 3.33). Entsprechend sind 25 % der Pflanzen rotblühend, 50 % rosablühend und 25 % weißblühend.

Angenommen, das Merkmal rotblühend sei dominant über das Merkmal weißblühend, dann sind in der ersten Tochtergeneration alle Pflanzen einheitlich rotblühend. In der zweiten Tochtergeneration ist das Aufspaltungsverhältnis im Phänotyp 3:1, wobei rotblühende Pflanzen zu ⅔ heterozygot und zu ⅓ homozygot sind (➤ Abb. 3.34).

Unabhängigkeitsregel

Kreuzt man homozygote Organismen miteinander, die sich in mehreren Merkmalen voneinander unterscheiden, so vererben sich die einzelnen Merkmale unabhängig voneinander (**Unabhängigkeitsregel** oder 3. Mendel-Regel), wobei **neue** Merkmalskombinationen entstehen können.

Heute weiß man, dass diese Regel allerdings nur gilt, wenn die Gene, die für die Ausprägung der untersuchten Merkmale verantwortlich sind, auf **verschiedenen** Chromosomen liegen. Nur dann

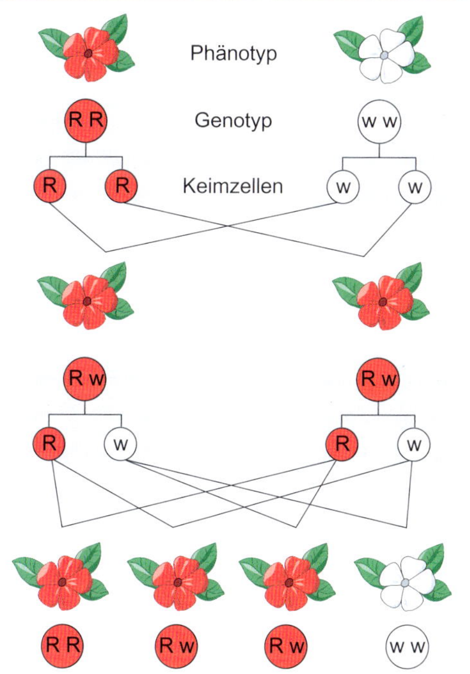

Abb. 3.34 Autosomal dominanter Erbgang. Kreuzung einer reinerbig rotblühenden (AA) mit einer reinerbig weißblühenden Pflanze (aa), wobei die Blütenfarbe Rot über Weiß dominant ist. Die erste Tochtergeneration ist einheitlich rotblühend, jedoch mischerbig (Aa). Die folgende zweite Tochtergeneration spaltet sich im Verhältnis 3:1 auf, d. h., drei Nachkommen sind rot (AA, Aa, Aa), ein Nachkomme ist weiß (aa).

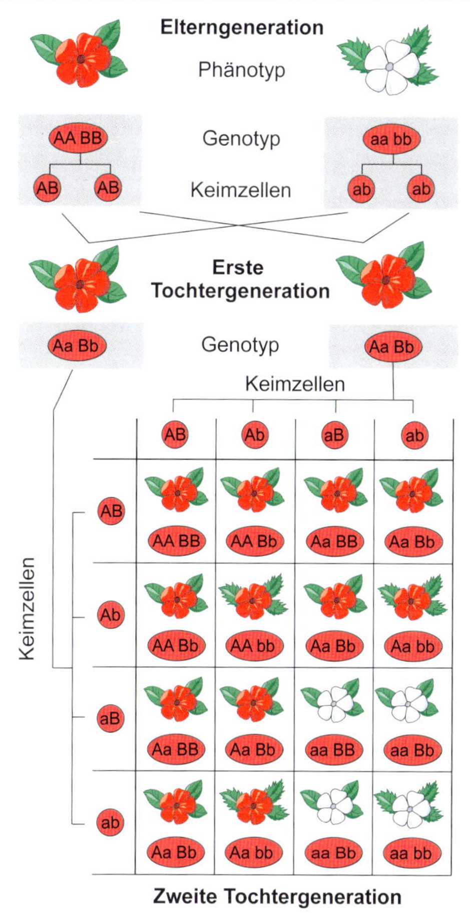

Abb. 3.35 Kreuzung einer reinerbig rotblühenden Pflanze mit glatten Blättern und einer reinerbig weißblühenden Pflanze mit gezackten Blättern – rotblühend und glatt sind jeweils dominant. Das Kreuzungsschema zeigt, dass in der zweiten Tochtergeneration zwei für beide Merkmale reinerbige Pflanzen mit neuen Merkmalskombinationen aufgetreten sind (Felder eingerahmt). Voraussetzung ist, dass die entsprechenden Gene auf verschiedenen Chromosomen liegen.

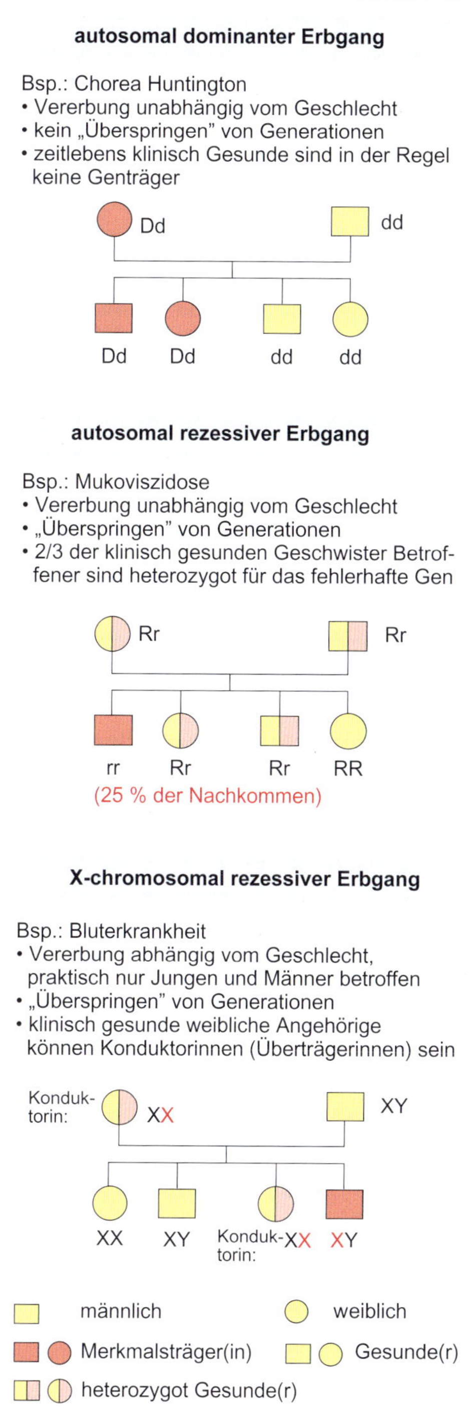

Abb. 3.36 Beim autosomal dominanten Erbgang vererbt meist ein erkrankter (mischerbiger) Elternteil das krankmachende dominante Gen. Bei der Paarung mit einem reinerbig gesunden Partner (dd) hat die nächste Generation eine Wahrscheinlichkeit von 50 %, das krankmachende Gen (D) zu erben.
Bei Erbkrankheiten mit autosomal rezessivem Erbgang tragen meist beide Elternteile das krankmachende rezessive Gen (r), sind jedoch selbst gesund, da sie zusätzlich noch das gesunde Gen (R) besitzen. Bei 25 % ihrer Nachkommen ist es möglich, dass sie von beiden Elternteilen das krankmachende Gen erben und damit selbst krank sind (rr).
Beim X-chromosomal rezessiven Erbgang sind die weiblichen Nachkommen einer Konduktorin und eines gesunden Partners sind gesund. Das Risiko, selbst eine Konduktorin zu sein, beträgt 50 %. Die Hälfte der Söhne ist erkrankt, falls sie das Gen X' (rot) von der Mutter geerbt haben.

werden die Merkmale aufgrund der Neuzusammenstellung des Erbgutes während der Meiose nach dem Zufallsprinzip neu verteilt.

Liegen die Gene, die für die Ausprägung der untersuchten Merkmale verantwortlich sind, hingegen auf **einem** Chromosom, so werden sie gemeinsam vererbt. Diese **Genkoppelung** ist allerdings nicht absolut: Sie kann – auch wenn dies selten ist – durch **Crossing over** durchbrochen werden.

Eine einfache Rechnung zeigt die Bedeutung dieses Sachverhalts für die genetische Vielfalt beim Menschen: Bei nur zwei unterschiedlichen Merkmalen der Elterngeneration sind in der zweiten Tochtergeneration immerhin schon neun verschiedene Genotypen möglich (➤ Abb. 3.35). Bei zehn unterschiedlichen Merkmalen – immer noch sehr wenig im Verhältnis zu den 23 Chromosomen des Menschen – erhält man bereits knapp 60 000 Genotypen!

3.8.4 Die verschiedenen Erbgänge beim Menschen

Prinzipiell gelten obige Ausführungen über Dominanz und Rezessivität sowie die drei Mendel-Regeln auch für den Menschen, und zwar sowohl für die Vererbung physiologischer Merkmale (z. B. Augenfarbe oder Blutgruppe) als auch für pathologische Merkmale (z. B. Bluterkrankheit). Die folgenden Ausführungen konzentrieren sich der klinischen Bedeutung wegen auf pathologische Merkmale.

Autosomale Erbgänge

Bei **autosomalen Erbgängen** ist das Gen, das für die Ausprägung des entsprechenden Merkmals bzw. der Erbkrankheit verantwortlich ist, auf einem der Autosomen (➤ Abb. 3.36) lokalisiert.

Beim **autosomal dominanten Erbgang** reicht bereits ein pathologisches Gen zum Auftreten der Erkrankung aus. Er ist z. B. bei der **Achondroplasie** (einer Knorpelbildungsstörung mit Zwergwuchs, Extremitätenverkürzung und anderen Skelettdeformitäten) zu beobachten.

Meist ist ein Elternteil betroffen und heterozygot für das krankmachende Gen. Der andere Elternteil hat zwei gesunde Gene. Die nächste Generation hat – unabhängig vom Geschlecht – ein Risiko von 50 %, das dominante krankmachende Gen des betroffenen Elternteils zu erben und damit selbst krank zu werden. Dabei ist es egal, ob der Vater oder die Mutter das krankmachende Gen trägt.

Homozygote Erkrankte sind beim autosomal dominanten Erbgang selten; wahrscheinlich führt Homozygotie oft zum Absterben des Embryos.

Demgegenüber tritt die Erkrankung beim **autosomal rezessiven Erbgang** erst zutage, wenn der Betroffene homozygot für das krankmachende Gen ist (➤ Abb. 3.36). Heterozygote Genträger sind klinisch nicht zu erkennen. Stoffwechseldefekte, z. B. die Mukoviszidose (➤ Kap. 3.8.5), werden häufig autosomal rezessiv vererbt.

In der Regel sind die Eltern eines Betroffenen beim autosomal rezessiven Erbgang gesund, jedoch beide heterozygot für das krankmachende rezessive Gen. Ihre Nachkommen sind zu 25 % krank und zu 75 % gesund. Zwei Drittel der gesunden Kinder sind allerdings heterozygot für das krankmachende Gen. Für die Kinder Betroffener besteht bei einem homozygot gesunden Partner kein Erkrankungsrisiko, alle Kinder sind jedoch heterozygot.

An Geschlechtschromosomen gebundene Erbgänge

Ein besonderes Bild ergibt sich bei der Vererbung von Merkmalen, deren Gene auf den Geschlechtschromosomen lokalisiert sind. Man spricht von **geschlechtsgebundener Vererbung.** Während das X-Chromosom zahlreiche Gene besitzt, die sowohl rezessiv als auch dominant vererbt werden können **(X-chromosomaler Erbgang),** sind **Y-chromosomale Erbgänge** bisher nicht bewiesen.

Klinisch am bedeutsamsten ist der **X-chromosomal rezessive Erbgang,** der z. B. bei der **Hämophilie A** (Bluterkrankheit), einer erblichen Blutgerinnungsstörung, zu beobachten ist.

Hier spielt die Rezessivität des krankmachenden Gens (X') nur beim weiblichen Geschlecht eine Rolle. Frauen mit einem kranken Gen sind gesund, da sie diesem ein gesundes, dominantes Gen entgegensetzen können (➤ Abb. 3.36). Nur Frauen, die auf **beiden** X-Chromosomen das kranke Gen tragen, sind klinisch krank. Beim Mann hingegen, der nur ein X-Chromosom und damit auch nur ein **einzelnes** Gen besitzt (**Hemizygotie,** auf dem Y-Chromosom ist kein entsprechendes Gen lokalisiert), führt ein krankes Gen **in jedem Fall** zur Erkrankung.

Eine mischerbig gesunde Frau (XX', Konduktorin = Überträgerin) gibt in einer Partnerschaft mit einem gesunden Mann das rezessive Gen (X') zu gleichen Teilen an ihre Töchter und an ihre Söhne weiter. Die Töchter sind klinisch gesund, da sie vom Vater ein gesundes Gen bekommen; haben sie jedoch das kranke Gen von der Mutter geerbt, sind sie selber wiederum Überträgerinnen für die Bluterkrankheit. Die Söhne, die das kranke Gen (X') erhalten haben, sind klinisch krank (➤ Abb. 3.36).

Aus der Verbindung eines Bluters (X'Y) mit einer reinerbig gesunden Frau (XX) entstehen in erster Generation nur klinisch gesunde Kinder, da der Vater das Bluter-Gen nur an die Töchter (XX') weitergibt und diese jeweils noch ein gesundes Gen von der Mutter bekommen. Die Töchter sind jedoch alle Überträgerinnen oder **Konduktorinnen** (➤ Abb. 3.37).

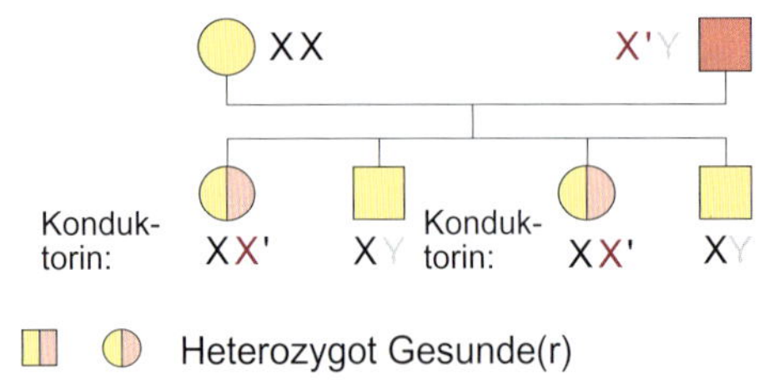

Abb. 3.37 X-chromosomal rezessiver Erbgang. Aus der Nachkommenschaft einer gesunden Frau mit einem kranken Mann gehen nur gesunde Söhne vor. Alle Töchter sind Konduktorinnen (XX').

3.8.5 Genetisch bedingte Krankheiten

> **DEFINITION**
> **Erbkrankheit**
> Ererbte Krankheitsbereitschaft, die so stark ist, dass die Krankheit zwangsläufig ausbricht.

Chromosomenabweichungen

Die zufallsmäßige Aufteilung der Chromosomen während der Reifeteilungen (Meiose, ➤ Kap. 3.7.3) der Geschlechtszellen hat eine große genetische Vielfalt von Spermien und Eizellen zur Folge. Hierzu trägt ferner die Tatsache bei, dass vor der Meiose manchmal auch Chromosomenstücke zwischen den Chromosomen eines Paares ausgetauscht werden. Bei der Verteilung und Neukombination des Erbmaterials kann es aber auch zu folgenschweren „Unfällen" kommen:

- Wenn Stücke eines Chromosoms falsch verknüpft werden oder verloren gehen, ändert sich die Struktur der betroffenen Chromosomen. Man spricht deshalb von **strukturellen Chromosomenaberrationen** (Abweichungen, ➤ Abb. 3.38). Sie können zu schweren Fehlbildungen und Behinderungen führen.
- Häufiger kommt es zur ungleichen Verteilung ganzer Chromosomen. Dies führt in der Tochtergeneration zu Abweichungen der Chromosomenzahl, die man als **numerische Chromosomenaberrationen** bezeichnet.

Numerische Chromosomenaberrationen haben meist ein Absterben des Embryos zur Folge, wenn sie die Autosomen betreffen: So führt der Verlust eines Autosoms immer zum Fruchttod. Überzählige Autosomen sind in einigen Fällen mit dem Leben vereinbar. Man bezeichnet diese Abweichungen als Trisomien („Chromosomentrio" statt des normalen „Duos"). Das weitaus häufigste Beispiel ist die Trisomie des Chromosoms 21. Das entstehende Krankheitsbild wird auch **Down-Syndrom** (➤ Abb. 3.39) oder (nach der typischen Augenform betroffener Kinder) Mongolismus genannt. Es ist gekennzeichnet durch geistige Behinderung, bestimmte körperliche Veränderungen und verringerte Lebenserwartung.

Eine Fehlverteilung der **Gonosomen** (Geschlechtschromosomen) hat weniger tiefgreifende Folgen: Sowohl ein überzähliges als auch ein fehlendes Gonosom geht in der Regel nicht mit schweren Behinderungen einher. Die Betroffenen sind allerdings meist nicht fortpflanzungsfähig. Das Fehlen eines X-Chromosoms beispielsweise führt bei Mädchen zu Kleinwuchs, Ausbleiben der sekundären Geschlechtsmerkmale und Unfruchtbarkeit, während sich die Intelligenz normal entwickelt. Man bezeichnet diese Chromosomenabweichung als X0- (sprich: X-Null) Konfiguration und das klinische Bild als (Ullrich-)**Turner-Syndrom.**

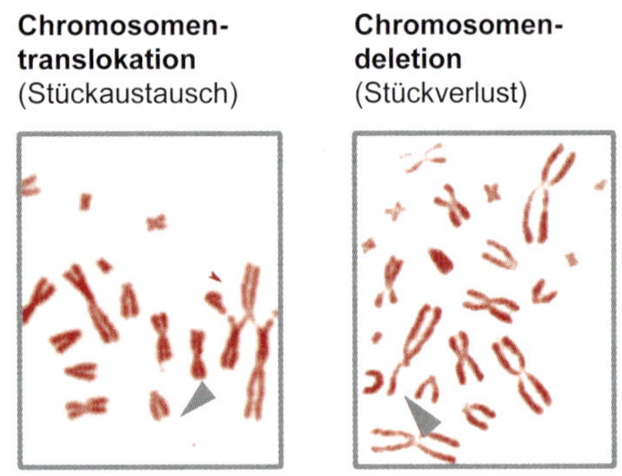

Abb. 3.38 Strukturelle Chromosomenaberrationen. Unter einer Translokation versteht man die Übertragung eines Chromosomenstücks auf ein anderes Chromosom. Eine Deletion ist der Verlust eines Chromosomenbruchstücks. Jede dieser Störungen geht mit schweren organischen Störungen einher.

Karyogramm

Bei entsprechendem Verdacht kann man von speziell präparierten Zellen des Betroffenen, seiner Eltern und/oder des Ungeborenen (hier gewinnt man die Zellen durch Chorionzottenbiopsie oder Amniozentese) ein Karyogramm anfertigen (➤ Abb. 3.6). Bei der mikroskopischen Untersuchung der Chromosomen achtet der Untersucher auf:

- Zahl der Chromosomen, um eine numerische Chromosomenaberration nachzuweisen oder auszuschließen
- Anfärbungsmuster bei Chromosomenfärbungen, Lage des Zentromers und Länge der Chromosomen, um eine strukturelle Chromosomenaberration nachzuweisen oder auszuschließen.

Einzelgen-Mutationen

Den numerischen und strukturellen Chromosomenabweichungen sind die häufigeren **Genmutationen** oder **Einzelgen-Mutationen** gegenüberzustellen. Hierunter versteht man Erbänderungen, die nicht an einer abweichenden Zahl oder Gestalt von Chromosomen zu erkennen sind, sondern nur ein Gen (monogener Erbgang) oder einige zusammenwirkende Gene (multigener Erbgang) betreffen. In diesem Fall kommt es innerhalb der DNA eines einzelnen Gens zu einer Änderung der Basensequenz. Diese Mutationen entstehen irgendwann durch zufällige Einwirkung bei einzelnen Individuen und werden dann meist über Generationen weitergegeben. Genmutationen wirken sich über die Genprodukte, die Proteine, auf

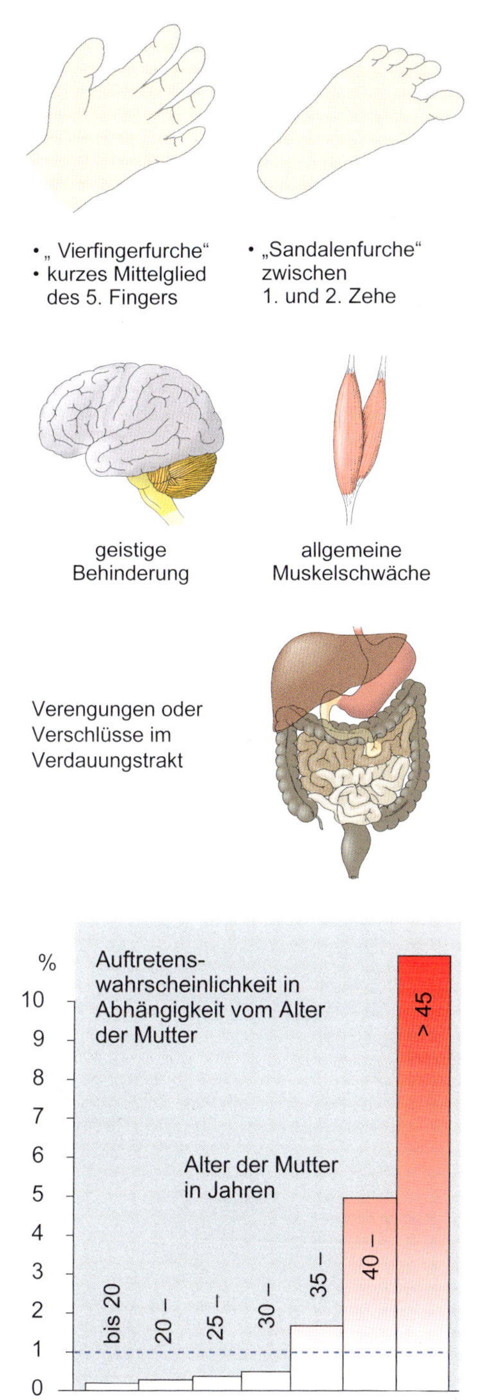

Abb. 3.39 Das Down-Syndrom (Trisomie 21) ist die häufigste (lebensfähige) chromosomal bedingte Fehlbildung. Oben: Häufige Kennzeichen sind schwere geistige Behinderung, schräge Augenstellung und eine große Zunge. Herzfehler sowie hohe Infektanfälligkeit begrenzen die Lebenserwartung meist auf 20–40 Jahre. Durch gezielte Frühförderung können Kinder mit Down-Syndrom sozial gut integriert werden und erwerben in einigen Fällen auch eine gewisse Selbstständigkeit.
Unten: Beziehung zwischen dem Alter der Mutter und einem Down-Syndrom-Risiko des Kindes. Bei 20-jährigen Frauen beträgt das Risiko 1:1 500, bei 30-jährigen 1:800 und bei 40-jährigen 1:20.

den Organismus aus. Dabei können Krankheiten auf zweierlei Weise entstehen:

- **Qualitative Störungen:** Sie sind durch falsch strukturierte Proteine oder Proteinverbindungen bedingt. Ein Beispiel hierfür ist die autosomal rezessiv erbliche **Mukoviszidose,** bei der ein abnormes Mukoprotein (mucos = Schleim) eine erhöhte Viskosität (Zähigkeit) vieler Drüsensekrete mit erschwertem Abfluss und Sekretstauungen bewirkt. Als Folge kommt es zu gehäuften Atemwegsinfekten und zu einer Schädigung der Bauchspeicheldrüse mit deutlich verminderter Lebenserwartung.
- **Quantitative Störungen:** Krankheiten, die durch Verringerung und/oder falsche Aktivität von wichtigen Proteinen entstehen. Dies ist beispielsweise bei **Enzymdefekten** der Fall. Da die Enzyme als Biokatalysatoren bestimmte biochemische Reaktionen im Stoffwechsel fördern, führt der Mangel an einem Enzym meist zu einer Stoffwechselerkrankung.

Multifaktorielle Vererbung

Wenn Fehlbildungen oder Erkrankungen durch das Zusammenwirken mehrerer Gene und äußerer Einwirkungen zustande kommen, spricht man von **multifaktorieller Vererbung.** Sie ist für die Krankheitslehre von großer Bedeutung: Während die Häufigkeit der meisten monogen vererbten Leiden (mit Ausnahme der Mukoviszidose) unter 1:10 000 liegt, kommen viele multifaktoriell erbliche Fehlbildungen in einer Häufigkeit von über 1:1 000 (1 ‰) vor. Dies gilt beispielsweise für angeborene Hüftluxationen (Verrenkungen infolge mangelhafter Ausbildung des Hüftgelenks = Hüftgelenksdysplasie), Klumpfüße und Kiefer- oder Gaumenspalten. Viele multifaktoriell bedingte Krankheiten wie der Diabetes mellitus Typ 1 (➤ Kap. 19.3.4) sind sogar noch häufiger. Das Erkrankungsrisiko kann dabei nicht nach den Mendel-Vererbungsregeln bestimmt werden, sondern nur statistisch anhand des Vorkommens innerhalb von vielen betroffenen Familien.

KLINIK

Mukoviszidose

Die häufigste auf einer Genmutation beruhende Erbkrankheit ist die Mukoviszidose, auch zystische Fibrose genannt. Durch einen Defekt im Chloridtransport durch die Zellmembran sind die Drüsensekrete der Betroffenen abnorm zähflüssig, was zu Darmverschlüssen, langwierigen Lungenentzündungen und Wachstumsstörungen führt. Die Erkrankung wird autosomal rezessiv vererbt. Lokalisiert ist der Gendefekt auf Chromosom 7. Mischerbige Personen (immerhin jeder 25. Deutsche), die zwar das rezessive Allel für die Erkrankung tragen, selbst jedoch nicht krank sind, sind mögliche Überträger einer Mukoviszidose. Treffen zwei mischerbige Merkmalsträger zusammen, so besteht ein Risiko von 25 %, dass ihre Kinder beide Allele für die Mukoviszidose bekommen und aufgrund der dann vorliegenden Reinerbigkeit erkranken. Eine Therapie ist nur symptomatisch möglich, neben Medikamenten ist dabei eine intensive Atemtherapie zur Schleimlösung, dem Schleimtransport und der Erhaltung der Thoraxmobilität äußerst wichtig. Die Lebenserwartung der Erkrankten beträgt mittlerweile über 35 Jahre – bis vor wenigen Jahren starben fast alle Betroffenen im Kindesalter.

3.9 Evolution

Die beschriebenen Variationsmöglichkeiten bei den Reduktionsteilungen und die „Fehler“ bei der Vererbung sorgen ständig für (genetisch) neue Individuen einer Art. Sie sind aber auch Triebfeder für die Fortentwicklung neuer Arten im Rahmen der **Evolution** (Entwicklungsgeschichte, ➤ Abb. 3.40 und ➤ Abb. 3.41): Zwar ziehen viele Mutationen (Erbgutveränderungen) Nachteile für das betroffene Individuum nach sich, in einem Teil der Fälle führt eine Mutation aber auch zu einem Selektionsvorteil (Auslesevorteil) im Überlebenskampf gegenüber anderen Artgenossen. Dadurch kann das mutierte Individuum bevorzugt zur Fortpflanzung gelangen und das mutierte Gen kann sich – vor allem bei kleinen isolierten Fortpflanzungsgemeinschaften – allmählich durchsetzen.

Die unterschiedlichen Anforderungen der jeweiligen örtlichen Lebensverhältnisse führen zu unterschiedlichen Ausleseprozessen, sodass sich die Populationen genetisch immer weiter auseinanderentwickeln. Schließlich hat sich die isolierte Population genetisch so weit von der ursprünglich genetisch identischen Nachbarpopulation entfernt, dass eine Kreuzung keine zeugungsfähigen Nachkommen mehr hervorbringt. Eine neue Art ist entstanden.

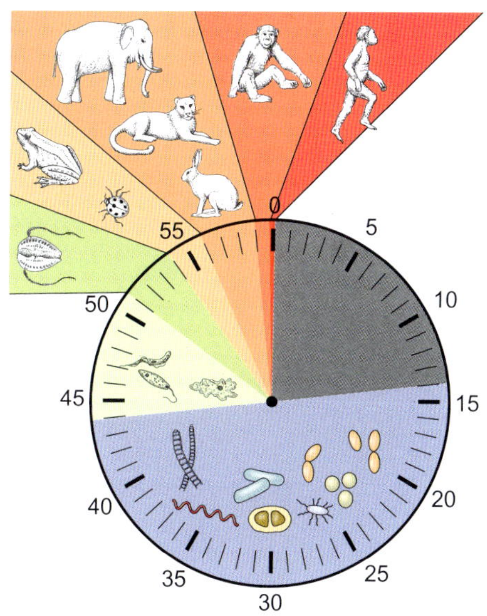

Abb. 3.40 Zeitlicher Verlauf der Evolution. Stellen Sie sich die Erdgeschichte – von der Entstehung der Erde vor etwa 4,6 Milliarden Jahren bis zu unserer heutigen Zeit – zusammengefasst in 60 Minuten vor: 14 Minuten waren vergangen, als vor 3,5 Milliarden Jahren erste Lebensspuren in den Ozeanen erschienen. Beinahe drei Viertel der Erdgeschichte waren vergangen, als die primitiven Ur-Organismen begannen, ihr Erbgut in Zellkernen zu verpacken. Die ersten vielzelligen Lebewesen erschienen vor umgerechnet 9 Minuten. Das Alter der ersten tierischen Fossilien schätzt man auf eine halbe Milliarde Jahre. Auf unserer Uhr entspricht das etwa 6 Minuten. Erst vor etwa 4 Minuten entwickelten sich die ersten Säugetiere. Primaten haben, so nimmt man an, vor 54 Sekunden begonnen, die Erde zu bevölkern. Unsere ersten Ahnen traten erstmalig vor etwa 8 Millionen Jahren auf, die gesamte Entwicklungszeit des Menschen dauerte also bisher nicht einmal 6 Sekunden.

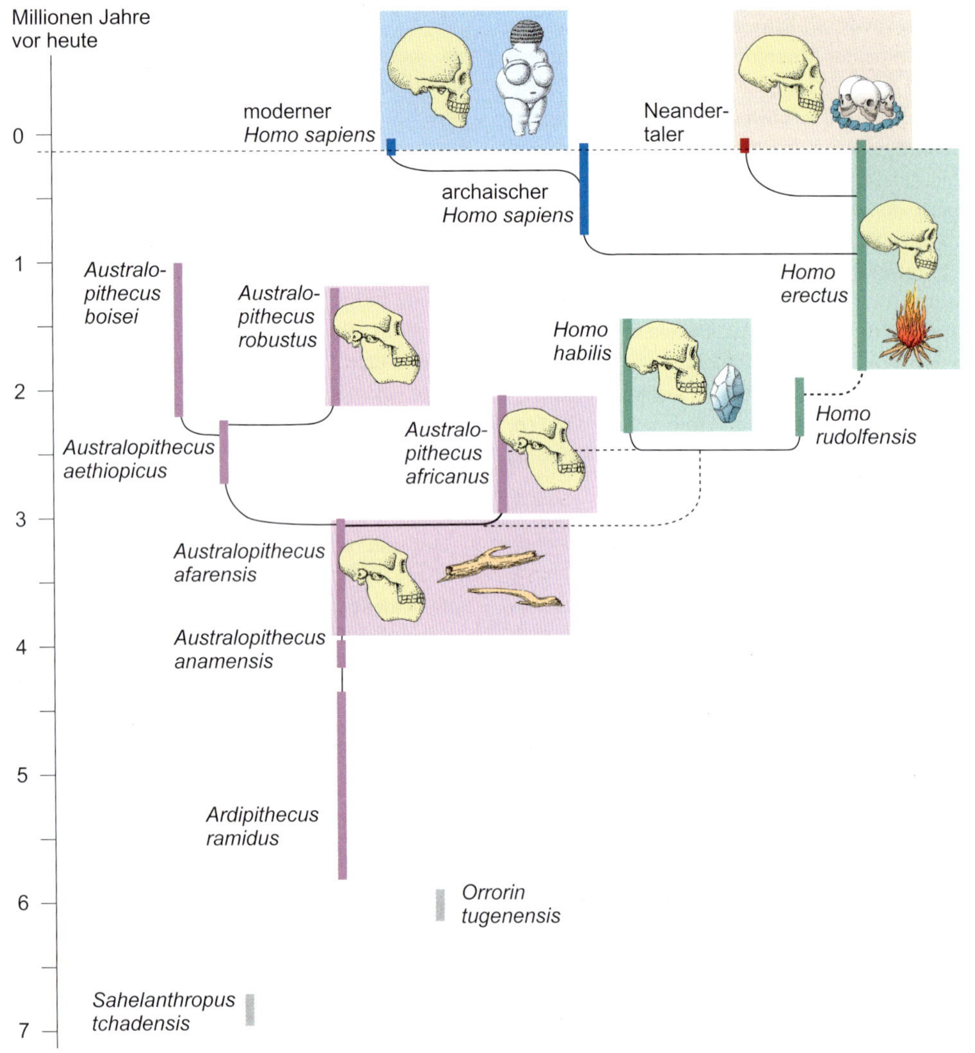

Abb. 3.41 Die Entwicklung zum heutigen Menschen (Homo sapiens sapiens). Dargestellt sind jeweils Schädelform und Kultgegenstände bzw. Werkzeuge, die – wie man aufgrund von Funden annimmt – typischerweise bei den verschiedenen Menschenformen in Gebrauch waren.

Literatur

Buselmaier, W., Haussig J.: Biologie für Mediziner. 14. Aufl. Springer, Berlin/Heidelberg 2018.

Graw, J.: Genetik, 7. Aufl. Springer Spektrum, Berlin 2021.

Gültig, O., Zöltzer, H.: Leitfaden Lymphologie, 2. Aufl., Elsevier, München 2021.

Urry, L.A., Cain, M.L., Wasserman, S.A., Minorsky, P.V., Reece, J.B.: Campbell Biologie. 11. Aufl., Pearson Studium, München 2019.

Pischinger, A.: Das System der Grundregulation. Grundlagen einer ganzheitsbiologischen Medizin, 12. Aufl. Karl F. Haug Fachbuchverlag, Heidelberg 2014.

Plattner, H., Hentschel, J.: Zellbiologie. 5. Aufl., Thieme, Stuttgart 2017.

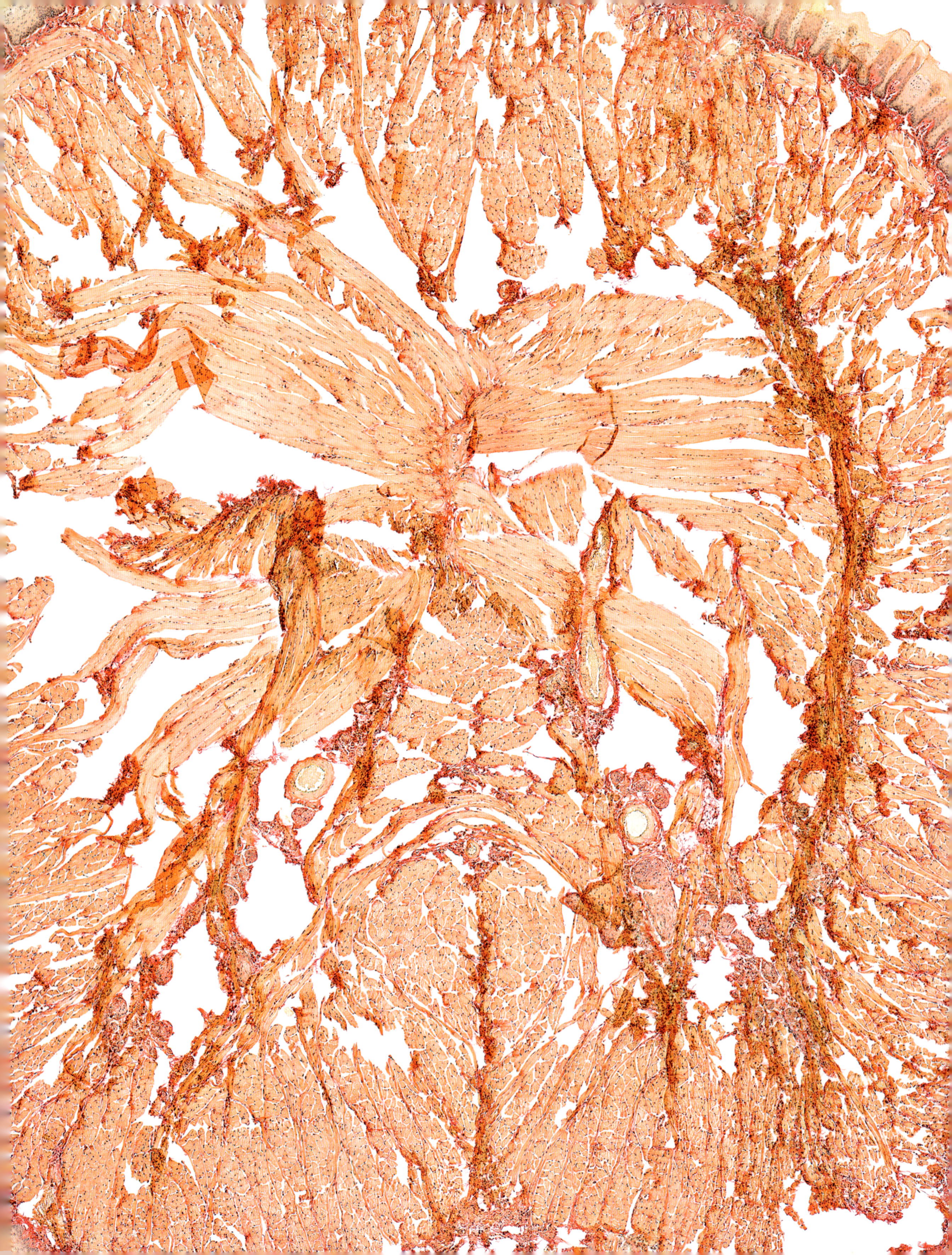

KAPITEL

4 Die Gewebe des Körpers

LERNINHALTE

4.1 Übersicht

- Man unterscheidet vier Arten von Geweben nach ihrer Entwicklungsgeschichte, Struktur und Funktion: Epithelgewebe, Nervengewebe, Muskelgewebe und das Binde- und Stützgewebe.
- Die Interzellularsubstanz ist von großer Bedeutung für die mechanische, chemische und elektroenergetische Funktion spezieller Gewebeformen.
- Die Keimblätter heißen Ento-, Meso- und Ektoderm. Aus jedem entwickelt sich spezifisches Gewebe im Körper.

4.2 Epithelgewebe

- Die verschiedenen Zellformen wie platte, kubische und zylindrische Zellen sind auf unterschiedliche Funktionen ausgerichtet.
- Einschichtiges Plattenepithel dient dem Glätten von Oberflächen. Beim mehrreihigen Epithel haben alle Zellen Kontakt mit der Basalmembran, es erreichen jedoch nicht alle Zellen die Epitheloberfläche. Beim mehrschichtigen Epithel, das vor allem gegen mechanische, chemische oder thermische Einflüsse schützt, hat nur die unterste Zellschicht Kontakt zur Basalmembran.
- Exokrine Drüsen sondern ihre serösen (wässrigen) oder mukösen (schleimigen) Sekrete an die Oberfläche von Haut oder Schleimhäuten meist über einen Ausführungsgang ab. In der Regel sind es komplexe Gebilde aus sekretorisch aktiven Zellen (Drüsenendstücken), deren Ausführungsgänge mit Deckzellen ausgekleidet sind. Die Hormone der endokrinen Drüsen diffundieren in die Blutkapillaren und erreichen über den Blutkreislauf die Zielzellen.

4.3 Nervengewebe

- Allen Zellen des Nervengewebes lassen sich zwei unterschiedliche Zelltypen zuordnen: Neurone (Nervenzellen), die zur Erregungsbildung und Erregungsleitung befähigt sind, und stützende Gliazellen.
- Ein Neuron besteht aus einem Zellkörper, mehreren zuführenden Zellfortsätzen und einem abführenden Zellfortsatz. Im Zellkörper findet die Eiweißsynthese und der gesamte Zellstoffwechsel statt. Die zuführenden Zellfortsätze (Dendriten) nehmen Erregungsimpulse aus benachbarten Zellen auf und leiten sie zum Zellkörper weiter, während der abführende Zellfortsatz (Axon) Impulse ableitet.
- Afferente Neurone leiten Impulse von den Rezeptoren oder peripher liegenden Neuronen zum ZNS hin. Efferente Neurone leiten Impulse von Gehirn und Rückenmark weg zu den Zielzellen. Interneurone verbinden innerhalb des ZNS verschiedene Abschnitte miteinander.

4.4 Muskelgewebe

- Der Körper besitzt drei Muskulaturtypen: quer gestreiftes und glattes Muskelgewebe sowie das Herzmuskelgewebe. Der Herzmuskel kann als Sonderform der quer gestreiften Muskulatur angesehen werden.
- Jede Muskelfaser enthält als Hauptbestandteil fadenförmige Strukturen, sog. Myofibrillen. Sie bestehen aus dünnen und dicken Myofilamenten, die im mikroskopischen Bild als helle und dunkle Streifen erscheinen und der quer gestreiften Muskulatur ihren Namen geben. Diese Streifen bilden viele aneinandergereihte funktionelle Untereinheiten, die Sarkomere.
- Ein Agonist (Spieler) führt eine bestimmte Bewegung aus, sein Antagonist (Gegenspieler) ist für die entgegengesetzte Bewegung verantwortlich. Muskeln, die sich gegenseitig in ihrer Arbeit unterstützen, nennt man Synergisten.
- Jedes Sarkomer ist aus den Myofilamenten Aktin und Myosin aufgebaut. Eine Erregung bewirkt, dass die Aktinfilamente tiefer zwischen die Myosinfilamente gleiten.
- Eine motorische Einheit wird aus einem Motoneuron und der von ihm innervierten Gruppe von Muskelfasern gebildet. Muskeln, die einer äußerst präzisen Steuerung bedürfen, besitzen kleine motorische Einheiten. Bei Muskeln, die eher der Entwicklung von Kraft dienen, sind tausende Muskelfasern in einer großen motorischen Einheit zusammengefasst.
- Bei der isotonischen Kontraktion findet eine Bewegung statt. Isotonische Kontraktionen sind konzentrisch, wenn die eigene Kraft größer ist als die einwirkende Kraft, und sie sind exzentrisch, wenn die einwirkende Kraft größer ist als die eigene Kraft. Bei einer isometrischen Kontraktion wird keine Bewegung erzeugt und der Muskel kann sich nicht oder nur minimal verkürzen.
- Jede Muskelfaser einer motorischen Einheit kontrahiert maximal, sobald ein ausreichend starker Reiz die motorische Endplatte erreicht. Muskeln können in verschiedenem Ausmaß kontrahieren, indem unterschiedlich viele motorische Einheiten gleichzeitig kontrahieren. Mit steigender Intensität werden die größeren motorischen Einheiten zunehmend aktiviert.

- Muskelfasern werden nach ihren histochemischen, metabolischen oder anatomischen Eigenschaften unterschieden in tonische und phasische Muskeln.
- ATP ist die unmittelbare Energiequelle der Muskelzelle. Die kontraktilen Eiweißfäden der Muskelzelle benutzen diese Energie, um Spannung zu erzeugen. Der Körper besitzt verschiedene aerobe und anaerobe Mechanismen, mit denen er die ATP-Speicher auffüllen kann: mit Hilfe der Spaltung von Kreatinphosphat durch die Glykogenolyse, wobei Glykogen zu Glukose gespalten wird, oder durch Abbau von Kohlenhydraten und Fetten mit Hilfe von Sauerstoff.
- Dehnungsreize und leichte Schädigungen der Muskelfasern durch Krafttraining stimulieren die sog. Signalmoleküle, die dann die in direkter Nachbarschaft der Muskelfasern liegenden Muskelstammzellen (Satellitenzellen) aktivieren. Die mechanische Dehnung des Titins scheint ein mitverantwortliches Signal für die Neubildung von Aktin und Myosin und damit wichtig für den Kraftaufbau zu sein.

4

4.5 Binde- und Stützgewebe

- Die Zellen der Binde- und Stützgewebe liegen, eingebettet in die Zwischenzellsubstanz (Matrix), weiter voneinander entfernt als die Zellen anderer Gewebe. Die Interzellularsubstanz gibt dem Gewebe, je nach Funktion des entsprechenden Zellverbandes, unterschiedliche Stärke und Festigkeit. Die Interzellularsubstanzen kann man grob in Grundsubstanz und Fasern einteilen.
- Es gibt lockeres, straffes und retikuläres Bindegewebe sowie das Fettgewebe. Die Stützgewebe unterteilt man in Knorpel und Knochen.
- Kollagen Typ I macht etwa 80 % allen Kollagens aus. Es ist in allen Geweben, die unter Zugbelastung stehen, zu finden. Kollagen Typ II findet man in Geweben, die regelmäßig Kompressionsbelastungen ausgesetzt sind. Kollagen Typ III ist das erste Kollagen, das bei Wundheilung im Gewebe produziert wird.
- Das Bindegewebe der Weichteile muss während des Wundheilungsprozesses gedehnt und auf die normale Funktion vorbereitet werden, damit es richtig angelegt wird, bevor es zugfest und nicht mehr anpassungsfähig ist.
- Der ganze Körper kann von Kopf bis Fuß als eine Bindegewebseinheit betrachtet werden. Dabei haben Faszien, Septen, Aponeurosen und Retinacula eine Stütz- und Trägerfunktion, eine Schutz- und Stoßdämpferfunktion, eine propriozeptische sowie eine biochemische Funktion und spielen eine Rolle in der Hämodynamik.
- Das Tensegrity-Modell geht davon aus, dass Veränderung an einer Stelle des Bewegungssystems durch Zug- und Druckkräfte in Anpassungen und Veränderungen im ganzen Bewegungssystem resultieren. Muskelkontraktionen erzeugen außer lokalen kleinen Bewegungen auch Kräfte und Energietransport zu entfernteren Strukturen anderer Körperregionen.
- Jede einzelne Muskelfaser ist von einem feinen Bindegewebsmantel, dem Endomysium, umhüllt. Mehrere Muskelfasern sind durch Perimysium zu Muskelfaserbündeln zusammengefasst. Jeder einzelne anatomisch benannte Muskel besitzt eine äußere Bindegewebshülle, das Epimysium. Das Ganze wird von einer weiter außen aufliegenden Muskelfaszie umfasst.
- Endo-, Peri- und Epimysium werden auch von der Seite mit kontraktilen Muskelfasern zusammengebracht. Die Myofibrillen in der Muskelfaser sind auf Höhe des Z-Streifens seitlich mit der Muskelfasermembran verbunden. Sarkomere übertragen so auch seitwärts Kräfte auf umgebende Strukturen.
- Außer der direkten myotendinösen Kraftübertragung am Muskelende kommt auch der myofaszialen Kraftübertragung im gesamten Kräftespiel und in der Körperwahrnehmung eine wesentliche Bedeutung zu.
- Einem ähnlichen Prinzip folgt der Aufbau der Sehnen: Sie bestehen aus dem Endotenon, dem Epitenon (Peritenon, Peritendineum) und dem Paratenon (Paratendineum), das die ganze Sehne umgibt.
- Knorpel gehört aufgrund seiner niedrigen Stoffwechselaktivität zu den sog. bradytrophen Geweben. Man unterscheidet je nach Verhältnis von Fasern und Knorpelgrundsubstanz drei Arten von Knorpel: hyalinen Knorpel, elastischen Knorpel und Faserknorpel.
- Die zwei verschiedenen Formen der Gelenkschmierung sind die Grenzschmierung durch eine dünne Schicht, die sich an den oberflächlichen Knorpelmolekülen anheftet, und die Schmierung mittels eines Flüssigkeitsfilms, der zwischen den beiden nicht kongruenten Gelenkflächen entsteht.
- Die Festigkeit des Knochengewebes wird insbesondere durch die Eigenschaften seiner Interzellularsubstanz, der Knochenmatrix, erreicht. Im kollagenen Bindegewebe sind reichlich Kalksalze eingelagert, die hauptsächlich aus großen Mengen von Kalzium und Phosphat bestehen. Rund die Hälfte der Knochenmatrix besteht aus den Kalksalzen. Aus der Kombination der zugfesten Fasern mit der kalkhaltigen Grundsubstanz ergibt sich die hohe mechanische Belastbarkeit unseres Skeletts.
- Die Kortikalis (äußere Knochenschicht) ist aus dichtem Knochengewebe aufgebaut. Ein größerer Anteil des Knochens besteht aber aus Knochenbälkchen, der Spongiosa, deren Anordnung funktionellen Anforderungen folgt.
- Bei der direkten Verknöcherung (desmale Ossifikation) häufen sich die Osteoblasten im embryonalen Bindegewebe an und beginnen mit der Bildung von Knochenmatrix, anschließend verkalkt die Matrix. Bei der chondralen Ossifikation entsteht zunächst ein hyaliner Knorpel, der durch Knochengewebe ersetzt wird. Bei dieser Ossifikation der knorpeligen Zwischenstufe unterscheidet man enchondrale und perichondrale Ossifikation, wobei beide parallel zueinander stattfinden.
- Ein Axon und seine zugehörige Schwann-Zelle (Myelinscheide) werden vom Endoneurium, Epineurium und Perineurium umhüllt. Im Wirbelkanal wird das Rückenmark von zwei Häuten, der Dura mater und der Pia mater, umgeben. Die dazwischenliegende Arachnoidea ist lockeres, retikuläres Bindegewebe, das beide Häute miteinander verbindet. Alle diese Strukturen müssen beweglich sein.

4.6 Bildgebende Verfahren

- Bildgebende Verfahren nutzen verschiedene Strahlen bzw. Wellen zur Bilderzeugung tiefergelegener Schichten des Organismus. Werden ionisierenden Strahlen (z. B. Röntgen-, Gamma- und kurzwellige UV-Strahlen) verwendet, muss beachtet werden, dass diese onkogene Nebenwirkungen haben können.
- Die Szintigrafie nutzt Radionuklide (z. B. Jod-131) mit kurzer Halbwertszeit die an Trägerstoffe gebunden werden (Tracer) um dann in bestimmten Organgebieten, z. B. dem Skelett Strahlung freizusetzen, die mittels Gammakamera sichtbar gemacht werden kann
- Auch die Positronen-Emissions-Tomografie (PET) nutzt die Vorteile der Radionuklide und koppelt diese mit der Computertomografie.
- Bei der Single-Photon-Emission-Computed-Tomography (SPECT) wird ebenfalls Gammastrahlung von zwei gegenüberliegenden Kameras detektiert um Schichtaufnahmen des Stoffwechsels erkrankter Gewebe anzufertigen
- Röntgenstrahlen werden in einer Röntgenröhre erzeugt und führen zu einer Abbildung, die ja nach Dichte des durchdrungenen Materials anders ausfällt: Strukturen mit hoher Dichte (z. B. Knochen) zeigen sich weiß, solche mit geringer Dichte (z. B. lufthaltiges Lungengewebe) schwarz. Hohlorgane (z. B. Gefäße) können mittels Kontrastmittelgabe dargestellt werden.
- Die Computertomografie (CT) nutzt ebenfalls Röntgenstrahlen, liefert allerdings durch eine bewegliche Röntgenröhre Schichtbilder
- Mittels Endoskopie kann das Körperinnere durch natürliche (Ösophagus, Trachea, Dickdarm) und unnatürliche Körperöffnung (Arthroskopie) gespiegelt werden. Bei der Kapselendoskopie werden die Aufnahmen sogar aus einer schluckbaren Kapsel gemacht.
- Bei der Thermografie wird die Oberflächentemperatur der Haut mittels Wärmebildkamera dargestellt.
- Die Magnetresonanztomografie (MRT) kommt ohne ionisierende Strahlen aus; sie nutzt das Prinzip des Elektromagnetismus, der sich insbesondere auf wasserhaltige Gewebe auswirkt, so dass insbesondere Weichteilgewebe gut zur Darstellung kommen.
- Neben der ärztlichen Nutzung des nebenwirkungsfreien diagnostischen Ultraschalls wird dieser auch immer mehr von Physiotherapeuten zur Darstellung des Bewegungsapparates genutzt. Die Kopplung von Ultraschall (Sonografie) und Doppler-Untersuchung, die es erlaubt, Flussrichtungen zu bestimmen nennt man Duplex.

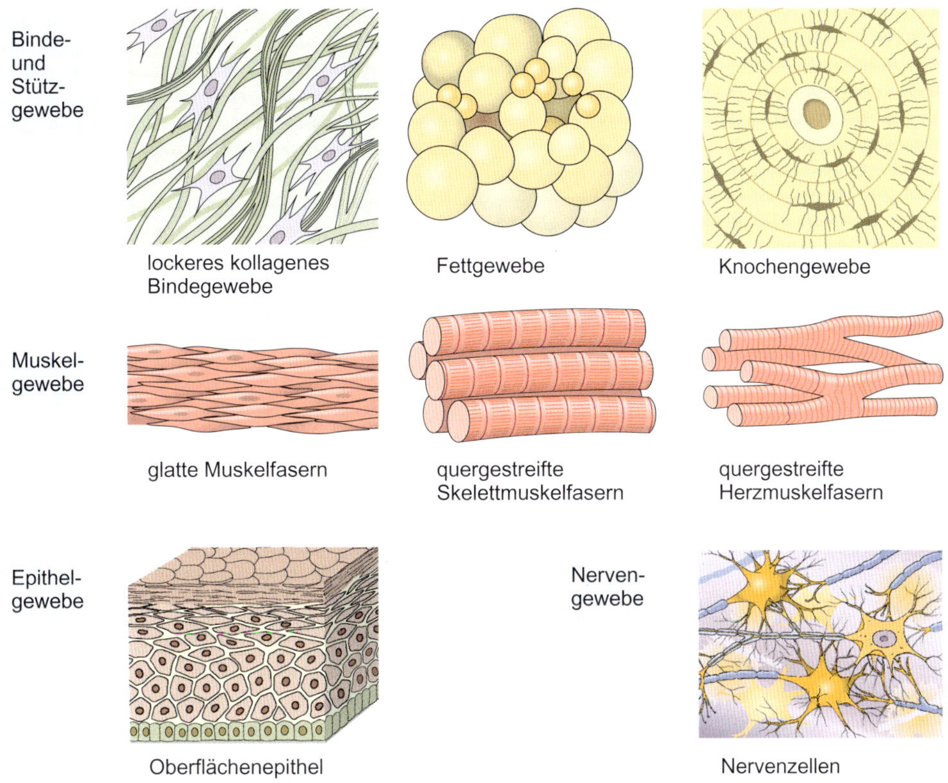

Abb. 4.1 Übersicht über die vier Arten von Gewebe im menschlichen Körper.

4.1 Übersicht

DEFINITION

Gewebe

(griech.: histos = Gewebe)
Verbände von Zellen und Zwischenzellstrukturen mit gleicher Differenzierung (= Spezialisierung, Bauart) und Funktion.

Der Körper besteht aus einer Vielzahl verschiedener Zellen – doch trotz aller Unterschiede finden sich stets Gruppen von Zellen, die eine gleichartige Funktion und Bauart haben. Diese Zellverbände sind die **Gewebe,** deren Zellen gemeinsam eine Aufgabe für den Gesamtorganismus erfüllen.

Vier Arten von Gewebe

Nach ihrer Entwicklungsgeschichte, Struktur und Funktion unterscheidet man vier Arten von Gewebe (➤ Tab. 4.1 und ➤ Abb. 4.1):

- Epithelgewebe (➤ Kap. 4.2)
- Nervengewebe (➤ Kap. 4.3)
- Muskelgewebe (➤ Kap. 4.4)
- Binde- und Stützgewebe (➤ Kap. 4.5).

Parenchym, Stroma und Interzellularsubstanz

Verschiedene Gewebe zusammen bilden ein **Organ.** Diejenigen Zellen, die für die eigentliche Funktion des Organs zuständig sind, bilden das **Parenchym.** Bindegewebsstrukturen, das sog. **Stroma,** bauen das Gerüst des Organs. Sie enthalten auch die Gefäße und Nerven, die das Organ versorgen.

Parenchym und Stroma bestehen nicht nur aus Zellen. Das **Interstitium,** also der Raum zwischen den Zellen (➤ Kap. 3.5), ist in vielen Geweben mit Zwischenzell- oder **Interzellularsubstanz** ausgefüllt. Diese Substanz ist von großer Bedeutung für den Stoffaustausch zwischen Blut und Zellen sowie für die mechanische Funktion spezieller Gewebsformen, wie beispielsweise des Knochens.

Ento-, Meso- und Ektoderm – Die Keimblätter und ihre Derivate

Aus der **Embryologie** (Entwicklungsgeschichte) des Menschen wissen wir, dass sich die verschiedenen Gewebe aus sog. Keimblättern entwickeln. Etwa am vierten Tag nach der Befruchtung (Verschmelzung von Ei- und Samenzelle) ist eine sog. Blastozyste (Keimbläschen) herangewachsen, die aus etwa hundert Zellen besteht. Aus ihrer inneren Wand entwickelt sich der eigentliche Embryo (Embryoblast). Aus ihrer äußeren Wand entsteht eine den Embryo schützende und nährende Struktur (Trophoblast). Bereits vier Tage später lässt sich der Embryoblast in zwei unterschiedliche, aufeinanderliegende Gewebelagen aufteilen: eine obere Lage, das **Ektoderm,** und eine untere, das **Entoderm.** Man spricht nun von der zweiblättrigen Keimscheibe, die etwa acht Tage später um eine dritte Gewebeschicht ergänzt wird, das **Mesoderm.** Die Zellen dafür stammen aus dem Ektoderm und schieben sich entlang des sog. Primitivstreifens zwischen Ekto- und Entoderm (Invagination), bis eine eigene Gewebelage entstanden ist.

Diese drei Keimblätter sind deutlich voneinander unterscheidbar und bilden das Ausgangsgewebe, aus dem sich in der Embryonalperiode (vierte bis achte Woche) weitere Gewebearten differenzieren (➤ Tab. 4.1).

Tab. 4.1 Die drei Keimblätter und ihre Derivate. In der Tabelle wird die Sonderform der Kopfgewebe nicht berücksichtigt. Diese stammen meist aus der sog. Neuralleiste, die aus dem Ektoderm hervorgeht.

Keimblatt	Gewebecharakteristikum	Beispiele
Ektoderm	Organe, die den Kontakt zur Außenwelt aufrecht erhalten	• Zentralnervensystem, peripheres Nervensystem • Sensorische Epithelien von Auge, Nase und Ohr • Epidermis • Hypophyse • Milch- und Schweißdrüsen • Zahnschmelz
Mesoderm	Gliedert sich stark in einzelne Segmente, die paarig angelegt auch Somiten genannt werden und die äußere Gestalt des Körpers formen. Somiten enthalten folgende Gewebestrukturen: Myotome, Sklerotome und Dermatome	• Quer gestreifte Muskulatur (aus dem Myotom) • Knorpel und Knochen des Skeletts (aus dem Sklerotom) • Subkutanes Bindegewebe (aus dem Dermatom) kleidet die Leibeshöhle aus und legt sich als **parietales Blatt** dem Ektoderm und als **viszerales Blatt** dem Entoderm an • Steuert bindegewebige Komponente zu den aus Ekto- und Entoderm entstehenden Geweben bei • Stütz- und Bewegungsapparat • Blut- und Lymphgefäßsystem • Urogenitalsystem
Entoderm	Ausgangsgewebe für die epitheliale Auskleidung bestimmter Organe bzw. deren Parenchym (spezifisches Organgewebe)	• Epithel des Gastrointestinaltraktes • Epithel des Respirationstraktes • Epithel der Harnblase • Epithel der Tuba auditiva (Eustachii) • Parenchym für die Tonsillen • Parenchym für die Leber • Parenchym für die Schilddrüse • Parenchym für den Thymus • Parenchym für das Pankreas

4.2 Epithelgewebe

DEFINITION

Epithelgewebe

Flächenhafte Zellverbände, welche die äußeren und inneren Körperoberflächen bedecken – daher auch die Bezeichnung Deckgewebe.

Sowohl die oberste Schicht der Haut als auch die oberste Schleimhautschicht des Dünndarms bestehen aus Epithelgewebe, obwohl beide unterschiedliche Aufgaben erfüllen.

Es gibt viele verschiedene Formen von Epithelgewebe, die sich hinsichtlich ihrer Funktion spezialisiert haben: Schutz- und Abgrenzung (man spricht auch von Epithelbarriere), Sekretion, Resorption, Transport oder Reizaufnahme. Oft werden diese Gewebsfunktionen auch kombiniert.

4.2.1 Form und Anordnung der Epithelzellen im Gewebe

Form der Epithelzellen

Im Aussehen der Zellen und im Aufbau der Zellschichten unterscheiden sich die verschiedenen Epithelien voneinander. Es gibt platte, kubische und zylindrische Zellen. Die verschiedenen Zellformen sind auf die – später näher beschriebenen – unterschiedlichen Funktionen ausgerichtet:

- Bei den **platten Epithelien** liegen die Zellen fast lückenlos ein- oder mehrschichtig aneinander.
- Die **kubischen** (viereckigen) Epithelverbände werden auch **isoprismatische Epithelien** genannt. Isoprismatische Zellen finden sich beispielsweise in den Ausführungsgängen kleiner Drüsen.
- Die **zylindrischen** Epithelverbände (rechteckig und hoch) werden auch **hochprismatische Epithelien** genannt. Hochprismatische Gewebsverbände finden sich z. B. in der Gallenblase oder im Darmkanal.

Der Entstehung von Tumoren geht oftmals die Umwandlung von einer Epithelart in eine andere voraus. Solche als Metaplasien bezeichnete Veränderungen sind reversibel. Jedoch ist nicht immer sicher, ob sich die Veränderung in einen Tumor oder in das ursprüngliche Epithel zurückwandelt. So führt beispielsweise die Inhalation von Zigarettenrauch früher oder später zur Umwandlung des respiratorischen Epithels (➤ Kap. 17.5) der Bronchialschleimhaut in Plattenepithel.

Anordnung der Epithelzellen

Die Anordnung der Zellen in den Zellverbänden ist unterschiedlich. Sie können einschichtig, mehrreihig oder auch mehrschichtig angeordnet sein (➤ Abb. 4.2).

Einschichtiges Epithel

Beim **einschichtigen Epithel** haben alle Zellen Kontakt mit der Basalmembran. **Einschichtiges Plattenepithel** dient dem Glätten von Oberflächen und findet sich beispielsweise in den Lungenbläschen und an den inneren Oberflächen von Brustfell, Bauchfell und Herzbeutel. Kleidet das einschichtige Plattenepithel das Innere von Blutgefäßen oder die Herzhöhle aus, so heißt es **Endothel** bzw. **Endokard** (➤ Abb. 15.10). **Einschichtiges hochprismatisches Epithel** kleidet den Verdauungskanal vom Magen bis zum Rektum und die Gallenblase aus. Außerdem findet man es als **Flimmerepithel** in den kleinen Bronchien sowie (streckenweise mit Flimmerhärchen) an den Schleimhautoberflächen von Gebärmutter und Eileitern.

Mehrreihiges Epithel

Auch beim **mehrreihigen Epithel** haben alle Zellen Kontakt mit der Basalmembran, jedoch erreichen nicht alle Zellen die Epitheloberfläche, weil sog. Deckzellen andere, darunter liegende Zellen abdecken. **Mehrreihiges hochprismatisches Epithel** kleidet die Atemwege aus und besitzt auf seiner Oberfläche meist Flimmerhärchen. Eine Sonderform des mehrreihigen Epithels ist das **Übergangsepithel,** das sich in Hohlorganen mit veränderlicher Ausdehnung wie Nierenbecken, Harnleiter, Harnblase und Teilen der Harnröhre findet. Es gibt hier harnsichere, meistens mehrkernige Deckzellen mit Zytoplasmaverdichtung. Durch Absonderung von Schleim aus oberflächlich gelegenen Schleimzellen erhält das Epithel eine Crusta, einen vor Urin schützenden Überzug. Das Übergangsepithel kann sich den wechselnden Füllungszuständen der Harnblase anpassen (daher sein Name): Bei Dehnung nimmt die Zahl der Zellreihen ab, und die oberflächlichen Deckzellen – die stets mehrere darunter liegende Zellen überdecken – werden flacher.

Mehrschichtiges Epithel

Beim **mehrschichtigen Epithel** hat dagegen nur die unterste Zellschicht Kontakt zur Basalmembran. **Mehrschichtiges Plattenepithel** schützt vor allem gegen mechanische, chemische oder thermische Einflüsse. Die Epidermis der Haut besteht aus mehrschichtigem Plattenepithel, wobei ihre oberste Schicht **verhornt** ist (➤ Kap. 10.1.1). Hierdurch

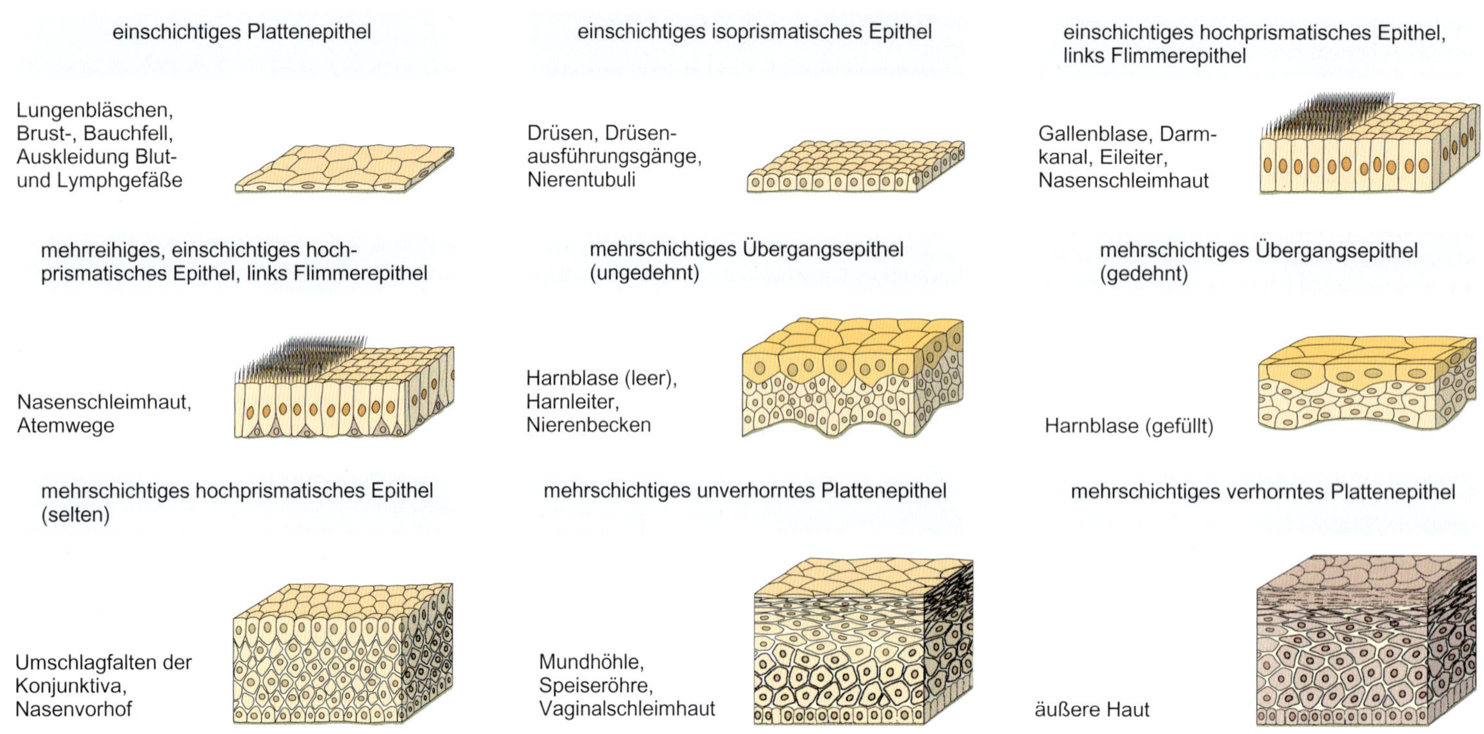

Abb. 4.2 Verschiedene Epithelarten. Die schwarze Linie an der Basis einer jeden Zeichnung entspricht jeweils der Basalmembran.

entstehen insbesondere an Händen und Füßen dicke Schutzpolster gegen mechanische Belastungen. **Unverhornte** mehrschichtige Epithelien hingegen kleiden die Mundhöhle und die Speiseröhre aus. Sie finden sich auch an den Stimmbändern, der Bindehaut des Auges sowie den Schleimhäuten der Geschlechtsorgane (➤ Tab. 4.2).

Der Übergang von mehrschichtig verhorntem in mehrschichtig unverhorntes Epithel findet sich an den Körperöffnungen und zeigt sich eindrucksvoll am Lippenrot: Der auffallend rote Teil der Lippen ist nicht etwa besonders gut durchblutet, sondern lediglich von unverhorntem Epithel bedeckt, durch welches das strömende Blut besser als durch verhorntes Epithel durchscheint. Dies bedingt die charakteristische Färbung. Epithelien besitzen meist keine eigene Blutversorgung, sondern werden durch Diffusionsvorgänge vom tiefer liegenden Bindegewebe versorgt.

Zwischen den einzelnen Epithelzellen findet sich ein mikroskopisch feiner Zwischenraum, der **Interzellularspalt.** Durch verschiedene Formen von Zellkontakten sind die Zellen fest miteinander verbunden. Eine wichtige Form dieser Zellkontakte sind die **Desmosomen,** die aus beidseits verdichteten Membranabschnitten und dazwischen liegender Kittsubstanz bestehen. In der Nähe von freien Oberflächen verschmelzen oft Membranabschnitte zu sog. **Zonulae occludentes** miteinander, wodurch die Interzellularspalten nach außen hin verschlossen werden.

Das Epithel ist zum tiefer liegenden Bindegewebe durch ein feines Häutchen, die **Basalmembran** (Grundhäutchen), abgegrenzt. Diese Grenzschicht aus feinen Fasern und Eiweiß-Zucker-Verbindungen hat beispielsweise bei Hauttumoren wie dem malignen Melanom (➤ Kap. 10.1.1) eine große Bedeutung: Hat der Tumor die Basalmembran noch nicht durchbrochen, so besteht noch kein Anschluss an Blut- und Lymphgefäße und die Heilungschance liegt meist bei 100 %. Ist diese Grenzschicht jedoch zerstört, sinken die Heilungsaussichten rapide.

4.2.2 Funktionen des Epithelgewebes

Übersicht ➤ Tab. 4.2

Oberflächenepithelien

Oberflächenepithelien bedecken die innere und äußere Oberfläche des Körpers und bestehen vornehmlich aus platten Epithelien in mehreren Lagen übereinander geschichtet, wobei die feine **Schutz- und Abgrenzungsfunktion** im Vordergrund steht.

Die äußeren Oberflächenepithelien (wie z. B. die oberflächlichen Schichten der Haut) entstehen in der embryonalen Entwicklung meist aus den Zellen des äußeren Keimblatts, dem Ektoderm, während die inneren Oberflächenepithelien aus dem inneren Keimblatt, dem Entoderm, entstehen.

Die Deckgewebe der Haut schützen den Körper vor Einflüssen aus der Umwelt und vor Wasserverlust, deshalb spricht man auch von einer **Epithelbarriere.** Die Epithelgewebe des Körperinneren kleiden Körperhöhlen aus, so den Darm, die Gallen- oder Harnblase oder die Ausführungsgänge von Drüsen. Dadurch schirmen sie andere, weiter im Inneren liegende Gewebe vor den teilweise aggressiven Körperflüssigkeiten ab.

Drüsenepithelien

DEFINITION

Glandulae (Drüsen)

Ansammlungen von Epithelzellen, die Sekrete (flüssige Stoffe) absondern (z. B. Tränen-, Schweißdrüsen). Je nach Art der Sekretausscheidung lassen sich exokrine und endokrine Drüsen unterscheiden (➤ Abb. 4.3).

Steht die Resorption (Stoffaufnahme) oder Sekretion (Stoffabgabe) im Vordergrund, dann sind meist prismatische Epithelformen daran beteiligt.

Exokrine Drüsen sondern ihr Sekret an die Oberflächen von Haut oder Schleimhäuten meist über einen Ausführungsgang ab. Die einfachste Form solcher Drüsen sind die Becherzellen des Darms, die nur aus einer einzigen Zelle bestehen. Die Regel sind aber komplexe Gebilde aus sekretorisch aktiven Zellen (Drüsenendstücken), deren Ausführungsgänge mit Deckzellen ausgekleidet sind. Diese Deckzellen nehmen an der Sekretproduktion nicht teil. Sezerniert eine Drüse vornehmlich wässrige Sekrete, so heißt sie **seröse Drüse,** wie z.B. die Tränen- und Schweißdrüsen. Sezerniert sie vor allem schleimige Sekrete, wird sie **muköse Drüse** genannt, wie z. B. die Drüsen der Nasenschleimhaut und der Bronchien. Gemischte Drüsen können je nach Bedarf seröse und muköse Ausscheidungen produzieren.

Endokrine Drüsen heißen auch Hormondrüsen oder innersekretorische Drüsen. Sie brauchen keinen Ausführungsgang, denn ihre Sekrete – die **Hormone** – diffundieren in die Blutkapillaren und erreichen über den Blutkreislauf die Zielzellen (Hormondrüsen und Hormone ➤ Kap. 8).

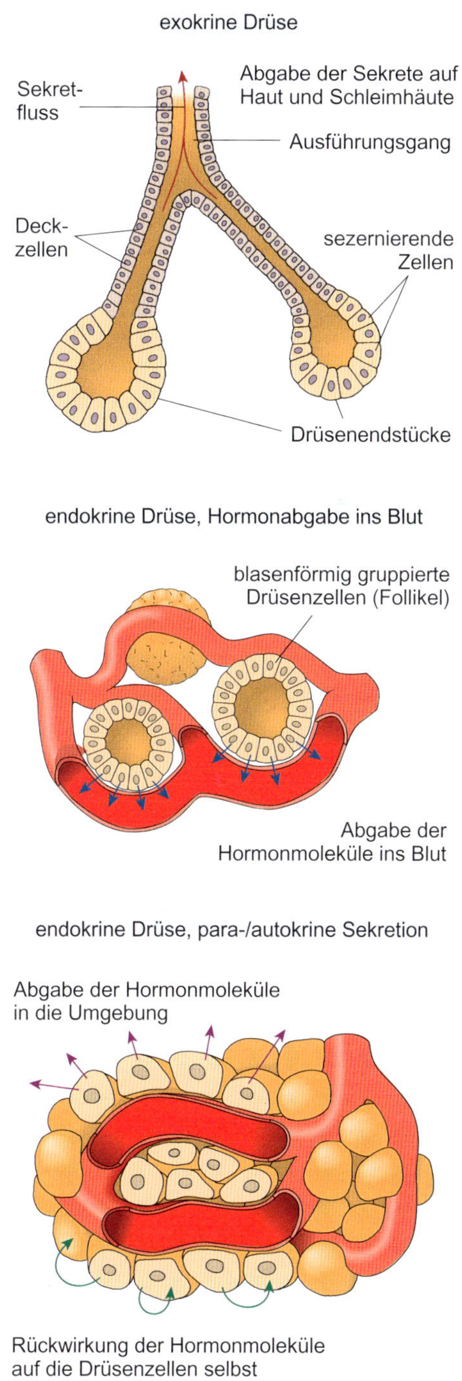

Abb. 4.3 Verschiedene Drüsen.
Oben: Exokrine Drüse mit Ausführungsgang, über den das Drüsensekret auf die Gewebeoberfläche gelangt.
Mitte: Endokrine Drüse mit Follikelbildung. Das Drüsensekret sammelt sich in den von den Drüsenzellen gebildeten Hohlräumen. Bei Bedarf wird es ins Blut abgegeben.
Unten: Endokrine Drüse ohne Follikelbildung. Das Drüsengewebe ist stark mit Kapillaren durchsetzt. Das Drüsensekret wird ohne Speichermöglichkeit direkt ins Blut abgegeben.

Tab. 4.2 Lokalisation und Funktionen einiger wichtiger Epithelien.

	Form	Lokalisation	Funktion
Schutzepithel	• Mehrschichtiges verhorntes Plattenepithel • Mehrschichtiges unverhorntes Plattenepithel • Übergangsepithel	• Äußere Haut • Schleimhaut (z. B. Mundhöhle) • Harnwege (z. B. Harnblase)	• Äußere Abdeckung und Schutz des Körpers • Innere Abdeckung und Schutz der Körperhöhlen • Schutz gegen Harn
Resorptionsepithel	Einschichtiges hochprismatisches Epithel	Schleimhaut (z. B. Darm)	Stoffaufnahme (Resorption)
Drüsenepithel	Mehrschichtiges hochprismatisches Epithel	In Haut- und Schleimhäuten (z. B. Darm)	Stoffabsonderung (Sekretion)
Transportierendes Epithel	Einschichtiges Epithel (mit Flimmerhärchen)	Schleimhaut (z. B. Atemwege)	Sekretstrombewegung Epithelien (Reinigung)

Resorptionsepithel

Resorptionsepithel findet sich vor allem im Darm und sorgt für die Aufnahme von Nährstoffen aus dem Nahrungsbrei (➤ Kap. 18.5.2). Das Resorptionsepithel der Dünndarmschleimhaut besteht aus einschichtigem, kubischem Zylinderepithel. Die Schleimhaut des Dünndarms ist so aufgebaut, dass eine starke Vergrößerung der resorbierenden Oberfläche entsteht. Diese Flächenvergrößerung entsteht durch Schleimhautfalten mit fingerförmigen Ausstülpungen und kurzen Einstülpungen. Dicht unter diesem Resorptionsepithel liegt ein engmaschiges Netz von Blutkapillaren zur Aufnahme der resorbierten Nährstoffe.

Sinnesepithel

Zum **Sinnesepithel** können alle Oberflächenepithelien gerechnet werden, die Rezeptoren für gewisse Reize besitzen. Das gilt auch für die Haut mit ihren Druck-, Tast-, Temperatur- und Schmerzrezeptoren, die inneren Oberflächenepithelien mit Druckrezeptoren und Schmerzrezeptoren (z.B. an der Pleura, ➤ Kap. 17.7) und das Sinnesepithel der Sinnesorgane (➤ Kap. 10.2). Meistens wird der Begriff für Oberflächenepithelien gebraucht, deren Hauptfunktion das Aufnehmen von Reizen ist. Zum **Sinnesepithel** zählen beispielsweise das zilienförmige, mit Schleim bedeckte Epithel der **Regio olfactoria** in der Nasenhöhle, das für den Geruchssinn zuständig ist, oder die Stäbchen und Zapfen der Netzhaut im Auge, die Lichtreize aufnehmen und an das Gehirn weiterleiten (➤ Kap. 10.2.4).

Transportepithel

Manche Zellen, z.B. in den Atemwegen, tragen auf ihrer Oberseite sehr bewegliche Härchen, sog. **Kinozilien** (➤ Abb. 17.9). Die vielen kleinen Härchen bilden das sog. Flimmerepithel (➤ Abb. 4.4). Dieses einschichtige, Becherzellen enthaltende Flimmerepithel der Tracheal- und Bronchialschleimhaut ist ein Beispiel für ein **Transportepithel.** Durch den rhythmischen Schlag der Flimmerhaare können eine oberflächliche Schleimschicht und kleine Teilchen zurück nach oben in Rachen und Mund befördert werden. Dieser Mechanismus befreit die Lunge von Schwebeteilchen, wie z.B. Staub, Bakterien usw., und verhindert die Verschmutzung der Lungenbläschen.

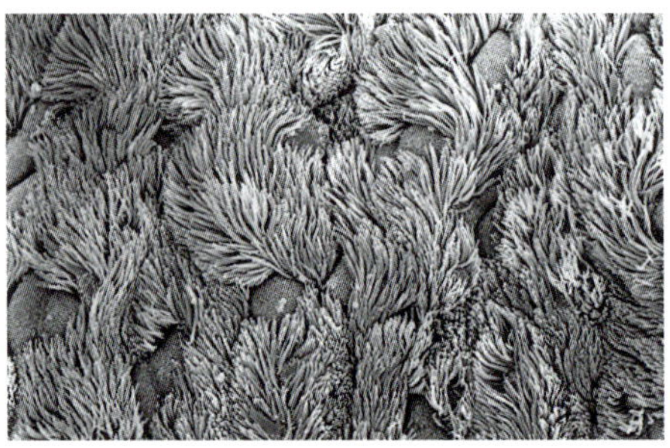

Abb. 4.4 Flimmerepithel der Luftröhre (Trachea) im Elektronenmikroskop. [M375]

KLINIK

Rauchen und COLD

Bei Rauchern bildet sich das Flimmerepithel der Atemwege durch chronische Reizung zurück. Die Transportfunktion und damit die funktionelle Selbstreinigung (tracheobronchiale mukoziliäre Clearance, ➤ Kap. 17.5.5) der Lungen ist gestört – die Gefahr, an einer Entzündung, z.B. an einer Bronchitis, zu erkranken, nimmt zu. Wenn die chronische Bronchitis mit einer Obstruktion und damit mit einer Einschränkung der Lungenfunktion einhergeht, besteht das Krankheitsbild der chronisch obstruktiven Lungenerkrankung, der COLD oder COPD (engl.: chronic obstructive lung/pulmonary disease, ➤ Kap. 17.9.4).

Um sich selbst vor aggressivem Staub zu schützen und um die eingesammelten Partikel besser abtransportieren zu können, besitzen viele Flimmerepithelien zusätzlich **schleimbildende Becherzellen** (➤ Kap. 17.1.2).

4.3 Nervengewebe

Binde- und Stützgewebe der peripheren Nerven ➤ Kap. 4.5.

DEFINITION

Neurone (Nervenzellen)

Sorgen für die Verständigung der Gewebe untereinander durch Aufnahme von Nachrichten über ihre Dendriten (zuführende Fortsätze), durch Weiterleitung von Informationen über ihr Axon (ableitender Fortsatz) und durch Verarbeitung und Speicherung von Nachrichten durch ihre enge Vernetzung, v.a. in Gehirn und Rückenmark.

Die Gesamtheit der **Nervengewebe** des Menschen wird als **Nervensystem** bezeichnet. Das Nervensystem als Funktionseinheit ist Thema von ➤ Kap. 9. Hier soll lediglich ein kleiner Überblick über das Nervengewebe gegeben werden.

Das Nervengewebe ist sehr kompliziert aufgebaut und kann hochspezialisierte und komplexe Leistungen erbringen. Alle Zellen des Nervengewebes lassen sich zwei unterschiedlichen Zelltypen zuordnen:

- **Neurone** (Nervenzellen)
- **Gliazellen** (Stützzellen, ➤ Kap. 4.5.8).

Die Neurone sind zur **Erregungsbildung** und **Erregungsleitung** befähigt. Sie sind hochspezialisiert.

Aufbau des Neurons

Ein Neuron besteht aus einem Zellkörper und Zellfortsätzen (➤ Abb. 4.5).

Zellkörper (Soma, Perikaryon)

Zum **Zellkörper** gehören der Zellkern und das Zytoplasma mit den Zellorganellen. Das Zytoplasma besteht zu 80 % aus Wasser, in dem Proteine, Kohlenhydrate, Ionen und Nukleinsäuren enthalten sind. Charakteristische Bestandteile im Zytoplasma sind bei den Neuronen sog. **Nissl-Schollen** (Zellorganellen für die Eiweißsynthese) und **Neurofibrillen** (feinste Fasern, die das Neuron stützen). Außer der Eiweißsynthese findet hier der gesamte Zellstoffwechsel statt; ohne Verbindung zum Zellkörper können die langen Fortsätze nicht überleben.

Die für eine Zellteilung erforderlichen Zellorganellen finden sich im Neuron meist nur während der Entwicklungszeit des Nervensystems und kurze Zeit nach der Geburt. Dies bedeutet, dass Neurone, die später zugrunde gehen, nicht ersetzt werden können.

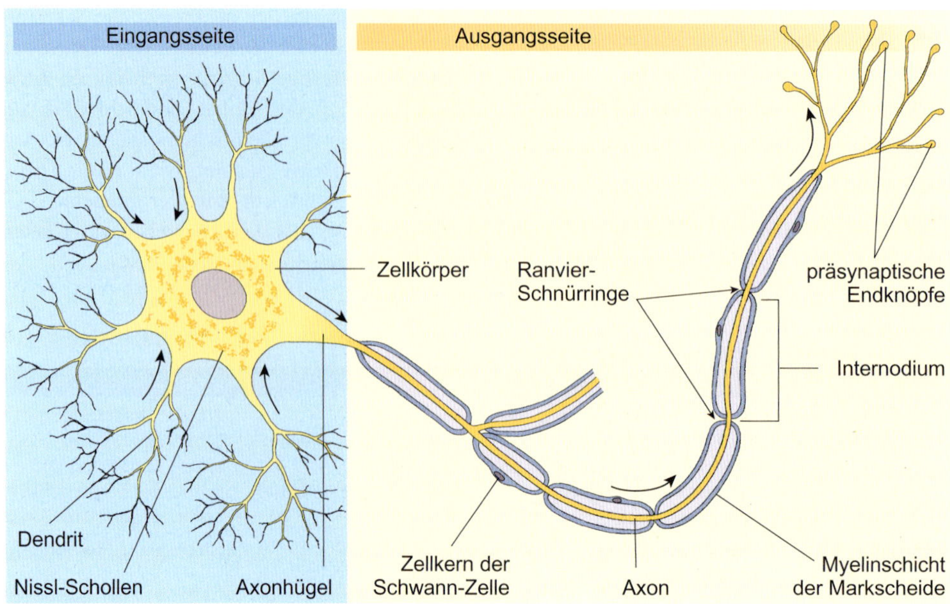

Abb. 4.5 Der Aufbau eines Neurons. Die Pfeile geben die Richtung der Erregungsleitung an. Die linke, blau hinterlegte Bildhälfte stellt die „Eingangsseite" des Neurons dar, an der Informationen empfangen werden; die rechte, gelb hinterlegte Bildhälfte die „Ausgangsseite", die Informationen fortleitet.

KLINIK

Nervengewebe auch postmitotisch teilungsfähig!

Da Nervengewebe nur während der Entwicklungszeit des Nervensystems und kurze Zeit nach der Geburt zur Zellteilung fähig ist, wird es auch als **postmitotisch** oder als Dauergewebe bezeichnet. Einige neuere Forschungsergebnisse weisen aber darauf hin, dass sich Nervengewebe unter bestimmten Bedingungen doch noch teilen kann, um neue Zellen hervorzubringen. Die Anwendung dieser Ergebnisse der Grundlagenforschung auf den klinischen Alltag sind vielversprechend, eine konkrete Nutzung aber noch in weiter Ferne.

Zellfortsätze: Dendriten und Axone

Dendriten (griech.: déndron = Baum) sind kurze, verzweigte Ausstülpungen des Zellkörpers. Sie sind zuführende Fortsätze, d. h., sie nehmen Erregungsimpulse aus benachbarten Zellen auf und leiten sie weiter zum Zellkörper. Die meisten Neurone haben mehrere Dendriten, aber nur ein Axon.

Axone (auch Neuriten oder Achsenzylinder genannt) sind längliche Ausstülpungen des Zellkörpers. Sie entspringen am Axonhügel, der Verbindungsstelle zum Zellkörper, ziehen dann als dünne, kabelartige Fortsätze zu anderen Neuronen und teilen sich zuletzt in viele Endverzweigungen auf. Sie leiten mit einer Geschwindigkeit von bis zu 100 Metern pro Sekunde **elektrische Impulse** zu anderen Neuronen oder Muskelzellen weiter, sind also efferente Fortsätze. Die Länge von Axonen variiert von wenigen Millimetern (z. B. innerhalb des ZNS) bis über einen Meter (z. B. vom Rückenmark zum Fuß).

In den Nerven findet ein **axoplasmatischer Transport** statt. Das bedeutet, dass vom Zellkörpers zu den Enden der Dendriten und des Axons und ebenso in umgekehrter Richtung Substanzen transportiert werden, die u. a. für die synaptische Übertragung, für Zellernährung und Wachstum des Neurons von Bedeutung sind.

Neurone lassen sich auch nach der Zahl ihrer Fortsätze einteilen. Man unterscheidet zwischen multipolaren, bipolaren, unipolaren und pseudounipolaren Neuronen (➤ Abb. 4.6):

- Die meisten Neurone sind **multipolar,** d. h., sie haben mehr als zwei Fortsätze, nämlich ein Axon und mehrere Dendriten, die vom Zellkörper ihren Ursprung nehmen. Periphere motorische Neurone, die z. B. zu den Muskeln ziehen, kann man dazu rechnen.
- **Bipolare** Neurone sind seltener und kommen hauptsächlich im Ohr und in der Netzhaut vor (➤ Abb. 10.26). Sie besitzen ein Axon und einen Dendriten, der einem Axon gleicht, aber keine synaptischen Endkolben besitzt.
- **Unipolare** Neurone besitzen nur ein Axon als ableitende Struktur und keine Dendriten. Man findet sie vor allem als Sinneszellen in der Netzhaut und als Riechzellen in der Riechschleimhaut (➤ Abb. 10.17). Die Reizwahrnehmung findet über Synapsen am Zellkörper oder am Axon statt.
- **Pseudounipolare** Neurone haben nur einen Fortsatz, der sich nach kurzem Verlauf T-förmig in zwei Äste aufteilt: einen Dendriten und ein Axon. Entwicklungsgeschichtlich ist diese Form aus den bipolaren Nervenzellen hervorgegangen. Periphere sensorische Neurone, die z. B. Information aus Haut und Muskeln heranführen, gehören hierzu. Das myelinisierte Axon zieht vom peripheren Sensor zum Hinterhorn am Zellkörper, der z. B. mit mehreren anderen Zellkörpern in einem Ganglion gebündelt ist, vorbei. Die Impulsleitung, die nicht über den Zellkörper verlauft, wird so nicht gehemmt.

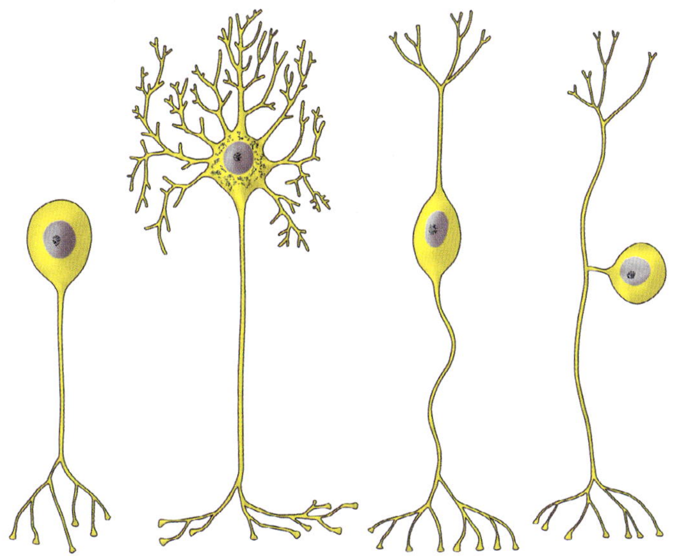

Abb. 4.6 Neuronentypen. [T419]

Synapsen

Die Axone übertragen ihre Impulse meist auf die Dendriten des nächsten Neurons. Hierzu verzweigt sich das Axonende vielfältig: Vor allem am Ende der Axone befinden sich bis zu 10 000 **Synapsen,** die wichtigsten Schaltstellen für die Kommunikation zwischen den Neuronen. An jeder Schaltstelle sind die Endverzweigungen der Axone knopfförmig zu präsynaptischen Endknöpfen aufgetrieben. Die Endknöpfe enthalten synaptische Vesikel (Bläschen), in denen die **Neurotransmitter,** die Überträgerstoffe für die synaptische Übermittlung (➤ Kap. 9.3.4), gespeichert werden.

Synapsen gibt es aber nicht nur zwischen Axon und Dendrit, sondern auch zwischen Axon und neuronalem Zellkörper, zwischen zwei sich vereinigenden Axonen oder zwischen neuronalem Axon und Zielzellen anderer Gewebe (z. B. der Skelettmuskulatur).

Eigenschaften der Neurone

Neurone – 100 Milliarden davon enthält allein das Gehirn – besitzen die gleichen Grundstrukturen wie alle anderen Körperzellen und werden ebenfalls von Genen gesteuert. Dennoch unterscheiden sie sich von ihnen in drei grundlegenden Eigenschaften:

- Nach Abschluss der Gehirnwachstumsphase können sie sich meist nicht mehr teilen.
- Sie haben eine Zellmembran, die elektrische Signale erzeugt und mit Hilfe von Botenstoffen und Rezeptoren Signale empfangen kann; das unterscheidet sie von vielen – aber nicht allen – anderen Zelltypen (die Zellen des Reizbildungs- und Reizleitungssystems des Herzens z. B. können es auch ➤ Kap. 15.5.1).
- Sie haben Dendriten und Axone, die mit anderen Neuronen Kontakt aufnehmen. Ein einzelnes Neuron hat so meist mehrere Tausend Kontaktstellen (Synapsen) mit anderen Neuronen.

Die Neurone können nach der Richtung, in der sie Signale weiterleiten, unterschieden werden: **Afferente,** also zuführenden **Neurone** leiten Impulse von den Rezeptoren oder peripher liegenden Neuronen zum ZNS hin. **Efferente,** d. h. ableitende **Neurone** leiten Impulse von Gehirn und Rückenmark weg zu den Zielzellen – z. B. zu Muskel- oder Drüsenzellen oder Zellen, die diesen vorgeschaltet sind. Erstaunlicherweise besteht der größte Teil der Neurone jedoch aus **Interneuronen** innerhalb des ZNS, die verschiedene Abschnitte miteinander verbinden oder eng beieinanderliegende Verflechtungen bilden.

4.4 Muskelgewebe

DEFINITION

Muskel

(lat.: musculus = „Mäuschen")
Ermöglicht Bewegungen des Körpers, besteht aus lang gestreckten, faserartigen Muskelzellen, die kontrahieren können (lat.: contrahere = zusammenziehen). Muskelarten: glatte Muskulatur, quer gestreifte Muskulatur, Herzmuskulatur.

4

Ohne Muskeln wäre der Mensch völlig unbeweglich. Für die Fortbewegung, den Herzschlag und andere lebenswichtige Funktionen des Körpers sorgen die lang gestreckten, faserartigen **Muskelzellen.** Feine **Myofibrillen** (Fasern) im Inneren der Muskelzellen ermöglichen, dass sich diese Zellen zusammenziehen können. Ausgelöst werden Kontraktionen (Zusammenziehungen) des Muskels durch Impulse des Nervensystems.

Der Körper besitzt drei unterschiedliche Typen von Muskulatur (➤ Abb. 4.7):
- Quer gestreiftes Muskelgewebe
- Glattes Muskelgewebe
- Herzmuskelgewebe.

4.4.1 Quer gestreifte Muskulatur

Überblick

Die **quer gestreifte Muskulatur** bildet das gesamte System der Skelettmuskeln (➤ Abb. 4.8 und ➤ Abb. 4.9). Die **Skelettmuskulatur** macht ca. 45 % der Körpermasse aus. Sie besteht aus hoch spezialisierten Zellen, die vier Grundeigenschaften aufweisen:
- Sie sind **erregbar,** d. h., sie können auf Nervenreize reagieren.
- Sie sind **kontraktil,** d. h., sie können sich verkürzen.
- Sie sind **dehnbar,** d. h., sie lassen sich begrenzt auseinanderziehen.
- Sie sind in geringem Maße **elastisch,** d. h., das intramuskuläre Bindegewebe ist elastisch, aber der Muskel kehrt nach Kontraktion nicht von selbst in seine ursprüngliche Ruhelage zurück. Zum Verlängern braucht der Muskel einen Antagonisten.

Durch seine Fähigkeit zur Kontraktion erfüllt der Skelettmuskel gleich drei wichtige Aufgaben:
- **Aktive Bewegung:** Sie ermöglicht dem Körper verschiedenste Bewegungsarten wie z. B. Laufen und Springen oder lokalisierte Bewegungen wie das Greifen eines Bleistifts oder das Zurücklehnen des Kopfes.
- **Aufrechte Körperhaltung:** Die Skelettmuskulatur ermöglicht den aufrechten Gang. Infolge einer kontinuierlichen Stimulation von Muskelzellen durch das zentrale Nervensystem wird der Körper in sitzender oder stehender Position gehalten, ohne dass man bewusst darauf achten müsste.
- **Wärmeproduktion:** Von der Energie, die zur Muskelarbeit eingesetzt wird, werden nur 45 % für die Kontraktion selbst verwendet. Als „Abfallprodukt" entsteht die Körperwärme. Bei Unterkühlung oder ansteigendem Fieber (Schüttelfrost) wird die Muskulatur jedoch ausschließlich zum Zweck der Wärmeproduktion kontrahiert (Kältezittern). Insgesamt werden so bis zu 85 % der Körperwärme durch Muskeln erzeugt.

Die Muskeln von Zunge, Kehlkopf und Schlund bestehen aus quer gestreifter Muskulatur, ebenso wie die Muskeln des Zwerchfells und sämtliche Muskeln des Körperstammes und der Extremitäten. Die Kontraktionen quer gestreifter Muskelzellen werden vom zentralen Nervensystem ausgelöst und sind größtenteils dem Willen unterworfen (➤ Kap. 9.1.2).

4

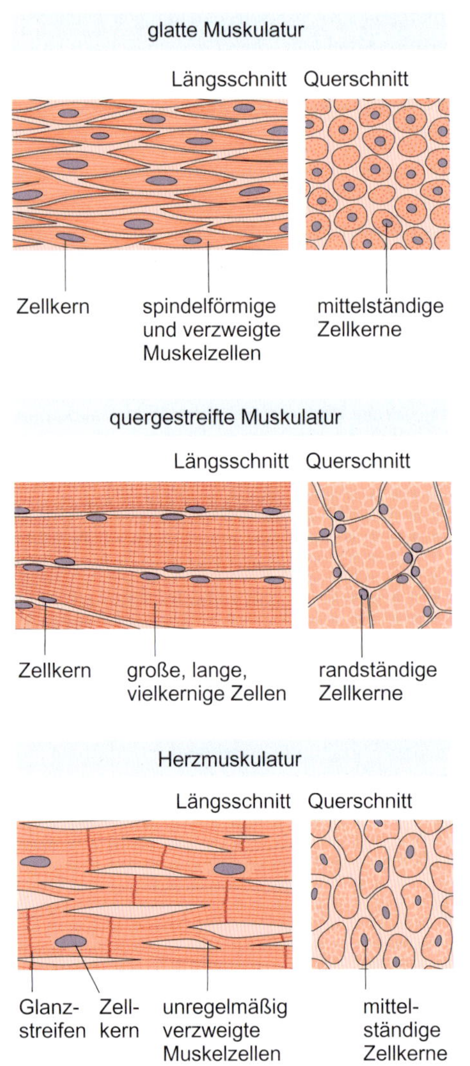

Abb. 4.7 Verschiedene Muskelgewebe im Längs- und Querschnitt.

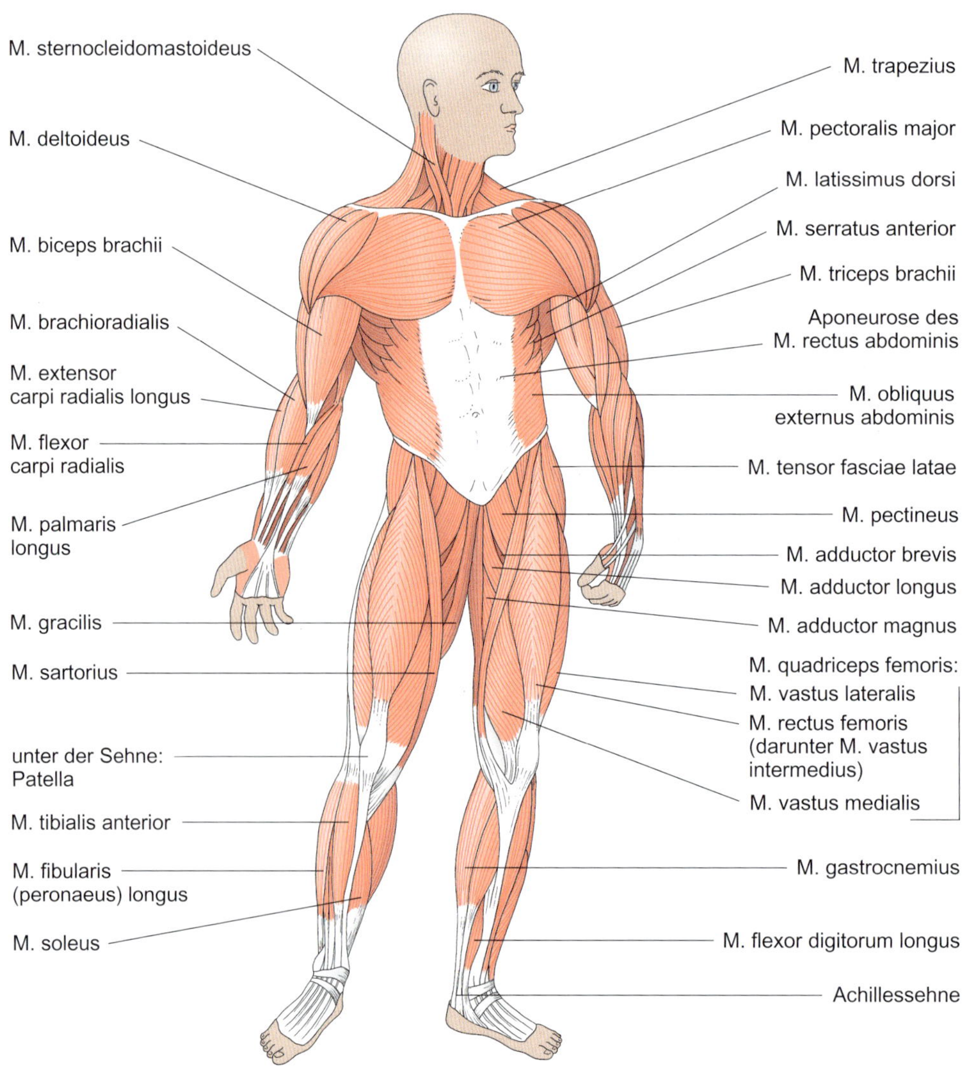

Abb. 4.8 Oberflächliche Skelettmuskulatur (von vorn).

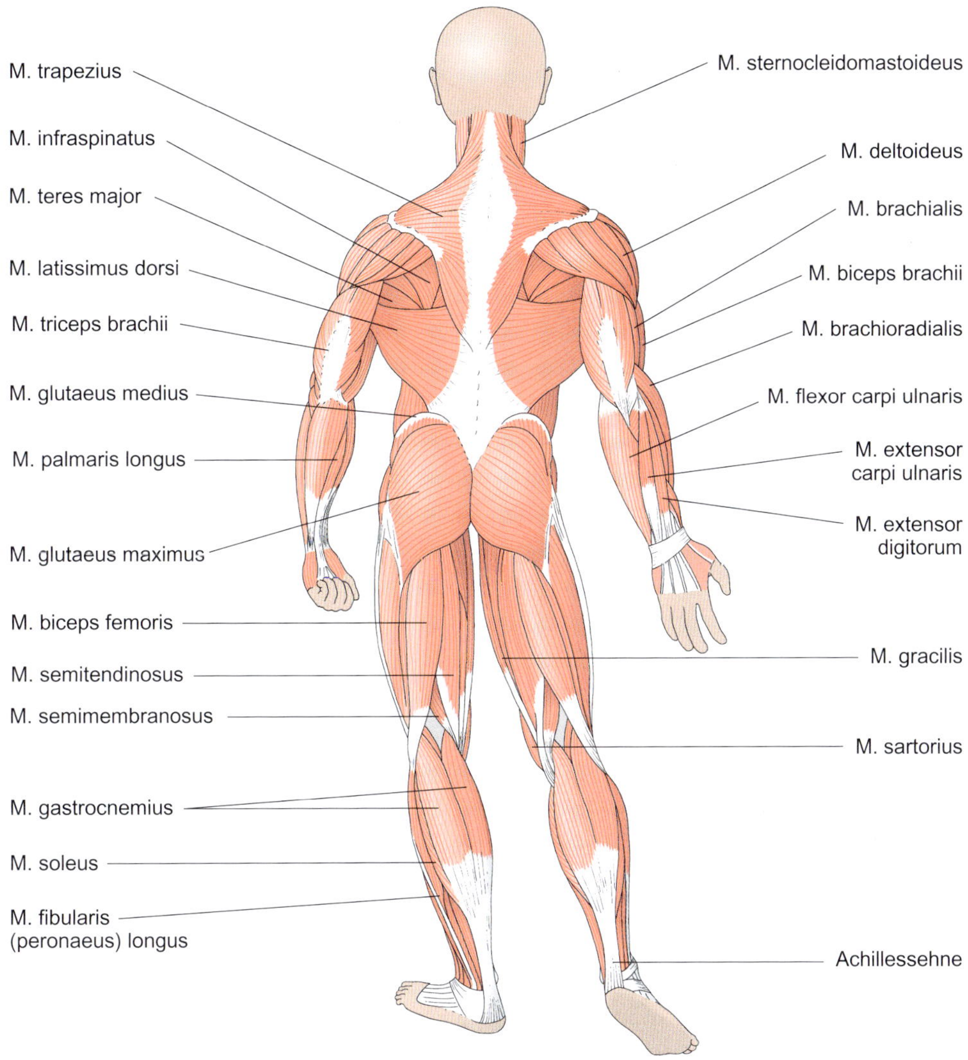

Abb. 4.9 Oberflächliche Skelettmuskulatur (von hinten).

Die unter dem Mikroskop sichtbare Streifung der quer gestreiften Muskulatur entsteht dadurch, dass ihre Myofibrillen abwechselnd jeweils aus hellen und dunklen Elementen zusammengesetzt sind, die auf gleicher Höhe liegen. Die typische rote Farbe des Muskelgewebes beruht zum einen auf dem sauerstoffbindenden Muskelfarbstoff **Myoglobin,** der mit dem Hämoglobin (Blutfarbstoff, ➤ Kap. 6.2.2) verwandt ist, zum anderen auf dem Blutreichtum des Gewebes, das für seine Leistungen viel sauerstoffreiches Blut benötigt.

Jede einzelne Muskelzelle dieses Muskeltyps ist im Vergleich zu anderen Zellen sehr groß und wird deshalb auch **Muskelfaser** genannt. Sie besitzt bis zu 40 randständig liegende Zellkerne. Quer gestreifte Muskelfasern können eine Länge von 15 cm erreichen. Sie können sich auf ungefähr die Hälfte ihrer Faserlänge verkürzen. Jeder Muskelfaser hat eine dünne, elastische, reizbare Zellmembran, das **Sarkolemm,** das Kanäle enthält, die sich in Abhängigkeit von Aktionspotenzialen öffnen und schließen können.

Ein **Skelettmuskel** setzt sich aus vielen Muskelfasern zusammen. Von außen ist er mit der Muskelfaszie aus Bindegewebe umhüllt (➤ Kap. 4.5.3). Diese strahlt mit ihren Ausläufern, den Septen, in das Muskelinnere ein, die sich immer weiter aufteilen und schließlich jede einzelne Muskelfaser umhüllen. Die Septen schließen die einzelnen Muskelgruppen zusammen. Durch sie können alle Muskelgruppen eines Muskels ihre Kraft bündeln und gleichsam an einem Strang ziehen. Außerdem erlauben sie die Verschiebbarkeit der Muskelgruppen gegeneinander.

Bindegewebshüllen des Skelettmuskels ➤ Kap. 4.5.3 und ➤ Kap. 4.5.4

Muskulatur von Frau und Mann

Durchschnittlich haben Männer 30 kg, Frauen etwa 24 kg (Skelett-)Muskelgewebe. Ursächlich für den höheren Muskelanteil ist vor allem das männliche Sexualhormon Testosteron (➤ Kap. 8.6.4 und ➤ Kap. 20.10.3), das stark **anabol** (muskelaufbauend) wirkt. Noch stärker differiert die maximal erzielbare muskuläre Kraftentwicklung – Frauen vermögen nur etwa 65 % der Kraft des „Durchschnittsmannes" zu entwickeln.

Mechanik des Skelettmuskelgewebes

Biomechanik der Muskelaktivität ➤ Kap. 11.3.2

Ansatz und Ursprung eines Skelettmuskels

Muskelkontraktionen erzeugen Bewegung, indem sie Zug auf Sehnen ausüben, die wiederum Zugkräfte auf die Knochen übertragen, an denen sie anhaften.

Als **Ursprung** (lat.: origo) des Muskels ist der **kranial** (kopfwärts) befestigte Teil definiert, bei Armen und Beinen ist es der **proximale** (rumpfwärts) Teil. Die **kaudal** bzw. **distal** davon liegende Befestigung heißt **Ansatz** (lat.: insertio). Der zwischen den Sehnen bzw. zwischen Ansatz und Ursprung liegende, fleischige Anteil des Muskels wird **Muskelbauch** (lat.: venter) oder auch Muskelkopf (lat.: caput = Kopf) genannt (➤ Abb. 4.10).

Agonist und Antagonist

Für eine harmonische Ausführung von Bewegungen ist das Zusammenspiel gegensätzlich wirkender Muskeln erforderlich. Ein **Agonist** (Spieler) führt eine bestimmte Bewegung aus, sein **Antagonist** (Gegenspieler) ist für die entgegengesetzte Bewegung verantwortlich. Je nach beabsichtigter Bewegungsrichtung wirkt ein Muskel entweder als Agonist oder als Antagonist.

Dies soll am Beispiel des Ellenbogens erklärt werden (➤ Abb. 4.11): Um im Ellbogengelenk zu beugen, muss sich der M. biceps brachii zusammenziehen, er ist der Agonist. Während er aber kontrahiert, muss sich sein Gegenspieler, der M. triceps brachii, gleichermaßen entspannen. Er wirkt also als Antagonist. Soll der Ellbogen nun ausgestreckt werden, ist der M. triceps brachii der Agonist, während der M. biceps brachii die Aufgabe des (sich entspannenden) Antagonisten übernimmt. Kontrahieren Agonist und Antagonist gleichzeitig mit gleicher Kraft, so entsteht keine Bewegung, sondern eine sog. **isometrische Kontraktion** (➤ Kap. 23.2.1).

Muskeln, die nicht Hauptbeweger sind, aber den Agonisten z. B. durch stabilisierende Arbeit unterstützen, nennt man **Synergisten.** So unterstützt der M. brachialis die Arbeit des M. biceps brachii (➤ Abb. 13.27).

Benennung der Skelettmuskeln

Die Benennung der rund 700 Skelettmuskeln erfolgt nach bestimmten Kriterien. Mindestens eines der folgenden Kriterien wird dabei zugrunde gelegt:

- **Faserverlauf:** Die Fasern des M. transversus abdominis verlaufen rechtwinklig (transvers = quer) zur Körpermittellinie. Die Fasern des M. obliquus externus abdominis liegen diagonal (obliquus = schräg) zur Mittellinie.
- **Lage** des Muskels: Der M. temporalis liegt nahe dem Os temporale (Schläfenbein). Der M. tibialis anterior verläuft am vorderen Teil der Tibia (Tibia = Schienbein, anterior = vorne). Manchmal gibt es einen oberflächlich liegenden Muskel und einen ähnlichen tiefen Muskel (oberflächlich = superficialis, tief = profundus).

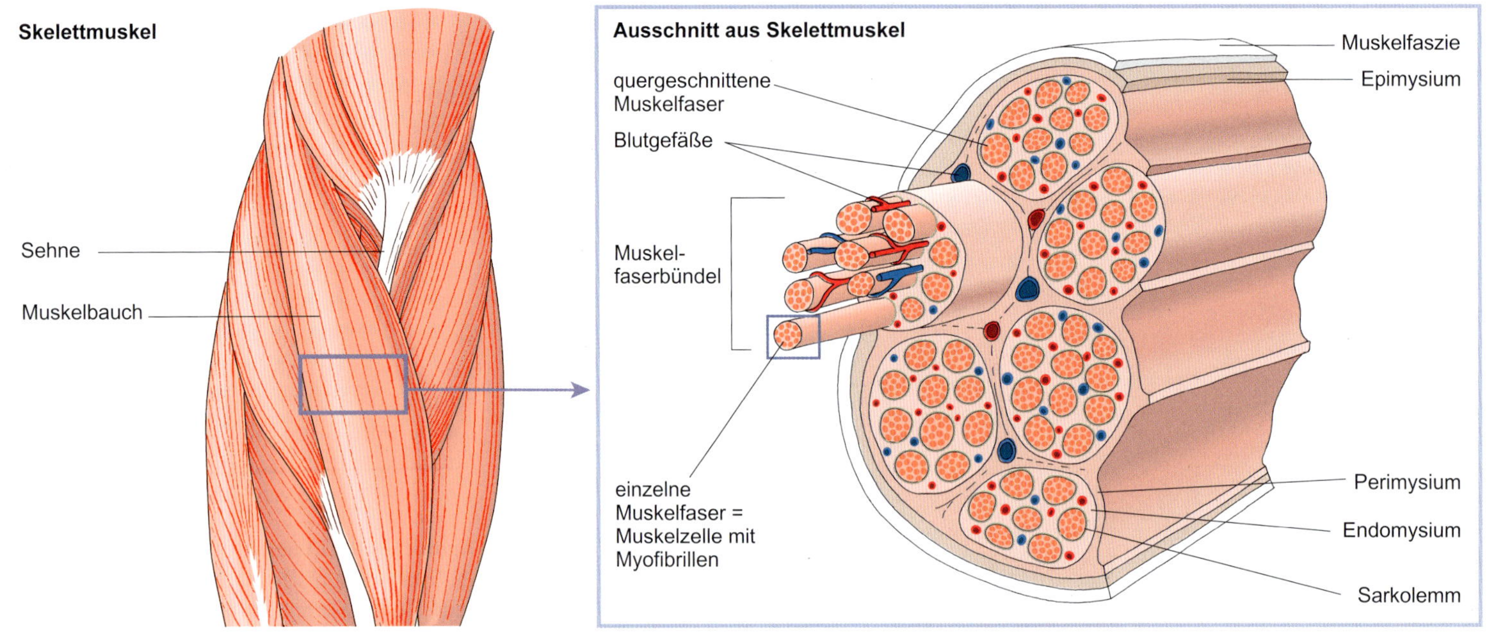

Abb. 4.10 Aufbau der Skelettmuskeln. Links: Skelettmuskeln am Beispiel des Oberarms. Rechts: Ausschnitt aus einem Skelettmuskel.

- **Größe** bzw. **Länge** des Muskels wird meist mit lateinischen Begriffen bezeichnet (maximus = am größten, der Größte; minimus = am kleinsten, der Kleinste; longus = lang: brevis = kurz). Beispiele hierfür sind der M. gluteus maximus, M. gluteus minimus, M. peroneus longus und M. peroneus brevis.
- **Zahl der Ursprünge:** Der M. **bi**ceps brachii besitzt zwei, der M. **tri**ceps brachii drei und der M. **quadri**ceps femoris vier Ursprünge.
- **Muskelform:** Sie unterteilt sich z. B. wie folgt: M. deltoideus (= dreieckig), M. quadratus (= viereckig), M. trapezius (= trapezförmig) oder M. serratus anterior (= sägezahnförmig).
- **Lokalisation von Ursprung und Ansatz:** M. obturatorius externus und internus entspringen z. B. an der Membrana obturatoria.

Makrostruktur der Skelettmuskeln

Man unterscheidet verschiedene Muskelformen anhand der Anordnung kontraktiler Fasern und der Gestaltung sehniger Anteile des Muskels. Zusätzlich können die Muskeln aufgrund ihrer typischen Eigenschaften differenziert werden:

- Spindelförmiger Muskel (M. fusiformis)
  - Einfach spindelförmig
  - Zweiköpfig (z. B. M. biceps brachii)
  - Dreiköpfig (z. B. M. triceps brachii)
- Dreiteiliger Muskel (z. B. M. deltoideus)
- Vielfach gezackter Muskel (z. B. M. serratus anterior)
- Einseitig gefiederter Muskel (M. unipennatus)
- Doppelseitig gefiederter Muskel (M. bipennatus)
- Mehrbäuchiger Muskel mit Zwischensehnen
  - Zweibäuchig (z. B. M. hyoideum)
  - Vier- bis fünfbäuchig (z. B. M. rectus abdominis).

Spindelförmige Muskeln haben einen langen Bewegungsweg und können sich stark verkürzen. Gefiederte Muskeln besitzen viele kontraktile Muskelfasern, die an der gleichen Sehne ansetzen, was ihnen große potenzielle Kraft bei geringem Platzbedarf und kurzem Bewegungsweg verleiht (➤ Abb. 4.12).

Aufbau des Skelettmuskelgewebes

Hüllstrukturen und Muskelbindegewebe ➤ Kap. 4.5.3

Nerven- und Blutversorgung

Jeder Skelettmuskel ist reich mit Nerven und Blutgefäßen versorgt. Im Allgemeinen begleiten eine Arterie und ein bis zwei Venen jeden Nerven, der durch das Bindegewebe in den Muskel eintritt. Dort zweigen sich die zuführenden Gefäße in ein Kapillarnetz auf, das – im Endomysium (➤ Kap. 4.5.3) verlaufend – jede einzelne Muskelfaser umspinnt. Der rote Farbstoff **Myoglobin** fungiert dabei, ähnlich wie das Hämoglobin, als Sauerstoff-

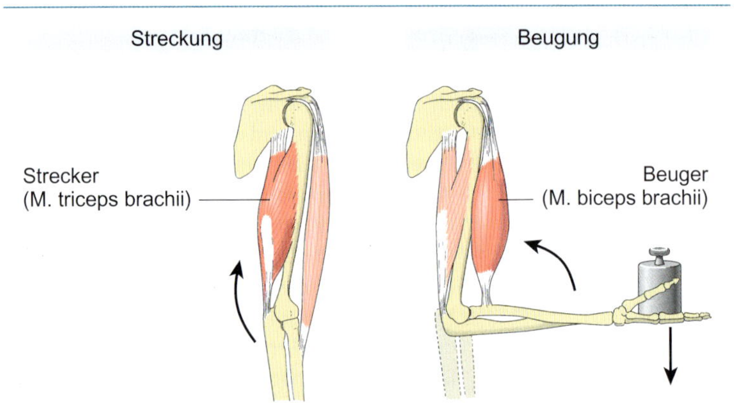

Abb. 4.11 Die Beziehung zwischen Agonist und Antagonist am Beispiel des Zusammenspiels von Beuger (M. biceps brachii) und Strecker (M. triceps brachii) am Ellenbogengelenk.

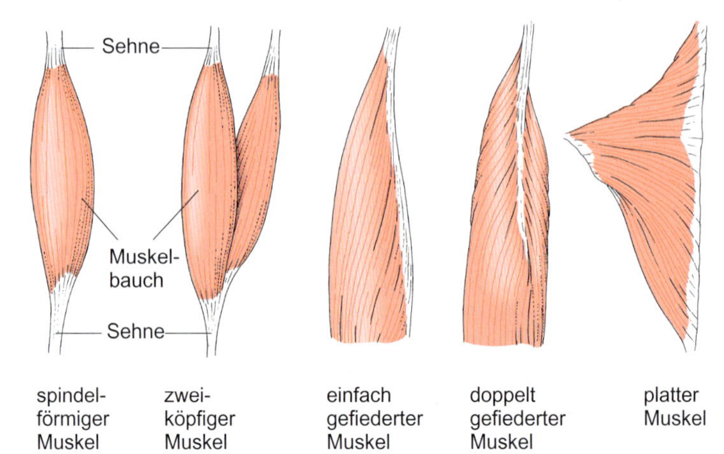

Abb. 4.12 Unterschiedliche Muskelformen.

träger. Die Nerven teilen sich wie die Gefäße auf, nähern sich der Muskelfaserwand und treten über eine weit verzweigte Synapse als sog. **motorische Endplatte** (➤ Kap. 9.3.2 und ➤ Abb. 9.8) in Kontakt mit der Zellmembran der Muskelfaser, dem **Sarkolemm** (➤ Abb. 4.13).

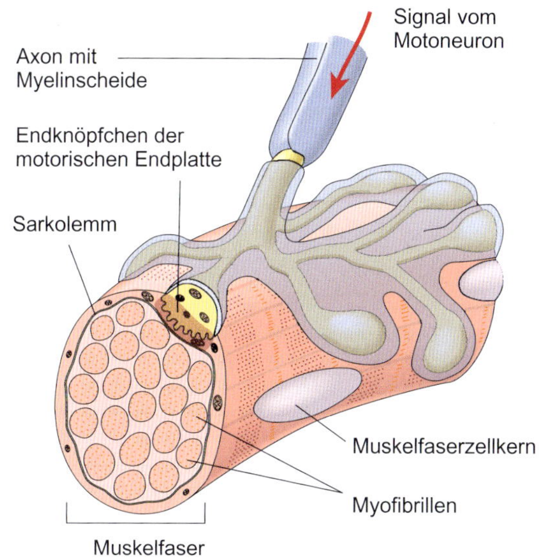

Abb. 4.13 Histologischer Aufbau und Innervation der Muskelfasern (vergrößerter Ausschnitt aus ➤ Abb. 4.10).

Histologischer Aufbau der Muskelfasern

Der elementare Baustein des Skelettmuskelgewebes ist die **quer gestreifte Muskelfaser.** Sie ist eine riesige **vielkernige Zelle,** die bis 15 cm lang und ca. 0,1 mm dick werden kann und oft mit bloßem Auge zu erkennen ist (➤ Abb. 4.14).

Jede Muskelfaser enthält als Hauptbestandteil fadenförmige Strukturen, die sog. **Myofibrillen,** die die Faser parallel in Längsrichtung durchziehen und zur Kontraktion befähigt sind. Die Myofibrillen wiederum bestehen aus einer langen Kette von zwei einander abwechselnden Strukturen, den dünnen und dicken **Myofilamenten.** Diese erscheinen im mikroskopischen Bild als helle und dunkle Streifen und geben der quer gestreiften Muskulatur ihren Namen. Diese Streifen bilden, auf die Gesamtlänge der Muskelfaser bezogen, viele aneinander gereihte funktionelle Untereinheiten, die **Sarkomere.** Ihre Begrenzungen sind mikroskopisch als feine, quer verlaufende Linien, sog. **Z-Streifen,** erkennbar. Die Lichtbrechung ist im mikroskopischen Bild an jeder Stelle unterschiedlich. Bereiche, die nur Aktinfilamente beinhalten, werden I-Streifen genannt, da sie einfach lichtbrechend sind. Die myosinhaltigen Regionen heißen A-Streifen, da sie doppelt lichtbrechend sind. Da die mittlere Zone des Myosins heller erscheint, wird sie H-Streifen genannt. Durch die medianen M-Proteine der Myosinfilamente entsteht der sogenannte M-Streifen (➤ Abb. 4.15). Das **Sarkoplasma** (Zytoplasma der Muskelfaser) ist vom **Sarkolemm,** einer Muskelfasermembran, umschlossen. Im Sarkoplasma befinden sich neben den Myofibrillen und vielen Zellkernen auch zahlreiche **Mitochondrien** (➤ Kap. 3.3.6). Ihre Zahl steht in direktem Verhältnis zum Energiebedarf des jeweiligen Muskels.

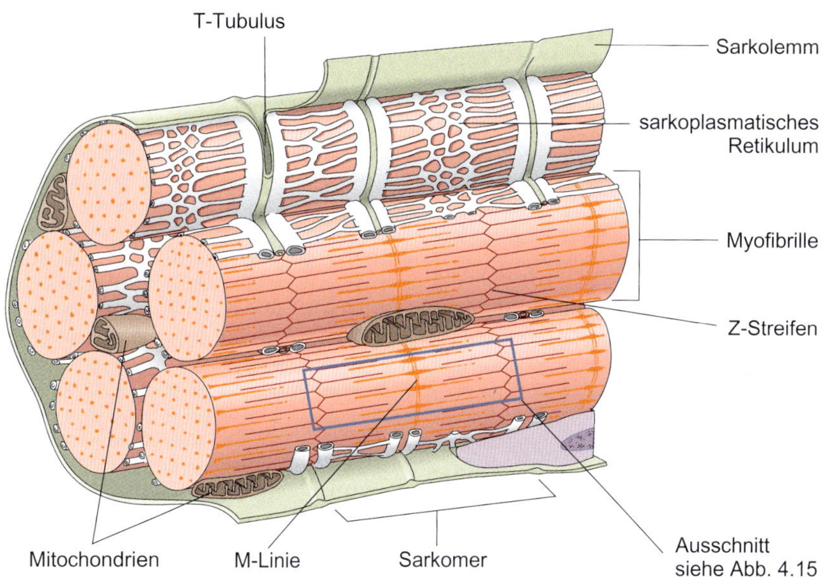

Abb. 4.14 Eine Muskelfaser mit transversalem System und sarkoplasmatischem Retikulum.

Das Sarkomer

Jedes Sarkomer ist aus zwei verschiedenen Myofilamenten, dem **Aktin-** und dem **Myosinfilament,** aufgebaut. Diese Myofilamente sind fadenförmige Proteinmoleküle, die teleskopartig ineinander greifen: bei der Muskelverkürzung mehr, bei der Erschlaffung weniger. Das dicke Myofilament, das **Myosin,** ist aus golfschlägerähnlichen Untereinheiten geformt. Die Kopfteile ragen nach außen auf die Oberfläche des Schaftteils (➤ Abb. 4.16). Die Kopfteile besitzen eine Bindungsstelle für den bei jeder Kontraktion benötigten „Energiespender" ATP. Zwischen diese dicken Myosinfilamente ragen von außen die dünnen **Aktinfilamente** (kurz Aktin) hinein. Aktin und Myosin berühren sich in der Mitte jedoch nicht. Definitionsgemäß ist das Sarkomer von den Z-Streifen (Z-Scheiben,

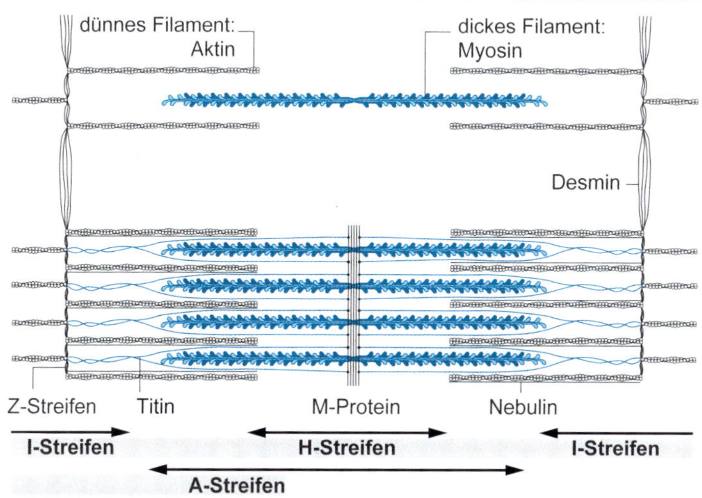

Abb. 4.15 Dicke Myosinfilamente und dünne Aktinfilamente in einem Sarkomer, das an beiden Seiten durch einen Z-Streifen begrenzt wird. Zu sehen sind auch die Verankerungsproteine sowie die unter dem Mikroskop unterschiedlich lichtbrechenden Zonen wie der I-Streifen, der anschließende A-Streifen und der H-Streifen. [R320]

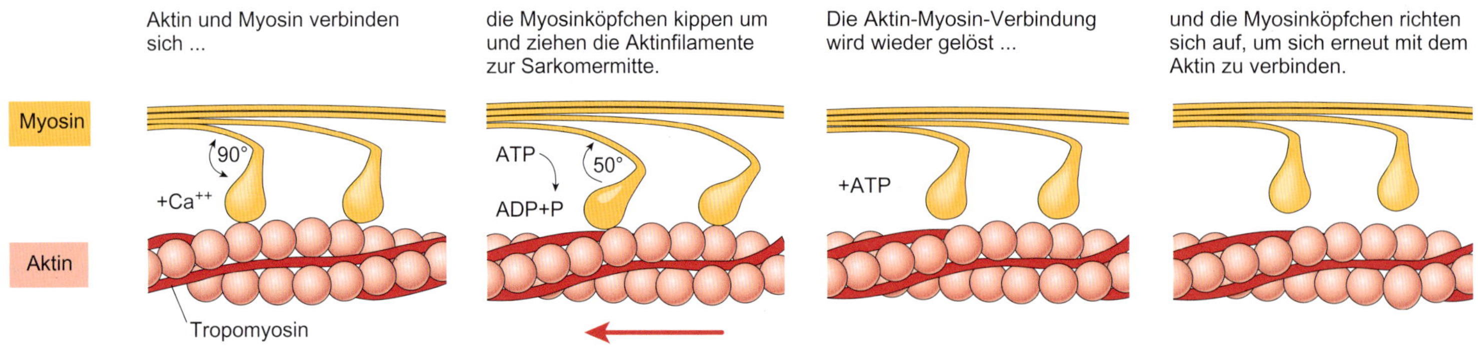

Abb. 4.16 Mechanismus der Muskelkontraktion nach dem traditionellen Modell des sog. Querbrückenzyklus (➤ Kap. 4.5.3).

Z-Linien) begrenzt, die aus Aktin aufgebaut sind (➤ Abb. 4.14, ➤ Abb. 4.15 und ➤ Abb. 4.17). Außer diesen Myofilamenten, die für die Kontraktion sorgen, gibt es noch einige Verankerungsproteine. Die Länge der Aktinfilamente wird durch das Nebulin bestimmt, das immer parallel an den Aktinfilamenten liegt. Zwei benachbarte Z-Streifen werden durch das elastische Protein **Titin** (oder Konnektin), das nicht kontrahieren kann, verbunden. Dazwischen liegt das Myosinfilament. Wahrscheinlich ist Titin an der Dehnspannung des Muskels bei Verlängerung im physiologischen Bereich beteiligt. Zudem gibt es noch quer verlaufende M-Proteine, welche die Myosinfilamente zusammenhalten, und quer verlaufendes Desmin, das die Z-Streifen der benachbarten Sarkomere verbindet und auch eine Verbindung zur Zellmembran herstellt. Die Position der Myofibrillen ist auf diese Weise gesichert (➤ Abb. 4.15)

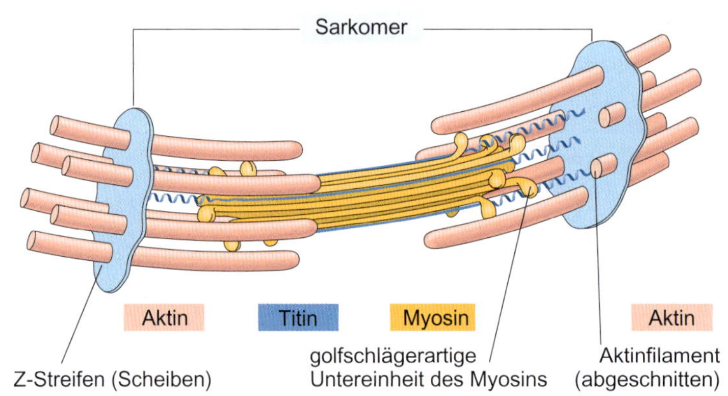

Abb. 4.17 Prinzip der Muskelkontraktion. Durch das Ineinandergleiten von Aktin- und Myosinfilamenten verkürzen sich die Sarkomere, und es entsteht eine aktive Muskelspannung. Für die Kontraktion werden ein entsprechender Impuls von Motoneuronen, ATP-Moleküle und auch Kalzium gebraucht, welche durch den Impuls aus Speichern im Sarkoplasma – dem Zytoplasma der Muskelzelle – freigesetzt werden.

Kontraktion des Skelettmuskels

Impulsübertragung und -fortführung

Damit ein Skelettmuskel kontrahiert, muss er von einer **Nervenzelle,** dem **Neuron** (➤ Kap. 4.3 und ➤ Kap. 9.2), einen Reiz erhalten. Dieser besondere Typ Nervenzelle heißt **Motoneuron** (motorisches Neuron). Das **Axon** (Ausläufer) des Motoneurons nähert sich – meist vom Rückenmark kommend – dem Sarkolemm, ohne dieses jedoch zu berühren. Die Erregungsübertragung vom Motoneuron auf die Muskelfaser findet an einer speziellen Synapse statt, der **motorischen Endplatte** (➤ Abb. 4.13 und › Abb. 9.8). Dort befinden sich Sekretbläschen, sog. **synaptische Vesikel,** die einen chemischen Überträgerstoff, den **Neurotransmitter Acetylcholin** (➤ Kap. 9.3.4), enthalten. Kommt eine Nervenerregung am Axonende an, dringen Kalziumionen (Ca^{2+}-Ionen) aus der Umgebung der motorischen Endplatte in das Axon ein und verursachen die Ausschüttung von Acetylcholin in den **synaptischen Spalt,** den Zwischenraum zwischen Motoneuron und Sarkolemm (➤ Abb. 9.4).

Am Sarkolemm vereinigen sich die Acetylcholinmoleküle mit Rezeptoren. Dadurch verändert sich die Durchlässigkeit des Sarkolemms für Natrium- und Kaliumionen (Details zur Funktion von Synapsen ➤ Kap. 9.3.2). Das Sarkolemm ist an vielen Stellen durch transversale Tubuli (T-System) senkrecht zu den Muskelfibrillen schlauchartig eingestülpt, wodurch das Aktionspotenzial rasch in die Tiefe dringen kann. Intrazellulär befindet sich das **sarkoplasmatische Retikulum (SR),** ein endoplasmatisches Retikulum (➤ Kap. 3.3.3) mit längs zu den Muskelfibrillen verlaufenden, longitudinalen Tubuli. Das SR bildet ein Reservoir für Kalziumionen. Das T-System läuft in enger Nachbarschaft zwischen den Enden zweier benachbarter longitudinaler Tubuli hindurch. Sobald die Membran des SR als Folge eines Nervenimpulses über ein fortgeführtes Aktionspotenzial entlang der Oberflächenmembran aktiviert wird, können die Kalziumionen gelöst werden und so in die unmittelbare Nähe der Myofilamente gelangen.

Die Erregung bewirkt, dass die **Aktinfilamente** tiefer zwischen die **Myosinfilamente** gleiten (➤ Abb. 4.17): Der Kopfteil des Myosinfilaments verbindet sich unter Verbrauch von ATP mit dem Aktinfilament und bewegt sich dabei wie das Ruder eines Bootes auf der Oberfläche des Aktinfilaments (➤ Abb. 4.16). Weil die dünnen Aktinfilamente so stärker zwischen die Myosinfilamente gezogen werden, nähern sich die Z-Streifen einander und das Sarkomer verkürzt sich. Kontrahieren viele Myofibrillen gleichzeitig, verkürzt sich dadurch der gesamte Skelettmuskel. Zwischen dem Moment der Acetylcholinausschüttung und dem Beginn der Muskelkontraktion vergeht nur etwa 1 ms (1/1 000 Sek.). Diese Zeit wird **Latenzzeit** genannt.

Solange sich Acetylcholin im synaptischen Spalt befindet, ist die Muskelfaser erregt. Erst wenn das Acetylcholin durch das Enzym **Acetylcholinesterase** gespalten ist, erreicht der Muskel wieder seinen Ruhezustand. Die Acetylcholin-Spaltprodukte werden dann wieder ins Axonende aufgenommen, in den synaptischen Vesikeln erneut zu Acetylcholin zusammengesetzt, dort in Bläschen „verpackt" und für erneute Kontraktionen bereitgestellt.

Motorische Einheit

Eine **motorische Einheit** besteht aus einem Motoneuron und der von ihm innervierten Muskelfasergruppe. Ein einzelnes motorisches Neuron versorgt also viele Muskelfasern. Bei Muskeln, die einer äußerst präzisen Steuerung bedürfen, z. B. den Augenmuskeln, bilden weniger als zehn Muskelfasern eine motorische Einheit. Deshalb zeigen sich Störungen der neuromuskulären Übertragung häufig an den Augenmuskeln, z. B. durch Sehen von Doppelbildern. Kleine motorische Einheiten findet man z. B. auch in den Händen, weil dort feine, koordinierte Bewegungen angesteuert werden müssen. In anderen Muskeln, die vor allem kräftig und manchmal explosiv kontrahieren müssen, sind bis zu 2 000 Muskelfasern zu einer motorischen Einheit zusammengefasst.

Zuckung

Jede ausreichend starke elektrische Reizung einer motorischen Einheit eines Skelettmuskels bewirkt nach einer sehr kurzen Latenzzeit von 1 ms eine kurzzeitige Kontraktion, eine sog. **Zuckung.**

Dauerkontraktion (Tetanie)

Wird ein Muskel zweimal kurz nacheinander so gereizt, dass der zweite Reiz nach der Refraktärzeit des ersten Reizes eintrifft, so wird der Muskel auch auf den zweiten Reiz reagieren. Wird der Muskel ein zweites Mal so rasch gereizt, dass zwar die Refraktärzeit, nicht aber die Muskelzuckung selbst abgeschlossen ist, so überlagert die zweite Zuckung die erste und die erzielte Gesamtkontraktion ist dann stärker als die Einzelzuckung. Man spricht von **mechanischer Summation,** da sich erster und zweiter Reiz „aufsummieren".

Wird ein Muskel mit mindestens zwanzig Reizen pro Sekunde erregt, verschmelzen die einzelnen Zuckungen zunehmend miteinander und der Muskel kann sich nur teilweise oder gar nicht mehr zwischen den Reizen entspannen. Somit führt der Muskel eine andauernde Kontraktion aus, **Tetanie** genannt. Auslöser der Tetanie ist eine zusätzliche Freisetzung von Kalziumionen (➤ Kap. 2.1), die aus der jeweils nachfolgenden Reizung resultiert, während die Kalziumionen der vorausgehenden Reizung noch nicht in die Speicher zurückgekehrt sind. Dies verursacht eine miteinander verschmelzende Folge einzelner Zuckungen. Interessanterweise sind alle bewusst gesteuerten Bewegungen, wie z. B. das Anspannen des Oberarmmuskels, kurzzeitige tetanische Kontraktionen.

ACHTUNG

Die Tetanus-Erkrankung

Der Begriff **Tetanus** (Wundstarrkrampf), der leicht mit dem Begriff Tetanie verwechselt werden kann, bezeichnet eine gefährliche Infektionskrankheit, die vom Erreger *Clostridium tetani* ausgelöst wird. Das Erkrankungsbild ist durch schwere Dauerkontraktionen der Skelettmuskulatur gekennzeichnet. Die Letalität (➤ Kap. 5.1.8) der Tetanus-Erkrankung liegt bei etwa 50 %. Der Tod tritt durch Atemmuskellähmung ein. Wirksamer Schutz vor der Infektion ist allein die Impfung (➤ Kap. 7.5 und ➤ Kap. 9.15.2).

Isotonische und isometrische Kontraktionen

Eine muskuläre Kontraktion kann zwei Erscheinungsformen haben (➤ Kap. 23.2.1):

- Bei einer **isotonischen Kontraktion** (dynamischen Kontraktion) verkürzt sich der Muskel und erzeugt somit eine Bewegung. Der Muskeltonus (die Muskelspannung) verändert sich dabei nur wenig. Beispiel: Kontraktionen der Beinmuskulatur beim Gehen. Diese isotonischen Kontraktionen sind
  - **Konzentrisch,** wenn die eigene Kraft größer als die einwirkende Kraft ist, z. B. wenn die eigene Muskelkraft ausreicht, ein bestimmtes Gewicht hochzuheben.
  - **Exzentrisch,** wenn die einwirkende Kraft größer als die eigene Kraft ist, z. B. wenn ein großes Gewicht den eigenen Muskel zum Nachgeben zwingt.
- Bei einer **isometrischen Kontraktion** (statischen Kontraktion) wird der Muskel fixiert (z. B. durch Antagonisten oder äußere Widerstände) und kann sich nicht oder nur minimal verkürzen; die Muskelspannung steigt dabei erheblich an. Obwohl hier keine Bewegung erzeugt wird, wird trotzdem Energie verbraucht. Beispiel: der Versuch, eine Wand wegzuschieben, das Tragen einer Tasche am hängenden Arm.

Obwohl diese Unterscheidung zunächst eher von theoretischer Bedeutung sein mag, hat sie sowohl für den Sport als auch für die Physiotherapie große Bedeutung: Beim **Aufbautraining** (➤ Kap. 23.1.1) wird der Muskel durch isotonische und isometrische Trainingsmethoden gestärkt. Es hat sich gezeigt, dass isometrische Übungen den Blutdruck steigern, weshalb Herzkranke, ältere Personen und Hochdruckkranke sie meiden sollten. In der Physiotherapie gibt es je nach zugrunde liegendem Krankheitsbild Indikationen sowohl für isometrische als auch für isotonische Übungen.

PT-PRAXIS

Isometrische Übungen

Isometrische Übungen sind z. B. angebracht, wenn ein Patient die betroffene Extremität nicht bewegen darf, weil diese fixiert ist. Dagegen sollte ein Patient mit Arthrose die betroffenen Gelenke viel mit isotonischen Kontraktionen bewegen, um ein Versteifen zu vermeiden (Kontrakturprophylaxe).

Aktive und passive Insuffizienz

Ist eine Struktur insuffizient, kann sie ihre Funktion nicht mehr ausüben. Für einen Muskel bedeutet dies, dass er nicht mehr aktiv kontrahieren kann. Hat ein Muskel nach seiner Kontraktion die maximale Verkürzung erreicht, ist er nicht mehr in der Lage, sich noch weiter zusammenzuziehen. Der Muskel ist in diesem Zustand **aktiv insuffizient.** Mit Unterstützung eines Therapeuten oder der eigenen Hände kann die Bewegung jedoch noch etwas weitergeführt werden.

Von einer **passiven Insuffizienz** eines Muskels spricht man, wenn Ursprung und Ansatz des Muskels durch begrenzte Dehnung der Antagonisten voneinander entfernt gehalten werden, sodass eine aktive Kontraktion nicht mehr möglich ist. Diese passive Insuffizienz sieht man oft bei biartikularen Antagonisten, wie bei Flexion der Hüfte mit gestrecktem Bein, bei der die Hamstrings gedehnt werden.

Muskeltonus

Den **Muskeltonus,** also den Spannungszustand der Muskulatur, kann man in zwei Komponenten aufteilen:

- Muskelzellen bestehen zum großen Teil aus Eiweißen, die Wasser anziehen (Kolloidosmose, ➤ Kap. 3.5.7). Hierdurch entsteht die feste Konsistenz des Muskelgewebes. Die **Muskeltrophik** beschreibt den **Ernährungszustand** des Muskels, der u. a. auch von seiner Durchblutung abhängt.
- Unter normalen Bedingungen sind immer einige Muskelfasern eines Muskels kontrahiert, während andere entspannt sind. Durch diese Kontraktionen wird der Muskel zwar angespannt, jedoch nicht genügend, um eine Bewegung zu erzeugen. Diese Teilanspannung des Muskels erzeugt den **Grundtonus** der Muskulatur, der u. a. die aufrechte Haltung des Körpers ermöglicht. Z.B. verhindert so die Nackenmuskulatur, dass der Kopf beim Sitzen vornüberkippt; sie zieht den Kopf aber nicht nach hinten.

Sensomotorische Aspekte und Steuerung der Muskulatur

Motorische Rindenfelder ➤ Kap. 9.8.1 und ➤ Kap. 9.8.2

Alles-oder-Nichts-Regel

Nach der sog. **Alles-oder-Nichts-Regel** kontrahiert jede Muskelfaser einer motorischen Einheit maximal, sobald ein ausreichend starker Reiz die motorische Endplatte (➤ Kap. 9.3.2) erreicht. Es gibt also keine „halbe" Kontraktion einer motorischen Einheit.

Es kommt jedoch in der Regel nicht zur Kontraktion aller motorischen Einheiten eines Muskels, da – von Krampfanfällen einmal abgesehen – das ZNS immer nur einen Teil der motorischen Einheiten eines Muskels zur selben Zeit reizt. In der nächsten Zehntelsekunde aktiviert das ZNS die nächste motorische Einheit, sodass die zuerst gereizte sich wieder erholen kann. Die abwechselnde Aktivierung von jeweils nur einem Teil der motorischen Einheiten eines Skelettmuskels verhindert, dass der Muskel frühzeitig ermüdet. Nur so sind Dauerleistungen wie langes Stehen und Tragen von Lasten möglich.

Situationsbedingtes Ausmaß von Muskelkontraktionen

Die Alles-oder-Nichts-Regel bedeutet aber nicht, dass Muskeln nicht in verschiedenen Ausmaßen kontrahieren können: Da sich der Muskel aus vielen hundert motorischen Einheiten zusammensetzt, wird eine abgestufte Zusammenziehung erreicht, indem einmal z. B. zehn, ein anderes Mal vielleicht zwanzig und bei maximaler Anstrengung z. B. hundert motorische Einheiten gleichzeitig kontrahieren. Dabei ist es situationsabhängig, welcher Anteil von Einheiten aktiviert wird. Unterschieden werden hier normale Situationen, Situationen mit Krafteinsatz und solche, bei denen bestimmte Aktivierungs-Hemmungen aufgelöst werden.

In **normalen Situationen** werden etwa 30 % der motorischen Einheiten gleichzeitig aktiviert, bei automatisierten Bewegungen kann dieser Anteil etwas weniger und bei ungewohnten Bewegungen etwas mehr betragen.

PT-PRAXIS

Das Üben neuer Bewegungen kostet mehr Kraft

Bei automatisierten Bewegungen werden weniger motorische Einheiten aktiviert als bei ungewohnten Bewegungen – entsprechend sind sie weniger anstren-

4

gend. Das bedeutet umgekehrt, dass beim Einüben von neuen Bewegungen zusätzliche Energie gebraucht und man schneller müde wird. Entsprechend sind beim Einüben neuer Bewegungsmuster ausreichende Erholungspausen einzuplanen.

Bei **großem Krafteinsatz** können bis zu ca. 60 % der motorischen Einheiten gleichzeitig aktiviert werden. Dabei werden frei verfügbare Reserven genutzt, was eine schnellere Ermüdung zur Folge hat. Übungen mit großem Krafteinsatz können vor allem im sportphysiotherapeutischen Bereich sinnvoll sein.

Die gleichzeitige Aktivierung von weit über 60 % der motorischen Einheiten ist nur möglich, wenn bestimmte nervale **Hemmungen aufgelöst** werden. Die vom autonomen Nervensystem geschützten Energie-Reserven werden dabei angegriffen – eine schnellere Erschöpfung ist die Folge. Dies passiert z. B. in folgenden Situationen:

- Bei drohender Gefahr (Flucht oder Kampf)
- In der Hypnose
- Durch bestimmte Pharmaka (Drogen).

Inhibitionsmechanismen an der Muskulatur ➤ Kap. 9.15.2

4

Das „Size principle" (Größenprinzip)

Die Aktivierung der motorischen Einheiten bei steigender Muskelanspannung erfolgt in einer festgelegten Reihenfolge. Man spricht auch von der **Rekrutierung.** Ist die Belastungsintensität gering, werden überwiegend **kleine motorische Einheiten** (sog. Aα_2-Nerven, ➤ Kap. 9.2.6) mit niedriger Reizschwelle aktiviert. Mit steigender Intensität kommt es zur zunehmenden Aktivierung von **größeren motorischen Einheiten** (Aα_1-Nerven). Die kleinen motorischen Einheiten besitzen langsame Typ-I-Muskelfasern. Bei Muskelaktionen ist die Aktivierung der tonischen Aα_2-Nervenfasern die Voraussetzung für Bewegungsstabilität. Anschließend werden die phasischen Aα_1-Nervenfasern aktiv, welche die Typ-IIx-Muskelfasern versorgen. Diese entwickeln „explosive" Kraft bei hoher Geschwindigkeit (➤ Abb. 4.18).

- Bei gesteigertem Krafteinsatz wird eine zusätzliche Aktivierung von schnellen Muskelfasern benötigt. Die langsamen Muskelfasern bleiben ebenfalls aktiv.
- Wird die Anspannungsgeschwindigkeit gesteigert, übernehmen schnelle Muskelfasern die Kontraktion. Die langsamen Fasern unterstützen hohe Beschleunigungen selbst zwar nicht mehr, können jedoch synergistisch aktiv sein.
- Bei 100-prozentigem Krafteinsatz sind die schnellen Typ-II-Muskelfasern beteiligt.

Die resultierende Kraft wird durch die Zahl der aktivierten motorischen Einheiten und durch die Zunahme der Reizfrequenz bestimmt (➤ Kap. 23.1).

Refraktärzeit

Wird eine motorische Einheit zweimal unmittelbar hintereinander gereizt, reagieren ihre Muskelfasern auf den ersten, jedoch nicht auf den zweiten Reiz. Nach dem ersten Reiz befindet sich die motorische Einheit in der **Refraktärperiode,** einer Art Schutzpause (➤ Kap. 9.2.5). Die Länge dieser Phase liegt im Bereich von 1 ms, danach reagiert die motorische Einheit wieder auf einen neuen Reiz.

Länge der Refraktärzeit bei der Herzmuskelzelle ➤ Kap. 4.4.3

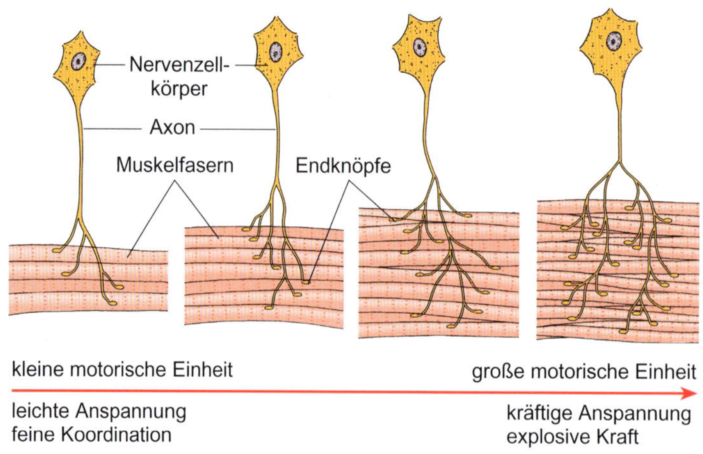

Abb. 4.18 Das Größenprinzip, verursacht durch kleine und große motorische Einheiten.

Fasertypen der Skelettmuskulatur

Viele Trainingseffekte der Physiotherapie werden heutzutage neurophysiologisch im Zusammenhang mit Muskelfasereigenschaften erklärt (➤ Kap. 23.2.3). Um ein besseres Verständnis der vielfältigen, teils synonym verwendeten Bezeichnungen der Fasertypen zu ermöglichen, werden sie im Folgenden gegenübergestellt und erklärt. Lange Zeit waren nämlich in der nationalen und internationalen Literatur neben der Einteilung in tonische und phasische Muskulatur verschiedene Begriffe und Einordnungen gleichermaßen gebräuchlich. Muskelfasern werden nach ihren histochemischen, metabolischen oder anatomischen Eigenschaften unterschieden. Die ➤ Tab. 4.3 gibt einen Überblick über häufig verwendete Synonyme für die einzelnen Muskelfasertypen, die ihren Namen nach ihrem Hauptanteil im Muskel erhalten. Die Einteilung nach der Umsetzungsgeschwindigkeit von ATP durch Myosin-ATPase auf den Myosinköpfen in den Myosinfilamenten ist aber der neueste Standard. Für die Fasern ist nun eine Einteilung in Typ I, IIa und IIx gebräuchlich, wobei IIb in IIx umbenannt wurde.

Tonische und phasische Muskulatur

- Die **tonische** Muskulatur (auch Typ I genannt) wird aufgrund ihrer verstärkten Durchblutung als rote Muskulatur bezeichnet, welche aufgrund ihrer hohen Stoffwechselaktivität besonders reich an Mitochondrien ist. Sie ist entwicklungsgeschichtlich der ältere Teil der Muskulatur. Ihr kommt insbesondere eine **Haltefunktion** zu. Ein typisches Beispiel für die tonische Muskulatur ist die Rückenmuskulatur.
- Als **phasisch** (Typ IIx) bezeichnet man die sog. weißen Fasern, die v. a. für die Entwicklung von **Schnellkraft** bedeutend sind. Gegenüber den tonischen Muskeln weisen sie eine geringere Durchblutung auf und ermüden schneller.

Während die Eigenschaften der tonischen (Typ I) und phasischen Muskulatur (Typ IIx) zwei entgegengesetzte Pole darstellen, liegt der Typ IIa mit seinen Eigenschaften genau dazwischen. Allein aus Gründen der Übersichtlichkeit sind in ➤ Tab. 4.4 aber nur die beiden Pole aufgelistet. Innerhalb einer motorischen Einheit haben alle Muskelfasern die gleiche Zusammensetzung.

Muskelfaserveränderung und Training

Welche Reize für den Aufbau der Muskelkraft genau verantwortlich sind, ist nicht ganz sicher; in der Forschung werden immer neue Phänomene ent-

Tab. 4.3 Synonyme für tonische und phasische Muskulatur. Die jeweilige Nomenklatur liest sich zeilenweise.

Tonische Muskelfasern	Mischform	Phasische Muskelfasern
Typ I	–	Typ II
Typ I	Typ IIa	Typ IIb oder IIx
Typ I	Typ II	Typ III
Typ C	Typ B	Typ A
Langsame Fasern	Schnelle Fasern	Schnelle Fasern
Rote Fasern	Rote Fasern	Weiße Fasern
S. O.-Fasern	F. O. G.-Fasern	F. G.-Fasern

- S. O.: Slow twitch oxydative (Fasern mit langsamer Zuckung. Energie durch O_2)
- F. O. G.: Fast twitch oxydative glycolytic (Fasern mit schneller Zuckung. Energie durch O_2 und Glykolyse)
- F. G.: Fast twitch glycolytic (Fasern mit schneller Zuckung. Energie durch Glykolyse)

Tab. 4.4 Unterscheidungsmerkmale der tonischen und phasischen Muskulatur.

Tonische Muskulatur (Typ I)	Phasische Muskulatur (Typ IIx)
Viele oxydative und wenig glykolytische Enzyme	Wenig oxydative und viele glykolytische Enzyme
Aerober Metabolismus	Anaerober Metabolismus
Viel Myoglobin	Wenig Myoglobin
Große Kapillarisation	Wenig Kapillarisation
Viele kleine Mitochondrien	Wenige große Mitochondrien
Breite Z-Scheibe	Schmale Z-Scheibe
Wenig Kraft bei einer Zuckung	Viel Kraft bei einer Zuckung
Langsame Kontraktionsgeschwindigkeit	Schnelle Kontraktionsgeschwindigkeit
Kaum Ermüdung	Schnelle Ermüdung
Wird innerviert von $A\alpha_2$-Fasern	Wird innerviert von $A\alpha_1$-Fasern
Kleine motorische Einheiten	Große motorische Einheiten
Kleiner Muskelfaserquerschnitt	Großer Muskelfaserquerschnitt

deckt. Muskelschädigungen scheinen zu Muskelhypertrophie und einer Anpassung der Muskelfasern zu führen. Dehnungsreize und leichte Schädigungen der Muskelfasern durch Krafttraining stimulieren die sog. Signalmoleküle, die dann die in direkter Nachbarschaft der Muskelfasern liegenden Muskelstammzellen (Satellitenzellen) aktivieren. Die sich teilenden Satellitenzellen verschmelzen mit den Muskelfasern, liefern ergänzende Kerne und somit zusätzliche DNA für die Produktion von Aktin, Myosin usw. Die mechanische Dehnung des Titins scheint ein mitverantwortliches Signal für die Neubildung von Aktin und Myosin und damit wichtig für den Kraftaufbau zu sein.

Personen, die sehr viel sitzen, weisen in ihren Muskeln einen höheren Gehalt an Myosin IIx auf als sportlich aktive Menschen, aber die Konzentration von Myosin II (IIa) steigt mit zunehmender Muskelaktivität an. Bei intensivem Krafttraining über längere Zeit kommt es auch zu einer Umformung der Typ-IIx-Fasern in intermediäre Typ-II-(IIa)-Fasern.

Sprinter benötigen viele Typ-IIx-Fasern. Kurzes und intensives Training verursacht eine Verschiebung Richtung Typ II (IIa). Bei gut trainierten Sprintern mit vielen Typ-II-(IIa)-Fasern, die eine Ruhepause von einigen Wochen einlegen, werden diese Typ-II-(IIa)-Fasern wieder umgebildet in schnelle anaerobe Fasern vom Typ IIx, auch über den Ausgangswert hinaus. Es ist davon abzuraten, in den letzten zwei Wochen vor einem Wettkampf viel zu trainieren. Das Herabsetzen der Trainingsintensität wird als „Tapering" bezeichnet. Die Umwandlung von Typ-II-(IIa)- zu Typ-I-Fasern ist durch Training schwerer zu erreichen. (Siehe dazu auch ➢ Kap. 23.2.)

Energiestoffwechsel des Skelettmuskels

Adenosintriphosphat ➢ Kap. 2.8.5
Oxidation und Reduktion ➢ Kap. 2.9.2
Phasen der Energieerzeugung ➢ Kap. 2.10.2

Die unmittelbare Energiequelle der Muskelzelle ist das **ATP** (Adenosintriphosphat, ➢ Kap. 2.8.5). Die in dieser Bindung gespeicherte potenzielle Energie des ATP-Moleküls wird durch Abspaltung der letzten Phosphatgruppe (P) als kinetische Energie frei. Diese Energie wird von den kontraktilen Eiweißfäden der Muskelzelle zum Erzeugen der notwendigen Spannung genutzt.

Obwohl ATP als unentbehrlicher Energielieferant für die Muskelkontraktion reichlich in jedem Skelettmuskel vorhanden ist, reicht der ATP-Vorrat der meisten Muskelfasern nur für zwei bis drei Sekunden Daueraktivität. Da immer ausreichend ATP vorhanden sein muss, besitzt der Körper verschiedene Mechanismen, mit denen er die ATP-Speicher auffüllen kann.

Die chemische Reaktion der Energiebereitstellung sieht wie folgt aus:

ATP → ADP (Adenosindiphosphat) + P (Phosphat) + Energie

Nach dieser Reaktion greift die Skelettmuskelfaser auf das energiereiche **Kreatinphosphat**-Molekül (KP) zurück. Mit Hilfe der Spaltung von Kreatinphosphat können die ATP-Speicher rasch wieder regeneriert werden. Damit hat der Muskel bei maximaler Arbeitsbelastung Energie für ca. zwölf Sekunden.

1. Phosphat-Speicher

- Vorrätiges ATP → ADP + P + Energie (Energie für 2 Sekunden)
  Hier wird ATP (Adenosintriphosphat) in ADP (Adenosindiphosphat) und ein separates Phosphat gespalten, wobei gleichzeitig Energie entsteht. Unmittelbar danach folgt die Umsetzung von KP (Kreatinphosphat), hier wird ATP sehr schnell zurückgebildet.
- KP + ADP → Kreatin + ATP (Energie für 12 Sekunden)
  Kreatinphosphat überträgt sein abgespaltenes Phosphatteil auf das Adenosindiphosphat: Es entstehen Kreatin und ein neues Adenosintriphosphat.

Dauert die Muskelarbeit länger an, so erschöpft sich auch der Kreatinphosphatvorrat und es muss **Glukose** (Traubenzucker) als Energieträger verstoffwechselt werden. Im Skelettmuskel wird Glukose in seiner Speicherform **Glykogen** gelagert. Bei Bedarf kann dieses Glykogen durch die **Glykogenolyse** zu Glukose gespalten werden (➢ Kap. 2.8.1), die dann als Energielieferant zur Verfügung steht. Die Glukose kann jedoch nicht direkt für

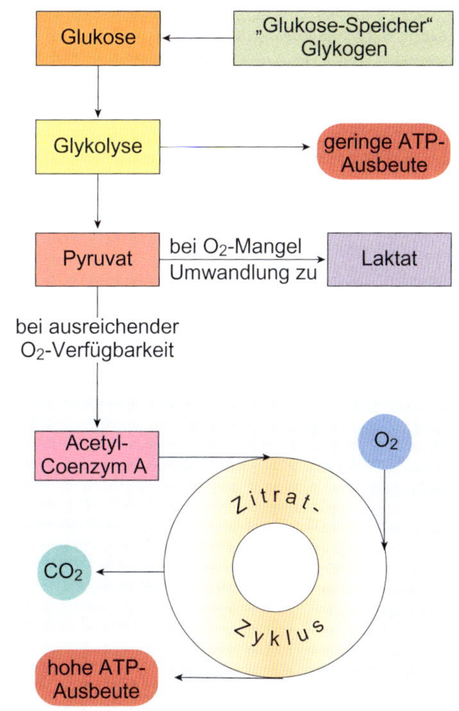

Abb. 4.19 Der Muskel benötigt Glukose und Sauerstoff, um Energie zu gewinnen. Wasser, Kohlendioxid und Laktat bleiben nach der Oxidation übrig.

die Regeneration von ATP herangezogen werden. Zuvor ist ihre Aufspaltung erforderlich (➢ Abb. 4.19):

- Bei genügend vorhandenem Sauerstoff wird das immer noch energiereiche Pyruvat nicht als Laktat ausgeschieden, sondern im **Zitratzyklus** (➢ Kap. 2.10.2) vollständig in Kohlendioxyd (CO_2) und Wasser zerlegt. Hierbei wird pro Molekül Glukose ca. 15-mal mehr ATP erzeugt, obwohl die Energiebereitstellung relativ langsam abläuft.
- Besteht Sauerstoffmangel, erfolgt die Aufspaltung durch die **Glykolyse** (➢ Kap. 2.10.2), bei der über das Zwischenprodukt **Pyruvat** das Endprodukt **Laktat** (Milchsäure) entsteht.

2. Anaerobe Glykolyse

Die anaerobe Glykolyse wird als Formel wie folgt dargestellt:

- Glykogen + ADP → Milchsäure + ATP (nach maximal 45 s)

Nach der Anstrengung müssen größere Mengen von Laktat sauerstoffabhängig abgebaut werden:

- Laktat + O_2 → Kohlensäure + Wasser (wird ausgeatmet) + Energie

3. Oxydative Phosphorylierung bzw. aerobe Energiebereitstellung

Hier findet der Abbau von Kohlenhydraten und Fetten mit Hilfe von Sauerstoff unter sofortiger Bildung von Kohlensäure und Wasser als Endprodukte statt.

- Fette + Sauerstoff + ADP → Kohlensäure + Wasser + ATP

Die Energieabgabe pro Zeiteinheit ist bei diesem letzten Vorgang geringer als bei den ersten Möglichkeiten. Der Prozess kann aber längerfristig fortgesetzt werden, solange Sauerstoff und Nährstoffe ausreichend vorhanden sind.

Die Glykolyse benötigt keinen Sauerstoff, sie ist ein anaerober Prozess. Daher wird die Glykolyse auch als **anaerober Energiestoffwechsel** bezeichnet. Die oxidative Phosphorylierung benötigt Sauerstoff und wird deshalb als **aerober Energiestoffwechsel** bezeichnet.

Voraussetzung dafür, dass die Glukoseverwertung nicht bei der Glykolyse stecken bleibt, sondern bis zum CO_2 erfolgen kann, ist die **Utilisation von Sauerstoff** im Muskel, die O_2-Verfügbarkeit. Der limitierende Faktor hierbei ist allerdings nicht die Lunge (denn mehr zu atmen fällt nicht schwer), sondern die Bereitstellung des Sauerstoffes in der Muskelfaser. Dies geschieht durch das in den Mitochondrien enthaltene **Myoglobin,** den Sauerstoffträger der Muskulatur. Durch **Muskeltraining,** insbesondere durch Ausdauertraining (➤ Kap. 23.3), erhöht sich die Zahl der Mitochondrien in den trainierten Muskelpartien, ferner auch die Anzahl der Kapillaren, die den eingeatmeten Sauerstoff „vor Ort" bringen.

4

Pathologie der Skelettmuskulatur

Abweichungen vom normalen Muskeltonus

Abweichungen vom normalen Tonus sind

- Muskelhypotonie, d. h. abnorme Schlaffheit der Muskeln
- Muskelhypertonie, d. h. erhöhter Spannungszustand der Muskulatur.

Eine **Muskelhypotonie** kann muskulär oder neuronal bedingt sein, im letzteren Fall durch Schäden im zentralen oder peripheren Nervensystem (➤ Kap. 9.1.2). Eine den ganzen Körper umfassende Muskelhypotonie, das sog. **Floppy infant syndrome,** beobachtet man oft bei Säuglingen, die unter der Geburt eine Großhirnschädigung erlitten. Wenn die Funktion der Motoneurone beeinträchtigt ist, entsteht eine **Parese,** wobei es zur Teillähmung bestimmter Muskeln kommt. Wird der Nervenkontakt mit dem Muskel ganz unterbrochen, spricht man von einer **Paralyse** (➤ Kap. 9.19.3). Muskelhypotonien können auch aufgrund von **Myopathien** entstehen, bei denen die Kontraktionsfähigkeit des Muskels herabgesetzt ist.

Bei der **Muskelhypertonie** unterscheidet man zwei Formen:

- **Spastische Hypertonie:** Hier ist der Muskeltonus erhöht, im Verlauf einer passiven Bewegung lässt er aber meist plötzlich nach (sog. Taschenmesserphänomen). Zusätzlich sind pathologische Reflexe vorhanden (➤ Kap. 9.15.3), oft deutlich ausgeprägt bei Patienten nach Schlaganfall.
- **Rigor:** Die Tonuserhöhung bleibt bei passiver Bewegung während des gesamten Ablaufs erhalten, es kommt zum sog. Zahnradphänomen. Die Reflexe sind normal. Rigor tritt z. B. bei Parkinson-Patienten auf (➤ Kap. 9.8.8).

PT-PRAXIS

Muskelverspannungen

Einen erhöhten Muskeltonus findet man auch bei Menschen, die aufgrund seelischer Probleme „verspannt" sind: Oft sind ihre Halsmuskeln angespannt und verhärtet, was dann zu Kopf-, Hals- und Schulterschmerzen führen kann. Entspannungsübungen, idealerweise kombiniert mit Körperschulung (z. B. Yoga), Massagen oder Quaddelbehandlung (Injektion von örtlich betäubenden, sog. Lokalanästhetika), können hier helfen.

Pathologische Kontraktionen

- Zu den abnormen Kontraktionen gehört der **Spasmus,** die plötzliche unwillkürliche Kontraktion einer großen Muskelgruppe. Er tritt beispielsweise während eines epileptischen Anfalls auf.
- Als **Tremor** bezeichnet man rhythmische, ungewollte Kontraktionen antagonistisch wirkender Muskelgruppen. Charakteristisch ist der **Parkinson-Tremor** bei Parkinson-Patienten (➤ Kap. 9.8.8).
- Unter **Faszikulieren** versteht man ungewollte, sichtbare, kurze Zuckungen von Muskelfaserbündeln unter der Haut. Sie finden unregelmäßig statt, führen nicht zur Körperbewegung und deuten meist auf Erkrankungen des den Muskel versorgenden Motoneurons hin.
- Ein **Tic** ist eine stereotype, sich wiederholende, nicht-rhythmische Bewegung v. a. in der Augen- und Stirnregion (z. B. Blinzeltic), die meist automatisch erfolgt, gelegentlich jedoch willkürlich beeinflussbar ist. Tics treten häufig begleitend bei psychiatrischen Erkrankungen oder kindlichen Entwicklungsstörungen auf.

Muskelatrophie

Als **Muskelatrophie** (genauer: Hypotrophie) wird das Schwinden von Muskelmasse durch die Verschmälerung der Muskelfasern bezeichnet.

- Muskeln atrophieren, wenn sie nicht beansprucht werden, z. B. bei bettlägerigen Patienten oder Personen mit Gipsverband. Es liegt dann eine **Inaktivitätsatrophie** vor (➤ Kap. 4.5.1). Sie ist **reversibel,** d. h. durch gezieltes Training wieder rückgängig zu machen.
- Ist die Nervenversorgung eines Muskels durchtrennt, atrophiert der Muskel vollständig. Diese **neurogene Muskelatrophie** führt innerhalb von sechs Monaten bis zwei Jahren zum Schrumpfen der betroffenen Muskeln auf etwa ein Viertel ihrer ursprünglichen Größe. Die abgebaute Muskelfasermasse wird z. T. durch Bindegewebe ersetzt. Dieser Vorgang ist **irreversibel** (unumkehrbar).

KLINIK

Diagnostisches Instrument: Elektromyografie

Die Elektromyografie (EMG) registriert die Reaktion von Muskelgewebe auf elektrische Reize, entweder über Hautelektroden oder über in den Muskel eingestochene Elektroden. Die Ableitung erfolgt sowohl bei völliger Entspannung als auch bei willkürlicher Muskelanspannung. Die klinische Bedeutung der Elektromyografie liegt in der Differenzierung von Lähmungserscheinungen und Erkrankungen mit Muskelschwund.

Zu den **Muskeldystrophien** zählt man erblich bedingte Krankheiten bzw. Krankheiten ohne bekannte Ursache, die sowohl Schwäche als auch eine progressive Atrophie aller Muskeln als wichtigstes Merkmal aufweisen.

Totenstarre

Nach Eintritt des Todes werden die Muskeln steif und fest. Dieser Zustand wird als **Rigor mortis** oder **Totenstarre** bezeichnet. Ursache ist, dass kein ATP mehr in den Muskelzellen bereitgestellt werden kann. Ohne ATP bleiben die Myosinköpfchen mit dem Aktinfilament fest verknüpft, eine Muskelentspannung ist nicht möglich. Die Totenstarre beginnt an der Kopfmuskulatur, meist bei den Kaumuskeln, und schreitet abwärts fort. Nach spätestens acht Stunden ist sie voll ausgeprägt, um sich nach etwa 24–48 Stunden in der gleichen Reihenfolge, in der sie eingetreten ist, wieder zu lösen.

4.4.2 Glatte Muskulatur

Glatte Muskulatur findet sich in den Wänden der meisten Hohlorgane des Menschen, z. B. in der Wand des Magen-Darm-Traktes (Ausnahme: obere Speiseröhre, dort ist die Muskulatur quer gestreift), in den Bronchien, im Urogenitaltrakt, den Blutgefäßen, den Haarbälgen und im Auge. Die glatte Muskulatur besteht aus länglichen, wenig verzweigten Zellen, die in Strängen oder Schichten angeordnet sind. In der Mitte jeder Zelle liegt ein einzelner Zellkern. Die Kontraktionen der glatten Muskulatur verlaufen langsam und unwillkürlich. Auch in Ruhe sind die glatten Muskelzellen immer etwas angespannt (Ruhetonus, ➤ Kap. 4.4.1).

Einige Fasern der glatten Muskulatur kontrahieren nach Impulsen aus dem vegetativen Nervensystem. Andere Fasern kontrahieren als Antwort auf hormonelle oder lokale Faktoren wie Dehnung, pH-Wert, Sauerstoff- oder Kohlendioxidkonzentration des Blutes und Temperatur. Schließlich kann sich die glatte Muskelfaser kontinuierlich auf verschiedene Längen (Dehnungen) einstellen, der Ruhetonus ist also variabel. Diese **plastische Eigenschaft** besitzt z. B. die Harnblase, bei der die Spannung bei unveränderter Dehnung laufend abnimmt. Die Spannung der Blasenwand steigt erst dann richtig an, wenn sie fast voll ist. Erst dann wird der Harndrang „gemeldet" (➤ Kap. 20.5.4).

Glatte Muskulatur weist einige physiologisch wichtige Unterschiede zur Skelettmuskulatur auf. Basis dafür ist v. a. die Hauptfunktion der glatten Muskulatur: die langsame, ermüdungsfreie und rhythmische Kontraktion. Kriterien der glatten Muskulatur sind:

- Sie ist mit einem Durchmesser von 5–10 μm und einer Länge von 30–200 μm beträchtlich kleiner als die Skelettmuskelfaser.

- Sie hat eine Spindelform, d.h., im mittleren Bereich ist sie breit, an ihren Enden läuft sie spitz zu.
- In jeder Faser befindet sich nur ein einzelner ovaler, in der Mitte liegender Kern.
- Die Fasern der meisten glatten Muskeln sind eng miteinander verschlungen und bilden so ein kontinuierliches Netzwerk. Wenn ein Neuron eine Muskelfaser aktiviert, wird diese Erregung zu jeder Faser des Netzwerks geleitet. Dadurch kommt es zur wellenförmigen, d.h. **peristaltischen Kontraktion** über viele benachbarte Fasern. Da in vielen Hohlorganen die glatten Muskeln radiär um den Hohlraum angeordnet sind, entstehen peristaltische Bewegungen. Diese dienen z.B. im Magen-Darm-Trakt dazu, den von den Muskeln umschlossenen Inhalt durch den Verdauungsweg zu befördern.
- Die Kontraktion der glatten Muskelfaser ist 5- bis 500-mal langsamer als die der Skelettmuskelfaser. Das ist aus funktioneller Sicht gesehen auch logisch, weil die glatte Muskulatur im Gegensatz zur Skelettmuskulatur nicht explosiv, mit großem Krafteinsatz oder hoher Geschwindigkeit, auf die Umgebung zu reagieren braucht.

4.4.3 Herzmuskulatur

Der funktionell wichtigste Bestandteil der Herzwand ist das Herzmuskelgewebe, das **Myokard** (➤ Kap. 15.3.2). Der **Herzmuskel** kann als Sonderform der quer gestreiften Muskulatur angesehen werden:

- Unter dem Lichtmikroskop ist die für den Skelettmuskel typische **Querstreifung** zu erkennen.
- Im Gegensatz zu den vielen peripher gelegenen Zellkernen der Skelettmuskelzellen besitzen die meisten Herzmuskelzellen nur **einen** einzigen, **zentral liegenden Zellkern.** Gelegentlich treten zwei bis drei Zellkerne in einer Herzmuskelzelle auf.
- Die Herzmuskelzellen sind im Gegensatz zu den Skelettmuskelfasern unregelmäßig verzweigt und gehen an ihren Enden Verbindungen untereinander ein, wodurch sie ein Netzwerk bilden. Die Zellen sind durch die sog. **Glanzstreifen** wie an Kittlinien miteinander verbunden.
- Anders als die Skelettmuskulatur kontrahiert der Herzmuskel in Ruhe **unwillkürlich, kontinuierlich** und **rhythmisch** ungefähr 75-mal pro Minute ohne auszusetzen. Grund dafür ist eine innere Impulsgebung, die **Schrittmacherfunktion** im Sinusknoten (➤ Kap. 15.5.2).

Das Herzmuskelgewebe besitzt eine hundertfach längere **Refraktärzeit** (ca. 300 ms) als die Skelettmuskulatur, wodurch dem Herzen Erholung zwischen den Herzschlägen ermöglicht wird (➤ Abb. 4.20). Diese lange Refraktärzeit beugt zudem einer tetanischen Dauererregung der Herzmuskulatur vor, die nutzlos, ja tödlich wäre, da keinerlei Blut mehr aus dem Herzen gepresst würde.

4.5 Binde- und Stützgewebe

DEFINITION

Binde- und Stützgewebe

Sammelbezeichnung für das lockere, straffe und retikuläre Bindegewebe, Fettgewebe und Stützgewebe (= Knorpel und Knochengewebe).

Grundsubstanz

Ungeformter Bestandteil der Interzellularsubstanz. Von den Bindegewebszellen gebildete, zähflüssige bis feste, kittartige Masse. Übernimmt in den Stützgeweben v.a. mechanische Funktionen.

Fasern

Geformte Bestandteile der Interzellularsubstanz mit unterschiedlichen chemischen und physikalischen Eigenschaften. Es gibt folgende Typen:

- Zugfeste kollagene Fasern
- Elastische Fasern
- Retikuläre (netzbildende) Fasern.

Matrix (extrazelluläre Matrix, Zwischenzell- oder Interzellularsubstanz)

Besteht aus zwei Komponenten, Grundsubstanz und Fasern (kollagen und elastisch).

PT-PRAXIS

Das Bindegewebe – wichtig für Untersuchung und Therapie

Das Bindegewebe ist ein wichtiges „Zielgewebe" für die Physiotherapie. Denn unabhängig davon, ob es sich in Muskulatur, Gelenkkapseln, Nerven oder Haut befindet, gilt: Die Eigenschaften des Bindegewebes in den unterschiedlichen Geweben sind ähnlich und reagieren ähnlich auf die physiotherapeutische Untersuchung und Therapie. Dies umso mehr, wenn man bedenkt, dass das Bindegewebe oft eine durchgehende Struktur ist, die sich über Rumpf und Extremitäten erstreckt, während das eigentliche Funktionsgewebe unterbrochen wird.
Einige Beispiele dafür sind die bindegewebigen Anteile der Muskelketten, wie das Bindegewebe der Adduktoren und der schrägen Bauchmuskulatur, das über die Symphyse weiterlaufend zusammenhängt, oder das Nervenbindegewebe, welches vom Kopf bis zum großen Zeh gewissermaßen einen Schlauch bildet.
Da der basale Bauplan aller Bindegewebsarten gleich ist – und um den Zusammenhang zwischen diesen gleichen Strukturen zu erkennen –, werden die Bindegewebskomponenten mehrerer Gewebe in diesem Kapitel besprochen. Sie spielen für die physiotherapeutische Untersuchung und Behandlung v.a. in der Orthopädie eine Rolle. Dort betreffen sie, oft unabhängig vom Organsystem selbst, meistens die Mobilität bzw. die dazu passende Dehnung.
Hängt die Beantwortung von Fragen zur Mobilität eines Patienten z.B. auch mit dem Zustand seiner Lunge oder des Nervengewebes zusammen, dann braucht man auch Kenntnisse bezüglich des umgebenden Bindegewebes und nicht nur über das spezifische Funktionsgewebe.

Binde- und Stützgewebe sind entscheidend an der Formgebung und -erhaltung des Körpers beteiligt. Sie entwickeln sich fast ausschließlich aus dem mittleren Keimblatt, dem **Mesoderm.** Das embryonale Bindegewebe wird auch Mesenchym genannt. Zur Differenzierung wird zwischen faserreichem und faserarmen Bindegewebe unterschieden. Zu den Bindegeweben gehören das **lockere,** das **straffe** und das **retikuläre Bindegewebe** sowie das **Fettgewebe.** Die Stützgewebe unterteilt man in Knorpel und Knochen.

Bindegewebe kommt überall im Körper vor. Es erfüllt mechanische Aufgaben, wie u.a. eine Halte- und Bindefunktion, ist aber auch an Wasserhaushalt, Stoffaustausch und Abwehr (➤ Kap. 7) beteiligt. Es sorgt z.B. dafür, dass Muskelgewebe, Nerven und Gefäße mit ihrer Umgebung verbunden, aber trotzdem beweglich sind. Bindegewebssepten innerhalb von Skelettmuskulatur, Sehnen, Drüsen u.a. bilden Bindegewebsstraßen, über die Nerven und Gefäße ihr Zielgebiet erreichen.

Die besonderen mechanischen Eigenschaften der Binde- und Stützgewebe gehen zu einem großen Teil auf eine Eigenheit zurück: Zwischen den

	glatter Muskel	Herzmuskel	Skelettmuskel
motorische Endplatte	keine	keine	ja
Fasern	kurz (max. 0,4 mm) verzweigt	spiralförmig verzweigt	lang (max. 15 cm) unverzweigt
Mitochondrien	wenige	viele	viele (abhängig vom Muskeltyp)
Zellkerne je Faser	1	1	viele
Schrittmacher	ja, beim Single-unit-Typ	ja, im Erregungsleitungssystem	nein (benötigt Nervenreiz)

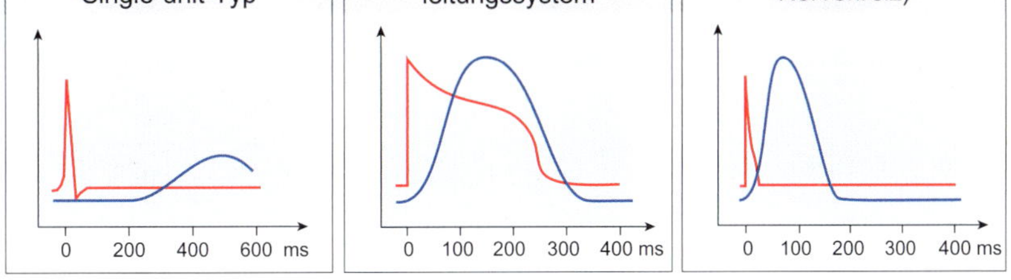

Abb. 4.20 Anatomische und funktionelle Unterschiede der drei Muskulaturtypen.

Zellen liegt reichlich **Matrix** (auch **Zwischenzell- oder Interzellularsubstanz** genannt), während der Anteil der Zellen vergleichsweise klein ist. Die Zellen der Binde- und Stützgewebe liegen, eingebettet in die Zwischenzellsubstanz, weiter voneinander entfernt als die Zellen anderer Gewebe (Ausnahme: Fettgewebe).

Die Bindegewebszellen lassen sich in zwei Gruppen zusammenfassen:

- Spezifische (ortsansässige Bindegewebezellen), welche die oben genannte Interzellularsubstanz bilden
- Eingewanderte (freie, mobile) Zellen, die vor allem aus dem Blut kommen und der unspezifischen und spezifischen Abwehr dienen.

Die Interzellularsubstanz gibt dem Gewebe, je nach Funktion des entsprechenden Zellverbandes, unterschiedliche Stärke und Festigkeit. In ihr läuft auch der Stoffaustausch zur Versorgung der Gewebszellen ab. Die Interzellularsubstanzen kann man grob in **Grundsubstanz** und **Fasern** einteilen. Für jedes Bindegewebe ist die Mischung aus Grundsubstanz und einer oder mehrerer dieser Fasern charakteristisch. Eine besondere Differenzierung der Interzellularsubstanz ist die Basalmembran, die an der Kontaktfläche verschiedener Zelltypen zum Bindegewebe liegt.

4

Der Organismus kann nur dann ein gut funktionierendes Gewebe bilden, wenn diesem Gewebetyp eine entsprechende Funktion abverlangt wird. Dieses Gesetz gilt für die gesamte Lebensdauer eines jeden Organismus. Kommt es beispielsweise zu einer größeren mechanischen Belastung eines Gewebes, so bildet der Organismus neues Bindegewebe, um der drohenden Verformung einen erhöhten Widerstand entgegenzusetzen. Die Fasern werden dabei in Zugrichtung der einwirkenden Kraft angelegt. Die Kollagenfasern werden genau wie alle anderen extrazellulären Komponenten (Interzellularsubstanz) der Matrix, mit Ausnahme von Wasser, von den Bindegewebszellen produziert. Da Bindegewebe viskoelastische Eigenschaften (➤ Kap. 11.3.5) besitzt, ist das Ausmaß der Verformung von Geschwindigkeit und Größe der einwirkenden Kraft abhängig.

4.5.1 Das Bindegewebe in der Übersicht

In der internationalen Fachliteratur herrscht keine Einigkeit darüber, welche Gewebe genau dem Bindegewebe zuzuordnen sind. Unter dem Sammelbegriff Bindegewebe versteht man verschiedene Gewebetypen. Neben dem lockeren, straffen und retikulären Bindegewebe im engeren Sinne zählen im etwas weiteren Sinne die Stützgewebe Knorpel und Knochen sowie auch das Blut zum Bindegewebe. Fettgewebe kann als Sonderform des retikulären Bindegewebes betrachtet werden. So kommen wir zu folgender international gültigen Hauptklassifikation des Bindegewebes:

- Bindegewebe im engeren Sinne (u. a. Ligamente, Sehnen, Kapseln, intramuskuläres Bindegewebe usw.)
- Knorpel
- Knochen
- Blut.

Kapsuläres und ligamentäres Bindegewebe ➤ Kap. 11.4.1

Mesenchym

Binde- und Stützgewebe differenzieren sich aus dem **Mesenchym,** dem embryonalen Bindegewebe, das sich aus dem Mesoderm-Keimblatt entwickelt hat. Das Mesenchym besteht aus Mesenchymzellen, die ein ausgedehntes Maschenwerk aus metabolisch und mechanisch verbundenen Fortsätzen bilden. Die Interzellularräume sind mit einer von den Mesenchymzellen gebildeten viskösen Grundsubstanz gefüllt und enthalten vor allem das Glykosaminoglykan Hyaluronsäure. Das Mesenchym ist zunächst faserfrei. Kollagene Fibrillen treten beim Menschen erst gegen Ende der Embryonalzeit, am Ende der achten Entwicklungswoche, auf.

Aus dem embryonalen Mesenchym entwickeln sich auch die glatte Muskulatur, die Herzmuskulatur, die Niere und die Nebennierenrinde (➤ Kap. 21.2.1).

Bindegewebszellen

Die **Fibroblasten** (Bindegewebszellen) sind für die Bildung des Bindegewebes verantwortlich. Der Ausdruck „Blast" bezieht sich normalerweise auf das frühe Vorstadium einer erwachsenen Zelle. Hier jedoch unterstreicht er die Fähigkeit, erwachsene Zellen, die sog. **Fasern** (lat.: fibra = Faser), zu bilden. Außer Fasern bilden die Fibroblasten auch Moleküle für die Grundsubstanz.

Grundsubstanz und Matrix

Die von den Bindegewebszellen selbst gebildete **Grundsubstanz** ist eine homogene, kittartige Masse. Sie besteht hauptsächlich aus Riesenmolekülen mit hohem Polysaccharidanteil (➤ Kap. 2.8.1) und geringerem Proteinanteil, den **Proteoglykanen,** sowie den etwas kleineren **Glykoproteinen.** Bei den Stützgeweben wie Knorpel oder Knochen hat die Grundsubstanz vor allem mechanische Funktion. Im Übrigen ist sie Reservoir für die extrazelluläre Flüssigkeit und sie spielt eine wichtige Rolle beim Stoffaustausch zwischen Zellen und Blut.

Die Proteoglykane bestehen aus einer langen, zentralen Eiweißkette mit quer befestigten **Glykosaminoglykanen.** Das sind unverzweigte Polysaccharidketten von unterschiedlicher Länge. Die Ketten sind aus sich wiederholenden Disaccharidgruppen aufgebaut, die je einen Aminozucker (NH_2-Verbindung) und eine Uronsäure (meist: Glucuronsäure) besitzen (➤ Abb. 4.21). Eines oder mehrere der Disaccharide tragen eine Carboxyl- oder Sulfatgruppe und sind damit negativ geladen. Diese Ladung bewirkt, dass Gewebsflüssigkeit, v. a. Wasser, gebunden wird und die positiv geladenen Kollagenfasern stabilisiert werden. Beides verleiht der Grundsubstanz zähflüssige bis feste Eigenschaften.

Die Glykoproteine haben einen hohen Eiweiß- und einen geringen Glukoseanteil. Sie stabilisieren die Proteoglykane, indem sie sich gegenseitig fixieren. Die Zellen können entweder untereinander oder an kollagene Fasern gebunden sein, wodurch sie im Bindegewebe verankert sind (➤ Abb. 4.22). In wachsenden Geweben haben die sich schnell teilenden Zellen im Gegensatz zu ruhendem Gewebe keine Glykoproteine, wodurch sie mobil bleiben.

Matrixzusammensetzung und Belastung

Kollagene Fasern sind positiv elektrisch geladen und behalten dadurch ihre Position zwischen den negativ geladenen Glykosaminoglykanen in der Matrix (➤ Abb. 4.22). Unter Belastung werden Kollagenfasern allerdings verschoben und das Gewebe verformt. Dabei würden die positiv geladene Fasern in eine ungünstige, zu dicht aufeinander gepackte Position kommen, wenn sie nicht durch die negativ geladenen Gruppen gesteuert und sta-

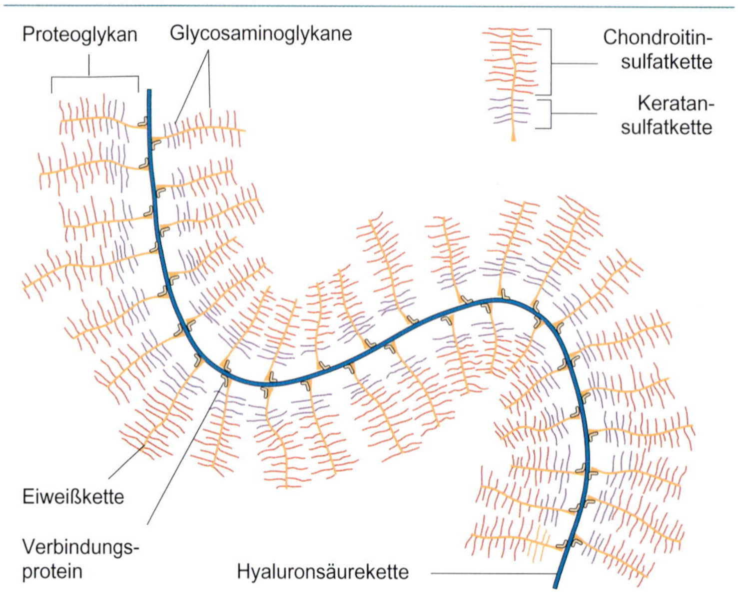

Abb. 4.21 Struktur eines Proteoglykanaggregats in der Grundsubstanz. Die Hyaluronsäurekette ist mit Proteoglykanen verbunden.

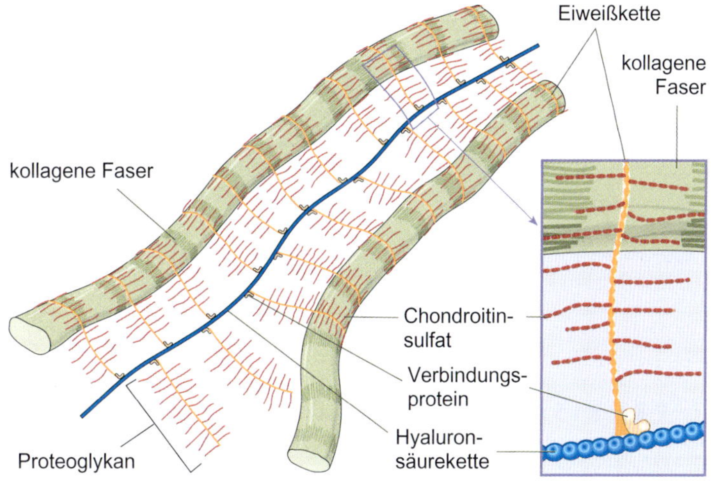

Abb. 4.22 Zusammenspiel zwischen Proteoglykanen und kollagenen Fibrillen.

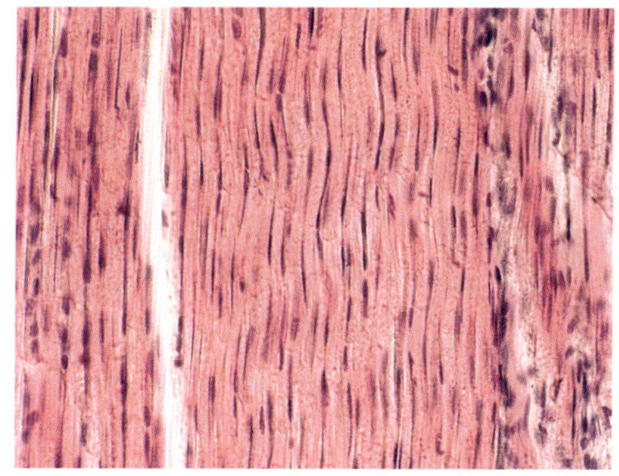

Abb. 4.23 Kollagenfasern einer menschlichen Sehne im Längsschnitt, 250fach vergrößert. [R170]

bilisiert würden. Bei Entlastung werden die ursprünglichen Faserpositionen wiederhergestellt.

Veränderungen in der **Matrixzusammensetzung** haben Konsequenzen für die Position und das belastungsabhängige Verhalten der Kollagenfasern in der Matrix. Proteoglykane werden laufend produziert, wobei die Struktur der neu gebildeten Matrixmoleküle entsprechend den regelmäßigen Zug- oder Druckbelastungen variiert. Hierbei werden Querschnitt und Länge der kollagenen und elastischen Fasern an die auftretenden Belastungen angepasst.

MERKE

„Matrix": ein Begriff, mehrere Bedeutungen

Der Begriff **Matrix** wird oft als Synonym für „Grundsubstanz" verwendet. Häufig nimmt man ihn auch als Überbegriff für folgende Anteile des Bindegewebes: alle extrazellulären Bestandteile des Bindegewebes, kollagene und elastische Fasern, Wasser, nichtkollagene Proteine, Proteoglykane und Glykoproteine. Der Ausdruck „Matrix" kann demnach als Synonym für die oben genannte extrazelluläre Flüssigkeit (oder Interzellularsubstanz) betrachtet werden.

PT-PRAXIS

Folgen der Immobilisation

Bei fehlender Bindegewebsbelastung, z. B. infolge längerer Immobilisation (Ruhigstellung), wird das Gewebe schwächer. Unter gleicher Belastung kommt es daher zu größeren Verformungen und Gewebsschädigungen. Ursache hierfür sind Veränderungen in der Matrixzusammensetzung, hervorgerufen u. a. durch den Abbau von Proteoglykanen. Dementsprechend kann Kollagen weder gesteuert, also durch die gegensinnigen Ladungen in eine günstige Position gebracht, noch stabilisiert werden. Außerdem ist die Wasserbindung herabgesetzt, was sich ebenfalls ungünstig auf das Gewebe auswirkt. Es findet möglicherweise eine übermäßige Bildung von Querverbindungen (Crosslinks) statt, die nicht gewünscht ist. Sind diese durch länger andauernde Immobilisation einmal strukturell im Gewebe festgelegt, ist eine schnelle Mobilisierung nicht mehr möglich.

KLINIK

Kortikosteroidspritzen in das Bindegewebe

Regenerationsvorgänge nach **Traumata** (Verletzungen) werden durch das Hormon Cortisol (➤ Kap. 8.6.2) günstig beeinflusst. Cortisol mobilisiert Glukose und bremst aggressive Entzündungsreaktionen. Aus diesem Grund werden bei Sehnen-, Gelenkkapsel- oder Ligamentverletzungen **Kortikosteroide** (chemische Ableitungen des Cortisols) häufig direkt in die betroffenen Gewebe gespritzt. Einige unerwünschte Nebenwirkungen der Kortikosteroide erweisen sich für das Bindegewebe hinsichtlich des Applikationsortes jedoch als problematisch. So werden direkt im entzündeten Gewebe Fette und Eiweiße abgebaut, die Aufnahme von Aminosäuren in die Zellen blockiert und die Eiweißsynthese gehemmt. Als Folge dieser Nebenwirkungen sind die Fibroblasten nicht mehr in der Lage, ausreichend eiweißhaltige Matrix und Kollagen zu produzieren, was die Stabilität des Bindegewebes beeinträchtigt.

Fasern

Bei den **Fasern** unterscheidet man drei Typen:

- Kollagene Fasern
- Elastische Fasern
- Retikuläre Fasern.

Die Aufgaben der einzelnen Fasertypen entsprechen ihrem speziellen Aufbau.

Bedeutung der Kollagenfasern

Kollagenfasern finden sich im ganzen Körper, v. a. in den Sehnen und Bändern. Der Name Kollagen (griech.: Kolla = Leim) bezieht sich auf die Gewinnung von Leim aus kollagenen Fasern durch Kochen und anschließendem Erkalten. Kollagen macht etwa 30 % der Körpereiweiße aus. Haut und Sehnen bestehen zu 70 % aus Kollagen. Kollagenfasern besitzen eine sehr hohe Zugfestigkeit, was sie besonders für Haltefunktionen prädestiniert (➤ Abb. 4.23). Sie haben einen ähnlichen mikrostrukturellen Aufbau wie Seile oder Kabel. Sie bestehen aus spiralförmig umeinander gedrehten Faseranteilen, die sich zu Bündeln verflechten. Bei der Synthese von Kollagen spielt Vitamin C eine wichtige Rolle: Fehlt es, wird die Kollagenbildung verlangsamt.

Struktur der Kollagenfasern

Die Fibroblasten bilden eine Vorstufe, nämlich **Prokollagenmoleküle,** die am Kopf- und Schwanzende ihrer Molekülkette Eiweißteile besitzen. Diese werden im Interzellularraum durch Enzyme abgetrennt und so zu Kollagen- bzw. Tropokollagenmolekülen umgewandelt. Durch deren charakteristische Ausrichtung entsteht ein festes Muster aus Wasserstoffbrücken und **Querverbindungen** (sog. **Crosslinks,** ➤ Abb. 4.24). Querverbindungen entstehen immer zwischen dem Schwanzteil eines Moleküls und dem Kopfteil des danebenliegenden Moleküls. Hintereinanderliegende Moleküle verbinden sich nicht. Mehrere Kollagenmoleküle bündeln sich zu gemeinsamen Fasern, den kollagenen **Fibrillen.** Diese erscheinen elektronenmikroskopisch quer gestreift. Auch diese Fibrillen bilden untereinander Querverbindungen. Mehrere Fibrillen bilden gemeinsam ein kollagenes Bündel, die **Faszikel.**

In der Literatur werden viele verschiedene Kollagentypen klassifiziert. ➤ Tab. 4.5 gibt eine kurze Übersicht der häufig vorkommenden ersten vier Typen im erwachsenen Bindegewebe. Diese repräsentieren etwa 95 % des gesamten Kollagens.

Die restlichen 5 % des Kollagens werden von weiteren zwölf Kollagentypen repräsentiert.

Kollagenbildung

Bei Regenerationsvorgängen dauert die Synthese der Kollagenmoleküle Tage bis Wochen, bis die Bildung sämtlicher Querverbindungen abgeschlossen ist. Erweist sich die Positionierung der neu gebildeten Kollagenmoleküle als nicht funktionell, können diese aufgrund der wenigen ausgebildeten Querverbindungen noch sehr einfach ab- und wieder aufgebaut werden. In dieser Phase kann man die Kollagenfasern als eine Art **„Gewebe auf Probe"** ansehen, das allen auftretenden Belastungen widerstehen muss, um nach einigen Wochen endgültig stabilisiert zu werden.

PT-PRAXIS

Dehnen am Bewegungsapparat

Mobilität verbessern – dies ist ein häufig vorkommendes Ziel physiotherapeutischer Behandlungen. Wichtigste Therapiemaßnahme für die Besserung der Mobi-

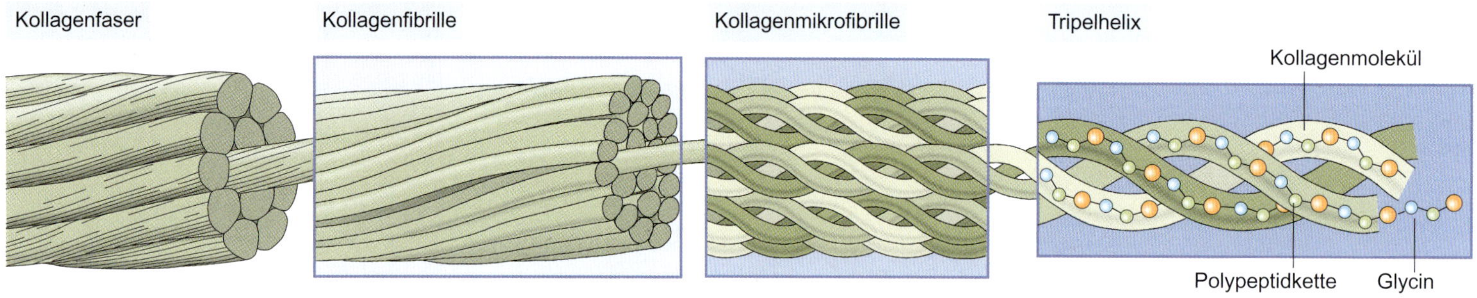

Abb. 4.24 Struktur einer Kollagenfaser: spiralförmig aneinanderliegende Kollagenfibrillen und Mikrofibrillen.

lität ist das Dehnen sämtlicher Strukturen des Bewegungsapparates. Die **Kollagenfasern** sind – ähnlich zugfesten Seilen – die meistbeanspruchten Bestandteile des Gewebes. Für Physiotherapeuten ist es wichtig zu wissen, welche Strukturen unter welchen Bedingungen dehnbar sind und was beim Dehnen physiologisch geschieht (➤ Kap. 23.6).

Tab. 4.5 Die vier häufigsten Kollagentypen.

Kollagentyp	Vorkommen, Bildung
I	Dieser Kollagentyp macht etwa 80 % des Kollagens aus. Es ist in allen Geweben zu finden, die unter Zugbelastung stehen, wie Sehnen, Gelenkkapseln, Ligamenten, Aponeurosen, intramuskulärem und intraneuralem Bindegewebe, sowie in Druckbelastung ausgesetzten Knochen. In Menisken, Disken und Bandscheiben findet man es ebenfalls teilweise. Fibroblasten, Osteoblasten und Odontoblasten sorgen für die Synthese von Kollagen Typ I.
II	Dieser Kollagentyp kommt in Geweben vor, die regelmäßig Kompressionsbelastungen ausgesetzt sind, wie Knorpel, Teilen der Bandscheibe, Menisken und Disken. Chondroblasten sorgen für die Synthese von Kollagen Typ II.
III	Ein Kollagen, das auch als retikuläre Fasern bezeichnet wird. Es handelt sich um dünne Kollagenfasern, die von einem dünnen Mantel aus Proteoglykanen und Vernetzungsproteinen umgeben sind. Bei der Wundheilung wird dieses Kollagen im Gewebe als Erstes produziert. In einem späteren Stadium wird es durch den eigentlichen und funktionsfähigen Kollagentyp ersetzt. In der Haut ist es z. B. als ausgewachsene Typ-I-Fasern zu finden. Außer in der Haut und Unterhaut kommt es auch in synovialen Membranen sowie innerhalb und zwischen inneren Organen vor. Fibroblasten und Myofibroblasten sorgen für die Synthese von Kollagen Typ III.
IV	Dieser Kollagentyp bildet Netze z. B. um Blutgefäße und in der Basalmembran der Haut (➤ 4.2.1) sowie in den Basalmembranen innerhalb des Nerven- und Muskelgewebes. Im Muskel trennen diese Basalmembranen das kontraktile Gewebe vom Bindegewebe, und in den Nerven dienen sie als Isolationsschichten. Fibroblasten, Epithel- und Endothelzellen sorgen für die Synthese von Kollagen Typ IV.

PT-PRAXIS

Neues Gewebe: Anpassung erforderlich

Damit das neue Gewebe richtig angelegt wird, sollte es frühzeitig auf die gewünschten Belastungen bzw. auf die normale Funktion vorbereitet werden, bevor es zugfest und nicht mehr anpassungsfähig ist.

Kollagen hat, einmal positioniert und ausreichend stabilisiert, eine lange Lebensdauer. Die **Halbwertszeit** (turnover rate) ist die Zeit, in der sich z. B. die Hälfte aller Zellen eines Gewebes erneuert haben. Sie beträgt für Gelenkkapselkollagen etwa 300 bis 500 Tage und für Knorpelkollagen einige Jahre. Unter dem Einfluss von Kollagenasen wird der Abbau von beschädigtem Gewebe bei Wundheilungsprozessen beschleunigt.

Kollagenfasern und Zugbelastung

Bindegewebe zeigt unterschiedliche Reaktionen, die mit Dauer und Geschwindigkeit der einwirkenden Kräfte zusammenhängen. Diese viskoelastische Eigenschaft (➤ Kap. 11.3.5, ➤ Kap. 11.3.6) bedeutet, dass eine schnelle Verformung großen Gewebswiderstand auslöst, während eine langsame, anhaltende Krafteinwirkung mehr Formveränderung bewirkt. Bindegewebsstrukturen wie Sehnen, Ligamente oder Knorpel, die längere Zeit durch gleichbleibenden Zug oder Druck belastet werden, weisen eine Verformung auf, die nach einiger Zeit ein neues Gleichgewicht erreicht; ein Prozess, der auch als Kriechen (engl. creep) bezeichnet wird. In einem Ligament, das gedehnt wird und danach stabil in verlängerter Position gehalten wird, tritt dann zum Beispiel Relaxation auf. Die Spannung im Gewebe sinkt, bis nach einiger Zeit die Situation stabil ist.

Während der Wundheilung muss die physiotherapeutische Behandlung darauf abzielen, die vielfältigen Strukturen mobil zu halten. Insbesondere das Bindegewebe der Weichteile muss gedehnt werden. Hierdurch nimmt schon unter geringer Zugbelastung die Längenausdehnung der Kollagenfasern zu. Die wellenförmig liegenden Fasern richten sich dabei zuerst aus. Wird die Spannung größer, nimmt die Steifigkeit zu. Die kollagenen Fasern werden parallel verschoben. Die **Querverbindungen** zwischen den Fibrillen und Molekülen werden einer deformierenden Kraft ausgesetzt und können schließlich zerstört werden.

- In den Sehnen sind die Kollagenfasern parallel angeordnet und können großen Zugkräften widerstehen.
- In der Haut sind die Fasern in alle Richtungen angeordnet. Sie sind daher in einer bestimmten Richtung weniger widerstandsfähig als Sehnen oder Bänder.
- Bei Bändern, Gelenkkapseln und Faszien variiert der Faseraufbau zwischen diesen beiden Fasertypen. Die Bänder ähneln von ihrem Aufbau her den Sehnen.

Wie oben erwähnt, ist v. a. im Wundgewebe das Kollagen noch wenig stabil und kann durch Therapie gut beeinflusst werden – unabhängig davon, ob das ursprüngliche Gewebe mehr oder weniger zugfest war.

Elastische Fasern

Elastische Fasern können bis zu 150 % gedehnt werden, bevor sie reißen. Diese enorme Elastizität wird durch das Protein **Elastin** möglich, das in den elastischen, netzartig verzweigten Fasern in großen Mengen enthalten ist.

Der Anteil der elastischen Fasern im Bewegungsapparat liegt bei etwa 4 %. In Sehnen und Bändern sorgt dieser geringe Anteil an elastischen Fasern dafür, dass der wellenförmige Verlauf der kollagenen Fasern beibehalten wird. Belastungen werden zuerst von elastischen Fasern aufgefangen und danach auf die kollagenen Fasern übertragen.

Höhere Anteile an elastischen Fasern sind in den Organen enthalten, bei denen die Dehnbarkeit wichtig für ihre Funktion ist, z. B. bei Lunge und Haut. Auch die Arterien benötigen eine hohe Elastizität. Gefäße ohne Elastin könnten dem hohen Druck des Blutes nicht standhalten und würden platzen. Die in der Gefäßwand eingelagerten elastischen Fasern fangen auftretende mechanische Belastungen wie ein Gummiband auf.

Im Alter wird die Elastizität durch das Ablagern von Kalziumphosphaten herabgesetzt. Dies zeigt sich in der Faltenbildung der Haut und der Erhöhung des Blutdruckes (➤ Kap. 16.3.5).

Das Elastin bewirkt die Gelbfärbung der Gewebe. Das **Ligamentum flavum** (gelbes Band) an der Wirbelsäule, das überwiegend aus elastischen Fasern aufgebaut ist, ist dafür ein charakteristisches Beispiel.

Retikuläre Fasern (Typ-III-Fasern)
Anhand biochemischer und elektronenmikroskopischer Untersuchungen konnte nachgewiesen werden, dass **retikuläre Fasern** (Gitterfasern) eigentlich eine dünnere Form von Kollagenfasern darstellen. Im Vergleich zu den elastischen Fasern ist die Biegungselastizität zwar besser, die Zugelastizität jedoch deutlich schlechter ausgeprägt.

Die dünnen, netzartigen retikulären Fasern (lat.: rete = Netz) finden sich v. a. im roten Knochenmark, in den Rachenmandeln, den Lymphknoten, der Milz sowie in vielen anderen Organen. Sie stützen diese Organe. Außerdem sind sie ein wichtiger Bestandteil der Basalmembranen. Diese Unterform der Kollagenfasern findet man in allen Geweben, in denen eine Wundheilung stattfindet.

Lockeres, straffes und retikuläres Bindegewebe

- **Lockeres Bindegewebe** ist leicht durchzogen mit kollagenen und elastischen Fasern, füllt überall im Körper die Hohlräume zwischen Organen oder Teilen von Organen aus und wird dann **Stroma** (bindegewebiges Stützgerüst) genannt. Auf diese Weise erhält es die Form der Organe und des ganzen Körpers. Es besitzt viel Grundsubstanz und Gewebsflüssigkeit, begleitet Nerven und Gefäße und dient als Wasserspeicher und bewegliche Verschiebeschicht zwischen Muskeln und Faszien. Zudem erfüllt das lockere Bindegewebe wichtige Aufgaben bei Abwehr- und Regenerationsvorgängen, da es neben den Fibroblasten viele der Entzündungs- und Abwehrzellen wie Makrophagen beherbergt.
  Die in Bezug zur Körperfaszie leicht verschiebbare subkutane Bindegewebsschicht (Unterhaut, ➤ Kap. 10.1.2) gehört zu dieser Art von Bindegewebe. Diese Subkutis aus lockerem Bindegewebe kann viele Fettzellen enthalten und wird dann als subkutanes Fettgewebe betrachtet. Es ist ein sehr sensibles Gewebe wo sich Entzündungen, allergische Reaktionen und Ödeme abspielen.
- **Straffes Bindegewebe** ist zugfest mit wenig Zellen, wenig elastischen Fasern und vielen dicken Kollagenfasern. Es wird in geflechtartiges und parallelfaseriges Bindegewebe unterteilt:
  - Die Fasern des **geflechtartigen Bindegewebes** bilden einen filzartigen Verband. Es kommt v. a. in der unter der Oberhaut liegenden Lederhaut (Korium), der Lederhaut des Auges (Sklera, ➤ Kap. 10.2.4), der Hirnhaut (➤ Kap. 9.16.1) und in den Organkapseln vor.
  - Das **parallelfaserige Bindegewebe** findet sich in Sehnen, Aponeurosen, Ligamenten und Gelenkkapseln.
- Das **retikuläre Bindegewebe** schließlich steht dem undifferenzierten, embryonalen Bindegewebe noch nahe. Es ist eine besondere Variante von lockerem Bindegewebe. Die sternförmigen Retikulumzellen bilden ein dreidimensionales Netzwerk. Die fortsatzreichen Retikulumzellen sind Fibroblasten, die feine Faser-Bündel vom Typ III (➤ Tab. 4.5) synthetisieren und so einen weiten Gewebeverband bilden. In den Interzellularräumen befinden sich, dem Organ entsprechend, viele freie Zellen, denen feine, zugfeste und verzweigte Fasern anliegen, die oben genannten **retikulären Fasern** (Gitterfasern). Retikuläres Bindegewebe kommt hauptsächlich im Knochenmark und in den lymphatischen Organen vor. Die von den Retikulumzellen der lymphatischen Organe gebildeten retikulären Fasern werden durch Ausläufer von den Retikulumzellen eingehüllt. Diese Fasern besitzen also keinen direkten Kontakt mit dem Interzellularraum. In der Milz oder im Knochenmark wird dadurch ein direkter Kontakt zwischen Fasern und Thrombozyten verhindert. Ein direkter Kontakt würde zur Aktivierung der Thrombozyten und somit zur Blutgerinnung führen.

Monozyten-Makrophagen-System

Viele Zellen des retikulären Bindegewebes sind zur Phagozytose fähig, d. h. zur Aufnahme fester Partikel ins Zellinnere, und räumen so Gewebstrümmer, Fremdkörper oder Mikroorganismen beiseite.

Als **Monozyten-Makrophagen-System** (MMS, auch: retikulo-endotheliales System, RES) bezeichnet man alle im retikulären Bindegewebe befindlichen Zellen, die in den Geweben und Körperhöhlen vor allem Fremdkörper phagozytieren („auffressen").

Viele dieser Zellen entstammen dem Knochenmark, von wo sie in Form von **Monozyten** über die Blutbahn ihr Ziel, die retikulären Bindegewebe verschiedenster Organe, erreichen (➤ Kap. 6.3.2). Außer der Phagozytose tragen diese Zellen aber auch zum direkten Abtöten körperfremder Zellen bei und synthetisieren eine Reihe wichtiger Botenstoffe.

Wundheilung und Bindegewebe

Aufgrund seiner wenig differenzierten Struktur besitzt das Bindegewebe bessere Regenerationsmöglichkeiten als das Parenchym. Zwar werden größere Verletzungen immer zu einem gewissen Verlust von Form und Funktion führen, kleinere Verletzungen des Gewebes können jedoch nahezu vollständig regenerieren. Die notwendigen Reparaturen werden durch Vermehrung der Fibroblasten und anschließende Matrix- und Kollagensynthese durchgeführt. Bei der Wundheilung der Weichteile ist, ähnlich wie bei der Frakturheilung am Knochen, eine Einteilung in Phasen üblich. Als Eselsbrücke kann man eine Phasen-Unterteilung in durchschnittlich 3 Tage, 3 Wochen und 3 Monate vornehmen, die natürlich nicht genau abgegrenzt sind, sondern ineinander übergehen. Die Phasen sehen etwa wie folgt aus:

- Entzündungsphase (0–5 Tage)
  - Vaskuläre Phase (Alarmphase oder Blutungsphase)
  - Zelluläre Phase
- Proliferationsphase (5–21 Tage)
- Umbauphase (ab dem 21. Tag)
  - Konsolidierungsphase
  - Organisationsphase.

Entzündungsphase (➤ Kap. 5.5)
Bei einer Verletzung werden freie Nervenenden stimuliert. Dies führt zu einer Schmerzwahrnehmung. Die Schmerzen dienen als Schutzmechanismus, damit das betroffene Gebiet entlastet wird. Häufig sind zudem auch Blutgefäße beschädigt, d. h., dass zunächst Blutungen gestillt werden müssen. Diese Blutungsphase wird in der deutschen Literatur oft **vaskuläre Phase** genannt (nicht zu verwechseln mit dem ebenfalls gebräuchlichen Begriff der „vaskulären und zellulären Reaktion").

Die Blutgerinnung führt dann zur Bildung von Fibrin, das ein Gerinnsel aus unauflösbaren Fibrinfasern bildet. Mit Hilfe von im Blut zirkulierendem Fibronektin kleben die Fibrinfäden am umgebenden Wundgewebe fest.

Nach der Blutgerinnung laufen Entzündungsreaktionen ab, die das Gewebe auf die Bildung des Reparationsgewebes (Narbe) vorbereiten. Gefäß- und Zellschäden setzen Entzündungsmediatoren frei, die wiederum Immunzellen und Reparationsprozesse aktivieren. Je nach Ausmaß der Verletzung variiert die Zeitspanne der Entzündungsreaktion (➤ Kap. 5.5.5). Direkt in der Umgebung anwesende, aber ruhende Fibroblasten werden durch die Entzündung aktiviert. Einige Tage später wird das Blutgerinnsel wieder durch Makrophagen entfernt und die Fibroblasten haben mehr Bewegungsfreiheit zur Produktion von Narbengewebe.

Proliferationsphase, Fibroblastenphase oder zelluläre Phase
Nach ca. fünf Tagen beginnt die wesentliche Synthese von Matrixkomponenten und Kollagen, der Übergang von der Entzündungsphase zum Gewebeaufbau. Die Synthese dauert so lange an, bis die Wunde mit Bindegewebe abgedeckt ist.

In der ersten Woche vermehren sich die Fibroblasten sehr stark. Die mittlerweile eingewachsenen Kapillaren stellen die notwendigen Stoffe für die Bildung des Granulationsgewebes bereit. Die ersten kollagenen Fasern (Typ III) werden zunächst in willkürlicher Richtung angelegt. Die Wundränder ziehen sich durch Ligamente und Myofibroblasten zusammen, die sogenannte Wundkontraktion. Nach einer Woche ist die Kollagenproduktion voll aktiv und dauert drei bis vier Wochen an. Das neugebildete Wundgewebe ist dann allerdings noch nicht sehr zugfest. Nach einer weiteren Woche werden statt Zellen Moleküle mit weniger Hyaluronsäure, jedoch erhöhter Chondroitinsulfatkonzentration produziert. Chondroitinsulfat unterstützt die Bildung kollagener Fibrillen in der Matrix, welche jetzt eine Zugstärke vom Typ I besitzen. Dazu ist eine ausreichende Sauerstoffversorgung im Gewebe notwendig. Das Enzym Kollagenase aus Makrophagen und Fibroblasten baut das ursprünglich angelegte Kollagen Typ III ab. Wegen fehlender Querverbindungen sind die Kollagenfibrillen noch nicht sehr zugfest und neugebildetes Kollagen wird zudem wegen der schwachen elektrostatischen Bindung einfach durch Enzyme abgebaut. Die Halbwertszeit beträgt jetzt gerade mal einige Tage bis Wochen, im Gegensatz zum Kollagen der Haut (normal: 300–400 Tage).

Umbauphase oder Reifungsphase

In dieser Phase wird die Zugstärke des Wundgewebes an die mechanische Beanspruchung angepasst. Das Gefäßnetz wird reorganisiert und auch Nervengewebe wächst verstärkt in das Wundgebiet ein. Die Zahl der Fibroblasten nimmt langsam ab und die Zeitspanne der Zellerneuerung im Gewebe normalisiert sich wieder.

4

PT-PRAXIS

Wundheilung, Bindegewebe und Physiotherapie

Vaskuläre Phase

In dieser Phase sollen alle therapeutischen Maßnahmen den Heilungsprozess so gut wie möglich unterstützen, ohne ihn aus seinem Gleichgewicht zu bringen. Physiotherapeutische Interventionen gleichen damit der Ersten Hilfe, z. B. Unterstützung der Blutstillung und Entlastung mittels Bandagen, Ruhigstellung, Hochlagerung und Kältebehandlungen in Form von Eisbeuteln, Vereisungssprays oder kalten, feuchten Umschlägen.

Durch den Kältereiz ziehen sich die Gewebekapillaren zusammen, sodass weiterer Blutaustritt bzw. eine Schwellung verhindert werden. Die Kälteanwendungen haben zudem einen schmerzlindernden Einfluss durch Hemmung der Schmerzrezeptoren.

Ein Kompressionsverband erhöht den Gewebedruck, sodass kein Blut oder keine Gewebsflüssigkeit mehr austritt (➤ Kap. 16.1.6 und ➤ Abb. 16.10). Die Hochlagerung der verletzten Extremität über die Herzebene erleichtert den venösen Blutstrom zurück zum Herzen und senkt den hydrostatischen Druck, was die Filtration und Reabsorption ins Gleichgewicht bringt.

Zelluläre Phase

Die oben genannten Maßnahmen werden fortgesetzt. Es können partiell immobilisierende Maßnahmen wie Schienen (engl.: brace) oder Klebeverbände (engl.: tape) eingesetzt werden, um die verletzten Strukturen bei frühzeitiger Mobilität zu entlasten. Bewegung im schmerzfreien Bereich führt durch die Matrixbelastung zur Stimulation der Kollagensynthese (Typ III). Der Patient soll lernen, wie er mit entlastenden Hilfsmitteln wie Gehbarren, Gehwagen, Gehstützen oder Orthesen umgehen muss.

Proliferationsphase

Nun zielen alle therapeutischen Maßnahmen auf eine gute Durchblutung und Anregung des Stoffwechsels für eine optimale, funktionelle Kollagensynthese ab. Mögliche physiotherapeutische Maßnahmen können Bewegungstherapie, Massagegriffe oder gerätegestützte Interventionen sein.

Das noch instabile Gewebe lässt weiterhin leichte mobilisierende Techniken zu, jedoch sollte auf intensive Mobilisation verzichtet werden. Erfolg und Dauer der Heilung sind von körpereigenen Heilungs- und Umbauprozessen abhängig und können durch physiotherapeutische Maßnahmen nur unterstützt werden.

Umbauphase

In der Umbauphase nimmt die Bedeutung funktioneller Bewegungen unter Belastungsanpassung zu. Patient und Therapeut können nun funktionell wichtige Aktivitäten erarbeiten. Bei bestehender Immobilität sind jetzt endgradige Techniken erlaubt. Dies könnten muskuläre Techniken, wie reziproke Inhibition, oder auch Kapseltechniken, wie Traktion oder Translation, sein. Auch andere Therapieformen können jetzt eingesetzt werden (➤ Kap. 22). Zur Vorbereitung auf den Alltag ist ebenfalls die medizinische Trainingstherapie, v. a. das funktionelle Training wichtig. Funktionelle Belastungen trainieren die optimale Belastbarkeit des Bindegewebes.

4.5.2 Fettgewebe

Fettgewebe ist eine Sonderform des retikulären Bindegewebes. Seine Zellen haben jeweils ein **Fetttröpfchen,** das Neutralfettmoleküle speichern kann (➤ Abb. 4.25). Fett ist lebenswichtig, denn in den Fettzellen des Speicherfetts lagern fast die gesamten Energievorräte des Körpers. Wenn dem Organismus mehr Energie zugeführt wird als er braucht, schwellen die Fetttröpfchen in den Fettzellen zu großen Kugeln an und drängen Zytoplasma und Zellkern an den Rand. Retikuläre Fasern flechten sich um die einzelnen Fettzellen und fassen sie zu **Fettläppchen** zusammen. Viele Fettläppchen zusammen bilden Fettgewebe.

Baufett und Speicherfett

Man unterscheidet zwei Grundformen von Fett: das schon erwähnte Speicherfett sowie das Baufett, das der Auspolsterung mechanisch beanspruchter Körperregionen und auch als Wärmeschutz durch Isolation dient.

- **Baufett** ist für die Fixierung der Organe wichtig: Ein Polster aus Baufett bildet z. B. das Nierenlager und hält die Niere damit an ihrem Platz. Gleiches gilt für die Augenhöhle, in der ein Fettpolster dazu beiträgt, den Augapfel in seiner Position zu sichern. An Gesäß und Fußsohlen hingegen schützt es als Polstermaterial vor mechanischen Belastungen. Das pausbäckige Aussehen der Säuglinge ist ebenfalls auf Baufett zurückzuführen: Das Fett versteift die Wangen, damit sie beim Saugen nicht zusammenfallen.
  Bei der Rückbildung von Organen, z. B. bei einer pathologischen Nierenschrumpfung, kann Baufett den entstehenden Hohlraum ausfüllen und die Lage der benachbarten Organe stabilisieren. Spezielles Baufett kleidet schließlich beim Erwachsenen als Fettmark die Teile des Knochenmarks aus, die für die Blutbildung nicht mehr benötigt werden (➤ Kap. 6.1.3). Im Hungerzustand greift der Körper den im Baufett gelagerten Energievorrat erst sehr spät an.
- Im **Speicherfett** deponiert der Körper überschüssig aufgenommene Energie, um sie bei Energiemangel wieder zu mobilisieren. Im Unterhautbindegewebe sowie – v. a. bei Männern – im Gekröse des Darms findet sich die Hauptmenge des Speicherfetts. 16 % des Körpers bestehen im Durchschnitt aus Fett, wobei allerdings starke individuelle Schwankungen möglich sind: Insgesamt kann der Fettgehalt zwischen 8 % und 50 % schwanken.
  Die Verteilung des Speicherfettes ist außerdem stark alters- und geschlechtsabhängig. Im Alter nimmt der durchschnittliche Fettanteil des Körpers zu. Frauen haben im Durchschnitt etwa 5–6 kg mehr Körperfett als Männer. Das Fett dient ihnen als Reserve für besondere Belastungen wie z. B. Schwangerschaft oder Stillzeit. Der höhere Fettanteil des weiblichen Körpers modelliert außerdem die Körperoberfläche anders als beim Mann und trägt somit auch zur Ausprägung der weiblichen Formen wie z. B. der Brüste und der runden Hüften bei.

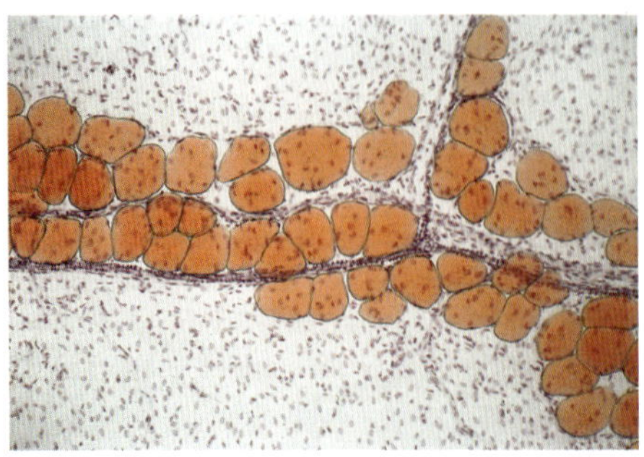

Abb. 4.25 Elektronenmikroskopische Aufnahme weißer Fettzellen in der Gl. submandibularis, 1555fach vergrößert. [R170]

KLINIK

Kreislaufbelastung durch Übergewicht

Fettgewebe wird durch Kapillargefäße (➤ Kap. 16.1.1) mit Blut versorgt. Je mehr Fettgewebe gebildet wird, desto größer wird auch die Anzahl der Kapillaren. Durch übermäßiges Fettgewebe erweitert sich somit das Strömungsgebiet des Kreislaufs und der Gefäß-/Strömungswiderstand (➤ Kap. 16.3.2) erhöht sich erheblich. Bei übergewichtigen Menschen kommt es also zu vermehrter Kreislaufbelastung. Durch Bewegungsmangel wird diese Belastung noch verstärkt, da es nun auch noch an wirksamen Reizen für eine Kapillarisierung mangelt (➤ Kap. 16.3.5).

Weißes und braunes Fettgewebe

Während das Bau- und Speicherfett des Erwachsenen fast ausschließlich gewöhnliches, sog. weißes Fettgewebe mit Zellen von bis zu 0,1 mm Durchmesser besitzt, findet sich beim Säugling auch **braunes Fettgewebe** mit kleinerem Zelldurchmesser. Dieses erhält seine Farbe durch eingelagerte Farbstoffe und enthält mehrere Fetttröpfchen in jeder Zelle. Das braune Fettgewebe dient der zitterfreien Wärmebildung.

4.5.3 Muskuläres Bindegewebe und Sehnen

In diesem Abschnitt wird das Bindegewebe im Muskel erläutert. Das eigentliche Funktionsgewebe der Muskulatur, der kontraktile Teil, ist in ➤ Kap. 4.4.1 beschrieben.

Muskelbindegewebe

Eine von der Muskelzelle selbst produzierte basale Lamina, ein dünnes Fasernetz aus Typ-IV-Kollagen, umfasst jede Muskelzelle (Muskelfaser) und ist mit ihr verbunden. Diese Lamina wird also nicht von Fibroblasten produziert.

Jede einzelne Muskelfaser ist außerdem von einem feinen Bindegewebsmantel umhüllt, dem **Endomysium** (➤ Abb. 4.10, ➤ Abb. 4.26), in deren Kollagenfibrillen die Außenseite der basalen Lamina verankert ist. Mehrere Muskelfasern sind durch stärkere Bindegewebssepten, dem **Perimysium,** zu **Muskelfaserbündeln** zusammengefasst. Jeder einzelne anatomisch benannte Muskel (bestehend aus vielen Muskelfaserbündeln) besitzt eine äußere Bindegewebshülle, das **Epimysium.** Das Epimysium ist die außen aufliegenden **Muskelfaszie** und hält den Muskel in seiner anatomischen Form. Zusammen mit Ausläufern von Perimysien und Endomysien setzt sich die Muskelfaszie am Muskelende als **Sehne** aus straffem kollagenem Bindegewebe fort, die in der Regel an einem Knochen ansetzt.

Das Muskelbindegewebe wird nach dem **„Modell des Muskelverhaltens nach Hill"** wie folgt eingeteilt (➤ Abb. 4.27):

- Kollagenfasern, die mit den Sarkomeren in Serie geschaltet sind und bei Anspannung des Muskels gedehnt werden:
  - Sie liegen zum Teil innerhalb der Muskelfasern als elastische Elemente im Nackenteil der angelegten Querverbindungen (Crossbridges) zwischen Aktin- und Myosinfilamenten (➤ Kap. 4.4.1).
  - Ein anderer Teil befindet sich außerhalb der Muskelfasern als Sehnen und Sehnenplatten.
- Kollagenfasern, die mit den Sarkomeren parallel geschaltet sind und bei passiver Dehnung des Muskels gedehnt werden. Sie liegen ebenfalls in oder außerhalb der Muskelfasern:
  - Innerhalb der Muskelfasern im **Sarkolemm** (Zellmembran)
  - Außerhalb der Muskelfasern im Endomysium, Perimysium und Epimysium.

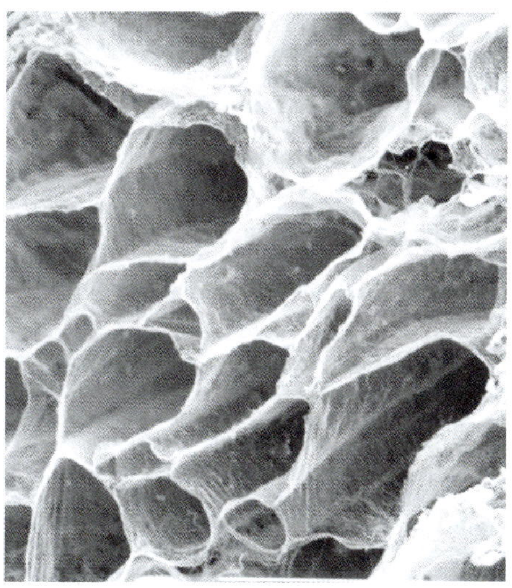

Abb. 4.26 Rasterelektronenmikroskopische Darstellung der Endomysiumstruktur nach Entfernung der myofibrillären Elemente aus den Muskelzellen. Das Endomysium bildet ein kontinuierliches Gitterwerk, das alle Muskelfasern eines Faszikels untereinander verbindet. [G459]

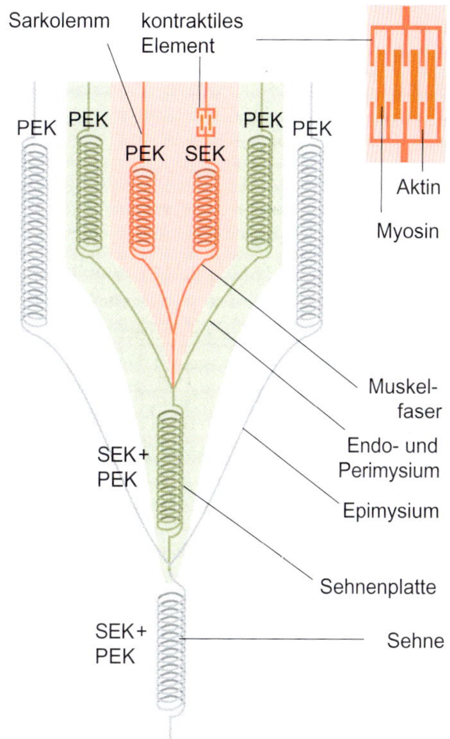

Abb. 4.27 Muskelbindegewebe nach dem „Modell des Muskelverhaltens nach Hill". KE = kontraktiles Element, PEK = parallelelastische Komponente, SEK = serienelastische Komponente.

Phasische Muskeln, die aufgrund ihrer explosiven Kontraktionsantwort für die Schnellkraft zuständig sind, haben dickere Bündel aus Perimysium als tonische Muskeln, welche für die Haltearbeit gebraucht werden (Fasertypen, ➤ Kap. 4.4.1). Die Kräfte der phasischen Muskeln werden zum überwiegenden Teil vom Perimysium aufgefangen und an das Skelett weitergeleitet. Außerdem bietet das Perimysium Schutz gegen Überdehnung des Muskels. Die Elastizität des Muskelbindegewebes beeinflusst die Funktion des Muskels während der Kontraktion und unterstützt den Krafteinsatz. Kontraktion eines Muskels bedeutet Verkürzung der kontraktilen Elemente. Diese Verkürzung der kontraktilen Elemente verursacht zusammen mit der zu bewältigenden Last eine Dehnung der serienelastischen Elemente. Wird eine Bewegungen aktiv gebremst, wird im muskulären Bindegewebe und in den Sehnen – wie bei einer Feder – Energie gespeichert.

Titine (oder Konnektine) sind Proteine, die faserförmige Strukturen bilden und zusammen mit den Filamenten Aktin und Myosin zum Sarkomer gehören. Das elastische Protein Titin verbindet die Myosinfilamente mit jeweils zwei benachbarten Z-Scheiben. Die Titine in den Sarkomeren und Zellmembranen der Muskelfaser können nicht selbst kontrahieren, sind aber an der passiven Spannung bei Verlängerung beteiligt. Die Sarkomere können nicht gedehnt werden, ohne dass die Spannung im Titin ansteigt. Die Titine liefern also entsprechend zur kontraktilen Komponente des Aktins und des Myosins einen Beitrag zur parallelelastischen Komponente (PEK). Dadurch wird verhindert, dass Aktin und Myosin zu weit auseinandergeschoben werden. Die Querbrücken zwischen Aktin und Myosin aller in Serie geschalteten Sarkomere bilden bei der Kontraktion eine serienelastische Komponente. Der kontraktile Teil eines aktiven Muskels trägt also auch elastische Komponenten in sich.

Die serienelastische Komponente (SEK) außerhalb der Muskelfaser liegt in Sehnen und Aponeurosen (➤ 4.5.4). Innerhalb der Muskelfasern befindet sich die SEK während der Aktivität wahrscheinlich hauptsächlich in den Querbrücken und in der PEK der Zellmembranen, in Titin und anderen zellulären Komponenten. Die PEK außerhalb der Muskelfaser setzt sich hauptsächlich aus kollagenen Fasern des Endo-, Peri- und Epimysiums zusammen.

In lange Muskeln laufen die Muskelfasern nicht ununterbrochen von Sehnenplatte zu Sehnenplatte durch den Muskel hindurch. Kürzere Fasern setzen sich nicht direkt in einer folgenden kontraktilen Faser fort, denn die nächste, nicht aktive kontraktile Faser eines anderen Motorunits würde dann übermäßig gedehnt werden. Kurze Muskelfasern im Muskel sind am kollagenen Bindegewebe des Endo- und Perimysiums angesetzt, damit die Kräfte besser übertragen werden können. Die Kräfte, die diese kurzen Fasern in einem langen Muskel ausüben, werden indirekt über das Bindegewebe zu Sehne und Sehnenplatte weitergeleitet.

Endo-, Peri- und Epimysium werden auch von der Seite mit kontraktilen Muskelfasern zusammengebracht. Die Myofibrillen in der Muskelfaser sind auf Höhe des Z-Streifens seitlich durch Moleküle des Zellskeletts mit der Muskelfasermembran verbunden. Sarkomere übertragen so auch seitwärts Kräfte auf das kollagene Bindegewebe des Endo- und Perimysiums und so weitergeleitet auf umgebende Strukturen.

Es gibt sogar quer über das gesamte Endomysium kleiner Muskelbündel hinweg verlaufende überbrückende kollagene Strukturen, die sich sofort mit dem Perimysium verbinden (engl. junctional plates). Muskelfasern, die nicht direkt an einer Sehnenplatte ansetzen, können ihre Kräfte über Umwege über das Bindegewebe dennoch auf eine Sehne übertragen.

4

KLINIK

Folgen der Immobilisation für das muskuläre Bindegewebe

Die Immobilisation hat v. a. für das parallel geschaltete Kollagen im Muskelbindegewebe Folgen. Während die Kollagenmenge in den Sehnen etwa gleich bleibt, nimmt sie in den Muskeln etwas ab. Nach längerer Immobilisation bilden sich in den Muskeln neue, ungeordnete Kollagenfasern, die noch nicht auf Muskelverlängerung ausgerichtet sind. Dies führt zu Bewegungseinschränkungen (➤ Kap. 4.5.1).

Die kontraktilen Teile der Muskulatur atrophieren und verkürzen schneller als das intramuskuläre Bindegewebe. Bei passiver Dehnung schützt das Perimysium die kontraktilen Teile nicht mehr ausreichend, sodass Dehnübungen nach längerer Zeit der Immobilisation nur mit Vorsicht ausgeführt werden sollten. Die Intensität der Dehnübungen sollte langsam gesteigert werden, damit sich die kontraktilen Muskelfaseranteile sowie die bindegewebigen Anteile (vor allem das Perimysium) an die gesteigerte Belastung anpassen können.

Sehnen

DEFINITION

Sehne

(Tendo, lat.: tendere = spannen, ausdehnen)
Bindegewebige, aus zugfesten kollagenen Fasern bestehende Fortsetzung am Muskelende. Dient der Anheftung des Muskels am Knochen und der Übertragung der Muskelkräfte auf den Knochen.

Durch **Sehnen** wird der kontraktile und bindegewebige Anteil eines Muskelbauches mit dem Knochen verbunden. Sehnen haben im Querschnitt eine runde Struktur und sind weißlich. Ein gutes Beispiel dafür ist die Achillessehne, welche die Wadenmuskulatur mit der Ferse verbindet. Manchmal sind Sehnen im Verlauf flach und breit, z. B. am Pes anserinus des M. quadriceps an der Tibia (➤ Abb. 14.16). Trotz der unterschiedlichen Formen besitzen sie als gemeinsames Merkmal immer eine Ansatzstelle am Knochen. Die Sehnen funktionieren wie ein Stahlseil als Kraftüberträger, indem sie die Kräfte des Muskels auf den Knochen übertragen.

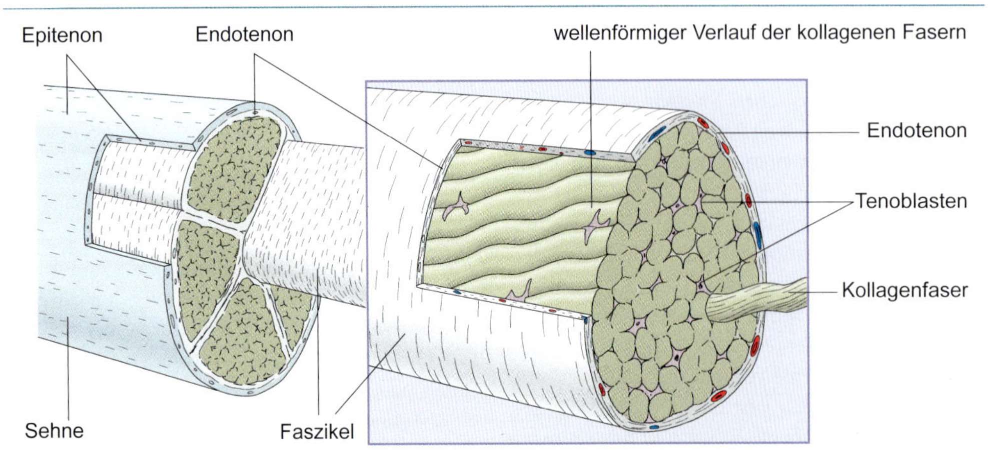

Abb. 4.28 Aufbau einer Sehne bis zur Kollagenfaser.

Sehnenaufbau

Sehnen bestehen hauptsächlich aus Kollagen (70–99 % des Trockengewichts) und haben, wie alle anderen Bindegewebsformen, wellenförmige, leicht spiralig angeordnete **Kollagenfasern.** Die Straffung dieser Fasern erlaubt nur eine geringe Längenausdehnung, daher ist das Sehnengewebe von allen Bindegewebstypen am wenigsten verformbar (➤ Abb. 4.24 und ➤ Abb. 4.28).

Die langen Kollagenfasern der Sehnen sind in **Faszikeln** (kleinen Bündeln) angelegt und von einer dünnen Haut aus ungeformtem Bindegewebe, dem **Endotenon,** umgeben. In dieser Haut verlaufen Nerven, Blut- und Lymphgefäße. Zwischen den Kollagenbündeln der Faszikel liegen die Sehnenzellen, die **Tenoblasten.** Die Faszikel sind gegeneinander relativ gut verschiebbar.

Jeweils mehrere Faszikel werden gemeinsam vom **Epitenon** (Peritenon, Peritendineum) umgeben. Das Epitenon enthält **Fibroblasten** (Bindegewebszellen), Nerven und Blutgefäße.

Das **Paratenon** (Paratendineum), eine Haut aus lockeren Bindegewebsschichten, umgibt die ganze Sehne und bildet die Begrenzung zum umliegenden Gewebe. Diese Schicht kann mit Hilfe von Synovialzellen, die an der Außenseite liegen, eine Art Synovialflüssigkeit produzieren und damit reibungsarme Bewegungen ermöglichen.

Am **Muskel-Sehnen-Übergang** (➤ Abb. 4.29) setzt sich das Epitenon direkt in das Epimysium fort. Die kollagenen Fibrillen der Sehne vermischen sich mit den Muskelfasern und den kollagenen Fasern des Peri- und Endomysiums. Die Muskelfasermembrane besitzen an ihren Enden spezielle Ausstülpungen („Zapfen") zur Anhaftung am Sehnenkollagen, was ihre Haftfläche vergrößert.

Der **Ansatz am Knochen** ist mit dem Ansatz der Ligamente vergleichbar. Die aus der Sehne eindringenden Kollagenfasern (Sharpey-Fasern, ➤ Abb. 4.29 und ➤ Abb. 11.59) vermischen sich zunehmend mit dem Kollagen der Knochenlamellen, sodass ein fließender Übergang vom faserigen Bindegewebe über die faserigen und mineralisierten Knorpel zum Knochen hin besteht. Die äußeren Fasern der Sehne vermischen sich mit dem Kollagen des Periosts.

Sehnenscheide

Sehnen, die über lange Strecken beweglich sein müssen, z. B. an Händen und Füßen, sind oft von einer **Sehnenscheide (Vagina tendineum)** umgeben (➤ Abb. 4.30). Sie verbessern die Gleitfähigkeit der Sehnen. Die Sehnenscheiden können ein- oder zweischichtig aufgebaut sein:

- **Einschichtige Sehnenscheiden** bestehen aus der doppelwandigen, mit Synovia gefüllten **Synovialhaut (Vagina synovialis).** Die Synovialhaut bildet auf diese Weise einen Synovialraum zwischen ihren Wänden.
- **Zweischichtige Sehnenscheiden,** v. a. im Bereich der Finger, sind nach außen hin zusätzlich von einer **fibrösen Haut,** der **Vagina fibrosa,** umgeben. Das Epitenon ist innerhalb seiner Sehnenscheide frei verschiebbar.

Der Synovialraum der Sehnenscheiden wird durch eine Haut, das **Mesotendineum,** überbrückt. Sie enthält Nerven, Blut- und Lymphgefäße. Die Synovialflüssigkeit versorgt die Sehne mit Nährstoffen durch Diffusion.

Golgi-Sehnenorgane

Zwischen den kollagenen Faserbündeln der Sehnen liegen knötchenartige Nervenendigungen, die **Golgi-Sehnenorgane,** umgeben von einer fibrösen Kapsel (➤ Kap. 9.15.1). Sie registrieren die einwirkenden Kräfte einer Muskelkontraktion. Sie sind in Serie zu den Muskelfasern geschaltet und funktionieren als **Muskelspannungsdetektoren,** während die in den Muskeln gelegenen Muskelspindeln als parallel geschaltete Längendetektoren arbeiten (➤ Abb. 9.33). Die Golgi-Sehnenorgane reagieren insbesondere bei isometrischer Anspannung und bei Muskeldehnung. Während einer Kontraktion spannen sich die kollagenen Sehnenfasern und nähern sich einander an. Dadurch komprimieren sie die Golgi-Sehnenorgane und erregen sie. Die Nervensignale gelangen so zum ZNS und informieren es über das Ausmaß der Kontraktion. Wenn ein Muskel zu stark kontrahiert oder wenn er zu stark passiv gedehnt wird, funktioniert das Golgi-Sehnenorgan auch als **Schutzeinrichtung:** Via ZNS wird über die sogenannten Renshaw-Zellen ein hemmender Einfluss auf die Muskulatur ausgeübt. Die Reizschwelle des Golgi-Sehnenorgans liegt höher als die der Muskelspindeln.

Ernährung der Sehnen

Die Blutgefäße aus dem **Peri- und Epimysium** am Muskel-Sehnen-Übergang, aus dem Periost am Muskel-Knochen-Übergang sowie aus den umgebenden Geweben treten in die Sehne ein und versorgen sie mit Sauerstoff und Nährstoffen. Im mittleren Teil einer Sehne infiltrieren die Blutgefäße der umgebenden Gewebe das **Endotenon.** In einer Sehne mit Paratenon verlaufen die Gefäße wellenförmig und passen sich somit der Verschiebbarkeit der Sehne an. Sehnen mit einer Sehnenscheide werden, wie

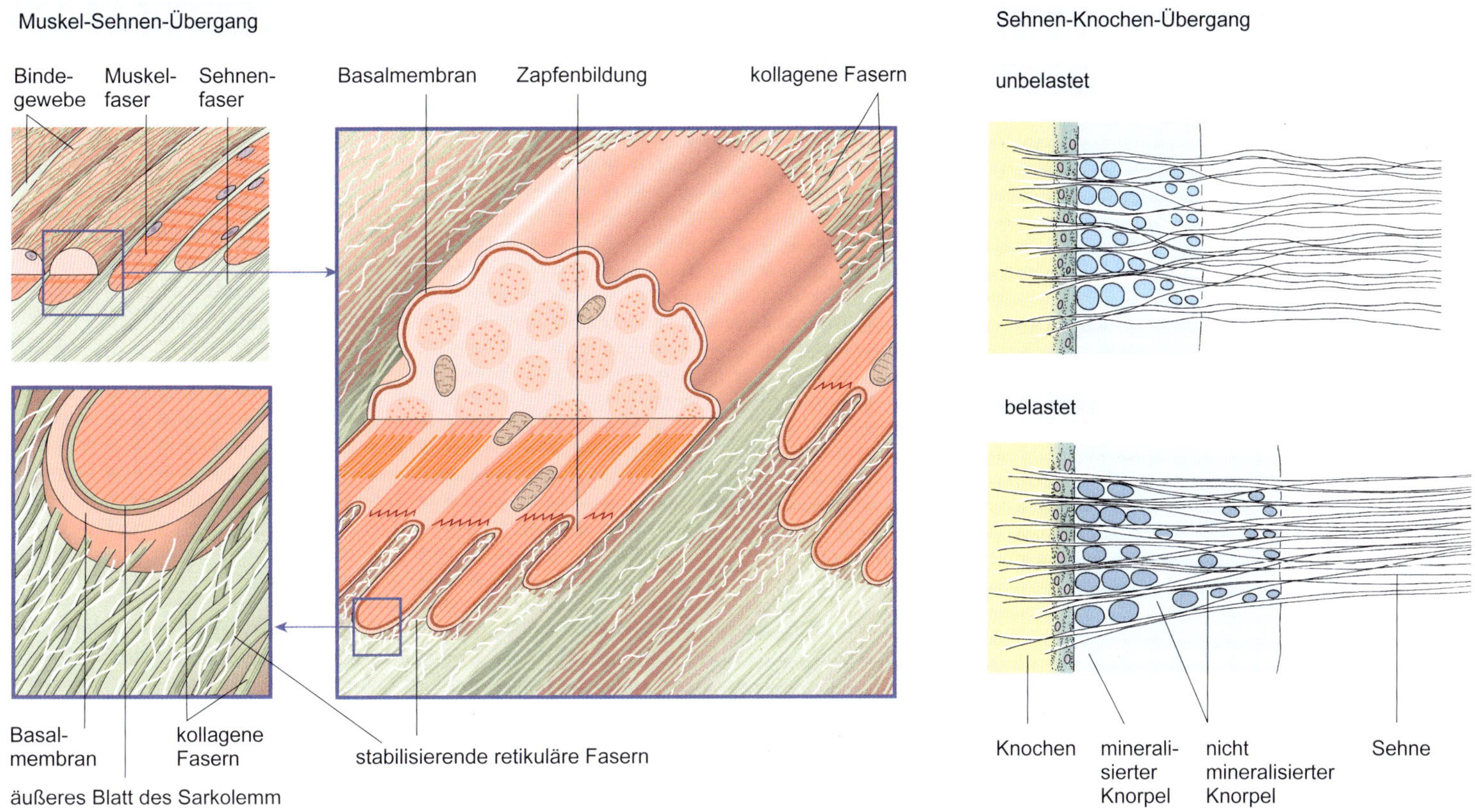

Abb. 4.29 Übergang zwischen Sehne und Muskel bzw. Sehne und Knochen. Links und Mitte: Muskel-Sehnen-Übergang. Rechts: Sehnen-Knochen-Übergang mit und ohne Zugbelastung.

oben erwähnt, über die Blutgefäße des Mesotendineums und durch Diffusion aus der Synovialflüssigkeit versorgt. Im Epitenon und Endotenon verlaufen anastomosierende Gefäße und Lymphgefäße, die für die Drainage verantwortlich sind.

Messungen des Sauerstoffverbrauchs der Tenoblasten zeigen, dass das venöse Blut einer Sehne noch zu 90 % mit Sauerstoff gesättigt ist. Von einer schlechten Blutversorgung der Sehnen kann also keine Rede sein. Sehnenkollagen und Matrix verarbeiten außerdem während der Muskelkontraktionen alle Kräfte auf passive Art, weshalb der Sauerstoffbedarf auch während der Kontraktion nicht ansteigt.

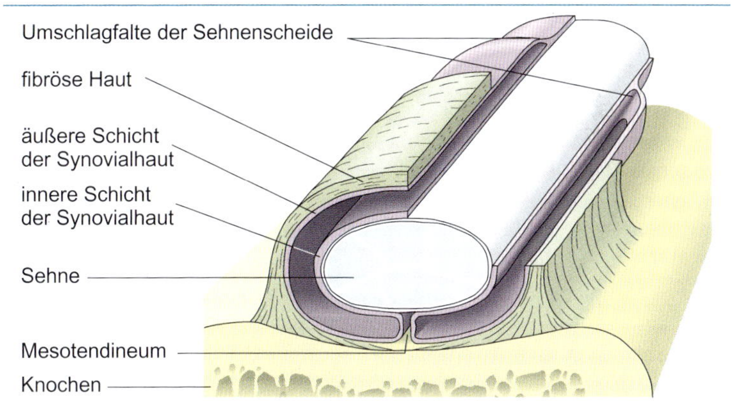

Abb. 4.30 Sehne mit zweischichtiger Sehnenscheide.

KLINIK

Sehnenverletzungen

Ursprünge, Ansätze und Muskel-Sehnen-Übergänge atrophieren aus ungeklärten Gründen schneller als der mittlere Teil der Sehne. Deshalb sind sie nach längerer Zeit der Immobilisation sehr verletzungsanfällig. Ein weiteres Problem während der Heilungsphasen ist das **Verkleben von Sehnen.** Mögliche Verklebungen treten v. a. an folgenden Stellen auf:

- Am Paratenon zweier Sehnen untereinander
- Am Paratenon mit dem Epitenon
- An der Sehne mit der Sehnenscheide
- An der Sehnenscheide mit ihrer Umgebung.

In der Heilungsphase kann man Verklebungen durch regelmäßiges Bewegen vorbeugen. Außer den üblichen physiotherapeutischen Behandlungsmethoden können hierfür auch **automatisierte Bewegungsschienen** (CPM = continuous passive motion) eingesetzt werden.

4.5.4 Faszien, Septen, Aponeurosen und Retinaculae

DEFINITION

Faszie: eine derbe Hüllschicht aus Bindegewebe, die einzelne Muskeln, Muskelgruppen oder ganze Körperabschnitte umgibt (lat. fascia = Bündel).

Aponeurose: eine flächige Sehnenplatte aus Bindegewebe, meistens als Verlängerung eines oder mehrerer Muskelendsehnen, aber manchmal auch als separate Struktur zu erkennen.

Retinaculum: ringförmige, aus Bindegewebe bestehendes Halteband gewisser Sehnen oder Knochen, meistens als lokale Verstärkung einer Faszie.

Intermuskuläres Septum: Muskelscheidewand zwischen unterschiedlich wirkenden Muskeln, die eine Verschiebung möglich macht, aber eine Kraftübertragung nicht verhindert.

Man könnte den ganzen Körper von Kopf bis Fuß als eine Bindegewebseinheit betrachten. Das perfekte Zusammenspiel von Muskelfasern und Bindegewebsschichten macht Bewegung möglich. Zentrale Stichwörter dieses Bewegungssystems sind Spannung und Zusammenhang. In unserem komplex aufgebauten Körper mit seinen Knochen, Bindegewebsstrukturen und Muskelfasern hat eine Veränderung an einer Stelle im Körper Folgen für alle anderen Körperregionen. Das sind sehr wesentliche Erkenntnisse, die Auswirkungen auf Untersuchung und Therapie des Bewegungsapparats haben.

Flächige Verstärkungen aus Bindegewebe tragen, je nach Funktion und Lokalisation, unterschiedliche Namen. So bilden z. B. die oberflächlichen Blätter der Faszien der unterschiedlichen anatomischen Regionen zusammen die allgemeine Körperfaszie oder Fascia superficialis, die aus dem Unterhautbindegewebe der Hypodermis besteht. Die tiefer gelegene Faszie, die den darunter gelegenen Muskeln umgibt, heißt Fascia profunda. In der Fascia superficialis gibt es teilweise ebenfalls Muskelfasern, die sich zusammenziehen können, wie z. B. im Gesicht. Die Kontraktilität von Faszien im Allgemeinen wird noch diskutiert und ist vorläufig noch größtenteils hypothetisch.

Faszien und Septen

Faszien bestehen aus straffem kollagenem Bindegewebe, dessen Kollagenfasern sich scherengitterförmig überkreuzen. Eine Dehnung in unterschiedliche Richtungen als Folge der Kontraktion der Muskeln ist begrenzt möglich. Die Fasern der Fascia profunda können durch diesen gekreuzten und zirkulären Verlauf bei der Muskelkontraktion des eingeschlossenen Muskels einen Gegendruck generieren. Dadurch wird u. a. der Blut- und Lymphrückfluss zum Herzen unterstützt.

Die Faszie ist eine spezielle kräftige oberflächliche Differenzierung der lockeren kollagenen Bindegewebsschicht des muskelumgebenden Epimysiums. Faszien bilden manchmal zwischen gewissen Muskelgruppen kräftige **Septa intermuscularia** (Scheidewände), wodurch separate Muskelhüllen oder Muskelfächer (Muskellogen, z. B. ➤ Kap. 14.4.2) entstehen.

Faszien bilden mehr oder weniger ein eigenständiges Organ, das den Körper stützt und formt und mit Nervenendigungen, Schmerz- und Bewegungssensoren versehen ist.

Die Muskelfasern laufen nicht immer ununterbrochen von Sehnenplatte zu Sehnenplatte durch den Muskel hindurch. Das Bindegewebe im Muskel leitet die Kräfte, die von kurzen Fasern im Muskel ausgeübt werden, indirekt weiter an Sehnen und Faszien. Muskelfasern, die nicht direkt an einer Sehnenplatte ansetzen, können ihre Kräfte über Umwege über das Bindegewebe dennoch auf eine Sehne übertragen. So spielt außer der direkten myotendinösen Kraftübertragung am Muskelende auch die myofasziale Kraftübertragung im gesamten Kräftespiel eine wesentliche Rolle. Weil das Bindegewebssystem also ein wichtiges Organ für die Kraftübertragung und die Körperwahrnehmung ist, sorgt es dafür, dass Muskeln gut miteinander kooperieren können.

Aus wissenschaftlichen Experimente geht hervor, dass das Bindegewebe der Faszien auf Stress-Botenstoffe mit einer Verhärtung der Faszie reagiert. Es wurde festgestellt, dass bei Rückenpatienten die Faszien im unteren Rücken verdickt sind und der gesamte Bereich schmerzempfindlicher ist.

Mikro-Verletzungen wie kleine Wunden oder Risse in den Faszien, zum Beispiel durch falsche Belastung, führen möglicherweise zu kleinen Entzündungen, zu wenig Belastung führt zu Verklebungen. Die Faszie gibt dadurch falsche Signale an die Muskulatur. Weitere Verkrampfungen und chronischen Rückenschmerzen sind die Folge.

Manuelle Therapien wie klassische Massage, Bindegewebsmassage oder Mobilisation wirken offensichtlich positiv auf das Bindegewebe der Faszien, weil sie unter anderem den Stoffwechsel dort anregen, dafür sorgen, dass entzündungshemmende Botenstoffe ausgeschüttet werden und Verklebungen lösen.

Aponeurosen

Muskelkräfte werden außer auf kleine Sehnenansätze auch auf intermuskuläres Bindegewebe, auf das Bindegewebe der Gelenkkapseln, auf das Periost, auf Ligamente, Faszien und auf **Aponeurosen** übertragen. Die Aponeurosen sind wie die Sehnen aus straffem, parallelfaserigem Bindegewebe zusammengesetzt, damit sie den intensiven Zugkräften widerstehen können. Ihre wichtigsten Aufgaben sind die Kraftübertragung von der Muskulatur auf die Knochen in einer Hauptrichtung und der Schutz der darunter liegenden Strukturen.

Der Beitrag eines individuellen Muskels zur Bewegungen wird somit relativiert, und man sollte sich bewusst sein, dass jeder Muskel auch zur Kontraktion benachbarter Muskeln beiträgt. Der Kraftaufwand eines Muskels in einer Gruppe von Muskeln ist abhängig von der Länge der anliegenden Muskeln. Daher sollte der Nutzen eines Tests oder Trainings isolierter Muskeln kritisch betrachtet werden; in vielen Situationen ist eine funktionelle Beanspruchung ganzer Muskelketten angebrachter. Erst wenn die Muskeln inklusive aller Faszien und Aponeurosen durch funktionelles Training wieder gemeinsam alle Kräfte richtig übertragen, ist man gut auf Alltagsbewegungen oder sportliche Aktivität vorbereitet.

Sehr ausgeprägt sind die Aponeurosen der unterschiedlichen Bauch- und Rückenmuskeln (➤ Kap. 12.3.3), die sich schließlich in den Faszien fortsetzen, welche die Hüllstrukturen der autochthonen Rückenmuskulatur bilden.

Unter dem Fuß befindet sich eine Plantaraponeurose (➤ Abb. 14.53), die vor allem der Verspannung und Aufrechterhaltung des Fußgewölbes dient und außerdem die tieferen Strukturen wie Nerven und Blutgefäße der Fußsohle schützt. Auf der palmaren Handseite gibt es ebenfalls eine Aponeurose. Diese Palmaraponeurose schützt die Nerven und Gefäße der Hand.

Retinaculae

Retinaculae gibt es an mehreren Stellen im Körper, hauptsächlich dort, wo Sehnen einen scharfen Winkel machen und demzufolge Haltebänder aus Bindegewebe benötigt werden. Sie halten Sehnen zusammen und führen sie, führen aber auch andere Strukturen wie z. B. Nerven, Gefäße oder Knochen. Die Retinaculae sind Bindegewebsbänder, die sich in der Fascia profunda befinden.

Am Knie wird die Patella durch longitudinale und transversale Retinaculae geführt, und am Handgelenk gibt es quer verlaufende Retinaculae, welche die Fingerflexoren und -extensoren fixieren. Distal am Unterschenkel und am Fuß bilden mehrere Retinaculae musculorum einen Führungskanal (➤ Abb. 14.49) für die Fuß- und Zehenmuskeln.

Funktion der Bindegewebsschichten

Zusammenfassend können folgende Funktionen von Faszien, Septen, Aponeurosen und Retinaculae unterschieden werden:

- Stütz und Trägerfunktion
- Schutz- und Stoßdämpferfunktion
- Propriozeption
- Biochemische Funktion
- Rolle in der Hämodynamik.

Diese Funktionen werden unten nochmals erläutert, wobei die Bindegewebsschichten unter dem Begriff *Faszien* zusammengefasst sind. Diese Definition von Faszien wird manchmal so weit ausgedehnt, dass sie deckungsgleich ist mit dem, was man unter Bindegewebe versteht. In diesem Fall kämen noch eine Abwehrfunktion und eine Rolle bei Kommunikation und Austausch hinzu.

Stütz- und Trägerfunktion

Dank der Faszien bleiben Stabilität und Funktion der Gelenke erhalten, und es sind die Faszien, die das Muskelsystem funktionieren lassen. Der Motor der Gelenkbewegungen ist die Muskulatur, aber erst die Faszien machen es zu einem zusammenhängenden und koordinierten System. Weiter sind die Faszien wichtig für die Form und physiologische Funktion von Organen, Nerven, Blut- und Lymphgefäßen. Das Nerven-Gefäßsystem ist mit dem Fasziensystem verflochten, wird davon umhüllt und dadurch gelenkt.

Schutz- und Stoßdämpferfunktion

Die Faszien schützen die Strukturen vor Spannungskräften wie Kompressionen, Zerrungen und anderer schädigender Gewalt, die auf den Körper einwirkt. Dazu müssen die Faszien besonders anpassungsfähig und unterschiedlich gestaltet sein. Je nach Körperregion sind sie dicker und robuster, wie z. B. in Gelenkbereichen, wo sie in Ligamente übergehen. Ein gewisses Maß an Elastizität bleibt jedoch immer vorhanden, solange es keine pathologischen Veränderungen gibt.

Faszien fangen bei zu starker Beanspruchung die volle Wucht der einwirkenden Kräfte teilweise ab. Eine unkontrollierte Spannungsübertragung auf Organe und Muskeln sowie resultierende Rupturen werden so verhindert. Organe, Nerven, viele Gefäße und das Gehirn werden alle von Hüllen geschützt, manchmal in mehreren Schichten und wenn nötig mit Flüssigkeit dazwischen als zusätzliches Puffersystem. Die Elastizität sorgt für eine Dämpfung der einwirkenden Kräfte, weil sich Proteoglykane bei intensiver Beanspruchung in eine viskös-elastische Substanz umwandeln. Proteoglykane und Hyaluronsäure überziehen die Grundsubstanz mit einer netzartigen Molekülstruktur und dringen überall ein. Die Stärke von

Druckbelastungen kann somit abgeschwächt und der Druck in verschiedene Richtungen umgeleitet werden. Diese Stoßdämpferfunktion wird noch verstärkt durch Fettgewebe, das sich in besonders verletzlichen Zonen ansammelt.

Propriozeption in Bindegewebsschichten
Wenn Bindegewebe in Faszien, Septen, Aponeurosen und Sehnen zusammenarbeiten, dann ist es eine logische Schlussfolgerung, dass das Nervensystem auch zusammenhängende Spannungs- und Bewegungsveränderungen registrieren kann. Der Körper benötigt Informationen von allen an diesem verwobenen Bindegewebssystem beteiligten Elementen, damit Haltung und Bewegung koordiniert ablaufen können. **Golgi-Sehnensensoren,** die in etwa 10 % der Sehnen und myotendinösen Übergänge vorkommen, gibt es auch an anderen Stellen wie Faszien, Septen, Aponeurosen, Gelenkkapseln, Ligamenten und Periost. Diese propriozeptiv wichtigen Sensoren müssen nicht nur im Gewebe nahe an den Gelenken vorkommen, sondern auch weiter von der Bewegungsachse entfernt, wo das größere Bewegungsausmaß wirksam wird. In den gelenknahen Ligamenten sind die Golgisensoren erst in der Endphase der Bewegung zum Schutz der Gelenke aktiv. Golgisensoren in den weiter entfernten Faszien sind hingegen während einer Bewegung ständig aktiv.

In kräftigen Aponeurosen und Faszien selbst gibt es meist kaum Mechanosensoren, sondern nur **freie Nervenendigungen,** die Beschädigungen wahrnehmen. Kräfte und Verformungen werden dort am besten in Übergangsgebieten wahrgenommen, wo Muskelfasern an Aponeurosen ansetzen, und an Stellen, wo Muskeln eine gemeinsame Faszie miteinander teilen. Eine Art lokale Anpassung im Bindegewebe stellen eingekapselte Sensoren dar, die Druck und Druckveränderungen wahrnehmen, vor allem an Stellen, wo eine Verformung der Faszie viel Druck verursacht. Direkt dort, wo die Muskelfasern an den Knochen ansetzten, findet man keine Golgisensoren, sondern nur freie Nervenendigungen, die Verletzungen und Entzündungen wahrnehmen; wahrscheinlich, weil es zu keiner wesentlichen beeinflussbaren Verformung kommt.

Die **Rückenfaszien** dorsal der Wirbelsäule besitzen viele Mechanosensoren. Dieses gesamte dorsale Bindegewebssystem, kurz als Fascia thoracolumbalis und Fascia lumbosacralis bezeichnet, steht mit Bauchmuskel-, Hüft- sowie Beinfaszien und zudem mit dem M. latissimus dorsi und der Schulterregion in Verbindung. Es kann als zentrales dorsales Informationssystem angesehen werden. Der Rumpf (engl.: core) kann als motorisches, aber auch als propriosensorisches Zentrum betrachtet werden, das für unser koordinierendes Zentrum, das Gehirn, von wesentlicher Bedeutung ist. Somit wird verständlich, dass das „Core-stability"-Training bei vielen Formen von Verletzung des Bewegungsapparates einen nicht mehr zu vernachlässigender Teil der Trainingstherapie darstellt.

Biochemische und hämodynamische Funktion
Unter anhaltender **Belastung** verändert sich die Struktur des Bindegewebes. So werden sich unter Einfluss hoher Spannung die Kollagenfasern vermehren und entlang der Spannungslinien ausrichten, bis eine Fibrose entsteht. Druck und Spannung können aber auch eine positive Wirkung entfalten, wie z. B. bei der Frakturheilung in Knochen. An pathologisch veränderten Faszien im Rahmen des chronischen Tibialis-anterior-Syndroms konnten keine quantitativen Veränderungen des Kollagens festgestellt werden, wohl aber konnte eine Dickenzunahme und Versteifung der Gewebestruktur beobachtet werden. In einer pathologisch veränderten Faszie ist das Fasergeflecht weniger dicht. Bei manchen Patienten erscheinen die Faszien verdichtet, bei anderen verdickt mit muskulären Adhäsionen, bei wieder anderen histologisch normal. Vermutlich reagieren Patienten unterschiedlich auf dieselbe pathologische Veränderung, was wahrscheinlich von verschiedenen individuellen Faktoren abhängt.

Die Fasern der faszialen Matrix können sich **zusammenziehen,** wenn ein – bezogen auf ihre biomolekulare Zusammensetzung – unphysiologisch hoher Druck auf sie einwirkt. Sie können danach wieder zu ihrer ursprünglichen Länge zurückkehren, sobald im interstitiellen Milieu wieder ein physiologischer Druck herrscht. Das Zusammenziehen beruht darauf, dass sich Wassermoleküle der faszialen Matrix unter dem starken Druck wie Wasserkäfige um die hydrophoben Pole der Fasern anordnen. Wenn der übermäßige Druck auf die fasziale Matrix wegfällt oder sich auf ein physiologisches Niveau reduziert, wird eine Rückkehr zur ursprünglichen Länge möglich. Zwischen den Wassermolekülen der faszialen Matrix und den hydrophilen Polen der Fasern bilden sich Wasserstoffverbindungen. Für diese Reaktion ist ein minimaler Energieaufwand erforderlich. Alle Formen von Energie sind imstande, den Vorgang der Retraktion von Fasern der faszialen Matrix umzukehren, aber vor allem mechanische Energie spielt eine wichtige Rolle.

Über die Bindegewebsmembranen finden **Ernährungs- und Ausscheidungsprozesse** statt. Abweichende Druck- und Spannungsverhältnisse wirken sich demnach auf den osmotischen Flüssigkeitsaustausch aus. Das Gleichgewicht zwischen Blutfluss und Gewebeflüssigkeit muss aufrecht erhalten bleiben, damit das physiologische Gleichgewicht des Körpers stabil bleibt. Da sich jede Membranverspannung negativ auf die Hämodynamik im Körper auswirken kann, würde die Entwässrung des Gewebes davon beeinträchtigt werden. Es käme somit zu einer Anhäufung von Metaboliten und einem fortschreitenden lokalen Funktionsverlust. Bei Probeentnahmen aus der Lumbalfaszie konnte man z. B. feststellen, dass sie beträchtliche Verdickungen aufwies und die Fasern jeweils in einer spezifischen Richtung orientiert waren. Rückenbeschwerden sind dann die Folge. Manuelle Techniken, passive Bewegungen und aktives Training könnten also in diesem Gewebemechanismus mit biochemischen und hämodynamischen Funktionen von Nutzen sein.

Lokale Anatomie von Faszien und Septen

Die Rumpffaszien
Die Rumpffaszien sind ausführlich in ➤ Kap. 12.3.3, ➤ Abb. 12.15 und ➤ Abb. 12.16 beschrieben. Die Rumpffaszien unterstützen die Statik in der Bauch- und Brustregion, denn dort bestehen sie aus mehreren Schichten mit unterschiedlichen Ausrichtungen. Im Abdominalbereich verbinden sie sich in der Tiefe mit der Fascia transversalis. Dorsal bilden die Fascia iliaca den tiefsten Abschnitt. Im Beckenbereich stehen die Rumpffaszien mit den Faszien der Mm. perinei (Dammmuskeln) in Verbindung. Außerdem haben sie

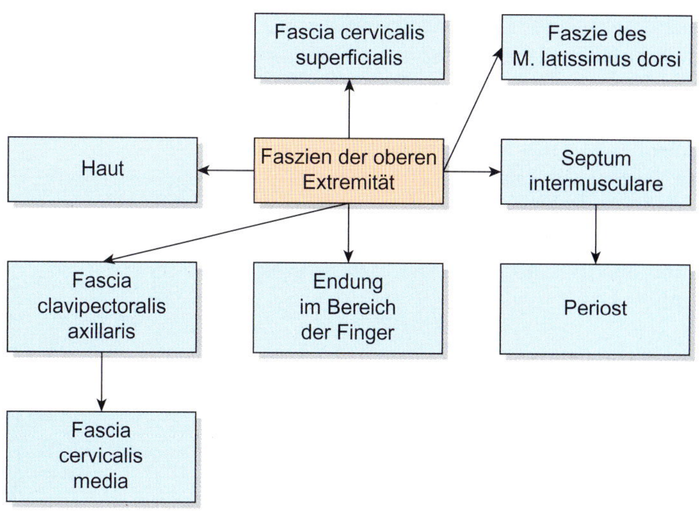

Abb. 4.31 Verbindungen der Faszien der oberen Extremität. [L231]

ventral über die Fascia vesicoumbilicalis, die vom Nabel zum Blasendach verläuft, Verbindung zu den Organen im kleinen Becken und zur Fascia pelvis (Beckenfaszie).

Die obere Extremität

(➤ Abb. 4.31, ➤ Abb. 4.32, ➤ Abb. 4.33, ➤ Abb. 4.34)

Die Armfaszie ist eine Fortsetzung der ventralen und dorsalen Rumpffaszien und der **Fascia cervicalis superficialis.** Sie ist am Ellbogen- und Handgelenk befestigt und endet an den Fingern. An der Oberfläche dieser Faszie oder durch sie hindurch ziehen zahlreiche Venen, Lymphgefäße und Nerven. In der Tiefe zweigen von der Faszie mehrere Schichten ab:

- In sagittaler Richtung die intermuskulären Septen, mit denen sie am Periost fixiert ist und über die sie sich bis in die Knochentrabekel fortsetzt.
- In Längsrichtung die Umhüllungen der unterschiedlichen Muskeln oder der Strukturen in tieferen Faszienschichten.

Die Faszie der oberen Extremität bildet für oberflächliche und tiefe Gefäße und Nerven schließlich auch eine Schutzhülle.

Die untere Extremität

(➤ Abb. 4.35, ➤ Abb. 4.36, ➤ Abb. 14.48)

Die Rumpffaszie bildet die **Fascia glutea,** und diese findet ihre Fortsetzung in der Beinfaszie, welche am Knie- und am Sprunggelenk befestigt ist und im Fußbereich endet.

Ein Geflecht von Nerven, Venen und Lymphgefäßen durchzieht und perforiert die Faszie stellenweise. Oberflächliche und tiefe Gefäße und Nerven sind zudem in die Umschlagsfalten der Faszie eingebettet und werden dadurch geschützt. Von der tiefen Schicht gehen verschiedene Faszienblätter ab:

- Senkrecht in die Tiefe ziehende intermuskuläre Septen heften sich ans Periost und setzen sich hierüber in den Knochentrabekeln fort.
- In Längsrichtung umhüllen sie verschiedene Muskeln oder bilden tiefere Faszienschichten.

Die Faszie der unteren Extremität steht in Verbindung mit

- den Faszien der Brust-Bauch Region,
- über den M. piriformis und den M. obturatorius internus mit der Fascia perinei superficialis und der Fascia pelvis,
- über den M. psoas mit der Fascia iliaca,
- im Bereich des Leistenbandes mit der Fascia abdominalis profunda und der Fascia transversalis.

Für einen Querschnitt durch den Unterschenkel gerade oberhalb der Mitte des Unterschenkels ➤ Abb. 14.48

Die Halsfaszien

(➤ Abb. 4.37)

Die **Fascia cervicalis superficialis** ist eine Fortsetzung der Schädelfaszien nach kaudal. Sie endet an der oberen Thoraxapertur und wird durch die Faszien des Thorax (Fascia endothoracica) und der oberen Extremität fortgesetzt.

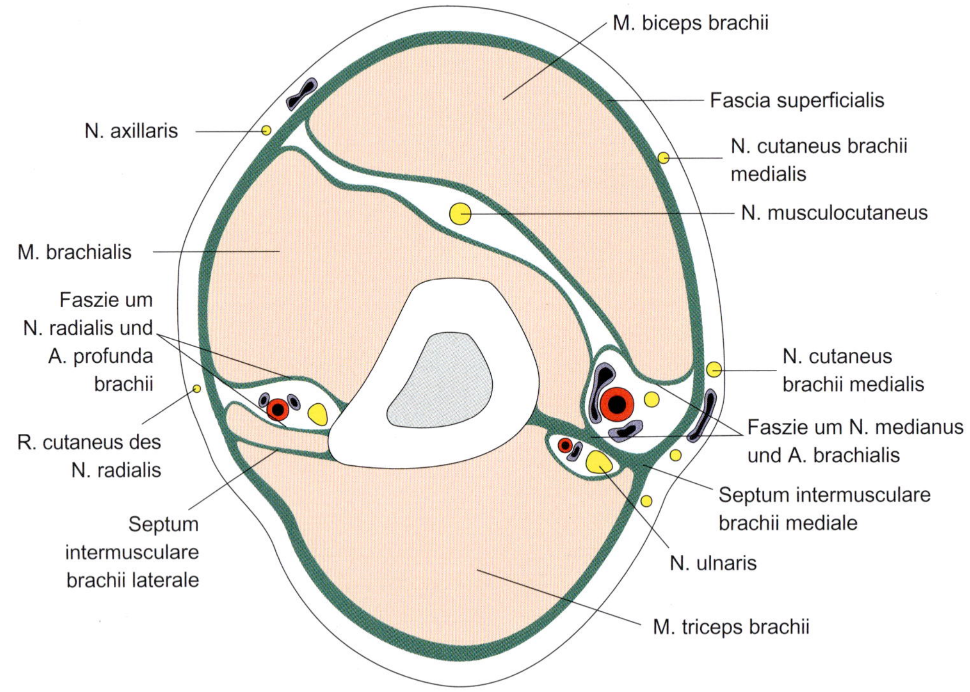

Abb. 4.32 Querschnitt durch den Oberarm, am Übergang vom mittleren zum unteren Drittel. [R321]

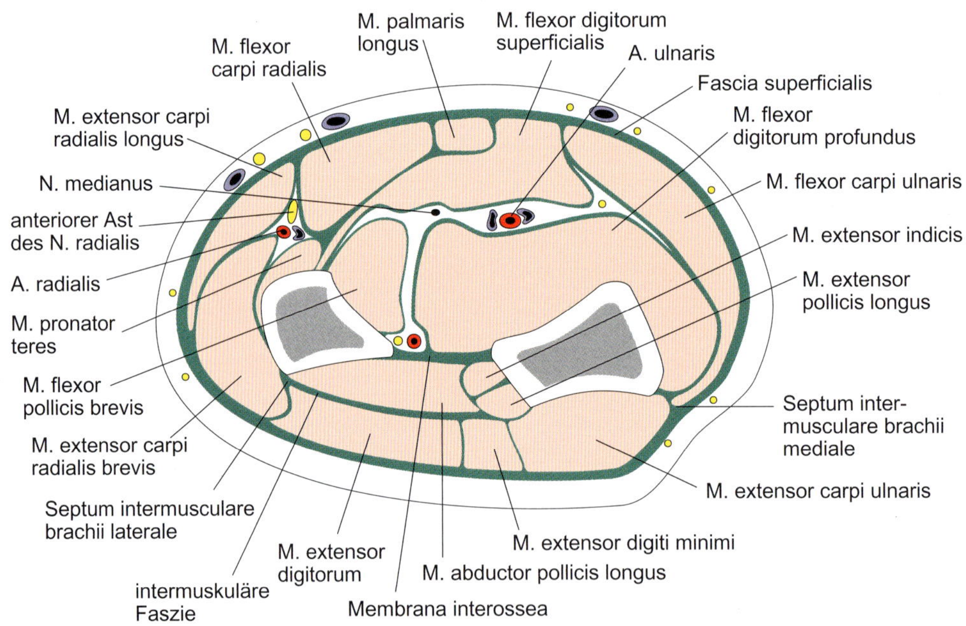

Abb. 4.33 Querschnitt durch den Unterarm, am Übergang zwischen oberem und mittlerem Drittel. [R321]

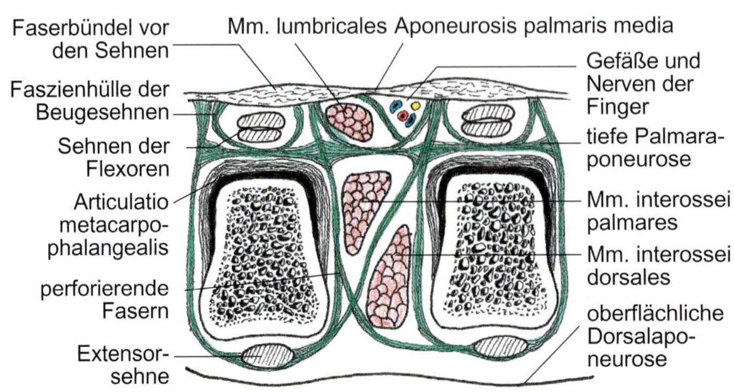

Abb. 4.34 Mittlere und tiefe Palmaraponeurose. [R321]

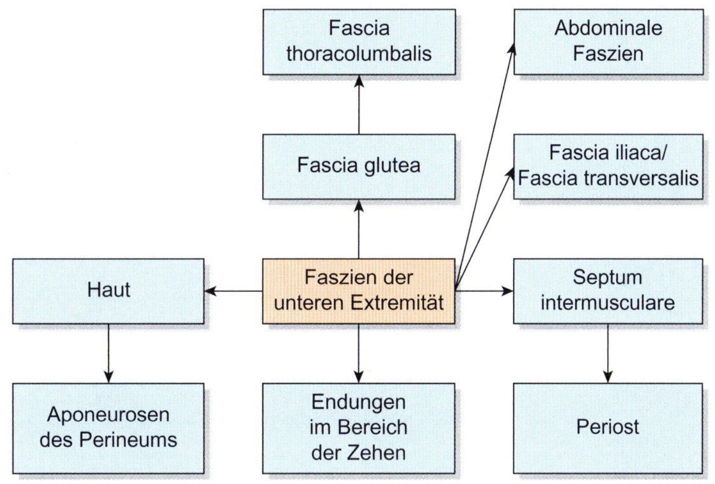

Abb. 4.35 Verbindungen der Faszien der unteren Extremität. [L231]

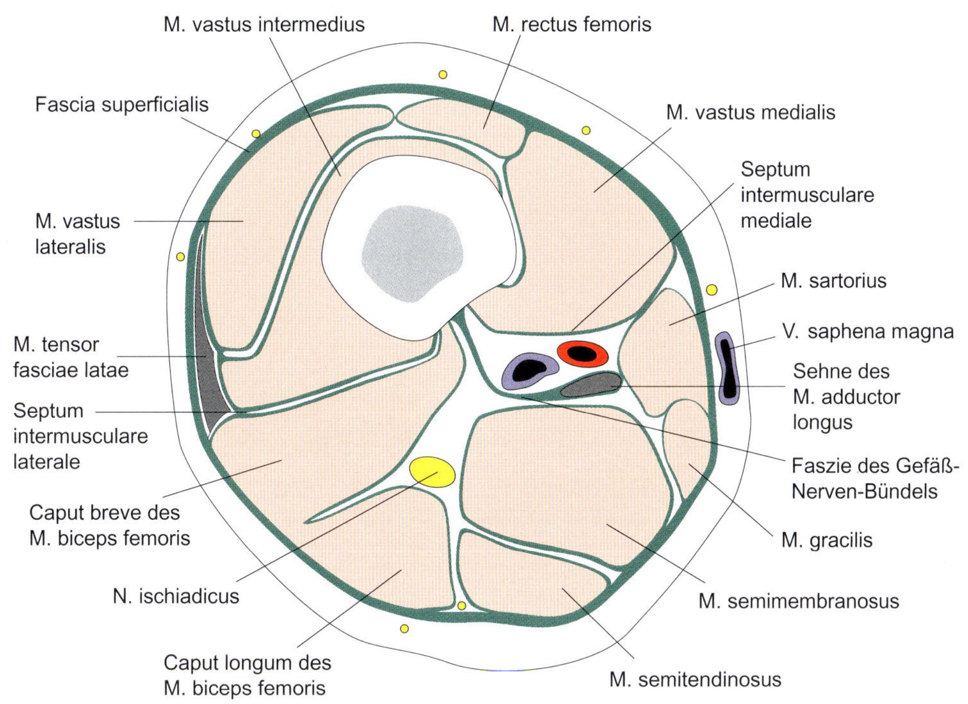

Abb. 4.36 Querschnitt durch den Oberschenkel in Höhe des Canalis adductorius. [R321]

- Sie umhüllt ventral und dorsal die oberflächlichen zervikalen Muskeln, Venen und Nerven.
- Am äußeren Rand des M. trapezius steht sie in Verbindung mit der mittleren und tiefen Halsfaszie, auf der Ventralseite des Halses mit der mittleren Halsfaszie.

Die **Fascia cervicalis media** befindet sich im vorderen seitlichen Halsabschnitt. Sie beginnt am Os hyoideum, ist am Sternum befestigt und setzt sich dann in der Fascia endothoracica fort.

- Sie steht mit der oberflächlichen und tiefen Halsfaszie sowie mit der Faszie im Pharynxbereich in Verbindung.
- Anterolateral umhüllt sie die tiefen Muskelstrukturen.
- Sie ist an der Schilddrüsenfaszie beteiligt.

Die **Fascia cervicalis profunda** hat ihren Ursprung an der Pars basilaris des Os occipitale.

- Nach ihrem Ansatz am ersten thorakalen Wirbel setzt sie sich nach unten in der Fascia endothoracica fort.
- Hinten ist sie an den Processus transversus der Halswirbel befestigt.
- Sie bildet die Faszienhülle der prävertebralen Muskeln und der Mm. scaleni, über die sie mit der oberflächlichen und mittleren Halsfaszie in Verbindung steht.
- Sie übt eine Stützfunktion aus für den Plexus cervicalis und Zervikalganglien, die sich in einer Umschlagsfalte der Faszie befinden.
- Anteroposterior verlaufende Septen verbinden sie mit der Fascia pharyngobasilaris.

Fascia endothoracica und Fascia transversalis

Die Fortsetzung der mittleren und tiefen Halsfaszie bildet die **Fascia endothoracica,** die sich über das Diaphragma als Kreuzungspunkt zur Fascia transversalis verlängert. Beide Faszien haben folgende Verbindungen:

Fascia endothoracica (➢ Abb. 4.38)

- Auf ihrer Außenseite zur Innenwand der Thoraxhöhle
- Auf ihrer Innenseite zur Pleura und zum Perikard
- Nach unten zum Diaphragma und danach zur Fascia transversalis.

Fascia transversalis

- Nach oben zum Diaphragma und zur Fascia endothoracica
- Auf ihrer Außenseite zu den tiefen Abdominalaponeurosen sowie zur Fascia renalis (Nierenfaszie)
- Auf ihrer Innenseite zum Peritoneum
- Nach unten zu den Faszien des kleinen Beckens und über Ausläufer zum Lig. inguinale zu den Faszien der unteren Extremität, über die eine Verbindung zur Körperaußenseite geschaffen wird.

Die Pleura und das Peritoneum

Die **Pleura** (➢ Kap. 17.7) steht nach innen mit dem Perikard, nach außen mit der Fascia endothoracica und über sie mit der Thoraxbinnenwand in Verbindung.

Der **Peritonealraum** trennt die zwei Schichten des Peritoneums (➢ Kap. 18.1.4, ➢ Abb. 18.5), so dass ein Gleiten ermöglicht wird. Er hat eine Stützfunktion für das Gefäß- und Nervensystem und umhüllt die Abdominalorgane. Beim Mann setzt es sich mit einer Ausstülpung durch den Leistenkanal bis zum Skrotum fort. Bei der Frau steht es über das Mesovarium, eine Mesenterien-Umschlagsfalte um das Ovarium, mit den Eileitern in Verbindung und ist nicht vollkommen geschlossen.

Die Meningen (Hirnhäute)

(u. a. global in ➢ Abb. 4.39)

Die Dura mater, die Arachnoidea und die Pia mater sind in ➢ Kap. 9.16 und ➢ Abb. 9.38 beschrieben. Die **Dura mater** ist über **Hofmann-Ligamente** oder Ligg. anteriora durae matris mit den tiefen Fasern des Lig. longitudinale posterius verbunden. Diese in der Wirbelsäule von C7 bis L5 auf allen Ebenen vorkommenden Hofmann-Ligamente können sich auf ein Segment beschränken oder sich über mehrere Wirbelsegmente erstrecken, besonders im kaudalen Wirbelsäulenbereich. Ihre Ausrichtung ändert sich in den einzelnen Abschnitten. Im oberen Thorakalbereich sind sie kranio-kaudal orientiert, in Höhe Th 8–9 quer und im Lumbalbereich wieder vertikal. Sie stützen und schützen den Durasack und das Rückenmark. Im Lumbalbereich sind sie sehr zahlreich, was zu Lumbalgien beitragen könnte.

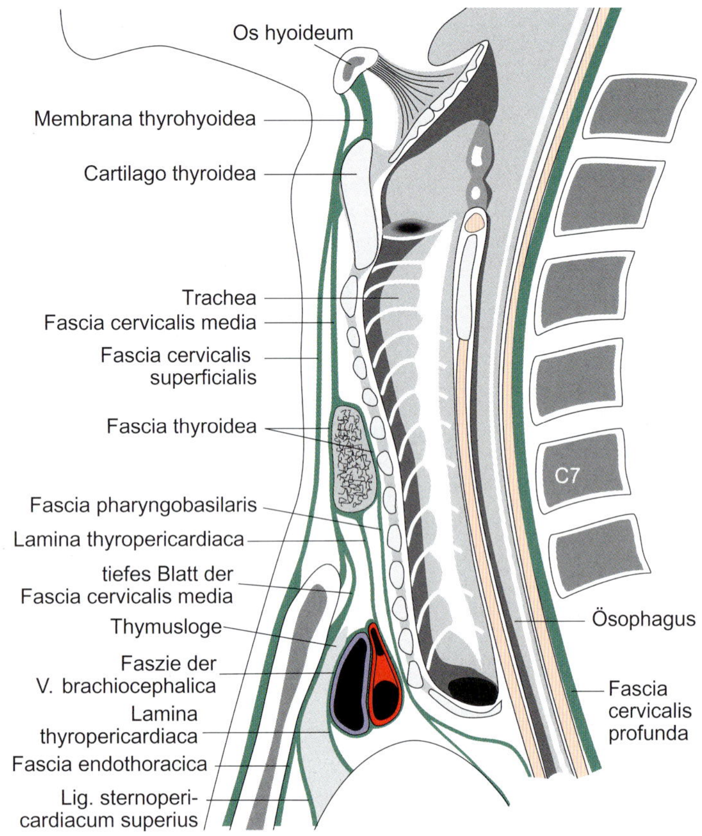

Abb. 4.37 Sagittalschnitt durch Hals mit den Halsfaszien. [R321]

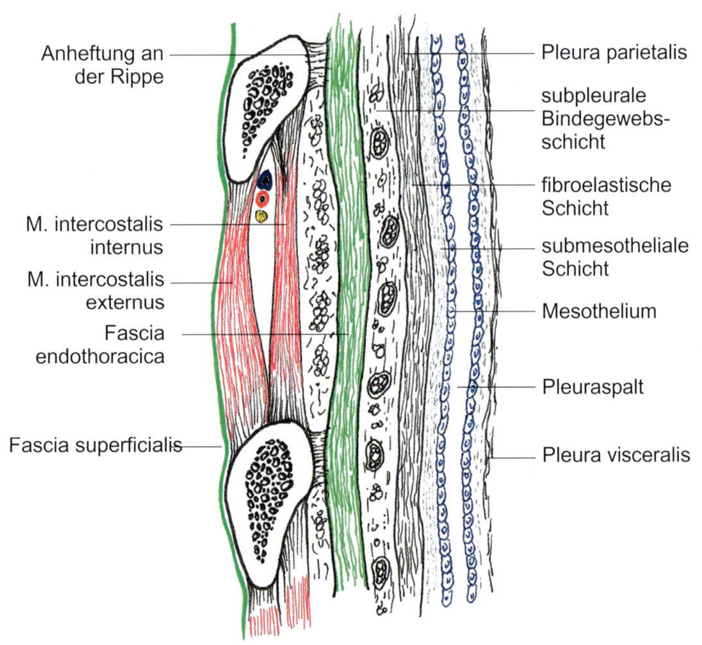

Abb. 4.38 Längsschnitt durch die Thoraxwand. [R321]

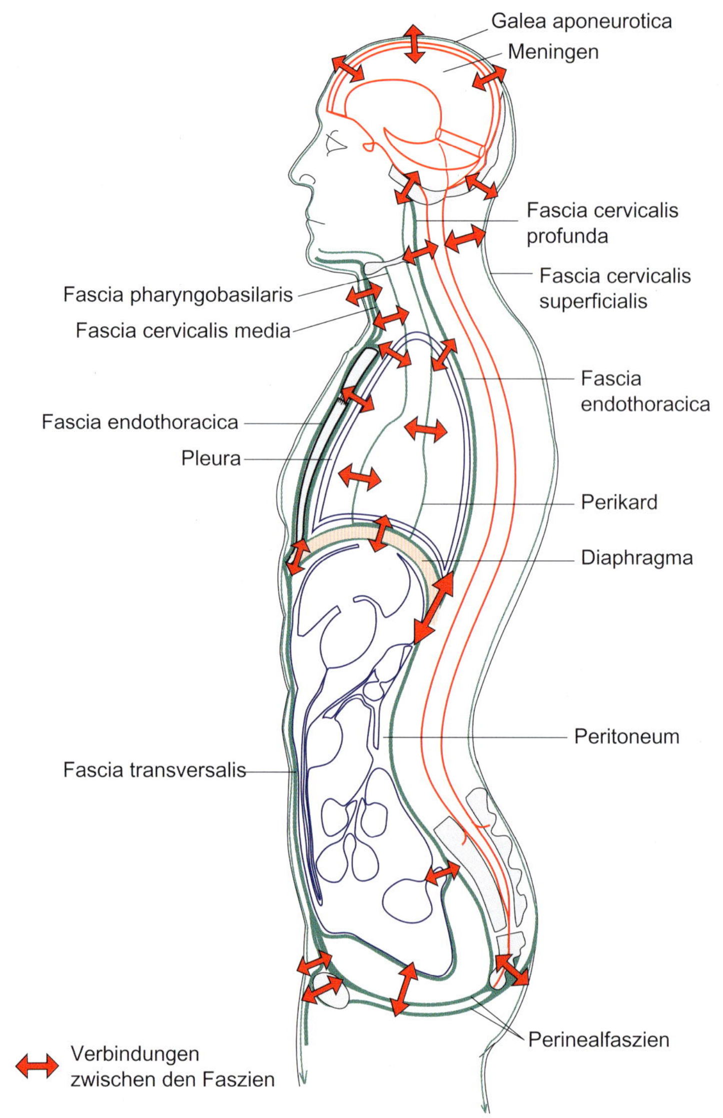

Abb. 4.39 Sagittalschnitt durch den Körper mit allgemeiner Anordnung der Faszien und ihrer Verbindungen untereinander. [R321]

Im **Zervikalbereich** bestehen eine Kontinuität zwischen der Dura mater und dem Lig. nuchae im Atlantookzipital- und dem Atlantoaxialgelenk, sowie eine Faszienverbindung zwischen dem M. rectus capitis posterior minor und der Membrana atlantooccipitalis (➤ Kap. 12.6). Dieser hat schräg verlaufende Fasern, die sich lateral mit der perivaskulären Hülle der Vertebralarterien verbinden. Das Lig. nuchae zieht sich seitlich bis in die Temporookzipitalregion hinein. Diesen Zusammenhang gilt es im Hinblick auf die physiotherapeutische Behandlung bei Kopfschmerzen zu beachten.

Im **Lumbalbereich** gibt es z. B. Dura-Ligamente, die vom Durasack bis zum Lig. longitudinale posterior und von der Hülle der Nervenwurzel zur Innenseite des Neuralkanals ziehen. Zwischen Dura mater und Nervenwurzeln gibt es aber mehrere Verbindungen, in denen sich auch Duravenen befinden.

Die **Pia mater** ist durch einen Bindegewebszug mit der Innenfläche der Dura mater (parietale Schicht der Arachnoidea) verbunden. Diese Verbindung besteht in sagittaler Richtung nur aus einfachen Fasernetzen. In transversaler Richtung besteht sie aus einer Membran, dem Lig. denticulatum, die die gesamte Länge des Rückenmarks überzieht.

Bindegewebe als funktionelles System

Funktionell gibt es nur ein System aus kontinuierlich weiterlaufenden kollagenen Strukturen mit stark verformbaren und wenig verformbaren (u. a. Knochen) Elementen. Ab dem embryonalen Wachstum umgibt das Bindegewebssystem mit Fasern und interzellulärer Matrix alle Zellen und Organe.

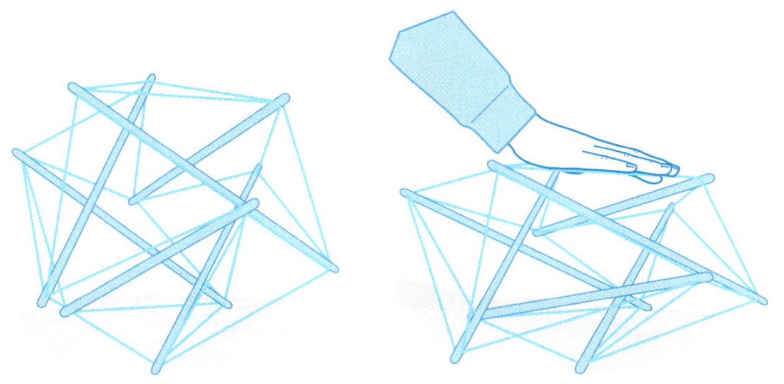

Abb. 4.40 **A** Tensegrity-Modell in unbelastetem Zustand. **B** Tensegrity-Modell in belastetem Zustand. [E669]

Zum besseren Verständnis des ganzen Bewegungssystems gibt es unterschiedliche Modelle, in denen die Wirklichkeit in vereinfachter Form dargestellt ist. Eines davon ist das **Tensegrity-Modell** (➢ Abb. 4.40), das auf Sir Buckminster Fuller zurückgeht und in den Kunstwerken des amerikanischen Bildhauers und Fotografen Kenneth Snelson besonderen Ausdruck findet, der Systeme von Stäben konstruierte, die von Kabeln zusammen-, aber gleichzeitig auch auseinandergehalten werden. Eine Veränderung an einer Stelle des Systems resultiert durch Zug- und Druckkräfte in Anpassungen und Veränderungen im ganzen System. Tensegrity als Kunstwort setzt sich aus den Begriffen *tension* (Zugspannung) und *integrity* (Ganzheit, Zusammenhalt) zusammen. Die Faszienforschung benutzt auch den Begriff **Biotensegrität,** der sich darauf bezieht, dass nicht das Skelett das Gerüst für die Weichteilgewebe darstellt, sondern vielmehr im Sinne eines integrierten Fasziengewebes „schwebende" Druckelemente (Knochen) in die Zwischenräume aus Spannungselementen eingeflochten sind. Wesentlich für das System der Faszien ist, dass diese immer unter Zugspannung stehen. Diese kontinuierliche Eigenspannung ist ein essenzielles Element der Biotensegrität, das u. a. auch beinhaltet, dass Faszien eigene kontraktile Elemente enthalten. Der deutsche Faszienforscher Robert Schleip spricht im Zusammenspiel von Muskeln und Faszien auch von rotem und weißem Gewebe. Das Zusammenspiel beider wird bei der enormen Sprungkraft von Kängurus deutlich: Das weiße Gewebe besitzt hier nach muskulär induzierter Vordehnung 90 % Energiespeicherkapazität, also in den kollagenen Gewebe der Sehne, nicht in den Muskelfasern.

Der Amerikaner Dr. Donald E. Ingber, u. a. Bioingenieur an der Harvard-Universität, entwickelte die Tensegrity-Architektur weiter als fundamentales Prinzip, das bestimmend ist für den Aufbau von Zellen, Geweben und allen biologischen Systeme, so dass sie auf chemische und mechanische Kräfte reagieren können **(Mechanotransduktion).**

Das Besondere am Menschen ist, dass er die Länge der Kabel und Drähte durch Kontraktion eingebauter kontraktiler Elemente anpassen kann. Im **dynamischen Myofascia-Konzept** sind die Muskelfasern und Bindegewebsschichten die Zugkabel des Tensegrity-Systems und das knöcherne Skelett die Druckelemente. Die Stäbe, das heißt die Knochen, im Bewegungssystem können sich dadurch in gegenseitiger Abhängigkeit voneinander in Bewegungsketten bewegen. Muskelkontraktionen erzeugen außer lokalen kleinen und großen Bewegungen z. B. einer Extremität auch einen Kräfte- und Energietransport zu entfernteren Strukturen anderer Körperregionen.

Im zweiten Modell, dem **Dynament-Modell,** deutet Dynament auf eine dynamische Kombination von aktiven und passiven Geweben zwischen Skelettteilen hin, wobei Ligamente nicht länger als passive lenkende Strukturen angesehen werden. Spannung und Länge können beeinflusst werden. Das Dynament-Modell integriert Muskelbindegewebe, Septen und Gelenkkapseln, wobei Muskeln selten gleich an den Knochen ansetzen. Es gibt in diesem Modell eine Verflechtung von Aponeurosen, Faszienschichten, Periost und Gelenkkapselkomplex und von Muskelfasern mit ihrem Endo-, Peri- und Epimysium. Muskeln verflechten sich mit Bindegewebshüllen, die wie ein Komplex ein Gelenk überspannen und umfassen, und in dem Ligamente, aber durch Faserverbindungen auch Menisken, Sesambeine usw. aufgenommen sind.

Außer diesen beiden komplementären Betrachtungen des Bewegungsapparates, in dem das Bindegewebe ein integriertes mechanisches Gerüst darstellt, bildet das Bindegewebe auch ein propriosensorisches System, in dem Mechanosensoren des Muskel- und Faszienbindegewebes vielseitigen Input geben (➢ Kap. 9.15).

In Zusammenhang mit diesen Modellen gibt es im Körper viele Bewegungsketten. Die große Streckkette und die Beugekette sind nur zwei Beispiele dafür. Die **Streckkette** verläuft von den distalen Phalangen über die Aponeurosis plantaris der Fußsohle, über den Kalkaneus an der Hinterseite des Körpers bis zur Crista occipitalis und über den Scheitel zu den Augenbrauenbogen. Die **Beugekette** läuft von den dorsalen distalen Phalangen unterhalb des Retinaculums an der Vorderseite des Beins und des Körpers zur fünften und sechsten Rippe und endet an der dorsolateralen Seite des Scheitels.

Durch Untersuchung und Behandlung des gesamten Tensegrity- beziehungsweise Dynament-Systems, bei dem Skelettteile, Faszien, Septen, Muskeln usw. mit einbezogen werden, können Schmerzen, Funktionsstörungen usw. einheitlich beseitigt werden. Neben dem Trainieren der Muskelkraft ist der Begriff „Fascial fitness" in der Therapie wichtig. Die pure Maximalkraft spielt in den meisten Situationen keine wesentliche Rolle. Im Wesentlichen geht es darum, dass das Weiterleiten von Kräften in Bewegungsketten durch funktionelles Training, in dem Vordehnung auch eine Rolle spielt, wesentlich effektiver ist als nur lokales Muskeltraining. Eine Bindegewebsvorspannung liefert durch die Freisetzung vorhandener elastischer Energie zusammen mit der sich kontrahierenden Muskulatur die Kraft für explosive Bewegungen.

Das Bindegewebe **separiert** auch Strukturen wie z. B. Muskeln, Sehnen, Neven usw. Die Zwischenräume zwischen intramuskulären Bindegewebsschichten oder zwischen Faszien und benachbarten Geweben sind mit lockerem Bindegewebe ausgefüllt (➢ Kap. 4.5.1). Je nach Bedarf sind dort viel oder wenig sehr dünne verbindende kollagene Fasern eingelagert. Bindegewebe mit viel Zwischenstoff, wie Fettzellen oder auch Schmiere, kann die Reibung zwischen Strukturen so gering wie möglich halten. Die kollagenen Netzwerke vom Typ I und III sind mit Proteoglykanen und Hyaluronan (Hyaluronsäure) geschmiert, Eiweiß-Zucker-Kombinationen (➢ Kap. 4.5.1), die viel Wasser festhalten. Manchmal ist eine große Verschiebung möglich, manchmal aber auch nur wenig Verschiebung, und es werden durch feste Kollagenfasern bereits nach geringem Gleiten Kräfte übertragen.

Pathologie

Entzündungen führen dazu, dass Fibroblasten Bindegewebe bilden, so dass Gleitschichten aus lockerem Bindegewebe kräftiger miteinander verbunden werden, wodurch Bewegungseinschränkungen entstehen. Nahe beieinander liegende Strukturen werden unbeabsichtigt in einer Bewegung mitgezogen und somit zusätzlich belastet.

Eine **Rehabilitation** sollte aus einer Bewegungstherapie bestehen, bei der außer eventuellem isoliertem Krafttraining auch die gesamte Mobilität und das Zusammenspiel der Kraftübertragung in den Bindegewebsschichten eine Rolle spielen. Das Krafttraining sollte auch funktionelle Kraft beinhalten, die auf eine Koordination kompletter Bewegungsketten ausgerichtet ist, wobei auch das propriosensorische Feedback (➢ Kap. 9.8.9) stimuliert wird. Erst dann ist ein funktionelles Bewegen wieder gut möglich.

PT-PRAXIS

Das Fasziendistorsionsmodell (FDM) nach Typaldos

Der amerikanische Osteopath und Notarzt Stephen Typaldos (*1957, †2006) entwickelte nach unzähligen klinischen Beobachtungen im emergency room das

FDM, das verschiedene Faszienpathologien als stets wiederkehrende Muster postuliert, die sich aus der Körpersprache des Patienten ableiten lassen. Unterschieden werden:

- **Triggerband** (als Verdrehung, Aufspaltung oder Kalzifizierung der bandartigen Faszienschicht)
- **Kontinuum-Distorsion** (als Verschiebung der Gewebe in der Übergangszone zwischen zwei unterschiedlichen Gewebearten wie bspw. Sehne und Knochen)
- **Hernierter Triggerpunkt** (als „Protrusion von Gewebe aus einer tieferen Gewebsschicht durch eine darüberliegende Faszienschicht")
- **Zylinder-Distorsion** (als Überlappungen der zylindrischen Windungen der oberflächlichen Faszie)
- **Falt-Distorsion** (als Verdrehung der Faltfaszien an Gelenken, intermuskulären Septen und interossären Membranen. Je nach Hergang der Verdrehung wird hierbei in Ein- und Entfaltdistorsionen unterschieden.)
- **Tektonische Fixation** (als Verlust der Gleitfähigkeit einer Faszienfläche, sowie Quantität und Qualität von Synovialflüssigkeit)

Alle sechs Pathologien werden mittels manueller Techniken gelöst.

4

KLINIK

Faszienbehandlung mit dem von Robert Schleip entwickelten Fazer®

Zur mechanischen Behandlung von Faszienverklebungen stehen neben der reinen manuellen Anwendung auch Hilfsmittel zur Verfügung (➤ Abb. 4.41) Verschiedene Ausführungen aus Edelstahl ermöglichen sowohl eine sehr punktuelle Behandlung z. B. von Triggerpunkten als auch flächige, langsame Ausstreichungen von z. B. der Fascia superficialis und der darunter liegenden tiefen Faszie am Oberschenkel.

4.5.5 Knorpel

DEFINITION

Knorpel

Druckfestes Stützgewebe, das starken mechanischen Beanspruchungen, insbesondere den Scherkräften, widersteht. Enthält reichlich feste Grundsubstanz, welche von Chondrozyten (Knorpelzellen) und elastischen Fasern umlagert ist.

Knorpel gehört zu den Stützgeweben des Körpers und ist besonders druckfest. Die hohe Druckfestigkeit entsteht dadurch, dass die **Chondrozyten** und elastischen Fasern von einer großen Menge fester Grundsubstanz umlagert sind. Nicht die Gewebszellen, sondern Proteoglykane und kollagene Fasern bestimmen die Eigenschaften des Knorpels. Das Verhältnis von Fasern und Knorpelgrundsubstanz bestimmt die Art eines Knorpels:

- Hyaliner Knorpel
- Elastischer Knorpel
- Faserknorpel.

Knorpel gehört mit seiner niedrigen Stoffwechselaktivität zu den sog. **bradytrophen Geweben.** Da er nicht von Blutgefäßen durchzogen wird, muss er allein durch Diffusion (➤ Kap. 3.5.4) von Nährstoffen und Sauerstoff aus den umgebenden Geweben versorgt werden. Seine Regenerationsfähigkeit ist gering, weshalb Verletzungen der Gelenkknorpel oder der aus Knorpelgewebe bestehenden Menisken schlecht heilen (➤ Kap. 14.3.1).

Hyaliner Knorpel

Durch **hyalinen Knorpel** scheint das Licht hindurch wie durch mattes Glas (griech.: hyalin = durchsichtig, glashell). Er ist sowohl druckfest als auch elastisch, wodurch er am besten Druck- und Schiebekräfte aufnehmen kann. Er ist an vielen Stellen des Körpers zu finden: Er überzieht die Gelenkflächen, bildet die Rippenknorpel, das Kehlkopfgerüst und die Spangen der Luftröhre. Auch ein Teil der Nasenscheidewand besteht aus hyalinem Knorpel.

Gelenkknorpel

Der **Gelenkknorpel** weist entsprechend seiner Funktion eine elastische und stoßdämpfende Schicht auf. Weiterhin besitzt er eine glatte Fläche, die das freie Verschieben der Gelenkflächen gegeneinander gewährleistet. Es gibt vier verschiedene Knorpelschichten, die sich aufgrund ihrer inneren Struktur und je nach ihrem Verhältnis von Chondrozyten, kollagenen Fasern und Wasser unterscheiden (➤ Abb. 4.42).

- An der **Zona superficialis,** der obersten Schicht, liegen die kollagenen Fibrillen zum Auffangen der Scherkräfte parallel an der Oberfläche. An den Rändern des Knorpels vermischt sich das oberflächliche Kollagen mit dem Kollagen der Gelenkkapsel und des Periosts. Die Chondrozyten sind abgeflacht und haben einen minimalen Zellmetabolismus – bei gesundem Knorpel ein Zeichen für geringe Abnutzung. Die Proteoglykane ziehen Wasser an, ohne dass die oberflächliche Schicht dabei anschwillt.
- In der **Zona intermedia,** der darunter liegenden Schicht, bildet das Kollagen mit relativ dicken Fibrillen ein dreidimensionales Gitter. Die Chondrozyten sind in dieser Schicht rund und liegen in kleinen Gruppen zusammen. Sie produzieren fortwährend Proteoglykane, beim Erwachsenen jedoch kaum noch Kollagen. Die Proteoglykane ziehen Wasser an und lassen den Knorpel anschwellen. Das kollagene Fasergitter dehnt sich daraufhin aus und begrenzt die Schwellung, sobald seine Fasern straff gezogen sind.
- Als nächste Schicht folgt die **Zona radiata,** in der die kollagenen Fasern quer zum Knochen liegen und einen großen Durchmesser haben. Die runden Chondrozyten liegen hier in Strängen zusammen und produzieren fortwährend Proteoglykane, während der Wachstumsphase auch Kollagen. Ähnlich wie in der Zona intermedia wird auch hier Wasser angezogen und von den Fasern begrenzt. Der Übergangsbereich vom mineralisierten zum nicht mineralisierten Knorpel heißt **Tide mark.**
- Die unterste Schicht, eine teilweise verkalkte Grenzschicht zum Knochen, ist die **Zona calcificata.** Sie ist während der Wachstumsphase gut durchblutet. Beim Erwachsenen treten aber keine Kapillaren in diese Zone ein, d. h., dass sie auch nicht von ihnen mit Nährstoffen und Sauerstoff versorgt werden kann.

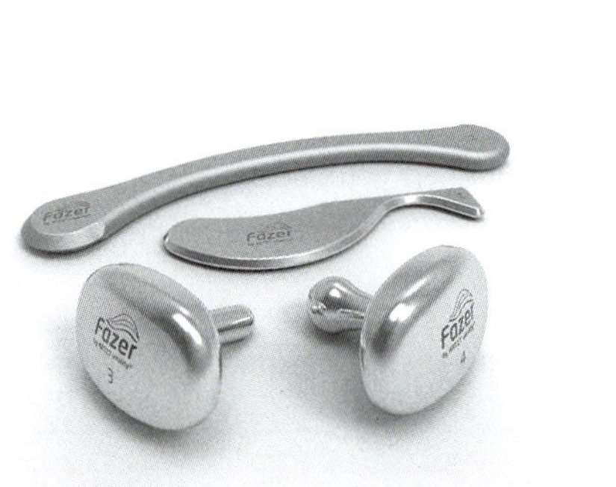

Abb. 4.41 Fazer nach Schleip. [V659]

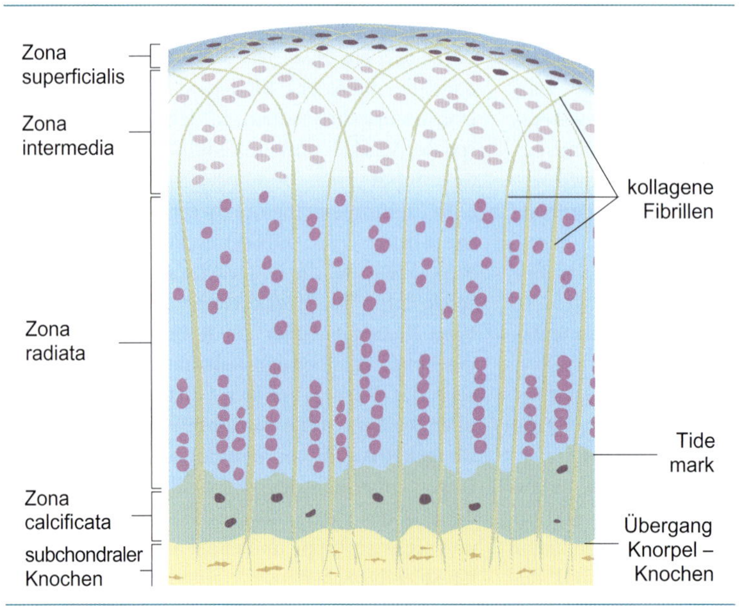

Abb. 4.42 Struktur des Gelenkknorpels, sein bogenförmiges Fasergitter und seine Unterteilung in vier Zonen.

Gelenkknorpelbelastung

Kurzdauernde Belastungen führen zu einer **elastischen Verformung** des Knorpels. Die kollagenen Fasern straffen sich dabei und entspannen sich nach der Entlastung wieder – der Knorpel federt zurück. Bei längerer Belastung wird Wasser aus dem Knorpel gepresst, wodurch der Knorpel dünner wird. Diese **plastische Verformung** federt nicht sofort zurück (➤ Abb. 4.43 und ➤ Kap. 11.3.6). Dauerhafte einseitige Haltungen oder Bewegungen, z. B. langes Stehen an einer Stelle, können derartige Veränderungen verursachen. Zusätzlich erschwerend wirken dabei Übergewicht und altersbedingte Degeneration.

PT-PRAXIS

Immobilisation – folgenreich für den Knorpel

Unter Bewegungsmangel verschlechtert sich der Ernährungszustand des Knorpels, da die Knorpelflüssigkeit ohne auftretende Druckunterschiede nur noch unzureichend ausgetauscht wird. Die Chondrozyten produzieren weniger Proteoglykane – als Folge nimmt die wasserbindende Kapazität der Matrix ab. Der Knorpel ist somit leichter verformbar und anfälliger für Beschädigungen. Es kann zu **arthrotischen Prozessen,** also degenerativen Gelenkveränderungen (im Volksmund: Verschleiß, Abnutzung), kommen.

KLINIK

Arthrose

Verschleißprozesse des Knorpelgewebes bedingt durch ein Ungleichgewicht im Auf- und Abbau der Matrix. Die Kollagenfibrillen unterliegen hier einem verstärkten enzymatischen Abbau. Die Knorpeloberfläche wird rauer und Reibungswiderstände können zur Zerreißung der Fibrillen führen. Die Chondrozyten versuchen das mit einer vielfach gesteigerten Synthese von Proteoglykanen und Kollagen zu kompensieren, können den Prozess aber nicht aufhalten. **Matrixverluste** führen zwar zu einer verstärkten Zellteilung der Chondrozyten, aber auch zu **Fissuren** (Einrissen) und **Nekrosen** (Absterben) der Knorpelzellen und zu einem Abrieb bis auf den Knochen. Dieser ist schon im Anfangsstadium der Arthrose durch die ungedämpfte Energieübertragung bei Bewegungen überlastet, sodass seine Trabekel brechen können (➤ Kap. 4.5.6). Die reaktive Bildung von **Kallus** (Ersatzknochenstrukturen) ist im Röntgenbild als **Osteosklerose** sichtbar und weist auf eine Arthrose hin.

Unter körperlicher Bewegung und den dadurch bedingten Druckveränderungen im Gewebe findet in der Matrix ein ständiger Ein- und Ausstrom von Flüssigkeit statt, welcher den Transport von Nährstoffen zu den Chondrozyten unterstützt. Die Nährstoffe werden hauptsächlich mit der Synovialflüssigkeit (➤ Kap. 11.4.2) zugeführt.

Gelenkknorpelflächen und Gelenkschmierung

Die Belastungsintensitäten, die auf den Gelenkknorpel wirken, können das Körpergewicht um ein mehrfaches pro cm^2 übersteigen. Die Reibung der Flächen muss also so gering wie möglich bleiben; trotzdem haben Gelenkknorpelflächen keine glatte Oberfläche, obwohl man das erwarten würde. Knorpel hat eine raue Oberfläche mit Leisten und Vertiefungen. Die größten Wölbungen in unbelastetem Knorpel haben einen Durchmesser von 0,15–0,50 mm und verschwinden bei Gelenkbelastung. Weitere in die Oberfläche eingebaute kleine Vertiefungen verschwinden nicht bei Belastung. Es gibt kleine Vertiefungen mit einer Größe von 20–30 µm und einer Tiefe von 1–3 µm, die etwa so groß sind wie die Chondrozyten in der Zona superficialis und die möglicherweise nach dem Absterben dieser Knorpelzellen entstehen. Die noch kleineren Vertiefungen werden durch die unter der Oberfläche liegenden Kollagenfaserbündel verursacht.

Zum Glätten der Gelenkflächen hat unser Körper das System der **Gelenkschmierung** entwickelt. Die Gelenkschmierung ist notwendig, um die Reibungskräfte bei alltäglichen Bewegungen auf ein Minimum zu reduzieren. Durch sie wird ein direkter Kontakt der Flächen verhindert, und somit können die Gelenke mit möglichst wenig Verschleiß ein Leben lang funktionieren. In diesem System produzieren die Zellen an der Innenseite der Membrana synovialis (➤ Kap. 11.4.2) **Gelenkflüssigkeit (Synovia).** Synovia enthält viel Hyaluronan, einige Plasmaproteine, das Proteoglykan Lubricin und SAPL (surface active phospholipid). Das Hyaluronan sorgt für die Viskosität der Gelenkflüssigkeit. Die Synovia wird in gesunden Gelenken alle 24 Stunden ersetzt (engl.: turnover), was auf einen dynamischen Prozess hindeutet.

Es gibt zwei verschiedene Formen der Gelenkschmierung:

- Grenzschmierung durch eine dünne Schicht, wie z. B. Lubricine, die sich an den oberflächlichen Knorpelmolekülen anheften (➤ Abb. 4.44).
- Schmierung mittels eines Flüssigkeitsfilms, der durch den Einschluss kleiner Wassermengen mit Hyaluronanmolekülen zwischen den beiden nicht kongruenten Gelenkflächen entsteht (➤ Abb. 4.45). Dies kann noch weiter unterteilt werden in:
  - Komprimierte Filmschmierung
  - Hydrodynamische Schmierung, die bei Rollbewegungen im Gelenk entsteht.

Gelenkflächen gleiten und rollen übereinander und werden aufeinandergepresst. Im Gelenkspalt befindet sich Synovia, die sich nicht wie eine homogene Flüssigkeit verhält, sondern in ihrer Konsistenz auf unterschiedlichen Situationen reagiert. Die Synovia im Gelenk verhält sich, aufgrund der Hyaluronanmoleküle, je nach den Umständen wie eine dicke, visköse Flüssigkeit oder wie Wasser (➤ Kap. 11.3.5, ➤ Kap. 11.3.6).

Nahe an den Gelenkflächen in den stabilen Vertiefungen bleibt die Synovia dickflüssig, weil es dort wenig Synoviafluss gibt. In der Mitte, etwas von den Gelenkflächen entfernt, ist die Synovia eher flüssig, weil die Moleküle untereinander weniger haften. Die Reibung ist dort niedrig. Die Synovia fließt aber nicht weg, denn sie wird von der Synoviamasse, die rund um die Kontaktstelle noch dickflüssig ist und die Kontaktfläche wie ein Ring umschließt, aufgehalten. Die kleine Menge flüssige Synovia ist zwischen den Gelenkflächen eingeschlossen.

Außerdem zeigt die Synovia auch ein elastisches Verhalten, vergleichbar einem kurzdauernden Formgedächtnis: Die Flüssigkeit neigt dazu, schnell in seine alte Form zurückzukehren. Synoviale Flüssigkeit, auf die keine Schiebekräfte wirken, besitzt eine hohe Viskosität.

Bei länger dauernder Belastung verflüssigt sich die Synovia. Zwischen den aufeinandergepressten Gelenkflächen sollte aber immer eine schmierende Flüssigkeit befinden, um Abnutzung und Wärmeentwicklung zu vermeiden.

Weil die Synovia in Ruhe eine hohe Viskosität hat und sie zu Beginn einer Bewegung zwischen den Kontaktflächen gefangen ist, kann die dickflüssige Synovia nicht weggepresst werden. Durch Abflachung der größten Wölbungen werden eine Vergrößerung der Druckfläche und damit eine Drucksenkung pro cm^2 Gelenkfläche verursacht. Bei Bewegung ist es wichtig, dass die Schmiere gut flüssig und wenig viskos ist, so dass keine interne

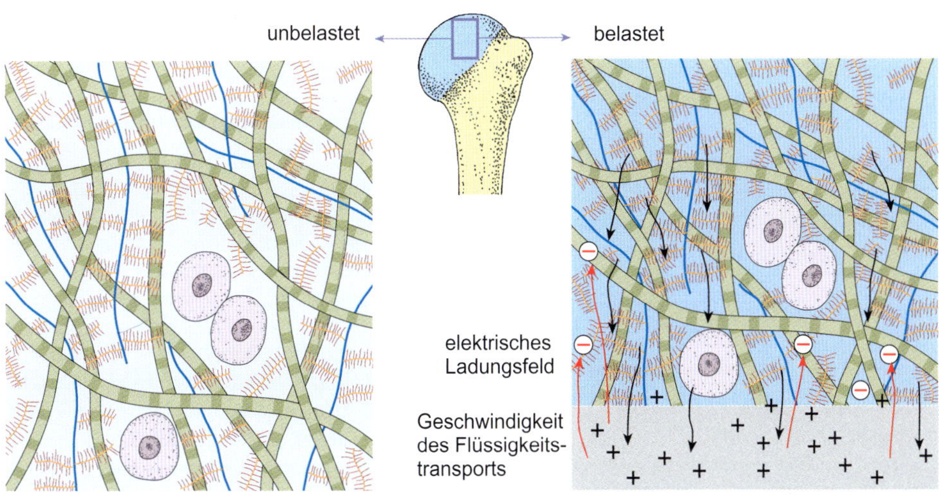

Abb. 4.43 Die Verformung des Knorpels durch Belastung. Die elektrische Ladung im Gewebe wird durch Wasserabgabe negativ.

4

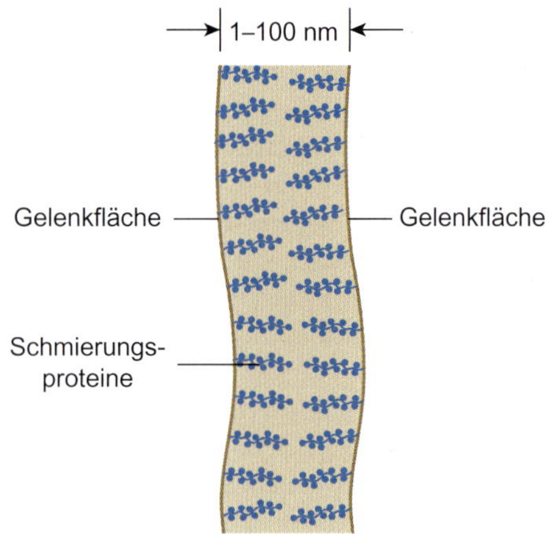

Abb. 4.44 Grenzschmierung. [L231]

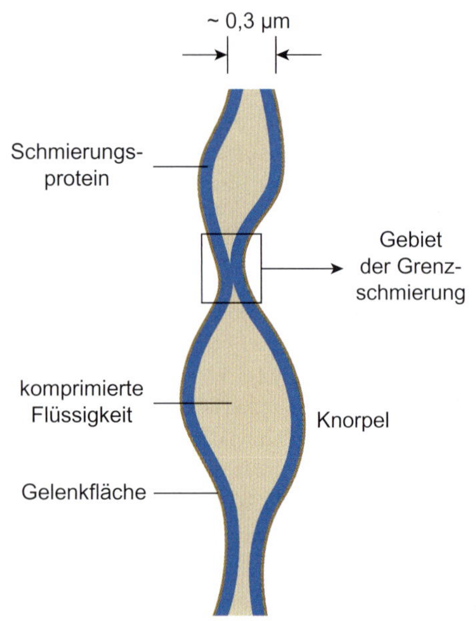

Abb. 4.45 Schmierung mittels Flüssigkeitsfilm zwischen Gelenkknorpelflächen. [L231]

bzw. Reibung mit den Kontaktflächen entsteht. Diese beiden entgegengesetzten Eigenschaften, also hohe und niedrige Viskosität, entstehen durch das Zusammenspiel von Synovia und Gelenkflächenbeschaffenheit. Dies verdanken wir dem Zusammenspiel von Hyaluronan, Lubricin und SAPL. Dieser Mechanismus wird als **hydrodynamische Schmierung** bezeichnet.

Hyaluronan, Lubricin und SAPL

Hyaluronankomplexe besitzen durch ihre negative Ladung eine hohe Wasserbindungskapazität und machen Wasser damit zu einer viskosen Flüssigkeit. Die teilweise gemeinsamen Wasserschichten verbinden die Hyaluronan-Eiweißkomplexe zu einer zusammenhängenden Masse mit hoher Viskosität. Unter Einfluss von Schiebekräften ist diese Eigenschaft aber viel schwächer; die viskose Flüssigkeit verflüssigt sich und wird zugleich auch dünner. Hyaluronan als einziger Stoff reicht also nicht als Schmiere, weil es sich bei hohem Druck verflüssigt und nicht aufgehalten werden kann.

Lubricin (engl.: lubrication = Schmierung) ist ein Proteoglykan, das von der oberen Schicht Chondrozyten und die Membrana synovialis gebildet wird. Die Druck- und Schiebekräfte der Gelenkbewegung sind der direkte Reiz für die Produktion. Lubricin ist der Träger von Surface Active Phospholipid (SAPL), mit dem es zusammen wirkt. Lubricin transportiert SAPL zur Knorpeloberfläche, wo sie sich gemeinsam anheften. Dieses „Coating" aus Lubricin und SAPL hat einen sehr niedrigen Reibungskoeffizient und kann nicht leicht von der Gelenkfläche entfernt werden, wodurch es besser geeignet ist als Hyaluronan. Die Grenzschichten dürfen einander auch ohne dazwischen liegende Flüssigkeitsschicht berühren. Entzündungsprozesse hemmen diese glättende Wirkung von Lubricin und SAPL.

Die viskoelastische Gelenkflüssigkeit mit Hyaluronan und die glatte, elastische Gelenkfläche mit angeheftetem Lubricin und SAPL sorgen für eine optimale Gelenkschmierung und reduzieren die Abnutzungsgefahr.

Elastischer Knorpel

Elastisches Knorpelgewebe besitzt einen hohen Anteil an elastischen Fasernetzen. Dies erhöht die Elastizität und gibt ihm die gelbe Farbe. Der Kehldeckel und die Ohrmuscheln bestehen aus diesem sehr biegsamen Material.

Faserknorpel

Die Interzellularsubstanz des **Faserknorpels** wird von zahlreichen, dicht gepackten, kollagenen Bindegewebsfasern durchzogen. Diese Konstruktion gewährleistet einen besonders hohen Dehnungswiderstand. Faseriges Bindegewebe und Faserknorpel sind schwer zu unterscheiden – sie gehen ineinander über.

Faserknorpel findet sich im Körper an Stellen mit hoher Belastung:

- Er bildet in den Bandscheiben der Wirbelsäule den **Anulus fibrosus,** auf den der **Nucleus pulposus** einen hohen Spannungsdruck ausübt (➤ Kap. 12.1.2).
- Er bildet die halbmondförmigen Knorpelscheiben des Kniegelenks, die **Menisken,** die bei Kniebeugung durch die **Kondylen** (➤ Kap. 14.1.2) nach dorsal unter Spannung gesetzt werden.
- Er verbindet in der **Symphysis pubica** (Schamfuge oder Symphyse) die beiden Schambeine unter hoher Zugspannung.
- Er findet sich an den Übergängen von Bändern und Sehnen zum Knochen.

4.5.6 Knochen

DEFINITION

Knochen

(lat.: os = Knochen)

Stützgewebe. Extrem widerstandsfähig gegenüber Druck-, Biegungs- und Torsionskräften. Seine Interzellularsubstanz (Knochenmatrix) enthält die Osteozyten (Knochenzellen), kollagenes Bindegewebe und Kalksalze, z. B. Kalzium und Phosphat. Die insgesamt ca. 200 Knochen des Menschen bilden das Skelett (Knochengerüst).

Zusammen mit dem Knorpel bildet das **Knochengewebe** ein stabiles Gerüst, das nicht nur die äußere Gestalt des Menschen beeinflusst, sondern auch im Zusammenspiel mit den Muskeln die Bewegung einzelner Körperteile erlaubt. Dieses Gerüst ist das **Skelettsystem.** Skelettsystem und Muskulatur werden zusammenfassend als **Bewegungsapparat** bezeichnet.

Das Knochengewebe ist das am höchsten differenzierte Stützgewebe des Menschen. Seine Struktur macht den Knochen außerordentlich widerstandsfähig gegen Druck, Biegung und Torsion (Drehung um sich selbst). Diese Festigkeit erlangt das Knochengewebe insbesondere durch die Eigenschaften seiner Interzellularsubstanz, der **Knochenmatrix:** Zwischen kollagenem Bindegewebe sind reichlich Kalksalze eingelagert, die hauptsächlich aus großen Mengen von Kalzium und Phosphat bestehen.

Die eigentlichen Knochenzellen, die Osteozyten – im teilungsfähigen Zustand auch Osteoblasten genannt –, werden von dieser Knochengrundmasse umhüllt. Sie besitzen viele feine Fortsätze, die eine Verbindung zu den sie ernährenden Blutgefäßen herstellen, da durch die feste Grundsubstanz keine Nährstoffe diffundieren können.

Rund die Hälfte der Knochenmatrix besteht aus Kalksalzen. Dieses anorganische Material ist in Kristallform als **Hydroxylapatit** eingelagert. Die Kristalle liegen parallel zu den Kollagenfasern und werden an ihrer Oberfläche von einem Mantel aus gebundenem Wasser umgeben. In den besonders harten Zähnen enthält die „Knochenmatrix" auch **Fluorsalze** in Form von Kalziumfluorid, was sie besonders widerstandsfähig macht.

Die Knochenmatrix setzt sich außerdem zu einem Drittel aus organischem Material, den Kollagenfasern, zusammen. Der Rest der Matrix besteht aus eingelagertem Wasser. Aus der Kombination der zugfesten Fasern mit der kalkhaltigen Grundsubstanz ergibt sich die hohe mechanische Belastbarkeit unseres Skeletts.

MERKE

„Nebenfunktionen" des Skelettsystems

Das Skelett gibt dem Körper nicht nur Stabilität. Es schützt die inneren Organe auch vor Verletzungen und es dient als wichtiger **Mineralspeicher,** insbesondere für **Kalzium** und Phosphat. In Situationen mit hohem Kalzium- und Phosphatbedarf, z. B. während der Schwangerschaft, kann der Körper diese Substanzen aus dem Knochen mobilisieren und bereitstellen. Viele Strukturen im Körper brauchen Kalzium, um ordnungsgemäß funktionieren zu können. So besteht ein ständiger Austausch von Kalzium zwischen Blut und Knochengewebe. Schließlich beinhaltet das Skelett in vielen Knochen auch die **Produktion** der meisten **Blutzellen** (➤ Kap. 6.1.3).

Zwei Arten von Knochengewebe

Die Anatomen unterscheiden zwei Arten von Knochengewebe: den feinfaserigen **Lamellenknochen** und den grobfaserigen **Geflechtknochen.** Im Skelett des Erwachsenen kommen fast nur die stabileren Lamellenknochen vor. Die komplizierte Struktur des Lamellenknochens entsteht jedoch erst durch langwierige Wachstumsprozesse: Beim Neugeborenen überwiegt noch der einfacher aufgebaute Geflechtknochen, der allmählich zu hochwertigem Lamellenknochen umgebaut wird.

Lamellenknochen

Die kollagenen Fasern der Knochengrundmasse bilden im Lamellenknochen feine, dünne Plättchen, die **Lamellen,** mit ca. 3–7 µm (Mikrometer = millionstel Meter) Durchmesser.

Eine Reihe von Lamellen ordnet sich jeweils röhrenförmig um einen Kanal, den sog. **Havers-Kanal,** in dem ein kleines Gefäß liegt, das sie ernährt. Diese Anordnung formiert sich schließlich zu einer Vielzahl von feinen Säulen, die **Havers-Säulen** oder **Osteone** genannt werden. Sie sind jeweils wenige Millimeter lang und bilden die Baueinheit des Knochens. Osteone verlaufen vorwiegend in Längsrichtung und bestimmen so die Biegefestigkeit des Knochens.

Aus diesen kleinen Einheiten bilden sich die Knochen und nutzen dabei ein Prinzip, das auch in der Bautechnik bekannt ist: Ein Rohr ist fast so stabil wie ein massiver Stab. Der entscheidende Vorteil von Röhren ist ihr „Leichtbauprinzip", durch das enorm Gewicht und Knochenmasse eingespart werden kann. Die wie Rohre gebauten langen Knochen bestehen außen aus der **Kompakta** (kompakte Knochenschicht), die vom Kliniker auch **Kortikalis** (Knochenrinde, lat.: cortex = Rinde) genannt wird (➤ Abb. 4.46). Innen enthalten sie ein System aus locker aufgebauter, mit Hohlräumen durchsetzter **Spongiosa** (Schwammknochen). Die Verbindungskanäle, die sog. **Volkmann-Kanäle,** verlaufen quer durch Kortikalis und Spongiosa, senkrecht und schräg zur Knochenlängsachse. Sie verbinden die kleinen Gefäße im Inneren der Osteone, die Havers-Kanäle, mit den Gefäßen der Markhöhle und mit den Periostgefäßen. Die Spongiosa besitzt keine Havers-Kanäle. Die Hohlräume der Spongiosa beherbergen in Gelenknähe das blutbildende rote Knochenmark (➤ Abb. 6.2). An der Knochenoberfläche gruppieren sich die Lamellen des Knochens zu größeren Platten, den **Generallamellen** (➤ Abb. 4.46).

Geflechtknochen

Die Grundstruktur des Geflechtknochens besteht aus locker miteinander verflochtenen **Trabekeln** (Knochenbälkchen). Dieser Knochenaufbau ist weniger stabil als der des Lamellenknochens. Man findet ihn vorwiegend bei Neugeborenen.

Aus Geflechtknochen bestehen beim Erwachsenen nur noch die Ansatzstellen von Sehnen und Bändern sowie die Umgebung der Schädelnähte. Geflechtknochen entsteht außerdem auch vorübergehend bei der Heilung von Knochenbrüchen.

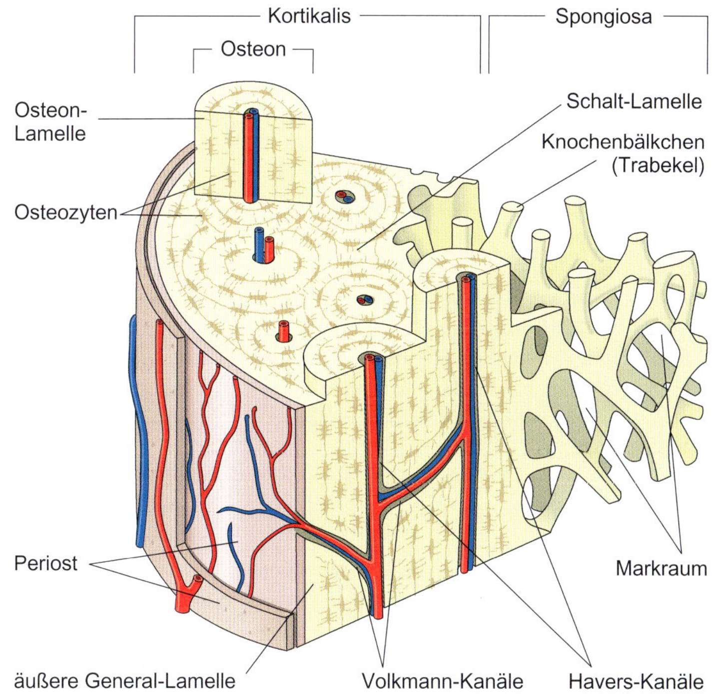

Abb. 4.46 Aufbau eines Lamellenknochens. Außen liegt die in zylinderförmigen Osteonen angeordnete Kortikalis, im Zentrum des Knochens die von großen Hohlräumen durchsetzte Spongiosa. Der Knochen ist aus vielen Lamellen aufgebaut, die untereinander durch eine Kittsubstanz verbunden sind. Große Generallamellen umschließen den ganzen Röhrenknochen und begrenzen ihn zum Periost (Knochenhaut) hin. Blutgefäße durchstoßen in radiär verlaufenden Volkmann-Kanälen den Knochen. Sie treffen auf die Havers-Kanäle, in denen sich die Blutgefäße weiter verzweigen, um das Gewebe zu versorgen.

Knochentypen und Knochenformen

Knochentypen

Da der Mensch über 200 Knochen besitzt, ist es sinnvoll, sie nach ihrer Form und Funktion in verschiedene Typen einzuteilen.

- Die **Röhrenknochen,** wie etwa der Oberarmknochen, bestehen aus einem langen röhrenförmigen Schaft mit zwei meist verdickten Enden. Während sie außen aus einer sehr dichten Knochenstruktur, der **Kompakta,** bestehen, haben sie innen meist eine aufgelockerte Struktur **(Spongiosa)** und enthalten dort Knochenmark.
- **Kurze Knochen** sind meist würfel- oder quaderförmig, z. B. die Handwurzelknochen. Ihre Außenschicht ist dünner als bei den Röhrenknochen und geht ohne scharfe Grenze in die spongiöse (schwammartige) Innenschicht über.
- Flache, kompakte Knochen bezeichnet man als **platte Knochen.** Zwischen zwei festen Außenschichten befindet sich wiederum eine schmale, spongiöse Innenschicht. Neben den Knochen des Hirnschädels gehören noch das **Sternum** (Brustbein), die **Costae** (Rippen), die **Scapulae** (Schulterblätter) und die **Ossa ilii** (Darmbeinschaufeln) zu den flachen Knochen.
- **Sesambeine** sind kleine, in Muskelsehnen eingebettete Knochen. Sie bilden sich bevorzugt dort, wo die Sehnen besonderen Belastungen ausgesetzt sind, z. B. im Handgelenk. Die Anzahl der Sesambeine eines Menschen kann variieren. Ein Paar – das größte – ist jedoch immer vorhanden: die **Patellae** (Kniescheiben).
- Neben diesen Knochenformen gibt es noch die **irregulären** (unregelmäßig geformte, in kein Schema passende) **Knochen,** zu denen die Wirbel und viele Knochen des Gesichtsschädels zählen.

Knochenanhaftung

Die Knochenanteile, an denen Sehnen und Bänder anhaften, müssen hohen mechanischen Belastungen standhalten. An solchen Knochenanhaftungsstellen bildet der Knochen speziell ausgeformte **Oberflächenstrukturen,** z. B.:

- **Crista** (Knochenleiste), z. B. die **Crista iliaca** des Hüftknochens (➤ Abb. 14.1)
- **Kondylus** bzw. **Epikondylus** (Knochenvorsprung), z. B. am Oberarmknochen (➤ Abb. 13.4)
- Tuberositas (Aufrauung) zum Ansatz von Bändern oder Sehnen, z. B. die **Tuberositas tibiae** (➤ Abb. 14.49)
- **Spina** (schmaler spitzer Ausläufer), z. B. die Dornfortsätze der Wirbelkörper (➤ Abb. 12.28).

Spezielle Ausformungen

Viele Knochen haben spezielle **Ausformungen** für den Durchtritt von Leitungsbahnen:

- Ein **Foramen** ist eine Öffnung, durch welche Blutgefäße, Nerven und Bänder oder andere Strukturen, wie z. B. das Rückenmark durch das große Hinterhauptsloch, hindurchziehen können (➤ Abb. 12.44).
- Andere Knochen besitzen eine **Fossa** oder **Incisura** (Einsenkung), in der Muskeln oder andere Strukturen versenkt verlaufen.
- Durch einen längeren **Meatus** (Gang) im Inneren eines Knochens verläuft z. B. die Ohrtrompete (➤ Abb. 10.29).

Pneumatisierte Hohlräume

Um Gewicht zu reduzieren, enthalten einige Schädelknochen mit Luft gefüllte und mit Schleimhaut ausgekleidete Hohlräume, z. B. die Nasennebenhöhlen (➤ Abb. 12.46).

Aufbau eines Knochens

Diaphyse, Epiphyse, Metaphyse, Apophyse, Periost und Endost

Der erwachsene Röhrenknochen besitzt eine charakteristische äußere Struktur (➤ Abb. 4.47):

- Der Schaftanteil wird **Diaphyse** genannt.
- Die beiden Enden heißen **Epiphyse.** Die beiden Epiphysen sind von einer dünnen Schicht aus hyalinem Knorpel bedeckt. Dieses Knorpelgewebe setzt die Reibung herab, wenn der Knochen mit einem anderen Knochen ein Gelenk bildet.
- Der Abschnitt zwischen Epi- und Diaphyse wird als **Metaphyse** bezeichnet.
- Bei der Ossifikation im Wachstumsalter treten auch noch Nebenkerne auf, angedeutet als **Apophyse.** Sie entwickeln sich zu Knochenvorsprüngen, die meistens als Ansatz für Muskeln und Bänder dienen.
- Außerhalb der Gelenkflächen ist der Knochen von **Periost** (Knochenhaut) umgeben. Das Periost liegt dem Knochen als dicke, gelbliche Faserschicht fest an. Es setzt sich aus zwei Schichten zusammen, die jedoch nur in der Wachstumsphase zu unterscheiden sind: Die innere Schicht enthält die Nerven und die Gefäße, die das Knocheninnere mit Nährstoffen versorgen. Deswegen ist das Periost auch – im Gegensatz zum Knochen selbst – schmerzempfindlich. Die äußere Schicht besteht aus Kollagen und elastischen Fasern. Neben der Schutz-, Aufbau- und Ernährungsfunktion für den Knochen dient das Periost auch dem Ansatz von Sehnen und Bändern, mit denen es sich reißfest verbindet.
- In den Knocheninnenräumen gibt es eine, dem Periost ähnliche, innere Knochenhaut, das **Endost,** eine aus faserigem Bindegewebe und Retikulumzellen bestehende Auskleidung.

Kortikalis, Kompakta und Spongiosa

Bestünden unsere Knochen durch und durch aus dichtem Knochengewebe, so wäre unser Körper sehr viel schwerer. Tatsächlich ist aber bei den meisten größeren Knochen nur die **Kortikalis,** die Außenschicht, aus dichtem Knochengewebe aufgebaut. Ihre Dicke richtet sich nach den funktionellen Erfordernissen. Bei den Röhrenknochen ist die Kortikalis im Bereich der Diaphyse relativ breit und wird dort **Kompakta** genannt.

Der wesentlich größere Anteil im Inneren des Knochens besteht dagegen aus zarten Knochenbälkchen, der **Spongiosa.** Auch ihre Anordnung folgt funktionellen Anforderungen: Die auf die Knochenbälkchen einwirkenden Kräfte beeinflussen sie dahingehend, dass für jede Belastungsart genau die nötige Anzahl und Stärke an verstrebenden Bälkchen gebildet wird. Die Innenräume der Knochen tragen vergleichsweise wenig zu ihrer Biegesteifigkeit bei und sparen dadurch enorm Gewicht ein – durchschnittlich wiegt unser Skelett nur 7 kg! Zusätzlich wird Platz für einen lebenswichtigen Bestandteil gewonnen: das blutbildende Knochenmark, das die entstehenden Hohlräume zwischen den Knochenbälkchen, die **Knochenmarkhöhle,** ausfüllt (➤ Abb. 4.47).

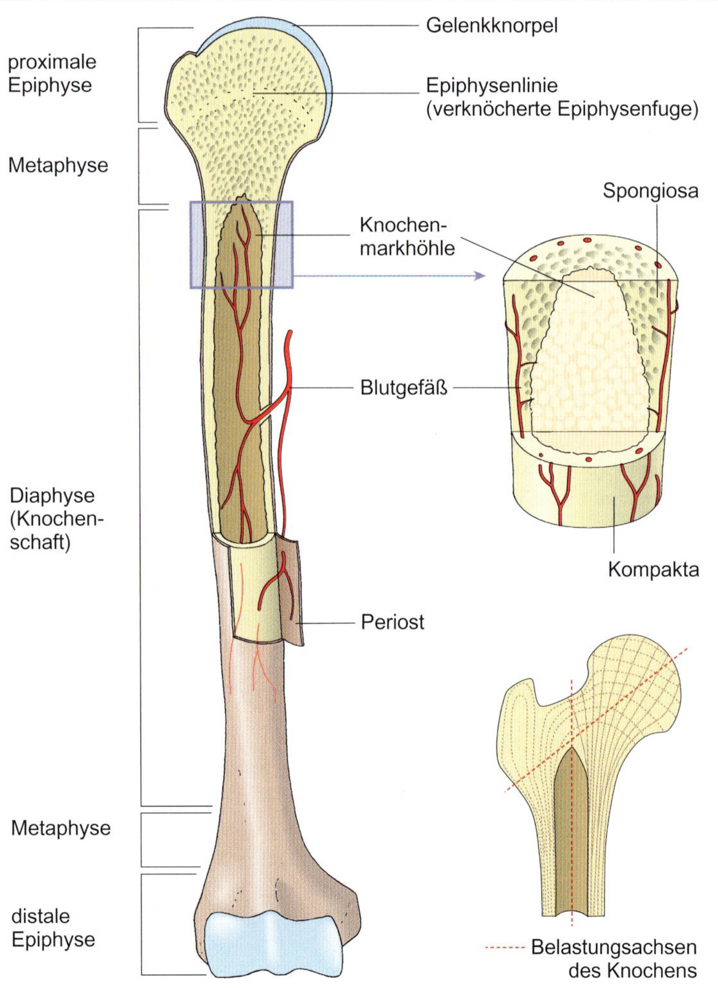

Abb. 4.47 Aufbau eines Röhrenknochens.
Links: Teilweise längs eröffnet.
Rechts oben: Vergrößerter Ausschnitt.
Rechts unten: Schnitt durch den Hüftkopf des Oberschenkelknochens. Die Knochenbälkchen sind in Richtung der Hauptbelastungsachsen angeordnet.

Knochenmarkhöhle

Rotes, blutbildendes **Knochenmark** enthält die Stammzellen zur Produktion der roten und weißen Blutkörperchen (➤ Kap. 6.1.3). Es findet sich beim Erwachsenen in den meisten Knochen, die kurz, flach oder unregelmäßig geformt sind, außerdem in den proximalen Epiphysen der Röhrenknochen von Oberarm und Oberschenkel. Die Markhöhlen der übrigen Knochen sind beim Erwachsenen mit gelbem, fetthaltigem Knochenmark, dem **Fettmark,** gefüllt.

Im Kindesalter enthält auch das Zwischenstück der großen Röhrenknochen – also die Diaphyse – rotes Mark, das jedoch nach und nach in Fettmark umgewandelt wird und dann kein Blut mehr bildet.

Bei Krankheiten, die z. B. mit einer erhöhten Blutzellbildung einhergehen, kann sich Fettmark wieder in Blutzellen produzierendes rotes Knochenmark zurückverwandeln.

Ernährung des Knochens

Im Gegensatz zum Knorpel gehört der Knochen zu den gut durchbluteten Geweben. Der Knochen wird auf zwei Wegen mit Blut und damit mit Nährstoffen versorgt: Einerseits treten über das **Periost** größere Blutgefäße an den Knochen heran. Aus dem Periost sprossen anschließend winzige Blutgefäße in den Knochen ein und versorgen ihn von außen. Andererseits durchdringen größere Arterien die Kortikalis, ziehen zum Markraum und verzweigen sich dort zu einem Gefäßnetz, das den Knochen von innen versorgt. Im Inneren der Kompakta verlaufen die kleinen Gefäße in den bereits erwähnten **Havers-Kanälen.** Die Querverbindungen zwischen diesen in Längsrichtung verlaufenden Kanälchen heißen **Volkmann-Kanäle** (➤ Abb. 4.46). Sie verbinden auch die beiden Versorgungssysteme untereinander.

KLINIK

Osteomyelitis (Knochenmarkentzündung)

Bakterien können über das Blut (z. B. bei einer Infektion) oder von außen (z. B. bei einem Unfall) ins Innere des Knochens gelangen und eine **Osteomyelitis** hervorrufen. Sie ist eine seltene, schwer zu behandelnde Erkrankung – insbesondere dann, wenn sie auf benachbarte Gelenke übergreift. Ist die Epiphysenfuge eines Kno-

chens betroffen, so sind Spätschäden wie Längendifferenzen im weiteren Wachstum häufig die Folge.
Die oft monatelange Therapie besteht v. a. in Bettruhe und Antibiotikagabe. Um abgestorbene Knochenteile zu entfernen, ist häufig eine Operation notwendig. Anschließend wird die Knochenhöhle mit einer Saug-Spül-drainage gespült (➤ Abb. 4.48) oder es werden antibiotikahaltige Ketten oder Schwämme in die Knochenhöhle platziert.

Bildung von Knochengewebe

Knochenbildende Zellen

Die Bildung von Knochengewebe beginnt mit der Teilung von **Proosteoblasten,** die sich zu **Osteoblasten** umwandeln. Die Osteoblasten scheiden die **Knochenmatrix,** also die mineralreiche und kollagenfaserhaltige Knochengrundsubstanz, ab. Gegenspieler der Osteoblasten bzw. Osteozyten sind die **Osteoklasten.** Dieser Zelltyp ist in der Lage, Knochen wieder aufzulösen, was in Umbauphasen des Skeletts, wie z. B. in Wachstumsphasen, aber auch in der Heilungsphase nach Knochenbrüchen, notwendig ist.

Osteoblasten können die Knochenmatrix nicht direkt bilden. Sie sondern zunächst v. a. Kalziumphosphate und Kalziumkarbonate in den interstitiellen Raum ab. Da diese Salze schlecht löslich sind, kristallisieren sie entlang der Kollagenfasern der zukünftigen Matrix aus und „mauern" so die Osteoblasten ein. Von der Umgebung nun weitgehend abgeschnitten, verlieren die Osteoblasten ihre Fähigkeit zur Zellteilung und werden von da an **Osteozyten** genannt. Schließlich verhärtet sich das Gewebe und bildet die bekannte, extrem belastbare Knochenstruktur. Die Ernährung der Osteozyten erfolgt über die Canaliculi, ein Netzwerk kleiner Kanäle, das mit den vielen kleinen Kapillaren des Knochens in Verbindung steht.

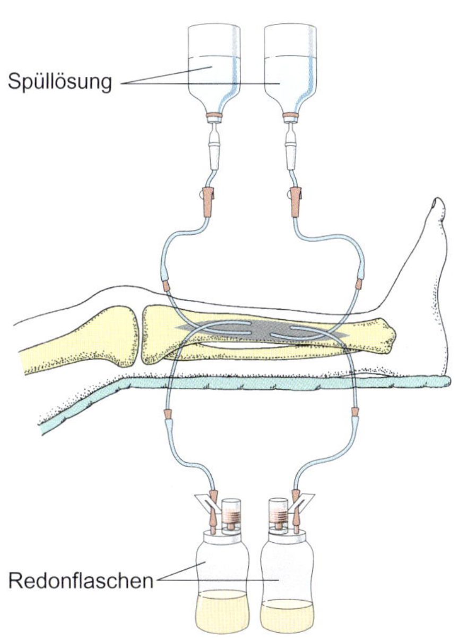

Abb. 4.48 Saug-Spüldrainage, wie sie bei der Osteomyelitis angewendet wird.

Der Prozess der Verknöcherung dauert je nach Knochen mehrere Monate bis viele Jahre. Aus diesem Grund besitzen Neugeborene und auch noch Kleinkinder ein weicheres, biegsameres Skelett als Erwachsene. Dies ist für die Kinder aber kein Nachteil, weil ihr Körpergewicht noch wesentlich geringer ist, die Trägerfunktion des Skeletts also noch nicht in vollem Umfang beansprucht wird.

Gleichgewicht zwischen Osteoblasten, Osteoklasten und Osteozyten

Auch nach Abschluss der Wachstumsphase erfolgt weiterhin eine Neubildung von Knochengewebe durch Osteoblasten und die Auflösung von Knochenstrukturen durch Osteoklasten. Die Osteozyten lösen gemeinsam mit den Osteoklasten Knochenkalk auf. Osteozyten enthalten Aktin und sind so zur Kontraktion fähig, was sie möglicherweise zu pulsierenden Bewegungen für den Transport von Gewebsflüssigkeiten befähigt. Es besteht also ein **dynamisches Gleichgewicht** zwischen auf- und abbauenden Zellen, bei dem ständig Knochenminerale in die Blutbahn abgegeben und von dort wieder aufgenommen werden.

Durch diese Dynamik ist der Knochen in der Lage, sich z. B. durch Neubildung von Knochenbälkchen veränderten Anforderungen anzupassen oder während einer Schwangerschaft über hormonelle Regelkreise Knochenminerale zur Verfügung zu stellen. Die Aktivierung der Osteoklasten über Hormone erfolgt als Reaktion auf ein Absinken des Kalziumblutspiegels und wirkt sich systemisch auf alle Knochen des Körpers aus.

Die äußeren Knochenschichten bestehen nicht aus Reihen von kompakten Knochenplatten (Generallamellen), sondern werden, wie zuvor erwähnt, zu zahlreichen kleinen Zylindern, den Osteonen oder Havers-Systemen, strukturiert. Diese Osteone entstehen während der lebenslänglichen Umbauprozesse durch sekundäre Knochenbildung. Das ganze Leben über befinden sich die Knochen in einem ständigen Umformungsprozess, der immer nach dem gleichen Muster abläuft: Osteoklasten „graben" kleine Kanäle an Stellen, an denen der Knochen verstärkt werden soll. Dies geschieht hauptsächlich in Längsrichtung des Knochens. An den Wänden dieser Kanäle legen sich dann Osteoblasten an, die über einwachsende Blutgefäße ernährt werden.

Die Kollagenfasern der Osteone liegen abwechselnd links- oder rechtsherum spiralig gedreht in den aufeinanderfolgenden Lamellen. Die Kollagenfasern bieten auf diese Weise Widerstand gegen Drehbewegungen in beide Richtungen. Bei Beugebelastungen werden die Kollagenfasern an der verlängerten Seite gespannt, während an der komprimierten Seite anorganische Materialien den Druck abfangen. So kann der Knochen wechselnde Belastungen durch **lokale Knochenbildung** anpassen. Hierbei wirken belastungsbedingte elektrische Potenziale als lokale Stimuli für die Knochenbildung. Wird ein Knochen gebogen, so entsteht an der gedehnten Seite ein negativer und an der gestauchten Seite ein positiver Ladungsüberschuss. Die an die mechanische Verformung gekoppelte Potenzialänderung wird **piezoelektrischer Effekt** genannt. Da negative Ladungen einen stimulierenden Einfluss auf die Knochenbildung haben, wird dieser Effekt u. a. durch das Anlegen von elektrischen Feldern bei schwer heilenden Frakturen therapeutisch genutzt.

Zwei Arten der Knochenentwicklung

Der Vorgang der Knochenbildung heißt **Ossifikation** oder Verknöcherung. Da sich der Prozess der embryonalen Ossifikation bei der Heilung von Knochenbrüchen in wesentlichen Abschnitten wiederholt, lohnt es sich, die embryonale bzw. kindliche Knochenbildung genauer zu betrachten.

In einem ersten, noch frühen Entwicklungsabschnitt, in dem aber schon Muskeln, Blutgefäße und Nerven ausgebildet sind, befinden sich an den Stellen der zukünftigen Knochen zusammenhängende Stränge aus **embryonalem Bindegewebe.** Von diesem Stadium aus gibt es zwei Möglichkeiten der Knochenbildung: direkte Verknöcherung und Verknöcherung über knorpelige Zwischenstufen.

Direkte Verknöcherung

Die **desmale Ossifikation** (direkte Verknöcherung) betrifft die Knochen des Schädeldaches, die Mehrzahl der Gesichtsknochen und das Schlüsselbein. Dabei häufen sich die Osteoblasten im embryonalen Bindegewebe an und beginnen, die Knochenmatrix zu bilden, also Kollagenfasern und Kalziumsalze abzuscheiden. Die Matrix verkalkt vor und teilweise nach der Geburt in Form der schon erwähnten **Trabekel** (Knochenbälkchen). Verschiedene Knochenbälkchen verschmelzen nun netzartig miteinander und bilden die typische Struktur der Geflechtknochen, die auch **Deckknochen** oder **Bindegewebsknochen** genannt werden.

KLINIK

Osteoporose

Beim gesunden, aktiven Menschen halten sich die Umbauvorgänge im Knochen die Waage. Dieses Gleichgewicht ist aber leicht störbar. Körperliches Training intensiviert die Beanspruchung, woraufhin das Knochenbälkchennetz im Knochen verstärkt wird. Der umgekehrte Vorgang tritt bei Ruhigstellung ein, beispielsweise im Gipsverband oder bei Bettruhe. Schon nach wenigen Wochen fehlender Belastung überwiegen die Abbauvorgänge, der Knochen verliert Kalzium und Phosphate und die Knochenbälkchen werden filigran. Dieser Prozess heißt Osteoporose, seine Folge ist eine erhöhte Brüchigkeit der Knochen.
Ein anderer Vorgang liegt der **Altersosteoporose** zugrunde: Der Gehalt an Knochenlamellen in neu gebildeten Osteonen nimmt mit zunehmendem Alter des Menschen stetig ab. Die Zentralkanäle werden größer und die Knochen zunehmend poröser. Gesunde alte Menschen haben ein schwächeres Skelett als Jugendliche. Durch regelmäßiges Bewegen und leichte Sportformen kann der Knochenverlust zwar verlangsamt, jedoch nicht zum Stillstand gebracht werden.

Verknöcherung über knorpelige Zwischenstufen

Die meisten Knochen des Körpers werden nicht auf direktem Weg gebildet. Stattdessen entstehen zunächst Stäbe aus glasigem **hyalinem Knorpel** aus den embryonalen Bindegewebssträngen (➤ Kap. 4.5.5). Der Knorpel wird dann in einem zweiten Entwicklungsabschnitt Stück für Stück durch Knochengewebe ersetzt. Dieser Vorgang heißt **chondrale Ossifikation** (➤ Abb. 4.49). Bei dieser Ossifikation der knorpeligen Zwischenstufe gibt es eine im Knorpelinneren ablaufende Verknöcherung, die enchondrale Ossifikation, und eine von der Knorpelhaut, dem Perichondrium, ausgehende äußere Verknöcherung, die perichondrale Ossifikation. Beide laufen parallel zueinander ab.

- Bei der **perichondralen Ossifikation** bildet sich zuerst an der Innenhaut des Perichondriums (Knorpelhaut) eine Hülle aus Osteoblasten, die eine dünne, strohhalmartige Knochenmanschette erzeugen. Das Perichondrium wird dadurch zum Periost. Die Knorpelzellen können sich durch die Bildung der Knochenmanschette allmählich nicht mehr durch Diffusion ernähren. Die Chondrozyten hypertrophieren und verschwinden langsam, die Matrix fängt an zu verkalken und es bilden sich Knochenlakunen.
- Bei der **enchondralen Ossifikation** entsteht – nach dem Eintritt von Blutgefäßen, der Bildung von Osteoblasten und der Chondroklastenaktivität – im Inneren des Knorpelstabes ein **primärer Knochenkern.** Dieser wird durch die schichtweise Auflösung von Knorpel und die Anlagerung von Knochengewebe langsam größer. Im Zentrum größerer Knochen fangen Osteoklasten schon bald an, Knochen wieder abzubauen. Es entstehen wieder neue Hohlräume, in denen die Knochensubstanz nur in Form von lockeren Bälkchen erhalten bleibt. Die aus dem Knocheninneren herauswachsenden primären und sekundären Knochenkerne verschmelzen später mit der perichondralen Knochenmanschette. Nahe der Oberfläche bildet sich durch weiteren Umbau die sehr dichte **Kortikalis.**

Der Knochenauf- und -abbau geht vom Zentrum aus, und die Entwicklung der Knochenhülle, die in der Mitte beginnt, setzt sich in Richtung der beiden Epiphysen fort. In einer späteren Phase dringen Blutgefäße auch in die **Epiphysen** (Knorpelenden) ein und ermöglichen die Entstehung von **sekundären Knochenkernen,** die vor und nach der Geburt die Räume der beiden Epiphysen knöchern ausfüllen.

Epiphysenfugen

Wenn sich während der Kindheit die beiden sekundären Knochenkerne ausgebildet haben, ist das Knorpelgewebe des Epiphysenraumes mit jeweils zwei Ausnahmen vollständig durch Knochen ersetzt: Auf der Gelenkfläche der Epiphyse verbleibt der hyaline Knorpel als hoch belastbarer **Gelenkknorpel,** und in Richtung Diaphyse bleibt die knorpelige Wachstums- oder **Epiphysenfuge** bestehen. Von dieser Fuge geht das weitere Längenwachstum des Röhrenknochens aus. Wenn dieser Bereich am Ende der Pubertät verknöchert ist, ist das Skelettwachstum abgeschlossen.

KLINIK

Epiphysenfugenschädigung

Nur durch die Epiphysenfuge hat der Knochen die Möglichkeit, bis zum Erwachsenenalter weiterzuwachsen. Wird die Epiphysenfuge z. B. bei einem komplizierten Beinbruch zerstört, so ist der Knochen am Weiterwachsen gehindert, und es kann eine deutlich sichtbare Beinlängendifferenz entstehen.

Apophysenfugen

Apophysen sind Knochenkerne des kindlichen Skeletts, die sich meist im Ansatzbereich von Sehnen, Bändern oder Gelenkkapseln befinden. Die Knochenkerne der Apophysen sind während des Wachstums durch eine Wachstumszone, die **Apophysenfuge** oder **Apophysenplatte,** mit dem übrigen Skelett verbunden. Die Verknöcherung dieser Wachstumszonen läuft in der Pubertät nach einem bestimmtem Schema ab, aufgrund dessen man die sog. „Skelettreife" und damit das biologische Alter des Skeletts bestimmen kann.

Hormone, Knochenwachstum und Mineralhaushalt

Die Wachstumsgeschwindigkeit des Knochens wird vor allem durch das Wachstumshormon **Somatotropin** und das Schilddrüsenhormon **Thyroxin** bestimmt (➤ Kap. 8.4).

Längenwachstum

Solange ausreichend Wachstumshormon ausgeschüttet wird, also bis zum Ende der Pubertät, bilden sich auf der zur Epiphyse gerichteten Grenzfläche der Wachstumsfuge neue Knorpelzellen (➤ Abb. 4.50). Diese werden auf der zur Diaphyse gerichteten Grenzfläche durch Knochenzellen ersetzt. So bleibt die Dicke der Wachstumsfuge recht konstant, während der knöcherne Anteil auf der Diaphysenseite wächst. Zu Beginn der Pubertät kommt es dann durch das Zusammenwirken von Wachstumshormonen mit den Sexualhormonen **Östrogen** und **Testosteron** zum **pubertären Wachstumsschub.** Am Ende der Pubertät werden durch die Sexualhormone und das Absinken des Wachstumshormonspiegels die epiphysären Knorpelzellen zunehmend inaktiv. Schließlich hören sie auf, sich zu teilen, und auch die knorpelige Wachstumsfuge wird knöchern durchwirkt. Zurück bleibt die **Epiphysenlinie,** mit deren Erscheinen das Längenwachstum des entsprechenden Knochens unwiderruflich beendet ist.

Der ständige Auf- und Abbau von Knochengewebe muss auch nach dem Abschluss des Knochenwachstums fein reguliert werden, damit es nicht zu Funktionsstörungen kommt.

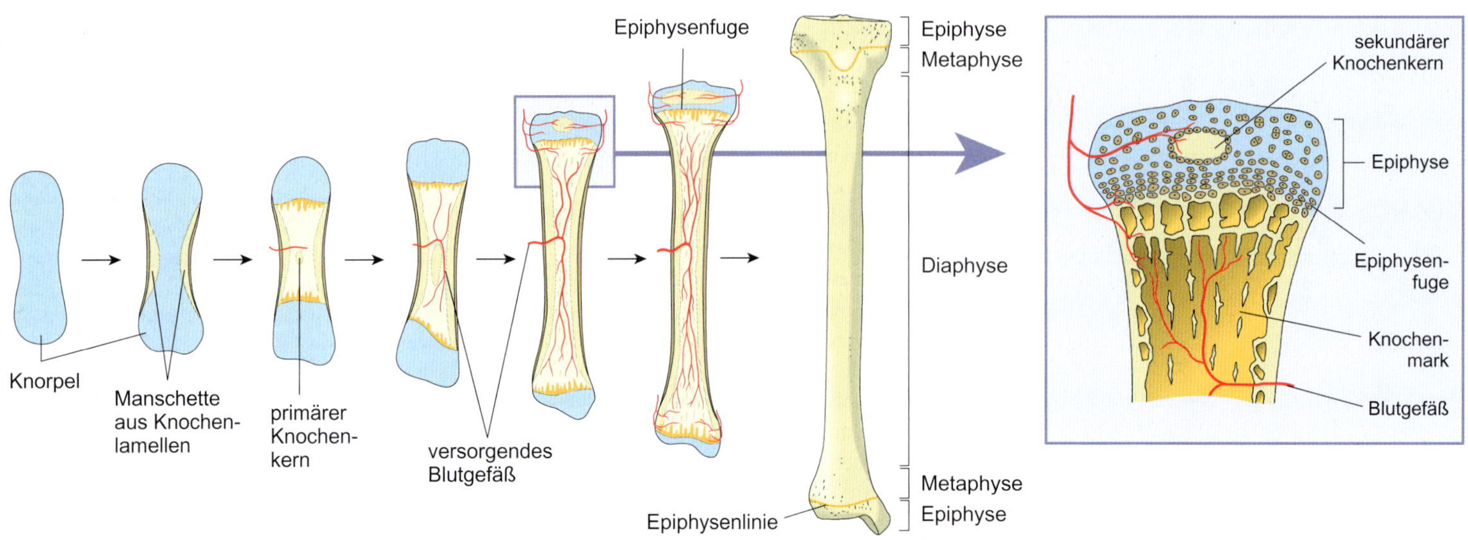

Abb. 4.49 Ablauf der chondralen Ossifikation.

KLINIK

Apophysitis

Die Apophysen spielen eine wichtige Rolle bei der Wachstumsstörung namens **„aseptische Osteochondrose"** (aseptische Knochennekrose oder Osteochondronekrose). Unter dieser Krankheitsgruppe von Durchblutungsstörungen unbekannter Ursache werden Knochennekrosen und Knorpel-Knochen-Nekrosen im Epiphysenbereich zusammengefasst, die im Wachstumsalter vorwiegend bei verstärktem Längenwachstum auftreten. Z.T. betrifft es hier die zusätzlichen Kerne der Epiphyse, und zwar insbesondere dort, wo kräftige Sehnen ansetzen.

Die Ursache der Krankheit ergibt sich aus dem Ungleichgewicht zwischen tatsächlicher Belastung und Belastbarkeit des Knorpelgewebes. Beispiele sind der Morbus Osgood-Schlatter, also eine **Apophysitis** der Ansatzstelle des M. quadriceps an der Tuberositas tibiae, oder die Apophysitis calcanei, eine Osteochondrose der Ansatzstelle der Achillessehne am Kalkaneus.

Appositionelles Knochenwachstum

Appositionelles Wachstum (lat.: appositio = Zusatz) meint das Breitenwachstum des Knochens. Es erfolgt durch das **Periost,** das Osteoblasten enthält, die an der Außenseite des Knochens dünne Knochenschichten bilden. Dieser Vorgang ähnelt der perichondralen Ossifikation von Knorpelgewebe. Damit der Knochen nicht immer dicker wird und der breitere Epiphysenteil proportional richtig in der Länge mitwächst, wird gleichzeitig durch Osteoklasten Knochen abgebaut. Am **Endosteum,** der inneren Knochenhaut, wird z.B. Knochenmaterial entfernt.

Für ein gesundes Knochengewebe sind, zusätzlich zu den in den folgenden Abschnitten besprochenen Hormonen, folgende Substanzen verantwortlich:

- **Kalzium** und **Phosphate** sind Stoffe, die der Knochenmatrix ihre Festigkeit verleihen. Sie müssen in der Nahrung ständig in ausreichendem Maße enthalten sein, um ungünstigen Folgen, z.B. der Osteoporose, bei Kalziummangel vorzubeugen. Insbesondere Milch und Milchprodukte enthalten reichlich Kalzium. Vor allem in der Schwangerschaft, Stillperiode und im Alter sollte auf eine ausreichende Zufuhr von Kalzium geachtet werden. Phosphatmangel spielt, außer bei Alkoholikern, praktisch keine Rolle (➤ Kap. 20.7.3).
- **Vitamin-D-Hormon** (kurz: Vitamin D) entsteht unter UV-Bestrahlung in der Haut (➤ Abb. 8.14). Unser Körper braucht es u.a. für die Resorption von Kalzium aus dem Verdauungstrakt. Vitamin-D-Mangel kann beim Kind zu dem schweren Krankheitsbild Rachitis (➤ Kap. 8.5) führen.
- Unter Mitwirkung von Vitamin D übernehmen die Hormone **Parathormon** und **Kalzitonin** die Regulation des Kalziumhaushaltes innerhalb des inneren Milieus. Sie haben damit einen starken Einfluss auf die Qualität hinsichtlich der Knochenfestigkeit. Parathormon aktiviert in den Nieren die Resorption von Kalzium, um einem Kalziumverlust vorzubeugen, und stimuliert die Knochenzellen bei einem zu geringen Kalziumblutspiegel zur Freisetzung von Kalzium aus dem Knochengewebe. Kalzitonin ist der Gegenspieler des Parathormons und hat eine genau entgegengesetzte Funktion.
- Auch die Sexualhormone **Östrogen** und **Testosteron** unterstützen beim Erwachsenen den Knochenerhalt.
- Schließlich sind auch die **Vitamin A, B_{12}** und **C** (➤ Kap. 19.6) für die Regulation der Osteoblasten- und Osteoklastentätigkeit und die Aufrechterhaltung der Knochenmatrix von Bedeutung.

Fällt eines dieser Hormone aus oder wird es z.B. durch einem Tumor im Übermaß produziert, so kommt es fast immer zu Störungen des Knochenstoffwechsels. Folge dieser Störungen können z.B. **pathologische Frakturen,** also Knochenbrüche ohne entsprechende äußere Gewalteinwirkung, sein.

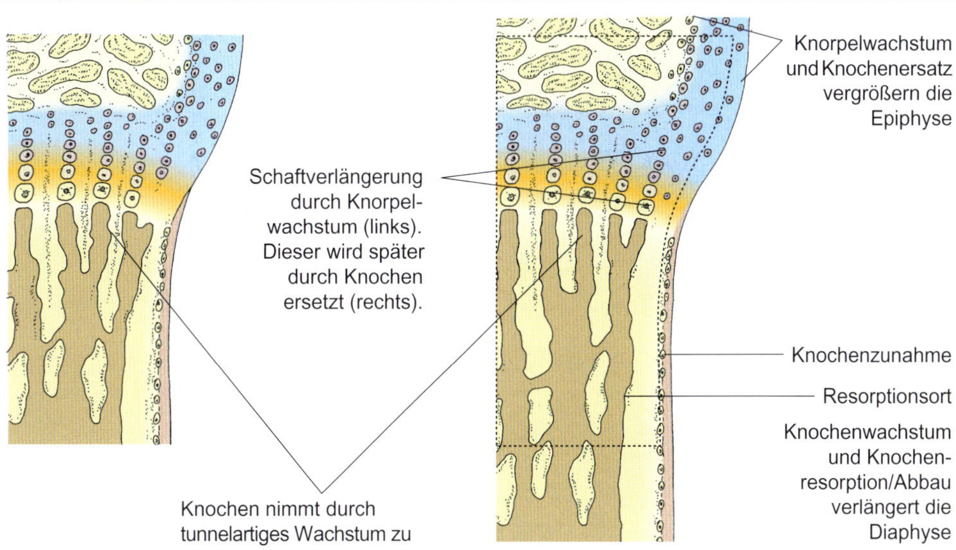

Abb. 4.50 Epiphysenfuge und appositionelles Wachstum.

KLINIK

Rachitis und Osteomalazie

Vitamin-D-Mangel (➤ Kap. 8.5) führt zur Entkalkung der Knochen. Tragende Knochen wie die Beinknochen verlieren dadurch ihre Widerstandsfähigkeit gegenüber den Drücken durch die Schwerkraft und durch das Körpergewicht. Es können ausgeprägte Fehlbildungen entstehen wie z.B. die laterale Krümmung der Beine, die sog. O-Beine. Tritt diese Erkrankung beim Kind auf, wird sie **Rachitis** genannt, **Osteomalazie** heißt sie beim Erwachsenen.

Frakturen

Verschiedene Frakturformen ➤ Kap. 11.3.6 und ➤ Abb. 11.53

DEFINITION

Fraktur

Ein Knochenbruch (lat.: frangere = zerbrechen) ist eine Kontinuitätsunterbrechnung eines Knochens unter Bildung von mindestens zwei Fragmenten (Bruchstücken), die durch einen Bruchspalt voneinander getrennt sind.

Um eine **Fraktur** richtig zu behandeln, müssen folgende Fragen geklärt werden:

- Ist der Bruch komplett oder unvollständig? Im letzteren Fall ist der Knochen nur angebrochen.
- Ist die Fraktur offen, besteht also gleichzeitig eine Hautverletzung durch ein Frakturende, oder liegt ein Bruch bei unverletzter Haut vor (geschlossene Fraktur)?
- Ist die Fraktur traumatisch oder pathologisch bedingt? Im ersten Fall sind starke äußere Kräfte wie z.B. Fehlbelastungen beim Sport, eine Schlägerei oder ein Autounfall die Ursache, im letzteren ein durch Knochentumor, Osteoporose, Osteomyelitis oder eine hormonelle Störung brüchig gewordener Knochen. Pathologische Frakturen sind also die Folge von zuvor bestehenden Erkrankungen, die mit Substanzdefekten des Knochens einhergehen.

Prinzipien der Frakturbehandlung

Je nach Lokalisation, Schwere und Art wird eine Fraktur entweder konservativ oder operativ behandelt. Die **konservative Behandlung** erfolgt in der Regel durch Eingipsen oder Anlegen eines Kunststoffverbandes. Bei **operativen Therapien** werden unter sterilen OP-Bedingungen und unter Offenlegen des Frakturareals die Knochenfragmente mit Hilfe von Schrauben, Metallplatten, Nägeln oder Drähten zusammengefügt **(Osteosynthese).**

Wie die Erstbehandlung, so hängt auch die anschließende Nachbehandlung von vielen Faktoren ab: Knochenbrüche von Kindern heilen z.B. doppelt so schnell wie die von älteren Menschen. Frakturen der unteren Extremitäten benötigen gegenüber Frakturen der oberen Extremität im Durchschnitt doppelt so lange Festigungszeiten, bis die normale Belastbarkeit wieder erreicht ist.

Primäre und sekundäre Frakturheilung
Bei der Heilung von Frakturen wiederholt sich größtenteils der Prozess der embryonalen Ossifikation. Ziel der meist 6-wöchigen bis 6-monatigen Nachbehandlung ist es, dass der Knochen über den Frakturspalt hinweg wieder stabil durchbaut wird, d.h. neue Knochenbälkchen bildet, die den Frakturspalt überbrücken und auffüllen – falls zwischen den Bruchstücken eine Lücke klafft (➤ Abb. 4.51).

Werden die Knochenbruchstücke durch Osteosynthese unter Druck genau passend aufeinander gepresst, so erfolgt der Durchbau direkt **(primäre Frakturheilung).** Diese schnellste Form der Frakturheilung funktioniert jedoch nur, wenn die Fraktur absolut ruhig gestellt und gut durchblutet ist. Hierbei unterscheidet man die **Kontaktheilung,** bei der kein Frakturspalt vorhanden ist, von der **Spaltheilung,** bei der der Frakturspalt unter 0,5 mm groß ist. Bei größeren Frakturspalten findet eine sekundäre Frakturheilung mit Kallusbildung statt.

Oft jedoch sind diese Voraussetzungen nicht erfüllt. Dann entsteht zunächst über Entzündungsprozesse ein knorpelartiger Reizkallus, der die Bruchstelle nach und nach verlötet und sich sekundär über viele Monate wie bei der chondralen Ossifikation in Knochen umwandelt (sekundäre Frakturheilung).

Drei Phasen der sekundären Frakturheilung
Der Verlauf der **sekundären Frakturheilung** wird in drei Phasen eingeteilt, die z.T. parallel ablaufen können:

- Entzündungsphase
- Regenerationsphase
- Remodellierungsphase.

Die **Entzündungsphase** beginnt mit der traumatischen Einwirkung auf den Knochen und dessen Fraktur und dauert ca. drei Tage an. Die Fraktur ruft eine starke Blutung aus den Mark- und Periostgefäßen hervor. Es entsteht ein Hämatom an der Bruchstelle mit der Ausbildung einer Entzündungsreaktion. Die Sauerstoffversorgung stagniert, Osteozyten sterben ab und der Knochen wird an der Frakturstelle nekrotisch. Aus dem umgebendem Gewebe werden dann chemotaktisch, also durch chemische Reize, Makrophagen herangelockt, welche die Gewebereste und abgestorbene Zellen vernichten. Diese Phase ist vergleichbar mit der Entzündungsphase von Weichteilen.

Die Dauer der **Regenerationsphase** ist mit einigen Wochen bis Monaten sehr unterschiedlich und hängt von vielen Faktoren ab, z.B. dem Ausmaß der Fraktur, der Art der beteiligten Knochen, der Blutversorgung der kallusbildenden Gewebe oder dem Ernährungszustand des Patienten. Beispielsweise kann eine unkomplizierte Fraktur bei einem ansonsten gesunden Jugendlichen nach etwa sechs Wochen wieder belastet werden.

Die ersten Regenerationsvorgänge können schon einen Tag nach der Fraktur einsetzen. Bedingung dafür ist, dass sich die im Periost befindlichen Zellen, die sog. **Osteoprogenitorzellen,** signifikant stärker teilen. Diese Zellen ziehen danach zur Frakturfläche hin. Kapillaren aus dem Periost und Knochenmark beginnen zu proliferieren und in das Hämatom einzudringen. Danach vermehren sich die Kapillaren, Fibroblasten, Chondroblasten und Osteoblasten. Etwa vier Tage nach der Fraktur entstehen kleine Inseln aus Chondro- und Osteoblasten. Etwa zum Ende der ersten Woche bildet sich um die Frakturstelle ein Kallus aus Matrix, kollagenen Fasern, Blutgefäßen und ersten Knochenzellen. Die Aktivität der bindegewebsbildenden Zellen (Fibroblasten) erreicht ihr Maximum und nimmt danach langsam wieder ab. Etwa in der ersten oder zweiten Woche beginnt die **Mineralisation,** die ersten Knochenbälkchen werden dann auf dem Röntgenbild sichtbar. In den gut durchbluteten Anteilen beginnt bereits die Knochenneubildung, während in den schlecht durchbluteten Arealen zunächst Knorpel entsteht. Wenn Markgefäße beschädigt sind, bildet sich kein Kallus an der Innenseite, die Kapillaren müssen erst einwachsen. Es findet dann eine langsamere Regeneration mit vermehrter periostaler Kallusbildung statt.

Ist die Fraktur instabil, werden z.B. dauernd Gefäße verletzt, wodurch sich ein knorpeliger Kallus bildet. Außerdem besteht die Gefahr einer Pseudarthrosenbildung.

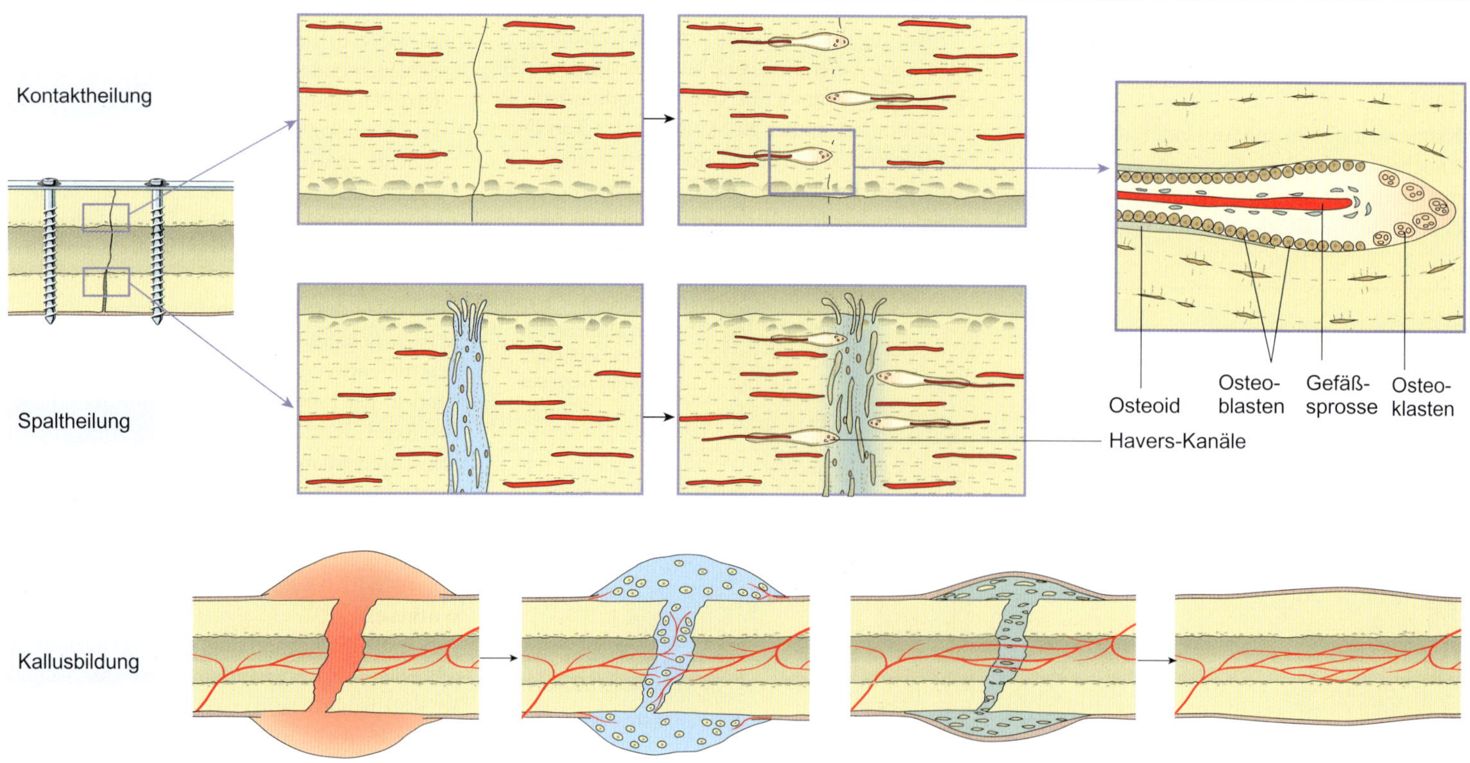

Abb. 4.51 Formen der Frakturheilung.
Oben: Kontaktheilung.
Mitte: Spaltheilung bei einem Frakturspalt kleiner als 0,5 mm.
Unten: Sekundäre Frakturheilung durch Bildung von Kallus.

Die **Remodellierungsphase** kann mehrere Monate bis drei Jahre andauern. Sie ist dadurch gekennzeichnet, dass im spongiösen Kallus durch Osteoklasten und Osteoblasten neue Osteonen abgelagert werden. Die dicke Kallusschicht wird langsam wieder abgebaut und die alte Form wiederhergestellt, was für benachbarte Strukturen wie Nerven und Muskeln bedeutsam ist.

PT-PRAXIS

Wichtige Aufgaben der Physiotherapie bei der Frakturbehandlung

Bei der Frakturbehandlung im Krankenhaus fällt auch der Physiotherapie eine wichtige Rolle zu. Unabhängig davon, ob ein Gipsverband angelegt oder die Fraktur operativ durch Osteosynthese versorgt wurde, muss die **Ruhigstellung** des betroffenen Körperteils zur Erhaltung der anatomisch korrekten Stellung der Bruchenden beobachtet und gewährleistet werden. Gleichzeitig ist es sehr wichtig, dass der übrige Bewegungsapparat des Patienten durch gezielte Physiotherapie beweglich bleibt und nicht einsteift. **Bewegung** regt den Kreislauf an und verschafft dem Patienten auch das Gefühl, nicht ganz „gefesselt" zu sein. Sind Wunden vorhanden, z. B. durch eine Operation nach offener Fraktur, so müssen diese sorgfältig und steril gepflegt werden, da sie eine potenzielle Eintrittspforte für Krankheitserreger sind.
Besonderes Augenmerk sollte auf Beschwerden des Patienten wie neu auftretende Schmerzen unter einem Gipsverband gerichtet werden – oft sind sie Warnhinweise auf einen zu eng sitzenden Gipsverband, eine gefährliche **posttraumatische Osteomyelitis** oder sonstige **Wundheilungsstörungen.** Die Durchblutung (zu ermitteln über Hauttemperatur, Hautfarbe, Pulse) und das Empfindungsvermögen distal einer Fraktur sind regelmäßig zu überprüfen, um eventuelle Folgeschäden der Fraktur zu erkennen.

4.5.7 Bindegewebe der Haut

Die **Haut** (Cutis) enthält eine tiefe bindegewebige Lederhautschicht (Korium, ➤ Abb. 10.1). Unter der Haut liegt die **Unterhaut** (Subkutis oder Hypodermis, ➤ Abb. 10.2), eine Schicht aus lockerem Bindegewebe, welche viel Fettgewebe enthält (➤ Kap. 4.5.2). Zwischen diesen beiden Schichten gibt es keine scharfe Begrenzung und die Verschieblichkeit ist gering. Die größte Verschieblichkeit befindet sich zwischen Subkutis und der **Körperfaszie.** Die kollagenen Bindegewebsfasern haften in der Tiefe an dieser Körperfaszie, einer kräftigen Bindegewebshaut, die auch alle Organe umschließt. Die Subkutis dient einerseits als Verschiebeschicht zwischen dem Organ Haut und den darunter gelegenen Strukturen wie Knochenhaut oder Faszie, andererseits als Fettspeicher und Wärmeisolator. Außerdem liegen in der Subkutis Drüsen und Haarwurzeln sowie Nerven und Gefäße, die weiter zur Haut ziehen.

PT-PRAXIS

Die Bedeutung der Bindegewebszonen

Für die Physiotherapie ist die Subkutis von besonderer Bedeutung, da sie u. a. Aufschluss über den Zustand von weiter innen liegenden Strukturen gibt. Störungen der inneren Organe können sich an der Körperoberfläche dadurch bemerkbar machen, dass sie **projizierte Schmerzen** verursachen und dass sich im Bindegewebe der Haut Veränderungen vollziehen, die in den sog. **Bindegewebszonen** (➤ Abb. 4.52) sicht- und tastbar werden. Dabei spielen sich folgende Prozesse ab:

Schmerzprojektion an der Körperoberfläche
Die Schmerzreize aus den Organen (**Nozisensorik,** ➤ Kap. 9.20) schalten im Rückenmark in den gleichen Segmenten und auf gleichen Schaltneuronen wie sensible Nerven bestimmter Hautareale. Im Gehirn (ZNS = zentrales Nervensystem) werden normalerweise fast ausschließlich Hautreize, jedoch kaum Schmerzreize aus den inneren Organen registriert. Ankommende Reize aus den inneren Organen werden deshalb im ZNS fälschlich als Hautreize gedeutet, sodass projizierte Schmerzen entstehen, die auch als **Referred pain** bezeichnet werden. Die Hautareale, in denen diese projizierten Schmerzen auftreten, werden nach dem englischen Neurologen Henry Head als **Head-Zonen** bezeichnet (Aufbau der Nervenverbindung auf Rückenmarkniveau, ➤ Kap. 9.17.3).

Entstehen einer Bindegewebszone
Außer dieser „Schmerzverwechselung" im Hinterhorn des Rückenmarkes haben die Schmerzen auch Einfluss auf das Seiten- und Vorderhorn. Die Aktivierung des sympathischen Nervensystems veranlasst die Ausschüttung der Hormone Adrenalin und Noradrenalin, die kontrahierend auf die Muskeln der Hauthaare (M. erector pilii) und damit tonisierend wirken. Die Tonisierung des Seitenhorns verursacht auch andere **sympathische Veränderungen** (➤ Kap. 9.17.4) der verbundenen Hautsegmente, wodurch die Durchblutung verschlechtert wird und Schweißdrüsen aktiviert werden. Aufgrund der herabgesetzten Durchblutung der Hautkapillaren wird die Haut trophisch gestört. Zunächst bildet sich ein Ödem, dann wird die Haut atrophisch und damit dünner. Nach einer Weile enthält die Matrix weniger Flüssigkeit, wodurch die Haut eingezogen aussieht und nun als Bindegewebszone bezeichnet wird. Da sich kollagene Fibrillen und Proteoglykane einander annähern, wird die Haut auch weniger beweglich.

4.5.8 Binde- und Stützgewebe der peripheren Nerven

Alle Zellen des Nervengewebes lassen sich zwei unterschiedlichen Zelltypen zuordnen: Zum einen Zelltyp gehören die **Neurone** (Nervenzellen), zum anderen die **Gliazellen** (Stützzellen). Die Neurone sind zur Erregungsbildung und -leitung fähig. Da sie hochspezialisiert sind, haben sie andere, „primitivere" Fähigkeiten verloren. So können sie sich weder selbst stützen noch immunologisch schützen oder ausreichend ernähren. Diese Funktionen übernehmen die Gliazellen, welche die Neuronenverbände auch elektrisch voneinander isolieren. Außerdem bilden die Gliazellen zusammen mit den Blutgefäßwänden eine Trennschicht zwischen Gehirn und Blut, die sog. **Blut-Hirn-Schranke** (➤ Kap. 9.16.6).

Gliazellen des ZNS-Nervengewebes

Gliazellen sind nicht zur Erregungsbildung oder -leitung befähigt, sondern erfüllen Stütz- und Ernährungsaufgaben und immunologische Schutzfunktionen für die Neurone. Sie übertreffen Letztere zahlenmäßig um das 5–10-Fache und behalten teilweise auch die Fähigkeit zur Zellteilung bei, im Gegensatz zu den Nervenzellen. Man unterscheidet vier Arten von Gliazellen: Astrozyten, Oligodendrozyten, Mikrogliazellen, Ependymzellen.

- **Astrozyten** (griech.: astron = Stern) sind sternförmige Zellen mit zahlreichen Fortsätzen. Sie bilden im Gehirn und Rückenmark ein stützendes Netzwerk für die Nervenzellen. Nach einer Verletzung von Nervengewebe bilden Astrozyten einen narbigen Ersatz, die Glianarbe. Astrozyten stehen mit den Blutkapillaren des ZNS in enger Verbindung und beeinflussen den Übergang von Stoffen aus dem Blut zu den Nerven-

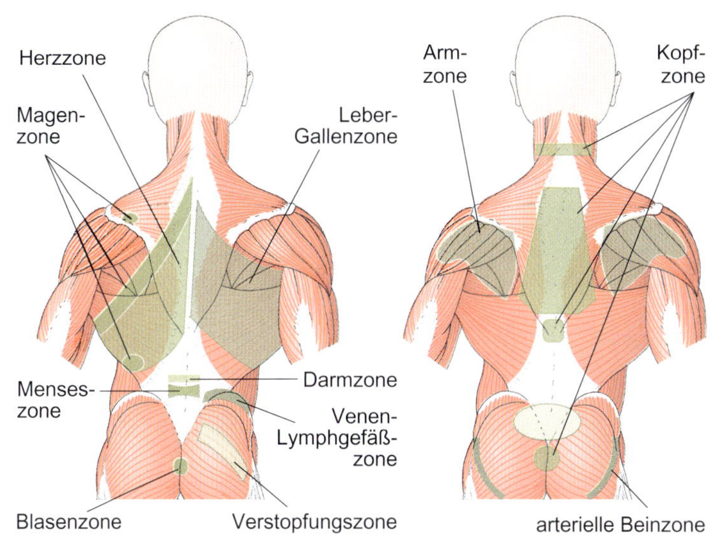

Abb. 4.52 Bindegewebszonen am Rücken.

zellen. Damit die empfindlichen Nervenzellen vor schädlichen Stoffen geschützt werden, lässt diese als **Blut-Hirn-Schranke** bezeichnete Barriere viele Substanzen wie Giftstoffe, Stoffwechselprodukte oder bestimmte Medikamente nicht passieren. Allerdings ist die Blut-Hirn-Schranke nur für hydrophile (wasserlösliche) Stoffe undurchlässig. Dagegen können Alkohol und Nikotin die Schranke passieren und ihre Wirkung am zentralen Nervensystem entfalten. Sie ist auch für lipophile (➤ Kap. 2.8.2 und ➤ Kap. 3.2.2), also fettlösliche Medikamente durchlässig, was z. B. für die Bekämpfung von Infektionen des Gehirns von Vorteil ist.

- **Oligodendrozyten** (griech.: oligo = wenig) bilden im ZNS die Markscheiden. Im peripheren Nervensystem entsprechen ihnen die Schwann-Zellen, die dort elektrisch isolieren. Astrozyten und Oligodendrozyten werden zusammen auch als **Makrogliazellen** bezeichnet.
- **Mikrogliazellen** (griech.: micro = klein) sind kleine, bewegliche Zellen. Sie wehren im ZNS Krankheitserreger durch Phagozytose ab und werden deshalb auch „Gehirn-Makrophagen" genannt.
- **Ependymzellen** (griech.: ependym = Oberkleid) kleiden in einer einlagigen Zellschicht die Hohlräume in Gehirn und Rückenmark aus.

Markscheiden

Bei den **peripheren Nerven** wird jedes Axon schlauchartig von speziellen Gliazellen, den Schwann-Zellen, umhüllt (➤ Abb. 4.53).

Axon und umgebende Schwann-Zelle bezeichnet man als **Nervenfaser.** Etwa bei einem Drittel aller Nervenfasern wickelt sich die Schwann-Zelle mehrfach um das Axon herum und bildet eine dickere Hülle aus einem Fett-Eiweiß-Gemisch, das **Myelin.** Diese schützende Myelinummantelung wird **Markscheide** oder **Myelinscheide** genannt. Im Querschnitt ähnelt eine solche Nervenfaser einem Draht, der von einer Isolierung umgeben ist. Die Myelinscheiden bilden aber keine durchgehende Isolierung, sondern lassen stets eine kleine Lücke zwischen benachbarten Schwann-Zellen. Diese Lücken heißen **Ranvier-Schnürringe.** Da die elektrische Erregung des Nerven von einem Schnürring zum anderen springt – man spricht von **saltatorischer Erregungsleitung** –, erhöht sich bei myelinisierten Nervenfasern die Übertragungsgeschwindigkeit für Nervensignale (➤ Kap. 9.3.1).

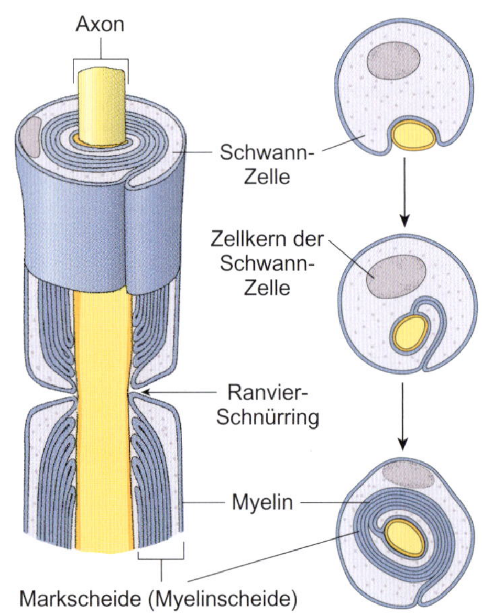

Abb. 4.53 Schnitt durch eine markhaltige Nervenfaser. Das Axon ist von einer dicken Isolierschicht umgeben, die von der Schwann-Zelle gebildet wird. Rechts ist dargestellt, wie sich die Schwann-Zelle im Laufe der Nervenreifung zunächst an das Axon anlegt, es dann umwickelt und letztlich, durch mehrere Lagen ihrer Zellmembran, die Myelinscheide bildet.

Axone, bei denen eine **hohe Leitungsgeschwindigkeit** erforderlich ist, weil sie z. B. blitzschnelle Reaktionen in Gefahrenmomenten vermitteln, müssen eine gute elektrische Isolation aufweisen: Sie haben eine dicke Myelinschicht und werden deshalb als **markhaltige Nervenfasern** bezeichnet. Die meisten Nervenfasern, bei denen die Leitungsgeschwindigkeit nicht so entscheidend ist (z. B. bei der Steuerung der inneren Organe), besitzen eine weniger gute Isolierung und heißen **marklose Nervenfasern.**

Myelin erscheint makroskopisch weiß. Die Bereiche im ZNS, in denen die markhaltigen Nervenfasern verlaufen – im Gehirn **Bahnen** genannt –, werden deshalb als **weiße Substanz** bezeichnet. Eine größere Ansammlung von eng beieinanderliegenden Nervenzellkörpern mit ihren Dendriten – im Gehirn **Kerne** oder **Rindenfelder** genannt – erscheint dagegen grau und wird entsprechend **graue Substanz** genannt (➤ Kap.9.7).

Bindegewebiger Anteil der peripheren Nerven

Ein Axon und seine zugehörige Schwann-Zelle (Myelinscheide) werden vom **Endoneurium,** einem mit Kollagen und eiweißarmer Flüssigkeit gefüllten Raum, umhüllt. Dieser endoneurale Raum stellt die Fortsetzung des Liquorraums (➤ Kap. 9.18.3) des Wirbelkanals dar. Im Wirbelkanal wird das Rückenmark von zwei Häuten, der **Dura mate**r und der **Pia mater,** sowie der dazwischen liegenden **Arachnoidea** umgeben (➤ Abb. 9.38). Zwischen Arachnoidea und Pia mater befindet sich ein mit **Liquor** (Gehirnflüssigkeit) gefüllter Raum. An der Austrittsstelle der Nerven aus der Wirbelsäule werden diese Umhüllungen als **Epineurium, Perineurium** und **Endoneurium** fortgesetzt (➤ Abb. 4.54).

Bündel von mehreren parallel verlaufenden Nervenfasern mit ihren endoneuralen Räumen sind gemeinsam in eine Bindegewebshülle, dem Perineurium, eingebettet und heißen **Faszikel.** Der Liquor fließt, umhüllt vom Endoneurium, im endoneuralen Raum der Nerven von proximal nach distal. Am Ende eines Nerven wird der Liquor in die Blutbahn resorbiert.

Mehrere Faszikel bilden gemeinsam einen **Nerv.** Dieser kann sich in seinem Verlauf mehrere Male aufteilen oder sich auch mit anderen Nerven vereinigen. Während eine Nervenfaser im peripheren Nervensystem immer nur **motorisch** oder **sensibel** sein kann, enthalten Nerven häufig motorische und sensible Fasern (= gemischte Nerven). Die Nerven werden von einer Bindegewebshülle, dem Epineurium, umgeben. Das Epineurium besteht aus kollagenen und elastinen Fasern, aus Fibroblasten, Fettzellen, Blut- und Lymphgefäßen. Die Versorgung der Nerven erfolgt über parallel verlaufende Arterien. Regelmäßig in das Epineurium eindringende **Arteriae nutritiae** bilden ein Gefäßnetzwerk in Längsrichtung des Nerven.

Die kollagenen Fasern im Nervenbindegewebe haben einen wellenförmigen Verlauf und lassen dadurch eine gewisse Dehnung zu. Das Kollagen der Faszikel erreicht unter Zugspannung seine maximale Dehnung früher als die Axone, die ebenfalls einen wellenförmigen Verlauf innerhalb der Faszikel haben. Die Axone werden also immer geschützt, es sei denn, die Grenzen der elastischen Verformung der kollagenen Fasern werden über-

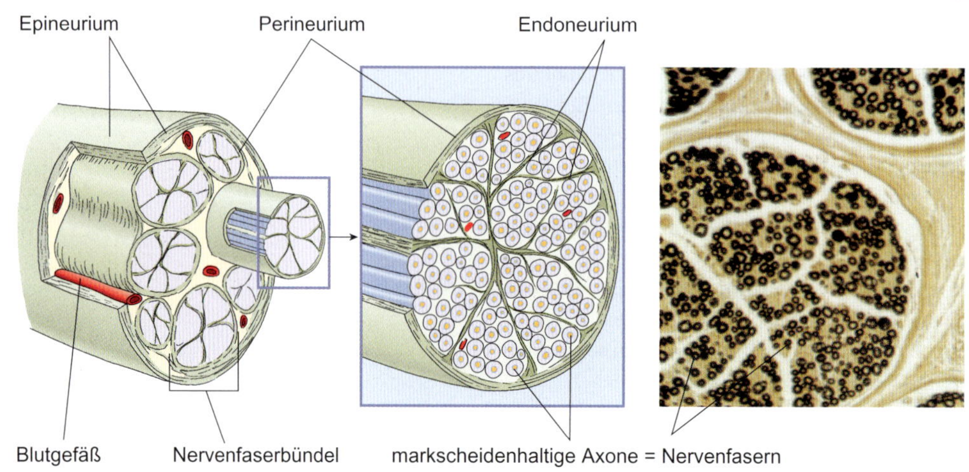

Abb. 4.54 Der periphere Nerv: Endo-, Epi- und Perineurium umgeben Axon, Faszikel und Fasern. [Foto: X141]

schritten. Dann werden die Axone beschädigt, weil sie kaum Widerstand gegen einwirkende Kräfte durch Dehnung bieten können.

Schädigungen des Nervens können aber auch durch Druck verursacht werden. Durch die resultierende **Ischämie** (Mangeldurchblutung) nähert sich der Nerv seinem elektrischen Schwellenwert, wodurch es zu spontanen Entladungen kommt, was schließlich zu **Parästhesien** (Kribbeln, veränderte Sensibilität) führt, wie beim sog. eingeschlafenen Arm oder Bein. Die Nervenleitung wird bei länger andauernder Ischämie schließlich ganz blockiert.

Pathologie des Nervengewebes

Hirntumoren

Gliazellen sind in 40 % aller Fälle der Ausgangspunkt für die Entwicklung von **Hirntumoren.** Die übrigen Hirntumoren sind meist **Metastasen** (Tochtergeschwülste) eines nicht im ZNS sitzenden Primärtumors oder Tumoren der Hirnhäute, sog. **Meningeome.** Während Meningeome meist gutartig sind, also ausschließlich verdrängendes Wachstum zeigen, zerstören **Gliazelltumoren** oft das gesunde Hirngewebe durch aggressives, lokal invasives Wachstum. Sie führen je nach dem Ort ihres Auftretens zu unterschiedlichen Störungen. Im Gegensatz zu anderen bösartigen Tumoren metastasieren sie aber nie in Gewebe außerhalb des ZNS.

Einige Tumoren verursachen lokale Symptome wie psychomotorische Störungen, Lähmungen oder Krampfanfälle. Beim Überschreiten einer bestimmten Größe machen sich die Tumoren über den **intrakraniellen Druckanstieg** (intrakraniell = im Schädel, ➤ Kap. 9.16.5) bemerkbar.

Nervenverletzung im peripheren Nervensystem

Es gibt folgende Leitungsblockaden der peripheren Nerven, die nach dem Grad der Verletzung eingeteilt werden:

- **Neuropraxie:** Eine Störung der Zirkulation oder sogar ein Verlust der Myelinscheide, verursacht durch kurzdauernde oder leichte Druckerhöhung, unterbricht die Weiterleitung der Aktionspotenziale, ohne dass das Axon betroffen ist. Ist der axoplasmatische Flüssigkeitstransport (➤ Kap. 4.3) des Axons ebenfalls behindert, hat dies direkte Folgen für die Impulsübertragung. Die Regeneration dauert einige Tage bis Wochen, nachdem der Druck aufgehoben und die Zirkulation wiederhergestellt ist.
- **Axonotmesis:** Das Axon wird durch direkte Beschädigung unterbrochen und die Leitung blockiert. Die Bindegewebsstruktur ist aber nicht betroffen. Die Regenerationsmöglichkeit ist meist relativ gut.
- **Neurotmesis:** Sowohl Axon als auch die Schwann-Zellen und das Nervenbindegewebe sind unterbrochen. Hier sind operative Maßnahmen meistens unabdingbar.

Wenn ein Nerv mit seinen Axonen und Markscheiden (Schwann-Zellen) verletzt wird, die dazugehörigen Zellkörper aber intakt bleiben, bilden die Schwann-Zellen unter günstigen Wundverhältnissen eine neue Markscheide. Diese ermöglicht als **Leitschiene** eine erneute Aussprossung des Axonstumpfes und damit eine Regeneration des Axons. Diese **axonale Regeneration** findet innerhalb der Zelle statt, hat also nichts mit einer Zellteilung primär postmitotischen Gewebes zu tun. Das Wachsen solcher Axone ist ein langwieriger Prozess. Durchschnittlich kann ein Axon pro Tag nur einen Millimeter in der Länge wachsen. Entsprechend braucht beispielsweise eine Nervenverletzung in Kniehöhe Monate zur Regeneration, um eine regelrechte Innervation des Fußes wiederherzustellen.

KLINIK

Leitschienen für Nervenendigungen

Bei einer **Nerventransplantation** wird solch eine Leitschiene künstlich, z. B. mit Hilfe eines Sehnenstücks, an die beiden Nervenendigungen angenäht, damit diese wieder zueinander finden. Von einer Transplantation im eigentlichen Sinne kann also keine Rede sein.

Nervenverletzung im ZNS

Auch im ZNS wird Myelin von besonderen Gliazellen, in diesem Fall den **Oligodendrozyten,** gebildet. Dieser Vorgang ist grundsätzlich mit den Verhältnissen im peripheren Nervensystem vergleichbar. Die Ablagerung des Myelins erfolgt ebenfalls in spiralig angeordneten Schichten, aber mit einem wesentlichen Unterschied: Zytoplasma und Zellkern der Oligodendrozyten gehen nach Abschluss der ZNS-Entwicklung zugrunde. Das hat zur Folge, dass eine Regeneration von Axonen nach einer Verletzung im ZNS nicht möglich ist.

Polyneuropathie

Nicht wenige Patienten im mittleren oder höheren Lebensalter leiden unter zunehmenden Missempfindungen an Armen und Beinen (Brennen und Kribbeln v. a. nachts) sowie strumpf- und handschuhförmigen distalen Sensibilitätsstörungen. Einige zeigen auch eine Unsicherheit in der Beinmotorik mit zunehmenden schlaffen Lähmungserscheinungen, die zu Stürzen führen können. Muskelschmerzen und vegetative Störungen bis hin zur Inkontinenz (Blasen- und Mastdarmentleerungsstörungen) sind seltener.

Zugrunde liegt oft eine **Polyneuropathie** (PNP), bei der an vielen Stellen des peripheren Nervensystems Axone ohne Verletzung degenerieren oder sich Markscheiden auflösen. Die häufigsten Ursachen sind Alkoholmissbrauch, Diabetes mellitus (diabetische Polyneuropathie, ➤ Kap. 19.3.6) und Vitaminmangel (vor allem B_{12}- und Folsäuremangel, ➤ Kap. 19.6.10 und ➤ Kap. 19.6.12), aber auch Medikamente, Tumoren und Infektionen.

Der Ausprägungsgrad und das weitere Fortschreiten einer Polyneuropathie lassen sich durch Bekämpfung der zugrunde liegenden Ursache begrenzen – also z. B. durch konsequente Blutzuckereinstellung, strikten Alkoholverzicht oder hochdosierte Vitamingaben.

Multiple Sklerose

Eine der häufigsten Erkrankungen des Zentralnervensystems ist die **Multiple Sklerose** (MS, Encephalomyelitis disseminata). Diese Erkrankung führt zu einer herdförmigen Zerstörung von Markscheiden (Entmarkung) im ZNS. Durch den Verlust der Markscheiden ist die Weiterleitung der Erregungsimpulse in den betroffenen Nervenfasern verlangsamt oder sogar vollständig unterbrochen. Die Entmarkungsherde können in allen Bereichen des ZNS auftreten und führen daher, je nach Ort ihres Vorkommens, zu ganz unterschiedlichen Symptomen.

Häufig beginnt die Erkrankung mit Sehstörungen und Sensibilitätsstörungen. Später kommen dann Sprachschwierigkeiten, Lähmungen, Störungen des Gleichgewichts und des Bewegungsablaufs, Störungen der Blasen- und Darmfunktion und schließlich auch psychische, depressionsartige Veränderungen hinzu.

Leicht beobachten lässt sich die Gangstörung: Die spastische Lähmung der Beine und die Koordinationsstörungen führen zu einem typischen steifen Gangbild mit breiter Beinstellung.

Die Krankheit verläuft meist schubweise, wobei sich zwischen einzelnen Krankheitsschüben in Remissionsphasen die Beschwerden wieder bessern können. Schübe dauern meist Wochen bis Monate, Remissionsphasen können mehrere Jahre andauern. Im Verlauf der Erkrankung werden die Ausfallserscheinungen jedoch in vielen Fällen immer schwerer, sodass nach fünf Jahren 30 % der Patienten pflegebedürftig werden.

Die genaue Ursache der Erkrankung ist nicht bekannt, diskutiert werden insbesondere autoimmunologische Vorgänge (➤ Kap. 7.6.2) gegen das Myelin. Eine familiäre Häufung deutet auf eine erbliche Veranlagung hin, auch Umweltfaktoren (Viren?) spielen eine Rolle. Da die Entzündung immunologisch mitbedingt ist, werden therapeutisch vor allem Medikamente eingesetzt, die entzündungshemmend wirken und/oder das Immunsystem unterdrücken, in erster Linie also Glukokortikoide, Azathioprin oder andere Zytostatika sowie seit wenigen Jahren Beta-Interferone.

4.6 Bildgebende Verfahren

Betrachtet im Rahmen der International Classification of Functioning, Disability and Health (ICF), oder auf Deutsch, der Internationalen Klassifikation der Funktionsfähigkeit, Behinderung und Gesundheit (➤ Kap. 11.5), liegt in diesem Kapitel das Hauptaugenmerk auf Diagnostik bezüglich Strukturen und deren Funktionsfähigkeit.

Bildgebende Verfahren sind **diagnostische Methoden** in der Medizin, wobei von meist tief gelegenen Geweben des Körpers, ohne Entfernung oder Öffnung der oberflächlichen Schichten, zwei- oder dreidimensionale Bilddaten angefertigt werden. Der Überbegriff bildgebende Verfahren entstand durch die zunehmenden Möglichkeiten, mithilfe von hochtechnischen, elektromagnetische Wellen oder Schallwellen erzeugenden Medizingeräten Bilder vom Inneren des Körpers zu erstellen. Es ist sogar möglich, Strukturen während Bewegung anschaulich zu machen und damit Bewegungsabläufe zu analysieren. Die unterschiedlichen technischen bildgebenden Verfahren, die sich im elektromagnetischen Spektrum nach Wellenlänge unterscheiden lassen, kann man nach der Methode der Bilderzeugung klassifizieren. Im Folgenden werden sie, eingeteilt von kurz- zu langwelliger Durchleuchtung, aufgelistet:

- Radioaktive Gammastrahlung: z. B. Szintigrafie (Radionuklidaufnahmen, u. a. auch mit Isotopen), PET-Scan (Positronen-Emissions-Tomografie), SPECT (Single Photon Emission Computed Tomography)
- Röntgenstrahlung: z. B. Röntgenaufnahmen, Computertomografie (CT)
- Licht: z. B. Endoskopie, optische Tomografie, Videorasterstereografie
- Infrarotstrahlung: z. B. Thermografie
- Magnetfeldradiowellen: z. B. Magnetresonanztomografie (MRT) oder Kernspintomografie
- Wechselstrom: z. B. elektrische Impedanz-Tomografie
- Schallwellen: z. B. Ultraschall oder Sonografie, Doppleruntersuchung

Die Schallwellen sind eine Ausnahme in diesem Spektrum, weil sie keine Transversalwellen sind, sondern longitudinale mechanische Wellen mit Druck- und Dichte-Schwankungen. Im Gegensatz zu elektromagnetischen Wellen brauchen sie ein Medium, wie Luft, Wasser oder ein Gewebe, in dem sie sich ausbreiten können.

Ein Teil des elektromagnetischen Spektrums ist **ionisierend,** was bedeutet, dass seine kinetische Energie bzw. Quantenenergie ausreicht, um Elektronen aus einem Atom oder Molekül herauszulösen (➤ Kap. 2.2, ➤ Kap. 2.3, ➤ Kap. 2.4). Dadurch entstehen positiv geladene Atome und Moleküle. Dies trifft zu für Gammastrahlung, Röntgenstrahlung und im Lichtbereich die kurzwellige Ultraviolett-Strahlung. Die Tatsache, dass sie Elektronen aus den Atomen und Molekülen entfernen können, bedeutet, dass sie Veränderungen im lebenden Organismus verursachen können, wodurch die Gefahr besteht, dass sich **Krebs** entwickelt.

4.6.1 Nuklearmedizinische Diagnostik

Szintigrafie

Die diagnostische Methode **Szintigrafie** (lat: scintilla = Funke, auch Radionuklidaufnahme genannt) beruht darauf, dass radioaktive Stoffe, sog. **Radiopharmaka,** die Gammastrahlen aussenden, in den Patienten eingebracht werden. Radioaktivität bezeichnet die Eigenschaft bestimmter Atomkerne, dass sie instabil sind und deshalb nur eine gewisse Zeit bestehen, sich spontan in den Kern eines anderen Elements umwandeln können (Zerfall) und dabei Energie in Form von Strahlung freisetzen. Die Energie dieser sog. **ionisierenden Strahlung** kann Elektronen aus der Elektronenhülle der Atome unserer Körperzellen herausschlagen. So entstehen bei der Gammastrahlung Nuklide, radioaktive Atomkerne. Diese kurzwelligen sog. Photonen sind sehr durchdringend und können chemische Veränderungen in den Körperzellen verursachen.

Mit einer Gammakamera kann diese Strahlung dann gemessen, in elektrische Signale umgewandelt und in einem Bild sichtbar gemacht werden. Die Intensitätsverteilung wird meistens farbkodiert festgelegt. Es gibt zwei Arten von schwach strahlenden Radiopharmaka, nämlich Substanzen,

- die aus einem Radionuklid alleine bestehen: Einige radioaktive Substanzen lassen sich ohne Trägersubstanz einsetzen, z. B. radioaktives Jod, das sich für die Schilddrüsenuntersuchung nutzen lässt. Phosphathaltige Substanzen sind sehr geeignet zur Untersuchung von Knochen.
- die an einen Trägerstoff gebunden sind (Markierung): Hier wird ein radioaktiv markierter körpereigener oder körperfremder Stoff in den Patienten eingebracht und reichert sich im Zielorgan an. Die radioaktive Markierung wird auch Tracer (engl. trace = Spur) genannt. Gewebe und Organe mit hohem Stoffwechsel und guter Durchblutung oder beispielsweise Entzündungsherde nehmen viel davon auf und können somit entdeckt werden. Tumoren und Metastasen speichern Radionuklide anders als gesundes Gewebe und lassen sich daher in einer Abbildung gut abgrenzen.

Positronen-Emissions-Tomografie

Der **PET-Scan** (Positronen-Emissions-Tomografie) ähnelt einer Szintigrafie. Es ist eine Technik, mit der der Stoffwechsel von Geweben registriert wird, nachdem eine schwach radioaktiv markierte Substanz beim Patienten eingespritzt wurde, die zum Bestandteil des Körperstoffwechsels wird. Der radioaktiv markierte Stoff wird an Traubenzucker gekoppelt, der in die Zellen aufgenommen und zur Energiegewinnung genutzt wird. Zellen, die viel Energie verbrauchen, wie z. B. entzündetes Gewebe, Tumorgewebe, Gehirn- und Herzmuskelzellen, können am besten sichtbar gemacht werden. Der PET-Scan stellt also metabolische Prozesse gut dar, aber die Bilder sind weniger scharf als die des CT-Scans. Ein PET-Scanner wird deswegen häufig mit einem Computertomografen in einem Gerät kombiniert, wodurch Stoffwechsel und Anatomie in einem Bild zusammengefasst werden.

Single Photon Emission Computed Tomography (SPECT)

Die **SPECT,** auf Deutsch Einzelphotonen-Emissions-Tomografie, ist eine Szintigrafie-Methode, bei der **Schichtaufnahmen vom Stoffwechsel des erkrankten Gewebes** erstellt werden. Der Körper wird durch eine rotationsfähige Gammakamera mit zwei gegenüberliegenden Detektoren, die sich eng um den Patienten herum dreht, von zwei Seiten aufgenommen. Die Aufnahmen werden zusammengefasst und der Computer errechnet aus den Messdaten ein dreidimensionales Bild. Schließlich werden aus diesem Bild zweidimensionale Schnittbilder erstellt.

Im Vergleich zu PET-Aufnahmen ist die SPECT sehr viel ungenauer und weniger treffsicher.

Der Unterschied zum CT ist, dass der Patient beim CT von einer äußeren Strahlenquelle nach innen durchleuchtet wird und das gespritzte Kontrastmittel nicht radioaktiv ist. Bei der SPECT strahlt ein radioaktiv markierten Tracer von „innen heraus".

4.6.2 Röntgendiagnostik

Konventionelle Röntgenaufnahmen

Der Physiker Wilhelm Conrad Röntgen (1845–1923) entdeckte im Jahr 1895 in Würzburg die unsichtbaren Strahlen, die quer durch eine abdeckende Schicht, die sie durchdringen mussten, ein Objekt zeigen konnten.

Die **Röntgenstrahlung** (engl.: X-rays) bei Röntgendiagnostik ist eine ionisierende Strahlung und entsteht aus der Geschwindigkeitsänderung geladener Teilchen. Sie entsteht nicht im Atomkern wie bei der Szintigrafie (Isotopen), sondern wird in Röntgenröhren durch Beschießen der Elektronenhülle der Atome mit anderen Teilchen erzeugt. Es sind zwei unterschiedliche Entstehungsweisen zu unterscheiden:

- Die sogenannte Bremsstrahlung durch Änderung der Geschwindigkeitsrichtung oder Abbremsung geladener Teilchen
- Die charakteristische Röntgenstrahlung durch hochenergetische Übergänge in den Elektronenhüllen von Atomen und Molekülen. Elektronen werden durch einen Elektronenstoß aus einer Schale entfernt und diese wird durch andere Elektronen wieder aufgefüllt.

Die unterschiedlichen Gewebe, die durchstrahlt werden, verursachen eine Abschwächung der Strahlen und damit ein Intensitätsmuster, das sich als dunkle und helle Strukturen darstellt. Wird viel Strahlung aufgenommen, wie bei Knochen, dann ist die Stelle hell, wird viel Strahlung durchgelassen, so ist sie dunkel, wie bei Fettgewebe oder der Lunge. Am besten können Knochenerkrankungen und auch Lungenerkrankungen beurteilt werden, obwohl Weichteile im Allgemeinen schlecht beurteilbar sind. Hintereinander liegende Strukturen sind nicht gut zu differenzieren und diagnostizieren.

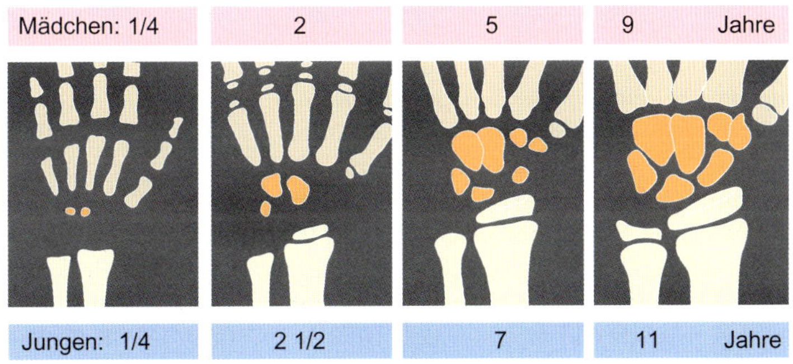

Abb. 4.55 Röntgenologische Skelettaltersbestimmung mit Hilfe der Handwurzelknochen. Angegeben sind die Durchschnittswerte für Jungen und Mädchen. Die Knochenentwicklung verläuft bei Mädchen schneller als bei Jungen. [B116]

Die Darstellung und Abgrenzung von Geweben kann zusätzlich verbessert werden, indem **Kontrastmittel** geschluckt oder eingespritzt werden, z. B. in Hohlorgane, in Gefäße oder in Gelenke wie in das Kniegelenk zur Darstellung eines Meniskus. Die Kontrastmittel werden nach kurzer Zeit in den Kreislauf aufgenommen und über die Nieren ausgeschieden.

Röntgenstrahlung entsteht auch als Nebenprodukt in Geräten wie z. B. Radarsendern, Elektronenmikroskopen usw.

Röntgenologische Altersbestimmung

Bei Kindern, die im Vergleich zum Durchschnitt sehr groß oder sehr klein sind, stellt sich oft die Frage nach einer Behandlung des Hoch- oder Minderwuchses. Als entscheidende diagnostische Hilfe dient hier die **röntgenologische Skelettaltersbestimmung.** Dazu wird an verschiedenen Knochen geprüft, wie weit die knöcherne Durchbauung schon vorangeschritten ist und ob die Wachstumsfugen schon geschlossen sind, d. h., ob die Röntgenaufnahmen Epiphysenfugen oder nur Epiphysenlinien zeigen (➤ Abb. 4.55).

Da sich die Epiphysenfugen nach einem festen, genetisch vorbestimmten Muster verschließen, kann anhand der Zahl der noch aktiven Epiphysenfugen mit Hilfe von Tabellen das röntgenologische (Skelett-)Alter errechnet werden. Berücksichtigt man noch die aktuelle Körpergröße, lässt sich die Endgröße des Skeletts recht genau vorherbestimmen. Mit diesem Wissen lässt sich eine Therapieentscheidung leichter treffen.

Computertomografie

Bei einer **Computertomografie** (engl.: CT-Scan oder CAT-Scan, Computer Assisted Tomography) werden viele Röntgenaufnahmen nacheinander gemacht, jeweils von einer anderen Körperschicht. Daher wird es auch manchmal als Schichtröntgen bezeichnet. Der Patient wird, auf einem Tisch (Schlitten) liegend, durch einen breiten Ring geschoben, die Röntgenstrahlquelle. Die Messdaten der Aufnahmen werden in elektronische Signale umgewandelt und an einen Computer weitergeleitet (➤ Abb. 4.56).

Das Ganze resultiert in **überlagerungsfreien Querschnittsbildern** der untersuchten Körperregion. Weichteilstrukturen werden detaillierter dargestellt als im konventionellen Röntgen, Organe lassen sich dreidimensional darstellen, große Körperabschnitte können relativ schnell untersucht werden und durch Dichtemessungen kann man Gewebsunterschiede feststellen. Manchmal werden Kontrastmittel zu Hilfe genommen, wodurch sich ähnlich dichte Gewebe besser voneinander unterscheiden lassen.

4.6.3 Endoskopie, optische Tomografie, Videorasterstereografie

Endoskopie

Mit **Endoskopie** lassen sich Körperhöhlen und Hohlorgane sichtbar machen. Ein dünnes Metallrohr oder ein biegsamer Gummischlauch, an dessen Ende sich eine Lichtquelle, eine Kamera und eine Linse befinden, wird in den Körper eingebracht. Die Stelle wird ausgeleuchtet und durch eine Vergrößerung auf einen Bildschirm für den Untersucher sichtbar gemacht.

Neuentwicklungen sind **Kapselendoskope:** Hier schluckt der Patient eine Kapsel mit einer Kamera. Während der Reise durch den Gastrointestinaltrakt (Verdauungstrakt, Magen und Darm) werden regelmäßig Aufnahmen gemacht.

Die endoskopischen Untersuchungen werden benannt nach den Körperhöhlen, die betrachtet werden, wie z. B.:

- **Arthroskopie** für die Gelenke,
- **Bronchoskopie** für die Bronchien,
- **Laparoskopie** für den Bauchraum,
- **Gastroskopie** für den Magen,
- **Koloskopie** für den großen mittleren Abschnitt des Dickdarms (Kolon),
- **Rektoskopie** für den letzten Abschnitt des Dickdarms (Rectum),
- **Proktoskopie** für den unteren Abschnitt des Rektums und den Analkanal.

Der endoskopische Eingriff wird oft verbunden mit einer gleichzeitigen Operation, z. B. dem Einbringen einer Kreuzbandplastik oder der Entfernung eines Meniskus (Meniskektomie, Meniskusresektion), oder es können gleichzeitig Gewebeproben entnommen werden.

Optische Kohärenztomografie

Die **optische Kohärenztomografie** ist ein bildgebendes Verfahren, bei der schwaches **Laserlicht**

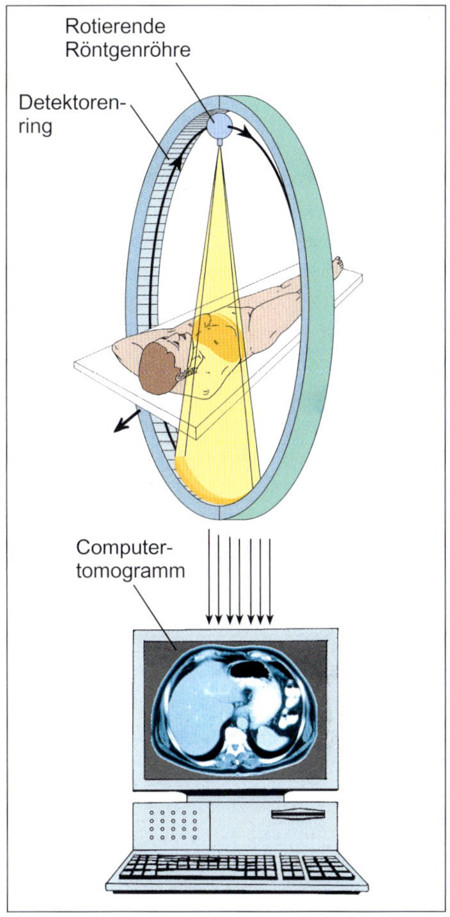

Abb. 4.56 Computertomografie. Der Patient wird, auf einem Tisch (Schlitten) liegend, durch einen breiten Ring geschoben. [L215]

zur Diagnose von Geweben verwendet wird, mit einer Ultraschallaufnahme vergleichbar. Hierbei wird das Licht in einem Strahlteiler in zwei Teile aufgetrennt: Der eine Teil des Lichts wird auf das Gewebe gelenkt, während der andere Teil eine Referenzstrecke durchläuft. Zur Interferenz wird das vom Gewebe reflektierte Licht gebracht, indem es in einem Interferometer mit dem Referenzlicht überlagert wird. Gemessen werden alle Effekte, die die effektive Weglänge der Wellen ändern, wie z. B. Längenänderungen eines der beiden überlagerten Lichtwege zur Längenmessung oder Änderungen des Brechungsindex zur Messung von Materialeigenschaften. Die Gewebsschichten reflektieren das Licht unterschiedlich, sodass im Computer ein genaues Bild des Aufbaus entsteht.

Augenärzte benutzen die optische Kohärenztomografie zur Diagnostik von Augenerkrankungen, meistens mit Infrarotlicht im Wellenlängenbereich von ca. 800–1400 nm, denn diese Untersuchung macht sogar die einzelnen Schichten der Netzhaut erkennbar.

Videorasterstereografie

Die **Videorasterstereografie** ist ein computergestütztes lichtbildgebendes Verfahren für dreidimensionale Oberflächen-Darstellung. Hier geht es also ausnahmsweise nicht um Bilder zur Darstellung vom Inneren des Körpers. Eine Kamera zeichnet ein vom Lichtprojektor auf ein Körperteil des Patienten projiziertes Linienraster auf. Momentan findet diese Methode hauptsachlich Anwendung als Analyse des Rückens in Zusammenhang mit Wirbelsäulenabweichungen. Die Linienkrümmungen werden mit Bildmessungen von einer Software analysiert und diese fertigt daraus eine dreidimensionale Abbildung der Oberfläche, die man mit einem Gipsabdruck vergleichen kann.

Der räumliche Verlauf gewisser Strukturen und die Positionen des Skeletts, z. B. des Beckens und der Wirbelsäule, lassen sich anhand der Oberflächenkrümmungen und Erkennung der anatomischen Referenzpunkte rekonstruieren. Informationen über die Form, wie Gelenkstellungen, Muskelkontouren und die gesamte Körperstatik, können in einem Messvorgang aufgezeichnet werden. Die Videorasterstereografie ist kein Ersatz für Röntgenaufnahmen, kann aber als Ergänzung dazu verwendet werden. Studien haben gezeigt, dass die Messwerte zur Wirbelsäulenkrümmung von Videorasterstereografie und Röntgen nicht gut übereinstimmen.

4.6.4 Thermografie

Bei der **Thermografie** wird die Temperatur der Hautoberfläche mit einer Wärmebildkamera gemessen. Sie ist ein nichtinvasives bildgebendes Verfahren, mit dem sich Krankheitsbilder aufgrund der Verteilung der Körpertemperatur diagnostizieren lassen. Eine Wärmebildkamera ist größtenteils aufgebaut wie eine normale elektronische Kamera für sichtbares Licht, die Sensoren können jedoch eine andere, mehr langwellige Wellenlänge detektieren. Die unsichtbare Infrarotstrahlung wird in elektrische Signale umgesetzt und in einem Falschfarbenbild dargestellt.

Das Phänomen der veränderten Körperoberflächentemperatur ist meistens mit einer Körperreizung und einer gesteigerten Stoffwechseltätigkeit verbunden. Körperregionen können auch einem Kältereiz ausgesetzt werden, wobei dessen Effekt auf den Wärmehaushalt durch gesunde Körperregionen anders als in kranken Körperregionen ausgeglichen wird. Dies spielt z. B. bei der Brustkrebsfrüherkennung eine Rolle.

4.6.5 Magnetresonanztomografie

Die **Magnetresonanztomografie** (MRT, auch **Kernspintomografie,** engl.: **MRI = Magnetic Resonance Imaging**), entwickelt ab etwa 1960, erweiterte die Möglichkeiten der bildgebenden Diagnostik zur Darstellung von Strukturen und Funktionen im Körper. Die Eigenschaft eines Eigendrehimpulses (Kernspin) und der damit verbundene Magnetismus gewisser Atomkerne wurde ausgenutzt. Die Richtungen dieser Drehungen sind normalerweise willkürlich, aber unter Anwendung eines äußeren Magnetfeldes richten sich alle Drehungen parallel zur Richtung des Magnetfeldes aus. Mit diesen starken Magnetfeldern und magnetischen Wechselfeldern im Frequenzbereich der Radiowellen, mit denen Atomkerne aktiviert werden, wird in einem Empfängerstromkreis ein elektrisches Signal induziert. Mit der MRT können Schnittbilder eines menschlichen Körpers dargestellt werden, dreidimensionale Darstellungen sind möglich und es kann auch zusätzlich Kontrastmittel verwendet werden.

Das zu beobachtende Objekt strahlt selbst und bei der MRT muss die Wellenlänge der verwendeten Strahlung nicht kleiner sein, je höher die geforderte Auflösung ist. Im Vergleich zum CT-Scan werden Weichteile durch die MRT besser dargestellt und Knochen schlechter; es ist für alle Organe geeignet. Die Kontrastbildung ist viel besser als bei der CT.

4.6.6 Elektrische Impedanz-Tomografie

Bei der **elektrischen Impedanz-Tomografie** handelt es sich um Messungen elektrischer Leitfähigkeiten im menschlichen Körper, die sich in sämtlichen Geweben stark unterscheiden. Man lässt zwischen jeweils zwei Elektroden höherfrequente Wechselströme mit niedriger Amplitude fließen; gleichzeitig wird das elektrische Potenzial mit Hilfe der anderen Elektroden registriert. Die wiederholten Messungen mit Wechselströmen werden variiert und führen zu einem Schnittbild (Tomogramm).

Als mögliche Einsatzfelder haben sich unter anderem das Monitoring der Lungen-, Gehirn- oder Magen-Darm-Funktion sowie die Detektion von Brustkrebs aufgezeigt. Es spielt z. B. eine Rolle bei der respiratorischen Überwachung. Veränderungen der Leitfähigkeit (Impedanzänderungen) durch den unterschiedlichen Luftgehalt in Inspiration und Exspiration werden in einer zweidimensionalen Matrix generiert und damit die Ventilation der Lunge und Veränderungen der Lungenbelüftung atemzugweise dargestellt.

4.6.7 Ultraschalldiagnostik

Ultraschall oder Sonografie (auch Echografie) ist ein bildgebendes Verfahren, bei dem hochfrequente Schallwellen in Bilder umgesetzt werden. Schallwellenimpulse mit Frequenzen von 1–15 MHz werden mit Hilfe eines piezoelektrischen Schallkopfes in den Körper gebracht. Schallwellen sind im Gegensatz zu nuklear- und röntgendiagnostischen Wellen unschädlich und deshalb auch geeignet für sensible Gewebe wie bei Ungeborenen.

Am Bewegungsapparat hat die physiotherapeutische Anwendung von Ultraschall als Therapie im muskuloskelettalen Bereich schon Tradition. Heutzutage ist aber auch die Ultraschalldiagnostik in der Physiotherapie auf dem Vormarsch. Im Rahmen der evidenzbasierten physiotherapeutischen Untersuchung unterstützt es die strukturspezifischen Tests des muskuloskelettalen Systems. Insbesondere Veränderungen an Muskeln, Knochen, Sehnen, Sehnenscheiden, Ligamenten oder Gelenkflächen wie beispielsweise der Nachweis von Gelenkdegenerationen, Frakturen, Rupturen oder Tendinitiden, Tenosynovitiden, Bursitiden und Kalkanlagerungen stehen im Vordergrund.

Die Geschwindigkeit und die Richtung des Blutflusses in Gefäßen kann mit einem **Doppler-Ultraschall** gemessen werden. Eine Verengung (Stenose) des Gefäßes, z. B. verursacht durch eine Gefäßwandveränderung oder ein Blutgerinnsel im Innenraum des Gefäßes, führt zu einer Beschleunigung des Blutflusses . Bei der Untersuchung können so Verengungen und deren Ausmaß festgestellt werden. Es ist darüber hinaus möglich, Gefäße und Gefäßgebiete mit einem Ton, in einer Kurve oder mit Hilfe der Farbdopplersonografie farblich darzustellen. Die Kombination von Doppler-Sonografie und Farbbild ist auch unter dem Namen **Duplexsonografie** oder farbkodierte Doppler-Sonografie (kurz: Farbduplex) bekannt. Bei der Duplexsonografie werden der Verlauf der Blutgefäße, das Gefäßkaliber und die Beschaffenheit der Gefäßinnenschicht beurteilt. Es ist außerdem möglich, die Dicke der Gefäßwand und von Ablagerungen genau zu messen.

Literatur

Alessie, J., Jacobs, K., de Morree, J.,J.: Dynamiek van het menselijk bindweefsel. 7. Aufl. Bohn Stafleu Van Loghum, Houten 2021.

Benninghoff, A., Drenckhahn, D.: Makroskopische Anatomie, Histologie, Embryologie, Zellbiologie. Band 1: Zelle, Gewebe, Entwicklung, Skelett- und Muskelsystem, Atemsystem, Verdauungssystem, Harn- und Genitalsystem, Band 2: Herz-Kreislauf-System, Lymphatisches System, Endokrine Drüsen, Nervensystem, Sinnesorgane, Haut. 16./17. Aufl. Elsevier, Urban & Fischer, München 2004, 2008.

de Morree, J. J.: Dynamik des menschlichen Bindegewebes. Funktion, Schädigung und Wiederherstellung. 2. Aufl. Elsevier, Urban&Fischer, München 2013.

Nordin, M.: Basic Biomechanics of the Musculoskeletal System. 5. Aufl. Wolters Kluwer Health, Philadelphia 2021.

Paoletti, S.: Faszien, Anatomie, Strukturen, Techniken, spezielle Osteopathie. Elsevier, Urban&Fischer, München 2011.

Brandes, R., Lang, F., Schmidt, R. F.: Physiologie des Menschen, mit Pathophysiologie. 32. Aufl. Springer, Berlin 2019.

Schleip, R., Findley, T.W., Chaitow, L., Huijing, P.A. (Hrsg.): Lehrbuch Faszien. Elsevier Urban&Fischer, München 2020.

Welsch, U., Kummer, W., Deller, T.: Histologie. 5. Aufl. Elsevier, Urban&Fischer, München 2018.

Welsch, U.: Atlas Histologie, Zytologie, Mikroskopische Anatomie (Sobotta); 7. Aufl. Elsevier Urban&Fischer, München 2005

van den Berg, F.: Angewandte Physiologie 1: Das Bindegewebe des Bewegungsapparates verstehen und beeinflussen. 4. Aufl. Thieme, Stuttgart 2016.

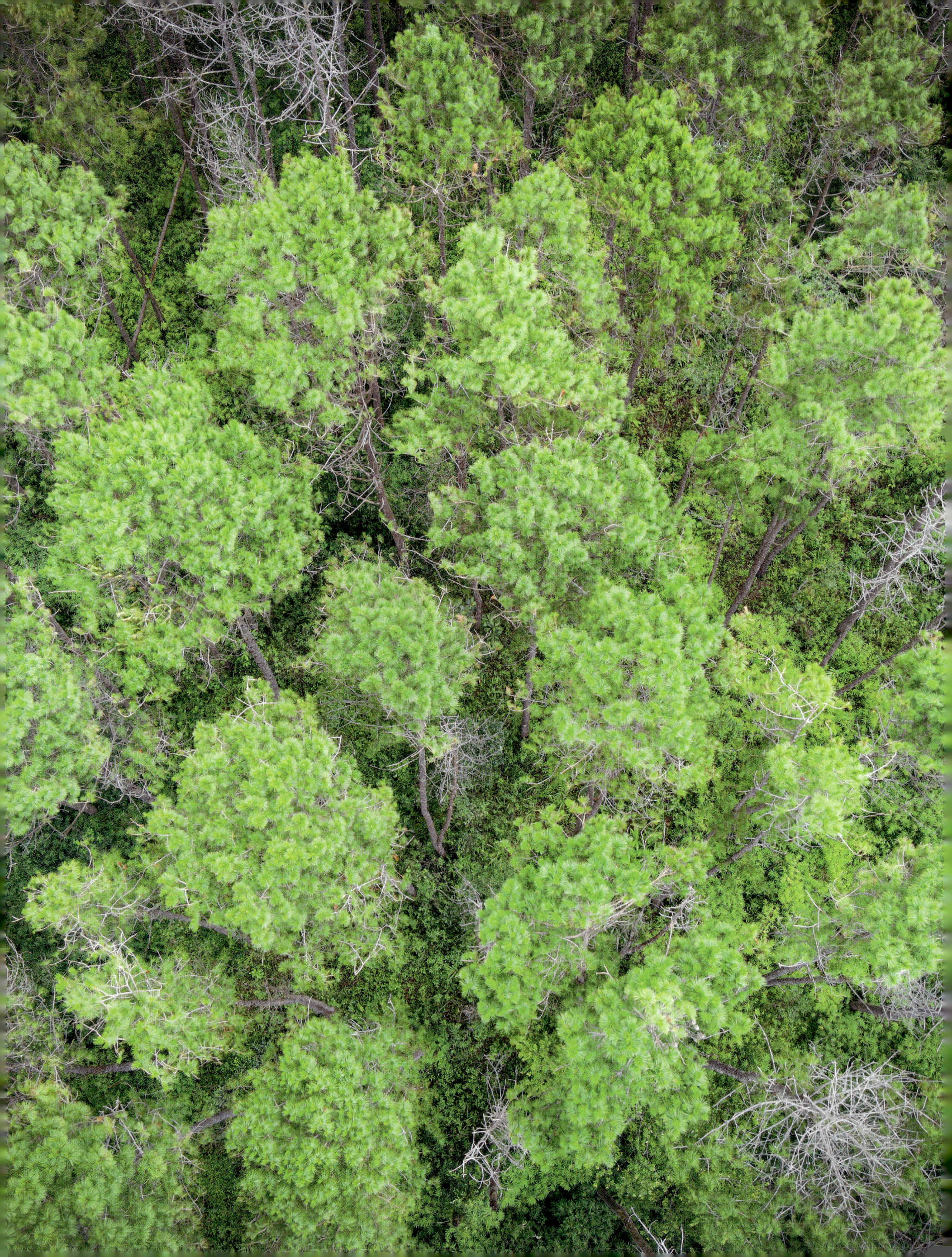

KAPITEL

5 Gesundheit und Krankheit

LERNINHALTE

5.1 Vom Gesundsein und Kranksein

- Unter Homöostase versteht man das Gleichgewicht des inneren Milieus. Dieses gilt als Voraussetzung für das Gesundsein eines Organismus. Das innere Gleichgewicht wird mit Hilfe vieler Regelsysteme, z. B. der Regelung des Kreislaufs, des Blutdrucks, der Körpertemperatur, des pH-Wertes, des Wasser- und Elektrolythaushaltes und der Steuerung des Hormonhaushaltes, erreicht.
- In allen Geweben findet ein ständiger Stoffumsatz statt, den man Stoffwechsel nennt und bei dem sich anabole (aufbauende) und katabole (abbauende) Vorgänge in einem Gleichgewichtszustand befinden.
- Die Salutogenese beschreibt Gesundheit als labiles, aktives und sich dynamisch regulierendes Geschehen. Wichtige Zielvariable der Salutogenese Antonovskys ist das Kohärenzgefühl.
- Prävention und Gesundheitsförderung sind wichtige Handlungsfelder für Physiotherapeuten.

5.2 Äußere und innere Krankheitsursachen

- Äußere Krankheitsursachen werden nach Art der äußeren Einwirkung in fünf Gruppen unterteilt: physikalische Einflüsse, chemische Schadstoffe, belebte Krankheitserreger, psychische „Verletzungen" und soziale Missstände bzw. Katastrophen.
- Wichtige innere Krankheitsursachen sind einerseits die erbliche Disposition zu Krankheiten, andererseits das natürliche Altern mit Schwinden der körperlichen und psychischen Leistungskraft.
- In der Praxis beobachtet man häufig eine Verknüpfung beider Faktoren.

5.3 Krankheitsverläufe

- Von Heilung spricht man, wenn die krankmachende Störungsursache vollständig entfernt, bzw. im Falle einer Verletzung das geschädigte Gewebe vollständig durch gleichwertiges, aus dem Wundgebiet nachgewachsenes Gewebe ersetzt wurde.

- Kommt es zu einer Chronifizierung, so heilt eine Krankheit nicht aus oder die Krankheitsursache kann nicht beseitigt werden. Hierbei lassen sich ein chronisch-kontinuierlicher und ein chronisch-rezidivierender Verlauf unterscheiden.
- Die ICF (International Classification of Functioning, Disability and Health) dient als länder- und fächerübergreifende einheitliche Sprache zur Beschreibung des funktionalen Gesundheitszustandes, der Behinderung, der sozialen Beeinträchtigung und der relevanten Umgebungsfaktoren einer Person.

5.4 Zell- und Gewebeschäden

- Kalkablagerungen können sowohl intra- als auch extrazellulär vorkommen. Größere Kalkablagerungen sind auf Röntgenaufnahmen erkennbar und können deshalb in der Krankheitsdiagnostik, z. B. bei der Tumorfrüherkennung, hilfreich sein.
- Nekrosen entstehen immer dann, wenn ein schädigender Einfluss die Anpassungsfähigkeit der Zellen übersteigt. Eine Sonderform der Nekrose ist das Gangrän (Brand), das vor allem an durchblutungsgestörten Extremitäten auftritt.

5.5 Entzündung

- Eine Entzündung ist eine allgemeine Reaktion des Organismus auf Zell- und Gewebeschäden. Sie dient der Eingrenzung einer Gefahr, also dem Schutz des übrigen Körpers vor einer Ausbreitung der Noxe (schädlicher Umwelteinfluss), und der Entfernung des schädigenden Stoffes aus dem Körper.
- Entzündungsmediatoren (z. B. Histamin, Prostaglandine) werden bei entzündlichen Reaktionen freigesetzt, steuern u. a. den Ablauf der Entzündungsreaktion und aktivieren das Immunsystem.

5.6 Veränderungen des Wachstums und der Regeneration

- Der Organismus besitzt die Möglichkeit, den Zell- und Gewebebestand seiner Körperteile veränderten Bedingungen anzupassen. Dabei kommt es entweder zu einer Zunahme (z. B. Hypertrophie, -plasie) oder Abnahme (z. B. Atrophie) der Größe und/oder der Zahl von Gewebebausteinen.

5.7 Tumoren – entartete Gewebe

- Man unterscheidet grundsätzlich gutartige (benigne) und bösartige (maligne) Tumoren, wobei die Zuordnung meist nur nach der histologischen (feingeweblichen) Untersuchung einer Gewebsprobe getroffen werden kann.
- Bei der Entstehung eines Tumors spielen sog. Kanzerogene (Krebsgifte) eine wichtige Rolle, da sie das Wachstum des Tumors beschleunigen.
- Die meisten bösartigen Tumoren metastasieren. Dabei werden einzelne Tumorzellen über den Lymph- (lymphogen) oder den Blutweg (hämatogen) in andere Körperregionen transportiert, wo sie das Wachstum von Tochtergeschwulsten (Metastasen) verursachen.

5.8 Alterung des Menschen

- Alterungsprozesse bewirken Veränderungen vieler organischer Funktionen und führen auch zu psychischen Veränderungen des alternden Menschen. Das Altern wird außerdem von der Gesellschaft und Familie geprägt.
- Durch den Alterungsprozess kommt es zur Veränderung wichtiger Organsysteme. So nimmt z. B. die Leistungsfähigkeit von Herz-Kreislauf-System, Atmungssystem, Immunsystem, Gehirn, Bewegungsapparat und Sinnesorganen allmählich ab bzw. die Anfälligkeit für Erkrankungen und Verletzungen dieser Organe steigt.
- Treffen mehrere Organleistungsschwächen zusammen, spricht man von Multimorbidität.

5.9 Das Ende des Lebens

- Zelltod und Zellerneuerung befinden sich in einem dynamischen Gleichgewicht. Störungen dieses Gleichgewichtes führen zu Alterung und Tod.
- Der klinische Tod tritt bei Stillstand von Atmung und Kreislauf ein, jedoch ist der Patient grundsätzlich innerhalb einiger weniger Minuten wiederbelebbar, bevor auch das Gehirn abzusterben beginnt (erkennbar durch fehlenden Pupillen- und Hornhautreflex).
- Der Hirntod ist der Organtod des Gehirns, d. h. der unumkehrbare Ausfall der Gehirnfunktionen und damit Tod des Individuums („Individualtod"), ohne dass deshalb die Herz-Kreislauf-Aktivität völlig erloschen sein muss.

5

5.1 Vom Gesundsein und Kranksein

Während **Gesundheit** von vielen als selbstverständlich oder zumindest als „normal" empfunden wird, ist sie für Kranke – vor allem für Leidende – ein oft unerreichbar fern erscheinender Wunschtraum. Der Einzelne scheint also meist zu wissen, ob er gesund oder krank ist. Das „objektiv" festzustellen, scheint genauso einfach zu sein, bereitet aber in der Praxis oft Schwierigkeiten – nicht nur in Grenzfällen, wo es z. B. um Arbeitsunfähigkeit oder Berentung geht.

5.1.1 Verständnis von Gesundheit und Kranksein

In der europäischen Kultur sind die Menschen durch ein idealisiertes Verständnis von Gesundheit im Sinne von Vollkommenheit oder Unversehrtheit geprägt. So verbinden anfänglich viele Studierende der Therapieberufe mit dem Begriff **Gesundheit** Eigenschaften wie: beliebt, sonnengebräunte Haut, erfolgreich, fit, frei von Behinderungen oder Krankheitszeichen, fröhlich, gut gebaut, intelligent, konzentriert, munter, rosige Hautfarbe, schön, sportlich, stressfrei, unabhängig von fremder Hilfe.

Auch das Wort „heil" meint in seiner ursprünglichen Bedeutung „ganz", „fehlerfrei" oder „unversehrt". Wer Heilung sucht, ist auf der Suche nach dieser Ganzheit und Vollkommenheit.

Gegenüber diesen Vorstellungen zeigt die Definition von Gesundheit durch die Weltgesundheitsorganisation (World Health Organization, kurz: WHO) ein differenzierteres Verständnis von Gesundheit:

DEFINITION

WHO-Definition von Gesundheit

Gesundheit ist der Zustand völligen körperlichen, seelischen und sozialen Wohlbefindens (well-being, ➤ Abb. 5.1).

Diese Definition ist jedoch für den medizinischen und sozialen Alltag nur wenig brauchbar, hat doch jeder Mensch Gründe, sich in der einen oder anderen Hinsicht nicht wohl zu fühlen:

- Die Hälfte der deutschen Bevölkerung ist fehlsichtig, aber welcher Bruchteil hiervon würde sich schon deshalb als krank bezeichnen?
- Die meisten Menschen haben „Defekte" wie z. B. Narben, Wunden, kleine angeborene Mängel (und seien es nur solche ästhetischer Natur) oder lästige Kopfschmerzen – dennoch leidet die Lebens- und Arbeitsfähigkeit darunter meist nur wenig.
- Im seelischen und sozialen Bereich ist das Wohlbefinden praktisch nie ganz erreichbar. Die lauten Nachbarn, das Kind, mit dem man im Streit lebt, oder der Verlust von Angehörigen und Freunden im Alter – all dies wirkt sich unweigerlich auf das eigene Wohlbefinden aus, würde aber wohl von kaum jemandem als Krankheit aufgefasst werden.

Man hat die WHO-Definition deshalb auch als „konkrete Utopie" bezeichnet, die zwar einen wünschenswerten Idealzustand beschreibt, nicht aber praktikable Maßstäbe liefert – wer Symptome (Krankheitszeichen) hat, ist nicht unbedingt krank – und umgekehrt: Z. B. hat der Tumorkranke im frühen Stadium noch keine Krankheitssymptome.

Andere Modelle erscheinen geeigneter, Gesundheit und Krankheit voneinander zu trennen, wie z. B. das Modell der Homöostase.

5.1.2 Prinzip der Homöostase

Nach dem deutschen Internisten Ferdinand Hoff (1896–1988) ist Gesundheit das harmonische Gleichgewicht zwischen Bau und Funktionen des Organismus einerseits und dem seelischen Erleben andererseits. Dies sei die Voraussetzung zur vollen Leistungsfähigkeit und damit auch zum uneingeschränkten Lebensgenuss.

DEFINITION

Homöostase

Gleichgewicht (Konstanz) des inneren Milieus, gilt als Voraussetzung für das Gesundsein eines Organismus. Das innere Gleichgewicht wird mit Hilfe vieler Regelsysteme, z. B. der Regelung des Kreislaufs, des Blutdrucks, der Körpertemperatur, des pH-Wertes, des Wasser- und Elektrolythaushaltes und der Steuerung des Hormonhaushaltes, erreicht.

Die Homöostase des Organismus wird unter anderem durch den ständigen Auf- und Abbau seiner Bestandteile garantiert. Überwiegt der Aufbau, so kommt es zur Strukturzunahme. Die Massenzunahme eines Organs oder Gewebes durch Zellvergrößerung bezeichnet man als **Hypertrophie.** Kommt das Wachstum durch Vermehrung von Zellen zustande, so spricht man von **Hyperplasie.** Überwiegt dagegen der Abbau, so kommt es zur Strukturabnahme, d. h. zur **Atrophie** und zur Leistungsminderung (➤ Kap. 5.6.1).

Gleichgewicht des inneren Milieus

Die Homöostase der Funktionen unseres Organismus lässt sich ganz wesentlich an gleichbleibenden, messbaren Größen wie etwa der Körpertemperatur, Konzentration der Blutglukose, Blutdruck oder Blut-pH-Wert ablesen. Diese und viele andere Messwerte geben Auskunft über das **innere Milieu.** Nur wenn sie sich in einem engen Regelbereich befinden, ist der Gesamtorganismus lebens- und aktionsfähig.

Auch für komplizierte körperliche und seelische Bedürfnisse gilt das Prinzip des Gleichgewichtes. Zum Beispiel ist Gesundheit nur in einem Rhythmus zwischen ausreichenden Schlaf- und Wachphasen möglich. Ebenso müssen die Bedürfnisse nach sozialer Gemeinschaft, partnerbezogener Zuwendung, aber auch Zurückgezogenheit in einem ausgewogenen Verhältnis zueinander befriedigt werden.

5.1.3 Prinzip des Gleichgewichts auf der Ebene der Gewebe

In allen Geweben findet ein ständiger Stoffumsatz statt, den man **Stoffwechsel** nennt und bei dem sich **anabole** (aufbauende) und **katabole** (abbauende) Vorgänge in einem Gleichgewichtszustand befinden. Diese Stoffwechselaktivität lässt sich auch an der Häufigkeit von Zellteilungen erkennen. Darin unterscheiden sich die verschiedenen Gewebe stark voneinander:

- In **Wechselgeweben** finden ständig Zellteilungen statt. Durch Teilung sog. Stammzellen bilden sich neue Zellen, während alte absterben oder abgestoßen werden. Auf diese Weise kommt es zu einer ständigen Gewebeerneuerung. Zu den typischen Wechselgeweben gehören z. B. die Schleimhautepithelien (➤ Abb. 4.2) und alle roten und weißen Blutzellen.
- **Stabile Gewebe** erneuern sich nur wenig. Bei entsprechendem Anreiz, z. B. nach einer Verletzung, sind die Zellen jedoch in der Lage, sich zu vermehren. Zu den stabilen Geweben rechnet man z. B. die Leberzellen, die endokrinen Drüsenzellen sowie die meisten Zellen des Bindegewebes.
- **Ruhegewebe** (permanente Gewebe, postmitotische Gewebe, Dauergewebe) bestehen aus nicht mehr teilungsfähigen Zellen, die in der Regel um den Zeitpunkt der Geburt ihre Teilungsfähigkeit verloren haben. Neue Zellen durch Zellteilung werden danach nicht mehr gebildet. Zu den Ruhegeweben zählen die hochspezialisierten Gewebe wie die Sinnesgewebe oder auch die Skelettmuskulatur.

Nervengewebe kann sich, wie wir aus den Ergebnissen neuerer Forschung wissen, unter bestimmten Bedingungen teilen, weshalb die alte Zuordnung zu den Ruhegeweben nicht mehr zutrifft. Die Untersuchung dieser speziellen Bedingungen ist Gegenstand aktueller Forschungsanstrengungen.

5.1.4 Störgrößen der Homöostase und ein neuer Gesundheitsbegriff

Regulierung der Homöostase durch den Hypothalamus ➤ Kap. 9.10.2

Anpassungsmechanismen

Das Gleichgewicht zwischen anabolen und katabolen Prozessen, die Konstanz des inneren Milieus, wird durch Infektionserreger, das Klima und andere äußere Faktoren ständig bedroht. Die Homöostase muss deshalb durch **Anpassungsmechanismen** aufrechterhalten werden. Durch sie kann der Organismus gezielt auf Bedrohungen reagieren.

Zu den Anpassungsmechanismen gehören z. B. die Produktion von gezielten Abwehrstoffen (Antikörper, ➤ Kap. 7.4.3) gegen Infektionserreger, die Konstanthaltung der Körperkerntemperatur bei wechselnden Außentemperaturen durch physiologische sowie zivilisatorische Mittel (d. h. unterschiedliche Bewegung oder Kleidung); die Anpassung der Herzleistung an erhöhte Anforderungen, z. B. beim Bergaufgehen oder bei Schwerarbeit. Aber auch das Bewältigen von einem Verlust, z. B. des Lebenspartners oder der sozialen Bezugsgruppe, gehört zu den Anpassungsmechanismen.

Gesundheit als Anpassungsfähigkeit

Aufgrund dieser Überlegungen lässt sich Krankheit nunmehr als Störung der Homöostase beschreiben, die mit verminderter Leistungsfähigkeit und herabgesetzter seelischer Belastbarkeit einhergeht – mit einem Wort: mit verminderter **Anpassungsfähigkeit.** Das Ideal völliger Gesundheit wäre demnach ein Zustand der völligen Anpassung.

Diese Behauptung mag zunächst Widerspruch hervorrufen, soll doch unser Leben eher mit Selbstverwirklichung als mit Anpassung zu tun haben. Trotzdem: Lebensentwürfe können wir nur (selbst-)verwirklichen, wenn der Körper bereit ist, sie mitzutragen:

- Eine Frau wäre ohne die enorme Anpassungsleistung ihres Körpers während der Schwangerschaft nie in der Lage, ein gesundes Kind zu gebären oder auch nur die Schwangerschaft zu überleben.
- Nur durch Anpassung des Organismus sind außergewöhnliche Leistungen zu erbringen. Nur so ist auch das Überleben in Extremsituationen, wie z. B. bei großer Hitze, unzureichender Nahrung, schwerer Verletzung oder bei einem Marathonlauf, möglich.

5.1.5 Salutogenese

„Wir sind alle ‚hoffnungslose' Fälle mit einer sehr schlechten Prognose, da wir mit Sicherheit früher oder später sterben werden, aber wir sind auch, solange noch etwas Leben in uns ist, in gewissem Maße gesund." (Antonovsky 1987)

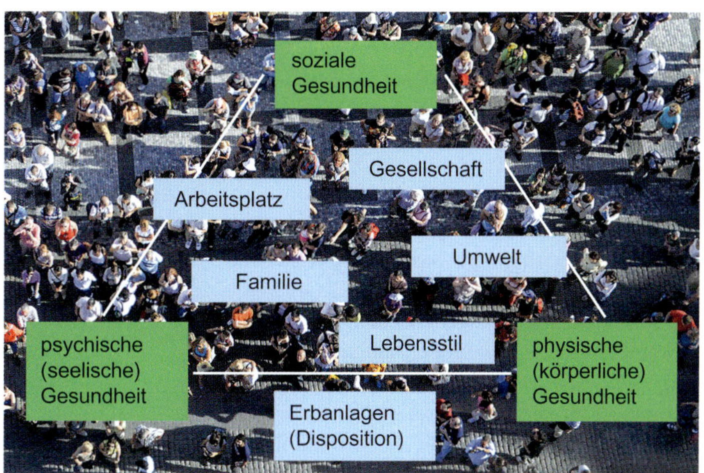

Abb. 5.1 Funktionen des Lebens im Spannungsfeld der drei Eckpfeiler der Gesundheit nach dem Verständnis der Weltgesundheitsorganisation. [J787-020]

5

Das Konzept der Salutogenese (lat.: salus: unverletzt, heil; gr.: genesis: Entstehung, Verlauf), also die Sicht auf Gesundheitsförderung, kann als Kehrseite der Pathogenese, also die Sicht auf die Krankheitsursachen, aufgefasst werden. Für Aaron Antonovsky (1923–1994), den Vater des Salutogenesekonzepts, ging es aber auch darum, darzulegen, dass Gesundheit und Krankheit nicht sich gegenseitig ausschließende Zustände sind, sondern vielmehr gleichzeitig nebeneinander bestehen können. Er fasst Gesundheit als labiles, aktives und sich dynamisch regulierendes Geschehen auf, das durch zahlreiche Stressoren (psychosoziale, biochemische, physikalische) beeinflusst und aus dem Gleichgewicht gebracht werden kann. Den dadurch entstehenden Spannungen wiederum können Menschen mit eigenen Ressourcen (Widerstandsquellen) begegnen, um diese Spannungen abzubauen. Diese Fähigkeit wird auch als **Kohärenzgefühl** beschrieben.

Der Medizinsoziologe Antonovsky machte seine bemerkenswerten Entdeckungen in den 70er-Jahren des 20. Jahrhunderts, als er in Israel eine Untersuchung über die gesundheitlichen Auswirkungen der sog. „Wechseljahre" (Klimakterium) mit Frauen durchführte, die einen Aufenthalt in einem Konzentrationslager überlebt hatten und damit schwerer Traumatisierung im Kindes- und Jugendalter ausgesetzt gewesen waren. Von den untersuchten Frauen, die allen Grund hatten, über z. T. schwere gesundheitliche Beeinträchtigungen zu klagen, war aber ein knappes Drittel bei recht guter Gesundheit. Diese Gruppe interessierte ihn besonders, da er herausfinden wollte, warum diese Frauen so stabil – so gesund – geblieben waren.

Als Resultat daraus ergab sich die Erkenntnis über ein sog. **Kohärenzgefühl** (sense of coherence = SOC):

„… eine allgemeine Einstellung, die das Ausmaß eines umfassenden, dauerhaften, zugleich aber dynamischen Vertrauens beschreibt, dass die innere und äußere Umwelt vorhersagbar und überschaubar ist, und dass sich die Dinge so gut entwickeln werden, wie vernünftigerweise erwartet werden kann."

Das Kohärenzgefühl wird also als Persönlichkeitskonstante beschrieben, die als subjektive Grundeinstellung bei der Bewältigung von unvorhergesehenen oder belastenden Ereignissen wirkt.

Hierbei spielt nicht nur die bereits im Zusammenhang mit dem Begriff der Gesundheit beschriebene **Anpassungsfähigkeit** eine wichtige Rolle, sondern auch drei definierte Teilbereiche, die diese Persönlichkeitskonstante ausmachen:

- **Comprehensibility** (Verstehbarkeit): Eine Person mit einem hohen Maß an Comprehensibility geht davon aus, dass zukünftige Ereignisse entweder vorhersagbar sind oder, wenn sie sich überraschend ereignen, in einen Zusammenhang einzuordnen und zu erklären sind.
- **Manageability** (Handhabbarkeit): Die Zuversicht und das optimistische Vertrauen darauf, aus eigener Kraft oder mit fremder Unterstützung künftige Lebensaufgaben meistern zu können.
- **Meaningfulness** (Sinnhaftigkeit): Die individuelle Überzeugung, dass künftige Ereignisse sinnvolle Aufgaben sind, die einem gestellt werden und für die es sich lohnt, sich tatkräftig und emotional zu engagieren.

Von Antonovsky selber stammt auch ein Fragebogen, mit dem das Kohärenzgefühl erfasst und messbar gemacht werden kann.

Interessanterweise scheint sich das Kohärenzgefühl in seinen wesentlichen Zügen in den ersten zehn Lebensjahren zu entwickeln und bis zum 30. Lebensjahr zu festigen, um dann weitgehend unverändert fortzubestehen. Dies zeigt einmal mehr, dass wir größeres Augenmerk auf die Entwicklung und Förderung unserer Kinder richten müssen. Auch Physiotherapeuten können, wenn sie sich z. B. in Kindergärten und Schulen betätigen, einen Beitrag dazu leisten, dass sich ein Kohärenzgefühl entwickelt. Z. B. können über die gezielte Förderung der Sensomotorik ein verbessertes Körpergefühl, erhöhtes Selbstvertrauen und erhöhte Problemlösekompetenz erreicht werden.

5.1.6 Krankheitsdispositionen

DEFINITION

Krankheitsdisposition

(Krankheitsanfälligkeit, Disposition = Veranlagung, Vorherbestimmung)
Dauerhaft eingeschränkte oder unter Extrembelastungen (z. B. Hitze) überforderte Anpassungsfähigkeit des Körpers.

Manche Gruppen von Menschen sind naturgemäß besonders für bestimmte Erkrankungen **disponiert** (anfällig):

- **Geschlechtsdisposition:** Männer erkranken z. B. neunmal häufiger an Gicht als Frauen.
- **Altersdisposition:** Kinder erkranken zehnmal häufiger an Erkältungskrankheiten als Erwachsene. Im höheren Alter nimmt dagegen die Häufigkeit vieler Tumoren und der Herz-Kreislauf-Erkrankungen zu.
- **Rassendisposition:** Manche Krankheiten kommen fast nur in bestimmten Bevölkerungsgruppen vor. Z.B. treten Hauttumoren beinahe ausschließlich bei Weißen auf.

Erbkrankheiten

Ebenso wie die Haarfarbe eines Menschen wird auch seine Disposition zu bestimmten Erkrankungen genetisch (mit-)bestimmt: Die Krankheit „liegt in der Familie". Die **genetische Disposition** bildet gewissermaßen den Boden, auf dem schädigende Einflüsse ihre Wirkung entfalten können.

Da diese Krankheiten an spätere Generationen weitervererbt werden können, ist die Kenntnis ihres Vererbungsmechanismus wichtig (➤ Kap. 3.8).

Erworbene Krankheitsdispositionen

Den ererbten Krankheitsdispositionen stehen die **erworbenen Krankheitsdispositionen** gegenüber: Wer sich nicht genug bewegt und seinen Kreislauf nicht trainiert, ist für häufige Erkältungskrankheiten in der kalten Jahreszeit disponiert (anfällig). Wer an einem Tumor oder an Tuberkulose leidet, zieht sich auch wesentlich leichter eine Zweiterkrankung zu, z. B. eine Bronchitis. Medizinisch ausgedrückt: Eine Primärerkrankung disponiert zu einer Sekundärerkrankung. Steht die Sekundärerkrankung in einem engen zeitlichen oder ursächlichen Zusammenhang mit der Primärerkrankung, nennt man sie **Komplikation** der Primärerkrankung.

Vergleichskollektive

Was krankhafte Disposition ist und wo die natürliche Grenze der Anpassungsfähigkeit erreicht ist, lässt sich nur entscheiden, wenn man weiß, welche Anpassungsfähigkeit bzw. Leistungsfähigkeit eine vergleichbare Gruppe von Menschen mit identischer Rasse, Alter und Geschlecht hat. Deshalb ist die Medizin vor allem in Streitfällen, z. B. bei Berentungsfragen, immer wieder gezwungen, eine Einzelperson mit einem Vergleichskollektiv von Gesunden, dem **Normalkollektiv,** zu vergleichen – denn absolute Maßstäbe für Gesundheit und Krankheit (bzw. Arbeits- oder Berentungsfähigkeit) gibt es nicht.

5.1.7 Grundbegriffe der Krankheitslehre

Um die Art und die Ursachen einer Krankheit zu ergründen, ist meist eine genaue **Anamnese** (Krankengeschichte) von Bedeutung: Dabei wird die medizinische Vorgeschichte sowie Art und Verlauf der aktuellen Beschwerden erfragt. Zusammen mit den vorliegenden **Symptomen** (Krankheitszeichen) gibt die Anamnese Hinweise auf die jeweils in Frage kommenden Erkrankungen. Anhand dieser Hinweise entscheidet der Therapeut, welche speziellen Untersuchungen zur Diagnosestellung erforderlich sind.

Als **Diagnose** wird die Erkennung und Benennung einer bestimmten Krankheit bezeichnet (➤ Kap. 5.2).

PT-PRAXIS

Diagnosen

Der Begriff „Diagnose" geht auf Hippokrates von Kos zurück (460–370 v. Chr.) und meint sinngemäß das „Hindurchschauen" durch den Patienten, also das Erkennen der Krankheit.
In der Physiotherapie wurde der Begriff lange vermieden und stattdessen ein „Befund" erhoben.
Durch die zunehmende Steigerung der Berufsautonomie, nicht zuletzt durch die Akademisierung der Physiotherapie (in Deutschland gibt es seit 2001 die ersten Studiengänge!) ist es nun auch im deutschen Gesundheitssystem möglich, Patienten im sog. Erstkontakt (First Contact, Direct Access) zu behandeln. Gegenwärtig ist dazu die Erlaubnis nötig, als sog. „sektoraler Heilpraktiker" im Bereich Physiotherapie tätig zu werden. Diese Qualifikation kann sowohl in Studiengängen

5

als auch in Fachweiterbildungen, z. B. beim IFK, erworben werden. Es existieren zahlreiche Studien, auch systematische Übersichtsarbeiten (z. B. Ojha, H. A., Snyder, R. S., Davenport, T. E.: Direct Access compared with referred physical therapy episodes – a systematic review. In: Physical Therapy, 94(1), 2014: 14–30), die den besonderen Nutzen für die Patientenversorgung hervorheben: In den Gesundheitssystemen, in denen Physiotherapeuten auch im Erstkontakt arbeiten, sinken die Gesundheitskosten bei steigender Behandlungsqualität ohne Auftreten zusätzlicher Risiken. Voraussetzungen sind allerdings fundierte Kenntnisse und Fertigkeiten u. a. im Bereich des Clinical Reasonings und der physiotherapeutischen Differenzialdiagnose. Ziel ist es hierbei stets, nicht die ärztlichen Diagnosen zu ersetzen, sondern bei einem Patienten individuell herauszufinden, ob dieser primär physiotherapeutisch behandelt werden kann oder zuvor eine ärztliche Abklärung erforderlich ist. Die Erfahrungen aus Australien – wo seit über 30 Jahren mit dem Patient Self Referral (PSR) gearbeitet wird – oder auch aus anderen Ländern wie den USA, Großbritannien, Norwegen oder den Niederlanden zeigen sehr deutlich: Eine zielgerichtete Versorgung des Patienten erfolgt schneller, effektiver und mit geringeren Kosten. (Weitere Informationen bietet auch der WCPT: https://world.physio)

Differenzialdiagnose, abgekürzt **DD,** ist die Unterscheidung von Krankheitsbildern mit ähnlichen Symptomen.

Nach genauer Feststellung der Diagnose wird die Krankheitsbehandlung, die **Therapie,** eingeleitet. Es gibt äußerst vielfältige therapeutische Maßnahmen, mit denen Gesundheitsstörungen bekämpft werden können. Sie umfassen vor allem die Gabe von Medikamenten, Operationen, Bestrahlungen, Psychotherapie sowie die Verfahren der Physiotherapie mit ihrer eigenen Methodenvielfalt.

Schon vor dem Wirksamwerden einer Therapie kann der wahrscheinliche Verlauf einer Erkrankung in den meisten Fällen vorausgesagt werden. Eine solche Vorhersage, die auf statistischen Erkenntnissen, u. U. auch auf persönlicher ärztlicher oder physiotherapeutischer Erfahrung (interne Evidenz) beruht, wird als **Prognose** bezeichnet. Prognostische Angaben können die Überlebenschancen eines Erkrankten oder seine Aussichten auf Heilung bzw. auf Wiederherstellung bestimmter Fähigkeiten betreffen.

Jegliches therapeutische Handeln zielt darauf ab, durch die Verbesserung von **Diagnose** und **Therapie** die **Prognose** einer Krankheit zu verbessern. Dabei kann die Therapie **kurativ** (auf eine vollständige Heilung hinzielend) oder **palliativ** (auf eine verbesserte Lebensqualität gerichtet, allerdings ohne komplette Wiederherstellungsabsicht) sein. Z.B. wäre in der Nachsorge eines Beinamputierten Therapieziel, durch physiotherapeutisches Training mit Stumpf und Prothese eine erhebliche Verbesserung der Lebensqualität zu erreichen, auch wenn diese Maßnahmen das fehlende Bein natürlich nicht ersetzen. Wenn die auslösenden Ursachen einer Krankheit bekämpft werden, ist die Therapie **kausal,** z. B. bei der Vernichtung von Erregern durch Antibiotika. Demgegenüber ist sie z. B. bei der medikamentösen Fiebersenkung lediglich **symptomatisch,** also auf die Bekämpfung der Symptome ausgerichtet.

Die Gesamtprognose einer Gesundheitsstörung hängt oft nicht nur vom Grundleiden, sondern auch von der Wahrscheinlichkeit bestimmter Komplikationen ab.

Komplikationen sind Zweiterkrankungen (Sekundärerkrankungen), die in einem ursächlichen Zusammenhang mit der ersten Erkrankung (Primärerkrankung) stehen. Professionelles physiotherapeutisches Handeln setzt umfassende Kenntnisse möglicher Komplikationen voraus, um diese möglichst zu verhindern bzw. frühzeitig zu erkennen.

Als **Prophylaxe** bezeichnet man medizinische Maßnahmen, die der Vorbeugung von Krankheiten dienen (z. B. Schutzimpfungen bei Kindern). Die systematische Anwendung von Prophylaxe nennt man **Prävention** (➤ Kap. 5.1.9).

5.1.8 Grundbegriffe der Epidemiologie

Unter dem Begriff Epidemiologie versteht man die Lehre von der Erfassung und Beschreibung von Merkmalshäufigkeiten und -verteilungen innerhalb von **Populationen** (Bevölkerungsgruppen). Es handelt sich also um errechnete statistische Größen, welche beispielsweise die Häufigkeiten von Krankheiten oder Todesursachen innerhalb einer Population darstellen oder Vergleiche zwischen unterschiedlichen Gesundheitssystemen ermöglichen. Auch das Neuauftreten von bestimmten Krankheiten kann so mathematisch erfasst und in ihrem Verlauf über mehrere Jahre verglichen werden.

Die **Inzidenz** beschreibt die Anzahl der Neuerkrankungen an einer bestimmten Krankheit pro Kalenderjahr, meist auf 100 000 Menschen der Normalbevölkerung bezogen. So sagt eine Inzidenz der Tuberkulose von 20/100 000 aus, dass innerhalb eines Jahres 20 von 100 000 Menschen neu an der Tuberkulose erkranken.

Die **Morbidität** gibt an, wie viele Personen an einer bestimmten Krankheit leiden, bezogen auf 100 000 Menschen der Normalbevölkerung innerhalb eines bestimmten Zeitraumes, meistens einem Jahr. Die Morbidität der Multiplen Sklerose liegt bei 0,5/100 000, d. h., statistisch gesehen erkrankt in einem gegebenen Zeitraum unter 200 000 Menschen ein Mensch an der multiplen Sklerose.

Die **Mortalität** (Sterblichkeit) ist die Anzahl derjenigen Personen, die in einem bestimmten Zeitraum – meist innerhalb eines Jahres – gestorben sind, bezogen auf 100 000 Menschen der Normalbevölkerung.

Die **perinatale Mortalität** (Säuglingssterblichkeit) bezeichnet per Definition die Anzahl aller vor, während und bis zu einer Woche nach der Geburt verstorbenen Kinder mit einem Mindestgeburtsgewicht von 1 000 g pro 1 000 Lebendgeburten. Im Jahr 2008 betrug die perinatale Mortalität 3,7 Babys pro 1 000 (➤ Kap. 22.5.2).

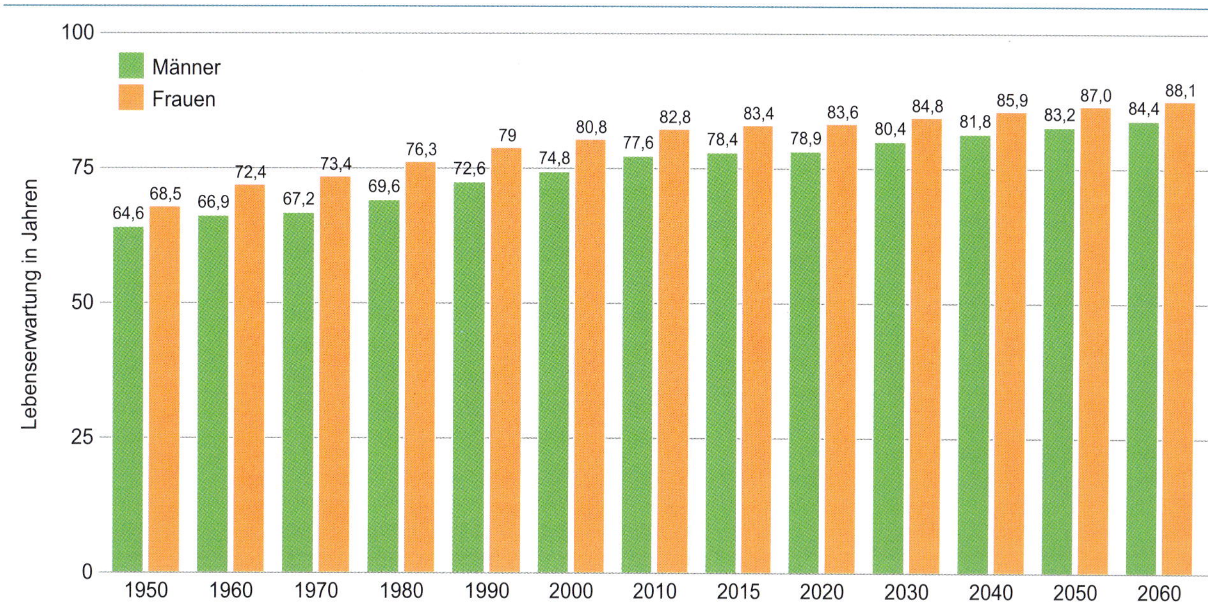

Abb. 5.2 Entwicklung der durchschnittlichen Lebenserwartung in Deutschland 1950–2060 nach Geschlecht. [W193, L141]

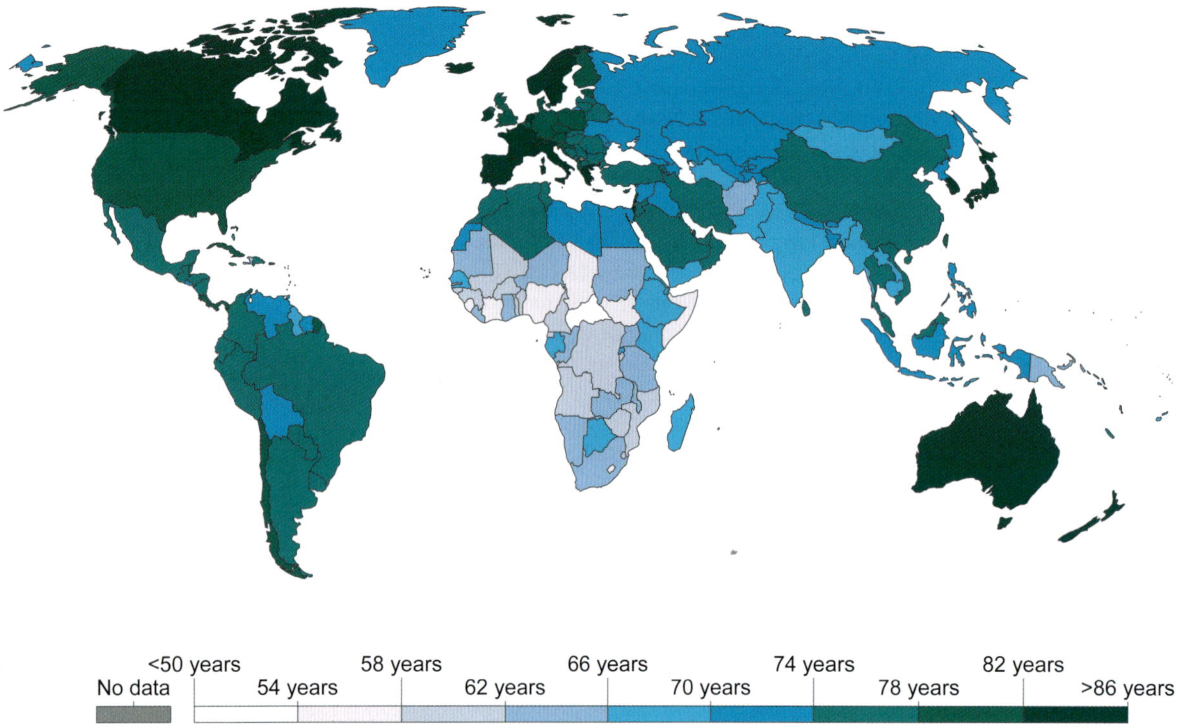

Abb. 5.3 Durchschnittliche Lebenserwartung in den 188 UN-Mitgliedsstaaten in Jahren (2019). Quelle: Riley (2005), Clio Infra (2015) und UN Population Division (2019). OurWorldInData.org/life-expectancy. Licensed under CC-BY. [W1166-001]

Die **Letalität** (krankheitsbezogene Sterblichkeit) bezeichnet das Zahlenverhältnis in Prozent von den Menschen, die an einer Krankheit erkrankt sind, zu den Menschen, die an dieser Krankheit gestorben sind. Z.B. ist die Letalität des malignen Melanoms ca. 20 %.

Mittlere Lebenserwartung: Definitionsgemäß handelt es sich um die Zeitspanne, nach der 50 % aller Menschen einer bestimmten Bevölkerungsgruppe verstorben sind. Sie beträgt in Deutschland für Männer 77 Jahre, 4 Monate und für Frauen 82 Jahre, 6 Monate (bezogen auf das Jahr 2010, jeweils bei Geburt).

Die **durchschnittliche Lebenserwartung** ist in Europa in den letzten Jahrhunderten u. a. aufgrund verbesserter hygienischer Bedingungen und einem zufriedenstellenden Angebot an Nahrungsmitteln stetig angestiegen (➤ Abb. 5.2). Betrachtet man die Lebenserwartung aller Menschen auf der Erde, zeigt sich ein sehr unterschiedliches Bild in den einzelnen Ländern (➤ Abb. 5.3).

5.1.9 Prävention und Gesundheitsförderung

Das Wort Physiotherapie bedeutet „Behandlung mit physi(kali)schen Mitteln" oder vielleicht auch „Behandlung der Physis", also des Leibes. Therapie im engeren Sinne aber bedeutet kurative Wiederherstellung, also „Reparation" einer Störung, wie z. B. die physiotherapeutische Behandlung nach Schlaganfall nach dem Bobath-Konzept.

Mindestens ebenso wichtig wie kurative Wiederherstellung ist allerdings die Vermeidung von Krankheit selbst bzw. ihrer Verschlimmerung oder gar Komplikationen. All dieses wird als **Prävention** bezeichnet. Früher war auch der Begriff der Prophylaxe zumindest für Teilgebiete der Prävention gebräuchlich. Prävention lässt sich von Kuration (Heilung) oder Rehabilitation (Wiederherstellung) abgrenzen und umfasst nicht nur medizinische Maßnahmen. Z.B. ist durch die Einführung von Geschwindigkeitsbegrenzungen, Alkoholkontrollen, hochtechnisiertem Rettungswesen und technischen Verbesserungen der Fahrzeugstandards die Zahl der Verkehrstoten in Deutschland von über 10 000 pro Jahr innerhalb weniger Jahre drastisch auf 3 339 (amtliche Statistik für das Jahr 2013, Statistisches Bundesamt) gesenkt worden.

In einem erweiterten Kontext des Therapiebegriffs muss die Prävention als wichtiger Teilbereich mit eingeschlossen werden. Physiotherapie heißt nicht nur „Physiorehabilitation", sondern auch „Physioprävention". Die Möglichkeiten der Physiotherapie, sich im Bereich von Prävention und Gesundheitsförderung (siehe weiter unten) zu engagieren, sind enorm und übertreffen die vieler anderer Disziplinen im Gesundheitswesen (Beispiele aus der Physiotherapie und wissenschaftliche Belege siehe Internet-Anbindung zu diesem Buch).

Manche Autoren gliedern Prävention in eine Primär-, Sekundär- und Tertiärprävention.

- **Primärprävention** setzt möglichst früh an und will der Entstehung von **Risikoverhalten** bzw. Symptomen zuvorkommen. Tatsächlich ist der Begriff der Prävention an das Konzept der Risikofaktoren gebunden. Primärprävention versucht, das Entstehen einer bestimmten Krankheit, z. B. Osteoporose, durch Vermeidung bestimmter, mit der Erkrankung assoziierter Risikofaktoren, z. B. Bewegungsmangel, zu verhindern. Primärprävention findet also an Gesunden statt und richtet sich auf die Verhinderung einer bestimmten Erkrankung.
- **Sekundärprävention** zielt auf eine möglichst frühe Erfassung von beobachteten Risiken bzw. Symptomen. Da man weiß, dass Brustkrebs (Mammakarzinom) eine sehr häufige Erkrankung ist, deren Prognose entscheidend davon abhängt, eine möglichst frühe Diagnose zu stellen, werden sog. Vorsorgeuntersuchungen als Früherkennungsmaßnahmen durchgeführt und Frauen zur Eigenuntersuchung angeleitet.
- **Tertiärprävention** bezieht sich auf die Linderung und Rehabilitation nach einem Krankheitsereignis und will mögliche Komplikationen verhindern. Nach Traumata der distalen Enden sowohl der oberen wie der unteren Extremitäten tritt manchmal ein sog. komplexes regionales Schmerzsyndrom (CRPS, sympathische Reflexdystrophie, Sudeck-Dystrophie, ➤ Kap. 13.4) auf, deren Eintrittswahrscheinlichkeit man nicht vorhersagen kann. Maßnahmen zur Vermeidung eines CRPS nach vorheriger Traumatisierung, z. B. bei einem durch Unfall bedingten Knochenbruch, sind tertiär präventiv. Bereits Erkrankte sollen davor bewahrt werden, weitere Komplikationen zu bekommen. In unserem Beispiel kämen z. B. dosierte Bewegungstherapie und frühzeitige Schmerztherapie in Frage. Ein weiteres Beispiel für die Tertiärprävention wäre die Rückfallprophylaxe.

Präventionsmaßnahmen, die sich auf das Verhalten von Individuen und Gruppen beziehen, zählen zur **Verhaltensprävention,** die zunächst vom Individuum ausgeht und z. B. seine Einstellung zum eigenen Körper oder zu gesundheitlichem Verhalten fokussiert.

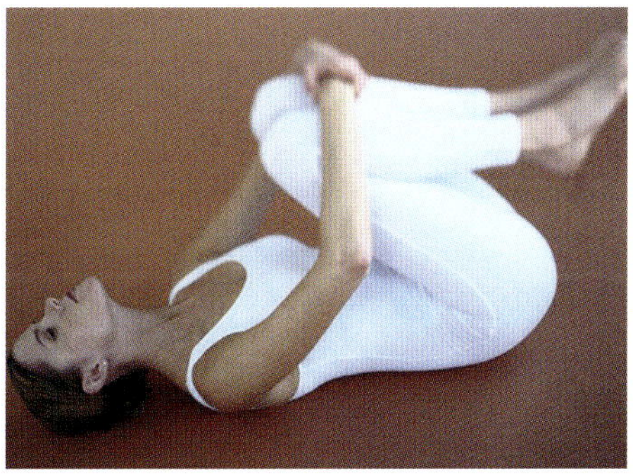

Abb. 5.4 Yogaübungen dienen der psychischen und physischen Entspannung. [J671]

Die **Verhältnisprävention** hingegen bezieht sich auf Veränderungen der biologischen, sozialen oder technischen Umwelt.

Eine **Gesundheitsförderung** dagegen zielt nicht darauf ab, die Entstehung eines Krankheitskomplexes durch Reduktion von Risikofaktoren zu verhindern, sondern sucht nach Wegen, Gesundheit allgemein zu fördern, z. B. im Sinne der Salutogenese (➤ Kap. 5.1.5).

Gesundheitsfördernde Maßnahmen werden zukünftig immer mehr auch von Physiotherapeuten durchgeführt, die damit ein wichtiges und neues Handlungsfeld für sich entdecken.

Gesundheitsförderung kann in verschiedenen Handlungszusammenhängen stattfinden, z. B. in Kindergärten, Schulen und Hochschulen, aber auch in Betrieben, z. B. als offene Angebote zur Stressreduktion (beispielsweise durch Yoga, Feldenkrais, progressive Muskelrelaxation etc. ➤ Abb. 5.4). Letzteres wäre ein Beispiel für die **betriebliche Gesundheitsförderung,** die zunehmend auch für die Physiotherapie an Bedeutung gewinnt.

Außerdem spricht man häufig davon, dass Prävention und Gesundheitsförderung in verschiedenen sog. **Settings** (engl.: Rahmen, Schauplatz) stattfindet (Kernstrategie der WHO). Damit sind Lebensumwelten gemeint, in denen Menschen einen großen Teil ihrer Zeit verbringen und die daher ihre Gesundheit maßgeblich beeinflussen. Settings sind z. B. die Familie, (Hoch-)Schule oder Arbeitsplatz.

5.2 Äußere und innere Krankheitsursachen

Wie erwähnt, ist die Gesundheit fortwährend durch äußere und innere Einflüsse bedroht (➤ Abb. 5.5). Nach der Art der äußeren Einwirkung unterscheidet man dabei im Wesentlichen folgende **Gesundheitsgefahren:**

- Physikalische Einflüsse, z. B. Hitze, Kälte oder Strahlung
- Chemische Schadstoffe, die akute oder schleichende Vergiftungen erzeugen
- Belebte Krankheitserreger, z. B. Viren, Bakterien und Pilze

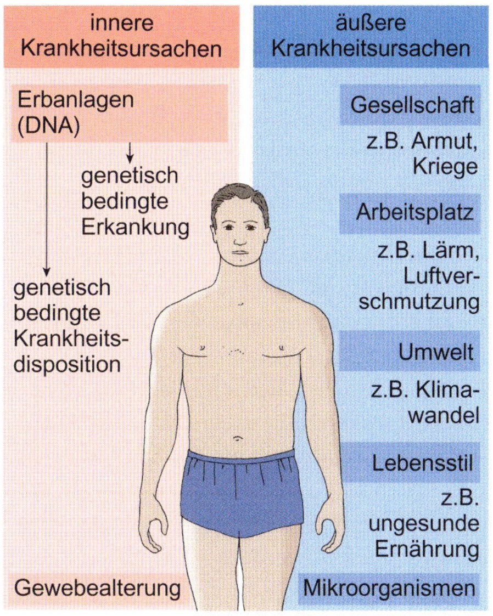

Abb. 5.5 Äußere und innere Krankheitsursachen.

- Psychische „Verletzungen", z. B. die Trennung von einem Lebenspartner
- Soziale Missstände bzw. Katastrophen wie beispielsweise Hungersnöte oder Kriege.

Wichtige innere Einflüsse sind einerseits z. B. die erbliche Disposition zu Krankheiten bzw. Erbkrankheiten im engeren Sinne, andererseits das natürliche Altern mit dem Schwinden der körperlichen und psychischen Leistungskraft.

In der Praxis sind oft beide Faktoren miteinander verknüpft: Eine erbliche Bereitschaft zur „Gefäßverkalkung" (Arteriosklerose, ➤ Kap. 16.1.4) und damit zur Herzkranzgefäßverkalkung trifft z. B. mit falscher Lebensweise, Rauchen und Übergewicht zusammen; das Ergebnis ist ein früh eintretender Herzinfarkt. Oder: Die vererbte Anlage zu schlechten (das heißt gegenüber Mundbakterien wenig widerstandsfähigen) Zähnen trifft zusammen mit zuckerreicher Ernährung und mittelmäßiger Zahnpflege. Die Folge ist eine ausgedehnte Zahnfäulnis (Karies).

5.2.1 Äußere Krankheitsursachen

Die äußeren Bedrohungen sind von den Lebensbedingungen der Umwelt abhängig. Deshalb kann man sie zumindest prinzipiell innerhalb einer zivilisierten Kultur verringern. Im Folgenden werden vier Schlüsselprobleme behandelt:

- Psychische Krankheitsursachen
- Soziale Krankheitsursachen
- Umwelt als Belastung der Gesundheit
- Mikroorganismen als Bedrohung der Gesundheit.

Psychische Gesundheit und psychische Krankheitsursachen

Psychische Gesundheit ist am ehesten zu beschreiben mit der Anpassungsfähigkeit gegenüber psychischen „Verletzungen" sowie der Konfliktfähigkeit bei widersprüchlichen Anforderungen, z. B. vonseiten der Familie oder des Arbeitgebers. Andererseits gehört zur psychischen Gesundheit auch die Bereitschaft, unveränderbare Rahmenbedingungen wie z. B. die eigenen Leistungsgrenzen sowie Vorerkrankungen zu akzeptieren. Gelingt dies nicht und bleiben psychische Konflikte auf Dauer ungelöst, erkrankt das Individuum über kurz oder lang.

Psychosomatische Medizin

Der Staat und die Institutionen des Gesundheitswesens können vorbeugend nur wenig positiven Einfluss auf die psychische Gesundheit des Einzelnen nehmen. Umso mehr wird heute die Notwendigkeit gesehen, psychisch Erkrankten individuell zu helfen. Die psychosomatische Medizin beschäftigt sich mit solchen Krankheiten, die sich zwar eindeutig organisch manifestieren (wie z. B. die Magersucht), ihre Ursachen jedoch zu einem wesentlichen Teil in psychischen und/oder psychosozialen Konflikten haben.

Soziale Krankheitsursachen

Der Pathologe Virchow (➤ Abb. 5.6) hat schon vor ca. 100 Jahren eindringlich auf die häufig sozialen Ursachen von Krankheiten aufmerksam gemacht. Der Zusammenhang zwischen Armut, Hunger und Krankheit war allen menschlichen Gemeinschaften geläufig. Bereits mit der Entwicklung der ersten Stadtkulturen traten soziale Krankheitsursachen wie Kriege und hygienische Missstände auf, die zur Ausbreitung von Seuchen – z. B. im Mittelalter Pest und Syphilis – führten.

Ähnliches ist heute in Ländern der sog. Dritten Welt zu beobachten, wo Millionen von Menschen unter dem Druck rasch wachsender städtischer Ballungsräume in Slums verelenden.

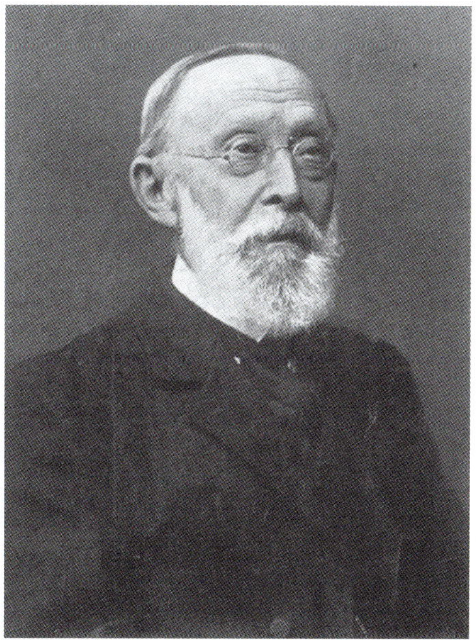

Abb. 5.6 Rudolf Virchow, dessen Werk noch heute im medizinhistorischen Museum der Charité in Berlin hervorragend nachvollzogen werden kann. [X242]

5

Nach modernem Verständnis sind für die soziale Gesundheit die Vernetzung des Individuums in einem Geflecht nachbarschaftlicher Beziehungen, die Verfügbarkeit von Wohnung und Arbeitsplatz sowie die Einbettung in eine feste kleine Bezugsgruppe, wie z. B. die Familie, erforderlich. Fehlen eine oder mehrere dieser Voraussetzungen, so sind Krankheiten die zwar nicht notwendige, aber häufige Folge. Nachweislich werden Menschen, die arbeitslos wurden, z. B. häufiger krank. Auch besteht zwischen Armut und Krankheit ein Zusammenhang mit vielfältigen Ursachen.

Krank durch die moderne Zivilisation

Durch die Errungenschaften der modernen **Zivilisation** sind einerseits viele äußere Bedrohungen der Gesundheit weitgehend überwunden:

- Heizung und isolierende Kleidung schützen vor Kälteeinfluss.
- Durch Hochertragslandwirtschaft und aufwendige Vorratshaltung sind in früher undenkbarer Vielfalt Nahrungsmittel verfügbar. Vitamin- und Eiweißmangelzustände sind dadurch in den Industrieländern selten geworden.
- Ein aufwendiges System sozialer Sicherung bewahrt die Menschen vor dem Verhungern oder vor der Ausgrenzung aus der Gesellschaft.

Andererseits sind durch den modernen Lebensstil **neue Bedrohungen** aufgetreten (➤ Abb. 5.7):

- Der Straßenverkehr fordert in Deutschland jährlich fast 5 000 Tote und weit über eine halbe Million Verletzte.
- Unfälle in Kernkraftwerken können hohe Strahlenbelastungen verursachen.
- Durch den Massentourismus werden Krankheitserreger weltweit gestreut.

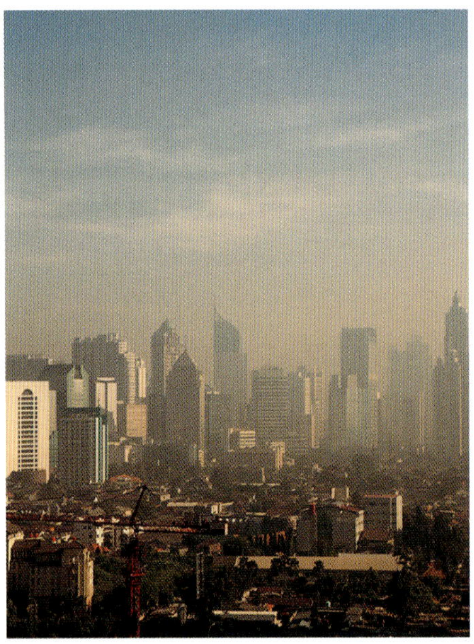

Abb. 5.7 Die Industrialisierung hat neben unbestreitbaren Vorteilen für Gesundheit und Hygiene auch vielfältige neue Bedrohungen gebracht, denen sich niemand entziehen kann: Emittierte Schadstoffe aus Hochschornsteinen regnen im Umkreis von bis zu 300 km nieder. [J787]

Umweltmedizin

KLINIK

Umweltmedizin

Die **Umweltmedizin** (Umwelthygiene) untersucht die Auswirkungen der Umweltbedingungen auf die Gesundheit des Menschen.

Die **Umweltmedizin** hat folgende Schwerpunkte:

Nahrungsmittel: Viele Nahrungsmittel sind mit Fremdstoffen belastet, die der Gesundheit schaden können. Zu diesen Fremdstoffen zählen beispielsweise die Schadstoffe, die aus Ackerböden oder Gewässern in unsere Nahrung gelangen, wie z. B. Pflanzenschutzmittel und Schwermetalle, sowie Lebensmittelzusatzstoffe, die in Form von Farbstoffen und Konservierungsmitteln unserer Nahrung zugesetzt werden.

Außenluft: Die Schadstoffbelastung der Atemluft erreichte v. a. in den Innenstädten während der fünfziger und sechziger Jahre gesundheitsgefährdende Ausmaße. Durch Umstellung auf umweltfreundlichere Heizungen und Abgaskatalysatoren hat sich der Schadstoffausstoß mittlerweile verringert. Problematisch bleibt allerdings der Ozonwert, für dessen Verringerung im Hochsommer der motorisierte Verkehr eingeschränkt werden müsste. Ein hoher Ozonwert kann an Sonnentagen zu akuten Gesundheitsstörungen, z. B. Atembeschwerden, führen.

KLINIK

Feinstaub

Als besonders gesundheitsschädlich gilt der sog. Feinstaub, der bei Überschreitung gewisser Höchstgrenzen sogar zu Fahrverboten in Innenstädten geführt hat, weil er u. a. auch in Auspuffgasen (insbesondere von Dieselfahrzeugen) enthalten ist.
Definitionsgemäß handelt es sich um Partikel, deren Durchmesser kleiner als 10 µm (PM 10) ist und die damit besonders gut (= tief) in die Lunge eingeatmet werden. Besonders gesundheitsschädlich sind PM 2,5, also Partikel mit einem Durchmesser unter 2,5 µm. Studien der Weltgesundheitsorganisation WHO konnten nachweisen, dass eine erhöhte Belastung mit Feinstaub zu vermehrten Erkrankungen der Atemwege führt und mit einer verminderten Lebenserwartung einhergeht.
Weitere Quellen für Feinstaub sind Industrieabgase bzw. Stäube aus der Bauwirtschaft und – mangelhafte – Heizanlagen. Zur Verminderung der Feinstaublast werden technische Hilfsmittel wie Rußpartikelfilter, aber auch Verhaltensänderungen, wie schonender Umgang mit begrenzten Energiereserven, gefordert. Die Belastung in Ballungsräumen ist besonders hoch.

Innenraumluft: In geschlossenen Räumen hat die Belastung des Menschen durch Schadstoffe in der Atemluft zugenommen. Verantwortlich hierfür sind vor allen Dingen moderne Baustoffe, wie formaldehydhaltige Spanplatten oder Bodenbeläge, die Lösemittel abdampfen. Die größte einzelne Innenraum-Schadstoffquelle ist in Deutschland jedoch der Zigarettenrauch mit 180 000 Toten jährlich.

Trinkwasser: In immer mehr Ländern der Welt wird sauberes, schadstoffarmes Trinkwasser knapp – auch in Deutschland müssen zunehmend Trinkwasserbrunnen wegen Schadstoffbelastung, z. B. durch Nitrat, geschlossen werden.

Lärm: Folgt man Umfragen in der Bevölkerung, ist der Lärm das Umweltproblem Nr. 1: Die Zahl von Lärmarbeitsplätzen ist trotz vieler Schutzvorkehrungen weiterhin sehr hoch. Noch schwerer wiegen jedoch die Lärmbelästigungen auf der Straße durch die enorme Zunahme des motorisierten Verkehrs.

Mikroorganismen als Krankheitsursache

Die Angst vor **Infektionen** (➤ Kap. 7.7) hat die Menschheit seit Jahrtausenden geprägt. Nur für eine kurze Zeit nach Einführung des Penicillins glaubte man, mit Hilfe von Antibiotika die Geißeln der Menschheit wie Tuberkulose, Cholera und Malaria endgültig besiegen zu können. Dieses Ziel ist jedoch wieder in weite Ferne gerückt:

- Viele Erreger sind gegen herkömmliche Antibiotika resistent (widerstandsfähig, immun) geworden.
- In vielen Regionen der Erde sind wirksame Antibiotika nicht finanzierbar, sodass Menschen z. B. an einfach zu behandelnden Wurmkrankheiten sterben müssen.
- Das Beispiel der HIV-Infektionen (AIDS, ➤ Kap. 7.8.2) zeigt, wie rasch und weltweit bedrohend sich auch am Ende des 20. Jahrhunderts neue Krankheitserreger verbreiten können.
- Die Gefahr neuartiger großer Epidemien geht dabei heutzutage hauptsächlich von Virusinfektionen (➤ Kap. 7.8.2) aus, da die moderne Medizin den Viren bis jetzt (im Gegensatz zu anderen Krankheitserregern) nur selten spezifische Medikamente und nur teilweise eine wirksame Vorbeugung durch Impfstoffe entgegenzusetzen hat.
- Noch fast am Anfang steht die Menschheit bei der Erforschung und Bekämpfung von Krankheiten, die durch kleinste infektiöse Partikel (Prionen, ➤ Kap. 7.8.3) hervorgerufen werden, z. B. der sog. Rinderwahnsinn (BSE).

Krank durch Medikamente

Auch die moderne Medizin kann unter Umständen zur Krankheitsursache werden: So erregten in den sechziger Jahren bei ca. 2 000 Lebendgeborenen Fehlentwicklungen der Arme großes Aufsehen. Ursache für diese Missbildungen war die Einnahme des teratogenen (embryoschädigenden) Schlafmittels Contergan® während der Schwangerschaft (➤ Abb. 5.8). Aber auch viele andere Medikamente können schwerwiegende Nebenwirkungen haben. So können etwa Magengeschwüre durch die Einnahme von Schmerzmitteln auftreten. Grundsätzlich muss bei der Einnahme eines Medikamentes dessen Hauptwirkung von so großem Nutzen für den Patienten sein, dass die – manchmal unvermeidbaren – Nebenwirkungen in Kauf genommen werden können.

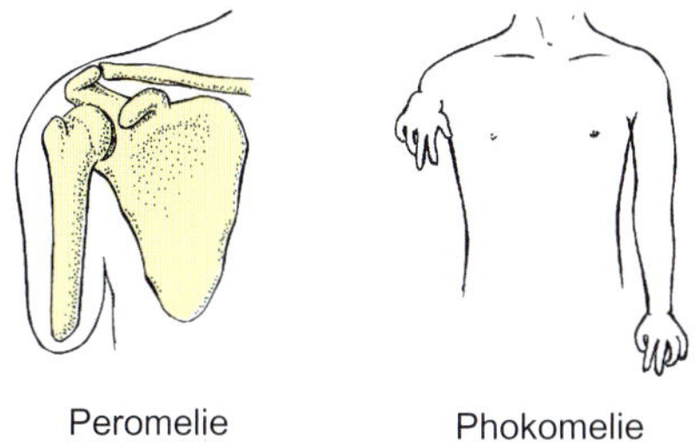

Abb. 5.8 Zwei Beispiele für Fehlbildungen (Dysplasien) der oberen Extremität, wie sie z. B. nach der Einnahme von Thalidomid (Contergan®) in der Schwangerschaft gehäuft aufgetreten sind. Unter Peromelie versteht man die Stumpfbildung einer Extremität. Die Phokomelie ist eine Fehlbildung, bei der die Hände bzw. Füße unmittelbar an der Schulter bzw. Hüfte ansetzen.

5.2.2 Innere und multifaktorielle Krankheitsursachen

Die **inneren Krankheitsursachen** gliedern sich in zwei große Gruppen:

- Abweichungen des Erbmaterials, welche zu Entwicklungsstörungen bzw. Erbkrankheiten oder zu einer ererbten Anfälligkeit (Disposition) für bestimmte Erkrankungen führen (➤ Kap. 5.1.6)
- Altersveränderungen des Organismus bzw. einzelner Organsysteme (➤ Kap. 5.8.8).

Beide Faktoren greifen nicht selten ineinander: Fehlentwicklungen eines Körperteils haben meist eine vorzeitige Abnutzung zur Folge. So geht beispielsweise die mangelhafte Ausbildung des Hüftgelenks (Hüftdysplasie) mit einer Fehlbelastung einher, die in der Regel früh zu einer Arthrose (➤ Kap. 4.5.5) führt. Aber auch zunächst normal entwickelte Gewebe, z. B. die Gefäßwände, können genetisch bedingt frühzeitig altern (➤ Kap. 5.8.8). In den betroffenen Familien treten dann gehäuft Herz-Kreislauf-Erkrankungen auf.

Äußere (exogene) und innere (endogene) Krankheitsursachen sind in sehr vielen Fällen miteinander verknüpft: Eine erbliche Bereitschaft zur Gefäßalterung und damit zur Verkalkung der Herzkranzgefäße (Koronarsklerose) können zusammen mit den Risikofaktoren Rauchen und Übergewicht schon in jungen Jahren einen Herzinfarkt verursachen. In anderen Fällen trifft eine ererbte Neigung zur Zuckerkrankheit (Diabetes mellitus, ➤ Kap. 19.3.4) mit zuckerreicher Ernährung, Übergewicht und Bewegungsmangel zusammen. Im höheren Lebensalter erschöpfen sich dann die überbeanspruchten insulinbildenden Zellen der Bauchspeicheldrüse, es entsteht ein sog. Altersdiabetes, der heutzutage bereits bei unter 40-Jährigen zu beobachten ist.

Fehlbildungen

Unter einer **angeborenen Fehlbildung** versteht man eine funktionell und/oder sozial wirksame Anomalie infolge einer Störung der vorgeburtlichen Entwicklung. Am häufigsten sind angeborene Herzfehler (bei etwa 1 % aller Lebendgeborenen). Fehlbildungen können einzeln oder in oftmals typischen Kombinationen, d. h. als **Fehlbildungssyndrome,** auftreten. Sie können endogene, genetische Ursachen haben wie z. B. beim Down-Syndrom, einer numerischen Chromosomenanomalie mit dreifachem Chromosom 21, daher auch Trisomie 21 genannt (auch ➤ Kap. 3.8.5 und ➤ Abb. 3.39). Exogene Ursachen hingegen sind z. B. Infektionen, Medikamente, Genussmittel (Alkohol! ➤ Kap. 18.10.6) oder ionisierende Strahlung während der Schwangerschaft. Die Mehrzahl aller Fehlbildungen entsteht aber nach heutigem Kenntnisstand weder durch reine Vererbung noch durch rein äußere Einwirkungen, sondern ist eine Folge des Zusammenwirkens von Genen und Umweltfaktoren; hier spricht man von **multifaktoriellen Krankheitsursachen.** Ein Beispiel dafür ist die Lippen-Kiefer-Gaumenspalte (➤ Abb. 5.9).

Als **Agenesie** bezeichnet man das völlige Fehlen einer Organanlage infolge einer Störung der Embryonalentwicklung. Von einer **Aplasie** spricht man, wenn das Organ zwar angelegt, jedoch nicht ausgebildet ist – es finden sich dann lediglich Fett- oder Bindegewebsreste. Bei paarig angelegten Organen, z. B. den Nieren, kommt die Aplasie eines der beiden Organe öfter vor.

Viel häufiger als Aplasien sind **Dysplasien** (➤ Kap. 5.6.2), das heißt Fehlentwicklungen von Organen mit Störungen ihrer Funktion. Manche Dysplasien, z. B. des zentralen Nervensystems, sind mit dem Leben nicht vereinbar oder gehen mit schweren Behinderungen, wie etwa angeborener Querschnittslähmung, einher. Andere Dysplasien sind weniger schwerwiegend, z. B. die multifaktoriell bedingte angeborene Hüftgelenksdysplasie, die bei korrekter orthopädischer Behandlung nur selten zu einer bleibenden Behinderung führt.

Wohlstandssyndrom

Unter dem **Wohlstandssyndrom,** das wegen seiner Auswirkung auf den Stoffwechsel des Patienten auch **metabolisches Syndrom** genannt wird, versteht man das Zusammentreffen von gestörter Glukosetoleranz (➤ Kap. 19.3.4), Übergewicht, Bluthochdruck, Hyperinsulinämie und Fettstoffwechselstörung, bei dem im weiteren Sinne auch die Bewegungsarmut der betroffenen Patienten ursächlich eine wichtige Rolle spielt.

Innerhalb der westlichen Industrienationen wird eine Erkrankungshäufigkeit von 15–30 % angenommen. Da es sich bei diesem Syndrom im Wesentlichen um verhaltensbedingte Krankheitsursachen, nämlich Überernährung (Hyperalimentation) und Bewegungsmangel handelt, stehen hier insbesondere Verhaltensänderungen therapeutisch im Vordergrund. Ebenso wie bei der Arteriosklerose ergibt sich daraus ein großes Verhinderungspotenzial dieser Syndrome mittels geeigneter multidisziplinärer **Prävention,** z. B. durch Physiotherapeuten. Als besonders besorgniserregend ist dabei die steigende Inzidenz des Wohlstandssyndroms bei Kindern und Jugendlichen zu bewerten. Beispiele für physiotherapeutische Präventionsansätze finden sich im zusätzlichen Internet-Angebot zu diesem Kapitel.

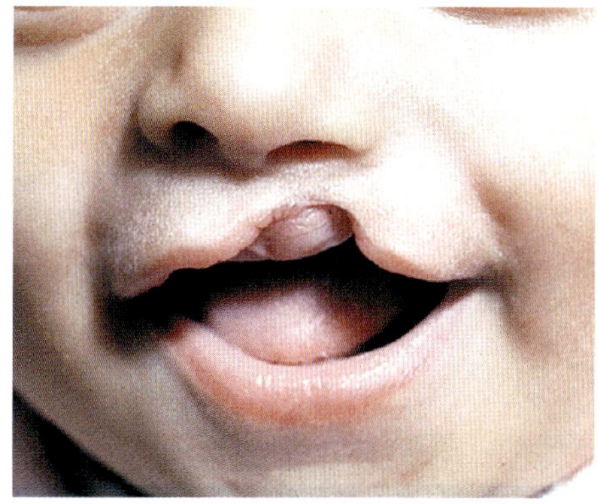

Abb. 5.9 Baby mit Lippen-Kiefer-Gaumenspalte. [T112]

5.3 Krankheitsverläufe

Unabhängig von einer bestimmten Krankheitsursache und der speziellen Erkrankungsart reagiert der Körper auf lange Sicht recht gleichförmig:

- Es kommt zur **Heilung** (der Körper überwindet die Erkrankung) bzw. zur Defektheilung.
- Die Krankheit besteht in begrenztem Umfang fort, es kommt zur **Chronifizierung.**
- Der Körper kann die Erkrankung nicht überwinden und geht zugrunde, d. h., es folgt der **Tod** (➤ Kap. 5.9).

Einen Überblick über mögliche Krankheitsverläufe gibt ➤ Abb. 5.10.

5.3.1 Heilung

DEFINITION

Heilung (Restitutio ad integrum)

Wiederherstellung des unversehrten Zustandes, d. h. der vollen Anpassungsfähigkeit (➤ Kap. 5.1.1) eines Organismus nach dem Ablauf einer Krankheit.

Das bedeutet:

- Die krankmachende Störungsursache, z. B. die Bakterien oder ein durch die Haut eingedrungener Fremdkörper, wurde vollständig entfernt.
- Die geschädigten Gewebe, z. B. die verletzten Hautabschnitte bei einer Schnittwunde, wurden vollständig durch gleichwertiges Gewebe ersetzt, welches aus dem Wundgebiet nachgewachsen ist.

5.3.2 Defektheilung

DEFINITION

Defektheilung

Zurückbleiben eines Defekts nach größeren Verletzungen oder schweren Infektionen.

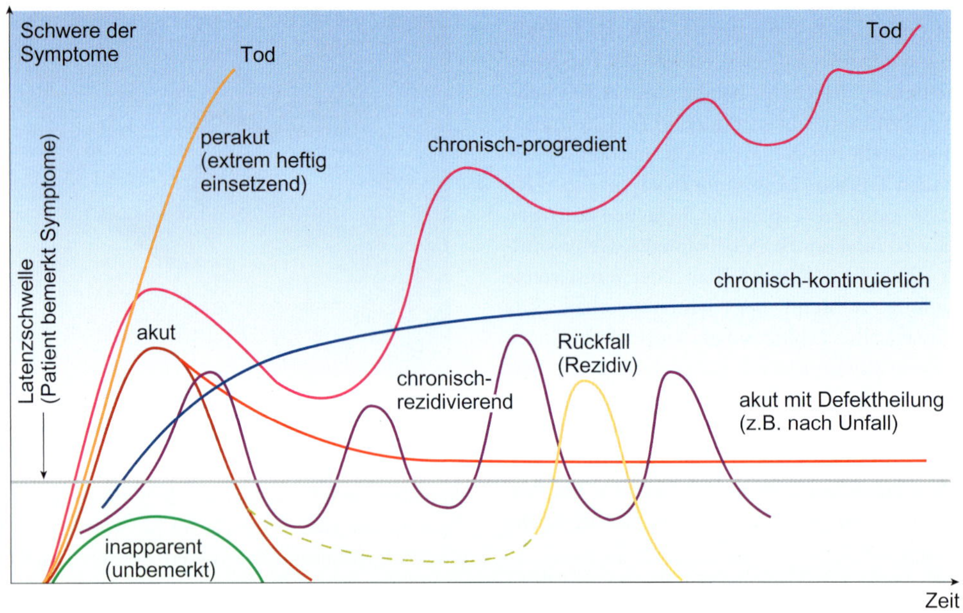

Abb. 5.10 Mögliche Krankheitsverläufe (Schema). Die horizontale Linie gibt die Schwelle an, bei der die Krankheit vom Patienten bemerkt wird. Inapparente Erkrankungen erreichen diese Schwelle nicht und werden deshalb nicht wahrgenommen. Ein Beispiel hierfür ist ein unbemerkt gebliebener Harnwegsinfekt.

5

Ein einfaches Beispiel für eine Defektheilung ist die Narbenbildung, bei der das spezifische Gewebe der Haut durch einen bindegewebigen Ersatz aufgefüllt wird.

Müssen nach einem Unfall Finger oder gar Extremitäten amputiert werden, so ist ein Nachwachsen des Körperteils nicht mehr möglich. Die Haut um die Amputationslinie, z. B. das Kniegelenk, heilt zwar wieder, die Leistungsfähigkeit der Extremität ist aber dauerhaft (chronisch) gemindert.

Ist das Herz beispielsweise infolge eines schwereren Herzinfarktes nicht mehr ausreichend leistungsfähig, so kommt es zur Herzinsuffizienz (Herzschwäche) mit ständiger Beeinträchtigung der körperlichen Leistungsfähigkeit.

5.3.3 Krankheitsrezidiv

DEFINITION

Rezidiv (Rückfall)

Wiederaufflackern einer Erkrankung nach einem beschwerdefreien Intervall. Dabei kann die Krankheit vor dem zweiten Auftreten völlig ausgeheilt gewesen sein, oder die eigentlichen Krankheitsursachen wurden nicht beseitigt, sondern nur maskiert (z. B. „kuriertes" allergisches Kontaktekzem nach Kortison-Salbenbehandlung).

Beispiel: Endokarditis-Rezidiv

Das akute rheumatische Fieber wird durch eine überschießende Abwehrreaktion gegen einen Infekt mit Streptokokken-Bakterien ausgelöst. Durch Autoantikörper (➤ Kap. 7.6.2) werden Herz und Gelenke stark angegriffen. Als Folge dieser rheumatischen Endokarditis kann das Endokard teilweise zerstört werden – vor allem im Bereich der Herzklappen. Bei einem Wiederaufflammen des Streptokokkeninfektes, z. B. an den Tonsillen, kommt es sehr leicht zu einem Rezidiv, der **Endokarditis** mit zusätzlicher Klappenschädigung.

Beispiel: Tumorrezidiv

Häufig sind **Tumorrezidive** nach scheinbar vollkommener Beseitigung eines Primärtumors zu beobachten. Sie treten meist ein bis zehn Jahre nach der Erstbehandlung auf. Ursache sind verbliebene Tumorzellen, die nach der Operation und/oder zytostatischer Therapie erneut das bösartige Wachstum aufnahmen.

5.3.4 Chronifizierung

DEFINITION

Chronifizierung

Schleichender Verlauf und lange Dauer einer Erkrankung, insbesondere dann, wenn z. B. eine Krankheit nicht ausheilt oder die Krankheitsursache nicht beseitigt werden kann.

Chronisch-kontinuierlicher Verlauf

Chronisch-kontinuierliche Erkrankungen verharren auf einem gewissen Krankheitsniveau. Beispiel hierfür ist die Nagelmykose, also der Pilzbefall eines Finger- oder Zehennagels. Der Pilz stört nicht weiter, heilt aber kaum jemals aus.

Auch die sehr häufige Kurzsichtigkeit (Myopie) ist eine chronisch-kontinuierliche Erkrankung: Augapfelgröße und Brechkraft von Linse und Hornhaut passen nicht zusammen, sodass eine Kontaktlinse oder Brille für eine befriedigende Sehleistung erforderlich ist.

Chronisch-rezidivierender Verlauf

Das chronische Asthma bronchiale (➤ Kap. 17.9.4) ist dagegen meist keine permanente Erkrankung. Vielmehr kommt es immer wieder (in der Medizin heißt es **chronisch-rezidivierend**) zu manchmal extrem angsteinflößenden Atemnotanfällen durch Engstellung der Bronchien, Sekretion eines zähen Bronchialsekrets und Schwellung der Bronchialschleimhaut.

Auch die häufige Allergie gegen Tomaten oder Erdbeeren sowie bestimmte Darmentzündungen, wie z. B. Colitis ulcerosa oder Morbus Crohn (➤ Kap. 18.9.7), verlaufen chronisch-rezidivierend: Infolge einer Fehlsteuerung des Immunsystems kommt es jahre- bis jahrzehntelang zu Durchfällen, oft zusammen mit Nahrungsmittelunverträglichkeiten.

5.3.5 Dekompensation und Progredienz

Chronische Defekte bzw. Erkrankungen können **kompensiert** (funktionell ausgeglichen) oder **dekompensiert** („entgleist") sein: Ein Mensch mit kompensierter Herzinsuffizienz ist z. B. hinsichtlich der Leistungsfähigkeit seines Herzens den Anforderungen des Alltagslebens noch durchaus gewachsen; wenn die Herzinsuffizienz dekompensiert, so wird er pflegebedürftig oder gar bettlägerig.

Viele chronische Erkrankungen entwickeln eine Eigendynamik und werden zunehmend schlimmer, man spricht dann von **chronischer Progredienz.** Die chronische Polyarthritis (➤ Kap. 7.6.2) und die meisten übrigen Systemerkrankungen oder die Multiple Sklerose (➤ Kap. 4.5.8) können chronisch progredient verlaufen.

5.3.6 Einteilung von Krankheit – die ICF

Um das komplexe Geschehen von Erkrankung und unterschiedlicher Ausprägung von Krankheit zu erfassen, sind seit jeher Einteilungen und Kategorisierungen vorgenommen worden. Z.B. kann der zeitliche Verlauf mancher Erkrankungen in Stadien abgebildet werden. Das komplexe regionale Schmerzsyndrom (CRPS, sympathische Reflexdystrophie, Sudeck-Dystrophie) beispielsweise kann aufgrund seiner klinischen Merkmale beschrieben werden oder aber als Stadium I (Beginn der Erkrankung), Stadium II (weitere Verschlimmerung z. B. durch fleckige Entkalkung im Röhrenknochen bei gleichzeitiger Schmerzreduktion) und Stadium III (deutliche Gebrauchsunfähigkeit der Extremität mit irreversiblen Folgen) im zeitlichen Verlauf differenziert werden.

Einteilungsmuster für Erkrankungen sind aber nicht nur aus sozialmedizinischen Gründen wichtig (Ab wann ist jemand arbeitsunfähig? Wann steht ihm eine Minderung der Erwerbsfähigkeit zu? Wann kommt eine Berufsunfähigkeitsrente in Betracht?), sondern auch aus epidemiologischen Gründen.

Nur wenn Daten über das Vorkommen und die unterschiedlichen Schweregrade von Erkrankungen vorliegen, können z. B. regionale Verteilungsphänomene, nationale Unterschiede etc. aufgedeckt werden. Solche Daten werden auf unterschiedliche Art erfasst und aufbereitet. Das Statistische Bundesamt in Wiesbaden z. B. liefert eine Vielzahl öffentlich zugänglicher Daten über das Gesundheitswesen (www.destatis.de). Bestimmte Erkrankungen werden auch krankheitsbezogen gesammelt: Es gibt beispielsweise sog. Krebsregister, welche die Häufigkeit von Krebserkrankungen abbilden.

Alle bisherigen Modelle zur Einteilung von Krankheit haben aber die individuelle Komponente, nämlich die völlig unterschiedlichen Reaktionen von Menschen mit gleicher Erkrankung, vernachlässigt.

Die mittlerweile international gebräuchliche ICF (Internationale Klassifikation der Funktionsfähigkeit, Behinderung und Gesundheit), eine WHO-Initiative (International Classification of Functioning, Disability and Health©, WHO 2001), versucht dies zu berücksichtigen. Die ICF dient als länder- und fächerübergreifende einheitliche Sprache zur Beschreibung des funktionalen Gesundheitszustandes, der Behinderung, der sozialen Beeinträchtigung und der relevanten Umgebungsfaktoren einer Person.

Der Begriff der Funktionsfähigkeit eines Menschen umfasst alle Aspekte der funktionalen Gesundheit. Eine Person ist – vor dem Hintergrund ihrer Kontextfaktoren – funktional gesund unter folgenden Umständen:

1. Ihre körperlichen Funktionen (einschließlich des mentalen Bereichs) und Körperstrukturen entsprechen denen eines gesunden Menschen (Konzept der Körperfunktionen und -strukturen).
2. Sie kann all das tun, was von einem Menschen ohne Gesundheitsproblem erwartet wird (Konzept der Aktivitäten).
3. Sie kann ihr Dasein in allen Lebensbereichen, die ihr wichtig sind, in der Weise und dem Umfang entfalten, wie es von einem Menschen ohne gesundheitsbedingte Beeinträchtigung der Körperfunktionen oder -strukturen erwartet wird (Konzept der Partizipation [Teilhabe] an Lebensbereichen).

Ziele der ICF

Die ICF wurde als Mehrzweckklassifikation für verschiedene Disziplinen und Anwendungsbereiche entwickelt. Ihre spezifischen Ziele können wie folgt zusammengefasst werden:

Sie liefert eine wissenschaftliche Grundlage für das Verständnis und das Studium des Gesundheitszustands sowie für alle Zustände, Ergebnisse und Determinanten, die mit Gesundheit zusammenhängen.

Sie stellt eine gemeinsame Sprache für die Beschreibung des Gesundheitszustandes und seiner Zusammenhänge zur Verfügung. Damit kann sie die Kommunikation zwischen verschiedenen Benutzern, wie z. B. Fachleuten im Gesundheitswesen, Forschern oder Politikern und der Öffentlichkeit sowie mit Menschen mit Behinderungen, verbessern.

Sie ermöglicht Datenvergleiche zwischen Ländern, Disziplinen im Gesundheitswesen und Gesundheitsdiensten sowie im zeitlichen Verlauf.

Sie stellt ein systematisches Verschlüsselungssystem für Gesundheitsinformationssysteme bereit.

Die ICF nennt folgende Komponenten:

- **Körperfunktionen** sind die physiologischen Funktionen von Körpersystemen (einschließlich psychologischer Funktionen).
- **Körperstrukturen** sind anatomische Teile des Körpers, z. B. Organe, Gliedmaßen und ihre Bestandteile.
- **Schädigungen** sind Beeinträchtigungen einer Körperfunktion oder -struktur, z. B. eine wesentliche Abweichung oder der Verlust einer Funktion.
- **Aktivität** bezeichnet die Durchführung einer Aufgabe oder Handlung (Aktion) durch einen Menschen.
- **Partizipation (Teilhabe)** ist das Einbezogensein in eine Lebenssituation.
- **Beeinträchtigungen der Aktivität** sind Schwierigkeiten, die ein Mensch bei der Durchführung einer Aktivität haben kann.
- **Beeinträchtigungen der Partizipation (Teilhabe)** sind Probleme, die ein Mensch beim Einbezogensein in eine Lebenssituation erlebt.
- **Umweltfaktoren** bilden die materielle, soziale und einstellungsbezogene Umwelt ab, in der Menschen leben und ihr Dasein entfalten.

Die ICF vereinfacht die interdisziplinäre Zusammenarbeit, z. B. von Physiotherapeuten, Ergotherapeuten und Ärzten, auch dadurch, dass individuelle Therapieziele gemeinsam definiert werden können (➢ Kap. 11.5).

5.4 Zell- und Gewebeschäden

Ein Großteil aller Erkrankungen ist durch charakteristische **Zell-** und **Gewebeschädigungsmuster** von Organen bzw. Geweben gekennzeichnet. Diese typischen Schädigungsmuster treten unter Einwirkung der unterschiedlichsten **Noxen** (Noxe, lat.: schädlicher Einfluss, krankheitserregende Ursache) prinzipiell immer wieder gleichartig auf und bestimmen den Ablauf zahlloser Krankheiten.

5.4.1 Krankhafte Ablagerung von Substanzen

Intrazelluläre Ablagerungen

Ablagerungen innerhalb von Zellen kommen bei sehr unterschiedlichen Störungen des Zellstoffwechsels vor, betroffen sind meist Zytoplasma, Lysosomen oder auch der Zellkern (➢ Kap. 3.3). Es können vielerlei Substanzen abgelagert werden, vor allem Fette, Eiweiße, Glykogen (Speicherform der Glukose), Metalle (z. B. Eisen, Kupfer), und der Gallenfarbstoff Bilirubin (Ikterus, ➢ Kap. 18.10.6).

Intrazelluläre Ablagerungen sind grundsätzlich rückbildungsfähig. Sie können in gewissem Ausmaß von den Zellen toleriert werden. Bei massiver Zellüberladung mit angesammeltem Material werden jedoch oftmals auch bisher ungestörte Funktionen in Mitleidenschaft gezogen – dies kann zum Zelltod führen.

Verfettung

DEFINITION

Verfettung

Im Lichtmikroskop sichtbare Ablagerung von Fettsubstanzen in Zellen, die normalerweise kein oder nur wenig Fett enthalten.

Von den inneren Organen zeigt die Leber am häufigsten **Verfettungen.** Sie können ganz verschiedene Ursachen haben:

- Sauerstoffmangel mit gestörter Fettverbrennung in den Mitochondrien: hypoxische Verfettung
- Toxische Wirkungen des Äthylalkohols und seiner Abbauprodukte, durch die einerseits der Fettabbau beeinträchtigt wird, andererseits die Bildung von Lipoproteinen gestört wird, an welche die Fette zum Abtransport aus der Leber ins Blut gekoppelt werden müssen
- Gesteigerte Auflösung der Fettgewebsdepots (Lipolyse) bei Diabetes mellitus (➢ Kap. 19.3.4)
- Vermehrtes Fettangebot an die Leber durch die Nahrung: In diesem Fall stellt die Leberzellverfettung nicht den Ausdruck einer Zellschädigung dar, sondern vielmehr eine Anpassungsreaktion.

Häufige intra- und extrazelluläre Ablagerungen

Manche Substanzen, die normalerweise chemisch gelöst vorkommen, fallen unter bestimmten Bedingungen als Salze – innerhalb und außerhalb von Zellen – im Gewebe aus. Ein wichtiges Beispiel sind **Kalkablagerungen:**

Normal ist eine Einlagerung von Kalksalzen in die Knochen v. a. während des Wachstums oder bei der Heilung von Brüchen. Außerhalb der Knochen fallen Kalksalze vornehmlich in nekrotischen oder vermindert vitalen Bezirken aus, z. B. in tuberkulösen Nekrosen oder ernährungsgestörten Tumoranteilen. Hierher gehört auch die klassische Arterienverkalkung im Rahmen der Arteriosklerose (➢ Kap. 16.1.4). Ferner sammelt sich in Konkrementen, z. B. in Gallen- und Nierensteinen, relativ häufig Kalk an.

Alle größeren Kalkablagerungen sind auf Röntgenaufnahmen erkennbar und können deshalb bei der Diagnostik hilfreich sein: So deuten beispielsweise gruppierte kleine Kalkablagerungen (Mikroverkalkungen) des Brustdrüsengewebes auf das Vorliegen eines Mammakarzinoms (➢ Kap. 20.11.9) hin. Kalkeinlagerungen der Lungen sind oft Zeichen einer früheren Tuberkulose.

Harnsäureablagerungen ➢ Abb. 19.14

5.4.2 Nekrose

DEFINITION

Nekrose (Zelltod)

Absterben von Zellen bzw. Zellverbänden im lebenden Organismus.

Zur Bildung von **Nekrosen** als gemeinsamem Endstadium aller Zellschäden kommt es immer dann, wenn ein schädigender Einfluss die Anpassungsfähigkeit der Zellen übersteigt. Die wichtigsten Ursachen solcher Zelluntergänge sind:

- Sauerstoffmangel, meist infolge von Durchblutungsstörungen, z. B. bei Herzinfarkt
- Physikalische Schädigungen wie Strahleneinwirkung, Verbrennung oder Erfrierung
- Giftstoffe, z. B. Lebernekrose durch Knollenblätterpilzvergiftung
- Infektionen und Infektabwehr, z. B. Abszess ➤ Kap. 5.5.6
- Sonstige immunologische Reaktionen, z. B. allergische Hauterkrankungen ➤ Kap. 7.6
- Mechanische Verletzungen.

Als **Gangrän** (Brand) bezeichnet man Nekrosen, die sich durch Einflüsse aus der Umwelt schwärzlich verfärben und dann „wie verbrannt" aussehen (➤ Abb. 5.11). Sie kommen an durchblutungsgestörten Extremitäten vor, am häufigsten an den Füßen, aber auch an inneren Organen mit Kontakt zur Außenwelt (Lungen-, Darmgangrän).

5

5.4.3 Ödem

DEFINITION

Ödem (Wassersucht)

Flüssigkeitsvermehrung im interstitiellen (d. h. zwischen den Zellen gelegenen) Raum. Von außen meist als nicht gerötete, schmerzlose Schwellung sichtbar.

Alle Ödeme kommen durch gesteigerten Austritt von Blutflüssigkeit aus den Blutgefäßen bzw. verminderten Rückfluss in die Gefäße zustande (➤ Abb. 5.13). Nach ihrer Pathogenese unterscheidet man verschiedene **Ödemformen:**

- **Generalisierte Ödeme.** Mögliche Ursachen:
  - Eiweißmangel im Blut, z. B. durch Eiweißverlust über die Niere
  - Erhöhter hydrostatischer Druck, z. B. bei Herzinsuffizienz (➤ Kap. 15.6.4)
- **Lokalisierte Ödeme.** Mögliche Ursachen:
  - Erhöhter hydrostatischer Druck, z. B. venöse Abflussstörungen (➤ Kap. 16.1.6)
  - Lymphstau
  - Erhöhte Kapillardurchlässigkeit, z. B. bei Entzündungen.

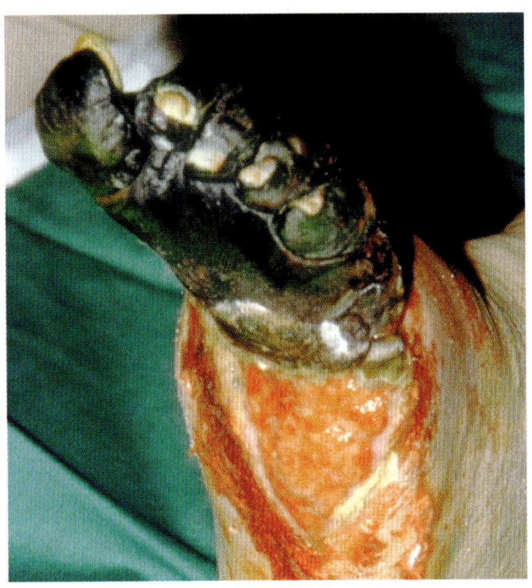

Abb. 5.11 Feuchte Gangrän des gesamten Vorderfußes bei Arterienverschluss. [T195]

5.4.4 Fibrose

DEFINITION

Fibrose

Erhöhung des Anteils an kollagenem Bindegewebe in einem Gewebe. Beruht meist auf einer Mehrproduktion von Kollagenfasern – und auch von Grundsubstanz – durch aktivierte Bindegewebszellen (Fibroblasten). Das betroffene Gewebe verhärtet (Sklerose) und seine Elastizität nimmt ab.

Die wichtigsten Ursachen einer **Fibrose** sind:

- **Chronische Entzündungen:** Dabei können sowohl Infektionen (z.B. chronische Tuberkulose) als auch immunologische Erkrankungen (z.B. primär chronische Polyarthritis, ➤ Abb. 7.14) zu ausgedehnten Fibrosen der befallenen Organe führen.
- **Nekrosen von Funktionsgewebe** (Parenchymnekrose), bei denen eine komplette Regeneration nicht möglich ist. Kleine verstreute Nekrosen werden meist durch gitterartige Faservermehrung ersetzt, z. B. am Herzmuskel oder an der Leber. Eine Leberfibrose kann zusammen mit regenerativer Leberzellvermehrung zur Zerstörung der Läppchenarchitektur und zur Entwicklung einer Zirrhose (➤ Kap. 18.10.6) führen. Größere zusammenhängende Nekrosen, z. B. ein Herzinfarkt oder eine Quetschwunde der Haut, hinterlassen kompakte, bindegewebige **Narben.**
- **Nichtentzündliche Ödeme,** z. B. durch Blutstauung. So zeigen beispielsweise lange bestehende, stauungsbedingte Unterschenkelödeme eine deutliche Tendenz zur Verhärtung. Die im Rahmen einer Arteriosklerose entstehende Intimafibrose (➤ Kap. 16.1.4) ist Folge von Intimaödemen und kleinen Gefäßwandnekrosen.

Fibrosen bewirken eine Sklerose (Verhärtung) und Elastizitätsabnahme des betroffenen Gewebes. Sie können zu schweren Funktionsstörungen führen, indem sie beispielsweise die Beweglichkeit eines Gelenkes, die Dehnungsfähigkeit der Lungen oder die Durchgängigkeit eines Gefäßes beeinträchtigen.

5.4.5 Erguss

DEFINITION

Erguss

Flüssigkeitsansammlung in vorgebildeten Körperhöhlen, z. B. im Pleura- oder Gelenkspalt.

Ergüsse entstehen am häufigsten bei

- Blutstauungen. So kommt es bei Herzinsuffizienz oft zu Pleuraergüssen (➤ Kap. 17.7.2), bei Pfortaderhochdruck zur Bildung von Aszites. Die Ergussflüssigkeit ist in diesen Fällen klar und eiweißarm, man nennt sie **Transsudat.**
- Entzündungen. Durch die Erhöhung der Gefäßdurchlässigkeit treten auch Serumeiweiße aus und Entzündungszellen wandern in die Ergussflüssigkeit, das **Exsudat.**
- Tumorwachstum in der Wandung der Körperhöhle. Man findet dann im Erguss mikroskopisch meist Tumorzellen, oft auch Erythrozyten (hämorrhagischer Erguss).

5.5 Entzündung

DEFINITION

Entzündung (Entzündungsreaktion)

Allgemeine Reaktion des Organismus auf Zell- und Gewebsschäden. Sie dient der Eingrenzung einer Gefahr, also dem Schutz des übrigen Körpers vor einer Ausbreitung der Noxe (schädlicher Umwelteinfluss). Außerdem sorgt sie für die Entfernung des schädigenden Stoffes aus dem Körper, d. h. für den Abbau von Schadstoffen, die Vernichtung von infektiösen Erregern oder die Abräumung von Nekrosen.

Auslöser einer Entzündung können sein:

- Gewebszerstörung mit Entstehung von Gewebetrümmern, z. B. durch Fremdkörper wie etwa ein Dorn
- Allergien und infektiöse Erreger, z. B. Bakterien, Viren, Pilze bzw. ihre Toxine (Giftstoffe) oder bestimmte Allergene
- Chemikalien, z. B. bei Verätzungen mit Säuren oder Laugen
- Mechanische Reizung, z. B. bei Überbeanspruchung von Sehnen oder Gelenken
- Thermische Reizung, z. B. durch Verbrennung oder Erfrierung
- In Ausnahmefällen auch körpereigenes Gewebe, das als „Autoaggressor" wirkt (➤ Kap. 7.6.2).

5.5.1 Kardinalsymptome

KLINIK

Entzündungsreaktion

Die entzündliche Reaktion geht mit körperlichen Beschwerden (Symptomen) einher. Im Einzelnen beobachtet man fast immer – wenn auch unterschiedlich ausgeprägt – die folgenden fünf sog. **Kardinalsymptome der Entzündung** (➤ Abb. 5.12):

- Schmerz (Dolor)
- Rötung (Rubor)
- Schwellung (Tumor)
- Überwärmung (Calor)
- gestörte Funktion (Functio laesa).

Man stelle sich vielleicht einmal einen Wespenstich an der Oberlippe vor – die genannten fünf Symptome sind wohl ohne Schwierigkeiten nachvollziehbar.

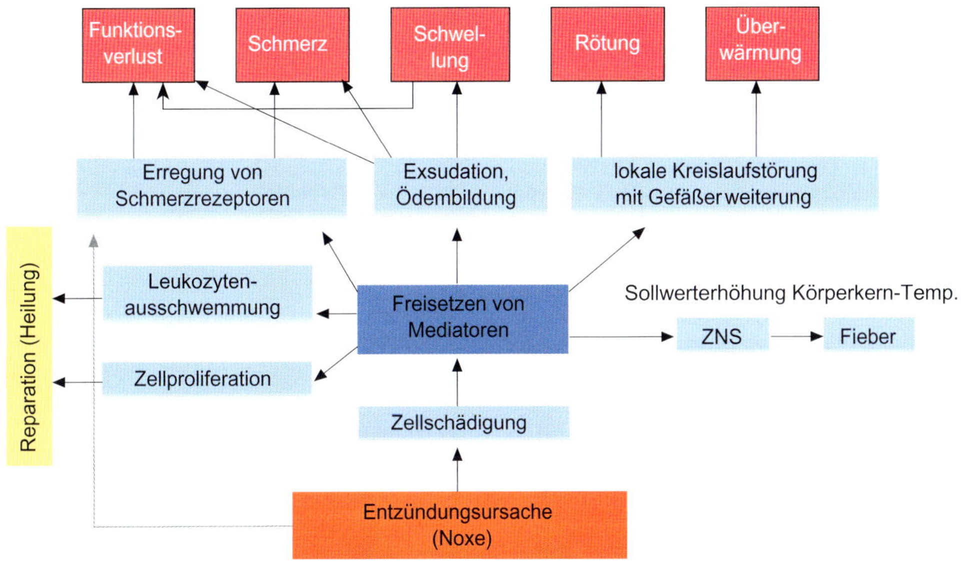

Abb. 5.12 Entzündungsreaktion. [V492]
Oben: Kardinalsymptome der Entzündung.
Unten: Ablauf der Entzündungsreaktion bis zur Entstehung der Kardinalsymptome.

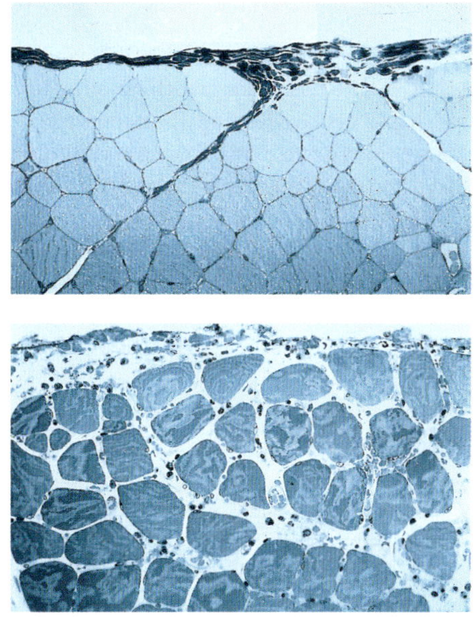

Abb. 5.13 Bei jeder lokalen Entzündung kommt es zur Gewebeschwellung durch den Austritt von Blutplasma ins Gewebe (Ödem). Die histologischen Bilder zeigen den Schnitt durch einen Skelettmuskel.
Oben: Normalbefund.
Unten: Nach Reizung der Muskeloberfläche hat sich ein entzündliches Ödem gebildet, das die quer angeschnittenen Muskelfasern auseinanderspreizt. Im geweiteten Zwischenzellraum sammelt sich entzündliches Exsudat. [M136]

5.5.2 Lokale und systemische Entzündungen

Manche Entzündungsformen sind **lokal** auf einen kleinen Körperteil begrenzt (z. B. eine leichte Entzündung nach einer Schnittverletzung am Finger), andere greifen rasch auf mehrere Gewebe über oder **generalisieren** sogar, d. h., sie beziehen den gesamten Körper ein. Wenn über das Blutsystem der gesamte Organismus mit Erregern überschwemmt ist, spricht man von einer **Sepsis,** meist ein lebensbedrohliches Krankheitsbild.

Das Ausmaß der Entzündung ist abhängig von der Aggressivität der schädigenden Noxe einerseits und der Wirksamkeit der Abwehrreaktion des Organismus andererseits.

5.5.3 Reaktionen im Entzündungsgebiet

Im geschädigten Körperteil werden **Mediatoren** freigesetzt, die eine zentrale Bedeutung für die weiteren Vorgänge besitzen.

DEFINITION

Mediatoren (Vermittler, Botenstoffe)

Hormonähnliche Botenstoffe, die bei entzündlichen Reaktionen freigesetzt werden. Sie steuern u. a. den Ablauf der Entzündungsreaktion und aktivieren das Immunsystem.

Zu den bedeutenden Mediatoren gehören u. a. das Histamin, die Prostaglandine und verschiedene Zytokinine, aber auch vorwiegend im Blutplasma wirksame Substanzen wie Kinine, Komplementfaktoren und C-reaktives Protein (➤ Kap. 5.5.4).

Histamin

Histamin wird bei Entzündungen und in besonders hohen Mengen bei allergischen Reaktionen (➤ Kap. 7.6.1) freigesetzt. Seine Hauptwirkungen: Es verengt die Bronchialmuskulatur (weshalb bei hoher Histaminkonzentration ein Asthmaanfall droht), erweitert die kleinen Blutgefäße und führt dadurch zu einer Hautrötung, verursacht Schmerzen und ist der Hauptauslöser von Juckreiz. Jeder, der schon einmal eine Brennnessel mit bloßen Händen angefasst hat, kennt die Wirkung von Histamin!

Prostaglandine

Die **Prostaglandine,** benannt nach der ursprünglichen Entdeckung einiger Stoffe im Prostatasekret (➤ Kap. 20.10.6), sind eine Gruppe von Substanzen mit vielfältigen Wirkungen. Während der akuten Entzündungsreaktion führen sie beispielsweise zur Gefäßerweiterung mit lokaler Überwärmung, steigern die Gefäßdurchlässigkeit und sind an der Schmerzentstehung beteiligt.

KLINIK

Prostaglandin-Hemmer

Verschiedene Schmerzmittel wie die Salizylate (z. B. Aspirin®) und Pyrazolonabkömmlinge (z. B. Novalgin®) entfalten ihre Wirkung hauptsächlich durch eine Hemmung der körpereigenen **Prostaglandinherstellung.**

Kinine

Kinine wie Bradykinin erweitern ebenfalls die Gefäße, erhöhen ihre Durchlässigkeit (Permeabilität) und aktivieren die Schmerzrezeptoren.

Weitere Reaktionen im Entzündungsgebiet

Am Ort der Entzündung treten durch evtl. zerrissene Kapillaren sowie durch geweitete Poren von unbeschädigten Kapillaren Blutplasma („Blutwasser") und Leukozyten aus. Diese **Exsudation** (Ausschwitzung) von Blutplasma führt zur Gewebsschwellung (Ödem, ➤ Abb. 5.13).

Leukozyten und ortsständige Phagozyten (Fresszellen, eine Teilgruppe der weißen Blutkörperchen, ➤ Kap. 6.3.2) versuchen nun, die schädliche Noxe – z. B. Bakterien – zu vernichten. Sie bilden einen begrenzenden Saum um die Gefahrenquelle und zerstören infizierte oder geschädigte Gewebsanteile. Es bildet sich eine **Nekrosezone** aus abgestorbenem Gewebe. Aus den Trümmern von abgestorbenem Gewebe entsteht durch die Enzyme der Leukozyten häufig flüssiger **Eiter.** Er kann sich eine abgeschlossene Höhle schaffen, die **Abszesshöhle.** Durch die Gewebsverletzung wird auch das Gerinnungssystem aktiviert, sodass sich kleine Blutgefäße in der Nachbarschaft des Defekts verschließen. Infolgedessen stirbt weiteres umliegendes Gewebe ab, dadurch werden aber gleichzeitig die Heilungsvorgänge in Gang gesetzt.

5.5.4 Mitreaktionen des Gesamtorganismus

Auch bei einer primär lokalen Entzündung reagiert häufig der Gesamtorganismus:

- Durch Aktivierung des Immunsystems über Mediatoren werden weiße Blutkörperchen (Leukozyten) nicht nur ins Entzündungsgebiet, sondern auch ins gesamte Blut ausgeschwemmt, es kommt zur **Leukozytose** (➤ Kap. 6.3).
- Bedeutend ist auch die Vermehrung bestimmter Bluteiweiße: Noch bevor Immunglobuline als

spezifische Antikörper zur Verfügung stehen, wird die Synthese sog. Akute-Phase-Proteine, z. B. des **C-reaktiven Proteins (CRP),** angekurbelt. Das CRP heftet sich an Schadstoffe und aktiviert z. B. Leukozyten und Thrombozyten.

- Zahlreiche Noxen, z. B. Zellbestandteile oder Produkte vieler Mikroorganismen, rufen **Fieber** (Körperkerntemperatur von über 38 °C) hervor. Dabei wirken entweder die Schadstoffe selbst oder die im Zuge der Entzündungsreaktion aktivierten Leukozyten und freigesetzten Prostaglandine auf das Temperaturzentrum im Gehirn ein und veranlassen es zur Erhöhung der Körpertemperatur. Die fiebererzeugenden Substanzen heißen **Pyrogene** (griech.: „Feuermacher").
- Gefäßweitstellung und Exsudation, die durch zahlreiche Entzündungsmediatoren verursacht werden, können bei starken bzw. ausgedehnten Entzündungen zum allgemeinen Blutdruckabfall führen (anaphylaktischer Schock, ➤ Kap. 7.6.1).

5.5.5 Heilungsprozess und Entzündungsverlauf

Der **Heilungsprozess** setzt bereits früh ein. Durch die Gewebsverletzung wird das Gerinnungssystem aktiviert, sodass sich kleine Blutgefäße in der Nachbarschaft des Defekts verschließen (➤ Kap. 6.5). Dadurch stirbt zwar weiteres umliegendes Gewebe ab, gleichzeitig wird aber Platz für die „großflächige" Reparatur geschaffen. Dieser Untergang vieler Zellen im Entzündungsgebiet ist das notwendige Übel, damit die Reparations- und Heilungsprozesse in Gang kommen. Bereits nach 12–36 Stunden kommt es zu einer gesteigerten Vermehrung von **Fibroblasten** (Bindegewebsgrundzellen). Sie bilden Kollagenfasern und Bindegewebsgrundsubstanz, in die neue Blutgefäße einsprossen.

Nach 3–4 Tagen bildet sich ein vorläufiges, gefäßreiches, schwammiges Bindegewebe, das **Granulationsgewebe.** Es wird später von Zellen des üblicherweise an dieser Stelle lokalisierten Gewebes wieder durchbaut. Sind durch die Entzündung jedoch größere Gewebsareale zerstört worden, entsteht eine funktionell minderwertige **Narbe.**

Neben den bisher genannten Entzündungen, die plötzlich eintreten und rasch wieder in einen Heilungsprozess übergehen (akute Entzündung), gibt es auch Entzündungen mit langanhaltendem Verlauf. Diese **chronischen Entzündungen** können sich aus einer ursprünglich akuten Entzündung entwickeln. Eine **Chronifizierung** tritt meist dann ein, wenn der Körper die Entzündungsursache nicht beseitigen kann, wie es z. B. häufig bei der Tuberkulose der Fall ist.

Es gibt jedoch auch **primär chronische Entzündungen** wie die chronisch-entzündlichen Darmerkrankungen, die typischerweise schleichend beginnen, sich langsam verschlimmern und oft lebenslang andauern.

5.5.6 Die verschiedenen Entzündungsformen

Obwohl bei den meisten Entzündungen tatsächlich alle oben genannten Reaktionen auftreten, überwiegt doch meist eine der genannten Erscheinungen (z. B. Plasmaaustritt oder Eiterbildung). Es ist deshalb sinnvoll, verschiedene **Entzündungsformen** zu unterscheiden.

Seröse Entzündungen

Seröse Entzündungen zeichnen sich durch die Bildung einer großen Menge eiweißreicher Flüssigkeit aus. Die am Ort der Entzündung austretende Flüssigkeit, das Exsudat, entspricht ungefähr der Zusammensetzung des Blutplasmas (➤ Kap. 6.1.4). Seröse Entzündungen heilen in der Regel folgenlos ab.

Zu den serösen Entzündungen gehört die **Quaddelbildung** der Haut, eine umschriebene Gewebsschwellung z. B. nach Brennnesselkontakt oder Insektenstich. An den Schleimhäuten gibt es die **serös-schleimige** Entzündung, wie sie jeder z. B. von der Anfangsphase des Schnupfens kennt. Seröse Entzündungen finden sich auch in Körperhöhlen in Form **seröser Ergüsse** (z. B. Pleuraerguss, ➤ Kap. 17.7.2).

Eitrige (pyogene) Entzündungen

Wie erwähnt, gehen Entzündungen oft mit einer ausgedehnten Einwanderung von Leukozyten ins Entzündungsgebiet einher, die „nach getaner Arbeit" zusammen mit Trümmern anderer Zellen und Gewebsresten häufig als Eiter aus dem Körper ausgestoßen werden: Solche **eitrigen Entzündungen** werden vor allem durch eitererregende (pyogene) Bakterien wie Streptokokken oder Staphylokokken hervorgerufen.

Beim **Abszess** (Eiterbeule) handelt es sich um eine Eiteransammlung in einem abgekapselten Hohlraum, der durch Einschmelzung abgestorbenen Gewebes entstanden ist (➤ Abb. 5.14). Am häufigsten sind hier Staphylokokken die Ursache.

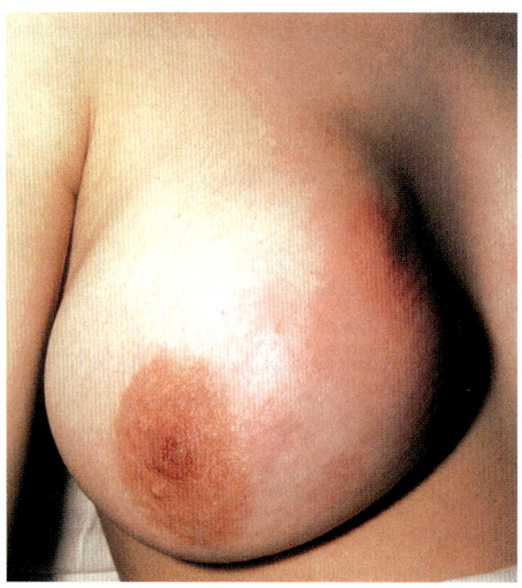

Abb. 5.14 Abszess am Beispiel einer Mastitis (Brustdrüsenentzündung). [M441]

Eine Abszesshöhle muss entleert werden – ein häufiger Grund für die chirurgische Inzision (Einschneiden) bei eitrigen Entzündungen.

DEFINITION

Sonderformen der eitrigen Entzündung

Abszess (Eiterbeule)
Eiteransammlung in einem Hohlraum, der durch Einschmelzung abgestorbenen Gewebes entstanden ist. Am häufigsten durch Staphylokokken bedingt.

Furunkel
Sonderform des Abszesses, Staphylokokkeninfektion im Bereich der Haar- und Talgdrüsenfollikel (➤ Kap. 10.1.4).

Phlegmone
Flächenhafte, eitrige Entzündung ohne Abkapselung des Entzündungsherdes und deshalb meist bedrohlicher als Abszesse. Ausgelöst in der Regel durch Streptokokken.

Empyem
Eiteransammlung in einer Körperhöhle oder einem natürlich vorgebildeten Hohlraum wie z. B. in einem Gelenk, im Pleuraspalt oder in der Kieferhöhle.

Ulzerative Entzündungen

Bei ulzerativen (geschwürigen) Entzündungen entsteht ein tief reichender Defekt der Haut, Schleimhaut oder Gefäßinnenwand, das **Ulkus** (Geschwür).

Es tritt z. B. als Magen- oder Zwölffingerdarmgeschwür auf bei Überwiegen der aggressiven Magensäurewirkung gegenüber den schleimhautschützenden Faktoren (➤ Kap. 18.4.4). Als Komplikation droht bei Ulzera (Mehrzahl von Ulkus) des Magen-Darm-Traktes ein Durchbruch in die Bauchhöhle mit lebensgefährlicher Bauchfellentzündung (Peritonitis).

Proliferative und granulomatöse Entzündungen

Bei bestimmten, sog. **proliferativen** („produktiven") Entzündungen steht die Neubildung (Proliferation) von Bindegewebe im Vordergrund. Gegenüber dem üblichen Heilungsvorgang bei Entzündungen wachsen hier nur wenige Kapillaren ein, dafür bildet sich aber umso mehr faserreiches Bindegewebe, das die Funktionen einschränken kann: Ist z. B. die Lunge betroffen, beeinträchtigt dieses Bindegewebe ihre Ausdehnungsfähigkeit.

Bei der **granulomatösen** Entzündung sammeln sich knötchenförmig Entzündungszellen und Bindegewebe in Form von **Granulomen** an. Eine granulomatöse Entzündung ist z. B. die Tuberkulose.

Chronische Entzündungen

Neben den Entzündungen, die plötzlich eintreten und rasch wieder heilen (akute Entzündung), gibt es Entzündungen mit lang anhaltendem Verlauf. Solche **chronischen Entzündungen** können auf zweierlei Art zustande kommen:

- Primär chronisch, wie z. B. die chronische Polyarthritis (entzündlicher Gelenkrheumatismus,

➤ Kap. 7.6.3). Sie beginnt typischerweise schleichend, verschlimmert sich langsam und dauert oft lebenslang an.

- Sie können sich aus einer ursprünglich akuten Entzündung entwickeln. Der Übergang in eine chronische Form tritt dann ein, wenn der Körper zwar nicht an der Entzündungsursache zugrunde geht, sie jedoch auch nicht beseitigen kann. Bei der Tuberkulose ist das z. B. häufig der Fall.

5.6 Veränderungen des Wachstums und der Regeneration

5.6.1 Anpassungsreaktionen

Der Begriff „Wachstum" lässt im biologischem Zusammenhang zunächst an das Heranwachsen von Kindern denken – ein genetisch vorherbestimmter und gesteuerter Vorgang. Darüber hinaus hat der Organismus von Heranwachsenden und Erwachsenen die Möglichkeit, den Zell- und Gewebsbestand seiner Körperteile an veränderte Bedingungen anzupassen. Das macht er mit einer Zu- bzw. Abnahme der Größe von Gewebebausteinen und/oder indem er ihre Zahl erhöht bzw. verringert (➤ Abb. 5.15).

Atrophie

DEFINITION

Atrophie

Rückbildung von vorher normal entwickelten Organen, Funktionsgeweben oder Zellen mit Verkleinerung der Zellen und/oder Verminderung der Zellzahl. Geht mit Leistungsminderung einher, ist meist eine Adaptation (Anpassungsreaktion) an einen „Mangelzustand".

Häufige Ursache einer **Atrophie** ist eine verminderte Beanspruchung der entsprechenden Zellen und Gewebe. So entwickelt sich beispielsweise bei mehrwöchiger Ruhigstellung im Gipsverband an der betroffenen Körperpartie eine deutliche Muskelatrophie, welche die Mobilisierung nach Gipsentfernung zusätzlich erschwert. Auch eine verringerte Nervenversorgung, Durchblutung und Ernährung kann zur Gewebeatrophie führen. Ein Beispiel hierfür ist die arteriosklerotische Schrumpfniere.

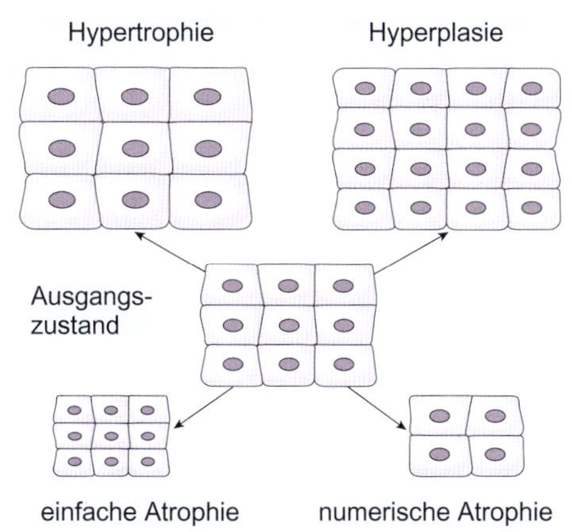

Abb. 5.15 Der Organismus des Menschen passt sich an veränderte Bedingungen an. Die Abbildung zeigt vier mögliche Anpassungsreaktionen von Zellen und Geweben: einfache und numerische Atrophie, Hypertrophie und Hyperplasie.

Man unterscheidet die **einfache Atrophie,** die „nur" auf einer Verkleinerung von Zellen beruht, von der **numerischen Atrophie** mit Verminderung der Zellzahl. In vielen Fällen, z. B. bei Hungerzuständen, kommt es zunächst zur einfachen, später zur numerischen Atrophie.

Ursache des vielfältigen Leistungsverlustes im höheren Alter (Senium) ist die physiologische (d. h. „normale") Atrophie von Organen, Funktionsgeweben oder Zellen. An die Stelle des verlorengegangenen Parenchyms (Funktionsgewebes) treten flüssigkeitsgefüllte Hohlräume, Bindegewebe oder Fettgewebe. Diese **generalisierte Altersatrophie** betrifft vor allem das Gehirn, die Leber, Knochen, Muskulatur und die Haut.

Hypertrophie und Hyperplasie

Bei diesen Phänomenen, die gleichsam das Gegenstück zur Atrophie bilden, handelt es sich um echte Wachstumsvorgänge, d. h. um die Zunahme vollwertigen Gewebes mit Steigerung der Leistungsfähigkeit.

DEFINITION

Hypertrophie (einfache Hypertrophie)

Massenzunahme von Geweben oder Organen durch Vergrößerung des Zellvolumens bei gleichbleibender Zellzahl.

Hyperplasie (numerische Hypertrophie)

Massenzunahme von Geweben oder Organen durch Zunahme der Zellzahl bei gleichbleibender Zellgröße.

Reine **Hypertrophien** entwickeln sich in Geweben, deren Zellen nicht mehr oder nur noch eingeschränkt teilungsfähig sind. Das betrifft vor allem die Muskulatur. Eindrucksvolles Beispiel hierfür ist die Zunahme der Muskelmasse durch Bodybuilding.

Mehrbelastungen von teilungsfähigen Geweben rufen hingegen meist eine **Hyperplasie** hervor: So reagiert das blutbildende Knochenmark auf stärkere oder wiederholte Blutverluste mit einer Hyperplasie zur Sicherstellung des Nachschubs an Blutzellen. Eine nicht pathologische Hyperplasie im jüngeren Organismus ist beispielsweise das Gebärmutterwachstum (von 50 g auf 1 000 g im Mittel!) in der Schwangerschaft.

Der begrenzende Faktor in der Entwicklung von Hypertrophien und Hyperplasien ist meist die Durchblutung des vermehrten Gewebes: Wenn die Neubildung von Kapillaren mit dem steigenden Bedarf nicht Schritt halten kann, kommt es zur Mangeldurchblutung (Ischämie). Wachstum und Leistungsfähigkeit des hypertrophierten Organs sind damit an ihre Grenzen gelangt. Am Herzen tritt dies z. B. bei chronischer Druckbelastung ein und führt dann zur Herzinsuffizienz (➤ Kap. 15.6.4).

Typisch für ältere Menschen ist die **Hypertrophie** von Herzmuskel und Harnblase:

- **Linksherzhypertrophie** bei Bluthochdruck, wobei das Herz aufgrund des unelastisch gewordenen Gefäßsystems gegen einen erhöhten Gefäßwiderstand arbeiten muss (➤ Kap. 15.3.2)
- **Harnblasenhypertrophie** bei Harnentleerungsstörungen älterer Männer infolge einer Prostatavergrößerung. Hier muss die Blasenmuskulatur gegen einen erhöhten Widerstand arbeiten.

KLINIK

Herzhypertrophie

Atrophie und Hypertrophie können sowohl physiologisch als auch pathologisch sein: Beispielsweise ist die mäßige **Herzhypertrophie** eines Leistungssportlers als normal anzusehen (Sportlerherz). Hingegen ist die teils extreme Herzhypertrophie aufgrund eines lang anhaltenden Bluthochdrucks oder eines Herzklappenfehlers ein krankhafter Vorgang, der das Herz langfristig überfordert.

5.6.2 Zellersatz

Der **Zellersatz** in teilungsfähigen Geweben ist ein normaler Lebensvorgang, soweit er zum Zweck der physiologischen Regeneration (Wiederherstellung) den Nachschub für die Zellen liefert, die durch regulären Verschleiß zugrunde gegangen sind.

Davon abzugrenzen ist die **reparative Regeneration,** die als Reaktion auf krankhafte Zellverluste oder Gewebsschädigungen eintritt. Ein wichtiges Beispiel hierfür ist die Wundheilung nach Verletzungen oder entzündlicher Gewebsstörung. Werden derartige Regenerationsvorgänge über längere Zeit durch einen abnormen Reizzustand, z. B. eine chronische Entzündung, in Gang gehalten, so kann es zu Regenerationsstörungen mit Gewebeveränderungen kommen.

Dysplasie

DEFINITION

Dysplasie

Störung im Gewebeaufbau. Fehlbildung oder Fehlgestaltung von Gewebe, bedingt durch gestörte formale (morphologische) Gewebs- und Organentwicklung.

In den Rahmen dieser weit gefassten Definition fällt zum einen die primäre gewebliche Fehlbildung eines Organs während der Embryonal- bzw. Fetalzeit, zum anderen die sekundäre Differenzierungsstörung eines vorher normalen Epithelverbandes. Letztere ist als Vorstadium eines Karzinoms aufzufassen und wird deshalb präneoplastisch genannt (prä = vor, Neoplasie = Neubildung, also Tumor ➤ Kap. 5.7).

Präneoplastische Dysplasien bilden sich meist infolge einer Dauerreizung und sind zunächst rückbildungsfähig. Unter dem Mikroskop zeigen sich in diesem Stadium ungleiche Formen von Zellen und Kernen (Polymorphie), vermehrte Zellteilungen (Mitosen) und eine Tendenz zum Verlust der normalen Epithelschichtung. Oftmals nehmen die Veränderungen im Laufe der Zeit zu und münden schließlich in die Entwicklung eines Karzinoms. Ein wichtiges Beispiel hierfür ist die „stufenweise“ Entartung des Plattenepithels von Gebärmutterhals- und -mund (Cervix und Portio uteri): Der Weg von der leichten Dysplasie zum Zervixkarzinom (➤ Kap. 20.11.4) dauert dabei in der Regel mehrere Jahre.

5.7 Tumoren – entartete Gewebe

Ca. 45 % der Menschen bekommen im Laufe ihres Lebens einen bösartigen **Tumor,** bei etwa 24 % der Deutschen ist eine Tumorerkrankung die Todesursache. Gutartige Tumoren führen dagegen nur selten zum Tode.

DEFINITION

Tumor

(lat.: Schwellung, entartetes Gewebe)
Im engeren Sinne eine Neoplasie (Geschwulst), d. h. eine pathologische Zellansammlung, die durch überschießendes Wachstum körpereigener Zellen entsteht, wobei die Zellen unterschiedlich stark atypisch (verändert) sind.
Im weiteren Sinne bedeutet Tumor jede örtlich begrenzte Schwellung, z. B. im Rahmen einer Entzündung.

Tumoren werden eingeteilt in:

- **Benigne** (gutartige) Tumoren, die das Leben des Erkrankten nur bei kritischer Lokalisation – z. B. im Gehirn – bedrohen (etwa ein Polyp)
- **Maligne** (bösartige) Tumoren (bereits von Galen, einem berühmten griechischen Arzt des 2. Jahrhunderts, als „Krebs“ bezeichnet), die unbehandelt in der Regel zum Tode des Betroffenen führen
- **Semimaligne** Tumoren, die eine Zwischenstellung einnehmen: Sie wachsen am Ort ihrer Entstehung invasiv und destruierend, metastasieren aber in aller Regel nicht. Ein häufiger Vertreter dieser Gruppe ist das Basaliom der Haut.

Sonderformen:

- **Präkanzerosen,** d. h. Krankheiten oder Gewebeveränderungen, die mit erhöhtem Risiko einer malignen Entartung einhergehen, z. B. bestimmte Polypen des Dickdarms
- Das **Carcinoma in situ,** ein im Prinzip bösartiger Tumor mit hochgradig atypischen Zellverbänden, der aber noch nicht die Kriterien des invasiven Wachstums zeigt.

5.7.1 Die Schlüsselfrage: gutartig oder bösartig?

Tab. 5.1 Unterscheidungsmerkmale benigner und maligner Tumoren.

	Benigne (gutartige) Tumoren	Maligne (bösartige) Tumoren
Größenzunahme	Meist langsam	Meist rasch
Abgrenzung	Meist scharf abgrenzbar („abgekapselt“)	Unscharf oder nicht abgrenzbar, keine „Rücksicht“ auf Organgrenzen
Verschieblichkeit	Bleibt gegen die Umgebung gut verschieblich	Oft unverschieblich, mit Nachbargeweben verbacken
Funktion	Oft noch erhalten, z. B. Sekretion	Meist ausgefallen
Histologie	• Gewebe und einzelne Zellen sind reif und differenziert • Wenige und typische Mitosen • Expansives Wachstum	• Gewebe und Zellen sind unreif und undifferenziert, Anaplasie („Entartung“) • Zahlreiche pathologische Mitosen • Infiltrierendes und invasives Wachstum mit Zerstörung der Nachbargewebe
Metastasen	Keine Metastasierung, da kein invasives Wachstum	Invasives Wachstum führt zu meist lymphogener bzw. hämatogener Metastasierung
Auswirkung auf den Organismus	Außer lokalen Wirkungen nur gering	Stark: Tumorkachexie, Anämie, eventuell paraneoplastische Syndrome (➤ Kap. 5.7.6)
Gefährlichkeit	Nur selten tödlich	Lebensgefahr, ohne Behandlung fast immer tödlich

Gutartige Tumoren wachsen langsam und verdrängen dabei das umliegende Gewebe. Die Zellteilungsrate ist eher niedrig, das Tumorgewebe unterscheidet sich vom Ursprungsgewebe oft nur wenig. Die Geschwulst schiebt zwar das umgebende Gewebe zur Seite, wächst aber nicht in dieses hinein – es findet also kein invasives, sondern nur ein expansives Wachstum (➤ Abb. 5.16) statt.

Bösartige Tumoren (Malignome) hingegen zeichnen sich durch meist schnelles Wachstum mit hoher Zellteilungsrate aus. Sie wachsen invasiv (infiltrierend) und destruierend, d. h., der maligne Tumor hält sich nicht an Gewebsgrenzen, sondern bricht in Organe und Gefäße ein und zerstört dabei das ortsständige Gewebe (➤ Abb. 5.17). Außerdem bildet er häufig **Metastasen** (Tochtergeschwülste) an entfernten Stellen des Organismus: Er metastasiert (➤ Kap. 5.7.5).

Die Entscheidung, ob ein Tumor gut- oder bösartig ist, kann nur nach der histologischen (feingeweblichen) Untersuchung einer **Biopsie** (Gewebsprobe) getroffen werden (➤ Tab. 5.1).

Diese Beurteilung muss sehr sorgfältig erfolgen, entscheidet sie doch bei bösartigen Tumoren oft zwischen einer radikalen chirurgischen Therapie, möglicherweise mit Verlust eines Körperteils, und einer eher schonenden, organerhaltenden Behandlung bei gutartigen Geschwülsten.

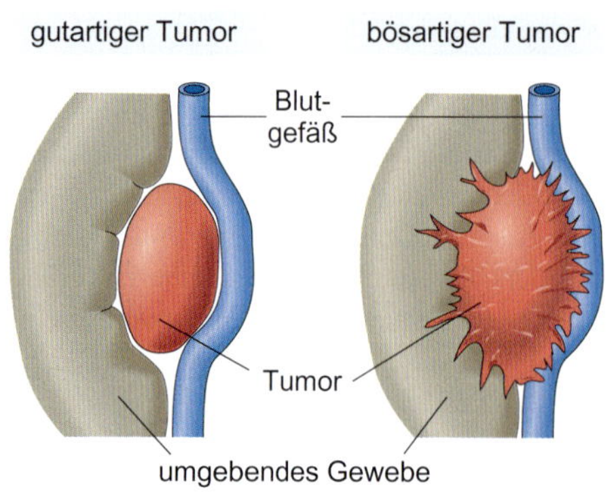

Abb. 5.16 Expansives und invasives Wachstum im Vergleich. Gutartige Tumoren verdrängen durch ihr Wachstum meist das umliegende Gewebe (expansives Wachstum). Bösartige Tumoren brechen in das Nachbargewebe ein und durchsetzen es (invasives Wachstum); sie können zusätzlich verdrängend wachsen. Durch Infiltration in Blut- und Lymphgefäße kann es zur Metastasenbildung kommen.

KLINIK

Bösartige/gutartige Tumoren

Bösartige Tumoren sind im Regelfall lebensbedrohlich, gutartige Tumoren nur dann, wenn sie in ihrer Ausbreitungsregion andere lebenswichtige Strukturen (zer-)stören, z. B. im Gehirn.

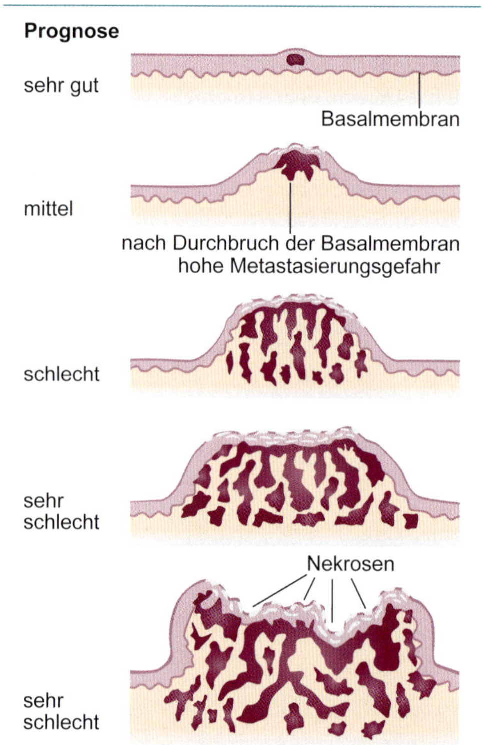

Abb. 5.17 Entstehung eines bösartigen Tumors: Tumorbildung, Durchbrechen der Basalmembran, ausgedehntes invasives Wachstum und schließlich geschwüriger Zerfall.

MERKE

Begriffe Geschwür und Geschwulst nicht verwechseln

Geschwür (Ulkus)

Oft entzündlich bedingter, tief reichender Defekt von Haut, Schleimhaut oder Gefäßinnenwand, der nur unter Narbenbildung abheilt. Geschwüre der Haut haben eine schlechte Heilungstendenz.

Geschwulst

Gut- oder bösartiger Tumor.
In der Entzündungslehre hat der Begriff Tumor allerdings noch eine ganz andere Bedeutung, nämlich: Schwellung (➤ Kap. 5.5.1).

5.7.2 Wie entsteht ein Tumor?

Man geht davon aus, dass die Tumorentstehung (Kanzerogenese) in zwei Stufen abläuft. In der ersten Stufe erfolgt die eigentliche Geschwulstanlage, d.h. die unumkehrbare Umwandlung einer Körperzelle in eine Krebszelle durch Änderung der genetischen Information im Zellkern. Dies ist die **Initiierungsphase.**

Erst nach längerer Zeit beginnt dann in der zweiten Phase die Krebszelle, in einen Tumor auszuwachsen und bedrohlich zu werden. Man bezeichnet diese Phase als **Promotionsphase.** Man weiß heute, dass viele sog. **Kanzerogene** (Krebsgifte) als Promotoren wirken, das heißt, sie beschleunigen wesentlich die Promotionsphase von Tumoren. Zu den Promotoren zählen auch starke und langanhaltende Entzündungsreize (z.B. die chronische Bronchitis des Rauchers).

5.7.3 Ursachen der Tumorbildung

Die **Ursachen,** warum ein Mensch einen Tumor bekommt und ein anderer nicht – obwohl z.B. beide starke Raucher sind –, sind vielfältiger Art und im Einzelnen noch nicht geklärt. Nach heutigem Verständnis gibt es viele Gründe der Tumorentstehung, von denen die wichtigsten nachfolgend beschrieben werden.

- Einige wenige Tumorerkrankungen werden **vererbt,** so z.B. verschiedene Formen der Polyposis intestinalis, bei denen sich zahlreiche (oft über hundert) Darmpolypen entwickeln, die dann sehr häufig maligne entarten. Daneben gibt es allem Anschein nach bei sehr viel mehr Tumoren eine **erbliche Krankheitsdisposition** (➤ Kap. 5.1.6): So erkranken z.B. Töchter, deren Mütter Brustkrebs hatten (Mammakarzinom, ➤ Kap. 20.11.9), doppelt so häufig an Brustkrebs wie Töchter gesunder Mütter.
- **Röntgen- und Gammastrahlen,** wie sie durch Atombombenexplosionen und industrielle nukleartechnische Anlagen – insbesondere bei Unfällen – und in kleinerem Maßstab auch durch Röntgengeräte freigesetzt werden, erzeugen ab einer bestimmten Dosis sehr häufig bösartige Geschwülste. Als Folge des Reaktorunglücks in Tschernobyl 1986 hat beispielsweise die Häufigkeit von Schilddrüsenkrebs bei Kindern in Weißrussland um etwa das 20-Fache zugenommen. Es ist gesichert, dass radioaktive Strahlen oder Röntgenstrahlen in der Zelle hochreaktive Moleküle (Radikale, ➤ Kap. 19.7.3) erzeugen, welche die DNA in den Chromosomen krebserzeugend verändern. Leider gibt es nach heutiger Kenntnis keine Schwellendosis, die Schadenfreiheit garantiert, wenn man darunter bleibt. Jede radioaktive Strahlung oder Röntgenstrahlung stellt also ein gewisses Risiko dar.
- **Chemische Karzinogene** sind Chemikalien, aber auch Naturstoffe, die ebenfalls die DNA verändern. Beispiele für chemische Karzinogene sind die polyzyklischen aromatischen Kohlenwasserstoffe (PAK), wie das beim Grillen frei werdende Benzpyren, toxische Eiweiß-Stickstoffverbindungen (z.B. Nitrosamine), verschiedene Metalle wie Cadmium, Chrom und Arsen oder auch Asbestfasern. Einige Pharmaka wirken ebenfalls karzinogen, d.h., sie führen gehäuft zu Tumoren.
- Manche **Viren** können gutartige (z.B. Warzen), aber auch bösartige Tumoren verursachen (z.B. humanes Papilloma-Virus Nr. 16 als Auslöser eines Zervixkarzinoms).
- **Hormone,** insbesondere die Geschlechtshormone, spielen für die Entwicklung von Tumoren eine Rolle. So können nach heutigem Kenntnisstand Hormone wie Östrogene (➤ Kap. 20.11.5) bestimmte gutartige Tumoren, z.B. in der Brustdrüse, verursachen und bösartige Geschwülste, z.B. einige Brustkrebsformen, im Wachstum fördern. Solche Abhängigkeiten kann man sich in der Behandlung manchmal zunutze machen, indem sog. Antihormone als Medikament eingesetzt werden (Antihormone, ➤ Kap. 8.1.4).

5.7.4 Konzept der Risikofaktoren

DEFINITION

Tumor-Risikofaktoren

Ungünstige Einflussgrößen, die deutlich die Wahrscheinlichkeit erhöhen, dass eine bestimmte Geschwulst auftritt.

Um Risikofaktoren beschreiben zu können, werden meist verschiedene Bevölkerungsgruppen miteinander verglichen, die sich in einem wichtigen Merkmal unterscheiden, z.B. Raucher und Nichtraucher oder Tankwart und Nichttankwart. Über mehrere solcher über viele Jahre durchgeführten Untersuchungen fand man z.B. heraus, dass das Zigarettenrauchen nicht nur einen Risikofaktor für das Bronchialkarzinom, sondern auch für viele weitere Tumoren darstellt, z.B. das Kehlkopfkarzinom, und dass selbst das Passivrauchen (Mitrauchen) das **Tumorrisiko** erhöht.

5.7.5 Metastasierung bösartiger Tumoren

Die meisten bösartigen Tumoren bilden **Metastasen.** Dabei lösen sich einzelne Tumorzellen aus dem bösartigen Zellverband, durchbrechen die Basalmembran, dringen in versorgende Gefäße ein und werden dann mit dem Lymph- oder Blutweg in andere Körperregionen transportiert, bis sie in Kapillargebieten hängen bleiben. Dort durchdringen sie das Kapillarendothel und wandern in das umgebende Gewebe hinein, wo sie durch rasche Zellteilung zu einer Metastase wachsen.

Lymphogene Metastasierung

Bei der **lymphogenen Metastasierung** gelangen Tumorzellen mit der Lymphe in die regionalen Lymphknoten (➤ Abb. 6.18) und werden dort festgehalten. Wenn sie sich dort vermehren können, wird der betroffene Lymphknoten zerstört. In der Folge gelangen nachgebildete Tumorzellen in größere Lymphbahnen und schließlich über die obere Hohlvene in das Blutsystem. Die malignen Zellen können von den Lymphknoten aus auch in die umgebenden Gewebe einbrechen.

Hämatogene Metastasierung

Bei der **hämatogenen Metastasierung** (➤ Abb. 5.18) dringen Tumorzellen mit der Zerstörung der Gefäßwand in Blutgefäße ein, werden mit dem Blut wegtransportiert und bleiben meist im nächstliegenden Kapillarnetz hängen.

- Beim **Hohlvenen-Metastasierungstyp** werden Tumorzellen z.B. aus Leber, Niere oder Schilddrüse über die untere oder obere Hohlvene ins Herz gespült und gelangen nach der Passage durch das Herz in kleine Lungengefäße. Gelingt den Tumorzellen an dieser Stelle ein Einwachsen in die Gefäßwand oder in die nähere Umgebung, bildet sich eine Lungenmetastase.
- Beim **Pfortader-Metastasierungstyp** wandern Tumorzellen aus Karzinomen des Gastrointestinaltraktes über die Pfortader v.a. in die Leber und von dort (seltener) in die Lunge.
- Beim **arteriellen Metastasierungstyp** gelangen Tumorzellen z.B. von einem Bronchialtumor über das linke Herz in den großen Kreislauf. Sie siedeln sich am häufigsten in Leber oder Knochen an.
- Ein anderer Metastasierungsweg in das Skelettsystem liegt beim **Vertebralvenen-Typ** vor, nämlich über Verbindungen zum Venensystem der Wirbelsäule in das Skelett.
- Eine Gefahr der Ausbreitung besteht außerdem innerhalb von serösen Höhlen oder in Ausführungsgängen. Eine andere Gefahr ist die des direkten Einwachsens in Nachbarorgane. Diesen Ausbreitungsweg nennt man **Metastasierung per continuitatem.**

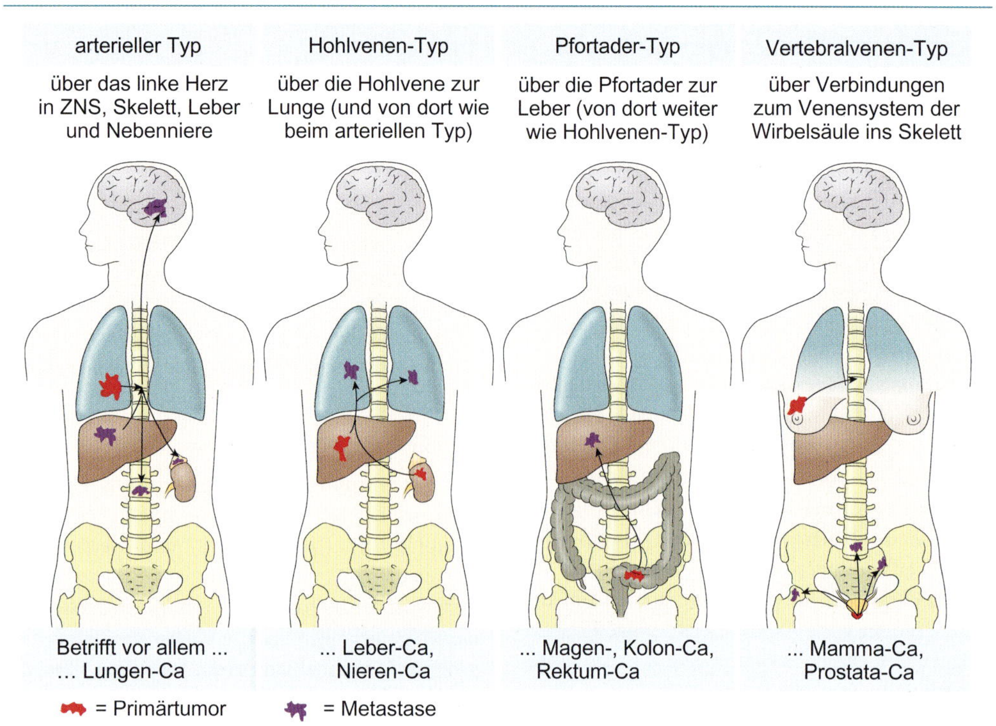

Abb. 5.18 Hämatogene Metastasierung. Die vier häufigsten Metastasierungswege der Tumoren.

PT-PRAXIS

Knochenmetastasen

Schmerzen und Funktionsstörungen im Bewegungsapparat können auch durch Knochenmetastasen bedingt sein, die u. U. sogar das erste Symptom einer Tumorerkrankung sein können. Deshalb müssen alle unklaren Schmerzbefunde am Knochen ärztlich abgeklärt werden. Einige Tumorarten neigen dazu, sich besonders im Skelettsystem anzusiedeln, dazu gehören auch der häufigste Tumor der Frau, das Mammakarzinom, sowie Tumoren der Prostata, der Schilddrüse, des Bronchialsystems und der Niere.
Während Primärtumoren am Skelett äußerst selten sind, gehören Skelettmetastasen zu den häufigsten bösartigen Knochenbefunden.

5.7.6 Tumormarker, paraneoplastische Syndrome

DEFINITION

Tumormarker

Von manchen Tumorzellen gebildete charakteristische Proteine (Eiweiße), die im normalen Stoffwechsel des Menschen nicht oder nur in sehr geringer Menge vorkommen. Nachweis oder Anstieg eines Tumormarkers in Gewebe, Blut oder Urin deuten auf eine bösartige Tumorerkrankung bzw. ein Tumorrezidiv hin, oft bevor der Erkrankte Beschwerden hat.

Beispiele für Tumormarker sind das **CEA** (karzinoembryonales Antigen) oder das **AFP** (Alpha-Fetoprotein). Der Nachweis von Tumormarkern im Blut spielt in der Diagnostik und vor allem in der Verlaufskontrolle mancher Tumoren eine wichtige Rolle, so etwa bei Prostata-, Leber-, Hoden-, Darm- und Pankreas-Tumoren.

Verschiedene Tumorprodukte können ihrerseits eigenständige Krankheitsbilder hervorrufen, die **paraneoplastischen Syndrome** (para = neben, Neoplasie = Neubildung). Es sind also Krankheitserscheinungen, die nicht durch den Tumor selbst, sondern durch von ihm erzeugte Hormone oder Stoffwechseleffekte ausgelöst werden. Wenn beispielsweise ein Bronchialkarzinom das Schilddrüsen-(Thyreoidea-)stimulierende TSH freisetzt, kommt es zu einer Schilddrüsenüberfunktion (➢ Kap. 8.4). Bronchialkarzinome produzieren auch häufig ACTH, was zur Ausbildung eines Cushing-Syndroms führen kann (➢ Kap. 8.6.2).

5.7.7 Einteilung der Tumoren

In der Pathologie – der Wissenschaft von den Krankheiten und den erkrankten Geweben – ist es üblich, die Geschwülste nach der Gewebeart und ihrer Abstammung aus den drei Keimblättern, dem Ursprungsgewebe des Embryos (➢ Tab. 4.1) einzuteilen:

- Tumoren des Epithel- und Nervengewebes gehen aus dem äußeren Keimblatt (Ektoderm) oder inneren Keimblatt (Entoderm) hervor.
- Mesenchymale Tumoren des Binde-, Stütz- und Muskelgewebes stammen vom mittleren Keimblatt (Mesoderm) ab.
- Keimzelltumoren entstammen aus noch undifferenziertem embryonalem Gewebe oder aus Geschlechtszellen. Beispielsweise kann vereinzelt aus Chorionzellen, die den Embryo umgeben und in der Plazenta (Mutterkuchen) enthalten sind, das Chorionkarzinom entstehen, wenn nach der Geburt des Kindes die Plazenta unvollständig abgestoßen wird.

Für ältere Menschen sind die epithelialen und die mesenchymalen Tumoren von besonderer Bedeutung.

Epitheliale Tumoren

Die häufigsten **gutartigen** epithelialen Tumoren sind die vom Drüsenepithel ausgehenden **Adenome.** Sie sind oftmals von Bindegewebe umgeben, das den Tumor wie eine Kapsel umschließt. Sie finden sich besonders häufig im Eierstock, der Brustdrüse oder der Prostata. Auch die sog. Polypen sind oft gutartige Adenome der Schleimhaut.

Nicht alle Adenome bleiben jedoch gutartig, manche von ihnen gelten als Präkanzerosen und entarten relativ häufig zu Adenokarzinomen.

Gutartige Tumoren, die von nichtdrüsigem Gewebe der Haut und der Schleimhäute ausgehen, heißen **Papillome** (z.B. Hautwarzen).

Die **bösartigen** epithelialen Tumoren werden als **Karzinome** bezeichnet. Bei den Karzinomen unterscheidet man Plattenepithel- und Adenokarzinome:

- **Plattenepithelkarzinome** gehen von der Haut oder Schleimhaut aus und gehören zu den häufigsten bösartigen Tumoren des Menschen. Das Plattenepithelkarzinom der Bronchien ist einer der häufigsten malignen Tumoren des Mannes. Auch das häufig vorkommende Karzinom des Gebärmutterhalses ist in über 90 % der Fälle ein Plattenepithelkarzinom. Bei Alkoholikern und Rauchern kommt sehr oft das Plattenepithelkarzinom der Speiseröhre vor.
- **Adenokarzinome** entstehen aus entarteten Drüsenzellen, oft über die Zwischenstufe eines Adenoms. Beispiele sind die meisten Krebsformen des Magen-Darm-Traktes (Magen- und Dickdarmkarzinom), das Karzinom der Gebärmutter und das Karzinom der weiblichen Brust (häufigster bösartiger Tumor der Frau, ➢ Kap. 20.11.9).

Mesenchymale Tumoren

Zu den mesenchymalen Tumoren zählen Geschwülste des Binde-, Fett-, Knorpel- und Knochengewebes sowie der Muskulatur.

Zu den **gutartigen** mesenchymalen Tumoren gehören:

- Fibrome: Bindegewebstumoren
- Lipome: Fettgewebstumoren
- Chondrome: Knorpeltumoren
- Myome: Muskeltumoren.

Besonders häufig sind die Uterusmyome der Muskelfaserschicht der Gebärmutter. Etwa 20 % der Frauen haben Uterusmyome, die zu Blutungsunregelmäßigkeiten und Schmerzen bis hin zu Fehlgeburten führen können.

Zu den **bösartigen** mesenchymalen Tumoren, die man auch als **Sarkome** bezeichnet, zählen z. B. **Osteosarkome,** die vom Knochengewebe ausgehen, oder **Liposarkome,** die aus Fettgewebe entstehen.

Sarkome zerstören örtlich das umgebende Gewebe und metastasieren hämatogen. Einige Sarkomformen treten oftmals zuerst als lokale Schwellungen an den betroffenen Stellen auf.

Sarkome sind – bis auf die Leukämien (Tumoren der weißen Blutzellen, ➤ Kap. 6.3.6) – allesamt seltene, allerdings eher bei jüngeren Menschen auftretende Tumoren. Mesenchymale maligne Tumoren sind oft äußerst bösartig.

5.7.8 Leitlinien der Behandlung bösartiger Tumoren

Malignome erfordern ein aggressives therapeutisches Vorgehen. Nur so sind zurzeit die Chancen generell erhöht, das Tumorwachstum zu stoppen oder einen Tumor zu beseitigen. Folgende Therapieansätze werden verfolgt (➤ Abb. 5.19):

- **Tumorentfernung.** Vor allem Karzinome ohne Verwachsung mit Nachbarorganen und ohne Metastasierung werden in der Regel operativ entfernt.
- **Bestrahlung.** Vor, nach oder anstelle der Tumorentfernung kann die Tumormasse durch energiereiche Strahlung verkleinert oder beseitigt werden.
- **Chemotherapie.** Mit bestimmten Medikamenten, **Zytostatika** genannt, lassen sich bösartige Tumoren zerstören oder zumindest am weiteren Wachstum hindern. Zytostatika sind zytotoxische Substanzen (Zellgifte), welche die Zellteilung durch Eingriff in den Zellstoffwechsel verhindern oder verzögern. Da bei Tumorzellen – verglichen mit normalen Körperzellen – die Zellteilungsrate gesteigert ist, sind sie gegenüber Zytostatika besonders empfindlich. Zytostatika hemmen allerdings das Wachstum aller schnell wachsenden Zellen. Da sich aber nicht nur Tumorzellen rasch teilen, sondern auch die Zellen der Haarwurzeln, der Magen-Darm-Schleimhäute, des Knochenmarks und der Keimdrüsen, werden diese bei einer Zytostatika-Therapie in Mitleidenschaft gezogen. Dies führt zu Haarausfall, Durchfällen, Übelkeit und Erbrechen, Störung der Blutbildung, Immunschwäche und Unfruchtbarkeit. Aufgrund der massiven Nebenwirkungen können deshalb Zytostatika nur kurzfristig und mit Pausen verabreicht werden. Zytostatika werden meist intravenös gegeben, nur wenige können als Tabletten eingenommen werden.
- **Hormontherapie.** Vor allem Tumoren der Geschlechtsorgane und das Mammakarzinom (Tumor der weiblichen Brust) verlangsamen oder stoppen in einem Teil der Fälle ihr Wachstum bei Gabe von Antihormonen bzw. dem Entzug der wachstumsfördernden Hormone.
- **Immuntherapie.** Zunehmend erfolgreich verlaufen Versuche mit den sog. Zytokininen wie **Interleukin** und **Interferon.** Mit der therapeutischen Gabe dieser hormonartigen Botenstoffe werden insbesondere reife T- und B-Lymphozyten (➤ Kap. 7.4) zur Vermehrung und Differenzierung angeregt und damit versucht, das Immunsystem des Krebskranken zu stärken. Das soll dem Organismus helfen, den Tumor intensiver bekämpfen zu können.

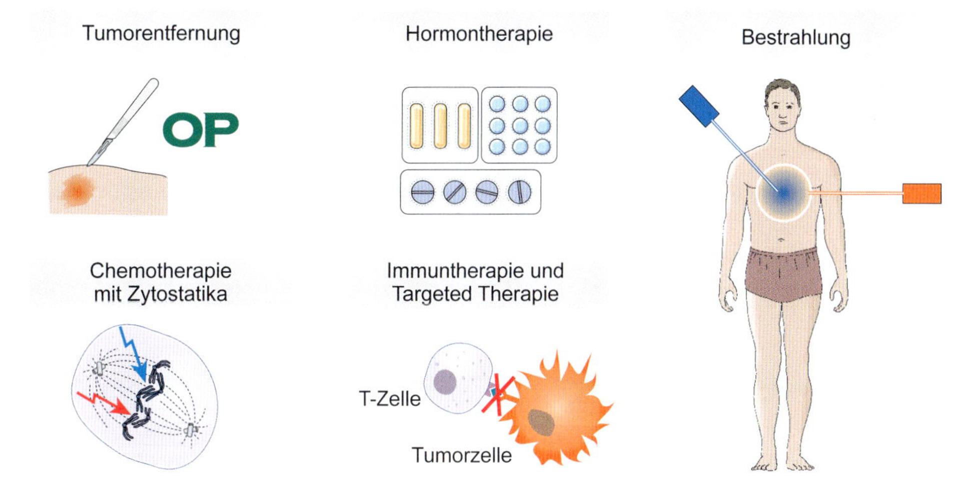

Abb. 5.19 Die Säulen der Therapie bösartiger Tumoren.

- **Außenseitermethoden.** Misteltherapien, die das körpereigene Immunsystem stimulieren, Sauerstoffüberdruckbehandlungen, hoch dosierte Vitamingaben, bestimmte Diätformen und viele weitere Methoden werden vor allem von naturheilkundlich orientierten Ärzten und Heilpraktikern angewendet, um die Tumorausbreitung zu stoppen. Obwohl viele, z. T. spektakuläre Heilungsberichte vorliegen, können diese Methoden nicht unkritisch empfohlen werden, da wissenschaftlich geführte Effektivitätsstudien bislang keine statistisch signifikanten Ergebnisse zeigten und einige der Methoden sogar eher als schädlich eingestuft werden müssen.

Die Therapieentscheidung

Die **Onkologie** ist eine medizinische Spezialdisziplin, die sich der Erforschung neuer sowie der Verbesserung bestehender Tumorbehandlungsmethoden widmet. Onkologen arbeiten meist interdisziplinär, d. h. in hohem Maße beratend für Ärztinnen und Ärzte anderer medizinischer Fachdisziplinen.

Welche Therapiemethode der beratende Onkologe und der behandelnde Arzt im Einzelfall dem Patienten vorschlagen, hängt von verschiedenen Faktoren ab:

- Tumorstadium (Ausbreitung des Tumors)
- Feingewebliche **Dignität** (Bös- oder Gutartigkeit)
- Sonstige Erkrankungen und Lebensalter des Patienten
- Aktueller wissenschaftlicher Kenntnisstand darüber, welche Therapiemethoden sich bei welchen Tumorarten als die besten erwiesen haben, sowie die Therapiewünsche des Patienten.

Bei bösartigen Tumoren ist das Vorliegen von Metastasen entscheidend für die Ausrichtung der Therapie, die dann primär invasiv, d. h. chirurgisch, oder konservativ z. B. mit Zytostatika erfolgen kann. Das Verfahren, nach dem Primärtumoren auf mögliche Metastasen hin untersucht werden, bezeichnet man als **Staging.** Hierbei werden meist bildgebende Verfahren wie die Computertomografie (CT), Ultraschall (Sonografie) und Szintigrafien, also eine Bildgebung mit Hilfe radioaktiver Substanzen, eingesetzt. Ziel ist, mit diesen Untersuchungen neben Größe und Ausdehnung des Primärtumors Vorliegen und Anzahl von Lymphknoten- und Fernmetastasen beurteilen zu können.

5.8 Alterung des Menschen

5

DEFINITION

Wer ist alt?

Nach der Weltgesundheitsorganisation (World Health Organization = WHO) ist als „alt" zu betrachten, wer das 65. Lebensjahr vollendet hat.
In der deutschen und amerikanischen Literatur zur Gerontologie (Wissenschaft vom Altern) und Geriatrie (Heilkunde vom alternden und alten Menschen) werden jedoch oftmals erst die über 70-Jährigen als alte Menschen verstanden. Schon aus solchen Abweichungen geht hervor, dass jede Abgrenzung der Alterperiode (Senium) willkürlich ist.

5.8.1 Was ist Altern?

Ein erster Überblick

Das **Altern** ist ein Prozess, der nicht erst in höherem Lebensalter beginnt, sondern von Geburt an unumkehrbar fortschreitet. Entsprechend prägte M. Bürger, der Begründer der Altersforschung in Deutschland, den Begriff der **Biomorphose.** Dieser Begriff bezeichnet die Gesamtheit aller Veränderungen, die der Mensch von der Keimzelle bis zum Tod durchläuft. Diese Veränderungen sind allumfassend:

- Alterungsprozesse bewirken Veränderungen vieler organischer Funktionen.
- Sie führen auch zu psychischen Veränderungen des alternden Menschen.
- Das Altern wird schließlich nicht nur vom Einzelnen, sondern auch von der Gesellschaft, Ge-

meinde und Familie geprägt. Sie alle bestimmen wesentlich mit, wie ein Individuum das Altwerden erlebt und gestaltet.

MERKE

Altern ist ein

- biologischer
- psychischer
- sozialer Prozess.

Vier Kriterien, die Alterungsvorgänge kennzeichnen

Obwohl Alterungsvorgänge bei Menschen, bei Tieren und bei Pflanzen nicht wegzudenken sind, ist eine allgemein gültige Festlegung, was Altern eigentlich ist, nicht einfach zu treffen. Vier Kriterien lassen sich aber nennen:

- Alterungsvorgänge sind universal, sie sind für alle höheren Lebewesen gültig.
- Sie sind irreversibel, also unumkehrbar.
- Sie sind schädlich (im Sinne einer verminderten Anpassungsfähigkeit) für das betroffene Individuum.
- Sie sind biologisch-genetisch vorherbestimmt und damit auch durch lebenslange Schonung nicht verhinderbar. Entsprechend lässt sich auch eine maximale Lebenserwartung festlegen – für den Menschen etwa 120 Jahre.

Auch wenn die Alterung genetisch vorherbestimmt ist, wird der Zeitpunkt des (spürbaren) Beginns des Altwerdens von der Lebensgeschichte und dem Lebensstil des Einzelnen mitbestimmt: Viele Alterungsvorgänge, etwa die der Haut oder der Lunge, werden durch zusätzliche Schädigungen, z. B. zu intensives Sonnenbaden oder Rauchen, beschleunigt und verstärkt. Auf der anderen Seite lassen sich zahlreiche Funktionen (darunter ganz wichtig: die Gehirnleistung) noch bis ins hohe Alter trainieren und teilweise sogar steigern. Ein geistig aktiver und geübter alter Mensch kann ein besseres Gedächtnis haben als ein durchschnittlich trainierter junger Mensch. Auch im hohen Alter ist also das Erlernen einer Fremdsprache noch möglich.

MERKE

Altern ist ein individueller Prozess

Der Alterungsprozess und die Entwicklung chronischer Krankheiten unterliegen großen individuellen Schwankungen.

Trotz dieser Einzigartigkeit, wie jeder den Alterungsprozess durchlebt, gibt es doch bestimmte typische Alterungsverläufe (➤ Abb. 5.20).

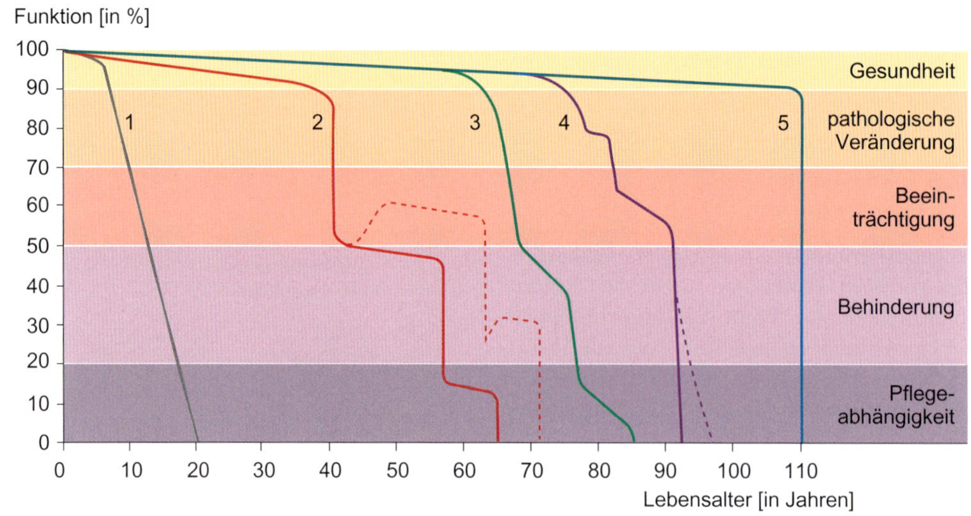

Abb. 5.20 Verschiedene Alterungsverläufe (verändert nach Nikolaus und Zahn).
Linie 1: Stark beschleunigter Alterungsprozess ab dem 6. Lebensjahr bei der sehr seltenen Krankheit Progerie (vorzeitige Vergreisung).
Linie 2: Risikofaktoren (Bluthochdruck, erhöhte Blutfette, Nikotin) führen ebenfalls zu einer schnelleren Alterung. Nach einem Akutereignis (z. B. Schlaganfall) kann durch therapeutische Intervention eine Besserung der Lebenserwartung und der Lebensqualität erreicht werden (gestrichelte Linie).
Linie 3: Rasche Funktionsbeeinträchtigung, wie es für Demenzkranke typisch ist. Auffallend ist die lange Phase der Behinderung und Pflegeabhängigkeit.
Linie 4: „Normales Altern". Bis ins hohe Alter bestehen nur leichte Beeinträchtigungen. Die Phase einer Behinderung oder Pflegeabhängigkeit ist auf wenige Monate beschränkt (durch medizinische Therapien oft aber erheblich verlängert).
Linie 5: Idealtypischer Verlauf des Alterns („in hohem Alter auf der Parkbank friedlich entschlafen").

5.8.2 Altern als biologischer Prozess

Nach der inzwischen allgemein akzeptierten genetischen Theorie des Alterns sind genetisch vorbestimmte Veränderungen in vielen Stoffwechselfunktionen für das Altern verantwortlich. Dadurch nimmt z. B. die Aktivität lebenswichtiger Enzymproteine im Alter stark ab und die „Gefäßverkalkung" (Arteriosklerose, ➤ Kap. 16.1.4) zu. Auch werden in der DNA des Menschen etwa ein Dutzend Gene vermutet, die unser Leben verkürzen, also den Alterungsprozess in Gang setzen.

Diese **molekulare Alterungstheorien** gründen auf der Erkenntnis, dass innerhalb einer Art (also Individuen weitgehend gleichen Erbgutes) die Lebenserwartung nur wenig, zwischen verschiedenen Arten jedoch stark differiert. So leben Fliegen im Mittel 30 Tage, Kaninchen 6 Jahre und Pferde 25 Jahre. Auch innerhalb einer Art zeigt sich eine starke Erblichkeit der Lebenserwartung, denn Kinder langlebiger Eltern leben ebenfalls erheblich länger als der Durchschnitt der Bevölkerung. Folgend werden zwei Modelle näher erläutert:

Das Genregulationsmodell

Das **Genregulationsmodell** versucht dies zu erklären: Für die Lebensphasen Entwicklung, Fortpflanzung und Alter sind jeweils verschiedene Abschnitte des **Genoms** (Erbgutes) zuständig bzw. aktiviert. Die für das Alter zuständigen Gene heißen **Gerontogene.** Ob Gerontogene schon von Geburt an vorhanden sind und im Verlauf des Lebens aktiviert werden (bei der Progerie, einer seltenen Krankheit, die durch stark vorzeitiges Altern gekennzeichnet ist, entsprechend schon im Kindesalter) und/oder ob „Langlebigkeitsgene" existieren, die durch Stoffwechselprodukte oder Gifte geschädigt werden und sodann den Alterungsprozess steuern, ist jedoch völlig unklar.

Zelluläre Modelle

Zelluläre Modelle gehen davon aus, dass Altersveränderungen Struktur und Inhaltsstoffe (Enzyme, Membraneiweiße, DNA) von anfangs intakten Zellen schädigen. Für diese Schädigung sollen Gifte des Zellstoffwechsels oder mechanische Beanspruchung verantwortlich sein. Unter diesen Theorien ist die Theorie der freien Radikale gut durch wissenschaftliche Befunde untermauert: Bei vielen Stoffwechselprozessen in der Zelle entstehen als giftige Nebenprodukte hochaktive Radikale (➤ Abb. 2.10), die Membranproteine, Enzyme und DNA oxidieren und zerstören können. Diese punktuellen Schäden häufen sich an und führen zu einem allgemeinen Funktionsrückgang der Zellen. Entscheidend ist deshalb die Fähigkeit der Zellen, durch entgiftende Enzyme diese Radikale zu neutralisieren. Wissenschaftler konnten nun zeigen, dass der Gehalt dieser entgiftenden Enzyme (insbesondere Superoxid-Dismutase, Katalase und Glutathion-Peroxidase) in den Zellen einer Art sehr gut mit der Lebensspanne dieser Art korreliert. So enthalten z. B. Zellen der Menschenaffen bei etwa der Hälfte der Lebensspanne auch nur halb so viel dieser Enzyme wie menschliche Zellen.

5.8.3 Natürliche Alterungsvorgänge

Die **natürlichen** oder physiologischen **Alterungsvorgänge** werden bereits in der mittleren Erwachsenenperiode spürbar.

- Vom 25. Lebensjahr an sinkt die körperliche Leistungsfähigkeit messbar.

- Bei geistig Untrainierten lässt sich nach dem 40. Lebensjahr (bei geistig Trainierten spätestens ab dem 65. Lebensjahr) ein klarer Abfall messbarer intellektueller Leistungen feststellen (➤ Kap. 5.8.8).
- Auffällig und für viele unangenehm sind die Abnahme des Wassergehaltes und der Elastizitätsverlust der Haut.
- Auch die Muskelmasse des erwachsenen Menschen verringert sich jährlich um ca. 0,5 %.
- Von großer medizinischer Bedeutung sind auch die Veränderungen der Sinnesorgane (➤ Kap. 5.8.8).

5.8.4 Alterungsprozess und die moderne Medizin

Die **Alterungsprozesse** bedrohen zunächst die Unabhängigkeit und Lebensqualität des Individuums, im Laufe ihres Fortschreitens aber auch die Lebensfähigkeit des Gesamtorganismus. Die moderne Medizin und Pflege können die Lebensfähigkeit oft noch jahrelang erhalten, häufig allerdings um den Preis einer deutlichen Minderung der Lebensqualität – man denke etwa an den Nierenkranken an der Dialysemaschine, den chronisch gelähmten Patienten nach Schlaganfall oder den dementen Patienten im Altenheim. Entsprechend sind uns die Bilder von älteren Patienten geläufig, die, an Apparate gefesselt, qualvoll ihre letzten Lebensmonate durchleben.

Im Gegensatz dazu ergibt sich aus vielen Geschichten und Legenden der Eindruck, dass die Menschen früher meist „in Frieden" sterben durften, sozusagen beim Mittagsschlaf auf der Gartenbank vom Herzschlag getroffen wurden. Dieses Bild entspricht dem idealtypischen Alterungsverlauf (Linie 5 in ➤ Abb. 5.20), traf aber nur auf ganz wenige Menschen zu: Denn viele Menschen starben schon früh im Säuglings- oder Kindesalter, und Millionen Frauen überlebten die Komplikationen von Niederkunft und Wochenbett nicht. Und viele heute behandelbare Leiden bedeuteten früher jahrelanges, qualvolles Siechtum bis zum Tod: Die Herzinsuffizienz und die Gicht seien als Beispiele genannt.

Richtig ist aber auch, dass es unsere moderne Medizin trotz ihrer modernen und ausgefeilten therapeutischen Möglichkeiten praktisch nicht geschafft hat, dass die Menschen in Frieden und ohne Leiden sterben können.

PT-PRAXIS

Palliative Physiotherapie

Auch in der Palliation, also in der Begleitung Schwerstkranker und Sterbender, wird zunehmend Physiotherapie eingesetzt. Ziel kann es hier nicht sein, eine Erkrankung zu heilen, sondern vielmehr Leiden zu lindern und auch in der letzten Daseinsphase für ein Stück Lebensqualität zu sorgen. Die Palliation verfolgt einen ganzheitlichen und interdisziplinären Ansatz, bei dem das Körper-Seele-Geist-Erleben angesprochen wird und viele Berufsgruppen (z. B. Ärzte, Physiotherapeuten, Seelsorger etc.) miteinander arbeiten.

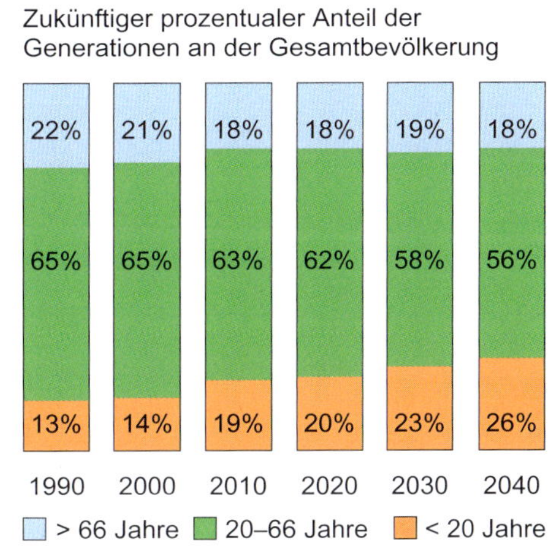

Abb. 5.21 Im Zeitraum 1990–2040 wird der Anteil der Kinder und Jugendlichen stetig zurückgehen und sich die „Spitze" der Alterspyramide, also der Anteil der über 67-Jährigen, verdoppeln.

5.8.5 Demografische Aspekte des Alterns

Die mittlere Lebenserwartung der deutschen Bevölkerung ist in den letzten Jahren stark angestiegen (➤ Kap. 5.1.8). Hierdurch hat sich in den vergangenen 40 Jahren in Deutschland der Anteil der sehr alten Menschen stark geändert: Der Anteil der über 67-Jährigen hat sich in diesem Zeitraum verdoppelt (➤ Abb. 5.21). Der Altersaufbau der deutschen Bevölkerung entsprach jahrhundertelang einer Pyramide, deren Basis von den zahlreichen Kindern und Jugendlichen, die Spitze von den älteren Menschen gebildet wurde. Diese Pyramide ist nun einer Zwiebelform gewichen, in der die 35–65-Jährigen dominieren.

Aufgrund dieses „Alterns eines Volkes" nimmt die Zahl pflegebedürftiger Menschen stark zu (➤ Abb. 5.22). Dies bringt für den Einzelnen, aber auch für Staat und Gesellschaft und in noch höherem Maße für die Gesundheitsberufe soziale, finanzielle und wirtschaftliche Herausforderungen mit sich.

5.8.6 Biografisches und biologisches Alter

Wie erwähnt, beschleunigen Umweltfaktoren – also Lebensstil genauso wie einschneidende Lebensereignisse (life events) – den genetisch vorherbestimmten Alterungsprozess. So erklärt sich das häufig zu beobachtende Phänomen, dass zwei Menschen unterschiedlich gealtert sind, obwohl sie im gleichen Jahr geboren wurden. Die Gerontologie unterscheidet daher zwischen **biografischem** bzw. chronologischem Altern und **biologischem Altern.**

Das biografische Alter bezeichnet die am Kalender ablesbare Alterung eines Menschen. Demgegenüber informiert das biologische Alter über den aktuellen Gesundheitszustand und die Belastbarkeit eines Menschen. Zu beachten ist, dass es

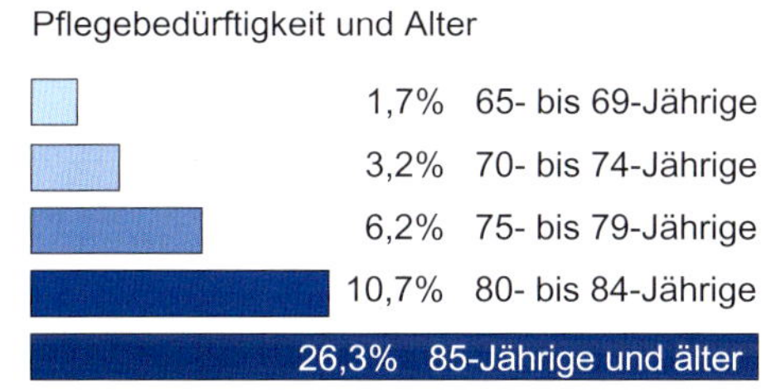

Abb. 5.22 Die Pflegebedürftigkeit im Alter ist stark altersabhängig. Vor allem die über 80-Jährigen sind pflegebedürftig. Von den 80–84-Jährigen brauchen 10,7 % Pflege, von den über 85-Jährigen 26,3 %. Dagegen sind von den 65–70-Jährigen nur 1,7 % pflegebedürftig.

sich bei der Festsetzung des biologischen Alters lediglich um einen geschätzten Wert handelt.

5.8.7 Soziales Altern

Der Begriff des biologischen Alterns berücksichtigt nicht, dass das Alter(n) vom Einzelnen sehr unterschiedlich erlebt wird und die Lebensqualität im Alter entscheidend von der Familie und vom sozialen Umfeld, z. B. den Freunden, abhängt. Es gilt deshalb, die für das positive Erleben des Alterns notwendige **soziale Kompetenz** zu stützen und sie – etwa nach einem Schlaganfall – so weit wie möglich wiederherzustellen. Traditionelle Rollenerwartungen dagegen betonen die Defizite des alternden Menschen. Sie unterstützen ihn zwar, engen aber faktisch seinen Verhaltensradius immer weiter ein, sodass soziale (wie auch körperlich-motorische) Fähigkeiten zunehmend verloren gehen. Die Folge ist eine Beschleunigung des Alterungsprozesses.

Auch die heute viele alte Menschen belastende **Vereinsamung** hat den gleichen Effekt: Besonders die kommunikativen und sozialen Fähigkeiten werden nicht mehr in Anspruch genommen, verkümmern und gehen schließlich verloren. Materielle Armut, die bei vielen alten Menschen, v. a. bei Witwen, anzutreffen ist, verstärkt den Teufelskreis von Einengung, Isolation und sozialem Kompetenzverlust, da die verbleibenden sozialen Kontaktmöglichkeiten (Kaffeekränzchen, Busreisen, Konzerte) Geld kosten. In diesem Sinn kann in Analogie zum biologischen Altern vom **sozialen Altern** gesprochen werden, womit insbesondere der Verlust psychophysischer Lebenskräfte und sozialer Aktionsmöglichkeiten gemeint ist.

Eine ungünstige soziale Umgebung führt zum vorzeitigen Abbau psychophysischer Lebenskräfte, beschleunigt also den Alterungsprozess.

5.8.8 Veränderungen wichtiger Organsysteme im Alter

Herz-Kreislauf-System

Bereits ab dem 30. Lebensjahr verändert sich der Aufbau der Gefäßwände – die Elastizität der Gefäße nimmt ab, und im Mikroskop finden sich **arteriosklerotische Veränderungen** (➤ Kap. 16.1.4).

Als Folge tendiert der Blutdruck im Alter sowohl zu einer diastolischen als auch zu einer systolischen Erhöhung.

Die **Kreislaufreflexe,** z. B. beim Aufstehen aus dem Liegen, sind beim älteren Menschen durch die unelastisch gewordenen Gefäße verlangsamt. Reaktionen des vegetativen Nervensystems sind verzögert und schwanken mehr als bei Jüngeren. Dies erklärt den häufigen Blutdruckabfall älterer Menschen beim Aufrichten (orthostatische Dysregulation) oder längerem Stehen.

Auch die **Leistungsfähigkeit** des Herzens lässt nach. Die Kraft des Herzmuskels, Schlag- und Herzminutenvolumen sinken stufenweise ab. In Belastungssituationen kann die Einschränkung des Schlagvolumens oft nur über eine Frequenzsteigerung aufgefangen werden. Spätestens ab dem 70. Lebensjahr bildet sich eine Linksherzhypertrophie (➤ Kap. 15.3.2) und oft auch ein mäßiger Hochdruck (➤ Kap. 16.3.5) aus, da die „steiferen" Gefäße dem Herzen einen größeren Widerstand entgegensetzen.

Eine Übersicht über die Abnahme von Organfunktionen zwischen dem 30. und dem 75. Lebensjahr gibt ➤ Tab. 5.2.

Atmungsorgane

Die Elastizität der Lunge nimmt mit zunehmendem Alter allmählich ab, was zum sog. **„Alters-Lungenemphysem"** (➤ Kap. 17.9.4) führt. Alle wichtigen Parameter der Lungenfunktion (➤ Kap. 17.8.8) verschlechtern sich deutlich (die Vitalkapazität z. B. um 44 %). Auch das **Flimmerepithel** der Atemwege, das der Selbstreinigung dient, vermindert sich, und die Brustkorbbeweglichkeit und damit die Atembewegungen sind eingeschränkt. Bedingt durch die enorme Leistungsreserve des Lungenorgans fühlen sich aber nur ältere Menschen mit Lungenschädigungen, z. B. infolge chronischen Rauchens, im Alltag eingeschränkt.

> **PT-PRAXIS**
>
> **Postoperative Atemtherapie**
>
> Die Atemtherapie, also die Anwendung spezieller physiotherapeutischer Methoden zur Verbesserung von Durchblutung und Belüftung der Lunge, spielt in der postoperativen Betreuung älterer Menschen, bedingt durch deren eingeschränkte Lungenfunktion, eine besonders wichtige Rolle (➤ Kap. 17.8.1, ➤ Kap. 17.9.4 und ➤ Kap. 17.10.1).

Bewegungsapparat

Vom 20. bis 70. Lebensalter schrumpfen Frauen und in geringerem Umfang auch Männer in der Länge bis 5 cm, v. a. durch ein Zusammenrücken der Wirbelkörper infolge einer Höhenminderung der Bandscheiben.

Knochen

Mit zunehmendem Alter werden die Knochen (besonders der Wirbelsäule und Hüfte) instabiler und durch Mineralverlust poröser (Osteoporose, ➤ Kap. 4.5.6). Frauen sind aufgrund der starken Abnahme der Geschlechtshormone nach den Wechseljahren stärker von der Osteoporose betroffen als Männer. Bewegungsmangel und unzureichende Kalziumzufuhr in der Ernährung in den Jahrzehnten vor dem Ruhestand verstärken den Knochenabbau im Alter.

Gelenke

Auch die Knorpelschicht der Gelenke wird dünner und unelastischer. Sie verliert ihre Glätte an den Stellen höchster Belastung; dies zeigt sich bei vielen älteren Menschen als Arthrose (degenerativer „Gelenkverschleiß", am häufigsten im Hüft- und im Kniegelenk = Cox-/Gonarthrose).

> **PT-PRAXIS**
>
> **Einschmelzungsbrüche**
>
> An bestimmten Stellen des Skeletts ist die Frakturgefahr durch den Substanzverlust des Knochens bei Osteoporose besonders hoch: z. B. an den Wirbelkörpern die sog. Sinterungen bzw. **Einschmelzungsbrüche,** die vom Patienten zunächst meist unbemerkt bleiben. Schmerzhafte Schenkelhalsbrüche, die gerade bei Älteren meist den Einsatz eines künstlichen Hüftgelenks erfordern, treten häufig auf.

Muskulatur

Die Muskelmasse eines Erwachsenen vermindert sich jährlich um ca. 0,5 %. Dieser Verlust an Muskelgewebe wird dabei in der Regel durch Fett ersetzt. Der Kraftverlust betrifft nicht einheitlich die gesamte Muskulatur, sondern bestimmte Muskelgruppen wie z. B. die Dorsalflexoren der Füße (Fußheber-Muskeln). Dies begünstigt das Stolpern über die Fußspitze.

Reduzierte Mobilität als medizinisches Problem

Viele ältere Menschen leiden unter Bewegungseinschränkungen bis hin zur Bettlägerigkeit. Ursachen sind aber nicht nur die schon erwähnten verschleiß- und altersbedingten Veränderungen des Bewegungsapparates, sondern dazu kommt noch:

- Viele Alte nehmen eine vornüber geneigte, ungünstige Körperhaltung ein, die den Körperschwerpunkt nach vorne verlagert, was eine eventuell vorhandene Gangunsicherheit noch verstärkt.
- Neurologische Störungen der Gehirndurchblutung (TIA, Schlaganfall mit Lähmungsfolgen, ➤ Kap. 9.19.2), Morbus Parkinson (➤ Kap. 9.8.8), Gangunsicherheit als Folge einer Polyneuropathie (➤ Kap. 4.5.8) sowie eine arteriosklerotisch bedingte Minderdurchblutung der Beine schränken die Beweglichkeit ein.
- Schwere Herz- und Lungenerkrankungen vermindern die allgemeine Belastbarkeit.
- Sehbehinderungen, auch ungeeignete Brillen, erschweren die Orientierung im Raum und führen zu einer erhöhten Gefährdung.

Jede **länger dauernde Immobilität** beeinträchtigt stark das körperliche und seelische Befinden des Patienten. Viele Patienten leiden folglich unter Obstipation (Verstopfung, ➤ Kap. 18.9.7) oder Dekubitus (Wundliegen der Haut, ➤ Kap. 10.1.4). Die psychischen Reaktionen der Patienten reichen

Tab. 5.2 Übersicht über die Abnahme von Organfunktionen zwischen dem 30. und dem 75. Lebensjahr (Prozentwerte nach Sloane 1992). Kennzeichnend ist nicht nur der zahlenmäßige Funktionsverlust vieler Organe, sondern auch die generelle Abnahme der Anpassungsfähigkeit der einzelnen Organsysteme mit steigendem Alter.

Organfunktion	Sinkt ab um ...	Mögliche Probleme
Gehirngewicht	44 %	Sinkende Gedächtnisleistung
Gehirndurchblutung	20 %	Geringere Reserve, z. B. bei medizinischen Eingriffen (OP)
Nervenleitgeschwindigkeit	10 %	Herabsetzung der Reaktionsgeschwindigkeit (relevant beim Autofahren)
Anzahl der Geschmacksknospen	65 %	Unlust am Essen („alles schmeckt fade")
Maximaler Pulsschlag Herzschlagvolumen in Ruhe	25 % 30 %	Geringere körperliche Leistung
Nierenfiltrationsleistung Nierendurchblutung	31 % 50 %	Langsamere Ausscheidung von Medikamenten
Maximale Sauerstoffaufnahme des Blutes Maximale Ventilationsrate	60 % 47 %	Geringere Leistungsreserven, z. B. in Höhenlagen
Vitalkapazität	44 %	Einschränkung z. B. der OP-Fähigkeit möglich
Mineralgehalt der Knochen: • Frauen • Männer	 30 % 15 %	Osteoporose mit Gefahr pathologischer Frakturen
Muskelmasse Maximale körperliche Dauerleistung	30 % 30 %	Geringere körperliche Leistungskraft, z. B. reduzierte Handmuskelkraft; höhere Verletzungsanfälligkeit der Muskulatur
Grundstoffwechsel	16 %	Übergewicht bei nicht angepasster Ernährung
Gesamtkörperwasser	18 %	Gehäufte Probleme im Wasserhaushalt
Fähigkeit zur Blut-pH-Regulation	80 %	Höhere Risiken bei medizinischen Eingriffen

von aggressivem Verhalten gegenüber sich selbst und anderen (Therapeuten!) bis zu Passivität und einem Rückzug in kindliche Verhaltensmuster. Sehr häufig sind depressive Verstimmungen, die ihrerseits wieder die Immobilität verstärken.

Um die Betroffenen aus diesem Teufelskreis herauszuholen, helfen u. a. **physiotherapeutische Übungsprogramme:**

- Während Einzelgymnastik ein genaues Eingehen auf den Patienten ermöglicht, entstehen bei der Gruppengymnastik oft soziale Kontakte, die ihrerseits das Interesse und die Mobilität des Patienten fördern (➤ Abb. 5.23).
- Bei den täglichen Aktivitäten, z. B. der Körperpflege, sollte der Betroffene so viel wie möglich selbst machen, auch wenn es ihm zunächst unbequem ist.
- Viele Patienten fühlen sich einfach unsicher. Es hilft ihnen, Bewegungsabläufe immer und immer wieder zu üben (z. B. das Benutzen von Treppen).

Stürze

Häufig gehen mit der Immobilität wiederholte **Stürze** einher, die – abgesehen von den Verletzungsfolgen – die Unsicherheit und Immobilität des Patienten weiter verstärken. Sie sind oft der Grund für die Einweisung in ein Krankenhaus oder den Umzug in ein Altenheim.

Zu Stürzen führen – abgesehen von den bereits erwähnten Ursachen einer Immobilität – auch: Schwindel, plötzliche, Sekunden dauernde Bewusstseinsverluste (Synkopen genannt), Blutdruckregulationsstörungen, ein Wechsel in eine ungewohnte Umgebung und die Abnahme der Propriozeption (Tiefenempfindung im Bewegungsapparat, ➤ Kap. 9.15.1), wodurch die Balancefähigkeit, etwa beim Überwinden kleiner Hindernisse am Boden, leidet.

ACHTUNG

Stürze

Stürze sind oft folgenschwer: Von den älteren Patienten, die zu Hause stürzen und ins Krankenhaus müssen, sterben 50 % innerhalb von 12 Monaten. Diejenigen, die vom Heim aus ins Krankenhaus verlegt werden, sterben zur Hälfte bereits nach 6 Monaten. Ein wichtiges physiotherapeutisches Behandlungsziel beim Umgang mit älteren Menschen ist es deshalb, Stürze unbedingt zu vermeiden, denn sie gefährden die Gesundheit. Physiotherapeuten haben hierzu gezielte Programme zur Sturzprophylaxe entwickelt.

Immunsystem

Sowohl die humorale als auch die zelluläre **Immunität** (Kap. 7.1.1) lassen beim älteren Menschen nach. Insbesondere die Zahl der T-Lymphozyten schrumpft um 25 %. Folge ist nicht nur eine erhöhte Infektgefährdung z. B. im Bereich der Atemwege, sondern auch eine Veränderung des klinischen Bildes bei Infektionen. Das sonst für Infektionen typische Fieber kann fehlen, und auch auf

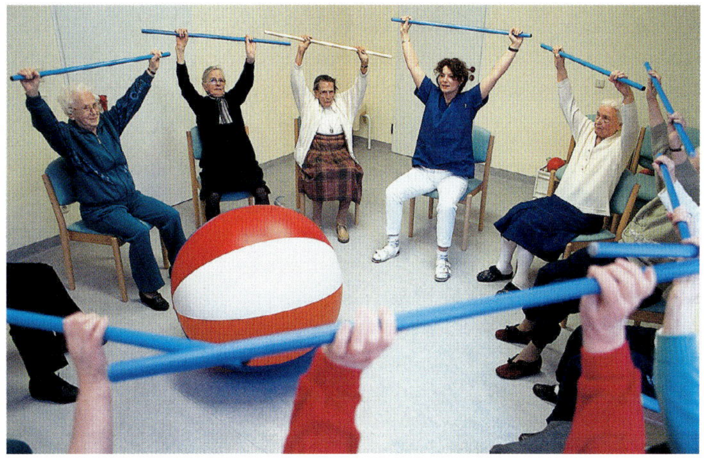

Abb. 5.23 Gymnastik fördert die Mobilität und körperliche Ausdauer und damit die sensomotorische Kompetenz. Gymnastische Gruppenangebote erhöhen darüber hinaus die soziale Kompetenz. [K157]

die Leukozytose als labordiagnostisches Zeichen bakterieller Infekte ist kein hundertprozentiger Verlass mehr.

Merkwürdigerweise nimmt aber die Autoantikörperbildung (➤ Kap. 7.6.2) im Alter zu, ohne dass dies eine Erkrankung des Patienten bedeuten muss (z. B. ist ein positiver Rheumafaktor nicht gleichbedeutend mit dem Bestehen einer rheumatischen Erkrankung).

Diskutiert wird auch, ob die Alterung des Immunsystems für den Anstieg der Tumorerkrankungen bei älteren Menschen (mit-)verantwortlich ist, da Tumorzellen nun weniger energisch von der Körperabwehr bekämpft werden.

Sinnesorgane

Sehen

Bei fast allen Menschen beginnt zwischen dem 45. und dem 50. Lebensjahr die Altersweitsichtigkeit (Presbyopie). Die Eigenelastizität der Augenlinse nimmt ab. Die Betroffenen können nahe Gegenstände nur noch unscharf sehen und brauchen im Nahbereich eine Lesebrille. Außerdem reagieren die Pupillen langsamer auf einen Wechsel der Lichtverhältnisse und können sich insgesamt nicht mehr so weit öffnen. Verschärft durch den Funktionsverlust außen liegender Netzhautanteile, bereitet das Sehen im Dunkeln und insbesondere z. B. das Hineinfahren in einen (dunklen) Tunnel den älteren Menschen Schwierigkeiten. Gleichzeitig leiden sie unter erhöhter Blendempfindlichkeit.

PT-PRAXIS

Eingeschränkte Wahrnehmungsfähigkeit der älteren Patienten berücksichtigen

Bei der praktischen Umsetzung von Bewegungsanweisungen muss die mitunter **eingeschränkte Wahrnehmungsfähigkeit** der älteren Patienten berücksichtigt werden. Durch alters- und patientenorientierte Übungen müssen evtl. bestehende Unsicherheiten, die z. B. aus Hör- oder Sehbehinderungen resultieren, kompensiert werden.

Hören

Auch der teilweise Verlust der Hörfähigkeit, vor allem im oberen Frequenzbereich, scheint eine unvermeidliche Konsequenz des Alterns zu sein. Oberhalb von 4 000 Hz (also im oberen Sektor des Sprachbereichs 250–4 000 Hz) sinkt das Hörvermögen nach dem 30. Lebensjahr alle 10 Jahre etwa um 10 dB (Dezibel). Typisch ist, dass der ältere Mensch zunächst das Klingeln des Telefons „überhört" und erst in späteren Stadien das Sprachverständnis – v. a. bei Nebengeräuschen – spürbar leidet (Presbyakusis, Altersschwerhörigkeit).

Geschmack und Geruch

Bis zum 70. Lebensjahr büßt der Mensch etwa zwei Drittel seiner Geschmacksknospen ein, und auch der Geruchssinn lässt nach. Dies erklärt, weshalb sich viele alte Menschen über den angeblich „faden" Geschmack ihres Essens beklagen.

Weitere Sinnesleistungen

Die Abnahme weiterer Sinnesleistungen wirft in erheblichem Maß auch medizinische Probleme auf:

- Abnahme der Durstperzeption (Perzeption = Wahrnehmung)
- Abnahme der Temperaturwahrnehmung
- Abnahme der Schmerzwahrnehmung
- Abnahme der Propriozeption.

Haut und Haare

Der Farbverlust der **Haare** wird zwar oft recht früh sichtbar, ist aber medizinisch nicht von Bedeutung.

Bei der **Haut** bilden sich als erste Alterszeichen durch die Abnahme des Wassergehaltes und den Elastizitätsverlust sog. Krähenfüße um die Augen und Lachfalten um die Mundwinkel. Die Haut wird schlaffer. Das Unterhautfettgewebe schwindet, und durch eine nachlassende Talgdrüsenaktivität wird die Haut trockener (Sebostase).

Viele ältere Menschen berichten auch über eine größere Verletzlichkeit der Haut bei gleichzeitig verlangsamter Wundheilung.

Typisch für das höhere Alter sind auch bräunliche „Altersflecken“, die sich vor allem an Händen, Unterarmen und Unterschenkeln bilden und durch unregelmäßige Pigmentproduktion bedingt sind.

Regulation der Körpertemperatur

Die Fähigkeit zur **Regulation der Körpertemperatur** lässt bei älteren Menschen nach, über 65-Jährige können oft ohne Kältegefühl auf unter 35,5 °C Körperkerntemperatur abkühlen. Viele Ältere frieren häufig, manche haben aber auch ein eingeschränktes Kälteempfinden. Daher ist darauf zu achten, dass Ältere z. B. bei Spaziergängen angemessen bekleidet sind. Angehörige von älteren Alleinstehenden sollten gelegentlich die Wohnungstemperatur kontrollieren, da Studien ergeben haben, dass eine latente – dem Betroffenen nicht bewusste – Unterkühlung bei allein lebenden älteren Menschen häufig auftritt.

Zum Training der Anpassungsfähigkeit an wechselnde Temperaturen sind regelmäßige „Temperaturreize“ sinnvoll. Ideal sind z. B. **Wechselduschen** an Beinen oder Armen. Dies fördert das Wohlbefinden und stärkt die Abwehrkraft.

Alterung des Gehirns

Die Zahl der Nervenzellen im **Gehirn** nimmt während des ganzen Lebens ab, doch dieser Schwund erklärt nicht den klaren Abfall messbarer intellektueller Leistungen, der bei geistig Untrainierten ab dem 40. Lebensjahr und bei geistig Trainierten spätestens ab dem 65. Lebensjahr festzustellen ist. Von diesem Abfall sind die Gedächtnisleistungen, die Konzentrationsfähigkeit, die Schreibgeschwindigkeit und viele weitere schwer messbare Gehirnleistungen betroffen. Viel mehr als die Zahl der Nervenzellen sind für diesen Leistungsschwund die vielfältigen feingeweblichen Veränderungen maßgeblich. So stellten Wissenschaftler fest:

- Relativ starke Abnahme von Ganglienzellen und Astrozyten (➤ Kap. 4.5.8)
- Einlagerung eines „Alterspigments“, des Lipofuszins
- Verschmälerung der Hirnwindungen
- Bindegewebige Verdickungen der Hirnhäute (➤ Kap. 9.16.1)
- Abnahme der Transmitterausschüttung (➤ Kap. 9.3.4).

Kognitive Funktionen

Nach dem heutigen Kenntnisstand lassen sich bei den **kognitiven Funktionen** (Kognition = Sammelbegriff für Wahrnehmung, Denken, Erkennen und Erinnern) zwei Gruppen bilden, die sich im Alter unterschiedlich verändern:

- Die erste Gruppe, **„kristallisierte Funktionen“** genannt, beinhaltet bildungs- und übungsabhängige Leistungen wie Wortverständnis und Sprachflüssigkeit. Sie nehmen mit biologischem Alter kaum ab, und sind durch Aktivität und Training sogar noch steigerbar (➤ Abb. 5.24).
- Die zweite Gruppe, **„flüssige Funktionen“** genannt, umfasst die abstrakten, inhaltsübergreifenden Grundfunktionen. Zu ihnen gehört das (rasche) Entscheiden in unübersichtlicher Situation, die (mühelose) Gedächtnisbildung und (schnelle) Orientierung in neuen Umgebungen, Leistungen, die von einer flexiblen und raschen Informationsverarbeitung abhängen. Diese Funktionen nehmen im Alter, vor allem in ihrer Geschwindigkeit, kontinuierlich ab. Subjektiv wird vorwiegend die nachlassende Gedächtnisbildung beklagt – insbesondere das längerfristige Behalten, weniger das Sekundengedächtnis.

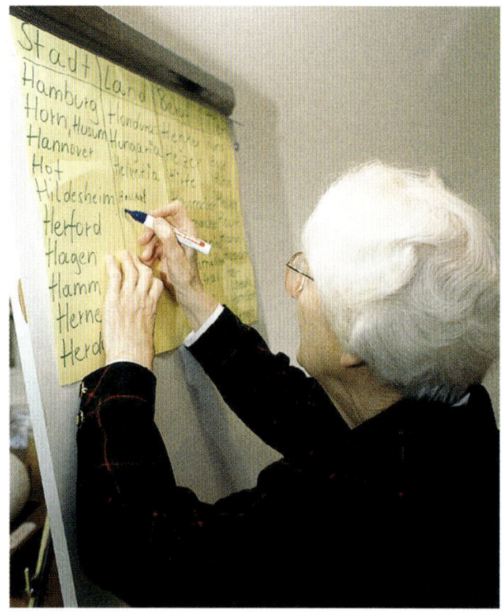

Abb. 5.24 Auch für den Kopf gilt das Sprichwort „Wer rastet, der rostet.“ Je mehr und je länger Gehirnfunktionen beansprucht und aktiviert werden, desto besser sind die Leistungen des Gedächtnisses. Regelmäßiges Gedächtnistraining, hier am Beispiel des Spieles „Stadt, Land, Fluss“, hilft vor allem älteren Menschen, kognitive Fähigkeiten zu bewahren und zu fördern. [K157]

PT-PRAXIS

Langsamere Informationsverarbeitung

Die Verlangsamung aller informationsverarbeitenden Prozesse im Alter hat Auswirkung auf die Physiotherapie: In allen Verständnis- und Anleitungssituationen muss die Informationsmenge pro Zeiteinheit angemessen reduziert werden – was aber viele ältere Patienten aus Stolz nie von sich aus erbitten würden.

5.8.9 Verstärkt auftretende Multimorbidität im Alter

Genetisch vorbestimmte sowie durch Krankheiten verfrüht einsetzende Alterungsprozesse bewirken in jedem Falle vielfältige, meist mehrere Organe einschließende, Veränderungen. Charakteristisch ist dabei das Zusammentreffen mehrerer Organleistungsschwächen – man spricht von **Multimorbidität** (➤ Abb. 5.25). So leidet ein typischer multimorbider Patient z. B. an Herzleistungsschwäche (Herzinsuffizienz), Nierenleistungsschwäche (Niereninsuffizienz), Bluthochdruck, Zuckerkrankheit (Diabetes mellitus) und Gelenkbeschwerden (Arthrose).

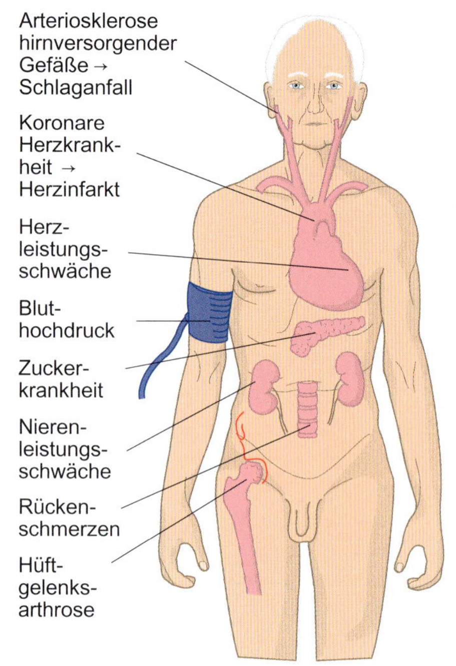

Abb. 5.25 Häufige medizinische Probleme des älteren Menschen, von denen mehrere oft gleichzeitig vorliegen (Multimorbidität).

Durch die Multimorbidität werden die medizinischen Versorgungssysteme im Senium um ein Vielfaches stärker in Anspruch genommen als im Erwachsenen- oder Kindesalter. So verbraucht der „Durchschnittsbürger“ die Hälfte der in seinem Leben verordneten Medikamente in den sechs letzten Lebensmonaten.

KLINIK

Alterserkrankungen weitgehend nicht beeinflussbar

Die Medizin der westlichen Welt (vor allem in Westeuropa und USA) ist überwiegend auf die „Bekämpfung“ der Folgen von Alterungsprozessen orientiert. Tatsächlich sind jedoch die dadurch ausgelösten Erkrankungen weitgehend unbeeinflussbar – lediglich ihre Auswirkung auf die Lebensqualität kann gemildert werden. Das geschieht, indem z. B. Patienten mit abgenutzten Hüftgelenken Hüftendoprothesen implantiert werden, chronische Kopfschmerzen werden durch Medikamente gelindert oder chronisch Niereninsuffizienten wird mit Blutwäsche (Dialyse) oder einer Nierentransplantation geholfen.

5.9 Das Ende des Lebens

Der Tod eines Patienten darf nicht mit ärztlichem, pflegerischem oder therapeutischem Versagen gleichgesetzt werden.

Alle vielzelligen Organismen, egal ob Pflanzen, Tiere oder Menschen, erlöschen einmal in ihren Funktionen, sie sterben. Dieses natürliche Ende hat viele Ursachen, so die unaufschiebbare, genetisch vorbestimmte Alterung von Geweben und Krankheiten lebenswichtiger Organe (z. B. Gefäße oder Gehirn), mit der auch häufig die Abnahme des individuellen Lebenswillens einhergeht.

Auch aus entwicklungsgeschichtlicher Sicht ist der Tod jedes Individuums „notwendig", denn bei begrenztem Lebensraum könnte es sonst keine Überlebensmöglichkeit für nachfolgende Generationen geben – damit wäre aber jeder Fortschritt in der Entwicklung der Arten unmöglich.

5.9.1 Biologische Grundlagen von Sterben und Tod

Zellen sterben, sobald ihre Fähigkeit, sich an Umwelteinflüsse und Schädigungen anzupassen, überschritten ist. Der **Zelltod** ist gekennzeichnet durch den irreversiblen Funktionsverlust der Zelle. Die Zellstrukturen lösen sich auf.

Der Übergang von lebender zu toter Zelle ist allerdings unscharf, der genaue Zeitpunkt kann nicht bestimmt werden. In vielzelligen Organismen kommt es laufend zum Untergang von Zellen. Diese werden aber gleichzeitig durch Wachstumsvorgänge erneuert.

Zelltod und Zellerneuerung befinden sich in einem dynamischen Gleichgewicht. Erst die Störungen dieses Gleichgewichtes führen zu Alterung und Tod. Der vielzellige Organismus stirbt, wenn es als Folge des Absterbens einzelner Zellen zum Untergang und Funktionsausfall ganzer Organe kommt und wenn dieser Funktionsausfall nicht durch andere Organe kompensiert werden kann.

Störungen im Wechselspiel von Zelltod und Zellerneuerung werden beispielsweise bewirkt durch:

- Infektionen
- Toxine (Gifte)
- Unausgewogene Ernährung und Mangelerscheinungen
- Mechanische Überlastungen, z. B. durch Hitze, Kälte, Druck
- Änderungen im Zusammenspiel der Organe, z. B. durch endokrine Fehlsteuerungen.

Darüber hinaus sind für den Eintritt des Todes aber auch **seelische und soziale Einflüsse** von Bedeutung. Manche Völker beschreiben das Phänomen eines psychogenen Todes. Dabei sterben die Betroffenen nicht aufgrund einer medizinisch erfassbaren Krankheit, sondern z. B. als Folge eines Fluches.

KLINIK

Seneszenz

Auch ohne Krankheitsprozesse kommt es zur Seneszenz (Vergreisung, Alterung) von Zellen und Organismen und schließlich zum Tod.

In unserer Gesellschaft sterben Menschen oft unerwartet schnell nach dem Verlust ihres Lebenspartners. Trauer, Ängste und Niedergeschlagenheit können also das Leben verkürzen, während Hoffnung und Zuversicht auch das Leben von Schwerkranken verlängern oder erhalten können.

5.9.2 Klinischer Tod und Hirntodkonzept

Klinischer Tod

DEFINITION

Klinischer Tod

Tritt bei Stillstand von Atmung und Kreislauf ein und ist durch die sog. unsicheren Todeszeichen gekennzeichnet.

Unsichere Todeszeichen sind:

- Bewusstlosigkeit (➤ Kap. 9.11.5)
- Ausfall der Spontanatmung (➤ Kap. 17)
- Herz- und Kreislaufstillstand (➤ Kap. 15.5.1 und ➤ Kap. 16.3.4)
- Ausfall der Reflexe, die vom Stammhirn ausgehen, wie etwa der Kornealreflex, bei dem das Lid nicht mehr schließt, wenn die Cornea (Augenhornhaut) z. B. mit einem Wattebausch berührt wird. Weiteres Merkmal sind lichtstarre, meist maximalweite Pupillen (➤ Kap. 10.2.4)
- Muskelatonie (Muskelschlaffheit) und reflexlose Extremitäten (➤ Kap. 9.15).

Nur wenn alle unsicheren Todeszeichen vorliegen, darf der Arzt die Diagnose **klinischer Tod** stellen.

Ein klinisch toter Patient ist jedoch grundsätzlich innerhalb von einigen wenigen Minuten wiederbelebbar (reanimierbar), bevor auch das Gehirn abzusterben beginnt. Letzteres kann man daran erkennen, dass die Pupillen auf Lichteinfall nicht mehr reagieren und der Hornhautreflex bei Berühren der Hornhaut nicht mehr auslösbar ist.

Hirntod

DEFINITION

Hirntod

Organtod des Gehirns, d. h. der unumkehrbare Ausfall der Gehirnfunktionen und damit der Tod des Individuums („Individualtod"), ohne dass deshalb die Herz-Kreislauf-Aktivität völlig erloschen sein muss. Der Nachweis eines Hirntods ist vor einer Organentnahme zwingend durch Elektroenzephalogramm, röntgenologische Hirngefäßdarstellung und klinisch-neurologische Zeichen zu erbringen.

Unterbleibt die Reanimation eines klinisch toten Patienten oder führt sie zu spät zur Wiederdurchblutung des Gehirns, tritt nach wenigen Minuten zunächst der **Hirntod** ein, da das Gehirn das lebenswichtige Organ mit der geringsten Toleranz gegen Sauerstoffmangel (Hypoxie-Toleranz) ist.

Im Rahmen der modernen Intensivmedizin gelingt heutzutage relativ häufig die Wiederherstellung der Herz-Kreislauf-Funktion (gegebenenfalls mit apparativer Unterstützung), ohne dass die Hirnfunktionen „zurückkommen" (➤ Abb. 5.26). Da aber mit dem Tod des Gehirns das stoffliche Dasein der personalen Existenz des Menschen endet, hört mit dem Hirntod auch unwiderruflich sein Leben auf.

Hirntoddiagnostik für eine Organtransplantation

Vielen unheilbar Kranken kann durch die Verpflanzung (Transplantation) eines gesunden Spenderorgans entscheidend geholfen werden (➤ Abb. 5.27). Für eine frühzeitige Entnahme von Organen Verstorbener zum Zweck der **Organtransplantation** ist es notwendig, den Hirntod festzustellen. Zum Nachweis des Hirntodes müssen folgende Kriterien erfüllt sein:

- Elektroenzephalogramm (➤ Kap. 9.21) mit Null-Linien-Nachweis; hierbei zeigt das EEG über 30 Minuten keinerlei elektrische Aktivität des Gehirns mehr an
- Stillstand des Hirnkreislaufs, nachgewiesen durch röntgenologische Hirngefäßdarstellung mit Kontrastmittel (Angiografie) oder durch zweimalige Dopplersonografie in 30-minütigem Abstand
- Klinisch-neurologische Zeichen wie Koma, Atemstillstand und Pupillenstarre bei mehreren Untersuchungen.

Damit eine Organentnahme stattfinden kann, muss auch eine im Voraus verfügte Einwilligung des Patienten oder die Einwilligung seiner nahen Angehörigen vorliegen.

Nach der Organentnahme droht dem explantierten Organ genauso der Gewebetod nach wenigen Stunden wie dem Gehirn schon nach wenigen Minuten. Durch starke Kühlung und Lagerung in geeigneten Lösungen kann die maximale Zeit bis zur Reimplantation auf 24–48 Stunden ausgedehnt werden.

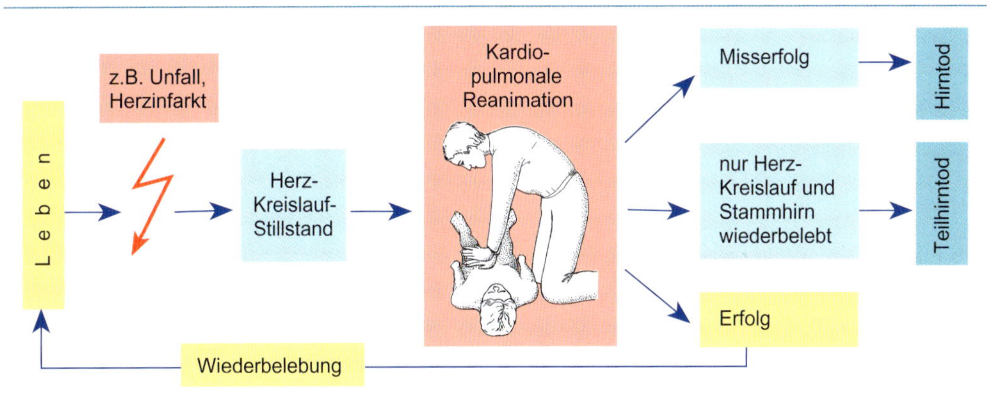

Abb. 5.26 Schaubild zur Genese von Hirntod und Teilhirntod.

5

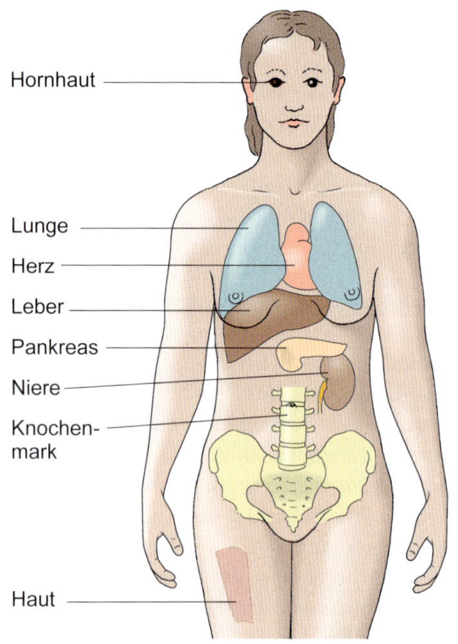

Abb. 5.27 Organtransplantationen, die zurzeit medizinisch möglich sind. Derzeit werden in Deutschland jährlich etwa 7 300 Nieren-, über 1 750 Leber-, Herz- und Lungen- sowie 280 Pankreastransplantationen vorgenommen (nach Angaben der Deutschen Stiftung Organtransplantation zum Stichtag 31.12.2020).

5

Teilhirntod

DEFINITION
Teilhirntod (apallisches Syndrom)
Aktive Stammhirnfunktion, jedoch erloschene Großhirnfunktion, woraus sich eine Bewusstlosigkeit mit erhaltener Herz-Kreislauf-Funktion ergibt – es fehlt jedoch die gerichtete Aufmerksamkeit.

Aus klinischen Erfahrungen heraus wurde das Hirntodkonzept um den Begriff des **Teilhirntodes** ergänzt. Nicht selten kommt es im Rahmen der Reanimationen dazu, dass die etwas weniger hypoxieempfindlichen untersten Stammhirnanteile (➤ Kap. 9.11) wieder ihre Funktion aufnehmen. Die Großhirnfunktionen, welche die gesamte Psyche und die Persönlichkeit repräsentieren, bleiben aber erloschen. Es resultiert dann das Bild einer dauerhaften Bewusstlosigkeit und das Fehlen jeder gerichteten Aufmerksamkeit bei erhaltenen Herz-Kreislauf-Funktionen. Im Gegensatz zum Koma besteht dabei ein unbewusster Schlaf-Wach-Rhythmus mit zeitweise geöffneten Augen („Wachkoma").

Biologischer Tod

DEFINITION
Biologischer Tod
Das Erlöschen sämtlicher Organfunktionen.

Der tote Organismus unterliegt zwangsläufig einer Reihe von Veränderungen, die als Kriterium für den sicheren Eintritt des Todes herangezogen werden können. Diese Veränderungen bezeichnet man als **sichere Todeszeichen:** Der Tote kann mit Sicherheit nicht mehr wiederbelebt werden. Sichere Todeszeichen sind:

- Totenflecke
- Totenstarre
- Fäulnis- und Auflösungsprozesse.

Rotviolette **Totenflecke** (Leichenflecke, Livores) treten einige Stunden nach dem Tod auf. Sie entstehen durch das nicht mehr zirkulierende Blut, das in die tiefer gelegenen Körperteile der Leiche sickert (Hypostase) und zu rötlichen Flecken der Haut führt. Zunächst blassen die Totenflecke noch durch Druck ab. Nach etwa 12–24 Stunden ist dann der rote Blutfarbstoff aus den zerfallenden Erythrozyten frei geworden und ins Gewebe gewandert, sodass die Totenflecke zusammenfließen (konfluieren) und nicht mehr wegdrückbar sind.

Die **Totenstarre** (Leichenstarre, Rigor mortis) ist die Folge einer Kontraktion der Muskulatur, die so ihre Energievorräte aufbraucht. Die muskuläre Erstarrung beginnt 4–12 Stunden nach dem Tod an den Unterkiefer-, Hals- und Nackenmuskeln und breitet sich von hier in die Peripherie aus. Sie löst sich in Abhängigkeit von der Temperatur und anderen Außenbedingungen nach 1–6 Tagen. Sie ist Folge des sich schnell aufbrauchenden ATP-Vorrats (➤ Kap. 2.8.5), der zunächst zwar zur Vernetzung der Aktin- und Myosinfilamente der Muskulatur führt, dann aber für eine Lösung der Kontraktion nicht mehr zur Verfügung steht. Diese Lösung erfolgt später durch eiweißabbauende Enzyme.

Weitere Todeszeichen sind der allmähliche Abfall der Körpertemperatur, die Trübung der Hornhaut und schließlich das Einsetzen von Fäulnis- und Auflösungsprozessen.

5.9.3 Sterben im Krankenhaus

Sterbebeistand

Alle Aktivitäten des Pflege- und Therapiepersonals sowie der Angehörigen, die dem sterbenden Patienten ein **„gutes" Sterben ermöglichen,** fasst man als Sterbebeistand zusammen. Annähernd 60 % der deutschen Bevölkerung sterben im Krankenhaus, schon allein dadurch ergibt sich die große Bedeutung des klinischen Sterbebeistandes.

Viele Angehörige erleben das Sterben des von ihnen betreuten und schließlich betrauerten Menschen als unwürdig. Die Verletzung der Menschenwürde des sterbenden Menschen entsteht meist dadurch, dass seine Ängste und Bedürfnisse nicht beachtet werden, der erwähnte Sterbebeistand nicht geleistet wird oder nicht angemessen ist.

MERKE
Umgang mit Sterbenden, eine anspruchsvolle Aufgabe
Der Umgang mit Sterbenden verlangt in besonderem Maße, den Patienten in seiner Befindlichkeit zu beobachten, seine Ängste und Signale wahrzunehmen und für (anstrengende) Gespräche offen zu sein. Eine höchst **anspruchsvolle Aufgabe,** deren Bewältigung viel Zeit und Kraft erfordert.

Durch die ständige Konfrontation mit Schwerkranken und Sterbenden wird das Krankenhauspersonal häufig überfordert. Ein in manchen Kliniken angebotener, sinnvoller Ansatz zur Abhilfe ist die Einrichtung von **Balint-Gruppen.** Dort können Ärzte und andere Therapeuten Konflikte mit schwierigen Patienten ansprechen und sich selbst auch mit dem Thema Tod auseinandersetzen.

Recht des Sterbenden auf Aufklärung

Laut Gesetz und Rechtsprechung besteht eine Aufklärungspflicht seitens des Arztes und ein Recht des Patienten auf **Aufklärung.** Nur wenn der Arzt gesundheitliche Verschlechterungen aufgrund der Mitteilung der Diagnose erwartet, kann auf die Aufklärung verzichtet werden. Oft wird von dieser „Generalklausel" Gebrauch gemacht, obwohl Untersuchungen gezeigt haben, dass die meisten Sterbenden zwar zunächst mit einem Schock und starken Gefühlen der Angst, Depression oder Aggression auf die Diagnose reagieren, ihnen letztlich aber die seelische Verarbeitung der Diagnose möglich ist. Dies führt erfahrungsgemäß längerfristig zu einem ausgeglicheneren Zustand des Kranken. Die früher geäußerte These, dass aufgeklärte Patienten keinen Lebenswillen mehr zeigen, darf ebenso als widerlegt gelten – manche Untersuchungen berichten sogar eher von einer Lebensverlängerung, wenn sich der Kranke rechtzeitig und aktiv mit der Krankheit auseinandersetzen kann.

Sterbephasen nach Kübler-Ross

Sterben ist ein Prozess mit wechselnden emotionalen Phasen: Obwohl es stark vom Patienten, von der Art der Grunderkrankung, von der Krankheitsdauer, den Persönlichkeitsmerkmalen und vielen, den Kranken umgebenden Umständen (z. B. Stationsklima im Krankenhaus, Verhalten der Angehörigen und des therapeutischen Teams) abhängt, durchleben die meisten Sterbenden eine Abfolge von eindeutig beschriebenen **Sterbephasen.** Die Sterbephasen sind von der Wissenschaftlerin Kübler-Ross definiert worden (➤ Abb. 5.28):

- Phase der Abwehr (den sich anbahnenden eigenen Tod nicht wahrhaben wollen)
- Phase des Zorns (sich aufbäumen)
- Phase des Verhandelns („Muss es wirklich schon in wenigen Tagen/Wochen/Monaten sein?")
- Phase der Depression und Verzweiflung (Trauer)
- Phase der Zustimmung und Hoffnung (sich fügen).

Angst vor Abschiebung

Die größte Angst sterbender Patienten ist in vielen Fällen jedoch nicht die Furcht vor dem Tod an sich, sondern die Angst vor Vereinsamung und

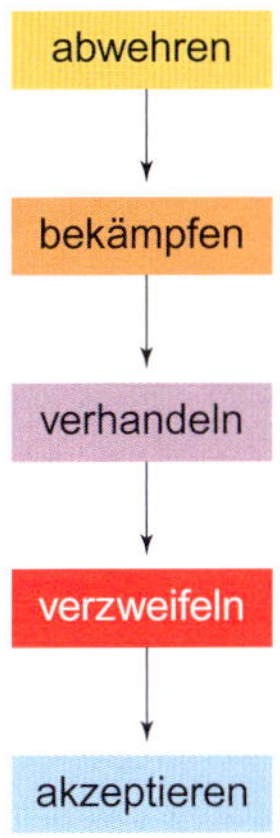

Abb. 5.28 Die fünf Sterbephasen nach Kübler-Ross.

Abschiebung. Sie entsteht durch die Hilflosigkeit aller Beteiligten und ihre Unfähigkeit, dem Patienten in seinen verschiedenen, scheinbar im Widerspruch zueinander stehenden Sterbephasen angemessen zu begegnen. Oft wird der Umgang mit dem Sterbenden durch eigene Ängste und Abwehrmechanismen gegenüber dem Thema Tod und Sterben blockiert. Manche Angehörige, aber auch Fachkräfte des Gesundheitswesens, haben die Vorstellung, dass ein Gespräch über das Sterben den Patienten zusätzlich belasten würde. In der Regel aber ist der Patient dankbar für jede Kommunikation über die Dinge, die ihn am meisten beschäftigen.

Hospize

Zunehmend setzen sich auch in Deutschland Sterbehäuser, die sog. Hospize, durch. Das Ziel eines Hospiz-Aufenthaltes ist es, ein würdevolles Sterben zu ermöglichen und auf die Bedürfnisse der Sterbenden einzugehen. In der Hospiz-Bewegung sind auch Physiotherapeuten engagiert. Eine gute Übersicht zur Thematik bietet: Nieland, P., Simader, R. und Taylor, J.: Was wir noch tun können: Rehabilitation am Lebensende. Elsevier Urban & Fischer, 2013.

Literatur

Bachl, N., Lercher, P., Schober-Halper, B.: Bewegt Altern: Professionelle Strategien für ein gesundes und aktives Älterwerden. Springer, Heidelberg 2020.

Celentano, D.S., Szklo, M.: Gordis Epidemiology. 6th ed. Elsevier 2019.

Egger, M., Razum, O., Rieder, A.: Public Health Compact. 4. Aufl. De Gruyter, Berlin 2021.

Hurrelmann, K., Klotz, T, Haisch, J.: Lehrbuch Prävention und Gesundheitsförderung. 4. Aufl. Huber, Bern 2014.

Leischner, H.: BASICS Onkologie. 5. Aufl. Elsevier, Urban & Fischer, München 2020.

McClean, S., Bray, I., de Viggiani, N., Bird, E., Pilkington, P.: Research methods for public health. SAGE, Thousands Oaks/CA 2019.

Meier Magistretti, C., Lindstrøm, B., Erikson, M.: Salutogenese kennen und verstehen: Konzept, Stellenwert, Forschung und praktische Anwendung. Hogrefe, Göttingen 2019.

Schmidt-Semisch, H., Schorb, F.: Public Health: Disziplin-Praxis-Politik. Springer, Berlin 2021.

Schuntermann, M.F.: Einführung in die ICF: Grundkurs – Übungen – offene Fragen. 5. Aufl. Ecomed, Landsberg 2018.

van den Berg, F., Wulf, D.: Angewandte Physiologie 6: Alterungsprozesse und das Alter verstehen. Thieme, Stuttgart 2007.

Welz, R.: Epidemiologie: Grundlagen, Methoden, Ergebnisse. Roderer, Regensburg 2021.

Zeyfang, A., Denkinger, M., Hagg-Grün, U.: Basiswissen Medizin des Alterns und des alten Menschen. 3. Aufl. Springer, Berlin 2017.

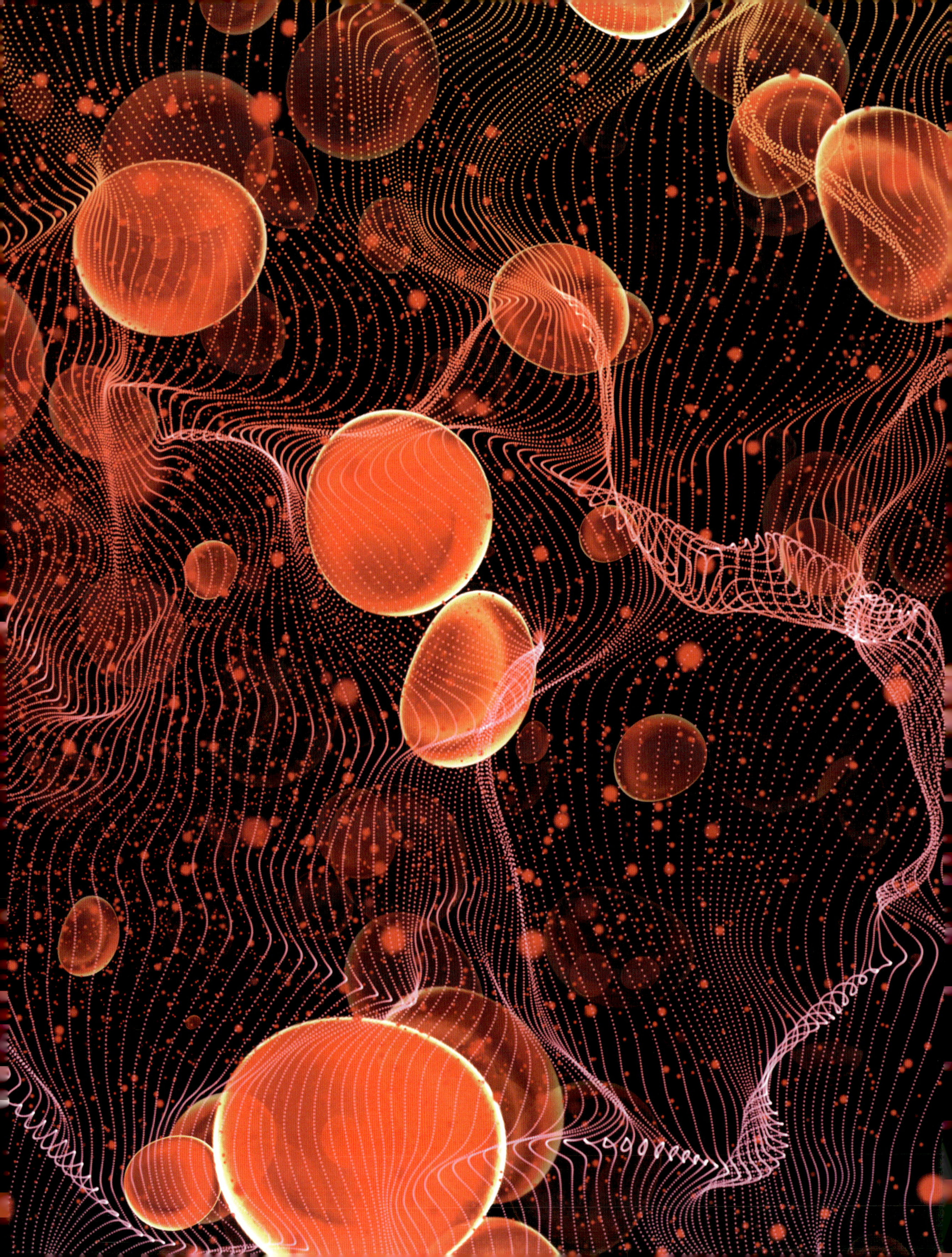

KAPITEL

6 Blut und Lymphe

LERNINHALTE

6.1 Blut: Zusammensetzung und Aufgaben

- Blut besteht aus Blutkörperchen und Plasma.
- Die Aufgaben des Blutes sind Transport, Abwehr, Wärmeregulation, Pufferung und Gerinnung.
- Blutkörperchen sind die roten und weißen Blutzellen sowie die Thrombozyten. Sie werden von Stammzellen im Knochenmark gebildet.
- Plasma besteht zu 90 % aus Wasser, den Rest machen u. a. Proteine, Zucker, Hormone und Ionen aus.
- Die Plasmaproteine erhalten den kolloidosmotischen Druck, transportieren u. a. Hormone und wirken bei der Abwehr mit.

6.2 Erythrozyten

- Erythrozyten sind die roten Blutkörperchen. Sie haben eine charakteristische eingedellte Form, sind kernlos und stark verformbar.
- Ihr Hauptbestandteil ist der rote Blutfarbstoff Hämoglobin. Er bindet in der Lunge Sauerstoff und gibt ihn in den Geweben wieder ab.
- Erythrozyten haben eine Lebensdauer von ca. 120 Tagen, ihr Abbau erfolgt in Leber und Milz.
- Bei einem Erythrozytenmangel spricht man von Anämie, bei einem Überschuss von Polyglobulie.
- Die Blutgruppen des Menschen beruhen auf unterschiedlichen Oberflächenmolekülen, die bekanntesten sind A, B und 0.
- Ein weiteres, klinisch wichtiges Blutgruppensystem ist das Rhesussystem.
- Eine Komplikation der Rhesusunverträglichkeit bei Schwangeren ist der Morbus haemolyticus neonatorum.

6.3 Leukozyten

- Leukozyten sind weiße Blutzellen, sie sind unterteilbar in die Fraktionen Granulozyten, Monozyten, Lymphozyten.
- Die Granulozyten machen den größten Anteil aus. Sie werden unterschieden in neutrophile, basophile und eosinophile Granulozyten und haben u. a. die Aufgabe, im Rahmen der unspezifischen Immunabwehr Bakterien zu vernichten.
- Monozyten befinden sich nur kurz im Blut, sie wandern in die Gewebe und wandeln sich dort zu Makrophagen um.
- Lymphozyten gehören zur spezifischen Immunabwehr, man unterscheidet T-Lymphozyten und die antikörperbildenden B-Lymphozyten.
- Die einzelnen Fraktionen liegen beim gesunden Menschen in einer charakteristischen, relativ konstanten Konzentration im Blut vor. Bei unkontrollierter, krebsartiger Vermehrung der Leukozyten spricht man von Leukämie.

6.4 Lymphatisches System

- Das lymphatische System besteht aus Lymphbahnen und lymphatischen Organen, die alle eine große Anzahl von Lymphozyten aufweisen.
- Die Lymphbahnen drainieren die Zwischenzellräume und führen die Flüssigkeit dem venösen System zu.
- In die Lymphbahnen sind Lymphknoten zwischengeschaltet, die als Filter dienen und z. B. Erreger abfangen können.
- Die Milz dient vor allem dem Abbau gealterter Erythrozyten.
- Der Thymus ist für die Reifung der T-Lymphozyten zuständig. Mit dem Erwachsenwerden bildet er sich fast vollständig zurück.

6.5 Gerinnungssystem

- Werden Blutgefäße verletzt, ist das Gerinnungssystem dafür zuständig, die Gefäßdefekte zu verschließen.
- Eine wesentliche Rolle spielen hierbei die Thrombozyten, die sich an die Defektstelle anheften (Adhäsion), sich dann zusammenballen (Aggregation) und so eine schnelle Blutstillung bewirken.
- Das Gerinnungssystem besteht aus einer großen Anzahl Gerinnungsfaktoren, die sich gegenseitig aktivieren (Gerinnungskaskade).

- Im Endeffekt bildet sich ein Fibrinnetz, welches das Thrombozytenaggregat verfestigt.
- Zur Verhinderung einer überschießenden Fibrinbildung und zum Abbau alter Fibringerinnsel existieren Inhibitoren und Enzyme, die das Fibrin spalten.
- Verschließt ein Blutgerinnsel ein ganzes Gefäß, spricht man von Thrombose.
- Ein Thrombus kann sich lösen und als Embolus andere wichtige Gefäße verstopfen – Folge kann eine Lungenembolie sein.
- Heparin, Cumarinderivate und Azetylsalizylsäure finden breite medizinische Anwendung, da sie die Blutgerinnungsfähigkeit herabsetzen. Dies ist zur Verhütung von Thrombosen, z. B. bei Bettlägerigkeit oder einer Operation, unerlässlich.

6.1 Blut: Zusammensetzung und Aufgaben

DEFINITION

Blut

In den Blutgefäßen und damit im ganzen Körper zirkulierende, rote Flüssigkeit. Besteht aus einem festen Anteil, den Blutkörperchen, und aus einem flüssigen Anteil, dem Blutplasma.
Das Blut erfüllt bedeutende Aufgaben, wie Abwehr- und Pufferfunktionen, Abdichtung der Gefäße bei Verletzungen, und ist an der Wärmeregulation des Körpers beteiligt. Nicht zuletzt sorgt es für den Transport von Nährstoffen, Sauerstoff (O_2) und Kohlendioxid (CO_2) sowie Hormonen.

„Blut ist ein ganz besonderer Saft", meinte schon Goethe, und obwohl es mit bloßem Auge betrachtet wie eine homogene Flüssigkeit aussieht, ist es in Wirklichkeit ein kompliziertes Gemisch aus verschiedenen Bestandteilen.

Wird Blut mit hoher Geschwindigkeit zentrifugiert, so trennt es sich in zwei Phasen auf (➢ Abb. 6.1):

- Feste Bestandteile sind die **Blutzellen,** auch Blutkörperchen oder Hämatokrit genannt, die ungefähr 40–45 % des Gesamtblutvolumens ausmachen.
- **Blutplasma** (auch „Blutwasser" genannt, ➢ Kap. 3.4) ist die flüssige Fraktion, sie macht ca. 55–60 % des Blutvolumens aus. Entfernt man den Gerinnungsfaktor Fibrinogen (➢ Kap. 6.5.4) aus dem Blutplasma, erhält man das **(Blut-)Serum** (Merkhilfe: **Pl**asma = Serum **plus** Fibrinogen). Das Serum entsteht auch als flüssiger Überstand, wenn man Blut in einem Röhrchen gerinnen lässt.

Beim Menschen beträgt die in Herz und Gefäßen zirkulierende Blutmenge etwa 6–8 % des Körpergewichtes. Das sind bei einem 70 kg schweren Erwachsenen also etwa 5 Liter. Bei jüngeren Kindern beträgt der Anteil des Blutes am Körpergewicht wegen des allgemein höheren Wassergehaltes 8–9 %.

KLINIK

Bedeutung der Blutuntersuchungen

Bei vielen Krankheiten ändert sich die Zusammensetzung des Blutes, da Blut praktisch mit allen Organen in Berührung kommt und Blutbestandteile (z. B. die Abwehrzellen) häufig an der Überwindung von Krankheiten mitbeteiligt sind. Deshalb spielen **Blutuntersuchungen,** etwa bei der Diagnostik oder zur Therapieüberwachung (Monitoring), bei vielen Behandlungsverfahren eine entscheidende Rolle.

ACHTUNG

Infektionsgefahr

Der Umgang mit Blut birgt grundsätzlich die Gefahr einer Infektionsübertragung. Da Blut Bakterien und Viren enthalten kann, muss der ungeschützte Kontakt mit Blut, z. B. bei offenen Wunden, unbedingt vermieden werden. Besteht die Gefahr einer **Kontamination** (Verunreinigung) der Hände, z. B. bei der Mobilisation eines Patienten mit Ulcus cruris („offener Unterschenkel", Unterschenkelgeschwür), sollten zum Eigenschutz flüssigkeitsdichte Handschuhe, z. B. aus Latex, verwendet werden.

6.1.1 Aufgaben des Blutes

Durch das weit verzweigte Netz der Blutgefäße erreicht das Blut jeden Winkel des Körpers. Es hat folgende Aufgaben:

- **Transportfunktion:** Das Blut befördert Sauerstoff und Nährstoffe, aber z. B. auch Hormone, zu den Zellen und führt gleichzeitig Kohlendioxid und Stoffwechselabfallprodukte wieder ab.
- **Abwehrfunktion:** Sowohl ein Teil der Blutkörperchen (➢ Kap. 6.3) als auch ein Teil der Plasmaproteine (➢ Kap. 6.1.4) erfüllen diese Aufgabe.
- **Wärmeregulation:** Aufgrund des hohen Wassergehaltes hat Blut eine hohe Wärmekapazität, d. h., es kann Wärmeenergie gut und lange speichern. Es ist daher Temperaturschwankungen gegenüber unempfindlicher als z. B. Luft, deren Wärmekapazität etwa um das Vierfache geringer ist. Über die ständige Blutzirkulation wird die Wärme im Körper verteilt und eine gleichbleibende Temperatur von etwa 36,5 °C gehalten.
- **Abdichtung** von Gefäßwanddefekten geschieht durch Gerinnung.
- **Pufferfunktion:** Die im Blut enthaltenen Puffersysteme (➢ Kap. 2.7.4) gleichen Schwankungen des pH-Wertes aus.

6.1.2 Blutzellen

Der zelluläre Bestandteil des Blutes (Hämatokrit) setzt sich aus fünf Gruppen von **Blutzellen** zusammen:

- **Erythrozyten** (rote Blutkörperchen, ➢ Kap. 6.2), die Sauerstoff und einen Teil des Kohlendioxids transportieren und mit 99 % den größten Volumenanteil des Hämatokrit stellen
- **Leukozyten** (weiße Blutkörperchen, ➢ Kap. 6.3), die der Abwehr von Krankheitserregern, entarteten Zellen und sonstigen, körperfremden Stoffen dienen. Sie bestehen wiederum aus drei Zellarten:
  - **Granulozyten**
  - **Lymphozyten**
  - **Monozyten**
- **Thrombozyten** (Blutplättchen), die an der Blutgerinnung (➢ Kap. 6.5) beteiligt sind.

6.1.3 Überblick über die Blutbildung

Der Verbrauch an Blutzellen ist immens: Jede Sekunde gehen über zwei Millionen Blutkörperchen zugrunde und müssen deshalb in den Hohlräumen der blutbildenden Knochen (➢ Abb. 6.2) im Prozess der **Blutbildung** (Hämatopoese, ➢ Abb. 6.3) neu hervorgebracht werden.

Alle Blutzellen lassen sich auf gemeinsame, mit unterschiedlichen Entwicklungsmöglichkeiten aus-gestattete, sog. pluripotente (= vielkönnende) Stammzellen zurückführen. Diese bilden zum einen identische Tochterzellen, zum anderen bereits spezialisierte Vorläuferzellen mit einge-

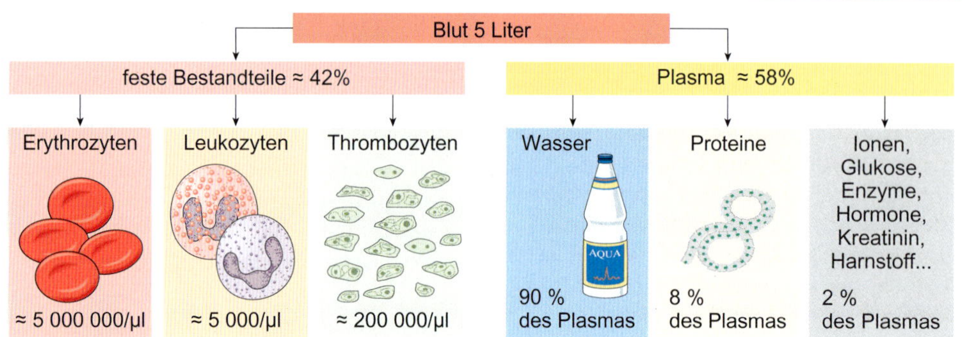

Abb. 6.1 Übersicht über die festen und flüssigen Bestandteile des Blutes.

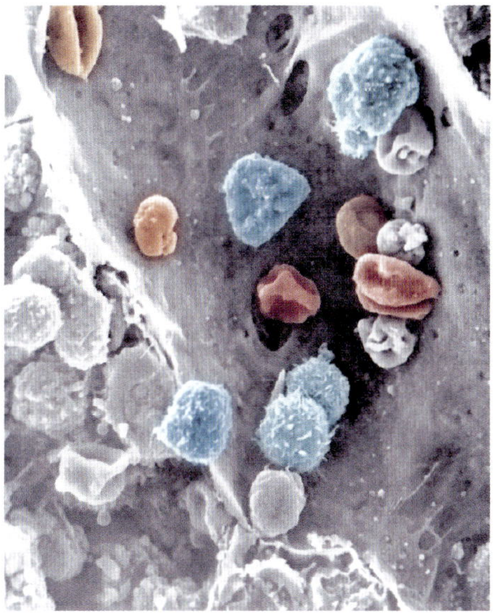

Abb. 6.2 Knochenmark im Rasterelektronenmikroskop. Die Hohlräume des Knochenmarks sind die Bildungsorte der Blutzellen. Die Hohlräume sind von porigen Wänden begrenzt. Fast alle Öffnungen sind von weißen (blau eingefärbt) oder roten (rot eingefärbt) Blutzellen ausgefüllt, die Richtung Blutgefäßsystem wandern. [C160]

schränkten Entwicklungsmöglichkeiten. Aus den Vorläuferzellen entstehen durch weitere Zellteilungen und Differenzierungsschritte die Endprodukte (➤ Abb. 6.3):

- Die sog. rote Reihe mit den Erythrozyten
- Die sog. weiße Reihe mit den Granulozyten, Lymphozyten und Monozyten
- Die sog. Blutplättchen, die Thrombozyten.

In den letzten Jahren wurden immer mehr **Wachstumsfaktoren** entdeckt, welche die Teilung und Differenzierung der Stamm- und Vorläuferzellen steuern. Zu ihnen zählen die Interleukine (➤ Kap. 7.3) und die verschiedenen **Hämopoetine,** z. B. **Erythropoetin, Thrombopoetin** oder die koloniestimulierenden Faktoren, kurz **CSF** genannt. Ein Teil dieser Wachstumsfaktoren wird heute bereits therapeutisch eingesetzt, etwa das Erythropoetin zur Bekämpfung der Blutarmut bei Niereninsuffizienz oder der Granulozyten-CSF (G-CSF) gegen einen zytostatikabedingten, schweren Mangel an Granulozyten.

Vor der Geburt werden die Stammzellen in der Leber, in der Milz und in den Markhöhlen der Knochen gebildet. Nach der Geburt entwickeln sich die Blutzellen nur noch im roten Knochenmark der kurzen und platten Knochen des Schädels, der Rippen, des Brustbeins, der Wirbelkörper und des Beckens, in den proximalen Abschnitten der Oberarm- und Oberschenkelknochen sowie in den Epiphysen der Röhrenknochen (➤ Abb. 6.4). Nur die Lymphozyten, eine Teilgruppe der weißen Reihe, vermehren sich außer im Knochenmark auch in den lymphatischen Organen wie Milz, Lymphknoten und Thymus.

PT-PRAXIS

Erythropoetin und Doping

Erythropoetin wurde in den letzten Jahren vor allem im Radsport missbräuchlich als **Dopingmittel** verwendet. Es verstärkt die Bildung von Erythrozyten, sodass sich bei gesunden Menschen ihr Anteil im Blut über das normale Maß hinaus erhöht. Damit wird die Sauerstoffkapazität (➤ Kap. 6.2.2) und hierüber die muskuläre Ausdauerleistungsfähigkeit gesteigert. Gefahr: Aufgrund des nun erhöhten Zellanteils im Blut nimmt die Viskosität („Zähigkeit") des Blutes und damit die Gefahr von Mikrothrombosen in Gehirn und Nieren zu (➤ Kap. 6.2.8).

6.1.4 Plasma

Das **Blutplasma** ist eine klare, gelbliche Flüssigkeit. Es besteht aus ungefähr:

- 90 % Wasser
- 8 % Proteinen
- 2 % kleinmolekularen Substanzen, z. B. Ionen, Glukose, Vitaminen, Hormonen, Harnstoff, Kreatinin und anderen Stoffwechselprodukten.

Plasmaproteine

Die **Plasmaproteine** sind ein Gemisch aus ungefähr hundert verschiedenen im Plasma gelösten Proteinen, die sich in folgende Fraktionen unterteilen lassen: **Albumin** (mengenmäßig mit 40 g pro

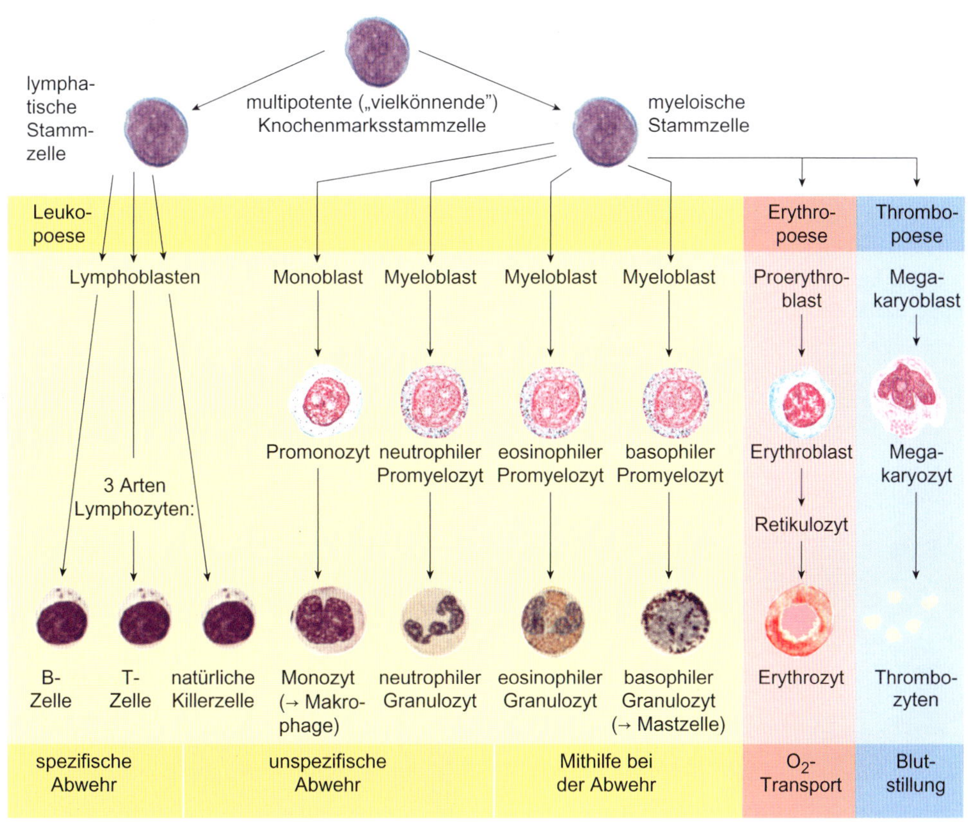

Abb. 6.3 Hämatopoese, vereinfachtes Schema. Von einer gemeinsamen Stammzelle ausgehend, entwickeln sich die Blutkörperchen zu Monozyten, Granulozyten, Lymphozyten, Erythrozyten und Thrombozyten. Nicht dargestellt ist das Stadium der Vorläuferzellen.

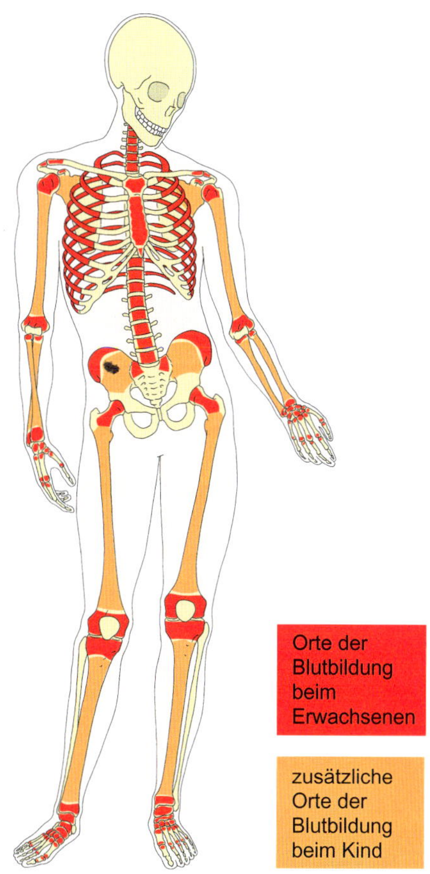

Abb. 6.4 Rotes, blutbildendes Knochenmark findet sich beim Erwachsenen vor allem in den kurzen und flachen Knochen sowie an den Epiphysen der Röhrenknochen, beim Kind auch in den Knochenschäften der Röhrenknochen (orange).

Liter am bedeutendsten), **α_1-Globulin, α_2-Globulin, β-Globulin** und **γ-Globulin** (sprich: Alpha-, Beta- und Gamma-Globulin). Die verschiedenen Plasmaproteine erfüllen zahlreiche Funktionen, die wichtigsten werden nachstehend erläutert.

- Vor allem das Albumin hält den **kolloidosmotischen Druck** (➢ Kap. 3.5.7) aufrecht, der großen Einfluss auf den Stoffaustausch und die Wasserverteilung zwischen Plasma und Interstitium hat. Verringert sich z. B. der Albumingehalt des Plasmas, etwa durch Unterernährung oder Eiweißverlust, so sinkt der kolloidosmotische Druck ab; infolgedessen wird nicht mehr so viel Wasser aus dem Interstitium in die Kapillaren zurückgezogen und es lagert sich vermehrt Flüssigkeit im Gewebe ab. Ödeme entstehen (➢ Kap. 3.5.1 und ➢ Kap. 16.1.6).
- **Transportvehikel:** Viele kleinmolekulare Stoffe, z. B. Hormone und Bilirubin, aber auch zahlreiche Medikamente müssen im Blut an Transport- oder Plasmaproteine gebunden werden.
- **Puffer:** Eiweiße können H^+- und OH^--Ionen binden und damit zur Konstanthaltung des pH-Wertes beitragen (➢ Kap. 2.7.4 und ➢ Kap. 20.8.1).
- **Blutgerinnung:** Zu den Plasmaproteinen gehören auch die Gerinnungsfaktoren (➢ Kap. 6.5.4).
- **Abwehr:** In der γ-Globulinfraktion finden sich die Antikörper, in der β-Fraktion das Komplementsystem (➢ Kap. 7.2.5).
- **Proteinreservoir:** Im Plasmaraum eines Erwachsenen sind ungefähr 200 g Eiweiße gelöst, die eine schnell verfügbare Reserve darstellen.
- **Unspezifische Trägerfunktion:** Alle Plasmaproteine binden bluteigene Kationen, also positiv geladene Ionen (➢ Kap. 2.4.1). Beispielsweise liegen etwa zwei Drittel des im Plasma vorhandenen Kalziums (➢ Tab. 20.1) an Eiweißkörper unspezifisch gebunden vor. Zwischen dem physiologisch wirksamen ungebundenen und dem an Proteinen gebundenen Kalzium besteht ein Gleichgewicht. Die Bindung von Kalzium ist vom pH-Wert des Plasmas abhängig. Bei einer Alkalose (pH > 7,44, ➢ Kap. 2.7.4) nimmt die Bindung zu, es tritt eine Hypokalzämie ein, die eine Tetanie herbeiführen kann. Die Tetanie ist durch eine Übererregbarkeit des gesamten Nervensystems charakterisiert, die sich in – meist anfallsweise auftretenden – Krämpfen der quer gestreiften Muskulatur und Parästhesien (sensible Missempfindungen) äußert (➢ Kap. 4.4.1 und ➢ Kap. 17.10.4).

6.2 Erythrozyten

DEFINITION

Erythrozyten

Vom Knochenmark gebildete, rote, scheibenförmige, kernlose Blutzellen. Sie enthalten den roten Blutfarbstoff Hämoglobin, der für den Sauerstoff- und z. T. auch für den Kohlendioxidtransport verantwortlich ist. Erythrozyten erfüllen außerdem eine Pufferfunktion und tragen damit zur Konstanthaltung des Blut-pH-Wertes bei.

6.2.1 Form der Erythrozyten

Die **Erythrozyten** sind in der Mitte eingedellte Scheiben mit einem Durchmesser von 7,5 µm, einer Randdicke von 2 µm und einer Zentraldicke von 1 µm (➢ Abb. 6.5). Die Zellmembran der Erythrozyten ist selektiv permeabel, d. h., für einige Stoffe, wie z. B. Wasser, ist sie gut durchlässig, für andere wie z. B. Kationen und große Moleküle ist sie schwer durchgängig. Bemerkenswert ist die starke Verformbarkeit der gesunden Erythrozyten: Erythrozyten können Kapillaren passieren, die mit einem Durchmesser von 3–5 µm nur halb so groß sind wie sie selbst.

Werden Erythrozyten in eine Kochsalzlösung gegeben, deren Konzentration an gelösten Teilchen größer ist als die Konzentration des Plasmas (hypertone Lösung), so strömt Wasser aus den Erythrozyten hin zum Ort der höheren Konzentration, also in die Kochsalzlösung. Der Erythrozyt schrumpft und nimmt eine sog. Stechapfelform an. Ist die Kochsalzlösung hingegen hypoton – liegt ihre Konzentration an gelösten Teilchen somit unter der des Plasmas –, strömt Wasser in den Erythrozyten hinein, sodass er langsam zu einer Kugel anschwillt und sogar platzen kann. Man spricht dann von Hämolyse (➢ Abb. 3.18).

6.2.2 Hämoglobin

Der rote Blutfarbstoff, das Eiweißmolekül **Hämoglobin (Hb)**, ist der bedeutsamste Funktionsbestandteil der Erythrozyten (➢ Abb. 6.6). Hämoglobin macht ungefähr ein Drittel der Gesamtmasse der roten Blutkörperchen aus. Es ist maßgeblich sowohl am Sauerstoff- und Kohlendioxidtransport (➢ Kap. 17.9.2 und ➢ Kap. 17.9.3) als auch an der Pufferwirkung des Blutes (➢ Kap. 20.8.1) beteiligt und verleiht den Erythrozyten ihre typische rote Farbe.

Hämoglobin ist aus vier Polypeptidketten (➢ Kap. 2.8.3), dem **Globin,** zusammengesetzt, die jeweils eine eisenhaltige Farbstoffkomponente, das **Häm,** besitzen. Es ist das Eisen dieser Hämgruppe, das in der Lunge den Sauerstoff locker anlagern (Oxygenierung) und im Gewebe leicht wieder abgeben kann.

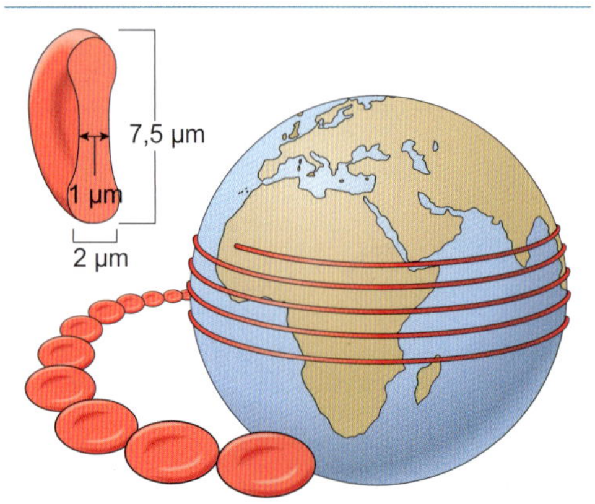

Abb. 6.5 Größenvergleich. Würde man die 30 000 Milliarden Erythrozyten eines Menschen hintereinander zu einem Band anordnen, würde dieses fünfmal um den Äquator der Erde reichen.

KLINIK

Ererbbare Anämien

Die Gene, welche die Hämoglobinsynthese codieren, können wie andere Gene auch von Mutationen betroffen sein. Ererbbare Anämien (= Blutarmut) sind eine mögliche Folge.

Sauerstoffbindungskurve

Hauptaufgabe des Hämoglobins ist der Transport des im Plasma nur schlecht löslichen Sauerstoffs von den Lungen zu den Organen. Hierzu ist es nicht nur notwendig, dass sich Sauerstoff in den Lungen gut an das Hämoglobin anlagern kann, sondern auch, dass es sich im Gewebe wieder löst. Wie gut das Hämoglobin unter den verschiedenen Bedingungen diese Aufgabe erfüllt, zeigt ein Blick auf die **Sauerstoffbindungskurve** (➢ Abb. 6.7).

Man erhält sie, indem man die Sauerstoffsättigung, d. h. den prozentualen Anteil des oxygenierten (= mit Sauerstoff beladenen) Hämoglobins am Gesamthämoglobin, in Abhängigkeit vom Sauerstoffpartialdruck (pO_2, ➢ Kap. 17.9.1) einträgt.

In der Lunge beträgt der pO_2 beim Gesunden ca. 95 mmHg, die Sauerstoffsättigung liegt bei über 95 %. Da die Kurve in diesem Bereich sehr flach verläuft, führt ein Abfall des pO_2 nur zu relativ geringen Änderungen der Sauerstoffsättigung – ein „Sicherheitszuschlag", der gewährleistet, dass das Blut auch unter weniger günstigen Bedingungen in der Lunge mit ausreichend Sauerstoff angereichert wird.

Im Gewebe hingegen bewegt sich der pO_2 um die 40 mmHg und damit im steilen Teil der Kurve. Bereits ein geringer Abfall des pO_2 führt zu einer deutlichen Reduktion der Sauerstoffsättigung, also zu einer erheblichen (zusätzlichen) Sauerstoffabgabe an das Gewebe.

Atmungskontrolle über die Blutgase ➢ Kap. 17.10.2

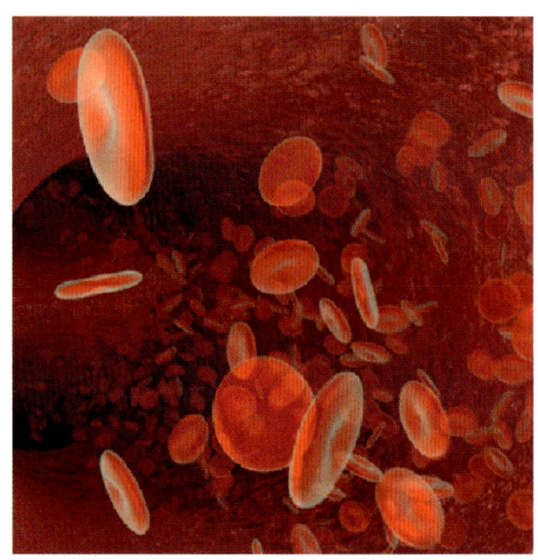

Abb. 6.6 Erythrozyten. [J748–076]

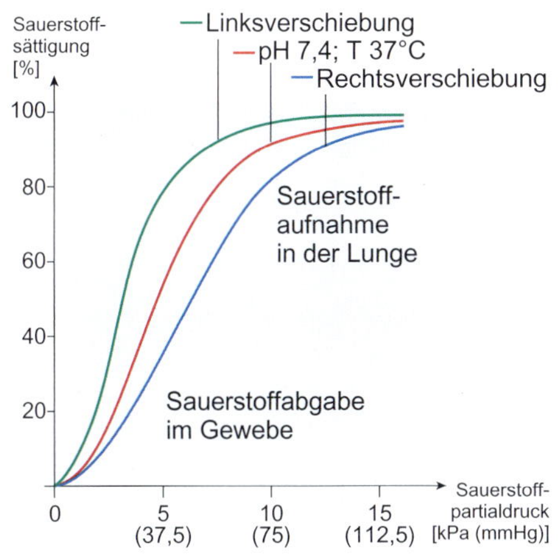

Abb. 6.7 Sauerstoffbindungskurve des Hämoglobins. Zu einer Rechtsverschiebung (blaue Kurve) kommt es bei pH-Abfall oder erhöhtem pCO_2, z. B. bei metabolischer Azidose nach anaerobem Training (➤ Kap. 23.3.1). Dies begünstigt die Sauerstoffabgabe im Gewebe. Eine Linksverschiebung (grüne Kurve) unter entgegengesetzten Umständen fördert die Sauerstoffaufnahme (z. B. in der Lunge). Diese Abhängigkeit wird auch als **Bohr-Effekt** bezeichnet.

Notwendig: Eisen

Notwendiger Bestandteil des Hämoglobins und eines der klinisch bedeutsamsten Spurenelemente (➤ Kap. 19.7.2) ist das **Eisen.**

Das mit der Nahrung aufgenommene Eisen (täglich ca. 10–30 mg) wird im Duodenum je nach Bedarf zu 10–40 % resorbiert und im Plasma an das Eisentransportprotein **Transferrin** gebunden zu den Geweben transportiert. Der Großteil des an Transferrin gebundenen Eisens wird für die Hämoglobinsynthese verbraucht. Nicht benötigtes Eisen wird zunächst als **Ferritin** dann bei vollem Ferritinspeicher als **Hämosiderin** gespeichert. Die Plasmaferritinspiegel stehen dabei in enger Beziehung zum Gesamtkörpereisen.

Die physiologischen Eisenverluste betragen beim Mann ca. 1 mg täglich, bei der Frau um 3 mg täglich. Sie stehen damit in etwa im Gleichgewicht mit der Eisenaufnahme durch die Nahrung.

6.2.3 Bildung der roten Blutkörperchen (Erythropoese)

Spezialisiert sich eine pluripotente Stammzelle in Richtung der roten Reihe, entwickelt sie sich zunächst zu einem Proerythroblasten. Die etwas reiferen Erythroblasten beginnen bereits mit der Hämoglobinsynthese. Während der Erythroblast noch einen normal geformten Zellkern besitzt, verdichtet sich dieser zunehmend und schrumpft bei der nächsten Entwicklungsstufe, dem Normoblasten.

Bevor die rote Blutzelle als **Erythrozyt** das Knochenmark verlässt und ins Gefäßsystem eintritt, verliert sie ihren Kern vollständig und auch ihre Fähigkeit zur Zellteilung. Im jungen Erythrozyten erkennt man noch netzartige Strukturen, die Resten von ribosomaler RNA (➤ Kap. 2.8.4 und ➤ Kap. 3.6) entsprechen. Wegen dieser netzartigen Struktur werden die neu gebildeten Erythrozyten **Retikulozyten** (lat.: rete = Netz) genannt. Nach einigen Tagen verliert sich die Netzstruktur; damit liegt der etwa 7 µm große reife Erythrozyt vor.

6.2.4 Regulation der Erythropoese

Damit ausreichend Erythrozyten im Blut zirkulieren, muss die **Erythropoese** ständig in angemessenem Umfang stimuliert werden. Ansonsten kommt es zu einem Mangel an roten Blutkörperchen – zur **Anämie** (Blutarmut). Sauerstoffmangel im Gewebe ist ein starker Reiz für die Erythropoese. Er wird mit der Ausschüttung des in den Nieren gebildeten **Erythropoetin** beantwortet, das direkt das Knochenmark stimuliert (➤ Kap. 20.3.2).

Sauerstoffmangel im Gewebe kann auf einem Erythrozytenmangel beruhen. Aber auch Atemwegserkrankungen sowie der Aufenthalt in großen Höhen beeinträchtigen die Sauerstoffversorgung, worauf der Körper den Sauerstoffmangel durch ein Mehr an Sauerstoffträgern, also an Erythrozyten, zu kompensieren versucht.

PT-PRAXIS

Höhentraining fördert sportliche Leistungsfähigkeit

Manche Hochleistungssportler absolvieren in Gebirgsregionen ein sog. **Höhentraining.** Die dort vorherrschende „dünne Luft" mit einem verringerten Sauerstoffpartialdruck der Atemluft (➤ Kap. 17.9.1) regt die Blutbildung an, indem sie in den Nieren die Abgabe von Erythropoetin stimuliert. Die Zunahme der Erythrozyten, also der Sauerstoffträger, erhöht die Sauerstoffbindungskapazität und damit die sportliche Leistungsfähigkeit. Vorsicht: Durch die erhöhte Anzahl der Blutzellen erhöht sich die Viskosität des Blutes und damit die Gefahr einer Thrombenbildung (➤ Kap. 6.2.8)!

6.2.5 Erythrozytenabbau

Die vom Knochenmark freigesetzten, ausgereiften Erythrozyten zirkulieren etwa 120 Tage im Blut. Dabei werden sie in der Milz regelmäßig einer reinigenden Blutmauserung unterzogen: Alte und funktionsuntüchtige Erythrozyten werden aus dem Blut entfernt (➤ Abb. 6.8).

Die Erythrozyten verlassen in der Milz das Kapillarnetz und gelangen in das maschenartige Parenchym der roten Pulpa (➤ Abb. 6.21). Dort „erkennen" Makrophagen und Retikulumzellen überalterte Erythrozyten und bauen sie ab. Außerdem sind alte Erythrozyten starrer, sodass sie beim Wiedereintritt ins Gefäßsystem zerreißen und danach abgebaut werden. Intakte, gut verformbare Erythrozyten hingegen können sich durch kleine Poren der venösen Milz-Sinus zwängen (Sinus = besonders dünnwandige, weite Gefäße) und gelangen wieder in den Kreislauf zurück.

Das beim Erythrozytenabbau frei werdende Hämoglobin wird in Häm und Globin aufgespalten. Anschließend wird das Eisen aus dem Häm-Molekül freigesetzt und sofort wieder von

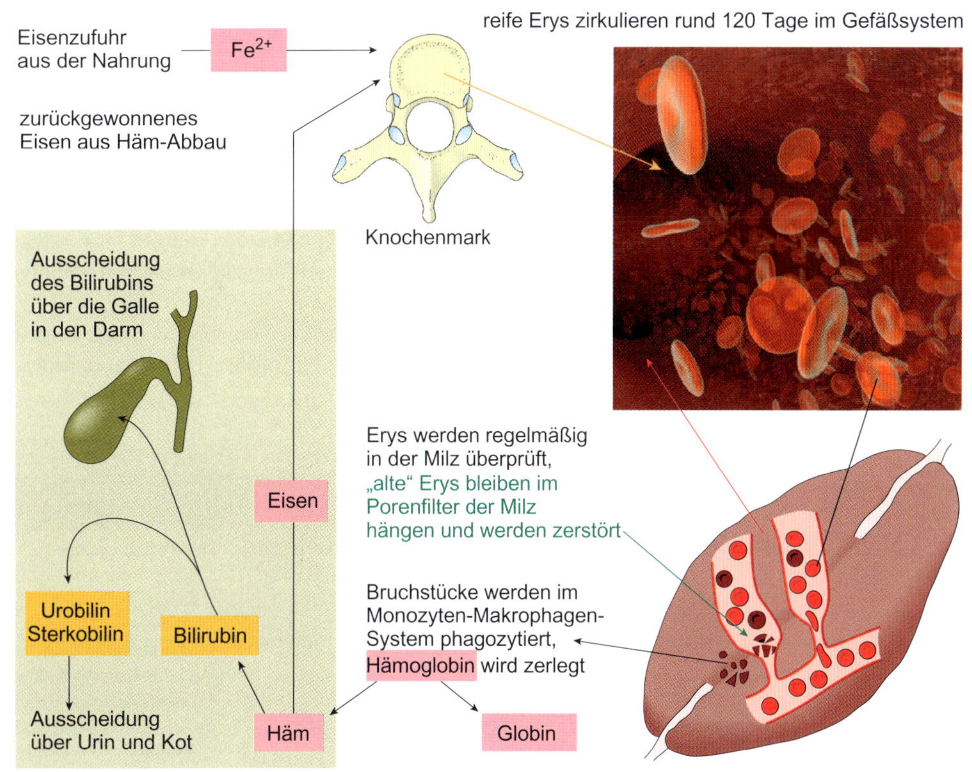

Abb. 6.8 Lebenszyklus der roten Blutkörperchen. Der Körper versucht möglichst viel des wertvollen Eisens aus den Erythrozyten wieder zurückzugewinnen (Recycling). [Abb. Erythrozyten: J748-076]

einem Transportprotein aufgenommen. Dies schützt das für den Körper wichtige kleine Eisenion vor der Ausscheidung durch die Niere. Der eisenfreie Molekülrest des Häms wird über mehrere Zwischenschritte zu Bilirubin abgebaut und zum Teil über die Leber und die Gallenwege ausgeschieden. Der andere Teil wird weiter zum wasserlöslichen **Urobilinogen** abgebaut, welches über die Niere ausgeschieden wird und dem Urin seine gelbe Farbe gibt. Ist die Bilirubinausscheidung gestört, etwa weil die Leber erkrankt ist oder ein Überschuss an Bilirubin anfällt, kommt es zum **Ikterus** (Gelbsucht, ➤ Kap. 18.10.6).

KLINIK

Anämie oder Polyglobulie

Jedes Missverhältnis zwischen Erythropoese und Erythrozytenabbau führt entweder zur **Anämie** (Blutarmut) oder zur **Polyglobulie** (Vermehrung der Erythrozyten im Blut).

6.2.6 Das rote Blutbild

Bei der Diagnosestellung spielt die Blutbilduntersuchung eine wichtige Rolle. Hier eine Zusammenstellung der wichtigsten Laborgrößen:

- **Hämoglobinkonzentration im Blut (Hb):** Menge des roten Blutfarbstoffes in Gramm pro Liter Blut. Normalwert beim Mann 140–180 g/l, bei der Frau 120–160 g/l. Einen erniedrigten Hb-Wert findet man bei der Anämie.
- **Erythrozytenzahl („Erys"):** Beim Mann finden sich durchschnittlich 5,1 Millionen Erythrozyten in einem Mikroliter Blut, bei der Frau 4,6 Millionen. Veränderungen der Erythrozytenzahl entsprechen meist denen des Hämoglobins.
- **Hämatokrit (Hk, Hkt):** Der Volumenanteil der Blutkörperchen am Gesamtblutvolumen wird als Hämatokrit bezeichnet (➤ Abb. 6.9). Er beträgt beim Mann im Mittel 47 % und bei der Frau 42 %. Der Hämatokrit ist bei Polyglobulien und Exsikkose („Austrocknung") erhöht und bei Anämien und Überwässerung erniedrigt.
- **Retikulozyten:** Normalerweise zeigen bis zu ca. 1,0 % der Erythrozyten die netzartigen Strukturen der jungen roten Blutkörperchen. Eine erhöhte Retikulozytenzahl deutet auf eine massive Erythrozytenausschwemmung, etwa nach Blutverlust oder Hämolyse, hin.

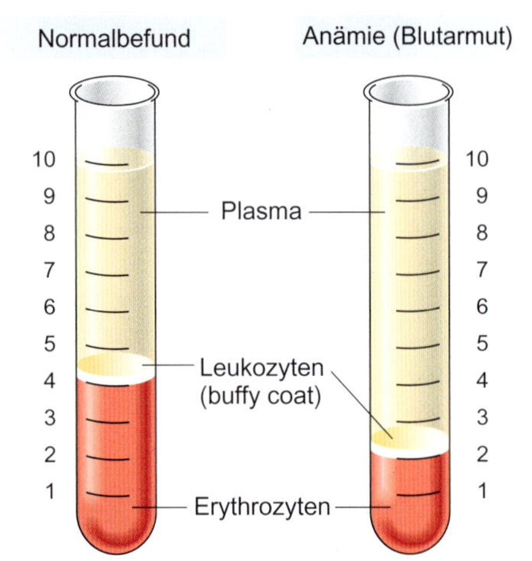

Abb. 6.9 Hämatokrit: Normalbefund und Befund bei Anämie. Durch Zentrifugieren haben sich die festen Bestandteile am Boden des Gläschens abgesetzt. Ihr Volumenanteil (= Hkt) beträgt etwa 45 %. Zwischen Plasma und Erythrozyten liegen in einer schmalen Schicht die Leukozyten (Buffy coat).

6.2.7 Anämien

DEFINITION

Anämie (Blutarmut)

Verminderung von Erythrozytenzahl, Hämoglobin und/oder Hämatokrit bei normalem Blutvolumen. Eigenständige Krankheit oder Folge einer anderen Erkrankung.

Menschen, die unter einer **Anämie** leiden, wirken blass und sind müde. Ist die Anämie stärker ausgeprägt, weisen sie schon bei geringer körperlicher Belastung eine Atemnot auf. Ihr Herz schlägt schneller (Tachykardie), um trotz Anämie genug Sauerstoff zu transportieren. Eine symptomlose koronare Herzkrankheit (➤ Kap. 15.7.2) kann sich aufgrund einer anämiebedingten, noch schlechteren Sauerstoffversorgung erstmals mit Herzschmerzen zeigen. Bei vielen älteren anämischen Menschen mit einer Arteriosklerose der hirnversorgenden Blutgefäße sinkt die Sauerstoffversorgung des Gehirns so weit ab, dass neurologische Störungen wie Verwirrtheit, Koordinationsstörungen und Bewusstlosigkeit auftreten können.

Ursachen von Anämien

Anämien entstehen durch drei Gruppen von Grunderkrankungen (➤ Tab. 6.1):

- Am häufigsten liegt eine **Erythropoesestörung** zugrunde. Es werden also nicht genügend funktionstüchtige Erythrozyten gebildet.
- Seltener sind Anämien durch übermäßigen Erythrozytenabbau. Man spricht von **hämolytischen Anämien.**
- Schließlich ist eine Anämie auch eine Folge jedes größeren Blutverlusts **(Blutungsanämie).**

PT-PRAXIS

Physiotherapie bei schwerer Anämie

Bei bekannten schweren Anämien, die den Kreislauf beeinträchtigen, müssen vor und nach der physiotherapeutischen Behandlung Blutdruck und Puls kontrolliert werden. Puls und Atmung dienen auch während der Behandlung der Belastungskontrolle. Die Behandlung sollte sich der subjektiven Belastungsgrenze des Patienten grundsätzlich annähern, sodass der gesetzte Trainingsreiz (O_2-Defizit) die Erythropoese stimuliert. Aktivitäten des täglichen Lebens, sog. ADL (activities of daily living), z. B. Bewegungsübergänge von Rückenlage zum Sitz und zum Stand, Aufstehen aus einem Stuhl oder das Anziehen der Schuhe, sind geeignete Trainingsreize und erhalten zudem die Selbstständigkeit des Patienten. Generell ist die psychisch emotionale Komponente dieser Selbstständigkeit nicht zu unterschätzen, sie fördert den Heilungsprozess.
Bei hohem Ruhepuls (> 100/min) und als Abschluss der Behandlung kann über Atemtherapie und Entspannung eine Atemvertiefung und damit eine bessere Sauerstoffbeladung des Blutes erfolgen. So führt z. B. eine verlängerte Ausatmung einerseits zu einer vertieften Einatmung, andererseits auch zur Senkung der Herzfrequenz. Die Konsequenz ist eine geringere Strömungsgeschwindigkeit des Blutes und eine längere Verweildauer in der Lunge – dies wiederum verbessert die Sauerstoffaufnahme.

6.2.8 Polyglobulie

DEFINITION

Polyglobulie

Erythrozytenvermehrung bei normalem Plasmavolumen.

Der Anteil der Erythrozyten am Gesamtblutvolumen hat großen Einfluss auf die Fließeigenschaften des Blutes. Eine Polyglobulie (ein „Zuviel" an Erythrozyten) dickt das Blut ein. Dies ist bei unzureichender Lungenfunktion infolge von Atemwegserkrankungen häufig der Fall, da das permanente O_2-Defizit im Blut (Hypoxämie) zu einer vermehrten Erythropoese führt. Die erhöhte Viskosität begünstigt Durchblutungsstörungen der Bein-, Gehirn- oder Herzkranzgefäße durch Verstopfungen kleinster Gefäße. Diese sogenannten Mikrozirkulationsstörungen können z. B. zu einem Schlaganfall führen (➤ Kap. 9.19.2).

Tab. 6.1 Übersicht über die häufigsten Ursachen einer Anämie.

Blutverlust (Blutungsanämien)	Verminderte Erythropoese		Gesteigerte Hämolyse
• Zu häufige oder zu starke Menstruationsblutung • Magengeschwür • Hämorrhoiden • Darmtumoren (z. B. Dickdarmkarzinom) • Blasenkarzinom	**Eisenmangelanämien** • Schwangerschaft • Gestörte Eisenresorption im Darm • Mangelernährung **Infektiös-toxische Anämien** Eisenverwertungsstörung durch • Tumor • Chronische Entzündung	**Hyperchrome Anämien** • Vit.-B_{12}-Mangel • Folsäuremangel **Erythropoetinmangel** **Chronische Niereninsuffizienz**	**Hämolytische Anämien** • Erbkrankheiten (z. B. Sichelzellanämie*) • Infektionen • Künstliche Herzklappen • Vergiftungen • Autoimmunerkrankungen

* Bei der Sichelzellanämie ist das Hämoglobinmolekül infolge einer Mutation fehlerhaft zusammengesetzt. Dadurch nehmen die Erythrozyten eine Sichelform an und neigen zur Hämolyse.

6.2.9 Blutgruppen

Mischt man Blut von verschiedenen Blutspendern, so kommt es oft zu einer **Agglutination** (Verklumpung). Offensichtlich gibt es verschiedene „Blutsorten", die sich nicht miteinander vertragen.

AB0-System

Schon 1901 entdeckte Karl Landsteiner die Ursache für das Phänomen der Agglutination: Jeder Mensch besitzt eine der **vier Blutgruppen A, B, AB** und **0** (sprich: Null). Diese Blutgruppennamen bezeichnen jeweils bestimmte Antigenmuster (➤ Kap. 7.4) auf der Oberfläche der Erythrozyten, die für das gesamte Leben bestehen bleiben und nach festen Regeln (➤ Kap. 3.8.3) vererbt werden. Die vier Blutgruppen finden sich in unterschiedlicher Häufigkeit in der Bevölkerung (➤ Abb. 6.10).

Im Blutplasma der Menschen mit den Blutgruppen A, B und 0 befinden sich Antikörper gegen die Antigene auf den Erythrozytenoberflächen der jeweils anderen Blutgruppen. Man nennt diese Antikörper **Agglutinine.** Sie machen die **Serumeigenschaft** einer Blutgruppe aus. So enthält Plasma der Blutgruppe A Agglutinine gegen Erythrozyten der Blutgruppe B (kurz: Anti-B) und umgekehrt. Plasma der Blutgruppe 0 enthält Agglutinine gegen Blutgruppe A, B und AB (also Anti-A und Anti-B). Nur Plasma der Blutgruppe AB ist frei von solchen Agglutininen.

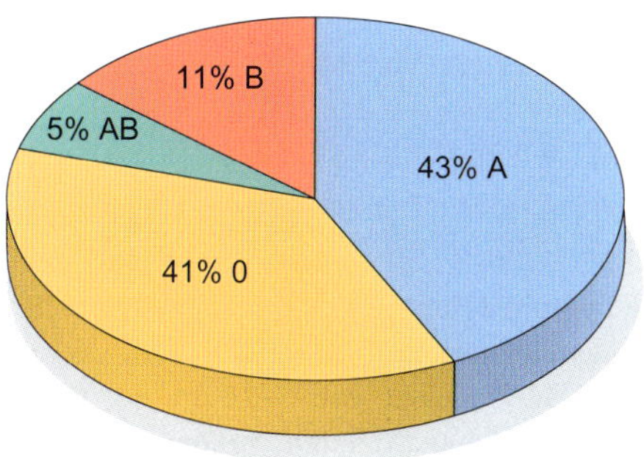

Abb. 6.10 Häufigkeitsverteilung der vier Blutgruppen in der deutschen Bevölkerung.

Die Antikörper im AB0-System gehören zu den IgM-Antikörpern (Immunglobulin-M-Antikörper, ➤ Kap. 7.4.3). Sie können aufgrund ihrer Struktur die Erythrozyten miteinander vernetzen, sodass sich diese zusammenballen und das Blut verklumpt.

Mischt man also z. B. Erythrozyten der Blutgruppe A mit Anti-A-haltigem Plasma, so kommt es zu einer Agglutination. Diese Agglutinationsreaktion macht man sich laborchemisch zunutze: Vermischt man Erythrozyten mit Anti-A- und Anti-B-Prüfserum, lässt sich so die AB0-Blutgruppe genau bestimmen. Um Unverträglichkeiten insbesondere bei Bluttransfusionen auszuschließen, sind **Kreuzproben** gesetzlich vorgeschrieben. So wird beispielsweise beim **Major-Test** die Verträglichkeit der Spendererythrozyten mit dem Empfängerserum überprüft (➤ Abb. 6.11).

Rhesussystem

Neben den AB0-Eigenschaften der Erythrozyten gibt es noch über 300 andere Blutgruppensysteme, also Antigenmuster auf Blutkörperchen. Klinisch bedeutsam ist das **Rhesussystem.** Es umfasst mehrere Blutgruppenantigene, von denen das **Antigen D** das wichtigste ist. 86 % der Bevölkerung haben das D-Antigen auf der Erythrozytenoberfläche – sie sind damit Rhesus-positiv. 14 % besitzen dagegen kein D-Antigen – sie sind Rhesus-negativ.

Insbesondere sind folgende drei Unterschiede zwischen AB0- und Rhesussystem von klinischer Bedeutung:

- Im Gegensatz zu den Antikörpern des AB0-Systems, die ohne vorherigen Kontakt mit den jeweiligen Erythrozyten schon im ersten Lebensjahr gebildet werden, entstehen die Antikörper des Rhesussystems erst nach Kontakt mit den Antigenen.
- Die Antikörper des Rhesussystems gehören zur Klasse der IgG (Immunglobulin G, ➤ Kap. 7.4.3). Sie können keine Zellen agglutinieren, aber sie können Zellen über die Aktivierung des Komplementsystems (➤ Kap. 7.2.5) lysieren (auflösen).
- Die Rhesus-Antikörper sind im Gegensatz zu denen des AB0-Systems plazentagängig.

KLINIK

Anti-D-Antikörper

Erhalten Rhesus-negative Menschen eine Bluttransfusion mit Rhesus-positivem Blut, so bilden sie sog. **Anti-D-Antikörper.** Wird ihnen später im Leben erneut Rhesus-positives Blut transfundiert, kann es durch Antigen-Antikörper-Reaktionen zu Krankheitserscheinungen kommen, die denen der AB0-Unverträglichkeit entsprechen, meist aber nicht so stark ausgeprägt sind. Während bei der Transfusion Rhesus-fremden Blutes erst die Zweitspende gefährlich wird, ist bei der Transfusion AB0-fremden Blutes schon die fehlerhafte Erstspende lebensgefährlich, da die Antikörper (Agglutinine) schon bei der Geburt in hoher Konzentration vorliegen.

Morbus haemolyticus neonatorum

Bei jeder Geburt gelangen kleine Mengen kindlichen Blutes in den mütterlichen Kreislauf. Ist nun die Mutter Rhesus-negativ, das Kind aber Rhesus-positiv, lösen die kindlichen Erythrozyten bei der Mutter eine Anti-D-Antikörperbildung aus. Wird die Mutter erneut mit einem Rhesus-positiven Kind schwanger, so greifen die plazentagängigen Rhesus-Antikörper der Mutter die kindlichen Erythrozyten im Mutterleib an. Zahlreiche Erythrozyten hämolysieren, es kommt zu Anämie, Gelbsucht (durch das Blutabbauprodukt Bilirubin, ➤ Kap. 6.2.5) und zu schweren Ödemen

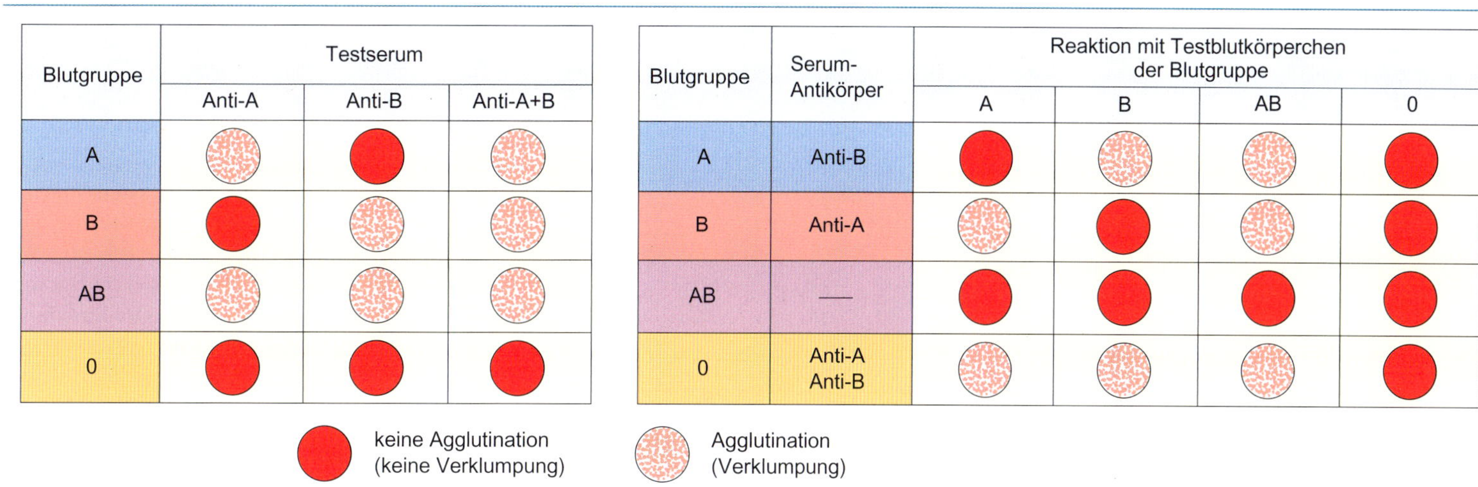

Abb. 6.11 Major-Test. Empfängerserum wird mit Spendererythrozyten vermischt. Beispiel: Empfängerserum der Blutgruppe A zeigt keine Agglutination mit Erythrozyten der Blutgruppen A und 0. Erythrozyten der Blutgruppe 0 tragen auf ihrer Oberfläche keine Antigene des AB-Systems (deshalb Gruppe 0) und vertragen sich mit den Seren aller anderen Blutgruppen.

beim Kind schon vor der Geburt. Dieser Symptomenkomplex wird als **Morbus haemolyticus neonatorum** bezeichnet und führt unbehandelt häufig zum Tod des Kindes.

Die Bildung von Anti-D-Antikörpern bei der Mutter kann durch eine Injektion von Anti-D-Immunglobulin (Anti-D-Prophylaxe) etwa in der 28. Schwangerschaftswoche und sofort nach der Entbindung des ersten Rhesus-positiven Kindes verhindert werden. Die übergetretenen Antigene werden sogleich durch die zugeführten Antikörper abgefangen, sodass die mütterliche Antikörperproduktion unterbleibt.

6.3 Leukozyten

DEFINITION

Leukozyten

Weiße Blutkörperchen (griech.: leuko = weiß, hell). Kernhaltige und bewegliche Blutzellen. Dienen der Abwehr von Fremdstoffen und Krankheitserregern und sind am Entzündungsprozess beteiligt. Unterschieden werden die Hauptgruppen

- Granulozyten
- Monozyten
- Lymphozyten.

Die weißen Blutkörperchen oder **Leukozyten** verdanken ihren Namen der weißlichen Farbe, die sie im ungefärbten Blutausstrich besitzen. Wie bereits erwähnt, stellen die Leukozyten keine einheitliche Zellgruppe dar. Gemeinsam ist ihnen allerdings, dass sie kernhaltig und beweglich sind sowie allesamt an der Abwehr von Fremdstoffen und Krankheitserregern (➢ Kap. 7.1.3) und am Entzündungsprozess (➢ Kap. 5.5) beteiligt sind.

Die **Gesamt-Leukozytenzahl** im Blut beträgt normalerweise zwischen 4 000 und 9 000 Zellen pro Mikroliter (µl), also 4–9 pro Nanoliter (nl). Allerdings befindet sich eine noch viel größere Menge außerhalb des Blutgefäßsystems im Knochenmark und in den Geweben: Nur knapp 10 % der im Körper vorhandenen Leukozyten zirkulieren im Blut. Das Blutgefäßsystem stellt für die Leukozyten nur einen Transportweg dar, um von den Bildungsstätten an ihren Einsatzort in den Geweben zu kommen, wo sie ihre Aufgaben im Rahmen der Immunabwehr erfüllen.

Von den drei Hauptgruppen der Leukozyten – Granulozyten, Monozyten und Lymphozyten – sind die Granulozyten im Blut zahlenmäßig mit etwa 60–70 % am stärksten vertreten (➢ Abb. 6.12).

Eine Vermehrung der Leukozytenzahl im Blut über 9 000/µl bezeichnet man als **Leukozytose,** die Verminderung unter 4 000/µl als **Leukopenie.**

6.3.1 Granulozyten

Die **Granulozyten,** so genannt wegen der Granula (Körnchen), die sie im Mikroskop nach Anfärben im Zytoplasma zeigen, sind mit einem Zelldurchmesser von 10–17 µm deutlich größer als die Erythrozyten. Je nach Anfärbbarkeit der Granula lassen sich wiederum verschiedene Untergruppen differenzieren.

Neutrophile Granulozyten

Die **neutrophilen Granulozyten,** die mit ca. 95 % den überwiegenden Teil der Granulozyten ausmachen, haben ganz feine, nur schwach anfärbbare Granula. Sie halten sich nach ihrer Reifung im Knochenmark nur 6–8 Stunden im Blut auf, bevor sie zu ihren Einsatzorten, den Geweben, und hier insbesondere zu den Schleimhäuten, auswandern. Dort können sie Bakterien im Rahmen der unspezifischen Immunabwehr phagozytieren („auffressen", ➢ Abb. 3.21). Haben die Granulozyten Bakterien und evtl. auch abgestorbene körpereigene Zellen phagozytiert, sterben sie selbst ab und es entsteht ein Gemisch aus Granulozytenresten und anderen Gewebstrümmern, der **Eiter** (Pus). Eiter findet sich gehäuft bei bakteriellen Entzündungen (➢ Kap. 7.8.1).

Eosinophile Granulozyten

Rund 3 % aller Granulozyten weisen eosinophile, d. h. mit dem roten Farbstoff Eosin anfärbbare, Granula im Zytoplasma auf. Eine Zunahme dieser **eosinophilen Granulozyten** findet man bei allergischen Reaktionen, bei Wurminfektionen und bei Autoimmunerkrankungen (➢ Kap. 7.6.2). Man spricht dann von einer **Eosinophilie.**

Basophile Granulozyten

Nur maximal 2 % der Granulozyten zeigen im Zytoplasma **basophile,** d. h. blau anfärbbare, Granula, die u. a. Heparin- (➢ Kap. 6.5.6) und Histaminverbindungen enthalten. Sie vermitteln zusammen mit den eosinophilen Granulozyten Reaktionen vom Soforttyp, so auch den lebensgefährlichen anaphylaktischen Schock (➢ Kap. 7.6.1), wobei die in den Granula enthaltenen Stoffe freigesetzt werden.

Die **Gewebs-Mastzellen** sind den basophilen Granulozyten sehr ähnlich und enthalten ebenfalls basophile Granula. Ob die Gewebs-Mastzellen aber aus den basophilen Granulozyten hervorgehen oder – wahrscheinlicher – eine eigenständige Zellart darstellen, ist bis heute ungeklärt. Dessen ungeachtet können die basophilen Granulozyten aber die Blutbahn verlassen.

6.3.2 Monozyten

Monozyten sind mit einem Durchmesser von 12 bis 20 µm die größten Zellen im Blut. Sie besitzen einen großen, meist hufeisenförmig gebuchteten oder gelappten Kern, der sich in einem bläulichen Zytoplasma befindet. Monozyten verweilen nur ein bis zwei Tage im Blut und wandern danach in verschiedene Organe, wo sie sich in ortsständige Makrophagen umwandeln. Die Aufgabe der Makrophagen besteht, wie der Name schon sagt, in der Phagozytose von Mikroorganismen; außerdem gehören sie zu den antigenpräsentierenden Zellen (➢ Kap. 7.2.3).

6.3.3 Lymphozyten

Die **Lymphozyten,** die rund ein Drittel der Blutleukozyten ausmachen, sind kleine Zellen mit einem Durchmesser von 7–12 µm. Sie besitzen einen bläulich anfärbbaren, runden Kern. Lymphozyten werden in Knochenmark, Lymphknoten, Thymus und Milz gebildet. Nur etwa 4 % der Lymphozyten befinden sich im Blut; dagegen findet man 70 % in den Organen des lymphatischen Systems, 10 % im Knochenmark und den Rest in anderen Organen. Ihre Lebensdauer ist sehr unterschiedlich. Neben kurzlebigen Formen, die nach ca. acht Tagen absterben, gibt es auch solche, die mehrere hundert Tage alt werden können. Entsprechend dem Ort ihrer Prägung (➢ Kap. 7.4) unterscheidet man **T-Lymphozyten** (Prägung im Thymus) und **B-Lymphozyten,** die bei Vögeln in der **B**ursa fabricii, beim Menschen im Knochenmark (Merkhilfe: **b**one marrow) geprägt werden. B- und T-Lymphozyten haben Schlüsselfunktionen bei der spezifischen Immunabwehr; die Produktion spezifischer Antikörper erfolgt dabei in den **Plasmazellen** (➢ Kap. 7.4.2), die aus B-Lymphozyten hervorgehen.

Die T-Lymphozyten werden in drei Untergruppen aufgeteilt (➢ Kap. 7.4.1):

- **T-Helferzellen,** die sowohl B-Lymphozyten als auch zytotoxische T-Zellen aktivieren und Anti-

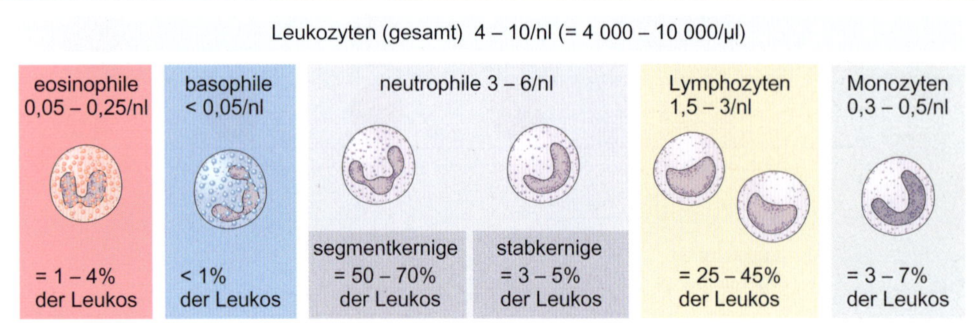

Abb. 6.12 Differenzierung (Unterteilung) der Leukozyten in die unterschiedlichen Zellarten mit Angabe der Werte beim Gesunden.

gene auf antigenpräsentierenden Zellen erkennen. Bei einer HIV-Infektion werden sie vom AIDS-Virus bevorzugt befallen und sinken dann zahlenmäßig stark ab, von normalerweise > 1 000/µl bis unter 400/µl.

- **T-Suppressorzellen** verhindern überschießende Immunantworten.
- **Zytotoxische T-Zellen** (T-Killerzellen) dienen vor allem der Zerstörung virusbefallener Zellen, aber auch körpereigener Tumorzellen.

Außerdem gibt es noch langlebige **B-** bzw. **T-Gedächtniszellen,** die ein Antigen noch sehr lange nach früher erfolgter Exposition wiedererkennen, sodass die Abwehrreaktion bei erneutem Antigenkontakt wesentlich schneller abläuft.

6.3.4 Bildung der weißen Blutkörperchen (Leukopoese)

Sollen aus einer pluripotenten Stammzelle Leukozyten entstehen, so differenziert sich diese zunächst zum Monoblasten, Lymphoblasten oder Myeloblasten, aus denen die Hauptzelllinien der weißen Reihe hervorgehen (➤ Abb. 6.3):

- Aus den Monoblasten entstehen über mehrere Zellteilungsschritte die Promonozyten und daraus die **Monozyten.**
- Die Lymphoblasten durchlaufen zunächst das Prolymphozytenstadium, bevor sie sich zu den verschiedenen **Lymphozyten** differenzieren. Dabei müssen sie noch ein Prägungsstadium im Knochenmark (B-Lymphozyten) oder im Thymus (T-Lymphozyten) durchlaufen.
- Aus den Myeloblasten entstehen die **Granulozyten.** Die Myeloblasten besitzen einen großen, runden Zellkern, der viele kleine Nukleolen enthält. Im Laufe der Entwicklung werden Zellkern und Zellkörper kleiner und dichter. Über mehrere Zwischenschritte bilden sich die eosinophilen, basophilen und neutrophilen Granulozyten, wobei sich die Neutrophilen zu stabkernigen Granulozyten differenzieren, die aktiv ins Blut einwandern. Im Laufe ihrer Alterung werden aus den jungen stabförmigen Granulozyten als letzter Reifungsschritt die älteren segmentkernigen Granulozyten (➤ Abb. 6.13).

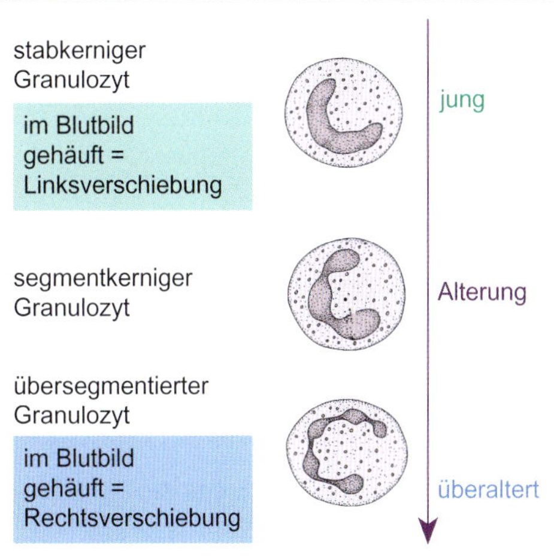

Abb. 6.13 Das Granulozytenalter wird anhand der Kernform bestimmt. Man unterscheidet zwischen jungen stabkernigen, älteren segmentkernigen und überalterten übersegmentierten Granulozyten.

6.3.5 Das weiße Blutbild

Die Konzentrationsbestimmung der einzelnen weißen Blutzellarten gibt oft entscheidende Hinweise auf Erkrankungen.

Leukozytenzahl („Leukos"): Gesamtzahl aller weißen Blutkörperchen. Normwert 4–9/nl (= 4 000–9 000/µl). Abweichungen: Eine zu hohe Gesamtleukozytenzahl wird als **Leukozytose,** eine zu geringe als **Leukopenie** bezeichnet.

Im Differenzialblutbild lässt sich das zahlenmäßige Verhältnis der einzelnen weißen Blutzellarten genauer bestimmen (➤ Abb. 6.12):

- **Lymphozyten:** Normwert 1,5–4/nl; Lymphozytose (erhöhte Zahl) z. B. bei Keuchhusten, Tuberkulose und vielen Virusinfektionen, einigen Tumoren; Lymphopenie (erniedrigte Zahl) z. B. bei malignen Lymphomen und HIV-Infektion
- **Neutrophile Granulozyten:** Normwert 2–7/nl; erhöhte Zahl bei allen bakteriellen Infektionen sowie bei vielen nichtinfektiösen Entzündungen (z. B. rheumatoide Arthritis)
- **Eosinophile Granulozyten:** Normwert 0,2–0,4/nl; Eosinophilie (erhöhte Zahl) bei allergischen und parasitären Erkrankungen
- **Basophile Granulozyten:** Normwert < 0,2/nl; erhöhte Zahl bei vielen chronischen Erkrankungen
- **Monozyten:** Normwert 0,2–1/nl; erhöhte Zahl u. a. bei vielen chronischen Infektionen und Entzündungen sowie bei akuten Infektionen in der Heilungsphase und bei Tumoren.

6.3.6 Leukämien

DEFINITION

Leukämie

Bösartige Erkrankung der weißen Blutzellen mit unkontrollierter, krebsartiger Vermehrung von unreifen Stammzellen im Rahmen der Leukopoese.

Als Folge der ungehemmten Vermehrung bestimmter Reifungsstufen der Leukozyten im Knochenmark kommt es zur Verdrängung aller normalen Zellreifungsreihen. Die Patienten leiden dann unter einer Anämie aufgrund des Erythrozytenmangels, unter Blutungsneigung aufgrund eines Thrombozytenmangels sowie unter Abwehrschwäche und Infektanfälligkeit wegen der defekten weißen Blutzellen. Bei Patienten mit lymphatischen Leukämien sind meist schmerzlose Lymphknotenvergrößerungen feststellbar. Diagnostisch entscheidend sind Blutbild und Knochenmarkausstrich.

Unbehandelt führt eine **Leukämie** bei akuten Formen innerhalb weniger Wochen bis Monaten zum Tode, bei chronischen Formen nach wenigen Jahren.

Heute werden die akuten Leukämien mit Zytostatika (Arzneimittel zur Therapie bösartiger Tumoren) behandelt. Dadurch hat sich die Heilungschance bei der akuten lymphatischen Leukämie, die hauptsächlich Kinder betrifft, wesentlich verbessert (Heilungsrate ca. 80 %). Die Prognose der chronischen Leukämien ist weiterhin meist schlecht.

PT-PRAXIS

Früherkennung und Infektionsschutz

Früherkennung von Leukämien: Falls Physiotherapeuten im Rahmen einer Behandlung, z. B. bei der Lymphdrainage, eine nicht schmerzhafte Lymphknotenvergrößerung entdecken, sollte dem Patienten der Arztbesuch dringend angeraten werden.

Patienten mit starker Abwehrschwäche, z. B. infolge einer Leukämie, sind stets einem erhöhten Infektionsrisiko ausgesetzt. In einigen Fällen ist dann für sie ein besonderer **Infektionsschutz** erforderlich, z. B. Unterbringung im Krankenhaus in einem Einzelzimmer und gesonderte Hygienemaßnahmen wie Mundschutz oder Schutzkleidung. Physiotherapeuten müssen vor der Behandlung dieser Patienten von den betreuenden Pflegekräften genaue Informationen über die speziellen Hygienemaßnahmen einholen.

6.4 Lymphatisches System

DEFINITION

Lymphatisches System

Gesamtheit aller Lymphbahnen sowie die lymphatischen Organe Milz, Thymus, Lymphknoten, das lymphatische Gewebe des Darms und der lymphatische Rachenring mit Rachen-, Zungen- und Gaumenmandeln (➤ Abb. 6.14 und ➤ Abb. 6.15). Lymphatische Organe weisen besonders viel retikuläres Bindegewebe (➤ Kap. 4.5.1) und Lymphozyten auf und sind somit an der Immunabwehr beteiligt. Weitere Aufgaben: Drainage und Reinigung des Interstitiums über die Lymphe (spezielle Flüssigkeit des lymphatischen Systems) sowie Transport von Nahrungsfetten aus dem Darm.

6.4.1 Lymphe und Lymphbahnen

Im Körper werden täglich ungefähr zwei Liter **Lymphe** gebildet, etwa 10 % der ins Interstitium filtrierten Blutplasmamenge (➤ Abb. 6.16). Ihre Zusammensetzung entspricht der des Blutplasmas mit einer Ausnahme: Der Eiweißgehalt ist um zwei Drittel niedriger. Er beträgt durchschnittlich 20 g/l gegenüber 70–80 g/l im Blutplasma.

Die Lymphe wird von den Lymphkapillaren aufgenommen, die überall in den Geweben des Körpers blind beginnen. Sie verlaufen etwa parallel zu den venösen Gefäßen und vereinigen sich zu zunehmend größeren **Lymphbahnen.** Die Lymphbahnen stellen neben dem venösen System ein zweites Abflusssystem dar, durch das interstitielle Flüssigkeit wieder in den Blutstrom zurückgeleitet wird. Während das Venenblut schnell transportiert wird, verweilt die Lymphe recht lan-

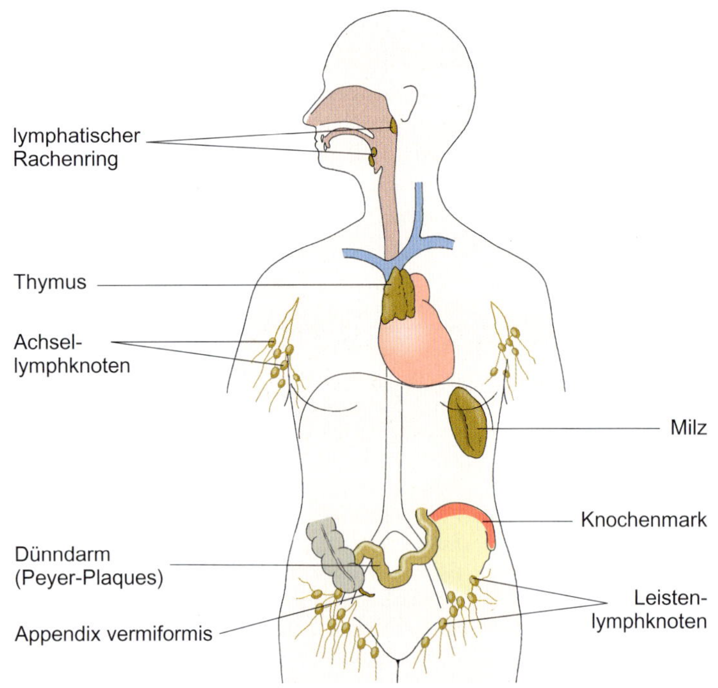

Abb. 6.14 Die lymphatischen Organe. Nach ihrer Bildung und Prägung wandern die Lymphozyten in die lymphatischen Organe aus, die über den ganzen Körper verstreut sind.

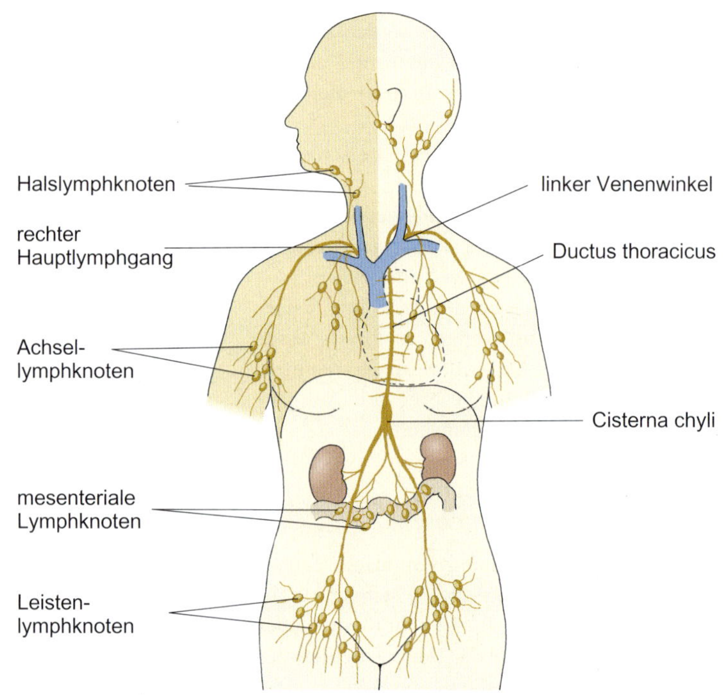

Abb. 6.15 Wichtige Lymphbahnen und Lymphknotenstationen. Der Ductus thoracicus sinister übernimmt den größten Anteil des Lymphabflusses. *Die Lymphe der rechten oberen Körperhälfte sammelt sich dagegen von der restlichen Lymphe getrennt im rechten Hauptlymphgang (Ductus lymphaticus dexter).

ge in den Lymphbahnen. Dadurch hat der Körper Zeit, dort ständig einen Teil seiner interstitiellen Flüssigkeit gründlich zu reinigen und von Fremdstoffen und infektiösen Erregern zu befreien. Der Hauptteil dieser Reinigungs- und Abwehrarbeit geschieht in den **Lymphknoten,** die gruppenweise in die Lymphbahnen eingeschaltet sind. Die großen Lymphbahnen der unteren Körperabschnitte vereinigen sich in der Cisterna chyli und laufen als **Ductus thoracicus** (Milchbrustgang) durch das Zwerchfell ins hintere Mediastinum (➤ Abb. 6.15). Nach dem Zufluss der Hauptlymphbahnen des linken Armes und der linken Kopfhälfte mündet der Ductus thoracicus über den Angulus venosus sinister (**linker Venenwinkel** = Zusammenfluss von linker Kopf- und Armvene) ins Blut. Die Lymphe der rechten oberen Körperseite mündet dagegen als Ductus lymphaticus dexter **(rechter Hauptlymphgang)** direkt in den Angulus venosus dexter (rechter Venenwinkel).

Die Lymphkapillaren besitzen wie die Blutkapillaren eine mit Endothelzellen ausgekleidete Wand. Sie haben aber meist einen etwas größeren Durchmesser. Große Lymphgefäße besitzen eine Intima (innere Gefäßschicht), eine Media (mittlere Schicht) mit glatter Muskulatur und eine bindegewebige Adventitia (äußere Schicht, ➤ Kap. 16.1.2). Wie die Venen sind sie ebenfalls mit Klappen ausgestattet. Der Gefäßabschnitt zwischen zwei **Lymphklappen** wird als **Lymphangion** bezeichnet. Durch rhythmische Kontraktionen dieses Abschnittes erfolgt der Flüssigkeitstransport, wobei der Rückstrom durch die Lymphklappen verhindert wird. In den Lymphkapillaren und in den Lymphbahnen der Skelettmuskulatur wird der Strom außerdem durch die sog. Lymphpumpe aufrechterhalten. Sie funktioniert im Prinzip wie die Muskelvenenpumpe. Der Flüssigkeitsstrom kann durch Muskelarbeit auf das 10–15-Fache ansteigen.

6.4.2 Lymphödem

Eine Unterbrechung des Lymphabflusses, z. B. durch Vernarbung nach einer Operation oder durch entzündliche oder tumoröse Veränderungen der Lymphknoten, führt zu einem Rückstau der Lymphe im Gewebe. Die dadurch auftretende teigige Schwellung wird als **Lymphödem** bezeichnet (➤ Abb. 6.17). Das Ödem ist ein Symptom für verschiedene Erkrankungen. Häufig entsteht ein Lymphödem im Schulter-Oberarm-Bereich nach Entfernung der weiblichen Brust mit Ausräumung der Achselhöhlenlymphknoten aufgrund eines Mammakarzinoms (➤ Kap. 20.11.9).

Generell lässt jede verstärkte Füllung der Blutkapillaren den Kapillardruck im Gewebe ansteigen. Damit erhöht sich der Anteil der filtrierten Flüssigkeit, was zu einer Mehrbelastung des Lymphsystems führt (➤ Abb. 6.16). Dies geschieht z. B. lokal bei Entzündung, starker Erwärmung des Körpers durch eine Fangopackung oder durch druckfeste Massagegriffe. Bei lange andauernder Mehrbelastung, wie z. B. bei einem Stau im venösen Blutkreislauf aufgrund einer Rechtsherz-

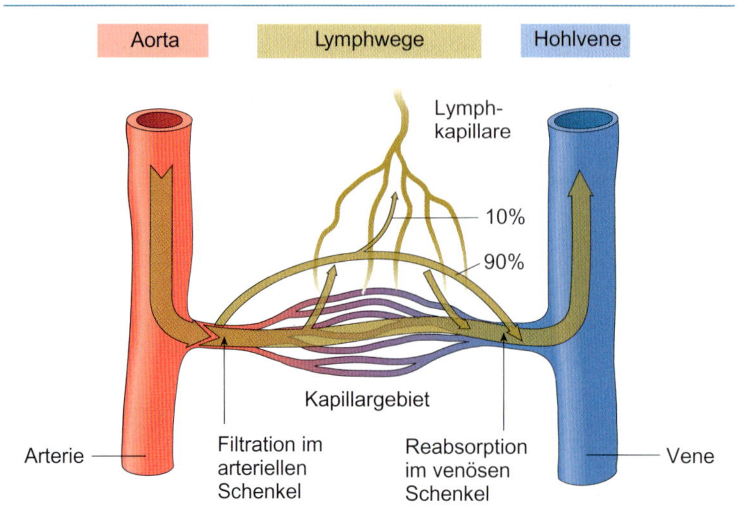

Abb. 6.16 Bildung der Lymphe im Kapillargebiet. Die Lymphkapillaren übernehmen ca. 10 % der ins Interstitium abgefilterten Flüssigkeit und leiten sie über die großen Lymphgefäße zurück ins venöse System.

insuffizienz (➤ Kap. 15.6.4), kommt es zur Insuffizienz der Lymphgefäße einschließlich ihrer Klappen und damit zum Ödem.

PT-PRAXIS

Manuelle Lymphdrainage: Wirkung und Kontraindikationen

Die **manuelle Lymphdrainage** ist eine Massageform, bei der die gestaute Lymphe durch sanfte, flächige Handbewegungen in Richtung des Lymphflusses ausgestrichen wird. Sie steigert die Aufnahme von interstitieller Flüssigkeit durch die Lymphkapillaren (Lymphbildung). Das größere Lymphvolumen dehnt die Lymphangion-Wand, der Dehnreiz löst verstärkte Gefäßkontraktionen aus und führt zu einer verstärkten Lymphangiomotorik. Hierdurch wird ein Anstieg des Lymphzeitvolumens erzielt.

Bei Herzinsuffizienz ist eine Lymphdrainage kontraindiziert, da die drainierte Lymphflüssigkeit eine zusätzliche Volumenbelastung für das schon vorgeschädigte Herz bedeuten würde. Maligne, d.h. durch bösartige Tumoren verursachte, Lymphödeme und akute Entzündungen gelten neuerdings als relative Kontraindikationen, d.h., der Therapeut muss immer Rücksprache mit dem behandelnden Arzt halten.

Weitere **physiotherapeutische Maßnahmen** beim Lymphödem sind:

- Kompression der betreffenden Extremität z.B. durch Kompressionsstrümpfe oder spezielle, unterpolsterte Binden (z.B. Wattebinden). Die Kompression erfolgt nach der manuellen Lymphdrainage und verhindert ein „Volllaufen" der entleerten Ödeme. Die Bandage hält bei verringertem Ödemvolumen und damit verringerter Rückstellkraft der elastischen Gewebefasern den Druck im Gewebe hoch. Außerdem dient sie als Widerlager für den sich bei der Bewegungstherapie verdickenden Muskelbauch
- Intervalltraining in Form von statischem und/oder dynamischem Anspannen der Muskulatur des betroffenen Gebietes (Entstauungsgymnastik)
- Hydrotherapie, z.B. Bewegungsbad
- Tiefatemübungen; sie erhöhen den venösen Rückstrom und verringern dadurch die Belastung für das Lymphsystem
- Häufiges Hochlagern.

Bei den Behandlungen sind heftige Hautreize und belastende Bewegungen kontraindiziert. Sie stören die Funktion der Lymphkapillaren, wodurch die schon bestehende ödembedingte Verdichtung des Gewebes zunehmen kann.

6.4.3 Lymphknoten

Die **Lymphknoten** sind als biologische Filterstationen gruppenweise in die Lymphbahnen eingeschaltet. Jeder Körperregion lässt sich eine Gruppe regionaler Lymphknoten zuordnen. In den Lymphknoten wird die Lymphe gereinigt, Lymphozyten vermehren sich, ausgereifte Abwehrzellen treten in engen Kontakt mit in der Lymphe befindlichen Antigenen und setzen im Falle einer Infektion die spezifische Abwehr in Gang.

Ein Nodus lymphaticus (Lymphknoten) ist ein mehrere Millimeter langes, bohnenförmiges Körperchen, das von einer Bindegewebskapsel umschlossen ist (➤ Abb. 6.18). Aus der Kapsel ziehen mehrere kurze Bindegewebsbälkchen, die Trabekel, ins Innere. Dazwischen befindet sich ein Netz von Retikulumzellen. Diese Zellen sind zur Phagozytose befähigt. Retikulumzellen findet man auch in anderen lymphatischen Organen, z.B. in der Milz, aber auch im Knochenmark als zelluläres Stützgerüst. In den Zwischenräumen liegt das lymphatische Gewebe. Dort findet die Vermehrung der Lymphozyten statt.

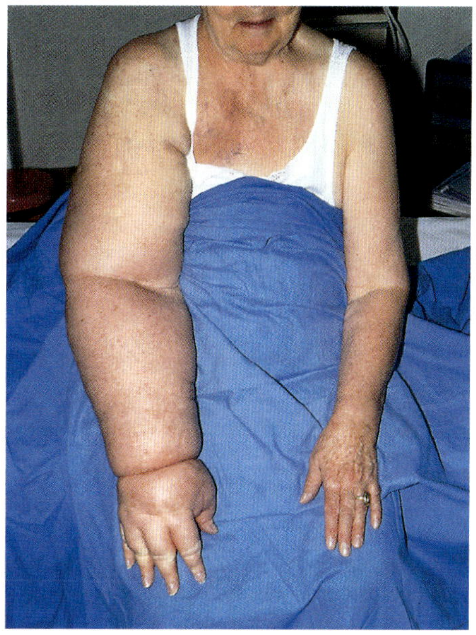

Abb. 6.17 Sekundäres Lymphödem. [M122]

Man unterscheidet eine äußere Rindenzone und eine innere Markzone des Lymphknotens. In der Rindenzone liegen die Lymphozyten in kugelförmigen Verdichtungszentren, den Rindenfollikeln. Dort finden sich vor allem B-Lymphozyten (➤ Kap. 7.4.2). Zwischen Rinden- und Markzone sind vor allem T-Lymphozyten (➤ Kap. 7.4.1) zu finden, in der Markzone insbesondere strangförmig gruppierte B-Lymphozyten und Plasmazellen. Die Lymphe erreicht über mehrere Vasa afferentia (zuführende Lymphgefäße) auf der konvexen Seite den Lymphknoten. Sie fließt dann langsam durch den Sinus (stark verzweigtes Hohlraumsystem) in Richtung der konkaven Seite, wo sie in ein oder zwei ableitende Lymphgefäße, die Vasa efferentia, eintritt.

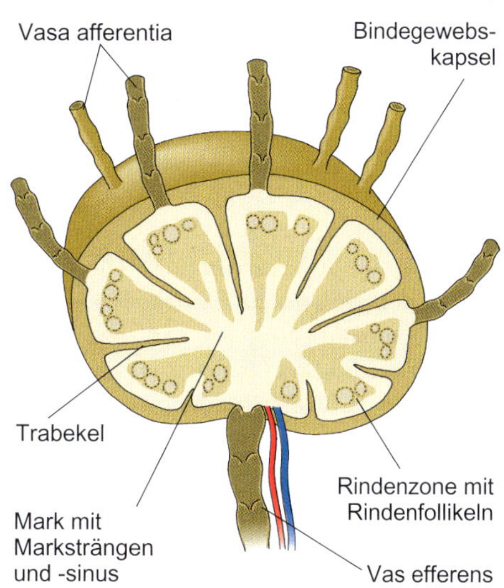

Abb. 6.18 Lymphknoten (schematisch). Die Lymphe mehrerer Vasa afferentia (zuführende Lymphgefäße) wird im Lymphknoten gefiltert und durch ein größeres Lymphgefäß, das Vas efferens, weitergeleitet.

Lymphknotenschwellungen (Lymphome)

Bei krankhaften Veränderungen im Bereich ihrer Zuflussgebiete, z.B. bei Entzündung oder Krebserkrankung, reagieren die regionären Lymphknoten mit Schwellung, Verhärtung und/oder Schmerzhaftigkeit. So schwellen z.B. bei einer Mandelentzündung (Tonsillitis) die Halslymphknoten an. Sie sind druckschmerzhaft und gut verschieblich. Auch eine Krebserkrankung, etwa ein Mammakarzinom, kann sich durch Vergrößerung und Verhärtung der regionalen Lymphknoten äußern. Diese mit Tumorzellen infiltrierten Lymphknoten sind dabei typischerweise unverschieblich, mit dem umgebenden Gewebe verbacken und schmerzlos.

ACHTUNG

Keine Massage bei Verdacht auf Tumor!

Schmerzlos geschwollene oder mit der Umgebung verwachsene Lymphknoten weisen auf einen malignen Tumor im Zuflussbereich des Lymphknotens hin. Bei Verdacht auf einen Tumor darf der betroffene Lymphknoten nicht massiert werden, da dies die lymphogene Metastasierung (➤ Kap. 5.7.5) des Tumors fördern könnte.

6.4.4 Milz

Die **Milz** (Lien, Splen) ist etwa 12 × 8 × 4 cm groß und 150 g schwer. Sie liegt im linken Oberbauch unter dem Zwerchfell.

Am Milzhilus tritt die Milzarterie (A. lienalis) als zuführendes Blutgefäß in die Milz ein, während die Milzvene (V. lienalis) sie hier verlässt (➤ Abb. 6.19).

Die Milz ist von einer mäßig derben Bindegewebskapsel umgeben, von der zahlreiche Gewebsbalken, die Trabekel, in das Organinnere einstrahlen. Das so entstandene dreidimensionale Balkenwerk umschließt Bereiche, die das eigentliche Milzgewebe enthalten. Es wird **Pulpa** genannt. Die Schnittfläche einer frischen Milz zeigt bei genauer Betrachtung ein ausgedehntes, dunkelrotes Gewebe, die **rote Pulpa,** in das viele stecknadelkopfgroße weiße Stippchen eingestreut sind. Diese werden als **weiße Pulpa** bezeichnet. Rote und weiße Pulpa stehen in einem Volumenverhältnis von ungefähr 3:1. Bei zahlreichen Erkrankungen ist das Mengenverhältnis verändert.

Die weiße Pulpa setzt sich aus lymphatischem Gewebe zusammen, das sich entlang der arteriellen Gefäße ausbreitet. Zusätzlich findet man kugelförmige Lymphfollikel. Die rote Pulpa besteht dagegen aus großen Bluträumen, den **Sinus,** und

6

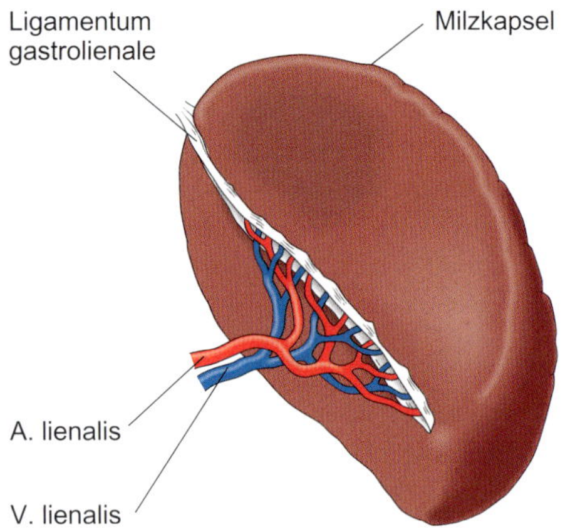

Abb. 6.19 Anatomie der Milz. Das Organ ist ca. 8 cm breit und 12 cm lang. Von der Milzkapsel geht ein Halteband (Lig. gastrolienale) aus, das zum Magen zieht (auch ➤ Abb. 18.7).

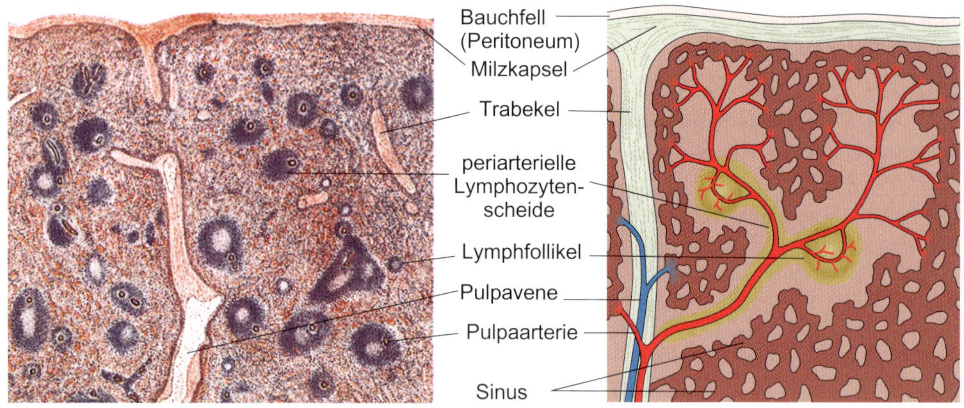

Abb. 6.20 Histologischer Feinbau der Milz, links im mikroskopischen Bild, rechts Schemazeichnung. [M375, L190]

einem feinen bindegewebigen Maschenwerk, in das viele rote und weiße Blutkörperchen eingelagert sind (➤ Abb. 6.20 und ➤ Abb. 6.21).

Funktionen der Milz

Gesicherte Funktionen der Milz sind:

- Identifizierung und Abbau von überalterten Blutzellen („Blutmauserung", ➤ Kap. 6.2.5)
- Thrombozytenspeicherung: Thrombozyten werden bei erhöhtem Verbrauch, z. B. bei Blutungen, ausgeschüttet
- Abfangen und Abbau von Gerinnungsprodukten (kleinen Thromben)
- Sitz der Hämatopoese (Blutbildung) vor der Geburt.

Für den Erwachsenen gehört die Milz nicht zu den lebenswichtigen Organen. Ihre Funktionen können offenbar von der Leber, vom Knochenmark und von anderen lymphatischen Organen übernommen werden. Dennoch werden vor allem in der ersten Zeit nach einer Splenektomie (operative Entfernung der Milz), z. B. nach einer Milzruptur (Milzriss) infolge einer Bauchverletzung, häufig Komplikationen wie etwa erhöhte Gerinnungsneigung, allgemeine Abgeschlagenheit und Neigung zu bakteriellen Infektionen (➤ Kap. 7.8.1) mit erhöhter Sepsisgefahr beobachtet.

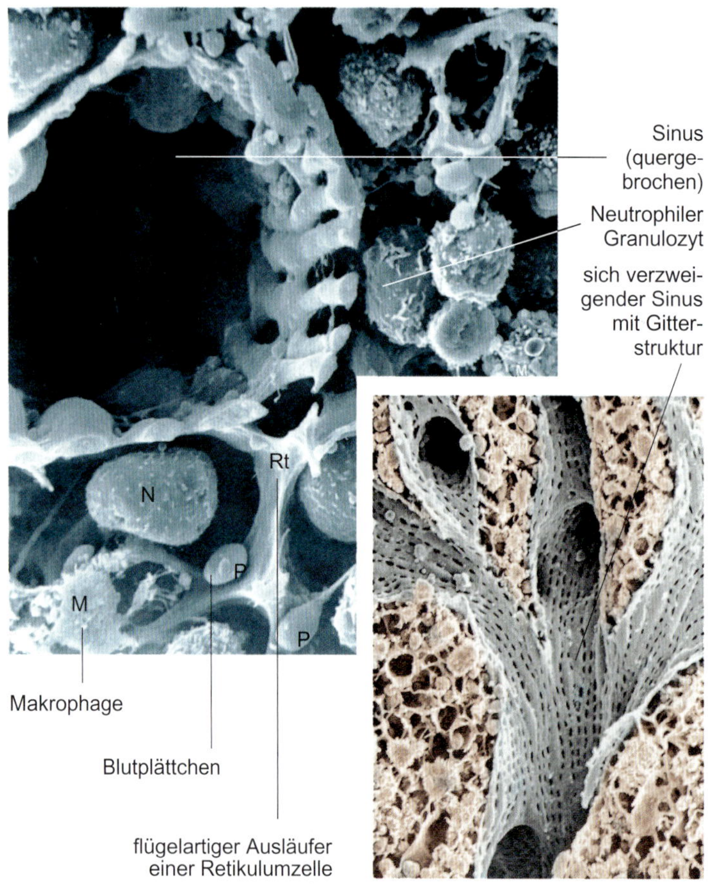

Abb. 6.21 Rote Pulpa der Milz im Elektronenmikroskop. Der quer gebrochene Sinus zeigt im Übersichtsbild (rechts unten) seine gitterartige Struktur. Bei stärkerer Vergrößerung (links oben) erkennt man neutrophile Granulozyten (N), Blutplättchen (P) und Makrophagen (M), die sich alle in dem von den Retikulumzellen (Rt) gebildeten Netz aufhalten. Rote Blutkörperchen und viele andere freie Zellen, die sich ebenfalls in den Sinusräumen befinden, sind bei der Präparation weggespült worden. [Foto: C160]

6.4.5 Thymus

Der **Thymus** (Bries) liegt im vorderen Mediastinum über dem Herzbeutel (➤ Abb. 6.14). Bei Kindern und Jugendlichen ist das Organ voll ausgebildet und erreicht ein Gewicht von maximal 40 g. Ab der Pubertät bildet er sich zurück (Altersinvolution), sodass sich bei Erwachsenen nur noch narbige Thymusreste, eingebettet in den Thymusfettkörper, finden.

Der kindliche Thymus ist von einer zarten Bindegewebskapsel eingehüllt. Das Organ ist in glatte Läppchen mit einem Durchmesser von ca. 0,5–2 mm aufgegliedert. Man unterscheidet zentrale, lymphozytenarme Markanteile und periphere, lymphozytenreiche Rindenanteile. Das Gewebsgerüst des Thymus besteht aus einem Netz von verzweigten Retikulumzellen, die in der Markzone kugelige, zwiebelschalenartig geschichtete Zellhaufen bilden. Insbesondere die Thymusrinde wird im Erwachsenenalter durch Fettgewebe ersetzt.

Bedeutung des Thymus

Im Thymus findet die Prägung der T-Lymphozyten statt (➤ Kap. 7.1.2). Daneben sezerniert der Thymus verschiedene Hormone, die wahrscheinlich im Sinne von Wachstumsfaktoren die Reifung der Immunzellen in den Lymphknoten steuern.

6.4.6 Erkrankungen des lymphatischen Systems

Maligne Lymphome sind bösartige Erkrankungen, die von Lymphknoten oder anderen lymphatischen Organen ausgehen. Sie werden in den **Morbus Hodgkin** (Lymphogranulomatose) und die **Non-Hodgkin-Lymphome** eingeteilt.

Bei diesen Erkrankungen kommen die Patienten typischerweise wegen schmerzloser Lymphknotenvergrößerungen, Leistungsknick, Müdigkeit, Gewichtsverlust, Nachtschweiß oder unklarem Fieber zum Arzt. Zur genauen Diagnosestellung müssen verdächtige Lymphknoten entfernt und feingeweblich untersucht werden.

Beim **Plasmozytom** entartet eine Plasmazelle (➤ Kap. 7.4.2) zu einer „hemmungslosen Antikörperfabrik" und produziert Unmengen eines einzigen (aber funktionsuntüchtigen) Antikörpers. Die Patienten klagen über Abgeschlagenheit, Gewichtsverlust und zeigen oft Zeichen einer Niereninsuffizienz und **pathologische Frakturen** (➤ Kap. 4.5.6), da sich die tumorösen Plasmazellen in gesundes Knochengewebe fressen. Die Patienten werden mit Chemotherapie und Bestrahlungen behandelt, die Lebenserwartung ist jedoch reduziert.

6.4.7 Das glymphatische System

Neurowissenschaftler der Universität Rochester (USA) haben 2013 ein bisher unbekanntes Gefäßsystem im (Mäuse-)Hirn entdeckt, das sie als glymphatisches System bezeichnen und das ähnlich dem lymphatischen System in den Gliazellen (➤ Kap. 4.5.8) des Gehirns beheimatet ist. In den sehr feinen Gefäßen, die gemeinsam mit den arteriellen Gefäßen ziehen, wird Hirnflüssigkeit aktiv weitergepumpt, was der Entsorgung von schädliche Eiweißen wie z. B. Beta-Amyloiden dient, deren Ablagerung bei der Alzheimer-Erkrankung beobachtet wird. Es wurde auch beobachtet, dass dieses System im Schlaf rund zehnmal aktiver ist als im Wachzustand, weshalb man hier auch von einer „Gehirnwäsche im Schlaf" spricht.

(s. a.: Xie, L., Kang, H., Xu, Q., Chen, M. J. , Liao, Y., Thiyagarajan, M., O'Donnell, J., Christensen, D. J., Nicholson, C., Iliff, J. J., Takano, T., Deane, R. & Nedergaard, M.: Sleep Drives Metabolite Clearance from the Adult Brain. Science, 342, 2013, 373–377.)

6.5 Gerinnungssystem

DEFINITION

Gerinnungssystem

Schutzeinrichtung des Organismus gegen Verblutung, bringt Blutungen kleinerer Gefäße schnell zum Stillstand. Der Mechanismus läuft in mehreren Stufen ab und wird durch Gerinnungsfaktoren gesteuert. Die Blutgerinnung besteht aus den drei Reaktionsabläufen Gefäßreaktion, Blutstillung und Blutgerinnung.

Nicht nur bei äußerlich sichtbaren Verletzungen ist die Unversehrtheit unseres Gefäßsystems gefährdet. Ständig werden im Körper kleinste Gefäße undicht, so etwa bei Wachstumsprozessen, bei Entzündungen oder beim Stoß eines Körperteils gegen einen harten Gegenstand. Da das arterielle Gefäßsystem unter Druck steht, kann der Körper auch bei kleineren Gefäßverletzungen verbluten. Um dies wo immer möglich zu verhindern, werden undichte Gefäße durch das **Gerinnungssystem** von innen heraus abgedichtet. Dabei greifen drei Reaktionsabläufe ineinander (➤ Abb. 6.23):

- **Gefäßreaktion:** Einschränkung des Blutverlustes durch Vasokonstriktion (Gefäßverengung) des verletzten Blutgefäßes
- **Blutstillung:** kurzzeitiger Verschluss durch einen Thrombozytenpfropf
- **Blutgerinnung:** langfristiger Verschluss durch Bildung eines Fibrinfasernetzes.

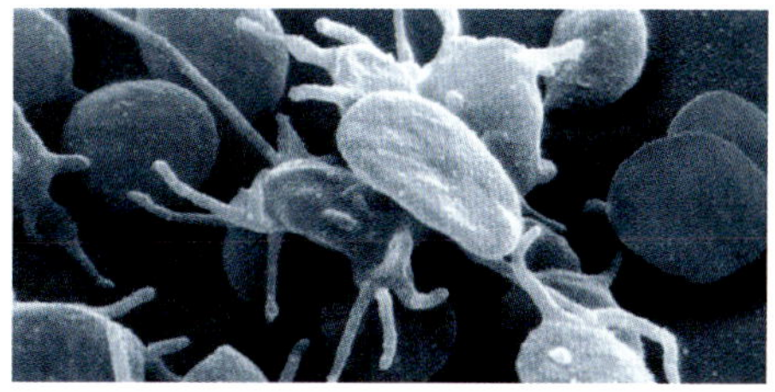

Abb. 6.22 Thrombozyten (Blutplättchen) während der Gerinnungsreaktion. Die Thrombozyten stülpen mikrovilliartige (fingerartige) Fortsätze aus, womit die Vernetzungsreaktion bis hin zur Bildung des Thrombus in Gang gesetzt wird. Im Hintergrund sind Erythrozyten zu sehen. [C160]

6.5.1 Thrombozyten

Eine entscheidende Rolle bei der Gerinnung spielen die **Thrombozyten** (Blutplättchen, ➤ Abb. 6.22). Es sind 1–4 µm große kernlose Scheibchen, die im Knochenmark aus Riesenzellen (Megakaryozyten, ➤ Abb. 6.3) durch Abschnürung entstehen. Nach ein bis zwei Wochen werden sie vor allem in Milz und Leber wieder abgebaut. Beim Gesunden findet man 150 bis 400 Thrombozyten pro Nanoliter Blut (= 150 000–400 000 pro Mikroliter). Eine erhöhte Thrombozytenzahl wird **Thrombozytose** genannt, sie tritt z. B. bei Infektionskrankheiten und Tumoren auf. Es kommt dadurch gehäuft zur Thrombenbildung (➤ Kap. 6.5.5), die zum Tode führen kann. Bei einem Mangel an Thrombozyten, einer **Thrombozytopenie,** hingegen ist der Mechanismus der Blutstillung gefährdet.

6.5.2 Gefäßreaktion

Unmittelbar nach einer Verletzung, etwa einem Kanülenstich, kommt es zur Verengung des verletzten Blutgefäßes (Vasokonstriktion). Dadurch fließt weniger Blut durch das betroffene Gebiet, und der Blutverlust wird eingeschränkt. Außerdem rollt sich das verletzte Gefäßendothel zusammen und verklebt.

Während der Aggregation entleeren sich die Granula der Thrombozyten. Ein wichtiger Stoff, der dabei freigesetzt wird, ist das **Thromboxan A_2.** Es fördert die Vasokonstriktion des verletzten Gefäßes. Eine weitere Substanz ist der **Thrombozytenfaktor 3** (kurz TF 3), der eine wichtige Rolle bei der Blutgerinnung spielt.

6.5.3 Blutstillung

Wird ein Gefäß verletzt, lagern sich die Thrombozyten an die Bindegewebsfasern der Wundränder an (Thrombozytenadhäsion). Die Thrombozyten verformen sich und ballen sich zusammen (Thrombozytenaggregation), es entsteht ein **Thrombozytenpfropf** (Thrombozytenthrombus, ➤ Abb. 6.23), der die Wunde – sofern sie nicht allzu groß ist – in ein bis drei Minuten verschließt. Diese Zeit von der Verletzung bis zum Stillstand der Blutung wird als **Blutungszeit,** die Blutstillung als **primäre Hämostase** bezeichnet.

Ein Thrombus, der sich in der oben beschriebenen Weise langsam an den Wundrändern abscheidet, wird Abscheidungsthrombus oder wegen seiner Farbe **weißer Thrombus** genannt. Im Gegensatz dazu bezeichnet man einen Thrombus, in dem sich zusätzlich Erythrozyten einlagern, als **roten Thrombus.** Er entsteht nicht als Folge einer Gefäßwandverletzung, sondern weil der Blutfluss in einem Gefäß plötzlich, z. B. durch ein Blutgerinnsel (Embolus), unterbrochen wird und die Blutsäule „erstarrt".

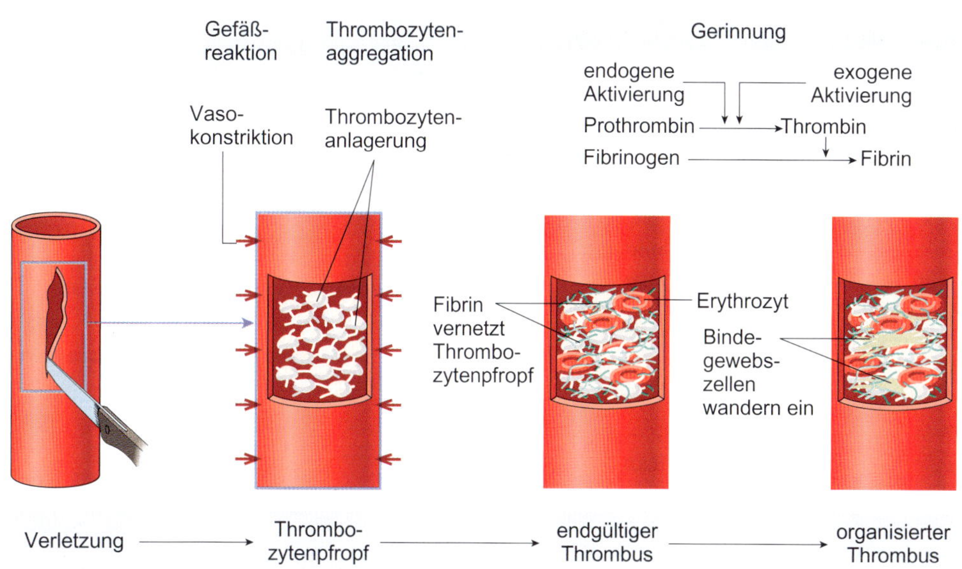

Abb. 6.23 Schritt-für-Schritt-Übersicht über die Vorgänge bei der Blutstillung und -gerinnung. Im Gegensatz zu dem zuerst entstehenden weißen Thrombozytenpfropf (Abscheidungsthrombus) enthält der endgültige Thrombus auch Erythrozyten.

6.5.4 Blutgerinnung

Gefäßreaktion und Thrombozytenaggregation bringen eine (kleinere) Blutung zwar innerhalb weniger Minuten (vorläufig) zum Stillstand, doch reichen sie alleine nicht für einen dauerhaften Blutungsstillstand aus: Bereits wenige Minuten später beginnen sich die verengten Gefäße nämlich wieder zu erweitern, und ohne weitere Mechanismen würde der Thrombozytenpfropf aufgelöst oder fortgespült werden, womit die Blutung von Neuem begänne.

Praktisch gleichzeitig mit der Thrombozytenaggregation beginnt die **Blutgerinnung** durch Bildung eines faserigen Netzes aus **Fibrin** (➤ Abb. 6.23); der **endgültige Thrombus** entsteht. Anschließend zieht sich das Fibrinnetz zusammen (Retraktion) und nähert dadurch die Wundränder einander an – die Wunde verkleinert sich. In das stabile, netzförmige Fibrin können nun Fibroblasten (Bindegewebsgrundzellen, ➤ Kap. 4.5.1) einwachsen, den Thrombus bindegewebig umbauen (organisieren) und die Wunde endgültig verschließen. Es entsteht eine **Narbe.**

Gerinnungsfaktoren

Im strömenden Blut befindet sich kein festes Fibrin, da dieses ja lebenswichtige Gefäße sofort verschließen würde, sondern nur seine lösliche Vorstufe – das **Fibrinogen.** Damit es zur Fibrinbildung kommen kann, müssen zuvor viele **Gerinnungsfaktoren** im Sinne einer Kettenreaktion aktiviert werden. Gerinnungsfaktoren sind Eiweißkörper im Blut, die, wenn sie aktiviert sind, wie Enzyme wirken, also bestimmte chemische Reaktionen beschleunigen. Das Fibrinogen wird erst an der Wundfläche durch das Enzym **Thrombin** in das aktive Fibrin umgewandelt. Aber auch Thrombin wird erst an der Wundfläche aktiviert. Im Blut findet sich nur die unwirksame Vorstufe, das **Prothrombin.** Die Umwandlung von Prothrombin in Thrombin erfolgt durch die Gerinnungsfaktoren V–XII sowie Kalzium. Diese Hintereinanderschaltung von Reaktionsschritten wird **Gerinnungskaskade** genannt.

Traditionell bezeichnet man die Gerinnungsfaktoren mit römischen Ziffern von I–XIII. Folgende Faktoren sind bekannt:

- Faktor I = **Fibrinogen**
- Faktor II = **Prothrombin**
- Faktor III = **Gewebsthrombokinase,** Startpunkt des exogenen Gerinnungssystems
- Faktor IV = **Kalzium**
- Faktor V = Proakzelerin
- Faktor VI = Akzelerin, entspricht aktiviertem Faktor V
- Faktor VII = Prokonvertin
- Faktor VIII = **Hämophilie-A-Faktor**
- Faktor IX = **Hämophilie-B-Faktor**
- Faktor X = Stuart-Prower-Faktor
- Faktor XI = Rosenthal-Faktor
- Faktor XII = Hageman-Faktor, Startpunkt des endogenen Gerinnungssystems
- Faktor XIII = fibrinstabilisierender Faktor.

Gerinnungskaskade im Detail

Das Gerinnungssystem wird über das exogene und endogene System aktiviert.

Exogenes System

Das **exogene System** (Extrinsic-System, extravaskulärer Weg) wird bei größeren äußeren Gewebsverletzungen aktiviert, bei denen es zur Einblutung in das umliegende Gewebe kommt. Sobald Blut infolge einer Gefäßzerreißung in das Gewebe übertritt, wird der Gerinnungsfaktor III (Gewebsthrombokinase) freigesetzt. Gewebsthrombokinase aktiviert Faktor VII und setzt damit die Gerinnungskaskade sekundenschnell in Gang. Der aktive Faktor VII wandelt mit Hilfe von Kalzium Faktor X in seine aktive Form um.

Endogenes System

Ist der Gefäßschaden auf die Gefäßinnenhaut (Endothel) beschränkt, wird das exogene System nicht aktiviert. Hier startet die Gerinnung über das **endogene System** (Intrinsic-System, intravaskulärer Weg). Die Gerinnung beginnt damit, dass sich Faktor XII durch das – infolge der Verletzung – rau gewordene Endothel in seine aktive Form umwandelt. Der aktivierte Faktor XII aktiviert dann Faktor XI und dieser wiederum Faktor IX. Faktor IX wandelt zusammen mit Faktor VIII den Faktor X in seine aktive Form um, und zwar unter Mithilfe von Kalziumionen und dem schon erwähnten Plättchenfaktor 3 (TF 3) aus den Thrombozyten, die am verletzten Gefäß haften. Die Gerinnungskaskade verläuft hier über mehr Schritte als beim exogenen Gerinnungssystem und benötigt deshalb auch mehr Zeit (ca. 1–6 min).

Gemeinsame Endstrecke

Endogenes und exogenes Gerinnungssystem münden auf der Stufe der Aktivierung des Faktors X zusammen. Die nun folgenden Schritte laufen immer gleich ab, weshalb sie zusammen auch als **gemeinsame Endstrecke der Gerinnung** bezeichnet werden: Faktor X wandelt zusammen mit Faktor V und Kalzium Prothrombin in aktives Thrombin um, dieses wiederum überführt, wie bereits erwähnt, Fibrinogen in Fibrin.

So vollständig getrennt sind die beiden Systeme allerdings nicht, wie sie hier der besseren Anschaulichkeit wegen dargestellt sind. Beispielsweise kann Faktor IX des endogenen Systems auch durch das exogene System aktiviert werden.

MERKE

Merkhilfe zum Gerinnungssystem

Vergleicht man unser Gefäßsystem mit einem Wasserleitungsnetz, so ist das endogene System für die tropfenden Wasserhähne und das exogene System für die Rohrbrüche zuständig. Das endogene System repariert langsam, arbeitet aber schon bei kleinsten Endothelveränderungen, das exogene System ist schnell, benötigt aber einen kräftigen Reiz (Blutung). Beide haben eine gemeinsame Endstrecke.

Schlüsselrolle des Kalziums

Kalzium nimmt für die Thrombinbildung und mehrere andere Schritte der Gerinnungskaskade eine Schlüsselstellung ein. Man kann Blut ungerinnbar machen, indem man ihm die Kalziumionen entzieht. Das ist z. B. für die Herstellung von Blutkonserven oder für die Konservierung von Proben vor Blutgerinnungstests wichtig. Die Gerinnungsfaktoren würden ohne diese Maßnahme vorzeitig und unkontrolliert durch Spontangerinnung „im Röhrchen“ verbraucht werden.

Synthese der Gerinnungsfaktoren

Fibrinogen, Prothrombin und die übrigen Gerinnungsfaktoren werden in der Leber synthetisiert. Deshalb können Lebererkrankungen, insbesondere eine Leberzirrhose (➤ Kap. 18.10.6), zu einem Gerinnungsfaktormangel und folglich zu Gerinnungsstörungen führen. Für die Bildung von Prothrombin (Faktor II) und die Gerinnungsfaktoren VII, IX und X benötigt die Leber **Vitamin K** (➤ Kap. 19.6.6). Da Vitamin K zu den fettlöslichen Vitaminen zählt, kann es von der Darmwand nur in Gegenwart von Fetten und von Gallenflüssigkeit resorbiert werden. Bei Störungen der Fettresorption kann es so zu einem gefährlichen Mangel an Gerinnungsfaktoren kommen. Häufiger ist aber Mangelernährung, z. B. bei Alkoholikern, Ursache eines Vitamin-K-Mangels. Auch eine Antibiotikatherapie kann zu einem Vitamin-K-Mangel führen, wenn sie zur Abtötung der normalen Darmflora führt, welche im Regelfall einen Großteil des Vitamin K beisteuert.

Hemmstoffe der Gerinnungsfaktoren

So sinnvoll und notwendig die Gerinnung ist – überschießend oder am falschen Ort würde sie zu Gefäßverschlüssen mit nachfolgenden lebensbedrohlichen Durchblutungsstörungen führen.

Im Blut zirkulieren daher ständig Hemmstoffe der Gerinnungsfaktoren. Diese **Inhibitoren** sorgen dafür, dass z. B. von einer Verletzungsstelle in den Blutkreislauf gelangtes Fibrin sofort inaktiviert wird. Die wichtigsten Inhibitoren sind das **Antithrombin III** (AT III) sowie **Protein C** und **Protein S** (➤ Abb. 6.24). Ein Mangel an AT III, Protein C oder Protein S kann Thrombosen verursachen.

Abschluss der Wundheilung und Fibrinolyse

Es wäre nicht sinnvoll, wenn das verletzte Gefäß dauerhaft verschlossen bliebe. Tage bis Wochen nach erfolgter Wundheilung werden die Fibrinpfröpfe durch mehrere Reaktionsschritte deshalb oftmals wieder abgebaut und damit die verschlossenen Blutgefäße wieder geöffnet (rekanalisiert). Außerdem werden auch beim Gesunden ständig geringe Mengen Fibrin gebildet, die wieder aufgelöst werden müssen. Diese Reaktionskette, die zur Auflösung von Fibrin und damit von Thromben führt, bezeichnet man als **Fibrinolyse** (Lyse = Auflösung, ➤ Abb. 6.25). Die Fibrinolyse wird durch das Enzym **Plasmin** in Gang gesetzt. Plasmin selbst kommt im Blut nur in einer inaktiven Vorstufe vor,

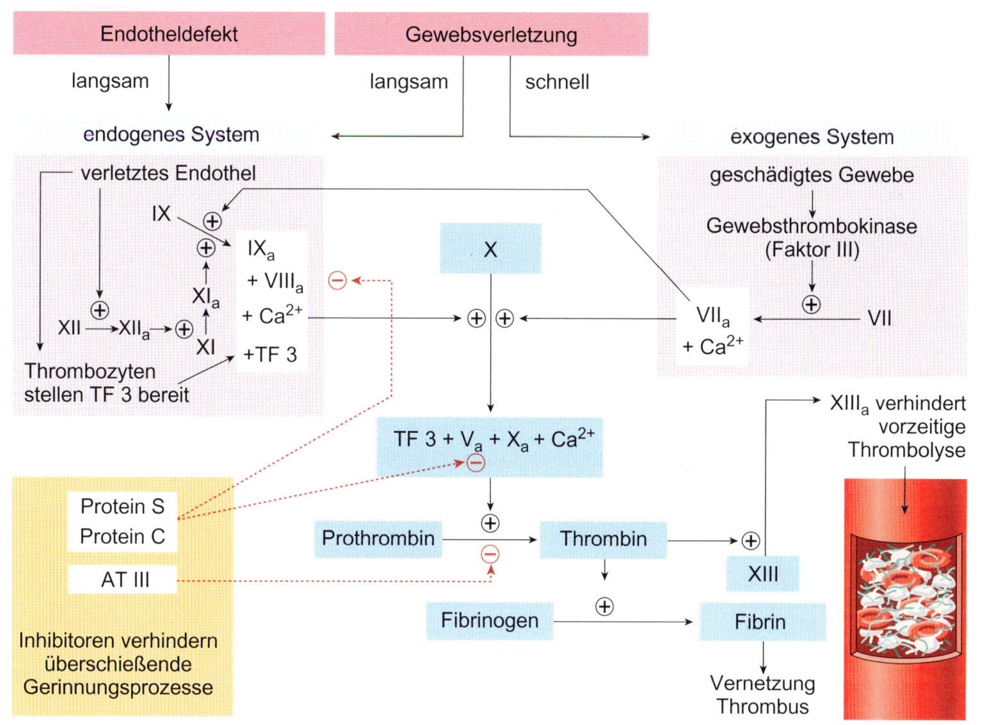

Abb. 6.24 Die Gerinnungskaskade. Das exogene System wird zusammen mit den Faktoren X und V auch als Gewebsthrombokinase, das endogene System plus Faktoren X und V als Plasmathrombokinase bezeichnet.

dem **Plasminogen.** Bei Bedarf wird Plasminogen über Aktivatoren in das aktive Plasmin überführt. Zu den physiologischen Aktivatoren zählen z. B. die **Urokinase** und der Gewebsplasminaktivator (abgekürzt **tPA** = tissue plasminogen activator).

Im Gegensatz zur Fibrinbildung verläuft die Fibrinolyse zunächst sehr langsam, da sich der Körper nach einer Verletzung vor einer vorzeitigen Gerinnselauflösung schützen muss und deshalb **Antiplasmine,** d. h. Hemmstoffe der Fibrinolyse, bildet.

6.5.5 Thrombose und Embolie

Wenn sich innerhalb eines Gefäßes ein Blutgerinnsel bildet und das Gefäß verschließt, entsteht eine **Thrombose** (Blutpfropfbildung). Drei Faktoren, die auch als Virchow-Trias bezeichnet werden, begünstigen die Entstehung einer Thrombose:

- **Stase** (Verlangsamung der Blutströmung), z. B. bei Ruhigstellung durch Gipsverband, OP oder Bettlägerigkeit
- **Hyperkoagulabilität** (erhöhte Gerinnungsbereitschaft), z. B. durch einen Mangel an Protein S, Protein C oder Antithrombin III
- **Gefäßwandschäden,** z. B. arteriosklerotische Intimaschäden (➤ Kap. 16.1.4 und ➤ Abb. 16.9), welche die Thrombozytenaggregation begünstigen.

Eine Thrombose kann in Arterien auftreten, viel häufiger sind jedoch die Venen betroffen, insbesondere die tiefen Bein- und Beckenvenen.

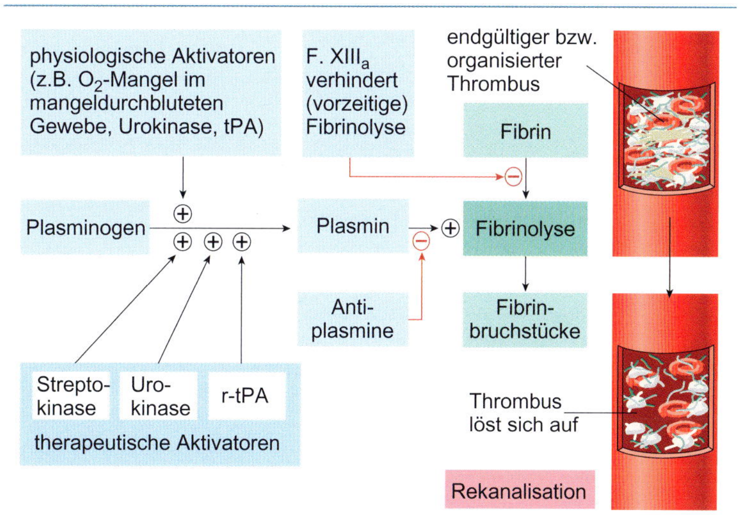

Abb. 6.25 Die Schritte der Fibrinolyse. In der modernen Medizin gerät die therapeutische Aktivierung der Fibrinolyse zunehmend ins Blickfeld. Sie eröffnet eine Chance zur Auflösung lebensbedrohlicher Gefäßverschlüsse (z. B. beim Herzinfarkt).

Venöse Thrombosen

Eine **Phlebothrombose** (tiefe [Bein-]Venenthrombose) betrifft in 60 % der Fälle das linke Bein; seltener sind beide Beine, die Becken- oder Armvenen betroffen. Der Patient bemerkt meistens nur ein einseitiges Schwere- und Spannungsgefühl. Darüber hinaus entwickeln sich häufig noch ein Unterschenkel- und/oder Oberschenkelödem, lokale Überwärmung sowie eine glänzende und livide verfärbte Haut.

Löst sich der Thrombus oder ein Teil davon, so wandert er – dann als **Embolus** bezeichnet – mit dem Blutstrom und verursacht eine **Embolie** (Gefäßverschluss), sobald er in einen engen Gefäßabschnitt gelangt, dort stecken bleibt und dieses Gefäß verstopft. Losgelöste Thromben aus den Becken- oder tiefen Beinvenen durchwandern häufig das rechte Herz und verlegen dann Abschnitte des Lungenkreislaufs. Sie sind die häufigste Ursache einer **Lungenembolie,** einer gefährlichen Komplikation nach Operationen und Entbindungen.

Wegen der Lungenemboliegefahr muss jede Phlebothrombose konsequent behandelt werden:

- Sofortige strenge Bettruhe für acht Tage
- In bestimmten Fällen Versuch der therapeutischen Fibrinolyse (Thrombolyse), d. h. der gezielten medikamentösen Thrombusauflösung
- Vollheparinisierung, wenn sich eine therapeutische Thrombolyse verbietet. Die Fibrinolyse ist in vielen Fällen wegen Blutungsrisiken (z. B. bei Patienten mit langjährigem Hypertonus oder Ulkusleiden) oder wegen der Gefahr arterieller Embolien (z. B. bei Patienten mit Aortenaneurysma, ➤ Kap. 16.1.4) kontraindiziert
- Langfristig Kompressionsstrümpfe zur Entlastung des Venensystems, das durch die Thrombose sehr häufig partiell zerstört wird.

PT-PRAXIS

Wells-Score

Wegen der schlechten Test-Spezifität und -sensitivität einerseits und dem klinischen Risiko, eine Lungenembolie auszulösen, andererseits, werden die sog. Thrombosedruckpunkte nicht mehr empfohlen. Stattdessen wird der Wells-Score (zur Ermittlung der Wahrscheinlichkeit einer tiefen Beinvenenthrombose) verwendet).

Tab. 6.2 Wells-Score (Tiefe Beinvenenthrombose, TVT) [F210–006]

Kriterium	Punkte
Vorliegen einer aktiven Tumorerkrankung	1
Umfangdifferenz des Unterschenkels im Seitenvergleich > 3 cm, 10 cm unterhalb Tuberositas tibiae gemessen	1
Erweiterbare oberflächliche Kollateralvenen auf der betroffenen Seite (keine Varizen)	1
Eindrückbares Ödem auf der betroffenen Seite	1
Schwellung des gesamten Beines	1
Entlang der Venen lokalisierte Schmerzen im Bein	1

Tab. 6.2 Wells-Score (Tiefe Beinvenenthrombose, TVT) [F210–006] *(Forts.)*

Kriterium	Punkte
Schwellung des gesamten Beines	1
Entlang der Venen lokalisierte Schmerzen im Bein	1
Paralyse, Parese oder Immobilisation der unteren Extremität	1
Bettruhe für mehr als drei Tage oder größere OP in den letzten zwölf Wochen	1
TVT-Vorgeschichte in der Anamnese	1
Andere Diagnosen genauso wahrscheinlich	–2

Bei einem Punktwert über 2 ist das Vorliegen einer TVT wahrscheinlich!
Achtung: Nicht verwechseln mit dem Wells-Score zur Ermittlung der Wahrscheinlichkeit einer Lungenembolie!

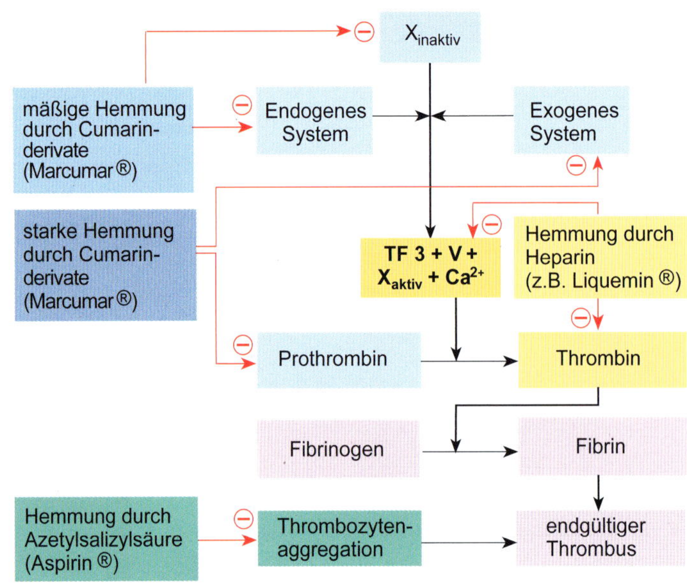

Abb. 6.26 Heparin, Cumarinderivate und Azetylsalizylsäure greifen an verschiedenen Stellen der Gerinnungskaskade hemmend ein (vereinfachtes Schema).

ACHTUNG

Nicht verwechseln!

Bei einer **Phlebothrombose** (tiefe Beinvenenthrombose) ist absolute Bettruhe, bei einer **Thrombophlebitis,** also der Entzündung oberflächlicher Venen (➤ Kap. 16.1.5), Bewegungstherapie angezeigt!

Arterielle Thrombosen und Embolien

Gelegentlich entwickeln sich im arteriellen Gefäßsystem Thromben, die sich meist durch die starke Strömung in den arteriellen Gefäßen von der Gefäßwand lösen und als Embolus engere Gefäßabschnitte verschließen können. So kann z. B. ein Thrombus aus dem linken Vorhof des Herzens zu einer akuten Durchblutungsstörung einer Beinarterie führen (akuter arterieller Verschluss). Typische Krankheitssymptome sind eine weißliche Verfärbung der Haut, starke Schmerzen und Bewegungsunfähigkeit. Im Fall der Beinarterie sind die Fußpulse nicht mehr zu tasten. Im späteren Stadium kommt es zur bläulichen Verfärbung des absterbenden Gewebes distal des Verschlusses. Die Behandlung erfolgt durch Schmerzbekämpfung und – je nach den Umständen im Einzelfall – durch rasche chirurgische Entfernung des Embolus (Embolektomie), Fibrinolyse oder Heparinisierung.

ACHTUNG

Arterielle Thrombose

Bei einem akuten arteriellen Verschluss (arterielle Thrombose) die Beine tief lagern und den Arzt unverzüglich informieren!

6.5.6 Antikoagulation und Thrombolyse

Um eine Thrombose und/oder eine Embolie zu behandeln oder beim Risikopatienten zu verhindern, muss die Gerinnungsfähigkeit des Blutes medikamentös herabgesetzt werden. Man bezeichnet diese Therapie als **Antikoagulation.** Wird auch die Fibrinolyse aktiviert, spricht man wie erwähnt von **Thrombolyse** (oder kurz Lyse). Die wichtigsten Medikamente zur Antikoagulation sind das **Heparin** und die **Cumarinderivate** (➤ Abb. 6.26).

Heparin

Heparin, z. B. Liquemin®, verhindert die Bildung von Fibrin, indem es verschiedene Schritte des endogenen Systems mehr oder weniger blockiert und gleichzeitig die Zusammenlagerung von Thrombozyten hemmt.

Zur Verhütung von Thrombosen (Thromboseprophylaxe) verwendet man die **Low-dose-Heparinisierung,** bei der täglich 2 × 7 500 oder 3 × 5 000 i. E. (internationale Einheiten) Heparin subkutan gespritzt werden. Da diese Vorsichtsmaßnahme nicht allzu belastend ist, an Lungenembolien aber immer wieder Patienten praktisch ohne Warnsignal – also ohne erkannte Thrombose – versterben, wird diese Prophylaxe bei allen bettlägerigen Patienten durchgeführt.

Die Vollheparinisierung **(High-dose-** oder **therapeutische Heparinisierung**) mit ca. 30 000 i. E./Tag wird intravenös über Infusionspumpen (Perfusor®) verabreicht und dient zur Behandlung bereits entstandener Venenthrombosen oder Lungenembolien. Ferner wird sie bei Herzinfarkt sowie bei arteriellen Gefäßverschlüssen eingesetzt.

Die Vollheparinisierung ist – im Gegensatz zur Marcumartherapie – sofort wirksam und hinsichtlich der Dosierung gut steuerbar. Nachteilig ist die Notwendigkeit der intravenösen Gabe. Zur Langzeittherapie eignen sich deshalb nur Cumarine, die in Tablettenform einnehmbar sind.

PT-PRAXIS

Thromboseprophylaxe

Bei allen bettlägerigen Patienten sollte eine physiotherapeutische Behandlung grundsätzlich mit der **Thromboseprophylaxe** begonnen werden. Durch statisches Anspannen und dynamisches Bewegen der Füße und Beine (Thrombosetretprogramm) wird die Venen-Muskelpumpe aktiviert und der venöse Rückstrom im tiefen Venensystem erhöht. Den gleichen Effekt erzielen Kompressionsstrümpfe (Anti-Thrombosestrümpfe), hier jedoch durch die Komprimierung der oberflächlichen Venen. Kompressionsstrümpfe müssen **vor** dem Aufstehen des Patienten angezogen werden.
Die Thromboseprophylaxe ist zusammen mit der Pneumonieprophylaxe wichtigster Bestandteil der physiotherapeutischen Arbeit bei nahezu allen Patienten im Akutkrankenhaus.
Generell gilt: Der beste Schutz vor Thrombose ist Bewegung!

Cumarinderivate

Cumarinderivate, z. B. Phenprocoumon (Marcumar®), greifen in die Bildung der Gerinnungsfaktoren in der Leber ein. Die Faktoren II, VII, IX und X werden nur unter dem Einfluss von Vitamin K gebildet. Cumarinderivate sind Antagonisten (Gegenspieler) des Vitamin K und hemmen somit die Bildung dieser Gerinnungsfaktoren in der Leber. Marcumar® wirkt sehr lange und ist deshalb schlecht steuerbar. Um eine zu starke Gerinnungshemmung mit unvertretbar hoher Blutungsgefahr zu vermeiden, muss die Dosierung regelmäßig kontrolliert werden.

Die Cumarintherapie wird zur Rückfallprophylaxe nach Bein- oder Beckenvenenthrombose, nach Lungenembolie sowie nach akutem Herzinfarkt bei zusätzlichen Risikofaktoren für etwa 3–12 Monate, eventuell auch länger, eingesetzt. Patienten mit künstlichen Herzklappen müssen permanent markumarisiert werden, damit sich an den Klappen keine Blutgerinnsel bilden. Soll ein markumarisierter Patient operiert werden, muss die Marcumar-Medikation ausgesetzt und durch die besser steuerbare Vollheparinisierung ersetzt werden.

Blutungszeit

Die physiologische Blutungszeit bei kleinen Schnittverletzungen beträgt durchschnittlich 24 Sekunden. Eine Marcumar-Therapie verlängert sie, hebt sie aber nicht auf. Die Wirksamkeit der Marcumar-Einnahme wird durch den sog. INR-Wert bestimmt (früher Quick). Hier gilt: Ein INR-Wert von 2 bedeutet doppelte Blutungszeit (also 48 Sek.), ein Wert von 3 bedeutet dreifache Blutungszeit.

PT-PRAXIS

Blutungsgefahr bei Marcumar-Patienten

Marcumar-Patienten sollten sich wegen der Blutungsgefahr keinem Verletzungsrisiko aussetzen. Die physiotherapeutische Behandlung dieser Patienten muss möglichst schonend erfolgen, z. B. sind Massagen mit besonderer Vorsicht zu verabreichen. Marcumar-Patienten tragen einen **Marcumar-Pass** bei sich, der wichtige Informationen, z. B. über die Grunderkrankung, enthält.

Azetylsalizylsäure

Weniger zur Auflösung von Thromben als zur Rezidivprophylaxe von arteriellen Thromboembolien, die häufig die Ursache für Herzinfarkt (➤ Kap. 15.7.3) und Schlaganfall (➤ Kap. 9.19.2) sind, hat sich **Azetylsalizylsäure** (kurz ASS, z. B. Aspirin®) als recht effektives und vergleichsweise risikoarmes Medikament bewährt. Azetylsalizylsäure, ein Weidenrindenextrakt, verhindert die Thrombozytenaggregation zu Beginn des Gerinnungsprozesses.

Therapeutische Thrombolyse

Mit Hilfe von fibrinolytischen Substanzen kann versucht werden, thrombotische oder embolische Gefäßverschlüsse aufzulösen. Man verwendet als fibrinolytische Medikamente neben der aus Bakterien (Streptokokken, ➤ Kap. 7.8.1) gewonnenen **Streptokinase** die aus menschlichem Urin gewonnene **Urokinase** sowie das gentechnisch hergestellte **r-tPA** (rekombinanter tissue [= Gewebs-]Plasminogenaktivator). Die Rekanalisation gelingt in vielen Fällen, Spontanblutungen und erneute Verschlüsse (Rethrombosen) nach Beendigung der Therapie sind jedoch häufig.

6.5.7 Erhöhte Blutungsneigung

Eine **erhöhte Blutungsneigung** wird als hämorrhagische Diathese bezeichnet. In leichten Fällen klagen Patienten nur über vermehrtes Nasenbluten oder gehäufte blaue Flecke, in schwersten Fällen kann es ohne sichtbaren Auslöser zu tödlichen Blutungen kommen.

Thrombozytenstörungen

Eine verminderte Thrombozytenzahl wird als **Thrombozytopenie** bezeichnet, eine Thrombozytenfunktionsstörung als **Thrombozytopathie.** Viele kleinste Gefäßschäden können nicht mehr abgedichtet werden und es kommt zu typischen stecknadelkopfgroßen Hauteinblutungen (**Petechien,** ➤ Abb. 6.27) und in schweren Fällen sogar zu **Sugillationen** (flächenhafte Blutungen).

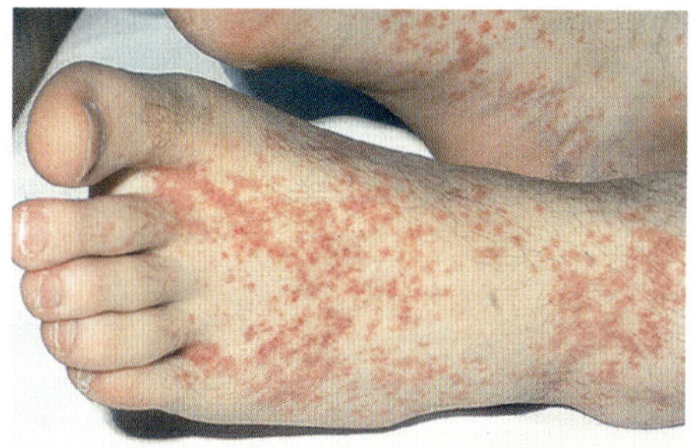

Abb. 6.27 Patient mit Petechien (stecknadelkopfgroßen Blutungen) infolge Thrombozytopenie. [T127]

Koagulopathien

Koagulopathien sind durch Mangel oder Funktionsstörungen der Gerinnungsfaktoren bedingt. Relativ häufig ist die **Hämophilie A,** die sog. Bluterkrankheit. Bei ihr liegt ein Mangel an Faktor VIII, bei der viel selteneren Hämophilie B liegt ein Faktor-IX-Mangel vor. Beide werden X-chromosomal rezessiv (➤ Kap. 3.8.4) vererbt und treten deshalb fast ausschließlich bei Männern auf.

Patienten mit einer Hämophilie leiden schon bei kleinsten Verletzungen unter schweren, nicht zu stillenden Blutungen, die häufig in Gelenkhöhlen **(Hämarthros)** auftreten und dort längerfristig zu schweren arthrotischen Veränderungen bis zur völligen Gelenkzerstörung führen können. Außerdem treten bei diesen Patienten häufig Blutungen in Weichteilgeweben **(Hämatome)** auf. Deshalb muss rasch nach Verletzungen der fehlende Gerinnungsfaktor in Form einer gerinnungsaktiven Plasmakonzentration (Gerinnungsfaktoren-Injektion) substituiert (ersetzt) werden.

Literatur

Benninghoff, A., Drenckhahn, D.: Makroskopische Anatomie, Histologie, Embryologie, Zellbiologie. Band 1: Zelle, Gewebe, Entwicklung, Skelett- und Muskelsystem, Atemsystem, Verdauungssystem, Harn- und Genitalsystem, Band 2: Herz-Kreislauf-System, Lymphatisches System, Endokrine Drüsen, Nervensystem, Sinnesorgane, Haut. 16./17. Aufl. Elsevier Urban & Fischer, München 2004, 2008.

Berg, J. M., Tymoczko, J. L., Gatto, G. J.: Stryer – Biochemie. 8. Aufl. Springer Spektrum, Berlin 2018.

Blum, H. E., Müller-Wieland, D.: Klinische Pathophysiologie. Thieme, Stuttgart 2020.

Brandes, R., Lang, F., Schmidt, R. F.: Physiologie des Menschen, mit Pathophysiologie. 32. Aufl. Springer, Berlin 2019.

Gültig, O., Miller, A., Zöltzer, H.: Leitfaden Lymphologie. 2. Aufl. Elsevier Urban&Fischer, München 2021.

Horn, F.: Biochemie des Menschen, Das Lehrbuch für das Medizinstudium. 8. Aufl. Thieme, Stuttgart 2020.

Paulsen, F., Waschke, J.: Sobotta, Atlas der Anatomie 3 Bände und Tabellenhefter im Schuber. 24. Aufl. Elsevier, München 2019.

Schoppmeyer, M.: Innere Medizin: Krankheitslehre für die Physiotherapie. 4. Aufl. Elsevier Urban&Fischer, München 2020.

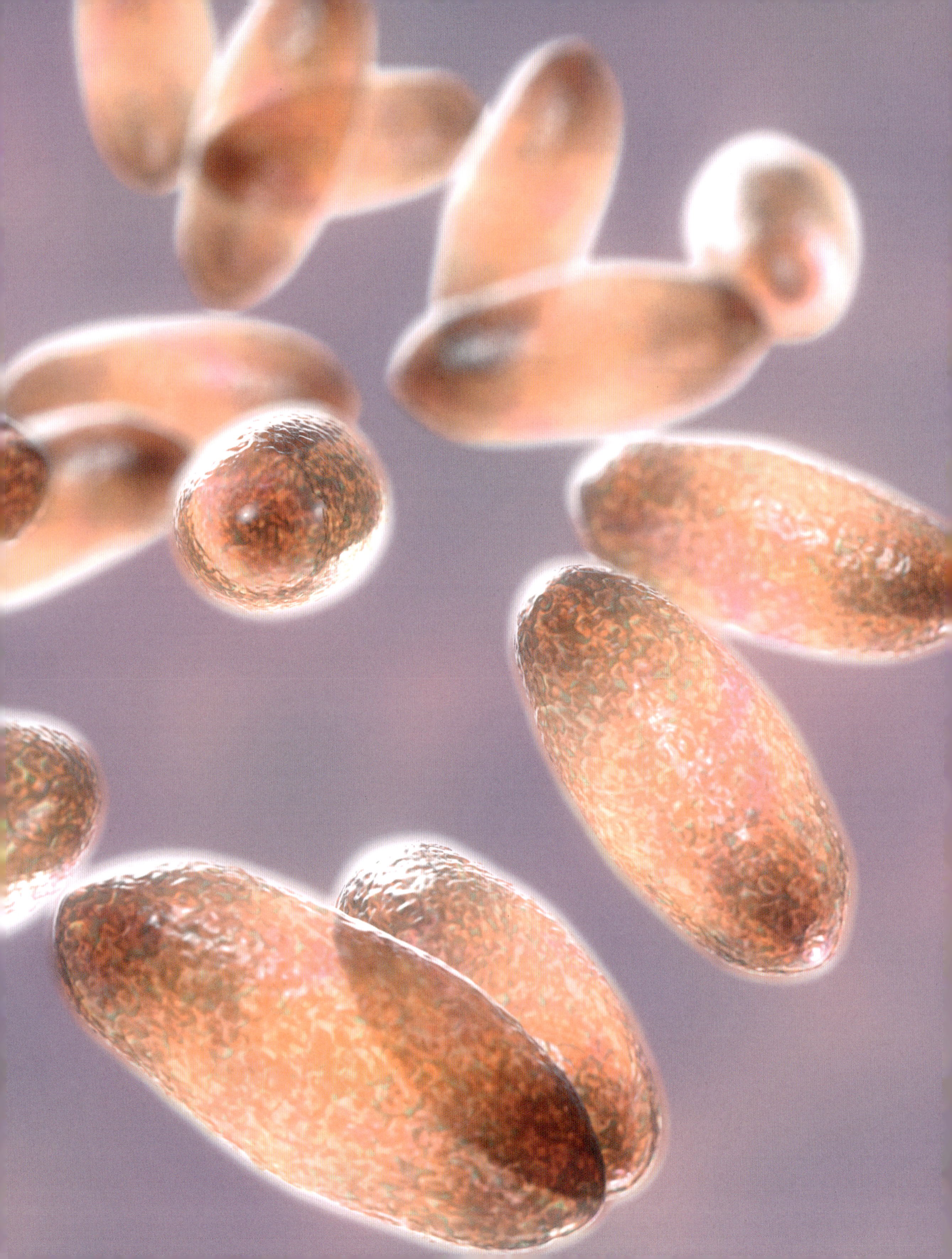

KAPITEL

7 Das Immunsystem

LERNINHALTE

7.1 Bestandteile des Immunsystems (Abwehrsystem)

- Das Immunsystem schützt uns vor Infektionen. Es erkennt Antigene und leitet Maßnahmen zu ihrer Bekämpfung ein.
- Es besteht aus den äußeren Barrieren, den lymphatischen Organen, zahlreichen Zellen und spezifischen Sekretstoffen.

7.2 Unspezifisches Immunsystem

- Das unspezifische Immunsystem reagiert schnell auf Eindringlinge, erkennt sie aber nicht immer und vernichtet sie oft nicht vollständig.
- Hierzu gehören Haut und Schleimhäute, Phagozyten (Fresszellen), die natürlichen Killerzellen und ein Enzymsystem, das Fremdzellen zerstören kann – das Komplementsystem.

7.3 Zytokine – Botenstoffe im Immunsystem

- Zytokine sind hormonartige Eiweißkörper (Proteine), die für die Kommunikation zwischen Abwehrzellen und für die Vernichtung von Fremdantigenen verantwortlich sind.

7.4 Spezifisches Immunsystem

- Das spezifische Immunsystem kann Fremdantigene exakt erkennen und besitzt eine Merkfähigkeit durch Gedächtniszellen, die bei einer erneuten Infektion mit einer sofortigen Abwehrreaktion antworten.
- Das spezifische Immunsystem besteht aus T-Zellen (Thymus-geprägt) und B-Zellen (Knochenmark-geprägt). Die verschiedenen T-Zelltypen bilden das spezifische zelluläre Immunsystem, während die B-Zellen durch die von ihnen gebildeten Antikörper wirken und dem humoralen System zugerechnet werden.
- Antikörper passen wie Schlüssel und Schloss exakt zu jeweils bestimmten Antigenen (Fremdzellen) und neutralisieren diese.
- Durch Selbsterkennungsmoleküle auf den körpereigenen Zellen kann die spezifische Immunabwehr zwischen „selbst" und „fremd" unterscheiden, wodurch der Angriff auf körpereigene Zellen unterbleibt.

7.5 Impfungen

- Durch die Aktivimmunisierung (Schutzimpfung) wird erreicht, dass der Körper Antikörper gegen vom Impfstoff „präsentierte" Fremdantigene bildet, die sodann bei einer ernsten Infektion zur Verfügung stehen.
- Bei der Passivimmunisierung werden dagegen fertige Antikörper verabreicht. Sie wirken sofort, haben aber eine kurze Lebensdauer.
- Gegen SARS-CoV-2 wurden unterschiedliche Impfstoffe neu entwickelt, die man als genbasiert (mRNA), vektorbasiert und proteinbasiert unterscheiden kann.

7.6 Erkrankungen des Immunsystems

- Überreaktionen des Immunsystems machen sich in Form von Allergien (Überempfindlichkeitsreaktionen) oder selten akut bedrohlich als anaphylaktischer Schock bemerkbar.
- Bei Autoimmunerkrankungen werden vom Immunsystem fälschlicherweise Antikörper gegen körpereigenes Gewebe gebildet, das durch die Wirkung dieser Antikörper zerstört werden kann.
- Immunsuppressiva sind Medikamente, die das Immunsystem hemmen. Sie werden z. B. gegen Autoimmunerkrankungen und bei Transplantationen eingesetzt.

7.7 Infektionslehre

- Menschenpathogene Mikroorganismen sind Bakterien, Viren, Prionen, Pilze und Parasiten.
- Infektionen können inapparent (ohne Krankheitszeichen) oder apparent (mit Krankheitszeichen) verlaufen, sich auf die Eintrittspforte begrenzen oder sich generalisiert ausbreiten (Allgemeininfektion).
- Jede Infektion weist die Stadien Invasionsphase, Inkubationsphase, Krankheitsphase, Überwindungsphase auf.
- Wichtigste Infektionsquellen (Erregerreservoire) sind der Mensch, das Erdreich und Tiere. Meistens werden Erreger über die Schmierinfektion auf den Menschen übertragen. Weitere Übertragungswege sind aerogen durch Tröpfchen oder Staub, oral über Nahrungsmittel, parenteral und sexuell.
- Vermeiden lassen sich Infektionen nur durch hygienegerechtes Verhalten des Personals in Therapieeinrichtungen, durch Desinfektion („Keimverminderung") und Sterilisation („Entkeimung").

7.8 Krankheitserreger und Infektionskrankheiten

- Bakterien sind Einzeller mit allen Merkmalen des Lebens und pflanzen sich ungeschlechtlich durch einfache Querteilung fort. Als Krankheitserreger bedeutsam sind u. a. Staphylokokken, Streptokokken, Pneumokokken.
- Viren besitzen weder eine Zellstruktur noch einen eigenen Stoffwechsel, jedoch die Erbsubstanzen. Derart können sie sich nur in lebenden Wirtszellen vermehren, wobei verschiedene Viren unterschiedliche Wirtszellen haben. Bedeutende Viren sind das Herpes-Virus, Influenza-Viren, das Humane Immundefizienz-Virus (HIV).
- Prionen sind krankmachende, infektiöse Eiweiße aus einem einzigen Protein. Sie verursachen allem Anschein nach spongiforme Enzephalopathien wie die Creutzfeldt-Jakob-Krankheit, Scrapie oder BSE.
- Pilze (Fungi) sind pflanzenähnliche Lebewesen, die als Eukaryonten einen abgegrenzten Zellkern besitzen und feste Zellwände aus Polysacchariden und Chitin. Krankheiten werden durch Spross-, Faden- und Schimmelpilze verursacht.
- Parasiten leben in oder auf anderen Organismen (Wirte) und ernähren sich auf deren Kosten von Körpersubstanz, -säften oder von Darminhalt. Der Wirtsorganismus wird dabei in seiner Funktion beeinträchtigt. Den Menschen schädigen u. a. Protozoen (Urtierchen), Gliederfüßler wie Milben, Zecken, Flöhe sowie Würmer.

DEFINITION

Immunsystem (Abwehrsystem)

Hochkomplexes, aus einer Vielzahl von Zellen und Organen bestehendes System des Organismus zum Schutz vor schädlichen Mikroorganismen aus der Außenwelt und vor abnormen Zellen des eigenen Körpers (z. B. Krebszellen).

Täglich versuchen Millionen Bakterien, Viren, Parasiten und Pilze, in unseren Körper einzudringen. Sie leben in der Luft, in Nahrungsmitteln, auf der Haut und in menschlichen Körperhöhlen. Auf der Haut leben allein 10^{12} (1 Billion) und im gesamten Magen-Darm-Trakt weitere 10^{14} (zum Vergleich: Der menschliche Organismus besteht seinerseits „nur" aus etwa 8×10^{13} Zellen). Viele der Mikroorganismen schaden uns nicht, ja, wir brauchen sie sogar, z. B. bei der Verdauung. Die meisten Mikroorganismen, die uns schaden können, vernichtet unser **Immunsystem,** und es versagt nur selten, sodass es zum Ausbruch einer Infektionskrankheit kommt.

Auch abnorme Körperzellen, insbesondere Tumorzellen, die laufend in unserem Körper entstehen, werden von unserem Immunsystem erkannt und vernichtet, sodass eine bösartige Wucherung vermieden wird

7

7.1 Bestandteile des Immunsystems

7.1.1 Vier Teilsysteme der Abwehr

Unser Immunsystem ist hochkomplex, bestehend aus einer Vielzahl von Zellen und Organen. Prinzipiell werden **vier Teilsysteme der Abwehr** unterschieden (➤ Tab. 7.1), die jedoch eng zusammenarbeiten.

Unspezifische und spezifische Abwehr

- Die **unspezifische Abwehr** ist angeboren und bedarf keiner vorherigen Auseinandersetzung mit einem Antigen (➤ Kasten). Sie ist sehr schnell und sorgt dafür, dass z. B. Bakterien, die durch die Haut eingedrungen sind, rasch und noch am Ort ihres Eindringens unschädlich gemacht werden. Manchmal allerdings reicht die unspezifische Abwehr nicht aus, um die Erreger vollständig zu vernichten. Dann kann sie sie in der Regel aber so lange „in Schach halten", bis ein zweites Abwehrsystem einsatzbereit ist:
- Die **spezifische Abwehr** erkennt in der Auseinandersetzung mit einem Antigen bestimmte molekulare Merkmale (Spezifität) und kann somit auf dieses spezielle Antigen reagieren. Sie braucht länger (Tage bis Wochen), um einen effektiven Gegenschlag vorzubereiten, dafür hat sie die Fähigkeit, sich die Erreger „zu merken" **(Antigengedächtnis),** sodass diese bei einem erneuten Angriff auf den Körper sozusagen schon erwartet werden und dann entsprechend schnell und effektiv unschädlich gemacht werden können.

Als **Antigene** werden dabei alle Strukturen bezeichnet, die das Immunsystem dazu bringen, spezifische Gegenmaßnahmen einzuleiten, also eine **Immunantwort** hervorzurufen. Typischerweise handelt es sich dabei um Proteine (Eiweiße, ➤ Kap. 2.8.3) auf der Oberfläche von Bakterien, Pilzen und Viren. Das spezifische Abwehrsystem ist erworben.

Beide, die unspezifische und die spezifische Abwehr, bedienen sich sowohl zellulärer als auch humoraler Abwehrmechanismen (➤ Tab. 7.1).

DEFINITION

Antigene

Alle Substanzen, die von ihrer Struktur und Größe her in der Lage sind, eine gezielte Abwehrreaktion des Organismus auszulösen. Chemisch gesehen stellen sie meist Proteine (Eiweiße) oder Zucker-Eiweiß-Verbindungen dar.

Zelluläre und humorale Abwehr

Eine weitere Einteilung unterscheidet:

- **Zelluläre Abwehrmechanismen:** Zellulär bezieht sich auf die zahlreichen Abwehrzellen, die direkt an der Beseitigung von Erregern beteiligt sind.
- **Humorale Abwehrmechanismen** (humoral = Körperflüssigkeiten betreffend): nichtzelluläre, im Plasma oder in verschiedenen Körperflüssigkeiten gelöste Substanzen wie etwa diverse Eiweißfaktoren, Enzyme und Antikörper (➤ Kap. 7.4.3).

Tab. 7.1 Vier Teilsysteme der Abwehr. So getrennt wie in dieser Tabelle sind die Teilsysteme der Abwehr in Wirklichkeit allerdings nicht. Vielmehr sind die verschiedenen Abwehrmechanismen auf vielfältige Weise miteinander vernetzt und arbeiten eng zusammen.

Abwehrsystem	Zellulär	Humoral (nicht zellulär)
Spezifisches	T-Zellen: • T-Helferzellen (➤ Kap. 7.4.1) • T-Suppressorzellen (➤ Kap. 7.4.1) • Zytotoxische T-Zellen (➤ Kap. 7.4.1) • T-Gedächtniszellen (➤ Kap. 7.4.1)	Antikörper (produziert von Plasmazellen) und B-Gedächtniszellen (➤ Kap. 7.4.2)
Unspezifisches	• Natürliche Killerzellen (NK-Zellen) (➤ Kap. 7.2.4) • Makrophagen (➤ Kap. 7.2.3) • Neutrophile Granulozyten (➤ Kap. 7.2.3)	• Komplement (➤ Kap. 7.2.5) • Zytokine (➤ Kap. 7.3) • Lysozym (➤ Kap. 7.2.2)

7.1.2 Organe des Immunsystems

Grundsätzlich werden Abwehrzellen im Knochenmark gebildet und vermehren sich dort. Danach wandern sie aus und besiedeln die weiteren lymphatischen Organe, wo sie sich noch weiterentwickeln können.

Lymphatische Organe und Gewebe lassen sich unterteilen in:

- **Primäre lymphatische Organe,** in denen die unreifen Immunzellen zu immunreaktiven (immunkompetenten) Zellen heranreifen, d. h. zu Zellen, die in der Lage sind, fremde Antigene zu erkennen. Ein Vorgang, der als **Prägung** bezeichnet wird (➤ Kap. 7.4). Zu den primären lymphatischen Organen gehören das Knochenmark und der Thymus.
- **Sekundäre lymphatische Organe,** in welche die Immunzellen über Blut- und Lymphbahnen gelangen. Diese Organe sind sozusagen ihre „Arbeitsplätze", nämlich Lymphknoten, Milz, Mandeln (Tonsillen) und andere lymphatische Gewebe des Rachenringes, die Peyer-Plaques des Dünndarms und viele weitere, meist auf Schleimhäuten angesiedelte lymphatische Gewebe. Hier findet neben der Antigenerkennung auch die weitere Vermehrung der Abwehrzellen statt.

DEFINITION

Prägung

Differenzierung und Weiterentwicklung von Vorläuferzellen zu Zellen mit bestimmten Aufgaben und Funktionen.

7.1.3 Zellen des Immunsystems

Man weiß heute, dass sich die zahlreichen verschiedenen Abwehrzellen, die an der Immunantwort beteiligt sind, alle von pluripotenten („vielkönnenden") Stammzellen aus dem Knochenmark ableiten (➤ Abb. 7.1 und ➤ Kap. 4.5.6). Bei der Differenzierung („Spezialisierung") der Stammzellen können zwei Wege eingeschlagen werden:

- Sie können zu **myeloischen** (griech.: myelos = das Mark, für Knochenmark) Stammzellen werden, die dann schließlich zu den drei Arten von Granulozyten (➤ Tab. 7.2 und ➤ Kap. 6.3.1) sowie zu den Monozyten und Makrophagen ausdifferenzieren. Diese Zellen bilden einen Teil des unspezifischen Abwehrsystems (➤ Kap. 7.2).
- Oder sie werden zu **lymphatischen** Stammzellen und bilden in der weiteren Entwicklung die Lymphozyten mit den Untergruppen der T- und B-Zellen als Teil des spezifischen Abwehrsystems (➤ Kap. 7.4) sowie den natürlichen Killerzellen (➤ Kap. 7.2.4).

Die genannten Immunzellen gehören alle zur Gruppe der Leukozyten (weiße Blutzellen, ➤ Kap. 6.3 und ➤ Abb. 6.12). Viele von ihnen patrouillieren ständig im gesamten Körper auf der Suche nach Eindringlingen, also fremden Antigenen. Nur ein kleiner Teil hält sich im Blut auf, die meisten befinden sich in den lymphatischen Organen, den Lymphgefäßen und in der Interzellularsubstanz (Interstitium, Zwischenzellsubstanz, ➤ Kap. 3.4) nahezu aller Organe und Gewebe. Bei Abwehrvorgängen wandern sie verstärkt zum Ort des Geschehens. Durch die Freisetzung von sog. **Entzündungsvermittlern,** z. B. Histamin, kommt es zu typischen Entzündungszeichen wie Rötung (verstärkte Durchblutung) und Schwellung (verstärkte Gefäßdurchlässigkeit, ➤ Kap. 5.5). Außerdem vergrößern sich die für das betreffende Gebiet zuständigen Lymphknoten („geschwollene Lymphdrüsen") durch Vermehrung von Abwehrzellen.

Tab. 7.2 Die Funktionen der wichtigsten Abwehrzellen. So „übersichtlich" wie hier in der Tabelle funktioniert unser Abwehrsystem in der Realität allerdings nicht – seine hohe Effektivität wird erst durch eine enge Vernetzung der verschiedenen Zellen und ihrer Funktionen erreicht.

Name	Funktion
Monozyten	Vorläufer der Makrophagen im Blut
Makrophagen (große Fresszellen)	Phagozytieren in allen Geweben und in der Lymphflüssigkeit
Granulozyten	
• Neutrophile Granulozyten (kleine Fresszellen)	• Phagozytieren Bakterien, Viren und Pilze im Blut; häufigste Immunzellen im Blut
• Eosinophile Granulozyten	• Abwehrzellen gegen Parasiten, sind an allergischen Reaktionen beteiligt
• Basophile Granulozyten, Mastzellen	• Schütten entzündungsfördernde Substanzen aus, sind für Juckreizentstehung mitverantwortlich, reagieren auf Immunglobulin E
B-Zellen	
• B-Lymphozyten	• Vorläufer der Plasmazellen
• B-Gedächtniszellen	• Auf ein spezielles Antigen geprägte B-Zellen, die sich bei Antigenkontakt sofort vermehren und zu Plasmazellen differenzieren
• Plasmazellen	• Antikörper produzierende Zellen
T-Zellen	
• T-Helferzellen	• Erkennen Antigene und aktivieren Plasmazellen und Killerzellen
• T-Suppressorzellen	• Bremsen die Immunantwort
• T-Gedächtniszellen	• Langlebige T-Zellen, die sich bei Antigenkontakt vermehren und differenzieren
• Zytotoxische T-Zellen	• Erkennen und zerstören von Viren befallene Körperzellen und Tumorzellen; reagieren auf bestimmte Antigene der Zielzellen
NK*-Zellen	Greifen unspezifisch virusinfizierte Zellen und Tumorzellen an

* NK = Natürliche Killer

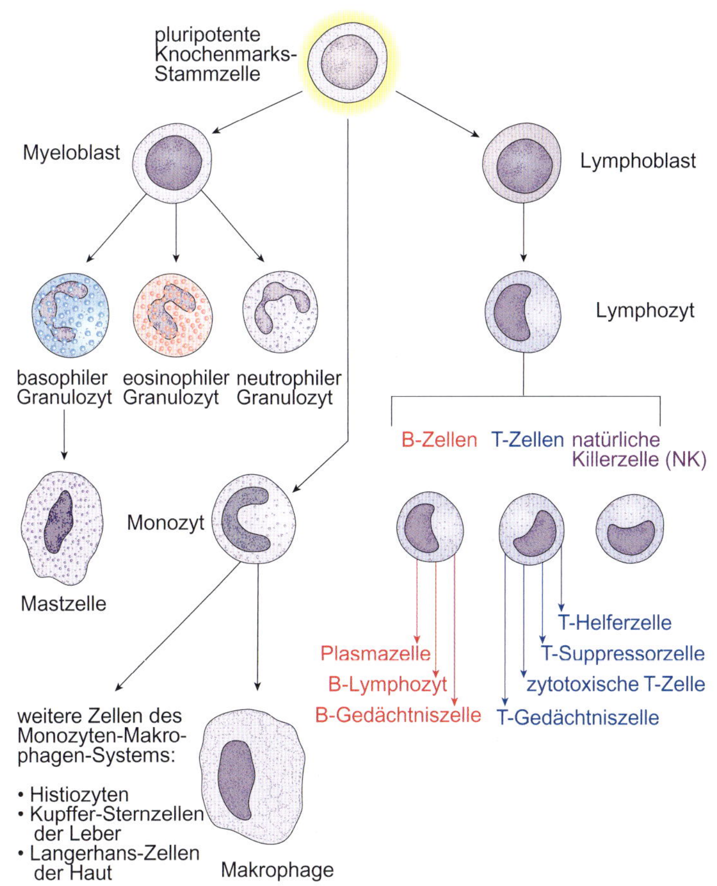

Abb. 7.1 „Stammbaum" der wichtigsten Abwehrzellen (stark vereinfacht). Ausgehend von einer pluripotenten (vielkönnenden) Stammzelle des Knochenmarks entstehen mehrere Zelllinien, die zu einer Vielzahl von immunkompetenten Zellen ausdifferenzieren.

7.1.4 Faktoren (Sekrete) des Immunsystems

Unser Körper verfügt aber, wie oben erwähnt, nicht nur über zelluläre Abwehrmechanismen. Im Immunsystem gibt es eine große Zahl von Molekülen (Enzymkomplexe wie das Komplementsystem, ➤ Kap. 7.2.5, und hormonartige Botenstoffe, sog. Zytokine, ➤ Kap. 7.3), die der Kommunikation der verschiedenen Immunzellen untereinander dienen und Mikroorganismen zerstören können. Diese sog. **Faktoren** können Immunzellen zur Vermehrung anregen und eine Art Spur bilden, vergleichbar einem Duft, dem man sich nähert. Diese Spur lockt weitere Abwehrzellen an den Infektionsort – ein Phänomen, das als **Chemotaxis** bezeichnet wird.

7.2 Unspezifisches Immunsystem

Die **unspezifische Abwehr** besteht aus:
- Äußeren Barrieren
- Sekretfluss
- Mehreren Gruppen weißer Blutzellen (Leukozyten, ➤ Kap. 6.3)
- Mehreren Faktoren wie dem Komplementsystem, Zytokinen und Lysozym.

7.2.1 Äußere Schutzbarrieren

Zur Abwehr gehören auch die **äußeren Schutzbarrieren** unseres Körpers (➤ Abb. 7.2), die ein Eindringen krankmachender Mikroorganismen weitgehend verhindern können. Hierzu zählen beispielsweise die Haut (➤ Kap. 10.1) und die Schleimhäute. Sie wirken in erster Linie als mechanischer Schutzwall, vergleichbar mit einer Mauer (Epithelbarriere).

Auch die **Normalflora** oder physiologische Flora (Mikroorganismen, die physiologischerweise bestimmte Körperregionen des Menschen besiedeln) unterstützt durch ihre Stoffwechselaktivität oftmals unser Immunsystem. So leben beispielsweise in der weiblichen Scheide Milchsäurebakterien, sog. Döderlein-Stäbchen. Die von ihnen gebildete Milchsäure (Laktat) sorgt für den sauren pH-Wert der Scheide, der die Besiedlung mit pathogenen Keimen in aller Regel verhindert.

7.2.2 Sekretfluss

Der Körper produziert verschiedene Sekrete mit unterschiedlichen Aufgaben, die durch ihren auswärts gerichteten Fluss in der Lage sind, eingedrungene Erreger wegzuspülen. So werden in der Harnröhre aufsteigende Bakterien regelmäßig durch den Harnfluss ausgeschieden und somit das Aufsteigen erschwert. Bei Verletzungen von Haut oder Gefäßen sorgt der Blutfluss dafür, dass auf der Haut befindliche Bakterien nicht in die Wunde eindringen können. Mundspeichel, Bronchialschleim und Tränenflüssigkeit enthalten das Enzym **Lysozym,** eine antimikrobiell wirksame Substanz, die Zellwandstrukturen von Bakterien zerstören kann. Im Magen wird eine Vielzahl von Erregern durch den hohen Säuregehalt (pH 1–2, ➤ Kap. 18.4.4) abgetötet.

7.2.3 Phagozyten

Wenn es Mikroorganismen dennoch gelingt, in den Körper einzudringen (z. B. durch eine Verletzung der äußeren Barrieren), so werden sie in der Regel durch **Phagozyten** (Fresszellen; griech.: phagos = fressen) unschädlich gemacht. Die größte phagozytotische Aktivität haben die **Makrophagen** und die **neutrophilen Granulozyten** (➤ Tab. 7.2 und ➤ Kap. 6.3.1). Fremdpartikel (z. B. Bakterien) werden von ihnen umflossen, eingeschlossen und im Inneren der Zelle verdaut (➤ Kap. 3.5.10). Besonders „scharf" sind die Phagozyten, wenn die Fremdpartikel noch besonders markiert worden sind. Die Markierung kann durch Antikörper (➤ Kap. 7.4.3) oder Komplementfaktoren stattfinden. Dieses Phänomen wird als **Opsonierung** (= „schmackhaft machen") bezeichnet. Durch das schnelle Aufnehmen von antikörperbeladenen Erregern unterstützen Phagozyten das spezifische Immunsystem (➤ Abb. 7.3).

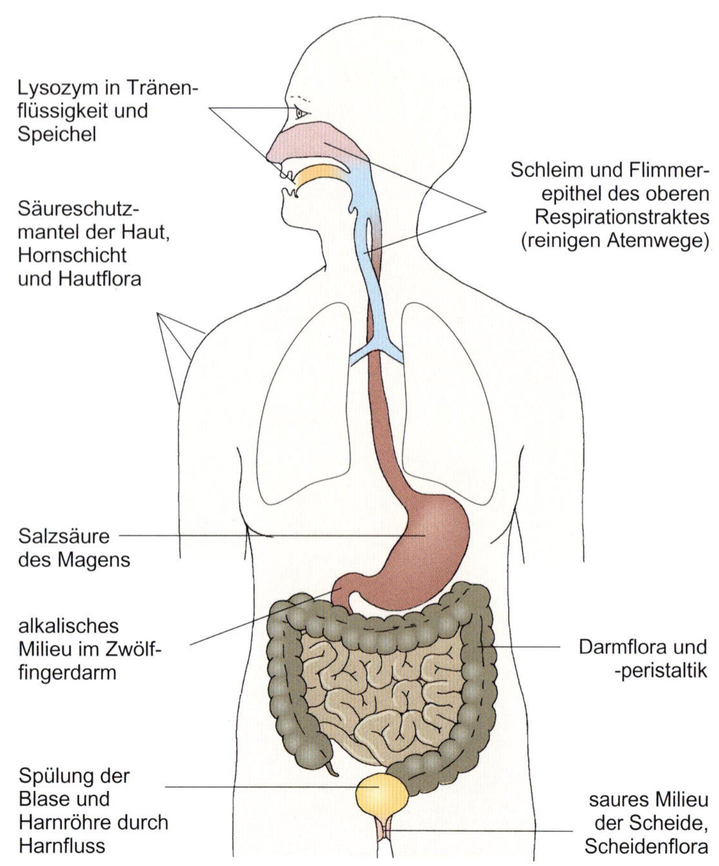

Abb. 7.2 Äußere Schutzbarrieren des menschlichen Organismus (Auswahl). Die meisten Infektionserreger können die Körperoberfläche nicht durchdringen, weil sie von verschiedenen physikalischen und biochemischen Schutzbarrieren zurückgehalten werden. Auch die Normalflora verhindert die Ansiedlung von gefährlichen Mikroorganismen.

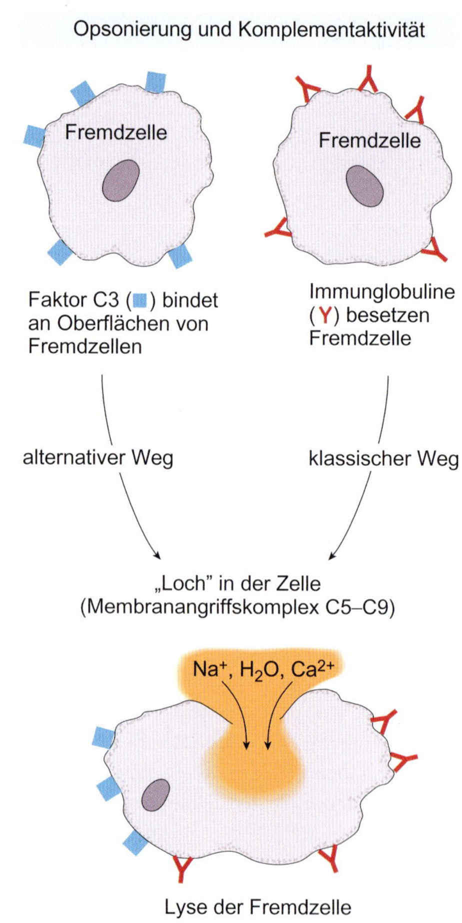

Abb. 7.3 Fremdzellen (Antigene) können entweder über Faktor C3 des Komplementsystems markiert werden (links) oder über spezifische Antikörper, auch Immunglobuline genannt (rechts). Diesen Vorgang nennt man Opsonierung. Makrophagen (unspezifisch zelluläre Abwehr) sind dann in der Lage, diese Komplexe aufzulösen (lysieren) und damit unschädlich zu machen.

7

7.2.4 Natürliche Killerzellen

Die **natürlichen Killerzellen** (NK-Zellen), eine Untergruppe der Lymphozyten, wirken vor allem gegen virusinfizierte und tumorartig veränderte Zellen (ebenso wie die T-Zellen, ➤ Kap. 7.4.1). Natürliche Killerzellen sind in der Lage, Veränderungen auf der Zelloberfläche wahrzunehmen und die veränderten Zellen dann durch zytotoxische (zellschädigende) Substanzen, sog. **Zytotoxine,** zu zerstören.

KLINIK

Immunsystem und Krebs

Bei der Verhinderung von Krebserkrankungen spielen mehrere körpereigene Mechanismen eine wichtige Rolle. Als intrazelluläre Qualitätskontrolle kann die genetische Ausstattung mit dem sog. p53-Gen angesehen werden, die dafür sorgt, dass bei der Zellteilung (Mitose, ➤ Kap. 3.7.1) entartete körpereigene Zellteilungsprodukte sogleich vernichtet werden, weil sie Fehler (Mutationen) aufweisen. Dieser Vorgang wird auch Apoptose genannt (➤ Kap. 22.2.3, Kasten „Programmierter Zelltod") und ist mit dem Gießen einer Glocke vergleichbar: Nur wenn die – aus Bronze gegossene – Glocke nach dem Erkalten klingt, wird sie verwendet; ansonsten wird sie wieder eingeschmolzen, also vernichtet, denn eine Reparatur ist nicht möglich.
Das spezifische Immunsystem kennt B- und T-Lymphozyten, die nach dem Ort ihrer Prägung (***B**ursa-Fabricii*-Äquivalent bzw. ***b**one marrow* [Knochenmark] und ***T**hymus*) bezeichnet werden und sehr verschiedene Aufgaben wahrnehmen. Die aus dem Knochenmark stammenden Lymphozyten, die keiner Prägung unterliegen, werden als **Nullzellen** bezeichnet. Sie haben ebenfalls eine sehr spezifische Funktion, aus der man leicht ersehen kann, dass unser Organismus auf die Entstehung von „Krebs", also entarteten körpereigenen Zellen, sehr wohl vorbereitet ist und sekündlich damit rechnet: Die zu den Nullzellen gehörenden natürlichen Killerzellen (natural killer cells) haben keine andere Aufgabe, als solche entarteten Zellen zu erkennen und zu vernichten.
Eine Krebserkrankung ist also nicht nur ein Produkt aus der Wechselwirkung zwischen angeborenen Faktoren (genetische Ausstattung, Disposition) und Umweltfaktoren (Asbest, Zigarettenrauch etc.), sondern kann auch als Dysbalance zwischen Entstehungshäufigkeit und korrespondierender Abwehr verstanden werden.
Ist allerdings eine Krebserkrankung einmal manifestiert, reicht eine unspezifische Stimulierung des Immunsystems allein sicher nicht aus, um einen Behandlungserfolg zu erzielen, sondern kann allenfalls als Begleittherapie genutzt werden. Da die körperliche Bewegung als wirksame Stimulierung des Immunsystems bekannt ist (➤ Kap. 7.6.2, Kasten „Immunsystem und Bewegung"), bietet sich hierzu also eine gezielte Bewegungstherapie an. Sie muss allerdings noch sorgfältiger als bei Gesunden darauf abgestimmt sein, stimulierende Reize so zu setzen, dass sie der Entstehung von Erkrankungen vorbeugt und keine Überforderung eintritt. Überlastung kann zum gegenteiligen Effekt führen und so immunsuppressiv wirken, also das Abwehrsystem sogar unterdrücken.
Den Zusammenhang zwischen den Fähigkeiten des Immunsystems und Krebserkrankungen kann man auch daran ablesen, dass immer dann, wenn das Immunsystem durch Medikamente wirksam unterdrückt wird (z. B. um Transplantatabstoßungen zu unterdrücken), statistisch die Wahrscheinlichkeit steigt, eine Tumor-Erkrankung zu entwickeln. Dieses Phänomen ist aber dosisabhängig und nur über lange Beobachtungszeiträume zu erfassen.
Für die Präventionsanstrengungen der Physiotherapie ist es also ein wichtiges Argument, durch gezielte Bewegungstherapie, dem Kernelement physiotherapeutischer Behandlung, nicht nur das Herz-Kreislauf-System und den Bewegungsapparat zu trainieren, sondern auch das Immunsystem, und damit der Entstehung vieler Erkrankungen, auch der Krebserkrankung, vorzubeugen.

7.2.5 Komplementsystem

DEFINITION

Komplementsystem

Hauptsystem der humoralen unspezifischen Abwehr, dient vor allem der Vernichtung von Bakterien und anderen körperfremden Zellen und fördert Entzündungsreaktionen.

Das Komplementsystem besteht aus neun **Komplementfaktoren** (complement, Plasmaproteine, ➤ Kap. 6.1.4), die mit C1 bis C9 abgekürzt werden. Wie bei den Gerinnungsfaktoren (➤ Kap. 6.5.4) handelt es sich auch bei den Komplementfaktoren um inaktive Enzyme, die sich gegenseitig im Sinne einer Reaktionskaskade aktivieren. Wenn ein Enzym einer niedrigen Stufe aktiviert wurde, aktiviert es wiederum mehrere Enzyme der nächsten Stufe. Auf diese Weise kommt es zu einer Kettenreaktion und massiven Ausbreitung der Komplementreaktion.

Aufgabe des Komplementsystems

- Der Faktor C3 führt zur schon erwähnten Opsonierung von Bakterien: Durch Bindung von C3-Molekülen an die Fremdzelloberfläche werden diese für Phagozyten noch „attraktiver" (➤ Abb. 7.3).
- Die aktiven Faktoren C3 und C5 sind starke Entzündungsmediatoren – sie locken andere Abwehrzellen, wie z. B. Granulozyten, an (Chemotaxis).
- Die Faktoren C5 bis C9 können den sog. lytischen Komplex bilden, den man sich als eine Art Tunnel oder Loch in der Fremdzellmembran vorstellen kann – durch diesen Tunnel kommt es zum unkontrollierten Kaliumverlust sowie Natrium- und Flüssigkeitseinstrom, bis die Fremdzelle (z. B. das Bakterium) platzt und abstirbt (Lyse, ➤ Abb. 7.3).

Die Komplementreaktion kann auf zwei unterschiedliche Wege aktiviert werden:

- Im sog. **klassischen Weg** durch Antigen-Antikörper-Komplexe (➤ Kap. 7.4.4); die Aktivierung setzt entsprechend die Funktion des spezifischen Immunsystems voraus.
- Im sog. **alternativen Weg** durch bakterielle Antigene, also direkt durch die Polysaccharid-Zellwandbestandteile des Antigens.

Beide Wege münden in eine gemeinsame Endstrecke, die Bildung des oben genannten lytischen Komplexes. Obwohl das Komplementsystem zur unspezifischen Abwehr gerechnet wird, ist seine Bedeutung bei der spezifischen Abwehr nicht zu unterschätzen.

Inhibitoren des Komplementsystems

Die Aktivität des Komplementsystems wird – ebenfalls vergleichbar dem Gerinnungssystem – von mehreren inhibitorischen Faktoren reguliert.

7.3 Zytokine – Botenstoffe im Immunsystem

Viele Zellen des Abwehrsystems geben hormonartige Botenstoffe ab, die insbesondere reife T- und B-Zellen zur Vermehrung und Differenzierung anregen und als Wachstumsfaktoren der Hämatopoese (➤ Kap. 6.1.3) wirken. Diese Botenstoffe werden **Zytokine** genannt und bilden somit das „Nah- und Fernsprechnetz" der am Immungeschehen beteiligten Zellen. Wenn sie von Lymphozyten produziert werden, heißen sie **Lymphokine.**

Die bekanntesten Zytokine sind die **Interleukine,** von denen mehr als zwanzig verschiedene bekannt sind. Sie haben zahlreiche Wirkungen, wie die Vermehrung von Abwehrzellen und Fibroblasten (Bindegewebszellen) zu stimulieren oder Fieber auszulösen, und sie gelten als chemotaktische Faktoren (sie locken Immunzellen an).

Interferone (IFN) werden von virusbefallenen Zellen abgegeben, um andere Zellen vor einem Virusbefall zu schützen. Die Nachbarzellen vermindern dann ihre Zellteilungsfähigkeit und werden so unempfindlicher gegen Virusbefall.

Beim **Tumor-Nekrose-Faktor** (TNF) vermutet man, dass er zytotoxisch auf tumorös entartete Zellen wirkt und diese abtöten kann (➤ Kap. 7.4.1).

7.4 Spezifisches Immunsystem

Das **spezifische Immunsystem** ist entwicklungsgeschichtlich jünger als das unspezifische. Zwei Besonderheiten zeichnen es aus: **Spezifität** und **Gedächtnisfunktion.**

Spezifität

Das spezifische Immunsystem ist in der Lage, bestimmte molekulare Merkmale der Erreger zu erkennen und nur bei Vorhandensein dieser Merkmale zu reagieren. Grundlage dieser **Spezifität** sind **Antigen-Erkennungsmoleküle,** die als **T-Zell-Antigenrezeptoren** membrangebunden auf den T-Zellen sowie als **Antikörper** frei in den Körperflüssigkeiten und membrangebunden auf den B-Zellen zu finden sind. T-Zell-Antigenrezeptoren und Antikörper sind strukturell unterschiedlich, gehören aber zu einer „großen Familie".

Gedächtnisfunktion

Die **Gedächtnisfunktion** des spezifischen Abwehrsystems beruht auf der Bildung von **Gedächtniszellen** (memory cells). Dies sind nach Antigenkontakt gebildete, ruhende Lymphozyten, die weiter die spezifischen Antigenrezeptoren auf ihrer Oberfläche tragen und z. B. in den Lymphknoten auf eine erneute „Begegnung" mit dem gleichen Antigen „warten". Die Gedächtniszellen ermöglichen bei erneutem Antigenkontakt eine sehr viel schnellere und effektivere Abwehrreaktion und sind der Grund, warum man viele (Infektions-)Krankheiten nur einmal im Leben bekommt (auch ➤ Kap. 7.6).

Die Zellen des spezifischen Immunsystems sind die **Lymphozyten.** Man unterscheidet bei den Lymphozyten T- und B-Zellen, beide bilden Gedächtniszellen.

7.4.1 T-Zellen

Eine Gruppe von Lymphozyten sind die **T-Zellen** (auch T-Lymphozyten), benannt nach ihrem **Prägungsort,** dem **T**hymus (➤ Kap. 6.4.5). Dort werden die noch unreifen Lymphozyten zu immunkompetenten T-Zellen, d. h., sie „lernen" hier, Selbst und Fremd zu unterscheiden. Nur gegen Fremdantigene gerichtete T-Zellen verlassen den Thymus. Solche, die körpereigene Antigenstrukturen erkennen und bekämpfen würden, werden ausgesondert und von Phagozyten vernichtet.

Wie schon erwähnt, besitzen T-Zellen auf ihrer Oberfläche Antigenrezeptoren, mit denen Antigene identifiziert werden können. Passt nun dieser Antigenrezeptor auf das dargebotene Antigen (➤ Kap. 7.4.4), so ist dies der Reiz für die entsprechende T-Zelle, sich rasch zu vermehren und zu den verschiedenen Untergruppen (unten) auszudifferenzieren. Die zahlreichen, neu entstandenen T-Zellen (alle mit dem gleichen Rezeptor und damit mit der gleichen Spezifität wie die Ursprungszelle) leiten dann weitere Reaktionen ein, in deren Verlauf das Antigen beseitigt wird.

Untergruppen der T-Zellen

Die T-Zellen werden in vier Untergruppen mit verschiedenen Aufgaben eingeteilt:

- **T-Helferzellen**
- **T-Suppressorzellen**
- **Zytotoxische T-Zellen**
- **T-Gedächtniszellen.**

Die Aufgabe der **T-Helferzellen** besteht im Wesentlichen in der Abgabe von Zytokinen (Botenstoffe, ➤ Kap. 7.3), die andere Abwehrzellen zur Vermehrung anregen und somit die spezifischen Abwehrreaktionen erst richtig in Gang bringen.

Die **T-Suppressorzellen** haben die umgekehrte Aufgabe, nämlich das Abwehrgeschehen zu bremsen, um überschießende Immunantworten zu vermeiden. Sie spielen eine Rolle bei der Beendigung der Abwehrreaktion (➤ Kap. 7.4.6).

Zytotoxische T-Zellen sind in der Lage, z. B. virusinfizierte oder tumorartig veränderte Zellen (➤ Abb. 7.4 und ➤ Abb. 7.5) direkt zu vernichten. Bei der Erkennung derartiger Zellen geben sie **Perforin** ab. Dieses Molekül ist, ähnlich wie der lytische Komplex des Komplementsystems (➤ Kap. 7.2.5), in der Lage, sich als eine Art Tunnel in die Membran der Zielzelle einzulagern, wobei diese durch den unkontrollierten Flüssigkeits- und Elektrolytaustausch abgetötet wird.

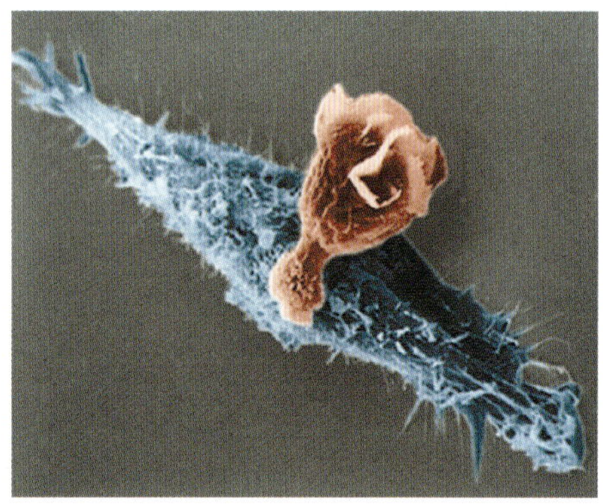

Abb. 7.4 Die rasterelektronenmikroskopische Aufnahme zeigt, wie eine T-Zelle (rot gefärbt) eine entartet Tumorzelle (blau gefärbt) angreift und zu zerstören beginnt. [T111]

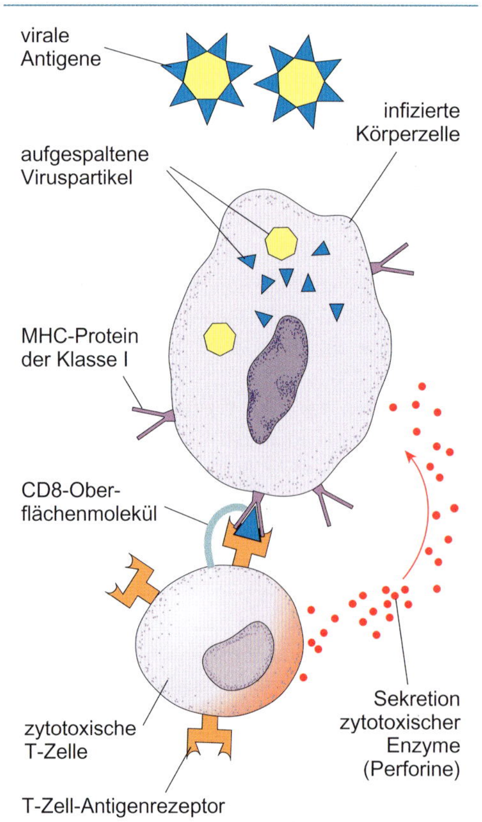

Abb. 7.5 Damit eine zytotoxische T-Zelle mit der Immunantwort beginnen kann, muss ihr das virale Antigen zusammen mit einem MHC-Molekül „präsentiert" werden (➤ Kap. 7.4.4). Die zytotoxischen Enzyme führen letztlich zur Lyse (Auflösung) der infizierten Körperzellen.

Ein vierter T-Zell-Typ spezialisiert sich nach der initialen Begegnung mit einem Antigen als **Gedächtniszellen** (memory cells).

7.4.2 B-Zellen

Die Prägung der **B-Zellen** zu immunkompetenten, d. h. zu antigenerkennungsfähigen Zellen erfolgt im Knochenmark. „Pate" für die Namensgebung der B-Lymphozyten war die **B**ursa Fabricii, ein lymphatisches Organ der Vögel. Als Korrelat beim Menschen gilt heute vor allem das Knochenmark, weshalb auch **b**one marrow (engl.: Knochenmark) als Gedächtnishilfe benutzt wird.

Die Domäne der B-Zellen ist die Produktion von **Antikörpern** (➤ Kap. 7.4.3), die das humorale System der spezifischen Abwehr darstellen. Antikörper sind große Moleküle, die zunächst einmal als Oberflächenantikörper auf der Membranoberfläche der B-Zellen ruhen. Sie haben dieselbe Funktion wie die anders gebauten, stets membrangebundenen T-Zell-Rezeptoren: Wenn eine B-Zelle „ihr" Antigen erkennt, ist dies ein Reiz zur Vermehrung und es entstehen aus ihr zahlreiche **Plasmazellen.** Dieser Vorgang erfordert die Mithilfe von T-Helferzellen (➤ Abb. 7.6).

Plasmazellen kann man geradezu als kleine Antikörperfabriken bezeichnen – sie setzen während ihrer Lebenszeit von nur wenigen Tagen riesige Mengen an spezifischen Antikörpern frei, d. h. genau zu dem Antigen passend, das den B-Lymphozyten zuvor stimuliert hat. Die überwiegende Anzahl der Plasmazellen ist gewebs-

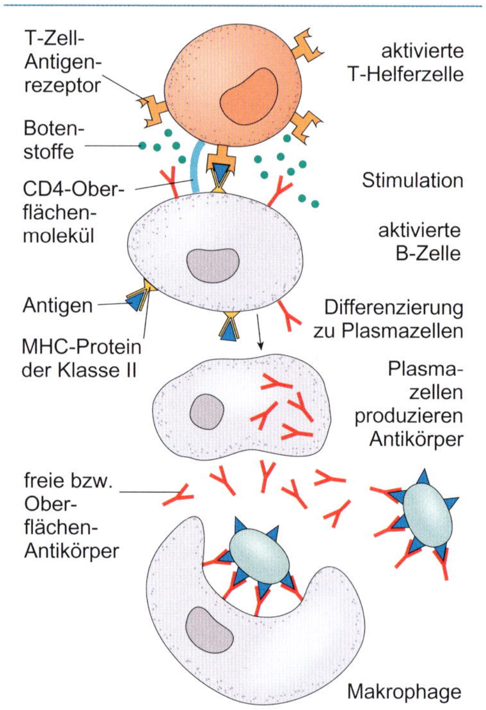

Abb. 7.6 Stimulierung der B-Zelle durch eine T-Helferzelle und Umwandlung zur Plasmazelle. Plasmazellen produzieren Antikörper gegen das Bakterienantigen. Makrophagen werden durch die Antigen-Antikörper-Komplexe auf der Bakterienoberfläche zur Phagozytose aktiviert (Opsonierung).

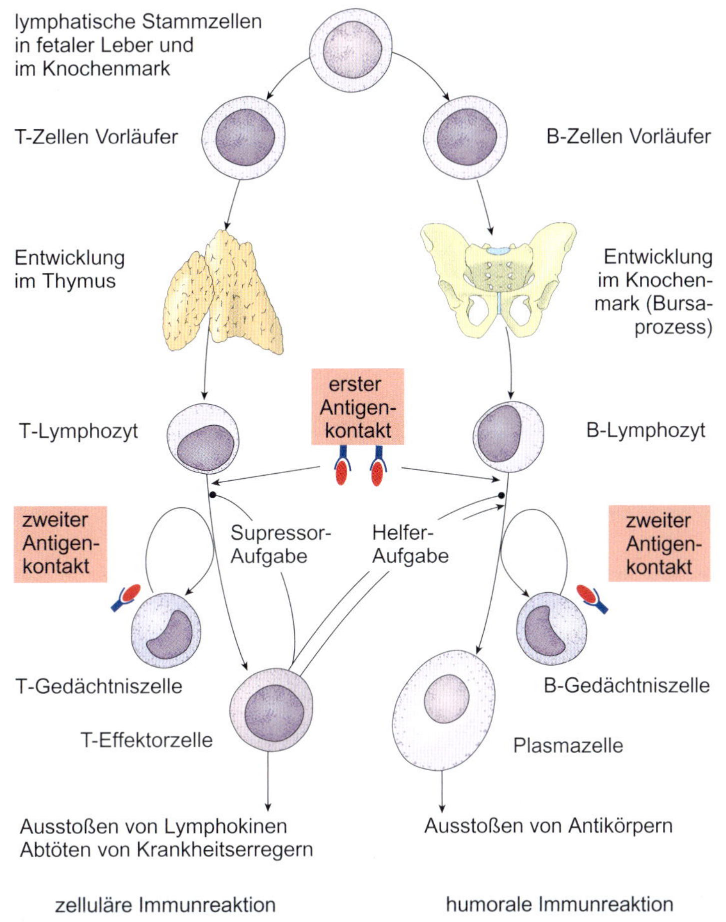

Abb. 7.7 Schematische Darstellung der Entwicklung (Prägung) von B- und T-Lymphozyten sowie des zellulären und humoralen Abwehrsystems.

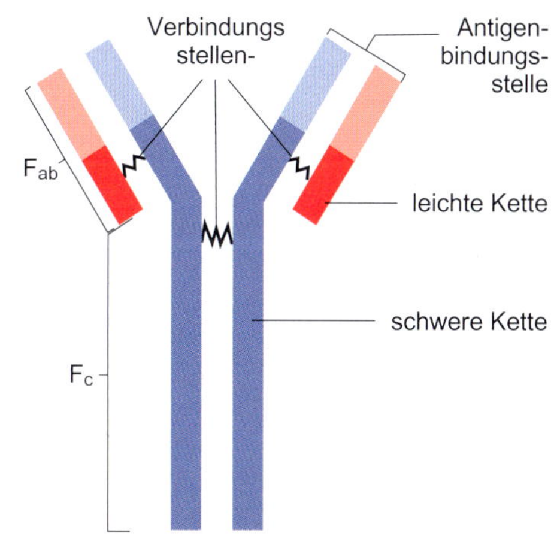

Abb. 7.8 Aufbau eines IgG-Antikörpers. Die charakteristische Y-Form des Antikörpers wird durch zwei schwere, miteinander verbundene Ketten gebildet, an deren kurzen Enden je eine leichte Kette angeknüpft ist. An den beiden Armen des Y befinden sich die Kontaktzonen („Schlösser") der IgG-Moleküle für die Erkennung und Bindung von Antigenen („Schlüssel").

ständig – sie sitzen in den sekundären lymphatischen Organen und zirkulieren mit der Lymphflüssigkeit –, finden sich aber kaum im Blut. Vom Beginn einer Infektion bis zur Bereitstellung einer ausreichenden Zahl passender Antikörper vergeht durchschnittlich eine Woche.

Ein Teil der antigenstimulierten B-Lymphozyten entwickelt sich zu einem weiteren Typ von B-Zellen, den **B-Gedächtniszellen** (➤ Abb. 7.6 und ➤ Abb. 7.7).

7.4.3 Antikörper

DEFINITION

Antikörper (Immunglobuline, Ig)

Y-förmige, auf ganz bestimmte Antigene passende Proteine, werden von aktivierten B-Zellen sezerniert, gehören zu der spezifischen Abwehr des Körpers, erkennen und bekämpfen Antigene und stellen die humorale Abwehr des spezifischen Systems dar (➤ Tab. 7.1 und ➤ Abb. 7.7).

Aufbau und Funktion der Antikörper

Antikörper bestehen aus vier verbundenen Proteinketten, je zwei leichten und zwei schweren Ketten. Diese sind so angeordnet, dass sich ein großes, Y-förmiges Molekül ergibt (➤ Abb. 7.8). An den beiden Armen des Y liegen die antigenerkennenden Abschnitte, während der Stamm u. a. für die Kommunikation mit Phagozyten und anderen Abwehrzellen verantwortlich ist. Jedes Antikörpermolekül hat also zwei Antigenbindungsstellen (man sagt auch, er sei bivalent, lat.: bi = zwei).

Fünf Antikörperklassen

- **Immunglobulin G,** kurz **IgG,** macht mit 80 % den größten Anteil der Antikörper aus. Es wird vor allem in der späten Phase der Erstinfektion und bei einer erneuten Infektion mit demselben Erreger gebildet. IgG-Antikörper können das Komplementsystem (➤ Kap. 7.2.5) aktivieren, durch Opsonierung (➤ Kap. 7.2.3 und ➤ Abb. 7.6) die Phagozytose von Erregern erleichtern und sind plazentagängig, können also vom mütterlichen in das fetale (kindliche) Blut übertreten. Damit bieten sie in der Zeit, wo das Immunsystem von Fetus und Neugeborenem noch unreif ist, einen guten Schutz vor Infektionen.
- **IgM (Immunglobulin M)** ist ein sehr großes Molekül, da hier fünf Y-förmige Antikörpermoleküle miteinander verbunden sind (Pentamer; griech.: penta = fünf). Aufgrund der vielen Antigenbindungsstellen können diese Antikörper ganze Zellen miteinander verklumpen (agglutinieren). IgM ist im Gegensatz zu IgG nicht plazentagängig. IgM ist der erste Antikörper, der bei einer Erstinfektion von der Plasmazelle sezerniert wird. Dadurch eignet er sich besonders zum laborchemischen Nachweis einer Erstinfektion. Als Einzelmolekül (Monomer) kommt IgM außerdem als Antigenrezeptor auf der Oberfläche der B-Zellen vor, wo es als zellmembranständiges „Schloss" auf den „Antigen-Schlüssel" wartet, der zur Aktivierung der Zelle führt.
- **IgA (Immunglobulin A)** ist als Monomer im Blut vorhanden, als Doppelmolekül (Dimer; griech.: di = zwei) kommt es in diversen Körpersekreten wie Speichel, Darmsekreten und Bronchialschleim vor. Entsprechend seinem Aufenthaltsort unterstützt es die lokale Abwehr von Erregern, die auf Schleimhäuten siedeln. IgA kommt auch in der Muttermilch vor, sodass das gestillte Neugeborene den „Antikörperschutzmantel" der Mutter teilt.
- **IgE (Immunglobulin E)** spielt bei der Abwehr von Parasiten (z. B. Würmern) und bei Allergien (➤ Kap. 7.6.1) eine Rolle. Am Stamm seines Y-förmigen Moleküls besitzt es Strukturen, die sich an Mastzellen (➤ Abb. 7.11) binden können. Mastzellen, oder genauer: ihre Sekrete, sind hauptverantwortlich für die Symptome von allergischen Reaktionen.
- **IgD (Immunglobulin D)** kommt ebenso wie das monomere IgM auf der Oberfläche von B-Zellen vor und dient wie dieses als zellständiger Antigenrezeptor. Andere Funktionen von IgD sind bisher nicht bekannt.

7.4.4 Antigen-Antikörper-Reaktionen

DEFINITION

Schlüssel-Schloss-Prinzip

Ein Erreger kann nur dann durch einen Antikörper vernichtet werden, wenn der Antikörper genau zu einem Antigen des Erregers passt, ebenso wie sich eine Tür nur dann öffnet, wenn der Schlüssel exakt zum Schloss passt. Die Immunologen sprechen daher vom Schlüssel-Schloss-Prinzip.

7

Wie bereits erwähnt, besitzen die Antikörper Bindungsstellen für Fremdmoleküle (Antigene). Reagieren Antikörper nun mit „ihren" Antigenen, bilden sich **Antigen-Antikörper-Komplexe** (Schlösser mit eingestecktem Schlüssel).

Die Antikörper können auf unterschiedliche Weise gegen die Erreger oder Toxine wirken:

- **Agglutination.** Das große IgM-Molekül ist z. B. in der Lage, ganze Zellen miteinander zu verklumpen – so gehören die Blutgruppenantikörper Anti-A und Anti-B (➤ Kap. 6.2.9) zur IgM-Klasse. Gibt man Blut der Blutgruppe A mit Serum (ungerinnbare Blutflüssigkeit ohne Zellen) der Gruppe B zusammen, verklumpen die Erythrozyten der A-Gruppe durch Anti-A-IgM-Antikörper im Gruppe-B-Serum (➤ Abb. 7.9 und ➤ Kap. 6.2.9).
- **Komplementaktivierung.** Bei der Bindung von IgG oder IgM an ein Antigen kann im weiteren Verlauf das Komplementsystem aktiviert werden (➤ Kap. 7.2.5). Dies führt zur Lyse (Auflösung) der Erregerzelle.
- **Opsonierung.** Außerdem sind IgG-bedeckte, also opsonierte Zellen eine bevorzugte „Mahlzeit" von Fresszellen.

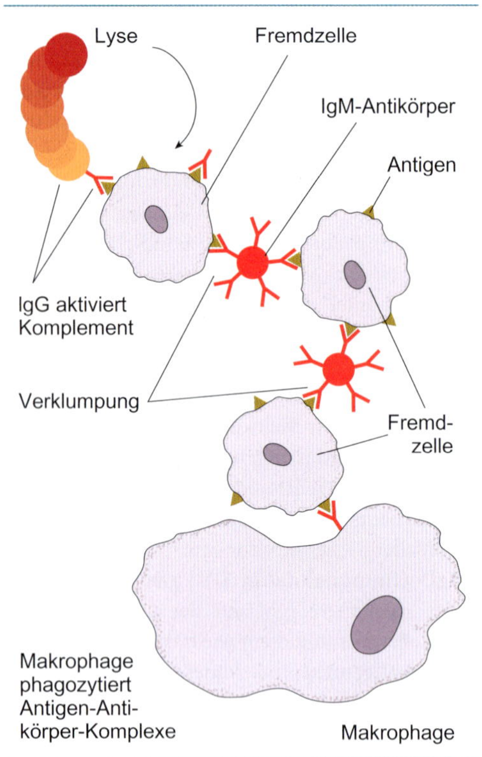

Abb. 7.9 Antigen-Antikörper-Reaktionen: Die großen IgM-Antikörper besitzen viele Bindungsstellen für Antigene. Sie sind in der Lage, Fremdzellen (z. B. blutgruppenfremde Erythrozyten) zu verklumpen. Die Komplexe werden von Phagozyten aufgenommen. Darüber hinaus können IgM und IgG das Komplementsystem aktivieren.

7.4.5 Selbsterkennungsmoleküle

Es ist eine wesentliche Frage, wie es der Körper eigentlich bewerkstelligt, fremde von eigenen Molekülstrukturen zu unterscheiden. Immerhin ist dies eine der unerlässlichen Leistungen des spezifischen Abwehrsystems, denn andernfalls würde es sich auch gegen die Antigene des eigenen Organismus richten, was nach wenigen Tagen zum Tode führen würde.

MHC-Moleküle

DEFINITION

MHC-Moleküle

Sozusagen der „Personalausweis", den jede Körperzelle bei sich trägt. Die MHC-Moleküle kennzeichnen durch ihre Spezifität die Zelle als eindeutig zum Organismus eines bestimmten Individuums gehörend.

Den Angriff auf eigene Molekülstrukturen zu vermeiden, ist Aufgabe der sog. **MHC-Moleküle** (für **m**ajor **h**istocompatibility **c**omplex = Haupt-Gewebeverträglichkeitskomplex). Diese Moleküle sind hochspezifisch, also bei jedem Menschen anders, aber bei allen (kernhaltigen) Zellen eines Menschen gleich. Nur bei eineiigen Zwillingen sind sie identisch. MHC-Moleküle markieren die Zellen als Eigentum des Körpers. Sie finden sich an der Oberfläche aller kernhaltigen Körperzellen und der Blutplättchen. Alle Zellen müssen dem Immunsystem ständig diese „molekularen Passbilder" zeigen, um nicht als körperfremd zu gelten und angegriffen zu werden.

Der MHC wird häufig auch als **HLA** bezeichnet (für **h**uman **l**eukocyte **a**ntigen = menschliches Leukozyten-Antigen), da er zuerst auf Leukozyten entdeckt wurde.

Das Problem der Transplantatabstoßung

Da sich MHC-Moleküle von Mensch zu Mensch (und erst recht zwischen Mensch und Tier) unterscheiden, wird verständlich, warum fremde Organe fast immer abgestoßen werden oder nur unter starker **Immunsuppression** (medikamentöse Dämpfung des Immunsystems, ➤ Kap. 7.6.3) toleriert werden. Vor allem die T-Zellen erkennen den vermeintlichen „Eindringling" und bekämpfen ihn. Man versucht daher heute, im Falle von verfügbaren Spenderorganen durch sog. HLA-Typisierung einen Empfänger zu finden, dessen MHC-Muster dem des zu transplantierenden Organs möglichst ähnlich ist. In anderen Worten: Man versucht, ein Spenderorgan mit möglichst ähnlichem „Passfoto" wie das des Empfängers zu finden. So kann man das Abwehrsystem täuschen und die Abstoßungsreaktionen des Empfängerorganismus auf das neue Organ deutlich reduzieren. Dennoch ist auch in diesen Fällen immer eine lebenslange Gabe von Medikamenten nötig, welche die Aktivität des Immunsystems hemmen.

7.4.6 Beendigung der Abwehrreaktion

Damit sich das Immunsystem nach Beseitigung der infektiösen Erreger wieder „beruhigt", werden schon während der Zeit, in der die Abwehrreaktion noch in vollem Gange ist, dämpfende Gegenregulationen eingeleitet (Down-Regulation). So erhöht sich die Aktivität der T-Suppressorzellen, die das Abwehrgeschehen dämpfen, und über Zytokine wird die Aktivität der T-Helfer-Zellen und der zytotoxischen T-Zellen gebremst.

7.5 Impfungen

DEFINITION

Immunität

Unempfänglichkeit eines Organismus für eine Infektion mit pathogenen Mikroorganismen bzw. deren Toxine. Der Organismus ist also in der Lage, einen Fremdstoff mit seinem Immunsystem ohne äußere Krankheitszeichen unschädlich zu machen.

Nach bestimmten Infektionen, etwa nach einer Infektion mit dem Masernvirus, ist man nach der Erstinfektion praktisch für immer vor weiteren Angriffen des Virus geschützt. Das Masernvirus verändert sich nicht, und im Blut kursieren ein Leben lang Antikörper und Gedächtniszellen gegen das Virus, die den Erregern bei erneutem Kontakt in der Regel so schnell den Garaus machen, dass der Betreffende überhaupt nichts bemerkt. Man spricht hier von **erworbener Immunität.**

Aus der erworbenen Immunität resultiert auch das Phänomen der sog. **Kinderkrankheiten:** Ist ein Erreger, der nach der Ersterkrankung eine lebenslange Immunität hinterlässt, in einer Bevölkerung sehr weit verbreitet, erkranken praktisch nur und praktisch alle Kinder, während die Erwachsenen in der Regel nach einem früheren Kontakt immun dagegen sind.

Schutzimpfungen

DEFINITION

Schutzimpfung

Künstliche Immunisierung gegen bestimmte Erkrankungen, ohne dass der Betroffene zuvor die Erkrankung durchmachen muss.

Als vorbeugende Maßnahme gegen viele Infektionskrankheiten haben **Schutzimpfungen** in diesem Jahrhundert große Bedeutung gewonnen. So konnten beispielsweise die Pocken durch weltweite Impfprogramme fast vollständig ausgerottet werden. Für lange Zeit unterschied man grundsätzlich zwei Impfarten voneinander: Aktivimmunisierung und Passivimmunisierung. Spezifischere Impfarten, die speziell zur Bekämpfung der SARS-CoV-2-Pandemie entwickelt und in großem Maße weltweit angewendet wurden, werden genauer in ➤ Kap. 7.5.3 beschrieben.

7.5.1 Aktivimmunisierung

DEFINITION

Aktivimmunisierung (aktive Immunisierung)

Verabreicht werden
Lebendimpfstoffe (abgeschwächte Krankheitserreger)
Totimpfstoffe (Antigene toter Krankheitserreger)
Toxoidimpfstoffe („entschärfte" Giftstoffe).
Die Impfstoffe sollen im Körper des Geimpften gewissermaßen einen „kontrollierten Übungskampf" erzeugen und so zu Immunität führen.

Eine **Aktivimmunisierung** bewirkt das Gleiche wie die oben dargestellte Erstinfektion: Durch eine künstliche Infektion mit einer kleinen Menge abgetöteter Keime, speziell vorbehandelter, wenig gefährlicher, lebender Erreger oder Toxinmoleküle wird künstlich ein „Gegenangriff" hervorgerufen. Das Immunsystem wird aktiv und nutzt die vermeintliche Infektion, passende Antikörper und Gedächtniszellen zu bilden. Diese stehen dann im Ernstfall – wenn es also zur tatsächlichen Infektion kommt – parat, um eingedrungene Krankheitserreger zu vernichten.

7.5.2 Passivimmunisierung

DEFINITION

Passivimmunisierung (passive Immunisierung)

Übertragung von spezifischen Antikörpern gegen bestimmte Erreger oder Toxine, die von einem anderen Organismus gebildet worden sind.

Die **passive Immunisierung** besteht in der Gabe von vorgefertigten Antikörpern, sog. **Hyperimmunseren.** Gewonnen werden diese Antikörper in der Regel aus dem Blut von Tieren oder Menschen, die vorher geimpft wurden oder die betreffende Infektion bereits überstanden haben.

Passivimmunisierungen werden meist dann eingesetzt, wenn für die aktive Immunisierung nicht genügend Zeit zur Verfügung steht, wenn also der Kontakt mit einem gefährlichen Erreger, z. B. mit Tollwutviren, bereits stattgefunden hat. Bedeutend sind sie ebenfalls, wenn bestimmte Giftstoffe (Toxine) von Erregern frühzeitig im Blut des Menschen unschädlich gemacht werden müssen. Dies kann z. B. bei Diphtherie oder Tetanus (➤ Kap. 4.4.1) lebensrettend sein.

Passivimmunisierungen besitzen jedoch einen Nachteil: Die zugeführten Antikörper werden vom Organismus allmählich abgebaut, daher bleibt die Schutzwirkung auf ca. 1–3 Monate beschränkt.

In manchen Fällen, z. B. zur Tetanusprophylaxe nach Verletzungen, lässt sich eine Passivimmunisierung (Tetagam®) mit einer Aktivimmunisierung (Tetanol®) verbinden.

7.5.3 Impfungen gegen SARS-CoV-2

Die im Jahr 2020 durch das SARS-CoV-2-Virus verursachte Pandemie hat die weltweite Gesundheitsfürsorge vor große Probleme gestellt. Mittlerweile sind vielfältige Impfstoffe entwickelt worden, von denen einige inzwischen millionenfach erprobt sind. Dabei unterscheidet sich die Wirkweise der verschiedenen Vakzine, die man wie folgt einteilen kann:

- Genbasierte Impfstoffe (mRNA)
- Vektorbasierte Impfstoffe
- Proteinbasierte Impfstoffe

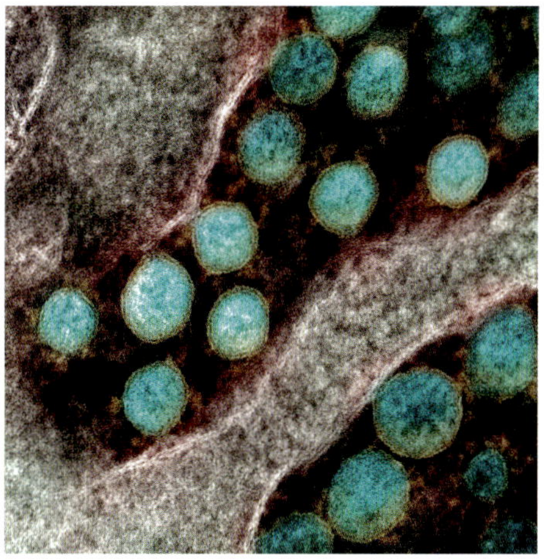

Abb. 7.10 SARS-CoV-2-Viruspartikel, die aus einem Patienten isoliert wurden, in transmissionselektronenmikroskopischer Aufnahme. [T1180]

Allen diesen Impfstoffen ist gemein, dass sie sich gegen das Spike-Protein (➤ Abb. 7.10) des Virus richten, mit dem es an den Körperzellen andockt. Diese Spike-Proteine sind also das Anti**gen.** Durch die Impfung werden Anti**körper** gegen dieses Struktur gebildet, die dann im tatsächlichen Infektionsfall massiv ausgeschüttet werden und vor der Erkrankung schützen.

Genbasierte Impfstoffe

Sie beruhen auf einem neuen Ansatz, der aus der Krebsforschung stammt. Bekannte Vertreter sind der Impfstoff von BioNTech/Pfizer und der von Moderna. Der Bauplan für die Spike-Proteine liegt natürlich im Virus selbst, das ja Körperzellen befällt, um deren Möglichkeiten zu nutzen, sich zu vermehren. m-RNA-basierte Impfstoffe liefern also die Bauanleitung für diese Spike-Proteine.

Vektorbasierte Impfstoffe

Sie wurden in der Vergangenheit bereits erfolgreich gegen das Ebola-Virus eingesetzt. Bekannte Vertreter sind die Impfstoffe von AstraZeneca und von Johnson & Johnson. Letzterer hat den Vorteil, dass er nur einmal verabreicht werden muss. Auch sie liefern eine Bauanleitung für das Spike-Protein, allerdings als DNA in einem inaktivierten Adenovirus. Sehr seltene, aber unter Umständen sehr schwerwiegende Nebenwirkungen sind Thrombosen, die in Verbindung mit Thrombozytenmangel entstehen können. Dies wurde insbesondere bei jüngeren Menschen, v. a. Frauen beobachtet.

Proteinbasierte Impfstoffe

Sie sind z. B. bekannt von der Grippe-Impfung oder auch der Impfung gegen Hepatitis B. Proteinbasierte Impfstoffe enthalten kleinste Partikel aus einer im Labor hergestellten Version des Spike-Proteins von SARS-CoV-2. Zur vollständigen Entfaltung des Effektes sind dem Impfstoff Wirkverstärker zugesetzt, die immunkompetente Zellen an die Einstichstelle locken. Ein Vorteil dieses Impfstoffes ist, dass er bei normalen Kühlschranktemperaturen gelagert und transportiert werden kann. Damit eignet er sich gut für den Einsatz in strukturschwächeren und heißen Länder wie beispielsweise in Afrika. Bekanntestes Beispiel ist der Impfstoff der Fa. Novavax aus den USA.

Die **Wirksamkeit der Impfstoffe** ist vielfach bewiesen, auch gegen die Delta-Variante des Virus' (Lopez-Bernal J et al., 2021). Zum Stichtag 19. Juni 2021 wurden durch die Impfungen allein in England 7,2 Millionen Ansteckungen und 27.000 Todesfälle verhindert. Für die USA waren die entsprechenden Schätzungen zu Ende Juni 2021: Abwendung von 279.000 Todesfällen und 1,25 Millionen Hospitalisierungen durch die COVID-19-Impfungen (Evans & Jewell, 2021).

7.6 Erkrankungen des Immunsystems

7.6.1 Allergien

DEFINITION

Allergie (Überempfindlichkeitsreaktion)

Erworbene spezifische Überempfindlichkeit gegenüber bestimmten, an sich nicht schädlichen Antigenen. Wie bei der physiologischen Abwehrreaktion wird hier eine Antigen-Antikörper-Reaktionen ausgelöst (➤ Kap. 7.4.4), die allerdings – im Gegensatz zur physiologischen Reaktion – überschießend bis hin zum lebensbedrohlichen Schock ist.

Die **Allergie** wird also, ebenso wie die Immunität, bei einem früheren Kontakt mit einem Antigen erworben; man spricht hier von **Sensibilisierung.** Das entsprechende Antigen wird als **Allergen** bezeichnet. Nach einer gewissen Ruhepause von Tagen bis Jahren, in der die Bildung der Antikörper und/oder aktivierten T-Zellen beginnt, kommt es zur Ausbildung der Überempfindlichkeit.

Man unterscheidet vier Typen von allergischen Reaktionen, die sich u. a. im Mechanismus der Immunantwort und der Zeitspanne zwischen (erneutem) Allergenkontakt und Symptomausbildung unterscheiden (➤ Abb. 7.14):

- Typ I: **Reaktion vom Soforttyp** (Sekunden bis Minuten)
- Typ II: **Zytotoxischer Typ** (Minuten bis Stunden)
- Typ III: **Immunkomplex-Typ** (Wochen bis Monate)
- Typ IV: **Reaktion vom verzögerten Typ** (Tage bis Wochen).

7

Bei der **Behandlung** von Allergien bestehen grundsätzlich folgende Möglichkeiten, die – je nach Art der Allergie – einzeln oder in Kombination zur Anwendung gelangen können:

- Allergenkarenz (Expositionsprophylaxe), diese ist jedoch nicht immer einfach einzuhalten, z. B. bei Nahrungsmittelallergien
- Spezifische Hyposensibilisierung
- Medikamentöse Maßnahmen, v. a. mit Antihistaminika.

Allergische Reaktion vom Soforttyp

Bei der **allergischen Reaktion vom Typ I** kommt dem IgE eine entscheidende Bedeutung zu.

Entsprechend disponierte Menschen reagieren auf bestimmte Antigene (häufig sind z. B. Pollen, Erdbeeren oder Penicillin) mit besonders starker Bildung von IgE (➤ Kap. 7.4.3). Dieses heftet sich mit seinem Stammteil an die Oberfläche von Mastzellen und basophilen Granulozyten. Bei einem erneuten Antigenkontakt verknüpft nun das Antigen die zellgebundenen IgE-Antikörper miteinander, was eine massive Freisetzung von Histamin und anderen Stoffen aus der Mastzelle zur Folge hat (➤ Abb. 7.11). Diese Substanzen führen zu einer starken Gefäßerweiterung, Flüssigkeit tritt aus den Blutgefäßen aus und innerhalb von Sekunden bis Minuten bilden sich Ödeme (➤ Kap. 5.4.3) und Blasen, der Blutdruck fällt ab. Außerdem kann es zu starkem Juckreiz und Atemnot kommen.

KLINIK

Gefährlichste allergische Reaktion: Anaphylaxie

Eine allergische Reaktion kann örtlich begrenzt bleiben wie beim Heuschnupfen oder bei der Nesselsucht (Urtikaria). Schwerstform der generalisierten, also am ganzen Körper auftretenden, allergischen Reaktion vom Typ I ist der **anaphylaktische Schock** mit lebensbedrohlichem Blutdruckabfall, Bronchialverengung und Kehlkopfödem. Besonders häufig kommt es z. B. nach Injektion bestimmter Medikamente und Insektenstichen zu einem anaphylaktischen Schock. Bereits ein einziger Bienenstich kann innerhalb weniger Minuten tödlich sein!

ACHTUNG

Erstmaßnahmen bei Anaphylaxie

Eine generalisierte allergische Reaktion vom Typ I darf nie unterschätzt werden. Innerhalb von Minuten kann sich nach scheinbar harmlosem Beginn ein **anaphylaktischer Schock** entwickeln. Daher:

- Allergenzufuhr, falls möglich, sofort stoppen
- Ansprechbare Patienten flach auf den Rücken mit erhöhten Beinen lagern und beruhigen, Vitalzeichen kontrollieren
- Bewusstlose Patienten zum Schutz vor Aspiration (Einatmen von Fremdkörpern, z. B. Erbrochenem, in die Lunge) in stabiler Seitenlage lagern
- Notarzt rufen.

Atopie

Warum manche Menschen (Typ-I-)Allergien gegen Erdbeeren oder Gräserpollen, andere gegen Tierhaare, Schurwolle oder Bienengift entwickeln, ist letztlich ziemlich unklar. Tatsache ist jedoch, dass die Bereitschaft zur Entwicklung einer Typ-I-Allergie vererbt wird – ca. 10–20 % der Bevölkerung gehören zur Gruppe der sog. **Atopiker** (griech. frei übersetzt: „seltsame Menschen"). Unter dem Begriff der Atopie fasst man die Bereitschaft zu folgenden Erkrankungen zusammen:

- Allergisches Asthma bronchiale (➤ Kap. 17.9.4)
- Urtikaria (Nesselsucht mit Quaddelbildung in der Haut)
- Neurodermitis
- Allergische Konjunktivitis (Bindehautentzündung des Auges)
- Heuschnupfen (Rhinitis allergica).

Die Häufigkeit atopischer Krankheitsbilder in der Bevölkerung steigt an. Dabei scheint unser „moderner" Lebensstil mitverantwortlich zu sein, der uns mit einer Vielzahl früher nicht gekannter Fremdstoffe (z. B. Konservierungsstoffe, Farben, Luftverunreinigungen bis hin zu exotischen Früchten) in Kontakt bringt.

Zeichen der Atopie können bei diesen Patienten sein:

- **Weißer Dermografismus** (feste Reizung eines Hautareals, z. B. mit den Knöcheln auf der Rückenhaut, hinterlässt statt roter weiße „Spuren", ➤ Abb. 7.12)
- **Hertoghe-Zeichen** (seitliche Lichtung der Augenbrauen, ➤ Abb. 7.13).

PT-PRAXIS

Physiotherapeutische Hilfe bei akutem Asthmaanfall

Bei **akutem Asthmaanfall** den Schultergürtel zur Atemerleichterung mit Kissen unterlagern. Massagegriffe (z. B. Ausstreichung der Interkostalmuskulatur) und Atemtechniken (wie Abziehtechniken oder verbale Inspirationshilfen) durchführen, die beruhigende Wirkungen haben (➤ Kap. 17.9.4).

Allergische Reaktion vom Typ II

Bei der antikörpervermittelten **allergischen Reaktion vom Typ II** (zytotoxischer Typ) spielen IgG und IgM im Zusammenwirken mit dem Komplementsystem die entscheidende Rolle.

Ein bekanntes Beispiel für diese Reaktion ist die Unverträglichkeit verschiedener Blutgruppen (➤ Kap. 6.2.9).

Allergische Reaktion vom Typ III

Die **allergische Reaktion vom Typ III** (Immunkomplex-Typ) ist bedingt durch die im Blut zirkulierenden Antigen-Antikörper-Komplexe, die nicht durch das Phagozyten-System aufgenommen und abgebaut werden; die Gründe dafür sind nicht genau bekannt. Diese Komplexe können an bestimmten Stellen des Körpers „hängen bleiben" und durch Aktivierung von Komplementfaktoren Gewebeschäden auslösen (➤ Abb. 7.14).

Besonders häufig tritt dies im Bereich der Niere auf mit der Folge einer Glomerulonephritis (Entzündung der Nierenkörperchen, ➤ Kap. 20.2.2).

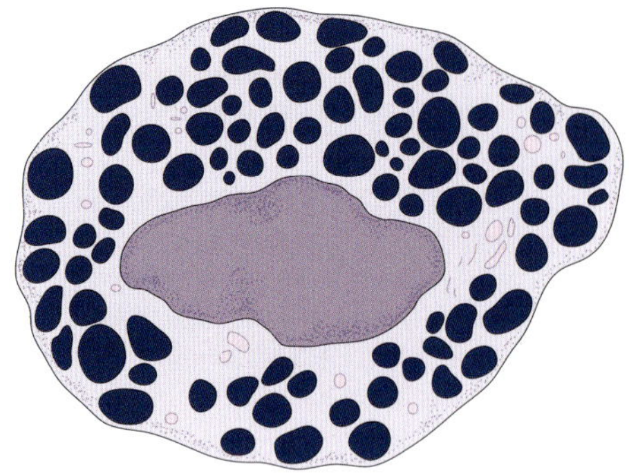

Abb. 7.11 Mastzelle. In den schwarzen Kammern befinden sich Histaminbläschen, die bei einer allergischen Reaktion schlagartig freigesetzt werden.

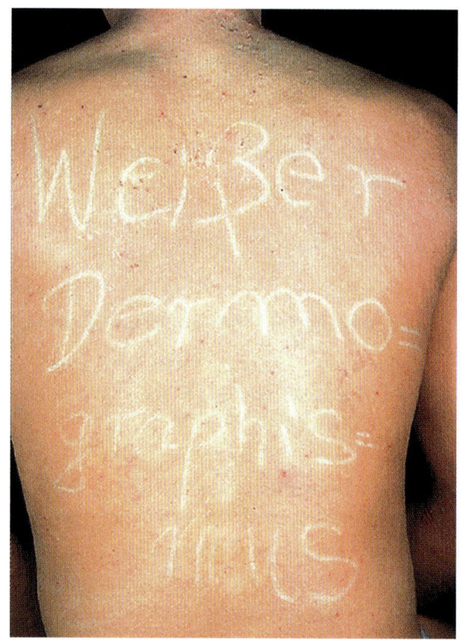

Abb. 7.12 Weißer Dermografismus. [M123]

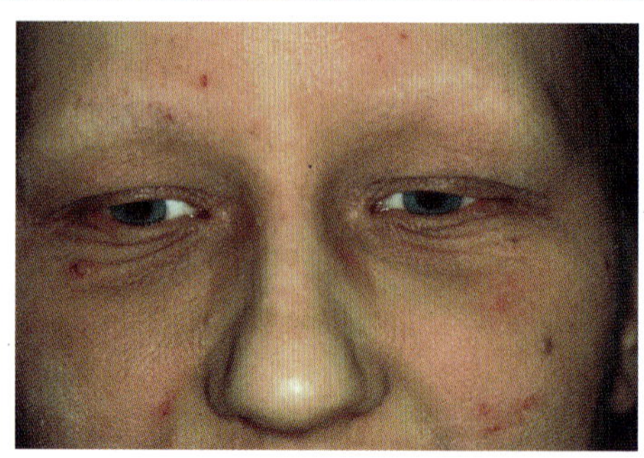

Abb. 7.13 Hertoghe-Zeichen. [U130]

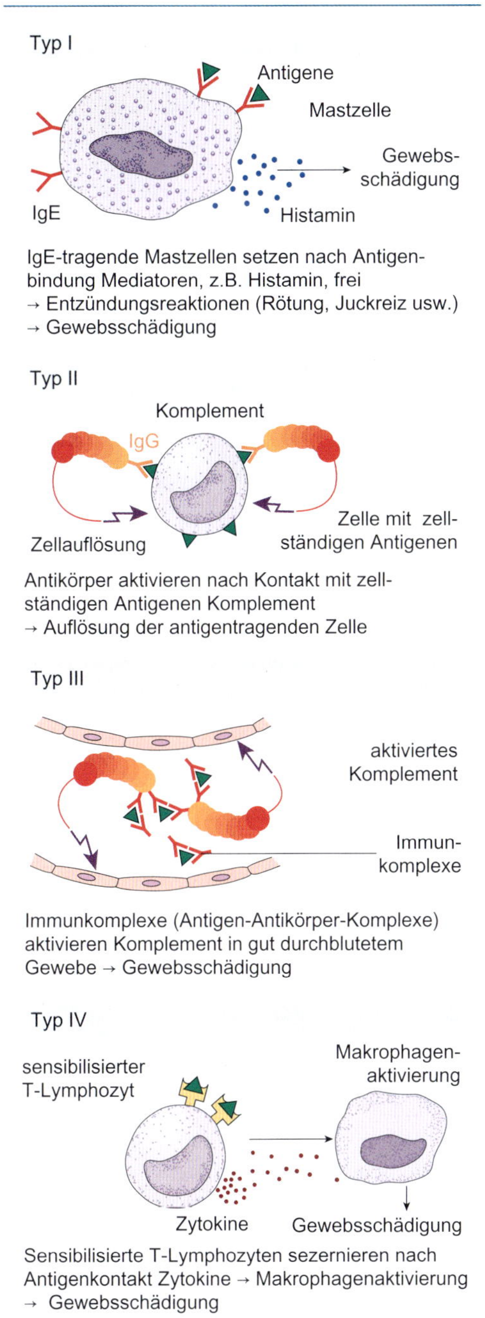

Abb. 7.14 Übersicht über die vier Typen allergischer Reaktionen.

Allergische Reaktion vom Typ IV

Bei der **allergischen Reaktion vom Typ IV** (verzögerter Typ, T-Zell-vermittelte Reaktion) sind sensibilisierte T-Zellen beteiligt. Antikörper spielen dagegen keine Rolle. Da die Symptome erst 12–72 Stunden nach dem erneuten Allergenkontakt auftreten, spricht man auch von einer **allergischen Reaktion vom verzögerten Typ.**

Diese Allergieform finden wir z.B. als **Nickelallergie** und in Form der **Transplantatabstoßung.** Bei der Nickelallergie binden sich Nickelsalze an körpereigene Proteine, die daraufhin eine veränderte und fremde antigene Struktur darstellen. Diese antigene Struktur wird von T-Zellen attackiert.

Diagnostisch wird diese allergische Reaktion bei der Tuberkulinreaktion ausgenutzt.

MERKE

Allergiepass

Jeder Allergiker erhält einen Allergiepass: einen Notfallausweis, in dem alle Substanzen aufgezählt sind, auf die er allergisch reagiert. Der Pass sollte immer mitgeführt werden.

7.6.2 Autoimmunerkrankungen

DEFINITION

Autoimmunerkrankung (Autoaggressionskrankheit)

Krankheit, bei der Lymphozyten gegen körpereigene Proteine sensibilisiert werden und Antikörper bilden, die zwischen fremden und eigenen Antigenen nicht mehr unterscheiden können.

Die Antikörper und Antigenrezeptoren der T-Zellen sind aufgrund ihrer Vielfalt prinzipiell in der Lage, jeden beliebigen Eiweißkörper anzugreifen. Theoretisch könnten sich die Zellen und Antikörper des Immunsystems also auch gegen den eigenen Körper richten. Im Rahmen der Prägung in Thymus und Knochenmark werden die gegen den eigenen Körper gerichteten Abwehrzellen jedoch im Normalfall aussortiert, sodass nur solche Immunzellen in die Blutbahn gelangen, die nicht gegen die Antigene des eigenen Körpers reagieren. Dieses Nichtvorgehen gegen eigene Antigene heißt **Immuntoleranz.**

Es kommt aber vor, dass im Laufe des Lebens die Immuntoleranz gegen bestimmte Körpergewebe verloren geht und der Organismus in der Folge Antikörper z.B. gegen seinen eigenen Gelenkknorpel entwickelt. Man spricht hier auch von **Autoantikörpern.**

Die daraus resultierenden Krankheiten sind als **Autoimmunkrankheiten** bekannt und zeigen je nach beteiligtem Autoantikörper unterschiedliche, z.T. lebensbedrohliche Symptome.

Dazu gehört beispielsweise das akute rheumatische Fieber (➤ Kap. 7.6.3, Kasten „Der rheumatische Formenkreis“), bei dem, ausgelöst durch eine harmlose bakterielle Infektion, eine Antikörperbildung gegen das eigene Herzgewebe und die eigenen Gelenke beginnt.

Bei vielen Krankheiten ist bekannt oder wird vermutet, dass sie auf der Wirkung von autoaggressiven Antikörpern beruhen. Beispiele hierfür sind:

- Typ-1-Diabetes mellitus (➤ Kap. 19.3.4)
- Erkrankungen aus dem „rheumatischen“ Formenkreis, z.B. die chronische Polyarthritis, der Morbus Bechterew (rheumatische Erkrankung der Wirbelsäule) und der Lupus erythematodes (generalisierte Erkrankung, die den gesamten Körper betreffen kann)
- Colitis ulcerosa und Morbus Crohn (chronische Darmentzündungen, ➤ Kap. 18.9.7)
- Morbus Basedow, eine Schilddrüsenerkrankung (➤ Kap. 8.4.2)
- Myasthenia gravis, eine Muskelerkrankung (➤ Kap. 9.3.6).

KLINIK

Immunsystem und Bewegung

Regelmäßige Bewegung schützt nicht nur vor Herz-Kreislauf-Erkrankungen und trainiert den Bewegungsapparat, sondern kann auch der Entstehung von Krebserkrankungen vorbeugen. Dies geschieht über eine Stimulierung des Immunsystems (➤ Kap. 7.2.4, Kasten „Immunsystem und Krebs“).
In wissenschaftlichen Studien konnte gezeigt werden, dass bereits durch mäßiges körperliches Training die Zahl der Abwehrzellen (sog. immunkompetente Zellen) steigt. Nicht nur die bloße Anzahl, auch die Effektivität z.B. von Killerzellen und Makrophagen kann dadurch verbessert werden.
Interessanterweise ist die Regelmäßigkeit wichtiger als die Höchstleistung. Manche Experten raten, täglich über 30 Minuten mit einem Trainingspuls von 180 minus Lebensalter (in Jahren) sportliche Bewegung auszuüben, also so, dass man sich dabei noch unterhalten kann. Untersuchungen bei Menschen, die regelmäßig – locker, nicht verbissen – joggen, konnten zeigen, dass deren Immunaktivität um 30–50 % ansteigt und sie seltener als andere krank sind.
Allerdings gehört eine (körperliche) Überforderung auch zu den Ursachen, die das Immunsystem schwächen können. Leistungssportler, die sich keine ausreichenden Erholungsphasen zwischen den Wettkämpfen gönnen, erkranken dann häufiger an banalen Infekten.

7.6.3 Immunsuppressive Therapie

Autoimmunkrankheiten und ausgeprägte allergische Reaktionen zeigen oft einen schweren und manchmal sogar tödlichen Verlauf. Um dies zu verhindern, können sie mit Medikamenten behandelt werden, die das Immunsystem unterdrücken.

PT-PRAXIS

Strengere Hygiene-Vorschriften bei immungeschwächten Menschen

Für die Behandlung von **immungeschwächten Menschen** gilt, unabhängig von der jeweiligen Krankheitsursache und der speziellen Therapie, dass die allgemeinen Hygiene-Vorschriften, z.B. die Händedesinfektion und das Tragen von Schutzkitteln, besonders streng eingehalten werden müssen, um die Gefahr nosokomialer (stationär erworbener) Infektionen möglichst gering zu halten.
Besonders infektionsgefährdet sind Patienten auf Intensiv-, Transplantations-, HIV-, Neugeborenen- und onkologischen Stationen.

KLINIK

Der „rheumatische“ Formenkreis

Das Wort **„Rheuma“** kommt aus dem Griechischen und bedeutet „fließen“. Die Beobachtung, dass bei einer bestimmten Gelenkerkrankung der Betroffene über fließende, ziehende Schmerzen klagt, gab der Erkrankung ihren Namen: Rheumatismus oder eben kurz

„Rheuma". Allerdings steht dieser Begriff für über einhundert verschiedene Krankheiten, die als **„Erkrankungen des rheumatischen Formenkreises"** bezeichnet werden. Allen diesen Krankheiten ist gemeinsam, dass sie zu Entzündungen der Gewebe des Stütz- und Bewegungsapparates führen, also hauptsächlich Gelenke, Bänder, Sehnen und Muskeln befallen. Jedoch kann auch das Bindegewebe der inneren Organe **(Kollagenosen)** oder der Gefäße **(Vaskulitiden)** betroffen sein.

Bei den Kollagenosen rufen Autoimmunreaktionen (d. h. Antikörperbildung gegen körpereigene Strukturen) Entzündungen am Bindegewebe hervor. Aus diesem Grund sind viele Organe beteiligt, weshalb die Kollagenosen als **Systemerkrankungen** bezeichnet werden. Zu den Kollagenosen zählen:

- **Lupus erythematodes,** der praktisch alle Organe befällt
- **Progressive Sklerodermie,** die zu einer Verhärtung des Bindegewebes von Haut, inneren Organen und Gefäßen führt
- **Polymyalgia rheumatica:** Sie betrifft fast ausschließlich ältere Menschen und geht mit starken Muskelschmerzen im Schulterbereich und mit Kopfschmerzen einher.

Entzündlich-rheumatische Erkrankungen

Eine Hauptgruppe der Erkrankungen des rheumatischen Formenkreises bilden die **entzündlich-rheumatischen Erkrankungen.**

Etwa 1 % der Bevölkerung erkrankt an einer **chronischen Polyarthritis** (rheumatoide Polyarthritis), allerdings nur in den Industriestaaten; in den Ländern der Dritten Welt ist sie sehr selten. Frauen sind dreimal häufiger betroffen als Männer. Die Krankheit tritt am häufigsten zwischen dem 25. und 50. Lebensjahr auf, der Erkrankungsgipfel liegt um das 40. Lebensjahr.

Unbekannte Auslöser führen, wahrscheinlich auf dem Boden einer genetischen Veranlagung, zu einer Abwehrreaktion gegen Gewebe der Gelenkflächen, was zu einer Entzündung der Gelenke mit Ergussbildung führt und die Gelenke langfristig zerstören kann.

Charakteristisch für die chronische Polyarthritis sind eine ausgeprägte Morgensteifigkeit der Gelenke, die mindestens eine Stunde anhält, sowie Gelenkschmerzen mit schmerzhaften Bewegungseinschränkungen. Anfangs sind vor allem die Hand- und Fingergelenke, später auch große Gelenke betroffen. Im weiteren Krankheitsverlauf entwickeln sich Gelenkfehlstellungen vor allem im Handbereich (➤ Abb. 7.15) und „Rheumaknoten" (verschiebliche derbe Knoten unter der Haut), die jedoch völlig ungefährlich sind. In Extremfällen steifen die Gelenke völlig ein.

Bei der Blutuntersuchung sind die Entzündungszeichen positiv und in über 70 % ist der Rheumafaktor nachweisbar. Im Röntgenbild sind Knochenentkalkungen in der Nähe der befallenen Gelenke typisch.

Die Prognose der chronischen Polyarthritis variiert von Spontanheilungen in ca. 15 % der Fälle bis hin zur Invalidität. Die meisten Betroffenen erleben die chronische Polyarthritis als langsam, jedoch stetig fortschreitende Erkrankung, die schubhaft verläuft und die Beweglichkeit im Laufe der Zeit erheblich einschränkt.

Bei manchen Patienten befällt der rheumatisch-entzündliche Prozess auch die inneren Organe und Gefäße, wobei vor allem Herz, Lunge, Nieren, Augen und das Nervensystem befallen werden.

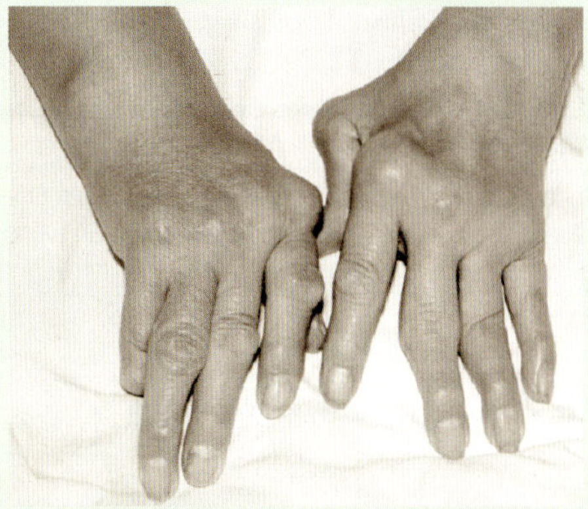

Abb. 7.15 Die „typischen" Hände eines Patienten mit fortgeschrittener chronischer Polyarthritis. Man erkennt die aufgetriebenen Fingergrund- und -mittelgelenke, am ausgeprägtesten am Zeigefinger; ein starkes Abknicken der Finger Richtung Kleinfinger (Ulnardeviation genannt) sowie eine entzündliche Schwellung des rechten Unterarms (im Bild links oben) durch einen akuten Entzündungsherd im Unterarm-Handwurzel-Bereich. [T127]

Der **M. Bechterew** manifestiert sich hauptsächlich an der Wirbelsäule. Typisch ist die knöcherne Versteifung der Wirbelsäule im Endstadium. Die Krankheit verläuft sehr unterschiedlich und kann in jedem Stadium zum Stillstand kommen. Daher ist die Prognose insgesamt günstiger als bei der chronischen Polyarthritis.

Therapieansätze

Eine der wichtigsten Hilfen zur Bewältigung „rheumatischer" Erkrankungen ist die medikamentöse Entzündungshemmung und Schmerzlinderung. Hierzu werden **nichtsteroidale Antiphlogistika** (entzündungshemmende Medikamente) verabreicht. Durch Schmerzreduktion ermöglichen sie dem Patienten, auch im akuten Schub mobil zu bleiben. Das ist sehr wichtig, um einer Versteifung der Gelenke entgegenzuwirken. Glukokortikoide werden wegen ihrer Nebenwirkungen nur kurzzeitig zum Abfangen eines akuten Schubs eingesetzt.

Im Gegensatz zu den genannten Medikamenten können die sog. Basistherapeutika den Krankheitsverlauf langfristig beeinflussen. Da die Wirkung nur sehr langsam einsetzt und die Effektivität erst nach ca. 6 Monaten beurteilt werden kann, dauert es häufig recht lange, bis das passende Medikament gefunden ist. Leider sind die Nebenwirkungen der Basistherapeutika sehr hoch.

Neuere Studien zeigen, dass eine **vegetarische Ernährung** die rheumatischen Beschwerden beeinflussen kann: Fleisch enthält Arachidonsäure – eine mehrfach ungesättigte Fettsäure –, die im Körper zu entzündungsvermittelnden Botenstoffen, den Prostaglandinen, umgebaut wird. Durch Reduktion der Arachidonsäure wird die Produktion von Prostaglandinen und damit die Entzündungsreaktion gemindert.

Auch lokale Therapien wie **Einreibungen** mit kühlenden Gels empfinden viele Erkrankte als wohltuend. Wärme- oder Kälteanwendungen lindern bei vielen Patienten die Beschwerden, wobei die Verträglichkeit individuell unterschiedlich ist.

Bewegung muss sein

Eine entscheidende Komponente in der Therapie entzündlich-rheumatischer Erkrankungen ist die aktive und passive Bewegungstherapie. Die Art der Übungen hängt vom jeweiligen Krankheitsstadium ab. Die aktive Physiotherapie kräftigt die Muskulatur und fördert ihre gelenkstabilisierende Funktion. Obwohl es ständig Überwindung kostet, die Schmerzen und die Steifheit der Gelenke zu überwinden, sind diese Übungen am wirkungsvollsten. Auch beugen die Erkrankten durch regelmäßige Bewegung der Osteoporose vor, die sowohl durch Rheumamedikamente (insbesondere Glukokortikoide) als auch durch Immobilität droht: Größere Beweglichkeit – mehr Selbstständigkeit.

Um der sozialen Isolation vorzubeugen und um Erfahrungen auszutauschen, ist die Kontaktaufnahme zu Selbsthilfegruppen wie der Deutschen Rheumaliga (www.rheuma-liga.de) eine wichtige Stütze.

Immunsuppressiva, wie Glukokortikoide aus der Nebennierenrinde (Kortison, ➤ Kap. 8.6.2), lindern meist rasch die Krankheitssymptome der Betroffenen. Da diese Stoffe aber das gesamte (vor allem das spezifische) Immunsystem schwächen und außerdem ihre normale Wirkung als Hormone entfalten, haben sie bei längerer Anwendung schwere Nebenwirkungen, so z. B. eine verstärkte Infektanfälligkeit und einen Anstieg des Blutzuckerspiegels.

Zytostatika schwächen ebenfalls unspezifisch das Immunsystem und werden aufgrund ihrer zahlreichen Nebenwirkungen nur bei sehr schweren Autoimmunerkrankungen gegeben.

7.7 Infektionslehre

Infektion – Infektionskrankheit

Während im allgemeinen Sprachgebrauch **Infektion** und **Infektionskrankheit** eine sinngleiche Bedeutung erhalten, wird nach medizinischem Verständnis zwischen diesen Begriffen genau unterschieden:

DEFINITION

Infektion und Infektionskrankheit

Infektion

Die Übertragung, das Haftenbleiben und die Vermehrung von Mikroorganismen im menschlichen Körper.

Infektionskrankheit

Erkrankung durch Eindringen und Vermehrung von Mikroorganismen im menschlichen Körper. Viele, aber längst nicht alle Infektionskrankheiten werden von Mensch zu Mensch übertragen.

Mikroorganismen (Kleinstlebewesen, Mikroben)

Nur mikroskopisch wahrnehmbare tierische und pflanzliche Kleinstlebewesen. Sie besitzen meist nützliche Funktionen wie den Abbau organischen Materials. Nur verhältnismäßig wenige rufen beim Menschen Infektionskrankheiten hervor, sie werden dann als Krankheitserreger (Infektionserreger, Krankheitskeime, kurz: Keime) bezeichnet. Eine Übersicht über die Gruppen der heute bekannten, menschenpathogenen Erreger gibt ➤ Tab. 7.3.

Wirt
Organismus, der von Mikroorganismen befallen ist. Die Mikroorganismen leben auf seine Kosten, schädigen ihn und beeinträchtigen ihn in seiner Funktion.

7.7.1 Was bedeuten Infektionen für die Gesellschaft?

Infektionskrankheiten haben in der Vergangenheit großen Einfluss auf alle menschlichen Zivilisationen gehabt. Ihr seuchenhaftes Auftreten, z. B. das der Pest im späten Mittelalter, hat Menschen immer wieder in ihrem Zusammenleben beeinflusst. Erst die wissenschaftliche Kenntnis der Erreger von Infektionskrankheiten (die jedoch erst seit ca. 50 bis 100 Jahren besteht) und der Ausbau der **Hygiene** (Maßnahmen zur Gesunderhaltung des Menschen, umfasst auch Maßnahmen zur Infektionsverhütung) haben viele Infektionskrankheiten in den sog. entwickelten Ländern weitgehend unter Kontrolle gebracht.

7.7.2 Formen von Infektionskrankheiten

Inapparente und apparente Infektionen

Wohl die meisten Infektionen verlaufen **inapparent,** also treten nicht in Erscheinung und bereiten dem Betroffenen keine Beschwerden. Dabei wird der Erreger vom Immunsystem des Wirtes nach der Infektion vollständig beseitigt. Schwerere Infektionen hingegen verlaufen **apparent,** also mit Fieber oder anderen Krankheitszeichen.

Lokale und generalisierte Infektionen

Die Infektion kann auf die Eintrittspforte beschränkt bleiben **(lokale Infektion)** oder über Lymphknoten und Lymphbahnen bis ins Blut vordringen (**generalisierte Infektion,** Allgemeininfektion). Beispiele:

- Typische lokale Infektionen sind Wundinfektionen oder eine Gastroenteritis mit Durchfall, jedoch ohne schwere Beeinträchtigung des Allgemeinbefindens.
- Generalisierte Infektionen sind z. B. Windpocken, das Pfeiffer-Drüsenfieber (Mononucleosis infectiosa) und die Virushepatitis. Fast alle schwereren Viruserkrankungen verlaufen generalisiert.

Bakteriämie und Sepsis

Dringen Bakterien nur kurzfristig in die Blutbahn ein (etwa nach einer Zahnentfernung), so bezeichnet man das als **Bakteriämie.** Dabei kommt es weder zur Vermehrung der Erreger im Blut noch zur Absiedlung in Organen.

Bei einer **Sepsis** oder Blutvergiftung hingegen werden von einem Herd aus (z. B. Wunde, infizierter Knochen) kontinuierlich oder periodisch Erreger in die Blutbahn gestreut. Die Erreger gelangen mit dem Blut in alle Organe des Körpers und vermehren sich oft auch in der Blutbahn. Die Gefahr tödlicher Komplikationen ist groß, insbesondere dann, wenn infektiöse Absiedlungen (septische Metastasen) lebenswichtige Organanteile (z. B. das Gehirn) angreifen.

Die hohe Erregerzahl im Blut sowie die sich im Blut anreichernden Bakterien-„Leichen" und -Stoffwechselprodukte führen aber auch noch zu anderen Gefahren für den Patienten:

- Oft kommt es zu einer Entgleisung des körpereigenen Gerinnungssystems (**Verbrauchskoagulopathie** mit lebensgefährlichen inneren Blutungen = disseminierte intravasale Koagulopathie = DIC).
- Häufig sind ferner schwere Kreislaufkomplikationen, die man als **septischen Schock** bezeichnet. Ursächlich hierfür sind die an vielen Stellen des Körpers gleichzeitig ablaufenden starken Entzündungsreaktionen, die zum Zusammenbruch der Kreislaufregulation führen.

7.7.3 Ablauf einer Infektion

Jede Infektion verläuft in mehreren Stadien:

- **Invasionsphase** (Ansteckung). In dieser ersten Phase dringt der Krankheitserreger in den Organismus ein, vermehrt sich dort jedoch zunächst nicht.
- **Inkubationsphase.** Nach einer mehrstündigen bis mehrtägigen „Eingewöhnungsphase" beginnt sich der Erreger im Körper zu vermehren. Der Infizierte hat jedoch noch keine Beschwerden. Kurz vor dem Auftreten von Fieber und anderen Symptomen findet meist eine Phase „explosionsartiger" Vermehrung statt.
- **Krankheitsphase.** Je nach Schwere der Infektionskrankheit empfindet der Patient nur eine leichte Beeinträchtigung des Allgemeinbefindens (z. B. Heiserkeit oder leichten Kopfschmerz) oder aber schwerere Symptome (z. B. hohes Fieber bis hin zur Sepsis).
- **Überwindungsphase.** Wird die Infektion überstanden, so wird in dieser letzten Phase der Erreger aus dem Körper entfernt.
- **Dauerausscheidung.** Bei einigen Keimen wird die Krankheit zwar besiegt, die Erregerelimination gelingt jedoch nicht, und die Keime ziehen sich in eine „Körpernische" zurück. So können Salmonellen beispielsweise über viele Jahre in der Gallenblase verbleiben. Von dort aus gelangen sie über den Darm immer wieder nach außen und können neue Infektionen bei anderen hervorrufen.

KLINIK
Inkubationszeit
Als **Inkubationszeit** (Ansteckungszeit) bezeichnet man den zeitlichen Abstand zwischen Ansteckung und Krankheitsausbruch. Die Inkubationszeiten der verschiedenen Infektionskrankheit sind sehr unterschiedlich: Die Virusgrippe z. B. hat eine Inkubationszeit von nur 1–3 Tagen, Mumps eine von ca. 3 Wochen, und bei AIDS können mehr als 10 Jahre zwischen Ansteckung und Ausbruch der Erkrankung liegen.

7.7.4 Infektionsquellen

Infektionskrankheiten entstehen nicht aus dem „Nichts". Vielmehr sind Reservoire nötig, in denen sich die Erreger aufhalten und die als **Infektionsquellen** für die weitere Ausbreitung der Erreger dienen:

- Die wohl wichtigste Infektionsquelle ist der Mensch selbst. Die Keime können z. B. mit dem Sputum (Beispiel Tuberkulose) oder dem Stuhl (Beispiel Salmonellosen) ausgeschieden werden. Der Betroffene braucht dabei nicht (apparent) krank zu sein.
- Tierische Infektionsquellen sind etwa Rinder und Schweine für die entsprechenden Bandwurmerkrankungen (➤ Kap. 7.8.5).
- Viele Mikroorganismen sind nicht auf Menschen oder Tiere angewiesen, sondern können auch in der unbelebten Umwelt überleben, so etwa die Tetanuserreger im Erdreich oder die Tuberkuloseerreger im Staub.
- Bei allen bisher genannten Beispielen handelt es sich um **exogene Infektionen,** d. h., der Erreger dringt von außen in den Körper ein. Dagegen werden **endogene Infektionen** von körpereigenen Keimen hervorgerufen, die bei lokaler oder systemischer Abwehrschwäche in für sie untypische Körperregionen gelangen (z. B. Darmkeime in die Harnblase).

7.7.5 Übertragungswege

Der wichtigste **Übertragungsweg** zum Menschen ist die **Schmierinfektion,** z. B. durch Händeschütteln, durch feuchte Handtücher oder auch – insbesondere bei Kindern – fäkal-oral. Andere Erreger werden aerogen durch **Tröpfchen-** (Niesen!) oder **Staubinfektion** übertragen. Weitere Übertragungswege sind:

- **Orale Infektion** über Nahrungsmittel (oder auch Instrumente)
- **Parenterale Übertragung** (z. B. über Stich mit verunreinigter Kanüle)
- **Sexuelle Übertragung.**

Desinfektion und Sterilisation

Um Infektionen zu verhüten, sind neben dem hygienegerechten Verhalten des Personals in Therapieeinrichtungen Maßnahmen der Desinfektion und Sterilisation zur Keimvernichtung wichtig.

Als **Desinfektion** („Keimverminderung") bezeichnet man die gezielte (nicht aber vollständige) Keimvernichtung, z. B. auf Händen, auf Hautflächen oder auf Materialoberflächen wie Fußböden oder Medizingeräten.

Bei der **Sterilisation** („Entkeimung") dagegen werden grundsätzlich alle Mikroorganismen abgetötet und alle Viren vollständig inaktiviert. Dies erfordert entweder hohe Temperaturen (120–200 °C), meist in Kombination mit Druck, Feuchtigkeit oder radioaktiver Strahlung, oder aggressive Chemikalien – weshalb nur widerstandsfähige Materialien wie z. B. medizinische Instrumente, Injektionslösungen oder Leinenwäsche sterilisierbar sind.

7.7.6 Eintrittspforten

Der Erreger muss nicht nur zum Menschen kommen, sondern auch in ihn hinein. Die wichtigsten **Eintrittspforten** der Keime sind kleinste Wunden der Haut oder der Schleimhäute (z. B. Nagelfalzverletzungen), Insektenstiche (z. B. bei der Malaria, ➤ Kap. 7.8.5) oder die intakten Schleimhäute (z. B. bei Salmonellen). Manche Erreger vermögen auch durch die intakte Haut einzudringen (z. B. die Pärchenegel, welche die Bilharziose verursachen). Vor der Geburt kann das Ungeborene diaplazentar, d. h. mit dem Blut über die Plazenta, infiziert werden. Hierbei nehmen Viren eine Schlüsselstellung ein.

7.7.7 Nosokomiale Infektionen

DEFINITION

Nosokomiale Infektion

(griech.: nosokomeíon = Krankenhaus).
Nosokomialinfektion, infektiöser Hospitalismus, Krankenhausinfektion.
Amtliche Definition: Jede durch Mikroorganismen hervorgerufene Infektion, die in ursächlichem Zusammenhang mit dem Krankenhausaufenthalt steht, unabhängig davon, ob Krankheitserscheinungen vorliegen oder nicht.

Manche Erreger führen bei praktisch jedem Infizierten ohne ausreichenden Antikörperschutz zum Ausbruch der entsprechenden Krankheit. Solche Erreger bezeichnet man als **obligat pathogen.**

Im Krankenhaus sind aber v. a. bei älteren oder abwehrgeschwächten Patienten die **fakultativ pathogenen** Keime inzwischen von weit größerer Bedeutung – das sind solche, die nur bei allgemeiner oder lokal begrenzter Abwehrschwäche (z. B. Harnblase bei Dauerkatheterisierung, OP-Wundgebiet) zu sog. **opportunistischen Infektionen** führen. Sind solche opportunistischen Infektionen im Krankenhaus erworben, spricht man von **Nosokomialinfektionen.** Beispiele sind:

- Sog. Beatmungspneumonien, die sehr leicht bei beatmeten Patienten durch die (normalerweise relativ harmlosen) Keime der Atemluft entstehen, die der Patient aber nicht abhusten kann. Manchmal entstehen Beatmungspneumonien auch durch verkeimte Beatmungssysteme infolge mangelhafter Wartung.
- Wundinfektionen im chirurgischen Operationsgebiet. Dort ist die lokale Abwehr vermindert, was bei Verschmutzung der Wunde durch Keime leicht zu Wundeiterungen führt. Die Keimverschleppung erfolgt häufig beim Verbandswechsel durch den Arzt oder das Pflegepersonal.

7.8 Krankheitserreger und Infektionskrankheiten

7.8.1 Wichtige bakterielle Infektionen

DEFINITION

Bakterien

Einzeller mit einer Größe von 0,2 bis 5 µm, die alle Merkmale des Lebens (➤ Kap. 1.2) tragen und als Prokaryonten (lat.: pro = vor, griech.: karyos = Kern) keinen Zellkern besitzen. Bakterien pflanzen sich ungeschlechtlich durch einfache Querteilung fort und lassen sich in der Regel auf unbelebten Nährböden anzüchten.

Sowohl leichte als auch schwere Infektionskrankheiten werden oft von **Bakterien** (➤ Tab. 7.3 und ➤ Abb. 7.16) ausgelöst, z. B. die (wieder häufiger auftretende) Tuberkulose, die (inzwischen sehr seltene) Pest, fast alle eitrigen Infektionen (z. B. durch die Kugelbakterien Staphylokokken und Streptokokken) und einige der Kinderkrankheiten (Keuchhusten und Scharlach).
Dabei können nicht nur die Bakterien selbst, sondern auch die von ihnen gebildeten **Toxine** (Giftstoffe) Krankheitserscheinungen verursachen.

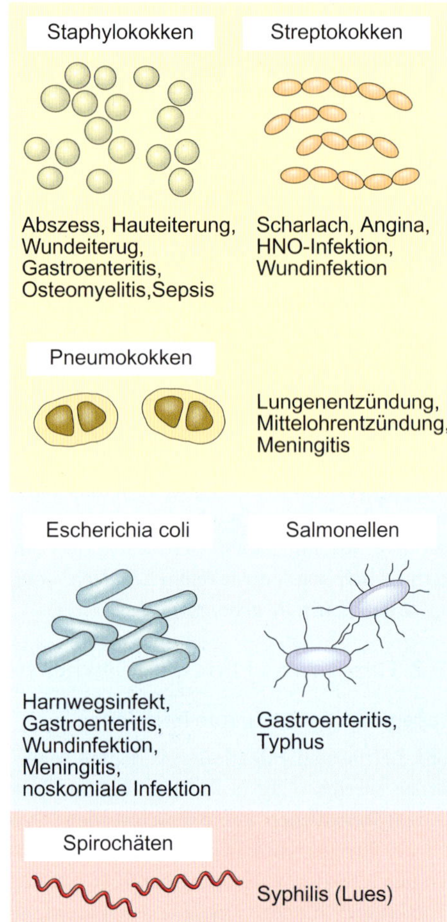

Abb. 7.16 Hunderte verschiedener Bakteriengruppen erzeugen beim Menschen z. T. harmlose, z. T. bedrohliche oder sogar tödliche Erkrankungen. Im Mikroskop lassen sich die meisten menschenpathogenen Bakterien einer von drei Grundformen zuordnen: den kugelförmigen (gelb unterlegt), den stäbchenförmigen (blau unterlegt) und den spiralförmigen Bakterien (rot hinterlegt).

7

Tab. 7.3 Übersicht über die Gruppen der menschenpathogenen Mikroorganismen. Nicht aufgeführt sind die Viroide (sozusagen nackte Mini-Viren), da sie bisher nur bei Pflanzen beobachtet wurden.

Organismus	Merkmal	Beispiele
Bakterien	**Prokaryonten***, d. h. einfache Organismen ohne Zellorganellen und ohne Zellkern, das Erbgut liegt lose (z. B. als langer DNS-Faden) im Zytoplasma. Dadurch schnellere Vermehrung. Meist mit Zellwand.	Streptokokken, Staphylokokken, Salmonellen, *Escherichia coli, Proteus,* Klebsiellen. Sonderformen: Rickettsien und Mykoplasmen, die extrem klein sind und keine Zellwand besitzen.
Viren	Bestehen nur aus Erbinformation (DNA oder RNA), verpackt in einen Proteinmantel (Core, **Kapsid**) und evtl. eine lipidhaltige Außenhülle (envelope). Können sich nur in höheren Zellen vermehren und gehören deshalb zu den Sonderformen des Lebens.	Grippe-, Hepatitis-, AIDS-, Herpes-, Pocken-, Masern-, Mumps-, Rötelnvirus
Prionen	Infektiöse Proteinpartikel, nach heutigem Kenntnisstand ohne Nukleinsäure, die ihnen ähnliche, körpereigene Proteine verändern können.	Creutzfeldt-Jakob-Krankheit, BSE, Kuru
Pilze	Pflanzenähnliche Mikroorganismen, die jedoch keine Photosynthese (pflanzliche Energiegewinnung aus CO_2 und Sonnenlicht) durchführen können.	*Candida albicans* (medizinisch wichtigster Hefepilz), *Aspergillus fumigatus* (Schimmelpilz)
Würmer, Insekten	Parasitisch lebende Tiere (Eukaryonten*)	Rinderbandwurm, Schweinebandwurm, Kopflaus, Krätzmilbe
Protozoen („Urtierchen")	Parasitisch lebende Einzeller (Eukaryonten*)	Plasmodien (Malariaerreger), Trypanosomen (Erreger der Schlafkrankheit), Trichomonaden, Amöben

* Im Gegensatz zu den Prokaryonten (z. B. Bakterien) zählen Tiere, Pflanzen und Protozoen zu den Eukaryonten. Bei den Zellen der Eukaryonten ist das Erbmaterial, die Chromosomen, in einem Kern zusammengefasst, der durch eine Kernmembran vom Zytoplasma getrennt wird.

Infektionen durch Staphylokokken

Diese traubenförmig angeordneten Kugelbakterien sind weltweit verbreitete Krankheitserreger (➤ Abb. 7.17). Harmlose Staphylokokkenarten gehören zur normalen Keimflora des Menschen (z. B. *Staphylococcus epidermidis* auf der Haut).

Die gefährlichen Staphylokokkenarten, insbesondere *Staphylococcus aureus,* und unter bestimmten Umständen auch die sonst harmlosen Staphylokokkenarten rufen viele eitrige Entzündungen wie Abszesse, Furunkel (Haarbalgentzündungen), Mastitis (Brustentzündung), Wund-, Haut-, Atemwegs- und Katheterinfektionen bis hin zu Sepsis, Osteomyelitis (➤ Kap. 4.5.6) und Meningitis (Hirnhautentzündung) hervor.

Staphylokokken werden in der Regel durch Schmierinfektion (meist durch Händekontakt, auch durch das therapeutische Personal!) übertragen (➤ Abb. 7.18).

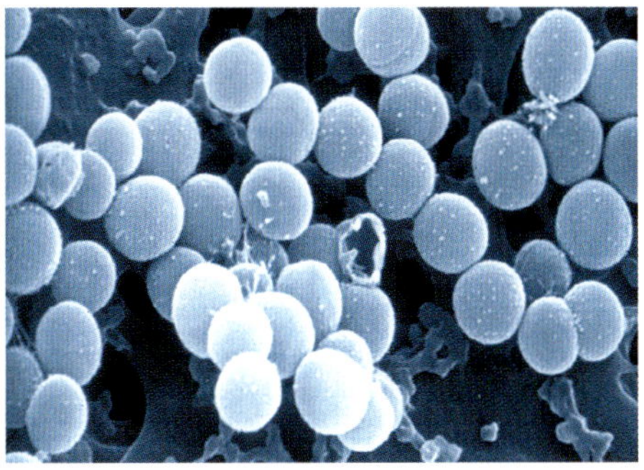

Abb. 7.17 Staphylokokken im rasterelektronischen Bild. [U136]

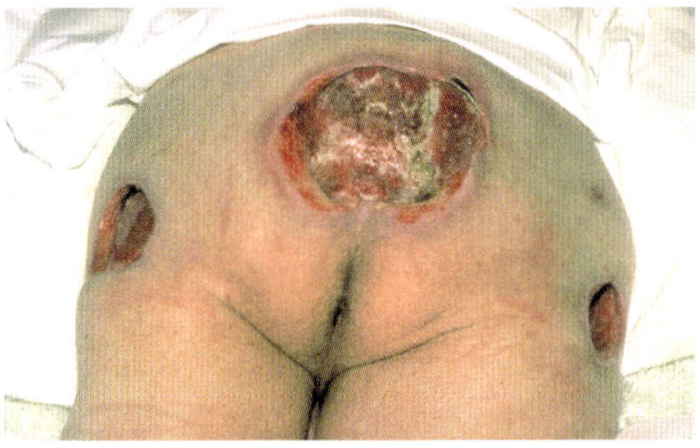

Abb. 7.18 Besonders bedrohlich sind Wundinfektionen von Dekubitus-Geschwüren, also von „durchgelegenen" Hautstellen (➤ Kap. 10.1.4). Die gelblich schmierigen Eiterauflagerungen weisen auf Staphylokokken als Verursacher hin. [T195]

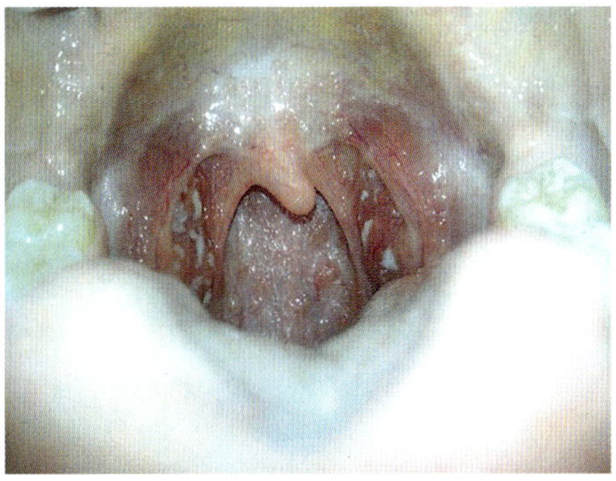

Abb. 7.19 Rachenbefund bei einer Mandelentzündung (Tonsillitis, Angina lacunaris), wie sie sehr häufig durch Streptokokken ausgelöst wird. [M562]

ACHTUNG

Staphylokokken sind Problemkeime!

Staphylokokkeninfektionen können praktisch jedes Organ und jede Körperhöhle befallen. Sie gehören aufgrund ihrer Fähigkeit zur Resistenzentwicklung gegen Antibiotika zu den sog. **Problemkeimen** im Krankenhaus.

Infektionen durch Streptokokken

Streptokokken sind kettenförmig angeordnete Kugelbakterien, die in der Natur weit verbreitet sind. Viele Streptokokkenarten können Erythrozyten auflösen (hämolysieren). Streptokokken verursachen z. B. den Scharlach, Entzündungen an praktisch allen Orten des Hals-, Nasen- und Ohrenbereiches (➤ Abb. 7.19), aber auch Wundinfektionen, annähernd die Hälfte aller Endokarditiden (➤ Kap. 15.3.1) und viele Sepsisfälle.

Pneumokokken (*Streptococcus pneumoniae*) sind zu zweit in einer Kapsel eingelagerte Kugelbakterien. Sie können Lungenentzündungen, Mittelohrentzündungen, Hirnhautentzündungen und andere Infektionen der Luftwege verursachen.

Infektiöse Darmerkrankungen

Obwohl die Magen-(salz-)säure viele Mikroorganismen abtötet, sind durch Mikroorganismen verursachte Magen-Darm-Erkrankungen recht häufig.

(Bakterielle) Lebensmittelvergiftungen im engeren Sinne entstehen, wenn sich in unsachgemäß gelagerten Lebensmitteln (z. B. Milch- und Eierspeisen) Bakterien vermehren und Toxine produzieren. Beim Verzehr der verdorbenen Speisen gelangen die Toxine in den Verdauungstrakt und lösen dann die Krankheitserscheinungen aus. Am häufigsten verursachen *Staphylococcus aureus* und Escherichia coli solche Lebensmittelvergiftungen, die sich meist durch Brechdurchfälle bald nach dem Verzehr der verdorbenen Nahrung bemerkbar machen.

KLINIK

Antibiotika und Antibiotikaresistenz

Bakterien lassen sich oft durch Gabe entsprechender **Antibiotika** (gegen Bakterien wirksame Arzneimittel) wie z. B. Penicillin abtöten. Allerdings hilft nicht jedes Antibiotikum gegen jedes Bakterium. Vielmehr tötet jedes Antibiotikum nur ein bestimmtes Spektrum von Bakterien. Und auch wenn ein bestimmtes Antibiotikum von seinem Hersteller als wirksam, z. B. gegen Staphylokokken, vertrieben wird, können im Einzelfall Resistenzentwicklungen das Antibiotikum trotzdem nutzlos werden lassen:

Viele Bakterien entwickeln nämlich durch Erweiterung oder Änderung ihres Erbgutes Mechanismen, die das Antibiotikum unwirksam machen, es etwa durch Änderung seiner Struktur inaktivieren. Bei jeder unklaren Infektion muss deshalb die entsprechende Urinprobe, Blutkultur oder der Wundabstrich bebrütet und die gewachsenen Bakterien systematisch auf ihre Empfindlichkeit gegenüber verschiedenen Antibiotika geprüft werden (Resistenzprüfung, **Antibiogramm**). Eine bereits begonnene Behandlung muss dann unter Umständen entsprechend dem Ergebnis der Resistenzbestimmung auf ein wirksames Antibiotikum umgestellt werden.

Abgegrenzt hiervon werden **Lebensmittelinfektionen** durch das Eindringen von Bakterien (seltener von Viren) in den Magen-Darm-Trakt. Ein Teil der Erreger vermag die Darmschleimhaut zu durchdringen und evtl. auch ins Blut zu gelangen. Erwähnt seien hier die Salmonellen und die Shigellen als Erreger der Darmruhr.

Vibrio cholerae hingegen, der Erreger der Cholera, bleibt auf das Darmlumen beschränkt. Die für die Erkrankung typischen und bedrohlichen Durchfälle und Erbrechen werden durch das im Darm produzierte Enterotoxin der Erreger hervorgerufen.

Insbesondere bei Kleinkindern sind Rota-Viren eine häufige Durchfallursache.

7.8.2 Wichtige virale Infektionen

DEFINITION

Viren

(lat.: virus = Schleim, Gift)

Mit einer Größe von 0,02 bis 0,4 µm besonders kleine Infektionserreger. Sonderform des Lebens, da sie keine Zellstruktur und keinen eigenen Stoffwechsel besitzen, dafür aber die Erbsubstanzen (DNA oder RNA, ➤ Kap. 2.8.4). Derart aufgebaut können sie sich nur innerhalb lebender Wirtszellen vermehren, wobei verschiedene Viren unterschiedliche Wirtszellen haben. Viren lassen sich nicht auf Nährböden anzüchten.

Wahrscheinlich noch häufiger als von Bakterien werden wir Menschen jedoch von **viralen Infektionen** befallen. Die meisten „Erkältungskrankheiten" (Schnupfen, Grippe, Bronchitiden) gehören genauso hierzu wie die überwiegende Zahl von Leber- oder Hirnhautentzündungen. Auch die Mehrzahl der Kinderkrankheiten werden von Viren ausgelöst. Beispiele sind Masern und Mumps.

Wie bereits erwähnt, bestehen **Viren** nur aus Erbgut (und zwar DNA oder RNA, dementsprechend werden Viren auch als DNA- oder RNA-Viren klassifiziert) und einer meist geometrisch-regelmäßig geformten Virushülle. Sie haben keine Möglichkeit zur Energiegewinnung oder zur Proteinsynthese – kurzum: Sie können nicht selbstständig leben. Um sich zu vermehren, infizieren sie deshalb eine menschliche, tierische oder pflanzliche Wirtszelle, in die sie ihr eigenes Erbgut freisetzen. Das virale Erbgut wird in das Erbgut der Wirtszelle eingebaut und veranlasst im typischen Fall den Proteinsyntheseapparat des Wirtes, tausendfach Viruspartikel zu synthetisieren und zu neuen kompletten Viren zusammenzusetzen.

Anschließend stirbt die Wirtszelle ab, die neuen Viren werden freigesetzt und infizieren weitere Körperzellen (➤ Abb. 7.20).

Nicht immer zeigt sich aber die Viruswirkung so rasch: Einige Viren beispielsweise bauen ihr Erbgut in das der Wirtszelle ein, diese überlebt jedoch und gibt das Erbgut des Virus an ihre Tochterzellen weiter. Auf diese Weise kann das Virus jahrelang schlummern, bis nach Jahren die Infektion ausbricht (sog. **Slow-virus-Infektion)** oder sich die Wirtszelle in eine unkontrolliert wachsende Tumorzelle umwandelt (**onkogene Viren,** ➤ Kap. 5.7.3).

Da die Viren sich zu ihrer Vermehrung der Zellen ihres Wirts bedienen, sind sie medikamentös deutlich schwerer zu bekämpfen als Bakterien. Denn fast jedes Medikament, welches das Virus trifft, trifft auch den Wirt, also den Patienten. Bis heute stehen daher nur in relativ wenigen Fällen wirksame Medikamente gegen Viren **(Virostatika)** zur Verfügung.

Herpesvirus-Infektionen

Alle bedeutsamen Viren der **Herpesgruppe** haben eine gemeinsame Eigenschaft: Sie können nach der Erstinfektion lebenslang im Nervengewebe, in Speicheldrüsen oder Blutzellen persistieren („überwintern"). Dabei bleiben einige Arten im Allgemeinen latent, rufen also keine Krankheitszeichen hervor. Erst bei Abwehrschwäche oder anderen Störungen – ein Sonnenbrand kann schon ausreichen – brechen die Viren aus ihrer Latenz aus, vermehren sich schlagartig und führen zur sichtbaren Erkrankung:

Herpes labialis und genitalis

Eine solche Reaktivierung zeigt sich beim **Herpes-simplex-Virus Typ I** durch das gruppierte Auftreten kleiner, schmerzhafter Bläschen an der Lippen- oder Mundschleimhaut, die unter intensivem Juckreiz in 2–3 Wochen abheilen. In seltenen Fällen kann es zum Befall des Gehirns in Form einer Herpes-Enzephalitis kommen, die man jedoch heute durch rechtzeitige Gabe des Virostatikums Aciclovir (Zovirax®) meistens erfolgreich bekämpfen kann. Das **Herpes-simplex-Virus Typ II** bevorzugt das Genitale, wo es sich entlang der Schamlippen oder des Penis ausbreitet und ebenfalls starken Juckreiz erzeugt.

Windpocken und Gürtelrose

Erreger der **Windpocken** ist das **Varizellen-Zoster-Virus** (VZV), ebenfalls ein Vertreter der Herpesfamilie. Dabei kommt es an Gesicht und Stamm, weniger an den Extremitäten, zu einem generalisierten knötchen- und bläschenförmigen Hautausschlag, der erst nach 1–2 Wochen wieder abklingt. Die Viren verbergen sich dann in Spinalganglien (➤ Kap. 9.18.1) entlang der Wirbelsäule.

Mehrere Jahrzehnte nach der Windpockeninfektion kommt es bei manchen (älteren) Erwachsenen zum Varizellen-Zoster-Rezidiv in Form der **Gürtelrose** (Herpes zoster, ➤ Abb. 7.21): Das Virus wandert aus den Ganglienzellen aus und verursacht meist einseitige, sehr schmerzhafte Entzündungen des vom betroffenen Ganglion versorgten Hautbereiches. Äußerlich kann man den entzündeten Hautbezirk oft an einem gürtelförmigen, von der Wirbelsäule bis zur Bauch- oder Brustmitte ziehenden, rötlichen Ausschlag mit Bläschenbildung erkennen.

ACHTUNG

Ansteckungsgefahr!

Der Bläscheninhalt ist bei allen genannten Erkrankungen infektiös!

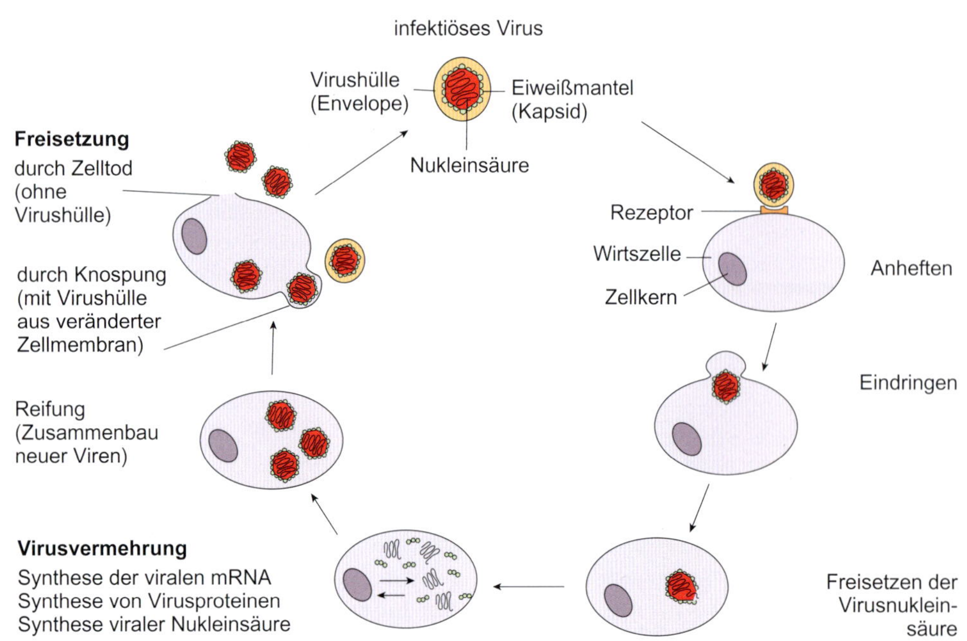

Abb. 7.20 Eindringen in die Wirtszelle, Vermehrung und Ausbreitung von Viren.

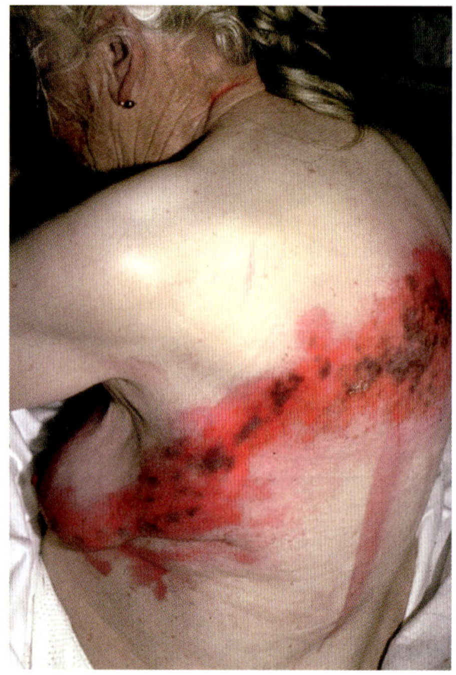

Abb. 7.21 60-jährige Patientin mit ausgeprägter Gürtelrose am linken Brustkorb. Typisch ist die scharfe Abgrenzung des Entzündungsbereiches, der dem Verlauf eines Thorakalnerven entspricht. [T195]

Poliovirus-Infektionen

Das **Poliovirus** wird stets von Mensch zu Mensch, meist durch Schmierinfektionen, übertragen. Es führt in über 99 % der Fälle zu allenfalls leichten, grippeähnlichen Krankheitserscheinungen. Nur sehr selten erreicht das Virus über Blut und Nerven das Rückenmark und das Großhirn und verursacht durch Zerstörung von Motoneuronen, die für die Skelettmuskulatur zuständig sind, bleibende Lähmungen an den Extremitäten, die der Krankheit ihren Schrecken und Namen gegeben haben. Seit Einführung der Schutzimpfung in der Mitte der 1960er-Jahre ist die Kinderlähmung in Deutschland sehr selten geworden. Da die Viren aber in anderen Ländern noch weit verbreitet sind, ist stets eine Einschleppung mit nachfolgenden Erkrankungen bei Nichtgeimpften möglich.

Erkältungskrankheiten und „Grippe"

Vorzugsweise im Winterhalbjahr trifft es fast jeden von uns: Allgemeines Unwohlsein, Schnupfen, Husten und vielleicht auch Halsschmerzen und Heiserkeit lassen den (Arbeits-)Tag lang werden; die „Grippe" geht wieder um. Doch „Grippe" und „Grippe" sind zweierlei:

Spricht der Laie von der Grippe, so meint er meist die **banalen Erkältungskrankheiten,** hervorgerufen durch eine Vielzahl verschiedener Viren. Sie sind in aller Regel harmlos und nach einer Woche wieder vorbei.

Anders hingegen die echte Grippe, die auch als Virusgrippe oder **Influenza** bezeichnet wird. Sie wird durch Influenzaviren der Typen A, B oder C hervorgerufen und durch Tröpfcheninfektion übertragen. Die Beschwerden sind meist stärker als bei der banalen Erkältung, im Frühstadium oder bei leichtem Verlauf ist die klinische Abgrenzung aber kaum möglich. Für Ältere, Abwehrgeschwächte und Patienten mit Vorerkrankungen der Atemwege stellt die Influenza eine ernste Bedrohung dar: Als Komplikation gefürchtet ist insbesondere die Grippepneumonie, die für die Mehrzahl der grippebedingten Todesfälle verantwortlich ist.

Da sich die Influenzaviren außerordentlich rasch verändern, kann man nach durchgemachter Erkrankung nicht mit längerdauerndem Schutz rechnen. Es haben sich zwar spezifische Antikörper gebildet, doch „greifen" diese gegen das veränderte Virus weniger oder gar nicht mehr, sodass alle paar Jahre mit größeren Erkrankungswellen zu rechnen ist. Daher wird für gefährdete Personen die aktive Schutzimpfung gegen die Influenza empfohlen, die allerdings jährlich mit einem Impfstoff gegen die „wahrscheinlich aktuellen" Typen durchgeführt werden muss.

Erworbenes Immundefektsyndrom – AIDS

Das erworbene Immundefektsyndrom (**A**cquired **I**mmune **D**eficiency **S**yndrome) ist eine 1981 erstmals beschriebene Immunschwächekrankheit, die Folge einer Infektion mit dem Humanen Immundefizienz-Virus (**HIV,** ➤ Abb. 7.22) ist. Sie breitet sich als **Pandemie** (weltweite Infektion) rasch aus, am schnellsten in Afrika und Asien, wo in einigen Regionen schon bis zu 30 % der erwachsenen Männer infiziert sind. Man rechnet zurzeit mit ca. 35 Millionen Infizierten weltweit.

Da das Virus nur in Flüssigkeiten überleben kann, wird die Krankheit ausschließlich durch den Kontakt mit infizierten Körpersekreten weitergegeben. Hohe Viruskonzentrationen findet man in Blut, Sperma und Vaginalsekreten, daher sind das „needle sharing" Heroinsüchtiger und der ungeschützte Geschlechtsverkehr die Hauptübertragungswege der Krankheit.

Als Folge der Infektion werden die T-Helferzellen zerstört. Hierdurch entwickelt sich eine Abwehrschwäche, die nach einer monate- bis jahrelangen Latenz (symptomlose Zeit) zu einer starken Anfälligkeit gegenüber sonst ungefährlichen Krankheitserregern führt. In der Folge häufen sich opportunistische Infektionen (➤ Kap. 7.7.7). Die meisten Patienten sterben schließlich an solchen opportunistischen Infektionen, z. B. des Gehirns oder der Lunge (➤ Abb. 7.23).

Obwohl AIDS unheilbar und die HIV-Infektion unumkehrbar ist, sind doch mehrere wirksame Behandlungsstrategien verfügbar.

Therapieprinzipien sind:

- Durch gesunde Lebensweise und Vermeidung von immunschwächenden Faktoren (UV-Licht, „Stress", konsequente Behandlung anderer Erkrankungen) soll das Fortschreiten der Krankheit hinausgezögert werden.
- Die Vermehrung des Virus im Körper hemmen. Hier hat sich mittlerweile die Kombinationsbehandlung mit mehreren antiviralen Substanzen etabliert.
- Opportunistische Infektionen konsequent und bei Bedarf auch prophylaktisch behandeln. Das gilt vor allem für die *Pneumocystis-carinii*-Pneumonien und die Mykosen (Pilzinfektionen), die beide gut behandelbar sind.
- Angemessene psychosoziale Unterstützung gewährleisten.

Insbesondere durch die Fortschritte in der medikamentösen Therapie hat sich die Prognose von HIV-Infizierten und AIDS-Patienten in den letzten Jahren deutlich verbessert. Es ist jedoch nach wie vor keine Heilung möglich, und bisher ist die Erkrankung bei genügend langer Beobachtungszeit stets tödlich verlaufen.

COVID-19

Im Jahr 2019 trat eine neue virus-induzierte Erkrankung in das Bewusstsein der Bevölkerung: **Coronavirus Disease 2019,** oder kurz: COVID-19. Der Erreger ist ein Virus, das eine kranzförmige Oberfläche aufweist, also zur Gruppe der Coronaviren gehört und seit Februar 2020 als **SARS-CoV-2** bezeichnet wird. Die Abkürzung SARS steht für „schweres akutes respiratorisches Syndrom". **Coronaviren** sind membranumhüllte RNA-Viren. Die Virionen haben einen Durchmesser von ca. 80–140 nm und besitzen große, 20–25 nm lange Oberflächenproteine (Spikes) (➤ Abb. 7.10). Diese Spike-Proteine sind für den Eintritt in die Wirtszelle zuständig und deshalb der bevorzugte Angriffspunkt für Impfstoffe. Coronaviren können Ursache für harmlose Erkältungen sein, aber eben auch für lebensbedrohliche Erkrankungen. Bereits in den Jahren 2002 und 2003 gab es eine SARS-Epidemie (SARS-CoV-1), an der weltweit 774 Menschen starben.

Als Ursache gilt eine **Zoonose,** also eine Übertragung des Infektionsherdes vom Tier auf den Menschen, damals vermutlich durch Fledermäuse ausgelöst. Bekannt ist dieser Zusammenhang auch

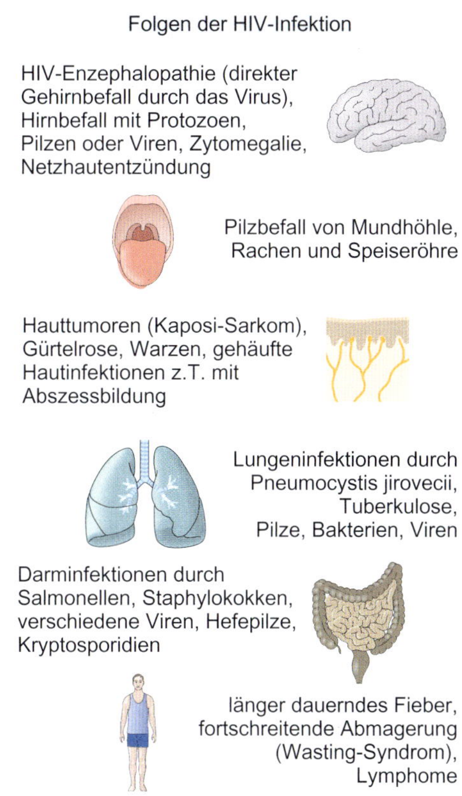

Abb. 7.23 Klinische Symptome des AIDS, des bisher immer tödlichen Spätsyndroms der HIV-Infektion.

aus der Entstehung des AIDS durch das HI-Virus, das von Affen auf den Menschen übertragen wurde. Aber auch die Salmonellose gehört dazu, die häufigste und seit langem bekannte Zoonose, bei der die Erreger, die Salmonellen, über tierische Lebensmittel (Eier, Milch, Geflügelfleisch) auf den Menschen übertragen werden. Aufgrund ihrer Fähigkeit zur homologen Rekombination können Coronaviren relativ leicht ihr Wirtsspektrum erweitern und die Artengrenze überspringen. Coronaviren haben sich bereits vor Langem über die Welt ausgebreitet, vor allem bei Säugetieren und Vögeln.

Bekannt sind seit den 1960er Jahren auch vier humane Coronavirenstämme (HCoV-229E, -NL63, -OC43 und -HKU1), die bei jedem von uns Infektionen auslösen können, aber nicht besonders krank machen. Bei SARS-CoV-2 ist das allerdings insofern anders, als dass viele junge, gesunde Infizierte zwar nicht allzu schwer erkranken, aber ältere und vorerkrankte unter Umständen an der Erkrankung versterben. Im Verlauf der Pandemie hat sich auch gezeigt, dass Intensiv-Behandlungspflichtige immer jünger wurden und zum Teil aus vollständiger vorheriger Gesundheit heraus plötzlich lebensbedrohliche Verläufe entstanden. Wirksame **Impfungen** (➤ Kap. 7.5.3) konnten vergleichsweise schnell entwickelt und getestet werden – sie sind seit Ende 2020 weltweit im Einsatz. Da der Erstkontakt mit dem Virus der gefährlichste ist, beugt die Impfung dieser Gefahr

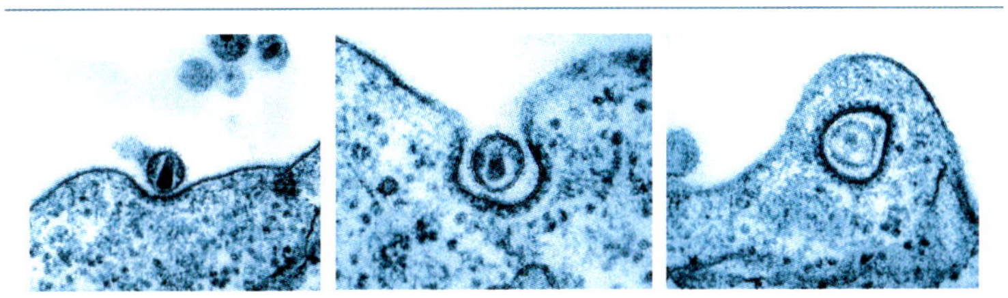

Abb. 7.22 Elektronenmikroskopisches Bild von HI-Viren, die gerade in eine menschliche Zelle eindringen [T178]

7

vor und bereitet das Immunsystem der Geimpften auf den „echten" Kontakt mit dem Virus durch entsprechende Antikörperbildung vor. Außerdem schützt die Impfung zwar nicht zu 100 % vor einer Erkrankung, wohl aber vor einem schweren Verlauf. Inwieweit und in welchem Maße Auffrischungsimpfungen weiterhin nötig sein werden (wie bei der bekannten Grippeimpfung) ist noch nicht abschließend geklärt. Klar ist aber: Je mehr Menschen gegen SARS-CoV-2 geimpft sind, desto schwerer wird die unkontrollierte Ausbreitung.

7.8.3 Prionenkrankheiten

Bis in die 1980er-Jahre war es ein unerschütterliches Dogma der Mikrobiologie, dass Infektiosität an das Vorhandensein von Nukleinsäuren (und damit Erbinformation) gebunden ist, denn wie sollte sich der Erreger sonst vermehren? Heute ist weitgehend akzeptiert, dass dieses Dogma nicht mehr haltbar ist.

DEFINITION

Prionen

(engl.: proteinaceous infectious particle. Merkhilfe: **p**roteinartiges **i**nfektiöses Agens **o**hne **N**ukleinsäure)
Noch einfacher als Viren gebaute, lediglich aus einem einzigen Protein bestehende Partikel.

Nach heutigem Kenntnisstand handelt es sich bei **Prionen** um krankmachende, infektiöse Eiweiße, die sich von ihren „normalen" Verwandten im Körper nicht durch ihre chemische, sondern nur durch ihre räumliche Struktur unterscheiden. Die veränderten Prionproteine werden vom Organismus praktisch nicht abgebaut und wandeln ihre gesunden Nachbarn auf noch nicht genau geklärte Weise in die abnorme Form um. Prionen trotzen den üblicherweise gegenüber Bakterien und Viren wirksamen Desinfektionsverfahren und halten auch hohen Temperaturen hartnäckig stand, werden also durch Kochen oder Braten nicht zerstört. Prionen werden mit der Verursachung von spongiformen Enzephalopathien in Verbindung gebracht.

Spongiforme Enzephalopathien

Bereits seit Langem sind beim Menschen mehrere seltene ZNS-Erkrankungen bekannt, die unter dem Bild zunehmender Bewegungsstörungen und fortschreitenden geistigen Abbaus unaufhaltsam zum Tode führen.

Das Gehirn der Verstorbenen zeigt unter dem Mikroskop typische „Löcher", weshalb diese Erkrankungen als **spongiforme** (schwammartige) **Enzephalopathien** zusammengefasst wurden. Entzündungszeichen fehlen ebenso wie eine Immunantwort des Organismus.

Die häufigste spongiforme Enzephalopathie ist die **Creutzfeldt-Jakob-Krankheit (CJD),** die weltweit 0,5–1 Person von 1 Million Menschen befällt, vornehmlich Ältere. Ca. 15 % der Fälle treten familiär gehäuft auf, ungefähr 5 % sind z. B. durch Transplantationen der Dura (= harte Hirnhaut) übertragen worden, überwiegend handelt es sich jedoch um sporadische Einzelfälle.

Scrapie und BSE

Auch im Tierreich gibt es spongiforme Enzephalopathien. Am bekanntesten war lange Zeit die Traberkrankheit **(Scrapie)** der Schafe und Ziegen, bis ihr Ende der 1980er-Jahre von der **b**ovinen **s**pongiformen **E**nzephalopathie (kurz **BSE)** der Rinder der Rang abgelaufen wurde. Innerhalb weniger Jahre kam es in Großbritannien zu mehr als 16 000 Erkrankungen in den Rinderherden, höchstwahrscheinlich durch verseuchtes, ungenügend verarbeitetes Tiermehl als Rinderfutter. Auch andere Länder sind betroffen.

Die besondere Brisanz von BSE besteht darin, dass nach neueren Forschungsergebnissen davon ausgegangen werden muss, dass BSE die Artgrenze überspringen und beim Menschen eine neue Variante der Creutzfeldt-Jakob-Krankheit (vCJD) hervorrufen kann.

Vieles aus dem Reich der Prionen ist noch offen, wobei im Hinblick auf eine potenzielle Bedrohung des Menschen durch BSE insbesondere die Übertragungsmechanismen (Gefahr durch den Verzehr von Muskelfleisch?) und eine evtl. genetische Komponente interessieren. Aber so viel ist sicher: Neben einer verbesserten Tierhaltung tut Forschung not, denn bisher ist eine Therapie der spongiformen Enzephalopathien nicht möglich.

KLINIK

BSE auf den Menschen übertragbar?

BSE ist höchstwahrscheinlich durch Verzehr von **verseuchten Rinderprodukten** in einer Reihe von Fällen auf den Menschen übertragen worden und hat bei diesen Betroffenen (oder einem Bruchteil davon) die tödliche vCJD-Erkrankung verursacht.

7.8.4 Pilzinfektionen

DEFINITION

Pilze (Fungi)

Pflanzenähnliche Lebewesen, die als Eukaryonten (griech.: eu = gut, karyos = Kern) einen abgegrenzten Zellkern besitzen. Ihre festen Zellwände enthalten zur Stabilisierung Polysaccharide (➤ Kap. 2.8.1) und die unlösliche Gerüstsubstanz Chitin.

KLINIK

Pilze verursachen drei Gruppen von Krankheitsbildern

Die in Mitteleuropa verbreiteten Pilze vermögen beim Gesunden nur **lokale Mykosen** auf Haut oder Schleimhaut hervorzurufen. Diese Haut- und Schleimhautmykosen lassen sich in der Regel leicht durch lokale Antimykotika behandeln (z. B. Canesten® oder Nystatin®).
Bei ausgeprägter Abwehrschwäche können manche Pilzarten jedoch ins Blut vordringen und innere Organe wie Lunge, Herz oder Gehirn schädigen **(opportunistische Systemmykosen).**

In Europa ganz selten sind **primäre systemische Mykosen** durch obligat pathogene Pilze, die auch bei Nichtabwehrgeschwächten die inneren Organe befallen.

Sprosspilze

Am häufigsten sind die **Sprosspilze** oder Hefen. Diese eiförmigen Pilze sind etwas kleiner als rote Blutkörperchen und vermehren sich durch Aussprossung. Bedeutendster Vertreter unter den Hefen ist ***Candida albicans*** (➤ Abb. 7.24). Die sehr häufigen *Candida*-Infektionen heißen **Soor** (Candidose). Sie entstehen alle endogen (also von anderen Körperstellen des Patienten ausgehend) und treten stark gehäuft bei Diabetikern (➤ Kap. 19.3.4) auf. Beispiele sind:

- Vaginalsoor der Scheide, besonders häufig während der Schwangerschaft und bei Einnahme der „Pille" (Östrogene begünstigen *Candida*-Besiedlung)
- Soor im Windelbereich bei Säuglingen (Windeldermatitis)
- Mundsoor mit weißen Mundschleimhautbelägen
- Speiseröhrensoor.

Fadenpilze

Neben Sprosspilzen verursachen auch **Fadenpilze** häufig Infektionen beim Menschen, z. B. Fußpilzerkrankungen oder Nagelmykosen, die z. B. in Schwimmbädern übertragen werden. Mehr als die Hälfte der erwachsenen Bevölkerung ist von Hautmykosen in den Zehenzwischenräumen betroffen. Zu ihrer Bekämpfung ist neben einer Antimykotika-Therapie das Trockenhalten der Füße wichtig.

Schimmelpilze

Schimmelpilze (wie z. B. der in ➤ Abb. 7.25 und ➤ Abb. 7.26 gezeigte *Aspergillus*), aus denen auch viele Antibiotika wie z. B. das Penicillin gewonnen werden, sind zwar in der Umwelt außerordentlich weit verbreitet, verursachen jedoch nur bei schwer immungeschwächten Patienten Lungen-, Ohr- oder (bei Befall des gesamten Organismus) Systemmykosen.

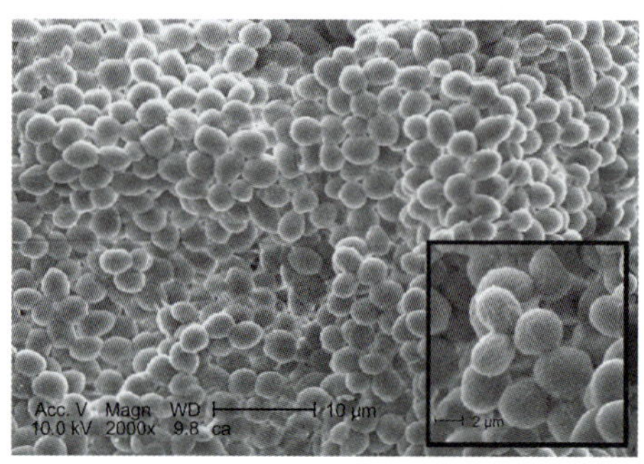

Abb. 7.24 Kugelige Zellen von *Candida albicans* im elektronenmikroskopischen Bild. [F656-001]

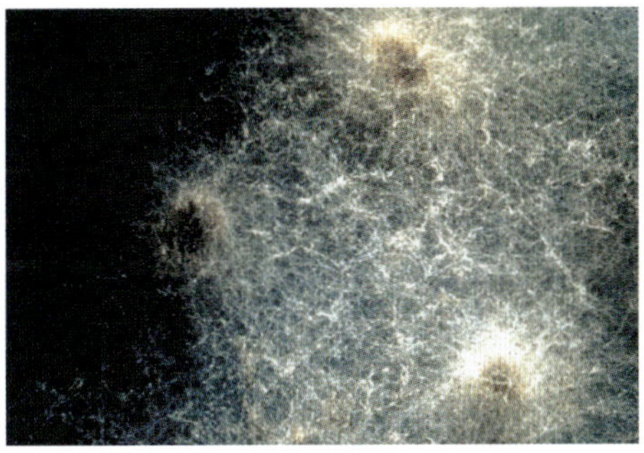

Abb. 7.25 *Aspergillus*-Kultur. [U136]

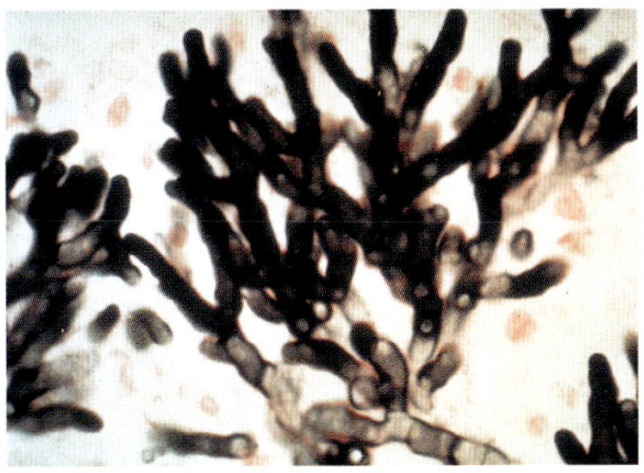

Abb. 7.26 *Aspergillus*, mikroskopische Aufnahme. [U136]

7.8.5 Parasiten

DEFINITION

Parasiten

(griech.: parasit = Mitesser, Schmarotzer)
Lebewesen, das in oder auf einem anderen Organismus (Wirt) lebt und sich auf dessen Kosten von Körpersubstanz, Körpersäften oder vom Inhalt des Darmtraktes ernährt. Der Wirtsorganismus wird dabei durch Entzug wichtiger Nährstoffe oder durch direkte organische Schädigung in seiner Funktion beeinträchtigt.

Obwohl alle Infektionserreger in der einen oder anderen Form auf Kosten der von ihnen befallenen Organismen leben, werden unter Parasiten nur die tierischen Erreger zusammengefasst, wie Protozoen, Gliederfüßler und Würmer.

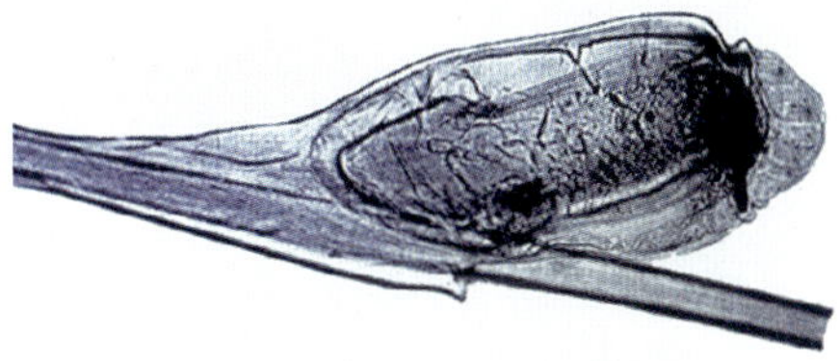

Abb. 7.27 Nisse. Ei einer Kopflaus, das an den Haaren festklebt. [M123]

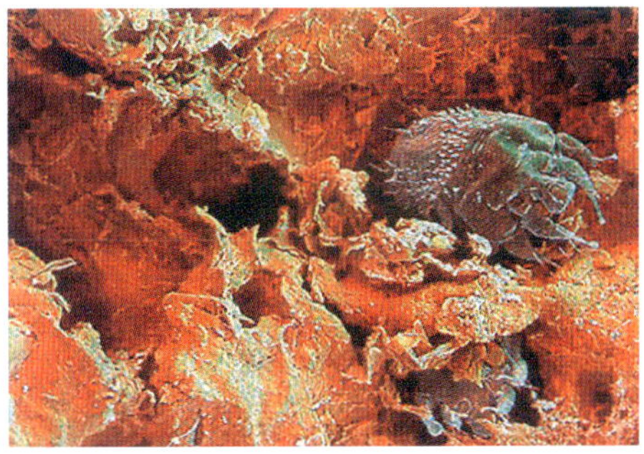

Abb. 7.28 Krätzmilbe. [V204]

Protozoen

Als **Protozoen** (Urtierchen) werden tierische Einzeller bezeichnet, die alle Zeichen des Lebens tragen, sich meist durch Geißeln, Wimpern oder füßchenförmige Ausläufer fortbewegen können und eine Zellmembran aufweisen. Protozoen spielen eine wichtige Rolle als Erreger von Tropenkrankheiten. Beispielsweise wird der Erreger der Malaria, *Plasmodium falciparum,* häufig über die Stiche der in den tropischen und subtropischen Regionen Asiens, Afrikas und Amerikas lebenden Anophelesmücke auf den Menschen übertragen. In unseren Breiten ist lediglich die Infektion der Genitalschleimhäute mit Trichomonaden von Bedeutung.

Gliederfüßler

Unter den **Gliederfüßlern** (Arthropoden) spielen für menschliche Infektionen v.a. Insekten wie Läuse (➤ Abb. 7.27), Flöhe, Wanzen, Mücken oder Fliegen und Spinnentiere wie Milben (➤ Abb. 7.28) und Zecken eine Rolle. Manche Arten verursachen dabei als Parasiten selbst Erkrankungen, z.B. Milben als Erreger der Hautkrankheit Krätze. Andere verbreiten als **Vektoren** (Überträger) durch ihren Biss Krankheitserreger. So können Zecken in bestimmten Gegenden, z.B. im Alpenraum und Schwarzwald, das Virus der europäischen Zeckenenzephalitis in sich tragen und durch Biss auf den Menschen übertragen.

Würmer

Würmer (Helminthen) sind vielzellige Lebewesen mit z.T. sehr differenziertem organischem Aufbau. Sie besitzen z.B. einen Verdauungstrakt, männliche und weibliche Geschlechtsorgane, ein Nervensystem und eine äußere Hülle. **Helminthosen** (Wurmerkrankungen) sind in der Dritten Welt weit verbreitet und ein Zeichen von ungenügenden hygienischen Lebensbedingungen.

Parasitische, menschenpathogene Bedeutung haben in unseren Breiten **Bandwürmer** (Cestoden) und **Fadenwürmer** (Nematoden).

Literatur

Benninghoff, A., Drenckhahn, D.: Makroskopische Anatomie, Histologie, Embryologie, Zellbiologie. Band 1: Zelle, Gewebe, Entwicklung, Skelett- und Muskelsystem, Atemsystem, Verdauungssystem, Harn- und Genitalsystem, Band 2: Herz-Kreislauf-System, Lymphatisches System, Endokrine Drüsen, Nervensystem, Sinnesorgane, Haut. 16./17. Aufl. Elsevier, Urban&Fischer, München 2004, 2008.

Brandes, R., Lang, F., Schmidt, R.F.: Physiologie des Menschen, mit Pathophysiologie. 32. Aufl. Springer, Berlin 2019.

Evans, S.J.W., Jewell, N.P.: Vaccine effectiveness studies in the field. N Eng J Med 2021; 385(7): 650–651.

Lopez Bernal, J., Andrews, N., Gower, C. et al.: Effectiveness of Covid-19 Vaccines against the B.1.617.2 (Delta) variant. N Eng J Med 2021; 385(7): 585–594.

Murphy, K., Weaver, C.: Janeway – Immunologie. 9. Aufl. Springer Spektrum, Heidelberg 2018.

Paulsen, F., Waschke, J.: Sobotta, Atlas der Anatomie 3 Bände und Tabellenhefter im Schuber. 24. Ed. Elsevier, München 2019.

Robert-Koch-Institut: www.rki.de/DE/Content/InfAZ/N/Neuartiges_Coronavirus/Virologische_Basisdaten.html

Schoppmeyer, M.: Innere Medizin: Krankheitslehre für die Physiotherapie. 4. Aufl. Elsevier, Urban&Fischer, München 2020.

Zylka-Menhorn, V., Grunert, D.: Hoffnungsträger auch zum Schutz vor SARS-CoV-2; Deutsches Ärzteblatt 2020; 117(21): A1100–1106.

7

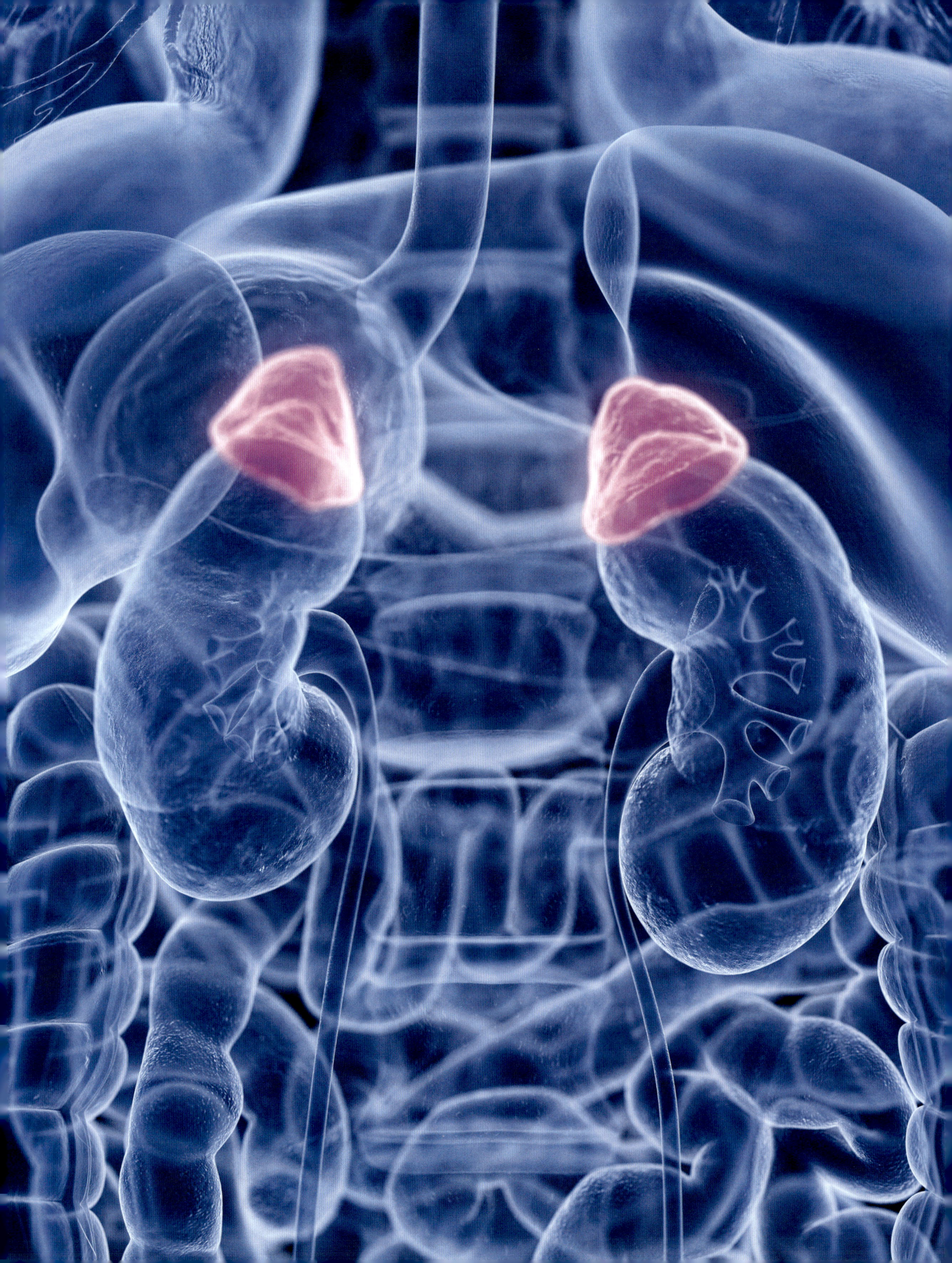

KAPITEL

8 Das Hormonsystem

LERNINHALTE

8.1 Funktion und Arbeitsweise der Hormone

- Hormone können nach ihrem Bildungsort, ihrem chemischen Aufbau oder nach ihrem Wirkprinzip eingeteilt werden. Bildungsort sind spezielle Drüsen (Glandulae) oder unspezifische Gewebe.
- Hormone dienen ebenso wie das Nervensystem der Informationsübermittlung im Organismus.
- Physiologisch bedeutsam sind ebenfalls einige nichthormonelle Botenstoffe (Mediatoren).
- Manche Hormone sind durch ihren chemischen Aufbau eher wasser-, manche eher fettlöslich.
- Im Blut sind Hormone an Transportproteine gebunden, an der entfernt gelegenen Zielzelle wirken sie über Rezeptoren.

8.2 Hypothalamus und Hypophyse

- Der Hypothalamus ist das wichtigste Hirngebiet für die Regelung des inneren Milieus. Er schüttet ebenso wie die untergeordnete Hypophyse Steuerhormone aus.
- Die Hypophyse lässt sich in Neuro- und Adenohypophyse aufteilen. Die Neurohypophyse wird auch Hypophysenhinterlappen genannt und ist der Speicher der im Hypothalamus gebildeten Hormone Oxytocin und Adiuretin (ADH, Vasopressin).
- In der Adenohypophyse (Hypophysenvorderlappen) werden TSH, ACTH, FSH, LH (ICSH), Wachstumshormon und Melanozyten stimulierendes Hormon gebildet.
- Die hormonelle Regelung unterliegt einem Regelkreis-Mechanismus mit positiver und negativer Hemmung (Feedback).

8.3 Epiphyse

- Die Epiphyse, ein kleiner Hirnteil, bildet das Hormon Melatonin. Seine Sekretion ist von der Tageshelligkeit abhängig – bei starker Belichtung nimmt sie ab. Die genaue Funktion des Melatonin beim Menschen ist unklar.

8.4 Schilddrüse

- Die Schilddrüse ist im Halsbereich der Luftröhre vorgelagert. Sie enthält zahlreiche kleine Bläschen (Follikel), die ihre Hormone speichern.
- Die Schilddrüsenhormone sind Thyroxin (T_4) und Trijodthyronin (T_3), es sind Aminosäureabkömmlinge, die den Grundumsatz regulieren. Ihre Freisetzung wird durch das TSH der Hypophyse stimuliert. T_3 und T_4 fördern den Stoffwechselumsatz sowie Reifungsprozesse in der Kindheit.

8.5 Nebenschilddrüsen und Regulation des Kalzium- und Phosphathaushalts

- Die Nebenschilddrüsen (Epithelkörperchen) regulieren durch das Parathormon den Kalzium- und Phosphathaushalt, der u. a. für die Festigkeit des Knochens eine große Rolle spielt. Parathormon wirkt zusammen mit Vitamin D.
- Das Kalzitonin aus den C-Zellen der Schilddrüse ist der Gegenspieler des Parathormons, es senkt den Kalziumspiegel.

8.6 Hormone der Nebennieren

- Die Nebennieren sind zwei kleine Organe an den oberen Nierenpolen. Sie sind unterteilt in Rinde (Cortex) und Mark (Medulla).
- In der Rinde werden die Mineralokortikoide (z. B. Aldosteron), die Glukokortikoide (z. B. Kortisol) und zu einem kleinen Teil auch Androgene (männliche Geschlechtshormone) produziert.
- Die Kortisolausschüttung erfolgt durch Vermittlung des adrenokortikotropen Hormons (ACTH) aus der Hypophyse. Im Hypothalamus wird die Konzentration des zirkulierenden Kortisols gemessen und durch Freisetzung von CRH (Kortikotropin-Releasinghormon) gesteuert.
- Kortisol gehört zu den Stresshormonen des Körpers und hat vielfältige Wirkungen. Für die Therapie mit Kortison ist die entzündungshemmende und antiallergische Wirkung entscheidend.
- Im Nebennierenmark werden die Katecholamine, also Adrenalin und Noradrenalin, gebildet.

8.7 Weitere endokrin aktive Organe

- Die Niere bildet die Hormone Renin und Erythropoetin. Renin wandelt sich zu Angiotensin um und sorgt zusammen mit dem Mineralokortikoid Aldosteron aus der Nebennierenrinde für

eine Blutdruckregulation. Zur Neubildung von Erythrozyten wird das Erythropoetin benötigt.
- Für die Verdauung steht eine Reihe von Hormonen mit unterschiedlichen Bildungsorten zur Verfügung. In der Bauchspeicheldrüse, dem Pankreas, werden neben dem neutralisierenden Bauchspeichel auch verschiedene Hormone produziert. Der Inselzellapparat stellt die notwendigen gegenspielerischen Hormone zur Regulation des Blutzuckers zur Verfügung: Insulin und Glukagon. Aber auch Somatostatin und Gastrin werden hier gebildet.

8.1 Funktion und Arbeitsweise der Hormone

DEFINITION

Hormone

Botenstoffe, die biologische Abläufe im Körper sowie das Verhalten und die Empfindungen eines Menschen entscheidend beeinflussen. Sie werden meist von speziellen endokrinen Drüsen (➢ Kap. 4.2.2), den Hormondrüsen, gebildet, die ihre Produkte (also die Hormone) ins Blut abgeben. Hierdurch wird eine schnelle Verteilung im gesamten Körper ermöglicht. Hormone reagieren mit ihren Zielzellen, die über geeignete Rezeptoren die Botschaft des Hormons verstehen können.

Der Einfluss der Hormone erstreckt sich beispielsweise auf die Stressreaktion des Menschen, seine Entwicklungsprozesse wie Wachstum und Pubertät, sein Ess-, Trink- und Schlafverhalten, seine Sexualität, Psyche und Reaktionen auf Krankheiten.

Hormone haben vielfältige **Funktionen:**
- Regulation der chemischen Zusammensetzung des inneren Milieus
- Regulation des Organstoffwechsels und der Energiebalance
- Unterstützung des Körpers bei Belastungssituationen wie Infektionen, Trauma, emotionalem Stress, Durst, Hunger, Blutungen und Temperaturextremen
- Förderung von Wachstum und Entwicklung
- Steuerung der Reproduktionsvorgänge wie Eizell- und Spermienbildung, Befruchtung, Versorgung des Kindes im Mutterleib, Geburt sowie die Ernährung des Neugeborenen.

KLINIK

Endokrinologie

Teilgebiet der inneren Medizin, das sich mit der Diagnose und Behandlung von Störungen des Hormonhaushalts, z. B. dem Diabetes mellitus oder Schilddrüsenerkrankungen, beschäftigt.

8.1.1 Einteilung der Hormone

Die Hormone können verschieden eingeteilt werden (➢ Tab. 8.1). Gebräuchlich sind v. a. Einteilungen nach
- Bildungsort
- Chemischem Aufbau
- Wirkprinzip.

8.1.2 Bildungsorte von Hormonen

Glanduläre Hormone und Gewebshormone

Die meisten Hormone werden von speziellen **endokrinen Drüsen** gebildet und dementsprechend als Drüsenhormone oder **glanduläre Hormone** bezeichnet (➢ Abb. 8.1). Im Gegensatz zu den exokrinen Drüsen (➢ Kap. 4.2.2), die ihre Sekrete z. T. über Ausführungsgänge an die Oberfläche von Haut oder Schleimhäuten absondern, geben die endokrinen Drüsen ihre Hormone in den sie umgebenden interstitiellen Raum ab. Dieser Raum ist meist von einem dichten Kapillargeflecht durchzogen. Die Hormone diffundieren rasch vom Interstitium in die Kapillaren, wodurch eine schnelle Verteilung über den Blutstrom auf den gesamten Körper ermöglicht wird. So erreichen die Hormone ihre jeweiligen **Zielzellen,** das sind alle Zellen, die über geeignete Rezeptoren die „Botschaft des Hormons" verstehen können.

Tab. 8.1 Übersicht über die Hormone der drei Hormonklassen und ihre Bildungsorte.

Klasse	Hormon	Hauptbildungsort
Aminosäureabkömmlinge	Thyroxin und Trijodthyronin	Schilddrüse
	Adrenalin und Noradrenalin (zusammen als Katecholamine bezeichnet)	Nebennierenmark
Peptidhormone	• Oxytocin, Adiuretin • Releasing Hormone (RL) • Inhibiting Hormone (IH)	Hypothalamus
	Insulin	Bauchspeicheldrüse
	Wachstumshormon, Prolaktin, TSH, ACTH, FSH, LH	Hypophysenvorderlappen
	Kalzitonin	Schilddrüse
	Parathormon (PTH)	Nebenschilddrüse
Steroidhormone	Aldosteron, Kortisol	Nebennierenrinde
	Testosteron	Hoden
	Östrogene und Progesteron	Eierstöcke

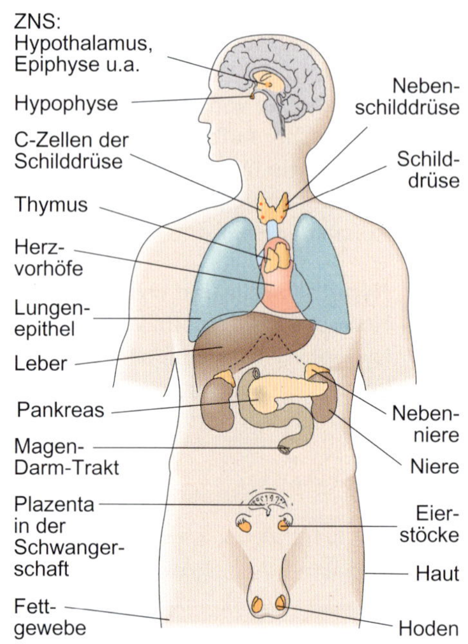

Abb. 8.1 Die Hormondrüsen des Menschen.

Hormone werden aber nicht nur in endokrinen Drüsen, sondern auch von spezialisierten Zellen anderer Körpergewebe gebildet, weshalb man zusammenfassend von **endokrinem Gewebe** spricht (➢ Kap. 8.7). Zu diesen nicht nur von Hormondrüsen gebildeten **Gewebshormonen** (➢ Tab. 8.3) gehören z. B. das Erythropoetin (➢ Kap. 8.7.1), die Prostaglandine (➢ Kap. 5.5.3) und die Zytokine (➢ Kap. 7.3).

Hormon- und Nervensignale im Vergleich

Während das Nervensystem seine Informationen nur zu ausgewählten Zellen, z. B. Muskel-, Drüsen- oder anderen Nervenzellen weiterleitet, werden die Hormone über den Blutweg im Prinzip an alle Zellen verteilt. Im Gegensatz zum Nervensignal arbeiten Hormone dabei relativ langsam: Sie gelangen zwar schnell in die Blutbahn; es kann aber Minuten, Stunden oder auch Monate dauern, bis die Körperantwort erkennbar wird (➢ Tab. 8.2).

Hormone wirken auch ganz nah

Der klassische Hormonbegriff, nach dem Hormone stets über die Blutbahn zu ihren Zielzellen gelangen, ist heute überholt: Viele Gewebshormone, aber auch einige glanduläre Hormone, erreichen ihre Zielzellen durch Diffusion und beeinflussen Zellen in ihrer unmittelbaren Nachbarschaft (**parakrine Wirkung**) oder wirken sogar auf die hormonproduzierenden Zellen selbst (**autokrine Wirkung**).

Tab. 8.2 Vergleich zwischen Nerven- und Hormonsignalen.

	Nervensystem	Hormonsystem
Signalübermittlung	Elektrisch (Neuron, Axon) und chemisch (Synapse)	Chemisch (Hormone)
Zielzellen	Muskelzellen, Drüsenzellen, andere Nervenzellen	Alle Körperzellen mit (spezifischem) Hormonrezeptor
Wirkungseintritt	Millisekunden bis Sekunden	Sekunden bis Monate
Folgereaktionen	Muskelkontraktion, Drüsensekretion oder Aktivierung anderer Nervenzellen	Vor allem Änderung der Stoffwechselaktivität (z. B. Wachstum)

Fließende Übergänge

Diese Erweiterung des Hormonbegriffs führte zu fließenden Übergängen, v. a. zu den Botenstoffen des Nervensystems. So klar, wie im vorangegangenen Absatz dargestellt, sind die Grenzen zwischen Hormon- und Nervensystem nicht:

- Nicht alle Hormone wirken ausschließlich „endokrin". So weiß man, dass das Wehenhormon Oxytocin und das den Wasserhaushalt regulierende Hormon Adiuretin außerdem noch im Zwischenhirn, im limbischen System und im Hirnstamm als Neuropeptide das Lernen und Gedächtnis beeinflussen. Auf die Doppelfunktion von Noradrenalin als Hormon und als Neurotransmitter wird in ➤ Kap. 9.3.6 noch gezielt eingegangen.
- Andererseits können auch Nervenzellen Hormone produzieren, sog. Neurohormone, wie z. B. das Adiuretin.

Nichthormonelle Botenstoffe, Gewebshormone, Mediatoren

Es gibt also fließende Übergänge zwischen Hormonen, Neurotransmittern und Neuropeptiden. Wahrscheinlich würde es eher den Tatsachen gerecht werden, wenn man allgemein von „Informationsträgern" oder **Mediatoren** (Botenstoffen) spricht, die je nach dem Ort ihrer Bereitstellung und ihrer Funktion als Hormon, Gewebshormon, Neurotransmitter oder Neuropeptid wirken. Diese werden häufig lokal gebildet, um – wie oben schon erläutert – in unmittelbarer Nachbarschaft ihres Syntheseortes, also parakrin, zu wirken.

Auch zum Immunsystem bestehen komplexe Verbindungen, denn viele weiße Blutzellen produzieren Hormone mit parakriner Wirkung.

➤ Tab. 8.3 gibt einen Überblick über die in diesem Buch näher besprochenen Gewebshormone, Mediatoren und Neurotransmitter.

Serotonin

In vielen Körperzellen, insbesondere in den **Thrombozyten** (Blutplättchen, ➤ Kap. 6.5.1), den **Mastzellen,** aber auch in bestimmten Kerngebieten des ZNS, ist das aus der Aminosäure Tryptophan hergestellte Serotonin gespeichert. Der Hauptproduktionsort des Serotonins hingegen ist der Gastrointestinaltrakt. Es wirkt dosisabhängig kontraktionsfördernd und erschlaffend auf die glatte Muskulatur und trägt so z. B. zur Gefäßreaktion (➤ Kap. 6.5.2) bei der Blutstillung bei. Neben den Wirkungen auf die Bronchialmuskulatur (➤ Kap. 17.5.1) und die Peristaltik des Darmes (➤ Kap. 18.5) wirkt Serotonin auch als Neurotransmitter in der Regulation des Schlaf-/Wachrhythmus und bei bestimmten sensorischen Wahrnehmungen. Ein Serotoninüberschuss kann zu erhöhter zerebraler Aktivität, ein Serotoninmangel zu Depressionen führen. Drogen wie LSD oder Ecstasy haben einen direkten Einfluss auf das Serotonin-System im ZNS.

Substanz P

Substanz P (für engl.: **p**ain = Schmerz) gehört zu den **exzitatorischen Transmittern** (erregenden Botenstoffen), die für die Weiterleitung und Modulation des Schmerzes eine wichtige Rolle spielen (➤ Kap. 9.4.2 und ➤ Kap. 9.20.1). Dieser Mediator wird in den Nervenendigungen gebildet und führt bei Ausschüttung zunächst ebenfalls zu einer Empfindlichkeitsverringerung lokaler Schmerzrezeptoren, sodass diese insbesondere bei chronischer Reizung von sensorischen und neurosekretorisch wirkenden C-Fasern (viszerosensible Fasern) eine dauerhafte Schmerzempfindung modulieren. Das bedeutet, dass schmerzempfindliche (nozizeptive) Nervenzellen angeregt werden. Die Substanz P wirkt sehr eng mit den Interleukinen zusammen, denn zusammen fördern sie die Proliferation von Fibroblasten und glatten Muskelzellen. Interleukine können ihrerseits die Bildung von Substanz P anregen.

Tab. 8.3 Übersicht über die Gewebshormone, die in diesem Buch näher beschrieben werden.

Name	Bildungsort	Hauptwirkung	Details im Buch
Histamin	Basophile Granulozyten	Gefäßerweiterung	➤ Kap. 5.5.3
Serotonin	Thrombozyten Mastzellen, Nervenzellen des ZNS	Gefäßerweiternd und -verengend	➤ Kap. 8.1.2 ➤ Kap. 9.3.6
Prostaglandine	Ubiquitär	Vielfältig, z. B. Mediator im Entzündungsprozess	➤ Kap. 5.5.3
Substanz P	Nervenendigungen	Schmerzübertragung	➤ Kap. 8.1.2 ➤ Kap. 9.4.2 ➤ Kap. 9.20.1
Interleukine	Verschiedene Zellen des Immunsystems	Vermitteln das Entzündungsgeschehen	➤ Kap. 7.3 ➤ Kap. 8.1.2
Stickstoffmonoxid	Endothelzelle	Gefäßerweiterung	➤ Kap. 8.1.2
Atrialer natriuretischer Faktor	Vorhofmyokard	Steigerung der glomerulären Filtrationsrate, Bremsung der Na^+-Resorption	➤ Kap. 8.1.2

Interleukine

Die **Interleukine** sind hauptsächlich Vermittler in der Entzündungsreaktion und der Immunantwort. Man unterscheidet 16 verschiedene Klassen, die alle von bestimmten Zellen des Immunsystems (➤ Kap. 7.3) gebildet werden und vielfältige regulatorische Aufgaben wahrnehmen. Z.B. fördert IL-1 die Wundheilung, vermutlich durch Bildung neuer Gefäße (Angiogenese), gleichzeitig ist diese Substanz aber – ebenso wie IL-8 – in der Synovialflüssigkeit (➤ Kap. 11.4.2) von Patienten mit rheumatoider Arthritis, einer weit verbreiteten Gelenkerkrankung, vermehrt vorhanden.

Stickstoffmonoxid

Die parakrinen Eigenschaften von **Stickstoffmonoxid** (NO) sind erst in jüngster Zeit entdeckt worden (1998 wurde dafür der Nobelpreis an R. F. Furchgott, L. J. Ignarro und F. Murad verliehen). Das gasförmige Molekül aus einem Stickstoff- (N) und einem Sauerstoffatom (O) hat eine kurze Halbwertszeit (die Zeit, in der die Hälfte einer Substanz, z. B. auch Radioaktivität, abgebaut ist) in biologischem Gewebe und ist sehr reaktionsfreudig.

Bildungsorte sind z. B. die Endothelzellen der Blutgefäße, wo sich auch einige der Hauptwirkungen der Substanz manifestieren:

- **Vasodilatation,** d. h. Gefäßerweiterung durch Entspannung der glatten Muskelzellen in den Gefäßen (➤ Kap. 16.1.2)
- Hemmung der **Thrombozytenaggregation** (Blutplättchenverklumpung)
- **Monozytenadhäsion,** d. h. Anlagerung der Monozyten an die Gefäßwand.

Diese Einflüsse des **Stickstoffmonoxids** verbessern die Fließeigenschaften des Blutes und wirken damit einer Gefäßverkalkung entgegen. NO konnte auch als Überträgerstoff zwischen Nervenzellen (Neurotransmitter) identifiziert werden.

Der atriale natriuretische Faktor

Die Entdeckung des **atrialen natriuretischen Faktors** (ANF, synonym: atriales natriuretisches Peptid, ANP) ist ebenfalls jüngeren Datums. Die Substanz wird in Vorhofzellen des Herzens gebildet und durch Vorhofdehnungen freigesetzt. ANF wirkt an der Niere, wo er die glomeruläre Filtrationsrate (➤ Kap. 20.2.1) steigert und die Na^+-Resorption bremst, was unmittelbaren Einfluss auf die Natriumkonzentration und damit das Wasservolumen des Extrazellulärraums hat. Eine vergrößerte Volumenbelastung des Herzens wirkt über diesen Mediator somit harntreibend, also volumenentlastend.

8.1.3 Chemischer Aufbau der Hormone

Chemisch kann man die Hormone in drei Klassen unterteilen (➤ Tab. 8.1):

- **Aminosäureabkömmlinge:** Sie leiten sich von einer Aminosäure (➤ Kap. 2.8.3) ab und sind daher überwiegend wasserlöslich (hydrophil, ➤ Kap. 2.8.2).
- **Peptidhormone:** Diese Hormone bestehen aus langen Ketten von Aminosäuren. Sie sind ebenfalls wasserlöslich.
- **Steroidhormone:** Diese Hormone leiten sich vom Cholesterin ab (➤ Kap. 2.8.2). Sie sind sehr gut fettlöslich (lipophil).

8.1.4 Wirkprinzip und Hormonrezeptoren

Damit eine Zielzelle ein Hormonsignal empfangen kann, muss sie spezifische **Hormonrezeptoren** besitzen, an die sich das Hormon anlagern kann. Hormon und Hormonrezeptor müssen also wie Schlüssel und Schloss zusammenpassen. Nachdem das Hormon an die Zelle gebunden worden ist, werden komplizierte Stoffwechselvorgänge ausgelöst, die letztlich zu der gewünschten Hormonwirkung führen.

Zellen verschiedenster Gewebe besitzen Rezeptoren für das gleiche Hormon, wobei ein und dasselbe Hormon je nach der gewebespezifischen Antwort der Zelle mehrere, zum Teil ganz unterschiedliche Wirkungen haben kann.

Andererseits ist jede Zelle Zielzelle für unterschiedliche Hormone und besitzt dementsprechend verschiedene Hormonrezeptoren. Jede einzelne Körperzelle kann so über Hormone zu unterschiedlichen, sogar gegensätzlichen Reaktionen veranlasst werden.

Hormonrezeptoren an der Zellmembran

Die meisten Aminosäureabkömmlinge und Peptidhormone sind gut wasserlöslich (hydrophil), aber schlecht fettlöslich (lipophob), sie können die lipophile Zellmembran nicht passieren. Um trotzdem die „Botschaft" an die Zelle mitteilen zu können, verbinden sich diese Hormone mit einem außen an der Zellmembran sitzenden **Zellmembranrezeptor.** Dieser ändert dadurch seine räumliche Struktur (er wird „aktiviert") und setzt eine Reaktionskette in Gang, an deren Ende die gewünschte Zellantwort erfolgt.

Ein sehr häufiger Weg, die Botschaft weiterzuvermitteln, ist der über das **Adenylatzyklase-System.** Der durch das Hormon aktivierte Rezeptor aktiviert seinerseits das Enzym **Adenylatzyklase,** welches sich im Zellinneren befindet. Dieses Enzym fördert die Umwandlung von ATP in **cAMP** (zyklisches Adenosinmonophosphat). cAMP aktiviert daraufhin eine **Proteinkinase,** welche durch Phosphorylierung andere Enzyme hemmt oder aktiviert und so die gewünschte Hormonantwort der Zielzelle bewirkt, z. B. die Neusynthese oder Ausschüttung von Sekreten oder die Veränderung der Zellwanddurchlässigkeit. Zur Beendigung dieser „Aktivierungskette" wird cAMP in der Regel schnell wieder von einem anderen Enzym abgebaut, der **Phosphodiesterase.**

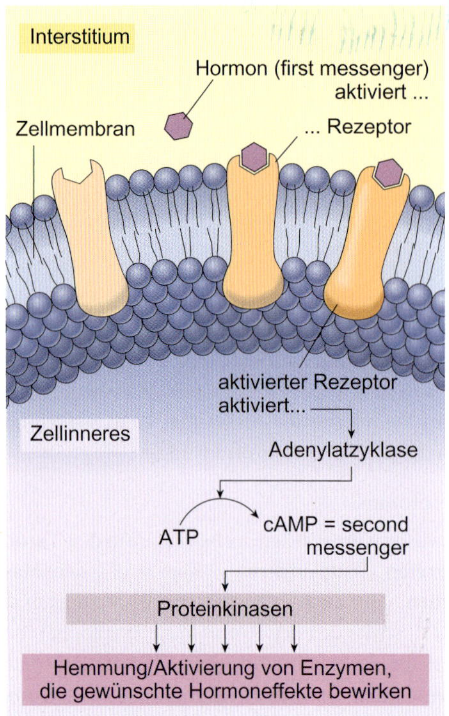

Abb. 8.2 Vermittlung von Hormonwirkungen über „First und Second messenger".

Stoffe wie das cAMP, die dem Hormon nachgeschaltet als zweiter Botenstoff innerhalb der Zelle wirken, werden **Second messenger** genannt. Das an der Zellmembran von außen gebundene Hormon wird entsprechend als **First messenger** bezeichnet (➤ Abb. 8.2).

Intrazelluläre Hormonrezeptoren

Alle Steroidhormone und auch die Schilddrüsenhormone können die Plasmamembran durchdringen und direkt an **intrazelluläre Hormonrezeptoren** binden. Dabei befinden sich z. B. die Rezeptoren für Schilddrüsenhormone im Zellkern, die Steroidhormonrezeptoren hingegen im Zellplasma. Auch im Zytoplasma gebildete Hormon-Rezeptor-Komplexe gelangen jedoch letztlich in den Zellkern. Die Hormone wirken dort direkt auf die DNA ein und beeinflussen die Proteinbiosynthese und damit die Zellfunktion.

Antihormone

Bestimmte Medikamente können Hormonrezeptoren besetzen und blockieren, sodass das physiologische Hormon nicht mehr wirken kann, weil die Hormonmoleküle keine freien Rezeptoren mehr vorfinden. Diese **Antihormone** heben damit die Effekte des physiologischen Hormons auf. Ein solches Antihormon ist z. B. das Tamoxifen, das überwiegend durch eine Besetzung der Östrogenrezeptoren wirkt. Es wird bei Brustkrebspatientinnen eingesetzt, deren Tumor sonst durch das Östrogen (ein weibliches Geschlechtshormon) weiter wachsen würde.

8.1.5 Transportproteine für Hormone

Alle fettlöslichen, aber auch viele wasserlösliche Hormone müssen im Blut an Transportproteine gebunden werden, damit sie im Blut transportiert werden und zu den Zielzellen gelangen können. So binden sich z. B. die Schilddrüsenhormone an das **thyroxinbindende Globulin** (TBG). Biologisch wirksam ist jedoch nur das freie, nicht das proteingebundene Hormon.

Ein Mangel an Transportproteinen führt zu einer unvollständigen Verteilung des Hormons im Blut – ein TBG-Mangel kann so beispielsweise einen Mangel an Schilddrüsenhormon vortäuschen.

8.1.6 Abbau der Hormone

Nachdem die vom Hormon ausgelösten Stoffwechselvorgänge in Gang gekommen sind, wird das Hormon in der Regel von der Zielzelle abgebaut, sodass es keine Wirkung mehr entfalten kann. Die entstehenden Abbauprodukte werden meist über Leber und/oder Nieren ausgeschieden.

Mit Hilfe der Konzentrationsbestimmung von Hormon-Abbauprodukten im Urin lassen sich indirekt die Hormonspiegel im Blut abschätzen. So bestimmt man z. B. die Konzentration der **Vanillin-Mandelsäure,** eines Abbauproduktes der Katecholamine Adrenalin und Noradrenalin (➤ Kap. 8.6.5), im 24-Stunden-Sammelurin, wenn der Verdacht auf eine Katecholaminüberproduktion im Nebennierenmark besteht (z. B. bei der Abklärung des Bluthochdrucks).

8.2 Hypothalamus und Hypophyse

Hypothalamus und **Hypophyse** (Hirnanhangdrüse) liegen in den unteren Abschnitten des Zwischenhirns (➤ Kap. 9.10 und ➤ Abb. 9.19).

Der Hypothalamus ist das wichtigste Hirngebiet für die Regelung des inneren Milieus und oberstes Zentrum des Hormonsystems. Er ist außerdem eine wichtige Verbindungsstelle zwischen Nerven- und Hormonsystem: Stress z. B. beeinflusst über den Hypothalamus unseren Hormonhaushalt.

Die **Hypophyse** besteht aus dem **Hypophysenvorderlappen** (HVL, Adenohypophyse), der etwa 75 % des Gesamtgewichtes ausmacht und aus drüsigem Gewebe gebildet wird, und dem kleineren **Hypophysenhinterlappen** (HHL, Neurohypophyse), der hauptsächlich aus einem Geflecht von Axonen (Nervenzellfortsätzen) aufgebaut ist. Die Zellkörper dieser Axone liegen im Hypothalamus, sodass der Hypophysenhinterlappen funktionell und anatomisch als Anhängsel des Hypothalamus zu begreifen ist. Daher wird er zusammen mit diesem in ➤ Kap. 8.2.1 besprochen.

8.2.1 Hormone des Hypothalamus

Innerhalb des **Hypothalamus** gibt es verschiedene Kerngebiete (Ansammlungen von grauer Hirnsubstanz), die für den Hormonhaushalt von Bedeutung sind.

Hypophyseotrope Zone des Hypothalamus

An der Vorderseite liegt die **hypophyseotrope Zone.** Dort werden die schon erwähnten **Releasing-Hormone** (kurz RH, Releasing factors, Liberine) und die **Inhibiting-Hormone** (kurz IH, Statine) sezerniert, welche die Hypophyse beeinflussen. Diese Hormone werden in den **hypophysären Portalkreislauf** abgegeben, ein dichtes Geflecht aus Kapillaren, das die vom Hypothalamus sezernierten Hormone über den **Hypophysenstiel** zur Hypophyse transportiert (➤ Abb. 8.3 und ➤ Abb. 9.19).

Releasing-Hormone stimulieren die Ausschüttung von Hypophysenvorderlappenhormonen, während Inhibiting-Hormone die Sekretion von Hypophysenvorderlappenhormonen hemmen. Ausführlich werden sie im Zusammenhang mit ihren peripheren Hormonen besprochen. Die wichtigsten sind:

- **TRH** (Thyreotropin-Releasing-Hormon), stimuliert die Ausschüttung von TSH (Thyreoidea-stimulierendes Hormon, ➤ Kap. 8.4.1)
- **CRH** (Corticotropin-Releasing-Hormon), stimuliert die Ausschüttung von ACTH (Adrenokortiktropes Hormon, ➤ Kap. 8.6.2)
- **Gn-RH,** das gemeinsame-Releasing-Hormon der glandotropen Sexualhormone FSH und LH (➤ Kap. 20.10.3 und ➤ Kap. 20.11.5)
- **GH-RH** (Growth-Hormone-Releasing-Hormon), stimuliert die Wachstumshormonausschüttung (➤ Kap. 8.2.3)
- **GH-IH** (Growth-Hormone-Inhibiting-Hormon, Somatostatin), hemmt die Wachstumshormonausschüttung
- **PRL-RH** (Prolaktin-Releasing-Hormon) stimuliert die Prolaktinausschüttung
- **PRL-IH** (Prolaktin-Inhibiting-Hormon) hemmt die Prolaktinausschüttung (➤ Kap. 20.11.5).

Kerngebiete des Hypophysenhinterlappens

Weitere wichtige Kerngebiete des Hypothalamus sind die **Nuclei supraoptici** und die **Nuclei paraventriculares.** Sie sind die Bildungsorte der Hypothalamushormone **Oxytocin** und **Adiuretin,** die von dort aus, in Axonen fortgeleitet, den Hypophysenhinterlappen erreichen, wo sie gespeichert und bei Bedarf ins Blut abgegeben werden. Aufgrund ihres Sekretionsortes werden die beiden Hormone deshalb auch als **Hypophysenhinterlappenhormone** bezeichnet.

Oxytocin

Oxytocin bewirkt die Wehenauslösung an der geburtsbereiten Gebärmutter und führt während der Stillperiode zum Milcheinschuss (➤ Kap. 20.11.5). Oxytocin wird auch als Medikament im „Wehentropf" angewendet, wenn das Einsetzen der Wehen künstlich herbeigeführt oder beschleunigt werden soll.

Adiuretin

Das **Adiuretin,** auch **ADH** (= **anti**diuretisches, d. h. gegen den Harndurchfluss gerichtetes **H**ormon) genannt, ist entscheidend an der Regulierung des osmotischen Druckes (➤ Kap. 3.5.5) und des Flüssigkeitsvolumens im Körper beteiligt. Es fördert die osmotisch bedingte Wasserrückresorption aus den Harnkanälchen der Niere ins Blut, indem es die Durchlässigkeit der Zellmembran der distalen Tubuluszellen und der Sammelrohre erhöht (➤ Kap. 20.1.5). Dadurch wird weniger Urin ausgeschieden, d. h., die Flüssigkeit bleibt vermehrt im Blut. Da jede Volumenerhöhung im Gefäßsystem zur Erhöhung des Blutdruckes führt (➤ Kap. 16.3.4), wird das ADH auch **Vasopressin** (lat.: vas = Gefäß, lat.: pressus = Druck) genannt.

Die Ausschüttung von Adiuretin wird durch **Rezeptoren** im Hypothalamus gesteuert, die den osmotischen Druck messen können (Osmorezeptoren). Steigt z. B. durch längeres Dürsten der osmotische Druck im Blut an, so wird vermehrt Adiuretin ins Blut abgegeben. Dadurch wird mehr Flüssigkeit in der Niere zurückgehalten und der osmotische Druck sinkt wieder. Die Adiuretin-Ausschüttung wird außerdem über Volumenrezeptoren in den Herzvorhöfen beeinflusst. Wenn dieser volumenregulatorische Reflex bei akuten Änderungen des intravasalen (innerhalb der Gefäße) Volumens auftritt, spricht man auch vom **Gauer-Henry-Reflex.** Ebenfalls an der Volumenregulation beteiligt ist der **atriale natriuretische Faktor (ANF,** ➤ Kap. 8.1.2) und das **Renin-Angiotensin-Aldosteron-System (RAAS,** ➤ Kap. 20.3.1).

Bei Adiuretin-Mangel im Hypothalamus kommt es zu einer überschießenden Urinproduktion, der **Polyurie,** und als Folge des Flüssigkeitsverlustes zu starkem Durst, der **Polydipsie.** Man bezeichnet dieses Krankheitsbild als **Diabetes insipidus.** Die Ursache ist meist unklar, manchmal ist ein Hirntumor verantwortlich. Umgekehrt führt ein ADH-Überschuss zur **Oligurie,** der unzureichenden Urinausscheidung, und zur Überwässerung mit Bluthochdruck.

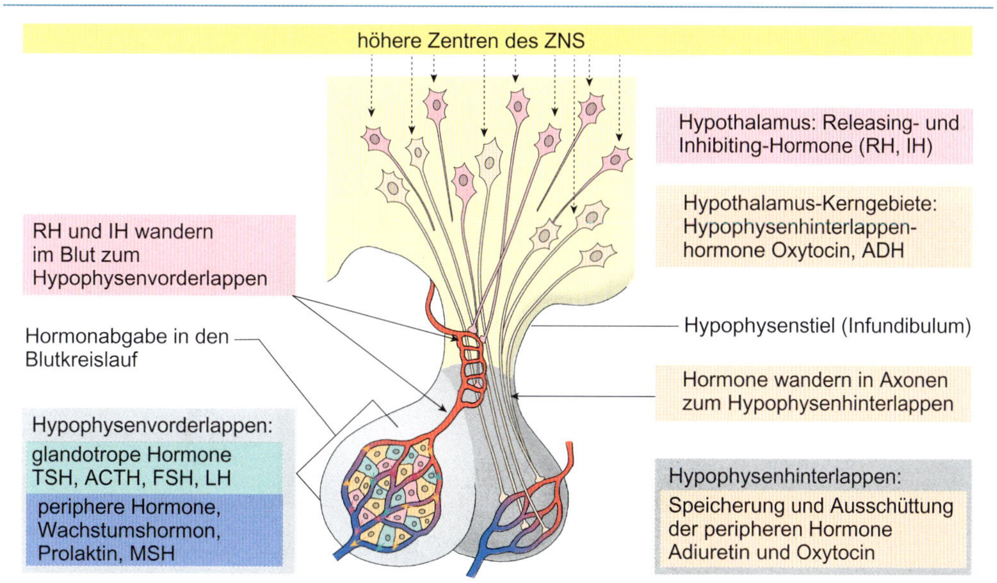

Abb. 8.3 Rolle der Hypophyse bei der hormonellen Sekretion und Regulation.

MERKE

Wirkung von Koffein und Alkohol auf Adiuretin

Koffein und **Alkohol** vermindern die Wirkung von Adiuretin. Dies führt nach dem Trinken von Genussmitteln wie Kaffee, Tee oder Alkohol zu einer vermehrten Wasserausscheidung. Nach reichlichem Alkoholgenuss macht sich dies oft durch ein gesteigertes Durstgefühl bemerkbar, dem „Brand" am Morgen danach.
Da diese Getränke dem Körper somit eigentlich Flüssigkeit entziehen, sollten sie u. a. nicht nach sportlicher Betätigung (zum vermeintlichen Ausgleich des Flüssigkeitsverlustes durch Schwitzen) getrunken werden. Auch Menschen, die eher unter Flüssigkeitsmangel leiden, z. B. Senioren, sollten diese Getränke meiden. Auch bei längeren Flugreisen sollten diese Getränke vermieden werden, da zusätzlich zu dem Bewegungsmangel im engen Flugzeug eine Flüssigkeitsverminderung zur plötzlichen Thrombose (➤ Kap. 6.5.5) führen kann. Geeignete Getränke sind hingegen Kräutertees (z. B. Pfefferminztee), Früchtetees, verdünnte Säfte, wie Apfelsaftschorlen, oder Mineralwasser.

8.2.2 Hypophysenvorderlappen

Der **Hypophysenvorderlappen** bildet eine große Anzahl von verschiedenen Peptidhormonen. Zum einen sind dies Hormone, die untergeordnete

Hormondrüsen steuern (glandotrope Hormone), zum anderen Hormone, die direkt auf die Zielzellen wirken.

Zu den wichtigsten **glandotropen Hormonen** des Hypophysenvorderlappens gehören:

- **TSH** (Thyreoidea-stimulierendes Hormon) regt die Bildung und Freisetzung der Schilddrüsenhormone (Glandula thyreoidea: Schilddrüse, ➤ Kap. 8.4) an.
- **ACTH** (Adrenokortikotropes Hormon) stimuliert die Kortisolausschüttung in der Nebenniere (➤ Kap. 8.6).
- **FSH** (follikelstimulierendes Hormon) stimuliert die Östrogenbildung, die Eireifung bei der Frau und die Spermienentwicklung beim Mann (➤ Kap. 20.10.3 und ➤ Kap. 20.11.5).
- **LH** (luteinisierendes Hormon) fördert Eisprung und Gelbkörperbildung bei der Frau und als **ICSH** (Interstitialzellen-stimulierendes Hormon) die Spermienreifung beim Mann.

Direkt auf die Zielzellen wirken:

- **Prolaktin,** es setzt u. a. die Milchproduktion in der Brustdrüse in Gang.
- **Wachstumshormon,** es kontrolliert u. a. das Körperwachstum, indem es Zellwachstum und -vermehrung fördert.
- **MSH** (Melanozyten-stimulierendes Hormon), beeinflusst u. a. die Hautpigmentierung über Einwirkung auf die pigmentbildenden Melanozyten (➤ Kap. 10.1.1).

8.2.3 Wachstumshormon

Bildung und Sekretion von **Wachstumshormon,** auch **Somatotropes Hormon** (**STH** oder Human Growth Hormone = HGH) genannt, werden durch die hypothalamischen Hormone **GH-RH** (Growth-Hormone-Releasing-Hormon) und **Somatostatin** oder **GH-IH** (Growth-Hormone-Inhibiting-Hormon) reguliert. Wachstumshormon wird v. a. im Kindes- und Jugendalter vermehrt gebildet.

Das Wachstumshormon fördert das Zellwachstum und die Zellvermehrung. Dies geschieht durch eine Stimulierung der DNA-Synthese, die wiederum die Proteinbiosynthese anregt. Gleichzeitig hemmt es die Lipidsynthese (➤ Kap. 2.8.2) und steigert die Glukoneogenese (➤ Kap. 2.10.3) in der Leber. Außerdem fördert es die Ausschüttung von Glukagon und erhöht somit den Blutzuckerspiegel. Das Wachstumshormon wirkt nicht nur direkt, sondern auch über sog. Insulin-like Growth Factors (IGF), die früher **Somatomedine** genannt wurden. Das sind kleine Proteine, die unter dem Einfluss von Wachstumshormon in der Leber synthetisiert werden.

Zwergwuchs und Gigantismus

Ein Mangel an Wachstumshormon führt zum **Minderwuchs** (➤ Abb. 8.4). Im Gegensatz zu anderen Wachstumsstörungen bleiben dabei die Körperproportionen erhalten, man spricht auch von **proportioniertem Zwergwuchs.**

Eine Überproduktion von Wachstumshormonen, meist durch einen gutartigen hormonproduzierenden Tumor der Hypophyse (Hypophysenadenom) ausgelöst, führt entweder zur **Akromegalie** (➤ Abb. 8.5) oder zum **Gigantismus.**

Eine **Akromegalie** entsteht durch die Überproduktion von Wachstumshormon im Erwachsenenalter, wenn die Wachstumsfugen der langen Röhrenknochen bereits verknöchert sind (➤ Kap. 4.5.6). Das STH bewirkt dann ein verstärktes Wachstum der Gesichtsknochen, der Hände und Füße sowie eine Verdickung der Haut und eine Vergrößerung der inneren Organe. Typischerweise haben die Patienten vergröberte Gesichtszüge, „Pratzenhände" und eine tiefe, raue Stimme.

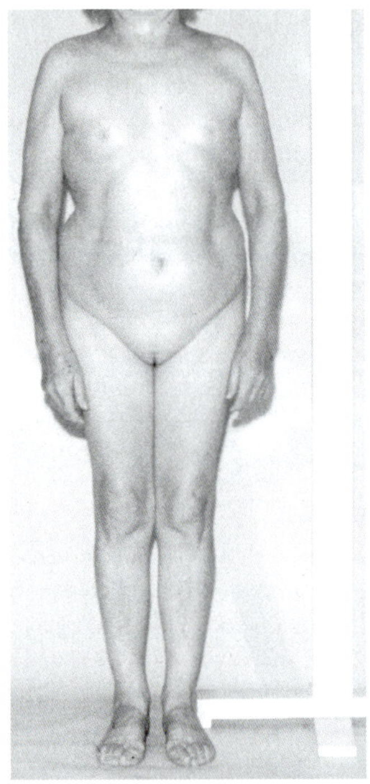

Abb. 8.4 An Hypophysenvorderlappeninsuffizienz erkrankte 46-jährige Frau. Sie ist mit 1,28 m minderwüchsig. Die Brüste sind kaum entwickelt, die Schambehaarung fehlt. Auch Schilddrüsen- und Nebennierenrindenhormone sind infolge der Hypophysenvorderlappen-Unterfunktion vermindert. [T127]

Fällt die Überproduktion dagegen in die Wachstumsperiode mit noch offenen Wachstumsfugen, so kommt es zum proportionierten Riesenwuchs, dem **Gigantismus** mit Körpergrößen über 2 Meter.

8.2.4 Hierarchie der hormonellen Sekretion

Die von den Hormondrüsen ins Blut ausgeschütteten Hormonmengen sind minimal, z. B. beträgt die Konzentration des Schilddrüsenhormons Thyroxin im Blut nur etwa 100 Nanomol pro Liter. Schon geringfügige Konzentrationsänderungen können tiefgreifende Folgen haben. Von daher ist es verständlich, dass die Hormonsekretion exakt gesteuert werden muss. Möglich wird dies erst durch die **Hierarchie der hormonellen Sekretion.**

Als oberster Regler wirkt meist der **Hypothalamus** (➤ Abb. 8.6). Dort laufen viele Informationen über die Außenwelt und das innere Milieu zusammen. Außerdem findet dort eine Verknüpfung mit dem vegetativen Nervensystem statt. Der Hypothalamus beeinflusst einen zweiten Regler, den Hypophysenvorderlappen. Die Förderung der Hormonfreisetzung erfolgt über Releasing-Hormone (engl.: release = freisetzen), die Hemmung über Inhibiting-Hormone (engl.: inhibit = zurückhalten).

Der **Hypophysenvorderlappen** wiederum gibt glandotrope Hormone (glandotrop: auf Drüsen einwirkend) ab, welche die sog. untergeordneten Hormondrüsen beeinflussen.

Die untergeordneten **Hormondrüsen,** z. B. die Schilddrüse, stehen als Letzte in dieser Hierarchie und beeinflussen nun direkt mit den sog. peripheren Hormonen die ihnen zugeordneten **Zielzellen.**

Feedback-Regulation der Hormone

Die Steuerung der hypothalamisch-hypophysären Hormone verläuft im Sinne eines Regelkreises. Dabei entspricht die zirkulierende Menge eines bestimmten Hormons einem Istwert, der ständig von übergeordneten Zentren, z. B. im Hypothalamus, gemessen wird. Er wird verglichen mit dem jeweiligen Sollwert, auf den verschiedene Systeme Einfluss haben.

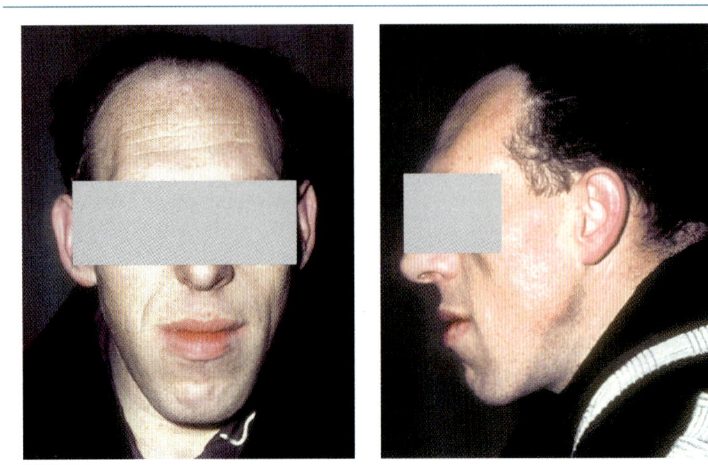

Abb. 8.5 30-jähriger Mann mit Akromegalie. Stirnbein, knöcherne und knorpelige Nase sowie Kinn lassen eine deutliche Vergröberung erkennen. Die Füße sind um zwei Schuhgrößen länger geworden, die Hände haben sich ebenfalls vergrößert. [T127]

8

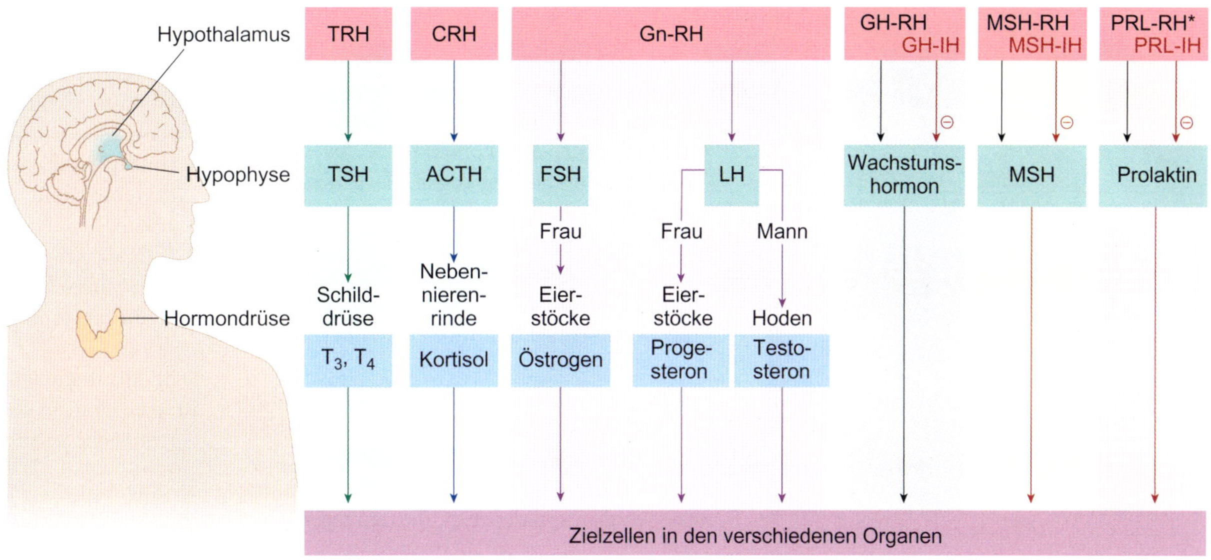

Abb. 8.6 Regulationsachsen der einzelnen Hormone. Vereinfachte Darstellung.

Über Freisetzungs- (Releasing-Hormone, RH) bzw. Blockierungshormone (Inhibiting-Hormone, IH) wird die Ausschüttung des jeweiligen Effektorhormons reguliert. Meist läuft die Steuerung über die **negative Rückkopplung:** Niedrige Konzentrationen der peripheren Hormone fördern die Freisetzung von Releasing-Hormonen und glandotropen Hormonen, während umgekehrt hohe periphere Hormonspiegel die übergeordneten Drüsen hemmen (➤ Abb. 8.9).

Verkürzte Hierarchien

Nicht alle Hormondrüsen unterliegen dieser komplizierten hierarchischen Ordnung über drei Ebenen. So überspringen die Hormone des Hypophysenhinterlappens (Oxytocin und Adiuretin) eine Ebene und wirken direkt auf die Zielzellen. Andere Hormondrüsen arbeiten weitgehend unabhängig von Hypothalamus und Hypophyse, z. B. die Nebenschilddrüse (Parathormon, ➤ Kap. 8.5) und die Bauchspeicheldrüse (Insulin und Glukagon, ➤ Kap. 8.7.3).

8.3 Epiphyse

Noch ein weiterer Teil des ZNS übernimmt Aufgaben für das Hormonsystem: die **Epiphyse** (Zirbeldrüse, Corpus pineale). Sie ist eine erbsengroße Drüse, die oberhalb des Mittelhirns liegt. Ihre genaue Aufgabe beim Menschen ist noch unklar. Bekannt ist, dass Hell-Dunkel-Reize die Zirbeldrüse beeinflussen. Sie reagiert darauf mit der Ausschüttung des Hormons **Melatonin.** Über die Melatoninwirkungen beim Menschen ist wenig gesichert; man weiß, dass das Hormon die Aufmerksamkeit einschränkt und die FSH- und LH-Sekretion beeinflusst. Da die Epiphyse besonders auf den Wechsel von Hell und Dunkel reagiert und auf diese Weise wahrscheinlich körperliche Funktionen auf den Tag-Nacht-Rhythmus abgestimmt werden, machen dem Menschen z. B. Interkontinentalflüge oft sehr zu schaffen. Noch tagelang nach der Reise können Schlafstörungen und Konzentrationsschwierigkeiten bestehen („Jetlag"). Im Rahmen dieser Beschwerden misst man erhöhte Melatoninspiegel.

8.4 Die Schilddrüse und ihre Hormone

Die **Glandula thyreoidea** (Schilddrüse) ist ein ungefähr 25 g schweres, hufeisenförmiges Organ, das in der Halsregion vor der Luftröhre dicht unterhalb des Schildknorpels liegt. Sie besteht aus zwei Seitenlappen, die durch eine Gewebebrücke, den **Isthmus,** verbunden sind (➤ Abb. 8.7). Mikroskopisch betrachtet teilt sich die Schilddrüse durch Bindegewebsstraßen in einzelne Läppchen auf. Jedes dieser Läppchen besteht aus vielen kleinen Bläschen, den **Follikeln** (➤ Abb. 8.8). Ihre Wand besteht aus einschichtigem Follikelepithel. Es produziert die Schilddrüsenhormone und schüttet sie in die Bläschenhohlräume aus, wo sie in Tröpfchen, dem **Kolloid,** gespeichert werden. Schilddrüsenhormon wird kontinuierlich in den Blutkreislauf abgegeben. Diese Sekretion wird gesteigert, wenn in bestimmten Situationen, z. B. bei Kälte oder in der Schwangerschaft, vermehrt Energie gebraucht wird.

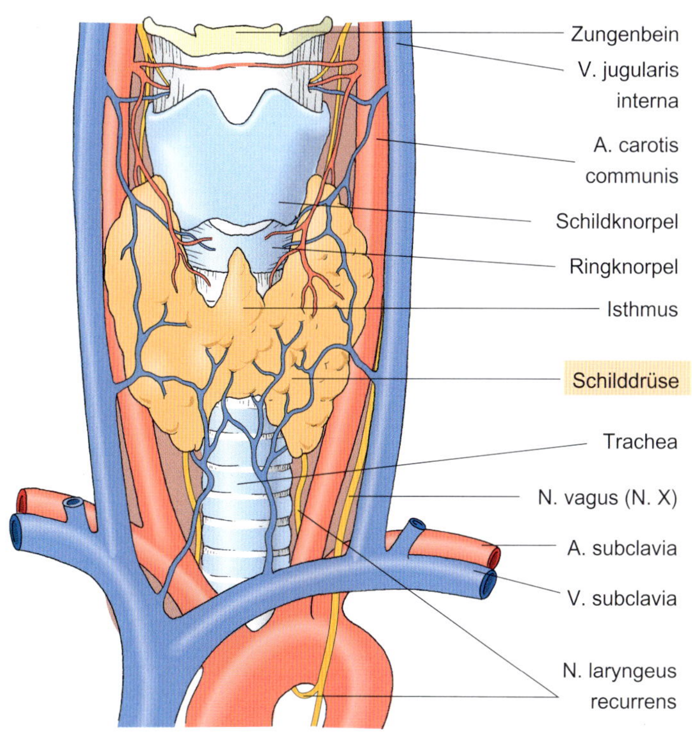

Abb. 8.7 Lage der Schilddrüse im vorderen Halsbereich, in enger Nachbarschaft zur Luftröhre, vielen lebenswichtigen Gefäßen und dem die Stimmbandfunktion und die Verdauungsorgane versorgenden N. vagus.

8

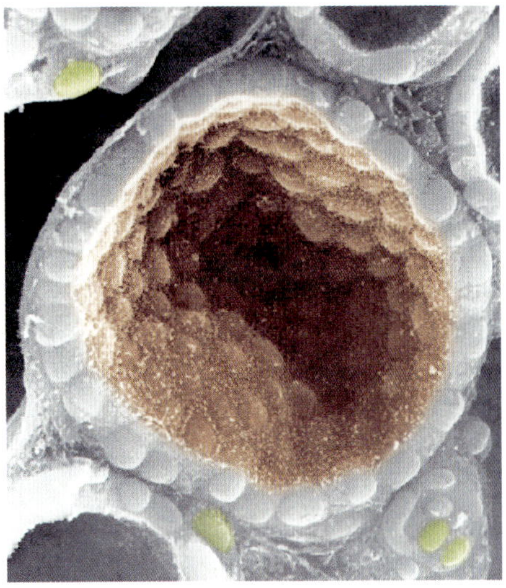

Abb. 8.8 Rasterelektronenmikroskopische Aufnahme eines großen Schilddrüsenfollikels. Die Follikelepithelzellen wölben sich kuppelartig ins Innere des Follikels (rotbraun eingefärbt). Die gelb eingefärbten Zellen sind die kalzitoninproduzierenden C-Zellen. [C160]

Hormonbildung nicht ohne Jod

Die Follikelzellen produzieren zwei Schilddrüsenhormone: **Thyroxin (T_4)** und **Trijodthyronin (T_3).** Beide werden aus der Aminosäure **Tyrosin** durch Anlagern von Jod gebildet. Thyroxin (T_4) enthält vier Jodatome, Trijodthyronin (T_3) drei.

Thyroxin ist biologisch weniger wirksam als Trijodthyronin, dafür aber in zehnfach höherer Konzentration im Blut zu finden, wobei nach der Sekretion allerdings der Großteil von Thyroxin in Trijodthyronin übergeht.

Beide Hormone bewirken:

- Steigerung des Energieumsatzes und der Wärmeproduktion des Körpers. Die Hormone erhöhen auch den Sauerstoffbedarf. Sie fördern den Abbau von Fetten und Glykogen. In physiologischen Konzentrationen wirken sie eiweißanabol (eiweißaufbauend).
- Aktivitätszunahme des Nervensystems. Erhöhte Schilddrüsenhormonspiegel führen zu überschießenden Muskeldehnungsreflexen.
- Erhöhung der Herzkontraktilität. Sie steigern die Erregungsbildung sowie die Erregungsleitungsgeschwindigkeit des Herzens.
- Förderung des Wachstums und der Gehirnreifung. Vor allem das Längenwachstum und die geistige Entwicklung hängen entscheidend von der Anwesenheit der Schilddrüsenhormone ab (➤ Abb. 8.9).

Das Schilddrüsenhormon wird kontinuierlich in den Blutkreislauf abgegeben. Wird z. B. bei Kälte oder in der Schwangerschaft vermehrt Energie gebraucht, d. h. bei erhöhtem Bedarf des Grundumsatzes, wird entsprechend die Sekretion gesteigert.

8.4.1 Regelkreis der Schilddrüsenhormone

Das Releasing-Hormon des Schilddrüsenhormon-Regelkreises (➤ Abb. 8.9) heißt **Thyreotropin-Releasing-Hormon (TRH).** Dieses Hormon des Hypothalamus stimuliert im Hypophysenvorderlappen die Ausschüttung von **Thyreoidea-stimulierendem Hormon (TSH).**

TSH führt in der Schilddrüse zu vermehrter Bildung von Schilddrüsenhormonen und zur Freisetzung der Schilddrüsenhormon-Moleküle aus ihrem Zwischenspeicher, dem Kolloid. Die Schilddrüsenhormone erreichen dann über den Blutweg alle Körperregionen, also auch die Hypophyse und den Hypothalamus, die mit Rezeptoren den erhöhten T_3- und T_4-Spiegel im Blut wahrnehmen. Dadurch wird die TRH- und TSH-Bildung und somit auch die weitere T_3- und T_4-Sekretion gehemmt (negative Rückkopplung).

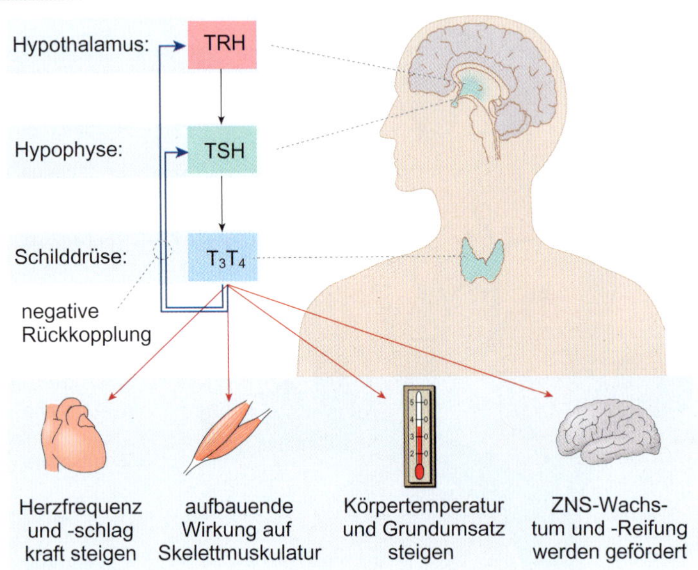

Abb. 8.9 Regelkreis und Wirkungen der Schilddrüsenhormone T_3 und T_4 auf verschiedene Organe. Im Rahmen der Grundumsatzerhöhung steigen Herzarbeit und Körpertemperatur an. T_3 und T_4 wirken auch anabol, d. h., sie fördern den Eiweißaufbau (TRH = Thyreotropin-Releasing-Hormon des Hypothalamus; TSH = Thyreoidea-stimulierendes Hormon der Hypophyse).

8.4.2 Schilddrüsenerkrankungen

Bei den insgesamt sehr häufigen Schilddrüsenerkrankungen muss differenziert werden:

- Gestörte Schilddrüsenfunktion: Man unterscheidet die Normalfunktion der Schilddrüse **(Euthyreose)** von der Überfunktion **(Hyperthyreose)** und der Unterfunktion **(Hypothyreose).**
- Pathologisch veränderte Schilddrüsengröße: Man unterscheidet die normalgroße Schilddrüse, die diffus und die knotig vergrößerte Schilddrüse.

Schilddrüsenfunktionsstörungen und -vergrößerungen können gemeinsam, aber auch getrennt voneinander auftreten.

Struma

Eine Vergrößerung der Schilddrüse nennt man **Struma** (Kropf). Sie kann diffus oder knotig (Struma nodosa) sein. Jeder sechste Erwachsene hat eine Struma. Die meisten Strumen gehen mit normaler Schilddrüsenfunktion einher, sie können aber auch von einer Über- oder Unterfunktion begleitet werden.

Die Ursachen der Struma sind weit gefächert. Am häufigsten ist ein Jodmangel im Trinkwasser, wie er in vielen Gebieten Deutschlands vorkommt. Durch das eingeschränkte Jodangebot ist

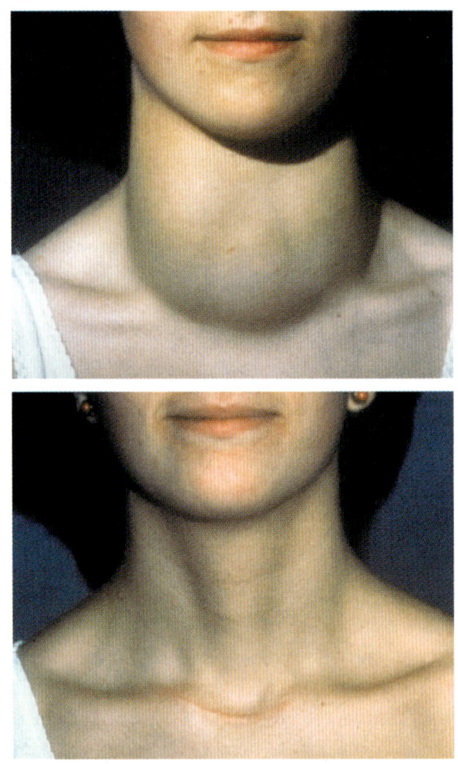

Abb. 8.10 20-jährige Frau mit euthyreoter Knotenstruma (Struma nodosa). Außer einer Verdickung des Halses war der Frau nichts aufgefallen. Man tastete zwei hühnereigroße Seitenlappen und einen tischtennisballgroßen Isthmus der Schilddrüse.
Oben: Vor der Operation.
Unten: Nach der Operation. [T127]

8

die Hormonbildung in der Schilddrüse erschwert. Sehr viele Patienten reagieren hierauf mit einer Volumenzunahme des Organs – der Strumabildung.

Um einer Strumaentwicklung vorzubeugen, ist es deshalb für alle Kinder und Erwachsene sinnvoll, jodiertes Speisesalz zu verwenden. Bei erhöhtem Jodbedarf (z. B. während der Schwangerschaft) kann es sogar notwendig werden, Jodtabletten einzunehmen.

Ab einer bestimmten Kropfgröße kommt es durch Druck auf die Speiseröhre zu Schluckstörungen, die eine operative Entfernung der Struma erzwingen (➤ Abb. 8.10). Manchmal werden aber auch schon kleine Strumen entfernt, entweder aus kosmetischen Gründen oder aber, weil der Verdacht auf eine maligne Entartung eines Schilddrüsenknotens (Schilddrüsenkarzinom) besteht.

Hyperthyreose

Eine **Hyperthyreose** äußert sich in: Gewichtsabnahme durch krankhaft erhöhten Grundumsatz, Erhöhung der Körpertemperatur, Steigerung der Herzarbeit durch beschleunigte Herzfrequenz und erhöhte Schlagkraft, Schlaflosigkeit und innerer Unruhe, feinschlägigem Händezittern und gelegentlich auch Durchfall. Häufigste Ursache der Überfunktion ist ein **autonomes,** d. h. selbstständiges **Adenom** des Schilddrüsengewebes. Das ist ein gutartiger Schilddrüsentumor, dessen Zellen nicht mehr unter Kontrolle der Hypophyse arbeiten. Sie produzieren ungehemmt Thyroxin und Trijodthyronin.

Eine weitere Ursache für eine Überfunktion ist der **Morbus Basedow.** Es handelt sich um eine **Autoimmunerkrankung** (➤ Kap. 7.6.2), bei der Autoantikörper gegen die TSH-Rezeptoren des Schilddrüsengewebes eine Dauerstimulation der Hormonbildung und -ausschüttung bewirken. Das geschieht dadurch, dass der Autoantikörper eine ähnliche Struktur wie TSH besitzt und so eine TSH-Stimulation „vorgaukelt".

Die Schilddrüse ist beim Morbus Basedow diffus vergrößert und produziert überschießend Hormone. Typischerweise haben Basedow-Patienten neben den oben beschriebenen Symptomen ein- oder beidseitig hervortretende Augen, einen sog. **Exophthalmus,** der ebenfalls durch Autoimmunprozesse verursacht ist (➤ Abb. 8.11).

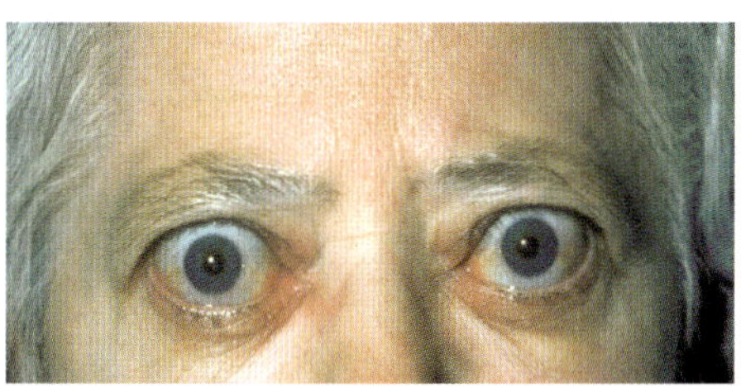

Abb. 8.11 53-jährige Patientin mit Morbus Basedow. Auffallend sind die hervortretenden Augen mit zurückgezogenen Oberlidern und der starre Blick. [T127]

Hypothyreose

Eine **Hypothyreose** führt zu entgegengesetzten Krankheitssymptomen, also zu erniedrigtem Grundumsatz, Gewichtszunahme, Verstopfung und Kälteempfindlichkeit. Außerdem beobachtet man teigige Verdickungen und Schwellungen der Haut, das sog. **Myxödem,** eine tiefe, heisere Stimme, geistige Verlangsamung und Müdigkeit, struppige, trockene Haare sowie Libido- und Potenzverlust (➤ Abb. 8.12).

Man unterscheidet angeborene und erworbene Hypothyreosen:

- Die erworbenen Fälle werden in der Mehrzahl durch eine Entzündungen des Schilddrüsengewebes, eine **Thyreoiditis,** verursacht, die zum Untergang von funktionstüchtigem Drüsengewebe führt. Seltenere Ursachen für eine Unterfunktion sind Radiojodbehandlungen, Schilddrüsenoperationen oder Jodmangel.
- Besteht die Unterfunktion schon von Geburt an, dann tritt zu den oben beschriebenen Symptomen zusätzlich eine irreversible (unumkehrbare) Verzögerung der körperlichen und geistigen Entwicklung mit hochgradiger geistiger Behinderung **(Kretinismus)** auf. Da in Deutschland bei jedem Neugeborenen die Schilddrüsenfunktion überprüft wird, ist er glücklicherweise sehr selten geworden.

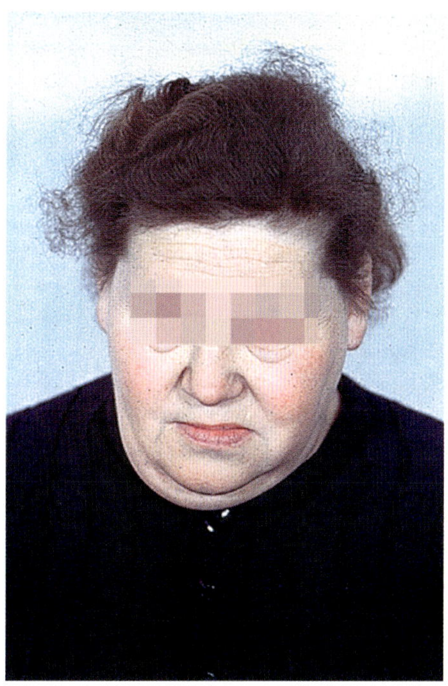

Abb. 8.12 62-jährige Patientin mit Hypothyreose. Auffällig sind das struppige Haar und das teigig geschwollene Gesicht. Die Patientin leidet seit Jahren unter Kälteempfindlichkeit, Verlangsamung und Müdigkeit. [R246]

8.5 Nebenschilddrüsen und Regulation des Kalzium- und Phosphathaushalts

Die **Nebenschilddrüsen** sind vier ungefähr weizenkorngroße Knötchen, die **Epithelkörperchen,** an der Rückseite der Schilddrüse (➤ Abb. 8.13). Da sie somit parathyroideal, also neben der Schilddrüse (Thyroidea) liegen, trägt ihr Sekretionsprodukt den Namen **Parathormon (PTH).** Dieses Hormon reguliert im Zusammenspiel mit anderen Hormonen den Kalzium- und Phosphatstoffwechsel im Körper: Es erhöht den Kalzium- und senkt den Phosphatspiegel im Blut.

Es hat folgende Wirkungen:

- Aktivierung der Osteoklasten und damit Knochenabbau, hierüber erfolgt eine Kalziumfreisetzung aus dem Knochen
- Verminderte Kalziumausscheidung über die Niere bei gleichzeitig erhöhter Phosphatausscheidung
- Indirekte Steigerung der Kalziumresorption im Darm durch Förderung der Umwandlung einer Vitamin-D-Vorstufe zum wirksamen Vitamin-D-Hormon (➤ Abb. 8.14).

Die Ausschüttung des Parathormons wird durch niedrige Serumkalziumspiegel gefördert. Hohe Spiegel hemmen die Ausschüttung im Sinne einer negativen Rückkopplung.

Hyper- und Hypoparathyreoidismus

Eine Überfunktion der Nebenschilddrüsen wird **Hyperparathyreoidismus** genannt. Die gesteigerte Parathormonsekretion führt zu einer vermehrten Phosphatausscheidung über den Harn. Aufgrund eines verstärkten Knochenumbaus kommt es zu Knochenschmerzen. Die erhöhten Serumkalziumspiegel führen zu Kalziumablagerungen in der Haut, der Hornhaut und in den Nieren. Fol-

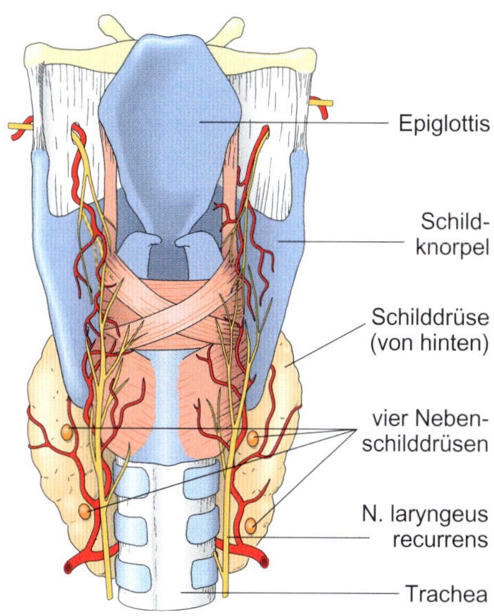

Abb. 8.13 Anatomie der Nebenschilddrüsen. Ansicht von dorsal auf die Luftröhre und die Schilddrüse.

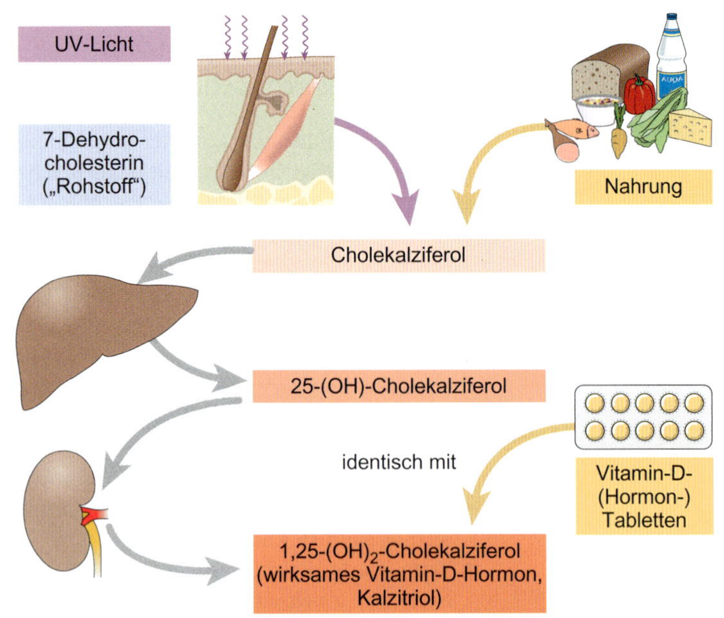

Abb. 8.14 Stoffwechsel des Vitamin-D-Hormons. Vitamin D, wie das Vitamin-D-Hormon oft genannt wird, ist kein echtes Vitamin, weil es der Körper unter dem Einfluss von UV-Licht in der Haut aus Vorstufen selbst bilden kann. Diese Vorstufen leiten sich vom Cholesterin ab. Durch chemische Umwandlungen der Vitamin-D-Vorstufen in der Leber und in der Niere entsteht letztendlich die wirksame Form des Vitamin-D-Hormons, das 1,25$(OH)_2$-Cholecalciferol. Dieses kann der Mensch auch über den Verdauungstrakt direkt aufnehmen. Vitamin-D-Hormon fördert die Kalziumaufnahme über den Darm und erhöht so, wie das Parathormon, den Serumkalziumspiegel.

ge ist oftmals die Bildung von Nierensteinen. Ursache ist meist ein gutartiger Tumor in den Epithelkörperchen.

Hypoparathyreoidismus bezeichnet eine Unterfunktion der Nebenschilddrüse. Sie ist am häufigsten Folge einer „zu gründlichen" Schilddrüsenoperation, wobei die versehentliche Mitentfernung der Epithelkörperchen unvermeidbar wurde. Klinisch kommt es als Folge des niedrigen Serumkalziumspiegels u.a. zu einer Übererregbarkeit der Nerven und der Muskulatur, die sich in anfallsartigen Muskelkrämpfen äußert (Tetanie, ➤ Kap. 4.4.1).

Vitamin-D-Hormon

Damit das Parathormon seine Wirkung an Knochen und Niere entfalten kann, benötigt es **Vitamin-D-Hormon** (➤ Abb. 8.14 und ➤ Kap. 19.6.4).

Rachitisprophylaxe

Durch fehlende Sonnenbestrahlung der Haut oder Mangelernährung kann ein Vitamin-D-Hormonmangel auftreten. Da das Parathormon seine Wirkung nicht mehr voll entfalten kann, kommt es zu einer mangelhaften Kalziumaufnahme aus dem Darm und damit zu einem Kalziumdefizit im Blut. Um den Serumkalziumspiegel trotzdem konstant zu halten, schöpft der Körper unter dem Einfluss erhöhter Parathormon-Spiegel vermehrt die Kalziumspeicher in den Knochen aus. Folge ist eine allgemeine Erweichung und Verbiegung von Skelettteilen, die z.B. zu O-Beinen und glockenförmigem Brustkorb führen. Dieses Krankheitsbild wird **Rachitis** genannt. Insbesondere um die Jahrhundertwende während der Verelendung der Arbeiterschicht in den Städten litten die sog. „Kellerkinder" unter dieser Krankheit. Durch die besseren sozialen Verhältnisse und die Vitamin-D-Prophylaxe im Säuglingsalter, z.B. durch D-Fluoretten, einer Kombination des Vitamins mit zahnhärtenden Fluoriden, findet man diese Mangelerscheinung heute nur noch selten. Als Therapie verabreicht man Vitamin D in ausreichender Menge.

Osteomalazie

Die **Osteomalazie** des erwachsenen Knochens entspricht von ihrer Entstehung her der kindlichen Rachitis, wirkt sich aber klinisch durch den bereits abgeschlossenen Epiphysenfugenschluss anders aus. Gemeinsam ist beiden Krankheiten, dass es zu belastungsabhängigen Deformationen des Knochens in Form von Verbiegungen kommt. Erste Anzeichen einer mangelnden Mineralisation des Knochens können Schmerzen im Bereich des unteren Beckens oder an den Innenseiten des Oberschenkels sein, bis hin zu Schmerzen am gesamten Skelett. Belastungsabhängige Verformungen zeigen sich naturgemäß an den lasttragenden Beinen eher als an den Knochen des Armes: Es entwickeln sich typische O-Beine (Genu vara).

Kalzitonin

An der Regulation des Kalzium- und Phosphathaushaltes ist ferner **Kalzitonin** (Thyreokalzitonin) beteiligt. Kalzitonin wird in den sog. **C-Zellen** der Schilddrüse gebildet. Diese liegen zwischen den Schilddrüsenfollikeln (➤ Abb. 8.8).

Kalzitonin hemmt die Freisetzung von Kalzium und Phosphat aus dem Knochen und fördert gleichzeitig deren Einbau in die **Knochenmatrix** (➤ Kap. 4.5.6). Dadurch senkt es die Kalziumkonzentration im Blut. An der Niere steigert Kalzitonin die Ausscheidung von Phosphat-, Kalzium-, aber auch Natrium-, Kalium- und Magnesiumionen.

Die Kalzitoninausschüttung wird vor allem über die Blutkalziumkonzentration reguliert: Die Zunahme des Blutkalziumspiegels steigert, seine Abnahme hemmt die Hormonsekretion. Ferner wird die Kalzitoninsekretion durch gastrointestinale Hormone (z.B. Gastrin und Cholezystokinin, ➤ Tab. 8.4) stimuliert. Auf diese Weise werden die mit der Nahrung aufgenommenen Kalziumionen rasch in die Knochendepots eingebaut, sodass es nicht zu einem Anstieg der Blutkalziumkonzentration kommt. (Lachs-)Kalzitonin (Karil®) kann neben einer Bewegungstherapie zur Behandlung der Osteoporose eingesetzt werden.

8.6 Hormone der Nebennieren

Die **Nebennieren** (Glandulae suprarenales) sind paarig angelegte, jeweils ca. 5–10 g schwere Organe. Sie sitzen beidseits kappenförmig den oberen Nierenpolen auf. Man unterscheidet Nebennierenrinde und Nebennierenmark (➤ Abb. 8.15).

8.6.1 Nebennierenrinde

Die **Nebennierenrinde** (Cortex renalis) macht mehr als ¾ des gesamten Nebennierenvolumens aus. Man kann im Gewebe drei Schichten unterscheiden, in denen jeweils verschiedene Hormone produziert werden (➤ Abb. 8.15):

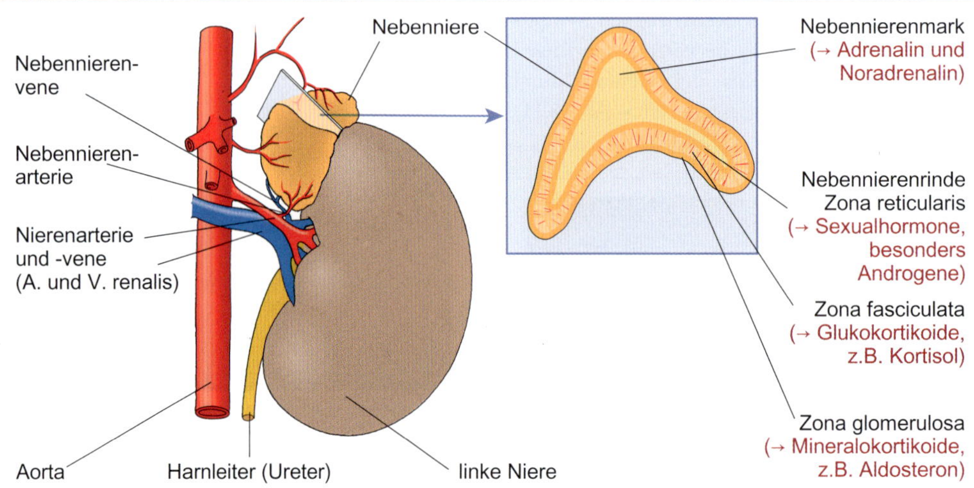

Abb. 8.15 Anatomie der Nebenniere. Die Schnittebene rechts ist links als „Glasscheibe" markiert.

- Mineralokortikoide, z. B. Aldosteron, in der äußeren Zone, der **Zona glomerulosa**
- Glukokortikoide, z. B. Kortisol, in der mittleren Zone, der **Zona fasciculata**
- Eine geringe Menge Sexualhormone, vorwiegend Androgene (männliche Sexualhormone) in der inneren Zone, der **Zona reticularis.**

Alle Nebennierenrindenhormone sind Steroidhormone (➤ Tab. 8.1). Sie werden aus der Grundsubstanz Cholesterin (➤ Abb. 2.24) hergestellt.

8.6.2 ACTH und Glukokortikoide

Die Ausschüttung der **Glukokortikoide** (Steroide) wird durch das **CRH** (Corticotropin-Releasing-Hormon) aus dem Hypothalamus und das **ACTH** (Adrenokortikotropes Hormon oder Kortikotropin) aus der Hypophyse gesteuert (➤ Abb. 8.16). Dabei fördert CRH die ACTH-Sekretion, und ACTH stimuliert wiederum die Glukokortikoidausschüttung in der Nebennierenrinde.

Zwischen den Glukokortikoiden aus der Nebennierenrinde und den ACTH-produzierenden Drüsengebieten in der Hypophyse besteht eine negative Rückkopplung: Niedrige Glukokortikoidspiegel im Serum fördern und hohe Glukokortikoidspiegel hemmen die ACTH-Ausschüttung. Eine zweite negative Rückkopplung existiert zum Hypothalamus. So kommt es bei stark erhöhten Glukokortikoidspiegeln zu einer Herabsetzung der CRH-Freisetzung im Hypothalamus und damit indirekt zu einer Reduktion der ACTH-Sekretion.

Glukokortikoide

Das wirksamste Glukokortikoid ist das **Kortisol.** Die Nebennierenrinde stellt aber auch noch andere Glukokortikoide wie das **Kortison** und das **Kortikosteron** her. Neben den Sexualhormonen

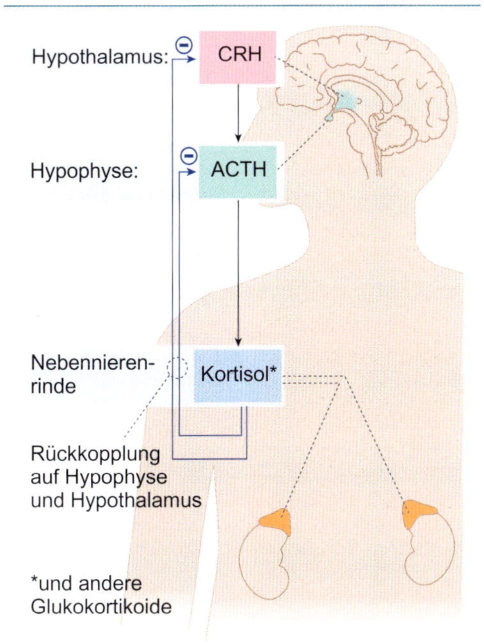

Abb. 8.16 Der Regelkreis der Glukokortikoid-Freisetzung.

(➤ Kap. 8.6.4) sind auch die Kortikosteroide Hormone, die zur Behandlung unterschiedlichster Krankheiten medikamentös eingesetzt werden.

Gemeinsam mit anderen Hormonen steuern die Glukokortikoide viele Stoffwechselvorgänge im Sinne einer **Bereitstellung von Energieträgern** (Glukose und Fettsäuren). Sie helfen dadurch, Stresssituationen zu bewältigen, weshalb sie auch als „Stresshormone" bezeichnet werden.

Die Glukokortikoide haben dosisabhängig folgende Wirkungen, sowohl physiologisch als auch bei therapeutischer Gabe:

- **Katabolismus,** d. h. Eiweißabbau in Muskulatur, Haut- und Fettgewebe
- Steigerung der **Glukoneogenese** (Glukoseneubildung, ➤ Kap. 2.10.3) aus Aminosäuren in der Leber und Erhöhung der Glukosekonzentration im Blut
- **Lipolyse** (Fettabbau) in der Peripherie und damit Freisetzung von Fettsäuren ins Blut.

Bei **erhöhter Blutkonzentration** zeigen sich folgende Wirkungen:

- Nach Verletzungen hemmen sie die Entzündung des Wundgebiets, die Wundheilung und Narbenbildung (antientzündlicher Effekt)
- Hemmung der Abwehrzellen, insbesondere der Lymphozyten, und der Phagozytose (immunsuppressiver Effekt)
- Hemmung überschießender Antigen-Antikörper-Reaktionen (antiallergischer Effekt)
- Ausdünnung der Knochen (osteoporotischer Effekt).

Cushing-Syndrom und Morbus Cushing

Bei längerfristiger Erhöhung des Glukokortikoidspiegel entwickelt sich ein **Cushing-Syndrom** (sprich: Kusching) genanntes Krankheitsbild mit Müdigkeit, Leistungsabfall, Vollmondgesicht, Stammfettsucht, Bluthochdruck, Kopfschmerzen, Ödemen, Osteoporose, Hautveränderungen, Regelblutungsstörungen, Impotenz, psychischer Labilität und erhöhtem Blutzuckerspiegel (Steroiddiabetes). Klinisch ist das Cushing-Syndrom am häufigsten als Nebenwirkung einer Glukokortikoidtherapie zu beobachten. Weitere Ursachen sind eine Überproduktion von CRH und/oder ACTH, häufig durch ein Hypophysenadenom verursacht, oder ein Glukokortikoid-produzierender Tumor in der Nebennierenrinde selbst. Wenn Tumoren für die Erhöhung der Glukokortikoidspiegel verantwortlich sind, spricht man vom **Morbus Cushing** als eigenständigem Krankheitsbild.

KLINIK

Intraartikuläre Kortisongabe

In der lokalen Therapie von Gelenkentzündungen werden auch **Kortisonspritzen** intraartikulär (in das Gelenk) angewendet. Dabei ist sehr wichtig, die Kortisongabe nicht direkt in das Sehnengewebe zu verabreichen, da es sonst durch die katabole Wirkung der Glukokortikoide zu Degeneration (Abbau) kommen kann; die Sehnen können dann sogar reißen.

8.6.3 Mineralokortikoide

Das wichtigste Mineralokortikoid ist das **Aldosteron.** Seine Ausschüttung wird durch das in der Niere gebildete Hormon Renin (➤ Kap. 8.7.1 und RAAS, ➤ Kap. 20.3.1), durch niedrige Serumnatriumspiegel, geringes Blutvolumen sowie niedrigen Blutdruck stimuliert. Aldosteron wirkt vor allem auf die Niere. Es fördert die Natrium- und Wasserrückresorption und erhöht gleichzeitig die Kaliumausscheidung über den Urin. So erhöht es den Serumnatriumspiegel.

8.6.4 Sexualhormone

Androgene sind die männlichen Sexualhormone. Das wichtigste Androgen ist das **Testosteron.** Es wird bei Männern **und** Frauen in kleinen Mengen in der Nebennierenrinde produziert. Hauptbildungsort sind aber (beim Mann) die **Leydig-Zwischenzellen** im Hoden, weshalb dieses Hormon in ➤ Kap. 20.10.3 besprochen wird. Zu einem sehr geringen Anteil werden in der Nebennierenrinde auch andere Sexualhormone, vor allem Progesterone (➤ Kap. 20.11.5), gebildet.

8.6.5 Nebennierenmark

Im Gegensatz zur Nebennierenrinde ist das **Nebennierenmark** keine Hormondrüse im engeren Sinne. Vielmehr kann es als verlängerter Arm des vegetativen Nervensystems aufgefasst werden (➤ Kap. 9.17), da es entwicklungsgeschichtlich einem umgewandelten sympathischen Ganglion entspricht. Deshalb findet man dort hochspezialisierte Neurone des Sympathikus. Diese Zellen schütten – nach Stimulation durch vegetative Nervenzellen des ZNS – Adrenalin und Noradrenalin ins Blut aus.

KLINIK

Glukokortikoidtherapie

Aufgrund ihrer Wirkung auf das Immunsystem eignen sich Glukokortikoide zur Therapie von Allergien, chronischen Entzündungen (z. B. chronische Polyarthritis) und Autoimmunerkrankungen – überall dort also, wo eine Entzündungshemmung und/oder Immunsuppression erwünscht ist.

Die **Glukokortikoidtherapie** hat allerdings ihren Preis (➤ Abb. 8.17): Wird etwa das häufig eingesetzte Prednisolon (Decortin®, Ultracorten®) in höherer Dosierung als 7,5 mg täglich über mehr als 2–3 Wochen eingenommen, so bildet sich ein Cushing-Syndrom aus. Diese kritische Dosierung heißt deshalb auch **Cushing-Schwelle.** Zusätzlich versiegt die körpereigene Glukokortikoidproduktion durch negative Rückkopplung der ACTH-Ausschüttung. Nach Absetzen der Kortisontherapie droht deshalb ein lebensgefährlicher Glukokortikoidmangel, die **akute Nebenniereninsuffizienz.** Deshalb muss man die Glukokortikoidtherapie langsam ausschleichen, d. h. schrittweise über Wochen bis Monate die Dosis reduzieren, damit die Nebennierenrinde die Eigenproduktion wieder aufbauen kann.

8

Adrenalin und **Noradrenalin** gehören (zusammen mit Dopamin und Serotonin) zu den **Katecholaminen.** Sie zirkulieren im Blut und erreichen so ihre spezifischen Wirkorte, die **Rezeptoren.** Das Noradrenalin, das in den terminalen postganglionären Fasern des sympathischen Nervensystems (➤ Kap. 9.17) synthetisiert wird, wirkt darüber hinaus als **Neurotransmitter** im synaptischen Spalt (➤ Kap. 4.3). Die Ausschüttung von Adrenalin ins Blut beträgt mehr als $^2/_3$ gegenüber dem des Noradrenalins. Dennoch sind die Noradrenalin-Blutspiegel deutlich höher, da es sich um den „Überlauf" aus sympathischen Nervendigungen handelt: in Ruhe 0,1–0,5 nM (Nanomol; nano = 1 milliardstel, oder 10^{-9}; Mol = Maß für die Stoffmenge, ➤ Abb. 2.15) Adrenalin gegenüber 0,5–3,0 nM Noradrenalin; bei Arbeit 5 nM Adrenalin gegenüber 10 nM Noradrenalin.

Adrenalin und Noradrenalin steigern als Hauptwirkung sehr rasch die Energiebereitstellung mittels **Glykogenolyse** und **Lipolyse** in der Leber sowie durch ihre unmittelbare Wirkung auf das kardiovaskuläre System. Vom Nebennierenmark werden sie zwar kontinuierlich in einer niedrigen Rate sezerniert, charakteristisch sind aber die hochkonzentrierten Ausschüttungen in Stresssituationen.

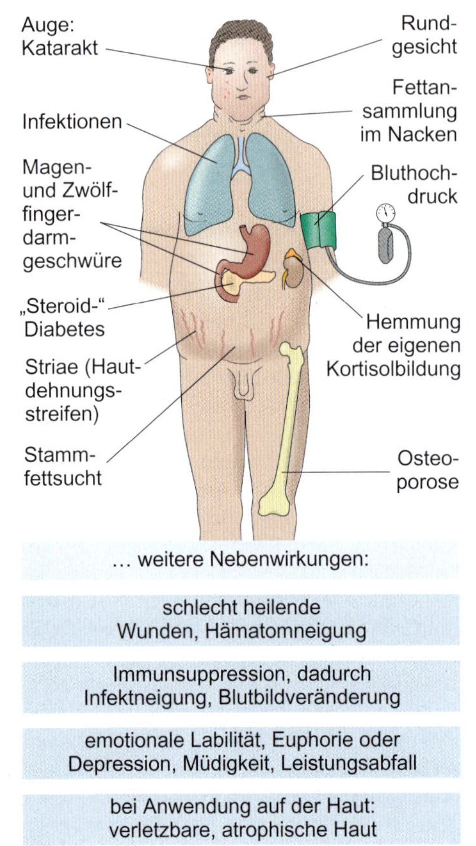

Abb. 8.17 Mögliche Nebenwirkungen der Glukokortikoid-Dauertherapie.

8.6.6 Stressreaktion

Stressauslösende Ereignisse können einerseits physisch bedingt sein, wie z. B. Infektionen, Operationen, Verletzungen oder Verbrennungen, andererseits durch psychische Belastungen wie Angst, Ärger, Leistungsdruck oder Freude entstehen. Diese Ereignisse setzen im ZNS, vor allem im Kortex und im limbischem System, zwei parallel verlaufende Reaktionsketten in Gang, die zusammen als **Stressreaktion** bezeichnet werden (➤ Abb. 8.18):

- Bei der ersten Reaktionskette wird der Hypothalamus aktiviert, er beginnt **CRH** auszuschütten. Dies führt in der Hypophyse zur Freisetzung von **ACTH,** welches in der Nebennierenrinde die Ausschüttung von Glukokortikoiden stimuliert.
- Bei der zweiten Reaktionskette wird über den Sympathikus das Nebennierenrindenmark aktiviert. Das führt in Sekundenschnelle zur Ausschüttung eines Katecholamingemisches von 80 % **Adrenalin** und 20 % **Noradrenalin.**

Kurzfristig dominiert die Wirkung der Katecholamine, d. h., dass alle Organfunktionen, die für das Überleben unabdingbar notwendig sind, aktiviert werden: Herzschlagfrequenz und Kontraktionskraft nehmen zu, die Durchblutung von Haut und inneren Organen reduziert sich. Die Durchblutung aller Organe, die kurzfristig zur Bewältigung der Stresssituation benötigt werden, ist dadurch gesteigert, also die Skelettmuskeln, Herzmuskeln und Lunge. Auch die Bronchien weiten sich, damit für die Muskelarbeit mehr Sauerstoff eingeatmet und bereitgestellt werden kann. Über die Leber wird vermehrt Glukose ins Blut freigesetzt. Denkvorgänge dagegen werden zugunsten vorprogrammierter Reflexhandlungen blockiert. Dieser Mechanismus erklärt auch das Phänomen des Prüfungsblocks, dass nämlich in einer angstauslösenden Prüfungssituation gelerntes Wissen plötzlich „wie weggeblasen" ist.

Langfristig dominieren – vor allem bei „Dauerstress" – die Effekte der Glukokortikoide – weshalb sie auch als die eigentlichen **Stresshormone** gelten. Es kommt zwar nicht zu den klassischen Symptomen eines Cushing-Syndroms, trotzdem sind die negativen Auswirkungen erheblich:

- Infektionen treten durch die Schwächung des Immunsystems häufiger auf und werden nur langsam überwunden.
- Der Schlaf wird durch die Glukokortikoide negativ beeinflusst.
- Die Lern- und Konzentrationsfähigkeit nimmt ab.
- Spannungskopfschmerzen treten gehäuft auf.

KLINIK

Burn-out-Syndrom

Als Burn-out-Syndrom bezeichnet man eine mentale oder physische Energieauszehrung, z. B. nach einer Phase von chronischem, berufsbedingtem oder familiärem Stress. Die chronische Stressbelastung führt dabei zunächst zu einer Stimulierung der Stresshormone, langfristig aber zur „Ermüdung" der Nebennierenrinde (NNR-Insuffizienz). Gerade Angehörige der Gesundheitsberufe, wie Ärzte, Pflegende oder Physiotherapeuten, neigen zur „Selbstausbeutung", die z. T. noch durch Organisationsmängel im Gesundheitssystem verstärkt wird. Eine besondere Sensibilität für das „come in and burn out" ist deshalb nicht nur den Patienten gegenüber, sondern auch sich selbst gegenüber erforderlich. Vor Burn-out schützen auch gesundheitsförderliche, also ressourcenstärkende Maßnahmen, die je nach Individuum ganz unterschiedlich ausgelebt werden: Während manche den notwendigen Ausgleich in der sportlichen Betätigung finden, benötigen andere eher Entspannung, z. B. in Form von Yoga oder Feldenkrais. Physiotherapeuten kommt in der Vorbeugung von Burn-out-Problemen eine besondere Rolle zu, denn sie verstehen es, Menschen sowohl zu verstärkter Bewegung wie zu Achtsamkeit und Entspannung anzuleiten. In der immer stärker werdenden sog. Arbeitsverdichtung wird das immer notwendiger.

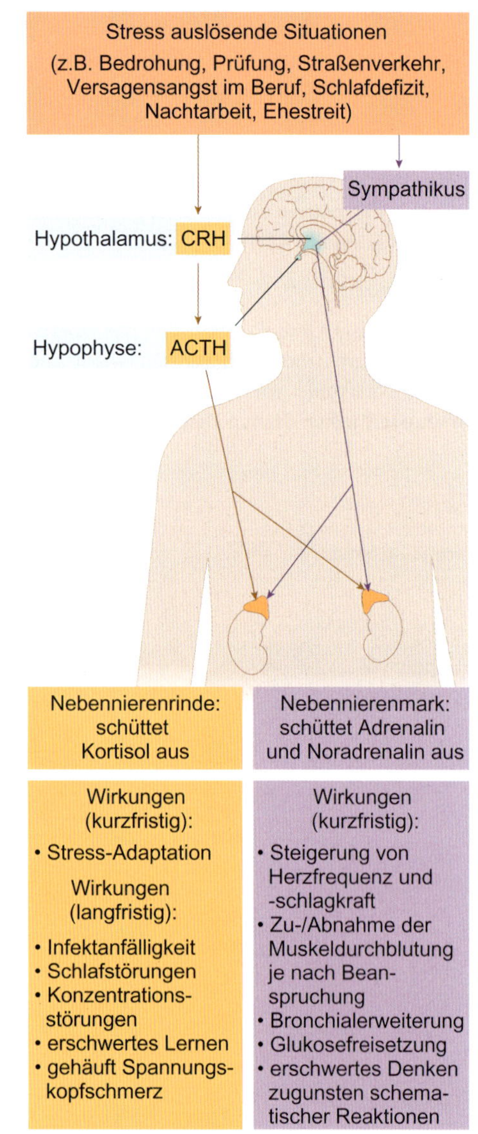

Abb. 8.18 Die Reaktionsketten bei der Stressreaktion.

KLINIK

Was löst die Stressreaktion aus?

Als wesentlicher Auslöser negativer Emotionen, von Angst und psychischen Erkrankungen gilt **unguter Stress** (schlechte Stressbewältigung), auch **Dysstress** genannt. Andererseits führt erfolgreich bewältigter Stress, der Eustress, zu positiven Emotionen, nämlich zu dem Gefühl, dem Leben gewachsen zu sein. Er stärkt sogar das Immunsystem. Die Wirkung der Stressreize hängt also von der Art und Intensität der Reize ab, von ihrer Dauer und Häufigkeit und den Vermeidungs- und Bewältigungsmöglichkeiten gegenüber der Stressursache. **Stressbewältigungsstrategien** sind erlernbar und eine wichtige Therapieoption, z. B. bei psychosomatischen Krankheiten. Physiotherapeuten nutzen hierzu Methoden wie die progressive Muskelrelaxation nach Jacobson, Yoga oder Feldenkrais.

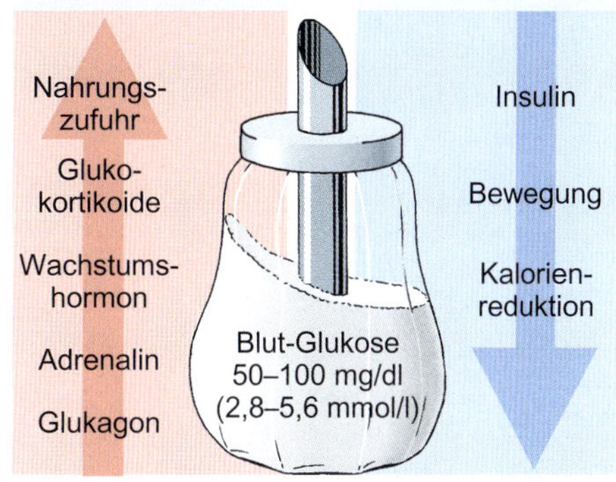

Abb. 8.19 Regulation des Blutzuckerspiegels durch verschiedene Hormone.

8.7 Weitere endokrin aktive Organe

8.7.1 Niere

Neben ihrer Funktion als Ausscheidungsorgan hat die Niere (lat.: Ren, ➤ Kap. 20.1) auch Eigenschaften einer Hormondrüse. Sie bildet die zwei „renalen Hormone“ Renin und Erythropoetin (➤ Kap. 20.3.2).

Renin wird in den Zellen des **juxtaglomerulären Apparates** (➤ Abb. 20.6) gebildet und spielt eine entscheidende Rolle beim Renin-Angiotensin-Aldosteron-System, einem komplexen Regulationsmechanismus zur Erhaltung von Blutdruck, Natriumhaushalt und Nierendurchblutung (➤ Kap. 20.3.1).

Erythropoetin (Epo) ist ein Proteinhormon, das bei zu niedrigem Sauerstoffpartialdruck im arteriellen Blut vermehrt ausgeschüttet wird und die Erythropoese (➤ Kap. 6.2.4) steigert. Es wird von Endothelzellen in der Niere und zu einem geringen Teil auch von Leberzellen gebildet.

8.7.2 Hormone des Magens und Darms

Eine Vielzahl von Hormonen ist am Verdauungsprozess beteiligt. Sie stimmen die einzelnen Verdauungsschritte in Magen und Darm aufeinander ab. Ausführlich werden sie in ➤ Kap. 19 besprochen. Einen Überblick über die einzelnen Hormone, ihren Bildungsort und ihre Wirkungen gibt ➤ Tab. 8.4.

Tab. 8.4 Einige wichtige Hormone des Magen-Darm-Trakts.

Hormone		Bildungsort	Wirkung
Gastrin	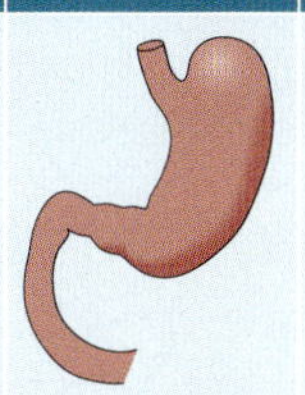	• G-Zellen der Magenschleimhaut • A_1-Zellen der Bauchspeicheldrüsen	• Steigert die Salzsäuresekretion im Magen • Steigert die Magenbeweglichkeit • Steigert die Gallen- und Bauchspeichelsekretion
Cholezystokinin Pankreozymin (CCK)	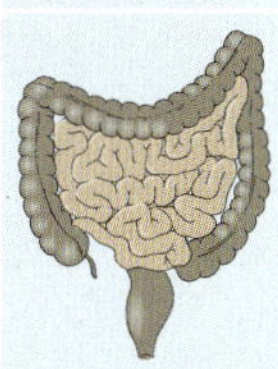	Dünndarmschleimhaut	• Steigert die Bauchspeichelsekretion • Bewirkt eine Gallenblasenkontraktion • Fördert die Darm- und hemmt die Magenbeweglichkeit
Sekretin		Dünndarmschleimhaut	• Fördert die Bikarbonatbildung in der Bauchspeicheldrüse (Sekret wird alkalischer) • Steigert die Gallenbildung • Hemmt die Magenbeweglichkeit
VIP (Vasoaktives intestinales Peptid)		Neurone in verschiedenen Abschnitten der Darmwand	• Erhöht den Tonus der glatten Muskulatur • Fördert die Durchblutung
Somatostatin	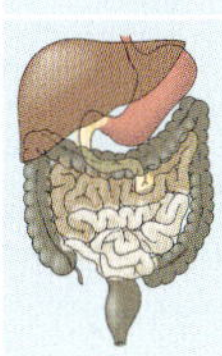	D-Zellen, die im gesamten Verdauungstrakt verteilt sind (ferner als Inhibiting-Hormon im Hypothalamus)	• Hemmt die Magensaftsekretion • Hemmt die Pankreassekretion • Hemmt die Magen- und Darmbeweglichkeit

8.7.3 Hormone der Bauchspeicheldrüse

Neben ihrer exokrinen Funktion hat das **Pankreas** (Bauchspeicheldrüse) eine zentrale Bedeutung als Hormondrüse.

In der Bauchspeicheldrüse liegen verstreut kleine Inseln, **Langerhans-Inseln** genannt. Sie bilden verschiedene Hormone:

- A_1-Zellen produzieren **Gastrin,** allerdings in geringerer Menge als die G-Zellen der Magenschleimhaut. Dieses Hormon reguliert vor allem die Magenaktivität (➤ Tab. 8.4).
- A_2-Zellen bilden **Glukagon.**
- B-Zellen produzieren **Insulin.**
- D-Zellen bilden **Somatostatin** (➤ Tab. 8.4), ein Hormon, das viele Verdauungsfunktionen hemmt.

Die beiden Hormone der Bauchspeicheldrüse, Insulin und Glukagon, sind wichtige Hormone für die Regulierung des Blutzuckerspiegels. Dabei ist Insulin das einzige Hormon, das den Blutzuckerspiegel senken kann. Demgegenüber stehen vier Hormone, neben dem Glukagon auch die Glukokortikoide, Adrenalin und Wachstumshormon, die den Blutzuckerspiegel erhöhen (➤ Abb. 8.19).

Ist die Insulinbildung gestört, kommt es zu einem Anstieg des Blutzuckerspiegels und dem Krankheitsbild des **Diabetes mellitus.** Weitere Stoffwechselwirkungen des Insulins in ➤ Kap. 19.3.4.

Literatur

Benninghoff, A., Drenckhahn, D.: Makroskopische Anatomie, Histologie, Embryologie, Zellbiologie. Band 1: Zelle, Gewebe, Entwicklung, Skelett- und Muskelsystem, Atemsystem, Verdauungssystem, Harn- und Genitalsystem, Band 2: Herz-Kreislauf-System, Lymphatisches System, Endokrine Drüsen, Nervensystem, Sinnesorgane, Haut. 16./17. Aufl. Elsevier Urban&Fischer, München 2004, 2008.

Berg, J. M., Tymoczko, J. L., Gatto, G. J.: Stryer – Biochemie. 8. Aufl. Springer Spektrum, Berlin, 2018.

Blum, H. E., Müller-Wieland, D.: Klinische Pathophysiologie. Thieme, Stuttgart, 2020.

Brandes, R., Lang, F., Schmidt, R. F.: Physiologie des Menschen, mit Pathophysiologie. 32. Aufl. Springer, Berlin, 2019.

Horn, F.: Biochemie des Menschen, Das Lehrbuch für das Medizinstudium. 8. Aufl. Thieme, Stuttgart, 2020.

Kleine, B., Rossmanith, W. G.: Hormone und Hormonsystem – Lehrbuch der Endokrinologie. 4. Aufl. Springer Spektrum, Heidelberg, 2021.

Marischler, C.: BASIC Endokrinologie. 3. Aufl. Elsevier Urban&Fischer, München, 2020.

Paulsen, F., Waschke, J.: Sobotta, Atlas der Anatomie 3 Bände und Tabellenhefter im Schuber. 24. Aufl. Elsevier, München, 2019.

Schoppmeyer, M.: Innere Medizin: Krankheitslehre für die Physiotherapie. 4. Aufl. Elsevier Urban&Fischer, München, 2020.

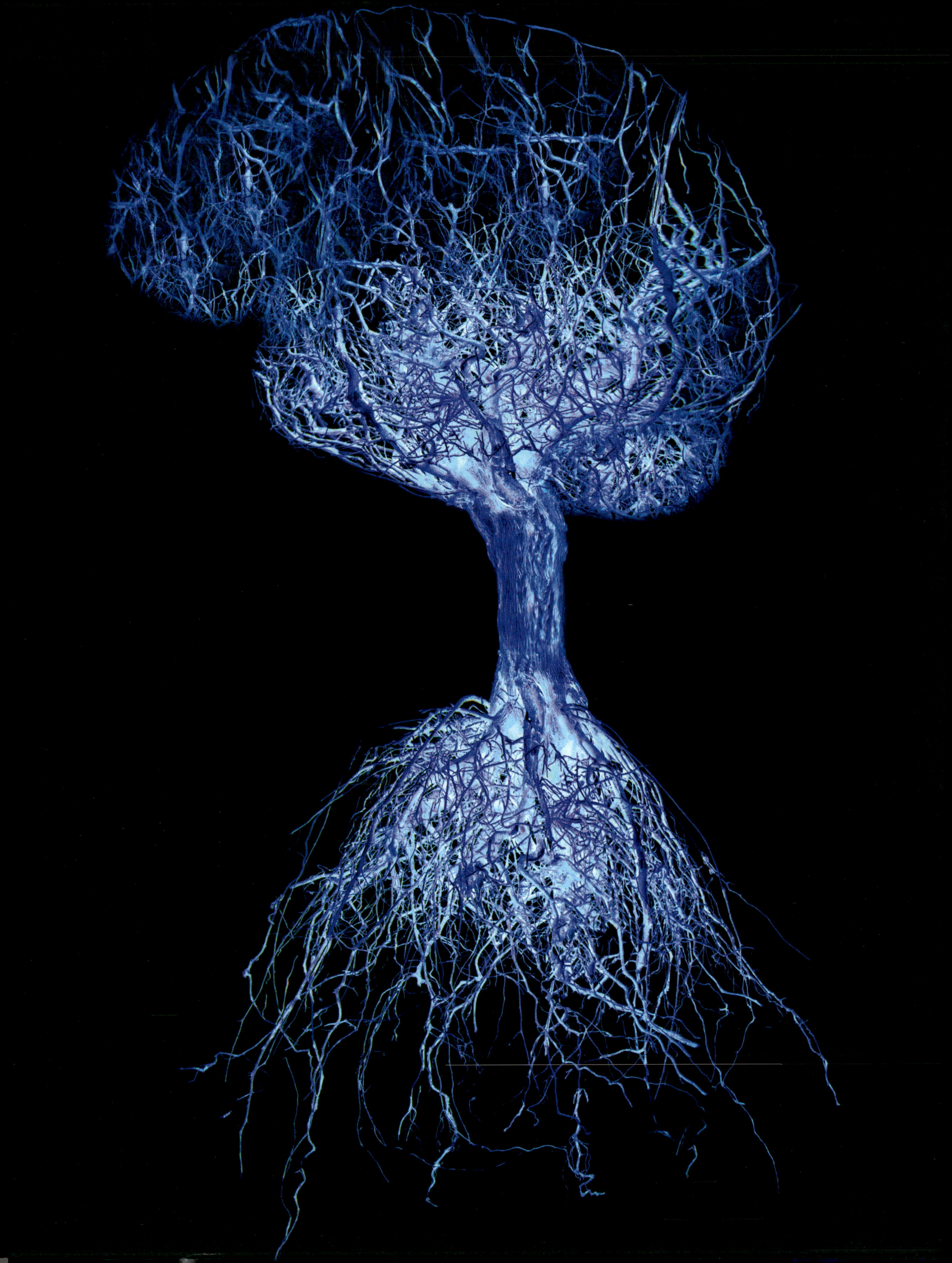

KAPITEL

9 Neurophysiologie und -anatomie

LERNINHALTE

9.1 Aufgaben und Organisation des Nervensystems

- Das Nervensystem lässt sich nach Aufgaben und Funktion, dem Zielgewebe der Nerven sowie seiner Lage im Körper in verschiedene Untereinheiten gliedern.

9.2 Funktion des Neurons

- Neurone sind hoch spezialisierte Organe, die Informationen in Form von elektrischen Signalen aufnehmen, verarbeiten und weiterleiten. Diese Fähigkeit beruht auf elektrischen und biochemischen Vorgängen.

9.3 Zusammenarbeit von Neuronen

- Informationen werden in Form von Aktionspotenzialen übermittelt, wobei Ionenströme die Axonmembranen der Neurone Abschnitt für Abschnitt depolarisieren.
- Nervenzellen sind durch Synapsen miteinander verbunden, wobei die Prinzipien der Erregung und Hemmung (Inhibition) synaptischer Strukturen bei der Übertragung oder Blockierung von Impulsen eine wesentliche Rolle spielen. Die synaptische Verbindung zwischen Axon und Muskelzelle wird motorische Endplatte genannt.

9.4 Neuropeptide

- Neuropeptide, z. B. Opioide oder Endorphine, sind Botenstoffe des Gehirns, die das Erleben von Gefühlen und Schmerzen fein abgestuft regulieren können.

9.5 Lernen und Gedächtnis

- Grundlage für das Gedächtnis und die Lernfähigkeit sind strukturelle und funktionelle Veränderungen neuronaler Strukturen des Gehirns.

9.6 Differenzierung des Nervensystems in der Entwicklungsgeschichte

- Im Laufe der Evolution entwickelten sich nacheinander Hirnstamm, Zwischenhirn und Großhirn, wobei die neueren Hirnstrukturen mit fortschreitender Evolution immer mehr an Bedeutung gewonnen haben.
- Betrachtet man das Gehirn unter chemischen Aspekten, lassen sich zusammengehörige Strukturen abgrenzen, die sich nicht an die entwicklungsgeschichtlich vorgegebenen Grenzen halten.

9.7 Aufbau des Großhirns

- Durch eine Auffaltung der Großhirnrinde in Hirnwindungen (Gyri) und Furchen (Sulci) wird die Hirnoberfläche stark vergrößert. Einige besonders tiefe Furchen (Fissuren) unterteilen die Großhirnhemisphären in jeweils vier Großhirnlappen (Lobi).

9.8 Funktionsfelder des Großhirns

- Im primär motorischen Rindenfeld liegen die Neurone für die Steuerung bewusster Bewegungen. Sie stehen in Verbindung mit den sekundär motorischen Rindenfeldern, in denen z. B. die Muster für komplexe Bewegungsabläufe gespeichert sind.
- Die primär sensorischen Rindenfelder für die bewussten Empfindungen stehen mit sekundär sensorischen Rindenfeldern in Verbindung. In diesen sekundären Feldern sind Erfahrungen über frühere Empfindungen gespeichert.
- Spiegelneurone sind Interaktionsneurone, die für die passende Reaktion auf ein wahrgenommenes Verhalten und damit für adäquate Reaktionen im sozialen Umgang sorgen.
- Motorische Handlungsentwürfe und die Integration von Sinneseindrücken werden in den Assoziationsgebieten des Großhirns getätigt.
- Basalganglien sind tief gelegene Kerngebiete des Großhirns und des Zwischenhirns.

9.9 Limbisches System

- Von diesem entwicklungsgeschichtlich sehr alten System werden insbesondere Gefühle und emotionale Reaktionen gebildet.

9.10 Diencephalon

- Das Zwischenhirn ist die Schaltstelle zwischen Großhirn und Hirnstamm und damit das Tor zum Bewusstsein. Alle Informationen aus der Umwelt oder der Innenwelt des Körpers werden hier gefiltert.
- Vom Zwischenhirn werden auf nervalem Wege, über das vegetative Nervensystem und z. T. hormonell über den Blutweg, viele Körperfunktionen kontrolliert.

9.11 Hirnstamm und Formatio reticularis

- Der Hirnstamm besteht aus drei Teilen: aus dem Mittelhirn mit Schaltzentren, die reflexartig Bewegungen der Augen, des Kopfes und des Rumpfes auf die Wahrnehmung von Augen und Ohren anpassen; aus der Brücke mit ihren quer verlaufenden Faserbündeln für die Verbindung von Groß- und Kleinhirn; aus einem Regulationszentrum für die Atmung und der Medulla oblongata, die neben auf- und absteigenden Bahnen Steuerungszentren für lebenswichtige Regelkreise enthält.
- Die im Hirnstamm gelegene Formatio reticularis besteht aus netzartig miteinander verbundenen Neuronenverbänden, die mit dem gesamten Gehirn in Verbindung stehen und die Aktivität des Nervensystems steuern.
- Durch aufsteigende und deszendierende retikuläre Aktivierungssysteme (ARAS, DRAS) werden die Bewusstseinslage und das Aktivitätsniveau im Nervensystem reguliert.

9.12 Hirnnerven

- Es gibt zwölf Nervenpaare, die oberhalb des Rückenmarks das ZNS verlassen und daher Hirnnerven genannt werden. Sie innervieren den Kopf- und Halsbereich, die inneren Organe und die Sinnesorgane.
- Für das Gesicht sind zwei Nerven verantwortlich: Die Sensibilität wird vom N. trigeminus und N. facialis versorgt, während die Motorik nur vom N. facialis versorgt wird.

9.13 Cerebellum

- Das Kleinhirn reguliert die Grundspannung der Muskeln, steuert die Körperpositionen und stimmt Bewegungen aufeinander ab.

9

9.14 Medulla spinalis

- Im Rückenmark unterscheidet man zwei Strukturen: die weiße Substanz mit ihren auf- und absteigenden Leitungsbahnen und die aus Nervenzellansammlungen gebildete graue Substanz.
- Die weiße Substanz beherbergt verschiedene Bahnsysteme, die nach Funktion und Lage grob in Hinterstrangbahnen und Vorderseitenstrangbahnen unterteilt werden. Die unterschiedliche Höhe, auf der diese Bahnsysteme auf die Gegenseite kreuzen, spielt in der Diagnostik einiger neurologischer Erkrankungen eine wichtige Rolle.
- Für den Durchtritt durch das Foramen intervertebrale schließen sich die vordere und hintere Nervenwurzel zu einem Spinalnerven zusammen.
- Die über aufsteigende Bahnen des Rückenmarks geführte Sensibilität lässt sich in Oberflächen- und Tiefensensibilität unterteilen. Die Oberflächensensibilität wird von Anteilen der epikritischen und protopathischen Sensibilität gebildet.

9.15 Propriozeption und Reflexe

- Reflexe sind vom Willen unabhängige Reaktionen auf Reize, die blitzschnell über das Rückenmark geschaltet werden.
- Die Propriozeption oder Tiefensensibilität vermittelt den Stellungs-, Bewegungs- und Kraftsinn. Die dafür notwendigen Rezeptoren sind Muskelspindeln, Golgi-Sehnenorgane und Kapselsensoren.
- Man unterscheidet Eigen- und Fremdreflexe, vegetative Reflexe und somatosympathische Reflexe.

9.16 Versorgungs- und Schutzeinrichtungen des zentralen Nervensystems

- Der knöcherne Schädelraum, die knöchernen Wirbel, die Hirn- und Rückenmarkshäute und ein mit Liquor gefüllter Raum bieten Schutz für das empfindliche Nervengewebe von Gehirn und Rückenmark.
- Damit keine schädlichen Stoffe aus dem Blut zum Nervengewebe gelangen, gibt es zwei Barrieren: 1. Die Blut-Hirn-Schranke lässt viele Substanzen nicht von den Blutkapillaren des ZNS zu den Nervenzellen passieren. 2. Die Blut-Liquor-Schranke ist klinisch von großer Bedeutung, da sie nur von wenigen, liquorgängigen Medikamenten passiert werden kann.
- Bandscheibenprobleme verursachen in der Regel zuerst Parästhesien (Kribbeln) oder sensorische Ausfälle und dann erst motorische Probleme. Eine sich vorwölbende Bandscheibe erhöht den Druck im Spinalkanal, was ischämisch bedingte Ausfälle nach sich ziehen kann. Diese Ausfälle treten immer zuerst im Hinterhorn auf, da die A. radicularis posterior, die das Hinterhorn versorgt, einen kleineren Durchmesser hat als die A. radicularis anterior.

9.17 Vegetatives Nervensystem

- Das vegetative Nervensystem besteht aus zwei gegensinnig wirkenden Teilsystemen, dem (Ortho-) Sympathikus und dem Parasympathikus. Es regelt die „automatische" Steuerung lebenswichtiger Organfunktionen und die Durchblutung des Bewegungsapparates.
- Eine segmental gesteigerte Aktivität des orthosympathischen Nervensystems kann die Gewebsdurchblutung und damit die Belastbarkeit von Organen und Geweben herabsetzen.
- Alle Strukturen reagieren auf eine Steigerung der orthosympathischen Aktivität mit gewebsspezifischen Veränderungen.

9.18 Peripheres Nervensystem

- Nach seinem Austritt aus dem Foramen intervertebrale teilt sich jeder Spinalnerv in vier Rami (Äste) mit efferenten und afferenten Anteilen auf: Man unterscheidet den Ramus dorsalis, ventralis, meningeus und communicans.
- Die Rami ventrales der Spinalnerven vereinigen sich an einigen Stellen zu einem Plexus. So gibt es z. B. den Plexus cervicalis, den Plexus brachialis, den Plexus lumbalis und den Plexus sacralis. Durch erneute Aufteilung werden einzelne periphere Nerven gebildet, welche die Extremitäten versorgen.
- Ein Segment umfasst alle Strukturen und Organe, die von einem Spinalnerven, einschließlich des zugehörigen vegetativen Nerven, innerviert werden. Die segmentale Gliederung richtet sich nach dem Foramen intervertebrale, aus dem der Spinalnerv entspringt, welcher das Segment versorgt. Die segmentale Gliederung ist klinisch sehr wichtig.

9.19 Zentralvaskuläre Störungen

- Hirnblutungen können extrazerebral oder intrazerebral stattfinden. Bei den häufig vorkommenden Blutungen im Bereich der Capsula interna und in den Basalkernen spricht man von einer Apoplexie.
- Die rein periphere Lähmung ist immer eine schlaffe Lähmung, während die zentrale Lähmung meist eine spastische ist.
- Lähmungen unterhalb einer Rückenmarksschädigung sind spastisch. Die Eigenreflexe sind gesteigert. Auf Höhe der Schädigung kommt es zu schlaffen Lähmungen und einem Ausfall der Reflexe.

9.20 Nozisensorik und Schmerz

- Die Aufnahme und Weiterleitung nozisensorischer Impulse wird als Nozisensorik bezeichnet, die, wenn sie über eine Schwelle ins Bewusstsein gelangt, als Schmerz wahrgenommen wird.
- Das Hinterhorn kann in Bezug auf die nozizeptiven Impulse als Filterstation betrachtet werden. Alle nozizeptiven Impulse können dort moduliert oder blockiert werden. Auch das Gehirn ist in der Lage, Schmerzen zu modulieren.
- Schmerzen werden nicht immer am Ort ihres Entstehens wahrgenommen, sondern strahlen in Gebiete aus, die an der Entstehung des Schmerzes nicht beteiligt sind. Die Ursache hierfür liegt vor allem in der Verschaltung der afferenten Neurone des Hinterhorns.
- Bei der peripheren Sensibilisierung steigern lokale Gewebsreaktionen die Schmerzsensibilität am Ort der Läsion. Bei der zentralen Sensibilisierung handelt es sich um eine gesteigerte Schmerzempfindlichkeit in der Peripherie an Stellen, die von der Läsion nicht betroffen sind. Sensibilisierte Hinterhornabschnitte spielen hier eine Rolle.
- Voraussetzungen für chronische Schmerzen sind plastische und funktionelle Veränderungen verschiedenster neuronaler Strukturen.

9.21 Beispiele für diagnostische und therapeutische Methoden in der Neurologie

- Ein Verfahren, das die Aktivität von Nervenzellen im Bereich der Hirnrinde aufzeichnet, heißt Elektroenzephalografie (EEG). Die kraniale Computertomografie (CCT) ist eine Röntgen-Schichtbilduntersuchung des Kopfes, sie wird zunehmend für den Hirnstamm- und Rückenmarksbereich durch das Kernspintomogramm ergänzt.
- Bei der Elektroneurografie (ENG) wird die Nervenleitgeschwindigkeit in den peripheren Nerven bestimmt.
- Die Beweglichkeit und Dehnbarkeit von peripheren Nerven kann durch spezifische Tests geprüft werden.
- Andere gebräuchliche Nerventestungen sind Nervenkompressionstests.
- Die Kennmuskel-Tests sind für die Diagnostik segmentaler Etagen bedeutsam.
- Es gibt bei einer zentralneurologischen Behandlung einige Strategien, die für die Beeinflussung der Sensomotorik mit Hemmung oder Stimulierung gewisser Gehirnareale besonders charakteristisch sind. Der Einsatz von Cues ist ein Beispiel dafür. Je nach Untersuchungsergebnis können weitere verschiedene Formen von z. B. Kraft-, Ausdauer-, Gleichgewichts- und Koordinationstraining angewendet werden.

9.1 Aufgaben und Organisation des Nervensystems

DEFINITION

Nervensystem

Gesamtheit der Nervengewebe als morphologische und funktionelle Einheit, die der Erfassung, Auswertung, Speicherung und Weiterleitung von Informationen dient. Das Nervensystem verbindet die Organe untereinander, sodass sie als ein Organismus funktionieren können. Darüber hinaus sorgt es für das Funktionieren dieses Organismus in seiner Umwelt.

In dieser Sekunde laufen eine Million chemischer Reaktionen ab. Wo? Hinter Ihren Augen, wenn Sie diese Zeilen lesen. Diese Tatsache lässt sich kaum begreifen, auch nicht, wenn man sie sich bewusst zu machen versucht.

Das menschliche Gehirn ist die komplexeste Ansammlung von Materie auf unserem Planeten, und obwohl es nur 2 % unseres Körpergewichts ausmacht, verbraucht es zehnmal so viel Energie wie andere Körpergewebe – und das Tag und Nacht ohne Pause.

Um den Einstieg zu erleichtern, werden einige Leistungen an Beispielen erläutert sowie die Entwicklungsgeschichte des Nervensystems angesprochen.

Die Nervenzelle als Grundstruktur des Nervengewebes und das umgebende Bindegewebe sind Thema von ➤ Kap. 4.3 und ➤ Kap. 4.5.8, wo sie als „Gewebe des Körpers“ beschrieben werden.

Leistungen des Nervensystems – ein Beispiel

Ein 10-jähriger Junge hat bei einem langen Nachmittagsspaziergang seine Eltern verloren. Er verspürt zunehmend Hunger. Nach längerer Suche findet er einen Birnbaum voller Früchte, klettert hinauf, pflückt eine Birne und isst sie auf.

An dieser einfachen Begebenheit soll die Leistungsfülle des Nervensystems veranschaulicht werden, die für die Sicherstellung der Bedürfnisse des Gesamtorganismus erforderlich ist.

Impuls „Hunger“

Auslöser der Aktivität des Jungen ist der **Impuls „Hunger“** aus dem Körperinneren. „Hunger“ bedeutet in der Sprache des Stoffwechsels eine verringerte Verfügbarkeit von Glukose (Blutzucker). Dieser Glukosemangel wird über Glukoserezeptoren in Magen, Dünndarm, Zwischenhirn und Leber registriert und dem ZNS übermittelt. Im **Zwischen-** und im **Großhirn** erfolgt die Verarbeitung der Information: Dem Kind wird seine Hungerempfindung zunächst eher im Hintergrund, dann zunehmend quälender bewusst. Irgendwann besteht das dringende Bedürfnis, den Hunger zu stillen. Dieser Trieb bestimmt sein Handeln. Er veranlasst das Kind, Nahrung zu suchen.

Für diese Suche nach einer Nahrungsquelle müssen sich die Beine des Jungen in Gang setzen, was über Nervenimpulse aus den **motorischen Rindenfeldern** des Großhirns (Motorik = Bewegung) gesteuert wird.

Über die Sinnesrezeptoren des Auges, aber auch der Nase und Ohren werden nun ständig alle eingehenden sensorischen (= von Sinnesorganen kommenden) Meldungen in einer Schaltstation des Zwischenhirns sortiert, ausgewählt und dann in den **sensorischen Assoziationsgebieten des Großhirns** mit bereits gespeicherten Informationen über Nahrungsquellen verglichen (Assoziation = Verbindung). Sobald der früchtebehangene Birnbaum ins Blickfeld des Kindes geraten ist, werden folgende Eindrücke bzw. Gedächtnisinhalte damit assoziiert:

- Birnen stillen den Hunger.
- Birnen sind süß.
- Birnen sind ungiftig.

Durch weitere Denkvorgänge, ebenfalls im Großhirn, werden nun Handlungen entworfen, um das noch verbleibende Problem zu lösen, nämlich an die Birnen heranzukommen. Hat sich das Kind für einen Weg entschieden, wie es den Baum besteigen will, werden wiederum die motorischen Rindenfelder aktiviert. Über im Rückenmark verlaufende Nervenfasern und periphere Nerven wird die ausführende Muskulatur kontrahiert und der Baum kann bestiegen werden.

Zum Anbeißen der Birne sowie dem Kauen und Herunterschlucken der Frucht braucht das Kind nicht viel nachzudenken: Es sind teils unbewusste, reflektorische („instinktive“), teils im Säuglingsalter erlernte, quasi automatisch ablaufende Handlungsmuster, die ihren Ursprung im **Hirnstamm** haben.

Die Besonderheit des menschlichen ZNS

Trotz der Komplexität der beschriebenen Vorgänge enthält das Beispiel praktisch keine spezifisch menschlichen Reaktionsweisen – man könnte sich den gleichen Ablauf auch bei einem Eichhörnchen vorstellen. Beim Menschen kommen jedoch noch wesentliche Funktionen hinzu, wie beispielsweise:

- Gedanken des menschlichen Ich-Bewusstseins und die Beziehung zu anderen Lebewesen, z. B.: „Warum finden mich meine Eltern nicht?“
- Ethische Wertvorstellungen, z. B.: „Fremde Birnen pflückt man nicht“
- Fähigkeit zur Sprache und damit zur hochdifferenzierten Kommunikation
- Ein hochentwickeltes Abstraktionsvermögen (abstrahieren = aus dem konkreten Fall auf Allgemeines oder zunächst Fernliegendes schließen), hier also z. B. die Überlegung, andere Erwachsene anzusprechen, damit sie die Eltern suchen helfen.

Das Gehirn des Menschen leistet also wesentlich mehr als das Gehirn anderer hochentwickelter Säugetiere. Im Zuge der Entwicklung dieser zusätzlichen komplexen Fähigkeiten hat der Mensch jedoch viele Instinkte verloren. Entsprechende Handlungsmuster, z. B. das Schwimmen, müssen erst mühsam erlernt werden.

9.1.1 Aufgaben des Nervensystems

Das Nervensystem hat folgende Fähigkeiten:

- Reizaufnahme und spezifische Erregungsbildung in den Rezeptoren
- Weiterleitung der Erregung
- Zentrale Verarbeitung der Erregung
- Reizantwort an das Erfolgsorgan, den peripheren Empfänger.

Das Nervensystem ermöglicht dem Menschen die Kommunikation mit seiner Umwelt und die interne Regulation aller notwendigen Funktionen. In Zusammenarbeit mit dem Hormonsystem werden die Leistungen aller Organsysteme geregelt und der Gesamtorganismus den sich ständig ändernden Anforderungen der Außenwelt angepasst.

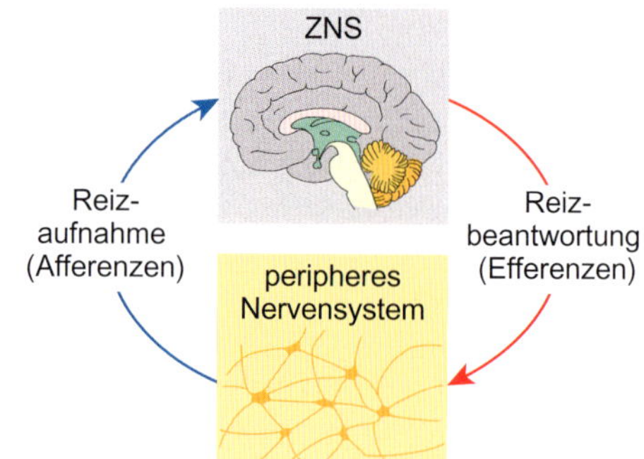

Abb. 9.1 Afferente und efferente Leitungswege des ZNS (zentrales Nervensystem) und des PNS (peripheres Nervensystem). Reize der Außenwelt erreichen über das periphere Nervensystem das ZNS. Nach der Verarbeitung und dem Entwurf einer sinnvollen Reaktion im ZNS werden die notwendigen Muskeln für die Reizbeantwortung mit Hilfe des peripheren Nervensystems erregt.

Mit spezialisierten **Rezeptoren** (Messfühlern) nimmt das Nervensystem Veränderungen im Bereich des Körpers und der Außenwelt wahr. Über **afferente** (hinführende) **Nervenfasern** übermittelt es sie an übergeordnete Zentren, verarbeitet sie dort und veranlasst über **efferente** (wegführende) **Nervenfasern** entsprechende Reaktionen (➤ Abb. 9.1).

KLINIK

Neurologie und Psychiatrie

Neurologie

Lehre von den Erkrankungen des Nervensystems.

Psychiatrie

(griech.: psyche = Seele, iatros = Arzt)

Befasst sich mit der Erkennung und Behandlung seelischer Krankheiten.

Beide medizinischen Disziplinen sind eng miteinander verknüpft, denn neurologische Erkrankungen haben auch Auswirkungen auf Seele und Verhalten und seelische Erkrankungen können die Folge von Entwicklungsstörungen und/oder Folge von erkrankten Nervengewebsstrukturen oder Zellkontakten sein.

Die Arzneimitteltherapie vieler psychiatrischer Erkrankungen mit Psychopharmaka greift in den ZNS-Stoffwechsel ein, sodass neben Wirkungen auf die Psyche neurologische (Neben-)Wirkungen beobachtet werden können und umgekehrt.

Zusätzlich leistet das Nervensystem weitere, z. T. nur schwer fassbare Dienste für den Gesamtorganismus:

- Es nimmt Sinnesreize nicht nur wahr, sondern verknüpft sie auch mit Gefühlsqualitäten wie Freude, Angst oder Ekel. Dadurch sind wir in der Lage, nicht nur zu hören oder zu sehen, sondern auch zu **empfinden.**
- Es speichert Informationen **(Gedächtnis).**

- Es kann schöpferisch neuartige Handlungsmuster aus Informationen entwerfen, also kreativ sein **(Kreativität).**
- Es gibt dem Gesamtorganismus Motivation und Antrieb, d. h. **Handlungsimpulse** ohne äußeren Reiz.
- Es ermöglicht dem Menschen, über sich selbst nachzudenken **(Bewusstsein).**
- Es gibt die Rhythmen für **Leistungs-** und **Erholungsphasen** vor.

9.1.2 Anatomische und funktionelle Einteilung

Zentrales und peripheres Nervensystem

Aufgrund ihrer anatomischen Lage unterscheidet man ein zentrales und ein peripheres Nervensystem (➤ Abb. 9.2). Zum **zentralen Nervensystem (ZNS)** gehören die übergeordneten Zentren Gehirn und Rückenmark, zum **peripheren Nervensystem (PNS)** alle außerhalb dieser beiden Zentren liegenden Nervenzellen und Nervenbahnen (Hirn- und Spinalnerven sowie ihre Verzweigungen, ➤ Kap. 9.12 und ➤ Kap. 9.14.2). Sie verbinden die Peripherie („außen") mit dem zentralen Nervensystem („innen").

Somatisches und vegetatives Nervensystem

Aufgrund der Struktur und des Zielgewebes der Nerven unterteilt man das Nervensystem in ein **somatisches Nervensystem,** das die Verbindung zwischen ZNS und Leibeswand bzw. Extremitäten herstellt, und ein **vegetatives Nervensystem,** welches vor allem auf die Arbeit der inneren Organe einwirkt und über eine Beeinflussung der Gefäße zur Regulierung des inneren Milieus beiträgt. Es leitet alle Informationen weiter, die den Gas-, Energie-, Baustoff-, Wasser- und Elektrolytaustausch betreffen. Die Aufrechterhaltung der Homöostase (Gleichgewicht, ➤ Kap. 5.1.2) des inneren Milieus ist sowohl bei Pflanzen als auch bei Tieren eine lebenswichtige Aufgabe.

Das somatische oder **animale** (von animal = tierisch) **Nervensystem** reguliert alle Aktivitäten, über die der Mensch in Kontakt mit seiner Umwelt steht. Diese Möglichkeit, Informationen aus der Umwelt aufzunehmen, zu verarbeiten und sich danach mehr oder weniger bewusst zu orientieren und mit Bewegungen zu reagieren, unterscheidet die Tiere von den Pflanzen. Das animale Nervensystem gelangt im Allgemeinen weiter ins Bewusstsein als das vegetative Nervensystem, das mehr unbewusst und autonom (unabhängig) abläuft. Das vegetative Nervensystem ist durch den Willen also nur wenig beeinflussbar.

Das animale und das vegetative Nervensystem sind weder funktionell noch vom Aufbau her klar trennbar. Sie gehen im peripheren Nervensystem überwiegend getrennte Wege und bestehen aus afferenten und efferenten Bahnen. Im ZNS sind die beiden Systeme vollständig miteinander verflochten. Dies zeigt sich auch darin, dass beide eine enge Beziehung zum Hormon- und Immunsystem haben.

Willkürliches und autonomes Nervensystem

Nach Funktion und Art der Steuerung unterscheidet man außerdem noch:

- **Willkürliches Nervensystem,** das alle dem Bewusstsein und dem Willen unterworfenen Vorgänge (z. B. die Bewegung von Muskeln) steuert
- **Autonomes Nervensystem,** das alle unbewusst ablaufenden Vorgänge reguliert.

Bei den Rückenmarksnerven repräsentieren die somatischen Nervenfasern zugleich das animale, willkürliche Nervensystem und die viszeralen Nervenfasern das vegetative, autonome Nervensystem. Bei den Hirnnerven stimmen diese Begriffspaare nicht überein, weil viele Abkömmlinge viszeraler Systeme im Dienst der Kommunikation stehen. Geschmacksfasern leiten z. B. weitgehend bewusste Informationen, und die Motorik der Kehlkopf- oder Schluckmuskulatur kann bewusst gesteuert werden. Die Unterteilung in ein willkürliches und ein autonomes Nervensystem ist zuweilen etwas verwirrend, da es viele unbewusste oder automatisierte Bewegungen gibt, die dennoch vom willkürlichen Nervensystem gesteuert werden.

9.1.3 Einteilung der peripheren Nervenfasern

DEFINITION

Nervenfaser

Langer Fortsatz des Neurons (Nervenzelle), der aus einem Axon (Achsenzylinder) und einer Nervenscheide besteht ➤ Kap. 4.3.

Es gibt zwei verschiedene Systeme zur Einteilung von Nervenfasern (➤ Tab. 9.1). Das System von **Erlanger und Gasser** unterscheidet die peripheren Nervenfasern aufgrund ihrer Struktur und ihres Durchmessers und der damit zusammenhängenden Impulsleitgeschwindigkeit. Das andere Einteilungssystem von **Lloyd und Hunt** unterscheidet ausschließlich die afferenten peripheren Nervenfasern.

9.2 Funktion des Neurons

DEFINITION

Das Neuron und sein Zellkörper

Neuron
Ein Neuron (synonym: Neurozyt) ist eine Nervenzelle und besteht aus einem Soma (Zellkörper) mit allen seinen Fortsätzen ➤ Kap. 4.3.

Ganglion
Ansammlung von Nervenzellkörpern.

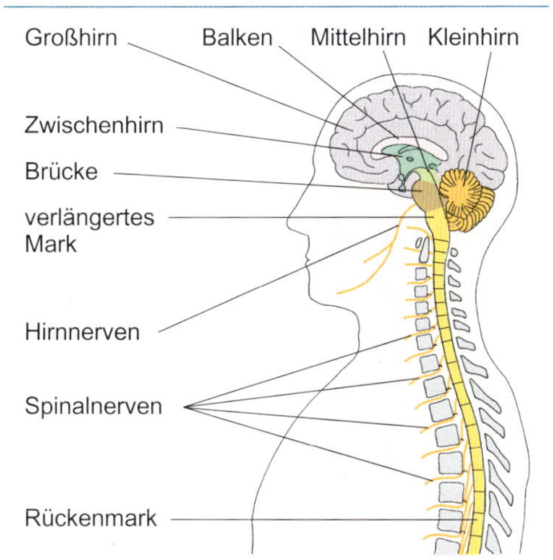

Abb. 9.2 Zentrales und peripheres Nervensystem. Gehirn und Rückenmark gehören zum zentralen Nervensystem (ZNS). Die Spinalnerven und alle weiteren, außerhalb davon liegenden Nervenzellen und -bahnen rechnet man zum peripheren Nervensystem (PNS).

Tab. 9.1 Zwei verschiedene Systeme zur Einteilung von Nervenfasern. Die Leitungsfunktion und der Sensor oder Effektor, mit dem die Nervenfaser verbunden ist, werden aufgeführt.

Einteilung nach Erlanger und Gasser		Einteilung nach Lloyd und Hunt	
Sensorisch und motorisch		Nur sensorisch (also nur afferent)	
Aα1	Motorisch phasisch Efferent – Skelettmuskel Afferent – Muskelspindel	I a	Muskelspindel afferent (➤ Abb. 9.34)
Aα2	Motorisch tonisch Efferent – Skelettmuskel Afferent – Muskelspindel	I b	Sehne afferent
Aβ	Tastsinn und Kinästhesie (Bewegungsgefühl) afferent Afferent – Muskelspindel Afferent – Gelenkkapsel Afferent – Druckrezeptoren	II	Tastsinn und Kinästhesie (Bewegungsgefühl) Muskelspindel afferent Gelenkkapsel afferent Druckrezeptoren afferent
Aγ	Efferent – Muskelspindeln (➤ Abb. 9.34) Afferent – Tastsinn	III a	Tiefer Druck afferent
Aδ	Afferent – Schmerz, Temperatur und Druck	III b	Mechanorezeptoren afferent Nozizeptoren afferent Kurzer, heller Schmerz
B	Efferent – Vegetativ: präganglionär		
C	Afferent – Animal: Schmerz Efferent – Vegetativ: postganglionär	IV	Nozizeptoren afferent Chronisch dumpfer Schmerz

Spinalganglien
Ansammlung von Nervenzellkörpern der sensiblen Nerven, die sich entlang des Rückenmarks in der Nähe des Foramen intervertebrale befinden. Im Gehirn gibt es Kerngebiete mit Ansammlungen von Nervenzellkörpern, die auch Nuclei genannt werden. Diese dürfen jedoch nicht mit dem Zellkern (auch Nucleus) verwechselt werden, den jede kernhaltige Zelle besitzt.

Abhängig von der Anzahl der Dendriten sind Neurone einzuteilen in uni-, bi- und multipolare Neurone:

- Unipolar: nur ein Axon
- Pseudounipolar: ein Ausläufer, aufgespalten in ein Axon und einen Dendriten
- Bipolar: ein Axon und ein Dendrit
- Multipolar: ein Axon und mehrere Dendriten.

Die meisten Neurone sind multipolar. Als Sonderform kommen pseudounipolare Neurone vor, deren ursprünglich bipolarer Fortsatz sich zu einem Stamm vereinigt hat, welcher sich erst im weiteren Verlauf wieder gabelt. Diese pseudounipolaren Neurone findet man vorwiegend in Spinalganglien.

9.2.1 Grundelement der Informationsverarbeitung

Neurone sind in der Lage, Informationen in Form von elektrischen Signalen aufzunehmen, zu verarbeiten und weiterzuleiten.

Man unterscheidet an den Neuronen zwei „Seiten“:

- Eine „Eingangsseite“ mit dem Zellkörper und den signalempfangenden Dendriten
- Eine „Ausgangsseite“, die über das Axon überwiegend Signale mit seinen Endknöpfen an andere Zellen weitergibt (auch ➤ Abb. 4.5).

Die elektrischen Signale auf der Eingangsseite eines jeden Neurons ändern sich in Abhängigkeit der Anzahl aktivierter ankommender Synapsen. Das **elektrische Potenzial** (in der Neurophysiologie auch **Membranpotenzial** genannt: die elektrische Spannung gegen einen beliebigen Punkt außerhalb der Zelle) kann fein abgestuft verschiedene Werte annehmen.

Überschreitet das Potenzial am Nucleus einen bestimmten Schwellenwert, wird am Axonhügel (also an der Ausgangsseite des Neurons) schlagartig ein **Aktionspotenzial** (➤ Abb. 9.3) ausgelöst. Aktionspotenziale entstehen nach einem **Alles-oder-Nichts-Prinzip** und sind mit kurzen, blitzartigen elektrischen Impulsen vergleichbar. Die Information auf der Ausgangsseite des Neurons hat eine große Ähnlichkeit mit der digitalen Technik, wie sie in Computern Anwendung findet. Auch dort gibt es nur zwei Schaltzustände: Ein oder Aus (= Alles oder Nichts). Wenn das Aktionspotenzial an den Synapsen der axonalen Endknöpfe angelangt ist, dann aktivieren diese Synapsen die Eingangsseite des nächsten Neurons.

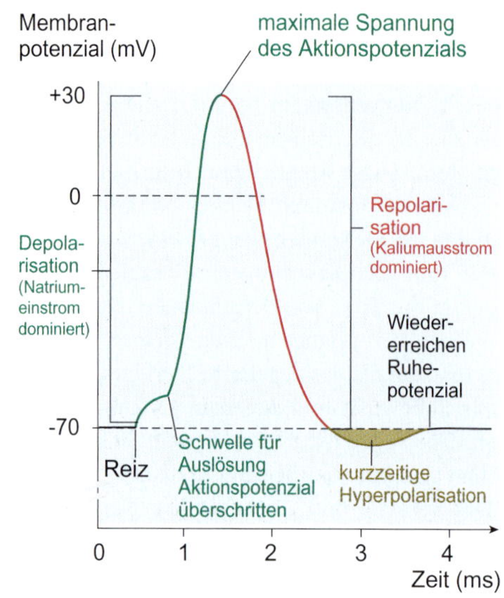

Abb. 9.3 Der Spannungsverlauf an der Zellmembran bei Ablauf eines Aktionspotenzials.

Digitale Reizleitung der Neuronen

Der Grund für die umständliche Umformung von der fein abgestuften Signalform der Eingangsseite eines Neurons in die **digitale Ein- oder Aus-Signalform** der Ausgangsseite liegt in den unterschiedlichen Aufgaben, die diesen beiden Zellabschnitten zukommen: Die Eingangsseite muss meist viele eingehende Signale zusammenführen und verarbeiten (integrieren). Dazu eignen sich fein abstufbare Signale am besten. Die Aufgabe der Ausgangsseite hingegen ist es, die Signale z. T. über sehr weite Strecken sicher zu übertragen. Dazu eignen sich „primitive“ Ein- oder Aus-Signale wie die Aktionspotenziale sehr gut, weil diese Art der Information sehr sicher auch über weite Entfernung übertragen werden kann. Ein anderes Beispiel mag dies zusätzlich illustrieren: Will man sich von einem Berggipfel zum anderen verständigen, eignen sich dazu Rauchzeichen (= Ein-Aus-Signal) viel besser als die fein abstufbare menschliche Stimme.

9.2.2 Ruhepotenzial

Damit ein Neuron Informationen in elektrische Impulse übersetzen kann, braucht es mindestens zwei verschiedene Zustände: einen Ruhezustand („Aus“) und einen Aktionszustand („Ein“). Dem Ruhezustand entspricht bei der Nervenzelle das **Ruhepotenzial.** Im Ruhezustand ist das Membranpotenzial keineswegs aufgehoben („Null“), sondern es besteht an der Plasmamembran des Neurons eine Spannung von etwa 70 mV (Millivolt oder Volt = Maßeinheit der Spannung; handelsübliche Batterie = 1,5 V = 1 500 mV), wobei das Zellinnere gegenüber dem Extrazellulärraum negativ geladen ist (man schreibt deshalb –70 mV). Dieses Membranpotenzial wird durch unterschiedliche Ionenkonzentrationen innerhalb und außerhalb der Zelle aufrechterhalten (➤ Abb. 9.4).

Wie in ➤ Kap. 3 bereits besprochen, sind in allen Zellen die einzelnen Ionen sehr ungleich zwischen Intra- und Extrazellulärraum verteilt (➤ Abb. 3.19). Durch diese Konzentrationsunterschiede entstehen Diffusionskräfte, die z. B. Kaliumionen (K^+) durch die Zellmembran nach außen und Natriumionen (Na^+) ins Zellinnere hineintreiben (sofern die Zellmembran für die genannten Ionen zumindest minimal durchlässig ist).

In diesem Punkt unterscheiden sich Neurone von anderen Zellarten, die für Ionen viel weniger durchlässig sind. Im Ruhezustand sind Neurone etwa 10-mal durchlässiger für Kaliumionen als für Natriumionen. Für negativ geladene Phosphationen und Eiweiße im Zellinneren ist die Neuronenmembran nicht durchlässig.

Die vergleichsweise hohe Durchlässigkeit (oder auch Leitfähigkeit) für Kaliumionen lässt infolge der Diffusionskraft positiv geladene Kaliumionen durch die Zellmembran nach außen strömen, sodass sich dort positive Ladungen anhäufen. Im Zellinneren dagegen entsteht ein Mangel an positiven Teilchen, sodass dort die negative Ladung überwiegt: Eine elektrische Ladungsdifferenz, das Ruhe(membran)potenzial, ist entstanden. Es beträgt etwa 70 mV (Millivolt).

Der Ausstrom von Kaliumionen im Ruhezustand begrenzt sich allerdings selbst. Der zunehmend negative Ladungsüberschuss an der Innenseite der Zellmembran wirkt schließlich einem weiteren Ausstrom von Kaliumionen entgegen, da mit steigendem elektrischem Ungleichgewicht ein Kaliumionen-Rückstrom einsetzt. Schließlich stellt sich ein Gleichgewichtszustand ein, bei dem der Kaliumausstrom genauso groß ist wie der Kaliumeinstrom, das sog. **Gleichgewichtspotenzial.**

MERKE

Ruhepotenzial

Das Ruhepotenzial ist vor allem ein **Kaliumdiffusionspotenzial.**

9.2.3 Generatorpotenzial

Wie in ➤ Kap. 9.2.1 beschrieben, wird immer dann ein Aktionspotenzial ausgelöst, wenn das Membranpotenzial einen bestimmten Wert – den Schwellenwert – erreicht. Wie kommt es dazu? Wenn die Synapsen (➤ Abb. 9.5), die sich auf den Dendriten und dem Nucleus befinden, aktiv werden, ändern sie das Membranpotenzial ihrer Empfängerzelle. Manche Synapsen können das Ruhepotenzial abschwächen **(Depolarisation)**, andere können es verstärken, also weiter absenken **(Hyperpolarisation).** Die meisten Neurone haben beide Typen von Synapsen auf ihrem Dendritenbaum, und fast immer werden – wenn die Eingangssynapsen aktiv sind – beide Typen mehr oder weniger gleichzeitig aktiviert. Nur wenn der Effekt überwiegend in Richtung Depolarisation geht, kann es zur Auslösung eines Aktionspotenzials kommen. Solange das Nettomembranpoten-

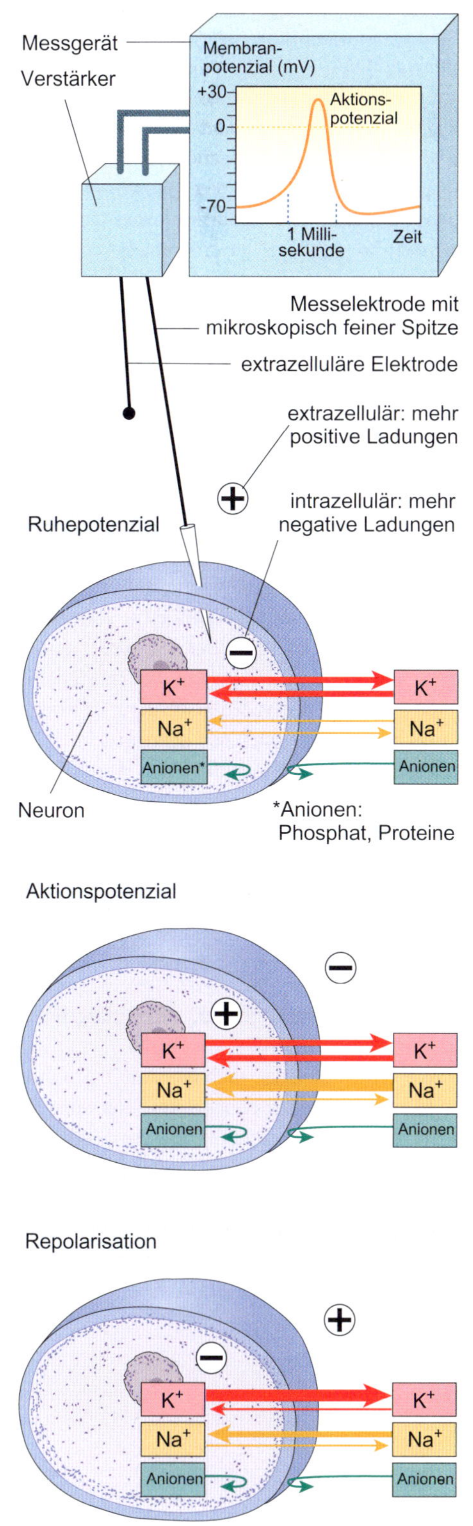

Abb. 9.4 Ladungsverschiebung an der Zellmembran eines Neurons im Verlauf eines Aktionspotenzials. Während des Ruhepotenzials (–70 mV) ist das Zellinnere negativ gegenüber dem Außenraum geladen. Das Ruhepotenzial ist vorwiegend ein Kaliumdiffusionspotenzial. Durch Öffnung der Natriumkanäle strömt Na^+ in die Zelle hinein, führt zur Ladungsumkehr und Bildung eines Aktionspotenzials. Am Höhepunkt dieser Ladungsumkehr nimmt die Membranleitfähigkeit für Na^+ plötzlich wieder ab. Gleichzeitig kommt es zu einem verstärkten Kaliumausstrom: Die Ladungsverhältnisse kehren sich wieder um (Repolarisation).

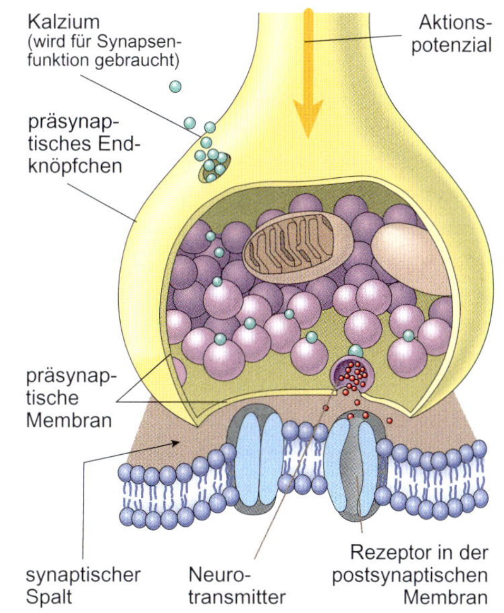

Abb. 9.5 Aufbau einer Synapse. Die anhaltende Erregung bewirkt mit Hilfe von Kalzium, dass Neurotransmitter in den synaptischen Spalt ausgeschüttet werden. Im Ruhezustand sind die Neurotransmitter in den synaptischen Bläschen gespeichert. Auf der postsynaptischen Membran finden sich Rezeptoren, an die sich die Transmitter anheften.

zial noch nicht den Schwellenwert erreicht hat, spricht man vom **Generatorpotenzial.**

9.2.4 Aktionspotenzial

Neben dem Ruhemembranpotenzial als Ruhezustand („Aus") stellt das **Aktionspotenzial** den zweiten Schaltzustand des Neurons dar („Ein"). Es kommt durch folgende Mechanismen zustande: In die Membran von Axonhügel und Axon sind spezielle **Natriumionenkanäle** eingelagert, die bei einer bestimmten Spannung zwischen Intra- und Extrazellulärraum für die Ionen schlagartig durchlässig werden (➢ Abb. 9.6). Dort können nun Aktionspotenziale ausgelöst werden.

Depolarisation

Wenn der Axonhügel depolarisiert wird, nimmt die vorher nur sehr geringe Leitfähigkeit der Neuronenmembran für Na^+-Ionen explosionsartig um mehr als das Hundertfache zu. Das ist möglich, weil sich die Natriumionenkanäle 1 Millisekunde lang öffnen. Aufgrund des Konzentrationsgefälles (im Zellinneren sind nur wenig Na^+-Ionen vorhanden) und der negativen Ladung im Zellinneren setzt sofort ein starker **Na^+-Einstrom** in die Zelle ein. Die Ladungsverhältnisse kehren sich hierdurch um. Jetzt überwiegt an der Innenseite der Membran für sehr kurze Zeit die positive Ladung, sie beträgt +30 mV. Damit ist das Aktionspotenzial entstanden (➢ Abb. 9.4). Es kann nun über das Axon an andere Zellen weitergeleitet werden, jedoch nur in eine Richtung, da Zellkörper und Dendriten keine Na^+-Ionenkanäle enthalten. Diese **Ventilfunktion** ist sehr wichtig für die neuronale Informationsverarbeitung.

> **MERKE**
> **Aktionspotenzial**
> Verantwortlich für die rasche Depolarisation beim Aktionspotenzial ist ein Anstieg der **Na^+-Leitfähigkeit,** während für die Repolarisation eine Erhöhung der **K^+-Leitfähigkeit** maßgeblich ist.

Repolarisation

Damit sich nach einer solchen Signalgebung der Ruhezustand rasch wieder einstellen kann, nimmt die Leitfähigkeit der Zellmembran für Na^+-Ionen am Höhepunkt einer Depolarisation rasch wieder ab, und die Leitfähigkeit für K^+-Ionen steigt für kurze Zeit sehr stark an. Der Na^+-Einstrom in die Zelle wird dadurch gestoppt und K^+-Ionen strömen aus der Zelle. Durch den verminderten Einstrom von Natrium bei gleichzeitig verstärktem Ausstrom von Kalium überwiegt an der Innenseite der Membran nach 1 Millisekunde wieder die

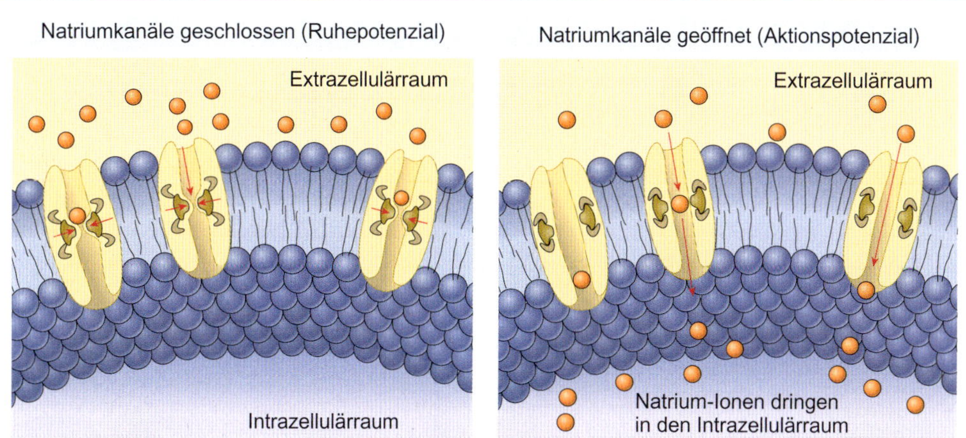

Abb. 9.6 Modellvorstellung der sich ändernden Leitfähigkeit von Neuronenmembranen (Nervenzellmembranen). Ist die Membranleitfähigkeit gering, wie etwa während des Ruhepotenzials für Natrium, so sind die Natriumionenkanäle verschlossen. Vergrößert sich die Leitfähigkeit, wie beim Aktionspotenzial für Natrium, so weiten sich die Ionenkanäle schlagartig. Dies ist deshalb möglich, weil sich die dreidimensionale Struktur des Tunnelproteins, welches den Ionenkanal begrenzt, ändert (➢ Kap. 3.5.9).

9

negative Ladung. Der ursprüngliche Zustand, das Ruhepotenzial, ist wiederhergestellt. Dieser Vorgang wird als **Repolarisation** bezeichnet.

9.2.5 Refraktärperiode

Während und unmittelbar nach dem Ablauf eines Aktionspotenzials ist ein Neuron nicht erneut erregbar. In dieser als **Refraktärperiode** (synonym: Refraktärzeit, Refraktärphase) bezeichneten Zeit können einwirkende Reize oder eintreffende Erregungsimpulse aus vorgeschalteten Neuronen kein weiteres Aktionspotenzial auslösen. Die Refraktärphase stellt eine Art Filtermechanismus dar, der das Neuron vor einer Dauererregung schützt und Erregungen nur in genau vorgegebenen Abständen zulässt. Von den auf ein Neuron einströmenden Impulsen können nur diejenigen zu einer Erregung führen, die außerhalb der Refraktärzeit eintreffen. Außerdem hat die Refraktärphase noch eine Ventilfunktion: Sie verhindert die rückläufige Weiterleitung von Aktionspotenzialen über die Axone.

9.2.6 Größenprinzip der motorischen Einheiten

Alpha-(α-)Motoneurone werden nach dem sog. **Größenprinzip** aktiviert. Ein Aα2-Motoneuron innerviert weniger Muskelfasern als ein Aα1-Motoneuron und bildet daher kleinere motorische Einheiten (➤ Kap. 4.4.1). Da die Aα2-Motoneurone aufgrund ihres niedrigen Ruhemembranpotenzials eine niedrigere Reizschwelle haben, wird bei synaptischen Reizen früher ein Aktionspotenzial ausgelöst als bei den schwerer erregbaren Aα1-Motoneuronen. Muskeln, die aus kleinen motorischen Einheiten bestehen, kontrahieren daher früher als Muskeln mit größeren motorischen Einheiten. Die Fähigkeit, eine bestimmte Körperhaltung einzunehmen und aufrechtzuerhalten, wird über den vom ZNS erzeugten **Basistonus** ermöglicht. Hierbei werden vor allem tonische Muskeln aktiviert, die größtenteils aus kleinen motorischen Einheiten bestehen. Die tonischen Muskelfasern entsprechen den Typ-I-Muskelfasern (➤ Kap. 4.4.1).

PT-PRAXIS

Postoperative Aktivierung tonischer Muskulatur

Lässt der Therapeut den Patienten Übungen mit geringem Kraftaufwand ausführen, werden ausschließlich tonische Muskelfasern aktiviert. Nach einer OP oder längerer Zeit der Immobilisation ist es häufig notwendig, zunächst über die Aktivierung der tonischen Muskulatur eine **Gelenkstabilisierung** herbeizuführen.

9.2.7 Ionenkanäle und Gedächtnis

Die **Ionenkanäle** spielen auch beim Speichern von Informationen (Gedächtnis) eine wichtige Rolle. Sie können sich nämlich nicht nur zeitlich befristet, sondern unter bestimmten Bedingungen auch längerfristig verändern und so Informationen festhalten.

Diese Erkenntnisse wurden z. B. durch Versuche mit Meeresschnecken gewonnen, deren ZNS aus nur 20 000 Neuronen besteht. Trifft ein leicht schmerzhafter Reiz, z. B. ein Wasserstrahl, den Kopf der Schnecke, zieht das Tier sofort die Kiemen zurück und schützt sich so vor der vermuteten Gefahr. Aber nach etwa zehn Wasserstrahlreizen lässt sich der Kiemenrückziehreflex für etwa eine Stunde nicht mehr auslösen. Die Schnecke hat sich an den Reiz gewöhnt und diese Information im Kurzzeitgedächtnis gespeichert. Sie kümmert sich nicht mehr um den Wasserstrahl, da er offenbar nicht schadet. Während dieses Lernvorgangs haben sich Ionenkanäle in den Neuronen messbar verändert, sodass keine Aktionspotenziale mehr gebildet werden können. Erst nach einigen Stunden ohne erneute Wasserstrahlreizung sind diese Ionenkanalveränderungen nicht mehr zu beobachten; die Erinnerungen im Gedächtnis der Meeresschnecke sind damit gelöscht. Dementsprechend zieht sie bei erneuter Reizung wieder die Kiemen ein.

Ähnliche Mechanismen dürften auch beim Lernen eine Rolle spielen. So ist aus der täglichen Erfahrung geläufig, dass häufige Wiederholungen ein erfolgreiches Lernen unterstützen und dass längere Pausen das „Vergessen" beschleunigen.

9.3 Zusammenarbeit von Neuronen

9.3.1 Fortleitung von Nervensignalen

Damit Informationen in Form von Aktionspotenzialen übermittelt werden können, müssen sie vom Reizort an der Neuronenmembran, wo sie entstehen, fortgeleitet werden. Der Membranabschnitt, an dem ein Aktionspotenzial besteht, hat gegenüber seinem noch nicht erregten benachbarten Membranbezirk eine entgegengesetzte elektrische Ladung (Aktionspotenzial = +30 mV, Ruhepotenzial = –70 mV). Diese Spannungsdifferenz führt zu einem Ionenstrom vom positiven in den negativen Bereich, also vom erregten Membranabschnitt zu den Membranabschnitten mit Ruhepotenzial. Diese Ionenströme depolarisieren die Axonmembran Abschnitt für Abschnitt.

Diese schrittweise ablaufende Erregungsausbreitung wird **elektrotonische** oder **kontinuierliche Erregungsausbreitung** genannt. Sie gilt für marklose Axone (Nervenfasern) und ist verhältnismäßig langsam, da an jeder Stelle der Axonmembran ein Aktionspotenzial entsteht (➤ Abb. 9.7). Die immer wieder neue Auslösung eines Aktionspotenzials ist aber notwendig, weil das Signal bei rein elektrotonischer Ausbreitung mit zunehmender Entfernung immer schwächer werden und schließlich versiegen würde.

Bei markhaltigen Axonen wird die Fortleitung der Erregung durch die Abfolge von myelinisierten Abschnitten und **Ranvier-Schnürringen** (➤ Kap. 4.5.8) wesentlich beschleunigt. Der Grund für die höhere Übertragungsgeschwindigkeit markhaltiger Axone liegt in ihren verbesserten elektrischen Eigenschaften: Nur im Bereich der Ranvier-Schnürringe tritt das elektrische Nervensignal mit der umgebenden Interzellularsubstanz in Kontakt, was verhältnismäßig viel Zeit beansprucht. In den dazwischenliegenden myelinisierten Abschnitten – die wie elektrische Isolierungen wirken – entfällt der Kontakt zwischen elektrischem Signal und Umgebung, sodass sich das Signal in großen Sprüngen direkt auf den nächsten Ranvier-Schnürring ausbreitet. Auf diese Weise wird Leitungszeit eingespart, die Erregung „springt" von Schnürring zu Schnürring (➤ Abb. 9.7). Man spricht auch von **saltatorischer** (sprunghafter) **Erregungsleitung** (lat.: saltare = springen).

Zum Zeitpunkt der Geburt sind beim Menschen nur wenige Bereiche im Nervensystem myelinisiert (➤ Kap. 22.2.3). Die Ausbildung der Markscheiden erstreckt sich über die gesamte Kindheit. Dies ist ein Grund dafür, dass Säuglinge und Kleinkinder auf Reize noch nicht so schnell reagieren können wie ältere Kinder bzw. Erwachsene.

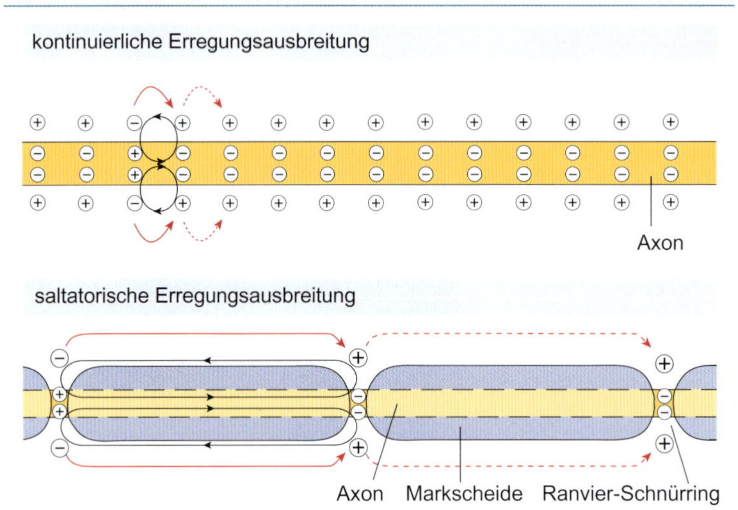

Abb. 9.7 Erregungsleitung an einem Neuron. Oben: Kontinuierliche Erregungsausbreitung an einem marklosen Neuron (Schema). Unten: Saltatorische Erregungsleitung in markhaltigen Axonen, wobei die Erregung von Schnürring zu Schnürring „springt". Die grauen Pfeile bezeichnen den elektrotonischen Stromfluss, die roten die Fortbewegung des Aktionspotenzials.

Die Geschwindigkeit der Erregungsausbreitung ist nicht nur vom Myelingehalt des Axons abhängig, sondern auch von seinem Durchmesser und von der Temperatur. Dickere Nervenfasern leiten Impulse schneller als dünne Fasern und bei Wärme ist die Leitungsgeschwindigkeit höher als bei Kälte.

9.3.2 Erregungsübertragung an den Synapsen

Damit Informationen ausgetauscht werden können, reicht es nicht aus, dass die Erregungsimpulse entlang den Fortsätzen eines einzelnen Neurons fortgeleitet werden, sondern es muss auch eine Übermittlung an andere Zellen stattfinden. Dies geschieht an besonderen Verbindungsstellen zwischen benachbarten Zellen, den **Synapsen.** Synapsen verbinden Neurone miteinander – in der Regel das Axon eines Neurons mit dem Dendriten einer anderen Nervenzelle. Synapsen können aber auch Neurone mit quer gestreiften Muskel- oder Drüsenzellen verbinden. Die synaptische Verbindung zwischen Axon und Muskelzelle wird **motorische Endplatte** genannt (➤ Kap. 4.4.1 und ➤ Abb. 9.8).

Eine Synapse besteht aus drei Anteilen:

- **Präsynaptisches Neuron** (lat.: prä = vor). Wie bereits beschrieben, enthält ein am Ende vielfach verzweigtes, knopfförmig aufgetriebenes Axon die synaptischen Bläschen mit den Neurotransmittern.
- Die nachgeschaltete **postsynaptische Zelle** (lat.: post = nach) mit der **postsynaptischen Membran.** Diese beinhaltet die Rezeptoren für die Transmitter.
- **Synaptischer Spalt** zwischen dem präsynaptischen Neuron und der postsynaptischen Zelle. Dieser Spalt ist mit Extrazellulärflüssigkeit gefüllt und nur 0,02 µm breit.

Was passiert im synaptischen Spalt?

Ein Erregungsimpuls trifft an den Endaufzweigungen des präsynaptischen Axons ein. Dort kommt es nach dem Einströmen von Kaliumionen zu einer Fusion der Transmitterbläschen mit der präsynaptischen Membran, wobei sich der Inhalt – der **Neurotransmitter** – in den synaptischen Spalt ergießt. Dic Ncurotransmittermoleküle passieren innerhalb einer tausendstel Sekunde den synaptischen Spalt und binden sich an die Rezeptoren der postsynaptischen Membran (➤ Abb. 9.9). An der postsynaptischen Membran entsteht hierdurch über die Veränderung der Membranleitfähigkeit ein **postsynaptisches Potenzial.**

Nach der Reaktion mit dem Rezeptor wird der Neurotransmitter rasch inaktiviert, entweder durch enzymatischen Abbau oder durch Rücktransport in den präsynaptischen Endknopf.

Je nach Art des Neurotransmitters und des Rezeptortyps können unterschiedliche Effekte an der postsynaptischen Membran eintreten.

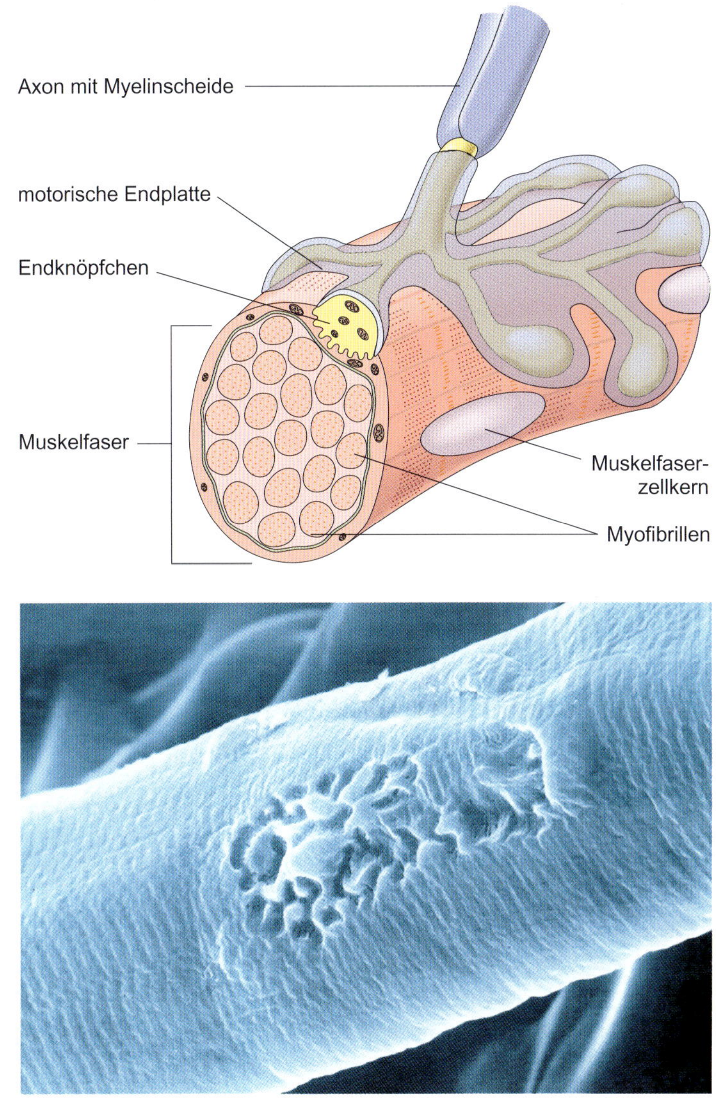

Abb. 9.8 Erregungsüberleitung an Synapsen am Beispiel der motorischen Endplatte.
Oben: Ein motorisches Axon verzweigt sich in mehrere synaptische Endknöpfe, die mit einer Muskelfaser mehrere motorische Endplatten bilden. Im Bereich der synaptischen Endknöpfe findet man vermehrt Mitochondrien, weil der chemische Übertragungsvorgang energieverbrauchend ist.
Unten: Motorische Endplatte im Rasterelektronenmikroskop. Durch Vorbehandlung des Präparates wurden die knopfförmigen Axonendigungen vom Muskel abgelöst. Zurück bleiben synaptische Vertiefungen, die sich über größere Flächen erstrecken. Man kann auch lamellenartig angeordnete Schlitze erkennen, die sich tief in den Muskelfasern ausbreiten und die synaptischen Kontaktflächen vergrößern. [Foto: C160]

9.3.3 Postsynaptische Potenziale

Erregende Synapsen

Der Neurotransmitter kann das postsynaptische Neuron erregen und dort durch Depolarisation ein Aktionspotenzial auslösen. Dazu reicht die Freisetzung von Transmitterstoffen aus einem einzelnen synaptischen Endknopf aber meist nicht aus. Es müssen mehrere Impulse aus einer Synapse in kurzer Folge **(zeitliche Summation)** oder aus mehreren Synapsen gleichzeitig **(räumliche Summation)** einlaufen. Erst dann werden die Generatorpotenziale in den postsynaptischen Membranbereichen groß genug, um am postsynaptischen Axonhügel ein Aktionspotenzial auszulösen.

Die Dauer der **erregenden postsynaptischen Potenziale (EPSP)** variiert je nach Ort ihrer Wirkung. Die EPSP der mit den motorischen Endplatten verknüpften Neurone sind z. B. sehr kurz, möglicherweise weil die muskuläre Kontraktion ebenfalls kurz sein soll. An peripheren Neuronen des vegetativen Nervensystems beobachtet man bemerkenswert langanhaltende EPSP (viele Sekunden bis Minuten), entsprechend der eher langsamen „Gangart" bei der Regulation innerer Organe.

Hemmende Synapsen

Der Überträgerstoff kann die postsynaptische Membran aber auch hyperpolarisieren, d. h. ihr Ruhepotenzial weiter absenken (z. B. von −70 mV auf −100 mV). Man spricht dann vom **inhibitorischen postsynaptischen Potenzial (IPSP).** Die Auslösung eines Aktionspotenzials ist dadurch erschwert und die Erregbarkeit der postsynaptischen Zelle ist herabgesetzt. Konkret heißt das, dass hier in der Folgezeit noch mehr erregende Potenziale eintreffen müssen, damit ein Aktionspotenzial entstehen kann.

Prä- und postsynaptische Inhibition

Bei der **präsynaptischen Inhibition** wird das heranführende präsynaptische Neuron blockiert, das postsynaptische Neuron bleibt in seiner Erregungsbereitschaft unbeeinflusst. Bei der **postsyn-**

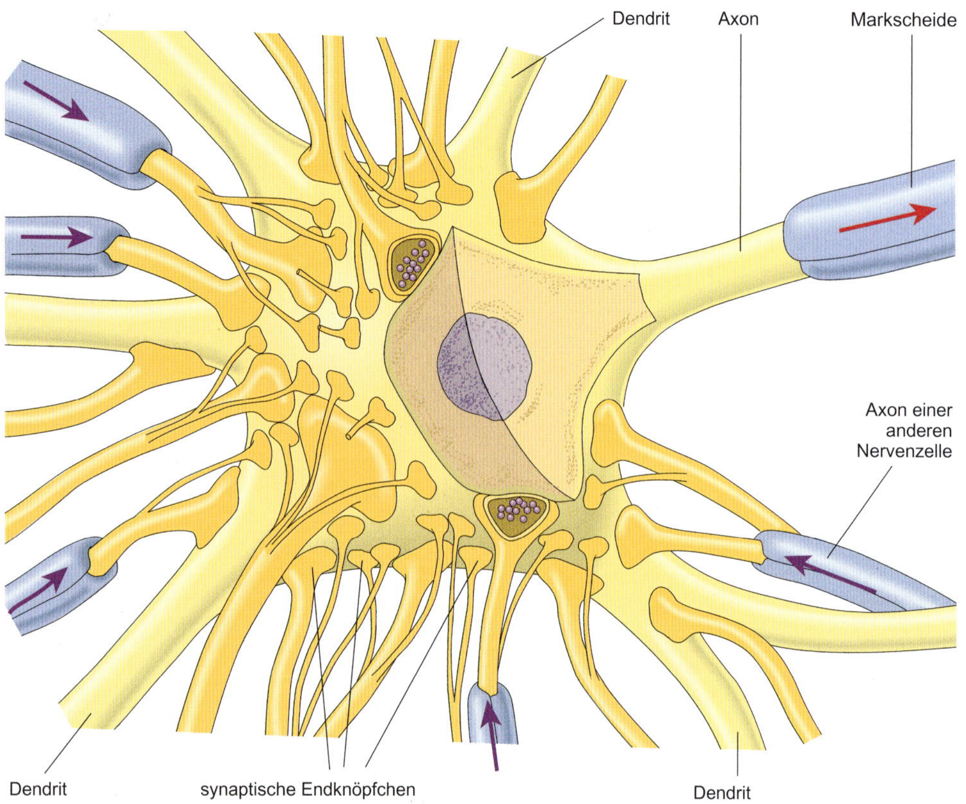

Abb. 9.9 Synapsen auf einem Neuron (vereinfachte, schematisierte Darstellung). Die Oberfläche des Nervenzellleibes ist fast vollständig mit synaptischen Endknöpfen bedeckt, wobei jeweils mehrere Endknöpfe einem Axon entspringen. Viele erregende und hemmende Synapsen beeinflussen die Membranleitfähigkeit der postsynaptischen Membran. (Zuleitende Dendriten und ableitendes Axon sind abgeschnitten. Sie würden bei dieser Vergrößerung weit über den Rand des Buches hinausreichen).

aptischen Inhibition bewirken meist mehrere inhibierende Interneurone eine Zunahme des Membranpotenzials, wodurch die Differenz zwischen Membranpotenzial und Potenzialschwelle vergrößert wird. Die Erregbarkeit des postsynaptischen Neurons nimmt daher ab.

MERKE

Integration der erregenden und hemmenden Impulse

An der Membran des nachgeschalteten Neurons findet eine **Integration** aller eingehenden erregenden und hemmenden Impulse statt. Die Information wird zunächst als Generatorpotenzial und dann ggf. als Aktionspotenzial elektrisch weitergegeben.

Ventilfunktion des synaptischen Spalts

Da sich die synaptischen Bläschen mit dem Neurotransmitter ausschließlich in den Endverzweigungen der präsynaptischen Axone finden und nur die postsynaptische Membran entsprechende Rezeptoren besitzt, kann sich die Erregung über die Synapsen nur in eine Richtung ausbreiten. Die chemische Übertragung an der Synapse verhindert also eine rückläufige Ausbreitung des Erregungsimpulses, sie wirkt wie ein weiteres Ventil.

9

9.3.4 Übersicht über die Neurotransmitter

Neurotransmitter wirken entweder exzitatorisch (erregend) oder inhibitorisch (hemmend) auf die postsynaptische Membran. Es gibt zahlreiche verschiedene Neurotransmitter. Zu den wichtigsten zählen:

- Acetylcholin
- Katecholamine: Dopamin, Noradrenalin und Adrenalin
- Serotonin
- Gamma-Aminobuttersäure (GABA)
- Glycin und Glutamat
- Verschiedene Neuropeptide (➤ Kap. 9.4).

Als mögliche Transmitter werden auch das Histamin und die Prostaglandine diskutiert, Stoffe also, die bisher hauptsächlich als Mediatoren innerhalb des Entzündungsprozesses bekannt waren (➤ Kap. 5.5).

Synthese der Neurotransmitter

Fast alle Neurotransmitter sind Aminosäuren (Glycin, Glutamat) oder von Aminosäuren abgeleitet. Der Körper stellt sie aus den Eiweißbausteinen in der Nahrung selbst her. Nimmt beispielsweise ein Neuron die Aminosäure Tyrosin aus dem Blut auf, so wandelt es sie in Dopamin und Noradrenalin um. Aus einer anderen Aminosäure (Tryptophan) kann Serotonin aufgebaut werden.

Ein Neuron – mehrere Neurotransmitter

Früher dachte man, dass jedes Neuron nur einen einzigen Neurotransmitter bildet. Dies trifft jedoch allenfalls für die motorische Endplatte zu. Im Telencephalon (Großhirn) synthetisieren die meisten Neurone mehrere Neurotransmitter. Diese gemeinsam in einem präsynaptischen Endknöpfchen hergestellten Überträgerstoffe werden **Kotransmitter** genannt, die gemeinsame Freisetzung dieser Substanzen bezeichnet man als Kotransmission. Der Sinn der Kotransmission liegt wahrscheinlich in einer Art Arbeitsteilung, bei welcher der eine Transmitter die schnelle synaptische Übertragung übernimmt, während der andere für Langzeiteinstellungen der Erregbarkeit verantwortlich ist. Diese Funktion wird als **Neuromodulation (synaptische Modulation)** bezeichnet und ist ein weiterer wichtiger Baustein für das Lernen (➤ Kap. 9.5).

9.3.5 Klinische Relevanz der Neurotransmitter

Neurotransmitter spielen eine zentrale Rolle bei der Informationsübertragung im Nervensystem. Dadurch kommt ihnen eine entscheidende Bedeutung bei der Steuerung unseres Befindens und Verhaltens zu. So ist eine ausgewogene Balance zwischen den verschiedenen Neurotransmittern und den Neuropeptiden die Voraussetzung für psychisches und physisches Wohlergehen. Dieses Gleichgewicht wird durch zahlreiche Rückkopplungsmechanismen (➤ Kap. 1.5 und ➤ Abb. 1.10) aufrechterhalten.

KLINIK

Wichtiges Gleichgewicht

Ist das Gleichgewicht der Neurotransmitter durch äußere oder innere Einflüsse gestört, kann es zu seelischen und/oder körperlichen Erkrankungen kommen.

Nicht nur die meisten **Drogen** (Heroin, LSD, Nikotin oder das „harmlose“ Koffein) beeinflussen die Neurotransmitter oder deren Rezeptoren und können so ihre Wirkung entfalten. Auch die für viele Patienten unentbehrlichen **Psychopharmaka** und eine Reihe von Medikamenten, die zur Einleitung einer Narkose gebraucht werden, greifen in der Regel am Neurotransmitterstoffwechsel an. Wichtige Therapiemethoden in der Neurologie, etwa bei der Parkinson-Krankheit, lassen sich nur über ein Verständnis des Neurotransmitterhaushaltes erklären. Im Folgenden wird deshalb auf die wichtigsten Neurotransmitter näher eingegangen.

9.3.6 Eigenschaften der wichtigsten Neurotransmitter

Acetylcholin

Acetylcholin (➤ Tab. 9.2 und ➤ Abb. 9.10) ist der Neurotransmitter für die Übertragung des

Nervensignals vom efferenten Neuron auf den Muskel. Es wirkt also klassischerweise an der motorischen Endplatte.

Darüber hinaus spielt es eine große Rolle im vegetativen Nervensystem. Die präganglionären Synapsen des Sympathikus und alle Synapsen des Parasympathikus arbeiten mit Acetylcholin (➤ Kap. 9.17).

Acetylcholin wirkt grundsätzlich erregend auf die nachgeschalteten Strukturen. Es wird durch das Enzym Acetylcholinesterase rasch wieder abgebaut.

(Pfeil-)Gift für die Synapsen

Klinisch werden **Abkömmlinge des Pfeilgiftes** der Indianer **(Curare)** zur Muskelentspannung bei Narkosen eingesetzt (z. B. Alcuroniumchlorid = Alloferin®). Sie blockieren die Acetylcholinrezeptoren an der motorischen Endplatte und verhindern so die Depolarisation der postsynaptischen Membran. Dadurch werden alle Muskeln zwangsweise entspannt (was der Operateur wünscht), womit allerdings auch die Spontanatmung unterdrückt wird (weshalb der Anästhesist den Patienten beatmen muss).

Wenn man die Narkose beenden will, gibt man als „Gegenmittel" Acetylcholinesterasehemmer. Der Abbau des Acetylcholins wird durch sie sofort unterbunden, die Acetylcholinkonzentration an der postsynaptischen Membran steigt stark an und verdrängt durch sein Übergewicht das Muskelrelaxans von den Rezeptoren der motorischen Endplatte. Die muskuläre Entspannung wird dadurch aufgehoben.

Tödliche Insektizide

Das als **Insektengift** bekannte **E 605**® (Substanzname: Parathion) hemmt irreversibel die Acetylcholinesterase. Das Acetylcholin kann dann nicht mehr abgebaut werden – die Acetylcholinkonzentration an den motorischen Endplatten erhöht sich. Wenn Menschen, meist in Suizidabsicht, Parathion einnehmen, bekommen sie innerhalb von Minuten einen tödlichen Muskelkrampf. Dies ist die Folge der Dauererregung der Acetylcholinrezeptoren.

KLINIK

Myasthenia gravis

Bei der **Myasthenia gravis** (extreme Muskelschwäche) ist die motorische Endplatte durch körpereigene Antikörper blockiert (Autoimmunerkrankung), welche die postsynaptischen Acetylcholinrezeptoren besetzen. Das Acetylcholin wird abgebaut, bevor es ausreichend wirksam werden kann, sodass es zu Lähmungserscheinungen der Muskulatur kommt. Gefürchtet ist ein Befall der Atemmuskeln, der zum Ersticken des Patienten führen kann. Die Krankheit lässt sich, außer durch Immunsuppression, auch mit Acetylcholinesterasehemmern behandeln (z. B. mit Pyridostigmin = Mestinon®). Die Wirkung dieser Acetylcholinesterasehemmer ist allerdings im Gegensatz zu der des E 605 reversibel. Durch den verminderten Abbau des Acetylcholins erhöht sich die postsynaptische Acetylcholinkonzentration und die Muskelleistung wird verbessert.

Noradrenalin

Noradrenalin (➤ Tab. 9.2 und ➤ Abb. 9.10) ist ein erregender Neurotransmitter, der vor allem in bestimmten Arealen des Hirnstammes produziert wird. Von dort strahlen Nervenfasern in alle Hirnregionen – vom Hypothalamus, einem Teil des Diencephalons (Zwischenhirn), bis in den Kortex (Großhirnrinde) – aus. Die Aktivität dieser Gebiete bestimmt unseren Aufmerksamkeits- und Wachzustand, insbesondere auch die Anpassung an psychische Belastungen. Noradrenalin wird außerdem zusammen mit Adrenalin als Hormon vom Nebennierenmark ausgeschüttet (➤ Kap. 9.17.4). Ferner verwenden die efferenten postganglionären Neurone des Sympathikus Noradrenalin (➤ Kap. 9.17.3) als Überträgerstoff.

Noradrenalin kann als Überträgerstoff des sympathischen Nervensystems in unterschiedlichen Organen sowohl Vasokonstriktion (Gefäßverengung) als auch Vasodilatation (Gefäßerweiterung) verursachen. Dies erklärt sich aus der Fähigkeit des Noradrenalins, an verschiedenen Rezeptoren anzudocken (➤ Kap. 9.17.4).

Serotonin

Serotonin (➤ Kap. 8.1.2 und ➤ Tab. 9.2) wird u. a. von den Zellen des Hirnstammes und des Hypothalamus gebildet und erreicht, ähnlich wie Noradrenalin, mehrere andere Hirngebiete. Serotonin hat zahlreiche zentrale und periphere Wirkungen. Es regelt die Körpertemperatur, den Schlaf und auch Aspekte unseres Gefühlslebens.

Auffallend ist die chemische Verwandtschaft mit dem Rauschgift LSD (**L**ysergsäure**d**iethylamid), einer Droge, die Halluzinationen und, bei lange anhaltendem Missbrauch, Persönlichkeitsveränderungen erzeugt. Man vermutet, dass LSD serotoninabhängige Synapsen beeinflusst.

Dopamin – Hilfe für Parkinson-Kranke

Der erregende Transmitter **Dopamin** (➤ Tab. 9.2) wird vor allem in Teilen des Mesencephalons (Mittelhirn), in der Substantia nigra, gebildet. Es steuert emotionale und geistige Reaktionen, ist aber auch für eine normale Bewegungssteuerung unabdingbar. Dopamin hat große klinische Bedeutung: Bei der Parkinson-Krankheit verlieren u. a. Neurone des Mittelhirns die Fähigkeit, Dopamin zu produzieren (➤ Kap. 9.8.8). Durch die Dopaminvorstufe L-Dopa, die im Gegensatz zu Dopamin die Blut-Hirn-Schranke passieren kann und anschließend in den Neuronen zu Dopamin umgewandelt wird, versucht man, den Mangel an Dopamin auszugleichen.

Tab. 9.2 Zusammenfassung der Neurotransmitter und -modulatoren (angelehnt an: Marieb & Hoehn 2019)

Neurotransmitter	Funktion	Stelle der Sekretion
Acetylcholin (ACh)		
Acetylcholin (wirkt auf zwei Arten von Rezeptoren: nikotinisch und muskarinisch)	• Erregend oder hemmend, abhängig von der Rezeptorart • Direkt (an nikotinischen Rezeptoren) oder indirekt (an muskarinischen Rezeptoren) • Bindung an nikotinische ACh-Rezeptoren durch Curare inhibiert, Bindung an muskarinische ACh-Rezeptoren durch Atropin inhibiert • ACh-Menge bei Morbus Alzheimer in gewissen Hirnbereichen vermindert	• ZNS: Kortex (Großhirnrinde), Hippocampus, Hirnstamm • PNS: Alle neuromuskulären Übergänge mit der Skelettmuskulatur, alle präganglionären und beim parasympathischen System auch die postganglionären Übergänge (➤ Abb. 9.10)
Biogene Amine		
Noradrenalin	• Erregend oder hemmend, abhängig von der Rezeptorart • Indirekte Wirkung über sekundäre Botenstoffe	• ZNS: Hirnstamm, Mittelhirn, limbisches System, Kortexbereiche • PNS: Wichtigster Neurotransmitter der postganglionären Fasern der sympathischen Nerven (➤ Abb. 9.10)
Dopamin	• Erregend oder hemmend, abhängig von der Rezeptorart • Indirekte Wirkung über sekundäre Botenstoffe	• ZNS: Substantia nigra des Mittelhirns, Hypothalamus, wichtigster Transmitter des indirekten motorischen (extrapyramidalen) Systems • PNS: einige sympathische Ganglien
Serotonin	• Hauptsächlich inhibierend • Indirekte Wirkung über sekundäre Botenstoffe • Direkte Wirkung an 5-HT_3-Rezeptoren	ZNS: Hirnstamm, speziell Mittelhirn; Hypothalamus, limbisches System, Cerebellum, Zirbeldrüse, Rückenmark
Histamin	• Erregend oder hemmend, abhängig von der Rezeptorart • Indirekte Wirkung über sekundäre Botenstoffe	ZNS: Hypothalamus

Tab. 9.2 Zusammenfassung der Neurotransmitter und -modulatoren (angelehnt an: Marieb & Hoehn 2019) *(Forts.)*

Neurotransmitter	Funktion	Stelle der Sekretion
Aminosäuren		
GABA	• Allgemein inhibierend • Direkte und indirekte Wirkung über sekundäre Botenstoffe	ZNS: Kortex, Hypothalamus, Purkinje-Zellen des Cerebellums, Rückenmark, Granulatzellen des Bulbus olfactorius, Retina
Glutamat	• Allgemein erregend • Direkte Wirkung	ZNS: Rückenmark, ganzes Gehirn als primärer Neurotransmitter
Glycin	• Allgemein inhibierend • Direkte Wirkung	ZNS: Rückenmark und Hirnstamm, Retina
Peptide		
Endorphin, z. B. Beta-Endorphine, Encephaline	• Allgemein inhibierend • Indirekte Wirkung über sekundäre Botenstoffe	ZNS: Ganzes Gehirn (Hypothalamus, limbisches System, Hypophyse) und Rückenmark
Tachykinine: Substanz P, Neurokinin A	• Erregend • Indirekte Wirkung über sekundäre Botenstoffe	• ZNS: Basale Nuclei, Mittelhirn, Hypothalamus, Kortex • PNS: Spinalganglion, enterische Neurone
Somatostatin	• Allgemein inhibierend • Indirekte Wirkung über sekundäre Botenstoffe	• ZNS: Ganzes Gehirn (Hypothalamus, basale Nuclei, Hippocampus, Kortex) • Pankreas
Cholecystokinin	• Allgemein Erregend • Indirekte Wirkung über sekundäre Botenstoffe	• ZNS: Gesamtes ZNS • Dünndarm
Purine		
ATP	• Erregend oder hemmend, abhängig von der Rezeptorart • Direkte und indirekte Wirkung über sekundäre Botenstoffe	• ZNS: Basale Nuclei • PNS: Spinalganglionneurone
Adenosin	• Allgemein inhibierend • Indirekte Wirkung über sekundäre Botenstoffe	Überall im ZNS und PNS
Gase und Lipide		
Stickstoffmonoxid	• Erregend oder hemmend • Indirekte Wirkung über sekundäre Botenstoffe	• ZNS: Gehirn, Rückenmark • PNS: Nebenniere, Nerven zum Penis
Kohlenmonoxid	• Erregend oder hemmend • Indirekte Wirkung über sekundäre Botenstoffe	Gehirn und einige neuromuskuläre und neuroglanduläre Synapsen
Endocannabinoide, z. B. 2-Arachidonoyl-glycerol, Anandamid	• Inhibierend • Indirekte Wirkung über sekundäre Botenstoffe	Überall im ZNS

KLINIK

Hilfe bei Schizophrenie und Depression

Bei der **Schizophrenie,** einer schweren psychischen Erkrankung, vermutet man als Teilursache eine Fehlregulierung bei der Nervensignalübertragung solcher Neurone, die mit dem Neurotransmitter Dopamin arbeiten. Es werden dementsprechend Medikamente eingesetzt, welche die Bindung von Dopamin an die postsynaptischen Rezeptoren abschwächen.
Die **Depression** ist eine psychische Erkrankung mit einer grundlosen, in sich selbst gekehrten Traurigkeit, einem Gefühl von Gefühllosigkeit sowie Ängsten, Schuld- und Schamgefühlen. Nach heutigem Kenntnisstand ist hier die Serotonin- und Noradrenalinkonzentration (➤ Tab. 9.2) im synaptischen Spalt häufig abnorm gering. Medikamente gegen Depressionen erhöhen deshalb u. a. die Empfindlichkeit von Noradrenalin- und Serotonin-Rezeptoren.

GABA

Zahlreiche Synapsen im ZNS benutzen als Neurotransmitter **Gamma-Aminobuttersäure,** kurz **GABA.** Die postsynaptischen Zellen werden durch GABA hyperpolarisiert, d. h., ihre Erregung wird erschwert. Insgesamt führt dieser hemmende Effekt zu einer beruhigenden und angstlösenden Wirkung.

KLINIK

GABA und Benzodiazepine

Pharmaka aus der Gruppe der Benzodiazepine beeinflussen die GABA-Rezeptoren so, dass es zu einer verstärkten **GABA-Wirkung** (➤ Tab. 9.2) kommt. Die Benzodiazepine finden breite Anwendung bei Angst, Schlaflosigkeit und Epilepsie und dienen der Muskelentspannung und der Narkoseeinleitung. Das bekannteste Benzodiazepin ist das Diazepam (Valium®). In der Dauerbehandlung sind die Benzodiazepine jedoch problematisch, weil sie abhängig machen können.

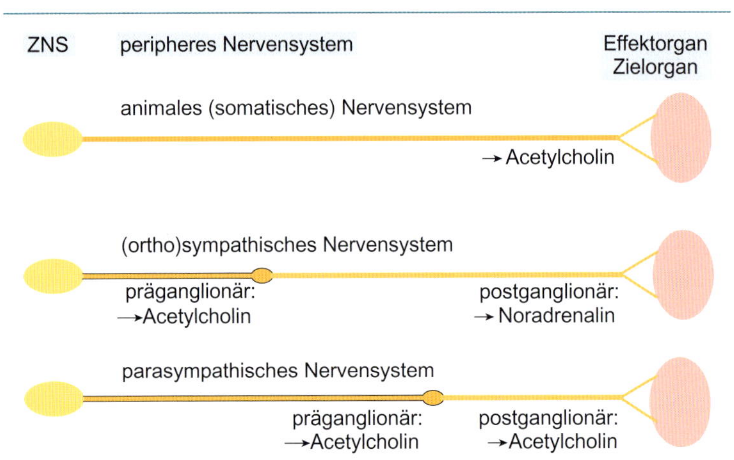

Abb. 9.10 Neurotransmitter an den Übergängen der peripheren Nerven. [M304]

9.4 Neuropeptide

Neben den Neurotransmittern gibt es noch eine weitere, erst in jüngerer Zeit entdeckte Gruppe von Botenstoffen im Gehirn, die **Neuropeptide.** Diese bestehen aus Aminosäureketten unterschiedlicher Länge. Neuropeptide lassen sich als „Gehirnhormone" mit einer Art Lautstärkeregler vergleichen, welche die Klangfarben im Gehirn fein regulieren, während die Neurotransmitter die Instrumente darstellen, welche die Vielzahl der Erregungen im Nervensystem erzeugen. Neuropeptide sind z. B.

9

an der Steuerung von Hunger, Schlaf, Sexualtrieb und Schmerzempfindung beteiligt.

Die bekanntesten der insgesamt 60 bisher entdeckten Neuropeptide sind die körpereigenen Opioide oder **Endorphine.** Endorphine scheinen nicht nur für den Gefühlshaushalt besonders wichtig zu sein, sondern sind auch wesentlich an der Schmerzregulation (➤ Kap. 9.20) beteiligt.

9.4.1 Endorphine

Endorphine (kurz für endogene Morphine; ➤ Tab. 9.2) sind – zusammen mit anderen Neuropeptiden – an der Feinabstimmung vieler Nerven- und Hormonfunktionen beteiligt, die in ihrer Gesamtheit die normale Funktion von Körper und Seele gewährleisten.

Sie machen sich beispielsweise bemerkbar, wenn wir einen Autounfall haben oder uns beim Skifahren das Schienbein brechen: Oft kommt der „richtige" Schmerz und die volle Angst erst auf dem Weg ins Krankenhaus zum Bewusstsein. Auch Kriegsverletzte berichten, dass sie im „Eifer des Gefechts" selbst größere Verletzungen zunächst gar nicht bemerkten. Die Kaltblütigkeit im überraschenden Superstress, z. B. in den Sekunden eines Unfalls, scheint ebenso auf Endorphinausschüttung zu beruhen wie die (von ihren Männern immer wieder bewunderte) Härte und eiserne Kraft der Frauen beim Geburtsgeschehen. Nach der Geburt sinkt der Endorphinspiegel stark ab, was in Verbindung mit dem extremen Geschlechtshormonabfall ein Grund für die häufigen (meist rasch wieder abklingenden) Wochenbettdepressionen sein mag.

MERKE

Endorphine

Sie scheinen nicht nur den Schmerz zu lindern, sie heben wohl auch im Schmerz noch die Stimmung. Darüber hinaus beeinflussen Endorphine unseren Antrieb und unser Verhalten.

PT-PRAXIS

Endorphine und Sport

Auch Sport regt die Endorphinproduktion an. Obwohl physisch anstrengend und manchmal bis zur Erschöpfung betrieben, erleben die meisten Sporttreibenden während und nach dem Sport ein Gefühl von Ruhe, Gelassenheit und Wohlbefinden – was auf einer vermehrten Endorphinausschüttung beruht. Dies erklärt vielleicht auch die Tatsache, dass man **„süchtig nach Sport"** sein kann.

Die Schmerzreaktion dient dazu, den Organismus zu einer Verhaltensänderung zu bewegen. Der Schmerz dient als Signalgeber für eine Störung im komplexen Zusammenspiel der Körperfunktionen und der Einwirkung von außen. In bestimmten Situationen kann der lähmende Schmerzreiz jedoch das Funktionieren des Gesamtorganismus so stören, dass es sinnvoll ist, ihn vorübergehend zu unterdrücken.

Bei großer körperlicher Anstrengung, z. B. beim **Marathonlauf,** kann die Unterdrückung von Schmerz dazu führen, bis zum Ende durchzuhalten und somit das Ziel zu erreichen. Dies geschieht mit Hilfe der Endorphine.

Endorphine und Placebo-Effekt

Auch den **Placebo-Effekt** (den ein Scheinmedikament – Placebo genannt – trotz fehlenden Wirkstoffes bei entsprechender Suggestion des Patienten bewirkt) führen Forscher u. a. auf eine vermehrte Endorphinproduktion zurück. Die Endorphinrezeptoren lassen sich nämlich durch ein Medikament (mit dem Wirkstoff Naloxon) blockieren. Gibt man nun Patienten Naloxon und Placebo gleichzeitig, so wird der Placeboeffekt zunichte gemacht – die mit großen Versprechungen verabreichte Zuckerpille hilft dem Patienten dann keineswegs mehr bei seinen Magenschmerzen.

Endorphine und Essen

Endorphine erhöhen wahrscheinlich auch den Genuss bei der Aufnahme von konzentrierten Süßigkeiten, Fetten und Eiweißen – alles Nahrungsmittel, die energiereich sind, sodass man längere Zeit danach ohne zu essen überleben kann. Dies macht das Abnehmen allerdings schwer und genusslos, da es den Verzicht auf die kleinen Stimmungsmacher in uns bedeutet.

9.4.2 Weitere Neuropeptide

Außer den Endorphinen sind viele weitere Neuropeptide entdeckt worden, so z. B. die für die Schmerzwahrnehmung wichtigen Stoffe **Substanz P** (➤ Kap. 9.20.1) und die Aminosäure **Glutamat** (➤ Tab. 9.2). Sie werden allerdings nicht nur von Neuronen produziert, sondern auch im Darm oder von Zellen des Immunsystems. Durch ihre Entdeckung hat sich die funktionelle Grenze zwischen ZNS und den übrigen Organsystemen verwischt. Es erscheint dadurch plausibel, dass Störungen der Psyche auch Störungen des Körpers („Soma") – etwa des Magen-Darm-Traktes – nach sich ziehen (also psychosomatisch werden) und umgekehrt (somatische Ereignisse also die Psyche verändern), da beide Systeme die gleichen Botenstoffe benutzen – im chemischen Sinn also die gleiche Sprache sprechen.

Substanz P

Die **Substanz P** (➤ Kap. 8.1.2 und ➤ Kap. 9.20.1) wird in freien Nervenendigungen der Peripherie sowie im Spinalganglion freigesetzt. Sie steigert die Intensität von Entzündungsreaktionen sowie die Erregbarkeit der Hinterhornneurone für nozizeptive Reize. Entsteht ein schädigender Reiz in der Peripherie, wird die in den freien Nervenendigungen gelagerte Substanz P schlagartig freigesetzt. Gleichzeitig wird auch im Spinalganglion die Substanz P freigesetzt und mit einer Transportgeschwindigkeit von 400 mm pro Tag in die Peripherie und in Richtung Hinterhorn transportiert. Dort bewirkt sie eine Schmerzsteigerung.

9.5 Lernen und Gedächtnis

Eine wesentliche Leistung unseres Nervensystems ist die Fähigkeit, sich zu erinnern und zu lernen, d. h., bestimmte Informationen und Verhaltensweisen speichern und wieder abrufen zu können. Damit wir uns an Gedanken und Erfahrungen erinnern können, müssen im ZNS Veränderungen entstehen, die genau diese Erfahrungen repräsentieren. Welche Mechanismen liegen nun solchen Veränderungen zugrunde? Vieles liegt noch im Dunkeln, aber drei bekannte **Mechanismen der Informationsspeicherung** sollen hier genannt werden:

- In ➤ Kap. 9.2.7 wurde bereits die Änderung der Leitfähigkeit von Abschnitten der Plasmamembran des Neurons erläutert. Ihr liegt u. a. eine Veränderung der Ionenkanäle bei mehrfachem Gebrauch zugrunde. Die erregenden postsynaptischen Potenziale (EPSP) werden dadurch verstärkt. Deshalb wird dieses Phänomen **Langzeitpotenzierung** genannt. Durch Lernen und Wiederholen entsteht so ein bestimmtes neuronales Netz, das ständig weiter verbessert werden kann. Dieser Mechanismus scheint bei der Übertragung von Informationen aus dem Kurzzeit- in das Langzeitgedächtnis eine Rolle zu spielen.
- Auch die Bedeutung der **Abgabe langsamer Botenstoffe** im Nervensystem, insbesondere von Neuropeptiden, wurde genannt. Die genauen Wirkmechanismen für die Gedächtnisbildung sind dabei noch weitgehend unbekannt. Es konnte aber gezeigt werden, dass bestimmte Neuropeptide das Lernen fördern können.
- Ein dritter „Lernmechanismus" kann an Synapsen beobachtet werden. Auch diese scheinen lernfähig zu sein – man spricht von der **Plastizität von Synapsen.** So gilt es als sicher, dass sich Synapsen – je nachdem, ob sie in Anspruch genommen werden oder nicht – umorientieren, teilen oder von nicht mehr genutzten Kontakten zurückziehen können. So kann sich die Kontaktfläche der Synapse vergrößern, neue Synapsen können entstehen und auch der „Partner" eines präsynaptischen Endknopfes kann gewechselt werden.

Neuronale Ensembles

Eine genaue örtliche Zuweisung von Gedächtnisinhalten ist nicht möglich: Nach heutiger Erkenntnis sind z. B. Verhaltensmuster von der Funktionstüchtigkeit anatomisch oft weit auseinanderliegender Neuronennetze abhängig.

Aber nicht nur das Gedächtnis, auch andere Hirnfunktionen wie unsere Gefühle oder Motivationen spielen sich in ähnlich weitläufig verteilten Hirnstrukturen ab. Es wird deshalb vorgeschlagen, statt von „Hirnzentren" für bestimmte Leistungen von dynamischen Knotenpunkten oder **neuronalen Ensembles** zu sprechen. Unter einem neuronalen Ensemble versteht man eine Ansammlung von Neuronen, die miteinander verknüpft und für ein bestimmtes Verhalten verantwortlich sind.

Der Grad der Verknüpfung dieser elementaren Einheiten wird u. a. durch Lernprozesse bestimmt – ist also von Individuum zu Individuum verschieden. Neuronale Ensembles sind zudem durch Umwelteinflüsse modifizierbar. Während der Hirnreifung im Kleinkindalter finden die wich-

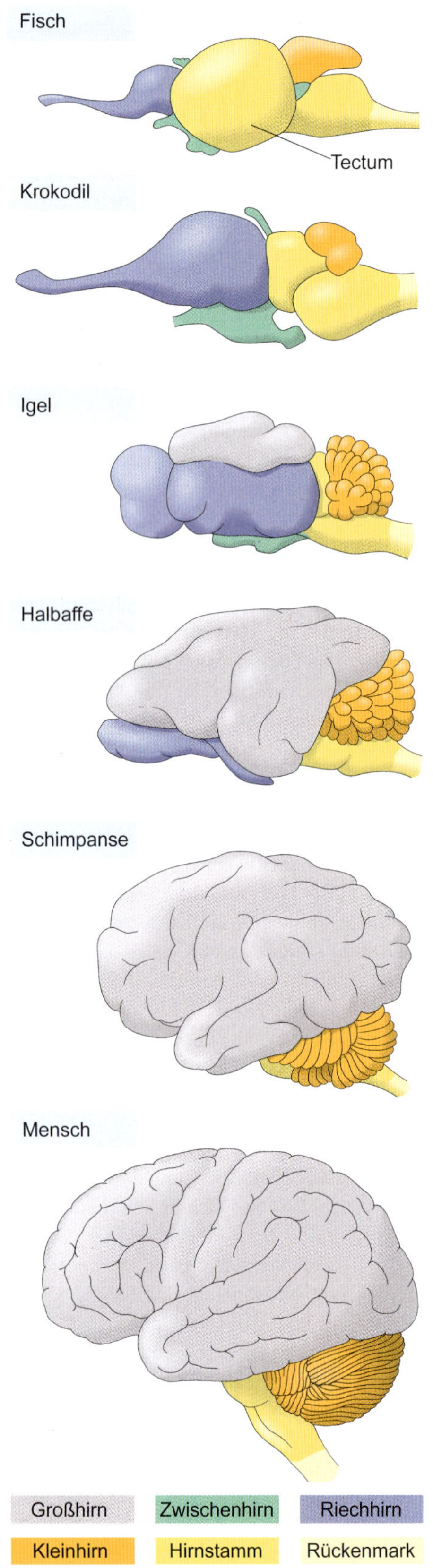

Abb. 9.11 Zunehmende Differenzierung des Gehirns in der Evolution. Während das bei „niederen" Tieren stark ausgebildete Riechhirn mit zunehmender Entwicklungsstufe an Bedeutung verliert, nimmt der Volumenanteil des Telencephalons (Großhirn) stark zu. Dabei vergrößert sich auch die Zahl der Hirnwindungen kontinuierlich vom Halbaffen über den Menschenaffen zum Menschen hin. Bei fast konstantem Schädelvolumen kann so viel mehr Hirnrinde (Kortex) Platz finden.

tigsten Verknüpfungen statt. Durch unzählige Verflechtungen werden Millionen solcher neuronaler Ensembles gebildet. Wenn wir uns an etwas erinnern, so geschieht dies durch das „Wiederabspielen" dieser neuronalen Bahnen, die durch die ursprünglichen intensiven Synapsenaktivierungen funktionstüchtig geworden sind.

Gedächtnis und Gefühl

Entsprechend den weitläufigen Verflechtungen der gedächtnisaktiven Neurone sind auch die verschiedensten gespeicherten Sinneseindrücke sehr weiträumig und über verschiedene Sinnesmodalitäten (➤ Kap. 10.2) hinweg verknüpft. Wir können uns beispielsweise das Gesicht eines Patienten mühelos vorstellen, auch wenn wir gerade nur seine Stimme über das Telefon hören.

Gleichzeitig sind etliche Erinnerungen auch gefühlsmäßig besetzt – je nach Patient z. B. eher freudig oder genervt. Die enge Verknüpfung von Gedächtnis und Emotionen ist u. a. Folge der vielfältigen Verbindungen zwischen Kortex (Großhirnrinde) und den „tieferen" Kern- und Rindenregionen, z. B. des Diencephalons (Zwischenhirn) und des limbischen Systems. Für erfolgreiche Lernprozesse ist eine Mitbeteiligung des Bewertungsmaßstabs „Gefühl" förderlich. An das, was uns im Augenblick der Informationsspeicherung gefühlsmäßig bewegt – egal ob positiv oder negativ –, werden wir uns viel detaillierter und leichter zugreifbar erinnern als an Dinge, die uns gleichgültig sind (➤ Kap. 9.9 und ➤ Kap. 9.10).

9.6 Differenzierung des Nervensystems in der Entwicklungsgeschichte

Das Nervensystem der Säugetiere hat sich im Laufe von Jahrmillionen immer weiter entwickelt. Hervorgegangen ist es während der Entwicklung der Arten aus einfach gebauten Vorstufen: Durch den Auslesedruck der Umwelt haben sich Zug um Zug neue Strukturen und Funktionen ergeben (➤ Abb. 9.11).

Vom Nervensystem „niederer" Tiere zu unserem heutigen Gehirn

„Niedere" (genauer: entwicklungsgeschichtlich ältere) Tiere sind in ihrem Verhalten ganz wesentlich von festen Handlungsabläufen, den **Instinkten,** gesteuert. Anatomische Grundlage für Instinkthandlungen sowie für die Regulation von Vitalfunktionen wie Atmung und Blutdruck ist vor allem der **Hirnstamm,** der bei diesen Tieren noch den Großteil der Hirnmasse ausmacht. Zu diesem ältesten Hirnabschnitt zählen:

- **Medulla oblongata** (verlängertes Mark), das Übergangsstück zwischen Rückenmark und Brücke
- **Pons** (Brücke), die vor allem den Hirnstamm mit dem Kleinhirn verknüpft
- **Mesencephalon** (Mittelhirn ➤ Abb. 9.12), dessen hinterer Anteil, das Tectum (Mittelhirndach, ➤ Kap. 9.11.1), bei niederen Tieren besonders kräftig ausgebildet ist.

Neben dem Hirnstamm ist bei niederen Tieren auch das Riechhirn stark ausgeprägt. Mit fortschreitender Evolution gewannen neuere Hirnstrukturen immer mehr an Bedeutung. Zu ihnen zählen das Cerebellum (Kleinhirn) und vor allem das Telencephalon (Großhirn).

- Das **Cerebellum** wurde besonders wichtig für die motorische Feinsteuerung des Körpers. Mit seiner Hilfe konnten Tiere komplexere Fortbewegungsarten entwickeln (Fliegen, Klettern, Zweifüßler-Gang).
- Das **Telencephalon** wurde oberstes Hirnzentrum. Es hat neben vielen auf- und absteigenden Bahnen zu allen übrigen Hirnteilen großflächige Nukleusgebiete und kortikale Felder (Rindenfelder) und ist Entstehungsort bewusster Empfindungen, bewusster Handlungsabläufe und des Gedächtnisses.
- Als Schaltstelle zwischen Hirnstamm und Großhirn kam schließlich noch das **Diencephalon** (Zwischenhirn) dazu.

Pons und Cerebellum werden gemeinsam oft als Metencephalon (Hinterhirn) bezeichnet, während Medulla oblongata, Pons und Cerebellum als Rhombencephalon (Rautenhirn) zusammengefasst werden.

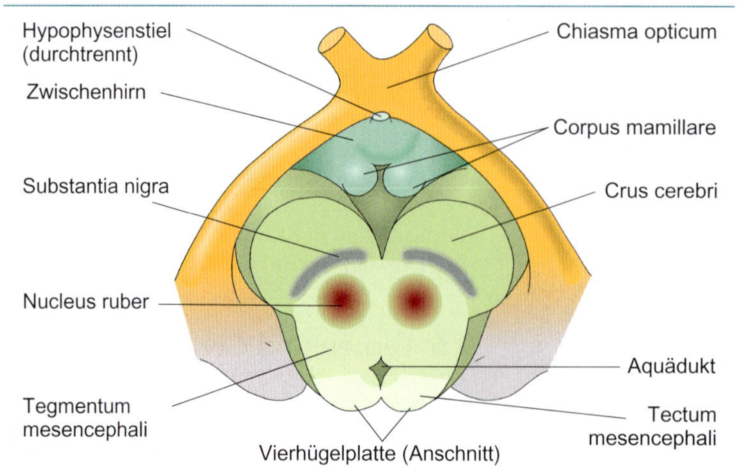

Abb. 9.12 Schnitt durch das Mesencephalon (Mittelhirn). Mit etwas Fantasie lassen sich die Strukturen als „Gesicht" deuten: Die Augen entsprechen dem Nucleus ruber, die Augenbrauen der Substantia nigra, der Mund dem Aquädukt und die (etwas zu großen) Ohren den Hirnschenkeln.

9

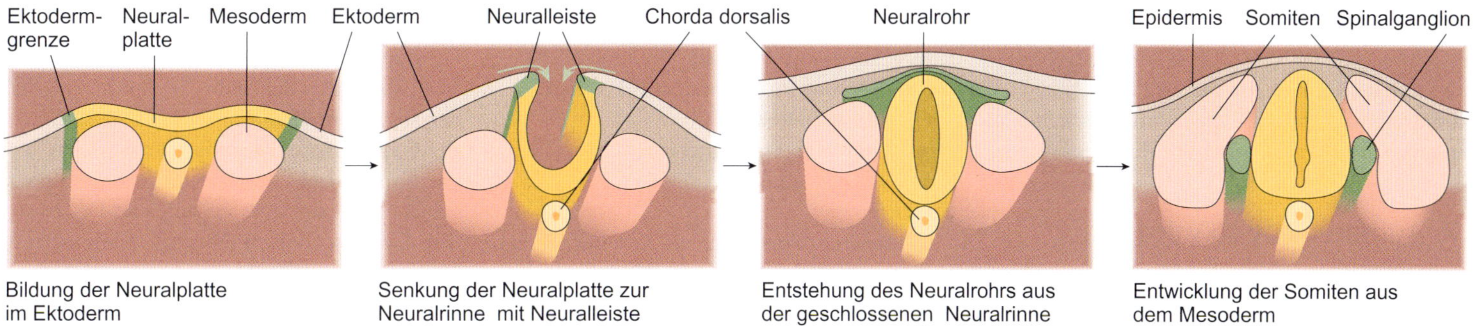

Abb. 9.13 Abschnürungen der Neuralleiste und Bildung des Neuralrohrs aus dem Ektoderm. [T1181, L190]

Diese neuen Hirnstrukturen ermöglichten flexiblere Antworten auf unterschiedliche Lebensbedingungen als die starren Instinkthandlungen, die nicht modifiziert werden konnten, und schufen damit Vorteile im Überlebenskampf.

Im nächsten Schritt setzte sich das Sehorgan zur Orientierung in der Umwelt durch, das dem vorher dominierenden Riechsinn auf großen Distanzen weit überlegen war.

Vom Nervensystem des Embryos zum erwachsenen Nervensystem

Die Entwicklung von Gehirn und Nervensystem lässt sich nicht nur im Rahmen der stammesgeschichtlichen Entwicklung der Menschheit (Phylogenese), sondern auch in der Entwicklung des Menschen als Einzelwesen (Ontogenese) beschreiben.

Diese Ontogenese des menschlichen embryonalen Nervensystems beginnt etwa in der dritten Woche mit der Phase der **Induktion** (Auslösung). Aus dem Ektoderm (➤ Kap 21.2.1) bildet sich die Neuralplatte, die sich mit einer Rinne vertieft. Daraus entwickelt sich das erste Nervengewebe in der Form eines Rohrs.

Die Einsenkung zur Bildung dieser Rinne läutet die Phase der **Neurulation** ein, die mit der Ausbildung des Neuralrohrs abgeschlossen wird, dem Ursprung des Nervensystems (➤ Abb. 9.13). Die Ränder der Neuralrinne bilden eine Neuralleiste, woraus die Zellen des peripheren Nervensystems entstehen. Hier entwickeln sich auch die Nervenzellen, die in einer segmentalen Ordnung (➤ Kap. 9.18.4) mit den sich entwickelnden Geweben und Organen mitwachsen.

Wenn das Neuralrohr sich an seiner Ventral- bzw. Kranialseite ausweitet und dort Einschnürungen zur Bildung der Primärvesikel (Primärbläschen) entstehen, hat die sog. Phase der **Bläschenformation** begonnen und damit die Erstbildung des Gehirns. Die Dorsal- bzw. Kaudalseite entwickelt sich zum Rückenmark. Aus den drei Primärbläschen entstehen zum Teil Sekundärbläschen (➤ Abb. 9.14), sodass es am Ende fünf Hirnbläschen sind:

- Prosencephalon (Vorderhirn), teilt sich später auf in:
  - Telencephalon (Endhirn)
  - Diencephalon (Zwischenhirn)
- Mesencephalon (Mittelhirn)
- Rhombencephalon (Hinterhirn oder Rautenhirn), teilt sich später auf in:
  - Metencephalon, teilt sich später auf in:
    - Cerebellum (Kleinhirn)
    - Pons (Brücke)
  - Myelencephalon, entwickelt sich später zur Medulla oblongata

Aus dem Diencephalon entstehen Thalamus, Hypothalamus, Epithalamus sowie die Retina der Augen. Das Telencephalon bildet zwei große „Micky-Maus-Ohren", die sich zu den beiden zerebralen Hemisphären des Cerebrums entwickeln und dabei das Mesencephalon überwachsen und einschließen. Die Strukturen des Mesencephalons und Rhombencephalons, mit Ausnahme des Cerebellums, bilden schließlich den Hirnstamm.

Aus dem Hohlraum des Neuralrohrs entwickeln sich später das Ventrikelsystem und der Zentralkanal in der Mitte des Rückenmarks. An beiden Seiten der Chorda dorsalis befinden sich die Somiten, mesodermale Blöcke, aus denen sich die Wirbelsäule entwickelt. Die Chorda dorsalis (engl.: Notochord) selbst ist ebenfalls eine Abschnürung aus dem Mesoderm, deren Derivate die Nuclei pulposi (Bandscheibenkerne) sind (➤ Abb. 9.14).

Die „chemische Anatomie" des Gehirns

Die Einteilung des Gehirns in anatomisch abgrenzbare Einheiten wie Groß-, Mittel- oder Zwischenhirn hat sich als sinnvoll erwiesen, da sie relativ klare Abgrenzungen von Rinden- und Kerngebieten sowie von Leitungsbahnen ermöglicht.

Die Strukturprinzipien des ZNS zeigen sich aber auch, wenn man die anatomische Einteilung verlässt und stattdessen eine chemische Abgrenzung einzelner Hirnareale vornimmt. Dabei ergeben sich ganz andere Struktureinheiten des ZNS, die sich nicht an die entwicklungsgeschichtlich vorgegebenen Grenzen halten. Sehr häufig ziehen diese **„chemischen Systeme"** von entwicklungsgeschichtlich älteren Anteilen in höhere, jüngere Hirnabschnitte hinein und bilden Zusammenhänge, die räumlich nicht erkennbar wären. So ein „chemisches System" zeichnet sich vor allem dadurch aus, dass es einen gemeinsamen Neurotransmitter oder eine bestimmte Kombination von Transmittern (z. B. Dopamin und Noradrenalin, ➤ Kap. 9.3.4) zur Kommunikation mit anderen Hirnstrukturen benutzt.

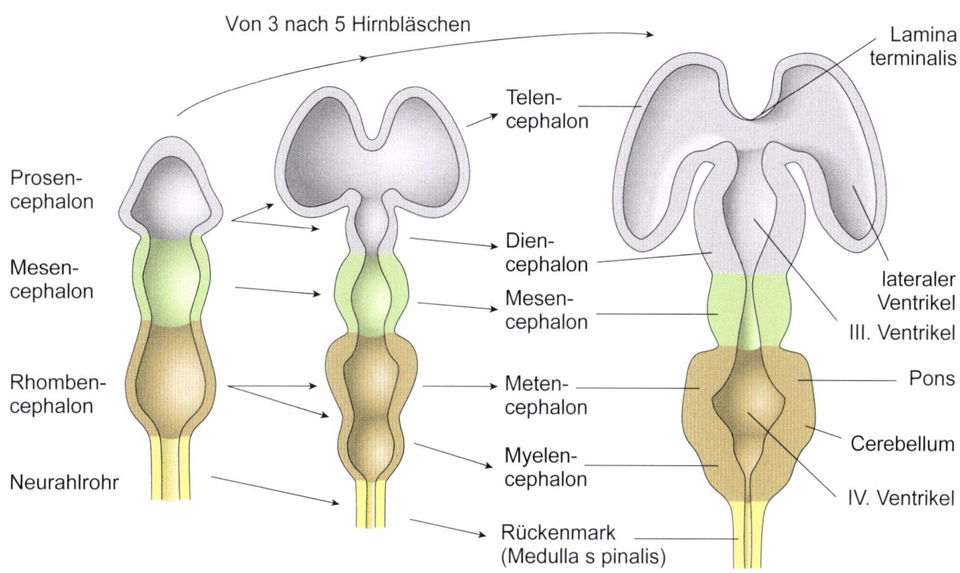

Abb. 9.14 Drei Stadien der Entwicklung während der Bläschenformation.

Obwohl die chemischen Systeme weit verstreute, anatomisch schlecht abgrenzbare und damit nur schwer vorstellbare „Landkarten" ergeben, lassen sich über sie die Wirkungen von Psychopharmaka und auch bestimmte neurologische Erkrankungen leichter verstehen (➤ Kap. 9.3.6).

9.7 Aufbau des Großhirns

DEFINITION

Großhirn

Das **Telencephalon** (Großhirn oder Endhirn) ist der entwicklungsgeschichtlich jüngste Teil des Gehirns und Grundlage für die „höheren" Hirnfunktionen, Sitz des Bewusstseins, d. h. aller bewussten Empfindungen, des (selbst-)bewussten Handelns, der Kreativität und des Gedächtnisses. Es liegt direkt unter der knöchernen Schädelkalotte und stülpt sich als größter Hirnabschnitt wie der Hut eines Pilzes über das **Mesencephalon** (Mittelhirn) und das **Diencephalon** (Zwischenhirn) (➤ Abb. 9.15b).

Ein Schnitt durch das Großhirn zeigt drei unterschiedliche Strukturen:

- **Cortex cerebri (Großhirnrinde),** meistens kurz als **Kortex** bezeichnet, eine dünne äußere Schicht aus grauer Substanz
- Weiße Substanz im Inneren, also im Wesentlichen **Leitungsbahnen**
- **Großhirnnuclei** (Großhirnkerne, Einzahl: Nucleus), als Anhäufungen von grauer Substanz in der Tiefe.

An der äußeren Oberfläche des Großhirns liegt der Cortex cerebri oder Kortex (Großhirnrinde, ➤ Abb. 9.15). Er ist durch Auffaltungen und Furchen geprägt, die die Folge der entwicklungsgeschichtlichen Größenzunahme des Kortex sind, denn bei begrenztem Schädelraum kann eine große Hirnoberfläche nur durch Auffaltungen erreicht werden. Die aufgefalteten, erhabenen Hirnabschnitte heißen **Hirnwindungen** oder **Gyri** (Einzahl: Gyrus), die **Furchen** dazwischen heißen **Sulci** (Einzahl: Sulcus).

Furchen und Lappen

Besonders tiefe Furchen werden **Fissuren** genannt. Die auffälligste Fissur, die **Fissura longitudinalis** (Längsfurche), verläuft von vorne nach hinten. Sie teilt das Großhirn in zwei Hälften, die rechte und die linke Hemisphäre (➤ Abb. 9.15a). Die der Mittelebene zugewandte **Facies medialis** (mediale Fläche) der beiden Hemisphären geht an der sog. **Mantelkante** in die der Schädelkalotte zugewandte **Facies lateralis** (laterale Fläche) über. Nur in der Tiefe sind die beiden Hemisphären durch ein breites, quer verlaufendes Fasersystem, dem **Corpus callosum** (Balken), miteinander verbunden.

Neben der großen Fissura longitudinalis gibt es weitere Fissuren, welche die Großhirnhemisphären in jeweils vier **Lobi** (Großhirnlappen, Einzahl: Lobus), unterteilen (➤ Abb. 9.16):

- Der **Sulcus centralis** (Zentralfurche) bildet eine markante Trennungslinie zwischen **Lobus frontalis** (Stirnlappen) und **Lobus parietalis** (Scheitellappen).
- Der **Sulcus lateralis** (seitliche Großhirnfurche) trennt den **Lobus temporalis** (Schläfenlappen) vom Lobus parietalis (Scheitellappen).
- Der **Sulcus parietooccipitalis** (Scheitel-Hinterhauptsfurche) begrenzt den **Lobus occipitalis** (Hinterhauptslappen) nach vorn.

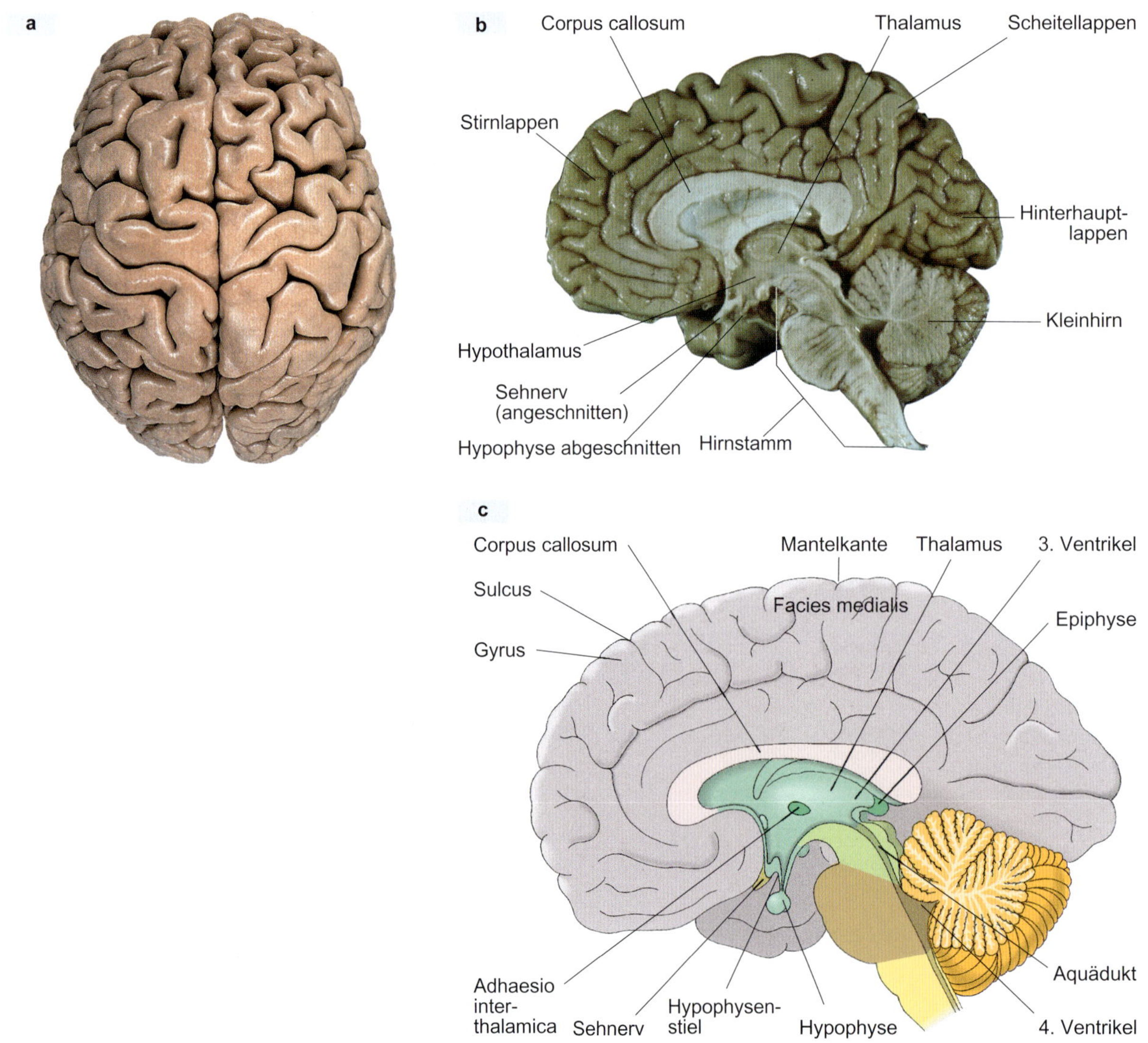

Abb. 9.15 Das Telencephalon (Großhirn).
a) Das menschliche Großhirn von oben betrachtet. Deutlich zu sehen ist der durch Hirnwindungen und Furchen aufgefaltete Cortex cerebri (Großhirnrinde). Rechte und linke Hemisphäre sind durch eine tiefe Längsfurche getrennt. [S700]
b) Gehirn in Lateralansicht. [E332]
c) Sagittalschnitt durch das Gehirn.

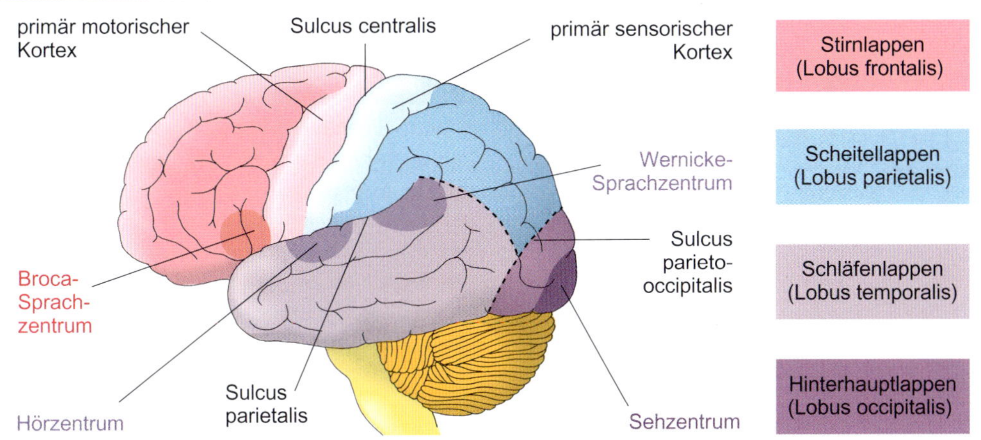

Abb. 9.16 Morphologische und funktionale Aufteilung der Hirnlappen des Großhirns, Seitenansicht.

Graue Substanz des Großhirns

Der **Kortex** bedeckt als etwa 1,5–3 mm dicke Schicht die gesamte Großhirnoberfläche, die gewölbte Fläche zur Schädelkalotte hin genauso wie die flache Unterseite der Hirnbasis. Trotz seiner geringen Dicke enthält er 70 % aller **Neurone** (Nervenzellen) des Gehirns, die zudem wesentlich stärker als in anderen Hirngebieten miteinander verknüpft sind. Durch die hohe Dichte an Neuronen erscheint die Großhirnrinde im Schnittpräparat grau und ist deshalb Teil der grauen Substanz des ZNS. Mikroskopisch besteht die Großhirnrinde typischerweise aus sechs übereinanderliegenden Schichten von Nervenzellen.

Dabei liegen Verbände von Nervenzellen mit ähnlichen Funktionen in **kortikalen Feldern (Rindenfeldern)** nebeneinander. Die kortikalen Felder sind jedoch äußerlich nicht voneinander abgrenzbar – erst moderne Forschungsmethoden haben ein halbwegs präzises Bild von der Gliederung des Kortex geliefert. Nach ihrer Funktion unterscheidet man motorische und sensorische kortikale Felder sowie Assoziationsfelder.

- In den **motorischen kortikalen Feldern** liegen Neurone, die Verbindungen zu allen Skelettmuskeln des Körpers besitzen und deren Kontraktionen steuern.
- Die Neurone in den **sensorischen kortikalen Feldern** verarbeiten die Sinneseindrücke von allen Sinnesorganen samt Haut- und Gelenkrezeptoren, die zum Gehirn geleitet werden.
- **Assoziationsfelder** führen die Erregungen der verschiedenen kortikalen Felder zusammen und verarbeiten sie zu motorischen, emotionalen und intellektuellen Reaktionen.

Die graue Substanz des Großhirns ist nicht auf die dünne äußere Schicht des Kortex beschränkt. Weitere, z. T. mächtige „graue" Nervenzellanhäufungen liegen in der Tiefe des Großhirns, also in der Nähe des Diencephalons (Zwischenhirn), inmitten der weißen Substanz. Sie werden **Nuclei** (Kerne) genannt. Dem Großhirn zugerechnete Nuclei sind z. B. ein Teil der Basalganglien (Kerngebiete, welche die Motorik entscheidend mitsteuern, ➤ Kap. 9.8.8) und Strukturen des limbischen Systems (➤ Kap. 9.9).

Weiße Substanz des Großhirns

Die **weiße Substanz** des Großhirns besteht aus Nervenfaserbündeln, die verschiedene Hirnabschnitte miteinander verbinden:

- Die **Kommissurenbahnen** verlaufen quer und verbinden linke und rechte Großhirnhemisphäre miteinander. Die mächtigste Kommissurenbahn ist das erwähnte **Corpus callosum** (Balken, ➤ Abb. 9.18 und ➤ Abb. 9.19).
- Die **Assoziationsbahnen** (assoziieren = verbinden) leiten Impulse innerhalb einer Hemisphäre hin und her.
- Die **Projektionsbahnen** verbinden das Großhirn mit den tiefer gelegenen Gehirnabschnitten und dem Rückenmark.

9.8 Funktionsfelder des Großhirns

Wie bereits erwähnt, unterteilt man die kortikalen Felder (Rindenfelder) im Großhirn entsprechend ihrer unterschiedlichen Funktionen in motorische und sensorische kortikale Felder und Assoziationsgebiete (➤ Abb. 9.16). Bei den kortikalen Feldern werden wiederum **primär und sekundär** kortikale Felder unterschieden:

- Die **primär kortikalen Felder** haben eine Art Punkt-zu-Punkt-Verbindung mit der Körperperipherie, d. h., sie senden ihre Signale zu den einzelnen, quer gestreiften Muskeln bzw. empfangen Nervenimpulse von den verschiedenen Rezeptoren.
- In den **sekundären Feldern** sind Erfahrungen, Erinnerungen und Handlungsentwürfe gespeichert. Entsprechend sind sie den primär kortikalen Feldern jeweils vor- bzw. nachgeschaltet.

Über absteigende Bahnen werden die Signale zur Peripherie transportiert. Bei den **absteigenden Bahnen** wird eine **Pyramidenbahn** und ein **extrapyramidales System** unterschieden (➤ Kap. 9.14.5). Von den Neuronen im primär motorischen Rindenfeld ziehen die Nervenfasern über die Pyramidenbahn auf direktem Wege zur Peripherie und übermitteln die Steuerung der bewussten Bewegungen. Das extrapyramidale System ist dem pyramidalen Bewegungssystem parallel geschaltet und ist vor allem für die automatischen, unwillkürlichen Muskelbewegungen zuständig, greift aber auch in die Willkürmotorik ein. Seine Fasern ziehen eher indirekt, außerhalb der Pyramidenbahn, vom Großhirn zum Rückenmark.

Efferente Bahnen des vegetativen Nervensystems ➤ Kap. 9.17.3

9.8.1 Primär motorisches kortikales Feld

Der Großteil des **primär motorischen kortikalen Feldes** (➤ Abb. 9.16), meistens als primär motorischer Kortex bezeichnet, befindet sich in der vor dem Sulcus centralis liegenden Hirnwindung, dem sog. **Gyrus praecentralis** (vordere Zentralwindung). Übertragen auf die Kopfoberfläche erstreckt sich dieses Gebiet von einem Ohr über den Scheitel bis zum anderen Ohr.

MERKE

Primär motorischer Kortex

Im primär motorischen Kortex (Rindenfeld) liegen die Neurone für die Steuerung bewusster Bewegungen auf engem Raum beieinander.

Jede Körperregion hat dort ihren eigenen Abschnitt, d. h., die Neurone, die für einzelne Bewegungen bestimmter Gelenke zuständig sind, liegen jeweils benachbart. Die Muskelgruppen sind allerdings ganz unterschiedlich vertreten: Nicht ihre Größe ist für die Neuronenzahl im Gyrus praecentralis maßgebend, sondern die bei der Bewegung erforderliche Präzision. So werden z. B. die Muskeln für die Hand, die motorische Sprachbildung (u. a. Lippen, Zunge und Stimmbänder), die Augenmuskeln und die Mimik (Gesichtsmuskeln) aus großen Rindengebieten versorgt, der Rumpf dagegen nur aus einem kleinen Rindengebiet.

Die „Abbildung" des menschlichen Körpers **(Homunkulus)** auf dem primär motorischen Kortex ist also durch die unterschiedliche Gewichtung der einzelnen Körperregionen verzerrt (➤ Abb. 9.17). Diese Gewichtung ist dabei nicht unveränderlich: Nach einer Fingeramputation z. B. vergrößert sich im Gehirn die Repräsentation der Nachbarfinger, da diese ja jetzt die Aufgabe des abgetrennten Fingers mit übernehmen müssen.

9.8.2 Sekundär motorisches kortikales Feld

Das primär motorische kortikale Feld steht mit **sekundär motorischen kortikalen Feldern** (sekundär motorischer Kortex) in Verbindung, in denen die Muster für komplexe Bewegungsabläufe gespeichert sind.

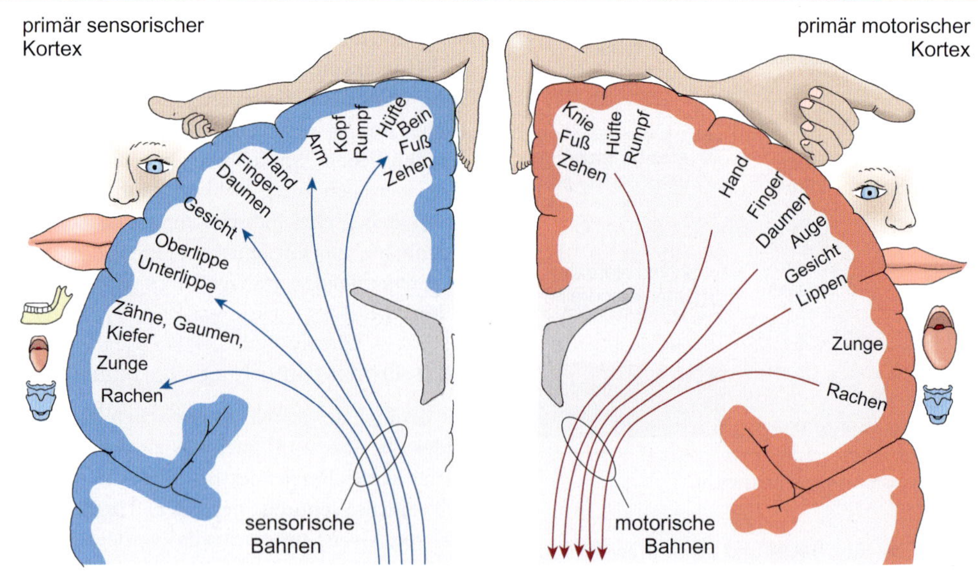

Abb. 9.17 Der Homunkulus im Bereich des primär motorischen und sensorischen Kortex. Die Skelettmuskeln der Beine sind auf dem primär motorischen Kortex nahe der Mantelkante repräsentiert, die Armmuskeln dagegen mehr in Richtung der Schädelbasis. Empfindliche Körperregionen (z. B. Lippen) sind größenmäßig überrepräsentiert.

Supplementärmotorischer und prämotorischer Kortex
Der sekundär motorische Kortex untergliedert sich in zwei Teilbereiche:

- So kennt man ein supplementärmotorisches Areal (supplementärmotorischer Kortex) an der Mantelkante, das bei Ausfall des primär motorischen Kortex dessen Funktionen teilweise übernehmen kann.
- Zweitens gibt es prämotorische Areale (prämotorischer Kortex) für die Bewegungsplanung und die Abstimmung mit dem Kleinhirn und den Basalganglien.

Ein spezielles kortikales Zentrum für die Sprache wurde von dem Feldarzt Broca beschrieben und nach ihm benannt. Das Broca-Sprachzentrum liegt bei den meisten Menschen in der linken Hemisphäre, unabhängig davon, ob sie Rechts- oder Linkshänder sind und gehört funktionell zum prämotorischen Areal.

Spiegelneurone
Im prämotorischen Areal des sekundär motorischen Kortex liegen die sogenannten **Spiegelneurone,** die auch in anderen Hirnarealen zu finden sind. Untersuchungen weisen darauf hin, dass diese Nervenzellen bei der passiven Beobachtung einer Bewegung eines anderen Individuums das gleiche Aktivitätsmuster an der gleichen Stelle im Gehirn zeigen wie bei der Planung und Ausführung ähnlicher eigener Bewegungen. Spiegelneurone wandeln die Beobachtung einer Aktion in eine kortikale Abbildung um, die mit eigenen Erfahrungen verglichen werden kann. Die Hirnaktivität tritt nicht nur auf, wenn eine Person eine Aktion imitieren möchte, sondern es wird sogar mehr Aktivität generiert, wenn die Person einen Vorgang weiterführen möchte. Dies betrifft Bewegungen, Sprache, aber auch Gefühle oder emotionale Erfahrungen. Möglicherweise sind Spiegelneurone wichtig für imitative Lernprozesse sowie für soziale Interaktionen und Empathie. Menschen mit Autismus zeigen sehr wenig Spiegelneuronenaktivität.

Eine bessere Bezeichnung für diese Neurone wäre Interaktionsneurone, weil das Auswählen einer richtigen Reaktion auf ein wahrgenommenes Verhalten von größerer Bedeutung ist als das reine Imitieren von Verhalten. Es geht also um adäquate Reaktionen im sozialen Umgang.

KLINIK

Störungen des motorischen Kortex

Wenn die Zentren für die **Bewegungsplanung** ausfallen, kommt es in der Regel zu einer erheblichen motorischen Verlangsamung.
Fällt das **Sprachzentrum** aus, was im Rahmen eines Schlaganfalles (➤ Kap. 9.19.2) häufig geschieht, so kann der Patient nicht mehr flüssig sprechen, auch wenn die Sprechmuskulatur vollständig intakt ist. Es besteht eine **motorische Aphasie** (Aphasie = „ohne das Sprechen").

9.8.3 Primär sensorisches kortikales Feld

Das **primär sensorische kortikale Feld** (primär sensorischer Kortex, ➤ Abb. 9.16) für die bewussten Empfindungen liegt in der Hirnwindung hinter der Zentralfurche, dem **Gyrus postcentralis** (hintere Zentralwindung). Es erhält seine Informationen von den peripheren Rezeptoren, z. B. in der Haut, den Muskeln und Gelenken oder auch den inneren Organen. Dieser Zufluss an Informationen wird über aufsteigende Bahnen zunächst bis zum Thalamus im Zwischenhirn geleitet und dort auf weitere Neurone umgeschaltet, deren Axone durch die innere Kapsel zur hinteren Zentralwindung und ihren Nachbargebieten ziehen. Die Informationen aus den einzelnen Körperregionen werden dabei jeweils speziellen Abschnitten dieses Areals zugeleitet.

Wie bei den motorischen Rindenfeldern korreliert auch hier die Größe der Rindenfelder nicht mit der Größe der repräsentierten Körperregionen, sondern hängt von der Dichte der Rezeptoren, d. h. von der Empfindsamkeit der betreffenden Region ab. So sind z. B. die Lippen und die Finger als große Rindenbezirke, die Haut von Rücken und Rumpf jedoch nur als kleine Rindenbezirke repräsentiert (➤ Abb. 9.17).

9.8.4 Sekundär sensorisches kortikales Feld

Die genannten primär sensorischen kortikalen Felder stehen mit **sekundär sensorischen kortikalen Feldern** (kurz: sekundär sensorischer Kortex) in Verbindung. Soll ein kompletteres Bild von einem Reiz hergestellt werden, dann muss der Reiz dorthin weitergeleitet werden. Hier sind Erfahrungen über frühere Empfindungen gespeichert (Gedächtnis = Mnesis), sodass neu eintreffende Informationen aus verschiedenen Modalitäten, z. B. über Gelenkstellung, Muskellänge und Gleichgewicht, damit verglichen, erkannt und gedeutet werden können (erkennen und deuten = Gnosis oder Gnosie). Man unterscheidet die visuelle, taktile und akustische Gnosie. Die Eigenschaften eines registrierten Gegenstandes werden hierdurch in ihrer Form, Größe, Oberflächenbeschaffenheit, Temperatur, Konsistenz usw. einschätzbar.

9.8.5 Die kortikalen Felder der Sinnesorgane

Die Empfindungen der großen Sinnesorgane wie Sehen, Hören, Riechen und Schmecken werden speziellen kortikalen Feldern außerhalb der hinteren Zentralwindung zugeleitet.

Das Sehzentrum

Das **Sehzentrum** liegt im Lobus occipitalis des Großhirns (➤ Abb. 9.16). Man unterscheidet auch hier einen **primären** und einen **sekundären Sehkortex (Sehrinde).** Im primären Sehkortex endet die Sehbahn (➤ Kap. 10.2.4). Im sekundären Sehkortex (auch visuelles Assoziationsgebiet genannt) werden diese Bilder weiterverarbeitet, z. B. mit früheren optischen Eindrücken verglichen, sodass das Gesehene nicht nur wahrgenommen wird („großer Mann mit Schnurrbart und weißem Kittel"), sondern auch identifiziert („der Physiotherapeut Hr. Klein") werden kann. Zu den sekundären Sehzentren gehört auch das Lesezentrum im hinteren Lobus parietalis.

Fällt das primäre Sehzentrum aus, so ist man blind – auch wenn Augen und Sehbahnen intakt sind. Eine solche durch einen Rindenausfall bedingte Blindheit wird **Rindenblindheit** genannt. Fällt dagegen das sekundäre Sehzentrum aus, in dem die optischen Erinnerungen gespeichert sind, so kann man zwar sehen, das optische Erkennen ist jedoch gestört. Diese Art der Blindheit wird **Seelenblindheit** genannt.

Das Hörzentrum

Das Hörzentrum liegt im Schläfenlappen des Großhirns (➤ Abb. 9.16). Das primäre Hörzentrum liegt direkt unterhalb der seitlichen Großhirnfurche in der sog. Heschl-Querwindung. Dort endet die Hörbahn. Das sekundäre Hörzentrum ermöglicht die Identifizierung der Höreindrücke. Für die Spracherkennung ist ein besonderes kortikales Feld lokalisiert worden, das **Wernicke-Zentrum** für das Sprachverständnis.

Ein Ausfall des primären Hörzentrums führt zur Taubheit bei u. U. intakten Hörorganen und Hörbahnen, zur sog. Rindentaubheit. Die Schädigung des sekundären Hörzentrums führt dagegen zur Seelentaubheit, bei der man zwar akustisch hört, das Gehörte jedoch nicht hinreichend einordnen kann.

Geruchs- und Geschmackssinn ➤ Kap. 10.2.3

KLINIK

Die sensorische Aphasie

Ein Ausfall des Wernicke-Zentrums führt zur sog. **sensorischen Aphasie,** bei der die Bedeutung gesprochener Wörter nicht verstanden wird, obwohl sie gehört werden können (wie bei einer fremden Sprache). Auch die sprachnahen Fähigkeiten des Lesens und Schreibens sind häufig mit beeinträchtigt. Das eigene Sprechen ist zwar flüssig, jedoch oft nicht sinnvoll, da viele Begriffe falsch gebraucht werden.

9.8.6 Die Assoziationsgebiete

Die **Assoziationsgebiete (tertiär kortikale Felder** oder kurz: **tertiärer Kortex)** des Großhirns dienen der Integration von Sinneseindrücken unterschiedlichster Art und von motorischen Handlungsentwürfen aus dem motorischen Gedächtnis. Durch die Verbindungen von verschiedenen motorischen und sensorischen kortikalen Feldern bilden sie die Grundlage für viele Hirnleistungen wie z. B. logisches Denken und Kreativität. Die Assoziationsgebiete machen einen großen Anteil des Kortex aus, so gehören zu ihnen zahlreiche kortikale Felder der vier Großhirnlappen einschließlich einiger Anteile des limbischen Systems. Auf dieser tertiären kortikalen Ebene sehen wir eine **integrative Gnosis,** die als höchste Basis für das menschliche Handeln steht. Das vollständige Erfassen eines Sinngehalts ist durch die Assoziation gegeben.

Zusätzlich beinhaltet der tertiäre Kortex Zentren für Kommunikation und Sprache (Sprachfunktion = **Phasis**) sowie für Emotion und Benehmen. Eine weitere Präsenz im tertiären Kortex ist die Steuerung für ein zielgerichtetes motorisches Handeln. Die motorische Programmierung selbst (motorische Programmierung und zielgerichtetes Handeln = **Praxis**) realisiert sich im sekundär motorischen Kortex.

Eine essenzielle Voraussetzung für ein optimales Funktionieren auf kortikaler Ebene ist eine ausreichende **Attention,** d. h. Aufmerksamkeit. Dafür sind die Reize aus den Thalamuskernen und aus der Formatio reticularis unabdingbar.

Wie hervorragend sich das kortikale Netzwerk zur Assoziation von Informationen eignet, lässt sich erahnen, wenn man weiß, dass jedes beliebige Neuron über höchstens sechs Synapsen mit jedem anderen beliebigen Neuron des Kortex in Verbindung treten kann.

Linke und rechte Hemisphäre

Beide Großhirnhemisphären unterscheiden sich insbesondere in den Assoziationsgebieten etwas voneinander und ergänzen sich in der Zusammenarbeit: Die **linke Hemisphäre** ist bei den meisten Menschen Sitz der Sprache, der Zahlenkenntnis und des abstrakten, logischen Denkens, während die **rechte Hemisphäre** eher die Grundlage für Kreativität, künstlerische Begabungen, Einsicht und Vorstellungskraft liefert. Das Corpus callosum (Balken, ➤ Abb. 9.18) ist die große Informationsleitung, über die beide Hälften kommunizieren und zu einer Einheit werden.

9.8.7 Einige Krankheitsbilder kortikalen Ursprungs

Störungen des Kortex

Die wichtigsten Funktionen der kortikalen Felder sind grob zu unterteilen in
- Sensomotorische Funktionen
- Neuropsychologische Funktionen
- Psychologische Funktionen.

Die Folge von Störungen in den primär kortikalen Feldern sind vor allem sensomotorische Dysfunktionen. Neuropsychologische sowie psychologische Dysfunktionen betreffen vorrangig die sekundär und tertiär kortikalen Felder.

Störungen im primären Kortex

Ein Schaden in der linken Hemisphäre, z. B. ein Schlaganfall (➤ Kap. 9.19.2), verursacht möglicherweise eine rechtsseitige **Hemiparese** (hemi = halb, Parese = Erschlaffung, inkomplette Lähmung) in Form einer Paralyse (komplette Lähmung) oder einer Spastizität. Die Hemiparesenseite stellt sich immer reziprok (auf der Gegenseite) zur beschädigten Hemisphäre dar. Ausfälle an den oberen Extremitäten sind häufiger als an den unteren Extremitäten. Bei Läsionen auf parietaler Ebene ist die Hemiparese oft hypoton und geht mit **Sensibilitätsstörungen** einher. Bei der Anästhesie inklusive der Kinästhesie wird, auch wenn diese nicht von Paresen begleitet werden, die motorische Kontrolle wesentlich beeinträchtigt sein.

Eine bei linksseitiger Hemiparese oft vorkommende Erscheinung ist das sog. Pusher-Syndrom, bei dem sich der Patient räumlich nach links ausrichtet. Dazu gibt es unterschiedliche Erklärungen: Der Patient achtet nicht auf die linke Seite **(Neglekt),** spürt den Druck unter seiner Fußsohle nicht (wodurch er nicht kompensiert), bemerkt die Gewichtsverlagerung nicht oder hat durch räumliche Störungen ein verändertes Gefühl und strebt dadurch eine nach links gewichene Vertikale an. Wahrscheinlich ist nicht nur einer dieser Faktoren ausschlaggebend, sondern es spielen mehrere Faktoren eine Rolle.

Störungen im primär sensorischen Kortex mit Auswirkungen auf das Sehvermögen nennt man Hemianopsie (➤ Kap. 10.2.4). Sie beschreibt den Ausfall einer Hälfte des Gesichtsfeldes durch fehlende Information aus dem betroffenen Auge. Die fehlende Bildaufnahme auf dieser nicht registrierenden Seite wird im primär sensorischen Kortex nicht verarbeitet.

Störungen im sekundären und tertiären Kortex

Die wichtigsten hochzerebralen **neuropsychologischen Funktionen** des Kortex und deren Störungen als Folge eines Traumas oder einer Krankheit sind:
- Gnosis = Erkennen und Zuordnen der sensorischen Eindrücke (Pathologie: **Agnosie**)
- Phasis = Sprachmöglichkeit (Pathologie: **Aphasie**)
- Mnesis = Erinnerung (Pathologie: **Amnesie**)
- Praxis = die Organisation der Vorgehensweise (Pathologie: **Apraxie**)
- Attention, Aufmerksamkeit = Achtsamkeit für Reize (Pathologie: **Neglekt** und **Extinktion**).

Störungen in der linken und rechten Hemisphäre

Aphasie, Probleme in der Rechts-Links-Orientierung, Apraxie, die verbale assoziative Agnosie und rechtsseitiger Neglekt (fehlende Aufmerksamkeit) sind häufig auftretende klinische Erscheinungen bei **Störungen der linksseitigen Hemisphäre.** Die elementaren Aspekte eines Gegenstandes oder Klanges können möglicherweise beschrieben werden, wobei der Patient aber nicht weiß, was es ist, oder seine Bedeutung nicht erkennt. Sprachliche und nichtsprachliche Laute können genau wie die Sprachlaute selbst als Folge der verbalen Agnosie nicht exakt differenziert werden.

Klinische Erscheinungen bei **Störungen der rechtsseitigen Hemisphäre** sind die frühen Stadien der perzeptuellen Agnosie. Das Registrieren und die Verarbeitung von Formen, Tönen usw. sind beeinträchtigt. Ein Erkennen von Timbre, Akkorden und Melodien wird schwierig. Dies ist als eine Art nonverbale akustische Agnosie zu deuten. Aufmerksamkeitsprobleme wie **Neglekt** und **Extinktion** (Erlöschen der Aufmerksamkeit) auf der linken Seite kommen häufiger vor als beim rechtsseitigen Neglekt, also einer Läsion in der linken Hemisphäre.

Perzeptionsprobleme

DEFINITION

Perzeption (Wahrnehmung und Interpretation)

Folge aller Gehirnaktivitäten in den Assoziationsgebieten (tertiärer Kortex) als Resultat der ersten Verarbeitung im primär und sekundär sensorischen Kortex. Eintretende Reize werden einem bestimmten Kontext zugeordnet. Die Bedeutung der Reize kann erst durch eine Folge von bestimmten Reaktionen verstanden und verwendet werden.

Bei einer hochkortikalen zentralneurologischen Problematik wie z. B. einer zerebrovaskulären Insuffizienz (➤ Kap. 9.19.2) können Perzeptionsstörungen in Form der gestörten hochkortikalen zerebralen Funktion „Gnosis" auftreten. Die noch funktionierenden Sensoren (Rezeptoren) leiten weiterhin einen Informationsfluss über afferente Bahnen zum Gehirn und – abhängig vom Schaden – unter Umständen bis in die primär motorische Hirnrinde. Als Folge einer Pathologie des tertiär sensorischen Kortex kann es trotzdem z. B. visuelle, taktile oder auditive Perzeptionsprobleme geben:

- **Visuelle Perzeptionsprobleme:** Die Sinnesorgane sind intakt, der Patient sieht sehr gut und braucht keine Brille. Trotzdem versteht er nicht, was er sieht. Er erkennt anhand der Form und Farbe eines Gegenstandes nicht, was dieser zu bedeuten hat. Eine weitere Variante ist, dass der Patient einen Gegenstand zwar benennen, ihn aber keiner praktischen Bedeutung zuordnen kann.
- **Taktile Perzeptionsprobleme:** Der Patient kann sehr wohl fühlen, dass ein Gegenstand unter einem Tuch liegt, er kann jedoch die Größe des Gegenstandes nicht beschreiben. Gleiches gilt für die Eigenschaften hart oder weich. Auch spitze oder stumpfe Formen sowie raue oder glatte Oberflächen kann er nicht benennen.
- **Auditive Perzeptionsprobleme:** Der Patient kann sehr gut akustische Signale wahrnehmen, auch ohne Hörgerät. Er kann aber das Gehörte nicht zuordnen, z. B. kann er das Fließgeräusch von Wasser aus einem aufgedrehten Wasserhahn nicht beschreiben.

Demenz und Alzheimer-Krankheit

Unter **Demenz** versteht man einen fortschreitenden Verlust v. a. von Großhirnfunktionen: Gedächtnisausfall, Schwinden der Interessen und emotionale Verflachung führen zum Zerfall der gesamten Persönlichkeitsstruktur und auch der körperlichen Fähigkeiten. Solche Patienten haben keinen Tag-Nacht-Rhythmus und erkennen ihre Angehörigen nicht mehr. Die Pflege dementer Patienten stellt hohe Anforderungen an Angehörige und Pflegepersonal. Strukturell findet man bei diesem Krankheitsbild eine Atrophie von Hirngewebe mit einer entsprechenden Abflachung der Hirnwindungen. Die entstehenden Hohlräume sind mit Liquor ausgefüllt (➤ Kap. 9.16.4).

9

Die Demenz vom **Alzheimer-Typ** oder senile Demenz ist eine progressive diffuse Hirnatrophie unklarer Ursache, die mit einem Maximum zwischen dem 45. und 65. Lebensjahr, bevorzugt bei Frauen, auftritt. Je früher die Krankheit ausbricht, desto progressiver ist der Verlauf. Mikroskopisch sieht man senile Plaques (Gefäßwandablagerungen) und makroskopisch eine Kortexatrophie im frontotemporalen und parietookzipitalen Bereich. Die Patienten zeigen zu Beginn vor allem Gedächtnisstörungen, im weiteren Verlauf stehen Unruhe, Orientierungsstörungen, Agnosie (Nichterkennen) und evtl. Euphorie oder Depression im Vordergrund.

Epilepsie

Das Krankheitsbild der **Epilepsie** ist gekennzeichnet durch plötzlich einsetzende, wiederkehrende Krampfanfälle aufgrund einer abnormen synchronisierten Aktivitätssteigerung des ZNS. Die häufigste Anfallsform ist der **Grand-mal-Anfall** (Grand mal = „großes Übel") mit plötzlichem Bewusstseinsverlust und anfänglicher Streckung der Rücken- und Extremitätenmuskulatur (tonische Phase), die gefolgt wird von Zuckungen der Extremitäten (klonische Phase). Zusätzlich kommt es häufig zur Absonderung von schaumigem Speichel sowie zu Urin- und manchmal zu Stuhlabgang.

Neben den Grand-mal-Anfällen gibt es zahlreiche weitere Anfallsformen, z. T. auch ohne Bewusstseinsverlust, mit ganz unterschiedlichen klinischen Erscheinungsbildern.

Ursache für die Krampfanfälle können abnorme elektrische Entladungen in einem Gehirnareal (Fokus) mit instabilem Membranpotenzial (➤ Kap. 9.2.2) sein: Ein gestörtes Gleichgewicht von Aktivierungs- und Hemmungsvorgängen führt hier zu unkontrollierten Entladungen der erkrankten Neurone. Fokus kann jeder geschädigte Neuronenverband sein. Ursache der Schädigung können z. B. Narbenbildungen nach Hirnverletzungen, tumoröse Entartung, Sauerstoffmangel oder entzündliche Prozesse sein. Man spricht hier von **symptomatischer** oder **sekundärer Epilepsie.** Oft bleibt aber – trotz ausgedehnter neurologischer Diagnostik mit EEG und Computertomografie (➤ Kap. 9.21) – die Ursache unklar. Man spricht dann von **genuiner** (genuin = echt) oder **primärer Epilepsie.**

Bei der Behandlung der sekundären Epilepsie wird versucht, die auslösende Ursache zu beseitigen. Bei der – vor allem bei Kindern wesentlich häufigeren – genuinen Epilepsie ist dies nicht möglich, sodass durch Medikamente (Antiepileptika) über lange Zeit – oft lebenslang – die unkontrollierten Entladungen und damit die epileptischen Anfälle unterdrückt werden müssen. Auf diese Weise kann bei vielen Patienten Anfallsfreiheit erzielt werden, oft allerdings um den Preis von beträchtlichen Nebenwirkungen.

Folgen einer Stirnhirnschädigung

Bei Verletzungen oder Tumoren im **Lobus frontalis** (Stirnhirnbereich) kommt es meistens zu eingreifenden Persönlichkeitsveränderungen, erhöhter Ablenkbarkeit, Änderungen des Zeitgefühls, Antriebslosigkeit und in fortgeschrittenen Stadien zu Perseverationen (Beharren auf einer einmal begonnenen Tätigkeit bzw. beharrliches Wiederholen von Bewegungen oder Wörtern) sowie zu depressiven oder euphorischen Zuständen.

9.8.8 Basalganglien

Die **Basalganglien** (Stammganglien) sind tief liegende Kerngebiete des Großhirns und Zwischenhirns. Es handelt sich um eine Anhäufung von Kernen (Nuclei) der informationsleitenden Neuronen (➤ Kap. 9.2.1). Die größte Kernanhäufung der Stammganglien ist das **Corpus striatum** (Streifenkörper). Er wird durch die dicken Faserzüge der Pyramidenbahn in Höhe der inneren Kapsel in zwei Anteile aufgeteilt (➤ Abb. 9.18): den **Nucleus caudatus** und das **Putamen.** Zusammen werden diese beiden auch **Neostriatum** (kurz: **Striatum**) genannt. Das Putamen bildet zusammen mit dem **Globus pallidus** (blasser Kern, auch **Paleostriatum** genannt) den **Nucleus lentiformis** (Linsenkern). Putamen und Globus pallidus gehören jedoch nur topografisch zusammen. Entwicklungsgeschichtlich und funktionell unterscheiden sie sich stark voneinander. Das Putamen wird zum Großhirn, der Globus pallidus zum Zwischenhirn gerechnet. Eine weitere Kernansammlung, die zu den Basalganglien gerechnet wird, ist der **Corpus amygdaloideum** (Mandelkern). Er ist auch Teil des limbischen Systems (➤ Kap. 9.9).

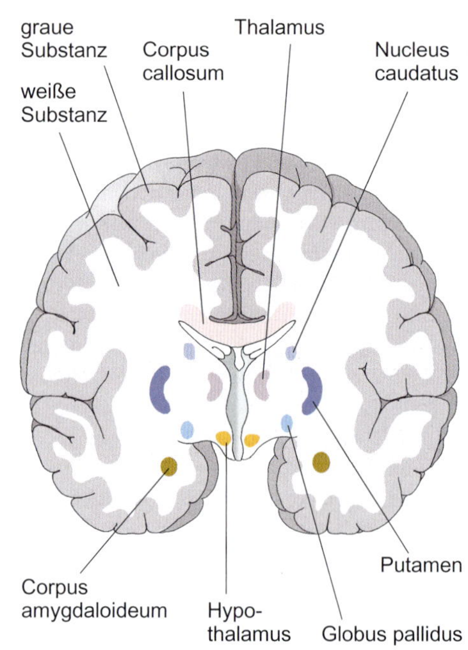

Abb. 9.18 Lage der Basalganglien im Hirnquerschnitt. Die Basalganglien Ncl. caudatus, Putamen und Globus pallidus sind Kerngebiete des Großhirns. Ncl. caudatus und Putamen werden zusammen als Corpus striatum bezeichnet, Putamen und Globus pallidus bilden zusammen den Ncl. lentiformis.

Gegenüber dem Hypothalamus, in unmittelbarer Nachbarschaft zum Thalamus, liegen weitere Abschnitte des Diencephalon: der **Epithalamus,** der **Metathalamus** und der **Subthalamus**. Zum Epithalamus, dem meist dorsalen Abschnitt des Diencephalons, der das Dach des dritten Ventrikels bildet, gehört als kleine Vorwölbung die **Epiphyse** (Zirbeldrüse, ➤ Kap. 8.3). Kerngebiete des Diencephalon, die zum extrapyramidalen System gehören, wurden schon genannt (➤ Kap. 9.8.8).

9.10.1 Aufbau von Thalamus und Hypothalamus

Thalamus – Tor zum Bewusstsein

Der **Thalamus** besteht hauptsächlich aus grauer Substanz, also Neuronen, die in knapp 200 Kerngebiete (Thalamuskerne) gruppiert sind. Einen der größten Thalamuskerne, den vorderen Thalamuskern, zeigt ➤ Abb. 9.19. Linker und rechter Thalamus umschließen den dritten Ventrikel (➤ 9.43) und sind nur durch eine zentrale Brücke, die Adhaesio interthalamica (➤ Abb. 9.15c und ➤ Abb. 9.21), miteinander verbunden.

Alle Informationen aus der Umwelt oder aus der Innenwelt des Körpers – vom Rückenmark, Hirnstamm und auch vom Cerebellum (Kleinhirn) – gelangen über aufsteigende Bahnsysteme zu den Thalamuskernen. Dort werden sie gesammelt, miteinander verschaltet und verarbeitet, bevor sie über Projektionsbahnen (➤ Abb. 9.17) der Großhirnrinde zugeleitet und dort zu bewussten Empfindungen verarbeitet werden. Weitere Verbindungen bestehen zum limbischen System. Damit der Cortex cerebralis und das Bewusstsein nicht von Signalen überflutet werden, wirkt der Thalamus wie ein **Filter,** den nur Erregungen passieren können, die für den Gesamtorganismus bedeutsam sind. Der Thalamus wird deshalb auch das **Tor zum Bewusstsein** genannt.

Hypothalamus und Hypophyse

Der **Hypothalamus** liegt als unterster Abschnitt des Diencephalon unterhalb des Thalamus. Trotz seiner geringen Größe ist der Hypothalamus ein lebensnotwendiger Teil des Gehirns, der bei der Steuerung zahlreicher körperlicher und psychischer Lebensvorgänge eine herausragende Bedeutung hat. Diese Steuerung geschieht z. T. auf nervalem Wege über das vegetative Nervensystem (➤ Kap. 9.17), z. T. hormonell über den Blutweg. Entsprechend schüttet der Hypothalamus sowohl Neurotransmitter als auch Neuropeptide und Hormone aus. Der Hypothalamus stellt daher ein zentrales Bindeglied zwischen dem Nervensystem und dem Hormonsystem dar.

Über eine untere Ausstülpung, das Infundibulum (Hypophysenstiel), steht der Hypothalamus mit der **Hypophyse** (Hirnanhangsdrüse) in Verbindung (➤ Abb. 9.20). In besonders gut durchbluteten Kerngebieten des Hypothalamus werden Hormone gebildet: Im paarigen Nucleus supraopticus das Hormon **Adiuretin,** in den beiden Nuclei paraventriculares das Hormon **Oxytocin** (➤ Kap. 8.2.1).

Beide Wirkstoffe gelangen auf nervalem Weg – transportiert durch zugehörige Axone – über den Hypophysenstiel zum hinteren Anteil der Hypophyse, der **Neurohypophyse** (Hypophysenhinterlappen). Dort werden die beiden genannten Hormone gespeichert und bei Bedarf ins Blut abgegeben. Diese Art der Hormonabgabe von Nervenzellen über Nervenfasern nennt man **Neurosekretion.**

MERKE

Der Hypothalamus – eine wichtige Kontrollinstanz

Vom Hypothalamus werden über hochspezialisierte Rezeptoren viele **Körperfunktionen** kontrolliert:
- Thermorezeptoren messen die Körpertemperatur.
- Osmotische Rezeptoren kontrollieren den Wasserhaushalt.
- Hormon- und andere Rezeptoren überwachen die Kreislauffunktionen, den Gastrointestinaltrakt und die Blasenfunktion.
- Über ein Durst-, Hunger- und Sättigungszentrum (➤ Kap. 9.1) wird die Nahrungs- und Flüssigkeitsaufnahme gesteuert.
- Mit der Entstehung von Gefühlen wie Wut und Aggression wird der Hypothalamus ebenfalls in Zusammenhang gebracht.

Adenohypophyse (Hypophysenvorderlappen)

In anderen Kerngebieten des Hypothalamus werden weitere Hormone gebildet, die jedoch nicht direkt wirken, sondern als **Releasing-Hormone** (freisetzende Hormone) über Blutgefäße den vorderen Anteil der Hypophyse, die Adenohypophyse (den Hypophysenvorderlappen), erreichen und dort die Ausschüttung von Hypophysenvorderlappen-Hormonen stimulieren. Dieser Teil der Hypophyse gehört entwicklungsgeschichtlich nicht zum Nervengewebe. Der **Hypophysenvorderlappen** ist die wichtigste übergeordnete Hormondrüse des Körpers (➤ Kap. 8.2.2).

9.10.2 Regulierung der Homöostase durch den Hypothalamus

Unter dem Begriff **Homöostase** versteht man die Aufrechterhaltung einer inneren biochemischen und energetischen Ordnung (➤ Kap. 5.1.2). Sie ist, neben der Reproduktion, die wichtigste Grundvoraussetzung für das Leben. Während Einzeller sich in einem relativ homogenen äußeren Milieu befinden, unterliegt das innere Milieu der Mehrzeller ständigen Schwankungen aufgrund der Stoffwechselaktivitäten der einzelnen Zellen. Um die Schwankungen möglichst gering zu halten, entwickelte sich im Laufe der Evolution ein Regelsystem, um die Stoffwechselprozesse des Organismus gezielt steuern zu können. Die Steuerung der Prozesse zur Erhaltung der Homöostase werden vom **Hypothalamus** über die Hemmung bzw. Aktivierung verschiedener Stoffwechselprozesse geregelt. Bei der Gestaltung dieses vegetativen Klimas im Gewebe spielen emotionale und motivatorische Aspekte eine wichtige Rolle. So ordnen sich die vegetativen Funktionen den Aufgaben des Nervensystems und den Anforderungen an den Organismus unter: Während einer Orientierungs- oder Alarmphase überwiegt z. B. die ergotrope Funktion des Hypothalamus.

Ergotrope Systeme

Ergotrope Systeme sorgen für eine Anpassung aller relevanten Organfunktionen und hormonellen Regelkreise, die den Organismus zur Arbeit befähigen (katabole Prozesse). Anpassungsreaktionen sind:
- Forcierte Atmung
- Verbesserte Durchblutung von Herz und Muskeln
- Steigerung der Adrenalinproduktion im Nebennierenmark, die zur Erweiterung der Gefäße führt
- Mobilisation von Glukose
- Verringerte Aktivität des Magen-Darm-Systems.

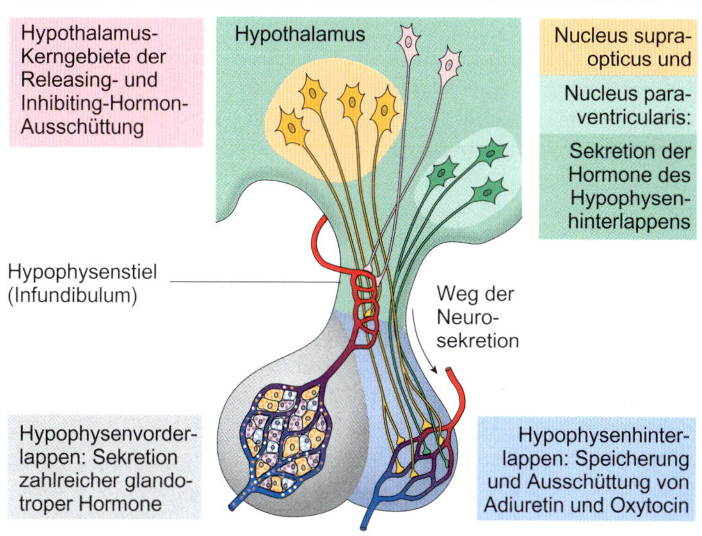

Abb. 9.20 Hypophyse und Hypothalamus. Im Hypothalamus werden verschiedene Hormone gebildet: mehrere Releasing-Hormone, die den Hypophysenvorderlappen beeinflussen, sowie Adiuretin und Oxytocin, die beide auf nervalem Weg (Neurosekretion) zum Hypophysenhinterlappen gelangen und dort ins Blut abgegeben werden.

9

Zusätzlich wird bei hoher Belastung das Stresshormon Cortisol von der Nebennierenrinde freigesetzt. Cortisol stimuliert die Glukosegewinnung aus körpereigenen Eiweißen und bremst lokale Entzündungen.

Überwiegt das ergotrope System, ist der Organismus zwar optimal auf Arbeit eingestellt, aber das geht zu Lasten der Versorgung von Organen und Geweben. Bei länger andauernden Arbeitsbelastungen (Stress) kommt es daher zu Erschöpfungszuständen. Ein Anstieg der Verletzungsgefahr ist die Folge.

Trophotrope Systeme

Trophotrope Systeme unterstützen vor allem Wachstums- und Heilungsprozesse (anabole Prozesse). Stimuliert werden:

- Magen-Darm-System, welches gemeinsam mit der Leber Baustoffe wie Aminosäuren für die Synthese von Eiweißen liefert
- Anabole Hormonsysteme, die den Cortisolspiegel sinken lassen.

9.11 Hirnstamm und Formatio reticularis

DEFINITION

Hirnstamm

Unterster Gehirnabschnitt, wird in die drei Anteile **Mesencephalon** (Mittelhirn), **Pons** (Brücke) und **Medulla oblongata** (verlängertes Mark, das auf der Höhe des Hinterhauptlochs in das Rückenmark übergeht) gegliedert. Die Medulla oblongata enthält Steuerungszentren für lebenswichtige Regelkreise, z. B. für die Steuerung der Atmung und der Herz-Kreislauf-Funktion.

Der Hirnstamm (➤ Abb. 9.21) besteht aus auf- und absteigenden Leitungsbahnen (weiße Substanz) und aus Ansammlungen von Nervenzellen (graue Substanz).

9.11.1 Mesencephalon

Als **Mesencephalon** (Mittelhirn) bezeichnet man das nur 1,5 cm lange Mittelstück zwischen dem Oberrand des Pons (Brücke) und dem Diencephalon (Zwischenhirn). Im Querschnitt durch das Mesencephalon (Mittelhirn) (➤ Abb. 9.21, ➤ Abb. 9.12) lassen sich zwei Zonen abgrenzen:

- **Tectum mesencephalicum** (Mittelhirndach) mit vier Erhebungen (sog. Vierhügelplatte), welche als akustische und optische Reflexzentren dienen
- **Pedunculi cerebri** (Hirnstiele), lange Leitungsbahnen, die in zwei Vorwölbungen zur Großhirnbasis verlaufen. Sie enthalten die Fasermassen der Groß- und Kleinhirnverbindungen und die Pyramidenbahn. Diese **Crura cerebri** (Hirnschenkel) dienen dem Austausch von motorischen und sensiblen Informationen zwischen Medulla, Medulla oblongata, Pons, Cerebellum, Thalamus und Telencephalon. Im hinteren Anteil der Hirnstiele liegt das **Tegmentum mesencephalicum** (Mesencephalonhaube). Es enthält Ursprungszellen des III. und IV. Hirnnerven.

Das Mesencephalon enthält im Gebiet von Tectum und Tegmentum auch Kerngebiete des extrapyramidalen Systems. Man bezeichnet sie aufgrund ihrer dunklen Färbung in mikroskopischen Hirnschnitten als **Substantia nigra** (schwarze Substanz) und **Nucleus ruber** (roter Kern). Sie arbeiten als Schaltzentren, die reflexartig – also ohne willentliche Beeinflussung – Bewegungen der Augen, des Kopfes und des Rumpfes mit den Eindrücken von Augen und Ohren abstimmen. Zwischen Tectum und Tegmentum wird das Mesencephalon von einem liquorführenden Aquädukt (Kanal) durchzogen, das vom dritten zum vierten Ventrikel verläuft.

Im Bereich dieses Aquäduktes ist das Ventrikelsystem am engsten, weshalb hier angeborene oder erworbene (z. B. entzündliche) Verklebungen am häufigsten auftreten. Eine solche Aquäduktstenose führt zur Behinderung des Liquorabflusses und zur Erweiterung der vorgeschalteten Ventrikel mit der Folge eines Hydrocephalus internus (erhöhte Liquormenge in den Ventrikeln, ➤ Kap. 9.16.5).

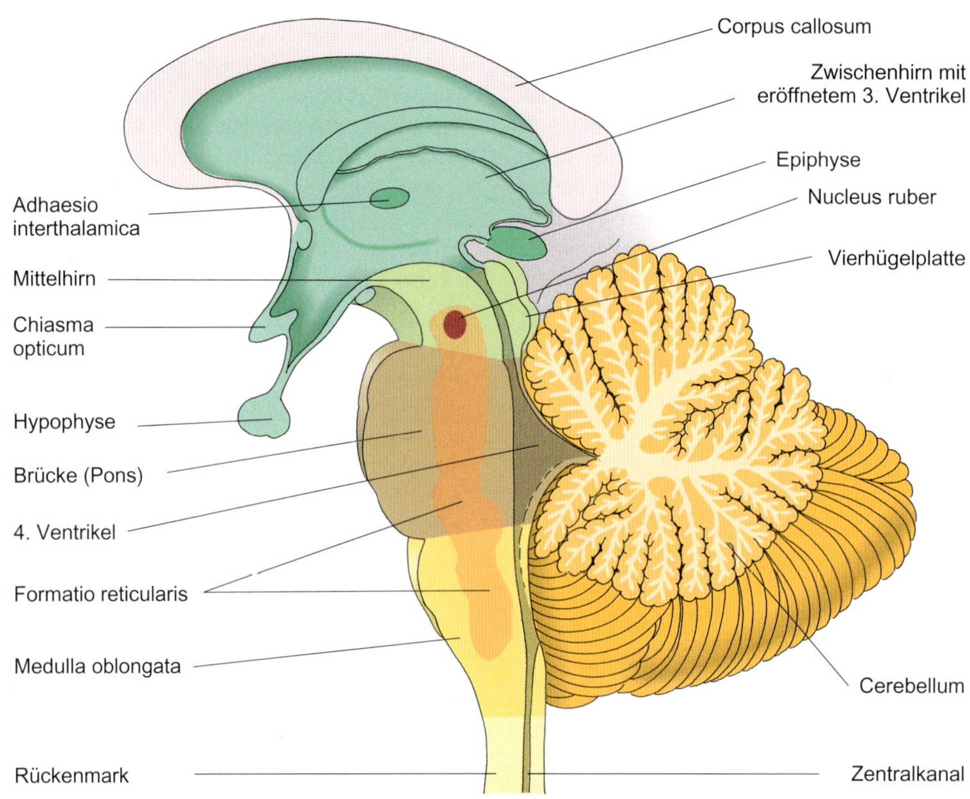

Abb. 9.21 Funktionszentren im Hirnstamm. Die Formatio reticularis erstreckt sich vom Mittelhirn über die Brücke bis in das verlängerte Mark. Der Nucleus ruber ist im Mesencephalon (Mittelhirn) angedeutet. Außerdem erkennt man die Epiphyse, die Hypophyse und das Cerebellum (Kleinhirn). Der dritte Ventrikel ist bei dieser Schnittführung offengelegt.

9.11.2 Pons

Im **Pons** (Brücke) setzen sich die längs verlaufenden Bahnsysteme vom Telencephalon (Großhirn) zum Rückenmark bzw. umgekehrt fort. Mit quer verlaufenden Faserbündeln verbindet der Pons außerdem das Telencephalon mit dem Cerebellum. Im Pons liegen die Kerngebiete des V., VI., VII. und z. T. des VIII. Hirnnervs (➤ Kap. 9.12). Auch ein Regulationszentrum für die Atmung liegt hier.

9.11.3 Medulla oblongata

Die **Medulla oblongata** (verlängertes Mark) bildet den unteren Anteil des Hirnstamms und damit den Übergang zur Medulla (Rückenmark). Sie enthält in ihrer weißen Substanz auf- und absteigende Bahnen vom und zum Rückenmark. Die absteigenden Bahnen für die Willkürmotorik bilden im Bereich der Medulla oblongata zwei Vorwölbungen, die **Pyramiden.** Sie geben der Pyramidenbahn ihren Namen (➤ Kap. 9.14.5).

Die Pyramidenbahnfasern kreuzen in diesem Bereich zum größten Teil auf die Gegenseite, sodass die motorischen Nervenfasern aus der linken Großhirnhälfte die Muskeln der rechten Körperhälfte versorgen und umgekehrt. Auch ein großer Teil der sensiblen aufsteigenden Bahnen kreuzt in der Medulla oblongata zur Gegenseite, sodass ca. 80 % der Empfindungen aus einer Körperhälfte in der entgegengesetzten Hirnhälfte aufgenommen werden.

Lebenswichtige Regelzentren

Neben diesen Bahnsystemen enthält die Medulla oblongata in ihrer grauen Substanz Steuerungszentren für lebenswichtige Regelkreise (➤ Kap. 1.5):

- Das **Herz-Kreislauf-Zentrum** beeinflusst Herzschlag und Kontraktionskraft des Herzens und steuert die Weite der Blutgefäße.
- Das **Atemzentrum** reguliert den Grundrhythmus der Atmung.
- Weitere wichtige Reflexzentren, z. B. **Schluck-, Husten-, Nies- und Brechzentren,** vermitteln lebenswichtige motorische Reflexhandlungen.

Diese Zentren erhalten die Informationen, die sie zu ihrer Aufgabenerfüllung brauchen, über afferente Bahnen des vegetativen Nervensystems (z. B. vom IX. und X. Hirnnerv, ➤ Abb. 16.18), z. T. befinden sich die Sensoren (z. B. für pH-Wert, Sauerstoff- und Kohlendioxidpartialdruck, ➤ Kap. 17.10.2) auch direkt in der Medulla oblongata.

Durch die Konzentration lebenswichtiger Zentren in der Medulla oblongata kann u. U. ein einzelner harter Schlag auf die umgebende Schädelbasis (etwa bei einem Boxkampf) tödlich enden. Auch die Einklemmung der Medulla oblongata im großen Hinterhauptsloch infolge intrakranieller Drucksteigerung kann rasch zum Tode führen (➤ Kap. 9.16.5).

Andererseits können Patienten, bei denen aufgrund eines Sauerstoffmangels das gesamte Großhirn ausgefallen ist, u. U. weiterleben, ohne an Apparate angeschlossen zu sein. In solchen Fällen, bei denen lediglich die Stammhirnfunktion erhalten ist, spricht man vom **apallischen Syndrom** („Apalliker").

Schließlich liegen in der Medulla oblongata die Kerngebiete der VIII., IX., X., XI. und XII. Hirnnerven, über deren vegetative Anteile ebenfalls Steuersignale der besprochenen Regelzentren zu den inneren Organen ziehen.

9.11.4 Formatio reticularis

Im gesamten Hirnstamm bis hin zum Thalamusbereich des Diencephalons liegen Neuronenverbände, die nicht in scharf abgegrenzten Kerngebieten konzentriert sind. Mit ihren zugehörigen Nervenfasern haben sie ein netzartiges Aussehen und werden deshalb **Formatio reticularis** („netzartiges Gebilde", ➤ Abb. 9.21 und ➤ Abb. 9.22) genannt. Die Nervenzellen der Formatio reticularis erhalten aus allen Hirngebieten Informationen, die sie verarbeiten und ihrerseits mit Erregungsimpulsen zu allen Hirngebieten beantworten.

Die Formatio reticularis stellt ein Regulationszentrum für die Aktivität des gesamten Nervensystems dar. Auf- und absteigende Bahnen können separat benannt werden. Dabei wird der Kortex durch das sog. **aufsteigende retikuläre Aktivierungssystem** der Formatio reticularis (**ARAS,** auch unspezifisches sensibles System genannt) aktiviert. Die Formatio reticularis spielt bei der Steuerung der Bewusstseinslage und des Wach-Schlaf-Rhythmus eine entscheidende Rolle. Das sog. absteigende oder **deszendierende retikuläre Aktivierungssystem** (abgekürzt: **DRAS**) reguliert das Aktivitätsniveau im Nervensystem und letztendlich den Muskeltonus.

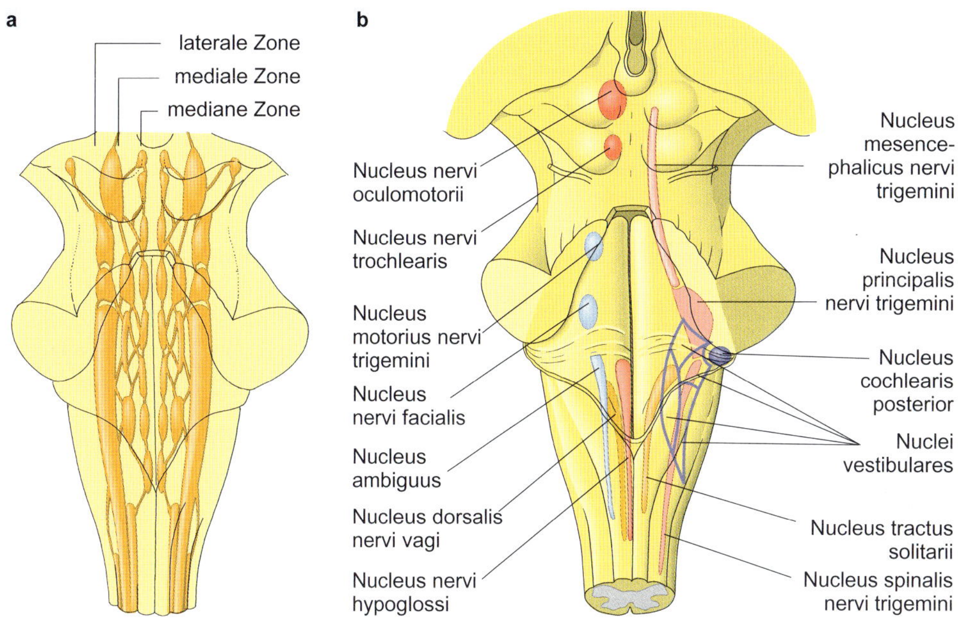

Abb. 9.22 Die Formatio reticularis als netzartige Darstellung der grauen Substanz durch den gesamten Hirnstamm. Phasenweise ist eine Verdichtung des Netzes zu einzelnen, unterschiedlich großen Kernen zu beobachten. Diese Kerngebiete können in eine mediane, eine mediale und eine laterale Zone unterteilt werden.

Einfluss der inneren Einstellung auf die Verarbeitung von äußeren Reizen

Äußere Reize, die auf den Organismus einwirken, rufen nicht immer dieselben Reaktionen des Nervensystems hervor. Ein Beispiel: Ein Tritt gegen das Bein während eines Fußballspiels wird oft kaum wahrgenommen. Erhält man jedoch auf der Straße völlig unerwartet denselben Tritt, wird man diesen mit Sicherheit sehr bewusst erleben. Die innere Einstellung beeinflusst unsere Wahrnehmung, wobei unsere Erwartungshaltung sowie die Ausrichtung auf zu bewältigende Aufgaben eine entscheidende Rolle spielen. Die hierfür notwendigen Anpassungsleistungen des Nervensystems lassen sich in zwei Phasen, die Orientierungs- und die Anpassungsphase, einteilen.

Orientierungsphase (Alarmphase)

In unbekannten Situationen wird über das ARA- und DRA-System die Aktivität des gesamten Nervensystems gesteigert. Ziel dieser zunächst unspezifischen Aktivierung ist es, Reize möglichst schnell aufzunehmen und zu verarbeiten, um eine Analyse der Situation vornehmen zu können (➤ Kasten Patienteninformation). Zusätzlich werden Abwehr- und Anpassungsmechanismen bereitgestellt, um möglichst schnell reagieren zu können.

Anpassungsphase (Abwehrphase)

Nachdem die Analyse der Situation stattgefunden hat, stellt sich das Nervensystem auf seine Aufgaben ein. Inhibierende und aktivierende Systeme werden nun selektiv eingesetzt. Die sensorische und motorische Verarbeitung wird so organisiert, dass ihre Effizienz maximal gesteigert werden kann. Nozisensorische Informationen können nun über endogene schmerzmodulierende Systeme, z. B. mittels Endorphinen, gedämpft werden (➤ Kap. 9.4.1). Die selektive Steuerung der vegetativen Regelkreise geht vom Hypothalamus aus (➤ Kap. 9.10.2).

PT-PRAXIS

Patienteninformation wichtig

Ein Patient, der nicht weiß, was ihn erwartet, befindet sich in einer starken **psychischen** und körperlichen Anspannung. Der Patient ist auf „Gefahr" eingestellt. Sämtliche schmerzhemmenden Systeme sind ausgeschaltet, die Schmerzwahrnehmung ist gesteigert und der Muskeltonus erhöht. Das aber verzögert jeden Heilungsprozess und erschwert die therapeutische Arbeit unnötig. Der Therapeut sollte sich daher unbedingt die Zeit nehmen, den Patienten über den Therapieverlauf zu informieren und möglichst alle Fragen zu beantworten.

9.11.5 Die Bewusstseinslagen

Je nach Aktivität des ARA- und DRA-Systems entstehen die unterschiedlichen **Bewusstseinslagen,** z. B. von „gespannter Aufmerksamkeit" über „gedankliches Abschalten" bis hin zum Schlaf. Der Bewusstseinszustand kann durch Alkohol und Drogen, durch Medikamente wie z. B. Narkosemittel, aber auch durch Meditation beeinflusst werden. Schädigungen des Gehirns können sogar zur völligen Ausschaltung des Bewusstseins, zum Koma, führen. Im Einzelnen unterscheidet man:

- **Benommenheit** (leichte Bewusstseinsstörung) mit verlangsamtem Denken und Handeln sowie ungenauen Reaktionen
- **Somnolenz** (krankhafte Schläfrigkeit), wobei der Patient kaum ansprechbar, nur bedingt kommunikationsfähig und nur durch äußere Reize weckbar ist

- **Sopor** (stärkere Bewusstseinsstörung). Der Patient ist nur durch starke Reize weckbar
- **Präkoma** (leichte Bewusstlosigkeit). Der Patient ist nicht weckbar, reagiert aber noch auf Schmerzreize
- **Koma** (tiefe Bewusstlosigkeit), bei dem der Patient auch auf Schmerzreize keine Reaktion mehr zeigt. Da ein Koma jederzeit in einen Atemstillstand übergehen kann, ist hier eine Intensivüberwachung (Monitoring) notwendig.

9.11.6 Schlaf

Ein physiologischer Zustand zeitweiser „Unbewusstheit" ist der **Schlaf,** in dem wir ein Drittel unseres Lebens verbringen. Er dient als lebensnotwendige Aufbau- und Erholungsphase. Beim Schlaf lassen sich verschiedene Stadien unterscheiden: Phasen, die durch typische schnelle Bewegungen der Augäpfel charakterisiert sind (**r**apid **e**ye **m**ovements, abgekürzt **REM-Schlaf**), und ruhigere Schlafphasen ohne Augenbewegungen **(Non-REM-Schlaf).**

REM- und Non-REM-Schlaf

Im **REM-Schlaf** werden Puls und Atmung schneller und unregelmäßig, der Blutdruck zeigt große Schwankungen, der Muskeltonus ist herabgesetzt und der Betroffene träumt. Im traumlosen **Non-REM-Schlaf** dagegen sinken Blutdruck und Körpertemperatur phasenweise bis in den Tiefschlaf ab, und der Betreffende ist nur schwer weckbar.

Aktive REM-Schlafphasen und aufbauende Non-REM-Schlafphasen wechseln sich etwa stündlich während einer Nacht ab, und zwar so, dass die REM-Phasen allmählich länger werden (von 5 min bis zu 50 min Dauer), während die Non-REM-Phasen umgekehrt im Laufe einer Nacht immer kürzer werden.

Schlafstörungen
Man unterscheidet **Einschlaf-** und **Durchschlafstörungen.** Beide können bei Chronizität die Gesundheit ernsthaft gefährden. Ein verbreiteter Schlafblockierer ist das Koffein. Neben körperlichen Ursachen – wie z. B. Schmerzen oder Fieber – sind Schlafstörungen auch sehr oft psychisch (durch Stress, Depression) oder medikamentös bedingt. Schlafmittel (Hypnotika) wie auch Alkohol verkürzen dabei meist die REM-Phasen, wodurch der Erholungswert des Schlafes geringer wird. Zudem kommt es nach Absetzen der Schlafmittel zu ausgeprägten REM-Phasen, die mit Albträumen einhergehen können.

9

Biorhythmen

Beim gesunden Menschen läuft der Wechsel von Schlaf und Wachsein in einem regelmäßigen, etwa 24-stündigen Rhythmus ab, dem **zirkadianen Rhythmus** (lat.: dies = Tag). Auch viele weitere körperliche und psychische Funktionen unterliegen dieser Rhythmik. So zeigen z. B. der Blutdruck und die Kortison-Ausschüttung aus der Nebennierenrinde typische tageszeitliche Schwankungen.

Der zirkadiane Rhythmus wird von Kerngebieten im Thalamusbereich (möglicherweise unterstützt durch die Epiphyse) gesteuert. Er ist lichtabhängig, bleibt aber auch bei Abkopplung vom Tag-Nacht-Wechsel zunächst bestehen – eine Erklärung für die Anpassungsschwierigkeiten an Schicht- und insbesondere Nachtdienste.

Neben dem zirkadianen Rhythmus existieren noch weitere Rhythmen durch „innere Zeitgeber". So gibt es einen 90-Minuten-Rhythmus, der von alten Kerngebieten im Hirnstamm, unabhängig vom Lichteinfall, gesteuert wird und unsere Aufmerksamkeitsphasen regelt.

9.12 Hirnnerven

DEFINITION
Hirnnerven
Alle Nervenfaserbündel, die oberhalb des Rückenmarks das ZNS verlassen (➤ Abb. 9.23 und ➤ Abb. 9.24). Versorgen den Kopf- und Halsbereich sowie einen Großteil aller inneren Organe und verbinden alle Sinnesorgane mit dem Gehirn. Es gibt zwölf Paare von Hirnnerven, die nach der Reihenfolge ihres Austritts aus dem Schädelraum von oben nach unten mit römischen Ziffern von N. I bis N. XII (N. = Nervus) benannt werden. Alle Hirnnerven verlassen das Gehirn durch kleine Öffnungen im knöchernen Schädelraum.

Funktionelle Einteilung der Hirnnerven

Nach ihrer Funktion werden unterschieden:
- Rein sensorische **Hirnnerven** (N. I, II und VIII), die Empfindungen aus den Sinnesorganen zum Gehirn leiten

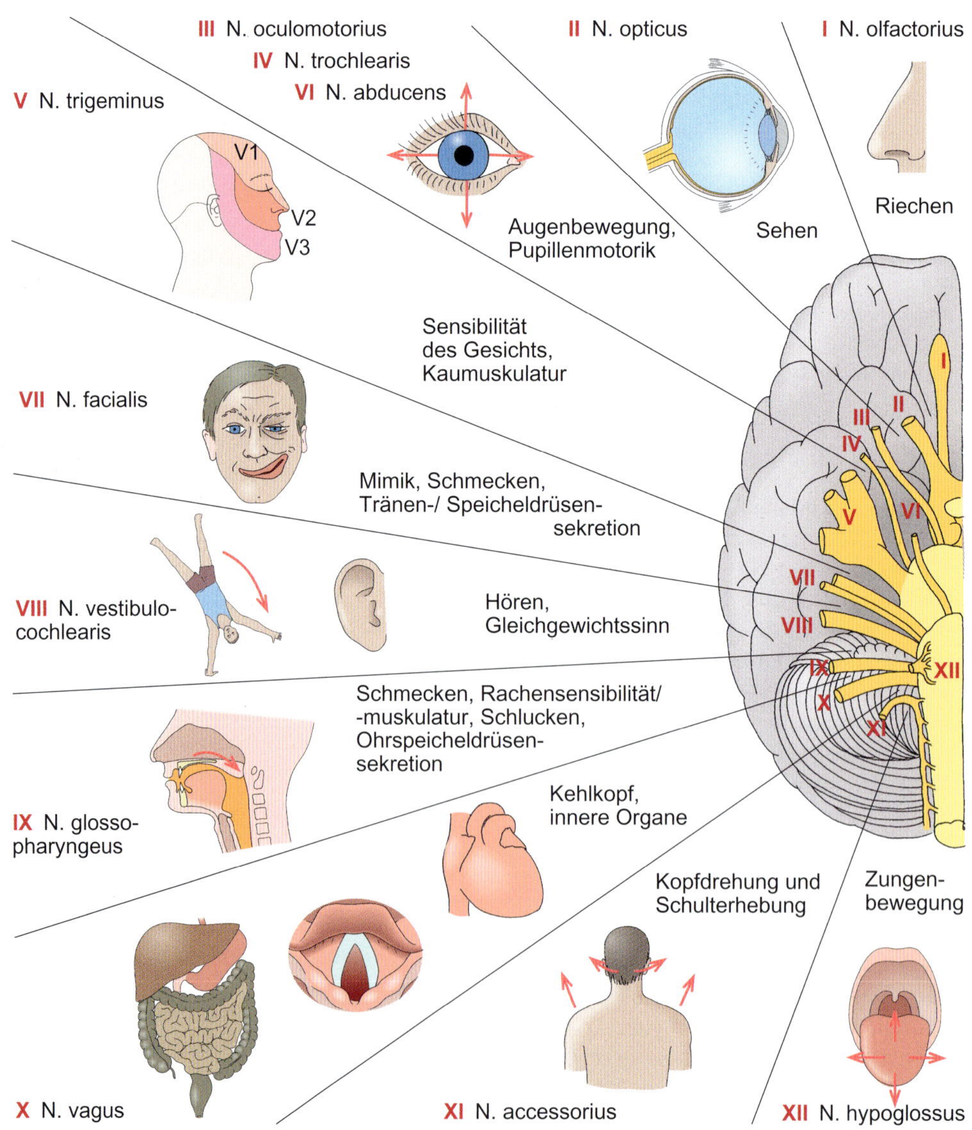

Abb. 9.23 Übersicht über die zwölf Hirnnerven und ihre Funktionen. Die Hirnnerven versorgen hauptsächlich die Kopf- und Halsregionen. Nur der N. vagus verlässt diese Region und zieht hinunter in den Bauchraum zu zahlreichen inneren Organen.

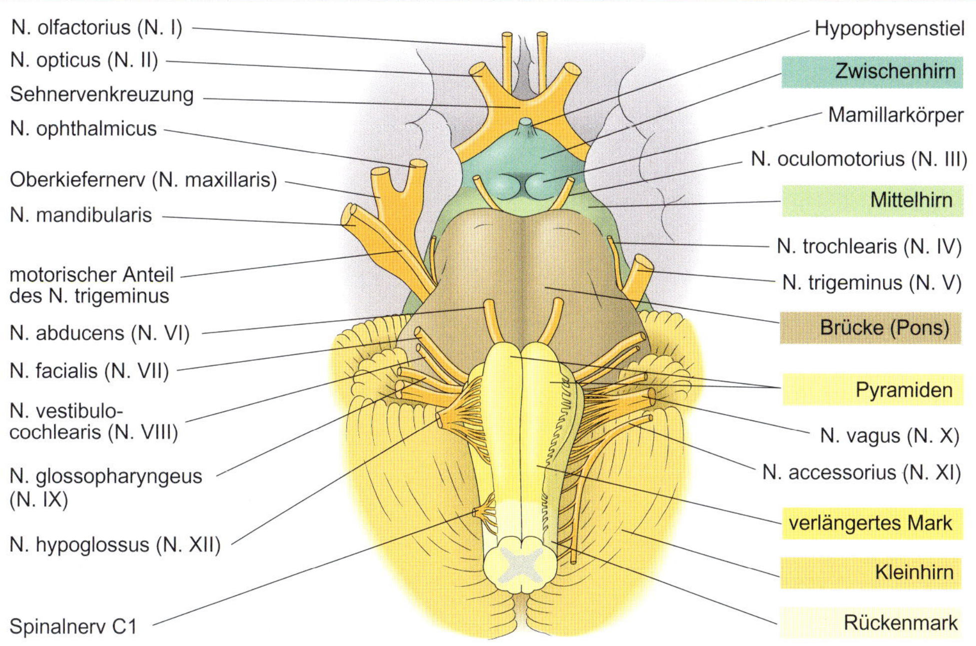

Abb. 9.24 Hirnstamm und Hirnnerven. Der I. Hirnnerv ist auf der Abbildung nicht zu sehen (als Riechnerv verläuft er vorne, an der Unterseite des Gehirns, ➤ Abb. 9.23). Unterhalb des Pons erkennt man die Pyramiden. In ihnen verlaufen die nach ihnen benannten Pyramidenbahnen hinab zum Rückenmark.

- Überwiegend **willkürmotorische Hirnnerven** (N. III, IV, VI, XI und XII)
- **Gemischte Hirnnerven** (N. V, VII, IX und X), die sich aus willkürmotorischen, sensorischen und parasympathischen Fasern zusammensetzen.

9.12.1 N. olfactorius

Der **N. olfactorius** (Riechnerv, N. I) ist ein rein sensorischer Nerv, der die Geruchsempfindungen übermittelt. Er beginnt mit Rezeptoren in der Nasenschleimhaut und zieht zum Bulbus olfactorius (Riechkolben) der Hirnbasis (➤ Abb. 10.17); von dort werden die Signale zum Riechhirn (➤ Abb. 9.19) geleitet, aber auch zum Thalamus, zum limbischen System und zum Hypothalamus. Dies weist auf die frühere Bedeutung des Geruchssinns hin.

9.12.2 N. opticus

Der **N. opticus** (Sehnerv, N. II) ist ebenfalls ein rein sensorischer Nerv. Er beginnt in der Netzhaut der Augen (➤ Abb. 10.19) und kreuzt teilweise im Chiasma opticum (➤ Kap. 10.2.4). Nach Umschaltung werden die Signale zur primären Sehrinde im Okzipitallappen des Großhirns geleitet.

9.12.3 Augenmuskelnerven

Als erster von drei Augenmuskelnerven ist der **N. oculomotorius (N. III)** ein vorwiegend willkürmotorischer Nerv mit parasympathischen Anteilen (➤ Kap. 9.17.5). Er versorgt den M. levator palpebrae (Lidhebermuskel) und vier der sechs äußeren Augenmuskeln. Seine parasympathischen Fasern steuern den M. ciliaris bei der Anpassung der Augenlinse auf unterschiedliche Entfernungen (Nah-Fern-Akkommodation) und verengen über den M. sphincter pupillae (Sphinktermuskel = kreisförmiger Muskel) der Iris die Pupille (➤ Kap. 10.2.4).

Ebenfalls ein Augenmuskelnerv ist der **N. trochlearis** (N. IV). Er innerviert den über die Trochlea der Augenhöhle (➤ Abb. 10.25) ziehenden M. obliquus superior. Der **N. abducens** (N. VI) ist der dritte Augenmuskelnerv. Er versorgt den M. rectus lateralis. Durch ihn wird der Augapfel zur Seite bewegt (lat.: abducere = wegführen).

9.12.4 Gesichtsnerven

N. trigeminus

Der **N. trigeminus** (N. V) teilt sich nach dem Austritt aus der Schädelhöhle in drei große Äste:

- Ast V_1 ist der **N. ophthalmicus.** Er versorgt die Augenhöhle und die Stirn sensibel.
- Ast V_2 heißt **N. maxillaris.** Als sensibler Nerv versorgt er in dem unterhalb der Augenhöhle liegenden Bereich die Gesichtshaut, die Schleimhaut der Nase, die Oberlippe und die Zähne des Oberkiefers.
- Der dritte Ast, V_3, ist der **N. mandibularis.** Er ist ein gemischter Nerv, der sensibel den Unterkieferbereich (Unterlippe, Zahnfleisch und Zähne) und motorisch alle Kau- und Mundbodenmuskeln versorgt (Austrittspunkt ➤ Abb. 12.46).

KLINIK

Trigeminusneuralgie

Neuralgien sind Schmerzen, welche durch eine Nervenreizung verursacht werden. Dies kann z. B. durch Druck von außen geschehen. Die häufigste Neuralgie im Gesichtsbereich ist die **Trigeminusneuralgie.** Es kommt dabei zu plötzlich einschießenden, äußerst starken Schmerzen, meist im Innervationsbereich eines der beiden unteren Trigeminusäste. Diese Schmerzattacken dauern oft nur wenige Sekunden, können sich aber im Abstand von Minuten wiederholen. Die genaue Ursache der Erkrankung ist nicht bekannt. Ihre Behandlung ist schwierig, Schmerzmittel (Analgetika) oder andere Pharmaka helfen nicht immer.

N. facialis

Der **N. facialis** (N. VII) ist ein gemischter Nerv. Seine motorischen Anteile versorgen die mimische Muskulatur des Gesichts, parasympathische Fasern ziehen zur Tränendrüse (➤ Kap. 10.2.4) und zur Unterkiefer- und Unterzungendrüse (➤ Kap. 18.2.4). Sensorische Fasern leiten die Geschmacksempfindungen von den Rezeptoren in den vorderen zwei Dritteln der Zunge zum Hirnstamm, von wo aus sie an den Kortex übermittelt werden (➤ Kap. 10.2.3).

KLINIK

Fazialislähmung

Die häufigste periphere Nervenlähmung ist die **periphere Fazialislähmung** (Fazialisparese). Sie entwickelt sich einseitig meist innerhalb von Stunden und zeigt sich klinisch in einem charakteristischen Bild: Das Auge der betroffenen Seite kann nicht mehr geschlossen, die Stirn oft nicht mehr gerunzelt werden und der Mundwinkel hängt einseitig herab. Oft sind auch die Tränen- und Speichelsekretion sowie die Geschmacksempfindungen gestört. Die Erkrankungsursache ist nicht genau bekannt. In den meisten Fällen bilden sich die Symptome spontan zurück, was man durch Medikamente u. U. beschleunigen kann. Restsymptome können jedoch bestehen bleiben. Die wichtigste therapeutische Maßnahme bei dieser Erkrankung ist der Schutz des Auges vor Austrocknung, sonst droht die Erblindung.

Im Unterschied zur peripheren Fazialislähmung, bei der die Störung im Verlauf des N. facialis selbst liegt, fallen bei der **zentralen Fazialislähmung** die stimulierenden Neurone des motorischen Kortex oder deren Axone in der Capsula interna auf einer Seite aus. Dies tritt z. B. oft als Folge eines Schlaganfalls (➤ Abb. 9.65a) auf. Dabei findet sich eine Lähmung der mimischen Muskulatur auf der Gegenseite mit Ausnahme der Stirnmuskulatur. Der Patient kann also hierbei im Unterschied zur peripheren Fazialislähmung die Stirn auf der betroffenen Seite noch runzeln.

9.12.5 N. vestibulocochlearis

Der **N. vestibulocochlearis** (Hör- und Gleichgewichtsnerv, N. VIII) ist der dritte rein sensorische Hirnnerv. Er leitet die Erregungen aus dem Vestibularorgan und der Cochlea, dem Hörorgan im Innenohr (lat.: cochlea = Schnecke) zum Thalamus. Von dort werden sie an den Kortex und an weitere Hirngebiete übermittelt. Im Bereich des N. vestibularis (ein Teil des N. vestibulocochlearis) entsteht relativ häufig ein gutartiger Tumor, das Akustikusneurinom.

9.12.6 N. glossopharyngeus und N. hypoglossus

Der **N. glossopharyngeus** (N. IX) ist ein gemischter Nerv. Seine parasympathischen Fasern ziehen zur Ohrspeicheldrüse (➤ Kap. 18.2.4), motorische Fasern versorgen die Rachenmuskeln und sensible Fasern die Schleimhaut am Rachen. Über sensorische Fasern werden die Geschmacksempfindungen aus dem hinteren Zungendrittel übermittelt.

Der **N. hypoglossus** hingegen (N. XII) versorgt mit seinen überwiegend motorischen Fasern die Muskulatur der Zunge.

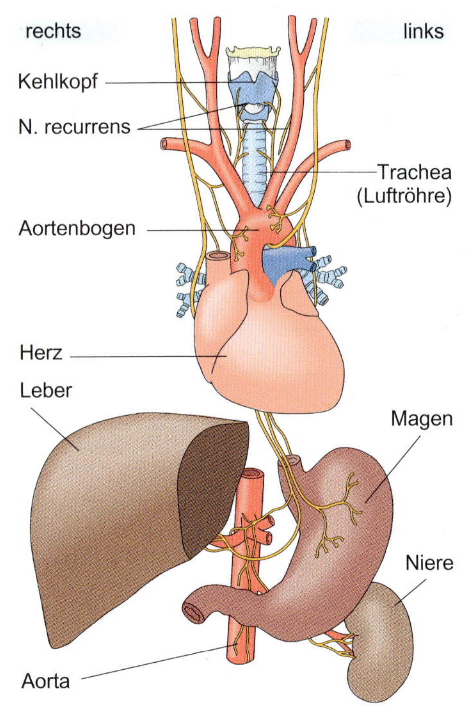

Abb. 9.25 Verlauf des N. vagus. Linker und rechter Vagus ziehen entlang der beiden Halsschlagadern kaudal in Richtung Herz. Beide Nerven geben einen N. (laryngeus) recurrens ab, wobei sich der linke um den Aortenbogen schlingt. Beide Recurrensäste ziehen zum Kehlkopf und innervieren dort die Stimmritzenöffner. Andere Äste ziehen weiter zu Lunge und Speiseröhre. Die Hauptäste des N. vagus ziehen weiter zum Herzen, wo sie u. a. das Rhythmuszentrum im rechten Vorhof versorgen. Entlang der Aorta erreicht der N. vagus den Magen, die Darmschlingen und die Nieren.

9.12.7 N. vagus

Der **N. vagus** (N. X) innerviert als Hauptnerv des parasympathischen Systems einen Teil der Halsorgane, die Brust- und zum Großteil die Baucheingeweide. Nur wenige seiner Fasern versorgen motorisch und sensibel den Kehlkopfbereich. Den Verlauf der z. T. sehr langen und nicht seitengleich nach unten ziehenden Vagusstränge (lat.: vagus = der Umherschweifende) zeigt ➤ Abb. 9.25.

Der Vagus leitet dabei sowohl sensible Impulse von Organen zum ZNS als auch efferente Impulse für die Motorik glatter Muskeln und für die Sekretion zu den inneren Organen. So kann er z. B. die Geschwindigkeit und die Kraft des Herzschlages beeinflussen.

Was die Wirkungen auf die inneren Organe angeht, so hat der N. vagus oft einen Gegenspieler: die Fasern des Sympathikus (➤ Tab. 9.6).

9.12.8 N. accessorius

Der **N. accessorius** (N. XI) innerviert als motorischer Nerv einige Muskeln des Halses, so den M. sternocleidomastoideus und den M. trapezius (➤ Abb. 13.13).

9.13 Cerebellum

DEFINITION

Cerebellum (Kleinhirn)

Das Kleinhirn liegt in der hinteren Schädelgrube (➤ Abb. 12.47) unterhalb des Lobus occipitalis (Hinterhauptslappen) des Telencephalons (Großhirn, ➤ Abb. 9.15). Es verarbeitet Informationen des Gleichgewichtsorgans, des Tastsinns und der Tiefensensibilität. Es reguliert die Grundspannung der Muskeln und stimmt Bewegungen aufeinander ab.

Das **Cerebellum** (Kleinhirn) besteht aus einem wurmförmigen Mittelteil, dem **Vermis cerebelli** (Kleinhirnwurm), und zwei **Cerebellumhemisphären.** Kaudal des Vermis cerebelli findet man beidseits ein paariges Gebilde, als **Flocculus** bezeichnet. Dieser ist über eine stielartige Struktur nach medial mit dem unteren Teil des Vermis verbunden, den man **Nodulus** nennt. Beide Strukturen bilden zusammen den **Lobus flocculonodularis.** Ähnlich wie beim Telencephalon ist auch die Cerebellumoberfläche von Furchen und Windungen geprägt, die hier jedoch sehr viel feiner sind.

An der Oberfläche des Cerebellums liegt der nur 1 mm dicke **Cerebellumkortex** (Kleinhirnrinde) aus grauer Substanz. Dieser ist streng in Schichten angeordnet (➤ Abb. 9.26). Darunter liegen – ähnlich wie im Großhirn – die Nervenfasern der weißen Substanz, in die beiderseits vier Cerebellumkerne eingelagert sind:

- Nucleus fastigii
- Nucleus globosus
- Nucleus emboliformis
- Nucleus dentatus: der größte Kern, der eng mit dem Cerebellumkortex verbunden ist.

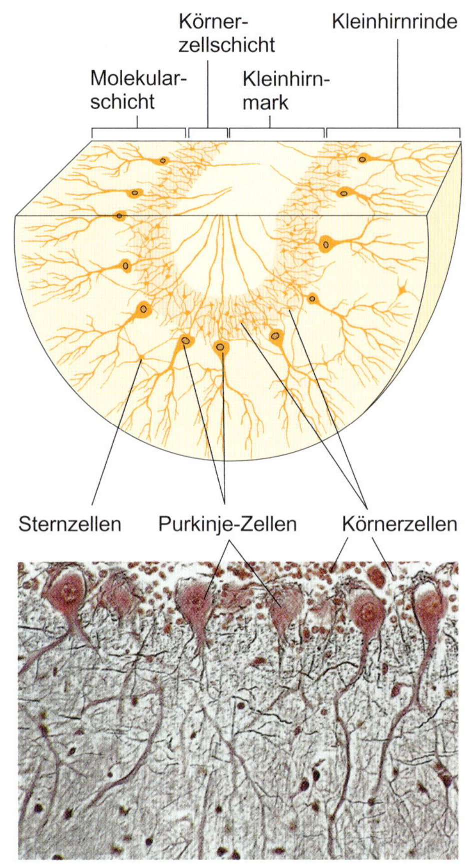

Abb. 9.26 Aufbau des Cerebellumkortex (Kleinhirnrinde). Oben: Detailzeichnung von Kleinhirnrinde und -mark. Die Cerebellumrinde teilt man in Molekular- und Körnerzellschicht ein. Im Grenzbereich stehen die Purkinje-Zellen wie Bäumchen mit stark verzweigten Ästen, die in die Molekularschicht hineinreichen. Ihre Axone verlassen die Kleinhirnrinde in Richtung Cerebellummark. Die Sternzellen verbinden die einzelnen Purkinje-Zellen miteinander. Unten: Mikroskopische Darstellung der Purkinje-Zellen. [L190, M375]

Das Cerebellum ist durch auf- und absteigende Bahnen, die über drei paarige **Cerebellumstiele** verlaufen, mit der Medulla oblongata (überwiegend afferente Fasern), dem Mesencephalon (überwiegend efferente Fasern) und über den Pons mit dem Telencephalon und dem Gleichgewichtsorgan (afferente Fasern) verbunden. Diese Verbindungen ermöglichen die Arbeit des Cerebellums als koordinierendes motorisches Zentrum.

Das Cerebellum als Koordinationssystem

Das Cerebellum reguliert gemeinsam mit dem Telencephalon über Fasern des extrapyramidalen Systems die Grundspannung der Muskeln und stimmt Bewegungen aufeinander ab. Mit Hilfe der Informationen aus dem Gleichgewichtsorgan (➤ Kap. 10.2.5) steuert es die Körperpositionen zur Aufrechterhaltung des Gleichgewichts.

Damit es diese Aufgaben erfüllen kann, wird das Cerebellum ständig über aufsteigende Cerebellumbahnen des Rückenmarks (➤ Kap. 9.14.4) aus peripheren Rezeptoren über die Muskel- und

Gelenkstellungen informiert (Tiefensensibilität, ➤ Kap. 9.15.1). Auch mit der absteigenden Pyramidenbahn ist es im Nebenschluss verbunden und kann so auf beabsichtigte Bewegungen regulierend Einfluss nehmen. Es koordiniert die Zielmotorik, ohne sie jedoch direkt auszulösen – was auch daran erkennbar wird, dass es keine direkte efferente Verbindung vom Cerebellum zum Rückenmark gibt.

MERKE

Cerebellum und Bahnsysteme

Das Cerebellum gehört definitionsgemäß nicht zum Pyramidenbahnsystem oder zum extrapyramidalen System, obwohl es bei der Koordination der Motorik hilft.

Funktionelle Einheit des Cerebellums

Aus phylogenetischen und funktionell anatomischen Gründen (➤ Kap. 23.5.2) kann das Cerebellum in drei funktionelle Einheiten unterteilt werden.

- Das **Archicerebellum,** der phylogenetisch älteste Teil, ist mit dem Nucleus fastigii verbunden. Das Archicerebellum ist für den Gleichgewichtssinn verantwortlich. Es hat Verbindungen zu den Nuclei vestibularis und reticularis des Hirnstammes. Informationen des Nucleus vestibularis werden zum Kortex des homolateralen Lobus flocculonodularis geleitet. Efferenzen aus dem Cerebellumkortex leiten Informationen über die Purkinje-Zellen zum Nucleus fastigii. Von dort aus werden diese zum Nucleus vestibularis und zur Formatio reticularis weitergeleitet. Efferenzen aus dem Nucleus fastigii kreuzen auf die heterolaterale Seite des Hirnstammes. Der Einfluss des Archicerebellums auf das motorische System ist somit bilateral und durch absteigende vestibulospinale und retikulospinale Verbindungen verbunden.
- Das **Paleocerebellum** beinhaltet den Mittelteil, den Vermis cerebelli und die umgebende Paravermis zusammen mit den Nuclei globosus und emboliformis. Es hat Einfluss auf den Muskeltonus und die Körperhaltung. Afferente Informationen aus den Gelenken, Muskeln und der Haut werden über dorsale und ventrale Neurone des Tractus spinocerebellaris hierhin übertragen. Die Neurone enden im Kortex der homolateralen Vermis und Paravermis. Kortikale efferente Informationen aus dieser Region werden zum Nucleus fastigii, Nucleus globosus und Nucleus emboliformis geleitet. Die beiden Letzteren leiten die Informationen weiter an den heterolateralen Nucleus ruber (➤ Kap. 9.11.1) des Mesencephalons. Hiermit haben diese Cerebellumkerne einen steuernden Einfluss auf die Aktivität der Neurone des absteigenden Tractus rubrospinalis (➤ Kap. 9.14.5).
- Das **Neocerebellum** setzt sich aus den übrigen Teilen der cerebellären Hemisphären (Cerebellumkortex) und dem Nucleus dentatus zusammen. Es ist für die Muskelkoordination zuständig. Die meisten afferenten Bahnen bestehen aus pontocerebellären Fasern, die aus dem Nucleus pontis stammen. Diese Neuronen kreuzen zur heterolateralen Seite und enden hauptsächlich in den lateralen Teilen der cerebellären Hemisphären. Sie werden beeinflusst durch den Kortex des Großhirns, der an der Planung und Ausführung von Bewegungen beteiligt ist. Der Nucleus dentatus, dessen Fasern im kaudalen Mesencephalon kreuzen, projiziert Informationen auf den heterolateralen Nucleus ruber und auf den Thalamus. Die vom Nucleus dentatus beeinflussten Thalamuskerne stehen mit dem primär motorischen Cortex cerebri in Verbindung. Das Neocerebellum hat so großen Einfluss auf den absteigenden Tractus corticobulbaris und den Tractus corticospinalis.

Cerebellumschädigungen

Viele Erkrankungen und Vergiftungen, insbesondere auch Alkoholmissbrauch, führen zu **Cerebellumschädigungen.** Die Folgen sind v.a. Hypotonus (herabgesetzte Muskelspannung), Intentionstremor (Muskelzittern bei zielgerichteten Bewegungen) und Ataxie (gestörte Muskelkoordination) mit Gangunsicherheit sowie überschießenden Bewegungen (Dysmetrie). Viele Patienten klagen auch über hartnäckigen Schwindel.

Eine Cerebellumschädigung lässt sich durch einfache Tests belegen, z. B. ist es dem Betroffenen nicht möglich, bei geschlossenen Augen mit dem Zeigefinger in einer ausholenden Bewegung die eigene Nasenspitze zu treffen. Da die Gleichgewichtskoordination gestört ist, kann er nicht mehr präzise entlang einer längeren geraden Linie laufen. Durch diese Übung können Polizisten einen Anhalt über die Fahrtüchtigkeit angetrunkener Autofahrer erhalten, denn ein Alkoholrausch führt typischerweise zu einer vorübergehenden Beeinträchtigung der Cerebellumfunktionen.

KLINIK

Romberg-Test

Der Romberg-Test stammt aus dem 19. Jahrhundert und wurde nach dem deutschen Armenarzt und Mitbegründer der Neurologie Moritz Heinrich Romberg benannt. Bei dem Test steht der Patient aufrecht, beide Füße nebeneinander, zuerst mit offenen, dann mit geschlossenen Augen. Fällt der Patient mit geschlossenen Augen in eine Richtung, weist dies auf ein Problem der propriozeptiven Wahrnehmung bzw. Verarbeitung hin. Dieser einfache Test ist geeignet, um Störungen der Hinterstrangbahnen oder des Cerebellums zu entdecken.

9.14 Medulla spinalis

DEFINITION

Medulla spinalis (Rückenmark)

Verbindung zwischen dem Gehirn und den Spinalnerven (Rückenmarksnerven). Leitet über große auf- und absteigende Leitungsbahnen (weiße Substanz) mit teils sehr hoher Geschwindigkeit Nervenimpulse vom Gehirn zur Peripherie und umgekehrt.

Leitungsstrang, aber auch Schaltzentrum

Die Medulla spinalis ist nicht nur der mächtigste **Nervenleitungsstrang,** sondern mit seiner grauen Substanz auch **Schaltzentrum.** Die Schaltstellen steigern die Effizienz der Rückenmarksfunktionen, indem z. B. erforderliche motorische Reaktionen besonders schnell durch die Rückenmarksreflexe ausgelöst werden. Das Rückenmark fungiert also auch als Reflexzentrum.

9.14.1 Aufbau der Medulla spinalis

Das Nervengewebe des Rückenmarks (Medulla spinalis) hat beim Erwachsenen eine Länge von etwa 45 cm. Es geht in Höhe des großen Hinterhauptslochs (➤ Abb. 12.47) als zentimeterdicker Strang aus der Medulla oblongata (verlängertes Mark, ➤ Kap. 9.11.3) hervor und zieht im Wirbelkanal bis zur Höhe des zweiten Lendenwirbelkörpers hinab. Über seine gesamte Länge entspringen beiderseits in regelmäßigen Abständen insgesamt 31 Paare von **Radices (Nervenwurzeln,** Einzahl: Radix), die sich jeweils zu den **Spinalnerven** vereinigen. Durch diese Spinalnerven wird die Medulla spinalis in 31 neurologische Rückenmarkssegmente unterteilt. Jedes **Rückenmarkssegment** enthält dabei eigene Reflex- und Verschaltungszentren. Man unterscheidet folgende neurologische Segmente:

- Acht **zervikale Segmente,** C1 bis C8, die neben der Atemmuskulatur insbesondere die oberen Extremitäten versorgen
- Zwölf **thorakale Segmente,** Th1 bis Th12, deren Nerven u. a. den größten Teil der Rumpfwand innervieren
- Fünf **lumbale Segmente,** L1 bis L5
- Fünf **sakrale Segmente,** S1 bis S5, die zusammen mit den lumbalen Segmenten die unteren Extremitäten, das äußere Genitale und den Anus versorgen
- Ein bis drei **Steißbeinsegmente,** die den Hautbereich über dem Steißbein versorgen.

Das Rückenmark ist nicht überall gleich dick. Für die Versorgung von Armen und Beinen sind die Rückenmarkschaltstationen (also die graue Substanz) im Zervikal- und Lumbalbereich besonders ausgeprägt (z. B. die Segmente C7 und S1), sodass das Rückenmark an diesen Stellen keulenförmig verdickt ist (➤ Abb. 9.27).

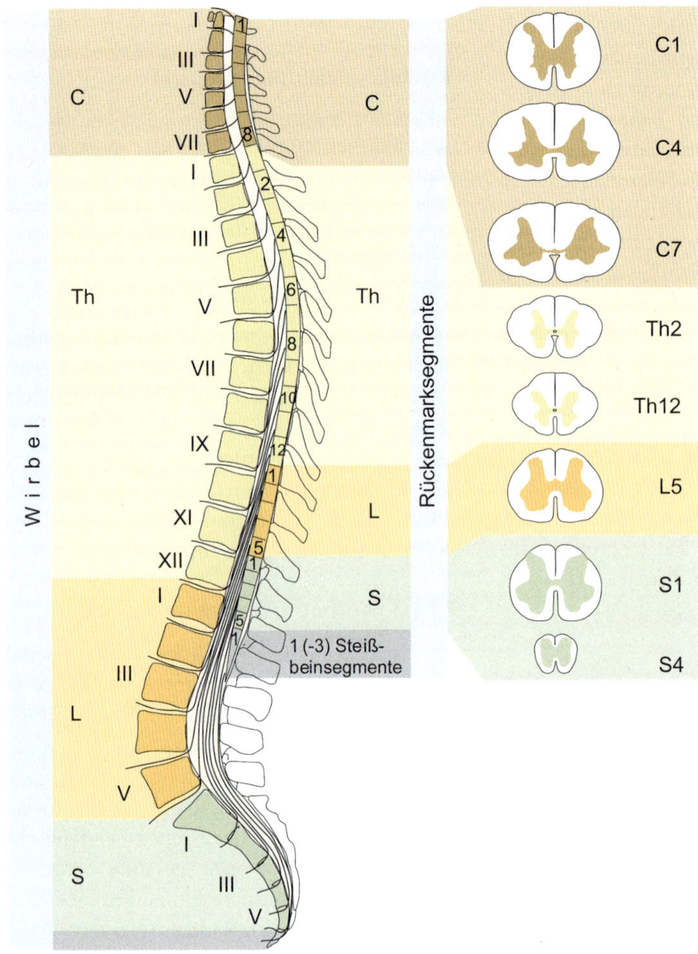

Abb. 9.27 Seitenansicht des Rückenmarks und der Spinalnerven. Das Rückenmark erstreckt sich im Wirbelkanal vom 1. Halswirbel bis zum 2. Lendenwirbel. Darunter findet man die Cauda equina – ein Bündel von Spinalnerven, die zu ihrem jeweiligen Foramen intervertebrale (Zwischenwirbelloch) ziehen. Da das Rückenmark auf Höhe des 2. Lendenwirbels endet, sind alle Rückenmarkssegmente gegenüber den zugehörigen Wirbelkörpern nach oben versetzt. Beispiel: Bei einer Wirbelsäulenverletzung des 9. Brustwirbels ist nicht das 9. Thorakalsegment, sondern das auf dieser Höhe liegende 1. Lumbalsegment (Lendenwirbelsegment) gefährdet. Rechts sind Querschnitte von einzelnen Rückenmarksabschnitten dargestellt. Im Hals- und Lendenbereich ist die graue Substanz stärker ausgeprägt, weil dort die Schaltstationen für die Arme und Beine liegen.

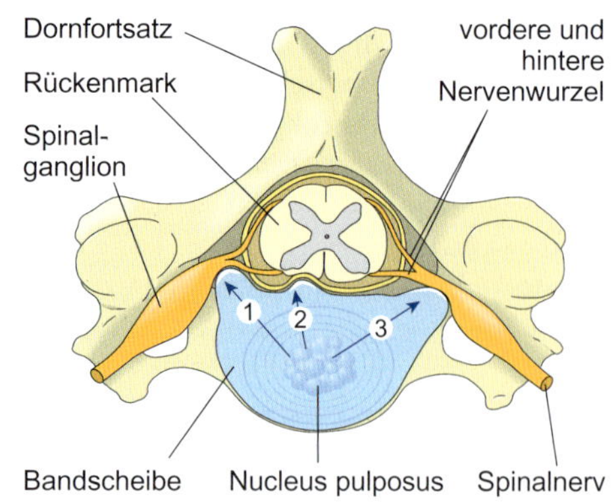

Abb. 9.28 Hernia nuclei pulposi (Bandscheibenvorfall, Hernie). Abhängig von der Richtung der Hernie nach medial, mediolateral oder lateral werden unterschiedliche Strukturen komprimiert und in ihrer Funktion beeinträchtigt. Dargestellt ist eine Hernie im Halswirbelsäulenbereich. Die häufigeren Vorfälle im Lendenwirbelbereich gefährden meist nicht mehr das Rückenmark, sondern die Cauda equina, da das Rückenmark schon bei L2 endet.

9.14.2 Spinalnerven

Wie ➤ Abb. 9.28 und ➤ Abb. 9.30 zeigen, geht aus jedem Rückenmarkssegment links und rechts je eine vordere und eine hintere Nervenwurzel hervor. Beide Wurzeln schließen sich für den Durchtritt durch das Foramen intervertebrale (Zwischenwirbelloch, ➤ Abb. 12.5) zu einem **Spinalnerv** zusammen. Die Spinalnerven – als Teil des peripheren Nervensystems – verlassen den Wirbelkanal der Wirbelsäule seitlich durch die Foramina intervertebralia, d. h. durch die Öffnungen zwischen je zwei benachbarten Wirbeln. Diese Spinalnerven bestehen aus tausenden Nervenfasern.

Da in der Kindheit (und auch vor der Geburt) die Wirbelsäule schneller wächst als das Rückenmark, endet das Rückenmark beim Erwachsenen schon auf der Höhe des zweiten Lendenwirbelkörpers. Die Spinalnerven bleiben jedoch mit ihren Austrittsstellen verbunden. Das hat folgende Konsequenz: Während in den oberen Abschnitten der Wirbelsäule die Zwischenwirbellöcher mit ihren Spinalnerven auf derselben Höhe wie die entsprechenden Rückenmarkssegmente liegen, müssen die Nervenwurzeln aus den unteren Abschnitten des Rückenmarks im Wirbelkanal schräg nach unten ziehen, um zu ihren Zwischenwirbellöchern zu gelangen. Dieses nach unten verlaufende Nervenfaserbündel erinnert an ein Haarbüschel und wird deshalb „Pferdeschweif" (lat.: **Cauda equina**) genannt.

DEFINITION

Peripheres Nervensystem und peripherer Nerv

Etwas verwirrend in der anatomischen Terminologie ist der Unterschied zwischen **peripherem Nervensystem (PNS)** und peripherem Nerv. Zum peripheren Nervensystem gehören alle außerhalb der übergeordneten Zentren in Gehirn und Rückenmark liegenden Nervenzellen und Nervenbahnen, die Hirn- und Spinalnerven mit einbezogen. Die Vorderhornzellen gehören eigentlich zum **Zentralnervensystem (ZNS)**, werden aber meistens in Zusammenhang mit dem peripheren Nervensystem beschrieben, weil sie ein Teil der motorischen Einheit und des Reflexkreises sind.
Als **peripherer Nerv** hingegen wird der Teil der Nerven, der außerhalb des Foramen intervertebrale liegt, bezeichnet. Die **Spinalnerven** innerhalb der Wirbelsäule gehören also zum peripheren Nervensystem, sind aber keine peripheren Nerven.

ACHTUNG

Bandscheibenvorfall ist ein neurologischer Notfall!

Die Spinalnerven werden im Lumbalbereich häufig durch eine **Hernia nuclei pulposi (Bandscheibenvorfall,** ➤ Abb. 9.28) komprimiert. Leitsymptome sind starke Rückenschmerzen mit Ausstrahlung ins Gesäß und/oder Bein, Sensibilitätsstörungen (z. B. Taubheitsgefühl) im betroffenen Gebiet und Lähmungen der Beine (➤ Kap. 12.1.2). Alarmsymptome für einen neurologischen Notfall bei einer Hernia sind vor allem rasch zunehmende Lähmungen, Blasen- und Mastdarmstörungen. Patienten mit solchen Lähmungen müssen zur Abklärung der notwendigen Therapie unverzüglich einem Arzt oder in einer neurologischen Klinik vorgestellt werden.

9.14.3 Innere Struktur des Rückenmarks

Betrachtet man das Rückenmark im Querschnitt (➤ Abb. 9.29), so erkennt man im Zentrum die schmetterlingsförmige **Substantia grisea** (graue Substanz). Wie in allen anderen Abschnitten des ZNS befinden sich in der grauen Substanz die Nervenzellkörper, während um den „Schmetterling" herum auf- und absteigende Fasersysteme als **Substantia alba** (weiße Substanz) gruppiert sind. Die weiße Färbung der Nervenfasern entsteht durch ihre myelinhaltige Umhüllung.

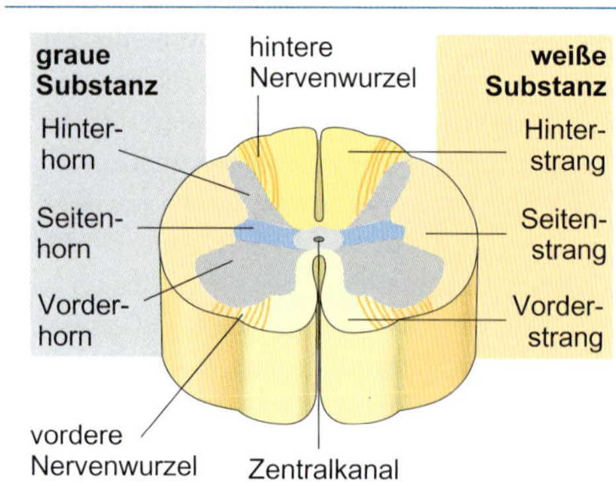

Abb. 9.29 Das Rückenmark im Querschnitt (Vorder- und Hinterwurzel abgetrennt). Die schmetterlingsförmige Substantia grisea (graue Substanz) besteht aus einem Vorderhorn, einem Seitenhorn und einem Hinterhorn. In der Mitte des Rückenmarkquerschnittes erkennt man ein kleines Loch, den Zentralkanal. Er durchzieht das gesamte Rückenmark und ist mit den Liquorräumen des Gehirns verbunden.

Substantia grisea (Graue Substanz)

Die Nervenzellkörper der Neuronen in der **grauen Substanz** bilden Kerngebiete durch Zellverdichtung. Darin sind enthalten:

- **Afferente Neurone** (zum Rückenmark hinführend)
- **Efferente Neurone** (vom Rückenmark wegführend)
- **Interneurone,** das sind zahlreiche, für die Reizverarbeitung wichtige, exzitierende (erregende) und inhibierende (hemmende) Neurone. Zu diesen gehören wiederum:
  - **Schaltneurone,** die auf derselben Seite und im selben Segment des Rückenmarks verlaufen und das Hinterhorn mit dem Vorderhorn verbinden
  - **Strangneurone,** die auf derselben Seite des Rückenmarks, jedoch über mehrere Segmente hinweg das Hinterhorn mit dem Vorderhorn verbinden
  - **Kommissurenneurone,** die beide Seiten des Rückenmarks innerhalb eines Segments oder über mehrere Segmente hinweg verbinden.

Die Hörner der grauen Substanz

Die äußeren Anteile der grauen Substanz (➢ Abb. 9.29) werden Hörner genannt. Sie sind je nach Lage in **Vorderhorn, Seitenhorn** und **Hinterhorn** unterteilt.

Im **Vorderhorn** liegen motorische Nervenzellen. Die Axone dieser Vorderhornzellen bilden die Vorderwurzel eines Rückenmarksnerven und ziehen im Spinalnerv bzw. seinen Ästen zur quer gestreiften Muskulatur.

Zum **Hinterhorn** ziehen sensible Nervenfasern. Ihre Zellkörper liegen im Spinalganglion. Als Spinalganglion bezeichnet man Ansammlungen von Nervenzellkörpern der sensiblen Nerven, die außerhalb des ZNS liegen. Diese sensiblen Nervenfasern leiten Nervenimpulse aus der Peripherie über den Spinalnerv und die Hinterwurzel zum Rückenmark. Dort werden die sensiblen Bahnen auf ein zweites Neuron umgeschaltet und zum Gehirn weitergeleitet. Es werden jedoch nicht alle Reize, die ins Hinterhorn gelangen, weitergeleitet. Nutzlose Informationen werden herausgefiltert, um eine Reizüberflutung zu vermeiden.

Das Hinterhorn fungiert dabei als erste Station in einer Reihe von **Filterstationen.** In diesem Zusammenhang spielen einige Eigenschaften der Hinterhornneurone eine wichtige Rolle:

- Sie sind in der Lage, ständig gleich bleibende Reize zu adaptieren, also auf diese nicht mehr zu reagieren.
- Ihre Sensibilität für bestimmte Reize kann gesteigert werden.
- Sie können spontan, d. h. ohne äußere Einflüsse, einen Reiz erzeugen und weiterleiten – ein Vorgang, der vor allem nach einer vorangegangenen Sensibilisierung stattfindet.
- Die rezeptiven Felder eines Hinterhorns überlappen sich, sodass ein Punkt auf der Haut durch mehrere Hinterhornneurone vertreten wird.

Im **Seitenhorn** liegen efferente und afferente Nervenzellen des vegetativen Nervensystems (➢ Kap. 9.17). Ein Seitenhorn gibt es nur in etwa zwischen C8 und L2. Die Axone der efferenten Zellen verlassen das Rückenmark wie die motorischen Nervenfasern über die vordere Wurzel und trennen sich kurz nach dem Austritt aus dem Wirbelkanal vom Spinalnerv, um Anschluss an die Grenzstrangganglien (➢ Abb. 9.49) zu finden.

Substantia alba (Weiße Substanz)

Eine tiefe vordere und eine flachere hintere Spalte unterteilen die **weiße Substanz** (➢ Abb. 9.29) in zwei Hälften. Durch den Austritt von vorderen und hinteren Radices (Nervenwurzeln) wird jede Hälfte wiederum in drei **Funiculi** (Stränge) unterteilt. Sie werden nach ihrer Lage **Vorderstrang, Seitenstrang** und **Hinterstrang** genannt. Vorder- und Seitenstrang werden meist zum **Vorderseitenstrang** zusammengefasst. Jeder Strang enthält entsprechend der Richtung der Signalleitung entweder aufsteigende und/oder absteigende Bahnen. Dabei verlaufen Bahnen, deren Impulse zu den gleichen Orten geleitet werden, in gemeinsamen Bündeln (Tracti, Einzahl: Tractus).

9.14.4 Afferente Rückenmarksbahnen

Die **afferenten (aufsteigenden) Rückenmarksbahnen** (➢ Abb. 9.30) übermitteln ständig Informationen aus dem Körper und der Außenwelt an das Gehirn. Die Nervenimpulse gelangen dabei aus der Peripherie über die hintere Wurzel der Spinalnerven zum Rückenmark. Die Zellkörper dieser sensiblen Neuronen (Nervenzellen) liegen im jeweiligen Spinalganglion auf Höhe der entsprechenden hinteren Wurzel. Von dort aus gibt es im Rückenmark vier mögliche Leitungswege. Der erste Weg mündet in den sog. **Eigenapparat** des Rückenmarks. Die Fasern enden in demselben oder einem benachbarten Segment, um direkt auf ein fortführendes, motorisches Neuron umgeschaltet zu werden. Auf diese Weise entstehen Reflexe (➢ Kap. 9.15), die der willkürlichen Kontrolle des Großhirns weitgehend entzogen sind. Die drei anderen möglichen Wege der sensiblen Fasern sind die Hinterstrangbahnen, die Seitenstrangbahnen und die Vorderseitenstrangbahnen.

Hinterstrangbahnen

Bei den Fasern der **Hinterstrangbahnen** (➢ Abb. 9.30) handelt es sich um Axone von Spinalganglienzellen. Sie ziehen ohne Umschaltung hinauf zur Medulla oblongata des Gehirns. Dort werden die Fasern im Nucleus cuneatus und gracilis – beide in der Medulla oblongata gelegen – auf ein zweites sensibles Neuron umgeschaltet und kreuzen dann auf die Gegenseite. Von dort werden die Impulse über den Thalamus an verschiedene Hirnzentren, z. B. an das Cerebellum und den Kortex, übermittelt. Die übergeordneten Hirnzentren erhalten über diese Bahnen Informationen aus Rezeptoren von Haut, Muskeln, Sehnen und Gelenken (Berührung, Druck, Vibration, Haltungs- oder Bewegungsgefühl = **epikritische oder gnostische Sensibilität, d. h. erkennende bzw. deutende Sensibilität).**

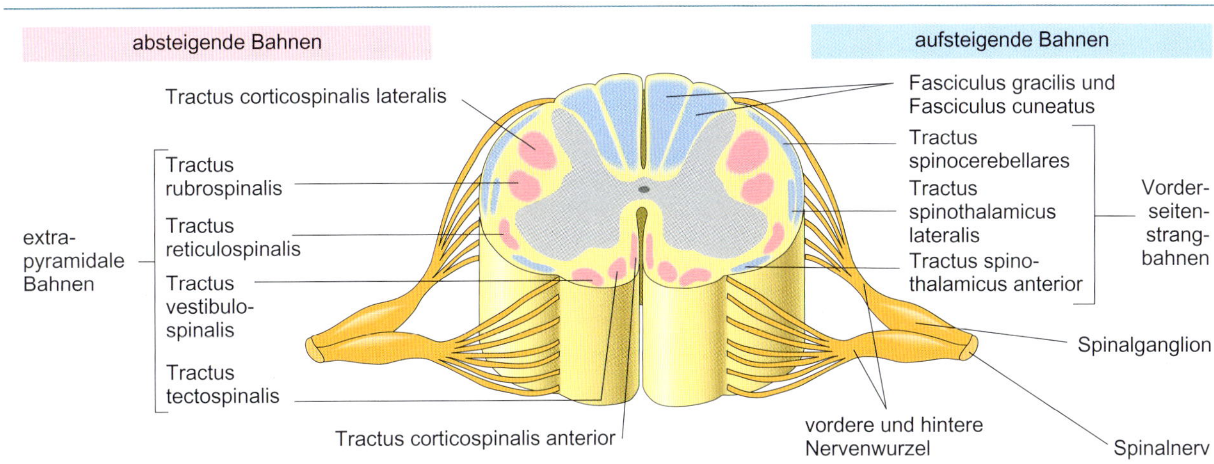

Abb. 9.30 Die Funktionsfelder des Rückenmarks (Querschnitt). In der weißen Substanz unterscheidet man aufsteigende (sensible) und absteigende (motorische) Bahnen. Zu den aufsteigenden Bahnen (blau) gehören die Hinterstrangbahnen und die Vorderseitenstrangbahnen. Die absteigenden Bahnen (rot) unterteilen sich in die Pyramidenbahnen (Pyramidenseitenstrangbahn und Pyramidenvorderstrangbahn) und in die extrapyramidalen Bahnen.

9

Folgende Bahnen verlaufen im Hinterstrang:

- Der **Tractus spinobulbaris medialis** (auch Fasciculus gracilis oder Goll-Strang genannt) liegt medial, wobei die von sakral kommenden Fasern am weitesten medial liegen und alle lumbal und thorakal folgenden Fasern sich lateral anschließen.
- Der **Tractus spinobulbaris lateralis** (auch Fasciculus cuneatus oder Burdach-Strang genannt) liegt lateral und wird von den Fasern aus Th1 bis C2 gebildet.

Diese Bahnen enden im Gyrus postcentralis des Kortex (Großhirnrinde) und im Cerebellum (➢ Abb. 9.31).

Seitenstrangbahnen

Bei den **Seitenstrangbahnen** handelt es sich um Bahnen, die zum Cerebellum (Kleinhirn) führen, wobei die sakralen Fasern dorsal liegen und die lumbalen und thorakalen Fasern sich ventral anschließen. Sie sind auch zuständig für die epikritische oder gnostische Sensibilität und leiten hauptsächlich Impulse der **Propriozeption** (Tiefensensibilität, ➢ Kap. 9.15), also des unbewussten Haltungs- und Bewegungsgefühls.

- Der **Tractus spinocerebellaris anterior** (Gowers-Strang) führt extero- und propriozeptive Impulse. Das erste Neuron kommt aus Muskel- und Sehnenspindeln und wird im Hinterhorn umgeschaltet. Einige Fasern kreuzen zur ventrolateralen Seite, die meisten jedoch steigen ungekreuzt an der gleichen Seite auf.
- Der **Tractus spinocerebellaris posterior** (Flechsig-Strang) führt propriozeptive Impulse. Das erste Neuron kommt aus Gelenken, Muskel- und Sehnenspindeln und wird im ventralen Teil des Hinterhorns, im Nucleus dorsalis, umgeschaltet. Seine Fasern steigen ungekreuzt an der gleichen Seite im Seitenstrang auf. Diese Bahnen enden im Cerebellum.

Vorderseitenstrangbahnen

Der Erregungsimpuls wird hier auf der Ebene seines Eintritts in das Rückenmark auf Neurone im Hinterhorn umgeschaltet. Die Axone dieser Neurone kreuzen noch auf der gleichen Rückenmarksebene zur Gegenseite (also von der rechten Rückenmarkshälfte zur linken bzw. umgekehrt), um dann zum Thalamus aufzusteigen. Diese Leitung erfolgt im Wesentlichen über zwei Bahnen, den Tractus spinothalamicus anterior und lateralis (➢ Abb. 9.32). Beide Stränge übertragen Informationen der protopathischen oder vitalen Sensibilität (Alarmfunktion mit Registrierung einer potenziellen Schädigung).

- **Tractus spinothalamicus anterior** führt die Wahrnehmung von grobem Druck und Tastsinn.
- **Tractus spinothalamicus lateralis** führt Nozizeption (Schmerz) und Temperatursinn.

Die dünnen, marklosen Fasern, welche die Nozisensorik aus der Peripherie in das Hinterhorn lei-

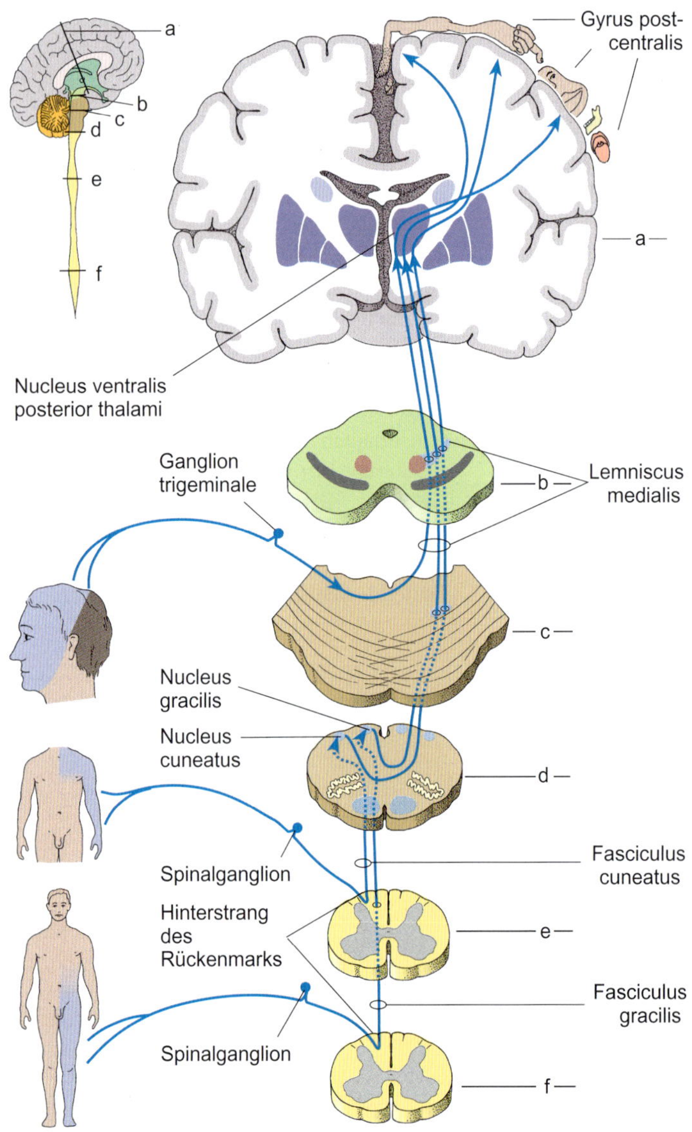

Abb. 9.31 Verlauf der Hinterstrangbahnen.

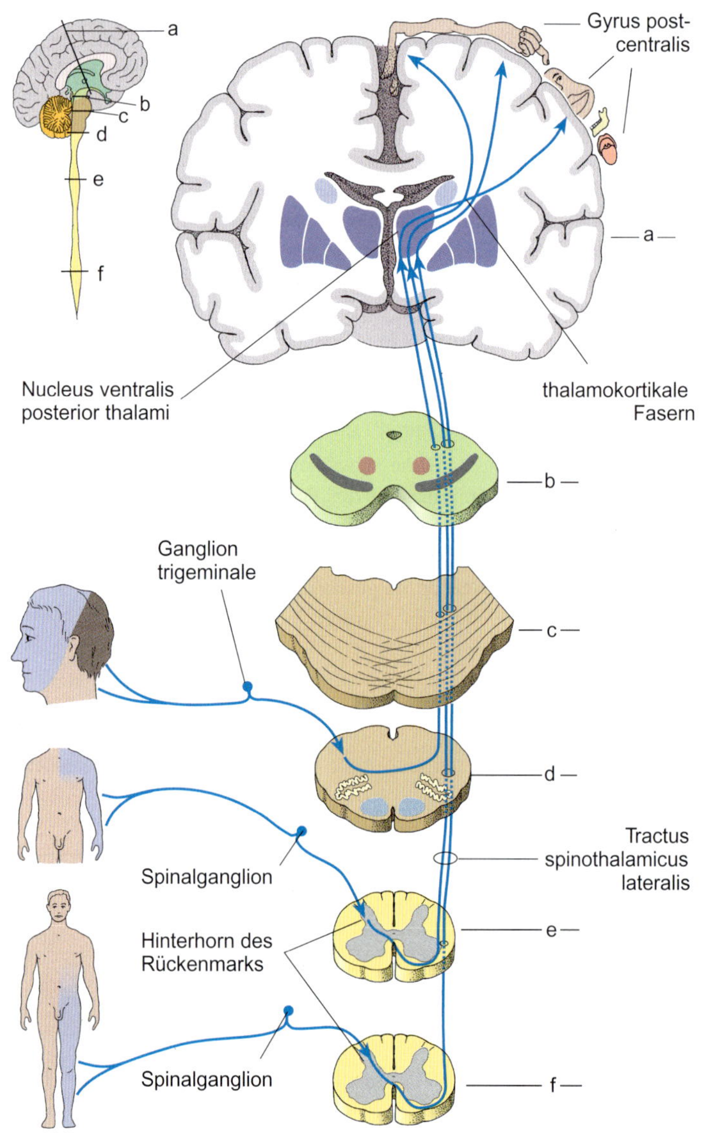

Abb. 9.32 Verlauf der Vorderseitenstrangbahnen.

ten, werden in der Substantia gelatinosa (Ansammlung von Nervenumschaltstationen im Hinterhorn) auf den Tractus spinothalamicus lateralis umgeschaltet. Beide spinothalamische Bahnen enden im Thalamus.

Thalamus und Telencephalon (Großhirn) werden durch **thalamokortikale Verbindungen,** die eine Fortsetzung der spinothalamischen Bahnen sind, aber nicht mehr zu den Vorderseitenstrangbahnen gehören, miteinander verschaltet:

- Das **neospinothalamische System** läuft zum somatosensorischen Teil des Gyrus postcentralis der Großhirnrinde. Hier werden Intensität und Lokalisation der Reize wahrgenommen.
- Das **paleospinothalamische System** läuft zur frontalen Hirnrinde sowie zum limbischen System und hat wahrscheinlich etwas mit den Einflüssen von Motivation und Emotionen auf die Schmerzwahrnehmung zu tun.

Während man früher davon ausging, dass für die Weiterleitung und Verarbeitung von Schmerzen ausschließlich der Tractus spinothalamicus und der Thalamus zuständig seien, weiß man heute, dass das gesamte Gehirn an der Schmerzempfindung beteiligt ist und die Weiterleitung der nozizeptiven Impulse in den zentralen Bereichen des Gehirns über eine Vielzahl von Bahnen geleitet wird (➢ Kap. 9.20).

Funktionelle Unterteilung der Sensibilität

Sensibilität kann funktionell unterteilt werden in Oberflächen- und Tiefensensibilität.

Die **Oberflächensensibilität** setzt sich aus zwei Anteilen zusammen:

- **Epikritische Sensibilität** (Druck, Berührung und Tastsinn)
- **Protopathische Sensibilität** (Anteile der Schmerz- und Temperaturempfindung, aber auch der grobe Druck- und Tastsinn).

Die **Tiefensensibilität** wird durch Anteile der Hinterstrangbahnen und durch die Seitenstrangbahnen übermittelt.

KLINIK

Dissoziierte Sensibilitätsstörung

Der klinisch relevante Unterschied zwischen Hinterstrang und Vorderseitenstrang besteht in der unterschiedlichen Höhe, auf der diese Systeme kreuzen: Die Hinterstränge kreuzen erst in der Medulla oblongata, während der Vorderseitenstrang schon auf der Höhe des Rückenmarkssegments kreuzt. Wenn eine einseitige Schädigung des Rückenmarks zwischen diesen beiden Positionen besteht, kommt es zur sog. **dissoziierten Sensibilitätsstörung.** Das bedeutet, dass die epikritische Sensibilität auf der einen Seite und die protopathische Sensibilität auf der Gegenseite gestört ist.

9.14.5 Efferente Rückenmarksbahnen

Bei den **efferenten (absteigenden) Bahnen** werden zwei große Systeme unterschieden: Die **Pyramidenbahn** und das **extrapyramidale System.** Die Aktivität beider Systeme gelangt über efferente Bahnsysteme im Rückenmark zu den motorischen Nervenzellen der Vorderhörner. Von dort aus führen Nervenfasern über die Spinalnerven und deren Äste, die peripheren Nerven, zu den Skelettmuskeln.

Efferente Bahnen des vegetativen Nervensystems ➢ Kap. 9.17.3

Pyramidenbahn

Von den Neuronen im primär motorischen Rindenfeld ziehen die Nervenfasern über eine große Bahn, die sog. **Pyramidenbahn:**

- Zu den motorischen Kernen der Hirnnerven als **Tractus corticonuclearis**
- Zum Rückenmark als **Tractus corticospinalis.**

Die Pyramidenbahn übermittelt die Steuerung der bewussten Bewegungen. Sie durchläuft auf ihrem Weg im Bereich der Stammganglien und des Zwischenhirns die sog. Capsula interna (innere Kapsel) und zieht dann weiter durch die verschiedenen Abschnitte des Hirnstamms. Im unteren Hirnstammbereich, der Medulla oblongata, kreuzen über 80 % der Pyramidenbahnfasern zur Gegenseite und ziehen dann als **Tractus corticospinalis lateralis** (Pyramidenseitenstrangbahn, ➢ Abb. 9.33) im Rückenmark zu den Motoneuronen der Körperperipherie; die anderen Fasern verlaufen ungekreuzt als **Tractus corticospinalis anterior** (Pyramidenvorderstrangbahn, ➢ Abb. 9.33) und kreuzen erst auf Rückenmarksebene zur Gegenseite.

Schon im Hirnstamm werden Fasern an die motorischen Kerne in diesem Gebiet abgegeben. Dieser Teil des Tractus corticospinalis wird auch Tractus corticobulbaris genannt (Bulbus = Hirnstamm).

Extrapyramidale Bahnen

Das **pyramidale Leitungssystem,** das die bewussten Bewegungen steuert, arbeitet mit einem weiteren Leitungssystem zusammen, dessen Fasern außerhalb der Pyramidenbahn ebenfalls vom Großhirn zum Rückenmark verlaufen. Es wird deshalb **extrapyramidales System** genannt. Dieses System ist vor allem für die automatischen, unwillkürlichen Muskelbewegungen zuständig und dem pyramidalen Bewegungssystem parallel geschaltet. Das extrapyramidale System greift aber auch in die Willkürmotorik ein: Es modifiziert die bewusste Motorik und steuert den Muskelgrundtonus. Das extrapyramidale System initiiert Bewegungen in ihrer Gesamtheit, einschließlich der dafür notwendigen Muskelabstimmung. Die Kontraktionsabläufe beim Gehen oder Werfen und Fangen eines Balles werden als Ganzes gesteuert, ohne dass darüber nachgedacht werden muss. Als Folge einer Verletzung kann es notwendig sein, einzelne Bewegungen wieder bewusst anzubahnen. Hierfür wird das pyramidale System genutzt.

Die Nuclei (Kerne) der Neurone des extrapyramidalen Systems liegen in **Kerngebieten** unterhalb der Hirnrinde:

- In den **Basalganglien** des Großhirns, dem Pallidum und Striatum (➢ Kap. 9.8.8)
- Im **Nucleus ruber** und der **Formatio reticularis** des Mittelhirns (➢ Kap. 9.11.4)
- In Bereichen des Pons (Brücke, ➢ Kap. 9.11.2) und des Cerebellums (Kleinhirn, ➢ Kap. 9.13), so im **Nucleus pontis, Nucleus olivaris** und **Nucleus vestibularis lateralis.**

Die extrapyramidalen Nukleusgebiete stehen mit dem Kortex, dem Cerebellum, dem visuellen System sowie dem Gleichgewichtssystem in Verbindung. Durch diese vielfältigen Verschaltungen können Bewegungen aufeinander abgestimmt werden, so kann auch bei komplexen Bewegungsabläufen das Gleichgewicht erhalten bleiben.

Einige Bahnen des extrapyramidalen Systems

Einige Tracti (Bahnen, Einzahl: Tractus) des extrapyramidalen Systems (➢ Abb. 9.34) verlaufen über die **Seitenstrangbahnen** und enden in der Nähe der Vorderhornneurone der distalen Extremitätenmuskulatur. Zu ihnen gehören:

- Tractus rubrospinalis; regelt den Tonus der Extremitäten, vor allem der Flexoren
- Tractus reticulospinalis aus der Medulla oblongata
- Nach Struktur und Funktion auch der Tractus corticospinalis lateralis der Pyramidenbahn.

Einige Bahnen des extrapyramidalen Systems verlaufen über die **Vorderstrangbahnen** und enden in der Nähe der Vorderhornneurone (α- und γ-Motoneurone) der proximalen Extremitätenmuskulatur. Zu ihnen gehören:

- Tractus vestibulospinalis für das Gleichgewicht und den Muskeltonus
- Tractus reticulospinalis aus dem Pons (Brücke) mit Einfluss auf Muskeltonus und Reflexe
- Nach Struktur und Funktion auch der Tractus corticospinalis ventralis der Pyramidenbahn.

Weitere, dem extrapyramidalen System zugeordnete Bahnen sind:

- Tractus longitudinalis medialis für die Bewegungskoordination der Augen und des Kopfes
- Tractus tegmentospinalis
- Tractus tectospinalis für die Motorik von Kopf und oberer Extremität. Er regelt reflektorische Bewegungen, die aufgrund von visuellen Informationen auftreten, und bildet zusammen mit dem Tractus spinotectalis einen Reflexbogen für Schmerzen und Temperatur.

Extrapyramidales System und Entwicklung

Das extrapyramidale System ist phylogenetisch älter als das pyramidale System. Das extrapyramidale System ist für die Steuerung der Motorik kleiner Kinder verantwortlich, während die Myelinisierung des Pyramidensystems noch mehrere Jahre andauert.

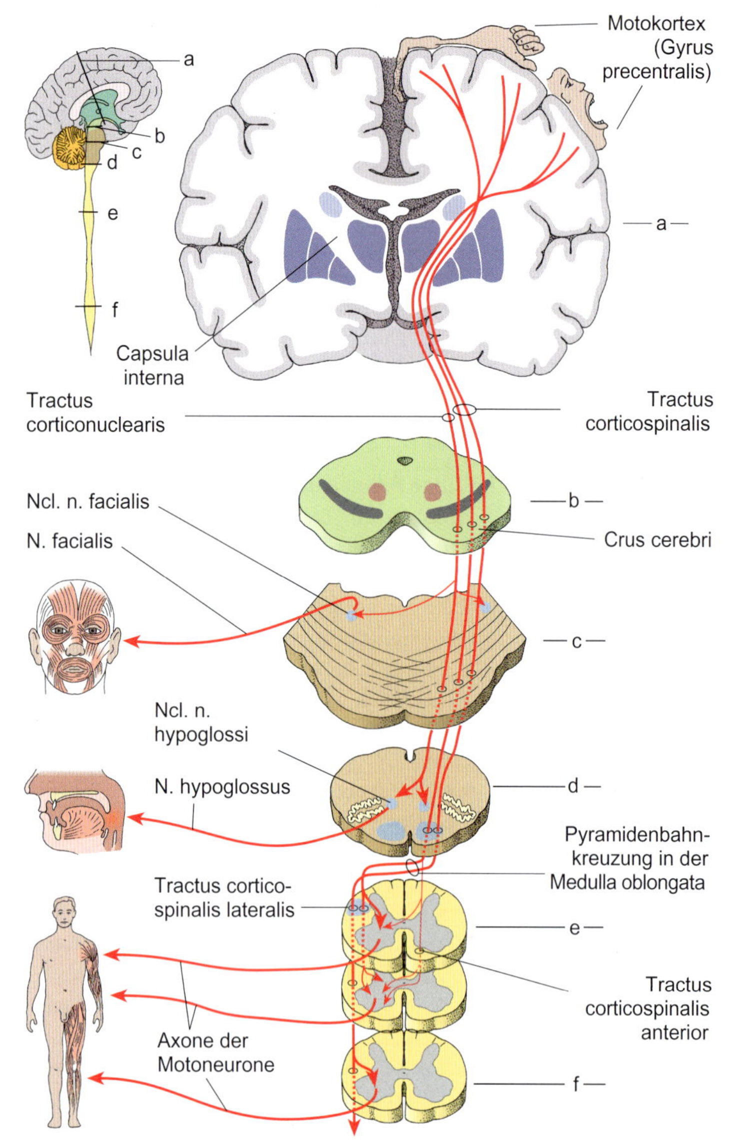

Abb. 9.33 Verlauf der Pyramidenbahnen.

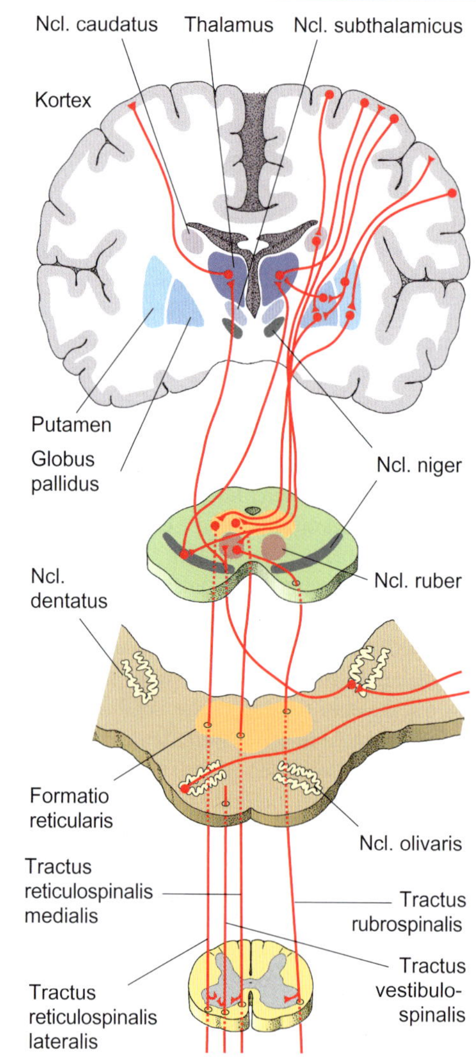

Abb. 9.34 Verlauf der extrapyramidalen Bahnen.

9.15 Propriozeption und Reflexe

Neben der Übermittlung afferenter und efferenter Signale zwischen dem Gehirn und der Peripherie ist die Vermittlung von Reflexen eine weitere wichtige Grundfunktion des Rückenmarks.

DEFINITION

Reflex

Vom Willen unabhängige Reaktion auf einen Reiz. Erfolgt z. T. blitzschnell in Situationen, in denen bewusste Überlegungen zu viel Zeit in Anspruch nehmen würden, z. B. das Abstützen des Körpers mit den Händen beim Stolpern.

9

Reflexe dienen nicht nur der Bewältigung von Gefahrensituationen, sondern auch der unbewussten Steuerung verschiedener Körperfunktionen. Unser Bewusstsein wird dadurch entlastet und ist frei für komplexere Aufgaben. Beispielsweise braucht man sich nicht bewusst mit seiner Muskelspannung (➤ Kap. 4.4.1) zu beschäftigen, da sie im Wesentlichen reflektorisch geregelt wird.

Sensoren oder auch Rezeptoren sind die Sinnesorgane unseres Körpers. Sie vermitteln Eindrücke aus der Umwelt und vom Körper an das Bewusstsein oder steuern mit ihrer Aktivität unbewusst ablaufende Reflexe.

Einteilung von Rezeptoren (Sensoren)

Rezeptortypen ➤ Kap. 10.2.1

Um die Beteiligung von Sensorik und Reflexbögen im neurophysiologischen Bewegungsablauf beschreiben zu können, ist es sinnvoll, alle beteiligten Rezeptoren nach bestimmten Aspekten zu unterteilen.

Einteilung nach **Ort und Funktion** (Sherrington):

- **Exterorezeptoren** (Exterosensoren) registrieren die Umwelt. Sie liegen überwiegend an der Körperoberfläche.
- **Interorezeptoren** (Interosensoren) erfassen Funktion und Zustand der inneren Organe und Organsysteme. Sie liegen an den Oberflächen der inneren Hohlräume.
- **Propriorezeptoren** (Propriosensoren) stellen unsere Körperhaltung und Bewegung fest. Sie liegen vor allem in Muskeln, Sehnen, Bändern, Gelenkkapseln und im Gleichgewichtsorgan.

Einteilung nach der **Struktur:**

- Freie Nervenendigungen
- Eingekapselte Nervenendigungen.

Einteilung nach dem **Stimulus:**

- Mechanorezeptoren
- Thermorezeptoren
- Chemorezeptoren
- Photorezeptoren (Lichtrezeptoren)
- Nozizeptoren (Schmerzrezeptoren).

9.15.1 Propriozeption

DEFINITION

Proprio(re)zeption

(lat.: proprius = eigen)

Eigenwahrnehmung bzw. -empfindung eines Organs oder des Körpers, ermöglicht u. a. die Lagekontrolle des Körpers im Raum, wird vor allem über Mechanorezeptoren vermittelt.

Die Informationen aus den Sensoren unseres Bewegungsapparates haben einen wesentlichen Anteil an der Steuerung unserer Bewegungen und unserer Körperhaltung. Im Wachzustand sind wir ständig über die Stellung unserer Glieder zueinander informiert. Wir nehmen passive Bewegungen unserer Gelenke wahr und haben ein Gefühl für den Widerstand, gegen den unsere Muskeln Bewegungen durchführen. Diese Fähigkeiten werden als **Tiefensensibilität** oder **Propriozeption** bezeichnet. Über Mechanorezeptoren in den Muskeln, Sehnen und Gelenken erhält das ZNS Informationen über die Lage und Stellung des Körpers im Raum **(Stellungssinn)**, über das Zusammenspiel der Muskeln bei allen Bewegungsabläufen **(Bewegungssinn)** und über die erforderliche Muskelarbeit zum Überwinden von Widerständen, z. B. beim Heben von Gewichten **(Kraftsinn)**.

Auch die Informationen aus dem Gleichgewichtsorgan können zur Propriozeption gezählt werden. Das Gleichgewichtsorgan registriert die Stellung und Bewegung des Kopfes und damit indirekt die des ganzen Körpers (➤ Kap. 10.2.5). Durch eine Zwischenschaltung der Propriozeption kann es zur Rückkopplung der vom Gehirn ausgehenden Bewegungsaufträge kommen.

Man unterscheidet folgende Rezeptortypen:

- **Muskelspindeln** bestehen aus einigen spezialisierten, quer gestreiften Muskelfasern, die von einer flüssigkeitsgefüllten, bindegewebigen Kapsel umgeben sind. Sie liegen parallel angeordnet zwischen den Muskelfasern und werden durch die Dehnung des betreffenden Muskels gereizt. Die aus ihrem Mittelteil austretenden Nervenfasern informieren das ZNS somit über die jeweilige **Länge** des Muskels und über das Ausmaß und die Geschwindigkeit der Dehnung.
- **Golgi-Sehnenorgane** liegen im Übergangsbereich zwischen Muskeln und Sehnen. Im Gegensatz zu den Muskelspindeln messen sie die **Spannung** einer Sehne bzw. eines Muskels. Durch ihre Signalgebung ermöglichen sie feine Bewegungen und verhindern eine zu starke Muskelspannung.
- **Kapselsensoren** liegen in den Gelenken bzw. den Gelenkkapseln. Sie registrieren die bei Gelenkbewegungen auftretenden mechanischen Verformungen und informieren so über die jeweilige **Gelenkstellung.**

Die Erregungen aus diesen Rezeptoren bewirken teilweise bewusste Empfindungen, die gegebenenfalls mit bewussten Bewegungen (Leitung über die Pyramidenbahn) beantwortet werden. Viele andere Erregungen, z. B. für die Erhaltung des Muskeltonus, das Zusammenspiel von Streck- und Beugemuskeln und die Koordination größerer Bewegungsabläufe, bleiben unbewusst, und auch die Reizantworten erfolgen unbewusst reflektorisch. Dafür werden die Informationen aus den Rezeptoren der Tiefensensibilität im Rückenmark verschaltet oder an das Kleinhirn sowie das extrapyramidal-motorische System übermittelt.

Muskelspindeln

Muskelspindeln sind Rezeptoren, die in fast allen Skelettmuskeln mit Ausnahme des Diaphragmas und den Kieferdepressoren zu finden sind. Sie befinden sich im Allgemeinen mehr in den Extensoren als in den Flexoren und häufiger in Muskeln mit kleinen motorischen Einheiten als in solchen mit großen Einheiten.

Von den **Muskelspindeln** gehen nicht nur afferente Nervenfasern aus, sie werden auch von efferenten Fasern innerviert (➤ Abb. 9.35). Sie arbeiten also nicht nur als Rezeptoren, sondern erfüllen auch eine aktive Rolle. Im Gegensatz zu den extrafusalen Fasern der Arbeitsmuskulatur werden die Muskelzellen der Muskelspindel als intrafusale Fasern bezeichnet. Die intrafusalen Fasern haben folgende Eigenschaften:

- Sie sind mit den Muskelzellen der extrafusalen Muskeln parallel geschaltet.
- Die Enden der intrafusalen Fasern gehen ins Endomysium und Perimysium der Muskeln (➤ Kap. 4.5.3) über.
- Der nicht kontraktile mittlere Teil liegt in einer flüssigkeitsgefüllten Kapsel.

Innerhalb der Muskelspindeln unterscheidet man zwei Arten von intrafusalen Fasern:

- Die **Kernsackfasern** haben, genau wie die Kernkettenfasern, einen nicht kontraktilen sensorischen Mittelteil. In der Mitte der Kernsackfaser befindet sich eine Verdickung, die Kernsackregion, in der sich mehrere Zellkerne befinden. Die Kernsackfasern sind in Fasern zu unterteilen, die unter statischem bzw. dynamischem Einfluss stehen. Um die Kernsackregion herum verlaufen, spiralig angeordnet, sensible Nervenfasern, die als Ia-Fasern bezeichnet werden und beide Kernsackfasertypen innervieren. Die statischen Kernsackfasern werden zudem noch von sensiblen Typ-II-Fasern innerviert.
- Die **Kernkettenfasern** sind kürzer und dünner als die Kernsackfasern und enthalten weniger Zellkerne, die über die gesamte Länge der Faser hinweg angeordnet sind. Im Unterschied zu den Kernsackfasern enthalten alle Kernkettenfasern neben den relativ dicken Ia-Fasern auch die dünneren, afferenten Fasern vom Typ II.

Die Typ Ia-Fasern, primäre Afferenten genannt, leiten also Impulse aus allen sensorischen Mittelteilen der Muskelspindel; diese Fasern sammeln sich dann innerhalb der Muskelspindel in einem myelinisierten Dendriten und verlassen so die Muskelspindel.

Die Typ II-Fasern, sekundäre Afferenten genannt, leiten also Impulse aus der Kernkettenfaser und aus den statisch innervierten Kernsackfasern.

Während die Kernsackfasern sowohl statische als auch dynamische Kontraktionszustände registrieren, messen die Kernkettenfasern ausschließlich statische Kontraktionszustände.

Sowohl bei einer Dehnung der Muskulatur als auch bei einer Kontraktion der intrafusalen Muskelfasern wird der Mittelteil der intrafusalen Fasern gedehnt. Diese Dehnung wird von den Ia-Fasern registriert und weitergeleitet. Der primäre Afferent reagiert stark auf Veränderungen des Dehnungszustandes eines Muskels, während der sekundäre Afferent eher auf langanhaltende Dehnung reagiert.

Die Muskelspindeln besitzen zwei kontraktile Enden. Kontrahieren diese Enden, ziehen sie also von beiden Seiten am Mittelteil. Die kontraktilen Teile der Muskelspindel werden durch die A-γ-Motoneurone (Gamma-Motoneurone) efferent innerviert und besitzen demnach eine eigene motorische Versorgung, wodurch Länge und Spannung des Spindelorgans reguliert werden können. Die Kernsackfasern werden von statischen und dynamischen γ-Motoneuronen innerviert, während die Kernkettenfasern ausschließlich von statischen γ-Motoneuronen innerviert werden.

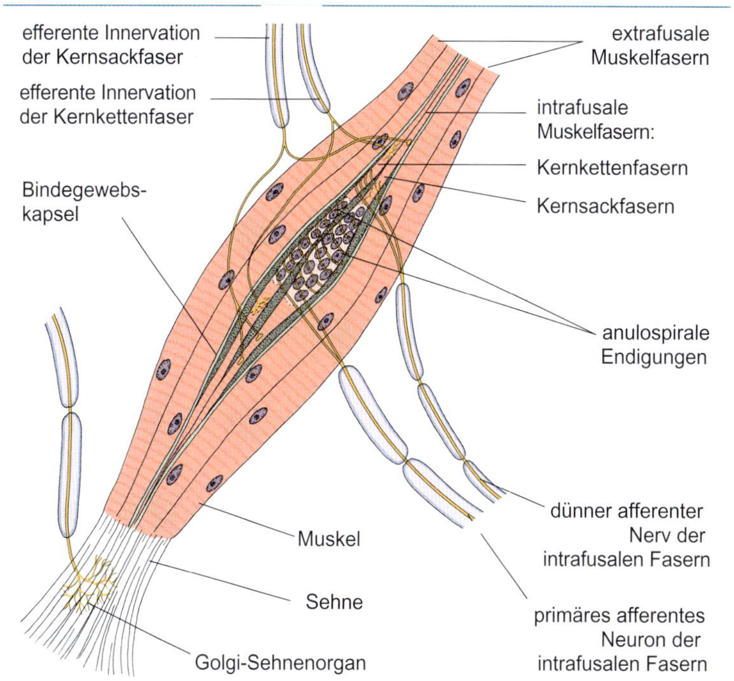

Abb. 9.35 Muskel mit Muskelspindel. Die intrafusalen Muskelfasern sind, mit Ausnahme einer Kernsackfaser und einer Kernkettenfaser, entfernt.

Gamma-(γ-)motorisches System

Jeder Erregungsimpuls, der an das α-Motoneuron eines Muskels weitergeleitet wird, löst – über Interneurone vermittelt – eine Erregungssteigerung des dazugehörenden γ-Motoneurons aus. Die darauf folgende Kontraktion des Muskels wird daher von einer Kontraktion der Muskelspindelenden begleitet, was einer Erschlaffung des sensiblen Mittelteils der Muskelspindel vorbeugt. Das ist notwendig, weil die Empfindlichkeit der Muskelspindel in erster Linie von ihrem Spannungszustand abhängig ist. Im umgekehrten Fall, bei einer Dehnung des Muskels, kann die Erregungsfrequenz des γ-Motoneurons herabgesetzt werden, was eine Entspannung der kontraktilen Muskelspindelenden nach sich zieht. In beiden Fällen dient das **γ-motorische System** einer unwillkürlichen Anpassung der Muskelspindel-Grundspannung an den jeweiligen Spannungszustand des Muskels.

Zusätzlich unterliegt die Empfindlichkeit der Muskelspindeln über absteigende Bahnen der zentralen Kontrolle des Gehirns und kann so moduliert werden. So kann z. B. die Dehnungsempfindlichkeit der durch das γ-motorische System vorgedehnten Muskelspindel erhöht werden, was eine gesteigerte Reaktionsgeschwindigkeit der Muskulatur nach sich zieht. Grundsätzlich sind die höheren Zentren in der Lage, über die Regulation des Grundtonus der intrafusalen Fasern die Reaktionsfähigkeit der Muskulatur zu steigern, zu senken oder ganz zu unterdrücken.

Bei Bewegungsabläufen spielt der Spannungszustand der Muskelspindeln eine wesentliche Rolle. Während eines Sprunges in die Tiefe werden die Muskelspindeln der Knieextensoren so eingestellt, dass die auftretenden Kräfte bei der Landung über die sofort einsetzende Reflexantwort optimal abgefangen werden. Der gleiche Sprung führt evtl. zu Verletzungen, wenn die Höhe falsch eingeschätzt wird, da die auftretenden Kräfte nicht abgefangen werden. Die Reaktion erfolgt zu spät – das Bein knickt zu weit ein.

Eine negative Auswirkung der Aktivität des γ-motorischen Systems ergibt sich in Stresssituationen. Stress verursacht, zentral gesteuert, einen höheren Gammatonus, wodurch die Fähigkeit abnimmt, muskulär zu entspannen. Die koordinativen Fähigkeiten nehmen ebenfalls ab, da die hohe Muskelgrundspannung deutlich schlechtere Muskelreaktionen nach sich zieht.

PT-PRAXIS

Stressabbau

In der Physiotherapie können bei Patienten mit einem erhöhten Muskeltonus Entspannungstechniken angewandt werden, um über einen Stressabbau den Gammatonus der Muskulatur zu senken.

9

Golgi-Sehnenorgane

Die **Golgi-Sehnenorgane** (➤ Abb. 9.35 und ➤ Kap. 4.5.3) – benannt nach dem italienischen Anatom Camillo Golgi, der als Erster die Existenz dieser Sehnensensoren entdeckte – messen Spannungsveränderungen, keine Längenveränderungen. Sowohl aktive Kontraktionen als auch passive Dehnungen lösen Reize aus, die Reizschwelle liegt jedoch höher als bei den Muskelspindeln. Ab einer gewissen Reizintensität wirken sie hemmend auf die Muskelaktivität ein, damit die auf die Sehne einwirkenden Kräfte nicht bis zu einer Schädigung ansteigen. Die Sehnensensoren haben im Unterschied zu den Muskelspindeln keine efferente Innervation und sind nicht parallel, sondern in Serie geschaltet. Die afferente Innervation erfolgt über Ib-Fasern .

Gelenkkapsel- und Ligamentsensoren

Die **Gelenkrezeptoren** (auch ➤ Kap. 11.4.2) bestehen aus Propriozeptoren und Nozizeptoren und werden in vier Typen eingeteilt (➤ Tab. 9.3). Sie befinden sich in der Capsula fibrosa selbst und in ihren Kapselligamenten.

MERKE

Zusammenfassung der Rezeptoren und Bahnen der Propriozeption

Afferent
- Muskelspindel Mittelteil:
  - Ia-Fasern = dynamisch und statisch
  - II-Fasern = statisch
- Golgisensoren in Sehnenenden: Ib-Fasern = Zugspannung in den Sehnen
- Gelenkrezeptoren I–IV in Gelenkkapseln: II-Fasern = dynamisch und statisch

Efferent
- α-Motoneurone: innervieren normale Muskelfasern
- γ-Motoneurone: innervieren Muskelspindelfasern
  - Dynamisch: Kernsackfasern
  - Statisch: Kernsackfasern und Kernkettenfasern.

9.15.2 Inhibitionsmechanismen an der Muskulatur

Um koordinierte Muskelaktionen zu gewährleisten und überschießende Muskelkontraktionen zu vermeiden, wird die Aktivität der Muskelfasern über hemmende Regelkreise moduliert.

Reziproke Inhibition

Jede Aktivität eines Agonisten führt gleichzeitig reflektorisch zur Hemmung der entsprechenden Antagonisten. Dieses **Prinzip der reziproken Hemmung** gilt für jede Bewegung und kann therapeutisch für verschiedene Muskelentspannungstechniken genutzt werden. In Situationen, die eine gemeinsame Kontraktion von Agonisten und Antagonisten erfordern (z. B. bei statischer Haltearbeit), wird dieses Prinzip nicht genutzt (➤ Abb. 9.36a).

Autogene Inhibition

Bei kräftigen Muskelkontraktionen werden über die zunehmende Spannung an der Sehne die Golgi-Sehnenorgane aktiviert. Die entstandene Erregung wird über die afferenten Ib-Fasern weitergeleitet und bewirkt reflektorisch eine Hemmung der synergistischen Muskulatur sowie eine Aktivierung der Antagonisten. Die **autogene Inhibition** schützt die Muskulatur also vor zu starken Kontraktionen (➤ Abb. 9.36b).

Renshaw-Hemmung oder rekurrente Inhibition

Dieser Mechanismus ist ein Beispiel für eine negative Rückkoppelung. Jeder Erregungsimpuls des Motoneurons wird über eine abzweigende Kollaterale zu einem Interneuron (der Renshaw-Zelle) geführt. Bei ausreichender Intensität der ankommenden Impulse gibt die Renshaw-Zelle selbst einen inhibitorisch wirkenden Impuls auf die motorische Vorderhornzelle zurück (➤ Abb. 9.36c).

KLINIK

Tetanusinfektion

Clostridium tetani, der **Tetanus-Erreger,** setzt beim Menschen durch sein Toxin die Renshaw-Hemmung außer Kraft. Dies führt zu einer Dauererregung der quer gestreiften Muskulatur, zum sog. Wundstarrkrampf. Die Dauererregung tritt meist in einer bestimmten Abfolge ein, wobei zunächst die Gesichtsmuskeln kontrahieren, später die gesamte Rückenmuskulatur. Der einzig wirksame Schutz vor der Infektion mit Tetanus, die in der Hälfte aller Fälle tödlich endet, ist die Impfung.

Tab. 9.3 Einteilung der Gelenkrezeptoren.

Typ	Eigenschaften	Lage	Registrierung von
I	• Propriosensoren • Statisch und dynamisch • Niedrige Reizschwelle • Langsame Adaptation	• Stark vertreten in proximalen Gelenken • Oberflächliche Schicht der Capsula fibrosa	• Geschwindigkeit • Bewegungsrichtung
II	• Propriosensoren • Dynamisch • Niedrige Reizschwelle • Schnelle Adaptation	• Stark vertreten in distalen Gelenken • Tiefe Schicht der Capsula fibrosa	• Kleinsten Bewegungen • Geschwindigkeit der Bewegungen
III	• Propriosensoren • Dynamisch • Hohe Reizschwelle • Langsame Adaptation	Gelenkligamente	• Gelenkstellung • Richtung der Bewegungen
IV	• Nozisensoren • Hohe Reizschwelle • Keine Adaptation	• Gelenkkapsel • Ligamente • Blutgefäße	Lädierenden Reizen und bestehenden Verletzungen, vom Gehirn evtl. als Schmerz interpretiert

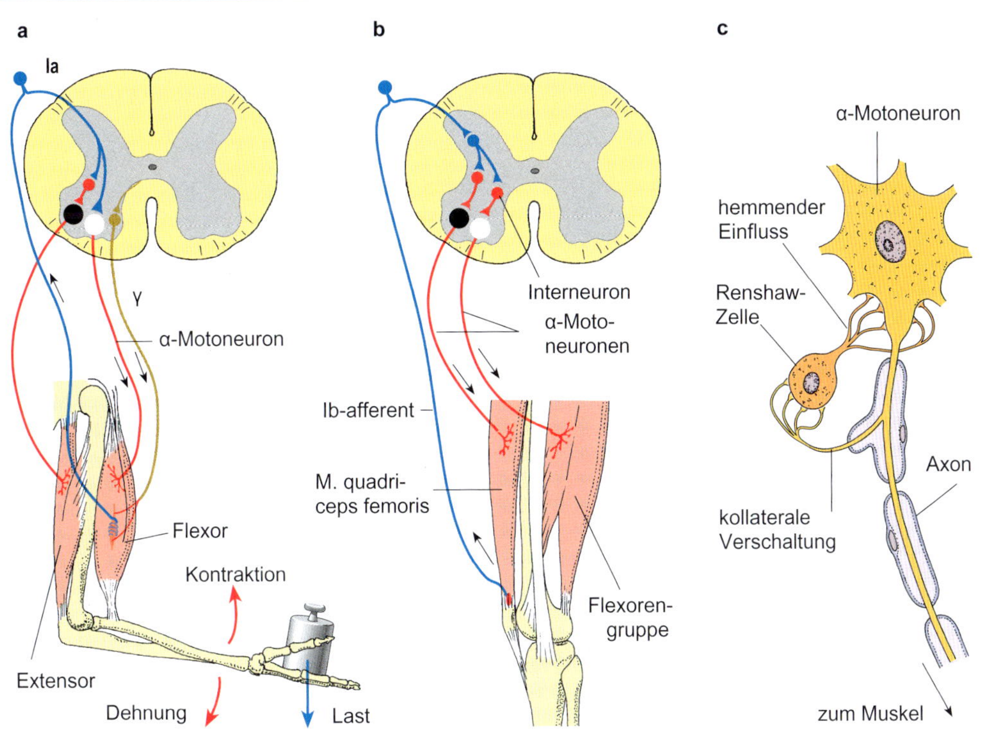

Abb. 9.36 Die einzelnen Inhibitionsformen schematisch dargestellt.
a) Reziproke Inhibition. Ein Ellenbogenbeuger als Agonist wird erregt (weiße Synapse), während sein Antagonist, der Ellenbogenstrecker, gleichzeitig inhibiert wird (schwarze Synapse).
b) Autogene Inhibition. Der Golgi-Sehnenreflex sorgt für die Inhibition des agonistischen Muskels, während der Antagonist erregt wird.
c) Rekurrente (Renshaw-) Inhibition eines α-Motoneurons.

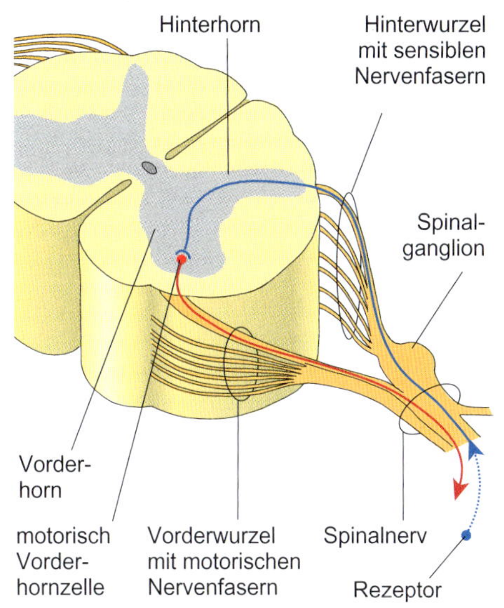

Abb. 9.37 Der Reflexbogen eines Eigenreflexes (monosynaptischer Reflex). Erregungsimpulse (z. B. über den Spannungszustand eines Muskels) erreichen über den peripheren Nerv, den Spinalnerv und die Hinterwurzel die graue Substanz. Im Vorderhorn findet die Umschaltung auf eine motorische Nervenzelle (α-Motoneuron) statt. Der Erregungsimpuls verlässt das Rückenmark über die Vorderwurzel, läuft weiter im Spinalnerv und über den peripheren Nerv zum Muskel zurück und bewirkt dort die Reflexantwort (Kontraktion).

9.15.3 Reflexbogen

Die Vermittlung eines Reflexes funktioniert als ein Regelkreis, der für die Konstanthaltung einer Regelgröße (z. B. der Muskelspannung) benötigt wird. Die Bestandteile des Regelkreises sind:

- Der **Rezeptor,** welcher einen Reiz aufnimmt und ihn in neuronale Erregungen übersetzt.
- **Sensible Nervenfasern** leiten den Impuls vom Rezeptor weiter an das ZNS.
- Das **Reflexzentrum** im ZNS, z. B. das Rückenmark, bildet die Reflexantwort.
- **Motorische Nervenfasern** übermitteln die Reflexantwort weiter.
- Sie gelangt schließlich zum **Effektor** (ausführendes Organ), z. B. einem Muskel oder einer Drüse.

Eigenreflexe

Im einfachsten Fall trifft ein im ZNS ankommender Erregungsimpuls direkt auf das motorische Neuron, welches die Reflexantwort übermittelt. Da in diesem Fall nur eine Synapse zwischengeschaltet ist, handelt es sich um einen **monosynaptischen Reflex** (➤ Abb. 9.37). Reizaufnahme und Reizantwort der monosynaptischen Reflexe erfolgen aus demselben Muskel – man spricht deshalb auch von Eigenreflexen. Die **Eigenreflexe** repräsentieren ein bestimmtes neurologisches, segmentales Niveau.

KLINIK

Hyper- und Hyporeflexie

Eine fehlende inhibierende Wirkung der deszendierenden Bahnen durch eine Läsion oder zentrale Störung führt zur **Hyperreflexie,** d. h. zu einer überhöhten Reflexaktivität. Eine Unterbrechung des Reflexbogens, z. B. durch eine Kompression auf den peripheren oder spinalen Nerv, verursacht nach einiger Zeit eine **Hyporeflexie,** d. h. eine abgeschwächte Reflexaktivität.

Ein Beispiel für einen Eigenreflex ist der bei neurologischen Untersuchungen häufig geprüfte **Patellarsehnenreflex** (**PSR,** ➤ Abb. 9.38). Ein kurzer Schlag mit einem Reflexhammer auf die Sehne des M. quadriceps femoris unterhalb der Kniescheibe verursacht eine kurze Dehnung und als Reaktion erfolgt eine Verkürzung dieses Muskels. Das vorher im Kniegelenk gebeugte Bein wird schlagartig gestreckt. Dieser Reflex regelt die Spannung des M. quadriceps femoris (➤ Abb. 4.8). Solche Eigenreflexe gibt es in allen Muskeln, die Muskelspindeln besitzen.

Muskelspindeln arbeiten als **Dehnungsrezeptoren** in den Muskeln. Der Schlag auf die Muskelsehne dehnt die Muskelspindel im dazugehörigen Muskel und aktiviert sie. Die Erregung wird über afferente Nervenfasern und die hintere Wurzel dem Rückenmark übermittelt und dort unmittelbar auf die Vorderhornzellen umgeschaltet, sodass es als Folge zu einer Kontraktion des gedehnten Muskels kommt.

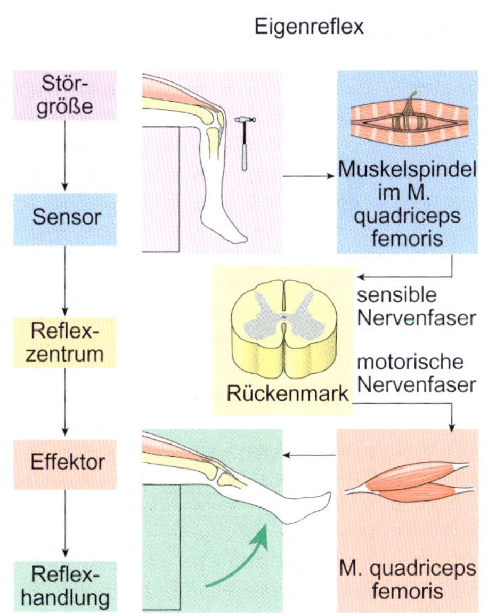

Abb. 9.38 Schema eines Reflexbogens: Eigenreflex am Beispiel des Patellarsehnenreflexes. Rezeptor und Effektor sind beide im M. quadriceps femoris lokalisiert.

Eine Aktivierung der Muskelspindeln wird nicht nur durch plötzliche kurze Dehnungsreize bewirkt, sondern läuft in geringerem Ausmaß ständig unter Einfluss der γ-Innervation ab, um die Muskeln in einem bestimmten Ruhetonus zu halten. Mit dem Ruhetonus wird durch die Eigenreflexe die Körperhaltung gesteuert. Damit dabei keine überschießenden Reaktionen auftreten können, wird das Ausmaß der Muskeleigenreflexe

9

durch höher gelegene Hirnzentren begrenzt und beeinflusst (➤ Kap. 9.15.1).

Fremdreflexe

Bei komplizierteren Reflexbögen liegen im ZNS mehrere Verbindungsneurone zwischen den sensiblen und den motorischen Neuronen. Mehrere Synapsen sind beteiligt, man spricht deshalb von **polysynaptischen Reflexen.** Der Rezeptor liegt an einem anderen Ort als der Effektor, weshalb diese Reflexe **Fremdreflexe** genannt werden. Beispielsweise ist der Stolperreflex, die Abstützreaktion der Hände beim Fallen, ein Fremdreflex – er ermöglicht blitzschnelle Reaktionen mehrerer Skelettmuskelgruppen.

Ein Fremdreflex, der bei einer neurologischen Untersuchung vor allem bei Kindern leicht geprüft werden kann, ist der **Bauchhautreflex.** Dabei löst eine Reizung der Bauchhaut durch leichtes Bestreichen eine Anspannung der Bauchmuskeln an der gereizten Seite aus, wodurch der Nabel etwas zur Seite der Hautstreichung zieht.

KLINIK

Störungen der kortikospinalen Bahnen

Voraussetzung für Reflexantworten sind intakte kortikospinale Bahnen. Eine Störung der deszendierenden Bahnen verursacht bei **Fremdreflexen** eine **Hypo-** oder **Areflexie,** d. h., die Reflexantwort tritt abgeschwächt oder überhaupt nicht auf. Die Unterbrechung einer kortikospinalen Bahn bedeutet für **Eigenreflexe** eine Unterbrechung der zentral gesteuerten Hemmung der Reflexe. Die dadurch fehlende inhibierende Wirkung führt zur **Hyperreflexie.**
Störungen der kortikospinalen Bahnen wirken sich auf die Fremd- und Eigenreflexe also genau entgegengesetzt aus.

Reflexprüfungen

Muskeleigenreflexe, die bei der neurologischen Untersuchung geprüft werden, sind am Bein außer dem **Patellarsehnenreflex (PSR)** auch der **Achillessehnenreflex (ASR).** Am Arm gibt es den **Bizepssehnenreflex (BSR),** den **Trizepssehnenreflex (TSR)** und den **Brachioradialisreflex (BRR).** Pathologische Reaktionen sind etwa ein völliger Reflexausfall, überschießende Reaktionen oder nicht seitengleiche Reflexantworten. Sie kommen bei vielen internistischen und neurologischen Erkrankungen vor, sodass hier die Reflexprüfung wichtige diagnostische Hinweise liefern kann.

Pathologische Reflexe sind beim Gesunden nicht auslösbare Fremdreflexe, die in der Regel im Zusammenhang mit Schädigungen der Pyramidenbahn auftreten und daher auch Pyramidenbahnzeichen heißen.

KLINIK

Babinski-Reflex

Klinisch bedeutsamstes Pyramidenzeichen beim Erwachsenen ist der **Babinski-Reflex.** Das Bestreichen des lateralen Fußrandes führt zur Überstreckung der Großzehe sowie häufig zur Beugung und Spreizung der übrigen Zehen. Am gesunden Probanden würde man eventuell eine Plantarflexion der Großzehe wahrnehmen.

Vegetative Reflexe

Auch die glatte Muskulatur der inneren Organe wird über Reflexe gesteuert. Sie werden über das vegetative Nervensystem vermittelt und **vegetative Reflexe** genannt. Vegetative Reflexe sind z. B. der Hustenreflex (➤ Kap. 17.5.5) bei Reizung der Bronchialschleimhaut und der Speichelsekretionsreflex, der einem beim Anblick oder Geruch von Speisen das Wasser im Munde zusammenlaufen lässt.

Betrachtet man die Reflexe im vegetativen Nervensystem näher, findet man sehr unterschiedliche Reflexabläufe:

- Beeinflussen Erregungen aus inneren Organen reflektorisch die Motorik oder Sekretion des gleichen Organs, handelt es sich um einen **Eingeweide-Eigenreflex** oder **viszeroviszeralen Reflex** (z. B. Blasen- und Mastdarmreflex). Dabei ist nur das vegetative Nervensystem am Zustandekommen des Reflexes beteiligt.
- Sensible afferente Erregungen eines inneren Organs können aber auch reflektorische Wirkungen auf Skelettmuskeln haben. So führt eine Appendizitis (Wurmfortsatzentzündung, sog. „Blinddarmentzündung") oft zu einer reflektorischen Anspannung der Bauchmuskulatur, man spricht dann von einem **Eingeweide-Muskelreflex** oder **viszerosomatischen Muskelreflex.** Dies prüft der Arzt bei unklaren Bauchschmerzen.
- Interessanterweise kann eine Reizung von Hautrezeptoren reflektorisch die Durchblutung innerer Organe verstärken. Auf solchen **Haut-Eingeweide-Reflexen** beruht wahrscheinlich z. T. die Wirkung von Wärmepackungen, Massagen, Akupunktur und anderen physikalischen Therapieverfahren. Umgekehrt können sich Erkrankungen innerer Organe durch Schmerzen und Rötungen in bestimmten Hautarealen widerspiegeln. Man spricht dann von **Eingeweide-Haut-Reflex** oder **viszerokutanem Reflex** (Head-Zonen, ➤ Abb. 9.50).

Somatosympathische Reflexe

Die Reizung von Haut-, Muskel- oder Gelenkkapselafferenzen kann eine spinale oder supraspinale Reflexaktivität der sympathischen prä- und postganglionären Fasern verursachen. Diese werden **somatosympathische Reflexe** genannt. Die Nozisensorik führt in der Regel zu einem erhöhten Sympathikotonus, wohingegen eine schmerzfreie Stimulierung der Mechanorezeptoren den Sympathikotonus eher dämpft (➤ Kap. 9.20.1). Bei Bewegungsbädern, Elektrotherapie, Massage sowie passiven oder aktiven Bewegungsübungen wird dieses Prinzip therapeutisch genutzt.

9.16 Versorgungs- und Schutzeinrichtungen des ZNS

Das empfindliche Nervengewebe von Gehirn und Medulla spinalis (Rückenmark) liegt geschützt im knöchernen Schädelraum bzw. in den knöchernen und bindegewebigen Strukturen des Wirbelkanals. Zusätzlichen Schutz gewähren drei bindegewebige Hirnhäute, die **Meningen,** die das Rückenmark und das Gehirn bedecken. Sie heißen **Dura mater, Arachnoidea** und **Pia mater,** wobei Letztere dem Gehirn und der Medulla spinalis direkt aufliegt (➤ Abb. 9.39 und ➤ Abb. 9.40).

9.16.1 Dura mater

Die aus straffem Bindegewebe (➤ Kap. 4.5.1) gebildete harte Hirnhaut oder **Dura mater** (kurz: **Dura**) bildet die äußere Hülle des ZNS.

Dura mater des Rückenmarks

Beim Rückenmark besteht die Dura mater aus zwei getrennten Blättern. Ihr äußeres Blatt liegt

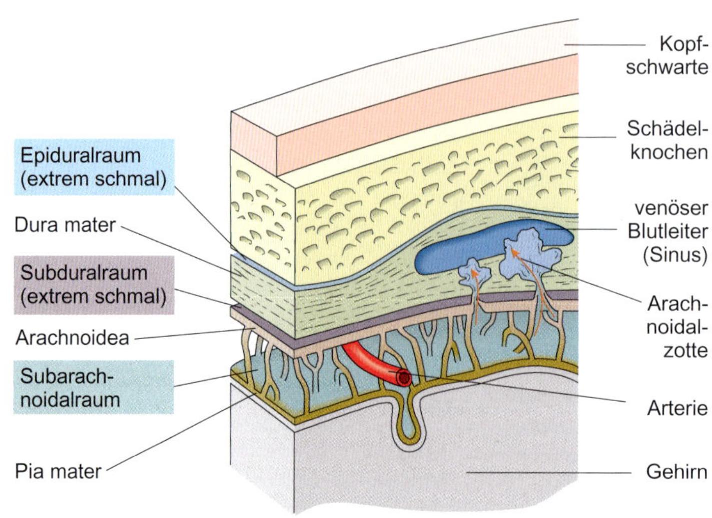

Abb. 9.39 Schnitt durch Schädelknochen und Hirnhautregion. Die beiden Blätter der Dura mater sind im Hirnbereich verwachsen, ein Epiduralraum existiert praktisch nicht. Zwischen Dura mater und Arachnoidea liegt der Subduralraum, zwischen Arachnoidea und Pia mater der Subarachnoidalraum.

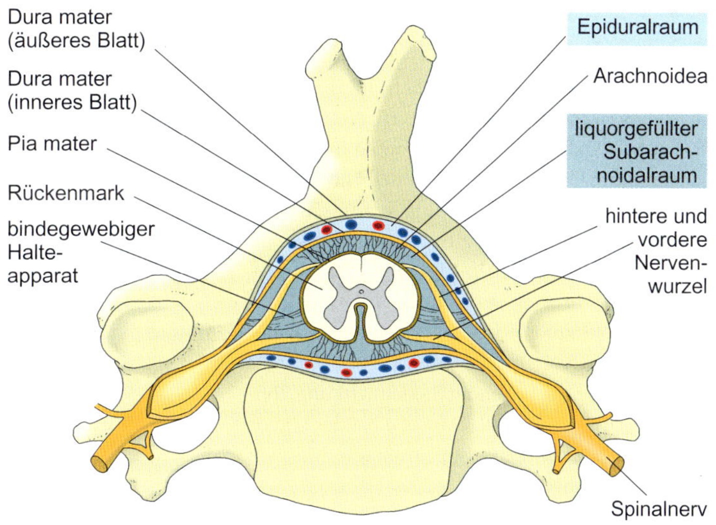

Abb. 9.40 Die Rückenmarkshäute. Auch das Rückenmark wird von der Pia mater, der Arachnoidea und der Dura mater überzogen. Zwischen Periost und Dura liegt der Epiduralraum. Er ist mit Venen, Fettgewebe und Lymphbahnen ausgefüllt. Durch Punktion dieses Raumes und Injektion eines Lokalanästhetikums lässt sich eine Nervenblockade bewirken. Diese Epiduralanästhesie (synonym: Periduralanästhesie, kurz PDA) wird bei operativen Eingriffen der unteren Extremitäten, aber auch in der Geburtshilfe (z. B. beim Kaiserschnitt) angewendet.

dem Wirbelkanal innen an und bildet im Prinzip das innere Periost (Knochenhaut). Ihr inneres Blatt umgibt als derber bindegewebiger Schlauch das Rückenmark und die Wurzeln der Rückenmarksnerven. Zwischen beiden Blättern liegt der **Epiduralraum,** der Fett und Bindegewebe enthält. Dieses Polster schützt das Rückenmark bei Bewegungen der Wirbelsäule. Die Dura mater ist kranial am Foramen magnum (Hinterhauptsloch) und kaudal im Wirbelkanal mit dem Filum terminale externus (einem elastischen Ligament) am Os coccygis (Steißbein) befestigt. Die Dura mater reicht im Wirbelkanal tiefer hinab als das Rückenmark, nämlich bis zum zweiten Kreuzbeinwirbel, umgibt also wie ein Sack einen Teil der Cauda equina (➤ Kap. 9.14.2). An der dorsalen Seite ist die Dura an den Wirbelbögen befestigt. Eine Extension, aber noch mehr die Flexion der Wirbelsäule führt also zu Dehnspannung im Duralsack. Die neurogenen Strukturen sind frei im umgebenden Liquor beweglich. Von zervikal bis Mitte lumbal verlaufen an beiden Seiten Ligamente (Lig. denticulatum) der Pia mater zur Dura mater. In Höhe von C6, Th6 und L4 ist die Dura an den Wirbeln fixiert. Große Verschiebungen der Dura im Wirbelkanal, die die Nervenwurzeln schädigen könnten, sind also nicht möglich.

Dura mater im Schädelraum

Im Schädelraum sind beide Durablätter größtenteils fest zu einer Haut verwachsen, die dem Schädelknochen als innere Knochenhaut anliegt. Einen Epiduralraum wie im Rückenmarksbereich gibt es also nicht. Außerdem bildet die Dura im Schädelraum zwischen den großen Hirnabschnitten feste, bindegewebige **Durasepten** (Trennwände). Durch diese Verstrebungen werden die Hirnteile bei Kopfbewegungen in ihrer Position gehalten.

Die **Falx cerebri** (Großhirnsichel) trennt dabei als senkrechte Wand beide Großhirnhemisphären. Sie geht in der hinteren Schädelgrube in die **Falx cerebelli** (Kleinhirnsichel) über, die entsprechend die Kleinhirnhemisphären trennt. Zwischen dem Telencephalon und dem Cerebellum überspannt das **Tentorium cerebelli** (Kleinhirnzelt) horizontal das Cerebellum (➤ Abb. 9.41).

An manchen Stellen sind die ansonsten fest verwachsenen Durablätter jedoch voneinander getrennt. Dadurch entstehen starrwandige Kanäle, die **Sinus,** die das Venenblut aus dem gesamten Schädelraum auffangen und über die Vena jugularis interna (➤ Abb. 16.16) in die obere Hohlvene ableiten (➤ Kap. 9.16.6).

9.16.2 Arachnoidea

Die mittlere Hirnhaut heißt wegen ihres spinngewebeartigen Aussehens Spinnwebhaut oder **Arachnoidea.** Sie ist fast gefäßlos und liegt der harten Hirnhaut innen an. Zwischen Dura mater und Arachnoidea liegt der **Subduralraum,** der normalerweise ein kapillarer Spalt ist und nur z. B. bei Einblutungen deutlich zutage tritt (➤ Kap. 9.16.7). Im Bereich der Sinus stülpen sich knopfförmige Wucherungen der Arachnoidea in den venösen Raum vor: die **Arachnoidalzotten.** Aus diesen Zotten wird der Liquor, die klare Flüssigkeit in den Hohlräumen von Rückenmark und Gehirn, in das Venensystem abgeleitet (➤ Abb. 9.39).

Im Schädelraum überbrücken Arachnoidea und Dura mater zusammen die Spalten und Furchen des Hirngewebes, während die Pia mater dem Gehirn dicht anliegt, sodass größere Hohlräume, die **Zisternen,** entstehen.

9.16.3 Pia mater

Die zarte innere Hirnhaut – **Pia mater** – enthält zahlreiche Blutgefäße und bedeckt unmittelbar die Oberfläche des Nervengewebes. Die Pia mater folgt ihr bis in alle Vertiefungen hinein. Im Wirbelkanal endet die Pia mater wie auch das Rückenmark auf der Höhe des zweiten Lendenwirbelkörpers.

Zwischen Arachnoidea und Pia mater befindet sich ein mit **Liquor** (Gehirnflüssigkeit) gefüllter Raum, der **Subarachnoidalraum.** Feine Fasern der Arachnoidea spannen sich durch diesen Raum und bewirken zusammen mit der umgebenden Flüssigkeit eine stoßsichere Aufhängung des Gehirns in der Schädelhöhle.

Die beiden inneren Häute – Arachnoidea und Pia mater – werden auch **weiche Hirnhäute** genannt.

KLINIK

Meningitis und Enzephalitis

Bakterien und Viren, selten auch Pilze oder Protozoen, können in das ZNS gelangen und dort eine **Meningitis** (Hirnhautentzündung), **Enzephalitis** (Gehirnentzündung) oder eine Mischform, die **Meningo-Enzephalitis,** hervorrufen.

Meningitiden äußern sich meist durch hohes Fieber, Übelkeit, Erbrechen, Lichtempfindlichkeit und die sog. **Meningitiszeichen** (➤ Abb. 9.42). Bakterielle Meningitiden sind häufiger und verlaufen in der Regel schwerer als virale Meningitiden. Sie müssen möglichst rasch antibiotisch behandelt werden, da der Tod oder bleibende geistige Schäden drohen.

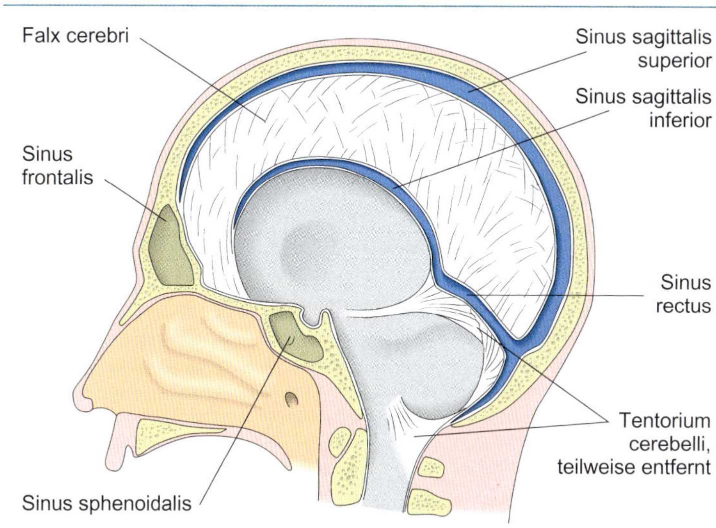

Abb. 9.41 Sagittalschnitt durch den Schädel (Gehirn entfernt). Man erkennt die Auskleidung der Schädelhöhle mit Dura mater sowie den Verlauf einiger Sinus, also der großen starrwandigen Venenkanäle, die das Blut aus dem Gehirn sammeln und der V. jugularis interna zuführen. Gut sichtbar sind auch zwei der Nasennebenhöhlen.

9

Enzephalitiden sind häufiger viral bedingt und nehmen oft einen gutartigen Verlauf. Schwerste Krankheitsbilder treten aber bei der **Herpes-simplex-Enzephalitis** auf, weshalb hier bereits bei Verdacht ein Virostatikum (z. B. Zovirax®) gegeben werden muss. Trotzdem sterben ca. 25 % der Patienten.

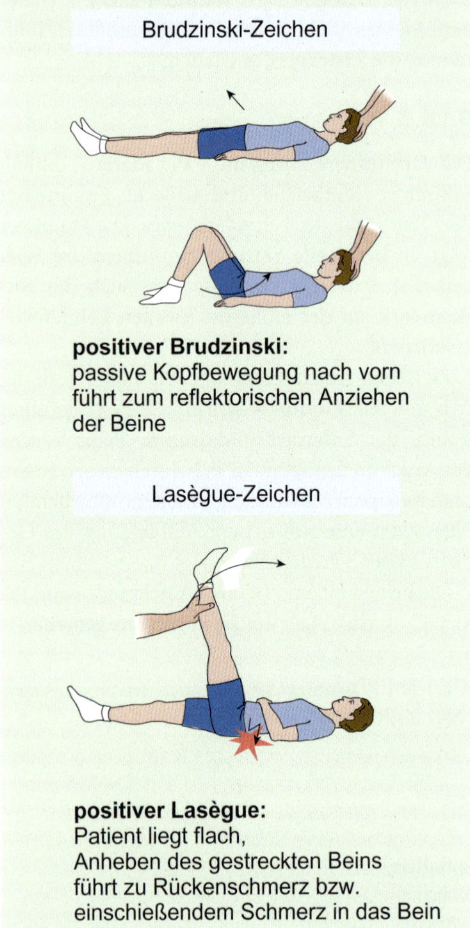
Brudzinski-Zeichen
positiver Brudzinski:
passive Kopfbewegung nach vorn führt zum reflektorischen Anziehen der Beine
Lasègue-Zeichen
positiver Lasègue:
Patient liegt flach,
Anheben des gestreckten Beins führt zu Rückenschmerz bzw. einschießendem Schmerz in das Bein

Abb. 9.42 Klinische Meningitiszeichen. Bei einer entzündlichen Reizung der Hirnhäute treten charakteristische Untersuchungsphänomene auf: Beim Beugen des Kopfes kommt es beim liegenden Patienten reflektorisch zum Anziehen der Beine (Brudzinski-Zeichen). Auch gibt der Patient Schmerzen an, wenn sein gestrecktes Bein im Hüftgelenk gebeugt wird. Dieses Lasègue-Zeichen tritt aber auch beim Bandscheibenvorfall auf. Das Anheben des Kopfes (Neri-Zeichen) und die Dorsalextension des Fußes (Bragard-Zeichen) unter Handhabung der Lasègue-Position verursachen ebenfalls Schmerzen, Kribbeln oder Sensibilitätsausfall in Bein oder Fuß. Reizungen der Hirn- oder Rückenmarkshäute lösen auf ähnliche Weise Schmerzen aus, da sie durchgehend miteinander in Verbindung stehen.

9.16.4 Liquor

DEFINITION

Liquor cerebrospinalis (kurz Liquor)

Klare, farblose Flüssigkeit, welche die Hohlräume im Gehirn sowie den Subarachnoidalraum ausfüllt. Die zirkulierende Liquormenge macht etwa 150 ml aus. Enthält außer Ionen nur geringe Mengen an Eiweiß (12–50 mg/dl), Glukose (40–80 mg/dl), Harnstoff und weiße Blutkörperchen (bis zu vier pro µl). Schützt das Nervengewebe vor Stößen, Reibung und Druck.

Der Liquor wird in zottenartigen Kapillargeflechten, den Plexus choroidei, im Bereich der Ventrikel aus Blutplasma gebildet. Er durchströmt die Ventrikel und gelangt schließlich in den Subarachnoidalraum im Bereich der Hirnkonvexität. Wie erwähnt, wird er dort von den Arachnoidalzotten in das Venensystem abgeleitet. Ein Teil des Liquors gelangt auch über Spinalnervenscheiden in das Blutsystem zurück. Die Liquorräume im Wirbelkanal und in den peripheren Nerven stehen zudem in direkter Verbindung miteinander.

Durch den Liquor wird das Nervengewebe gestützt und wie von einem Wasserkissen vor der Schwerkraft, vor schädigender Stoßeinwirkung, Reibung oder Druck geschützt. Daneben hat der Liquor wichtige Funktionen beim Stoffaustausch zwischen Blut und Nervengewebe: Er erhält Nährstoffe aus dem Blut, versorgt damit das Hirn und transportiert Stoffwechselprodukte aus dem Nervengewebe ab.

Liquorentnahme mittels Lumbalpunktion

Viele Erkrankungen des ZNS und/oder seiner Hüllen führen zu Veränderungen der Liquorzusammensetzung, sodass die laborchemische und mikroskopische Untersuchung von Liquor wichtige diagnostische Hinweise geben kann.

Der Liquor wird zumeist durch die Punktion des Subarachnoidalraums im Bereich der Lendenwirbelsäule gewonnen (➤ Abb. 9.43). Dabei werden zwischen den Dornfortsätzen des dritten und vierten Lendenwirbels nach örtlicher Betäubung Haut und Bänder durchstochen. Das Rückenmark selbst kann in diesem Bereich nicht mehr verletzt werden, da es bereits auf Höhe des zweiten Lendenwirbelkörpers endet und sich im Bereich von L3–L4 nur noch die Cauda equina befindet.

Die Liquorpunktion wird außer bei Meningitisverdacht auch bei Blutungen, Tumoren, zur Liquordruckmessung und bei Verdacht auf Multiple Sklerose (➤ Kap. 4.5.8) durchgeführt.

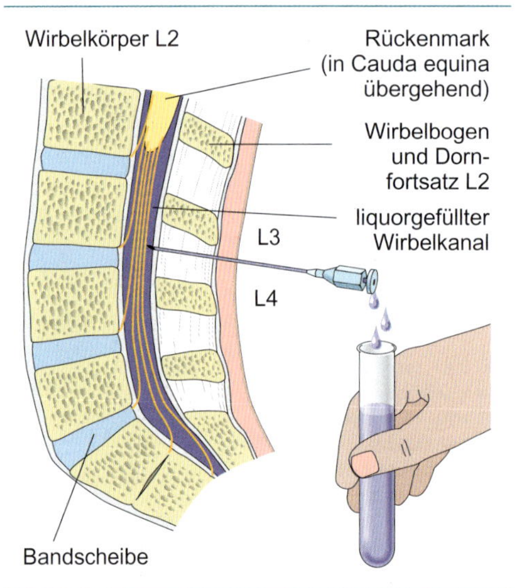

Abb. 9.43 Lumbalpunktion. Der Einstich auf Höhe L3/L4 ist ungefährlich, weil das Rückenmark bereits auf Höhe von L2 endet.

9.16.5 Liquorräume

Man unterscheidet anatomisch zwei Liquorräume im ZNS:

- Der Subarachnoidalraum und die Zisternen umschließen als **äußere Liquorräume** gleichermaßen das Gehirn und das Rückenmark (➤ Abb. 9.44).
- Zu den **inneren Liquorräumen** rechnet man das Ventrikelsystem des Gehirns und den Zentralkanal im Rückenmark (➤ Abb. 9.45).

Innere Liquorräume

Es gibt vier Ventrikel: Die beiden **Seitenventrikel** (1. und 2. Ventrikel) sind langgestreckte, bogenförmig verlaufende Hohlräume in den Großhirnhemisphären. Sie stehen über die beiden Foramina interventricularia (Zwischenkammerlöcher) mit dem **3. Ventrikel** in Verbindung. Dieser liegt spaltförmig im Diencephalon und geht über den Aquädukt, einen schmalen Verbindungskanal im Mesencephalon, in den **4. Ventrikel** über. Dieser setzt sich in den (bei Erwachsenen fast immer verschlossenen) **Zentralkanal** des Rückenmarks fort, hat aber auch noch zwei kleine seitliche Öffnungen (Foramina Luschkae) und eine mittlere Öffnung (Foramen Magendii) zum Subarachnoidalraum. Durch sie stehen die inneren Liquorräume mit den äußeren in Verbindung.

Blut-Liquor-Schranke

Die Pia mater stülpt sich in zottenartigen Kapillargeflechten in die Ventrikel vor. Diese Kapillargeflechte heißen Plexus choroidei. In ihnen wird durch Filtrations- und Sekretionsvorgänge aus Blutplasma der Liquor gebildet.

Damit dabei keine schädlichen Stoffe aus dem Blut zum Nervengewebe gelangen, besteht dort eine der Blut-Hirn-Schranke entsprechende Barriere, die **Blut-Liquor-Schranke.** Sie ist klinisch von großer Bedeutung, da sie – außer, wenn sie im Rahmen einer Meningitis entzündlich verändert ist und damit undicht wird – nur von wenigen liquorgängigen Medikamenten passiert werden kann.

Der ständig in den Plexus choroidei gebildete Liquor fließt aus den Ventrikeln in die äußeren Liquorräume, wo er in den Arachnoidalzotten absorbiert und in die venösen Gefäße, die Sinus, abgegeben wird (➤ Abb. 9.44).

KLINIK

Hydrozephalus und erhöhter intrakranieller Druck

Normalerweise besteht zwischen der Bildung und der Resorption des Liquors ein Gleichgewicht: Täglich werden etwa 500–700 ml Liquor produziert und auch absorbiert. Bei erhöhter Liquorproduktion, einem Liquor-Abflusshindernis (z. B. einem Tumor, ➤ Kap. 5.7) oder einer verminderten Resorption ist dieses Gleichgewicht gestört. Es kommt zum **Hydrozephalus** („Wasserkopf") mit erhöhter Liquormenge in den Ventrikeln (Hydrocephalus internus) oder im Subarachnoidalraum (Hydrocephalus externus). Bei Kleinkindern mit noch

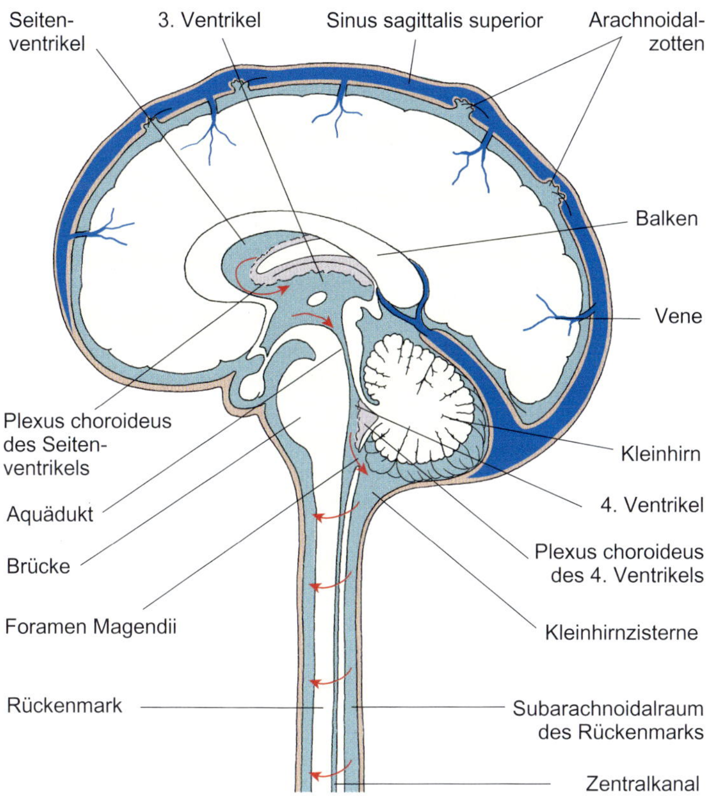

Abb. 9.44 Die Liquorräume. Sagittalschnitt durch das Gehirn und das Rückenmark mit Blick in die Liquorräume. Der Liquor wird in den Plexus choroidei des 1., 2. und 4. Ventrikels gebildet. Er umspült das gesamte Gehirn und das Rückenmark. Die Pfeile geben die Flussrichtung an. Über die Arachnoidalzotten tritt der Liquor ins venöse System über.

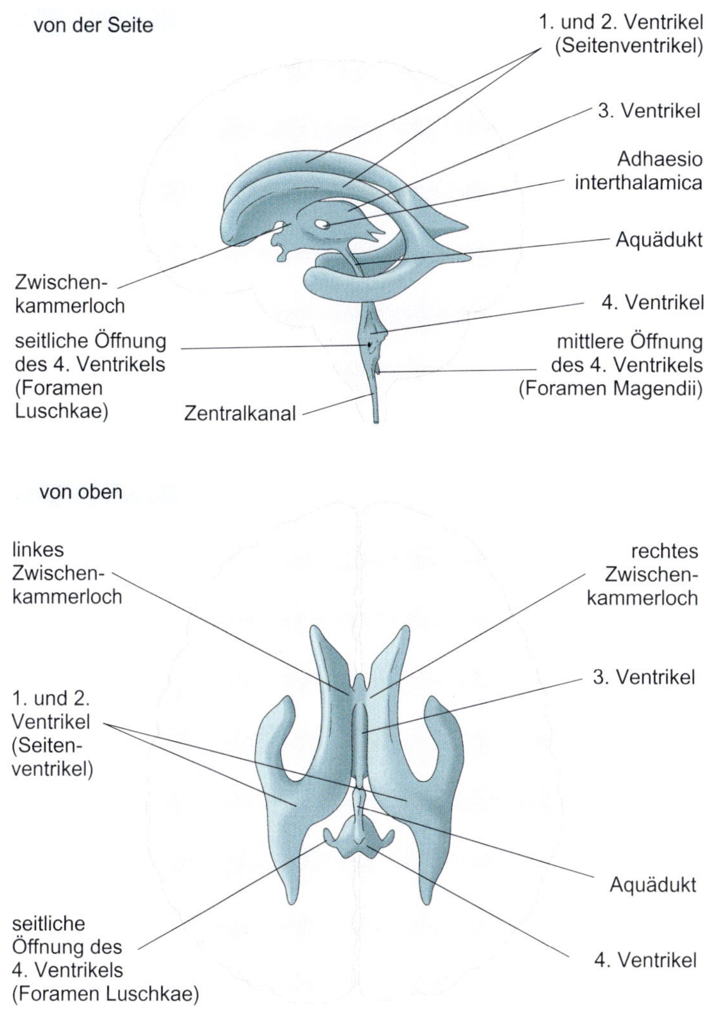

Abb. 9.45 Das Ventrikelsystem des Gehirns. Die beiden Seitenventrikel sind über die Zwischenkammerlöcher (Foramina interventricularia) mit dem 3. Ventrikel verbunden. Der dünne Aquädukt verbindet den 3. mit dem 4. Ventrikel. Von dort aus bestehen zwei seitliche und eine mittlere Öffnung zum Subarachnoidalraum (Foramina Luschkae und Foramen Magendii).

offenen Schädelnähten und Fontanellen gibt der knöcherne Schädel dem erhöhten Druck nach, was zu einer Schädelvergrößerung führt (➤ Kap. 22.2.2).
Da das Hirngewebe durch den erhöhten Druck geschädigt wird, entwickeln sich bei Erwachsenen oft eine Demenz (➤ Kap. 9.8.7) bzw. bei (unbehandelten) Kindern schwere Entwicklungsstörungen.
Ein Hydrozephalus kann durch den operativen Einsatz eines Shunts (Katheters) erfolgreich behandelt werden. Der Katheter wird so implantiert, dass der Liquor aus den Seitenventrikeln in den Abdominalraum oder seltener in den rechten Herzvorhof geleitet wird. Bildet sich das Liquorabflusshindernis rasch aus, was insbesondere bei Tumoren und bei Meningoenzephalitiden (Entzündungsprozessen des Gehirns) geschieht, entsteht eine lebensgefährliche Situation: Das Hirngewebe schwillt durch den erhöhten Liquordruck an und wird in Richtung Ausgang – zum Foramen magnum – gedrängt.
Durch dieses **Hirnödem** werden lebenswichtige Zentren des mittleren und unteren Gehirnabschnittes – z. B. für die Atmungs- und Kreislaufregulation – eingeklemmt (Hirnstammeinklemmung). Klinische Symptome sind Kopfschmerzen, schwallartiges Nüchternerbrechen, Koordinationsstörungen und Bewusstseinsstörungen. Die Ödembildung kann durch Medikamente (z. B. Glukokortikoide) reduziert werden. Trotz Notfalloperationen mit der Entfernung des Tumors bzw. einem Shunteinsatz sterben viele Patienten an den Folgen einer Einklemmung des Hirnstammes.

9.16.6 Blutversorgung von Gehirn, Wirbelsäule und Rückenmark

Aufgrund des hohen Sauerstoffbedarfs des Hirngewebes verursachen schon wenige Minuten Unterbrechung der Sauerstoffzufuhr irreparable Zellschäden, die zu neurologischen Ausfällen (Lähmungen, Sensibilitätsstörungen) bis hin zum Hirntod (➤ Kap. 5.9.2) führen können.

Hirnversorgende Arterien

Die kontinuierliche Sauerstoff- und Nährstoffzufuhr des Gehirns wird über ein **Arteriensystem an der Hirnbasis** (Unterseite des Gehirns) gewährleistet. Es wird aus der linken und rechten A. carotis interna (paarige innere Halsschlagader) und – in geringerem Umfang – aus den Aa. vertebrales (Wirbelschlagadern) gespeist.

Die **A. carotis interna** gibt Äste zur Hypophyse (Hirnanhangsdrüse) und zu den Augen ab und teilt sich dann in ihre beiden Endäste, die **A. cerebri anterior** und **media,** auf, welche die vorderen und mittleren Hirngebiete versorgen (➤ Abb. 9.46).

Die hinteren Hirnareale und die Hirnbasis werden über die **Aa. vertebrales** versorgt. Nach der Abgabe von Ästen zum Rückenmark treten diese durch das große Hinterhauptsloch in den Schädelraum ein und vereinigen sich an der Hirnbasis zur **A. basilaris** (Schädelbasisarterie). Dieses Gefäß gibt mehrere Äste zum Cerebellum ab, bevor es sich in die beiden hinteren **Aa. cerebri posteriores** aufteilt.

Damit eine Unterbrechung der Blutzufuhr in einem dieser Gefäße nicht sogleich zum Untergang von Hirngewebe führt, sind diese paarigen Arterien über Verbindungsäste zu einem Gefäßring (**Circulus arteriosus Willisii** = Circulus arteriosus cerebri) verbunden (➤ Abb. 9.46 a):

Die **A. communicans posterior** verbindet die A. cerebri media, den Hauptast der A. carotis, mit der A. cerebri posterior, dem stärksten Gefäß aus dem Vertebralisgebiet. Die beiden Aa. cerebri anteriores sind ebenfalls durch ein Gefäß, die **A. communicans anterior,** verbunden, womit der Ring zwischen A. carotis und A. vertebralis geschlossen ist.

Bei vielen Menschen ist dieser Circulus arteriosus jedoch nicht vollständig ausgebildet oder nicht ausreichend leistungsfähig, sodass auch ein einseitiger Verschluss einer Kopfschlagader bereits zu schweren Durchblutungsstörungen führt.

KLINIK

Die Blut-Hirn-Schranke

Die Blut-Hirn-Schranke (Blut-Hirn-Barriere) ist die selektiv durchlässige Trennschicht zwischen Blutkreislauf und Zentralnervensystem. Sie besteht aus Endothelzellen, die die Kapillaren umgeben und durch Tight Junctions miteinander verbunden sind. Die Blut-Hirn-Schranke kontrolliert den Stoffaustausch und schützt das Gehirn vor Krankheitserregern, Toxinen und Botenstoffen, die im Blutkreislauf vorhanden sind, und gleichzeitig vor einem Ausstrom von Neurotransmittern und Kalium aus der zerebralen Extrazellulärflüssigkeit. Das Nervengewebe kann damit seine eigene Homöostase aufrechterhalten. Erwünschte Stoffe können diese Barriere durch Diffusion oder mit Hilfe von spezifischen Transportsystemen passieren.

PT-PRAXIS

Gefäßtest bei zervikaler Physiotherapie

Die gehirnversorgende Arteria vertebralis zieht durch die Foramina transversariae der Zervikalwirbel und ist sensibel für Dehnreize (➤ Kap. 9.18.4). Im Rahmen der zervikalen Mobilisation sollte deswegen immer vorab ein Gefäßtest durchgeführt werden. Diese Maßnahme ist sogar noch wichtiger, wenn die Therapie die hochzervikale Wirbelsäule betrifft und insbesondere, wenn der Patient auch Schwindel in seiner Anamnese erwähnt.

Ein möglicher Test ist der **„Standing rotation"-Test.** Der Physiotherapeut fixiert den Kopf des Patienten, während der Patient vorsichtig mit seinem ganzen Körper nach links und rechts dreht und dabei in jeder Position 10 Sekunden verharrt. Das Gleichgewichtsorgan bewegt sich nicht und die einzige Reizung durch Rotation findet in der Halswirbelsäule statt.

Eine andere Möglichkeit ist ein Test, bei dem der Patient in Rückenlage liegt. Der Kopf wird über die Bankkante in Extension und Rotation gebracht. Sowohl in Links- als auch in Rechtsrotation wird 30 Sekunden festgehalten, die Augen bleiben offen. Symptome, die auftreten können, sind Kopfschmerzen, Nackenschmerzen, Schwindel, Übelkeit, Ohrensausen, Nystagmus, Blässe und/oder Schwitzen.

Venen des Gehirns

Während die Hirnarterien über die Schädelbasis das Gehirn erreichen, findet der **venöse Abfluss** hauptsächlich im Bereich der Hirnoberfläche (Konvexität) statt. Nachdem das venöse Blut die Kapillaren des Gehirns verlassen hat, fließt es nur eine kurze Strecke durch die Pia mater und sammelt sich dann in starrwandigen Venenkanälen, den **Sinus** (➤ Kap. 9.16.1). Der **Sinus sagittalis superior** verläuft am oberen Ansatz der Falx cerebri in Richtung Hinterkopf. Den unteren freien Rand der Falx cerebri bildet der **Sinus sagittalis inferior,** der in den Sinus rectus übergeht. Von hier fließt das venöse Blut gemeinsam mit dem Blut aus dem Sinus sagittalis su-

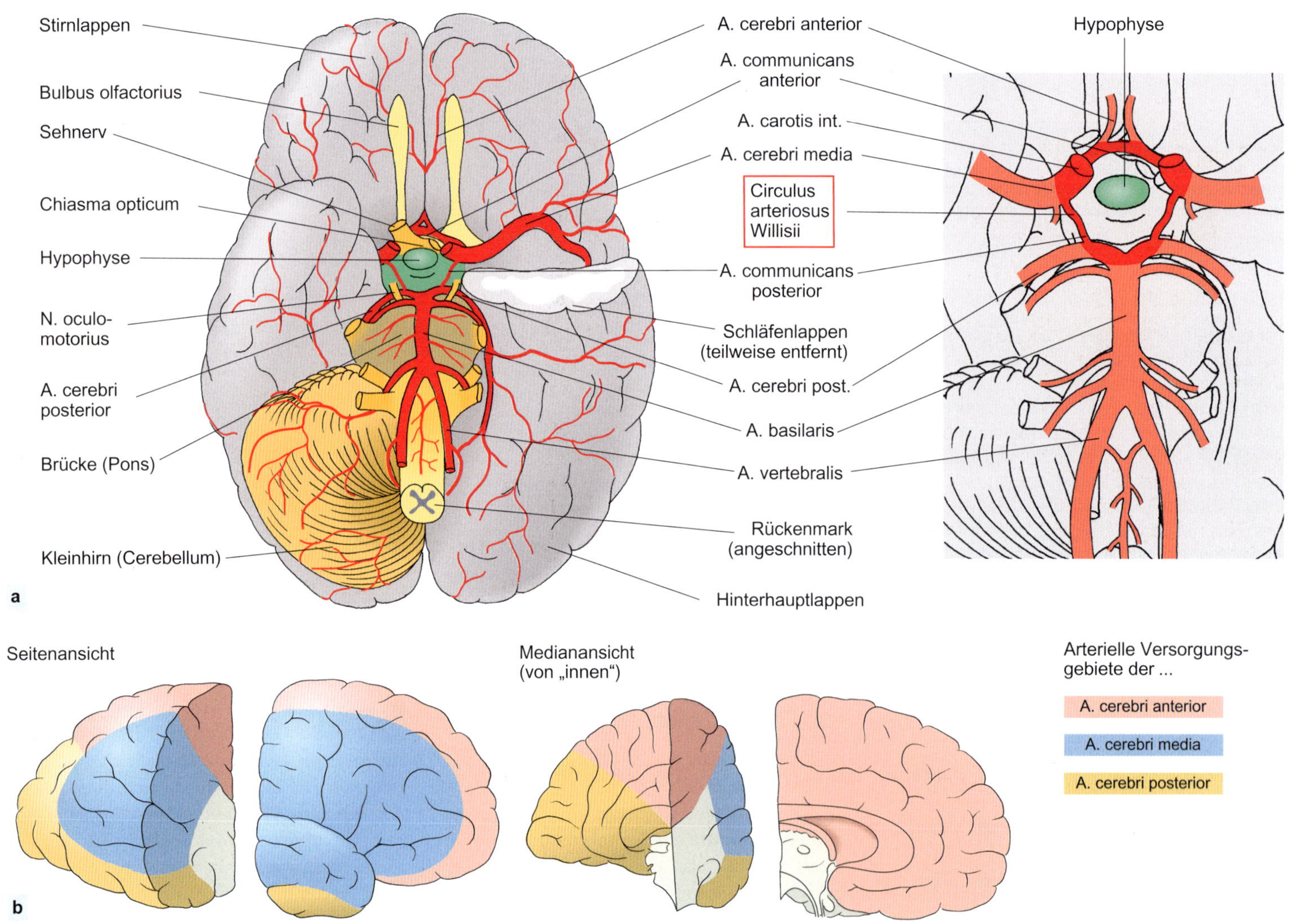

Abb. 9.46 Die Hirnarterien und ihre Versorgungsgebiete.
a) Links: Die Hirnarterien im Bereich der Hirnbasis, Ansicht von unten. Rechts sind die vorderen Anteile des Schläfenlappens entfernt worden, um den Verlauf der A. cerebri media darstellen zu können. Rechts: Circulus arteriosus Willisii im Detail. Die Äste der wichtigsten hirnversorgenden Arterien (A. carotis interna und A. vertebralis) sind durch mehrere kleine Verbindungsarterien zu einem Kreis zusammengeschlossen.
b) Die arterielle Versorgung des Telencephalons (Großhirn). Entsprechend der Funktion der einzelnen Hirnabschnitte bilden sich beim Verschluss der einzelnen Arterien ganz unterschiedliche neurologische Ausfallerscheinungen aus.

9

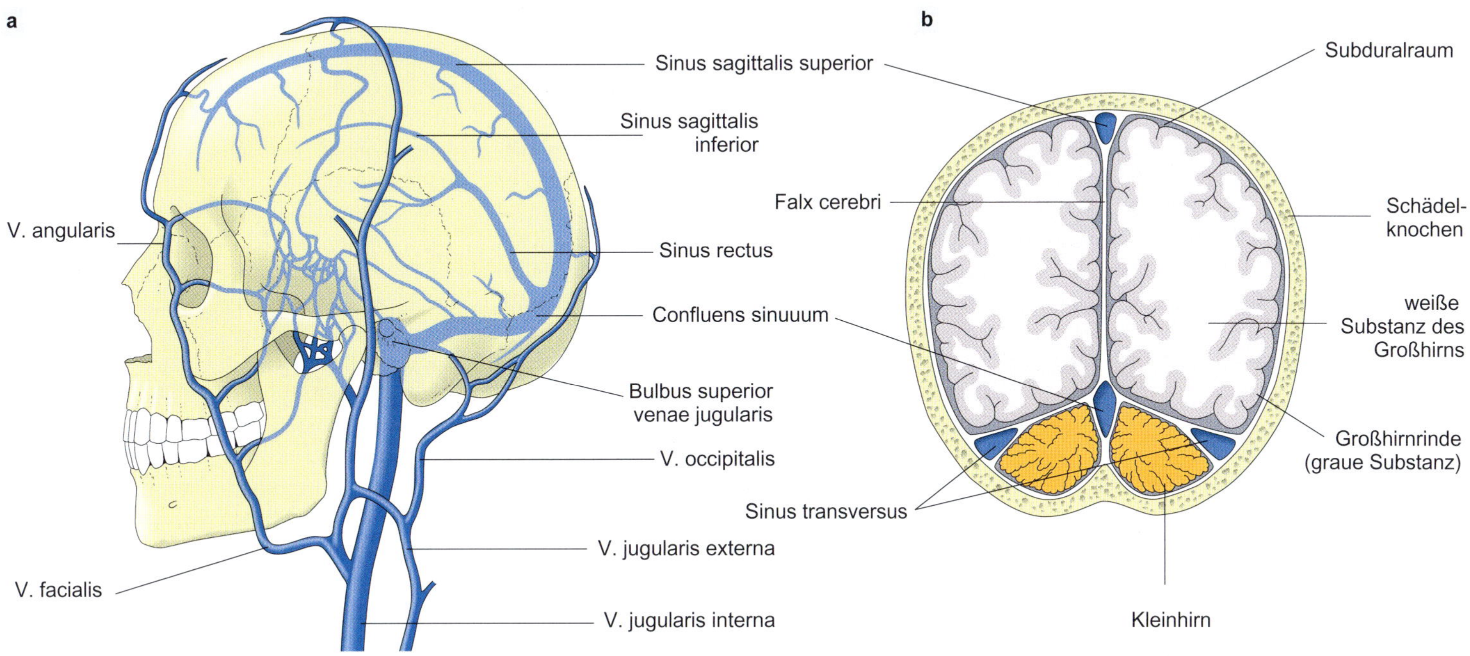

Abb. 9.47 a) Anatomie der Venen des Gehirns und ihrer Sammelgefäße (Sinus). b) Venöse Blutleiter des Gehirns im Schädelquerschnitt.

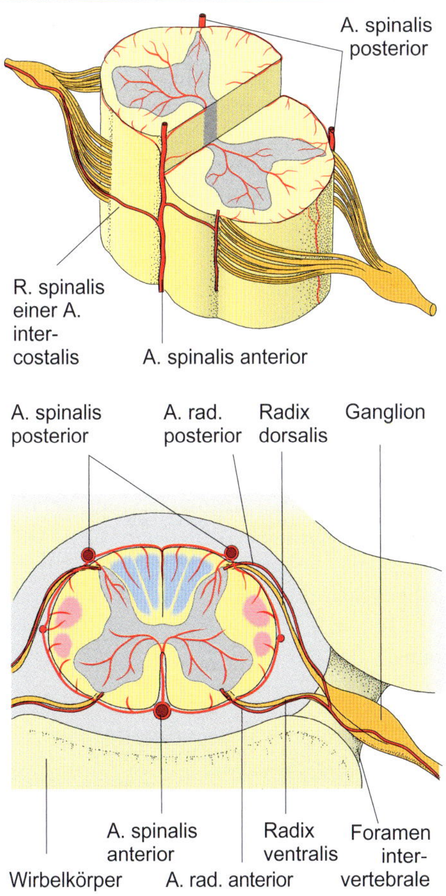

Abb. 9.48 Die Myelum- und Radixarterien und ihre Versorgungsgebiete.
Oben: Dreidimensionale Abbildung.
Unten: Zweidimensionale Abbildung. Ventral des Rückenmarks liegen die Wirbelkörper und die Bandscheiben. Bei Bandscheibenproblemen entsteht vor allem Platzmangel im Bereich des Foramen intervertebrale, wo sich die A. radicularis posterior und anterior verzweigen.

perior über die beiden **Sinus transversus,** die quer über das Hinterhauptsbein ziehen, in die s-förmig geschwungenen **Sinus sigmoidei** zur rechten und linken **V. jugularis interna,** die neben der Halsschlagader Richtung Brustraum zieht und sich dort mit der **V. subclavia** zur **V. brachiocephalica** vereinigt (➢ Abb. 9.47 und ➢ Abb. 16.16). Die linke und rechte V. brachiocephalica verbinden sich zur **V. cava superior,** welche nach wenigen Zentimetern den rechten Herzvorhof erreicht.

Arterielle Versorgung von Rückenmark und Nervenwurzeln

Die arterielle Versorgung der Medulla spinalis erfolgt über ein an der ventralen Seite der Spinalnerven gelegenes **horizontales System** sowie über ein **vertikales System** (➢ Abb. 9.48). Beide Systeme sind durch Anastomosen, die sog. „medullary feeders", miteinander verbunden. An der dorsalen Seite des Rückenmarks gibt es etwa doppelt so viele „medullary feeders" wie an der ventralen Seite.

Vertikales System

Bevor die zwei Aa. vertebrales sich in der Höhe des Pons zur A. basilaris verbinden, geben sie einige kleine Arterien ab, die in vertikaler Richtung an der Medulla spinalis entlanglaufen:

- Eine **A. spinalis anterior,** welche die Vorderhörner, die Basis der Hinterhörner sowie die Vorder- und Seitenstränge versorgt
- Zwei **Aa. spinales posteriores,** welche die Hinterhörner (mit Ausnahme der Basis) und die Hinterstränge versorgen.

Die dorsalen Teile des Rückenmarks werden besser mit Blut versorgt als die ventralen, sind bei einer Wirbelsäulenflexion jedoch anfälliger für Dehnungsbelastungen.

Die graue Substanz ist wesentlich stärker vaskularisiert als die weiße Substanz, da sie nicht – wie die weiße Substanz – zusätzlich von Liquor ernährt wird. Sie ist also von der optimalen Blutversorgung stärker abhängig als die weiße Substanz.

Horizontales System

Aus den Aa. vertebrales und anderen Segmentarterien (Aortenästen) zweigen wiederum Arterien ab – die **Rami spinales.** Diese treten zur Versorgung der Radices und der Dura in die Foramina intervertebralia ein und teilen sich dort gemeinsam mit den Radices in einen dorsalen Zweig, die **A. radicularis posterior,** und einen ventralen Zweig, die **A. radicularis anterior,** auf.

Auf der gesamten Länge des Rückenmarks dringen nur acht bis zehn dieser Arterien bis zur Medulla spinalis durch.

An der Medulla spinalis können drei Versorgungsgebiete unterschieden werden:

- **Das Zervikalgebiet:** Die oberen drei bis vier zervikalen Segmente werden von den **Aa. spinales anteriores** und **posteriores** versorgt. Im Bereich der Intumescentia cervicalis, dem Ursprungsgebiet der Wurzeln des Plexus brachialis, verlaufen individuell unterschiedlich ausgeprägt einige Arterien, die Rr. radiculares. Am häufigsten sind diese auf der Höhe von C6 zu finden.
- **Das Thorakalgebiet:** Hier ist die Durchblutung schlechter als im zervikalen und lumbalen Gebiet. Das vertikale Arteriensystem ist hier besonders schwach entwickelt und kann sogar unterbrochen sein.
- **Das Lumbalgebiet:** Hier ist die Intumescentia lumbalis am besten vaskularisiert. Das ventrale, vertikale System ist kräftig entwickelt und durch

Anastomosen mit dem dorsalen, vertikalen System verbunden. Hier liegt das größte Radixgefäß des Rückenmarks, die **A. radicularis magna** oder auch **Arterie von Adamkiewicz.** Sie begleitet entweder die Radix ventralis eines der unteren Thorakalnerven oder eines der oberen Lumbalnerven und liegt häufig gemeinsam mit diesen im Duralsack. Im Bereich der Cauda equina sind die **Aa. radiculares posteriores** die größten Gefäße und zahlenmäßig am stärksten vertreten. In diesem Gebiet sind die Aa. radiculares in die arteriellen Längsstämme integriert und können eine insuffiziente A. radicularis magna ersetzen.

Venöse Versorgung des Rückenmarks und der Nervenwurzeln

Die intramedullären Venen haben nahezu das gleiche Verteilungsmuster wie die Arterien.

Tiefe Venen

Tiefe Venen drainieren die ventralen zwei Drittel und münden in die **V. longitudinalis mediana anterior.** Radiäre Venen drainieren den dorsalen Teil sowie den Markmantel und münden in die **V. longitudinalis mediana anterior,** die **V. longitudinalis mediana posterior** und die **V. longitudinalis lateralis anterior** und **posterior.**

Oberflächliche Venen

Die oberflächlichen Venen sind klappenlos und dünnwandig. Sie sind in einen Plexus eingebunden, der sich im Fettgewebe der Cavitas epiduralis befindet. Man unterscheidet den **Plexus venosus vertebralis internus anterior** und den **Plexus venosus vertebralis internus posterior.**

Radikuläre und pseudoradikuläre Symptomatik

Ausfallerscheinungen bei einem Druckanstieg im dorsalen Radixbereich

DEFINITION

Radix spinalis

(kurz: Radix, lat. = Wurzel)
Die Radix (Nervenwurzel) ist die Ursprungsstelle eines Spinalnerven im Rückenmark (➤ Kap. 9.14). Sie wird unterteilt in eine sensible Radix dorsalis und eine motorische Radix ventralis. Der daraus entstehende Spinalnerv ist gemischt und verläuft innerhalb der Wirbelsäule im Spinalkanal bis zum Foramen intervertebrale, wo er austritt und als peripherer Nerv weiterläuft.

9

Bei einem Druckanstieg im Bereich der **Radix dorsalis (Hinterwurzel),** häufig die Folge einer Protrusion oder eines Prolaps (➤ Kap. 12.1.2), wird in der Regel zunächst die Blutversorgung der Nervenwurzeln unterbrochen (➤ Tab. 9.4). Als Folge der ischämischen Verhältnisse verringern sich die Aktionspotenziale der betroffenen Nerven. Dies äußert sich zunächst in **Parästhesien** und später in **Anästhesien** (griech.: ästeisis, die Sinne; anästheisis = keine Sinn[empfindung] = Narkose; parästheisis = Missempfindung, z. B. Kribbeln). Erst wenn das Nervengewebe bereits geschädigt ist, treten **Schmerzen** (primäre Hyperalgesien, ➤ Kap. 9.20.2) auf.

Ein Druck im Radixbereich kann auch direkt auf die durale Manschette (seitliche Aussackung der Dura mater, welche die Radix und die Spinalganglien wie ein Ärmel umgibt) einwirken. Er verursacht ebenfalls zunächst Parästhesien und Anästhesien. Die myelinisierten Nervenfasern besitzen einen hohen Energiebedarf und können bei einem Druckanstieg schon sehr früh ihr Membranpotenzial nicht mehr aufrechterhalten.

Nimmt der Druck wieder ab, z. B. aufgrund einer geeigneten Therapie, stellt sich ein „Releasephänomen" (entlastungsbedingtes Phänomen) ein: Es kommt zur Anästhesie, anschließend zur Parästhesie und letztendlich wieder zu einer normalen sensiblen Wahrnehmung.

Nimmt der Druck nicht ab, entsteht ein **Konduktionsblock** (Leitungsblockierung), der sich aufgrund des Myelinverlustes in einer Hyposensibilität äußert.

Eine **Radikulopathie** (Wurzelschädigung) der Radix dorsalis zeigt sich so:

- Eine Druckerhöhung innerhalb der Dura mater spinalis, z. B. durch Husten, Niesen oder Pressen, verursacht einen ausstrahlenden Schmerz im Verlauf des Nerven.
- Es entsteht ein Druckschmerz an der Austrittsstelle der Radix, der auch in die Peripherie ausstrahlt.
- Schließlich kann durch Dehnung der Radix, z. B. durch einen Lasègue-Nervendehntest, ein ausstrahlender Schmerz provoziert werden.

Einteilung der sensiblen Wahrnehmungsstörungen:

- Hyp(o)ästhesie = vermindertes Empfinden
- Hyperästhesie = verstärktes Empfinden
- Anästhesie = kein Gefühl (Taubheit)
- Dysästhesie = verändertes Gefühl
- Parästhesie = Kribbeln durch spontane Aktionspotenziale.

Ausfallerscheinungen bei einem Druckanstieg im Vorderwurzelbereich

Für die **Radix ventralis** gilt bei einem Druckanstieg dasselbe wie für die Radix dorsalis. Da über die Radix ventralis ausschließlich motorische Bahnen laufen, kommt es hier zu motorischen Ausfallerscheinungen. Zum einen sind sog. Faszikulationen zu beobachten, also Muskelzuckungen, die aufgrund einer erniedrigten Reizschwelle der motorischen Nerven zustande kommen. Zum anderen können bei einer kompletten Leitungsunterbrechung der betroffenen Radix ventralis motorische Ausfälle auftreten.

Ein langanhaltender Druck von mehreren Stunden mit einer verminderten Blutzufuhr führt zu reversiblen Myelinverlusten, die nach einer Normalisierung der Durchblutungsverhältnisse schnell wieder ausgeglichen werden können. Eine Unterbrechung der axoplasmatischen Strömung der Radix verursacht strukturelle Verluste des Axonmaterials mit peripher-motorischen Ausfällen. Um einen solchen Ausfall diagnostisch sicher festzustellen, müssen die entsprechenden Kennmuskeln (➤ Kap. 9.18.4) so peripher wie möglich getestet werden.

Ein erhöhter Druck innerhalb des Foramen intervertebrale kann das Spinalganglion (Ansammlung der Zellköper der sensiblen Nerven) beeinträchtigen. Vaskuläre Störungen der Spinalganglien führen zu einem definitiven Verlust an Nervenzellen.

Pseudoradikuläre Symptomatik

Eines der pseudoradikulären Symptome ist der **pseudoradikuläre Schmerz,** ein ausstrahlender (projizierter) Schmerz (➤ Kap. 9.20.4), ähnlich dem radikulären Schmerz, der jedoch nicht von der Nervenwurzel selbst, sondern von anderen proximalen Strukturen ausgeht.

Nach Brügger – er beschrieb zuerst dieses Syndrom – liegt der Ursprung der pseudoradikulären Schmerzen in den Wirbelgelenken. Häufig vorkommende weitere Ursprungsgebiete sind:

- Äußere Bandscheibenschichten, das Lig. longitudinale posterior oder andere Ligamente der Wirbelsäule
- Proximale periphere Gelenke
- Viszerale Ursprünge, d. h. von den Organen ausgehend, wie z. B. die Ausstrahlung von Herzerkrankungen in den Arm. Beim Angina-pectoris-Anfall (➤ Kap. 15.7.2) z. B. strahlen typischerweise Schmerzen in den linken Arm aus
- Muskeln, z. B. durch eine proximale Muskelzerrung.

Tab. 9.4 Typische radikuläre und pseudoradikuläre Symptomatik.

Radikuläre Symptomatik	Pseudoradikuläre Symptomatik
Hyper-, Hypo- oder Anästhesie	Hyperästhesie
Schmerzhafte Nervendehnung und Nervendruckpunkte	Keine schmerzhafte Nervendehnung und Nervendruckpunkte
Monosegmentale Erscheinungen	Nicht monosegmentale Erscheinungen
Gesenkte Reflexaktivität	Normale Reflexaktivität
Kraftverlust im Segment	Kein Kraftverlust im Segment
Parästhesien	Keine Parästhesien
Häufig ausschließlich distale Schmerzempfindungen	Schmerzen breiten sich von proximal nach distal aus
Schmerzen, aber auch Parästhesien, können sich sehr weit nach distal ausbreiten	Schmerzen breiten sich nicht so weit nach distal aus wie bei der radikulären Symptomatik

KLINIK

Sensorische Ausfälle bei Bandscheibenprolaps

Übt die Bandscheibe Druck auf den Rückenmarkskanal aus, werden zuerst die Gefäße und später die Radices (Nervenwurzeln) in ihrer Funktion beeinträchtigt. Der Druck betrifft vor allem die Austrittstelle im Foramen intervertebrale. In der Regel kollabieren die Venen schneller als die Arterien, da sie einen geringeren Innendruck haben. Arterielle Durchblutungsstörungen treten zuerst an der A. radicularis posterior, welche das Hinterhorn versorgt, auf. Der Grund dafür ist ihr geringerer Durchmesser im Vergleich zur A. radicularis anterior. Folge der Hinterhornprobleme sind Parästhesien (Kribbeln) oder **sensorische Ausfälle.** Wird direkter Druck auf die Radix ausgeübt, führt dies zu einem Konduktionsblock (Leitungsblockierung).

Der anfangs in distale Gewebsstrukturen projizierte, pseudoradikuläre Schmerz kann dort nach einiger Zeit zu trophischen Störungen mit Gewebeveränderungen führen. Ursache dafür ist die langanhaltende Hyperaktivität des zugehörigen Seitenhorns (➤ Kap. 9.14.3). Die betroffene distale Struktur ist nun tatsächlich schmerzhaft, und zwar ist die Druckschmerzhaftigkeit erhöht. So kann ein Problem des lumbosakralen Bereiches eine schmerzhafte und verkürzte Muskulatur der dorsalen Beinseite verursachen. Obwohl kein Nerv betroffen ist, ähneln die Schmerzen infolge einer trophischen Störung einer Ischialgie.

9.17 Vegetatives Nervensystem

DEFINITION

Vegetatives Nervensystem

Besteht aus dem **Sympathikus** und dem **Parasympathikus,** die fast immer gegensinnige Wirkungen haben. Seine Aufgabe ist u. a. die Steuerung lebenswichtiger Organfunktionen (Atmung, Stoffwechsel, Verdauung, Wasserhaushalt), die unbewusst abläuft und durch den Willen nur gering beeinflussbar ist.

9.17.1 Sympathikus und Parasympathikus

Der **Sympathikus** wird vor allem bei nach außen gerichteten Aktivitäten des Körpers erregt, z. B. bei körperlicher Arbeit oder der Reaktion auf Stressreize (sog. **ergotrope Aktivität**). Der **Parasympathikus** dominiert dagegen bei nach innen gerichteten Körperfunktionen, z. B. beim Essen, Verdauen und Ausscheiden (sog. **trophotrope Aktivität**). Durch das Zusammenspiel von Sympathikus und Parasympathikus erfolgt ständig eine optimale Anpassung an die jeweiligen Bedürfnisse des Körpers (➤ Abb. 9.49).

MERKE

Lebenswichtiges Gleichgewicht

Damit unsere Organfunktionen optimal ablaufen können, muss zwischen Sympathikus und Parasympathikus ein Gleichgewicht bestehen. Energie verbrauchende und Energie liefernde Prozesse, Anspannung und Entspannung müssen sich abwechseln und insgesamt die Waage halten.

Tab. 9.5 Zielgewebe und Leitungswege der animalen und vegetativen Steuerung.

Animales System	Vegetatives System			
Kontakt zur Umwelt	Steuerung des inneren Milieus			
	Parasympathisch Trophotrop, zum Energieaufbau		**(Ortho-)Sympathisch** Ergotrop, für die Aktivität	
Nerven	**Hormone**	**Nerven**	**Hormone**	**Nerven**
Bewegungsapparat	Innere Organe		Bewegungsapparat und innere Organe	

Im peripheren Nervensystem benutzen vegetatives und willkürliches Nervensystem meist getrennte Leitungswege, im Hirnstamm und im Großhirn sind sie aber nicht nur funktionell, sondern auch anatomisch sehr eng miteinander verwoben.

Die vegetative Steuerung des inneren Milieus und die Gewährleistung der Homöostase wird sowohl vom vegetativen Nervensystem als auch über Hormone geregelt. Das parasympathische System beeinflusst dabei nur die inneren Organe, wohingegen das sympathische System das innere Milieu der Organe und des Bewegungsapparates steuert (➤ Tab. 9.5).

9.17.2 Zentrale Anteile des vegetativen Nervensystems

Die **zentralen Anteile des vegetativen Nervensystems** regeln die Aktivitäten der Organe, die vom peripheren vegetativen System innerviert werden. Entsprechend dem willkürlichen Nervensystem kann diese Regelung auf unterschiedlichen Ebenen erfolgen (➤ Abb. 9.49 und ➤ Tab. 9.5):

- Darm-, Harnblasen- und Sexualfunktionen werden auf Rückenmarksebene reguliert, stehen aber unter der Kontrolle von höheren Hirngebieten.
- Die Regulationszentren für Atmung, Herz und Kreislauf liegen im Hirnstammbereich (➤ Kap. 9.11).
- Komplexere vegetative Funktionen, wie z. B. die Regelung der Körpertemperatur, werden vom Diencephalon (Zwischenhirn) und z. T. vom Kortex (Großhirnrinde) gesteuert.

9.17.3 Periphere Anteile des vegetativen Nervensystems

Besonderheit des efferenten Leitungsweges

Beim vegetativen Nervensystem ist der **efferente Leitungsweg** im Gegensatz zum willkürlichen Nervensystem aus zwei Neuronen aufgebaut, die in einem Ganglion – also einer Ansammlung von Nervenzellen außerhalb des ZNS – über Synapsen miteinander verschaltet werden. Das erste sog. **präganglionäre Neuron** zieht dabei vom Seitenhorn des Rückenmarks oder aus den Hirnstammkernen zu einem vegetativen Ganglion. Dort ist es über Synapsen mit dem sog. **postganglionären Neuron** verbunden, das über marklose Fasern zum jeweiligen Erfolgsorgan zieht.

Als Neurotransmitter wirkt in den ganglionären Synapsen immer **Acetylcholin.** In den postganglionären Synapsen werden zwei unterschiedliche Neurotransmitter freigesetzt: **Acetylcholin** vom Parasympathikus und **Noradrenalin** in der Regel vom Sympathikus (➤ Kap. 9.3.6).

Afferente Leitungswege

Zum vegetativen Nervensystem rechnet man auch sensible Fasern, welche die inneren Organe versorgen (viszerosensible Fasern). Informationen aus den inneren Organen (z. B. der Spannungszustand der Nierenkapseln oder der Muskeltonus des Darmes) werden von Rezeptoren aufgenommen, welche die inneren Reize in Nervensignale umsetzen. So gelangen sie dann auf den viszerosensiblen Bahnen zum ZNS. Diese **afferenten vegetativen Bahnen** treten wie die sensiblen Bahnen des willkürlichen Nervensystems (z. B. von Tastrezeptoren der Hautoberfläche) durch die Hinterwurzeln in das Rückenmark ein. Im Kopfbereich schließen sich diese Fasern dem Verlauf des N. vagus an.

9.17.4 Peripherer Sympathikus

Der **periphere Sympathikus** hat seinen Ursprung in den Seitenhörnern des unteren Zervikalmarks ab C8, des gesamten Thorakalmarks und des oberen Lumbalmarks bis L2 (➤ Abb. 9.49).

Die markhaltigen Axone der präganglionären sympathischen Nervenzellen verlassen das Rückenmark über die Vorderwurzel (➤ Abb. 9.29 und ➤ Abb. 9.30) und verlaufen ein Stück zusammen mit dem jeweiligen Spinalnerven des willkürlichen Nervensystems. Sie verlassen dann den Spinalnerv über einen kleinen Verbindungsast, den sog. **Ramus communicans albus** (weißer Verbindungsast), um zu den nur wenige Zentimeter vom Wirbelkörper entfernten **Grenzstrangganglien** zu ziehen.

Grenzstrang

Diese Ganglien sind, vergleichbar den Spinalnerven, segmentartig angeordnet. Die Grenzstrangganglien des Sympathikus sind aber im Gegensatz zu den Spinalnerven perlschnurartig über Nervenfasern miteinander verknüpft. Die so beiderseits neben der Wirbelsäule gebildeten Leitungsstränge nennt man den linken und rechten **Grenzstrang** (➤ Abb. 9.49). In den Grenzstrangganglien werden die präganglionären Axone zur Versorgung der Kopf-, Hals- und Brustregion auf postganglionäre Neurone umgeschaltet. Die marklosen (grauen) Axone dieser postganglionären Nerven ziehen jeweils als **Ramus communicans griseus** (grauer Verbindungsast) wieder zum Spinalnerven zurück. Sie ziehen zusammen mit den Spinalnerven zu den einzelnen Wirkorten.

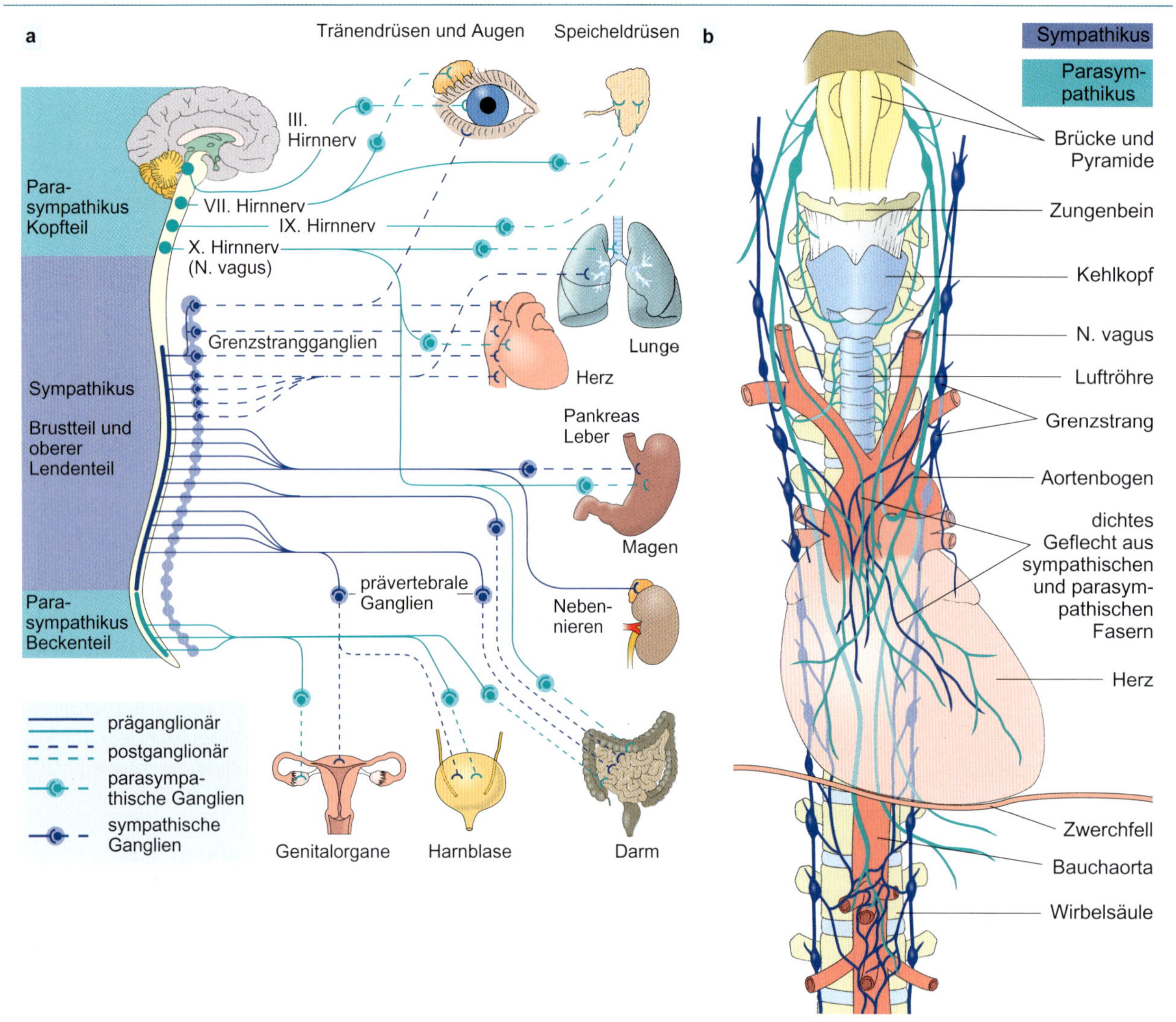

Abb. 9.49 Vegetatives Nervensystem.
a) Schematische anatomische Darstellung des vegetativen Nervensystems. Die Fasern des Parasympathikus ziehen über die Hirnnerven III, VII, IX und X sowie über Spinalnerven aus dem Sakralmark zu den Organen. Die Fasern des Sympathikus entstammen dagegen dem unteren Zervikalmark, dem Thorakal- und oberen Lumbalmark und werden in den Grenzstrangganglien bzw. in den prävertebralen Ganglien umgeschaltet.
b) Verlauf von Sympathikus (vor allem Grenzstrang) und Parasympathikus (N. vagus) im Bereich von Hals und Brust. Ansicht von vorne.

Im zervikalen Bereich haben sich einige Ganglien zusammengefügt:

- **Ganglion cervicale superius,** gebildet durch die oberen vier zervikalen, paravertebralen Ganglien und die postganglionären Fasern für das Kopf-Halsgebiet
- **Ganglion cervicale medium,** gebildet durch die Verschmelzung der paravertebralen Ganglien von C5 und C6
- **Ganglion cervicale inferius,** gebildet durch die Verschmelzung der paravertebralen Ganglien von C7 und C8. Wird bei der Verschmelzung auch das Ganglion von Th1 mit einbezogen, spricht man vom **Ganglion cervicothoracicum** oder **Ganglion stellatum.**

Die präganglionären Axone zur Versorgung des Bauch- und Beckenbereichs ziehen jedoch ohne Umschaltung durch die Grenzstrangganglien hindurch weiter zu Ganglien, die in enger Nachbarschaft mit den großen Arterien des Bauch- und Beckenbereiches liegen. Diese werden **prävertebrale Ganglien** genannt.

Die postganglionären Fasern, die aus diesen Ganglien hervorgehen, bilden miteinander Nervengeflechte (**Plexus**) und verlaufen mit den Blutgefäßen zusammen zu den Organen im Bauch- und Beckenbereich. In diesen vegetativen Nervengeflechten verbinden sich die sympathischen Nervenfasern auch mit Fasern des Parasympathikus. So liegen z. B. im sog. **Plexus solaris,** einem strahlenförmigen Nervengeflecht, das an der Steuerung der unteren Baucheingeweide beteiligt ist, sowohl sympathische Fasern als auch parasympathische Ganglien, in denen Fasern aus dem N. vagus umgeschaltet werden.

KLINIK

„Übertragener Schmerz" – die Head-Zonen

Haut und innere Organe können sich gegenseitig beeinflussen. So führen beispielsweise Erkrankungen innerer Organe zu Schmerzen in bestimmten Hautgebieten. Typisch sind z. B. die Schmerzen des Herzinfarktpatienten im linken Oberarmbereich. Der Grund dafür ist, dass die afferenten Nervenbahnen aus den Hautgebieten und den inneren Organen, die aus dem gleichen Rückenmarkssegment versorgt werden, im Tractus spinothalamicus in denselben Neuronen zusammentreffen und das Gehirn den Schmerz dann nicht mehr genau lokalisieren kann. Dieses Phänomen wird **„übertragener Schmerz"** genannt. Die den inneren Organen zugeordneten Hautzonen heißen **Head-Zonen** (➤ Abb. 9.50). Über vegetative Reflexbögen kann es zudem bei Erkrankungen innerer Organe zu Hautrötungen kommen (Eingeweide-Haut-Reflex, ➤ Kap. 9.15.3).

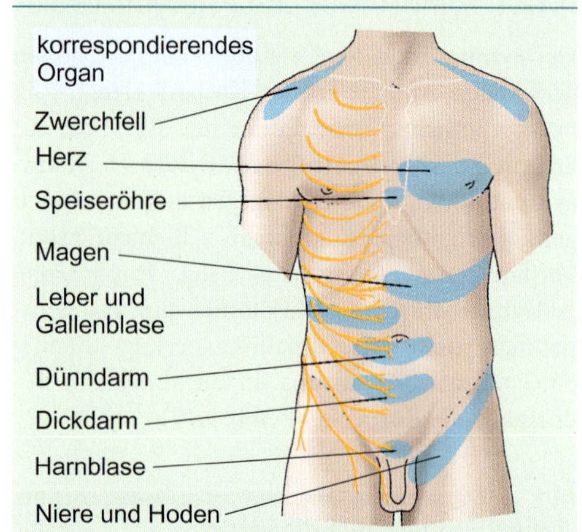

Abb. 9.50 Head-Zonen. Schmerzen in korrespondierenden Hautarealen können wichtige diagnostische Hinweise auf erkrankte innere Organe geben. So können z. B. Schmerzen über der Schulter auf eine Erkrankung des Zwerchfells hindeuten.

9

Nebennierenmark

Einen wichtigen Bestandteil und eine Besonderheit des peripheren Sympathikus stellt das **Nebennierenmark** dar. Die postganglionären Neurone haben sich hier zu den sog. enterochromaffinen Zellen des Nebennierenmarks umgewandelt und geben bei Reizung des Sympathikus, z. B. in Stresssituationen, Adrenalin und Noradrenalin ins Blut ab. Diese Stoffe wirken dann also nicht mehr als Transmitter, sondern als Hormone (➤ Kap. 8.6).

Sympathische Aktivität

Das sympathische System entfaltet seine Aktivität in der Peripherie über die Ausschüttung von Noradrenalin. Die Erfolgsorgane, die vom Sympathikus beeinflusst werden, besitzen an der Oberfläche unterschiedliche **Noradrenalinrezeptoren.** Diese sog. α- und β-Rezeptoren lassen sich nochmals in die Untertypen α_1 und α_2 sowie β_1 und β_2 einteilen. Bedeutend ist diese Unterteilung für die verschiedenen Einflüsse des Noradrenalins auf die Zielorgane. Beispielsweise bewirkt eine Aktivierung der α_1- und α_2-Rezeptoren an der glatten Gefäßmuskulatur eine Vasokonstriktion. Am Herzen überwiegen die β_1-Rezeptoren. Werden sie erregt, kommt es zu einem Pulsanstieg, zusätzlich wird die Kontraktionskraft des Herzens erhöht. An den Bronchien dagegen wirkt der Sympathikus in erster Linie über die β_2-Rezeptoren. Ihre Stimulation führt zu einer Erschlaffung der Bronchialmuskulatur, sodass sich die bronchialen Anteile der Atemwege weiten (➤ Tab. 9.6).

Tab. 9.6 Funktionsschema des Sympathikus und Parasympathikus. Fast alle Organe außer den Gefäßen des Bewegungsapparates werden von beiden Teilsystemen innerviert. Je nachdem, um welche Organleistung es sich handelt, kann dabei entweder der Sympathikus oder der Parasympathikus der aktivierende oder der bremsende Anteil sein.

Organ	Sympathikus	Parasympathikus
Tränendrüse 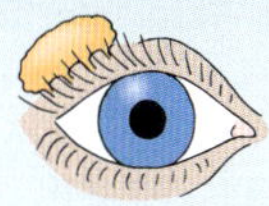	Keine Wirkung bekannt	Steigerung der Sekretion
Pupille	Erweiterung	Verengung
Herzmuskel 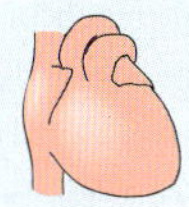	Zunahme von Pulsrate und Kontraktionskraft	Mäßige Abnahme von Pulsrate und Kontraktionskraft
Hirngefäße 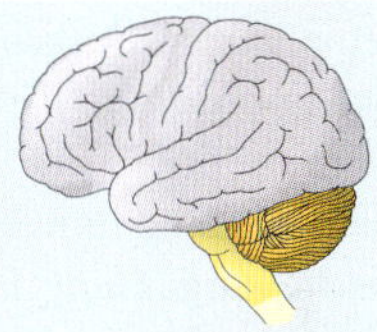	Leichte Verengung	Keine Wirkung bekannt
Muskelgefäße 	Erweiterung (auch Verengung)	Keine Wirkung bekannt
Haut-, Schleimhaut- und Eingeweidegefäße 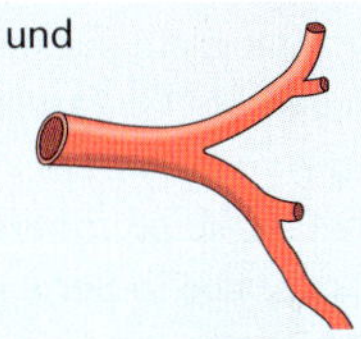	Verengung	Keine Wirkung bekannt
Bronchien 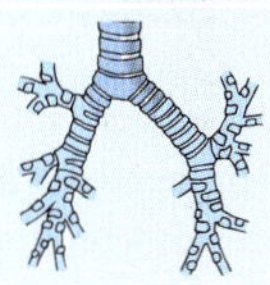	Erweiterung	Verengung
Speicheldrüsen 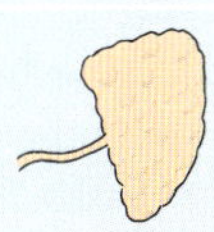	Verminderung der Sekretion	Steigerung der Sekretion
Magen-Darm-Trakt 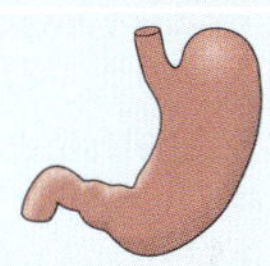	Verminderung von Tonus und Bewegungen, Sphinkteren kontrahiert	Steigerung von Tonus und Bewegungen, Sphinkteren entspannt
Verdauungsdrüsen 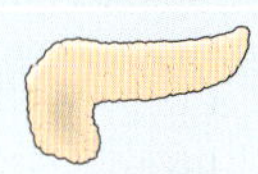	Verminderung der Sekretion	Steigerung der Sekretion
Sexualorgane beim Mann 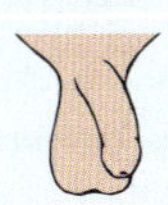	Auslösung der Ejakulation	Auslösung der Erektion

KLINIK

Medizinische Bedeutung verschiedener Noradrenalinrezeptoren

Die Existenz verschiedener **Noradrenalinrezeptoren** ist für die Praxis von enormer Bedeutung: Es ist möglich, mit Medikamenten bestimmte Rezeptoren zu erregen oder zu blockieren und somit einige organische Störungen gezielt und nebenwirkungsarm zu therapieren (z. B. mit Betablockern).

Folgen einer segmentalen (ortho-) sympathischen Hyperaktivität

Das Bindegewebe dient allen Organen im menschlichen Körper als stabilisierendes Gerüst und bildet das Medium für die Organernährung. Die Qualität der Matrix im Bindegewebe ist abhängig von der Trophik (griech.: trophos = Keim, Ernährung). Eine Beeinträchtigung verschlechtert die viskoelastischen Eigenschaften der Matrix und geht mit einem Verlust an Belastbarkeit einher. Die Folge ist eine Hemmung der Organfunktionen. Wie zeigen sich die Gewebs- und Organveränderungen, die durch eine (ortho-)sympathische Hyperaktivität verursacht werden und wie äußern sie sich?

Alle Veränderungen, die durch eine (ortho-) sympathische Hyperaktivität verursacht werden, spielen sich in zwei bis drei Zeitphasen ab. Hierbei finden immer erst funktionelle, schließlich dann strukturelle Veränderungen statt. Veränderungen der Organe Gelenke, Muskeln, Haut und Nerven werden im Folgenden betrachtet.

Gelenkveränderungen

Gelenkkapsel

Veränderungen an der Gelenkkapsel vollziehen sich in drei Phasen. Die erste Reaktion einer Segmentstörung erhöht den Reflextonus. Diese Tonuserhöhung führt zu einer Kapselkontraktion. In dieser Phase ist die Gelenkkapsel noch leicht dehnbar. Das erste Behandlungsziel ist die Tonussenkung. Die Anpassung der Bindegewebszellen wird durch die physiotherapeutische Reizsetzung einer ca. zweiwöchigen Mobilisationsbehandlung an der Gelenkkapsel erreicht. Der Grund hierfür ist die biologische Halbwertszeit der Matrix in den kapsulären Bindegewebszellen von 2–9 Tagen. Bleibt dieser Zustand länger unbehandelt, treten morphologische Veränderungen im Aufbau der neu gebildeten kollagenen Fasern auf. Die biologische Halbwertzeit dieser neu angelegten Fasern beträgt etwa 200–500 Tage. Dadurch wird eine Strukturveränderung an der Gelenkkapsel über Mobilisationsbehandlungen fast unmöglich. Veränderungen durch ständige Dehnübungen würden erst nach etwa zwei Jahren eintreten.

Klinisches Bild:

- Bewegungseinschränkungen nach Kapselmuster
- Festes Endgefühl
- Evtl. auftretende Schmerzen.

Synovia und Knorpel

Die erste Reaktion ist eine chemische Veränderung des intraartikulären Milieus, einhergehend mit einer qualitativen und quantitativen Verschlechterung der Synovia. Der **Gelenkknorpel wird langsam dystroph** (fehlernährt) und ist mechanisch durch Reibung leicht zu verletzen.

Dieser Zustand führt allmählich zu morphologischen Anpassungen des Gelenkknorpels. Die Folge ist ein dünnerer und härterer Knorpel mit einer resultierenden Belastungszunahme im subchondralen Knochen. Durch die einhergehende relative Überbelastung steigt die Entzündungsanfälligkeit mit der Folge eines Hydropsphänomens (Permeabilitätszunahme) als Teil einer neurogenen Entzündung.

Gelenksensoren

Die Reaktion der (ortho-)sympathischen Hyperaktivität im Segment zeigt sich in Aktivitätsveränderungen der Gelenksensoren. Folgende Veränderungen eingekapselter und freier Nervenendigungen können wir beobachten:

- **Eingekapselte Nervenendigungen** (unimodale Sensoren): Inaktivität mit einhergehender Beeinträchtigung der Trophik induziert eine geringere Aktivierung der dynamischen Mechanosensoren. Die Impulsleitung aus den spezifischen Muskel- und Gelenksensoren wird schwächer oder durch fehlende Energie komplett eingestellt. Das aktuelle Membranpotenzial kann nicht mehr gehalten werden. Die Folge ist eine gesteigerte Gelenkinstabilität als Resultat einer gestörten Propriosensorik.
- **Freie Nervenendigungen** (polymodale Sensoren): Durch eine trophische Verschlechterung (Störung der Homöostase) werden die unmyelinisierten afferenten Nervenfasern vom Typ IV (➤ Kap. 9.1.2) stimuliert. Ein Potenzialanstieg dieser Nervenfasern erhöht die Produktion der **Substanz P** (➤ Kap. 9.4.2) im eigenen Zellkörper. Substanz P wird ins umliegende Gewebe sezerniert. Die Folge ist eine neurogene Entzündung. Eine Wirkweise von Substanz P ist die Sensibilisierung von freien Nervenendigungen der Typ-IIIb-Fasern. Die so sensibilisierten Nervenendigungen reagieren auf mechanische Einwirkung, z. B. einen Stoß, mit einer erhöhten Reizweiterleitung von Schmerzen. Durch die Typ-IIIb- und Typ-IV-Nervenfaseraktivierung (Nozisensoren) und die nozisensorische Impulsweiterleitung zum Rückenmark manifestiert sich die segmentale Störung. Es entsteht ein Circulus vitiosus (Teufelskreis).

Dieser Zustand führt zu **morphologischen Anpassungen,** die sich wie folgt darstellen:

- Senkung der propriosensorischen Innervationsdichte, wobei die Zahl der Propriosensoren abnimmt
- Steigerung der Innervationsdichte für unmyelinisierte Typ-IV-Fasern, wobei die Zahl der Nozisensoren zunimmt.

Ausgelöst durch die neurogene Entzündung reagiert das Nervensystem mit einer Optimierung der Gewebetrophik. Das Resultat kann eine strukturelle Dysbalance in der Aktivität der dünnen und dicken Fasern sein, wobei die Aktivität der dünnen Fasern dominiert. Dieser Vorgang führt ebenfalls zur Aufrechterhaltung der segmentalen Störung.

Muskelveränderungen

Zuerst entsteht eine **Aktivitätszunahme** innerhalb des motorischen Vorderhorns nach dem sog. Size principle (Größenprinzip, ➤ Kap. 4.4.1). Diese Aktivitätszunahme entsteht in den dorsalen Teilen des Vorderhorns. Die Folge ist eine Zunahme des Ruhetonus aller Muskeln im Segment. Primär betroffen sind v. a. die Flexoren. Aktin- und Myosinfilamente schieben sich zusammen.

Bleibt dieser Zustand unverändert, folgt eine **morphologische Anpassung** in der Muskulatur. Die Umbildungen äußern sich wie folgt:

- Die Zahl der tonischen Muskelfasern pro Muskel steigt auf Kosten der Mittelgruppe an, d. h., S. O.-Fasern (langsam zuckend) entwickeln sich auf Kosten der F. O. G.-Fasern (schnell zuckend) (Muskelfasertypen, 4.4.1).
- Die Muskelfaserlänge innerhalb eines Muskels verändert sich. Die in Serie geschalteten Sarkomere pro Muskelfaser nehmen ab.

Hautveränderungen

Kollagenes Bindegewebe der Haut und Unterhaut

Der Ablauf der morphologischen Veränderungen gleicht phasenweise dem der Gelenkkapsel. Anfänglich bildet sich eine aktive Bindegewebszone, der eine Verspannung zwischen Haut, Unterhaut und der Muskelfaszie folgt. Manifestiert sich dieses Stadium in der Gewebsstruktur, entsteht eine stumme Zone.

Klinische Zeichen sind:

- Hauteinziehungen und -verklebungen
- Herabgesetzte Verschiebbarkeit und Rollbarkeit
- Veränderte Konsistenz durch dicker gewordene Haut.

Ein deutliches Bild dieses Befundes zeigt sich bei vielen Menschen im zervikothorakalen Bereich. Insbesondere bei Frauen bildet sich eine dicke Hautrolle in diesem Bereich.

Hautgefäße

Die Reaktion der Hautgefäße als Folge einer (ortho-)sympathischen Hyperaktivität im Segment wird durch einen intensiven Strich oder Kratzer auf der Haut getestet. Daraufhin entwickelt sich eine **Dermographia rubra** und eine **Dermographia elevata** der Haut (roter Dermografismus mit Aufschwellung des betroffenen Bezirks). Aufgrund einer verstärkten Reaktion der Hautgefäße wird eine intensive Rötung und Schwellung sichtbar.

Hervorgerufen durch die längere Zeit anhaltende (ortho-)sympathische Aktivitätssteigerung, reagieren die Kapillaren mit einer Vasokonstriktion, verursacht durch die Tonussteigerung der präkapillären Sphinkteren. Die segmental herabgesetzte Hautdurchblutung führt zu einer **Dermographia alba** (weißer Dermografismus): Die durch einen Hautstrich entstehende weiße Bahn auf der Haut entsteht durch den verlangsamten „refill" der leergedrückten Blutgefäße. Klinische Zeichen sind:

- Graue, zyanotische oder blasse Hautfarbe
- Herabgesetzte Temperatur
- Behaarung, Pigmentation oder pathologisches Nagelwachstum
- Abnahme des „refill"-Vorgangs der Kapillaren.

Schweißdrüsen

Ein Anstieg der Schweißproduktion verursacht feuchte Haut. In Kombination mit einer herabgesetzten Temperatur wird das Kälteempfinden sensibilisiert.

Hauthärchen

Die Mm. erectores pilii werden aktiviert, eine Gänsehaut entsteht.

Hautsensoren

Als Reaktion auf die (ortho-)sympathische Hyperaktivität im Segment weisen eingekapselte und freie Nervenendigungen folgende Veränderungen auf:

- **Eingekapselte Nervenendigungen (unimodale Sensoren)** werden durch die afferenten Typ-II- und Typ-IIIa-Nervenfasern versorgt. Zuerst wird die Reizschwelle der unimodalen Hautsensoren gesenkt, dadurch nimmt ihre Aktivität zu. Die Folge ist eine Hyperästhesie (gesteigertes Empfinden der Mechano-, Tast-, Photo- und Thermosensoren). Bleibt der trophische Zustand unverändert, sinkt die Qualität der unimodalen Sensoren. Es bilden sich die klinischen Zeichen einer Dysästhesie (verändertes, unangenehmes Empfinden) oder einer Hypästhesie („Hypo-ästhesie", herabgesetztes Empfinden).
- Die **freien Nervenendigungen (polymodale Sensoren)** werden durch Typ-IIIb- und Typ-IV-Fasern versorgt. Zuerst finden Aktivitätsveränderungen an den freien Nervenendigungen statt. Die Aktivität der Typ-IV-Nervenfasern wird erhöht und dadurch das Schmerzempfinden gesteigert. Die resultierende Freisetzung der Substanz P sensibilisiert die Typ-IIIb-Nervenfasern bis in ihr Ursprungsgebiet im Hinterhorn. Es entsteht eine sekundäre Hyperalgesie. Dies bedeutet, dass schmerzhafte Reize in segmental übereinstimmenden Strukturen auch Schmerzen verursachen, ohne dass eine Schädigung vorliegt. Als Ursache dafür ist das durch die Substanz P faszilitierte Hinterhorn zu nennen. Ein unverändert schlechter trophischer Zustand führt zu morphologischen Anpassungen. Zwischen den Mechanosensoren und aktiven freien Nervenendigungen entsteht eine Dysbalance – mit einer Vermehrung der freien Nervenendigungen.

Nervenveränderungen

Nervenfasern der peripheren Nerven

Schlechte trophische Umstände verringern den Sauerstoff- und ATP-Vorrat. Dieser Vorrat ist zur Aufrechterhaltung des Ruhemembranpotenzials der dicken Nervenfasern unabdingbar.

Klinische Folgen einer schlechten Trophik sind:

- Eine herabgesetzte Reizschwelle der dicken Nervenfasern, wodurch das Ruhepotenzial von −70 mV nicht gehalten werden kann. In der Folge kommt es zu Depolarisationen. Betroffen davon sind v. a. die sensiblen Nervenfasern. Durch Dehnung und Druck, aber auch spontan können Depolarisationen ausgelöst werden und zu Parästhesien (Kribbeln) führen. An den efferenten motorischen Fasern werden motorische Aktionspotenziale ausgelöst. Die Folge sind unwillkürliche Zuckungen von Muskelfasern.
- Als Folge einer zu großen Ischämie entsteht ein Konduktionsblock (Leitungsblockierung), der sich durch Taubheitsgefühl offenbart. Diese Missempfindung begleitet ein schmerzhaftes Gefühl, verursacht durch die noch funktionierenden dünnen Typ-IV-Nervenfasern, die weniger sauerstoffabhängig sind.

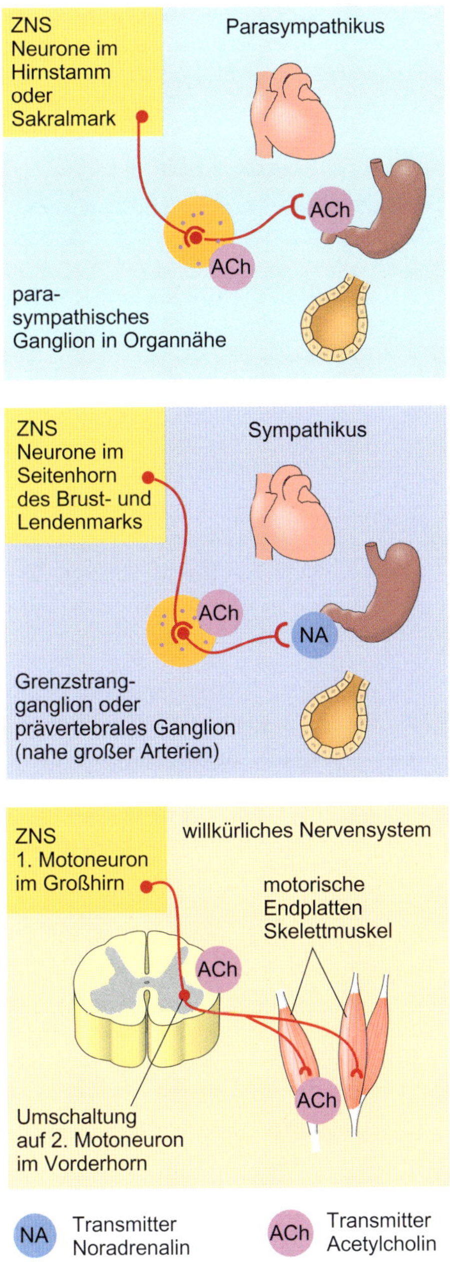

Abb. 9.51 Vergleich des efferenten Leitungsweges im vegetativen und willkürlichen Nervensystem.
Unten: Während im willkürlichen Nervensystem die Axone ohne Umschaltung außerhalb des ZNS ihr Erfolgsorgan (Skelettmuskel) erreichen, werden die vegetativen Bahnen in Ganglien umgeschaltet.
Mitte: Die Ganglien des Sympathikus liegen nahe dem Rückenmark im Grenzstrang oder nahe der großen Bauch- und Beckenarterien (prävertebrale Ganglien).
Oben: Die parasympathischen Ganglien befinden sich dagegen in der Nähe der vegetativen Erfolgsorgane (Herz, glatte Muskulatur, Drüsen).
Transmitterstoff in den Ganglien ist immer Acetylcholin. An den Erfolgsorganen findet man an den parasympathischen Synapsen ebenfalls Acetylcholin, in den sympathischen Synapsen dagegen meist Noradrenalin.

Bindegewebe der Radices (Nervenwurzeln) und der peripheren Nerven

Die Veränderung des Bindegewebes vollzieht sich wie an der Gelenkkapsel in drei Phasen und zeigt folgendes klinisches Bild:

Zuerst verringert sich die „Dehnbarkeit" der Nerven. Druck und Zug lösen auf Dauer ein lokales Schmerzempfinden aus. Aufgrund ihres tiefen Verlaufs im Gewebe ist die segmentale Ausbreitung einer „referred sensation", also eines projizierten Schmerzes, möglich.

9.17.5 Peripherer Parasympathikus

Beim **Parasympathikus** liegen die Nervenzellen der präganglionären Neurone in Ganglien (Kerngebieten) des Hirnstamms und in den Seitenhörnern des Sakralmarks (S2–S4). Der Parasympathikus bildet also zwei weit voneinander entfernte Zentren, während der Sympathikus mit seinem Grenzstrang fast die ganze Strecke dazwischen (wie erwähnt, von C8–L2) ausfüllt.

Die Axone der präganglionären parasympathischen Nervenzellen erreichen ihre parasympathischen Ganglien zusammen mit Hirn- oder Spinalnerven aus dem Hirnstamm bzw. Sakralmark. Diese parasympathischen Ganglien liegen im Gegensatz zu den sympathischen paravertebralen Ganglien weit entfernt vom Rückenmark in unmittelbarer Nähe oder sogar innerhalb der Erfolgsorgane (➤ Abb. 9.51). Sie können z. B. als intramurale **Nervengeflechte** an oder in der Wand von Hohlorganen liegen. Solche Nervengeflechte, an denen auch sympathische Fasern enden, liegen z. B. in der Wand von Magen, Darm, Blase und Gebärmutter.

MERKE

Wichtige parasympathische Nerven

Die Hirnnerven III, VII und IX versorgen parasympathisch den Kopfbereich (III Pupillenmotorik und Akkommodation; VII und IX Tränen-, Nasenschleim- und Speichelsekretion), der X. Hirnnerv (N. vagus) versorgt den gesamten Brustraum und große Teile des Bauchraums. Der untere Bauchraum und der Beckenbereich werden durch die parasympathischen Fasern aus dem Sakralmark versorgt.

9.18 Peripheres Nervensystem

9.18.1 Äste der Spinalnerven

Unmittelbar nach seinem Austritt aus dem Foramen intervertebrale teilt sich jeder Spinalnerv (➤ Abb. 9.52) in verschiedene Rami (Äste) auf, die aus efferenten und afferenten Fasern bestehen:

Die **Rami dorsales** (hintere Äste, medialer und lateraler Ast) versorgen die Haut (von Rücken, Nacken und Hinterkopf), die tiefen Muskeln (autochthone Rückenmuskulatur) vom Hals bis zur Sakralregion und die Facettengelenke.

Die **Rami ventrales** (vordere Äste) bilden mit Ausnahme des 2.–11. Thorakalsegmentes zunächst Nervengeflechte **(Spinalnervenplexus),** bevor sie durch erneute Aufteilung einzelne periphere Nerven bilden, welche die Extremitäten versorgen. Aus dem 2.–11. Thorakalsegment versorgen sie als **Nn. intercostales** die Haut und die Muskeln im Bereich des Thorax und des Abdomens.

Der **Ramus communicans** stellt mit efferenten und afferenten Fasern die Verbindung zum Grenzstrang her.

Der **Ramus meningeus** (Synonyme: Nn. recurrentes oder N. sinuvertebralis) kehrt wieder in das Foramen intervertebrale zurück und innerviert die folgenden Gebiete:

- Die taschenförmigen Ausstülpungen der Dura, die den Spinalnerv umgeben
- Dura mater
- Äußere Diskusschichten
- Lig. longitudinale anterius und posterius
- Innenseiten des Wirbelkanals und Außenseite der Wirbelkörper
- Kostovertebral- und Kostotransversalgelenke.

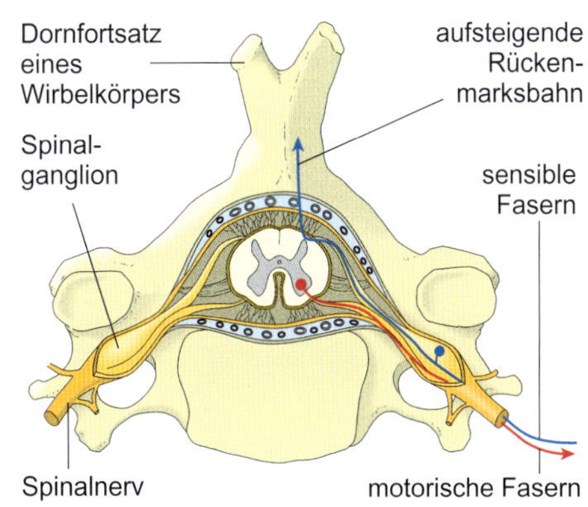

Abb. 9.52 Der Aufbau eines Spinalnerven. Radix ventralis (Vorderwurzel, besteht aus motorischen Fasern) und Radix dorsalis (Hinterwurzel, besteht aus sensiblen Fasern) vereinigen sich zum Spinalnerven. Da er motorische und sensible Anteile enthält, spricht man von einem gemischten Nerven. Im Spinalganglion liegen die Nuclei (Nervenzellkörper) der sensiblen Fasern.

MERKE

Aus jedem Foramen intervertebrale treten Spinalnerven, die aus Bündeln von **tausenden Nervenfasern** bestehen, aus, die sich aufteilen und wieder neu zusammenfügen können. So entstehen Plexen (Nervengeflechte; von lat. Sg. Plexus, Pl.: auch Plexus, aber mit langem „u";), die aus der Aneinanderlagerung einzelner Nervenfasern aus verschiedenen Rückenmarkssegmente bestehen und schließlich in Form eines peripheren Nerven weiterziehen.

9.18.2 Spinalnervenplexus und einige wichtige periphere Nerven

Mit Ausnahme der Thorakalsegmente bilden die Rami ventrales der übrigen Segmente gemeinsame Nervengeflechte, **Spinalnervenplexus** genannt, aus denen dann die einzelnen peripheren Nerven (➤ Tab. 9.7 und ➤ Tab. 9.8) hervorgehen. Man unterscheidet fünf Plexus, die nach dem Abschnitt ihres Ursprungs benannt werden.

Plexus cervicalis

Der **Plexus cervicalis** (Cervix = Hals) aus den Zervikalsegmenten C1–C4 versorgt Haut und Muskeln in der Zervikal- und Schulterregion. Er liegt seitlich der Halswirbelsäule unter dem M. sternocleidomastoideus. Der wichtigste Nerv aus diesem Geflecht ist der aus C3 und C4 hervorgehende **N. phrenicus.** Er innerviert motorisch und sensibel das Diaphragma (Zwerchfell), spielt also eine wich-

Tab. 9.7 Die peripheren Nerven des Plexus cervicalis und brachialis, ihre segmentalen Ursprungsgebiete und ihre Zielorgane (Muskeln und Hautgebiete).

Plexus cervicalis und brachialis				
Plexus	**Wurzel**	**Peripherer Nerv**	**Motorisch**	**Sensorisch**
Aus Rami dorsales	C1	N. suboccipitalis	Subokzipitale Muskulatur	
	C2	N. occipitalis major		Haut Hinterkopf bis zum Scheitelrand
Plexus cervicalis	C1–C3	Ansa cervicalis profunda	Untere Zungenbeinmuskulatur	
	C1–C4	N. transversus colli (C2, C3) N. auricularis magnus (C2, C3) N. occipitalis minor (C2, C3) Nn. supraclaviculares (C3, C4)	**Direkt aus Rami ventrales:** Mm. rectus capitis ant./lat.; M. longus capitis; M. longus colli; M. scalenus ant. (oben); M. scalenus med.	Schulter bis Klavikula Halsregion lateral und ventral Kaudal vom Ohr Nacken dorsolateral
	C3–C4	N. phrenicus	Diaphragma	Pleura- und Peritoneumteil
Trunci supraclaviculare	(C4)–C5	N. dorsalis scapulae	M. levator scapulae Mm. rhomboidei maj./min.	
	C5–C6	N. subclavius N. suprascapularis	M. subclavius M. supraspinatus; M. infraspinatus	
	C5–C7	N. thoracicus longus	M. serratus anterior	
Fasciculi infraclaviculare	C6–C8	N. thoracodorsalis	M. latissimus dorsi M. teres major zum Teil	
	C5–C6	N. subscapularis	M. subscapularis; M. teres major	
	C5–C7	Nn. pectorales	Mm. pectoralis maj./min.	
Fasciculus lateralis	C5–C7	N. musculocutaneus • N. cutaneus antebrachii lateralis	M. coracobrachialis M. brachialis M. biceps brachii	Laterale Seite des Unterarms
	C6–C7	N. medianus (radix lat.) • N. interosseus antebrachii anterior	M. flexor digitorum superficialis und radialer Teil des M. flexor digitorum profundus M. flexor pollicis longus M. flexor carpi radialis M. palmaris longus M. pronator teres M. pronator quadratus M. opponens pollicis M. flexor pollicis brevis M. abductor pollicis brevis Mm. lumbricales I–III	Radiale Hohlhand und Daumenballen Haut des 1. bis 3. Fingers palmar Haut des 4. Fingers palmar halb Distale Hälfte des 2., 3. und halben 4. Fingers, dorsale Seite
Fasciculus posterior	C5–C6	N. axillaris • N. cutaneus brachii lateralis superior	M. teres minor M. deltoideus	Laterale Oberarmseite, in Höhe des M. deltoideus
	C6–C8	N. radialis • N. cutaneus brachii lateralis inferior • N. cutaneus brachii posterior • N. cutaneus antebrachii posterior • Nervus(-i) interosseus antebrachii posterior	M. triceps brachii M. brachioradialis M. supinator M. extensor carpi rad. longus/brevis M. extensor carpi ulnaris M. extensor digitorum M. extensor digiti minimi M. abductor pollicis longus M. extensor pollicis longus/brevis	Laterale Oberarmseite, distal des M. deltoideus Dorsale Haut des Oberarms und Unterarms Haut der Dorsalfläche der Hand
Fasciculus medialis	Th1–2	N. cutaneus brachii med.		Mediale Haut des Oberarms
	C8–Th1	N. cutaneus antebrachii med.		Mediale Haut des Unterarms
	C8–Th1	N. ulnaris • Ramus superficialis • Ramus profundus	M. flexor carpi ulnaris M. flexor digitorum profundus (ulnarer Teil) M. flexor digiti minimi brevis M. abductor digiti minimi M. opponens digiti minimi Mm. interossei dorsales und palmares Mm. lumbricales Finger IV, V M. adductor pollicis M. flexor pollicis brevis caput profundum	Haut der Hand dorsal und palmar an der Ulnarseite/ganzer kleiner Finger und 4. Finger zum Teil
	C8–Th1	N. medianus (radix med.)	Siehe oben N. medianus	

9

Tab. 9.8 Die peripheren Nerven des Plexus lumbosacralis.

Wurzel-Plexus	Peripherer Nerv	Motorisch	Sensorisch
Th12	**N. iliohypogastricus**	M. transversus abdominus M. obliquus internus	**N. cutaneus lat.** **N. cutaneus ant.**
L1	**N. ilioinguinalis**	M. transversus abdominus und M. obliquus internus – kaudal	Skrotum und mediale Oberschenkel
L2	**N. genitofemoralis**	M. cremaster	Haut ventro-mediale Hüfte und mediale Oberschenkel
	N. cutaneus femoralis lateralis		Haut laterale Oberschenkel
L3	**N. obturatorius** • R. anterior – R. cutaneus • R. posterior	M. obturatorius externus M. adductor brevis M. adductor longus M. gracilis M. pectineus (oder N. femoralis) M. adductor magnus, Pars superior et pars medialis	Haut mediale Oberschenkel distal
L4	**N. femoralis** • Rr. cutanei ant. • Rr. musculares • N. saphenus	M. iliopsoas M. pectineus (oder N. obturatorius) M. sartorius M. quadriceps femoris	Haut Oberschenkel ventral und medial **N. saphenus:** • Haut über und kaudal der Patella • Haut medial am Fuß und Unterschenkel
L5	**N. gluteus superior**	M. gluteus medius M. gluteus minimus M. tensor fascia latae	
	N. gluteus inferior	M. gluteus maximus	
S1	**N. cutaneus femoris posterior**		Kaudale Gesäßhaut und dorsale Oberschenkelhaut
S2 S3	**N. ischiadicus** **1. N. peroneus communis** • N. cutaneus surae lat. • R. communicans fibularis • N. peroneus superficialis • N. peroneus profundus	M. biceps femoris, Caput breve M. peroneus longus M. peroneus brevis M. tibialis anterior M. ext. digitorum longus M. ext. hallucis longus Dorsale Fußmuskeln	**N. cutaneus surae lat.** Haut laterale Waden Unterschenkel lateral Lateraler Fußrand Fuß und Zehe dorsal **N. peroneus profundus** Haut der zueinander gekehrten Seiten des 1. und 2. Zehs
	2. N. tibialis • N. cutaneus surae med. • N. suralis	Ischiokrurale Muskeln außer M. biceps femoris, Caput breve M. adductor magnus, Pars inferior M. gastrocnemius M. soleus M. plantaris M. popliteus M. tibialis post. M. flexor digitorum longus M. flexor hallucis longus Muskeln Fußsohlen	R. communicans fibularis und N. cutaneus surae med. bilden den: **N. suralis:** Dorsale Unterschenkel Achillessehnenregion und dorsolaterale Ferse • **N. plantaris lat.** Fußsohle lateral • **N. plantaris med.** Fußsohle medial und Haut der Zehe
S4	**Plexus pudendus**	M. sphincter ani externus Diaphragma urogenitale	Äußere Geschlechtsorgane, Damm und Beckeneingeweide
S5 C0	**Plexus coccygeus**		Haut Steißbein bis Anus

tige Rolle für die Atmung (➤ Kap. 17.8.1). Das Perikard und das am Diaphragma angrenzende Pleura- und Peritonealgewebe werden ebenfalls vom N. phrenicus sensibel innerviert. Hochzervikal befindet sich auch der **N. accessorius,** der als XI. Hirnnerv betrachtet wird, aber strenggenommen aus dem zervikalen Rückenmark entspringt. Sein Ursprungskern, der Nucleus n. accessorius, befindet sich im Vorderhorn des Zervikalmarks. Er ist ein motorischer Nerv, der den M. sternocleidomastoideus und den M. trapezius innerviert.

Nerven, die noch vor Bildung des Plexus cervicalis aus den Rami ventrales treten, verlaufen direkt zu den tiefen Zervikalmuskeln, z. B. M. longus capitis, M. longus colli, der obere Teil des M. scalenus anterior, der M. scalenus medius und die Mm. recti capitis anterior et lateralis. Motorisch wird des Weiteren die untere Zungenbeinmuskulatur (➤ Kap. 12.6.3) versorgt, d. h. die Mm. omohyoideus, sternothyroideus, thyrohyoideus und sternohyoideus.

Die sensiblen aus dem Plexus cervicalis hervorgehenden subkutanen Nerven versorgen folgende Hautgebiete:

- Der N. transversus colli (aus C2 und C3) versorgt die obere Zervikalregion lateral und ventral bis zum Kinn.
- Der N. auricularis magnus (aus C2 und C3) versorgt die Region ventrokaudal und dorsokaudal vom Ohr.
- Der N. occipitalis minor (aus C2 und C3) versorgt den Nacken dorsolateral bis zum Hinterkopf.
- Die Nn. supraclaviculares (aus C3 und C4) versorgen die Oberseite der Schulter bis ventral oberhalb der Klavikula.

Die Rami dorsales, die keinen Plexus bilden, sind verantwortlich für die dorsale autochthone Nackenmuskulatur (den zervikalen M. erector spinae) und für die Sensibilität der dorsalen Nackenhaut. Der motorische N. suboccipitalis aus C1 bedient die kleine subokzipitale Muskulatur rund um Atlas und Axis. Der N. occipitalis major aus C2 ist für die Sensibilität der Haut vom Hinterkopf bis zum Scheitelrand verantwortlich.

KLINIK

N.-phrenicus-Schädigung

Wenn der **N. phrenicus** gereizt wird, führt das zu schnellen Kontraktionen des Diaphragmas, dem Schluckauf. Der N. phrenicus kann aber auch so verletzt sein, dass keine Signale mehr durchkommen und ein Ausfall der Diaphragma-Motorik resultiert. Dadurch kommt es zu einem Diaphragma-Hochstand an der betreffenden Seite und somit zu Atemnot. Mögliche Ursachen der Nervenschädigung sind z. B. Halswirbelsäulenverletzungen oder eine Entzündung oder Operation von Herz oder Lunge, wegen der engen Verknüpfung mit diesen Strukturen.

KLINIK

N.-thoracicus-longus- oder N.-thoracodorsalis-Schädigung

Eine Lymphknotenentfernung in der Achselhöhle kann Ursache für eine Schädigung des **N. thoracicus longus** oder der **N. thoracodorsalis** sein, weil diese durch die Achselhöhle ziehen. Während der Befundaufnahme kann man beim Patienten unterschiedliche Symptome feststellen: Eine Schwäche bei Innenrotation und Adduktion deutet auf eine N.-thoracicus-longus-Schädigung wegen Ausfall des M. latissimus dorsi hin. Eine skapulothorakale Instabilität in Form einer Scapula alata (Flügelschulterblatt, ➤ Kap. 13.2.3) und Probleme beim Heben des Arms über die Horizontale wegen fehlender Skapula-Unterstützung deuten auf eine N.-thoracodorsalis-Schädigung wegen Ausfall des M. serratus anterior hin. Dies wird auch Rucksacklähmung genannt, ausgelöst durch zu langes Tragen eines Rucksacks.

Plexus brachialis

Aus dem **Plexus brachialis** (Armgeflecht, C5–Th1) entspringen neben kleineren Ästen zum Nacken und zur Schulter die drei großen Armnerven N. radialis, N. ulnaris und N. medianus (➤ Abb. 9.53).

Der Plexus brachialis ist ein Geflecht, das aus den Spinalnerven gebildet wird. Zusammen mit der A. subclavia ziehen die Spinalnerven durch die Skalenuslücke und teilen sich proximal der Klavikula (Schlüsselbein) in drei Primärstämme. Zu benennen sind der **Truncus superior,** der **Truncus medius** und der **Truncus inferior.** Der supraklavikuläre Truncus verläuft dorsal an der Klavikula entlang und mündet in der Achselhöhle. Im infraklavikulären Bereich verzweigt er sich erneut in drei Stränge: **Fasciculus lateralis, Fasciculus medialis** und **Fasciculus posterior.** Auf diesem Niveau entspringen die Nerven, die die Schultermuskulatur innervieren (➤ Tab. 9.7).

Aus den supraklavikulären Trunci zweigen folgende Nerven ab: N. dorsalis scapulae (C5), N. subclavius (C5–C6), N. thoracicus longus (C5–C7) und N. suprascapularis (C5–C6).

Aus den infraklavikulären Fasciculi zweigen folgende Nerven ab: N. thoracodorsalis (C6–C8), N. subscapularis (C5–C6) und die Nn. pectorales (C5–C7).

Im Bereich der Axilla (Achselhöhle) teilen sich diese drei Fasciculi in sieben periphere Nerven auf und innervieren den Arm und die Hand.

KLINIK

Plexuslähmung

Plexuslähmungen können unterteilt werden in Lähmungen des oberen Plexus (C5–C6 = Erb-Lähmung) oder Lähmungen des unteren Plexus (C7–Th1 = Klumpke-Lähmung). Bei oberen Plexuslähmungen ist v. a. die Schultergürtel- und Oberarmmuskulatur der Flexorenseite betroffen. Untere Plexuslähmungen betreffen v. a. die Unterarmmuskulatur der Extensorenseite. Der Plexus kann in der Skalenuslücke durch Unfälle, bei denen der Arm nach hinten weggerissen wird, oder durch falsche Lagerung komprimiert oder überdehnt werden.

9

Der Fasciculus lateralis teilt sich in zwei Nerven

Der **N. musculocutaneus** verläuft durch den M. coracobrachialis und weiter distal zwischen dem M. brachialis und dem M. biceps brachii an der Ventralseite des Oberarms entlang. Während seines Verlaufs versorgt er diese Muskeln motorisch. In Höhe der Ellenbeuge durchbricht er die Faszie und tritt als **N. cutaneus antebrachii lateralis** an die ventrale Oberfläche des Unterarms, während er die laterale Seite des Unterarms sensibel versorgt.

Der N. medianus verläuft entlang des medialen Sulcus bicipitalis bis zur Ellenbeuge und durchquert im weiteren Verlauf den M. pronator teres. Im Unterarm liegt er zwischen dem M. flexor digitorum superficialis und dem M. flexor digitorum profundus weiter daumenwärts an der Beugeseite des Armes. Er versorgt motorisch die Pronatoren und die meisten Beugemuskeln des Unterarms und des Daumens sowie sensibel die palmaren Hautbezirke der radialen Hohlhand und des ersten bis vierten Fingers, wobei der vierte Finger nur halb versorgt wird. An der dorsalen Seite wird nur die distale Hälfte des zweiten, des dritten und des halben vierten Fingers sensibel versorgt. Am Handgelenk ist der Nerv durch den Karpaltunnel umschlossen und teilt sich erst danach palmar in die Nn. digitales palmares communes und die Nn. digitales palmares proprii. Der Daumenballen und der Hohlhandbereich werden noch sensibel von dem aus dem Unterarm abzweigenden Ramus palmaris versorgt.

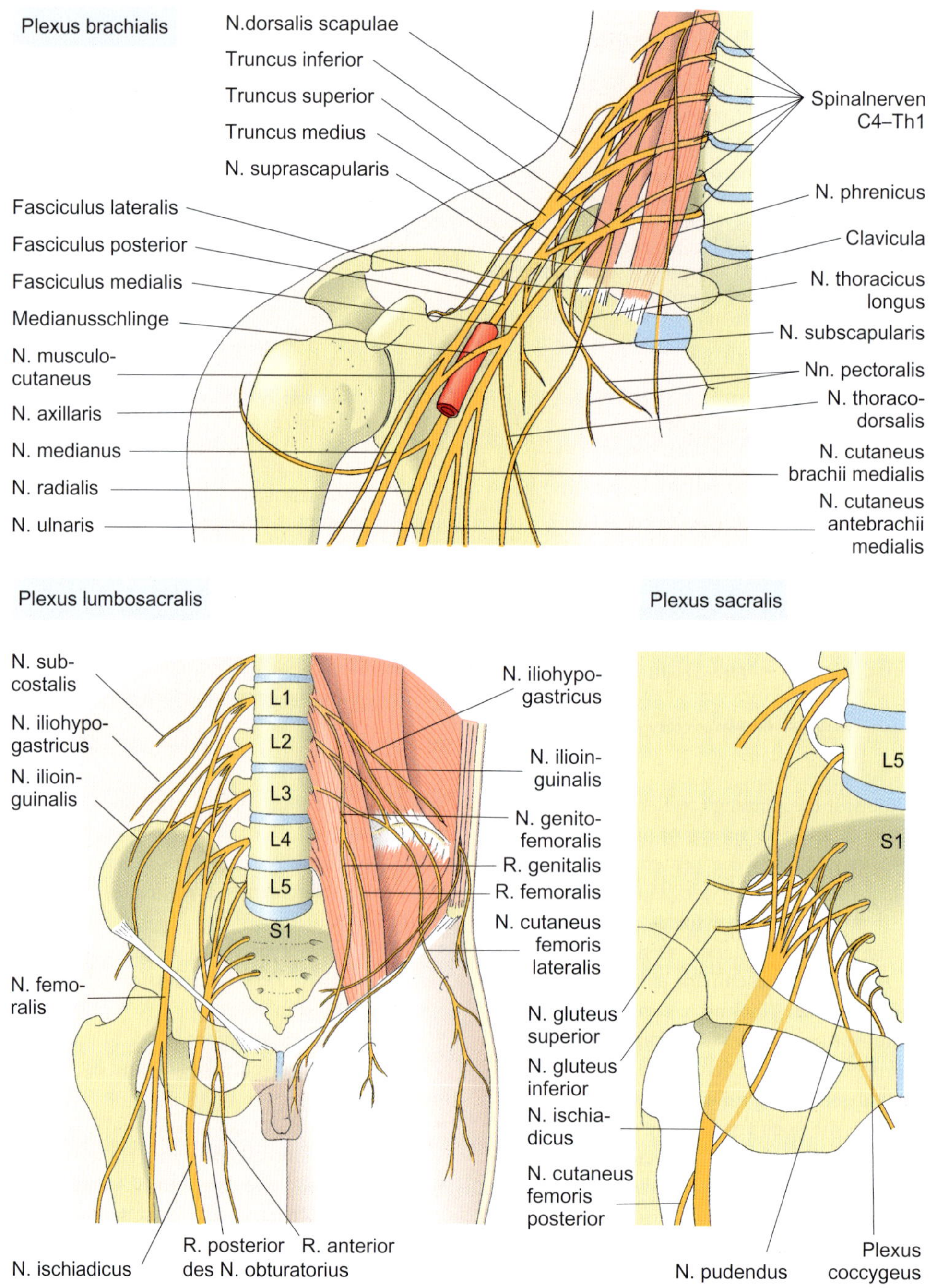

Abb. 9.53 Plexus brachialis, Plexus lumbalis, Plexus sacralis, Plexus pudendus und Plexus coccygeus in der Übersicht.

Eine Medianuslähmung führt bei dem Versuch, eine Faust zu machen, zur sog. **Schwurhand** (➤ Abb. 9.54 a).

KLINIK

Schwurhand

Durch eine Lähmung des **N. medianus** atrophiert insbesondere die Daumenmuskulatur. Beim dem Versuch, eine Faust zu formen, werden Kleinfinger und Ringfinger gebeugt, während Mittelfinger und Zeigefinger stehen bleiben. Dies ähnelt der Gestik eines Schwurs, daher die Bezeichnung **Schwurhand.** Ursachen der recht häufigen Medianuslähmung können Schultergelenksluxationen, Stichverletzungen, distale Radiusfrakturen (➤ Kap. 13.4.1) oder ein Karpaltunnelsyndrom (➤ Kap. 13.4.2) sein.

Aufteilung des Fasciculus posterior

Der **N. axillaris,** der sofort nach seinem Austritt nach dorsal verläuft und sich dabei auf der glenohumeralen Gelenkkapsel um das Collum chirurgicum herumschlingt, innerviert den M. teres minor sowie den M. deltoideus und zieht danach weiter nach ventral. Während seines Verlaufs zweigt der **N. cutaneus brachii lateralis superior** ab, der die laterale Oberarmseite in Höhe des M. deltoideus sensibel versorgt.

Der **N. radialis** zieht im Sulcus nervus radialis mit einem spiralförmigen Verlauf dorsal um den Humerusschaft herum und läuft danach weiter an der Streckseite des Armes zum Unterarm. An der radialen Seite des Unterarms zieht er zwischen dem M. brachialis und M. brachioradialis durch. Schließlich verzweigt er sich in den motorischen Ramus profundus, der den M. supinator durchbohrt, dann in der Tiefe bis zum Handgelenk zieht und dort als N. interosseus antebrachii posterior und sensibler Ramus superficialis endet. Er versorgt motorisch die Strecker des Ober- und Unterarms, sensibel die Streckseite von Ober- und Unterarm sowie einen Teil des Handrückens. Ist er gelähmt, führt dies zur sog. **Fallhand** (➤ Abb. 9.54 a).

KLINIK

N.-axillaris-Schädigung

Wenn während einer Befundaufnahme beim Patienten eine Schwäche bei Abduktion und Außenrotation im Schultergelenk festgestellt wird, deutet das auf eine mögliche **N.-axillaris-**Schädigung mit Ausfall des M. deltoideus und M. teres minor hin. Risikofaktoren hierfür sind vor allem eine Schulter(sub)luxation oder eine subkapitale Humerusfraktur.

KLINIK

Fallhand

Ist der **N. radialis** gelähmt, etwa durch Druckbelastung oder durch eine Verletzung im mittleren Oberarmdrittel, wo sich der Nerv um den Humerus windet, kann die Hand nicht mehr extendiert werden; es resultiert die sog. **Fallhand.**

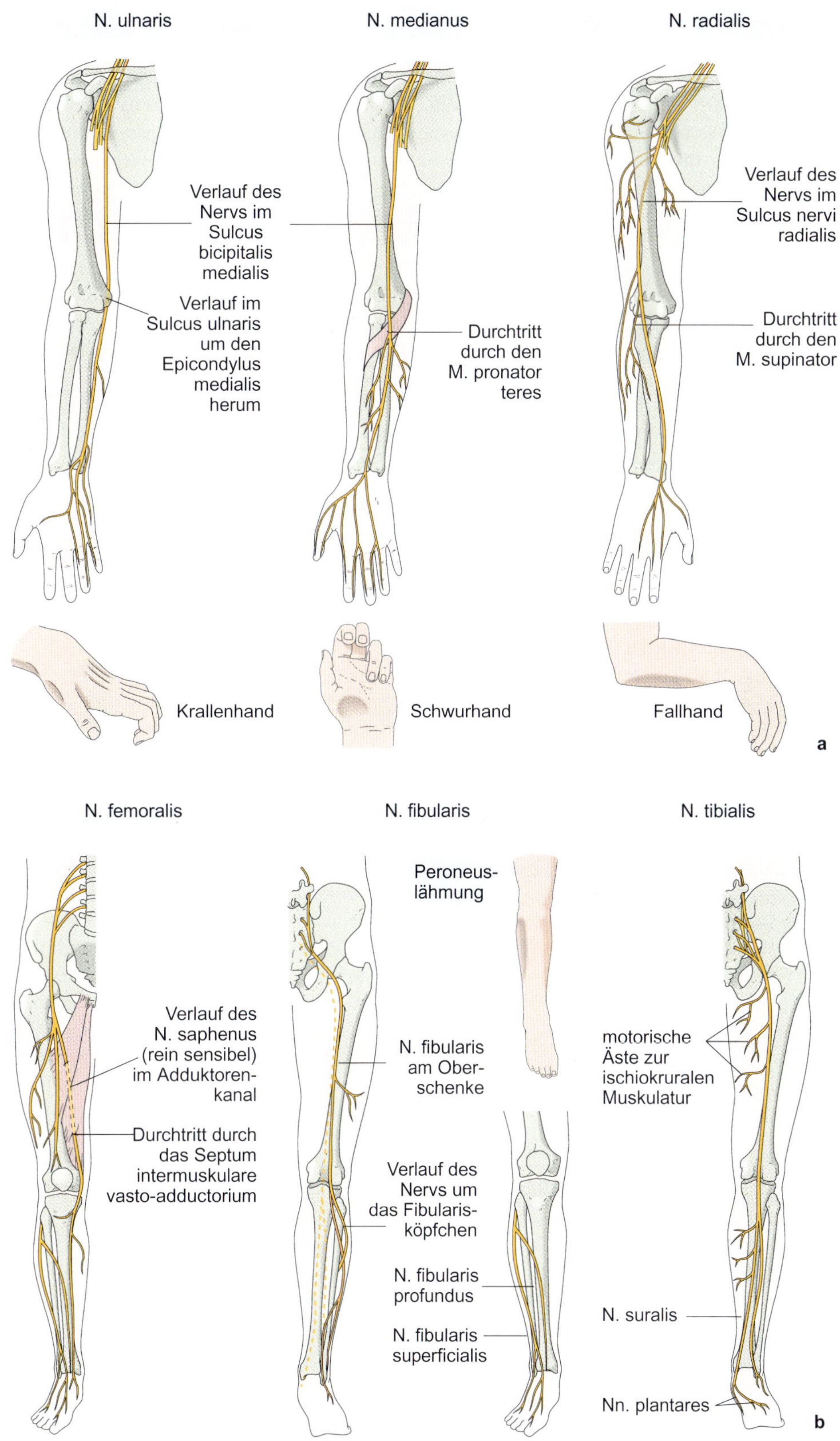

Abb. 9.54 Verlauf der wichtigsten peripheren Nerven der oberen und unteren Extremität.
a) Obere Extremität. **N. ulnaris:** Bei Läsion des N. ulnaris entsteht eine sog. Krallenhand, wobei die Mm. interossei und der M. adductor pollicis atrophiert sind. **N. medianus:** Bei Läsion des N. medianus tritt die sog. Schwurhand auf. **N. axillaris** und **N. radialis:** Die Läsion des N. radialis führt zur sog. Fallhand.
b) Untere Extremität. **N. femoralis, N. peroneus (N. fibularis):** Bei Läsion des N. peroneus entsteht ein sog. Fallfuß.

Aufteilung des Fasciculus medialis
Der **N. ulnaris** verläuft im medialen Sulcus bicipitalis an der inneren Beugeseite des Armes. Er zieht zusammen mit der A. und V. ulnaris unter dem M. flexor carpi ulnaris hindurch. Im Karpalkanal läuft er durch die **Loge von Guyon** in einem separaten fibrösen Kanal in die Hand. Hier verzweigt er sich in einen sensiblen Ramus superficialis und einen motorischen Ramus profundus. Er versorgt motorisch den meist ulnaren Teil der Beugemuskeln des Unterarmes, die Handmuskeln, die Muskulatur des Kleinfingerballens sowie alle Mm. interossei und die zwei ulnaren Mm. lumbricales. Am Daumenballen übernimmt er zusätzlich die motorische Innervation des M. adductor pollicis und des M. flexor pollicis brevis caput profundum. Sensibel versorgt er die Hautbezirke des vierten und fünften Fingers und des angrenzenden Handrückens. Ein Ausfall des Ulnarisnerven führt zu der charakteristischen **Krallenhand** (➤ Abb. 9.54 a).

Die rein sensiblen **Nn. cutanei brachii mediales** und **Nn. cutanei antebrachii mediales** versorgen die mediale Haut des Oberarms beziehungsweise die mediale Haut des Unterarms. Der N. cutaneus brachii medialis führt auch Fasern aus dem zweiten Thorakalsegment mit sich. Von der Achselhöhle ab begleitet ihn der N. intercostobrachialis.

KLINIK
Krallenhand
Ein Ausfall des **N. ulnaris** führt zur charakteristischen **Krallenhand,** weil die von ihm versorgten kleinen Handmuskeln verkümmern. Die Mm. interossei und die zwei ulnaren Mm. lumbricales fallen aus, wodurch die Finger in ihren Fingergrundgelenken überstreckt und in den Mittel- und Endgelenken gebeugt werden. Die Ursache ist meist eine Schädigung im Ellenbogen, wo der Nerv sehr oberflächlich in den Sulcus nervi ulnaris, dorsal am Epicondylus medialis humeri (Musikantenknochen) verläuft und leicht als schmerzhafter Punkt medial des Olekranons getastet werden kann.

Plexus lumbalis

Die Nerven aus dem **Plexus lumbalis** (Lendengeflecht, L1–L4) versorgen die untere Bauchwand, die äußeren Geschlechtsorgane sowie Hautgebiete und Muskeln an den Beinen (➤ Abb. 9.53).

Der **N. iliohypogastricus** zieht hinter der Niere an der abdominalen Wand nach vorne und teilt sich dabei in eine laterale und eine ventrale Abzweigung, d. h. in den R. cutaneus lateralis, der zur Versorgung der seitlichen Hüftgegend verantwortlich ist, und in den R. cutaneus ventralis für die sensible Innervation der Haut oberhalb der Leiste. Der **N. ilioinguinalis** zieht durch die Bauchwand nach ventral, am Leistenkanal entlang zu den Geschlechtsteilen. Er innerviert dort sensibel den Mons pubis und den kranialen Teil der Labia majora der Frau, beim Mann den kranialen Teil des Skrotums. Zusammen versorgen sie motorisch den kaudalen Teil der Bauchmuskeln.

Der **N. genitofemoralis** durchbohrt den M. iliopsoas und teilt sich dann in zwei Äste, den **Ramus genitalis** und den **Ramus femoralis.** Der sensible Teil des Ramus genitalis zieht durch den Leistenkanal in die Labia majora der Frau. Beim Mann verläuft er zum Skrotum und innerviert zusätzlich die Haut des medialen Oberschenkels. Motorisch versorgt er den M. cremaster. Der sensible Ramus femoralis zieht durch den Hiatus saphenus zum Hautgebiet des ventromedialen Oberschenkels.

Der **N. cutaneus femoralis lateralis** ist ein sensibler Nerv, der lateral neben den M. iliacus nach kaudal zieht und direkt unter dem Lig. inguinale nach lateral abbiegt, wo er die Haut der lateralen Oberschenkelseite innerviert.

Der **N. femoralis** ist ein wichtiger Nerv aus diesem Plexus (L2–L4). Er verläuft lateral des M. psoas major durch die Leistenbeuge zur Vorderseite des Oberschenkels, wo er sich in einen motorischen und zwei sensible Anteile aufzweigt. Die **Rr. musculares** innervieren die Mm. sartorius, rectus femoris, vastus lateralis, intermedius und mediales. Die Rr. cutanei anteriores durchbrechen in verschiedener Höhe die Fascia lata, um die Haut an der vorderen und medialen Fläche des Oberschenkels bis zum Kniegelenk hin zu versorgen. Außerdem versorgen einige Äste das Periost der Vorderseite des Femur. Vor der Verzweigung gibt der N. femoralis einige motorische Äste an die Mm. iliopsoas und pectineus ab. Der weiterführende sensible **N. saphenus** zieht durch den Adduktorenkanal an der medialen Seite des Kniegelenks entlang. Hier zweigt der R. infrapatellaris ab. Dieser zieht entlang des Unterschenkels vorbei am Malleolus medialis über die mediale Fußseite bis zum Großzeh. Dieser wird von ihm sensibel versorgt. Der Ramus infrapatellaris innerviert die Haut unterhalb der Kniescheibe. Die abzweigenden Rami cutanei cruris mediales versorgen die Haut des ventralen und medialen Unterschenkels.

Medial hinter den M. psoas major zieht der **N. obturatorius** an der Wand des kleinen Beckens durch das Foramen obturatum entlang nach kaudal. Er verzweigt sich zum einen, nachdem er vorher einen motorischen Ast für den M. obturatorius externus abgegeben hat, in einen R. anterior (oder superficialis). Dieser verläuft kaudalwärts zwischen dem M. adductor longus und dem M. adductor brevis. Zum anderen verzweigt er sich in einen R. posterior (oder profundus), der in die Tiefe zum M. adductor magnus läuft. Die gesamte adduzierende Muskulatur (➤ Abb. 14.19) wird von ihm motorisch versorgt. Der R. anterior innerviert zusätzlich sensibel die mediale und distale Oberschenkelhaut.

Plexus sacralis

Der **Plexus sacralis** (Kreuzgeflecht, L4–S3) ist das größte Nervengeflecht des Menschen. Von ihm werden Gesäß, ein Teil des Damms und die unteren Gliedmaßen mit Nervenästen versorgt (➤ Abb. 9.53).

Der **N. gluteus superior** zieht durch das Foramen suprapiriforme zu den Mm. gluteus medius und minimus und mit einer Abzweigung zum M. tensor fascia latae. Beide Anteile dienen der motorischen Versorgung. Der **N. gluteus inferior** zieht durch das Foramen infrapiriforme zum M. gluteus maximus.

Zusammen mit dem N. gluteus inferior und dem N. ischiadicus, begleitet von der A. und V. glutea inferior, zieht der **N. cutaneus femoris posterior** auch durch das Foramen infrapiriforme. Unter dem M. gluteus maximus verläuft der N. cutaneus femoris posterior nach kaudal bis in die Haut des dorsalen Oberschenkels. Die Gesäßhaut wird kaudal durch die abzweigenden Äste, die Nn. clunii, sensibel versorgt.

Auch der längste und dickste Nerv des Menschen, der **N. ischiadicus** (Ischiasnerv), entspringt dem sakralen Plexus. Er verläuft im Gesäßbereich, durch das Foramen infrapiriforme, schräg abwärts zur Rückseite des Oberschenkels, wobei Äste des aus dem N. ischiadicus entspringenden N. tibialis dort die Knieflexoren versorgen. Oberhalb der Kniekehle teilt er sich in die zwei bis jetzt zusammen verlaufenden Äste N. tibialis und N. peroneus auf.

Der **N. tibialis** verläuft in der Mitte durch die Kniekehle und unter der Wadenmuskulatur nach kaudal, bis er dorsal hinter dem medialen Malleolus an der Fußsohle endet. Unter dem Malleolus medialis teilt er sich in einen N. plantaris medialis und einen N. plantaris lateralis. In der Kniekehle zweigt sich vom N. tibialis der N. cutaneus surae medialis ab. Vereint mit dem Ramus communicans fibularis zieht er zwischen den beiden Gastrocnemius-Bäuchen als N. suralis kaudalwärts. Sein weiterer Verlauf führt über die laterale Achillessehne und unterhalb des lateralen Malleolus bis zum lateralen Fußrand. Motorisch wird durch abzweigende Äste die dorsale Unterschenkelmuskulatur versorgt. Eine Aktivierung dieser Muskulatur bewirkt eine Plantarflexion des Fußes. Gleichzeitig garantiert er die sensible Versorgung der dorsalen Unterschenkelseite und der lateralen Fußseite.

Der **N. peroneus,** der als N. peroneus communis nach kaudal zieht (ein Ast dient der motorischen Innervation des Caput breve des M. biceps femoris), zweigt seitlich vom N. ischiadicus ab. Er läuft hinter dem Fibulaköpfchen entlang zur Peroneus-Loge an der ventrolateralen Fläche des Unterschenkels und teilt sich danach auf in:

- **N. peroneus superficialis,** der zwischen dem M. peroneus longus und der Fibula zum Fußrücken und zum lateralen Fußrand läuft. Er versorgt die Peroneusmuskulatur sowie einige Hautgebiete.
- **N. peroneus profundus,** der nach ventral läuft und lateral neben dem M. tibialis anterior zum Fußrücken zieht. Er innerviert die Fußdorsalextensoren und die Haut zwischen dem ersten und dem zweiten Zeh.

Vor seiner Aufteilung gibt er zwei Hautäste ab, den **N. cutaneus suralis lateralis** zur Innervation der lateralen Unterschenkelhaut und den **R. communicans fibularis,** der sich mit dem N. cutaneus suralis medialis vermischt.

KLINIK

N.-peroneus-Schädigung

Wenn während einer Ganganalyse beim Patienten ein sog. Hahnengang (Steppergang) festgestellt wird, deutet das auf eine mögliche Schädigung des N. fibularis (N. peroneus) mit Ausfall der Fußextensoren hin. Beim Gehen wird das Bein übermäßig stark angehoben, damit der Fuß nicht über den Boden schleppt, weil dieser beim Durchschwung nicht gut gehoben werden kann. Ursachen dieser Nervenschädigung sind z. B. eine Fibulafraktur, eine lang andauernde Kompression durch zu engen Gips oder eine Fehllagerung während einer Operation. In diesem Fall kann eine orthetische Versorgung mit Peroneusschiene, die den Fuß hochhält, erfolgen. Eine andere Möglichkeit ist die funktionelle Elektrostimulation während des Gehens durch einen Peroneusstimulator, wobei der N. peroneus oder die betreffende Muskulatur mit elektrischen Impulsen gereizt wird.

KLINIK

Vorbeiziehende Nerven und Ausfall

Lumbal ziehen die Spinalnerven aus den unteren Abschnitten des Rückenmarks im Wirbelkanal schräg nach unten (➤ Kap. 9.14.2). Unmittelbar dorsolateral des Diskus verläuft der Spinalnerv, der dann ein Segment tiefer austritt. Die im gleichen Segment austretende Spinalnervenwurzel liegt schon weit lateral und zieht sehr hoch im Foramen intervertebrale aus dem Wirbelkanal aus (➤ Abb. 9.55). Die Nervenwurzel des gleichen Segments wie der davor liegende Diskus bleibt von einem Diskusprolaps (Bandscheibenvorfall, ➤ Kap. 12.1.2) unbeeinträchtigt, aber der vorbeiziehende Nerv, der ein Segment tiefer austritt, wird komprimiert. So kann es passieren, dass, obwohl es keinen Diskus S1 gibt, das S1-Segment ausfällt.

ACHTUNG

Spritzenlähmung

Bei unkorrekter Durchführung einer intramuskulären Injektion in den Gesäßmuskel kann die Injektionslösung versehentlich in oder um den Ischiasnerv gespritzt werden. Es kommt zur sog. **Spritzenlähmung:** Das Knie kann nicht mehr gebeugt werden und alle Muskeln unterhalb des Knies sind gelähmt. Bei einer Läsion des N. fibularis kann der Fuß nicht mehr dorsal extendiert werden und hängt in Flexions- und Supinationsstellung schlaff herab. Es entsteht ein Fallfuß oder Hängefuß (➤ Abb. 9.54b), wodurch der Patient im Steppergang geht. Hierbei wird der Fuß durch vermehrte Kniebeugung des betroffenen Beines nach vorne gesetzt.

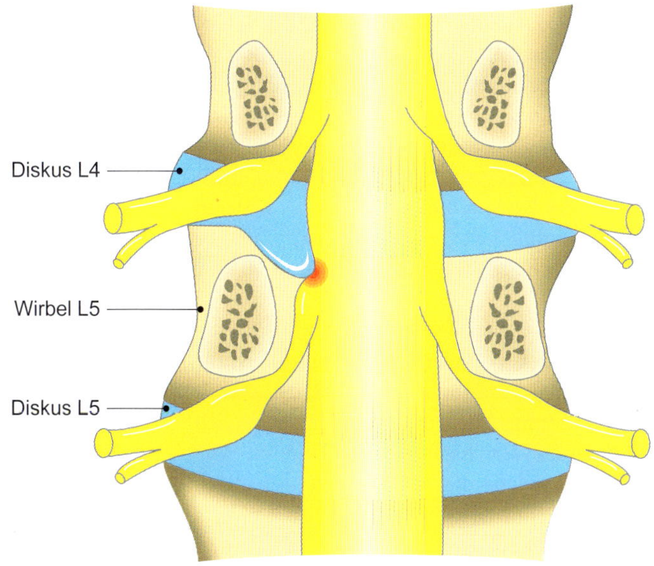

Abb. 9.55 Lumbaler Austritt des Spinalnerven L4 hoch im Foramen intervertebrale, der vom dorsolateralen Diskusprolaps (Bandscheibenvorfall) verfehlt wird. Der Prolaps trifft aber den Spinalnerv L5, der vorbeizieht und ein Segment tiefer austritt. [L141]

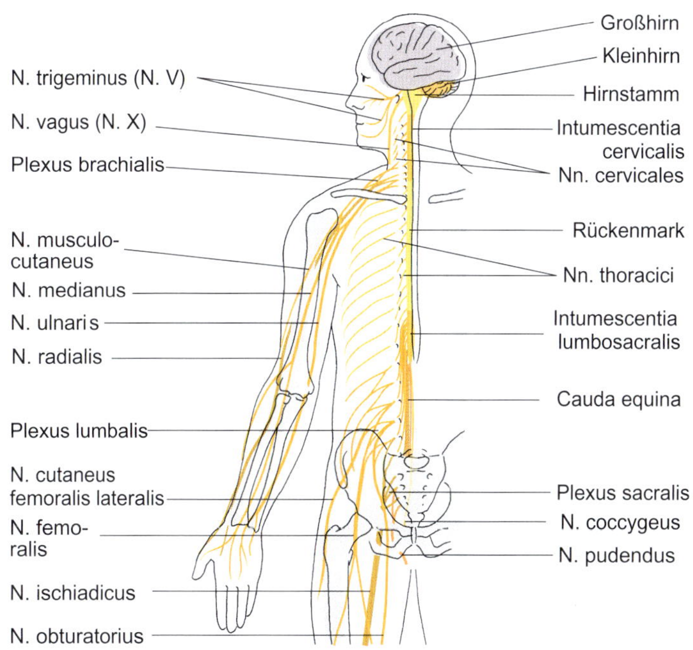

Abb. 9.56 Die wichtigsten peripheren Nerven im Überblick.

Plexus pudendus

Der **Plexus pudendus** (Schamgeflecht, S2–S4) zieht aus dem Foramen ischiadicum majus durch das Foramen infrapiriforme aus dem Becken und weiter um die Spina ischiadica nach unten, um jetzt durch das Foramen ischiadicum minus wieder ins Becken einzutreten. Er endet unter der Symphyse und versorgt Beckeneingeweide, Damm und äußere Genitalien sensibel. Motorisch ist er verantwortlich für den M. sphincter ani externus und den Beckenboden.

Plexus coccygeus

Der vierte und fünfte Sakralnerv und der N. coccygeus, der letzte Spinalnerv, bilden den **Plexus coccygeus** (S4–C0). Dieser Plexus versorgt über die Nn. anococcygei sensibel die Haut über dem Steißbein und zwischen Steiß und Anus (➤ Abb. 9.53).

➤ Abb. 9.56 zeigt die wichtigsten peripheren Nerven im Überblick.

9.18.3 Struktur und Schutz der peripheren Nerven

Um zu vermeiden, dass die im Alltag vielfältig auftretenden Zug- und Druckkräfte die neurologischen Funktionen der Nerven und Wurzeln beeinträchtigen, hat der Organismus einige **Schutzmechanismen** entwickelt. Der Aufbau der Neuronen und ihre Schutzeinrichtung, die Gliazellen, werden ausführlich in ➤ Kap. 4.5.8 beschrieben.

Spinalnerven und Nervenwurzeln

Spinalnerven und Nervenwurzeln haben einige wichtige Schutzmechanismen:

- Ausläufer der Dura mater und der Arachnoidea (➤ Kap. 9.15) begleiten die Radix ventralis und Radix dorsalis als taschenförmige Ausstülpung.

Diese Ausstülpung begleitet die Radix bis distal des Spinalganglions, wo schließlich ein Übergang in das Epi- und Perineurium (Bindegewebsscheide des peripheren Nerven) stattfindet. Weil Dura und Bindegewebsscheide ein Kontinuum bilden, wird ein auf den Nerv einwirkender Zug auf das ganze System übertragen. Beim Testen des Lasègue-Zeichens oder bei anderen neurodynamischen Tests wird diese Tatsache diagnostisch genutzt (➤ Abb. 9.42 und ➤ Kap. 9.21.1).

- Die Dura ist gut aufgehängt und an mehreren Seiten an den Wirbelbögen befestigt, wobei die neurogenen Strukturen innerhalb des Duralsacks im umgebenden Liquor frei beweglich sind. Große Verschiebungen der Dura im Wirbelkanal, welche die Nervenwurzel schädigen könnten, sind also nicht möglich (➤ Kap. 9.16.1).

Die Spinalnerven und die Nervenwurzeln reagieren empfindlicher auf Druck und Zug als die peripheren Nerven. Die Ursache hierfür liegt in ihrem schlecht ausgebildeten Epineurium, dem fehlenden Perineurium und dem geradlinigen Verlauf ihrer Fasciculi.

Periphere Nerven

Der endoneurale Raum im peripheren Nerv ist eine Fortsetzung vom subarachnoidalen Raum des Gehirns (➤ Kap. 4.5.8). Der Liquor fließt innerhalb der perineuralen Schichten im endoneuralen Raum bis zu den distalen Nervenenden, wo der Liquor wieder resorbiert wird. Die Ernährung der peripheren Nerven geschieht zu 50 % über den Liquor.

Die perineuralen Zellen mit ihren zusammengeklebten Wänden (engl.: tight junctions) bilden eine Blut-Nerven-Schranke. Hierdurch werden schädliche Stoffe wie Viren und Bakterien, die aus den Körperflüssigkeiten zu den Axonen durchdringen könnten, abgewehrt.

Die **peripheren Nerven** weisen folgende Schutzmechanismen auf:

- Wellenförmiger Verlauf der Nerven und ihrer inneren Strukturen gewährleistet eine hohe Beweglichkeit.
- Elastizität der Nerven, wobei das Epineurium der bestimmende Faktor ist. Die kollagenen Fasern im endoneuralen Raum sind hauptsächlich längs ausgerichtet, um das Axon gegen Zugkräfte zu schützen. Je weniger wellenförmig die Fasern verlaufen, desto mehr kommt ihre eigene Dehnungsfähigkeit zum Einsatz.
- Die Lage an den Flexionsseiten der Gelenke, an denen im Allgemeinen weniger Zugkräfte auftreten als an den Extensionsseiten. Ausnahmen bilden nur der N. ulnaris am Ellenbogen und der N. ischiadicus im Hüftbereich.
- Der 4.–7. zervikale Spinalnerv läuft durch den Sulcus nervi spinalis (eine Rinne am Processus transversus) und ist an diesem befestigt. Auf diese Weise wird ein Reiben an einer scharfen Knochenkante (bei hoher Beweglichkeit der HWS) vermieden.

9.18.4 Segmentale Gliederung

Die nervale Versorgung der Gewebsstrukturen bei Wirbeltieren – also auch beim Menschen – ist in Segmente unterteilt.

DEFINITION

Segment

Umfasst alle Strukturen und Organe, die von einem Spinalnerven, einschließlich des zugehörigen Ramus communicans griseus (Zweig des vegetativen Nervs), innerviert werden.

Das Phänomen der **segmentalen Gliederung** ist aus der Entwicklung in der Embryonalphase zu erklären.

Die aus dem Keimblatt des Mesoderms entstehenden Gewebe haben eine metamere (in Segmente unterteilte) Struktur, die auch im erwachsenen Organismus noch zu erkennen ist. Die Chorda dorsalis, die spätere Wirbelsäule, verbindet sich an beiden Seiten mit dem in Segmente unterteilten Mesenchym. Aus dem Mesenchym bildet sich später Blut, blutbildendes Gewebe, Lymphe, lymphbildendes Gewebe, Muskeln, Knorpel, Knochen und Bindegewebe. Die Wirbelkörper entstehen intersegmental aus dem jeweils vorderen und hinteren Teil zweier Mesenchymsegmente (➤ Kap. 12.1.2). Alle Strukturen, die aus einem Mesenchymsegment entstehen, bleiben über den mitwachsenden Nerv neurologisch miteinander verbunden.

Alle Strukturen einer gleichen Gewebeart oder einer gleichen Funktionseinheit, die man einzelnen Segmenten zuordnen kann, erhalten in diesem Zusammenhang eine bestimmte Bezeichnung (➤ Abb. 9.57):

- **Myotome** sind die zu einem Segment gehörenden Muskeln, diese Muskeln werden dann Kennmuskeln genannt.
- **Dermatome** nennt man die zu einem Segment gehörenden Hautareale.
- **Arthrotome** sind die zu einem Segment gehörenden Kapselanteile der Gelenke.
- **Sklerotome** heißen die zu einem Segment gehörenden Skelettanteile.
- **Enterotome** oder **Viszerotome** sind die zu einem Segment gehörenden inneren Organe.
- **Angiotome** nennt man die zu einem Segment gehörenden Gefäße.

Die segmentale Gliederung richtet sich nach dem Foramen intervertebrale, aus dem die Radix (Wurzel) des Nerven entspringt. Nicht das aus dem Ektoderm entstehende Rückenmark, sondern die Nervenaustrittsstellen der Spinalwurzeln sind segmental unterteilt. Die segmentale Gliederung ist ein Kennzeichen der radikulären Innervation und hat dadurch eine wichtige klinische Bedeutung.

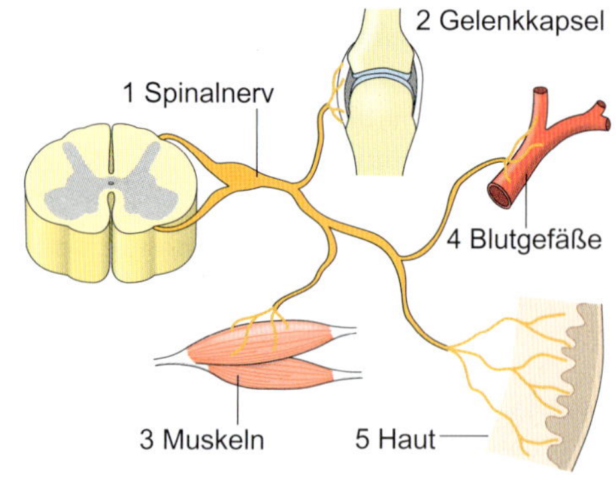

Abb. 9.57 Prinzip der Segmentation. Ein Spinalnerv (1) ist verbunden mit Gelenkkapsel (Sklerotom, 2), Muskeln (Myotom, 3), Blutgefäßen (Enterotom, 4) und Haut (Dermatom, 5).

MERKE

Die richtige Zuordnung neurologischer Segmente

Die Bezifferung der **neurologischen Segmente** darf nicht mit der Bezifferung der Wirbel selbst verwechselt werden. Von Wirbel C1 bis C7 treten die segmentalen Nerven oberhalb der gleichnamigen Wirbel aus dem Foramen intervertebrale aus. Ab Th1 treten die segmentalen Nerven unterhalb der gleichnamigen Wirbel aus. Zwischen C7 und Th1 tritt der segmentale Nerv C8 aus. Es gibt keinen Wirbel C8, aber trotzdem ein neurologisches Segment C8.

Segmenteinteilung des peripheren Nervensystems

Die **motorische** und **sensorische Innervation** (➤ Tab. 9.9) der Extremitäten über periphere Nerven und die nozizeptorische Informationsverarbeitung stammen aus:

- Plexus brachialis, C5–Th1, für die obere Extremität
- Plexus lumbosacralis, Th12–S4, für die untere Extremität.

Vegetative Segmenteinteilung

Die **vegetative Steuerung** (➤ Tab. 9.9) der Extremitäten erfolgt über eine rein orthosympathische Innervation. Die spinalen Ursprungszellen der präganglionären Neurone, die das vegetative Klima des Kopf-, Arm- und Beingebietes steuern, liegen ausschließlich in den von C8–L2 vorkommenden Seitenhörnern. Aus diesen Seitenhörnern entspringen auch die präganglionären Neurone,

Tab. 9.9 Vergleich von vegetativen und animalen Ursprungsgebieten.

Animales Ursprungsgebiet im Vorderhorn	Zielgewebe	Spinaler vegetativer Ursprung im Seitenhorn
C1–C4	Kopfgebiet	C8–Th3
C5–Th1	Obere Extremität	Th4–Th9
Th12–S4	Untere Extremität	Th10–L2
C8–L2	Rumpf	C8–L2

9

die das Rumpfgebiet versorgen. Sie verlaufen daher gemeinsam mit den peripheren Nerven von C8–L2.

Rumpf, Kopf und Extremitäten werden von verschiedenen Neuronen versorgt. Da in den einzelnen Segmenten jedoch immer Neurone für Kopf, Extremitäten und Rumpf zusammenliegen, können sich diese gegenseitig beeinflussen.

Segmentale Organisation der Muskulatur und Gelenke

Obwohl alle Muskeln multisegmental innerviert werden, gibt es eine Reihe von Muskeln, die hauptsächlich über ein Segment innerviert werden. Diese Muskeln werden **Kennmuskeln** (➤ Tab. 9.10) genannt.

Die sensible Innervation der Gelenkkapseln ist in **Arthrotome** (➤ Tab. 9.10 und ➤ Abb. 9.58) zu unterteilen. Die Arthrotome stimmen meistens mit den Dermatomen und Myotomen überein, die sich in dieser Region befinden.

Tab. 9.10 Die segmentale Organisation der Muskulatur und Gelenke.

Segment	Kennmuskel	Arthrotome (Gelenke)
C1–C2	Subokzipitale Muskulatur	
C2	M. sternocleidomastoideus	
C3–C4	M. trapezius M. levator scapulae Diaphragma	Art. intervertebralis C2/C3 Art. intervertebralis C3/C4 Art. intervertebralis C4/C5 Art. sternoclavicularis
C5	M. deltoideus	
C6	M. biceps brachii	
C5–C6	Mm. rhomboidei M. supraspinatus M. infraspinatus M. subscapularis M. teres major M. teres minor M. pectoralis major M. brachialis M. coracobrachialis M. brachioradialis Mm. extensores antebrachii	Art. intervertebralis C4/C5 Art. intervertebralis C5/C6 Art. intervertebralis C6/C7 Art. sternoclavicularis Art. acromioclavicularis Art. glenohumerale Art. cubiti dorsolat./lateral/ventrolat. Art. carpi palmolateral
C7	Mm. triceps brachii	
C8	M. abductor digiti minimi	
C7–C8	M. pectoralis minor M. latissimus dorsi Mm. flexores antebrachii Kleine Handmuskeln	Art. intervertebralis C6/C7 Art. intervertebralis C7/C8 Art. intervertebralis C8/Th1 Art. costovertebrale 1 Art. cubiti medial und dorsal Art. carpi (außer palmolateral) Hand und Finger
Th1	Mm. interossei palmares und dorsales	
Th2–Th12	Mm. intercostales externi und interni	
L1	M. iliopsoas	
L2	Mm. adductores	
L3	M. quadriceps femoris	
L4	M. tibialis anterior	
L3–L4		Art. intervertebralis L3/L4 Art. intervertebralis L4/L5 Art. intervertebralis L5/S1 Art. coxae ventral Art. genu proximal ventral/medial Art. talocruralis medioventral
L5	M. extensor hallucis longus	
S1	Mm. peronei M. triceps surae	
S2	Mm. ischiocrurales M. gluteus maximus	
L5/S1/S2		Art. intervertebralis L5/S1 Art. iliosacralis Art. coxae dorsal Art. genu dorsal und lateral Art. talocruralis ventral, lateral, dorsal Art. subtalaris Fuß und Zehen

KLINIK

Vegetative segmentale Zusammenhänge

Im Fall von akuten Problemen der Rumpfneurone, z. B. bei einer Entzündung, wird eine Übertragung der Entzündungsreaktion auf die Neurone von Kopf und Extremitäten zentral über deszendierende, inhibitorische Bahnen verhindert. Auch in umgekehrter Richtung funktioniert diese Inhibition. Bei länger andauernden Problemen ist jedoch eine Übertragung der elektrischen Aktivität innerhalb der Segmente auf benachbarte Neurone im Seitenhorn zu erwarten.

So ist es zu erklären, dass Schulterprobleme vegetative Veränderungen des Armes und des Rumpfes hervorrufen können. In diesem Fall treten Veränderungen an Arm und Rumpf auf dem Niveau von Th4–Th6 auf (sympathische Hyperaktivität, ➤ Kap. 9.17.4). Bei lange andauernder Reizung des Schulterbereiches können außerdem auch Veränderungen der Wirbelgelenkkapseln und der Haut am Rücken auftreten, die sich als hochthorakale Einschränkung (Steifheit) und als Bindegewebszonen zwischen den Scapulae (Schulterblättern) äußern.

Segmentale Organisation der Haut

Die schematische Aufteilung der **segmentalen sensiblen Innervation** der Haut in **Dermatome** (➤ Abb. 9.59) ist nicht, wie auf der Abbildung, in klar voneinander abgegrenzte Bezirke gegliedert. In Wirklichkeit überlappen sich die Dermatome zweier benachbarter Segmente an den Randzonen.

KLINIK

Herpes Zoster im Dermatom

Herpes Zoster oder Gürtelrose ist ein sehr schmerzhafter, bläschenförmiger Hautbefall, der sich segmental im Dermatom äußert, oft gürtelförmig von der Wirbelsäule bis zum Bauch. Er kann auch segmental im Gesicht erscheinen. Die Ursache ist das Varizella-Zoster-Virus, das nach Infektion lebenslang im Körper des Patienten in den Ganglien der sensiblen Spinalnerven oder der Hirnnerven verbleibt. Dieser Vertreter der Herpesviren-Familie und Verursacher der Windpocken zieht dann bei Stress oder einer Immunschwäche über diese sensiblen Nerven in die Haut (➤ Kap. 7.8.2).

Segmentale Organisation des Skeletts

Die segmentale Ordnung des **Skeletts** ist noch ein relativ schlecht erforschtes Gebiet. Knochen können jedoch genau wie andere Strukturen auch in Innervationsgebiete unterteilt werden, **Sklerotome** genannt. Diese Sklerotome stimmen peripher häufig mit den Ansätzen der Kennmuskeln überein.

Segmentale Organisation der inneren Organe

Die Sensoren der Organe befinden sich im Epithel. Viszerosensible Fasern (C-Fasern) leiten die sensiblen Informationen dieser sog. **Viszerotome** (➤ Abb. 9.61) weiter. Weil die inneren Organe vegetativ sympathisch eingeteilt sind, beschränkt sich die Innervation auf die Segmente C8–L2.

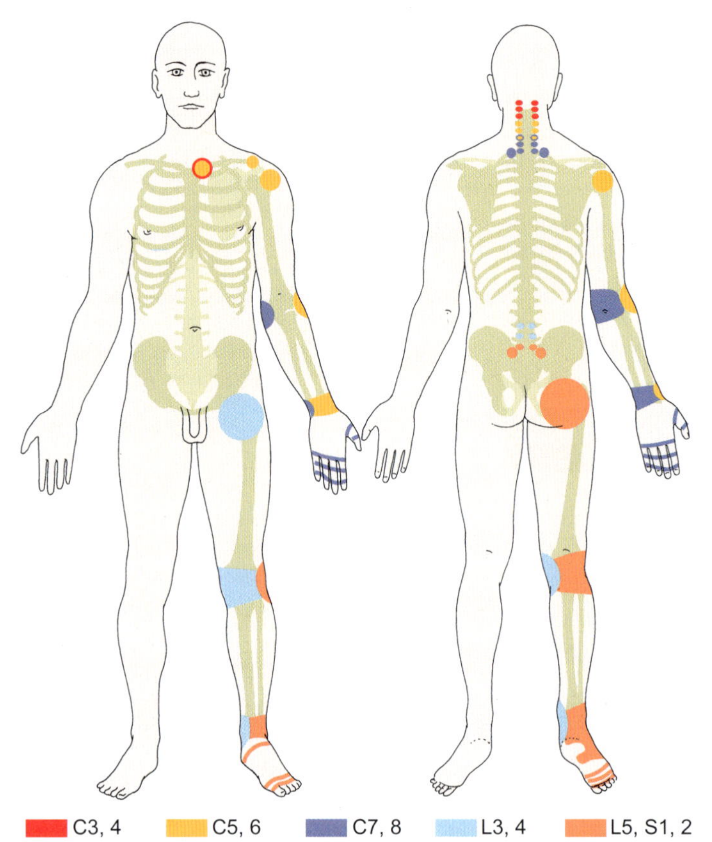

Abb. 9.58 Segmentale Anordnung der Gelenke (Arthrotome). Die Innervation der Gelenkkapseln ist farblich gekennzeichnet, damit der nach Segment übereinstimmende Kapselanteil leichter zugeordnet werden kann.
Links: Ansicht von ventral.
Rechts: Ansicht von dorsal.

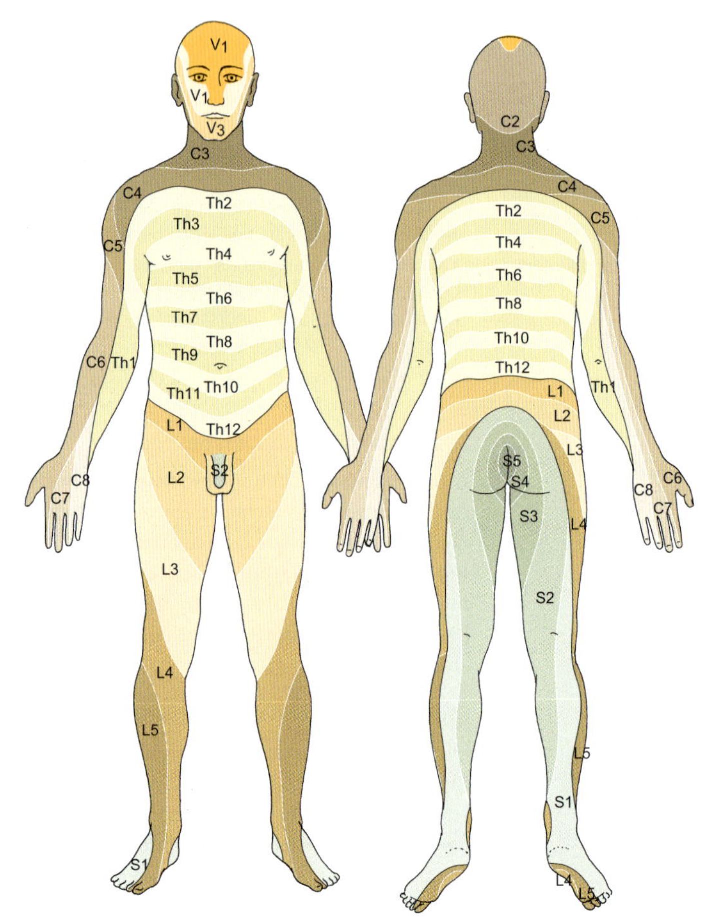

Abb. 9.59 Die segmentale Anordnung der Hautgebiete am Rumpf und an den Extremitäten (Dermatome).
Links: Ansicht von ventral.
Rechts: Ansicht von dorsal.

Segmentale Organisation der Gefäße

Die von einer Arterie versorgten Hautgebiete werden **Angiotome** (➤ Abb. 9.60) genannt. Eine efferente, z. B. durch orthosympathische Hyperaktivität ausgelöste Störung kann über die periarterielle Innervation und über den sympathischen Grenzstrang angrenzende Gefäßgebiete beeinflussen. Die A. carotis und die A. subclavia bilden die oberen Quadranten, die A. iliaca interna und externa bilden zusammen die unteren Quadranten. Aus den betroffenen Gefäßzonen und Quadranten kann man unter Umständen Art und Lokalisation einer Störung herleiten.

Nozizeptorische Impulse aus dem Versorgungsgebiet der Blutgefäße oder aus den Blutgefäßen selbst, verursacht z. B. durch Ischämie, führen zu einer orthosympathischen Aktivitätssteigerung und zu Schmerzempfinden. Eine Reizung der Blutgefäße verursacht einen scharfen Schmerz. Nach einiger Zeit geht dieser in einen brennenden, dumpfen Schmerz über.

Aa. vertebrales

Die **Aa. vertebrales** laufen durch die Foramina transversariae der zervikalen Wirbelsäule. Sie sind mit den Foramina verbunden, sodass bei Bewegungen der Wirbelsäule eine leichte Dehnung der Gefäße auftritt. Bei Rotationsbewegungen ist diese Dehnung stärker als bei Flexions- bzw. Extensionsbewegungen. Vor allem die Gefäßschlinge in Höhe C1/C2 wird bei Rotationen stark gedehnt, da die Arterie dort weiter von der Rotationsachse entfernt liegt.

KLINIK

Störungen, die die A. vertebralis bedrohen können

(Segmentale Unterteilung der Aa. Vertebrales ➤ Abb. 9.60)

- Im **V1-Segment:** Ein hypertoner M. longus colli oder M. scalenus anterior kann die A. vertebralis gegen die 1. Rippe oder gegen den Proc. transversus C8 oder Th1 komprimieren.
- Im **V2-Segment:** Unkovertebralarthrose, Spondylosis oder Spondylarthrosis können eine erhebliche Reizung oder Komprimierung verursachen.
- Im **V3-Segment:** Gefäß- oder Stellungsveränderungen und Blockierungen an einer Seite im Bereich von C2–C0 können zu Problemen führen, da in diesem Segment eine ausgedehnte Rotationsbewegung stattfindet und die Arterie aufgrund ihres lateralen Verlaufs weit mitgeführt werden muss.
- Im **V4-Segment:** Hier sind die Durchtrittsstellen biomechanisch gesehen anfällig.

Alle genannten Faktoren sind u. U. Ursache für eine **vertebrobasiläre Insuffizienz,** da im Bereich der Aa. vertebrales bzw. der weiter kranial verlaufenden A. basilaris die Durchblutung des Gehirns, z. B. durch einen extern ausgelösten Gefäßspasmus, unzureichend werden kann (➤ Kap. 9.16.6).

Funktionsstörungen der A. vertebralis sind wegen möglicher trophischer Störungen des Kopfberei-

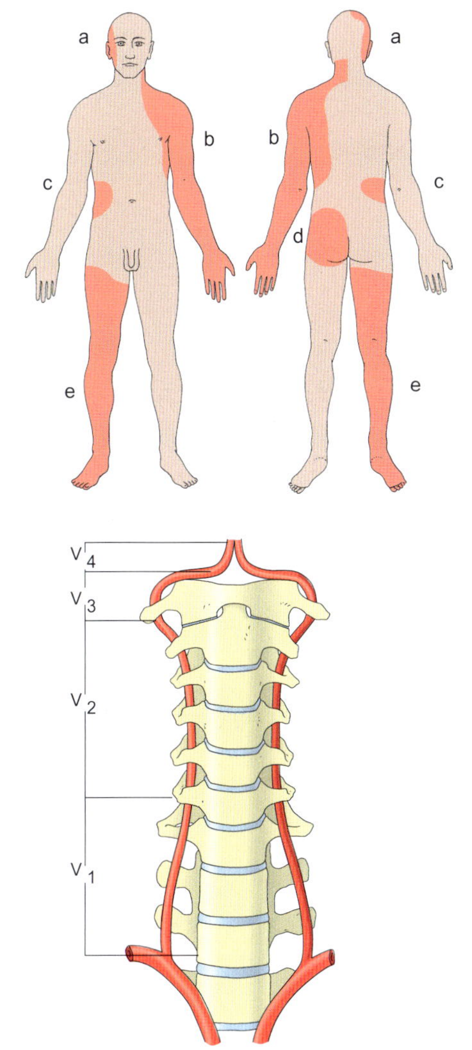

Abb. 9.60 Segmentale Organisation der Gefäße.
Oben: Die Angiotome. a) A. carotis communis. b) A. subclavia. c) Aorta. d) A. iliaca interna. e) A. iliaca externa.
Unten: Die Aa. vertebrales unterteilt in Segmente. **V1:** Der extravertebrale Teil vom Ursprung ab A. subclavia bis zum Foramen transversarium von C6. **V2:** Der intravertebrale Teil durch die Foramina transversariae von C6–C2. **V3:** Der atlantoaxiale Teil von C2–C0, der mit dorsolateraler Gefäßschlinge durch das nach lateral gelegene Foramen transversarium von C2 verläuft. Hinter der Massa lateralis verläuft die A. vertebralis wieder nach medial durch den Sulcus A. vertebralis. **V4:** Der subforaminale und intrakraniale Teil, der die Membrana atlantooccipitalis und die Hirnhäute durchbohrt, um dann weiter intrakranial zu verlaufen.

ches klinisch sehr wichtig. Die A. vertebralis lässt sich in vier Segmente unterteilen:

- Ein **extravertebraler Teil (V1),** ventral der ersten Rippe und der Processi transversi Th1 und C7 und dorsal des M. longus colli und des M. scalenus anterior
- Ein **intravertebraler Teil (V2),** der anteromedial durch die Foramina intertransversaria und dorsolateral der Unkovertebralgelenke verläuft
- Ein **atlantoaxialer Teil (V3),** von C2 bis C0
- Ein **subforaminaler, intrakranialer Teil (V4).**

Jeder einzelne Arterienabschnitt weist einen segmentalen Zusammenhang mit unterschiedlichen

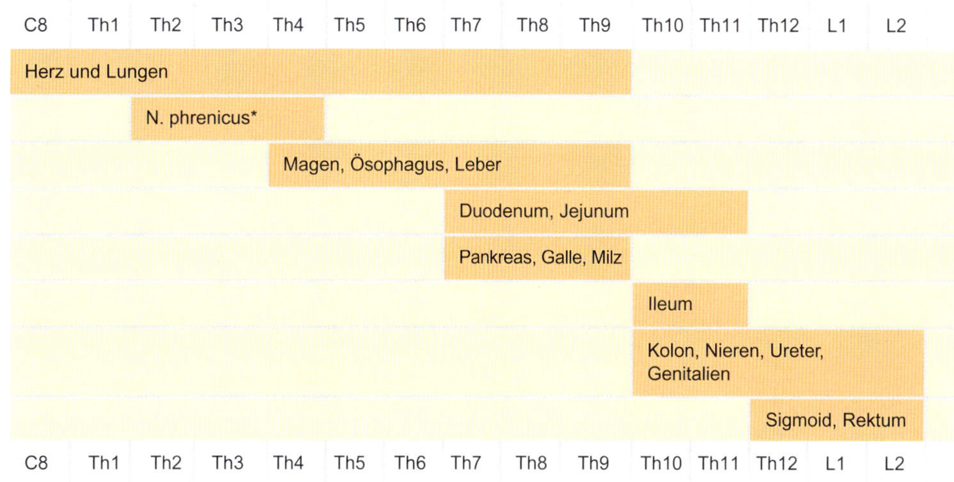

Abb. 9.61 Die segmentale Organisation der sensiblen und der vegetativ sympathischen Innervation der inneren Organe, die sich auf gleicher Segmenthöhe befinden. Der N. phrenicus (aus C3/4) wird hier als Organ dargestellt, da seine umgebenden Hüllen auch wie die inneren Organe vaskularisiert sind. Die versorgenden Blutgefäße haben ebenfalls eine vegetativ sympathische Innervation, die aus den Seitenhörnern in Höhe Th2–Th4 entspringt.

Wirbelsäulenproblemen der zervikalen Wirbelsäule auf (➤ Kasten Störungen).

Segmentale Organisation des Rumpfes und der Extremitäten

Die Spinalnerven treten in segmentaler Anordnung aus dem Wirbelkanal. Als periphere Nervenbündel versorgen sie den Rumpf segmental, sodass jedes Dermatom einem bestimmten Nerv und seinem Rückenmarksegment zugeordnet werden kann.

Im Extremitätenbereich wird ein Hautareal oder Dermatom aus mehreren peripheren Nerven gebildet (➤ Abb. 9.62a–d). Die vorderen Äste (Rami anteriores) der Spinalnerven versorgen die Extremitäten. Nach ihrem Austritt aus dem Wirbelkanal verflechten sich verschiedene Rami anteriores zu einem Plexus (➤ Kap. 9.18.2). Jetzt ziehen sie als gemischte periphere Nerven weiter in die Extremitäten. Jeder periphere Nerv hat seinen Ursprung in mehreren Segmenten und trägt dadurch ein Segmentteil in sich, das ebenso in anderen Nerven vertreten ist. Ein Hautareal mit peripherer Innervation beinhaltet also mehrere Segmente. Auf der anderen Seite enthält jedes Segment mehrere Innervationsgebiete aus peripheren Nerven. Die klinische Bedeutung dieser Unterscheidung zwischen den Hautarealen, peripheren Nerven und Dermatomen wird in ➤ Kap. 9.21.4 unter Tastsinn beschrieben.

Das System der segmentalen Gliederung wird im Kopf-Hals-Bereich nicht wie bei der Organisation des Rumpfes und der Extremitäten durch Spinalnerven gewährleistet, sondern leitet sich aus Derivaten (Abkömmlingen) der Schlundbögen (früher auch Kiemenbögen genannt) ab (➤ Abb. 9.63). Jedem Schlundbogen lässt sich dabei ein Hirnnerv zuordnen, der für die Innervation bestimmter Muskeln verantwortlich ist. Der erste Schlundbogen (Mandibularbogen) bringt das Ursprungsgewebe für den N. trigeminus, R. mandibularis hervor, der z. B. die Kaumuskulatur innerviert. Die Gesichtsmuskulatur wird vom N. facialis innerviert, der aus dem zweiten Schlundbogen (Hyoidbogen) stammt. ➤ Tab. 9.11 zeigt die einzelnen Dermatome im Zervikalbereich und ihre Innervation.

9.19 Zentralvaskuläre Störungen

9.19.1 Hirnblutungen

Extrazerebrale Blutungen

Subarachnoidalblutung

Jeder 50. Erwachsene weist im Verlauf einer seiner Hirnarterien ein **Aneurysma** (sackförmige Ausbuchtung, ➤ Kap. 16.1.4) – meist im Bereich der Hirnbasis – auf (➤ Abb. 9.46). Platzt dieses Aneurysma, so kommt es zur massiven **Einblutung in den Subarachnoidalraum** (➤ Kap. 9.16.3). Der Patient klagt über einen plötzlich einsetzenden Schmerz, muss erbrechen und wird oft für kurze Zeit ohnmächtig. Durch ein Computertomogramm kann die Verdachtsdiagnose rasch bestätigt werden. Die Therapie ist häufig neuroradiologisch (Clipping, Coiling) bzw. neurochirurgisch.

Subdurales und epidurales Hämatom

Die Symptome, die durch **subdurale Hämatome,** also durch Blutungen in den Subduralraum (zwischen Arachnoidea und Dura mater), entstehen, beginnen meist schleichend. Ursache sind häufig langsame, venöse Sickerblutungen. Ausgelöst wird die Sickerblutung oft durch ein nur geringes Trauma, z. B. dem Anstoßen des Kopfes beim Aussteigen aus dem Auto. Danach folgt häufig ein symptomfreies Intervall, bevor sich Persönlichkeitsveränderungen, Bewusstseinstrübungen oder eine Hemiplegie (Halbseitenlähmung, auch Hemiparese)

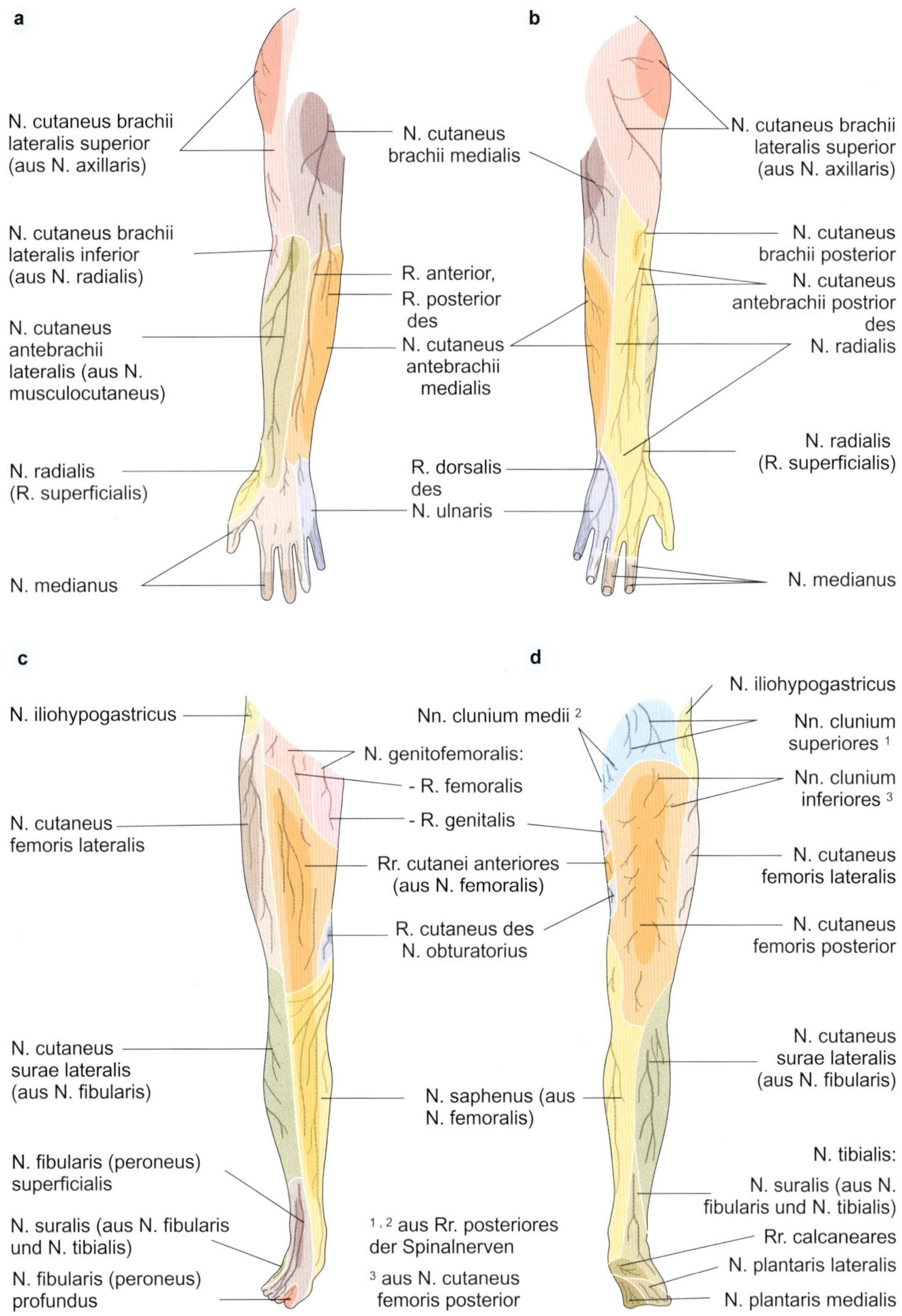

Abb. 9.62 a–d Peripher-neurologische Verteilung der Hautgebiete an den Extremitäten. Links: Ansicht von ventral (a und c). Rechts: Ansicht von dorsal (b und d).

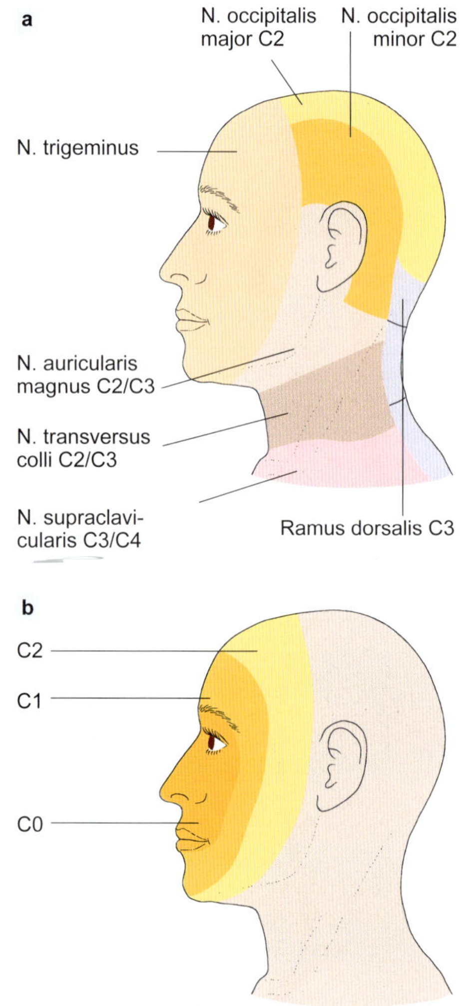

Abb. 9.63 a) Segmental-neurologische (Dermatome) und peripher-neurologische Verteilung der Hautgebiete am Kopf.
b) Der rostral gelegene Teil projiziert auf den Pars caudalis des Nucleus spinalis N. trigemini, oft angedeutet als C0-Gebiet; der mittlere Ring projiziert auf Rückenmarksniveau, Segment C1; der dorsal liegende Ring projiziert auf Rückenmarksniveau, Segment C2.

Tab. 9.11 Einteilung der Hautgebiete im Kopfbereich nach Segmenten und peripherer Innervation.

Ursprungssegment	Zielorgan	Periphere Nerven und Hirnnerven
C0/C1	Stirn und Augengebiet	N. trigeminus R. ophthalmicus
C0/C1	Oberkiefer	N. trigeminus R. maxillaris
C0/C1	Unterkiefer	N. trigeminus R. mandibularis
C2	Haut hinter dem Ohr	N. occipitalis minor R. ventralis
C2/C3	Haut proximal am Hals	N. auricularis magnus R. ventralis
C2/C3		N. occipitalis tertius R. ventralis
C2/C3	Haut im mittleren Halsbereich	N. transversus colli R. ventralis
C3/C4	Haut kaudal am Hals	N. supraclavicularis R. ventralis
C2	Haut am Hinterkopf	N. occipitalis major R. dorsalis
C3 usw.	Haut an Nacken und Rücken	Ramus dorsalis der zervikalen Nerven usw.

bemerkbar machen. Die Therapie der betroffenen, meist älteren Menschen besteht in der neurochirurgischen Hämatomausräumung.

Epidurale Hämatome nehmen eine Mittelstellung ein: Nach Schädelfrakturen, manchmal aber auch ohne ein Trauma, zerreißt eine Arterie (meist die A. meningea media) zwischen Dura mater und Schädelkalotte. Nach mehreren Stunden trübt das Bewusstsein ein, zusätzlich entstehen Lähmungserscheinungen. Wie bei der Subarachnoidalblutung ist eine rasche neurochirurgische Intervention für das Überleben entscheidend.

Hirnblutungen treten gehäuft bei Patienten auf, die gerinnungshemmende Medikamente einnehmen (Antikoagulation, ➤ Kap. 6.5.6).

Intrazerebrale Blutung

Blutungen können auch intrazerebral stattfinden und führen zu einem **intrazerebralen Hämatom.**

Bei den häufig vorkommenden Blutungen im Bereich der Capsula interna und der Basalkerne spricht man von einem **Apoplex (Schlaganfall).**

9.19.2 Apoplex (Schlaganfall)

DEFINITION

Apoplex

(zerebraler Insult, Schlaganfall, Hirninfarkt, Complete stroke, CVA, ➤ Abb. 9.64 und ➤ Abb. 9.65)
Akute Durchblutungsstörung des Gehirns mit neurologischen Ausfällen, z. B. Bewusstseinstrübungen, Lähmungen, Sensibilitätsstörungen, aufgrund massiver Schädigung bzw. völligem Untergang von Hirngewebe. Ist fast immer die Folge von arteriosklerotischen Prozessen der hirnversorgenden Arterien oder der Hirngefäße. Auch eine Blutung kann Ursache des Schlaganfalls sein. In Deutschland erleiden jährlich über 250 000 Menschen einen Schlaganfall, ein Drittel davon überlebt ihn nicht.

Zerebrovaskuläre Insuffizienz

Sammelbegriff für alle Durchblutungsstörungen des Gehirns. Umfasst neben dem Apoplex auch die Vorstadien davon, wie z. B. Verwirrtheit, Gedächtnisverlust, TIA, PRIND. Meistens bedingt durch Arteriosklerose, seltener z. B. durch Gefäßentzündungen oder veränderte Blutzusammensetzung. Im klinischen Sprachgebrauch bezeichnet der Begriff häufig nur die chronischen Durchblutungsstörungen.

Der **Apoplex** ist eine sehr häufige Erkrankung. 15 % aller Todesfälle sind Folge eines Schlaganfalls. Sechs Monate danach sind ca. 50 % der Betroffenen verstorben, von den Überlebenden sind ca. 30 % dauernd pflegebedürftig.

Krankheitsentstehung

Dem klinischen Bild des Schlaganfalls liegt in 85 % der Fälle eine **Ischämie** (verminderte Blutversorgung) des Gehirns zugrunde, die zum Hirninfarkt (Zerfall von Hirngewebe) führt. Mögliche Ursachen einer Hirnischämie sind:

- Gefäßverschluss einer Hirnarterie oder einer hirnversorgenden Arterie bei Arteriosklerose (➤ Kap. 16.1.4)
- Arterio-arterielle Embolie: Blutgerinnsel oder Ablagerungsmaterial aus arteriosklerotisch geschädigten Arterien – häufig aus der Halsschlagader – können sich lösen, mit dem Blutstrom in das Gehirn verschleppt werden und dort zu einer Verlegung von Hirngefäßen führen
- Embolie aus dem Herzen, z. B. bei Vorhofflimmern (➤ Kap. 15.5.8)
- Entzündliche Gefäßerkrankungen (selten).

In den übrigen 15 % der Fälle ist der Schlaganfall Folge einer geplatzten Hirnarterie mit nachfolgender Blutung in das Gehirn (**intrazerebrale Blutung,** Hirnmassenblutung).

Risikofaktoren für eine thrombotisch bedingte Hirnischämie sind Bluthochdruck, Diabetes mellitus, Rauchen, Fettstoffwechselstörungen und Ovulationshemmer („Pille"). Hauptrisikofaktor für einen Schlaganfall durch Gehirnblutung ist der Bluthochdruck.

Beispiele für Verschlüsse von Hirnarterien und ihre Symptome

Ein Verschluss der rechten **A. cerebri media** führt zu Lähmungen und Sensibilitätsstörungen der linken Körperhälfte. Die Lähmung einer Körperhälfte (Hemiparese = Halbseitenlähmung) ist in der Akutphase eine schlaffe, später häufig eine spastische Lähmung. Je nach Ausdehnung des Schlaganfalls können zusätzliche neurologische Ausfälle, z. B. Sprachstörungen, auftreten.

Eine einseitige Hemiparese, die vorwiegend nur das Bein betrifft, ist oft durch einen Verschluss der **A. cerebri anterior** bedingt, da dieses Gefäß die Mantelkante der Hemisphärenoberfläche versorgt. Dort sind im Gyrus praecentralis die Beinmuskeln repräsentiert (➤ Abb. 9.17).

Auch verschiedenartige Sehstörungen können im Zusammenhang mit einem Schlaganfall auftreten: Permanente Sehstörungen in einer Gesichtsfeldhälfte (homonyme Hemianopsie) sind meist durch einen Verschluss der **A. cerebri posterior** bedingt, die den Sehkortex im Lobus occipitalis versorgt.

Vorübergehende Sehstörungen auf einem Auge (**Amaurosis fugax**) hingegen deuten in Kombination mit weiteren neurologischen Ausfällen eher auf ein embolisches Geschehen (➤ Kap. 6.5.5) hin – meist auf einen Embolus, der sich von einer Engstelle der arteriosklerotisch veränderten A. carotis communis (Halsschlagader) gelöst und kurzfristig die Augenarterie (einem Ast der A. carotis interna, der kurz vor der A. cerebri media abgeht) verschlossen hat. Die Amaurosis fugax ist ein Warnzeichen, das zu umgehender intensiver Diagnostik führen sollte, bevor es zur Katastrophe – dem Schlaganfall – kommt.

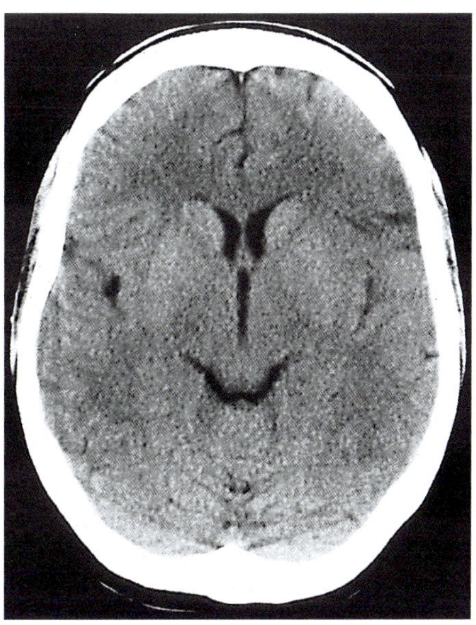

Abb. 9.64 Zerebraler Infarkt. CT des Schädels sechs Stunden nach Symptombeginn. [S008–3]

TIA und PRIND

Alle genannten Störungen können nicht nur irreversibel als Schlaganfall, sondern auch wie folgt auftreten:

- Nur kurzfristiges Auftreten und Wiederabklingen innerhalb von 24 Stunden (**TIA** = **t**ransitorische **i**schämische **A**ttacke)
- Bleibt über mehrere Tage bestehen und verschwindet dann wieder (**PRIND** = **p**rolongiertes **r**eversibles **i**schämisches **n**eurologisches **D**efizit)
- Beginnt schleichend und bildet sich erst allmählich voll aus (progressive stroke).

PT-PRAXIS

Das Neglekt-Phänomen

Insbesondere bei zusätzlichen Sensibilitätsstörungen „vergessen" die Patienten ihre kranke Körperhälfte **(Neglekt-Phänomen).** Wichtiges physiotherapeutisches Behandlungsziel bei Schlaganfall ist deshalb das Bewusstmachen der betroffenen Körperhälfte (Bobath-Konzept u. a.). Als vorrangige Ziele der Physiotherapie sind das Funktionstraining und die Kompensationsstrategien zu benennen. Durch ein Funktionstraining mit ständigen Wiederholungen wird die Aufmerksamkeit auf die betroffene Seite gelenkt. Die Kompensationsstrategien erarbeiten eine Funktionsverbesserung über die nicht betroffenen Extremitäten. Bei der Pflege sollte der Patient auch von der gelähmten Seite her angesprochen werden. Das Bett ist nach Möglichkeit so zu platzieren, dass die gesunde Seite des Patienten zur Wand hin liegt, Nachttisch, Blumensträuße und anderes sollte neben die gelähmte Seite gestellt werden. Pflegemaßnahmen sind ebenfalls von der gelähmten Seite her durchzuführen.
Die Ganzkörperwaschung muss dem Zustand des Patienten angepasst werden. Sie sollte so bald wie möglich am Waschbecken, im Rollstuhl oder Nachtstuhl stattfinden. Bei der Körperpflege vernachlässigen die Patienten oft die gelähmte Seite. Besonders die Mund-, Nagel- und Haarpflege müssen dann vom Pflegepersonal übernommen werden.

9.19.3 Lähmungen

DEFINITION

Motorische Lähmungen

Bewegungseinschränkung oder -unfähigkeit durch Ausfall der motorischen Nervenbahnen oder durch Störungen in der Skelettmuskulatur. Je nach Schweregrad unterteilt in:

- **Parese:** Erschlaffung, inkomplette Lähmung, Minderung der Bewegungsfähigkeit
- **Paralyse** (Plegie): komplette Lähmung, völlige Bewegungsunfähigkeit.
- **Spasmus:** plötzliche unwillkürliche Kontraktion einer großen Muskelgruppe.

Wie erwähnt, enden alle Impulse des zentralen motorischen Systems – d. h. die Impulse der Pyramidenbahn, der extrapyramidalen Bahnen und auch der Schaltkreise der Muskelreflexe – an den motorischen Vorderhornzellen des Rückenmarks. Diese stellen die peripheren motorischen Neurone (kurz 2. Motoneurone) dar. Die zentralen Neurone (kurz

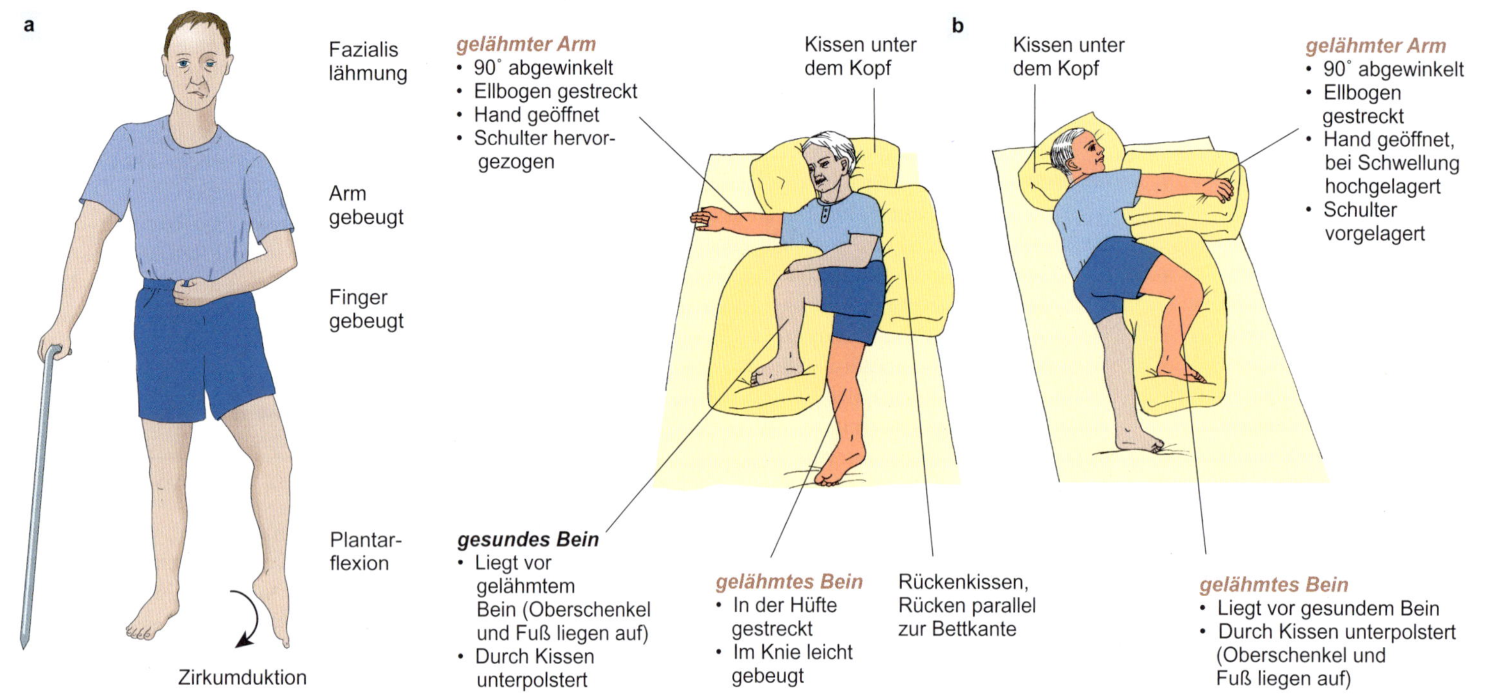

Abb. 9.65 Apoplex (Schlaganfall). [L190/L215]
a) Störungen eines Patienten bei linksseitiger Hemiparese, wie sie sich nach einem Schlaganfall entwickeln. Typischerweise liegt eine spastische Hemiparese vor, bei der der Arm mehr in Beugestellung und das Bein mehr in Streckstellung verharren. Durch die Beinstreckung und insbesondere die Spitzfußstellung würde das betroffene Bein beim Gehen ständig den Boden berühren. Um das zu verhindern, führen Schlaganfall-Patienten ihr behindertes Bein beim Gehen kreisförmig nach vorn (Zirkumduktion). Auf der Abbildung ist außerdem eine linksseitige Fazialislähmung zu erkennen.
b) Bobath-Lagerung auf der gelähmten und auf der gesunden Seite. Die Lagerung auf der gelähmten Seite ist bei Patienten mit zusätzlichen Sensibilitätsstörungen besonders wichtig, weil durch den Auflagedruck die Wahrnehmung stimuliert wird.

1. Motoneurone) für die Willkürmotorik liegen im primär motorischen Kortex. Diese Zusammenhänge sind klinisch wichtig, da ein Ausfall des 1. Motoneurons (zentrale Lähmung) bzw. der zugehörigen Pyramidenbahn ganz andere Auswirkungen hat als ein Ausfall des 2. Motoneurons (periphere Lähmung) bzw. der zugehörigen Nervenfasern.

Periphere Lähmung

Bei einer Schädigung des 2. motorischen Neurons – der motorischen Vorderhornzelle im Rückenmark – oder der zugehörigen motorischen Nervenfasern können keinerlei Impulse mehr zu den Muskeln geleitet werden. Dadurch sind auch die Reflexbögen unterbrochen und es kann keine Muskelgrundspannung aufrechterhalten werden. Die gelähmten Muskeln sind schlaff und atrophieren. Die rein **periphere Lähmung** ist immer eine **schlaffe Lähmung.**

KLINIK

Poliomyelitis

Ein Beispiel für eine periphere Lähmung ist die **Poliomyelitis** (sog. Kinderlähmung; dieser Name ist irreführend, da die Erkrankung auch Erwachsene befallen kann). Bei dieser Infektionskrankheit werden die Vorderhornzellen des Rückenmarks durch Poliomyelitis-Viren befallen und zerstört. Der Patient leidet unter schlaffen Lähmungen. Das von den zerstörten Motoneuronen innervierte Muskelgewebe atrophiert und die Reflexe des betroffenen Rückenmarkabschnitts fallen aus.

Zentrale Lähmung

Ein ganz anderes klinisches Bild ergibt sich beim Ausfall des 1. motorischen Neurons oder bei einer Unterbrechung der Pyramidenbahn: Hier sind die Schaltkreise für die Muskelreflexe erhalten, und der Ruhetonus ist durch den oft gleichzeitigen Ausfall regulierender, hemmender Impulse von extrapyramidalen Fasern sogar gesteigert. Die gelähmten Muskeln setzen den passiven Bewegungen einen erhöhten Widerstand entgegen und atrophieren nicht.

Die **zentrale Lähmung** ist deshalb meist eine **spastische Lähmung** (griech.: spasmos = Krampf). Häufige Ursachen sind ein Schlaganfall sowie – beim Säugling – Sauerstoffmangel unter der Geburt (Zerebralparese, ➤ Kap. 22.5.2).

Ein **Spasmus** (➤ Kap. 4.4.1) beruht auf einer falschen Tonusregulation. Dabei wird bei passiven Bewegungen Hyperreflexie zusammen mit einem allgemein erhöhten Widerstand empfunden. Hyperreflexie bedeutet, dass eine erhöhte myotatische Reflexaktivität vorhanden ist, die bereits durch geringe Reize ausgelöst wird. Dadurch findet eine unkontrollierte Anspannung mehrerer Muskelgruppen statt, was adäquate Bewegungen erschwert. Stress, Schmerzen und Ermüdung stimulieren den Spasmus, wodurch die normale Funktion ungünstig beeinflusst wird.

Unter **Rigor** oder **Rigidität** versteht man eine falsche Tonusregulation, die häufig nach subkortikalen Verletzungen auftritt. Rigidität bedeutet, dass sowohl in Agonisten als auch in Antagonisten ein erhöhter Tonus besteht, wodurch Bewegungen langsamer werden und eine fließende Motorik nicht mehr vorhanden ist, wie z. B. bei der Parkinson-Krankheit.

Von **Hypertonie** spricht man, wenn in den Muskeln in Ruhe eine erhöhte Grundspannung vorhanden ist, ohne dass durch Bewegung ein myotatischer Reflex ausgelöst wurde.

Querschnittslähmung

Die **Querschnittslähmung** ist ein Beispiel für eine überwiegend zentrale Lähmung mit peripherem Lähmungsanteil. Sie entsteht durch eine Unterbrechung des Rückenmarks, z. B. durch einen Unfall. Entsprechend fallen alle sensiblen Empfindungen und alle willkürlichen Bewegungen unterhalb des Schädigungsortes aus.

Die Lähmungen unterhalb der Schädigung sind spastische Lähmungen. Die Eigenreflexe sind gesteigert. Auf der Höhe der Schädigung kommt es durch die Zerstörung der motorischen Vorderhornzellen zu schlaffen Lähmungen und einem Ausfall der Reflexe. Neben der Aufhebung der Sensibilität und der Willkürmotorik sind bei einer Querschnittslähmung auch vegetative Funktionen betroffen. So können Blasen- und Darmfunktion, Sexualfunktion, Hautdurchblutung sowie Blutdruck- und Körpertemperaturregulation gestört sein.

Das Ausmaß der Ausfälle wird von der Höhe der Rückenmarksschädigung bestimmt. Eine Rückenmarksunterbrechung oberhalb von C6 führt zur Lähmung beider Arme und beider Beine, zur Tetraplegie (griech.: tetra = vier). Bei Unterbrechung unterhalb von Th1 bleiben die Plexus brachiales (➤ Kap. 9.18.2) und damit die Arme verschont, es kommt „nur" zur Lähmung der Beine und heißt dann Paraplegie.

PT-PRAXIS

Pflege und Therapie von Querschnittsgelähmten

Querschnittsverletzte zu pflegen, bedeutet eine große Herausforderung für das pflegende und therapeutische Personal.

Patienten mit einer (akuten) Querschnittslähmung sollten in einem Spezialbett liegen und häufig umgelagert werden, damit ein **Dekubitus** (➤ Kap. 10.1.4) vermieden wird.

Alle Gelenke müssen täglich mindestens zweimal durchbewegt werden, um **Fehlstellungen** und **Versteifungen** vorzubeugen. Damit keine **Pneumonie** durch die oft unzureichenden Atembewegungen entsteht, ist die Überwachung der Atemfunktion und ggf. das Absaugen der Atemwege sowie Atemtherapie erforderlich. Die **Blasen- und Darmfunktion** muss überwacht werden. Meist ist es unumgänglich, den Harn über einen Dauer-Blasenkatheter abzuleiten, wodurch die Gefahr von chronischen Harnwegsinfekten besteht.

Rehabilitationsmaßnahmen zur Wiedereingliederung in ein möglichst selbstständiges Leben müssen frühzeitig einsetzen. Hierfür existieren spezielle Schwerpunktkliniken. Kompensationsstrategien stehen beim Training von Querschnittsgelähmten im Vordergrund. Die Muskulatur, die noch teilweise oder ganz funktioniert, muss in ihrer Kraft, Koordination und Ausdauer trainiert werden, damit sie neue Funktionen übernehmen kann. Klassisches funktionelles Training, aber auch andere Methoden wie z. B. PNF (Propriozeptive neuromuskuläre Fazilitation), können sehr hilfreich sein. Weil diese Krankheit häufig junge Menschen betrifft, ist die hohe psychosoziale Belastung zu berücksichtigen.

9.20 Nozisensorik und Schmerz

DEFINITION

Schmerz

Schmerz wird von der „International Association for the Study of Pain" (IASP, Internationale Gesellschaft zur Erforschung des Schmerzes) wie folgt definiert: Schmerz ist ein unangenehmes Sinnes- oder Gefühlserlebnis, das mit tatsächlicher oder potenzieller Gewebeschädigung einhergeht oder von betroffenen Personen so beschrieben wird, als wäre eine solche Gewebeschädigung die Ursache.

Schmerzen sind ein lebensnotwendiger Alarmgeber zum Selbstschutz des Organismus. Psychophysisches Erlebnis, in das persönliche Schmerzerfahrungen sowie der soziale, ökonomische und kulturelle Hintergrund einfließen. Es handelt sich also um ein individuelles Ereignis und ist nur bedingt anderen Menschen mitteilbar.

9.20.1 Schmerzempfindungen

Schmerz ist eine subjektive Empfindung, die im Rahmen des biopsychosozialen Schmerzkonzepts durch zusammenhängende biologische, psychische und soziale Faktoren gesteuert und nicht allein durch neuronale Signale der Nervenfasern bestimmt wird. Schmerz ist das, was der Patient als solchen empfindet. Wegen dieser stark subjektiven Färbung der Schmerzwahrnehmung kann es zu Verständigungsschwierigkeit zwischen Patient und Therapeut kommen, insbesondere bezüglich des Ausmaßes des Leidens.

Die Rezeptoren, die Schmerzreize im Nervensystem aufnehmen, werden als Nozizeptoren bezeichnet. **Nozizeptoren** (oder Nozisensoren) kommen überall in der Haut und in vielen Regionen des Körperinneren vor. Es gibt verschiedene Typen von Nozizeptoren. Die häufigsten sind die freien Nervenendigungen der dünnen Nervenfasern. Die Aufnahme, Weiterleitung und Verarbeitung nozizeptorischer Impulse wird als Nozizeptorik oder Nozizeption bezeichnet. Nur wenn diese Nozizeptorik über eine Schwelle ins Bewusstsein gelangt, wird sie als Schmerz wahrgenommen (➤ Abb. 9.66).

Das individuelle **Schmerzempfinden** kann sehr unterschiedlich ausgeprägt sein und hängt von vielen verschiedenen Faktoren ab, u. a. spielt das limbische System hier eine sehr große Rolle. Wenn Schmerzen als sehr quälend empfunden werden, können sie letztendlich eine lebensnotwendige Bedeutung haben. Man braucht sich nur vorzustellen, was geschehen würde, wenn z. B. eine Gallenkolik oder das Anfassen von heißen Gegenständen keine Schmerzen bereiten würden – schwere Schädigungen des Körpers, wenn nicht der Tod, wären die Folge. Schmerzen wirken also als wichtige Alarmgeber. Quälende Schmerzen können aber auch in einen nicht funktionellen Schmerzkreis entarten.

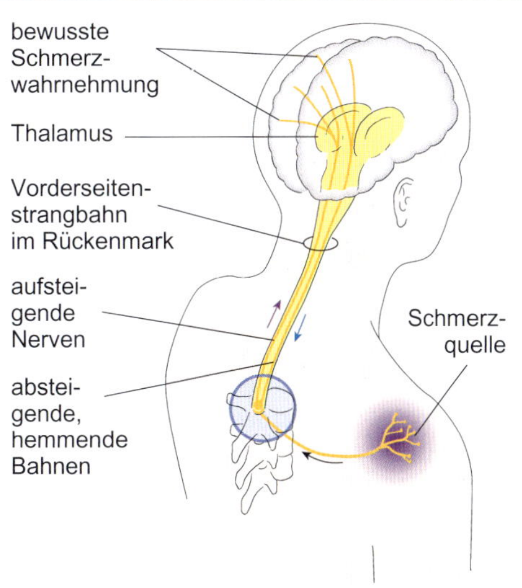

Abb. 9.66 Vom Schmerzreiz (nozisensorischer Reiz) bis zur Schmerzwahrnehmung. Die nozisensorischen Signale werden über die Vorderseitenstrangbahn durch Rückenmark und Thalamus zum Kortex geleitet. Absteigende, hemmende Bahnen (Transmitter Serotonin) und endorphinproduzierende Zellen im Rückenmark variieren die Weiterleitung der Schmerzimpulse.

Einstellung zum Schmerz

Jede Schmerzempfindung wird stark von der subjektiven Einstellung beeinflusst. Angst kann das Schmerzerlebnis wesentlich steigern, Ablenkung und vermehrte Zuwendung können es lindern. Soldaten berichten z. B. von Einsätzen, während derer sie trotz Verletzungen stundenlang weiterkämpfen konnten. Aufgrund der Lebensgefahr gerät der Organismus dabei in eine maximale Stresslage, die zur Ausschüttung von Serotonin und körpereigenen, endogenen Morphine führt: den Endorphinen (➤ Kap. 9.4.1), die den Schmerz durch die erwähnten Hemmsysteme unterdrücken.

Andererseits zeigen Nozizeptoren in der Regel keine Adaptation, d. h., ihre Empfindsamkeit für einwirkende Reize ist gleichbleibend stark. Dies ist für chronisch Kranke besonders quälend, da für sie die Funktion des Schmerzes als „Alarmgeber" keinen Sinn mehr hat. Die Schmerztherapie, eine junge medizinische Disziplin, versucht hier zu helfen.

Periphere Leitungswege der Schmerzen

Schmerzempfindungen werden, ähnlich den Temperaturreizen, vorwiegend über freie Nervenendigungen vermittelt. Diese Rezeptoren nehmen auch Juck- und Kitzelreize wahr. Nozizeptoren reagieren auf chemische Stoffe, die bei Gewebeschädigungen oder Störungen im Gewebestoffwechsel (z. B. bei Entzündungen, ➤ Kap. 5.5) freigesetzt werden, wie z. B. Prostaglandine oder Histamin. Demnach kann alles, was zu einer Gewebeschädigung führt, Schmerzen auslösen.

Werden Nozizeptoren gereizt, gelangt das Schmerzsignal über gemischte periphere Nerven (bzw. aus den Organen über Fasern des vegetativen Nervensystems) zunächst zum Rückenmark, wo innerhalb von Sekunden Neuropeptide (z. B. Substanz P und die Aminosäure Glutamat) ausgeschüttet werden. Ehe die dünnen Nervenfasern in die graue Substanz eintreten, teilen sie sich in aufsteigende und absteigende Zweige auf, die sich im Tractus von Lissauer über etwa zwei Segmente verteilen. Von dort wird die Erregung über die Vorderseitenstrangbahn (➤ Abb. 9.32) des Rückenmarks zum Thalamus und weiter zu den sensorischen Feldern der Großhirnrinde geleitet. Die Weiterleitung kann durch Neuropeptide, wie z. B. das Endorphin (➤ Kap. 9.4.1) oder durch das mit dem Adrenalin verwandte Serotonin, gehemmt oder unterbrochen werden.

Dieses absteigende Hemmsystem gewährleistet, dass nozisensorische Reize nicht zur Unterbrechung lebensnotwendiger Handlungsabläufe (z. B. Fluchtreaktionen) führen. Wer also irgendwo „voll dabei" ist, wird nozisensorische Reize weniger deutlich wahrnehmen als derjenige, der still im Bett liegt.

Diese Tatsache lässt sich auch nutzen – z. B. indem man Kleinkinder intensiv ablenkt, bevor, möglichst blitzschnell, eine Vene punktiert wird. Es ist wahrscheinlich, dass verschiedene Schmerztherapieformen, insbesondere die Akupunktur und verwandte Methoden wie die Elektroakupunktur oder Akupressur, über die Aktivierung dieser Schmerzregulatoren schmerzlindernd wirken.

Nozisensorische Reize werden schon auf Rückenmarksebene im Hinterhorn durch lokale und vom Gehirn ausgehende Faktoren erheblich moduliert. Weitere Hemmungssysteme existieren im Gehirn selbst, wie unter „Zentrale Schmerzinhibition" beschrieben.

Im Großhirn wird der Schmerz wahrgenommen, wobei die begleitende Gefühlsqualität (Angst, Ekel, Panik etc., u. U. auch Freude) von anderen Kerngebieten, wie z. B. dem limbischen System, beigesteuert wird.

Filterfunktion des Hinterhorns

In Bezug auf die nozizeptiven (oder nozisensorischen) Impulse kann das Hinterhorn traditionell als eine Art Pforte oder **Filterstation** betrachtet werden (➤ Abb. 9.67 und ➤ Kasten Gate-Control-Theorie). Alle nozizeptiven Impulse müssen diese Pforte passieren und können dort moduliert oder blockiert werden. Das Öffnen oder Schließen der Pforte wird bestimmt durch die Art und Intensität der herangeführten Reize, aber auch durch den Einfluss höher gelegener Hirnabschnitte über deszendierende Bahnen. Durchgelassene nozizeptive Reize aus dem Hinterhorn laufen zur kontralateralen Seite des Rückenmarks und von dort über laterale spinothalamische Bahnen zum Thalamus und zur Formatio reticularis im Hirnstamm. Die Dämpfung der Impulse aus dünnen Aδ- und C-Fasern (gleich den Typ-IIIb- und -IV-Nervenfasern, ➤ Tab. 9.12) kann über eine Stimulierung der relativ dicken, mechanozeptorischen Neurone (Typ-II- und Typ-IIIa-Fasern oder auch Aβ-Fasern) stattfinden. Diese Art von Stimulierung kann über Aktivität oder therapeutische Maßnahmen wie Bewegungsübungen, Elektrotherapie oder Massage erfolgen. Auch das Reiben über die Haut, nachdem man sich gestoßen hat, dient wohl der Stimulierung der dicken Nervenfasern, um eine Schmerzdämpfung zu erreichen.

KLINIK

Die Gate-Control-Theorie

Das Prinzip der Hemmung nozizeptorischer Impulse wurde von Melzack und Wall entdeckt und 1962 von ihnen als **„Gate control theory"** (Pförtner-Theorie, ➤ Abb. 9.67) veröffentlicht. Die von ihnen vorgestellte Neuronenschaltung ist zwar später in die Kritik geraten, das Prinzip der Hinterhornpforte als Filterstation hat jedoch heute noch Bestand. Theorien zur zentralen und peripheren Sensibilisierung haben die Gate-Control-Theorie inzwischen in den Hintergrund gedrängt, in modifizierter Form wird man diese Theorie jedoch noch in der gesamten Literatur antreffen.

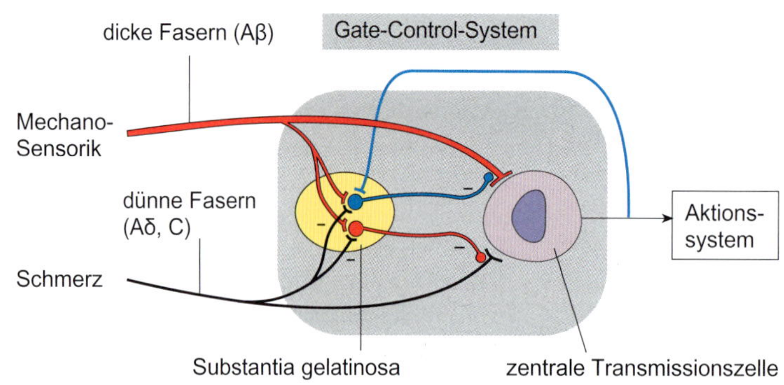

Abb. 9.67 Gate-control-Schema. Die Substantia gelatinosa (SG) und die zentralen Transmissions-(T-)-Zellen wirken als Pforte (engl.: gate), um die Schmerzimpulse von den zuleitenden Schmerzfasern S (Aδ- und C-Fasern) weiter über das Rückenmark an das Gehirn zu leiten. Die Weiterleitung wird durch die Substantia gelatinosa kontrolliert. Die gleichzeitige Erregung der Aβ-Fasern (dicke Fasern, die mechanozeptorische Reize leiten) führt zur Unterdrückung der Schmerzimpulse.

Tab. 9.12 Die Eigenschaften der dünnen Nervenfasern.

Aδ-Fasern (IIIb-Fasern)	C-Fasern (IV-Fasern)
Myelinisiert	Unmyelinisiert
Verbunden mit unimodalen Nozizeptoren	Verbunden mit polymodalen Nozizeptoren
Leiten scharfen Schmerz	Leiten thermische, chemische oder mechanische Reize
Phylogenetisch jünger	Phylogenetisch älter
Hohe Reizschwelle	Hohe Reizschwelle
Schnelle Adaptation (effektive Warnfunktion)	Keine Adaptation (ständige Information an das ZNS)
Scharfer Reiz (gut lokalisierbar)	Diffuser Reiz (dumpf und schlecht lokalisierbar)
Schmerzschwellensenkung	Teil der lokalen Entzündungsreaktionen Axonreflex = lokale Vasodilatation mit homöostatischer Funktion

Der Körper reagiert auf schädigende Reize mit der Aktivierung zahlreicher verschiedener Fasertypen. Nur selten werden ausschließlich Typ-IIIb- oder Typ-IV-Fasern aktiviert. Aus der Mischung unterschiedlicher Impulse entwickelt das Gehirn unser Schmerzempfinden. Da im Hinterhorn auch einige Fasern der Pyramidenbahn enden, kann über die bewusste Motorik Einfluss auf die Sensorik genommen werden, was evtl. auch unser Schmerzempfinden beeinflusst.

Zentrale Schmerzinhibition

Eine der wichtigsten Funktionen der zentralen Schmerzinhibition ist die Konzentration auf biologisch wertvolle Schmerzsignale durch eine Beschränkung des Arousals oder eine Beschränkung der umgebenden neuralen Aktivität. Bei Gefahr oder Verletzung kann so rasch ein gut lokalisiertes Schmerzsignal generiert werden. Ein warnender Schmerz, der Priorität hat, bekommt damit Vorrang vor unwichtigen nozizeptiven Signalen, die in diesem Moment keine große Rolle spielen.

Der zentrale schmerzdämpfende Mechanismus heißt **diffuse nozisensorische inhibierende Kontrolle.** Wenn dieses System schlecht funktioniert, werden andere Schmerzsignale weniger inhibiert. Die neurale Aktivität nimmt dadurch zu, auch wenn die Signale nicht relevant sind. Es entsteht möglicherweise ein generalisiertes Schmerzempfinden. Es könnte eine zentrale Sensibilisierung in Höhe des Hinterhorns entstehen, unabhängig von der peripheren präsynaptischen Aktivität.

Die diffuse nozisensorische inhibierende Kontrolle funktioniert bei chronischen Schmerzpatienten sehr schlecht, wie mehrere Studien ergeben haben. Eine veränderte Aktivität des Thalamus und des Nucleus caudatus sind an der fehlenden Schmerzmodulation bei chronischen Schmerzpatienten beteiligt.

Ständige Hypersensibilität für Schmerzen wird möglicherweise verursacht durch eine kontinuierliche Reizung von faszilitierenden als auch inhibierenden Bahnen. Wenn die Aktivität der inhibierenden Bahnen geringer wird oder die Aktivität der faszilitierenden Mechanismen steigt, nimmt auch die Schmerzsensibilität zu, was als Sensibilisierung bezeichnet wird. Dabei handelt es sich um eine Zunahme der Empfindlichkeit von Rezeptoren gegenüber den jeweiligen adäquaten Reizen.

Die Wirkung von Substanz P

Die **Substanz P** (➤ Kap. 8.1.2 und ➤ Kap. 9.4.2) hat als Mediator vielerlei Wirkungen, u. a. die Sensibilisierung der unimodalen Nozizeptoren vom Typ IIIb durch Erniedrigung der Reizschwelle. Die dadurch entstehende primäre Hyperalgesie wirkt als lokaler Schutzmechanismus vor Überbeanspruchung. Außerdem werden Mastzellen zur Abgabe von Histamin aktiviert, und Blutgefäße im Umfeld des beschädigten Gewebes steigern ihre Permeabilität. Dadurch kommt es dort zur Ödembildung.

Störung der Gewebshomöostase

Intensive Reize können die polymodalen Sensoren aktivieren, die dann ein Sensorpotenzial auslösen. Hierdurch wird Substanz P aus Bläschen der betroffenen peripheren Nervenenden und einer lokalen Gefäßerweiterung abgegeben. Wenn keine Gewebeschädigung besteht und die auslösenden Reize in ihrer Intensität abnehmen, wird die Gewebshomöostase schnell wiederhergestellt – in diesem Fall wird der Schmerz nicht bewusst wahrgenommen.

Wenn eine Gewebeschädigung vorliegt oder die Intensität der auslösenden Reize unverändert anhält, produziert das Gewebe Reizstoffe wie z. B. das Prostaglandin E zur Gefäßerweiterung und zur Sensibilisierung der unimodalen Nozizeptoren von Aδ-Fasern (primärer scharfer Schmerz) sowie der polymodalen Nozizeptoren von C-Fasern. Es entstehen Aktionspotenziale, die zum Rückenmark weitergeleitet werden und sich über periphere Verzweigungen verteilen. Sie sind der Auslöser für die Abgabe von Substanz P aus benachbarten peripheren Nervenendigungen und einer Gefäßerweiterung im gesamten rezeptiven Gebiet – jetzt wird der Schmerz auch bewusst wahrgenommen.

Neurogene Entzündung und der Axonreflex

Unter einer **neurogenen Entzündung** versteht man Entzündungsreaktionen, die aufgrund der Freisetzung von Substanz P aus den Nervenendigungen der unmyelinisierten Nerven entstehen. Im Gegensatz zu den bakteriell und viral bedingten Entzündungen bezeichnet man die neurogene Entzündung als **„sterile Entzündung“.**

Der **Axonreflex** ist ein lokaler Prozess, bei dem die Impulse eines afferenten Nervenzweiges alle anderen Endverzweigungen des Nerven aktivieren. In der Folge werden Schmerzmediatoren ausgeschüttet, die eine Vasodilatation und Hyperalgesie hervorrufen. Der Axonreflex ist Teil der neurogenen Entzündung und stellt für kleinere Gewebsschäden einen Heilungsmechanismus zur Verfügung, der ohne Beteiligung des ZNS abläuft.

Bei Gefäßschädigungen überwiegen in der ersten halben Stunde vasokonstriktorische Prozesse, danach setzen die Vorgänge ein, die zur neurogenen Entzündung führen. Zu ihnen gehören:

- Vasodilatation
- Permeabilitätszunahme
- Sensorensensibilisierung
- Einleitung der Proliferationsphase = Zellteilung und Neubildung.

9.20.2 Schmerzcharakteristika

Man unterteilt Schmerzen, abhängig von ihrem Entstehungsort, in einen somatischen und einen viszeralen Schmerztyp.

Somatischer Schmerz

Von **somatischem Schmerz** spricht man, wenn die Schmerzempfindung von der Haut, dem Bewegungsapparat oder dem Bindegewebe (Ektoderm, Mesoderm) her kommt. Er kann zwei Formen annehmen: Ist der Reiz in der Haut lokalisiert, heißt er **Oberflächenschmerz,** ist er in Muskeln, Gelenken, Knochen und Bindegewebe lokalisiert, heißt er **Tiefenschmerz.**

- Der **Oberflächenschmerz,** der z. B. nach einem Nadelstich entsteht, hat zwei nacheinander bewusst werdende Anteile. Der **erste Oberflächenschmerz** hat einen hellen Charakter, ist gut lokalisierbar und klingt nach Aufhören des Reizes schnell ab. Dieser Schmerzreiz soll unverzüglich reflektorische Fluchtreaktionen einleiten, wie etwa das Wegziehen des Fußes beim Auftritt auf eine Glasscherbe, um den Körper vor weiteren Schäden zu bewahren. Dieser Schmerztyp „benutzt“ die dünnsten, markhaltigen Aδ-Fasern zur Schmerzleitung.
- Dem ersten Oberflächenschmerz folgt, oft nach kurzer Pause, ein **zweiter Oberflächenschmerz** von eher dumpfem oder brennendem Charakter, der schwerer zu lokalisieren ist und langsamer abklingt. Er ist leicht auslösbar, z. B. durch langsamen Biss in einen Finger. Dieser zweite Oberflächenschmerz ist **neurologisch identisch mit dem Tiefenschmerz,** wie er z. B. auch als Kopfschmerz entsteht – die wohl häufigste menschliche Schmerzform überhaupt. Die Schmerzleitung erfolgt hier über die langsameren, marklosen C-Nervenfasern.

Stelle und Zeit des Auftretens

- Der **primäre Schmerz** entsteht im Moment der Läsion am Ort der Läsion und wird als erster scharfer Schmerz bei einer Verletzung wahrgenommen. Bei neurologischen Untersuchungen werden oft nur diese Schmerzen, z. B. mit einer Nadel, getestet. Das sekundäre Schmerzempfinden kann also gestört sein, obwohl die Untersuchung dies nicht klarstellt.
- **Sekundäre Schmerzen** sind Schmerzen, die erst einige Zeit nach Auftreten einer Läsion am Ort des Geschehens entstehen. Ein Beispiel hierfür sind Sportverletzungen, wie z. B. Sprunggelenksverrenkungen, bei denen in der Regel erst nach Stunden, meist abends heftige Schmerzen einsetzen. Die Wirkung der zeitverzögert im Hinterhorn eintretenden Substanz P wird hierfür verantwortlich gemacht.
- Bei der **primären Hyperalgesie** oder **peripheren Sensibilisierung** handelt es sich um mechanische, thermische oder chemische Reize, die Nozizeptoren aktivieren. Lokale Gewebsreaktionen steigern die Schmerzsensibilität am Ort der Läsion. Gewebeschädigungen und Entzündungen führen zu einer herabgesetzten Reizschwelle und gesteigerten Sensibilität der peripheren Nervenenden der Nozizeptoren, was in einer Schmerzhypersensibilität (peripheren Sensibilisierung) resultiert. Die im Zusammenhang mit der peripheren Sensibilisierung auftretende Hypersensibilität ist auf die Nozizeptoren beschränkt, die dem Gewebeschaden oder der Entzündung direkt ausgesetzt sind. Eine wichtige Rolle spielt hierbei der sensibilisierende Effekt von Prostaglandin E2 (Prostaglandine, ➤ Kap. 5.5.3) auf die unmyelinisierten freien Nervenenden sowie die Wirkung der Substanz P auf die unmyelinisierten freien Nervenenden vom Typ Aδ.
- Im Gegensatz dazu wird der veränderte zentrale nozisensorische Prozess im Rückenmark, der mit einer Hypersensibilität in unbeschädigtem Gewebe zusammenhängt, als **zentrale Sensibilisierung** oder **sekundäre Hyperalgesie** bezeichnet. Bei der sekundären Hyperalgesie handelt es sich um eine gesteigerte Schmerzempfindlichkeit in der Peripherie an Stellen, die von der Läsion nicht betroffen sind. Zuerst erscheint sie an Orten, deren primär afferente Neuronen im Hinterhorn in direkter Nachbarschaft zum gereizten Neuron liegen. Hinterhornabschnitte werden sensibilisiert und die Schmerzwahrnehmung wird erheblich gesteigert. Sowohl periphere als auch zentrale Mechanismen sind also an der Entstehung der Schmerzhypersensibilität beteiligt. Bei dem Prozess der peripheren und der zentralen Sensibilisierung spielt auch Bradykinin durch Stimulierung der synaptischen Übertragung eine Rolle.

Schmerzverlauf

- Primärer Schmerz → Fasern vom Typ Aδ (IIIb) werden aktiviert → es entsteht ein erster scharfer Schmerz.
- Substanz P wird im Spinalganglion und in den freien Nervenenden freigesetzt und wandert mit langsamer Geschwindigkeit den Nerv entlang. Die Schmerzintensität hat sich auf einem niedrigen Niveau eingepegelt. Die Aktionspotenziale werden v. a. über die unmyelinisierten Nervenfasern weitergeleitet.
- Nachdem die Substanz P vom Spinalganglion über die Nervenwurzel bis zum Hinterhorn gewandert ist, sensibilisiert sie das Hinterhorn. Der Schmerz wird nun deutlich intensiver wahrgenommen, man spricht in diesem Zusammenhang von sekundärem Schmerz.

Die zeitliche Dauer bis zum Eintritt des sekundären Schmerzes ist abhängig von der Entfernung zwischen Spinalganglion und Hinterhorn. Gerade im Bereich der Cauda equina kann zwischen dem Auftreten des primären und sekundären Schmerzes eine lange Zeit (mehrere Stunden) vergehen.

Viszeraler Schmerz

Das Gegenstück zum somatischen Schmerz ist der **Eingeweideschmerz** oder **viszerale Schmerz.** Er ähnelt in seinem dumpfen Charakter und in den begleitenden vegetativen Reaktionen dem Tiefenschmerz. Er tritt z. B. bei der Dehnung (z. B. bei Blähungen) oder bei Spasmen (z. B. Menstruationsschmerz) von glatter Muskulatur, bei Mangeldurchblutung und Entzündungen auf. Er kann sich als Dauerschmerz (z. B. Magenschmerzen) oder als periodisch wiederkehrender Schmerz (z. B. Gallenkolik, ➤ Kap. 18.7.4, oder Wehen) äußern. Die Art und Lokalisation des Schmerzes gibt nicht immer einen verlässlichen Hinweis auf die Ursache des Schmerzes. So wird bei der Angi-

9

na pectoris (➤ Kap. 15.7.2) häufig Druck auf der Brust wahrgenommen, obwohl nicht wirklich Druck auf die Brust ausgeübt wird. Viele Patienten geben ihre Schmerzen in Schulter und Arm an, weit entfernt vom eigentlichen Ort des Geschehens (Head-Zonen, ➤ Kap. 9.17.4).

Neurogener und neuropathischer Schmerz

Dem somatischen und dem viszeralen Schmerz lässt sich der **neurogene Schmerz** gegenüberstellen. Er entsteht durch Reizung von Nervenfasern und -bahnen aufgrund einer Beschädigung oder Unterbrechung und hat einen „hellen", einschießenden Charakter. Die Schmerzen werden in den Versorgungsgebieten der betroffenen Nerven wahrgenommen. Beispiele sind die Trigeminusneuralgie (➤ Kap. 9.12.4) oder der Phantomschmerz nach Amputation: Der Betroffene klagt z. B. über Schmerzen im linken Fuß, obwohl das linke Bein auf Kniehöhe amputiert werden musste. Der Schmerzreiz wird hier über die bei der Amputation belassenen Nervenstümpfe erzeugt, die mit dem entsprechenden sensorischen Rindenfeld im ZNS verbunden sind. Dort ist der linke Fuß nach der Amputation natürlich noch repräsentiert.

Die Definition der „International Association for the Study of Pain" unterscheidet neurogene und neuropathische Schmerzen.

- Beim **neurogenen Schmerz** handelt es sich um eine vorübergehende Störung des den Nerven umgebenden Bindegewebes im peripheren Nervensystem, wobei keine klinischen Anzeichen von Abweichungen in der axonalen Leitung oder im zentralen Verarbeitungssystem vorliegen. Die gesteigerte neurale Mechanosensibilität ist keine Folge einer morphologischen Veränderung des Nervengewebes, sondern eher ein Symptom eines extraneuralen reversiblen Ereignisses, z. B. ein peripheres „Entrapment" (Kompression, z. B. beim Karpaltunnelsyndrom) oder ein Bandscheibenvorfall. Der Schmerz kann von distalen, evtl. stichartigen Parästhesien begleitet werden. Er ist durch physiotherapeutische Interventionen inhibierend beeinflussbar.
- Der Begriff **neuropathischer Schmerz** ist die Reaktion auf eine primäre Verletzung oder Dysfunktion im Nervensystem. Folge ist eine veränderte Schmerzverarbeitung im ZNS, die zentrale Sensibilisierung. Mögliche Schmerzbegleiter sind **Parästhesien, Dysästhesien** (Gefühlsveränderungen), **Hyperpathien** (auf einen sensiblen Reiz folgt ein anhaltender Schmerz) oder **Allodynien** (Schmerz durch Reizung von Mechanozeptoren). Diese Schmerzempfindung ist nicht von einer Reizung der Nozizeptoren abhängig. Eine Beschädigung von myelinisierten Nervenfasern führt zu einer Reizweiterleitung über die dünnen Nervenfasern. Die Sensibilisierung der Mechanosensoren löst somit eine Nozizeption aus. Wie beim neurogenen Schmerz wird der neuropathische Schmerz durch Haltung und Bewegung ausgelöst. Im Unterschied dazu ist ein in Ruhe empfundener, neuropathischer Schmerz schlechter durch mechanische Stimulation zu lindern.

Differenzialdiagnostisch ist es wichtig zu wissen, dass beide Schmerzformen regionalen Charakter haben können. Er zeigt sich im Verlauf eines peripheren Nervs, im anatomischen Bereich einer Nervenwurzel oder im Gebiet eines Nervenstamms. Eine sekundäre Hyperalgesie, die über den anatomischen Bereich des betroffenen Nervengewebes hinausgeht, führt in der Diagnostik leicht zu Fehlinterpretationen.

Psychogener Schmerz

Nicht jeder Schmerz hat eine Ursache in gereizten Schmerzrezeptoren. Es kann vielmehr auch eine psychische Störung vorliegen, bei der Patienten ihre psychischen Konflikte nicht anders verarbeiten können, als immer wieder über Schmerzen zu klagen. Die psychische Störung findet also in einer somatischen Erscheinung, dem **psychogenen Schmerz,** ihren Ausdruck.

Akuter und chronischer Schmerz

Neben dem Entstehungsort ist es auch sinnvoll, nach der Schmerzdauer zu unterscheiden:

- **Akuter Schmerz** hat eine begrenzte Dauer und klingt rasch ab. Dieser Schmerz kann selbst bei größerer Schmerzstärke oft ohne Medikamente ertragen werden (z. B. eine Zahnarztbehandlung).
- **Chronischer Schmerz** tritt entweder als Dauerschmerz (z. B. Rückenschmerzen oder Tumorschmerzen) oder als häufig wiederkehrender Schmerz (z. B. Migränekopfschmerzen oder Angina-pectoris-Schmerzen) auf. Er ist nur schwer zu ertragen.

9.20.3 Schmerzmedikation

„Geben Sie mir etwas gegen die Schmerzen!" – so verlangen tagtäglich viele Patienten nach einem **Analgetikum,** einem schmerzdämpfenden Medikament. Obwohl Analgetika in Deutschland die am häufigsten verabreichten Medikamente sind, ist ihre Einnahme keineswegs risikolos: Mögliche Nebenwirkungen, wie z. B. Magenblutungen, müssen ebenso bedacht werden wie die richtige Dosierung oder eine etwaige Abhängigkeit.

Azetylsalizylsäure

Azetylsalizylsäure (ASS, z. B. Aspirin®, ASS-ratiopharm®) wirkt analgetisch (schmerzlindernd), antipyretisch (fiebersenkend) und antiphlogistisch (entzündungshemmend). Außerdem verzögert sie die Blutgerinnung, indem sie die Thrombozytenfunktion hemmt. Die Schmerzlinderung wird durch eine Hemmung der Prostaglandinsynthese herbeigeführt.

Da Azetylsalizylsäure bei höheren Dosierungen und längerfristiger Einnahme (ebenso wie die NSA = nichtsteroidale Antiphlogistika) die Magenschleimhaut angreift, sind unerwünschte Wirkungen wie Blutungen in Magen und Darm sehr häufig. ASS eignet sich z. B. für Kopf- und Zahnschmerzen, leichtes Fieber, rheumatoide Arthritis und beginnenden Tumorschmerz.

Nichtsteroidale Antiphlogistika (NSA)

NSA sind, ähnlich wie die Azetylsalizylsäure, v. a. bei Entzündungsschmerzen nützlich, z. B. bei rheumatischen und degenerativ-entzündlichen Erkrankungen des Bewegungsapparates oder Abszessen, ferner auch bei beginnendem Tumorschmerz sowie bei Koliken. Sie wirken über die Hemmung des Enzyms Cyclooxygenase (COX) und die dadurch verminderte Synthese von Prostaglandinen. Somit werden nicht wie bei den steroidalen Antiphlogistika (Glukokortikoiden) alle Phasen der Entzündung gehemmt. Häufig verordnete, **nichtsteroidale Antiphlogistika** (NSA, engl.: NSAID = Non Steroidal Anti Inflammatory Drugs) sind Indometazin (z. B. Amuno®), Ibuprofen (z. B. Imbun®, Anco®) und Diclofenac (z. B. Voltaren®).

Paracetamol

Paracetamol (z. B. Paracetamol-ratiopharm®, ben-u-ron®) wirkt im Gegensatz zur Azetylsalizylsäure und den NSA nur analgetisch (schmerzlindernd) und antipyretisch (fiebersenkend). Da es „magenfreundlich" ist, wird es für Kinder bevorzugt. Aber auch bei Erwachsenen gilt es als Mittel der ersten Wahl bei leichten bis mittelschweren Schmerzen.

Opioide

Opioide sind vom klassischen Rauschgift Opium abgeleitete Substanzen. Sie vermitteln ihre Wirkung nach heutigem Kenntnisstand über die sog. Endorphinrezeptoren im ZNS. Die Opioide mindern zentral die Schmerzempfindung, verbessern die Stimmungslage und dämpfen die Aufmerksamkeit. Aufgrund ihrer Nebenwirkungen (Dämpfung des Atemzentrums, Verstopfung und Harnverhalt) sowie der Gefahr einer Abhängigkeit sind Opioide nur bei schweren und schwersten Schmerzen indiziert (z. B. OP-Schmerzen und Tumorschmerzen).

Zu den **schwächeren Opioiden** zählen beispielsweise Kodein (z. B. Gelonida NA® und Nedolon P®), Tilidin (Valoron N®), Tramadol (Tramal®) und Pethidin (Dolantin®).

Als **stärkere Opioide** werden vor allem Morphin (MST Mundipharma®), Piritramid (Dipidolor®) und Buprenorphin (Temgesic®) eingesetzt, in einigen Ländern auch Heroin.

Um Missbrauch vorzubeugen, unterstehen fast alle Opioide (außer z. B. Kodein) der Betäubungsmittel-Verschreibungsverordnung (BtMVV). Diese Arzneimittel dürfen nur unter strenger Kontrolle – und einzeln dokumentiert – abgegeben werden.

Durch Kombination mit Antidepressiva, Neuroleptika und/oder Tranquilizern lässt sich der analgetische Effekt der bisher genannten Substanzen z. T. erheblich steigern bzw. die Gesamtdosis an Analgetika reduzieren. Insbesondere Antidepressiva besitzen selbst eine analgetische Wirkkomponente.

9.20.4 Projizierter Schmerz

Schmerzen werden nicht immer am Ort ihres Entstehens wahrgenommen. Ursache dafür ist v. a. die Verschaltung der afferenten Neuronen des Hinterhorns. Innerhalb eines Segmentes laufen sowohl die myelinisierten als auch die unmyelinisierten Nervenfasern aus der Peripherie kommend auf eine Anzahl gemeinsamer Interneurone im Hinterhorn (Konvergenzprinzip, ➤ Abb. 9.68). Über die Interneurone stehen die einzelnen afferenten Nerven in Kontakt miteinander und beeinflussen sich gegenseitig. Wird nun ein nozisensorischer Reiz zum Gehirn weitergeleitet, kann es dort aufgrund der Vielzahl von Informationen aus einem Segment zu einer „Verwechslung" kommen. Im Gegensatz zur sekundären Hyperalgesie spürt der Patient bei projizierten Schmerzen das Schmerzprojektionsgebiet nur, wenn die Schmerzquelle, also das verletzte Gewebe direkt gereizt wird. Er meint dabei den Schmerz an anderer Stelle ebenfalls zu spüren. Bei der zentralen Sensibilisierung mit sekundärer Hyperalgesie hat ein nicht verletztes Gewebe selbst ein gesteigertes Reiz-Reaktions-Verhältnis, d. h. das Gewebe selbst reagiert schmerzempfindlicher auf Reize.

Häufig werden nozisensorische Reize aus proximalen Strukturen auf distale Strukturen desselben Segments projiziert **(projizierter Schmerz).** Ebenfalls häufig von dieser Verwechslung betroffen sind tief liegende Strukturen (wie z. B. die Hüftkapsel) sowie diejenigen mit niedriger Innervationsdichte (➤ Kap. 9.17.4, Head-Zonen). Der oft vom Patienten gehörte Satz: „Das ist mein wunder Punkt, da habe ich sehr häufig Schmerzen" könnte mit dieser Neigung des Gehirns, Schmerzen in Gebiete zu projizieren, die schon früher häufig schmerzten, zu tun haben.

Schmerzen werden ausschließlich innerhalb eines Segments oder einer Körperseite projiziert. Patienten bezeichnen den projizierten Schmerz meistens als „ausstrahlenden Schmerz", korrekterweise müsste man ihn jedoch als „einstrahlenden Schmerz" bezeichnen. Durch Druck auf die tatsächlich gereizte Stelle und die Aufforderung, sich auf diese Stelle zu konzentrieren, wird die Schmerzlokalisation erleichtert.

Häufiges Vorkommen projizierter Schmerzen

- Probleme in der Rotatorenmanschette der Schulter führen häufig zu einer Schmerzprojektion in den Oberarm
- Probleme der Hüfte, des Iliosakralgelenks oder der lumbalen Wirbelsäulenstrukturen verursachen oft ein Schmerzempfinden im Bein, proximal des Knies oder im Knie selbst

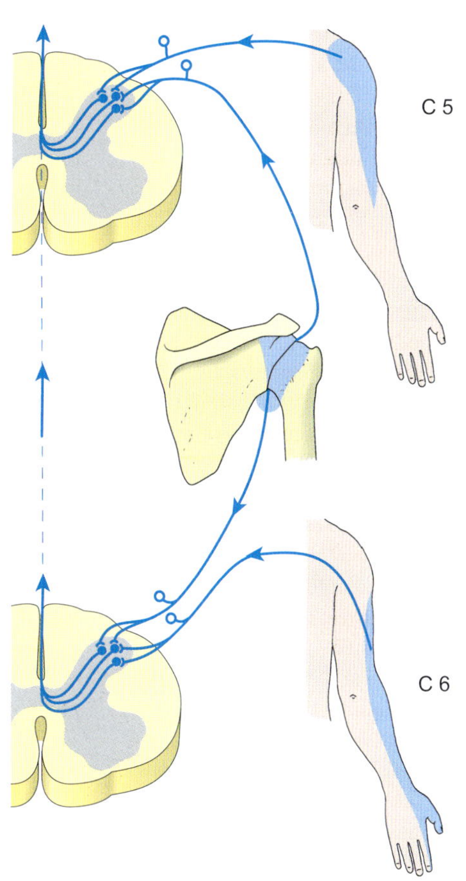

Abb. 9.68 Das Konvergenzprinzip: Nozizeptorische afferente Nervenfasern, stimuliert durch ein Schulterproblem, treten über die spinalen Nerven C5/C6 ins Rückenmark ein. Im Hinterhorn treffen sie zusammen mit afferenten Fasern der Ober- und Unterarmhaut auf ein gemeinsames zweites Neuron. Die Folge: Der Patient projiziert den Schmerz in die Ober- und Unterarmgebiete entsprechend der Segmente C5/C6.

- Probleme der oberen zervikalen Wirbelsäule oder der subokzipitalen Muskulatur verursachen häufig (projizierte) Kopfschmerzen.
- Eine kraniomandibuläre Dysfunktion (CMD) im Kiefergelenk kann eventuell Schmerzen in der zervikalen Wirbelsäule verursachen.

9.20.5 Chronischer Schmerz

Die Definition des chronischen Schmerzes ist nicht äquivalent mit den physiologischen Erklärungsmodellen von Gewebeschädigung, Nozizeption, Schmerzwahrnehmung und Schmerzverhalten. Eine Gewebeschädigung ist nicht unabdingbare Voraussetzung für chronische Schmerzen. Belastende Untersuchungen und frustrierende Therapieergebnisse können das Schmerzempfinden noch weiter steigern, ohne dass eine Gewebsschädigung entdeckt wird.

Bei Patienten mit chronischen Schmerzen hängt das Versagen der deszendierenden Schmerzinhibition mit psychologischen Faktoren zusammen. Es kann sich dabei sowohl um vorbestehende psychologische Faktoren als auch um psychologische Folgen des chronischen Schmerzes handeln. Häufig vorkommende Symptome einer abnormalen oder sogar falschen Vorstellung von Schmerzen und ihren Ursache sind:

- Allgemeine Angst oder Bewegungsangst
- Depressionen
- Eine passive Form des Umgangs mit Schmerzen (engl.: passive coping). Der Patient hat nicht den Eindruck, dass er selbst durch bestimmte Verhaltensweise oder Maßnahmen Einfluss ausüben kann.
- Katastrophisieren der Schmerzen und ihrer Ursache. Der Patient bildet sich etwas ganz Schlimmes ein, obwohl es dafür keinen Grund gibt.

Den Einfluss kognitiver und emotionaler Faktoren auf die Schmerzverarbeitung mit Zunahme der Schmerzen als Folge nennt man **kognitiv-emotionale Sensitivierung** oder Sensibilisierung. Das Schmerzempfinden kann dadurch verändert und verstärkt werden.

Die klassisch vermuteten Ursachen für chronische Schmerzen, wie z. B. eine verborgene Krankheit oder ein schwieriger psychischer Zustand, werden heutzutage durch eine dritte Erklärung ergänzt, nämlich: Schmerz als mögliche Folge eines Lernprozesses.

Schmerz und Schmerzverhalten können durch positive Schmerzkonsequenzen verstärkt werden. Der Schmerz kann eine nützliche Funktion in der Erlebniswelt des Patienten haben, z. B. lang ersehnte Aufmerksamkeit, Unterstützung bei unangenehmer Arbeit oder endlich ein Gesprächsthema, bei dem man selbst die Hauptfigur ist.

Neuronale Systeme sind nicht statisch. Sie reagieren ständig auf aktuelle Situationen und passen sich diesen an. Ein Beispiel solcher Veränderungen ist die Umstrukturierung von neuralem Gewebe durch die erhöhte Reizbildung während eines Lernprozesses (➤ Kap. 9.5).

Diese plastische Modulation vollzieht sich auf allen neuronalen Ebenen des Schmerzsinns. Unser Alarmsystem ist lernfähig und kann sich strukturell so verändern, dass es bei Bedarf seine Empfindlichkeit steigert. Im Folgenden werden die Veränderungsmöglichkeiten für unterschiedliche neuronale Ebenen beschrieben:

- Schmerzmediatoren in der Peripherie senken die Reizschwelle der freien Nervenendigungen. Das betreffende Hautgebiet wird überempfindlich, das Alarmsystem ist in einen Wachzustand versetzt.
- Dünne Nervenfasern regenerieren nach Verletzungen durch „sprouting", also eine Verzweigung. Infolge dieser Regenerationsphase bilden sich Nervenknoten, die eine Hypersensibilisierung hervorrufen.
- Hyperplasie in den rezeptiven Gebieten der Hinterhornneurone durch lokale Schädigungen mit nachfolgenden neuronalen Spontanaktivitäten im Hinterhorn oder Thalamus. Sensibilisierung oder Inhibierung der Hinterhornneurone mit der Konsequenz einer verstärkten oder abgeschwächten Reizweiterleitung.

- Die Anpassung der sensiblen Projektionsgebiete erfolgt im Kortex.
- Die Steigerung der Aktivität im rechten Lobus frontalis (Stirnlappen) scheint mit einer Zunahme der Schmerzempfindlichkeit in Zusammenhang zu stehen.
- Das limbische System ist neurophysiologisch mit Kernen im Hirnstamm verbunden, aus denen schmerzfaszilitierende Bahnen entspringen. Emotionen, Gedanken und Stress können somit Einfluss auf diese Bahnen nehmen.

Die Voraussetzung für chronische Schmerzen sind plastische und funktionelle Veränderungen verschiedenster neuronaler Strukturen. Infolge eines peripheren Gewebeschadens entwickelt sich ein schmerzempfindliches Areal im ZNS. Eine so manifestierte Schmerzquelle steht in keiner Abhängigkeit zum ursprünglichen primären Schaden.

In der Prävention und Therapie von chronischen Schmerzen ist die Physiotherapie von hohem Stellenwert. Physiotherapeutische Interventionen, schulmedizinische Schmerztherapie und Psychologie gelten als multimodale Therapiemaßnahmen zur Behandlung von Patienten mit chronischen Schmerzen. Selbstverständlich ist hier multidisziplinäres Arbeiten angebracht.

9.20.6 Schmerztherapie

Wann ist Schmerzlinderung ein Ziel der physiotherapeutischen Behandlung? Sehr häufig ist die Schmerzlinderung eine sekundäre Folge von Maßnahmen, die ein anderes primäres Ziel verfolgen, z. B. eine Steigerung der Durchblutung, eine Verbesserung der Mobilität, eine Steigerung der Muskelkraft oder Verbesserung der Stabilität. Schmerzlinderung gilt z. B. in folgenden Situationen als primäres Ziel:

- Wenn der Schmerz prominent anwesend ist.
- Wenn Ausbreitung droht.
- Wenn es die Funktion so beeinflusst, dass ein Teufelskreis entsteht.
- Wenn der Schmerz sonstige Therapien verhindert.

Aufklärung und Beruhigung

Klinisch gesehen ist es ein wichtiges Ziel der Schmerzaufklärung, dass der Patient über das Sensibilisierungsphänomen Bescheid weiß. Vorhandene Einsicht des Patienten ist eine Voraussetzung für erfolgreiche Übungstherapien und manuellen Behandlungen.

Die Kognition, also das Wissen des Patienten über die Ursachen seiner Schmerzen sollte optimal sein. Angst sollte reduziert werden und der Patient sollte darüber informiert sein, wie er am besten mit seinem Problem umgehen kann. Fehlende oder falsche Information oder eine falsche Interpretation des Patienten können eventuell falsche Vorstellungen, Angst oder Depressionen verursachen und zu einem erhöhten Arousal führen.

Es gibt zwei Möglichkeiten zur Schmerzdämpfung:

- **Reizung des spinalen schmerzmodulierenden Systems**
  - Belastbarkeit des Zentralnervensystems ist keine Voraussetzung.
  - Stimulierung der dicken Fasern – langwierig
  - Stimulierung im gleichen Segment
  - Wirkt sofort, auch schon während der Applikation.

Welche Schmerztherapieformen werden in der Physiotherapie angewendet? Möglich sind z. B. Kryotherapie (Kältetherapie), TENS (transkutane elektrische Neurostimulation) oder Therapien, bei denen Mechanosensoren stimuliert werden, wie Massage, manuelle Therapie und Bewegungstherapie innerhalb der Schmerzgrenze.

- **Reizen des zentralen schmerzmodulierenden Systems**
  - Bei niedrigem unspezifischem Arousal
  - Bei ausreichender Selektivität im Zentralnervensystem
  - Dicke und dünne Fasern werden stimuliert
  - Stimulierung auch außerhalb des Segments
  - Hat Nachwirkung.

Wenn ein Patient ein geringes Maß an Arousal hat und selektiv ist, also wenn die zentrale Inhibierung ausreichend ist, verträgt der Patient auch nozizeptive Reize. Bei ausreichender zentraler Inhibierung können nozizeptive Reize verabreicht werden. Die Frequenz sollte maximal etwa ein pro drei Sekunden sein. Wenn nozizeptive Reize zu schnell hintereinander kommen, entsteht im Hinterhorn des Rückenmarks eine Summation von nozizeptiven Reizen. Dies könnte zu einem „Wind-up"-Phänomen führen. Abnormale Summation oder „Wind up" ist ein Phänomen, bei dem nach einem ersten schmerzhaften Reiz die darauf folgenden Reize als noch schmerzhafter empfunden werden. Das Ziel der Verabreichung nozisensorischer Reize ist aber die Stimulierung der Produktion von zentral inhibierenden Endorphinen.

Mentale Techniken

Es gibt verschiedene mentale Techniken für die Schmerzreduktion, z. B. durch:

- Mentale Ablenkung bedeutet, dass der Fokus weggeleitet wird von negativen Gedanken und Schmerzen in Richtung positiver mentaler Vorstellungen und einer positiven Einstellung. Einfache Maßnahmen, die für Ablenkung sorgen, gehören ebenfalls in diese Kategorie.
- Pacing bedeutet, dass man seine Aktivitäten zeitlich, z. B. am Tag, in der Woche usw., so organisiert, dass man damit das Auftreten oder die Zunahme der Schmerzen vermeidet. Es müssen auch ausreichend Pausen gemacht werden.
- Meditation ist eine Technik, bei der man sich entweder auf die Schmerzen oder auf etwas anderes konzentriert, z. B. die Atmung.

9.21 Beispiele für diagnostische und therapeutische Methoden in der Neurologie

DEFINITION

Klinimetrie

Diagnostische Methoden im klinischen Bereich. Die Klinimetrie, als Teil der Epidemiologie, beschäftigt sich mit der systematischen Beurteilung und Festlegung klinischer Erscheinungen und deren Veränderungen mit Hilfe verschiedener Indizes und Beurteilungsskalen.

9.21.1 Zentralneurologische Untersuchung

Medizinische Methoden

Im Rahmen der zentralneurologischen Untersuchungen werden hier einige medizinische Darstellungsmethoden beschrieben. Die Ergebnisse aus den medizinischen bildgebenden Verfahren unterstützen die physiotherapeutische Arbeit. Der Schwerpunkt dieses Kapitels liegt allerdings auf standardisierten Bewegungstests sowie auf Fragebögen, die in der Physiotherapie eingesetzt werden.

Elektroenzephalografie

Die bei der Aktivität von Nervenzellen im Bereich des Kortex entstehenden elektrischen Spannungen – im Wesentlichen die Summe der dort auftretenden postsynaptischen Potenziale – können über Elektroden an der Kopfhaut gemessen, verstärkt und aufgezeichnet werden (➤ Abb. 9.69). Dieses Verfahren heißt **Elektroenzephalografie (EEG).** Es ist eine Untersuchung ohne Nebenwirkungen.

Die Aufzeichnung des EEG liefert bei vielen neurologischen Erkrankungen wichtige diagnostische Hinweise, z. B. bei der Epilepsie (➤ Kap. 9.8.7). Das EEG ist auch – neben anderen Kriterien – ein Parameter bei der Feststellung des Hirntodes („Null-Linien-EEG", ➤ Kap. 5.9.2).

Kraniale Computertomografie

Überragende Bedeutung hat die **kraniale Computertomografie (CCT,** Röntgen-Schichtbilduntersuchung des Kopfes) für die Neurologie gewonnen (➤ Abb. 9.64). Viele Krankheitsprozesse – nicht nur Tumoren – lassen sich damit lokalisieren, in ihrer Ausdehnung abschätzen und das therapeutische Vorgehen entsprechend präziser planen.

Kernspintomografie

Die **Kernspintomografie (KST,** auch **Magnetresonanztomografie = MRT;** engl.: nuclear magnetic resonance = NMR) ergänzt als hochauflösende Darstellungsmethode zunehmend das CCT, insbesondere im Hirnstamm- und Rückenmarksbereich. Bei diesem Verfahren wird keine ionisierende Strahlung, sondern ein Magnetfeld hoher Feldstärke verwendet. Auch Strukturerkrankungen, z. B. die Multiple Sklerose, lassen sich hiermit erkennen. Nachteilig sind allerdings die hohen Kosten.

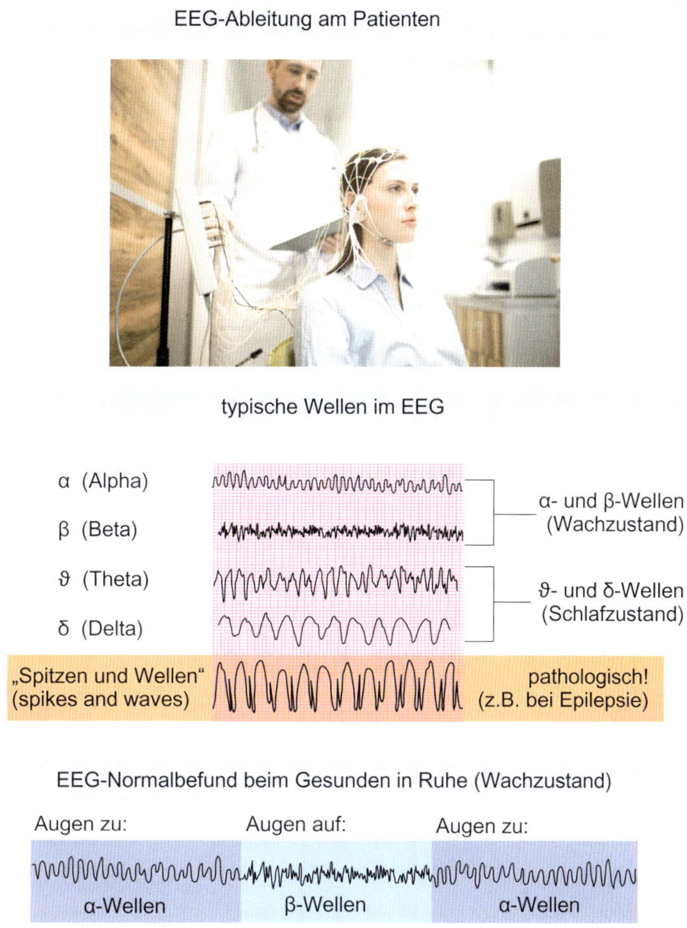

Abb. 9.69 EEG. Über Kopfhautelektroden, die an 19 definierten Positionen der Schädeldecke angebracht werden, lassen sich elektrische Spannungen der Hirnrinde aufzeichnen. Bei geöffneten Augen leitet man gewöhnlich einen hochfrequenten β-Rhythmus ab. Werden die Augen geschlossen und entspannt sich der Patient, so erhält man niederfrequentere α-Wellen. Epileptiker zeigen während, aber auch manchmal zwischen den Anfällen „Krampfwellen", z. B. ein charakteristisches Muster aus Spikes und Waves („Zacken und Wellen"). [Foto: J787]

Physiotherapeutische Methoden

Im Folgenden wird eine Auswahl zentralneurologischer Untersuchungsmethoden beschrieben, die bestimmten neurologischen Krankheitsbildern zugeordnet sind und von Physiotherapeuten verwendet werden.

Spezifische Tests für Patienten mit Apoplex (➤ Kap. 9.19.2)

Um das Ausmaß einer Hemiplegie und die Beeinträchtigungen der Gehfähigkeit, der Arm- und Handgeschicklichkeit und der ADL-Fähigkeiten eines Patienten zu quantifizieren, können sieben Tests mit nachgewiesener Reliabilität (Zuverlässigkeit) und Validität (Gültigkeit) bei Apoplexpatienten genannt werden. Die Responsivität (Änderungssensitivität) der Tests ist unterschiedlich. Zur Durchführung der Tests benötigt man die offiziellen Testprotokolle und Ergebnisformulare.

Functional Ambulation Categories

Der Functional-Ambulation-Categories-Test misst die Fähigkeit des selbstständigen Gehens. Die Beurteilung erfolgt auf einer ordinalen 6-Punkte-Skala mit einer Einteilung von 0–5. Jedes Beurteilungsniveau kennzeichnet, wie viel Unterstützung der Patient benötigt. Hilfsmittel werden gesondert erwähnt. Die Responsivität dieses Tests ist gering.

10-Meter-Gehtest

Der Patient wird aufgefordert, eine Strecke von 10 Metern mit normaler Geschwindigkeit zu gehen. Für diesen Test muss der Patient selbstständig mit oder ohne Hilfsmittel oder Orthesen gehen können. Gestartet wird aus dem Stand hinter einer markierten Linie. Der Therapeut darf den Patienten nicht unterstützen, sondern lediglich die Anweisung geben. Der Test wird dreimal wiederholt. Anschließend wird der Durchschnittswert der Ergebnisse (in Sekunden) aus den drei Ergebnissen berechnet. Es gibt bei diesem Test einen engen Zusammenhang zwischen der Schnelligkeit und der Qualität, mit der ein Patient läuft.

Die Responsivität dieses Tests ist gut.

Motricity Index

Der Motricity Index misst maximale isometrische Muskelkraft oder evaluiert willkürliche Bewegungsaktivitäten. Die Beurteilung der Messung geschieht mit Hilfe einer ordinalen Skala mit sechs festgelegten Einheiten von 0 bis 33 Punkten. Höhere Punktzahlen bedeuten bessere Leistungen. Folgende Bewegungen werden abgefragt:

- **Armaktivität:**
  - Pinzettengriff: Festhalten eines Klotzes von 2,5 × 2,5 cm zwischen Daumen und Zeigefinger
  - Vollständige willkürliche Ellenbogenflexion
  - Abduktion der Schulter von 0° bis 90°.
- **Beinaktivität:**
  - Willkürliche Dorsalflexion des Sprunggelenks ab 0° Flexion
  - Willkürliche Extension des Kniegelenks ab 90° Flexion
  - Willkürliche Flexion des Hüftgelenks ab 90° Flexion.

Zum Ausführen des Tests braucht man einen Stuhl, eine Turnbank und einen viereckigen Klotz. Während des Tests sitzt der Patient ohne Unterstützung. Wenn der Patient keine Rumpfstabilität hat, darf er im Rücken und an der Seite gestützt werden. Die gewünschte Bewegung eines Testitems darf, wenn notwendig, vorgemacht werden. Bei Erreichen der vollständigen Punktzahl von Arm und/oder Bein (99 Punkte) darf 1 Punkt aufgerundet werden. Um das Ausmaß der Hemiplegie einzuschätzen, wird die Punktzahl von Armen und Beinen durch 2,6 geteilt.

Trunk-Control-Test

Der Trunk-Control-Test misst die Rumpfstabilität eines Patienten. Der Patient liegt während der Testausführung in Rückenlage. Beurteilt wird die Ausführung der Aufgaben anhand einer ordinalen 3-Punkte-Skala. Die Stützfläche soll horizontal und flach sein. Der Patient soll keine Möglichkeit haben, sich an Gegenständen in der Nähe festzuhalten. Ein Kopfkissen ist erlaubt.

Der Therapeut gibt dem Patienten die Anweisung, darf ihn jedoch nicht unterstützen. Die Anweisungen lauten:

- „Können Sie sich auf die paretische Seite drehen?"
- „Können Sie sich auf die nichtparetische Seite drehen?"(Sowohl Schulter als auch Becken sollten vollständig gedreht sein.)
- „Können Sie, ohne sich auf die Hände zu stützen, 30 Sekunden an der Bettkante sitzen bleiben?"
- „Können Sie, ohne sich festzuhalten, an die Bettkante kommen?"

Die Art, wie die Anweisung ausgeführt wird, und die Seite, über die der Patient die Bewegung ausführt, spielen bei der Auswertung keine Rolle.

Berg-Balance-Skala

Die Berg-Balance-Skala (➤ Kap. 23.7.7) misst das funktionelle Gleichgewicht. Dafür werden 14 Aktivitäten auf einer Skala beurteilt. Jede Aktivität kann von 0 (unmöglich) bis 4 (komplett selbstständig ausgeführt) bewertet werden. Die auszuführenden Aktivitäten sind folgende: vom Sitzen in den Stand kommen, selbstständiges Stehen, selbstständiges Sitzen, vom Stand in den Sitz kommen, Transfer von Stuhl zu Stuhl, selbstständiges Stehen mit geschlossenen Augen, selbstständiges Stehen mit den Füßen eng aneinander, im Stehen die gestreckten Armen nach vorne reichen, im Stehen einen Gegenstand vom Boden aufheben, im Stehen den Kopf über die linke und rechte Schulter drehen, im Stehen vollständig um die eigene Achse drehen, abwechselnd im Stehen

9

einen Fuß auf einen Hocker und auf eine kleine Bank stellen, Stehen in Schrittstellung und Stand auf einem Bein.

Kern-Items der Berg-Balance-Skala sind: Ausführung einer Haltung, Anpassen der Haltung an eine Bewegung und Reaktionen auf externe Störungen.

Barthel-Index

Mit dem Barthel-Index wird die Selbstständigkeit bei der Ausführung von ADLs (Activities of Daily Living) bewertet. Es gibt mehrere Versionen des Barthel-Index. Ziel ist immer herauszufinden, was der Patient selbstständig machen kann, indem man den Patienten oder die Familie befragt. Alle Fragen werden anhand einer vorgegebenen Liste abgefragt.

Dieser Test ist hauptsächlich in den ersten sechs Monaten nach dem Apoplex geeignet, hat aber eine geringe Responsivität.

Frenchay-Arm-Test

Der Frenchay-Arm-Test evaluiert die funktionellen Fähigkeiten bei Patienten mit Paresen im Arm-/Handbereich. Der Test beurteilt die abgefragten Aktivitäten anhand einer ordinalen 2-Punkte-Skala. Für eine gute Ausführung bekommt der Patient einen Punkt. Insgesamt werden 5 Aktivitäten bewertet. Der Patient sitzt während des Tests im (Roll-)Stuhl am Tisch.

Tests für Patienten mit Parkinson (➤ Kap. 9.8.10)

Die Messinstrumente für M. Parkinson dienen als Hilfsmittel bei der Bestandsaufnahme und Beurteilung des Gesundheitsproblems. Zur Beurteilung des Behandlungsergebnisses können die gleichen Tests später wieder verwendet werden. Es werden exemplarisch einige Fragebögen und motorische Tests aufgeführt:

- Gehtests: 10-Meter-Gehtest, 6-Minuten-Gehtest
- Fragebögen: LASA Physical Activity Questionnaire (s. u.), Freezing of Gait Questionnaire, Falls Efficacy Scale
- Retropulsionstest, Parkinson-Aktivitätenskala, Timed-Up-and-Go-Test, MAS, Tardieu-Skala.

10-Meter-Gehtest

Der Zehn-Meter-Gehtest wird mit normaler Gehgeschwindigkeit über eine Strecke von zehn Metern ausgeführt. Dieser Test dient dazu, eine komfortable Gehgeschwindigkeit für den Patienten zu ermitteln.

6-Minuten-Gehtest

Der 6-Minuten-Gehtest wird bei Parkinson-Patienten ohne Freezing-Problem (plötzliches Versteifen in einer Bewegung) empfohlen. Er dient zur Evaluation der Kondition. Der Patient geht eine festgelegte Strecke. Der Therapeut läuft diese Strecke nicht mit. Alternativ kann der Test auch mit Hilfe eines Laufbands durchgeführt werden.

LASA Physical Activity Questionnaire

Dieser Fragenbogen erfasst die körperliche Aktivität älterer Personen. Er ist reliabel, valide und einfach anzuwenden (LASA = Longitudinal Aging Study Amsterdam).

Freezing of Gait Questionnaire

Das Freezing sollte hauptsächlich vom Patienten selbst registriert werden. Während der Evaluation tritt es selten auf. Es ist sinnvoll, diesen Test anzuwenden, wenn der Patient dem Therapeuten mitteilt, dass er dieses Phänomen an sich beobachtet hat.

Falls Efficacy Scale

Der Fragebogen soll die Sturzangst des Patienten ermitteln. Hierzu wird die Angst abgefragt, die der Patient während zehn unterschiedlicher Aktivitäten empfindet. Der Fragebogen gilt besonders bei älteren Patienten, die noch alleine wohnen, als reliabel und valide. Die Responsitivität bei der Ermittlung des Rehabilitationsfortschritts bei Patienten mit Apoplex im Frühstadium ist gut.

Fragebogen Fallgeschichte

Fallfrequenz, Fallursache und Fallsituation des Patienten werden mit diesem Fragebogen dokumentiert und ausgewertet. Der Patient muss eine Sturztagebuch führen, um Besonderheiten festzustellen.

Retropulsionstest

Bei diesem Test wird ein schneller, kräftiger, ruckartiger, nach hinten gerichteter Schub an die Schultern gegeben. Dies dient der Beurteilung des Gleichgewichts. Dieser Test zeigt bislang die beste Reliabilität und Validität bei Patienten mit Parkinson.

Parkinson-Aktivitätenskala

Mit dieser Skala können Probleme bei funktionellen Aktivitäten evaluiert werden. Verschiedene Gangvariationen, Transfers in den Stand und in den Sitz und Transfers im Liegen werden beurteilt. Der Test ist reliabel und valide bei Parkinson-Patienten.

Timed-Up-and-Go-Test

Der Timed-Up-and-Go-Test beobachtet die Ausführungsweise und misst die Geschwindigkeit folgender Bewegungen: 1. Aufstehen aus einem etwa 45 cm hohen Stuhl, die Füße stehen dabei vollständig auf dem Boden, 2. drei Meter gehen, 3. umdrehen, 4. zurück zum Stuhl laufen, 5. sich wieder hinsetzen. Der Test ist zuverlässig und valide in der Anwendung bei Parkinson-Patienten. Wichtig ist, dass der Patient bei jeder Testdurchführung die gleichen Schuhe trägt.

Modified Ashworth Scale (MAS)

Die MAS beurteilt Hypertonie und Spasmus im Ellenbogen- und Kniegelenk. Sowohl an der oberen als auch an der unteren Extremität wird die Hypertonie und der Spasmus von Extensoren und Flexoren auf einer Skala von 0–4 bewertet. Der Patient liegt in Rückenlage mit dem Kopf auf einem Kopfkissen. Vorab wird durch vorsichtiges Bewegen die Bewegungsgrenze der Gelenke getestet. Die Extremitäten werden danach, innerhalb der Schmerzgrenze, über ihre ganze Bewegungsbahn bewegt. Die Bewegung wird für jede Muskelgruppe fünfmal wiederholt.

Tardieu-Skala

Die Tardieu-Skala beurteilt unterschiedliche Reaktionen auf schnelle und langsame Flexions- oder Extensionsbewegungen. Der Test eignet sich zur Messung von Spastizität. Der Patient liegt in Rückenlage. Der Kopf ist auf einem Kopfkissen abgelegt. Die Reaktionen werden auf einer x-y-Skala dokumentiert. Die x-Skala reicht von 1–5, die y-Skala beschreibt den Winkelgrad, bei dem der Spasmus auftritt. Der Tardieu-Test hat eine höhere Zuverlässigkeit bei der Messung von Spastizität bei geistig Behinderten als die MAS.

9.21.2 Peripherneurologische Untersuchung

Medizinische Darstellungsmethoden

Auch bezüglich peripherneurologischer Untersuchungen wird zwischen medizinischen und physiotherapeutischen Untersuchungen unterschieden.

Elektroneurografie

Bei der **Elektroneurografie (ENG)** wird die Nervenleitgeschwindigkeit in peripheren Nerven, z. B. in den großen Armnerven, bestimmt. Hierdurch lassen sich Nervenschäden (z. B. des N. medianus, ➤ Kap. 9.18.2) diagnostizieren, da sich insbesondere bei Schädigungen der Markscheiden die Nervenleitgeschwindigkeit bereits in frühen Stadien verlangsamt.

Physiotherapeutische Darstellungsmethoden

Die physiotherapeutische Untersuchung des peripheren Nervensystems (➤ Kap. 9.18.2) zeichnet sich durch relativ einfache Methoden aus. Diese Tests sind natürlich nicht ausschließlich physiotherapeutisch. Es handelt sich um eine Auswahl der gebräuchlichsten Untersuchungsmethoden in der physiotherapeutischen Praxis, die auch in der Medizin angewendet werden. Die hauptsächlich manuell ausgeführten Tests werden in fünf Teilgebiete aufgegliedert:

- Neurodynamische Tests
- Nerven-Kompressionstests
- Kennmuskel-Krafttests
- Sensibilitätstests
- Reflexprüfungen.

Sinn und Zweck dieser Untersuchungen ist es, festzustellen, ob eine gesteigerte oder verminderte Funktion der Sensoren und Nervenbahnen vorliegt. Durch Tests werden Provokationen imitiert, die eine Aussage über die Ursächlichkeit von Gefühls- oder Bewegungsstörungen bei Patienten zulassen. In den ersten beiden Tests ist der Nerv dann als Organ selbst durch Druck und Zug Subjekt der Untersuchung. Im dritten, vierten und fünften Test können Funktionen überprüft werden, wodurch die Funktionsfähigkeit der Regelkreise des Nervensystems Subjekt der Untersuchung ist. Mit Kennmuskeltests testet man den motorischen Teil, mit Sensibilitätstests den sensorischen Teil und durch Reflexprüfung beide Teile des Regelkreises.

Eine gesteigerte sympathische Aktivität senkt im Allgemeinen die Reizschwelle der Sensoren. Die Sensoren werden sensibler und die Entladung dieser Sensoren wird kräftiger. Wird mit einem Test eine Hypofunktion oder sogar ein Ausfall aufgezeigt, ist eine afferente Nervenbahn oder ein peripherer Regelkreis teilweise oder ganz unterbrochen.

PT-PRAXIS

Anamnese und neurologische Symptome

Wenn ein Patient in der Anamnese Aussagen macht, die vermuten lassen, dass es ein peripher-neurologisches Problem geben könnte, dann sollte der Therapeut gezielte Fragen stellen.
Folgende Fragen sollte man z. B. stellen:

- Ziehen die Schmerzen auch in den Arm/ins Bein und wie weit zieht der Schmerz?
- Bemerken Sie ein (schmerzhaftes) Kribbeln, eine Taubheit oder Muskelschwäche?
- Verursachen husten, niesen oder pressen auch diese Symptome? (➤ Kap. 12.1.2)

Ein ziehender Schmerz kann auch auftreten, ohne dass ein Nerv gereizt wird, sondern als Folge eines projektierten Schmerzes aus anderen gereizten Strukturen, wie z. B. Gelenken oder Muskeln. Der Schmerz kann dann nicht so weit in eine Extremität ziehen wie beim Nervenreiz. Ausfallerscheinungen können allerdings nur durch Nervenkompression verursacht werden. Diese zwei Phänomene sollte man unterscheiden.

Neurodynamische Tests

Sunderland stellte 1978 fest, dass Nervenwurzeln durch bestimmte Aktivitäten mit den Extremitäten bewegt werden können (➤ Kap. 9.18.3 und ➤ Kap. 23.6.1). Mit Hilfe der unten beschriebenen Techniken werden die Beweglichkeit und Dehnbarkeit der peripheren Nerven getestet. Einbezogen in diese Tests sind der Plexus lumbosacralis, der Plexus brachialis, die Nervenwurzeln und das Rückenmark. Die Dehntests der oberen Extremität wurden etwas später entwickelt als die Dehntests der unteren Extremität. Die Methodik der verschiedenen Tests eignet sich auch als Therapie. Publiziert wurden die Tests u. a. von dem australischen Physiotherapeuten Dr. David S. Butler.

Straight Leg Raising (SLR)

Beim Straight Leg Raising (SLR) wird das betroffene Bein vom Patienten aus der Rückenlage gestreckt angehoben. Auf den N. ischiadicus wird hiermit eine Traktion ausgeübt, die eine Auswirkung bis zu den lumbalen Nervenwurzeln hat. Ist der Test positiv, treten im Verlauf des N. ischiadicus Schmerzen auf.

Lasègue-Test

Beim Lasègue-Test wird das betroffene Bein vom Patienten aus der Rückenlage gleichfalls gestreckt angehoben. Die eventuell auftretenden Beschwerden wurden von Lasègue wie folgt beschrieben:

- Einschießender Schmerz durch das ganze Bein bis zum Fuß
- Kribbeln im Unterschenkel und/oder Fuß
- Schmerzhaftes Kribbeln im Unterschenkel und/oder Fuß
- Taubheit im Unterschenkel und/oder Fuß.

Es können in diesem Test einige Nerven spezifisch durch Variationen der Kopf-, Hüft- und Fußposition akzentuiert werden. Die Hüftflexion kann verschiedentlich ergänzt werden durch:

- Zusätzliche Adduktion der Hüfte zur Provokation des N. ischiadicus
- **Test von Neri:** Beim Erreichen der Provokationsgrenze beim Lasègue-Test wird das Bein etwas zurückbewegt, bis der Schmerz verschwindet. Danach wird der Kopf für eine kraniale Provokation des N. ischiadicus nach vorne gebeugt. Es wird geprüft, ob das vorherige Beschwerdebild wieder auftritt
- **Test von Bragard:** Beim Erreichen der Provokationsgrenze durch den Lasègue-Test wird das Bein etwas zurückbewegt, bis der Schmerz verschwindet. Danach wird der Fuß im Sprunggelenk in Dorsalextension und Eversion bewegt. Dadurch entsteht eine Provokation des N. tibialis. Überprüft wird ein Wiederauftreten der Beschwerden
- Plantarflexion und Inversion vom Sprunggelenk zur Provokation des N. peroneus communis
- Dorsalextension und Inversion vom Sprunggelenk zur Provokation des N. suralis.

Gekreuzter Lasègue-Test

Das angehobene gesunde Bein löst das Lasègue-Zeichen auf der betroffenen Seite aus.

Umgekehrter Lasègue-Test und Prone Knee Bend

Beim umgekehrten Lasègue-Test liegt der Patient in Bauchlage. Der **N. femoralis** wird durch eine Hüftextension mit gleichzeitiger Knieflexion gespannt, wodurch er eine Traktion auf die lumbalen Nervenwurzeln ausübt. Für den **N. cutaneus lateralis femoris** ist die Hüftextension mit einer Hüftadduktion kombiniert. Die Einstellung Hüftextension, -abduktion und -außenrotation sowie Knieextension mit gleichzeitiger Eversion und Dorsalextension im Sprunggelenk testet den **N. saphenus.** Ein ähnlicher Test wie der umgekehrte Lasègue ist der Prone Knee Bend oder auf Deutsch: Kniebeuge in Bauchlage. Der Patient liegt in Bauchlage, das Knie wird angebeugt.

Slump-Test

Beim Slump-Test (➤ Abb. 9.70) befindet sich der Patient in einer sitzenden Ausgangsstellung. Bedingt durch die Schwerkraft und die Wirbelsäulenflexion (➤ Kap. 12.1.2) ist die Provokation hier weitaus größer als bei den vorher beschriebenen Tests. Die intervertebralen Disci stehen unter hohem Druck. Nicht nur die peripheren Nerven, auch die Dura mater des Rückenmarks erfahren eine größere Spannungskomponente. Aus diesen Gründen eignet sich der Test nicht bei akuten lumbalen Beschwerden. Die Stärke seiner Aussagekraft liegt bei schwierig zu provozierenden Beschwerden. Gleichwohl ist er gut einsetzbar, wenn die Testausgangsstellung dem alltäglichen Beschwerdebild ähnelt.

Der Test sieht wie folgt aus: Der Patient sitzt an der Bankkante mit herunterhängenden Beinen, die Knie zusammen. Die Arme hält er auf dem Rücken. Anschließend werden folgende Bewegungen der Reihe nach durchgeführt – wobei die Summe der einzelnen Bewegungen die Provokation steigert:

- Der Patient soll in sich zusammensacken, sodass sich die lumbale und thorakale Wirbelsäule beugt. Der Physiotherapeut drückt auf die Schultern des Patienten und erhöht somit die Kompression in der lumbalen und thorakalen Wirbelsäule.
- In dieser Position flektiert der Patient seinen Nacken und bringt so sein Kinn zum Sternum.
- Anschließend wird das gesunde Bein gestreckt.
- Jetzt bringt der Patient den Fuß des gestreckten Beins in Dorsalextension.
- Der Kopf wird bis in die Neutralstellung zurückbewegt.
- Die Prozedur wird auf der betroffenen Seite wiederholt.

Wird dieser Test mit beiden Beinen gleichzeitig ausgeführt, dient seine Aussagekraft einer Rechts-Links-Differenzierung. Mit einer zusätzlichen Hüftabduktion wird der N. obturatorius provoziert.

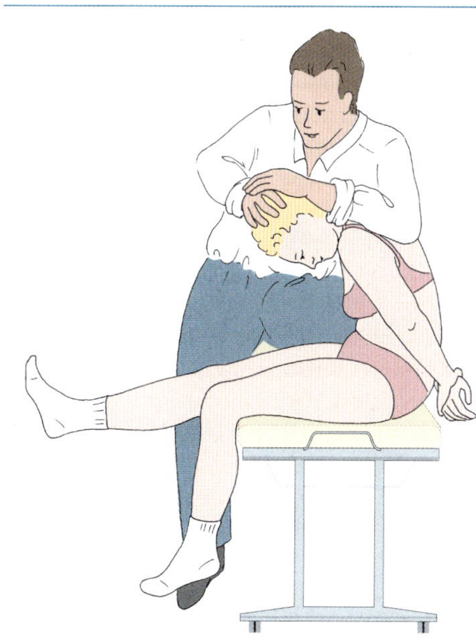

Abb. 9.70 Slump-Test.

9

Test nach Erb

Ausgangsstellung ist die Rückenlage. Der abduzierte, im Ellenbogengelenk gestreckte Arm wird mit einer dorsal extendierenden Hand in Retroversion eingestellt. Zusätzlich kann die zervikale Wirbelsäule in eine Lateroflexion zur Gegenseite ausgerichtet werden. Die Folge ist eine Traktion des Plexus brachialis.

ULTT (Upper-Limb-Tension-Test)

Zur Dehnung des **N. medianus** wird der **ULTT 1** durchgeführt (➤ Abb. 9.71a). Dieser Test hat Ähnlichkeit mit dem Erb-Test. Die Patientenausgangsstellung ist die Rückenlage. Beispielhaft wird der Test für die linke Seite beschrieben: Mit flektiertem Ellenbogen wird der linke Arm abduziert. Der auf Schultergelenkhöhe neben dem Patienten stehende Therapeut hält mit seiner rechten Hand die linke Patientenhand. Mit seinem linken Oberschenkel unterstützt der Therapeut den Ellenbogen des Patienten. Die linke Hand des Therapeuten stützt sich auf die Behandlungsbank und bringt damit gleichzeitig die Patientenschulter in eine Depression. Durch eine Gewichtsverlagerung nach vorn steigert der Therapeut die Abduktion im linken Schultergelenk. Infolge wird der Patientenunterarm supiniert und im Handgelenk eine Dorsalextension mit einer begleitenden Fingerextension eingestellt. Unter Beibehaltung dieser Position wird der Arm außenrotiert und im Ellenbogen gestreckt. Eine Lateralflexion der zervikalen Wirbelsäule zur Gegenseite steigert die Provokation.

Ein weiterer Test zur Dehnung des **N. medianus** ist die **ULTT-2a**-Technik: Der Therapeut steht am Kopfende und fixiert mit seinem rechten Oberschenkel die linke Patientenschulter in Depression. Die linke Hand des Therapeuten hält die Hand des Patienten. Seine rechte Hand liegt am flektierten Ellenbogengelenk und abduziert leicht den Patientenarm. Aus dieser Position wird nacheinander der Ellenbogen extendiert, die Schulter außenrotiert, das Handgelenk dorsal extendiert, die Finger und Daumen extendiert und schließlich die Schulter abduziert.

Für die Dehnung des **N. radialis** bietet sich der **ULTT 2b** an (➤ Abb. 9.71b). Die Ausgangsposition ähnelt der Startposition des ULTT 2a. Der Therapeut steht am Kopfende und fixiert mit seinem rechten Oberschenkel die linke Schulter des Patienten in Depression. Die linke Hand des Therapeuten hält die Hand des Patienten. Seine rechte Hand liegt am gestreckten Ellenbogengelenk und abduziert leicht den Patientenarm. Aus dieser Position wird zunächst der Unterarm in eine vollständige Innenrotation und Pronation gebracht, wobei die Ellenbogenextension beibehalten wird. In weiterer Folge werden das Handgelenk in palmare Flexion, der Daumen in Flexion und die Karpalgelenke in eine Ulnardeviation eingestellt. Anschließend führt der Therapeut die Schulter weiter in die Abduktion.

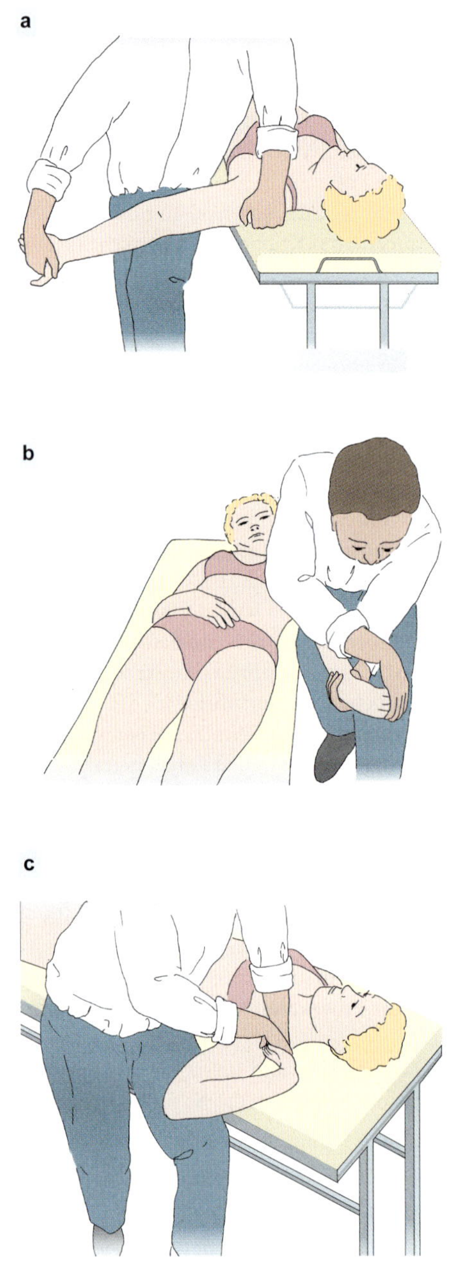

Abb. 9.71 ULTT.
a) Der ULTT-1-Test des N. medianus.
b) Der ULTT-2-Test des N. radialis.
c) Der ULTT-3-Test des N. ulnaris.

Der Test für den **N. ulnaris** wird als **ULTT 3** bezeichnet (➤ Abb. 9.71c). Die Ausgangsposition ähnelt der Anfangsstellung des ULTT 1. Der auf Schultergelenkhöhe neben dem Patienten stehende Therapeut fasst mit seiner rechten Hand die linke Hand des Patienten und unterstützt mit seinem linken Oberschenkel den Patientenellenbogen. Der Therapeut stützt seine linke Hand auf die Behandlungsbank und fixiert so die linke Schulter des Patienten in Depression. Mit einem pronierten und flektierten Unterarm im Ellenbogengelenk wird die Schulter außenrotiert. Durch eine Gewichtsverlagerung des Therapeuten wird der Arm abduziert und die Handfläche bis zum Ohr des Patienten geführt. Verstärkend kann der Patient seinen Kopf zur Gegenseite flektieren.

Nerven-Kompressionstests

Kemp-Test

Der Kemp-Test ist ein Kompressionstest der Nervenwurzeln im **Foramen intervertebrale.** Für diesen Test ist der Sitz die Ausgangsstellung. Der Patient bringt seinen Oberkörper in eine Extension und Lateralflexion mit einer begleitenden Rotation in die Seitneige. Durch Schließen der **Zygapophysialgelenke** erhöht sich der Druck im Foramen intervertebrale. Eine Steigerung der Provokation entsteht, indem der Therapeut Druck auf den Kopf (für die HWS) oder auf den Schultergürtel (für BWS und LWS) ausübt.

Roos-Test oder Stick-up-Test

Mit einer **kostoklavikulären Kompression** werden die dort durchlaufenden Nerven und Gefäße belastet. Der Patient sitzt auf einem Hocker. Aus dieser Ausgangsstellung bringt der Patient beide Schultern in Depression und Retraktion. Die Arme werden in 90°-Flexion im Ellenbogengelenk in horizontaler Abduktion gehalten, während sich die Hände abwechselnd öffnen und schließen. Der Test dauert eine Minute.

Durch die eingenommene Haltung und die Handaktivität erhöht sich der Sauerstoffverbrauch in den oberen Extremitäten. Ist der Test positiv, treten Kribbelparästhesien im Unterarm oder an der Hand auf. Dieser Test gleicht dem Ratschow-Test, der zur Diagnostik einer PAVK (periphere arterielle Verschlusskrankheit) der unteren Extremitäten verwendet wird (➤ Kap. 16.1.4).

Adson-Test

Der Adson-Test übt eine Kompression auf die durchlaufenden Nerven und Gefäße der **hinteren Skalenuslücke** aus. Die Ausgangsstellung ist der Sitz auf einem Hocker. Der Nacken wird leicht extendiert, die Arme ruhen auf dem Schoß. Der Kopf wird bei gleichzeitiger tiefer Einatmung aktiv jeweils 30 Sekunden in Links- bzw. Rechtsrotation gehalten. Getestet wird der freie Durchlauf des neurovaskulären Bündels.

Eden-Test

Der Eden- oder Kostoklavikular-Test komprimiert Gefäße und Nerven beim Durchlauf zwischen **1. Rippe** und **Klavikula.** Der Patient kann dabei entweder auf einem Hocker sitzen oder stehen. Durch einen Zug am Patientenarm bringt der Therapeut die Schulter in eine Depression mit gleichzeitiger Retraktion. Der Patient begibt sich in eine gegenseitige Lateralflexion bei gleichzeitiger forcierter Einatmung. Die Stellung wird 30 Sekunden gehalten.

Wright-Test

Der Wright-Test oder Hyperabduktionstest provoziert durch eine Kompression Gefäße und Nerven beim Durchlauf zwischen **M. pectoralis minor, Processus coracoideus** und **Thorax.** Die

Ausgangsstellung für den Patienten ist der Sitz auf einem Hocker. Anschließend führt der Therapeut den Arm des Patienten in eine Abduktion. Diese Position wird 30 Sekunden beibehalten.

(Hoffmann-)Tinel-Test

Dieser Test provoziert den N. medianus im Karpaltunnel. Der Therapeut klopft bei einem in Dorsalextension gehaltenen Handgelenk auf den Karpaltunnel. Treten dabei Schmerzen auf, ist der Test positiv und deutet auf eine Einengung hin. Eine maximale Palmarflexion im Handgelenk ist dann eventuell ebenfalls schmerzauslösend.

Kennmuskel-Tests

Bestimmte Muskeln werden hauptsächlich über ein Segment innerviert (➤ Kap. 9.18.4). Diese Kennmuskel-Tests bewerten in der Diagnostik bestimmte segmentale Etagen (➤ Tab. 9.10). In der Ausführung wird ein Kennmuskel im Seitenvergleich auf Kraft getestet. Ist die Kraftdifferenz nicht offensichtlich, wird der Muskel fünfmal gegen Widerstand durch seine ganze Bewegungsbahn getestet. Wird eine einseitige Schwäche festgestellt, gilt der Test als positiv.

PT-PRAXIS

Praktische Durchführung Kennmuskel-Test

Kennmuskeln werden z. B. als Teil der neurologischen Diagnostik bei Patienten mit lumbalen Rückenbeschwerden getestet, vor allem, wenn in der Anamnese radikuläre Symptome erwähnt werden. Häufig liegen diskogene Probleme mit Wurzelkompression in den tiefsten lumbalen Segmenten L5 und S1 vor. Zum Testen von L5 (M. extensor hallucis longus) soll der Patient seinen Großzeh gegen Widerstand hochziehen. Zum Testen von S1 (M. triceps surae) soll der Patient auf seinen Zehen stehen, wobei er sich festhalten darf, da es hier nicht um das Gleichgewicht geht. Wegen einer möglichen Kompensation durch die gesunde Seite, sollte der Test auch noch auf einem Bein durchgeführt werden (➤ Kap. 12.1.2, ➤ Tab. 9.10).

Sensibilitätstests

Die Sensibilität wird in gnostische oder epikritische Sensibilität und vitale oder protopathische Sensibilität eingeteilt (➤ Kap. 9.14.4).

Oberflächensensibilität

Auf der Hautoberfläche können einige Modalitäten getestet werden (➤ Kap. 10.2.2):

- **Tastsinn** (gnostisch): Der Tastsinn wird durch leichte Berührungen mit einem Wattestäbchen getestet. Dadurch kann eine Aussage über eine Anästhesie (kein Empfinden), Hyp(o)ästhesie (zu wenig Empfinden) oder Hyperästhesie (zu viel Empfinden) getroffen werden. Es wird zwischen Gefühlsveränderungen in den Dermatomen und peripheren Innervationsfeldern unterschieden (➤ Abb. 9.59). Dadurch kann eine Differenzierung zwischen Nervenwurzel und peripherem Nerv erfolgen.
- **Diskriminationssinn** (gnostisch): Zur Feststellung des Diskriminationssinns (➤ Abb. 10.15) drückt der Therapeut zwei Finger oder spitze Gegenstände auf die Haut des Patienten. Der Patient soll dabei den kleinsten möglichen Abstand zwischen den Druckpunkten bestimmen. Der Therapeut kann den Patienten auch danach fragen, wie viele Finger dieser gerade auf seiner Haut spürt. Mehrere Versuche mit unterschiedlicher Anzahl der Finger erhöht die Zuverlässigkeit des Tests (Reliabilität). Es kann ein Vergleich mit der gesunden Seite gemacht werden.
- **Temperatur** (vital): Der Therapeut testet, ob der Patient einen Temperaturunterschied zwischen warm und kalt spürt. In der Ausführung werden verschieden temperierte Gegenstände auf unterschiedliche Hautareale gehalten.
- **Schmerzempfinden** (vital): Dem Patienten werden zur Unterscheidung abwechselnd stumpfe und spitze Nadeln leicht auf die Haut gedrückt. Dieser Test kann auch mit einem sogenannten Wartenbergrad (Nadelrad), einem Anästhesiometer, ausgeführt werden. Vor allem auf dem Rücken, wenn der Patient in Bauchlage liegt, ist diese Methode sehr geeignet.

PT-PRAXIS

Praktische Übung: Diskriminationssinn testen

Beim Üben an Studiengenossen kann der Unterschied festgestellt werden zwischen dem **Diskriminationssinn** auf der Haut am Rücken und der Haut an der palmaren Seite der Hand. Diese Übung ähnelt dem Test, der am Patienten durchgeführt wird zum Vergleich zwischen kranker und gesunder Seite. Am Rücken ist der Diskriminationssinn sehr niedrig, an der Hand hingegen sehr hoch.

PT-PRAXIS

Praktische Durchführung Tastsinn-Test

Wenn der Tastsinn durch leichte Berührungen mit einem Wattestäbchen oder Wattebausch getestet wird, sollte das kreisförmig rund um die Extremität geschehen, proximal und distal sowohl am Oberarm als auch am Unterarm, beziehungsweise am Oberschenkel und am Unterschenkel. Der Patient bekommt folgende Instruktion: *„Sagen Sie, wann das Gefühl verschwindet, und auch, wann es wieder auftaucht".* Beim Testen am Fuß und an der Hand werden diese an mehreren Stellen berührt und auch die Zehen beziehungsweise die Finger miteinbezogen. Beim Testen am Rücken wird in Längsrichtung links und rechts an der Wirbelsäule entlanggestrichen.

Tiefensensibilität

Die Tiefensensibilität wird durch Muskelsensoren (Muskelspindeln, ➤ Kap. 9.15.1), Sehnen, Bänder und Gelenkkapseln (➤ Kap. 11.4.2 und ➤ Tab. 9.3) übertragen. Zum Testen ihrer Funktionsfähigkeit gibt es z. B. folgende Möglichkeiten:

- **Lageempfinden** (gnostisch): Das Lageempfinden testet das Haltungs- und Bewegungsgefühl des Patienten. Mit geschlossenen Augen soll der Patient die vom Therapeuten an der gesunden Seit herbeigeführten Gelenkstellungen auf seiner kontralateralen kranken Seite gleichfalls ausführen. Der Test ist mit statischen Einstellungen und Bewegungsmustern möglich.
- **Kraftsinn** (gnostisch): Getestet werden die Kraft und die Feinabstimmung eingesetzter Muskelkraft. Der Patient hält, trotz wechselnder Widerstände vom Therapeuten, die zuvor eingenommene Position eines definierten Körperteils. Obgleich gegen unterschiedliche Widerstände gearbeitet wird, ist eine Bewegung nicht zulässig.
- **Vibrationssinn** (gnostisch): Eine Stimmgabel mit 128 Hz, gehalten auf oberflächlich liegende Knochen, testet den Vibrationssinn. Es wird an beidseitig übereinstimmenden Punkten getestet. Bekundet der Patient eine Differenz in Bezug auf die Vibrationsstärke, gilt der Test als positiv. Dieser Test gilt als Frühwarntest zur Bestimmung einer Polyneuropathie, wie sie sich z. B. beim Diabetes mellitus (➤ Kap. 19.3.4) häufig offenbart.

KLINIK

Nervenfaserdegeneration

Eine Form der Nervendegeneration ist die sog. **Waller-Degeneration,** bei der Nervenfasern im peripheren Nerv z. B. durch Druck oder Durchtrennung beschädigt sind. Dem abgetrennten Teil des Axons fehlt der direkte Kontakt zum Perikaryon (Zellkörper). Dieser Teil, distal der Beschädigung, wird inklusive der Markscheide innerhalb von etwa 24 Stunden wegen fehlender Versorgung absterben (➤ Kap. 4.5.8). Durch Phagozytose und Makrophagen werden diese distalen Axonteile und Markscheiden aufgelöst, während die Zielgewebe, wie z. B. Muskeln, atrophieren.

Reflexe

Eine schnelle, abrupte Dehnung einer Sehne führt durch den Reflexbogen oder Reflexkreis (➤ Kap. 9.15.3) zu einer kurzen Kontraktion des betreffenden Muskels. Diese Dehnung wird vom Therapeuten mit einem Reflexhammer ausgelöst. Dadurch stellt sich eine Normo-, Hyper- oder Hyporeflexie dar. In Abhängigkeit folgender klinischer Zeichen ist die Störung dem Zentralnervensystem oder dem peripheren Nervensystem zuzuordnen:

Eine Rückenmarkläsion mit einhergehender partieller oder totaler Querschnittslähmung hat den Verlust der inhibierenden und kontrollierenden Funktionen als Folge. Die Weiterleitung von zentralen auf periphere Regelkreise ist dann gestört. Bei dieser Pathologie führt ein Dehnreiz zu einer unkontrollierten, übersteigerten Reaktion.

Befindet sich die Läsion im peripheren Nervensystem, z. B. ausgelöst durch eine Protrusion (Bandscheibenvorfall), ist die Reaktion auf einen durchgeführten Reiz vermindert oder gar nicht vorhanden. Der periphere Regelkreis ist komplett unterbrochen.

Patellarsehnenreflex
Der Patient sitzt mit hängenden Unterschenkeln auf der Behandlungsbank. Der Therapeut schlägt leicht mit dem Reflexhammer auf die Patellarsehne direkt unter der Patella (Kniescheibe). Die Wirkung ist ein Dehnreiz für die Muskelspindeln des M. quadriceps. Der Test gilt der Etage L4.

Achillessehnenreflex
Die Ausgangsstellung für den Patienten ist der Vierfüßlerstand oder die Rückenlage mit überkreuzten Beinen, sodass die Achillessehne zugänglich ist. Durch einen leichten Schlag auf die Achillessehne oberhalb der Ferse wird ein Dehnreiz auf die Muskelspindeln des M. triceps surae erzeugt. Getestet wird das Segment S1.

Bizepssehnenreflex
Der Patient liegt in Rückenlage mit einem leicht flektierten Ellenbogen. Der Therapeut drückt mit seinem Zeigefinger auf die Bizepssehne. Mit dem Reflexhammer schlägt er auf seinen Palpationsfinger. Die Wirkung ist eine Dehnung der Muskelspindeln des M. biceps brachii. Getestet wird das Segment C6.

Trizepssehnenreflex
Der Patient liegt in Rückenlage mit 90° flektiertem Ellenbogen, der Unterarm ruht dabei auf dem Oberkörper. Von der kontralateralen Seite aus wird mit dem Reflexhammer leicht auf die Trizepssehne geschlagen. Die Muskelspindeln der M. triceps brachii werden gereizt. Getestet wird das Segment C7.

Bauchhautreflex
Der Patient liegt in Rückenlage. Der Therapeut streicht schnell und leicht mit dem Griff seines Reflexhammers über die Bauchhaut. Die Strichführung verläuft von lateral nach medial bis hin zur Mittellinie und wird wiederholt, und zwar oberhalb, in Höhe und unterhalb des Bauchnabels. Als Reflex zeigt sich eine Kontraktion der Bauchmuskulatur mit einer Nabelbewegung zur gereizten Seite. Durch diese Einwirkung auf die Mechanosensoren der Bauchhaut wird ein Fremdreflex ausgelöst. Dieser Reflexbogen verläuft über verschiedene Verbindungsneurone. Getestet werden Störungen in den Pyramidenbahnen. Bei fehlendem Bauchhautreflex gilt der Test als positiv.

Fußsohlenreflex
Der Patient liegt in Rückenlage. Der Therapeut streicht leicht mit dem Griff seines Reflexhammers entlang der lateralen Fußsohle. Die Strichführung verläuft von der Ferse bis zum Kleinzeh und weiter medial in den Fußballen. Ausgelöst wird der sog. Strümpel-Reflex mit einer Plantarflexion des Hallux sowie eventuell der Zehen II–V. Ist die Reflexantwort pathologisch, zeigt sich ein dorsal extendierter Hallux mit gleichzeitiger Abduktion der Zehen II–V (Babinski-Reflex). Der Test gilt den Pyramidenbahnen.

MERKE

Sehnenreflexe sind Muskelreflexe

Die sogenannten Sehnenreflexe sind im Grunde Registrierungen einer plötzlichen Dehnung durch eine Muskelspindel als Folge des Reflexhammerschlags. Als Reaktion zieht sich der betreffende Muskel zusammen und damit handelt es sich eigentlich um einen Muskelreflex. Der Golgi-Sensor der Sehne wird hauptsachlich aktiv, wenn die Spannung in der Sehne zu hoch wird. Als Folge entspannt sich der Muskel, statt zu kontrahieren. Eine Sensibilisierung dieser Reflextests kann damit auch durch Vordehnung des Muskels erreicht werden: Die Muskelspindel ist dann ebenfalls vorgedehnt und reagiert schneller bei geringem Reiz.

9.21.3 Zentralneurologische Behandlung

Im Folgenden werden einige physiotherapeutischen Methoden und Anwendungen mit Betonung auf der Bewegungstherapie beschrieben, die im Rahmen der zentralneurologischen Behandlung Anwendung finden. Je nach Untersuchungsergebnis können bei der Behandlung verschiedene Formen von z. B. Kraft-, Ausdauer-, Gleichgewichts- und Koordinationstraining im Vordergrund stehen. Hier sollen jedoch nur einige Strategien besprochen werden, die für die Beeinflussung der Sensomotorik mit Hemmung oder Stimulierung gewisser Gehirnareale besonders charakteristisch sind.

MERKE

Therapeutische Methoden im Klinischen Bereich – Ein Beispiel: Schlaganfall

Der Schlaganfallpatient braucht viel pflegerisches Engagement: Da er im Regelfall zunächst motorisch weitgehend gelähmt ist und mit seiner Lähmung überhaupt nicht umgehen kann, muss er sorgfältig gelagert, ernährt (parenteral oder anfangs über Magensonde), abgesaugt und katheterisiert werden. In der Betreuung ist eine optimale interdisziplinäre Arbeit zwischen Arzt, Pflegepersonal, Physiotherapeuten und anderen Therapeuten sehr wichtig.
Spasmen treten beim Schlaganfallpatienten meistens nach einem stereotypischen Muster auf. In der physiotherapeutischen Untersuchung wird man folgende charakteristischen Haltungsmerkmale der Extremitäten erkennen:

- Beine:
  - Hüfte: Retraktion, Endorotation und Elevation
  - Knie: Extension und Endorotation
  - Fußgelenke: Plantarflexion und Inversion
  - Zehen in Flexion
- Arme:
  - Schulter: Retraktion, Endorotation und Depression
  - Ellenbogen: Flexion und Pronation
  - Handgelenk: Palmarflexion und Ulnardeviation
  - Finger in Flexion
  - Daumen: Adduktion und Flexion.

Am Anfang sind die **Dekubitus-Prophylaxe** (➤ Kap. 10.1.4) der oft übergewichtigen Patienten durch häufiges Umlagern sowie die Vermeidung von **Kontrakturen** entscheidend. Kontrakturen entstehen, wenn die Muskulatur und die Gelenke eines Körperteils in einer ungünstigen Position einsteifen. Dies ist später oft nicht mehr rückgängig zu machen. Die beste Prophylaxe gegen Kontrakturen ist regelmäßiges Durchbewegen aller Gelenke des gelähmten Körperabschnitts bzw. die Lagerung in physiologischer Stellung. Entsprechend ist die beste Prophylaxe gegen den Spitzfuß (häufigste Kontraktur) das Sitzen im Stuhl.
Im weiteren Verlauf treten die Mobilisierung, das Wiedererlernen von Trinken, Essen, Aufsitzen und Gehen (evtl. mit Hilfen) sowie die psychische Betreuung des oft in seinem Lebenswillen zutiefst getroffenen Patienten in den Vordergrund. Der Ablauf und die Art der Versorgung des Patienten in der Neurorehabilitation sollte schon in einem frühen Stadium bestimmt werden und auch die neuropsychologischen Funktionsstörungen umfassen (➤ Kap. 9.8.7).
Wo immer möglich, sollte sich nach dem Aufenthalt im Krankenhaus eine intensive (Früh-)Rehabilitation anschließen. Dort ist insbesondere die motorische und die sprachmotorische Rehabilitation oft mit großem Erfolg verbunden, sodass die Einweisung in ein Pflegeheim häufig vermieden werden kann.

Therapie für Patienten mit Apoplex

Bewegungssynergien

Bei Schädigungen des zentralen Nervensystems wie beim CVA ist die Aktivierung, Inhibierung, Regulierung und Modifizierung aus übergeordneten Zentren, welche die komplexen Muster steuern und falsche Kontraktionen hemmen, verlorengegangen. Nicht regulierte, primitive Muster aus untergeordneten Hirnteilen steuern die Bewegungen. Bewegungen in diesen primitiven Mustern dürfen nicht stimuliert werden. Das selektive Bewegen von Rumpf und Extremitäten muss neu erlernt und stimuliert werden, um funktionelle Handlungen wieder zu ermöglichen.

Muskeltonus und Muskelkontraktion

Gesunde Extremitäten, Kopf oder Rumpf reagieren beim Bewegen durch eine andere Person aktiv, auch wenn kein Kommando dazu gegeben wurde. Das Gewicht der eigenen Körperteile wird sofort vom Patienten übernommen, wenn diese Körperteile losgelassen werden. Abnormaler Tonus, Verlust selektiver Bewegungsmöglichkeit wegen fehlender reziproker Innervation und der Verlust von Oberflächensensibilität erschweren eine passende physiologische Reaktion. Die Reaktion auf das Stellen von Körperteilen kann therapeutisch genutzt werden, weil hierarchisch untergeordnete Hirnteile wie das Paleo-Niveau ➤ Kap. 23.5.2) vom Neo-Niveau die Bewegungsinitiative übernehmen.

Muskelkraft und Ausdauer

Lange Zeit dachte man, dass Krafttraining die Spastizität stimulieren würde. Während des Trainings können auch tatsächlich assoziierte Reaktionen auftreten, die später aber wieder verschwinden. Untersuchungen zeigten, dass Spastizitätssteigerung durch Training keine Rolle spielt und dass durch Steigerung der Bewegungsqualität eine wesentliche Funktionsverbesserung erreicht werden kann. Weil sich bei CVA-Patienten wegen fehlender Bewegungsinitiative und allgemeinem Bewegungsmangel eine beschleunigte Kraftsenkung manifestiert, ist Krafttraining sehr wünschenswert. Spastisches Muskelgewebe zeigt einen schnelleren Kraftverlust als gesunde Muskeln, weil in spastischen Muskeln weniger Fast-twitch-Fasern (Typ 2) aktiviert werden können. Es sollten Widerstände von mindestens 50 % des RM (maximaler Widerstand, 23.7.2) verwendet werden; bei älteren Patienten können die Widerstände bis auf maximal 75 % des RM gesteigert werden.

Auch Ausdauertraining hat keinen negativen Einfluss auf die Spastizität. Der VO_2max. sinkt mit steigendem Alter als Folge biologischer Veränderungen. Eine CVA-Problematik tritt vor allem bei älteren Menschen auf, und auch hier wirkt sich die fehlende Bewegungsinitiative sehr negativ auf den Ausdauerzustand aus. Von intensivem Training geht aber keine Gefahr aus, es ist nicht unbedingt zu belastend. Ausdauertraining hat einen positiven Effekt auf die aerobe Ausdauer, auf Blutdruck und auch auf die Muskelkraft. Ein Reiz von mindestens 50 % der Herzschlagreserve (➤ Kap. 23.7.4) sollte für den Anfang genügen und kann bis auf etwa 80 % der Herzschlagreserve gesteigert werden.

Untersuchungen haben gezeigt, dass bei Patienten mit Hirnschäden, die bereits ein Jahr bestanden, ein Übungsprogramm von acht Wochen positive Effekte hat. Das Programm beinhaltete zwei einstündige Therapieeinheiten pro Woche, bei denen Kraft, Gleichgewicht, Mobilität, Koordination und Beweglichkeit trainiert wurden. Nach acht Wochen zeigten sich wesentliche Verbesserungen des Timed-up-and-go-Tests, der Berg-Balance-Skala (➤ Kap. 9.21.1 und ➤ Kap. 22.7.7) und anderer spezieller CVA-Tests. Die Patienten waren im Allgemeinen auch viel zufriedener.

Funktionelles Training

Für das funktionelle Training gibt es unterschiedliche Strategien.

Wenn ein Patient nicht über ein leistungsfähiges Gedächtnis verfügt, stellt das **fehlerlose Lernen** eine Möglichkeit dar. Im Gegensatz zum Lernen aus eigenen Fehlern ist es hier wichtig, dass Erfolgserlebnisse kreiert werden. Ein normales Feedback aus dem Gedächtnis der sekundären Kortex-Areale (➤ Kap. 9.8.9) fehlt. Durch eine perfekte Ausführung der Teilbewegungen soll eine Automatisierung der Bewegungen angestrebt werden, und erst wenn diese beherrscht werden, werden neue Teilbewegungen gelernt. Die Teilbewegungen werden dann eine nach der anderen wie eine Kette zusammengefügt.

Die Handlungsabfolge kann vor- und rückwärts aufgebaut werden wie eine Kette (engl.: chaining). Der Patient kann die erste Handlung ausführen, während der Therapeut die restlichen Bewegungsteile durchführt (Vorwärts-Chaining). Umgekehrt kann auch der Therapeut die ersten Teilhandlungen selbst ausführen und der Patient darf den letzten Bewegungsteil übernehmen (Rückwärts-Chaining). Beide Methoden werden dann nach und nach gesteigert, indem der Patient immer mehr Bewegungen übernimmt.

Therapie für Patienten mit Parkinson

Gangschulung

Physiotherapeutisch können durch Gangschulung z. B. Gehgeschwindigkeit und Schrittlänge positiv beeinflusst werden. Das typische Parkinson-Gangbild wird somit reduziert.

Um die Selbständigkeit zu erhalten, werden auch Bewegungsstrategien stimuliert. Damit soll die plötzlich auftretende Hemmung, eine Bewegung zu beginnen, das sog. Freezing, reduziert werden.

Zusammengestellte (duale) Aufgaben

Für Patienten mit Parkinson ist es schwierig, gleichzeitig zwei oder mehr Aufgaben auszuführen (Dual- oder Multitasking). Das sichere Ausführen einer einfachen automatisierten Aufgabe wie z. B. das Gehen bedarf schon der vollen Aufmerksamkeit. Es ist notwendig, dem Patienten bewusst zu machen, dass er Aktivitäten separat ausführen kann und dass er dabei bewusste visuelle Kontrolle anwenden soll.

Vor der Aufgaben- oder Bewegungsausführung wird eine einfache Instruktion gegeben und danach wird während der Aufgaben- oder Bewegungsausführung nichts mehr gesagt, weil das zu Ablenkung führen würde. Der Patient kann sich so auf eine Aufgabe konzentrieren, bevor die nächste geübt wird.

Gleichgewichtsübungen

Ein Übungsprogramm bestehend aus Krafttraining und Gleichgewichtsübungen mit drei Trainingseinheiten pro Woche über mehreren Wochen hat bei Parkinsonpatienten einen positiven Effekt.

Übungen können aus Pro- und Retropulsionsübungen bestehen. Dazu wird visuelles und vestibuläres Feedback gegeben. Das Krafttraining bezieht sich z. B. auf Knieflexoren und -extensoren sowie Muskeln des Fußgelenkes. Am günstigsten ist es, bereits in der Frühphase der Erkrankung mit der Therapie zu beginnen.

„Cues" bei Transfer

Die Behandlung zur Gangverbesserung und kognitive Bewegungsstrategien zur Transferverbesserung werden unterstützt durch „Cues". Diese Cues sind Reize aus der Umgebung oder Reize, die der Patient selbst aktiviert. Sie werden bewusst oder unbewusst zum Faszilitieren des automatischen Bewegens genutzt. Der Cortex kann die Bewegung direkt kontrollieren, ohne dass die basalen Ganglien aktiviert werden. Aktivitäten unter verschiedenen Bedingungen, wie es bei Alltagsaktivitäten üblich ist, können verbessert werden, indem ein Übungsprogramm mit Cues absolviert wird.

Unterschieden werden einmalige und rhythmisch wiederholte Cues:

- Einmalige Cues werden angewendet zur Verbesserung der Haltung und zum Initiieren von Bewegungen, wenn eine Bewegung begonnen oder eine Haltung verändert werden soll. Diese kognitiven Cues können die Ausführung zu Beginn des Transfers unterstützen.
- Rhythmisch wiederholte Cues werden bei zyklischen Bewegungen wie z. B. beim Gehen als kontinuierliche rhythmische Reize gegeben. Die Frequenz sollte genau abgestimmt sein.

Wenn Verständnis, Einsicht und Gedächtnis des Patienten in Ordnung sind, können kognitive Cues angewendet werden. Nicht alle Patienten nützt der Gebrauch von Cues gleichermaßen.

Vibrationstraining

Die Muskeln selbst und das Zusammenspiel zwischen Muskeln und Gehirn werden durch unregelmäßige Ruckel- und Schaukelbewegungen stimuliert, während die typischen Parkinsonsymptome unterdrückt werden. Mittlerweile sind spezielle Vibrationsgeräte auf dem Markt. Die Symptome der Parkinson-Erkrankung können z. B. durch unregelmäßige Bewegungsmuster einer Plattform, auf der sich der Patient befindet, gemildert werden.

9.21.4 Peripher-neurologische Behandlung

Physiotherapeutische Methoden und Anwendungen im Rahmen peripher-neurologischer Probleme beziehen sich wie immer auf die Untersuchungsergebnisse. Die Behandlung richtet sich nach den Problemen im Bewegungssystem, die Ursache oder Folge der peripher-neurologischen Probleme sind, z. B. Kraft-, Ausdauer-, Koordinations-, Stabilitäts-, Gleichgewichts-, Mobilitäts- und/oder Koordinationsprobleme. Die Folgen von peripher-neurologischen Problemen sind meist ziehende Schmerzen, Kribbeln, Taubheit und/oder Kraftverlust. Als Beispiel kann ein peripherer Nerv durch gewisse Strukturen eingeklemmt werden, wodurch eine arthrogene oder muskuläre Mobilisierung notwendig wird, um die Einklemmung aufzuheben. In diesem Fall wird nicht das Nervengewebe selbst behandelt, sondern die Ursache im Bewegungssystem.

In seltenen Fällen wird das periphere Nervengewebe selbst behandelt. Es gibt eine Strategie, die für die Beeinflussung des peripheren Nervengewebes besonders charakteristisch ist, nämlich die Mobilisierung dieser Nerven (➤ Kap. 23.6.1). Wenn die Ursachen der Probleme im Bewegungssystem aufgehoben sind, z. B. die Rückenprobleme selbst, aber es bleibt ein Ziehen oder Kribbeln im Bein bestehen, dann ist möglicherweise der Nerv selbst Ursache der Symptome. Die fasziale Umhüllung der Nerven (Endoneurium, Perineurium und Epineurium) ist nicht frei beweglich, sondern verklebt und wird immobil. Die Gleitfähigkeit dieser Nerven sollte dann verbessert werden. Weitere Information bezüglich Nervenmobilisation und Training des Bewegungsapparates im Allgemeinen sind in ➤ Kap. 23 zu finden.

PT-PRAXIS

Nervenmobilisierung

Es macht keinen Sinn, einen Nerven zu mobilisieren, der im Rücken z.B. durch Diskus-Vorwölbung oder mehr distal an einem peripheren Engpass eingeklemmt wird. Dies würde die Probleme nur verschlimmern. Zuerst muss das Grundproblem beseitigt werden!

Literatur

Au, K. L. K., Wong, J. K., Tsuboi, T. et al.: Globus Pallidus Internus (GPi) Deep Brain Stimulation for Parkinson's Disease: Expert Review and Commentary. Neurol. Ther. 2021; 10(1): 7–30.

Bear, M. F., Conners, B.W., Paradiso, M.A., Engel, A.: Neurowissenschaften – Ein grundlegendes Lehrbuch für Biologie, Medizin und Psychologie. 3. Aufl. Spektrum, Heidelberg, 2008.

Benninghoff, A., Drenckhahn, D.: Makroskopische Anatomie, Histologie, Embryologie, Zellbiologie. Band 1: Zelle, Gewebe, Entwicklung, Skelett- und Muskelsystem, Atemsystem, Verdauungssystem, Harn- und Genitalsystem, Band 2: Herz-Kreislauf-System, Lymphatisches System, Endokrine Drüsen, Nervensystem, Sinnesorgane, Haut. 16./17. Aufl. Elsevier, Urban&Fischer, München 2004, 2008.

Butler, D.S., Moseley, L.G.: Schmerzen verstehen. 2. Aufl. Springer, Berlin/Heidelberg, 2009.

Butler, D.S.: Mobilisation des Nervensystems. Springer, Berlin/Heidelberg 1995.

Butler, D.S.: The Sensitive Nervous System. Orthopedic Physical Therapy Product, Adelaide 2006.

Dudel, J., Menzel, R. , Schmidt, R.F.: Neurowissenschaft: Vom Molekül zur Kognition. 2. Aufl. Springer, Berlin, 2001.

Faller, A., Schünke, M.: Der Körper des Menschen. Einführung in Bau und Funktion. 16. Aufl. Thieme, Stuttgart 2012.

Garzorz, N., Elsberger, S.: BASICS Neuroanatomie. Elsevier, Urban&Fischer, München, 2008.

Hüter-Becker, A., Dölken, M.: Physiotherapie in der Neurologie. 3. Aufl. Thieme, Stuttgart, 2010.

Kandel, E., Schwartz, J., Jessell, T.: Neurowissenschaften. Eine Einführung. Elsevier, Spektrum Akademischer Verlag, Heidelberg 1995.

Marieb, E.N., Hoehn, K.: Human Anatomy and Physiology. 11th ed. Pearson Education Ltd., London, 2019.

Paulsen, F., Waschke, J.: Sobotta, Atlas der Anatomie des Menschen. Bd. 1: Allgemeine Anatomie und Bewegungsapparat. 23. Aufl. Elsevier, Urban&Fischer, München 2010.

Paulsen, F., Waschke, J.: Sobotta, Atlas der Anatomie des Menschen. Bd. 2: Innere Organe. 23. Aufl. Elsevier, Urban & Fischer, München 2010.

Paulsen, F., Waschke, J.: Sobotta, Atlas der Anatomie des Menschen. Bd. 3: Kopf, Hals, Neuroanatomie, 23. Aufl. Elsevier, Urban&Fischer, München 2010

Poritsky, R., Freemann, B., Schoen, D.: Malbuch Neuroanatomie. Elsevier, Urban&Fischer, München, 2005.

Putz, R., Pabst, R.: Sobotta, Atlas der Anatomie des Menschen. CD-ROM, Version 3.0. Elsevier, Urban&Fischer, München, 2005.

Reicherzer, T.: Checkliste Anatomie und Physiologie. Elsevier, Urban&Fischer, München, 2009.

Schmidt, R.F., Lang, F., Heckmann, M.: Physiologie des Menschen, mit Pathophysiologie. 31. Aufl. Springer, Berlin, 2011.

Schmidt, R.F., Schaible, H.G.: Neuro- und Sinnesphysiologie. 5. Aufl. Springer, Berlin/Heidelberg, 2006.

Schünke, M., Schulte, E., Schumacher, U., Voll, M., Wesker, K.: Prometheus. Lernatlas der Anatomie. Kopf, Hals und Neuroanatomie. 3. Aufl. Thieme, Stuttgart, 2012.

Sitzer, M., Steinmetz, H.: Lehrbuch Neurologie. Elsevier, Urban & Fischer, München, 2011.

Thompson, R.F.: Das Gehirn: Von der Nervenzelle zur Verhaltenssteuerung. 3. Aufl. Spektrum, Heidelberg, 2001.

Trepel, M.: Neuroanatomie, Struktur und Funktion. 7. Aufl. Elsevier, Urban&Fischer, München, 2017.

Ulfig, N.: Kurzlehrbuch Neuroanatomie. Thieme, Stuttgart, 2008.

Wang, H., Ehnerta, C., Brenner, G.J., Woolf, C.J.: Bradykinin and peripheral sensitization. Biol. Chem. 2006, Vol. 387: 11–14.

KAPITEL

10 Haut und Sinnesorgane

LERNINHALTE

10.1 Haut

- Die Haut ist das größte Körperorgan. Sie schützt uns, nimmt Reize auf und spielt eine wichtige Rolle bei der Wärmeregulation.
- Die Haut besteht aus Oberhaut (Epidermis) und Lederhaut (Korium). Ohne scharfe Abgrenzung liegt darunter die Unterhaut (Subkutis) mit Fettgewebe.

10.1.1 Oberhaut

- Die Oberhaut ist die äußerste Hautschicht. Ihre Zellen sind die Keratinozyten – sie werden basal gebildet, wandern an die Oberfläche und bilden die Hornschicht.
- Pigmentzellen (Melanozyten) geben der Haut ihre Farbe. Insbesondere bei hoher UV-Lichtbelastung können sie zu bösartigen Tumoren entarten (malignes Melanom).
- An mechanisch stark belasteten Hautflächen hat die Oberhaut eine besonders dicke Hornschicht. Das Keratin erhöht die mechanische Festigkeit der Haut und gibt ihr ihre wasserabweisende Eigenschaft.

10.1.2 Leder- und Unterhaut

- Unter der Epidermis liegt die Lederhaut. Sie enthält viele Gefäße, Nerven und kollagenes Bindegewebe.
- Unter der Lederhaut liegt ohne scharfe Grenze die Unterhaut. Sie zeigt besonders viele Fettzellen (Wärmespeicher), große Gefäße und verschiedene Sinnesrezeptoren.
- Bei Bettlägerigkeit neigt die Haut an den druckbelasteten Stellen zum Durchliegen und es entstehen flächige, schmerzhafte Geschwüre (Dekubitus). Dies lässt sich durch regelmäßiges Umlagern und Physiotherapie weitgehend vermeiden.

10.1.3 Verletzungen der Haut und Wundheilung

- Wird die Haut verletzt, so ist sie in der Lage, sich zu regenerieren. Bei Mitverletzung der Basalschicht kommt es zur sog. Defektheilung mit Bindegewebe, es entsteht eine Narbe.
- Die primäre Wundheilung erfolgt, wenn die Wundränder aneinander adaptiert sind (eng anliegen), z. B. bei Operationswunden.
- Bei der sekundären Wundheilung berühren sich die Wundränder nicht. Sie verläuft langsamer als die primäre und hinterlässt eine breite Narbe.
- Eine Wunde heilt in drei Phasen: Exsudations-, Proliferations- und Reparationsphase.

10.1.4 Hautanhangsgebilde

- Haare haben beim Menschen – bis auf die Kopfbehaarung als Sonnenschutz – nur noch eine untergeordnete Bedeutung als Schutz- und Sinnesorgan.
- Sie besitzen einen komplexen Aufbau, ihre Bildung findet durch eine in der Lederhaut gelegene Matrixzone statt.
- Jedes Haar ist mit einer Talgdrüse assoziiert, die ein fettiges Sekret abgibt.
- Die Haarwurzel ist von Nervenfasern umringt, welche die Bewegungen des Haares, z. B. durch einen Luftzug ausgelöst, registrieren.
- Schweißdrüsen geben Flüssigkeit für die Thermoregulation des Körpers ab.
- Durch das Zusammenspiel der verschiedenen Hautdrüsen entsteht der Säureschutzmantel der Haut.
- Nägel sind äußerst feste Hornbildungen an den Enden der Extremitätenglieder. Sie bieten einen mechanischen Schutz und ermöglichen feine Greifbewegungen.

10.1.5 Hautveränderungen

- Die Haut liefert aufschlussreiche Informationen über die körperliche und seelische Befindlichkeit des Menschen, z. B. kann eine livide, zyanotische Verfärbung der Haut mit Temperaturerhöhung am Unterschenkel auf eine Thrombose hinweisen.
- Bedeutende Erkrankungen der Haut sind die Neurodermitis (eine chronisch wiederkehrende Entzündung) und Infektionen, v. a. durch Streptokokken, Staphylokokken und Fadenpilze.

10.2 Sinnesorgane

10.2.1 Sensibilität

- Sensibilität ist die Fähigkeit, Veränderungen in der Umwelt und im Körperinneren wahrzunehmen. Diese Sinneseindrücke werden über die Sinnesorgane vermittelt.
- Die Reize werden über Rezeptoren (spezialisierte Zellen, die auf Reize reagieren) aufgenommen und an das ZNS weitergeleitet, wo sie dann bewusst werden.

10.2.2 Hautsensibilität: Berührungs- und Temperaturempfinden

- In der Haut gibt es eine Vielzahl von Rezeptoren, mit denen Berührung, Schmerz und Temperatur registriert werden.

10.2.3 Geruchs- und Geschmackssinn

- Gerüche werden durch Chemorezeptoren im Bereich der Nase wahrgenommen. Es gibt eine enorme Vielfalt von wahrnehmbaren Geruchsunterschieden.
- Die Geschmacksrezeptoren sind v. a. im Bereich der Zunge lokalisiert. Durch sie können die Qualitäten süß, sauer, bitter und salzig ermittelt werden. An der Geschmacksempfindung, z. B. beim Essen, ist immer der Geruchssinn beteiligt.

10.2.4 Auge und Sehsinn

- Das Auge ist ein kompliziert aufgebautes Sinnesorgan, das auf die Wahrnehmung von Lichtreizen spezialisiert ist. Durch die außen liegende Hornhaut und die Linse werden die Lichtstrahlen gesammelt und auf die lichtempfindliche Netzhaut (Retina) projiziert. Dort liegen die Lichtsinneszellen: Zapfen für die Farbwahrnehmung und Stäbchen für die Hell-Dunkel-Wahrnehmung.
- Durch Veränderung der Linsenform kann sich das Auge auf verschiedene Entfernungen einstellen (Akkommodation).
- Die Menge des einfallenden Lichts wird durch die Iris reguliert (Adaptation).

- Die äußeren Augenmuskeln ermöglichen dem Augapfel eine fein regulierte Beweglichkeit.

10.2.5 Hör- und Gleichgewichtsorgan

- Das Hörorgan reagiert auf Schallreize. Man unterscheidet das äußere Ohr mit Ohrmuschel und Gehörgang, das Mittelohr mit den Gehörknöchelchen und das Innenohr.
- Das Innenohr ist ein schneckenförmiges Gebilde, in dem das Corti-Organ als sinnesaufnehmende Struktur liegt. Die Hörsinneseindrücke werden über den VIII. Hirnnerven zum Gehirn geleitet.
- In direkter Nachbarschaft zum Hörorgan liegt der Gleichgewichtssinn. Er besteht aus dem Vorhof und den drei Bogengängen und informiert das Gehirn über Lage und Beschleunigung des Körpers.

10.1 Haut

DEFINITION

Haut (Cutis)

Größtes, den gesamten Körper bedeckendes Organ mit einer Fläche von 1,5–2 m2 und einem Gewicht von 3,5–10 kg. Besteht aus den zwei Hauptschichten Epidermis (Oberhaut, äußerste Schicht) und Korium (Lederhaut). Darunter liegt die Subkutis (Unterhaut, ➤ Abb. 10.1). Der Haut zuzurechnen sind die Hautanhangsgebilde Haare, Hautdrüsen und Nägel.

Aufgaben der Haut

Die Haut hat mehrere **Funktionen:**

- Sie trennt die „Innenwelt" von der „Außenwelt" und schützt den Körper so vor schädlichen Umwelteinflüssen.
- Die Haut ist mit ihren diversen Rezeptoren und Tastkörperchen ein wichtiges Sinnesorgan und stellt somit eine Verbindung zur Außenwelt her.
- Sie hält die Körpertemperatur über die Abgabe von Flüssigkeit (z. B. in Form von Schweiß) sowie durch Verengung und Erweiterung der Hautgefäße konstant.
- Darüber hinaus greift die Haut ausgleichend in den Wasserhaushalt ein, indem sie gewissermaßen als natürliche Barriere einem extremen Wasserverlust entgegenwirkt und andererseits über Drüsensekrete Wasser und Salz abgibt.
- Schließlich ist die Haut eine Art „Spiegel der Seele" und in diesem Sinne auch Kommunikationsorgan – man denke nur daran, wie wir vor Neid erblassen oder in unangenehmen Situationen vor Scham erröten!

Aufbau der Haut

Die Haut (Cutis, ➤ Abb. 10.1) besteht aus zwei Schichten: der **Epidermis** (Oberhaut) als äußerster Schicht und dem **Korium** (Lederhaut) . Die darunter liegende **Subkutis** (Unterhaut) ist funktionell sehr eng mit der Lederhaut verbunden und wird, da sie sich vor allem durch ihr Fettgewebe von der Lederhaut unterscheidet, von manchen Autoren als dritte Hautschicht bezeichnet.

Ferner unterscheidet man zwei Hauttypen: die **Leisten-** und die **Felderhaut.** Letztere hat ihren Namen durch gruppenförmig stehende Bindegewebspapillen der Lederhaut, welche die Hautoberfläche in Felder aufgeteilt erscheinen lassen. Die Felderhaut enthält Haare, Schweiß- und Talgdrüsen.

Die Leistenhaut wird dagegen durch kammartig stehende Bindegewebspapillen in Hautleisten aufgeteilt. Sie enthält nur Schweißdrüsen, aber keine Haare und Talgdrüsen. Man findet sie nur an den Handflächen und Fußsohlen (alle anderen Hautflächen entsprechen der Felderhaut).

10.1.1 Oberhaut

Die **Epidermis** (Oberhaut) ist die äußerste Schicht der Haut (➤ Abb. 10.2). Sie ist gefäßlos und je nach Körperregion zwischen 30 µm (= 0,03 mm) und 4 mm dick.

Sie besteht aus einem mehrschichtigen verhornten Plattenepithel (➤ Abb. 4.2), das hauptsächlich aus **Keratinozyten** (kernhaltigen Hornzellen) aufgebaut ist. Diese Zellen produzieren den Hornstoff **Keratin,** der zum einen eine wasserabweisende und mechanisch schützende Schicht bildet und zum anderen der Haut Festigkeit verleiht.

Schichten der Oberhaut

Die Keratinozyten der Oberhaut sind normalerweise in vier Lagen aufgeschichtet. Wo die mechanische Belastung am größten ist, z. B. an den Handflächen und Fußsohlen, hat die Epidermis sogar fünf Schichten. Man unterscheidet vom Körperinneren zur Oberfläche hin:

- **Basalzellschicht** (Stratum basale): Eine einfache Zellschicht aus sich ständig teilenden, länglichen Zellen. Die durch fortlaufende Vermehrung neu gebildeten Zellen schieben sich Richtung Oberfläche und werden dabei allmählich zu Zellen der Stachelzellschicht. Sind sie an der obersten Schicht der Epidermis angelangt, verlieren sie zunächst ihren Kern und werden dann abgeschilfert und von den nachdrängenden jüngeren Zellen ersetzt – ein Kreislauf ohne Ende. Die Basalzellschicht der haarlosen Haut enthält berührungsempfindliche Nervenendigungen, **Merkel-Tastscheiben** (➤ Abb. 10.14) genannt.
- **Stachelzellschicht** (Stratum spinosum): Sie besteht aus acht bis zehn Reihen von z. T. melaninhaltigen Zellen mit stacheligen Ausläufern (lat.: spinosus = stachelig), über welche die Zellen miteinander verbunden sind. Die Zellen bilden über diese Brücken ein Gerüst, das die Epidermis stabil hält.

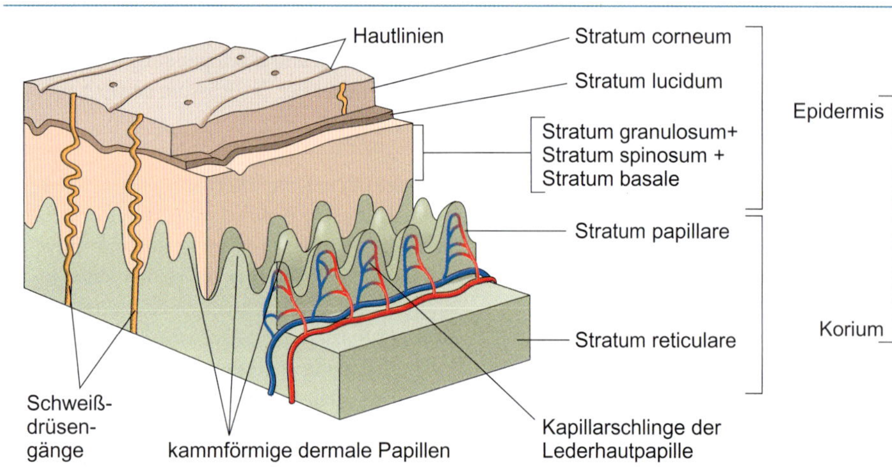

Abb. 10.1 Übersicht über den Aufbau der unbehaarten Haut (Leistenhaut). Man erkennt Epidermis und Korium. Die Subkutis ist nicht abgebildet. Die Hautoberfläche ist durch feine Rillen (Hautlinien) in Hautleisten aufgeteilt, an deren Kämmen die Ausführungsgänge der Schweißdrüsen enden.

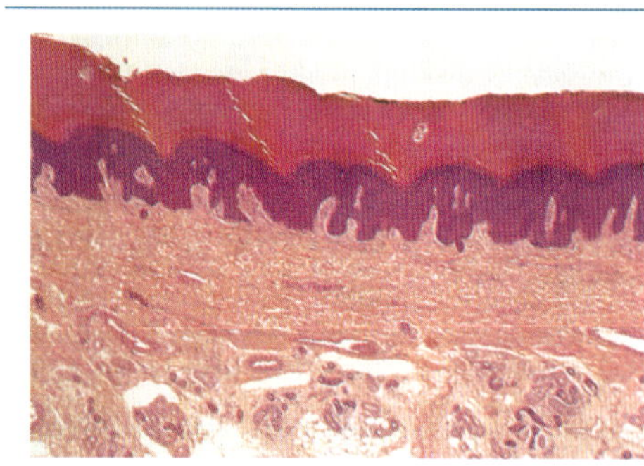

Abb. 10.2 Die Schichten der Epidermis im histologischen Schnitt. Die verhornten Anteile sind rot gefärbt, die restlichen Schichten der Epidermis violett. Darunter erkennt man zunächst rosa die Lederhaut, ganz unten – aufgelockert – die Unterhaut (Subkutis) mit Schweißdrüsenanschnitten. [X141]

- **Körnerschicht** (Stratum granulosum): Diese Schicht besteht aus drei bis fünf Reihen flacher Zellen, die Keratohyalin enthalten, eine für die Hornbildung (Keratinbildung) wichtige Substanz. Ferner scheidet die Körnerschicht ölähnliche Substanzen aus, welche die Epidermis geschmeidig machen. In dieser Hautschicht verlieren die lebenden Keratinozyten ihren Kern und werden zu den kernlosen **Keratozyten** (kernlose Hornzellen).
- **Glanzschicht** (Stratum lucidum): Diese Schicht findet sich nur an Handtellern und Fußsohlen. Sie besteht aus mehreren Reihen durchsichtiger, flacher Zellen (lat.: lucidus = leuchtend), die ebenfalls die Haut vor mechanischer Belastung schützen.
- **Hornschicht** (Stratum corneum): Diese Schicht besteht aus 25–30 Reihen flacher und vollständig mit Keratin gefüllter Zellen **(Korneozyten).** Zwischen ihnen liegt ein Fettfilm, der ähnlich wie Mörtel zwischen Steinen für die Festigkeit dieser Hautschicht sorgt und außerdem vor Verdunstung schützt. Die Korneozyten werden ständig abgeschilfert und stellen die eigentliche Trennschicht zwischen dem Körperinneren und der Außenwelt dar.

In der Basal- und Stachelzellschicht findet man die **Melanozyten.** Sie produzieren **Melanin,** ein Pigment, das der Haut seine Farbe und auch die Sonnenbräune gibt. Das Melanin wirkt quasi wie ein Sonnenschirm, der die tieferen Hautschichten vor dem v.a. in hoher Dosierung gefährlichen UV-Licht schützt. Dabei ist ein Melanozyt verantwortlich für den Schutz von ca. 4–10 Keratinozyten, und man findet pro Quadratmillimeter Oberhaut ca. 1 000 dieser Zellen. Die Melanozyten können bei übermäßiger Sonnenbestrahlung allerdings selber Schaden nehmen und sich in Tumorzellen verwandeln. Es droht dann ein **malignes Melanom,** ein bösartiger Hauttumor, der rasch metastasiert und – abgesehen vom Frühstadium – kaum erfolgreich behandelt werden kann (Kasten „Malignes Melanom").

PT-PRAXIS

Malignes Melanom

Bei diesem bösartigen Hauttumor kann Früherkennung lebensrettend sein. Physiotherapeuten sollten daher die Haut des Patienten „im Auge behalten" und einen gewöhnlichen Leberfleck von einem **Melanom** unterscheiden können, um bei Verdacht den Patienten zum Hautarzt zu verweisen. Folgende vier Kriterien sind dabei hilfreich (ABCD-Regel):

A: **A**symmetrie des Herdes
B: **B**egrenzung unscharf oder polyzyklisch
C: **C**oloration ungleichmäßig: hellbraune, dunkle und schwarze Anteile
D: **D**urchmesser ungleich lang

Verhornung der Oberhaut

Das **Keratin** gibt der Haut seine wasserabweisende Eigenschaft. Die Verhornung erfolgt dadurch, dass die in der Basalschicht neu gebildeten Zellen in Richtung Hautoberfläche geschoben werden. Während dieser Wanderung verschwinden Zytoplasma, Zellkern und Zellorganellen und werden durch den Hornstoff Keratin ersetzt. Im Stratum lucidum und in der Hornschicht kann deshalb kein Stoffwechsel mehr stattfinden – die Zellen sind tot. Zuletzt werden die verhornten Zellen an der Oberfläche abgerieben. Dieser Prozess der Erneuerung mit seiner Wanderung der Zellen von innen nach außen dauert insgesamt ca. zwei Wochen.

KLINIK

Psoriasis

Ca. 2 % der Bevölkerung leiden an einer erblichen Verhornungsstörung der Haut, der **Psoriasis** oder **Schuppenflechte.** Die Krankheit verläuft schubweise (chronisch-rezidivierend); neue Schübe werden häufig durch Infektionen, Stress oder Medikamente ausgelöst.

Durch die Verhornungsstörung kommt es vor allem an den Ellenbogen, den Knien und in der Kreuzbeinregion zu silbrig schuppenden, insgesamt aber stark geröteten Hautveränderungen, die zwar nicht schmerzen, aber oftmals jucken und entstellend wirken (➤ Abb. 10.3). Auch Nägel und Gelenke können mit erkranken. Die Therapie ist langwierig; hornauflösende Substanzen (z. B. Salizylsäure), UV-Licht, Dithranol- und Kortisonsalben können Linderung bringen.

Hautfarbe

Die **Hautfarbe** wird bestimmt durch:

- **Melanin,** das von den Melanozyten gebildete Pigment der Epidermis
- **Karotin,** einem Pigment der Leder- und Unterhaut
- **Blutkapillaren** der Lederhaut. Die durch die Durchblutung erzeugte Hautfarbe erlaubt Rückschlüsse auf die Sauerstoffsättigung des Blutes; z. B. Blaufärbung der Lippen bei Sauerstoffmangel (Zyanose, ➤ Kap. 17.9.3), rosige Wangen bei guter Sauerstoffsättigung.

Je nach Melaninanteil der Haut variiert die Hautfarbe zwischen blass, gelb und schwarz. Da die Zahl der Melanozyten bei allen menschlichen Rassen ungefähr die gleiche ist, ist die Farbe der Haut auf die unterschiedliche Pigmentmenge zurückzuführen, die diese Melanozyten produzieren.

Beim **Albinismus** (albus = weiß) kann die Epidermis wegen eines Erbleidens kein Melanin produzieren (➤ Abb. 10.4). Das Pigment fehlt dabei nicht nur in der Haut, sondern auch in den Haaren und in den Augen, deren Regenbogenhaut wegen der durchscheinenden Blutgefäße rötlich aufscheint. Diese Menschen sind sehr blass und extrem sonnenempfindlich. Der Albinismus stellt weit mehr als ein kosmetisches Problem dar. Das zeigt sich daran, dass diese Menschen häufig an Hauttumoren erkranken, da das UV-Licht ungemindert die obersten Hautschichten durchdringt.

10.1.2 Leder- und Unterhaut

Lederhaut

Die unter der Oberhaut liegende, bindegewebige **Lederhaut** (Korium) ist im Bereich der Leistenhaut (Handflächen und Fußsohlen) bis zu 2,4 mm dick, an den Augenlidern, am Penis und am Hodensack dagegen nur 0,3 mm dünn. Sie verleiht der Haut einerseits Reißfestigkeit, andererseits aber auch die Möglichkeit zur elastischen Deh-

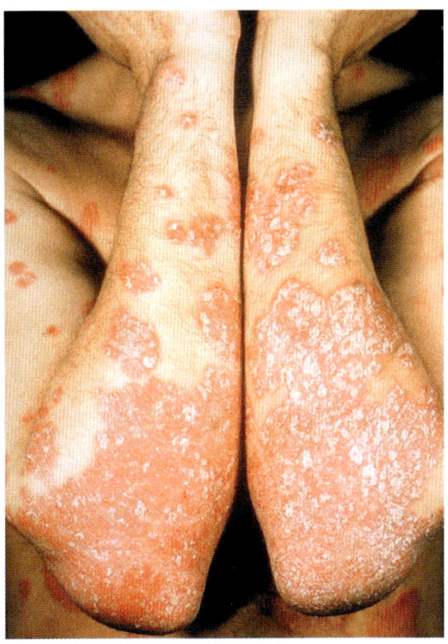

Abb. 10.3 Schwere Form der Schuppenflechte (Psoriasis) mit typischem Verteilungsmuster an den Streckseiten der Extremitäten. Ursache der Erkrankung ist wahrscheinlich eine erbliche Störung der Verhornung. [U136]

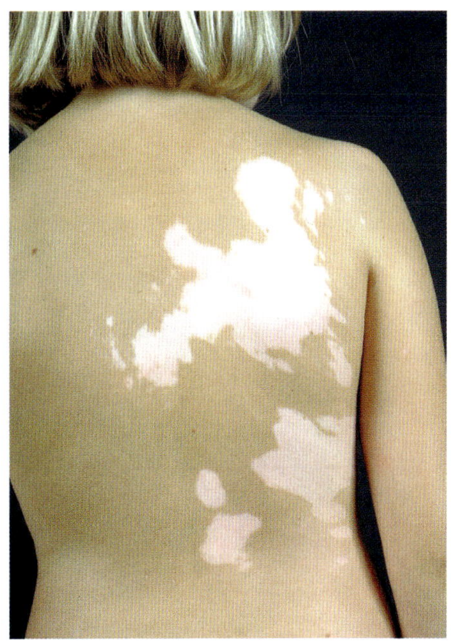

Abb. 10.4 Die Vitiligo (Weißfleckenkrankheit) ist eine Minimalvariante des Albinismus, die sich nur auf einzelne Körperareale beschränkt. [M123]

nung. Der Ausdruck Lederhaut rührt daher, dass aus der Lederhaut von tierischen Häuten durch das Gerben Leder gewonnen wird.

Der obere Abschnitt der Lederhaut, die **Papillarschicht** (Stratum papillare), besteht aus lockerem Bindegewebe, das feine elastische Fasern besitzt. Die Grenze zur Oberhaut ist durch kleine, zapfenartige Ausziehungen vergrößert, die **dermale Papillen** genannt werden (➤ Abb. 10.1). In ihnen verlaufen Blutkapillaren, welche die Oberhaut versorgen. Die dermalen Papillen dienen nicht nur einer festen Verzahnung mit der Oberhaut, sondern werfen die Oberhaut auch zu linienartigen Mustern auf, den Hautlinien. Diese Linien erleichtern das Greifen und geben jedem Finger seinen charakteristischen Fingerabdruck.

Einige dermale Papillen enthalten Berührungsrezeptoren, die **Meissner-Körperchen** (➤ Abb. 10.14), die vor allem im Bereich der Fingerbeeren vorkommen.

Der untere Abschnitt der Lederhaut, die **Geflechtschicht** (Stratum reticulare), ist aus hartem Bindegewebe aufgebaut, das neben kollagenen und elastischen Fasern auch Blutgefäße, Fettgewebe, Haarfollikel, Nerven, Talgdrüsen und Schweißdrüsengänge enthält. Die Kombination von kollagenen und elastischen Fasern macht die Haut elastisch und trotzdem stabil.

PT-PRAXIS

Schwangerschaftsstreifen

In der Schwangerschaft muss sich die Haut der werdenden Mutter enorm ausdehnen. Bei manchen Frauen schafft es die Haut allerdings nicht ganz, mit dem Wachstum von Bauch und Brüsten Schritt zu halten. Es treten dann kleine Risse in der Haut auf. Sie bleiben auch nach der Schwangerschaft als weiße Streifen bestehen und werden **Schwangerschaftsstreifen** oder **Striae distensae** genannt. Vorbeugend wird empfohlen, in der Schwangerschaft die Haut sorgsam einzufetten, um ihre Elastizität zu verbessern. Allerdings: Die Neigung, Striae zu entwickeln, ist auch von erblichen Faktoren abhängig.
Nach der Entbindung kann durch eine sog. Zupfmassage die Rückbildung der Striae günstig beeinflusst werden. Dabei wird die Haut an der betreffenden Stelle zwischen Daumen und Zeigefinger gegriffen und abgehoben, bis sie wieder zurückschnellt – eine Technik, welche die Wöchnerinnen selbst durchführen können.

Unterhaut

Die **Subkutis** (Unterhaut) besteht aus lockerem Bindegewebe. Sie ist die Verschiebeschicht der Haut zu den darunter liegenden Schichten wie **Muskelfaszien** (➤ Kap. 4.5.4) oder **Periost** (Knochenhaut). Da die Unterhaut nur gering durchblutet ist, eignet sie sich als Injektionsort von Medikamenten, die wegen einer erwünschten langanhaltenden Wirkung langsam resorbiert werden sollen, z. B. der Gerinnungshemmer Heparin (➤ Kap. 6.5.6).

In der Unterhaut liegen die Schweißdrüsen, die unteren Abschnitte der Haarbälge sowie spezielle Druck- und Vibrations-Tastkörperchen, die nach ihren Entdeckern **Vater-Pacini-Lamellenkörperchen** genannt werden (➤ Abb. 10.14).

In die Unterhaut sind je nach Körperbau und Körperstelle mehr oder weniger viele Fettzellhaufen eingelagert. Dieses **subkutane Fettgewebe** dient als Stoßpuffer, als Kälteschutz und als Energiespeicher.

10.1.3 Verletzungen der Haut und Wundheilung

DEFINITION

Wunde

Umschriebene Gewebezerstörung durch äußere Einwirkung. Entsteht durch mechanische Kräfte (z. B. Sturz), chemische Einflüsse (z. B. Säuren), extreme Temperaturen oder auch durch energiereiche Strahlen.

Wundheilung

Physiologischer Vorgang zum Verschluss der Wunde und zur Regeneration des zerstörten Gewebes.

Wird die Haut z. B. durch einen Schnitt oder einen Sturz verletzt, so ist sie in der Lage, sich zu regenerieren. Dieser Regenerationsvorgang heißt auch **Wundheilung.** Bei oberflächlichen Verletzungen, bei denen die Basalschicht der Epidermis (Oberhaut) intakt bleibt (z. B. Schürfwunden), heilt die Wunde mit intakten Hautzellen aus. Die Basalschicht bildet neue Hautzellen und gibt sie Richtung Oberfläche ab (Heilung bzw. Restitutio ad integrum, ➤ Kap. 5.3.1). Ist die Wunde tiefer, die Basalschicht also mitverletzt, kommt es zur sog. **Defektheilung** mit Bindegewebe, d. h., es bildet sich eine **Narbe.** Bindegewebe ist das Reparaturgewebe des Körpers und kann die spezifischen Funktionen des Ursprungsgewebes nicht mehr erfüllen: So hat eine Narbe keine Hautanhangsgebilde wie Haare oder Hautdrüsen, die Haut ist in ihrer Funktion eingeschränkt.

Narben

Bei **Narben** handelt es sich um bindegewebiges Ersatzgewebe ohne Hautanhangsgebilde wie Haare und Schweißdrüsen. Narben entstehen nach Verletzungen und Operationen. Narbengewebe hat die Tendenz zu schrumpfen und kann die verschiedenen Hautschichten untereinander und mit tiefer liegenden Schichten (Muskelfaszie, Periost) „verkleben". Dies führt insbesondere dann häufig zu starken Beeinträchtigungen, wenn die Narbe über einem Gelenk liegt: Kontrakturen (Einschränkung der Gelenkbeweglichkeit) sind oft die Folge. Häufig bleibt im Bereich von Narben ein „empfindliches Gefühl" bestehen.

PT-PRAXIS

Narbenbehandlung

Sobald eine Operationswunde verheilt ist, sollte (ggf. durch den Physiotherapeuten) immer eine **Narbenbehandlung** durchgeführt werden. Hierzu werden die Wundränder behutsam gegeneinander verschoben und Hautstriche mit der Fingerkuppe in Richtung Narbe und entlang der Wundränder ausgeführt. Die Narbe verfärbt sich dabei und wird als Zeichen verstärkter Durchblutung rot. Der Patient sollte durch den Einsatz von Narbenöl oder einer fettenden Creme die Narbenbehandlung unterstützen. Auch ältere Narben können durch diese Behandlung geschmeidiger werden, und von ihnen ausgehende Beschwerden können zurückgehen oder sich mildern.

Primäre und sekundäre Wundheilung

Der Heilungsverlauf einer Wunde hängt wesentlich davon ab, auf welche Weise sie entstanden ist und wie stark sie demzufolge mit infektiösen Erregern besiedelt ist. Dementsprechend werden primäre und sekundäre Wundheilung unterschieden:

Bei der **primären Wundheilung** liegen die Wundränder direkt aneinander, und durch einfaches Zusammenwachsen bildet sich eine schmale Narbe (➤ Abb. 10.5). Sie ist das Ziel jeder Wundbehandlung. Dazu muss die Wunde keimarm, glatt, frisch (nicht älter als sechs Stunden) und sauber sein. Ein einfaches Beispiel ist die durch Naht verschlossene Operationswunde, die ohne Infekt in zehn bis zwölf Tagen ausheilt.

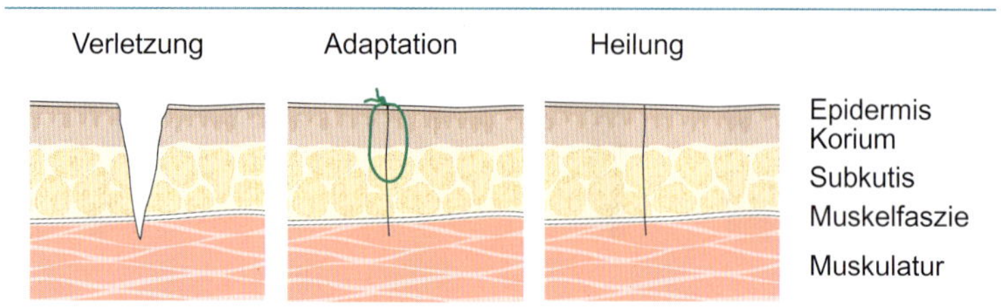

Abb. 10.5 Primäre Wundheilung, hier nach einer unmittelbar chirurgisch versorgten Verletzung.

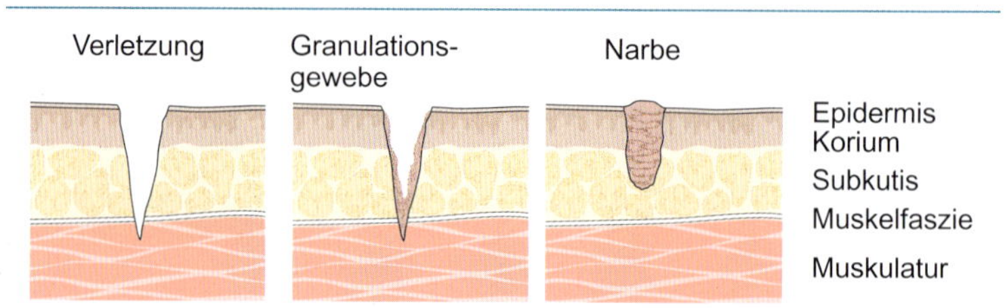

Abb. 10.6 Die sekundäre Wundheilung verläuft – wesentlich langsamer als die primäre – über die Vernarbung von Granulationsgewebe.

Bei Wunden mit größeren Gewebedefekten, klaffenden oder älteren Wunden und bakteriell kontaminierten Wunden – hierzu gehören auch primär „saubere" Wunden, die nicht innerhalb der ersten Stunden chirurgisch versorgt worden sind – kommt es zur **sekundären Wundheilung** (➤ Abb. 10.6).

Phasen der Wundheilung

- **Exsudationsphase** (1.–4. Tag): Innerhalb von wenigen Stunden füllt sich die Wunde mit Blut und verklebt durch die Gerinnungsvorgänge (➤ Kap. 6.5). Die umliegenden Blutgefäße erweitern sich und werden durchlässiger. Austretende Gewebeflüssigkeit führt zum Wundödem. Abwehrzellen wandern von den Gefäßen in die Wunde ein und bauen Bakterien und Gewebsnekrosen ab.
- **Proliferationsphase** (5.–10. Tag): Kapillaren und Bindegewebszellen sprossen von den Wundrändern her ins Wundbett ein – es bildet sich das gefäßreiche Granulationsgewebe. Nach knapp einer Woche beginnt mit dem Aufbau von Kollagenfasern die **Wundkontraktion** (Schrumpfung der Wunde).
- **Reparationsphase** (11.–21. Tag): Das Bindegewebe wird zellärmer und faserreicher, die Narbe festigt sich.

Die einzelnen Phasen der Wundheilung gelten sowohl für die primär wie auch die sekundär heilende Wunde. Bei einer sekundär heilenden Wunde dauern die einzelnen Phasen sehr viel länger: In der exsudativen Phase müssen hier erheblich mehr Gewebstrümmer abgeräumt werden, die proliferative Phase muss mehr Wundfläche überbrücken und die reparative Phase mehr Fläche reparieren.

10.1.4 Hautanhangsgebilde

DEFINITION

Hautanhangsgebilde

Dazu gehören die Haare, Nägel und Schweißdrüsen. Das gemeinsame Merkmal von ihnen ist: Sie durchstoßen alle die Oberhaut und münden auf der Hautoberfläche. Haare und Nägel sind eine Sonderform der allgemeinen Hornschicht der Haut.

Haare

Haare finden sich an fast allen Körperstellen der Felderhaut. Ihre wichtigste Aufgabe ist der Schutz des Körpers vor Kälte und mechanischer Belastung. Die **Kopfhaare** schützen den Schädel gleich einer luftigen Mütze vor zu starker Sonneneinstrahlung. Die Augenbrauen und Augenwimpern bewahren das Auge vor Fremdkörpern. Haare in den Nasenlöchern verhindern, dass Insekten oder Schmutzpartikel eingeatmet werden. Schließlich haben die Haare in fast allen Kulturen eine große ästhetische und identitätsstiftende Bedeutung (z. B. „Punker"). „Schöne" Haare zu haben, bedeutet, gesund, gepflegt und attraktiv zu sein.

Haaraufbau

Anatomisch gesehen muss man sich ein Haar als einen Faden von zusammengeflochtenen, verhornten Zellen vorstellen. Es besteht jeweils aus einem **Haarschaft** und einer **Haarwurzel.** Die Wurzel reicht bis in die Cutis, manchmal auch bis in die Unterhaut.

Jedes Haar ist mit einer **Talgdrüse** verbunden, deren Ausführungsgang am Haarschaft auf die Hautoberfläche mündet. Die Haarwurzel wird durch den **Haarfollikel** umschlossen. Er besteht aus zwei Schichten von epidermalen Zellen: dem externen und dem internen Wurzelblatt. Umgeben werden die beiden von einem Bindegewebsblatt.

Um die Haarfollikel herum enden Nervenfasern. Sie sind sehr empfindlich und registrieren auch feinste Haarbewegungen, z. B. einen leichten Luftzug.

Das in der Haut gelegene Ende eines jeden Haares verbreitert sich in eine zwiebelförmige Struktur, die **Bulbus** genannt wird. In seinem Kern befindet sich die **Haarpapille,** die viele Blutgefäße enthält und das wachsende Haar mit Nahrung versorgt. Der Bulbus enthält außerdem die Zellschicht, von der aus neue Haarzellen gebildet werden, die Matrix. Entlang des Haarfollikels verläuft ein Bündel von glatten Muskelzellen. Dieses Bündel wird auch als M. arrector pili bezeichnet (➤ Abb. 10.7). Bei Kälte und Stress kontrahieren sich die Muskelfasern und stellen so die Körperhaare senkrecht: Es bildet sich die Gänsehaut.

Ein gesunder Erwachsener verliert durchschnittlich 70–100 Haare pro Tag. Die normale Wachstumsgeschwindigkeit von 0,4 mm pro Tag und der natürliche Regenerationszyklus können diesen Verlust kompensieren. Allerdings werden diese Mechanismen durch chronische Krankheiten, Medikamente, Bestrahlungen und psychischen Stress beeinträchtigt: Dann kann es zum **Haarausfall** und im Extremfall zur Glatzenbildung (Alopezie) kommen.

KLINIK

Glatzenbildung

Nicht mit der Alopezie zu verwechseln ist die natürliche **Glatzenbildung,** die bei ca. 45 % aller Männer auftritt. Die Glatzenbildung beginnt typischerweise im Schläfenbereich (die sogenannten Geheimratsecken) und kann bis zum völligen Haarverlust fortschreiten. Der Haarausfall wird durch das Sexualhormon Testosteron (➤ Kap. 20.10.3) beeinflusst und betrifft vor allem Männer mit genetischer Vorbelastung. Bei ihnen tritt ein Haarausfall zwangsläufig ein.

Haarfarbe

Die **Haarfarbe** wird vom Melaningehalt in den verhornten Zellen bestimmt. Eine verminderte Melaninproduktion und gleichzeitige Lufteinschlüsse im Haarschaft sind für den grau-weißen Haarton des alten Menschen verantwortlich.

Hautdrüsen

Bei den **Hautdrüsen** unterscheidet man Talgdrüsen, Schweißdrüsen und Duftdrüsen. Außerdem gibt es im äußeren Gehörgang noch Drüsen, die Ohrenschmalz produzieren.

Die größte Hautdrüse ist die weibliche Brust. Sie gehört aber funktionell zu den Geschlechtsorganen und wird deshalb in ➤ Kap. 20.11.9 behandelt.

Talgdrüsen

Talgdrüsen sind im Allgemeinen an Haarfollikel gebunden. Der sekretproduzierende Anteil der Drüsen liegt in der Cutis und öffnet sich direkt

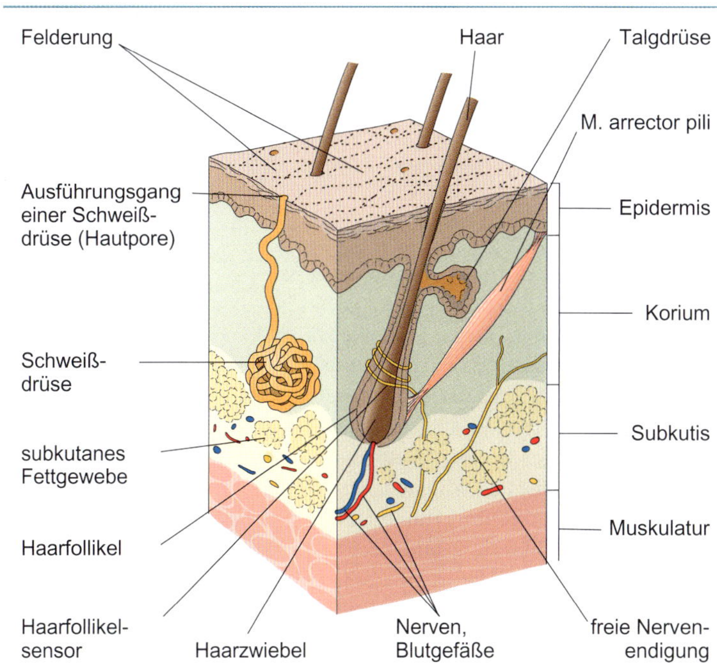

Abb. 10.7 Felderhaut mit Haaren, Talg- und Schweißdrüse. Die Haarwurzel entspringt einer bis in die Korium-Subkutis-Grenze reichenden Ausstülpung der Epidermis. Jedes Haar besitzt eine Talgdrüse, die ihr Sekret entlang des Haares an die Hautoberfläche abgibt.

neben dem Haarschaft auf die Hautoberfläche. Lippen, Penis, Eichel, kleine Schamlippen, Augen und Augenlider enthalten Talgdrüsen, die jeweils unabhängig von Haaren an der Oberfläche münden. Handflächen und Fußsohlen besitzen keine Talgdrüsen. Das von den Talgdrüsen produzierte Sekret ist eine Mischung aus Fetten, Cholesterin, Protein und Elektrolyten.

Der Talg bewahrt das Haar vor Austrocknung und erhält die Haut geschmeidig, zudem verhindert er eine übermäßige Wasserverdunstung und das Wachstum von Bakterien.

Spezialisierte Talgdrüsen im Gehörgang produzieren ein gelblich-bräunliches Sekret, das sog. **Ohrenschmalz** (Cerumen). Es transportiert Schmutzstoffe und kleine Fremdkörper in Richtung Ohrmuschel, kann aber als Cerumenpfropf auch den Gehörgang verlegen und zur Schwerhörigkeit führen.

KLINIK

Mitesser, Pickel und Akne

Wenn Talgdrüsenausgänge verstopfen und der Talg sich anstaut, entstehen **Mitesser** (Komedonen). Ihre schwarze Farbe entsteht durch den Farbstoff Melanin und oxydierte Fettanteile und hat nichts mit Schmutz zu tun. In der Pubertät nimmt die Talgproduktion vorübergehend zu. Aus diesem Grunde neigen Jugendliche besonders zu Pickeln. Im Alter nimmt die Talgproduktion dann wieder ab (Sebostase), weswegen sich u. a. Falten bilden, die Haut empfindlicher wird und zum Jucken neigt.
Von **Akne** spricht man, wenn viele, z. T. entzündete Mitesser vorliegen.

PT-PRAXIS

Keine manuelle Massage bei starker Akne, Pickeln, Furunkeln

Bei starker Akne, Pickeln und größeren lokalen Entzündungen der Haut mit Eiteransammlungen (Furunkeln) ist eine manuelle Massage im betroffenen Gebiet kontraindiziert. Die Entzündungsherde könnten dabei verletzt und gestreut werden, sodass einerseits aus anfangs abgegrenzten Arealen flächige Entzündungen entstehen, andererseits Eitererreger ins Blut gelangen und eine Bakteriämie auslösen können.

Schweißdrüsen

Schweißdrüsen verteilen sich über die ganze Körperoberfläche. Lediglich der Lippenrand, das Nagelbett, Eichel, Klitoris, kleine Schamlippen und Trommelfell sind ausgespart. Schweißdrüsen haben die größte Dichte im Bereich der Handflächen und Fußsohlen. Die Ausführungsgänge der Schweißdrüsen enden in einer Hautpore (➤ Abb. 10.7). Der Schweiß ist eine Mischung aus Wasser, Salz, Harnstoff, Harnsäure, Aminosäuren, Ammoniak, Zucker, Milchsäure und Ascorbinsäure (Vitamin C). Seine Aufgabe ist einerseits die Regulation der Körpertemperatur, zum anderen die Ausscheidung von Stoffwechselendprodukten. Zusätzlich wird durch das saure Sekret der Schweißdrüsen (pH 4,5) der sog. Säureschutzmantel der Haut hergestellt (➤ Kap. 7.2.1), der das Keimwachstum auf der Haut hemmt.

Unter Normalbedingungen gibt der Körper, ohne dass wir es merken, etwa 500 ml Wasser pro Tag durch die Schweißdrüsen ab (➤ Abb. 10.8). Bei anstrengender Tätigkeit und in tropischen Regionen wird sehr viel mehr Flüssigkeit abgesondert, da der Schweiß beim Verdunsten die Haut abkühlt und der Körper sich so von überschüssiger Abwärme befreien kann. Auch fieberkranke Patienten können bis zu 5 l Schweiß pro Tag „ausschwitzen“ – eine Menge, die sorgfältig im Rahmen der Flüssigkeitsbilanzierung (➤ Kap. 20.6), z. B. durch Infusionen, ersetzt werden muss. Die Sekretion der Schweißdrüsen wird durch den Sympathikus (➤ Kap. 9.17.1) gesteuert. Wenn die Wärmebildung im Körperinneren im Rahmen von Muskelarbeit oder einer fiebrigen Infektion zunimmt, gelangen vom Temperaturregulationszentrum des Hirnstamms Impulse über vegetative Fasern an die Drüsenzellen, welche die Schweißsekretion rasch verstärken.

Duftdrüsen

Duftdrüsen finden sich in den Achselhöhlen, der Schamregion und im Bereich der Brustwarzen. Die Ausführungsgänge enden an Haarfollikeln. Sie produzieren ein duftendes Sekret. Ihre Sekretproduktion beginnt in der Pubertät. Die Sekretion ist u. a. abhängig von psychischen Faktoren. Der Geruch des Sekrets hat zudem eine Signalwirkung bei sexuellen Vorgängen (bei Säugetieren allerdings viel mehr als beim Menschen).

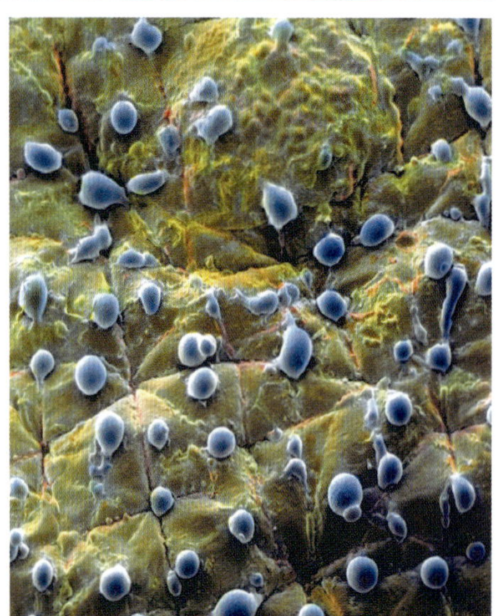

Abb. 10.8 Schweiß wird in kleinen Tröpfchen von den in der Lederhaut gelegenen Schweißdrüsen abgesondert. Seine Sekretion wird durch das vegetative Nervensystem gesteuert. Ausgeprägtes Schwitzen tritt nicht nur beim Sport, sondern auch bei Fieber und als charakteristisches Zeichen von Erkrankungen auf (z. B. kalter Schweiß bei Ohnmacht und Schock oder ausgeprägter Nachtschweiß bei Tuberkulose sowie bei Hormonstörungen). [A500–119]

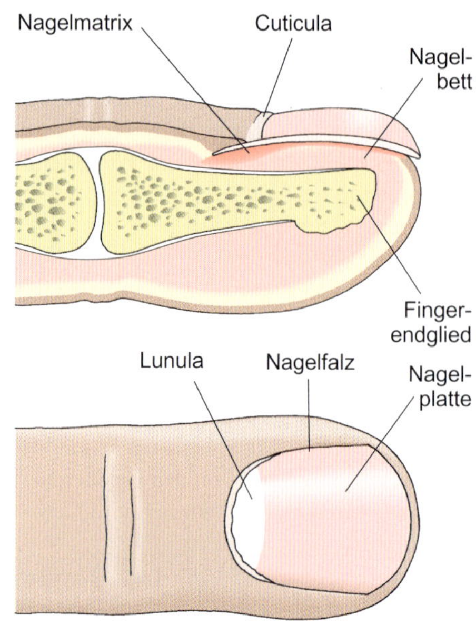

Abb. 10.9 Längsschnitt durch die Fingerspitze und den Nagel.

Nägel

Nägel sind Platten von dicht gepackten, harten, verhornten Zellen der Oberhaut. Sie erleichtern das Greifen und die Feinmotorik im Umgang mit kleinen Gegenständen. Außerdem verhindern sie Verletzungen an den Finger- und Zehenenden. Der überwiegende Teil des sichtbaren Nagels, die Nagelplatte, erscheint wegen des darunter liegenden, gut durchbluteten Nagelbettes rosafarben. Auf diesem Nagelbett schiebt sich der Nagel nach vorne. Der weißliche halbmondförmige Abschnitt am proximalen Nagelende wird Lunula genannt. Die Lunula erscheint weißlich, weil das darunter liegende Nagelbett wegen des dazwischen liegenden, dichten Stratum basale (auch Nagelmatrix genannt) nicht mehr durchscheinen kann. Das Nagelhäutchen (Cuticula) hat keine direkte Funktion, es entspricht vom Aufbau her der Hornschicht der Epidermis (➤ Abb. 10.9).

Der Nagel wächst, indem sich die Oberflächenzellen der Nagelmatrix in verhornte, tote Nagelzellen umwandeln. Durchschnittlich beträgt der Längenzuwachs eines Fingernagels 0,5–1 mm pro Woche.

Der **Nagelfalz** – ein Hautwulst an den Rändern der Nagelplatte – ist eine Gefahrenstelle für das Eindringen von bakteriellen Infektionen, die als **Panaritium** (Nagelbetteiterung) heftige Schmerzen verursachen können.

10.1.5 Hautveränderungen und -erkrankungen

Hautveränderungen

Die Haut „spiegelt“ nicht nur, wie oben erwähnt, seelische Zustände wider. An ihr lassen sich ebenfalls systemische und lokale Erkrankungen bzw. Beeinträchtigungen des Organismus ablesen. So deutet z. B. eine Gelbfärbung der Haut (Ikterus, ➤ Kap. 18.10.6) auf eine Störung im Bilirubinstoffwechsel hin. Dahinter können Erkrankungen der Gallenblase bzw. -gänge, der Leber (z. B. Hepatitis) oder eine verstärkte Hämolyse der Erythrozyten stehen.

Physiotherapeuten haben oft „Hautkontakt" mit ihren Patienten, sehen und fühlen Hautveränderungen über einen längeren Zeitraum und können somit ein wichtiges „Frühwarnsystem" für viele Erkrankungen sein (➤ Tab. 10.1). Eine genaue Beobachtung der Haut gibt wichtige Informationen über die seelische und körperliche Verfassung des Patienten und ermöglicht eine entsprechende Therapie.

PT-PRAXIS

Hautpflege im Arbeitsalltag von Physiotherapeuten

Durch häufiges Waschen wird der Säureschutzmantel abgetragen, die Haut wird trocken, rissig und anfälliger für Entzündungen. Deshalb ist bei häufigem Händewaschen, wie es im Rahmen der physiotherapeutischen Arbeit aus hygienischen Gründen unerlässlich ist, regelmäßiges Eincremen notwendig, um eine gewisse **Rückfettung** zu erreichen. Eine intakte Haut ist ein guter Schutz gegen Infektionen.

Dekubitus

Bei länger dauernder Druckeinwirkung auf die Haut kommt es über eine Kompression der hautversorgenden Gefäße zu Durchblutungsstörungen (➤ Kap. 16.1.3). Gefährdet sind vor allem bettlägrige Patienten und Patienten mit schlecht sitzenden Prothesen oder zu engen Gipsverbänden. Folge ist eine Mangelversorgung der Haut, die zunächst zu einer Rötung führt. In der weiteren Entwicklung stirbt die Haut ab, und es bilden sich Hautdefekte, die bis auf Muskeln und Knochen hinunterreichen (**Dekubitus,** lat.: decumbere = sich niederlegen). Besonders betroffen sind die Körperregionen, an denen die Haut dem Knochen direkt aufliegt, z. B. Kreuzbein, Ferse und Knöchel (➤ Abb. 10.10).

Zur Vorbeugung (**Dekubitusprophylaxe**) muss jeder bettlägrige Patient regelmäßig umgelagert werden. Wichtig sind auch gründliche Körperpflege, druckstellenfreie Lagerung auf Spezialmatratzen und durchblutungsfördernde Maßnahmen, z. B. Physiotherapie. Ist ein Dekubitus erst einmal entstanden, kann es selbst bei optimaler Pflege Wochen bis Monate dauern, bis die Haut wieder regeneriert ist. Zudem drohen an den offenen Stellen Wundinfektionen (➤ Abb. 7.17).

Einige Erkrankungen der Haut

Neurodermitis

5 % der Erwachsenen und über 10 % der Kinder leiden unter einer **Neurodermitis** (Atopische Dermatitis, Endogenes Ekzem), einer chronisch wiederkehrenden Entzündung der Haut, die mit Juckreiz, Rötung, Nässen, Schuppung und Krustenbildung einhergeht. Charakteristisch ist der

Tab. 10.1 Kriterien der Hautinspektion. Symptome, mögliche Ursachen und Erkrankungen.

Beobachtungskriterium	Veränderung/Symptom	mögliche Ursache/Erkrankung
Hautfarbe	Rötung	• Anstrengung und Aufregung • Hohe Außentemperatur • Alkoholkonsum/-missbrauch • Fieber, Entzündung • Verbrennung (Sonnenbrand) • Bluthochdruck • Exantheme (entzündliche Hautveränderungen an großen Hautbereichen, z. B. bei Masern, Scharlach)
	Blässe	• Kälte • Schreck und Aufregung • Konstitutionelle Hautblässe (angeboren) • Niedriger Blutdruck • Kollaps • Schock • Lokale arterielle Zirkulationsstörungen • Anämie • Akuter Blutverlust • Verminderte Nierendurchblutung
	Gelbverfärbung	• Neugeborenen-Ikterus • Prähepatischer Ikterus, z. B. infolge Hämolyse • Intrahepatischer Ikterus, z. B. infolge Leberentzündung (Hepatitis), Fettleber • Posthepatischer Ikterus, z. B. Verschluss des Leber-Gallengangsystems durch Steine • Lokal: abklingendes Hämatom (Bluterguss)
	• Blauverfärbung (Zyanose) • Untere Extremitäten blau, livide	• Störung des Gasaustausches in der Lunge • Herzerkrankung, z. B. Herzinsuffizienz • Lokal: Hämatom (Bluterguss) • Thrombose
Hauttrophik (Ernährungszustand)	Trocken	• Erniedrigte Talgproduktion durch Medikamente (z. B. blutfettsenkende Präparate, Östrogene), häufiges Waschen • Neurodermitis • Altershaut
	Trocken und schuppig an den unteren Extremitäten	Periphere arterielle Verschlusskrankheit
	Fettig	Gesteigerte Talgproduktion durch Medikamente (z. B. Beruhigungsmittel), gesteigerte Nebennieren- oder Eierstockfunktion, neurologische Erkrankung (Morbus Parkinson)
	Feucht	Vegetative Störungen (z. B. erhöhter Sympathikotonus, Nervosität)
Hautturgor	Herabgesetzt, Haut schlaff, faltig	• Altershaut • Flüssigkeitsverlust (Dehydratation, Exsikkose), z. B. durch Diuretikatherapie, starke Durchfälle oder Fieber
	Gesteigert	• Ödeme (➤ Kap. 16.1.6) • Bösartige und gutartige Tumoren der Haut steigern den lokalen Turgor, wie z. B. Basaliome, Melanome • Hämatome (Blutergüsse)
Hautoberfläche	Effloreszenzen (Hautblüten)	• Besenreiservarizen (Erweiterung kleinster Venen der Haut) • Narben, Keloide (überschießende Narbenbildung) • Dekubitus • Exantheme • Striae (z. B. Schwangerschaftsstreifen) • Petechien (nadelstichartige Hautblutungen infolge Gerinnungsstörungen (➤ Kap. 6.5.7) • Naevus (Muttermal) • Hautneubildungen wie Melanome, Basaliome
	Schwielen	Starke mechanische Belastung, Fehlbelastung
	Einziehungen	Bindegewebszonen (➤ Kap. 4.5.7)
Hauttemperatur	Hoch	• Fieber • Stoffwechselerkrankungen, z. B. Schilddrüsenüberfunktion • Lokal: Entzündungen
	Hoch an den Extremitäten	Thrombose
	Niedrig	Unterkühlung
	Niedrig an den Extremitäten	• Akuter arterieller Verschluss • Vegetative Dysregulation • Niedriger Blutdruck

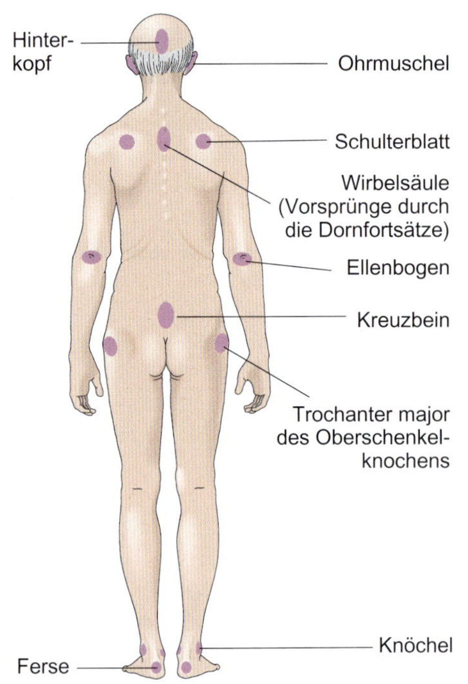

Abb. 10.10 Die eingefärbten Körperregionen sind besonders vom Dekubitus bedroht.

symmetrische Befall der Gelenkbeugen, des Gesichts, des Halses, des Nackens und der Brust.

Beim Neurodermitiker besteht eine Unterfunktion der Talg- und Schweißdrüsen. Die Haut erscheint deshalb trocken. Die Ursache der in den letzten Jahren immer häufiger werdenden Erkrankung ist unbekannt. Die Veranlagung wird wahrscheinlich über mehrere Gene vererbt, die Erkrankung selbst durch verschiedene Faktoren ausgelöst: Psychischer Stress, Kälte bei gleichzeitig überheizten Innenräumen mit trockener Luft oder Waschmittelrückstände können einen Neurodermitisschub auslösen. Oft ist die Krankheit mit Asthma oder Heuschnupfen kombiniert. Man spricht dann auch von einer **Atopie** (➤ Kap. 7.6.1).

Bakterielle Hautinfektionen

Auf jeder gesunden Haut leben unzählige Bakterien (z. B. Staphylokokken und Streptokokken, ➤ Kap. 7.8.1). Sie bilden die sog. residente **Hautflora,** die beim Gesunden keine Hautkrankheiten verursacht.

Hautrisse und/oder eine Abwehrschwäche können aber dieses „Gleichgewicht" stören, sodass sich eine bakterielle Hautinfektion **(Pyodermie)** entwickelt.

Pilzinfektionen der Haut (Dermatomykosen)

Pilze sind häufig „Gäste" auf unserer Haut und führen, wenn sie gute Wachstumsbedingungen finden, zu oberflächlichen Infekten, sog. **Dermatomykosen.** Neben feuchter Wärme bevorzugen Pilze einen Ort oder Wirt mit herabgesetzter Resistenz, weshalb besonders abwehrgeschwächte Patienten, z. B. Diabetiker und andere chronisch Kranke, betroffen sind.

Typischerweise bemerkt der Patient einen zunehmenden Juckreiz, und die betroffenen Hautabschnitte zeigen meist scharf begrenzte, rötliche, schuppende Herde mit betontem Randwall und zentraler Abblassung. Die Schuppen können dabei zur Diagnose eines Pilzbefalls verwendet werden.

Die häufigste Infektion der Haut ist der Pilzbefall der Zehenzwischenräume mit **Fadenpilzen** (➤ Kap. 7.8.4). Etwa die Hälfte der Erwachsenenbevölkerung ist davon betroffen („Fußpilz"). Geschlossenes Schuhwerk und Schweißbildung (Turnschuhe) fördern das Wachstum der Pilze, die leicht z. B. über feuchte Roste in Schwimm- oder Sportanlagen eingefangen werden können. Aber auch alle anderen „feuchten Kammern" des Körpers, wie

- Leisten (Hodensack, weibliches äußeres Genital und Innenseite der Oberschenkel)
- Hautfalten unter der weiblichen Brust
- Beugefalten

werden leicht von Pilzen befallen. Außerdem können sich auch die Finger- und Fußnägel mit Pilzen infizieren – es kommt dann zu einer **Nagelmykose.**

Verbrennungen

Verbrennungen sind Schädigungen der Haut durch Hitzeeinwirkung oder vergleichbare Noxen (schädigende Stoffe/Einflüsse), z. B. elektrischer Strom. Man unterscheidet entsprechend der Tiefenausdehnung:

- **Verbrennungen 1. Grades:** lokale Schwellung und Rötung. Die Haut schuppt später ab, vergleichbar mit einem kräftigen Sonnenbrand
- **Verbrennungen 2. Grades:** zusätzliche Bildung von Brandblasen
- **Verbrennungen 3. Grades:** Zerstörung der Oberhaut und der Lederhaut mit lederartiger Nekrose (Gewebstod), sog. Verkohlung.

Bei weiter ausgedehnten Verbrennungen (ab ca. 15 % der Körperoberfläche) kommt es bei Patienten oft zusätzlich zu starken Flüssigkeits- und Eiweißverlusten über die Wunden, Blutdruckabfall, geschwächter Immunlage sowie Lungen- und Nierenfunktionsstörungen. Damit diese sog. Verbrennungskrankheit nicht tödlich endet, bedarf es intensivmedizinischer Betreuung.

10.2 Sinnesorgane

Rindenfelder der Sinnesorgane ➤ Kap. 9.8.5
Tiefensensibilität ➤ Kap. 9.15.1
Schmerzsensibilität ➤ Kap. 9.20

10.2.1 Sensibilität

DEFINITION

Sensibilität

(lat.: sensibilis = zur Empfindung fähig)
Fähigkeit des Körpers, Veränderungen in der Umwelt oder in seinem Inneren über spezielle Sinnesorgane wahrzunehmen. **Sinnesorgane** informieren den Menschen über sich selbst und seine Umwelt.

Der Prozess des Bewusstwerdens von Sinneseindrücken verläuft in folgenden Phasen:

- Ein Reiz wirkt auf einen Sinnesrezeptor und erregt diesen.
- Hierdurch werden Nervenimpulse ausgelöst, die in der Regel zum Rückenmark und/oder Gehirn weitergeleitet werden.
- Jede Sekunde treffen im ZNS ca. 1 Million Rezeptorsignale ein. Diese Fülle muss im Thalamus reduziert (gefiltert) werden.
- Nur diejenigen Signale, die wirklich wichtig für das Individuum sind, werden schließlich in der Großhirnrinde bewusst. Z.B. nehmen wir in der Regel nachts Verkehrslärm oder Regengüsse nicht wahr, werden aber durch das Springen einer Fensterscheibe (Einbrecher?) oder das Schreien eines Kindes im Nebenzimmer sofort wach.

Rezeptortypen

Rezeptoren (➤ Kap. 3.2.1) finden sich an spezialisierten Zellen (häufig, aber nicht immer, Nervenzellen). Sie werden von bestimmten inneren oder äußeren Reizen angeregt und leiten sie dann in Form von elektrischen Impulsen oder chemischen Reaktionen weiter. Ein Reiz von ausreichender Stärke bewirkt an einem für diese Reizart empfänglichen Rezeptor eine Veränderung des Membranpotenzials (Generatorpotenzial, ➤ Kap. 9.2.3). Ist das Generatorpotenzial ausreichend stark (überschwellig, Fall 2 und 3 in ➤ Abb. 10.11), löst es an der zugehörigen

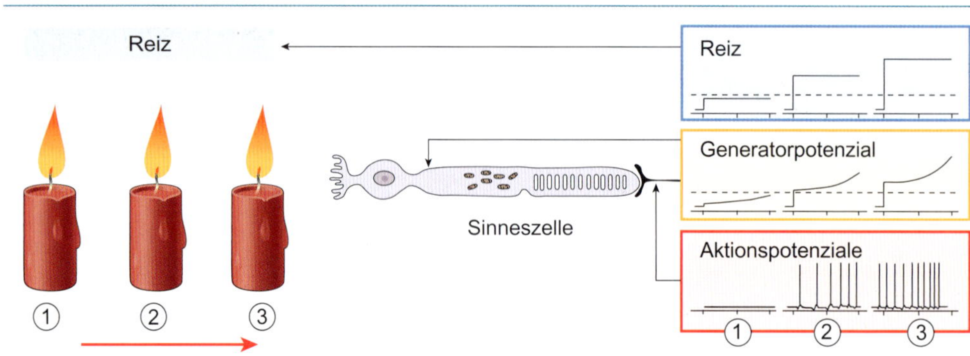

Abb. 10.11 Übersetzung" eines Reizes (Licht) in eine Abfolge von Aktionspotenzialen. Die Höhe des Generatorpotenzials und die Aktionspotenzialfrequenz sind abhängig von der Reizstärke (sich nähernde Lichtquelle). Der erste Reiz ist unterschwellig, löst also noch keine Aktionspotenziale aus.

sensiblen Nervenzelle Aktionspotenziale aus, welche über deren Axon fortgeleitet werden. Die Schnelligkeit aufeinander folgender Aktionspotenziale (Aktionspotenzialfrequenz) spiegelt je nach Reizqualität die **Intensität** (**P**- oder **P**roportional-Rezeptoren) oder die **Intensitätsänderung** des Reizes (**D**- oder **D**ifferential-Rezeptoren) oder eine Kombination aus beiden (**PD**-Rezeptoren) wider.

Rezeptoren sind sehr unterschiedlich aufgebaut: Im einfachsten Fall liegen sie als freie Nervenendigungen im Gewebe. Andere bilden zusammen mit spezialisierten Zellen aus weiteren Geweben komplexe Sinnesorgane, wie z. B. die Augen.

Primäre und sekundäre Sinneszellen

Primäre Sinneszellen leiten ihre Impulse über eigene **Axone** selbst ab, sind also Rezeptor und Nervenzelle in einem, **sekundäre Sinneszellen** sind dagegen mit **Dendriten** einer oder mehrerer Nervenzellen verknüpft, welche die Informationen weitertransportieren (➤ Abb. 10.12).

Worauf Rezeptoren reagieren

Die Rezeptoren reagieren jeweils spezifisch auf eine bestimmte Reizqualität: **Mechanorezeptoren** (Berührungsrezeptoren) registrieren mechanische Deformierungen (Druck- und Zugkräfte) der Rezeptorzellen selbst oder der sie umgebenden Zellen. Ein Sonderfall der Mechanorezeptoren sind die **Dehnungsrezeptoren** in den Muskelspindeln (➤ Kap. 9.15.1). **Thermorezeptoren** reagieren auf Temperaturveränderungen (➤ Abb. 10.16), **Fotorezeptoren** auf Licht. Geschmacks- bzw. Geruchsstoffe in Mund und Nase reizen **Chemorezeptoren.** Andere Chemorezeptoren registrieren die Konzentrationen von Bestandteilen verschiedener Körperflüssigkeiten, wie z. B. Sauerstoff und Kohlendioxid (➤ Kap. 17.10.2) oder Glukose. **Nozizeptoren** reagieren auf Gewebsschädigungen in Form von Schmerzreizen (lat.: nocere = schaden). Diejenigen Reize, auf die ein Rezeptor am besten reagiert (z. B. Lichtreize beim Sehsinn), werden **adäquate Reize** genannt. Jedoch können auch Reize, die für einen Rezeptor untypisch sind, eine Antwort auslösen – so löst z. B. ein Schlag auf das Auge visuelle Empfindungen aus. Man spricht dann von einem **inadäquaten Reiz.**

Alle Sinneseindrücke, die durch ein bestimmtes Rezeptorsystem vermittelt werden, bezeichnet man als **Sinnesmodalität.** Innerhalb jeder Modalität werden verschiedene **Sinnesqualitäten** differenziert, etwa die unterschiedlichen Farben beim Sehsinn. Zur Modalität **Oberflächensensibilität** gehören die typischen „fünf Sinne": Sehen, Hören, Schmecken, Riechen und Tasten sowie das Temperatur- und Schmerzempfinden. Die Modalität **Tiefensensibilität** umfasst die drei Qualitäten Stellungs-, Kraft- und Bewegungssinn (Propriozeption, ➤ Kap. 9.15.1). Der Gleichgewichtssinn arbeitet mit der Oberflächen- und Tiefensensibilität zusammen und dient der Orientierung im Raum und der Aufrechterhaltung von Kopf- und Körperhaltung in Ruhe und bei Bewegungen (➤ Kap. 10.2.5).

Der Begriff der **Quantität** kennzeichnet die Stärke der Sinnesempfindung, z. B. die Helligkeitsstufen beim Sehsinn und die Lautstärken beim Gehörsinn. Außer durch Modalität, Qualität und Quantität lassen sich die Sinneseindrücke noch durch zwei weitere Grunddimensionen charakterisieren: durch die **zeitliche** und die **räumliche Dimension.** Diese geben die zeitliche Festlegung (wann) und die räumliche Zuordnung (wo, Ortsdimension) eines Reizes aus der Umwelt oder dem Körper wieder. So entspricht die räumliche Dimension, z. B. bei Gehör und Geruch, der Lokalisierbarkeit von Tönen bzw. Gerüchen.

Reizleitung und Reizverarbeitung

Die von den Rezeptoren aufgenommenen und in Nervenimpulse übersetzten Informationen bewirken auf den verschiedenen Ebenen des ZNS unterschiedliche Reaktionen:

- Auf Rückenmarksebene und im Hirnstammbereich erfolgen die Antworten **unbewusst** in Form von Reflexen (➤ Kap. 9.15).
- Impulse, die den Thalamus erreichen, werden nach ihrer Entstehungsart und ihrem Entstehungsort gefiltert, und nur die Impulse, die von dort aus an die Großhirnrinde übermittelt werden, bewirken eine **bewusste** Empfindung.

10.2.2 Hautsensibilität: Berührungs- und Temperaturempfinden

In der Haut – als Grenze zur Außenwelt – liegen zahlreiche Sinnesrezeptoren. Sie ermöglichen die Wahrnehmung äußerer Gegenstände und über die „Umweltkontakte" auch die Erfahrung der eigenen Körperoberfläche (z. B. bei einem harten Stuhl).

Hautrezeptoren bestehen aus Dendriten von sensiblen Neuronen, die frei in der Haut enden oder auch in Epithelien oder bindegewebige Strukturen eingebettet sind. Die Erregungen aus den Hautrezeptoren werden nach mehrfacher Umschaltung an die sensorischen Rindenfelder in der hinteren Zentralwindung des Kortex, den Gyrus postcentralis, übermittelt (➤ Abb. 9.12).

Es gibt unterschiedliche Hautrezeptoren, die jeweils auf bestimmte Reizarten spezialisiert sind. Sie sind, je nach Erfordernis, in unterschiedlicher Dichte an der Körperoberfläche verteilt (➤ Abb. 10.13).

Mechanorezeptoren

Merkel-Tastscheiben (➤ Abb. 10.14), spezialisierte Hautzellen in haarlosen Gebieten, stehen in Kontakt mit Dendriten sensibler Nervenzellen und werden durch mechanische Verformungen der Haut gereizt. Sie messen die Eindrucktiefe und -dauer.

Meissner-Körperchen kommen, zusammen mit den Merkel-Scheiben, besonders zahlreich an den Fingerspitzen, Handflächen und Fußsohlen, Augenlidern, Lippen und äußeren Genitalien vor. Es sind eiförmige Strukturen, die viele Dendriten enthalten. Sie arbeiten ebenfalls als Mechanorezeptoren und registrieren die Eindruckgeschwindigkeit einer Berührung.

Vater-Pacini-Lamellenkörperchen bestehen aus zwiebelschalenartig angeordneten Bindegewebsschichten, zwischen die Dendriten eingelagert sind. Sie kommen nicht nur in Unterhautschichten, sondern auch in inneren Organen, Muskeln und Gelenken vor. Diese Mechanorezeptoren reagieren besonders auf Druck- und Vibrationsreize.

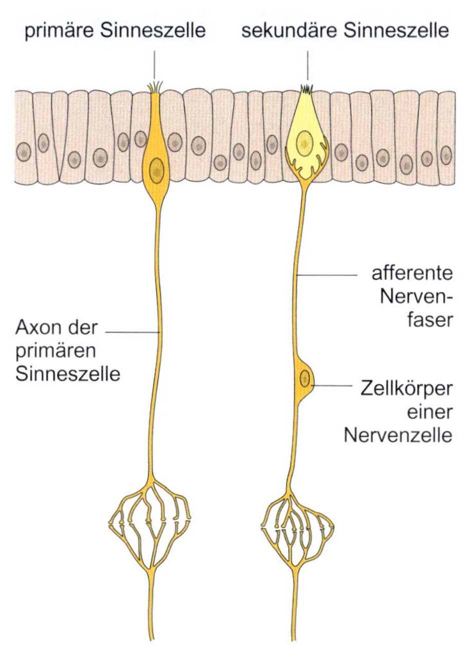

Abb. 10.12 Primäre und sekundäre Sinneszellen.

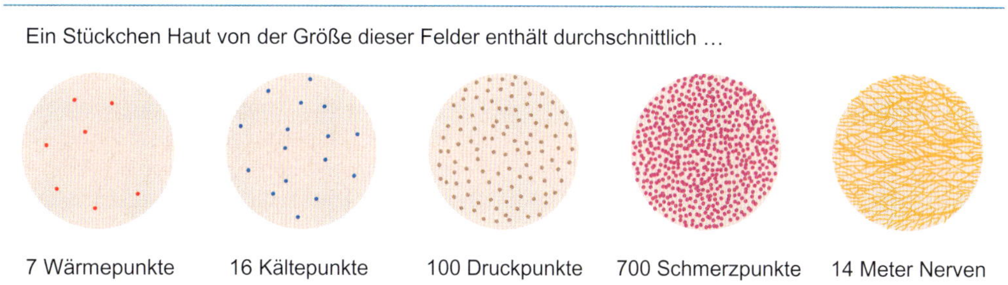

Abb. 10.13 Unterschiedliche Dichteverteilung der Hautrezeptoren.

Freie Nervenendigungen sind Dendriten (➤ Kap. 4.3) ohne bindegewebige Hülle. Im Gegensatz zu den drei vorgenannten Rezeptortypen sind die freien Nervenendigungen nicht nur

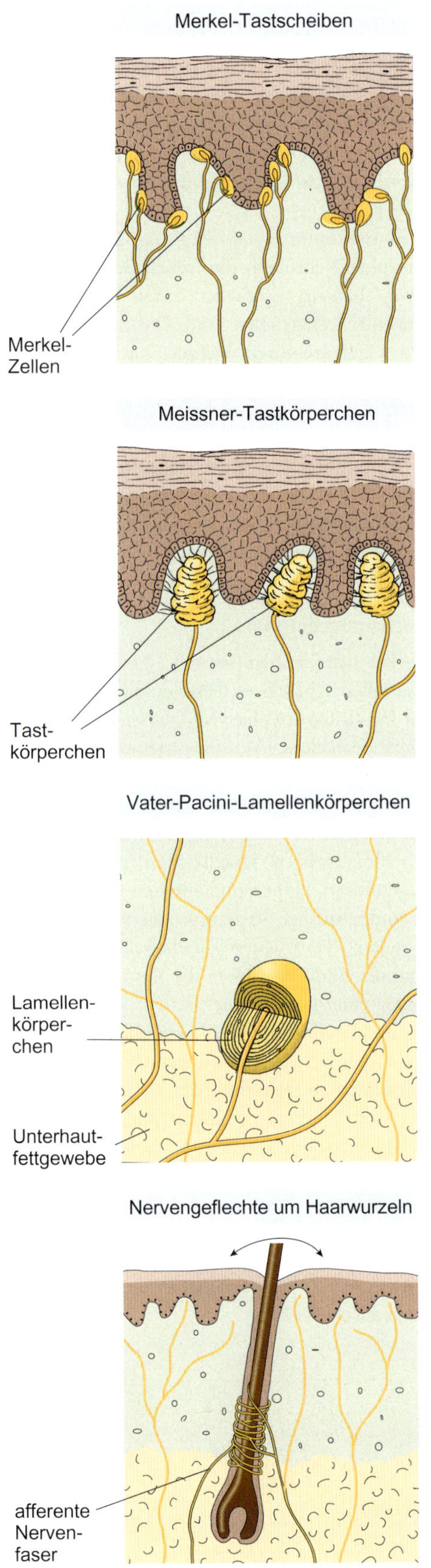

Abb. 10.14 Vier unterschiedliche Mechanorezeptoren.

Mechanorezeptoren, sondern auch für Temperatur- und Schmerzreize sowie Juckreiz empfänglich.

Als Berührungsrezeptoren der behaarten Haut dienen **Nervengeflechte** aus Dendriten, welche die Haarwurzeln umgeben.

Eine schwache Reizung der genannten Hautrezeptoren ruft Berührungsempfindungen hervor. Stärkere Stimulierung führt zu Druckempfindung.

Tastpunkte und räumliches Auflösungsvermögen der Haut

Druck und Berührungsempfindungen lassen sich nur an bestimmten Punkten der Haut, an den sog. **Tastpunkten,** auslösen. Das sind von einem Rezeptor versorgte Hautareale, sog. **rezeptive Felder,** und sie kommen an den Fingerspitzen und Lippen sehr zahlreich, am Stamm relativ selten vor. Entsprechend ist das **räumliche Auflösungsvermögen,** d. h. die Fähigkeit, zwei Reize gerade noch voneinander getrennt wahrzunehmen (Zweipunktschwelle, ➤ Abb. 10.15), unterschiedlich groß.

Zweipunktschwelle spüren

Mit Hilfe eines Zirkels oder zweier gleich spitzer Bleistifte kann die **Zweipunktschwelle** (räumliches Auflösungsvermögen) der entsprechenden Hautgebiete erfahren werden. Mit geschlossenen Augen drückt man den Zirkel in enger werdenden Abständen z. B. in die Haut des Unterarms. Die Zweipunktschwelle ist erreicht, wenn die beiden Druckpunkte nicht mehr als getrennt empfunden werden können. Man sollte verschiedene Hautareale am Körper, z. B. Unterarme und Rücken, vergleichen.

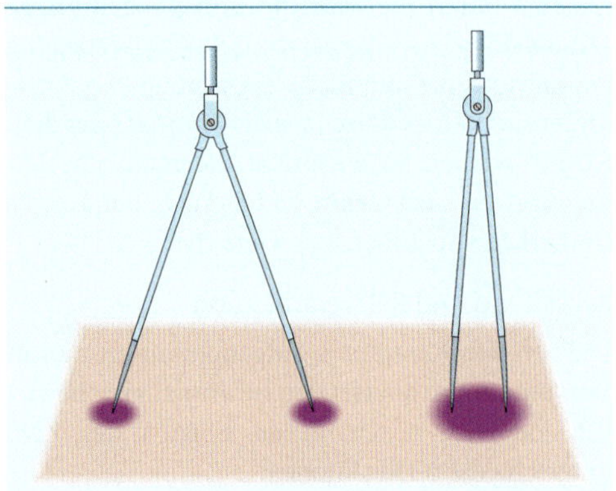

Abb. 10.15 Tastpunkte und Zweipunktschwelle der Haut. Die Spitzen eines Tastzirkels werden mehrmals mit unterschiedlichem Abstand auf die Haut aufgesetzt. Solange sich die Spitzen in zwei unterschiedlichen Tastpunkten (rezeptiven Felder) befinden, können sie als getrennt wahrgenommen werden (Zweipunktdiskrimination).

Thermorezeptoren

Das ZNS wird über **Temperaturrezeptoren** ständig über die Temperaturverhältnisse an der Körperoberfläche und im Körperinneren informiert. Dies sind wahrscheinlich freie Nervenendigungen, die überall in der Haut, im Körperinneren und im ZNS selbst, z. B. im Hypothalamusbereich, vorkommen.

Die einzelnen Temperaturrezeptoren sind auf Kältereize oder auf Wärmereize spezialisiert.

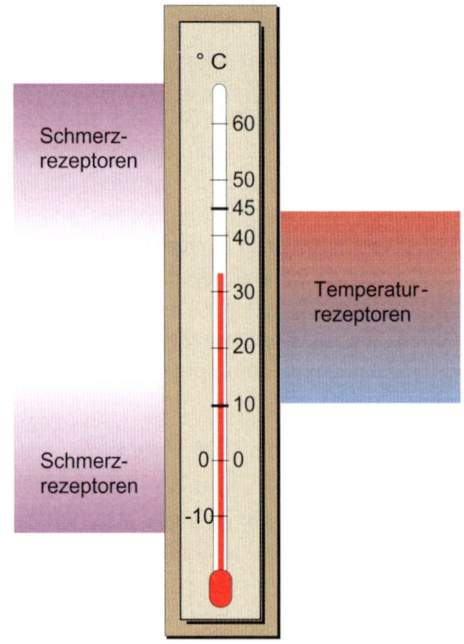

Abb. 10.16 Temperatur- und Schmerzrezeptoren reagieren bei unterschiedlichen Temperaturen.

Durch das Zusammenspiel von **Warm-** und **Kaltrezeptoren** können Temperaturen von 10 °C bis 45 °C registriert werden. Außerhalb dieses Bereiches werden vorwiegend die **Schmerzrezeptoren** stimuliert (➤ Abb. 10.16). Dies ist der Grund, weshalb extreme Wärme und Kälte schlecht voneinander unterschieden werden: Die entstehenden Schmerzgefühle sind einander sehr ähnlich.

10.2.3 Geruchs- und Geschmackssinn

Geruchssinn als Kontrollstation

Der **Geruchssinn** wirkt als „Kontrollstation" für die Luft am Anfang der Atemwege. Ein unangenehmer Geruch kann z. B. vor dem Verzehr eines verdorbenen Nahrungsmittels warnen.

Zwischen Geruchssinn, Emotionalität und vegetativem Nervensystem bestehen enge Verbindungen. So können schlechte Gerüche vegetative Reaktionen wie z. B. Erbrechen auslösen. Oft denkt man ja auch von einem unsympathischen Menschen „den kann ich nicht riechen". Umgekehrt regen angenehme Gerüche den Appetit an und fördern über viszerale Reflexbögen (➤ Kap. 9.15.3) die Sekretion von Speichel und Magensaft. Auch die sexuelle Reaktionsbereitschaft lässt sich durch Gerüche wie etwa Parfüm oder schweißigen Körpergeruch stimulieren oder dämpfen.

PT-PRAXIS

Angenehme Düfte

In Massage und Hydrotherapie können **Düfte** als Zusätze, z. B. in Ölen, oder für eine angenehme Raumatmosphäre unterstützend eingesetzt werden. Rosmarin wirkt z. B. belebend, Melisse oder Lavendel entspannend und beruhigend. Ferner können Düfte im Rahmen einer heilungsfördernden Entspannung, z. B. bei überaktiven Herzpatienten, verwendet werden.

Aufbau der Riechfelder

Die Rezeptoren für den Geruchssinn sind Chemorezeptoren. Sie liegen in den **Riechfeldern** in beiden Nasengängen am Unterrand der Siebbeinplatte im oberen Bereich des Nasenseptums und an der oberen Nasenmuschel (➤ Kap. 12.7.1).

Die Riechfelder bestehen mikroskopisch aus drei verschiedenen Zellarten: **Stützzellen, Basalzellen** und **Riechzellen** (➤ Abb. 10.17):

- Stützzellen, säulenförmige Epithelzellen, machen den Hauptanteil aus.
- Basalzellen erreichen die Oberfläche nicht, sie sind die Stammzellen für die nur etwa einen Monat lebenden Riechzellen.
- Riechzellen sind längliche Nervenzellen und bilden das **erste Neuron** der Riechbahn. Sie sind polar aufgebaut: Zur Luftseite haben sie kolbenförmige Auftreibungen mit zahlreichen Zilien **(Riechhärchen)**, die mit den Geruchsstoffen in der vorbeiströmenden Einatmungsluft reagieren. Am anderen Ende ziehen ihre Axone als erster Hirnnerv (N. olfactorius, ➤ Kap. 9.12.1) durch die Siebbeinplatte zum **Riechkolben** (Bulbus olfactorius). Die Riechschleimhaut ist von zahlreichen kleinen Drüsen durchsetzt, den Bowman-Drüsen. Sie sondern ein dünnflüssiges (seröses) Sekret ab, das wahrscheinlich als Lösungsmittel für die zu riechenden Stoffe dient.

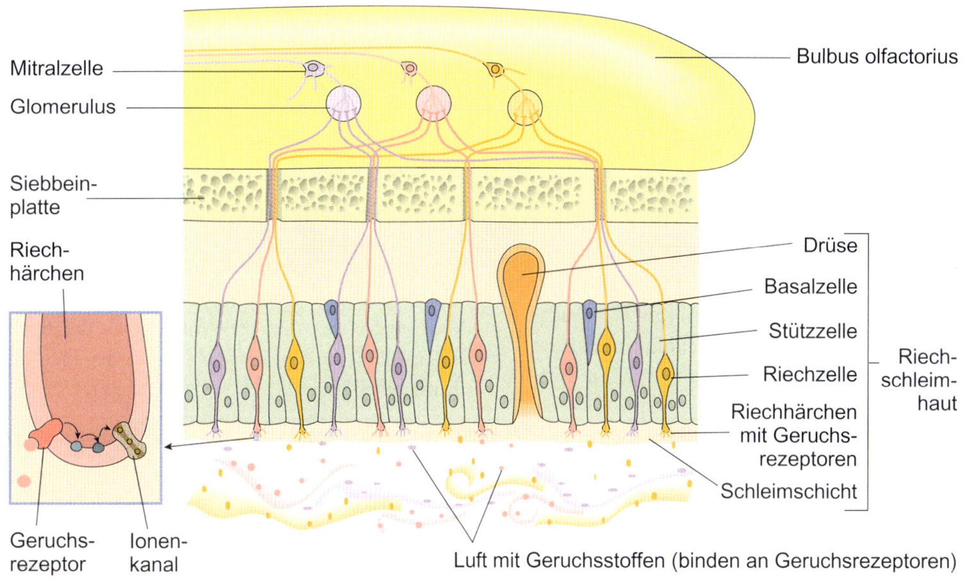

Abb. 10.17 Die Riechfelder der Riechschleimhaut liegen dem Unterrand der Siebbeinplatte an. Diese Abbildung zeigt den Feinbau der Riechfelder. Zwischen Stütz-, Basal- und Riechzellen liegen Drüsen. Sie bilden eine Schleimschicht, in welche die Riechhärchen eingebettet sind. Die Geruchsstoffe lösen sich in dieser Schleimschicht und werden den Riechhärchen zugeführt.

KLINIK

Warum kann der Mensch riechen?

Es gibt mehrere Theorien über die physiologischen Grundlagen des Riechens, trotzdem ist weitgehend unklar, warum der Mensch – und noch viel differenzierter z.B. Hunde – so viele verschiedene Gerüche unterscheiden kann. Der Mensch kann bis zu 4 000 verschiedene Gerüche wahrnehmen. Eine Klassifikation in einzelne wenige Geruchsqualitäten – vergleichbar den Geschmacksqualitäten – ist nicht möglich.

Riechbahn

Die Riechkolben liegen in der vorderen Schädelgrube beidseitig unter den Stirnlappen des Großhirns. Sie sind Schaltstationen, in denen die Nervensignale der Riechzellen, deren Axone den N. olfactorius bilden, auf die zweiten Neurone der **Riechbahn** umgeschaltet werden. Die Axone dieser zweiten Neurone ziehen über den **Tractus olfactorius** beidseits zu verschiedenen, entwicklungsgeschichtlich älteren Anteilen der Großhirnrinde. Diese Rindenanteile bilden zusammen mit Riechkolben und Tractus olfactorius das **Riechhirn,** das eng mit dem limbischen System verknüpft ist. Dort wird die Geruchsempfindung bewusst.

Geschmackssinn

Die Chemorezeptoren des **Geschmackssinns** werden durch gelöste Substanzen in der Mundhöhle erregt. Entsprechend dem Geruchssinn als Kontrollsystem für eingeatmete Substanzen ist der Geschmack also eine Kontrolle für die Nahrungsbestandteile.

Wie der Geruchssinn vermittelt auch der Geschmackssinn verschiedene Reflexe. So regen wohlschmeckende Speisen bekanntermaßen den Appetit und die Speichel- und Magensaftsekretion an, ekelhaft Schmeckendes löst starke Abneigung und Brechreiz aus.

Allerdings ist der Geschmackssinn nur in der Theorie eine unabhängige Sinnesmodalität. Tatsächlich ist an allen Geschmacksempfindungen der Geruchssinn stark beteiligt, und im Differenzierungsvermögen ist der Geschmackssinn dem Geruchssinn unterlegen. Schaltet man den Geruchssinn etwa durch Zuklemmen der Nasenlöcher aus, schmecken Kartoffelbrei, Apfelmus und gebratene Zwiebeln gleich, d.h. nach fast gar nichts. Schließlich tragen auch der Tastsinn bzw. Druckrezeptoren im Mund dazu bei, dass Speisen „schmecken".

Geschmacksrezeptoren

Die Rezeptoren für den Geschmackssinn liegen in den sog. **Geschmacksknospen** im Bereich der Zunge, der Mundschleimhaut, des Rachens und des Kehldeckels. Besonders konzentriert liegen sie in den verschiedenen Zungenpapillen, das sind kleine Schleimhauterhebungen, die dem Geschmacks- und Tastempfinden dienen. Ähnlich wie die Riechfelder sind auch die Geschmacksknospen aus Stützzellen und Sinneszellen – den **Geschmackszellen** – aufgebaut (➤ Abb. 10.18).

Reizung der Geschmacksrezeptoren

Damit eine Geschmacksempfindung entstehen kann, müssen Substanzen im Speichel gelöst sein und so zu den Poren der Geschmacksknospen gelangen. Dort reagieren sie im Bereich der Geschmacksstiftchen mit den Sinneszellen und lösen in ihnen Generatorpotenziale aus. Wie die gelösten Moleküle mit den **Rezeptorzellen** reagieren, um diese Potenziale zu erzeugen, ist noch unbekannt.

Alle Geschmacksempfindungen können auf fünf Grundqualitäten zurückgeführt werden: süß, salzig, bitter, sauer und umami (fleischig). Für jede von ihnen ist wahrscheinlich ein bestimmter Rezeptortyp zuständig, der für die betreffende Geschmacksqualität maximal empfindlich ist. Die einzelnen Rezeptortypen sind im Mund unterschiedlich verteilt:

- **Süß-Rezeptoren** liegen vorwiegend an der Zungenspitze
- **Salzig-Rezeptoren** an der Zungenspitze und vorderem seitlichen Zungenrand
- **Sauer-Rezeptoren** am hinteren seitlichen Zungenrand
- **Bitter-Rezeptoren** am Zungengrund
- **Umami-Rezeptoren** im Rachenraum.

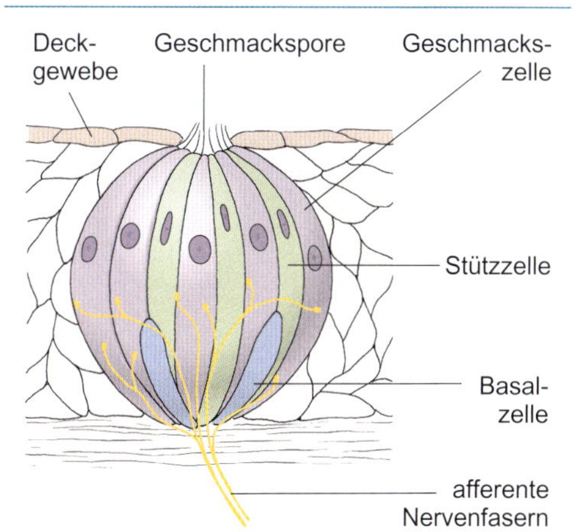

Abb. 10.18 Aufbau einer Geschmacksknospe.

Leitungsweg des Geschmackssinnes

Von den Geschmacksknospen der Zunge ziehen die Nervenfasern hauptsächlich mit dem VII. und IX. Hirnnerv zum verlängerten Mark, wo sie im **Geschmackskern** (Nucleus tractus solitarii) enden. Von dort werden die Geschmacksreize zum Thalamus und weiter zur hinteren Zentralwindung, dem primär sensorischen Kortex, geleitet.

10.2.4 Auge und Sehsinn

Von allen Sinnesmodalitäten nimmt das Auge für den Menschen eine Vorrangstellung ein. Ein Drittel der Großhirnrinde gehört zum **visuellen System,** und fast 40 % aller Leitungswege zum ZNS gehören zur Sehleitung. Beim Sehen werden nicht nur Helligkeitsunterschiede und Farben erfasst, sondern es entsteht über die Wahrnehmung unterschiedlicher Entfernungen und die Lagebeziehungen von Objekten durch **beide** Augen auch ein räumliches Bild der Außenwelt. Gleichzeitig ist das Auge zeitlich hochauflösend. Bis zu fünfzehn verschiedene Bilder pro Sekunde vermag es zu differenzieren. Trotz dieser Leistungen erliegt der Sehsinn schnell einer „optischen Täuschung", die mit Hilfe der anderen Sinne ausgeglichen werden muss (➤ Kap. 10.2.5).

Übersicht

Der kugelförmige Augapfel liegt in der mit Fettgewebe ausgekleideten Augenhöhle. Seine Wandung besteht aus drei unterschiedlichen Schichten, in seinem Inneren liegen lichtbrechende und stützende Strukturen. Über den Sehnerven (N. opticus, ➤ Kap. 9.12.2), der am hinteren Pol aus dem Auge austritt, werden die Sinneseindrücke an das Großhirn weitergeleitet.

Augapfel

Der **Augapfel** (Bulbus oculi) ist zwiebelschalenartig aus drei Schichten aufgebaut: der äußeren, mittleren und inneren Augenhaut (➤ Abb. 10.19).

Die äußere Augenhaut

Die **Sklera** (Lederhaut) besteht aus festem Bindegewebe und bildet das „Weiße im Auge". Sie umhüllt den ganzen Augapfel und gibt ihm seine Form. Vorne geht die Lederhaut in die lichtdurchlässige, gefäßlose **Kornea** (Hornhaut) über. Diese weist eine etwas stärkere Wölbung als der übrige Augapfel auf und ist maßgeblich an der Lichtbrechung beteiligt.

Mittlere Augenhaut

Sie ist gefäßreich und wird in ihrem hinteren Abschnitt als **Chorioidea** (Aderhaut) bezeichnet. Ihre zahlreichen Blutgefäße versorgen die Netzhaut mit Nährstoffen.

Im vorderen Augenbereich geht die Aderhaut in den **Corpus ciliare** (Ziliarkörper) über, an dessen bindegewebigen Fasern die Linse aufgehängt ist. Der Ziliarkörper enthält den **M. ciliaris** (Ziliarmuskel), der den Krümmungszustand der Linse für Nah- und Fernsicht verändern kann **(Akkommodation).** In den gefäßreichen Bindegewebsfortsätzen des Ziliarkörpers wird das **Kammerwasser** gebildet, welches die vor der Linse liegende **vordere** und die neben der Linse liegende **hintere Augenkammer** füllt und für die Ernährung von Hornhaut und Linse sorgt. Der Abfluss des Kammerwassers zum Venensystem erfolgt am Übergang zwischen Sklera und Hornhaut. Normalerweise befinden sich Kammerwasserproduktion und -abfluss im Gleichgewicht, sodass der vom Kammerwasser gebildete Augeninnendruck stets gleich ist.

KLINIK

Grüner Star

Beim **Glaukom** (Grüner Star) liegt ein erhöhter Augeninnendruck vor. Ohne Behandlung bewirkt dieser eine Schädigung der Netzhaut und des Sehnerven und führt schließlich zur Erblindung. Das Glaukom gehört zu den häufigsten Erblindungsursachen überhaupt.

Weiter vorne schließt sich an den Ziliarkörper die **Iris** (Regenbogenhaut) an. Diese ist eine kreisrunde Scheibe, die in der Mitte ein Loch, die **Pupille,** aufweist. Neben zahlreichen Pigmenten, die dem Auge seine Farbe geben, enthält die Iris glatte Muskelfasern, die je nach Lichtverhältnissen – wie die Blende eines Fotoapparates – die Pupillenweite verändern können. So tritt z.B. bei starker Helligkeit, Müdigkeit oder Nahsicht reflektorisch eine **Miosis** (Pupillenverengung) ein, bei Dämmerung, Fernsicht oder Stressreaktionen kommt es hingegen zu einer **Mydriasis** (Erweiterung der Pupille, ➤ Abb. 10.20). Die Verengung der Pupillen bei Lichteinfall bezeichnet man als **Pupillenreflex** oder Lichtreflex.

Innere Augenhaut

Zur innersten Schicht des Augapfels gehören die **Retina** (Netzhaut) mit den Sinneszellen und das **Pigmentepithel,** das die Netzhaut umkleidet und den Stoffwechsel zwischen Netz- und Aderhaut unterstützt. Zwischen Pigmentepithel und Netzhaut besteht nur im Bereich der Papille (also des

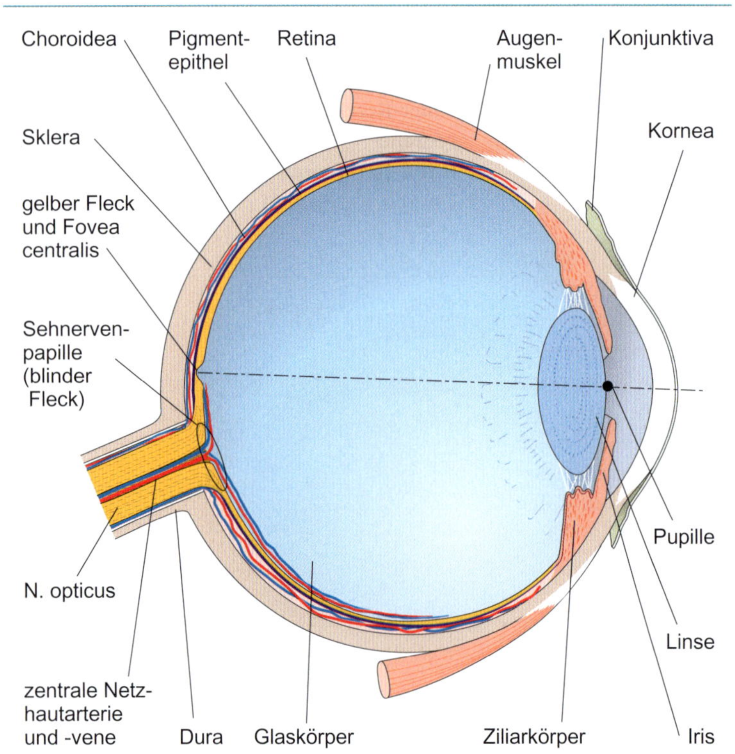

Abb. 10.19 Struktur des Augapfels mit Hornhaut und Sehnerv.

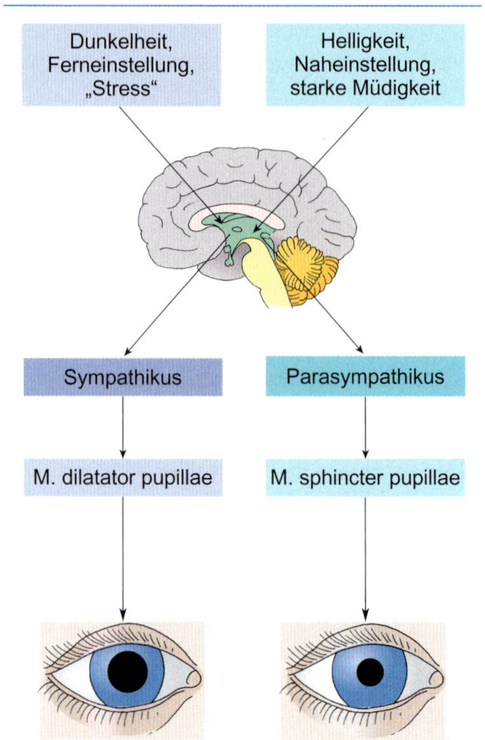

Abb. 10.20 Regulation der Pupillenweite durch Sympathikus und Parasympathikus.

Sehnervenaustritts) und am Ziliarkörper eine feste Verbindung. An den übrigen Stellen wird der notwendige Kontakt der Schichten durch den Augeninnendruck gewährleistet.

Nährstoffe erhält die Netzhaut über die **A. centralis retinae** (zentrale Netzhautarterie), die zusammen mit dem Sehnerven in das Auge eintritt. Der venöse Abfluss erfolgt über die mit der Arterie parallel verlaufende **V. centralis retinae** (zentrale Netzhautvene).

Die Netzhaut selbst ist aus mehreren Schichten aufgebaut, die unterschiedliche Arten von Nervenzellen enthalten: Man teilt sie grob in eine **Gehirn-** und eine **Sinneszellenschicht.**

Die Sinneszellenschicht enthält die lichtempfindlichen **Stäbchen** und **Zapfen** (➤ Abb. 10.21). Die Zapfen nehmen Farbunterschiede und genaue Abbildungen wahr; sie sind v. a. für das Sehen bei Tage zuständig. Die Zapfen befinden sich vor allem im Zentrum der Netzhaut, direkt gegenüber der optischen Augenachse (Sehachse), die als Gerade durch den Krümmungsmittelpunkt von Hornhaut und Pupille geht. Dieses zapfenreiche Gebiet wird als **gelber Fleck (Macula lutea)** bezeichnet und ist der Ort des schärfsten Sehens (➤ Abb. 10.22).

Die Stäbchen hingegen sind mehr in der Netzhautperipherie angesiedelt. Sie erkennen unterschiedliche Helligkeitsstufen und schemenhafte Bewegungseindrücke und sind für das Dämmerungssehen geeignet.

Die Möglichkeit des Auges, sich an Lichtreize unterschiedlicher Intensität – Sehen bei Tag und Nacht – anpassen zu können, wird als **Adaptation** bezeichnet. Bei Blendung erfolgt innerhalb von etwa einer Minute eine Herabsetzung der Lichtempfindlichkeit der Netzhaut. Der Anpassungsvorgang der Netzhaut an plötzliche Dunkelheit dauert hingegen bis zu 30 Minuten.

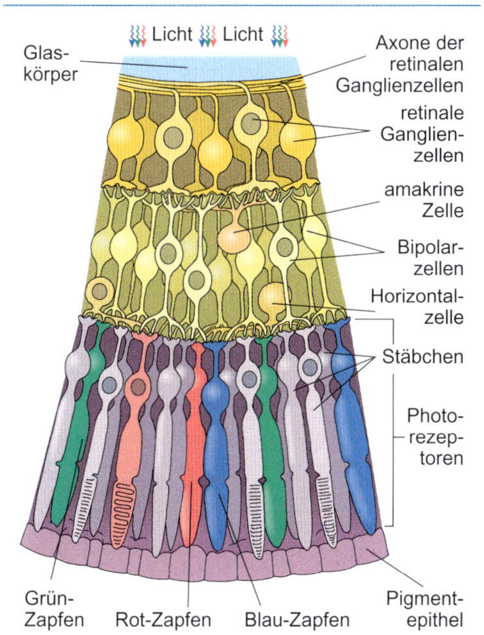

Abb. 10.21 Schichtaufbau der Retina im Detail.

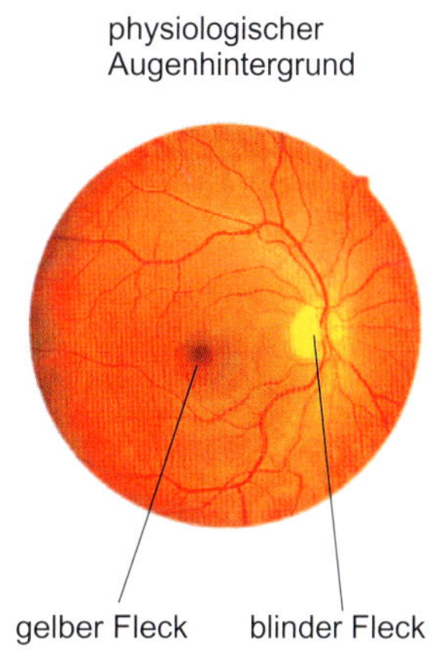

Abb. 10.22 Augenhintergrund eines Gesunden. Rechts ist der „blinde Fleck", links der fast gefäßfreie „gelbe Fleck" zu sehen. [T132]

Bevor jedoch die Licht- und Farbreize die Sinneszellenschicht erreichen, durchdringen sie die Nervenzellenschicht. Sinneseindrücke von Stäbchen und Zapfen werden an diese Nervenzellen übermittelt und über deren Fortsätze, die sich im Bereich der **Papille** zum **N. opticus** (Sehnerven) vereinigen, an die Sehzentren im Gehirn weitergeleitet.

An der Stelle, wo der Sehnerv aus dem Auge austritt (Papille), gibt es weder Stäbchen noch Zapfen, sodass hier das Sehvermögen völlig fehlt. Diese Stelle wird deshalb auch als **blinder Fleck** bezeichnet (➤ Abb. 10.22).

KLINIK

Augenspiegelung

Im Bereich der Netzhaut können die Augengefäße mit einem Augenspiegel direkt eingesehen werden. So ist es möglich, Aussagen über Gefäßveränderungen zu machen, wie sie z. B. bei Diabetes mellitus oder Bluthochdruck auftreten können (➤ Abb. 10.23 und ➤ Abb. 10.24). Der Beurteilung der Papille kommt besonderer Bedeutung zu: Sie kann sich in Richtung Glaskörper vorwölben (Stauungspapille) und so auf eine lebensbedrohliche Druckerhöhung im Schädelraum hinweisen.

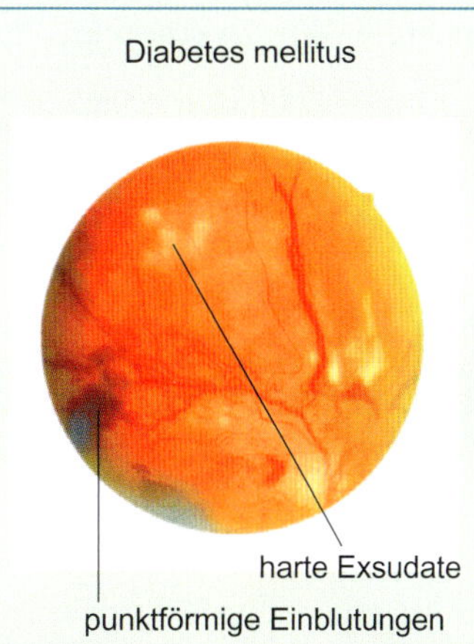

Abb. 10.23 Netzhautveränderungen bei Diabetes mellitus. Typisch sind Gefäßerweiterungen (Aneurysmen), punktförmige Einblutungen und harte Exsudate (Ausschwitzungen) – Letztere sind im Bild als weiße „Wolken" erkennbar. [T132]

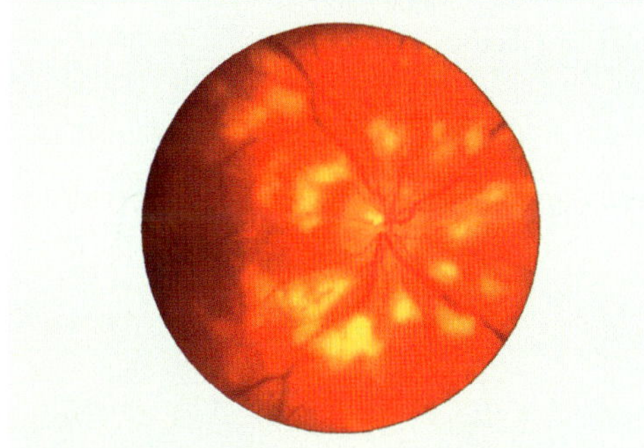

Abb. 10.24 Augenhintergrund bei erheblichen Bluthochdruckschäden. Weiße, wattige Herde rund um die Papille sind Zeichen von Infarkten der Netzhaut. Im Kreuzungsbereich von Arterien und Venen ist die Blutsäule der Vene kaum sichtbar, weil sie vom hohen Druck in der Arterie verdrängt wird. [T132]

Beweglichkeit des Augapfels

Die Bewegungen des Augapfels (nach links, rechts, oben, unten sowie kreisende Bewegungen) erfolgen über sechs **äußere Augenmuskeln,** die an der knöchernen Wandung der Augenhöhle entspringen (➤ Abb. 10.25). Sie werden von mehreren Hirnnerven gesteuert (➤ Kap. 9.12.3) und bewegen normalerweise beide Augen in die jeweils gleiche Richtung. Ist diese Koordination gestört, treten Doppelbilder auf (Schielen).

PT-PRAXIS

Mit den Augen Körperdrehungen einleiten und führen

Drehungen (Rotationen) von Kopf und Oberkörper bzw. der Wirbelsäule werden erleichtert, wenn die Augen die Drehbewegung einleiten und über den gesamten Bewegungsablauf anführen. Andererseits kann sich durch das Üben einer unabhängigen Bewegung von Augen und Kopf bei Rotationen die Nackenmuskulatur entspannen und das Ausmaß dieser Bewegung zunehmen. Das kann z. B. dadurch erreicht werden, dass der Kopf nach rechts dreht, während die Augen nach links schauen und umgekehrt (Leitungsbahnen des Gleichgewichtsorgans, ➤ Kap. 10.2.5).

Optischer Apparat und Sehfunktion

Optischer Apparat

Der **optische Apparat** umfasst die lichtbrechenden Strukturen des Auges. Diese sind mit der Funktion des Linsensystems eines Fotoapparates vergleichbar: Sie bündeln einfallende Lichtstrahlen derart, dass auf der Netzhaut ein scharfes Bild entsteht.

Zum optischen Apparat des Auges zählen:

- **Hornhaut**
- **Kammerwasser**
- **Linse,** ein gefäßloser, transparenter Körper, der mit bindegewebigen Fasern hinter der Regenbogenhaut am Strahlenkörper aufgehängt ist. Die Linse ist der einzige Bestandteil des optischen Apparates mit veränderlicher Brechkraft **(Akkommodation)**

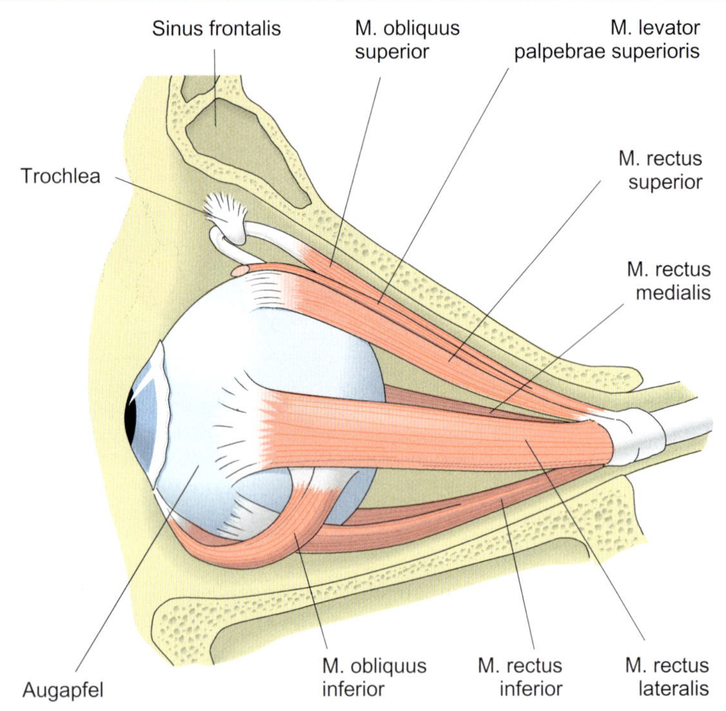

Abb. 10.25 Schnitt durch die Augenhöhle mit Blick von lateral auf die vier geraden und zwei schrägen äußeren Augenmuskeln. Sie bewegen den Augapfel in der Augenhöhle.

- **Glaskörper,** der aus einer gallertigen Masse besteht und den Innenraum des Augapfels hinter der Linse füllt.

Sehfunktion

Alle von außen eindringenden Lichtreize müssen diese lichtbrechenden Schichten des optischen Apparates durchdringen, bevor sie die eigentliche Sinneszellenschicht erreichen.

Auf der Netzhaut entsteht infolge des physikalischen Strahlenganges ein verkleinertes, spiegelbildliches und umgekehrtes Bild des betrachteten Objektes. Um sowohl von nahen als auch entfernten Gegenständen stets scharfe Bilder zu erhalten, muss die **Brechkraft** des Auges ständig variiert werden. Dies erfolgt über die Linse, die ihren Krümmungsgrad und somit ihre Brechkraft ändern kann; man nennt diesen Vorgang **Akkommodation** (➤ Abb. 10.26).

Beim Nahsehen zieht sich der ringartige M. ciliaris (Ziliarmuskel) zusammen, sodass die Aufhängefasern der Linse erschlaffen. Die Linse nimmt dadurch eine mehr kugelige Form an, wodurch sich die Brechkraft des Auges erhöht. Beim Sehen in die Ferne passiert genau das Gegenteil: Der M. ciliaris erschlafft, die Linse flacht ab und die Brechkraft der Linse nimmt ab (➤ Abb. 10.26).

Sehbahn

Sehzentrum ➤ Kap. 9.8.5

Die Aktionspotenziale der Nervenzellschichten der Netzhaut gelangen mit dem **Sehnerven** (N. opticus) zum **Chiasma opticum** (Sehnervenkreuzung) unterhalb des Zwischenhirns (➤ Abb. 9.21). In diesem Bereich tauschen linker und rechter N. opticus je eine Hälfte ihrer Fasern aus, wobei die Fasern aus den beiden inneren (nasalen) Netzhauthälften jeweils zur Gegenseite kreuzen. Die gekreuzten Fasern bilden zusammen mit den jeweils ungekreuzten Fasern aus den äußeren (temporalen) Netzhauthälften die **linke** bzw. **rechte Sehbahn** (Tractus opticus). Durch die Kreuzung der Optikusfasern werden linke und rechte Gesichtsfeldhälften, die jeweils zunächst in beiden Netzhautanteilen repräsentiert waren, getrennt. Der größte Teil der Sehbahnfasern zieht zum Thalamus, wo die Erregungen auf weitere Neurone umgeschaltet werden. Als **Sehstrahlung** erreichen die Axone dieser Nervenzellen dann die **primäre Sehrinde** im Hinterhauptslappen. Dort werden die Informationen aus beiden Augen zu einem einheitlichen Bild verschmolzen. Der übrige Teil der Sehbahnfasern wird im Mittelhirnbereich umgeschaltet und vermittelt Reflexe, z. B. die Pupillen- und die Akkommodationsreflexe.

Die primäre Sehrinde steht in enger Beziehung zur sekundären Sehrinde. Neue Wahrnehmungen werden dort mit früheren Erfahrungen verglichen. Dadurch kann aus dem Sehen ein Erkennen werden (➤ Kap. 9.8.5).

Gesichtsfeld

Das **Gesichtsfeld** ist der gesamte Bereich, den man wahrnehmen kann, wenn die Augen einen ganz bestimmten Punkt fixieren, sich also nicht bewegen. Es kann eingeschränkt sein durch Schädigungen des Sehnervs (z. B. durch Glaukom), Hirntumoren oder Ischämien im Bereich der A. cerebri posterior (Großhirninfarkt). Bei den beiden Letztgenannten kann es zu einer **Hemianopsie,** einer Halbseitenblindheit mit Ausfall einer Hälfte des Gesichtsfelds, kommen.

Schutzeinrichtungen des Auges

Schutzeinrichtungen des Auges sind Augenbrauen, Augenlider, Wimpern, Bindehaut und Tränenapparat.

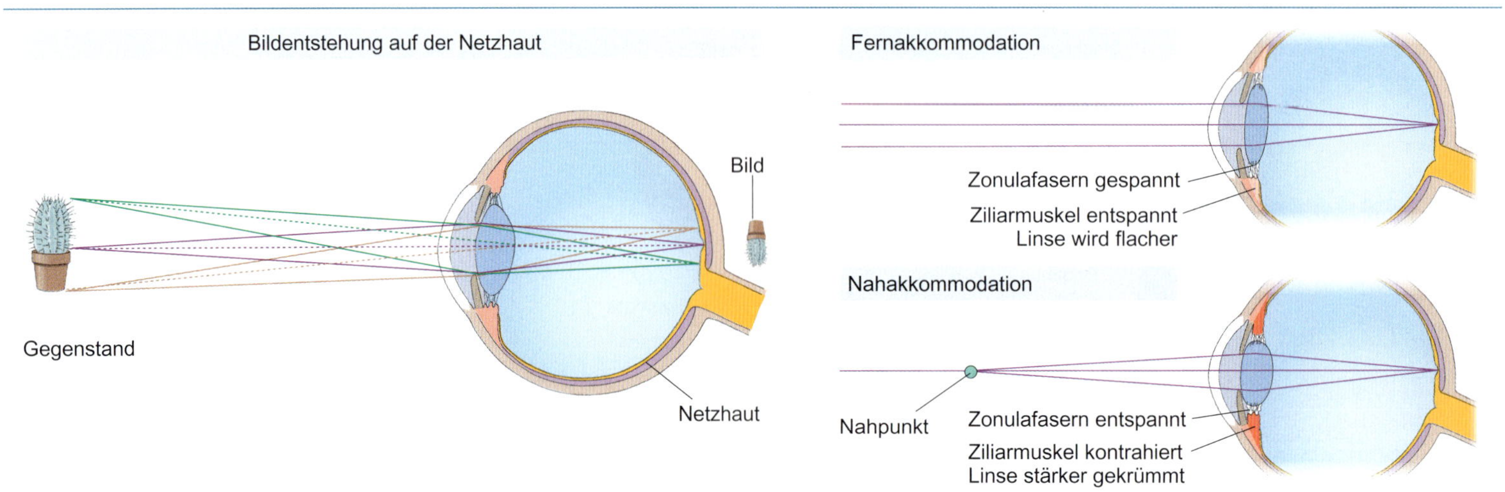

Abb. 10.26 Nah- und Fernakkommodation der Linse.

Die Augenbrauen bilden oberhalb der Augen einen Schutzwall vor zu intensiver Sonnenstrahlung, Fremdkörpern und dem salzigen Stirnschweiß.

Lider und **Wimpern** dienen dem Schutz vor Fremdkörpern, während die **Bindehaut** durch ihren Reichtum an Blutgefäßen Abwehraufgaben gegenüber eindringende Erreger übernimmt.

Der **Tränenapparat** besteht aus den **Tränendrüsen** oberhalb der äußeren Augenwinkel und den **Tränenwegen,** welche die **Tränenflüssigkeit** von den inneren Augenwinkeln über den **Tränen-Nasen-Gang** in die Nasenhöhle ableiten. Die von den Drüsen produzierte Tränenflüssigkeit dient vor allem dem Schutz des Augapfels vor Austrocknung und Infektionen sowie der Ausschwemmung von Fremdkörpern.

10.2.5 Hör- und Gleichgewichtsorgan

Hören – der edelste aller Sinne

Das **Hörorgan** gehört zu den feinsten und verletzlichsten Strukturen im Körper des Menschen. Es erreicht schon beim Ungeborenen im Mutterleib im dritten Monat seine endgültige Größe, während alle anderen Organe erst viel später „ausgewachsen" sind. Der Hörsinn gilt seit jeher als der edelste aller Sinne. In unserer heutigen Zeit oft vernachlässigt, ist das Hörorgan zu erstaunlichen Leistungen in der Lage, die z. B. das Auge nicht zu erbringen vermag. So kann das Ohr bei einem Quartett mit zwei Violinen, Bratsche und Cello sowohl den Gesamtklang als auch jedes einzelne Instrument hören. Stellt man sich ein Gemisch aus vier Farben vor, so ist das Auge nur dazu in der Lage, die neu entstandene Mischfarbe wahrzunehmen, nicht aber die einzelnen Farben aufzulösen.

Das Innere des Ohres liegt zusammen mit dem ebenfalls aus feinsten Strukturen bestehenden Gleichgewichtsorgan gut geschützt in der Felsenbeinpyramide des Schläfenbeins, einem von der Schädelmitte nach außen ziehenden Knochen der Schädelbasis (➤ Abb. 12.47). Beide Organe haben unterschiedliche Funktionen:

- Das **Gehör** nimmt die Schallreize auf.
- Das **Gleichgewichtsorgan** registriert die Körperlage und -bewegung im Raum.

Die Informationen aus beiden Organen werden über einen gemeinsamen Leitungsstrang, den VIII. Hirnnerven oder **N. vestibulocochlearis** (älterer Name: N. statoacusticus), an das ZNS übermittelt. Dieser Nerv verläuft vom Innenohr durch den inneren Gehörgang in das Schädelinnere. Durch diesen schmalen Knochenkanal verlaufen auch die das Ohr versorgenden Blutgefäße.

Äußeres Ohr

Zum äußeren Ohr gehören **Ohrmuschel** und **äußerer Gehörgang.** Die knorpelige Ohrmuschel (➤ Abb. 10.27) wirkt als schallaufnehmender Trichter und leitet die Schallwellen in den äußeren Gehörgang, der leicht abgewinkelt von der Ohrmuschel zum Trommelfell zieht. Er enthält Drüsen, die das **Cerumen** (Ohrenschmalz) bilden, und einzelne Haare. Sie schützen vor eindringenden Fremdkörpern.

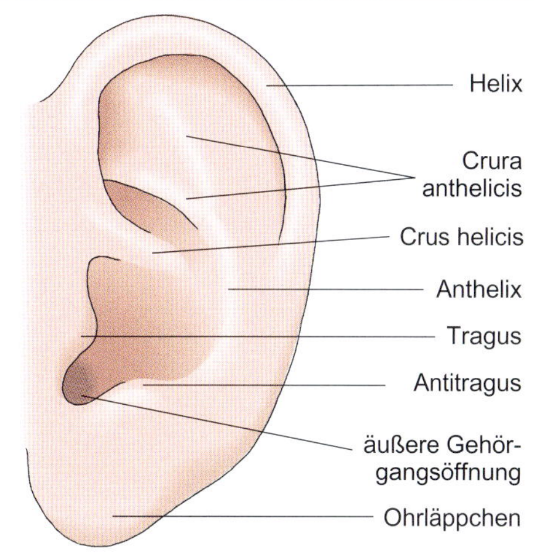

Abb. 10.27 Die Ohrmuschel.

Das **Trommelfell** (Membrana tympani) ist die Grenze zwischen äußerem Ohr und Mittelohr. Es ist eine dünne Membran aus fibrösem Bindegewebe. Bei der **Ohrspiegelung** (Otoskopie) kann es direkt eingesehen und beurteilt werden (➤ Abb. 10.28).

Mittelohr

Das **Mittelohr** (➤ Abb. 10.28) liegt in einer kleinen, luftgefüllten Knochenhöhle im Felsenbein, deren Hauptteil auch als **Paukenhöhle** (Cavum tympani) bezeichnet wird. Sie ist mit Epithel ausgekleidet und erstreckt sich vom Trommelfell bis zu einer knöchernen Wand des Innenohres. In dieser Wand befinden sich zwei membranverschlossene Knochenfenster: das **ovale** und das **runde Fenster.** Hinter diesen Fenstern schließt sich das Innenohr an. Nach hinten geht die Paukenhöhle in die Hohlräume des **Warzenfortsatzes** (Mastoidzellen) über.

Ohrtrompete

Über die **Ohrtrompete** (Tuba auditiva eustachii oder **Eustachische Röhre**) besteht eine Verbindung zwischen Mittelohr und oberem Rachenraum. Die Ohrtrompete bewirkt einen Luftdruckausgleich beidseits des Trommelfells. Dadurch wird eine normale Trommelfellbeweglichkeit für die Schallleitung gewährleistet und eine Verletzung des Trommelfells durch abrupte Druckschwankungen verhindert. Die Ohrtrompete öffnet sich beim Schlucken und Gähnen. Auf diese Weise kann bewusst ein Druckausgleich erzielt werden, wenn sich unterschiedliche Drücke beidseits des Trommelfells (z. B. im Flugzeug oder bei einer Bergfahrt) durch Druckgefühl oder Rauschen im Ohr unangenehm bemerkbar machen.

Drei winzige Knochen

Quer durch die Paukenhöhle verläuft die Kette der drei **Gehörknöchelchen Hammer** (Malleus), **Amboss** (Incus) und **Steigbügel** (Stapes). Der Hammergriff ist mit dem Trommelfell fest verbunden. Sein Köpfchen liegt der Mittelohrwand an. Sein kürzerer Fortsatz ist gelenkig mit dem Amboss, dieser wiederum gelenkig mit dem Steigbügel verknüpft. Der Steigbügel fügt sich mit sei-

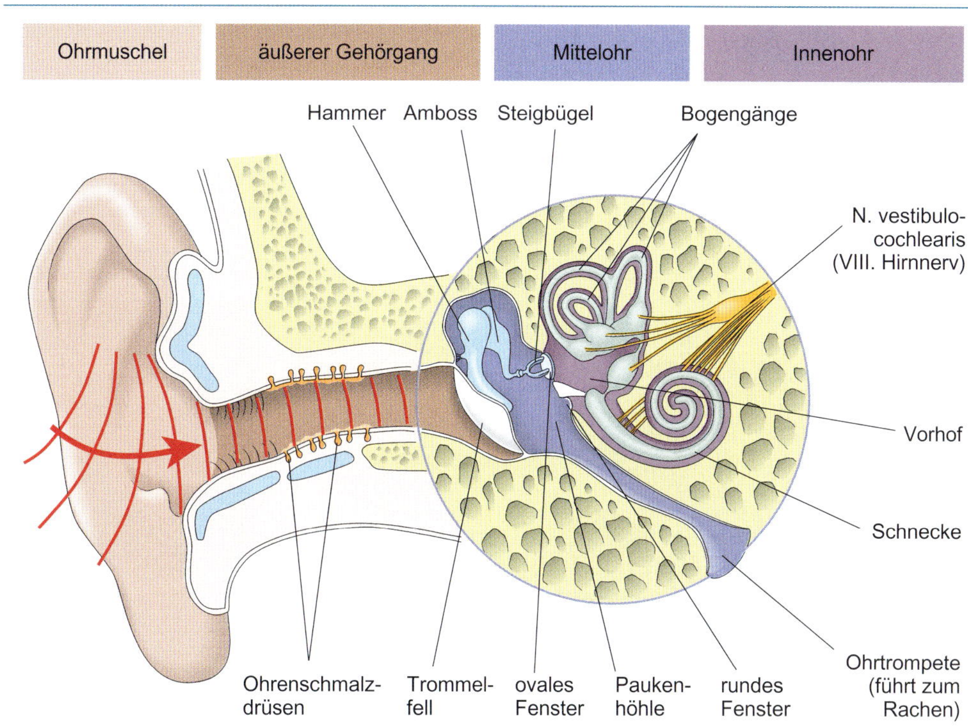

Abb. 10.28 Übersicht über das äußere Ohr, Mittelohr und Innenohr (vergrößert dargestellt).

ner „Fußplatte“ genau in das ovale Fenster zum Innenohr ein. Die Gehörknöchelchen wandeln zum einen die auf das Trommelfell treffende Luftschwingung in eine Knochenschwingung um; zum anderen dämpfen sie starke Trommelfellschwingungen, damit das Innenohr nicht durch extreme Vibrationen oder Lärm geschädigt wird. Die Knöchelchenkette wird durch den **M. tensor tympani** und den **M. stapedius,** kleinste quer gestreifte Muskeln, in Spannung gehalten.

KLINIK

Akute Mittelohrentzündung

Eine **akute Mittelohrentzündung (Otitis media acuta)** wird meist durch Infekte des Nasenrachenraums verursacht, die über die Ohrtrompete in die Paukenhöhle aufsteigen. Klinisch zeigen sich Fieber, Ohrenschmerzen und Schwerhörigkeit. Die entzündlichen Sekrete bewirken in diesem beengten Raum einen Druckanstieg, der zum Zerreißen des Trommelfells führen kann (Trommelfellperforation). In schweren Fällen kann sich eine akute Mittelohrentzündung auf die Hohlräume des Warzenfortsatzes (Mastoiditis) oder die Hirnhäute (Meningitis, ➤ Kap. 9.16.3) ausbreiten oder sie kann zu einer **chronischen Otitis media** werden.

Das Innenohr

Das **Innenohr** mit den Sinnesrezeptoren für das Gehör und den Gleichgewichtssinn liegt in einem komplizierten Hohlraumsystem, dem **knöchernen Labyrinth** des Felsenbeins. Es besteht aus den drei Abschnitten Vorhof, Bogengänge und Schnecke (➤ Abb. 10.29). Im Vorhof und in den Bogengängen liegen die Sinnesrezeptoren des Gleichgewichtsorgans. Die Schnecke enthält im **Corti-Organ** die Sinnesrezeptoren für das Gehör.

Die **Cochlea** (Schnecke) ist ein spiralig gewundener Knochenraum, der mit liquorähnlicher **Perilymphe** gefüllt ist. Er windet sich spiralig in zweieinhalb Windungen um eine Achse und bildet so den Schneckengang. Eine Zwischenwand teilt den Schneckengang in zwei Etagen: Die obere **Scala vestibuli** beginnt am ovalen Fenster und verläuft von außen nach innen bis zur Schneckenspitze, wo sie in die unten gelegene **Scala tympani** (Paukentreppe) übergeht. Diese verläuft die Schneckenspirale abwärts bis zum runden Fenster.

Zwischen Scala vestibuli und Scala tympani verläuft ein schlauchförmiger Hohlraum, der **Ductus cochlearis** (häutige Schnecke, ➤ Abb. 10.30). Im Gegensatz zu dieser wird die übrige Schnecke auch als **knöcherne Schnecke** bezeichnet.

Die häutige Schnecke ist ein membranöser Schlauch, im Querschnitt dreieckig und mit **Endolymphe** gefüllt. Die Endolymphe entspricht von der Zusammensetzung her etwa der Intrazellulärflüssigkeit.

Auf der Basilarmembran im häutigen Schneckengang liegt das **Corti-Organ.** Es ist aus Stützzellen und Sinneszellen aufgebaut. Die Sinneszellen für das Gehör heißen **Haarzellen,** da sie an ihrem freien Ende feine Härchen tragen, die in die Endolymphe des häutigen Schneckengangs ragen. Die Härchen stehen mit einer gallertigen Membran (Membrana tectoria) in Verbindung, die das Corti-Organ bedeckt. An ihrer Basis werden die Haarzellen von Fasern des VIII. Hirnnerven **(N. vestibulocochlearis)** umfasst.

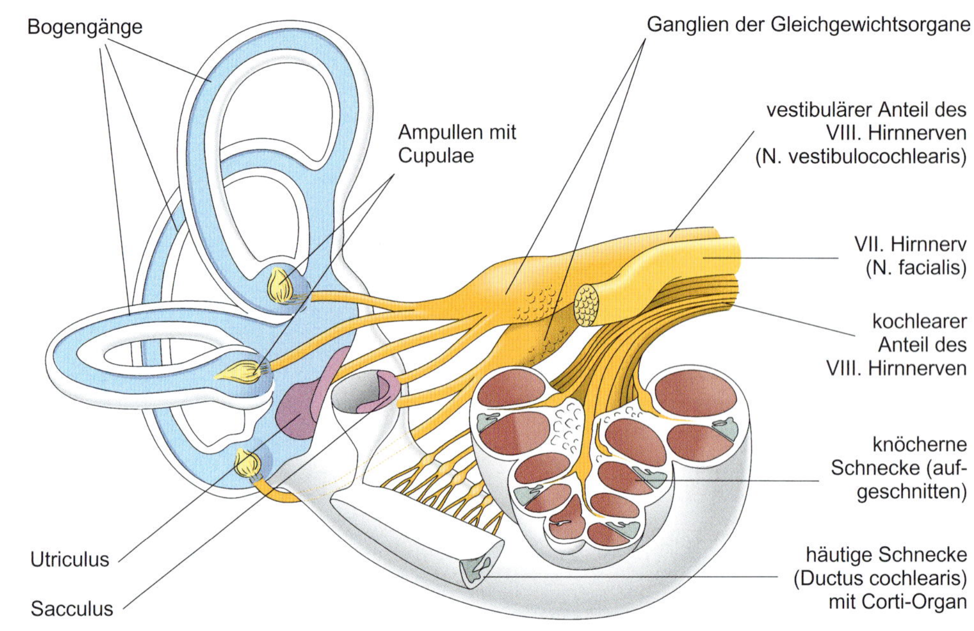

Abb. 10.29 Innenohr. Detailzeichnung von Bogengängen, Schnecke, VII. und VIII. Hirnnerv.

Hörfunktion

DEFINITION

Schallwellen

Luftschwingungen, die sich wellenförmig ausbreiten, ähnlich den Wellen einer Wasseroberfläche. Die Tonhöhe wird bestimmt durch die Anzahl der Schwingungen pro Zeiteinheit **(Frequenz),** während die Lautstärke von der Größe der Schwingung **(Amplitude)** abhängt.

Auf das Ohr eintreffende Schallwellen werden von der Ohrmuschel aufgenommen und durch den äußeren Gehörgang zum Trommelfell geleitet. Die

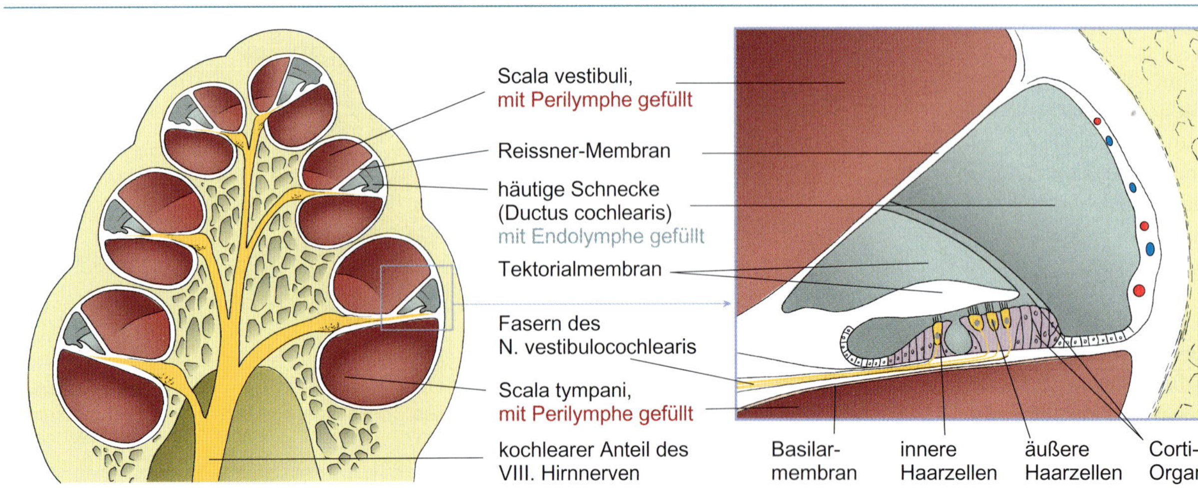

Abb. 10.30 Details der Schnecke.
Links: Schnitt durch die Schnecke. Man erkennt die Scala vestibuli, die häutige Schnecke und die Scala tympani.
Rechts: Häutige Schnecke im Detail.

Schallwellen versetzen das Trommelfell in Schwingungen und werden so über die Gehörknöchelchen auf das ovale Fenster übertragen (➤ Abb. 10.28).

Die Steigbügelschwingungen am ovalen Fenster versetzen die Perilymphe der Scala vestibuli in Schwingungen, durchlaufen diese als Wanderwellen bis zur Schneckenspitze und laufen von dort die Scala tympani hinab zum runden Fenster, wo sie verebben. Diese Wanderwellen in der Perilymphe versetzen auch die häutige Schnecke in Schwingung – die enthaltenen Sinneszellen werden verbogen und damit erregt. Die Sinneszellen geben die Reize an die Nervenfasern weiter, die sich später zusammen mit den Nervenfasern des Gleichgewichtsorgans zum **N. vestibulocochlearis** vereinigen und zum Hörzentrum im Großhirnschläfenlappen ziehen (➤ Kap. 9.8.5).

Das gesunde Ohr hört Schall mit Frequenzen zwischen etwa 16 Hertz (Hz) und 20 000 Hz (1 Hertz = 1 Schwingung pro Sekunde). Am besten ist die Wahrnehmung zwischen 1 000 und 4 000 Hz. Die **subjektive Lautstärke** eines Tons hängt von seiner **Schallintensität** ab. Sie wird in der Einheit **Dezibel** (abgekürzt **dB**) angegeben. Dabei wurde festgelegt, dass der leiseste noch hörbare Ton mit einer Frequenz von 1 000 Hz die Stärke 0 dB hat. Die Dezibelskala ist als logarithmische Skala jedoch anders definiert als sonstige Messgrößen: Ein physikalisch doppelt so starker Ton wie der von 0 dB hat die Stärke von 3 dB, ein viermal so lauter eine von 6 dB und so weiter (eine Erhöhung um 3 dB entspricht also einer Verdopplung der Lautstärke).

Dezibelorientierungswerte: Normale Umgangssprache hat 45 dB, ein Staubsauger 75 dB, ein Pressluftbohrer 90 dB. Die akute Schmerzgrenze liegt bei 120 dB. Schallintensitäten von über 90 dB führen bei ständiger Belastung zu Schwerhörigkeit.

Die subjektive Lautstärkeempfindung hängt aber nicht nur von der Schallintensität, sondern auch – bei gegebener Schallintensität – von der Frequenz ab. Näheres erklärt ➤ Abb. 10.31.

Orientierung im Raum

Die gleichzeitige Verarbeitung der akustischen Informationen aus beiden Ohren ist entscheidend für das **Richtungshören** und die akustische Orientierung im Raum. Die Signale aus dem linken und rechten Ohr unterscheiden sich geringfügig, da die Ohren von einer Schallquelle meist etwas unterschiedliche Abstände haben. Das der Schallquelle abgewandte Ohr hört den Ton etwas später und auch etwas leiser. Durch die Aufarbeitung dieser Unterschiede kann das ZNS Lage und Richtung der Schallquelle orten.

KLINIK

(Lärm-)Stress lass nach

Lärm, z. B. von Flugzeugen und Autos, können das Ohr dauerhaft schädigen. Sie haben jedoch auch noch andere negative Auswirkungen. Es gibt – allerdings kontrovers diskutierte – Studien, die auf höhere Selbstmord- und Fehlgeburtsraten in fluglärmbelasteten Gebieten hinweisen. Ebenso würden Menschen in solchen Regionen mehr Beruhigungsmittel einnehmen. Als relativ sicher dagegen gilt, dass Lärm Herz und Kreislauf schädigen kann. So schätzen Experten, dass 2 % aller Herzinfarkte in der Bundesrepublik auf Lärmstress zurückzuführen sind.

Verantwortlich für die **Herz-Kreislauf-Reaktionen** durch Lärm sind die Stresshormone Adrenalin und Cortisol (➤ Kap. 8.6.6), die der Körper bei Lärmbelastung ausschüttet. Sie treiben u. a. den Blutdruck in die Höhe. Zudem sensibilisiert eine andauernde Lärmbelastung den Körper für Lärm, d. h., dass er nach einiger Zeit bereits auf niedrigere Schallpegel antwortet. Nach einer Studie des Bundesgesundheitsamtes steigt bereits bei einem Dauerlärmpegel von rund 65 dB das Herzinfarktrisiko um 20 %. In etwa 10 % aller Wohnungen in den alten Bundesländern sind solche Durchschnittswerte zu verzeichnen. Lärm ist also schon für Gesunde ein Risiko. Noch schlimmer geht es jenen, die ohnehin krank sind und dem Lärm auch nicht ausweichen können.

Schwerhörigkeit

Bei der Schwerhörigkeit unterscheidet man nach dem Ort der Störung die **Schallleitungs-Schwerhörigkeit** mit einer Störung im Bereich des äußeren Ohres oder des Mittelohres bis hin zum ovalen Fenster (Ursache z. B. Mittelohrentzündung) von der **Schallempfindungs-Schwerhörigkeit** mit Schädigung im Innenohr (z. B. Zerstörung der Haarzellen bei akustischem Trauma) oder Beteiligung von Hörnerven oder ZNS.

Die **Altersschwerhörigkeit** (Presbyakusis) betrifft zunächst nur die hohen Töne. Dadurch ist besonders das Hörvermögen für die Sprache gestört. Die Hörfähigkeit kann durch die Anpassung eines Hörgerätes verbessert werden. Das sind winzige elektronische Geräte, die aus Mikrophon, Verstärker und Lautsprecher bestehen und an der Ohrmuschel oder im äußeren Gehörgang befestigt werden.

Das Gleichgewichtsorgan

Propriozeption (Eigenwahrnehmung des Körpers) ➤ Kap. 9.15.1

Der **Gleichgewichtssinn,** auch Lage- und Drehsinn genannt, dient zusammen mit anderen Sinnesorganen (Augen, Tiefensensibilität) der Orientierung im Raum und der Aufrechterhaltung von Kopf- und Körperhaltung in Ruhe und bei Bewegungen. Zum **Gleichgewichtsorgan** (Vestibularapparat) gehören das **Vestibulum** (Vorhof) und die drei **Bogengänge.** Sie liegen zusammen mit dem Hörorgan im knöchernen Labyrinth des Felsenbeins (➤ Abb. 10.32).

Das **Vestibulum** (Vorhof) ist der zentrale Teil des knöchernen Labyrinths. Er führt als Vorraum

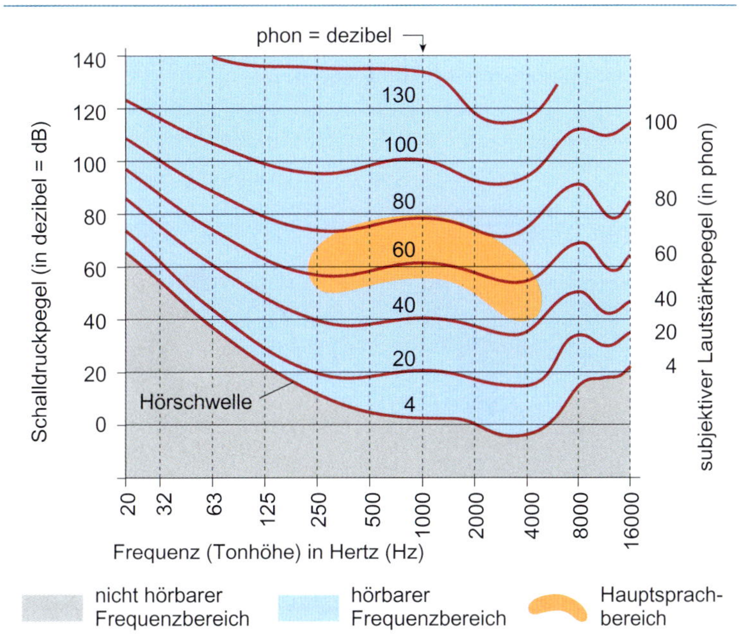

Abb. 10.31 Das Hörspektrum des Menschen. Das menschliche Ohr empfindet Lautstärken frequenzabhängig anders, als es der physikalischen Lautstärke entspricht. Man hat deshalb für die subjektive Lautstärkeempfindung eine zweite Maßeinheit neben dem Dezibel eingeführt, das Phon. Dabei wurde festgelegt, dass im 1 000-Hz-Bereich die Phonskala der Dezibelskala entspricht. Außerhalb dieses Bereiches ergeben physikalisch gleich starke Schallreize z. T. viel geringere subjektive Lautstärkeempfindungen (ganz links und ganz rechts auf der Skala). Gehen die Kurven nach oben, sind sehr viel mehr „Dezibels" für eine bestimmte Lautstärke (Phonzahl) erforderlich.

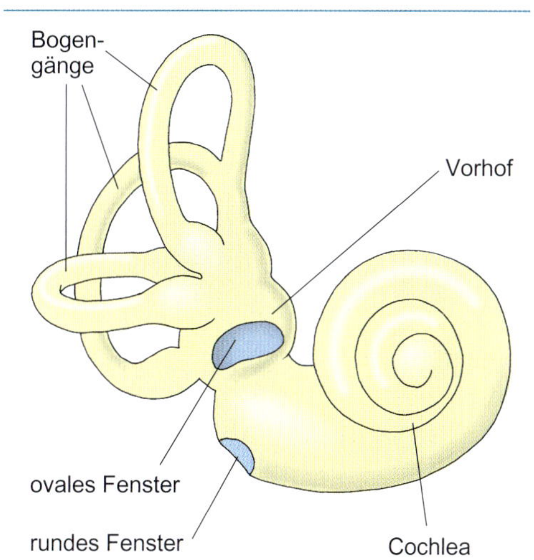

Abb. 10.32 Das knöcherne Labyrinth als Ausgussmodell.

nach hinten zu den drei Bogengängen und nach vorn zur Schnecke des Hörorgans. Wie das gesamte knöcherne Labyrinth ist auch er mit Perilymphe gefüllt, in der mit Endolymphe gefüllte, membranöse Strukturen liegen.

Utriculus und Sacculus

Die membranösen Strukturen im Vorhof sind zwei Bläschen, der **Utriculus** (großes Vorhofsäckchen) und der **Sacculus** (kleines Vorhofsäckchen, in ➤ Abb. 10.29 lila). Sie sind durch zwei feine Gänge miteinander verbunden.

Der Utriculus und der Sacculus enthalten in ihrer Wand jeweils ein Sinnesfeld, die **Makula** (➤ Abb. 10.33). Sie liegt im Utriculus in horizontaler Ebene, im Sacculus vertikal. Diese Sinnesfelder sind ähnlich wie das Corti-Organ des Gehörs aus Sinneszellen und Stützzellen aufgebaut. Die Sinneszellen sind Haarzellen. Ihre Härchen ragen in eine gallertige Membran, welche die gesamte Makula überdeckt. In die Oberfläche dieser Gallertschicht sind feine Kalziumkarbonatkristalle – **Statolithen** – eingelagert. Die Membran heißt deshalb **Statolithenmembran** (➤ Abb. 10.34).

Bei ruhiger, aufrechter Kopfhaltung drückt die Statolithenmembran in der horizontalen Makula des Utriculus auf die Sinneshärchen, während sie in der vertikalen Makula des Sacculus an den Sinneshärchen zieht. Diese Reizkonstellation vermittelt das Gefühl für eine „normale Kopfposition“. Bei Kopfbewegungen folgen die Statolithen und die Membran der Schwerkraft und ziehen an den höhergelegenen Haarzellen, während sie auf die tiefergelegenen Druck ausüben. Z.B. werden bei einer Fahrstuhlfahrt nach oben die Haarzellen in der horizontalen Makula stärker belastet, bei Fahrt nach unten aber entlastet. **Schwerkraft** und **Linearbeschleunigungen** (Beschleunigung in gerader Richtung) sind die **adäquaten Reize** für die Sinneszellen der Makulaorgane (➤ Abb. 10.34). Die zentrale Verarbeitung ihrer Informationen vermittelt zum einen bewusste Empfindungen wie „Fallen“ oder „Steigen“, zum anderen führt sie reflektorisch zur Anpassung von Tonus und Bewegung der Muskulatur, damit Kopf und Körper aufrecht gehalten werden.

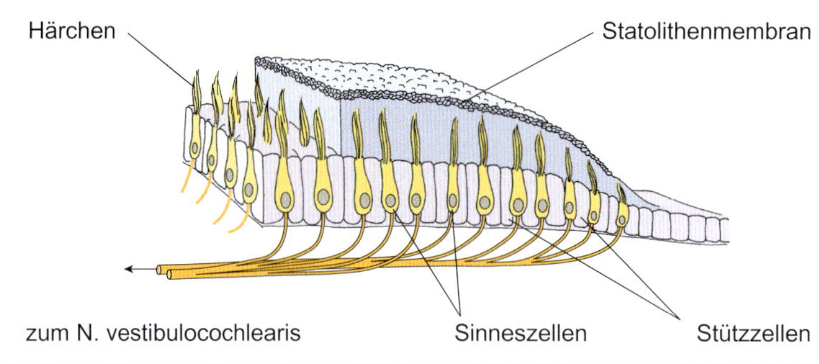

Abb. 10.33 Aufbau der Makula.

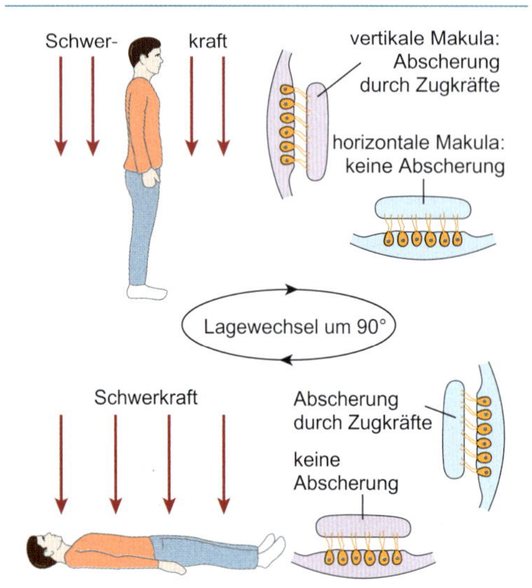

Abb. 10.34 Ablenkung der Statolithenmembran bei Lagewechsel.

Die Bogengänge

Die drei **Bogengänge** stehen etwa im rechten Winkel zueinander in den drei Raumebenen. Es gibt einen vorderen und hinteren vertikalen und einen seitlichen horizontalen Bogengang. Sie beginnen und enden alle im Vorhofbereich, sodass sie zusammen mit diesem einen Ring bilden. In den knöchernen Bogengängen verlaufen die membranösen, mit Endolymphe gefüllten, häutigen Bogengänge. Jeder Bogengang ist am Ende zur **Ampulle** erweitert. Dort befinden sich jeweils auf einer vorragenden Leiste **(Crista)** die Sinneszellen des Bogengangsystems. Es sind Haarzellen, die von Stützzellen umgeben sind. Ihre Härchen ragen in eine gallertartige, kuppelförmige Masse, die **Cupula** (➤ Abb. 10.35).

Jede drehende Kopfbewegung führt zu einer identischen Bewegung der Cupulae, die über den Bogengang fest mit dem Schädel verbunden sind. Die in den Bogengängen befindliche Endolymphe ist aber – wie jede Flüssigkeit – träge und folgt den Kopfbewegungen (präziser: Kopfbeschleunigungen) nur teilweise und mit zeitlicher Verzögerung. Die gallertige Cupula mit den eingebetteten Härchen wird dadurch abgebogen, und die Haarzellen werden gereizt. Die Nervenimpulse aus den Haarzellen werden an das ZNS übermittelt. Sie führen zur bewussten Empfindung von Drehbewegungen und bewirken reflektorisch die Muskelsteuerung, die zur Anpassung an die Situation erforderlich ist.

Da sich Endolymphe und Cupula nach einiger Zeit aber der Bewegung der Sinnesleiste anpassen – d.h. sich selbst mitdrehen –, führen nur **Änderungen der Drehbewegungen** zur Reizung des Bogengangsystems. Die Drehbeschleunigung (bzw. die Abbremsung einer Drehbewegung) ist also der adäquate Reiz für die Bogengangsorgane.

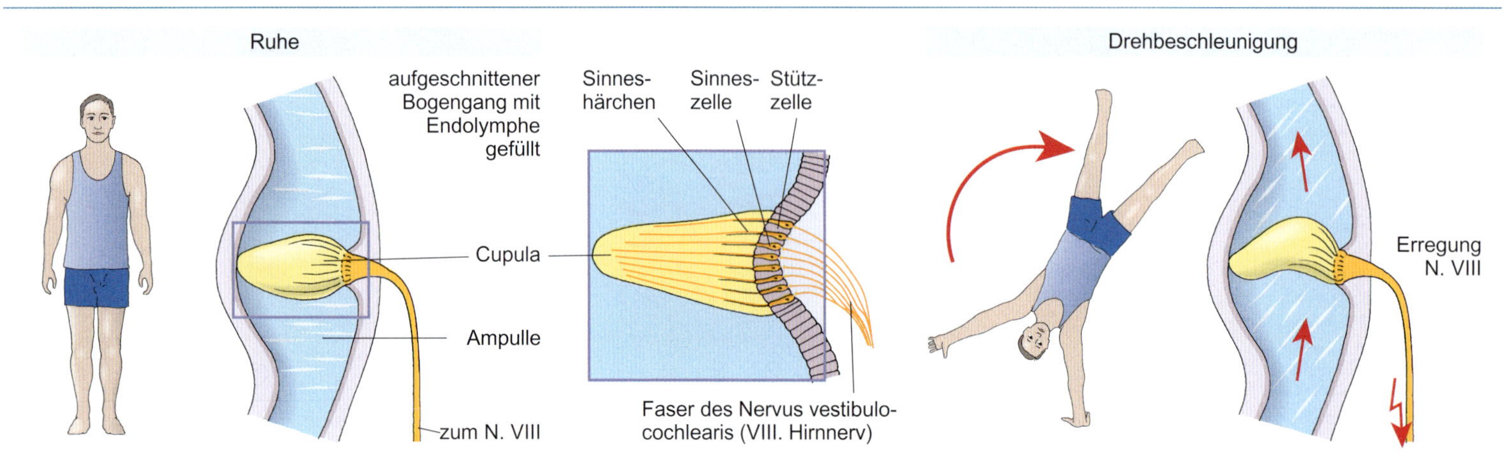

Abb. 10.35 Ablenkung der Cupula bei einer Drehbeschleunigung.

Leitungsbahnen des Gleichgewichtsorgans

Von den Haarzellen des Gleichgewichtsorgans werden die Erregungsimpulse zunächst an Nervenzellen übermittelt, deren Zellkörper in einem Ganglion im inneren Gehörgang liegen. Ihre Fasern bilden den vestibulären Anteil des **N. vestibulocochlearis.** Sie ziehen zum größten Teil zu Kerngebieten in der **Medulla oblongata,** ein kleiner Teil direkt zu den Kleinhirnkernen. In den Vestibulariskernen der Medulla werden die Erregungen umgeschaltet. Über die sekundären Vestibularisbahnen erfolgt dann die Übermittlung an zahlreiche Hirngebiete: Rückenmark, Kleinhirn, Formatio reticularis, Thalamus und Hirnnervenkerne, vor allem für die Augen- und Halsmuskulatur (III, IV, VI, XI). Über diese Verbindungen werden die Erregungen des Gleichgewichtsapparates mit dem motorischen System verknüpft, sodass die Muskelbewegungen für eine normale Stellung des Kopfes, des Körpers und der Augen reflektorisch entsprechend den jeweiligen Erfordernissen in Ruhe, bei Lagewechsel oder Bewegung gesteuert werden können. Dabei sind auch Informationen beteiligt, die dem ZNS von Muskel-, Gelenk- und Hautrezeptoren zufließen.

Eine wichtige Rolle bei dieser Steuerung spielen auch die Verbindungen zum Kleinhirn, das auf den Bewegungsablauf modulierend wirkt. Vom Thalamus aus werden Informationen aus dem Gleichgewichtsorgan an die Großhirnrinde übermittelt, wo die bewussten Wahrnehmungen von Körperposition und Stellungsänderung entstehen.

Reisekrankheit (Kinetose)

Das Gleichgewichtsorgan ist auch mit vegetativen Zentren verknüpft. Dadurch kommt es bei wiederholten starken Bewegungen zu einer Reizung dieses Organs und damit zu vegetativen Reaktionen wie Übelkeit, Erbrechen, Schwindel, Schweißausbruch und Kopfschmerzen. Dies tritt am häufigsten bei Flug-, Schiffs-, Bahn- oder Autoreisen auf, deshalb der Name Reisekrankheit. Durch Flachlagerung oder Medikamente gegen den Brechreiz (Antiemetika) können die Symptome gelindert werden.

Nystagmus

Durch die enge Verschaltung der Augenmuskelkerne mit dem Vestibularorgan können Störungen im Vestibularbereich bestimmte Augenbewegungen zur Folge haben. Solche unwillkürlichen Augenbewegungen nennt man **Nystagmus** (Augenzittern). Ein Nystagmus kann physiologischerweise auftreten, z. B. bei oder nach Drehbeschleunigungen: Rotiert eine Versuchsperson langsam auf einem Drehstuhl, bleibt die Blickrichtung der Augen zunächst hinter der Drehbewegung zurück (langsame Phase des Nystagmus). Danach springt die Blickrichtung ruckartig in die Normalstellung (schnelle Phase des Nystagmus). Während die langsame Phase des Nystagmus vestibulär bedingt ist, stellt die schnelle Phase eine reflektorische Korrekturbewegung durch die Formatio reticularis dar. Die Richtung des Nystagmus wird stets nach der Augenbewegung in der schnellen Phase bezeichnet.

Diese reflektorische Einstellung der Augen sichert die optische Orientierung im Raum, die trotz ständiger Stellungsänderung von Körper und Kopf gewährleistet bleiben soll. Das unbewusste Nachstellen der Blickrichtung in der schnellen Phase und die nachfolgende Augenbewegung entgegen der Bewegungsrichtung lassen die Umgebung stets in Ruhe erscheinen. Durch die funktionelle Auswertung der Informationen aus Gleichgewichtsapparat, Muskel-, Gelenk- und Hautrezeptoren, die dem Zentralnervensystem zugeleitet werden, wird die Fähigkeit zur Orientierung im Raum erweitert.

Ein spontaner, d. h. ohne äußere Reize auftretender Nystagmus ist in der Regel pathologisch. So führt z. B. der akute, einseitige Labyrinthausfall zu lange anhaltendem Drehschwindel mit Fallneigung zur erkrankten Seite sowie zu Spontannystagmus zur gesunden Seite. Es treten außerdem Richtungsabweichungen bei Bewegungen und vegetative Symptome wie Übelkeit, Schweißausbrüche und Erbrechen auf.

Gleichgewichtsstörungen und Schwindel

Schwindel entsteht, wenn die sensorischen Sinnesreize aus dem Vestibularapparat, den Augen und den Propiorezeptoren der Muskeln und Gelenke einander widersprechen oder wenn der Integrationsprozess im ZNS gestört ist.

Schwindel kann man in spontanen, anfallsweise auftretenden oder Dauerschwindel einteilen bzw. in Lage- oder Bewegungsschwindel. Er kann aber auch nach Dauer, Stärke und zeitlichem Auftreten differenziert werden. Nach seiner Herkunft kann er in **vestibulären** oder **systematischen** Schwindel eingeteilt werden und in **nichtvestibulären** oder **diffusen** Schwindel. Die Übergänge sind jedoch fließend.

PT-PRAXIS

Zervikaler Schwindel

Ein Beispiel für nichtvestibulären Schwindel ist der sog. **zervikale Schwindel,** der durch Veränderungen im HWS-Bereich (z. B. Degeneration der Wirbelkörper) hervorgerufen wird: Bei Kopfbewegungen wird der Plexus sympathicus der A. vertebralis gereizt, was einen Sekunden anhaltenden Drehschwindel bewirkt.

Literatur

Benninghoff, A., Drenckhahn, D.: Makroskopische Anatomie, Histologie, Embryologie, Zellbiologie. Band 1: Zelle, Gewebe, Entwicklung, Skelett- und Muskelsystem, Atemsystem, Verdauungssystem, Harn- und Genitalsystem, Band 2: Herz-Kreislauf-System, Lymphatisches System, Endokrine Drüsen, Nervensystem, Sinnesorgane, Haut. 16./17. Aufl. Elsevier, Urban&Fischer, München, 2004, 2008.

Brandes, R., Lang, F., Schmidt, R. F.: Physiologie des Menschen, mit Pathophysiologie. 32. Aufl. Springer, Berlin, 2019.

Paulsen, F., Waschke, J.: Sobotta, Atlas der Anatomie 3 Bände und Tabellenhefter im Schuber. 24. Aufl. Elsevier, München, 2019.

Savin, J.A., Hunter, J.A.A., Hepburn, N. C.: Hautsymptome, Differentialdiagnostischer Atlas. Huber, Bern, 2000.

Schoppmeyer, M., Polte, M.: Innere Medizin, Dermatologie. Krankheitslehre für Physiotherapeuten und Masseure. 3. Aufl. Elsevier Urban&Fischer, München, 2008.

Schoppmeyer, M.: Innere Medizin: Krankheitslehre für die Physiotherapie. 4. Aufl. Elsevier Urban&Fischer, München, 2020.

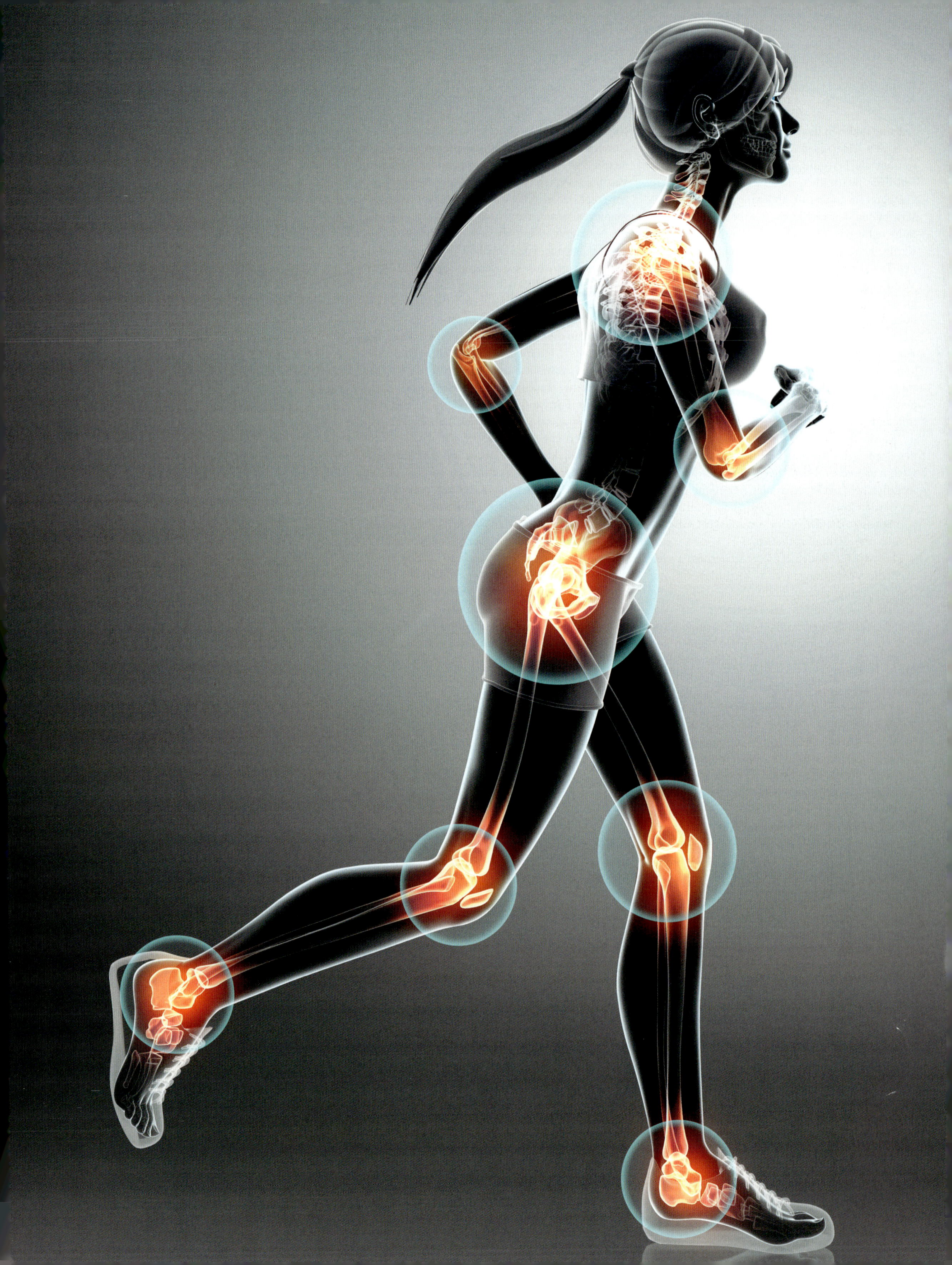

KAPITEL

11 Biomechanik, Gelenke und funktionelle Aspekte von Haltung und Bewegung

LERNINHALTE

11.1 Was ist Biomechanik?

- In der Biomechanik werden folgende Teilbereiche unterschieden: funktionell anatomische Biomechanik, physiologische Biomechanik, systemorientierte Biomechanik, Anthropometrie, Bewegungsanalyse, Kinematik und Dynamik.
- Beim Messen und Analysieren in der Biomechanik sind einige Kriterien besonders wichtig: Validität, Reliabilität und Objektivität. Unterschiedliche Messverfahren werden dabei benutzt: dynamometrische Methoden wie isokinetische Messapparate oder Kontaktmatten; kinemetrische Methoden wie z. B. visuelle Hilfsmittel, Mess-Sohlen, Elektromyografie und Anthropometrie.
- Angrenzende Fachgebiete der Biomechanik, z. B. Prävention, Rehabilitation, Kinesiologie, Arbeitsmedizin, Ergonomie und funktionelle Anatomie, sind Anwendungsbereiche, die eng mit der Physiotherapie verbunden sind.

11.2 Physikalische Grundlagen

- Die Masse eines Gegenstandes ist überall gleich und wird von Art und Anzahl ihrer Atome bestimmt. In ihrem Mittelpunkt setzt die Schwerkraft an.
- Ein Einfluss, der auf einen Gegenstand wirkt, wird Kraft genannt. Kräfte können grafisch durch Pfeile (Vektoren) dargestellt werden. Kräfte mit Hilfe von Parallelogrammen zu einer resultierenden Kraft zusammenzusetzen oder zu reduzieren, dient der Verdeutlichung, in welcher Richtung sich ein Körper oder Körperteil schließlich bewegt.
- Eine Kraft, multipliziert mit dem von ihr zurückgelegten Weg, wird Arbeit genannt.
- Beschleunigung (und Verzögerung) ist die Geschwindigkeitsveränderung pro Zeiteinheit.
- Der Schwerpunkt kann innerhalb oder außerhalb eines Körpers liegen; seine Lage kann mit Hilfe von Aufhängung und Ausbalancieren bestimmt oder durch Zeichnen berechnet werden.
- Ein Drehmoment entsteht, wenn die Wirkungslinie einer Kraft nicht durch den Drehpunkt eines Gegenstandes läuft. Eine derartige Kraft verursacht eine Rotation. Den senkrechten Abstand dieser Kraft zum Drehpunkt nennt man Hebelarm.
- Die Standfestigkeit eines Gegenstandes wird von seiner Stütz- und Unterstützungsfläche bestimmt. Bleibt der Schwerpunkt des Gegenstandes über der Stützfläche, kann das Gleichgewicht gehalten werden. Kommt der Schwerpunkt über die Grenzen der Stützfläche, fängt das Kippmoment an. Das Gleichgewicht eines Gegenstandes mit großer Standfestigkeit bezeichnet man als stabiles, ein Gegenstand mit geringer Standfestigkeit als labiles Gleichgewicht. Die Zwischenform heißt indifferentes Gleichgewicht.
- Ein Hebel ist ein steifer Gegenstand, der um eine Achse dreht und eingesetzt wird, um mit einem kleinen Krafteinsatz ein großes Drehmoment zu erreichen.
- In der losen Rolle, z. B. beim Schlingentisch, findet das Hebelprinzip seine Anwendung, weil der Kraftarm dort zweimal so groß ist wie der Lastarm. Eine feste Rolle ist nur zur Umkehrung der Kräfte da.
- Die mechanischen Eigenschaften des ruhenden Wassers (Hydrostatik) und des bewegten Wassers (Hydrodynamik) beeinflussen den menschlichen Körper und seine Bewegungen beim Aufenthalt im Wasser.

11.3 Angewandte Biomechanik

- Die Anthropometrie beschäftigt sich mit der Vermessung menschlicher Körperteile und der Bestimmung von Körperschwerpunkt und Teilsegmentschwerpunkten.
- Unterschiedliche Arten der Muskelaktivität sind statische und dynamische Aktivität, wobei die dynamische Muskelaktivität noch in eine konzentrische und eine exzentrische Form differenziert werden kann. Ein Muskel hat dabei eine agonistische, antagonistische oder synergistische Wirkung.
- Die Wirkungslinie der Muskelkraft in Bezug zum Knochen bestimmt, ob diese Muskelkraft eine überwiegend fixierende oder mehr bewegende Komponente hat.
- Die obere Extremität ist in einer offenen Kette mehr funktionell aktiv, während die untere Extremität meist eine geschlossene kinematische Kette bildet.

11

- Bei der Ganganalyse sind zwei Phasen des Ganges zu unterscheiden: die Schwungbeinphase und die Standbeinphase. Der Schwerpunkt durchläuft drei Abweichungen der kontinuierlichen Fortbewegung auf einer geraden Linie, nämlich Vorwärtsbeschleunigung und Verzögerung, eine auf- und absteigende Bewegung und Seitwärtsbewegungen. Es gibt einige Abfederungsmechanismen im Körper, die das ökonomische Gehen unterstützen.
- Die einwirkende Kraft pro Flächeneinheit ist die Belastung, die auf ein Gewebe einwirkt. Sie wird in primäre Belastungsarten wie Zug-, Druck- und Schubbelastung und sekundäre Belastungsarten wie Scherkräfte, Biegekräfte und Verdrehung (die aus einer Kombination der primären Kräfte bestehen) unterschieden. Sämtliche Haltungen und Bewegungen können idealtypisch ökonomisch ausgeführt werden, wobei bestimmte Belastungen entstehen. Die physiotherapeutische Befunderhebung wird durchgeführt, um bestehende Belastungen und ihre Ursachen zu erkennen und um die Belastbarkeit des Bewegungsapparates abzuschätzen.
- Das unter Belastung entstehende Ausmaß einer Gewebeformveränderung heißt Beanspruchung und ist abhängig von den Materialeigenschaften des Gewebes und der Einwirkzeit und Einwirkgeschwindigkeit der belastenden Kraft.
- Die Verformung von Gewebe unter einer einwirkenden Belastung kann in der Belastungs-/Beanspruchungskurve dargestellt werden, die drei wichtige Bereiche zeigt: den elastischen Teil, den plastischen Teil und den Brechpunkt.
- Druck und Auftrieb sind wichtige Größen der Hydrostatik.
- In der Hydrodynamik werden zwei Arten von Strömungen unterschieden: laminare und turbulente Strömung.

11.4 Gelenke

- Gelenke können nach Struktur und Ausmaß ihrer Beweglichkeit eingeteilt werden. Feste Gelenke sind entweder durch kollagenes oder elastisches Bindegewebe oder durch Knorpel miteinander verbunden, sie können aber auch eine knöcherne Verbindung haben.
- Bewegliche Gelenke sind Diarthrosen, wobei die freie Beweglichkeit durch einige Grundstrukturen wie Gelenkkapsel und Synovia ermöglicht wird. Diarthrosen können in Scharniergelenke, Drehgelenke, Sattelgelenke, Eigelenke, Kugelgelenke und flache Gelenke eingeteilt werden.
- Die Beschreibung der peripheren Bewegungsbahn von Knochen wird Osteokinematik genannt, die Arthrokinematik erklärt die intraartikuläre Bewegung.
- Die passive Stabilität wird durch verschiedene, nichtkontraktile Strukturen sowohl im Gelenk als auch in dessen Umgebung gewährleistet. Die Stabilität, welche durch eine muskuläre Antwort auf Stand- und Bewegungsveränderungen der Gelenke gewährleistet wird, heißt aktive Stabilität.

11.5 Funktionelle Aspekte von Haltung und Bewegung

- Das biopsychosoziale Modell dient zum Verständnis von Gesundheit und Krankheit. Die International Classification of Functioning, Disability and Health (ICF) kann zur Beschreibung einer individuellen Problematik am Patienten verwendet werden. Sie benutzt die Kategorien Störung, Aktivität und Partizipation.
- Stützen, symmetrisches Stehen, Sitzen und Zehenstand können als Haltungskomponenten individuell beschrieben werden.
- Als exemplarische Bewegungsmuster werden Aufstehen aus der Rückenlage, Heben, Gehen und Radfahren beschrieben.

11.1 Was ist Biomechanik?

Alle Bewegungen von Mensch und Tier unterliegen den Gesetzen der Mechanik, da jede Bewegung Ortsveränderung von Masseteilen in Raum und Zeit einschließt (➤ Abb. 11.1). Es ist die Aufgabe der **Biomechanik,** die Bewegungen von Mensch und Tier mit Hilfe der Gesetze der Mechanik zu untersuchen.

Eine wirkungsvolle Therapie des Haltungs- und Bewegungsapparates setzt voraus, dass Therapeut und Patient den physiologischen Bewegungsablauf kennen. Zudem müssen die Bewegungen des Patienten jederzeit mittels objektiver Kriterien analysierbar und vergleichbar sein.

DEFINITION

Mechanik

Beschreibt die Wirkung von Kräften, ist Teil der angewandten Mathematik und Physik.

Biomechanik

(griech.: bios = Leben)
Fragt nach den Strukturen und Funktionen von Lebewesen, die mechanisch erklärt werden können. Dazu wird auf Methoden der Mechanik zurückgegriffen, um vor allem Beanspruchungen und Belastungen von Lebewesen zu berechnen und zu erklären.

Technische Einzelheiten, die in biomechanischen Forschungslaboratorien von Physikern und Mathematikern entdeckt werden, haben für Berufsgruppen, die sich mit Bewegungen befassen, praktische Bedeutung: Die Auswirkungen einer gebeugten Haltung für den Körper und die dabei entstehende Belastung für die Bandscheiben, die Kraftentwicklung der Muskeln für das Heben eines Gewichtes, der mechanische Ablauf von Gelenkbewegungen oder die Frage nach effektiven Hochsprungtechniken sind Themen, die für Physiotherapeuten und Sportlehrer gleichermaßen wichtig sind.

Die Biomechanik arbeitet mit Modellen, um komplizierte Systeme wie unseren Körper in ihren wichtigsten Merkmalen durch Zahlen und Verhältnisse darstellen zu können. **Modelle** sind eine vereinfachte Wiedergabe der Wirklichkeit. Verständlich werden dadurch z. B. Schwerpunkte im Körper, einwirkende Kräfte, die Eigenkraft der Muskeln und die daraus resultierenden Bewegungen oder Haltungen.

In diesem Kapitel erfolgt einleitend ein praktischer Einblick in die Biomechanik, bevor auf die physikalischen Grundlagen eingegangen wird. Es werden einige Teilbereiche der Biomechanik besprochen, danach etliche mögliche Messverfahren und schließlich einige Wissenschaftsbereiche und Fachgebiete, die sich biomechanischer Erkenntnisse bedienen.

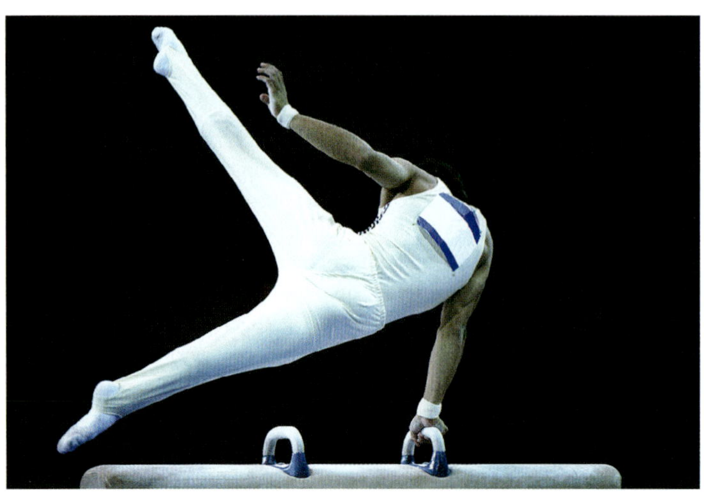

Abb. 11.1 Jede Bewegung ist eine Ortsveränderung von Masseteilen in Raum und Zeit und unterliegt somit den Gesetzen der Mechanik. [J671]

11.1.1 Teilbereiche der Biomechanik

Um Aussagen über die mechanischen Gegebenheiten an Lebewesen machen zu können, ist eine Reihe von Messungen und Berechnungen nötig. Dazu wird die Biomechanik in verschiedene Teilbereiche untergliedert, die im Folgenden kurz vorgestellt werden.

Die **Anthropometrie** (➤ Kap. 11.3.1) beschäftigt sich mit der Messung der menschlichen Körperteile hinsichtlich ihrer Größe und ihres Gewichts. Damit lässt sich beispielsweise der Schwerpunkt eines Körpers oder Körperteiles bestimmen. In der Physiotherapie werden häufig Beinlängen- und Beinumfangmessungen gemacht, um z. B. das Ausmaß einer Schwellung festzustellen. Sinn einer Schwerpunktermittlung ist es, den Punkt der Schwerkrafteinwirkung zu finden. Mit diesem Wissen ist es dann z. B. möglich, Muskelbelastungen zu verstehen und zu berechnen.

Die **Leistungsbiomechanik** beschreibt die Struktur und Funktion biologischer Systeme unter Leistungsbedingungen. Während schwerer Arbeit oder sportlicher Aktivität verändern sich z. B. die Belastung und Beanspruchung verschiedenster Strukturen (Leistungs- und Sportphysiologie, ➤ Kap. 23.1).

Durch die **funktionell-anatomische Biomechanik,** analog zur physiologischen Biomechanik, sollen die Zusammenhänge zwischen einwirkenden Kräften, anatomischer Struktur und Funktion dieser Struktur verdeutlicht werden. So bestimmt z. B. die Gelenkform oder die Muskelzugrichtung, wie statische oder dynamische Kräfte wirken oder umgesetzt werden können. Damit lässt sich die Funktion dieser anatomischen Struktur erklären. Die Erkenntnis, dass Gelenke rollen und gleiten, findet sich bei den Techniken der manuellen Therapie wieder und ist ein Thema dieses Teilgebietes.

Dagegen untersucht die **physiologische Biomechanik,** welche mechanischen Prozesse im Körper stattfinden und wie diese zusammenhängen. So wird beispielsweise der Vorgang der Muskelkontraktion beschrieben, indem die Funktion der mechanischen Faktoren wie Reibungs- und Dehnungskräfte und deren Zusammenspiel mit der Kontraktion untersucht wird. Dadurch wird erklärt, warum eine Vorspannung im Muskel für die Ausführung schneller Bewegungen günstig ist oder wie intramuskuläres Bindegewebe am besten gedehnt werden kann.

Die **systemorientierte Biomechanik** betrachtet die Eigenarten der unterschiedlichen Lebewesen und deren Strukturen wie z. B.

- Muskel-Skelett-System
- Gewebebeschaffenheit, z. B. fest oder weich
- Körperabschnitte, z. B. Form, Größe und Funktion von Extremitäten.

Dies führt zu unterschiedlichen biomechanischen Betrachtungsweisen, z. B.

- Muskeln mit fixierenden und bewegenden Komponenten in offener oder geschlossener Kette (➤ Kap. 11.3.2)
- Elastizitäts- und Plastizitätslehre, die sich z. B. mit den Dehnungseigenschaften von Sehnen oder Bändern befasst (➤ Kap. 11.3.6)
- Körper(teil)schwerpunktbeschreibung, die zur Berechnung der Muskelkräfte notwendig ist (➤ Kap. 11.3.1).

Bewegungsbeschreibung und -analyse neuromuskulär-arthrogener Systeme werden im Rahmen der **Kinesiologie** betrachtet. Die Beschreibung einer Bewegung ist ein Teil der Bewegungsanalyse. Eine Bewegungsbeschreibung gliedert sich in Ausgangs-, Zwischen- und Endstellungen, wodurch die Bewegung besser analysiert werden kann. Ein Beispiel wäre die Ganganalyse (➤ Kap. 11.3.3), die für die Physiotherapie einen großen praktischen Wert hat.

Bei der **Bewegungsbeschreibung** und **-analyse** spielen verschiedene Begriffe eine Rolle: Die **Dynamik** untersucht Bewegungen und ihre Ursachen. Es ist die Lehre von den Kräfteverhältnissen, von denen es abhängt, ob ein Körper im Gleichgewicht bleibt oder ob Bewegung entsteht. Sie wird in **Statik** (Gleichgewichtslehre) und **Kinetik** (Bewegungslehre) unterteilt. Die Kinematik betrachtet den Bewegungsvorgang, ohne die auslösenden Kräfte zu berücksichtigen. Die verschiedenen Bewegungsarten werden mit Hilfe von Geschwindigkeit und Beschleunigung auf der Grundlage von Weg- und Zeitmessungen beschrieben oder dargestellt. Die **Biodynamik** untersucht die Bewegung biologischer Systeme, mit besonderem Augenmerk auf die beteiligten Kräfte und Schwerpunkte.

DEFINITION

Statik (Gleichgewichtslehre)

Beschreibt die Zusammenhänge von Massen und Kräften, die für einen Gleichgewichtszustand notwendig sind.

Kinetik (Bewegungslehre)

Beschreibt die Verhältnisse von Massen und Kräften in Zusammenhang mit Bewegungen bezogen auf Richtung, Geschwindigkeit und Beschleunigung.

Kinematik

Teil der Mechanik, der sich mit der mathematischen Beschreibung von Bewegungen bestimmter Systeme beschäftigt, ohne dabei die der Bewegung zugrunde liegenden Kräfte zu berücksichtigen.

11.1.2 Messtechniken und Analysen in der Biomechanik

Die Messverfahren der Biomechanik sind in zwei Bereiche zu unterteilen. Entsprechend der Dynamik und Kinematik gibt es hier die **Dynamometrie,** in der z. B. Muskelkraft nach Größe und Richtung festgelegt wird. In der **Kinemetrie** werden die Bewegungsbahnen eines Körpers in Raum und Zeit objektiv erfasst. Die Anthropometrie, die sich u. a. mit der Bestimmung von Körperschwerpunkten befasst, ist als Hilfsmethode dieser beiden Messverfahren zu betrachten.

Wissenschaftliche Messkriterien

Die Messwerte und Ergebnisse von biomechanischen Untersuchungen müssen genau sein und der Realität entsprechen. Auch bei physiotherapeutischen Untersuchungen am Patienten kommt es darauf an zu wissen, was untersucht werden kann, wie es untersucht werden kann und wie die Ergebnisse realistisch und objektiv interpretiert werden können. Grundsätzlich werden beim wissenschaftlichen Arbeiten die Gütekriterien Validität, Reliabilität und Objektivität unterschieden. Diese Kriterien können auch für praktische Untersuchungen am Bewegungsapparat verwendet werden.

Validität

DEFINITION

Validität

(lat.: validitas = [Beweis-]Kraft)
Maß für die **Gültigkeit** einer Untersuchung, d. h. ein Kriterium dafür, ob das Messverfahren wirklich das misst, was es zu messen vorgibt. Die Validität kann in eine interne und eine externe Validität unterteilt werden.

- **Interne Validität** betrifft den Probanden, den Untersucher oder die experimentelle Situation an sich. Einige störende Faktoren, welche die interne Validität beeinflussen, sind z. B. persönliche Bekanntschaft zwischen Untersucher und Proband, äußere Einflüsse wie Lärm oder Temperatur, nur sozial akzeptierte Antworten des Probanden oder die Tatsache, dass der Proband sich der „unnatürlichen" Untersuchungssituation bewusst wird. Man könnte z. B. in einem Krankenhaus an hundert Patienten das Bewegungsausmaß der Kniebeugung untersuchen, jeweils am dritten postoperativen Tag nach einer Meniskusoperation. Bei kühler Raumtemperatur könnte man feststellen, dass die durchschnittliche Einschränkung 20° ist. Die gleiche Untersuchung könnte ein zweites Mal bei warmer Raumtemperatur durchgeführt werden, und dabei könnte als Ergebnis eine durchschnittliche Einschränkung von 40° herauskommen.
- **Externe Validität** ist ein Maß für die Übertragbarkeit der Stichprobenergebnisse auf andere Probanden, Umstände und Behandlungen. Eine Untersuchung unter Physiotherapieschülern drei Tage postoperativ nach einer Meniskusoperation könnte z. B. zeigen, dass eine maximale Anspannung des M. quadriceps mit 10 kg Widerstand noch möglich ist. Dieses Ergebnis würde nicht bedeuten, dass das für alle postoperativen Meniskuspatienten gilt, weil Physiotherapieschüler im Verhältnis zur Normalbevölkerung relativ gut trainierte junge Leute sind.

Reliabilität

DEFINITION

Reliabilität

(engl.: reliable = zuverlässig)
Sie sagt aus, ob mehrere Messungen am selben Objekt die gleichen Messergebnisse liefern. Sie erklärt, inwieweit eine Messung reproduzierbar oder abhängig von zufälligen Faktoren ist.

Reliabilität ist ein Maß der Übereinstimmung zwischen zwei Messungen. Berechnet werden kann die Reliabilität als prozentuale Übereinstimmung oder mit Hilfe von Kappa-Werten. Kappa-Werte berücksichtigen bei der prozentualen Übereinstimmung auch die zufällige Übereinstimmung von zwei Messungen. Des Weiteren kann die Reliabilität auch mit Hilfe von Korrelationskoffizienten angegeben werden. Der Korrelationskoeffizient kann eine Zahl zwischen –1 (negative Korrelation) und +1 sein. Liegt der Korrelationskoeffizient nahe an diesen beiden Zahlen, so korrelieren die Werte stark miteinander. Je näher die Werte bei 0 liegen, desto geringer ist der Zusammenhang und die Reliabilität.

Die **Reliabilität** wird unterschieden in:

- **Intrarater-Reliabilität:** Reliabilität eines Untersuchers oder Messapparates bei der Wiederholung einer Messung. Misst ein Physiotherapeut den Umfang einer Knieschwellung beim Patienten und wiederholt die Messung nach einigen Tagen, so sollte das Maßband nicht fester um das Knie gezogen werden als vorher. Das Gefühl für den unterschiedlichen Zug bei der Messung bestimmt die Reliabilität des Untersuchers.
- **Interrater-Reliabilität:** Reliabilität zwischen unterschiedlichen Untersuchern oder Messapparaten, welche die gleiche Messung machen. Da ein Physiotherapeut nicht weiß, wie fest sein Vorgänger bei der Messung am Maßband gezogen hat, wäre die Interrater-Reliabilität der zweiten Messung sehr gering.

Objektivität

DEFINITION

Objektivität

Maß, in dem sich eine Messung auf die **Fakten** beschränkt, ohne durch Gefühle oder Vorurteile beeinflusst zu werden.

Objektivität ist nicht nur während einer Messung wichtig, sondern vor allem beim Interpretieren und Veröffentlichen der Ergebnisse. Objektive Ergebnisse können, ohne explizit zu lügen, derartig präsentiert werden, dass gegensinnige Schlussfolgerungen gezogen werden können. Eine vollständige Wiedergabe einer Untersuchung ist oft notwendig.

Folgende Geschichte macht dies deutlich: Aus irgendeinem Grund gibt es bei einem Turnwettkampf in einer Kategorie nur zwei Teilnehmer: einen Holländer und einen Deutschen. Der Deutsche gewinnt. Deutsche Zeitungen schreiben: „Deutscher Turner gewinnt berühmtes Turnier, Holländer wird Letzter.“ Die holländischen Zeitungen schreiben: „Holländischer Turner wird zweiter, deutscher Turner nur Vorletzter.“

Dynamometrie

DEFINITION

Dynamometrie

(griech.: dynamis = Kraft; metrikè téchne = Kunst des Messens)
Befasst sich mit den Massen und Kräften, die bei Haltung und Bewegung eine Rolle spielen. Das Messen von Muskelkontraktionen, Bewegungen und die dabei zustande kommende Arbeit ist ein wichtiges Thema.

Dynamometer messen einerseits auf mechanischer Grundlage. Elastische Bauteile verbiegen sich unter der einwirkenden Muskelkraft, und diese Formveränderung wird über Hebelarme vergrößert und auf Schreibtrommeln aufgezeichnet. Andererseits messen Dynamometer auch auf elektrischer Grundlage. Die mechanischen Wirkungen einer Kraft werden hier in elektrische Werte umgewandelt. Die Muskelkraft kann hierbei nach Größe und Richtung festgelegt werden. Eine spezielle Form der Muskelfunktionsmessung ist das Messen der Bewegungen, wobei die Winkelgeschwindigkeiten konstant bleiben.

Isokinetik

Damit eine Bewegung während des gesamten Bewegungsablaufs die gleiche Geschwindigkeit beibehalten kann, werden bei Untersuchungen und in der Therapie komplizierte Apparate eingesetzt, die den Widerstand an die Kraft anpassen. Es handelt sich hierbei um das Prinzip der **Isokinetik.** Wortwörtlich übersetzt bedeutet Isokinetik „die gleiche Geschwindigkeit von Bewegung“. Soll ein Patient beispielsweise eine Bewegung mit maximaler Kraft gegen einen hohen Widerstand ausführen, so wird der Bewegungsablauf ungleichmäßig, weil die Kraft bei unterschiedlichen Gelenkwinkelstellungen variiert. An isokinetischen Apparaten wird darum nicht der Widerstand eingestellt, sondern die Bewegungsgeschwindigkeit, wodurch eine konstante Winkelgeschwindigkeit im Gelenk auftritt.

Im Bereich der Physiotherapie wird als isokinetischer Dynamometer häufig die **Quadrizepsbank** angewendet. Bei isokinetisch arbeitenden Dynamometern sind mehrere Messwerte bezüglich der Muskelfunktion des Patienten festzulegen, z. B. das maximale Kraftmoment in der Bewegungsbahn, die gesamte Arbeit (in Joule) oder die Ausdauerkapazität.

Die ersten Apparate wurden in den 1960er-Jahren konstruiert und später von der Firma Cybex weiterentwickelt. Anfang der 1970er-Jahre glaubte man, mit der Isokinetik eine optimale Mess- und Trainingsmethode gefunden zu haben. Bei **Sportarten** wie Schwimmen, Rudern oder Kanufahren, bei denen weitgehend die gleiche Art von Widerstand auftritt, ist dies tatsächlich der Fall. Die viskoelastischen Eigenschaften (➤ Kap. 11.3.5) des Wassers sorgen für eine etwa gleiche Geschwindigkeit in jeder Gelenkwinkelstellung mit angepasstem Widerstand, abhängig von der Kraft, die angewendet wird. Das Wasser drückt mit gleicher Kraft aus allen Richtungen, egal in welcher Winkelstellung sich das Gelenk befindet. Für andere Sportarten entspricht jedoch die Muskelaktivität dieser Methode nicht der Realität, weil sich die Gelenkwinkelgeschwindigkeit während einer Bewegung dauernd ändert. Die Kraftverhältnisse und -steigerungen sind zwar isokinetisch zu messen, aber nicht ohne Weiteres auf die praktische Situation zu übertragen und identisch zu reproduzieren.

In der **Rehabilitation** und im allgemeinen Fitnesstraining hat die Isokinetik als Test- und Trainingsmethode allerdings ihren Platz gefunden. Vorteile des isokinetischen Messens und Übens sind:

- Der externe Widerstand der Geräte passt sich dem Patienten an. Die Verletzungsgefahr ist geringer, weil der Widerstand z. B. bei Ermüdung oder bei fehlerhafter Ausführung automatisch verringert wird.
- Der externe Widerstand der Geräte ist in allen Winkelstellungen optimal, wodurch in allen Abschnitten der Bewegungsbahn ein Trainingsreiz gesetzt wird.
- Die eingesetzte Kraft kann über die gesamte Bewegungsbahn einfach gemessen und registriert werden, wodurch fehlende Kraft und Stabilität in jeder Winkelstellung entdeckt werden kann.
- Es verursacht weniger Muskelkater oder Verletzungen, weil keine Spitzenbelastungen entstehen.
- Schwache Muskelgruppen können ganz gezielt getestet und gekräftigt werden, z. B. nach längerer Ruhigstellung eines Gelenkes oder bei sich erholenden peripheren Lähmungen.

Kontaktmatten

Mit **Kontaktmatten** können Reaktionskräfte, z. B. im Fuß, in alle Richtungen über Druckelemente gemessen werden. Kräfte, die während des Gehens wirken, wie Schwerkraft, Muskelkraft oder Trägheitskräfte, können mit Hilfe solcher Kontaktmatten festgestellt werden. Solche Messungen werden z. B. im sportlichen Bereich durchgeführt, um die Absprungs- und Landekräfte, die bei bestimmten Sprungformen auf die Gelenke wirken, zu erfassen. Bei Prothesenpatienten wird der Druckunterschied zwischen dem gesunden Bein und dem Prothesenbein ermittelt.

Kinemetrie

DEFINITION

Kinemetrie

(griech.: kinema = Bewegung)
Objektive Erfassung der Ortsveränderung eines Körpers in Raum und Zeit. Bewegungsbahn, Geschwindigkeit oder Geschwindigkeitsveränderungen bei Bewegungsabläufen lassen sich mit Hilfe der Kinemetrie mathematisch ausdrücken und darstellen.

Visuelle Hilfsmittel

Fotografie, Film- oder Videoaufnahmen sind **visuelle Hilfsmittel** der Bewegungsanalyse, die über den Vorgang des bloßen Beobachtens hinausgehen. Bewegungsbahnen, die nach Raum- und Zeitverlauf festgelegt sind, lassen sich bezüglich Zeit, Abstand und Geschwindigkeit in Zahlen festhalten und analysieren. Die Qualität einer Bewegung kann man durch diese Methoden besser beurteilen und dadurch feststellen, welche Faktoren für eine evtl. schlechtere Bewegungsqualität verantwortlich sind.

- **Lichtspuraufnahme:** eine kontinuierlich brennende Lampe oder Blinklampe, die bei Bewegungsausführung im dunklen Raum an einem Körperteil befestigt ist. Auf diese Art kann die Bewegungsbahn des gesamten Körpers oder einzelner Körperteile festgestellt werden. Wenn mehrere Lämpchen am Körper getragen werden, kann auch die Lage mehrerer Körperteile zueinander im Verlauf einer Bewegung festgestellt werden. Drehachsen gewisser Bewegungen lassen sich hiermit einfach bestimmen. Eine in gleichen Zeitabständen unterbrochene Spur in Form von Lichtpunkten hat noch den Vorteil, dass sich der Geschwindigkeits-Zeit-Verlauf berechnen lässt. Bei höherer Bewegungsgeschwindigkeit wird sich der Abstand zwischen den aufleuchtenden Punkten vergrößern. Ein für den Forscher interessanter Punkt, z. B. der Schwerpunkt (➤ Kap. 11.2.4), kann so untersucht werden. Die Bewegungsbahn des Schwerpunktes oder das Verhältnis zu anderen Teilschwerpunktbewegungen beim Gehen kann visuell festgehalten werden.
- **3D-Infrarot-Bewegungsanalyse:** Heutzutage werden im Bewegungslabor elektronische computergestützte Messgeräte zur Analyse verschiedenster Bewegungen, wie auch des Gehens, benutzt. Die Kinematik der einzelnen Körpersegmente wird einem 3D-Kinematiksystem (engl.: Motion Capture System) erfasst, wofür mehrere Kameras verwendet werden. Der Testperson werden **lichtreflektierende Marker** aus einem Markerset aufgeklebt. Das Markerset definiert jedes Körpersegment durch einen sogenannten Markercluster von mehreren Markern an Gelenkachsen und gut zu tastenden anatomischen Strukturen. Die Segmente sind z. B. Oberkörper, Becken, Oberschenkel, Unterschenkel, Vorfuß und Ferse. Dies erlaubt in der Bewegung eine Berechnung der Gelenkzentren, Gelenkwinkel, Segmentverschiebungen, usw. Vor Beginn der Messung wird vom Patienten eine statische Aufnahme in aufrechter Haltung aufgezeichnet, welche später als Referenz für die bewegten Aufnahmen dient. Die Aufnahmen sind so gewählt, dass sie den Probanden im Bereich von eventuell zusätzlich angewendeten hintereinander liegenden Kraftmessplatten optimal erfassen können. Das System sendet für das menschliche Auge unsichtbare Lichtimpulse im Infrarotbereich aus, welche von den speziell beschichteten Markern reflektiert werden. Die Kameras registrieren diese Reflexion und senden sie an den Computer, der daraus die 3D-Raumkoordinaten berechnet. Das Resultat ist eine vom Computer rekonstruierte **Strichfigur** (Avatar) (➤ Abb. 11.2).
  Neueste Entwicklungen sind **interaktive Systeme** (engl.: **GRAIL** – Gait Realtime Analysis Interactive Laboratory). Dabei werden oben genannte Bewegungsaufnahmen gemacht, während der Patient von Videobildschirmen umgeben ist, die eine Umgebungssituation simulieren (➤ Abb. 11.3). Der Patient läuft z. B. auf einem Laufband, während die Videobildschirme eine Situation in der Stadt im dichten Verkehr suggerieren.
  Auch gibt es inzwischen **mobile Aufnahme-Möglichkeiten.** Eine Handkamera ermöglicht es, in der natürlichen Situation, z. B. in Sportsituationen, Aufnahmen zu machen und diese zu analysieren.
- **Stroboskopische Aufnahme:** fotografische Zeitaufnahme einer Bewegung, bei der in regelmäßigen Intervallen ein Blitzlicht aufleuchtet. Die Bewegung wird während dieser kurzen Lichtblitze festgehalten. Dabei ist der visuelle Eindruck mit dem einer Diskothekenbeleuchtung vergleichbar. Durch die gleichen Zeitabstände der Lichtblitze ist genau wie bei der

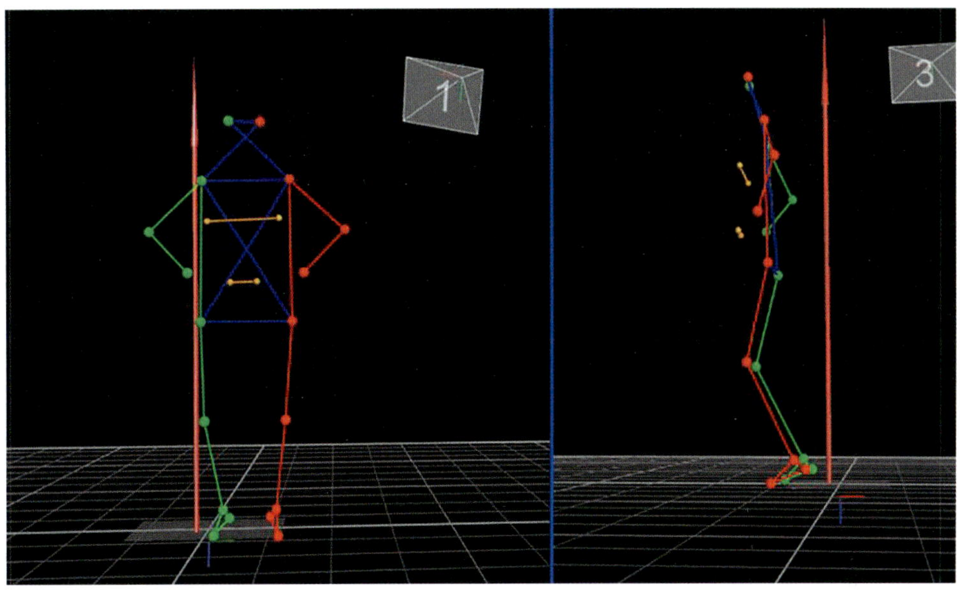

Abb. 11.2 Computer-rekonstruierte Strichfigur, als Ergebnis der Auswertung der durch die Kamera registrierten reflektierenden Marker am Körper, während/nach Fluoroskopie-Aufnahme. [T1158]

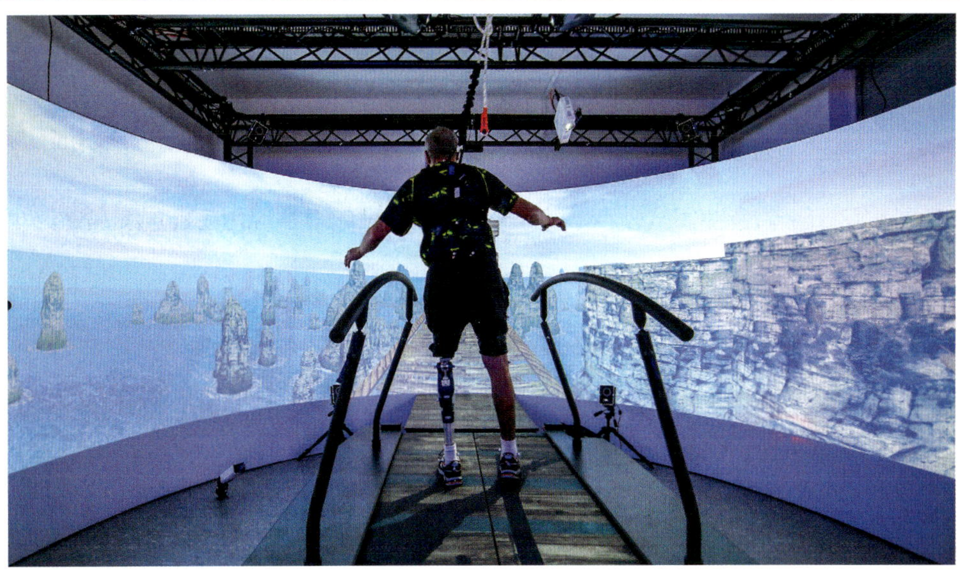

Abb. 11.3 Interaktives System GRAIL (Gait Realtime Analysis Interactive Laboratory) mit Bewegungsaufnahmen und Umweltsimulation, während der Patient auf einem Laufband geht. [T1207]

Lichtspuraufnahme der Geschwindigkeits-Zeit-Verlauf gut zu beurteilen. Weil es sich hierbei um eine Totalaufnahme handelt, ist die Übersicht über die komplette Bewegung größer, aber die Verhältnisse bestimmter Punkte am Körper in der Bewegungsbahn sind schwieriger zu beurteilen als bei der Lichtspuraufnahme oder der Fluoroskopie.

- **Videoaufnahmen:** Es gibt mehrere Applikationen (Apps) für Smartphones oder Tablets, die bei Bewegungsanalysen hilfreich sind. **Tablets** und **Smartphones** mit entsprechenden Apps und Programmen können relativ einfach und sehr funktionell eingesetzt werden beim Aufnehmen und Auswerten von verschiedensten Bewegungen. Aus Videos, die mit Hilfe der integrierten Kamera aufgenommen werden, können automatisch Bewegungsbahn, Position, Geschwindigkeit und Beschleunigung von Objekten aller Art ermittelt werden. Das Tablet oder Smartphone enthält eine Software, die das Video in Einzelbilder zerlegt und die Position des Objekts in jedem Bild speichert. Dieses sogenannte **„Motion Tracking"** ermöglicht es, aus den gewonnenen Positions-Zeit-Daten physikalische Größen wie Geschwindigkeit und Beschleunigung zu bestimmen und grafisch darzustellen. Die App erlaubt eine Auswertung der Videos direkt am mobilen Endgerät. Bewegungsanalysen zusammen mit dem Patienten in seiner gewohnten Umgebung können Lernfortschritt und Übungseffektivität steigern.

Visuelle Darstellungen von Bewegungsbahnen können in Kombination mit **Mess-Sohlen** oder **Elektromyografie** über die Stelle des Bodenkontakts oder der Muskelanspannungen in einer Bewegung Auskunft geben. Folgende beispielhafte Fragen können dabei bezüglich des Gehens beantwortet werden: Wie verhält sich der Schwerpunkt beim ersten Fußbodenkontakt? Worin unterscheiden sich die Bewegungen vom Körperschwerpunkt beim langsamen Gehen und schnellen Laufen? Welche Unterschiede ergeben sich bei Schwerpunktbewegungen eines gesunden Menschen und eines Menschen mit einer Beinoperation? Wo liegen die Differenzen im Ausmaß und im Moment der Anspannung des M. gluteus maximus beim Gehen zwischen einer gesunden Person und einer Person mit einer Hüftendoprothese?

Mess-Sohlen

Die Qualität eines Gangbildes kann auch durch die Messungen der Verhältnisse zwischen Stützphase, Schwungphase, Bipedalzeit und Gehgeschwindigkeit beurteilt werden (➤ Kap. 11.3.3). Dies wird mit Hilfe einiger unter den Schuhsohlen befestigter **Mess-Sohlen** gemacht, die über einen Computer den Fußbodenkontakt registrieren. Mit diesen Ergebnissen werden Durchschnittswerte, Abweichungen und Symmetriefaktoren zwischen linkem und rechtem Fuß sowie die Schrittzeit und Schrittgröße berechnet.

Anthropometrie

Die **Anthropometrie** (➤ Kap. 11.3.1), die der Bestimmung von Körper- und Teilschwerpunkten dient, kann als Hilfsmethode der Kinemetrie betrachtet werden.

Elektromyografie

Die **Elektromyografie** analysiert die elektrischen Vorgänge bei Bewegungen innerhalb der Muskulatur und stellt sie in einem **Elektromyogramm (EMG)** dar. Sie misst z. B. Aktionspotenziale (➤ Kap. 9.2.1). Ziel derartiger Untersuchungen ist es, zu einem bestimmten Zeitpunkt der Bewegung festzustellen, welche Muskeln gerade aktiv sind. Außerdem wird das EMG häufig zur Analyse von Muskelparesen verwendet.

Die Elektromyografie registriert die Aktionspotenziale der Muskeln entweder über Hautelektroden oder über in den Muskel eingestochene Elektroden. Die Ableitung erfolgt sowohl bei völliger Entspannung als auch bei willkürlicher Muskelanspannung. Anspannungsdauer und -intensität unterschiedlicher Muskeln können während einer Bewegung registriert werden. In der Physiotherapie wird die Elektromyografie mit Hautelektroden angewendet, um fehlende, sich senkende oder steigende Muskelanspannung zu bemerken. Sie kann zu Trainingszwecken eingesetzt werden, da die eigene Muskelspannung akustisch und visuell unterstützt wird. Insbesondere bei Kindern hat sich diese Art der Therapie bewährt.

Die Darstellung eines EMG kann auf verschiedene Arten erfolgen:

- Über einen Schreiber auf Papier
- Über UV-Licht auf UV-empfindliches Papier
- Über ein Tonbandgerät auf Magnetband
- Über einen Oszilloskop-Bildschirm, wo die Aktionspotenziale in sinusförmigen Wellen dargestellt werden und die unterschiedliche Amplitudengröße der Wellen die Spannungsintensität wiedergibt (➤ Abb. 11.4).

Die Information über die qualitative Aktivität eines Muskels während einer Bewegung wird folgendermaßen gefunden:

- Der Muskel wird zunächst maximal kontrahiert und die entwickelte Kraft per EMG objektiviert.
- Anschließend wird ein ideales EMG für die zu untersuchende Bewegung erstellt.

MERKE

EMG (Elektromyogramm)

Mit einem EMG ist es möglich, die intermuskuläre Koordination (Zusammenarbeit) bei einer Bewegung objektiv festzustellen, was sonst kaum möglich ist.

11.1.3 Anwendungsbereiche der Biomechanik

Prävention

Auf den Stütz- und Bewegungsapparat, aber auch auf Implantate oder Prothesen wirkt eine Vielzahl von Kräften ein. Erkenntnisse über deren Wirkung bei normaler und traumatischer Belastung können in präventive (vorbeugende) Behandlungen integriert werden, z. B. indem der Arbeitsplatz individuell angepasst wird oder rückenschädigende Bewegungen durch entsprechende Anleitung vermeidbar werden.

Rehabilitation

Die Wiederherstellung eines ursprünglichen Zustandes, z. B. der ursprünglichen Bewegungsfähigkeit, ist das Ziel der **Rehabilitation** (lat.: habilis = passend, tauglich). Bei rehabilitativen, physiotherapeutischen Maßnahmen müssen biomechanische Faktoren berücksichtigt werden, da alle Haltungen und Bewegungen, die Patienten im Rahmen der Therapie ausführen, Belastungen sind, die ebenso heilend wie schädigend sein können. Die Erkenntnisse der Biomechanik helfen hier, das richtige Maß zu finden. Mit biomechanischem Wissen werden **Orthesen** – das sind Hilfsmittel

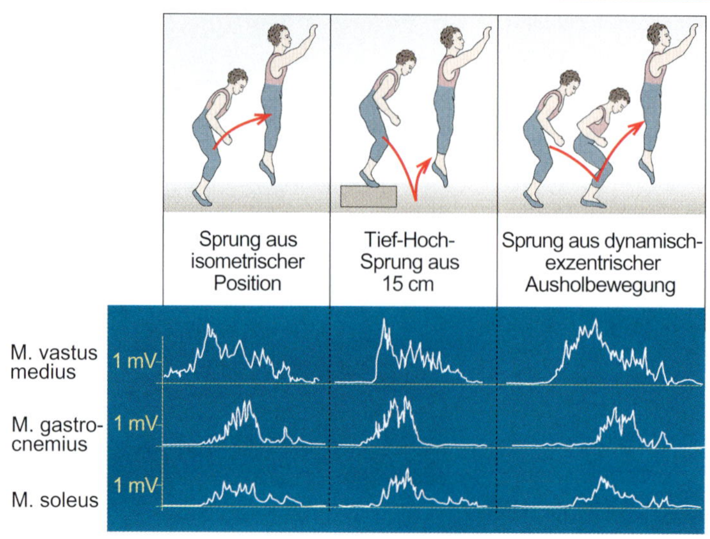

Abb. 11.4 Darstellung eines EMG auf einem Oszilloskopbildschirm.

zum Funktionsausgleich des Bewegungsapparates – und **Prothesen** (Ersatz von Körperteilen) angepasst, und der Patient wird im Umgang mit ihnen angeleitet.

Das Kniegelenk hat z. B. eine transversale Drehachse durch die Femurkondylen, die nicht an einer Stelle bleibt, sondern sich während Flexions- und Extensionsbewegungen in einer spiralförmigen Bahn bewegt. Berücksichtigt man diese Tatsache, so ist es verständlich, dass eine **Knieschiene** mit einfacher Achse nicht die Bewegung des ursprünglichen Knies erreichen kann. Bei einigen Knieschienen hat man mit zwei zusammenhängenden Knieachsen versucht, diese natürliche spiralförmige Bewegung nachzuempfinden.

Eine **Beinprothese** ist im Lot so aufgebaut, dass sie im Stand voll belastet werden kann, ohne im Kniegelenk einzuknicken. Die Kniegelenksachse sitzt hinter dem vom Hüftgelenk ausgehenden Schwerelot. Für den Patienten ist es wichtig zu wissen, dass er zum Vorwärtsgehen das Knie anbeugen muss, andererseits beim Stehen durch einen rückwärtigen, sichernden Stumpfdruck die Prothese sperren kann.

Kinesiologie

Die **Kinesiologie** integriert mehrere Fachgebiete, die sich mit menschlicher Bewegung beschäftigen: deskriptive und funktionelle Anatomie, Physiologie, Zytologie, Histologie, Neurologie und Biomechanik. Da eine bloße mechanische Betrachtung zur Darstellung der Realität nicht ausreicht, ist die Integration dieser Wissenschaften von großer Bedeutung. Kinesiologie beschäftigt sich also mit der körperlichen Seite der menschlichen Bewegung. Die Analyse menschlicher Haltungen und Bewegungen und deren praktische Konsequenzen für diejenigen, die Einfluss darauf nehmen möchten, war bis jetzt das wichtigste Thema der Kinesiologie.

Aufgaben der Kinesiologie sind u. a.: Analyse des Übergangs vom Stand in den Einbeinstand durch die biomechanischen Veränderungen; die Berechnung der damit verbundenen, sich verändernden Muskelspannungen; die Festlegung des korrekten Bewegungsablaufs und die Erarbeitung der besten Beobachtungsmöglichkeit für Therapeuten und Trainer.

Ergonomie

Die **Ergonomie** (griech.: ergon = Werk, Arbeit; nomos = Gesetz, Recht) ist die Wissenschaft, die sich mit dem Versuch beschäftigt, Arbeit und Arbeitsbedingungen an die physischen, mentalen und psychischen Kapazitäten der Arbeitenden anzupassen. Die Verbesserung von Bürostühlen zur Prävention von Rücken- und Nackenbeschwerden oder die Abstimmung von Küchenausstattungen, wie z. B. der Einbau höherer Spülen, gehören zum Aufgabengebiet der Ergonomie. Die Ergonomie beschäftigt sich hauptsächlich mit Aspekten des Bewegungsapparates. Die biomechanische Analyse von Veränderungen der (Teil-)Schwerpunkte sowie die Analyse der einwirkenden Kräfte bei gewissen Haltungsveränderungen im Sitzen und Stehen spielen hier eine wichtige Rolle (➤ Kap. 11.5).

Arbeitsmedizin

Die **Arbeitsmedizin** befasst sich als Teildisziplin der Medizin mit dem Einfluss des materiellen und immateriellen Arbeitsmilieus auf den Menschen, soweit dieser Einfluss Auswirkungen auf seine Gesundheit hat. Die Arbeitsmedizin hat die wichtige präventive Aufgabe, berufsbedingte Erkrankungen und Arbeitsunfälle zu vermeiden. In Bezug auf den Bewegungsapparat sind z. B. das Bewegungsverhalten am Arbeitsplatz und die ergonomische Gestaltung des Arbeitsplatzes wichtige Themen. Die Ergonomie ist damit ein Aspekt der Arbeitsmedizin, und biomechanisches Wissen ist in diesem Zusammenhang von sehr großer Bedeutung.

Funktionelle Anatomie

Die Anatomie beschreibt Struktur, Aufbau und Lage von Geweben und Organen. Die **funktionelle Anatomie** ist eine Erweiterung der deskriptiven (beschreibenden) Anatomie. Bei der funktionellen Anatomie steht die Wirkungsweise der betreffenden Strukturen und Organe im Vordergrund. Hier spielen mechanische Aspekte eine Rolle, sodass auf biomechanisches Wissen zurückgegriffen werden muss, z. B. bei der Beschreibung einer Gelenkfunktion in Zusammenhang mit der Gelenkform (auch ➤ Kap. 1).

11.2 Physikalische Grundlagen

Bewegungstherapie und Massage sind wesentliche Teile der Physiotherapie. Kenntnisse der physikalischen Grundlagen sind Voraussetzung, um sämtliche Aspekte der hier erfolgenden Bewegungen und manuellen Kräfte zu verstehen.

Was ist der Unterschied zwischen der Masse eines Körpers und seinem Gewicht, was haben Schwerpunktverlagerung und Gleichgewicht miteinander zu tun, oder wieso ist das Anheben eines Patienten im Schlingentisch so leicht? Fragen in dieser Form tauchen in der Praxis immer wieder auf und werden in den Grundzügen ihrer Thematik im Folgenden erklärt.

11.2.1 Masse

DEFINITION

Masse

Die Masse eines Objekts wird durch die Art und die Anzahl seiner Atome bestimmt (➤ Kap. 2.1). Die Einheit für Masse ist Kilogramm. Die Masse ändert sich weder beim Ausüben einer Kraft noch bei Beschleunigung. Auch ohne Einwirkung von Schwerkraft oder Reibung bleibt sie gleich.

Man stelle sich zwei Raumschiffe vor, von denen das eine doppelt so schwer ist wie das andere: Auch im Weltall, wo Schwerkraft und Reibung deutlich geringer als auf der Erde sind, wird zweimal so viel Kraft benötigt, um das schwerere Raumschiff in Bewegung zu setzen.

Schwerpunkt

Die **Gravitationskraft** (Schwerkraft) wirkt auf jeden Gegenstand ein und zieht an all seinen Molekülen. Die Wirkungslinien aller Schwerkrafteinflüsse können auf einen Punkt projiziert werden. Dieser Punkt heißt **Schwerpunkt** (➤ Kap. 11.2.4).

Massenmittelpunkt

Der **Mittelpunkt einer Masse** ist mit ihrem Schwerpunkt gleichzusetzen. Die Schwerkraft setzt also im Massenmittelpunkt an.

Der Begriff **Rotationszentrum** ist ein Synonym für den Massenmittelpunkt oder Schwerpunkt. Als Beispiel wurde vorhin die Aufhängung unregelmäßig geformter Gegenstände genannt. Wird ein Draht oberhalb des Rotationszentrums befestigt, kann ein Gegenstand im Gleichgewicht (➤ Kap. 11.2.4) hängen.

11.2.2 Kraft

DEFINITION

Trägheitsgesetz (1. Newton-Gesetz)

Bereits 1687 gab Isaac Newton dem Trägheitsgesetz seine berühmte Fassung:
„Jeder Körper verharrt in einem Zustand der Ruhe oder der gleichförmigen Bewegung, sofern er nicht durch einwirkende Kräfte gezwungen wird, seinen Zustand zu verändern."

Eine **Kraft** ist ein Einfluss, der auf einen Gegenstand wirkt und dadurch eine Änderung in Richtung oder Geschwindigkeit verursachen kann. Das Zeichen für Kraft ist **F** (engl.: force).

- Einheit für **Masse: kg.** Die Standardmasse eines Kilogramms wird in Sèvres bei Paris als sog. Urkilogramm aufbewahrt.
- Einheit für **Beschleunigung: m/s²** (➤ Kap. 11.2.3)
- Einheit für **Kraft:** kg × m/s² = N (Newton, kg m/s²). Ein Newton ist die Kraft, die benötigt wird, um eine Masse von einem Kilogramm einen Meter pro Sekunde zu beschleunigen.

DEFINITION

Aktionsgesetz (2. Newton-Gesetz)

F = m × a
Kraft ist das Produkt aus Masse m (in kg) und Beschleunigung a (in m/s2).

Formen der Kraft

Kraft kann in verschiedenen **Formen** auftreten. Wie viel Muskelkraft eingesetzt werden muss, wird durch einwirkende Gegenkräfte bestimmt. Wenn ein im Krankenhausbett liegender Patient z. B. sein Bein zur Seite abspreizt und dabei nicht anhebt, so muss er weniger Schwerkraft, dafür aber vermehrt die Reibungskraft des Bettlakens überwinden.

In der Physiotherapie sind vor allem folgende Kräfte und Reaktionskräfte bedeutsam:

- Schwerkraft
- Reaktionskraft
- Trägheitskraft
- Reibungskraft.

Schwerkraft (Fs) und Gewicht

Das Zeichen für Schwerkraft ist **Fs** (engl.: **f**orce, und **s** von **S**chwerkraft).

Schwerkraft ist die Kraft, mit der die Erde alle Gegenstände anzieht (➤ Kap. 11.2.4). Eine durch die Schwerkraft verursachte Bewegung ist eine gleichmäßig beschleunigte Bewegung, die **Fallbeschleunigung.** Sie wird mit **g** (engl.: gravity) angegeben und ist für alle Gegenstände gleich. Die Größe dieser Kraft ergibt sich aus dem Produkt von **Masse** (**m** in kg) und Fallbeschleunigung (**g** in m/s^2).

Im luftleeren Raum würden alle Gegenstände mit gleicher Geschwindigkeit fallen. Die Fallbeschleunigung der Schwerkraft setzt immer am Schwerpunkt des Fallobjektes an. Sie ist bei sehr genauer Messung nicht überall auf der Erde gleich, am Äquator ist sie etwas kleiner (9,781 m/s^2) und an den Polen ist sie etwas größer (9,832 m/s^2).

DEFINITION

Fallbeschleunigung

Die **Fallbeschleunigung g** beträgt etwa **9,8 m/s²** (aufgerundet = 10 m/s2).

Für die Schwerkraft eines Körpers, wie sie auf einer Waage gemessen wird, ist auch die Bezeichnung **Gewicht** oder Eigengewicht geläufig. Für die Praxis wird das Gewicht als internationales Maß in Kilogramm angegeben, womit eigentlich die Masse des Körpers gemeint ist. Im Grunde misst man aber die Schwerkrafteinwirkung auf die Masse des Körpers, und das sollte in Newton ausgedrückt werden. Möchte man die Größe der Schwerkrafteinwirkung wissen, so muss dieses Gewicht mit 10 (m/s2) multipliziert werden. Personenwaagen für den Hausgebrauch sind so geeicht, dass sie die Schwerkrafteinwirkung bezogen auf die geografische Region umrechnen. Wenn man die eigene Waage in ein Land am Äquator mit in Urlaub nehmen würde, dann würde man auf der gleichen Waage weniger wiegen.

Reaktionskräfte

Wenn auf einen Gegenstand eine Kraft einwirkt, ohne dass es dabei zu einer Bewegung kommt, entsteht eine statische Situation. Die Aktionskraft trifft dabei auf eine genauso große **Gegenkraft** oder **Reaktionskraft,** die aber in die entgegengesetzte Richtung wirkt und so eine Bewegung verhindert.

DEFINITION

Reaktionsgesetz (3. Newton-Gesetz)

Aktion = Reaktion.

Diese Reaktionskraft wird z. B. durch die Trägheitskraft, die eng mit der Masse des Gegenstandes zusammenhängt, oder durch die Reibungskraft verursacht. Ist die einwirkende Kraft größer als die Reaktionskraft, entsteht Bewegung.

Trägheitskraft

Das 1. Newton-Gesetz besagt, dass sich ein Körper, der ruht oder sich mit konstanter Geschwindigkeit fortbewegt, so lange ruht oder mit gleicher Geschwindigkeit weiterbewegt, bis eine Kraft auf ihn einwirkt. Die Masse eines Gegenstandes bestimmt, in welchem Maße dieser Gegenstand auf die einwirkende Kraft reagiert. Ein Gegenstand mit großer Masse braucht eine große einwirkende Kraft, um seinen Ruhezustand oder seine Geschwindigkeit zu verändern (➤ Kap. 11.2.1).

Beispielsweise ist ein kleines Kind im Krankenbett auf Rollen oder im Rollstuhl leichter in Bewegung zu bringen und auch wieder zu stoppen als ein schwerer Erwachsener. Die Reibungskräfte spielen hier nicht die größte Rolle, sondern eher die Masse und damit die **Trägheitskraft.**

Reibungskraft

Kommt ein Gegenstand mit einem anderen Medium, z. B. seiner Unterlage, einem weiteren Gegenstand, Luft oder Flüssigkeit, in Kontakt, entsteht Reibung. **Reibungskräfte** (F_R) hängen einerseits direkt mit der Größe und Beschaffenheit (z. B. Rauigkeit) der Kontaktfläche zusammen (ausgedrückt durch den Reibungskoeffizienten μ), andererseits mit der Kraft, mit der die Oberflächen des Gegenstandes und des Mediums zusammengedrückt werden. Diese senkrecht auf eine Ebene gerichtete Kraft wird als **Normalkraft** (F_N) bezeichnet. Mit folgender Formel kann man die Reibungskraft berechnen:

$$F_R = \mu \times F_N$$

Steht beispielsweise ein Gegenstand auf einer Unterlage, so sorgt die bei Bewegung entstehende Reibung dafür, dass die der Bewegungsrichtung entgegenwirkende Kraft den Gegenstand abbremst (➤ Abb. 11.5). Vorteilhaft ist dieses Phänomen, wenn ein Gegenstand sich nicht bewegen soll, sondern feststehen, wie z. B. bei der unterschiedlichen Reibung von Schuhen und Socken.

Bei Kontakt mit Luft oder Flüssigkeit heißen die entstehenden Reibungskräfte **Strömungswiderstände.** Diese Luft- und Flüssigkeitswiderstände sind abhängig von der Strömungsgeschwindigkeit, der Widerstandsfläche, der Körperform und der Dichte des Mediums. Die Dichte des Mediums wird durch die Anzahl der Moleküle pro Kubikzentimeter (cm^3) bestimmt. Die Zähigkeit oder **Viskosität** (➤ Kap. 11.3.5) eines strömenden Mediums gibt an, welche Kraft notwendig ist, um ein bestimmtes Volumen des Mediums mit einer bestimmten Geschwindigkeit zu verschieben. Je größer die Viskosität des Mediums, desto größer ist der Strömungswiderstand. Definitionsgemäß ist die Viskosität von Wasser 1, zähflüssigere Medien

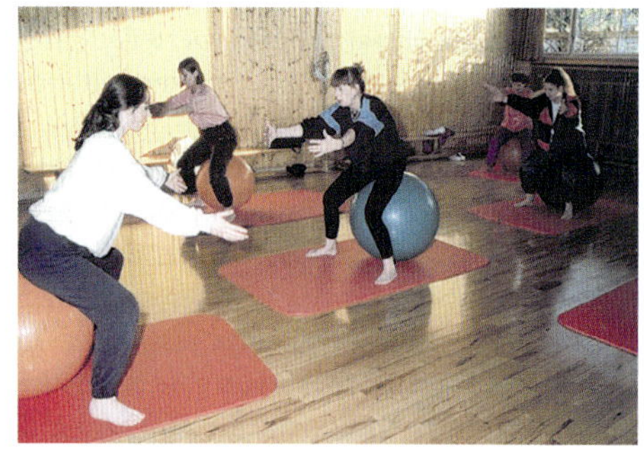

Abb. 11.5 Die Stärke der Reibungskräfte hängt u. a. von der Beschaffenheit der Kontaktflächen der Gegenstände ab. Glatte Oberflächen wie das Parkett verringern die Reibungskräfte und damit das Abbremsen des Balles. Eine stumpfe Oberfläche, z. B. eine gummierte Matte, erhöht die Reibung, der Ball wird während der Übungen abgebremst und rutscht nicht so leicht unter dem Patienten weg. [K183]

sind mit > 1 einzustufen. Beispiele, bei denen in der Pathophysiologie die Viskosität eines Mediums eine bedeutende Rolle spielt, sind die Mukoviszidose (➤ Kap. 3.8.5) und die Polyglobulie (➤ Kap. 6.2.8).

Kräfteparallelogramm

Kräfte können grafisch durch Kraftlinien, sogenannte **Vektoren,** dargestellt werden: Zwei Kräfte, die am gleichen Massepunkt angreifen, setzen sich zur Diagonalen des von ihnen gebildeten Parallelogramms zusammen. Bei mehr als zwei Kräften kann man zuerst zwei zu einer resultierenden Kraft zusammenfügen und diese Resultierende dann mit einer dritten Kraft usw. Die Möglichkeit, Kräfte zu einer resultierenden Kraft zusammenzufassen, verdeutlicht, in welche Richtung sich ein Körper oder Körperteil schließlich bewegt.

Vektor

Vektoren sind gerichtete Größen mit Betrag und Richtung, mit denen Kräfte dargestellt werden. Die unterschiedlichen Zugrichtungen der Muskeln, die an einem Knochen ansetzen, können z. B. in Form von mehreren Vektoren beschrieben und zu einer resultierenden Kraft zusammengesetzt werden. Das Ergebnis dieser resultierenden Kraft ist die Bewegung des Knochens in eine bestimmte Richtung.

Ein Vektor wird durch vier Größen definiert (➤ Abb. 11.6):

- Der **Angriffspunkt** (1) einer Kraft, dargestellt durch den Vektor, ist der Bereich, an dem eine Kraft ansetzt, und der durch diese Kraft bewegt wird. Man spricht auch vom **Punctum mobile.** Dies kann z. B. der Muskelansatz an einem Knochen sein, der durch die (Muskel-)Kraft bewegt wird.
- Ist die Größe einer Kraft bekannt, so kann sie mit der **Länge** (2) des Vektors gezeigt werden. Das Verhältnis zwischen Kraftgröße und Vektorlänge muss für die gesamte Darstellung gleich bleiben.

- Die Pfeilspitze gibt die **Zugrichtung** (3) einer Kraft an. Die Zugrichtung eines Muskels zeigt immer vom Punctum mobile weg.
- Die **Wirkungslinie** (4) ist eine gedachte Gerade, auf welcher der Kraftvektor beliebig verschoben werden kann. Der Angriffspunkt eines Vektors kann so verschoben werden, dass dieser zusammen mit anderen Vektoren in einem Punkt zusammenkommt. Die Wirkungslinien der betreffenden Kräfte schneiden sich in einem Punkt, wenn sie nicht gerade parallel zueinander verlaufen.

Kraftzerlegung und -zusammensetzung

Zwei unterschiedliche Kräfte, die an einem Gegenstand ansetzen, können mit Hilfe des Parallelogramms zu einer resultierenden Kraft zusammengesetzt werden. Ebenso kann eine Kraft durch ein Parallelogramm in zwei Komponenten zerlegt werden (➤ Abb. 11.7).

Eine Resultierende mehrerer Kräfte

Wenn auf einen Körper mehrere Kräfte in verschiedene Richtungen wirken und die Summe dieser Kräfte ist nicht Null, dann können diese durch eine Kraft, **die Resultierende,** ersetzt werden. In diesem Fall wird eine Bewegung in Richtung und Relation zur Größe der resultierenden Kraft stattfinden.

Ein Parallelogramm kommt zustande, wenn an der jeweiligen Spitze zweier Vektoren eine Hilfslinie gezeichnet wird, welche die gleiche Größe und einen parallelen Verlauf zum jeweils anderen Vektor hat. Die Diagonale in dem so gebildeten Parallelogramm ist dann die Resultierende.

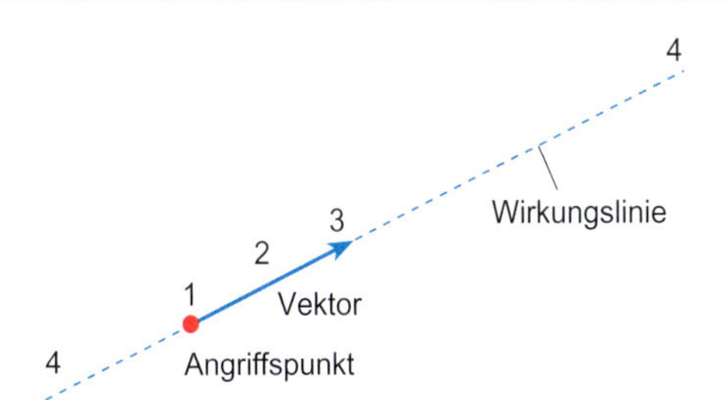

Abb. 11.6 Ein Vektor.

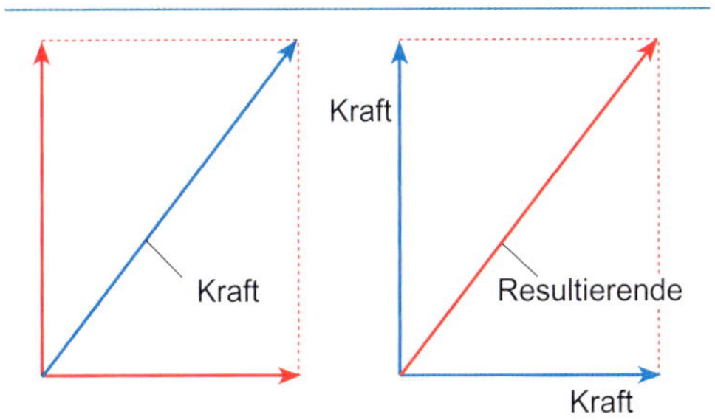

Abb. 11.7 Kräfteparallelogramm: Kraftzerlegung und -zusammensetzung.

Mehrere Komponenten einer einzigen Kraft

Eine Kraft kann in zwei Komponenten zerlegt werden, z. B. wenn man wissen möchte, welche Bewegung ein Muskelzug am Knochen bewirkt oder wie er den Knochen im Gelenk komprimiert. Die bewegende und die fixierende Komponente sind beide ein Teilaspekt des Muskelzugs; um aber zu analysieren, welche Komponente größer ist, müssen sie in einem Parallelogramm dargestellt werden.

Erfolgt eine Aufteilung in eine horizontale und eine vertikale Teilkomponente oder in zwei andere Teilkomponenten mit vorgegebenen Richtungen, so müssen diese so gezeichnet werden, dass die ursprüngliche Kraft stets die Diagonale in diesem Parallelogramm bildet.

Befindet sich ein Gegenstand auf einer **schiefen Ebene,** so spielen drei Kräfte eine wichtige Rolle (➤ Abb. 11.8):

1. Die Kraft durch das **Gewicht** des Gegenstandes. Sie ist eine vertikal gerichtete Kraft, verursacht durch die Masse des Gegenstandes und seine Schwerkraft. In einem Parallelogramm kann sie in die beiden folgenden Kräfte (2. und 3.) zerlegt werden:
2. Die **Normalkraft.** Das ist die senkrecht auf eine schiefe Ebene gerichtete Kraft, die den Druck auf die Unterlage darstellt. Sie ist zusammen mit der Größe der Kontaktfläche für die Größe der Reibungskraft verantwortlich. Je größer die Masse und damit das Gewicht, desto größer die Reibung.
3. Die **Hangabtriebskraft.** Sie ist eine parallel zur schiefen Ebene verlaufende Kraft. Sie gibt an, mit welcher Kraft hangabwärts beschleunigt wird. Wäre der Neigungswinkel der schiefen Ebene kleiner, dann würde die Normalkraft größer und die Hangabtriebskraft kleiner werden.

Kalkulation einer Resultante

Weil resultierende Kräfte gegenüber der Kraft, von der sie abgeleitet sind, einen Winkel bilden, braucht man eine einfache Umrechnungsmethode. So kann eingeschätzt werden, wie groß die Resultante sein wird. Dafür ist die Methode von Pythagoras von Samos, auch Satz des Pythagoras genannt, in einfacher Form geeignet. Dieser in der Geometrie sehr hilfreiche Satz besagt, dass es in allen ebenen rechtwinkligen Dreiecken gleichbleibende Verhältnisse zwischen den Längen der am rechten Winkel anliegenden Seiten und der Länge der dem rechten Winkel gegenüberliegenden Seite (der Hypotenuse) gibt. Diese Verhältnisse sind im Zusammenhang mit einem gezeichneten Dreieck (➤ Abb. 11.9) wie folgt beschrieben:

$$a^2 + b^2 = c^2 \text{ oder } c^2 = a^2 + b^2$$

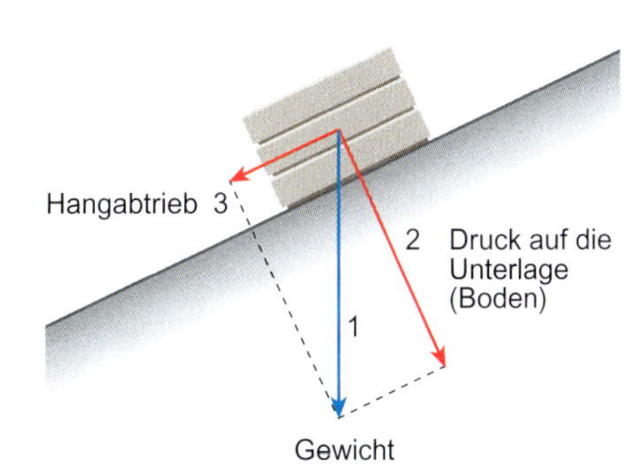

Abb. 11.8 Wirkung der Schwerkraft auf eine Masse, die sich auf einer schiefen Ebene befindet, zerlegt in: Druck auf den Boden und Hangabtriebskraft.

Wenn man zwei Kräfte kennt, kann man die dritte Kraft berechnen. Meist kennt man aber nur eine Kraft und einen Winkel, woraus eine resultierende Kraft berechnet werden soll. In diesem Fall benötigt man das Verhältnis (die Ratio) der Seiten bei bestimmte Winkelgrößen. Wenn man die Größe eines Winkels kennt, benutzt man für die zugehörigen Verhältnisse der Seiten die Begriffe Sinus und Kosinus eines Winkels aus der Trigonometrie. Zum Abschätzen der Größe einer resultierenden Kraft reicht es, drei Winkelverhältnisse zu kennen, die man sich merkt. Wir werden deswegen mit Winkeln von 30°, 45° und 60° rechnen (➤ Tab. 11.1).

Die Seiten eines Dreiecks wie dem in ➤ Abb. 11.9 und in ➤ Abb. 11.39 verhalten sich wie in ➤ Tab. 11.1 beschrieben. Ausgangspunkt sind drei Variationen von Winkel α:

Wenn α **30°** ist, dann ist das Verhältnis zwischen
- a:c wie 50:100 = 1:2, d. h. die gegenüberliegende Seite ist die Hälfte der Hypotenuse.
- b:c wie 87:100 = 0,87:1, d. h. die anliegende Seite ist 87 % der Hypotenuse.

Wenn α **45°** ist, dann ist das Verhältnis zwischen
- a:c wie 70:100 = 0,7:1, d. h. die gegenüberliegende Seite ist 70 % der Hypotenuse.
- b:c wie 70:100 = 0,7:1, d. h. die anliegende Seite ist 70 % der Hypotenuse.

Wenn α **60°** ist, dann ist das Verhältnis zwischen
- a:c wie 87:100 = 0,87:1, d. h. die gegenüberliegende Seite ist 87 % der Hypotenuse.
- b:c wie 50:100 = 1:2, d. h. also die anliegende Seite ist die Hälfte der Hypotenuse.

Die Seitenverhältnisse a : c und b: c bei Winkel α 30° und Winkel α 60°sind genau entgegengesetzt. Wenn also Winkel α 30° ist, dann ist Winkel β 60° und umgekehrt. Beide Winkel α und β zusammengezählt ergeben immer 90°.

Gehen wir davon aus, dass er sich hier um Kräfte handelt und a = 3 sowie c = 6:

$$c^2 = a^2 + b^2$$
$$6^2 = 3^2 + b^2$$
$$36 = 9 + b^2$$
$$b^2 = 27, \text{ also } b = \sqrt{27} = 5{,}2$$

Nehmen wir das Beispiel aus ➤ Abb. 11.8 als Vorbild. In ➤ Abb. 11.8 sind die Verhältnisse ähnlich wie in ➤ Abb. 11.10, aber dann gedreht wie in ➤ Abb. 11.11. Das Gewicht in ➤ Abb. 11.8 ist die Hypotenuse (Vektor 1).

Tab. 11.1 Die Winkel 30°, 45° und 60° mit ihren Sinus- und Kosinus-Verhältnissen.

Winkel α =	Verhältnis der Seiten	Werte
30 Grad	Sin = a : c Kos = b : c	Sin = 0,5 Kos = 0,87
45 Grad	Sin = Kos a : c = b : c	Sin und Kos = 0,7
60 Grad	Sin = a : c Kos = b : c	Sin = 0,87 Kos = 0,5

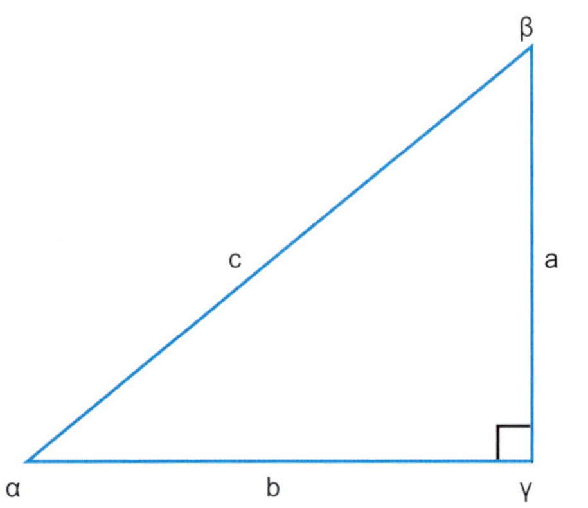

Abb. 11.9 Dreieck mit einem rechteckigen Winkel γ und einem Winkel α und β von etwa 45°. Die Winkel α und β dürfen in ihrer Größe variieren, aber der Winkel γ sollte 90° bleiben. Mit Winkel α als Ausgangspunkt ist b die anliegende Seite, a ist die gegenüberliegende Seite und c ist die schräge Seite oder Hypotenuse. [L231]

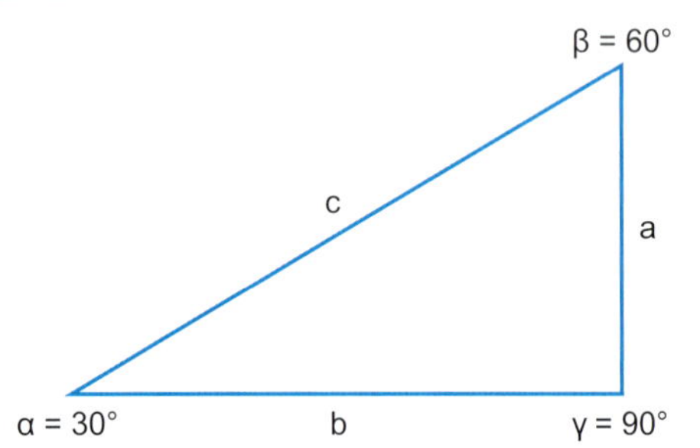

Abb. 11.10 Winkel α ist 30°, β ist 60° und γ ist 90° mit den Seitenverhältnissen a = 0,5, b = 0,87 und c = 1. [L231]

Vektor 1 ist das Gewicht (hier c), und wir möchten den Hangabtrieb (Vektor 3, hier a) wissen, bei einem Winkel zwischen Vektor 1 und 3 von etwa 60°.

Wenn das Gewicht die Größe 6 hat, dann ist der Hangabtrieb = Kosinus-Winkel zwischen Hangabtrieb : Gewicht = 3:6.

Das bedeutet, dass der Hangabtrieb die Hälfte des Gewichts ist, wenn der Winkel zwischen Gewicht und Hangabtrieb 60° ist.

Arbeit

Aus dem täglichen Leben ist bekannt, dass das Maß an Arbeit, z. B. das Tragen einer Last, von der Last selbst und vom zurückgelegten Weg abhängt. Eine kleine Last über einen langen Weg zu tragen, ist genauso anstrengend, wie eine große Last über einen kurzen Weg zu bewegen.

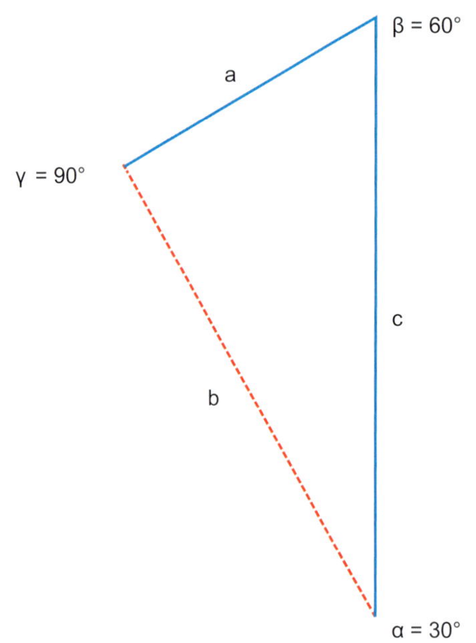

Abb. 11.11 Winkel α ist 30°, β ist 60° und γ ist 90° mit den Seitenverhältnissen a = 3, b = 5,2 und c = 6. [L231]

Mathematisch ist **Arbeit** definiert als:

DEFINITION
Arbeit

A = Fs × (S2–S1) oder
Arbeit = Kraft × Weg.

11.2.3 Beschleunigung und Verzögerung

DEFINITION
Beschleunigung

a = v2 – v1/t.
Beschleunigung (**a** von acceleratio) ist die Geschwindigkeitsveränderung pro Zeiteinheit (Sekunde).

Entlang eines Weges, den eine Masse mit ständig wachsender Geschwindigkeit zurücklegt, sollen an den Punkten 1 und 2 die Beträge der Geschwindigkeiten v1 und v2 und die Durchgangszeiten t1 und t2 gemessen werden. Bildet man das Verhältnis von Geschwindigkeitszunahme zu Zeitzunahme, so ergibt sich ein bestimmter Zahlenwert als **mittlere Beschleunigung.** Nach dem gleichen Prinzip kann durch Messen der Geschwindigkeitsabnahme pro Zeiteinheit eine **Verzögerung** erfasst werden.

Bei einer gleichförmig beschleunigten Bewegung wirkt eine gleichbleibende Kraft auf die Masse ein, sodass der zurückgelegte Weg der Masse dem Quadrat der Dauer entspricht. Ursache einer Geschwindigkeitsveränderung ist immer eine Kraft. Das beste Beispiel einer gleichbleibenden Kraft ist die Schwerkraft. Ohne den Luftwiderstand führen alle Gegenstände, egal mit welcher Masse, unter dem Einfluss der Schwerkraft eine gleiche, gleichförmig beschleunigte Bewegung aus.

Der Zusammenhang zwischen Kraft und Beschleunigung:

- Kraft (**F** in Newton gemessen) ist das Produkt aus der Masse eines Gegenstandes und der Beschleunigung (2. Newton-Gesetz): Newton = kg × m/s^2.
- Beschleunigung (**a** bzw. **g** für Schwerkraft) ist die Division der einwirkenden Kraft durch die Masse eines Gegenstandes:
  a bzw. g = N/kg = kg × m/s^2/kg = m/s^2.
- Die Masse (m) eines Gegenstandes ist die Division der einwirkenden Kraft (F) durch die dazugehörende Beschleunigung:
  kg = kg × $m/s^2/m/s^2$ = (kg × m × s^2)/(m × s^2) = kg.

11.2.4 Schwerpunkt

DEFINITION
Schwerpunkt

Bestimmter Punkt eines Gegenstandes, an dem die Schwerkraft, die an allen Molekülen eines Gegenstandes zieht, wirkt. Durch den Schwerpunkt verläuft die Wirkungslinie der Resultierenden aller Schwerkrafteinflüsse, unabhängig davon, wie der Gegenstand liegt.

Schwerpunkte einfacher geometrischer Figuren

Der Schwerpunkt einfach strukturierter **geometrischer Figuren** wie Kreis oder Dreieck ist leicht zu bestimmen (➤ Abb. 11.12). Beim Kreis liegt der Schwerpunkt auf der Kreuzung aller Mittellinien, beim Dreieck liegt er auf der Kreuzung aller Verbindungslinien zwischen Spitze und der Mitte der gegenüberliegenden Basis. Alle anderen eckigen Figuren lassen sich in Dreiecke einteilen, aus deren Mittelpunkten sich neue Dreiecke bilden lassen. Schließlich bleibt ein Dreieck oder eine Linie übrig, dessen Mittelpunkt der letztendliche Schwerpunkt ist.

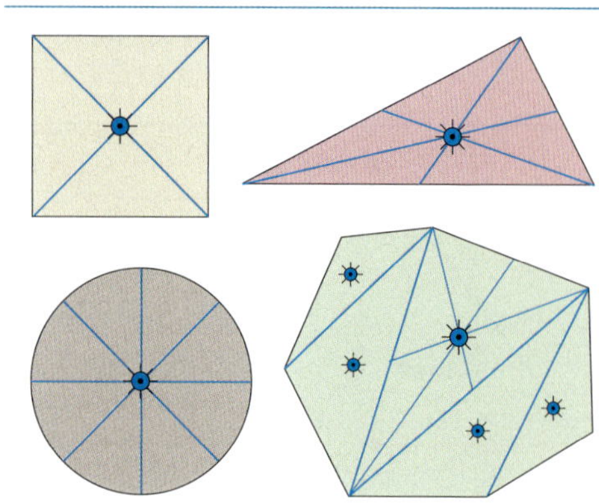

Abb. 11.12 Schwerpunkte in geometrischen Figuren.

Schwerpunkte unregelmäßig geformter Gegenstände

Unregelmäßige und **dreidimensionale Gegenstände** können an einem Draht aufgehängt werden. Hängt der Gegenstand ruhig, läuft die Wirkungslinie der Schwerkraft durch den Draht und der Schwerpunkt liegt auf dieser Linie (➤ Abb. 11.13). Wird der Gegenstand jetzt gedreht aufgehängt, ergibt sich eine neue Linie. Dort, wo diese beiden Linien sich kreuzen, liegt der Schwerpunkt.

Nach dem gleichen Prinzip lässt sich ein Gegenstand auch auf einer Spitze ausbalancieren. Ist der Gegenstand im Gleichgewicht, liegt der Schwerpunkt in der Linie senkrecht auf dem Stützpunkt. Nach einigem Ausprobieren und Drehen bleibt immer genau ein Punkt, der in der jeweiligen Position über dem Stützpunkt liegt.

Die Lage eines Schwerpunktes innerhalb eines **unregelmäßigen Körpers** wird durch die Positionierung der Masse um diesen Mittelpunkt bestimmt. Liegt ein großer Teil der Masse im linken Teil des Körpers, dann befindet sich der Schwerpunkt auf der linken Seite. Verschiebt sich ein Teil der Masse nach oben, wie beim Hochheben der Arme, so steigt auch der Körperschwerpunkt. Außer dem totalen Körperschwerpunkt hat auch jeder Körperteil seinen eigenen (Teil-)Schwerpunkt, der sich innerhalb dieses Körperteils verlagern kann, wenn die Form dieses Körperteils sich verändert, z. B. durch eine Beugung im Gelenk.

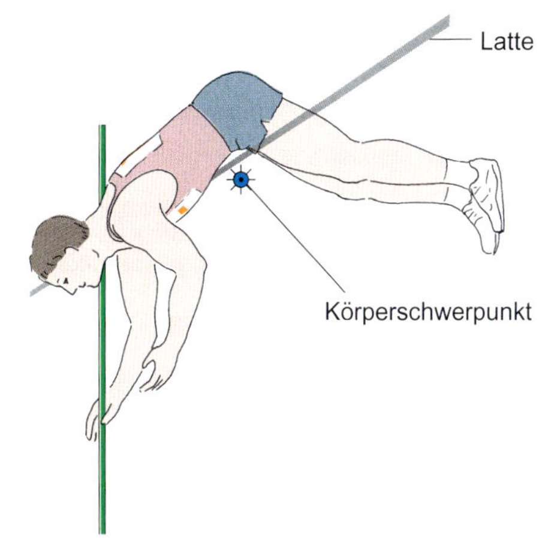

Abb. 11.14 Position des Körperschwerpunktes beim Stabhochsprung.

Der Schwerpunkt eines Gegenstandes muss nicht notwendigerweise innerhalb des Gegenstandes liegen. Beim menschlichen Körper ergibt sich in gebeugter Haltung ein Schwerpunkt, der vor dem Körper liegt. Insbesondere beim Sport wird dieses Prinzip genutzt. Eine geschickte Technik beim Stabhochsprung führt maximale Beugung des Körpers dazu, dass dieser über die Latte kommt, der Köperschwerpunkt jedoch auf einer Kurve unter der Latte verläuft (➤ Abb. 11.14). Hochspringer wendeten früher eine bestimmte Bauchrollentechnik an, das sog. Straddle, mit der sie eine besonders starke Verlagerung des Körperschwerpunktes erzielen können.

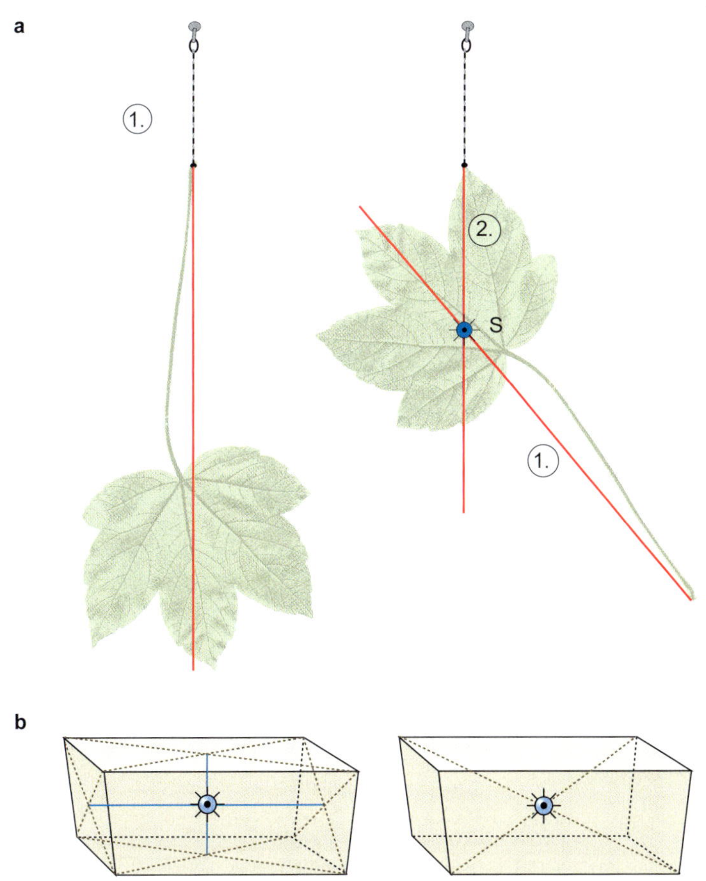

Abb. 11.13 Bestimmung des Schwerpunktes durch Aufhängen.

11.2.5 Drehmoment

Wenn die Wirkungslinie einer Kraft durch den Schwerpunkt oder Drehpunkt einer Masse läuft, wird sich diese Masse verschieben, ohne sich zu drehen. Wenn eine Kraft an einer starren Masse angreift, kann diese Masse unter Umständen auch eine Drehbewegung ausführen. Hier verursacht diese Kraft ein sog. **Drehmoment.** Wenn man einen Holzblock wegschieben möchte, dabei aber nur gegen eine Seite drückt, wird er sich verschieben und gleichzeitig drehen.

DEFINITION

Drehpunkt

Zentraler Punkt, um den sich eine Masse dreht. Es ist oft der Punkt, an dem eine Masse befestigt ist, wie z. B. eine Tür an ihrem Scharnier, eine Wippe an ihrer Achse (➤ Abb. 11.15a) oder ein Knochen im Gelenk. Wenn eine Masse sich frei bewegen kann, ist der Drehpunkt gleich dem Schwerpunkt oder Rotationsmittelpunkt (➤ Kap. 11.2.1).

Drehmoment und Hebelarm

Ein Drehmoment entsteht, wenn die Wirkungslinie einer Kraft nicht durch den Drehpunkt eines Gegenstandes läuft, sondern bezogen auf diesen Drehpunkt einen Hebelarm hat. Der Hebelarm ist der Abstand vom Drehpunkt zur Wirkungslinie der Kraft, wobei der Hebelarm durch den Drehpunkt und senkrecht durch die Wirkungslinie geht (➤ Abb. 11.15b).

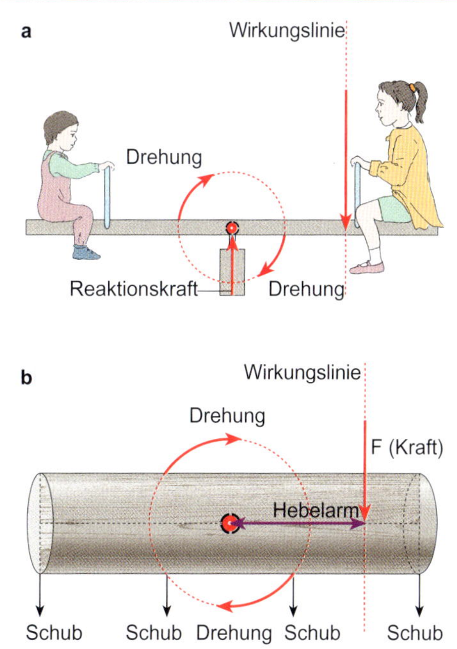

Abb. 11.15 Drehpunkt.
a) Wippe.
b) Frei bewegliche Masse.

Wirkt ein Drehmoment im Uhrzeigersinn, so wird es als positiv bezeichnet. Wirkt es gegen den Uhrzeigersinn, wird es als negativ bezeichnet.

DEFINITION

Drehmoment

Drehmoment = F × **d**
Das Drehmoment einer Kraft (F) in Bezug auf einen Punkt ist das Produkt aus dieser Kraft und dem Hebelarm (d).
Die Maßeinheit für das Drehmoment ist Newtonmeter (Nm).

Summe aller Drehmomente

Die Drehmomente, die in positiver und in negativer Richtung auf einen Hebel wirken, kann man zusammenzählen. Dabei können die Drehmomente, die in positiver und in negativer Richtung auf den Hebel wirken, gleich sein. Ist das Produkt aus der einwirkenden Kraft und dem Arm auf der einen Seite gleich dem Produkt aus der Kraft und dem Arm auf der anderen Seite des Drehpunkts, so herrscht ein Gleichgewicht und es findet keine Bewegung statt. Wenn noch eine **resultierende Kraft ohne Hebelarm** (➤ Abb. 11.16a) existiert, dann bewegt sich der Körper, auf den diese Kraft einwirkt, ohne sich zu drehen. Gibt es eine ausreichende Reaktionskraft, so findet überhaupt keine Bewegung statt, wie bei einem **festen Drehpunkt** (➤ Abb. 11.16b).

Existiert **eine Resultierende mit Hebelarm** (➤ Abb. 11.17), wird sich der Körper, auf den diese Kraft einwirkt, drehen. Hier ist die Summe aller Drehmomente nicht Null, es bleibt ein Drehmoment, das eine Rotationsbewegung verursacht.

Translation und Rotation

Translation und Rotation sind zwei wesentliche Körperbewegungen, die für die physiotherapeutische Anwendung und für das Verständnis der Gelenkmechanik bedeutend sind.

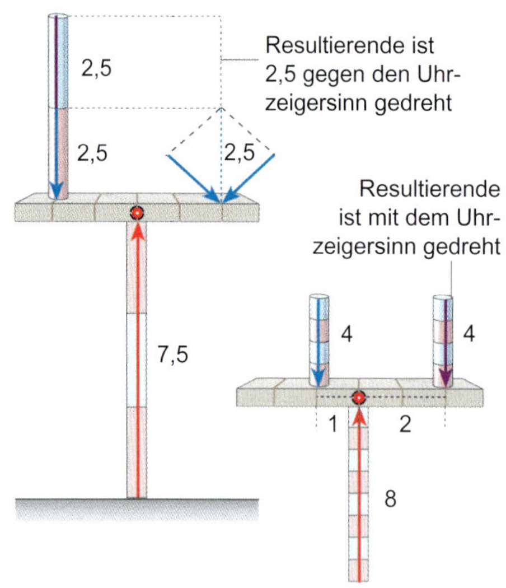

Abb. 11.17 Kein Gleichgewicht, aber eine Resultierende mit Hebelarm.

Translation

Bei der **Translation** legen alle Punkte eines Gegenstandes in der gleichen Zeit den gleichen Weg zurück (➤ Abb. 11.18). Der Gegenstand bewegt sich parallel zu seiner Ursprungslage. Eine derartige Bewegung entsteht, wenn z. B. ein Krankenbett vorwärts geschoben und am hinteren Ende links und rechts mit gleicher Kraft gedrückt wird oder eine Person genau in der Mitte drückt. Derart kann das Bett gerade vorwärts oder seitwärts durch eine Tür geschoben werden.

Rotation

Bei der **Rotation** gibt es in jedem Moment der Bewegung einen Punkt oder eine Linie, der/die sich nicht bewegt (➤ Abb. 11.19). Es gibt also einen Punkt/eine Achse als Mittelpunkt einer Drehbewegung, der in diesem Moment fix ist. Der Mittelpunkt kann sich von Moment zu Moment verschieben und heißt deshalb **momentaner Drehpunkt** bzw. **momentane Drehachse.** Eine derartige Rotation während der Vorwärtsbewegung entsteht, wenn ein Krankenbett vorwärts geschoben wird, wobei hinten links und rechts nicht mit gleicher Kraft gedrückt wird oder eine Person nicht genau in der Mitte schiebt. Durch die sich ändernden Drehpunkte wird sich das Bett drehen, und es wird schwierig werden, es durch eine Tür zu schieben.

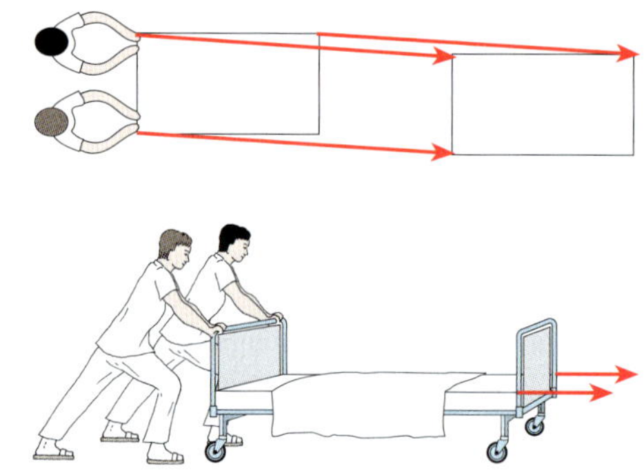

Abb. 11.18 Translation.

Gelenkbewegung: Resultat von Translation und Rotation

Am menschlichen Körper findet man diese Phänomene in der **Gelenkbewegung** wieder. Bei einer Rotation ändern sich die Winkel zwischen den beteiligten Knochen. Physiologisch gesehen bewirkt eine Rotation ein **Rollen** im Gelenk. Eine Translation ist eine **Verschiebung** oder ein **Gleiten** der Gelenkflächen ohne Winkelveränderung zwischen den beteiligten Knochen.

Die Translations- und Rotationsbewegungen vollziehen sich intraartikulär und immer in Form einer kombinierten **Roll-/Gleitbewegung** (➤ Abb. 11.20). Bei einer ausschließlichen Rotation würde der Gelenkkopf aus seiner Pfanne rollen. Während der Rollbewegung in die eine Richtung findet eine

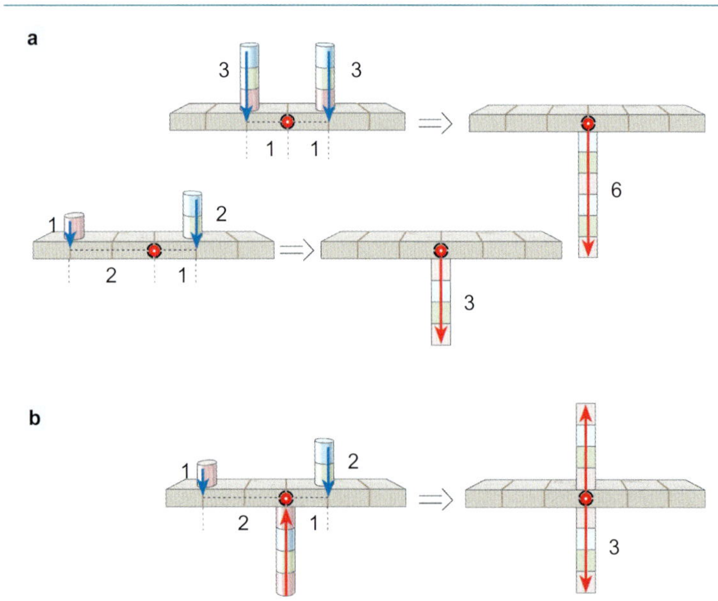

Abb. 11.16 Gleichgewicht der Drehmomente.
a) Resultierende ohne Hebelarm.
b) Gleichgewicht ohne Resultierende durch ausreichende Reaktionskräfte.

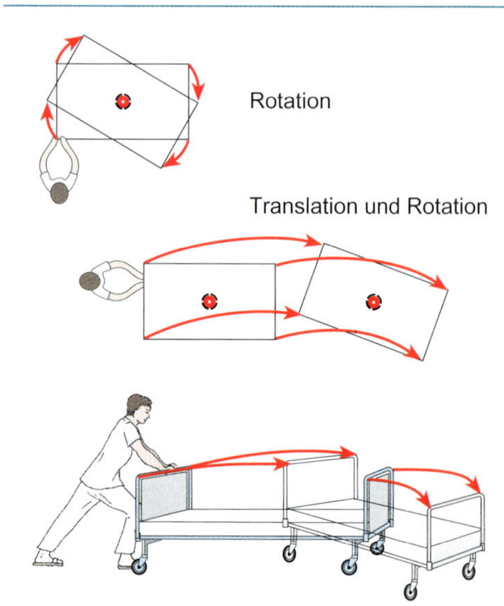

Abb. 11.19 Rotation und Translation.

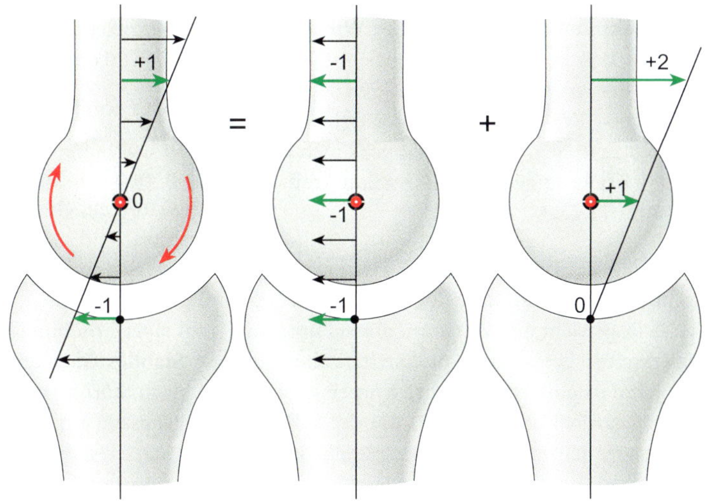

Abb. 11.20 Intraartikuläre Roll- und Gleitbewegung.

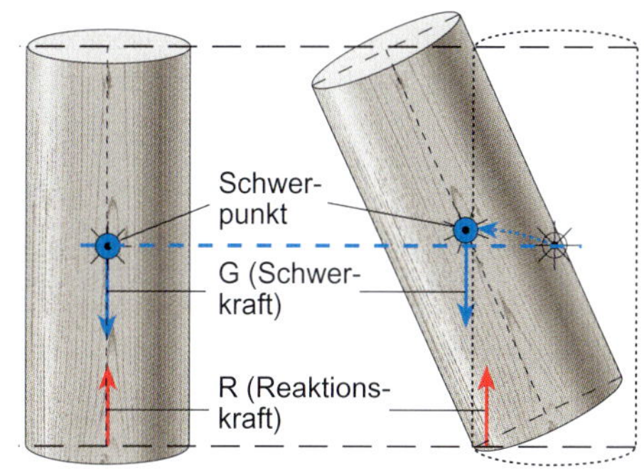

Abb. 11.21 Kippmoment eines Holzblocks, seitliche Ansicht.

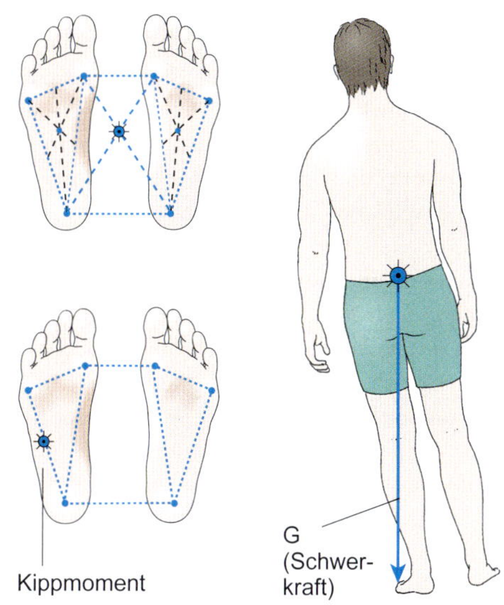

Abb. 11.22 Projektion vom Körperschwerpunkt auf Stützfläche und Kippmoment.

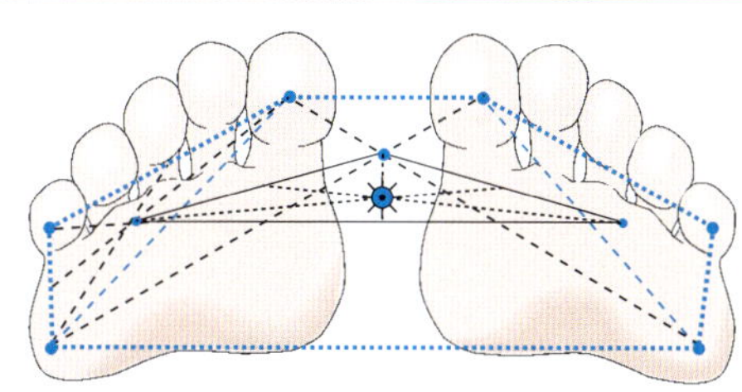

Abb. 11.23 Projektion des Körperschwerpunktes beim Zehenstand.

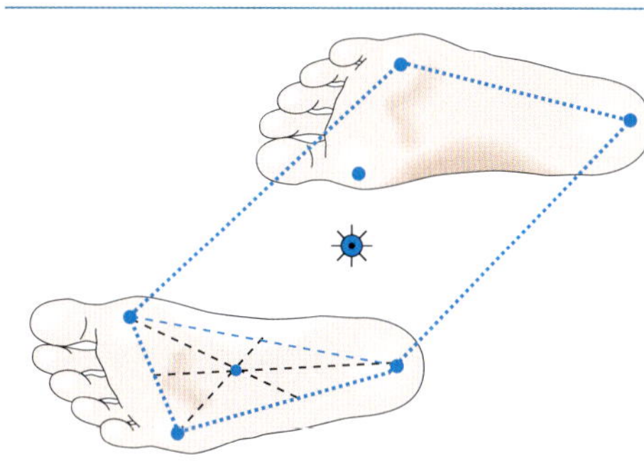

Abb. 11.24 Projektion des Körperschwerpunktes bei der Schrittstellung.

Translation des konvexen Gelenkkopfes in entgegengesetzte Richtung statt. Beim konkaven Gelenkpartner vollzieht sich das Rollen und Gleiten in gleicher Richtung. Rollbewegung und Translation haben am Kontaktpunkt der Gelenkflächen die gleiche Geschwindigkeit. Es resultiert daraus eine kombinierte Roll- und Gleitbewegung, bei welcher der Kopf in der Pfanne bleibt. Beim seitlichen Heben des Armes rollt z.B. das Caput humeri (Oberarmkopf) nach kranial, wobei es aus der Gelenkpfanne rollen oder gegen das Schulterdach stoßen würde, wenn es nicht gleichzeitig nach kaudal gleiten würde. Ist die Gleitbewegung gestört, so kann das Anstoßen am Schulterdach tatsächlich ein Problem sein.

Bezogen auf Gelenkflächen bedeutet eine Translation eine Verschiebung dieser Flächen in der Ebene dieser Flächen. Eine **Traktion** ist ein Auseinanderziehen der Gelenkflächen, also eine Bewegung senkrecht zu der Ebene dieser Flächen. Physio- bzw. manualtherapeutische Techniken, bei denen nach Traktionen und Translationen unterschieden wird, sind aus biomechanischer Sicht gleichermaßen Translationen. Unabhängig davon, ob die Gelenkflächen voneinander entfernt oder parallel gegeneinander verschoben werden, findet keine Winkelveränderung und damit keine Rotation statt.

11.2.6 Standfestigkeit und Gleichgewicht

Standmoment

Voraussetzung für das Gleichgewicht eines **stehenden Gegenstandes** ist, dass eine Lotlinie durch den Schwerpunkt auf die Stützfläche fällt. Die Schwerkraft und Reaktionskraft (➤ Kap. 11.2.2) sind im Gleichgewicht, solange sie die gleiche Wirkungslinie haben. Haben Schwerkraft und Reaktionskraft eine unterschiedliche Wirkungslinie, entsteht ein Drehmoment.

Standfestigkeit und Kippmoment

Die **Standfestigkeit** eines Gegenstandes wird bestimmt durch:

- Die Größe seiner **Stützfläche,** d.h. durch die Fläche, **mit** der man sich abstützt
- Die Größe seiner **Unterstützungsfläche,** d.h. durch die Unterlage, **auf** die man sich stützt.

Die Stützfläche ist die Unterseite eines Gegenstandes und liegt in der Ebene, auf der der Gegenstand steht. Beim Menschen im aufrechten Stand wird sie beispielsweise von den Fußsohlen gebildet. Veränderungen beider Flächen können das Gleichgewicht labiler machen. Die Stützfläche eines Holzblocks ist sehr klein, wenn er auf seiner Kante steht. Sie vergrößert sich beim Stand auf der langen schmalen Seite und ist am größten, wenn er auf seiner langen breiten Seite liegt. Die Stützfläche wird also immer größer, ohne dass sich die Unterstützungsfläche ändert. Liegt der Holzblock auf seiner langen Seite, aber nicht auf dem (Fuß-)Boden, sondern auf einer schmalen Leiste, so ist seine Stützfläche nach wie vor groß, nur ist die Unterstützungsfläche so klein, dass eine instabile Situation entsteht.

Entsteht durch eine Gleichgewichtsstörung ein Drehmoment, wird dieses Drehmoment nur dann zum **Umkippen** des Gegenstandes führen, wenn die Aktionskraft (Schwerkraft) an der Reaktionskraft (Stützfläche) vorbeigeht. Hier fängt das **Kippmoment** an (➤ Abb. 11.21). Je größer die Stützfläche, desto größer muss auch der Abstand der Aktionskraft sein, um an der Reaktionskraft vorbeizuwirken.

Nach dem Umkippen ergibt sich eine neue Stützfläche, und es entsteht ein neues Gleichgewicht.

Auch der Mensch muss mit seinem Körperschwerpunkt über der Stützfläche bleiben (➤ Abb. 11.22), um das Gleichgewicht halten zu können. In bestimmten Situationen, z.B. beim Zehenstand (➤ Abb. 11.23) oder wenn die Füße voreinander stehen, ist die Stützfläche sehr klein. Die Standfestigkeit kann gesichert werden, indem die Stützfläche vergrößert wird. Insbesondere kleine Kinder oder ältere Menschen, die etwas unsicher auf den Beinen sind, stellen die Füße weiter auseinander.

So zeigt sich bei diesen Personen eine breitere Grätschstellung im Stand und eine vergrößerte Spurbreite bei der Fortbewegung (➤ Abb. 11.24). Die Darstellung der Stützfläche erfolgt über die Verbindung der äußeren Stützpunkte.

Voraussetzungen für Gleichgewicht

DEFINITION

Gleichgewicht

Ein Gleichgewicht entsteht, wenn die Summe aller einwirkenden Kräfte und Drehmomente auf einen physikalischen Körper Null beträgt. Der Gegenstand befindet sich dann in Ruhe oder macht eine gleichbleibende Bewegung ohne Beschleunigung (➤ Kap. 11.2.3). Das Gleichgewicht ist also immer ein Kräftegleichgewicht.

In unterschiedlichen Situationen kann die Summe aller Kräfte oder Drehmomente Null betragen und ein **Gleichgewicht** eintreten. Hier einige Beispiele:

- Zwei entgegengesetzte Kräfte mit **gleichem Ansatzpunkt** und **gleicher Wirkungslinie,** die sich ausgleichen. Beispiel: Jemand sitzt auf der einen Seite einer Wippe und diese Stelle wird von unten unterstützt (➤ Abb. 11.25a).
- Mehrere Kräfte mit **gleichem Ansatzpunkt,** aber **unterschiedlicher Wirkungslinie,** die sich ausgleichen. Beispiel: Zwei Personen drücken aus unterschiedlichen Richtungen auf eine Seite der Wippe und die Unterstützung auf dieser Seite muss diese Kräfte ausgleichen (➤ Abb. 11.25b).
- Mehrere Kräfte mit **unterschiedlichem Ansatzpunkt** und **unterschiedlicher Wirkungslinie,** die sich ausgleichen. Beispiel: Auf beiden Seiten der Wippe sitzt je eine Person, deren (Gewichts-)Kräfte nach unten gerichtet sind. Die Stütze in der Mitte der Wippe jedoch fängt diese Kräfte mit ihrer Reaktionskraft ab (➤ Abb. 11.25c).

Praktische Bedeutung des Gleichgewichts

Aus **physiotherapeutischer Sicht** ist es wichtig, das Gleichgewicht im Zusammenhang mit der Schwerkraft zu betrachten. Für eine statische Situation gilt, dass ein physikalischer Körper so lange im Gleichgewicht bleiben kann, wie der Schwerpunkt über der Stützfläche des physikalischen Körpers liegt. Beim Menschen bedeutet das, dass die Lotlinie – vom Schwerpunkt heruntergelassen – zwischen den äußeren Seiten seiner Füße projiziert werden kann. In dieser Situation braucht eine Person für das Halten des Gleichgewichts wenig Muskelkraft, weil die Summe aller einwirkenden Kräfte und Drehmomente auf diese Person etwa Null beträgt. Würde die Schwerpunktprojektion auf Fersen, Zehen oder sogar ein wenig außerhalb der Fußgrenzen fallen, wäre viel mehr Muskelkraft für die Herstellung des Kräftegleichgewichts erforderlich (➤ Abb. 11.22). Demzufolge wären die entsprechenden Bein- und Rumpfmuskeln einem ständig höheren Muskeltonus ausgesetzt, z. B. käme es bei einer Rückverlagerung des Schwerpunktes zu einer vermehrten Aktivität der kompletten ventralen Muskulatur (besonders der Bauchmuskulatur).

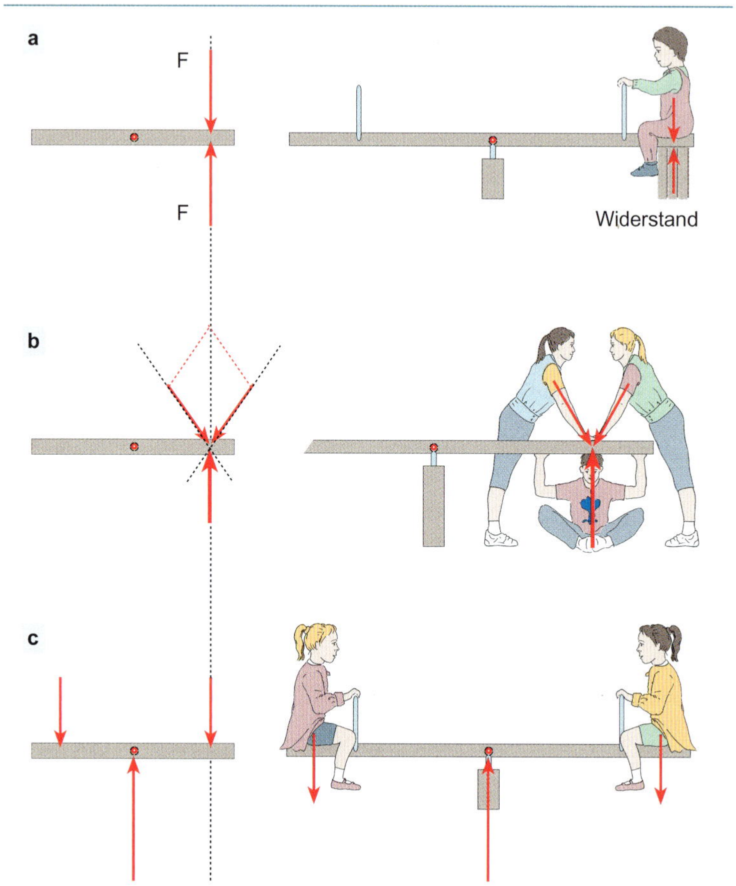

Abb. 11.25 Einige Beispiele für die Entstehung von Gleichgewicht unter Berücksichtigung von Ansatzpunkt und Wirkungslinie.
a) Entgegengesetzte, sich ausgleichende Kräfte mit gleichem Ansatzpunkt und gleicher Wirkungslinie.
b) Mehrere Kräfte mit gleichem Ansatzpunkt, aber unterschiedlicher Wirkungslinie, die sich ausgleichen.
c) Mehrere Kräfte mit unterschiedlichem Ansatzpunkt und unterschiedlicher Wirkungslinie, die sich ausgleichen.

Stabiles, indifferentes und labiles Gleichgewicht

Man kann die Art des Gleichgewichts in drei Formen einteilen, die durch ihre jeweils **spezifische Reaktion** auf eine Gleichgewichtsstörung charakterisiert sind. Diese drei Gleichgewichtsformen lassen sich anhand einer Kugel, die einmal in einer Vertiefung, einmal auf flacher Ebene und einmal auf einer Erhöhung liegt, anschaulich darstellen:

- **Stabiles Gleichgewicht:** Ein Gegenstand kehrt nach Störung des Gleichgewichts in seine Ausgangssituation zurück. Die Achse der Bewegung verläuft über dem Schwerpunkt des Gegenstandes. Meistens steigt der Schwerpunkt durch die Bewegung vorübergehend an (➤ Abb. 11.26a).
- **Indifferentes Gleichgewicht:** Ein Gegenstand kehrt nach Störung des Gleichgewichts nicht in seine Ausgangssituation zurück, gerät aber auch nicht weiter aus dem Gleichgewicht. Meistens bleibt der Schwerpunkt in gleicher Höhe (➤ Abb. 11.26b).
- **Labiles Gleichgewicht:** Ein Gegenstand gerät nach Störung des Gleichgewichts immer weiter aus seiner Balance. Die Achse der Bewegung verläuft unterhalb des Schwerpunktes dieses Gegenstandes. Meistens sinkt der Schwerpunkt ab (➤ Abb. 11.26c).

Eine Kugel in einer Vertiefung (➤ Abb. 11.26a) wird immer wieder in ihre Ausgangsposition zurückkehren, nachdem sie verschoben wurde. Der Schwerpunkt der Kugel sitzt unterhalb der Achse der Bewegungsbahn, die sie beschreiben wird. Würde die Kugel auf einer Erhöhung liegen (➤ Abb. 11.26c), dann wäre dieses Gleichgewicht sofort gestört, weil die Achse der Bewegungsbahn unterhalb des Kugelschwerpunktes liegt. Bei einer Kugel auf flacher Ebene sitzt die Achse der Bewegungsbahn genau auf Schwerpunkthöhe.

Neben dieser Einteilung gibt es natürlich mehrere Zwischenformen, z. B. ein Schwerpunkt, der zuerst etwas ansteigt, aber besonders bei größerer Störung später absinkt, wie etwa bei einem umkippenden Holzblock (➤ Abb. 11.21).

Ob ein Gleichgewicht stabil oder labil ist, wird durch einige wichtige **mechanische Faktoren,** u. a. vom Schwerpunkt und von der Stützfläche, bestimmt:

- **Höhe des Schwerpunkts:** Je niedriger der Schwerpunkt, desto stabiler der Gegenstand oder die Person. Hebt man im Stand die Arme an, wird der Schwerpunkt erhöht und das Gleichgewicht ist schwerer zu halten. Im Extremfall kann der Schwerpunkt unter der Stützfläche liegen, wie beispielsweise bei einer Seiltänzerin, die einen langen, an den Enden nach unten herabhängenden Stab in ihren Händen hält. Das Gleichgewicht wird dadurch sehr stabil.

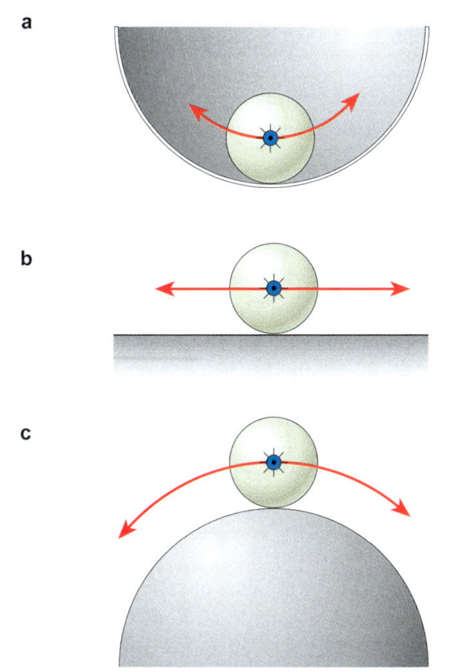

Abb. 11.26 Verschiedene Formen von Gleichgewicht.
a) Kugel in stabilem Gleichgewicht.
b) Kugel in indifferentem Gleichgewicht.
c) Kugel in labilem Gleichgewicht.

- **Größe der Stützfläche:** Je größer die Stützfläche, desto stabiler ist der Gegenstand. Eine Bedingung für das Gleichgewicht ist, dass der Schwerpunkt über der Stützfläche bleibt. Steht man auf einem Fuß, wird das Gleichgewicht labiler und schwerer zu halten. Hebt man zusätzlich noch die Arme, wird der Schweregrad noch vergrößert.
- **Größe der Unterstützungsfläche:** Steht man mit beiden Füßen auf einer sehr schmalen Unterlage, werden die Füße die Reaktionskräfte nicht über ihre gesamte Fläche zurückbekommen.
- **Beschaffenheit der Unterstützungsfläche:** Ist die Unterstützungsfläche weich, so wird man weniger Reaktionskräfte zurückerhalten. Das Gleichgewicht auf einer stabilen, aber weichen Matte zu halten, ist schwieriger als auf einem festen Untergrund.
- **Stabilität der Unterstützungsfläche:** Ist die Unterstützungsfläche selbst labil, wird man weniger oder veränderte Reaktionskräfte zurückbekommen. Das Gleichgewicht auf einem instabilen Wackelbrett ist schwieriger zu halten als auf festem Boden.

11.2.7 Der Hebel

DEFINITION

Hebel

Ein starrer Gegenstand, der um eine feste Achse gedreht werden kann. Sein Radius ist der Abstand von der einwirkenden Kraft zum Drehpunkt.

Ein **Hebel** kann als Hilfsmittel eingesetzt werden, um das Drehmoment der eigenen Kraft größer zu gestalten als das Drehmoment der zu bewältigenden Kraft. Ist z. B. die eigene Körperkraft für das Heben oder Bewegen eines schweren Gegenstandes zu gering, kann die Körperkraft über den Einsatz eines längeren Hebels ökonomischer eingesetzt werden. Hebel helfen uns also, schwere Lasten zu bewältigen, indem mit ihrer Hilfe ein großes Drehmoment mit nur kleinem Krafteinsatz zu erreichen ist. Ein bekanntes Beispiel hierfür ist das Brecheisen, dessen Drehpunkt nahe am zu bewegenden Gegenstand liegt und das dadurch eine große Kraft entwickelt.

Eine kleine Kraft mit langem Hebelarm (Abstand zum Drehpunkt) erzeugt das gleiche Drehmoment wie eine große Kraft mit kurzem Hebelarm. Dies zeigt folgende Formel:

DEFINITION

Drehmoment

(➤ Kap. 11.2.5)

$$M = F \times r$$

Drehmoment = Kraft × Radius (ausgedrückt in Nm).

Es gibt zahlreiche Werkzeuge, bei denen das Hebelprinzip in verschiedenen Variationen eingesetzt wird. Die Position des Drehpunkts bezogen auf den Ansatz der Kräfte bestimmt die Fähigkeit des Werkzeuges. Beispiele aus dem Alltag sind:

- **Hebel der 1. Ordnung.: z. B. Kneifzange:** Der Drehpunkt liegt zwischen der eigenen und der zu bewältigenden Kraft (➤ Abb. 11.27). Diesen Typ von Hebel bezeichnet man als zweiarmig oder zweiseitig. Die Hüftabduktoren arbeiten nach dem „Kneifzangenprinzip". Sie verhindern in der Standbeinphase das Absacken der jeweils gegenüberliegenden Beckenhälfte, wobei das Hüftgelenk als Drehpunkt zwischen Muskelkraft und Körperschwerpunkt liegt (➤ Abb. 11.41). Im Zehenstand arbeitet die Wadenmuskulatur ebenfalls nach diesem Prinzip, da das OSG zwischen Last- und Kraftarm liegt.
- **Hebel der 2. Ordnung: z. B. Schubkarre oder Nussknacker:** Die zu bewältigende Kraft liegt zwischen dem Drehpunkt und der eigenen Kraft (➤ Abb. 11.28). Diesen Hebeltyp bezeichnet man als einarmig oder einseitig. Die Muskeln der Finger, mit dem Grundgelenk als Drehpunkt, arbeiten nach diesem Prinzip. Das ist z. B. der Fall beim Beugen der Finger, wenn etwas ganz in die Hand genommen wird. Das Gewicht der Finger und der Zehe an sich liegt auch zwischen Grundgelenk und Muskelansatz der langen Zehen- und Fingerflexoren und -extensoren.
- **Hebel der 3. Ordnung: z. B. Pinzette:** Die eigene Kraft liegt zwischen dem Drehpunkt und der zu bewältigenden Kraft, wodurch der Weg vergrößert und die aufgewendete Kraft verringert wird (➤ Abb. 11.29). Diesen Hebeltyp bezeichnet man auch als einarmig oder einseitig. Viele

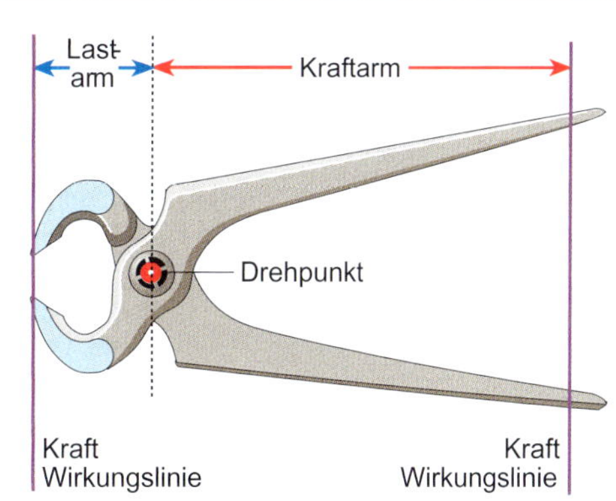

Abb. 11.27 Kneifzange als Beispiel für einen zweiarmigen Hebel.

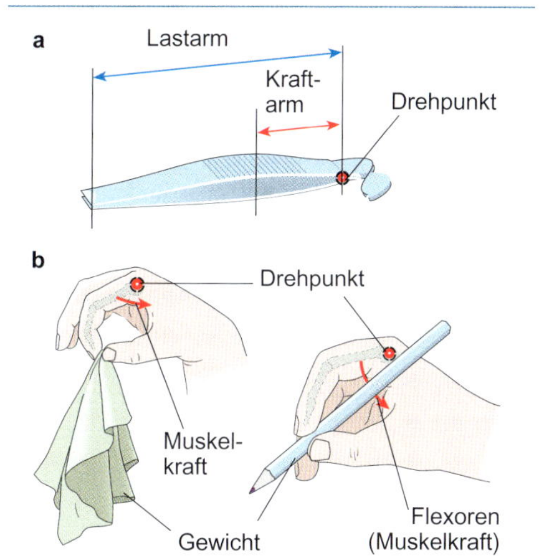

Abb. 11.29 Die Pinzette als Hebel.
a) Bei der Pinzette muss mehr Kraft aufgewendet werden, da die eigene Kraft zwischen dem Drehpunkt und der zu bewältigenden Kraft liegt.
b) Muskelbeispiele für den „Pinzettenhebel" an der Hand.

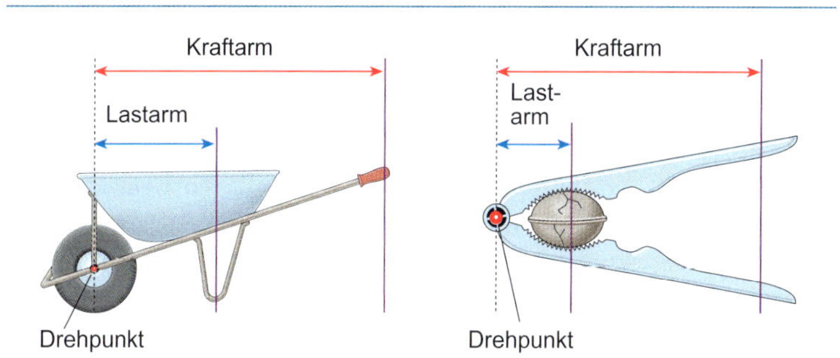

Abb. 11.28 Schubkarre und Nussknacker als Beispiele für einarmige Hebel.

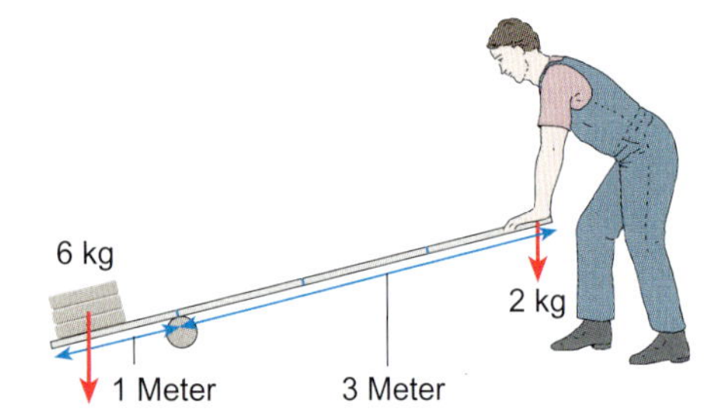

Abb. 11.30 Das Hebelgesetz.

Muskeln funktionieren nach diesem Prinzip, weil der Muskelansatz sehr oft näher am Gelenk ist als die Last. Beim Pinzettengriff der Finger ist dies sehr eindrücklich, vor allem bezüglich der Lumbricalis- und Interossei-Muskeln.

Hebelgesetz

Ein Hebel befindet sich dann im Gleichgewicht, wenn die **Summe der Momente** der Kräfte, die auf den Hebel einwirken, in Bezug zum Drehpunkt gleich Null ist. Eine kleine Kraft mit langem Hebelarm kann einer großen Kraft mit kurzem Hebelarm entgegenwirken (➤ Abb. 11.30).

11.2.8 Rollen

Bei **Rollen** kommt eine besondere Form des Hebelprinzips zur Anwendung. Die Rolle ist ein runder Gegenstand, beispielsweise ein Rad, über das ein Seil läuft. Mit Hilfe von Rollen lassen sich beispielsweise schwere Lasten leichter hochziehen oder Zugrichtungen verändern.

In der Physiotherapie werden Rollen z. B. bei **Schlingentischen** oder **Pullys** (Zugapparate) eingesetzt. Im Schlingentisch werden Patienten teilweise oder komplett in Schlingen aufgehängt, um sie dann gezielt zu behandeln. Pullys sind Zugapparate, die in der aktiven Trainingstherapie ihre Verwendung finden, wobei an Seilen hängende Gewichte über einen Flaschenzug bewegt werden.

Feste Rolle

Feste Rollen sind so aufgehängt, dass ihr Drehpunkt einen festen Halt findet. Lastarm und Kraftarm sind gleich groß, wodurch zwar kein Kraftvorteil erreicht wird, aber die Richtung einer Kraft verändert werden kann (➤ Abb. 11.31). Der Vorteil liegt darin, dass man beispielsweise sein Körpergewicht zur Kraftentwicklung einsetzen kann, indem man sich mit der Schwerkraft bewegt und nicht gegen diese.

Lose Rolle

Bei einer **losen Rolle** ist die Seilschlinge u-förmig um die Rolle gelegt, wobei das eine Ende des Seiles fixiert sein muss (➤ Abb. 11.32). Das Gewicht wird an der Achse der losen Rolle befestigt.

Die Zugkraft setzt dort an, wo die nicht aufgehängte Seite des Seils mit der Rolle in Kontakt kommt. Die Last hängt an der Achse der losen Rolle. Der Drehpunkt der losen Rolle ist nicht die Achse, sondern der Punkt, wo die aufgehängte Seite des Seils mit der Rolle in Kontakt kommt. Die gesamte Rolle dreht sich in dem Moment um diesen Kontaktpunkt. Dadurch ist der Kraftarm jetzt doppelt so groß wie der Lastarm. Außerdem besteht die Möglichkeit, das eigene Körpergewicht einzusetzen, wenn man die Kraft durch eine feste Rolle wieder nach unten umkehrt.

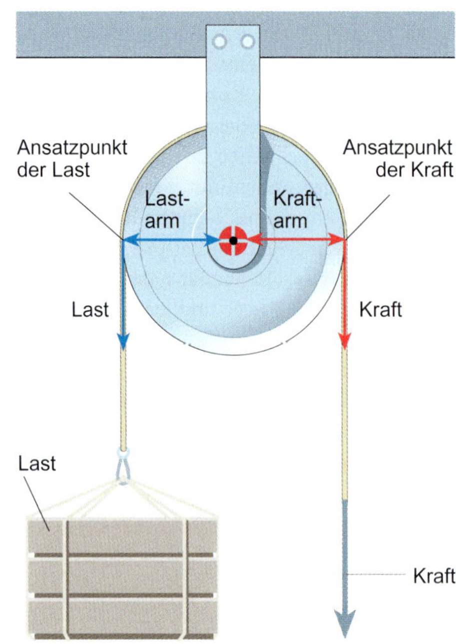

Abb. 11.31 Feste Rolle.

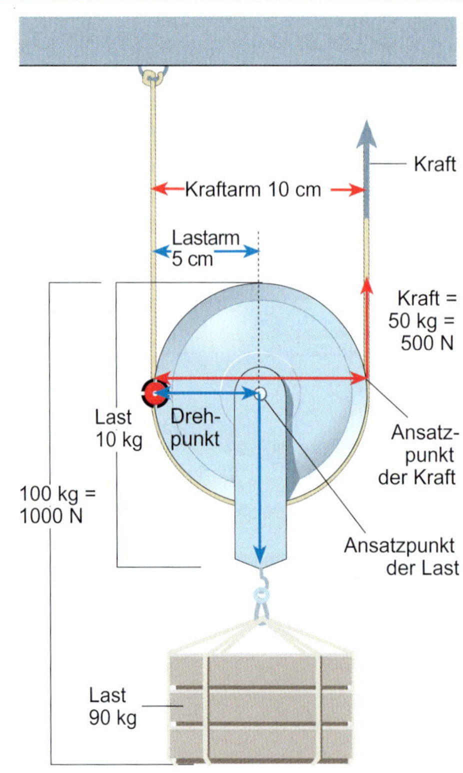

Abb. 11.32 Lose Rolle.

Rechenbeispiel zur Ermittlung der aufzuwendenden Kraft

- Last: 90 kg Gegenstand plus 10 kg Rolle = 100 kg, entsprechend 1 000 N
- Lastarm 5 cm, Kraftarm = 10 cm.

M(=[Dreh-]Moment) X $= 1000\,N \times 0{,}05\,m = F_X \times 0{,}1$ m.

Die Kraft $F_X = 1\,000 \times 0{,}05/0{,}1$ Nm.
Die Kraft ist 500 N, dies entspricht einer Masse von 50 kg.

Dieses Rechenbeispiel zeigt: Schon der Einsatz einer losen Rolle halbiert den Kraftaufwand. Ausgleichend für die Kraftreduzierung läuft beim Hochziehen dieses Gewichtes im Gegensatz zur festen Rolle doppelt so viel Seil durch die Hände. Der zurückgelegte **Weg** wird also doppelt so lang, während die aufgewendete **Kraft** halbiert wird. In beiden Fällen wird jedoch die gleiche Arbeit verrichtet, da Arbeit als Kraft × Weg definiert ist (➤ Kap. 11.2.2). Was an Kraft eingespart wird, muss über den Weg ausgeglichen werden. Mit einer losen Rolle kann demnach eine größere Last angehoben werden, dafür ist ein längeres Stück Seil zu ziehen.

Praktische Umsetzung am Schlingentisch

In der Physiotherapie wird das Prinzip der Rollen beim **Schlingentisch** praktisch angewendet (➤ Abb. 11.33). Beim Schlingentisch kommen feste, aber auch Kombinationen von festen und losen Rollen zum Einsatz. Die kombinierte Rolle kann als eine feste Rolle betrachtet werden, bei der die Last aus einer losen Rolle besteht, an der ein Körperteil aufgehängt wird.

Der Körper oder das Körperteil kann nun relativ leicht hochgezogen werden. Ein Zurücksinken wird durch Arretierung des Seiles verhindert. Am Schlingentisch werden die Seile mit Hilfe eines hölzernen Führungsklotzes derart geleitet, dass sich Kraft 2 frei bewegen und Kraft 1 in der gewünschten Höhe durch einen Knoten am Seil festgesetzt werden kann. Wird die Last hochgezogen, so klemmt sich das Holz selbst fest und seine Last kann das Seil nicht zurückziehen.

11.2.9 Druck, Auftrieb und Widerstand im Wasser

Im Folgenden wird zur Erklärung der mechanischen Eigenschaften von Flüssigkeit das Synonym „Wasser" statt Flüssigkeit verwendet. Die mechanischen Eigenschaften der Hydrostatik (des ruhenden Wassers) und der Hydrodynamik (des bewegten Wassers) beeinflussen den menschlichen Körper und seine Bewegungen beim Aufenthalt im Wasser.

Hydrostatik

Die Kompressionsfähigkeit von Wasser ist sehr gering. Wasser hat deswegen keine feste Gestalt, wohl aber ein festes Volumen. Die Wassermoleküle besitzen außerdem eine gewisse Anziehungskraft untereinander, die **Kohäsion,** sowie eine Anziehungskraft gegenüber anderen Stoffen **(Adhäsion).** Die Kohäsion sieht man z. B. beim überfüll-

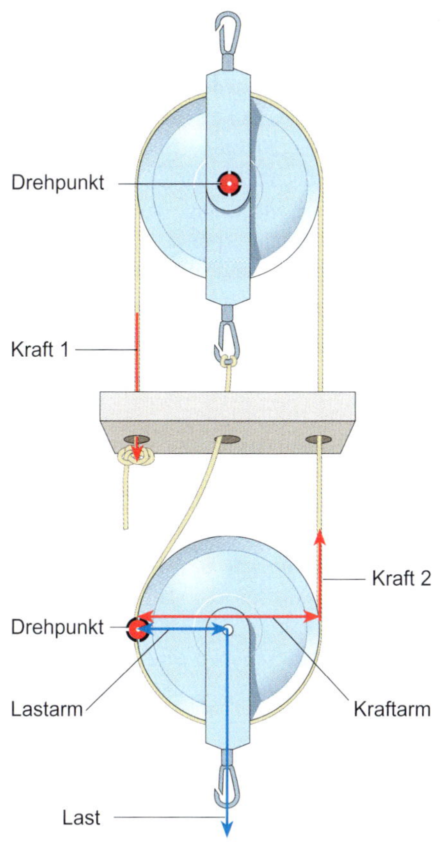

Abb. 11.33 Detailansicht eines Rollenzuges mit Führungsklötzchen, wie er beim Schlingentisch verwendet wird.
Kraft 1 = Kraft, mit der die Last gehoben wird.
Kraft 2 = Richtungsveränderte Kraft, über die der Therapeut sein Körpergewicht einsetzt.
Last = Das Körperteil und die lose Rolle.

ten Wasserglas, wenn die Wasseroberfläche in runder Form über den Rand des Glases hinaussteht. Die Kohäsion hält die Wassermoleküle bis zum Punkt des Überlaufens zusammen. Die Adhäsion wird deutlich, wenn die letzten Wassertropfen am Glas kleben bleiben.

Druck ist als einwirkende Kraft pro Fläche definiert. Die beschreibende Formel lautet **p = F/A** (F in Newton, A in m^2). Unter Wasser ist die einwirkende Kraft auf einen Gegenstand das Gewicht der Wassersäule, die sich über dem Gegenstand befindet. Das Wasser bewirkt damit einen Druck, der abhängig von der Höhe der Wassersäule und dem spezifischen Gewicht des Wassers ist. Dieser Druck, der durch die Einwirkung der Schwerkraft verursacht wird, ist der **hydrostatische Druck** und steigt fast linear mit Zunahme der Tiefe an. Die Menge der Flüssigkeit, in dem der Gegenstand sich befindet, hat keinen Einfluss auf diesen Druck. Im Wasser breitet sich der Druck in gleicher Stärke nach allen Seiten hin gleichmäßig aus. Die Folge ist eine Druckeinwirkung auf einen Gegenstand von allen Seiten mit gleicher Kraft. Praktisch gesehen gleichen sich die Seitwärtskräfte aus. Durch die tiefere Lage der Unterseitenfläche eines Gegenstandes ist die Krafteinwirkung von unten größer als die Kraft, die von oben drückt. Dieser Kraftunterschied bedingt eine **Auftriebskraft,** die unabhängig von der Tiefenlage des Gegenstandes ist, wenn der Abstand zwischen Ober- und Unterseite gleich bleibt.

Im 3. Jahrhundert v. Chr. hatte der griechische Wissenschaftler Archimedes von Syrakus (280–212 v. Chr.) herausgefunden, dass beim Eintauchen eines Gegenstandes in Wasser dieser so viel von seinem Gewicht verliert, wie die von ihm verdrängte Wassermenge wiegt. Ist das platzeinnehmende Volumen leichter als das verdrängte Wasser, so verliert es relativ viel Gewicht. Der Gewichtsverlust steigert sich, je weiter der Gegenstand eintaucht, bis er vollständig unter Wasser ist.

Hydrodynamik

Die Bewegung im bzw. vom Wasser wird durch Reibung der Wassermoleküle mit dem betreffenden Gegenstand abgebremst. Die Größe des **Strömungswiderstandes** ist abhängig:

- Von der **Strömungsgeschwindigkeit des Wassers.** Der Strömungswiderstand wächst mit dem Quadrat der Geschwindigkeit des Wassers beziehungsweise des Gegenstandes im Wasser.
- Von der **Form und Oberflächenbeschaffenheit des Gegenstandes.** Tropfenformen und glatte Oberflächen sind sehr günstig, weil sie am bzw. hinter dem Gegenstand kaum Turbulenzen verursachen.
  - Die **laminare Strömung** ist eine Strömung des Wassers in Schichten.
  - Bei der **turbulenten Strömung** ist das Wasser unruhig und wirbelt, wodurch ein bremsender Effekt entsteht.
- Von der Größe der **Querschnittsfläche** senkrecht zur Strömungsrichtung. Diese Größe wird durch die tatsächliche Größe des Gegenstandes bestimmt, aber auch durch die Position, in der die frontale Fläche gehalten wird. Je schräger die frontale Fläche, desto kleiner der Querschnitt senkrecht zur Strömungsrichtung.
- Von der Dichte oder **Viskosität** des Wassers. Diese ist z. B. temperaturabhängig und abhängig vom Salzgehalt des Wassers. Die Viskosität (Zähflüssigkeit) ist Ausdruck der Kohäsion zwischen den Flüssigkeitsteilchen (innere Reibung, ➤ Kap. 11.3.5).

11.3 Angewandte Biomechanik

Mit Hilfe von physikalischen Begriffen können biomechanische Analysen vorgenommen und erklärt werden. Im Folgenden wird auf die Teilgebiete der Biomechanik näher eingegangen, die gerade in der physiotherapeutischen Praxis von besonderem Interesse sind.

Wie verhält sich der Schwerpunkt bewegter Körper und welche Rolle spielt die Veränderung des Schwerpunktes für das Gleichgewicht im Stand und im Gangbild? Diese Fragen sollte man beantworten können, um Abweichungen von physiologischen Haltungs- oder Bewegungsmustern besser interpretieren zu können. Beim Gesunden hält sich die Belastung und die Belastbarkeit der einzelnen Körperstrukturen die Waage. Ein großer Teil der physiotherapeutisch behandelbaren Erkrankungen ist auf ein gestörtes Verhältnis zwischen Belastung und Belastbarkeit von Körperstrukturen zurückzuführen. Ein Einblick in die biomechanischen Faktoren dieser Thematik und der Zusammenhang mit der praktischen Befundaufnahme wird im folgenden Kapitel im Vordergrund stehen.

11.3.1 Anthropometrie

Die **Anthropometrie** kann als Hilfsmethode der Kinemetrie (➤ Kap. 11.1.2) betrachtet werden.

DEFINITION

Anthropometrie

(griech.: anthropos = Mensch; metrie = das Messen von)
Die **Anthropometrie** beschäftigt sich mit der Vermessung des menschlichen Körpers. Ziel ist die Bestimmung von Körper- und Teilschwerpunkten.

Körperschwerpunkt und Teilsegmentschwerpunkt

Die Berechnung von **Körperschwerpunkten** und ihren Veränderungen hilft, die einzelnen Kräfte zu ermitteln, die auf Muskeln und Gelenke einwirken. Die jeweiligen Drehmomente und Gleichgewichtssituationen hängen mit der Positionierung der Körperschwerpunkte bei bestimmten Haltungen und Bewegungen zusammen.

DEFINITION

Körperschwerpunkt

Der Punkt, an dem die Schwerkraft ansetzt, die an allen Punkten des Körpers wirkt. Die Resultierende aller Schwerkraftlinien läuft genau durch diesen Punkt, unabhängig von Lage oder Drehung des Körpers (➤ Kap. 11.2.4).

Teilsegmentschwerpunkt

Der Punkt, an dem die Schwerkraft innerhalb eines Körperabschnitts ansetzt. Die Resultierende aller Schwerkraftlinien durchläuft diesen Punkt, unabhängig davon, wie man den Körperabschnitt dreht (➤ Abb. 11.34).

PT-PRAXIS

Schwerpunkte beim Menschen (Durchschnittswerte)

- Erwachsener Mann: Der Körperschwerpunkt liegt etwa 2 cm ventral des ersten Sakralwirbels (➤ Kap. 12.2.1).
- Erwachsene Frau: Der Körperschwerpunkt liegt geringfügig tiefer als beim Mann.
- Kind: Der Körperschwerpunkt liegt oberhalb des ersten Sakralwirbels, da das Gewicht des Kopfes in Relation zu den Beinen größer ist als beim Erwachsenen.
- Extremitäten: Der Teilschwerpunkt der Extremitäten liegt nicht genau in der Mitte einer Extremität, sondern es verhalten sich der proximale und der distale Teil wie 4,5 : 5,5.
- Kopf und Rumpf: Der Teilschwerpunkt liegt auf der Höhe von Th6.
- Kopf, Rumpf und Arme: Der Teilschwerpunkt liegt auf der Höhe von Th10.

11

Konstitution

DEFINITION

Konstitution

Ergibt sich aus allen Eigenschaften eines einheitlichen Organismus und betrifft z. B. den Bau des menschlichen Körpers.

Der Körperbau bestimmt die Verteilung der Teilschwerpunkte über den gesamten Körper. Diese Verteilung ist für jeden Menschen unterschiedlich. Der Bewegungsapparat entwickelt zum Ausgleich einer unökonomischen Lastenverteilung Kompensationsmechanismen.

Jeder Mensch weist einen ihm eigenen Haltungs- und Bewegungstyp auf, der mit seinem Körperbau zusammenhängt. Kinder, die in der Pubertät in kurzer Zeit schnell wachsen, fallen häufig durch eine stark vornübergebeugte Haltung auf. Die Ursache hierfür ist wahrscheinlich in der Psyche zu suchen. Eine mögliche Erklärung ist der unbewusste Wunsch, Freunde und Klassenkameraden nicht zu überragen. Menschen mit einem dicken Bauch neigen dazu, ihren Rücken zu lordosieren, um das weit vor dem Körperschwerpunkt liegende zusätzliche Gewicht mit einem geringeren Kraftaufwand tragen zu können. Bei beiden Beispielen kann die veränderte Körperhaltung zu Rückenproblemen führen.

Tab. 11.2 Typologien nach Sheldon und Kretschmer.

	Sheldon	Kretschmer
Dünn, mager	Ektomorph	Leptosom
Normal, kräftig	Mesomorph	Athletisch
Dick, viel Fettgewebe	Endomorph	Pyknisch

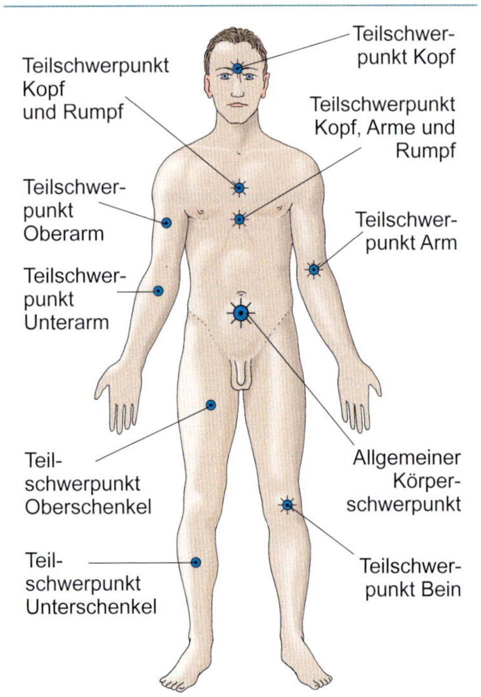

Abb. 11.34 Übersicht über die Teilschwerpunkte.

Nach Kretschmer und nach Sheldon unterscheidet man drei Körperbautypen (➤ Tab. 11.2).

Berechnung von Schwerpunkten des menschlichen Körpers

Einfluss von Bewegungen

Der **Schwerpunkt** eines Gegenstandes mit gleichmäßiger Form und gleichmäßiger Verteilung einer einheitlichen Materie ist leicht durch die Berechnung des geometrischen Mittelpunktes zu bestimmen. Der menschliche Körper ist aber ungleichmäßig und seine Form bleibt nicht gleich. Atmung, Herzbewegungen und v. a. die Bewegungen der Extremitäten verändern die Lage des Schwerpunktes im Körper. Der Körperschwerpunkt kann bei bestimmten Haltungen sogar außerhalb des Körpers liegen. Beispiele:

- Beim Einatmen hebt sich der Körperschwerpunkt, was z. B. beim Schwimmen wichtig ist, weil dadurch die Lage von Schwerpunkt und Auftriebskraft so verändert wird, dass die Beine nicht nach unten sinken.
- Werden die Arme nach vorne und oben gehoben, wandert auch der Körperschwerpunkt nach vorne und nach oben. Dies kann z. B. bei Gleichgewichtsübungen genutzt werden, indem durch Höherlegen des Schwerpunktes der Schwierigkeitsgrad der Übung erhöht wird.
- Wird der gesamte Oberkörper nach vorne gebeugt, verlagert sich der Körperschwerpunkt weit nach vorne und liegt schließlich außerhalb des Körpers vor dem Bauch. Dies wird z. B. beim Hochsprung ausgenutzt, wo die optimale Gruppierung der Körperteile um den Schwerpunkt herum den Sprung ökonomisiert, da der Schwerpunkt des Körpers durch die Latte, statt darüber hinaus, geführt werden kann.

Die Lageänderung des Körperschwerpunktes bei bestimmten Bewegungen kann berechnet oder durch eine Zeichnung bestimmt werden. Hilfreich ist das Wissen um die durchschnittliche Verteilung des Körpergewichtes auf die einzelnen Körperabschnitte im Verhältnis zur totalen Körpermasse:

- Kopf: 7 %
- Rumpf: 43 %
- Arme: jeweils 7 % (Oberarm je 4 %, Unterarm je 3 %)
- Beine: jeweils 18 % (Oberschenkel je 12 %, Unterschenkel je 6 %).

Sind die Massen und die Teilschwerpunkte der unterschiedlichen Körperteile bekannt, kann man auch bei Haltungsveränderungen den allgemeinen Körperschwerpunkt bestimmen. Verschieben sich Teilschwerpunkte in eine bestimmte Richtung, wird auch der Körperschwerpunkt in diese Richtung verschoben. In welchem Ausmaß der Körperschwerpunkt mitwandert, wird durch das Massenverhältnis des verschobenen Körperteils und der zurückbleibenden Körperteile bestimmt.

Schwerpunkt berechnen

Im Stehen wird ein Bein bis 90° Hüft- und Kniebeugung angehoben. Um die Verschiebung des Schwerpunktes festzustellen, muss der Weg der Teilschwerpunkte von Oberschenkel und Unterschenkel berechnet werden.

Der Teilschwerpunkt des **Oberschenkels** liegt 20 cm unterhalb des Hüftgelenkes und wird durch die Hüftbeugung 20 cm nach oben und 20 cm nach vorne verlagert. Da der Oberschenkel 12 % der Körpermasse wiegt, folgt daraus für den allgemeinen Körperschwerpunkt, dass er mit 12 % von 20 cm nach oben und vorne verschoben wird:

$$0{,}12 \times 20\,\text{cm} = 2{,}4\,\text{cm}.$$

Der Teilschwerpunkt des **Unterschenkels** liegt etwa 60 cm unterhalb des Hüftgelenkes, wird aber aufgrund der Hüftbeugung, entsprechend der Länge des Oberschenkels, nur 45 cm nach oben und nach vorne verlagert. Der Abstand des Knies zum Unterschenkelteilschwerpunkt spielt hier keine Rolle, da sich dieser nicht verändert hat. Da der Unterschenkel 6 % der Körpermasse ausmacht, folgt daraus für den allgemeinen Körperschwerpunkt, dass er mit 6 % von 45 cm nach oben und vorne verschoben wird:

$$0{,}06 \times 45\,\text{cm} = 2{,}7\,\text{cm}.$$

Insgesamt verschiebt sich der Körperschwerpunkt demnach 5,1 cm nach oben und 5,1 cm nach vorne.

Schwerpunkt grafisch ermitteln

Bei der **grafischen Darstellung** werden Teilschwerpunkte miteinander verbunden (➤ Abb. 11.35). Der Schwerpunkt als Summe der beiden Teilschwerpunkte liegt auf der Verbindungslinie der Teilschwerpunkte. Der Abstand zu den Teilschwerpunkten ist umgekehrt proportional zu den Maßen der Teilschwerpunkte.

Wenn die Teilschwerpunkte von Ober- und Unterschenkel des gebeugten Beines eingezeichnet und durch eine Linie verbunden werden, liegt der Teilschwerpunkt des gehobenen Beines vom Oberschenkel aus gesehen auf dem Drittel dieser Linie, da die Masse des Oberschenkels 12 % und die des Unterschenkels 6 % beträgt (12:6 = 2:1). Danach wird der Teilschwerpunkt beider Beine eingezeichnet (der Schwerpunkt eines Beines liegt beim aufrechten Stand gerade oberhalb des Knies). Der neue Teilschwerpunkt liegt auf der Hälfte der Strecke. Abschließend wird dieser Teilschwerpunkt mit dem Teilschwerpunkt von Kopf, Rumpf und Armen auf Höhe des zehnten thorakalen Wirbelkörpers (Th10) verbunden. Der neue Körperschwerpunkt liegt bei ~ $^3/_5$ der Strecke von den Beinen aus gesehen (36 % Beine zu 64 % Oberkörper ~ 3:2).

11.3.2 Muskelaktivität und Muskelkraft

Muskelaktivität setzt Kräfte frei, die, auf Gegenstände angewendet, deren Bewegungsgeschwindigkeit oder -richtung verändern. Jede Bewegung unseres Körpers, die Körperhaltung und das Gleichgewicht werden über Muskelaktivität erzeugt. Dabei gibt es verschiedene Erscheinungsformen von Muskelaktivität, je nachdem ob man

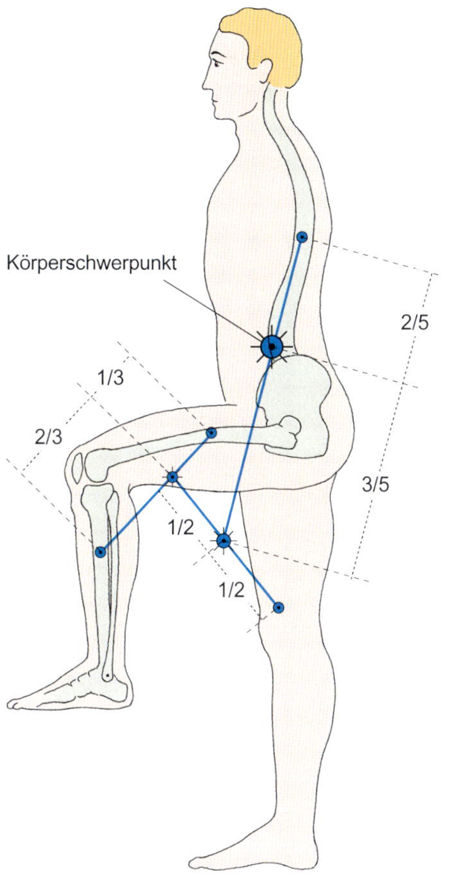

Abb. 11.35 Grafische Lagebestimmung des Körperschwerpunktes.

eine Bewegung auslöst, beschleunigt, bremst, verzögert oder vermeidet.

Kontraktionsformen und funktionelle Gesichtspunkte der Muskelaktivität

Mechanik des Skelettmuskelgewebes ➤ Kap. 4.4.1

Muskelkontraktionen können nach **Art** und **Funktion** der Aktivität beschrieben werden:

> **MERKE**
>
> **Arten und Funktion der Muskelaktivität**
>
> **Arten von Aktivität**
>
> - **Statisch:** Die Muskelkraft entspricht der einwirkenden Kraft. Es findet keine Bewegung statt, also sind Aktionskraft und (muskuläre) Reaktionskraft gleich.
> - **Dynamisch:** Die Muskelkraft ist größer oder kleiner als die einwirkende Kraft. Es findet eine Bewegung statt. Die resultierende Bewegung ist entweder konzentrisch oder exzentrisch.
>   - Bei einer **konzentrischen Bewegung** ist die Muskelkraft größer als die einwirkende Kraft. Ursprung und Ansatz des arbeitenden Muskels nähern sich und bewegen sich in Richtung des Muskelzentrums.
>   - Bei einer **exzentrischen Bewegung** ist die Muskelkraft kleiner als die einwirkende Kraft. Ursprung und Ansatz des arbeitenden Muskels entfernen sich vom Zentrum des Muskels.
>
> **Funktion der Aktivität**
>
> Als **agonistisch** bezeichnet man die Funktion des Hauptmuskels (engl.: prime mover). Der Agonist verursacht eine Bewegung.
>
> **Antagonistisch** ist die Funktion der Muskeln, die der Tätigkeit der Agonisten entgegenwirken. Die Antagonisten arbeiten gegen die Bewegungsrichtung. Innerhalb eines normal funktionierenden Bewegungsablaufes lässt der Antagonist aber die Bewegung des Agonisten zu, z. B. wird die Armflexion vom M. biceps brachii (kurz: Bizeps) agonistisch ausgeführt, wobei der M. triceps brachii (kurz: Trizeps) als Antagonist die Bewegung zulässt.
>
> **Synergistisch** ist die Funktion von einem oder mehreren Muskeln, welche die Arbeit des Hauptmuskels unterstützen. Die Synergisten haben in der Regel eine die Bewegung steuernde Funktion. Im Grunde haben auch Antagonisten eine synergistische Funktion, da sie die Anspannung des Agonisten mit exzentrischer Wirkung begleiten und die freigesetzte Kraft dosieren helfen.

Wirkungslinie und fixierende oder bewegende Komponente

Die Wirkung einer Muskelanspannung wird durch das Drehmoment (Kraft × Arm) der Muskulatur bestimmt (➤ Abb. 11.36). Das Drehmoment der Muskulatur entsteht, da die Wirkungslinie ihrer Kraft nicht durch den Drehpunkt des Knochens im Gelenk läuft, sondern – bezogen auf diesen **Gelenkdrehpunkt** – einen Hebelarm hat. Der Hebelarm ist der Abstand des Gelenkdrehpunktes zur Wirkungslinie der Muskelkraft, wobei der Hebelarm durch den Drehpunkt und senkrecht durch die **Wirkungslinie** verläuft (➤ Kap. 11.2.5). Bei dynamischen Bewegungen verändert sich dieses Drehmoment ständig.

Auch die Zugrichtung des Muskels hat einen Einfluss auf die Wirkung einer Muskelanspannung. Sie bestimmt in jedem Moment der Bewegung die Größe der **fixierenden** und **bewegenden Komponente.** Die Zugrichtung eines schräg zum Knochen verlaufenden Muskels kann in zwei Komponenten zerlegt werden (➤ Kap. 11.2.2 und ➤ Abb. 11.7). Die eine Komponente wirkt als parallel zum Knochen verlaufende Kraft, die den Knochen zum Gelenk heranzieht und ihn so fixiert. Die andere Komponente wirkt als quer zum Knochen ziehende Kraft, welche diesen in Bewegung setzt:

- Ein Muskel hat dann eine **stabilisierende Funktion,** wenn die fixierende Komponente größer ist als die bewegende Komponente.
- Ein Muskel hat dann eine **Bewegungsfunktion,** wenn die bewegende Komponente größer ist als die fixierende Komponente.

Hierzu ein Beispiel am **Ellenbogen:**

- Der M. biceps brachii hat eine Bewegungsfunktion in Bezug zum Unterarmknochen, da er fast quer zu diesem Knochen in Bewegungsrichtung verläuft (➤ Abb. 11.37).
- Der M. brachioradialis hat eine stabilisierende Funktion in Bezug zum Unterarmknochen, da er fast parallel zum Knochen in Längsachsenrichtung verläuft (➤ Abb. 11.37).

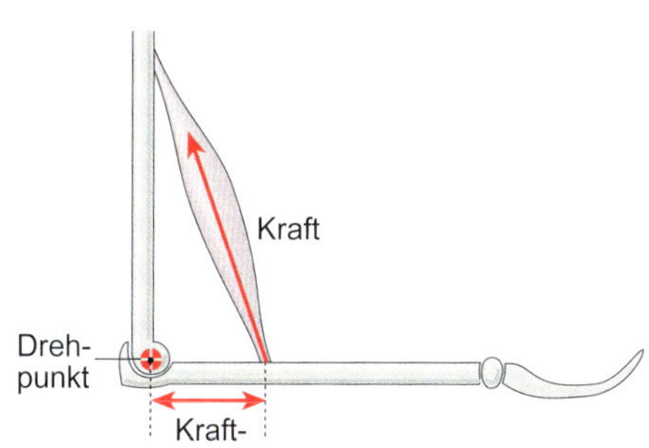

Abb. 11.36 Die Wirkung einer Muskelanspannung wird durch das Drehmoment der Muskulatur bestimmt.

Kinematische Kette

Eine **kinematische Kette** ist ein System aus einzelnen Gliedern, die beweglich miteinander verbunden sind. Die Glieder selbst sind starr und können wie bei den Knochen durch Gelenke miteinander verbunden sein.

Offene kinematische Ketten

In einer **offenen kinematischen Kette** haben das erste und das letzte Glied keine mechanische Verbindung. Dies gilt für die obere Extremität, wo die Hände frei beweglich sind. Werden die Hände gefaltet, entsteht eine geschlossene Kette.

Geschlossene kinematische Kette

In einer **geschlossenen kinematischen Kette** haben das erste und das letzte Glied eine mechanische Verbindung. Das gilt für die untere Extremität, die Beine und Füße, die durch den Boden miteinander verbunden sind. Beim Sitzen mit frei hängenden Beinen entsteht eine offene Kette, die Glieder sind dann frei beweglich. Eine geschlossene Kette benötigt mindestens vier Glieder und vier Verbindungen, damit Bewegungsfreiheit entsteht. Beim Kniestand gibt es z. B. vier Glieder, die vom Becken, den beiden Oberschenkeln und dem Boden gebildet werden. In dieser Ausgangsposition können seitliche Bewegungen gemacht werden. Ein im Sitzen angestelltes und mit dem Fuß auf der Unterlage befindliches Bein bildet eine geschlossene Kette mit drei Gliedern. Knie und Hüfte können nicht bewegt werden, wenn Fuß und Gesäß an ihrer Stelle bleiben.

Kraftaufwand am Beispiel des M. biceps brachii (Bizeps)

➤ Abb. 11.38 zeigt einen Arm, der mit 90° Beugung ein Gewicht trägt. Frage: Wie viel Kraft muss der Bizeps unter der Annahme folgender Werte erzeugen, um dieses Gewicht zu halten?

- Ein Gewicht von 1 kg wird in der Hand gehalten. Unterarm und Hand wiegen zusammen 3 kg.
- Der Schwerpunkt von Unterarm und Hand liegt 15 cm vom Ellenbogendrehpunkt entfernt.

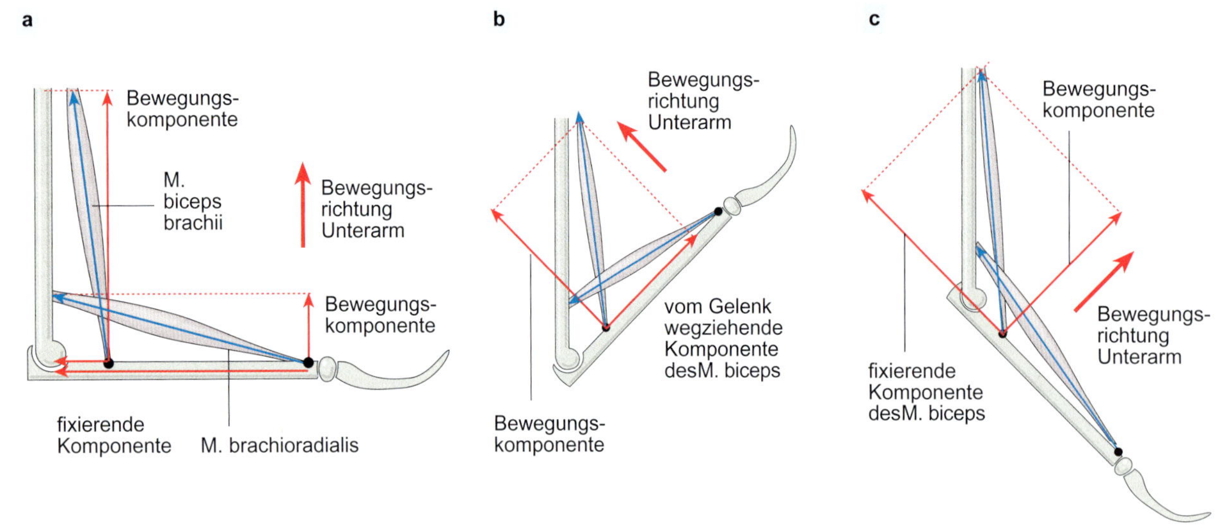

Abb. 11.37 Das Ellenbogengelenk in unterschiedlichen Positionen, wobei die Muskelzugrichtung von M. biceps brachii und M. brachioradialis in eine bewegliche und eine fixierende Komponente unterteilt ist. Die gestrichelten Linien sind Hilfslinien zur Darstellung des Parallelogramms. **a)** Ellenbogenflexoren mit Fixierungs- und Bewegungskomponente. **b)** Ellenbogen in vermehrter Flexion, wobei die fixierende Komponente des M. biceps in eine vom Gelenk wegziehende Komponente umgesetzt wird. **c)** Ellenbogen in vermehrter Extension.

- Das Gewicht liegt 30 cm vom Drehpunkt entfernt.
- Der Ansatz des Bizeps liegt 5 cm vom Drehpunkt entfernt.
- Der Bizeps ist in diesem Beispiel als einziger Muskel für das Halten des Gewichtes verantwortlich.

Berechnung des Kraftaufwands

- Drehmoment des Gewichts: Kraft × Lastarm Gewicht = 10 N × 0,3 m = 3 Nm
- Drehmoment des Unterarmes: Kraft × Lastarm Unterarm = 30 N × 0,15 m = 4,5 Nm, ergibt zusammen 7,5 Nm.

Das Produkt aus Muskelkraft und Kraftarm muss also 7,5 Nm entgegenwirken:

$$7{,}5\,\text{Nm}/0{,}05\,\text{m} = 150\,\text{N}$$

Die Kraft des M. biceps brachii muss 150 N (entspricht einer Masse von 15 kg) entgegenwirken.

Das Gewicht hat, im Verhältnis zum Kraftarm des Bizeps, einen sehr langen Lastarm. Zur Beförderung von Lasten muss der Bizeps daher eine entsprechend große Kraft erzeugen, um die ungünstigen Hebelverhältnisse zu kompensieren. Die Richtung seiner Kraft ist jedoch sehr günstig, da nur ein geringer Teil als stabilisierende Komponente wirkt.

Der M. brachioradialis hat zwar einen wesentlich längeren Kraftarm, dafür jedoch eine sehr ungünstige Zugrichtung (➤ Abb. 11.37a).

Wenn die Kraft des M. biceps brachii 150 N ist, wenn dieser genau vertikal einwirkt, dann ist die Frage wieviel Kraft er liefern muss, wenn der Bizeps (c) mit dem Radius z. B. einen Winkel von 60° bildet.

Die senkrechte Kraft von 150 N (gleich wie b) verhält sich zur Kraft des schrägen M. biceps (c) wie 0,87 : 1 (➤ Abb. 11.39, ➤ Kap. 11.2.2).

Wenn also eine senkrechte Kraft 150 N leistet, dann muss ein schräger M. biceps etwa 172,4 N leisten.

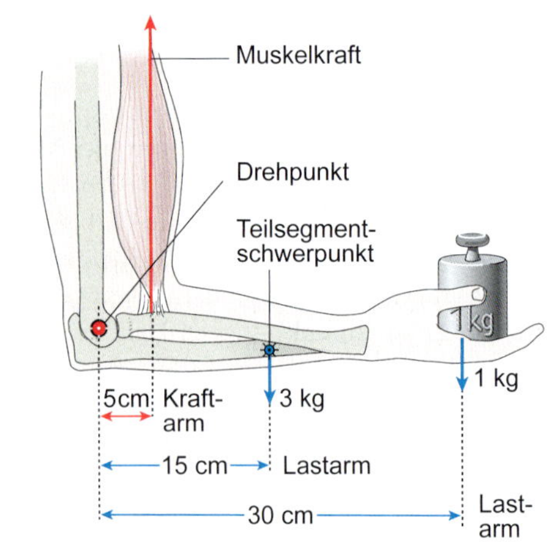

Abb. 11.38 Muskelkraft des M. biceps brachii (Bizeps).

Kraftaufwand am Beispiel des M. deltoideus (Deltamuskel)

Das Prinzip des Lastarm-Kraftarm-Verhältnisses kann in der Therapie genutzt werden, um die Übungsbelastung an die Muskelkraft und das Schmerzempfinden des Patienten anzupassen. Hierzu ein Beispiel: Einem Patienten, dem die Schulter operiert wurde, ist es in der frühen postoperativen Phase noch nicht möglich, seinen Arm in sitzender oder stehender Position gegen die Schwerkraft zu heben. Dies von ihm zu verlangen, wäre sehr frustrierend. In Rückenlage kann der gleiche Patient seinen Arm aber in 90° anteflektierter Position vertikal gegen die Schwerkraft halten, was für ihn ein Erfolgserlebnis darstellt. Was macht – hier allein rechnerisch betrachtet – den Unterschied über ein solches Frustrations- oder Erfolgserlebnis aus? Deshalb die konkrete Frage: Wie viel Kraft muss der Deltamuskel erzeugen, um den Arm zu halten:

- Wenn eine Person sitzt oder steht und den Arm in 90° Anteflexion nach vorne hält (Fall 1)

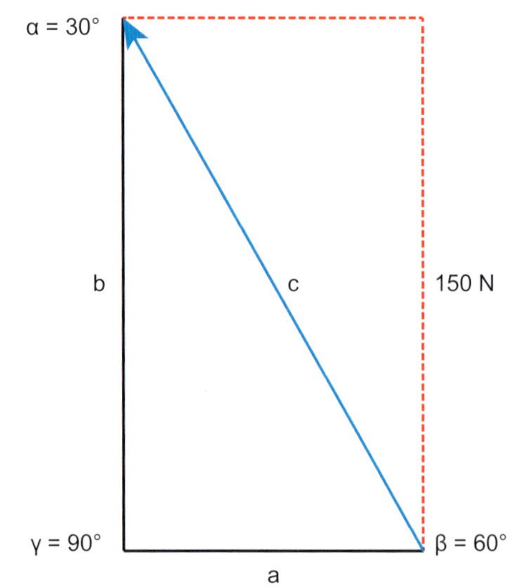

Abb. 11.39 Der Winkel α ist 30°, β ist 60° und γ ist 90° mit den Seitenverhältnissen a = 0,5 und b = 0,87 und c = 1. [L231]

- Wenn eine Person auf dem Rücken liegt und den Arm in 90° Anteflexion vertikal hält (Fall 2)?

Weitere Angaben, die in die Berechnung einfließen:

- Der Oberarm wiegt 2 kg, der Unterarm und die Hand wiegen 3 kg, insgesamt also 5 kg.
- Der Schwerpunkt des Armes liegt 30 cm von der Schulter entfernt.
- Der Ansatz des M. deltoideus liegt 10 cm vom Drehpunkt entfernt.
- Der Deltamuskel ist in diesem Beispiel als einziger Muskel für das Halten verantwortlich.

Berechnung des Kraftaufwands

Fall 1: stehende bzw. sitzende Position

Drehmoment des Armgewichts:

$$\text{Armgewicht} \times \text{Lastarm des Armgewichts} = 50\,\text{N} \times 0{,}3\,\text{m} = 15\,\text{Nm}$$

Das Produkt aus Muskelkraft und Kraftarm muss also 15 Nm entgegenwirken:

$$15\,Nm/0{,}1\,m = 150\,N$$

Die Kraft des Deltamuskels muss 150 N (entspricht einer Masse von 15 kg) überwinden.

Fall 2: liegende Position

Das Drehmoment des Armgewichts ist 0, da die auf den Arm einwirkende Schwerkraft genau durch die Knochenlängsachse des Armes läuft und daher keinen Lastarm hat. Solange der Arm genau vertikal gehalten wird, muss der Deltamuskel kaum Kraft aufbringen.

Funktionsumkehr

Jeder Muskel hat einen in einer offenen Kette anatomisch festgelegten Ursprung und Ansatz. In dieser Kette stimmt das Punctum fixum mit dem Ursprung und das Punctum mobile mit dem Ansatz überein. Wird das bewegliche Glied fixiert, wie dies in einer geschlossenen Kette geschieht, findet eine **Funktionsumkehr** statt. Wird distal fixiert, z. B. beim Stützen auf den Händen oder beim Hängen an den Händen (➤ Abb. 11.40) bzw. Füßen, findet proximal eine Bewegung statt. Dabei kann sich die Hauptfunktion sowohl bei der Stabilisierung als auch bei der Bewegung umkehren.

Verdeutlichen lässt sich diese Umkehr am Beispiel eines Turners, der im Langhang an einer Reckstange hängt. Hierbei sind seine normalerweise frei beweglichen Hände an der Stange fixiert. Der M. brachioradialis und der M. biceps brachii haben demzufolge ihr Punctum fixum am Unterarm und ihr Punctum mobile am Oberarm. Die Zugrichtung des M. brachioradialis zur Bewältigung eines Gewichtes ist nun, im Vergleich zur offenen Kette (➤ Abb. 11.38), günstiger, sein Kraftarm jedoch kleiner. Der M. biceps brachii hat jetzt eine große stabilisierende Komponente.

Eine andere Art der Funktionsumkehr findet statt, wenn ein Muskel während der Bewegung über die Bewegungsachse zur gegenüberliegenden Seite schiebt. So kann z. B. die Flexionskomponente eines Muskels in eine Extensionskomponente übergehen.

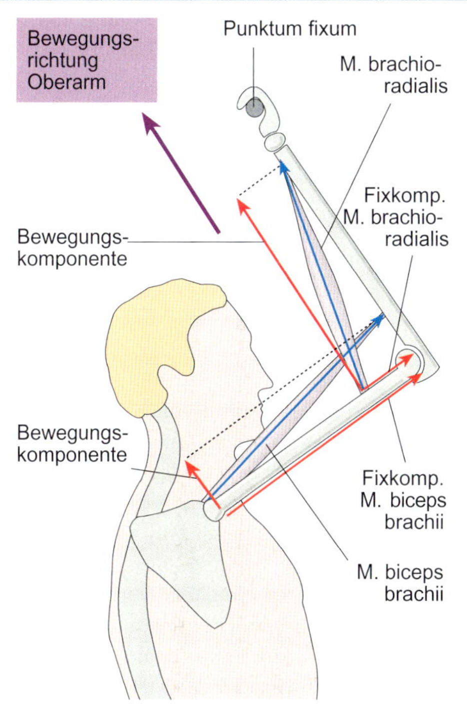

Abb. 11.40 Fixierungs- und Bewegungskomponenten beim Klimmzug.

Kraftaufwand am Beispiel der Hüftabduktoren

Als weiteres Beispiel folgt eine Berechnung der notwendigen Kraft, welche die Hüftabduktoren aufbringen, um das Becken beim Einbeinstand in der Horizontalen zu halten (➤ Abb. 11.41):

- Drehpunkt ist der Hüftkopf.
- Die Person wiegt 100 kg.
- Abstand Mitte des Hüftgelenks bzw. Drehpunkt-Wirkungslinie der Abduktoren beträgt 4 cm: Kraftarm = Hebel der Abduktoren = 0,04 m.
- Abstand Mitte des Hüftgelenks bzw. Drehpunkt-Wirkungslinie der Schwerkraft beträgt 10 cm: Lastarm = Hebel der Schwerkraft = 0,1 m.

Berechnung des Kraftaufwands

Das Standbein muss das Gewicht des Körpers – abzüglich des Standbeingewichts – selbst tragen. Das Gewicht eines Beins beträgt 18 % des Körpergewichts, also müssen 82 % des Körpergewichts getragen werden. Die einwirkende Kraft (Schwerkraft) ist Masse mal Fallbeschleunigung:

$$82\,kg \times 10\,m/s^2 = 820\,kg\,m/s^2 = 820\,N$$

Der Lastarm ist 0,1 m lang, entsprechend ist das Drehmoment der Schwerkraft das Produkt aus Kraft und Lastarm:

$$820\,N \times 0{,}1\,m = 82\,Nm$$

Wenn diese einwirkende Kraft kompensiert und ein Gleichgewicht hergestellt werden soll, dann müssen die Hüftabduktoren mit ihrem kleineren Hebel dafür sorgen. In diesem Beispiel wird vereinfachend davon ausgegangen, dass die Hüftabduktoren nahezu vertikal verlaufen. Das Produkt aus Kraftarm und Kraft muss also auch 82 Nm betragen:

$$82\,Nm/0{,}04\,m = 2050\,N$$

Es wird eine Muskelkraft von 2050 N benötigt. Dies entspricht etwa einer Gewichtsbelastung von 205 kg, die von den Hüftabduktoren bewältigt werden muss (Kraft/Fallbeschleunigung)!

KLINIK

Verändertes Drehmoment bei Koxarthrose

Patienten mit einer **Koxarthrose** (Abnutzung des Art. coxae = Hüftgelenk) schwanken beim Gehen in der Belastungsphase der betroffenen Hüfte oft auf die betroffene Seite (**Duchenne-Hinken**). Dadurch wird der Lastarm (Hüfte-Wirkungslinie der Schwerkraft des Körpergewichtes) und damit das Drehmoment verringert. Am Kraftarm (Hüfte-Wirkungslinie der Abduktoren) muss weniger Hüftabduktorenkraft aufgewendet werden. Hierdurch sinkt der Druck auf das Hüftgelenk, weil nur das Körpergewicht auf die Hüfte einwirkt und keine zusätzliche Muskelkraft.

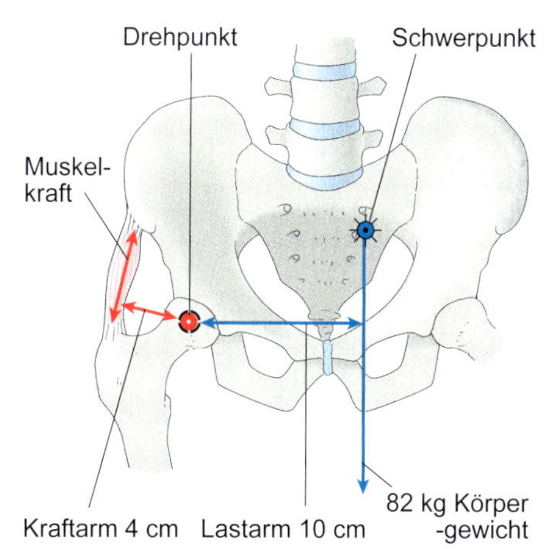

Abb. 11.41 Kraft der Hüftabduktoren beim Einbeinstand.

Kraftaufwand am Beispiel des oberen Sprunggelenks

Beim Hochgehen in den Zehenstand handelt es sich um ein ähnliches Phänomen wie bei der Kneifzange, da das OSG zwischen Last- und Kraftarm liegt. Der M. triceps surae mit der Achillessehne hat als Hebel den Abstand bis zum Drehpunkt im OSG. Es soll nun berechnet werden, welche Kraft der M. triceps surae aufbringen muss, damit eine Person auf einem Fuß einen Zehenstand machen kann, wenn die Kontaktpunkte am Boden die Metatarsalköpfchen und die Zehen sind. Seine Kraft muss den Dorsalextensionsdrehmomenten im OSG aus der Bodenreaktionskraft entgegenwirken. Damit die Ferse vom Boden abgehoben wird, zieht der an der Achillessehne befestigte Wadenmuskel den Fuß um den Drehpunkt im OSG nach oben und drückt dabei gleichzeitig den Unterschenkel zusätzlich zu der Gewichtskraft dieser Person nach unten gegen das Fußgelenk. Aus dem ventralen Verlauf der Körperschwerkraft ergibt sich zuerst ein unterstützendes gleichgerichtetes Plantarflexionsdrehmoment, wenn die Körperschwerkraft noch nicht über die Metatarsalköpfchen hinaus über den Kontaktpunkt (Stützpunkt) ist.

Die Last des Körpers wirkt schließlich in Höhe der Zehe etwa 15 cm vor den Malleolen und die Hebelkraft des M. triceps surae setzt an der Ferse am Tuber calcaneus an. Vereinfachend gehen wir davon aus, dass ausschließlich der M. triceps surae diese Bewegung verursacht und dass der Körperschwerpunkt durch Vorwärtsneigung über die Zehen verlagert ist (➤ Abb. 11.42):

- Drehpunkt sind die Malleolen.
- Die Person wiegt 70 kg (m).
- Kraftarm = Hebelarm des M. triceps surae = 5 cm = 0,05 m.
- Lastarm = Hebelarm der Schwerkraft = 15 cm = 0,15 m.

Berechnung des Kraftaufwands

Das Standbein muss das Gewicht des Körpers tragen. Die einwirkende Kraft (Schwerkraft FG) ist gleich Masse (m) mal Fallbeschleunigung (G): Auf das Metatarsalköpfchen und die Zehe wirkt $FG = m \times G$:

$$FG = 70\,\text{kg} \times \text{etwa } 10/\text{ms} = 700\,\text{N}$$

Als Reaktion übt der Boden eine Kraft von 700 N nach oben auf den Fuß aus.
Der Lastarm der Reaktionskraft ist 0,15 m lang, entsprechend ist das Drehmoment der Reaktionskraft das Produkt aus Kraft und Lastarm:

$$700\,\text{N} \times 0{,}15\,\text{m} = 105\,\text{Nm}.$$

Wenn diese einwirkende Kraft kompensiert und ein Gleichgewicht hergestellt werden soll, dann muss der M. triceps surae mit seinem etwas längeren Hebel dafür sorgen. Das Produkt aus Kraftarm und Kraft des M. triceps surae muss also auch 105 Nm betragen. Der Kraftarm des M. triceps surae ist 0,05 m lang, also benötigt man eine Muskelkraft von:

$$105\,\text{Nm}/0{,}05\,\text{m} = 2100\,\text{N}.$$

Auf das Sprunggelenk wirkt eine Kraft, die aus Muskelkraft und Bodenreaktionskraft addiert wird und dann 2100 N + 700 N = 2800 N beträgt.

Dies entspricht etwa einer Belastung von 2100 N, die vom M. triceps surae bewältigt werden muss!

Wenn diese Person auf den Zehen stehen möchte, muss sie die Reaktionskraft des Bodens überwinden und mit ihrer Wadenmuskulatur mehr als 2100 N erzeugen.

Steigt also der Muskelkrafteinsatz etwas über 2100 N, so findet eine Bewegung statt und der Zehenstand wird erreicht. Im Normalfall wird durch Vorwärtsneigung des Körpers der Körperschwerpunkt gleichzeitig über die Zehen verlagert.

11.3.3 Kinematik des Gehens

Eines der wesentlichen Merkmale von Mensch und Tier ist – im Gegensatz zu den Pflanzen – die Fähigkeit, sich fortzubewegen. Bei der Fortbewegung spielen einige physikalische Grundlagen eine wichtige Rolle: Beim Gehen entsteht ein **labiles Gleichgewicht** der Körpermasse. Die Bewegung des Körperschwerpunktes nach vorne und die Handhabung des labilen Gleichgewichtes machen eine abwechselnde Beschleunigung und Verzögerung sowie Rotationsbewegungen des Körpers notwendig. Die Kinematik beschäftigt sich mit der Betrachtung solcher Bewegungsvorgänge, unabhängig von deren Ursache (➤ Kap. 11.1.1).

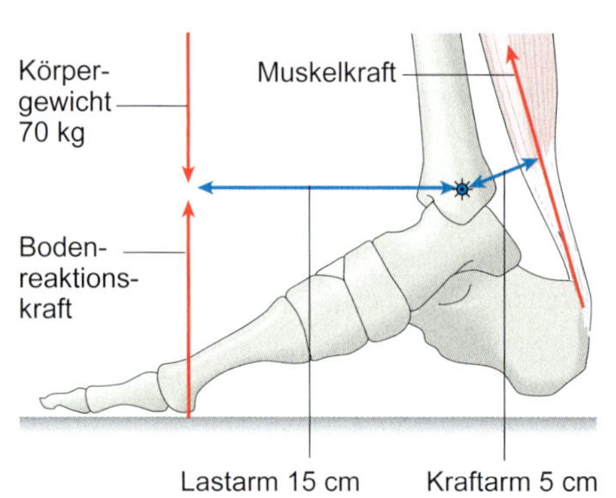

Abb. 11.42 Kraft des M. triceps surae beim Zehenstand.

Das Beurteilen eines Gangbildes und die Durchführung von Gangschulungen sind wichtige Bestandteile der Physiotherapie. Sowohl mit als auch ohne Hilfsmittel ist das Gehen eine komplizierte Bewegung, die im Sinne einer zielgerichteten Therapie genau analysiert werden muss.

Gangphasen

Bei der Fortbewegung gibt es einen wesentlichen Unterschied zwischen Rennen und Gehen. Beim Gehen ist mindestens 1 Fuß in Kontakt mit dem Boden, beim Rennen hingegen ist nicht dauernd 1 Fuß in Kontakt mit dem Boden, sondern es gibt einen Schwebemoment. Beim Gehen gibt es zwei Begriffe, die in der Ganganalyse häufig benutzt werden:

- **Schritt:** Vom Fersenkontakt des einen Beines mit dem Boden bis zum Fersenkontakt des **anderen** Beines mit dem Boden.
- **Gangzyklus:** Vom Fersenkontakt des einen Beines mit dem Boden bis zum Fersenkontakt des **gleichen** Beines mit dem Boden (Doppelschritt) (➤ Abb. 11.43).

Beim Gehen (➤ Kap. 11.5.2) unterscheidet man

- **Unipedale Phase:** das abwechselnde Stehen auf einem Bein
- **Bipedale Phase:** der kurze Moment, in dem beide Füße gleichzeitig Kontakt mit dem Boden haben.

Bezogen auf jeweils ein Bein werden beim Gehen zwei weitere Phasen unterschieden:

- **Stützphase:** Der Zeitraum von der Kontaktaufnahme bis zur Kontaktaufgabe des Fußes mit der unterstützenden Fläche.
- **Schwungphase:** Der Zeitraum der Bewegung des Beines in Fortbewegungsrichtung, also von der Aufgabe bis zur Wiederaufnahme der unterstützten Position auf dem Boden.

Stütz- und Schwungphase ergänzen sich gegenseitig. Bei gesunden Personen beträgt die Schwungphase etwa 38–39 % und die Stützphase 61–62 % eines Gangzyklus. Die zwei bipedalen Phasen in der Stützphase dauern jeweils 10–12 %.

Bei Amputationspatienten, die mit einer Prothese gehen, kann man feststellen, dass sich, je schlechter sie laufen, die bipedale Phase verlängert und die Schwungphase des gesunden Beines verkürzt.

Die Phasen des Ganges werden jedoch (nach Perry) noch genauer eingeteilt:

1. **Stützphase:**
   - Die Phase des **ersten Bodenkontakts:** Das ist das Aufstellen der Ferse (engl.: initial contact oder heel strike).
   - Die Phase der **Gewichtsübernahme:** Der Fuß wird belastet und die Fußspitze wird, kontrolliert von den ventralen Fußhebermuskeln, heruntergelassen (engl.: loading response oder foot flat).
   - **Mittlere Standphase:** Die Fußspitze ist heruntergelassen und der Fuß steht ganz auf dem Boden, nur der Unterschenkel bewegt sich vorwärts (engl.: mid stance).
   - **Terminale (letzte) Standphase:** Der Fuß steht nicht mehr ganz auf dem Boden und das Abheben der Ferse hat angefangen (engl.: terminal stance oder heel off).
   - Die **Abstoßphase:** Die Zehen drücken sich vom Boden weg (engl.: pre-swing oder toe off).
2. **Schwungphase:**
   - Die **erste Schwungphase** oder **Beschleunigungsphase:** Der Fuß wird vom Boden abgehoben und nach vorne gebracht (engl.: initial swing oder acceleration phase).
   - **Mittlere Schwungphase:** Der Fuß ist unterwegs nach vorne und schwingt mit etwa gleichbleibender Geschwindigkeit am anderen Bein vorbei (engl.: mid swing).
   - Die **letzte Schwungphase** oder **Hemmphase:** Der Fuß wird abgebremst und für das Aufstellen der Ferse vorbereitet (engl.: terminal swing oder deceleration phase).

Bewegungsanalyse und Schwerpunktverlagerung

Gehen ist ein Vorgang, bei dem der Schwerpunkt des Körpers nach vorne außerhalb der Stützfläche verlagert wird. Durch regelmäßiges Versetzen der Füße wird der Schwerpunkt während der bipedalen Phase wieder über der Stützfläche gefangen; dieser pendelt somit zwischen den Füßen hin und her und wird damit dynamisch stabil gehalten. Während dieses Vorganges dreht das Becken mit dem nach vorne versetzten Fuß mit, und die Schultern drehen gegensinnig. Beim Gehen ist mindestens ein Fuß dauernd in Kontakt mit der Unterstützungsfläche. Ist dies nicht der Fall, so wird aus dem Gehen das Laufen.

Verlagerung des Schwerpunktes

Während des Gehens entstehen drei Abweichungen der kontinuierlichen Fortbewegung auf einer geraden Linie (➤ Abb. 11.44):

- **Beschleunigen und Verzögern:** Bei jedem Schritt kommt es zu einer Beschleunigung und Verzögerung. Der neue Stützfuß bzw. das neue Standbein wird als Abschluss seiner Spielbeinphase vor den Körper gestellt, was zunächst bremsend wirkt. Danach muss der Schwerpunkt über das Standbein hinweggehoben werden. Durch das Abdrücken des nun hinter dem Körper stehenden anderen Beins erfolgt eine Beschleunigung, bis dieser Fuß seine Stützphase vor dem Körper beginnt.
- **Auf- und Abwärtsbewegung:** Durch die Bewegung über das Standbein hinweg kommt es zu einer Auf- und Abwärtsbewegung des Schwerpunktes. Am höchsten Punkt, also dann, wenn man auf einem Bein steht, ist die Geschwindigkeit am niedrigsten.

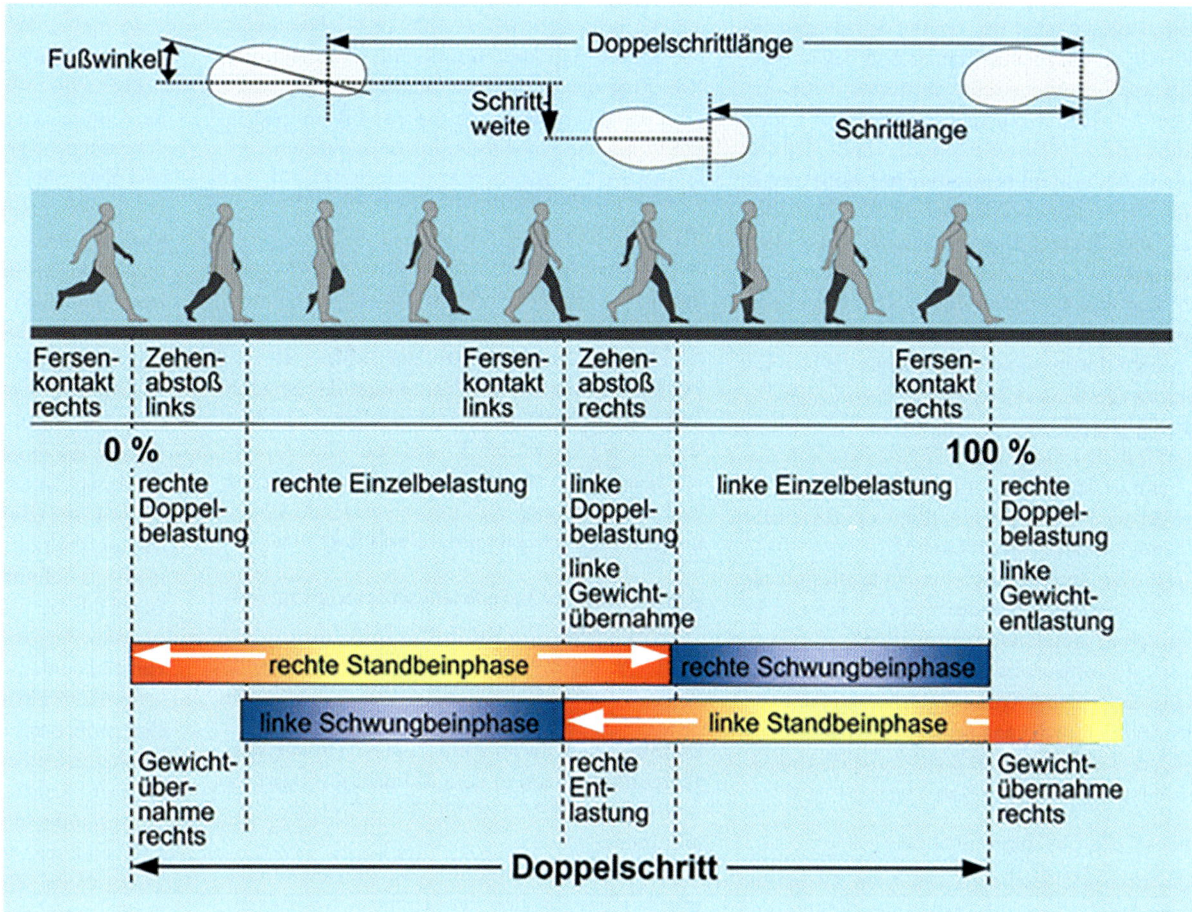

Abb. 11.43 Der Gangzyklus. [F741-006]

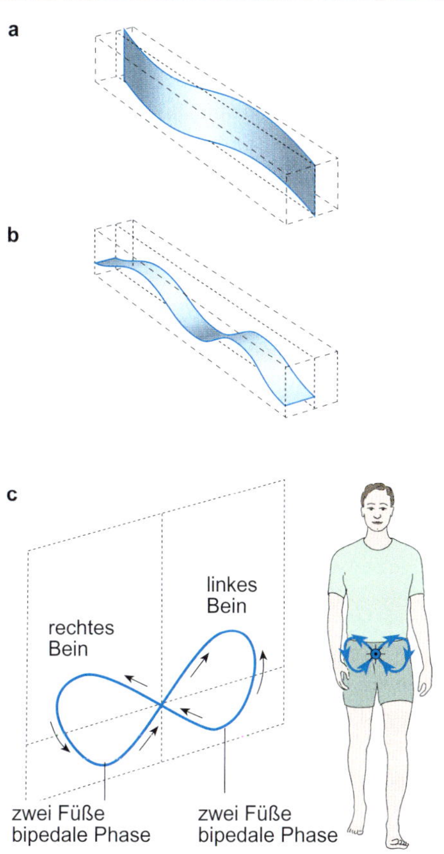

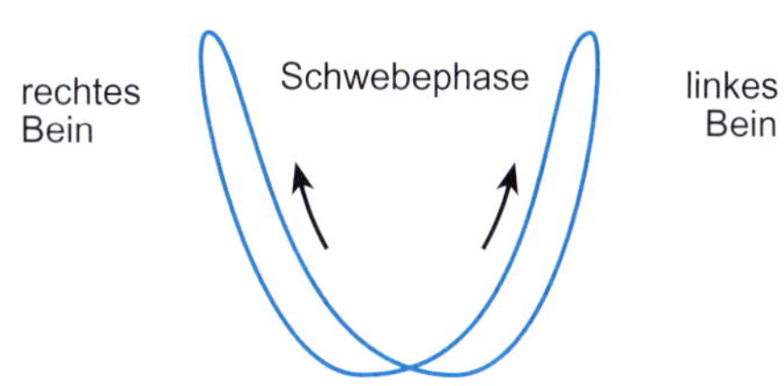

Abb. 11.45 Schwerpunktbewegungen beim Rennen. Darstellung in der Frontalebene.

Abb. 11.44 Schwerpunktbewegungen in vertikaler und horizontaler Richtung.
a) Horizontale Bewegung des Schwerpunktes.
b) Vertikale Bewegung des Schwerpunktes.
c) Kombinierte Projektion auf eine Frontalebene.

- **Seitliche Schwungbewegungen:** Es gibt leichte Schwungbewegungen zu beiden Seiten, wobei der Körperschwerpunkt so weit wie möglich über die Stützflächen der beiden sich abwechselnden Füße gebracht wird.

Die Lageveränderungen des Schwerpunktes während des Gehens ergeben einen sinusförmigen Bogen. Die Form dieses Bogens verändert sich im Zusammenhang mit der Geschwindigkeit des Gehens. Wird die Geschwindigkeit größer, entsteht ein eher u-förmiger Bogen (➤ Abb. 11.45).

Rotation von Oberschenkel und Unterschenkel

Am Ende der Schwungphase befindet sich das Bein in einer Außenrotation, bezogen auf das Becken, wobei sich das Bein gegensinnig zum Becken dreht. In der Mitte der Schwungphase, wenn das Spielbein das Standbein passiert, steht das Becken in der Frontalebene. Weil der Fuß ungefähr nach vorne zeigen soll, wird die Außenrotation hier eingeleitet. Diese Außenrotation wird in der Mitte der Stützphase in eine Innenrotation überführt, etwas kompensiert durch den Fuß, der jetzt für den Abstoß über die Großzehe ein wenig nach außen dreht.

Rotation von Sprunggelenken und Fuß
Die Bewegungsachse des **oberen Sprunggelenks** läuft schräg von medial-kranial nach lateral-kaudal. Diese Bewegungsachse verursacht beim Anheben der Fußspitze eine Vorfußbewegung nach kranial-lateral (Dorsalextension mit leichter Außenrotation) und beim Absenken der Fußspitze eine Bewegung nach kaudal-medial (Plantarflexion mit leichter Innenrotation). Das obere Sprunggelenk stellt kein reines Scharniergelenk dar. Für das Gangbild ergibt sich im oberen Sprunggelenk daher:

- In der Schwungphase eine Dorsalextension mit leichter Außenrotation
- In der Stützphase
  - Nach dem Bodenkontakt eine Plantarflexion mit leichter Innenrotation
  - In der Fußabrollphase eine Dorsalextension mit leichter Außenrotation
  - In der Abstoßphase eine Plantarflexion mit leichter Innenrotation.

Im **unteren (subtalaren) Sprunggelenk** erfolgen die Innen- und Außenrotationsbewegungen. Sie werden als Pro- und Supinationsbewegungen des Fußes bezeichnet. Hierdurch kann der Fuß relativ gerade ausgerichtet werden, während der Unterschenkel Drehbewegungen ausführt (➢ Abb. 11.46).

Wechsel des Gleichgewichts beim Gehen

Biomechanisch gesehen findet beim Gehen ein dauernder Wechsel zwischen einem **labilen** und einem **stabilen Gleichgewicht** statt. Senkt sich der Schwerpunkt abwärts, wird das Gleichgewicht stabil, steigt der Schwerpunkt aufwärts, wird es labil (➢ Kap. 11.2.6).

Während der Durchschwungphase des Spielbeins steigt der Schwerpunkt. Im Moment des Einbeinstands ist der Schwerpunkt am höchsten und labilsten und senkt sich dann wieder abwärts, bis das andere Bein mit der Ferse Bodenkontakt aufnimmt. Hier beginnt die bipedale Phase mit einem relativ stabilen Schwerpunkt.

Am Ende der bipedalen Phase, also zu Beginn der Abstoßphase, beginnt der Schwerpunkt wieder nach oben zu wandern, bis er über das Standbein verlagert ist und so eine neue Durchschwungphase möglich wird.

In der Grafik mit der Schwerpunktprojektion auf die Frontalebene (➢ Abb. 11.44) beschreibt der untere Teil der Sinuskurve unterhalb der Kreuzung die stabile bzw. bipedale Phase, während die Seiten der Kurve die instabile unipedale Phase, also die Einbeinstandphase, darstellen.

Ökonomisches Gehen durch Abfederungsmechanismen

Beim Gehen zeigt sich ein koordiniertes, über alle beteiligten Gelenke verteiltes Muster von Bewegungen. Aufgrund dieses Bewegungsmusters verlaufen die Abweichungen der Körperschwerpunktbewegung von der Kontinuität der geraden Linie im Gangmuster geschmeidiger. Extreme werden abgeschwächt. Es werden vier Abweichungen unterschieden: Vorwärtsbeschleunigung und -verzögerung, auf- und absteigende Bewegungen, Seitwärtsbewegungen und Rotationen.

Abfederung der Vorwärtsbeschleunigung und -verzögerung
Nachdem der Schwerpunkt im Moment des Einbeinstands seinen höchsten Punkt erreicht hat, setzt die Abwärtsbewegung ein und die Geschwindigkeit erreicht ihr Maximum. Diese **Vorwärtsbeschleunigung** wird in dem Moment verzögert, in dem das andere Bein mit der Ferse Bodenkontakt aufnimmt.

Die **Vorwärtsbeschleunigung** wird durch eine gegensinnige Rotation der Schultern zur Beckenrotation abgerundet. Gegenüberliegende Arme und Beine gehen immer gleichzeitig nach hinten und nach vorne, sodass der sog. Kreuzgang entsteht. Würden das Becken und der Schultergürtel an einer Seite gleichzeitig nach vorne gedreht werden, so wären Beschleunigung und Verzögerung in der Vorwärtsbewegung deutlicher zu erkennen. Man vergleiche den Passgang mit dem Kreuzgang: Beim Passgang drehen Schultern und Becken gleichsinnig, wobei es zu einem abrupten Wechsel der Geschwindigkeit in der Fortbewegung kommt.

Abfederung der auf- und absteigenden Bewegung
Die **auf- und absteigenden Bewegungen** beim Gehen – und damit die Kurve des Schwerpunktes – werden über mehrere Mechanismen abgeschwächt und so die Instabilität des Gleichgewichtes beim Ansteigen des Schwerpunktes gemindert. Dies geschieht durch:

- Beckenrotation: Das Becken fungiert als Verbindungselement zwischen beiden Beinen und rotiert beim Gehen mit, sodass es in Schrittstellung schräg zwischen beiden Beinen steht. Hierdurch wird die Senkung des Schwerpunktes am Ende seiner bogenförmigen Bewegungsbahn reduziert. Man vergleiche die Schrittstellung eines genau in Frontalebene stehenden Beckens mit der eines schräg stehenden Beckens hinsichtlich der Höhe des Schwerpunktes (➢ Abb. 11.47).
- Geringes seitliches Absinken des Beckens. Die Spitzen der bogenförmigen Bewegungsbahnen, auf denen der Schwerpunkt wandert, werden abgeflacht, weil das Becken etwas in die sog. Trendelenburg-Position gerät. Normalerweise bezeichnet man als „Trendelenburg“ ein pathologisches Gangbild, bei dem in der Standbeinphase die gegenüberliegende Beckenseite aufgrund einer Hüftabduktorenschwäche nicht gehalten werden kann. Beim physiologischen Gang findet jedoch eine geringe kontrollierte Absenkung der gegenüberliegenden Beckenseite statt (➢ Abb. 11.48).
- Geringe Knieflexion: Während der Körperschwerpunkt in der Standbeinphase über den Fuß geschoben wird, knickt das Knie leicht ein, wodurch die Bewegungsbahn ebenfalls etwas flacher wird (➢ Abb. 11.49).
- Fußbewegungen: Wird das Kniegelenk gehoben, sinkt das Fußgelenk vom Fersenkontakt bis zum Mittelfußkontakt durch eine Plantarflexion ab. Danach beschreibt der Unterschenkel einen kleinen Bogen, der aber durch die Knieflexion etwas abgeflacht wird. Abschließend wird das Kniegelenk wieder gesenkt und das Fußgelenk durch eine zweite Plantarflexion während der Abstoßphase erneut gehoben (➢ Abb. 11.50).

Abfederung der Seitwärtsbewegung
Die wechselweise, seitliche Verlagerung des Körperschwerpunktes über das rechte und linke Standbein wird durch den tibiofemoralen Winkel abgeflacht (➢ Abb. 11.51). Die Tibia hat so die Möglichkeit, relativ vertikal zu bleiben, sodass die Füße nahe aneinander gebracht werden können. Es entsteht damit eine relativ schmale Spurbreite. Der Körperschwerpunkt kann folglich einigermaßen in der Mitte bleiben und muss nicht hüftbreit hin und her verlagert werden, um ihn über die jeweilige Stützfläche zu bringen.

Befund: Ganganalyse

Bei der **Ganganalyse** bewertet man verschiedene Parameter, die sich an einem optimalen Bewegungsmuster orientieren:

- Regelmäßiger und ökonomischer Gangrhythmus
- Eine an die Körper- bzw. Beinlänge angepasste Schrittlänge (bei einem 1,70 m großen Menschen etwa 0,5 m)

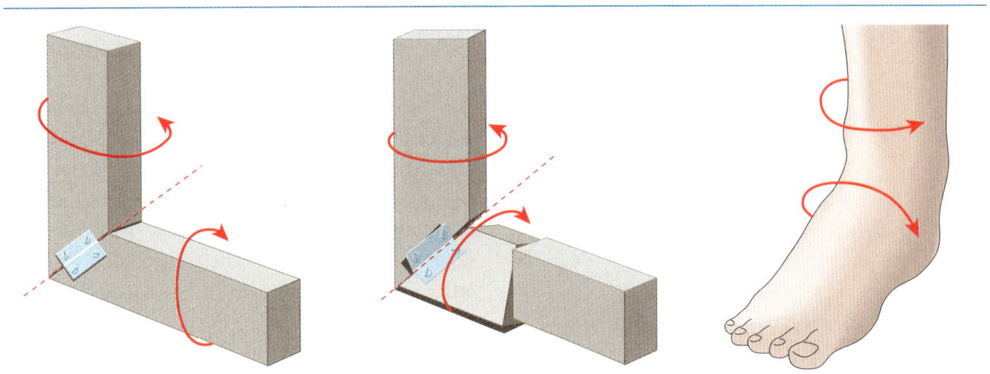

Abb. 11.46 Umsetzung der Pronations- und der Supinationsbewegung im unteren Sprunggelenk des Fußes.

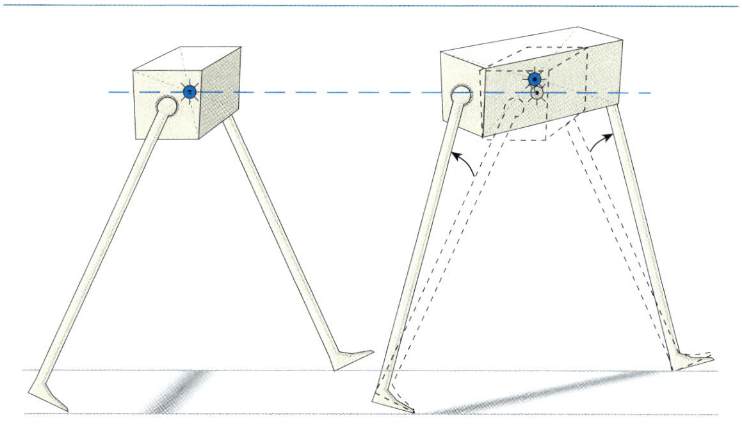

Abb. 11.47 Unterschiedliche Höhe des Schwerpunktes bei einem Becken, das in Schrittstellung genau frontal steht, und bei einem schräg gestellten Becken. Beim physiologisch schräg gestellten, d. h. leicht in Richtung Beinbewegung rotierten Becken liegt der Schwerpunkt höher, sodass die Bewegungskurve des Schwerpunktes flacher ist und eine gleichmäßigere Bewegung stattfindet.

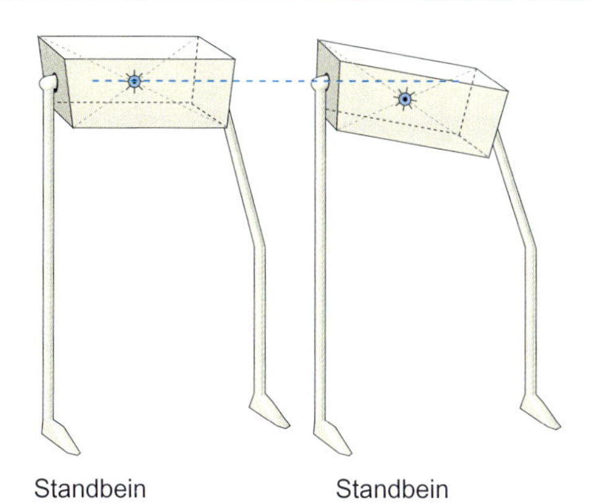

Abb. 11.48 Schwerpunktsenkung im Stand auf einem Bein in der Schwungphase.

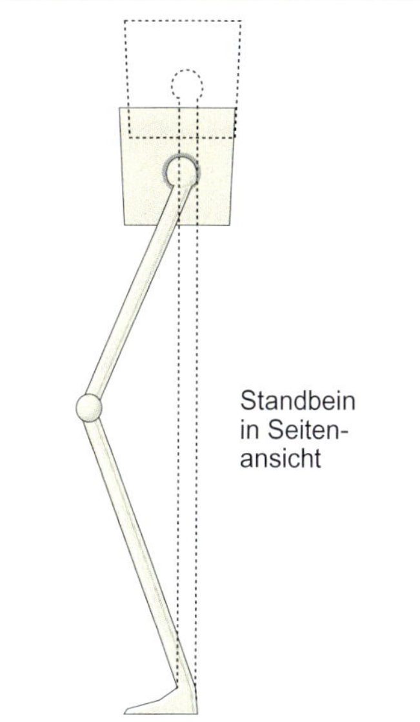

Abb. 11.49 Die Knieflexion in der Standbeinphase.

- Streckung in Hüft- und Kniegelenk während der Abstoßphase (toe off)
- Kniebeugung in der Schwungphase
- Gegensinnige Rotationsbewegung zwischen Schultergürtel und Hüfte
- Gegensinniger Armschwung zu den Beinbewegungen mit locker schwingenden Armen
- Spurbreite etwa 1 ½ Fuß breit, sodass die Innenseiten der Fersen eine in der Mitte gezogene Linie gerade berühren würden
- Abrollbewegung der Füße über Kalkaneusaußenrand und Großzehballen mit einer pronatorischen Verschraubung des Vorfußes.

11.3.4 Belastung des Körpers

Um über die Belastung einer Körperstruktur durch eine Kraft von bekannter Größe eine Aussage machen zu können, ist es notwendig, die räumliche Ausdehnung der entsprechenden Körperstruktur zu kennen.

Biomechanisch gesehen ist eine Belastung (engl.: stress) die einwirkende Kraft pro Flächeneinheit – auch Druck oder Zug genannt – und wird rechnerisch mit folgender Formel erfasst:

DEFINITION

Belastung

$$p = N/m^2$$

Die Einheit des Druckes **p** (engl.: **p**ressure) ist Newton pro Quadratmeter.

Ein Muskel mit großem Querschnitt kann mehr Kraft aufbringen als ein Muskel mit geringem Querschnitt. Hat ein Muskel einen eher großflächigen Sehnenansatz am Knochen, kann seine Ansatzstelle einer größeren Belastung standhalten als ein Muskel mit einer kleinflächigen Ansatzstelle. Die Druckbelastung, welche über die bogenförmigen Femurkondylen relativ kleinflächig auf das Tibiaplateau weitergegeben wird, kann durch die dazwischenliegenden Menisken auf eine größere Fläche verteilt und so deutlich verringert werden.

Belastungsarten

Es gibt verschiedene Belastungsarten. Je nach Richtung, aus der die Belastungskräfte (➤ Kap. 11.2.2) auf das Gewebe einwirken, können drei primäre (basale) Arten der Belastung unterschieden werden. Treten sie in Kombination auf, werden sie als sekundäre Belastungsarten bezeichnet.

Primäre Belastungsarten

- **Zugbelastung** wird durch eine vom Gewebe wegführende Kraft erzeugt, sie dehnt das Gewebe.
- **Druckbelastung** wird durch eine Kraft geschaffen, die zum Gewebe hin gerichtet ist. Sie komprimiert das Gewebe.
- Eine **Schubbelastung** bezieht sich auf zwei oder mehr Ebenen, die in Kontakt stehen. Sie wird durch eine Kraft verursacht, die parallel zu diesen Ebenen wirkt. Die Schubbelastung hat eine verschiebende Wirkung.

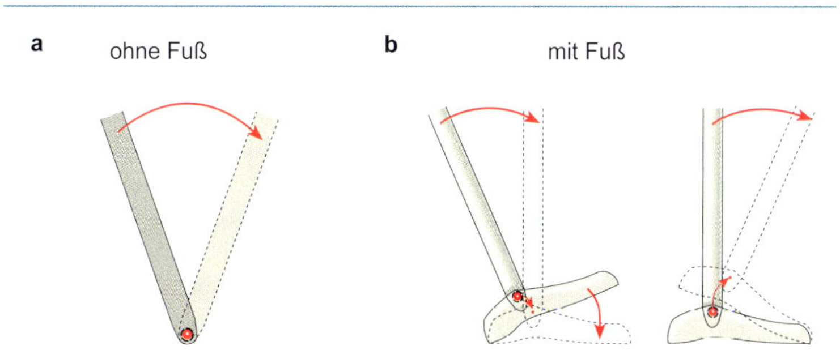

Abb. 11.50 Die Bewegungsbahn.
a) Ohne Abflachungsmöglichkeit.
b) Mit Abflachungsmöglichkeit des Sprunggelenks.

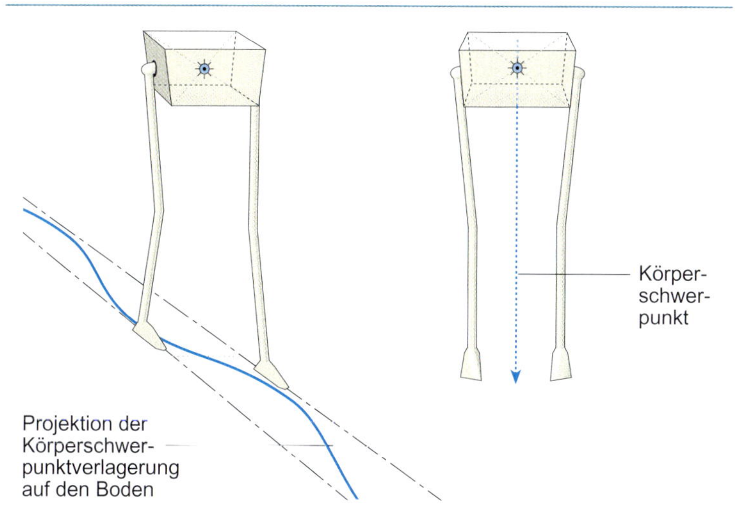

Abb. 11.51 Die schmale Spurbreite durch den tibiofemoralen Winkel.

Sekundäre Belastungsarten

- **Scherkräfte** oder **Biegekräfte** belasten eine Struktur so, dass sie um eine Querachse gebogen wird. Die betreffende Struktur wird dabei einer Kombination von Zug und Druck ausgesetzt. Die Querfraktur ist eine Folge von übermäßigen Scherkräften. Die Seite des Knochens, die der Zugbelastung ausgesetzt ist, reißt zuerst, da die Knochen Zugbelastungen prinzipiell weniger standhalten können als Druckbelastungen.
- Das **Verdrehen** einer Struktur belastet sie so, dass sie sich um ihre Längsachse dreht. Sie wird einer Schubbelastung ausgesetzt, wobei die Rotationsrichtung quer zum Gewebeverlauf und parallel zu den aufeinanderliegenden Flächen verläuft. Die Schubbelastung wird über die ganze Struktur verteilt. Je weiter die Spannung von der Drehachse entfernt ist, desto größer wird sie. Gleichzeitig wirken auch Zug- und Druckkräfte auf eine Ebene, die diagonal zur Drehachse steht. Die Torsionsfraktur (➤ Abb. 11.56) ist ein Beispiel für eine solche Drehbelastung. Die Frakturlinie, die mit der Längsachse meist einen Winkel von etwa 30° bildet, stellt die Ebene mit der maximalen Zugspannung dar.

Einfluss der Haltung auf Belastungen

Haltung ist die Anordnung der Körperteile und die Einstellung des Körpers für eine spezifische Aktivität. Aktivitäten setzen spezifische Haltungen voraus, da für jede Bewegung eine feste Basis geschaffen werden muss. So setzen beispielsweise Armbewegungen eine stabile Sitzhaltung oder einen festen Stand voraus. Beinbewegungen hingegen, z. B. das Treten eines Balles, erfordern eine stabile Position des anderen Beines.

Die **Bewegung** einzelner Körperteile wird immer von der Haltung anderer Körperteile begleitet. Sowohl bei der Bewegung als auch bei der Haltung werden aktive und passive Strukturen des Bewegungsapparates belastet.

Die aktiven Strukturen sind ausschließlich die Muskeln mit ihren Sehnenansätzen am Knochen. Passive Strukturen sind Knochen, Gelenkkapseln, Bänder, Faszien und Menisken.

Um die Belastungen des Bewegungsapparates möglichst gering zu halten, müssen alle einwirkenden Kräfte so ökonomisch wie möglich bewältigt werden. Die Bewältigung von Belastungen kostet viel Energie, andererseits führt dauernde Überbelastung zu pathologischen Prozessen, z. B. bei der Arthrose in Form von Abnutzungserscheinungen am Gelenkknorpel (➤ Kap. 4.5.5).

Schwerkraft und ökonomisches Stehen

Die Schwerkraft ist eine permanente Belastung des Haltungs- und Bewegungsapparates. Im Stehen und Sitzen, den häufigsten Positionen des Alltags, muss die Muskulatur der Schwerkraft ständig entgegenwirken. Um die dabei auftretenden Belastungen so gering wie möglich zu halten, ist es notwendig, eine optimale Haltung einzunehmen. Die Haltungsschulung für das Stehen und Sitzen nimmt daher einen wichtigen Platz bei der physiotherapeutischen Arbeit ein.

Die Beurteilung des Stehens wird mit Hilfe einiger **gedachter Hilfslinien** erleichtert. Von der Seite aus beurteilt man das Stehen des Patienten mit Hilfe der **Linie von Mathias** (➤ Abb. 11.52a), ein Schwerelot mit dem Gehörgang als Bezugspunkt. Von hinten sieht man das **Kopf-Basis-Schwerelot** (➤ Abb. 11.52b), das von der Tuberantia occipitalis externa senkrecht nach unten verläuft. Das Schwerelot direkt hinter dem Körper nennt sich **Linie von Appleton**. Diese gedachte Linie zieht vom Okziput herunter und berührt die dorsalsten Punkte der thorakalen Kyphose, des Os sacrum und der Fersen. Bei deutlicher Antroposition (➤ Abb. 11.52a) des Kopfes lässt man die Linien von Mathias und Appleton besser von unten nach oben laufen.

Wichtige Gesetzmäßigkeiten für ökonomisches Stehen hinsichtlich der Schwerkraft:

Beobachtung von dorsal

Das Schwerelot aus der Tuberantia occipitalis externa sollte mitten in der Stützfläche zwischen den Füßen enden. Bei einer stärkeren Belastung des linken oder rechten Beines wird dieses zu einer Seite abweichen. Die Wirbelsäule sollte genau auf der Linie des Lotes liegen. Weicht sie von dieser Linie ab, liegt in der Regel eine Skoliose vor.

Beobachtung von lateral

Ausgangspunkte der Beurteilung sind:

- Der **Kopf**. Der Schwerpunkt des Kopfes liegt etwas vor der frontotransversalen Achse des Atlantookzipitalgelenks. Bei einer starken Anteroposition (Vorwärtsschub) des Kopfes wird der Momentarm vom Schwerpunkt des Kopfes wesentlich größer und erhöht die stabilisierende Funktion der Nackenextensoren, die nun eine überbelastende Haltearbeit leisten müssen.
- Die **Wirbelsäule**. Die Linie von Mathias soll so durch die Krümmungen der Wirbelsäule fallen, dass ventrale und dorsale Kräfte im Gleichgewicht und die Momentarme so klein wie möglich gehalten werden. Das Schwerelot zieht dann durch die zervikalen und lumbalen Wirbelkörper. Die Tiefe der lumbalen und zervikalen Lordose ist mit Hilfe der Linie von Appleton zu beurteilen. Die Distanz der tiefsten Punkte der zervikalen und lumbalen Lordose sollte nicht mehr als 25 mm betragen. Wenn für diese gedachte Linie die Bezugspunkte Okziput und Fersen festgehalten werden, darf die thorakale Kyphose nicht mehr als 18 mm darüber hinausragen.
- Das **Hüftgelenk**. Die Linie von Mathias fällt durch die frontotransversale Achse des Hüftgelenkes. Der Schwerpunkt wird bei einer Dorsalverlagerung durch die Anspannung der Hüftflexoren und des Lig. iliofemorale gehalten. Bei einer Ventralverlagerung dagegen werden die Hüftextensoren aktiviert.
- Das **Knie**. Die Linie von Mathias fällt vor die frontotransversale Achse des Kniegelenkes. Bei maximaler Knieextension ist nur wenig Halteenergie notwendig, weil passive Strukturen, z. B. die Bänder, das Knie stabilisieren.
- Die **Füße**. Die Linie von Mathias fällt vor die frontotransversale Achse des Sprunggelenkes. Die kräftigen Plantarflexoren müssen daher viel Haltearbeit leisten.

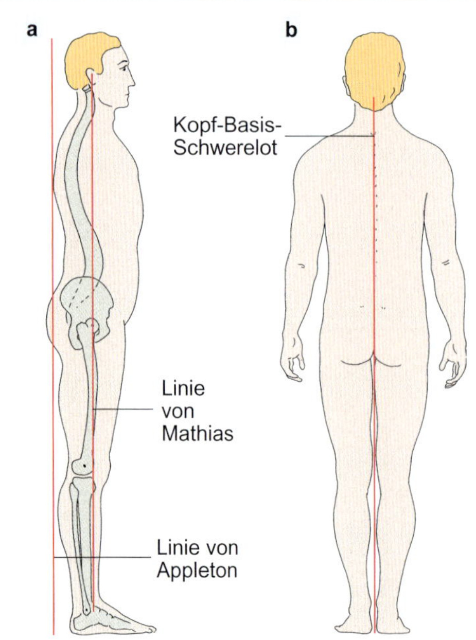

Abb. 11.52 Schwerelotlinien zur Beurteilung des Stehens.
a) Laterale Ansicht: Linie von Mathias und Appleton.
b) Kopf-Basis-Schwerelot in dorsaler Ansicht.

Belastungen berechnen

Die Extensoren der Wirbelsäule und die Sehne der Patella sind Strukturen, die große einwirkende Kräfte abfangen. Aus diesem Grund werden sie für die **Berechnung von Belastungen** als Beispiele herangezogen.

Wirbelsäule

Wie groß die Belastung der Rückenstreckmuskulatur bei gebeugter Haltung tatsächlich ist, kann anhand einiger Formeln für die verschiedenen Kräfte, Hebelarme und Drehmomente errechnet werden (➤ Abb. 11.53).

Der Teilschwerpunkt **(Fs)** des Oberkörpers (Kopf, Arme und Rumpf) befindet sich in Höhe des Processus xiphoideus am Sternum (Brustbein) und liegt, von der Sagittalebene aus gesehen, bei gebeugter Haltung etwa über beiden Füßen vor dem Promontorium, also dem am weitesten vorspringenden Punkt der Kreuzbeinbasis.

Die verschiedenen Kräfte wirken auf die Wirbelkörper, durch deren ungefähre Mitte die Bewegungsachse verläuft. Die erste Aktionskraft ($F_{Schwerkraft}$ oder Fs) entspricht der Schwerkraft. Die Wirkungslinie der Schwerkraft verläuft vor der Bewegungsachse – die Schwerkraft bildet also ein Drehmoment –, sodass die Rückenmuskulatur eine entgegengerichtete zweite Aktionskraft ($F_{Muskelkraft}$ oder F_m) aufbringen muss, um ein Kippen zu verhindern. Die Rückenmuskelkraft setzt an derselben Stelle der Wirbelsäule an wie die Schwerkraft. Die Wirbelsäule bzw. die Disken (Bandscheiben, Einzahl: Diskus) und die Zwischenwirbelkörper bieten eine Reaktionskraft ($F_{Wirbelsäule} = F_{ws}$ und F_{wm}), die beiden Aktionskräften entgegengesetzt ist.

Die Belastung im Diskus ist die Summe aus der ersten und zweiten Aktionskraft.

Berechnungsbeispiel zur Belastung der Wirbelsäule (➤ Abb. 11.53)

- Drehpunkt ist der Diskus (Bandscheibe) L5/S1.
- Körpergewicht: 80 kg. Die einwirkende Kraft ist: Masse × a ~ 800 N.
- Oberkörpergewicht: ~ 70 % des Körpergewichtes. Teilschwerpunkt Fs ~ 560 N.
- Der Abstand von der Mitte des Diskus (Drehpunkt) zur Wirkungslinie der Schwerkraft beträgt 10 cm: Lastarm (La) = Hebel der Schwerkraft = 0,1 m.
- Der Abstand von der Mitte des Diskus (Drehpunkt) zur Wirkungslinie der Rückenstrecker beträgt 5 cm: Kraftarm (Ka) = Hebel der Rückenstrecker = 0,05 m.

Die einwirkende Kraft (Schwerkraft) ist Masse × Fallbeschleunigung. Die Schwerkraft wirkt mit einem Drehmoment auf den Diskus L5/S1 ein:

$$Moment_{Aktion\,1} = Fs \times La = 560 \times 0{,}1 = 56\,Nm$$

Die Kraft der Rückenstrecker wirkt an derselben Stelle mit einem Drehmoment von 56 Nm:

$$F_{Aktion\,2} = 56\,Nm/0{,}05\,m = 1120\,N$$

Die Rückenstreckerkraft ($F_{Muskelkraft}$) beträgt also hier 1120 N.

Die Rückenstreckerkraft und die Schwerkraft sind nach kaudal gerichtet. Beide Kräfte müssen zur Berechnung der tragenden Reaktionskraft addiert werden:

$$Fs\,(F_{Schwerkraft}) + F_m\,(F_{Muskelkraft}) = 560\,N + 1120\,N = 1680\,N$$

Die Belastung errechnet sich aus der Kraft pro Quadratmeter. Bei einer Fläche des Diskus von 5 cm² (0,05 m²) ergibt sich also eine Diskusbelastung von 33 600 N/m².

Steht die Wirbelsäule in aufrechter Haltung, ist eine geringere Muskelkraft erforderlich und die Wirbelsäulenbelastung nimmt ab, da der Lastarm (La) nun nur noch die Hälfte, nämlich 5 cm, beträgt:

- $Moment_{Aktion\,1} = Fs \times La = 560 \times 0{,}05 = 28\,Nm$
- $F_{Aktion\,2} = 28\,Nm/0{,}05\,m = 560\,N$
- $Fs\,(F_{Schwerkraft}) + Fm\,(F_{Muskelkraft}) = 560\,N + 560\,N = 1120\,N$
- Diskusbelastung: 1120 N/0,05 m² = 22 400 N/m².

Eine kleine Aufrichtung verringert die einwirkende Kraft zu einem Drittel, die Belastung und Beanspruchung der Rückenstrecker wird halbiert.

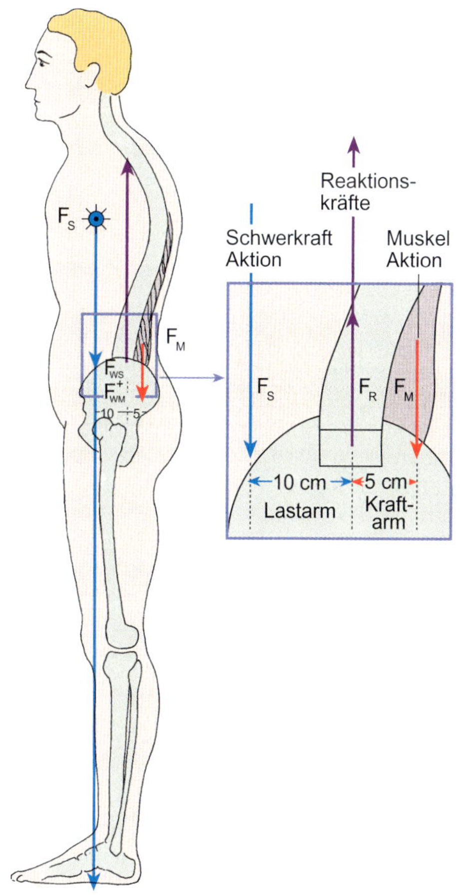

Abb. 11.53 Auf die Wirbelsäule wirkende Kräfte bei gebeugter Haltung.

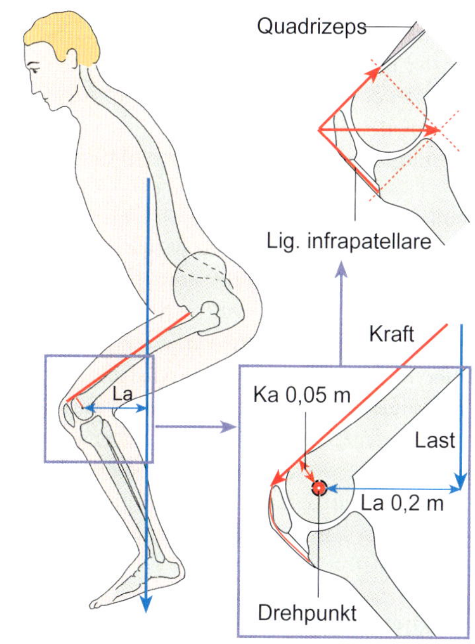

Abb. 11.54 Auf die Patella wirkende Kräfte bei Kniebeugung.

Zugbelastung des Lig. infrapatellare

Das Knie ist ein kompliziert aufgebautes Gelenk, an dem verschiedene biomechanische Gesetze ihre praktische Anwendung finden. Interessant ist beispielsweise die Wirkung des Femoropatellargelenkes, bei dem die Patella als Rolle fungiert (➤ Abb. 11.54). Die Patella hat dabei zwei Aufgaben: erstens die Vergrößerung des Momentarms des M. quadriceps und zweitens die Druckverteilung der Patellarsehne auf den Femur. Die unterschiedlichen Gelenkstellungen beeinflussen die Belastung des Lig. patellae und den retropatellaren Anpressdruck.

Änderungen des Kraftarms bezüglich der Kniegelenksachse:

- Bei Bewegungen in maximaler Beugung ändert sich der Kraftarm durch die Patella nur geringfügig.
- Bis zu einer 45°-Streckung wird der Kraftarm des M. quadriceps schnell größer.
- Ab der 45°-Streckung bis zur vollen Streckung wird der Kraftarm wieder etwas kleiner. Bei vollständig aktiver Streckung ohne die Patella würde der M. quadriceps bis zu 30 % mehr Kraft aufbringen müssen, da er bzw. die Patellasehne ohne Patella näher am Drehpunkt läge.

Bewegungen, bei denen das Knie weit in die Flexion geht, wie etwa beim Treppensteigen oder in der Hockstellung, rufen im Femoropatellargelenk starke Reaktionskräfte hervor.

Physiotherapeutische Befunderhebung

Bei der **Behandlung und Untersuchung** von Patienten ist das Prinzip der Belastung und Beanspruchung (Belastbarkeit) ein wesentlicher Gesichtspunkt der Physiotherapie. Die medizinische und anatomische Klassifizierung in Krankheitsbilder bzw. anatomische Strukturen – wie man diese auf ärztlichen Verordnungen sieht (z. B. „asthmatische Bronchitis" oder „Radiusfraktur") – reichen zum Aufstellen eines physiotherapeutischen Behandlungsplanes alleine nicht aus. In ihren Untersuchungen versuchen Physiotherapeuten festzustellen, warum gewisse Beschwerden oder Funktionsstörungen vorhanden sind. Ihre Ursachen liegen meistens in einer (zu großen) akuten oder chronischen Belastung oder aber in einer herabgesetzten Belastbarkeit der Gewebe und Organe.

Um die Art der Probleme und ihre Ursachen zu ergründen, findet mit dem Patienten ein Gespräch statt, das – ebenso wie beim Arzt – **Anamnese** genannt wird. In diesem Gespräch werden die Vorgeschichte der Erkrankung sowie der gegenwärtige Zustand abgeklärt. Die Folgen verschiedenster (Über-)Belastungen und (Über-)Beanspruchungen können bei der **Untersuchung** des Patienten festgestellt werden. Der Sichtbefund (Aussehen, Form und Haltung von Körperteilen), der Funktionsbefund (Beurteilung der Bewegung) und die Palpation (Tastbefund) anatomischer Strukturen sind hierbei wichtige Elemente.

Sind Ursache und Art der Probleme geklärt, kann die **Therapie** geplant werden:

- Die Belastbarkeit der Strukturen kann durch Schmerzdämpfung, Verbesserung des vegetativen Zustandes oder durch Training sämtlicher Eigenschaften der betreffenden Strukturen gesteigert werden.
- Belastungen können z. B. durch eine Veränderung von Haltungs- und Bewegungsmustern, durch Orthesen (Rehabilitation, ➤ Kap. 11.1.3)

oder durch Anpassungen am Arbeitsplatz verringert oder sogar beseitigt werden.

Ziele der Befunderhebung sind also v. a.:

- Bestehende Belastungen und ihre Ursachen zu erkennen
- Die individuelle Belastbarkeit einzuschätzen.

Anamnese

Neben den Beschwerden wird gezielt nach Belastungen bei der Arbeit, in der Freizeit und bei den Hobbys gefragt. Die allgemeine Belastbarkeit, die Kondition, soll dabei ebenso eingeschätzt werden wie die Belastbarkeit einzelner Teilstrukturen des Organismus. Oft ist es sinnvoll, sich die Bewegungsabläufe, z. B. bei bestimmten Arbeitsvorgängen oder Sportarten, vorzustellen oder demonstrieren zu lassen. Wichtig ist dabei, die Reaktion des Patienten auf die verschiedenen Belastungen zu beobachten.

Inspektion (Sichtbefund)

Sichtbare Zeichen einer Belastung sind z. B.:

- Fehlhaltungen
- Schmerzausdruck bei bestimmten Bewegungen.

Aspekte, die Hinweise auf die Belastbarkeit geben, sind z. B.:

- Muskelmasse (atrophiert, kräftig)
- Atmung (kurzatmig, flach, unregelmäßig)
- Gesichtsfarbe (blass, gerötet).

Berechnungsbeispiel für Belastung beim Kniebeugen (➤ Abb. 11.54)

- Drehpunkt ist die Mitte des Femurkondylus.
- Körpergewicht: 80 kg. Die einwirkende Kraft ist: Masse × a ~ 800 N bei Belastung auf einem Bein, ohne Abzug des Unterschenkels.
- Abstand von der Mitte des Femurkondylus (Drehpunkt) bis zur Wirkungslinie der Schwerkraft beträgt 20 cm: Lastarm (La) = 0,2 m.
- Abstand von der Mitte des Femurkondylus (Drehpunkt) bis zur Wirkungslinie der Quadrizepskraft beträgt 5 cm: Kraftarm (Ka) = Hebel der Quadrizepskraft = 0,05 m.

Um das Gleichgewicht zu halten, muss das Körperschwerpunktlot durch die Unterstützungsfläche fallen. Der Abstand dieses Lotes zur Kniegelenksdrehachse, d. h. zur Femurkondylenmitte, stellt den Lastarm (La) dar. Der Oberkörper wird nach vorne gebeugt, um das Gleichgewicht halten zu können, wodurch die Lotlinie etwas zur Kniegelenksachse hin verschoben wird. Da das Knie gleichzeitig angebeugt wird, fällt die Lotlinie jedoch nicht durch das Kniegelenk.

Die Schwerkraft ist Masse × Fallbeschleunigung.

Die Schwerkraft wirkt mit einem Drehmoment auf die Femurkondylen ein. Sie drückt mit dem Lastarm von 0,2 m (Abstand der Femurkondylenmitte als Drehachse zur Wirkungslinie der Schwerkraft) den Femur gegen den Unterschenkel:

$$Fs \times La = 800\,N \times 0{,}2\,m = 160\,Nm.$$

Der M. quadriceps muss diese Krafteinwirkung kompensieren und wirkt an derselben Stelle mit einem Drehmoment von 160 Nm:

160 Nm/0,05 m = 3 200 N. Die Quadrizepskraft beträgt also 3 200 N.

Um die Zugbelastung auf das Lig. infrapatellare zu berechnen, wird in diesem Beispiel vereinfachend davon ausgegangen, dass der Momentarm des Lig. infrapatellare (Abstand der Wirkungslinie zum Drehpunkt im Femurkondylus) gleich dem Momentarm des M. quadriceps sei und dass der Winkel in Bezug zur Patella gleich dem Winkel des M. quadriceps in Bezug zur Patella sei.

Die Belastung des Lig. infrapatellare ist die betreffende Kraft pro m^2:

- Sehnendurchmesser: 0,5 cm^2 = 0,005 m^2
- Kraft des M. quadriceps: 3 200 N. Bei gleichen Momentarmen ist die Sehnenzugkraft des Lig. infrapatellare ebenfalls 3200 N
- Belastung: 3 200 N/0,005 m^2 = 640 000 N/m^2.

Bei einem kleineren Momentarm des Lig. infrapatellare zum Drehpunkt nimmt die Belastung des Ligamentes entsprechend zu.

Palpation

Bei der Palpation finden sich evtl. Zeichen einer herabgesetzten Belastbarkeit von Geweben und Organen, z. B. Druckschmerz, Schwellung, Hypertonus oder Hypotonus.

Funktionsuntersuchung

Durch aktive/passive Bewegungen und statische Muskelkontraktionen werden aktive und passive Strukturen auf unterschiedliche Arten beansprucht, wodurch ihre Belastbarkeit beurteilbar wird. Mit speziellen Testverfahren können gezielt bestimmte Strukturen oder Organe getestet werden, z. B.:

- Kraft, Ausdauer und Länge von Muskeln werden mit Muskelfunktionstests ermittelt.
- Die Dehnbarkeit der Gelenkkapseln wird mit manuellen Tests erfasst.
- Die Funktion des zentralen oder peripheren Nervensystems (➤ Kap. 9.1.2) kann mit neurologischen Untersuchungen ermittelt werden, z. B. durch eine Reflexprüfung oder durch die Nervendehnbarkeit.
- Die Ermittlung der Atemfrequenz nach und während einer Belastung erfolgt durch Lungenfunktionsprüfungen.
- Die Herzfunktion wird mit Belastungstests (wie Treppensteigen) und Pulsfrequenzmessung überprüft.
- Periphere Durchblutungsprüfung erfolgt durch periphere Pulspalpation und Messung von Strecken, die zu Fuß ohne Unterbrechung abgeschritten werden können, z. B. Claudicatio intermittens bei Diagnosestellung (➤ Kap. 16.1.4).

Außer diesen physiotherapeutischen Untersuchungsmethoden gibt es noch medizinische Untersuchungen, die nicht von Physiotherapeuten selbst durchgeführt werden dürfen, jedoch für die Beurteilung der Belastbarkeit sehr hilfreich sind, z. B. EKG, Laboruntersuchungen, Arthroskopien (Gelenkspiegelungen) oder bildgebende Verfahren wie Röntgenbilder, CT und Kernspintomografie.

11.3.5 Beanspruchung von Geweben

Die Deformation eines Gewebes ist von Dauer, Masse und Geschwindigkeit der einwirkenden Belastung sowie von den physikalischen Eigenschaften des betreffenden Gewebes abhängig. Die mechanische Beanspruchung charakterisiert die Wirkung der äußeren Kräfte, die im belasteten Material als Spannungen im Sinne von plastischer und elastischer Verformung auftreten. Um eine Aussage über die **Beanspruchung** eines Gewebes machen zu können, ist es daher notwendig, die Art der Belastung und die physikalischen Eigenschaften des betroffenen Gewebes zu kennen.

DEFINITION

Beanspruchung

Das Ausmaß einer Gewebeveränderung unter Belastung.

Die physikalischen Eigenschaften eines Gewebes hängen mit seinem **Aggregatzustand** (Erscheinungsform) zusammen.

Ein Stoff kann verschiedene Aggregatzustände haben:

- Fest
  - aber verformbar: dehnbar, eindrückbar, knetbar
  - nicht verformbar
- Flüssig
- Gasförmig.

Die unterschiedlichen Gewebe im Körper haben physikalisch gesehen fast immer einen festen Aggregatzustand, sind aber wegen der unterschiedlichen Materialeigenschaften unterschiedlich verformbar und können daher verschieden intensiv beansprucht werden.

Materialeigenschaften

Die Materialien des Bewegungsapparates ändern ihre physikalischen Eigenschaften mit der Richtung und Geschwindigkeit der Krafteinwirkung. Sie bestehen aus viskoelastischen und vollelastischen Elementen, deren Spannungs-Dehnungs-Verhalten nicht linear ist.

Die **Elastizität** ist die Fähigkeit eines Materials, nach einer Belastung wieder in seine Ursprungsform zurückzukehren. Die Spannung im Material steigt in Abhängigkeit von der Dauer der einwirkenden Kraft, wobei die Geschwindigkeit dieser Kraft keine Bedeutung hat. Beispiel ist das Dehnen oder Eindrücken eines Gummiballs. Die Krafteinwirkung bleibt in diesem Fall unterhalb der Elastizitätsgrenze. Wird ein Material über die Elastizitätsgrenze hinaus belastet, dann kehrt es nicht in den ursprünglichen Zustand zurück. Dieses Verhalten nennt man **plastisches Verhalten** (Beispiel: Delle im Blech).

Die **Fließmöglichkeit,** auch **Compliance** genannt, bezeichnet die Eigenschaft eines Materials, einer Belastung mit dauerhafter Deformation nachzugeben. Die Compliance des Materials verhält sich genau entgegengesetzt zu seiner Elastizität. Je höher die Compliance, desto dehnbarer ist das Material. Bei einem ausgeleierten Gummiband hat sich die Compliance vergrößert und die Elastizität verringert.

MERKE

Compliance: ein Wort – zwei Bedeutungen!

Der Begriff **Compliance** hat zwei Bedeutungen: Einerseits wird mit ihm die Materialeigenschaft der **Fließmöglichkeit** charakterisiert, andererseits verwendet man im klinischen Sprachgebrauch den Begriff Compliance, wenn man die **Einsicht** und **Mitarbeit** eines Patienten bezüglich einer Therapie meint: Nimmt der Patient regelmäßig die ihm verordneten Medikamente ein oder macht er täglich seine Gymnastikübungen, so verhält er sich compliant (sprich: kompleiänt). Tut er dies nicht, verhält er sich uncompliant. Die notwendige Therapie besteht dann darin, den Patienten von der Wichtigkeit der eingeschlagenen Therapierichtung zu überzeugen oder aber die Therapie zu ändern. Eine Maßnahme zur Verbesserung der Compliance ist z. B. die intensive Patientenschulung.

Die Fähigkeit eines Gewebes, einer Belastung mit so wenig Formveränderung wie möglich Widerstand zu leisten, heißt **Steifheit** oder **Druck-** bzw. **Zugfestigkeit.** Typische Beispiele sind harte Materialien wie Knochen, Stein, Eisen oder zugfeste Materialien wie Seile.

Die **Viskosität** ist der Widerstand gegen Formveränderung. Sie ist abhängig von der Geschwindigkeit der einwirkenden Kraft. Je schneller die einwirkende Kraft, desto größer ist der Widerstand, z. B. beim Rühren in Sirup oder Marmelade (Beispiel Blutviskosität, ➤ Kap. 16.3.2).

Bei biologischen Materialien mit einem hohen Anteil an kollagenen Fasern – wie Sehnen, Ligamenten und Knorpel – findet man eine Kombination von elastischen und viskösen Eigenschaften, **Viskoelastizität** genannt. Die Viskoelastizität bezeichnet das geschwindigkeits- oder zeitabhängige Verhalten eines Materials unter Belastung. Die mechanischen Eigenschaften eines viskoelastischen Materials verändern sich mit den Belastungsgeschwindigkeiten. Schnell eintretende Belastungen erzeugen eine visköse Reaktion, also eine hohe Steifheit, während langsam einsetzende Belastungen eine elastische Reaktion hervorrufen.

PT-PRAXIS

Viskoelastizität und mobilisierende Übungen

Beim Mobilisieren (Dehnen) von Körperstrukturen wie z. B. Gelenkkapseln durch Translationen oder Muskeln durch klassische Dehnübungen, sollte man die viskoelastischen Eigenschaften des Bindegewebes berücksichtigen. In der Endstellung sollte das Gewebe einen Moment gehalten werden, damit sich die Dehnung voll entfalten kann. Bei einer schnellen Dehnung wird nur ein großer Widerstand erzeugt, ohne dass eine wesentliche Dehnung stattfindet.

Einwirkzeit und Einwirkgeschwindigkeit

Die Folgen der **Einwirkzeit** einer Kraft hängen eng mit den Materialeigenschaften des belasteten Materials zusammen.

Unter **gleichbleibender Belastung** beginnt die Formveränderung u. U. erst nach einiger Zeit, um dann langsam zuzunehmen und schließlich einen stabilen Wert zu erreichen. Dabei ist die Geschwindigkeit der Formveränderung nicht proportional zur Belastungsgröße. Eine geringe Belastung kann durch lange Wirkdauer eine größere Deformation hervorrufen als eine große, aber nur kurz einwirkende Belastung. Diese langsame Formveränderung bei einer Dauerbelastung mit gleichbleibend geringer Kraft wird Kriechen (engl.: creep) genannt. Der größte „Kriecheffekt", also die langsame Verformung aufgrund schleichender Veränderungen, findet bei Weichteilen mit viskoelastischen Eigenschaften in den ersten sechs bis acht Stunden statt.

Bei **hohen Belastungsgeschwindigkeiten** und kurzer Einwirkungszeit nehmen Knochen, Bänder und Sehnen mehr Verformungsenergie auf, und es muss mehr Kraft aufgebracht werden, um sie zu brechen bzw. zu zerreißen, als bei niedrigen Belastungsgeschwindigkeiten mit längerer Einwirkungszeit.

11.3.6 Beanspruchung und Belastbarkeit von Geweben

Grundsubstanz des Bindegewebes und Belastung ➤ Kap. 4.5.1

Aufbau von Bändern und Sehnen ➤ Kap. 4.5.3, *von Knorpel* ➤ Kap. 4.5.5, *von Knochen* ➤ Kap. 4.5.6

Belastungs-Beanspruchungskurve

Die Formveränderungen von Geweben werden durch die Dauer und Geschwindigkeit von Bewegungen und durch die Dauer von Haltungen beeinflusst. Dabei reagiert jeder Gewebetyp unterschiedlich auf die einwirkenden Belastungen.

Misst man die Verformung einer Struktur unter Belastung, kann man diesen Zusammenhang in einer Kurve darstellen. Eine derartige Kurve nennt man **Belastungs-Beanspruchungskurve** (Belastungs-Verformungskurve) oder auch **Spannungs-Dehnungskurve** (➤ Abb. 11.55). Sie besteht aus drei wesentlichen Abschnitten:

- **Elastischer Teil:** Zu Beginn einer Belastung wird das Gewebe so verformt, dass es nach beendeter Belastung seine Ursprungsform wieder annehmen kann. Im elastischen Bereich der Spannungs-Dehnungskurve ist zunächst die Verformung der einwirkenden Kraft proportional: Das Gewebe ist linear elastisch. Am Übergang vom elastischen zum plastischen Bereich verändert sich das Verhalten.
- **Plastischer Teil:** Bis zum Überschreiten der Elastizitätsgrenze kann sich das Gewebe immer noch elastisch verhalten, die Spannungs-Dehnungskurve wird aber flacher und die Verformung nimmt zu. Der Bereich der dauerhaften Verformung ist erreicht, wobei das Material nicht wieder in seine Ausgangsposition zurückkehrt. Wenn die Elastizitätsgrenze oder Fließgrenze überschritten wird, folgt eine Qualitätssenkung des Materials.
- **Brechpunkt:** Das Material reißt.

Die **Steifigkeit** einer Struktur ist an der Steilheit der Kurve im elastischen Bereich zu erkennen: je steiler, desto steifer. Beispiele:

- Metall hat einen sehr steilen Kurvenbeginn, unabhängig von der Geschwindigkeit der einwirkenden Kraft, ist also ein sehr steifes Material.
- Glas hat eine geringe plastische Eigenschaft. Es erreicht sofort seinen Brechpunkt. Wird Glas wie beim Glasblasen erhitzt, wird der plastische Teil der Kurve größer. Das Glas wird verformbarer.
- Knochengewebe ist viskoelastisch und hat einen leicht gebeugten Kurvenanfang. Ein leichter Fließeffekt im elastischen Bereich ist möglicherweise die Ursache. Dies bedeutet für den Knochen im elastischen Bereich, dass eine reversible Verformung auftritt, die jedoch schon in diesem Bereich mit einer dauerhaften Deformation einhergeht.
- Bänder und Sehnen haben nur geringe viskoelastische Eigenschaften. Bei hohen Dehngeschwindigkeiten wird der erste Teil der Belastungs-Verformungskurve steiler.

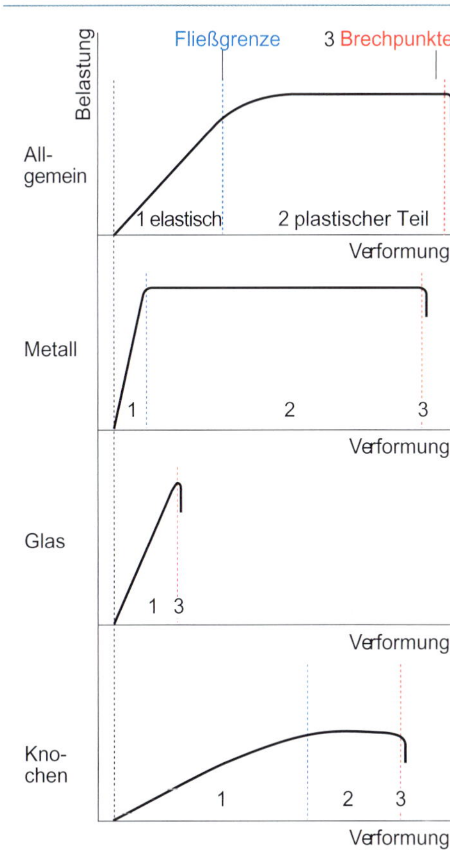

Abb. 11.55 Belastungs-Beanspruchungskurven.

11

Belastbarkeit des Knochens

Knochen verhält sich unter Belastung nicht linear elastisch, sondern zeigt sehr schnell eine Fließneigung. Die kortikalen Knochengewebe sind z. B. steifer als die spongiösen Knochengewebe (➤ Kap. 4.5.6) und vertragen eine größere Druckspannung, jedoch eine geringere Dehnung. Der spongiöse Knochenanteil nimmt mehr Verformungsenergie auf.

Sind die Belastungsgrenzen eines Knochens überschritten, frakturiert (bricht) er. Dabei führen bestimmte Belastungsarten wie Zug, Druck oder Schub zu ganz charakteristischen Frakturbildern (➤ Abb. 11.56).

Die Frakturflächen stehen quer zu den Osteonen (➤ Kap. 4.5.6), wenn es durch eine in Längsrichtung des Knochens verlaufende **Zugbelastung** zu einer Fraktur kommt. Der Riss durch Zugbelastung entsteht also senkrecht zur Belastungsrichtung. Ein Querzug verursacht Bruchflächen, die bei langsam auftretender Belastung die Osteonen umschreiben und bei schneller Belastungsgeschwindigkeit durchqueren. Zugbelastung am Knochen entsteht z. B. durch den Zug der Sehnen an ihren Ansätzen. Dort kann es zu sog. Abrissfrakturen kommen. Beispiele sind die Tuberculum-majus-Fraktur bei Schulterluxationen oder die Abrissfraktur des Os calcaneus durch einen übermäßigen Zug des M. triceps surae. Die Folgen eines dauerhaften starken Zuges, bei dem es nicht zu Abrissfrakturen kommt, machen sich im Röntgenbild durch **Exostosen** (Knochenverdickung) bzw. **Osteophyten** (pathologische Knochenvorsprünge) am Knochen bemerkbar.

Die mechanischen Eigenschaften und der Versagensmodus von Knochengewebe unter **Druckbelastung** hängen von seiner Dichte ab. In und um die Osteone bilden sich mikroskopisch kleine Risse, die in einem 45°-Winkel zur Belastungsgrenze stehen, wenn das Knochengewebe in den plastischen Bereich kommt. Mit steigender Belastung nimmt die Anzahl dieser Risse zu, bis ein größerer Riss sichtbar wird. Unter Druckbelastung werden die Strukturen kürzer und breiter. Dabei reißen die Osteonen im Knochen bevorzugt in schräger Richtung. Am häufigsten findet man Kompressionsfrakturen bei den Wirbelkörpern.

Unter **Schubbelastung** treten die Frakturen vorrangig im spongiösen Knochen auf. Schubbelastungen stellen sich z. B. bei einer Tibiakopffraktur durch die Verschiebung des Tibiaplateaus oder des Femurkopfes am Oberschenkelhals dar.

Biegungsfrakturen sind die Folge einer **Kombination von Zug- und Druckbelastung,** wobei es an mehreren Stellen zu Krafteinwirkungen auf einen langen Knochen kommt. Die Druckspannung an der einen Seite und die Zugspannung an der gegenüberliegenden Seite sind etwa gleich groß. Das Versagen des Knochens beginnt im Bereich der höchsten Zugspannung, da das Knochengewebe die Fließ- und Bruchgrenze unter Zugbelastung früher erreicht als unter Druckbelastung. Am deutlichsten wird dies bei der Dreipunktbeugung, bei der jeweils an den Knochenenden eine gleichsinnige Kraft und in der Knochenmitte eine gegensinnige Kraft einwirkt. Durch diese Art der Krafteinwirkung kann in der Knochenmitte ein Biegungskeil herausspringen.

Verdrehungen um die Längsachse zeigen sich bei Torsionsfrakturen. Hierbei wird die Schubkraft über die ganze Struktur verteilt. Je weiter die Kraft von der Drehachse entfernt ist, desto größer wird sie. Die Folge dieser Krafteinwirkung ist eine spiralförmige Fraktur.

Knochengewebe ist viskoelastisch. Seine mechanischen Eigenschaften unter Belastung hängen von der Belastungsgeschwindigkeit und -richtung ab. Aufgrund seiner Materialeigenschaft kann der Knochen, bevor er bricht, unter hohen Belastungsgeschwindigkeiten einer einwirkenden Kraft mehr Energie aufnehmen als bei niedrigen Belastungsgeschwindigkeiten. Erfolgen die Belastungen innerhalb des elastischen Bereichs rasch aufeinander, z. B. bei einer Dauerbelastung ohne Erholungspause, kann eine **Ermüdungsfraktur** des Knochens auftreten. Der Knochen wird auch brechen, wenn diese Kräfte die Plastizitätsgrenze überschreiten.

Belastbarkeit des Knorpels

Knorpel besitzt eine poröse, mit Flüssigkeit gefüllte Struktur. Der schwammartige Charakter des Knorpels bietet der Flüssigkeitsströmung einen gewissen Widerstand. Seine Materialverformung ist stark zeitabhängig:

- **Kurze Belastung:** Bei kurz einwirkender Belastung wird die Flüssigkeit nicht aus dem Knorpel gepresst, und der Knorpel nimmt nach der Belastung schnell wieder seine ursprüngliche Form an. Er verhält sich hierbei wie sehr elastisches Material (Pufferwirkung). Derart ist der Gelenkknorpel beim Laufen oder Springen in der Lage, Gelenkkompressionen aufzufangen.
- **Länger dauernde Belastung:** Dabei wird die Flüssigkeit langsam aus dem Knorpel herausgepresst, wodurch dieser an Elastizität verliert. Liegt zwischen den Belastungsphasen keine ausreichende Erholungsphase, beginnt sich der Knorpel zu verformen. Nach einer Entlastung wird die Ausgangssituation langsam wiederhergestellt. Es entsteht ein viskoelastischer Effekt.

Adaptation (Anpassung) macht es wie bei allen biologischen Geweben natürlich möglich, auf wiederholte lange Belastungen besser zu reagieren. Ist die Adaptationsfähigkeit des Gelenkknorpels herabgesetzt – wie bei arthrotischen Veränderungen in Hüft- oder Kniegelenk – wird die Ausgangsform des Knorpels nur langsam wiederhergestellt.

Belastbarkeit der Ligamente und Sehnen

Ligamente (Bänder) und **Sehnen** sind im Gegensatz zum Knochenmaterial nur wenig viskoelastisch. Sehnen verhalten sich unter Belastung genauso wie Bänder. Sie bestehen zum größten Teil aus **kollagenen Fasern,** die bei zunehmender Dehnung folgende Eigenschaften zeigen (➤ Abb. 11.57):

- Unter Belastung richten sich zuerst die wellenförmig verlaufenden Kollagenfasern parallel aus.
- **Elastischer Bereich:** Die in Belastungsrichtung liegenden Fasern strecken sich bei Belastung und die Steifigkeit nimmt schnell zu. Die Elastizitätsgrenze (Fließgrenze) wird bei einer Dehnung von ca. 6 % erreicht.
- **Plastischer Bereich:** Nach Erreichen der Elastizitätsgrenze geben die Kollagenfasern nach und es entsteht eine dauerhafte Verformung. Bei einer solchen Dehnungsintensität kann die einwirkende Energie absorbiert werden, ohne dass Gewebszerstörungen auftreten. Steigt die Intensität weiter an, kommt es zu einer Rissdehnung – der Brechpunkt des Materials ist erreicht. Zug- und Abschieberisse der Kollagenfasern sind die Folge. Im Experiment erreicht man den Brechpunkt der Kollagenfasern bei einer Dehnungsintensität von 7–8 %, wobei das Ligament als Ganzes einer Beanspruchung von 20–40 % standhält, bevor eine Totalruptur (Ruptur = Riss) auftritt.
- Die Kollagenfasern reißen und verschieben sich gegeneinander. Das Gewebe ist geschwächt, sodass schon geringe Belastungen zu größeren Deformationen führen.
- Vollständige Zerreißung.

Die Belastungs-Beanspruchungskurve der **elastischen Fasern** (➤ Abb. 11.58) sieht anders aus als die der kollagenen Fasern. Ligamente mit einem hohen Anteil an elastischen Fasern, z. B. das Lig. flavum oder das Lig. nuchae, können sich bis zu

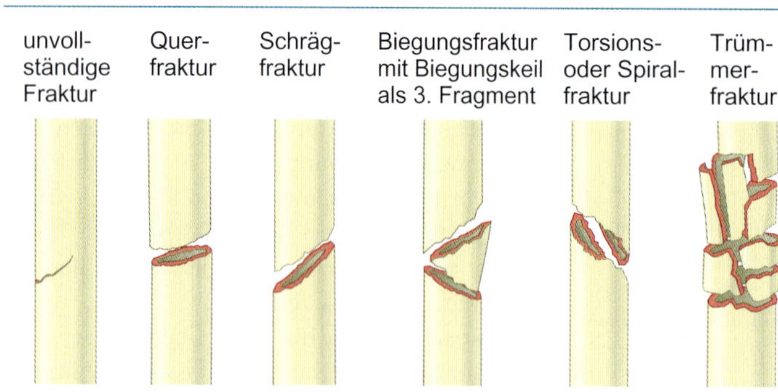

Abb. 11.56 Verschiedene Frakturformen.

ca. 50 % verlängern. Danach steigt die Steifigkeit sehr schnell und die Rissdehnung wird plötzlich erreicht, ohne dass vorher eine plastische Phase auftritt.

Je größer der Querschnitt einer Sehne, desto größer kann die Muskelspannung sein, der sie standzuhalten vermag. Wichtig ist hierbei das Verhältnis zwischen Muskel- und Sehnenquerschnitt, da die maximale Spannung eines Muskels vor allem von seinem Muskelquerschnitt bestimmt wird. Gesunde Sehnen vertragen etwa doppelt so viel Zugspannung wie der dazugehörige Muskel. Aus diesem Grund reißen Muskeln sehr viel häufiger als Sehnen. Im Rahmen normaler Bewegungen werden Sehnen nur bis zu ca. 25 % ihrer Belastungsgrenze strapaziert.

PT-PRAXIS

„Explosiv": Vorspannung von Muskeln und Sehnen

Die Spannung in einer Sehne steht in enger Verbindung zu dem dazugehörigen Muskel. Jede erhöhte Muskelanspannung steigert die Spannung seiner Sehne. Eine zusätzliche Dehnung kann die Spannung noch weiter steigen lassen. In der Praxis wird dieser Effekt genutzt, indem über eine **Vorspannung** der Muskeln und Sehnen bei der darauf folgenden Bewegung eine explosive Kraft entwickelt wird. Im Sport ist dies z. B. beim Laufen, Springen oder Werfen zu beobachten. In einer Vorbewegung, wie bei einer leichten Vorbeugung der Beine oder einer Rückwärtsbewegung der Arme, wird elastische Energie in den Sehnen und dem intramuskulären Bindegewebe gespeichert. Diese gespeicherte Energie wirkt sich in der nächsten explosiven Bewegung unterstützend aus.

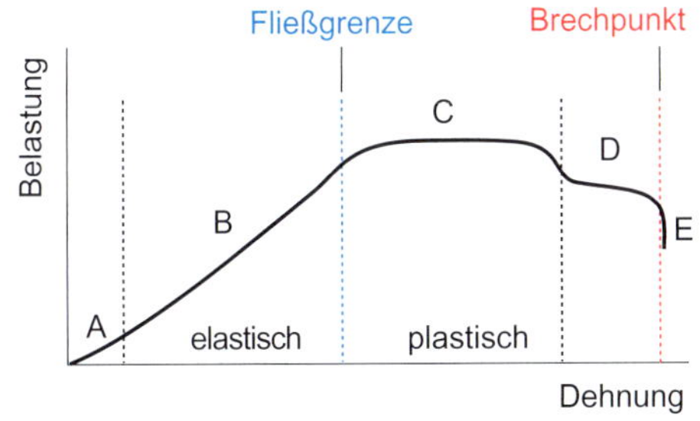

Abb. 11.57 Belastungs-Beanspruchungskurve oder Spannungs-Dehnungskurve kollagener Fasern.

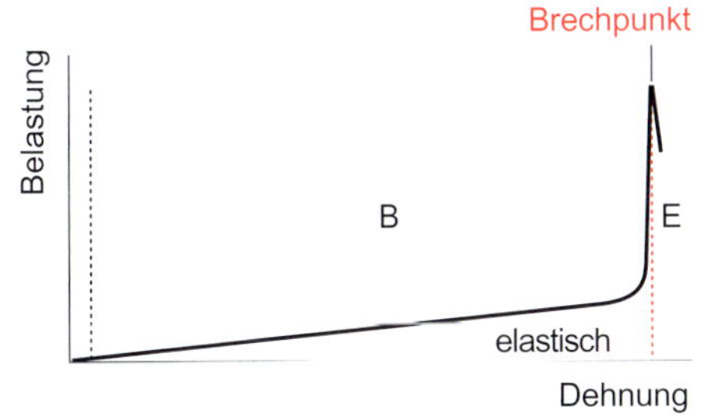

Abb. 11.58 Belastungs-Beanspruchungskurve oder Spannungs-Dehnungskurve elastischer Fasern.

11.3.7 Die Anwendung hydrostatischer und hydrodynamischer Kräfte

Hydrostatik

Hydrostatischer Druck

Im schultertiefen Wasser beträgt der auf die gesamte Körperoberfläche wirkende hydrostatische Druck (➤ Kap. 11.2.9) etwa 1 200 kg. Hierdurch wird die Einatmung erschwert und die Ausatmung unterstützt. Die Vitalkapazität ist durch diesen Druck um 8–10 % reduziert.

In Ruhe gibt es eine Blutvolumenverschiebung von etwa 200–400 ml Blut in Richtung Thorax. Diese unterstützt die Venenklappenwirkung und ähnelt einem im Fachhandel erhältlichen Kompressionsstrumpf der Klasse 4. Durch den hydrostatischen Druck auf das Gefäßsystem entsteht eine Steigerung der Leistung des Herzens, das Schlagvolumen erhöht sich um 10–20 %. Bei körperlicher Aktivität kann die Herzbelastung eines Patienten, der kardial nicht voll kompensiert ist, zu groß sein. Durch den Tauchreflex, ein Regelmechanismus des Herz-Kreislauf-Systems, gibt es eine Verschiebung vom Blutvolumen aus der Körperschale in den Kern. Dies bewirkt eine Frequenzsenkung von 10–15 Herzschlägen/min mit der Reaktion eines gesteigerten Schlagvolumens.

Auftrieb

Durch die Druckerhöhung an der unteren Fläche des eingetauchten menschlichen Körpers gegenüber der oberen Fläche ergibt sich ein nach oben gerichteter Auftrieb (➤ Kap. 11.2.9). Ein Körper taucht nur so tief in Wasser ein, bis das Gewicht des verdrängten Volumens seinem eigenen Gewicht entspricht. Daraus folgt:

- Wenn die Dichte des Körpers kleiner als die Dichte des Wassers ist, schwimmt der Körper.
- Wenn die Dichte des Körpers größer als die Dichte des Wassers ist, sinkt der Körper ab.

Die mittlere Dichte des menschlichen Körpers schwankt je nach Alter, Geschlecht und Konstitution. Eingeatmet ist die Körperdichte etwa 0,99 g/cm³, während sie ausgeatmet etwa 1,01–1,05 g/cm³ beträgt. Der menschliche Körper ist aber nicht homogen. Verschiedene Körperabschnitte sind unterschiedlich schwer und haben daher auch unterschiedliche Dichten. Die Beine sind z. B. schwerer als die Arme, und der Thorax weist wegen seines luftigen Inhalts eine geringere Dichte als die Beine auf.

Auf den menschlichen Körper wirken beim Schwimmen zwei unterschiedliche Kräfte. Erstens die **Gewichtskraft,** die auch im Wasser wirkt. Diese greift am **Körperschwerpunkt,** etwa in Höhe von S2 an und wirkt nach unten. Zweitens gibt es die **Auftriebskraft.** Diese verläuft durch den Schwerpunkt des verdrängten Volumens und ist nach oben gerichtet (➤ Abb. 11.59). Wenn der Körperschwerpunkt und der **Volumenschwerpunkt** sehr nahe beieinander oder auf einer vertikalen Achse liegen, dann entsteht ein stabiles Gleichgewicht. Praktisch

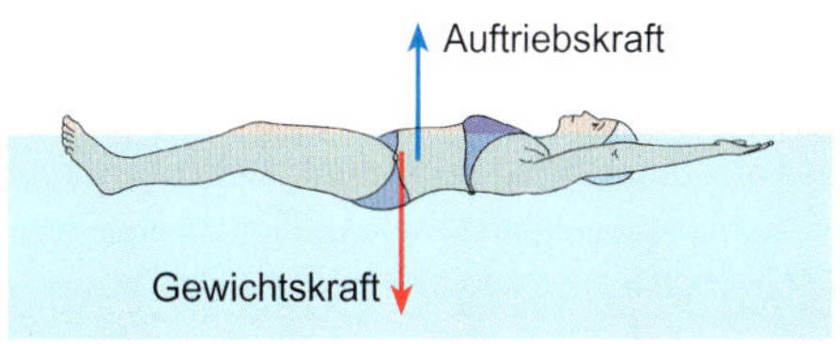

Abb. 11.59 Auftrieb des menschlichen Körpers im Wasser. Die Gewichtskraft greift am Körperschwerpunkt an, während die Auftriebskraft am Volumenschwerpunkt angreift.

gesehen bedeutet das, dass die Beine meistens absinken, vor allem bei Männern, weil der Körperschwerpunkt bei ihnen kaudal vom Volumenschwerpunkt liegt. Die Beine sinken so lange ab, bis der Körperschwerpunkt wieder unter dem Volumenschwerpunkt liegt. Frauen haben durchschnittlich weniger Muskeln und mehr Unterhautfettgewebe unterhalb des Körperschwerpunkts und dadurch eine geringere Dichte. Der Körperschwerpunkt und der Volumenschwerpunkt liegen auf einer vertikalen Achse, wodurch sie leichter durch entspanntes Liegen im Gleichgewicht verbleiben und an der Wasseroberfläche schwimmen können.

Eine Veränderung der Stabilität entsteht z. B. durch An- und Entspannen, durch Ein- und Ausatmen oder dadurch, dass man Körperteile aus dem Wasser nimmt. Letzteres ist bei Ertrinkenden, die um Hilfe schreien und dabei ihre Lungen entleeren und mit ihren aus dem Wasser gereckten Armen Aufmerksamkeit wecken wollen, fatal.

Hydrodynamik

Patienten, die sich im Wasser bewegen, werden mit zwei Arten von Strömung konfrontiert:

- Die **laminare Strömung** (➤ Kap. 11.2.9) tritt nur bei langsamen Bewegungen auf. Die Stromlinien verlaufen parallel, jedoch ist die Schicht, die den Körper berührt, langsamer als die weiter außen liegenden Schichten. Die Adhäsion der Wasserteilchen gegenüber der Körperoberfläche spielt hier eine Rolle. Weil die hautnahe Wasserschicht am Körper „klebt", kühlt der Patient weniger schnell ab und empfindet auch weniger Reibungswiderstand. Ein ähnliches Phänomen tritt beim schnelleren Blutfluss im Zentrum der Blutgefäße auf, wo die gefäßwandnahen Schichten ebenfalls etwas langsamer strömen.
- Die **turbulente Strömung** (➤ Kap. 11.2.9) tritt bei zunehmender Geschwindigkeit und bei Unregelmäßigkeiten an den Kontaktschichten des Körpers auf. Bei der Umströmung des menschlichen Körpers während einer schnellen Vorwärtsbewegung gibt es eine Geschwindigkeitserhöhung der Teilchen, die entlang der Körperoberfläche einen längeren Weg zurücklegen als die weiter entfernten Wasserteilchen. Der Druck wird dadurch niedriger und die Reibung steigt. Hinter dem Körper oder Körperteil treffen sie auf den höheren Druck. Die Geschwindigkeit wird bis auf Null reduziert und kehrt sich sogar um. Dadurch entstehen Wirbel, die den Vortrieb bremsen.

11.4 Gelenke

Gelenke sind die Verbindungsstellen zwischen den Knochen. In jedem Gelenk stehen sich zwei weißliche, spiegelglatte Gelenkflächen gegenüber. Die Grenzflächen zwischen zwei Knochen werden durch den der Epiphyse aufgelagerten Gelenkknorpel gebildet.

Gelenke lassen sich nach unterschiedlichen Gesichtspunkten einteilen. Ein Hauptkriterium der Einteilung ist die Beweglichkeit. Weitgehend unbewegliche Gelenke werden nach dem sie verbindendem Gewebe unterschieden. Bewegliche Gelenke werden nach der Zahl der beteiligten Gelenkkörper, der Form der Gelenkkörper oder der Anzahl der Freiheitsgrade differenziert.

Einteilung nach Beweglichkeit

Nicht alle Gelenke sind gleich beweglich. Manche lassen eine Bewegung in mehreren Ebenen zu, andere nur in einer Ebene. Einige Gelenke lassen fast keine Bewegung zu.

- **Synarthrosen** (Fuge, Haft) sind fast unbewegliche Knochengelenke, die – ohne einen Gelenkspalt zu bilden – mit Knorpel oder straffem Bindegewebe ausgefüllt sind. Sie dienen dazu, Knochen möglichst unverrückbar zusammenzuhalten.
- Synovialgelenke mit Gelenkhöhle und deutlicher Beweglichkeit in mindestens einer Ebene werden **Diarthrosen** oder **freie Gelenke** genannt. Zu dieser Gruppe zählen die meisten Gelenke.
- Sehr straffe Synovialgelenke mit geringer Beweglichkeit heißen **Amphiarthrosen** oder **straffe Gelenke.** Zu ihnen gehört das Iliosakralgelenk zwischen Os ilium (Darmbein) und Os sacrum (Kreuzbein, ➤ Kap. 12.2.2).

11.4.1 Synarthrosen

Synarthrosen sind nahezu feste Knochenverbindungen. Sie werden nach dem Gewebetyp der Gelenkverbindung eingeteilt.

Junctura fibrosa

Die Verbindung zweier Knochen durch kollagenes oder elastisches Bindegewebe bezeichnet man als **Junctura fibrosa** oder **Syndesmose.** Beispiele hierfür sind die Membrana interossea zwischen Radius und Ulna oder die Verbindung zwischen den Wirbelbögen.

Die schmalen bindegewebigen Verbindungen von platten Knochen heißen **Suturen.** Die Schädelknochenverbindungen (➤ Abb. 12.42) sind ein Beispiel dafür. Sie bestehen aus festen, sich verzahnenden, bindegewebig überbrückten Nähten.

Die bindegewebige Verbindung der Zähne mit dem Kiefer heißt **Gomphosis.**

Junctura cartilaginea

Eine Verbindung aus hyalinem Knorpel, wie man sie zwischen der ersten Rippe und dem Sternum (Brustbein) oder zwischen dem Manubrium sterni und dem Corpus sterni findet, wird als **Junctura cartilaginea** oder **Synchondrose** bezeichnet. Erfolgt die Verbindung durch faserigen Knorpel, z. B. an der Symphysis pubica (Schambeinfuge, ➤ Kap. 12.2), spricht man von einer **Symphyse.**

Synostose

Wird das ursprünglich faserige Bindegewebe zwischen zwei Knochen im Laufe der Entwicklung durch Knochensubstanz ersetzt, handelt es sich um eine **Synostose.** Ein Beispiel hierfür ist die verknöcherte Verbindung der fünf Sakralwirbel zum Os sacrum (➤ Abb. 12.8) oder die Verknöcherung der Epi- und Diaphysen. Im Grunde sind sie keine wirklichen Gelenke.

11.4.2 Diarthrosen

Aufbau der Diarthrosen

Die freie Beweglichkeit in den Diarthrosen, den **Juncturae synoviales,** wird durch einige Grundstrukturen ermöglicht (➤ Abb. 11.60):

- **Gelenkflächen,** die aus den glatten, von hyalinem Knorpel überzogenen Epiphysenaußenflächen gebildet werden
- **Gelenkkapsel,** aus der Membrana fibrosa und der Membrana synovialis bestehend
- **Zusätzliche Gelenkstrukturen,** z. B. Synovia, Bursa (Schleimbeutel), Diskus und Meniskus
- **Gelenkspalt:** Raum zwischen den Gelenkflächen, der von Gelenkflüssigkeit (Synovia = „Gelenkschmiere") ausgefüllt wird.

Gelenkkapsel

Die meisten Gelenke sind von einer straffen **Gelenkkapsel** umhüllt. Diese enthält fibröse (faserige) und im Übergang zum Knochen auch knorpelige Anteile (➤ Kap. 4.5.5).

Die Gelenkkapsel setzt sich aus zwei Schichten zusammen.

- Außen liegt die **Membrana fibrosa,** die aus kollagenem Fasermaterial besteht und durch ihren festen Halt vor Verrenkungen schützt. Die Membrana fibrosa wird von Ligamenten, die einen hohen Anteil kollagener Fasern enthalten, derartig verstärkt, dass in bestimmte Richtungen keine Bewegung möglich ist (➤ Abb. 11.61).
- Innen liegt die **Membrana synovialis** (Synovialmembran), die nach innen vorspringende Plicae synoviales (fetthaltige Fortsätze), Synovialfalten und Villi synoviales (Synovialzotten) besitzt. Auch die Membrana synovialis besteht aus zwei Schichten:
  - Die **Intima** sondert die Synovialflüssigkeit ab.
  - Die **Subintima** (Membrana subsynovialis) liegt zwischen der Intima und der Membrana fibrosa. Sie besteht aus lockerem Bindegewebe und ist sehr nerven- und gefäßreich. Die Gefäße der Subintima bringen die Flüssigkeit heran, die für die Synoviaproduktion der Membrana synovialis im Gelenk – d. h. im Synovialraum – gebraucht wird. Die Subintima besitzt elastische Fasern, die eine übermäßige Auffaltung der Intima verhindern, sodass diese sich bei Bewegung nicht zwischen den Gelenkflächen verklemmen kann. Die Subintima spielt bei der Kapselüberdehnung und der rheumatischen Arthritis eine besondere Rolle.

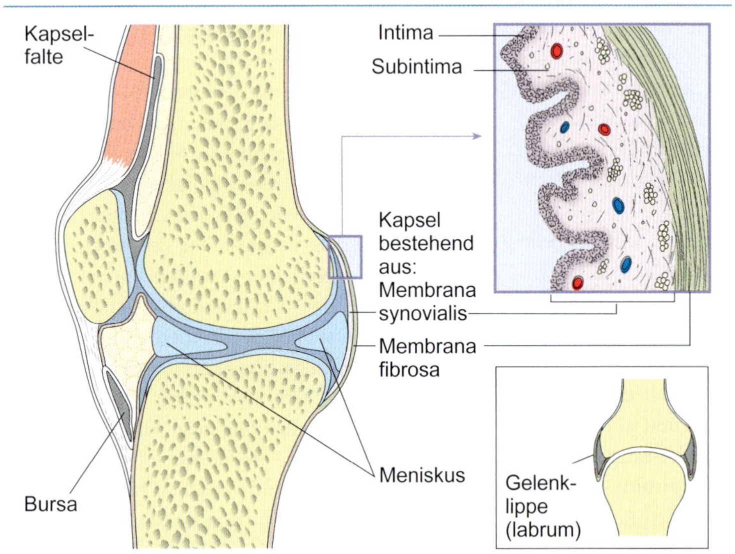

Abb. 11.60 Aufbau eines Synovialgelenkes (Diarthrose, auch Junctura synovialis). Querschnitt durch Tibia- und Femurkondylen (die Knorpelfläche beider Kondylen ist zu sehen).

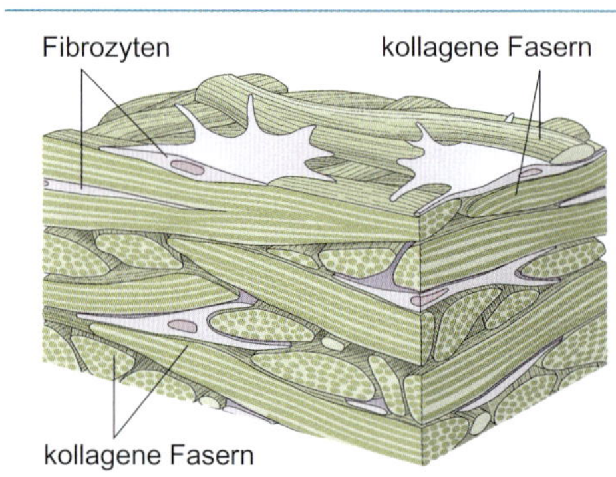

Abb. 11.61 Verlauf der kollagenen Fasern in der Membrana fibrosa.

Gelenkkapsel- und Ligamentsensoren

Einteilung der Gelenkkapselsensoren ➤ Tab. 9.2

In den Gelenkkapseln und Ligamenten liegen **Sensoren,** welche die Geschwindigkeit, die Winkelstellungen und -veränderungen im Gelenk registrieren. Gemeinsam mit den Muskelspindeln, den Sehnenrezeptoren und dem Gleichgewichtsorgan sind sie für die **Propriozeption** (➤ Kap. 9.15.1) des Bewegungsapparates zuständig. Die Propriozeptoren ermöglichen eine Kontrolle über Haltung und Bewegung des Körpers. Die Bedeutung der propriozeptiven Wahrnehmung wird anschaulich, wenn man sich vorstellt, dass man auch mit geschlossenen Augen eine relativ genaue Vorstellung über die Stellung der Extremitäten im Raum hat, wie es beispielsweise bei einem Tanz mit verbundenen Augen der Fall ist. Das Training einer gestörten Propriozeption, z. B. durch ein Trauma, hat große Bedeutung in der physiotherapeutischen Behandlung.

KLINIK

Erkrankungen der Subintima

Kapselüberdehnung

Eine Dehnung der Subintima, z. B. als Folge einer Gelenkverstauchung, steigert die Durchlässigkeit der dabei beschädigten Gefäße. Das Gelenk schwillt an, d. h., der Synovialraum füllt sich mit Flüssigkeit **(Hydrops),** wodurch die Gelenkkapsel gedehnt wird. Dies führt zur Dauerreizung der Kapselsensoren, welche neuroreflektorisch einen hemmenden Einfluss auf die gelenküberspannende Muskulatur ausüben. Ein über längere Zeit geschwollenes Gelenk schwächt die gelenknahe Muskulatur durch langdauernde Hemmung. Folge ist eine herabgesetzte Belastbarkeit des Gelenks.

Rheumatische Arthritis

Bei der rheumatischen Arthritis kommt es zur chronischen Entzündung der Membrana synovialis. Die Zusammensetzung der Synovia ändert sich, z. B. enthält sie dann weniger Hyaluronsäure und wird durch austretendes Plasma aus den Gefäßen zunehmend wässriger. Das setzt die Schmier- und Ernährungsfunktion herab, sodass die Reibung zwischen den Gelenkflächen zunimmt. Außerdem werden Enzyme freigesetzt, die den Knorpel angreifen.

Ligamente

Häufig sind in die Gelenkkapseln **Ligamente** (Kapselbänder) eingeflochten, die als Verstärkungsstränge die Epiphysen (➤ Kap. 4.5.6) der beiden gegenüberstehenden Knochen verbinden und dem Gelenk Stabilität in ungünstigen Belastungssituationen geben. Diese Verstärkungszüge aus kollagenem Bindegewebe schützen so, z. B. als Innen- und Außenband des oberen Sprunggelenks, vor dem „Umknicken" des Fußes.

Bei kleinen Gelenken ist die Gelenkkapsel oft gar nicht als solche erkennbar, weil sie mit den Bändern, die die Knochen verbinden, zu einer Art Faserschlauch verflochten ist.

Die Ligamente können rund und breit angelegt sein. V.a. bei den breiten Bändern sind bei normalen Bewegungen immer nur bestimmte Anteile abwechselnd gespannt. Bei plötzlicher Überbelastung reißen daher nur die gespannten Anteile des Ligaments. Die entspannten Anteile bleiben bei schnell folgender Entlastung häufig unverletzt. Es ist dann die Aufgabe der Muskulatur, die auf das Gelenk einwirkenden Kräfte abzufangen. Die Bänder sind dagegen für die Gelenkführung zuständig und bei einem Versagen der Muskulatur schnell überlastet.

Außer den in die Gelenkkapsel eingeflochtenen Bändern gibt es **extrakapsuläre Bänder,** welche die Gelenkführung unterstützen, jedoch außerhalb der Gelenkkapsel liegen. **Intraartikuläre Bänder** liegen innerhalb des Gelenks und haben nur eine Verbindung mit der Membrana synovialis, von der sie umgeben sind. Beispiel hierfür sind die Kreuzbänder im Knie (➤ Kap. 14.3.1) oder das Ligamentum capitis femoris in der Hüfte.

PT-PRAXIS

Schützende Knorpelschicht

An den Stellen im Körper, bei denen viel Reibung und Druck auf ein Ligament stattfindet, da es einem beweglichen Knochen direkt gegenüberliegt, ist das ligamentäre Bindegewebe mit einer **Knorpelschicht** bekleidet. Beispiele hierfür sind das Lig. calcaneonaviculare (Pfannenband) gegenüber dem Talus oder das Lig. transversum atlantis gegenüber dem Dens axis.

An der Verbindungstelle von Band- bzw. Ligamentgewebe zu Knochengewebe entstehen Übergänge von einer Gewebeart zur anderen. Es gibt zwei **Ansatzformen von Ligamenten** am Knochen:

- Tief in der Membrana fibrosa liegende Fasern setzen direkt am Knochen an. Die Verbindung zwischen Ligament und Knochen erfolgt in mehreren Übergängen, um auftretende Zugbelastungen auf eine größere Fläche zu verteilen. Die Kollagenfasern vermischen sich mit dem Kollagen der Knochenlamellen. Diese eindringenden Kollagenfasern heißen **Sharpey-Fasern** (➤ Abb. 11.62 und ➤ Kap. 4.5.3). Sie setzen sich vom faserigen Bindegewebe über den faserigen Knorpel in den mineralisierten faserigen Knorpel fort und dringen schließlich in den Knochen ein.
- Die äußeren Fasern des Ligaments vermischen sich mit dem im **Periost** (Knochenhaut) gelegenen Kollagen.

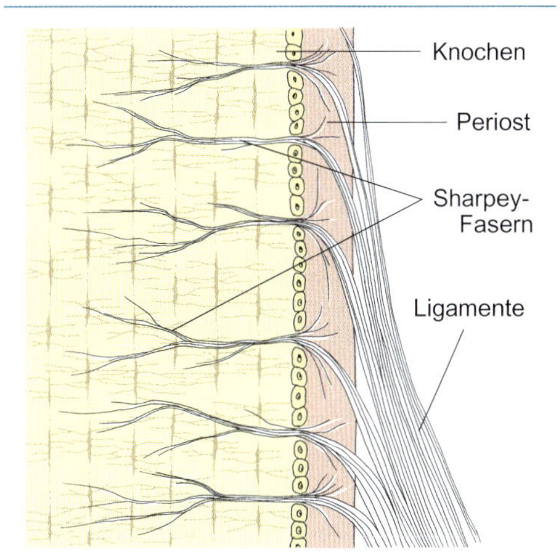

Abb. 11.62 Die zwei Formen des Ansatzes eines Ligaments am Knochen: Sharpey-Fasern, die tief in der Membrana fibrosa liegen und in den Knochen eindringen, sowie äußere Fasern des Ligaments, die sich mit dem Periost vermischen.

Zusätzliche Gelenkstrukturen

Die **Synovia** (Gelenkflüssigkeit) ist eine klare, fadenziehende, eiweiß- und muzinhaltige (schleimhaltige) Flüssigkeit. Sie hat neben einer hohen Viskosität auch elastische Eigenschaften, schmiert die Gelenkflächen wie ein Getriebeöl und ernährt zudem den gefäßlosen Knorpel (➤ Kap. 4.5.5).

KLINIK

Folgen der Immobilisation

Immobilisierte Ligamente unterliegen nach einiger Zeit großen strukturellen Veränderungen. Es wird in gesteigertem Maße Kollagen abgebaut und neu gebildet. Obwohl die Abbauprozesse überwiegen, nimmt die Gesamtmasse des Kollagens nur in geringem Maße ab. Das Verhältnis zwischen instabilem (➤ Kap. 4.5.1), neugebildetem und altem Kollagen verschiebt sich jedoch zugunsten des neugebildeten Kollagens, wodurch die Festigkeit des Kollagens abnimmt. Der Ligamentansatz am Knochen ist von diesen Prozessen am stärksten betroffen, sodass immobilisierte Ligamente dort am häufigsten reißen. Die Kollagenfasern der Ligamente sind normalerweise parallel angeordnet. Matrixverlust und willkürlich angeordnete neue Fasern mit instabilem Kollagen beeinträchtigen die Gelenkführung und Stabilität der Gelenke in erheblichem Maße.

Um Gewebeschäden durch Reibungskräfte, die bei Körperbewegungen entstehen, zu verhindern, gibt es an vielen Stellen des Körpers **Bursae synoviales,** die sog. Schleimbeutel. Es sind dünnwandige, von Synovialmembran ausgekleidete Säcke in der Nähe oder am Rand der Gelenkhöhlen. Sie liegen an druckbelasteten Stellen, verteilen den Druck, erleichtern das Übereinandergleiten der beteiligten Strukturen und funktionieren bei Bewegungen als Puffer. Eine Schleimbeutelentzündung heißt **Bursitis.**

Ähnlich wie eine schleimgefüllte Bursa kann es am Gelenk auch eine mit Fett gefüllte Struktur geben. Einen solchen Fettkörper bezeichnet man als **Corpus adiposum.**

Um die Bewegungsfreiheit der Gelenke bei großen Winkelveränderungen zu gewährleisten, besitzen die Gelenkkapseln vieler Gelenke Umschlagfalten, **Recessus articularis** genannt.

In manchen Gelenkhöhlen liegt ein **Meniskus** (scheiben- oder halbringförmiger Zwischenknorpel) oder ein Diskus (runder Zwischenknorpel) aus faserknorpeligem Gewebe. Menisken und Disken haben eine Führungsfunktion und verbessern den Gelenkkontakt. Klinisch bedeutsam sind v. a. die Kniemenisken. Sie wirken als Dämpfer, indem sie Stöße auf die Epiphysen abfedern, was den Gelenkknorpel schont (➤ Kap. 14.3.1).

Labrum articularis (Gelenklippen, ➢ Abb. 11.60) bestehen aus faserknorpeligem Gewebe. Sie vergrößern die Gelenkflächen und damit die Stabilität der Gelenke.

KLINIK

Bankart-Läsion

Eine häufige Komplikation der ventralen Schulterluxation ist die **Bankart-Läsion.** Dabei kommt es zum Abriss der vorderen unteren Schulterpfannenlippe. Ohne operative Korrektur führt sie meist zu einer habituellen (gewohnheitsmäßig wiederkehrenden) Schulterluxation.

Einfaches und zusammengesetztes Gelenk

Das einfache Gelenk, **Articulatio simplex,** besteht aus zwei Körpern, die in einer Gelenkkapsel liegen. Das zusammengesetzte Gelenk **(Articulatio composita)** besteht aus mehr als zwei Gelenkpartnern, die sich in einer Gelenkkapsel befinden, z. B. beim Ellenbogengelenk.

Gelenkformen und Freiheitsgrade

Es leuchtet ein, dass ein Kugelgelenk wie das Hüftgelenk wesentlich mehr Bewegungsmöglichkeiten – man spricht von **Freiheitsgraden** – besitzt als ein einfaches Scharniergelenk wie z. B. die Gelenke zwischen zwei Fingergliedern. Die Beweglichkeit des Gelenkes wird dabei entscheidend von der Gestalt der sich gegenüberstehenden Gelenkflächen bestimmt.

Im zweidimensionalen Raum hat ein Gegenstand **drei Freiheitsgrade:**

- Zwei Translationen (Verschiebungen) entlang zweier, quer aufeinander stehender Achsen
- Eine Rotation (Drehung) um eine quer zur Translationsebene stehende Achse.

Im dreidimensionalen Raum hat ein Gegenstand **sechs Freiheitsgrade:**

- Drei Translationen entlang dreier, quer zueinander stehender Achsen
- Drei Rotationen um diese Achsen.

Nachfolgend werden die **fünf Gelenkgrundformen** beschrieben (➢ Abb. 11.63). Die dabei erwähnten Freiheitsgrade beziehen sich ausschließlich auf die Gelenkform. Kapseln oder Bänder können die Anzahl der Freiheitsgrade natürlich einschränken; die Verformbarkeit des Gelenkknorpels (z. B. im Daumensattelgelenk) oder ein zwischen den Gelenkpartnern liegender Diskus (z. B. im Sternoklavikulargelenk) können die Anzahl der Freiheitsgrade erhöhen.

Kugelgelenk

Das **Art. sphaeroidea** (Kugelgelenk) hat drei Freiheitsgrade. Es gibt intraartikulär drei Rotationen. Bei diesem Gelenktyp sitzt der Gelenkkopf, eine kugelige Gelenkfläche, in einer kugelförmig ausgehöhlten Gelenkpfanne. Mit einem Kugelgelenk, z. B. dem Schulter- oder Hüftgelenk, sind Flexion und Extension, Abduktion und Adduktion sowie Innen- und Außenrotation möglich.

Eine Sonderform des Kugelgelenkes ist das Nussgelenk (Enarthrosis), bei dem die Pfanne über die Äquatorialebene (Äquator ist Mittellinie) des Gelenkkopfes hinausreicht. Ein Beispiel hierfür ist das Hüftgelenk.

Eigelenk

Das **Art. ellipsoidea** (Ellipsoidgelenk, Eigelenk) besitzt zwei Freiheitsgrade, zwei Rotationen sind möglich. Bei diesem Gelenk stehen ellipsenförmige, konvexe und konkave Gelenkflächen einander gegenüber, z. B. das proximale Handgelenk zwischen Radius (Speiche) und Handwurzelknochen. Eigelenke erlauben eine Flexion/Extension und eine Abduktion bzw. Adduktion. In geringem Umfang ist auch eine Rotation möglich.

Sattelgelenk

Das **Art. sellaris** (Sattelgelenk) hat zwei Freiheitsgrade, zwei Rotationen sind möglich. Eine seiner Gelenkflächen besitzt die Form eines Sattels, die andere ähnelt der Statur eines Reiters auf seinem Sattel. Dieses Gelenk erlaubt die Seit-zu-Seit-Bewegung und die Vorwärts-Rückwärts-Bewegung. Ein Beispiel ist das Grundgelenk des Daumens.

Zylindergelenk

Es gibt zwei Typen von Zylindergelenken **(Art. cylindrica):** Scharnier- und Rollgelenke, die mit je einer Rotation und einer Translation zwei Freiheitsgrade aufweisen.

- Das **Art. ginglymus** (Scharniergelenk) hat eine quer zur Knochenlängsrichtung stehende Drehachse. Dabei wird eine rollenförmige, konvexe (nach außen gewölbte) Gelenkfläche von einer konkaven (nach innen gewölbten) schalenförmig umgriffen. Diese Gelenkform lässt, ähnlich wie beim Öffnen und Schließen einer Tür, die Rotation um eine Achse zu. Neben der Rotation kann bei den Scharniergelenken eine Translation in der Gelenkflächenebene stattfinden. Dieser Vorgang ähnelt dem Ausheben einer Tür. Scharniergelenke befinden sich zwischen allen Finger- und Zehengliedern.
- Das **Art. trochoidea** (Dreh- oder Rollgelenk) hat eine parallel zur Knochenlängsrichtung stehende Drehachse. Man unterscheidet Zapfen- und Radgelenke:
  - Beim **Zapfengelenk** dreht sich die konvexe Gelenkfläche innerhalb eines Bandes, das die konkave Gelenkfläche zum Ring ergänzt.

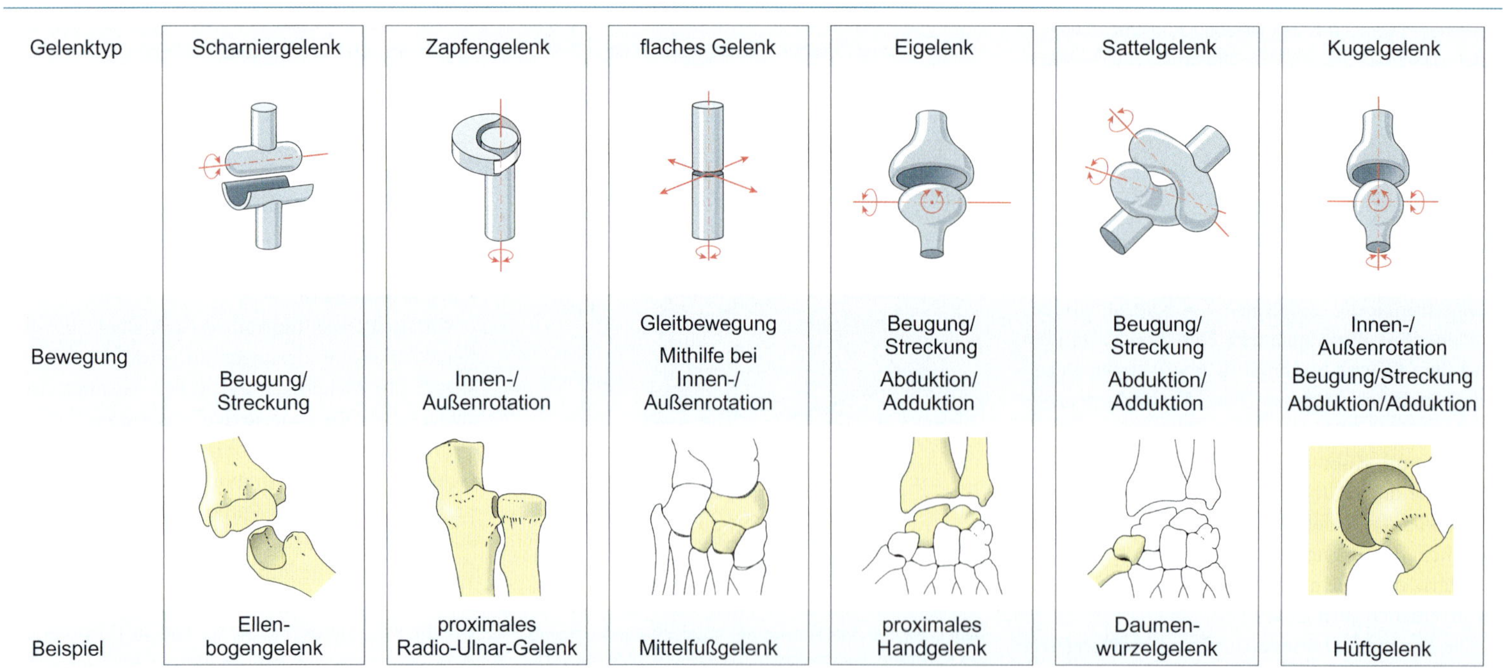

Abb. 11.63 Unterschiedliche Gelenkformen.

Das proximale Radioulnargelenk am Ellenbogen (➤ Kap. 13.3.1) ist ein Zapfengelenk.
- Beim **Radgelenk** bewegt sich die konkave Gelenkfläche um die konvexe, z. B. beim distalen Radioulnargelenk (➤ Kap. 13.3.1).

Flaches Gelenk
Das **Art. plana** (flaches Gelenk) hat drei Freiheitsgrade: zwei Translationen und die Rotation um eine quer zu den Flächen stehende Achse. Beugebewegungen sind aufgrund von Form und Stellung der Gelenkflächen nicht möglich. Solche flachen Gelenke befinden sich z. B. in der Hand- und Fußwurzel oder zwischen Schulterblatt und Schlüsselbein (Art. acromioclavicularis).

11.4.3 Kinematische Aspekte

Zu jedem Gelenk werden im anatomischen Teil (➤ Kap. 12, ➤ Kap. 13 und ➤ Kap. 14) in einer festen Reihenfolge einige Merkmale des betreffenden Gelenkes beschrieben. Die Bedeutung dieser Merkmale wird im Folgenden erklärt.

Gelenkpartner

Zu jedem Gelenk werden die Formen der **Gelenkpartner** (die an einem Gelenk beteiligten Knochen, z. B. Gelenkpfanne und Gelenkkopf) gemeinsam mit der Stellung der Gelenkflächen beschrieben.

Nullstellung

Die **Nullstellung** ist die Ausgangsposition für Messuntersuchungen nach der Neutral-Null-Methode. Von dieser Position aus wird das Bewegungsausmaß des Gelenkes in sämtliche Bewegungsrichtungen gemessen.

Ruhestellung

Die **Ruhestellung** (engl.: maximally loose packed position) ist die Gelenkstellung, in der die Kapsel maximal entspannt ist und daher den größten Rauminhalt besitzt. Das Gelenkspiel ist hier am größten.

Verriegelte Stellung

Die **verriegelte Stellung** (engl.: close packed position) ist die Stellung, in der die Gelenkkapsel und die Ligamente maximal gestrafft sind. Die Gelenkflächen haben maximal möglichen Kontakt, das Gelenkspiel ist auf ein Minimum reduziert.

Kapselmuster

Ein Kapselmuster (oder Kapselzeichen) ist eine gelenkspezifische Bewegungseinschränkung, die mit einer passiven Funktionsuntersuchung eines Gelenks erfasst werden kann. Dabei sind immer mehrere der möglichen Bewegungen eingeschränkt, und zwar in einem bestimmten Verhältnis zueinander.

Osteokinematik

Jede Diarthrose erlaubt entsprechend ihrer Bauweise Bewegungen in einem bestimmten physiologischen Ausmaß. Diese Beweglichkeit ist bei degenerativen und entzündlichen Gelenkerkrankungen oder nach Unfällen häufig eingeschränkt. Der Grad der Bewegungseinschränkung spiegelt oft die Schwere und den Verlauf der Erkrankung wider. Um die Gelenkbeweglichkeit zu prüfen, bedient man sich der standardisierten Neutral-Null-Methode. Die Beschreibung der peripheren Bewegungsbahn eines Knochens um eine Rotationsachse wird **Osteokinematik** genannt, die Messung der Bewegungsgrade stellt einen Teil davon dar.

Die **Neutral-Null-Methode** soll hier am Beispiel des Handgelenks erklärt werden: Ausgangspunkt für die Funktionsprüfung dieses Eigelenkes ist die Ruhe- oder Neutralstellung der Hand, wobei der Mittelfinger in genauer Verlängerung der Unterarmlängsachse steht. Bei den Handbewegungen werden nun die maximal möglichen Bewegungen von dieser Bezugsachse in Winkelgraden gemessen. So wird die Hand nacheinander daumenwärts und kleinfingerwärts gekippt (radial und ulnar abduziert), wobei die Winkelveränderungen mit Hilfe eines Winkelmessers abgelesen werden (➤ Abb. 11.64). Es ist zu beachten, dass die Normalwerte innerhalb eines kleinen Toleranzbereiches schwanken können. Das Ergebnis notiert man mit drei Zahlen:
- 1. Zahl: Ulnarabduktion (Bewegung kleinfingerwärts)
- 2. Zahl: Neutralstellung (diese ist immer 0°. Ausnahme: schwere Deformierungen)
- 3. Zahl: Radialabduktion (Bewegung daumenwärts).

Die Werte beim Handgelenk eines Gesunden betragen in etwa: Uln./Rad. 45°/0°/15° (➤ Abb. 11.64 b). Wäre die Radialabduktion eingeschränkt und würde die Hand die Mittelstellung gar nicht erreichen, sondern 5° davor schon haltmachen, dann notiert man dies wie folgt: Uln./Rad. 45°/5°/0°.

Entsprechend werden auch die Dorsalextension und Palmarflexion gemessen, die man dann z. B. als Flex./Ext. 60°/0°/50° notiert (➤ Abb. 11.64a).

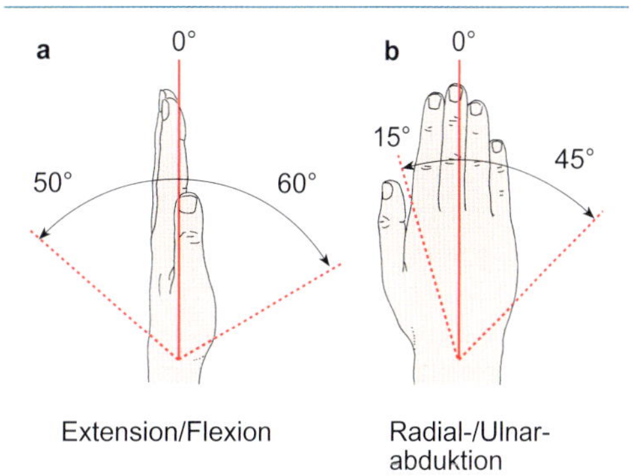

Abb. 11.64 Das Prinzip der Gelenkwinkelmessungen am Handgelenk.
a) Extension und Flexion.
b) Radial- und Ulnarabduktion.

Arthrokinematik

Die **Arthrokinematik** beschreibt intraartikuläre Bewegungen. Bei jeder Gelenkbewegung können intraartikulär zwei wesentliche Komponenten unterschieden werden (➤ Kap. 11.2.5): Translation und Rotation. Jede Rotation (Rollbewegung) eines Gelenkpartners wird von einer Translation (Verschiebung) begleitet, um das Herausrollen des Gelenkkopfes aus der Pfanne zu vermeiden (Abb. 11.20).

Es gilt dabei folgende Regel:
- Eine konvexe Gelenkfläche rollt und translatiert in die gegensinnige Richtung.
- Eine konkave Gelenkfläche rollt und translatiert in die gleichsinnige Richtung.

Segmentale Innervation

Segmentale Organisation der Muskulatur und Gelenke ➤ Kap. 9.18.4, ➤ Tab. 9.9 und ➤ Abb. 9.54

Ein Segment umfasst alle Strukturen und Organe, die von einem Spinalnerv zuzüglich des vegetativen Nervs innerviert werden. Die **segmentale Innervation** gibt an, auf welcher Höhe der Wirbelsäule der versorgende Spinalnerv den Wirbelkanal verlässt. Aufgrund der Entwicklungsgeschichte des Nervensystems werden die Gelenke von zwei auf unterschiedlicher Höhe des Rückenmarks austretenden Nervenkomplexen versorgt:
- Die phylogenetisch (entwicklungsgeschichtlich) ältere **vegetative Innervation** regelt die Trophik (Durchblutung, ➤ Kap. 16.3.3).
- Die **animale Innervation** versorgt Motorik und Sensorik wie z. B. Hautsensibilität, Propriozeption und Nozizeption (➤ Kap. 9.15).

Passive Stabilität

Die **passive Stabilität** wird durch verschiedene nichtkontraktile Strukturen im Gelenk und um das Gelenk herum gewährleistet. Beispiele dafür sind die Gelenkkapsel, die Ligamente, Menisken und Disken oder auch die Gelenkform an sich. Gelenkkapsel und Ligamente haben außer einer mechanischen auch eine wichtige propriosensorische Funktion bei der Handhabung der Stabilität.

Aktive Stabilität

Die **aktive Stabilität** wird durch die muskuläre Antwort auf Stand- und Bewegungsveränderungen der Gelenke gewährleistet. Eine Vielzahl von Sensoren, die sensorischen und motorischen Leitungsbahnen, das verarbeitende Zentralnervensystem und die Muskulatur sind hieran beteiligt. Aktive Stabilität erfordert außer der Notwendigkeit eines gewissen Kraftaufwands auch eine gute Koordination.

KLINIK
Luxationen

Luxation oder **Dislokation** ist die vollständige Auskugelung eines Gelenks. Sie wird meist von einem Gelenkkapselriss begleitet. Eine unvollständige Luxation wird **Subluxation** genannt.

Häufig werden Luxationen schon am Unfallort wieder reponiert (eingerenkt), um dem Patienten seine meist starken Schmerzen zu nehmen und eine Schädigung von Nerven und Gefäßen zu vermeiden. In der Regel sollte vor einer **Reposition** (Einrenkung) ein Röntgenbild angefertigt werden, um eine begleitende Fraktur auszuschließen. Die für eine Reposition notwendigen Kräfte können so groß sein, dass zur Fixierung des Patienten die Hilfe mehrerer Personen notwendig ist.
Eine Dehnung von Bändern bzw. eine Bänderzerrung bezeichnet man als **Distorsion.** Bekannt und häufig ist eine Distorsion der Außenbänder des Sprunggelenks durch Umknicken des Fußes nach innen. Der Übergang zwischen einer Dehnung und dem Zerreißen von Gelenkbandanteilen ist fließend – in der Praxis ist eine genaue Differenzierung kaum möglich. Die Frage, inwieweit die Distorsion therapiebedürftig ist, kann danach entschieden werden, ob das Gelenk übermäßig aufklappbar ist. Zu diesem Zweck wird meist eine „gehaltene Röntgenaufnahme" angefertigt. Ist das Gelenk abnorm aufklappbar, so müssen das verletzte Gelenk und die geschädigten Bänder sorgfältig ruhiggestellt oder operativ behandelt werden.

11.5 Funktionelle Aspekte von Haltung und Bewegung

In der Medizin herrschte lange Zeit die Auffassung, Funktionsstörungen an Gelenken oder anderen Strukturen seien isoliert als Krankheit zu behandeln (zum Beispiel durch Verabreichung von Schmerzmitteln oder durch Operationen usw.), da eine starke biomedizinische Ausrichtung vorherrschte. Den psychischen und sozialen Aspekten einer Krankheit wurde geringere Aufmerksamkeit geschenkt. Erst durch die Beschreibung und Betrachtung von Gesundheitsproblematiken mittels der **ICF** (engl.: International Classification of Functioning, Disability and Health), also der Internationalen Klassifikation der Funktionsfähigkeit, Behinderung und Gesundheit, der WHO (World Health Organisation = Weltgesundheitsorganisation) wird diesen Aspekten als biopsychosozialem Modell (BPS-Modell) Rechnung getragen.

Im BPS-Modell werden bei einer gesundheitlichen Problematik immer der biologische, der psychische und der soziale Faktor berücksichtigt. Die ICF beschreibt vor allem Funktionsstörungen der Bewegung. Dieser Standard gilt international auch in der Physiotherapie.

Bei der Beschreibung einer individuellen Problematik werden mittels ICF die Ebenen **Störung, Aktivität** und **Partizipation** unterschieden (➤ Kap. 5.3.6).

Eine **Störung** wird als eine negative Veränderung von Struktur und Funktion beschrieben. Wenn in einem Kniegelenk zum Beispiel die Beugung eingeschränkt ist, kann das dazu führen, dass der Patient nicht Fahrrad fahren kann. Wir bezeichnen diesen Zustand als verminderte Beugung im Kniegelenk mit einhergehender Funktionsstörung. Ein eventuell begleitender Schmerz spezifiziert ebenfalls das Gelenk und dadurch auch die Gelenkbeeinträchtigung. Des Weiteren sind verminderte Muskelkraft, schlechte Koordination, Flüssigkeit im Gelenk usw. als Störung anzusehen. Wir erhalten eine Aussage über das verletzte Organ.

Der Begriff **Aktivität** ist folgendermaßen definiert: „Aktivitäten sind Teile des Handelns einer Person." Wenn ein Patient als Folge von Schmerzen nicht aufstehen kann, ist die Aktivität „Aufstehen" eingeschränkt. Vielleicht kann er sich auch nicht gut bücken, nicht gut Treppen steigen usw. Das alles wird zu den Aktivitätseinschränkungen gezählt. Solche Einschränkungen unterliegen grundsätzlich verschiedenen Ursachen, z. B. können sie Folge einer neurologischen Krankheit, aber auch Folge von Angst oder Unsicherheit sein. Daher ist es wichtig, sowohl die Funktionsstörungen als auch die Einschränkungen der Aktivität einzeln zu unterscheiden, zu beschreiben und in Relation zueinander zu setzen.

In obigem Beispiel entsteht als Folge einer Gelenkfunktionsstörung ein Partizipationsproblem für den Patienten. **Partizipation** wird als Teilnahme einer Person am gesellschaftlichen Leben definiert. Eine eingeschränkte Teilhabe in verschiedenen Lebensbereichen wird als Handikap (der Partizipation) beschrieben. Störung, Aktivität und Partizipation haben einen reziproken Einfluss aufeinander.

Neben der Aufteilung in Störung, Aktivität und Partizipation werden in der ICF auch persönliche Faktoren und Umgebungsfaktoren beschrieben. Sie haben auf die verschiedenen Niveaus einer Funktion Einfluss. Das Erfassen einer funktionellen Totalität berücksichtigt alle in der ICF erfassten Aspekte.

Im weiteren Verlauf werden verschiedene funktionelle Körperpositionen und Bewegungen analysiert, die auf den biomechanischen Erkenntnissen in diesem Kapitel beruhen. Bei der Beschreibung der Muskulatur liegt das Augenmerk auf den Muskeln, die eine übergeordnete Rolle bei den funktionellen Haltungen und Bewegungen spielen.

Dabei ist zu bedenken, dass die zerebrale Steuerung des neuromuskulären Systems Bewegungsabläufe nur in ihrer Gesamtheit verarbeitet. Komplexbewegungen sind nicht in einzelne Gelenk- und Muskelaktivitäten gegliedert. Der Erfolg einer physiotherapeutischen Intervention ist also auch von der Fähigkeit eines Therapeuten abhängig, die Neurophysiologie von Totalbewegungen zu bewerten. Bewegungssysteme wie unser Körper bewegen sich ausschließlich in „offenen" und „geschlossenen Ketten" (➤ Kap. 11.3.2).

Als beispielhaft für diese Denkweise gelten die Therapiemethoden der OMT (Orthopädische Manuelle Therapie) und der PNF (Propriozeptive neuromuskuläre Faszilitation).

Informationen über die anatomische Nomenklatur und weitere Einzelheiten ➤ Kap. 12, ➤ Kap. 13 und ➤ Kap. 14.

11.5.1 Haltung

Symmetrisches Stehen

Das Gewicht des Körpers ist gleichmäßig auf beide Beine verteilt. Die Beine sind leicht gespreizt, die Füße stehen etwa 30 cm auseinander, ihre Längsachsen divergieren leicht nach außen. Die Arme hängen entspannt neben dem Körper, die Unterarme sind in Mittelstellung zwischen Pro- und Supination. Die Lotlinie aus dem Körperschwerpunkt fällt – etwa in Höhe der Basis der Metatarsalknochen – zwischen die Füße.

Lotlinie aus dem Körperschwerpunkt
Weil ein Körper während des Stehens kleine Bewegungen macht, befindet sich die Projektion des Körperschwerpunkts nicht immer an der gleichen Stelle. Diese kleinen Bewegungen kommen durch Atembewegungen, die Herzaktivität und die notwendige Pumpwirkung der Beinmuskulatur zustande. Die Schwankungen des Körpers finden sowohl in ventral-dorsaler Richtung als auch in seitlicher Richtung statt und variieren ständig in Größe und Frequenz.

Die Projektion des Körperschwerpunkts liegt vor den Sprunggelenken. Ein Vornüberfallen wird durch die permanente Aktivität der Wadenmuskulatur verhindert. Das „Moment" der Wadenmuskelkraft muss das „Moment" der Schwerkrafteinwirkung kompensieren. Die Muskeln ventral des Unterschenkels sind aktiv, wenn die Rückwärtsneigung des Körpers gebremst werden muss. Die beiden Knie sind normalerweise gestreckt, und da die Lotlinie aus dem Körperschwerpunkt durch die Kniegelenksachse geht, braucht man für diese Position nur wenig Muskelkraft. Eine maximale Überstreckung der Knie wird durch den M. gastrocnemius und die ischiokrurale Muskulatur verhindert. Die leichte Spannung des M. quadriceps beugt einem Durchknicken der Knie in Flexionsrichtung vor. Die gemeinsame Muskelaktivität von Knieflexoren und -extensoren hält das Knie somit in einer aktiven Streckung. Eine Belastung der Bänder wird somit verhindert.

Lotlinie aus dem Teilschwerpunkt des Oberkörpers
Der Teilschwerpunkt des Rumpfes, des Kopfes und der Arme befindet sich – bei entspanntem, geraden Stand – vor der Wirbelsäule im Thorax auf Höhe von Th10 (➤ Kap. 11.3.1). Die aufrechte Haltung des Rumpfes wird durch die Aktivität des M. erector spinae gewährleistet. Die Lotlinie aus diesem Teilschwerpunkt verläuft durch die transversale Achse der Hüftgelenke oder, abhängig von der Stellung des Körpers im Raum, davor oder dahinter. Abwechselnde Kontraktion der Muskeln ventral und dorsal der Hüften stabilisiert die Vorwärts- und Rückwärtskippung des Beckens. Ein abwechselndes Anspannen der Hüftabduktoren ist die Reaktion auf Körperbewegungen zur Seite.

Vorwärtsneigung

Bei einer extremen Vorwärtsneigung (➤ Abb. 11.65a) steigert sich die Aktivität der Mm. triceps surae, der ischiokruralen Muskeln und des M. erector spinae. Der Unterschenkel muss im Sprunggelenk gegen eine zu starke Vorbeugung in Richtung Fußspitze fixiert werden. Dabei ist eine Hyperextension im Kniegelenk zu vermeiden. Um einer weiteren Schwerpunktverschiebung nach ventral entgegenzuwirken, muss das Becken in seiner Neutralposition fixiert sein. Die Projektion am Boden liegt auf Höhe der Zehen. Eine starke Aktivität der Flexoren presst die Zehen fest an den Boden. Die vergrößerte Stützfläche kompensiert damit den veränderten Körperschwerpunkt.

Zehenstand

Der Zehenstand wird durch eine bewusste Vorwärtsneigung ermöglicht. Die Sprunggelenksflexoren, insbesondere der M. triceps surae, machen eine exzentrische Kontraktion, mit anderen Worten sie lassen nach. Die Füße bilden dabei das Punctum fixum. Durch die Verlagerung des Körperschwerpunkts nach ventral und das Abheben der Fersen vom Boden verändert sich die Stützfläche und wird jetzt aus den beiden Caput metatarsalia V und den Zehenspitzen der ersten und fünften Zehen beider Füße gebildet (➤ Abb. 11.23). Grund hierfür ist die Kontraktion der Mm. triceps surae. Sie bremsen die Vorwärtsbewegung und ziehen gleichzeitig die Fersen hoch. Zeitgleich kontrahieren die synergistischen Plantarflexoren, v.a. die Mm. tibiales posteriores, Mm. flexor hallucis longus und Mm. flexor digitorum longus (➤ Abb. 11.65b). Der verstärkte Zug auf die plantaren Faszien führt zu einer passiven Versteifung im Fußwurzel- und Mittelfußbereich. Das Längsgewölbe vertieft und verbessert die passive Stabilität des Fußes (➤ Kap. 14.4.1).

Sitzen

Sitzen ist für viele Menschen die häufigste tägliche Körperhaltung. Unmengen von verschiedenen Sitzen bzw. Sitzmöbeln spiegeln diese Situation wider. Im Folgenden wird als Beispiel die Sitzposition vor dem Computer beschrieben.

Sitzmöbel und Umgebung

Die Tischhöhe wird im aufrechten Sitz, mit ruhendem Schultergürtel, locker herabhängenden Oberarmen und 90° angebeugten Ellenbogen ermittelt. Für erwachsene Menschen in West-Europa ist die durchschnittliche Tischhöhe 72 cm, vorausgesetzt der Stuhl ist höhenverstellbar. Um eine aufrechte Sitzposition einzunehmen, ist es wichtig, dass sich das Gesäß oberhalb der Knie befindet. Die Füße sollten dabei vollen Bodenkontakt haben. Zwischen Kniekehle und Stuhlkante sollte eine Handbreit Abstand sein, damit Bewegungsfreiheit bleibt und nichts eingeklemmt wird. Die Sitzfläche sollte nicht zu weich sein, um eine Rückrotation des Beckens mit einer einhergehenden Kyphosierung der LWS zu vermeiden. Eine leicht nach schräg vorne abfallende Sitzflächeneinstellung garantiert die leichte Vorwärtskippung des Beckens als Voraussetzung einer aufrechten Körperhaltung. Das Körpergewicht sollte auf eine große Fläche wie Gesäß, Oberschenkel und Füße verteilt werden, um damit die Haltearbeit der Waden und Oberschenkelmuskulatur zu minimieren. Um die gebeugten Hüft-, Knie- und Fußgelenke optimal zu belasten, müssen die Oberschenkel-, Unterschenkel- und Fußachsen in der sagittalen Ebene (➤ Abb. 1.4) liegen.

Die Höhe der Rückenlehne ist durch die jeweilige Tätigkeit bestimmt und von der Höhe der individuellen lumbalen Lordose abhängig. Bei überwiegend ruhig sitzender Tätigkeit sollte die Rückenlehne unter Gewährleistung der Beckenkippung bis zum fünften thorakalen Wirbel reichen. Wird überwiegend in Anlehnung gesessen, entlastet eine höhere Rückenlehne mit Kopfteil. Die Skapulae müssen immer frei beweglich sein.

Die Armlehnen dürfen nicht so konstruiert sein, dass sie gegen den Schreibtisch stoßen. Die Höhe ermittelt sich aus dem aufrechten Sitz mit entspanntem Schultergürtel und herabhängenden Armen. Bei 90° Ellenbeugung muss eine ganzheitliche Auflage der Unterarme garantiert sein. Ohne Unterstützung einer Lehne würden die Arme nach unten hängen. Der Schultergürtel ist mit Muskeln und Ligamenten an der Wirbelsäule aufgehängt. Da die Arme etwa 10–14 % des totalen Körpergewichtes ausmachen (➤ Kap. 11.3.1), werden Schultergürtel und zervikale Wirbelsäule durch eine Unterstützung mittels Armlehne wesentlich entlastet.

Die sitzende Person

Für ein optimales Sitzverhalten ist ein gutes Körperbewusstsein unabdingbare Voraussetzung (➤ Abb. 11.66). Eine aufrechte Körperhaltung mit physiologisch leicht lordosierter LWS schafft einen Freiraum für die Organe der Bauchhöhle und des Brustraums, eine freie Atembewegung ist

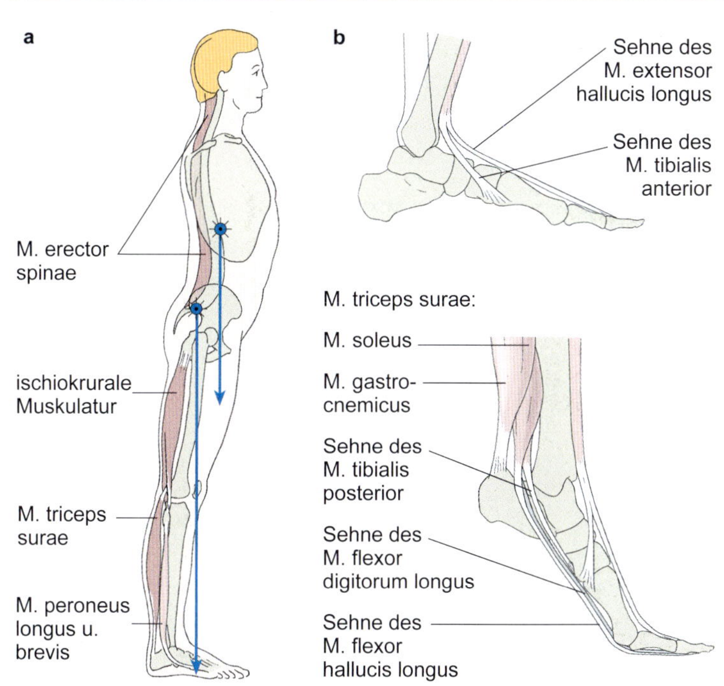

Abb. 11.65 Symmetrisches Stehen und Zehenstand.
a) Symmetrischer Stand mit Vorwärtsneigung unter Anspannung der dorsalen Muskulatur.
b) Oben: Fuß im Stand mit Vorwärtsneigung. Unten: Fuß im Zehenstand. Hier sind die Muskeln M. triceps surae (zieht die Fersen hoch) und der Mm. tibialis posterior, flexor hallucis longus und flexor digitorum longus angespannt.

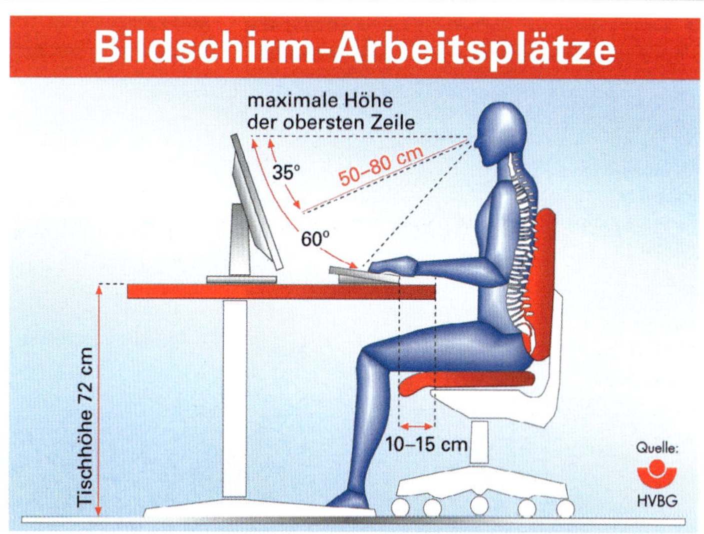

Abb. 11.66 Optimaler Sitz am Computer. Der Blick sollte leicht nach unten gerichtet sein, sodass der Nacken nicht übermäßig lordosiert wird. Der Blickwinkel zum Bildschirm sollte etwa 8° betragen. Wird öfter auf die Tastatur geblickt, empfiehlt sich eine größere Winkeleinstellung. [X220]

möglich. In aufrechter Sitzhaltung entkyphosiert die thorakale Wirbelsäule (Brustwirbelsäule = BWS), dadurch steht der Schultergürtel mehr in Retraktion. Weiterhin verringert sich bei nach vorne bzw. leicht nach unten gerichtetem Blick die zervikale Lordose. Als Folge davon sind die Akromioklavikulargelenke, die Sternoklavikulargelenke und das Sternum weniger zusammengedrückt. Im Hinblick darauf müssen sich z. B. die Mm. rhomboidei, die Mm. trapezii (pars transversus und pars ascendens) und der thorakale M. erector spinae leicht anspannen. Die Schwerkrafteinwirkung wird besser von der Wirbelsäule absorbiert und die Rückenmuskulatur braucht weniger Haltearbeit zu leisten. Ähnlich wie beim Stehen (➤ Kap. 11.3.4) ist der Körper im Gleichgewicht.

Das Sitzen während des Autofahrens

Der aufrechte Sitz ist im PKW nicht möglich. Die Beine stehen im Verhältnis zum Becken relativ hoch, mit der Folge einer Dorsalkippung des Beckens und einer damit einhergehenden Kyphosierung der lumbalen Wirbelsäule (LWS). Die Armhaltung am Lenkrad zwingt den Schultergürtel in eine dauernde Protraktion. Deshalb sind bei längeren Fahrten regelmäßige Bewegungspausen wichtig.

Die Stützfunktion

Beim Aufstehen von einer Bettkante oder von einem Stuhl und auch beim Hinsetzen kann man sich zur Erleichterung der Bewegung mit den Armen und Händen abstützen. Die Arme werden dann durch den M. triceps brachii gestreckt und durch eine adduzierende Wirkung des M. latissimus dorsi nahe am Körper stabilisiert (➤ Abb. 11.67a). Der Schultergürtel wird indirekt über die Arme, der Schwerkraft entgegen, vom M. latissimus dorsi zusätzlich in Depression gezogen. Der M. serratus anterior und der M. rhomboideus halten die Skapula in seitlicher Richtung fixiert, während der untere Teil des M. serratus anterior und der M. trapezius (pars ascendens) die Skapula nach kaudal fixieren.

Wenn man sich – wie bei einem Liegestütz – nach vorne abstützt (➤ Abb. 11.67b), liegt noch mehr Akzent auf dem M. serratus anterior, der die Skapula in Protraktion zieht und gleichzeitig am Körper fixiert. In einem gestreckten Liegestütz müssen die ventralen Rumpfmuskeln (z. B. M. rectus abdominis), die Hüftflexoren (z. B. M. iliopsoas) und die Kniestrecker (z. B. M. quadriceps femoris) kontrahieren, damit der Körper nicht durchhängt.

Greifen und Festhalten

Beim Hängen, aber auch beim normalen Festhalten, beim Wringen und allen anderen Bewegungen, bei denen die Hand zugedrückt wird, entwickeln sich Kräfte am Handgelenk und an den Fingergelenken. Die Kräfte in den Fingern werden über die Sehnen der Unterarmmuskeln erzeugt. Beim Greifen wird das Handgelenk automatisch in eine leichte Dorsalextensionsstellung gebracht.

➤ Abb. 11.68 zeigt vereinfacht das statische Gleichgewicht eines Fingers und eines Handgelenks bei der Einwirkung von Kräften. Die Kraft, die auf einen Finger mit angespannten Flexoren einwirkt, wird als $\mathbf{F_f}$ (Kraft Finger) bezeichnet, während die Reaktionskraft im Metakarpophalangealgelenk $\mathbf{F_{fr}}$ (Kraft Finger Reaktion) genannt wird. Diese Reaktionskraft ist gleich groß wie die Fingerkraft und parallel zu ihr, aber gegensinnig gerichtet. Es entsteht ein Kräftegleichgewicht in vertikaler Richtung. Die horizontale Kraft $\mathbf{F_a}$ (Kraft Unterarmflexoren) und die Reaktionskraft $\mathbf{F_{ar}}$ (Kraft Unterarmflexoren Reaktion) im Unterarm sind ebenfalls gegensinnig. Die zwei Reaktionskräfte F_{fr} und F_{ar} ziehen beide durch die Achse des MCP-Gelenks (Fingergrundgelenk) und bilden zusammen die totale Gelenkreaktionskraft. Wenn man die ganze Hand betrachtet, ziehen beide Kräfte auf gleiche Art und Weise durch die Achse des Handgelenks. Die Kräfte F_f und F_{fr} bilden zusammen ein linksdrehendes Drehmoment (➤ Kap. 11.2.5) mit dem Hebelarm H1 bezüglich eines Fingers bzw. Hebelarm H3 bezüglich des Handgelenks. Die Kräfte F_a und F_{ar} bilden zusammen ein rechtsdrehendes Drehmoment, mit dem Hebelarm H2 bezüglich eines Fingers bzw. H4 bezüglich des Handgelenks (➤ Abb. 11.68a und ➤ Abb. 11.68b). Beim Gleichgewicht der Drehmomente bzw. der Stabilisierung der Finger oder der Hand erfolgt jedes Mal eine Gegenüberstellung der Fingerkraft und der Unterarmkraft:

$$\text{Gleichgewicht Finger}: F_f \times H1 = F_a \times H2$$

$$\text{Gleichgewicht Hand}: F_f \times H3 = F_a \times H4$$

Beim Greifen stehen sich Daumen und Finger gegenüber und bilden gegensinnige Kräfte, die sich gegenseitig aufheben. Die Kraft $\mathbf{F_d}$ (Kraft Daumen) wird durch die Finger- und Daumenflexoren erzeugt (➤ Abb. 11.65c).

Die Flexorenkraft F_a im Unterarm übt zusammen mit der Reaktionskraft des Unterarms F_{ar} ein rechtsdrehendes Moment auf die Hand von der Größe $F_a \times H4$ aus. Beim festen Zudrücken der Hand würde diese also rechtsherum drehen, die Hand würde palmar flektieren. Dies wird, wie in der folgenden Gleichgewichtsformel dargestellt, durch einen linksdrehenden Drehmoment $\mathbf{F_e}$ (Kraft Unterarmextensoren) ausgeglichen:

$$F_a \times H4 = F_e \times H5$$

Wenn die Kräfte F_a und F_e das Handgelenk stabilisieren müssen, steigert sich die Reaktionskraft auf $F_{ar} + F_{er}$ (➤ Abb. 11.68d). Um die Flexorenspannung auszugleichen, müssen also beim Zudrücken

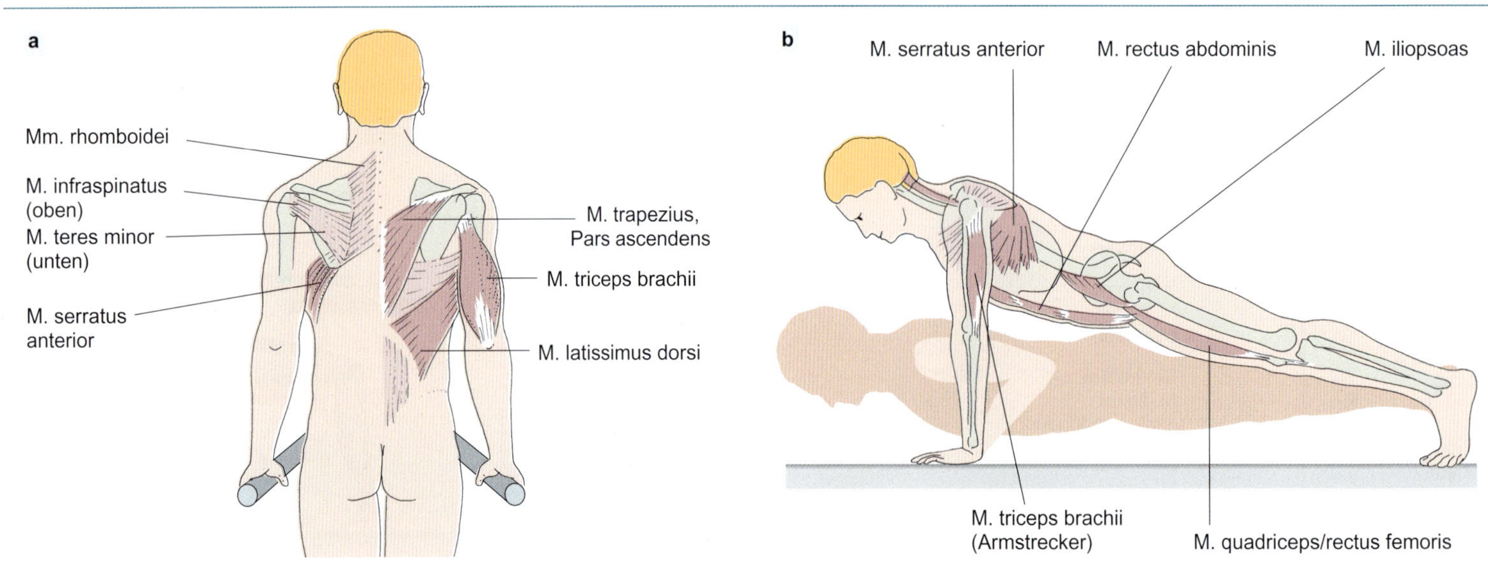

Abb. 11.67 Stützfunktion.
a) Abstützen mit den Armen mit vertikal aufgerichtetem Oberkörper unter Anspannung der Mm. triceps brachii, latissimus dorsi, trapezius ascendens, infraspinatus, teres minor, serratus ant. und rhomboidei.
b) Gestreckter Liegestütz mit Anspannung der Armstrecker, der Nackenmuskeln, des M. serratus anterior, der ventralen Rumpfmuskeln, der Hüftflexoren und der Kniestrecker.

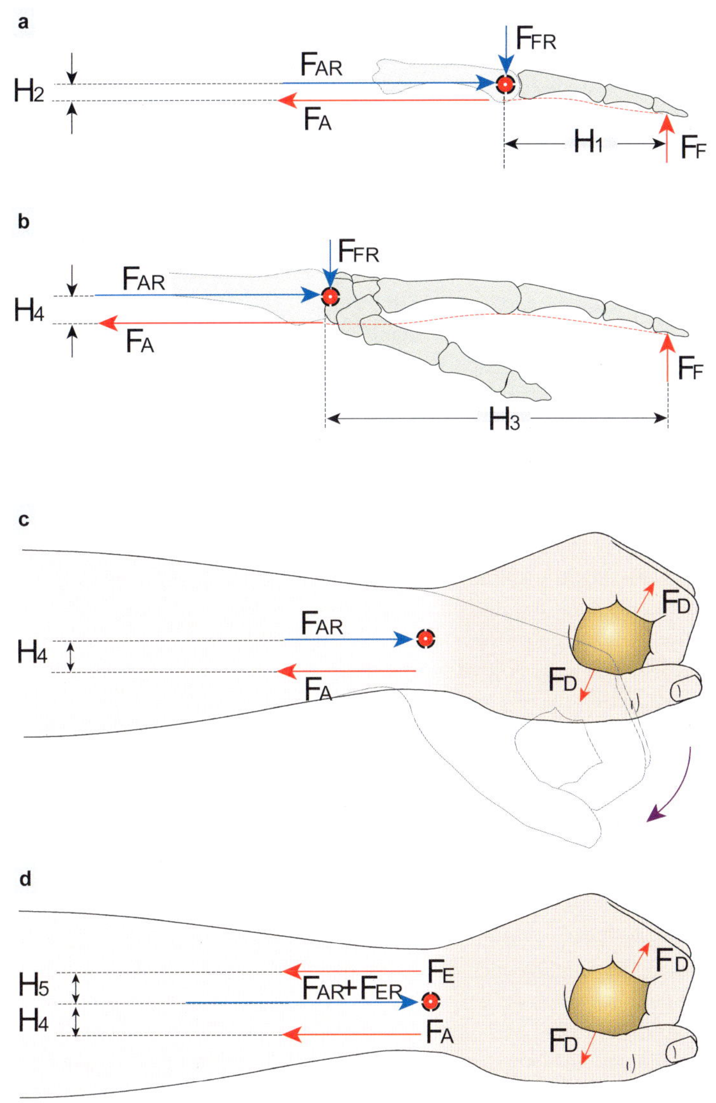

Abb. 11.68 Drehmomente im Bereich Handgelenk und Finger.
a) Kräftegleichgewicht am Finger bei Druck auf die Fingerspitze.
b) Kräftegleichgewicht am Handgelenk bei Druck auf die Fingerspitze.
c) Drehmoment am Handgelenk beim Greifen.
d) Spannung der Unterarmextensoren zum Ausgleichen einer Handgelenksflexion.
[nach: M. Nordin and V. H. Frankel: Basic biomechanics of the musculoskeletal system, 3. Aufl. Lippincott Williams and Wilkins, Philadelphia/USA 2001.]

der Hand die Handgelenksextensoren voll kontrahieren. Im Falle einer Extensorentendinose kann diese Funktion schmerzhaft sein (Tennisellenbogen, ➤ Kap. 13.4.3).

11.5.2 Bewegung

Beine anheben aus der Rückenlage (Streckhebung)

Werden aus der Rückenlage die Beine angehoben, spannen die Hüftflexoren zuerst konzentrisch an. Aktive Muskeln sind z. B. der M. psoas major, der zusätzlich die lumbale Wirbelsäule in eine Lordose zieht, sowie der M. iliacus, M. rectus femoris, M. sartorius und M. tensor fasciae latae, die zusätzlich das Becken in eine Vorwärtskippung bringen. Damit die Hüftflexoren das notwendige Punctum fixum finden, müssen die Bauchmuskeln, die eine Rückwärtskippung verursachen, das Becken in seiner neutralen Position fixieren (➤ Abb. 11.69). Die meiste Kraft wird dann angewendet, wenn die Beine gerade über dem Boden schweben, weil der Lastarm dann am größten ist und die Schwerkraft senkrecht auf die Beine wirkt. Beim Anheben der Beine über 60° werden die Bauchmuskeln nicht nur statisch, sondern auch konzentrisch eingesetzt. Die Rückwärtskippung des Beckens verhindert eine zunehmende Dehnung der ischiokruralen Muskulatur (hamstrings). Je höher die Beine gehoben werden, desto einfacher wird es für die Bauchmuskeln, das Becken zu fixieren. Beim Herunterlassen der Beine ist der letzte Teil, bevor die Beine auf dem Boden zu liegen kommen, wieder am schwersten.

Aufstehen aus der Rückenlage

Die konzentrische Arbeit der Nackenflexoren bewirkt ein Anheben des Kopfes. Die dabei hochzervikale extendierende Einwirkung des M. sternocleidomastoideus wird durch die ventral der Wirbelsäule gelegenen Muskeln wie z. B. den M. rectus capitis anterior, den M. longus capitis und den M. longus colli kompensiert (➤ Kap. 12.5.3).

Die Drehung des Körpers auf die Seite wird vom M. pectoralis major über eine Armbewegung – leichte Elevation, Adduktion und Innenrotation – eingeleitet. Der M. pectoralis minor und M. serratus anterior ziehen die gleichseitige Schulter schräg diagonal in eine Protraktion und Depression zur gegenseitigen Beckenhälfte. Währenddessen fixieren die Bauchmuskeln den Thorax am Becken. Im weiteren Verlauf helfen sie durch ihre konzentrische Aktivität den Oberkörper zu flektieren. Wird das Hochkommen durch eine Linksrotation eingeleitet, resultiert außer der Aktivität des M. rectus abdominis auch eine konzentrische Anspannung des rechtsseitigen M. obliquus abdominus externus und des linksseitigen M. obliquus abdominus internus. Nach etwa 45° wird der M. iliopsoas konzentrisch aktiv, damit der Rumpf in Richtung Beine gebracht werden kann. Die Bauchmuskeln wirken jetzt nur noch statisch aktiv. In der Folge derotiert der Rumpf und man kommt zum Sitzen.

Heben

Das Verrichten von Hebetätigkeiten und das Tragen von schweren Lasten sind Risikofaktoren für Rückenbeschwerden. Aus diesem Grund wird bei vielen präventiven Maßnahmen der Schwerpunkt

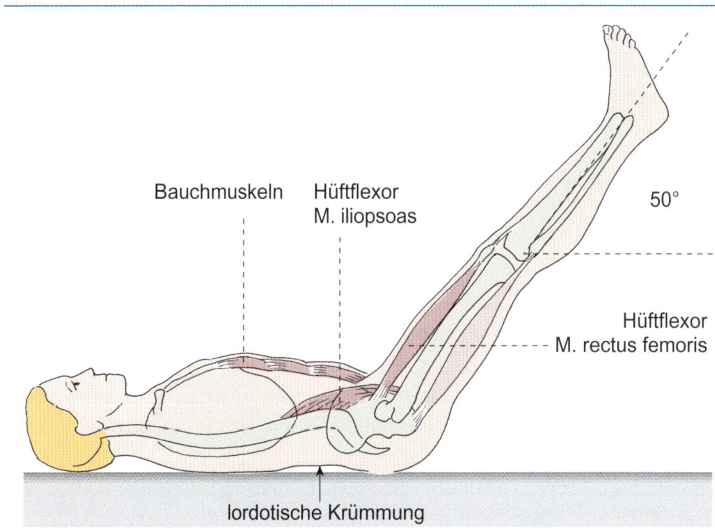

Abb. 11.69 Die Bauchmuskeln verursachen ein Rückwärtskippen des Beckens und fixieren es in seiner neutralen Position, sodass die Hüftflexoren das notwendige Punctum fixum haben.

auf die Verringerung der mechanischen Belastung beim Heben gelegt. Mehrere Faktoren bestimmen die Belastung der Lendenwirbelsäule während des Hebens. Ein wichtiger Faktor ist z. B. die Asymmetrie bei der Hebebewegung. Weiterhin sind Bewegungen außerhalb der sagittalen Ebene ausschlaggebend, denn je größer die Bewegung außerhalb der sagittalen Ebene ist, desto größer ist auch die Belastung.

Während des gewöhnlichen Vorbeugens steht das Becken räumlich vor den Beinen. Diese Beckenkippung wird durch die ischiokrurale Muskulatur und den M. gluteus maximus herbeigeführt. Sie arbeiten exzentrisch mit dem M. erector spinae. Aus der gestreckten Beinhaltung ergibt sich eine konzentrische Wirkung des M. triceps surae mit der Folge einer Plantarflexion in den Sprunggelenken und einer Rückwärtsneigung der Unterschenkel. Dies ist die gebräuchlichste Art, um leichtere Gegenstände anzuheben. Abhängig von der Last und der Situation gibt es aber auch andere Hebemöglichkeiten.

Umgebung und Hebegewicht

Natürlich steht eine Tätigkeit auch mit ihrer Umgebung sowie dem Hebeverhalten in Beziehung. Der Platz um ein Krankenhausbett herum bestimmt z. B., wie ein Physiotherapeut den Patienten aus dem Bett hebt. Die Umgebung und die Eigenschaften einer Last sind häufig variabel, unvorhersehbar und schwierig zu beeinflussen. Dennoch ist es manchmal möglich, die mechanische Belastung durch einfache Veränderungen zu verringern. Eine Verringerung des Hebegewichtes ist im Allgemeinen eine effektive Maßnahme. Eine Senkung des Gewichts von 15 kg auf 10 kg, also um 33 %, bewirkt eine Senkung der auf den 5. LWK einwirkenden Kraft von 13 %.

Der Effekt einer Gewichtsreduzierung darf aber nicht überschätzt werden. Eine Senkung des Hebegewichts ist nur dann wirksam, wenn die Häufigkeit des Hebens nicht parallel zur Gewichtsreduzierung ansteigt. Insgesamt ist es aber effektiver, das Hebegewicht zu reduzieren, als die Häufigkeit von Belastungsspitzen oder die Gesamtdauer einer Tätigkeit zu senken.

Nicht nur das Gewicht der Last, auch das **Gewicht des eigenen Oberkörpers** bestimmt die Belastung der Lumbalwirbelsäule beim Heben. Der Oberkörper ist relativ schwer (ungefähr die Hälfte des Körpergewichts), also kann eine Senkung des Lastgewichts nur einen begrenzten, relativ kleinen Effekt haben.

Position der Last

Die **Position der Last** beeinflusst die mechanische Belastung des Rückens auch stark. Wenn sich zwischen dem Heber und der Last ein großer horizontaler Abstand befindet, müssen die Rückenmuskeln ein großes Kraftmoment (➤ Kap. 11.2.5) überwinden. Dieses Moment ist gleich der Schwerkraft der Last mal dem Abstand vom Schwerpunkt der Last inklusive des Oberkörpergewichts bis zum Drehpunkt in der lumbalen Wirbelsäule. Je größer der Abstand zwischen Heber und Last, desto größer das Moment der zu hebenden Last. (➤ Abb. 11.70).

Das effektivste Mittel, eine Hebebelastung herabzusetzen, ist die Verkleinerung des horizontalen Abstands zur Last. Beim Heben sollte man so nah wie möglich an der Last stehen (Bewegungsverhalten). Zu bedenken ist, dass verschiedene Hindernisse dies nicht immer erlauben. Z.B. ist es ein großer Unterschied, ob ein Gegenstand aus einem Auto mit einer flachen Ladefläche oder aus einem Auto mit Kofferraum herausgehoben wird. Beim Kofferraum kommt man eventuell nicht nah genug an den Gegenstand heran, während beim Heben einer Kiste von einer Palette z. B. die Belastung beträchtlich vermindert werden kann, wenn man die Füße unter die Palette platzieren kann.

Auch die **Positionshöhe einer Last** hat starke Auswirkungen auf die Belastung. Eine tiefe Lastposition hat zur Folge, dass die Rückenmuskeln beim Heben ein großes Drehmoment überwinden müssen. Technische Hilfsmittel wie höhenverstellbare Behandlungsbänke und Lifter gewährleisten eine Lastaufnahme aus optimaler Höhe.

Umfang der Last

Außer ihrem Gewicht bestimmen auch die Eigenschaften einer Last selbst die mechanische Belastung des Körpers. Einerseits bestimmt z. B. der **Umfang der Last,** wie handlich sie ist, andererseits bestimmt der Umfang auch den horizontalen Abstand vom Schwerpunkt der Last zum Hebenden. Handgriffe an einer Last bieten viele Vorteile, weil der Hebegriff, an dem sich z. B. jemand festhält, höher über dem Boden liegt und der Hebende die Hände nicht unter die Last zu schieben braucht. Handgriffe verbessern auch die Kontrolle des Hebenden über die Last und damit auch über die Hebebewegung. Das kann von großer Bedeutung sein, wenn unerwartete Störungen die Belastung während einer Hebebewegung stark erhöhen.

Stabilität der Last

Aus dem Blickwinkel der Kontrolle ist die **Stabilität der Last** wichtig. Zum Beispiel kann sich in einem halb gefüllten Fass mit Flüssigkeit der Lastschwerpunkt unerwartet und unkontrolliert verschieben. Das Gleiche gilt beim Heben von Menschen. Das unerwartete Verschieben des Schwerpunktes einer Last kann den Bewegungsablauf ernsthaft stören, wodurch die Belastung steigt. In diesem Zusammenhang ist es beim gemeinsamen Anheben von Patienten z. B. wichtig, vorab ein Kommando zu zählen, sodass alle wissen, in welchem Moment angehoben werden soll.

Die richtige körperliche Vorspannung und Einstellung aller Propriosensoren hilft, Überbelastungen zu vermeiden. Hebebewegungen sollten nie auf glattem oder instabilem Untergrund ausgeführt werden. Die Stützfläche des Hebenden sollte sich immer dem Hebegewicht anpassen. Durch ruhiges und kontrolliertes Heben kann in der Anfangsphase der Bewegung das Gewicht eingeschätzt und die Bewegung daran angepasst werden.

Symmetrisches Heben

Symmetrisches Heben bedeutet, dass die Hebebewegung vollständig in der sagittalen Ebene ausgeführt wird. Die Last wird also gerade vor dem Körper aufgehoben und abgesetzt. Es ist zum Teil von der Umgebung abhängig, ob diese Möglichkeit überhaupt gegeben ist. Der Standort der Last verursacht häufig ein asymmetrisches Heben. Wenn die Last von vor dem Körper zur Seite transportiert werden muss, kann man durch wenige Schritte die Hebebewegung symmetrisch ausführen. Beim asymmetrischen Heben ist die Belastung größer als beim symmetrischen Heben, weil außer der Extension des Rückens auch eine Lateralflexion und Torsion ausgeführt werden muss. Hierdurch werden die schrägen Bauchmuskeln eingeschaltet, die eigentlich eine beugende Wirkung haben, wodurch sie wiederum der Extension des Rückens entgegenwirken. Die Belas-

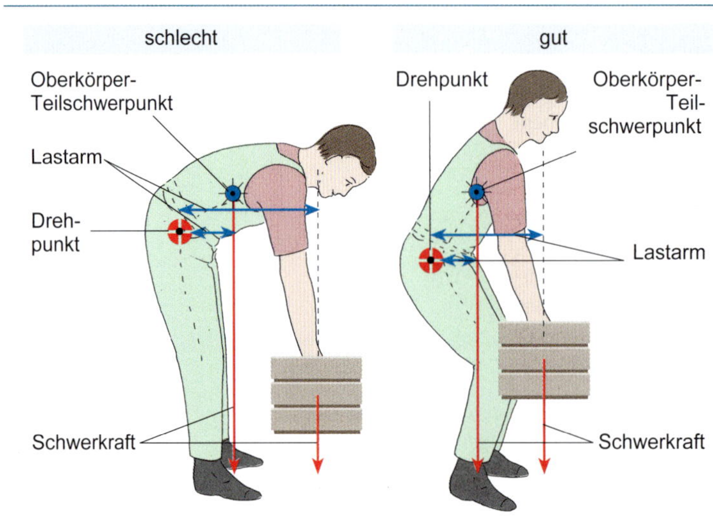

Abb. 11.70 Das Moment der zu hebenden Last und des Körpergewichts ist gleich der Schwerkraft des Oberkörpers und der Last mal dem Abstand zum Drehpunkt in der Hüfte. In die Knie zu gehen und die Last nahe am Körper zu halten, ist, mechanisch gesehen, günstig.

tung der Wirbelsäule nimmt insgesamt zu. Aus epidemiologischen Untersuchungen geht hervor, dass asymmetrisches Heben den größten Risikofaktor beim Entstehen einer **Hernia nuclei pulposi** (Bandscheibenvorfall) darstellt.

Hebeschnelligkeit

Die **Hebeschnelligkeit** übt ebenfalls einen beträchtlichen Einfluss auf die Belastung der Wirbelsäule aus. Die einwirkenden Kräfte auf den Rücken sind bei einer schnellen Hebebewegung ungefähr anderthalb Mal so groß wie bei einer langsamen Hebebewegung. Außerdem hat die Hebebewegung einen ungünstigen Effekt auf die Stabilität. Man verliert bei schnellen Bewegungen schneller das Gleichgewicht, sodass höhere Belastungsspitzen entstehen. Es ist ratsam, die Schnelligkeit des Hebens zu beschränken.

Eine Beintechnik, also eine Hebetechnik mit stark gebeugten Knien und einem möglichst gestreckten Rücken, führt zu einer kleineren mechanischen Belastung als eine Rückentechnik, bei der die Beine gestreckt bleiben und der Rücken flektiert (➤ Abb. 11.70).

Gehen

Die Gehphase (➤ Kap. 11.3.3) beginnt mit einer Verschiebung des Körperschwerpunkts vor die Stützfläche. Danach wird das Gewicht unter leichter Anbeugung des Kniegelenks auf das Standbein übernommen (➤ Abb. 11.71).

Unipedale Phase

Das Schwungbein kann jetzt angehoben und nach vorn gestellt werden. Am Standbein müssen hierzu die Abduktoren wie z. B. der M. gluteus medius schnell kontrahieren, damit die gegenüberliegende Beckenseite am Schwungbein nicht zu sehr absinkt. Zeitgleich spannen am Schwungbein die Hüftflexoren, die Knieflexoren und die Fußheber an, z. B. der M. tibialis anterior. Auf der Standbeinseite reagiert der M. erector spinae mit einer Tonussteigerung auf das leicht absinkende Becken. Die Bauchmuskulatur, z. B. der M. rectus abdominis, stabilisiert ventral den Rumpf gegenüber dem Becken in kranial-kaudaler Richtung.

Das Schwungbein wird nach einer leichten Anbeugung nach vorn gestellt und leicht gestreckt. Gleich darauf wird es wieder gebremst und durch die monoartikulären Hüftstrecker wie den M. gluteus maximus und den M. adductor magnus stabilisiert, sodass die Ferse am Boden aufgestellt werden kann.

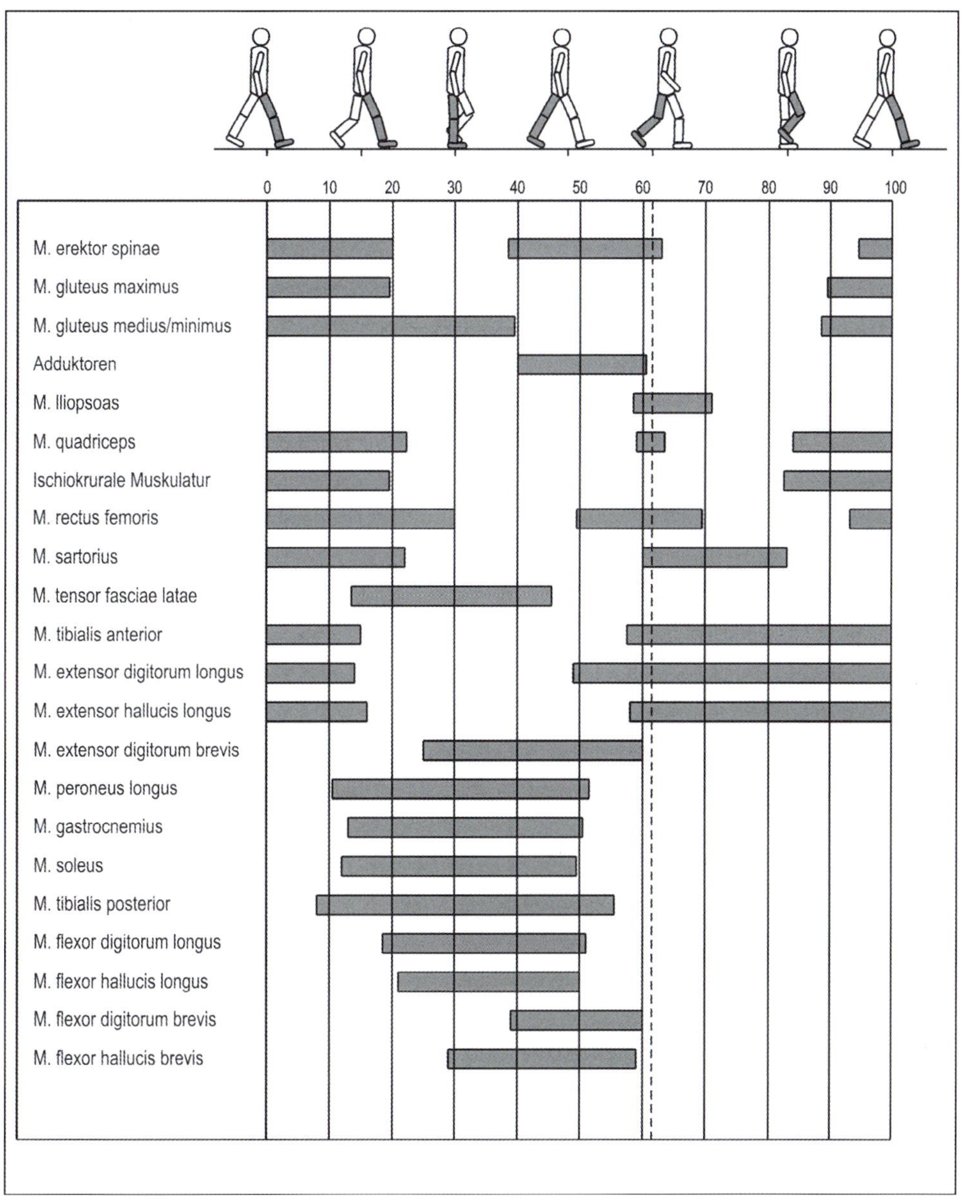

Abb. 11.71 Differenzierte Muskelaktivität des physiologischen Gangmusters. Die gestrichelte Linie markiert das Ende der Standphase. [E302]

Bipedale Phase

Der M. tibialis anterior und die Zehenextensoren heben den Fuß etwas in Dorsalextension mit einer Vorfußabhebung vom Boden. Die ischiokruralen Muskeln haben in diesem Moment (außer der Bremsung der Hüftflexion) die Aufgabe, beim Aufstellen der Ferse zusammen mit dem M. quadriceps und anderen knieüberspannenden Muskeln das Knie in einer leichten Flexion zu stabilisieren. Das Aufstellen der Ferse wird Phase des ersten oder initialen Bodenkontakts genannt. Ihr folgt die Lastaufnahme oder Belastungsantwort als erster Teil der Standphase.

Im Gangzyklus ist nun die bipedale Phase angebrochen. Der M. tibialis kontrahiert noch exzentrisch, damit der Vorfuß kontrolliert mit der Schwerkraft herabgelassen werden kann. Diesen Vorgang unterstützt ebenfalls der nach vorne gehende Unterschenkel. Vor dem Moment des Fersen-Bodenkontakts retrovertiert die Hüfte. Die das Schwungbein bremsenden Hüftextensoren leiten die Extension des Standbeins ein, sodass die Ferse fest aufgedrückt wird.

Am hinteren Bein ist die Abrollphase (mittlere und terminale Standphase) gerade vorbei und die Kontraktion des plantarflektierenden M. triceps surae leitet nun die Abstoßphase ein. Der in diesem Moment neu aufgestellte Fuß wird jetzt über seine ganze Länge abrollen (mittlere und terminale Standphase). Während der Abrollphase beugt das Knie zum zweiten Mal durch den plantarflektierenden M. triceps surae leicht an. Wenn die Lotlinie aus dem Knie am Fuß vorbeigeht, wird das Knie infolge der etwas größeren Geschwindigkeit des Femur gegenüber der Tibia wieder gestreckt. Durch die Kontraktion des M. triceps surae, bei dem der Soleus-Teil zuerst aktiv wird, wird die Tibia in ihrer Vorwärtsbewegung gebremst. Die fortgesetzte Kontraktion des M. triceps surae lässt die Ferse vom Boden abheben. Die terminale Standbeinphase wechselt somit in die Abstoßphase über.

Unipedale Phase

Die einsetzende Abrollphase ist der Garant für die Schwungbeinphase des hinteren Beines. Das Schwungbein wird nach einer leichten Anbeugung nach vorne gestellt, wobei der M. adductor longus schon in der terminalen Standphase, vor allen Dingen aber im ersten Teil der Schwungphase (initial swing) sehr aktiv ist. Anschließend werden der Reihe nach der M. rectus femoris, M. sartorius, M. iliacus und M. gracilis aktiviert. Das Schwungbein wird während des Durchschwungs (mid-swing) im Knie vom M. biceps femoris, caput breve gebeugt. In der Schwungphase heben der M. tibialis anterior und die Zehenextensoren den Fuß etwas in Dorsalextension, der Vorfuß bleibt vom Boden abgehoben.

Begleitende Armbewegungen

Die Arme bewegen sich entgegengesetzt zu den Beinen. Während des Vorschwingens des kontralateralen Beins bewegt sich der Arm in ventrale Richtung. In der ersten Standphase, beim Bodenkontakt der Ferse, flektiert die Schulter um ca. 25°, während der Ellenbogen, der in der mittleren Schwungphase des kontralateralen Beines etwas stärker zu flektieren begonnen hat, nun eine Flexion von etwa 45° erreicht. Dieser Vorwärtsschwung des Armes wird durch eine Kontraktion des M. supraspinatus und des M. trapezius, Pars descendens, ausgelöst.

In der Abrollphase bewegt sich der kontralaterale Arm in dorsale Richtung und erreicht in der Abstoßphase der Zehen eine maximale Extension in der Schulter von etwa 9°. Am Ende der Flexion ist vor allem der M. deltoideus, Pars acromialis und Pars spinalis, aktiv, um den Vorwärtsschwung zu bremsen, und ebenso während des gesamten Rückwärtsschwungs des Armes. Der obere Teil des M. latissimus dorsi und der M. teres major sind außerdem am Anfang und am Ende des Rückwärtsschwunges aktiv.

Gehen mit Gehstock

Um den Einfluss eines Gehstocks auf den tibialen Druck und die Belastungsgeschwindigkeit beim Gehen zu untersuchen, wurde bei männlichen Probanden ein perkutanes axiales Extensometer an die Tibia angebracht. Untersucht wurde der Druckunterschied beim Einsatz des Stocks auf der homolateralen oder heterolateralen Seite im Vergleich zum Gehen ohne Stock. Es wurde festgestellt, dass sich der Druck an der Tibia beim Gehen mit Stock nicht signifikant verringert. Hierbei war es egal, an welcher Seite der Stock eingesetzt wurde.

Bei Patienten mit Hüftbeschwerden ist es biomechanisch leichter zu erklären, warum sie den Stock an der heterolateralen Seite einsetzen sollten. Es wirken zwei gegensinnige Torsionskräfte auf die Hüfte, die, wenn sie nicht ins Gleichgewicht gebracht werden, eine Rotation bewirken.

Auf der einen Seite wirkt das Körpergewicht mit einem relativ langen Hebel auf den Hüftdrehpunkt ein, während auf der homolateralen Seite die Reaktionskraft der Hüftabduktoren wirkt (➤ Abb. 11.41). Die Hüftabduktoren haben einen vergleichsweise kurzen Hebel. Ein Stock auf der heterolateralen Seite stellt einen langen Hebel und somit einen mechanischen Vorteil dar. Die einwirkende Kraft des Körpergewichts kann so am leichtesten kompensiert werden und die Hüftabduktoren müssen weniger anspannen. Ein Stock auf der heterolateralen Seite kann somit sowohl das auf die Hüfte einwirkende Körpergewicht als auch die Muskelspannung der Abduktoren reduzieren.

In einer Studie wurden Patienten instruiert, mit mäßiger Kraft auf den Stock zu drücken, den sie an der heterolateralen Seite hielten. Die Folge war ein durchschnittlicher Druck auf den Stock von etwa 76 N bzw. 7,7 kg. Dies entspricht ca. 10 % des durchschnittlichen Körpergewichts der Patienten. Die Hüftabduktorenaktivität verringerte sich dabei um 31 % im Vergleich zum Gehen ohne Stock.

Ein weiteres Argument für den Einsatz des Stockes an der heterolateralen Seite ist, dass sich die Verschiebung des Körperschwerpunkts minimiert. Der Körperschwerpunkt liegt zwischen Stock und belastetem Fuß. Der Stock bewirkt, dass der Körperschwerpunkt medial vom belasteten Fuß und nahe an der Körpermitte bleibt (➤ Abb. 11.72a).

Würde man den Stock an der homolateralen Seite einsetzen, so würde sich der Körperschwerpunkt seitwärts über den belasteten Fuß und später über den halb belasteten Fuß und den Stock schieben (➤ Abb. 11.72b). Des Weiteren ist bei heterolateralem Einsatz der natürliche Kreuzgang möglich. Der Stock als dritter Stützpunkt hat neben der Entlastung auch die wichtige Aufgabe, Stabilität zu geben.

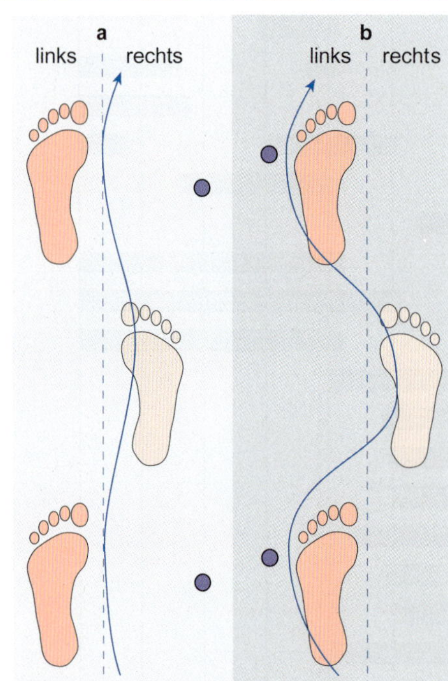

Abb. 11.72 Projektion des Körperschwerpunktes.
a) Schwerpunktverlagerung beim Gehen mit einem Stock an der heterolateralen Seite. Das linke Bein soll entlastet werden. Der Körperschwerpunkt bleibt medial des zu entlastenden Fußes und nahe der Körpermittellinie.
b) Bei homolateralem Stockeinsatz verschiebt sich der Körperschwerpunkt deutlich weiter seitwärts als bei heterolateralem Einsatz, und zwar über die laterale Seite des zu entlastenden Fußes hinaus.

Radfahren

Auf dem Fahrrad sitzend stützt man sich ein wenig vornüber gebeugt auf dem Lenker ab. Beim Abstützen ziehen zum Zweck einer kaudalen Fixation die Mm. serratus anteriores beide Skapulae nach ventral. Damit wird ein Wegsacken des schweren Oberkörpers aus dem Schultergürtel verhindert. Die Arme werden aktiv durch den M. triceps brachii in gestreckter Position gehalten.

Muskelaktivität der unteren Extremitäten

Die größere Muskelaktivität leisten die unteren Extremitäten. Ihre Kraftentwicklung passt sich ständig der kreisförmigen Bewegungsbahn der Pedale an. Die Reaktionskräfte, hervorgerufen durch die Kontraktion der Oberschenkelmuskulatur, werden durch die isometrischen Muskelkontraktionen von Arm, Rücken und Wadenmuskeln kompensiert (➤ Abb. 11.73).

Die Hauptaktivität vollzieht sich im Bereich der Pedalbewegung von oben (0°) bis ganz unten (180°). Die dem M. quadriceps femoris zugehörigen Mm. vastus lateralis und vastus medialis geben ihre Muskelkraft bis kurz vor dem 180°-Pedalstand ab, während die Inaktivität des M. rectus femoris schon ab dem 90°-Pedalstand einsetzt. Begründung dafür ist die Verhinderung einer Hüftgelenksstreckung bei weiterer Anspannung der genannten Muskeln. Der M. gluteus maximus, der die Hüfte streckt und nach außen rotiert, kontrahiert ab 330°, noch vor dem höchsten Punkt der Kreisbewegung, bis etwa 130°. Der Wirkungsgrad der Kniebeuger liegt im Bereich zwischen 45° und 180–220°.

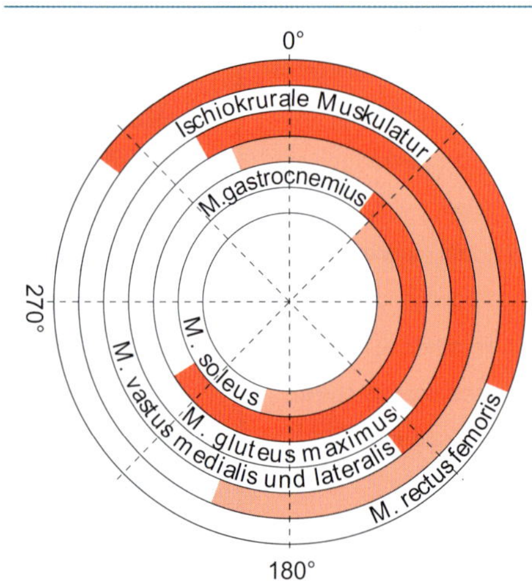

Abb. 11.73 Muskelaktivität während des Pedalzyklus beim Fahrradfahren. Die dunklen Teile des Kreises stellen die Kontraktionsphasen des im Kreis angegebenen Muskels dar.

Um den aufwärts gerichteten Pedalwiderstand zu überwinden, werden in der Streckphase des Knies die Kniestrecker frühzeitig zugunsten der Kniebeuger inhibiert. Der M. gastrocnemius unterstützt die Kniebeugung und fixiert zusätzlich, zusammen mit dem M. soleus, den Fuß. Die Fußspitze wird dabei leicht nach unten gedrückt. Durch das aktive Hochziehen der Pedale ist der M. tibialis anterior bei Rennradfahrern stark ausgeprägt.

Die gleichzeitige Kontraktion von Kniestrecker und Kniebeuger bewirkt eine hohe Effizienz beim Fahrradfahren. Bei der Koordination spielen die biartikulären Kniebeuger zur Kraftentfaltung von Knie- und Hüftextensoren eine wichtige Rolle.

Sattelhöhe

Aufgrund des Kniegelenkwinkels beeinflusst auch die Sattelhöhe die Effektivität der muskulären Kraftentfaltung: Ist der Sattel zu hoch eingestellt, wird durch die zu weit durchgesteckten Knie die Kraftentfaltung der ischiokruralen Muskulatur und der Mm. gastrocnemii eingeschränkt. Für eine optimale Kraftentfaltung muss das Knie bei einem 180°-Pedalstand leicht gebeugt sein. Ist die Sattelhöhe zu niedrig eingestellt, verhindern die übermäßig flektierten Knie- und Hüftgelenke eine optimale Effektivität des M. quadriceps femoris und M. gluteus maximus. Der Kniewinkel im niedrigsten Pedalstand darf maximal 150° sein, im höchsten Pedalstand sollte der Winkel nicht kleiner als 65° sein.

Schon 1937 entdeckte Müller nach ergonomischen Tests im Kaiser-Wilhelm-Institut für Arbeitsphysiologie in Dortmund, dass die größte Kraftentfaltung erreicht wird, wenn die Sattelhöhe (gemeint ist der Abstand zwischen Pedalachse und Oberseite des Sattels) die Länge des Innenbeins (Fußsohle bis Os pubis) um 5–6 cm übersteigt.

Literatur

Appell, H. J., Stang-Voss, C.: Funktionelle Anatomie, Grundlagen sportlicher Leistung und Bewegung. 4. Aufl. Springer, Berlin 2008.

Bogduk, N.: Klinische Anatomie von Lendenwirbelsäule und Sakrum. Springer, Berlin 2000.

Brinckmann, P., Frobin, W., Leivseth, G.: Orthopädische Biomechanik. Thieme, Stuttgart 2000.

Dobner, H. J., Perry, G.: Biomechanik für Physiotherapeuten. Hippokrates, München 2001.

Götz-Neumann, K.: Gehen verstehen, Ganganalyse in der Physiotherapie. 3. Aufl. Thieme, Stuttgart 2011.

Hochschild, J.: Strukturen und Funktionen begreifen. Funktionelle Anatomie. Therapierelevante Details. Bd. 1+2. 4./2. Aufl. Thieme, Stuttgart 2014, 2007.

Hüter-Becker, A., Dölken, M.: Biomechanik, Bewegungslehre, Leistungsphysiologie, Trainingslehre. 2. Aufl. Thieme, Stuttgart 2011.

Kapandji, I.A., Rehart, S.: Funktionelle Anatomie der Gelenke. 6. Aufl. Thieme, Stuttgart 2016.

Katzki, D., Müller, M.: Schlingentisch. Elsevier, Urban&Fischer, München 1999.

Klein, D.: Grundlagen der Biomechanik. In: Hüter-Becker, A., Dölken, M. (Hrsg.): Biomechanik, Bewegungslehre, Leistungsphysiologie, Trainingslehre. 2. Aufl. Thieme, Stuttgart 2011.

Klein, P., Sommerfeld, P.: Biomechanik der menschlichen Gelenke. Elsevier, Urban & Fischer, München 2004.

Klein, P., Sommerfeld, P.: Biomechanik der Wirbelsäule, Grundlagen, Erkenntnisse und Fragestellungen. Elsevier, Urban&Fischer, München 2007.

Leutert, G., Schmidt, W.: Funktionelle und systematische Anatomie für Gesundheitsfachberufe. 11. Aufl. Elsevier, Urban&Fischer, München 2008.

Matthijs, O., Paridon-Edauw, D. van, Winkel, D.: Manuelle Therapie der peripheren Gelenke. Bd. 1. Biomechanik, Bindegewebe, Schulter. Elsevier, Urban&Fischer, München 2003.

Nordin M., Frankel V. H.: Basic Biomechanics of the Musculoskeletal System. 5th ed. Lippincott Williams & Wilkins/Wolters Kluwer, Philadelphia 2021.

Perry, J.: Ganganalyse. Norm und Pathologie des Gehens. Elsevier, Urban&Fischer, München 2003.

Schomacher, J., Hartmann, F.: Manuelle Therapie. Bewegen und Spüren lernen. 5.Aufl. Thieme, Stuttgart 2011.

Schewe, H.: Biomechanik – wie geht das? Thieme, Stuttgart 2000.

Schünke, M.: Funktionelle Anatomie – Topografie und Funktion des Bewegungssystems. 2. Aufl. Thieme, Stuttgart 2014.

Wappelhorst, U., Kittelmann, A., Röbbelen, C.: Lehr- und Arbeitsbuch Funktionelle Anatomie. Elsevier, Urban&Fischer, München 2005.

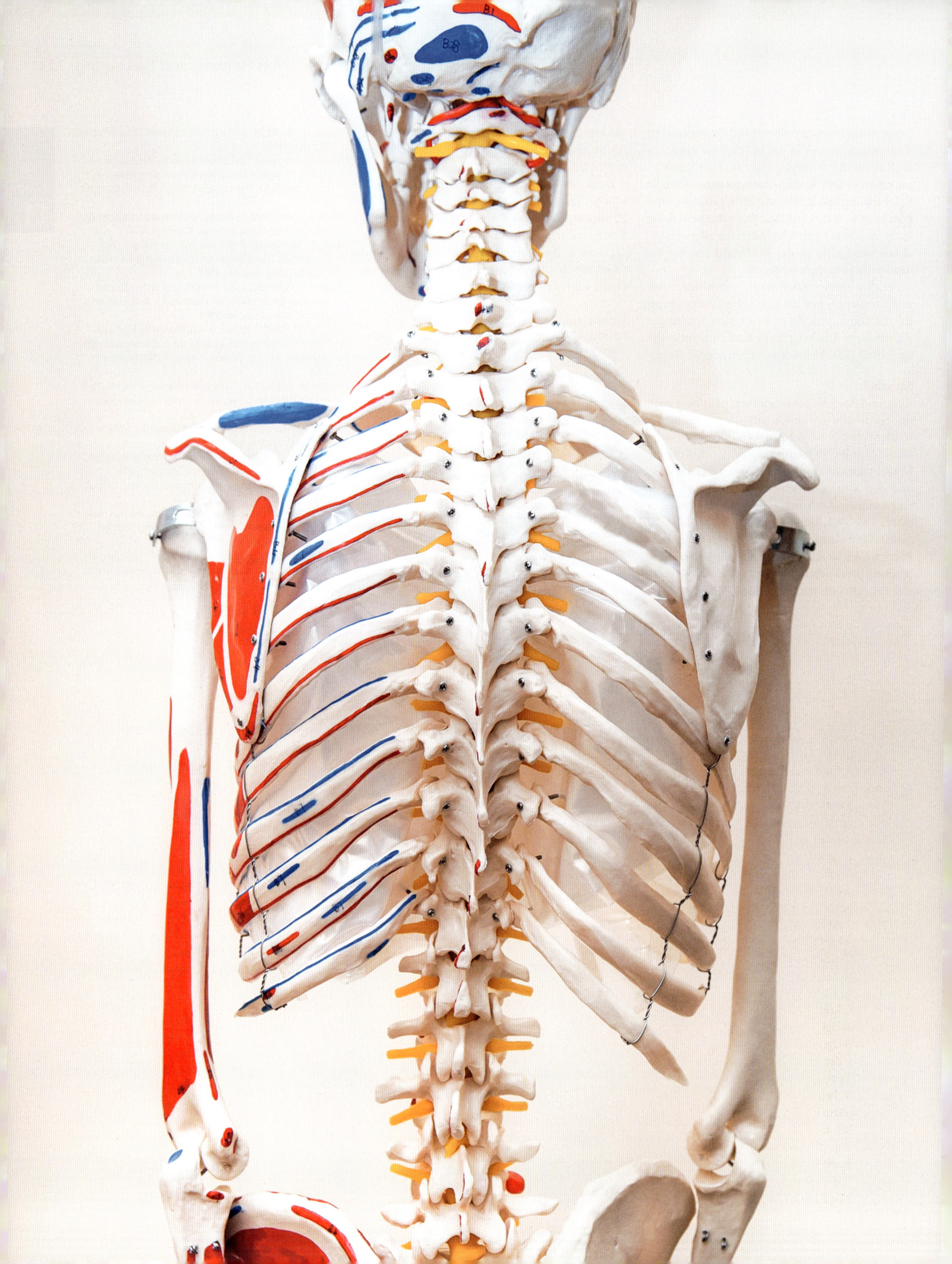

KAPITEL

12 Kopf, Wirbelsäule und Thorax

LERNINHALTE

12.1 Die Wirbelsäule allgemein

- Jeder Wirbel besteht aus einem gewichttragenden massiven Wirbelkörper und einem Wirbelbogen, der den Spinalkanal umgibt. Vom Wirbelbogen gehen Dorn- und Querfortsätze aus.
- Bei den Facettengelenken artikulieren die Gelenkflächen der am Wirbelbogen entspringenden Procc. articulares jeweils mit denen der angrenzenden Wirbel.
- Seitlich betrachtet weist die Wirbelsäule vier charakteristische Krümmungen auf: eine zervikale Lordose, eine thorakale Kyphose, eine lumbale Lordose und eine sakrale Kyphose. Von vorne gesehen sind Krümmungen immer pathologisch und werden Skoliosen genannt.
- Die Muskeln der autochthonen Rückenmuskulatur gliedern sich in zwei Hauptgruppen mit mehreren Muskelgruppen: ein medialer Trakt mit fünf Muskelgruppen und ein lateraler Trakt mit vier Muskelgruppen.
- Zwischen den Wirbelkörpern der Hals-, Brust- und Lendenwirbelsäule sowie zwischen L5 und dem Kreuzbein liegen die Disci intervertebrales, die aus einem Nucleus pulposus und einem Anulus fibrosus aufgebaut sind.
- Der Nucleus pulposus kann sich durch eine Schwachstelle in seinem Fasermantel nach außen verlagern (Diskusprotrusion) oder sogar austreten (Diskusprolaps). Wenn das Nukleusmaterial im Spinalkanal nicht mehr mit dem Discus verbunden ist, dann spricht man von einem Sequester.
- Die Ligamente, welche die Wirbelkörper der Wirbelsäule miteinander verbinden, lassen sich in Bänder einteilen, die über die gesamte Wirbelsäule verlaufen, und in solche, die nur von einem zum nächstliegenden Wirbel ziehen.
- Die Palpation ermöglicht nicht nur das Aufdecken krankhafter Veränderungen (Pathologien), sondern weist auch auf das Vorhandensein zahlreicher individueller Variationen hin. Die Ausgangsposition richtet sich nach der zu untersuchenden Körperpartie und sollte auch für den Palpierenden ein rückenschonendes Arbeiten ermöglichen.
- Die Vaskularisation der Wirbelsäule erfolgt durch segmentale Abzweigungen der ventrolateral liegenden Aorta.

12.2 Sakrale Wirbelsäule, Steißbein und Becken

- Das Kreuzbein ist ein dreieckiger abgeflachter Knochen, der aus fünf miteinander verschmolzenen Wirbeln besteht. Nach oben ist das Kreuzbein über das Lumbosakralgelenk mit dem 5. Lendenwirbelkörper verbunden und nach unten über ein starres Gelenk mit dem Steißbein.
- Die Keilform des Sakrums und seine Befestigung zwischen den kräftigen Ligamenten bilden ein sich selbst sicherndes System. In der transversalen Ebene werden die Spannungen von den iliosakralen Ligamenten hinten und der Symphysis pubica vorne aufgefangen.
- Die Bewegungsachse des Iliosakralgelenks befindet sich etwa in Höhe von S2. Um diese Achse finden zwei wichtige Bewegungen statt: eine Nutation (Ilium posterior), bei der die Basis des Os sacrum (kraniale Seite) nach ventral kippt, und eine Kontranutation (Ilium anterior), bei der die Basis des Os sacrum nach dorsal kippt. Das Iliosakralgelenk erlaubt funktionell aber eher eine federnde Stabilität als Bewegungen.

12.3 Lumbale Wirbelsäule

- Die lumbalen Facettengelenke liegen hauptsächlich in der Sagittalebene. Die Gelenkflächen der oben liegenden Wirbel werden dabei seitlich von den Gelenkflächen der unten liegenden Wirbel umschlossen. Die Rotationsmöglichkeit ist lumbal sehr gering.
- Die vordere Bauchwandmuskulatur, die aus den Mm. rectus abdominis, obliquus externus abdominis, obliquus internus abdominis und transversus abdominis besteht, ist über ihre Aponeurosen und die Fascia thoracolumbalis mit der Rückenmuskulatur verbunden.

12

- Die lumbale Wirbelsäule wird, insbesondere bei Hebe- und Beugebewegungen, durch den Aufbau eines intraabdominalen Drucks stabilisiert. Am Aufbau dieses intraabdominalen Drucks sind das Diaphragma sowie die Rücken-, Bauch- und Beckenbodenmuskulatur, die das Abdomen umgeben, beteiligt.
- Das Stabilitätstraining des Rumpfes wird auch als Core-Stability-Training bezeichnet. Die Extremitäten, das Sakrum und die Wirbelsäule stehen durch Muskelketten und Bindegewebsstrukturen in einem engen funktionellen Zusammenhang.

12.4 Thorakale Wirbelsäule und Thorax

- Die thorakale Wirbelsäule bildet zusammen mit den Rippen und dem Brustbein den knöchernen Thorax.
- Die Gelenkstellung ist im thorakalen Bereich für Rotationsbewegungen sehr günstig, der Thorax selbst ist allerdings ein Faktor, der das Bewegungsausmaß einschränkt.
- Eine durch die Kostovertebral- und Kostotransversalgelenke gezogene Linie stellt die Bewegungsachse zwischen Rippe und Wirbelkörper dar. Die Bewegungsachse der oberen Rippen liegt fast in der Frontalebene, die der unteren Rippen fast in der Sagittalebene.
- Mehrere Muskeln sind an der Einatmung beteiligt. Zusätzlich können die sog. Atemhilfsmuskeln die Atmung noch unterstützen. Die Exspiration hingegen erfolgt passiv durch die Schwerkraft und die Elastizität von Lunge und Rippenknorpel.

12.5 Mittlere und untere zervikale Wirbelsäule

- Die zervikale Wirbelsäule ist der beweglichste Abschnitt der Wirbelsäule. Typisch sind die Unkovertebralgelenke, die sich ausschließlich dort befinden.
- Die feingliedrige Halsmuskulatur kann in zwei Gruppen eingeteilt werden, die durch die großen Halsleitungsbahnen (Speise- und Luftröhre) getrennt sind. Zu den hinteren Halsmuskeln gehören die Gruppe der Mm. scaleni, die tiefen oder prävertebralen Halsmuskeln, die direkt vor der Wirbelsäule liegen, sowie die dorsolateral der Wirbelsäule gelegene autochthone Rückenmuskulatur.
- Die Mm. scaleni, der M. levator scapulae, der M. longus colli, der M. sternocleidomastoideus und die obere und untere Zungenbeinmuskulatur sorgen für die aktive Stabilität der zervikalen Wirbelsäule.
- Die Stabilität der zervikalen Wirbelsäule wird vor allem durch ein koordiniertes Anspannen des direkt ventral der Wirbelsäule liegenden M. longus colli trainiert. Das Stabilitätstraining kann einen propriozeptiven Akzent haben, aber auch auf absolute Kraft abzielen.

12.6 Hochzervikale Wirbelsäule und Zungenbein

- Die zervikale Wirbelsäule besteht aus den knöchernen Strukturen der sieben zervikalen Wirbel und dem Zungenbein. Unter funktionellen Gesichtspunkten ist eine Unterteilung zwischen den ersten beiden Wirbeln einerseits und dem 3.–7. Halswirbel andererseits sinnvoll.
- Die ersten beiden Halswirbel, Atlas und Axis, weisen im Vergleich zu den übrigen Halswirbeln eine besondere Form auf.
- Das Zungenbein steht nicht in direkter Nachbarschaft oder gelenkiger Verbindung mit anderen Knochen.
- Die subokzipitale Nackenmuskulatur verläuft zwischen dem ersten oder zweiten Halswirbel und dem Hinterhauptsbein. Links und rechts sind je vier Muskeln zu unterscheiden.
- Der M. obliquus capitis inferior kann C1 gegenüber C2 fixieren und somit die gleiche stabilisierende Funktion wie das Lig. transversum atlantis erfüllen.
- Die mit Physiotherapie am besten zu beeinflussenden Kopfschmerzen sind die zervikogenen Kopfschmerzen, ein aus hochzervikalen nozizeptiven Strukturen entspringendes Kopfschmerzsyndrom.
- Die Zungenbeinmuskulatur unterstützt den Schluckakt und balanciert den Kiefer gegen die Kaumuskulatur aus. Man teilt sie in eine obere und eine untere Muskelgruppe ein. Stellungsveränderungen der HWS und das Abweichen des Reliefs der Zähne können zu Tonuserhöhung der Kaumuskulatur führen.

12.7 Der Kopf

- Der knöcherne Schädel besteht aus acht Hirnschädelknochen und acht Gesichtsschädelknochen.
- Das Kiefergelenk ist ein Eigelenk mit einem zwischen den Gelenkflächen gelegenen Discus articularis, der mit der Kapsel und dem M. pterygoideus lateralis verbunden ist.
- Die Kaumuskulatur ist für die aktive Stabilität des Kiefergelenks verantwortlich. Die Muskeln halten den Unterkiefer in seiner Ruhestellung, ermöglichen das Beißen und Kauen und sind an der Laut- und Wortbildung beteiligt.
- Die Gesichtsmuskulatur nimmt eine Sonderstellung unter den Körpermuskeln ein, da sie ohne sehnige Verbindung direkt an der Gesichtshaut ansetzt.
- Die Schädelnähte werden in der klassischen Medizin als unbeweglich betrachtet, gelten aber z. B. für die Osteopathen als schwach bewegliche Gelenke.

DEFINITION

Körperstamm

Schädel, Wirbelsäule und Thorax werden zusammenfassend als Körperstamm bezeichnet, der über die Knochen von Schulter- und Beckengürtel mit den Extremitäten verbunden ist.

Nach den Bedürfnissen der physiotherapeutischen Befunderhebung erfolgt die Vorstellung der einzelnen Komponenten des Körperstammes von kaudal nach kranial (➢ Kasten).

PT-PRAXIS

Beschreibung des Körperstammes von kaudal nach kranial

Im Folgenden wird der Körperstamm mit seinen einzelnen Wirbelsäulenabschnitten und dem Kopf **von kaudal nach kranial** vorgestellt. Der Kapitelaufbau folgt damit der physiotherapeutischen Befunderhebung: Diese beginnt – nach vorangegangener Kontrolle der unteren Extremität – im Beckenbereich, der als Basis des Körperstammes betrachtet wird. Nur über ein Verständnis der Basis sind Erklärungen der darüberliegenden Strukturen fundiert.
Kaudale anatomische Eigenschaften, Variationen oder Abweichungen haben direkte mechanische Folgen für die kranial gelegenen Strukturen und ihre Funktionen.

12.1 Die Wirbelsäule allgemein

Die **Columna vertebralis** (Wirbelsäule) bildet die große Achse unseres Skeletts. Sie besteht aus 24 segmentförmigen **Vertebrae** (Wirbeln) sowie dem **Os sacrum** (Kreuzbein) und dem **Os coccygis** (Steißbein) (➢ Abb. 12.2).

Die Wirbelsäule entwickelt sich aus den Somiten (Ursegmenten), den embryonalen Mesenchymblöcken (➢ Kap. 21.2), die einer segmentalen Gliederung der Wirbelsäule schon vorausgehen (➢ Abb. 12.1). Es gibt etwa 42–44 Somiten. Aus den oberen Somiten entsteht einen Teil der Schädelbasis, die ganz unten liegenden Somiten verschwinden wieder. Die medialen Teile bilden die Achse des Skeletts, bei der die Chorda dorsalis als Leitstruktur zur embryonalen Bildung der Wirbelsäule dient.
Die Wirbel sind gegeneinander beweglich und erlauben dadurch Bewegungen nach vorne, hinten, links, rechts und um die eigene Achse. Diese Beweglichkeit wird von den **Disken** (Bandscheiben) unterstützt, die außerdem zusammen mit vielen **Ligamenten** (Bändern) die Wirbelsäule stabilisieren. Die Wirbelsäule umschließt und schützt das Rückenmark, welches durch die **Foramina vertebralia** (Wirbellöcher) nach unten zieht. Sie trägt den Kopf und dient als Kontaktstelle für Rippen und Rückenmuskulatur.

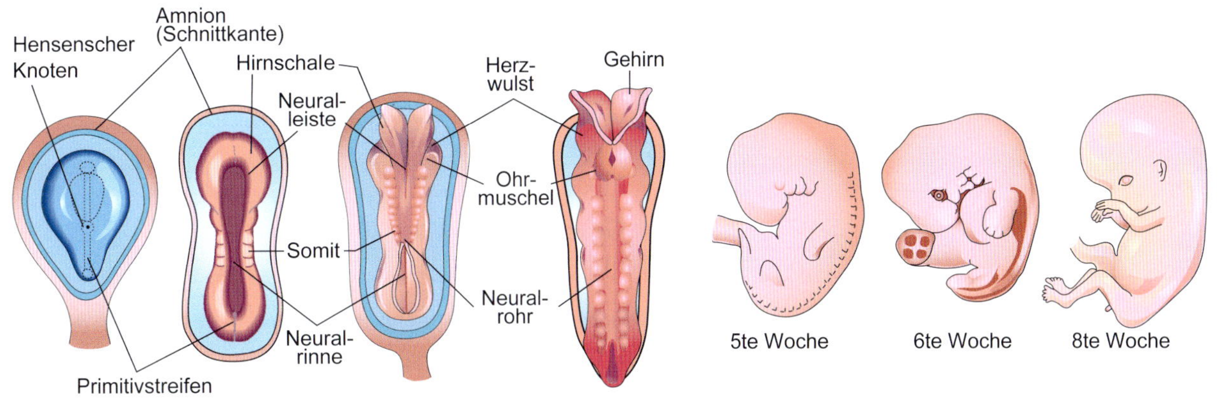

Abb. 12.1 Embryonale Entwicklung der Wirbelsäule aus den mesodermalen Somiten. **a)** Ventral Ansicht der embryonalen Wirbelsäule in den ersten Wochen der Entwicklung. Die Keimblätter neigen sich zusammen und bilden die Neuralrinne, woraus schließlich das Neuralrohr entsteht. Die Entwicklung der Somiten ist an beiden Seiten zu beobachten. **b)** Seitenansicht eines Embryos in der fünften, sechsten und achten Woche, wobei die Segmentation noch deutlich zu erkennen ist. [L141]

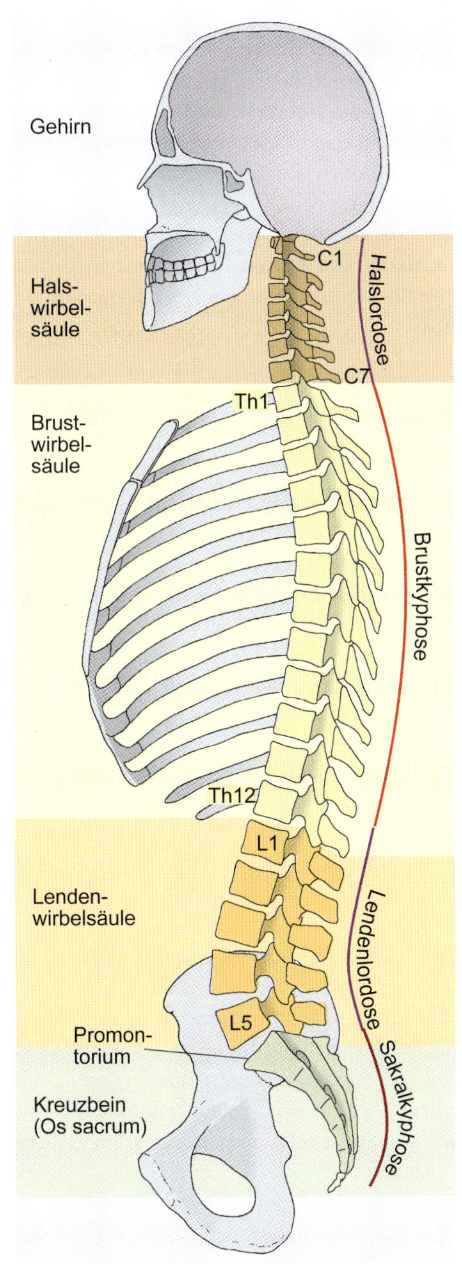

Abb. 12.2 Aufbau der Wirbelsäule. Man erkennt Halslordose, Brustkyphose, Lendenlordose und Sakralkyphose.

Zwischen den Wirbeln liegen Öffnungen, die man als **Foramina intervertebralia** (Zwischenwirbellöcher) bezeichnet. Durch sie verlaufen Nerven, die vom Rückenmark ausgehen oder zum Rückenmark führen, die Spinalnerven.

Die Wirbelsäule hat fünf Abschnitte (➤ Abb. 12.2):

- **Zervikale Wirbelsäule** (Halswirbelsäule, kurz: HWS) mit sieben zervikalen Wirbeln (C1–C7)
- **Thorakale Wirbelsäule** (Brustwirbelsäule, kurz: BWS) mit zwölf thorakalen Wirbeln, die mit den Rippen gelenkig verbunden sind (Th1–Th12)
- **Lumbale Wirbelsäule** (Lendenwirbelsäule, kurz: LWS) mit fünf lumbalen Wirbeln (L1–L5)
- **Os sacrum** (Kreuzbein), das sich zuletzt mit seinen fünf Sakralwirbeln, die zu einem kompakten Knochen verschmolzen sind, anschließt
- Etwa vier verkümmerte Steißwirbel bilden das **Os coccygis** (Steißbein).

12.1.1 Wirbel

Die Wirbel haben vom 3. Halswirbel bis zum 5. Lendenwirbel einen einheitlichen Aufbau, auch wenn sie sich, je nach den funktionellen Erfordernissen der einzelnen Wirbelsäulenabschnitte, in Größe und Form unterscheiden (➤ Abb. 12.3). Die Besonderheiten im Aufbau des ersten und zweiten Halswirbels (Atlas und Axis) werden in ➤ Kap. 12.6 besprochen.

Wirbelkörper

Der **Corpus vertebrae** (Wirbelkörper) ist der vordere massive Teil des Wirbels, eine dicke rundliche Knochenscheibe. Zwischen den übereinander angeordneten Wirbelkörpern befinden sich die Disken (Bandscheiben), und an ihrer Hinterseite verläuft die Medulla spinalis (Rückenmark).

Die Corpora vertebrae bilden den gewichttragenden Teil der Wirbelsäule. Da alle Corpora vertebrae übereinander liegen, sind sie für die charakteristische Säulenform unserer Körperachse verantwortlich.

Wirbelbogen mit Dorn- und Querfortsätzen

An der Hinterfläche des Wirbelkörpers setzt eine Knochenspange an, der **Arcus vertebrae** (Wirbelbogen). Er umgibt das Foramen vertebrale (Wir-

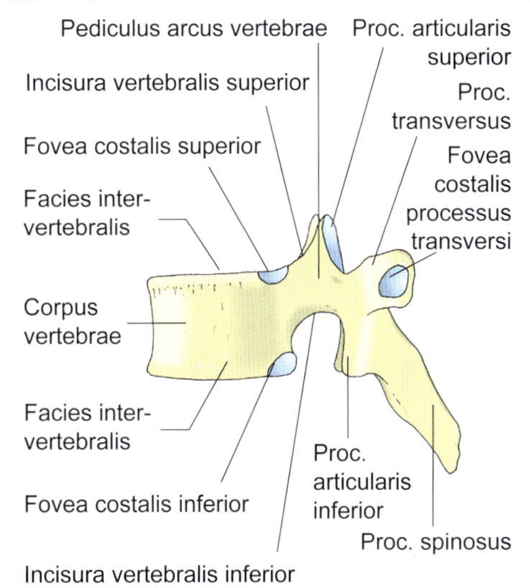

Abb. 12.3 Aufbau eines Wirbels am Beispiel des 5. Brustwirbels. Typisch für einen Brustwirbel sind die Gelenkflächen für die Verbindung mit den Rippen.

belloch). Alle Foramina vertebralia (Wirbellöcher) zusammen bilden den Canalis vertebralis (Spinalkanal), durch den das Rückenmark vom großen Foramen magnum (großes Hinterhauptsloch) nach unten zieht. Der Arcus vertebrae hat mehrere Anteile (➤ Abb. 12.3 und ➤ Abb. 12.16):

- Als **Pediculi** (Einzahl: pediculus) bezeichnet man die zwischen dem Corpus und den Facettengelenken gelegenen Anteile des Arcus.
- Die als **Lamina** bezeichneten Anteile des Arcus liegen zwischen den Facettengelenken und dem Proc. spinosus.

Vom Arcus vertebrae gehen drei Knochenfortsätze aus, an denen Muskeln entspringen und ansetzen:

- Die **Procc. spinosi** (von lat. Processus = Fortsatz; Pl.: auch Processus, mit langem „u" gesprochen) befinden sich in der Sagittalebene und zeigen nach dorsokaudal. Sie sind am Rücken gut zu palpieren.
- Die **Procc. transversi** (Querfortsätze) befinden sich links und rechts in der Frontalebene.

Etwa auf Höhe der Procc. transversi entspringt dem Arcus vertebrae auf beiden Seiten je ein **Proc. articularis superior** und **inferior** (Gelenkfortsätze nach oben und unten). Sie bilden die Facettengelenke (**Articulatio intervertebralis** oder **Art. zygapophysialis**) und verbinden die Wirbel miteinander. In den vier Facettengelenken des Arcus finden die Bewegungen der Wirbel untereinander statt. Zwischen den unteren Procc. articulares und dem zugehörigen Wirbelkörper bleibt immer ein Freiraum, der nach oben vom Wirbelkörper abgeschlossen wird. Diesen Freiraum bezeichnet man als **Incisura vertebralis inferior.** Ein sehr viel kleinerer Einschnitt, die **Incisura vertebralis superior,** befindet sich auch zwischen den oberen Procc. articulares und dem Wirbelkörper. Diese beiden Einschnitte liegen bei benachbarten Wirbeln direkt übereinander und bilden gemeinsam das jeweilige **Foramen intervertebrale** (Zwischenwirbelloch, ➤ Abb. 12.6). Durch die Zwischenwirbellöcher verlassen die Spinalnerven den Wirbelkanal.

Physiologische Krümmung der Wirbelsäule

Betrachtet man die Wirbelsäule von der Seite, d. h. in der Sagittalebene, weist sie vier charakteristische Krümmungen auf (➤ Abb. 12.2). Zwei von ihnen, die thorakale und sakrale Kyphose, sind nach hinten gewölbt. Die beiden anderen Krümmungen weisen nach vorne und werden als zervikale und lumbale Lordose bezeichnet. Von kranial nach kaudal sieht man:

- Zervikale Lordose (Halslordose)
- Thorakale Kyphose (Brustkyphose)
- Lumbale Lordose (Lendenlordose)
- Sakrale Kyphose (Sakralkyphose).

Diese Krümmungen verleihen der Wirbelsäule eine hohe Stabilität, da sie die Belastungen, die bei den verschiedenen Bewegungen auftreten, gleichmäßig auf alle Wirbel verteilen.

KLINIK

Fehlhaltungen der Wirbelsäule

Die physiologischen Krümmungen der Wirbelsäule nach vorne bzw. hinten bilden sich in der Kindheit aus. Durch Fehlbelastungen während dieser Entwicklung und auch noch im Erwachsenenalter können sich diese Krümmungen (zervikale Lordose, thorakale Kyphose und lumbale Lordose) krankhaft verstärken. Es kann dann durch Fehlhaltung bei verstärkter lumbaler Lordose ein Hohlkreuz entstehen oder ein Rundrücken (Buckel) bei stärkerer thorakaler Kyphose. Solche **Fehlhaltungen** begünstigen ferner das Auftreten von chronischen Rückenschmerzen, vor allem im LWS-Bereich.

Krümmungen in der Frontalebene sind pathologisch und werden als Skoliosen bezeichnet (➤ Kap. 12.4.1).

PT-PRAXIS

Vorbeugung: Rückenschule

Zur Vermeidung von Wirbelsäulenbeschwerden und -schäden kann jeder ein Stück weit selbst beitragen: Um den Rücken nicht falsch zu belasten, muss dieser z. B. durch richtiges Hebeverhalten geschont werden (➤ Kap. 11.5.2). Durch Gymnastik können die Bauch- und Rückenmuskulatur trainiert und die Wirbelsäule beweglich gehalten werden. Eine solche **Rückenschule** sollte früh beginnen. So ist schon im Kindesalter auf möglichst viel Bewegung und das Vermeiden von Fehlbelastungen, z. B. durch einseitiges Tragen des Schulranzens, zu achten. Auch ältere Personen sollten Fehlbelastungen vermeiden.

12.1.2 Gelenkmechanik der Wirbelsäule allgemein

Gelenkbeschreibung und Beweglichkeit

Segmentale Gliederung des Nervensystems ➤ Kap. 9.18.4

DEFINITION

Bewegungssegment nach Junghans

Ein Bewegungssegment (➤ Abb. 12.4) setzt sich aus der unteren Hälfte eines kranial liegenden Wirbels, der oberen Hälfte des kaudal liegenden benachbarten Wirbels und allen dazwischen liegenden Strukturen der Wirbelsäule zusammen.

Neurologisches Segment: Der neurologische Begriff Segment beinhaltet alle Strukturen, die von einem Spinalnerven, einschließlich des vegetativen Nerven, innerviert werden.

Das Bewegungssegment ist also ein Teil des neurologischen Segments (➤ Kap. 9.18.4).

Bei den Facettengelenken (Art. intervertebralis, ➤ Abb. 12.4 und ➤ Abb. 12.6) handelt es sich um kleine Synovialgelenke. Es artikulieren dabei die Gelenkflächen der Procc. articulares des jeweils kranialen mit denen des kaudalen Wirbels:

- Zervikal stehen die Gelenkflächen etwa 45° vornüber gekippt in der Frontalebene.
- Thorakal stehen die Gelenkflächen ungefähr 60° vertikal und sind leicht von der Frontalebene zur Sagittalebene gedreht. Die Gelenkfläche läuft von ventrolateral nach dorsomedial.
- Lumbal stehen die Gelenkflächen wieder zurückgedreht und etwas gekrümmt zwischen der sagittalen und frontalen Ebene. Die Gelenkfläche läuft von dorsolateral nach ventromedial, wobei die nach unten zeigenden Facettengelenkflächen zwischen den nach oben zeigenden Gelenkflächen des unteren Wirbels eingeklemmt werden.

Die Intervertebralgelenke tragen einen nur geringen Teil der Druckbelastung der Wirbelsäule. Ihre Hauptaufgabe ist die Bewegungsführung. Der größte Anteil der Belastung wird von den Disken getragen.

Die **Membrana synovialis** (➤ Kap. 11.4.2) der Facettengelenke hat meniskoide **Plicae synovialis** (Falten). Im zervikalen Bereich gibt es insbesondere zwischen C1 und C2 große stabile Falten. Diese Plicae synovialis haben folgende Eigenschaften:

- Sie sind unterschiedlich in Bau und Größe und bestehen aus kompaktem Bindegewebe.
- Es sind keine Falten im Sinne eines Rezessus, denn sie bleiben bestehen.
- Sie dringen vor allem in den lordotischen Wirbelsäulenabschnitten in den Gelenkspalt.

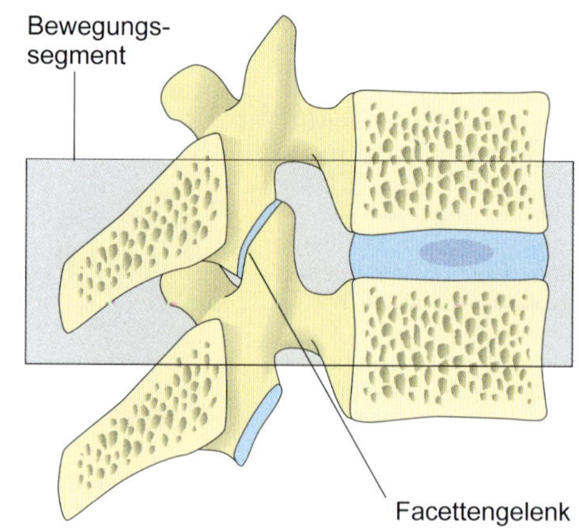

Abb. 12.4 Das Bewegungssegment mit Facettengelenk.

- Sie spielen bei der Druckverteilung in den Gelenken eine Rolle: Bei starker Flexion, Lateralflexion oder Rotation werden die Falten durch Druckanstieg in der osteofibrösen Hülle der autochthonen Rückenmuskulatur in den Gelenkspalt gepresst.
- Sie beugen einer Kapseleinklemmung vor.

Die **Membrana fibrosa** bremst vornehmlich die Ventralflexion, weniger die Dorsalextension oder Rotation.

Konvergenz und Divergenz

Eine Konvergenzbewegung im Facettengelenk wird durch eine Extension der Wirbelkörper hervorgerufen (Procc. spinosi nähern sich an), wodurch die Gelenkflächen des oberen Wirbels auf denen des unteren nach dorsokaudal gleiten und die Gelenkfacetten schließen (konvergieren). Eine Divergenzbewegung kommt folglich umgekehrt zustande, hier entfernen sich die Procc. spinosi voneinander und die Facettengelenke öffnen sich (divergieren). Bei einer Rotation aus der Normalstellung nach links z. B. schließt (konvergiert) das linke Facettenpaar, während sich das rechte öffnet (divergiert). Die Bewegung geht gleichzeitig mit einer Seitneigung nach links einher.

Beweglichkeit der einzelnen Wirbelsäulenabschnitte

- **Zervikale WS:** Sie besitzt die größte Beweglichkeit und hat nur das Gewicht des Kopfes zu tragen. Flexion, Extension, Lateroflexion und Rotation sind mögliche Bewegungen.
- **Thorakale WS:** Der thorakale Bereich hat von der Gelenkstellung her eine gute rotatorische Beweglichkeit, ist aber durch den Thorax (Brustkorb) fixiert. Flexion und Extension sind im Gegensatz zur Lateroflexion nur in geringem Ausmaß möglich.
- **Lumbale WS:** Im lumbalen Bereich ist das größte Bewegungsausmaß bei der Flexion möglich. Die totale Flexion beträgt etwa 40°, die Extension etwa 30°, die Lateroflexion zu jeder Seite etwa 30° und die Rotation zu jede Seite etwa 5°. Dieser Abschnitt der Wirbelsäule hat das gesamte Gewicht des Oberkörpers zu tragen.

- **Sakrale WS:** Das Sakrum ist zu einem Knochen verwachsen und deshalb unbeweglich.

Hemmung der Bewegungen

Das Bewegungsausmaß der Intervertebralgelenke wird durch eine kombinierte **Knochen-Ligament-Hemmung** beschränkt. In der Endphase der Bewegung nähern sich die Gelenkflächen der Facettengelenke auf der einen Seite an (Konvergenz), während sie sich auf der anderen Seite voneinander entfernen (Divergenz). Dabei werden die Ligamente, Kapselteile und Diskusfasern der divergierenden Seite gespannt, was eine Hemmung der Bewegung bewirkt.

Passive Stabilität

Alle nichtmuskulären Wirbelverbindungen gewährleisten die passive Stabilität der Wirbelsäule.

Diskus (Bandscheibe)

Zwischen den Wirbelkörpern der zervikalen, thorakalen und lumbalen Wirbelsäule sowie zwischen L5 und dem Os Sacrum liegen die **Disci intervertebrales** (Bandscheiben). Die Disken machen ca. ¼ der gesamten Wirbelsäulenlänge aus, wobei sie im lumbalen und zervikalen Bereich am dicksten sind und die größte Flexibilität besitzen. Jeder Diskus ist etwa 5–9 mm dick und besteht aus zwei Anteilen, dem Nucleus pulposus und dem Anulus fibrosus:

- Der **Nucleus pulposus** ist ein Gallertkern. Er hat die Funktion eines Gelkissens, das Druckunterschiede zwischen zwei Wirbeln ausgleicht, wenn diese sich gegeneinander bewegen (➤ Abb. 12.5).
  - Bei Jugendlichen ist der Nucleus pulposus stark wasserhaltig. Bei Älteren ist er gelartig und trocknet mit zunehmendem Alter stärker aus.
  - Er ist eiweißreich und zieht daher Wasser an. Bei Entlastung saugt sich der Diskus voll (z. B. im Liegen). Bei Druckerhöhung wird Wasser aus dem Diskus gepresst, wodurch dieser dünner wird (z. B. bei längerem Stehen). Aus diesem Grund ist der Mensch morgens etwas größer als abends.
  - Lumbal nimmt der Nucleus pulposus viel Platz ein und liegt eher dorsal.
  - Bei Flexion gleitet der Nucleus pulposus etwas nach hinten, bei Extension etwas nach vorne.
- Der **Anulus fibrosus** ist ein Außenring, mit unterschiedlichen Schichten. Die inneren Schichten sind relativ dick und bestehen aus Faserknorpel, während die äußeren Schichten dünner sind und aus zugfesten kollagenen Fasern bestehen. Die inneren Schichten sind gut geeignet, um Kompressionskräfte aufzufangen:
  - Der Anulus fibrosus ist schichtförmig wie eine Zwiebel aufgebaut.
  - Die Fasern verlaufen diagonal abwechselnd in jeder Schicht, sodass ein gekreuzter Verlauf entsteht (➤ Abb. 12.5). Die inneren Schichten verlaufen fast horizontal. Sie werden bei Rotation am stärksten belastet.
  - Knorpelplatten bilden die obere und untere Begrenzung und Verbindung mit den Wirbelkörpern. Durch diese Knorpelplatten finden mittels Diffusion Ernährungs- und Entsorgungsprozesse statt.

Die Bandscheiben bilden elastische Verbindungen der Wirbelkörper untereinander. Sie erhöhen die Beweglichkeit der Wirbelsäule, indem sie sich entsprechend verformen und wie ein Stoßdämpfer Stauchungen der Wirbelsäule, z. B. bei einem Sprung, abfangen. Bei Kompressionsbelastung ist die Druckspannung im Nucleus pulposus am größten, während im Anulus fibrosus die Dehnspannung überwiegt.

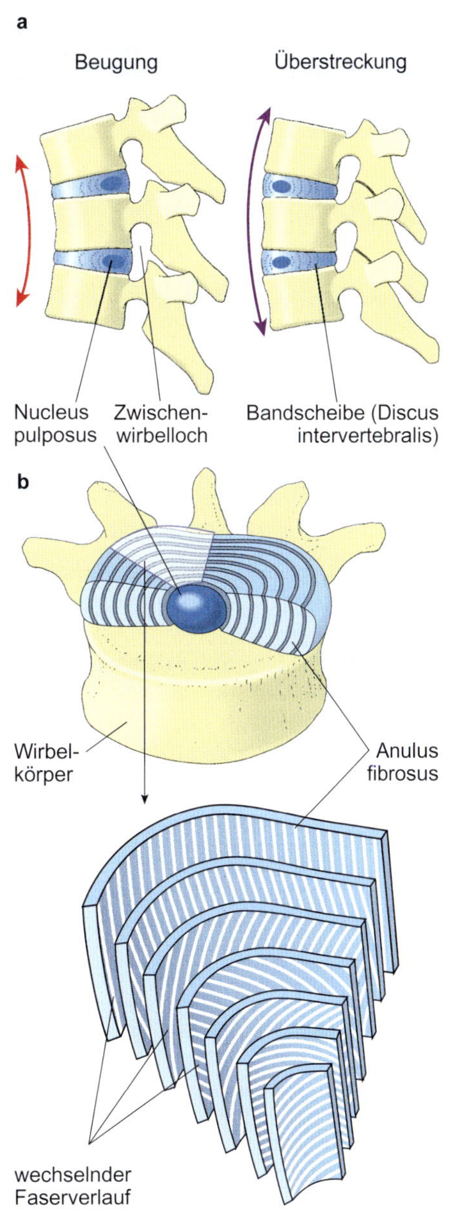

Abb. 12.5 Discus intervertebralis (Bandscheibe).
a) Bandscheibenfunktion: Der Nucleus pulposus verschiebt sich innerhalb der Bandscheibe je nach Beugung oder Streckung der Wirbelsäule.
b) Die Bandscheibe mit dem Nucleus pulposus in der Mitte. Kreisförmig um ihn herum der in Schichten aufgebaute Anulus fibrosus. Jede dieser Schichten ist abwechselnd mit diagonal verlaufenden Bindegewebsfasern durchzogen, wodurch ein netzförmiges System entsteht.

Der Nucleus pulposus setzt alle Kräfte wie z. B. die Schwerkraft und die Muskelzugkräfte in Druck um, wobei alle Schichten des Anulus fibrosus auf Spannung gebracht werden. Der intradiskale Druck erhöht sich und die Festigkeit des Diskus nimmt zu. Wichtig für einen maximalen intradiskalen Druck ist die Menge an gebundenem Wasser und ein intaktes kollagenes Netzwerk. Diese Wassermenge wird vom osmotischen Druck gesteuert, der wiederum durch die Proteoglykankonzentration aufrechterhalten wird (➤ Kap. 4.5.1 und ➤ Kap. 4.5.5).

Der Diskus selbst ist mäßig durchblutet und deshalb abhängig von den Blutgefäßen aus den Wirbelkörpern, die ihn mit Sauerstoff und Nährstoffen versorgen. Dies geschieht durch Osmose und Diffusion durch die Deckplatten. Bis zum zweiten Lebensjahr enthalten die Bandscheiben Blutgefäße. Auch unter pathologischen Umständen können sekundäre Blutgefäße in das Diskusmaterial einsprossen. Der Wechsel von Be- und Entlastung verursacht den für die Ernährung des Diskus wichtigen Druckunterschied.

Ligamente

Die Wirbelkörper der Wirbelsäule werden durch eine Vielzahl von **Ligamenten** (Bändern) miteinander verbunden. Ein Teil von ihnen verläuft über die gesamte Wirbelsäule, ein anderer Teil nur von einem Wirbel zum nächstliegenden (segmental).

- Über die gesamte Länge der WS verlaufen folgende Ligamente (➤ Abb. 12.6):
  - Das **Lig. longitudinale anterius** erstreckt sich ventral von Korpusmitte und Diskus zur nächsten Korpusmitte und zum nächsten Diskus. An den Korpusrändern bleibt somit ein kleiner Freiraum.
  - Das **Lig. longitudinale posterius** verläuft im Wirbelkanal dorsal der Wirbelkörper und den Disken von einem Diskus zum nächsten. Es hat breite Ausläufer am Diskus und dem angrenzenden Korpusknochen, überspringt aber den Mittelteil des Korpus.

Beide Ligamente haben auch eine oberflächlich weiterlaufende Faserschicht.

- Segmental verlaufende Bänder sind (➤ Abb. 12.6):
  - **Lig. flavum,** das zwischen den benachbarten Arcus vertebrae (Lamina) verläuft. Es hat eine gelbliche Farbe, da es vorwiegend aus elastischen Fasern besteht.
  - Das **Lig. interspinale** verläuft zwischen den benachbarten Procc. spinosi.
  - Das **Lig. supraspinale** verläuft dorsal zwischen den benachbarten Spitzen der Procc. spinosi und setzt sich zervikal als **Lig. nuchae** fort.
  - Das **Lig. intertransversarium** verläuft zwischen den benachbarten Procc. transversi. Lumbal ist es besonders gut entwickelt.

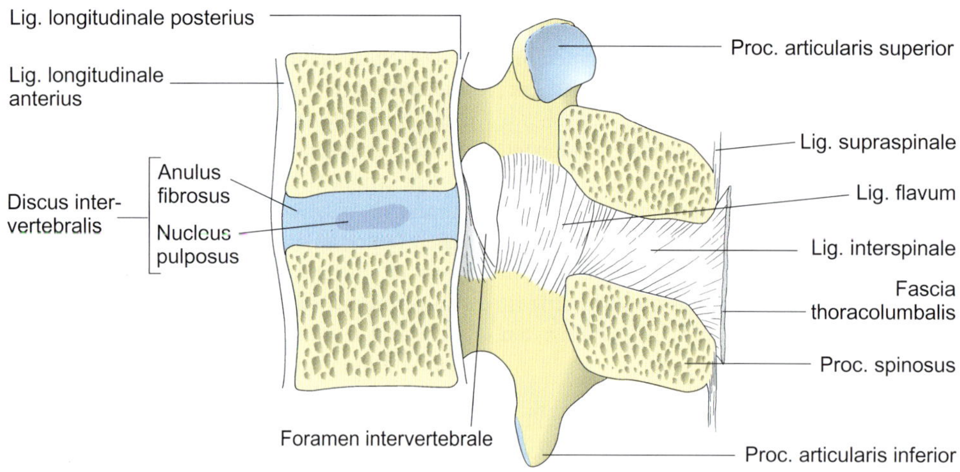

Abb. 12.6 Lumbales Bewegungssegment mit den Wirbelsäulenligamenten. Ansicht: medianer Sagittalschnitt.

KLINIK

Bandscheibenvorfall

Die Bandscheibe kann nicht unbegrenzten Fehlbelastungen standhalten. Insbesondere schweres Heben in falscher Haltung kann dazu führen, dass sich der Nucleus pulposus durch eine Schwachstelle in seinem Fasermantel nach außen verlagert **(Diskusprotrusion)** oder sogar austritt **(Diskusprolaps).** Ein solcher Diskusprolaps wird auch **Bandscheibenvorfall** oder **Hernia nucleus pulposus** (kurz: Hernia) genannt und vollzieht sich meist in Richtung Dornfortsatz, weil der Nucleus pulposus beim Heben in nach vorn gebeugter Haltung nach hinten gedrückt wird (➤ Abb. 12.5 und ➤ Abb. 9.28).

Bleibt der Nucleus pulposus vom Anulus fibrosus umgeben, so spricht man von einer **Diskusvorwölbung** (engl.: bulging disc). Verlagert sich der Nukleus innerhalb des Diskus, kann das Schmerzen im Rücken verursachen, wenn die äußeren, innervierten Schichten betroffen sind. Solange keine austretenden Nerven betroffen sind, ziehen die Schmerzen noch nicht ins Bein, und ein Laie spricht dann meistens von einem Hexenschuss. Die Fasern der Anulus-fibrosus-Schichten fangen etwa ab einem Alter von 25 Jahren an zu degenerieren und es können kleine Risse entstehen. Die Nukleussubstanz fließt dann durch diese Risse. Wenn das Nukleusmaterial nach hinten aus dem Anulus-Fasermantel ausbricht, kann es unter dem Lig. longitudinale posterius steckenbleiben, welches innerviert ist und dadurch ebenfalls Rückenschmerzen verursachen kann. Wenn dieses Nukleusmaterial noch mit dem zentralen Nukleus verbunden ist, kann es durch Therapie eventuell noch zurückgeschoben werden. Liegt das Nukleusmaterial aber im Spinalkanal außerhalb des Anulus fibrosus und ist nicht mehr mit dem Diskus verbunden, dann spricht man von einem **Sequester.** Dieser kann sich unter dem Lig. longitudinale posterius befinden, aber eine richtige Hernie bricht häufig durch das Ligament durch und liegt dann frei im Spinalkanal. In einen Diskus, der sich nach Austritt des Materials wieder verschlossen hat, kann das Diskusmaterial nicht mehr zurückfließen. Auch wenn sich der Diskus nach hinten wölbt oder der Nukleus prolabiert, können Schmerzen entstehen oder Nerven eingeengt werden. Ein möglicher Engpass für den austretenden Spinalnerv ist das Foramen intervertebrale. Schmerzen können durch direkten Druck auf umliegende Strukturen verursacht werden, aber auch indirekt durch Entzündungsmechanismen, welche eine Schwellung zur Folge haben.

Die meisten diskogenen Probleme treten zwischen L4 und L5 bzw. L5 und S1 auf, da in diesem Bereich die Druckbelastung auf den Diskus am größten ist. Drückt ein prolabierender Nukleus auf die dorsolateral von ihm austretenden Nervenwurzeln, so kommt es zur Druckschädigung der betroffenen Nervenabschnitte und damit zu starken Schmerzen, Sensibilitätsstörungen oder sogar Lähmungserscheinungen im dazugehörigen sensomotorischen Versorgungsgebiet (radikuläre Symptomatik, ➤ Kap. 9.16.6). Erst bei einer Wurzelbeteiligung empfinden Patienten auch Schmerzen im Bein, und zwar meistens distal. Häufig ist eine der Wurzeln des N. ischiadicus betroffen, die hinten ins Bein ausstrahlen, aber auch eine der Wurzeln des N. femoralis kann involviert sein, sodass die Vorderseite des Beins betroffen ist.

PT-PRAXIS

Behandlung diskogener Problematik

Es gibt verschiedene Möglichkeiten, diskogene Probleme zu behandeln: Sind sie mit Lähmungen verbunden, wird meist operiert. Der Gallertkern kann jedoch auch durch eine Sondeninjektion verflüssigt werden, um ihn anschließend absaugen zu können. In diesem Fall sackt der Diskus in sich zusammen, und die umgebenden Nerven werden nicht mehr komprimiert.

In leichteren Fällen kann dem Patienten durch **physiotherapeutische Maßnahmen** wie bestimmte Lagerungen (z.B. McKenzie-Therapie), Mobilisationen in die schmerzfreie Richtung und Verhaltens- bzw. Bewegungsinstruktionen geholfen werden. Nach einer Protrusion ist es wichtig, dass die größtmögliche Belastbarkeit des Reparationsgewebes erreicht wird. Nachdem in der Proliferationsphase Kollagen vom Typ I eingewachsen ist, sollte das Gewebe leicht belastet werden, um die Fasern auszurichten und zugfest zu machen. Das Training darf keine intradiskale Druckerhöhung hervorrufen, da diese die Reparationsprozesse im Narbengewebe unterbrechen würde. Es gibt immer mehr wissenschaftliche Belege dafür, dass zu Beginn einer Behandlung eine Zentralisation der Beschwerden oberstes Ziel sein sollte. Durch Haltungen und Bewegungen sollten sich die ausstrahlenden Schmerzen nach proximal zurückbilden, sodass sie schließlich nur noch im Rücken auftreten. Lassen sich die Schmerzen zentralisieren, deutet das auf ein mechanisches Problem hin. Dies kann als positiv prognostischer Faktor interpretiert werden. Ein weiteres Ziel ist die Wiederherstellung der lumbalen Lordose. Im Anfangsstadium ist das allerdings meistens nicht möglich, weil dadurch der Druckanstieg im dorsalen Bereich zu groß wird.

Bei chronischen lumbalen Beschwerden sinkt die Kontraktionsfähigkeit der Mm. multifidi und des M. transversus abdominis. Dies verursacht eine Instabilität durch unkontrollierte und erhöhte Translationsbewegungen des oberen gegenüber dem darunterliegenden Wirbel (aktive Stabilität, ➤ Kap. 12.3.3). Bei einem vorgewölbten Diskus oder einem Diskusprolaps gibt die Diskuswand gestörte propriozeptive Informationen an die stabilisierende Muskulatur weiter. Der gestörte arthrokinematische Reflex hat dann ein ineffektives Kontraktionsmuster mit unzureichender Vorspannung zur Folge.

Durch Übungen, die dem Aufbau und der Verbesserung der intra- und intermuskulären Koordination der Rücken- und Bauchmuskulatur dienen, kann die Wirbelsäule stabilisiert werden. Dies ist insbesondere im Sinne einer Sekundärprävention zur Vermeidung von Rückfällen sinnvoll. Oft lässt sich dadurch eine Operation vermeiden.

Osteoligamentäre Säulen

Die Wirbelsäule wird im Zusammenhang mit Frakturen in drei sog. **osteoligamentäre Säulen** unterteilt. Bei Wirbelfrakturen kommt der mittleren Säule die größte Bedeutung zu, da die Bedrohung der neurogenen Strukturen hier besonders schwerwiegend ist:

- **Vordere Säule:** ventraler Anteil der Wirbelkörper (drei Viertel des Wirbelkörpers), Bandscheibe und Lig. longitudinale anterius
- **Mittlere Säule:** hinterer Anteil der Wirbelkörper (ein Viertel des Wirbelkörpers), Bandscheibe und Lig. longitudinale posterius
- **Hintere Säule:** Wirbelbögen, Gelenke, Dornfortsätze und dorsale Bänder.

12.1.3 Muskulatur im Bereich der Wirbelsäule

Autochthone Rückenmuskulatur

Obwohl die Wirbel gegeneinander nur begrenzt beweglich sind, entspricht die Beweglichkeit der Wirbelsäule insgesamt doch der eines Kugelgelenks. Diese Beweglichkeit wird vor allem durch ein komplexes System aus sich überlappenden Muskelfaserzügen entlang der Wirbelsäule ermöglicht, das in seiner Gesamtheit als **autochthone Rückenmuskulatur** bezeichnet wird (➤ Abb. 12.7 und ➤ Abb. 12.8). Diese Muskulatur wird in der deutschsprachigen Literatur auch M. erector spinae oder M. erector trunci genannt. Wenn nur der dorsolaterale Teil der autochthonen Rückenmuskulatur gemeint ist, handelt es sich um die langen, polysegmentalen Mm. iliocostales und Mm. longissimi. In der angelsächsischen (englischsprachigen) Literatur werden meist nur die langen Systeme, Mm. spinales, Mm. longissimi und Mm. iliocostales, als M. erector spinae bezeichnet.

Die autochthone Muskulatur ist die „ortsansässige“ Muskulatur, da sie sich im Rückenbereich entwickelt hat, hier von den Rr. dorsales der Spinalnerven innerviert wird und teilweise noch ihre Segmentation besitzt. Diese Muskeln verlaufen in einem Führungskanal, der vom Os occipitale bis zum Os sacrum reicht. Der Führungskanal wird medial von den Procc. spinosi und ventrolateral von den Procc. transversi gebildet. Bezüglich der oberflächlichen Schichten, beziehungsweise der Mm. spinales, Mm. longissimi und Mm. iliocostales wird die laterale Begrenzung von den Anguli costae gebildet. Dorsal werden die Muskeln im zervikalen Bereich von der Fascia nuchae und im lumbalen und thorakalen Bereich von der Fascia thoracolumbalis bedeckt.

Die Muskeln dieses mächtigsten Muskelsystems des Menschen strecken die Wirbelsäule und drehen sie um die eigene Achse. Ferner stabilisiert die autochthone Rückenmuskulatur zusammen mit dem Bandapparat die Wirbelsäule und formt ihre physiologischen Krümmungen.

Die Muskeln der autochthonen Rückenmuskulatur werden in einen medialen und einen lateralen Trakt (= Hauptgruppen) geteilt.

Medialer Trakt

Der **mediale Trakt** wird von fünf Einzelmuskeln bzw. Muskelgruppen gebildet. Sie verbinden in kurzen und langen Muskelzügen sämtliche Wirbel an den Procc. spinosi und Procc. transversi miteinander und laufen über mehrere Wirbel hinweg. Sie ziehen auch zu den Knochenleisten am Sakrum und am Os occipitale (Hinterhauptsbein), sodass diese vielen Faserzüge über die komplette Wirbelsäule verspannt sind. Dadurch unterstützen sie alle Bewegungen mit Ausnahme der Ventralflexion. Im Einzelnen sind folgende Muskeln beteiligt:

- **Mm. interspinales:** Sie liegen im zervikalen, thorakalen und lumbalen Bereich und helfen beim Strecken der Wirbelsäule.
- **Mm. spinales:** Sie liegen als M. spinalis capitis et cervicis im Zervikalbereich und als M. spinalis thoracis im Thorakalbereich. Diese Muskeln sind mit dem M. longissimus verbunden. Die Mm. spinales thoracis haben ihren Ursprung an den Procc. spinosi L3 – Th10 und inserieren an den Procc. spinosi Th8–2. Sie sichern die Krümmungen, strecken die Wirbelsäule bei doppelseitiger Anspannung und neigen sie bei einseitiger Anspannung zur Seite.
- **Mm. intertransversarii mediales:** Sie liegen im zervikalen und lumbalen Bereich zwischen den einzelnen Procc. transversi. Sie bewirken bei einseitiger Innervation und Kontraktion die Seitwärtsneigung und bei beidseitiger Anspannung die Extension. Die Mm. intertransversarii laterales ventrales et dorsales gehören eigentlich nicht zur autochthonen Rückenmuskulatur, da sie vom Ramus ventralis des lumbalen Spinalnervs innerviert werden.
- **Mm. rotatores:** Sie liegen im zervikalen, thorakalen und lumbalen Bereich und drehen die Wirbelsäule zur heterolateralen Seite (= kontralaterale Seite, also zur Gegenseite). Die Ursprünge sind die Procc. transversi, die Ansätze die ein oder zwei Wirbelkörper höher gelegenen Procc. spinosi.
- **M. semispinalis:** Er liegt als M. semispinalis capitis et cervicis im zervikalen Bereich und als M. semispinalis thoracis im thorakalen Bereich. Seine Fasern überbrücken mehr als vier Wirbel. Der M. semispinalis capitis läuft von den Procc. transversi der hochthorakalen Wirbel sowie von den 3. bis 6. Halswirbelkörpern zur Linea nuchalis superior und Linea nuchalis inferior. Der M. semispinalis cervicis zieht von den Procc. transversi der thorakalen Wirbel und C7 zu den Procc. spinosi der oberen thorakalen und aller zervikalen Wirbeln einschließlich des Axis. Der M. semispinalis thoracis hat seinen Ursprung an den Procc. transversi Th7–12 und setzt an den Procc. spinosi Th1–6 sowie C6 und C7 an. Er hat die Aufgabe, bei beidseitiger Kontraktion die zervikale und thorakale Wirbelsäule zu strecken und die Wirbelsäule zur heterolateralen Seite zu drehen.
- **Mm. multifidi:** Sie bestehen aus kleinen Muskelbündeln, die vom Os sacrum (S4) bis zum zweiten Halswirbel reichen. Ihre Fasern zwischen Proc. transversus und Proc. spinosus überbrücken je zwei bis vier Wirbel. Lumbal sind sie besonders kräftig ausgebildet. Sie drehen die Wirbelsäule zur heterolateralen Seite bzw. fixieren oder strecken die Wirbelsäule bei beidseitiger Anspannung.

Lateraler Trakt

Der **laterale Trakt** besteht aus Muskelgruppen, die einerseits zwischen den Rippen bzw. den Rippenfortsätzen verlaufen, andererseits mit langen Muskelzügen die gesamte Wirbelsäule vom Os occipitale bis hinunter zum Os sacrum und Os ilium verbinden. Auch sie wirken bei sämtlichen Bewegungen der Wirbelsäule mit, ausgenommen der Ventralflexion. Zum lateralen Trakt zählen folgende Muskeln:

- **Mm. iliocostales:** Hierbei handelt es sich um lange Muskeln im zervikalen, thorakalen und lumbalen Bereich. Sie unterstützen u. a. die Streckung und Seitwärtsneigung in der zervikalen

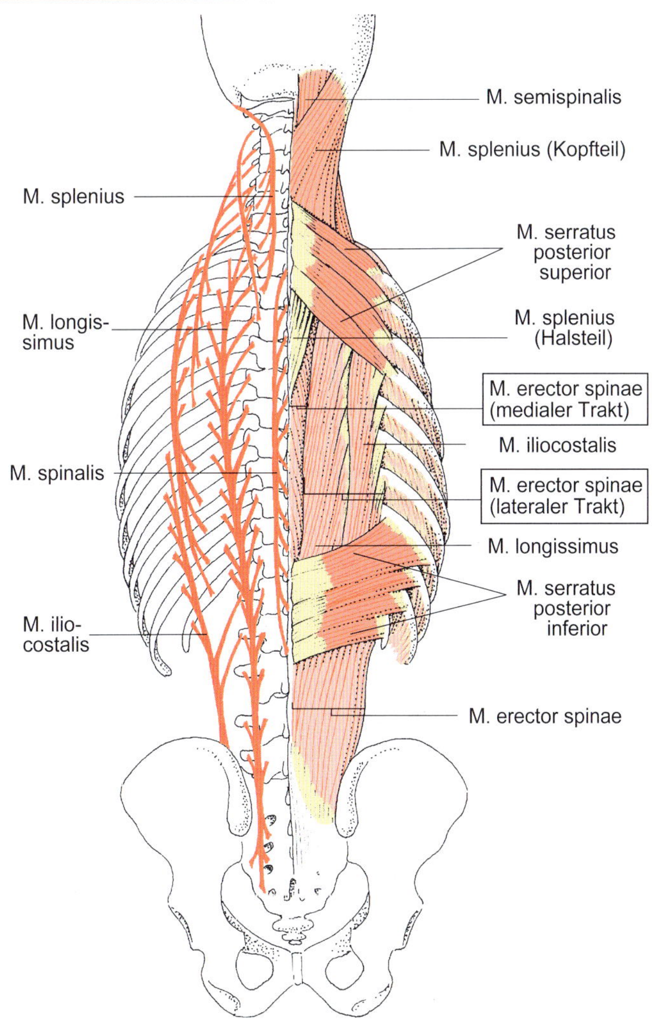

Abb. 12.7 Die autochthone Rückenmuskulatur (M. erector spinae), medialer und lateraler Trakt. Zur Verdeutlichung sind links einzelne Muskelzüge schematisch dargestellt. Über die autochthone Rückenmuskulatur legen sich der M. serratus posterior superior und M serratus posterior inferior. Sie ziehen von der Wirbelsäule zu den Rippen. Der M. serratus posterior superior fördert die Einatmung durch Anheben der Rippen, der M. serratus posterior inferior fördert die Ausatmung durch Senken der Rippen.

und thorakalen Wirbelsäule. Die zervikalen Mm. iliocostales, die von der dritten bis sechsten Rippe zu den zervikalen Procc. transversi C4–6 ziehen, helfen als Einatemhilfsmuskeln beim Anheben des Thorax mit. Im lumbalen Bereich ist der M. iliocostalis in den Pars lumbalis und den Pars thoracalis zu unterteilen. Der Pars lumbalis zieht vom Sakrum und der Crista iliaca zu den Anguli costae der Rippen 7–12. Die lateralen langen Muskelbündel des Pars thoracalis ziehen von der 7.–12. Rippe zur 1.–6. Rippe.

- **Mm. longissimi:** Hierbei handelt es sich um lange Muskeln, die als M. longissimus capitis und cervicis im zervikalen Bereich und als M. longissimus thoracis im thorakalen und lumbalen Bereich liegen. Sie bewirken sowohl eine Seitwärtsneigung und Drehung des Kopfes als auch des entsprechenden Wirbelsäulenabschnittes zur selben Seite, außerdem sorgen sie für die Streckung von Wirbelsäule und Kopf. Der Rotationsfaktor ist jedoch gering. Im lumbalen Bereich ist der M. longissimus thoracis in Muskelbündel zu unterteilen, die von den Procc. accessorii und der angrenzenden dorsalen Seite der Procc. transversi der 1.–5. lumbalen Wirbel zur Crista iliaca ziehen sowie in die mehr lateral gelegenen, langen und dünnen Muskelbündel, welche von der 1.–12. Rippe zum Sakrum reichen.
- **Mm. splenii:** Der M. splenius capitis und der M. splenius cervicis liegen im zervikalen und hochthorakalen Bereich (der M. splenius capitis setzt am Proc. mastoideus des Schädelknochens an). Sie unterstützen die Seitwärtsneigung und Drehung zur gleichen Seite und die Streckung von Kopf und zervikaler Wirbelsäule.

Zur autochthonen Rückenmuskulatur zählen schließlich auch die tiefen Nackenmuskeln, die an den Kopfbewegungen beteiligt sind (➤ Kap. 12.6.3).

Funktionelle Einteilung der autochthonen Rückenmuskulatur

Nach ihrem Verlauf und der damit zusammenhängenden **Funktion** teilt man die autochthonen Rückenmuskeln in die folgenden vier Systeme (➤ Abb. 12.9) ein:

- **Interspinales System:** Diese Muskeln haben einen geraden Verlauf zwischen den Procc. spinosi und bestehen aus den Mm. spinales, Mm. interspinales und Mm. recti capitis.
- **Intertransversales System:** Diese Muskeln haben einen geraden Verlauf zwischen den Procc. transversi und bestehen aus den Mm. iliocostales, Mm. longissimi und Mm. intertransversarii.
- **Transversospinales System:** Diese Muskeln haben einen schrägen Verlauf von den Procc. transversi kaudal zu den Procc. spinosi kranial und bewirken eine Rotation zur kontralateralen Seite. Zu diesem System gehören die Mm. semispinales, die Mm. multifidi und die Mm. rotatores.
- **Spinotransversales System:** Diese Muskeln haben einen schrägen Verlauf von den Procc. spinosi kaudal zu den Procc. transversi kranial und bewirken eine Rotation zur homolateralen (ipsilateralen) Seite. Hierzu gehören die Mm. splenii und die Mm. obliquus capites inferiores.

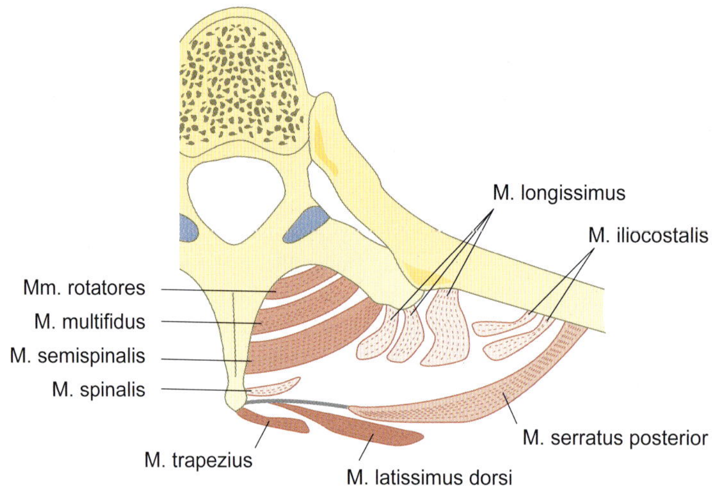

Abb. 12.8 Querschnitt durch die autochthone Rückenmuskulatur mit tiefen und oberflächlichen Schichten. [L141]

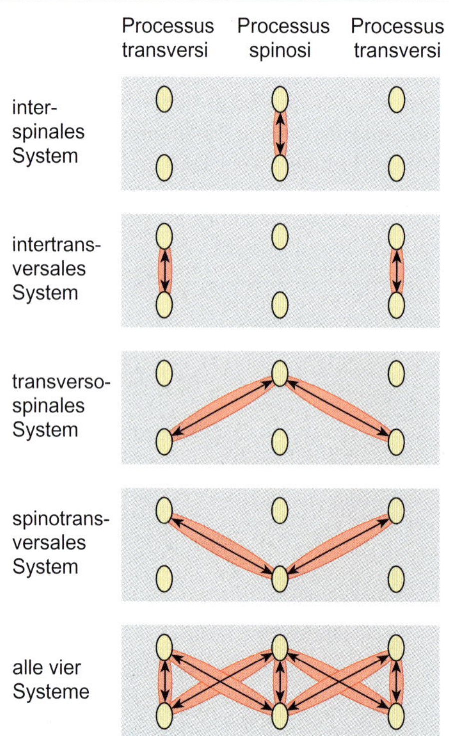

Abb. 12.9 Systemschema der autochthonen Rückenmuskulatur.

Die gesamte auf die Wirbelsäule einwirkende Muskulatur kann unter klinischen Aspekten in eine Muskulatur mit **tonischen** oder **phasischen Eigenschaften** eingeteilt werden. Die tonische Muskulatur neigt zur Verkürzung, die phasischen Muskeln tendieren zur Abschwächung. Selbstverständlich können schwache Muskeln auch verkürzen und umgekehrt können verkürzte Muskeln auch schwach sein.

Die Muskelverhältnisse im Schultergürtel-, Zervikal- und Thorakalbereich zeigt ➤ Tab. 12.1, im Beckengürtel-, Lumbal- und Oberschenkelbereich ➤ Tab. 12.2.

Tab. 12.1 Tonische und phasische Muskulatur im zervikothorakalen Bereich.

Tonische Eigenschaften
• M. erector trunci/spinae (zervikal) • M. trapezius, Pars descendens • M. pectoralis major et minor • M. levator scapulae • M. sternocleidomastoideus
Phasische Eigenschaften
• M. serratus anterior • Mm. rhomboidei • M. erector trunci/spinae (thorakal)

Tab. 12.2 Tonische und phasische Muskulatur im Lumbal- und Beckenbereich.

Tonische Eigenschaften
• M. erector trunci (lumbal) • M. iliopsoas • Ischiokrurale Muskulatur • Adduktoren • M. rectus femoris
Phasische Eigenschaften
• M. rectus abdominis • M. gluteus maximus, medius et minimus

Funktionsbeispiel

Der Körperschwerpunkt liegt beim aufrechten Stand vor der Wirbelsäule. Um den aufrechten Stand zu garantieren, ist eine isometrische Kontraktion des M. erector spinae, der Beckenextensoren und des M. triceps surae notwendig. Eine Ventralflexion der Wirbelsäule wird durch **exzentrische Aktivität** (➤ Kap. 11.3.2) dieser Muskeln und eine geringe **dynamisch-konzentrische Aktivität** der ventralen Muskulatur bewirkt. Die Wiederaufrichtung der Wirbelsäule wird durch die dynamisch-konzentrische Aktivität der dorsalen Muskulatur gewährleistet, wobei auch hier eine geringe exzentrische Aktivität der ventralen Muskulatur zu beobachten ist.

Das **lange Muskelsystem** spielt eine entscheidende Rolle für die Ausschöpfung des maximal möglichen Bewegungsausmaßes, während das **kurze Muskelsystem** für die gleichmäßige Aufteilung des gesamten Bewegungsweges auf die einzelnen Wirbelsäulensegmente zuständig ist.

Folgend ein Beispiel der zuständigen Muskulatur für eine Rumpfrotation nach links, hierbei kontrahieren folgende Muskeln:

- M. obliquus externus abdominis dexter (rechts)
- M. obliquus internus abdominis sinister (links)
- M. longissimus sinister
- M. iliocostalis sinister
- Mm. splenii sinister.

Das transversospinale System rechts regelt die Rotation über den Segmenten. Die homolateralen Rotatoren regeln gemeinsam mit dem langen System rechts die Streckung im Verlauf der Bewegung.

12.1.4 Palpation

Beim Palpieren wird man am Patienten viele individuelle Unterschiede wahrnehmen. Diese Unterschiede deuten nicht unbedingt auf eine Pathologie hin, sondern sind meistens Beispiele der reichlich vorhandenen anatomischen Variationen. Der Patient sollte während der Palpation so sitzen, dass man den betreffenden Körperabschnitt von allen Seiten gut erreicht. Je nachdem, ob man hoch am Schädelrand oder unten am Fuß befunden möchte, sitzt der Patient niedrig auf einem Hocker oder liegt auf der Liege. Die Ausgangsposition sollte so vorbereitet sein, dass der Therapeut rückenschonend arbeiten kann. Zum Palpieren der oberen Extremität sitzt der Patient an einem Ende der Liege und stützt sich mit den Armen ab. Bei der Wirbelsäulenpalpation befindet sich der Untersucher hinter dem Patienten. Dieser sitzt entspannt und mit leicht gebeugtem Rücken auf der Längsseite der Liege oder auf einem Hocker.

Vor der Palpation von Muskeln sollte sich der Therapeut über die Insertion, den Verlauf und die daraus resultierende Muskelfunktion orientieren. Der Patient nimmt eine entspannte Ausgangshaltung ein, in der gewünschte Muskelkontraktionen leicht auszuführen sind. Zur besseren Lokalisation von einzelnen Muskeln lässt man diese abwechselnd an- und entspannen. Eine Muskeldehnung erleichtert ebenfalls die Palpation. Die lateralen Begrenzungen einzelner Muskeln werden quer zum Muskelfaserverlauf palpiert. Dafür hält man die Fingerspitzen der Finger 2–4 aneinander. Sehnen werden quer zu ihrem Faserverlauf palpiert. Eine Muskelkontraktion erleichtert die Palpation von Sehnen. Für den genauen Verlauf eines Gelenkspalts palpiert man quer zum Gelenkspalt. Die genaue Beschreibung der einzelnen Palpationsvorgänge finden Sie am Ende der Wirbelsäulen- und Extremitätenabschnitte.

12.1.5 Kreislauf im Wirbelsäulenbereich

Die Vaskularisation der Wirbelsäule erfolgt durch segmentale Abzweigungen der ventrolateral liegenden Aorta. Diese segmentalen Arterien sind auf allen Ebenen vertreten und geben nochmals kleinere Abzweigungen, die in den Corpus vertebrae (Wirbelkörper) hinein- und unter das Periost ziehen, ab (Moore et al. 2018). Diese Abzweigungen sind:

- A. equatorialis
- A. periostalis.

Während des beidseitigen Verlaufs der segmentalen Arterien über den Corpus vertebrae dringen die A. equatorialis und die A. periostalis nach innen und versorgen den Corpus vertebrae mit Blut. Im weiteren Verlauf ziehen abzweigende Arterien, Rami spinales, durch das Foramen intervertebrale. Diese verteilen sich in eine A. canalis vertebralis anterior und posterior, die horizontal an der Innenseite des Vertebralkanals entlang ziehen. Die A. canalis vertebralis anterior zieht über die Innenseite des Corpus vertebrae nach ventral und die A. canalis vertebralis posterior zieht über die Innenseite des Arkus vertebrae nach dorsal. Zwischen den Aa. canalis vertebralis der unterschiedlichen Segmente gibt es vertikale Anastomosen. Das Knochenmark des Corpus vertebrae wird hauptsächlich durch Abzweigungen der A. canalis vertebralis anterior, die bis tief ins Zentrum des Knochens ziehen, mit Blut versorgt. Weitere Abzweigungen der im Foramen intervertebrale ziehende A. spinalis sind die Aa. radicularis anterior und posterior zur Versorgung der Radices (Nervenwurzeln) von Spinalnerven und der Medulla (➤ Kap. 9.16.6).

Sowohl innerhalb (epidural) als außerhalb des Spinalkanals bilden spinale Venen venöse Plexus (Geflechte) entlang der Wirbelsäule, die ventral und dorsal der Wirbelsäule am besten ausgebaut sind. Durch die Foramina intervertebrale verbinden Anastomosen beide Systeme. Aus den unterschiedlichen Corpus vertebrae entspringen Venen, die an die Oberfläche kommen und in den anterioren externen (ventral vom Corpus vertebrae), aber vor allen Dingen in den anterioren internen (ventral im Wirbelkanal und dorsal des Corpus) Venenplexus abfließen.

Die durch das Foramen intervertebrale nach außen tretenden intervertebralen Venen empfangen Venen aus den Plexus, aber auch von der Medulla, während sie die Spinalnerven nach außen begleiten.

> **KLINIK**
>
> **Vaskularisation und Rückenschmerz**
>
> In der Pathologie der Rückenschmerzen spielt die Vaskularisation eine wichtige Rolle. Der Nucleus pulposus ist gar nicht, der Anulus fibrosus nur sehr eingeschränkt vaskularisiert und innerviert, und zwar nur in den peripheren Schichten. Eine Diskusdegeneration führt zur Infiltration von Fibroblasten, Entzündungszellen und Gewebsreaktionen, die das Einwachsen von Blutgefäßen und damit von versorgenden sensorischen Nervenfasern stimulieren. Der Diskus wird damit anfällig für übermäßige Schmerzempfindlichkeit (Sensitivierung) bei gewissen Bewegungen und Haltungen (Veruva et al. 2017).

12.2 Sakrale Wirbelsäule, Steißbein und Becken

12.2.1 Knöcherne Strukturen

Os coxae

Das **Os coxae** (Hüftbein, Mehrzahl: Ossa coxae) wird als Teil des Beckens in ➤ Kap. 14 beschrieben.

Os sacrum

Das **Os sacrum** (Kreuzbein, ➤ Abb. 12.10) ist ein dreieckiger abgeflachter Knochen, der aus fünf miteinander verschmolzenen Wirbeln besteht. Die Fusion der Wirbel beginnt zwischen dem 16. und 18. Lebensjahr und ist normalerweise um das 25. Lebensjahr abgeschlossen. In Analogie zu den Foramina intervertebralia (Zwischenwirbellöchern) der restlichen Wirbelsäule stehen vier paarige **Foramina sacralia** (Kreuzbeinlöcher) mit dem **Canalis sacralis** (Kreuzbeinkanal) in Verbindung. Durch sie ver-

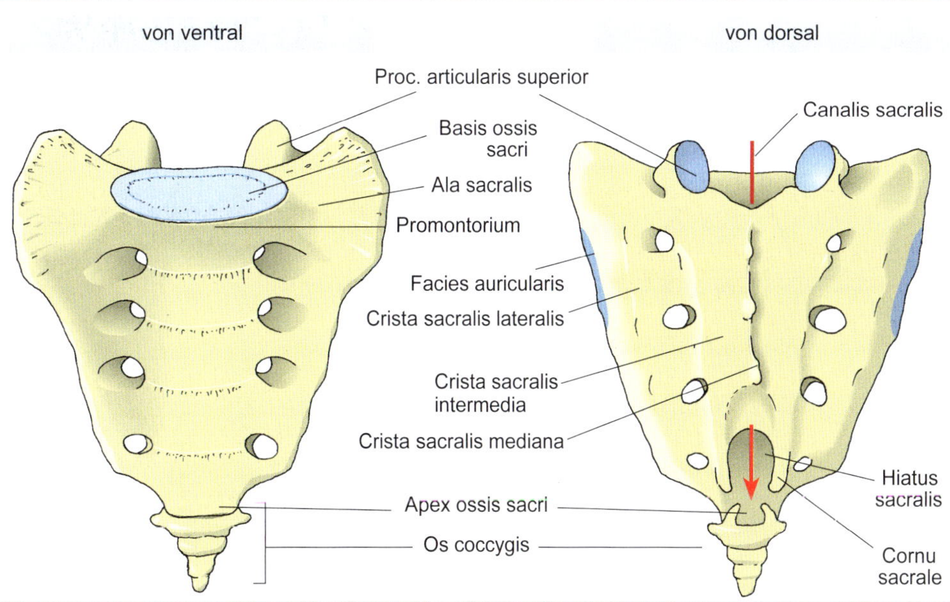

Abb. 12.10 Das Sakrum von dorsal und ventral.

laufen Gefäße und die vorderen und hinteren Sakralnerven, wie die Spinalnerven in diesem Bereich heißen. Der Plexus sacralis tritt, im Gegensatz zu Plexus lumbalis und Plexus brachialis, die eher nach dorsolateral austreten, nach ventral aus der Wirbelsäule aus. Der Sakralkanal ist die Verlängerung des Wirbelkanals und nach unten offen – kaudal begrenzt vom **Hiatus sacralis** mit den beidseitigen **Cornu sacrales** (Hörner). An der Hinterfläche des Os sacrum befinden sich ferner die verkümmerten Procc. spinosi und Procc. costales (Rippenfortsätze), die leistenähnlich angeordnet sind: die **Crista sacralis mediana, intermedia** und **lateralis.** Der ventrale kraniale Rand des Sakrums nennt sich Promontorium. Dieser Teil des Knochens ist gleichzeitig der ventralste Teil und begrenzt den Eingang zum kleinen Becken. An beiden Seiten des Sakrums sitzt dorsolateral die Facies auricularis ossis sacralis. Diese ohrenförmige, etwas unregelmäßige Gelenkfläche dient als Verbindung zum Os ilium (Darmbein).

Nach oben ist das Os sacrum über zwei relativ große Facettengelenke und einen Discus intervertebralis mit dem fünften lumbalen Wirbelkörper verbunden. Nach unten ist es über ein starres Gelenk mit dem **Os coccygis** (Steißbein) verbunden.

Sakrumstand

Für den lumbosakralen Übergang beschrieb de Sèze (1961) einige Winkelzusammenhänge (➢ Abb. 12.11):

- Lumbosakraler Winkel: Übergang zwischen L5 und Sakrum. Der Winkel beträgt 140° (α).
- Sakrumneigungswinkel: Verbindung von oberer Fläche S1 zur Horizontalen. Dieser Winkel beträgt 30° (β).

Die lumbale Lordose wird als normal betrachtet, wenn die Linie zwischen der hinteren oberen Ecke des Corpus vertebrae von L1 und der hinteren unteren Ecke des Corpus vertebrae von L5 vertikal verläuft. Die tiefste Stelle der Lordose sollte auf Höhe L3 liegen.

KLINIK

Sakrumstand und Pathologie

Die Art der Einpassung des Sakrum in das Becken prädisponiert zu unterschiedlichen Erkrankungen:

- Beim **steil gestellten Sakrum** (➢ Abb. 12.11 rechts oben) wird der ventrale Wirbelsäulenabschnitt stärker belastet. Das steigert das Risiko für Diskuserkrankungen wie z. B. Diskusprotrusion oder -prolaps.
- Bei **horizontaler Sakrumstellung** (Sacrum acutum, ➢ Abb. 12.11 rechts unten) wird der dorsale Wirbelsäulenabschnitt vermehrt belastet. Dies erhöht das Risiko für Erkrankungen der Facettengelenke und der Wirbelbögen, z. B. Spondylarthrose oder Spondylolyse.

Die physiologische Beckeninklination ist in ➢ Abb. 12.11 rechts mittig dargestellt.

Os coccygis

Die typische Wirbelform des **Os coccygis** (Steißbein, ➢ Abb. 12.10) ist nicht mehr erkennbar. Die Wirbelrudimente können miteinander verschmolzen sein oder einzeln auftreten. Bei den Säugetieren bildet der Steißabschnitt der Wirbelsäule den Schwanz.

Großes und kleines Becken

In seiner Gesamtheit gesehen erinnert das knöcherne Becken an einen kurzen Trichter. Die obere Öffnung dieses „Beckentrichters", der Beckeneingang, wird von den großen **Alae ossis ilii** (Darmbeinschaufeln) gebildet. Unterhalb der Darmbeinschaufeln erfolgt schräg nach vorne unten der Beckenringschluss der beteiligten Knochen. Den hierdurch entstehenden nach innen vorspringenden Rand nennt man **Linea terminalis** (➢ Abb. 12.12). Der Bereich oberhalb dieser Linea terminalis wird als **großes Becken** bezeichnet. Unterhalb der Linie folgen ein Teil des Os sacrum, das Os coccygis und die Rami ossis ischii und ossis pubis (Bögen der Sitz- und Schambeine). Dieser engere Bereich des Trichters heißt **kleines Becken.** Dies ist auch gemeint, wenn der Kliniker allgemein nur vom „Becken" spricht.

Weibliches und männliches Becken

Das Becken des Mannes unterscheidet sich erheblich von dem der Frau (➢ Abb. 12.12):

- Das weibliche Becken ist flacher und leichter als das männliche.
- Der weibliche **Beckeneingang,** die von der Linea terminalis und dem Promontorium markierte Grenze zwischen großem und kleinem Becken, ist größer und rundlich-oval, der männliche dagegen herzförmig.
- Der weibliche **Beckenausgang** – vom Unterrand der Symphyse, Tuber ischiadicum (Sitzbeinhöckern) und Os coccygis Spitze markiert – ist wesentlich breiter.
- Der **Os-pubis-Winkel** (Schambeinwinkel), der Winkel zwischen den beiden Rami inferiores ossis pubis (untere Schambeinäste), ist bei der Frau stumpf (über 90°, daher als **Schambogen** bezeichnet), beim Mann jedoch spitzwinklig (kleiner als 90°).
- Das weibliche Sakrum ist kürzer, breiter und im unteren Teil nach vorne gebogen.

Alle Merkmale des weiblichen Beckens lassen sich aus den Erfordernissen des Geburtsvorganges verstehen. Der Beckeneingang im Bereich der Linea terminalis muss ausreichend weit sein, damit das Kind bei der Geburt ins kleine Becken (den Geburtskanal) eintreten kann. Von dort aus verläuft der Geburtskanal bogenförmig nach vorne zur Symphyse, wo seine zweite Engstelle vom Beckenausgang gebildet wird. In der Praxis kommt es aber immer wieder vor, dass ein Kind nicht durch den Geburtskanal passt. Um dieses Risiko abzuschätzen, kann der Geburtshelfer das Becken mit Ultraschallhilfe ausmessen (Pelvimetrie).

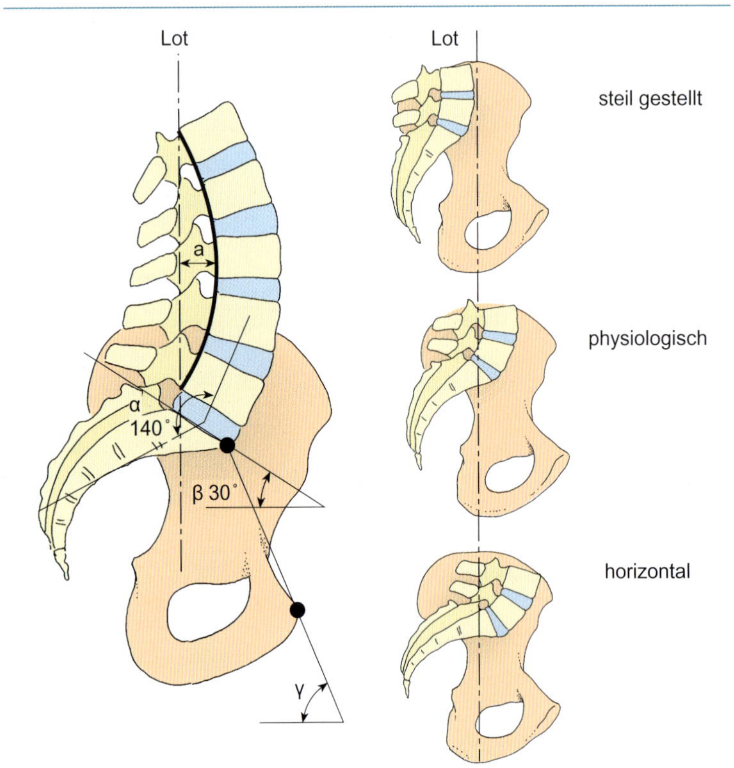

Abb. 12.11 Physiologischer und pathologischer Sakrumstand.

12.2.2 Gelenkmechanik des Iliosakralgelenks

Gelenkbeschreibung und Beweglichkeit

Die Iliosakralgelenke sind Amphiarthrosen, die sich zusammensetzen aus:

- **Facies auricularis ossis ilii** (unregelmäßige Gelenkfläche am Os ilium, ➢ Abb. 14.1)
- **Facies auricularis ossis sacralis** (unregelmäßige Gelenkfläche am Os sacrum, ➢ Abb. 12.10).

Die Gelenkflächen am Os sacrum sind nach dorsolateral gerichtet. Die Facies auriculares sind ohrenförmig (halbmondförmig), wobei die offene, konka-

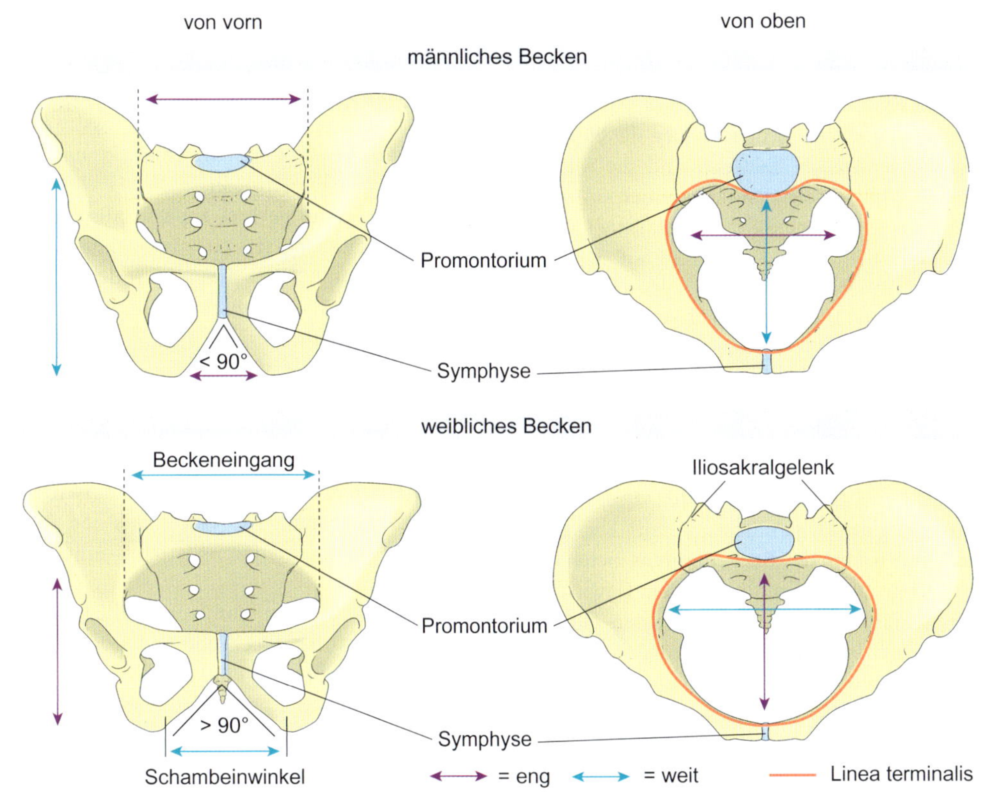

Abb. 12.12 Männliches und weibliches Becken im Vergleich.

ve Seite nach dorsokranial zeigt. Der üblicherweise anzutreffende glatte hyaline Knorpel fehlt. Mikroskopisch entwickeln die Gelenkflächen ein etwas raueres Gewebe als das anderer Synovialgelenke. Makroskopisch zeigen sich Rinnen und Firsten.

Was passiert beim Einbeinstand?

Die Gelenkpfanne des Beckens (Acetabulum) sitzt ventral der Bewegungsachse auf Höhe S2. Der Einbeinstand bewirkt einen nach kranial gerichteten Impuls ventral der Bewegungsachse und somit eine Ilium-posteriore-Bewegung. Diese Kippbewegung des Ileums gegenüber dem Sakrum nach hinten nennt man Nutation (➤ Tab. 12.3).

PT-PRAXIS

ISG-Bewegung und Diagnostik

Im Iliosakralgelenk gibt es eine Nutation (oder Ileum-Dorsalrotation), eine Vorwärtskippung des Sakrums gegenüber dem Ileum, und eine Kontranutation (oder Ileum-Ventralrotation), eine Rückwartskippung des Sakrums gegenüber dem Ileum. Obwohl es diese geringe Bewegungsmöglichkeit gibt, ist sie durch die menschliche Hand nicht zu tasten. Proben mit erfahrenen Manualtherapeuten haben nachgewiesen, dass die Ergebnisse der Palpationen bezüglich des Bewegungsausmaßes nicht valide sind. Was allerdings getestet werden kann, ist, ob eine Nutation oder eine Kontranutation beziehungsweise ein ligamentärer Zug schmerzhaft ist (Karolina et al. 2009). Es gibt dazu mehrere Provokationstests, die meistens in einem Kluster durchgeführt werden, damit die Validität besser ist. Als Provokationstest haben sich z. B. bewährt:

- **Thigh-thrust-Test:** Patient in Rückenlage und mit flektierter Hüfte mit eventueller Unterlagerung des Sakrums. Der Therapeut gibt axialen Druck auf den Oberschenkel. Folge ist eine Scherkraft im Iliosakralgelenk.
- **Patrick-Test (Faber-Test):** Patient in Rückenlage. Eine horizontale Abduktion/Außenrotation mit flektierter Hüfte und flektiertem Knie, mit den Fuß auf dem kontralateralen Bein. Der Therapeut drückt auf das angebeugte Knie nach dorsolateral und fixiert gleichzeitig die kontralaterale Ala ossis ilii. Folge ist eine Dehnung der ventralen iliosakralen Ligamente mit möglicher Abwehrspannung in den Adduktoren.
- **Gaenslen-Test:** Patient schräg in Rückenlage mit Bein über den Rand der Liege hängend, mit kontralateral flektierter Hüfte, wobei das gebeugte Bein vom Patienten selbst festgehalten wird. Der Therapeut drückt leicht auf das abhängende Knie nach dorsal. Folge ist eine Vorwärtsrotation des Ileums (Kontranutation Sakrum) vom abhängenden Bein.
- **Kompression:** Patient in Seitenlage. Druck auf die Außenseiten der Ala ossis ilii in Höhe der Spinae iliaca anterior superior, mit Druck an der kontralateralen Seite durch die Unterlage. Folge ist eine Dehnung der dorsalen iliosakralen Ligamente.
- **Distraktion:** Patient in Rückenlage. Druck in posterolaterale Richtung auf die Innenseiten der Ala ossis ilii in Höhe der Spinae iliaca anterior superior mit beiden Händen. Folge ist eine Dehnung der ventralen iliosakralen Ligamente.

Mindestens drei dieser Provokationstests sollten positiv sein zur Bestätigung, dass das Iliosakralgelenk die Quelle der Nozisensorik ist.

Tab. 12.3 Eigenschaften des Iliosakralgelenks.

Bewegungsausmaße	Das Iliosakralgelenk (ISG) eignet sich funktionell eher für federnde Stabilität als für Bewegungen. Es wird auch mit der Bogenkonstruktion der tarsalen Fußgelenke verglichen. Durch diese Bogenkonstruktion und Keilform der Knochen sind die relativ flachen Gelenke gegenüber großen Kompressionskräften widerstandsfähiger. Wie viele oder ob überhaupt Bewegungen möglich sind, ist ein viel diskutiertes Thema. Bei horizontaler Sakrumstellung bzw. beim Sacrum acutum (➤ Kap. 12.2.1) ist mehr Bewegung im ISG möglich als bei den vertikal etwas längeren Gelenken des steil gestellten Sakrums.
Arthrokinematik	Die Bewegungsachse befindet sich etwa in Höhe von S2.
• **Nutation** (Ilium posterior): Basis des Os sacrum translatiert nach ventral und kaudal.	Die Basis des Os sacrum (kraniale Seite) ist nach ventral gekippt. Die Alae ossis ilii kippen nach dorsal. Der Beckeneingang (Abstand zwischen Promontorium und Symphysis pubica) wird kleiner. Der Beckenausgang (Abstand zwischen Apex sacri und Symphysis pubica) wird größer.
• **Kontranutation** (Ilium anterior): Basis des Os sacrum kippt nach dorsal und kranial.	Die Basis des Os sacrum ist nach dorsal gekippt. Die Alae ossis ilii kippen nach ventral. Der Beckeneingang wird größer. Der Beckenausgang wird kleiner.
Segmentale Innervation	• Animal: L5 – S2 • Vegetativ: Th12 – L2

Passive Stabilität

Das Sakrum kann wie ein oben breiter und unten schmaler Keil betrachtet werden. Dieser liegt zwischen den beiden Ala ossis ilii (Darmbeinschaufeln) und ist an ihnen mit kräftigen Ligamenten befestigt.

Das Körpergewicht verteilt sich über den fünften lumbalen Wirbel gleichmäßig auf die linke und rechte Beckenhälfte. Die Reaktionskräfte wirken über beide Hüften in entgegengesetzter Richtung. Diese Kraftlinien bilden einen geschlossenen Ring um den Beckeneingang. So entsteht ein sich selbst hemmendes System.

Auch in der transversalen Ebene wird das Sakrum eingeklemmt. Dabei werden die Spannungen folgendermaßen aufgefangen:

- Hinten von den iliosakralen Ligamenten
- Vorne von der Symphysis pubica (Schambein).

KLINIK

Stabilitätsminderung bei Kontinuitätsunterbrechung des Beckenrings

- Bei einer Symphysenruptur verliert der Beckenring Spannung an der ventralen Seite, wodurch das Sakrum nach ventral gleiten kann.
- Durch eine zu große Nachgiebigkeit der iliosakralen Ligamente kann das Sakrum nach ventrokaudal

schieben, wodurch sich die beiden Ossa coxae annähern. Durch diese Verschiebung wandelt sich die vom Symphysengelenk ausgehende komprimierende Kraft in eine Zugspannung um.

Ligamentäre Strukturen des Iliosakralgelenks
Die letzten beiden lumbalen Wirbel (L4 und L5) sind mit dem Os ilium durch die **Ligg. iliolumbales superior** und **inferior** verbunden.

Die Gelenkkapsel wird durch die kurzen, kräftigen, tief liegenden **Ligg. sacroiliaca interossea,** das kurze oberflächliche **Lig. sacroiliacum posterius** und die **Ligg. sacroiliaca anteriora et ventralia** verstärkt.

Am Becken wird das Os sacrum durch das tief liegende **Lig. sacrospinale** und das weiter oberflächlich gelegene **Lig. sacrotuberale** fixiert, das vom Sakrum zur Spina ischiadica bzw. zum Tuber ischiadicum zieht (➤ Abb. 12.13).

Ligamentäre Strukturen der Symphysis pubica
Die **Symphysis pubica** ist eine Junctura cartilaginea (Amphiarthrose), ein straffes Gelenk mit wenig Bewegungsspiel (➤ Kap. 11.4). Die Längsachse des Gelenks läuft von ventrokranial nach dorsokaudal. Zentral sitzt ein knorpelfaseriger Discus interpubicus. Mittig ist dieser Diskus gespalten, und die Verbindung wird durch das **Lig. interosseum** gehalten. Kranial und kaudal der Symphysis pubica befinden sich das **Lig. pubicum superius** bzw. das **Lig. arcuatum pubis** (➤ Abb. 12.13). Dorsal wird die Verbindung durch das **Lig. pubicum posterius** und ventral durch das **Lig. pubicum anterius** verstärkt.

Diese Strukturen machen die Symphysis pubica zu einer kräftigen Verbindung, die nur unter sehr starker Krafteinwirkung luxiert. Durch hormonelle Veränderungen und Einflüsse, wie sie in der Schwangerschaft oder während der Entbindung stattfinden, wird die Bewegungsmöglichkeit des Gelenks durch eine gesteigerte Wasserbindung in den Weichteilen größer.

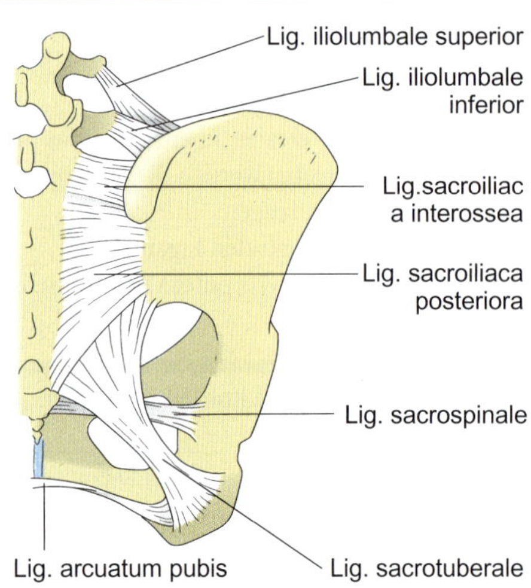

Abb. 12.13 Iliosakrale Ligamente. Beckenansicht von dorsal.

12.2.3 Muskulatur im Bereich der sakralen Wirbelsäule

Alle Muskeln, die vom Os sacrum oder vom Os coxae zum Femur, zur Tibia, zur Fibula, zum Thorax oder zur Wirbelsäule ziehen, können die Iliosakralgelenke beeinflussen. Teilweise sind die Muskeln schon erwähnt worden, teilweise werden sie im Zusammenhang mit der lumbalen Muskulatur (➤ Kap. 12.3.3) oder der unteren Extremität (➤ Kap. 14) besprochen. Es gibt keine direkte muskuläre Verbindung zwischen Os sacrum und den Ossa coxae.

Beckenbodenmuskulatur

Da der knöcherne Beckenausgang offen ist, auf ihm aber das Gewicht sämtlicher innerer Organe lastet, muss er durch eine Platte aus Muskeln und Ligamenten abgeschlossen werden. Diese untere Begrenzung des kleinen Beckens heißt Beckenboden. Die **Muskeln des Beckenbodens** bieten über einen relativ hohen Grundtonus dem Gewicht der Eingeweide ein Widerlager; sie bilden ein Diaphragma pelvis und ein Diaphragma urogenitale.

Zum **Diaphragma pelvis** zählen (➤ Tab. 12.4 und ➤ Abb. 12.14):

- **M. coccygeus,** der sehnig von der Spina ischiadica entspringt, mit dem Lig. sacrospinale verflochten ist und am Os coccygis ansetzt
- **M. levator ani,** der bis auf einen vorderen symphysennahen Bereich, den Levatorschlitz, den gesamten Beckenausgang auskleidet. Er wirkt bei der Bauchpresse als Unterstützer der Beckeneingeweide und unterstützt aktiv den Verschluss des Rektums. Der M. levator ani besteht eigentlich aus drei unterschiedlichen Muskelzügen:
  - **M. puborectalis,** dessen Fasern pararektal im M. sphincter ani externus enden. Sie verlaufen zum Teil dorsorektal bogenförmig hinter dem Rektum vorbei. Die prärektalen Fasern ziehen zum Damm (Perineum) und grenzen den Urogenitaltrakt vom Analtrakt ab
  - **M. pubococcygeus,** dessen Fasern seitlich bis an das Os coccygis und das Lig. anococcygeum ziehen
  - **M. iliococcygeus,** der in die gleiche Richtung zieht wie der M. pubococcygeus.

Zum **Diaphragma urogenitale** zählen:

- **M. transversus perinei profundus,** der sich zwischen beiden Rami inferior ossis pubis (unteren Schambeinästen) erstreckt und den Levatorschlitz überbrückt
- **M. transversus perinei superficialis,** der die beiden Sitzbeinhöcker quer verspannt, aber in der Mitte vom Corpus perinealis (oder auch Raphe perinealis) unterbrochen wird
- **Lig. transversum perinei.**

Das Schließmuskelsystem des Beckenbodens unterstützt die im Becken festgehaltene Blase, den Darm sowie die Gebärmutter und die Scheide. Es wird aus dem **M. bulbospongiosus** und dem **M. sphincter ani externus** gebildet. Der **M. ischiocavernosus** verspannt links und rechts den Raum zwischen Ramus inferior ossis pubis und Tuber ischiadicum.

Während des intraabdominalen Druckanstiegs kontrahieren die Beckenbodenmuskeln und unterstützen dabei die Funktion des Beckenbodens. Eine solche Kontraktion verursacht eine ventrale und kraniale Bewegung der Beckenorgane. Die ventrale Bewegung wird vom vaginalen und rektalen Teil des M. levator ani hervorgerufen. Während dieser Anspannung schließen die Urethra, der Anus und die Vagina.

PT-PRAXIS

Beckenbodengymnastik

Unter der Geburt wird die Beckenbodenmuskulatur der Frau stark gedehnt, oft sogar überdehnt. Kehren die Beckenbodenmuskeln nicht mehr zu ihrem hohen Grundtonus zurück, was vor allem nach mehreren Geburten der Fall sein kann, so senken sich in den folgenden Jahrzehnten die Organe im kleinen Becken durch die Last der Eingeweide ab. Diese Senkung führt zu einer ungenügenden Funktion des Schließmuskelsystems. Folge können eine **Harninkontinenz** (unwillkürliches Wasserlassen, ➤ Kap. 20.5.4) oder sogar ein **Uterusprolaps** (Gebärmuttervorfall) sein. Auch die reflexmäßige Reaktion durch eine Erhöhung des

Tab. 12.4 Beckenbodenmuskeln.

Muskel	Ursprung	Ansatz	Funktion	Innervation
Diaphragma pelvis				
M. coccygeus	Spina ischiadica	Os sacrum (lateraler Rand) und Os coccygis (oberer Teil)	Trägt und unterstützt die Beckeneingeweide und erhöht den intraabdominalen Druck	Plexus sacralis
M. levator ani, unterteilt in: • M. puborectalis • M. pubococcygeus • M. iliococcygeus	• Corpus ossis pubis • Arcus tendineus m. levatoris ani • Spina ischiadica	Os coccygis und Lig. anococcygeum	Trägt und unterstützt die Beckeneingeweide und erhöht den intraabdominalen Druck	
Diaphragma urogenitale				
• **M. transversus perinei profundus**	Verläuft zwischen den Rami der beiden Ossa ischii	• Rami ossa ischii	Trägt und unterstützt die Beckeneingeweide	N. pudendus
• **M. transversus perinei superficialis**	Tuber ischiadicum	• Corpus perineale		

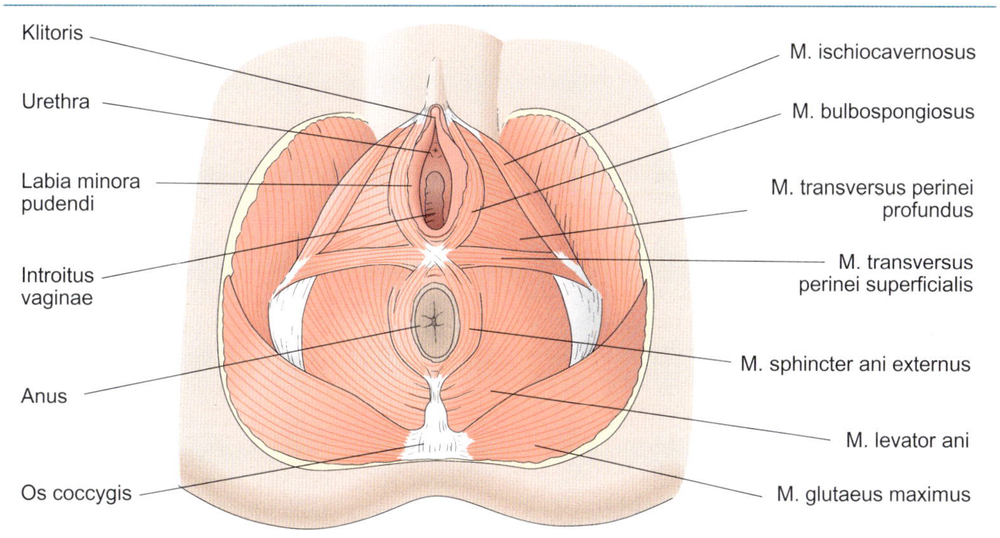

Abb. 12.14 Der Beckenboden der Frau von kaudal gesehen.

Bauchdrucks scheint herabgesetzt zu sein. Um dem vorzubeugen, werden Patientinnen physiotherapeutisch angeleitet, nach der Geburt **Beckenbodengymnastik** zu betreiben, d. h., sie sollten ihre Beckenbodenmuskulatur durch regelmäßig wiederholtes Anspannen und Entspannen am besten im Atemrhythmus trainieren. Außer dem Trainingseffekt auf die Kraftentwicklung ist auch die Fazilitation einer intermuskulären Koordination von Bedeutung.

Aktive Stabilität und Muskelzugrichtungen

Die beschriebene Stabilität des Beckenrings wird von einigen quer oder schräg verlaufenden Muskelfaser- oder Muskelsystemen unterstützt. Das ventral sitzende Lig. pubicum anterius wird durch Faseranteile folgender, sich kreuzender Muskeln verstärkt:

- M. obliquus externus abdominis (1)
- M. rectus abdominis (2)
- M. gracilis (3)
- M. adductor longus (4).

Die Fasern von (1) und (2) kann man gemeinsam mit den Fasern von (3) und (4) als Kontinuum betrachten.

Der M. transversus abdominis hat eine wichtige Funktion bei der aktiven Stabilität des Beckenrings. Ein Grund dafür ist sein Ursprung an den Labiae internae der Crista iliaca (➤ Kap. 12.3.3). Diese Funktion gewährleistet seine ventrale Fixierung an den Alae ossis ilii, womit er wie ein Gurt um das Becken zieht. Mit dieser ventralen Fixierung wird hinten die aktive Stabilität im Iliosakralgelenk gewährleistet.

Die Beckengürtelstabilität im Zusammenspiel mit der lumbalen Wirbelsäule wird von sich kreuzenden Muskelsystemen beeinflusst. Die ventralen Muskeln kranial des Beckens (Bauchmuskeln) und die dorsalen Muskeln kaudal des Beckens (hintere Oberschenkelmuskulatur) unterstützen sich dabei gegenseitig. Sie sind die Antagonisten zu den ventralen Muskeln kaudal des Beckens (tiefe Hüft- und vordere Oberschenkelmuskulatur), die mit den dorsalen Muskeln kranial des Beckens (Rückenmuskulatur) zusammenarbeiten. Für die seitliche Stabilität gilt das gleiche Prinzip.

Die **Beckenkippung anterior** (Hohlrücken) wird durch den M. erector spinae lumbalis und den M. iliopsoas ausgeführt.

Die **Beckenkippung posterior** (Aufrichtung, Flachrücken) erfolgt durch Aktivität der Bauchmuskeln, vor allem durch den M. rectus abdominis und den M. obliquus externus und internus abdominis. Weiter unterstützen der M. gluteus maximus und die Mm. ischiocrurales diese Bewegung.

Die **Beckenseitwärtskippung** (seitliches Hochziehen einer Beckenseite) wird vom M. quadratus lumborum ipsilateral und vom M. gluteus medius und minimus kontralateral bewirkt (➤ Kap. 14.2.2).

PT-PRAXIS

ISG-Mobilisierung als Hausaufgabe

Zum Mobilisieren des Iliosakralgelenks gibt es sehr praktische Möglichkeiten, die auch von älteren Patienten gut durchzuführen sind. Hier ein Beispiel für eine Hausaufgabe bei Beschwerden auf der rechten Seite.

Zum Mobilisieren des rechten Ileums nach anterior (Kontranutation rechts) sollte der Patient das rechte Bein nach hinten stellen und den linken Fuß auf eine Erhöhung nach vorne, z. B. an der Treppe. Der Oberkörper bleibt während der Mobilisation aufrecht.

Zum Mobilisieren des rechten Ileums nach posterior (Nutation rechts) sollte der Patient den rechten Fuß auf eine Erhöhung nach vorne stellen, z. B. an der Treppe, und das linke Bein nach hinten. Der Oberkörper wird während der Mobilisation nach vorne gebeugt.

12.2.4 Palpation im sakralen Bereich

Die **Crista iliaca,** der obere Rand des Os coxae, ist leicht zu palpieren. Dieser Beckenrand ist von der jeweils ventralen **Spina iliaca anterior superior** (SIAS) bis zur **Spina iliaca posterior superior** (SIPS) problemlos zu verfolgen. Wichtig für die Orientierung im sakralen Bereich, vor allem an der dorsalen Seite, ist die Palpation der **Spinae iliacae posteriores** (➤ Abb. 12.15 und ➤ 14.2.4). Die laterale Seite des Sakrums ist etwas außerhalb der Verbindungslinie zwischen den Spinae iliacae posteriores superiores und der Spitze der Analfalte zu tasten.

Den **Diskus** zwischen **L5** und **S1** findet man zwischen dem Proc. spinosus L4 auf Höhe der Crista iliaca und dem zweiten Sakralwirbel etwa in Höhe der Spina iliaca posterior superior.

Die kaudale Begrenzung des Sakrum, der **Hiatus sacralis** mit seinen **Cornus sacrales** zu beiden Seiten, kann in Höhe der Mitte zwischen Gesäßnahtspitze und dem Unterrand der Analfalte palpiert werden. Zwischen diesem Hiatus sacralis und S1 sind in der Mitte eine Reihe von drei oder vier kleinen Knochenvorsprüngen, die **Crista sacralis mediana,** zu tasten. Etwas kaudal der Sakrumspitze, tief in der Analfalte, kann das **Os coccygis** palpiert werden.

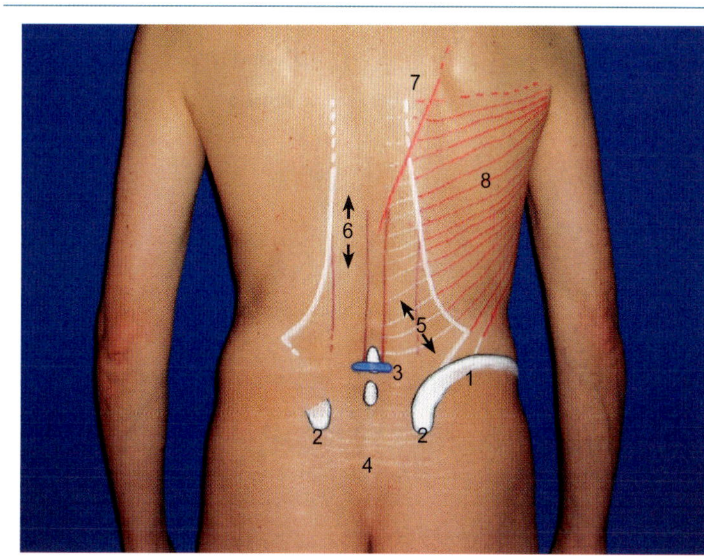

Abb. 12.15 Oberflächen-Anatomie des Rumpfes. Ansicht von dorsal.
1 Crista iliaca
2 Spina iliaca posterior superior
3 Bandscheibe L4/5
4 Crista sacralis mediana
5 Fascia thoracolumbalis
6 M. erector spinae (lateraler Trakt)
7 M. trapezius, Pars ascendens
8 M. latissimus dorsi. [O434]

12.3 Lumbale Wirbelsäule

12.3.1 Knöcherne Strukturen

Die größten Wirbel (➤ Abb. 12.16) des Menschen befinden sich in der lumbalen Wirbelsäule. Sie besitzen einen massigen, etwas nierenförmigen Corpus (Körper) und ein vergleichsweise kleines, annähernd dreieckiges Foramen vertebrale (Wirbelloch). Sie sind nicht mehr mit den Rippen verbunden, besitzen aber einen **Proc. costarius** (Rippenfortsatz), der entwicklungsgeschichtlich einer verkümmerten Rippe entspricht. Von den ursprünglichen Querfortsätzen sind dagegen nur die kleinen **Procc. accessorii** übriggeblieben. Zusammen mit dem (den Procc. articulares superiores aufsitzenden) **Proc. mamillaris** bildet dieser einen Rest des Proc. transversus. Diese rudimentären Procc. transversi findet man bis zum 12. und 11. thorakalen Wirbel, danach ist dieser voll ausgebildet. Die Procc. spinosi der lumbalen Wirbel zeigen fast horizontal nach hinten. Beugt man die lumbale Wirbelsäule weit nach vorne, wird der Abstand zwischen den Procc. spinosi so groß, dass eine Punktion des Spinalkanals möglich wird. Das **Promontorium** bildet den markanten Übergang zwischen LWS und Sakrum. Es ist der am weitesten nach ventral vorspringende Punkt der Basis ossis sacri.

Am dritten lumbalen Wirbel setzen viele Muskeln an. Nach kaudal ziehende Fasern der Mm. spinales setzen an den Procc. spinosi von L3 an, während lumbale Fasern des M. latissimus dorsi, vom Os ileum kommend, an den Procc. transversi von L3 ansetzen.

12.3.2 Gelenkmechanik der lumbalen Wirbelsäule

Facettengelenke

Die **Facettengelenke** der lumbalen Wirbelsäule liegen mit ihrem ventralen Teil in der Frontalebene und mit dem dorsalen Abschnitt in der Sagittalebene. Die Gelenkflächen der oben liegenden Wirbel werden dabei seitlich von den Gelenkflächen der darunter liegenden Wirbel umschlossen.

Th12 ist der Übergangswirbel zum lumbalen Bereich (➤ Kap. 12.4). An diesem Wirbel ist die obere Facettengelenkfläche schon ein wenig in der Sagittalebene gedreht und zeigt dort einen gekrümmten Verlauf, was in der unteren Facettengelenkfläche fortgesetzt wird.

Der dritte lumbale Wirbel (L3) ist der Übergangswirbel zwischen dem oberen und unteren Lumbalbereich. Er ist der letzte beweglichere der lumbalen Wirbel. Zugleich ist er der tiefste Wirbel der lumbalen Wirbelsäulenlordose, hat einen sehr gut entwickelten Arcus vertebrae und bietet vielen Muskeln ihre Ursprungsfläche. L4 und L5 sind hingegen relativ fest über das Lig. iliolumbale mit dem Sakrum verbunden (➤ Abb. 12.13). Das limitiert die Lateroflexion mehr als die Flexion und Extension.

L5 ist der Übergangswirbel zum festen Sakrum. Die unteren Facettengelenkflächen von L5 liegen zwischen der Sagittal- und der Frontalebene und zeigen in ventrolaterale Richtung. Durch diese Gelenkflächenstellung artikulieren sie ideal mit den in dorsomediale Richtung zeigenden Facettengelenkflächen des Sakrums.

KLINIK

Maigne-Syndrom

Schmerzen im Iliosakral- und Glutealbereich, die durch Facettengelenkprobleme im thorakolumbalen Übergang oder hochlumbalen Bereich verursacht werden, bezeichnet man als **Maigne-Syndrom.** Lange Zeit wurde der Ansatz des Lig. iliolumbale für die Ursache dieser Schmerzen gehalten. Der klinisch zu provozierende Triggerpunkt am Beckenkamm, 7–8 cm von der Mittellinie entfernt, korrespondiert aber wahrscheinlich mit Hautnerven (medialer Ramus cutaneus dorsalis Th12, L1 oder L2), welche die Fascia thoracolumbalis an dieser Stelle durchbohren. Sie können bei Palpation gegen den Beckenkamm gedrückt werden.

Beweglichkeit der Facettengelenke

Die Bewegungsachse für **Flexion/Extension** liegt im Diskus etwas dorsal von der Mitte.

Bei der Ventralflexion findet eine kleine Verschiebung der oben liegenden Facettengelenkflächen in ventrokraniale Richtung statt. Gleichzeitig entfernen sich die dorsalen Anteile der Gelenkflächen leicht voneinander.

Bei der **Dorsalextension** findet eine Verschiebung der oben liegenden Facettengelenkflächen in dorsokaudale Richtung statt. Gleichzeitig entfernen sich die ventralen Anteile der Gelenkflächen leicht voneinander. Bei extremer Dorsalextension stoßen die Spitzen der Procc. articulares inferiores auf die knöchernen Anteile, die an die Procc. articulares superiores der unten liegenden Wirbel grenzen. Das größtmögliche Extensionsausmaß liegt auf Höhe von L4/L5.

Das Bewegungsausmaß der **Lateralflexion** ist hochlumbal größer als im tieferen Lumbalbereich. Im lumbosakralen Bereich begrenzt das Lig. iliolumbale die Bewegungen. Bei Lateralflexion entfernen sich die Facettengelenkflächen der konvexen Seite voneinander, während sich die der konkaven Seite annähern. Gleichzeitig findet eine homolaterale Rotation statt, außer bei einer Lateralflexion, die aus der Extensionsstellung heraus vorgenommen wird.

Die Rotationsachse (➤ Abb. 12.16) liegt auf Höhe des Proc. spinosus, jedoch hochlumbal etwas ventraler als im tieferen Lumbalbereich. Die **Rotationsmöglichkeit** ist lumbal sehr gering. In Flexionsstellung ist sie etwas größer als in Extensionsstellung, da hier das Gelenkspiel größer ist. Die Facettengelenkflächen der oben liegenden Wirbel schieben homolateral nach dorsal und öffnen sich, während sie heterolateral (kontralateral) nach ventral schieben und komprimiert werden.

Im lumbosakralen Übergang ist in Flexionsstellung die Rotationsmöglichkeit der Facettengelenke aufgrund der verschiedenen Gelenkstellung etwas größer. Die Ligamente verhindern hier jedoch eine wesentliche Bewegung.

Passive Stabilität

Besonders das **Lig. interspinale** ist eine wichtige hemmende Struktur bei Flexions- und bei Extensionsbewegungen. Dieses Ligament verläuft von der Basis des unten liegenden Proc. spinosus zur Spitze des darüber liegenden Proc. spinosus, wodurch es die Ventralflexion abbremst. Es verhindert gleichzeitig, dass sich der jeweils kraniale Wirbel eines Bewegungssegments nach dorsal verschiebt. Das **Lig. supraspinale** zieht über die Spitzen der Procc. spinosi von der thorakalen Wirbelsäule bis etwa zum zweiten lumbalen Wirbel. Auch Fasern der Fascia thoracolumbalis (➤ Kap. 12.3.3) strahlen in diese Ligamente ein. Während der Lateralflexion und der Rotation hemmt das **Lig. intertransversarium** die Bewegung.

Die **Ligg. iliolumbale** verbinden die Wirbel L4 und L5 mit dem Os ilium. Vom Proc. costarius L4

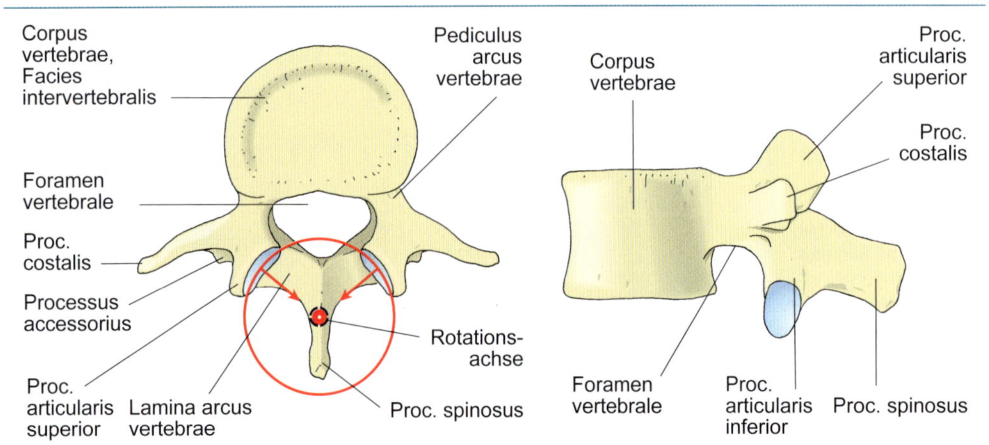

Abb. 12.16 Lendenwirbel.
Links: Ansicht von kranial (mit Rotationsachse).
Rechts: Ansicht von lateral.

zieht der obere Teil nach kaudal und dorsolateral zur Crista iliaca. Der untere Teil zieht vom Proc. costarius L5 nach kaudal und setzt ventromedial vom oberen Teil an der Crista iliaca an. Einige Faserzüge setzen ventral davon am Iliosakralgelenk und lateral auf der Ala ossis sacri an. Diese Ligamente spannen sich bei Lateroflexion an der konvexen Seite. Die Flexion wird vom oberen Teil des Ligaments gebremst, die Extension eher vom unteren Teil des Ligaments.

PT-PRAXIS

Unspezifische lumbale Rückenbeschwerden

Unspezifische lumbale Rückenschmerzen sind Rückenschmerzen ohne klare medizinische Befunde wie z. B. Anomalien, Frakturen, Nervenwurzelprobleme, Spinalkanalstenosen oder Tumoren. Es geht eher um Funktionsprobleme wie Kraftverlust, Instabilität und Immobilität und/oder psychosoziale Faktoren. Zur Erarbeitung von Empfehlungen für Diagnostik und Therapie bei Patienten mit unspezifischen lumbalen Rückenschmerzen in „primary care" wurden etwa zehn Jahre lang viele praktische klinische Richtlinien in elektronischen Datenbanken durchgearbeitet und verglichen (Oliveira 2018). Der Begriff „primary care" (medizinische Grundversorgung) ist wegen der unterschiedlichen internationalen Gesundheitssysteme schwer ins Deutsche zu übersetzen, aber Physiotherapeuten gehören in diesem Fall dazu. Im Allgemeinen bestätigen die überprüften Richtlinien, dass bei den meisten Patienten der Schmerz nicht aus einem bestimmten Gewebe entspringt.

Hier wird eine zusammengefasste Übersicht der resultierenden Empfehlungen gegeben:

- **Untersuchung:** Empfehlung zur Diagnostik sind die Anamnese mit Vorgeschichte, körperliche Untersuchung zum Feststellen der „red flags", neurologische Tests zur Feststellung radikulärer Symptome, eine Analyse der psychologischen Aspekte und bei Verdacht auf ernsthafte Pathologie bildgebende Untersuchung.
- **Therapie bei akuten Schmerzen:** Beruhigung und Information über eine günstige Prognose zusammen mit dem Rat, zu den normalen Aktivitäten zurückzukehren. Keine Bettruhe, aber eventueller Gebrauch von NSAIDs oder anderen Schmerzmedikamenten.
- **Therapie bei chronischen Schmerzen:** Einsatz von NSAIDs und Antidepressiva, Bewegungstherapie und psychosoziale Betreuung. Zusätzlich wurde Überweisung zum Spezialisten empfohlen bei Verdacht auf spezifische Pathologie oder Radikulopathie, wenn nach 4 Wochen keine Besserung eintritt.

PT-PRAXIS

Clinical Prediction Rules bei LWS-Beschwerden

Prognostische Merkmale (Internationale Bezeichnung: Clinical Prediction Rules) werden dazu herangezogen, die passenden Behandlungsstrategien auszuwählen und den Behandlungserfolg genauer zu präzisieren. Sie beruhen auf wissenschaftlicher Analyse klinischer Daten, die nach bestimmten Eigenschaften von Patientengruppen eingeteilt sind.

Auch für unspezifische Rückenbeschwerden sind solche Untergruppen beschrieben, die in der modernen Physiotherapie häufig Anwendung finden, auch wenn sie in der Fachwelt zum Teil kritisch diskutiert werden (Haskins 2015; Mitchell 2019). Bekannt sind z. B. die CPR bezüglich Manipulation durch Flynn et al. (2002) und ein CPR durch Hicks et al. (2005).

Patienten mit unspezifischen Rückenbeschwerden mit folgenden Merkmalen reagieren demnach günstig auf Manipulationen (Mobilisation):

- Rückenbeschwerden bestehen kürzer als 16 Tage
- Keine Ausstrahlung entlang des Kniegelenks
- Fear Avoidance Beliefs Questionnaire (FABQ): weniger als 19 Punkte in der Kategorie „Arbeit".
- Es gibt wenigstens ein hypomobiles lumbales Segment.
- Es gibt wenigstens eine Hüfte mit einer Endorotation mehr als 35 Grad.

Wenn drei der vier folgenden Faktoren erfüllt sind, wird der Patient wahrscheinlich von Stabilisationsübungen profitieren:

- Der Patient ist jünger als 41 Jahre.
- Abweichende Bewegungsmuster vorhanden (z. B. beim Bücken)
- Allgemeine große Mobilität. Der Patient erreicht beim Straight-leg-raise-Test mehr als 91 Grad.
- Der Patient hat einen positiven Instabilitätstest (Prone Instability Test ➤ Kap. 12.3.3).

Eine weitere Gruppe ist durch psychosoziale Merkmale wie Angst, Unsicherheit, Hoffnungslosigkeit gekennzeichnet. Der Patient kann sich die Symptome nicht erklären und macht sich vom Therapeuten oder eventuell von anderen Personen abhängig. Psychosomatische Therapie kann hier manchmal auch indiziert sein (Olson 2016).

12.3.3 Muskulatur im Bereich der lumbalen Wirbelsäule

Die Muskulatur im lumbalen Bereich übt bei der Haltung und Bewegung starken Einfluss auf die Wirbelsäule aus. Nachfolgend wird die Muskulatur der vorderen Rumpfwand (➤ Tab. 12.5), der hinteren Rumpfwand nahe der Wirbelsäule sowie die autochthone Wirbelsäulenmuskulatur beschrieben.

Vordere Rumpfwandmuskulatur

Die Bauchwand schließt die Bauchhöhle nach vorne und zur Seite ab und besteht aus mehreren Muskelschichten. Sie verlaufen zwischen dem unteren Rippenbogen und dem Becken. Je nach Verlauf wirken sie bei der Rumpfbeugung und -drehung mit. Bei gleichzeitiger Kontraktion aller Muskelschichten werden die Bauchorgane zusammengepresst (Bauchpresse, ➤ Kap. 17.8.4) und so die Darm- und Harnblasenentleerung unterstützt. Die Bauchmuskeln sind an der Austreibung des Kindes während des Geburtsvorganges beteiligt und werden beim Husten und Niesen ebenfalls eingesetzt.

Der **M. rectus abdominis** (gerader Bauchmuskel) liegt am oberflächlichsten und spannt sich zwischen den Rippenknorpeln 5–7, dem Proc. xiphoideus des Sternums (Schwertfortsatz des Brustbeins) und dem kranialen Rand des Os pubis (Schambein) aus, wo er zwischen Tuberculum pubicum und Symphyse mit einer kurzen, kräftigen Sehne ansetzt. In seinem langen Verlauf wird er von kranial nach kaudal schmaler und ist durch drei Intersectiones tendineae (Zwischensehnen) unterbrochen (➤ Abb. 12.17). Unterhalb des Nabels wird der Umfang des Muskelbauchs also immer weniger. Die Endsehne gibt schließlich bindegewebige Fasern zur anderen Seite und zu den Adduktoren ab. Die Intersectiones tendineae im Muskel besitzen eine horizontale Faserrichtung und sind mit dem vorderen Blatt der Rektusscheide fest verwachsen, nicht immer jedoch mit dem hinteren Blatt. Die hintere Schicht des M. rectus abdominis zieht meistens ohne Unterbrechung vom Arcus costalis bis zum Becken.

Unter dem M. rectus abdominis verlaufen die beiden **Mm. obliquus externus abdominis** et **internus abdominis** (äußerer und innerer schräger Bauchmuskel). Als Merkregel für den Verlauf des M. obliquus externus gilt, dass seine Richtung den Armen entspricht, wenn die Hände in den vorderen Hosentaschen stecken. Der M. obliquus internus abdominis verläuft fächerförmig von der Cris-

Tab. 12.5 Muskulatur der vorderen Rumpfwand.

Muskel	Ursprung	Ansatz	Funktion
M. rectus abdominis	Knorpel der 5.–7. Rippe, Processus xiphoideus	Oberer Rand des Schambeins zwischen Tuberculum pubicum und Symphyse	Bauchpresse, nähert Thorax und Becken einander an, beugt also den Rumpf oder hebt das Becken
M. obliquus externus abdominis	Untere acht Rippen	Darmbeinkamm, Spina iliaca anterior superior, Leistenband, Tuberculum pubicum	Bauchpresse, Neigung des Rumpfes nach vorne, Hebung des Beckens; einseitige Drehung des Rumpfes zur entgegengesetzten Seite, seitliche Rumpfbeugung
M. obliquus internus abdominis	Fascia thoracolumbalis, Crista iliaca, Spina iliaca anterior superior (= vorderer oberer Darmbeinstachel), Leistenband	Knorpel der letzten drei bis vier Rippen, Linea alba	Bei doppelseitiger Anspannung gleiche Funktion wie M. obliquus externus; einseitige Rumpfdrehung nach der gleichen Seite, seitliche Rumpfbeugung
M. transversus abdominis	Knorpel der sechs letzten Rippen, Procc. costarii der LWS, Crista iliaca, Spina iliaca ant. sup., Leistenband	Linea alba	Einziehen und Spannen der Bauchwand, Bauchpresse

ta iliaca und Spina iliaca anterior superior (Darmbein) zur Mitte und unterkreuzt dabei teilweise die Faserzüge des M. obliquus externus abdominis. Die sehnigen Ansätze beider Muskeln vereinigen sich vorne zu einer breiten Aponeurose (Sehnenband).

Die tiefste Schicht der Bauchwandmuskeln wird vom **M. transversus abdominis** (quer verlaufender Bauchmuskel) gebildet. Er entspringt von den Innenseiten der unteren sechs Rippen und verläuft gürtelförmig vom tiefen Blatt der Fascia thoracolumbalis (bindegewebige Hüllstrukturen der Rückenmuskulatur) über die Raphe lateralis (Kreuzpunkt der Faszienschichten), vom Labium internum der Crista iliaca und vom lateralen Teil des Lig. inguinale zur vorderen Bauchwand. Dort setzt er, ähnlich wie die schrägen Bauchmuskeln, an einer breiten Sehnenplatte an. Die tief liegenden Fasern setzen am Oberrand der Symphysis pubica und dem Os pubis an und bilden dort mit den Fasern des M. obliquus internus abdominis eine gemeinsame Sehne. Eigentlich laufen nur die mittleren Fasern des M. transversus abdominis horizontal, die oberen Fasern laufen nach medial kranial und die unteren Fasern nach medial kaudal. Die Aktivierung des M. transversus abdominis geht meistens mit einer Aktivität des M. obliquus abdominis internus einher.

Der M. rectus abdominis liegt in einer Sehnenplatte, die von den Mm. obliqui und dem M. transversus gebildet wird. Weil dieser Verlauf an ein Schwert in der Scheide erinnert, wird der Bereich auch **Rektusscheide** genannt. In der Mitte zwischen dem linken und rechten M. rectus abdominis vereinigen sich die drei Sehnenplatten. Dieser straffe Bindegewebsstreifen heißt **Linea alba** (weiße Linie, ➤ Abb. 12.17). Die Hinterseite des M. rectus abdominis wird von einer Sehnenplatte umgeben, die sich in der Medianlinie mit derjenigen der Gegenseite vereinigt. Unterhalb des Nabels läuft diese Sehnenplatte vor dem M. rectus abdominis entlang und bildet dort die Vorderwand der Rektusscheide.

Der **M. pyramidalis** ist ein schmaler, dreieckiger Muskel, eingeschlossen in der vorderen Schicht der Rektusscheide. Er verläuft von der Symphysis pubica in Richtung Linea alba ca. die halbe Strecke zum Bauchnabel. Dieser Muskel kann auch ganz fehlen. Die Linea alba wird durch eine Kontraktion des M. pyramidalis gespannt.

Hintere Rumpfwandmuskulatur

Als Teil der hinteren Rumpfwand sind die ventral der Procc. transversi liegenden Muskeln, der M. quadratus lumborum und die Mm. intertransversarii laterales, Partes ventrales, sowie die ventrolateral der Wirbelkörper verlaufenden Mm. psoas major und minor zu finden (➤ Tab. 12.6).

Der **M. quadratus lumborum** ist ein viereckiger, flacher Lendenmuskel. Er befindet sich an der Hinterwand des Bauchraumes ventral vom M. erector spinae. Getrennt wird er durch das tiefe

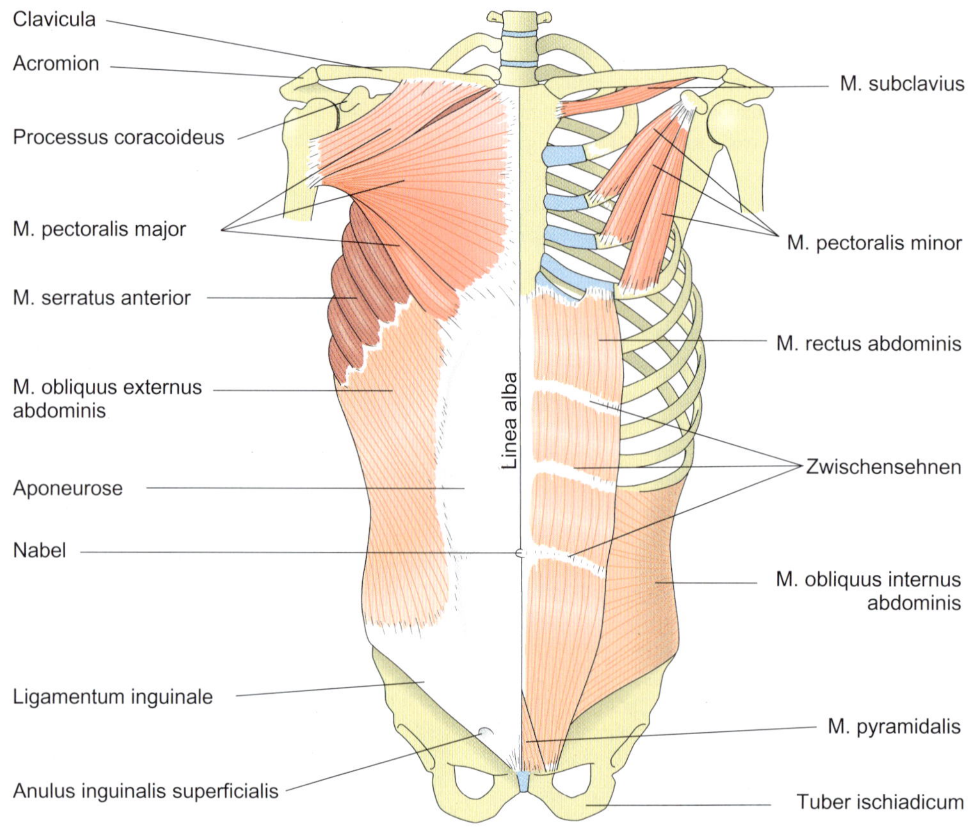

Abb. 12.17 Die vordere Rumpfwandmuskulatur. Auf der rechten Seite sieht man die oberflächliche Muskulatur, links die tieferen Muskelschichten.

Blatt der Fascia thoracolumbalis. Der Muskel entspringt vom hinteren Teil des Labium internum der Crista iliaca und verläuft hinten durch die sog. **Quadratus-Arkade.** Mit diesem bindegewebigen Bogen wird er vom Diaphragma abgegrenzt. Der Muskelansatz ist die 12. Rippe. Die am weitesten dorsal gelegenen Fasern verlaufen schräg nach medial oben und inserieren zusätzlich an den Procc. costales der oberen vier lumbalen Wirbel. Ventral wird er von der dünnen Fascia thoracolumbalis überzogen, die die Trennwand zur Bauchhöhle bildet. Er wird vom N. subcostalis innerviert, der aus dem Plexus lumbalis (Th12, L1–L3) stammt.

Die Funktion des M. quadratus lumborum besteht aus dem Kaudalzug der 12. Rippe. Bei beidseitiger Anspannung entsteht dadurch eine Lordosierung im lumbalen Bereich. Einseitige Anspannung führt zu einer Lateralflexion der lumbalen Wirbelsäule. Er stabilisiert primär die lumbale Wirbelsäule bei Bewegungen in der Frontalebene. Während der Schwungphase des Beins dient der M. quadratus lumborum dazu, das Becken hochzuziehen oder fixiert zu halten. Patienten mit einer Gangabweichung nach Trendelenburg oder Duchenne (➤ Kap. 14.2.3) setzen den M. quadratus lumborum verstärkt ein. Patienten mit einer Oberschenkelprothese und fixiertem Kniegelenk benutzen den M. quadratus lumborum, um das Bein vom Boden abzuheben. Durch eine leichte Anhebung der Beckenseite wird dadurch ein Freiraum für die Schwungphase geschaffen.

MERKE

Muskelreaktion bei Störungen in der Gelenkregion

Mittlerweile ist erwiesen, dass Pathologien in der Gelenkregion zu Atrophie der gelenknahen, stabilisierenden Muskulatur führen. Aktuelle Untersuchungen zeigen bei Patienten mit lumbalen Beschwerden selektive Veränderungen des M. transversus abdominis und der Mm. multifidi. Diese Muskeln reagieren auf starke Schmerzen mit einer Atrophie. Mehrere Studien zeigen eine erhöhte Stabilität der lumbalen Wirbelsäule durch das selektive Training dieser Muskeln.

Die **Mm. intertransversarii laterales** besitzen einen ventralen und einen dorsalen Anteil. Die Mm. intertransversarii laterales wurden schon in ➤ Kap. 12.1.3 erwähnt. Beide Muskeln werden im Gegensatz zu den anderen autochthonen Muskeln vom Ramus ventralis der lumbalen Spinalnerven innerviert und nicht vom Ramus dorsalis. Vermutlich funktionieren sie als Synergisten des M. quadratus lumborum bei der Lateroflexion der lumbalen Wirbelsäule.

Die **Mm. psoas major** et **minor** sind eigentlich Hüftbeuger und werden in ➤ Kap. 14.2.2 bei der unteren Extremität besprochen. Bei fixierten Beinen bewegen sie die Wirbelsäule. An der lumba-

Tab. 12.6 Muskulatur der hinteren Rumpfwand und einige lumbale autochthone Wirbelsäulenmuskeln.

Muskel	Ursprung	Ansatz	Funktion	Innervation
M. quadratus lumborum (viereckiger, flacher Lendenmuskel)	Crista iliaca, Labium internum dorsale (zum Teil)	12. Rippe und Procc. costales L1–4.	Zieht die 12. Rippe nach kaudal. Homolateroflexion der WS	N. subcostalis und Plexus lumbalis (L1–3)
M. iliopsoas (➤ Tab. 14.3)				
M. serratus posterior inferior (hinterer, unterer Sägemuskel)	Fascia thoracolumbalis, Pars superficialis in Höhe Th11–L2	9.–12. Rippe	Senkt die Rippen und zieht diese nach dorsolateral	Nn. intercostales 11 und 12 Ramus ventralis L1, L2
M. serratus posterior superior (hinterer, oberer Sägemuskel)	Proc. spinosus C6– Th2	2.–5. Rippe	Unterstützt die Inspiration und Extension der thorakalen WS.	Ramus ventralis C6–8 Kraniale Nn. intercostales 1–4
M. transversus thoracis	Dorsale Seite des Proc. xiphoideus und kaudales Sternum	2.–6. Rippe (Knorpel)	Unterstützung der Exspiration	Nn. intercostales 2–6
M. levator costarum	Proc. transversus C7–Th11	1.–12. Rippe	Unterstützung der Inspiration Unterstützung der WS bei der Extension Homolateroflexion und Homorotation	Nn. thoracici (rami dorsales)
Mm. interspinales	Procc. spinosi	Procc. spinosi	Extension	Rami dorsales der Spinalnerven
Mm. spinales thoracis	Proc. spinosus L3–Th 10	Procc. spinosi Th8–2.	Extension Homolaterale Lateroflexion (= Sicherung der Krümmungen)	Rami dorsales der Spinalnerven
Mm. intertransversarii mediales	Zwischen den einzelnen Procc. transversi	Procc. transversi	Extension Homolaterale Lateroflexion	Rami dorsales der Spinalnerven
Mm. rotatores	Procc. transversi	Procc. spinosi ein bis zwei Wirbel höher.	Rotation zur heterolateralen Seite	Rami dorsales der Spinalnerven
M. semispinalis	Procc. transversi C3–Th12	Procc. spinosi Th6 bis Occiput	Extension und heterolaterale Rotation zervikal und thorakal	Rami dorsales der Spinalnerven
Mm. multifidi	Os sacrum S4 bis Mitte HWS Überspringt zwei bis vier Wirbel	Procc. spinosi zwei bis vier Wirbel höher bis zu C2	Extension und Stabilisation Heterolaterale Rotation	Rami dorsales der Spinalnerven
M. iliocostalis	• Crista iliaca, dorsales Os sacrum, dorsale Ligamente des Iliosakralgelenks, Fascia thoracolumbalis und Procc. spinosi der kaudalen Thorakalwirbel und der Lumbalwirbel • Costae 7–12 • Costae 3–6	• 7.–12. Rippe • 1.–6. Rippe • Procc. transversi C3–6	Extension Wirbelsäule	Rami dorsales der Spinalnerven
M. longissimus • **M. longissimus cervicis** • **M. longissimus capitis**	• Crista iliaca, dorsales Os sacrum, dorsale Ligamente des Iliosakralgelenks, Fascia thoracolumbalis und Procc. spinosi der kaudalen Thorakalwirbel und der Lumbalwirbel • Zervikale Procc. transversi	• Rippen und Procc. transversi der lumbalen und zervikalen Wirbel • Proc. mastoideus	Extension Wirbelsäule Homolaterale Rotation	Rami dorsales der Spinalnerven
M. splenius • **M. splenius cervicis** • **M. splenius capitis**	Procc. spinosi C7–Th6	 • Procc. transversi C1–3 • Linea nuchae superior und Proc. mastoideus	 • Extension zervikal und Kopf • Homolaterale Rotation	Rami dorsales der Spinalnerven

len Wirbelsäule ist der M. psoas major an jedes Segment fixiert. Die Fixationspunkte befinden sich an der medialen Hälfte der Ventralfläche der Procc. costales der 1.–5. Lumbalwirbel, am Discus intervertebralis, an den Rändern der Corpora vertebralia von Th12 – L4 und an den vier bogenförmigen Sehnen, welche die Konkavitäten der Wirbelkörper der oberen vier Wirbel überspannen. Diese Konkavitäten bilden einen Freiraum für die Wirbelarterien und -venen. Der M. psoas liegt ventral vom M. quadratus lumborum. Die Muskelfasern verlaufen schräg nach lateral unten, nahe der Wirbelsäule, und vereinigen sich mit den Fasern des M. iliacus, der von der Innenseite der Fossa iliaca entspringt. Der Ursprung bzw. Ansatz (je nachdem wo das Punctum fixum liegt) befindet sich am Trochanter minor des Femur.

Die lumbale autochthone Wirbelsäulenmuskulatur

Die lumbale Wirbelsäule ist von mehreren Muskeln umgeben. Von diesen Muskeln werden die autochthonen Wirbelsäulenmuskeln im allgemeinen Wirbelsäulenteil besprochen. Nach N. Bogduk und L.T. Twomey kann diese autochthone Muskulatur lumbal nach morphologischen Gesichtspunkten klassifiziert werden. Sie sind in drei Gruppen, nach der Länge der Muskelsysteme, klassifiziert:

- Kurze intersegmentale Muskeln: Mm. interspinales und Mm. intertransversarii mediales
- Polysegmentale Muskeln, die an den lumbalen Wirbeln inserieren: M. multifidus, lumbaler Teil des M. longissimus thoracis und des M. iliocostalis lumborum
- Lange polysegmentale Muskeln, die nicht an den lumbalen Wirbeln inserieren, sondern sie überspannen und am Ilium und Sakrum inserieren: thorakaler Teil des M. longissimus thoracis und des M. iliocostalis lumborum.

Einige Muskeln, wie der M. longissimus thoracis, der M. iliocostalis lumborum und der M. multifidus, werden wegen ihrer wichtigen Funktionen separat beschrieben.

Der M. longissimus thoracis und der M. iliocostalis lumborum

Der **M. longissimus thoracis, Pars lumbalis** liegt lateral vom lumbalen M. multifidus und besteht aus fünf Muskelbündeln. Diese ziehen vom medialen Teil der Procc. transversi L1–5 herunter und setzen an der medialen Seite der Spina iliaca posterior superior an. Dabei läuft das Muskelbündel von L5 am weitesten nach medial. Jedes der höher entspringenden Muskelbündel legt sich lateral an.

Der **M. iliocostalis lumborum, Pars lumbalis** ist der lateralste Muskel der autochthonen Gruppe. Er kommt von den lateralen Procc. transversi L1–4 und zieht zur Crista iliaca. Das Muskelbündel von L4 liegt am weitesten ventral. Die weiter oben entspringenden Muskelbündel legen sich dorsal an das von L4 bis zur Spina iliaca posterior superior an.

Der **M. longissimus thoracis, Pars thoracalis** besteht aus etwa zwölf langen Bündeln, die jeweils mit zwei Ursprüngen von den Procc. transversi Th1–12 und vom angrenzenden Teil der Rippen 1–12 kaudalwärts ziehen. Dabei zieht das am weitesten oben entspringende Bündel zum Proc. spinosus von L3. Die darunter entspringenden Bündel legen sich lateral an und ziehen bis S3 lateral ans Sakrum. Die Muskelbäuche liegen im proximalen Teil dieser Bündel.

Die **Pars thoracalis des M. iliocostalis lumborum** besteht aus etwa sieben langen Bündeln, die vom Angulus costae der unteren sieben Rippen zur Crista iliaca ziehen. Dabei inseriert das Bündel von Th12 am weitesten an der ventralen Crista iliaca. Die höher entspringenden Muskelbündel schließen sich dorsal bis zur Spina iliaca posterior superior an. Die Muskelbäuche dieser Bündel liegen mittig im Bereich von Th12 – L3.

Der M. longissimus thoracis, Pars thoracalis und der M. iliocostalis lumborum, Pars thoracalis sind durch ihr großes Drehmoment die effektivsten Wirbelsäulenstrecker.

Mm. multifidi

Die Mm. multifidi gehören zum transversospinalen System (➤ Kap. 12.1.3). Ihre Muskelbündel überbrücken zwei bis vier Wirbel. Sie sind der am weitesten medial gelegene Teil der lumbalen autochthonen Rückenmuskulatur. Bei Rotationsbewegungen und während des Hebens garantieren sie die segmentale Stabilisation. Ihre kurzen Faszikel entspringen an den Laminae und Procc. spinosi und laufen schräg nach unten zu den Procc. mamillaria (➤ Kap. 12.3.1). Das an der Lamina L5 entspringende Muskelbündel setzt oberhalb des ersten dorsalen Foramens des Sakrums an. Die größte Gruppe der Mm. multifidi besteht aus etwas längeren, sich überlappenden Muskelbündeln. Ihr Ursprung sind die fünf lumbalen Procc. spinosi, die nach kaudal zu den Procc. mamillaria divergieren, sowie die Crista iliaca und das Sakrum. Einige der tieferen Fasern der Mm. multifidi inserieren an den Gelenkkapseln der Wirbelgelenke. So schützen sie die Kapsel vor Einklemmungen im Gelenk während einer Bewegung. Alle Faszikel werden vom medialen Zweig des Ramus dorsalis des darunter liegenden Wirbels innerviert. Die wichtigsten segmentbewegenden Muskeln werden also aus dem gleichen Segment innerviert.

Die Rotationskomponente des M. multifidus ist gering. Er hat dabei lediglich eine stabilisierende Funktion. Primär ist der M. multifidus in der Sagittalebene ein „Rückwärtsdreher" der Wirbelsäule. Des Weiteren gleicht er möglicherweise die Flexions- und Rotationskomponente der schrägen Bauchmuskeln aus. Als Nebenfunktion ist die Vergrößerung der lumbalen Lordose durch Überspannung mehrerer lumbaler Wirbel zu nennen.

Patienten mit schmerzhaften Rückenproblemen weisen einen großen Kraftverlust dieser gelenknahen Muskulatur auf.

Leistenkanal

Der **Canalis inguinalis** (Leistenkanal) ist eine 4–5 cm lange, röhrenförmige Verbindung zwischen Bauchhöhle und äußerer Schamgegend. Er durchstößt alle Muskelschichten der Bauchdecke, und zwar von lateral oben innen nach medial unten außen. Die Lücke im M. obliquus externus abdominis wird als äußerer Leistenring, der Durchtritt durch die Sehne des M. transversus abdominis als innerer Leistenring bezeichnet.

Beim Mann verläuft der Samenstrang auf seinem Weg vom Hoden zur Prostata durch diesen Leistenkanal. Vor der Geburt wandern die Hoden aus der Bauchhöhle durch den Leistenkanal in den Hodensack. Bei der Frau ist der Leistenkanal von einem bindegewebigen Band und von Fettgewebe ausgefüllt.

KLINIK

Hernie der Bauchwand

Hernien oder Brüche sind abnorme Ausstülpungen des **Peritoneums** (Bauchfells), die bei Schwachstellen in der Bauchmuskulatur durch den – nicht nur während der Bauchpresse – hohen Druck im Peritonealraum (➤ Kap. 18.1.4) zustande kommen. Als sog. Bruchinhalt enthalten die Hernien Bauchorgane oder Teile davon (z. B. Darmschlingen). Die Durchtrittsstelle des Bruchsacks wird Bruchpforte genannt.

Die häufigste Hernienform, v. a. bei Männern, ist die **Leistenhernie.** Der Bruchsack tritt dabei entweder durch den Leistenkanal (indirekte Leistenhernie) oder medial davon durch die Bauchdecke in Richtung des äußeren Leistenrings (direkte Leistenhernie). Während Leistenhernien immer oberhalb des Lig. inguinale (Leistenband, ein straffes Band zwischen Os pubis und Os Ileum) durchtreten, verlassen die **Schenkelhernien** den Intraperitonealraum darunter. Sie treten durch die Lacuna vasorum, eine bindegewebige Durchtrittsstelle für Gefäße und Nerven, aus.

Hernien sind meist harmlos, führen aber oft zu Schmerzen. Außerdem besteht die Gefahr einer Entzündung oder Einklemmung des Bruchsackes. Die dadurch gedrosselte Blutversorgung kann zum Absterben des Bruchsackinhalts und zu einer lebensgefährlichen **Peritonitis** (➤ Kap. 18.1.4) führen. Deshalb entschließt man sich oft frühzeitig zu einer Operation (Herniotomie).

Oberflächliche Rückenmuskulatur

Hochlumbal liegt der **M. serratus posterior inferior,** der sich zwischen den Procc. spinosi von Th11–L2 und den unteren vier Rippen lateral der Anguli befindet. Gleich oberflächlich vom M. serratus posterior inferior liegt der **M. latissimus dorsi,** der zum größten Teil an der Fascia thoracolumbalis entspringt. Seinen Ursprung hat er an den Procc. spinosi L1–5 und der Crista iliaca. Weitere Ursprünge sind die Procc. spinosi Th7–12 und die 9.–12. Rippe. Der Muskel zieht von dort nach lateral kranial und setzt an der Crista tuberculi minoris, proximal am Humerus an. Die Funktion dieser oberflächlichen Muskeln ist die Unterstützung der Extension der Wirbelsäule und die Verstärkung der lumbalen Lordose.

Aponeurose des Mm. erector spinae und Fascia thoracolumbalis

Die **Aponeurose** des M. erector spinae, womit die Mm. iliocostales und Mm. longissimi gemeint sind, wird ausschließlich vom thorakalen Teil dieser Muskeln geprägt. Medial wird die Aponeurose vom sehnenartigen Teil des M. longissimus thoracis und lateral vom sehnigen Teil des M. iliocostalis lumborum gebildet. Außerdem haften einige der oberflächlichen Fasern des M. multifidus dieser Aponeurose an. Die lumbalen Fasern der Mm. iliocostales lumborum und des M. longissimus thoracis ziehen nicht zur Aponeurose des M. erector spinae. Die Aponeurose gleitet über die kürzeren darunter liegenden lumbalen Fasern hin und her. Die lumbalen Muskelfasern können so unabhängig vom restlichen M. erector spinae reagieren.

Die Aponeurosen (Sehnenplatten ➤ Kap. 4.5.4) der Mm. obliqui und des M. transversus abdominis kommen lateral in einer bindegewebigen Struktur, der **Raphe lateralis,** zusammen. Gemeinsam mit den Aponeurosen des M. latissimus dorsi und des M. serratus posterior inferior bildet diese nach dorsal fortgesetzt die Hüllstrukturen der autochthonen Rückenmuskulatur.

Diese Hüllstrukturen der Rückenmuskulatur werden zusammen als **Fascia thoracolumbalis** bezeichnet und in drei Schichten eingeteilt (➤ Abb. 12.18):

- Das **oberflächliche Blatt** bedeckt den M. erector spinae dorsal und hat seinen Ursprung an den Procc. spinosi. Im Sakralbereich ist es mit der Sehne des M. erector spinae verbunden. Etwas höher setzen der M. latissimus dorsi und der M. serratus posterior an und weiter kranial geht das Blatt in die Fascia nuchae über. Im Lumbalbereich, lateral der autochthonen Rückenmuskulatur, zwischen der 12. Rippe und der Crista iliaca, in der Raphe lateralis, vereinigt sich die tiefe Schicht des oberflächlichen Blattes mit der des mittleren Blattes. Hier wird eine Unterteilung in zwei Schichten mit unterschiedlichem Faserverlauf vorgenommen.
- Das **mittlere Blatt** hat seinen Ursprung an den Procc. transversi und den Ligg. intertransversarii. Es bedeckt den M. erector spinae ventral und trennt diesen vom M. quadratus lumborum.
- Das **tiefe Blatt** liegt ventral vom M. quadratus lumborum und hat seinen Ursprung an den Ventralflächen der Procc. transversi und den dazwischen liegenden Ligamenten.

Die Fascia thoracolumbalis hat eine wichtige Funktion in der Stabilisation der lumbalen Wirbelsäule, vor allem in gebeugter Haltung und beim Heben.

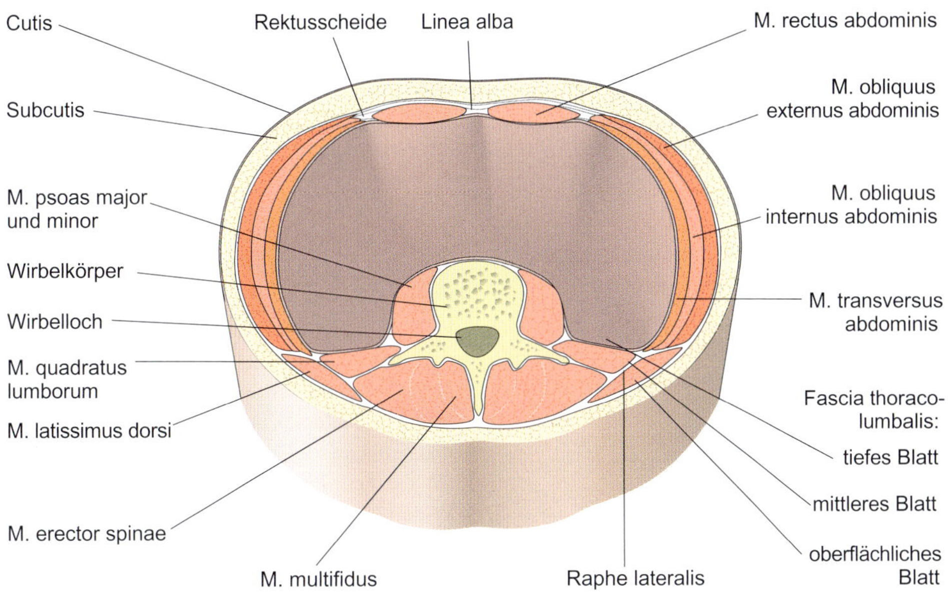

Abb. 12.18 Querschnitt durch den Rumpf im lumbalen Bereich mit dem zweischichtigen oberflächlichen, dem mittleren und dem tiefen Blatt der Fascia thoracolumbalis. Dorsal sind der M. erector spinae und der M. multifidus vom oberflächlichen und mittleren Blatt der Faszie umgeben. Der M. quadratus lumborum wird vom mittleren und tiefen Blatt eingeschlossen. Seitlich sieht man gerade noch einen Teil des M. latissimus dorsi und des M. transversus abdominis sowie den M. obliquus internus abdominis, die an die Fascia thoracolumbalis ziehen.

Das oberflächliche Blatt zeigt einen gekreuzten Faserverlauf. Die Fasern in der obersten Schicht verlaufen von kranial lateral nach kaudal medial als Fortsetzung des M. latissimus dorsi und der Aponeurose des M. serratus posterior inferior. Die Fasern der tieferen Schicht verlaufen von kaudal lateral von der Raphe lateralis und von der Spina iliaca posterior superior nach kranial medial zu den Procc. spinosi. Die unteren Teile bilden für den 4. und 5. Lumbalwirbel die Fixierung am Becken, während die etwas höheren Teile über der Raphe lateralis mit dem M. transversus abdominis verbunden sind und ihn so fixieren.

Funktionell bildet die Fascia thoracolumbalis das Muskelretinakulum der Extensoren.

Aktive Stabilität und Muskelzugrichtungen

Die vorderen und hinteren Rumpfwandmuskeln haben mehrere Funktionen:

- Schutz, z. B. der inneren Organe
- Druckerhöhung im Bauchraum (Bauchpresse) zusammen mit anderen Muskeln
- Unterstützung der Ausatmung
- Stabilisierung und Bewegung der Wirbelsäule.

Muskelfunktion bei Rumpfbewegungen

Je nach der Lage des Punctum fixum zieht der M. rectus abdominis die unteren Rippen nach unten oder hebt die Vorderseite des Beckens. Aufgrund seiner Fixierung an den Rippen kann er eine kräftige Ausatmung bewirken. Indirekt ist der M. rectus abdominis zusammen mit dem M. obliquus abdominis für die Flexion der Wirbelsäule verantwortlich. Außerdem sind die beiden Muskeln aufgrund ihrer großen Hebel die wichtigsten Muskeln beim Beugen der Wirbelsäule in Rückenlage (➢ Kap. 11.5.2). Das Anheben von Kopf und Schulter in Richtung Becken wird häufig als Bauchmuskelübung eingesetzt. Alternativ kann der Oberkörper liegen bleiben und die Beine werden abgehoben. In diesem Fall muss der M. rectus abdominis das Becken fixieren. Beim Entlordosieren wird das Becken vom M. rectus abdominis nach hinten gekippt und der Rücken wird dabei abgeflacht. Vor allem bei beidseitiger Kontraktion haben der M. obliquus externus et internus abdominis durch den vertikalen Verlauf eine ähnliche Funktion wie der M. rectus abdominis. Aufgrund des schrägen Verlaufs haben M. obliquus externus et internus abdominis aber auch die Funktion, den Rumpf zu drehen.

Wenn das Becken das Punctum fixum darstellt und der M. obliquus externus abdominis kontrahiert, entsteht eine heterolaterale Rotation, wohingegen bei Kontraktion des M. obliquus internus eine Rotation zur homolateralen Seite stattfindet. Bei Anspannung des rechten M. obliquus externus dreht der Rumpf also nach links.

Bei kombinierten Flexions-Rotationsbewegungen, wie z. B. beim Kanufahren, ist dieser Muskel der wichtigste Agonist. Die Rotation entsteht dabei immer durch die Zusammenarbeit mehrerer Muskeln. Für eine Rotation nach rechts wären z. B. der linke M. obliquus externus und der rechte M. obliquus internus sowie das linke transversospinale System und das rechte spinotransversale System aktiv.

Lateral wird die Wirbelsäule durch den M. psoas major et minor sowie den M. quadratus lumborum stabilisiert und bewegt. Die Lateroflexion kann außerdem vom M. obliquus internus et externus abdominis unterstützt werden. Bei fixiertem Becken und Femur kann der M. psoas eine homolaterale Lateroflexion und eine heterolaterale Rotation bewirken. Dieser Muskel verursacht auch die Lordosierung der lumbalen Wirbelsäule, wobei das Becken nach vorne kippt und der Rest der Wirbelsäule aufrecht bleibt.

Die dorsale Wirbelsäulenmuskulatur und der M. quadratus lumborum können die Lordosierung unterstützen.

Muskelfunktion bei der spinalen segmentalen Stabilisation

Bergmark unterteilt die Wirbelsäulenmuskulatur und die abdominale Muskulatur in ein lokal und ein global stabilisierendes System. Das global stabilisierende System beinhaltet die oberflächlichen, großen Muskeln wie die Mm. rectus und obliquus abdominis, die lateralen Teile des M. quadratus lumborum, den thorakalen Teil des M. longissimus sowie den M. iliocostalis. Diese Muskeln transportieren Kräfte direkt zwischen Thorax und Becken. Ihre wichtigste Funktion ist das Auffangen und Ausgleichen von auf den Rumpf einwirkenden Kräften. Kleine Variationen werden durch das lokale System kompensiert.

Das lokal stabilisierende System beinhaltet tiefe Muskeln und tiefe Teile derjenigen Muskeln, die ihren Ursprung oder Ansatz im lumbalen Wirbelbereich haben. Diese Muskeln kontrollieren die intervertebralen Verhältnisse des spinalen Segments sowie die Haltung der Wirbelsäule. Der lumbale M. multifidus und der M. transversus abdominis sind typische Beispiele solcher lokalen Stabilisatoren. Sie liegen näher am Rotationszentrum der spinalen Segmente. Dadurch kontrollieren sie die intersegmentalen Bewegungen und bringen die größte spinale Stabilität.

In allen unisegmentalen Muskeln der Wirbelsäule hat man eine 2–4-mal größere Muskelspindeldichte gefunden als bei den langen, polysegmentalen Wirbelsäulenmuskeln. Das deutet auf eine große propriozeptive Funktion dieser Muskeln hin.

Im Stand verläuft die Lotlinie aus dem Schwerpunkt abwechselnd ventral an der Wirbelsäule vorbei und durch die Wirbelsäule hindurch, hervorgerufen durch leichte Schwankungen des Oberkörpers. Durch diese Schwankungen im Stand werden die Rückenmuskeln abwechselnd leicht aktiviert und entspannt. Seitliche Schwankungen werden über abwechselnde Kontraktionen von rechts oder links aufgefangen.

Bei der Vorwärtsbeugung wird die Thoraxbewegung von den langen Muskelbündeln des thorakalen Teils des M. longissimus und des M. iliocostalis kontrolliert. Im lumbalen Bereich übernehmen das die lumbalen Anteile des M. longissimus und des M. iliocostalis. Gleichzeitig lenken sie die ventrosagittale Rotation sowie die begleitende ventrale Translation der lumbalen Wirbel. Die sagittale Rotation wird zusätzlich vom M. multifidus kontrolliert.

Beim Hebevorgang wird am Bewegungsende der lumbalen Flexion die Rückenmuskulatur inhibiert und somit die Belastung der Muskulatur auf Ligamente und Gelenkkapseln übertragen. Beim Hochkommen aus vornübergebeugter Position werden im thorakalen Bereich der M. iliocostalis und der M. longissimus aktiviert. Die Lendenwirbelsäule wird vom lumbalen Teil des M. multifidus stabilisiert. Der M. multifidus ist ein Wirbelsäulenextensor. Voraussetzung für eine Kontraktion dieses Muskels während der Hebebewegung ist eine Extensionsanbahnung der Lendenwirbelsäule.

Eine bilaterale Kontraktion des M. transversus abdominis zieht die abdominale Rumpfwand leicht ein. Diese Zugspannung wirkt über die Raphe lateralis am mittleren und oberflächlichen Blatt der Fascia thoracolumbalis. Diesen lateralen Zug auf die Faszie üben auch einige Fasern des M. obliquus internus aus.

In Folge steigt der intraabdominale Druck an. Der lateral gerichtete Zug des M. transversus abdominis wird durch die oberflächliche und tiefe Schicht des oberflächlichen Blattes der Fascia thoracolumbalis nach schräg oben lateral bzw. nach schräg unten lateral weitergeleitet (➤ Abb. 12.19). Die horizontale Komponente dieser Kraft gilt als ausgeglichen. Die vertikale Komponente zieht die Procc. spinosi zueinander und wirkt stabilisierend auf die Wirbelsäule.

Die Spannung im tiefen und oberflächlichen Blatt wird durch die Dehnung der dorsalen Muskeln, die Kontraktion der Bauchwandmuskeln und den intraabdominalen Druck verursacht. Die daraus entstehende hydraulische Säule wirkt unterstützend auf die autochthone Muskulatur.

Die Reaktionen des lumbalen M. multifidus sowie des M. transversus abdominis werden bei gesunden Personen daran erkannt, dass sie sofort reagieren, noch bevor andere Muskeln anspannen. Bei Rückenschmerzpatienten ist dieser sogenannte Feed-Forward-Mechanismus gestört oder nicht mehr nachweisbar. Eine Erklärung dieses Phänomens ist der evtl. inhibierende Effekt von Schmerz, wodurch die stabilisierende Vorspannung dieser Muskeln verloren geht. Ein Teufelskreis von Beschwerden und Instabilität entsteht. Normale aktive Bewegung beseitigt diese Problematik nicht, gezieltes Training ist hier nötig.

PT-PRAXIS

Prone Instability Test (PIT)

Der Prone Instability Test (Instabilitätstest in Bauchlage) ist ein Test, bei dem der Patient mit dem Oberkörper über dem Ende der Liege liegt, während seine Füße auf dem Boden stehen. Der Therapeut steht seitlich vom Patienten und übt auf eines der lumbalen Segmente L1/L2 bis L5/S1 in ventrale Richtung Druck aus (P-A-Druck). Wenn der Patient dabei Schmerzen empfindet, wird das Gleiche wiederholt, während der Patient seine Füße vom Boden abgehoben hat. Wenn der Schmerz dann weniger oder ganz weg ist, ist der Test positiv. Schlussfolgerung: Muskelanspannung hat Einfluss auf die Schmerzen. Dieser Test sollte in Zusammenhang mit anderen Tests zum Interpretieren der Signale und Symptome angewendet werden. Ein positives Testergebnis hat einen deutlichen Zusammenhang mit günstigen Ergebnissen bei stabilisierenden Übungen (Olson 2016).

Intraabdomineller Druck (IAD) und Rumpfmuskelaktivität während des Hebens

Ein möglicher Zusammenhang zwischen Bauchmuskelkraft und IAD wird in der nachfolgenden Zusammenfassung einer klinischen Untersuchung nochmals verdeutlicht.

Verglichen wurde die Kraft der Rumpfmuskeln mit dem IAD während des Hebens bei Patienten mit chronisch lumbalen Beschwerden und bei gesunden Probanden:

- Patienten mit lumbalen Beschwerden hatten im Vergleich zur gesunden Kontrollgruppe eine geringere Bauchmuskelkraft (25 %).
- Der IAD während des Hebens war bei beiden Gruppen, trotz unterschiedlicher Kraft der Bauchmuskeln, gleich.
- Auch die Kraft der Rumpfextensoren war bei beiden Gruppen gleich.

Das Ergebnis nach einem 5-wöchigen, intensiven isometrischen Bauchmuskeltraining bei 20 Patienten mit chronisch lumbalen Beschwerden war folgendermaßen:

- Die Kraft der Bauchmuskulatur hatte zugenommen. Diese Kraftzunahme stand in engem Zusammenhang mit der verbesserten Aktivierung von motorischen Einheiten in der schrägen Bauchmuskulatur.
- Während des Hebens wurde der IAD im Allgemeinen nicht beeinflusst.

Was sind die ursächlichen Faktoren für den Anstieg des IAD im richtigen Moment? Die Erhöhung des IAD beim Heben steht wahrscheinlich in direktem Zusammenhang mit einer guten Koordination derjenigen Muskeln, die den Bauchraum umgeben. Von diesen Muskeln scheint das Diaphragma der wichtigste Muskel für das Niveau des IAD zu sein. Das Schließen der Glottis unterstützt das Diaphragma dabei, den Anstieg des IAD zu halten.

Für das Bauchmuskeltraining sollte aus diesem Zusammenhang gefolgert werden, dass nicht nur die Kraft der Bauchmuskeln, sondern vielmehr ihre funktionelle Aktivität trainiert werden sollte, und zwar im Zusammenspiel mit den anderen Muskeln. Hier muss das gleiche Trainingsprinzip wie beim Stabilitätstraining von Gelenken zugrunde liegen. Das spricht für die Notwendigkeit einer funktionellen und **alltagsgerechten Rückenschule.**

Zusammenfassend kann man feststellen, dass bei gesunden Menschen mit einem stabilen Rücken eine Rumpfbeugung zum Anheben einer Last ohne Probleme möglich ist. Beim Heben großer Lasten sowie bei einer instabilen LWS sind, um eine Belastung der passiven Strukturen zu vermeiden, Techniken wie in die Hocke gehen oder eine LWS-Aufrichtung bis in die Nullstellung angebracht. Als Therapieziele sind ein eventuell segmentales Stabilitätstraining sowie belastungsverringernde Hebetechniken zu nennen.

Durch den Aufbau eines **intraabdominalen Drucks (IAD)** wird die Wirbelsäule zwar belastet, die Muskulatur aber in ihrer Funktion – insbesondere bei Hebe- und Beugebewegungen – unterstützt.

Alle Muskeln, die das Abdomen umgeben und damit den sog. Abdominal football bilden, sind am Aufbau des IAD beteiligt:

- Diaphragma
- Rückenmuskeln
- Beckenbodenmuskeln
- Bauchmuskeln, besonders die schräg und quer verlaufenden.

Der IAD steigt bei Kontraktion dieser Muskeln an und drückt seinerseits gegen diese Muskeln nach außen, wodurch ihre Spannung und ihr Zug an der Raphe lateralis erhöht werden. Dieser Druckmechanismus unterstützt bei Hebeaktivitäten die LWS dabei, dem flektierenden Drehmoment ein Widerlager zu setzen. Die aktivierte abdominale Muskulatur bildet einen stabilisierenden Zylinder, der einer Überlastung des Gewebes vorbeugt. Die Netto-Druckbelastung auf die Wirbelsäule sowie der intradiskale Druck steigen dadurch an.

Beim dynamischen Heben steigt der IAD vor allem in der Anfangsphase stark an. Eine Bauchmuskelinsuffizienz kann dazu führen, dass die Spannung der abdominalen Säule nicht aufrechterhalten werden kann und somit der Entstehung eines Überlastungsschadens an der Wirbelsäule Vorschub geleistet wird.

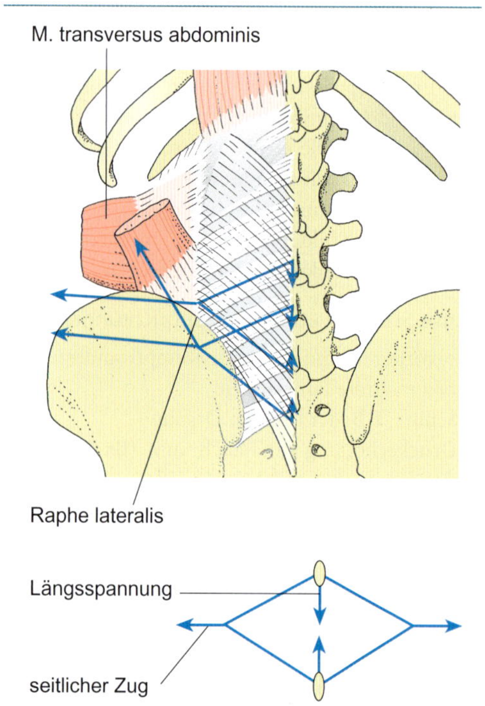

Abb. 12.19 Die biomechanische Kraftlinie im oberflächlichen Blatt der Fascia thoracolumbalis, die von der Wirbelsäule schräg nach oben durch die oberflächliche und schräg nach unten durch die tiefe Aponeuroseschicht läuft. Der seitliche Zug bewirkt eine Längsspannung, die einer Separation der Procc. spinosi bei der Rumpfflexion entgegenwirkt.

PT-PRAXIS

Lumbales segmentales und totales Stabilitätstraining

Das Trainieren der segmentalen Stabilität besteht aus dem koordinierten Anspannen des M. transversus abdominis und des lumbalen M. multifidus. Es wird mit wenig Kraft und viel Gefühl trainiert. In der Anspannung wird frei geatmet. Das Training wird in verschiedenen Ausgangspositionen durchgeführt. In der Ausführung kontrahiert die abdominale Bauchwandmuskulatur, wobei der Bauch leicht eingezogen wird. Die Anspannung bewirkt eine geringe Kippung des Beckens nach hinten und stabilisiert die physiologische Lordose. Da motorische Koordinationsfehler häufig mit einer Ermüdung der lumbalen Muskulatur einhergehen, wird mit einer niedrigen Intensität sowie mit hoher Frequenz trainiert. Die Übung kann in Rückenlage oder im Sitz, z. B. gegen eine Wand gelehnt, trainiert werden. Der Patient legt eine Druckmanschette unter die lumbale Wirbelsäule. Wenn die Anspannung richtig ausgeführt wird, wird der Druck in der Manschette trotz Arm- oder Beinbewegungen stabil gehalten.

Das Stabilitätstraining des Rumpfes wird oft auch mit dem englischen Begriff Core-Stability-Training bezeichnet. Viele Trainingsmodelle gehen davon aus, dass eine gute Rumpf- und Beckenstabilität zur Vermeidung bzw. Bekämpfung von Rückenschmerzen wichtig sind. Neueste Forschungsergebnisse zeigen, dass bei der Behandlung von Rückenschmerzen kein Unterschied zwischen der Anwendung von spezifischem Rumpfmuskeltraining und klassischer Bewegungstherapie besteht. Der Rumpf als isoliertes Körperteil hat lange Zeit zu sehr im Vordergrund gestanden. Die Extremitäten, das Sakrum und die Wirbelsäule stehen aber durch Muskelketten und Bindegewebsstrukturen in einem viel engeren funktionellen Zusammenhang, als man sich bisher vorgestellt hat. Die mittlere und oberflächliche Schicht des Bindegewebskomplexes der Fascia thoracolumbalis bilden im Rücken ein Zentrum, an dem das fortgesetzte Bindegewebe der Extremitätenmuskulatur zusammenläuft. Für einen schmerzfreien und stabilen Rücken sind vielseitige Bewegungen und das Training des gesamten Körpers notwendig, damit all diese zusammenhängenden Strukturen integriert werden.

Bei Alltagsbewegungen wie z. B. Gehen oder Rennen wird die Wirbelsäule durch Extension, Flexion, Lateroflexion und Rotation aktiv eingesetzt. Diese Bewegungen, die bei Abfederungsmechanismen für ökonomisches Gehen (➤ Kap. 11.3.3) eine Rolle spielen, bringen Faszien rund um die Wirbelsäule unter Zugspannung, die sich im Schulter- und Beckengürtel fortsetzen. Der erste Schritt führt zu einer Energiespeicherung für den nächsten Schritt mit gegengesetzter Rumpfrotation und Extremitätenbewegung. Die Halswirbelsäule ist von diesem Mechanismus der Kraftübertragung ausgeschlossen, damit man beim Rennen den Kopf frei bewegen kann. Das gleiche Prinzip gilt auch für viele andere Bewegungen wie Werfen, einen Fußball Schießen, Brustschwimmen und so weiter.

12.3.4 Palpation im lumbalen Bereich

Die **Procc. spinosi lumbales** sind wegen ihrer abgeflachten Spitzen durch Palpation schwer voneinander zu unterscheiden. Zum Palpieren der Procc. spinosi braucht man deshalb Orientierungspunkte am Körper (➤ Abb. 12.20), die bei der genauen Bestimmung der richtigen Höhe hilfreich sind. Am besten palpiert man immer mit einem Finger als fester Basis auf dem gefundenen Processus, während ein zweiter Finger seinen Weg zum nächsten Processus sucht.

- **Proc. spinosus L5:** liegt etwa 10 cm kranial der Analfaltenspitze auf der Ebene zwischen Crista iliaca und den Spinae iliacae posteriores superiores. Im Vergleich zu den Procc. spinosi L1–4 hat dieser einen kleineren, stumpfen Processus. Wenn man hier von kaudal nach kranial palpiert, springt der Proc. spinosus L5 im Vergleich zur Crista sacralis mediana deutlich hervor. Beim Vor- und Rückwärtskippen des Beckens spürt man eine Abstandsverkleinerung bzw. -vergrößerung zwischen der Crista sacralis mediana und dem fünften lumbalen Proc. spinosus
- **Proc. spinosus L4:** auf Höhe der Crista iliaca
- **Proc. spinosus L1:** als letzter Processus vor dem etwas spitzeren Proc. spinosus Th12 zu tasten, der kranial davon liegt
- Die **Procc. transversi L1–5** liegen etwa zwei Finger breit lateral neben den Procc. spinosi.

Im lumbalen Gebiet fühlt man lateral die Procc. spinosi in der Tiefe, vor allem die dort stark entwickelten **Mm. multifidi** vom **medialen Trakt des M. erector spinae.** Oberflächlich zu tasten sind paravertebral die dicken Muskelwülste des **lateralen Traktes** (➤ Abb. 12.15). Der lumbale M. erector spinae wird oberflächlich durch die Fascia thoracolumbalis bedeckt. Sie bildet dort die Ursprungsstelle des M. latissimus dorsi. Die Arme sollten also locker liegen bleiben, wenn man zur einfacheren Lokalisation den M. erector spinae durch eine leichte Oberkörperextension kontrahieren lässt. Tief dorsal im lumbalen Bereich, lateral unterhalb des M. erector spinae zwischen der Crista iliaca und der 12. Rippe, ist der **M. quadratus lumborum** zu tasten. Dafür schiebt man die Finger lateral ein wenig unter die Muskelbäuche des M. erector spinae. Zieht der Patient seine Beckenhälfte seitwärts hoch, spürt man die Kontraktion des M. quadratus lumborum in der Tiefe.

Ventral kann die Bauchmuskulatur palpiert werden (➤ Abb. 12.21). Die **Linea alba** ist vom Sternum nach kaudal bis zum Os pubis in der Medianebene zu tasten. Lateral der Linea alba können links und rechts die sich abwechselnden Muskelbäuche und Sehnenabschnitte (Intersectiones tendineae) des **M. rectus abdominis** palpiert werden. Dieser Effekt (sog. „Waschbrett-Bauch") wird durch das Anheben des Kopfes oder des Oberkörpers aus einer Rückenlage verstärkt. Der M. rectus abdominis wird ab den Rippen, in Höhe der kaudalen Sternumspitze, in seinem Verlauf zum Os pubis immer schmaler. Durch leicht rotiertes Hochkommen aus der Rückenlage, bei dem z. B. die linke Schulter zur rechten Beckenhälfte bewegt wird, kontrahiert der linke **M. obliquus externus abdominis.** Die tastbaren Muskelgrenzen des M. rectus abdominis verlaufen von medial nach lateral kaudal zu den Zacken des M. latissimus dorsi sowie den kranioventral gelegenen Zacken des M. serratus anterior. Kranial begrenzt ihn zusätzlich der M. pectoralis und kaudal die Crista iliaca mit dem Lig. inguinale. Im **Trigonum lumbale,** einer dorsolateral gelegenen, kleinen dreieckigen Lücke, die dorsal durch den sehnigen Ansatz des M. latissimus dorsi, ventral durch den M. obliquus abdominis externus sowie kaudal durch die Crista iliaca begrenzt wird, ist in der Tiefe der **M. obliquus internus abdominis** zu tasten.

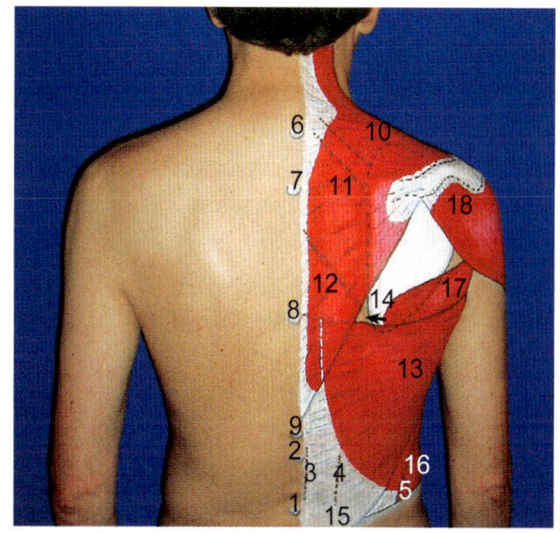

Abb. 12.20 Oberflächen-Anatomie des Rumpfes. Ansicht von dorsolateral.
1 Proc. spinosus L4; 2 Proc. spinosus L1; 3 Medialer Trakt des M. erector spinae; 4 Lateraler Trakt des M. erector spinae; 5 Trigonum lumbale mit M. obliquus internus abdominis; 6 Proc. spinosus Th1; 7 Proc. spinosus Th3; 8 Proc. spinosus Th7; 9 Proc. spinosus Th 12; 10 M. trapezius, Pars descendens; 11 M. trapezius, Pars transversa; 12 M. trapezius, Pars ascendens; 13 M. latissimus dorsi; 14 M. rhomboideus; 15 Fascia thoracolumbalis; 16 M. obliquus externus abdominis; 17 M. teres major; 18 M. deltoideus, Pars spinalis. Der M. rhomboideus ist nur mit einer gestrichelten Linie angedeutet, weil dieser unter dem M. trapezius liegt. Die Nummerierung gilt der oberflächlich liegenden Muskulatur. [0434]

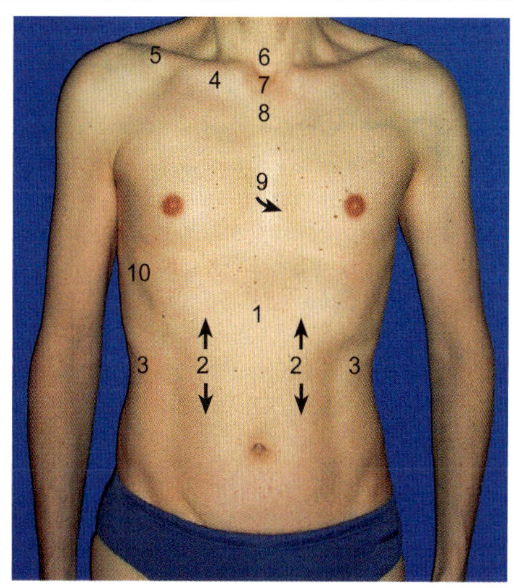

Abb. 12.21 Oberflächen-Anatomie des Rumpfes. Ansicht von ventral.
1 Linea alba; 2 M. rectus abdominis; 3 M. obliquus externus abdominis; 4 Erste Rippe; 5 Clavicula; 6 Incisura jugularis; 7 Manubrium sterni; 8 Corpus sterni; 9 Proc. xiphoideus; 10 M. serratus anterior. [0434]

12.4 Thorakale Wirbelsäule und Thorax

12.4.1 Knöcherne Strukturen

Thorakale Wirbel

Die thorakale Wirbelsäule, auch Brustwirbelsäule (kurz: BWS) genannt, ist ein Abschnitt mit geringer Beweglichkeit. Die thorakalen Wirbel (➤ Abb. 12.3) sind größer und stärker gebaut als die zervikalen Wirbel. Der Wirbelkörper ist herzförmig und das Foramen vertebrale ist annähernd rund und ca. fingerdick. Morphologisch kann Th1 zur zervikalen und Th12 zur lumbalen Wirbelsäule gerechnet werden. Th12 hat im Verhältnis zu seinem Arcus vertebrae (Wirbelbogen) einen großen Wirbelkörper. Viele paravertebrale Muskeln überspringen diesen Wirbel ohne Insertion.

Außer Th11 und Th12 besitzen alle thorakalen Wirbel sog. Foveae costales an ihrem Wirbelkörper und am Proc. transversus. Es sind die Gelenkflächen für die Verbindung mit den Rippen. Th11 und Th12 haben ausschließlich Gelenkflächen am Wirbelkörper. Die Procc. transversi können hier schon rudimentär sein. Die Procc. spinosi sind lang und zeigen schräg nach unten, wobei sie v. a. im mittleren thorakalen Bereich dachziegelartig übereinander liegen.

Knöcherner Thorax

Der knöcherne **Thorax** oder Brustkorb (➤ Abb. 12.25) wird vom **Sternum** (Brustbein), den **Costae** (Rippen) und der **thorakalen Wirbelsäule** (BWS) gebildet. Der Thorax umschließt die Brusthöhle mit Herz und Lunge und den oberen Anteil der Bauchhöhle. Er hat die Form eines nach oben und unten offenen, ovalen Bienenkorbes, d. h., sein Umfang vergrößert sich von oben nach unten. Dorsal in der Mitte liegt die thorakale Wirbelsäule, deren Corpora vertebrae (Wirbelkörper) in den Thorakalraum hineinragen. Der von den Rippen umschlossene Raum wird von den **Aperturae thoracis superior et inferior** (oberer und unterer Zugang) begrenzt. Die obere Thoraxapertur wird vom ersten Rippenpaar, dem ersten thorakalen Wirbelkörper und dem oberen Sternumrand gebildet. Dieser ist in der Sagittalebene etwa 5 cm tief und in der Frontalebene etwa 10 cm breit. Die untere Thoraxapertur wird vom linken und rechten **Arcus costalis** (Rippenbogen), von den freien Rippen, vom zwölften thorakalen Wirbelkörper und vom unteren Sternumanteil gebildet. Die untere Thoraxapertur ist wesentlich weiter als die obere.

KLINIK

Wirbelsäulenskoliose

Durch pathologische Wachstumsvorgänge kann die Wirbelsäule zur Seite hin verkrümmt werden. Auch chronische Fehlhaltungen oder -belastungen können eine solche Krümmung verursachen. Diese Achsenabweichungen zur Seite werden **Skoliosen** genannt (➤ Abb. 12.22).

Skoliosen beinhalten meist auch eine Rotationskomponente und können in jedem Abschnitt der Wirbelsäule auftreten. Am häufigsten ist jedoch die thorakale oder die lumbale Wirbelsäule betroffen. Zu 90 % ist die Ursache unbekannt. Ist die Skoliose ausgeprägt, kann man auch beim bekleideten Patienten eine Schiefhaltung des Oberkörpers bzw. des Beckens erkennen.

Eine hochgradige Skoliose der thorakalen Wirbelsäule kann den Brustraum derartig einengen, dass für die Atembewegungen nicht mehr genügend Platz bleibt. Um gefährliche Spätfolgen zu verhindern, muss dann rechtzeitig operiert werden. Schwach oder mittelstark ausgeprägte Skoliosen werden mit Physiotherapie z. B. nach Lehnert-Schroth und evtl. mit einem Korsett behandelt.

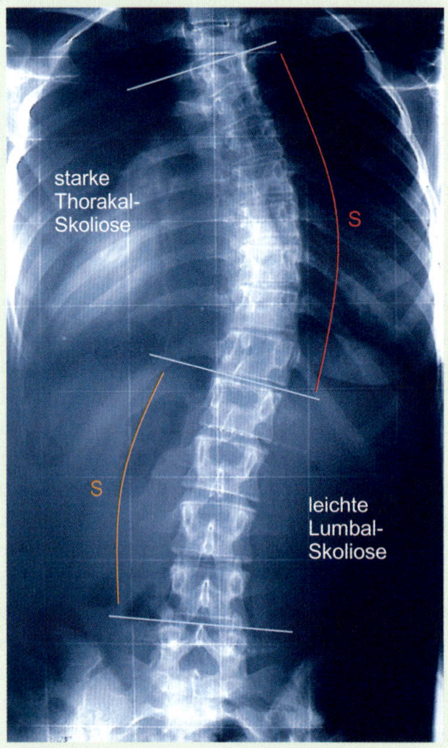

Abb. 12.22 Röntgenaufnahme einer Thorakal- und Lumbalskoliose. Das S steht für den Scheitelpunkt der Wirbelsäulenkrümmung. [M158]

Rippen

Zwölf Rippenpaare sind am Aufbau des Thorax beteiligt. Jede Rippe (➤ Abb. 12.25) besteht aus einem dorsalen knöchernen und einem ventralen knorpeligen Anteil, die gemeinsam etwa die Form eines halben Herzens bilden. Ihre Länge nimmt bis zur 7. Rippe zu, danach wieder ab (➤ Abb. 12.23). Jede Rippe hat ein **Caput costae** (Rippenkopf) mit zwei geteilten Gelenkfacetten für die Verbindung mit zwei aufeinander folgenden Wirbelkörpern. Die Crista capitis costae trennt diese beiden Gelenkfacetten voneinander.

Einige Zentimeter hiervon entfernt liegt das Tuberculum costae, auf dem sich die Facies articularis tuberculi costae befindet. Diese verbindet die Rippe mit dem Proc. transversus. Den Teil zwischen Caput und Tuberculum costae nennt man Collum costae (Rippenhals). Im Angulus costae macht die Rippe einen Knick nach ventral. Der Teil lateral von diesem Knick wird Corpus costae (Rippenkörper) genannt. An der oberen Seite der 1. Rippe befinden sich einen Sulcus venae subclaviae und ein Sulcus arteriae subclaviae für die Blutgefäße, die aus der oberen Thoraxapertur kommen und zum Arm hin ziehen (➤ Abb. 12.24). Die Ansatzstelle des M. scalenus anterior liegt genau dazwischen.

Die 1. Rippe hat eine Gelenkfläche mit Th1 (manchmal auch mit C7). Die Rippen 2–9, manchmal auch die zehnte Rippe, haben eine gelenkige Verbindung mit zwei Wirbelkörpern. Die Rippen 10–12 haben wieder nur eine Verbindung mit einem Wirbelkörper. So ist z. B. die 5. Rippe mit Th4 und Th5 sowie dem Proc. transversus von Th5 verbunden.

Die Knorpel der 1.–7. Rippe stehen in direkter gelenkiger Verbindung zum Sternum (Art. sternocostalis). Diese Rippen nennt man **Costae verae** (echte Rippen).

Die restlichen fünf Rippen werden als **Costae spuriae** (falsche Rippen) bezeichnet, da sie entweder nur indirekten Kontakt zum Sternum haben (8.–10. Rippe) oder frei enden (11. und 12. Rippe, auch **Costae fluctuantes** oder freie Rippen).

Die Rippenknorpel 8, 9 und 10 sind untereinander über Knorpelstege verbunden, die den sog. **Arcus costalis** (Rippenbogen) bilden. Ein solcher Steg führt auch zur siebten Rippe und stellt so die Verbindung zum Sternum her.

Die Gelenkverbindungen der Rippen gewährleisten die Beweglichkeit des knöchernen Thorax, sodass er sich bei Rippenhebung ausdehnen und umgekehrt auch wieder zusammenziehen kann. Diese Vorgänge sind für die Atemmechanik bedeutsam (➤ Kap. 17.8).

Der schmale Zwischenraum zwischen den einzelnen Rippen wird **Interkostalraum (ICR)** genannt. Er wird von den **Interkostalmuskeln** (Zwischenrippenmuskeln) überspannt. Am Oberrand jedes Interkostalraums beziehungsweise am unteren Rand der Rippeninnenfläche befindet sich eine Rinne, der Sulcus costae. In diesem Sulcus verlaufen eine Arterie, eine Vene und ein Nerv.

Sternum

Das **Sternum** (Brustbein, ➤ Abb. 12.25) ist ein flacher, schmaler Knochen und bildet das ventrale Mittelstück des Brustkorbes. Von kranial nach kaudal besteht es aus folgenden drei Teilen:

- **Manubrium sterni** („Handgriff“), einer kurzen, breiten Knochenplatte zwischen Klavikula (Schlüsselbein) und erstem Rippenpaar, an dem viele der vorderen Hals- und Zungenbeinmuskeln entspringen
- **Corpus sterni** („Körper“), einer längs verlaufenden, schmalen Knochenplatte mit Gelenkflächen für die 3.–7. Rippe (die zweite Rippe setzt direkt am Übergang zwischen Manubrium und Corpus an)

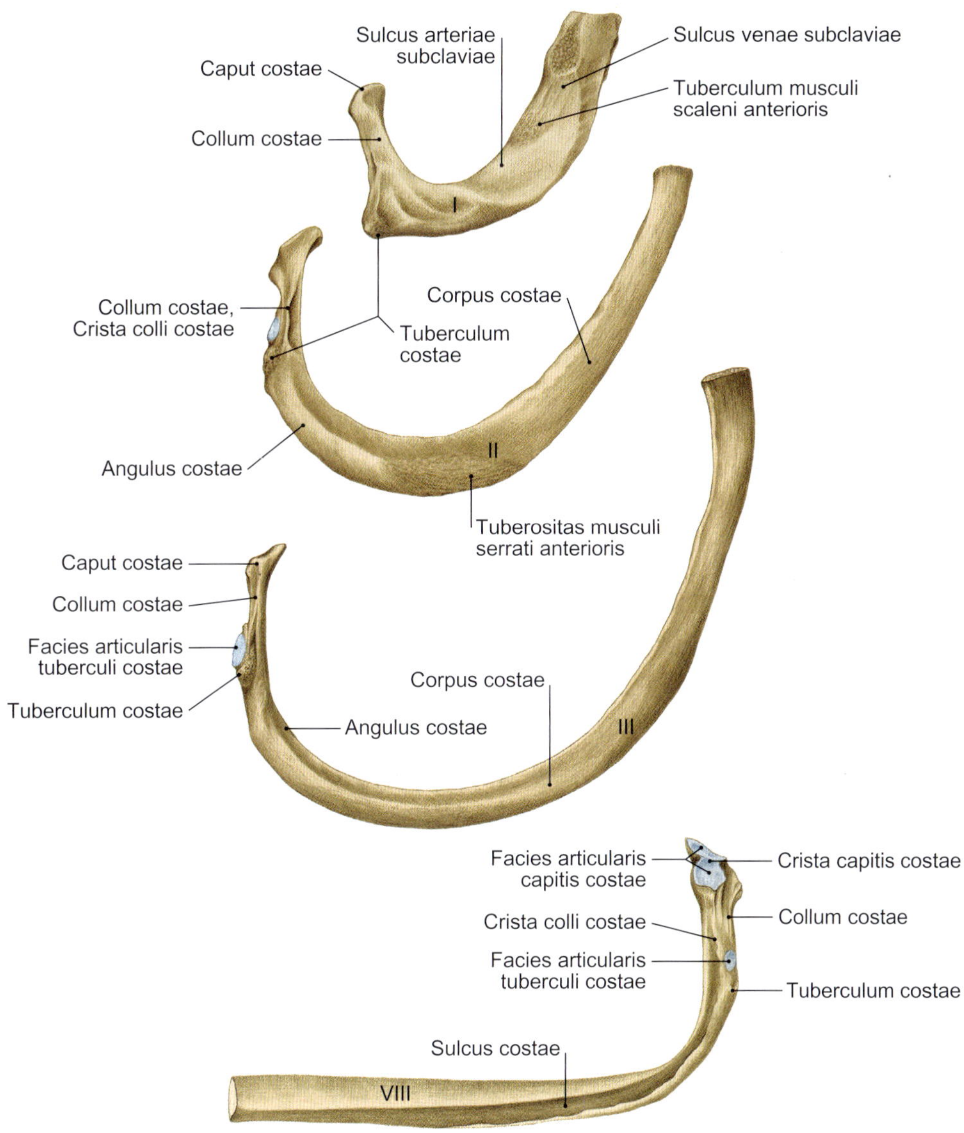

Abb. 12.23 Form und Länge der Rippen (1., 2., 3. und 8. Rippe). [S700]

- **Proc. xiphoideus** („Schwertfortsatz"), der frei nach unten ragt und als Ansatzstelle für die Brustmuskeln dient.

Am Sternum findet man noch folgende Strukturen:

- **Symphysis manubriosternalis,** eine Fuge zwischen Manubrium sterni und Corpus sterni, die durch die Haut zu tasten ist. Diese Verbindung ist oft leicht abgeknickt und wird dann **Angulus sterni** genannt.
- **Incisurae claviculares,** die Gelenkflächen für die Klavikula an beiden Seiten des Manubrium sterni. Genau zwischen diesen Gelenkflächen liegt am kranialen Rand des Manubrium die **Incisura jugularis.** Am lateralen Rand liegt unter der Incisura clavicularis eine raue Stelle, die **Incisura costalis.** Diese Stelle verbindet das Sternum mit der 1. Rippe. Die 2. Rippe hat ihre gelenkige Verbindung genau an der Symphysis manubriosternalis, sodass das Manubrium die eine Hälfte und das Corpus sterni die andere Hälfte der Gelenkfläche bildet.

12.4.2 Gelenkmechanik der thorakalen Wirbelsäule

Es gibt mehrere Möglichkeiten, die thorakale Wirbelsäule funktionell zu unterteilen.

- In zwei Abschnitte:
  - Th1–8 mit einer direkten Rippen-Sternum-Verbindung und weniger Flexions- und Extensionsmöglichkeit
  - Th9–12 mit einer indirekten bzw. ohne Rippen-Sternum-Verbindung und größerer Flexibilität.
- In drei Abschnitte nach den Bewegungsachsen der Rippenwirbelgelenke:
  - Hochthorakal
  - Thorakal mittig
  - Tiefthorakal.
- Die dritte Unterteilungsmöglichkeit:
  - Ein zervikothorakaler Abschnitt bis Th4, da die zervikalen Bewegungen bis Th4 weiterlaufen
  - Zwei weitere Abschnitte, basierend auf der oben erläuterten Rippen-Sternum-Verbindung.

Gelenkbeschreibung und Beweglichkeit

Facettengelenke

Die **Facettengelenke** sind die Verbindungen zwischen den Procc. articulares inferiores des oberen und den Procc. articulares superiores des darunter liegenden Wirbelkörpers. Bei den thorakalen Facettengelenken haben die Gelenkflächen der Procc. articulares superiores von Th12 die gleiche Ausrichtung wie die der anderen thorakalen Wirbel. Die Gelenkflächen der Procc. articulares inferiores von Th12 haben die gleiche Ausrichtung wie die der lumbalen Wirbel.

Die Flexion-Extension-Achse liegt ventral des Wirbelkörpers. **Flexion** und **Extension** finden hauptsächlich im unteren Bereich der thorakalen Wirbelsäule statt.

Die **Lateralflexion** wird zwangsläufig von einer Rotation begleitet. An der konkaven Seite gleitet die oben liegende Gelenkfläche in dorsokaudale Richtung und an der konvexen Seite in ventrokraniale Richtung.

Die Rotationsachse läuft longitudinal durch Wirbelkörper und Disken. Die Gelenkstellung ist im Thorakalbereich für **Rotationsbewegungen** zwar sehr günstig, der Thorax selbst ist aber ein einschränkender Faktor. Die Rotationsmöglichkeit der oberen thorakalen Wirbel ist die Voraussetzung für maximale Armelevation.

Kostovertebral- und Kostotransversalgelenke

Die **Kostovertebralgelenke** (Rippenwirbelgelenke, ➤ Abb. 12.27) sind die Gelenke zwischen den Rippen und den Wirbelkörpern. Die **Kostotransversalgelenke** sind die Gelenke zwischen den Rippen und den Procc. transversi. Eine durch diese beiden Rippenwirbelverbindungen gezogene Linie stellt die Bewegungsachse dar.

Bei der Einatmung vollführt das Sternum eine ventrokraniale Bewegung, die mit einer Torsion (Drehung) der knorpeligen Rippenverbindungen einhergeht:

- Die Bewegungsachse der oberen Rippen liegt fast in der Frontalebene, wodurch die Thoraxerweiterung nach ventral erfolgt.
- Die Bewegungsachse der mittleren Rippen liegt zwischen der Frontal- und der Sagittalebene.
- Die Bewegungsachse der unteren Rippen liegt fast in der Sagittalebene, wodurch die Thoraxerweiterung nach lateral erfolgt. Dies wird bei der Flankenatmung sichtbar.

Sternokostalgelenke

Die **Sternokostalgelenke** sind die Verbindungen zwischen Sternum und den Rippen. Es handelt sich dabei um Synovialgelenke, die aus den Gelenkpartnern der knorpeligen Anteile der 2.–7. Rippe und der konkaven Incisura costalis des Corpus sterni gebildet werden. Die 1. Rippe steht mit dem Manubrium sterni als Synchondrose in Verbindung.

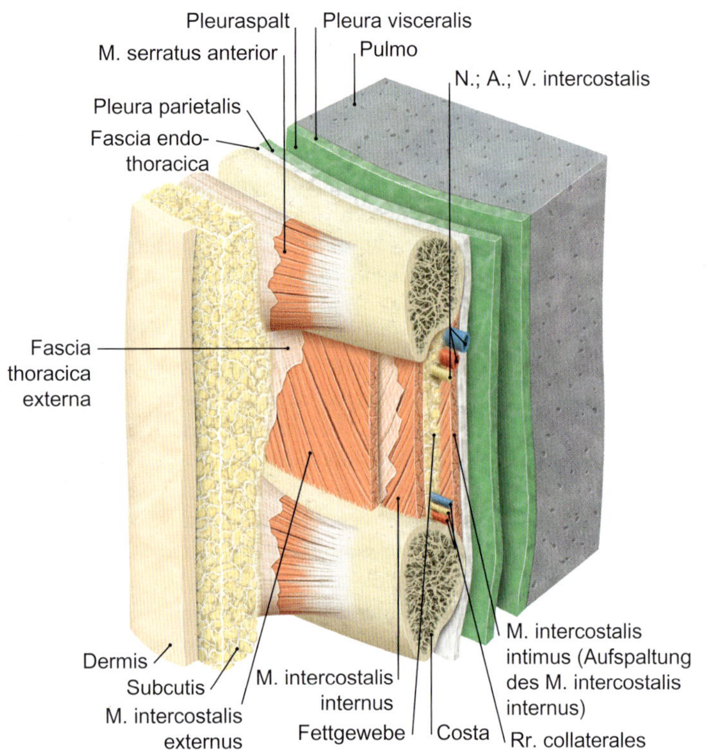

Abb. 12.24 Zwei Rippen mit Interkostalmuskeln sowie ein Nerv, eine Arterie und eine Vene, die am unteren Rand der Rippe durch den Sulcus costae ziehen. An der Innenseite der Rippen liegt die Pleura parietalis, die verschieblich ist, wohingegen die Pleura visceralis der Lunge aufliegt. [S700-L127]

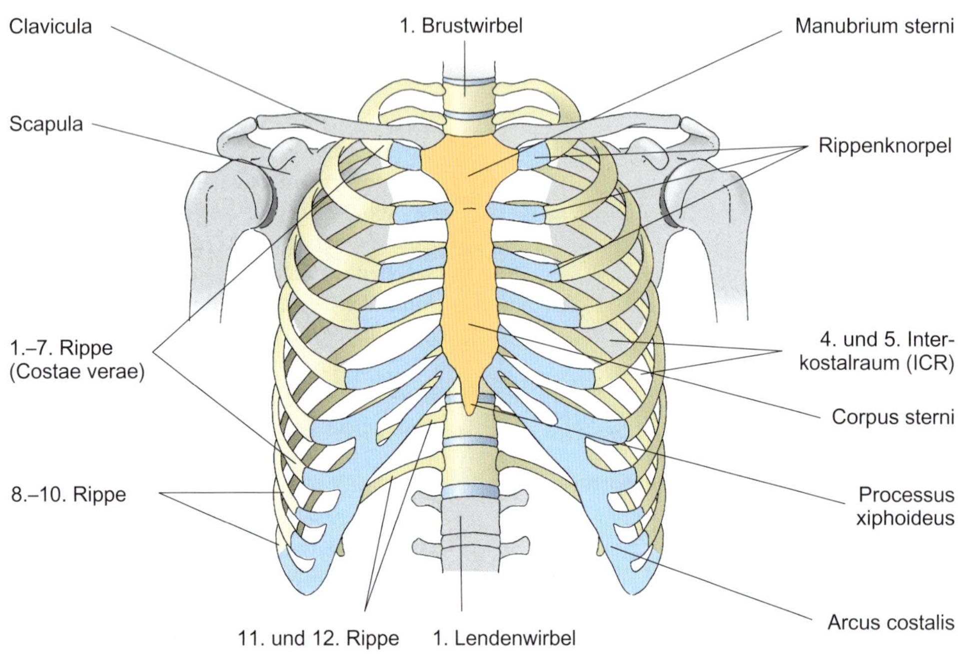

Abb. 12.25 Der Brustkorb von ventral.

Passive Stabilität

Die passive Stabilität der **thorakalen Wirbelsäule** wird z. T. durch die Verbindung mit dem Thorax gewährleistet.

Die Kostovertebral- und Kostotransversalgelenke (➤ Abb. 12.26 und ➤ Abb. 12.27) werden durch folgende Ligamente stabilisiert:

- Lig. capitis costae radiatum: Es bildet die Verstärkung der Gelenkkapsel zwischen Caput costae und Wirbelkörper.
- Lig. capitis costae intraarticulare: Es befindet sich im Mittelteil des Caput costae, wo es Kontakt mit dem Diskus hat und den Gelenkraum in zwei Kammern unterteilt.
- Lig. costotransversarium: Es überbrückt den Zwischenraum zum Proc. transversus (➤ Abb. 12.28).
- Lig. costotransversarium laterale: Es verstärkt die Kapsel von Kostotransversalgelenk und Proc. transversus.
- Lig. costotransversarium superius: Damit ist jeder Rippenhals am nächsthöheren Proc. transversus aufgehängt.

Die passive Stabilität der **Sternokostalgelenke** wird durch folgende Ligamente erhalten (➤ Abb. 12.29):

- Lig. sternocostale radiatum, das eine Verstärkung der Gelenkkapsel der kostosternalen Verbindungen darstellt
- Lig. sternocostale intraarticulare, das von der Mitte der Rippe zum Sternum zieht und damit die Gelenkhöhle teilt.

Die erste Rippe hat durch das Lig. costoclaviculare eine eigene Verbindung mit der Klavikula. Die unteren Rippen besitzen ein Lig. costoxiphoidea.

12.4.3 Muskulatur im Bereich der thorakalen Wirbelsäule

Thoraxmuskulatur

Der **M. serratus posterior inferior** entspringt vom oberflächlichen Blatt der Fascia thoracolumbalis in Höhe der unteren zwei thorakalen Wirbel sowie der oberen zwei lumbalen Wirbel. Lateral der Anguli setzt er an den unteren vier Rippen an. Der M. serratus posterior inferior wird bedeckt durch den M. latissimus dorsi. Er senkt die Rippen. Innervation: Nn. intercostales IX–XI und N. subcostalis.

Der **M. serratus posterior superior** entspringt mit einer breiten und einer flachen Sehne am Proc. spinosus der unteren zwei Zervikalwirbel und der oberen zwei Thorakalwirbel. Der Muskel liegt direkt auf der Fascia thoracolumbalis und läuft nach lateral unten. Er setzt lateral der Anguli der 2.–5. Rippe an. Dieser Muskel unterstützt die Inspiration und kann bei der Extension der thorakalen Wirbelsäule mithelfen. Innervation: Nn. intercostales I–IV.

Der **M. transversus thoracis** entspringt von der dorsalen Seite des Proc. xiphoideus und dem unteren Teil des Corpus sterni. Er kann als Fortsetzung des M. transversus abdominis auf der Rückseite der vorderen Thoraxwand gesehen werden. Er setzt an der Innenseite des Knorpels der 2.–6. Rippe an und verbindet damit als einziger Muskel das Sternum mit den Rippen. Dieser Muskel kann die Ausatmung unterstützen. Innervation: Nn. intercostales II–VI.

Die **Mm. levatores costarum** ziehen vom letzten zervikalen Proc. transversus und von den thorakalen Procc. transversi zur jeweils darunter liegenden Rippe, wobei die meist kaudal gelegenen Muskeln manchmal eine Rippe überspringen. Diese Muskeln helfen beim Hochziehen der Rippe, verursachen aber hauptsächlich eine Extension, eine homolaterale Lateroflexion und eine minimale Rotation. Innervation: Nn. thoracici (Rami dorsales).

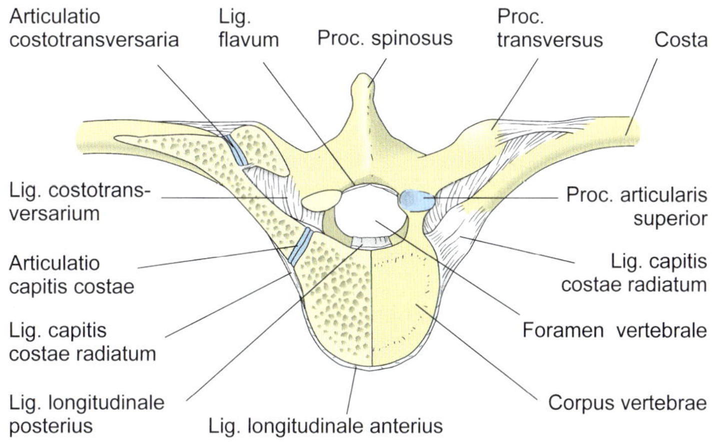

Abb. 12.26 Kostovertebralgelenke (Rippenwirbelgelenke). Querschnitt von kranial.

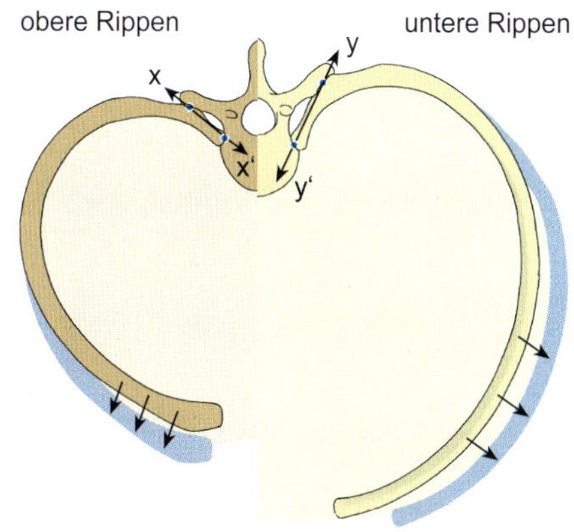

Abb. 12.27 Kostovertebralgelenke (Rippenwirbelgelenke). Die Bewegungsachsen in unterschiedlichen Ebenen.

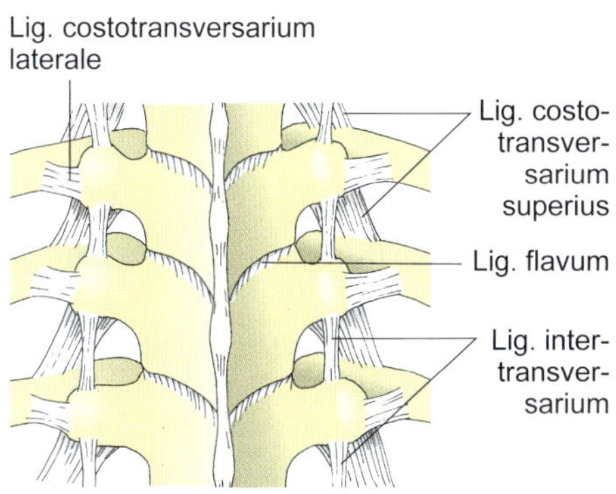

Abb. 12.28 Kostovertebrale und kostotransversale Ligamente. Ansicht von dorsal.

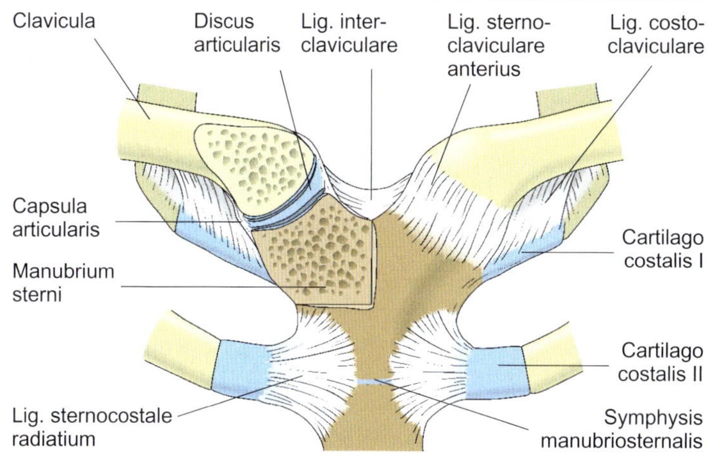

Abb. 12.29 Sternokostale Ligamente.

Interkostalmuskulatur

Die **Interkostalmuskeln** sind aktiv an der Atmung beteiligt, indem sie die Rippen heben und senken und damit den Brustraum erweitern bzw. verkleinern (➤ Abb. 17.19 und ➤ Tab. 17.1). Damit unterstützen sie die Diaphragmamuskulatur (Zwerchfellmuskulatur), die für die Ein- und Ausatmung die wichtigste Rolle spielt.

Die **Mm. intercostales externi** (➤ Kap. 17.8.2) und die **Mm. intercostales interni** (➤ Kap. 17.8.3) befinden sich zwischen zwei angrenzenden Rippen. Der Faserverlauf dieser Muskeln ist schräg, und zwar senkrecht zueinander, wobei die Mm. intercostales externi an der oberen Rippe von kraniodorsal zur unteren Rippe kaudoventral verlaufen. Sie befinden sich im Bereich der Tubercula der Rippen bis zu den kostochondralen Übergängen. Zwischen den Rippenknorpeln gibt es statt Muskeln eine **Membrana intercostalis externa.**

Die Mm. intercostales interni verlaufen von kranioventral zu der kaudodorsal darunter liegenden Rippe und befinden sich im Bereich vom Sternum bis zu den Anguli costae. Weiter hinten liegt die **Membrana intercostalis interna.**

Die **Mm. subcostales** gibt es nur an der Rippeninnenseite. Sie liegen dorsal und kaudal innerhalb des Thorax im Bereich der Anguli costae. Es sind flache Muskeln mit dem gleichen Verlauf wie die Mm. intercostales interni. Man betrachtet sie auch als die inneren Fasern dieser Muskeln. Im Gegensatz zu diesen überspringen sie ein oder zwei Rippen.

Diaphragma

Das **Diaphragma** (Zwerchfell) ist kuppelförmig (➤ Abb. 12.30) zwischen Sternum, den unteren sechs Rippen und der LWS verspannt und trennt die Brust- von der Bauchhöhle. In der Mitte besteht es aus einer Bindegewebsplatte, dem **Centrum tendineum.** Aorta, Speiseröhre und untere Hohlvene treten an verschiedenen Stellen durch das Diaphragma (➤ Abb. 12.30 links). Das Diaphragma wird in drei Teile unterteilt, die alle in das Centrum tendineum einstrahlen:

- Ventraler Teil: **Pars sternalis,** sie entspringt an der dorsalen Seite des Proc. xiphoideus.
- Lateraler Teil: **Pars costalis,** welche ihren Ursprung an der dorsalen Seite des Knorpels der 7.–12. Rippe hat. Der Ursprung wechselt sich in gezackter Form mit den Ursprungszacken des M. transversus abdominis ab.
- Dorsaler Teil: **Pars lumbalis,** die von zwei Sehnenbögen entspringt, nämlich von der ventralen Seite der obersten lumbalen Wirbel und vom Lig. longitudinale anterius.

Zwischen der Pars sternalis und der Pars costalis befindet sich eine dreieckige Spalte, das **Trigonum sternocostale** (von Larrey). Zwischen der Pars costalis und der Pars lumbalis befindet sich häufig das **Trigonum lumbocostale** (von Bochdalek).

Für Gefäße, Muskeln und Nerven gibt es unterschiedliche Durchtrittsstellen im Diaphragma. Die Muskelaussparungen befinden sich ganz hinten an der Wirbelsäule und werden durch Sehnenbögen gebildet. Hier befindet sich das **Lig. arcuatum mediale,** das von der Seite des zweiten Wirbelkörpers zum Proc. costalis des ersten Wirbelkörpers verläuft. Es ist der Durchgang für den M. psoas major. Gleich daneben befindet sich das **Lig. arcuatum laterale** (die Quadratus-Arkade). Es verläuft vom Proc. costalis des ersten Lendenwirbelkörpers bis zum Ende der zwölften Rippe und bildet den Durchtritt für den M. quadratus lumborum.

Das **Lig. arcuatum medianum** (die Aorta-Arkade) ventral der Wirbelsäule bildet den **Hiatus aorticus.** Durch ihn ziehen die Aorta und der dahinter liegende Ductus thoracicus. Dieser Hiatus wird wegen seiner sehnigen Begrenzung bei einer Diaphragmakontraktion nicht eingeengt. Etwas weiter ventral liegt für den durchtretenden Ösophagus der **Hiatus oesophageus.** Zentral im Centrum tendineum liegt das **Foramen venae cavae,**

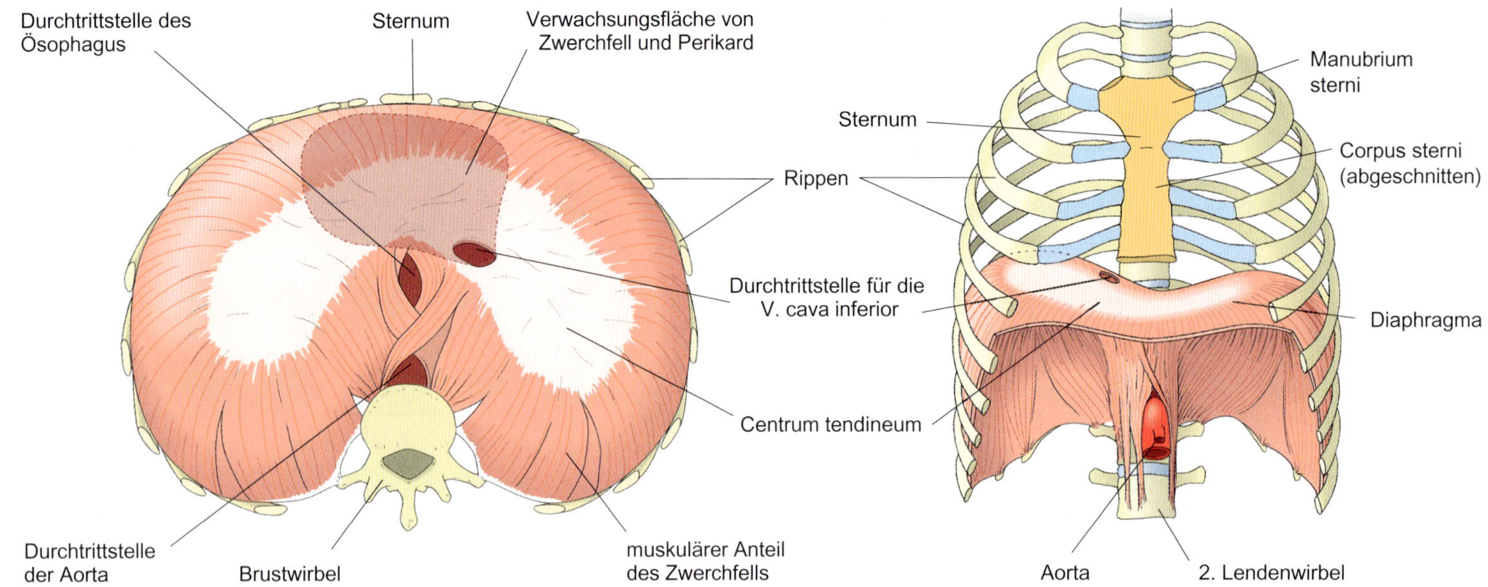

Abb. 12.30 Die Atemmuskulatur.
Links: Diaphragma von kranial. Rechts: Diaphragma von ventral.

das dem Durchtritt der Vena cava inferior und eines Astes des rechten N. phrenicus dient.

Atemhilfsmuskulatur

Fällt einem Menschen, z. B. infolge einer Lungenerkrankung, die Atmung sehr schwer, so können auch noch andere Muskelgruppen die Atmung unterstützen. Diese Muskeln werden **Atemhilfsmuskeln** genannt (> Kap. 17.8.2). Sie können die Einatmung und/oder die Ausatmung unterstützen.

Einatemhilfsmuskeln
Zusätzlich zu den primären Einatemmuskeln wie dem Diaphragma, den Mm. intercostales externi und den Mm. levatores costarum, die in entspanntem Zustand die Einatmung unterstützen, gibt es noch einige weitere Muskeln, die bei der Einatmung mitwirken können. Diese Muskeln, die zum Teil an Schultergürtel und Oberarmen entspringen, können bei vorgebeugtem Oberkörper mit aufgestützten Armen (sog. Kutschersitz, > Abb. 17.21) den Brustkorb leichter erweitern, da nun Punctum fixum und Punctum mobile vertauscht bzw. Schultergürtel und Arme fixiert sind. Auch bei gesunden Menschen kann man nach schwerer körperlicher Belastung, z. B. Dauerlauf, das Abstützen der Arme zum Zweck der Atemerleichterung beobachten. Eine Übersicht über die einzelnen Atemhilfsmuskeln gibt > Tab. 17.2.

Als Einatemhilfsmuskulatur dienen: M. pectoralis major et minor, M. serratus anterior, untere Faserzüge des M. serratus posterior superior, Mm. scaleni, M. sternocleidomastoideus, M. latissimus dorsi und M. iliocostalis cervicis.

Ausatemhilfsmuskeln
Bei forcierter Ausatmung, beim Husten, Niesen oder Pressen erhöht sich der intraabdominelle Druck. Zur Unterstützung der – normalerweise durch Schwerkraft und Gewebeelastizität passiv verlaufenden – Ausatmung werden dann zusätzlich Muskeln eingesetzt.

M. rectus abdominis, M. obliquus abdominis externus et internus ziehen den Thorax nach unten. Sie verengen hierdurch den abdominalen Raum und steigern den intraabdominalen Druck, wodurch das Diaphragma nach oben gedrückt wird. Die Mm. iliocostalis thoracis und lumborum, der M. longissimus thoracis, M. serratus posterior inferior und M. quadratum lumborum können den Druck am Thorax erhöhen und so auch mithelfen, die Luft herauszupressen.

Aktive Stabilität und Muskelzugrichtungen

Die Atemmuskulatur ermöglicht die aktive Stabilität und auch Bewegungen der Kostovertebral-, Kostotransversal- und Sternokostalgelenke. Die Interkostalmuskulatur hat eine besondere stabilisierende Funktion, weil sie die Rippen gegenseitig „schient".

12.4.4 Palpation im thorakalen Bereich

Der Patient sollte dazu mit leicht flektiertem Rücken auf einem Hocker oder auf der Liege sitzen. Die Palpationstechnik ist die gleiche wie im lumbalen und zervikalen Bereich. Dabei können die Ligamente zwischen und über den Procc. spinosi die Palpation der Interspinalräume erschweren. Bei Palpationsschwierigkeiten sollte der Patient die Wirbelsäule leicht flektieren, sodass die Procc. spinosi etwas hervorspringen. Bei dieser Methode liegen zwei Finger quer auf den Procc. spinosi. Sie können bei Th1–12 sehr gut von kranial nach kaudal palpiert werden, nachdem man sich am siebten zervikalen Wirbel (dem Prominens) orientiert hat. Folgende Orientierungspunkte sind hilfreich:

- **Proc. spinosus Th1:** auf Höhe der Anguli scapulae superiores
- **Proc. spinosus Th3:** Spinae scapulae als Orientierungspunkte
- **Proc. spinosus Th7:** auf Höhe der Anguli scapulae inferiores
- **Proc. spinosus Th12:** auf Höhe der distalen Enden der 11. Rippe. Hier befindet sich der kaudale Ursprung des M. trapezius, Pars ascendens.

Die **Procc. transversi Th1–12** können ungefähr zwei Fingerbreit höher als die Procc. spinosi und eineinhalb Fingerbreit lateral davon palpiert werden. Anders gesagt: Die Procc. transversi liegen in der gleichen Horizontalebene wie der Proc. spinosus des nächsthöheren Wirbels.

Die **Anguli costae 1–10** fühlt man, wenn man vom Proc. transversus aus noch etwas nach lateral schiebt. Zwischen diesen Anguli costae der linken und rechten Seite ist die **autochthone Rückenmuskulatur** zu palpieren.

Die **Costae 1–12** sind nur teilweise gut zu tasten (> Abb. 12.31).

Die **erste Rippe** ist größtenteils durch die Klavikula bedeckt, kann aber von dorsokranial durch den M. trapezius, Pars descendens in der Tiefe gefühlt werden. Ventral ist die erste Rippe gerade noch am Corpus sterni kaudal der Klavikula zu tasten.

Die **zweite Rippe** ist dagegen am lateralen Übergang von Corpus und Manubrium sterni deutlicher spürbar. Am Rücken liegt die zweite Rippe etwa auf Höhe der Anguli scapulae superiores.

Das Palpieren der Rippen erfolgt am besten mit zwei Fingern, wobei der erste Finger immer als Ausgangsposition fungiert und der zweite Finger von dort aus über eine Rippe weiter schiebt, bis der nächste Interkostalraum gefunden wird; der erste Finger rückt dann nach. Dorsal findet man die Anfänge der Rippen immer auf Höhe der Procc. transversi. Von hier aus kann man am besten mit nach laterokaudal zeigenden Fingern im Rippenverlauf palpieren.

Zwischen den Rippen fühlt man die **Interkostalmuskulatur.**

Im thorakalen Bereich (➤ Abb. 12.20) wird der **M. erector spinae** oberflächlich durch den M. trapezius und die Mm. rhomboidei bedeckt. Trotzdem sind die Konturen des Muskels zu palpieren, wenn man Zeige- und Mittelfinger geschlossen in Längsrichtung parallel an der Wirbelsäule etwa 2 cm lateral davon auflegt. Mit einer langsamen, supinierenden Unterarmbewegung drückt man die Finger intermittierend gegen den Rand des M. erector spinae und schiebt sie dabei langsam hoch.

Der **M. trapezius, Pars transversa** ist zwischen der Spina scapulae und C6–Th3 zu ertasten. Um die Pars ascendens sowie die Pars transversa hervorzuheben, ist die Hilfe des Patienten nötig: Dieser muss seine vor der Brust ineinander verhakten Hände mit horizontal angehobenen Unterarmen auseinanderziehen. Bei diesem Vorgang wird die Skapula durch die genannten Muskelpartien in Retraktion gezogen.

Der **M. trapezius, Pars ascendens** wird zwischen der Spina scapulae und Th3–12 palpiert. Der linke und rechte M. trapezius, Pars ascendens bilden eine nach unten zeigende Dreieckspitze („Kapuzenspitze"), die fast bis an die Anguli inferiores scapulae reicht. Das Abstützen auf dem gestreckten Arm zieht die Skapula in Retraktion und zeigt so die Pars ascendens dieses Muskels.

Der großflächige und oberflächlich liegende **M. latissimus dorsi** ist sehr dünn und gilt daher als schwierig zu palpieren. Die laterale Begrenzung verläuft zwischen dem mittig dorsalen Anteil der Crista iliaca und der dorsalen Achselfalte. Diese wird vom M. latissimus dorsi gebildet und ist durch Anspannung des abduzierten Arms in Außenrotation sowie einer Retroflexion etwas leichter zu palpieren. Das Auseinanderziehen der vor der Brust ineinander verhakten Hände erleichtert die Palpation des oberen Randes des M. trapezius, Pars descendens. Der kraniale Rand läuft fast horizontal und ist medial durch die Kapuzenspitze des M. trapezius, Pars ascendens, bedeckt.

Die **Mm. rhomboidei,** die von der Margo medialis der Skapula schräg medial zur Wirbelsäule hochziehen, werden fast vollständig durch den M. trapezius bedeckt. Am Angulus inferior, medial der Margo medialis, ist oberhalb des Randes des M. latissimus dorsi sowie lateral des M. trapezius, Pars ascendens, der M. rhomboideus major zu tasten. Durch eine leichte Anspannung in Retroflexion und Adduktion, mit einem auf dem Rücken flektierten Ellenbogen, ist die Palpation durchzuführen. Optisch stellen sich die Mm. rhomboidei durch eine Retraktion der Skapulae bei nach vorne gebeugtem Rücken gut dar.

Die **Incisura jugularis** palpiert man ventral (➤ Abb. 12.31) als kleine Einbuchtung zwischen den Ansätzen der Mm. sternocleidomastoidei. Von hier aus tastet man das **Manubrium sterni** nach kaudal ab, bis der **Gelenkspalt** zwischen Manubrium und Corpus sterni als kleine Erhebung gefühlt wird. Die zweite Rippe, die hier genau die Grenze markiert, hilft als Orientierungspunkt.

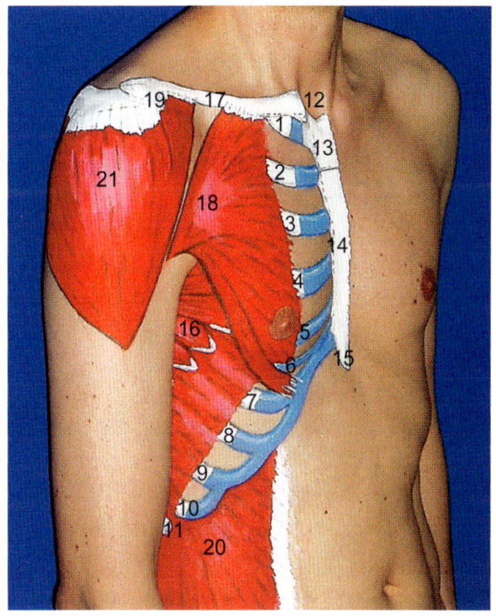

Abb. 12.31 Oberflächen-Anatomie des Rumpfes. Ansicht von ventrolateral.
1 Erste Rippe; 2 Zweite Rippe; 3 Dritte Rippe; 4 Vierte Rippe; 5 Fünfte Rippe; 6 Sechste Rippe; 7 Siebte Rippe; 8 Achte Rippe; 9 Neunte Rippe; 10 Zehnte Rippe; 11 Elfte Rippe; 12 Incisura jugularis; 13 Manubrium sterni; 14 Corpus sterni; 15 Proc. xiphoideus; 16 M. serratus anterior; 17 Clavicula; 18 M. pectoralis major; 19 M. deltoideus, Pars clavicularis; 20 M. obliquus externus abdominis; 21 M. deltoideus, Pars acromialis. [0434]

Das **Corpus sterni** ist unterhalb des Manubrium sterni einfach kaudalwärts zu tasten.

An der Sternumspitze ist der **Proc. xiphoideus** gut zu tasten, besonders wenn er etwas spitz nach vorne steht.

Ventrolateral am Thorax und kaudal der vorderen Achselfalte ist zwischen dem M. pectoralis major und dem M. latissimus dorsi die sägeförmige Struktur des **M. serratus anterior** zu tasten. Er ist mit der sägeförmigen Struktur des M. obliquus externus abdominis verzahnt. Durch eine Anteversion des Armes, mit gleichzeitiger Laterorotation der Skapula, wird er sichtbar. Gleiches zeigt sich beim Abstützen mit einer Protraktion der Schultern und antevertierten Armen.

12.5 Mittlere und untere zervikale Wirbelsäule

12.5.1 Knöcherne Strukturen

Die **zervikale Wirbelsäule,** auch Halswirbelsäule (kurz: HWS) genannt, ist der beweglichste Teil der gesamten Wirbelsäule. Sie besteht als Verbindungsabschnitt zwischen Kopf und Schultergürtel aus den knöchernen Strukturen der sieben zervikalen Wirbel. Zusätzlich befindet sich im Halsbe-

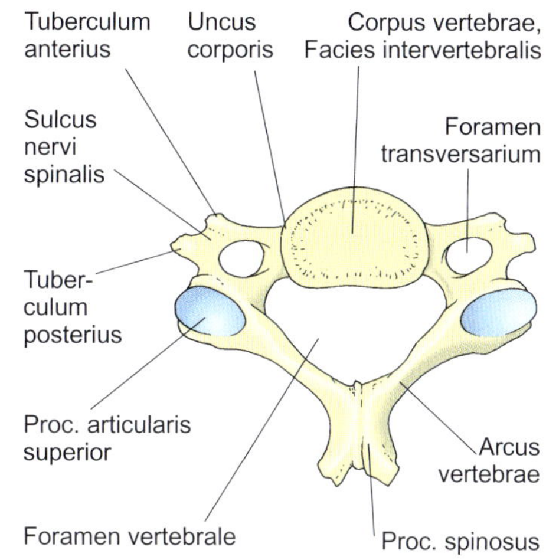

Abb. 12.32 Der fünfte zervikale Wirbel. Ansicht von kranial. Die Dornfortsatzspitzen der Wirbel C2–6 sind meist gespalten.

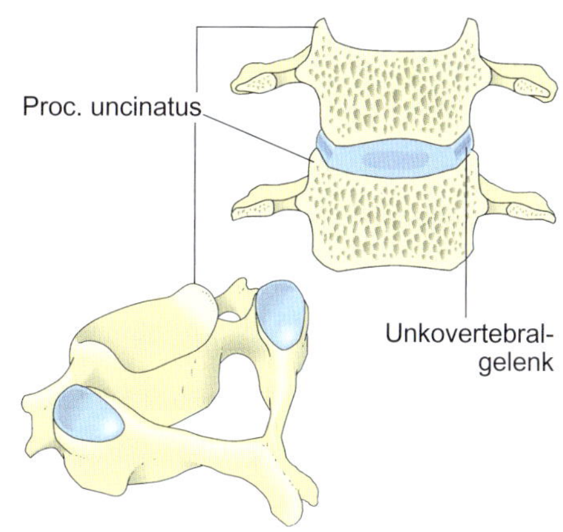

Abb. 12.33 Die Unkovertebralgelenke.

reich noch das Os hyoideum (Zungenbein). Darunter befindet sich der aus mehreren, gegeneinander beweglichen Knorpeln bestehende Larynx (Kehlkopf). Die ersten beiden Wirbel (Atlas und Axis) werden unter funktionellen Gesichtspunkten im nächsten Wirbelsäulenabschnitt beschrieben.

Die Corpora vertebrae der Wirbel C3–7 (➤ Abb. 12.32) sind im Vergleich zu ihrem Foramen relativ klein und rechteckig. Sie besitzen an ihren oberen Deckplatten kleine Randleisten, sog. **Unci corporis,** die zusammen mit den aufliegenden Wirbelkörpern die Unkovertebralgelenke bilden (➤ Abb. 12.33). Die Foramina vertebralia sind dreieckig, mit Ausnahme des siebten zervikalen Wirbels.

Die Procc. transversi sind flach und haben im Gegensatz zur restlichen Wirbelsäule je ein **Foramen transversarium** (Loch im Proc. transversum), durch das hirn- und rückenmarkversorgende Gefäße (Arteria und Vena vertebralis) ziehen.

Die Procc. spinosi von C2–6 sind meist an ihren Enden zweigeteilt. Ein typischer Halswirbel ist der vierte oder fünfte zervikale Wirbel. Der siebte zervikale Wirbel hingegen ähnelt eher den thorakalen Wirbeln. Dieser Wirbel, C7, wird auch **Vertebra prominens** (hervorstehender Wirbel) genannt, da sein Proc. spinosus am weitesten nach dorsal hervorspringt. Er bietet dem Untersucher bei der Palpation einen guten topografischen Anhaltspunkt für den Übergang zwischen zervikaler und thorakaler Wirbelsäule.

12.5.2 Gelenkmechanik der mittleren und unteren zervikalen Wirbelsäule

Unter morphologischen Gesichtspunkten bildet der Bereich von C2–Th1 zwar eine Einheit, funktionell gesehen laufen die zervikalen Bewegungen aber bis Th4 weiter.

Gelenkbeschreibung und Beweglichkeit

Die zervikale Wirbelsäule ist der beweglichste Teil der gesamten Wirbelsäule. Das Bewegungsausmaß der gesamten zervikalen Wirbelsäule sieht folgendermaßen aus:

- **Flexion/Extension:** etwa 100°–130° insgesamt, davon etwa 40°–55° Flexion und ca. 60°–75° Extension
- **Lateralflexion:** etwa 35°–45° in eine Richtung
- **Axiale Rotation:** etwa 70°–80° in eine Richtung, wobei alleine das Segment C1/C2 bereits für 50 % dieser Rotation sorgt und die restlichen Bewegungen in C3–7 stattfinden.

Facettengelenke

Die **Facettengelenke** sind die Verbindungen zwischen den Procc. articulares inferiores des oberen und den Procc. articulares superiores des darunter liegenden Wirbelkörpers. Die Bewegungsachse der Flexions- und Extensionsbewegung zweier Wirbel liegt im unteren Wirbelkörper. In den oberen Segmenten liegt sie allerdings tiefer im unteren Wirbelkörper als in den unteren Segmenten. Die Unkovertebralgelenke haben bei diesen Bewegungen eine stabilisierende Wirkung.

Jede **Flexion** bedeutet eine ventrokraniale Bewegung der oben liegenden intervertebralen Gelenkflächen gegenüber den unten liegenden. Bei weiterlaufender Ventralflexion klaffen die dorsalen Anteile der Intervertebralgelenkflächen auseinander.

Bei der **Dorsalextension** wandern die oben liegenden Gelenkflächen in dorsokaudale Richtung. Bei weiterer Dorsalextension klaffen die ventralen Anteile der Intervertebralgelenkflächen auseinander. Eine extreme Dorsalextension geht mit einer knöchernen Hemmung einher, da die Procc. transversi der oben liegenden Wirbel Kontakt zur Oberseite des unten liegenden Intervertebralgelenks bekommen.

Die Bewegungsachse der **Lateralflexionsbewegung** liegt in der Endstellung in den Unkovertebralgelenken. Jede Lateralflexion ist aufgrund der Facettengelenkstellung immer mit einer Rotation kombiniert. Die oben liegenden Facettengelenkflächen der konkaven Seite wandern dabei in dorsokaudale Richtung und die der konvexen Seite in ventrokraniale Richtung. Da die Augen bei einer Lateralflexion weiterhin nach vorne schauen, muss die auftretende Rotation zwischen C2 und Th1 automatisch hochzervikal durch eine Gegenrotation kompensiert werden.

Die **Rotationsbewegung** unterscheidet sich von der Lateralflexion durch eine gleichsinnige hochzervikale Rotation in den Facettengelenken anstelle einer gegensinnigen Rotation. Sie wird von einer homolateralen Seitneigung begleitet, die in den höheren zervikalen Bereichen stärker ist als in den tieferen.

Unkovertebralgelenke

Die **Unkovertebralgelenke** (➢ Abb. 12.33) befinden sich ausschließlich im Zervikalbereich und entwickeln sich dort in der Kindheit durch die Aufrichtung der Wirbelkörperseiten (Procc. uncinati) und die Spaltung der Disken zu Synovialgelenken. Sie sitzen an der dorsolateralen Seite der zervikalen Wirbelkörper, dicht am Arcus, sorgen hier für laterale Stabilität und schützen vor einem Diskusprolaps in dorsolaterale Richtung.

An diesen Gelenken lässt sich meist der erste radiologische Nachweis einer Überbelastung (Unkarthrose) finden. Durch eine Diskusverschmälerung wird die Unkovertebralbelastung größer. Da die Beweglichkeit zwischen C5/C6 am größten ist, tritt hier in den meisten Fällen die erste Diskusverschmälerung und Unkarthrose auf.

Passive Stabilität

Die zervikale passive Stabilität wird durch morphologische Veränderungen im Laufe der Pubertät erheblich verringert. Es findet ein horizontales Reißen der Disci intervertebrales statt, das wichtig für die zervikale Funktion ist. Die Disken werden dabei zweigeteilt, wodurch die Stabilität geringer, die Mobilität allerdings größer wird.

Bei der Flexion sorgen die dorsalen Ligamente für die größte Stabilität, die ventralen Ligamente hingegen bei der Extension. Die Procc. uncinati und die etwas konkave Krümmung der Wirbelkörperabschlussplatten unterstützen zusätzlich die zervikale Stabilität.

12.5.3 Halsmuskulatur

Die feingliedrige **Halsmuskulatur** kann in zwei Gruppen eingeteilt werden, welche durch die großen Halsleitungsbahnen Ösophagus und Trachea (Speise- und Luftröhre) getrennt sind (➢ Tab. 12.7 und ➢ Abb. 12.35).

Vordere Halsmuskeln

Die **vorderen Halsmuskeln** liegen vor den bzw. seitlich der Leitungsbahnen Ösophagus und Trachea (➢ Abb. 12.34).

Platysma

Das **Platysma** ist ein großer flächiger Muskel, der seiner Funktion nach noch der mimischen Muskulatur zuzurechnen ist (➢ Tab. 12.12).

M. sternocleidomastoideus

Der **M. sternocleidomastoideus** verbindet den Thorax mit dem Kopf und ermöglicht das Vorbeugen des Kopfes, das Drehen zur kontralateralen und das Seitneigen zur homolateralen Seite (➢ Tab. 12.7).

Infrahyoidale Muskulatur

Die **infrahyoidale Muskulatur** (untere Zungenbeinmuskeln, Rektusgruppe) verdankt ihre Bezeichnung dem überwiegend geraden Verlauf (lat.: rectus = gerade). Ihre Aufgabe ist es, das Os hyoideum (Zungenbein) festzuhalten sowie die Bewegungen des Larynx (Kehlkopfes) zu unterstützen (➢ Kap. 12.6.3). Zur Rektusgruppe gehören der **M. sternohyoideus,** der vom Sternum zum Os hyoideum zieht, der **M. sternothyroideus,** der vom Sternum zum Cartilago thyroidea (Schildknorpel) zieht, der **M. thyrohyoideus,** der den Cartilago thyroidea mit dem Os hyoideum verbindet, sowie der sehr lange **M. omohyoideus,** der vom oberen Rand des Schulterblattes unter dem M. sternocleidomastoideus hindurch bis zum Os hyoideum reicht.

Hintere Halsmuskeln

Die **hinteren Halsmuskeln** liegen hinter den großen Halsleitungsbahnen (➢ Tab. 12.7).

Skalenusgruppe

Zu ihr gehören die Mm. scaleni, bestehend aus **M. scalenus anterior, medius** und **posterior.** Alle drei Skalenusmuskeln befinden sich im dorsolateralen Bereich des Halses (➢ Abb. 12.34). Sie unterstützen die Einatmung, indem sie die ersten Rippen anheben. Außerdem wirken sie bei der Beugung und Seitwärtsdrehung der zervikalen Wirbelsäule mit. In ihrem gesamten Verlauf von den Procc. transversi der sieben zervikalen Wirbel bis zur 1. und 2. Rippe überziehen sie zeltförmig einen Teil des oben offenen, knöchernen Thorax und schützen so das darunter liegende Lungengewebe und die dort verlaufenden Gefäße. Der Thorax ist durch diese Muskeln an der zervikalen Wirbelsäule aufgehängt, weshalb sie im zervikothorakalen Übergang eine wichtige Rolle spielen.

Auf dem Weg zur oberen Thoraxöffnung zieht die Vena subclavia durch die sog. **vordere Skalenuslücke,** die ventral vom M. sternocleidomastoideus und dorsal vom M. scalenus anterior begrenzt wird. Durch die **hintere Skalenuslücke,** zwischen dem M. scalenus anterior und medius, ziehen die Arteria subclavia und der Plexus brachialis zum Arm. Die erste Rippe ist die kaudale Begrenzung.

Tiefe oder prävertebrale Halsmuskeln

Sie liegen direkt vor der Wirbelsäule. Sie unterstützen die Vorbeugung und Seitneigung des Kopfes (➢ Abb. 12.35). Zu ihnen zählen:

- Der kurze **M. rectus capitis anterior** zwischen dem Proc. transversus des Atlas und dem Os occipitale (Hinterhauptsbein)
- Der spindelförmige **M. longus capitis** zwischen den Procc. transversi des 3.–6. zervikalen Wirbels und dem Os occipitale

Tab. 12.7 Die Halsmuskulatur.

Muskel	Ursprung	Ansatz	Funktion	Innervation
Vordere Halsmuskulatur				
Platysma	➤ Tab. 12.12, mimische Muskeln			
M. sternocleidomastoideus	**Caput sternale:** Ventralseite Manubrium sterni **Caput claviculare:** mediales Drittel der Klavikula	Processus mastoideus und laterale Hälfte der Linea nuchalis superior	Beidseitige Kontraktion: • obere HWS: Flexion • untere HWS und Kopfgelenke: Extension • Atemhilfsmuskel bei fixiertem Ansatz Einseitige Kontraktion: • Kopfgelenke: Flexion • HWS: Rotation zur Gegenseite und Lateralflexion zur gleichen Seite	N. accessorius (XI), Plexus cervicalis (C2–3)
Infrahyoidale Muskulatur:			Gemeinsam halten sie das Zungenbein und unterstützen die Bewegungen des Kehlkopfes	Alle: C1–3
• **M. sternohyoideus**	• Hinterseite Manubrium sterni und Clavicula	• Unterseite Corpus Os hyoideum	• Zieht das Os hyoideum nach kaudal	
• **M. sternothyroideus**	• Hinterseite Manubrium sterni	• Os thyroideum	• Zieht das Os thyroideum nach kaudal	
• **M. thyrohyoideus**	• Os thyroideum	• Unterseite Cornu Os hyoideum	• Zieht das Os hyoideum nach kaudal und das Os thyroideum nach kranial	
• **M. omohyoideus**	• Oberrand der Skapula	• Laterale Unterseite Corpus Os hyoideum	• Zieht das Os hyoideum nach kaudal	
Hintere Halsmuskulatur				
Mm. scaleni: • **M. scalenus anterior**	• Procc. transversi C3–6	• 1.Rippe	• Beidseitige Kontraktion: Flexion der HWS Hebung der 1. Rippe (Atemhilfsmuskel) Einseitige Kontraktion: Lateralflexion der HWS zur gleichen Seite und Rotation zur Gegenseite	Alle: Plexus cervicalis und Plexus brachialis (C4–8)
• **M. scalenus medius**	• Procc. transversi C1–7	• 1.Rippe und Membrana intercostalis externa	• Wie M. scalenus anterior, zusätzlich Hebung der 2. Rippe	
• **M. scalenus posterior**	• Procc. transversi C5–7	• 2.–3. Rippe	• Wie M. scalenus medius	
Tiefe oder prävertebrale Halsmuskeln				
M. rectus capitis anterior	• Querfortsatz des Atlas	• Os occipitalis	• Beugung des Kopfes	• Rami anteriores (C1–2)
M. longus capitis	• Querfortsätze des 3.–6. Halswirbels	• Os occipitalis	• Flexion des Kopfes und der zervikalen Wirbelsäule • Alle: Lateralflexion der HWS	• Rami anteriores (C1–3)
M. longus colli • **Pars recta**	• Wirbelkörper C5–Th3	• Wirbelkörper C1–C3	• Flexion der HWS	Alle: Rami anteriores der Spinalnerven der jeweiligen Segmente
• **Pars obliqua superior**	• Querfortsätze C2–5	• Tuberculum anterior des Atlas	• Homolaterale Rotation der HWS und des Kopfes	
• **Pars obliqua inferior**	• Ventralseite der Wirbelkörper Th1–3	• Querfortsätze C5–7	• Homolaterale Rotation der HWS und des Kopfes	

- Der schlanke **M. longus colli,** dessen drei Anteile die Corpora vertebrae und Procc. transversi sämtlicher zervikaler Wirbel sowie die oberen thorakalen Wirbel miteinander verbinden.

Die dorsolateral der Wirbelsäule gelegene autochthone Rückenmuskulatur wird in ➤ Kap. 12.1.3 beschrieben. Die autochthonen Rückenmuskeln der unteren und mittleren zervikalen Wirbelsäule laufen über mehrere Segmente.

KLINIK

Thoracic-outlet-Syndrom

Unter dem Begriff **Thoracic-outlet-Syndrom** sind neurogene oder vegetative Erscheinungen am Arm zu verstehen, die durch Kompression von Gefäßen oder Nervensträngen an Stellen mit engem Durchgang im Nacken- und Schultergürtelbereich verursacht werden. Die vordere und hintere Skalenuslücke sind derartige Stellen, an denen es bevorzugt zu Einengungen kommt. Die Folgen einer Kompression an dieser Stelle fasst man als **Skalenussyndrom** zusammen. Verspannte Mm. scaleni oder ein verspannter M. sternocleidomastoideus können dann Parästhesien, Taubheit oder venöse bzw. arterielle Stauungen am Arm verursachen. Patienten, die ihre Atemhilfsmuskulatur häufiger einsetzen, wie beispielsweise Asthmatiker, sind oftmals davon betroffen.

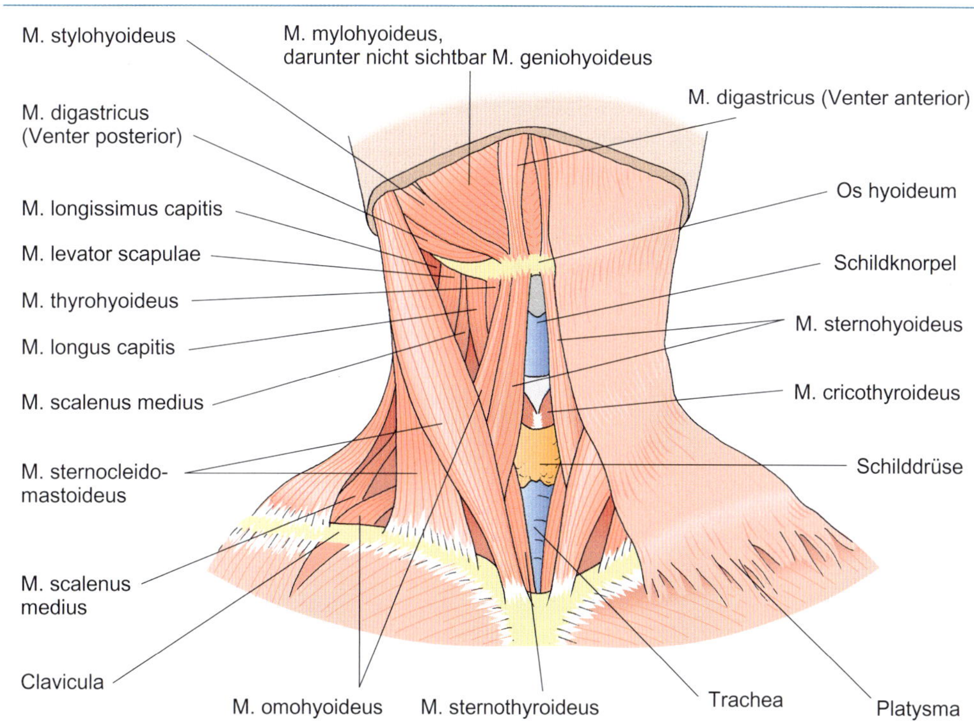

Abb. 12.34 Vordere Halsmuskulatur. Auf der rechten Halsseite ist das Platysma entfernt worden.

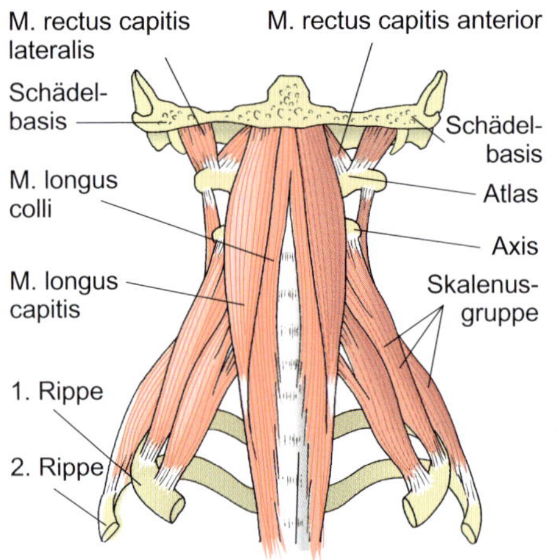

Abb. 12.35 Prävertebrale Halsmuskeln und die Skalenusgruppe.

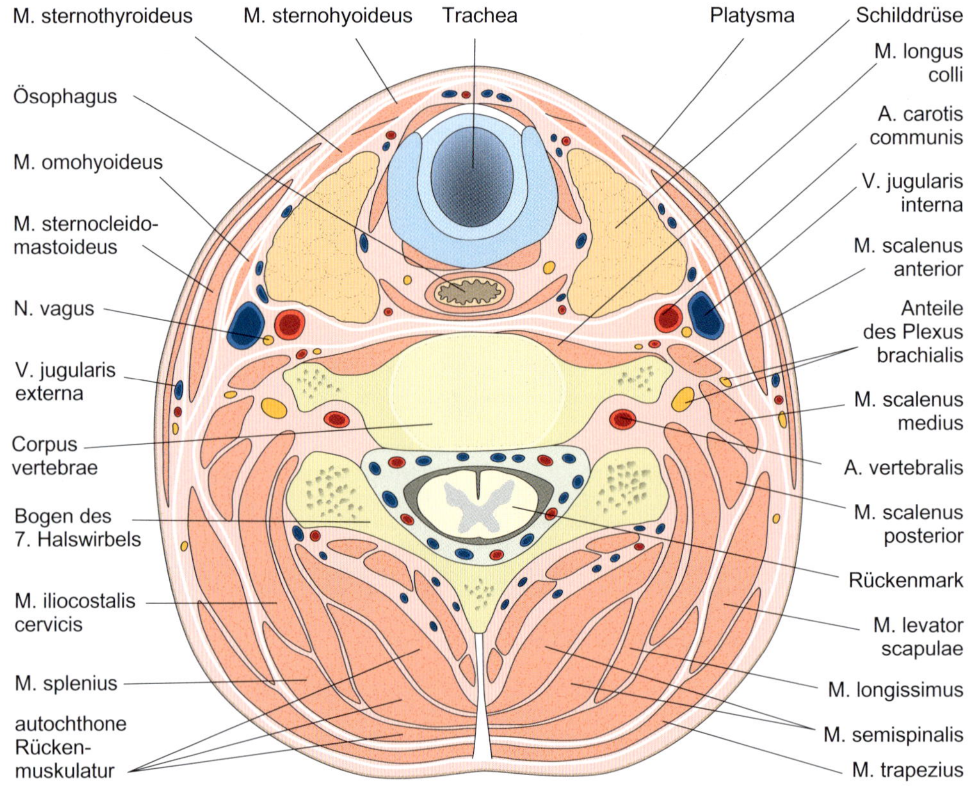

Abb. 12.36 Der Hals im Querschnitt („Guillotinenschnitt") unterhalb des Kehlkopfes. Ansicht von kranial.

Aktive Stabilität und Muskelzugrichtungen

Ein kräftig entwickeltes muskuläres System ist für die zervikale Stabilität sehr wichtig (➤ Abb. 12.36).

Der Schwerpunkt des Kopfes liegt ventral der Bewegungsachse der Wirbelsäulengelenke und besitzt daher ein flektierendes Drehmoment. Die zervikalen Extensoren wie der M. trapezius und der M. semispinalis müssen das Kopfgewicht halten.

Die Mm. scaleni und der M. levator scapulae stabilisieren die zervikale Wirbelsäule gegen die ventralen und dorsalen Translationskräfte. Der M. longus colli und der M. sternocleidomastoideus arbeiten bei der Aufrechterhaltung der zervikalen Stabilität eng zusammen.

Die obere und untere Zungenbeinmuskulatur flektiert die zervikale Wirbelsäule und ist für die Statik bedeutsam, da sie einer Hyperlordosierung der zervikalen Wirbelsäule, genau wie der M. longus colli, entgegenwirkt. Das ist gewährleistet, wenn die temporomandibuläre Muskulatur das Kiefergelenk stabilisiert. Bei Fehlhaltungen mit Kopfantroposition ist die Zungenbeinmuskulatur oft überdehnt und schwach. Beim Aufstehen aus Rückenlage wird dann verstärkt der M. sternocleidomastoideus eingesetzt.

PT-PRAXIS

Zervikales Stabilitätstraining

Das Trainieren der Stabilität der zervikalen Wirbelsäule besteht vor allem aus dem koordinierten Anspannen des direkt ventral der Wirbelsäule liegenden M. longus colli (➤ Abb. 12.35, ➤ Abb. 12.36). Dieser Muskel hilft mit, die zervikale Wirbelsäule aufrecht zu halten, sodass eine zu tiefe Lordose, meistens in Kombination mit Protraktion, vermieden wird. Beim Üben liegt der Patient auf dem Rücken und soll mit dem Nacken mit Gegendruck reagieren, wenn ein Therapeut abwechselnd leicht unter die Procc. spinosi nach ventral drückt. Der Patient schiebt seinen Nacken durch Einziehen des Kinns leicht dorsal nach unten. Dadurch bekommt das Stabilitätstraining einen propriozeptiven Akzent, bei dem die Bewegung selbst, aber auch die Reaktionsschnelligkeit geübt werden kann. Das gleiche Prinzip wird auch in stehender Position angewendet.

Als Stabilitätstest oder als Therapie mit Akzent auf absoluter Kraft kann der Patient auch versuchen, in Rückenlage seinen Kopf mit leicht eingezogenem Kinn einen Zentimeter hoch frei über der Liege zu halten, nachdem der Therapeut den Kopf losgelassen hat. Diese statische Übung kann durch Heben des Kopfes mit leicht eingezogenem Kinn und z. B. leichtes Rotieren des Nackens auch dynamisch ausgeführt werden.

12.5.4 Palpation im mittleren und unteren zervikalen Bereich

Die **Procc. spinosi von C3–6** sind je nach Konstitution des Patienten und Spannungszustand der Muskulatur unterschiedlich gut zu tasten. Um die Procc. spinosi C3–5 zu tasten, sollte der Patient zervikal leicht flektieren und zusätzlich sein Kinn einziehen, sodass die zervikale Wirbelsäule begradigt wird. Eine zu starke Beugung erzeugt jedoch eine Spannung des Lig. nuchae, wodurch die Palpation erschwert wird. Um den Proc. spinosus C6 zu tasten, werden zwei Finger auf die Procc. spinosi von C6 und C7 gelegt. Der Proc. spinosus von C6 ist etwas kürzer als der von C7. Er ist leicht gegabelt. Bei einer Extension bewegt er sich nach unten und liegt dem Proc. spinosus von C7 auf.

Der **Proc. spinosus C7** (Prominens) ist derjenige, welcher bei Extension der zervikalen Wirbelsäule „stehen bleibt". Dadurch ist er gut zu palpieren.

Die **Intervertebralgelenke** spürt man etwa einen Fingerbreit neben den Procc. spinosi, insbesondere wenn die Wirbelsäule zur kontralateralen Seite lateroflektiert wird. Bei dieser Bewegung drücken die Intervertebralgelenke gegen den palpierenden Finger an der gegenüberliegenden Seite.

Die **Procc. transversi** vom **2.–7. zervikalen Wirbel** können vor dem M. trapezius, Pars descendens und z. T. hinter dem M. sternocleidomastoideus in der Tiefe getastet werden. Der kranial liegende **Proc. transversus C3** liegt genau unter dem M. sternocleidomastoideus. Der **M. sternocleidomastoideus** ist beidseitig ventrolateral im Halsbereich (➤ Abb. 12.37) gut sichtbar als dünner langer Muskelwulst. Er kann fast in seiner vollen Länge zwischen Daumen und Finger gefasst werden, vor allem wenn der Kopf eine Flexion, Rotation zur Gegenseite und eine Lateralflexion zur gleichen Seite ausführt. Der **M. trapezius, Pars descendens** lässt sich oben auf der Schulter ebenfalls gut zwischen Daumen und Fingern palpieren. Ein leichtes intermittierendes Hochziehen der Schulter erleichtert die Lokalisation.

Oberhalb der Klavikula sind im begrenzten Raum vor dem M. trapezius, Pars descendens und direkt dorsal des M. sternocleidomastoideus folgende Muskeln von ventral nach dorsal zu tasten: der **M. scalenus anterior,** der **M. scalenus medius** und **posterior** und etwas dorsokranial der **M. levator scapulae.** Der M. levator scapulae, mit seinem Verlauf zwischen den Procc. transversi der vier am weitesten kranial gelegenen Wirbel und dem Angulus superior der Skapula, wird so palpiert, dass der Patienten einen Arm auf den Rücken legt. Dabei muss der Patient die Schulter anheben. Der M. levator scapulae wird im Halsbereich vor dem Rand des M. trapezius, Pars descen-

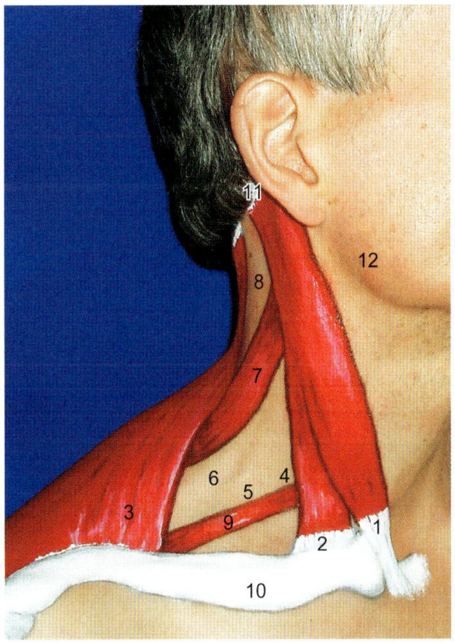

Abb. 12.37 Oberflächen-Anatomie des zervikalen Bereichs. Ansicht von lateral:
1 M. sternocleidomastoideus, Pars sternalis; 2 M. sternocleidomastoideus, Pars clavicularis; 3 M. trapezius, Pars descendens; 4 M. scalenus anterior (nicht aufgezeichnet); 5 M. scalenus medius (nicht aufgezeichnet); 6 M. scalenus posterior (nicht aufgezeichnet); 7 M. levator scapulae; 8 M. splenius capitis (nicht aufgezeichnet); 9 M. omohyoideus (Venter inferior); 10 Klavikula; 11 Proc. mastoideus; 12 Angulus mandibulae. [O434]

dens getastet. Eine Retroflexion des Kopfes aus der Bauchlage lässt den Muskel hervortreten.

Oberhalb des M. levator scapulae ist der **M. splenius capitis** zu tasten. Dieser spannt sich über eine homolaterale Rotation an. Zwischen dem M. scalenus anterior und medius, in der **hinteren Skalenuslücke,** ist in der Tiefe die Pulsation der **Arteria subclavia** gut zu fühlen. Direkt dorsal von der A. subclavia kann der **Plexus brachialis** getastet werden. Der Truncus plexus brachialis wird vom Kopfende stehend palpiert. Der Kopf und der Hals des Patienten werden dabei mit einer Hand gehalten. Mit dem Daumen der anderen Hand tastet der Therapeut die Nervenstämme. Entlanggleitend am lateralen Rand des M. scalenus anterior, kommt man zum oberen Nervenstamm. Diesen fühlt man als eine schräge, strangartige Struktur. Weiter kaudalwärts befindet sich der mittlere Nervenstamm. Dieser ist häufig nicht ertastbar.

Schräg vom M. sternocleidomastoideus zum M. trapezius, Pars descendens zieht der **M. omohyoideus (Venter inferior),** der ebenfalls in dieser Region palpiert werden kann.

12.6 Hochzervikale Wirbelsäule und Os hyoideum

12.6.1 Knöcherne Strukturen

Atlas und Axis

Im Gegensatz zum 3.–7. zervikalen Wirbel, die in der Form den übrigen Wirbeln entsprechen, weisen die ersten beiden zervikalen Wirbel eine besondere Form auf.

Der **Atlas** (erster zervikaler Wirbel, ➤ Abb. 12.38) hat die Form eines knöchernen Ringes, auf dessen Oberfläche sich zwei Gelenkflächen befinden, denen der knöcherne Schädel mit den entsprechenden Gelenkflächen des Os occipitale aufsitzt. Diese gelenkige Verbindung ermöglicht die Nickbewegung des Kopfes.

Der **Axis** (zweiter zervikaler Wirbel, ➤ Abb. 12.38) verfügt als Besonderheit über einen in den Ring des Atlas hochragenden Knochenzapfen. Um diesen **Dens axis** oder Zahn kann der Atlas rotieren (➤ Abb. 12.39), wodurch Drehbewegungen des Kopfes möglich werden. Der Dens füllt jedoch nur den vorderen Teil des Atlasringes aus. Getrennt durch die **Membrana tectoria** (eine Bindegewebsmembran) und das **Lig. cruciforme atlantis** verläuft im hinteren, größeren Teil des Atlasringes das Rückenmark. Die Membrana tectoria ist eine Fortsetzung und Verstärkung des oberflächlichen Teils des Lig. longitudinale posterius (➤ Kap. 12.1.2). Der tiefe Anteil des Lig. longitudinale posterius geht in den unteren Zügel des Lig. cruciforme atlantis über.

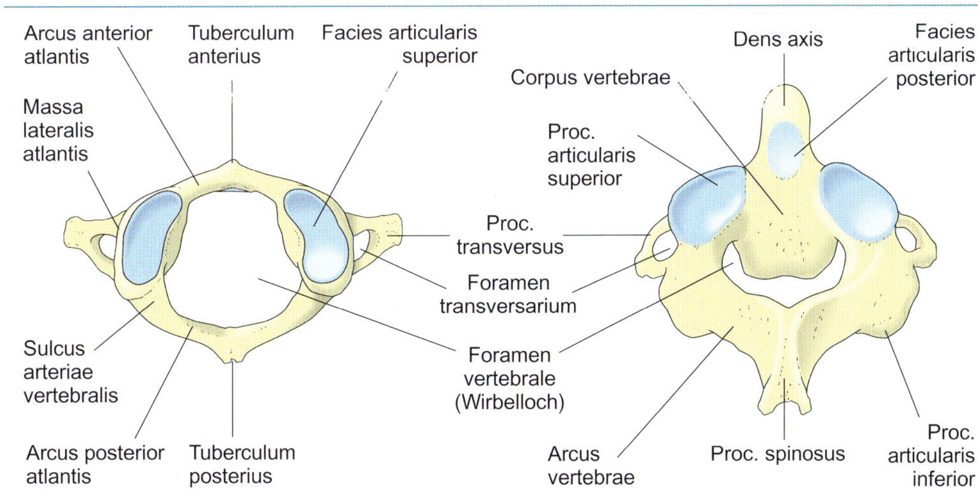

Abb. 12.38 Atlas von kranial und Axis von dorsokranial.

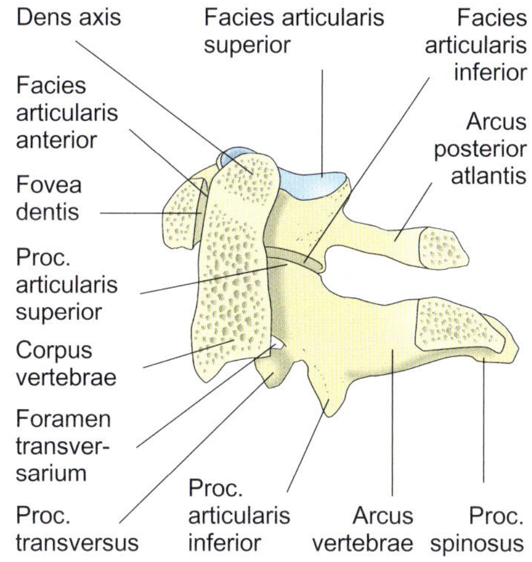

Abb. 12.39 Atlas und Axis im Medianschnitt von medial.

Zungenbein

Das **Os hyoideum** (Zungenbein, hyoid = u-förmig) ist der einzige Knochen des Körperstammes, der nicht in direkter Nachbarschaft oder in gelenkiger Verbindung zu einem anderen Knochen steht. Es befindet sich im Halsbereich zwischen Unterkiefer und Kehlkopf (➤ Abb. 12.40) und ist über viele Muskeln mit dem Mundboden und dem Griffelfortsatz des Os temporale, dem Kehlkopf, dem Sternum und sogar mit der Skapula verbunden. Deshalb ist das Os hyoideum hochbeweglich und unterstützt so wirkungsvoll den Kauakt und die Bewegungen der Zunge beim Sprechen.

Das Os hyoideum bricht häufig bei einer Strangulation. Deshalb wird es bei der Autopsie nach

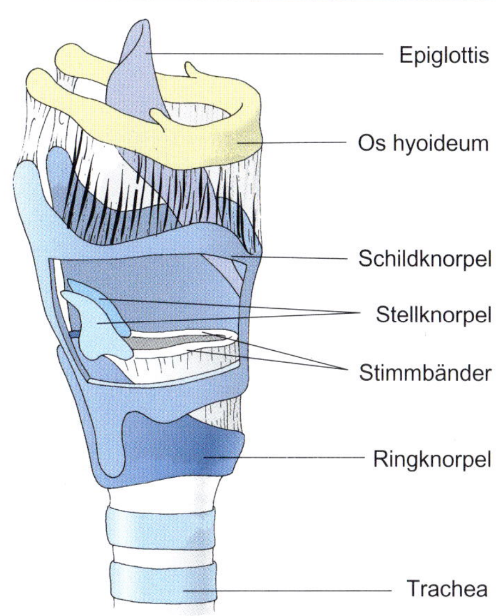

Abb. 12.40 Das Os hyoideum. Dargestellt ist auch der Kehldeckel in Mittelstellung sowie der knorpelige Aufbau des Kehlkopfes.

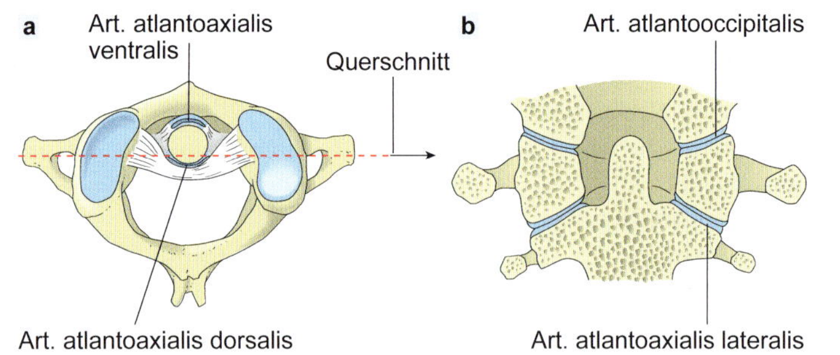

Abb. 12.41 Atlas und Axis.
a) Atlas und Axis von oben gesehen. Man sieht die Fixierung des Dens axis durch das Lig. transversum, das zusammen mit seinen Knorpeleinlagerungen das Art. atlantoaxialis dorsalis bildet. Der Dens bildet ventral zusammen mit der Fovea dentis des Arcus anterior atlantis das Art. atlantoaxialis ventralis.
b) Kopfgelenke, Atlas und Axis im Querschnitt in Höhe des Dens. Ansicht von dorsal. Man sieht die konvexen Kopfgelenke und die konkaven Gelenkpartner des Atlas, die zusammen das Art. atlantooccipitalis bilden. Darunter befinden sich die konvexen kaudalen Gelenkflächen des Atlas mit den ebenfalls konvexen lateralen Gelenkflächen des Axis, die das Art. atlantoaxialis lateralis bilden.

Tod durch Erwürgen einer genauen Untersuchung unterzogen.

12.6.2 Gelenkmechanik der Kopfgelenke

Gelenkbeschreibung und Beweglichkeit

(➤ Abb. 12.41, ➤ Abb. 12.42 und ➤ Tab. 12.8)

- **Art. atlantooccipitalis** (C0/C1): Dieses Gelenk wird von der konkaven Fovea articularis superior des Atlas und dem konvexen Condylus occipitalis des Okziput gebildet.
- **Art. atlantoaxialis lateralis** (C1/C2): Dieses Gelenk wird von der leicht konvexen Fovea articularis inferior des Atlas und der konvexen Facies articularis superior des Axis gebildet.
- **Art. atlantoaxialis dorsalis** (C1/C2): Dieses Gelenk wird von der konvexen Hinterfläche des Dens axis und den Knorpeleinlagerungen des Lig. transversum atlantis gebildet.
- **Art. atlantoaxialis ventralis** (C1/C2): Dieses Gelenk wird von der konvexen Vorderfläche des Dens axis und der konkaven Fovea dentis des Arcus anterior atlantis gebildet.

Passive Stabilität

Der Dens axis ist die Rotationsachse für Drehungen des Kopfes in horizontaler Ebene im hochzervikalen Bereich. Ventral, dorsal und in der Mitte dieses Zentrums finden sich mehrere Ligamente (➤ Abb. 12.43) zur Gewährleistung der passiven Stabilität.

Ligamente ventral der Rotationsachse

- Die **Membrana atlantooccipitalis anterior** zieht vom ventralen Atlasbogen zum Okziput.
- Die **Membrana atlantoaxialis mediana** verläuft ventral vom Atlas zum Axis.

Ligamente dorsal der Rotationsachse

- Die **Membrana atlantooccipitalis posterior** zieht vom dorsalen Atlasbogen zum Okziput.
- Das **Lig. nuchae** verläuft als Fortsetzung des Lig. supraspinale vom Proc. spinosus C7 bis zur Protuberantia occipitalis externa, wo es sich als dünne Bindegewebsschicht über die Procc. spinosi spannt.
- Das **Lig. longitudinale posterius** verläuft an der Hinterseite der Wirbelkörper.
- Die **Membrana tectoria** zieht vom Lig. longitudinale posterior der kranialsten Wirbelkörper weiter bis zur ventralen Innenseite des Foramen magnum.
- Das **Lig. cruciforme atlantis** setzt sich zusammen aus:
  - **Lig. transversum atlantis,** das in der Frontalebene zwischen den beiden Massae laterales des Atlas verläuft und den Dens axis

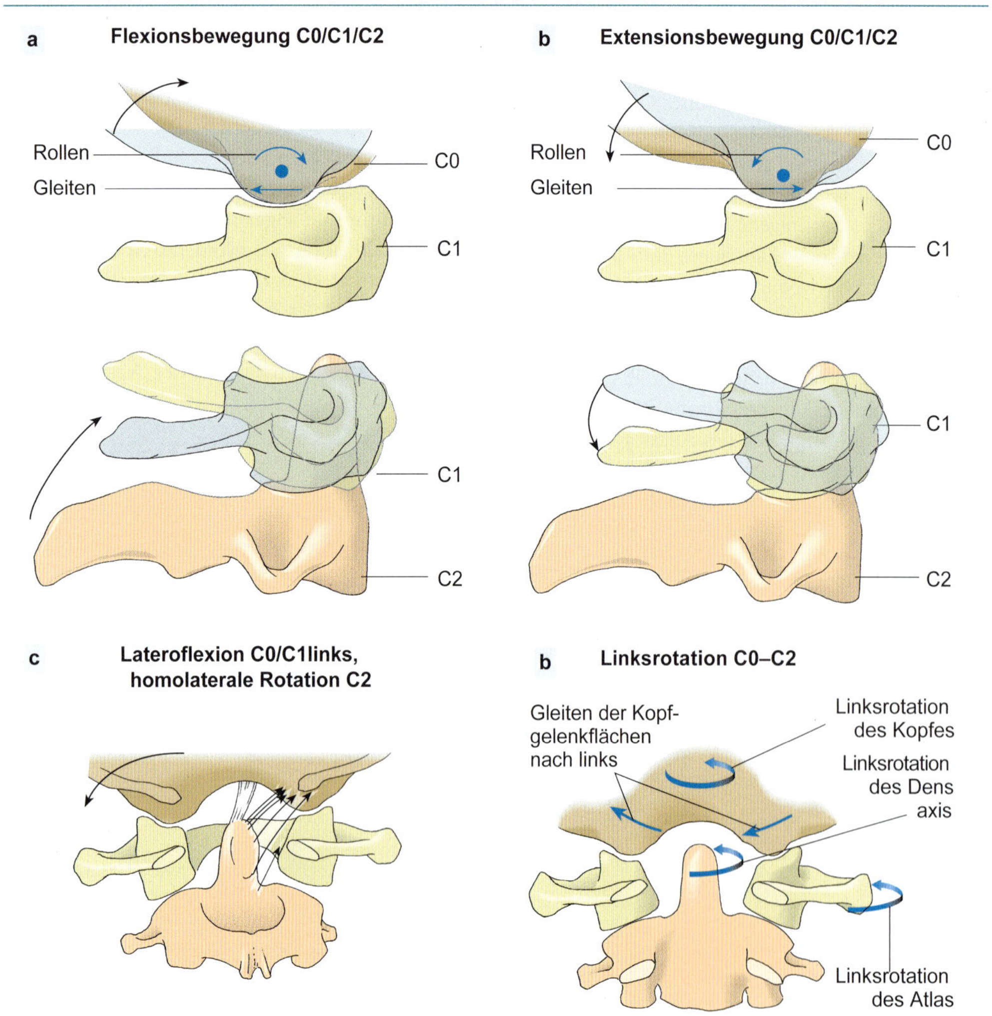

Abb. 12.42 Arthrokinematik der hochzervikalen Wirbelsäulengelenke.
a) Flexionsbewegung C0, C1, C2. **b)** Extensionsbewegung C0, C1, C2. **c)** Lateroflexion links. **d)** Linksrotation des Kopfes, Gleiten der Kopfgelenkflächen nach links, Linksrotation des Atlas, Linksrotation des Dens axis.

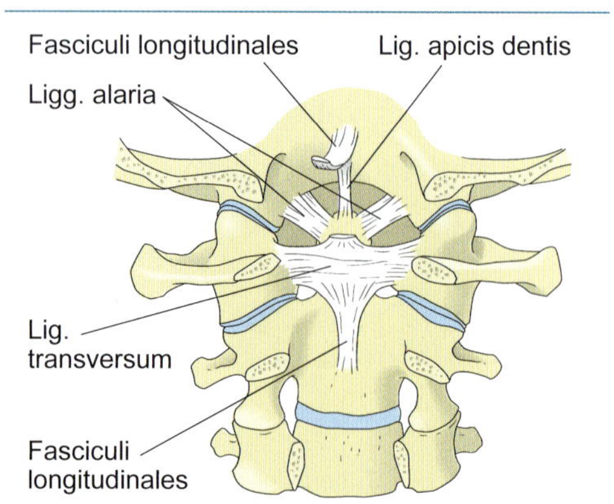

Abb. 12.43 Die tiefe Schicht der hochzervikalen Ligamente. Querschnitt von dorsal in Höhe der dorsalen Bögen.

gegen die Fovea dentis des Arcus anterior atlantis fixiert
  - **Fasciculi longitudinales,** die vom Corpus axis zum ventralen Rand des Foramen magnum ziehen.

Ligamente zentral der Rotationsachse

- Das **Lig. apicis dentis** verläuft von der Spitze des Dens axis zur Mitte des ventralen Randes vom Foramen magnum.
- Die **Ligg. alaria** verlaufen von der dorsolateralen Densspitze nach links und rechts lateral aufsteigend zum ventromedialen Rand der Okziputkondylen (➤ Abb. 12.43).

12.6.3 Muskulatur im hochzervikalen Bereich

Subokzipitale Muskulatur

Die **subokzipitale** oder **tiefe (kurze) Nackenmuskulatur** (➤ Tab. 12.9 und ➤ Abb. 12.44) verläuft zwischen dem ersten oder zweiten Halswirbel und dem Hinterhauptsbein. Diese Muskeln zählen zur autochthonen Rückenmuskulatur (➤ Kap. 12.1.3) und wirken sowohl bei der Kopfhaltung als auch bei verschiedenen Kopfbewegungen mit.

Im Einzelnen sind links und rechts je vier Muskeln zu unterscheiden, die durch Faszien voneinander abgegrenzt sind.

Zungenbeinmuskulatur

Man unterscheidet eine obere und eine untere Zungenbeinmuskelgruppe (➤ Abb. 12.34), die **supra-** und **infrahyoidale Muskulatur.**

- Zur suprahyoidalen Muskulatur zählen:
  - **M. digastricus,** der mit einem Venter posterior vom Proc. mastoideus zum Os hyoideum zieht und mit seinem Venter anterior bis zur Innenseite der Mitte des Os mandibulare verläuft
  - **M. geniohyoideus,** der von der Mitte des Os hyoideum zur Mandibulamitte verläuft (➤ Abb. 12.45).
  - **M. mylohyoideus,** der vom Innenrand der Mandibula plattenförmig bis zum Os hyoideum reicht
  - **M. stylohyoideus,** der vom Proc. styloideus (➤ Abb. 12.46) zum Os hyoideum zieht
- Die infrahyoidale Gruppe gehört zu den Halsmuskeln (➤ Kap. 12.5.3). Dazu zählen:
  - **M. sternohyoideus,** der vom Sternum zum Os hyoideum zieht
  - **M. sternothyroideus,** der vom Sternum zum Thyroid (Schildknorpel) verläuft
  - **M. thyreohyoideus,** der die Cartilago thyroidea mit dem Os hyoideum verbindet
  - **M. omohyoideus,** ein sehr langer Muskel, der vom oberen Rand der Skapula unter dem M. sternocleidomastoideus hindurch bis zum Os hyoideum reicht.

Tab. 12.8 Eigenschaften der Kopfgelenke.

Bewegungsausmaß	• **Bewegungssegment C0/C1** Flexion/Extension: jeweils etwa 10°–15° Lateralflexion: ca. 5° Rotation: ca. 2° • **Bewegungssegment C1/C2** Flexion/Extension: jeweils ca. 10° Lateralflexion: keine Rotation: ca. 45° • **Bewegungssegment C2/C3** Lateralflexion: ca. 5°
Arthrokinematik • Ventralflexion des Kopfes (➤ Abb. 12.42a)	• C0/C1: Die C0-Kondylen rollen nach ventral und gleiten nach dorsal. • C1/C2: Die Kondylen von C1 rollen nach ventral und gleiten nach dorsal. • Der Dens axis wird durch das Lig. transversum gegen die ventrale Gelenkfläche von C1 fixiert.
• Dorsalextension des Kopfes (➤ Abb. 12.42b)	• C0/C1: Die C0-Kondylen rollen nach dorsal und gleiten nach ventral. • C1/C2: Die Kondylen von C1 rollen nach dorsal und gleiten nach ventral. • Der Dens axis des C2 kippt gegenüber C1 nach vorne.
• Lateralflexion des Kopfes (➤ Abb. 12.42c)	• C0/C1: Die C0-Kondylen rollen in Richtung der Lateralflexion, verschieben sich aber gegenüber C1 in die kontralaterale Richtung. • C0/C2: C2 führt bezüglich des Kopfes eine Ipsirotation aus, weil das hinten am Dens befestigte Lig. alare an der kontralateralen Seite auf Spannung gebracht wird; dadurch wird die Hinterseite des C2-Wirbels von der Lateralflexion weggezogen. Bei Kopflateralflexion nach rechts lässt sich palpieren, wie der Proc. spinosus C2 nach links dreht. • C1/C2: C1 macht gegenüber C2 eine relative Kontrarotation.
Rotation des Kopfes (➤ Abb. 12.42d)	• C0/C1: C0 macht gegenüber C1 eine kontralaterale Seitneigung, da bei Drehung des Kopfes das Lig. alare der kontralateralen Seite auf Spannung gebracht wird, und so C0 etwas seitwärts kippt. • C1/C2: Die sich gegenüberstehenden konvexen Gelenkflächen des Atlas und Axis bewirken ein leichtes Absinken des Atlas (C1) bei Drehung auf dem Axis.

Tab. 12.9 Die subokzipitale Muskulatur.

Muskel	Ursprung	Ansatz	Funktion	Innervation
M. rectus capitis posterior major	Proc. spinosus C2	Linea nuchalis inferior lateral des M. rectus capitis	Dreht und neigt den Kopf zur gleichen Seite und zieht ihn bei beidseitiger Kontraktion dorsalwärts (Dorsalextension).	N. suboccipitalis (C1)
M. rectus capitis posterior minor	Tuberculum posterius atlantis	Linea nuchalis inferior	Dreht und neigt den Kopf geringgradig zur gleichen Seite und hilft bei beidseitiger Kontraktion ebenfalls bei der Dorsalextension des Kopfes.	N. suboccipitalis (C1)
M. obliquus capitis superior	Proc. transversus atlantis	Os occipitale kraniolateral des M. rectus capitis posterior major	Neigt den Kopf zur gleichen Seite und hilft bei beidseitiger Kontraktion bei der Dorsalextension des Kopfes.	N. suboccipitalis (C1)
M. obliquus capitis inferior	Proc. spinosus C2	Proc. transversus atlantis	Kann C1 gegenüber C2 fixieren und somit die gleiche stabilisierende Funktion erfüllen wie das Lig. transversum atlantis. Er dreht den Atlas bzw. den Kopf zur gleichen Seite.	N. suboccipitalis (C1)

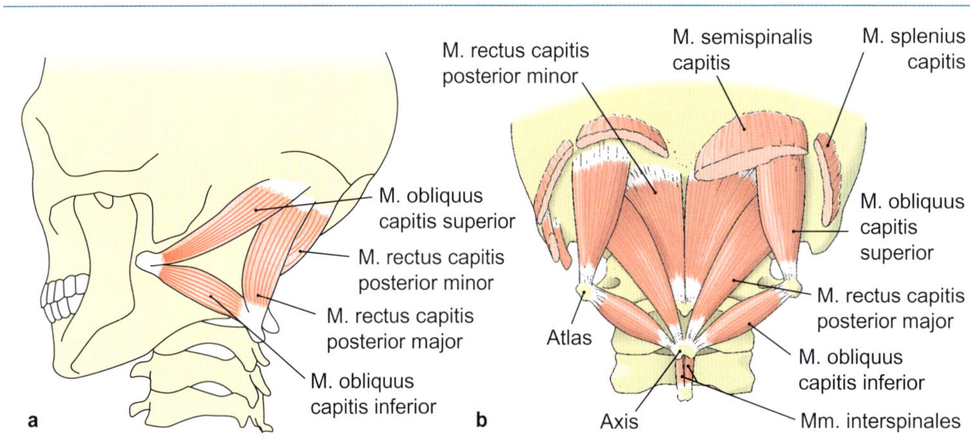

Abb. 12.44 Die subokzipitale Muskulatur von lateral (a) und von dorsal (b).
1 M. rectus capitis posterior major, 2 M. rectus capitis posterior minor, 3 M. obliquus capitis superior, 4 M. obliquus capitis inferior. [L141/L190]

12

KLINIK

Kopfschmerzen

Fehlende passive Stabilität der Kopfmuskulatur führt zu verstärktem Einsatz der aktiv stabilisierenden Muskeln. Die Folge ist eine Überbelastung durch Dauerkontraktion. Die Schmerzen, die durch Verspannung und Ischämie in den Muskeln ausgelöst werden, werden häufig als **Kopfschmerzen** empfunden.

Es gibt auch Patienten, bei denen die Halswirbelsäule generell (nicht nur hochzervikal) unzureichend stabilisiert wird. Die kleine intervertebrale Muskulatur sorgt normalerweise für die Stabilisierung, versagt aber bei diesen Patienten. Größere Muskelgruppen übernehmen dann ihre Aufgabe und Verspannungen treten schneller auf. Die mit Physiotherapie am besten zu beeinflussende Art von Kopfschmerzen sind die zervikogenen Kopfschmerzen, ein ursprünglich klinisch definiertes Kopfschmerzsyndrom, welches aus zervikalen nozizeptiven Strukturen entsteht und 1983 durch Sjaastad et al. vorgestellt wurde. Dabei entspringt der Schmerz normalerweise im Nacken oder im subokzipitalen Bereich und strahlt in das fronto-temporale Gebiet und möglicherweise bis über das Auge aus. Dieses Ausstrahlen darf als projizierter Schmerz oder referred pain (➤ Kap. 4.5.7 und ➤ Kap. 9.20.4) beurteilt werden.

Die Schmerzen können plötzlich beginnen und von einigen Stunden bis zu einigen Tagen anhalten. Symptome, die auf eine Beteiligung der zervikalen Wirbelsäule hindeuten, wie Bewegungseinschränkungen im Nacken oder Provokation der Kopfschmerzen durch Nackenbewegungen, sind essenziell. Es können auch klassische Migräne-Symptome wie z. B. Übelkeit, Erbrechen oder Hypersensibilität für Licht und Schall auftreten. Die „International Headache Society" hat die Kriterien übernommen und im Laufe der Jahre angepasst.

Der australische Wissenschaftler N. Bogduk stellte schon vor lange Zeit fest, dass nur nozizeptive Strukturen, die von den Segmenten C1 bis C3 innerviert werden, wie die A. vertebralis, die Dura mater, subokzipitale Muskeln, hochzervikale Gelenke oder hochzervikale Ligamente, zervikogene Kopfschmerzen verursachen können.

Aktive Stabilität und Muskelzugrichtungen

Hochzervikal

Der **M. rectus capitis posterior major** dreht und neigt bei einseitiger Kontraktion den Kopf zur gleichen Seite und bewirkt bei beidseitiger Kontraktion eine Extension des Kopfes.

Der **M. rectus capitis posterior minor** dreht und neigt bei einseitiger Kontraktion den Kopf geringgradig zur gleichen Seite und hilft bei beidseitiger Kontraktion ebenfalls bei der Extension des Kopfes.

Der **M. obliquus capitis superior** neigt bei einseitiger Kontraktion den Kopf zur gleichen Seite und unterstützt durch beidseitige Kontraktion die Extension des Kopfes.

Der **M. obliquus capitis inferior** kann C1 gegenüber C2 fixieren und somit die gleiche stabilisierende Funktion erfüllen wie das Lig. transversum atlantis. Er dreht den Atlas – und damit den Kopf – zur gleichen Seite.

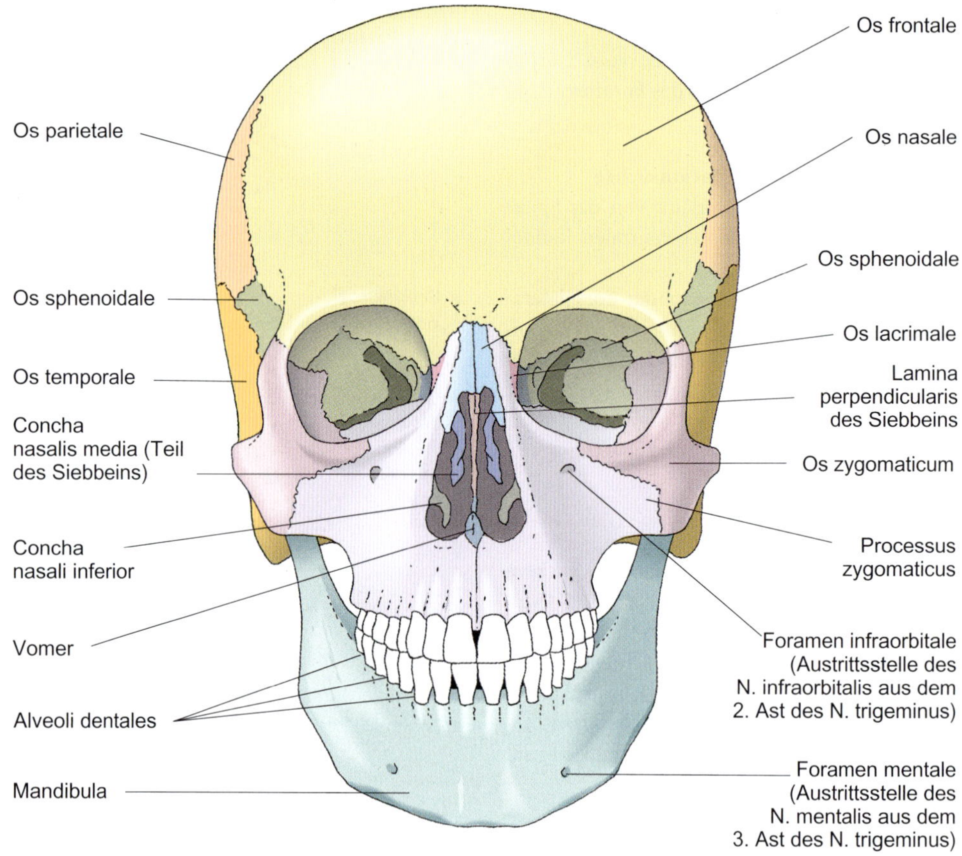

Abb. 12.45 Der Schädel von ventral (frontal).

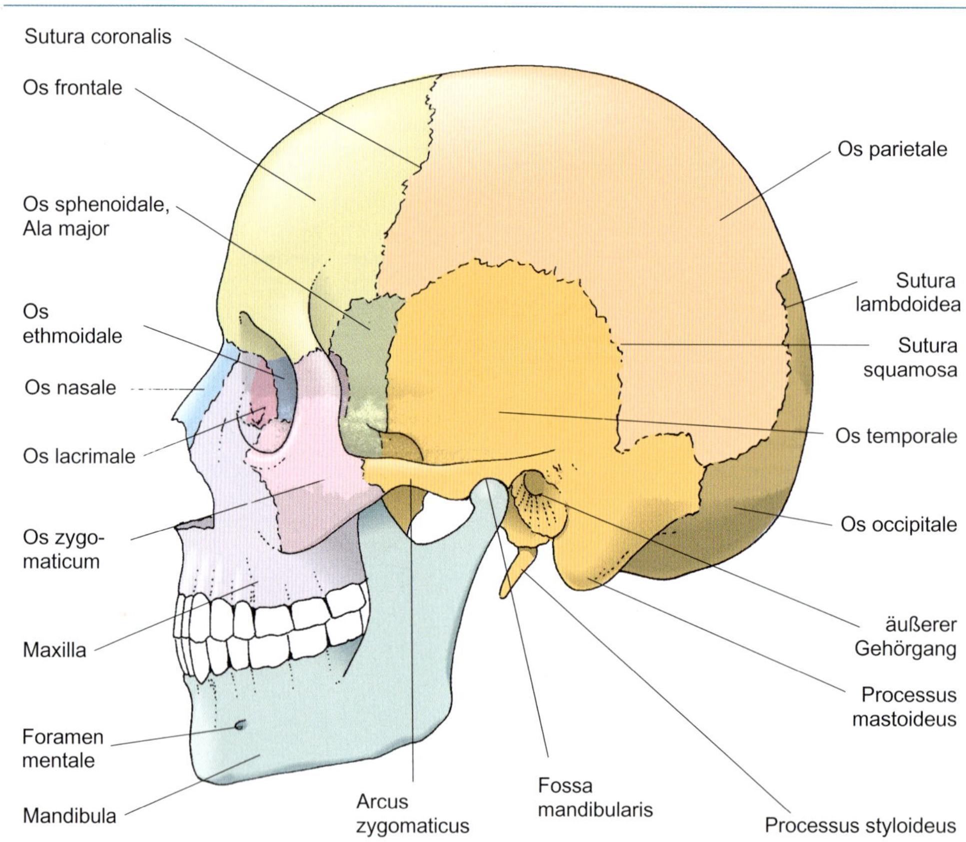

Abb. 12.46 Der Schädel von lateral.

Supra- und infrahyoidal

Die **supra-** und **infrahyoidale Muskulatur** unterstützt den Schluckakt und balanciert den Kiefer gegen die temporomandibuläre Muskulatur aus. Stellungsveränderungen der zervikalen Wirbelsäule haben Einfluss auf die Mandibula. Bei einer Antroposition (Ventralschub) des Kopfes wird die infrahyoidale Muskulatur auf Spannung gebracht und die Mandibula zurückgehalten. Diese wird nach dorsokranial in die Fossa glenoidalis komprimiert. So verändert sich die Okklusion (Schlussbiss) zwischen unterer und oberer Zahnreihe. Die dauerhaft gedehnte supra- und infrahyoidale Muskulatur schwächt sich ab und erzeugt im Bereich der Kaumuskulatur (Antagonisten) einen erhöhten Tonus. Auch das Relief der Zähne des Ober- und Unterkiefers darf nicht grob abweichen, sonst führt auch dies zu einer Tonuserhöhung der Kaumuskulatur.

12.6.4 Palpation im hochzervikalen Bereich

Zwischen dem Proc. mastoideus und dem ventrokaudal davon liegenden, deutlich spürbaren **Angulus mandibulae** (Kieferwinkel) kann der **Proc. transversus C1** palpiert werden (➤ Abb. 12.37). Es ist die einzige Stelle, an der man den **Atlas** deutlich spüren kann. Die Procc. spinosi C2–7 sind nicht alle gleich gut zu palpieren. Der **Proc. spinosus C2** ist der erste spürbare Vorsprung unter dem Schädelrand (C3–7, ➤ Kap. 12.5.4). Vom Knochenhöcker, der Protuberantia occipitalis externa, in der Mitte des hinteren und unteren Schädelrandes wird kaudalwärts palpiert. Der Atlas, der sich zwischen Schädel und C2 befindet, besitzt keinen Proc. spinosus und ist nur selten palpabel.

Ventral im Halsbereich ist das hufeisenförmige **Os hyoideum,** das in Höhe von C3 liegt und sich beim Schlucken auf und nieder bewegt, deutlich zu palpieren und leicht zwischen Daumen und Zeigefinger hin- und herzuschieben. Einen Fingerbreit unter dem Os hyoideum, in Höhe von C4, findet man die **Cartilago thyroidea,** wobei die mittig liegende Einkerbung gut getastet werden kann.

12.7 Der Kopf

Die Kopfform wird größtenteils durch das **Cranium,** den knöchernen Schädel, bestimmt. Dieser knöcherne Anteil des Kopfes dient als schützende Hülle für das Gehirn und als Kapsel für die Sinnesorgane.

12.7.1 Der knöcherne Schädel

Das **Cranium** **(Schädel,** ➤ Abb. 12.45 und ➤ Abb. 12.46) sitzt der Wirbelsäule auf und besteht aus zwei Knochengruppen: dem **Neurocranium** (Hirnschädel) und dem **Viscerocranium** (Gesichtsschädel).

Zum Neurocranium zählen:

- **Os frontale** (Stirnbein)
- **Os parietale** (Scheitelbein)
- **Os temporale** (Schläfenbein)
- **Os occipitale** (Hinterhauptsbein)
- **Os sphenoidale** (Keilbein)
- **Os ethmoidale** (Siebbein)
- **Concha nasalis superior** et **media** (obere und mittlere Nasenmuschel).

Zum Viscerocranium zählen:

- **Os lacrimale** (Tränenbein)
- **Os maxillare** (Oberkiefer)
- **Os zygomaticum** (Jochbein)
- **Os palatinum** (Gaumenbein)
- **Os nasale** (Nasenbein)
- **Concha nasalis inferior** (untere Nasenmuschel)
- **Vomer** (Pflugscharbein)
- **Os mandibulare** (Unterkiefer).

Die acht Knochen des Hirnschädels umschließen die längsovale Schädelhöhle, die das Gehirn enthält. Dieses ruht auf der knöchernen **Schädelbasis** (Schädelgrundplatte) und wird von der **Schädelkalotte** (Schädeldach) kapselartig umschlossen.

Im Bereich der Schädelkalotte sind die Knochen flach, an der Schädelbasis z. T. bizarr geformt und mit Hohlräumen ausgestattet.

Knochen des Neurocraniums (Hirnschädel)

Os frontale und Os parietale

Das **Os frontale** (Stirnbein) bildet die Stirn, das Dach der Orbita (Augenhöhle) und den größten Teil der vorderen Schädelgrube. Im mittleren Stirnbereich befinden sich die meist asymmetrisch angelegten Sinus frontales (Stirnhöhlen). Diese mit Epithel ausgekleideten, luftgefüllten Kammern stehen mit der Nasenhöhle in Verbindung.

Die beiden **Ossa parietalia** (Scheitelbeine) bilden den größten Teil der Schädelkalotte.

Os temporale

Die paarig angelegten **Ossa temporalia** (Schläfenbeine) bilden einen Teil der Schädelbasis und des Schädeldaches. Die **Fossa mandibularis** (Kiefergelenkpfanne) umfasst den Gelenkfortsatz des Unterkiefers und bildet mit ihm das Art. temporomandibularis (Kiefergelenk).

Ein Teil des Os temporale, der **Pars petrosa** (Felsenbein), trennt an der inneren Schädelbasis die mittlere und hintere Schädelgrube (➤ Abb. 12.47). Sein oberer Rand hat ungefähr die Form einer Pyramide. Die Pars petrosa beherbergt das Hör- und Gleichgewichtsorgan und den **Meatus acusticus internus** (innerer Gehörgang). Durch diesen zieht der **N. vestibulocochlearis** (Hör- und Gleichgewichtsnerv, ➤ Kap. 9.12.5 und ➤ Kap. 10.2.5) und erreicht nach Durchtritt durch den Porus acusticus internus (innere Öffnung des Gehörgangs, ➤ Abb. 12.47) die hintere Schädelgrube. Der Meatus acusticus externus (äußerer Gehörgang) ist ein Kanal im Os temporale, der die Ohrmuschel mit dem Mittelohr verbindet.

Der **Proc. mastoideus** (Warzenfortsatz) ist ein abgerundeter Knochenvorsprung am Hinterrand des Os temporale (➤ Abb. 12.46). Er enthält wie das Os frontale luftgefüllte, mit Schleimhaut ausgekleidete Hohlräume (Cellulae mastoideae), die mit der Paukenhöhle des Mittelohres in Verbindung stehen. Außerdem setzen am Proc. mastoideus verschiedene Halsmuskeln an.

Ein zweiter knöcherner Vorsprung, der **Proc. styloideus** (➤ Abb. 12.46), liegt an der Unterfläche des Os temporale und dient als Ansatzstelle für Muskeln und Bänder des Os hyoideum und des Nackens. Die Seitenansicht des Schädels (➤ Abb. 12.46) zeigt, dass das Os temporale und das davor gelegene **Os zygomaticum** (Jochbein) Fortsätze besitzen, die zusammen den **Arcus zygomaticus** (Jochbogen) bilden.

Os occipitale

Das **Os occipitale** (Hinterhauptsbein) macht den hinteren Teil der Schädelhöhle aus und bildet die **Protuberantia occipitalis externa** (äußerer Hinterhauptshöcker) der äußeren Schädelbasis. Dort setzen Teile der Nackenmuskulatur an.

Durch das **Foramen magnum** (großes Hinterhauptsloch) ziehen die Medulla oblongata (das verlängerte Rückenmark) sowie die Vertebralarterien und -nerven hindurch (➤ Abb. 12.47).

Der **Condylus occipitalis** (➤ Abb. 12.47) ist ein ovaler Vorsprung, der beidseitig neben dem Foramen magnum liegt und ein Gelenk mit dem ersten zervikalen Wirbel (Atlas) bildet.

Am seitlichen Übergang zum Os temporale liegt mittig das **Foramen jugulare** als Durchtrittsstelle für die Vena jugularis und die Hirnnerven IX, X und XI (➤ Abb. 12.47 und ➤ Kap. 9.12.6, ➤ Kap. 9.12.7 und ➤ Kap. 9.12.8).

Os sphenoidale

Das **Os sphenoidale** (Keilbein) ist der zentrale Knochen der Schädelbasis, weil er mit allen anderen Knochen des Hirnschädels verbunden ist (➤ Abb. 12.47). Die Form der großen Flügel des Os sphenoidale **(Keilbeinflügel)** ist der einer Fledermaus mit ausgebreiteten Flügeln vergleichbar.

Der innere würfelförmige Anteil des Os sphenoidale beinhaltet den Sinus sphenoidalis (Keilbeinhöhle), die mit der Nasenhöhle verbunden ist.

Zwischen Vorder- und Hinterrand senkt sich der Corpus sphenoidale (Keilbeinkörper) so ab, dass dieser Bereich an einen türkischen Pferdesattel erinnert. Er heißt deshalb **Sella turcica** (Türkensattel, ➤ Abb. 12.47). In der **Fovea hypophysalis** genannten Vertiefung liegt gut geschützt die Hypophyse (Hirnanhangsdrüse), eine wichtige Hormondrüse (➤ Abb. 9.20).

Davor liegen die **kleinen Flügel des Os sphenoidale,** an deren Wurzeln die Canales optici (Sehnervenkanäle) verlaufen. Sie verbinden die Orbitae (Augenhöhlen) mit der Schädelgrube und enthalten die Nervi optici und die Augenarterien. Nach ihrem Eintritt in die Schädelhöhle kreuzt

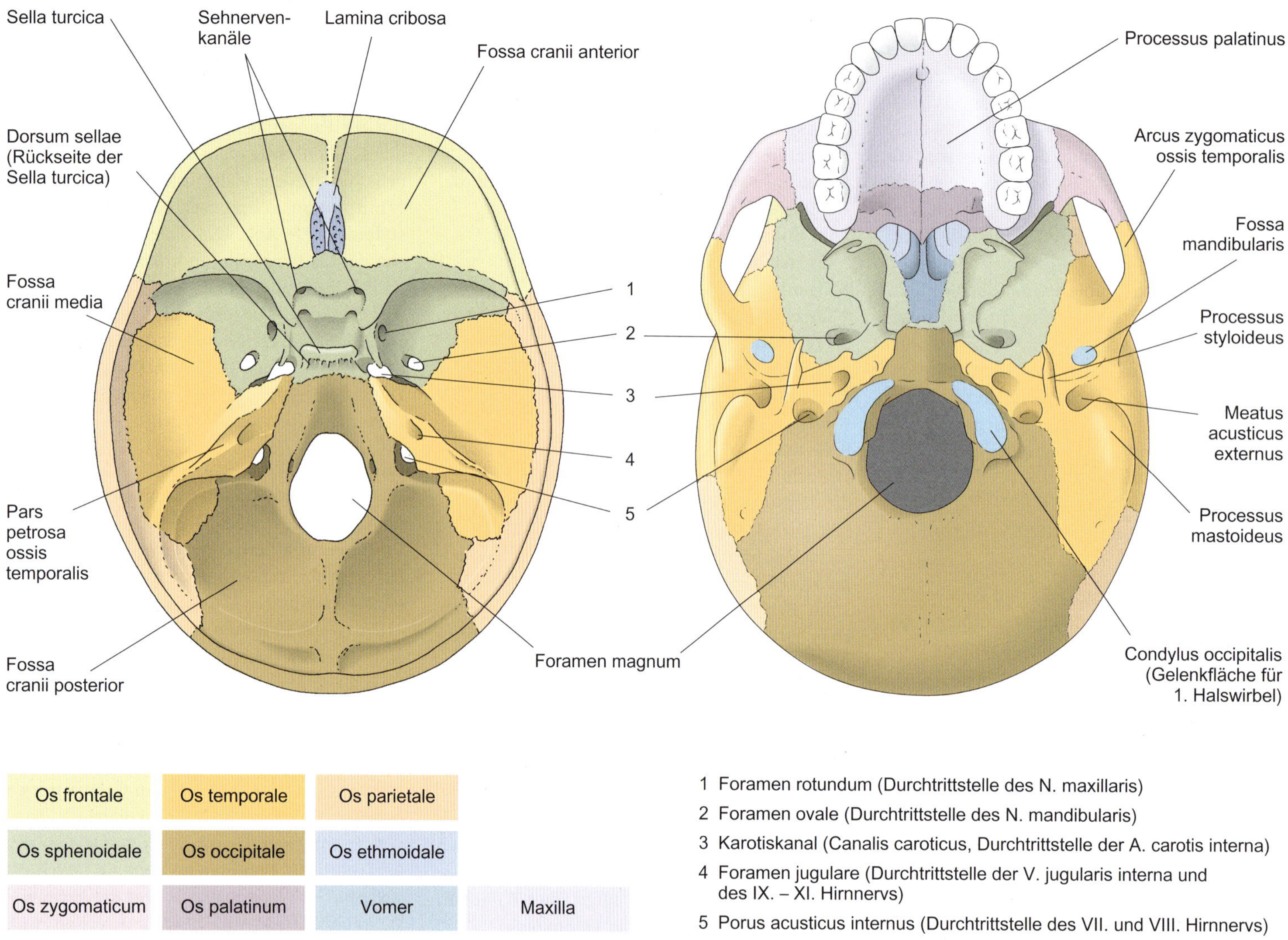

1 Foramen rotundum (Durchtrittstelle des N. maxillaris)
2 Foramen ovale (Durchtrittstelle des N. mandibularis)
3 Karotiskanal (Canalis caroticus, Durchtrittstelle der A. carotis interna)
4 Foramen jugulare (Durchtrittstelle der V. jugularis interna und des IX. – XI. Hirnnervs)
5 Porus acusticus internus (Durchtrittstelle des VII. und VIII. Hirnnervs)

Abb. 12.47 Innere Schädelbasis von kranial nach Entfernung der Kalotte und des Gehirns (links), äußere Schädelbasis von kaudal (rechts).

ein Teil der Nervi-optici-Fasern (Sehnervenfasern) im Chiasma opticum, das in einer flachen Knochenfurche vor dem ventralen Rand des Sella turcica liegt.

Os ethmoidale und die Concha nasalis superior und media

Das **Os ethmoidale** (Siebbein) ist ein leichter spongiöser Knochen, der zwischen den beiden Augenhöhlen liegt. Es umschließt 3–18 Siebbeinzellen (**Cellulae ethmoidales,** ➢ Abb. 12.48), welche in ihrer Gesamtheit als Siebbeinhöhle (**Sinus ethmoidalis)** bezeichnet werden.

Nach unten wird das Os ethmoidale durch die **Lamina perpendicularis** (senkrechte Platte) begrenzt, die den oberen Teil der Nasenscheidewand bildet.

Die obere Begrenzung, die **Lamina cribrosa** (Siebplatte), bildet das Dach der Nasenhöhle zur Schädelgrube hin. Die Axone des N. olfactorius, die sog. Fila olfactoria (Riechfäden), ziehen durch kleine Löcher in dieser dünnen Platte von der Nase zum Gehirn (➢ Abb. 10.18).

Am Os ethmoidale sind zwei dünne Knochen befestigt, die wie Papierrollen eingerollt sind und bis in die Nasenhöhle hineinragen. Sie werden als **Conchae nasales superior** et **media** (obere und mittlere Nasenmuschel) bezeichnet. Sie vergrößern die Oberfläche der Nasenhöhlenwände, was für die Reinigung der Atemluft wichtig ist (➢ Kap. 17.1.2 und ➢ Abb. 17.2).

Schädelbasis

Die **Schädelbasis** lässt sich von oben (innere Schädelbasis) und von unten (äußere Schädelbasis) betrachten.

Innere Schädelbasis

Die **innere Schädelbasis** besitzt drei von vorn nach hinten treppenförmig angeordnete Einsenkungen, die **Schädelgruben,** welche die verschiedenen Lobi (Lappen) des Gehirns aufnehmen:

- Die **Fossa cranii anterior** (vordere Schädelgrube) liegt am höchsten und wird von Teilen des Os frontale, des Os ethmoidale und den kleinen Flügeln des **Os sphenoidale** (Keilbeinflügel) gebildet. In der vorderen Schädelgrube liegen das Riechhirn und die Stirnlappen (Lobus frontalis) des Großhirns. Unter der vorderen Schädelgrube befinden sich die Orbitae (Augenhöhlen).
- Die **Fossa cranii media** (mittlere Schädelgrube) trägt die Lobus temporalis (Schläfenlappen) des Gehirns. Sie wird in der Mitte vom Keilbeinkörper und an den Seiten von den großen Keilbeinflügeln sowie den Felsenbeinen (Partes petrosa) gebildet.
- Die **Fossa cranii posterior** (hintere Schädelgrube) wird durch vorspringende Knochenkämme an den Oberrändern der Felsenbeine (Felsenbeinpyramiden) von der mittleren Schädelgrube getrennt. Sie setzt sich aus mehreren Knochenanteilen zusammen: an der Vorderseite aus dem Dorsum sellae (Rückseite des Sella turcica) und den Felsenbeinpyramiden, hinten aus dem Os occipitale mit dem Foramen magnum. Der hinteren Schädelgrube liegt das Cerebellum (Kleinhirn) auf (➢ Abb. 9.16). Wie ➢ Abb. 12.47 zeigt, weist die Schädelbasis noch viele andere Löcher und Furchen auf, die Gefäße und

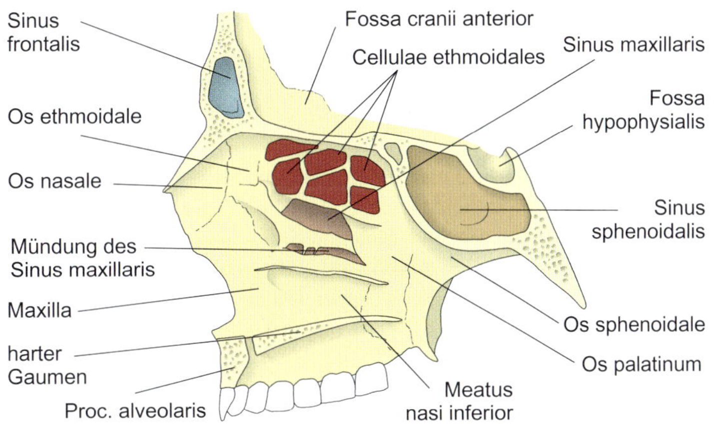

Abb. 12.48 Nasennebenhöhlen, Sagittalschnitt.

Nerven aus dem Schädelinneren zum Körper bzw. umgekehrt durchtreten lassen.

Äußere Schädelbasis

Die **äußere Schädelbasis** setzt sich aus den Knochen des Hirnschädels und des Gesichtsschädels zusammen. Eine Übersicht gibt ➤ Abb. 12.47. Die äußere Schädelbasis hat zwei große paarige Gelenkflächen:

- Beidseits des Foramen magnum bildet das Os occipitale am Condylus occipitalis mit dem Atlas das **Art. atlantooccipitalis** (Atlantookzipitalgelenk).
- Weiter lateral finden sich die **Art. temporomandibulares** (Kiefergelenke) mit der Fossa mandibularis als Gelenkfläche.

KLINIK

Schädelbasisfraktur

Bei stumpfer Gewalteinwirkung auf den Schädel, etwa beim Sturz mit dem Motorrad, kommt es – trotz Helm! – häufig zur **Schädelbasisfraktur.** Je nach Lokalisation werden dabei Gefäße zerrissen. Die Folgen sind Einblutungen in das Innen- oder Mittelohr bzw. in die Nasenhöhlen. Liquor, die Flüssigkeit, die das Gehirn umspült (➤ Kap. 9.16.4), kann beim Einriss der Meningen (Hirnhäute) nach außen (z. B. durch die Nase) austreten. Schwere Schädelbasisbrüche können zum Tode führen.

Schädelnähte und Fontanellen

Der Schädel des heranwachsenden Fetus und des Neugeborenen besteht aus schollenartigen Knochenplatten, die über die desmale Ossifikation aus Bindegewebe entstanden sind (➤ Kap. 4.5.6) und nicht aneinanderstoßen. Die Spalträume dazwischen, **Schädelnähte** oder **Suturae** genannt, sind zum Zeitpunkt der Geburt nur durch Bindegewebe verschlossen, d. h., die Knochenplatten lassen sich noch gegeneinander verschieben. Dies ermöglicht das weitere Hirnwachstum nach der Geburt. Die Verschiebbarkeit der Schädelknochen erleichtert zudem den Durchtritt durch den Geburtskanal.

Etwa im 5. Lebensmonat verschließen sich die Nähte, sodass die Knochen des Gehirnschädels exakt aneinanderstoßen.

- Die **Sutura coronalis** (Kranznaht) grenzt das Os frontale von den beiden Ossa parietalia ab.
- Die **Sutura sagittalis** (Pfeilnaht) liegt zwischen den beiden Ossa parietalia, etwa im Verlauf eines Mittelscheitels.
- Die **Sutura lambdoidea** (Lambdanaht) ist die Grenze zwischen den Ossa parietalia und dem Os occipitale.
- Die **Sutura squamosa** (Schuppennaht) liegt beidseits zwischen Os temporale und Os parietale (➤ Abb. 12.49).

Fontanellen

Bei der Geburt klaffen in den Bereichen, in denen drei oder mehr Knochenplatten aneinanderstoßen, relativ weite Lücken. Diese weichen, bindegewebig überbrückten Stellen heißen **Fontanellen** (➤ Abb. 12.49 und ➤ Kap. 21.2.2). Sie haben eine charakteristische Form und ermöglichen dem Geburtshelfer unter der Geburt eine gute Orientierung über die Lage des kindlichen Kopfes im mütterlichen Becken.

- Der rautenförmige **Fonticulus anterior** (Stirnfontanelle) befindet sich zwischen den vorderen Winkeln der Ossa parietalia und dem Os frontalis. Er ist die größte Fontanelle.
- Der **Fonticulus posterior** (Hinterhauptfontanelle) befindet sich am Hinterkopf zwischen dem Os occipitale und den hinteren Winkeln der Ossa parietalia. Er ist dreieckig und wird auch kleine Fontanelle genannt.
- Zu den Seitenfontanellen zählen der **Fonticulus sphenoidalis** (beidseits zwischen Os frontale, Os parietale und Os sphenoidale) und der **Fonticulus mastoideus** (zwischen Os parietale, Os temporale und Os occipitale).

Die Fontanellen schließen sich zu unterschiedlichen Zeitpunkten. Während sich die kleine Fontanelle und die Seitenfontanellen in der Regel schon im zweiten Lebensmonat schließen, kann der Fonticulus anterior bis in das 2. Lebensjahr hinein offen bleiben.

Knochen des Gesichtsschädels

Os lacrimale

Bei den paarig angelegten **Ossa lacrimalia** (Tränenbeine, lat.: lacrima = Träne) handelt es sich um fingernagelgroße, dünne Knochen an der Innenseite der Orbitae (Augenhöhlen). Sie sind die kleinsten Knochen des Gesichts.

Os maxillare, Os zygomaticum und Os palatinum

Das **Os maxillare,** auch **Maxilla** (Oberkieferknochen) genannt, bildet das Mittelstück des Gesichtsschädels und ist mit jedem der übrigen Knochen verbunden.

Es umschließt beidseits die **Sinus maxillares** (Kieferhöhlen), die mit der jeweils gleichseitigen Nasenhöhle in Verbindung stehen (➤ Abb. 12.48).

Der **Proc. alveolaris** (Zahnfortsatz) verstärkt den Unterrand des Maxillakörpers und nimmt in 2 mal 8 Fächern, den sog. Alveoli dentales, die obere Zahnreihe auf.

Nach hinten oben ragt der **Proc. zygomaticus** (Jochfortsatz) hervor. Er formt zusammen mit dem **Os zygomaticum** (Jochbein) das Wangenprofil.

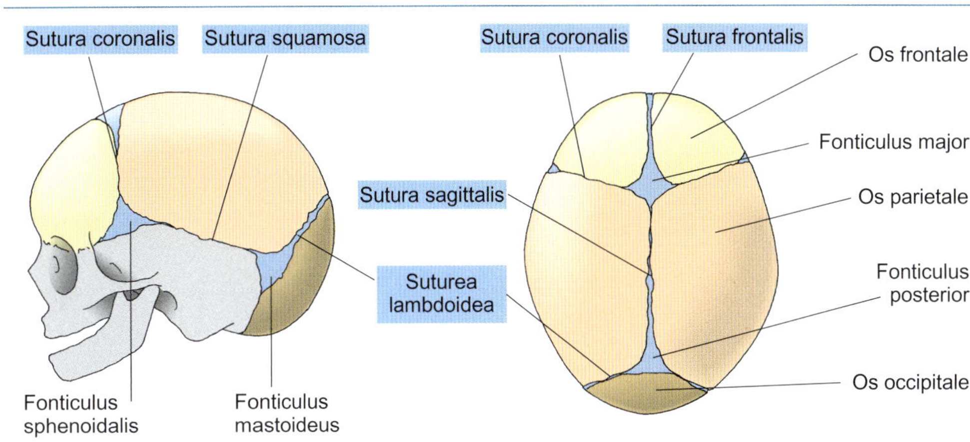

Abb. 12.49 Schädelnähte und Fontanellen.

Im vorderen Anteil der Maxilla befindet sich der **Proc. palatinus** (Gaumenfortsatz). Er bildet zusammen mit dem **Os palatinum** (Gaumenbein) den harten Gaumen (Palatum durum). Die beiden Ossa palatina sind L-förmige Knochen, die den hinteren Anteil des Palatum durum bilden (➤ Abb. 12.47).

KLINIK

Gesichtsspalte

Die rechte und linke Seite der Maxilla (Oberkieferknochen) und die sie umgebenden Weichteile wachsen vor der Geburt zusammen. Gelingt dies nicht oder nur unvollständig, entsteht eine Gesichtsspalte. Sie kann verschieden schwer ausgeprägt sein: In manchen Fällen klaffen nur die Oberlippe oder die Ossa palatina (knöcherne Gaumenanteile) auseinander. Die schwerste Form ist die **Lippen-Kiefer-Gaumenspalte** (➤ Abb. 5.9). Abhängig von Ausdehnung und Lage der Spaltbildung werden sowohl das Schlucken und die Atmung als auch die Sprachentwicklung des Kindes beeinträchtigt. Durch chirurgische Eingriffe im Säuglings- und Kindesalter können inzwischen die Folgen der Gesichtsspalte funktionell und auch kosmetisch meist zufriedenstellend behoben werden.

Os nasale und Concha nasalis inferior

Das paarig angelegte **Os nasale** (Nasenbein) bildet den oberen Teil des Nasenrückens (➤ Abb. 12.48). Der untere Anteil des Nasenrückens besteht aus Knorpel (Cartilago nasi). Er bildet den Hauptanteil des **Nasenseptums** (Nasenscheidewand), an dessen Bildung auch das Os ethmoidale und das Vomer (Pflugscharbein) beteiligt sind (➤ Abb. 12.47). Die knöcherne Nasenhöhle wird durch das Nasenseptum in eine rechte und eine linke Höhle geteilt.

Die **Concha nasalis inferior** (untere Nasenmuschel) ist ein rinnenförmiger Knochen, der über einen Fortsatz **(Proc. maxillaris)** mit dem Sinus maxillaris (Kieferhöhle) verbunden ist. Sie dient ebenso wie die kleinere, mittlere und obere Concha nasalis (➤ Abb. 12.45) der Oberflächenvergrößerung der Nasenschleimhaut.

Vomer

Das **Vomer** (Pflugscharbein) ist ein rechteckiger, von vorne zum Sinus sphenoidalis ziehender Knochen, welcher den unteren und hinteren Anteil des Nasenseptums bildet (➤ Abb. 12.45). Vorne und unten grenzt es an den harten Gaumen (Palatum durum), oben an die Lamina perpendicularis des Os ethmoidale (Siebbein) und hinten an das Os sphenoidale (Keilbein).

Nasennebenhöhlen

Die **Sinus paranasales** (Nasennebenhöhlen) befinden sich in den die Nasenhöhle umgebenden Knochen und sind von Schleimhaut ausgekleidet. Zu den jeweils paarig angelegten Nasennebenhöhlen gehören:

- **Sinus frontalis** (Stirnhöhle)
- **Sinus maxillaris** (Kieferhöhle)
- **Sinus ethmoidalis** (Siebbeinhöhle), bestehend aus den Siebbeinzellen
- **Sinus sphenoidalis** (Keilbeinhöhle), unpaarig.

Die Sinus paranasales machen die Schädelknochen leichter und dienen als Resonanzraum für den Sprachklang. Die Sekrete aus den Sinus paranasales fließen, außer im Fall einer Sinusitis (Nasennebenhöhlenentzündung), in die Nasenhöhle ab (➤ Kap. 17.1.3).

Os mandibulare

Das **Os mandibulare,** auch **Mandibula** (Unterkieferknochen) genannt, ist der größte und der einzige frei bewegliche Knochen des Gesichtsschädels (➤ Abb. 12.50). Er besteht aus einem hufeisenförmig nach hinten gebogenen **Corpus mandibulae** (Unterkieferkörper) und zwei **Rami mandibulae** (Seitenäste), die von dem unterhalb des Ohres leicht tastbaren **Angulus mandibulae** (Unterkieferwinkel) aus fast senkrecht nach oben aufsteigen. Jeder Seitenast schließt nach oben hin mit zwei Fortsätzen ab:

- Auf dem weiter hinten gelegenen **Proc. condylaris** (Gelenkfortsatz) liegt die Gelenkfläche, die gemeinsam mit der Fossa mandibularis des Os temporale und einer kleinen Knorpelscheibe das Art. temporomandibularis (Kiefergelenk) bildet.
- An dem weiter vorne gelegenen **Proc. coronoideus** (Kronenfortsatz) setzt der M. temporalis (Schläfenmuskel, ➤ Abb. 12.51) an.

Die Pars alveolaris (Zahnfortsatz) am Oberrand des Corpus mandibulae nimmt die Zahnwurzeln des Unterkiefers auf. Der untere kräftigere Teil des Corpus mandibulae besitzt an seiner Vorderseite zwei Öffnungen (Foramina mentales), durch die der N. mentalis (Unterkiefernerv, aus dem 3. Ast des N. trigeminus, ➤ Kap. 9.12.4) verläuft.

12.7.2 Gelenkmechanik des Kiefergelenks

Gelenkbeschreibung und Beweglichkeit

Das **Art. temporomandibularis** (Kiefergelenk, ➤ Abb. 12.50) ist ein Eigelenk, das sich aus folgenden Gelenkpartnern zusammensetzt (Merkmale ➤ Tab. 12.10):

- **Caput mandibulae,** bestehend aus einer konvexen Gelenkfläche am hinten gelegenen Proc. condylaris (Gelenkfortsatz) der Mandibula
- **Fossa mandibularis,** eine konkave Gelenkfläche des Os temporale
- **Discus articularis,** der zwischen den Gelenkflächen liegt und aus folgenden Teilen besteht: einem **vorderen Band,** einer **intermediären Zone,** einem **hinteren Band** und einer **bilaminären Zone** hinten, die viele Gefäße und Nerven führt.

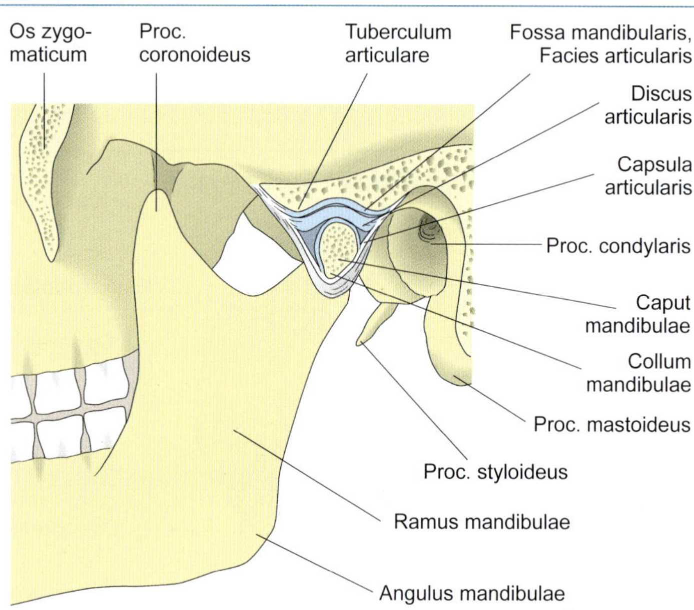

Abb. 12.50 Das Kiefergelenk.

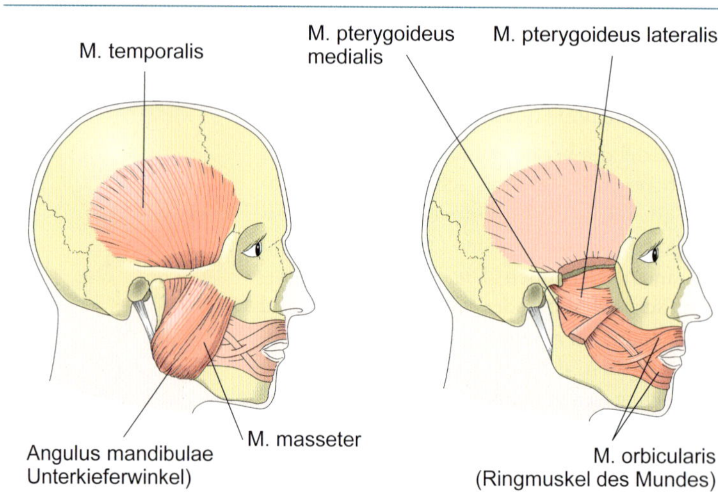

Abb. 12.51 Kaumuskulatur.
Links: Oberflächliche Schicht.
Rechts: Tiefe Schicht.

Das Caput mandibulae ist nach kranial gerichtet, und die Achse der Gelenkfläche läuft von ventrolateral nach dorsomedial. Die Fossa mandibularis ist 2–3-mal größer als die Gelenkfläche am Caput mandibulae.

Der Discus articularis besteht aus Faserknorpel und kollagenem Bindegewebe und ist ventral direkt mit der Kapsel verwachsen. Indirekt ist er vorne mit dem M. pterygoideus lateralis, Pars superior (➤ Kap. 12.7.3) verbunden. Lateral stellen Kollateralligamente die Verbindung zum Caput mandibulae her.

Tab. 12.10 Merkmale des Temporomandibulargelenks.

Ruhestellung
Eine Position zwischen ventraler und dorsaler Endstellung und entspanntem Zustand von Kapsel, Ligamenten und Mm. pterygoidei lateralis und medialis.
Verriegelte Stellung
Ventral
Bei maximaler Mundöffnung kommt das temporomandibuläre Gelenk in seine ventrale Endstellung (anterior-close-packed-position).
Dorsal
Bei geschlossenem Mund kommt das Caput mandibulae in seine dorsale Endstellung (posterior-close-packed-position).
Bewegungen
• Als **Depression** wird das Absinken der Mandibula bei Mundöffnung bezeichnet. • Die **Elevation** beschreibt das Aufsteigen der Mandibula bei Mundschluss. • Bei **Protrusion** schiebt die Mandibula nach vorne. • Mit **Retrusion** ist das Rückwärtsschieben der Mandibula gemeint. • **Lateraltrusion** meint die seitlichen Verschiebungen der Mandibula nach links und rechts.
Arthrokinematik
• **Depression:** Das Caput mandibulae vollführt zunächst eine Rollbewegung gegenüber dem Diskus nach dorsal, kombiniert mit einem Ventralgleiten. Es geht einher mit einem geringfügigen Dorsalgleiten des Diskus gegenüber der Fossa mandibularis. Spannen sich die Ligamente, so kommt eine Translation hinzu, bei der Caput und Diskus gegenüber der Fossa nach ventral gleiten. Bei maximaler Mundöffnung dreht sich das Caput mit dem Diskus aus der Fossa heraus, und das Caput schiebt etwas weiter in Richtung vorderes Band. • **Elevation:** Das Caput mandibulae geht nach einer Depression den gleichen Weg in umgekehrte Richtung zurück. • **Protrusion:** Das Caput mandibulae macht eine Translation nach ventral, die größtenteils zwischen Diskus und Fossa stattfindet. • **Retrusion:** Das Caput mandibulae macht eine Translation nach dorsal, die jedoch geringer ist als bei der Protrusion nach ventral. • **Lateraltrusion rechts:** Das Caput mandibulae links macht eine Translation nach rechts ventrokaudal. Das Caput mandibulae rechts macht eine Rotation um eine vertikale Achse mit leichter Verschiebung in die ventrolaterale Richtung. • **Lateraltrusion links:** Wie Lateraltrusion rechts, nur umgekehrte Richtung.
Segmentale Innervation
• Animal: C1–3 • Vegetativ: C8–Th3

Passive Stabilität

Die schlaffe Gelenkkapsel wird durch drei Ligamente verstärkt:

- Medial durch das **Lig. sphenomandibulare,** von der Spina ossis sphenoidalis zur Lingula mandibulae
- Medial zusätzlich durch das **Lig. stylomandibulare,** vom Proc. styloideus zum Angulus mandibulae
- Lateral durch das **Lig. laterale,** vom Arcus zygomaticus zum Proc. condylaris.

Der Diskus gleicht die Inkongruenz des Gelenkes aus, und der Kontakt der Zahnkauflächen von Ober- und Unterkiefer bei der Okklusion bzw. dem Schlussbiss sorgt für weitere Stabilität.

12.7.3 Muskulatur des Kauapparates und des Gesichts

Kaumuskulatur

Die **temporomandibuläre Muskulatur** (Kaumuskulatur) ist für die aktive Stabilität verantwortlich. Die Muskeln halten die Mandibula in der Ruhestellung, ermöglichen das Beißen und Kauen und sind an der Laut- und Wortbildung beteiligt. Beim Kauen spielen Bewegungen in drei verschiedene Richtungen eine Rolle:

- Öffnen und Schließen des Mundes
- Seitliches Verschieben und Zurückziehen der Mandibula
- Kreisförmige Mahlbewegungen.

Vier an der Mandibula ansetzende Muskeln bzw. Muskelgruppen (➤ Abb. 12.51) sind im Wesentlichen für diese Bewegungen im **temporomandibulären Gelenk** (Kiefergelenk, auch kraniomandibuläres Gelenk) verantwortlich: M. masseter, M. pterygoideus medialis, M. pterygoideus lateralis und M. temporalis (➤ Tab. 12.11).

Darüber hinaus sind die Wangen-, Mundboden-, Lippen-, Zungenbein- und Zungenmuskeln noch als weitere Kaumuskeln am Kauvorgang beteiligt.

Mimische Muskulatur

Fazialislähmung ➤ Kap. 9.12.4

Die **mimische Muskulatur** (Gesichtsmuskeln, ➤ Abb. 12.52 und ➤ Tab. 12.12) ermöglicht es uns, Gefühlsregungen wie Staunen und Entsetzen, Freude oder Trauer auszudrücken. Die meisten dieser Muskeln nehmen dadurch eine Sonderstellung unter den Körpermuskeln ein, da sie nicht über Gelenke hinwegziehen, sondern direkt an der Gesichtshaut ansetzen, oft ohne Verbindung durch eine Sehne. Sie bewegen Gesichtshautpartien und lassen Falten, Runzeln und Grübchen entstehen, wodurch sie dem Gesicht seinen Reichtum an Ausdrucksmöglichkeiten verleihen.

12

Aktive Stabilität und Muskelzugrichtungen

Die Bewegungen in den temporomandibulären Gelenken finden immer gemeinsam im linken und rechten Gelenk statt. Die ausführenden Muskeln sind folgende:

Depression (Mundöffnung)

- Der M. pterygoideus lateralis, Pars inferior kontrahiert zur Mundöffnung.
- Die suprahyoidale Muskulatur bewirkt die Depression der Mandibula, wenn das Os hyoideum das Punctum fixum darstellt.
- Platysma.

Elevation (Mundschluss)

- M. temporalis
- M. masseter
- M. pterygoideus medialis
- M. pterygoideus lateralis.

Protrusion

- M. temporalis, vordere Anteile
- M. masseter, oberflächlicher Teil
- M. pterygoideus medialis
- M. pterygoideus lateralis.

Retrusion

- M. temporalis, hintere Anteile
- M. masseter, tiefer Teil.

Tab. 12.11 Übersicht über die temporomandibuläre Muskulatur (Kaumuskulatur).

Muskel	Ursprung	Ansatz	Funktion	Innervation
M. masseter (Kaumuskel, oberflächlicher und tiefer Anteil)	Arcus zygomaticus	Tuberositas masseterica des Angulus mandibulae	Schließen des Mundes im Kiefergelenk	N. massetericus
M. pterygoideus medialis (mittlerer und innerer Flügelmuskel)	Fossa pterygoidea	Tuberositas pterygoidea des Angulus mandibulae	Beidseitige Kontraktion: Mundschluss im Kiefergelenk und Ventralverschiebung (Protrusion) des Unterkiefers. Einseitige Kontraktion: seitliche Kiefer- (Mahl-)bewegung	N. pterygoideus medialis
M. pterygoideus lateralis (seitlicher und äußerer Flügelmuskel)	Außenfläche des Proc. pterygoideus und Os sphenoidale	Fovea pterygoidea und Discus articularis	M. pterygoideus medialis	N. pterygoideus lateralis
M. temporalis (Schläfenmuskel)	Planum temporale	Proc. coronoideus und Ramus ascendens mandibulae	Schließen des Mundes im Kiefergelenk und Dorsalverschiebung (= Retrusion) des Unterkiefers	Nn. temporales profundi

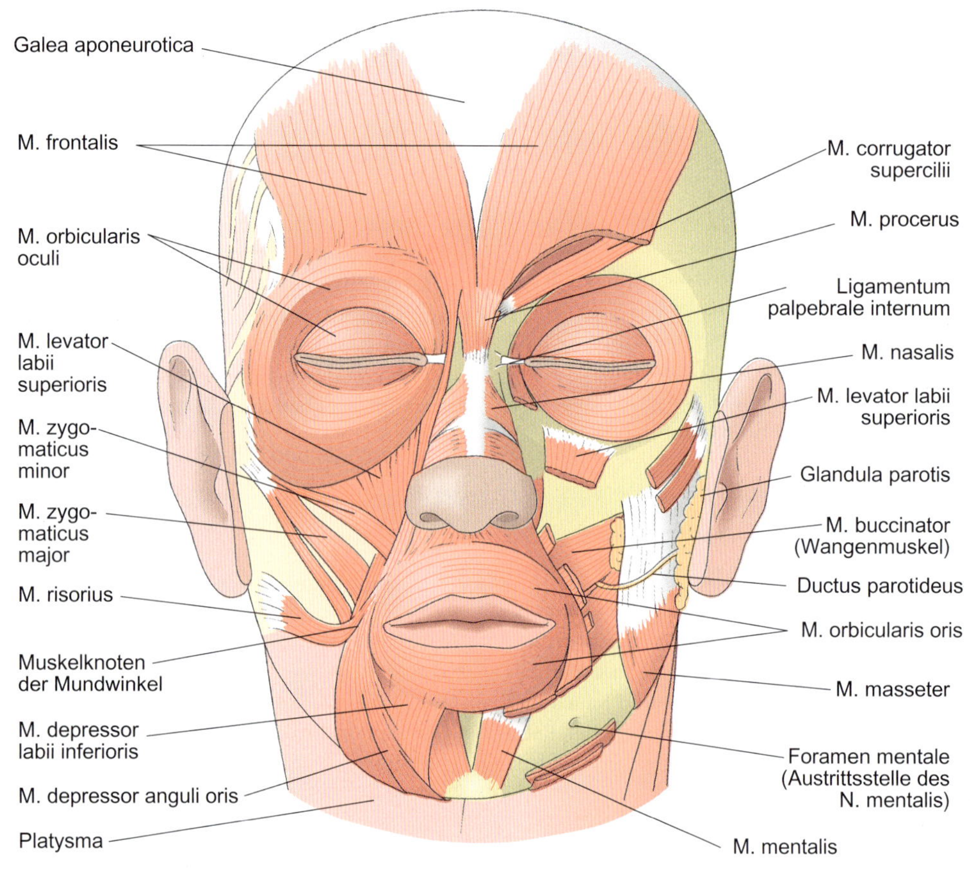

Abb. 12.52 Die mimische Muskulatur. Die rechte Gesichtshälfte zeigt die oberflächliche Muskelschicht, während links die tiefere Schicht freigelegt wurde.

Tab. 12.12 Die wichtigsten mimischen Muskeln.

Muskel	Ursprung	Ansatz	Funktion	Innervation
M. occipitofrontalis (Stirnmuskel)	Haut der Augenbrauen	Läuft in der Galea aponeurotica aus, die den oberen und seitlichen Teil des Schädels bedeckt.	Kopfhautverschiebung, Augenbrauenhebung und Stirnrunzeln	N. facialis (VII)
M. orbicularis oculi (Augenringmuskel)	Medialer Teil der Augenhöhle	Verläuft kreisförmig um das Auge und in den Lidern	Augenschluss, Pars lacrimalis beeinflusst den Tränenfluss	N. facialis (VII)
M. orbicularis oris (Ringmuskel des Mundes)	Lateral der Mundwinkel an Bindegewebsstreifen in der Schleimhaut	Haut in der Mitte von Ober- und Unterlippe; Muskelverflechtungen	Zusammenpressen, Schließen und Vorziehen der Lippen, Formen der Lippen beim Sprechen	N. facialis (VII)
M. zygomaticus (Jochbeinmuskel)	Os zygomaticum	Mundwinkel, Haut der Oberlippe	Hebt den Mundwinkel nach oben lateral, sodass ein Lachen oder Lächeln entsteht	N. facialis (VII)
M. buccinator (Wangenmuskel)	Os maxillare und Os mandibulare	Mundwinkel	Zieht den Mundwinkel nach außen, bläst die Backen auf und sorgt für die gleichmäßige Dehnung der Wangenschleimhaut	N. facialis (VII)
M. risorius (Lachmuskel)	Wangenhaut und Faszie der Ohrspeicheldrüse	Oberlippenhaut und Muskelknoten des Mundwinkels	Zieht die Mundwinkel nach außen und verursacht „Lachgrübchen"	N. facialis (VII)
Platysma (Halshautmuskel)	Oberhalb des Mandibularandes in der Gesichtshaut	Strahlt in Hals- und Brusthaut bis zur 2. und 3. Rippe	Zieht die Mundwinkel nach hinten unten und spannt die Halshaut	N. facialis (VII)

Lateraltrusion
- M. masseter, oberflächlicher Teil
- M. pterygoideus lateralis
- M. temporalis.

KLINIK

Störungen der kraniozerviko-mandibulären Einheit

Kiefergelenkprobleme (auch: kraniomandibuläre oder temporomandibuläre Probleme) wirken sich oft auf alle zu dieser Einheit gehörenden Gewebe aus. Funktionsstörungen im hochzervikalen Bereich können zu Funktionsstörungen im Kiefergelenk oder in anderen Teilen des Kaumechanismus führen. Tonuserhöhungen der Kaumuskulatur können **myofasziale Schmerzsyndrome** verursachen und werden manchmal auch als Zahnschmerzen wahrgenommen. Physiotherapeuten arbeiten bei der Behandlung kraniomandibulärer Dysfunktionen (CMD) eng mit Zahnärzten zusammen.

12.7.4 Palpation im Kopfbereich

Mittig am Hinterkopf fühlt man einen Knochenhöcker, die **Protuberantia occipitalis externa.** Die horizontal verlaufenden okzipitalen Knochenleisten, die von hier aus durch die Haut getastet werden können, sind die **Lineae nuchalis.** Weiter lateral, hinter den Ohrläppchen, liegt als Ansatzstelle des M. sternocleidomastoideus beidseitig der **Proc. mastoideus.** Die Mandibula ist leicht zu tasten. Wenn man vom **Angulus mandibulae** nach kranial wandert, kommt man direkt vor dem Ohr auf die **Articulatio temporomandibularis;** der **Proc. condylaris mandibulae** ist dort am deutlichsten fühlbar. Man kann die Bewegungen im Gelenk gut an sich selbst palpieren, wenn man den Unterkiefer leicht hoch und herunter oder nach links und rechts bewegt. Vom Kiefergelenk aus nach ventral unter den Augen entlang bis zur Nase ist der **Arcus zygomaticus** gut zu tasten. Beißt man die Zähne etwas fester zusammen, so können die Kontraktionen von den **Mm. masseter** ventrokaudal des Kiefergelenks gefühlt werden. Ventrokranial des Kiefergelenks kann man beim Zusammenbeißen der Zähne den **M. temporalis** im Bereich der Schläfe palpieren. Das **Platysma** ist gut sichtbar und palpabel, wenn die Mundwinkel nach unten gezogen werden, während das Kinn etwas angehoben wird. Dadurch wird die Haut im Halsbereich vom Kinn bis über die Klavikulae leicht gespannt.

Literatur

Alessie, J., Jacobs, K., de Morree, J.,J.: Dynamiek van het menselijk bindweefsel. 7. Aufl. Bohn Stafleu Van Loghum, Houten 2021.

Appell, H. J., Stang-Voss, C.: Funktionelle Anatomie, Grundlagen sportlicher Leistung und Bewegung. 4. Aufl. Springer, Berlin 2008.

Benninghoff, A., Drenckhahn, D.: Makroskopische Anatomie, Histologie, Embryologie, Zellbiologie. Band 1: Zelle, Gewebe, Entwicklung, Skelett- und Muskelsystem, Atemsystem, Verdauungssystem, Harn- und Genitalsystem, Band 2: Herz-Kreislauf-System, Lymphatisches System, Endokrine Drüsen, Nervensystem, Sinnesorgane, Haut. 16./17. Aufl. Elsevier, Urban&Fischer München 2004, 2008.

Bogduk N.: Klinische Anatomie von Lendenwirbelsäule und Sakrum. Springer, Berlin 2000.

Bogduk, N.: The anatomical basis for cervicogenic headache. J. Manipulative Physiol Ther. 1992; 15(1): 67–70.

Burgt van der, M., Burgerhout W. a. o.: Fysiologie. 8. Aufl. Bohn stafleu van Loghum/Springer media, Houten 2017.

de Morree, J. J.: Dynamik des menschlichen Bindegewebes. 2. Aufl. Elsevier, Urban&Fischer, München 2013.

Diener, H. C., Kaminski, M., Stappert, G., Stolke, D., Schoch, B.: Lower cervical disc prolapse may cause cervicogenic headache: prospective study in patients undergoing surgery. Cephalalgia 2007; 27: 1050.

Drottning, M, Staff P.H, Sjaastad, O: Cervicogenic headache (CEH) after whiplash injury. Cephalalgia 2002; 22: 165–166.

Faller, A., Schünke, M.: Der Körper des Menschen. Einführung in Bau und Funktion. 16. Aufl. Thieme, Stuttgart 2012.

Grieve, G. P.: Common Vertebral Joint Problems. 2. Aufl. Churchill Livingstone, Edinburgh 1989.

Haskins, R., Osmotherly, P. G., Rivett, D.A.: Validation and impact analysis of prognostic clinical prediction rules for low back pain is needed: a systematic review. J Clin Epidemiol 2015; 68 (7): 821–832.

Heidegger, W., Köpf-Maier, P.: Atlas der Anatomie des Menschen 1+2. 6. Aufl. Karger, Basel 2008.

Hochschild, J.: Strukturen und Funktionen begreifen. Funktionelle Anatomie. Therapierelevante Details. Bd. 1+2. 4./2. Aufl. Thieme, Stuttgart 2014, 2007.

Hüter-Becker, A., Dölken, M.: Untersuchen in der Physiotherapie. 2. Aufl. Thieme, Stuttgart 2011.

Janda, V.: Manuelle Muskelfunktionsdiagnostik. 4. Aufl. Elsevier, Urban&Fischer, München 2009.

Kapandji, I. A.: Funktionelle Anatomie der Gelenke. 5. Aufl. Thieme, Stuttgart 2009.

Karolina, M. S., van der Wurff, P., van Tulder, M.W., Zuurmond, W.W., Perez, R. S. G. M.: Diagnostic Validity of Criteria for Sacroiliac Joint Pain: A Systematic Review. J Pain 2009; 10 (4): 354–368.

Lehnert-Schroth, C.: Dreidimensionale Skoliosebehandlung, Atmungs-Orthopädie System Schroth. 7. Aufl. Elsevier, Urban&Fischer, München 2007.

Lindel, K.: Muskeldehnungen. 2. Aufl. Springer, Berlin 2011.

Lohman A. H. M., Zuidgeest A.: Vorm en beweging. 14,. Aufl. Bohn stafleu van Loghum/Springer media, Houten 2020

Maitland, G. D., Hengeveld E., Banks, K., English, K.: Manipulation der Wirbelsäule. 4. Aufl. Springer, Berlin 2007.

Marieb E. N., Hoehn K.: Human Anatomy and Physiology. 11th ed. Pearson Education Limited, London 2019.

McGill S.: Low back disorders. 2. Ed. Human Kinetics, Champaign (USA) 2007.

Mitchell U. H.: Clinical spinal instability: 10 years since the derivation of a clinical prediction rule. A narrative literature review. Journal of back and musculoskeletal rehabilitation 2019; 32: 293–298.

Moore, K. L., Dalley, A. F., Agur, A. M. R.: Clinically Oriented Anatomy. 8th ed. Lippincott Williams & Wilkinson/Wolters Kluwer, Philadelphia 2018.

Oliveira C. B., Maher C. G., Pinto R. Z. et al.: Clinical practice guidelines for the management of non-specific low back pain in primary care: an updated overview. European Spine Journal 2018; 27: 2791–2803.

Olson K.A.: Manual Physical Therapy of the Spine. 2nd ed. Elsevier Inc., St. Louis 2016.

Paulsen, F., Waschke, J.: Sobotta, Atlas der Anatomie des Menschen. Bd. 1: Allgemeine Anatomie und Bewegungsapparat. 23. Aufl. Elsevier, Urban&Fischer, München 2010.

Paulsen, F., Waschke, J.: Sobotta, Atlas der Anatomie des Menschen. Bd. 2: Innere Organe. 23. Aufl. Elsevier, Urban&Fischer, München 2010.

Paulsen, F., Waschke, J.: Sobotta, Atlas der Anatomie des Menschen. Bd. 3: Kopf, Hals, Neuroanatomie, 23. Aufl. Elsevier, Urban&Fischer, München 2010

Peterson Kendall, F., Kendall McCreary, E., Geise Provance, P.: Muskeln, Funktionen und Tests. 5. Aufl. Urban&Fischer, München 2008.

Piekartz, H. von, Westerhuis, A. H., Aufdemkampe, G., Biedermann, H., Bryden, L.: Kraniofaziale Dysfunktionen und Schmerzen. Thieme, Stuttgart 2001.

Piekartz, H. von: Kiefer-, Gesichts- und Zervikalregion. Thieme, Stuttgart 2005.

Platzer, W: Taschenatlas Anatomie. Bd. 1: Bewegungsapparat. 11. Aufl. Thieme, Stuttgart 2013.

Putz, R., Pabst, R.: Sobotta, Atlas der Anatomie des Menschen. CD-ROM, Version 3.0. Elsevier, Urban&Fischer, München 2005.

Rasmussen, B.K: Epidemiology of headache. Cephalalgia 2001; 21(7): 774–777.

Richardson, C., Jull, G., Hides, J.: Therapeutic exercises for spinal segmental stabilisation in low back pain. Churchill Livingstone, Edinburgh 1998.

Rodeghero, J., Russel Smith, A.: Role of Manual Physical Therapy and Specific Exercise Intervention in the Treatment of a Patient with Cervicogenic Headaches: A Case Report. The Journal of Manual & Manipulative Therapy 2006; 14(3): 160.

Schomacher, J., Hartmann, F.: Manuelle Therapie. Bewegen und Spüren lernen. 5. Aufl. Thieme, Stuttgart 2011.

Schünke, M., Schulte, E., Schumacher, U.: Prometheus, Lernatlas der Anatomie. Allgemeine Anatomie und Bewegungssystem. 4. Aufl. Thieme, Stuttgart 2014.

Schünke, M.: Funktionelle Anatomie – Topografie und Funktion des Bewegungssystems. 2. Aufl. Thieme, Stuttgart 2014.

Tittel, K.: Beschreibende und funktionelle Anatomie des Menschen. 14. Aufl. Elsevier, Urban&Fischer, München 2003.

Veruva, S. Y., Lanman, T. H., Isaza, J. E., Freeman, T.A., Kurtz, S. M., Steinbeck, M. J.: Periprosthetic UHMWPE Wear Debris Induces Inflammation, Vascularization, and Innervation After Total Disc Replacement in the Lumbar Spine. Clinical Orthopaedics and Related Research 2017; 475(5): 1369–1381.

Wappelhorst, U., Kittelmann, A., Röbbelen, C.: Lehr- und Arbeitsbuch Funktionelle Anatomie. Elsevier, Urban & Fischer, München 2005.

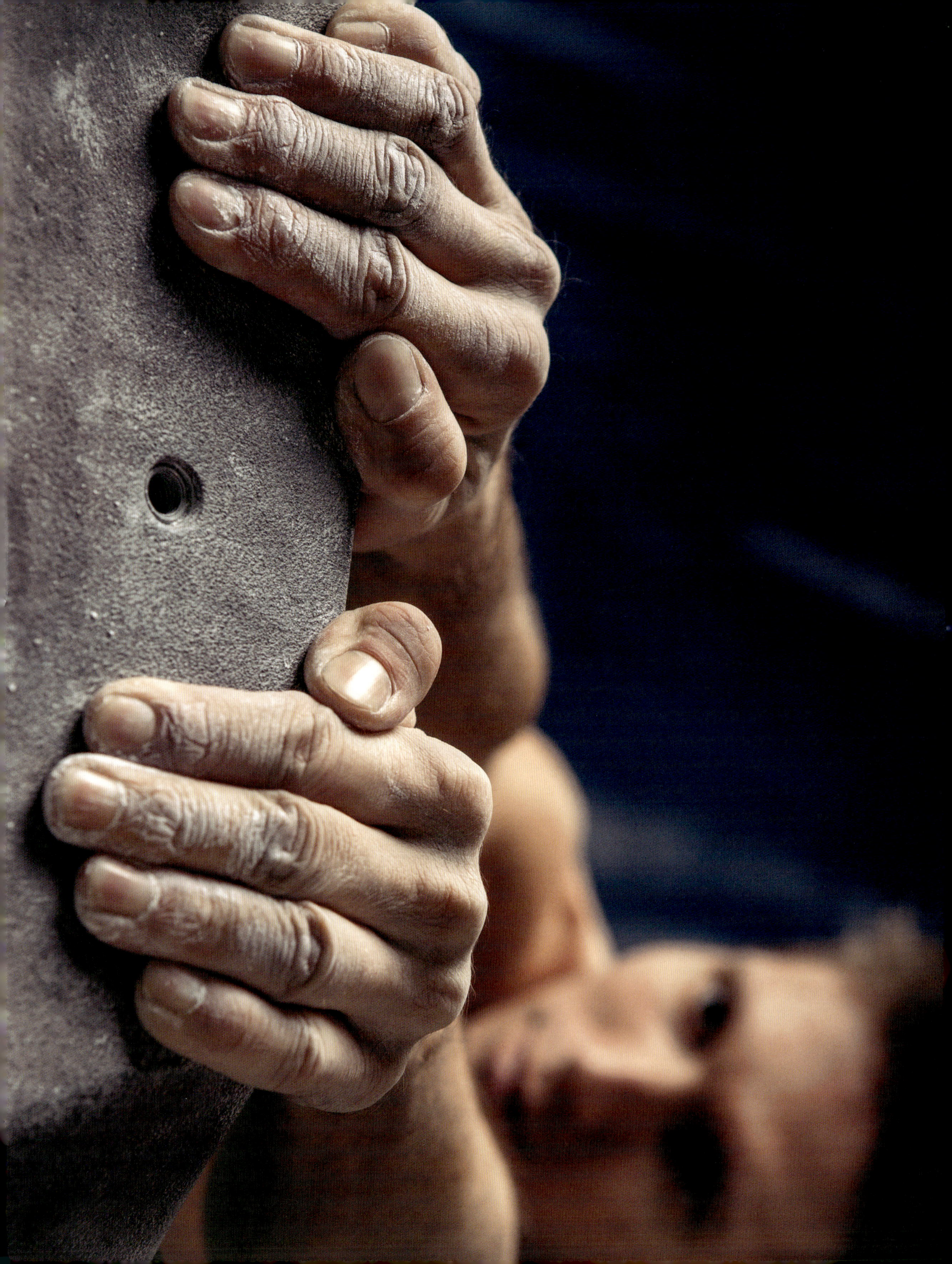

KAPITEL

13 Die obere Extremität

LERNINHALTE

13.1 Die Knochen der oberen Extremität

- Der knöcherne Schultergürtel, der aus der Klavikula und der Skapula besteht, ist vor allem durch die oberflächlich gelegenen Muskeln am Körperstamm aufgehängt. Hierdurch und durch die Beweglichkeit des glenohumeralen Kugelgelenks ist die obere Extremität gut beweglich.
- Die Knochen des Armes und der Hand sind: der Humerus, der Radius, die Ulna, die Ossa carpi, die Ossa metacarpi und die Phalangen.

13.2 Schultergelenk

- Das Schultergelenk besteht aus einer funktionellen Einheit von fünf unterschiedlichen Gelenken: dem Akromioklavikulargelenk, dem Sternoklavikulargelenk, dem Skapulothorakalgelenk (unechtes Gelenk), dem Glenohumeralgelenk und der subakromialen Fläche (unechtes Gelenk).
- Die Klavikula macht eine Pro- bzw. Retraktion gegenüber der Skapula beim Vor- und Rückwärtsbewegen der Schulter. Beim Hochheben und Herunterziehen der Schulter macht die Klavikula eine Abduktion bzw. eine Adduktion gegenüber der Skapula.
- Elevation und Depression sowie Pro- und Retraktion der Schulter finden hauptsächlich im Sternoklavikulargelenk statt. Das Sternum ist ein unbeweglicher fester Punkt, während die Skapula den mobilen Gelenkpartner bildet.
- Das Skapulothorakalgelenk setzt sich zusammen aus (von dorsal nach ventral gesehen): der Fossa subscapularis, dem M. subscapularis, dem M. serratus anterior und der Thoraxwand. Etwa ein Drittel der Abduktion oder Anteversion des Armes kommt aus dem skapulothorakalen Gelenk.
- Das Glenohumeralgelenk ist das beweglichste Kugelgelenk des Menschen. Stabilisiert und mechanisch gesichert wird es vor allem durch die Schultermuskulatur. Das Gelenk steht nach kranial mit der Bursa subcoracoidea in Verbindung.
- Die Muskulatur im Schulterbereich kann anatomisch in die skapulothorakale, die thorakohumerale und die skapulohumerale Muskulatur unterteilt werden.
- Die skapulothorakalen Muskeln werden in eine dorsale und eine ventrale Gruppe eingeteilt. Zur dorsalen Gruppe gehören der M. trapezius, der M. levator scapulae und die Mm. rhomboidei, zur ventralen Gruppe der M. pectoralis minor und der M. serratus anterior.
- M. pectoralis major und M. latissimus dorsi sind thorakohumerale Muskeln, die am Körperstamm entspringen.
- Die skapulohumeralen Muskeln ziehen von der Skapula zum Humerus: der M. deltoideus, der M. subscapularis, der M. supraspinatus, der M. infraspinatus, der M. teres minor und der M. teres major.
- M. biceps brachii und M. triceps brachii sind zweigelenkige Muskeln.
- Die Rotatorenmanschette, die aus M. supraspinatus, M. infraspinatus, M. subscapularis und M. teres minor besteht, stabilisiert das Glenohumeralgelenk aktiv, weil sie parallel zum Kollum und quer zur Gelenkpfanne der Skapula verläuft.
- Der Hauptabduktor des Glenohumeralgelenks ist der M. deltoideus, dessen verschiedene Anteile bei Abduktionsbewegungen je nach Ausgangsstellung in unterschiedlicher Reihenfolge aktiviert werden.
- Die arterielle Versorgung der Schulter stammt aus der A. subclavia, die venöse Drainage mündet in die V. axillaris.

13.3 Ellenbogengelenk und Unterarm

- Das Ellenbogengelenk besteht aus einer funktionellen Einheit von drei Gelenken: das Art. humeroulnaris, das Art. humeroradialis und das Art. radioulnaris proximalis.
- Aufgrund des spiralförmigen Verlaufs der Rinne der Trochlea humeri weicht die Ulna bei Streckung des Ellenbogens nach lateral aus, und es entsteht eine Valgusstellung im Ellenbogen.
- Die passive Stabilität des Art. radioulnaris wird vom kräftigen Lig. anulare radii, dem radialen Kollateralband, dem Lig. quadratum, der Membrana interossea und indirekt von der Chorda obliqua gewährleistet.
- M. biceps brachii, M. brachialis und M. brachioradialis wirken als Beuger im Ellenbogengelenk. M. triceps brachii streckt den Unterarm im Ellenbogengelenk und ist somit ein Antagonist des M. biceps brachii.
- Die Unterarmmuskeln können ihrer Funktion nach eingeteilt werden in: Pronatoren wie der M. pronator teres und M. pronator quadratus und Supinatoren wie der M. supinator und M. biceps brachii. Des Weiteren gibt es noch Hand- und Fingerbeuger sowie Hand- und Fingerstrecker.
- Die arterielle Versorgung des Ellenbogens wird aus der A. brachialis gespeist, der venöse Abfluss kennt zahlreiche Normvarianten.

13

13.4 Hand und Finger

- Von proximal nach distal gibt es folgende Gelenke (bezogen auf eine Extremität): Art. radioulnaris distalis, Art. radiocarpalis, Art. mediocarpalis, Artt. intercarpales, Artt. carpometacarpales, Artt. intermetacarpales, Artt. metacarpophalangeales und Artt. interphalangeales.
- Das Handgelenk ermöglicht eine Palmarflexion, eine Dorsalextension, eine Radialabduktion und eine Ulnarabduktion, die auch als Radial- bzw. Ulnarduktion bezeichnet werden.
- Das Os scaphoideum kippt während der Flexion und der Radialabduktion tendenziell nach vorne, was Skaphoidkippung genannt wird.
- Sowohl das erste als auch das fünfte karpometakarpale Gelenk sind Sattelgelenke. Die zweiten bis vierten karpometakarpalen Gelenke sind flache Gelenke, fixiert durch straffe Bänder und dadurch praktisch unbeweglich.
- Die metakarpophalangealen Gelenke erlauben Flexion und Extension, aber auch seitwärts gerichtete Abduktions- und Adduktionsbewegungen, die aber nur in der Extensionsstellung möglich sind.
- Die sog. Handgelenkszügel bestehen aus Streckmuskeln, wie dem M. extensor carpi radialis longus, dem M. extensor carpi radialis brevis und dem M. extensor carpi ulnaris, und aus Beugemuskeln, wie dem M. flexor carpi radialis und dem M. flexor carpi ulnaris.
- Isolierte Bewegungen der Fingerextensoren verursachen eine MCP-Extension und eine Krallbewegung der Finger.
- Durch Extension in den MCP-Gelenken entsteht eine Dehnspannung der Flexoren in den PIP- und DIP-Gelenken. Gleichzeitige Aktivierung der Mm. interossei und Mm. lumbricales stabilisiert die Finger durch Beugespannung und Fixierung der MCP-Gelenke, während in den PIP- und DIP-Gelenken gestreckt wird.
- Das CMC-I-Gelenk benötigt aufgrund seiner großen Beweglichkeit in Zusammenhang mit der Greiffunktion eine aktive Stabilität und differenzierte muskuläre Steuerung. Beteiligt daran sind: M. flexor pollicis brevis, M. extensor pollicis brevis, M. extensor pollicis longus, M. opponens pollicis, M. abductor pollicis brevis und M. adductor pollicis.
- Die arterielle Versorgung im Hand- und Fingerbereich wird durch A. radialis und A. ulnaris gewährleistet; der venöse Abfluss erfolgt über die V. cephalica.

In der Entwicklungsgeschichte der höheren Wirbeltiere haben Form und Funktion des Schultergürtels und Armskeletts eine starke Wandlung erfahren. Mit der Einführung des aufrechten Ganges bei den Vorfahren des heutigen Menschen wurde die obere Extremität als Stütz- und Gehorgan überflüssig. Stattdessen hat sie sich zu einem **komplexen Greif- und Tastorgan** entwickelt, was die Entwicklung der Zivilisation beschleunigt haben dürfte. So sind z. B. die ältesten aller menschlichen Tätigkeiten, das Jagen und Sammeln, ohne die Hand als Greif- und Haltewerkzeug kaum vorstellbar.

13.1 Die Knochen der oberen Extremität

13.1.1 Die Knochen des Schultergürtels und des Oberarms

DEFINITION

Schulter

Laienausdruck für die Region der Schulter- und Schultergürtelgelenke.

Schultergelenk

Die umgangssprachliche Bezeichnung für die Verbindung der flachen Pfanne des Schulterblattes mit dem Oberarmkopf.

Schultergürtel

Ein knöcherner „Gürtel", der die Knochen der oberen Extremitäten mit dem Körperstamm verbindet.

Der **Schultergürtel** (➤ Abb. 13.1) ist ein unvollständiger knöcherner „Gürtel", der die Knochen der oberen Extremitäten mit dem Körperstamm verbindet. Er besteht aus zwei Knochen, der **Klavikula** (Schlüsselbein, lat.: clavis = Schlüssel) und der **Skapula** (Schulterblatt). Der Gürtelschluss wird vorne vom Brustbein und hinten durch Muskeln gebildet.

Die Befestigung des Schultergürtels am Körperstamm erfolgt hauptsächlich durch die oberflächlich gelegenen Muskeln der Rumpfwand, die den Schultergürtel gleichzeitig stabilisieren und bewegen. Beim festen Zugreifen der Finger und Hände und dem Heben schwerer Lasten werden die oberen Gliedmaßen vor allem von Muskeln stabilisiert. Diese muskuläre Sicherung sowie die nur geringe knöcherne Führung des Schultergelenks sorgen für eine extrem große Beweglichkeit der oberen Extremitäten. Da diese große Beweglichkeit auf Kosten der Stabilität erreicht wird, ist die Schulter für Verletzungen besonders anfällig.

Skapula

Die **Skapula** (Schulterblatt, ➤ Abb. 13.2) ist ein etwa dreieckiger, platter Knochen, der dem Thorax dorsal aufliegt. In der Ruheposition ist die Skapula etwa 10°

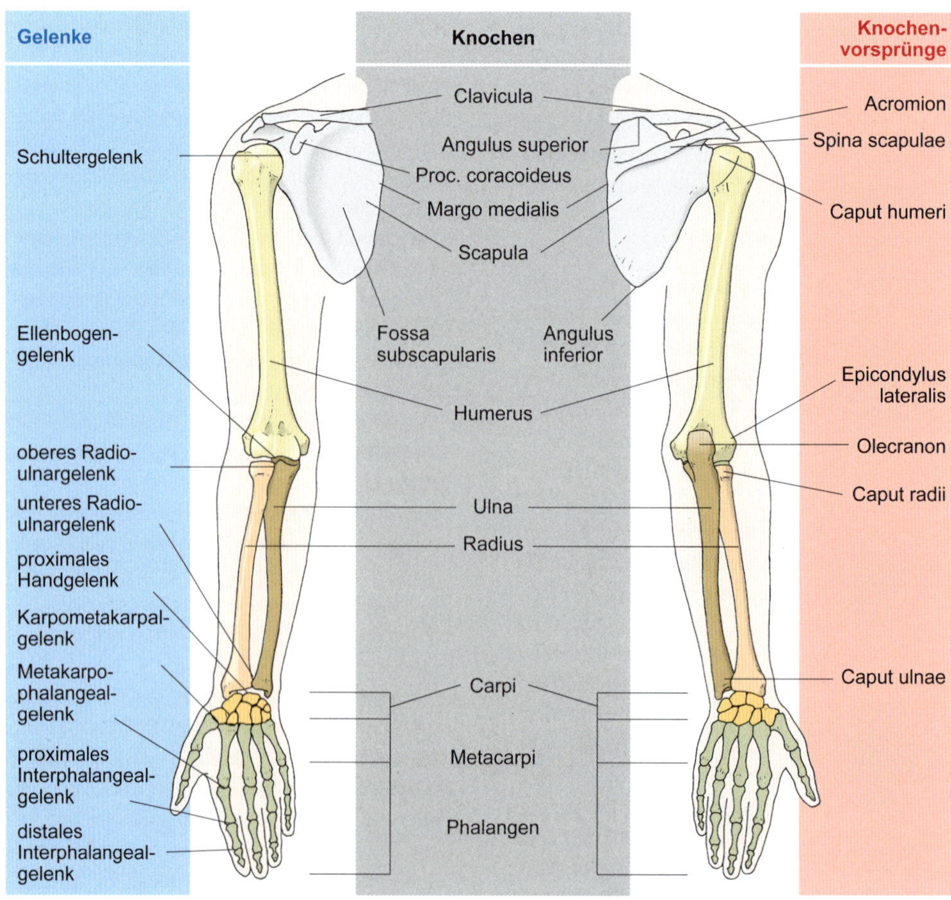

Abb. 13.1 Die rechten Schultergürtel-, Arm- und Handknochen; links von ventral und rechts von dorsal.

bis 15° nach vorne gekippt. Der mediale Rand steht weiter dorsal als der laterale Rand. Dieses knöcherne Dreieck ist mit seinen relativ großen Flächen das Ursprungsgebiet einer Reihe von Muskeln, die den Schultergürtel fixieren und stabilisieren.

Die drei Ränder der Skapula, die **Margo medialis, lateralis** und **superior,** sind durch den **Angulus superior, inferior** und **lateralis** voneinander getrennt.

Die Skapularückseite, die **Facies dorsalis,** wird durch die **Spina scapulae** in eine kleinere **Fossa supraspinata** und in eine größere **Fossa infraspinata** unterteilt. Von medial nach lateral ragt die Spina scapulae mit einer dreieckigen Basis immer höher aus der Skapulafläche hervor und endet oberhalb des Angulus superior in einem kräftigen, leicht gebogenen platten Fortsatz, dem **Akromion.** Es steht mit der Klavikula in gelenkiger Verbindung. Der **Angulus acromialis** stellt den Übergang zwischen Spina scapulae und Akromion dar und ist ein gut zu tastender Palpationspunkt.

Ein weiterer Fortsatz, der **Proc. coracoideus,** entspringt nahe der Cavitas glenoidalis an der Ventralseite der Skapula und hat einen hakenförmigen, nach vorne gekrümmten Verlauf. Das Akromion und der Proc. coracoideus werden durch ein kräftiges, das Schultergelenk überdachendes Band, das **Lig. coracoacromiale,** miteinander verbunden.

Die den Rippen aufliegende Ventralseite der Skapula, die **Facies costalis,** ist eine leicht ausgehöhlte, wenig strukturierte Fläche, die auch als **Fossa subscapularis** bezeichnet wird.

Am Angulus lateralis befindet sich eine muldenartige Vertiefung, die **Cavitas glenoidalis** (Art. glenohumerale, ➤ Kap. 13.2.1), die zusammen mit dem Kopf des Humerus ein Kugelgelenk, das **Glenohumeralgelenk,** formt. An ihrem oberen und unteren Rand liegt jeweils ein kleines Höckerchen, das **Tuberculum supraglenoidale** bzw. **infraglenoidale.** Über die Schultergelenkpfanne besteht die einzige Verbindung des Armes zum Rumpfskelett. Da sie relativ klein und flach ist, kann sie nicht den ganzen **Caput humeri** (Humeruskopf) aufnehmen.

Die Skapula bietet mit ihrer Knochenplatte und den zwei Fortsätzen eine große rahmenartig angelegte Oberfläche, die der Befestigung von Muskeln dient. Somit ist ihre anatomische Form vor allem mit ihrer Aufgabe als Ursprungsfläche für die meisten Schultergürtel- und Schultergelenkmuskeln zu begründen.

KLINIK

Skapulafraktur

Eine physiotherapeutische Behandlung des Schultergürtels ist häufig erforderlich. Neben funktionellen Beschwerden im Schultergelenk können auch **Skapulafrakturen** ursächlich für eine Behandlung sein. Frakturen werden meist durch massive Gewalteinwirkung verursacht, z. B. bei einem Rennrad-Unfall mit Sturz auf die Schulter.

Klavikula

Die **Klavikula** (➤ Abb. 13.3) wird als einziger Extremitätenknochen in der Entwicklung nicht knorpelig vorgeformt, entwickelt sich aber auf bindegewebiger Grundlage (desmale Ossifikation, ➤ Kap. 4.5.6) nach der 5. Embryonalwoche. Eine knorpelige Vorformung gibt es an den Klavikulaenden, wobei ein Knochenkern am sternalen Ende erst im 16.–20. Lebensjahr auftritt. Zwischen dem 21. und 24. Lebensjahr ist die Klavikula dann vollständig knöchern durchbaut.

Die Klavikula ist ein relativ dünner, beim Erwachsenen etwa fingerdicker, annähernd S-förmiger Knochen, der an seinen beiden verdickten Enden Gelenkflächen besitzt. Das dem Sternum zugekehrte Ende bezeichnet man als **Extremitas sternalis** und das der Skapula zugekehrte Ende als **Extremitas acromialis,** dazwischen liegt der **Corpus claviculae.** Die Klavikula liegt dem Thorax (Brustkorb) ventrokranial auf und ist medial über das Sternoklavikulargelenk mit dem **Sternum** (Brustbein) verbunden. Lateral bildet die Klavikula mit der dorsal liegenden Skapula ein Gelenk, das Akromioklavikulargelenk. Über die gelenkige Verbindung der Klavikula mit dem Sternum einerseits und der Skapula andererseits wird der Bewegungsumfang des Schultergelenks erheblich erweitert.

An der Unterfläche der Klavikula, in der Nähe der Extremitas acromialis, befindet sich ein Knochenvorsprung, das **Tuberculum conoideum.** Lateral dieses Vorsprunges befindet sich die **Linea trapezoidea.** Beide sind Ansatzstellen der gleichnamigen Bänder. Der **Sulcus musculi subclavii** befindet sich an der Unterfläche des Corpus claviculae und dient als Ansatzstelle des M. subclavius. Die Klavikula dient als Ansatzstelle sämtlicher Hals-, Nacken- und Brustmuskeln, die den Schultergürtel stabilisieren und steuern. Außerdem findet der ventrale Teil des wichtigsten Armabduktors, der M. deltoideus, an der ventralen Seite der distalen Klavikula seinen Ursprung.

KLINIK

Klavikulafraktur

Klavikulafrakturen (Schlüsselbeinfrakturen) entstehen meist indirekt durch einen Sturz auf die Schulter oder den ausgestreckten Arm. Bei einer starken Dislokation der Fragmente oder überschießender Kallusbildung kann es zu einer Schädigung von darunter herziehenden Nerven kommen.

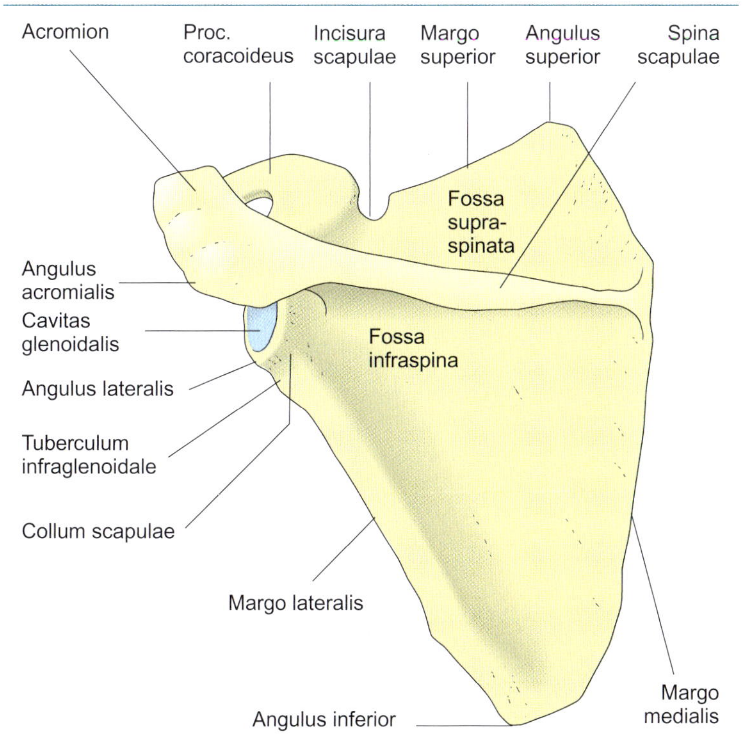

Abb. 13.2 Die linke Skapula von dorsal.

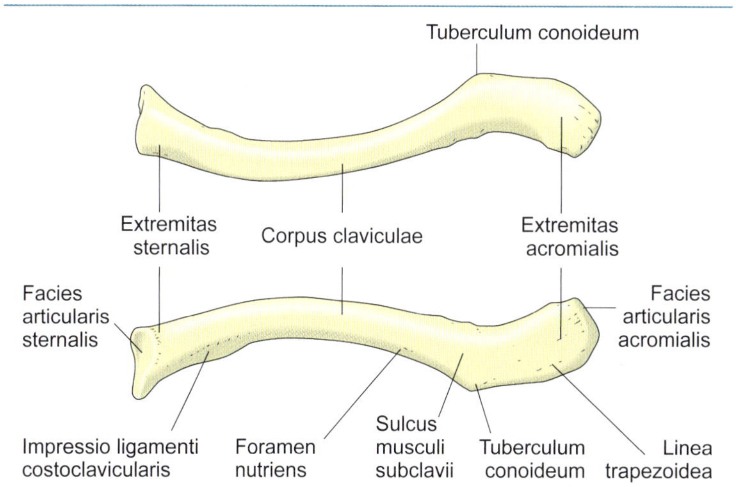

Abb. 13.3 Oben: Die Klavikula von kranial.
Unten: Die Klavikula von kaudal.

13

13.1.2 Humerus

Der **Humerus** (Oberarmknochen, ➤ Abb. 13.4) ist der längste und größte Knochen der oberen Extremität. Das proximale Ende ist im Schultergelenk mit der Skapula, das distale über das Ellenbogengelenk mit Ulna (Elle) und Radius (Speiche) verbunden.

Das **Caput humeri** liegt etwas schräg medial am proximalen Ende des Humerus. Fast auf gleicher Höhe befinden sich lateral ein etwas größerer und ein kleiner Knochenhöcker, das **Tuberculum majus** und **minus.** Zwischen diesen beiden Tuberkuli liegt eine Rinne, der **Sulcus intertubercularis,** in der die Sehne des langen Bizepskopfes verläuft. Der kurze Steg zwischen Kopf und Tuberkuli bzw. Humerusschaft wird **Collum anatomicum** genannt. Etwas distal der Tuberkuli, am proximalen Humerusschaft, verläuft das **Collum chirurgicum.** Der sich anschließende röhrenförmige **Corpus humeri** (Humerusschaft) ist der längste Teil des Humerus. Mehrere Knochenleisten und Aufrauungen sowie die beiden schon erwähnten Tuberkuli, die sich leistenförmig nach distal als **Crista tuberculi majoris** und **minoris** fortsetzen, dienen dem Ansatz von Oberarmmuskeln und Bändern. Von medioproximal nach laterodistal zieht um den Corpus humeri herum eine Furche, der **Sulcus nervi radialis,** in dem der N. radialis verläuft. Etwa in der Mitte des Korpus liegt lateral, als Ansatzstelle des M. deltoideus, die **Tuberositas deltoidea.**

An seinem distalen Ende wird der Corpus humeri breiter und flacht sich in dorsoventraler Richtung ab. Medial und lateral geht er in die **Margo medialis** und **lateralis** über, die dann am Ellenbogengelenk als **Epicondylus medialis** bzw. **lateralis** enden. Zwischen diesen Epikondylen liegt die Gelenkfläche des **Ellenbogengelenks.** Sie unterteilt sich in die **Trochlea humeri** und das **Capitulum humeri.** Die beiden Epikondylen liegen außerhalb des Gelenks und dienen verschiedenen Muskeln als Ursprung. Oberhalb des Gelenks befindet sich dorsal die **Fossa olecrani,** die das **Olekranon** der Elle aufnimmt. Auf gleicher Höhe befinden sich ventral zwei kleinere Gruben: Die **Fossa coronoidea** bietet für den Proc. coronoideus der Elle bei einer Beugung des Gelenks Platz, die **Fossa radialis** nimmt bei bestimmten Armbewegungen den Radiuskopf auf.

KLINIK

Subkapitale Humerusfrakturen

Subkapitale Humerusfrakturen, die häufig bei älteren Leuten vorkommen, sind sehr weit proximal gelegene Frakturen am Humerus direkt unterhalb des Humeruskopfes, entweder im Collum chirurgicum oder im Collum anatomicum. Sie werden oft von Komplikationen wie einer Abrissfraktur des Tuberculum majus, Nervenschädigung des N. axillaris oder Plexus brachialis begleitet. Im späteren Stadium können Arthrose im Schultergelenk, bleibende Kontrakturen oder eine Mangelversorgung der Gewebe entstehen, wobei insbesondere bei Luxationsfrakturen die Humeruskopfnekrose ein ernsthaftes Problem darstellt.

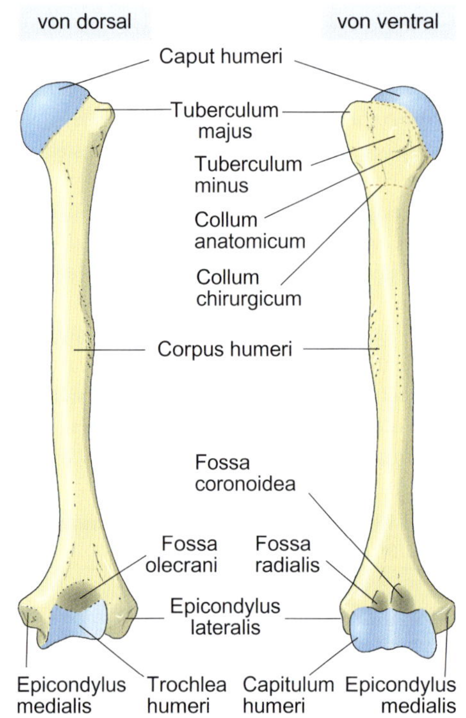

Abb. 13.4 Der rechte Humerus links von dorsal und rechts von ventral.

13.1.3 Die Knochen des Unterarmes

Der **Unterarm** erstreckt sich vom Ellenbogengelenk bis zur Handwurzel. Er besteht aus zwei Knochen: der **Ulna** (Elle) und dem **Radius** (Speiche).

Ulna

An ihrem proximalen Ende, also am Ellenbogengelenk, weist die **Ulna** (➤ Abb. 13.5) einen tiefen halbrunden Ausschnitt auf, der ventral vom **Proc. coronoideus** und dorsal vom **Olekranon** begrenzt bzw. überragt wird. Der Einschnitt dient als Gelenkpfanne für das Ellenbogengelenk und nimmt die **Trochlea** des Humerus in sich auf (➤ Abb. 13.25). Das Olekranon ist als Ellenbogenspitze von außen gut zu tasten. Ein kleiner Einschnitt neben dem Proc. coronoideus, die **Incisura radialis,** dient als Gelenkfläche für das **Caput radii** (Radiusköpfchen) und ist an der Bildung des proximalen Radioulnargelenks (➤ Abb. 13.25 und ➤ Kap. 13.26) beteiligt.

Der **Corpus ulnae** ist dreiseitig und hat einen lateral liegenden, zum Radius weisenden Rand, die **Margo interosseus.** An der Ulna befinden sich verschiedene Knochenleisten und Aufrauungen für den Ansatz von Muskeln. So findet man im proximalen Bereich des Korpus die **Tuberositas**

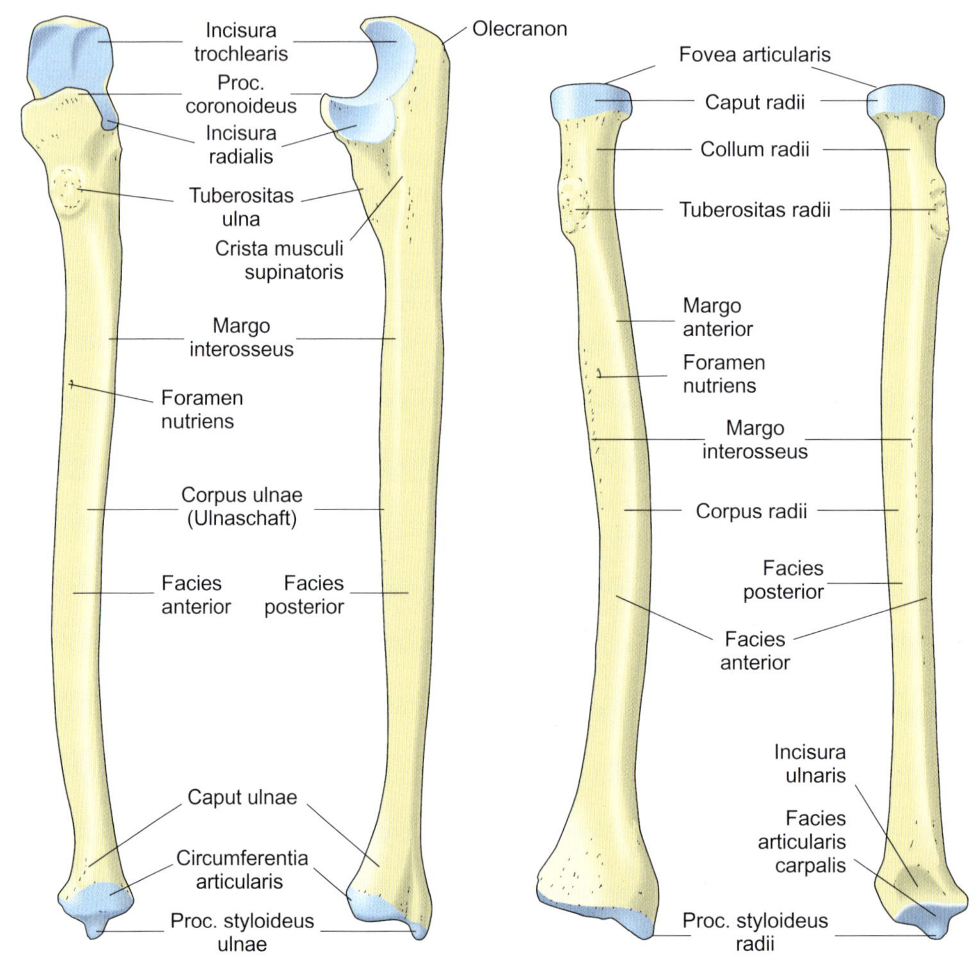

Abb. 13.5 Die Unterarmknochen Ulna und Radius des linken Armes.
Von links nach rechts: Ulna von ventral, Ulna von radial, Radius von ventral, Radius von ulnar.

ulnae und an der lateralen Seite, distal der Incisura radialis, die **Crista m. supinatoris.** Am unteren schmalen Ende befindet sich das **Caput ulnae,** das an seiner Dorsalseite einen kleinen **Proc. styloideus ulnae** besitzt.

Radius

Der **Radius** (➤ Abb. 13.5) liegt in anatomischer Nullstellung lateral der Ulna, also auf der Daumenseite. An seinem proximalen Ende befindet sich das **Caput radii** (Radiusköpfchen), das etwa die Form einer dicken, oben eingedellten Scheibe hat. Die obere Eindellung heißt **Fovea articularis** und bildet die Gelenkpfanne für das am distalen Humerusende liegende Capitulum humeri. Um das Caput radii verläuft eine ringförmige Gelenkfläche, die **Circumferentia articularis,** die gemeinsam mit dem proximalen Ende der Ulna ein Zapfengelenk (➤ Kap. 11.4.2 und ➤ Abb. 11.63) bildet. Unterhalb des Caput radii beginnt das Collum radii, welches distal an der ventromedialen Seite des Radius von der **Tuberositas radii** begrenzt wird.

Der **Corpus radii** dient mehreren Muskeln als Ansatz und hat entsprechende Leisten und Aufrauungen. Er ist kantiger und schmaler als die Ulna und ebenfalls annähernd dreieckig geformt. Seine scharfe **Margo interosseus** zeigt nach medial in Richtung der Ulna. In der Mitte des Corpus radii findet sich an der lateralen Seite eine Rauigkeit, die **Tuberositas pronatoria.** Das distale Ende ist kolbig verdickt und trägt dort die Gelenkflächen für die Handwurzelknochen. Ähnlich wie bei der Ulna findet sich auch am Radius ein **Proc. styloideus,** hier jedoch an der lateralen Fläche. Die dorsodistale Radiusseite wird von mehreren Furchen durchzogen, in denen die Sehnen der langen Hand- und Fingerstrecker verlaufen. Die am deutlichsten ausgeprägte Struktur ist hier das **Tuberculum dorsale** (auch Tuberculum von Lister). An ihren distalen Enden sind Radius und Ulna durch das untere Radioulnargelenk miteinander verbunden. Hierfür befindet sich an der medialen Radiusseite die **Incisura ulnaris** zur Aufnahme des Caput ulnae.

13.1.4 Die Knochen von Hand und Fingern

Handwurzelknochen

Der **Carpus** (Handwurzel, ➤ Abb. 13.6) besteht aus acht **Ossa carpi** (Handwurzelknochen). Sie sind untereinander durch Ligamente (Bänder) verbunden und in zwei Reihen zu je vier Knochen angeordnet. Jeweils von radial (Daumenseite) nach ulnar (Kleinfingerseite) gezählt sind das:

- In der proximalen Reihe das **Os scaphoideum** (Kahnbein), **Os lunatum** (Mondbein), **Os triquetrum** (Dreieckbein) sowie das **Os pisiforme** (Erbsenbein)
- In der distalen Reihe das **Os trapezium** (großes Vieleckbein), **Os trapezoideum** (kleines Vieleckbein), **Os capitatum** (Kopfbein) und **Os hamatum** (Hakenbein).

PT-PRAXIS

Merkspruch zur Reihenfolge der Ossa carpi

Ein Kahn, der fuhr im Mondenschein im Dreieck um das Erbsenbein; Vieleck groß, Vieleck klein – am Kopf, da muss ein Haken sein.

Os scaphoideum, Os lunatum und Os triquetrum weisen auf ihrer proximalen Seite jeweils eine Gelenkfläche auf. Diese Flächen bilden zusammen mit der Gelenkfläche des Radius das **proximale Handgelenk.** Es handelt sich dabei um ein Eigelenk (➤ Abb. 11.63), da die drei Gelenkflächen der Handwurzelknochen zusammengenommen eine Eiform bilden. Das Caput ulnae ist an der Bildung des proximalen Handgelenks nicht beteiligt, sondern nur indirekt über einen **Diskus** (Knorpelscheibe) mit ihm verbunden.

Das Os pisiforme und der Knochenvorsprung des Os hamatum, der **Hamulus ossis hamati,** bilden die ulnare Seite des **Karpaltunnels** (➤ Kap. 13.4.2). Das Os scaphoideum und das Os trapezium, die beide ein Tuberkulum besitzen, bilden die radiale Seite dieses Tunnels.

Mittelhandknochen

An die vielkantigen Ossa carpi schließen sich die Röhrenknochen der Mittelhand an. Die proximal gelegenen Basen und distal gelegenen Enden (Köpfchen) der **Mittelhandknochen** oder **Ossa metacarpi** (Metakarpalknochen, ➤ Abb. 13.6) tragen zur Verbindung mit dem Carpus (der Handwurzel) bzw. mit den Fingerknochen Gelenkflächen. Der Metacarpus des ersten Fingers (Daumen) ist über ein **Sattelgelenk,** das Daumenwurzelgelenk, mit dem Carpus verbunden.

Fingerknochen

Auf die fünf Mittelhandknochen folgen die Finger, die beim Daumen aus zwei, sonst aus drei Fingergliedern, den **Phalangen** (➤ Abb. 13.6), bestehen. Von der Mittelhand nach distal gesehen werden diese als **Grund-, Mittel- und Endphalanx** (Grund-, Mittel- und Endglied; beim Daumen Grund- und Endglied) bezeichnet. Sie sind über kleine Gelenke miteinander verbunden. Die einzelnen Verbindungen zwischen den Metacarpi und den Grundphalangen heißen **Metakarpophalangealgelenke,** abgekürzt **MCP** (Fingergrundgelenke). Die zwei Gelenkreihen zwischen den Phalangen der Finger bezeichnet man als **proximale** und **distale Interphalangealgelenke,** abgekürzt **PIP** und **DIP** (Fingermittelgelenke bzw. Fingerendgelenke).

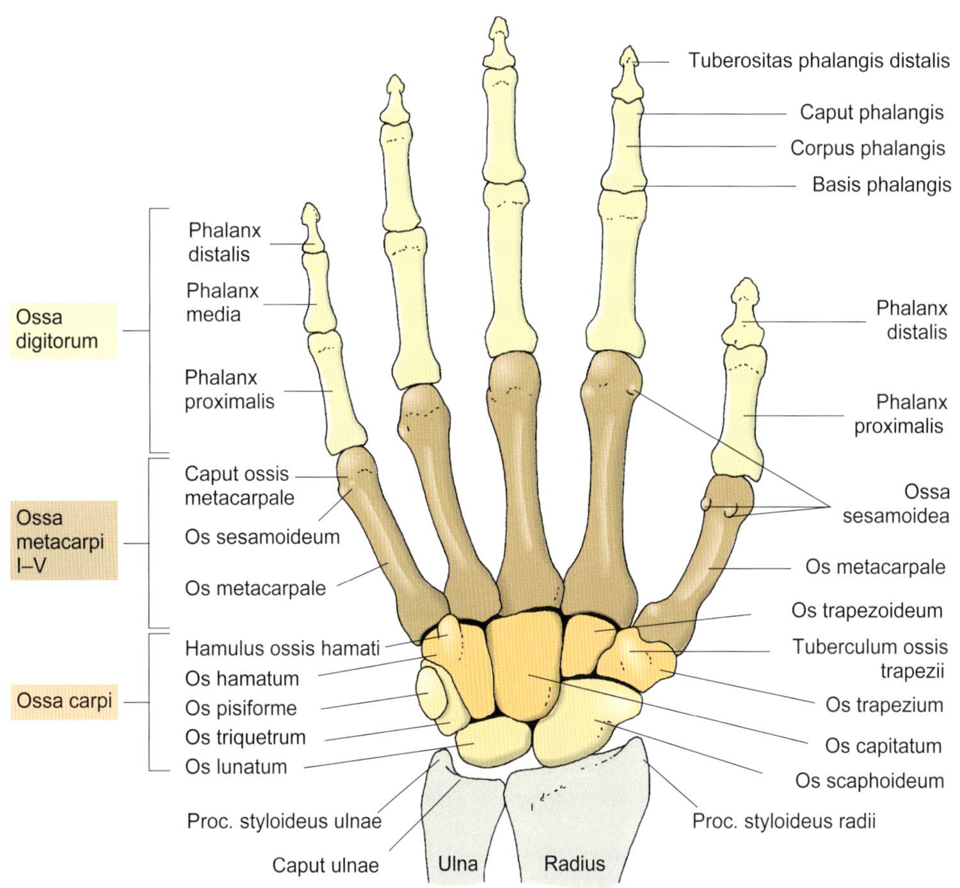

Abb. 13.6 Das Handskelett der rechten Hand von palmar.

13.2 Schultergelenk

Das **Schultergelenk** besteht genau genommen aus einer funktionellen Einheit von fünf unterschiedlichen Gelenken:

- Akromioklavikulargelenk
- Sternoklavikulargelenk
- Skapulothorakalgelenk (unechtes Gelenk)
- Glenohumeralgelenk
- Suprahumerale bzw. subakromiale Fläche (unechtes Gelenk).

13.2.1 Gelenkmechanik des Schulterbereichs

Art. acromioclavicularis

Das **Akromioklavikulargelenk,** also die Verbindung zwischen Akromion und Klavikula (➤ Abb. 13.7), ist ein Art. plana (ein flaches Gelenk), das funktionell einem Kugelgelenk ähnelt, und setzt sich zusammen aus:

- Der **Facies articularis clavicularis,** der flachen bzw. leicht konvexen Gelenkfläche am Akromion
- Der **Facies articularis acromialis,** der ebenfalls flachen, leicht konvexen Gelenkfläche an der Klavikula.

Aufgrund der Lage der Klavikula – sie liegt etwas oberhalb und ventral des Akromions – zeigt die Gelenkfläche des Akromions nach ventral, medial und leicht kranial. Die Gelenkfläche der Klavikula weist nach dorsal, lateral und leicht kaudal. Bei etwa einem Drittel aller Menschen findet sich zwischen den Gelenkflächen des Akromioklavikulargelenks ein Discus articularis, der allerdings selten vollständig ausgebildet ist (➤ Abb. 13.8). Sowohl die Klavikula als auch die Skapula haben einen Winkel von 30° zur Frontalebene.

Bewegungen des Akromioklavikulargelenks

Das Akromioklavikulargelenk ist an allen Schulterbewegungen beteiligt (➤ Tab. 13.1). Wird die Schulter nach vorne gezogen, führt die Klavikula gegenüber der Skapula eine **Protraktion** und beim Zurückziehen der Schulter eine **Retraktion** aus. Diese Schulterbewegungen begleiten das weit nach vorne bzw. hinten gehende Strecken des Armes. Wird der herunterhängende Arm weit nach innen oder außen gedreht, erfolgt ebenfalls eine leichte Protraktion bzw. Retraktion der Schulter. Bei Protraktion verkleinert sich der Winkel zwischen Klavikula und Skapula bis unter 60°, bei Retraktion vergrößert er sich.

Beim Heben und Herunterziehen der Schulter führt die Klavikula eine **Adduktion** bzw. eine **Abduktion** gegenüber der Skapula aus. Diese Schulterbewegungen begleiten den Arm, wenn er gehoben oder gesenkt wird. Beim Heben des Armes dreht die Klavikula zusätzlich rückwärts um ihre eigene Achse, während auch die Skapula eine Drehbewegung (Laterorotation) ausführt. Die Skapula dreht sich aus ihrer 10° vornübergekippten Position zu einer circa 15° rückwärts gekippten Position. Der 30°-Winkel zur Frontalebene vergrößert sich auf etwa 40°. Bei maximalem Heben des Arms in der Sagittal- oder Frontalebene vergrößert sich der Winkel zwischen Klavikula und Frontalebene bis auf 60°. Hierdurch entsteht eine **Drehbewegung** im Akromioklavikulargelenk. Bei maximal gehobenem Arm beträgt der Winkel von Skapula und Klavikula etwa 100°.

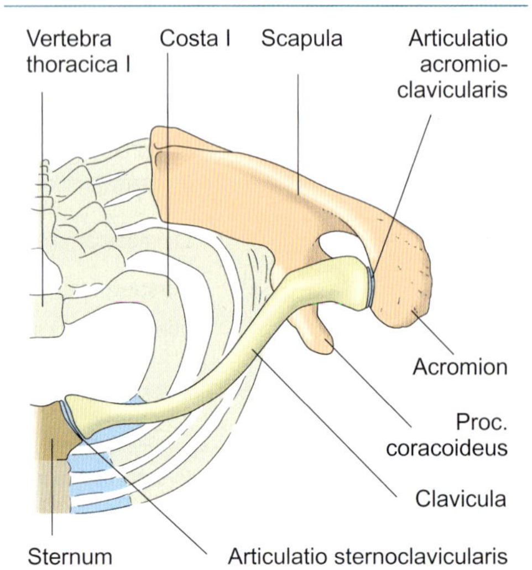

Abb. 13.7 Der linke Schultergürtel mit Akromioklavikulargelenk und Sternoklavikulargelenk, von kranial.

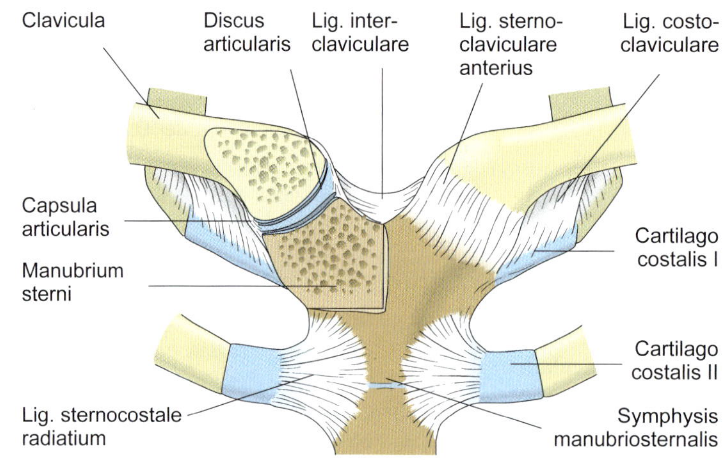

Abb. 13.8 Das Sternoklavikulargelenk von ventral; an einer Seite durch einen frontalen Schnitt eröffnet.

Passive Stabilität

Das Akromioklavikulargelenk hat eine straffe Gelenkkapsel und daher eine nur geringe Bewegungsfreiheit. Die Gelenkkapsel wird an ihrer oberen Seite durch ein Band, das **Lig. acromioclaviculare,** verstärkt. Die korakoklavikulären Ligamente bewirken mit ihrer Spannung eine Bremsung sämtlicher akromioklavikularer Bewegungen. Es handelt sich hierbei um das mediodorsal gelegene **Lig. conoideum** und das lateroventral gelegene **Lig. trapezoideum.** Das Lig. trapezoideum entspringt am oberen medialen Rand des Proc. coracoideus und zieht zur Linea trapezoidea. Das Lig. conoideum entspringt an der Basis des Proc. coracoideus und endet fächerförmig ausstrahlend am Tuberculum conoideum. Die beschriebenen Bänder erhöhen die **passive Stabilität** des Akromioklavikulargelenks beträchtlich, da sie die Bewegungen in gewünschte Richtungen führen und das Bewegungsausmaß des Gelenks einschränken. So wird die Protraktion der Klavikula am Ende der Bewegungsbahn vom Lig. conoideum abgebremst, während die Retraktion vom Lig. trapezoideum gebremst wird. Beide Bänder haben gemeinsam eine bremsende Wirkung auf Rotationsbewegungen zwischen Klavikula und Skapula.

Tab. 13.1 Eigenschaften des Akromioklavikulargelenks.

Kapselzeichen	Maximales Bewegungsausmaß mit Schmerzen
Bewegungen • Um eine vertikale Bewegungsachse:	Protraktion und Retraktion ändern in der Horizontalebene den Winkel zwischen Klavikula und Skapula: • Bei der Protraktion wird der Winkel zwischen Klavikula und Skapula größer. • Bei der Retraktion wird der Winkel zwischen Klavikula und Skapula kleiner.
• Um zwei horizontale Bewegungsachsen:	• Abduktion und Adduktion führen zu Winkelveränderungen in der Frontalebene (um sagittale Bewegungsachse). • Anteriore und posteriore Rotationen sind Drehbewegungen um die Längsachse der Klavikula (um frontale Bewegungsachse). • Etwa 20° (von insgesamt 60°) der Skapularotation findet im Akromioklavikulargelenk statt.
Segmentale Innervation	• Animal: C3 bis C6 • Vegetativ: Th3 bis Th6

Art. sternoclavicularis

Das **Sternoklavikulargelenk** (➤ Abb. 13.8) ist ein Sattelgelenk (Art. sellaris plana) und setzt sich zusammen aus:

- Der **Facies articularis sternalis,** der Gelenkfläche an der Klavikula
- Der **Facies articularis clavicularis,** der Gelenkfläche am Sternum.

Die Facies articularis sternalis ist konkav für die ventrale und dorsale Bewegungsrichtung und konvex für die kraniale und kaudale Bewegungsrichtung. Dementsprechend ist die Facies articularis clavicularis konvex für die ventrale und dorsale Bewegungsrichtung und konkav für die kraniale und kaudale Bewegungsrichtung.

Die sternale Gelenkfläche ist etwas größer als die Gelenkfläche der Klavikula und zeigt nach lateral und kranial. Das Sternoklavikulargelenk besitzt einen Discus articularis, der das Gelenk in zwei Kammern unterteilt.

Bewegungen des Sternoklavikulargelenks

Gelenkkapsel und Bänder des Sternoklavikulargelenks bieten einen sehr großen Bewegungsspielraum, sodass es sich funktionell gesehen um ein Kugelgelenk handelt. Es bildet mit dem Akromioklavikulargelenk eine funktionelle Einheit und ist an allen Schulterbewegungen beteiligt. Im Unterschied zum Akromioklavikulargelenk, bei dem die Klavikula an einem beweglichen Gelenkpartner, nämlich der Skapula, befestigt ist, bietet das Sternum der Klavikula einen fixen Gelenkpartner. Sowohl **Elevation** und **Depression** als auch **Protraktion** und **Retraktion** der Schulter finden hauptsächlich im Sternoklavikulargelenk statt. Die Klavikulabewegungen bei unterschiedlichen Schulter-Armbewegungen wurden bereits im Abschnitt „Bewegungen des Akromioklavikulargelenks" beschrieben. Intraartikulär (➤ Tab. 13.2) sind die Roll- und Gleitbewegungen bei Protraktion und Retraktion gegensinnig und bei der Elevation und Depression gleichsinnig. Dies liegt daran, dass es sich bei dem Sternoklavikulargelenk um ein Sattelgelenk handelt

Passive Stabilität

Die passive Stabilität des Sternoklavikulargelenks wird durch die relativ schlaffe Gelenkkapsel und die Spannung der kosto- und sternoklavikularen Ligamente gesichert. Ein kurzes, kräftiges Band, das **Lig. costoclaviculare,** spannt sich zwischen erster Rippe und Unterfläche der Klavikula aus. Zwischen Sternum und Klavikula verlaufen zwei Bänder, an der Vorderseite das **Lig. sternoclaviculare anterius** und an der Rückseite das **Lig. sternoclaviculare posterius.** Das **Lig. interclaviculare** liegt zwischen den medialen Enden beider Schlüsselbeine, wobei das kraniale Ende des Sternums überbrückt wird.

Jede Bewegung wird von diesen Bändern in die gewünschten Richtungen geführt, wobei unerwünschte Bewegungsrichtungen oder -ausmaße gebremst werden. Die Protraktion der Klavikula erfährt am Ende der Bewegungsbahn eine Bremsung durch das Lig. costoclaviculare und Lig. sternoclaviculare posterius. Die Retraktion wird vom Lig. costoclaviculare und Lig. sternoclaviculare anterius gebremst, die Elevation durch das Lig. costoclaviculare sowie aktiv durch den M. subclavius. Die Depression der Klavikula wird vom Lig. interclaviculare und dem oberen Teil der ersten Rippe gebremst.

Art. scapulothoracalis

Das **Skapulothorakalgelenk** (➤ Abb. 13.9) ist ein unechtes Gelenk und setzt sich aus mehreren Strukturen zusammen. Von dorsal nach ventral sind dies:

- Fossa subscapularis (Skapula-Unterseite)
- M. subscapularis
- M. serratus anterior
- Thoraxwand bzw. die nach dorsal etwas kraniolateral zeigende kostale Gleitfläche.

Bewegungen des Skapulothorakalgelenks

Bei Armhebebewegungen wie der Abduktion oder Anteversion des Armes finden etwa ⅔ der Bewegung im Glenohumeralgelenk und ca. ⅓ der

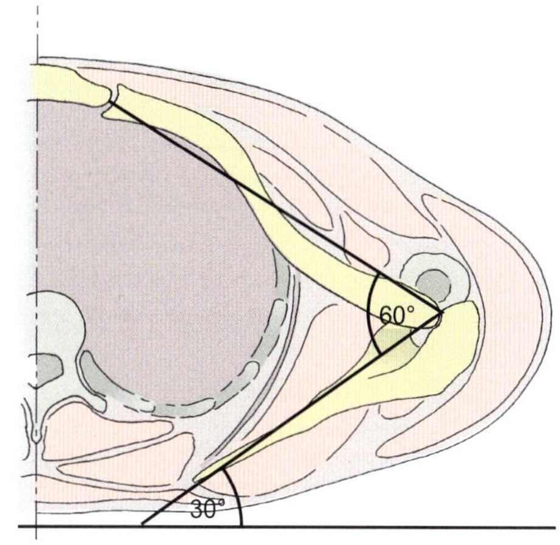

Abb. 13.9 Das Skapulothorakalgelenk im transversalen Querschnitt des Thorax in Skapulahöhe.

Bewegung im skapulothorakalen System statt. Diese ⅓-Beteiligung des skapulothorakalen Systems erfolgt hauptsächlich im Bereich zwischen 90° Abduktion (bzw. Anteversion) und dem Bewegungsende. Der skapulothorakale Anteil an der Bewegung wird allerdings größer, wenn der Arm belastet wird, weil in diesem Fall die die Skapula nach lateral ziehende Muskulatur zur Unterstützung der Armbewegung etwas früher und kräftiger einsetzt. Bei maximaler Elevation macht die Skapula eine Laterorotation, wobei der Angulus inferior nach lateral dreht. Weiterhin schiebt sich die Oberseite der Skapula etwas nach dorsal und rotiert nach innen. Dies geschieht durch eine Kippung der Skapula nach posterior (0–12°), auch „posterior tilt" genannt. Die laterale Seite schiebt sich im Vergleich zur medialen Seite etwas nach ventral.

Während einer Armhebung findet bei der Anteversion gleichzeitig eine Protraktion und in der Endstellung schließlich eine Retraktion der Skapula statt. Bei maximaler Abduktion erfolgt ebenfalls eine Retraktion. Eine ausreichende Retraktion ist die Voraussetzung für eine maximale Armhebung.

Die zervikale und thorakale Wirbelsäule (Hals- und Brustwirbelsäule) sowie die Verbindungen zwischen Rippen und Wirbelsäule sind an den Schultergürtelbewegungen beteiligt, da sie mit diesem eine funktionelle Einheit bilden. Sämtliche Armbewegungen werden in ihren Endpositionen dorthin weitergeleitet. So wird die maximale beidseitige Armelevation von einer Extension im Übergang zwischen thorakaler und zervikaler Wirbelsäule und dem hochthorakalen Bereich begleitet. Für die maximale einseitige Armelevation ist im gleichen Gebiet eine geringe hochthorakale Rotation notwendig. Da der Schultergürtel von Nerven innerviert wird, die ihren Ursprung im zervikalen Bereich haben, besteht ein enger neurophysiologischer Zusammenhang zwischen der zervikalen Wirbelsäule und dem Schultergürtel.

Tab. 13.2 Eigenschaften des Sternoklavikulargelenks.

Kapselzeichen	Maximales Bewegungsausmaß mit Schmerzen
Bewegungen	• Bei der Elevation verringert sich der kraniale Winkel zwischen Klavikula und Sternum. • Bei der Depression vergrößert sich der kraniale Winkel zwischen Klavikula und Sternum. • Bei der Protraktion verringert sich der ventrale Winkel zwischen Klavikula und Sternum. • Bei der Retraktion vergrößert sich der ventrale Winkel zwischen Klavikula und Sternum. • Anteriore und posteriore Rotationen sind Drehbewegungen um die Längsachse der Klavikula.
Bewegungsausmaße	• Elevation und Depression: 30°/0°/5° • Protraktion und Retraktion: 30°/0°/30° • Anterior- und Posteriorrotation: 30°/0°/30°
Arthrokinematik	
• Elevation	• Die Klavikula rollt nach kranial etwas medial und gleitet nach kaudal etwas lateral.
• Depression	• Die Klavikula rollt nach kaudal etwas lateral und gleitet nach kranial etwas medial.
• Protraktion	• Die Klavikula rollt und gleitet nach ventral.
• Retraktion	• Die Klavikula rollt und gleitet nach dorsal.
• Anterior- und Posteriorrotation	• Die Klavikula macht eine „Spin-Rotation" (um die eigene Achse).
Segmentale Innervation	• Animal: C5/C6 • Vegetativ: Th5/Th6

13

KLINIK

Krankhafte Veränderungen der Wirbelsäule und ihrer Rippenverbindungen

Zervikale Wirbelsäule

Krankhafte Veränderungen der zervikalen Wirbelsäule können motorische und sensorische Probleme im ganzen Schulter-/Armbereich wie Kraftverlust oder Gefühlsveränderungen verursachen. Ebenso können lang anhaltende zervikale Probleme die Durchblutung auf Gewebsniveau und damit den Stoffwechsel im Schulter-/Armbereich einschränken.

Hochthorakale Wirbelsäule

Eine freie, maximale Beweglichkeit des Schultergürtels setzt eine ebenfalls frei bewegliche hochthorakale Wirbelsäule voraus. Alle Krankheitsbilder, die mit Funktionseinschränkungen der thorakalen Wirbelsäule einhergehen, z. B. M. Bechterew, M. Scheuermann oder eine schlechte bzw. gebeugte Haltung, haben deshalb u. a. Einfluss auf die Beweglichkeit des Schultergürtels.

Rippen-Wirbelsäulenverbindung

Eine Blockierung der 1. oder 2. Rippe kann Schmerzen im Bereich der Rippen-Wirbelverbindungen, Schulterschmerzen, Kribbelgefühle an der medialen Unterarmseite und eine eingeschränkte Elevation und Endorotation der Schulter verursachen.

Art. glenohumeralis

Das **Glenohumeralgelenk** (Art. glenohumeralis oder Art. humeri, ➤ Abb. 13.10) ist das beweglichste Kugelgelenk des Menschen. Seine ausgeprägte Mobilität (➤ Tab. 13.3) erhält das Gelenk durch die weite und lockere Gelenkkapsel sowie die relativ schwache ligamentäre Sicherung. Stabilisiert und mechanisch gesichert wird es vor allem durch die Muskulatur der Schulter. Das Gelenk steht in Verbindung mit mehreren Bursae (Schleimbeuteln) wie der ventrokranial liegenden **Bursa subcoracoidea** und der ventral gelegenen **Bursa subtendinea musculi subscapularis.** Das Glenohumeralgelenk besteht aus:

- **Cavitas glenoidalis,** der konkaven Gelenkfläche an der Skapula
- **Caput humeri,** der konvexen Gelenkfläche am Humerus.

Die Cavitas glenoidalis ist nach lateral, ventral und leicht nach kranial gerichtet und bedeckt etwa $\frac{1}{3}$ der Fläche des Humeruskopfes. Das Caput humeri steht gegenüber dem Humerusschaft etwas gedreht und bildet einen Winkel:

- Mit der Humerusachse von ca. 135°
- Mit den Ellenbogenkondylen von ca. 30°.

PT-PRAXIS

Synonyme für Oberarmbewegungen

Für die sichtbaren **Oberarmbewegungen** nach vorne und hinten gibt es eine Vielzahl von Bezeichnungen (➤ Tab. 13.3). Häufig verwendete Synonyme sind:

- Nach **ventral:** Anteversion, Anteflexion, Ventralflexion oder Flexion
- Nach **dorsal:** Retroversion, Retroflexion, Dorsalflexion oder Extension.

Bewegungen des Glenohumeralgelenks

Der größte Teil der Armhebebewegungen – etwa $\frac{2}{3}$ – findet im Glenohumeralgelenk statt. Wie in ➤ Tab. 13.3 beschrieben, besteht die Arthrokinematik des Gelenks aus einer Kombination von Roll- und Gleitbewegung. Es hat sich gezeigt, dass diese biomechanisch erklärbare Roll-Gleitkomponente unter pathologischen Bedingungen eine Abweichung vom normalen Schema zeigen kann.

Das Glenohumeralgelenk ist Teil einer kinetischen Kette, deren Glieder bei jeder Bewegung in einer koordinierten Reihenfolge aktiviert werden. Ziel ist meistens die Ausführung einer Handbewegung mit genau kontrollierter Geschwindigkeit und Kraft.

In dieser kinematischen Kette sorgt die Skapula in jeder Situation für eine exakt positionierte Cavitas glenoidalis, wodurch der Arm eine optimale Bewegungsmöglichkeit erhält.

Passive Stabilität

Die passive Stabilität des ansonsten eher muskulär gesicherten Glenohumeralgelenks wird durch den Kapsel-Band-Apparat und einen die Gelenkpfanne vergrößernden Knorpelring, dem **Labrum glenoidale,** gewährleistet. Das Labrum vergrößert die Kontaktfläche zwischen Caput humeri und Cavitas glenoidalis und ist wie eine Gelenkfläche mit hyalinem Knorpel ausgekleidet.

Die **Ligamente** (➤ Abb. 13.11) des Glenohumeralgelenks sind eng mit der Gelenkkapsel verbunden. Mit ihrer Spannung tragen sie zur Führung der Bewegungen bei und fixieren das Gelenk in den Endstellungen. Die lockere Gelenkkapsel hat kaudal eine Ausbuchtung, den **Recessus axillaris,** der die Bewegungsfreiheit beim Heben des Armes erhöht. Ventral wird die Kapsel Z-förmig von drei relativ schwachen Bändern verstärkt. Oben zieht das **Lig. glenohumerale superius** horizontal vom Pfannenrand zum Humeruskopf, im unteren Bereich verläuft das **Lig. glenohumerale inferius** horizontal vom unteren Pfannenrand zur Unterseite des Humeruskopfes, während das **Lig. glenohumerale medium** schräg vom oberen Pfannenrand zum unteren Teil des Humeruskopfes zieht. Das **Lig. coracohumerale** entspringt an der Basis des Proc. coracoideus und zieht, in die Kapsel einstrahlend, mit seinem hinteren Anteil zum Tuberculum majus und mit seinem vorderen Anteil zum Tuberculum minus.

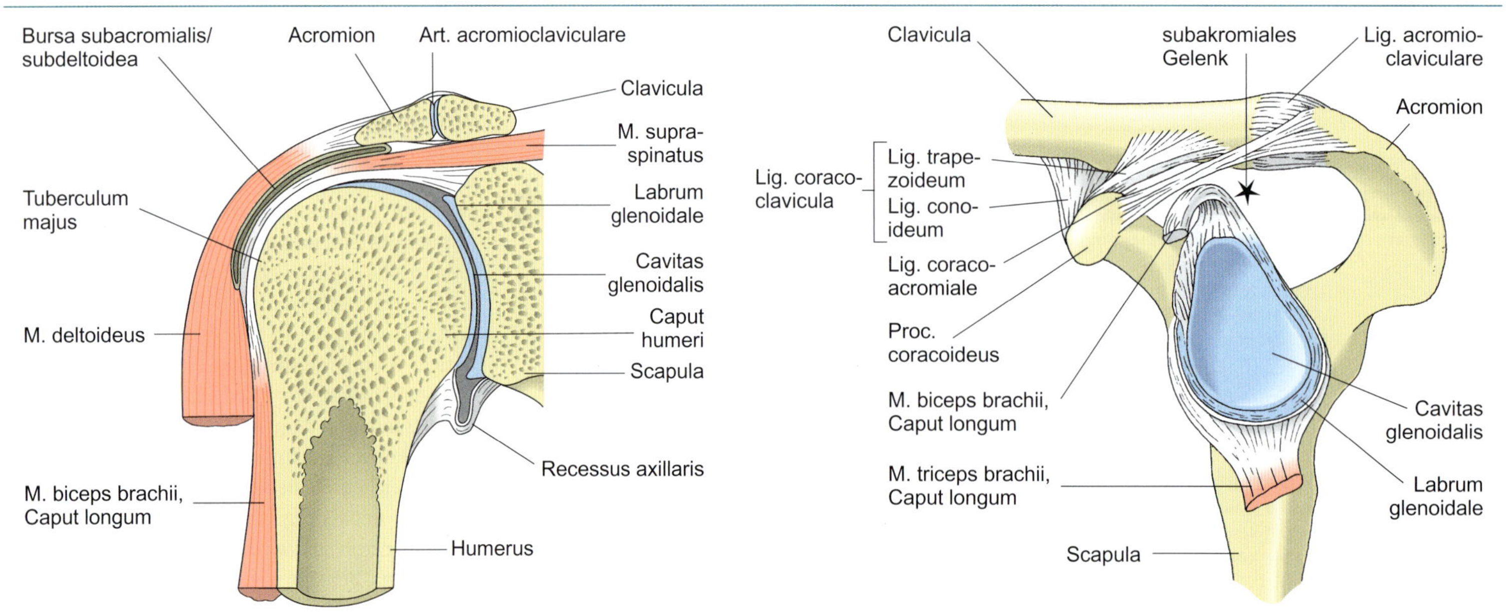

Abb. 13.10 Links: Art. humeri von ventral, nach Schnitt in der Skapulaebene.
Rechts: Subakromiales Gelenk von lateral nach Entfernung des Humeruskopfes. Der schwarze Stern deutet auf den subakromialen Durchgang.

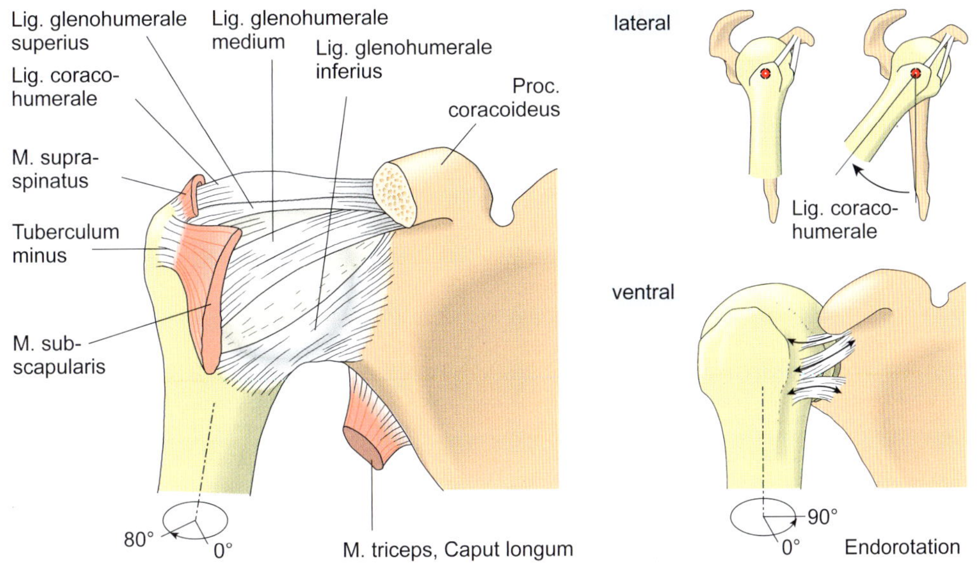

Abb. 13.11 Die ligamentäre Sicherung des Glenohumeralgelenks. [L190/L157]
Links: Glenohumeraler Kapsel-Band-Apparat der rechten Schulter von ventral.
Rechts oben: Ligamentäre Bremsung bei Retroversion des rechten Arms durch das Lig. coracohumerale, von lateral gesehen.
Rechts unten: Entspannung des Kapsel-Band-Apparats der rechten Schulter durch Endorotation, von ventral gesehen.

Tab. 13.3 Eigenschaften des Glenohumeralgelenks; 0 = nicht eingeschränkt, + = wenig eingeschränkt, ++ = eingeschränkt, +++ = stark eingeschränkt.

Nullstellung	Der Arm hängt parallel zum Rumpf, wobei der Ellenbogen gestreckt ist und der Daumen nach vorne zeigt.
Ruhestellung (M.L.P.P.)	Zwischen Abduktion 60° und Flexion 60°, Unterarm 30° flektiert
Verriegelte Stellung (C.P.P.)	Maximale Abduktion und Exorotation
Kapselzeichen	Exorotation +++ > Abduktion ++ > Endorotation +
Bewegungsausmaße	• Abduktion/Adduktion: 90°/0°/0° • Anteversion/Retroversion: 80°/0°/40° • Exorotation/Endorotation: 60°/0°/100°
Arthrokinematik	
• Abduktion	• Das Caput humeri rollt nach kranial etwas medial und gleitet nach kaudal etwas lateral.
• Anteversion	• Das Caput humeri dreht um eine quer auf der Gelenkfläche stehende Bewegungsachse. Es macht eine „Spin"-Bewegung um seine eigene Achse. Dabei findet keine Rollbewegung statt.
• Retroversion	• Das Caput humeri dreht um eine quer auf der Gelenkfläche stehende Bewegungsachse. Es macht eine „Spin"-Bewegung um seine eigene Achse. Es findet keine Rollbewegung statt.
• Exorotation	• Das Caput humeri rollt nach dorsal etwas lateral und gleitet nach ventral etwas medial.
• Endorotation	• Das Caput humeri rollt nach ventral etwas medial und gleitet nach dorsal etwas lateral.
Segmentale Innervation	• Animal: C5/C6 • Vegetativ: Th5/Th6

Die Ligamente sorgen zwar für die nötige Stabilität, beschränken allerdings auch die Bewegungsfähigkeit des Schultergelenks. Folgende **Bewegungen** werden von den zugeordneten Ligamenten eingeschränkt:

- Abduktion vom Lig. glenohumerale medium und inferius
- Anteversion vom hinteren, am Tuberculum majus ansetzenden Teil des Lig. coracohumerale
- Retroversion vom vorderen, am Tuberculum minus ansetzenden Teil des Lig. coracohumerale
- Exorotation vom Lig. glenohumerale superius, medium und inferius.

Die Endorotation entspannt das Lig. glenohumerale superius, inferius und medius.

Art. subacromialis

Das **subakromiale Gelenk** (➤ Abb. 13.10) ist ein unechtes Gelenk und setzt sich zusammen aus:

- **Proc. coracoideus, Akromion** und **Lig. coracoacromiale,** die zusammen das Schulterdach bilden
- **Caput humeri** mit seinem **Tuberculum majus.**

KLINIK

Schultergelenkluxation (➤ Abb. 13.12)

Trotz der guten Sicherung durch den Bandapparat ist es möglich, dass das Schultergelenk luxiert (auskugelt). Hierbei springt der Gelenkkopf aus der Pfanne. Häufig wird eine solche Luxation durch ein Trauma, d.h. durch Gewalteinwirkung hervorgerufen **(traumatische Schultergelenkluxation).** Das Caput humeri luxiert meist nach ventrokaudal (Luxatio axillaris) oder nach ventral (Luxatio subcoracoidea). Da die Einrenkung des Gelenkkopfes in der Regel sehr schmerzhaft ist, wird sie unter Kurznarkose durchgeführt. Eine Operationsindikation ist nur gegeben, wenn zusätzlich Band- oder Knochenverletzungen vorliegen.

Durch angeborene oder traumatisch entstandene Defekte des Glenohumeralgelenks kann der Gelenkkopf auch bei einfachen Bewegungen immer wieder aus der Pfanne springen. Diese **habituelle** (gewohnheitsmäßige) **Schultergelenkluxation** kann, je nach Schweregrad bzw. Häufigkeit des Auftretens, eine operative Korrektur notwendig machen. Eine häufige Komplikation der ventralen Schulterluxation und Ursache weiterer habitueller Luxationen ist die **Bankart-Läsion.** Dabei kommt es zum Abriss des vorderen unteren Labrum glenoidale (Schulterpfannenlippe). Die **Hill-Sachs-Delle,** eine Impression am Caput humeri, wird durch Kompression beim wiederholten traumatischen Rutschen des Humeruskopfes über den Pfannenrand verursacht. Weil die Luxationen nach ventrokaudal am häufigsten vorkommen, tritt die Hill-Sachs-Delle meistens am dorsolateralen Rand des Caput auf.

Auch weniger stark ausgeprägte Formen der Schultergelenkinstabilität, man spricht dann von **Subluxationen,** können Probleme verursachen. Sogar minimale Instabilitäten, bei denen das Caput humeri während der Bewegungen nicht richtig in der Gelenkpfanne zentriert wird, stören die Arthrokinematik. Bei einer zu hohen Verschieblichkeit des Caput humeri kann sich dieser nicht mehr optimal in der Pfanne bewegen und verursacht Schmerzen. Einige Studien, bei denen Bewegungen des Glenohumeralgelenks mit Hilfe bildgebender Techniken untersucht wurden, haben gezeigt, dass das Caput humeri bei endgradiger horizontaler Abduktion mit außenrotiertem Arm nach dorsal verschoben wird. Bei Patienten mit ventraler Instabilität ist der Schub nach dorsal problematisch.

Ist die intraartikuläre Beweglichkeit eingeschränkt oder verändert, sollte immer genau untersucht werden, um die Mobilisationsrichtung festzustellen. Eine Analyse mit Hilfe der Konvex-Konkav-Regel reicht nicht aus.

In Studien wurden diverse Untersuchungsmethoden für die Diagnose eines Labrum-glenoidale-Defekts getestet. Diese Studien sind in wichtigen Fachzeitschriften publiziert und auf ihre Qualität hin untersucht worden. Aus den Ergebnissen der einzelnen Studien wurde ein Durchschnittsergebnis ermittelt.

- Bei der **Sensitivität** eines Tests handelt es sich um die Fähigkeit, eine Störung zu diagnostizieren, wenn tatsächlich eine Störung vorliegt.
- Die **Spezifität** eines Tests beschreibt seine Fähigkeit, gesunde Personen als solche zu diagnostizieren. Liegt keine Störung vor, wird dies durch ein negatives Testergebnis offenkundig.
- Die **Interrater-Reliabilität** (engl.: reliability = Zuverlässigkeit) wird bestimmt, indem mehrere Therapeuten die Messung unabhängig voneinander durchführen. Die Ergebnisse sollten möglichst nur geringe Unterschiede aufweisen.

Im Folgenden werden einige standardisierte Tests für die Diagnose eines Labrum-glenoidale-Defekts beschrieben (➤ Kap. 11.1.2). Diese Tests sind besonders sensitiv, spezifisch und reliabel.

- **Anterior-„slide"-Test** (durchschnittliche Sensitivität 30 %, Spezifität 85 %): Der Patient steht, seine Hände in der Seite aufgestützt. Die Daumen zeigen nach hinten. Der Therapeut stabilisiert die Klavikula und das Akromion des Patienten mit einer Hand, während die andere Hand den Ellenbogen des Patienten in ventrokraniale Richtung drückt. Der Patient versucht, diesem Druck einen Widerstand entgegenzusetzen. Der Test ist positiv, wenn ventral an der Schulter plötzlich ein Schmerz oder ein Schnappen auftritt. Erklärung: Die Muskelanspannung bei diesem Test verursacht eine ventrokraniale Translation des Caput humeri, der normalerweise durch ein intaktes kraniales Labrum, durch die Sehne des M. biceps brachii und durch die Rotatorenmanschette ein Widerstand entgegengesetzt wird.

- **Kim-Test** (durchschnittliche Sensitivität 80 %, Spezifität 95 %): Der Patient sitzt mit seinem Arm in 90° Abduktion und 90° Flexion im Ellenbogen, wobei der Unterarm nach ventral zeigt. Der Therapeut umfasst mit der einen Hand den Ellenbogen des Patienten, die andere Hand greift am distalen Oberarm. Der Therapeut übt einen axialen Druck am Humerus aus. Gleichzeitig drückt der Patient seinen Arm in 45° Adduktion-Anteflexionsrichtung gegen den nach dorsokaudal gerichteten Widerstand. Ein plötzlicher dorsaler Schulterschmerz lässt eine dorsokaudale Labrumläsion vermuten. Ist zusätzlich ein Schnappen zu hören, ist eine dorsale Instabilität mit Labrumläsion wahrscheinlich. Erklärung: Der axiale Druck verursacht mehr Druck auf den kaudalen Teil des dorsalen Labrums.
- **Bizeps-„Load-II"-Test** (durchschnittliche Sensitivität 90 %, Spezifität 95 %): Der Patient liegt in Rückenlage, den Arm in 120° Abduktion und 90° Flexion im Ellenbogen, wobei der Unterarm supiniert ist. Der Therapeut umfasst mit der einen Hand den Ellenbogen des Patienten, die andere Hand liegt am Handgelenk. Die Schulter wird maximal außenrotiert. Der Patient soll nun den Ellenbogen gegen den Widerstand des Therapeuten flektieren. Der Test ist positiv, wenn während der Anspannung Schulterschmerzen auftreten. Erklärung: Durch die Kombination der Bewegungen wird ein Dehnreiz auf den kranialen Teil des Labrums ausgeübt.
- **Yergason's Test** (durchschnittliche Sensitivität 15 %, Spezifität 95 %): Der Patient steht mit seinem Arm seitlich am Körper, mit 90° Flexion im Ellenbogengelenk und maximaler Pronation. Der Therapeut umfasst das Handgelenk des Patienten und lässt ihn gegen Widerstand in Supination anspannen. Der Test ist positiv, wenn ein Schmerz im Sulcus intertubercularis auftritt. Erklärung: Ein positiver Test lässt eine Labrumläsion oder eine Ruptur oder Tendosynovitis der Bizepssehne vermuten.

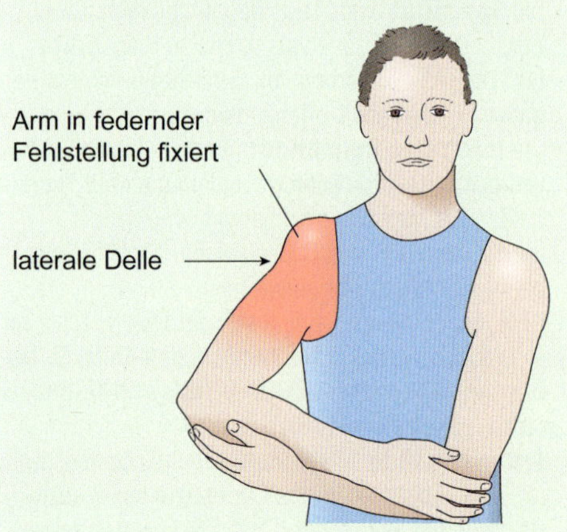

Abb. 13.12 Klinisches Bild bei Schulterluxation.

KLINIK

Impingement-Syndrome

Subakromiales Schmerzsyndrom (subakromiales Impingement)

Das subakromiale Impingement-Syndrom wurde zum ersten Mal 1972 von dem Orthopäden Charles Neer beschrieben und in Zusammenhang mit einer chirurgischen Intervention gebracht. Lange vorher war die Problematik jedoch schon unter anderen Bezeichnungen bekannt.

Heute werden subakromiale Impingement-Syndrome (Einklemmungssyndrome) meist als subakromiales Schmerzsyndrom (engl.: subacromial pain syndrome, SAPS) bezeichnet, weil eine tatsächliche Einklemmung von Strukturen unter dem Schulterdach unpräzise ist. Ausführliche Nachforschungen haben erwiesen, dass es keinen klaren Zusammenhang zwischen dem akromiohumeralen Zwischenraum und Scherzsymptomen bei Erwachsenen mit subakromialen Schmerzen gibt (Park 2020). Eine mangelhafte glenohumerale Arthrokinematik mit Reizung der subakromialen Strukturen ist jedoch sehr wahrscheinlich.

Unter dem subakromialen Schmerzsyndrom werden unterschiedliche Krankheitsbilder zusammengefasst, denen allen der sog. schmerzhafte Bogen (engl.: painful arc) gemeinsam ist: Schmerzen bei Abduktion zwischen 60° und 120° und/oder bei Anteversion < 90°. Bei Abduktion unter Traktion sind die Schmerzen sehr oft geringer oder gar nicht mehr vorhanden.

Als Hauptursache der Beschwerden werden die Reizung der Supraspinatussehne und der Bursa subacromialis im Engpass zwischen Akromion und Humeruskopf angenommen.

Heutzutage ist eine Einteilung in primäres und sekundäres subakromiales Schmerzsyndrom üblich. Das **primäre subakromiale Schmerzsyndrom** deutet auf eine strukturelle Veränderung im subakromialen Raum hin. Dies kann z. B. durch eine Verdickung des Akromions (selten) oder eine Schwellung der Weichteile im subakromialen Raum verursacht werden. Das **sekundäre subakromiale Schmerzsyndrom** wird eher durch eine funktionelle Problematik verursacht. Dies könnte z. B. eine Instabilität, eine eingeschränkte Beweglichkeit der dorsalen Kapsel, eine gestörte Arthrokinematik der glenohumeralen oder skapulothorakalen Bewegungen oder eine eingeschränkte Beweglichkeit in der thorakalen Wirbelsäule sein. Die Translation des Caput humeri in der Cavitas glenoidalis nach ventral nimmt zu, während Exorotation und horizontale Adduktion schlechter möglich sind.

Korakoidales Impingement

Das korakoidale Impingement wird durch eine Einklemmung der ventromedial vom Glenohumeralgelenk gelegenen Bursa, Kapsel oder Subskapularissehne zwischen dem Processus coracoideus und dem Tuberculum minus verursacht. Bei Exorotation oder horizontaler Adduktion können in diesem Fall Schmerzen an der ventralen Seite auftreten.

Posterosuperiores Impingement

Das posterosuperiore Impingement tritt auf, wenn die Sehne des M. supraspinatus oder des M. infraspinatus zwischen dem Labrumrand des Glenoids und dem Tuberculum majus eingeklemmt wird. Am Ende der Elevationsbewegung treten posterosuperiore Schmerzen auf. Bei maximaler Armhebung vergrößert sich normalerweise der subakromiale Raum, da die Skapula einen posterioren Tilt macht, wodurch das Problem vermieden wird. In diesem Fall liegt eine Immobilität der kaudalen glenohumeralen Kapsel vor, die diese Arthrokinematik stört.

Im Folgenden werden einige standardisierte Tests für die Diagnose eines Impingement-Syndroms der Bursa oder der Rotatorenmanschette vorgestellt. Für diese Tests sind eine überdurchschnittliche Sensitivität, Spezifität und Interrater-Reliabilität nachgewiesen. (➤ Kap. 11.1.2). Die Studien zu diesen Tests wurden in verschiedenen Datenbanken und Zeitschriften gefunden. Aus den verschiedenen Studien wurde ein Durchschnittsergebnis abgeleitet.

- **Painful arc** („schmerzhafter Bogen") (durchschnittliche Sensitivität 55 %, Spezifität 75 %): Der Patient abduziert seine Arme so weit er kann, wenn möglich bis 180°. Wenn im Verlauf dieser Bewegung zwischen 60° und 120° Schmerzen auftreten, ohne dass die restliche Bewegungsbahn vorher oder nachher schmerzhaft ist, gilt der Test als positiv. Erklärung: Durch zu geringe kaudale bzw. abweichende Translation vom Caput humeri werden die Bizepssehne, die Supraspinatussehne oder die subakromiale Bursa komprimiert oder auf andere Art gereizt.
- **Hawkins-Kennedy-Test** (durchschnittliche Sensitivität 85 %, Spezifität 50 %): Der Patient hält seine Schulter in 90° Anteflexion. Die Ellenbogen sind 90° flektiert. Es wird eine passive Endorotation der Schulter ausgeführt. Die Bewegung wird so weit geführt, bis Schmerzen auftreten oder die homolaterale Schulter angehoben wird. Erklärung: Das Tuberculum majus rotiert unter dem Lig. coracoacromiale weiter.
- **Neer-Test** (durchschnittliche Sensitivität 75 %, Spezifität 55 %): Der Patient sitzt mit herabhängenden Armen. Die Skapula wird homolateral fixiert, um eine Rotation zu verhindern. Der Arm wird passiv anteflektiert. Spürt der Patient bei dieser Bewegung einen Schmerz in der Schulter, ist der Test positiv (Neer-Zeichen). Erklärung: Zwischen Tuberculum majus und Akromion findet eine Einklemmung oder eine Reizung statt.

Innerhalb der Gleitflächen zwischen Humeruskopf und Schulterdach liegen die **Bursae subacromialis et deltoidea,** welche mit dem Tuberculum majus, der Ansatzstelle des M. supra- und infraspinatus, mit dem Akromion und dem Lig. coracoacromiale in Verbindung stehen. Eine Sehne des M. biceps brachii, das Caput longum, verläuft innerhalb des Sulcus intertubercularis ebenfalls durch das subakromiale Gelenk.

Bewegungen und subakromialer Raum

Jede Armhebebewegung bedeutet für den Humeruskopf arthrokinematisch eine Translationsbewegung (Gleitbewegung, ➤ Tab. 13.3) nach kaudal. Diese wird durch die Aktivität der Rotatorenmanschette (➤ Kap. 13.2.3) geführt und mit einer Exorotation kombiniert. Gleichzeitig führt die Skapula während der Armhebung eine Rotation, die Schulter eine Elevation durch. So wird im subakromialen Raum ausreichend Platz für die dort gelegenen Gewebe geschaffen, damit sich das Tuberculum majus frei unter dem Schulterdach bewegen kann.

13.2.2 Muskulatur des Schulterbereichs

Die **Muskulatur des Schulterbereichs** hat zwei wichtige Aufgaben: Zum einen sorgt sie für die Bewegungen der Gelenke, zum anderen stabilisiert sie die Gelenke. Man unterscheidet zwischen der aktiven, durch Muskeln gewährleisteten und der passiven, durch nicht kontraktile Strukturen vermittelten Stabilität. Die Muskulatur des Schulterbereichs verbindet den Humerus, die Knochen des Schultergürtels und den Thorax miteinander. Anatomisch unterscheidet man die **skapulothorakale,** die **thorakohumerale** und die **skapulohumerale** Muskulatur.

Skapulothorakale Muskulatur

Die **skapulothorakalen Muskeln** (Schultergürtelmuskeln) ziehen vom Thorax zur Skapula und werden in eine dorsale (➤ Abb. 13.13) und eine ventrale Gruppe (➤ Abb. 13.14) unterteilt. Zur dorsalen Gruppe gehören der **M. trapezius,** der **M. levator scapulae** und die **Mm. rhomboidei (major** und **minor).** Zur ventralen Gruppe gehören der **M. pectoralis minor** und der **M. serratus anterior.**

Neben ihrer Aufgabe, die Skapula auf ihrer Gleitschicht am Thorax zu bewegen, ermöglichen die skapulothorakalen Muskeln eine Fixation der Skapula. Nur wenn die Skapula auf dem Thorax fixiert wird, können die an ihr entspringenden Armmuskeln wirksam werden und den Arm im Schultergelenk kontrolliert bewegen. Die Skapula bietet so ein Punctum fixum, also ein Widerlager für die Bewegungen des Armes. Dieses Punctum fixum ist jedoch nicht völlig starr, sondern wird bei verschiedenen Bewegungen des Armes mitbewegt. So dreht sich die Skapula unter passiver Mitbewegung der Klavikula bei der Elevation des Armes nach kraniolateral. Die Skapula versucht so, ständig eine gute Position der Gelenkpfanne für den Humeruskopf herzustellen. Dieses arthrokinematische Zusammenspiel macht den Schultergürtel zu einem interessanten, aber komplizierten Gelenksystem, in dem häufig Funktionsstörungen auftreten.

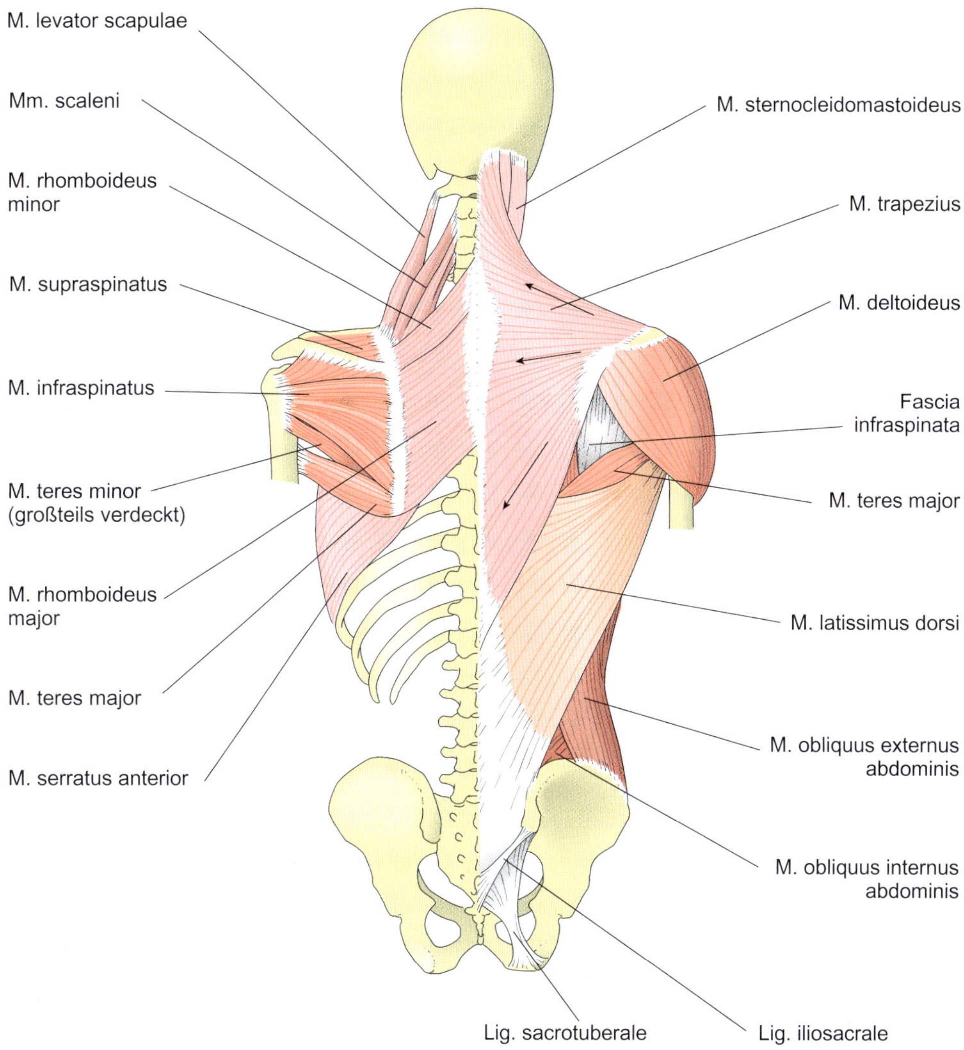

Abb. 13.13 Die skapulothorakale, skapulohumerale und thorakohumerale Muskulatur von dorsal. Die linke Körperseite zeigt die tiefe Schicht, die rechte Körperseite die oberflächliche Schicht.

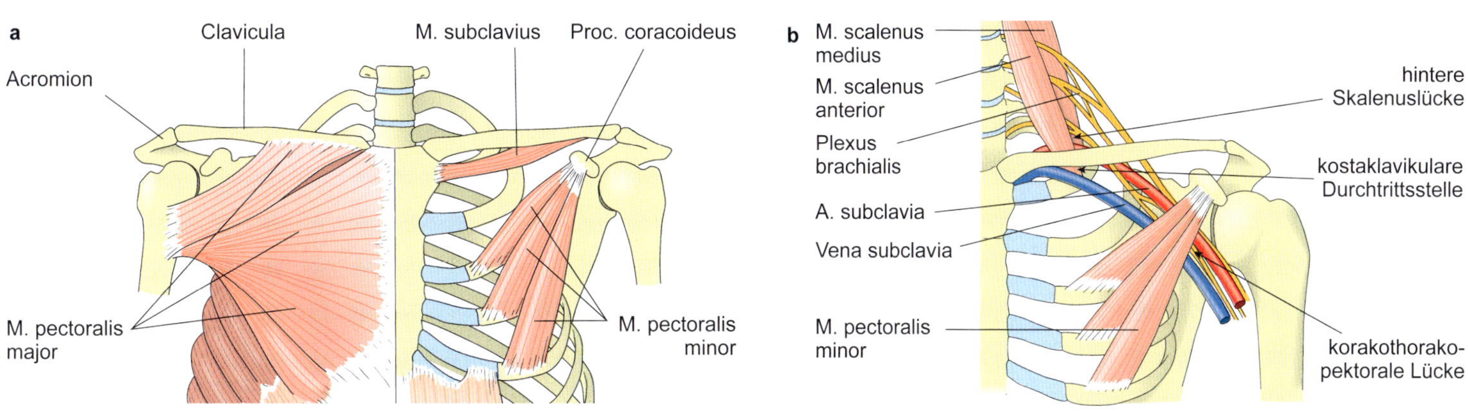

Abb. 13.14 a) Die skapulothorakale, skapulohumerale und thorakohumerale Muskulatur von ventral. Linke Körperseite: tiefe Schicht. Rechte Körperseite: oberflächliche Schicht. b) Vergrößerter Ausschnitt. Diese linke Körperseite zeigt die Engpässe des Thoracic-outlet-Syndroms (TOS): die Skalenuslücke, die kostoklavikuläre Lücke und die Lücke unter dem M. pectoralis minor.

13

Ventrale Muskeln

Übersicht ventrale Muskeln ➤ Tab. 13.4

Im Brustbereich zählen der **M. pectoralis minor** und der **M. serratus anterior** zur skapulothorakalen Muskulatur. Beide entspringen an den Rippen und setzen an der Skapula an, wobei der M. pectoralis minor zum Proc. coracoideus und der M. serratus anterior ventral entlang der Skapula zum medialen Skapularand zieht. Sie helfen dabei, die Skapula nach vorn und unten zu ziehen. Der M. serratus anterior dreht die Skapula zusätzlich nach lateral und hält sie am Rumpf. Bei einer schlaffen Lähmung dieses Muskels steht die Skapula flügelartig ab – man spricht dann von einer **Scapula alata.**

Der **M. subclavius** entspringt am ersten Rippenknochen und setzt als einziger der Schultergürtelmuskeln an der Klavikula an. Somit gehört er eigentlich nicht zur skapulothorakalen Muskulatur, steht mit dieser jedoch in einem engen Zusammenhang, da Klavikula und Skapula eine funktionelle Einheit bilden. Der M. subclavius zieht die Klavikula nach unten in Richtung Brustkorb. Seine Hauptaufgabe liegt darin, eine fixierende Wirkung auszuüben.

Dorsale Muskeln

Übersicht dorsale Muskeln ➤ Tab. 13.5

Auf der dorsalen Seite laufen mehrere Muskeln zur Skapula (➤ Abb. 13.13). Der **M. trapezius** zieht wie ein großer Fächer vom Os occipitale (Hinterhauptsbein) und sämtlichen Procc. spinosi der Thoraxwirbel zur Spina scapulae, zum Akromion und zur Klavikula. Bei dieser großen Ursprungsfläche zeigen die Fasern unterschiedliche Verläufe und unterstützen somit auch unterschiedliche Bewegungen. So zieht die **Pars transversa** (die quer verlaufenden Fasern) die Skapula nach medial, während die **Pars descendens** (absteigende Fasern, oberer Anteil) und die **Pars ascendens** (aufsteigende Fasern, unterer Anteil) des Muskels die Skapula so drehen, dass die Gelenkpfanne höher tritt (➤ Kap. 13.2.3 und ➤ Abb. 13.17). Diese Drehfunktion, an der ebenfalls der M. serratus anterior mitwirkt, wird beispielsweise dann eingesetzt, wenn der seitlich abduzierte (abgewinkelte) Arm über die Horizontale (Skapulaniveau) gehoben werden soll. Für diese Bewegung ist es notwendig, dass die Schultergelenkpfanne „mitwandert".

Der **M. levator scapulae,** der von den hinteren Tubercula posteriora (dorsale Knochenvorsprüngen) der zervikalen Procc. transversi (Halswirbelquerfortsätze) zum Angulus superior (oberer Winkel) und der Margo medialis (medialer Rand) der Skapula zieht, hebt die Skapula und dreht den Angulus lateralis (äußeren Winkel) etwas nach kaudal. Der **M. rhomboideus** zieht mit einem größeren **(major)** und einem kleineren **(minor)** Anteil von den Procc. spinosi C6–Th4 und dem Lig. nuchae zur Margo medialis der Skapula. Er dreht den Angulus inferior (unteren Winkel) der Skapula nach medial und fixiert ihn am Thorax.

Thorakohumerale Muskulatur

Von allen Muskeln des Schultergürtels mit Ansatz am Humerus entspringen lediglich der M. pectoralis major und der M. latissimus dorsi am Körperstamm. Die übrigen Muskeln entspringen an der Skapula. Es sind vor allem die das Schultergelenk wie einen Mantel umhüllenden Schultermuskeln und deren Sehnen, welche die Stabilität des Schultergelenks gewährleisten.

Der **M. pectoralis major** (➤ Tab. 13.6 und ➤ Abb. 13.14) nimmt einen großen Teil der vorderen Brustwand ein und gliedert sich in drei Teile:

- Die **Pars clavicularis** entspringt am medialen Drittel der vorderen Klavikulafläche.
- Die **Pars sternocostalis** hat ihren Ursprung an der Membrana sterni und den 2.–7. Rippenknorpeln.
- Die **Pars abdominalis** entspringt dem oberen Bereich des vorderen Blattes der Bauchmuskelscheide (Rektusscheide, ➤ Kap. 12.3.3).

Im Verlauf des M. pectoralis major überkreuzen sich die von kranial und kaudal kommenden Fasern und setzen an der vom Tuberculum major

Tab. 13.4 Die ventrale skapulothorakale Muskulatur.

Muskel	Ursprung	Ansatz	Funktion	Innervation
M. pectoralis minor	Ventrale Seite der 3.–5. Rippe	Proc. coracoideus, skapulare Seite	Zieht die Skapula in die Depression und Protraktion, unterstützt die Retroversion des Armes und arbeitet als Atemhilfsmuskel bei fixiertem Schultergürtel	N. pectoralis medialis
M. serratus anterior	Ventrale Seite der 1.–9. Rippe	Mit 3 Ansätzen an der Skapula: an der Pars superior des Angulus superior, an der Pars intermedia der Margo medialis und an der Pars inferior des Angulus inferior	Zieht die Skapula in die Protraktion, fixiert sie am Thorax und arbeitet als Atemhilfsmuskel. Die Pars inferior bewirkt zusätzlich eine Laterorotation der Skapula.	N. thoracicus longus
M. subclavius	Oberseite der 1. Rippe	Unterseite der Klavikula, Extremitas acromialis	Zieht die Klavikula an das Sternum und fixiert somit das Sternoklavikulargelenk	N. subclavius

Tab. 13.5 Die dorsalen skapulothorakalen Muskeln.

Muskel	Ursprung	Ansatz	Funktion	Innervation
M. trapezius:				Hirnnerv N. XI, Plexus cervicalis
• Pars descendens	• Am Schädel von der Linea nuchae superior und der Protuberantia occipitalis externa sowie vom Lig. nuchae C1–C6	• Am lateralen Drittel der Klavikula und am Akromion	• Zieht die Skapula in die Elevation und Laterorotation. Der Pars descendens bewirkt bei beidseitiger Anspannung eine Extension und bei einseitiger Anspannung eine Lateroflexion mit kontralateraler Rotation der zervikalen WS.	
• Pars transversa	• Am unteren Teil des Lig. nuchae (C6–C7) und den oberen thorakalen Processus spinosi (Th1–3)	• Akromion und lateraler Teil der Spina scapulae	• Retraktion der Skapula	
• Pars ascendens	• Processus spinosi Th3–12	• Am lateralen Drittel der Spina scapulae	• Retraktion und Laterorotation der Skapula	
M. levator scapulae	Processus transversi C1–C4 (Tub. post.)	Angulus superior und oberer Teil der Margo medialis scapulae	Elevation und Mediorotation der Skapula. Zervikal wird eine Lateroflexion und homolaterale Rotation verursacht.	Plexus cervicalis, N. dorsalis scapulae
M. rhomboideus major	Processus spinosi Th1–Th4	Margo medialis scapulae	Elevation, Retraktion und Mediorotation der Skapula	N. dorsalis scapulae
M. rhomboideus minor	Processus spinosi C6–C7 und Lig. nuchae	Margo medialis scapulae	Elevation, Retraktion und Mediorotation der Skapula	N. dorsalis scapulae

ausgehenden Crista tuberculi majoris (Knochenrand) an. Der überkreuzende Faserverlauf bildet die nach dorsal offene **„Pektoralistasche"**, welche dazu genutzt werden kann, um dort künstliche Herzschrittmacher zu implantieren.

Der M. latissimus dorsi (➤ Abb. 13.13, ➤ Tab. 13.6) und seine Ursprungssehne bedecken eine große Fläche der unteren Rückengegend. Er zieht den Arm nach kaudal dorsal und spannt sich z. B. beim Klimmzug. Aufgrund seiner Beteiligung an der Ausatmung kann er bei chronischem Husten hypertrophieren, sich also vergrößern.

Skapulohumerale Muskulatur

Die **skapulohumeralen Muskeln** (➤ Abb. 13.13, ➤ Tab. 13.7) ziehen von der Skapula zum Humerus. Zu ihnen gehört der größte aller Oberarmmuskeln, der **M. deltoideus** (Deltamuskel). Er verläuft in Form eines Dreiecks von einer breiten Ursprungsfläche an der Spina scapulae, dem Akromion und dem Außenrand der Klavikula zur Tuberositas deltoidea an der Außenfläche des Humerus. Der Faserverlauf umfasst dementsprechend drei Richtungen, weshalb der M. deltoideus an allen sechs Bewegungsrichtungen des Schultergelenks beteiligt ist. Seine wichtigste Funktion ist die Armhebung. Mit Unterstützung weiterer Schultermuskeln – sie werden in ➤ Tab. 13.7 und unter „Muskelzugrichtungen" ausführlicher erwähnt – kann der M. deltoideus den Arm im Schultergelenk drehen, vor- und zurückbewegen sowie an den Körper heranführen.

An der Fossa subscapularis entspringt der **M. subscapularis,** der von dort nach lateral zieht und an der ventralen Humerusseite, am Tuberculum minus und an der darunter gelegenen Crista tuberculi minoris, ansetzt. Oberhalb und unterhalb der Spina scapulae entspringen der **M. supraspinatus** und der **M. infraspinatus.** Beide ziehen nach lateral, wobei der M. supraspinatus kranial an der oberen Facette des Tub. majus und der M. infraspinatus an der mittleren Facette des Tub. majus ansetzt. Der **M. teres minor** entspringt an der Außenfläche des seitlichen Skapularandes, verläuft direkt unterhalb des M. infraspinatus nach lateral und setzt unterhalb von diesem am Tub. majus an. Der **M. teres major** entspringt von der Hinterfläche der Skapula im Bereich des Angulus inferior (kaudaler Winkel), zieht unterhalb des M. teres minor nach lateral und setzt gemeinsam mit dem M. latissimus dorsi ventral am Tub. minus an.

Zweigelenkige, an der Skapula entspringende Muskeln

Der **M. biceps brachii** (zweiköpfiger Armmuskel, ➤ Tab. 13.11 und ➤ Abb. 13.28) entspringt zweiköpfig mit einer längeren Sehne **(Caput longum)** am **Tuberculum supraglenoidale** vom Pfannenrand des Schultergelenks und einer kürzeren Sehne **(Caput breve)** vom Proc. coracoideus. Beide Sehnen vereinigen sich kurz unterhalb der Gelenkkapsel, gehen dann in ihren Muskelbauch über und setzen mit einer gemeinsamen Sehne distal vom Radiuskopf an. Die proximale Sehne des langen Kopfes liegt innerhalb der Schultergelenkkapsel (intrakapsulär) und wird durch die Einbettung in eine Kapselfalte von der Gelenkflüssigkeit getrennt (➤ Abb. 13.15). Außerhalb der Kapsel ist sie von einer Sehnenscheide umgeben und wird dort im Sulcus intertubercularis von einem Retinakulum abgedeckt. Der lange Kopf **(Caput longum)** des **M. triceps brachii** (dreiköpfiger Armmuskel, ➤ Tab. 13.11 und ➤ Abb. 13.28) entspringt unterhalb des Schultergelenks am **Tuberculum infraglenoidale** vom Pfannenrand, die **Caput mediale** und **laterale** entspringen an der dorsalen Humerusseite. Alle drei Anteile verlaufen an der Dorsalseite des Oberarmes, und die gemeinsame Sehne setzt an der Dorsalseite der Ulna am Olekranon an. Weitere Details zu diesen Oberarmmuskeln ➤ Kap. 13.3.2.

13

Tab. 13.6 Die thorakohumerale Muskulatur.

Muskel	Ursprung	Ansatz	Funktion	Innervation
M. pectoralis major:		Crista tuberculi majoris	Die drei Anteile bewirken gemeinsam die Adduktion und Endorotation des Armes und dienen als Atemhilfsmuskel.	Nervi pectorales mediales und laterales
• Pars clavicularis	• Mediale Klavikula		• Anteversion, Adduktion und Endorotation	
• Pars sternocostalis	• Ventrale Sternumseite und 2.–6. Rippenknorpel		• Anteversion und Endorotation	
• Pars abdominalis	• Rektusscheide		• Adduktion und Endorotation des Armes und Depression der Skapula	
M. latissimus dorsi	Proc. spinosi Th7-Th12, Fascia thoracolumbalis, Crista iliaca (hinterer Teil) und 10.–12. Rippe.	Crista tuberculi minoris humeri	Zieht die Schulter in Depression und Retraktion, den Arm in die Retroversion, Adduktion und Endorotation. Zieht den Körper bei fixierten Armen an diese heran (Klimmzug).	N. thoracodorsalis

Tab. 13.7 Die skapulohumerale Muskulatur.

Muskel	Ursprung	Ansatz	Funktion	Innervation
M. deltoideus	Mit drei Ursprüngen an der Klavikula (Extremitas acromialis), dem Akromion und der Spina scapulae	Tuberositas deltoidea humeri	Hauptfunktion ist die Abduktion. Je nachdem, welche Teile des Muskels anspannen, werden auch die Anteversion, Retroversion, Endorotation und Exorotation unterstützt. Bei > 90° abduziertem Arm unterstützen die vorderen und hinteren Fasern auch die Adduktion.	N. axillaris
M. subscapularis	Skapula, Fossa subscapularis (ventrale Seite)	Humerus, Crista tuberculi minoris	Endorotation und Adduktion des Armes	N. subscapularis
M. supraspinatus	Skapula, Fossa supraspinata	Am kranialen Teil des Tuberculum majus und an der Gelenkkapsel	Er startet die Abduktion des Armes, Exorotation.	N. suprascapularis
M. infraspinatus	Skapula, Fossa infraspinata	Am mittleren Teil des Tuberculum majus und an der Gelenkkapsel	Exorotation, in der Skapulaebene Abduktion des Armes (kranialer Teil) und Adduktion (kaudaler Teil)	N. suprascapularis
M. teres minor	Skapula, Margo lateralis	Am kaudalen Teil des Tuberculum majus und an der Gelenkkapsel	Exorotation und Adduktion des Armes	N. axillaris
M. teres major	Skapula, kaudaler Teil der Margo lateralis und Angulus inferior	Humerus, Crista tuberculi minoris	Endorotation, Adduktion und Retroversion des Armes	N. suprascapularis
M. coracobrachialis	Proc. coracoideus	Humerus, Margo medialis	Anteversion und Adduktion des Armes	N. musculocutaneus

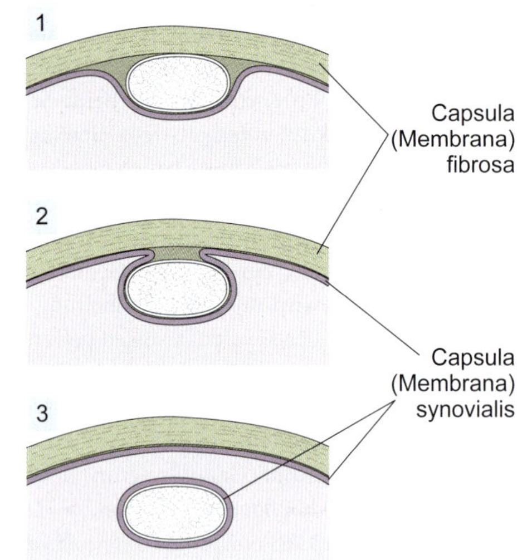

Abb. 13.15 Der intrakapsuläre Verlauf der M.-biceps-brachii-Sehne im Glenohumeralgelenk. Sie liegt intrakapsulär, aber immer extrasynovial.
1 M.-biceps-brachii-Sehne zieht im Glenohumeralgelenk unter die Capsula fibrosa und über die Capsula synovialis
2 M.-biceps-brachii-Sehne wird eingebettet in die Capsula synovialis
3 M.-biceps-brachii-Sehne liegt umgeben von der Membrana synovialis.

13.2.3 Aktive Stabilität und Muskelzugrichtungen des Schulterbereichs

Unter **aktiver Stabilität** versteht man die Sicherung eines Gelenks durch die Aktivität seiner Muskulatur. Spannen z. B. Agonisten (Hauptbeweger) und Antagonisten (Gegenspieler) gleichzeitig im gleichen Maße an, entsteht keine Bewegung, sondern lediglich eine erhöhte **Gelenkstabilisation.** Auch während einer Bewegung üben Antagonisten und Synergisten (Muskeln, die die Funktion der Agonisten unterstützen) eine stabilisierende Funktion aus, indem sie zur Führung der bewegten Knochen beitragen und den Gelenkkopf in der Pfanne fixieren. Die Bedeutung eines Muskels für die aktive Stabilität eines Gelenks hängt eng mit seiner **Zugrichtung** zusammen. Muskeln, deren Kräfte hauptsächlich in Richtung des Knochenverlaufs und quer auf die Gelenkpfanne wirken (tangential), haben eine ausgeprägt stabilisierende Wirkung, da sie bei einer Anspannung den Gelenkkopf in die Pfanne hineinziehen.

Akromioklavikular- und Sternoklavikulargelenk

Aktive Stabilität

Das Akromioklavikulargelenk verfügt nicht über eine direkte gelenknahe **aktive Stabilität,** da es keine von der Klavikula zum Akromion verlaufenden Muskeln gibt. Regionale Muskeln unterstützen hier die Stabilität als Nebenfunktion. Für die aktive Stabilität des Sternoklavikulargelenks ist lediglich der **M. subclavius** zuständig, durch dessen Zugrichtung der Kopf der Klavikula in der Pfanne fixiert wird.

KLINIK

Thoracic-outlet-Syndrom

Unter dem Begriff **Thoracic-outlet-Syndrom** sind neurogene oder vegetative Erscheinungen am Arm zu verstehen. Verursacht werden sie durch die Kompression von Gefäßen oder Nervensträngen an Stellen mit engem Durchlass wie im Nacken- und Schultergürtelbereich. Außer der vorderen und hinteren Skalenuslücke, die in ➤ Kap. 12.5.3 schon beschrieben wurden, gibt es noch weitere Kompressionsstellen ventral an der Schulter: die Einengung zwischen dem M. pectoralis minor, Proc. coracoideus und der Thoraxwand, das sog. **Pectoralis-minor-Syndrom,** sowie die Einengung zwischen der ersten Rippe und der Klavikula, das sog. **kostoklavikuläre Kompressionssyndrom** (➤ Abb. 13.14).
Das Pectoralis-minor-Syndrom wird durch eine Hypertonie und Verkürzung des M. pectoralis minor verursacht. Ursachen einer kostoklavikulären Kompression können ein Klavikulatiefstand, ein Hochstand der ersten Rippe, eine übermäßige Kallusbildung an der Klavikula oder Rippe nach einer Fraktur oder eine Bewegungseinschränkung der kostosternalen, akromioklavikularen oder sternoklavikularen Gelenke sein.
Eine Kompression der V. subclavia kann blaue, leicht geschwollene Hände oder eine verstärkte Venenzeichnung verursachen. Die Kompression der A. subclavia verursacht eher eine blasse und zyanotische Unterarmhaut. Kompressionen im Bereich der Nervenbündel verursachen meistens Parästhesien oder Taubheit im Dermatom von C8 und Th1.
(Für Tests ➤ Kap. 9.21.2)

PT-PRAXIS

Akromioklavikuläre Problematik und Testmöglichkeiten

Im Folgenden werden einige standardisierte Tests für die Diagnose eines akromioklavikulären Problems mit überdurchschnittlicher Sensitivität, Spezifität und Interrater-Reliabilität beschrieben (➤ Kap. 11.1.2). Die Studien, aus denen diese Tests entnommen wurden, finden sich in verschiedenen hochwertigen Datenbanken und Fachzeitschriften. Aus den Ergebnissen wurden Durchschnittswerte ermittelt.

Horizontaler Adduktionstest
(durchschnittliche Sensitivität 77 %, Spezifität 79 %)
Der Patient steht mit seinem Arm in 90° Anteflexion. Der Therapeut bringt den Arm des Patienten in maximale horizontale Adduktion. Der Test ist positiv, wenn ein Schmerz in Höhe des Akromioklavikulargelenks auftritt. Erklärung: Horizontale Adduktion erzeugt eine Kompression im Akromioklavikulargelenk. Gleichzeitig wird der Raum zwischen Tuberculum minus und dem Processus coracoideus kleiner. Eine Kompression der Bursa, der Subskapularissehne oder des Periosts ist möglich.

Akromioklavikulärer Kompressionstest
(durchschnittliche Sensitivität 70 %, Spezifität 85 %)
Der Therapeut bringt den Arm des Patienten in 90° Anteflexion. Der Patient setzt mit Anspannung in horizontaler Abduktion einen Widerstand gegen einen nach ventral gerichteten Druck des Therapeuten am distalen Oberarm. Der Test ist positiv, wenn ein Schmerz in der akromioklavikulären Region auftritt. Erklärung: Widerstand in dieser Position führt zu einem gesteigerten Druck im Akromioklavikulargelenk.

O'Brien-Test
(durchschnittliche Sensitivität 40 %, Spezifität 95 %)
Der Patient steht mit seinem Arm in 90° Anteflexion, 10° Adduktion und maximaler Endorotation. Der Therapeut gibt einen kaudal gerichteten Druck auf den Arm, dem der Patient einen Widerstand entgegensetzt. Das Gleiche wird mit exorotiertem Arm wiederholt. Der Test ist positiv, wenn Schmerzen in Höhe des Akromioklavikulargelenks auftreten. Diese sollten bei endorotiertem Arm stärker sein. Erklärung: Das relativ tief gelegene Akromion wird durch das Tuberculum majus nach kranial gedrückt, wobei Kompression im Akromioklavikulargelenk auftritt. Bei exorotiertem Oberarm dreht das Tuberculum majus am Akromion vorbei.

Skapulothorakalgelenk

Aktive Stabilität

Eine aktive Stabilität des Skapulothorakalgelenks wird hauptsächlich durch gleichzeitiges Anspannen von Agonisten und Antagonisten erreicht. Die ansonsten sehr bewegliche Skapula kann so fixiert werden.

Muskelzugrichtungen

Die Muskeln des Schultergürtels bilden in ihrer Gesamtheit **fünf Muskelschlingen,** die aus jeweils zwei Muskeln bzw. Muskelanteilen bestehen. Einer von ihnen fungiert immer als Agonist, der andere als Antagonist.

Beispiel: Ein Anteil des M. trapezius (der Agonist) dreht die Skapula so, dass die Gelenkpfanne während der Armhebung nach oben in die Exorotation gezogen wird. Ein Anteil des M. rhomboideus (der Antagonist) dreht sie in die entgegengesetzte Richtung, die Endorotation.

Nachfolgend werden alle Muskeln aufgelistet, die direkten Einfluss auf das Schulterblatt ausüben. Außer diesen gibt es viele Muskeln, die indirekt über den Humerus oder über die Klavikula auf die Skapulabewegung einwirken.

Retraktion
Als **Retraktion** (auch Adduktion) bezeichnet man die Bewegung, bei der die Skapula in Richtung der Wirbelsäule geführt wird, wie dies beim Aufrichten des Oberkörpers geschieht. Die hierzu erforderlichen Muskeln sind:
- M. trapezius, Pars transversa
- M. levator scapulae
- Mm. rhomboidei.

Protraktion
Werden die Schultern nach vorne gezogen, wobei die beiden Skapulae sich von der Wirbelsäule entfernen, bezeichnet man dies als **Protraktion** (auch Abduktion). Diese Bewegung wird z. B. benötigt, um jemandem die Hand zu reichen oder einen Liegestütz auszuführen. Die hierzu erforderlichen Muskeln sind:
- M. serratus anterior
- M. pectoralis minor.

Exorotation

Bei der **Exorotation** wandert der Angulus inferior (unterer Skapulawinkel) nach lateral, die Skapula vollführt eine nach außen gerichtete Drehbewegung. Dies geschieht z. B. bei der Abduktion des Armes über den Kopf. Die hierzu erforderlichen Muskeln sind:

- M. serratus anterior
- M. trapezius pars descendens.

Während der Exorotation hält die Skapula ihren Kontakt zum Thorax, was auf die stabilisierende Wirkung des kräftig ausgebildeten M. serratus anterior zurückzuführen ist. Sein ventral gerichteter Verlauf von der medialen Skapulaseite zum Thorax ermöglicht die gleichzeitige Drehung und Fixation der Skapula auf dem Rumpf. Die Mm. rhomboidei, mit ihrem Ansatz am medialen Skapularand, fixieren die in Ruhe befindliche Skapula am Thorax. Sie entfalten ihre größte stabilisierende Wirkung bei nach unten hängenden Armen. Das mit einer Exorotationsbewegung der Skapula verbundene Heben der Arme wird von einem Nachlassen der Mm. rhomboidei begleitet.

Endorotation

Bei der **Endorotation** bewegt sich der Angulus inferior nach medial zur Wirbelsäule hin. Dies geschieht z. B. bei einer Adduktion der Arme bis hinter den Rücken, beim Anziehen einer Jacke oder dem Zubinden einer Schürze. Die zuständigen Muskeln sind:

- Mm. rhomboidei und in geringerem Maße auch
- M. levator scapulae.

PT-PRAXIS

Instabilität des Skapulothorakalgelenks

Eine Schwäche des M. serratus anterior führt zur aktiven Instabilität im Skapulothorakalgelenk. Sie wird bei der Armabduktion als **Scapula alata** (lat.: ala = Flügel) sichtbar; der Thorax kann, z. B. bei der Durchführung von Liegestützen, zwischen den Schulterblättern wegsinken. Bei erheblicher Muskelschwäche tritt dieses Phänomen bereits im Vierfüßlerstand auf.

Die Schwäche oder der totale Ausfall des M. serratus anterior kann ursächlich mit einer Verletzung des ihn innervierenden N. thoracicus longus zusammenhängen. Eine solche Verletzung tritt häufig durch das Tragen schwerer Lasten oder das unsachgemäße Anlegen eines Gipsverbandes auf. Klinisch äußert sich die Verletzung des N. thoracicus longus durch diffuse Schmerzen im Nacken- und Skapulagebiet und in Form der Scapula alata. Physiotherapeutisch behandelt wird u. a. mit muskelkräftigenden und stabilisierenden Übungen des Skapulothorakalgelenks.

Meistens betrifft die funktionelle Instabilität nur eine geringfügige Dysfunktion der Muskulatur ohne eine ursächliche Nervenverletzung. Eine stabile, gut positionierte und sich mitbewegende Skapula ist essenziell für die Arthrokinematik des Glenohumeralgelenks. Impingements sind oft die Folge einer in der Bewegung eingeschränkten Skapula. Eine optimale Kraft, Mobilität und Koordination der die Skapula steuernden Muskeln ist die absolute Voraussetzung für ein physiologisch funktionierendes Glenohumeralgelenk.

Zusammengefasst gibt es mehrere Instabilitätsrichtungen:

- Skapula in leichter Protraktion: Die Mm. pectorales sind verkürzt und die Mm. rhomboidei und M. trapezius sind geschwächt.
- Skapula „tilting" (vornübergekippt): Der Angulus inferior steht nach dorsal; verursachend sind verkürzte Mm. pectorales sowie ein geschwächter M. trapezius ascendens.
- Skapula medio(endo)rotation: Der Angulus inferior steht zu weit medial, ausgelöst durch einen verkürzten M. levator scapulae und geschwächte Mm. serratus anterior, trapezius descendens und M. rhomboideus.

Eine aktive skapulothorakale Instabilität zerstört den physiologischen skapulohumeralen Rhythmus. Folge ist eine Umkehr von Ursprungs- und Ansatzfunktion der Rotatorenmanschette. Die Konsequenz ist eine unphysiologische Skapulabewegung als Ersatz für eine Bewegung im Glenohumeralgelenk.

Elevation

Das Hochziehen der Schulter wird von einer **Elevation** der Skapula, das ist die Bewegungsrichtung nach kranial, begleitet. Auch die Armabduktion über 90° geht mit einer Elevation der Skapula einher. Die zuständigen Muskeln sind:

- M. trapezius, Pars descendens
- M. levator scapulae
- Mm. rhomboidei, wobei diese die Armabduktion über 90° nicht mit dem Heben der Skapula unterstützen.

Depression

Die **Depression** ist die Bewegung, bei der sich die Skapulae nach kaudal bewegen. Die Schultern werden heruntergezogen, z. B. bei allen Stützbewegungen im aufrechten Sitz oder Stand. Die Muskeln ziehen die Skapulae in Depression, wenn sich Patienten beim Bettkantensitz abstützen, sich vom Bett zum Stehen hochdrücken oder sich im Stehen auf Gehhilfsmitteln wie Gehstützen oder Gehwagen abstützen. Die zuständigen Muskeln sind:

- M. trapezius, Pars ascendens
- M. pectoralis minor
- M. subclavius, indirekt über die Klavikula
- M. latissimus dorsi, indirekt über den Humerus.

Glenohumeralgelenk

Aktive Stabilität

Das Schultergelenk wird von den Sehnen der skapulohumeralen Muskeln manschettenförmig umgeben und erhält so einen Großteil seiner Stabilität. Man bezeichnet diese Muskeln zusammenfassend als **Rotatorenmanschette** (➤ Abb. 13.16). Zu ihr gehören der **M. supraspinatus, M. infraspinatus, M. subscapularis und M. teres minor.** Eine Anspannung dieser Muskeln bewirkt aufgrund ihres Faserverlaufs, parallel zum Kollum und quer zur Gelenkfläche, die aktive Stabilisierung des Humeruskopfes in seiner Gelenkpfanne. Diese stabilisierende Wirkung wird von der Sehne des **M. biceps brachii, Caput longum** (➤ Abb. 13.16) unterstützt, da sie den Humeruskopf überspannt und ihn beim Heben des Armes nach unten in die Gelenkpfanne drückt.

Neben diesen, von ihrer Hauptfunktion her stabilisierenden Muskeln tragen auch einige der überwiegend bewegenden Arm- und Schultermuskeln zur Stabilität des Schultergelenks bei. Zu ihnen gehören:

- M. biceps brachii, Caput breve
- M. coracobrachialis
- M. triceps brachii, Caput longum
- M. deltoideus, Pars clavicularis et Pars spinalis
- M. pectoralis major, Pars clavicularis.

EMG-Untersuchungen haben gezeigt, dass vor einer Bewegung zuerst die Rotatorenmanschette aktiviert wird, dann erst spannen z. B. der M. deltoideus und der M. pectoralis major an.

Muskelzugrichtungen

Abduktion

Der Hauptabduktor des Glenohumeralgelenks ist der M. deltoideus. Der M. supraspinatus unterstützt die Abduktion und verhindert das kaudale Abgleiten des Caput humeri, während das Caput longum des M. biceps brachii dem kranialen Abgleiten entgegenwirkt (➤ Abb. 13.16).

Je nach Ausgangsstellung des Armes werden die verschiedenen Anteile des M. deltoideus bei Abduktionsbewegungen in unterschiedlicher Reihenfolge aktiviert:

- Bei der **Abduktion** wird zuerst die Pars acromialis, danach der laterale Anteil der Pars spinalis und schließlich der laterale Anteil der Pars clavicularis (ab 20° Abduktion) aktiviert.
- Bei einer **Abduktion mit 30° Anteflexion** spannen zunächst die Pars acromialis und die lateralen Anteile der Pars clavicularis an, danach die lateralen Anteile der Pars spinalis und mediale Anteile der Pars clavicularis.
- Die **Abduktion mit exorotiertem Humerus** erfolgt ausschließlich über eine Aktivierung der Pars acromialis und der lateralen Anteile der Pars clavicularis.
- Die **Abduktion mit endorotiertem Humerus** geschieht ausschließlich über eine Aktivierung der Pars acromialis und der lateralen Anteile der Pars spinalis.

KLINIK

Tendopathien der Rotatorenmanschette

Bedingt durch eine Instabilität oder Fehlbelastung des Glenohumeralgelenks, können Muskeln der Rotatorenmanschette überlastet werden, wodurch eine Reizung der Sehnen entsteht. Diese Sehnenprobleme werden als **Tendopathien** bezeichnet und wie folgt unterschieden:

M.-supraspinatus-Tendopathie

Klinik: Schmerzen bei Abduktion gegen Widerstand oder beim Loslassen dieses Widerstandes. Schmerzhafter Abschnitt in der Bewegungsbahn (painful arc) oder manchmal Schmerzen bei der maximalen passiven Elevation.

13

M.-infraspinatus-Tendopathie
Klinik: Schmerzen bei Exorotation gegen Widerstand oder beim Loslassen dieses Widerstandes. Passive horizontale Adduktion gibt Dehnschmerz.

M.-subscapularis-Tendopathie
Meistens handelt es sich um ein Überbelastungsproblem vor allem bei Tennis-, Wurf- oder Smashbewegungen durch schnelle Dehnung und Anspannung des M. subscapularis. Klinik: Schmerzen bei Endorotation gegen den Widerstand oder beim Loslassen dieses Widerstandes. Passive Exorotation verursacht einen Dehnschmerz. Passive horizontale Adduktion löst einen Kompressionsschmerz aus.

M.-biceps-brachii-Tendopathie
Klinik: Schmerzen bei Ellenbogenflexion und Supination gegen den Widerstand. Passive Schulterretroversion und -endorotation mit Pronation des Unterarmes führen Dehnschmerzen herbei. Oft müssen Vordehnung und Anspannung bei der Provokation kombiniert werden.

Im Folgenden werden einige standardisierte und hochwertige Tests beschrieben (➤ Kap. 11.1.2).

- **„Empty-can"-Test** (Jobe's Test) (durchschnittliche Sensitivität 75 %, Spezifität 70 %): Der stehende Patient hält seine endorotierten Arme in etwa 90° Abduktion und 30° horizontaler Adduktion, sodass seine Daumen nach unten zeigen. In dieser Position gibt der Therapeut einen manuellen Widerstand in kaudale Richtung auf die Oberarme des Patienten. Der Patient hält dagegen. Zeigt sich hierbei ein Kraftverlust, ist der Test positiv. Weiterhin können bei dem Test Schmerzen ausgelöst werden, diese sind hier allerdings weniger bedeutsam. Erklärung: Es handelt sich um einen Läsionstest des **M. supraspinatus.** Der M. subscapularis, M. infraspinatus und M. teres minor sind in dieser Position nahezu inaktiv.
- **Exorotationskrafttest** (durchschnittliche Sensitivität 55 %, Spezifität 80 %): Der Patient hält seinen Arm in 0° Elevation, 45° Endorotation und 90° Flexion im Ellbogen. Er gibt Druck in Außenrotation gegen den Widerstand des Therapeuten am Handgelenk. Erklärung: Bei EMG-Messungen zeigt der M. infraspinatus bei dieser Ausführung seine größte Aktivität. Bei Schmerzen oder Kraftverlust gilt der Test als positiv.
- **Exorotations-„lag-sign"** (durchschnittliche Sensitivität 70 %, Spezifität 95 %): Der Patient sitzt mit seiner Schulter in 20° Abduktion, submaximaler Exorotation und dem Ellbogen in 90° Flexion. Der Therapeut unterstützt den Ellenbogen und das Handgelenk. Während der Therapeut das Handgelenk loslässt, soll der Patient den Arm möglichst in der gleichen Position halten. Ist das nicht möglich, wird der Test als positiv bewertet. Der Unterschied zwischen aktivem und passivem Bewegungsausmaß wird in Gradzahlen angegeben. Erklärung: Bei einem „lag sign" von mehr als 5° ist eine (partielle) Ruptur des M. supraspinatus oder M. infraspinatus wahrscheinlich.
- **Endorotations-„lag-sign"** (durchschnittliche Sensitivität 85 %, Spezifität 90 %): Der Patient sitzt mit seiner Schulter in submaximaler Endorotation und Retroversion. Der Ellbogen ist 90° flektiert und der Unterarm liegt nicht am Rücken an. Der Therapeut unterstützt das Handgelenk. Der Patient soll seinem Arm in der gleichen Position halten, während der Therapeut das Handgelenk loslässt. Der Test ist positiv, wenn der Arm nicht gehalten werden kann. Der Unterschied zwischen aktivem und passivem Bewegungsausmaß wird in Gradzahlen gemessen. Erklärung: Bei einem „lag sign" von mehr als 5° ist eine (partielle) Ruptur des M. subscapularis wahrscheinlich.

Drei Phasen der Abduktion

Der Bewegungsverlauf der Abduktion kann in **drei Phasen** eingeteilt werden (➤ Abb. 13.17), wobei der M. deltoideus seine größte Aktivität um die 90° Abduktion entfaltet. Die Beteiligung der unterschiedlichen Muskeln an den einzelnen Phasen wird nachfolgend beschrieben.

Erste Phase (0°–90°)

Das Tuberculum majus würde bei einer reinen Abduktion von 90° gegen das Akromion stoßen, was durch eine zusätzliche Exorotation oder leichte Anteflexion verhindert wird. Die in dieser Phase beteiligten Muskeln sind:

- M. deltoideus
- M. supraspinatus.

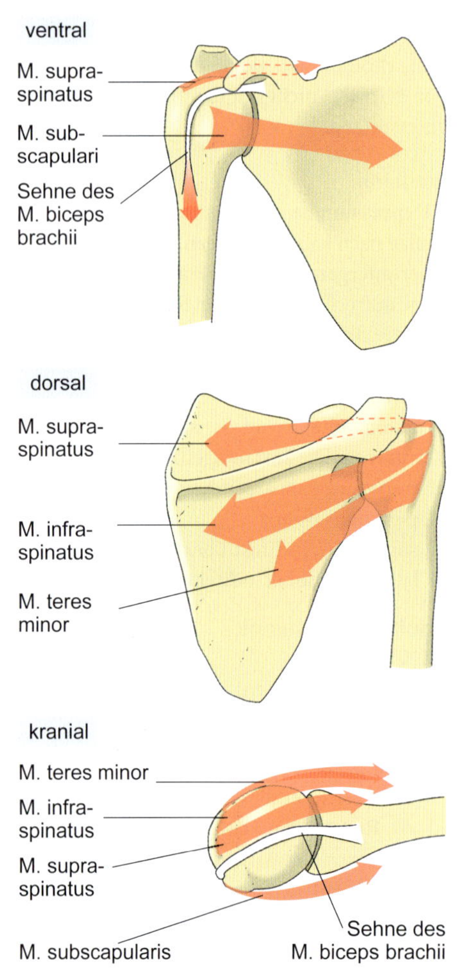

Abb. 13.16 Die muskuläre Sicherung des Glenohumeralgelenks durch Muskeln der Rotatorenmanschette und des M. biceps brachii.

Zweite Phase (90°–150°)

Die Abduktion über 90° erfordert ein komplexes Bewegungsmuster des gesamten Schultergürtels. Die Skapula führt eine Abduktions- und Exorotationsbewegung bis 60° aus, während die Klavikula im Sternoklavikular- und Akromioklavikulargelenk eine Rotation von 30° erfährt. Die in dieser Phase zusätzlich beteiligten Muskeln sind:

- M. trapezius, Pars descendens et ascendens
- M. serratus anterior.

Dritte Phase (150°–180°)

- Im letzten Teil der Abduktion sind Bewegungen der Wirbelsäule notwendig. Bei eingeschränkter Wirbelsäulenbeweglichkeit sind auch Schultergelenkbewegungen nicht vollständig möglich. Die Schulterarthrokinematik ist gestört.
- Beim einseitigen Armheben wird der kontralaterale (gegenüberliegende) M. erector spinae mit aktiviert. Zervikothorakal rotieren die Wirbel ein wenig, wobei ihre Procc. spinosi von der Skapula wegdrehen.
- Beim beidseitigen Armheben werden die Mm. erector spinae beider Seiten aktiviert, wobei es zur Lordosierung oder Abflachung der thorakalen Wirbelsäule kommt.

Adduktion

Die **Adduktionsbewegung** entsteht durch das Zusammenwirken von Muskeln in einer Muskelkette (➤ Abb. 13.18). Adduziert der M. teres major den Humerus, so fixieren die Mm. rhomboidei gleichzeitig die Skapula an der Wirbelsäule und bilden so das Punctum fixum. Der adduzierende M. latissimus dorsi zieht den Arm nach kaudal, wobei der Zug, der vom Caput longum des M. triceps ausgeübt wird, genau entgegengesetzt wirkt. Demnach sind folgende Muskeln bei adduzierenden Armbewegungen aktiv:

- M. pectoralis major
- M. teres major gemeinsam mit den Mm. rhomboidei
- M. latissimus dorsi gemeinsam mit dem M. triceps brachii, Caput longum.

Drei Phasen der Anteversion (Anteflexion, Elevation)

Auch die Anteversion kann anhand der beteiligten Muskeln, ähnlich wie bei der Abduktion, in drei Phasen eingeteilt werden:

Erste Phase (0°–60°)

Die beteiligten Muskeln sind:

- M. deltoideus, Pars clavicularis
- M. coracobrachialis
- M. biceps brachii, Caput longum et breve
- M. pectoralis major, Pars clavicularis.

Zweite Phase (60°–120°)

Die beteiligten Muskeln sind:

- M. trapezius pars descendens et ascendens
- M. serratus anterior.

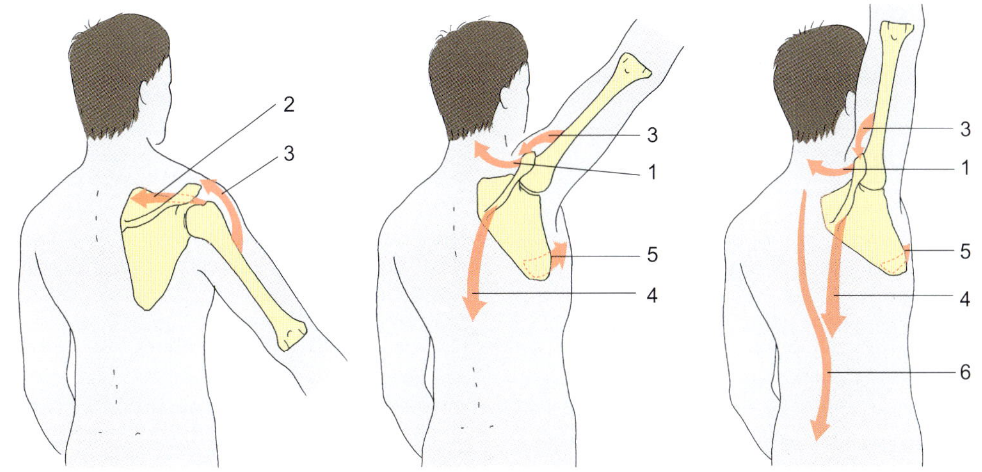

Abb. 13.17 Die Muskelzugrichtungen der skapulothorakalen und skapulohumeralen Muskulatur während der **Abduktion:** 1 M. trapezius, Pars descendens; 2 M. supraspinatus; 3 M. deltoideus; 4 M. trapezius, Pars ascendens; 5 M. serratus anterior; 6 M. erector spinae.

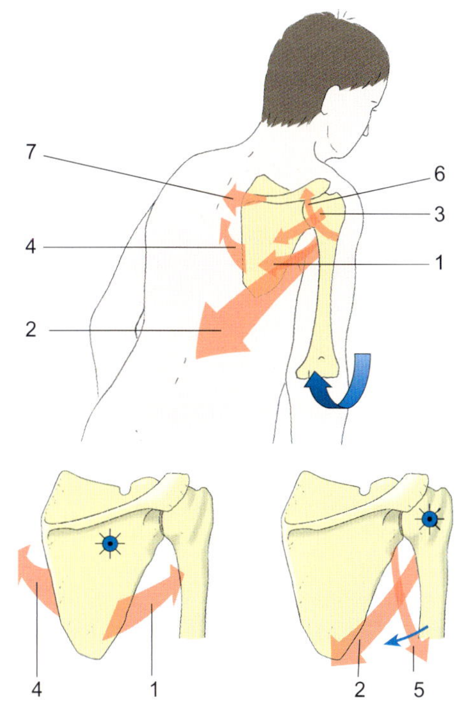

Abb. 13.19 Die Muskelzugrichtungen der skapulothorakalen und skapulohumeralen Muskulatur während der **Retroversion:** 1 M. teres major; 2 M. latissimus dorsi; 3 M. teres minor; 4 M. rhomboideus; 5 M. triceps brachii; 6 M. deltoideus, Pars spinalis; 7 M. trapezius, Pars transversa.

Dritte Phase (120°–180°)

- Beim einseitigen Armheben wird der kontralaterale M. erector spinae aktiviert, was mit einer geringfügigen Lateralflexion der Wirbelsäule einhergeht.
- Die beidseitige Armhebung wird endgradig über die Aktivierung beider Mm. erector spinae bewirkt; gleichzeitig kommt es zur Lordosierung der Wirbelsäule.

Retroversion (Retroflexion)

Die Bewegung, die den Arm nach hinten führt, wird von drei Muskeln ausgeführt, die an der Skapula entspringen, und von dem großen M. latissimus dorsi, der am Becken, an der thorakolumbalen Körperfaszie, an der 10.–12. Rippe und an der Skapula entspringt (➤ Abb. 13.19). Diese vier wichtigsten Retrovertoren sind:

- M. latissimus dorsi
- M. teres major
- M. teres minor
- M. deltoideus, Pars spinalis.

Bei einer Retroversion über das Bewegungsausmaß des Glenohumeralgelenks hinaus wird diese mit Skapularetraktion ausgeführt, wobei die Mm. rhomboidei und der M. trapezius eingesetzt werden.

Endorotation

Es gibt drei Muskeln, die von der dorsalen Körperseite zum proximalen ventrolateralen Humerus ziehen, während der ventrale M. pectoralis major, der zum ventrolateralen Humerus zieht, deren Ansätze abdeckt (➤ Abb. 13.20). Diese vier wichtigsten **Endorotatoren** sind:

- M. latissimus dorsi
- M. teres major
- M. pectoralis major
- M. subscapularis.

Bei einer Endorotation über das Bewegungsausmaß des Glenohumeralgelenks hinaus wird diese mit Skapulaprotraktion ausgeführt. Hierbei werden der M. serratus anterior und der M. pectoralis minor eingesetzt.

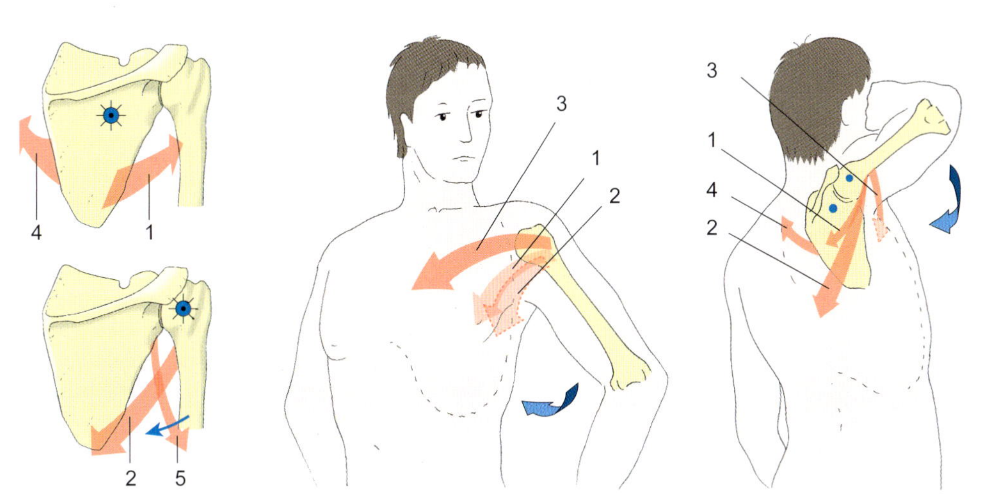

Abb. 13.18 Die Muskelzugrichtungen der skapulothorakalen und skapulohumeralen Muskulatur während der **Adduktion:** 1 M. teres major; 2 M. latissimus dorsi; 3 M. pectoralis major; 4 M. rhomboideus; 5 M. triceps brachii.

Exorotation

Die Anatomie des Glenohumeralgelenks erlaubt mehr Endorotation als Exorotation, da die Gelenkpfanne schon etwas nach ventral gerichtet ist und die **Exorotation** auch noch von den ventralen Bändern beschränkt wird. Auch sind die Muskeln, die die Endorotation bewirken, zahlreicher und kräftiger als diejenigen, die für die Exorotation zuständig sind (➤ Abb. 13.20). Allerdings ist gerade eine kontrollierte Exorotation die Voraussetzung für zahlreiche Handtätigkeiten, z. B. das Schreiben mit einem Stift. Muskeln, welche die **Exorotation** bewirken, sind:

- M. infraspinatus
- M. teres minor.

Bei einer Exorotation über das Bewegungsausmaß des Glenohumeralgelenks hinaus wird diese mit Skapularetraktion ausgeführt, wobei die Mm. rhomboidei und der M. trapezius eingesetzt werden.

Funktionelle Aspekte

Das Werfen

Zum kräftigen Werfen oder Schlagen eines Gegenstandes muss unter einem optimalen Winkel eine Beschleunigung den Verlauf der Bewegungsbahn begleiten. Hierfür ist eine maximale Beweglichkeit im Akromio- und Sternoklavikulargelenk sowie eine bewegliche homolaterale Rotation des zervikothorakalen Übergangs mit bewegungsfreien oberen Rippen unabdinglich. Die Bewegungsbahn benötigt eine maximale Abduktion, eine Exorotation und eine horizontale Retroversion. Die homolaterale Rotation des Rumpfes, die

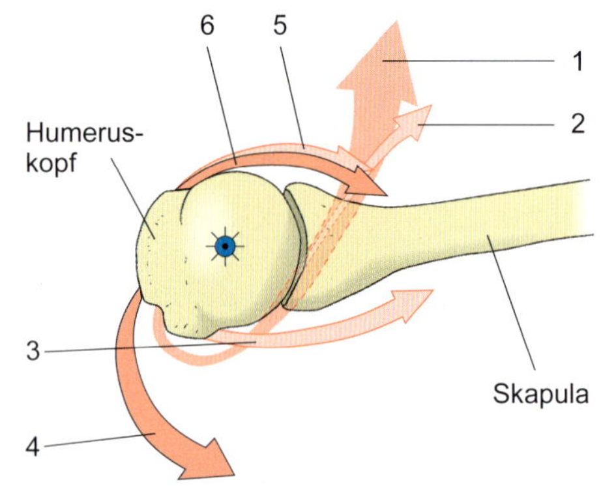

Abb. 13.20 Der Humeruskopf von kranial, Skapula und die Muskelzugrichtungen der skapulothorakalen und skapulohumeralen Muskulatur während der **Rotation.**
Endorotation: 1 M. latissimus dorsi; 2 M. teres major; 3 M. subscapularis; 4 M. pectoralis major.
Exorotation: 5 M. teres minor; 6 M. infraspinatus.

für den Aufbau einer Ganzkörpervorspannung benötigt wird, bedarf zudem einer frei beweglichen Wirbelsäule und frei beweglicher unterer Extremitätengelenke.

Die maximale Vorspannung des Wurfarms geht in eine kräftige Beschleunigung über. Der M. pectoralis minor und der M. serratus anterior ziehen den Schultergürtel nach vorne und stabilisieren ihn. Der M. pectoralis major, der M. deltoideus, Pars clavicularis und der M. subscapularis gewährleisten die horizontale Adduktion, der M. latissimus dorsi und M. teres major garantieren die gleichzeitige Endorotation des Arms.

Nach dem Loslassen des Gegenstandes findet eine schnelle Bremsung statt. Der Grund dafür sind exzentrische Kontraktionen des M. latissimus dorsi, des M. rhomboideus und des M. trapezius ascendens. Eine gleichzeitige dynamische Stabilisation des Humeruskopfes in der Gelenkpfanne durch die Rotatorenmanschette ist für die Arthrokinematik des Gelenks wichtig.

Im Gegensatz zu den Kreuzbändern im Knie sind die Ligamente der Schulter kaum mit Pacini-Körperchen (Propriozeption, ➤ Kap. 9.15.1) besiedelt. Spannungsunterschiede aus Beschleunigung und Verzögerung werden ligamentär kaum registriert.

PT-PRAXIS

Instabilität des Glenohumeralgelenks und Testmöglichkeiten

Das Schultergelenk wird durch sein Muskelkorsett stabilisiert. Ist die aktive Stabilität vermindert, ist eines der häufigsten Probleme das Impingement-Syndrom (➤ Kap. 13.2.1). Für die Beurteilung einer Instabilität oder eines Impingement-Syndroms stehen verschiedene Tests mit unterschiedlicher Zuverlässigkeit und unterschiedlichem prognostischem Wert zur Verfügung. Im Folgenden werden einige Tests, die eine überdurchschnittliche Sensitivität, Spezifität und Interrater-Reliabilität aufweisen, beschrieben (➤ Kap. 11.1.2). Die Studien, aus denen diese Tests entnommen wurden, finden sich in mehreren hochwertigen Datenbanken und Fachzeitschriften. Aus ihren Ergebnissen wurden Durchschnittswerte ermittelt.

Glenohumerale Instabilitätstests für ventrokaudale Instabilität

- **Apprehension-Test** (➤ Abb. 13.21) (durchschnittliche Sensitivität 60 %, Spezifität 95 %): Der Patient liegt in Rückenlage oder sitzt auf einem Hocker. Der Arm wird aus einer 90°-Abduktion in eine maximale Exorotation, ähnlich einer Wurfbewegung, eingestellt. Der Therapeut fasst mit der einen Hand das Handgelenk des Patienten. Die andere Hand liegt an der dorsalen Seite des Humeruskopfes. Der Therapeut drückt den Humeruskopf vorsichtig nach ventral, während der Oberarm langsam in Exorotation gebracht wird. Gibt der Patient jetzt Schmerzen an und signalisiert Angst vor einer Luxation, gilt der Test als positiv. Erklärung: Die kombinierte Bewegung und der ventral gerichtete Druck auf das Caput humeri können eine (Sub-)Luxation der Schulter verursachen.
- **Relocation-Test** (durchschnittliche Sensitivität 75 %, Spezifität 95 %): Dieser Test ist eine Ergänzung zum positiven Apprehension-Test. Der Patient liegt in Rückenlage. Am Humeruskopf wird nach Durchführung eines positiven Apprehension-Tests Druck nach dorsal ausgeübt. Bei einer instabilen Schulter verringern sich der Schmerz und die Angst vor einer (Sub-)Luxation durch eine Zurücknahme der Dehnung des Kapsel-Band-Apparates. Der Relocation-Test ist dann positiv. Erklärung: Die (Sub-)Luxationsprovokation des Apprehension-Tests wird durch einen entgegengesetzten Druck aufgehoben.
- **Anterior-release-Test** (durchschnittliche Sensitivität 90 %, Spezifität 90 %): Nachdem der Humeruskopf durch den Relocation-Test in der Gelenkpfanne gehalten wurde, wird jetzt der Humeruskopf wieder losgelassen. So wird geprüft, ob die Schmerzen oder das Luxationsgefühl erneut auftreten.

Die Voraussetzung einer Stabilisation des Glenohumeralgelenks ist eine gute Propriozeption. Das Caput humeri muss bei allen Bewegungen durch die umgebende Muskulatur zentriert werden. Eine intakte Sensibilität bezüglich der Gelenkposition ist Voraussetzung für die richtige und rechtzeitige Aktivierung unterschiedlicher Muskeln. Dieses bedarf eines optimalen Inputs der Mechanorezeptoren aus Muskeln der Rotatorenmanschette, der Sehnen und des Kapsel-Band-Apparates.

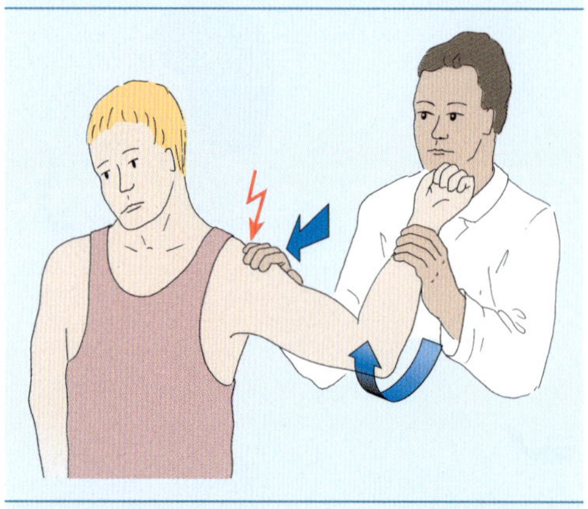

Abb. 13.21 Der Apprehension-Test, mit maximaler horizontaler Exorotation des linken Arms und vorsichtigem Ventralschub des Humeruskopfes.

PT-PRAXIS

Instabilität des Glenohumeralgelenks und Wurfbewegungen

Wiederholte Wurf- oder Smashbewegungen, wie sie im Tennis oder Volleyball vorkommen, können Mikrotraumen an den passiven Strukturen verursachen. Die Phase der letzten Vordehnung und des ersten Krafteinsatzes bei 90° Abduktion und Exorotation übt eine verstärkte Dehnung auf den glenohumeralen Kapsel-Band-Apparat aus. Die Zugstärke der Ligamente nimmt durch eventuelle Mikrotraumen ab, mit der Konsequenz einer leichten Gleitmöglichkeit des Humeruskopfes nach ventral. Die stabilisierende Aufgabe der Rotatorenmanschette wird dabei stark beansprucht. Durch eine Ermüdung dieser stabilisierenden Muskeln entsteht ein Teufelskreis aus Instabilität und Mikrotraumen.

Ein weiterer Moment, in dem Verletzungen auftreten können, ist die letzte Phase des Wurfs. Im Moment des Loslassens wirken exzentrische Kräfte auf den M. latissimus dorsi und den M. rhomboideus. Sind diese nicht kräftig genug, können Mikrorupturen an den Sehnen des M. infraspinatus und des M. teres minor entstehen.

13.2.4 Palpationen im Schulterbereich

➤ Abb. 13.22 und ➤ Abb. 13.23

Die **Margo medialis scapulae** (medialer Skapularand) lässt sich etwa 6 cm lateral der Procc. spinosi der Wirbelsäule durch den M. trapezius hindurch ertasten. Weiter unten, auf Höhe des siebten thorakalen Wirbels, befindet sich die untere Ecke der Skapula, der **Angulus inferior scapulae.** Da die Skapula nur muskulär auf dem Thorax fixiert ist, kann der Angulus inferior vom Thorax abgehoben werden. Mit den Fingerspitzen lässt sich so auch der Bereich unterhalb des medialen Skapularandes und des Angulus inferior palpieren. Der **Angulus superior** ist aufgrund seiner nach kranioventral gerichteten Lage sowie den ihn verdeckenden M. trapezius descendens etwas schwerer zu erfühlen. Zusätzlich verstreicht der an ihm ansetzende M. levator scapulae die Kontur des Angulus superior.

Die **Spina scapulae,** ein Knochenvorsprung, der mit dreieckiger Basis auf Höhe des 3. thorakalen Proc. spinosus an der medialen Skapula entspringt, lässt sich an ihrem kranialen Rand gut ertasten und nach lateral verfolgen, wo sie schließlich ins **Akromion** übergeht. Das wie ein Viereck geformte Akromion lässt sich von dorsal, lateral und ventral palpieren und tritt bei einem nach distal gerichteten Zug am Arm etwas deutlicher hervor. Bei Menschen mit einem geringen Anteil an Unterhautfettgewebe sind die Konturen des Akromions auch ohne Palpation zu erkennen.

Der laterale Kopf der **Klavikula** liegt als deutlich zu ertastende Erhebung ventrokranial auf dem Akromion (➤ Abb. 12.21). An der ventralen Seite dieser Erhebung ist der vordere Eingang des **Akromioklavikulargelenks** als V-förmige Einbuchtung etwa 1 cm medial des ventralen Akromionwinkels zu palpieren. Die **Klavikula** ist relativ leicht zu ertasten; ihr kranialer, oberflächlich unter der Haut liegender Rand ist in der Regel deutlich sichtbar. Sie hat einen leicht S-förmigen Verlauf mit einer nach kranial ausgerichteten Ausbuchtung an der akromialen Seite und einer nach kaudal weisenden Wölbung an der sternalen Seite. Medial neben dem vorstehenden sternalen Klavikulaende kann das **Art. sternocostalis** palpiert werden, welches direkt lateral der **Incisura jugularis** an der konkaven kranialen Sternumseite liegt. Den Gelenkspalt ertastet man im Verlauf von mediokranial nach laterokaudal.

Der Verlauf des oberhalb der Spina scapulae gelegenen **M. supraspinatus** lässt sich nach lateral bis zum Winkel zwischen Klavikula und Akromion verfolgen, wo er dann unter dem Akromion verschwindet. Sein Ansatz am **Tuberculum majus** ist am einfachsten mit einem in Endorotation und leichter Retroversion auf dem Rücken gehaltenen Arm zu palpieren. Dazu geht man vom vorderen Eingang des Akromioklavikulargelenks etwa 1 cm nach kaudal und 1 cm nach lateral.

Der unterhalb der Spina scapulae gelegene **M. infraspinatus** ist zwischen dem Pars ascendens des M. trapezius und dem M. deltoideus zu palpieren. Bei in Exorotation und horizontaler Adduktion gehaltenem Arm lässt sich sein Verlauf nach lateral bis zu dem etwa 2 cm distal des hinteren Akromionwinkels gelegenen Ansatz am Tub. majus verfolgen. Unterhalb des M. infraspinatus folgt zunächst der **M. teres minor** und weiter kaudal der **M. teres major,** der vom kaudalen Skapulawinkel kommend gemeinsam mit dem **M. latissimus dorsi** die hintere Achselfalte bildet (➤ Abb. 13.22). Der M. latissimus dorsi bedeckt den kaudalen Rand des M. teres major. (Das Palpieren des M. latissimus dorsi ist schon im ➤ Kap. 12.4.4 beschrieben worden). Aufgrund ihrer unterschiedlichen Funktion lassen sich der M. teres minor und M. teres major bei wechselnder Exo- und Endorotation etwas leichter differenzieren.

Um den **Proc. coracoideus** zu palpieren, gleitet man mit gestrecktem Finger über die mediale Seite des M. deltoideus quer über die Klavikula nach kaudal. Unmittelbar lateral des sehr oberflächlich gelegenen Proc. coracoideus liegt das **Tuberculum minus** des Humeruskopfes. Bei der Rotation des Armes kann der von der Armbewegung unbeeinflusste Proc. coracoideus gut vom Tub. minus differenziert werden. Bei exorotiertem Arm lässt sich auf dem Tub. minus der Ansatz des **M. subscapularis** palpieren. Dieser bildet zusammen mit dem M. latissimus dorsi und dem M. teres major die Hinterwand der Achsel. Beim vornübergebeugten Patienten und unter Endorotation des Arms kann der M. subscapularis in der Achsel ventrokranial des M. latissimus dorsi getastet werden.

Ein wenig weiter lateral an der anderen Seite des Tub. minus liegt der **Sulcus intertubercularis,** dessen Palpation durch die lange Sehne des M. biceps brachii, Caput longum, erschwert wird, die durch den Sulkus verläuft und dort von einem Retinakulum abgedeckt wird. Lateral des Sulkus liegt das **Tuberculum majus.** Bei Endorotation ist das Tub. majus lateral und ventral vom Akromion zu tasten.

Der **M. coracobrachialis** ist bei Armabduktion als laterale Begrenzung der Fossa axillaris (Achselhöhle) zu spüren. Er entspringt zusammen mit dem **Caput breve** des **M. biceps brachii** vom Proc. coracoideus und liegt lateral in der Achselhöhle, gleich hinter dem M. pectoralis. Der Ansatz des **M. pectoralis minor** ist bei Retraktion der Schultern quer durch den M. pectoralis major und medial des Proc. coracoideus in der Tiefe als fester kaudomedial verlaufender Strang zu spüren. Als Hilfe kann der Arm in Retroflexion und Endorotation mit 90° flektiertem Ellenbogen auf den Rücken gelegt werden, wonach der Unterarm dann leicht vom Rücken abgehoben wird. Der M. pectoralis minor kontrahiert, damit die Skapula vorwärtskippen kann.

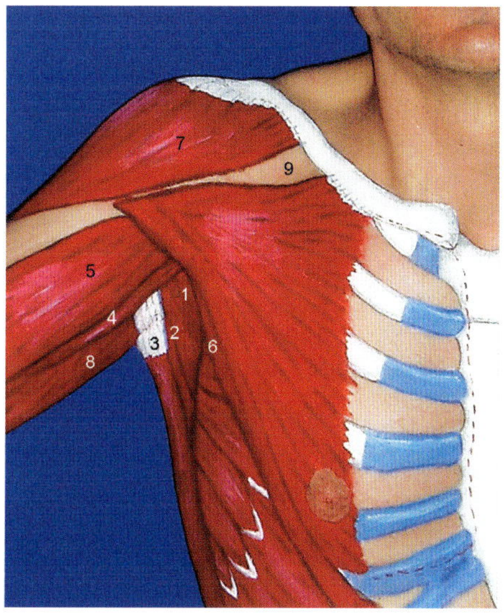

Abb. 13.22 Palpation im Schulterbereich; ventrolaterale, kaudale Ansicht: 1 M. subscapularis; 2 M. teres major; 3 M. latissimus dorsi; 4 M. coracobrachialis; 5 M. biceps brachii, Caput breve; 6 M. pectoralis major, Pars abdominalis; 7 M. deltoideus, Pars clavicularis; 8 M. triceps brachii, Caput longum; 9 Fossa infraclavicularis. [0434]

Die drei unterschiedlichen Anteile des **M. pectoralis major** sind bei abduziertem Arm vor allem bei Männern gut zu palpieren. Bei horizontaler Adduktion oder einer statisch ausgeführten horizontalen Adduktionsanspannung, bei der beide Hände zusammengedrückt werden, lassen sich die einzelnen Anteile leichter differenzieren. Der M. pectoralis major, Pars abdominalis bildet vor allem die vordere untere Achselwand. In der Abduktionshaltung können auch die drei häufig schon mit bloßem Auge erkennbaren Anteile des **M. deltoideus** palpiert werden. Wenn der abgehobene Arm mit 90° gebeugtem Ellenbogen in Reihenfolge etwas nach ventrokranial, nur nach kranial und nach dorsokranial angespannt wird, zeigen sich jeweils die Pars clavicularis, die Pars acromialis und die Pars spinalis. Zwischen dem M. pectoralis major und dem M. deltoideus, Pars clavicularis ist nahe an der Klavikula eine dreieckige Grube spürbar, das **Trigonum deltoideopectorale,** das nach kaudal zwischen den beiden Muskeln als schmaler **Sulkus** oder auch **Grube von Mohrenheim** weiterläuft. Die oberflächlich zu tastende Eindellung der Haut über dem Trigonum deltoideopectorale wird als die **Fossa infraclavicularis** angedeutet. Die Spalte zwischen Pars clavicularis und Pars acromialis des M. deltoideus ist am deutlichsten bei 90° Anteversion spürbar. Hier liegt in der Tiefe das **Caput longum** des **M. biceps brachii.**

Gleich unterhalb des M. coracobrachialis kann der **N. medianus** als strangförmige Struktur getastet werden. Hinter dem N. medianus kann man in der Achsel die Pulsationen der **A. brachialis** tasten. Etwas weiter kranial, zwischen dem M. scalenus medius und anterior, ist diese gerade noch oberhalb der Klavikula als Puls der **A. subclavia** zu tasten.

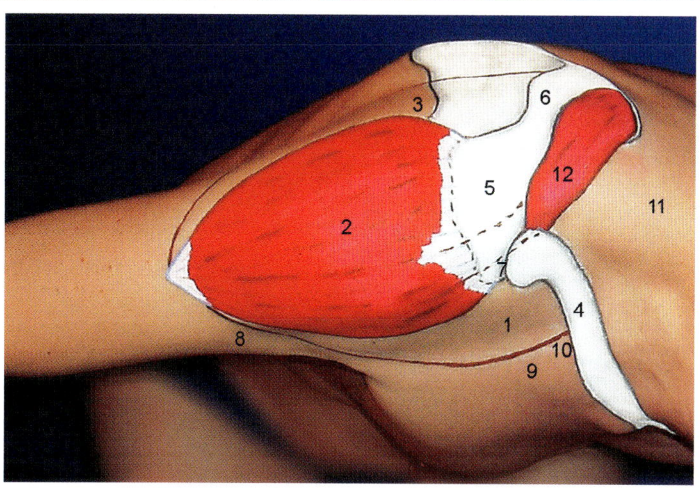

Abb. 13.23 Palpation im Schulterbereich; kraniale Ansicht: 1 M. deltoideus, Pars clavicularis; 2 M. deltoideus, Pars acromialis; 3 M. deltoideus, Pars spinalis; 4 Klavikula; 5 Akromion; 6 Spina scapulae; 7 Akromioklavikulargelenk; 8 M. biceps brachii, Caput breve; 9 M. pectoralis major, Pars clavicularis; 10 Fossa infraclavicularis; 11 M. trapezius, Pars descendens; 12 M. supraspinatus. [0434]

13.2.5 Kreislauf im Schulterbereich

Arterielle Versorgung

(➤ Abb. 13.24 und ➤ Kap. 16.2)

Durch die hintere Skalenuspforte im unteren Halsbereich verläuft die **A. subclavia,** die unter der Klavikula und dem M. subclavius durchzieht und von dort an **A. axillaris** genannt wird. Ab der Axilla zieht sie als **A. brachialis** weiter durch den Sulcus bicipitalis medialis zwischen dem M. biceps und M. triceps zum Ellenbogen.

Die A. axillaris gibt in der Achsel die große **A. thoracoacromialis** ab, die sich nach ventral in einen Ramus acromialis, einen Ramus deltoideus und mehrere Rami pectorales aufteilt. Etwas weiter distal entspringt aus der A. axillaris die **A. circumflexa humeri anterior** und die **A. circumflexa humeri posterior,** die kaudal das Caput humeri und das Collum chirurgicum des Humerus umgeben. Die **A. subscapularis** zieht als nächster Axillariszweig nach dorsal und teilt sich in eine A. thoracodorsalis und eine A. circumflexa scapulae auf. Die **A. thoracodorsalis** zieht am lateralen Rand des M. latissimus dorsi nach kaudal. Die **A. circumflexa scapulae** zieht durch die mediale Achselpforte zur Skapula und vereinigt sich nach kranial mit der aus der A. subclavia entspringenden **A. suprascapularis.** Diese Anastomose ist von funktioneller Bedeutung, da bei einer Unterbrechung des Blutflusses zwischen deren Ursprüngen (z. B. durch Druck einer Achselstütze) die Durchblutung des Armes gewährleistet bleibt. Die aus der A. axillaris entspringende **A. thoracica lateralis** zieht über den M. serratus anterior nach kaudal.

Distal der Achsel entspringt aus der A. brachialis die **A. profunda brachii,** etwas weiter distal die **A. collateralis ulnaris superior** und gerade oberhalb des Ellenbogens die **A. collateralis ulnaris inferior.**

Die A. profunda brachii zieht zwischen dem Caput longum und Caput mediale vom M. triceps brachii weiter zum Sulcus n. radialis, läuft hinter dem Humerus entlang nach lateral und zieht von da ab weiter zum Ellenbogen, wo sie ihn als **A. collateralis radialis** nach ventrolateral umfasst. Dorsal des Humerus entspringt aus der A. profunda brachii zuerst noch die **A. collateralis media,** die an der dorsalen Seite des Armes nach distal zum Ellenbogen zieht. Die A. collateralis ulnaris superior zieht durch den medialen Muskelbauch des M. triceps nach distal. Die A. collateralis ulnaris inferior zieht über die ventrale Seite des M. brachialis zum Ellenbogen.

Venöser Abfluss

(➤ Kap. 16.2 und ➤ Abb. 13.33)

Die venöse Drainage des Armes geschieht durch oberflächliche und tiefe Venen. Die oberflächlichen Venen laufen im Unterhautbindegewebe, während die tiefen Venen, meist zusammen mit den Arterien, zwischen der Muskulatur verlaufen. Beide sind durch Vv. communicantes verbunden.

Aus dem Ellenbogenbereich kommend zieht die **V. brachialis,** die aus der V. basilica stammt, zusammen mit der A. brachialis an der medialen Seite im Sulcus bicipitalis nach proximal. Tief in der Achsel, unter dem M. pectoralis major, zieht sie nach ventromedial, wo sie als **V. axillaris** weiter über die zweite Rippe zieht. Zwischen der Klavikula, dem M. subclavicularis und der ersten Rippe durchziehend, endet diese V. axillaris kraniolateral vom Sternum, gerade oberhalb der Klavikula, in der **V. jugularis.**

Lateral am Oberarm zieht die **V. cephalica,** die zuerst lateral zwischen dem M. biceps brachii und dem lateralen Kopf des M. triceps brachii nach proximal verläuft, jetzt etwas nach ventromedial bis unter den kaudomedialen Rand des M. deltoideus. Die V. cephalica zieht hier weiter über die ventrale Seite des M. deltoideus, oberhalb der Grube von Mohrenheim, nach ventromedial. Hier kommt sie, unterhalb der Klavikula im Trigonum deltoideopectorale, zusammen mit der vom kranialen Schul-

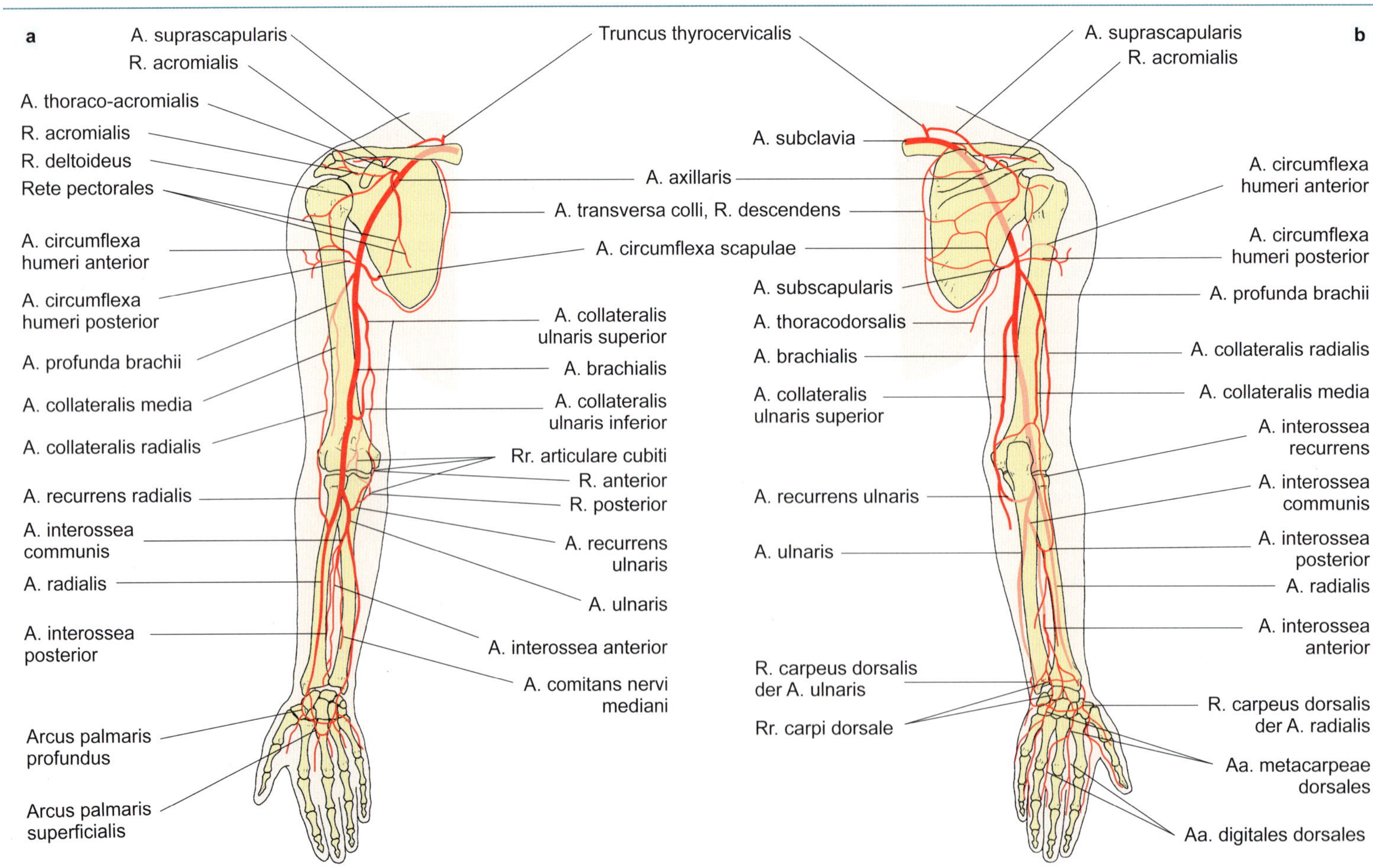

Abb. 13.24 Arterien der rechten oberen Extremität. Links von ventral (a), rechts von dorsal gesehen (b).

terbereich herunterziehenden V. thoracoacromialis zusammen. Sie knickt hier medial ab, bis sie unter der Klavikula in der V. axillaris endet.

13.3 Ellenbogengelenk und Unterarm

Das **Ellenbogengelenk** besteht aus einer funktionellen Einheit von drei Gelenken (➤ Abb. 13.25):

- **Art. humeroulnaris,** das größte der drei Gelenke
- **Art. humeroradialis**
- **Art. radioulnaris proximalis.**

13.3.1 Gelenkmechanik des proximalen Radioulnarbereichs

Art. humeroulnaris

Das **Art. humeroulnaris** ist anatomisch gesehen ein Art. ginglymus (Scharniergelenk), welches man funktionell auch als Art. sellaris (Sattelgelenk) betrachten kann. Es setzt sich zusammen aus:

- **Trochlea humeri,** der konvexen Gelenkfläche am Humerus. Eine Rinne macht die Gelenkfläche in radioulnare Richtung konkav.
- **Incisura trochlearis,** der konkaven Gelenkfläche an der Ulna. Die Gelenkfläche ist durch einen First in radioulnare Richtung konvex (➤ Abb. 13.25).
- Die Trochlea humeri ist nach ventrodistal gerichtet und bildet einen 45°-Winkel mit dem Humerusschaft, während die Incisura trochlearis ventroproximal verläuft und einen 45°-Winkel mit dem Ulnarschaft bildet.

Bewegungen des Humeroulnargelenks

Flexion und Extension

Bei der Flexion und Extension bewegen sich das Humeroulnargelenk und das Humeroradialgelenk gleichzeitig. Bei diesen Bewegungen sind sowohl Ulna als auch Radius konkave Gelenkpartner gegenüber dem Humerus, sodass die Roll- und Gleitbewegungen intraartikulär gleichsinnig sind (➤ Tab. 13.8). Die Extensionsbewegung wird schließlich durch das Olekranon in der Fossa olecrani gebremst. Dies geschieht durch Dehnung des Lig. anterius am Gelenk und durch Zug der Beugemuskulatur. Die Flexion wird vor allem durch die Muskulatur des Ober- und Unterarms gebremst.

Die Incisura trochlearis besitzt in der Mitte einen First, der die Gelenkfläche in zwei konkave Flächen unterteilt. Dieser First fügt sich exakt in die spiralförmig verlaufende Rinne der Trochlea humeri. Aufgrund des gewundenen Verlaufes der Trochlea weicht die Ulna bei der Streckung des Ellenbogens nach lateral aus; so entsteht eine Valgusstellung des Ellenbogens. Bei Frauen ist diese meistens ausgeprägter als bei Männern. Gleichzeitig schiebt sich der proximale Teil der Ulna bei Extension etwas nach radial, sodass er sich dem lateralen Epicondylus nähert. Bei Flexion bewegt sich die Ulna ein wenig in ulnare Richtung. So entfernen sich beide Gelenkpartner wieder etwas voneinander.

Das distale Humerusende ist schematisch mit einer Fahrradgabel (➤ Abb. 13.26) zu vergleichen, wobei die proximale Ulna wie ein Rad dazwischen dreht.

Pro- und Supination

Betrachtet man den eigenen Unterarm mit nach oben weisender Innenfläche der Hand, so liegen in diesem Moment Ulna und Radius parallel nebeneinander. Dreht man nun die Handfläche nach unten, überkreuzt der Radius die Ulna. Die laterale Handkante (Daumenseite) zieht also den Radius mit nach medial. Diese Einwärtsbewegung wird als **Pronation** bezeichnet. Die umgekehrte Auswärtsbewegung wird **Supination** genannt.

Bei Pronation drehen Radius und Ulna also gekreuzt übereinander. Dabei macht die Ulna mit ihrem distalen Knochenende eine Bewegung nach radial. Die Incisura trochlearis rollt dabei intraartikulär nach lateral (radial), macht aber auch eine minimale intraartikuläre Verschiebung in der Trochlea humeri nach ulnar (➤ Tab. 13.8). Bei Supination bewegt die Ulna wieder zurück. Sie rollt intraartikulär nach ulnar und schiebt nach radial.

Passive Stabilität des humeroulnaren Gelenks

Ein Teil der passiven Stabilität dieses Gelenks wird durch die Form der beteiligten Knochen gewährleistet. Die Incisura trochlearis ulnae umfasst die Trochlea humeri dorsal, und ventral vergrößert der Proc. coronoideus die Gelenkpfanne.

Die direkte stabilisierende Verbindung (➤ Abb. 13.26) zwischen Humerus und Ulna ist das Lig. collaterale ulnare, das vom Epicondylus medialis humeri zur Ulna zieht. Dieses verhindert die Valgusbewegungen im Ellenbogengelenk. Indirekt setzt das Lig. collaterale radiale, das die Varusbewegungen verhindert, über das Lig. anulare radii auch an der Ulna an.

PT-PRAXIS

Instabilitätstests am Ellenbogengelenk

Es gibt viele Instabilitätstests für den Ellenbogen. Als Beispiele hier je ein klinischer Test für passive und für aktive Instabilität.

Test der passiven Varus-Valgus-Stabilität:
Die passive Varus-Valgus-Stabilität wird getestet durch lateralen und medialen Druck gegen den supinierten, gestreckten Ellenbogen. In leicht gebeugter Stellung darf noch eine sehr geringe Bewegung stattfinden, aber in gestreckter Stellung sollte der Ellenbogen stabil sein.

Chair-push-up-Test (durchschnittliche Sensitivität 87,5 %, Spezifität unbekannt):
Dieser aktive Test hat mehrere Synonyme wie Regan-Test, Chair-sign- oder Tabletop-relocation-Test. Der Patient steht von der Liege oder vom Stuhl auf, indem er sich mit supinierten Armen hochdrückt. Die Symptome, über welche der Patient klagt, wie eine Luxationsangst, ein Schnappen oder Schmerzen, sollten provoziert werden. Hiermit wird eine aktive posterolaterale rotatorische bzw. eine laterale Instabilität getestet. Ein Fall, der mit den Armen abgefangen wurde, ist oft die Ursache dieser Instabilität.

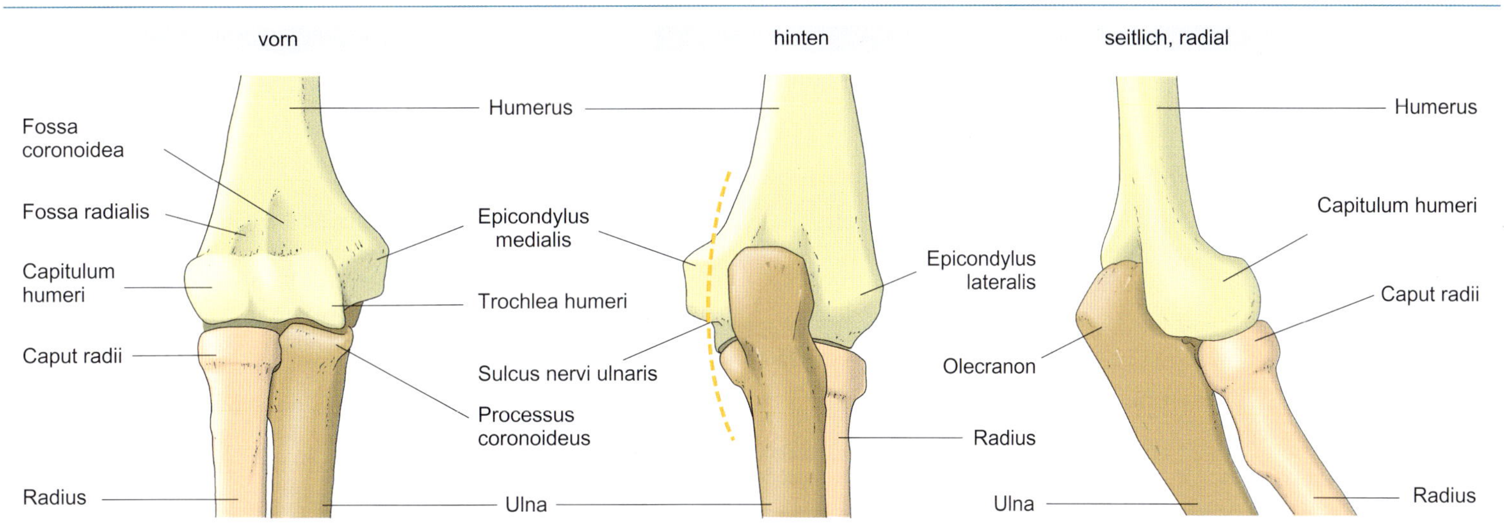

Abb. 13.25 Das humeroulnare, humeroradiale und radioulnare Gelenk des rechten Arms von vorne, hinten und lateroradial.

13

Tab. 13.8 Die Eigenschaften des Humeroulnargelenks; 0 = nicht eingeschränkt, + = wenig eingeschränkt, ++ = eingeschränkt, +++ = stark eingeschränkt.	
Nullstellung	• Für die Flexion/Extension ist dies ein gestreckter Ellenbogen. • Für die Pro-/Supination ist der Ellenbogen 90° flektiert, der Unterarm zeigt mit gestrecktem Handgelenk nach vorne, der Daumen weist nach oben.
Ruhestellung (M.L.P.P.)	Flexion 70° und Supination 10°
Verriegelte Stellung (C.P.P.)	Maximale Extension
Kapselzeichen	Flexion ++ > Extension +
Bewegungen	• Flexion/Extension: 160°/0°/15° • Pronation/Supination: 85°/0°/90° • Abduktion/Adduktion: 25°/0°/5° (variabel und nur passiv oder als Begleitbewegung der anderen Bewegungen auftretend)
Arthrokinematik • Flexion • Extension • Pronation • Supination • Abduktion • Adduktion	 • Die Incisura trochlearis rollt und gleitet nach ventral. • Die Incisura trochlearis rollt und gleitet nach dorsal. • Die Incisura trochlearis rollt nach lateral und gleitet nach medial. • Die Incisura trochlearis rollt nach medial und gleitet nach lateral. • Die Incisura trochlearis rollt nach lateral und gleitet nach medial. • Die Incisura trochlearis rollt nach medial und gleitet nach lateral.
Segmentale Innervation • Animal • Vegetativ	 • Laterale Gelenkseite: C5/C6 • Mediale Gelenkseite: C7/C8 • Laterale Gelenkseite: Th5/Th6 • Mediale Gelenkseite: Th7/Th8

Art. humeroradialis

Das **Art. humeroradialis** ist ein Kugelgelenk (Art. sphaeroidea) und setzt sich zusammen aus:

- **Capitulum humeri,** der konvexen Gelenkfläche am Humerus
- **Caput radii,** der konkaven Gelenkfläche am Radius.

Bewegungen des humeroradialen Gelenks

Flexion und Extension

Bei jeder Bewegung im Ellenbogengelenk bewegen sich das Humeroulnargelenk und das Humeroradialgelenk gleichzeitig. Das Radiusköpfchen folgt der Ulna in seiner Bewegung. Die Ulna stellt gegenüber der Trochlea des Humerus einen konkaven Gelenkpartner dar. Das Gleiche gilt auch für den Radius gegenüber dem Capitulum humeri. Die intraartikulären Roll- und Gleitbewegungen sind deswegen gleichsinnig (➤ Tab. 13.9).

Pro- und Supination

Bei der Pronation dreht sich der Radius über die Ulna. Dabei bewegt sich das distale Knochenende des Radius nach ulnar, während sein Caput radii eine Spinbewegung um seine eigene Achse und eine minimale intraartikuläre laterale Verschiebung nach ulnar gegenüber dem Capitulum humeri macht. Die minimale radiale Verschiebung des Zentrums des Caput radii ist darauf zurückzuführen, dass das Caput nicht ganz rund, sondern ellipsoid ist. Der größte Durchmesser steht bei Pronation genau quer auf der Ulna (➤ Tab. 13.9). Durch diese besondere Form wird für die Tuberositas radii, die bei Pronation zwischen beiden Knochen positioniert ist, Platz geschaffen. Bei Supination wird das Zentrum des Caput radii wieder zurückgeschoben.

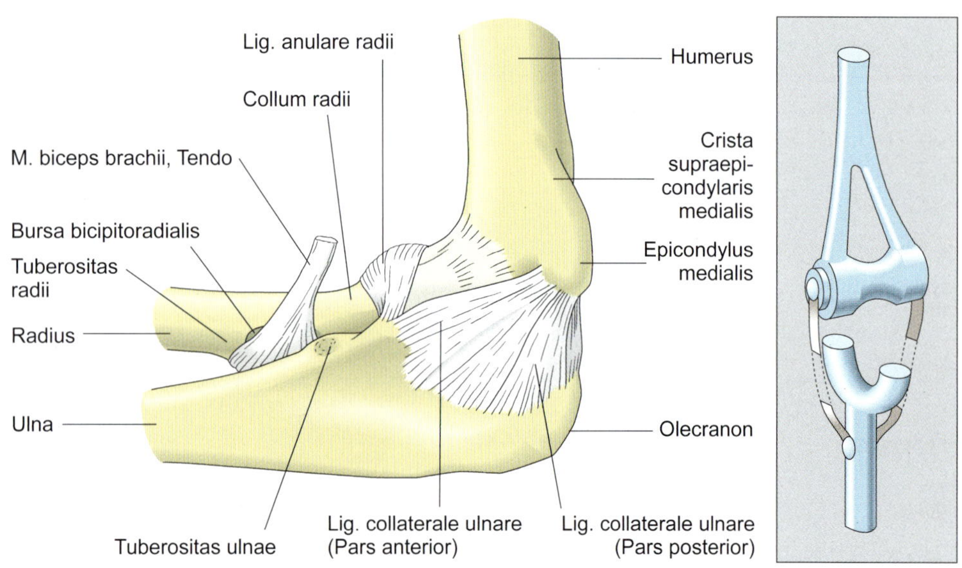

Abb. 13.26 Links: Die ligamentäre humeroulnare Sicherung des rechten Arms von ulnar gesehen. Rechts: Die humeroulnare Mechanik und dessen kollaterale Bänder in einem Modell.

Passive Stabilität des humeroradialen Gelenks

Die direkte stabilisierende Verbindung zwischen Humerus und Radius erfolgt über das **Lig. collaterale radiale,** das vom Epicondylus lateralis humeri zum Lig. anulare radii zieht.

Art. radioulnaris proximalis

Das **Art. radioulnaris proximalis** ist ein Art. trochoidea (Zapfengelenk) und setzt sich zusammen aus:

- **Circumferentia articularis radii,** der konvexen Gelenkfläche am Radius
- **Incisura radialis ulnae,** der konkaven Gelenkfläche an der Ulna.

Die Incisura radialis ulnae ist nach ventrolateral gerichtet.

Bewegungen des proximalen Radioulnargelenks

Supination und Pronation

Das proximale Radioulnargelenk ist ein Art. trochoidea, bei dem sich das Radiusköpfchen innerhalb eines Bandes, dem mit Gelenkknorpel umkleideten **Lig. anulare radii,** sowie auf der Gelenkfläche der Ulna um seine eigene Längsachse dreht. Die konvexe Circumferentia articularis des Caput radii bewegt sich dabei intraartikulär wie in ➤ Tab. 13.10 beschrieben. Die intraartikuläre Roll- und Gleitbewegungen sind dabei immer gegensinnig.

PT-PRAXIS

Merkhilfe zur Pronation und Supination

Um **Brot** zu schneiden, sind die Unterarme in **Pro**nationsstellung, um **Sup**pe zu tragen, in **Sup**inationsstellung.

Passive Stabilität des proximalen Radioulnargelenks

Die Gelenkkapsel des Ellenbogengelenks umfasst den Kondylus des Humerus und die Gelenkflächen der Ulna und des Radius, während die Epikondylen des Humerus extrakapsulär liegen. Am Humerus schließt die Kapsel nicht an den Rändern der Gelenkfläche an, sondern sie reicht an der ventralen Seite bis über die Fossa radialis und Fossa coronoidea und an der dorsalen Seite bis gerade unter den kranialen Rand der Fossa olecrani. An der Ulna heftet sich die Kapsel rundum die Incisura trochlearis an. Auf dem Radius endet sie gerade unterhalb der Circumferentia articularis. Ein Recessus sacciformis, eine Kapselfalte, um das Collum radii ermöglicht die Rotation des Radius.

Die passive Stabilität des Radioulnargelenks wird durch ligamentäre Strukturen gewährleistet.

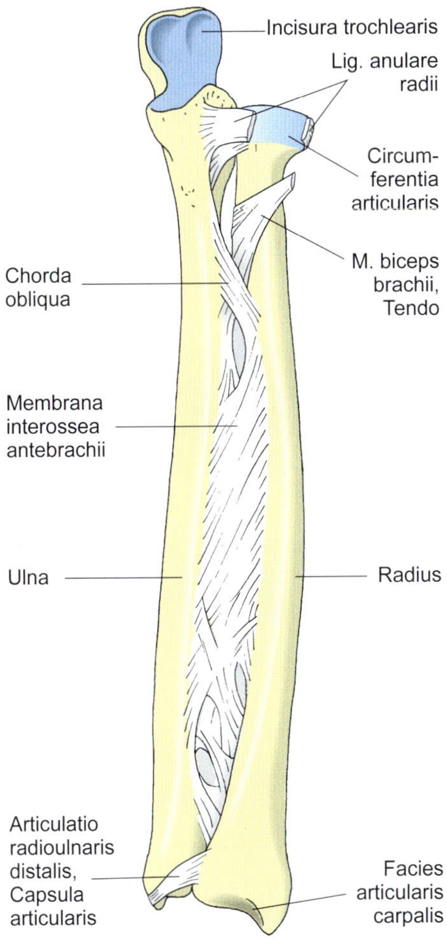

Abb. 13.27 Die radioulnare ligamentäre Sicherung und Verbindungen der Knochen des linken Unterarms von ventral gesehen.

Das kräftige Lig. anulare radii (➤ Abb. 13.27) umgibt trichterförmig die Circumferentia articularis radii und verhindert ein Abgleiten des Radius nach distal. Die Kollateralbänder haben eine Verbindung mit dem Lig. anulare radii. Das Lig. quadratum inseriert kaudal der Circumferentia und strahlt in das Lig. anulare radii am Radius ein. Zwischen Radius und Ulna gibt es außerdem zwei stabilisierende Bandstrukturen, die Chorda obliqua und die Membrana interossea (➤ Abb. 13.27).

Chorda obliqua

Diese ligamentäre Struktur verläuft von unterhalb der Incisura radialis ulnae zum Radius, distal der Tuberositas, und verhindert eine distale Verschiebung des Radius gegenüber der Ulna.

Membrana interossea

Diese bindegewebige Membran mit schräg gekreuzt verlaufenden Fasern zwischen Radius und Ulna hat eine stabilisierende Wirkung und dient als Ursprungsstelle vieler Unterarmmuskeln. Die Membrana interossea wird bei der Supination gespannt und verhindert eine Verschiebung des Radius nach distal und gegebenenfalls auch nach proximal.

Tab. 13.9 Die Eigenschaften des Humeroradialgelenks.

Nullstellung	• Für die Flexion und Extension ist dies der gestreckte Ellenbogen. • Für die Pro- und Supination ist der Ellenbogen 90° flektiert, wobei der Unterarm mit gestrecktem Handgelenk nach vorne und der Daumen nach oben zeigt.
Ruhestellung (M.L.P.P.)	Nicht relevant
Verriegelte Stellung (C.P.P.)	Nicht relevant
Kapselzeichen	Nicht relevant
Bewegungen	Flexion/Extension: 160°/0°/15°Pronation/Supination: 85°/0°/90°Abduktion/Adduktion: 25°/0°/5° (variabel)
Arthrokinematik	
• Flexion	• Das Caput radii rollt zunächst nach ventral, dann nach proximal und schließlich nach dorsal. Es gleitet genauso wie es rollt.
• Extension	• Das Caput radii rollt nach dorsal, dann nach distal und schließlich nach ventral. Es gleitet genauso, wie es rollt.
• Pronation	• Das Caput radii führt eine Spinbewegung (Drehbewegung um die eigene Achse) ohne spezifische Gleitrichtung aus. Wegen seiner ellipsoiden Form wird seine Achse etwas nach lateral geschoben.
• Supination	• Das Caput radii führt eine Spinbewegung ohne spezifische Gleitrichtung aus. Wegen seiner ellipsoiden Form wird seine Achse etwas nach medial geschoben.
• Abduktion	• Das Caput radii rollt und gleitet nach lateral.
• Adduktion	• Das Caput radii rollt und gleitet nach medial.
Segmentale Innervation	siehe Humeroulnargelenk

Tab. 13.10 Eigenschaften des proximalen Radioulnargelenks; 0 = nicht eingeschränkt, + = wenig eingeschränkt, ++ = eingeschränkt, +++ = stark eingeschränkt.

Nullstellung	Für die Pro- und Supination ist der Ellenbogen 90° flektiert, der Unterarm zeigt mit gestrecktem Handgelenk nach vorne und der Daumen weist nach oben.
Ruhestellung (M.L.P.P.)	Flexion 70° und Supination 35°
Verriegelte Stellung (C.P.P.)	Nicht relevant
Kapselzeichen	Pronation + > Supination +
Bewegungen	Pronation/Supination: 85°/0°/90°Abduktion/Adduktion: 25°/0°/5°
Arthrokinematik	
• Pronation	• Die Circumferentia radii rollt nach ventromedial und gleitet nach dorsodistal.
• Supination	• Die Circumferentia radii rollt nach dorsodistal und gleitet nach ventromedial.
• Abduktion (als begleitende Bewegung der Extension)	• Die Circumferentia radii gleitet gegenüber der Ulna nach distal.
• Adduktion (als begleitende Bewegung der Flexion)	• Die Circumferentia radii gleitet gegenüber der Ulna nach proximal.
Segmentale Innervation	siehe Humeroulnargelenk

13.3.2 Muskulatur des Ober- und Unterarmbereichs

Die **Muskulatur des Ober- und Unterarmbereichs** sorgt nicht nur für die Bewegungen des Ellenbogengelenks, sondern trägt auch zu dessen Stabilisierung bei. Die für Bewegungen des Ellenbogengelenks zuständigen Oberarmmuskeln (➤ Abb. 13.28) entspringen am Schultergürtel (➤ Tab. 13.11) bzw. am Humerus (➤ Tab. 13.12) und ziehen zu den Unterarmknochen.

Der wichtigste Ellenbogenbeuger ist der **M. biceps brachii articularis.** Seine zwei Muskelköpfe entspringen getrennt oberhalb des Schultergelenks und am Proc. coracoideus und setzen über eine gemeinsame Sehne an der Tuberositas radii an. Zuvor umschlingt diese Sehne den Radius noch teilweise, sodass der M. biceps brachii den Unterarm nicht nur beugt, sondern auch etwas supiniert. Auch der **M. brachialis** und der **M. brachioradialis** wirken als Beuger im Ellenbogengelenk.

Der **M. triceps brachii** verläuft an der Dorsalseite des Oberarms und setzt am Olekranon an. Er streckt den Unterarm im Ellenbogengelenk, wirkt also als Antagonist des M. biceps brachii.

Die Unterarmmuskeln (➤ Abb. 13.40) können ihrer Funktion nach in vier Gruppen eingeteilt werden:

- **Pronatoren** (➤ Abb. 13.29), sie ermöglichen eine Drehung des Radius um die Ulna nach innen beziehungsweise eine Endorotation (Innenrotation). Vom Epicondylus medialis humeri und der proximalen Ulna zieht der **M. pronator teres** über die Ulna hinweg und um den Radius herum zu dessen Hinterfläche. Zwischen den beiden Ursprungsköpfen des M. pronator teres findet der N. medianus eine Durchgangslücke zum Unterarm (➤ Kap. 9.18.2). Ein kurzer quer verlaufender Muskel, der **M. pronator quadratus,** verläuft im distalen Viertel der Knochen von der Ventralfläche der Ulna zur Ventralfläche des Radius.

Tab. 13.11 Die zweigelenkigen Muskeln von Schulter- und Ellenbogengelenk.

Muskel	Ursprung	Ansatz	Funktion	Innervation
Skapuloradiale Muskulatur				
M. biceps brachii	• Caput longum: Tuberculum supraglenoidale scapulae und Labrum glenoidale • Caput breve: Proc. coracoideus scapulae	Tuberositas radii und über den Lacertus fibrosus auch an der Fascia antebrachia	• Caput longum: Abduktion, Anteversion und Endorotation des Armes • Caput breve: Anteversion, Adduktion und Endorotation • Gemeinsam: Ellenbogenflexion und Supination	N. musculocutaneus
Skapuloulnare Muskulatur				
M. triceps brachii, Caput longum	Tuberculum und Labrum infraglenoidale scapulae	Olecranon ulnae	Armadduktion, Retroversion und Ellenbogenextension	N. radialis

Tab. 13.12 Die Muskeln des Ellenbogengelenks.

Muskel	Ursprung	Ansatz	Funktion	Innervation
Humeroulnare Muskulatur				
M. triceps brachii, Caput laterale und mediale	Facies posterior humeri: Caput laterale proximal und Caput mediale distal des Sulcus n. radialis	Olecranon ulnae	Ellenbogenextension	N. radialis
M. anconeus	Epicondylus lateralis humeri und Lig. collaterale radiale	Am proximalen Bereich der Facies posterior ulnae	Ellenbogenextension (bei kräftiger Anspannung)	N. radialis
M. brachialis	Humerus, ventrale Seite	Tuberositas ulnae und Gelenkkapsel des Ellenbogens	Ellenbogenflexion	N. musculocutaneus
Humeroradiale Muskulatur				
M. pronator teres	Epicondylus medialis humeri, Margo medialis humeri und an der medialen Seite der Tuberositas ulnae	Facies lateralis radii	Ellenbogenflexion und Pronation	N. medianus
M. brachioradialis	Margo lateralis humeri	An der radialen Fläche des Proc. styloideus radii	Ellenbogenflexion, Pronation und Supination	N. radialis
M. supinator	Epicondylus lateralis humeri, Crista musculi supinator ulnae, Lig. collaterale radiale und Lig. anulare radii	Am proximalen Bereich der Facies lateralis radii	Supination	N. radialis
Radioulnare Muskulatur				
M. pronator quadratus	Am distalen Viertel der Facies anterior ulnae und der Margo anterior ulnae	Am distalen Viertel der Facies anterior und der Margo anterior radii	Pronation	N. medianus

- **Supinatoren** (➤ Abb. 13.30), sie drehen den Unterarm nach außen, eine Exorotation (Außenrotation). Zu ihnen gehört der **M. supinator.** Er zieht vom Epicondylus lateralis humeri und der proximalen Ulna zur Ventralfläche des Radius. Zwischen den beiden Ursprungsköpfen des M. supinator findet der N. radialis eine Durchgangslücke zum Unterarm (➤ Kap. 9.18.2) Auch der **M. biceps brachii** dreht den Unterarm nach außen.
- **Hand- und Fingerbeuger,** die im Wesentlichen ihren Ursprung am Epicondylus medialis humeri haben (➤ Kap. 13.4.2 und ➤ Abb. 13.40),
- **Hand- und Fingerstrecker,** die am Epicondylus lateralis humeri entspringen (➤ 13.4.2 und ➤ Abb. 13.40).

KLINIK

Muskelpathologie nach Ellenbogenfrakturen

Volkmann-Kontraktur

Wird infolge einer Ellenbogenfraktur die A. brachialis verletzt, kann es zur Ischämie (Mangeldurchblutung) der Unterarmflexoren kommen. In einem sehr schnell ablaufenden Prozess reagieren die Muskeln mit Kontrakturen, fibrotischen Veränderungen und Nekrosen. Dieser als Volkmann-Kontraktur bezeichnete Vorgang entsteht ebenfalls bei anhaltendem Druck durch ein Hämatom, ein Ödem, einen zu strammen Verband/Gips oder durch einen Reflexspasmus der Gefäße.

Klinik: Am Anfang treten akute Schmerzen mit einer zyanotischen Schwellung von Unterarm und Hand auf. Im fortgeschrittenen Stadium sorgen sklerotische Prozesse wie Gewebsverhärtung durch Bindegewebswachstum der Fingerflexoren für Muskelkontrakturen, die sich in einer Krallenhand (➤ Kap. 9.18.2) äußern können.

Um die Entstehung einer Volkmann-Kontraktur möglichst früh zu erkennen, muss in den ersten Tagen nach einer distalen Humerusfraktur regelmäßig überprüft werden, ob am eingegipsten Arm der Radialis-Puls zu fühlen ist (➤ Abb. 13.45) und ob Sensibilitätsstörungen auftreten.

Myositis ossificans

Bei der Myositis ossificans entstehen als Folge eines Traumas Kalkablagerungen (Knochenbildung) im verletzten Muskelgewebe oder innerhalb eines Hämatoms (Blutung im Gewebe). Zunächst kommt es zu bindegewebigen Veränderungen des betroffenen Gewebes und schließlich zu dessen Verknöcherung. Die Myositis ossificans betrifft als Komplikation einer suprakondylären Humerusfraktur oder Ellenbogenluxation häufig den M. brachialis. Jugendliche mit hoher Knochenzellaktivität sind dabei besonders gefährdet.

Klinik: Die Myositis ossificans äußert sich durch einen starken Hypertonus (hohe Spannung) der Muskulatur, Schmerzen, lokale Temperaturerhöhung, lokale Schwellung und Deformierung. Massagen und passive Dehnung der Muskulatur sind deshalb in diesem Stadium der Erkrankung kontraindiziert.

13.3.3 Aktive Stabilität und Muskelzugrichtungen des Ellenbogens

Aktive Stabilität

Vor allem der M. anconeus wirkt bei Bewegungen der oberen Extremität stabilisierend auf das Ellenbogengelenk. Alle anderen das Gelenk überspannenden Muskeln unterstützen ebenfalls die Stabilität des Ellenbogengelenks.

Muskelzugrichtungen

Je nach Gelenkstellung haben die Muskeln des Ellenbogengelenks einen unterschiedlichen Einfluss auf die im Gelenk stattfindenden Bewegungen.

Besonders bei der **Flexion** sind die Muskeln hinsichtlich ihrer Wirkung von der Stellung des Unterarmes abhängig. Während der M. brachialis unabhängig von Pro- oder Supination als kräftiger Flexor arbeitet, entwickelt der M. biceps brachii in der Supinationsstellung seine maximale Kraft. In der Mittelposition entfaltet der M. brachioradialis

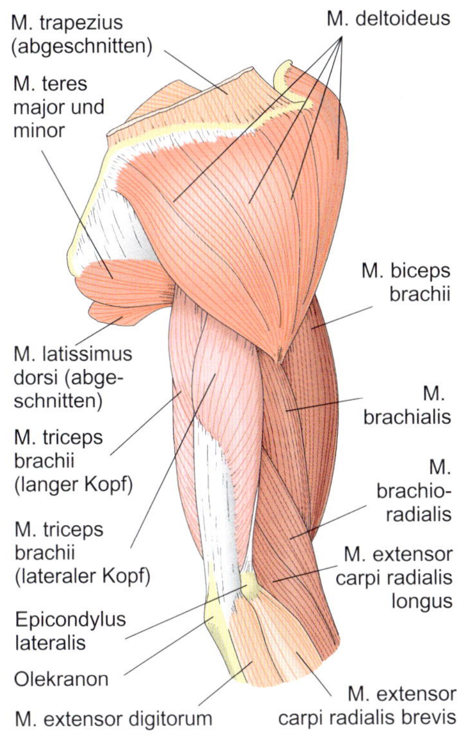

Abb. 13.28 Die Oberarmmuskulatur am rechten Arm von dorsolateral.

seine größte flektierende Wirkung. Während der Flexion wirken der M. pronator teres und M. pronator quadratus (➤ Abb. 14.30) der supinierenden Wirkung des M. biceps brachii entgegen (➤ Tab. 13.13).

Die **Extension** des Ellenbogengelenks wird vom M. anconeus eingeleitet und danach sofort vom M. triceps brachii unterstützt.

Bezogen auf die **Pronation** entwickelt der M. pronator teres aufgrund eines kürzeren Hebelarmes in der Extensionsstellung eine geringere Kraft als in der Flexionsstellung. Die Wirkung des M. pronator quadratus wird von der Stellung des Unterarms nicht beeinflusst (➤ Abb. 13.29).

Tab. 13.13 Die Funktion der Muskeln des Ellenbogengelenks.

	Beteiligte Muskulatur
Flexion	• M. biceps brachii • M. brachialis • M. brachioradialis • M. pronator teres
Extension	• M. triceps brachii • M. anconeus
Pronation	• M. brachioradialis • M. pronator teres • M. pronator quadratus • M. flexor carpi radialis • M. extensor carpi radialis brevis et longus
Supination	• M. biceps brachii • M. brachioradialis • M. supinator • M. extensor carpi radialis brevis et longus

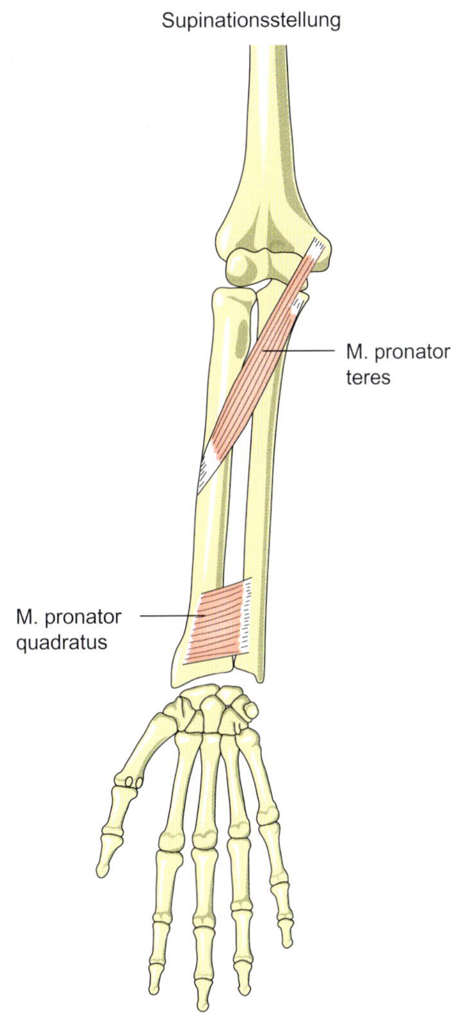

Abb. 13.29 Ventrale Ansicht des M. pronator teres und des M. pronator quadratus am rechten Unterarm, die zusammen die Pronation des Unterarms gewährleisten. [L157]

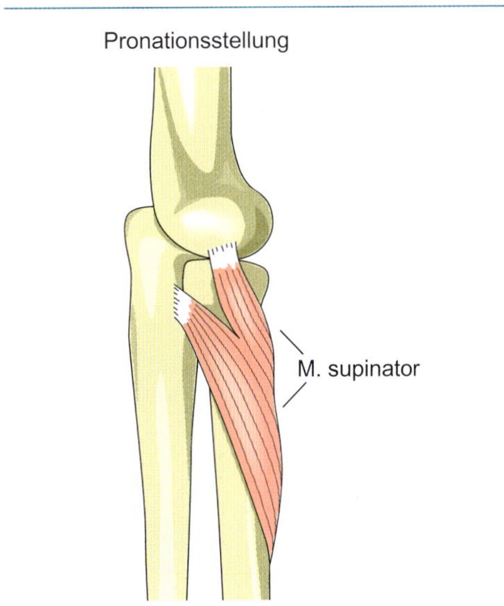

Abb. 13.30 Laterale Ansicht des M. supinator am rechten Unterarm, der zusammen mit dem M. biceps brachii (hier nicht abgebildet) die Supination des Unterarms gewährleistet. [L157]

In der **Supination** ist die Wirkung des M. supinator (➤ Abb. 13.30) von der Flexions- bzw. Extensionsstellung des Unterarms unabhängig. Die supinierende Aktivität des M. biceps brachii wird aufgrund seines zusätzlich flektierenden Effektes von einer Aktivität der Ellenbogenextensoren begleitet.

13.3.4 Palpationen im Ellenbogenbereich

Der **M. biceps brachii** endet mit seiner runden Sehne in der Tiefe der **Fossa cubitalis** (Vertiefung am proximalen Unterarm) und kann zwischen Zeigefinger und Daumen gefasst werden, bis er zwischen den Unterarmmuskeln verschwindet (➤ Abb. 13.31). Bei entspannten Unterarmmuskeln kann man seinen Ansatz an der **Tuberositas radii,** einer kleinen rauen Knochenerhöhung am proximalen Radius, palpieren. Der **Lacertus fibrosus,** eine medial der runden Sehne des M. biceps brachii gelegene und von diesem abzweigende oberflächliche Sehnenplatte, springt bei Anspannung des Muskels hervor und lässt sich von medial anhaken.

Der **M. brachialis** lässt sich besonders gut distal an der lateralen und medialen Seite hinter dem M. biceps brachii ertasten, wobei die palpierenden Finger medial in einer zwischen beiden Muskeln gelegenen Rinne, dem **Sulcus bicipitalis medialis,** zu liegen kommen (➤ Abb. 13.31). Eine leichte Beugespannung mit wechselnder Intensität hilft, die Grenzen zwischen beiden Muskeln zu bestimmen. Ein Wechsel zwischen Beugung und Streckung des Unterarmes erleichtert die Palpation des sich nach dorsal anschließenden M. triceps brachii. In der Tiefe des Sulcus bicipitalis medialis können der **N. ulnaris, N. medianus,** die **V. basilica** und die **A. brachialis** palpiert werden. Am besten lässt man den Arm dabei supinieren. Die A. brachialis ist wegen ihrer Pulsation am einfachsten zu lokalisieren und ist bis unter den Lacertus fibrosus zu verfolgen. Der N. medianus ist ganz deutlich als ein dünner Strang zu ertasten. Beim Hin- und Herrollen kann man das eigenartige Gefühl einer Nervenreizung verursachen. Auch diese kann vom Lacertus fibrosus aus bis in die Achsel verfolgt werden. Der N. ulnaris verläuft dorsal vom distalen Oberarm und ist hinter dem Epicondylus medialis deutlich zu tasten. Um den **N. radialis** zu finden, bestimmt man zunächst die Strecke vom Ansatz des M. deltoideus bis zum Epicondylus lateralis. Nach etwa einem Drittel dieser Strecke lässt sich 1 cm lateral der Bizepssehne der N. radialis in der Tiefe palpieren.

Die drei Muskelbäuche des **M. triceps brachii** lassen sich nur teilweise voneinander differenzieren. **Caput longum** und **Caput laterale** sind proximal am deutlichsten zu palpieren. Das Caput laterale bildet proximal die dorsolaterale oberflächliche Seite des Oberarmes und das Caput longum die dorsomediale Seite. Der Verlauf des Caput longum lässt sich bis zu seinem Durchtritt durch die Lücke zwischen dem M. teres minor und M. teres major in der dorsalen Achselwand verfolgen. Das **Caput**

mediale ist nur distal, in der Nähe des **Olekranons** medial und lateral der sehnigen Insertion des M. triceps brachii zu palpieren (➤ Abb. 13.31). Bei gestrecktem Ellenbogen kann man zwischen Epicondylus lateralis, Margo posterior ulnae und Olekranon den kleinen **M. anconeus** ertasten.

Epicondylus lateralis und **Epicondylus medialis** sind als Knochenvorsprünge leicht zwischen Daumen und Zeigefinger zu fassen. Der laterale Epikondylus dient als Ursprung der Hand- und Fingerstrecker.

Bei in Mittelstellung gehaltenem Unterarm und starker Anspannung in die Ellenbogenflexion springt der **M. brachioradialis** deutlich hervor und ist nach distal bis zum Proc. styloideus radii, seinem Ansatz, zu palpieren (➤ Abb. 13.31). Der Muskelbauch des **M. extensor carpi radialis longus** kann bei proniertem Unterarm direkt laterodistal des M. brachioradialis ertastet werden. Eine statische Anspannung der Hand in dorsoradialer Richtung lässt ihn als kleinen Muskelwulst hervortreten. Die Hand sollte dabei zur Faust geschlossen werden, um eine Aktivität der Fingerstrecker zu unterbinden. Der Ursprung des M. extensor carpi radialis longus lässt sich proximal des Epicondylus lateralis palpieren. Direkt unterhalb liegt der Ursprung des **M. extensor carpi radialis brevis** (➤ Abb. 13.32). Der Verlauf seiner proximalen Sehne lässt sich am besten bei maximal proniertem und um 135° gestrecktem Ellenbogen mit Finger oder Daumen langsam nach innen über das Radiusköpfchen hinweggleitend ertasten.

Der **M. extensor digitorum communis** ist kein Muskel im eigentlichen Sinne, sondern der Sammelbegriff für die eng nebeneinander liegenden Muskelbäuche der Fingerstrecker, die sich bei proniertem Unterarm direkt laterodistal des M. extensor carpi radialis brevis palpieren lassen (➤ Abb. 13.32). Es kann bei der Palpation hilfreich sein, die Finger der flach aufliegenden Hand auf der Unterlage trommeln zu lassen. Die Kontraktionen der einzelnen Muskeln können so separat gespürt werden. Der **M. extensor carpi ulnaris** schließt sich lateral an und kann bei einer statischen Anspannung der geschlossenen Faust in dorsoulnarer Richtung leicht ertastet werden (➤ Abb. 13.32).

Am medialen Epikondylus kann der Ursprung mehrerer Hand- und Fingerbeuger palpiert werden. Der Ursprung des **M. pronator teres** am medialen Kondylus sitzt am weitesten proximal. Sein Muskelbauch, der bei supiniertem Unterarm ventral oberflächlich liegt, bildet die mediale Begrenzung der Fossa cubitalis. Leichte pronierende isometrische Anspannungen erleichtern seine Palpation.

Der **M. supinator** lässt sich bei Anspannung in die Supination ulnar des M. brachioradialis in der Fossa cubitalis palpieren.

Am proximalen Unterarm sind ulnar des M. pronator teres der Reihe nach der **M. flexor carpi radialis,** der **M. palmaris longus** und der **M. flexor carpi ulnaris** palpierbar. Bei einer Palmarflexion mit geschlossener Faust können die Sehnen der ersten zwei genannten Muskeln distal am Unterarm sichtbar gemacht werden. Der an der radialen Seite vorspringende M. flexor carpi radialis springt bei einer zusätzlichen Radialabduktion noch deutlicher hervor. Der M. palmaris longus lässt sich am besten durch Zusammendrücken von Daumen und kleinem Finger sichtbar machen. Der M. flexor carpi ulnaris ist am leichtesten durch zusätzliche Ulnarabduktion zu tasten, wobei er über seine ganze Länge bis zum Os pisiforme hin palpabel ist. Ab Unterarmmitte kann man vor allem zwischen M. flexor carpi ulnaris und M. palmaris longus den M. flexor digitorum tasten.

13.3.5 Kreislauf im Ellenbogenbereich

Arterielle Versorgung

(➤ Abb. 13.24 und ➤ Kap. 16.2)

Im Ellenbogenbereich verläuft die **A. brachialis** medial vom M. biceps brachii, bis sie unter dem Lacertus fibrosus vom Bizeps etwas nach lateral abbiegt und sich dort in die A. radialis und A. ulnaris aufteilt. Die **A. radialis** zieht über den M. pronator teres zur lateralen Seite des Unterarms und läuft dort medial vom M. brachioradialis nach distal. Proximal gibt sie eine **A. recurrens radialis** ab, die sich mit der vom proximalen Oberarm kommenden A. collateralis radialis verbindet. Die **A. ulnaris** zieht zuerst unter den M. pronator teres und anschließend unter den M. flexor digitorum superficialis zur medialen Unterarmseite und läuft dann ab der Mitte des Unterarms an der lateralen Seite des M. flexor carpi ulnaris weiter nach kaudal. Ganz proximal gibt sie noch einige Zweige ab, zuerst die nach proximal umbiegende **A. recurrens ulnaris,** die über kleinere Zweige mit der vom proximalen Oberarm herunterziehenden A. collateralis ulnaris superior und A. collateralis ulnaris inferior verbunden ist. Ein wenig distaler entspringt die **A. interossea communis,** die sich dann wieder in eine **A. interossea anterior** und **posterior** aufteilt und schließ-

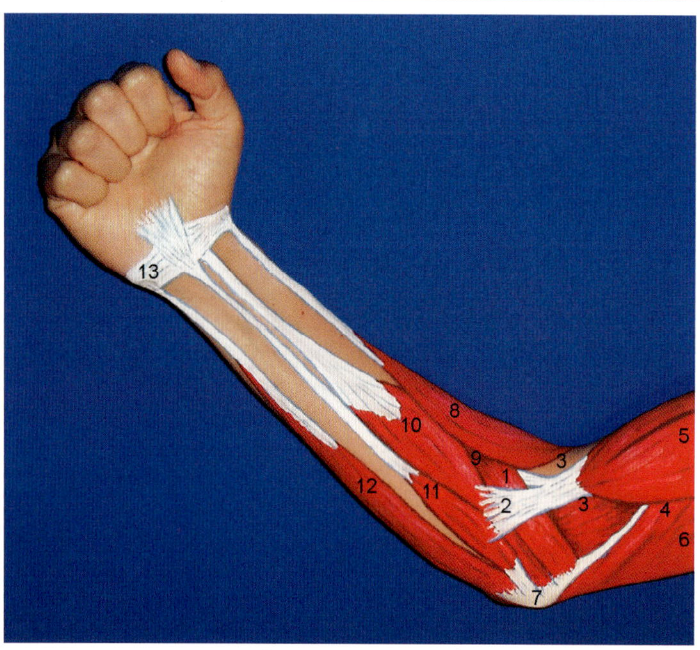

Abb. 13.31 Palpation im Ellenbogenbereich; Ansicht rechter Arm von ventromedial: 1 Tuberositas radii; 2 Lacertus fibrosus; 3 M. brachialis; 4 Sulcus bicipitalis medialis; 5 M. biceps, Caput breve; 6 M. triceps brachii, Caput mediale; 7 Epicondylus medialis; 8 M. brachioradialis; 9 M. pronator teres; 10 M. flexor carpi radialis; 11 M. palmaris longus; 12 M. flexor carpi ulnaris; 13 Os pisiforme. [0434]

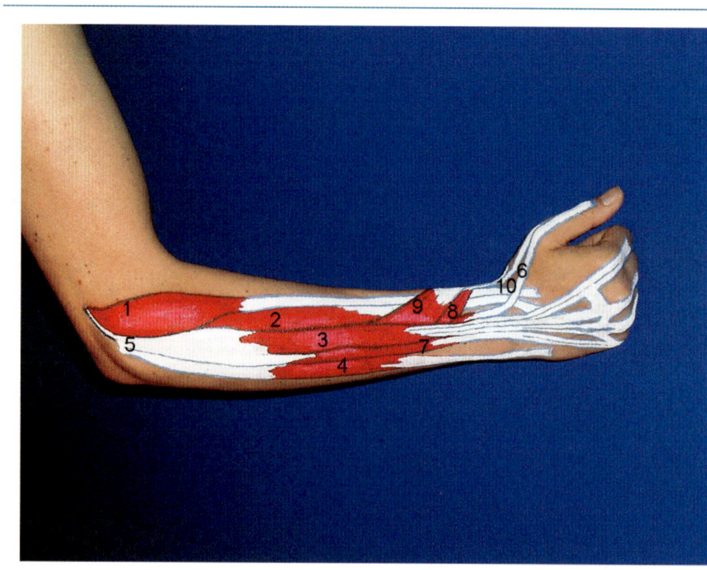

Abb. 13.32 Palpation im Ellenbogenbereich; Ansicht rechter Arm von dorsolateral: 1 M. extensor carpi radialis longus und seine distale Sehne; 2 M. extensor carpi radialis brevis und seine distale Sehne; 3 M. extensor digitorum communis und seine distalen Sehnen; 4 M. extensor carpi ulnaris und seine distale Sehne; 5 Epicondylus lateralis; 6 Sehne des M. extensor pollicis longus; 7 M. extensor digiti minimi und seine distale Sehne; 8 M. extensor pollicis brevis; 9 M. abductor pollicis longus; 10 Tabatière anatomique. [0434]

lich ventral sowie dorsal der Membrana interossea nach distal zieht. Proximal wird noch eine **A. interossea recurrens** abgegeben, die zurück nach proximal verläuft und dort mit den Oberarmarterien anastomosiert.

Venöser Abfluss

(➤ Abb. 13.33 und ➤ Kap. 16.2)

Vor allem im Ellenbogenbereich gibt es im epifaszialen venösen Verlauf zahlreiche Variationen. Die häufigste wird im Folgenden beschrieben.

Als Fortsetzung einer **V. basilica antebrachi** und/oder einer **V. mediana antebrachi** befindet sich in der ventromedialen Seite des Unterarms die gut sichtbare oberflächliche **V. basilica,** die gerade oberhalb des Ellenbogens durch die Fascia brachii zieht, subfaszial weiterläuft und in der V. brachialis endet. An der ventrolateralen Seite befindet sich die meistens weniger sichtbare **V. cephalica.** In der Ellenbogenregion sind beide miteinander durch die (von lateral-distal aus der V. cephalica nach medial-proximal zur V. basilica verlaufende) **V. mediana cubiti** verbunden.

Die V. basilica zieht als **V. brachialis** zusammen mit der A. brachialis nach proximal. Die V. cephalica zieht lateral über den M. biceps brachi zur Schulterregion.

Tief im Unterarm gibt es neben der A. ulnaris, im gleichen Verlauf, einige Vv. ulnares, die gerade ventral vom M. flexor digitorum profundus hochziehen.

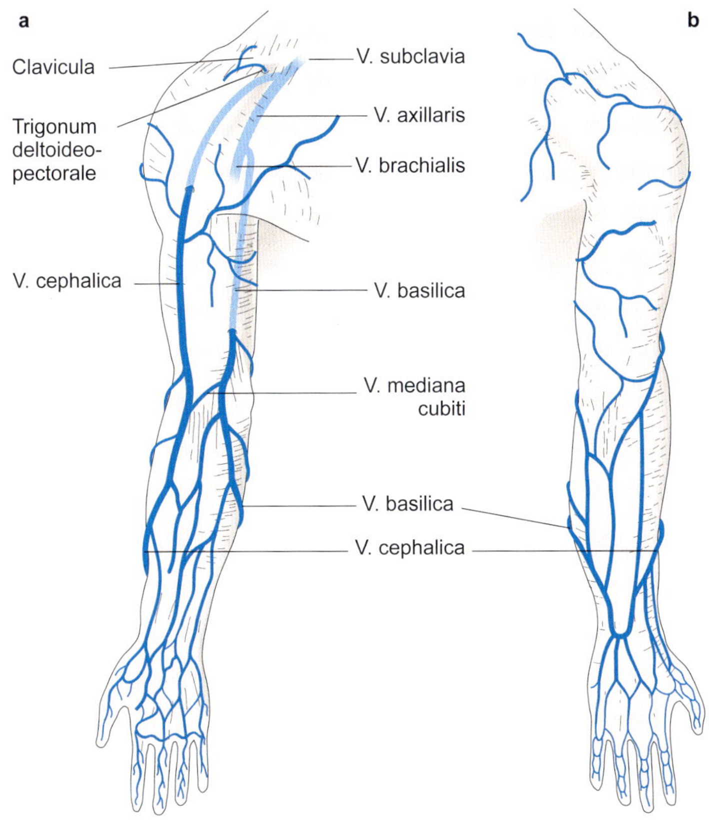

Abb. 13.33 Epifasziale Venen des rechten Arms.
a) Von ventral gesehen.
b) Von dorsal gesehen.

13.4 Hand und Finger

Das Handgelenk wird hauptsächlich durch die Verbindung zwischen Radius und proximalen Karpalknochen gebildet. In diesem Radiokarpalgelenk finden die wichtigsten Bewegungen statt. Die Ulna hat über einen Diskus einen kleineren Anteil am Gelenk. Zwischen den proximalen und distalen Karpalknochen befindet sich das sog. Mediokarpalgelenk. Die Art. radiocarpalis und die Art. mediocarpalis sind morphologisch zu unterteilen in zwei Gelenke mit separater Gelenkkapsel (➤ Abb. 13.34). In beiden Gelenken finden Bewegungen immer kombiniert statt, weil sich bei jeder Handbewegung alle Handgelenksknochen ein wenig bewegen. Die Art. radioulnaris distalis hat auch eine eigene Gelenkkapsel, obwohl Verbindungen mit dem proximalen Radiokarpalgelenk existieren.

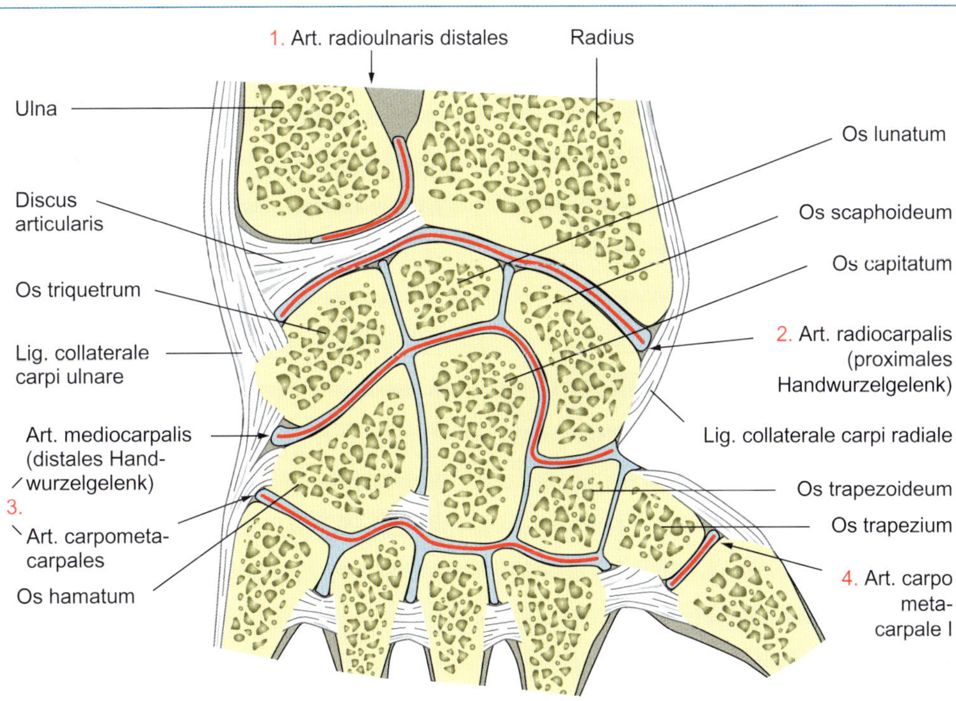

Abb. 13.34 Die Art. radioulnaris distalis (1), die Art. radiocarpalis (2), die Art. mediocarpalis (3), die Artt. intercarpales, die Artt. carpometacarpales (CMC) II–V (3) und CMC I (4) sowie die Artt. intermetacarpales der nach unten gerichteten rechten Hand mit ihren jeweiligen Gelenkkapseln, von dorsal gesehen. [L157]

Hand- und Fingergelenke

Von proximal nach distal gibt es folgende Gelenke:

- Art. radioulnaris distalis
- Art. radiocarpalis
- Art. mediocarpalis
- Artt. intercarpales
- Artt. carpometacarpales (CMC) II–V und CMC I
- Artt. intermetacarpales
- Artt. metacarpophalangeales (MCP) II–V und MCP I
- Artt. interphalangeales II–V und IP I.

13.4.1 Gelenkmechanik des Hand- und Fingerbereichs

Art. radioulnaris distalis

Das **Art. radioulnaris distalis** (➤ Tab. 13.14 und ➤ Abb. 13.35) ist ein Art. trochoidea (Radgelenk), das zur Gruppe der Rollgelenke gehört. Es setzt sich zusammen aus:

- **Caput ulnae,** der konvexen Gelenkfläche an der distalen Ulna
- **Incisura ulnaris,** der konkaven Gelenkfläche des distalen Radius.

Am distalen Ulnaende liegt ein Discus articularis, der gemeinsam mit der Gelenkfläche des Radius den konkaven Teil der Verbindung zu den Handwurzelknochen bildet.

Bewegungen des distalen Radioulnargelenks

Supination und Pronation

Das distale Radioulnargelenk ist ein Art. trochoidea, d. h., die konkave Incisura ulnaris des distalen Radius dreht sich um den konvexen Anteil der Ulna und bewegt sich dabei intraartikulär wie in ➢ Tab. 13.14 beschrieben.

Passive Stabilität des distalen Radioulnargelenks

13

Ein Teil der passiven Stabilität des distalen Radioulnargelenks wird durch die **Membrana interossea** gewährleistet (➢ Kap. 13.3.1). Zusätzlich werden Radius und Ulna mehr oder weniger durch einen der Ulna aufgelagerten und am Radius befestigten **Diskus** verbunden. Die Gelenkkapsel besitzt keine kräftigen Ligamente, sondern breitet sich als **Recessus sacciformis** zwischen Radius und Ulna etwas nach proximal aus.

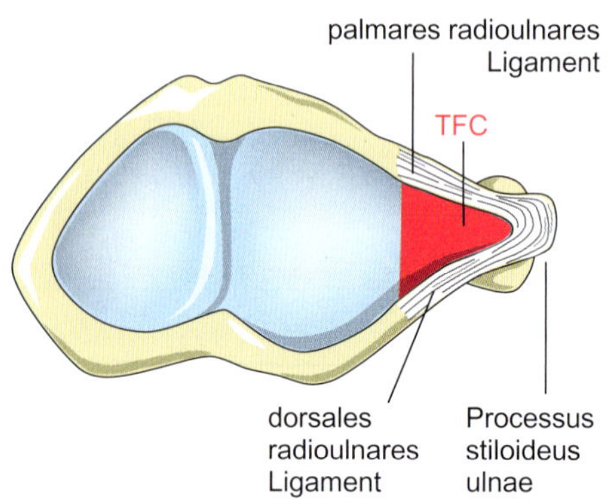

Abb. 13.35 Das distale Radioulnargelenk des rechten Arms mit der palmaren Seite nach kranial gerichtet, von distal gesehen. Auf der distalen Gelenkfläche ist der TFC eingezeichnet. Hier ist der dreieckige Discus articularis zu sehen, der durch das palmare radioulnare Ligament, das dorsale radioulnare Ligament und lateral durch den Processus styloideus ulnae begrenzt ist. [L157]

Tab. 13.14 Eigenschaften des distalen Radioulnargelenks.

Nullstellung	Das Ellenbogengelenk steht in 90° Flexion mit vertikal ausgerichteter Hand, der Daumen weist nach oben.
Ruhestellung (M. L. P. P.)	Supination 10°
Verriegelte Stellung (C. P. P.)	Nicht relevant
Kapselzeichen	Nicht relevant
Bewegungen	Pronation/Supination: 80°/0°/90°
Arthrokinematik	
• Pronation	• Die Incisura ulnaris rollt und gleitet nach ventromedial.
• Supination	• Die Incisura ulnaris rollt und gleitet nach dorsolateral.
Segmentale Innervation	
• Animal	• Ventrolateral: C5/C6 • Ventromedial: C7/C8
• Vegetativ	• Ventrolateral: Th5/Th6 • Ventromedial: Th7/Th8

Art. radiocarpalis

Das **Art. radiocarpalis** (➢ Tab. 13.15 und ➢ Abb. 13.36) ist ein Art. ellipsoidea (Eigelenk). Es setzt sich zusammen aus:

- **Radius** und **Discus articularis** mit ihren konkaven Gelenkflächen gegenüber dem
- **Carpus** mit seinen konvexen Gelenkflächen des **Os scaphoideum, Os lunatum** und **Os triquetrum.**

Die Gelenkfläche von Radius und Diskus zeigen nach distal etwas ulnar (25°) und etwas palmar (25°).

Das Radiokarpalgelenk ermöglicht Bewegungen um zwei Achsen: Die handflächenwärts gerichtete **Palmarflexion** sowie die handrückenwärts gerichtete **Dorsalextension** bewegen die Hand um eine von Ulna zum Radius verlaufende Achse, während die zum Radius hin gerichtete **Radialabduktion** sowie die zur Ulna hin gerichtete **Ulnarabduktion** um eine dorsoventrale Achse verlaufen. Radial- und Ulnarabduktion werden häufig auch als Radial- und Ulnarduktion bezeichnet.

Passive Stabilität des Handgelenks

Die passive Stabilität des Handgelenks wird durch verschiedene Bänder gewährleistet. Das kräftige ligamentäre System wird in **Außen-** und **Innenbänder** eingeteilt.

Palmare äußere Ligamente

Zu den palmaren äußeren Ligamenten gehören:

- Das medial gelegene Lig. collaterale carpi radiale
- Ein Teil des ulnokarpalen Komplexes, der aus dem Lig. ulnotriquetrum, dem Lig. ulnolunatum, dem Lig. collaterale carpi ulnare, dem palmaren Lig. radioulnare und dem artikularen Diskus besteht. Dieser wird in der Literatur auch unter dem Begriff **triangulärer fibrokartilaginärer Komplex** (engl.: triangular fibrocartilaginous complex, TFC oder TFCC; ➢ Abb. 13.35 und ➢ Abb. 13.36) geführt.
- Die Ligg. radiocarpales palmares, die in eine V-förmige oberflächliche Schicht und eine tiefe Schicht unterteilt werden. Hierzu gehören die vom Radius zum Os lunatum, Os triquetrum und Os capitatum verlaufenden Ligamente.

PT-PRAXIS

TFCC-Provokationstest

Zum Feststellen einer Verletzung des TFCC gibt es einen Provokationstest (engl.: TFCC Grinding Test – durchschnittliche Sensitivität 90 %, Spezifität 20 %): Der auf der Ulna liegenden Diskus wird während einer Bewegung komprimiert, ähnlich wie beim Meniskustest am Knie (Schmauss et al. 2016).

Es gibt mehrere Ausführungsmöglichkeiten, z. B. den Test in Supination: Der Unterarm des Patienten wird in Supination vertikal auf der Liege aufgestützt. Der Therapeut fasst mit seinem Daumen palmar und Zeigefinger dorsal den Kleinfingerballen und führt eine dorsale Extension und Ulnarabduktion durch. Das Os triquetrum wird während der Bewegung fest auf den Diskus gedrückt. Von dieser Stellung aus wird, während der Therapeut dabei umgreift, unter Kompression eine Bewegung nach palmar gemacht.

Dorsale äußere Ligamente

Zu den dorsalen äußeren Ligamenten gehören:

- **Ligg. radiocarpales dorsales,** welche vom Radius zum Os lunatum, Os triquetrum und Os scaphoideum laufen
- **Dorsale Ligg. radioulnares.**

Innere Ligamente

Die inneren Ligamente haben ihren Ursprung und Ansatz an den Karpalknochen und können in kurze, mittlere und lange Ligamente eingeteilt werden. Die kurzen **Ligg. intercarpalia** verbinden die distalen Ossa carpalia zu einer Einheit.

Ligamentäre Führung von Radial- und Ulnarabduktion

Radial- und Ulnarabduktion werden durch Ligamente geführt und stabilisiert, die sich in zwei V-förmigen Systemen darstellen lassen.

Das **proximale V,** gebildet von den äußeren Ligamenten, besteht aus:

- Lig. radiolunatum
- Lig. ulnolunatum.

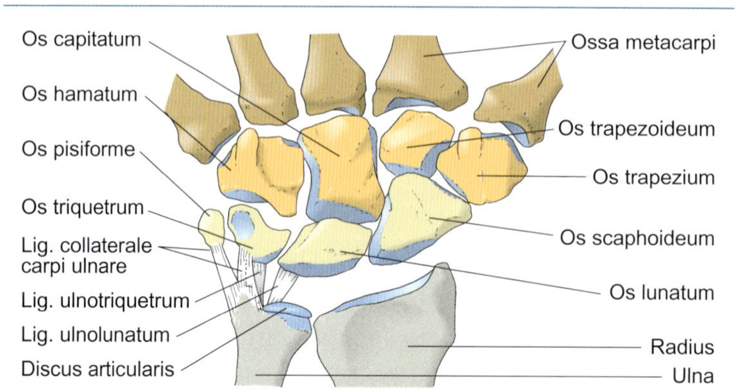

Abb. 13.36 Karpalskelett (Handwurzelskelett) der nach oben gerichteten rechten Hand von palmar (radiokarpales, mediokarpales und karpometakarpale Gelenke). Links im Bild ist der trianguläre fibrokartilaginäre Komplex (TFC) eingezeichnet. Hier sind der Discus articularis, das Lig. ulnotriquetrum, das Lig. ulnolunatum und das Lig. collaterale carpi ulnare zu sehen. [L190/L157]

Das **distale V** wird durch die inneren palmaren interkarpalen Ligamente gebildet, die:

- Vom Os capitatum zum Os scaphoideum
- Vom Os capitatum zum Os triquetrum verlaufen.

PT-PRAXIS

Distale Radiusfraktur

Häufigste Ursache für eine **distale Radiusfraktur** ist der Sturz auf die dorsal extendierte Hand. Der Radius bricht in einem solchen Fall in der Regel auf Höhe der ehemaligen Wachstumsfuge (klassische Lokalisation: Loco classico), wobei das distale Radiusende nach dorsoradial luxiert. Die Stellung der Frakturenden erinnert an ein Bajonett – man spricht daher auch von einer Bajonettstellung des Radius. Die physiotherapeutische Behandlung der meist eingeschränkten Dorsalextension und Supination sollte äußerst vorsichtig angegangen werden, da gerade bei der distalen Radiusfraktur die Gefahr eines **komplexen regionalen Schmerzsyndroms** (CRPS, sympathische Reflexdystrophie, Sudeck-Dystrophie) als Komplikation besteht. Unbehandelt oder bei schlechtem Verlauf führt die Sudeck-Dystrophie, die durch lokale Durchblutungs- und Stoffwechselstörungen ausgelöst wird, zur Muskelatrophie (➤ Kap. 4.4.1), Gelenkversteifung und Schrumpfung des Bindegewebes.

Funktionelle Handgelenkstellung

Experimentelle Untersuchungen von Probanden mit Ruhigstellung des Handgelenks in unterschiedlichen Positionen zeigten, dass außer dem Verlust an vollem Bewegungsausmaß keine wesentlichen Beeinträchtigungen der alltäglichen Aktivitäten der Probanden auftraten. Die günstigste Immobilisationsstellung des Handgelenks ist etwa bei 15° Extension. Eine Ulnardeviation (Abweichung) von 20° ist die ungünstigste Stellung für den funktionellen Gebrauch.

Bei der Radialabduktion werden das Lig. radiolunatum und die vom Os capitatum zum Os triquetrum verlaufenden Ligamente gemeinsam mit dem Lig. collaterale carpi ulnare unter Spannung gesetzt, während bei der Ulnarabduktion das Lig. ulnolunatum und die vom Os capitatum zum Os scaphoideum verlaufenden Ligamente gemeinsam mit dem Lig. collaterale carpi radiale unter Spannung gesetzt werden.

Art. mediocarpalis

Das **mediokarpale Gelenk** (➤ Abb. 13.36 und ➤ Tab. 13.16) ist S-förmig und setzt sich aus den Karpalknochen der proximalen und distalen Reihe zusammen.

Die **proximale Reihe** besteht aus:

- Dem radial gelegenen konvexen Teil des Os scaphoideum
- Den ulnar gelegenen konkaven Anteilen des Os scaphoideum, Os lunatum und Os triquetrum.

Die **distale Reihe** besteht aus:

- Dem radial gelegenen konkaven Os trapezium und Os trapezoideum
- Dem ulnar gelegenen konvexen Os capitatum und Os hamatum.

Tab. 13.15 Die Eigenschaften des Radiokarpalgelenks.

Nullstellung	Das in der Achse des Unterarmes gestreckte Handgelenk
Ruhestellung (M.L.P.P.)	Palmarflexion 5° und Ulnarabduktion 5°
Verriegelte Stellung (C.P.P.)	Maximale Dorsalextension
Kapselzeichen	Die Einschränkungen erfolgen für alle Richtungen gleich.
Bewegungen	• Palmarflexion/Dorsalextension: 50°/0°/35° • Radialabduktion/Ulnarabduktion: 7°/0°/30°
Arthrokinematik	
• Palmarflexion	• Der Carpus rollt nach palmar etwas proximal und gleitet nach dorsal etwas distal.
• Dorsalextension	• Der Carpus rollt nach dorsal etwas distal und gleitet nach palmar etwas proximal.
• Radialabduktion	• Der Carpus rollt nach radial etwas distal und gleitet nach ulnar etwas proximal.
• Ulnarabduktion	• Der Carpus rollt nach ulnar etwas proximal und gleitet nach radial etwas distal.
Segmentale Innervation	
• Animal	• Ventrolateral: C5/C6 • Ventromedial: C7/C8
• Vegetativ	• Ventrolateral: Th5/Th6 • Ventromedial: Th7/Th8

Tab. 13.16 Die Eigenschaften des Mediokarpalgelenks.

Bewegungen	• Palmarflexion/Dorsalextension: 35°/0°/50° • Radialabduktion/Ulnarabduktion: 7°/0°/15°
Arthrokinematik	
• Palmarflexion	• Distale Reihe: – Os trapezium und Os trapezoideum rollen und gleiten nach ventral. – Os capitatum und Os hamatum rollen nach ventral und gleiten nach dorsal.
• Dorsalextension	• Distale Reihe: – Os trapezium und Os trapezoideum rollen und gleiten nach dorsal. – Os capitatum und Os hamatum rollen nach dorsal und gleiten nach ventral. In der proximalen Reihe findet bei der Palmarflexion und Dorsalextension entgegengesetzte Bewegung statt.
Segmentale Innervation	siehe Radiokarpalgelenk

Zusammenspiel des Radio- und Mediokarpalgelenks

Die Bewegungen des Handgelenks entspringen immer einem Zusammenspiel des Radio- und Mediokarpalgelenks. Das Bewegungsausmaß des Handgelenks beträgt:

- Palmarflexion/Dorsalextension: 85°/0°/85°
- Radialabduktion/Ulnarabduktion: 15°/0°/45°.

Die Palmarflexion findet zum größeren Teil im Mediokarpalgelenk statt, während die Dorsalextension zum größeren Teil im Radiokarpalgelenk abläuft. Die Radialabduktion erfolgt sowohl im Medio- als auch im Radiokarpalgelenk, die Ulnarabduktion findet dagegen zu zwei Dritteln im Radiokarpalgelenk statt.

Artt. intercarpales

Die **Artt. intercarpales** setzen sich aus den von proximal nach distal verlaufenden Verbindungslinien zwischen den einzelnen Karpalknochen zusammen.

In der **proximalen Reihe** sind dies:

- Die flachen und locker miteinander verbundenen **Os scaphoideum, Os lunatum** und **Os triquetrum**
- Die Verbindung zwischen **Os pisiforme** und **Os triquetrum.**

Das Os pisiforme liegt als Sesambein zwischen dem M. flexor carpi ulnaris einerseits und dem M. abductor digiti minimi, dem Lig. pisohamatum und den Ligg. metacarpales IV und V andererseits.

Die Verbindungslinien der **distalen Reihe** verlaufen zwischen den flachen und durch die Ligg. intercarpales interosseum fest miteinander verbundenen **Os trapezium, Os trapezoideum, Os capitatum** und **Os hamatum.**

Die Bewegungen der Karpalknochen für die einzelnen Bewegungsrichtungen des Handgelenks sind sehr vielfältig. ➤ Tab. 13.17 gibt eine Übersicht ihres Verhaltens bei den vier achsengerechten Bewegungen Dorsalextension, Palmarflexion, Radialabduktion und Ulnarabduktion des Handgelenks.

PT-PRAXIS

Skaphoidkippung

Die dorsopalmar gerichtete Bewegung des Os scaphoideum während der Flexion/Extension bzw. Ulnar-/Radialabduktion des Handgelenks (➤ Tab. 13.17) bezeichnet man als Skaphoidkippung. Sie ist gleichsinnig für:

- Palmarflexion und Radialabduktion
- Dorsalextension und Ulnarabduktion.

Test nach Watson

Zur Diagnostik einer **Skaphoidinstabilität** wird der Skaphoidverschiebetest nach Watson angewendet. Die zu untersuchende Hand des Patienten wird in Ulnarabduktion gehalten. Als nächstes wird das Os scaphoideum fixiert, indem der Untersucher mit seinem

13

Daumen Druck auf das Tuberculum ossis scaphoidei ausübt. Danach wird die Patientenhand einige Male passiv von ulnar nach radial bewegt. Bei Verletzungen des skaphilunaren Bandes kommt es zu einer Subluxation des Os scaphoideum nach dorsal, was durch ein Schnappen und/oder einen dabei auftretenden Schmerz festgestellt werden kann. Die natürliche Palmarflexion wird blockiert. Da der Test häufig falsch positiv ausfällt, sollte er im Seitenvergleich ausgewertet werden (Egmond 2019).
In einer großen klinischen Serie wurden 5 Jahre lang Patienten mit Handgelenkbeschwerden untersucht. Mit der Handgelenksarthroskopie als Goldstandard wurde in 296 Fällen eine relevante Läsion des skapholunären Bandes festgestellt. In einer retrospektiven Analyse wurden 399 Patienten (153 Frauen, 246 Männer, mittleres Alter 40 Jahre) u. a. mit dem Watson-Test untersucht und das Ergebnis im Seitenvergleich mit dem Arthroskopiebefund korreliert. Für den Watson-Test ergab sich dabei ein positiver prädiktiver Wert von 0,73 (Sensitivität 50 %, Spezifität 57 %). Besonders bei laxen Bandverhältnissen ist die Aussagekraft des Watson-Tests aber eingeschränkt (Megerle 2008).

Art. carpometacarpalis I (CMC I)

Das **karpometakarpale Gelenk des Daumens** (➤ Tab. 13.18 und ➤ Tab. 13.19) ist ein Art. sellaris (Sattelgelenk). Es setzt sich zusammen aus:

- Dem **Os trapezium** mit seiner konvexen Gelenkfläche in dorsopalmarer Richtung (bei Extension und Flexion) und seiner konkaven Gelenkfläche in radioulnarer Richtung (bei Abduktion und Adduktion) gegenüber
- Dem **Os metacarpale I** mit seiner konkaven Gelenkfläche in dorsopalmarer Richtung und seiner konvexen Gelenkfläche in radioulnarer Richtung.

Die Gelenkfläche des Os trapezium ähnelt in seiner Form einem Sattel, auf dem der Mittelhandknochen „reitet". Sie zeigt nach palmodistal (40°) und nach radial (30°), was eine Schrägstellung des Daumens im Verhältnis zu den restlichen Fingern bewirkt.

Im CMC I wird der Daumen den anderen Fingern gegenübergestellt. Nur dieses sog. Opponieren des Daumens ermöglicht das Greifen und Festhalten von Gegenständen. Die **Opposition** ist mechanisch gesehen eine Kombinationsbewegung aus Abduktion, Flexion und Pronation, während das Zurückziehen des Daumens aus der Opposition, die sog. **Reposition,** eine Kombinationsbewegung aus Abduktion, Extension und Supination darstellt.

Artt. carpometacarpales II–IV (CMC II–IV)

Die **karpometakarpalen Gelenke** des **2.–4. Fingers** (➤ Tab. 13.18) sind flache Gelenke (Artt. planae). Sie sind zusammengesetzt aus:

- Dem **Os trapezoideum** mit seiner flachen distalen Gelenkfläche gegenüber dem **Os metacarpale II** mit seiner flachen proximalen Gelenkfläche
- Dem **Os capitatum** mit seiner flachen distalen Gelenkfläche gegenüber den **Ossa metacarpi III + IV** mit ihren flachen proximalen Gelenkflächen.

Während das CMC II fast unbeweglich ist, lassen CMC III und IV geringe Bewegungen zu.

Art. carpometacarpalis V (CMC V)

Das **fünfte karpometakarpale Gelenk** (➤ Tab. 13.18 und ➤ Tab. 13.19) ist ein Art. sellaris (Sattelgelenk), das sich zusammensetzt aus:

- Dem **Os hamatum** mit seiner konkaven Gelenkfläche in dorsopalmarer Richtung und seiner konvexen Gelenkfläche in radioulnarer Richtung gegenüber
- Dem **Os metacarpale V** mit seiner konvexen Gelenkfläche in dorsopalmarer Richtung und seiner konkaven Gelenkfläche in radioulnarer Richtung.

Tab. 13.17 Die Eigenschaften der Interkarpalgelenke.

Eigenschaften bei der Dorsalextension	
Bewegung	Während die radiale Seite bei der Dorsalextension ligamentär verriegelt wird, wobei das Os scaphoideum zwischen Os trapezium und Radius eingeklemmt wird, läuft die Bewegung im zentralen Teil der Handwurzel weiter. Zwischen dem Os scaphoideum und dem Os lunatum muss also eine Bewegung möglich sein.
Arthrokinematik	• Das Os scaphoideum supiniert etwas gegenüber dem Os lunatum und verursacht ein ventrales Klaffen. • Das Os lunatum proniert etwas.
Eigenschaften bei der Palmarflexion	
Bewegung	Die Bewegungen verlaufen entgegengesetzt zu denen der Dorsalextension.
Arthrokinematik	Die Bewegungen verlaufen entgegengesetzt zu denen der Dorsalextension.
Eigenschaften bei der Radialabduktion	
Bewegung	Das Os scaphoideum führt eine palmare „Skaphoidkippung" aus.
Arthrokinematik	• Das Os scaphoideum rollt nach palmar und gleitet nach dorsal etwas distal. • Das Os lunatum führt eine leichte Pronationsbewegung aus. • Die Ossa trapezii rollen und gleiten nach dorsal etwas proximal. • Das Os capitatum folgt dieser Bewegung ein wenig. • Das Os hamatum folgt dieser Bewegung nicht. • Die distale Reihe führt insgesamt eine supinierende Rotation aus, während die proximale Reihe eine pronierende Rotation ausführt.
Eigenschaften bei der Ulnarabduktion	
Bewegung	Das Os scaphoideum führt eine dorsale „Skaphoidkippung" aus.
Arthrokinematik	• Das Os scaphoideum rollt nach dorsal, gleitet nach palmar und führt eine leichte Supinationsbewegung aus. • Das Os lunatum folgt dieser Bewegung. • Die Ossa trapezii rollen und gleiten nach palmar etwas distal. • Das Os capitatum folgt dieser Bewegung, rollt dabei nach palmar und gleitet nach dorsal. • Das Os hamatum folgt dieser Bewegung nicht. • Die distale Reihe führt insgesamt eine pronierende Rotation aus, während die proximale Reihe eine supinierende Rotation ausführt.

Tab. 13.18 Die Eigenschaften des Art. carpometacarpalis I und CMC II–V; 0 = nicht eingeschränkt, + = wenig eingeschränkt, ++ = eingeschränkt, +++ = stark eingeschränkt.

	Gelenke	Bewegungseigenschaften
Nullstellung	CMC I	An den Zeigefingern angelegter Daumen
Ruhestellung (M.L.P.P.)	CMC I CMC II–V	Die Mittelstellung aller Bewegungsrichtungen Nicht relevant
Verriegelte Stellung (C.P.P.)	CMC I CMC II–V	Die maximale Opposition Nicht relevant
Kapselzeichen	CMC I CMC II–V	Abduktion ++ > Extension + Alle Richtungen gleichmäßig
	CMC I	• Palmarflexion/Dorsalextension: 25°/0°/45° • Abduktion/Adduktion: 35°/0°/25° • Pronation/Supination: 45°/0°/30° • Die Opposition ist eine Kombinationsbewegung aus Abduktion, Flexion und Pronation. • Die Reposition ist eine Kombinationsbewegung aus Abduktion, Extension und Supination
	CMC II	Keine Bewegungen
	CMC III–V	Sehr geringe Bewegungen
	CMC V	Palmarflexion/Dorsalextension: 10°/0°/10° Abduktion/Adduktion: minimale Bewegungen Supination/Pronation: minimale Bewegungen

Tab. 13.19 Die Arthrokinematik der Art. carpometacarpales I und V.

Gelenk	Bewegung	Arthrokinematik
CMC I	• Palmarflexion • Dorsalextension • Abduktion • Adduktion • Pronation (gering) • Supination (gering)	• Der Metacarpus rollt nach palmar etwas ulnar und gleitet nach palmar. • Der Metacarpus rollt nach dorsal etwas radial und gleitet nach dorsal. • Der Metacarpus rollt nach radial etwas palmar und gleitet nach ulnar. • Der Metacarpus rollt nach ulnar etwas dorsal und gleitet nach radial. • Der Metacarpus vollzieht eine Spinbewegung um die eigene Achse nach innen. • Der Metacarpus vollzieht eine Spinbewegung um die eigene Achse nach außen.
CMC V	s. CMC I, Bewegung	Die Roll- und Gleitbewegungen des CMC V verlaufen genau entgegengesetzt zu denen des CMC I.

Tab. 13.20 Die Eigenschaften der proximalen Intermetakarpalgelenke.

Bewegungen	• Sind funktionell mit den Karpometakarpalgelenken verbunden. • Hohlhand, die Metacarpi gleiten nach palmar und radial. II–III < III–IV < IV–V • Flachhand, die Metacarpi gleiten nach dorsal und ulnar. II–III < III–IV < IV–V
Arthrokinematik	siehe Bewegungen

Passive Stabilität der karpometakarpalen Gelenke

Die CMC-Gelenke II–IV werden ventral und dorsal durch die straffen Ligamente:

- Ligg. carpometacarpalia palmaria und
- Ligg. carpometacarpalia dorsalia fixiert.

Aufgrund der größeren Beweglichkeit des CMC I ist die ligamentäre Fixierung etwas komplizierter aufgebaut als bei den CMC-II–IV-Gelenken. Hier gibt es folgende Ligamente:

- Ein dorsomediales Ligament, das spiralförmig um die dorsale und ulnare Seite des CMC I nach palmar läuft
- Zwei palmare Ligamente, von denen eines zur palmaren und das andere etwas schräg zur ulnaren Metakarpusseite verläuft.

Artt. intermetacarpales

Die Metakarpalknochen II–V sind sowohl proximal als auch distal miteinander verbunden. Man bezeichnet diese Verbindungen als **Artt. intermetacarpales proximales et distales.**

Artt. intermetacarpales proximales

Die **Artt. intermetacarpales proximales** (➤ Tab. 13.20) sind flache Synovialgelenke (Art. planae), die sich aus den einander zugekehrten Gleitflächen der Basen der Ossa metacarpi zusammensetzen. Sie stehen in offener Verbindung mit den karpometakarpalen Gelenken.

Artt. intermetacarpales distales

Die **Artt. intermetacarpales distales** (➤ Tab. 13.21) sind Juncturae fibrosae (bindegewebige Verbindungen), die aus den einander zugekehrten Capitis metacarpales II–V bestehen. Ihre Verbindung untereinander wird durch das **Lig. metacarpale transversum profundum** hergestellt, ähnlich wie bei den Zehengelenken (Ligg. metatarsalia transversa profunda ➤ Abb. 14.48).

Tab. 13.21 Die Eigenschaften der distalen Intermetakarpalgelenke.

Bewegungen	• Flachhand, die Metacarpi gleiten nach dorsal und ulnar. II–III < III–IV < IV–V • Hohlhand, die Metacarpi gleiten nach palmar und radial. II–III < III–IV < IV–V
Arthrokinematik	siehe Bewegungen
Segmentale Innervation	• Vegetativ: Th7/Th8 • Animal: C7/C8

Handbögen

Die Anatomie der Hand wird durch drei auffällige Bogensysteme bestimmt. Es finden sich zwei transversale und ein longitudinaler Bogen (➤ Abb. 13.37). Der **proximale transversale Bogen** befindet sich auf Höhe der distalen Carpi, mit dem Os capitatum als relativ starrem Scheitelpunkt. Der **distale transversale Bogen** befindet sich auf Höhe der Metakarpalköpfchen mit dem Köpfchen des 3. Metacarpus als relativ beweglichem Scheitelpunkt. Der **longitudinale Bogen,** gebildet durch die Carpi und die vier Fingerstrahlen, mit dem III. Strahl als Zentrum, lässt sich am deutlichsten von lateral der in Ruhestellung befindlichen Hand betrachten. Das Os trapezium, Os capitatum sowie der II. und III. Metacarpus bilden das Zentrum der Handbögen und gleichzeitig den stabilsten Bereich der Hand.

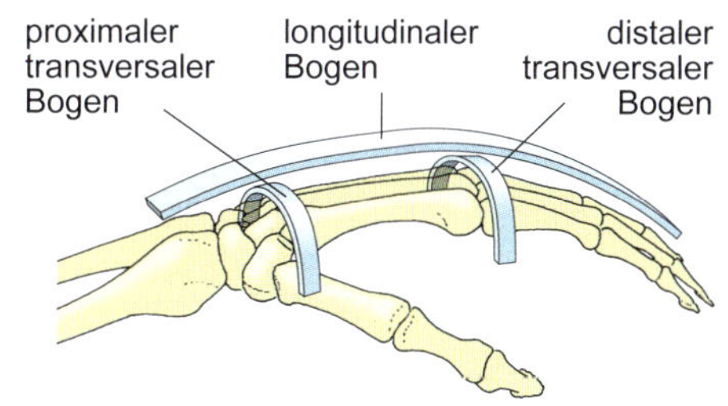

Abb. 13.37 Die Handbögen.

Artt. metacarpophalangeales (MCP) I–V

Die **MCP-Gelenke** (➤ Abb. 13.38 und ➤ Tab. 13.22) sind die Verbindungen zwischen den Grundphalangen der Finger und den Metacarpi. Es handelt sich um Artt. condylarii (Kondylengelenke). Sie bestehen aus:

- Dem bikonvexen größeren **Caput metacarpale,** dessen Fläche etwas weiter nach palmar als nach dorsal läuft
- Der bikonkaven kleineren **Grundphalanx,** deren Fläche palmar durch eine knorpelfaserige Platte vergrößert wird.

Palmar und dorsal liegende große Recessus capsularii erhöhen die Beweglichkeit der Metakarpophalangealgelenke. Medial und lateral der Gelenke liegen Kollateralbänder, die dorsal der Rotationsachse am Metakarpalköpfchen fixiert sind. Aufgrund der Form der Metakarpalköpfchen weisen die MCP-Gelenke eine Asymmetrie auf, welche durch die Befestigung der kollateralen Ligamente und die Positionierung der Mm. interossei noch weiter verstärkt wird.

Tab. 13.22 Die Eigenschaften der Metakarpophalangealgelenke I–V; 0 = nicht eingeschränkt, + = wenig eingeschränkt, ++ = eingeschränkt, +++ = stark eingeschränkt.

Nullstellung	Alle MCP-Gelenke	Finger sind gestreckt.
Ruhestellung (M.L.P.P.)	MCP I MCP II–V	Leichte Flexion Leichte Flexion und Ulnarabduktion
Verriegelte Stellung (C.P.P.)	MCP I MCP II–V	Maximale Extension Maximale Flexion
Kapselzeichen	Flexion ++ > Andere Bewegungsrichtungen +	
Bewegungen Hinweise: • Das MCP I führt bei der Flexion eine geringe Pronations- und Abduktionsbewegung aus.	• MCP I	• Palmarflexion/Dorsalextension: 80°/0°/0° • Abduktion/Adduktion: 12°/0°/7° • Pronation/Supination: 20°/0°/6°
• Die MCP II–V führen, von II–V progressiv zunehmend, bei der Flexion eine geringe Supinationsbewegung aus.	• MCP II–V	• Palmarflexion/Dorsalextension: 90°/0°/40° • Abduktion/Adduktion: 15°/0°/15°
Arthrokinematik • Palmarflexion • Dorsalextension • Abduktion (Spreizen der Hand) • Adduktion (Schließen der Hand)	• Die Basisphalanx rollt und gleitet nach palmar etwas proximal. • Die Basisphalanx rollt und gleitet nach dorsal etwas distal. • Die Basisphalangen I–II rollen und gleiten nach radial. • Die Basisphalangen IV–V rollen und gleiten nach ulnar. • Die Basisphalangen I–II rollen und gleiten nach ulnar. • Die Basisphalangen IV–V rollen und gleiten nach radial.	
Segmentale Innervation	• Animal: C7/C8 • Vegetativ: Th7/Th8	

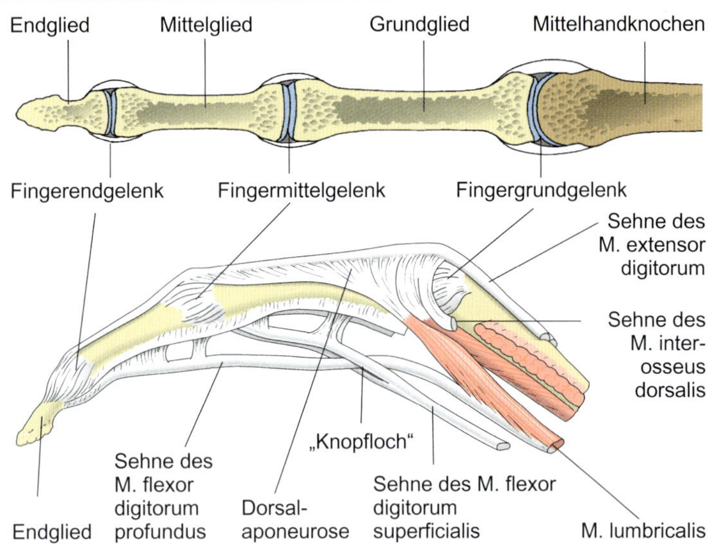

Abb. 13.38 Oben: Das Metakarpophalangealgelenk und die Interphalangealgelenke. Unten: Hier sieht man die Sehnenansätze am rechten Zeigefinger von radial. Die Sehnen der beiden Fingerflexoren sind aus der Sehnenscheide herausgelöst.

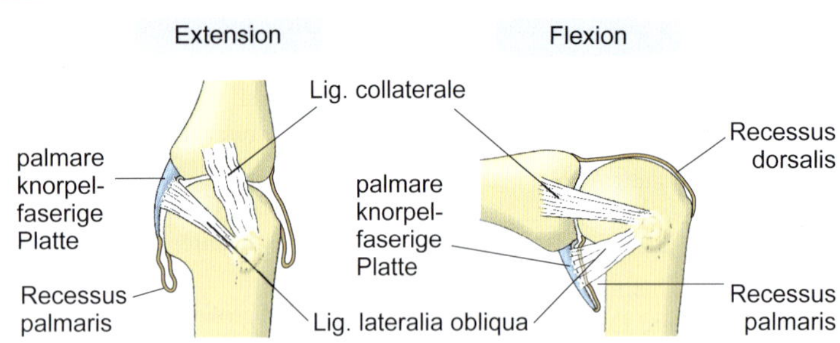

Abb. 13.39 Der exzentrische Ursprung des Kollateralligaments dorsal der Rotationsachse am Metacarpalköpfchen mit Dehnung in der Beugestellung.

Bewegungen der MCP-Gelenke

Die MCP-Gelenke sind zwar funktionell gesehen **Kugelgelenke,** von der Form her würde man sie aber eher als Scharniergelenke oder als Kondylengelenke beschreiben. Das heißt, sie sind von der Anlage her in drei Richtungen beweglich. Die Drehung um die Längsachse ist nur passiv möglich, da für diese Bewegung keine Muskulatur existiert. Die Finger können aktiv zur Handinnenfläche gebeugt (Flexion) und wieder gestreckt (Extension) sowie seitlich gespreizt (Abduktion) und wieder zusammengeführt (Adduktion) werden. Beim MCP-Gelenk des Daumens (Daumengrundgelenk) und allen Interphalangealgelenken handelt es sich dagegen um reine **Scharniergelenke.** (➤ Abb. 11.63). Hier sind nur Beugung und Streckung möglich. Die seitliche Ab- und Adduktionsbewegung, die bei den Fingern im MCP-Gelenk stattfindet, läuft auch beim Daumen neben der Flexion und Extension im CMC-Gelenk ab (➤ Tab. 13.18).

Passive Stabilität der MCP-Gelenke

Die passive Stabilität der MCP-Gelenke wird gewährleistet durch:

- Eine **knorpelfaserige Platte** (➤ Abb. 13.39), die ähnlich dem Labrum an der Cavitas glenoidalis des Schultergelenks (➤ Kap. 13.1.1) die Basis palmar vergrößert
- Ligamente. An beiden Seiten der Gelenke verlaufen die **Ligg. collateralia,** welche bei seitlichen Bewegungen die Stabilität gewährleisten. Abduktions- und Adduktionsbewegungen sind nur in der Extensionsstellung möglich, da die Kollateralligamente in der Flexionsstellung gespannt werden und so eine seitliche Bewegung verhindern. Diese Spannung wird durch die Fixierung der Kollateralligamente dorsal der Rotationsachse am Metakarpusköpfchen und durch die ventrale Ausbuchtung des Metakarpusköpfchens erreicht (➤ Abb. 13.39). Die an der lateralen Seite des Gelenks gelegenen **Ligg. lateralia obliqua** gehören ebenfalls zu den Kollateralbändern und verhindern die Hyperextension der Phalangen. Sie laufen vom Metakarpusköpfchen divergierend zur Knorpelplatte und verbinden sich mit den Ligg. lateralia obliqua der anderen Seite zu den **Ligg. palmaria.**

Artt. interphalangeales (IP) I–V

Die **Interphalangealgelenke** (➤ Tab. 13.23 und ➤ Abb. 13.38) stellen die Verbindung der einzelnen Fingerphalangen zueinander her. Bei den Fingern II–V unterscheidet man die **proximalen Interphalangealgelenke (PIP)** und die **distalen Interphalangealgelenke (DIP).** Da der Daumen nur zwei Phalangen besitzt, bezeichnet man sein Interphalangealgelenk einfach als **IP I.** Die Interphalangealgelenke sind Scharniergelenke (Art. ginglymus). Sie setzen sich zusammen aus:

- Der distal gelegenen konvexen Gelenkfläche an der **proximalen Phalanx**
- Der proximal gelegenen konkaven Gelenkfläche an der **distalen Phalanx,** welche palmar durch eine knorpelfaserige Platte vergrößert wird.

Palmar und dorsal liegen große Recessus capsularii. Medial und lateral liegen Kollateralbänder.

Passive Stabilität der Interphalangealgelenke

Die passive Stabilität der IP-Gelenke wird gewährleistet durch:

- Ligamente
  - **Ligg. collateralia,** die bei seitlichen Bewegungen stabilisierend wirken
  - **Ligg. palmaria,** die an der palmaren Seite einer Hyperextension vorbeugen
- Eine **knorpelfaserige Platte,** die ähnlich dem Labrum an der Cavitas glenoidalis des Schultergelenks die Basis palmar vergrößert.

Die interphalangealen Kollateralligamente haben ihren Ursprung zentral in der Rotationsachse am Phalanxköpfchen und sind sowohl in gestreckter als auch in der Beugestellung gespannt. Deswegen kann man in gestreckter und gebeugter Stellung die Finger in den IP-Gelenken, im Gegensatz zu den MCP-Gelenken, nicht seitwärts bewegen.

Tab. 13.23 Die Eigenschaften der Interphalangealgelenke; 0 = nicht eingeschränkt, + = wenig eingeschränkt, ++ = eingeschränkt, +++ = stark eingeschränkt.

Nullstellung	Finger sind gestreckt
Ruhestellung (M.L.P.P.)	Leichte Flexion
Verriegelte Stellung (C.P.P.)	Maximale Extension
Kapselzeichen	Flexion ++ > Extension +
Bewegungen • PIP-Gelenke • DIP-Gelenke • IP-Gelenk (Daumen) Hinweis: Der Daumen führt bei der Flexion interphalangeal eine geringe Pronation aus.	 • Palmarflexion/Dorsalextension: 130°/0°/0° • Palmarflexion/Dorsalextension: 90°/0°/30° • Palmarflexion/Dorsalextension: 90°/0°/30° • Pronation/Supination: 10°/0°/0°
Arthrokinematik • Palmarflexion • Dorsalextension	 • Die distale Phalanx rollt und gleitet nach palmar. • Die distale Phalanx rollt und gleitet nach dorsal.
Segmentale Innervation	• Animal: C7/C8 • Vegetativ: Th7/Th8

13.4.2 Die Muskulatur der Hand und der Finger

Lange Hand- und Fingermuskeln

Bei den für Bewegungen der Hand und Finger zuständigen Muskeln unterscheidet man Flexoren zur Beugung und Extensoren zur Streckung. Ihre meist langen, schlanken Muskelbäuche verlaufen in jeweils zwei Muskelschichten an der Streck- bzw. Beugeseite des Unterarms (➤ Abb. 13.40). Die Muskeln der einen Schicht sind dabei für die Bewegung der gesamten Hand, die der anderen für die Bewegung der einzelnen Finger zuständig.

Alle langen Flexions- und Extensionsmuskeln entspringen am distalen Ober- bzw. am Unterarm und setzen mit langen, dünnen Sehnen an der Hand und den Fingern an. Zu viele auf der Hand gelegene Muskelbäuche würden sich eher störend auf die Beweglichkeit von Hand und Fingern auswirken. Sowohl Flexoren- als auch Extensorensehnen verlaufen größtenteils durch **Vaginae** (Führungsschienen), die von **Retinaculae** (Haltebändern) zur Oberfläche hin begrenzt werden.

Ein verstärkter Abschnitt der Fascia antebrachii bildet an der dorsalen Seite des Handgelenks sechs Fächer für den Durchzug der Hand- und Fingerextensoren. Dieses etwa 3 cm breite sog. **Retinaculum extensorum** überdeckt nicht nur die Extensorensehnen, sondern verbindet sich stellenweise mit tiefer liegenden Faszien und den Knochen. Das **Retinaculum flexorum** (Ligamentum carpi transversum oder auch queres Handwurzelband) überspannt die Flexorensehnen auf der Ventralseite des Carpus (Handwurzel). Die Anordnung der Karpalknochen bildet in diesem Bereich einen **Sulcus carpi** (Längsrinne), durch den die Flexorensehnen verlaufen. Dieser wie ein Tunnelgewölbe vom Retinaculum flexorum überdachte Raum wird auch **Canalis carpi** (Karpaltunnel, Kasten) genannt. Die Handinnenfläche wird von einer festen Sehnenplatte, der **Palmaraponeurose,** überspannt.

Damit trotz der ständigen Beanspruchung der Extensoren- und Flexorensehnen in den **Retinaculae** möglichst keine Reizung der Umgebung auftritt, sind sie von bindegewebigen **Vaginae tendines** (Sehnenscheiden) umschlossen, die durch einen Flüssigkeitsfilm an der Innenseite das reibungslose Gleiten der Sehnen ermöglichen.

Im Karpaltunnel verläuft neben den Flexorensehnen auch der wichtigste Nerv für die Versorgung der Hand- und Fingerflexoren, der **N. medianus** (➤ Kap. 9.18.2).

Lange Handmuskeln

Von den Kondylen des Humerus entspringen fünf ausschließlich die Hand bewegende Muskeln. Zwei von ihnen haben ihren Ursprung am Epicondylus medialis humeri und beugen die Hand. Vom Epicondylus lateralis humeri entspringen drei Streckmuskeln (➤ Tab. 13.24 und ➤ Abb. 13.40).

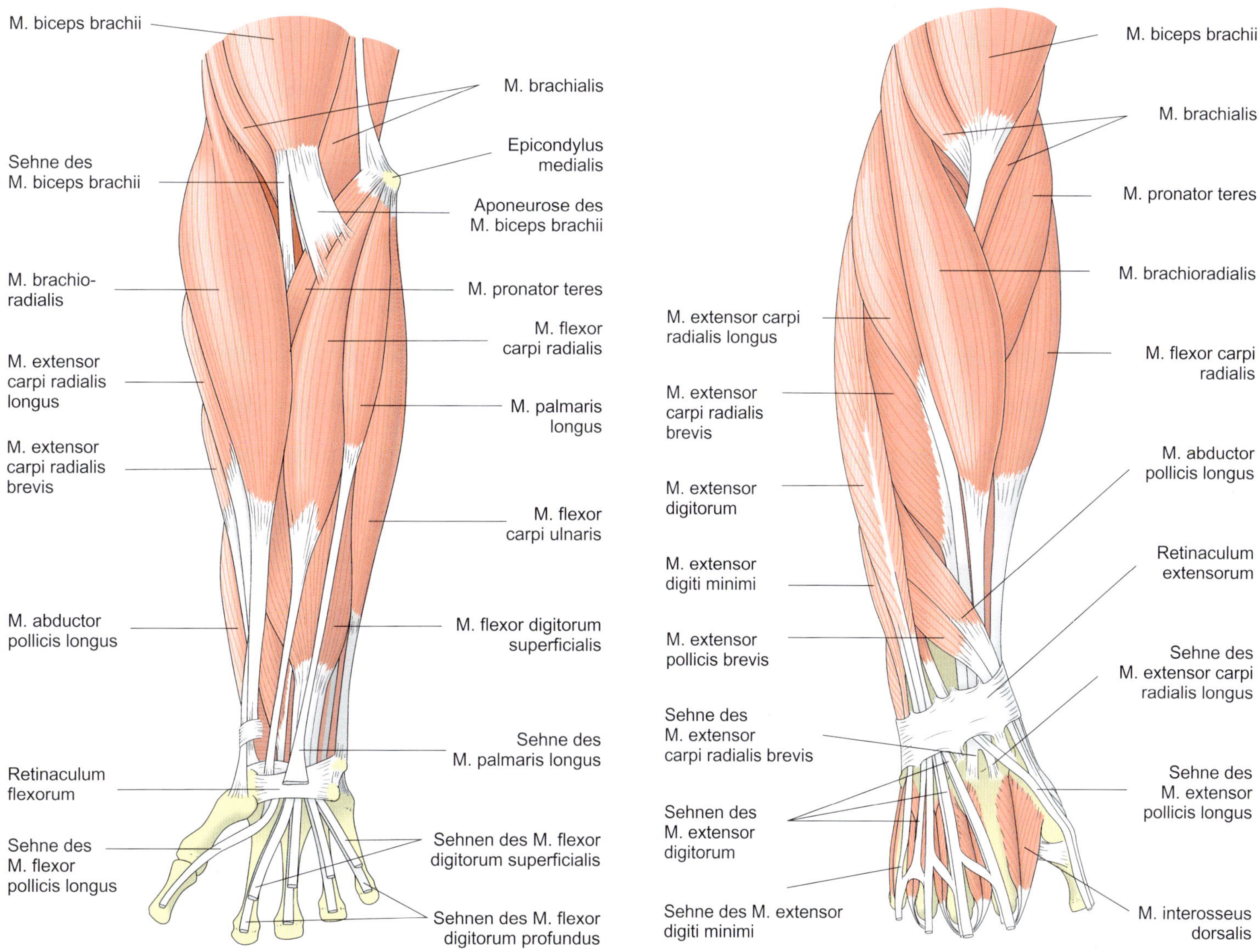

Abb. 13.40 Die langen Hand- und Fingermuskeln des rechten Unterarms.
Links: Von ventral (Supinationsstellung). Rechts: Von dorsal (Pronationsstellung).

Je nach ihrem Verlauf und Ansatz sind diese Muskeln nicht nur für die Flexion und Extension der Hand, sondern auch für Bewegungen in die radiale und ulnare Richtung zuständig. Man bezeichnet sie daher auch als die „Zügel des Handgelenks".

Der lange und kurze Extensionsmuskel an der radialen Handseite, der **M. extensor carpi radialis longus,** der an der Basis des zweiten Os metacarpale ansetzt, und der **M. extensor carpi radialis brevis,** der an der Basis des dritten Os metacarpale ansetzt, extendieren das Karpalgelenk und bewegen es zur radialen Seite. Der **M. extensor carpi ulnaris,** dessen Sehne zwischen Caput und Proc. styloideus ulnae hindurchzieht und an der Basis des fünften Os metacarpale ansetzt, extendiert das Karpalgelenk und bewegt es zur ulnaren Seite.

Der Flexor der radialen Handseite, der **M. flexor carpi radialis,** setzt an der Basis des zweiten Os metacarpale an, beugt das Karpalgelenk und bewegt es zur radialen Handseite. Der **M. flexor carpi ulnaris** setzt an der Basis des fünften Os metacarpale an, beugt das Karpalgelenk ebenfalls, zieht es jedoch zur ulnaren Seite. Außer seinem Ursprung am medialen Epicondylus humeri entspringt er auch an der proximalen Ulna. Zwischen diesen beiden Ursprungsköpfen des M. flexor carpi ulnaris findet der N. ulnaris eine Durchgangslücke zum Unterarm (➤ Kap. 9.18.2).

Lange Fingermuskeln

Muskeln, die auf die Fingergelenke wirken, entspringen entweder am Arm oder an der Hand selbst. Entsprechend werden sie in lange und kurze Fingermuskeln eingeteilt. Die Muskelbäuche der langen Fingermuskeln liegen am Unterarm, nur ihre Sehnen ziehen über das Handgelenk und die Fingergelenke (➤ Tab. 13.25 und ➤ Tab. 13.26, ➤ Abb. 13.40).

Die zwei langen Fingerbeuger des II. bis V. Fingers unterscheiden sich durch ihren oberflächlichen **(M. flexor digitorum superficialis)** bzw. eher tiefen **(M. flexor digitorum profundus)** Verlauf. Die Sehne des M. flexor digitorum superficialis verläuft nach Aufteilung in vier Einzelsehnen zu den Mittelphalangen der Finger II–V (➤ Abb. 13.40). Das Endstück jeder Sehne spaltet sich auf und setzt radial und ulnar am Mittelglied des Fingers an. Durch dieses „Knopfloch" zieht die Sehne des M. flexor digitorum profundus zur Endphalanx des Fingers und setzt dort ungeteilt an der Ventralseite an. So beugt der M. flexor digitorum superficialis den Finger im MCP- und PIP-Gelenk, der M. flexor digitorum profundus zusätzlich im DIP-Gelenk. Damit die Sehne sich auf dem Finger nicht verschieben kann, ist sie durch feste Bänder gesichert.

KLINIK

Karpaltunnelsyndrom

Entzünden sich die Sehnenscheiden **(Tendovaginitis)** oder vermehrt sich der bindegewebige Inhalt des Karpaltunnels, so kann es zu Lähmungserscheinungen der Hand infolge einer Druckschädigung des N. medianus kommen. Als klinischer Test wird meistens der Test von Phalen oder das Tinel-Zeichen ausgewählt. Beim **Test von Phalen** wird das Handgelenk eine Minute lang in maximaler Palmarflexion gedrückt. Der N. medianus wird dabei komprimiert. Bei Schmerzen oder Kribbeln im Hautversorgungsgebiet des N. medianus ist der Test positiv. Das **Tinel-Zeichen** zeigt sich in einer Klopfschmerzhaftigkeit des Karpaltunnels, beim Klopfen auf das leicht extendierte Handgelenk. Wenn bei einem solchen **Karpaltunnelsyndrom** keine konservative Therapie hilft, kann das Retinaculum flexorum chirurgisch durchtrennt werden, um den Medianusnerv zu entlasten.

Tab. 13.24 Die humerokarpale Muskulatur.

Muskel	Ursprung	Ansatz	Funktion	Innervation
M. flexor carpiradialis	Epicondylus medialis humeri	An der Basis des Os metacarpale II (manchmal auch III)	Ellenbogen: Pronation Handgelenk: Palmarflexion und Radialabduktion	N. medianus
M. flexor carpiulnaris	Epicondylus medialis humeri, medialer Olekranon und Margo posterior ulnae	Os pisiforme, Hamulus ossis hamati und Basis des Os metacarpale V	Handgelenk: Palmarflexion und Ulnarabduktion	N. ulnaris
M. extensor carpi radialis brevis	Epicondylus lateralis humeri und Lig. collaterale radiale und Lig. anulare radii	An der Basis des Os metacarpale III	Ellenbogen: Pro- und Supination Handgelenk: Dorsalextension (und Radialabduktion)	N. radialis
M. extensor carpi radialis longus	Margo lateralis humeri	An der Basis des Os metacarpale II	Ellenbogen: Pro- und Supination Handgelenk: Dorsalextension und Radialabduktion	N. radialis
M. extensor carpi ulnaris	Epicondylus lateralis humeri, Lig. collaterale radiale und Margo posterior ulnae	An der Basis des Os metacarpale V	Handgelenk: Ulnarabduktion	N. radialis
M. palmaris longus	Epicondylus medialis humeri	Aponeurosis palmaris	Handgelenk: Palmarflexion und spannt die Aponeurose	N. medianus

Tab. 13.25 Die humerodigitale Muskulatur.

Muskel	Ursprung	Ansatz	Funktion	Innervation
M. flexor digitorum superficialis	Epicondylus medialis humeri, Facies medialis ulnae und proximaler Bereich der Margo anterior des Radius	Mittelphalangen des II.–V. Fingers	Handgelenk: Palmarflexion Fingergelenke: metakarpophalangeale und proximal interphalangeale Flexion des II.–V. Fingers	N. medianus
M. extensor digitorum	Epicondylus lateralis humeri, Lig. collaterale radiale und Lig. anulare radii	Dorsalaponeurosen des II.–V. Fingers und an den Basen der Grundphalangen II–V	Handgelenk: Dorsalextension und Ulnarabduktion Fingergelenke: metakarpophalangeale und interphalangeale Extension und Abduktion des II.–V. Fingers	N. radialis
M. extensor digiti minimi	Epicondylus lateralis humeri	Dorsalaponeurose des kleinen Fingers	Handgelenk: Dorsalextension und Ulnarabduktion Fingergelenke: metakarpophalangeale und interphalangeale Extension des V. Fingers	N. radialis
M. flexor pollicis longus	Epicondylus medialis humeri, ventrale Seite des Radius und Membrana interossea	An der Basis der Endphalanx des Daumens	Handgelenk: Palmarflexion und Radialabduktion Fingergelenke: karpometakarpale Flexion, Adduktion und Flexion in allen Daumengelenken	N. medianus

Tab. 13.26 Die antebrachiodigitale Muskulatur.

Muskel	Ursprung	Ansatz	Funktion	Innervation
M. flexor digitorum profundus	Facies anterior und medialis ulnae und Membrana interossea	An der Basis der distalen Fingerphalangen II–V	Handgelenk: Palmarflexion Fingergelenke: metakarpophalangeale und interphalangeale Flexion des II.–V. Fingers	N. medianus (II. und III. Finger) N. ulnaris (IV. und V. Finger)
M. extensor indicis	Am distalen Teil der Facies posterior ulnae und Membrana interossea	Dorsalaponeurose des Zeigefingers	Handgelenk: Dorsalextension Fingergelenke: metakarpophalangeale und interphalangeale Extension des Zeigefingers	N. radialis
M. abductor pollicis longus	Facies posterior von Ulna und Radius und Membrana interossea	An der Basis der radialen Seite des Os metacarpale I	Handgelenk: Palmarflexion und Radialabduktion Daumen: karpometakarpale Extension und Abduktion	N. radialis
M. extensor pollicis brevis	Facies posterior des Radius und Membrana interossea	An der Basis der Grundphalanx des Daumens	Handgelenk: Palmarflexion und Radialabduktion Daumen: karpometakarpale Extension, Abduktion und Reposition mit einer metakarpophalangealen Extension	N. radialis
M. extensor pollicis longus	Facies posterior ulnae und Membrana interossea	An der Basis der Endphalanx des Daumens	Handgelenk: Dorsalextension und Radialabduktion Daumen: karpometakarpale Extension, Abduktion und Reposition mit einer metakarpophalangealen und interphalangealen Extension	N. radialis

Der Daumen besitzt einen eigenen langen Beugemuskel, den **M. flexor pollicis longus,** der mit seiner Sehne an der distalen Phalanx des Daumens ansetzt.

Auf der Streckseite der Hand verläuft der **M. extensor digitorum longus.** Er bildet zusammen mit kleinen Fingermuskeln auf der Dorsalseite jedes Fingers eine **Dorsalaponeurose** (Sehnenplatte, ➢ Kap. 4.5.4). So vermag er die Finger in MCP-, PIP- und DIP-Gelenk zu strecken. Zusätzlich zum langen Strecker besitzen der Zeigefinger und der kleine Finger jeweils einen eigenen Streckmuskel, den **M. extensor indicis** und den **M. extensor digiti minimi.**

Zum Daumen verlaufen auf der Dorsalseite mehrere Muskelsehnen (➢ Tab. 13.26). Außer einem kurzen Daumenstrecker, **dem M. extensor pollicis brevis,** und einem langen Daumenstrecker, **dem M. extensor pollicis longus,** verläuft dort der **M. abductor pollicis longus,** der den Daumen nach radial zieht und ihn so von den Fingern entfernt. Zwischen den Sehnen des M. extensor pollicis longus an der ulnaren Seite und des M. extensor carpi radialis longus und brevis an der radialen Seite befindet sich dorsal-distal am Radius ein prominentes Tuberculum dorsale radii (Tuberculum von Lister), das diese Sehnen trennt. Der M. extensor pollicis brevis und M. abductor pollicis longus liegen eng zusammen und verlaufen an der radialen Seite entlang dem Tuberculum von Lister.

Kurze Finger- und Daumenmuskeln

An der Hand selbst verlaufen die sog. **kurzen Fingermuskeln** (➢ Tab. 13.27 und ➢ Abb. 13.41). Die **Mm. lumbricales** entspringen von den Sehnen des M. flexor digitorum profundus und die **Mm. interossei palmares et dorsales** jeweils von den Metakarpalknochen. Sie setzen alle seitlich an den Dorsalaponeurosen II–V an. Die Mm. lumbricales sind etwas Besonderes, weil sie zu den wenigen Muskeln gehören, die aus Muskelsehnen entspringen und so eine Verbindung zwischen den Beuge- und Streckmuskeln der Finger bilden

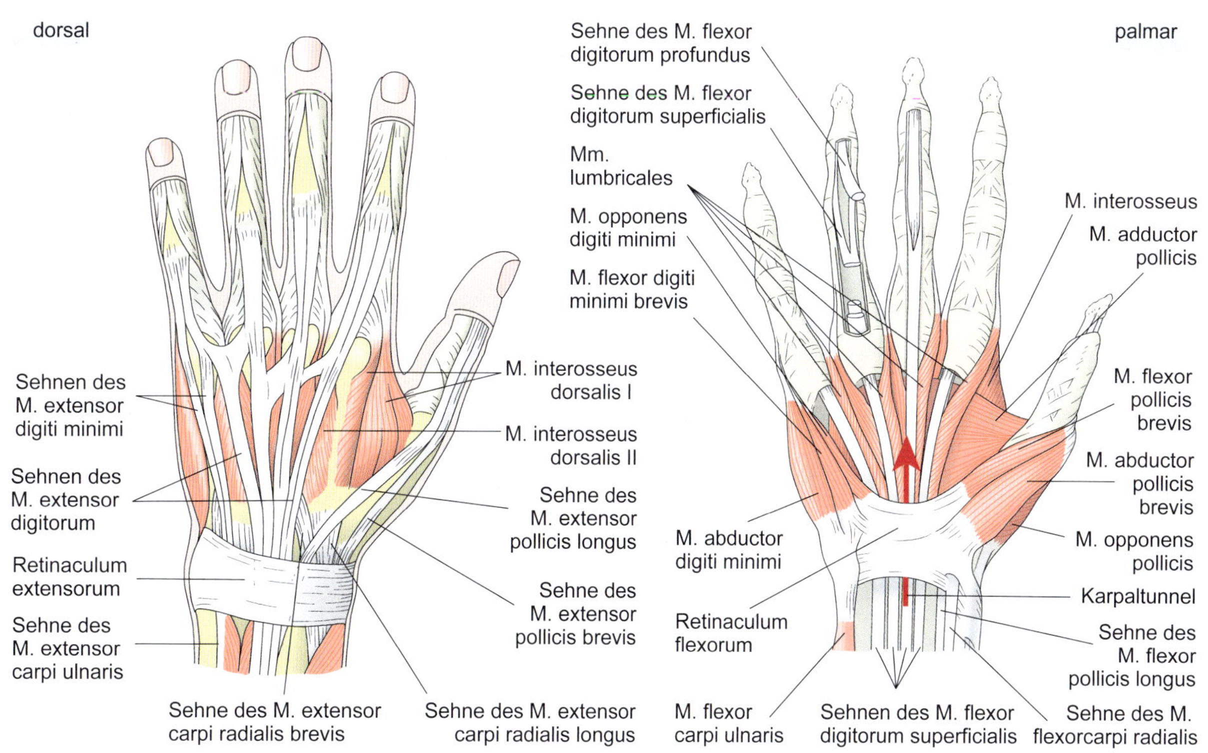

Abb. 13.41 Die kurze Handmuskulatur. Links die dorsale Seite der linken Hand und rechts die palmare Seite der rechten Hand. Der rote Pfeil deutet den Karpaltunnel an.

Die Mm. lumbricales sind etwas Besonderes, weil sie zu den wenigen Muskeln gehören, die aus Muskelsehnen entspringen und so eine Verbindung zwischen den Beuge- und Streckmuskeln der Finger bilden. Die M. interossei dorsales et palmares verlaufen zwischen den Metakarpalknochen (Mittelhandknochen) und dem ersten Interphalangealgelenk. Sie spreizen die Finger in den Metakarpophalangealgelenken bzw. ziehen sie wieder aneinander. Außerdem beugen sie gemeinsam mit den Mm. lumbricales die Finger im MCP-Gelenk und strecken sie im PIP- und DIP-Gelenk (➤ Tab. 13.31).

Am Retinaculum flexorum entspringen mehrere Muskeln, die zum Daumen bzw. zum Kleinfinger ziehen (➤ Tab. 13.28 und ➤ Tab. 13.29; ➤ Abb. 13.41). Dies sind der **M. flexor pollicis brevis** bzw. **M. flexor digiti minimi brevis** und der **M. abductor pollicis brevis** bzw. **M. abductor digiti minimi.** Auf die Dorsalseite des Daumens zieht der **M. opponens pollicis,** der den Daumen den anderen Fingern gegenüberstellt und Greifbewegungen ermöglicht. Der **M. adductor pollicis** ist der tiefstgelegene Muskel im Daumenballen und führt den Daumen wieder an die anderen Finger heran. Er verläuft quer unterhalb der langen oberflächlichen Flexorensehnen des Mittel- und Zeigefingers zum Daumen und ist in ein Caput obliquum und ein Caput transversum geteilt.

Auch der kleine Finger besitzt einen **M. opponens digiti minimi.** Dieser wirkt mit, wenn Daumen und Kleinfinger zueinander geführt werden.

Die kurzen Eigenmuskeln von Daumen und kleinem Finger bilden den sog. **Thenar** bzw. **Hypothenar** (Daumen- bzw. Kleinfingerballen).

13.4.3 Aktive Stabilität und Muskelzugrichtungen im Hand- und Fingerbereich

Stabilisierung und Muskelzugrichtungen des Handgelenks

Die Steuerung und Stabilität des Handgelenks (➤ Tab. 13.30 und ➤ Abb. 13.42) ist von essenzieller Bedeutung für die gesamte Funktionalität der Hand. Die Stellung des Handgelenks hat einen großen Einfluss auf die Bewegungsmöglichkeiten der Finger. Eine leicht dorsal extendierte Hand ist z. B. die funktionelle Voraussetzung für eine optimale Fingerbeugung und Greiffunktion. Die auf die Hand flektierend wirkende Anspannung der Fingerflexoren bei der Greifbewegung muss durch eine Anspannung der Handgelenksextensoren ausgeglichen werden.

Die sog. **Zügel des Handgelenks** bestehen aus fünf Muskeln, die ventral, dorsal, radial und ulnar

Tab. 13.27 Die kurzen Fingermuskeln.

Muskel	Ursprung	Ansatz	Funktion	Innervation
Mm. interossei palmares I–III	An der ulnaren Seite des Os metacarpale II und der radialen Seite der Ossa metacarpi IV und V	Dorsalaponeurosen der Finger II, IV und V	II., IV. und V. Finger: MCP-Flexion, IP-Extension und Adduktion (zum III. Strahl hin)	N. ulnaris
Mm. interossei dorsales I–IV	An den einander zugekehrten Seiten der Ossa metacarpi I–V	Dorsalaponeurosen der Finger II–IV	II.–IV. Finger: MCP-Flexion, IP-Extension und Abduktion (vom III. Strahl weg; den III. Finger nach ulnar oder radial)	N. ulnaris
Mm. lumbricales I–IV	An den Sehnen des M. flexor digitorum profundus	Dorsalaponeurosen der Finger II–V	II.–V. Finger: MCP-Flexion und Radialabduktion, interphalangeale Extension	N. medianus (I und II) N. ulnaris (III und IV)

Tab. 13.28 Die kurzen Kleinfingermuskeln.

Muskel	Ursprung	Ansatz	Funktion	Innervation
M. flexor digiti minimi brevis	Hamulus ossis hamati und Retinaculum flexorum	An der Basis der Grundphalanx des V. Fingers und am ulnaren Sesambein	MCP-Flexion und Abduktion des V. Fingers	N. ulnaris
M. abductor digiti minimi	Os pisiforme	An der Basis der Grundphalanx des V. Fingers und am ulnaren Sesambein	Ulnarabduktion und Extension des V. Fingers	N. ulnaris
M. opponens digiti minimi	Hamulus ossis hamati und Retinaculum flexorum	Os metacarpale V	CMC-Opposition des V. Fingers	N. ulnaris
M. palmaris brevis	Aponeurosis palmaris	An der Haut der ulnaren Handseite	Spannt die Haut des Kleinfingerballens während der Ulnarabduktion der Hand	N. ulnaris

Tab. 13.29 Die kurzen Daumenmuskeln.

Muskel	Ursprung	Ansatz	Funktion	Innervation
M. flexor pollicis brevis	**Caput superficiale:** Tuberculum ossis trapezii und Retinaculum flexorum **Caput profundum:** Os trapezoideum, Os capitatum und Ligg. metacarpalia palmaria	An der Basis der Daumengrundphalanx und am radialen Sesambein	CMC-Flexion, Adduktion und Opposition des Daumens MCP-Flexion des Daumens	N. medianus N. ulnaris
M. abductor pollicis brevis	Tuberculum ossis scaphoidei und Retinaculum flexorum	Basis der Grundphalanx des Daumens und am radialen Sesambein	CMC-Flexion, Abduktion und Opposition des Daumens	N. medianus
M. adductor pollicis	**Caput obliquum:** Os trapezoideum, Os capitatum, Basis Os metacarpale II und Lig. metacarpalia palmaria **Caput transversum:** Palmare Seite des Os metacarpale III	Basis der Grundphalanx des Daumens und am ulnaren Sesambein	CMC-Flexion, Adduktion und Reposition des Daumens	N. ulnaris
M. opponens pollicis	Os trapezium und Retinaculum flexorum	Os metacarpale I	CMC-Adduktion und Opposition des Daumens	N. medianus

Tab. 13.30 Die muskuläre Steuerung des Handgelenks.

	Radialabduktion	Auf der Bewegungsachse	Ulnarabduktion
Palmarflexion	• M. flexor carpi radialis • M. flexor pollicis longus (teilweise)	• M. flexor digitorum superficialis • M. flexor digitorum profundus • M. palmaris longus	M. flexor carpi ulnaris
Bewegungsachse	• M. abductor pollicis longus • M. extensor pollicis brevis	–	–
Dorsalextension	• M. extensor carpi radialis longus und brevis • M. extensor pollicis longus	• M. extensor digitorum • M. extensor indicis	• M. flexor carpi ulnaris • M. extensor digiti minimi

ausschließlich das Handgelenk kontrollieren. Es handelt sich dabei um:

- M. extensor carpi radialis longus et brevis
- M. extensor carpi ulnaris
- M. flexor carpi radialis
- M. flexor carpi ulnaris.

Außer diesen Muskeln haben auch die langen Fingermuskeln und der M. palmaris longus Einfluss auf das Handgelenk. Einige Muskeln liegen auf der Bewegungsachse und unterstützen, abhängig von der Handstellung, entweder die Radial- oder die Ulnarabduktion sowie die Palmarflexion oder die Dorsalextension.

Der M. abductor pollicis longus und der M. extensor pollicis brevis wirken zusammen mit dem M. extensor carpi ulnaris bei der Flexion und Extension des Handgelenks auch als dynamische kollaterale Stabilisatoren.

Der M. flexor carpi ulnaris ist der kräftigste Handgelenksbeweger. Dies erklärt sich vielleicht aus der Tatsache, dass er bei Schlagbewegungen eine wichtige Rolle spielt, was in der Entwicklungsgeschichte des Menschen einmal von überlebensnotwendiger Bedeutung war. Auch beim Sammeln z. B. von Beeren und Wurzeln ist er hilfreich, weshalb er zusätzlich eine bedeutsame Rolle gespielt haben und von daher so kräftig angelegt sein könnte.

Stabilisierung und Muskelzugrichtungen der Finger

Die Muskeln, welche die Finger bewegen, überspannen entweder nur das MCP-Gelenk, das MCP- und PIP-Gelenk oder das MCP-, PIP- und DIP-Gelenk. Während die langen Fingerflexoren und -extensoren alle von ihnen überspannten Gelenke beugen bzw. strecken, beugen die Mm. interossei gemeinsam mit den Mm. lumbricales die Finger im MCP-Gelenk und strecken sie im PIP- und DIP-Gelenk (➤ Tab. 13.31).

Die **isolierten Bewegungen** der einzelnen Finger werden durch Verbindungen der Endsehnen verschiedener Muskeln stark eingeschränkt. So beeinflussen Verbindungen der Extensorensehnen die Funktionen der Finger II–V und Verbindungen der Sehnen des M. flexor profundus die Funktionen der Finger III–V. Der Zeigefinger ist in seinen Bewegungen unabhängiger, da er einen eigenen Extensor (M. extensor indicis) und eine separate Endsehne des M. flexor digitorum profundus besitzt.

PT-PRAXIS

Tennisellenbogen und Golferellenbogen

Eine typische Überbelastung in Höhe der Ursprungsstelle der langen Handextensoren (am lateralen Epikondylus) bezeichnet man als **Tennisellenbogen** bzw. **Epicondylitis lateralis.** Obwohl die Bezeichnung Epicondylitis suggeriert, es handele sich dabei um eine Entzündung(-itis), trifft die Bezeichnung Tendinose häufig besser zu. Vor allem die Mm. carpi radialis longus et brevis sind in diesem Fall betroffen. Die Belastung der Ursprungsstelle der langen Handextensoren wird nicht nur durch Handbewegungen in Extensionsrichtung verursacht, sondern in erster Linie durch Bewegungen, bei denen die Hand fixiert werden muss (➤ Kap. 11.5.1 und ➤ Abb. 11.68).

Klinisch sind alle Aktivitäten, bei denen die Hand zugreifen muss, z. B. das Festhalten und Heben eines Gegenstandes, schmerzhaft.

Ist die Ursprungsstelle der Unterarmflexoren (der mediale Epikondylus) betroffen, spricht man vom **Golferellenbogen** bzw. der **Epicondylitis medialis.**

Die gereizten Sehnenansätze können physiotherapeutisch behandelt werden. Die Behandlung steht immer in Abhängigkeit der ursächlichen Faktoren. Gibt es z. B. während der Arbeit oder beim Sport fehlerhafte Belastungen, die beeinflusst werden können? Dann kann dieser Missstand eventuell durch Tapes, Pelotten oder Schienen beeinflusst werden. Die Therapie kann nahe liegende Gelenke und Muskulatur mobilisieren. Ein gezieltes Training erhöht die Belastbarkeit. Gleichfalls müssen die dazugehörigen segmentalen Strukturen untersucht und behandelt werden (➤ Kap. 9.17.4 und ➤ Kap. 9.18.4). Eisbehandlung und Querfriktionen dienen der Durchblutungssteigerung.

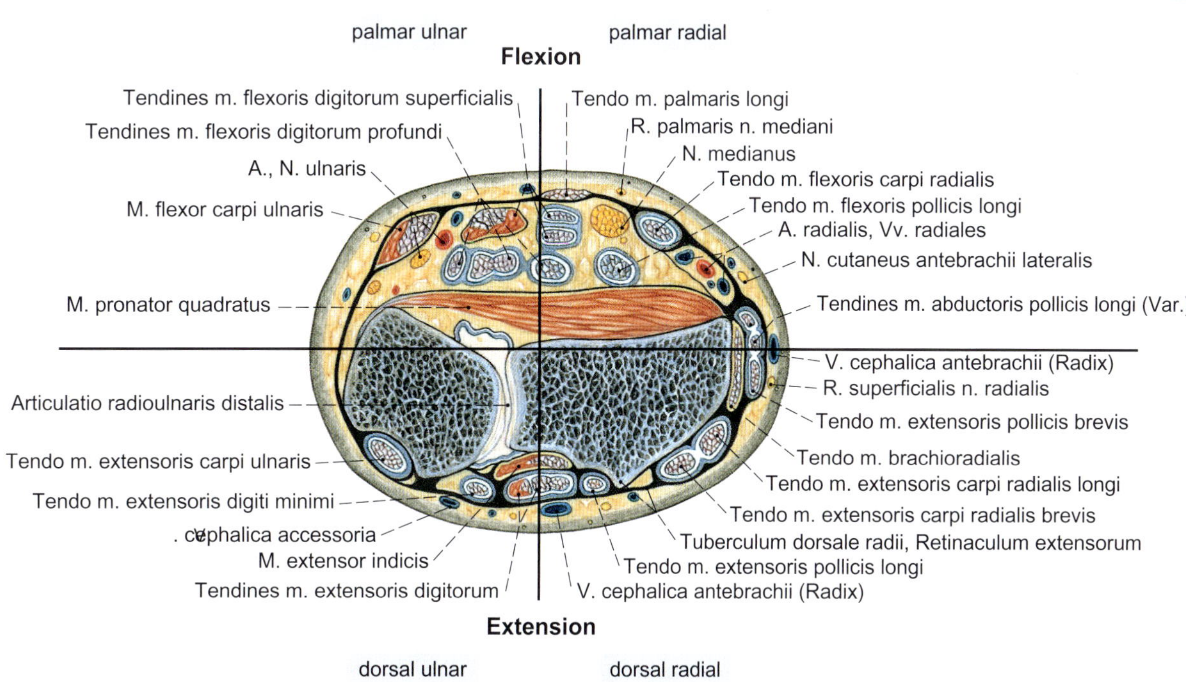

Abb. 13.42 Querschnitt durch den supinierten linken Unterarm in Höhe des Articulatio radioulnaris distalis. Blick von distal. Die muskuläre Steuerung des Handgelenks ist vereinfacht dargestellt durch die Einteilung in palmar ulnar und radial sowie dorsal radial und ulnar. [S700]

13

KLINIK

Destabilisierende Prozesse der Fingergelenke bei rheumatischen Erkrankungen

Knopflochdeformität

Hierbei handelt es sich um eine Kontraktur mit einer Extension im MCP-Gelenk, Flexion im PIP-Gelenk und Extension im DIP-Gelenk. Der Deformierungsprozess beginnt mit einer dorsalen Synovitis und Schwellung der Kapsel des PIP-Gelenks. Danach verlängert sich der Streckapparat, und die Ligamente des Extensorenapparates (der Zügel) gleiten palmar ab. Durch die so entstandene Lücke kann wie durch ein Knopfloch hindurch eine dorsale Subluxation des proximalen IP-Gelenks entstehen.

Schwanenhalsdeformität

Hierunter wird eine Kontraktur mit einer Flexion im MCP-Gelenk, Extension im PIP-Gelenk und Flexion im DIP-Gelenk verstanden. Über die Ursache gibt es unterschiedliche Theorien. Der Deformierungsprozess beginnt mit einer palmaren Synovitis mit anschließender Schädigung der Beugesehnen. Letztere erhöht die Flexorenspannung, sodass die Mm. interossei in ihrer Wirkung überwiegen. Die aktive Streckung überdehnt nun die Kollateralen. Das PIP-Gelenk wird durch verkürzte Handmuskeln über den kollateralen Schleifen der Extensorenaponeurose in Hyperextension gezogen. Das hat wiederum zur Folge, dass die beiden lateralen Schleifen, die in einer Endsehne mit dem Ansatz an der distalen Phalanx zusammenkommen, aktiv insuffizient werden, sodass das DIP-Gelenk eine leicht flektierte Position einnimmt. Das DIP-Gelenk kann auch durch relative Verkürzung des M. flexor digitorum profundus in Flexion gezogen werden.

Die Kraft der Fingerflexoren ist etwa doppelt so groß wie die Kraft der Fingerextensoren, wobei sie ihre größte Kraft bei 20° Extension und einer leichten Ulnarabduktion der Hand entwickeln. Bei einer Flexionsstellung der Hand von 40° fällt die Kraftentfaltung der Fingerflexoren am geringsten aus.

Isolierte Bewegungen der Fingerextensoren verursachen eine MCP-Extension und eine Krallbewegung der Finger, da durch die Extension in den MCP-Gelenken eine Dehnspannung der Flexoren in den PIP- und DIP-Gelenken entsteht. Soll dies nicht geschehen, müssen die Finger durch eine gleichzeitige Aktivierung der **Mm. interossei** und **Mm. lumbricales** stabilisiert werden. Sie beugen und fixieren das MCP-Gelenk bei gleichzeitiger Streckung der PIP- und DIP-Gelenke (➤ Tab. 13.32 und ➤ Abb. 13.43).

Stabilisierung und Muskelzugrichtungen der CMC-Gelenke

Die aktive Stabilität und muskuläre Steuerung der **CMC-Gelenke** spielt nur bei dem CMC-I-Gelenk (➤ Tab. 13.32) eine wesentliche Rolle, da hier ein gut bewegliches Gelenk vorhanden ist. Im Zusammenhang mit der Greiffunktion wird dies verständlich. Die restlichen CMC-Gelenke sind relativ immobil (➤ Tab. 13.18) und deswegen weniger von der aktiven Stabilität abhängig. Dem M. flexor pollicis brevis stehen hier der M. extensor

Tab. 13.31 Die muskuläre Steuerung der Finger.

	MCP	PIP	DIP
Flexion	• M. flexor digitorum profundus • M. flexor digitorum superficialis • M. flexor digiti minimi brevis • Mm. interossei palmares • Mm. interossei dorsales • Mm. lumbricales	• M. flexor digitorum profundus • M. flexor digitorum superficialis	M. flexor digitorum profundus
Extension	• M. extensor digitorum • M. extensor digiti minimi • M. extensor indicis	• M. extensor digitorum • M. extensor digiti minimi • M. extensor indicis • Mm. interossei palmares • Mm. interossei dorsales • Mm. lumbricales	• M. extensor digitorum • M. extensor digiti minimi • M. extensor indicis • Mm. interossei palmares • Mm. interossei dorsales • Mm. lumbricales
Abduktion (vom III. Strahl weg)	• M. abductor digiti minimi • Mm. interossei dorsales • Mm. lumbricales I und II	–	–
Adduktion (zum III. Strahl hin)	• Mm. interossei palmares • Mm. lumbricales III und IV	–	–

Tab. 13.32 Die muskuläre Steuerung des Daumens.

	CMC	MCP	IP
Flexion	• M. flexor pollicis longus • M. flexor pollicis brevis • M. abductor pollicis brevis • M. opponens pollicis	• M. flexor pollicis longus • M. flexor pollicis brevis	M. flexor pollicis longus
Extension	• M. extensor pollicis longus • M. extensor pollicis brevis • M. abductor pollicis longus	• M. extensor pollicis longus • M. extensor pollicis brevis	M. extensor pollicis longus
Abduktion	• M. extensor pollicis brevis • M. abductor pollicis longus • M. abductor pollicis brevis	–	–
Adduktion	• M. flexor pollicis longus • M. extensor pollicis longus • M. flexor pollicis brevis • M. adductor pollicis	–	–
Opposition	• M. flexor pollicis brevis • M. abductor pollicis brevis • M. opponens pollicis	–	–
Reposition	• M. extensor pollicis longus • M. extensor pollicis brevis • M. adductor pollicis	–	–

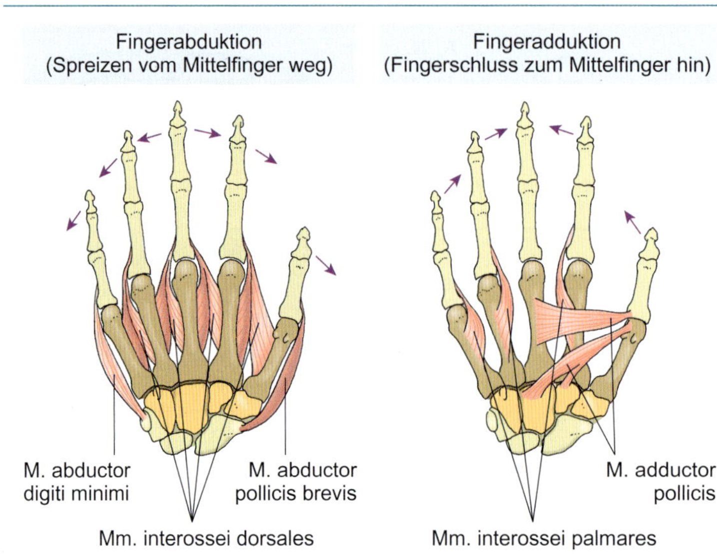

Abb. 13.43 Links: Der Verlauf der abduzierenden vier Mm. interossei dorsales, des M. abductor minimi und des M. abductor pollicis. Rechts: Der Verlauf der adduzierenden drei Mm. interossei dorsales und des M. adductor pollicis. Der Mittelfinger bildet das Zentrum der Bewegungen.

pollicis brevis, der M. pollicis longus, aber auch der M. opponens pollicis gegenüber. Der M. abductor pollicis brevis spreizt den Daumen ab, während ihm der M. adductor pollicis, der den Daumen wieder an die anderen Finger heranführt, gegenübersteht.

Stabilisierung der Handbögen

Die aktive Stabilität der **Handbögen** wird durch die kurzen Handmuskeln gewährleistet. Auch das Bindegewebe in der Hand spielt eine wichtige Rolle für ihre Formstabilität. Einwirkende Kräfte, wie z. B. beim Zudrücken der Hand während vieler Alltagsbewegungen, dürfen die Mittelhandknochen nicht zur Seite drücken. Auch die Verbindung der Haut der Hand mit dem darunter liegenden Gewebe ist wesentlich für die Funktion. Ohne diesen Zusammenhalt durch das Bindegewebe könnte man z. B. nichts festklemmen und drehen, weil Haut und Handskelett instabil wären. Das Bindegewebenetzwerk bildet gleichzeitig einen Durchgang für kleine Blutgefäße, die hierdurch alle Teile der Hand erreichen. Die Sehnen sind durch lockeres Bindegewebe mit umgebenden Strukturen und mit der Gefäßversorgung verbunden; trotzdem wird die Haut bei kräftigem Zudrücken der Hand nicht weggezogen. Alle Sehnen verschieben sich beim Öffnen und Schließen der Hand unterschiedlich weit, und auch im Karpaltunnel sollten sie genau wie der N. medianus frei gleiten können. Zwischen allen Sehnen sowie als Abtrennung zum N. medianus sind synoviale Membranen aus lockerem Bindegewebe als Gleitschichten zwischengeschaltet, so dass separate Sehnenscheiden überflüssig sind.

KLINIK

Verklebungen

Die Trennschichten im Handgelenk und in der Hand können durch Entzündungen z. B. nach einer Operation, eine Schnittwunde oder durch Überbelastung gestört werden. Fibroblasten verursachen in den lockeren Bindegewebsschichten der Hand kräftigere Verbindungen durch Neubildung von Kollagen (➤ Kap. 4.5.4). Es entstehen Verklebungen, wodurch bei Handbewegungen Strukturen wie z. B. Handsehnen, Nerven oder die Haut unerwünscht in der Bewegung strammgezogen werden. Hierdurch werden die Handbewegungen behindert und das Bewegungsausmaß wird eingeschränkt.

13.4.4 Palpationen im Hand- und Fingerbereich

Proximale Handwurzelbegrenzung

Die **Tabatière anatomique** (Schnupfmulde) entsteht als dreieckige Grube bei der Extension des Daumens zwischen den vorspringenden Sehnen des M. extensor pollicis brevis und des Mm. abductor pollicis longus radial dieser Vertiefung und des M. extensor pollicis longus an der ulnaren Seite der Vertiefung.

Der **Proc. styloideus radii** ist in der Tiefe dieser Tabatière als nicht bewegender stumpfer Knochenfortsatz bei leichter Handbewegung zu palpieren. Gleitet man von hier ab über den distalen Radiuskopf in die ulnare Richtung, lässt sich nach etwa einem Drittel der Handgelenksbreite das **Tuberculum dorsale radii** oder **Tuberculum von Lister** palpieren. Direkt distal davon befindet sich der distale Radiusrand.

Die **Margo posterior** der Ulna kann vom Olekranon bis zum **Proc. styloideus ulnae** über seine ganze Länge verfolgt werden. Der Proc. styloideus ulnae ist als deutlichste Erhebung an der ulnaren Seite des Handgelenks zu ertasten.

Distale Handwurzelbegrenzung

Bei einer leichten Bewegung des Daumens lässt sich die **Basis des Os metacarpale I** im distalen Bereich der Tabatière als mitbewegende Knochengrenze spüren. Gleitet man an der dorsalen Seite der Hand über den dritten Metacarpus nach proximal, ist die Grenze zwischen Metacarpus und Handwurzelknochen als deutlicher Rand zu palpieren. Neigt man den palpierenden Finger etwas zum zweiten Metacarpus hin, kann das **Tuberculum ossis metacarpalis III** als kleiner Knochenfortsatz lokalisiert werden. Die **Basis des Os metacarpale V** sucht man wie beim dritten Metacarpus mit dem Finger nach proximal gleitend, wobei eine Radialabduktion der Hand das Auffinden der Grenze zwischen Metacarpus und Handwurzelknochen deutlich erleichtert.

Handwurzelknochen

Die meisten Handwurzelknochen sind am besten an der dorsalen Handgelenkseite zu palpieren. Zum Auffinden der knöchernen Anteile des Karpaltunnels führt man die Palpation von der palmaren Handgelenkseite durch.

Das **Os triquetrum** ist direkt distal des Proc. styloideus ulnae zu tasten. Die Palpation kann durch eine Radialabduktion erleichtert werden, da das Os triquetrum hierbei an der ulnaren Seite hervorspringt. An der palmaren Seite des Os triquetrum liegt das **Os pisiforme** und kann bei flektiertem Handgelenk zwischen Daumen und Zeigefinger hin- und herbewegt werden.

Das **Os capitatum** ist direkt proximal des Tuberculum ossis metacarpalis III zu palpieren. Bei der Dorsalextension der Hand entsteht an dieser Stelle eine auffällige Grube, in deren Tiefe das Os capitatum liegt. Das **Os hamatum** ist etwas radiodistaler des Os triquetrum, direkt proximal des 4. und 5. Metacarpus zu tasten. An der palmaren Seite besitzt das Os hamatum einen knöchernen Fortsatz, den **Hamulus ossis hamati.** Um ihn zu lokalisieren, gleitet man mit dem palpierenden Finger vom Os pisiforme aus etwa 1 cm schräg distal zum vierten Finger hin.

Radial des Os capitatum und proximal des zweiten Metacarpus kann das **Os trapezoideum** palpiert werden, wobei die Grenze zum **Os trapezium** mitten durch die Tabatière anatomique verläuft. Das Os trapezium kann zwischen Daumen und Zeigefinger gefasst werden. Der Daumen steht dabei in der Tabatière, direkt proximal des ersten Metacarpus, und der Zeigefinger drückt leicht in den Daumenballen auf das dort zu tastende **Tuberculum ossis trapezii.** Zur Kontrolle kann der erste Metacarpus leicht bewegt werden, während das Trapezium stehen bleibt.

Proximal des Os trapezium und trapezoideum kann, begrenzt durch den Radius, das **Os scaphoideum** in der Tabatière palpiert werden. Bei der Ulnarabduktion bewegt es sich etwas nach radial, was mit der Spitze des palpierenden Fingers wahrgenommen wird. An der palmaren Seite kann das **Tuberculum ossis scaphoidei** ertastet werden. Zwischen dem Hamulus ossis hamati und Os pisiforme einerseits und dem Tuberculum ossis trapezii und dem Os scaphoideum andererseits ist das **Retinaculum flexorum** zu tasten, das die Oberseite des Karpaltunnels bildet. Ulnar des zur Basis von Os metacarpale II und III verlaufenden und beim Ballen der Faust hervorspringenden **M. extensor carpi radialis brevis** lässt sich distal der Radiuskante das **Os lunatum** erfühlen. Bei einer Beugung des Handgelenks wandert das Os lunatum etwas nach oben.

Dorsale Sehnenfächer

(➤ Abb. 13.41)

Die Sehnen der Hand- und Fingerextensoren ziehen durch die Fächer des **Retinaculum extensorum** und lassen sich dort gut palpieren.

- **Fach I:** Die Sehnen des **M. abductor pollicis longus** und des **M. extensor pollicis brevis** liegen am weitesten radial und springen bei der Abduktion und Extension des Daumens deutlich hervor. Optisch lassen sich die beiden Sehnen kaum differenzieren, palpiert man jedoch von lateral, sind eindeutig zwei zu lokalisieren.
- **Fach II:** Die **Mm. extensor carpi radialis longus** und **brevis** liegen proximal in der Tabatière anatomique, radial des Tuberkulums von Lister. Eine Dorsalextension mit geschlossener Faust in radiale Richtung lässt die Sehnen etwas hervorspringen, was die Palpation erleichtert.
- **Fach III:** Eine Extension des Daumens lässt die Sehne des **M. extensor pollicis longus** vorspringen, der im dritten Sehnenfach etwas oberflächlich und ulnar des M. extensor carpi radialis longus und des Tuberkulums von Lister verläuft. Es bildet die ulnare Grenze der Tabatière.
- **Fach IV:** Die Sehnen der **Mm. extensores digitorum** und des **M. extensor indicis** lassen sich bei einer flach aufliegenden Hand mit auf der Unterlage trommelnden Fingern palpieren. Die Bewegung der Sehnen ist radiodistal des Epicondylus lateralis wahrzunehmen.
- **Fach V:** Der **M. extensor digiti minimi** ist bei gestrecktem kleinem Finger radial des Caput ulnae zu tasten.

13

- **Fach VI:** Distal und proximal des Caput ulnae lässt sich an der ulnaren Seite des Handgelenks der **M. extensor carpi ulnaris** palpieren. Eine leichte Extension und Ulnarabduktion der geschlossenen Faust erleichtert das Auffinden seiner Sehne.

Palpation weiterer Strukturen der Hand und der kurzen Handmuskeln

(➢ Abb. 13.44)

An den hervorstehenden **Knöcheln der zur Faust geballten Hand** sind die distalen Enden der Metakarpalknochen zu lokalisieren. Gleitet man von dort aus etwas weiter distal, kann man die **metakarpophalangealen Gelenke** ertasten. Die **interphalangealen Gelenke** sind auf gleiche Art distal der Fingerbeuge zu palpieren.

Bei in Extension gehaltener Hand und leichten Bewegungen der Finger sind an der palmaren Handseite die Sehnen des **M. flexor digitorum superficialis** und **profundus** aufzufinden.

Die Sehnen des **M. extensor digitorum** liegen bei extendierten Fingern deutlich sichtbar auf dem Handrücken.

Die **Mm. interossei dorsales** lassen sich bei flektierten Fingern zwischen den Metakarpalknochen palpieren. Der M. interosseus dorsalis I, der sich radial des 2. Metacarpus befindet, ist sehr deutlich zu tasten und bei Anspannung in der Flexion zu sehen.

Der sehr oberflächlich gelegene **M. abductor pollicis brevis** ist gut in der Mitte des Daumenballens zu palpieren, eine leichte Abduktion gegen Widerstand erleichtert die Lokalisation. Am ulnaren Teil des Daumenballens ist das **Caput superficiale** des **M. flexor pollicis brevis** zu tasten. An der ulnaren Seite des Daumenballens, zwischen Metacarpus I und Metacarpus II, lässt sich der tief liegende **M. adductor pollicis caput transversum** gut palpieren, wenn man etwas in die Adduktion anspannen lässt. Der **M. opponens pollicis** und der **M. adductor pollicis caput obliquum** liegen zu tief unter dem M. abductor pollicis brevis und M. flexor pollicis brevis, um sie direkt zu tasten. Durch die oberflächlichen Muskeln hindurch ist die Anspannung dieser Muskeln beim Opponieren oder Adduzieren spürbar.

Vom Hamulus ossis hamati nach etwas distal gleitend kann bei einer Beugeanspannung an der radialen Seite des Kleinfingerballens der **M. flexor digiti minimi brevis** getastet werden. An der ulnaren Seite des Kleinfingerballens, vom Os pisiforme nach distal gleitend, ist der **M. abductor digiti minimi** zu tasten. Eine leichte Anspannung in Abduktionsrichtung gegen Widerstand erleichtert diese Lokalisation. Eine leicht distalwärts gerichtete Verschiebung des Os pisiforme mit einer begleitenden Kontraktion des M. flexor carpi ulnaris ist deutlich zu spüren. Der **M. opponens digiti minimi** liegt unter den Mm. abductor digiti minimi und flexor digiti minimi brevis. Beim Opponieren tastet man seine Anspannung durch diese Muskeln hindurch.

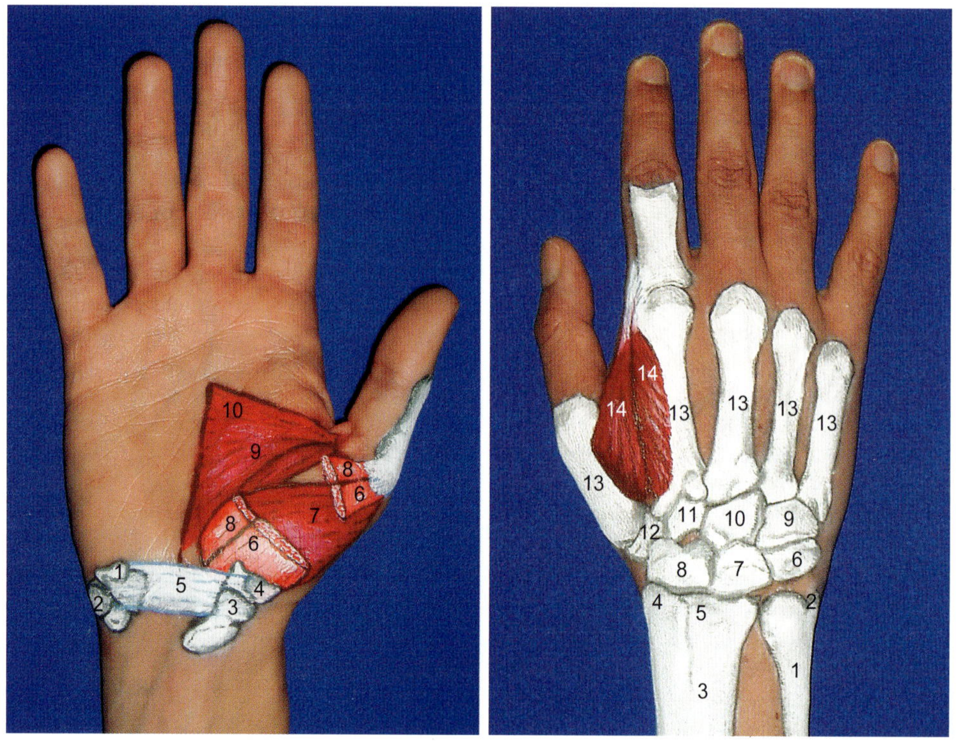

Abb. 13.44 Palpation im Hand-, Daumen- und Fingerbereich.
Links: Die rechte Hand von palmar: 1 Os hamatum mit Hamulus ossis hamati; 2 Os pisiforme; 3 Os scaphoideum mit Tuberculum ossis scaphoidei; 4 Os trapezium mit Tuberculum ossis trapezii; 5 Retinaculum flexorum; 6 M. abductor pollicis brevis (teilweise angedeutet); 7 M. opponens pollicis; 8 M. flexor pollicis brevis, Caput superficiale (teilweise angedeutet); 9 M. adductor pollicis, Caput obliquum; 10 M. adductor pollicis, Caput transversum.
Rechts: Die rechte Hand von dorsal: 1 Ulna; 2 Proc. styloideus ulnae; 3 Radius; 4 Proc. styloideus radii; 5 Tuberculum dorsale radii; 6 Os triquetrum; 7 Os lunatum; 8 Os scaphoideum; 9 Os hamatum; 10 Os capitatum, 11 Os trapezoideum; 12 Os trapezium; 13 Ossa metacarpalia I–V; 14 M. interosseus dorsalis I. [0434]

Zwischen der Sehne des M. flexor carpi radialis und dem Radius ist die **A. radialis** zu lokalisieren. Radial der Sehne des M. flexor carpi ulnaris kann die **A. ulnaris** ertastet werden.

13.4.5 Kreislauf im Hand- und Fingerbereich

Arterielle Versorgung

(➢ Abb. 13.45 und ➢ Kap. 16.2)

Die **A. radialis** befindet sich im Handgelenkbereich medial des M. brachioradialis und lateral des M. flexor carpi radialis. In diesem Bereich gibt sie, genau wie die A. ulnaris auch, einen Ramus carpalis palmaris und einen Ramus carpalis dorsalis ab, die das Handgelenk umgeben. Die dorsalen Zweige der A. radialis und A. ulnaris anastomosieren zusammen mit den Endzweigen der A. interossea dorsalis und A. interossea ventralis. Sie ziehen proximal vom M. pronator quadratus durch die Membrana nach dorsal zum **Rete carpi dorsale.** Danach zieht die A. radialis unter der Sehne des M. abductor pollicis longus und des M. extensor pollicis brevis nach dorsal tief durch die Tabatière anatomique bis zwischen die Muskelbäuche des M. interosseus dorsalis I. Von dort zieht sie zwischen den Muskelbäuchen hindurch nach ventral zur Palmarseite der Hand. Hier bildet der bogenförmig zwischen den Sehnen der langen Fingerflexoren und den Mm. interossei verlaufende **Arcus palmaris profundus der A. radialis** eine Anastomose mit dem Ramus profundus der A. ulnaris.

Die **A. ulnaris** zieht zwischen die Sehne des M. flexor carpi ulnaris sowie die laterale Sehne des M. flexor digitorum superficialis zum Handgelenk. Von hier aus verläuft sie dann oberhalb des Retinaculum flexorum zur palmaren Handseite. Hier bildet der bogenförmig zwischen den Sehnen der langen Fingerflexoren und der Aponeurosis palmaris verlaufende **Arcus palmaris superficialis der A. ulnaris** eine Anastomose mit dem Ramus palmaris superficialis des A. radialis.

Die drei palmar auf den M. lumbricales zu den Fingern laufenden Arterien, die **Aa. digitales palmares communes** und eine **A. digitalis palmaris propria** für die ulnare Kleinfingerseite, entspringen aus dem Arcus palmaris superficialis der A. ulnaris. Am Anfang der Finger teilen sich die Aa. digitales palmares communes in jeweils zwei **Aa. digitales palmares propriae,** die an den Seiten der Finger entlangziehen. Hier dienen sie der Vaskularisation der zueinander gekehrten Seiten des zweiten bis fünften Fingers. Im Fingerbereich gibt es dann mehrere Anastomosen zwischen den beiden seitlichen Fingerarterien.

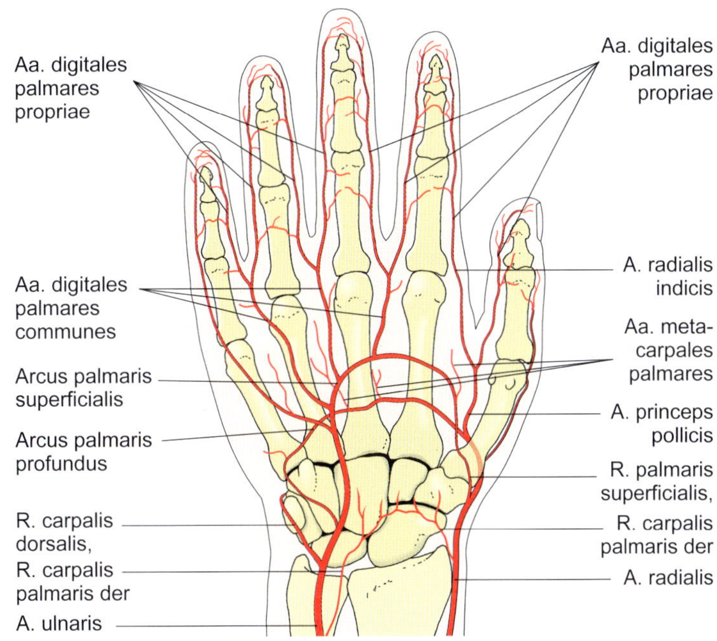

Abb. 13.45 Übersicht der Arterien der palmaren Handseite.

Die **A. princeps pollicis,** die zum Daumen und als **A. radialis indicis** zur radialen Seite des Zeigefingers zieht, entspringt aus dem Arcus palmaris profundus der A. radialis.

Venöser Abfluss

(➤ Abb. 13.33 und ➤ Kap. 16.2)

An der palmaren Handseite ziehen die ventrolateral gelegenen **Vv. digitales palmares propriae** direkt zum oberflächlich, an der Basis der Finger liegenden **Arcus venosus palmaris superficialis.**

Dorsal ziehen an den Fingern einige durch Anastomosen verbundene Venen subkutan nach proximal, die als **Vv. metacarpales dorsales** an der Hand weiterziehen. Am besten ausgebildet sind die Vv. metacarpales dorsales an der Basis des vierten Fingers, die zusammen als **V. cephalica accessoria** nach radial zum Unterarm weiterziehen. An der radialen Seite, dorsal des Daumens, zieht die V. metacarpea dorsalis I als **V. cephalica pollicis** nach proximal und endet in der **V. cephalica,** die um die radiale Seite herum zum ventrolateralen Unterarm zieht. Die V. metacarpalis dorsalis des fünften Fingers zieht über die ulnare Seite zum ventromedialen Unterarm als V. basilica antebrachii weiter. Die zahlreichen venösen Anastomosen im dorsalen karpalen Bereich bezeichnet man als **Rete venosum dorsale manus.**

Literatur

Alessie, J., Jacobs, K., de Morree, J.,J.: Dynamiek van het menselijk bindweefsel. 7. Aufl. Bohn Stafleu Van Loghum, Houten 2021.

Appell, H. J., Stang-Voss, C.: Funktionelle Anatomie, Grundlagen sportlicher Leistung und Bewegung. 4. Aufl. Springer, Berlin 2008.

Benninghoff, A., Drenckhahn, D.: Makroskopische Anatomie, Histologie, Embryologie, Zellbiologie. Band 1: Zelle, Gewebe, Entwicklung, Skelett- und Muskelsystem, Atemsystem, Verdauungssystem, Harn- und Genitalsystem, Band 2: Herz-Kreislauf-System, Lymphatisches System, Endokrine Drüsen, Nervensystem, Sinnesorgane, Haut. 16./17. Aufl. Elsevier, Urban&Fischer, München 2004, 2008.

Egmond, D. L., Schuitemaker, R.: Extremiteiten. Manuele therapie in enge en ruime zin. Bohn Stafleu van Loghum, Houten 2019.

Faller, A., Schünke, M.: Der Körper des Menschen. Einführung in Bau und Funktion. 16. Aufl. Thieme, Stuttgart 2012.

Grieve, G. P.: Common Vertebral Joint Problems. 2. Aufl. Churchill Livingstone, Edinburgh 1989.

Heidegger, W., Köpf-Maier, P.: Atlas der Anatomie des Menschen 1+2. 6. Aufl. Karger, Basel 2008.

Hengeveld E., Banks, K.: Maitlands Manipulation der peripheren Gelenke. 4. Aufl. Elsevier, Urban&Fischer, München 2008.

Hochschild, J.: Strukturen und Funktionen begreifen. Funktionelle Anatomie. Therapierelevante Details. Bd. 1+2. 4./2. Aufl. Thieme, Stuttgart 2014, 2007.

Hüter-Becker, A., Dölken, M.: Untersuchen in der Physiotherapie. 2. Aufl. Thieme, Stuttgart 2011.

Janda, V.: Manuelle Muskelfunktionsdiagnostik. 4. Aufl. Elsevier, Urban&Fischer, München 2009.

Kapandji, I.A.: Funktionelle Anatomie der Gelenke. 5. Aufl. Thieme, Stuttgart 2009.

Lindel, K.: Muskeldehnung. 2. Aufl. Springer, Berlin 2011.

Lohman A. H. M., Zuidgeest A.: Vorm en beweging,.14e druk. Bohn stafleu van Loghum/Springer media, Houten 2020.

Marieb, E. N., Hoehn, K.: Human Anatomy and Physiology. 11th ed. Pearson Education Limited, London 2019.

Matthijs, O., Paridon-Edauw, D., Winkel, D. van.: Manuelle Therapie der peripheren Gelenke. Bd. 1: Biomechanik, Bindegewebe, Schulter. Elsevier, Urban&Fischer, München 2003.

Matthijs, O., Paridon-Edauw, D., Winkel, D. van: Manuelle Therapie der peripheren Gelenke Bd. 2: Ellenbogen, Hand. Elsevier, Urban&Fischer, München 2003.

Megerle, K., Pohlmann, S., Kloeters, O., Germann, G., Sauerbier, M.: Die Aussagekraft des Watson-Tests und konventioneller radiologischer Parameter bei der Diagnostik von skapholunären Bandschäden. German Medical Science GMS Publishing House, Düsseldorf 2008.

Moore, K. L., Dalley, A. F., Agur, A. M. R.: Clinically Oriented Anatomy. 8th ed. Lippincott Williams & Wilkins/Wolters Kluwer, Philadelphia 2018.

Park, S.W., Chen, Y.T., Thompson, L. et al.: No relationship between the acromiohumeral distance and pain in adults with subacromial pain syndrome: a systematic review and meta-analysis. Scientific Reports 2020; 10(1): 20611

Paulsen, F., Waschke, J.: Sobotta, Atlas der Anatomie des Menschen. Bd. 1: Allgemeine Anatomie und Bewegungsapparat. 23. Aufl. Elsevier, Urban&Fischer, München 2010.

Paulsen, F., Waschke, J.: Sobotta, Atlas der Anatomie des Menschen. Bd. 2: Innere Organe. 23. Aufl. Elsevier, Urban&Fischer, München 2010.

Paulsen, F., Waschke, J.: Sobotta, Atlas der Anatomie des Menschen. Bd. 3: Kopf, Hals, Neuroanatomie, 23. Aufl. Elsevier, Urban&Fischer, München 2010.

Peterson Kendall, F., Kendall McCreary, E., Geise Provance, P.: Muskeln, Funktionen und Tests. 5. Aufl. Urban&Fischer, München 2008.

Platzer, W: Taschenatlas Anatomie. Bd. 1: Bewegungsapparat. 11. Aufl. Thieme, Stuttgart 2013.

Putz, R., Pabst, R.: Sobotta, Atlas der Anatomie des Menschen. CD-ROM, Version 3.0. Elsevier, Urban&Fischer, München 2005.

Schmauss, D., Pöhlmann, S., Lohmeyer, J.A., Germann, G., Bickert, B., Megerle, K.: Clinical tests and magnetic resonance imaging have limited diagnostic value for triangular fibrocartilaginous complex lesions. Arch Orthop Trauma Surg 2016; 136: 873–880.

Schomacher, J., Hartmann, F.: Manuelle Therapie. Bewegen und Spüren lernen. 5.Aufl. Thieme, Stuttgart 2011.

Schünke, M., Schulte, E., Schumacher, U.: Prometheus, Lernatlas der Anatomie. Allgemeine Anatomie und Bewegungssystem. 4. Aufl. Thieme, Stuttgart 2014.

Schünke, M.: Funktionelle Anatomie – Topographie und Funktion des Bewegungssystems. 2. Aufl. Thieme, Stuttgart 2014.

Tittel, K.: Beschreibende und funktionelle Anatomie des Menschen. 14. Aufl. Elsevier, Urban&Fischer, München 2003.

Wappelhorst, U., Kittelmann, A., Röbbelen, C.: Lehr- und Arbeitsbuch Funktionelle Anatomie. Elsevier, Urban & Fischer, München 2005.

13

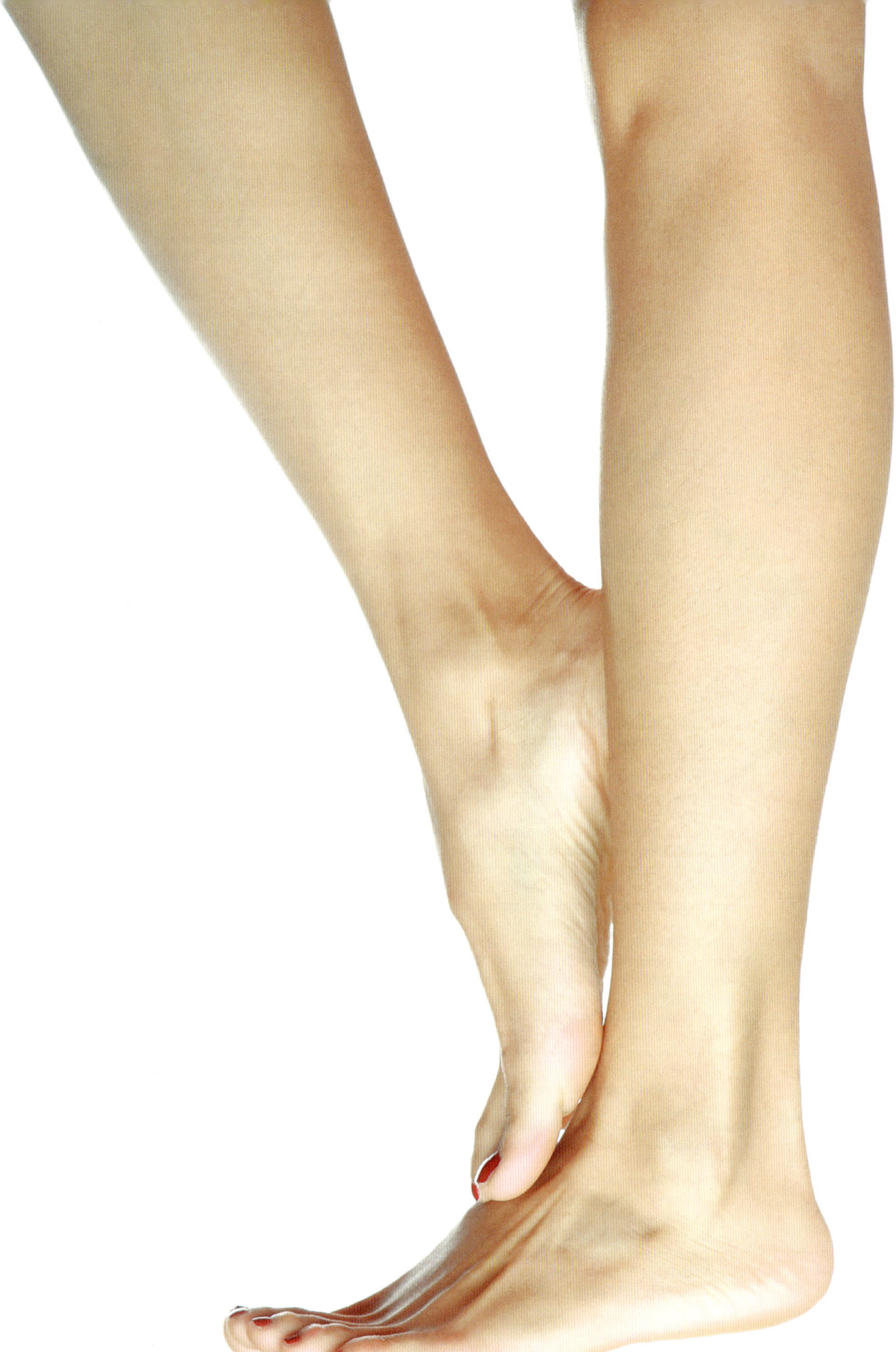

KAPITEL

14 Die untere Extremität

LERNINHALTE

14.1 Die Knochen der unteren Extremität

- Das Os sacrum, die beiden Ossa coxae und die Symphyse bilden den ringförmigen Beckengürtel, der die unteren Extremitäten mit dem Rumpfskelett verbindet.
- Das Skelett des Beines besteht aus dem Femur, der Tibia, der Fibula, den Ossa tarsi, Ossa metatarsi und Phalangen.
- Der Femur als längster und schwerster Knochen des Körpers steht proximal mit dem Azetabulum und distal mit der Tibia und der Patella, dem größten Sesambein des Körpers, in gelenkiger Verbindung.

14.2 Hüftgelenk

- Anteile des Os ilium, Os ischii und Os pubis bilden gemeinsam das Azetabulum, das den Kopf des Oberschenkelknochens aufnimmt und mit ihm das Hüftgelenk bildet.
- Das Art. coxae ist ein sehr bewegliches, aber stabiles Kugelgelenk. Es besitzt zur Vervollständigung der Gelenkfläche einen elastischen Ring aus Faserknorpel, das Labrum acetabuli. Die Sicherung des Gelenks erfolgt dorsal überwiegend muskulär und ventral überwiegend ligamentär.
- Der knöcherne Beckenausgang des kleinen Beckens wird durch den Beckenboden, einer Schicht aus Muskeln mit hohem Grundtonus und Bändern, abgeschlossen.
- Die Muskeln, die Beckengürtel und Bein verbinden, nehmen Einfluss auf die Hüfte und auf die Beckenposition. Die Flexoren und Extensoren gewährleisten die aktive Stabilität des Hüftgelenks in der Sagittalebene. Die Abduktoren und Adduktoren gewährleisten die aktive Stabilität des Hüftgelenks in der Frontalebene. Beim Einbeinstand, z. B. während des Gehens, sichern vor allem die homolateralen Abduktoren die aktive Stabilität in der Frontalebene.
- Die arterielle Versorgung des Becken- und Hüftbereichs stammt aus der Aorta abdominalis und wird durch die Iliakal-Arterien gewährleistet. Der venöse Abfluss erfolgt in die V. cava inferior.

14.3 Kniegelenk

- Das Kniegelenk ist das größte Gelenk des Körpers. Es besteht aus den Kondylen des Femur und der Tibia sowie der Gelenkfläche der Patella. Im Gegensatz zum Hüftgelenk sind im Kniegelenk nur Bewegungen um zwei Achsen möglich.
- Das Kniegelenk wird von relativ vielen biartikulären Muskeln überzogen.
- Die passive Stabilität des Kniegelenks wird, in stärkerem Maße als bei anderen Gelenken, durch ein kompliziertes Zusammenspiel von Knorpel- und Bandstrukturen wie den Menisken, den Seitenbändern und den Kreuzbändern gewährleistet.
- Während der Knieflexion und -extension bewegt sich die Kontaktfläche zwischen Tibiaplateau und Femurkondylen auf dem Tibiaplateau von ventral nach dorsal und wieder zurück. Über die ganze Bewegungsbahn hin betrachtet, überwiegt das Rollen gegenüber der Gleitbewegung.
- Die Stabilität der Patella hängt außer von ihrer Form auch von aktiv stabilisierenden Faktoren wie dem Quadrizepswinkel und dem luxierenden Zug der lateralen Muskeln ab.
- Die arterielle Versorgung des Knies erfolgt aus der A. femoris, die nach dorsal zieht und dann als A. poplitea in der Kniekehle getastet werden kann. Für den venösen Abfluss stehen u. a. die V. saphena magna und V. saphena parva bereit.

14.4 Fuß und Zehen

- Am Fuß finden sich von proximal nach distal folgende Gelenke: Art. tibiofibularis distalis, Art. talocruralis, Art. subtalaris und Art. talocalcaneonavicularis, Art. calcaneocuboidea, Art. cuneonavicularis, die Artt. intertarsales, Artt. tarsometatarsales, Artt. intermetatarsales, Artt. metatarsophalangeales und Artt. interphalangeae.
- Das Art. tibiofibularis proximalis gehört funktionell zum Fuß.
- Folgende Muskeln ermöglichen sämtliche Bewegungen des oberen und unteren Sprunggelenks: M. gastrocnemius, M. soleus, M. peroneus brevis et longus, M. tibialis anterior et posterior, M. hallucis longus und M. digitorum longus.
- Durch das obere Sprunggelenk erfolgt die Flexion und Extension des Fußes. Im unteren Sprunggelenk wird der Fuß supiniert und proniert. Supination und Pronation des Fußes finden jedoch nie isoliert statt, sondern ergeben sich als physiologische Bewegung aus dem Zusammenspiel von oberem und unterem Sprunggelenk sowie dem Art. calcaneocuboidea und dem Mittelfuß. Diese kombinierten Bewegungen des Fußes bezeichnet man als Inversion und Eversion.

- Die Mm. interossei und lumbricales spielen für die aktive Stabilität der Zehen eine wichtige Rolle. So bieten die Zehen durch die Beugung der ersten Phalangen eine feste Basis für die aktive Dorsalextension des Fußes.
- Das Fußskelett besitzt ein Quer- und ein Längsgewölbe. Die passive Gewölbefixierung wird durch straffe Bänder gewährleistet, die aktive Stabilität durch Muskeln und Sehnen. Die Fascia plantaris wird während der Dorsalextension der Zehen in Richtung MTP-Gelenke gezogen, wodurch sich das Längsgewölbe vertieft.
- Die Muskulatur ist durch bindegewebige Trennwände voneinander abgeteilt, wodurch vier Muskellogen entstehen. Blutgefäße und Nerven, die durch diese Logen laufen, können durch ansteigenden Druck manchmal komprimiert werden.
- Die arterielle Versorgung des Fußes erfolgt aus der A. tibialis anterior und der A. peronea. Der venöse Rückfluss wird u. a. durch die V. saphena magna und die V. saphena parva gewährleistet.

Durch die Einführung des aufrechten Ganges bei den Vorfahren des heutigen Menschen nahm die Belastung der unteren Extremität beim Gehen und Laufen deutlich zu. Da die Beine nun das gesamte Körpergewicht tragen mussten, wurden ihre Knochen und Gelenke im Verlauf der Evolution stärker ausgebildet. Die größeren Belastungen durch den aufrechten Gang kann die untere Extremität allerdings in vielen Fällen nicht ohne Schäden ein Leben lang tragen. Ein großer Teil der älteren Menschen leidet an Verschleißerscheinungen, vor allem der Hüft- und Kniegelenke (Koxarthrose und Gonarthrose, ➤ Kap. 14.2.1).

14

14.1 Die Knochen der unteren Extremität

14.1.1 Die Knochen des Beckengürtels

DEFINITION

Hüfte

Laienausdruck für die Region des Hüftgelenks.

Hüftgelenk

Gelenkige Verbindung zwischen dem Femurkopf und der Gelenkpfanne am Becken.

Beckengürtel

Knöcherner „Gürtel", der die Knochen der unteren Extremitäten mit dem Körperstamm verbindet.

Die unteren Extremitäten stehen über das **Pelvis** (Becken) mit dem Rumpfskelett in Verbindung. Es wird auch **Beckenring** oder **Beckengürtel** genannt, da die drei beteiligten Knochen ringförmig zusammengeschlossen sind (➤ Abb. 14.1). Das **Os sacrum** (Kreuzbein, ➤ Abb. 12.10 und ➤ Abb. 14.2) bildet die Rückwand des knöchernen Beckens. Es liegt zwischen den beiden **Ossa coxae** (Hüftbeinen), deren Ausläufer in einem Bogen nach vorne führen und dort über eine etwa 1 cm breite knorpelige Verbindung, die **Symphyse** (Schambeinfuge), zusammengefügt sind.

Die Ossa coxae bestehen aus jeweils drei miteinander verschmolzenen Knochen (➤ Abb. 14.1): dem **Os ilium** (Darmbein), dem **Os ischii** (Sitzbein) und dem **Os pubis** (Schambein). Im Laufe der Wachstumsperiode wachsen diese drei Knochen zusammen, sodass ihre Begrenzungen im Erwachsenenalter nicht mehr sichtbar sind.

Os ilium

Das **Os ilium** (Darmbein) besteht als größter dieser drei Knochen aus einem **Corpus ossis ilii** und einer schaufelförmigen Platte, der **Ala ossis ilii** (Darmbeinschaufel). Sie umgibt die Organe des Unterbauches und wird innen nach kaudal durch die **Linea arcuata ossis ilii** begrenzt. Ihre obere Begrenzung, die **Crista iliaca** (Darmbeinkamm), besitzt ein **Labium internum** und **externum** (innere und äußere Lippe). Sie ist bei den meisten Menschen im lumbalen Bereich gut zu tasten. An dieser Labia entspringen die drei flachen Bauchmuskeln. Die Ala ossis ilii hat an der Außenseite eine **Facies glutealis,** die Ursprungsstelle der Glutealmuskulatur (Gesäßmuskulatur), und innen eine **Fossa iliaca.** An der Facies glutealis befinden sich von dorsal nach ventral Grenzlinien zwischen den Ursprungsfeldern der Glutealmuskeln, die **Linea glutealis posterior,** die **Linea glutealis anterior** und die **Linea glutealis inferior.** An der dorsomedialen Seite befindet sich die **Facies auricularis** (ohrenförmige Fläche), die als Gelenkfläche eine Verbindung mit dem Sakrum bildet.

Da das Os ilium rotes, d. h. Blut bildendes Knochenmark enthält, ist die Crista iliaca – wie das Sternum – eine gut zugängliche Stelle für die Knochenmarkpunktion.

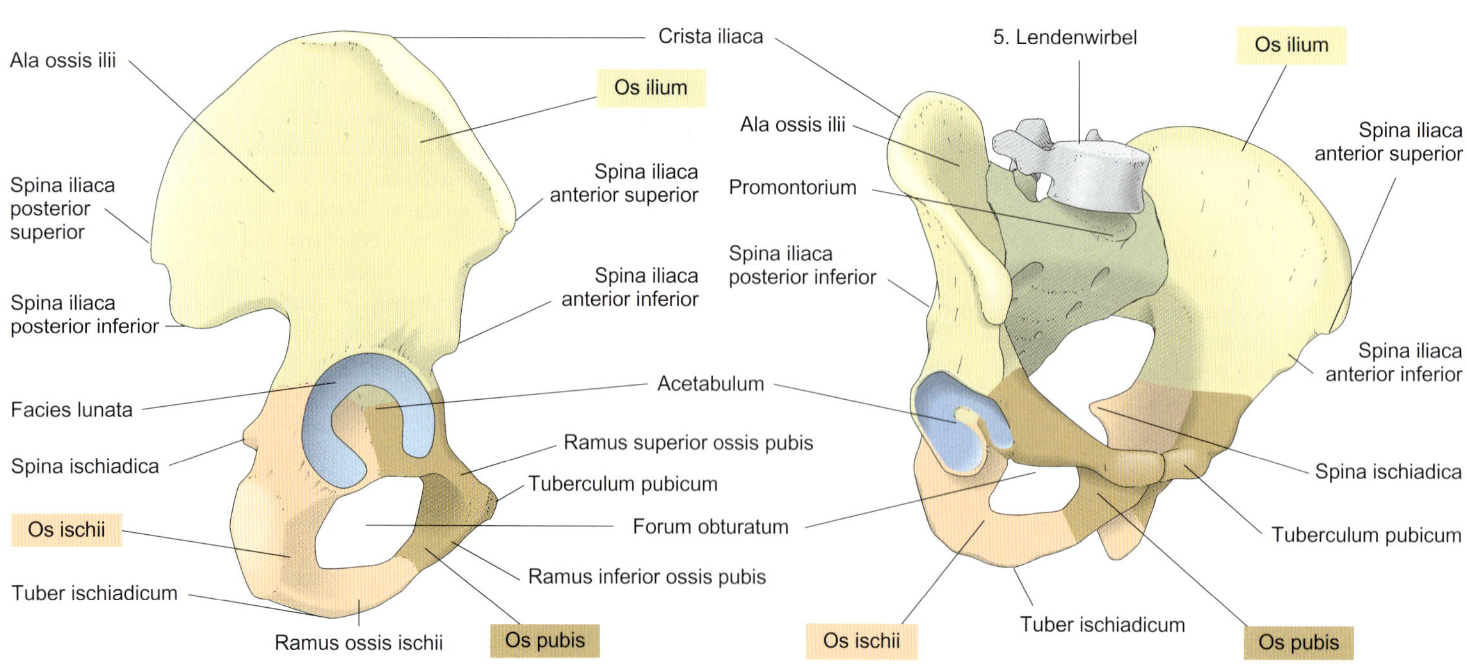

Abb. 14.1 Das rechte Os coxae (Hüftbein) von dorsolateral und der gesamte Beckenring von ventrolateral.

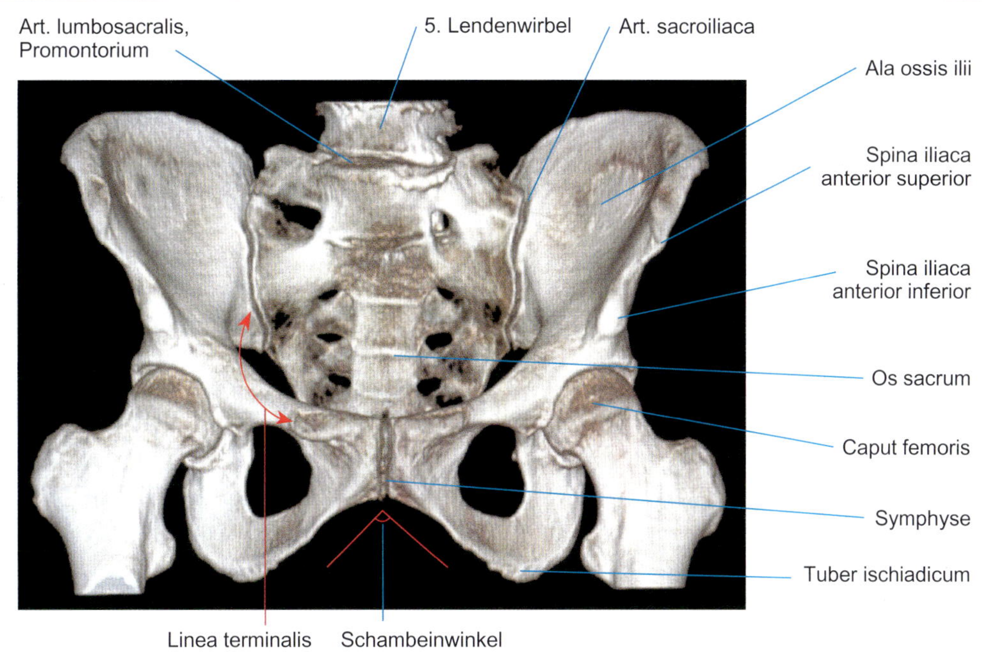

Abb. 14.2 Dreidimensionale Computerrekonstruktion eines weiblichen Beckens auf der Grundlage von Computertomografien. [T339]

Das Os ilium hat vier charakteristische Knochenvorsprünge: Die dorsalen Knochenvorsprünge heißen **Spina iliaca posterior inferior** (SIPI) und **Spina iliaca posterior superior** (SIPS). Das am weitesten nach ventral vorspringende und leicht durch die Haut tastbare ventrale Ende der Crista iliaca wird **Spina iliaca anterior superior** (SIAS) genannt. Darunter liegt die **Spina iliaca anterior inferior** (SIAI).

Os ischii und Os pubis

Unterhalb des Os ilium schließt sich das **Os ischii** (Sitzbein) an. Es ist ein gedrungener, etwas bogenförmiger Knochen, der sich in das **Corpus ossis ischii** und in den **Ramus ossis ischii** untergliedern lässt. An seinem Dorsalrand befindet sich die **Spina ischiadica** (Hüftbeinstachel) und weiter unten eine Verdickung, das **Tuber ischiadicum** (Sitzbeinhöcker). Dieser Höcker bildet den tiefsten Knochenpunkt unseres Beckens und ist beim Sitzen auf einem harten Stuhl gut zu spüren (im Stehen bedecken ihn die Gesäßmuskeln).

Als ebenfalls gebogener Knochen schließt sich das Os pubis (Schambein) an, das aus einem Corpus ossis pubis, einem **Ramus superior ossis pubis** (oberer Schambeinast) und einem **Ramus inferior ossis pubis** (unterer Schambeinast) besteht. Zwischen einer nach vorne medial gerichteten Fläche und dem Os pubis der Gegenseite liegt ein mit Knorpel ausgefüllter Spalt, die Symphyse (Schambeinfuge). Ein kleiner Vorsprung oberhalb dieser Gelenkfläche auf dem Ramus superior wird Tuberculum pubicum (Schambeinhöcker) genannt. Er ist der Teil des Os pubis, den man durch die Haut tasten kann. Vom Tuberculum pubicum aus verläuft ein knöcherner Rand, das **Pecten ossis pubis,** welcher nach lateral bis zur Eminentia iliopubica und anschließend als Linea arcuata ossis ilii bis zur Facies auricularis zieht.

Art. coxae und umgebende Strukturen

Anteile aller drei Hüftknochen bilden gemeinsam das **Azetabulum** (Hüftgelenkpfanne), eine schüsselförmige Vertiefung, die den Kopf des Oberschenkelknochens aufnimmt und mit ihm das **Art. coxae** (Hüftgelenk) bildet. Da dieses Gelenk viele Bewegungen ermöglicht und starke Gewichts- und Bewegungsbelastungen aushalten muss, ist es durch einen sehr festen und straffen Bandapparat gesichert.

Die rahmenförmigen Bögen des Os ischii und Os pubis sowie der Rand des Azetabulums umschließen das **Foramen obturatum** (Hüftloch). Es ist durch eine derbe Bindegewebsmembran, die **Membrana obturatoria,** verschlossen. Diese lässt Gefäße und Nerven durchtreten und bildet den Ursprung für mehrere Muskeln.

Das **Lig. sacrospinale** und das **Lig. sacrotuberale** ziehen vom Sakrum zur Spina ischiadica bzw. zum Tuber ischiadicum, verschließen damit die Incisurae ischiadicae zu zwei Durchgängen und bilden so ein Foramen sciaticum (oder ischiadicum) majus und minus.

14.1.2 Femur und Patella

Femur

Der **Femur** (Oberschenkelknochen, ➤ Abb. 14.3) ist der längste und schwerste Knochen des Körpers. An seinem proximalen Ende befindet sich das **Caput femoris** (Oberschenkelkopf), welches mit dem Azetabulum des Beckens das Hüftgelenk bildet. Das distale Ende steht mit der **Tibia** (Schienbein) in gelenkiger Verbindung. Das Caput femoris besitzt eine kleine Einziehung ohne Knorpelbekleidung, die **Fovea capitis femoris.** Dort ist die Ansatzstelle eines Ligaments, das Lig. capitis femoris, das Gefäße zum Caput leitet.

Der Knochenschaft ist über das schräg abzweigende **Collum femoris** (Schenkelhals) mit dem Caput femoris verbunden. Am Übergang vom Collum femoris zum Schaft befinden sich zwei Knochenvorwölbungen, ventrolateral der **Trochanter major** (großer Rollhügel) und dorsomedial der **Trochanter minor** (kleiner Rollhügel). Der Trochanter major kann gut durch die Haut ertastet werden. An beiden Trochanteren setzen Hüftmuskeln an, am Trochanter minor der M. iliopsoas und am Trochanter major sämtliche Abduktoren. Unterhalb des Trochanter major, an der medialen Seite, befindet sich eine Vertiefung, die **Fossa trochanterica.** Ventral verbindet die **Linea intertrochanterica** und dorsal die **Crista intertrochanterica** den Trochanter major mit dem Trochanter minor. Hiermit ist die Grenze des Collum femoris nach distal markiert.

14

Auf dem sich anschließenden **Corpus femoris** (Oberschenkelschaft) finden sich mehrere Rauigkeiten und Knochenleisten, an denen ebenfalls Hüftmuskeln ansetzen. Die zweilippige **Linea aspera** trennt an der dorsalen Seite des Corpus femoris die **Facies medialis** (mediale Fläche) von der **Facies lateralis.** Das **Labium laterale** der Linea aspera trennt sich nach proximal vom **Labium mediale** (mediale Lippe) und läuft in die **Tuberositas glutea** aus. Das Labium mediale läuft nach proximal, bis es medial der **Linea pectinea,** einer vom Trochanter minor absteigenden Leiste, endet. Ventral befindet sich noch die **Facies anterior** (ventrale Fläche) des Corpus femoris.

Der Corpus femoris zieht schräg nach medial, sodass die Kniegelenke näher zur Körperachse liegen als die Hüftgelenke. An seinem distalen Ende verbreitert sich der Oberschenkelknochen kolbenförmig und bildet hier die **Femurkondylen.** Die nach distal divergierenden Lippen der Linea aspera, die **Linea supracondylaris medialis** und **lateralis,** bilden die laterale und mediale Begrenzung der dreieckigen **Facies poplitea.** Ähnlich wie der Oberarmknochen (➤ Kap. 13.1.2) besitzen die Femurkondylen medial und lateral je einen **Epicondylus medialis** und **lateralis.** Oben auf dem Condylus medialis, proximal der Epikondylen, befindet sich das **Tuberculum adductorium.** An ihrer Unterfläche befinden sich die gekrümmten Gelenkflächen zur Tibia, die noch ein kleines Stück bis auf die Hinterfläche des Knochens ziehen. Dieser Verlauf ermöglicht die Rollbewegung beim Beugen und Strecken im Kniegelenk. Ventral sind die Gelenkflächen durch die **Facies patellaris,** die zur Patella (Kniescheibe) gerichtete Gleitfläche, verbunden. An der dorsalen Seite befindet sich zwischen den Gelenkflächen die **Fossa intercondylaris.**

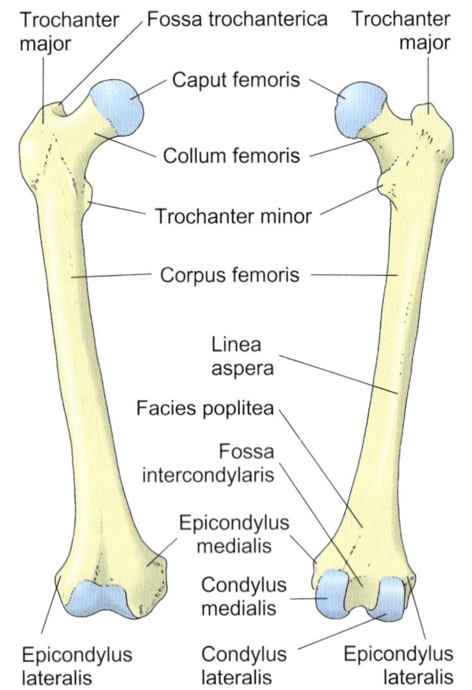

Abb. 14.3 Der rechte Femur, links von ventral und rechts von dorsal gesehen.

KLINIK

Schenkelhalsfraktur

Eine der häufigsten Frakturen bei älteren Menschen ist die **Collum-femoris-Fraktur** (kurz: Kollumfraktur) oder **Schenkelhalsfraktur.** Der Schenkelhals wird durch Druck- und Scherkräfte sehr belastet. Wenn die Knochen im höheren Alter dünn und brüchig werden, z. B. infolge einer Osteoporose (➤ Kap. 4.5.6), kann der Schenkelhals schon bei geringfügigen Unfällen, z. B. Sturz durch Ausrutschen auf nassem Laub, brechen.
Früher wurden solche Frakturen meist konservativ mit mehreren Wochen Bettruhe und Ruhigstellung des betroffenen Beines behandelt. Folge der langen Immobilisierung waren jedoch häufig Dekubitus, Thrombosen und Pneumonien.
Um dies zu verhindern und die Betroffenen schnell wieder „auf die Beine zu bringen", wird heute älteren Patienten mit Schenkelhalsfrakturen oft operativ eine **Endoprothese,** d. h. ein neuer, künstlicher Hüftkopf, eingesetzt. Eine weitere Möglichkeit ist die **Totalendoprothese** (kurz: TEP; engl.: total hip), d. h., der Betroffene wird mit einem neuen Hüftkopf und einer neuen Hüftgelenkpfanne versorgt.
Bricht sich ein jüngerer Mensch den Schenkelhals, so muss in den meisten Fällen ebenfalls operiert werden. Hier werden die Knochenteile jedoch fast immer miteinander verschraubt (Osteosynthese), da Endoprothesen mit einer für jüngere Patienten erforderlichen Haltbarkeit von 30–50 Jahren noch nicht existieren.

Patella

Die **Patella** (Kniescheibe) ist das größte Sesambein des Körpers. Sie hat eine dreieckige Form mit einem distal gelegenen **Apex** (Spitze) und einer proximal liegenden **Basis** (➤ Abb. 14.4). Die knorpelige Rückseite der Patella ist an der Bildung

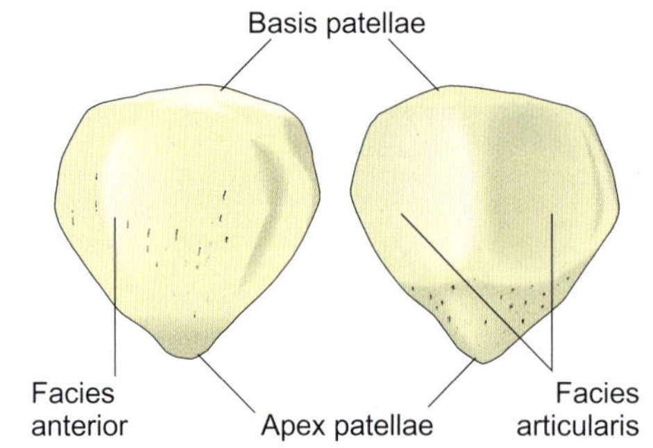

Abb. 14.4 Die Patella links von ventral und rechts von dorsal.

des Kniegelenks beteiligt. Die Patella wird von der Sehne des M. quadriceps umhüllt, die als **Lig. patellae** (Lig. infrapatellare) an der Tuberositas tibiae ihren Ansatz findet. Die zum Femur gerichtete Facies articularis (Gleitfläche) der Patella wird in eine mediale und laterale Facette unterteilt.

14.1.3 Die Knochen des Unterschenkels

Der Unterschenkel besteht aus zwei Röhrenknochen, der **Tibia** (Schienbein) und der **Fibula** (Wadenbein), und aus einer um diese Knochen angeordneten Muskulatur, die größtenteils zum Fuß hinunterzieht.

Tibia

Die **Tibia** (➤ Abb. 14.5) ist der kräftigere von beiden Knochen. Ihr **Corpus tibiae** (Schaft) hat im Querschnitt die Form eines nach vorne spitz zulaufenden Dreiecks. Die **Margo anterior** (Vorderkante) ist durch die Haut gut tastbar und Zielort des berühmten „Tritts vor das Schienbein".

Das proximale Schienbeinende, das **Caput tibiae** (Schienbeinkopf), verdickt sich an beiden Seiten zu einem **Condylus medialis** und **lateralis.** Zwischen beiden Kondylen trägt der Schienbeinkopf eine abgeflachte Gelenkfläche, die mit ihrem Gegenstück am distalen Femurende das Kniegelenk bildet. Sie besitzt in der Mitte eine knöcherne Erhebung, an der die Kreuzbänder des Gelenks befestigt sind.

An der dorsolateralen Seite unten am Kondylus des Schienbeinkopfes befindet sich eine weitere, sehr kleine Gelenkfläche, die mit dem Caput fibulae (Wadenbeinkopf) in Verbindung steht. An der ventralen Seite des gleichen Kondylus sitzt eine kleine Erhebung, das Tuberculum von Gerdy.

Das untere Ende des Schienbeines ist ebenfalls etwas verbreitert und besitzt medial einen Knochenzapfen, der von außen als **Malleolus medialis** (Innenknöchel) zu tasten ist.

Seiner Dreiecksform entsprechend besitzt der Schienbeinschaft neben der Vorderkante auch eine etwas nach dorsal gerichtete **Margo medialis** und

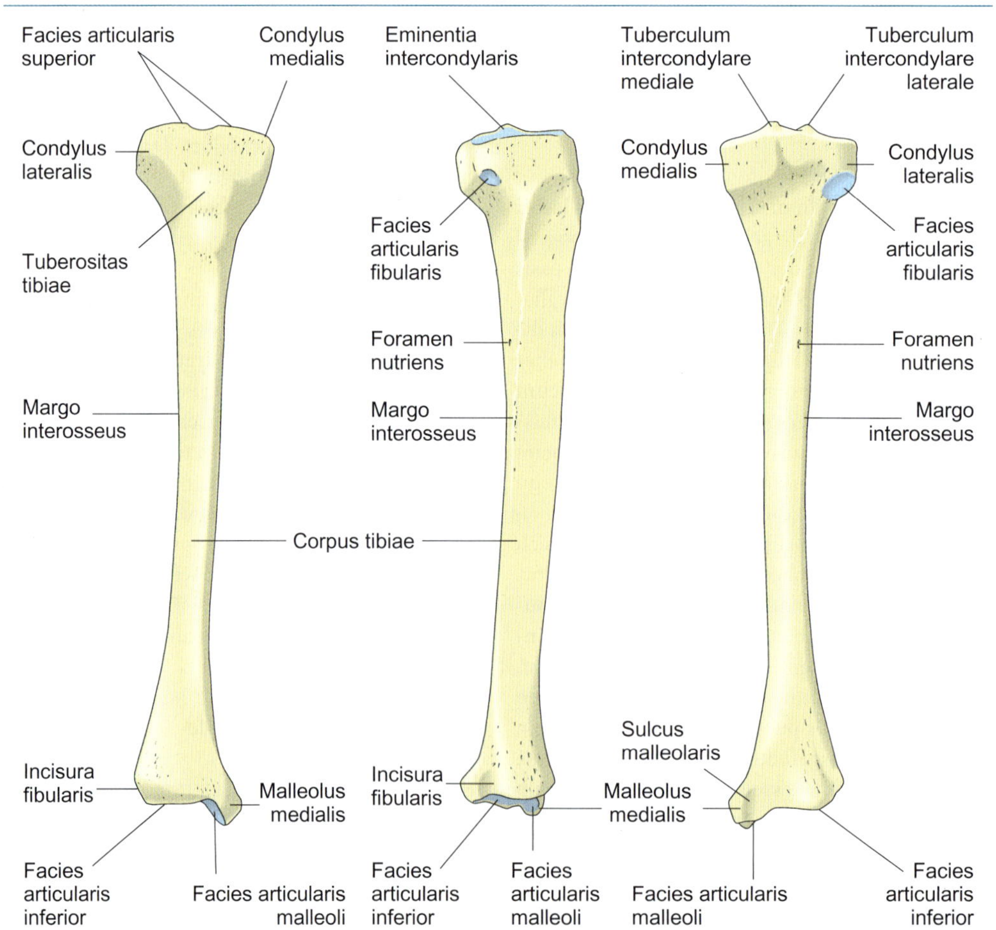

Abb. 14.5 Die rechte Tibia, links von ventral, in der Mitte von lateral und rechts von dorsal gesehen.

lateralis (medialer und lateraler Rand). An Letzterem setzt auf ganzer Länge ein straffes Band an, die **Membrana interossea,** weshalb dieser Rand häufig auch als **Margo interosseus** bezeichnet wird. Die Membrana interossea überbrückt den Spalt zwischen Tibia und Fibula vollständig. Die drei Kanten der Tibia unterteilen ihre Fläche in eine **Facies medialis** (mediale Fläche), eine **Facies lateralis** (laterale Fläche) und eine **Facies posterior** (Hinterfläche). Im proximalen Anteil der Facies posterior befindet sich die **Linea musculi solei,** die von distal medial nach proximal lateral zieht. Diese linienförmige Rauigkeit dient als Haftstelle des M. soleus.

Fibula

Die **Fibula** (Wadenbein, ➢ Abb. 14.6) ist ein sehr dünner Röhrenknochen lateral vom Schienbein. Ihr etwas verbreitertes oberes Ende, das **Caput fibulae,** hat eine kleine vorspringende Spitze, den **Apex capitis fibulae,** und eine gelenkige Verbindung zum lateralen Kondylus der Tibia. Sie ist als knöcherner Vorsprung seitlich unterhalb des Kniegelenks durch die Haut tastbar. Direkt distal des Caput fibulae befindet sich das **Collum fibulae** (Fibulahals). Das **Corpus fibulae** (Wadenbeinschaft) besitzt größtenteils drei Kanten: die **Margo anterior** (Vorderkante), die **Crista medialis** (mediale Kante) und die dorsolateral gelegene **Margo posterior** (dorsale Kante). Diese Kanten unterteilen die Oberfläche der Fibula in die **Facies lateralis,** die **Facies medialis** und die **Facies posterior.** An der Facies medialis befindet sich auf voller Länge eine **Margo interosseus,** an der die Membrana interossea befestigt ist.

Das deutlich verbreiterte untere Ende der Fibula bildet den gut zu tastenden **Malleolus lateralis** (Außenknöchel) am Fuß. Hinter dem Malleolus lateralis befindet sich eine Furche, der **Sulcus malleolaris,** durch den zwei Sehnen zur lateralen Fußseite ziehen. Hinter der medial liegenden Gelenkfläche zum Talus (ein Fußwurzelknochen) gibt es eine tiefe Grube, die **Fossa malleoli lateralis.**

KLINIK

Tibia- und Fibulafrakturen

Eine häufig vorkommende Fraktur des oberen Sprunggelenkbereiches ist die isolierte Fraktur des Außenknöchels. **Tibia- und Fibulafrakturen** werden anhand ihrer Lokalisation in „Weber-Frakturen" eingeteilt: Frakturen unterhalb der tibiofibulären Verbindung, also unterhalb der Syndesmose, werden **Weber-A-Frakturen** genannt. Durch die Syndesmose hindurch verlaufende Frakturen bezeichnet man als **Weber-B-Frakturen** und Frakturen oberhalb der Syndesmose werden **Weber-C-Frakturen** genannt. Weber-B- und Weber-C-Frakturen bewirken ein instabiles Gelenk, wodurch sie Indikationen für eine Operation darstellen. Ist der Innenknöchel ebenfalls gebrochen, bezeichnet man dies als **bimalleoläre** Fraktur. Liegt zusätzlich der Abbruch eines vorderen oder hinteren Kantenfragments der Tibia vor, spricht man von einer **trimalleolären Fraktur.** Ist außerdem die distale Gelenkfläche der Tibia betroffen, spricht man von einer **Pilon-Fraktur.**

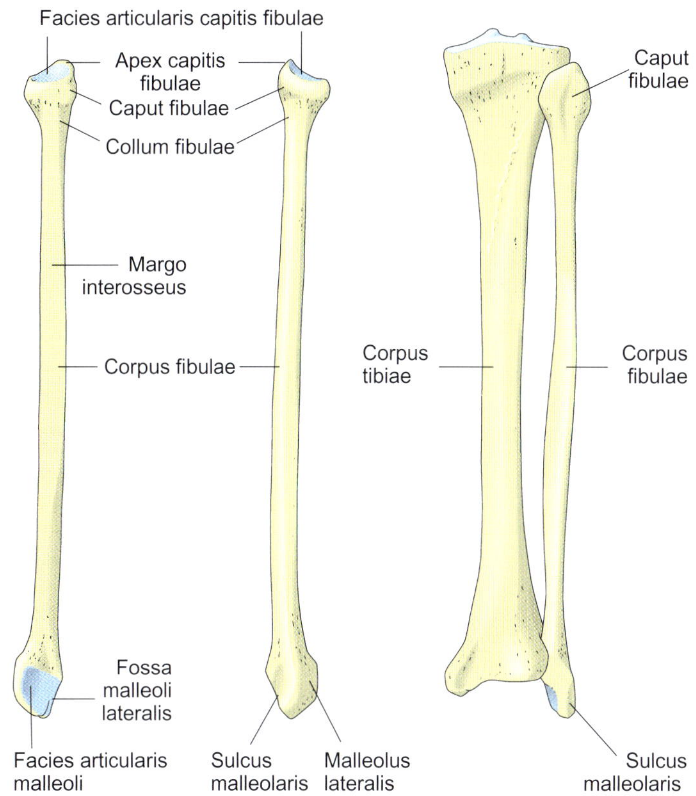

Abb. 14.6 Die rechte Fibula von medial und lateral und die rechte Tibia zusammen mit der Fibula von dorsal.

14.1.4 Die Knochen des Fußes und der Zehen

Die distale Tibia und Fibula bilden den medialen und lateralen **Malleolus** (Innen- und Außenknöchel) des Fußes. Beide Malleoli (Knöchel) sowie das zwischen ihnen liegende Tibiaende sind an der Bildung des **Art. talocruralis** (oberes Sprunggelenk, OSG) beteiligt. Die besondere Form der Knochenvorsprünge, welche die obere Gelenkfläche des **Talus** umklammern, wird auch **Malleolengabel** genannt. Distal des oberen Sprunggelenkes schließen sich das **Art. subtalaris** und **Art. talocalcaneonavicularis** (zusammen das untere Sprunggelenk, USG) an. Beide bilden gemeinsam eine funktionelle Einheit (➢ Kap. 14.4.1).

Der Fuß (➢ Abb. 14.7, ➢ Abb. 14.8, ➢ Abb. 14.9) ist der am meisten belastete Körperteil, da er unser gesamtes Gewicht tragen muss. Aus diesem Grund verfügt er über besonders stabile Knochen und eine Vielzahl stützender Ligamente und haltgebender Muskeln.

Der **Pes** (Fuß) besteht wie die Hand aus drei Abschnitten:

- **Tarsus** (Fußwurzel) mit sieben **Ossa tarsi** (Fußwurzelknochen)
- **Metatarsus** (Mittelfuß) mit den fünf **Ossa metatarsi** (Mittelfußknochen)
- Fünf Zehen mit ihren **Phalangen** (Zehenknochen), bei denen der **Hallux** (Großzeh) zwei Phalangen enthält und die **Digiti pedis** (Zehen) **II–V** jeweils drei Phalangen enthalten.

Fußwurzelknochen

Der **Kalkaneus** (Fersenbein) ist der größte Fußwurzelknochen und liegt am weitesten dorsal. Seine dorsale Begrenzung, das **Tuber calcanei,** dient der Achillessehne als Ansatz und bildet den hinteren Pfeiler des Fußlängsgewölbes. Das Tuber besitzt am Übergang zur Unterfläche einen **Proc. lateralis** und **medialis tuberis.** An der medialen Fläche wölbt sich das **Sustentaculum tali** (Träger des Talus) vor. Der **Sulcus tendinis musculi flexoris hallucis longi,** eine Rinne, durch welche die Sehne des **M. flexor hallucis longus** (langer Großzehbeuger) zieht, befindet sich genau unter diesem Sustentaculum. An der lateralen Seite des Kalkaneus findet sich unterhalb eines kleinen Knochenvorsprunges, der **Trochlea peronealis,** ebenfalls eine kleine Rinne, der **Sulcus tendinis m. fibularis longi.** Zwischen den beiden Gelenkflächen des Kalkaneus liegt der **Sulcus calcanei.**

Dem Kalkaneus liegt der **Talus** (Sprungbein) auf (➢ Abb. 14.8). Am Talus unterscheidet man ein **Caput tali,** das nach distal zeigt, ein **Collum tali** und ein **Corpus tali.** Am Corpus tali befindet sich die **Trochlea tali** mit dem **Proc. posterior tali,** dem **Tuberculum laterale** und **mediale.** Gleich daneben liegt der Sulcus tendinis m. flexoris hallucis longi. Zwischen der vorderen und hinteren gelenkigen Verbindung zum Kalkaneus findet sich der **Sulcus tali,** der zusammen mit dem Sulcus calcanei den **Sinus tarsi** bildet.

Zehenwärts vom Talus bzw. medial des Kalkaneus liegt das **Os naviculare** (Kahnbein) mit der medial gelegenen **Tuberositas ossis navicularis.** An der ventralen Gelenkfläche des Kalkaneus schließen sich das **Os cuboideum** (Würfelbein) und weiter medial die kettenförmig nebeneinander liegenden drei **Ossa cuneiformia** (Keilbeine) an. Alle Fußwurzelknochen erinnern in ihrer Form an vielseitige Würfel. Eine durchgehende Gelenklinie verläuft zwischen Talus und Os naviculare einerseits und Kalkaneus und Os cuboideum andererseits. Diese sogenannte Chopart-Linie (➤ Abb. 14.9) dient auch als Amputationslinie bei Operationen.

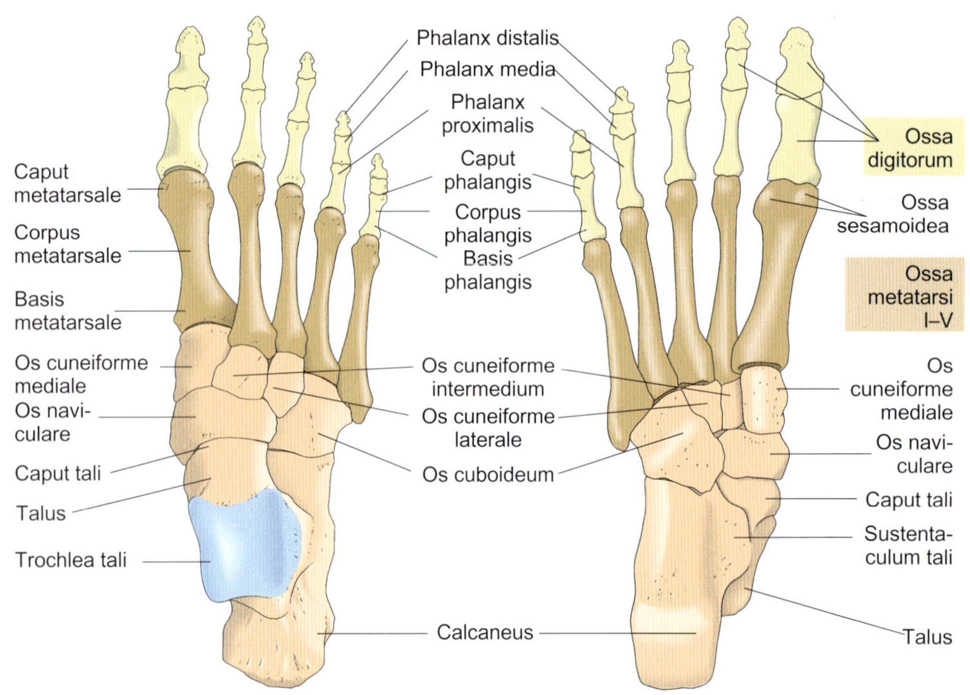

Abb. 14.7 Das rechte Fußskelett von dorsal (kranial) und von plantar.

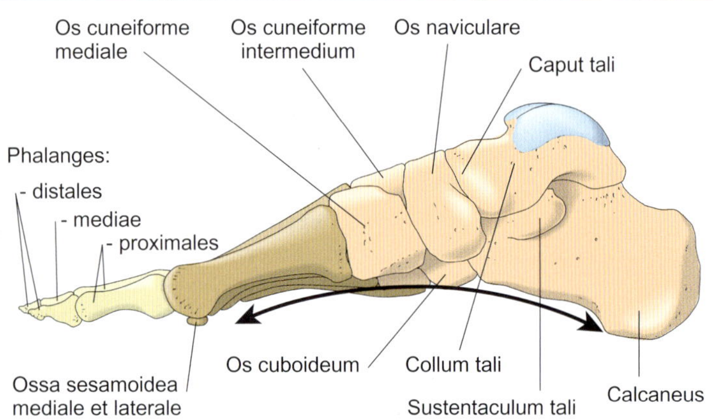

Abb. 14.8 Das rechte Fußskelett von medial. Unter dem Talus sieht man die Vorwölbung des Sustentaculum tali.

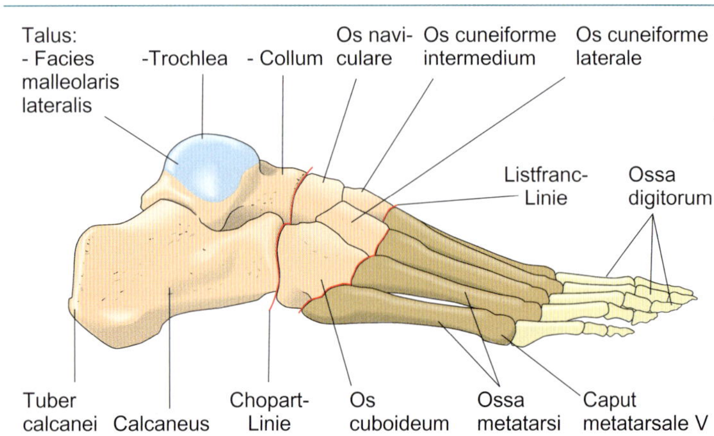

Abb. 14.9 Das rechte Fußskelett von lateral. Von dieser Seite sieht man die Linie von Chopart zwischen dem Os calcaneus und Os talus sowie dem Os cuboideum und dem Os naviculare. Die Linie von Lisfranc liegt zwischen den Metatarsalknochen und den Os cuneiforme I, II, III sowie dem lateralen Teil des Os cuboideum.

Mittelfußknochen

An die Ossa cuneiformia und das Os cuboideum der Fußwurzel schließen sich strahlenförmig nebeneinander liegend die fünf **Ossa metatarsi** (Mittelfußknochen) an. Dies sind kräftige, kurze Röhrenknochen, die an beiden kolbenförmig verdickten Enden Gelenkflächen tragen, die proximal mit der Fußwurzel und distal mit den Grundphalangen der Zehen verbunden sind. Das proximale Ende wird Basis, das distale Ende Caput (Kopf) genannt.

An der sich etwas nach lateral vorwölbenden Basis des fünften Metatarsus befindet sich die **Tuberositas ossis metatarsalis V.** An der Plantarseite des Caput metatarsale I erhebt sich ein First mit beiderseits gelegenen Furchen, in denen zwei **Ossa sesamoidea** (Sesambeine) liegen. Die sogenannte Lisfranc-Linie läuft zwischen den Ossa cuneiformia I, II und III sowie dem Os cuboideum einerseits und den Ossa metatarsi I bis V andererseits (➤ Abb. 14.9).

Zehenknochen

Die **Phalangen** der Zehen sind wie die Fingerphalangen Röhrenknochen, jedoch weitaus kürzer und kräftiger. Während der erste Zeh lediglich zwei Phalangen besitzt, werden die Zehen III–V aus jeweils drei Phalangen gebildet, die man als **Phalanx proximalis** (proximale Phalanx oder Basisphalanx), **Phalanx media** und **Phalanx distalis** bezeichnet. Jede Phalanx besitzt eine **Basis phalangis,** ein **Corpus phalangis** und ein **Caput phalangis.**

Die Zehengrundgelenke sind Kugelgelenke, die distal davon gelegenen Interphalangealgelenke Scharniergelenke. Aufgrund ihrer reduzierten Länge sind die Zehen nicht so beweglich wie die Finger.

14.2 Hüftgelenk

14.2.1 Gelenkmechanik des Hüftgelenks

Das **Art. coxae** ist ein Art. sphaeroidea (Kugelgelenk) und setzt sich zusammen aus:

- **Facies lunata** (halbmondförmige Fläche) und **Fossa acetabuli,** die zusammen die konkave Gelenkfläche am Pelvis bilden
- **Facies articularis capitis femoris,** der konvexen Gelenkfläche am Femurkopf.

Das Azetabulum ist nach lateral, ventral und kaudal gerichtet. Die Kontaktfläche des Azetabulums zum Caput wird durch die Facies lunata gebildet, während das **Labrum acetabuli** (Lippe des Azetabulums) der Vervollständigung der Gelenkfläche dient. Es handelt sich hierbei um einen faserknorpeligen, dreiseitigen Ring, der dem Azetabulumrand aufliegt. Er ist elastisch und behindert die Bewegungen nicht. Innerhalb der Facies lunata liegt die Fossa acetabuli, die mit einem Fettkissen ausgefüllt ist. Das Azetabulum hat nach kaudal eine Aussparung, die Incisura acetabuli, die vom Lig. transversum überbrückt wird. Eingebettet in das

Fettkissen der Fossa liegt das Lig. capitis femoris. Dieses Ligament zieht von den Rändern der Incisura acetabuli und dem Lig. transversum zur Fovea capitis femoris, einer kleinen Grube im Femurkopf. Das Lig. capitis femoris ist umgeben von der Membrana synovialis und umhüllt eine Arterie, die den Femurkopf etwa ab dem9. Lebensjahr mit Blut versorgt (➤ Abb. 14.10 und ➤ Abb. 14.24). Die Gelenkfläche des mit hyalinem Knorpel überzogenen Hüftkopfes ist nach medial, kranial und ventral gerichtet, wobei der Hüftkopf in Nullstellung von der Hüftpfanne nicht völlig bedeckt wird.

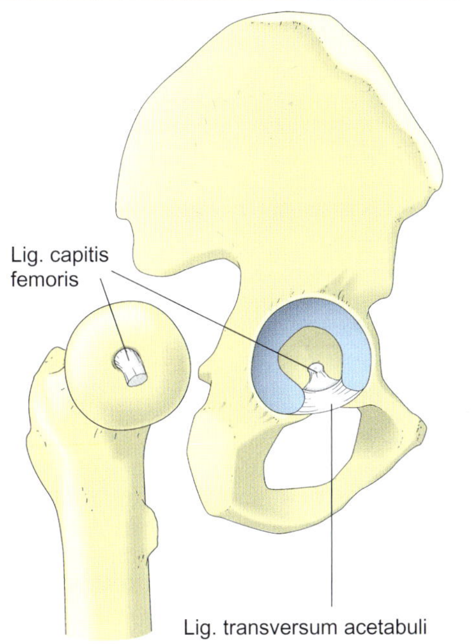

Abb. 14.10 Das Lig. capitis femoris, das von den Rändern der Incisura acetabuli und dem Lig. transversum zur Fovea capitis femoris zieht.

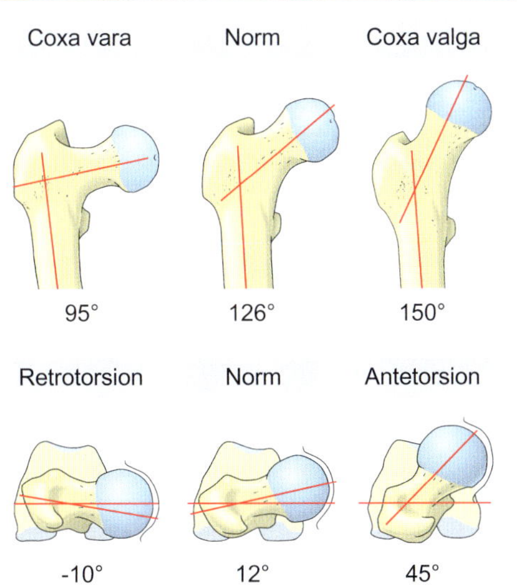

Abb. 14.11 Das Art. coxae und seine Winkelverhältnisse. Oben: Der CD-Winkel des rechten Collum femoris von ventral gesehen. Unten: Der Antetorsionswinkel des linken Collum femoris von kranial gesehen, in drei unterschiedlichen Größen.

Die Längsachsen des **Collum femoris** (Femurhals) und des **Corpus femoris** (Femurschaft) stehen in einem Winkel von 126° zueinander, der als **CD-Winkel** (Collum-Diaphysenwinkel) oder **CCD-Winkel** (Centrum-Collum-Diaphysenwinkel) bezeichnet wird. Die Transversalachse der Femurkondylen und die Längsachse des Collum femoris stehen in einem Winkel von 12° zueinander; dieser wird **Antetorsionswinkel** genannt (➤ Abb. 14.11).

Der CE-Winkel, der Zentrum-Eckenwinkel, ist der Winkel zwischen den Senkrechten (in Bezug auf das horizontal gestellte Becken) durch den Mittelpunkt des Caput femoris und der Verbindungslinie zwischen Zentrum und Pfannenerker. Er ist der genaueste Indikator für die mechanische Qualität eines Hüftgelenks (Dysplasie-Diagnostik).

Die typischen Eigenschaften des Hüftgelenks sind in ➤ Tab. 14.1 zusammengefasst.

PT-PRAXIS

Therapeutische Traktion am Hüftgelenk

Die Gelenkfläche der Hüftpfanne ist nach lateral, kaudal und ventral gerichtet, und das ist auch die Traktionsrichtung für eine saubere (oder direkte) Traktion. Der Therapeut zieht proximal am Oberschenkel, wobei seine Hände direkt unter der Leiste greifen. Bei einer unsauberen (oder indirekten) Traktion wird das Bein in Längsrichtung gezogen, mit dem distalen Unterschenkel als Angriffspunkt. In diesem Fall befindet sich das Kniegelenk zwischen dem Angriffspunkt und der Hüfte und die laterale und ventrale Traktionskomponente werden nicht mitgenommen.
Die Traktion wird traditionell angewendet als diagnostische Technik zur Feststellung einer Gelenkkapselreizung oder einer Hypo- oder Hypermobilität. Therapeutisch wird diese Technik zur Schmerzlinderung oder zum Mobilisieren der Gelenkkapsel angewendet. Die Stimulierung der Durchblutung mit der Folge einer verbesserten Gewebetrophik spielen in diesem Rahmen eine Rolle.

Achsen des Hüftgelenks

Es gibt drei achsengerechte Bewegungen der Hüfte:
- Um die **Frontotransversalachse** erfolgt die Beugung des Beines nach vorn gegen den Rumpf (Flexion/Anteversion) oder eine Streckung des Beines nach hinten vom Rumpf weg (Extension/Retroversion).
- Um die **Sagittotransversalachse** wird das Bein zur Seite abgespreizt (Abduktion) oder zur Körpermitte herangezogen (Adduktion).
- Um die **Longitudinalachse** findet die Drehung des Beines nach innen (Endorotation/Innenrotation) und nach außen (Exorotation/Außenrotation) statt.

Passive Stabilität

Form und Funktion der Becken-Hüftregion dienen primär der Stabilisierung des Rumpfes auf den unteren Extremitäten. Funktionell sind Hüftgelenk, Iliosakralgelenk, Symphyse und lumbale Wirbelsäule eng miteinander verbunden. Die passive Stabilität des Hüftgelenks ist, neben der von Muskeln gewährleisteten aktiven Stabilität, eine wesentliche Komponente der Gelenkmechanik, da sie einen großen Einfluss auf Haltung und Bewegungen ausübt.

Stabilisierende Funktion der Ligamente

Um die engste Stelle des Collum femoris liegt, wie ein Ringband oder Kragen, die **Zona orbicularis,** in welche die anderen Kapselbänder einstrahlen.

Tab. 14.1 Eigenschaften des Hüftgelenks.

Nullstellung	Die Verbindungslinie der SIAS mit der Patella und die Verbindungslinie zwischen den SIAS stehen rechtwinklig zueinander. Das Hüftgelenk ist gestreckt.
Ruhestellung	30° Flexion, 30° Abduktion und etwas Exorotation.
Verriegelte Stellung (C.P.P.)	Maximale Extension und Endorotation mit Abduktion oder Adduktion.
Kapselzeichen	Viele Kliniker orientieren sich an der absoluten Gradzahl der Einschränkungen. Andere Systeme werten die Einschränkung jeder Bewegung im Vergleich zum normalen Bewegungsausmaß. So kommt man zu folgenden unterschiedlichen Ergebnissen: • Endorotation > Flexion > Extension/Abduktion • Endorotation > Flexion > Abduktion > Extension • Endorotation > Extension > Abduktion > Exorotation
Bewegungsausmaße	• Flexion/Extension: 120°/0°/15° • Abduktion/Adduktion: 45°/0°/25° • Exorotation/Endorotation: 45°/0°/30° (in 90° Flexion beträgt die Rotation: 70°/0°/45°)
Arthrokinematik	
• Flexion	• Das Caput femoris führt eine etwas unsaubere „Spin"-Bewegung aus.
• Extension	• Das Caput femoris führt eine etwas unsaubere „Spin"-Bewegung aus.
• Abduktion	• Das Caput femoris rollt nach lateral und translatiert nach medial.
• Adduktion	• Das Caput femoris rollt nach medial und translatiert nach lateral.
• Endorotation	• Das Caput femoris rollt nach ventral und translatiert nach dorsal.
• Exorotation	• Das Caput femoris rollt nach dorsal und translatiert nach ventral.
Segmentale Innervation	
• Animal	• Ventrale Hüftkapsel: L3/L4 • Dorsale Hüftkapsel: L5 bis S2
• Vegetativ	• Ventrale Hüftkapsel: Th10/Th11 • Dorsale Hüftkapsel: Th12 bis L2

Das **Lig. iliofemorale** (➤ Abb. 14.12 und ➤ Abb. 14.13) zieht von der Spina iliaca anterior inferior und dem Rand des Azetabulums zur Linea intertrochanterica. Nach ihrem Verlauf unterscheidet man:

- **Pars superior,** auch als Pars lateralis oder Pars transversa bezeichnet, die kranial liegt und parallel zur Kollumachse verläuft
- **Pars inferior,** auch als Pars medialis oder Pars descendens bezeichnet, die kaudal liegt und parallel zum Femurschaft verläuft.

Das **Lig. pubofemorale** zieht von der Crista obturatoria und dem angrenzenden Teil der Membrana obturatoria zur Zona orbicularis und von dort weiter zum Femur. Das **Lig. ischiofemorale** entspringt am Os ischii unterhalb des Azetabulums und zieht zur Zona orbicularis und zur Pars inferior des Lig. iliofemorale in Richtung der Linea intertrochanterica.

Die Ligamente des Hüftgelenks haben eine massiv stabilisierende Funktion. Die Sicherung des Gelenks wird dorsal überwiegend von Muskeln und ventral mehr von Ligamenten gewährleistet. Folgende Bewegungen werden von den zugeordneten Ligamenten eingeschränkt:

- Die Extension vom Lig. iliofemorale superius et inferius, vom Lig. pubofemorale und vom Lig. ischiofemorale
- Die Flexion hat keine ligamentäre Hemmung, die Kapselligamente werden hierbei entspannt
- Die Exorotation wird durch das Lig. iliofemorale superius und Lig. pubofemorale eingeschränkt
- Die Endorotation vom Lig. ischiofemorale
- Die Abduktion vom Lig. pubofemorale und Lig. ischiofemorale
- Die Adduktion vom Lig. iliofemorale superius.

Das Lig. capitis femoris verbindet das Caput femoris mit dem Becken, hat allerdings keine mechanische Funktion, sondern dient als Leitstruktur der Hüftkopfarterie (➤ Kap. 14.2.5).

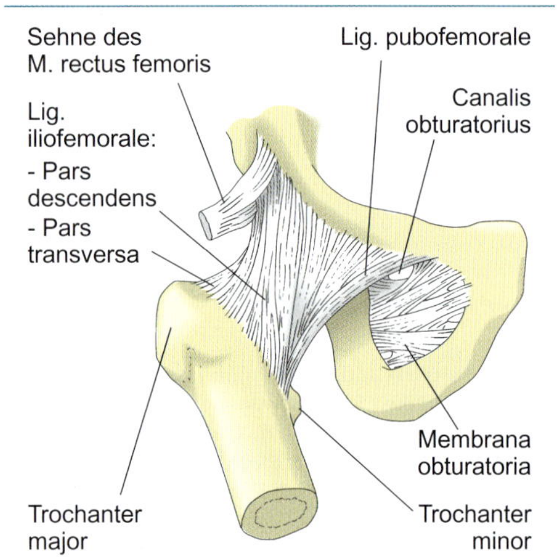

Abb. 14.12 Die ligamentäre Hüftgelenksicherung der rechten Hüfte von ventral.

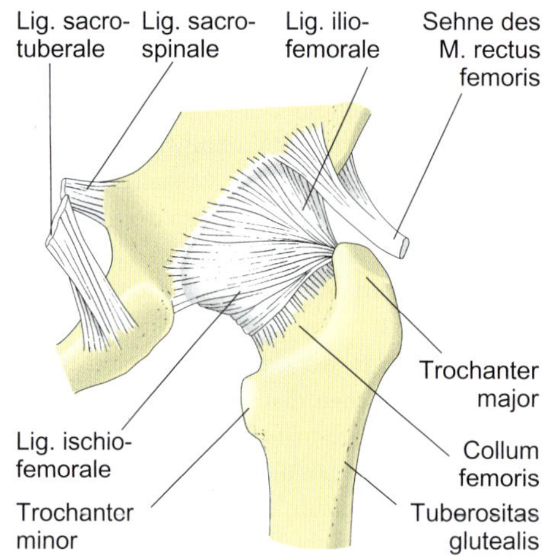

Abb. 14.13 Die ligamentäre Hüftgelenksicherung der rechten Hüfte von dorsal.

KLINIK

Hüftgelenksluxationen

Das Hüftgelenk ist aufgrund seiner Form ein sehr stabiles Gelenk. Eine Luxation ist nur unter größter Gewalteinwirkung möglich. Die sog. **Armaturenbrettluxation** durch einen Autounfall ist auf die instabile Hüftposition aufgrund der gebeugten Beine im Auto zurückzuführen. Hierbei drückt das Armaturenbrett (engl.: dashboard) den Femurkopf aus der Pfanne.

Sämtliche stabilisierende Faktoren des Hüftgelenks

Die **Kontaktfläche** von Kopf und Pfanne spielt als stabilisierender Faktor eine wichtige Rolle. Das Caput femoris wird nur halb vom Azetabulum umschlossen, das Labrum acetabuli vergrößert jedoch die Kontaktfläche. Bei Kindern weisen die Hüftgelenke aufgrund einer Hypoplasie von Kopf und Pfanne eine geringere Stabilität auf.

Die **Schwerkraft** komprimiert den Kopf in die Pfanne, wobei der obere Quadrant des Caput femoris am stärksten belastet wird.

Ein **Unterdruck im Gelenk** verringert vor allem bei Zugkräften, wie sie in der Schwungphase des Laufens oder bei Traktionen der manuellen Therapie auftreten können, die Luxationsgefahr des Hüftgelenks.

Die Ligamente des Hüftgelenks sind eng mit der Gelenkkapsel verbunden und dienen als reine Kapselverstärkung. Vor der Geburt werden die Gelenkkapsel und ihre Ligamente bei flektierter Hüftstellung des Embryos angelegt. Nach der Geburt streckt das Kind seine Beine immer mehr, was am tordierten Verlauf der Kapselbänder der Hüfte zu sehen ist. Die **Spannung** des **Kapsel-Band-Apparates** hängt daher von der Hüftgelenkstellung ab – sie erhöht sich bei der Extension und Endorotation, in der Flexionsstellung hingegen nimmt sie ab. Gleichzeitige Flexion, Adduktion und Exorotation sind, in Kombination mit Achsendruck, eine Prädisposition für Luxationen.

KLINIK

Angeborene Hüftdysplasie

Die häufigste angeborene Skeletterkrankung ist die **kongenitale** (angeborene) **Hüftdysplasie** (➤ Kap. 22.2.2). Aus ungeklärter Ursache ist die Hüftgelenkpfanne zu steil und nicht tief genug geformt. Durch die mangelnde Formgebung der Pfanne kommt es oft schon im Säuglingsalter zur Luxation (Auskugelung, auch ➤ Kap. 11.4.3), in schweren Fällen besteht sie auch schon bei der Geburt (angeborene Hüftluxation). Die Reposition (Wiedereinrenkung) und damit eine günstige Stellung für das weitere Wachstum kann durch spreizende Verbände, sog. Overhead-Extension, Bandagen oder Osteosyntheseoperationen (➤ Kap. 4.5.6) erreicht werden. Trotzdem drohen Spätschäden, vor allem eine frühzeitige Hüftgelenksarthrose (Koxarthrose, ➤ Kap. 14.2.3). Die Prognose hängt vor allem von einer frühzeitigen Diagnosestellung ab, weshalb Kinderärzte die Hüftgelenkstellung und -funktion bei jedem Neugeborenen prüfen.

KLINIK

Koxarthrose

Für die im späteren Lebensalter häufig auftretende Hüftgelenkarthrose oder Koxarthrose gibt es viele mögliche Ursachen.

Einige Faktoren, z. B. Traumata, Operationen, Wachstumsstörungen oder andauernde Überbelastung durch Übergewicht, Arbeitsbelastung oder Sport, können das Entstehen einer Koxarthrose begünstigen. Frauen sind häufiger betroffen als Männer. Der Umgang mit den Schmerzen hat einen deutlichen Einfluss auf die Beschwerden. So beeinflussen wenig Bewegung oder die Vermeidung bestimmter Aktivitäten die Schmerzen des Betroffenen negativ. Eine bessere Strategie ist hingegen ein aktiver Lebensstil mit regelmäßiger, leichter Bewegung.

Wichtige Eigenschaften einer Koxarthrose sind die Beschädigung und der Verlust von Gelenkknorpel, reaktive Knochenwucherungen im Gelenk und auch Gelenkentzündungen.

Hieraus resultieren Störungen wie Gelenkdeformierungen, Schmerzen, Morgensteifigkeit, Krepitationen, Bewegungseinschränkungen und eine Verringerung der Muskelkraft und Gelenkstabilität. Neben den Beschwerden nach längerer Ruhe kann längere Belastung ebenfalls Schmerzen provozieren. Ruhe nach Belastung kann die Schmerzen lindern.

Der Schmerz tritt häufig in der Leiste auf, kann aber auch lateral an der Hüfte oder im Oberschenkel lokalisiert sein. Ebenso ist ein ausstrahlender Schmerz ins Kniegelenk möglich.

Der Verlauf der Koxarthrose ist unterschiedlich. Zu Beginn treten die Schmerzen intermittierend auf. Zeitweise kann es zu mehreren Wochen andauernden Exazerbationen (plötzliche Verschlimmerung) kommen. Die Beschwerden können im Verlauf zunehmen, aber auch abnehmen. Auf jeden Fall verschlechtern sich jedoch Beweglichkeit und Funktion.

Nacht- und Ruheschmerzen deuten auf eine stark ausgeprägte Arthrose oder eine aktive Entzündung hin.

Die Koxarthrose führt häufig zum operativen Einsatz einer Totalendoprothese, bei der heutzutage sowohl Kopf als auch Pfanne ersetzt werden.

Tab. 14.2 Pelvispinale Muskeln.

Muskel	Ursprung	Ansatz	Funktion	Innervation
Pelvispinale Muskulatur				
M. iliopsoas M. psoas minor (fehlt bei 10 % der Bevölkerung)	Wirbelkörper Th12/L1	Eminentia iliopubica	Beckenkippung rückwärts	Plexus lumbalis

Destabilisierende Faktoren des Hüftgelenks

Einen **Inklinationswinkel** oder **Collum-Diaphysenwinkel,** der größer als 125° ist, wird als **Coxa valga** bezeichnet, da es zu einer relativen Adduktionsstellung vom Caput femoris zum Azetabulum kommt. Die Stabilität ist verringert. Eine steil gestellte Hüftpfanne oder Adduktionsbewegungen erhöhen die Luxationsgefahr.

Einen **Deklinationswinkel** oder **Antetorsionswinkel** von mehr als 12° bezeichnet man als **Antetorsion** – es entsteht eine relative Exorotationsstellung des Caput im Azetabulum. Die Stabilität des Hüftgelenks nimmt ab, Exorotationsbewegungen oder -stellungen steigern die Luxationsgefahr.

Winkelabweichungen in Bezug auf die Inklination oder Deklination liegen häufig bei Kindern vor, sie verschwinden allerdings während des Wachstums wieder.

14.2.2 Muskulatur des Hüft- und Oberschenkelbereichs

Hüftmuskulatur

Die meisten **Muskeln der Hüftregion** ziehen zum Femur und bewirken Bewegungen des Beines im Hüftgelenk, dem größten Kugelgelenk des Menschen. Dieses ermöglicht Bewegungen um alle drei Achsen (➤ Kap. 14.2.1).

An jeder dieser Bewegungen sind mehrere Muskeln beteiligt. Einige Muskeln ziehen direkt über das Hüftgelenk (➤ Tab. 14.2 und ➤ Tab. 14.3 sowie ➤ Abb. 14.15, ➤ Abb. 14.16 und ➤ Abb. 14.17); ein Teil davon setzt nicht am Femur an, sondern zieht weiter über das Kniegelenk bis an die Tibia oder die Fibula (➤ Tab. 14.5; ➤ Abb. 14.18 und ➤ Abb. 14.37). Diese Muskeln können das Bein dadurch sowohl im Hüft- als auch im Kniegelenk bewegen.

Hüftgelenkflexoren

Der wichtigste **Beugemuskel** des Hüftgelenks ist der **M. iliopsoas.** Er hat zwei Anteile, den **M. iliacus** und den **M. psoas major,** die funktionell eine Einheit bilden. Der M. iliopsoas zieht von dem zwölften thorakalen und den ersten vier lumbalen Wirbelkörpern (M. psoas major) bzw. von der Innenseite des Os-ilium-Kammes (M. iliacus) hinunter zum Trochanter minor des Femurs. Wie alle Beugemus-

14

Tab. 14.3 Hüftmuskeln.

Muskel	Ursprung	Ansatz	Funktion	Innervation
Spinofemorale Muskulatur				
M. iliopsoas M. psoas major	Wirbelkörper, Proc. costarii und Disci Th12–L5	Femur, Trochanter minor	Hüftflexion, Adduktion und Exorotation sowie eine lumbale Lordosierung (wichtig bei normalen Gehbewegungen)	Plexus lumbalis
Pelvifemorale Muskulatur				
M. iliopsoas **M. iliacus**	Fossa iliaca des Ileums und Spina iliaca anterior inferior	Femur, Trochanter minor	Hüftflexion, Adduktion und Exorotation sowie eine Anteriorrotation des Ileums (wichtig bei normalen Gehbewegungen)	Plexus lumbalis
M. gluteus maximus	**Tiefer Teil:** Ala ossis ilii (Facies glutealis) und Lig. sacrotuberale **Oberflächlicher Teil:** Fascia thoracolumbalis, Crista iliaca, SIPS, dorsale Fläche des Sacrums und Os coccygis	Tractus iliotibialis und Tuberositas glutealis femoris	Hüftextension, Exorotation und etwas Abduktion (laterale Fasern)	N. gluteus inferior
M. gluteus medius	Ala ossis ilii, Facies glutealis	Femur, Trochanter major(lateral)	Hüftabduktion, ventrale Fasern auch Flexion und Endorotation, dorsale Fasern auch Retroversion und Exorotation	N. gluteus superior
M. gluteus minimus	Ala ossis ilii, Facies glutealis	Femur, Spitze des Trochanter major	siehe M. gluteus medius	N. gluteus superior
M. pectineus	Pecten ossis pubis	Femur, Linea pectinea	Hüftadduktion, Flexion und Exorotation	N. femoralis und N. obturatorius
M. adductor longus	Os pubis, Ramus superior und inferior	Femur, Linea aspera (Mitte)	Hüftflexion, etwas Adduktion und Exorotation	N. obturatorius
M. adductor brevis	Os pubis, Ramus inferior	Femur, Linea pectinea (distal) und Linea aspera (proximal)	Hüftadduktion, Flexion und Exorotation	N. obturatorius
M. adductor magnus				
	Pars superior: Os pubis, Ramus inferior und Ramus ossis ischii	Linea aspera (proximal)	Hüftadduktion und -extension Exorotation	N. obturatorius
	Pars media: Ramus ossis ischii	Linea aspera (distal)	Exorotation	N. obturatorius
	Pars inferior: Tuber ischiadicum	Tuberculum adductorium	Endorotation	N. tibialis
Sakrofemorale Muskulatur				
M. piriformis	Os sacrum, Facies pelvica	Femur, Trochanter major	Hüftexorotation und Abduktion	Plexus sacralis
M. obturatorius internus	Os coxae und Membrana obturatoria (Innenseite)	Femur, Fossa trochanterica	Hüftexorotation	Plexus sacralis
M. obturatorius externus	Os coxae und Membrana obturatoria (Außenseite)	Femur, Fossa trochanterica	Hüftexorotation	N. obturatorius
M. gemellus superior	Spina ischiadica	Femur, Fossa trochanterica	Hüftexorotation	Plexus sacralis
M. gemellus inferior	Tuber ischiadicum	Femur, Fossa trochanterica	Hüftexorotation	Plexus sacralis
M. quadratus femoris	Tuber ischiadicum (lateral)	Femur, Crista intertrochanterica	Hüftexorotation und Adduktion	Plexus sacralis

keln verläuft er vor dem Hüftgelenk. Zwischen der Ventralseite der Hüftgelenkkapsel und dem M. iliopsoas befindet sich ein Schleimbeutel, die **Bursa iliopectinea.** Zwischen dem Ansatz des letzten Sehnenteils und dem Trochanter minor liegt die **Bursa subtendinea iliaca.** Der M. iliopsoas beugt das Bein gegen den Rumpf, zieht die lumbale Wirbelsäule nach ventral. Abhängig vom Punktum fixum kippt er das Becken nach ventral. Der **M. psoas minor** ist ein kurzer Muskel mit langer Sehne, der vorne auf dem M. psoas major liegt. Er zieht vom letzten thorakalen und ersten lumbalen Wirbel zur Eminentia iliopubica zwischen Os ilium und Os pubis. Oft ist dieser Muskel nicht angelegt. Der M. iliopsoas und der kleine, unbedeutendere M. psoas minor werden zusammen als innere Hüftmuskulatur bezeichnet. Alle anderen Hüftmuskeln rechnet man zur äußeren Hüftmuskulatur.

Ein weiterer bedeutender Beugemuskel ist der **M. rectus femoris.** Er zieht vom Oberrand des Azetabulums und der Spina iliaca anterior inferior hinunter an die Vorderseite des Oberschenkels und über das Knie zur Tibia. Er kann sowohl im Hüftgelenk beugen als auch im Kniegelenk strecken. Der M. rectus femoris ist ein Teil des kräftigen **M. quadriceps femoris,** dessen weitere drei Anteile zusammen die wichtigsten Kniestrecker bilden.

14

Der **M. sartorius** ist ein langer, dünner, biartikulärer Muskel, der die Hüfte beugt. Er verläuft S-förmig, von der Spina iliaca anterior superior über den Oberschenkel zur medialen Seite des Knies, und zieht dann dorsal über den Condylus medialis zur medialen Tibiaseite. Der letzte Teil der Sehne überdeckt die Sehnen des M. gracilis und M. semitendinosus. Gemeinsam bilden sie den gänsefußförmigen Ansatz (**Pes anserinus superficialis,** ➤ Abb. 14.14) an der medialen proximalen Tibia. Weil der M. sartorius im letzten Teil hinter der transversalen Kniegelenksachse verläuft, beugt er sowohl im Hüft- als auch im Kniegelenk. Seine Kontraktion verursacht aber eine gegensinnige Rotation im Hüft- und Kniegelenk (➤ Tab. 14.4). Der M. sartorius bewirkt eine Exorotation im Hüftgelenk und eine Endorotation im Kniegelenk.

Hüftgelenkextensoren

Die **Extensoren** ziehen hinter dem Hüftgelenk vom Becken zum Femur. Der wichtigste Strecker ist der **M. gluteus maximus,** ein kräftiger Muskel, der zudem auch bei der Hebung des Oberkörpers mitwirkt und verhindert, dass der Rumpf beim Stehen nach vorne kippt. Er entspringt breitflächig an der Hinterseite des Os ilium, des Os sacrum sowie des Lig. sacrotuberale und zieht an die Hinterseite des Femurs. Durch seine Ausbreitung erfasst er sowohl den Knochen als auch den Faszienapparat des Oberschenkels. Er setzt z. B. am Tractus iliotibialis, an der Tuberositas glutealis femoris und über dem Septum intermusculare femoris laterale an der Linea aspera an. Zudem gibt es noch einen Ansatz an der Körperfaszie und indirekt am Bindegewebe rund um das Knie, sodass 75–90 % dieses Muskels an Bindegewebe ansetzen. Er ist maßgeblich für die typische Form der Gesäßbacken verantwortlich.

Drei weitere Muskeln, **ischiokrurale Muskeln** (engl.: hamstrings) genannt, unterstützen den M. gluteus maximus bei seiner Streckfunktion:

- **M. biceps femoris**
- **M. semitendinosus**
- **M. semimembranosus.**

Der zweiköpfige **M. biceps femoris** verläuft dorsolateral am Oberschenkel und zieht lateral zum Knie. Er besitzt ein Caput longum, das am Tuber ischiadicum entspringt, und ein Caput breve, das an der Linea aspera des mittleren Femurbereichs entspringt. Beide vereinigen sich in einer Sehne und setzen am Caput fibulae an. Der **M. semimembranosus,** der dorsomedial am Oberschenkel verläuft und lateral zum Knie zieht, liegt größtenteils als halbrunde Rinne unter dem M. semitendinosus. Er hat eine lange platte Ursprungssehne, die vom Tuber ischiadicum entspringt, und einen Muskelbauch, der etwas weiter distal im Verhältnis zum Muskelbauch des M. semitendinosus zieht. Seinen Ansatz hat er im Pes anserinus profundus in der Kniekehle. Der **M. semitendinosus** liegt dorsomedial oberflächlich am Oberschenkel und zieht gleichfalls zur medialen Knieseite. Hier setzt er vereinigt mit dem M. gracilis und M. sartorius über dem Pes anserinus superficialis (➤ Abb. 14.14) am medialen Tibiakopf an.

Alle drei Muskeln verlaufen hinter dem Hüft- und Kniegelenk zum Unterschenkel und arbeiten deshalb nicht nur als Hüftstrecker, sondern ebenso als Kniebeuger. Da sich ihr Ansatz hinten seitlich unterhalb des Kniegelenks befindet, können sie im Kniegelenk auch nach innen bzw. außen rotieren.

Hüftgelenkabduktoren

Als Abspreizer bzw. **Abduktoren** des Beines im Hüftgelenk verlaufen der **M. gluteus medius** und **minimus** (mittlerer und kleiner Gesäßmuskel) – halb bedeckt vom M. gluteus maximus – von der Außenfläche der Os-ilium-Schaufel hinab zum Trochanter major des Femurs. Der M. gluteus medius schließt vorne gleich am M. tensor fasciae latae an. Er liegt ventrokranial noch oberflächlich und verläuft von dort schräg nach hinten unter den M. gluteus maximus. Der M. gluteus minimus liegt ganz versteckt unter dem M. gluteus medius. Sein großflächiges Ursprungsfeld erstreckt sich fast von der Spina iliaca anterior superior bis weiter kaudal an die Ala ossis ilii. Er setzt ventral vom M. gluteus medius an der lateralen Trochanterseite an.

Alle Muskeln, die an der Außenseite des Oberschenkels entlangziehen (äußere Hüftmuskulatur), werden durch eine derbe Bindegewebshülle, die **Fascia lata,** zusammengehalten. Diese ist an der Außenseite des Oberschenkels durch den **Tractus iliotibialis** verstärkt und wird dort durch einen eigenen Muskel, den **M. tensor fasciae latae,** gespannt. Von der Spina iliaca anterior superior kommend, strahlt der M. tensor fasciae latae sehnig in die seitliche Faszie ein und setzt über diese an der Außenseite des Unterschenkels am Tuberculum von Gerdy der Tibia an. So hat er im Hüftgelenk eine beugende und im Kniegelenk zusätzlich eine außenrotierende Funktion. Er führt beim Gehen das Bein nach vorne. Bekannt ist seine Hypertrophiedisposition bei Kurzstreckenläufern.

Tab. 14.4 Biartikuläre Hüft-Kniemuskeln.

Muskel	Ursprung	Ansatz	Funktion	Innervation
Pelvikrurale Muskulatur				
M. tensor fasciae latae	Spina iliaca anterior superior	Über den Tractus iliotibialis an die Tibia, Tuberculum von Gerdy	Hüftabduktion, Flexion und Endorotation; reduziert gemeinsam mit den ventralen Fasern des M. gluteus maximus auf den Femurhals und -schaft einwirkende Biegekräfte	N. gluteus superior
M. sartorius	Spina iliaca anterior superior	Tibia, Facies medialis	Hüftflexion, Exorotation und Abduktion Knieflexion und Endorotation	N. femoralis
M. rectus femoris (Teil des M. quadriceps femoris)	Spina iliaca anterior inferior und Azetabulum, oberer Rand	Tuberositas tibiae	Hüftflexion Knieextension	N. femoralis
M. gracilis	Os pubis, Ramus inferior	Tibia, Facies medialis	Hüftadduktion Knieflexion und Endorotation	N. obturatorius
M. biceps femoris; Caput longum	Tuber ischiadicum	Caput fibulae und Tibia, Condylus lateralis	Hüftextension Knieflexion und Endorotation	N. tibialis
M. semitendinosus	Tuber ischiadicum	Tibia, Facies medialis	Hüftextension Knieflexion und Endorotation	N. tibialis
M. semimembranosus	Tuber ischiadicum	Condylus medialis tibiae und Lig. popliteum obliquum	Hüftextension Knieflexion und Endorotation	N. tibialis

Fasern, die im oberflächlichen Faszienblatt des M. gluteus maximus vom Tractus iliotibialis ausstrahlen, verursachen durch die enge Verbindung mit dem Unterhautbindegewebe eine oberflächliche Hautfalte, den **Sulcus glutealis.**

In Höhe des Trochanter major liegen unter mehreren Muskeln und bindegewebigen Faszien Bursae (Schleimbeutel). Sie verhindern eine Reibung auf diesem Knochenareal. Es sind die **Bursa trochanterica m. glutei maximi,** die **Bursa trochanterica m. glutei medii** und die **Bursa trochanterica m. glutei minimi.** Im Unterhautgewebe, dort wo der M. gluteus maximus am Trochanter entlangzieht, liegt die **Bursa subcutanea trochanterica.**

Hüftgelenkadduktoren

Fünf Muskeln, **Adduktoren** genannt (➤ Abb. 14.19), ziehen das Bein nach Abspreizung wieder an den Körper heran. Sie ziehen vom Os ischii und Os ilium zur Innenseite des Femur und setzen dort an einer rauen Knochenleiste an. Diese zieht über den gesamten Oberschenkelschaft nach unten und wird **Linea aspera** genannt (➤ Kap. 14.1.2). Zu den Adduktoren (deren Hauptfunktion also die Adduktion ist) gehören:

- M. pectineus
- M. adductor longus
- M. gracilis
- M. adductor brevis
- M. adductor magnus.

Möchte man die **Lage der Adduktoren** zueinander auswendig lernen, bietet sich die Eselsbrücke „Pe-Lo-Gra-Bre-Ma" an – die aneinandergereihten Anfangsbuchstaben der Muskeln codieren so deren Reihenfolge von lateral nach medial und von ventral nach dorsal. Die ersten drei Muskeln liegen ventral, die beiden letzten liegen dahinter.

Der **M. pectineus** ist embryonal mit dem M. iliopsoas verwandt, dem er sich medial anschließt. Vom Pecten ossis pubis zieht er laterokaudal herunter zur Linea pectinea femoris.

Zwischen dem M. psoas major und dem M. pectineus bleibt unter dem Lig. inguinale ein dreieckiger Raum frei. Der **Arcus iliopectineus** ist eine bandförmige Faszienverstärkung, die aus der Faszie des M. psoas major gebildet wird. Er bildet die laterale Wand des dreieckigen Durchgangs der **Lacuna vasorum.** Durch die Lacuna vasorum ziehen die A. und V. femoralis sowie der N. genitofemoralis. Der N. femoralis zieht zusammen mit dem M. iliopsoas durch die **Lacuna musculorum,** die sich lateral von der Lacuna vasorum unter dem Leistenband zwischen dem Arcus iliopectineus und der ventralen Beckenkammseite befindet.

Nach medial schließt sich der **M. adductor longus** an. Sein Ursprung liegt an der Symphyse und unterhalb des Tuberculum pubicum am Os pubis. Er zieht nach kaudolateral, wo er breitflächig in die mittige Linea aspera einstrahlt. Sein Faserverlauf ist auch nach dorsal gerichtet.

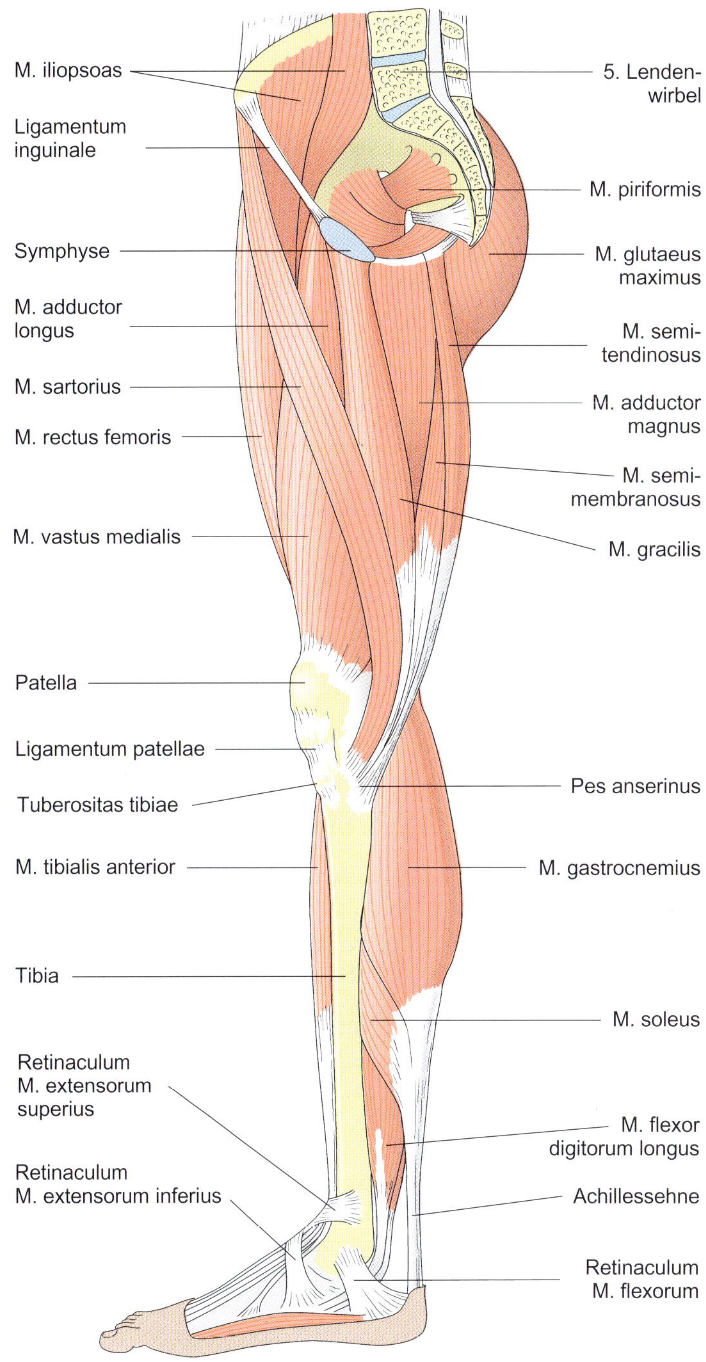

Abb. 14.14 Beinmuskulatur, Ansicht von medial.

Der **M. gracilis** zieht als bandförmige Struktur an der medialen Oberschenkelseite entlang. Er entspringt von der ventrokaudalen Seite des Ramus inferior ossis pubis und endet im Pes anserinus superficialis zwischen dem M. semitendinosus und dem M. sartorius (Abb. 14.14). Er ist der einzige biartikuläre Adduktor.

In der tieferen Schicht liegt der **M. adductor brevis,** der lateral vom Ursprung des M. gracilis am Ramus inferior ossis pubis entspringt. Er zieht zum oberen Teil der Linea aspera, proximal vom Ansatz des M. adductor longus.

Die Ursprungsstelle des **M. adductor magnus** befindet sich dorsal der Ursprungsstellen von M. gracilis und M. adductor brevis. Sie reicht fast bis zum Tuber ischiadicum. Der dorsale Faserteil, der gerade ventral vom Tuber ischiadicum entspringt, zieht kaudalwärts zum Tuberculum adductorium des Epicondylus medialis des Femur. Er hat einen embryonalen Zusammenhang mit der ischiokruralen Muskulatur. Sein letzter, langer, sehnenartiger Teil besitzt auch Ausstrahlungen zum Labium mediale der Linea aspera. Durch die Lücke, den **Hiatus tendineus,** der zwischen Sehne und medialem Femurrand entsteht, gelangen die Blutgefäße der ventromedialen Oberschenkelseite zur Kniekehle. Die weiteren Anteile des M. adductor magnus setzen über die gesamte Länge an der Linea aspera an.

14

Kranial des Hiatus tendineus wird durch Muskelfaszien ein Kanal gebildet, der **Adduktorenkanal.** Er verläuft zwischen dem M. adductor magnus, dem M. adductor longus und dem angrenzenden M. vastus medialis. Die ventrale Seite des Kanals wird proximal durch den M. sartorius und die Fascia lata gebildet. Die distale ventrale Seite wird durch einen Sehnenplatte begrenzt, die vom M. adductor magnus zum angrenzenden M. vastus medialis zieht. Im Adduktorenkanal liegen die A. und V. femoralis sowie der. N. saphenus. Der Kanal und die Innenseite des Oberschenkels gewähren ihnen einen relativen Schutz.

Tiefe pelvitrochantäre Hüftgelenkmuskeln

Einige der tiefen Hüftmuskeln entspringen vom Os sacrum und vom kaudalen Becken. Sie ziehen nah am Hüftgelenk vorbei und inserieren am Trochanter major.

Der **M. piriformis** entspringt an der ventralen Seite des Os sacrum. Er zieht hinter dem Hüftgelenk zur Spitze des Trochanter major. Dadurch teilt sich das Foramen sciaticum (ischiadicum) majus (➤ Kap. 14.1.1) in ein Foramen suprapiriforme und ein Foramen infrapiriforme. Durch das Foramen infrapiriforme zieht der N. ischiadicus.

Durch das Foramen sciaticum minus (➤ Kap. 14.1.1) zieht der **M. obturatorius internus.** Sein Verlauf ist von der Innenseite der Membrana obturatoria sowie den umgebenden Knochen zur Innenseite der Spitze des Trochanter major. Hierbei zieht er um den mit faserigem Knorpel überzogenen Rand der Incisura ischiadica minor.

Die **Mm. gemellus superior** und **inferior** begleiten den M. obturatorius int. kranial bzw. kaudal. Sie sind eng mit ihm verbunden und enden in einer gemeinsamen Sehne. Der obere M. gemellus entspringt von der Spina ischiadica, der untere oberhalb vom Tuber ischiadicum.

Der **M. quadratus femoris** ist ein kurzer Muskel und schließt sich dem M. gemellus inferior nach kaudal hin an. Er hat seinen Ursprung lateral am Tuber ischiadicum und inseriert an der Crista intertrochanterica.

Der **M. obturatorius externus** ist der tiefste Muskel dieser Gruppe. Er kommt vom medialen Rand des Foramen obturatum, an der Außenseite des Os coxae und von der Außenseite der Membrana obturatoria. Er zieht nach lateral und liegt der Hüftgelenkskapsel direkt an. Der Ansatz ist in der Fossa trochanterica.

PT-PRAXIS

Piriformis-Syndrom

Der längste und dickste Nerv des Menschen, der **N. ischiadicus** (Ischiasnerv) verläuft im Gesäßbereich durch das Foramen infrapiriforme. Durch präzise anatomische Studien konnte gezeigt werden, dass in ca. 12 % der Fälle der N.-peroneus-Anteil des N. ischiadicus durch und in 0,5 % oberhalb des M. piriformis zieht. Ein hoher Tonus oder eine Verkürzung des M. piriformis kann bei Patienten den N. ischiadicus dermaßen Reizen, dass neurologische Symptome entstehen wie Ziehen im Bein, Kribbeln, Taubheit oder sogar motorischer Ausfall. Diese Symptome unter Einfluss des M. piriformis werden als **Piriformis-Syndrom** bezeichnet. Bezüglich der Prävalenz des Piriformis-Syndroms wurden zwischen normalem Piriformis-Verlauf und Varianten keine signifikanten Unterschiede festgestellt (Bartret 2018). Der Therapeut kann den M. piriformis durch Dehnung mobilisieren. Der Patient liegt in Rückenlage bei 90° Flexion im Hüftgelenk. Der Therapeut zieht die Hüfte in horizontale Adduktion und Exorotation mit leichtem Druck in der Längsachse des Oberschenkels, damit die gedehnte Seite unten auf der Liege liegen bleibt. Berücksichtigt werden muss hierbei, das der M. piriformis über 60°Flexion eine Endorotation gibt und keine Exorotation. Gedehnt wird er in 90°Flexion, also mit Exorotation (➤ Kap. 14.2.3).

14.2.3 Aktive Stabilität und Muskelzugrichtungen des Becken- und Oberschenkelbereichs

Muskuläre Stabilisierung des Art. coxae

Die **Flexoren** sichern die aktive Stabilität des Hüftgelenks in der Sagittalebene. Liegt der Körperschwerpunkt hinter der (durch beide Hüftgelenke laufenden) Transversalachse, so wirken die Flexoren über die Funktion der Beckenkippung aktiv stabilisierend. Liegt der Körperschwerpunkt vor der Transversalachse, so werden die **Extensoren** stabilisierend wirksam – zunächst die ischiokrurale Muskulatur und später der M. gluteus maximus.

Die **Abduktoren** gewährleisten die aktive Stabilität des Hüftgelenks in der Frontalebene. Homolaterale Abduktoren und kontralaterale Adduktoren haben dabei eine synergistische Funktion. Beim Einbeinstand sichern nur die homolateralen Abduktoren die aktive Stabilität. Sie verhindern ein seitliches Absacken des Beckens beim Gehen zu der Seite, auf der das Bein gehoben und der nächste Schritt eingeleitet wird. Durch Kontraktion auf der Seite des jeweiligen Standbeins ziehen sie das Becken dort etwas hinunter. Das gleichzeitige Anheben der Gegenseite ermöglicht so den nächsten Schritt. Die Mm. glutei medius et minimus unterstützen auch die Endo- und Exorotationen des Beines im Hüftgelenk.

MERKE

Trendelenburg- und Duchenne-Zeichen

Sind der M. gluteus medius und minimus insuffizient oder sogar gelähmt, kommt es zum „Watschelgang". Sackt das Becken an der Schwungbeinseite ab, bezeichnet man dies als **Trendelenburg-Zeichen;** wird das Absacken des Beckens durch eine Lateralflexion des Oberkörpers zur Gegenseite kompensiert, bezeichnet man dies als **Duchenne-Zeichen.** In diesem Fall macht der Oberkörper eine Lateroflexion zur Standbeinseite. Klinisch ist diese Lataralflexion des Oberkörpers das auffälligste Zeichen und beim Observieren leicht zu erkennen.

Alle medial der Kollumachse verlaufenden Muskeln haben eine luxierende Komponente. Dies gilt besonders für die **Mm. ischiocrurales** und die **langen Adduktoren.**

Die **Rotatorenmanschette** wird, wie bei der Schulter, von den parallel zum Kollum verlaufenden Muskelfasern gebildet, die das Gelenk wie eine Manschette umschließen. Sie fixieren den

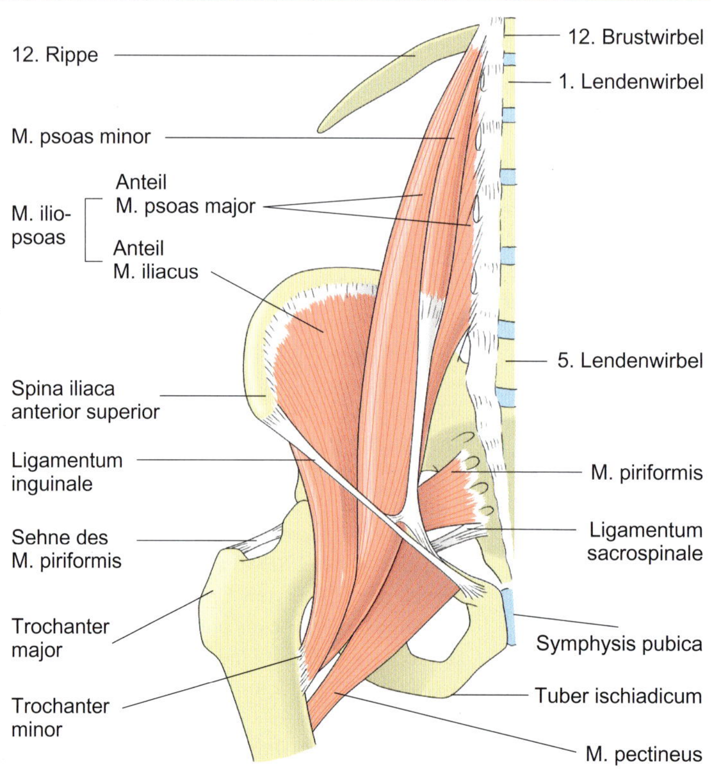

Abb. 14.15 Ein Teil der inneren Hüftmuskulatur und der Flexoren des Hüftgelenks von ventral gesehen.

Hüftkopf in der Pfanne – besitzen also eine große stabilisierende Wirkung. Die Rotatorenmanschette besteht aus folgenden Muskeln: Mm. glutei medius et minimus, M. piriformis, M. obturatorius externus, M. quadratus femoris und M. pectineus. Die Adduktoren wirken bei maximaler Abduktionsstellung ebenfalls fixierend.

Muskelzugrichtungen der Hüftmuskeln

Flexion

Die für die **Flexion** (➤ Abb. 14.15, ➤ Abb. 14.16, ➤ Abb. 14.17, ➤ Abb. 14.18, ➤ Abb. 14.19) zuständigen Muskeln sind:

- M. iliopsoas
- M. sartorius
- M. rectus femoris (zweiter Ursprung an der Gelenkkapsel = Kapselspanner)
- M. tensor fasciae latae
- M. pectineus
- M. adductor longus
- M. gracilis
- M. gluteus medius, die vorderen Faserbündel
- M. gluteus minimus, die vorderen Faserbündel.

Alle Flexoren haben zusätzlich eine Abduktions- oder Adduktions- und eine Exorotations- oder Endorotationsfunktion. Sie lassen sich daher in zwei Gruppen einteilen:

- Die erste Gruppe mit einer **Flexion-Abduktion-Endorotations-Komponente** besteht aus den vorderen Anteilen der Mm. glutei medius et minimus und dem M. tensor fasciae latae.
- Die zweite Gruppe mit einer **Flexion-Adduktion-Exorotations-Komponente** besteht aus dem M. iliopsoas, dem M. pectineus und dem M. adductor longus.

Bei einer reinen Flexion müssen beide Muskelgruppen gleichermaßen kontrahieren.

Extension

Die für die **Extension** (➤ Abb. 14.16, ➤ Abb. 14.17 und ➤ Abb. 14.19) zuständigen Muskeln sind:

- M. gluteus maximus
- Mm. glutei medius et minimus, hintere Faserbündel
- Mm. ischiocrurales
- M. adductor magnus
- Die meisten Exorotatoren.

Alle Extensoren haben zusätzlich eine Abduktions- oder Adduktionsfunktion. Sie lassen sich daher in zwei Gruppen einteilen:

- Die erste Gruppe mit einer **Extension-Abduktions-Komponente** besteht aus den hinteren Faserbündeln der Mm. glutei medius et minimus und den kranialen Fasern des M. gluteus maximus.
- Die zweite Gruppe mit einer **Extension-Adduktions-Komponente** besteht aus den Mm. ischiocrurales, den hinter der Frontalebene verlaufenden Fasern der Adduktoren und dem größten Teil des M. gluteus maximus.

Bei einer reinen Extension müssen beide Muskelgruppen gleichermaßen kontrahieren.

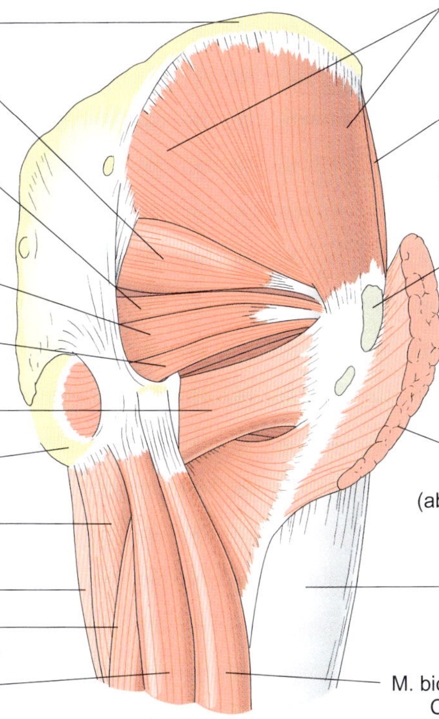

Abb. 14.16 Die äußere Hüftmuskulatur der rechten Hüfte nach Durchtrennung des M. gluteus maximus von dorsal.

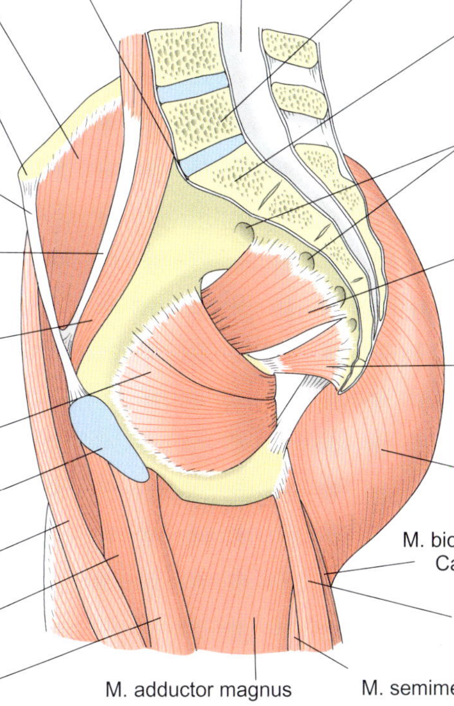

Abb. 14.17 Muskeln der Hüfte und des Oberschenkels nach Durchtrennung des Beckens und der Lendenwirbelsäule in der Medianebene von medial.

> **M. gluteus maximus**
>
> Beim normalen Gang wird das Hüftgelenk hauptsächlich über die ischiokruralen Muskeln gestreckt. Erst beim Laufen, Treppensteigen, Bergsteigen oder Springen spielt der **M. gluteus maximus** eine entscheidende Rolle.

Abduktion

Lateral der Hüfte liegt ein Muskelkomplex, der die Gestalt eines Dreiecks (Delta) besitzt. Ansatz dieses Deltas ist der Tractus iliotibialis. Anatomisch und funktionell besitzt dieser Muskelkomplex ähnliche Eigenschaften wie der M. deltoideus an der Schulter. Es handelt sich hier jedoch um zwei getrennte Muskeln, den ventral gelegenen M. tensor fasciae latae und den dorsal gelegenen kranialen Teil des M. gluteus maximus.

Die für die **Abduktion** (➤ Abb. 14.16 und ➤ Abb. 14.18) zuständigen Muskeln sind:

- Mm. glutei medius et minimus
- M. tensor fasciae latae
- M. gluteus maximus, kraniale Fasern
- M. piriformis.

Alle Abduktoren haben zusätzlich noch eine Flexions- oder Extensions- und eine Exorotations- oder Endorotationsfunktion. Sie lassen sich daher in zwei Gruppen einteilen:

- Die erste Gruppe mit einer **Abduktion-Flexion-Endorotations-Komponente** besteht aus den vorderen Fasern der Mm. glutei medius et minimus und dem M. tensor fasciae latae.
- Die zweite Gruppe mit einer **Abduktion-Extension-Exorotations-Komponente** besteht aus den hinteren Fasern der Mm. glutei medius et minimus und den abduzierenden Anteilen des M. gluteus maximus.

Bei einer reinen Abduktion müssen beide Muskelgruppen gleichermaßen kontrahieren.

14

Adduktion

Die für die **Adduktion** (➤ Abb. 14.16, ➤ Abb. 14.17, ➤ Abb. 14.18, ➤ Abb. 14.19) zuständigen Muskeln sind:

- M. adductor magnus (Kasten)
- M. gracilis
- M. adductor longus
- M. adductor brevis
- M. pectineus
- Mm. semimembranosus et semitendinosus
- M. biceps femoris, Caput longum
- M. gluteus maximus
- M. quadratus femoris
- M. obturatorius internus
- Mm. gemelli
- M. obturatorius externus.

Alle Adduktoren besitzen zusätzlich eine Flexions- oder Extensions- und eine Exorotations- oder Endorotationsfunktion. Sie lassen sich daher in zwei Gruppen einteilen:

- Die erste Gruppe mit einer **Adduktion-Flexions-Komponente** besteht aus allen Muskeln, deren Ursprung vor der durch den Mittelpunkt des Hüftgelenks verlaufenden Frontalebene liegt. Dazu gehören der M. pectineus, der M. adductor brevis, der M. adductor longus, die vorderen Anteile des M. adductor magnus und der M. gracilis.
- Die zweite Gruppe mit einer **Adduktion-Extensions-Komponente** besteht aus allen Muskeln, deren Ursprung hinter der Frontalebene liegt. Dazu gehören die hinteren Anteile des M. adductor magnus, die Mm. ischiocrurales und der M. gluteus maximus.

Bei einer reinen Adduktion müssen beide Muskelgruppen gleichermaßen kontrahieren.

> **M. adductor magnus**
>
> Der **M. adductor magnus** (➤ Abb. 14.19) leistet bei der Adduktion den größten Teil der Arbeit. Die medial entspringenden Fasern vom Ramus ossis ischii und Ramus ossis pubis inserieren distal der anderen Adduktoren proximal am Femur. Die am weitesten lateral entspringenden Fasern des Tuber ischiadicum inserieren weiter distal an der Linea aspera. Durch diese Muskelanordnung bleibt die Dehnung des Muskels während der Abduktion relativ gering, sodass er weiterhin funktionell wirksam ist. Ein ähnliches Prinzip der Muskelfaseranordnung findet man beim M. pectoralis major am Arm.

Exorotation

Es gibt viele Muskeln mit einer **Exorotationskomponente** (➤ Abb. 14.16, ➤ Abb. 14.18 und ➤ Abb. 14.19); dazu gehören:

- Die pelvitrochantären Muskeln wie der M. obturatorius internus, der M. piriformis, welcher über 60° Flexion eine Endorotationsfunktion besitzt, die Mm. gemelli, der M. obturatorius externus, der primär bei gebeugter Hüfte eine Exorotation ausführt, der M. gluteus maximus und die hinteren Anteile der Mm. glutei medius et minimus
- Einige Adduktoren wie der M. pectineus, die hinteren Anteile des M. adductor magnus und der M. quadratus femoris, der zusätzlich aus der Extensionsstellung eine Flexion und aus der Flexionsstellung eine Extension ausführt
- Die ischiokrurale Muskulatur.

Endorotation

Die **Endorotatoren** (➤ Abb. 14.16 und ➤ Abb. 14.18) sind nicht so kräftig wie die Exorotatoren. Zu ihnen zählen der M. tensor fasciae latae, der M. gluteus minimus, der zum größten Teil Endorotator ist, und die vorderen Anteile des M. gluteus medius.

Umkehrung von Muskelfunktionen durch veränderte Ausgangsstellungen (ASTE)

Es gibt viele Muskeln im Hüftbereich, die an einem gewissen Punkt ihrer Bewegungsbahn die gegenüberliegende Seite der Bewegungsachse erreichen, wodurch sich ihre Funktion umkehrt.

In Nullstellung sind alle **Adduktoren,** außer den hinteren Fasern des M. adductor magnus, Flexoren. Bei einer ASTE ab etwa 50° Anteflexion wird ihre Flexionskomponente zunehmend durch eine Extensionskomponente ersetzt. Bei flektierter Hüfte bewirkt der **M. quadratus femoris** eine Extension, bei extendierter Hüfte dagegen eine Flexion. Der **M. piriformis** (➤ Abb. 14.17) bewirkt eine Exorotation, Flexion und Abduktion, bei mehr als 60° Flexion jedoch eine Endorotation, Extension und Abduktion. Die Adduktionsfunktion des **M. obturatorius internus** wird bei stark flektierter Hüfte durch eine Abduktionsfunktion ersetzt. Der **M. gluteus maximus** als Hauptextensor der Hüfte bewirkt bei stark flektierter Hüfte die Abduktion. Der **M. gluteus minimus** und **M. tensor fasciae latae** sind primär Endorotatoren, die jedoch bei großer Flexion zu horizontalen Adduktoren und bei einer Endorotation zu Exorotatoren werden. Der **M. obturatorius externus** und der **M. pectineus** (➤ Abb. 14.19) sind primär Exorotatoren, die jedoch ab etwa 30° Endorotation eine Endorotation bewirken.

Auch die Stellung des Beckens hat Einfluss auf die Funktion der Extensoren und Flexoren. Die Beckenaufrichtung erschwert die Extension, da hierbei die Bewegungsbahn der Extensoren verkürzt wird und folgend die leichte Vordehnung geringer ausfällt. Eine Beckenkippung vorwärts erschwert die Flexion, da nun die Bewegungsbahn der Flexoren verkürzt wird.

Physiologische Bewegungen der Hüft-Becken-Region

Physiologische Bewegungen ergeben sich meist aus einer Kombination einzelner Bewegungsrichtungen, wobei die Bewegungen eines Gelenkes immer die benachbarten Gelenke einbeziehen.

Beim **Gehen** findet im Hüftgelenk während der Schwungphase eine Kombination aus Flexion, Abduktion und Exorotation und während der Stand- und Abdruckphase eine Kombination aus Hyperextension, Adduktion und Endorotation statt.

Endgradige **Flexionsbewegungen** der Hüfte verursachen eine Posteriorrotation des Iliums gegenüber dem Sakrum (Sakrumnutation, ➤ Kap. 12.2.2), die lumbale Wirbelsäule führt gleichzeitig eine Flexionsbewegung aus. Endgradige **Extensionsbewegungen** der Hüfte bewirken eine Anteriorrotation des Iliums gegenüber dem Sakrum (Sakrumkontranutation, ➤ Kap. 12.2.2), die lumbale Wirbelsäule führt gleichzeitig eine Extensionsbewegung aus (➤ Abb. 14.20).

Endgradige **Endorotationsbewegungen** der Hüfte bedingen ein dorsales Klaffen, endgradige **Exorotationsbewegungen** dagegen ein ventrales Klaffen des homolateralen Iliosakralgelenks. Unter dem Begriff „Klaffen" ist allerdings nur eine Minimalbewegung zu verstehen, da im Iliosakralgelenk nur sehr wenig Bewegung möglich ist.

14.2.4 Palpationen im Becken- und Oberschenkelbereich

(➤ Abb. 14.21 und ➤ Abb. 14.39)

> **KLINIK**
>
> **Pathologische Gelenkveränderungen der Hüft-Becken-Region**
>
> **Koxarthrose**
>
> Eine Arthrose des Hüftgelenks schränkt dessen Bewegungsmöglichkeiten erheblich ein. Die Flexion ist nur noch eingeschränkt auf einer nach kraniolateral gerichteten Bewegungsbahn möglich. Endorotation, Abduktion und Hyperextension können kaum noch ausgeführt werden. Die eingeschränkte Extension des Hüftgelenks beim Gehen führt auf Dauer zu einer Überbelastung des lumbosakralen Übergangs und damit zu möglichen Diskusschäden.

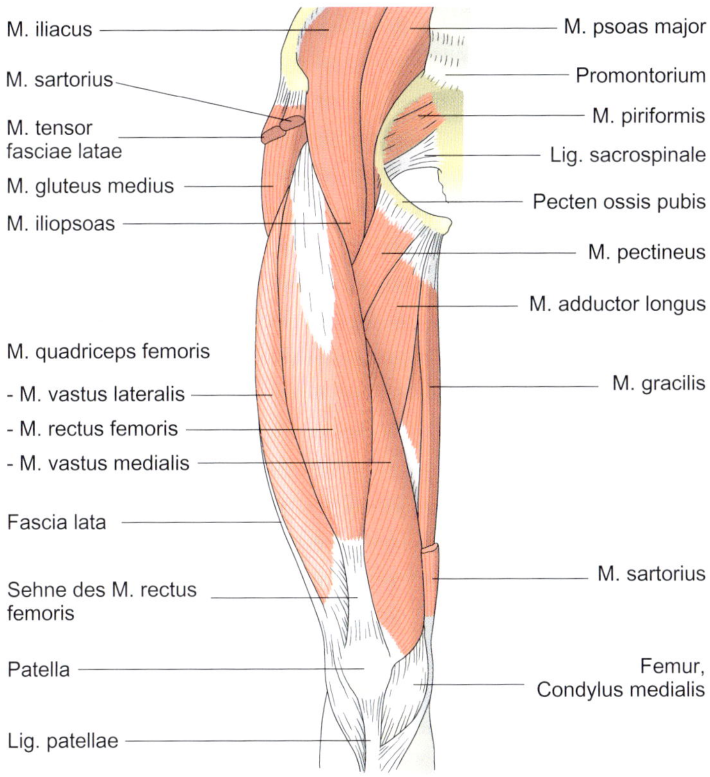

Abb. 14.18 Muskeln des Oberschenkels und der Hüfte nach Abtragung der Fascia lata, des M. tensor fasciae latae und des M. sartorius von ventral.

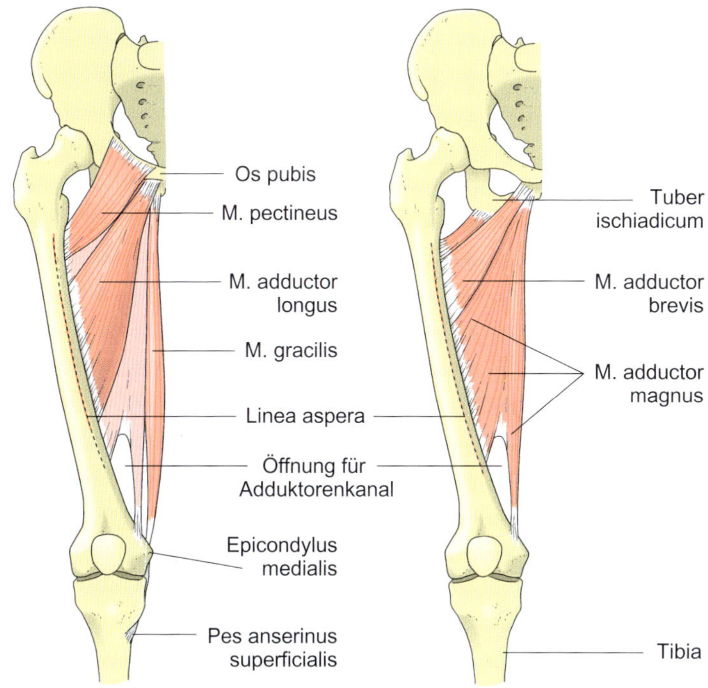

Abb. 14.19 Adduktoren des rechten Oberschenkels; links die oberflächliche und rechts die tiefere Schicht.

Lumbosakrale Anomalien

Ist der fünfte lumbale Wirbel (L5) mit dem Sakrum verwachsen – man spricht von einer **Sakralisation** – führt dies zu einer Hypermobilität der benachbarten Wirbelsäulenabschnitte bzw. des darüber liegenden Wirbelgelenks und der Iliosakralgelenke.

Die **Lumbalisation** – eine Anomalie, bei der statt S1 ein beweglicher sechster lumbaler Wirbel vorhanden ist – verursacht eine Überbelastung des lumbosakralen Übergangs, der Hüftgelenke und evtl. auch der Kniegelenke mit einer Blockierungsneigung der ilio- und lumbosakralen Gelenke.

Beckenverwringung

Eine Posteriorrotation des Iliums in der sagittalen Ebene ergibt eine Exorotationsstellung in der transversalen Ebene. Diese leichte Verdrehung verursacht eine Stellungsveränderung des Azetabulums mit einer scheinbaren Exorotationsstellung und eingeschränkten Endorotation des Hüftgelenks (➤ Abb. 14.22).

Die **Spinae iliacae anteriores superiores** sind beidseitig am kraniolateralen Ende der Leistenbeuge zu tasten. Linke und rechte Hand können beim Patienten in Hüfthöhe lateral aufgelegt werden, wobei die beiden Daumen flächig von unten nach oben über die ventrale Seite schieben. Etwa drei Zentimeter nach kaudal palpiert man – proximal im Trigonum femorale laterale zwischen dem lateral liegenden **M. tensor fasciae latae** und dem medial verlaufenden **M. sartorius** – die **Spinae iliacae anteriores inferiores.** Die Muskeln können dabei am besten durch Hüftbeugung etwas entspannt werden. Das oben erwähnte wie ein umgekehrtes V aussehende **Trigonum femorale laterale** lässt sich am besten bei aktiver Flexion, Exorotation und ein wenig Abduktion der Hüfte palpieren. Proximal im Trigonum, direkt kaudal der Spina iliaca anterior inferior, spürt man den Ursprung des **M. rectus femoris.**

Die **Spinae iliacae posteriores superiores** sind etwa in Höhe der beiden „Beckengrübchen" zu palpieren und lassen sich am deutlichsten ertasten, wenn man mit beiden Daumen oder Fingerspitzen leichten Druck gebend von kaudal nach kranial schiebt. Eine nach vorn gebeugte Position des Patienten kann diese Palpation erleichtern. Die **Spinae iliacae posteriores inferiores** liegen etwa 2 cm unterhalb der Spinae iliacae posteriores superiores, sind aber kaum zu tasten.

In der Tiefe der Leistenbeuge ist das zwischen Tuberculum pubicum und Spina iliaca anterior superior verlaufende **Lig. inguinale** quer zu dessen Verlauf zu tasten. Das **Tuberculum pubicum** lässt sich am kaudomedialen Ende der Leistenbeuge als kleiner Knochenvorsprung unter der Schambehaarung auf dem Os pubis ertasten.

Lateral am Oberschenkel, in der Ebene zwischen Spina iliaca anterior inferior und Os pubis bzw. eine Handbreit unter dem Beckenschaufelrand, befindet sich der **Trochanter major.** Am besten lässt er sich mit der leicht nach oben, über die laterale Seite schiebenden flachen Hand erfühlen.

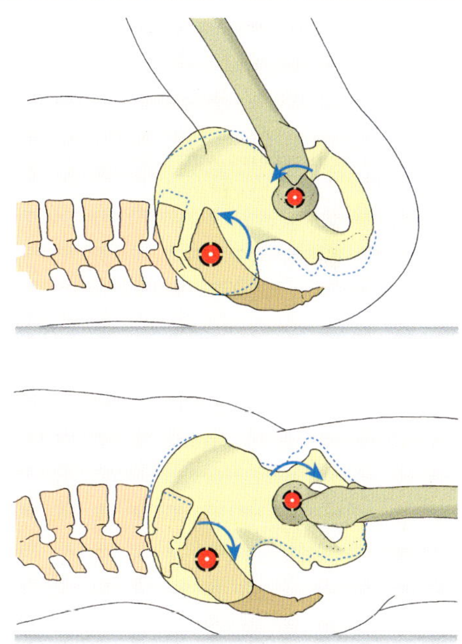

Abb. 14.20 Bewegungskombinationen von Hüfte, Iliosakralgelenk und Lendenwirbelsäule bei Flexion und Extension.

Die obere Begrenzung des **Sakrums** lässt sich etwa 2 cm unterhalb der Verbindungslinie beider SIPS (Spina iliaca posterior superior) ertasten. Die untere Spitze des **Os sacrum** befindet sich etwa auf Höhe der Mitte einer Verbindungslinie zwischen dem höchsten Punkt der Gesäßnaht und der unteren Begrenzung des M. gluteus maximus (Gesäßfalte). Bei flektierter Hüfte lässt sich lateral der Gesäßnaht das **Tuber ischiadicum** palpieren.

Bei gestreckter Hüfte liegt das Tuber ischiadicum unter dem distalen Anteil des M. gluteus maximus, wodurch die Palpation etwas erschwert wird. Das vom Tuber bis zum Os sacrum verlaufende **Lig. sacrotuberale** ist quer zu seinem Verlauf zu ertasten.

Der obere Rand des **M. gluteus maximus** befindet sich etwa auf Höhe der Verbindungslinie zwischen SIPS und dem oberen Rand des Trochanter major. Der von mediokranial nach laterokaudal verlaufende Unterrand des Muskels kann in der Gesäßfalte palpiert werden. Der Unterrand des Muskels sollte nicht mit der Gesäßfalte, **Sulcus glutealis** (➤ Kap. 14.2.2), verwechselt werden; die oberflächliche Hautfalte wird durch den Zug der vom Tractus iliotibialis bogenförmig zum Tuber ischiadicum ziehenden Fasern gebildet. Sie strahlen in die oberflächliche Faszie des M. gluteus maximus ein. Der **M. piriformis** liegt unter dem M. gluteus maximus und ist dadurch schlecht zu palpieren, kann jedoch lokalisiert werden. Da gerade der M. piriformis relativ häufig Probleme verursacht (sog. Piriformis-Syndrom, ➤ Kap. 14.2.2), ist seine Lokalisation klinisch wichtig. Den Ursprung des M. piriformis findet man auf einer Linie zwischen SIPS und Gesäßnahtspitze. Der Muskel verläuft von hier aus nach laterokaudal zur Crista intertrochanterica femoris. Bei flektierter, exorotierter und adduzierter Hüfte wird er etwas gedehnt und kann bei der Palpation hinter dem Trochanter major etwas druckschmerzhaft sein.

Der **M. gluteus medius** wird größtenteils durch den M. gluteus maximus bedeckt, ist jedoch ventrokranial von diesem und dorsal des M. tensor fasciae latae zu palpieren. Der M. gluteus medius und der M. tensor fasciae latae sind bei abwechselnder Endo- und Exorotation des Oberschenkels leicht zu differenzieren.

An der Innenseite des proximalen Oberschenkels, tief in der Leistenbeuge nahe des Os pubis, ist der **M. adductor longus** zu palpieren. Er springt bei leichter Adduktion deutlich hervor und lässt sich nach distal bis zu jener Stelle verfolgen, an welcher der **M. sartorius** über ihn hinwegläuft. Gleich lateral schließt der **M. pectineus** an. Man ertastet ihn direkt unter dem Lig. inguinale und medial der Pulsationen der A. femoralis. Er ist nur kurz zu verfolgen und verschwindet weiter distal auch unter den M. sartorius. Der M. sartorius ist ein langer dünner Muskel, der schräg von der medialen Knieseite nach lateral über den Oberschenkel zur Spina iliaca anterior superior läuft. Bei Anteflexion, Abduktion und Exorotation der Hüfte ist der proximale Teil meistens gut sichtbar. Der distale Teil ist weniger deutlich zu sehen.

Der oben erwähnte M. adductor longus und M. sartorius bilden das V-förmige **Trigonum femorale mediale,** das nach lateral vom M. sartorius, nach medial vom M. adductor longus und M. gracilis und nach kranial vom Lig. inguinale begrenzt wird. Im proximalen Teil dieses Trigonums, direkt

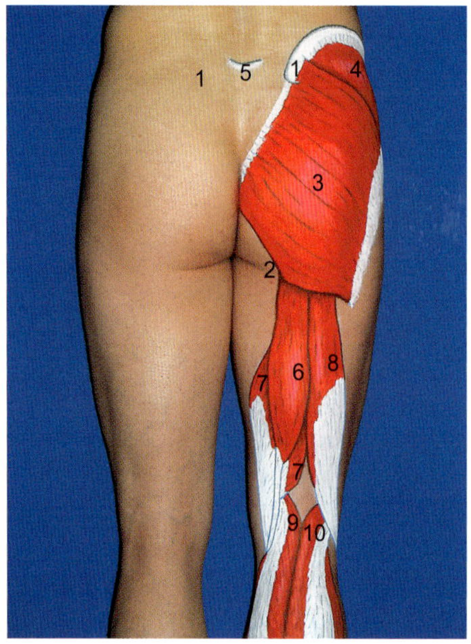

Abb. 14.21 Palpationen der dorsalen Seite des rechten Beines. Dorsale Ansicht. 1 Spinae iliacae posteriores superiores; 2 Sulcus glutealis; 3 M. gluteus maximus; 4 M. gluteus medius; 5 obere Begrenzung des Os sacrum; 6 M. semitendinosus; 7 M. semimembranosus; 8 M. biceps femoris, Caput longum; 9 M. gastrocnemius (Ursprünge), Caput mediale et 10 laterale. [O434]

unterhalb des Lig. inguinale, ist die Ansatzstelle des **M. iliopsoas** zu tasten. Zur besseren Orientierung palpiert man bei leicht gebeugter Hüfte zuerst die Pulsationen der **A. femoralis** in der **Lacuna vasorum,** schiebt den palpierenden Finger danach 1 cm lateral zur **Lacuna musculorum** und dann etwas kaudal und in die Tiefe auf die Ansatzstelle des M. iliopsoas am **Trochanter minor,** der selbst nur schwer zu palpieren ist. Lateral der A. femoralis verläuft in der Lacuna musculorum auch der **N. femoralis,** der als dicker Strang tastbar ist.

Direkt unterhalb des Tuber ischiadicum lässt sich am Gesäß der Ursprung des **M. semitendinosus, M. semimembranosus** und **M. biceps femoris caput longum** ertasten. Eine aktive Kniebeugung bei gestreckter Hüfte, z. B. in Bauchlage, erleichtert diese Palpation. Man beachte, dass der sehr weit nach hinten reichende M. vastus lateralis des M. quadriceps gleich am M. biceps femoris anschließt, dorsal des Tractus iliotibialis. Oberhalb des Knies ist dorsolateral das **Caput breve** des **M. biceps femoris** tastbar. Er wird kranial durch den M. vastus lateralis begrenzt.

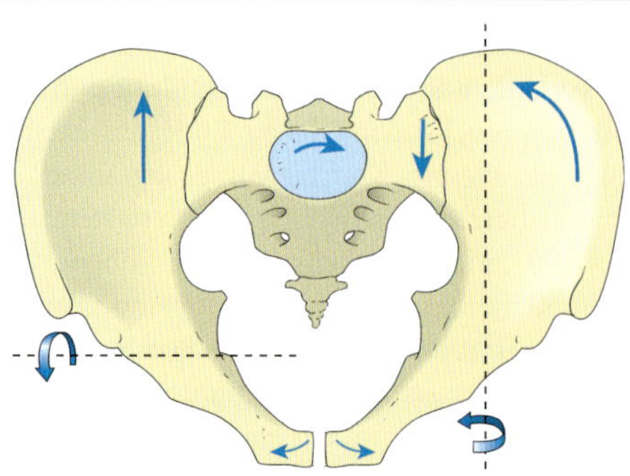

Abb. 14.22 Funktionsstörung im Hüftgelenk durch Beckenverwringung.

14.2.5 Kreislauf im Becken- und Hüftbereich

Arterielle Versorgung

(➤ Kap. 16.2 und ➤ Abb. 14.23, ➤ Abb. 14.24)

Die **Aorta abdominalis** teilt sich auf Höhe des vierten lumbalen Wirbels in zwei Arterien auf, die rechte und linke **A. iliaca communis.** Sie ziehen laterokaudal ins Becken. Ventromedial des Iliosakralgelenks teilen sie sich wiederum in eine **A. iliaca externa** und eine **A. iliaca interna.**

Die A. iliaca interna versorgt die Beckeneingeweide, die Glutealmuskulatur, die medialen Oberschenkelmuskulatur und den Beckenboden. Sie gliedert sich in eine A. iliolumbalis, eine A. glutea superior, eine A. glutea inferior, eine A. obturatoria und eine A. pudenda interna. Die Verzweigung dieser inneren Beckenarterie kennt allerdings eine große Variabilität und die Anzahl und Größe der Anastomosen zwischen diesen Arterien variiert stark. Die **A. iliolumbalis** zieht dorsal des M. psoas major zur ventralen Beckenschaufelseite und teilt sich dort auf. Der Ramus iliacus verläuft an der Crista iliaca nach ventral und der Ramus lumbalis versorgt die Muskeln der hinteren Rumpfwand. Die **A. obturatoria** zieht unter die A. und V. iliacae externae zum Canalis obturatorius der medialen Oberschenkelseite. Sie teilt sich in einen Ramus anterior, der zur Adduktorenloge läuft, und einen Ramus posterior, der nach dorsal zu den tiefen dorsalen Hüftmuskeln zieht. Aus dem Ramus posterior entspringt gleichfalls der Ramus acetabularis. Dieser durchläuft das Lig. capitis femoris der Hüfte. Dabei versorgt er die proximale Epiphyse des Caput femoris. Die **A. pudenda interna** durchläuft das Foramen infrapiriforme und zieht bogenförmig um das Lig. sacrotuberale in das Foramen ischiadicum minus zur kaudalen Seite des Beckenbodens. Die äußeren Geschlechtsorgane, der M. levator ani und das Rektum werden u. a. von dieser Arterie versorgt. Die **A. glutea superior** zieht durch das Foramen suprapiriforme und versorgt die dorsalen Hüftmuskeln. Die **A. glutea inferior** zieht durch das Foramen infrapiriforme zu den dorsalen Hüftmuskeln.

Aus der A. iliaca externa entspringt oberhalb des Lig. inguinale die **A. epigastrica inferior.** Sie verläuft zwischen der Fascia transversalis und dem Peritoneum nach kranial zur dorsalen Seite des M. rectus abdominis. Hier anastomosiert sie mit der A. epigastrica superior der A. thoracica interna. Nachdem die A. iliaca externa die Lacuna vasorum verlassen hat, läuft sie kaudal vom Lig. inguinale als **A. femoralis** weiter und zieht durch den Adduktorenkanal zur dorsalen Seite des

Knies. Sie verläuft in diesem Adduktorenkanal zusammen mit der A. und V. femoralis sowie dem N. saphenus. Der Adduktorenkanal befindet sich zwischen dem M. sartorius proximal an der ventralen Seite, dem M. adductor longus und dem M. adductor magnus an der medialen Seite und dem angrenzenden M. vastus medialis an der lateralen Seite (➤ Kap. 14.2.2).

Aus der A. femoralis entspringen mehrere Zweige zur Versorgung u. a. der Muskeln, der Haut usw. Die **A. circumflexa ilium profunda,** die unterhalb des Lig. inguinale entspringt, zieht nach lateral und anastomosiert mit dem Ramus iliacus der A. iliolumbalis. Die **A. pudenda externa** läuft subkutan in mediale Richtung u. a. zur Versorgung der äußeren Geschlechtsorgane. Durch das Unterhautbindegewebe zieht die **A. epigastrica superficialis** in kraniolaterale Richtung über das Lig. inguinale. Die **A. circumflexa ilium superficialis** verläuft unterhalb des Lig. inguinale ebenfalls in kraniolateraler Richtung. Die **A. circumflexa femoris medialis** verläuft zwischen dem M. iliopsoas und dem M. pectineus nach dorsal und bildet den Ramus ascendens und transversus. Sie versorgen die Adduktoren. Der Ramus profundus zieht dorsal in kraniolaterale Richtung zum Trochanter femoris. Die A. circumflexa femoris medialis gibt manchmal einen durch das Lig. capitis femoris der Hüfte verlaufenden Zweig zur Versorgung des proximalen Caput femoris ab. Die von der großen A. femoralis abzweigende **A. profunda femoris** gliedert sich in die lateral abzweigende **A. circumflexa femoris lateralis.** Von ihr versorgt der Ramus descendens die ventrale Oberschenkelmuskulatur. Sie endet im lateralen Gefäßnetzwerk des Knies. Der Ramus ascendens der A. circumflexa femoris lateralis zieht ventral des Femur in kraniolaterale Richtung über das Tuber ischiadicum. Sie anastomosiert mit der von dorsal kommenden A. circumflexa femoris medialis, die aus der A. femoralis entspringt. Das Caput femoris wird von diesem extrakapsulären Ring, der um die Basis des Collum femoris verläuft, versorgt (➤ Abb. 14.24). Die aus diesem Ring aufsteigenden sog. **zervikalen Arterien** ziehen von ihrem Femuransatz durch die Membrana fibrosa in die Subintima (➤ Kap. 11.4.2) und versorgen von dort die Membrana synovialis. Ihre Abzweigungen versorgen die Metaphyse und Epiphyse des Collum und Caput femoris. Unterhalb des Caput femoris bilden sie intrakapsulär einen Ring um den Gelenkknorpel, aus dem die Metaphyse und Epiphyse versorgt werden.

KLINIK

Hüftkopfnekrose nach Schenkelhalsfraktur

Die entlang des Schenkelhalses verlaufenden aus der A. circumflexa femoris entspringenden zervikalen Arterien gewährleisten etwa vier Fünftel der Blutversorgung des Caput femoris. Es handelt sich um Arterien der Gelenkkapsel und des Periosts des Femurschafts, die durch die Foramina nutricia in den Schenkelhals eindringen und von dort in das Caput femoris gelangen. Durch einen intraartikulären Erguss, aber vor allem durch eine Schenkelhalsfraktur kann es zur Unterbrechung der Blutzufuhr kommen. Dadurch entstehen aseptische Nekrosen des Caput femoris. Die Nekrose-

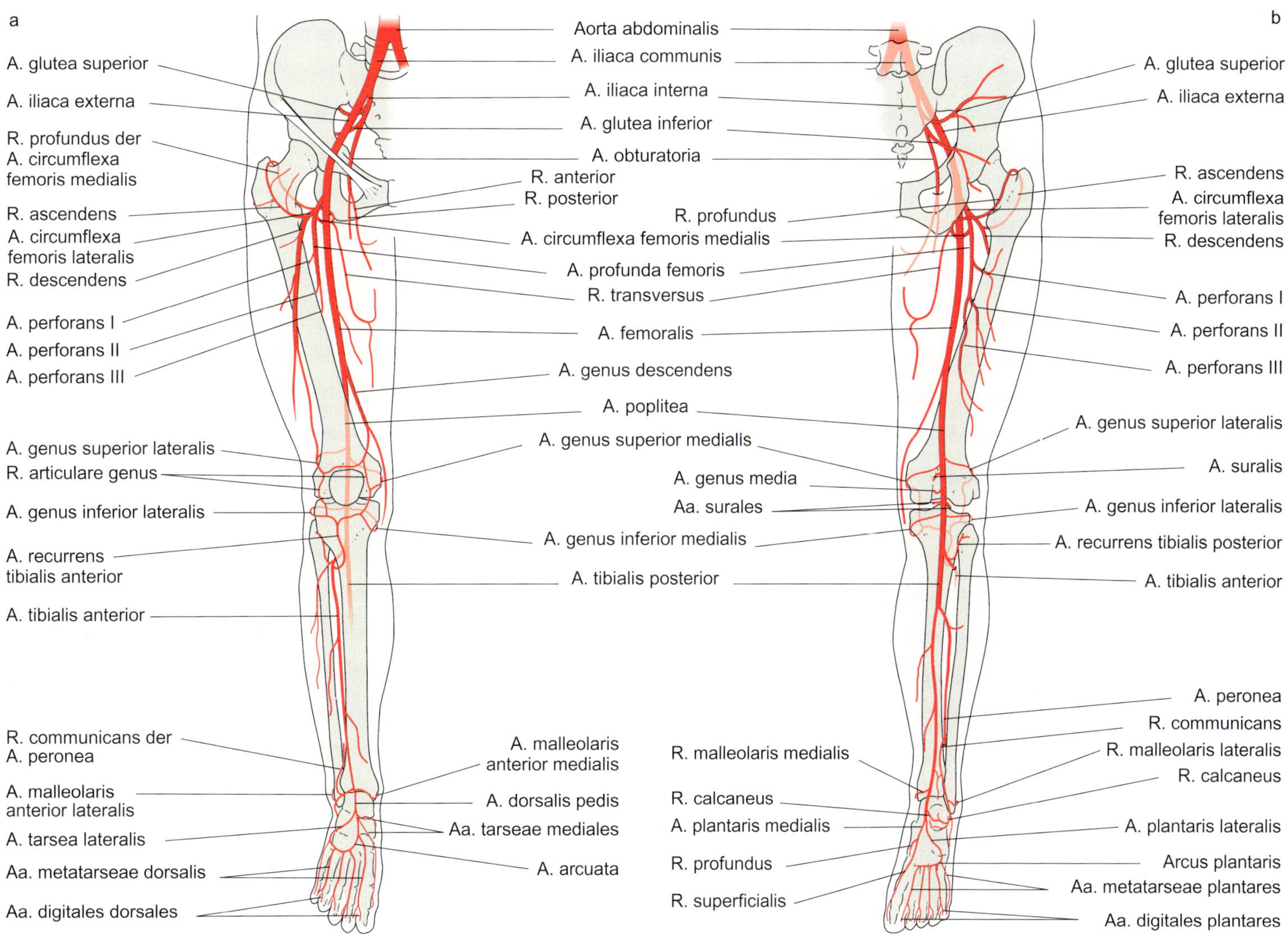

Abb. 14.23 Arterien der rechten unteren Extremität.
a) Von ventral gesehen.
b) Von dorsal gesehen.

gefahr bei einer medialen Schenkelhalsfraktur ist größer als bei einer lateralen oder pertrochantären Fraktur, weil dadurch die zervikalen Arterien betroffen sind. Pertrochantäre Frakturen liegen außerhalb der Kapsel, wodurch die versorgenden extrakapsulären Ringarterien und der Femurkopf weniger schnell beschädigt werden. Dies ist ein Grund, weshalb Patienten mit einer medialen Schenkelhalsfraktur oft operativ mit einem Hüftkopfersatz bzw. einer Totalendoprothese anstatt durch z. B. eine dynamische Hüftschraube versorgt werden.

Venöser Abfluss

(➢ Abb. 14.41 und ➢ Kap. 16.2)

Die unteren Extremitäten werden durch oberflächige Venen aus dem Unterhautbindegewebe sowie den tiefer liegenden Venen entsorgt. Sie verlaufen zusammen mit Arterien zwischen den Muskeln. Beide Venensysteme sind durch Vv. communicantes (auch Vv. perforantes) verbunden.

Die **V. saphena magna** liegt im Oberschenkel an der medialen Seite des M. sartorius. Proximal des mittigen Oberschenkels endet die **V. saphena accessoria lateralis,** aus dem lateralen und ventralen Oberschenkel kommend. Hier endet auch manchmal eine **V. accessoria medialis** aus der medialen Oberschenkelseite. Die **V. epigastrica superficialis** aus der Nabelgegend, die **V. circumflexa ilium superficialis** aus der lateralen Hüftgegend sowie die **Vv. pudendae externae** aus der Schamgegend enden kranial in die V. saphena magna, noch bevor diese an der Vorderfläche des Oberschenkels, unterhalb des Leistenbandes, die lockere netzartige Fascia cribrosa durchbohrt. Die Vereinigung dieser Venen kennt eine große Variationsbreite.

Unter der Fascia cribrosa endet die V. saphena magna in die **V. femoralis.** Sie kommt aus der tiefen Hinterseite des Oberschenkels und verläuft weiter kranial unterhalb des Lig. inguinale durch die Lacuna vasorum. Sie wird danach **V. iliaca externa** genannt. Diese mündet kranial über der V. iliaca communis in die große **V. cava inferior.**

14.3 Kniegelenk und Unterschenkel

Das **Art. genus** (Kniegelenk) ist das größte Gelenk des Körpers. Es ist ein Articulatio composita (zusammengesetztes Gelenk), wobei drei Knochen miteinander artikulieren: Femur, Tibia und Patella. Anatomisch gesehen besteht es aus zwei Einzelgelenken: dem **Art. tibiofemoralis** und dem **Art. femoropatellaris.** Das **Art. tibiofibularis proximalis,** welches funktionell gesehen zum oberen Sprunggelenk gehört und aus diesem Grunde erst dort beschrieben wird, gehört nicht zum Kniegelenk. Im Gegensatz zum Hüftgelenk sind im Kniegelenk nur Bewegungen um zwei Achsen möglich. So kann man das Knie hauptsächlich beugen und strecken, im gebeugten Zustand ist zusätzlich eine geringgradige Endo- und Exorotation möglich.

14.3.1 Gelenkmechanik des Kniegelenks

Art. tibiofemoralis

Das Art. tibiofemoralis ist das bikondyläre Drehscharniergelenk zwischen den konvexen Condyli femorales und dem Tibiaplateau und setzt sich zusammen aus:

- Facies articularis des medialen und lateralen Femurkondylus, welche die konvexen Gelenkflächen des Femurs bilden
- Mit den Menisken bedeckten Facies articularis der etwas ungleich geformten Tibiakondylen.

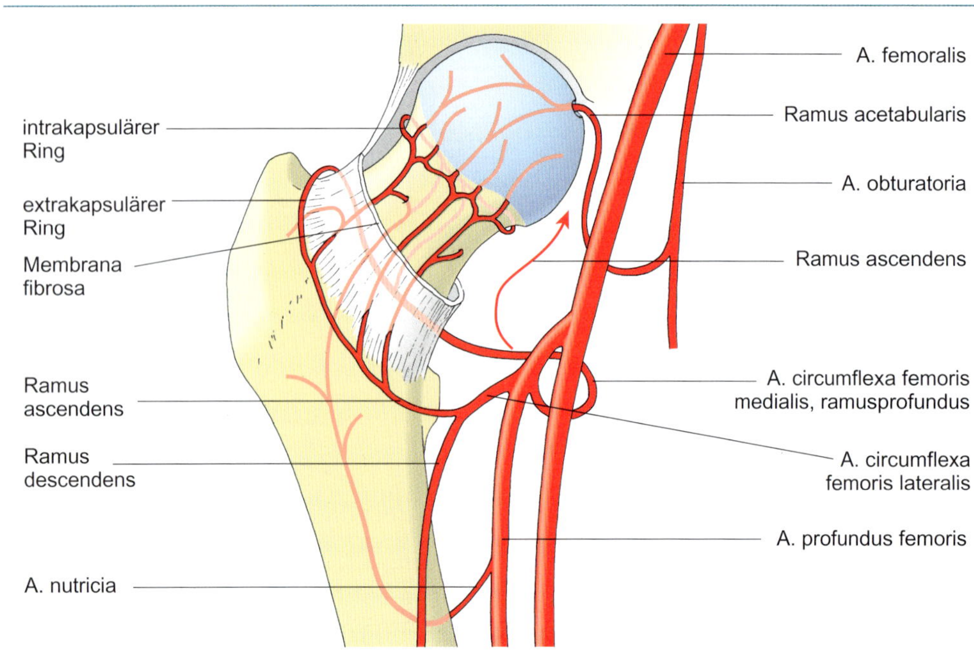

Abb. 14.24 Die arterielle Versorgung des Collum und Caput femoris.
Oben: Ansicht von kranial.
Unten: Ansicht von lateral (links), ventral (Mitte), medial (rechts).

Condyli femorales

Die **Condyli femorales** divergieren in dorsodistale Richtung und bieten so in der Flexionsstellung eine größere Kontaktfläche und ein höheres Maß an Stabilität, da sich der breitere Teil der Femurunterfläche auf die Tibia stützt. Die Oberfläche der Femurkondylen ist spiralförmig angelegt, sodass der Rotationsmittelpunkt des Gelenks unter der Bewegung eine spiralförmige Bewegungsbahn beschreibt. Der **mediale Kondylus** ist in sagittaler Richtung 1–2 cm größer als der **laterale** und zieht weiter distalwärts. Er hat über die ganze Fläche gesehen eine stärkere Krümmung und ist im dorsalen Bereich der Gelenkfläche flacher.

Condyli tibiales

Die **Condyli tibiales** werden von einem sich über das Tibiaplateau erhebenden Knochenfirst, der **Eminentia intercondylaris,** getrennt. Dieser First bietet eine knöcherne Führung für die Extension und Flexion. Da er sich nicht über die ganze Länge des Tibiaplateaus erstreckt, bleibt die Rotation als mögliche Bewegungsrichtung des Gelenks erhalten. Die Tibiakondylen stehen in einer leichten Dorsalneigung von etwa 4°, ihre Gelenkflächen sind unterschiedlich ausgebildet. Während der mediale Kondylus eine bikonkave Gelenkfläche bietet, ist der laterale Kondylus in der anteroposterioren Richtung konvex und in der mediolateralen Richtung konkav. Die Querachse der Tibiakondylen fällt auf ihren Gelenkflächen mit der Längsachse der Tibia zusammen. Die knöchernen Strukturen der zueinander stehenden Gelenkflächen von Tibia und Femur sind nicht passgenau, sondern weisen eine **Inkongruenz** auf. Diese wird durch zwei Knorpelscheiben (Menisken) größtenteils ausgeglichen.

Bewegungsrichtungen des Art. tibiofemoralis

Im Art. tibiofemoralis finden hauptsächlich Flexions- und Extensionsbewegungen statt. Rotationen sowie Ab- und Adduktion sind bei gestrecktem Knie kaum möglich (➢ Tab. 14.5 und ➢ Tab. 14.6).

Zwei Phasen der Knieflexion

1. Phase

Zunächst rollt der laterale Femurkondylus auf dem Tibiaplateau bis etwa 30° nach dorsal, während der mediale Femurkondylus nur bis etwa 15° nach dorsal rollt. Gleichzeitig führt die bei ge-

Tab. 14.5 Bewegungsmöglichkeiten des Kniegelenks abhängig von der Gelenkstellung.

	Maximale Bewegung	Kaum Bewegung möglich
Rotationen	In 90° Beugung	In voller Streckung
Ab-/Adduktion	In 30° Beugung	In voller Streckung

Tab. 14.6 Eigenschaften des Tibiofemoralgelenks.

Nullstellung	Von ventral betrachtet fällt ein Lot vom Hüftgelenkmittelpunkt über die Mitte des Kniegelenks bis zur Mitte des oberen Sprunggelenks. Die Femurachse steht in einem Winkel von etwa 6° zu diesem Lot. Das Knie ist gestreckt.
Ruhestellung (M.L.P.P.)	30° Flexion
Verriegelte Stellung (C.P.P.)	Maximale Extension mit Exorotation (Schlussrotation)
Kapselzeichen	Flexion > Extension > Rotationen
Bewegungsausmaße	• Flexion/Extension: 160°/0°/10° • Exo-/Endorotation: 45°/0°/15° • Valgus/Varus bei 0° Flexion: 0°/0°/5° • Valgus/Varus bei 30° Flexion: 5°/0°/10°
Arthrokinematik	
• Flexion	• Die Femurkondylen führen auf dem Tibiaplateau ein dorsales Rollen und ein ventrales Gleiten aus.
• Extension	• Die Femurkondylen führen auf dem Tibiaplateau ein ventrales Rollen und ein dorsales Gleiten aus.
• Rotation	• Es findet eine „Spin"-Bewegung der Femurkondylen statt.
Segmentale Innervation	
• Animal	• Ventromediale Kniegelenkkapsel: L3/L4 Dorsolaterale Kniegelenkkapsel: L5 bis S2
• Vegetativ	• Th10 bis L2

strecktem Knie exorotierte Tibia (Schlussrotation) eine Endorotation aus.

2. Phase

Nun beginnt zunehmend eine Gleitbewegung der Femurkondylen nach ventral, bis sich am Ende der Bewegungsbahn Rollen und Gleiten gegenseitig aufgehoben haben. Gleichzeitig führt die Tibia nach wie vor eine Endorotation aus.

Würde nur ein Rollen im Gelenk stattfinden (➤ Abb. 14.25 links), wäre die Wahrscheinlichkeit einer Gelenkluxation groß. Wenn über die ganze Bewegungsbahn eine Roll-Gleitbewegung, die sich genau ausgleicht, stattfinden würde (➤ Abb. 14.25 rechts), käme es zu einer dorsalen Gelenkkompression. Die Femurkondylen rollen also zunächst während der Flexion, und erst wenn sie weit genug hinten auf dem Tibiaplateau stehen, machen sie eine ausgeglichene Roll-Gleitbewegung.

Zwei Phasen der Knieextension

Während einer Knieextension finden intraartikulär Gleit- und Rollbewegungen statt. Diese sind in ihrer Kombination von außen nicht wahrnehmbar. Die richtige Kombination dieser Bewegungen sowie die Bewegungsfreiheit sind wie bei allen Gelenken bedeutsam.

1. Phase

Zunächst rollen die Femurkondylen nach ventral und gleiten nach dorsal. Gleichzeitig findet eine geringe Exorotation der Tibia statt.

2. Phase

Beide Femurkondylen rollen nach ventral. Der mediale Kondylus rollt nicht ganz so weit wie der laterale, da er vom hinteren Kreuzband gebremst wird. Auf diese Weise entsteht die als **Schlussrotation** bezeichnete Exorotation der Tibia.

Die typischen Eigenschaften des Kniegelenks sind in ➤ Tab. 14.6 zusammengefasst.

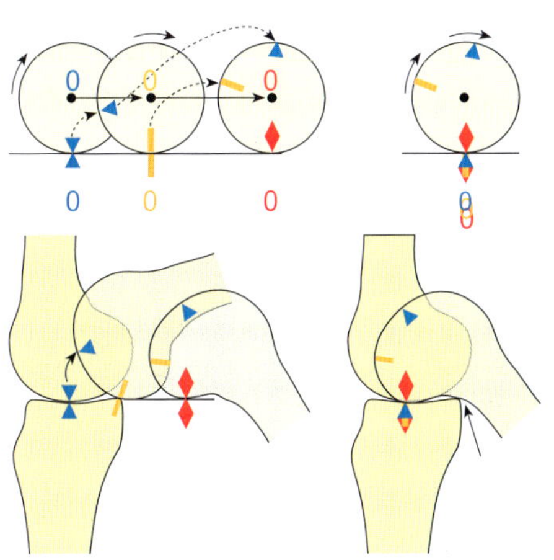

Abb. 14.25 Eine korrekte Rollbewegung (links) und Roll-Gleitbewegung (rechts) der Femurkondylen im Kniegelenk.

Tab. 14.7 Eigenschaften der Menisken.

Medialer Meniskus	Lateraler Meniskus
C-förmig	Fast rund
Weit auseinander liegende Insertionsstellen	Nah beieinander liegende Insertionsstellen
Eng mit der Kapsel verbunden	Weniger eng mit der Kapsel verbunden
Fixation am medialen Kollateralband	Keine Fixation am lateralen Kollateralband
Geringe Bewegungsfreiheit	Große Bewegungsfreiheit

Passive Stabilität

Menisken

Zwischen den Kontaktflächen von Femur und Tibia liegen zwei knorpelige Strukturen, die Menisken (➤ Tab. 14.7, ➤ Abb. 14.26). Diese liegen medial und lateral und werden dementsprechend als **Innen-** und **Außenmeniskus** bezeichnet. Die Menisken sind **dreiseitig,** nach proximal konkav, nach distal flach und nach lateral ein wenig konvex. Um Einklemmungen der Gelenkkapsel vorzubeugen, sind die faserknorpelig aufgebauten Menisken an ihren hohen Außenseiten mit der Gelenkkapsel und dadurch indirekt auch mit der Tibia verbunden. Außerdem sind beide Menisken jeweils mit ihrem Vorderhorn an der **Area intercondylaris anterior** und mit ihrem Hinterhorn an der **Area intercondylaris posterior** angeheftet. Der mediale Meniskus ist halbmondförmig, während der laterale Meniskus eine nahezu geschlossene Kreisform aufweist. Trotz ihrer Befestigungen und der somit eingeschränkten Beweglichkeit bleiben die Menisken immer noch verschieblich. So bieten sie dem Femur eine der jeweiligen Gelenkstellung angepasste Pfanne. Aufgrund ihrer hohen Elastizität wirken die Menisken wie Stoßdämpfer und tragen so zum Schutz des Kniegelenks bei.

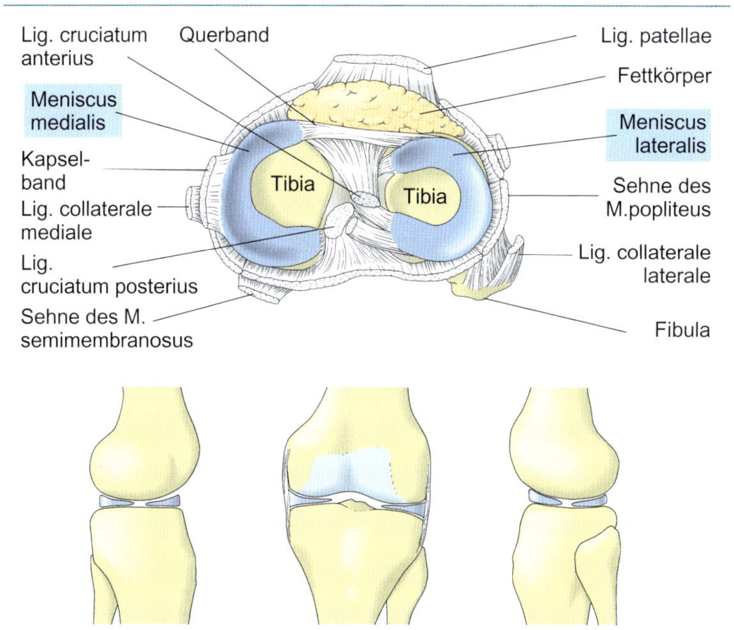

Abb. 14.26 Die Menisken des rechten Knies.

14

Funktion der Menisken

Im gesunden Knie bieten sowohl die Menisken als auch der Gelenkknorpel Schutz gegen die Gelenkreaktionskräfte. Untersuchungen zeigten, dass sich die Kräfte, die auf das Tibiofemoralgelenk einwirken, verdreifachen, wenn der Meniskus entfernt wird. Die Menisken absorbieren Belastungen und schützen somit den Gelenkknorpel und den subchondralen Knochen.

Die Menisken dienen:

- Dem Ausgleich der Inkongruenz der Gelenkflächen und somit
- Einer Vergrößerung der Kontaktfläche zum Gelenkpartner
- Einer verbesserten Gelenkstabilität
- Einer gleichmäßigen Verteilung der Synovialflüssigkeit
- Gemeinsam mit den Kreuzbändern einer Stabilisierung bei Rotationsbewegungen, da Menisken und Kreuzbänder aufgrund ihrer gemeinsamen Verbindungen als funktionelle Einheit betrachtet werden können.

Meniskektomie

Meniskektomien (operative Entfernung der Menisken) sind häufig durchgeführte Eingriffe, die nicht nur Sportler betreffen. Heutzutage wird der Meniskus, wenn möglich, nur teilweise (partielle Meniskektomie) und nicht selten ambulant entfernt. Moderne arthroskopische Techniken ermöglichen dies, ohne größere Beschädigungen des Kniegelenks zu verursachen. Ist der gut durchblutete äußere Rand des Meniskus verletzt, reicht unter Umständen eine Fixation, ohne dass der Meniskus entfernt werden muss.

Meniskusbewegungen

Aufgrund seiner relativ nah beieinander liegenden Insertionsstellen und einer fehlenden Fixation am Seitenband ist der laterale Meniskus beweglicher als der mediale (➤ Abb. 14.27).

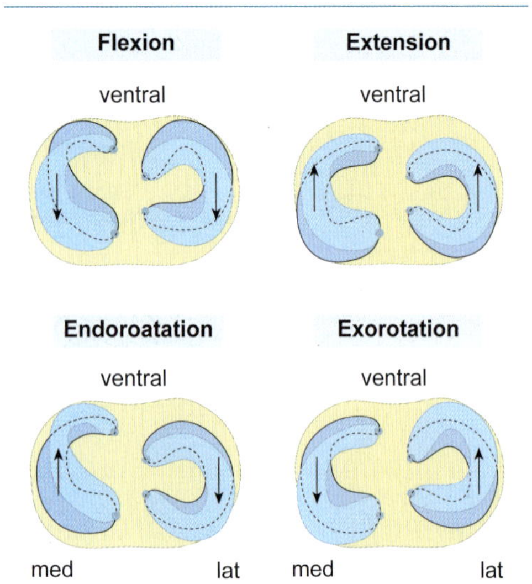

Abb. 14.27 Die Bewegungen der Menisken des rechten Knies bei unterschiedlichen Kniebewegungen von kranial: Flexion/Extension und Endo-/Exorotation.

Tab. 14.8 Kompressions- und Zugbelastungen an den Menisken.

	Kompressionsbelastung	Zugspannung
Flexion mit Exorotation	Hinterhorn Medial	Hinterhorn Lateral
Flexion mit Endorotation	Hinterhorn Lateral	Hinterhorn Medial

Bei einer Kombination von Beuge- oder Streckbewegungen mit Rotation nehmen die auf die Menisken einwirkenden Zug- und Kompressionskräfte deutlich zu und führen zu einer stärkeren Verformung der Menisken. Das Bewegungsausmaß des lateralen Meniskus nimmt im Vergleich zum medialen weiter zu.

Die Exorotation bewirkt eine größere Kompressionsbelastung des medialen Hinterhorns, die bei zunehmend flektierendem Knie weiter ansteigt. Unter gleichen Bedingungen herrscht im lateralen Hinterhorn eine Zugspannung (➤ Tab. 14.8).

Die Menisken sind keine freiliegenden Knorpelteile, die nur den Femurkondylen in ihrer Bewegung folgen, sondern sind sehr eng mit dem periartikulären Bindegewebe verbunden. Die Menisken werden durch Muskeln, deren Kräfte über Bindegewebe übertragen werden, aktiv geführt. Die Vor- und Hinterseiten der Menisken sind direkt und indirekt verbunden mit Flexoren und Extensoren des Knies und des gesamten Beins. Dieser Komplex wird auch als Meniskusschaukel bezeichnet. Die Menisken sind in diesem Komplex miteinander, mit der Patella, dem Lig. infrapatellare, dem Quadrizeps und etwas weiter entfernt mit Hüfte, Becken, Wirbelsäule und mit den Füßen verbunden. Dorsal sind sie mit dem hinteren Kreuzband, dem M. semimembranosus, dem M. biceps femoris, dem M. gastrocnemius und über diesen Muskel auch mit den Fersen verbunden. Durch diese komplexen Zusammenhänge mit dem kontraktilen Bewegungssystem verschieben sich die Menisken bei Beugung des Knies nach hinten und bei Streckung des Knies nach vorne.

KLINIK

Meniskustests

Im Folgenden werden einige Tests zur Diagnose eines Meniskusproblems beschrieben. Diese Tests weisen eine überdurchschnittliche Sensitivität, Spezifität und/oder Interrater-Reliabilität auf. Die Ergebnisse wurden aus mehreren Studien entnommen und zusammengefasst.

Um einen Meniskus zu testen, führt man provozierende Bewegungen durch:

Steinmann-1-Zeichen

(nur durch eine Studie festgestellt: mittlere Evidenz; durchschnittliche Sensitivität 29 %, Spezifität 100 %)

Es wird eine Exo- bzw. Endorotation in unterschiedlichen Kniebeugegraden durchgeführt, wodurch Schmerzen provoziert werden. Schmerzen am medialen bzw. lateralen Gelenkspalt sprechen für eine Meniskussymptomatik.

Steinmann-2-Zeichen

(keine Untersuchung, keine Evidenz. Sensitivität und Spezifität somit nicht bekannt)

Ein vorab lokalisierter Druckschmerzpunkt am medialen bzw. lateralen Gelenkspalt wandert bei zunehmender Flexion nach dorsal, wenn der Meniskus beschädigt ist. Dies ist dadurch zu erklären, dass sich der Meniskus bei Flexion durch den Druck der Femurkondylen nach dorsal verschiebt.

Apley-Kompressionstest

(mittlere Evidenz; medialer Meniskus durchschnittliche Sensitivität 41 %, Spezifität 93 %; lateraler Meniskus durchschnittliche Sensitivität 41 % Spezifität 86 %)

Der Patient liegt in Bauchlage. In verschiedenen Flexionsstellungen werden unter axialem Druck Rotationsbewegungen durchgeführt. Schmerzen am medialen bzw. lateralen Gelenkspalt werden als Zeichen für eine Innen- bzw. Außenmeniskusläsion interpretiert.

McMurray-Test

(mittlere Evidenz; medialer Meniskus durchschnittliche Sensitivität 29–67 %, durchschnittliche Spezifität 69–94 %, lateraler Meniskus Sensitivität 52–65 %, Spezifität 86–94 %)

Hüfte und Knie des in Rückenlage liegenden Patienten werden maximal gebeugt. Beim Vorliegen eines Innenmeniskusschadens spürt der Patient in dieser Position Schmerzen bei Exorotation. Durch Extension des Kniegelenks unter Adduktion des Unterschenkels und Varusdruck auf das Knie wird dieser Schmerz noch verstärkt. Durch die Exorotation und Flexion steht der mediale Femurkondylus sehr weit hinten auf dem Innenmeniskus. Durch den Varusdruck wird der Innenmeniskus zusätzlich komprimiert. Die Untersuchung des Außenmeniskus erfolgt durch Endorotation des Kniegelenks und Abduktion des Unterschenkels mit Valgusdruck auf das Knie. Entscheidend ist, ob der Patient ein „Schnappen" spürt, welches eventuell von einem unangenehmen Gefühl begleitet ist.

Thessaly-Test

(mittlere Evidenz; med. Meniskus Sensitivität 89 %, Spezifität 97 %, lateraler Meniskus Sensitivität 92 %, Spezifität 96 %)

Der Patient steht mit ca. 20° Knieflexion im Einbeinstand auf seinem verletzten Bein. Der Therapeut sichert den Patienten an den Händen. Der Patient dreht mit seinem ganzen Körper und Oberschenkel maximal nach innen (Knieexorotation) und nach außen (Knieendorotation), wobei der Unterschenkel stehen bleibt. Dies wird drei Mal wiederholt. Der Test ist positiv, wenn der Patient Schmerzen in Höhe des medialen oder lateralen Kniegelenkspalts verspürt oder wenn er angibt, dass das Knie blockiert. Dieser Test ist in der Praxis gut anwendbar, er ist allerdings sehr belastend. Eine Metaanalyse zeigte folgende Ergebnisse: Von 104 identifizierten Studien erfüllten 13 die gewünschten Einschlusskriterien. Die methodologische Qualität der Studien über die Diagnostik von Meniskustests ist schlecht. Die Untersuchungsergebnisse sind sehr heterogen. Schlussfolgerungen: Der McMurray-Test und die Steinmann-Zeichen sind für die Praxis nur wenig geeignet.

Kapsuloligamentäre Strukturen und Muskelinsertionen

Innerhalb des Gelenks befinden sich die **Ligg. cruciatum anterius et posterius** (kurz: LCA und LCP, vorderes und hinteres Kreuzband), zwei star-

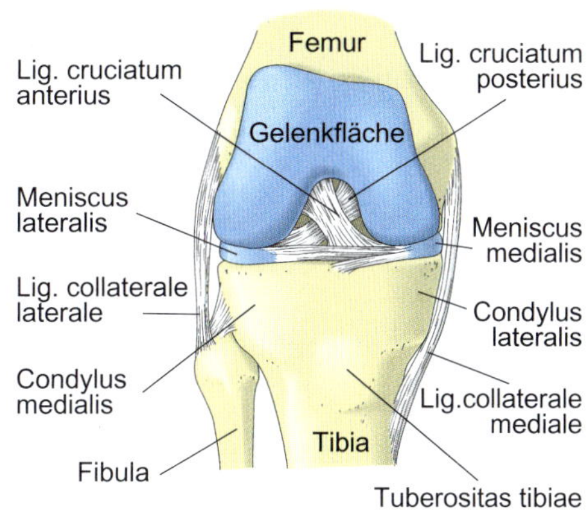

Abb. 14.29 Die Kreuzbänder des rechten Knies in Flexion von ventral.

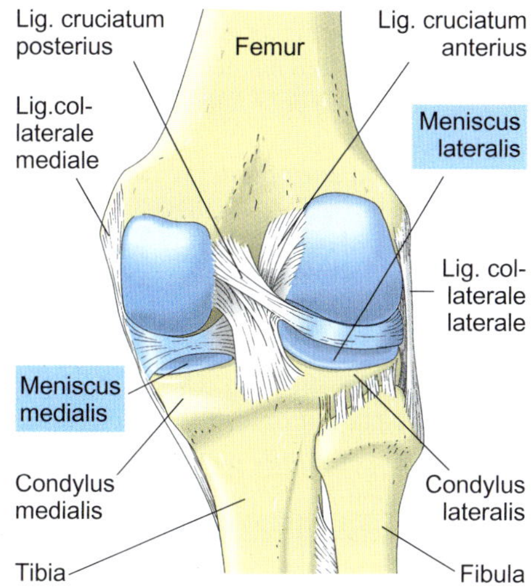

Abb. 14.30 Die Kreuzbänder des rechten Knies in Extension von dorsal

ke, sich überkreuzende Bänder, die eine Verschiebung der beiden Gelenkanteile nach vorne oder hinten verhindern. An den Außenseiten wird die Kniegelenkkapsel durch das **Lig. collaterale mediale** (inneres Seitenband oder Innenband) und das **Lig. collaterale laterale** (äußeres Seitenband oder Außenband) verstärkt, die als kräftige Faserzüge die vorne gelegene Patellarsehne ergänzen. Unter maximalen Belastungen, z. B. während des Sports, können sowohl Menisken als auch Kreuz- und Seitenbänder an- oder durchreißen. Am häufigsten ist davon der Innenmeniskus betroffen, da er über die Gelenkkapsel mit dem Innenband verbunden und deshalb etwas weniger flexibel ist.

Die Form der beteiligten Knochen bietet dem Kniegelenk nur in seinen Endpositionen, der maximalen Flexion oder Extension, eine gewisse Stabilität. In allen anderen Positionen erhält das Knie seine Stabilität durch den Kapsel-Band-Apparat und die aktiv stabilisierende Wirkung der Muskulatur.

Kreuzbänder

Die **Kreuzbänder** (LCA und LCP, ➤ Tab. 14.9, ➤ Abb. 14.28, ➤ Abb. 14.29 und ➤ Abb. 14.30) liegen innerhalb der Capsula fibrosa, aber wegen des bogenförmigen Verlaufes der Capsula synovialis um die Kreuzbänder herum befinden sie sich außerhalb der Capsula synovialis (➤ Abb. 14.35). Sie liegen somit nicht im synovialen Raum.

In jeder Kniestellung sind bestimmte Anteile der Kreuzbänder gespannt, sodass die stabilisierende Wirkung der Kreuzbänder, unabhängig von den Bewegungen des Knies, ständig gewährleistet bleibt. Ihre Hauptfunktion bei der Stabilisierung des Knies ist die Führung der Gelenkbewegungen. Bei voller Extension und Hyperextension sind beide Kreuzbänder gespannt. Dabei ist das vordere Kreuzband stärker gespannt als das hintere. Bei der Flexion/Extension des Knies fällt die momentane Bewegungsachse der Gelenkbewegung immer mit dem Punkt zusammen, an dem sich die Kreuzbänder kreuzen.

Bei Flexion schiebt sich dieser Punkt nach hinten. Die Lage des vorderen Kreuzbands wird hierbei immer flacher, bis es schließlich bei 90° Flexion horizontal zwischen der Eminentia intercondylaris herzieht. Bei maximaler Flexion liegt es schließlich relativ entspannt in der Fossa intercondylaris. Das Lig. posterior liegt zuerst schräg, richtet sich dann auf, bis es bei maximaler Flexion ganz vertikal steht. Es schmiegt sich in den Sulcus intercondylaris und gerät anschließend unter Spannung (➤ Abb. 14.28). Neben ihrer stabilisierenden Wirkung spielen die Kreuzbänder eine wichtige Rolle für die Propriozeption (Tiefenwahrnehmung) des Kniegelenks.

DEFINITION

Intraartikuläre Ligamente

Es gibt im ganzen Körper nur wenige Ligamente, die sich im Gelenk befinden, die sog. intraartikulären Ligamente. Diese Ausnahmen sind die Kreuzbänder im Knie, das Lig. capitis femoris in der Hüfte, an den Rippen des Thorax das Lig. capitis costae intraarticulare als Verbindung zur Wirbelsäule sowie das Lig. sternocostale intraarticulare der zweiten Rippe als Verbindung zum Sternum.

Kompartimenteneinteilung

Sowohl die passiv als auch die aktiv stabilisierenden Strukturen am Knie können nach Nicholas (1973) in **Kompartimente** mit weiteren Untereinteilungen strukturiert werden (➤ Abb. 14.31). Diese anatomische Einteilung ist beim Testen auf eine Knieinstabilität wichtig, wobei kombinierte Kapsel-Bandläsionen eine gerade oder eine rotatorische Instabilität (nach Hughston) verursachen können. Unterschieden werden je ein mediales, laterales und zentrales Kompartiment.

Mediales Kompartiment

Das mediale Kompartiment gliedert sich in:

- Einen **ventralen Teil** mit
  - meniskofemoralen und meniskotibialen Ligamenten sowie dem
  - Retinaculum extensorum (M. vastus medialis)
- Einen **intermediären Teil** mit
  - meniskofemoralen und meniskotibialen Ligamenten sowie dem
  - Lig. collaterale mediale
- Einen **dorsalen Teil** mit
  - meniskofemoralen und meniskotibialen Ligamenten und dem
  - Lig. popliteum obliquum.

Gemeinsam mit dem medialen Meniskus bezeichnet man den dorsalen Teil des medialen Kompartiments auch als passive Komponenten der dorsomedialen Ecke. Hinzu kommen als aktive Komponenten der mediale Muskelbauch des M. gastrocnemius, der M. semitendinosus und der M. semimembranosus.

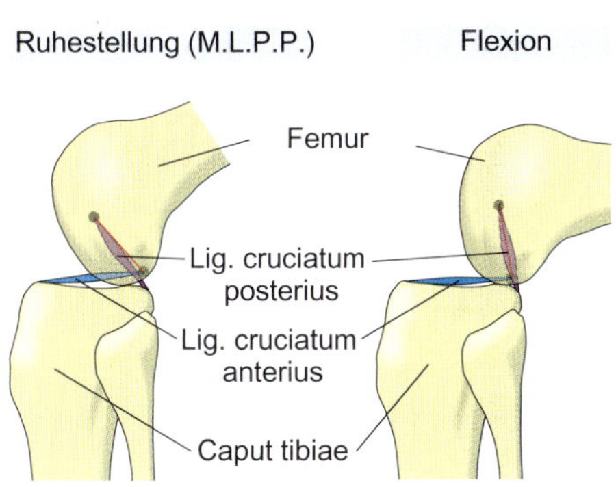

Abb. 14.28 Die Positionen der Kreuzbänder während des Bewegungsverlaufs des Knies, von leichter Flexion (links) bis 90°-Flexion (rechts).

Tab. 14.9 Eigenschaften der Kreuzbänder.

Lig. cruciatum anterius (LCA)	Lig. cruciatum posterius (LCP)
Besteht aus drei Anteilen	Besteht aus zwei Anteilen
In Streckrichtung sind der vordere und mittlere Teil mehr gespannt.	Forcierte Rotationen lädieren zuerst das LCA und Kapselanteile, dann erst das LCP.
In Beugerichtung ist der hintere Teil mehrgespannt.	–
Liegt ventrolateral der Drehachse des Knies	Fällt mit der Drehachse des Knies ungefähr zusammen; in flektierter Kniestellung steht das hintere Kreuzband dabei sogar fast vertikal.
Verursacht die Schlussrotation bei maximaler Streckung des Knies	Verhindert die laterale Translation
Bremst die Endorotation	Bremst ebenfalls die Endorotation

Laterales Kompartiment

Das laterale Kompartiment gliedert sich in:

- Einen **ventralen Teil** mit dem
  - Lig. meniscofemorale und Lig. meniskotibiale sowie dem
  - Retinaculum extensorum (M. vastus lateralis)
- Einen **intermediären Teil** mit dem
  - Lig. meniscofemorale und Lig. meniskotibiale, dem
  - Lig. iliotibiale (Teil des Tractus iliotibialis) und dem
  - Tractus iliotibialis
- Einen **dorsalen Teil** mit dem
  - Lig. meniscofemorale und Lig. meniscotibiale sowie dem
  - Lig. collaterale laterale, dem
  - Lig. popliteum arcuatum, welches vom Apex capitis fibulae über die Sehne des M. popliteus zur dorsalen Gelenkkapsel läuft, und der
  - Tendoaponeurose des M. popliteus.

Gemeinsam mit dem Hinterhorn des lateralen Meniskus bezeichnet man den dorsalen Teil des lateralen Kompartments auch als passive Komponenten der dorsolateralen Ecke. Hinzu kommen als aktiv stabilisierende Komponenten der laterale Muskelbauch des M. gastrocnemius, der M. popliteus und der M. biceps femoris.

Zentrales Kompartiment

Das zentrale Kompartiment besteht aus:

- Lig. cruciatum anterius (vorderes Kreuzband oder LCA)
- Lig. cruciatum posterius (hinteres Kreuzband oder LCP).

Mit dem **medialen Komplex** sind die Strukturen des medialen und zentralen Kompartiments gemeint. Der **laterale Komplex** umfasst die Strukturen des lateralen und zentralen Kompartiments. Als **dorsaler Kapsel-Band-Apparat** werden die dorsalen Teile des medialen und lateralen Kompartiments bezeichnet. Der Kapsel-Band-Apparat konzentriert sich strukturell an der dorsalen Seite des Knies und soll funktionell in Zusammenhang mit dem zentralen Kompartiment gesehen werden. Der **ventrale Kapsel-Band-Apparat** besteht aus den ventralen Teilen des medialen und lateralen Kompartiments.

Die ventrale Seite hat wenig ligamentäre Strukturen und eine große Flexionsmöglichkeit; diese wird kapsulär nicht gebremst. Die stabilisierenden Komponenten in Flexionsstellung werden sowohl von den passiven Strukturen des zentralen Kompartiments als auch von der Aktivität des Kniestreckapparates gewährleistet. Kombiniert mit Rotation unterstützt die entsprechende dorsale Ecke, die gedehnt wird, die Stabilität.

Alle Bewegungen des Kniegelenks werden durch den Kapsel-Band-Apparat geführt und in den Endstellungen gebremst (stabilisiert). ➤ Tab. 14.10 gibt eine Übersicht über sämtliche Bewegungen des Kniegelenks, die dabei beteiligten stabilisierenden Strukturen und die gleichzeitig stattfindenden Bewegungen der Menisken (auch ➤ Abb. 14.32).

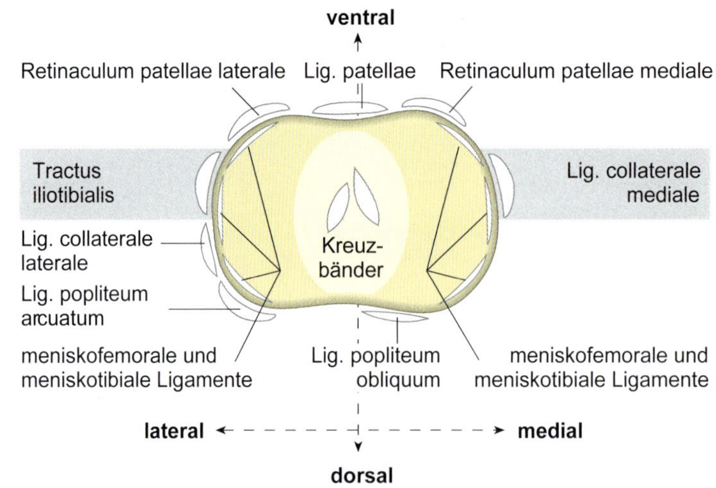

Abb. 14.31 Die Gliederung der Kompartimente des linken Knies von oben.

Tab. 14.10 Bremsende Strukturen und Meniskusbewegungen in Bezug zur Bewegungsrichtung.

Bewegungsrichtung	Stabilisierende kapsuloligamentäre Struktur	Meniskusbewegung
Flexion	Lig. cruciatum posterius (LCP)	Nach dorsal
Extension	LCA und LCP	Nach ventral
Hyperextension	• Lig. cruciatum anterius (LCA) • Laterodorsale Ecke • Mediodorsale Ecke	–
Exorotation	• Laterodorsale Ecke • Mediodorsale Ecke • Lateraler Meniskus nach ventral	Medialer Meniskus nach dorsal
Endorotation	• LCP • LCA • Laterodorsale Ecke	• Medialer Meniskus nach ventral • Lateraler Meniskus nach dorsal
Abduktion	• LCP • LCA • Mediodorsale Ecke	Kompression des lateralen Meniskus
Adduktion	• LCP • LCA • Laterodorsale Ecke	Kompression des medialen Meniskus
Schublade der Tibia • ventral • dorsal	 • LCA • LCP	–

Art. femoropatellaris

Das **Art. femoropatellaris** ist das Gelenk zwischen der Patella und dem Femur, wobei sich die **Facies articularis patellae** der Patella und die **Facies patellaris** des Femur gegenüberstehen.

Auf der Hinterseite der Patella befindet sich ein First, der die Gelenkfläche in eine kleinere konkave mediale und eine etwas größere konkave laterale Seite unterteilt. Ihre Knorpelschicht ist dicker als die der Femurkondylen, wobei die laterale Gleitfläche von einer dickeren Knorpelschicht überzogen ist als die mediale (➤ Tab. 14.11).

Als Gegenstück des Firstes auf der Patella verläuft auf der Gelenkfläche des Femur eine zwischen beiden Kondylen liegende Rinne, welche die Gelenkfläche in zwei Facetten unterteilt. Die laterale Facette läuft weiter nach proximal und ventral als die mediale. Im Unterschied zur medialen Seite kann sie so vor allem während der Flexion mehr Druck aufnehmen.

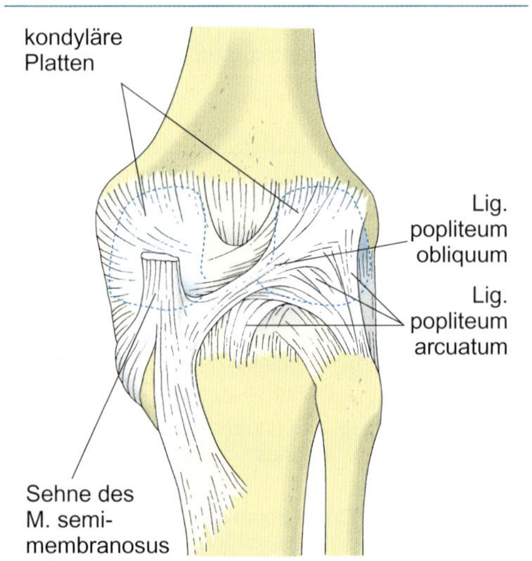

Abb. 14.32 Bremsende Strukturen des rechten Knies, Ansicht von dorsal.

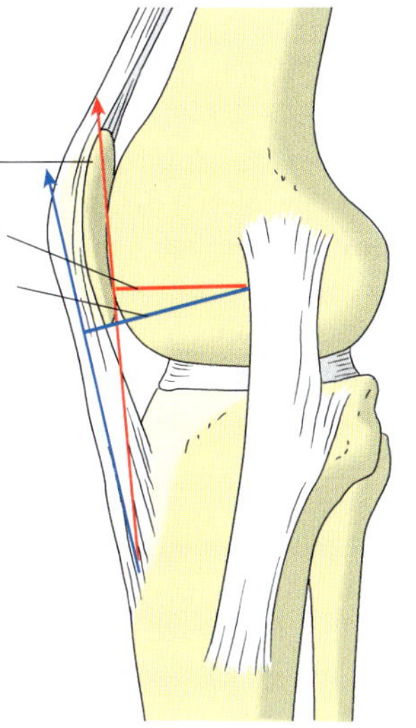

Abb. 14.33 Die Patella als Hebelarm-Verlängerer. Rot = kurzer Lastarm, gelb = langer Lastarm

Die Patella ist frei beweglich und wird durch ein kreuzförmiges Weichteilsystem aus aktiven und passiven Elementen stabilisiert und geführt. Die Patella funktioniert dabei wie eine Rolle. Die Wirkungslinie der Zugkraft des M. quadriceps femoris wird durch die Patella weiter nach anterior verlagert. Damit wird der Abstand zur Rotationsachse des Kniegelenkes, also der Hebelarm, verlängert (➤ Abb. 14.33). Beim Beugen vergrößert sich folglich das am Kniegelenk wirkende Drehmoment.

KLINIK

Passive Knieinstabilität

Knieinstabilitäten können nach Hughston und Kennedy in **leichte gerade Instabilitäten, schwere gerade Instabilitäten** und **Rotationsinstabilitäten** eingeteilt werden. Ist z. B. ein Kollateralband verletzt – das Knie lässt sich dann in seitliche Richtung nach medial oder lateral aufklappen –, handelt es sich um eine leichte gerade Instabilität des Knies. Dasselbe gilt für ein leichtes Trauma des vorderen oder hinteren Kreuzbandes, bei dem eine vordere bzw. hintere Schublade entsteht. Liegt jedoch ein schweres Trauma des vorderen Kreuzbandes vor, bildet das hintere Kreuzband oder die intakte hintere mediale oder laterale Ecke eine Drehachse im Kniegelenk. In einem solchen Fall spricht man von einer Rotationsinstabilität. Sind beide Kreuzbänder verletzt, fällt die Drehachse weg, es handelt sich nun um eine schwere gerade Instabilität.

Corpus adiposum, Bursae, Rezessus und Plicae

Das Knie besitzt ein **Corpus adiposum** (Fettkörper), das vor dem Gelenk liegt (➤ Abb. 14.34). Zwischen der Membrana synovialis und der Membrana fibrosa, unterhalb der Facies patellaris und dem Lig. infrapatellare, liegt das **Corpus adiposum infrapatellare** (auch Hoffa-Fettkörper genannt). Bei der Knieflexion wird es von dem unter Spannung gesetzten Lig. infrapatellare zusammengedrückt und wölbt sich an den Seiten etwas vor, was sich vor allem bei Frauen gut beobachten lässt.

Damit keine Schäden an den über das Gelenk ziehenden Sehnen entstehen, sind an besonderen Reibungspunkten oberhalb, vor und unterhalb des Knies **Bursae** (Schleimbeutel) eingelassen, von denen einige eine Verbindung zum Gelenkraum besitzen. Es handelt sich um die **Bursa suprapatellaris, Bursa praepatellaris** und **Bursa infrapatellaris.**

Recessus sind Ausbuchtungen der Gelenkkapsel, darum wird die Bursa suprapatellaris auch Recessus suprapatellaris genannt. Die Plicae alares sind Fortsetzungen des Corpus adiposum entlang den Seiten der Patella und des Lig. infrapatellares.

Folgende Strukturen haben eine Verbindung mit der Gelenkkapsel oder sind selbstständig:

- Fortsetzungen der Gelenkkapsel
  - Die **Recessus parapatellares** sind die Umschlagfalten der Kapsel entlang den Patellaseiten. Diese Ausbuchtungen der Gelenkkapsel entfalten sich bei Flexion.
  - Die **Bursa suprapatellaris** (Recessus suprapatellaris) ist eine Umschlagfalte der Membrana synovialis und befindet sich proximal des Kniegelenks ventral am Femur. Diese Ausbuchtung der Gelenkkapsel entfaltet sich bei der Flexion. In dieser Bursa kann sich unter pathologischen Umständen Flüssigkeit sammeln.
  - Der **Recessus subpopliteus** befindet sich an der dorsalen Seite des Gelenks unter der Ursprungssehne des M. popliteus.
  - Die **Bursa musculi semimembranosi** befindet sich unter der Ansatzsehne des M. semimembranosus.
  - Die **Bursa subtendinea musculi gastrocnemii** befindet sich unter den Ursprungssehnen des M. gastrocnemius.
- Einige abgeschlossene Bursae
  - Die **Bursa subcutanea praepatellaris** liegt unter der Haut vor der Patella.
  - Die **Bursa infrapatellaris profunda** liegt zwischen dem Lig. patellae und der Membrana fibrosa.

Entsprechend bildet die Gelenkkapsel in Patellanähe drei Umschlagfalten: oben den Recessus suprapatellaris (Bursa suprapatellaris) und an beiden Seiten die Recessus parapatellares (➤ Abb. 14.35).

KLINIK

Tests zur passiven Kniestabilität

Im Folgenden werden einige standardisierte Tests zur Diagnose einer passiven Instabilität vorgestellt. In Studien wurde nachgewiesen, dass diese Tests eine hohe Sensitivität, Spezifität und Interrater-Reliabilität besitzen. Die Ergebnisse aus mehreren Studien wurden zusammengefasst.

Wenn das **vordere Kreuzband** gerissen ist, gibt es eine vergrößerte Gleitmöglichkeit vom Tibiaplateau gegenüber den Femurkondylen nach ventral. Ist das **hintere Kreuzband** gerissen, vergrößert sich die Gleitkomponente nach dorsal. Zur optimalen Durchführung liegt der Patient in Rückenlage mit aufgestelltem Fuß und etwa 80° angebeugtem Knie. Zur Fixation sitzt der Therapeut seitwärts auf der Liege und halb auf dem Fuß des Patienten. Er zieht mit beiden Händen am proximalen Unterschenkel nach ventral (= **vordere Schublade,** mittelmäßige Evidenz; durchschnittliche Sensitivität 25–95 %, Spezifität 100 %) und dorsal (= **hintere Schublade,** mittelmäßige Evidenz; durchschnittliche Sensitivität 25–100 %, Spezifität 99 %). Er registriert die Gleitbewegung des Tibiaplateaus in beide Richtungen. Der Test der vorderen Schublade scheint bei nicht akuten Patienten sensitiver zu sein.

Ein weiterer Test ist der **Lachmann-Test** (hohe Evidenz; durchschnittliche Sensitivität 63–99 %, Spezifität 77–100 %). In der Ausgangsstellung ist das Knie 30° in Beugung. Der Therapeut fixiert dabei den Unterschenkel des Patienten z. B. mit seinen Ellenbogen. Dieser Test ist durch die maximal lockere Position des Gelenks aussagekräftiger. Er kann allerdings nur für den Ventralschub, also für das vordere Kreuzband benutzt werden. Zum Testen des Ventralschubs mit Belastung der medialen und lateralen Kapselbandanteile wird er mit exorotiertem beziehungsweise endorotiertem Unterschenkel ausgeführt. Ist der mediale Kapsel-Band-Apparat noch intakt, wird die ventrale Schublade mit exorotiertem Knie weniger auffällig sein, da der mediale Teil dabei nach ventral etwas strammgezogen wird. Das Gleiche gilt für den lateralen Kapsel-Band-Apparat bei endorotiertem Kniegelenk. Bei Testung der Kreuzbänder darf das Tibiaplateau nicht in seiner maximalen hinteren Position stehen. Beim Ventralzug würde man das Tibiaplateau, bei gerissenem hinterem Kreuzband, in seine Neutralposition nach vorne zurückschieben. Auch wenn es dabei dann so aussieht, als ob das vordere Kreuzband gerissen sei, handelt es sich um ein falsch positives Testergebnis.

Besser ist, vorher das **„gravity sag"** oder **„gravity sign" (Schwerkrafttest)** durchzuführen (mittelmäßige Evidenz; durchschnittliche Sensitivität 46–100 %, Spezifität 100 %), bei dem der Patient in Rückenlage mit 90° gebeugten Hüften und Knien liegt. Der Therapeut hält die Unterschenkel des Patienten in horizontaler Ebene, sodass der Patient entspannen kann. Aus dieser Position vergleicht er, ob beide Tuberositas tibiae

Tab. 14.11 Eigenschaften der medialen und lateralen Patellaseite.

Mediale Gelenkfläche der Patella	Laterale Gelenkfläche der Patella
Patella und Kondyle besitzen eine kleine gemeinsame Gleitfläche.	Patella und Kondylus besitzen eine größere gemeinsame Gleitfläche.
–	Die trabekuläre Dichte der Patella ist hier und zentral am größten.
Relativ dünne Knorpelschicht	Relativ dicke Knorpelschicht
Die Knorpelfasern laufen etwas schräg.	Die Knorpelfasern stehen senkrecht zur Gleitfläche.
Bis 90° Flexion entsteht auf dieser Patellaseite kaum Druck.	–
Erst ab 135° Flexion entsteht Kontakt zum Femur.	–

14

auf gleicher Höhe stehen. Beim gerissenen hinteren Kreuzband schiebt sich das betroffene Tibiaplateau nach hinten.

Die Instabilitäten werden in Graden ausgedrückt. Grad 1 ist eine leichte Instabilität mit einer Gleitmöglichkeit von 0–5 mm. Grad 2 ist eine mittelmäßige Instabilität mit einer Gleitmöglichkeit von 5–10 mm. Grad 3 ist eine schwere Instabilität mit einer Gleitmöglichkeit von mehr als 10 mm.

Eine durch eine Läsion oder langandauernde Fehlbelastung entstandene seitliche Instabilität testet man, indem man in 30° Knieflexion eine Varus- oder Valgusbewegung im Kniegelenk durchführt. Der Patient liegt hierfür in Rückenlage. Der Therapeut fixiert den distalen Unterschenkel und übt mit seiner Hand einen Varusstress direkt am Kniegelenk aus. Hierbei wird das laterale Kollateralband gedehnt (wenig bis keine Evidenz; Sensitivität und Spezifität unklar). Durch den Valgusstress wird das mediale Kollateralband gedehnt (mittlere Evidenz; durchschnittliche Sensitivität 80–100 %, Spezifität 100 %).

KLINIK

Verminderte Gleitmöglichkeit der Patella

Die Patella muss sich bei Bewegungen im Kniegelenk über eine Distanz, die doppelt so groß wie ihre eigene Länge ist, verschieben können. Wenn zwei Seiten einer Umschlagfalte, z. B. durch eine Entzündung, verkleben, nimmt die Gleitmöglichkeit ab, und die Patella wird an die Femurkondylen gezogen. Die tiefe Schicht des M. vastus intermedius hat allerdings einige Fasern, die als Spanner der Recessus suprapatellares funktionieren. Ein Einklemmen beim Strecken wird so vermieden.

Passive Stabilität

Bandstrukturen, die eine Rolle für die passive Stabilität der Patella bieten, sind:

- **Lig. patellae** oder **Lig. infrapatellaris,** das etwas lateral distal verläuft und die Patellabewegung nach proximal bremst

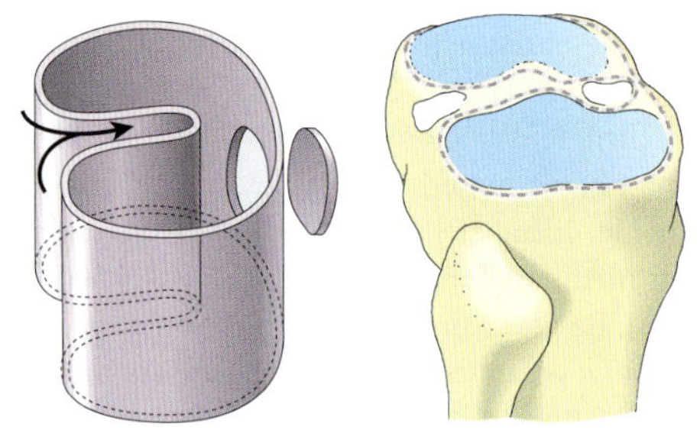

Abb. 14.35 Schematische Darstellung der Gelenkkapsel und des Tibiaplateaus des rechten Knies von lateral, wobei die gestrichelte Linie die Anhaftungslinie der Gelenkkapsel darstellt.

- **Ligg. femoropatellares,** die vom medialen und lateralen Femur zur Patella laufen und medialen sowie lateralen Verschiebungen der Patella entgegenwirken
- **Ligg. meniscopatellares,** die eine Verbindung des medialen und lateralen Meniskus mit dem kaudalen Drittel der medialen und lateralen Seite der Patella herstellen und so die Funktion des Lig. femoropatellares unterstützen
- **Fascia lata,** die über eine Verbindung mit der lateralen Patellaseite einen nach lateral gerichteten Zug auf die Patella ausübt und so einer medialen Verschiebung entgegenwirkt.

Die passiven Strukturen verhindern vor allem eine mediale Verschiebung der Patella. Der lateralen Verschiebung der Patella wirkt in erster Linie die Form der lateralen Facette der Facies patellaris entgegen.

14.3.2 Die Muskulatur des Oberschenkels

Das Kniegelenk wird durch die auf das Knie einwirkende Muskulatur stabilisiert und in physiologischen Bewegungsmustern geführt (➤ Tab. 14.12). Diese Muskeln entspringen zum Teil dem Beckenbereich und wurden dort schon beschrieben.

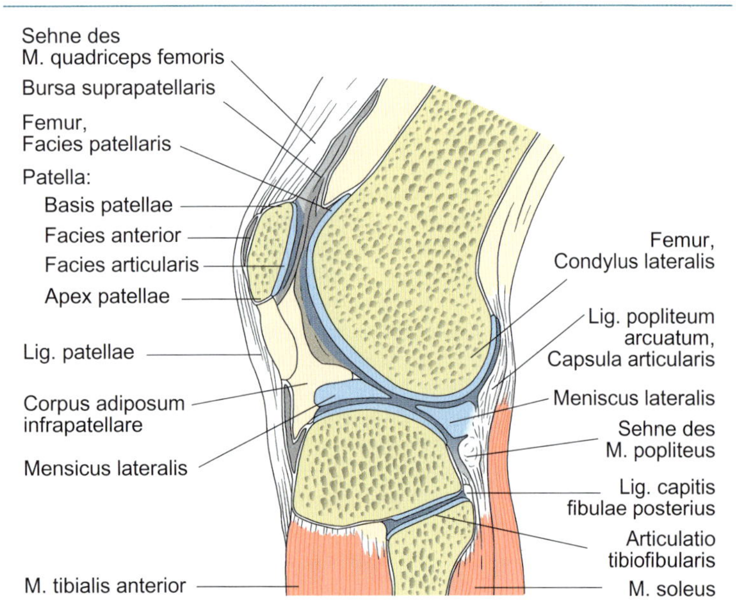

Abb. 14.34 Begleitstrukturen am Knie; Ansicht des linken Knies von lateral. Sagittalschnitt durch den lateralen Gelenkanteil.

Der größte Muskel der Vorderseite des Oberschenkels ist der **M. quadriceps femoris,** der sich aus vier Einzelmuskeln zusammensetzt und eine Streckung des Knies bewirkt. Den längsten Verlauf dieser vier Muskeln hat der von der Spina iliaca anterior inferior des Beckens entspringende **M. rectus femoris,** der gemeinsam mit den vom Femur entspringenden **M. vastus medialis, M. vastus intermedius** und **M. vastus lateralis** zum Unterschenkel läuft und in einer gemeinsamen breiten Sehne an der Vorderseite der Tibia ansetzt. Innerhalb dieser Sehne liegt über dem Kniegelenk als Sesambein die Patella. Man bezeichnet die Endsehne des Quadrizeps daher auch als **Patellarsehne.** Die Patellarsehne wird auch Lig. patellae oder Lig. infrapatellaris genannt, was zum Ausdruck bringt, dass sie als Sehne oder als Ligament betrachtet werden kann.

Patellarsehnenreflex

Teil der neurologischen Untersuchung ist, den **Patellarsehnenreflex** (➤ Kap. 9.15.3, ➤ Abb. 9.38) auszulösen. Dazu wird mit einem Hämmerchen oder der Handkante bei locker herabhängendem Unterschenkel leicht unterhalb der Kniescheibe auf die Quadrizepssehne geschlagen. Der M. quadriceps kontrahiert reflektorisch und streckt so das Kniegelenk. Diese Reflexbereitschaft kann sehr unterschiedlich ausgeprägt sein. Eine wiederholt nicht seitengleich auslösbare Reflexantwort gilt als pathologisch.

Der **M. rectus femoris** hat seinen Ursprung an der Spina iliaca anterior inferior und am Rand des oberen Azetabulums. Er liegt oberflächlich in der Mitte vom Oberschenkel zwischen dem lateral angrenzenden M. vastus lateralis, dem medial proximal anliegenden M. sartorius sowie dem medial distal angrenzenden M. vastus medialis. Eine Handbreit oberhalb der Patella verändert sich der Muskelbauch in bindegewebige Struktur.

Der **M. vastus medialis** (➤ Abb. 14.36) entspringt an der Linea intertrochanterica, am Labium mediale der Linea aspera und am Septum intermusculare mediale des Oberschenkels. Proximal wird er durch die Ursprünge des M. tensor fasciae latae und des M. sartorius abgedeckt. In der Mitte des Oberschenkels kommt der Muskelbauch des M. vastus medialis zum Vorschein. Er zieht hinter dem M. rectus femoris weit nach distal, sodass der typische mediale Muskelwulst entsteht. Sein Ansatz ist die kraniale und laterale Patellaseite. Teilweise verzweigt er sich ins Retinaculum patellae mediale.

Der **M. vastus lateralis** (➤ Abb. 14.36) entspringt an der Linea intertrochanterica, am Trochanter major, an der Tuberositas glutea, am Labium laterale der Linea aspera und am Septum intermusculare laterale des Oberschenkels. Sein Muskelbauch bildet die laterale Oberschenkelseite und setzt schließlich an der kranialen und lateralen Patellaseite an. Teilweise zieht er ins Retinaculum patellae laterale.

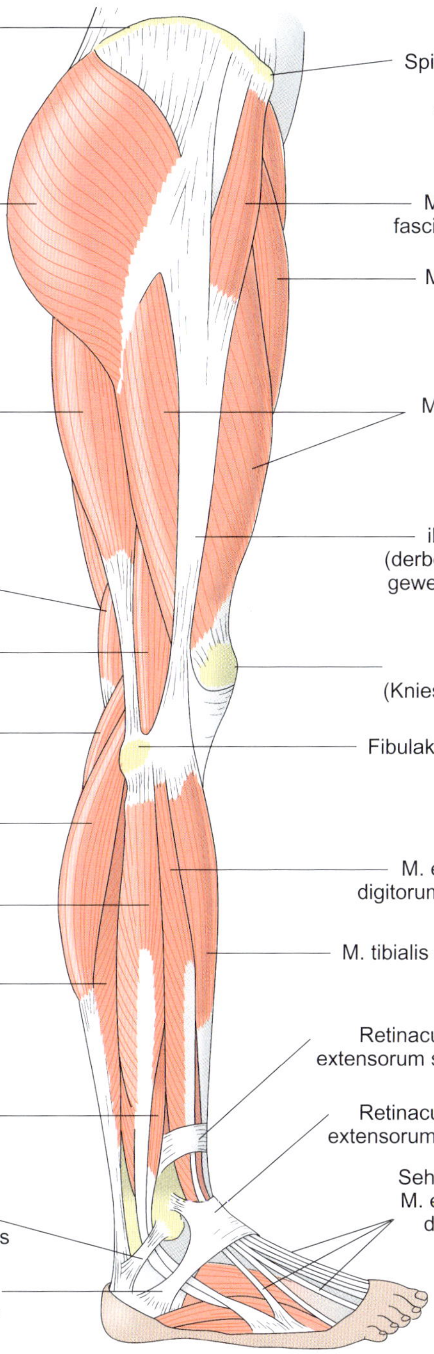

Abb. 14.36 Die oberflächliche Muskelschicht des rechten Beines von lateral.

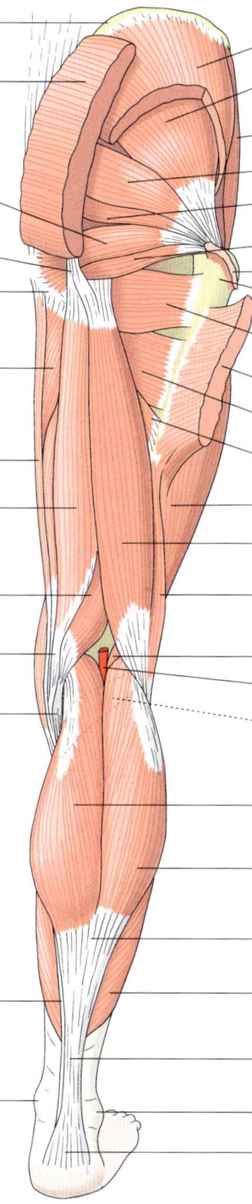

Abb. 14.37 Die oberflächliche Ober- und Unterschenkelmuskulatur von dorsal und die tiefe Hüftmuskulatur, nach Entfernung des M. gluteus maximus und eines Teiles des M. gluteus medius.

Der **M. vastus intermedius** entspringt großflächig an den ventrolateralen proximalen zwei Dritteln des Femur sowie vom Septum intermusculare laterale. In der Mitte des Femur verändert er seine bindegewebige Struktur. Er wird durch die übrigen Quadrizepsteile bedeckt. Die medial und lateral anschließenden Vastusteile mit dem M. vastus intermedius bilden die Rinne für den oben aufliegenden M. rectus femoris. Sein Ansatz ist die Patellaoberseite. Distal vom Ansatz des M. vastus intermedius entspringt am Femur ein kleiner Muskel, der **M. articularis genus.** Sein Ansatz ist oberhalb der Patella an der Kniegelenkkapsel. Er fungiert als Kapselspanner, der bei der Kniestreckung einer Einklemmung des Recessus suprapatellaris zwischen Patella und Femur vorbeugt.

Die auf das Knie einwirkende Unterschenkelmuskulatur wird im ➤ Kap. 14.4.2 beschrieben.

Ein einziger kleiner Muskel, der **M. popliteus,** gehört ausschließlich zum Kniegelenk und unterstützt dort die Beugung und die Endorotation des Unterschenkels (➤ Abb. 14.37). Außerdem zieht er den Außenmeniskus bei der Kniebeugung nach hinten und verhindert die Einklemmung der Gelenkkapsel.

14.3.3 Aktive Stabilität und Muskelzugrichtungen des Kniebereichs

Alle Muskeln, die das Knie umgeben, haben eine **aktiv stabilisierende** Funktion für das Kniegelenk. Diese Stabilitätsfunktion ist auch im Abschnitt Kompartimente im Zusammenhang mit den passiv stabilisierenden Strukturen beschrieben (➤ Kap. 14.3.1).

M. quadriceps femoris

Alle Anteile des **M. quadriceps femoris** haben, wie oben beschrieben, Insertionsstellen (Ansätze) an der Patella und dadurch eine aktiv stabilisierende Wirkung auf eben diese. Der **M. rectus femoris** inseriert oberflächig an der Basis der Patella und läuft über ihre ventrale Seite in das Lig. infrapatellare. Die **Mm. vastus medialis** und **vastus lateralis** bilden eine gemeinsame Aponeurose und inserieren unter der Ansatzstelle des M. rectus fe-

Tab. 14.12 Femurotibiale Muskeln (ohne die auf den Fuß einwirkenden Muskeln).

Muskel	Ursprung	Ansatz	Funktion	Innervation
M. quadriceps femoris • M. rectus femoris • M. vastus medialis • M. vastus intermedius • M. vastus lateralis	• Spina iliaca anterior inferior und Azetabulumrand • Labium mediale der Linea aspera (dorsomedial) • Corpus femoris (ventral) • Trochanter major und Labium laterale der Linea aspera (dorsolateral)	Alle: Über die gemeinsame Patellarsehne an der Tuberositas tibiae und über die Retinacula patellae an der Kniegelenkkapsel	• Hüftflexion und Knieextension • Knieextension • Knieextension • Knieextension	Alle: N. femoralis
M. biceps femoris, Caput breve	Femur, Linea aspera (mittlerer Teil)	Caput fibulae	Knieflexion, Exorotation	N. peroneus communis
M. articularis genus	Corpus femoris (ventral)	Kniegelenkkapsel	Kapselspanner	N. femoralis
M. popliteus	Epicondylus lateralis femoris, Hinterseite der Gelenkkapsel und Meniscus lateralis	Tibia, Facies posterior	Knieflexion, Endorotation und zieht den lateralen Meniskus nach dorsal	N. tibialis

moris in der Tiefe an der Basis der Patella. Weitere Ausstrahlungen dieser beiden Muskeln laufen zum medialen und lateralen Patellarand, wobei die medial gelegenen Insertionen weiter distalwärts führen. Der **M. vastus intermedius** inseriert breitflächig in der Tiefe, unterhalb der Ansatzstelle des M. vastus medialis und lateralis, an der Basis der Patella. Ausläufer dieses Muskels verstärken medial und lateral die Fasern des Lig. femoropatellaris.

14

Quadrizepswinkel

Der M. quadriceps verursacht aufgrund seines Verlaufes und seiner Insertionen eine nach lateral gerichtete luxierende Kraft auf die Patella. Die Größe dieser Kraft ist vom Quadrizepswinkel (**Q-Winkel**) abhängig. Der Q-Winkel ergibt sich aus:

- Der Linie von der Spina iliaca anterior superior durch die Mitte der Patella und
- Der Linie von der Tuberositas tibiae durch die Mitte der Patella.

Der normale Q-Winkel beträgt bei Männern etwa 15° und bei Frauen etwa 20°. Frauen haben aufgrund ihrer größeren Beckenbreite eine ausgeprägtere Valgusstellung der Kniegelenke und damit einen größeren Q-Winkel, um eine physiologische Gangspurbreite zu gewährleisten.

Extension

Die Schlussrotation (Exorotation) der Tibia bei maximaler **Extension** des Kniegelenks verursacht eine Lateralisierung der Tuberositas tibiae und damit einen zunehmenden Q-Winkel. Wenn die Patella nicht mehr durch die Trochlea begrenzt ist, entsteht ein Valgusstand.

Strukturen, die einer Verschiebung der Patella nach lateral entgegenwirken, sind:

- Das mediale Retinakulum
- M. vastus medialis
- Die prominente laterale Trochleagelenkfläche.

Flexion

Während der **Flexion** des Kniegelenks finden begleitende Bewegungen der Patella statt. Von 0° bis 20° Flexion:

- Nimmt der Q-Winkel ab, da die Schlussrotation aufgehoben wird
- Entsteht ein Kontakt zwischen der Patella und der Facies patellaris
- Gibt es eine zunehmende Stabilisierung durch die dorsal wirkenden Kräfte der Gelenkfläche, die bei belasteten Positionen in geschlossener Kette für eine große Kompression im Femoropatellargelenk verantwortlich sind.

Ab 20° Flexion entfernt sich die Patella von der momentanen Flexionsachse des Knies und springt hervor. Der Knochenkontakt ist in diesem Moment am größten, was zu mehr Stabilität führt. Ab 90° Flexion entsteht eine erneute laterale Verschiebung der Patella, die bei weiterer Flexion zunimmt. Bei 135° Flexion kommt es zu einer leichten Rotation der Patella um eine longitudinale Achse. Die mediale Facette liegt danach etwas weiter dorsal (Endorotation). In maximaler Flexionsstellung bedeckt die laterale Facette die gesamte laterale Gelenkfläche, während die mediale Gelenkfläche frei bleibt.

Patellaposition in vier Komponenten bei statischen und dynamischen Situationen

In Ruhe kann die Patella pathologische Positionen einnehmen. Bei Bewegung des Knies kann die Patella unerwünschte Nebenbewegungen ausführen, z. B. eine seitliche, proximale oder distale Verschiebung. Auch eine Rotation um eine ihrer Achsen ist möglich.

Seitliche Verschiebung

(Glide, ➤ Abb. 14.38)

Außer einem Patellahoch- oder tiefstand, der physiotherapeutisch kaum zu behandeln ist, kann die Patella auch funktionell in seitliche Richtung abweichen.

- Statisch: Die Patella liegt bei entspanntem Knie auf der Mittellinie zwischen den beiden Kondylen. Man kann dies mit dem Zeigefinger an den Femurepikondylen und dem Daumen an der Patellamitte oder ihren Rändern palpieren.
- Dynamisch: Bei Anspannung des M. quadriceps darf die Patella nicht sofort nach lateral gleiten. Während der Flexion muss sie etwas nach medial gleiten können.

KLINIK

Ursachen für eine Fehlstellung oder ein pathologisches Gleiten der Patella

Ein **vergrößerter Q-Winkel,** z. B. verursacht durch eine Hyperextension im Kniegelenk, eine Exorotation der Tibia oder eine (angeborene) laterale Verschiebung der Tuberositas tibiae, führt zur Fehlstellung der Patella.

Laterale **Strukturen** wie das laterale Retinakulum oder der Tractus iliotibialis können **tonisiert** oder **verkürzt** sein.

Tonisierte oder verkürzte Mm. ischiocrurales erzwingen beim Gehen eine ausgeprägtere Dorsalextension des Sprunggelenkes, um die verminderte Streckfähigkeit des Knies auszugleichen. Ist auch der M. gastrocnemius verkürzt, wird subtalar zusätzlich eine kompensatorische Pronation ausgeführt. Um den Fuß über die Innenseite abrollen zu lassen, wird er gemeinsam mit der Tibia etwas nach außen gedreht. Dies führt zu einer Erhöhung des funktionellen Q-Winkels.

Eine **Patella alta** (Hochstand) bzw. **Patella baja** (Tiefstand) ist entweder angeboren oder Folge eines Traumas. Man spricht von einer Patella alta, wenn die Patellasehne 20 % länger als die Patellahöhe ist. Dies ist häufiger bei Frauen der Fall, meist begleitet von kongenitalen (angeborenen) Subluxationen. Eine Patella baja ist gegeben, wenn die Patellasehne 20 % kürzer als die Patellahöhe ist. Dies kann eine Komplikation nach vorderer Kreuzbandrekonstruktion sein.

Eine **Insuffizienz** des **M. vastus medialis** verursacht eine laterale Verschiebung der Patella. Der **M. vastus medialis obliquus** ist ein schräger Teil des M. vastus medialis, entspringt aber teilweise auch aus der Sehne des M. adductor magnus und zieht die Patella nach medial. Dieser Muskelteil wird durch einen separaten Zweig des N. femoralis innerviert und kann dadurch selektiv aktiviert werden. Er ist der einzige dynamische mediale Patellastabilisator und während der ganzen Streckphase aktiv.

Der M. vastus medialis obliquus wird, im Vergleich zu anderen Muskeln, schon bei einer viel geringeren intraartikulären Reizung gehemmt und neigt dadurch leichter zur Atrophie.

Seitliches Kippen

(Tilt, ➤ Abb. 14.38)

Die Patella kann auch eine Abweichung durch Rotation um ihre Längsachse zeigen. Möglicherweise sieht man diese seitliche Kippung schon in

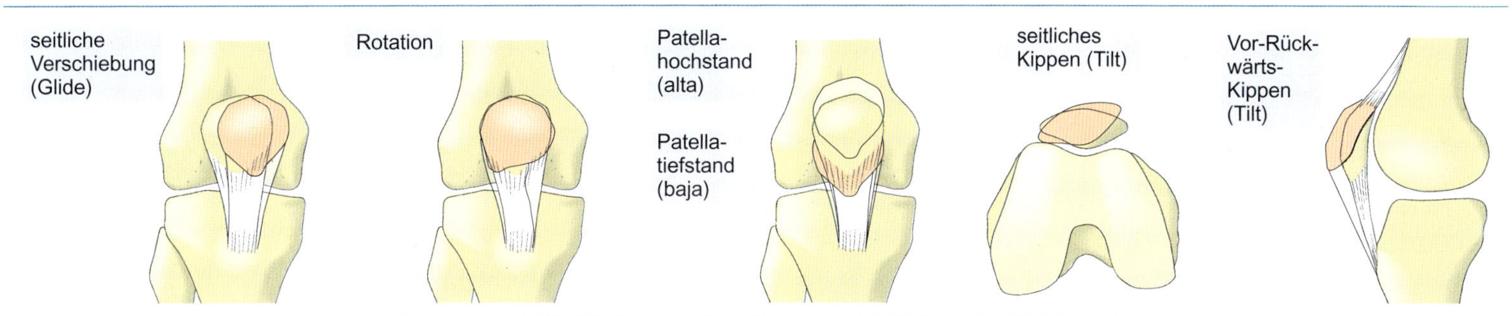

Abb. 14.38 Die Patellapositionen.
1.–3. Bild: Rechtes Knie von ventral.
4. Bild: Femurkondylen von kaudal.
5. Bild: Femur, Tibia und Patella von lateral im Sagittalschnitt.

Ruhestellung. Es ist aber auch möglich, dass sie erst während Flexion oder Extension auftritt.

- Statisch: Der mediale und laterale Patellarand sollen auf gleicher Höhe in der Horizontalebene liegen.
- Dynamisch: Beim medialen Gleiten der Patella während der Flexion darf der mediale Patellarand nicht wesentlich höher kommen.

Rotation
(➤ Abb. 14.38)

Die Längsachse der Patella muss mit der Längsachse des Femur übereinstimmen. Die Verbindungslinie zwischen den am weitesten medial und lateral gelegenen Ecken der Patellabasis soll senkrecht zum Femurschaft verlaufen.

- **Vor- und Rückwärtskippen** (Tilt, ➤ Abb. 14.38): Die Patella sollte waagerecht liegen, wobei der untere und obere Pol auf gleicher Höhe liegen.
- **Vorwärtskippung** (anterior tilt): Der Apex (unterer Pol) der Patella ist im Vergleich zur kranialen Patellabasis (oberer Pol) nach vorne gekippt.
- **Rückwärtskippung** (posterior tilt): Der Apex der Patella ist im Vergleich zur kranialen Patellabasis nach hinten gekippt. Dies kann zur Reizung des Hoffa-Fettkörpers führen.

KLINIK
Patellofemorales Schmerzsyndrom
Das patellofemorale Schmerzsyndrom war früher bekannt unter der Bezeichnung Chondropathia patellae und ist der Ausdruck für eine Knorpelproblematik hinter der Kniescheibe. Die Prävalenz des patellofemoralen Schmerzsyndroms ist besonders bei jungen Erwachsenen sehr hoch. Symptome sind ventrale Knieschmerzen, die bei folgenden Auslösern verstärkt auftreten: Treppe steigen, in die Hocke gehen, Knien, Bergablaufen, langes Sitzen mit gebeugten Knien oder Hinstellen nach langem Sitzen.

14.3.4 Palpationen im Kniebereich

(➤ Abb. 14.39 und ➤ Abb. 14.40)

Die Ränder und der Apex (Spitze) der **Patella** lassen sich am besten an der in gestreckter Knieposition frei beweglichen Patella ertasten. Durch eine Patellaverschiebung zur palpierenden Seite ist es möglich, mit der supinierten Hand auch die Unterseite der Patellaränder zu ertasten. Unterhalb des Apex patellae tastet man den Anfang des **Lig. patellae,** welches sich distalwärts bis zu seinem Ansatz an der **Tuberositas tibiae** verfolgen lässt. Ein wechselndes Anspannen und Entspannen der Kniestrecker erleichtert die Palpation. Links und rechts des Lig. patellae ist das **Corpus von Hoffa** zu tasten, das sich – bei Frauen besonders deutlich – seitlich des Ligamentes vorwölbt.

An der kraniolateralen Seite der Patella ist die Sehne des **M. vastus lateralis** und ihr Ansatz an der Patella zu palpieren. Der **M. vastus medialis** (obliquum) lässt sich weit distal am Oberschenkel zwischen dem M. sartorius und M. rectus femoris ertasten. Der Muskelbauch des **M. rectus femoris** liegt als deutlich sichtbare Erhebung in der Mitte des ventralen Oberschenkels, seine breite Sehne zieht über die Patella. Medial und lateral der proximalen Patella sind in der Tiefe die kranialen Ränder der **Femurkondylen** zu tasten. Fährt man mit dem Finger über den medialen Femurkondylus, gelangt man an einen kleinen Knochenvorsprung, das **Tuberculum adductorium,** an dem sich der dort ansetzende **M. adductor magnus** palpieren lässt.

Die **mediale** und **laterale Gelenkspalte** sind vom Lig. patellae ausgehend nach medial und lateral fahrend sehr einfach zu palpieren, da sich der Gelenkspalt hier wie ein nach vorne gerichtetes V öffnet. Fährt man die von ventral nach dorsal immer schmaler werdende mediale Gelenkspalte entlang, stößt man auf das **Lig. collaterale mediale,** welches den Gelenkspalt überquert. Die seitlichen Begrenzungen des Lig. collaterale mediale palpiert man am besten durch eine leichte Verschiebung des Bandes quer zu seinem Faserverlauf. Dorsal dieses Bandes wird die Palpation des Gelenkspaltes zunehmend schwieriger, da er immer schmaler wird. Ein wechselndes Überstrecken des Beines kann die Palpation erleichtern. Der laterale Gelenkspalt ist auf gleiche Art nach dorsal zu verfolgen und wird erst viel weiter dorsal vom Lig. collaterale laterale überquert. Das leicht zu palpierende **Lig. collaterale laterale** ist als runder sehnenartiger Strang zwischen dem lateralen Femurkondylus und dem Fibulaköpfchen zu tasten. Das sog. Vierer-Zeichen, bei dem im Sitzen das zu untersuchende Bein in Sprunggelenkhöhe mit exorotierter Hüfte über das andere Bein gelegt wird, erleichtert die Palpation, da das nun gedehnte Kollateralband deutlich hervorspringt. Das **Caput fibulae** ist als runde Knochenstruktur an der lateralen Seite kaudal des Gelenkspalts zu tasten. Bei einer passiven Streckung des Kniegelenks lässt sich im Gelenkspalt zwischen dem Lig. patellae und dem Lig. collaterale mediale der **mediale Meniskus** palpieren. Der **laterale Meniskus** ist auf gleiche Weise lateral des Lig. patellae im Gelenkspalt zu ertasten.

Bei gebeugtem Knie ist die Sehne des **M. semitendinosus** am deutlichsten dorsal zu spüren, da er am weitesten distalwärts innerhalb des Pes anserinus verläuft und dadurch bei gebeugtem Knie am stärksten nach dorsal vorspringt. Etwas tiefer und ventraler in der Kniekehle liegt der mediale Anteil des **M. semimembranosus.** Gleich ventromedial vom M. semitendinosus palpiert man die runde Sehne des **M. gracilis** und ventromedial davon den **M. sartorius.** Das **Pes anserinus superficialis** ist mit seiner Ausfächerung bis zur Tuberositas tibiae auf der Facies medialis tibiae als etwas weicherer Knochenteil zu fühlen.

Besonders bei gebeugtem Knie bildet die vom Caput fibulae nach kranial verlaufende Sehne des **M. biceps femoris** als deutlich sicht- und tastbarer Strang die laterale Begrenzung der Kniekehle. Etwa 2 cm weiter ventral verläuft die vom **Tuberculum von Gerdy** nach proximal verlaufende flache, sehnige Struktur des **Tractus iliotibialis.** Lässt man das gestreckte Bein anheben, ist der Tractus deutlich sichtbar. Das Tuberculum von Gerdy kann kranial einer Verbindungslinie zwischen der Mitte der Tuberositas tibiae und dem Fibulaköpfchen palpiert werden.

In der Kniekehle lassen sich bei leicht gebeugtem Knie, medial des M. biceps femoris und lateral des M. semitendinosus, die proximalen Begrenzungen der **Mm.-gastrocnemii-Ursprünge** ertasten. Medial des lateralen Gastroknemiuskopfes liegt als strangförmige Verhärtung der dünne **M. plantaris.** Den **N. peroneus communis** palpiert man direkt medial der Bizepssehne. Zentral

14

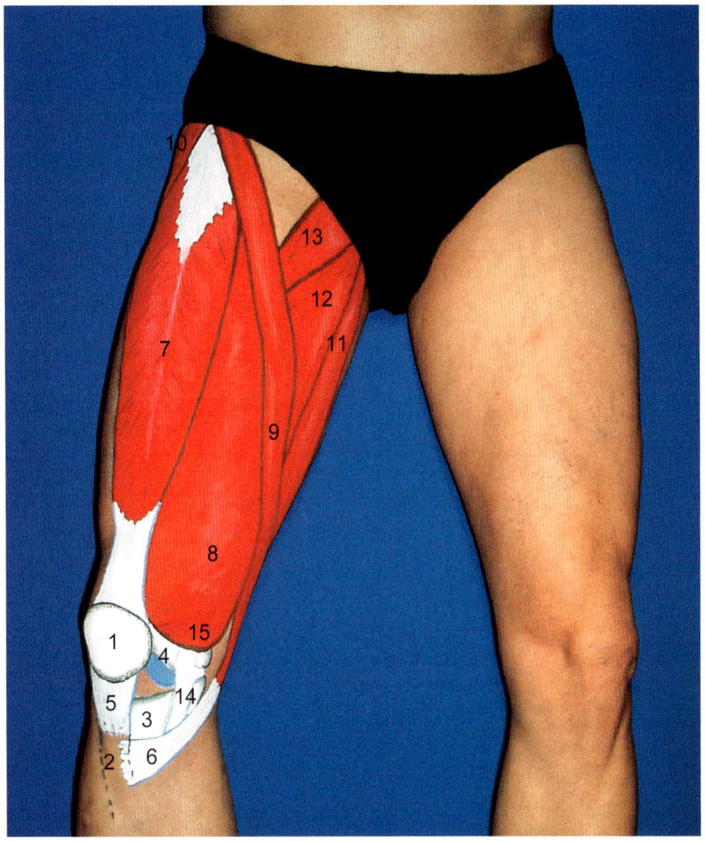

Abb. 14.39 Palpation im Kniebereich und Oberschenkel, Ansicht rechtes Knie und Oberschenkel von ventromedial: 1 Patella; 2 Tuberositas tibiae; 3 Caput tibiae; 4 mediale Femurkondyle; 5 Lig. patellae (infrapatellare); 6 Pes anserinus superficialis; 7 M. rectus femoris; 8 M. vastus medialis; 9 M. sartorius; 10 M. tensor fasciae latae; 11 M. gracilis; 12 M. adductor longus; 13 M. pectineus; 14 Lig. collaterale mediale; 15 Tuberculum adductorium. [O434]

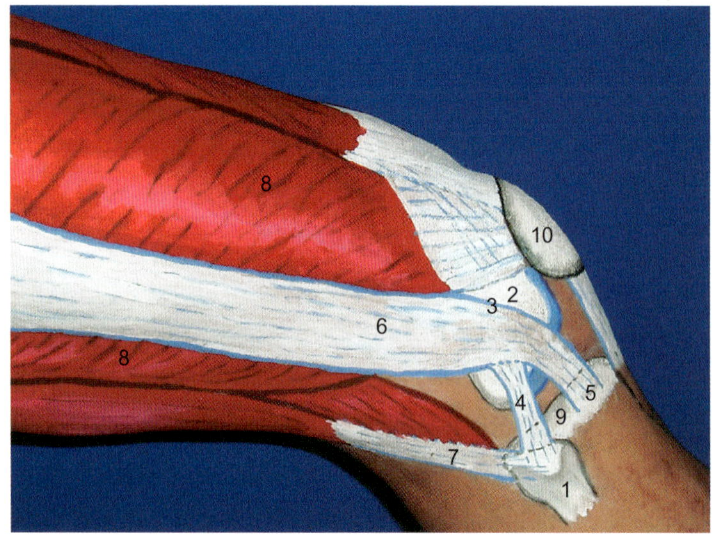

Abb. 14.40 Palpation im Kniebereich, Ansicht des rechten Knies von lateral: 1 Caput fibulae; 2 lateraler Femurkondylus; 3 Epicondylus lateralis; 4 Lig. collaterale laterale; 5 Tuberculum von Gerdy; 6 Tractus iliotibialis; 7 Sehne des M. biceps femoris; 8 M. vastus lateralis, M. quadriceps; 9 Caput tibiae; 10 Patella. [O434]

in der Kniekehle ist der **N. tibialis** als relativ dicke, schnurförmige Struktur zu tasten. In der Kniekehle sind bei 90° Beugung auch die Pulsationen der **A. poplitea** zu spüren.

Distal des Knies lassen sich verschiedene knöcherne Strukturen der Tibia ertasten. Die direkt unter der Haut liegende scharfe **Margo anterior tibiae** und die **Facies medialis tibiae** sind gut nach distal zu verfolgen, bis sie in den **Malleolus medialis** übergehen.

14.3.5 Kreislauf im Kniebereich

Arterielle Versorgung

(➤ Abb. 14.23 und ➤ Kap. 16.2)

Die aus dem Canalis adductorius von kranial kommende **A. femoralis** zieht als **A. poplitea** durch den Hiatus adductorius zur Mitte der Kniekehle. In der Kniekehle liegt sie auf der dorsalen Gelenkkapsel. Unter dem Arcus tendineus des M. soleus geht ihr Verlauf in die tiefe dorsale Unterschenkelmuskelloge. Jetzt teilt sie sich in die **A. tibialis anterior,** die **A. tibialis posterior** und die **A. peronea** auf.

Oberhalb des Knies zweigt die **A. descendens genus medialis** zur medialen Seite des Kniegelenks ab. Ebenfalls oberhalb des Knies entspringen aus der A. poplitea die **A. superior lateralis genus** und die **A. superior medialis genus.** Sie umlaufen das Knie, bis sie sich ventral wieder vereinigen. Unterhalb des Knies liegen die **A. inferior lateralis genus** und die **A. inferior medialis genus.** Ihre vertikal verlaufenden Abzweige bilden ein kreisförmiges Gefäßwerk um die Patella. In diesem Gefäßring enden der Ramus descendens der A. circumflexa femoris lateralis, die A. profunda femoris, die A. genus descendens und, von kaudal aus der A. tibialis anterior zurückkommend, die **A. recurrens tibialis anterior** und **posterior.** Alle zusammen bilden das **Rete articularis genus.**

Unterhalb der Kniekehle zweigt die **A. tibialis anterior** ab. Durch die Membrana interossea hindurch zieht sie kaudalwärts zur ventralen Unterschenkelseite. Die A. poplitea zieht dorsal als **A. tibialis posterior** weiter nach kaudal. In ihrem Verlauf zweigt die **A. peronea** ab. Zwischen dem M. tibialis posterior und dem M. flexor hallucis longus zieht sie weiter zum Fuß.

Venöser Abfluss

(➤ Abb. 14.41 und ➤ Kap. 16.2)

Oberflächlich im Bindegewebe der Unterhaut, aber oberhalb der Muskelfaszie, verlaufen die epifaszialen Venen. Die **V. saphena magna** (lat. magna = groß) läuft kranialwärts entlang der medialen Unterschenkelseite. Sie zieht dorsal an der medialen Knieseite entlang und biegt zur ventralen Oberschenkelseite ab. In ihrem Verlauf liegt sie der medialen Seite des M. sartorius an. Die **V. saphena parva** (lat. parva = klein) läuft in der Mitte des Unterschenkels kranialwärts. Sie zieht kaudal des Knies durch die Fascia cruris und endet in der Kniekehle in der **V. poplitea.**

Die tiefen Venen des Unterschenkels mit ihren zahlreichen Klappen begleiten paarig die Arterien. Sie werden nach den Arterien benannt. Aus der Tiefe kommend ziehen ventral am Unterschenkel die **Vv. tibiales anteriores** und dorsal am Unterschenkel die **Vv. tibiales posteriores** hoch. Die Vv. tibiales posteriores kommen aus der dorsalen Unterschenkelmuskelloge. Sie verlaufen danach unter dem Arcus tendineus des M. soleus hindurch. Ab der Unterseite der Kniekehle ziehen sie zusammen und laufen als V. poplitea durch die Kniekehle auf die dorsale Kniegelenkkapsel. Von hier aus verläuft diese weiter hoch in Richtung Hiatus adductorius.

14.4 Fuß und Zehen

Fuß- und Zehengelenke

Von proximal nach distal gibt es folgende Gelenke:

- Art. tibiofibularis distalis
- Art. talocruralis (oberes Sprunggelenk)
- Art. subtalaris und Art. talocalcaneonavicularis (unteres Sprunggelenk)
- Art. calcaneocuboidea, welches gemeinsam mit dem Art. talonavicularis das proximale Tarsalgelenk (auch mediotarsales Gelenk oder Chopart-Gelenklinie) bildet

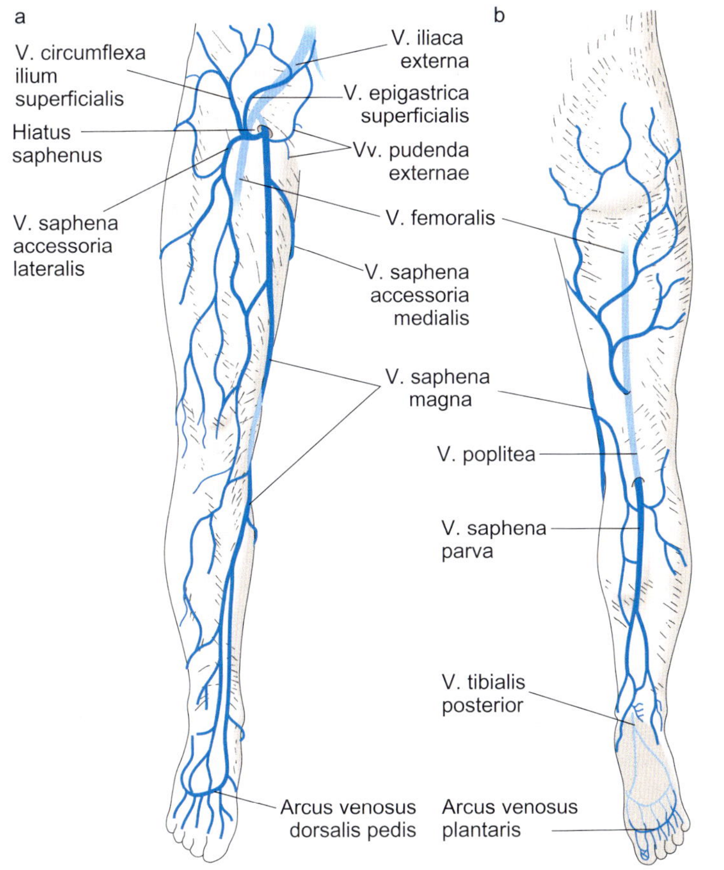

Abb. 14.41 Epifasziale Venen des rechten Beines, links von ventral und rechts von dorsal gesehen.

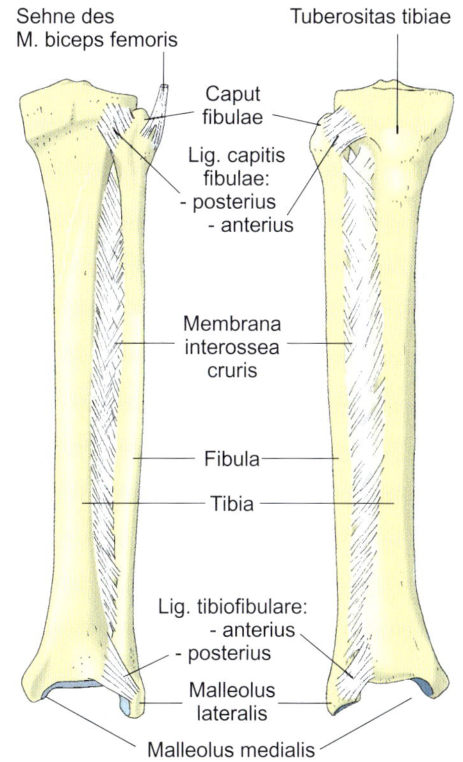

Abb. 14.42 Die tibiofibulare Verbindung des rechten Unterschenkels, links von dorsal und rechts von ventral.

- Art. cuneonavicularis
- Artt. intertarsales
- Artt. tarsometatarsales (Gelenklinie von Lisfranc)
- Artt. intermetatarsales
- Artt. metatarsophalangeales (Zehengrundgelenke)
- Artt. interphalangeae proximales (Zehenmittelgelenke)
- Artt. interphalangeae distales (Zehenendgelenke).

Da der Fuß im rechten Winkel zu den übrigen Körperteilen steht, ändert sich hier die Bedeutung der Bewegungs- und Ortsbezeichnungen. Ab dem unteren Sprunggelenk bedeutet

- plantar = Richtung Fußsohle
- dorsal = Richtung Fußrücken
- proximal = Richtung Kalkaneus
- distal = Richtung Zehe.

14.4.1 Gelenkmechanik des Fuß- und Zehenbereichs

Art. tibiofibularis proximalis

Das **Art. tibiofibularis proximalis** (➤ Tab. 14.13 und ➤ Abb. 14.42) ist ein Synovialgelenk in Form einer Amphiarthrose (Kap. 11.4) und gehört anatomisch gesehen zur Knieregion, funktionell jedoch zum Fuß. Es handelt sich um ein Art. trochoidea (Drehgelenk), zusammengesetzt aus:

Tab. 14.13 Arthrokinematik des proximalen Tibiofibulargelenks.

Arthrokinematik	Die Translationen des Art. tibiofibularis proximalis sind bedeutend größer als die des Art. tibiofibularis distalis.
• Knie-Exorotation	• Die Fibula translatiert nach dorsomedial.
• Knie-Endorotation	• Die Fibula translatiert nach ventrolateral.
• Fuß-Dorsalextension	• Die Fibula translatiert nach proximal und gleichzeitig nach ventral oder dorsal.
• Fuß-Plantarflexion	• Die Fibula führt keine Translationsbewegungen aus.

- **Facies articularis capitis fibulae,** die flache Gelenkfläche des **Caput fibulae**
- Der nach lateral, etwas dorsal und kaudal zeigenden **Facies articularis fibularis,** die flache Gelenkfläche an der **Tibia.**

Passive Stabilität

Drei Ligamente fixieren die Fibula sehr weit proximal, das Lig. capitis fibulae anterius et posterius und das Lig. collaterale laterale genu.

Art. tibiofibularis distalis

Das **Art. tibiofibularis distalis** (➤ Abb. 14.42 und ➤ Tab. 14.14) ist eine Syndesmose die nur ganz distal mit Gelenkknorpel bekleidet ist, weil sich hier eine Fortsetzung des Sprunggelenkraums befindet. Es besteht aus:

- Der in anteroposteriorer Richtung konkaven Gelenkfläche an der **Tibia**
- Der in anteroposteriorer Richtung konvexen Gelenkfläche an der **Fibula.**

Tab. 14.14 Eigenschaften des distalen Tibiofibulargelenks

Bewegungen	Bei der Dorsalextension im Talokruralgelenk schiebt sich ein breiterer Teil der Trochlea tali zwischen die Malleolengabel. Dies bewirkt: • Ein Auseinanderweichen von Tibia und Fibula • Eine Verschiebung der Fibula nach proximal durch den Druck der schrägen Talusfläche.
Arthrokinematik	Bei der Dorsalextension gleitet die Fibula nach proximal und gleichzeitig nach ventral oder dorsal.
Segmentale Innervation	
• Animal	• Medioventral: L3/L4 Dorsolateral: L5 bis S2
• Vegetativ	• Medioventral: Th10/Th11 Dorsolateral: Th12 bis L2

Tab. 14.15 Eigenschaften des Talokruralgelenks; 0 = nicht eingeschränkt, + = wenig eingeschränkt, ++ = eingeschränkt, +++ = stark eingeschränkt.	
Nullstellung	Der Fuß steht im rechten Winkel zum Unterschenkel.
Ruhestellung (M.L.P.P.)	10° Plantarflexion
Verriegelte Stellung (C.P.P.)	Maximale Dorsalextension
Kapselzeichen	Plantarflexion ++ > Dorsalextension +
Bewegungen	Die Bewegungsachse verläuft von dorsolateral nach ventromedial. Der First auf der Tibiagelenkfläche steht quer dazu. Die daraus folgende Plantarflexion (weicht in Abduktion von der Sagittalebene ab) wird im Art. tarsi transversa kompensiert. Plantarflexion/Dorsalextension: 50°/0°/30°
Arthrokinematik • Plantarflexion • Dorsalextension	 • Die Trochlea tali rollt nach dorsal etwas distal und gleitet nach ventral etwas proximal. • Die Trochlea tali rollt nach ventral etwas proximal und gleitet nach dorsal etwas distal.
Segmentale Innervation • Animal • Vegetativ	 • Medioventral: L3/L4 Dorsolateral: L5 bis S2 • Medioventral: Th10/Th11 Dorsolateral: Th12 bis L2

Die Gelenkfläche an der Tibia zeigt nach lateral etwas dorsal. Die Gelenkflächen haben keinen Kontakt zueinander, da sie von einer Falte mit fetthaltigem Bindegewebe getrennt werden.

Passive Stabilität

Zwei kräftige Ligamente verlaufen von der Tibia nach laterodistal: das **Lig. tibiofibulare anterius** und das kräftigere **Lig. tibiofibulare posterius.** Diese Ligamente ragen weit nach distal und vergrößern die Gelenkfläche der Tibia distal. Sie verhindern eine Längsverschiebung von Tibia und Fibula.

Die **Membrana interossea cruris** verhindert ebenfalls eine solche Längsverschiebung. Sie befindet sich zwischen der Margo interosseus der Tibia und der Fibula und besteht aus straffen Bindegewebsfasern, die größtenteils von der Tibia schräg nach distal zur Fibula ziehen.

Oberes Sprunggelenk (Art. talocruralis)

Der Talus bildet nach proximal mit den unteren Gelenkflächen von Tibia und Fibula das obere Sprunggelenk (➤ Tab. 14.15 und ➤ Abb. 14.43, ➤ Abb. 14.44 und ➤ Abb. 14.45). Dieses ist von einer dünnen Kapsel umgeben, die durch mehrere Ligamente verstärkt wird. Trotzdem kommt es häufig zu ligamentären Zerrungen oder Rupturen (Zerreißen) des Bandapparates in diesem Bereich. Der Fuß wird im oberen Sprunggelenk gehoben und gesenkt. Das **Art. talocruralis** ist ein Art. ginglymus (Scharniergelenk). Es setzt sich zusammen aus:

- Facies articularis distalis tibiae und Facies articularis malleolaris, die gemeinsam die konkave Gelenkfläche bilden
- Trochlea tali, der konvexen Gelenkfläche am Talus.

Die Facies articularis der Tibia ist nach distal etwas ventral gerichtet. Der laterale Malleolus ist im Vergleich zum medialen ein wenig größer, führt weiter nach distal und liegt etwas dorsaler. Seine Gelenkfläche ist bikonvex, während die des medialen Malleolus eher flach ausgebildet ist.

Die Trochlea tali ist ventral breiter als dorsal; sie besitzt eine sagittale Rinne, die nach ventrolateral zeigt. Die Gelenkfläche der Trochlea tali ist etwa doppelt so groß wie die der Tibia.

Die Belastungen im oberen Sprunggelenk können während des Gehens bis um das Fünffache des Körpergewichtes ansteigen.

Passive Stabilität

Die passive Stabilität des oberen Sprunggelenks wird zum Teil durch seine Gelenkform gewährleistet. Bei der **Dorsalextension** des Fußes liegt der breitere Teil der Trochlea tali in der Malleolengabel, wodurch das Gelenk stabiler wird (➤ Tab. 14.16). In Plantarflexion, die z. B. beim Laufen in hochhackigen Schuhen erfolgt, ist das Gelenk dagegen relativ instabil. Die passive Stabilität des Talokruralgelenks wird von mehreren Ligamenten unterstützt.

Ligamente des oberen Sprunggelenks
Zwischen Fibula und Fußwurzel verlaufen drei Bänder, die man gemeinsam als **Lig. collaterale laterale** bezeichnet. Zu ihnen gehören:

- **Lig. talofibulare anterius,** welches von der Fibula nach ventral-distal-medial zum Collum tali zieht
- **Lig. calcaneofibulare,** welches von der Fibula nach dorsodistal zum Kalkaneus zieht
- **Lig. talofibulare posterius,** welches fast horizontal von der Fibula nach dorsomedial zum Proc. posterior tali zieht.

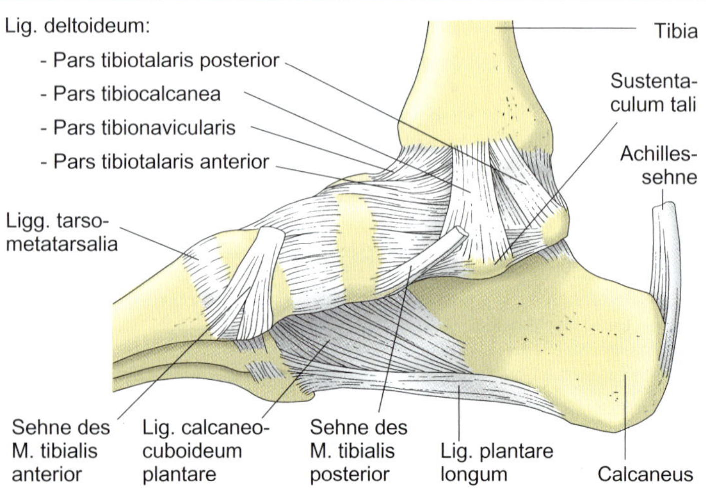

Abb. 14.43 Die talokrurale Verbindung und die intertarsalen und tarsometatarsalen ligamentären Verbindungen des rechten Fußes von medial. Ganz dorsal sieht man den Ansatz der durchtrennten Achillessehne.

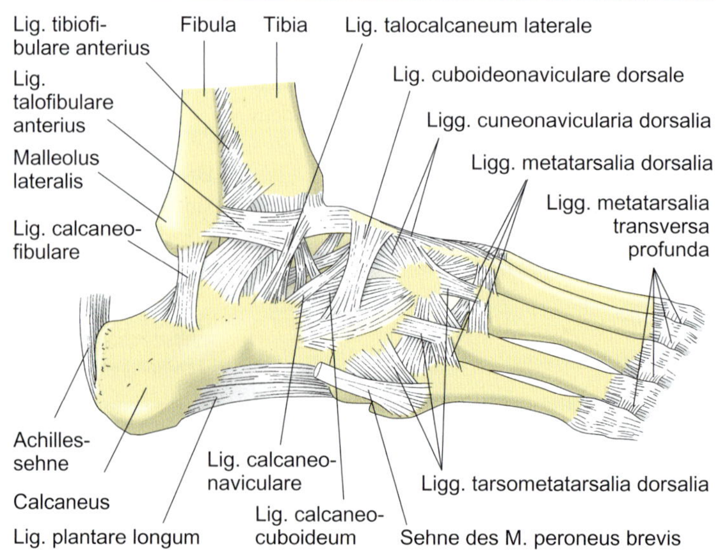

Abb. 14.44 Die talokrurale Verbindung und die intertarsalen und tarsometatarsalen ligamentären Verbindungen des rechten Fußes von lateral. Ganz dorsal sieht man den Ansatz der durchtrennten Achillessehne.

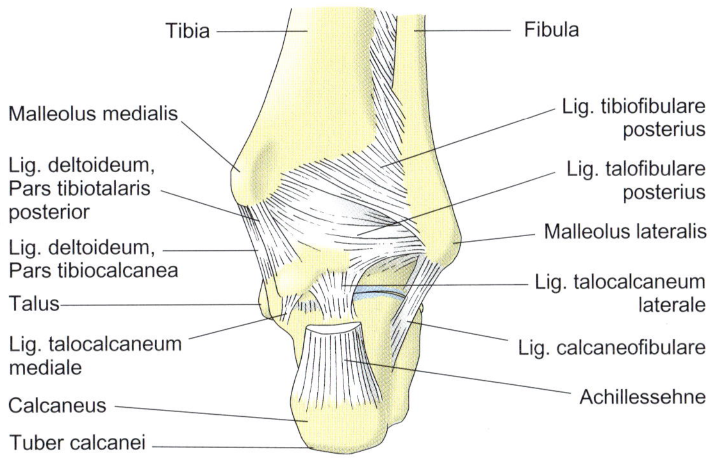

Abb. 14.45 Die talokrurale und die talokalkaneare ligamentäre Verbindung des rechten Fußes von dorsal. Ganz dorsal sieht man den Ansatz der durchtrennten Achillessehne.

Tab. 14.16 Bremsende Strukturen bei Plantarflexion und Dorsalextension.

Plantarflexion	Dorsalextension
Überwiegend die ventrale Kapsel und ventrale Fasern der Kollateralligamente	Überwiegend M. soleus bei gebeugtem Knie und M. gastrocnemius bei gestrecktem Knie
Tuberculum posterius tali gegen die Tibiahinterkante bei Hypermobilität	Sekundär: • Lig. tibiofibulare anterius et posterius • Dorsale Kapsel • Dorsale Fasern der Kollateralligamente • Trochlea tali gegen die Tibiavorderkante bei Hypermobilität

Das Lig. talofibulare anterius und das Lig. calcaneofibulare bilden einen 105°-Winkel zueinander. Sie wirken synergistisch gegen auf das Sprunggelenk einwirkende Inversionskräfte. Das Lig. talofibulare ist in Plantarflexion, das Lig. calcaneofibulare ist in Dorsalextension am stärksten gespannt. Das Lig. talofibulare verhindert eine Endorotation des Talus und eine Ventralverschiebung des Talus gegenüber der Malleolengabel (eine sogenannte vordere Schublade). Das Lig. calcaneofibulare unterbindet eine Exorotation des Talus und eine Dorsalverschiebung des Talus gegenüber der Malleolengabel (eine sog. hintere Schublade).

Zwischen Tibia und Fußwurzel verlaufen vier Ligamente, die man gemeinsam als **Lig. collaterale mediale** oder **Lig. deltoideum** bezeichnet. Man unterscheidet eine äußere Schicht mit:

- **Lig. tibionaviculare,** welches von der Tibia in ventrodistaler Richtung zum Os naviculare zieht
- **Lig. tibiocalcaneare,** das von der Tibia nach distal zum Sustentaculum tali zieht

sowie eine tiefe Schicht mit:

- **Lig. tibiotalare posterius,** welches nicht von der äußeren Schicht überdeckt wird
- **Lig. tibiotalare anterius,** welches von der Tibia zum Collum tali zieht und vom Lig. tibionaviculare der äußeren Schicht bedeckt wird.

Unteres Sprunggelenk

Der Kalkaneus bildet zusammen mit dem oben aufliegenden Talus sowie dem sich medial anschließenden Os naviculare das **untere Sprunggelenk.** Dieses besteht genau genommen aus einem vorderen Gelenk, dem **Art. talocalcaneonavicularis,** und einem hinteren Gelenk, dem **Art. subtalaris,** die beide jeweils eine eigene Kapsel besitzen. An der Bildung des hinteren Gelenks sind der Kalkaneus und der Talus beteiligt, an der des vorderen der Kalkaneus, der Talus, das Os naviculare und ein mit Knorpel bekleidetes Ligament zwischen Kalkaneus und Os naviculare.

Im unteren Sprunggelenk wird der Fuß supiniert und proniert. Supination und Pronation finden bei den physiologischen Bewegungen des Fußes nie isoliert statt. Es handelt sich eher um Kombinationsbewegungen, an denen das **untere Sprunggelenk,** das **Art. calcaneocuboidea** und der **Mittelfuß** beteiligt sind. Diese physiologischen Bewegungen des Fußes bezeichnet man als Inversion und Eversion. Die Angaben zu den dazu gehörenden Bewegungsformen sind in der Literatur nicht immer eindeutig bzw. einheitlich.

Die **Inversion** besteht aus einer Kombination von drei Bewegungen:

- Subtalar findet eine Varisierung bzw. Supination statt.
- Im Chopart-Gelenk (➤ Tab. 14.17) finden eine Plantarflexion, Adduktion und Supination statt.
- Tarsometatarsal findet sich eine Supination.

Die **Eversion** besteht ebenfalls aus einer Kombination von drei Bewegungen:

- Subtalar findet eine Valgisierung bzw. Pronation statt.
- Im Chopart-Gelenk finden sich eine Dorsalextension, Abduktion und Pronation.
- Tarsometatarsal läuft eine Pronation ab.

KLINIK

Schnelldiagnose einer Sprunggelenksfraktur: Ottawa Ankle Rules

Die akute Distorsion des Sprunggelenks ist die häufigste Verletzung am Bewegungsapparat. Durch die sog. **Ottawa Ankle Rules** reduziert sich das Risiko, eine Fraktur zu übersehen, und es können unnötige Röntgenaufnahmen vermieden werden. Danach reicht eines der folgenden Symptome, um ein Röntgenbild anzufertigen:

- Nach einem Trauma kann das Sprunggelenk nicht ohne Hilfe mit vier Schritten belastet werden.
- Es besteht ab dem medialen und lateralen Malleolus aufwärts ein Palpationsschmerz dorsal im Verlauf von 6 cm.
- Es besteht ein Palpationsschmerz an der Basis des Os metatarsale V.
- Es bestehen Schmerzen bei der Palpation des Os naviculare.

Nachteil dieser international angewendeten Methode ist, dass sie durch erfahrene Mediziner validiert wurde. Unerfahrene Diagnostiker allerdings können leicht etwas übersehen. Studien zeigen dennoch, dass das Verfahren eine durchschnittliche Sensitivität von fast 100 % und eine Spezifität von 50 % hat. Die Zahl der notwendigen Röntgenaufnahmen konnte so um 30–40 % gesenkt werden.

Tab. 14.17 Eigenschaften des Art. calcaneocuboidea als Teil der Chopart-Gelenklinie; 0 = nicht eingeschränkt, + = wenig eingeschränkt, ++ = eingeschränkt, +++ = sehr eingeschränkt.

Ruhestellung (M.L.P.P.)	Mittelstellung Inversion
Verriegelte Stellung (C.P.P.)	Maximale Inversion
Kapselzeichen	Plantarflexion ++ > Dorsalextension + Adduktion ++ > Abduktion 0 Supination ++ > Pronation 0
Bewegungsausmaße	Plantarflexion/Dorsalextension: etwa 15° Adduktion/Abduktion: etwa 5° Supination/Pronation: etwa 20°
Arthrokinematik	
• Inversion	• Das Kuboid rollt und translatiert gegenüber dem Kalkaneus nach plantar-medial und führt gegenüber dem Kalkaneus eine geringe Supination aus (es folgt dabei dem Os naviculare).
• Eversion	• Das Kuboid rollt und translatiert gegenüber dem Kalkaneus nach dorsal-lateral und führt gegenüber dem Kalkaneus eine geringe Pronation aus.
Segmentale Innervation	Animal: L5 bis S2 Vegetativ: Th12 bis L2

14

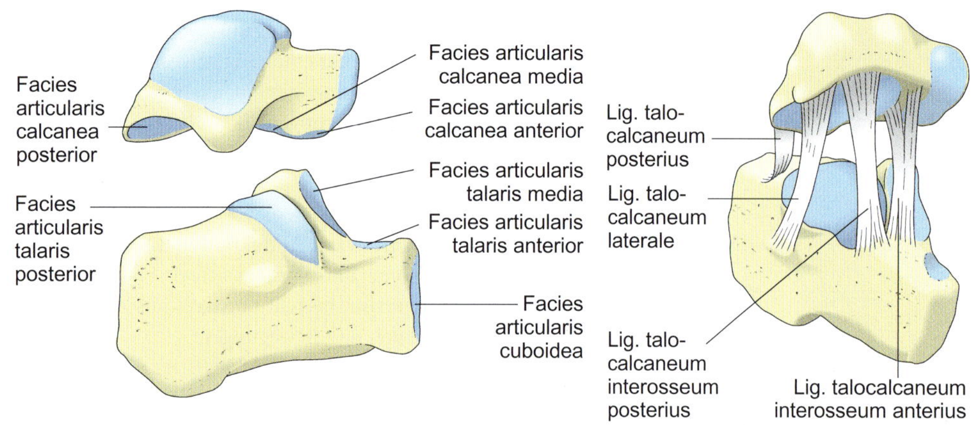

Abb. 14.46 Die Gelenkflächen des Art. subtalaris (hintere Kammer) des rechten Fußes in lateraler Ansicht und seine Ligamente von ventrolateral. Im Hintergrund sieht man die Gelenkflächen der vorderen Kammer.

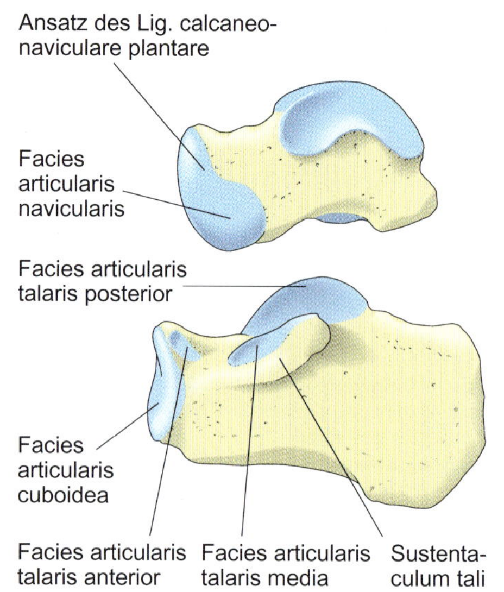

Abb. 14.47 Die Gelenkflächen der vorderen Kammer des unteren Sprunggelenks am rechten Fuß, in medialer Ansicht. Das knorpelüberzogene Lig. calcaneonaviculare plantare, das zur vorderen Kammer gehört, ist hier nicht abgebildet. Im Hintergrund sieht man auch die kalkaneare Gelenkfläche der hinteren Kammer.

Aufgrund ihrer festen ligamentären Verbindungen betreffen Bewegungen des Os naviculare immer auch das Os cuboideum. Das Os cuboideum wird also immer mitbewegt.

Art. subtalaris

Das **Art. subtalaris** (➤ Tab. 14.18 und ➤ Abb. 14.46) ist der hintere Teil des unteren Sprunggelenks; man bezeichnet es auch als die hintere Kammer des unteren Sprunggelenks. Es handelt sich um ein Art. ginglymus und setzt sich zusammen aus:

- Der konkaven Facies articularis calcanea posterior am Talus
- Der konvexen Facies articularis talaris posterior am Kalkaneus.

Die Gelenkfläche am Talus zeigt nach plantar proximal etwas medial. Da am Talus kein Muskel inseriert, handelt es sich um einen passiv mitbewegenden Knochen.

Passive Stabilität

Die passive Stabilität des Art. subtalaris wird von mehreren z. T. tief zwischen den Fußwurzelknochen und z. T. oberflächlich verlaufenden Ligamenten gewährleistet:

- Das zentral gelegene **Lig. talocalcaneum interosseum** verläuft, tief im Sinus tarsi gelegen, parallel zur Längsachse des Unterschenkels. Es besteht aus zwei Teilen, der Pars anterius und posterius.

Neben dem Lig. talocalcaneum interosseum sichern vier weitere, eher peripher gelegene Ligamente das Gelenk:

- Das **Lig. talocalcaneum laterale** liegt ventrolateral des Sinus tarsi und zieht vom Talus zum Kalkaneus.
- Das **Lig. talocalcaneum posterius** liegt tief unter der Achillessehne und zieht vom Talus zum Kalkaneus.
- Das **Lig. collaterale mediale** und das **Lig. collaterale laterale** besitzen ebenfalls Anteile, die vom Talus zum Kalkaneus ziehen.
- Das **Lig. calcaneonaviculare plantare** verbindet den Kalkaneus an der medialen Seite mit dem Os naviculare und bildet so eine Pfanne für den Taluskopf. Aus diesem Grund bezeichnet man dieses Ligament bzw. Band auch als Pfannenband.

Tab. 14.18 Arthrokinematik des Subtalargelenks; 0 = nicht eingeschränkt, + = wenig eingeschränkt, ++ = eingeschränkt, +++ = sehr eingeschränkt.

Ruhestellung (M.L.P.P.)	Mittelstellung der Inversion
Verriegelte Stellung (C.P.P.)	Maximale Inversion
Kapselzeichen	Varisierung +++ > Valgisierung 0
Bewegungen	Varisierung/Valgisierung: 20°/0°/5°
Arthrokinematik	Varisierung: Der Kalkaneus translatiert nach medial. Valgisierung: Der Kalkaneus translatiert nach lateral.
Segmentale Innervation	Animal: L5 bis S2 Vegetativ: Th2 bis L2

Art. talocalcaneonavicularis

Das **Art. talocalcaneonavicularis** ist die vordere Kammer des unteren Sprunggelenks und besteht aus zwei Teilen: dem **Pars talocalcanearis** und dem **Pars talonavicularis**(➤ Abb. 14.47).

Pars talocalcanearis

Die **Pars talocalcanearis** (➤ Tab. 14.19 und ➤ Abb. 14.46) wird gebildet aus:

- **Facies articularis talaris anterior** und **media.** Dies sind die bikonkaven Gelenkflächen am Kalkaneus (Sustentaculum tali).
- **Facies articularis calcanea anterior** und **media.** Dies sind die bikonvexen Gelenkflächen am Talus.

Die Gelenkflächen des Talus sind nach plantar etwas proximal gerichtet.

Passive Stabilität der Pars talocalcanearis

Die passive Stabilität der Pars talocalcanearis wird durch die gleichen Ligamente gewährleistet, die auch das subtalare Gelenk stabilisieren. Das **Lig. talocalcaneare interosseum** liegt, wie auch das **Lig. calcaneonaviculare plantare,** in der Nähe der vorderen Kammer (➤ Abb. 14.47). Das Lig. calcaneonaviculare plantare unterstützt den Talus und bildet, von Knorpel überzogen, einen Teil der vorderen Kammer.

Pars talonavicularis

Die **Pars talonavicularis** (➤ Tab. 14.20 und ➤ Abb. 14.46) setzt sich zusammen aus:

- **Facies articularis talaris,** dies ist die bikonkave Gelenkfläche am Os naviculare
- **Facies articularis navicularis,** der bikonvexen Gelenkfläche am Talus.

Die Gelenkfläche des Os naviculare zeigt nach proximal etwas lateral und etwas dorsal.

Die Gelenkfläche des Kalkaneus bildet gemeinsam mit der Gelenkfläche des Os naviculare und dem zwischen beiden gelegenen, mit Knorpel überzogenen Pfannenband eine große konkave Fläche. Das Lig. deltoideum kann ebenfalls als Erweiterung dieser konkaven Fläche betrachtet werden.

➤ Tab. 14.20 bietet eine Übersicht über die Eigenschaften der Pars talonavicularis.

Tab. 14.19 Arthrokinematik des Talokalkaneargelenks.

Arthrokinematik	
Inversion	Der Kalkaneus kippt etwas nach vorne und rollt gegenüber dem Talus nach distal. Er translatiert dabei nach medial und etwas distal und führt gegenüber dem Talus eine supinierende Rotation aus.
Eversion	Der Kalkaneus kippt etwas nach hinten und rollt gegenüber dem Talus nach proximal. Er translatiert dabei nach lateral und etwas proximal und führt gegenüber dem Talus eine pronierende Rotation aus.

Tab. 14.20 Eigenschaften des Talonavikulargelenks; 0 = nicht eingeschränkt, + = wenig eingeschränkt, ++ = eingeschränkt.

Ruhestellung (M.L.P.P.)	Mittelstellung der Inversion
Verriegelte Stellung (C.P.P.)	Maximale Inversion
Kapselzeichen	• Plantarflexion ++ > Dorsalextension + • Adduktion ++ > Abduktion 0 • Supination ++ > Pronation 0
Bewegungsausmaße	• Plantarflexion/Dorsalextension: etwa 45° • Adduktion/Abduktion: etwa 5° • Supination/Pronation: etwa 25°
Arthrokinematik	
• Inversion	• Das Os naviculare rollt und translatiert gegenüber dem Talus nach plantar-proximal etwas medial und führt gegenüber dem Talus eine geringe Supination aus.
• Eversion	• Das Os naviculare rollt und translatiert gegenüber dem Talus nach dorsal-distal etwas lateral und führt gegenüber dem Talus eine geringe Pronation aus.
Segmentale Innervation	• Animal: L5 bis S2 • Vegetativ: Th12 bis L2

DEFINITION

Mit Knorpel überzogene Ligamente

Es gibt im ganzen Körper nur wenige Ligamente, die mit Knorpel überzogen sind. Einige Beispiele sind das Lig. calcaneonaviculare (Pfannenband), das Lig. anulare radii am Ellenbogen und das Lig. transversum hinter dem Dens des zweiten Wirbels zur Stabilisierung gegen den ersten Wirbel.

Passive Stabilität der Pars talonavicularis

Alle Bänder, die direkt oder indirekt den Talus und das Os naviculare aneinanderpressen, dienen der passiven Stabilisierung des Talonavikulargelenks. So wird z. B. das Os naviculare indirekt durch das **Lig. calcaneonaviculare plantare** zum Talus hingezogen. Auf der Dorsalseite des Fußes verläuft das **Lig. talonaviculare** als direkte Verbindung zwischen Talus und Os naviculare.

PT-PRAXIS

Außenbandrupturen

Außenbandrupturen (Außenbandrisse) oder Mikrotraumen können Folge eines Varustraumas (Inversionstrauma, Umknicken des Fußes nach innen) sein. Da Außenbänder keine elastischen Eigenschaften besitzen, sollte man die übliche Aussage, dass die Bänder gedehnt sind, vorsichtig interpretieren. Die sogenannte Überdehnung ist im Grunde eine Vielzahl an Mikrozerrungen oder ein totaler Riss, der nach einiger Zeit eine Hypermobilität zur Folge haben kann.

Die physiotherapeutische Behandlung von Außenbandrupturen besteht zum einen darin, die Gelenkbelastung durch Tapen zu reduzieren und den Patienten über Risiken bestimmter Alltagsbewegungen aufzuklären, zum anderen darin, die Belastbarkeit durch aktives Aufbautraining aller für die aktive Stabilisierung des Gelenks relevanten Muskeln zu steigern.

Die Stabilität wird durch eine Steigerung der Kraft, aber auch durch eine Steigerung der Koordination und Propriozeption erreicht. Der M. peroneus, der bei diesem Trauma ebenfalls verletzt sein kann, spielt eine wichtige Rolle bei der seitlichen Stabilität.

Eine wichtige Untersuchung bei einer lateralen Bandläsion ist der **Schubladen-Test,** mit dem sich Riss und Zerrung einfach unterscheiden lassen. Beim Testen der vorderen Schublade des Talus wird vor allem das häufigst betroffene Lig. talofibulare anterius belastet. Der meist schmerzlose Test wird in Rückenlage durchgeführt. Eine Hand fixiert den Fuß in etwa 90°-Stellung des oberen Sprunggelenks bei aufgestelltem Bein, während der Talus über dem Kalkaneus in der Unterlage fixiert wird. Die andere Hand drückt von vorne distal gegen Tibia und Fibula. Auf diese Weise versucht man, den Talus langsam gegen die Tibia nach vorne zu verschieben. Während bei einer Zerrung keine Schubladenbewegung möglich ist, kann das Sprunggelenk bei einem Riss vom Lig. talofibulare anterius spürbar nach vorne aus dem Gelenk geschoben werden. Ein Seitenvergleich ist zu empfehlen, da die Laxizität des Kapsel-Band-Apparates eine natürliche Variation sein kann.

Um festzustellen, ob eine ligamentäre Ruptur vorliegt, kann auf das meist schmerzhafte seitliche Aufklappen verzichtet werden. Das mittlere laterale Ligament, das beim seitlichen Aufklappen getestet wird, reißt in der Regel nicht isoliert, sondern meist nur in Kombination mit dem viel schwächeren vorderen Band.

Art. calcaneocuboidea

Das **Art. calcaneocuboidea** (➤ Tab. 14.17 und ➤ Abb. 14.8) ist eine Amphiarthrose mit sattelförmigen Gelenkflächen. Es setzt sich zusammen aus:

- Einer S-förmigen Gelenkfläche am **Kalkaneus,** oben konkav, unten konvex
- Einer S-förmigen Gelenkfläche am **Os cuboideum,** oben konvex und unten konkav.

Die Gelenkfläche des Kalkaneus zeigt nach distal.

Passive Stabilität

Alle Strukturen, welche die passive Stabilität des Art. calcaneocuboidea gewährleisten, sichern auch die des Art. talocalcaneonaviculare. Folgende Ligamente gehören dazu (➤ Abb. 14.48):

- **Lig. calcaneonaviculare plantare,** welches das mediale Fußgewölbe trägt
- **Lig. talonaviculare dorsale**
- das vom Kalkaneus zum Os naviculare und Os cuboideum verlaufende **Lig. bifurcatum**
- das dorsal der Peroneussehnen gelegene **Lig. calcaneocuboideum**
- das aus einer tiefen und einer oberflächlichen Schicht bestehende **Lig. calcaneocuboideum plantare,** welches das laterale Fußgewölbe unterstützt.

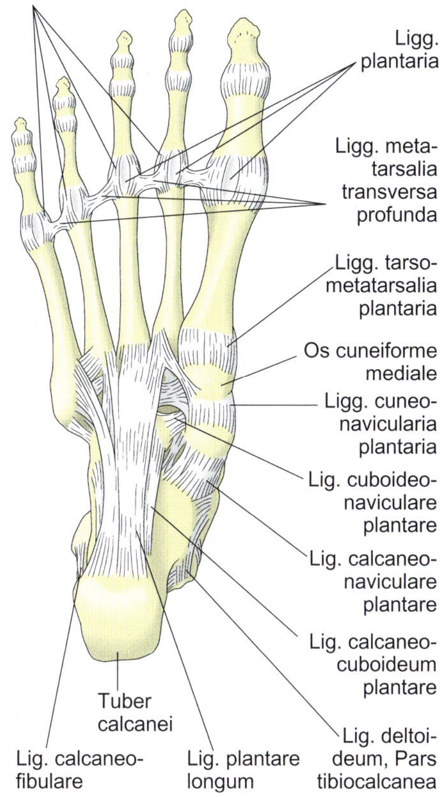

Abb. 14.48 Die ligamentäre Sicherung der Fuß- und Zehengelenke des rechten Fußes von plantar.

Die passive Stabilisierung der Inversions- und Eversionsbewegungen

Inversion: Im Art. talocalcaneonavicularis hemmt das **Lig. talocalcaneum interosseum** bei einer gleichzeitigen Entspannung des Lig. calcaneonaviculare plantare die Inversion des Fußes. Weitere die Inversion hemmende Bänder sind:

- Lig. talofibulare anterius
- Lig. calcaneocuboideum und in geringerem Maße auch
- Lig. calcaneofibulare
- Lig. bifurcatum, Pars lateralis.

Eversion: Die Bremsung der Eversion durch das **Lig. calcaneonaviculare plantare** geht mit einer Entspannung des Lig. talocalcaneum interosseum einher. Weitere die Eversion hemmende Bänder sind:

- Lig. deltoideum
- Lig. bifurcatum, Pars medialis.

Bei einer Hypermobilität der an Eversion und Inversion beteiligten Fußwurzelgelenke bremst das Aufeinanderstoßen von Talus und Kalkaneus die Eversion und Inversion.

Die Inversionen des subtalaren Gelenks und des oberen Sprunggelenks sind klinisch schwer voneinander zu trennen. Das Lig. calcaneofibulare bietet in beiden Gelenken Stabilität gegen einwirkende Inversions- und Rotationskräfte.

Tab. 14.21 Eigenschaften des Kuneonavikulargelenks.

Bewegungen	Im Art. cuneonavicularis finden vor allem die Plantarflexion und Dorsalextension als Teil der Inversion und Eversion statt.
Arthrokinematik	
• Plantarflexion	• Die Ossa cuneiformia translatieren gegenüber dem Os naviculare nach plantar und proximal.
• Dorsalextension	• Die Ossa cuneiformia translatieren gegenüber dem Os naviculare nach dorsal und distal.

Art. cuneonavicularis

Das **Art. cuneonavicularis** (➤ Tab. 14.21 und ➤ Abb. 14.7, dorsale Ansicht) ist eine Amphiarthrose und wird gebildet aus:

- Der konvexen Gelenkfläche des **Os naviculare**
- Den konkaven Gelenkflächen der **drei Ossa cuneiformia.**

Die Gelenkfläche des Os naviculare zeigt, vom Fuß aus betrachtet, nach distal etwas plantar.

Passive Stabilität

Auf der Dorsalseite des Fußes ziehen die **Ligg. cuneonavicularia dorsalia** vom Os naviculare zu den Ossa cuneiformia, und an der Plantarseite verlaufen, in der Tiefe gelegen, die **Ligg. cuneonavicularia plantaria.**

Art. intertarsalis (Art. cuboideocuneonavicularis)

Bei dem **Art. intertarsalis** (➤ Tab. 14.22 und ➤ Abb. 14.7) handelt es sich um eine Amphiarthrose, in der Regel in Form eines von einer Gelenkkapsel umgebenen Gelenks. In seltenen Fällen ist die Verbindung zwischen dem Os cuboideum und dem Os naviculare eine Syndesmose. Das Art. intertarsalis wird gebildet aus:

- Den zwei flachen Gelenkflächen des **Os cuboideum**
- Der kleinen flachen Gelenkfläche am **Os naviculare** sowie einer breiteren flachen Gelenkfläche am **Os cuneiforme III.**

Passive Stabilität

Auf der Dorsalseite des Fußes überbrücken das **Lig. cuneocuboideum dorsale** und das **Lig. cuboideonaviculare dorsale** die Gelenkspalten des Intertarsalgelenks. Auf der Plantarseite verlaufen, in der Tiefe gelegen, das **Lig. cuboideonaviculare plantare** und das **Lig. cuneocuboideum plantare.**

Artt. tarsometatarsales

Die **Artt. tarsometatarsales** (➤ Tab. 14.23 und ➤ Abb. 14.7) sind Amphiarthrosen mit flachen Gelenkflächen. Sie sind zusammengesetzt aus:

- Den zwei distalen Gelenkflächen am **Os cuboideum** gegenüber
- Den proximalen Gelenkflächen der **Ossa metatarsi IV** und **V**

und

Tab. 14.22 Eigenschaften des Intertarsalgelenks zwischen dem Os cuboideum einerseits und dem Os naviculare und Os cuneiforme III andererseits.

Bewegungen	Plantarflexion, Adduktion und Supination als Teil der Inversion. Dorsalextension, Abduktion und Pronation als Teil der Eversion
Arthrokinematik	
• Inversion	• Das Os cuboideum rollt und translatiert gegenüber dem Os naviculare und Os cuneiforme III nach plantar medial.
• Eversion	• Das Os cuboideum rollt und translatiert gegenüber dem Os naviculare und Os cuneiforme III nach dorsolateral.

- Den distalen Gelenkflächen der Ossa cuneiformia I, II und III gegenüber
- Den proximalen Gelenkflächen der Ossa metatarsi I, II und III.

Die Gelenkflächen des Os cuboideum und der Ossa cuneiformia zeigen nach distolateral. Das Caput ossis metatarsale II liegt, eingeklemmt zwischen dem Os metatarsale I und III, etwas weiter proximal als die anderen Metatarsalknochen, wodurch es einen Teil der Mobilität einbüßt.

Das Os metatarsale II liegt in der Achse des Vorfußes. Das Os metatarsale I besitzt im Gegensatz zu den anderen Metatarsalknochen eine eigene Gelenkkapsel.

Passive Stabilität

Die tarsometatarsale Verbindung wird zum einen durch die **Ligg. tarsometatarsalia dorsalia** und **plantaria,** zum anderen durch die zwischen den Knochen liegenden **Ligg. cuneometatarsalia interossea** stabilisiert. Durch seine zwischen den Metatarsalknochen liegende Position weist das Os metatarsale II eine relativ hohe Stabilität auf.

Tab. 14.25 Eigenschaften der distalen intermetatarsalen Verbindungen.

Bewegungen	• Die Capiti metatarsi können bei Fußbelastung gegeneinander gleiten. • Die Bewegungsrichtungen entsprechen denen der proximalen intermetatarsalen Verbindungen, jedoch mit größerem Bewegungsausmaß.
Arthrokinematik	Die Translation erfolgt in die gleiche Richtung wie die Bewegungen.

Artt. intermetatarsales

Proximale intermetatarsale Verbindungen

Die **Artt. intermetatarsales proximales** (➤ Tab. 14.24 und ➤ Abb. 14.7, ➤ Abb. 14.48) sind Amphiarthrosen mit flachen Gelenkflächen.

- Die **Basis metatarsale I** ist kapsuloligamentär oder durch eine Bursa, jedoch ohne dorsale oder plantare Bänder, mit der **Basis metatarsale II** verbunden.
- Die **drei synovialen Gelenke** zwischen der Basis metatarsale II, III, IV und V sind durch **dorsale** und **plantare Bänder** miteinander verbunden.

Passive Stabilität

Die Basen der Mittelfußknochen werden durch die **Ligg. metatarsalia interossea dorsalia** und **plantaria** relativ fest stabilisiert.

Distale intermetatarsale Verbindungen

Bei den **Art. intermetatarsales distales** (➤ Tab. 14.25 und ➤ Abb. 14.7, ➤ Abb. 14.48) handelt es sich um Syndesmosen ohne Gelenkknorpel. Die Metatarsalknochen werden durch die **Ligg. metatarsalia transversa profunda** (➤ Abb. 14.48) fest miteinander verbunden.

Tab. 14.23 Eigenschaften der Tarsometatarsalgelenke (TMT).

Kapselzeichen	Gleichmäßig in alle Richtungen
Bewegungen	Supination verursacht eine Zunahme und Pronation eine Abnahme der Kurvatur des Längsgewölbes.
• Supination	• Das TMT I bewegt in plantare, etwas laterale Richtung. • Das TMT II bewegt in plantare Richtung. • Die TMT III–V bewegen in plantare, etwas mediale Richtung.
• Pronation	• Das TMT I bewegt in dorsale, etwas mediale Richtung. • Das TMT II bewegt in dorsale Richtung. • Die TMT III–V bewegen in dorsale, etwas laterale Richtung. • Das Quergewölbe verändert sich gleichzeitig.
Arthrokinematik	Die Translation geht in die gleiche Richtung wie die Bewegungen. Gleichzeitig translatieren alle Ossa metatarsi auch etwas proximal bei Supination und distal bei Pronation.

Tab. 14.24 Eigenschaften der proximalen intermetatarsalen Verbindungen.

Bewegungen	Erhöhung und Verringerung der Kurvatur des Quergewölbes. Die Bewegungsrichtung liegt, wie bei den Tarsometatarsalgelenken beschrieben, immer senkrecht zur Kurvatur des Quergewölbes.
• Plantarflexion	• Das MT I bewegt gegenüber dem MT II nach plantar etwas lateral. MT III–V bewegen gegenüber ihren medialen Gelenkpartnern nach plantar etwas medial.
• Dorsalextension	• Das MT I bewegt gegenüber dem MT II nach dorsal etwas medial. MT III–V bewegen gegenüber ihren medialen Gelenkpartnern nach dorsal etwas lateral.
Arthrokinematik	Das intraartikuläre Rollen und Translatieren erfolgt in Richtung der Gelenkbewegung.

Artt. metatarsophalangeae (MTP)

Bei den **Artt. metatarsophalangeae** (➤ Tab. 14.26 und ➤ Abb. 14.7, ➤ Abb. 14.48) handelt es sich anatomisch gesehen um Kugelgelenke, die jedoch aufgrund der Lage ihrer Bänder und Muskeln funktionell als Scharniergelenke anzusehen sind. Sie setzen sich zusammen aus:

- Den konvexen Gelenkflächen der **Capiti metatarsi I–V**
- Den konkaven Gelenkflächen an den Basen der **Phalangen I–V.**

Die Bewegungen der Metatarsophalangealgelenke des Fußes sind ähnlich denen der Metakarpophalangealgelenke der Hand. Im Gegensatz zur Hand ist hier das Bewegungsausmaß der Extension größer als das der Flexion – eine Grundvoraussetzung für das ausreichende Abrollen des Fußes beim Gehen.

Passive Stabilität

Eine plantar gelegene faserknorpelige Platte sowie seitlich verlaufende Kollateralbänder verstärken die Gelenkkapseln und erlauben Flexions- und Extensionsbewegungen sowie geringe Ab- und Adduktionsbewegungen.

Artt. interphalangeae proximales (PIP)

Die **proximalen Interphalangealgelenke** (➤ Tab. 14.27 und ➤ Abb. 14.7, ➤ Abb. 14.48) sind Scharniergelenke und setzen sich zusammen aus:

- Den konvexen Gelenkflächen am Caput der **proximalen Phalangen I–V**
- Den konkaven Gelenkflächen an den Basen der **Mittelphalangen I–V.**

Die Bewegungen der Interphalangealgelenke am Fuß ähneln denen der Interphalangealgelenke der Hand.

Passive Stabilität

Kollateralbänder verstärken die Gelenkkapsel an der Seite, sodass nur Flexions- und Extensionsbewegungen möglich sind.

Artt. interphalangeae distales (DIP)

Die **distalen Interphalangealgelenke** (➤ Tab. 14.28 und ➤ Abb. 14.7, ➤ Abb. 14.48) sind Scharniergelenke und setzen sich zusammen aus:

- Den konvexen Gelenkflächen am Caput der **Mittelphalangen II–V**
- Den konkaven Gelenkflächen an den Basen der **Endphalangen II–V.**

Die Bewegungen der Interphalangealgelenke am Fuß ähneln denen der Hand.

Passive Stabilität

Eine seitliche Verstärkung der Gelenkkapseln durch Kollateralbänder lässt lediglich Flexions- und Extensionsbewegungen zu.

Stützpunkte, Fußbögen und Fußgewölbe

Das Fußskelett besitzt ein **Quer-** und ein **Längsgewölbe.** Obwohl diese durch straffe Bänder, Sehnen und Muskeln überbrückt werden, besitzen sie eine gewisse Flexibilität, um auf den Fuß einwirkende Belastungen federnd abpuffern zu können.

Der Fuß hat **drei Stützpunkte** (➤ Abb. 14.49): das Caput metatarsale I (A), das Caput metatarsale V (B) und den Kalkaneus (C). Zwischen diesen Stützpunkten liegen die **drei Fußbögen,** welche die **zwei Fußgewölbe** bilden.

Bei den Fußbögen handelt es sich um:

- Den medialen Längsbogen zwischen dem Kalkaneus und dem Caput MT I
- Den lateralen Längsbogen zwischen dem Kalkaneus und dem Caput MT V
- Den zwischen Caput MT I und Caput MT V verlaufenden Querbogen.

Das an der Innenseite des Fußes am deutlichsten ausgeprägte **Längsgewölbe** wird vom Talus, Os naviculare, den Ossa cuneiformia und den Mittelfußknochen gebildet.

Die beiden Hauptauflagepunkte des Fußlängsgewölbes, die Ferse und der Vorfuß, sind durch eine Fettschicht gepolstert. Diese schützt sie vor Druckschäden des auf ihnen lastenden Körpergewichts.

Das **Quergewölbe** verläuft zwischen den lateralen und medialen Anteilen der Fußwurzel- und Mittelfußknochen quer zum Längsgewölbe. Ligamente und Sehnen spannen sich zwischen den Knochen des Quergewölbes aus. Sämtliche Fußwurzel- und Mittelfußknochen sind zusätzlich untereinander durch straffe Ligamente verbunden, was die Stabilität des Gewölbes unterstützt und die nötige Elastizität gewährleistet.

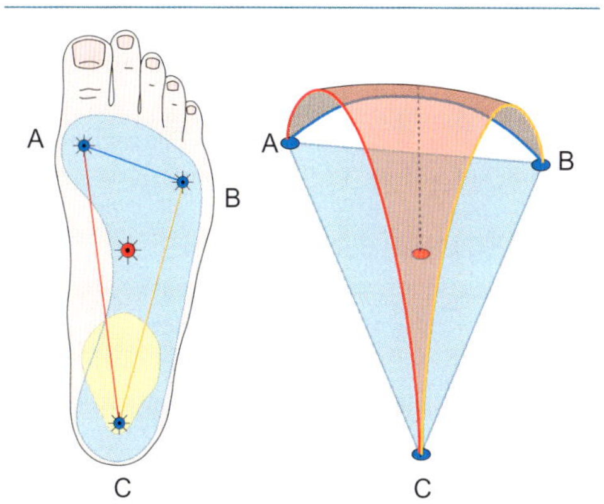

Abb. 14.49 Die drei Stützpunkte des rechten Fußes und die drei Fußbögen.

14

Tab. 14.26 Eigenschaften der metatarsophalangealen Verbindungen (MTP); 0 = nicht eingeschränkt, + = wenig eingeschränkt, ++ = eingeschränkt.

Ruhestellung (M.L.P.P.)	Dorsalextension: 10°	
Verriegelte Stellung (C.P.P.)	Maximale Dorsalextension	
Kapselzeichen	• MTP I • MTP II–V	• Dorsalextension ++ > Plantarflexion + • Variabel; im Endstadium ist die Plantarflexion eingeschränkt.
Bewegungsausmaße	Plantarflexion/Dorsalextension: 50°/0°/90° Abduktion MTP II–V (vom II. Strahl weg): 30°Abduktion MTP I: 0° Der zweite Strahl kennt zwei Abduktionsbewegungen. Adduktion (zum II. Strahl hin): 30° Rotationen: 30°	
Arthrokinematik	Die Translationen erfolgen in die gleichen Richtungen wie die Bewegungen.	

Tab. 14.27 Eigenschaften der proximalen Interphalangealgelenke (PIP); 0 = nicht eingeschränkt, + = wenig eingeschränkt, ++ = eingeschränkt

Ruhestellung (M.L.P.P.)	Plantarflexion: 5°
Verriegelte Stellung (C.P.P.)	Maximale Dorsalextension
Kapselzeichen	Plantarflexion ++ > Dorsalextension +
Bewegungsausmaße • Hallux • PIP II–V	 • Plantarflexion/Dorsalextension: 60°/0°/0° • Plantarflexion/Dorsalextension: 85°/0°/0°
Arthrokinematik • Plantarflexion • Dorsalextension	 • Der distale Gelenkpartner rollt und gleitet in plantare Richtung. • Der distale Gelenkpartner rollt und gleitet in dorsale Richtung.

Tab. 14.28 Eigenschaften der distalen Interphalangealgelenke; 0 = nicht eingeschränkt, + = wenig eingeschränkt, ++ = eingeschränkt

Ruhestellung (M.L.P.P.)	Plantarflexion: 5°
Verriegelte Stellung (C.P.P.)	Maximale Dorsalextension
Kapselzeichen	Plantarflexion ++ > Dorsalextension +
Bewegungsausmaße	Plantarflexion/Dorsalextension: 60°/0°/30°
Arthrokinematik • Plantarflexion • Dorsalextension	 • Der distale Gelenkpartner rollt und gleitet in plantare Richtung. • Der distale Gelenkpartner rollt und gleitet in dorsale Richtung.

Tab. 14.29 Bewegungseigenschaften der Fußknochen bei Fußbelastung mit Abflachung der Fußbögen.	
Bewegungen	Beim Belasten des Fußes bewegen sich die Fußknochen in unterschiedliche Richtungen und suchen ihre Position wie folgt: • Der Kalkaneus kippt nach vorne und in eine leichte Valgusstellung. • Kalkaneus und Talus führen eine Adduktionsbewegung aus. • Das Os naviculare sackt mit dem medialen Fußgewölbe nach unten. Der Winkel zwischen Vorfuß und Rückfuß wird größer. • Die Art. cuneonavicularis und Art. cuneometatarsale klaffen etwas nach plantar. • Die Caput metatarsale I und V weichen auseinander und schieben nach distal. • Die Längsachse des Rückfußes wandert nach medial, die des Vorfußes nach lateral. • Bewegungen des Rückfußes: Adduktion, Pronation und Plantarflexion. • Bewegungen des Vorfußes: Abduktion, Supination und Dorsalextension. • Eine Torsionsbewegung im Art. intertarsale bewegt den Vorfuß gegenüber dem Rückfuß in die Abduktion und Supination. • Das Os cuboideum sackt nach plantar. • Im Art. calcaneocuboidea und Art. cuboideometatarsale IV und V entsteht ein plantar gerichtetes Klaffen.
Arthrokinematik	Die Bewegungen, welche die Knochen in ihren unterschiedlichen Verbindungen gegeneinander machen, sehen wie folgt aus: • Der Kalkaneus translatiert mit seiner hinteren Kammer gegenüber dem Talus nach medial. • Der Kalkaneus translatiert mit seiner vorderen Kammer gegenüber dem Talus nach lateral. • Das Os naviculare translatiert gegenüber dem Talus nach dorsal und distal lateral. • Das Cuboideum translatiert gegenüber dem Os naviculare und Os cuneiforme III nach dorsolateral. • Im Art. intermetatarsale proximalis et distalis translatieren die lateral gelegenen Ossa metatarsi gegenüber den mehr axial gelegenen nach dorsolateral.

Verteilung des Körpergewichts auf den Fuß

Das **Körpergewicht** wird über den Talus auf den Fuß übertragen, wobei die einzelnen Stützpunkte des Fußes einen unterschiedlichen Anteil der Belastung übernehmen. 50 % des Gewichts entfallen auf den Kalkaneus, 35 % auf das Caput MT I und 15 % auf das Caput MT V. Die Fußbögen werden unter der Belastung des Körpergewichts etwas abgeflacht (➤ Tab. 14.29).

Fußgewölbe bei dynamischer Belastung

Während des Gehens liegt der größte Teil der Belastung auf dem Caput metatarsale II.

In der zeitlichen Abfolge der Abrollphase des Fußes findet zunächst ein lateral der Mitte des Kalkaneus gelegener Fersenkontakt statt. Danach wandert der Kontaktpunkt zwischen Fuß und Boden weiter nach lateral zum Os cuboideum und dann über das Caput metatarsale II in medialer Richtung zum Hallux. Das Abrollen des Fußes auf dem Boden bezeichnet man nach dem Verlauf des Fuß-Boden-Kontaktes auch als **Abwicklungs-5.**

Während des Fersenkontaktes wird der Vorfuß über eine exzentrische Aktivität der Dorsalextensoren langsam gesenkt. Das Anheben der Ferse in der Abdruckphase des Gehens wird durch die konzentrische Anspannung der Plantarflexoren ermöglicht (➤ Kap. 11.5.2 und ➤ Kap. 14.4.3).

Passive Stabilität der Fußgewölbe

Der an sich schon sehr stabile bogenförmige Bau der Fußgewölbe wird durch einige Ligamente unterstützt.

Die **Fascia plantaris** (oder **Aponeurosis plantaris**) liegt am oberflächlichsten und zieht vom Proc. lateralis et medialis tuberis calcanei zur Plantarseite der Zehen. Das **Lig. plantare longum** entspringt an der Plantarseite des Kalkaneus und zieht über der Sehne des M. peroneus longus zu den Basen der Metatarsi. Ein Teil der kürzeren Fasern des **Lig. calcaneocuboideum plantare** zieht zum Os cuboideum. Am tiefsten plantar liegen das **Lig. calcaneonaviculare plantare** (Pfannenband) und verschiedene andere plantare Ligamente, welche die einzelnen Knochen verbinden.

Die Dehnung der Plantarflexoren während der Dorsalextension der Zehen führt über einen verstärkten Zug auf die plantaren Faszien zu einer passiven Versteifung der Fußwurzel und des Mittelfußes. Die Fascia plantaris wird dabei in Richtung der MTP-Gelenke gezogen, wodurch sich das Längsgewölbe vertieft. Diese passive Fixierung der Fußgewölbe erfolgt z. B. beim Zehenstand oder in der Abdruckphase des Gehens und unterstützt die aktive Stabilität vieler Bewegungen wie Laufen, In-die-Hocke-Gehen oder Springen.

PT-PRAXIS

Windlass-Mechanismus und flexibler Pes planovalgus

Durch Dorsalextension der Zehe im MTP-Gelenk, vor allem des Großzehs, wird, mit dem Metatarsalköpfchen als Rolle, an der Fascia plantaris (Plantaraponeurose) gezogen und so der mediale Fußbogen aufgerichtet. Dieses Phänomen ist bekannt als **Windlass-Mechanismus.** So wird verhindert, dass während der letzten Abrollphase beim Gehen große Kräfte auf den Metatarsalknochen wirken.

Der Windlass-Mechanismus kann zum Differenzieren eines starren oder flexiblen Pes planovalgus (Knick-Plattfuß) angewendet werden. Der Patient sitzt oder steht und der Therapeut zieht den Großzeh des Patienten in Dorsalextension. Beim dynamischen flexiblen Knick-Plattfuß richtet sich das Fußgewölbe auf, beim starren Knick-Plattfuß bewegt sich das Fußgewölbe nicht.

14.4.2 Muskulatur des Unterschenkel- und Fußbereichs

Lange Fuß- und Zehenmuskeln

Die charakteristische Form des Unterschenkels bzw. der Wade wird von mehreren Muskelbäuchen gebildet, von denen sich die meisten fußwärts verjüngen. Die Unterschenkelmuskulatur ist umgeben von einer Fascia cruris, die eine Fortsetzung der Fascia latae des Oberschenkels ist. Die Fascia cruris ist eigentlich eine unter der Fascia superficialis liegende Fascia profunda. Diese bildet eine kräftige Wand, welche Gegendruck gegen die Muskelkontraktionen leistet und dadurch verantwortlich ist für den Druckanstieg und damit für den Rückfluss von Blut und Lymphe zum Herzen während Bewegungen. Die Venen und Lymphgefäße sind mit Klappen versehen, so dass Blut und Lymphe nur in eine Richtung fließen können. Im Unterschenkel ist die Faszie mit dem Periost, der Margo anterior und der Facies medialis der Tibia verwachsen (➤ Abb. 14.50). Ventral und dorsal ist sie durch die Septa intermuscularia anterius und posterius mit der Margo anterior und der Margo posterior der Fibula verbunden. Die Muskulatur ist durch diese **Septen** (bindegewebige Trennwände, ➤ Kap. 4.5.4) voneinander abgeteilt, wodurch vier **Muskellogen (Kompartimente)** (➤ Abb. 14.51) entstehen. In den Septen verlaufen Blutgefäße und Nerven, die zu diesen Kompartimenten bzw. durch sie hindurch führen. Dadurch sind sie vor Zugkräften geschützt. Die Muskellogen sind nur gering dehnbar. Kommt es zur ödematösen Schwellung der Muskeln einer Loge, entsteht rasch eine Kompression der Weichteile, die zum gefürchteten **Kompartment-Syndrom** mit kompressionsbedingten Muskelnekrosen führen kann. Eine vierte dorsale Loge entsteht, weil zwischen der Margo medialis der Tibia und der Margo posterior der Fibula ein tiefes Blatt der Faszie gespannt ist. Durch sie liegen der M. gastrocnemius und der M. soleus oberflächlich separiert. Die Fascia cruris ist für die Unterschenkelmuskulatur eine wichtige Ansatzstelle. Distal bildet die Fascia quer verlaufende Ligamente, die einen Führungskanal für die langen Sehnen der Unterschenkelmuskulatur bilden. Zu den Ligamenten gehören dorsokaudal des Malleolus medialis das Retinaculum mm. flexorum, ventral distal am Unterschenkel die Retinacula mm. extensorum superius und inferius und dorsokaudal des Malleolus lateralis die Retinacula mm. peroneorum superius und inferius.

Alle Unterschenkelmuskeln setzen am Fuß an und bewegen ihn im oberen und unteren Sprunggelenk sowie in den Zehengelenken. Da sie alle am Unterschenkel entspringen und auf die Fußgelenke wirken, werden sie hier **lange Fußmuskeln** genannt, im Gegensatz zu den **kurzen Fußmuskeln,** die ausschließlich am Fuß entspringen und dort auch ansetzen.

Die Muskelkompartimente im Überblick:

1. Compartimentum cruris anterius:
- M. tibialis anterior
- M. extensor digitorum longus
- M. extensor hallucis longus
- M. fibularis (peroneus) tertius

Und zusätzlich
  - die A. und V. tibialis anterior
  - der N. fibularis (peroneus) profundus.

2. Compartimentum cruris laterale:
- M. fibularis (peroneus) longus
- M. fibularis (peroneus) brevis

Und zusätzlich
  - Seitenzweige der A. und V. fibularis (peroneus)
  - der N. fibularis (peroneus) superficialis.

3. Compartimentum cruris posterius p. profunda:
- M. flexor digitorum longus
- M. tibialis posterior
- M. flexor hallucis longus

Und zusätzlich
  - die A. und V. tibialis posterior
  - die A. und V. fibularis (peroneus)
  - der N. tibialis.

4. Compartimentum cruris posterius p. superficialis:
- M. triceps surae
  - M. gastrocnemius
  - M. soleus
- M. plantaris

Und zusätzlich
  - Seitenzweige der A. und V. tibialis posterior
  - Seitenzweige der A. und V. fibularis (peroneus)
  - Seitenzweige des N. tibialis.

PT-PRAXIS

Kompartment-Syndrom

Nach einem Unfall kann ein Kompartment derartig aufschwellen, dass akut ein Kompartment- oder Logen-Syndrom entsteht. Weil der Blutdruck in den kleinen Kapillaren niedrig ist, komprimiert der ansteigende Druck schon rasch die Mikrozirkulation, wodurch eine Ischämie entsteht und eine Nekrose droht.

Bekannt sind Kompartment-Probleme z. B. auch bei Laufsportlern, die viel Muskelmasse entwickeln, ohne dass die Muskellogen sich ausreichend anpassen, oder weil durch Überbelastung ein Ödem in der Loge entsteht. Bei Laufsportlern betrifft dies meist die ventrale Muskelloge (die sog. Anticusloge), in der sich der M. tibialis anterior und die langen Zehenextensoren befinden. Mögliche Symptome sind Schmerzen durch die Ischämie und neurologische Erscheinungen wie Taubheit, Kribbeln oder motorischer Ausfall durch die Nervenkompression.

Interne Ursachen für ein Kompartment-Syndrom bei Laufsportlern sind z. B.:
- Überpronation beim Laufen.
- Diabetes mellitus. Menschen mit Diabetes haben eine dickere Faszie und einen höheren Kompartmentdruck.
- Venöse Gefäßprobleme. Hierdurch kann eine Stauung entstehen, wodurch die Fasern der Faszie verletzt werden und an Elastizität verlieren.
- Unzureichende Stabilität der Fußgelenke. Hierdurch können bei intensiver Laufbelastung bestimmte Muskeln überbelastet werden.
- Schlechte Lauftechnik, z. B. zu viel Fersenbelastung mit Überbelastung der Fußheber.

Externe Ursachen für ein Kompartment-Syndrom bei Laufsportlern sind z. B.:
- Zu schnelle Zunahme der Trainingsbelastung.
- Falsches Schuhwerk. Die Sohle kann z. B. zu hart oder zu weich oder an einer Seite abgenutzt sein.
- Laufen auf zu hartem Boden.

Lange Fußmuskeln

Ihrer Funktion entsprechend unterscheidet man bei der Unterschenkelmuskulatur Beuge- und Streckmuskeln (➤ Tab. 14.30 und ➤ Tab. 14.31 sowie ➤ Abb. 14.37, ➤ Abb. 14.52 und ➤ Abb. 14.53). Die Dorsalextensoren (Strecker) ziehen sowohl den Fuß als auch die Zehen in **Dorsalextension** (nach oben), die Plantarflexoren (Beuger) in **Plantarflexion** (nach unten). Sämtliche Plantarflexoren, mit Ausnahme der Peroneusgruppe, ziehen den Fuß zusätzlich in die **Supination** (medial). Die Dorsalextensoren, mit Ausnahme des M. tibialis anterior, sind an der **Pronation,** der Bewegung des Fußaußenrandes nach lateral oben, beteiligt.

Der größte Unterschenkelmuskel, **M. triceps surae** genannt, verläuft dorsal und besitzt seinem Namen gemäß drei Köpfe: Er setzt sich zusammen aus dem biartikulären zweiköpfigen **M. gastrocnemius** und dem monoartikulären **M. soleus.** Der M. gastrocnemius entspringt von der dorsalen Seite der Femurkondylen, wobei die beiden sehnenartige Ursprünge seitlich weit nach distal ziehen. Sie bilden die Gleitflächen für die seitlich aufliegenden ischiokruralen Muskeln. Ein weiterer Schutz wird durch die beidseitig dazwischenliegenden Bursae gewährleistet. Der mediale Kopf ist der kräftigere und zieht weiter nach distal. Im lateralen Kopf befindet sich häufig ein Sesambein. Der M. soleus entspringt dorsal am Caput und am proximalen Drittel der Fibula sowie von der Hinterseite der Tibia und vom Arcus tendineus, der sich bogenförmig zwischen Tibia und Fibula spannt. Der platte breite Muskelbauch liegt unter dem M. gastrocnemius und kommt nur distal an den Seiten zum Vorschein. Die Muskeln verlaufen als Plantarflexoren des Fußes in einer gemeinsamen Muskelloge und setzen mit einer gemeinsamen Sehne, der **Achillessehne,** am Tuber calcanei an. Diese ist als dicker Strang oberhalb der Ferse gut sicht- und tastbar. Gerade oberhalb seiner Insertion befindet sich zwischen der Sehne und dem Kalkaneus eine **Bursa tendinis calcanei.** Eine weitere Bursa, die **Bursa subcutanea calcanea,** liegt zwischen der Achillessehne und der Haut. Die Wadenmuskeln beugen den Fuß im oberen Sprunggelenk nach plantar (zur Fußsohle hin).

PT-PRAXIS

Achillessehnen-Tendopathie

Die Achillessehne ist zwar die kräftigste Sehne des Körpers, muss aber auch starken Belastungen standhalten. Beim Gehen entstehen Kräfte, die das 3–4-Fache des Körpergewichts betragen. Beim Laufen mit einer Geschwindigkeit von ca. 20 km/h sind sogar Kräfte gemessen worden, die das 12-Fache des Körpergewichts betrugen. Durch Überbelastung bei Dauerläufern kommt es häufig zu einer Schmerzsymptomatik. Die Achillessehne reagiert auf dauernde Überbelastung mit Entzündungsreaktionen vom Paratendon sowie mit einer Degeneration des Sehnengewebes.

Eine evidenzbasierte Übungsmethode zur Behandlung der Achillessehnentendopathie oder Tendinose ist das exzentrische Muskeltraining mit schwerer Last. Der Patient steht auf einer Stufe, mit den Fersen über dem Rand. Dabei lässt er sich durch das Nachlassen der Plantarflexoren heruntersacken. Danach drückt er sich mit dem gesunden Fuß wieder hoch. Die Übung wird zweimal täglich mit dreimal 15 Wiederholungen bis zu 12 Wochen lang durchgeführt.

Für eine Akzentuierung des M. soleus wird das Training mit gebeugtem Knie ausgeführt. Die Belastung kann mit Gewichten langsam gesteigert werden.

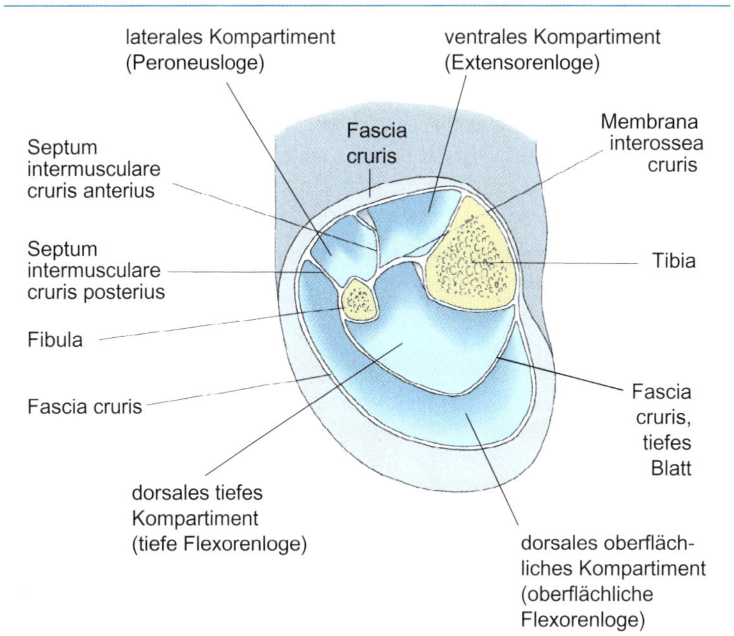

Abb. 14.50 Querschnitt durch den Unterschenkel gerade oberhalb der Mitte des Unterschenkels, bei dem die Muskeln entfernt sind und nur die Bindegewebskompartimente gezeigt werden. Das laterale Kompartiment liegt hier ein wenig ventrolateral.

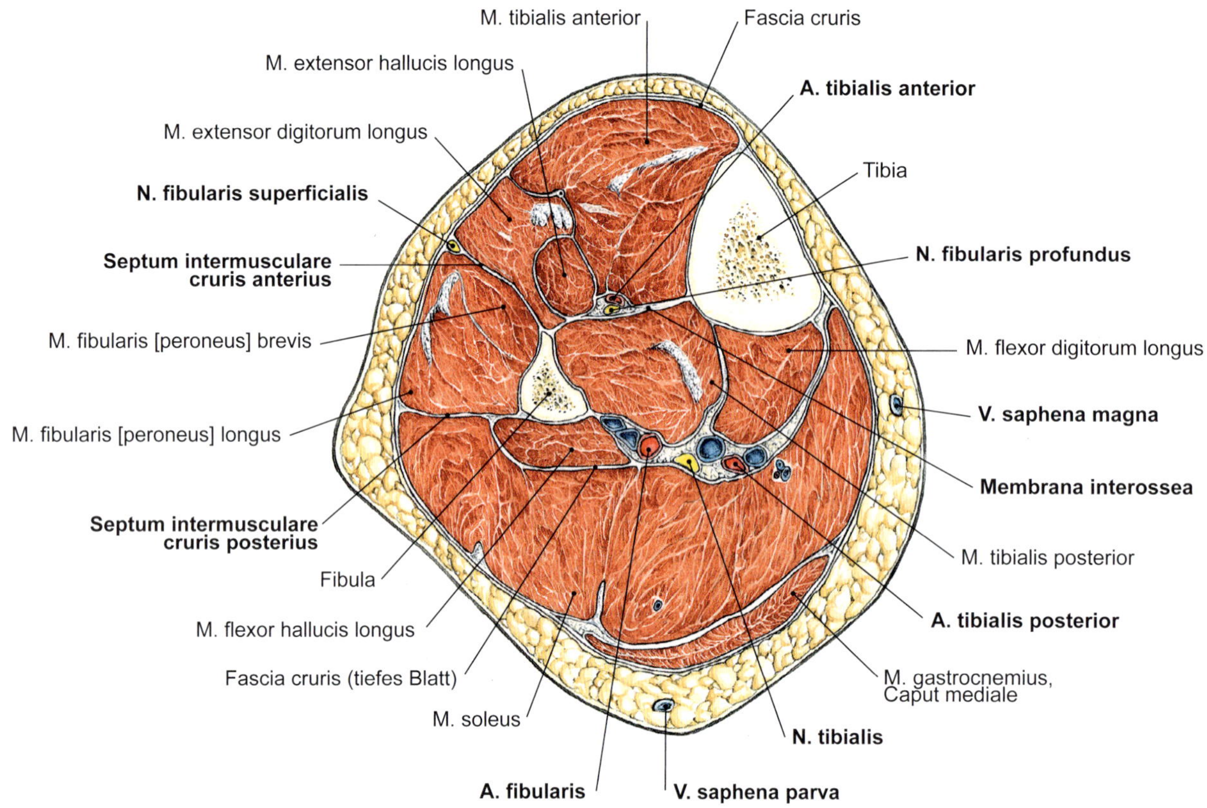

Abb. 14.51 Querschnitt durch den linken Unterschenkel gerade oberhalb der Mitte des Unterschenkels mit allen Kompartimenten sowie allen Muskeln. Das Caput mediale des M. gastrocnemius (das etwas weiter nach distal reicht als das Caput laterale) ist hier gerade zu sehen. [S700]

Von der lateralen Fascia poplitea und der Gelenkkapsel, proximal vom Caput laterale des M. gastrocnemius, entspringt ein kleiner, kurzer Muskel mit einer sehr langen und dünnen Sehne, der **M. plantaris.** Dieser zieht zwischen M. soleus und M. gastrocnemius nach distal und endet medial der Achillessehne am Kalkaneus oder im Retinaculum mm. flexorum hinter dem medialen Malleolus.

Ein weiterer Beuger im oberen Sprunggelenk ist der **M. tibialis posterior.** Seinen Ursprung hat er an der Hinterseite der Tibia, der Fibula und an der verbindenden Membrana interossea. Er verläuft zusammen mit zwei Zehenflexoren in der Muskelloge der tiefen Flexorengruppe. Innerhalb dieser Hülle verlaufen auch, etwa in der Mitte des Unterschenkels, die großen Unterschenkelgefäße und -nerven. Der M. tibialis posterior setzt an den Fußwurzel- und Mittelfußknochen an.

KLINIK

Tarsaltunnelsyndrom

Der N. tibialis posterior zieht zusammen mit dem M. tibialis posterior, dem M. flexor hallucis longus und dem M. flexor digitorum longus durch den Tarsaltunnel. Dieser Tunnel wird durch den medialen Malleolus, den Kalkaneus und das Retinaculum flexorum gebildet, das vom Kalkaneus zur medialen Malleolusfläche läuft. Veränderungen der Knochenverhältnisse und der Fußstellung können zu einer Kompression des N. tibialis posterior mit ausstrahlendem Schmerz im Malleolusbereich führen.

Auch die Muskeln der lateralen Muskelloge, der **M. peroneus longus** (M. fibularis longus) und **M. peroneus brevis** (M. fibularis brevis), machen eine Plantarflexion, ziehen jedoch im Wesentlichen die laterale Fußkante nach lateral und ein wenig kranial (Pronation). Sie ziehen beide dorsal um den Außenknöchel herum, umhüllt von einer gemeinsamen Sehnenscheide, der **Vagina muscu-**

Tab. 14.30 Knie-Fußmuskeln.

Muskel	Ursprung	Ansatz	Funktion	Innervation
M. triceps surae M. gastrocnemius	Femur, Facies poplitea am Condylus medialis und lateralis	Tuber calcanei	Knie: Flexion Fuß: Plantarflexion, Supination	N. tibialis
M. plantaris (fehlt bei 15 % der Bevölkerung)	Femur, Facies poplitea	Tuber calcanei	Knie: Flexion Fuß: Plantarflexion, Supination	N. tibialis

Tab. 14.31 Unterschenkel-Fußmuskeln.

Muskel	Ursprung	Ansatz	Funktion	Innervation
M. triceps surae: **M. soleus**	Dorsale Tibia, Fibula und Arcus tendineus	Tuber calcanei	Fuß: Plantarflexion, Supination	N. tibialis
M. tibialis anterior	Tibia, Condylus und Facies lateralis (proximal); Membrana interossea	Os cuneiforme I und Os metatarsale I (Basis)	Fuß: Dorsalextension, Supination und Unterstützung des Fußgewölbes	N. peroneus profundus
M. tibialis posterior	Facies posterior tibiae et fibulae und Membrana interossea	Os naviculare (Tuberositas), Ossa cuneiformia (plantare Seite), Os cuboideum und Os metacarpale II–IV (Basis)	Fuß: Plantarflexion, Supination	N. tibialis
M. fibularis longus (M. peroneus longus)	Condylus lateralis tibiae, Caput fibulae und Facies lateralis fibulae (proximal)	Os cuneiforme I und Os metatarsale I (Tuberositas)	Fuß: Plantarflexion, Pronation	N. peroneus superficialis
M. fibularis brevis (M. peroneus brevis)	Facies lateralis fibulae (distal)	Os metatarsale V (Tuberositas)	Fuß: Plantarflexion, Pronation	N. peroneus superficialis

lorum peroneorum communis, und setzen an den Mittelfußknochen an. Diese Sehnenscheide wird wiederum durch zwei Bandzüge, das **Retinaculum mm. peroneorum superius und inferius,** festgehalten (➢ Kap. 4.5.4). Der M. peroneus brevis setzt sofort an der lateralen Fußseite an. Der doppelt gefiederte M. peroneus longus zieht in seinem Verlauf am Kalkaneus entlang unterhalb eines kleinen Knochenfortsatzes, der Trochlea peronealis, biegt um zur Fußsohle und zieht schräg nach vorne zum medialen Fußrand.

In der vorderen Muskelloge liegen die Dorsalextensoren (Fußheber). Der **M. tibialis anterior,** der von der lateralen Fläche der Tibia, von der Membrana interossea und teilweise oben von der Fascia cruris entspringt, zieht auf der Vorderseite des Unterschenkels zum Fußrücken. Er setzt dort medial an der Fußwurzel und an den Mittelfußknochen an. Beim freihängenden Bein zieht er den Fuß in eine Dorsalextension und die mediale Fußkante nach kranial (Supination). Beim Gehen ist er u. a. sehr wichtig für das Senken des Fußes nach dem Fersenkontakt. Im Stehen sorgt er, zusammen mit den anderen Unterschenkelmuskeln, für einen stabilen Stand. Der M. tibialis anterior und die Mm. peronei, die am Os cuneiforme I und Os metatarsale I zusammenkommen, bilden zusammen eine Schlinge und arbeiten antagonistisch.

PT-PRAXIS

Der „shin splint"

Der klassische „shin splint" (Schienbeinstreifen) ist eine Entzündungsreaktion des M. tibialis posterior bzw. des medialen Teils des M. soleus an seinem Ursprung an der posteromedialen Seite der Tibia. Wiederholte hohe exzentrische Belastungen beanspruchen den M. tibialis posterior und den medialen Teil des M. soleus. Beide Muskeln gewährleisten beim Aufkommen des Fußes auf den Boden die Form des medialen Längsgewölbes.
Als Folge lang andauernder oder mehrfacher Belastung auf hartem Boden spürt der Patient ein unangenehmes Gefühl im Unterschenkel. Die Schmerzen sitzen, bei genauerer Lokalisation, an der medialen Seite der Tibia. Sie strahlen über eine Länge von mehreren Zentimetern aus und können mit den Symptomen einer Fraktur oder eines Kompartmentsyndroms verwechselt werden. Sowohl ein Pes planovalgus (Knick-Plattfuß) wie ein Pes cavus (Hohlfuß) sind ein erhöhter Risikofaktor. Der Pes planovalgus hat oft ein immobiles Os naviculare zur Folge. Eine Immobilität dieser Ansatzstelle des M. tibialis posterior ist eventuell ein Grund für eine Überbelastung dieses Muskels.

Lange Zehenmuskeln

Zwei tiefe Zehenflexoren, der **M. flexor hallucis longus** (➢ Tab. 14.32 und ➢ Abb. 14.53, ➢ Abb. 14.55) und **M. flexor digitorum longus** (➢ Tab. 14.32 und ➢ Abb. 14.53), ziehen gemeinsam mit dem M. tibialis posterior durch die dorsomedial des Innenknöchels gelegene Muskelloge, überspannt vom **Retinaculum mm. flexorum** (➢ Kap. 4.5.4), der tiefen Flexorengruppe. Im distalen Unterschenkelbereich, gerade oberhalb des Mal-

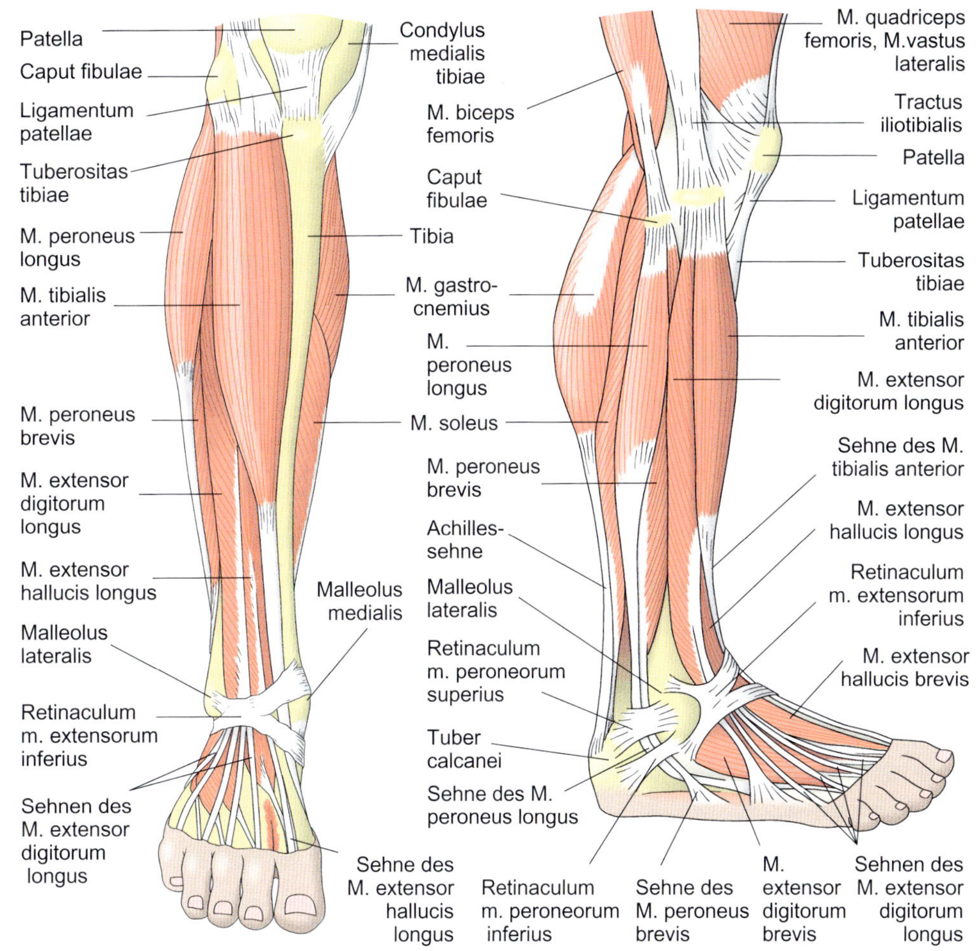

Abb. 14.52 Die lange Fuß- und Zehenmuskulatur des rechten Unterschenkels von ventral und lateral.

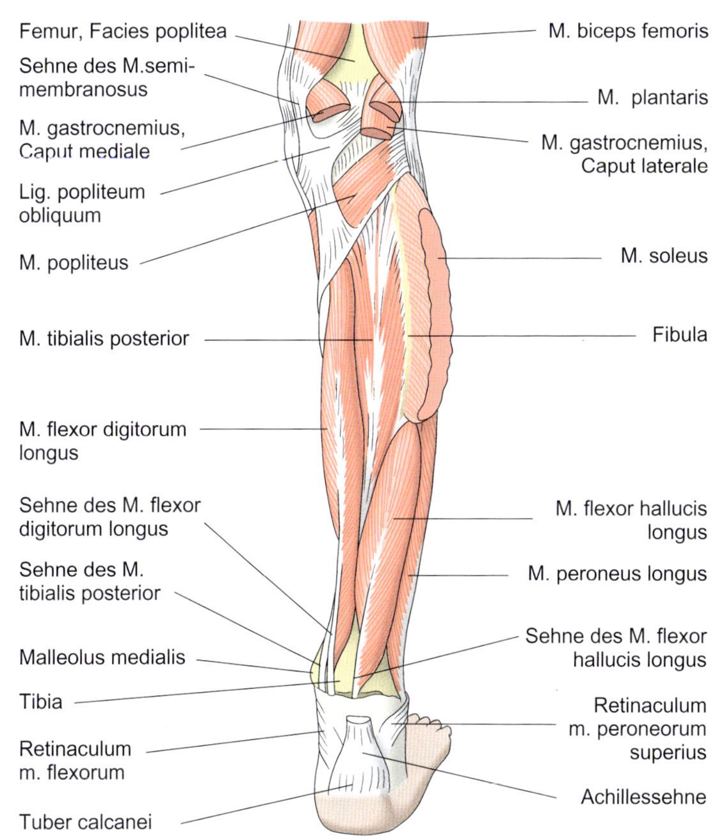

Abb. 14.53 Die lange Fuß- und Zehenmuskulatur des rechten Unterschenkels, nach Abtragung der oberflächlichen Muskeln, von dorsal. Zu beachten ist der M. flexor digitorum, wie er oberhalb des Malleolus medialis den M. tibialis posterior überkreuzt.

14

Tab. 14.32 Unterschenkel-Zehenmuskeln.

Muskel	Ursprung	Ansatz	Funktion	Innervation
M. extensor digitorum longus	Condylus lateralis tibiae, Facies medialis fibulae und Membrana interossea	Dorsalaponeurose der Zehen II–V und Os metatarsale V (dorsal)	Fuß: Dorsalextension, Pronation Zehen II–V: Extension der MTP- und IP-Gelenke	N. peroneus profundus
M. flexor digitorum longus	Facies posterior tibiae (Mitte)	Zehen II–V, distale Phalanx (Basis)	Fuß: Plantarflexion, Supination Zehen II–V: Flexion der MTP- und IP-Gelenke	N. tibialis
M. extensor hallucis longus	Facies medialis fibulae (Mitte) und Membrana interossea	Zeh I, dorsale distale Phalanx (Basis)	Fuß: Dorsalextension Zeh I: Extension des MTP- und IP-Gelenks	N. peroneus profundus
M. flexor hallucis longus	Facies posterior fibulae (distal)	Zeh I, plantare distale Phalanx (Basis)	Fuß: Plantarflexion, Supination Zeh I: Flexion des MTP- und IP-Gelenks	N. tibialis

leolus medialis, überkreuzt der M. flexor digitorum longus den M. tibialis posterior. Nach der Passage der Muskelloge überkreuzt er plantar des Os cuneiforme I gleichfalls den M. flexor hallucis longus. Die Sehnen des M. flexor digitorum longus, die vor ihrer Insertion die oberflächlich liegenden Sehnen des M. flexor digitorum brevis durchbohren, ziehen bis zu den Endphalangen der Zehen. Die Sehne des M. flexor hallucis longus zieht bis zur Endphalanx des Großzehs.

Die **M. extensor hallucis longus** und **M. extensor digitorum longus** (➤ Tab. 14.32 und ➤ Abb. 14.52, ➤ Abb. 14.54) ziehen auf der Vorderseite des Unterschenkels zum Fußrücken und weiter bis zur Dorsalfläche der Zehen, wo sie an den Endphalangen ansetzen.

Alle langen Fußmuskeln gehen noch oberhalb des Sprunggelenks in ihre Sehnen über, die dann zu ihren entsprechenden Ansatzorten ziehen. Einige unterstützen – zusammen mit den kurzen Fußmuskeln und Fußbändern – auch die Verspannung der Fußgewölbe (➤ Kap. 14.4.3). Die Sehnenscheiden der Zehenmuskeln werden ventral der Tibia und des Fußrückens zusammen mit der Sehnenscheide des M. tibialis anterior wiederum durch zwei Bandzüge, das **Retinaculum mm. extensorum superius und inferius,** festgehalten. Das Retinaculum mm. extensorum inferius kann aus mehreren Teilen bestehen, die an der lateralen Fußseite kreuzförmig in das Retinaculum mm. peroneorum inferius und superius übergehen.

MERKE

Möchte man die Lage des M. tibialis posterior und der tiefen Zehenflexoren, M. flexor digitorum longus und M. flexor hallucis longus, dorsal kaudal vom medialen Malleolus zueinander auswendig lernen, bietet sich die Eselsbrücke **„Tom, Dick und Harry"** an. Die Anfangsbuchstaben der Personen kodieren die jeweiligen Anfangsbuchstaben der Muskeln und damit deren Reihenfolge hinter dem Malleolus medialis von ventral nach dorsal. Der erste Muskel, M. tibialis posterior, liegt ventral, die beiden anderen liegen dahinter. Tom = **T**ibialis posterior. Dick = **D**igitorum longus. Harry = **H**allucis longus.

Kurze Zehenmuskeln

Die **kurze Zehenmuskulatur** (➤ Abb. 14.54 und ➤ Abb. 14.55) wird in vier Gruppen eingeteilt:
- Muskeln des Fußrückens (➤ Tab. 14.33)
- Muskeln an der medialen Fußsohle (➤ Tab. 14.34, Großzehenfach)
- Muskeln an der mittleren Fußsohle (➤ Tab. 14.33, Mittelfach)
- Muskeln an der lateralen Fußsohle (➤ Tab. 14.35, Kleinzehenfach).

Muskeln des Fußrückens

Am Fußrücken verlaufen die kurzen Strecker der Großzehe bzw. der Zehen II–IV (**M. extensor hallucis brevis** und **M. extensor digitorum brevis**). Der M. extensor hallucis brevis hat seinen Ursprung am Kalkaneus ventrolateral des Sinus tarsi und inseriert an der proximalen Phalanx des 1. Zehs. Der Ursprung des M. extensor digitorum brevis schließt lateral an. Der Muskel teilt sich in vier Muskelbäuche, von denen Sehnen zu den proximalen Phalangen der Zehen II–IV ziehen. Sie strecken die Zehen jeweils im Metatarsophalangealgelenk (MTP-Gelenk, Grundgelenk).

Muskeln des Großzehenfaches

Drei Muskeln ziehen hier zur Großzehe, beugen sie **(M. flexor hallucis brevis),** spreizen sie zur Seite ab **(M. abductor hallucis)** und ziehen sie

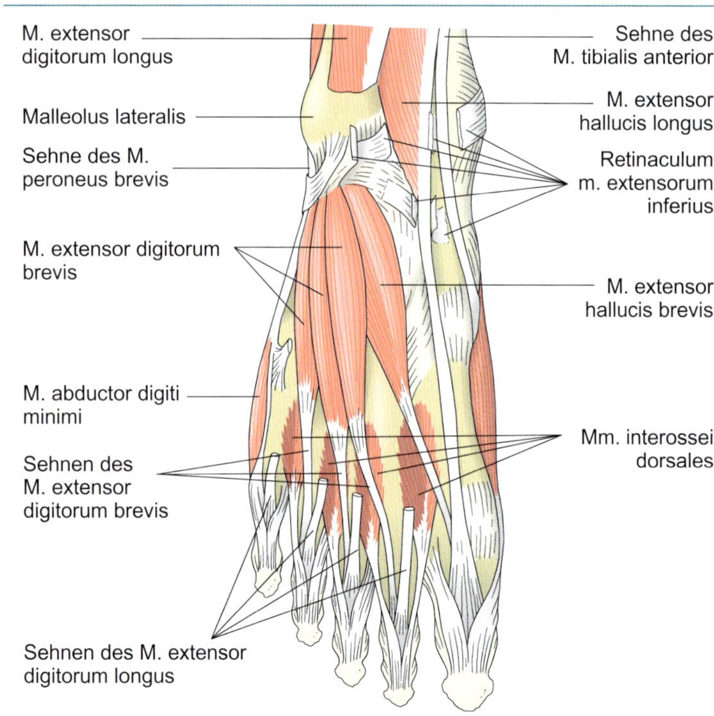

Abb. 14.54 Die kurze Zehenmuskulatur des rechten Fußes von dorsal.

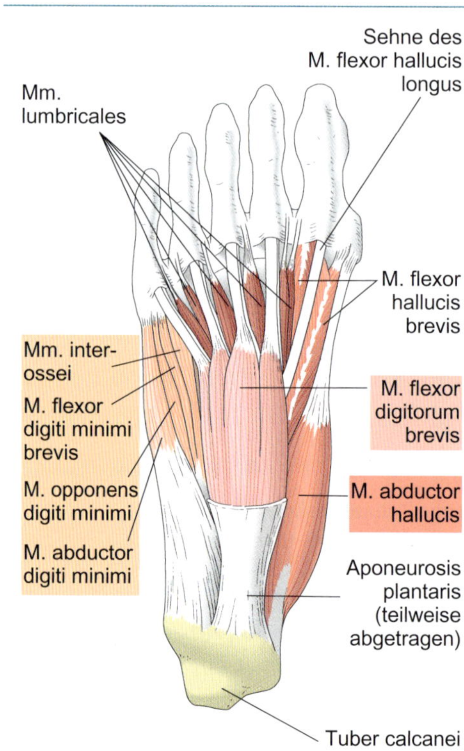

Abb. 14.55 Die kurze Zehenmuskulatur des rechten Fußes von plantar.

Tab. 14.33 Kurze Zehenmuskeln.

Muskel	Ursprung	Ansatz	Funktion	Innervation
M. extensor digitorum brevis	Kalkaneus (dorsolateral) und Retinaculum extensorum inferius	Zeh II–IV, Dorsalaponeurosen	Zeh II–IV: Extension und Lateralabduktion der MTP- und IP-Gelenke	N. peroneus profundus
M. flexor digitorum brevis	Kalkaneus (Proc. medialis am Tuber) und Aponeurosis plantaris	Zeh II–V, plantare mittlere Phalangen	Zeh II–V: Flexion der MTP- und proximalen IP-Gelenke	N. tibialis (N. plantaris medialis)
M. quadratus plantae	Tuber calcanei (plantare Seite)	M. flexor digitorum longus (Endsehne)	Zeh II–V: Flexion der MTP- und IP-Gelenke	N. tibialis (N. plantaris lateralis)
Mm. interossei plantares	Ossa metatarsi III–V	Zeh III–V, Basis der proximalen Phalangen	Zeh III–V: Flexion und Adduktion der MTP-Gelenke (zum II. Strahl hin)	N. tibialis (N. plantaris lateralis)
Mm. interossei dorsales	Ossa metatarsi I–V (die einander zugewandten Seiten)	• Zeh II–IV (Basis der proximalen Phalangen) • Zeh II mediale Seite • Zeh II–IV laterale Seite	• Zeh II–IV: Flexion und laterale Abduktion im MTP-Gelenk • Zeh II: mediale Abduktion	N. tibialis (N. plantaris lateralis)
Mm. lumbricales	Sehnen des M. flexor digitorum longus	Zeh II–V, Basen der proximalen Phalangen (medial)	• Zeh II–V: Flexion der MTP-Gelenke • Zeh III–V: Adduktion (zum II. Strahl hin) der MTP-Gelenke • Zeh II: Abduktion (vom II. Strahl weg) des MTP-Gelenks	N. tibialis (N. plantaris medialis und lateralis)

Tab. 14.34 Kurze Großzehmuskeln.

Muskel	Ursprung	Ansatz	Funktion	Innervation
M. extensor hallucis brevis	Dorsalfläche des Kalkaneus zusammen mit dem M. extensor digitorum brevis	Zeh I, proximale Phalanx	Zeh I: Extension des MTP-Gelenks	N. peroneus profundus
M. flexor hallucis brevis	Ossa cuneiformia II et III und Os cuboideum	Mediale und laterale Basis der proximalen Phalanx des I. Zehs und mediales und laterales Sesambein	Zeh I: Flexion, Abduktion und Adduktion des MTP-Gelenks	N. tibialis (N. plantaris medialis und lateralis)
M. abductor hallucis brevis	Proc. medialis des Tuber calcanei, Retinaculum flexorum und Aponeurosis plantaris	Basis der proximalen Phalanx des I. Zehs und mediales Sesambein	Zeh I: Flexion und Abduktion (vom II. Strahl weg) des MTP-Gelenks	N. tibialis (N. plantaris medialis)
M. adductor hallucis • Caput obliquum • Caput transversum	• Os metatarsale II–V (Basis) • Os cuboideum, Os cuneiforme III und Lig. plantare longum • Kapsel des Art. MTP II–V und Lig. metatarseum transversum profundum	Basis der proximalen Phalanx des I. Zehs und laterales Sesambein	Zeh I: Flexion und Adduktion (zum II. Strahl hin) des MTP-Gelenks	N. plantaris lateralis

Tab. 14.35 Kurze Kleinzehmuskeln.

Muskel	Ursprung	Ansatz	Funktion	Innervation
M. flexor digiti minimi brevis	Os metatarsale V (Basis) und Lig. plantare longum	Zeh V, Basis der proximalen Phalanx (plantar)	Zeh V: Flexion des MTP-Gelenks	N. tibialis (N. plantaris lateralis)
M. abductor digiti minimi	Tuber calcanei (Proc. lateralis) und Lig. plantare longum	Zeh V, Tuberositas ossis metatarsalis und proximale Phalanx (laterale Seite)	Zeh V: Flexion und Abduktion des MTP-Gelenks	N. tibialis (N. plantaris lateralis)

wieder an die anderen Zehen heran **(M. adductor hallucis).** Alle drei Muskeln sind an der Verspannung des Fußlängsgewölbes beteiligt, Letzterer auch an der Verspannung des Quergewölbes.

Muskeln des Mittelfaches

Im Mittelfach verläuft der **M. flexor digitorum brevis** (kurzer Zehenbeuger). Er setzt mit gespaltenen Sehnen an den Mittelphalangen (Mittelgliedern) der Zehen II–V an und beugt sie sowohl in den Metatarsophalangealgelenken als auch in den proximalen Interphalangealgelenken. Der Raum zwischen beiden Ansatzstellen wird von der Sehne des M. flexor digitorum longus als Tunnel genutzt. Er ist ebenfalls an der Verspannung des Fußlängsgewölbes beteiligt.

Ein nahezu viereckiger Muskel ist der **M. quadratus plantae.** Er setzt nicht an den Knochen, sondern an den Sehnen des langen Zehenflexors an und korrigiert so deren Verlauf.

Wie an der Hand verlaufen an der Fußsohle ebenso **Mm. lumbricales** und **Mm. interossei** (Zwischenknochenmuskeln), die an den Sehnen der tiefen Zehenflexoren bzw. den Mittelfußknochen entspringen. Sie ziehen jeweils zu den proximalen Phalangen der Zehen und unterstützen Beugung, Abduktion und Adduktion in den MTP-Gelenken der Zehe.

Muskeln des Kleinzehenfaches

In diesem lateralen Fußsohlenfach verlaufen drei Muskeln zur Kleinzehe. Sie spreizen die Kleinzehe ab **(M. abductor digiti minimi),** beugen sie **(M. flexor digiti minimi brevis)** und stellen sie den anderen Zehen gegenüber **(M. opponens digiti minimi).**

Aponeurosis plantaris

Die drei Muskelgruppen der Fußsohle werden von einer derben Sehnenplatte bedeckt: der **Aponeurosis plantaris,** auch **Lig. plantare longum** oder **Fascia plantaris** genannt (➤ Kap. 4.5.4). Sie entspringt am Unterrand des Fersenbeines und strahlt breitflächig nach vorne aus. Zwei Septen laufen zwischen den Fußsohlenmuskeln senkrecht in die Tiefe zu den Fußknochen. Sie unterteilen die drei Fußsohlenfächer. Zusammen mit einigen der Fußsohlenmuskeln verstärkt die Plantaraponeurose das Längsgewölbe (➤ Abb. 14.56).

Gekammerte Fettpolster der Fußsohle

Unter der Haut der Fußsohle und vor allem unter der Ferse befindet sich ein mit Fettgewebe gefülltes Kompartmentsystem von Druckpolstern, das hohen Flächendrücken standhalten kann. Ein Teil

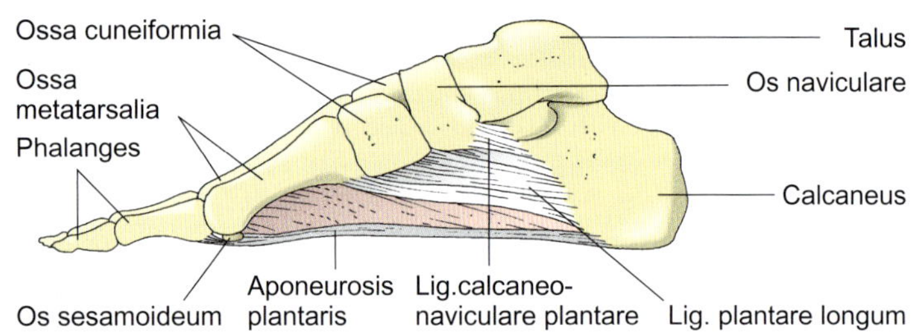

Abb. 14.56 Verspannung des Fußlängsgewölbes am rechten Fuß in medialer Ansicht.

der Dämpfung und Absorption von einwirkenden Kräften findet in diesem septiert gekammerten Fettpolster statt.

14.4.3 Aktive Stabilität und Muskelzugrichtungen des Fußbereichs

Aktive Stabilität und Muskelzugrichtungen der Sprunggelenke

14

Die an allen Seiten des Fußes verlaufenden langen Fußmuskeln haben neben ihrer Bewegungsfunktion auch eine stabilisierende Wirkung auf die Sprunggelenke. Jeder dieser Muskeln zieht den Fuß in mehrere Bewegungsrichtungen (➤ Tab. 14.36).

Die Muskeln ziehen den Fuß entweder in eine kombinierte Adduktion-Supination mit Plantarflexion bzw. Dorsalextension oder sie ziehen den Fuß in Abduktion-Pronation kombiniert mit Plantarflexion bzw. Dorsalextension.

- Der kräftigste Inversionsmuskel des Fußes ist der M. tibialis posterior. Bei der Inversion, einer Kombination von Adduktion, Supination und Plantarflexion, zieht der M. tibialis posterior das Os naviculare unter den Talus.
- Bei der Eversion, einer Kombination von Abduktion, Pronation und Dorsalextension, zieht der M. peroneus brevis, der seine Insertion an der Tuberositas ossis metatarsalis V hat, den lateralen Fußrand nach lateral und ein wenig nach dorsal. Der M. peroneus brevis hat lediglich Einfluss auf die Abduktions- und Pronationskomponente dieser Bewegung. Die Dorsalextensionskomponente der Fußbewegung bei Eversion wird von Muskeln angesteuert, die vor der Achse, also vor den Malleolen, entlang ziehen.

Eine weitere wichtige Funktion der langen Fußmuskeln ist die Aufrechterhaltung des Gleichgewichts im Stand. Bei einem mit geschlossenen Augen auf einem Bein stehenden Menschen lässt sich diese Gleichgewichtsarbeit der Unterschenkelmuskulatur gut beobachten. Bei auf dem Boden fixiertem Fuß wird der Unterschenkel über dem Sprunggelenk durch eine gute Koordination der gesamten Muskulatur stabilisiert.

Bei Funktionsverlust des M. tibialis posterior droht ein Pes planovalgus. Beim Gehen macht der M. tibialis posterior während der mittleren und späten Standphase eine Inversion im Subtalargelenk, indem er das Art. tarsi transversa festsetzt und so die Stabilität des Fußes während der Abstoßphase gewährleistet.

Der M. peroneus brevis wird als kräftigster Eversionsmuskel betrachtet. Bei Funktionsverlust der Peroneusmuskulatur droht eine Varusstellung der Fußwurzel.

Aktive Stabilität und Muskelzugrichtungen der Zehen

Die aktive Stabilität der **Zehen** (➤ Tab. 14.37) wird durch ein labiles Gleichgewicht von den kurzen, aber auch von den langen Zehenmuskeln, die gleichzeitig von den Sprunggelenksbewegungen beeinflusst werden, gewährleistet. Hierbei ist besonders die Stabilität in plantardorsale Richtung im MTP-Gelenk der labile Faktor.

Flexionsrichtung der PIP- und DIP-Gelenke
Der **M. flexor digitorum longus** läuft unter dem M. flexor digitorum brevis hindurch und inseriert an der Basis der Endphalanx. Er flektiert die Endphalanx gegenüber der Mittelphalanx und flektiert alle proximal davon gelegenen Gelenke. Der **M. flexor digitorum brevis** inseriert an den Seiten der Mittelphalanx, flektiert diese gegenüber der Grundphalanx und flektiert alle proximal davon gelegenen Gelenke. Da beide Muskeln die Plantarflexion des Fußes unterstützen, entsteht bei dieser immer auch eine Flexionsneigung der Zehen. Bei der Dorsalextension des Fußes werden die langen Zehenflexoren gedehnt, was ebenfalls eine Flexionsneigung der Zehen bewirkt.

KLINIK

Instabilität der Zehen

Krallenzehe
Eine Insuffizienz der Mm. interossei und Mm. lumbricales führt zu **Krallenzehen,** die sich in Hyperextension der Metatarsophalangealgelenke und Flexion der Interphalangealgelenke äußern. Dies kann z. B. durch das Tragen von zu engem oder schlecht sitzendem Schuhwerk verursacht werden; ebenso können Muskel- oder Nervenverletzungen des Unterschenkels oder Fußes Auslöser dafür sein. Die etwas schwächeren Mm. lumbricales und Mm. interossei haben keine Chance, die MTP-Gelenke zu beugen und die IP-Gelenke zu strecken. Schließlich kann eine dorsale Luxation des MTP-Gelenks mit Fixierung entstehen.
- Die erste Phalanx wird nicht stabilisiert. Durch Traktion der Dorsalextensoren geht die Grundphalanx in Extension (➤ Abb. 14.57 unten)
- Fixierung der Mm. interossei über die Flexion-Extensions-Achse des MTP-Gelenks
- Flexion im PIP- und DIP-Gelenk durch Verkürzung der Zehenflexoren
- Das PIP luxiert zwischen den lateralen Bändern des Extensorenapparates.

Hammerzehe
Hammerzehen äußern sich durch Hyperextension der Metatarsophalangealgelenke, Flexion der proximalen

Tab. 14.36 Kombinationen der Bewegungsrichtungen der Fußmuskeln.

	Adduktion – Supination	Abduktion – Pronation
Dorsalextension	• M. extensor hallucis longus • M. tibialis anterior	• M. extensor digitorum longus • M. peroneus tertius
Plantarflexion	• M. triceps surae • M. tibialis posterior • M. flexor digitorum longus • M. flexor hallucis longus	• M. peroneus longus • M. peroneus brevis

Tab. 14.37 Die Bewegungsrichtungen der Zehenmuskeln.

	MTP	PIP	DIP
Flexion	• M. flexor digitorum longus • M. flexor digitorum brevis • Mm. interossei plantares • Mm. interossei dorsales • Mm. lumbricales	• M. flexor digitorum longus • M. flexor digitorum brevis	M. flexor digitorum longus
Extension	• M. extensor digitorum longus • M. extensor digitorum brevis	• M. extensor digitorum longus • M. extensor digitorum brevis • Mm. interossei plantares • Mm. interossei dorsales • Mm. lumbricales	• M. extensor digitorum longus • M. extensor digitorum brevis • Mm. interossei plantares • Mm. interossei dorsales • Mm. lumbricales
Abduktion vom II. Strahl weg	• Mm. interossei dorsales • M. lumbricalis digiti II	–	–
Adduktion zum II. Strahl hin	• Mm. interossei plantares • Mm. lumbricales digiti III–V	–	–

Interphalangealgelenke und Hyperextension der distalen Interphalangealgelenke und haben ähnliche Ursachen wie die Krallenzehe.
Therapie für beide Fußdeformitäten sind:
- Gutes Schuhwerk (keine hohen Absätze und nicht spitz zulaufend)
- Lagerungsschalen zur Redression (evtl. nur nachts)
- Operation mit Raffung der Strecksehne und Entfernung des Grundphalanxköpfchens (z. B. OP nach Hohmann).

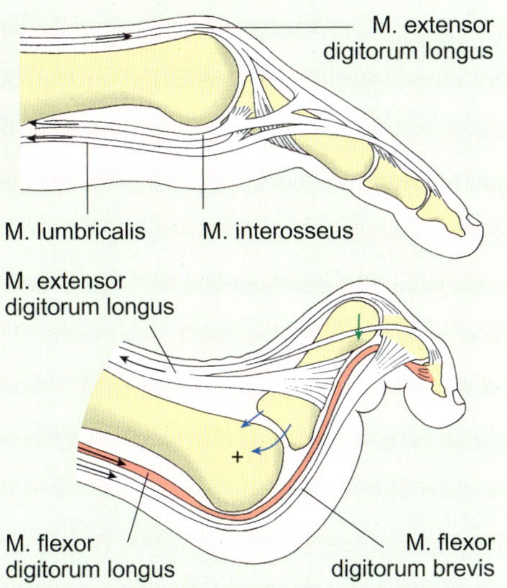

Abb. 14.57 Eine Insuffizienz der Mm. interossei bzw. der Mm. lumbricales verursacht Krallenzehen. Die schwarzen Pfeile zeigen die jeweiligen Muskelzugrichtungen an. Oben: Funktion der Mm. interossei und lumbricales: Beugen im MTP-Gelenk und Strecken im PIP und DIP. Unten: Blaue Pfeile zeigen die Zugrichtung der nach dorsokranial verschobenen Mm. interossei. Diese fixieren das MTP-Gelenk nicht mehr, sie ziehen es verstärkt in Extension; der grüne Pfeil deutet die nach plantar gerutschten lateralen Bänder des Extensorenapparates an, wobei sich das PIP nun dorsal dieser Bänder befindet und dadurch in Flexion gezogen wird.

Extensionsrichtung der PIP- und DIP-Gelenke

Der **M. extensor digitorum longus** inseriert nicht nur an den Seiten der Grundphalanx, sondern auch durch ein mediales Band an der Basis der Mittelphalanx und mittels lateraler Bänder an der Basis der Endphalanx. Er bildet mit seinen Sehnen die Dorsalaponeurose der Zehen, in die auch die kurzen Zehenstrecker und die Mm. interossei plantares und dorsales einstrahlen. Der M. extensor digitorum longus extendiert im MTP-, DIP- und PIP-Gelenk. Da er ebenfalls die Dorsalextension des Fußes unterstützt, kann die Flexionsneigung der Zehen bei der Plantarflexion des Fußes durch ihn nicht kompensiert werden. Bei der Dorsalextension im oberen Sprunggelenk hat er die Neigung, das MTP-Gelenk in die Hyperextension zu ziehen, während die Interphalangealgelenke durch die Dehnung der langen Flexoren in die Flexion gezogen werden.

Die drei **Mm. interossei plantares** inserieren an den medialen Seiten der Grundphalangenbasen der Zehen III–V und an den lateralen Bändern des Extensorenapparates der Zehen. Diese besondere Art der Insertion ermöglicht die Flexion im MTP-Gelenk bei gleichzeitiger Extension im PIP- und DIP-Gelenk. Eine weitere Bewegungsfunktion der Mm. interossei plantares ist die Adduktion der Zehen gegenüber dem II. Strahl. Die drei **Mm. interossei dorsales** inserieren an den Seiten der Grundphalangenbasen der Zehen II–IV und an den lateralen Bändern des Extensorenapparates dieser Zehen. Ähnlich der Mm. interossei plantares flektieren die Mm. interossei dorsales im MTP-Gelenk und extendieren im PIP- und DIP-Gelenk. Gleichzeitig abduzieren sie die Zehen gegenüber dem II. Strahl.

Die vier **Mm. lumbricales** entspringen an den Sehnen des M. flexor digitorum longus und inserieren an den Basen der Grundphalangen der Zehen II–V sowie medial an den lateralen Bändern des Extensorenapparates der Zehen. Sie flektieren im MTP-Gelenk, extendieren im PIP- und DIP-Gelenk und ziehen die Zehen II–V zum Zeh I hin.

KLINIK

Hallux valgus

Die Instabilität im Großzehengrundgelenk (MTP I) beim **Hallux valgus** (Abb. 14.58) wird durch folgende Faktoren verursacht:
- Eine Varisierung des Metatarsale I, z. B. durch einen Spreizfuß
- Die Zehenstrecker und -beuger, die vorher genau über die Bewegungsachse liefen, wirken jetzt adduzierend.
- Die Flexionskomponente des M. adductor hallucis wird geringer. Aufgrund seines Verlaufs weiter lateral der Ab-/Adduktionsachse wird er verstärkt zum Adduktor der Grundphalanx.

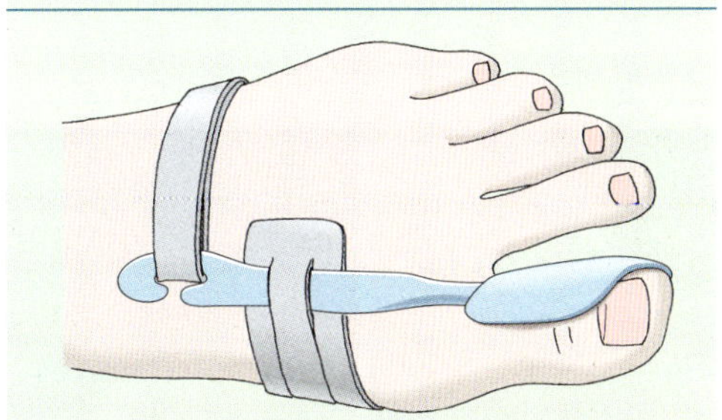

Abb. 14.58 Hallux-valgus-Nachtlagerungsschiene als passive Redression bei konservativer Therapie oder als Unterstützung der Großzehenstellung nach OP; immer in Kombination mit aktiven Bewegungsübungen.

Die Mm. interossei und Mm. lumbricales sind für die Stabilisation der Zehen bedeutsam. Während der aktiven Dorsalextension im oberen Sprunggelenk geben sie den Zehenextensoren eine feste Basis durch Beugung der ersten Phalanx. Die Zehen behalten dadurch eine gestreckte Position ohne Hyperextension des MTP-Gelenks.

Aktive Stabilität des Großzehs

Die aktive Stabilität des **Großzehs** wird vor allem durch die kurzen Großzehmuskeln (➤ Tab. 14.38, ➤ Abb. 14.54 und ➤ Abb. 14.55) gewährleistet. Der labile Faktor befindet sich hierbei in der mediolateralen Richtung im MTP-Gelenk.

KLINIK

Fehlfunktionen der Fußgewölbe

Der **Pes planus** (Plattfuß) ist durch eine Abflachung beider Längsgewölbe gekennzeichnet, sodass beim Gehen nicht mehr nur ein kleiner Abschnitt, sondern fast die ganze Fußsohle aufliegt. Hohe Belastungen und ein zu schwach ausgeprägter Bandapparat begünstigen die Entstehung eines Plattfußes. Oftmals tritt er zusammen mit anderen Fußfehlstellungen wie einem Knickfuß auf, bei dem der Talus über den Kalkaneus nach medial unten abrutscht.
Außer der vererbten Anlage begünstigt z. B. auch eine Berufstätigkeit, bei der viel getragen oder auf harten Böden gegangen wird, die Entstehung eines **Pes planovalgus** (Knick-Plattfußes).
Beim **Pes cavus** (Hohlfuß) handelt es sich um das Gegenteil eines Plattfußes: Das Längsgewölbe ist überhöht. Dies kann auftreten, wenn die Mittelfußknochen oder das Fersenbein zu steil stehen. Eine andere Ursache kann in der Störung des Muskelgleichgewichts im Fußgewölbe oder aber im Ausfall bestimmter Plantarflexoren liegen, z. B. bei einer Lähmung. In diesem Fall ziehen die Dorsalextensoren den Mittelfußbereich stärker nach oben, als die Plantarflexoren ihn nach unten ziehen. Dieses Phänomen kann bei angeborenen Nervenerkrankungen, aber auch bei der Spina bifida (angeborene Spaltbildung der Wirbelsäule) auftreten. Durch die Verkleinerung der Auflagefläche des Fußes beim Laufen sind der Fersen- und Vorfußbereich beim Hohlfuß stärker belastet. Dort können dann schmerzhafte Schwielen entstehen.
Wenn das Fußquergewölbe abflacht, entsteht ein **Pes planotransversus** (Spreizfuß). Dabei vergrößert sich der Abstand zwischen den Ossa metatarsi und deren Köpfchen werden stärkeren Belastungen ausgesetzt.
Die Therapie der Fußdeformitäten reicht von physiotherapeutischer Behandlung und dem Tragen einfacher Einlagen über orthopädische Schuhe bis hin zur Operation.

Der M. abductor hallucis inseriert medial an der Basis der Grundphalanx des 1. Zehs und medial am Os sesamoidea. Er zieht den Großzeh von der Fußmittellinie nach medial weg. Der M. flexor hallucis brevis pars medialis inseriert an der gleichen Stelle wie der M. abductor hallucis und die Pars lateralis wie der M. adductor hallucis. Der M. adductor hallucis inseriert lateral an der Basis der Grundphalanx des 1. Zehs und lateral am Os sesamoidea. Er zieht den Großzeh zur Fußmittellinie nach lateral.

Aktive Stabilität und Muskelzugrichtungen der Fußbögen (➤ Kap. 14.4.1)

Folgende Muskeln gewährleisten die Kurvatur der **Fußbögen,** weil sie bestimmte Bögen unterspannen oder bestimmte Knochen in eine günstige Richtung ziehen.

14

Tab. 14.38 Die Bewegungsrichtungen der Großzehmuskeln.

	MTP	Interphalangeal
Flexion	• M. flexor hallucis longus • M. flexor hallucis brevis • M. abductor hallucis • M. adductor hallucis	M. flexor hallucis longus
Extension	• M. extensor hallucis longus • M. extensor hallucis brevis	M. extensor hallucis longus
Abduktion vom II. Strahl weg	• M. flexor hallucis brevis (Pars medialis) • M. abductor hallucis	–
Adduktion zum II. Strahl hin	• M. flexor hallucis brevis (Pars lateralis) • M. adductor hallucis	–

Medialer Bogen

(➤ Abb. 14.59)

Der M. tibialis posterior zieht das Os naviculare unter dem Caput tali nach kaudal proximal. Es gibt dabei eine Verflechtung mit den plantaren Ligamenten, wodurch auch ein Zug an den medialen Ossa metatarsi verursacht wird. Der M. peroneus longus zieht das Os metatarsale I und damit das Os cuneiforme I und Os naviculare nach proximal unten und etwas zur Fußachse hin, wodurch er sowohl das Längsgewölbe als auch das Quergewölbe unterstützt. Der M. flexor hallucis longus läuft zwischen den zwei Tubercula posteriora des Talus und unter dem Sustentaculum des Kalkaneus und inseriert an der distalen Phalanx. Er stützt den Talus von hinten, wodurch dieser nicht nach dorsal weggleiten kann, und er stützt den vorderen Teil des Kalkaneus unter dem Sustentaculum. Der M. flexor digitorum longus unterspannt den **medialen Bogen,** teilweise zusammen mit dem M. flexor hallucis longus. Der M. abductor hallucis läuft vom Kalkaneus zur Basis der Grundphalanx I, womit er den gesamten medialen Bogen unterspannt. Der M. flexor digitorum brevis und der M. quadratus plantae unterstützen ebenfalls den medialen Bogen.

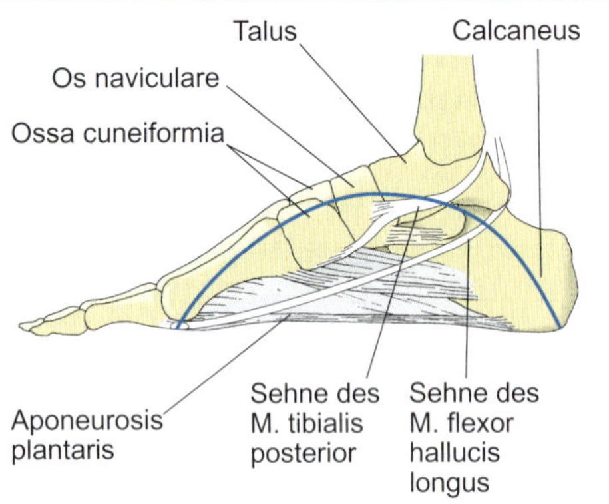

Abb. 14.59 Unterspannung eines Teils des Fußbogens durch Ligamente und Muskeln, medialer Fußbogen zwischen ventralem und dorsalem Stützpunkt.

Lateraler Bogen

Der M. peroneus brevis zieht das Os metatarsale V – und damit das Os cuboideum – nach kaudal proximal, wobei er den **lateralen Bogen** z.T. unterspannt. Der M. peroneus longus läuft bis zum Os cuboideum parallel des M. peroneus brevis und stützt den vorderen Teil des Kalkaneus lateral unter der Trochlea peronealis. Der M. abductor digiti minimi läuft vom Kalkaneus zur Basis der Grundphalanx V, wodurch er den gesamten lateralen Bogen unterspannt. Der M. flexor digitorum longus, M. flexor digitorum brevis und M. quadratus plantae unterstützen sowohl den medialen als auch den lateralen Bogen.

Querbogen

Der M. adductor hallucis verläuft quer, wodurch er den **Querbogen** unterspannt. Der M. peroneus longus unterspannt den Bogen, weil er sich quer vom Malleolus, proximal lateral zum Metatarsus I medial distal erstreckt, und der M. tibialis posterior unterspannt ihn, weil er vom Malleolus proximal medial, mit dem lateralen Teil seiner plantaren Ausstrahlungen, quer nach lateral zieht.

14.4.4 Palpationen im Fußbereich

Mediale Fußseite

(➤ Abb. 14.60)

Schiebt man, am Großzeh beginnend, mit leichtem Druck über die **mediale Seite** des Fußes, lässt sich in der Mitte der ersten Knochenverdickung der schwer zu ertastende Gelenkspalt des **Interphalangealgelenks** palpieren. Weiter proximal folgt der Gelenkspalt des **Metakarpophalangealgelenks.** Der Gelenkspalt des **Karpometakarpalgelenks** lässt sich am besten palpieren, indem man dem Verlauf des Metacarpus in proximaler Richtung folgt. Der palpierende Finger sollte dabei nicht zu weit plantarseitig liegen, da Weichteile

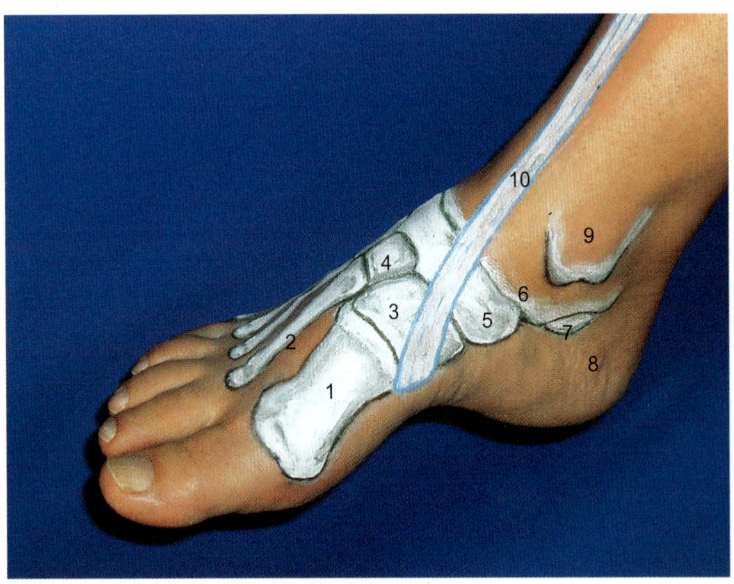

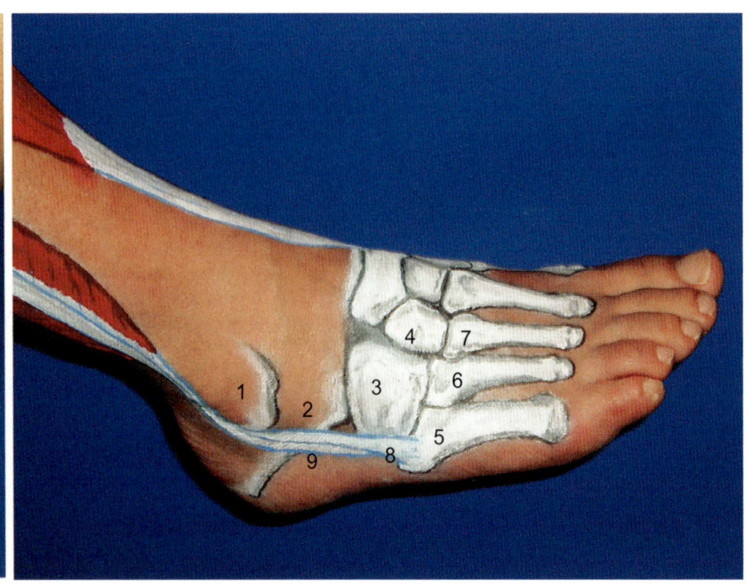

Abb. 14.60 Palpationen im Fuß und Zehenbereich.
Links: Rechter Fuß von dorsomedial. 1 Os metatarsale I; 2 Os metatarsale II; 3 Os cuneiforme I; 4 Os cuneiforme II; 5 Os naviculare; 6 Talus; 7 Sustentaculum tali; 8 Kalkaneus; 9 Malleolus medialis; 10 Sehne des M. tibialis anterior.
Rechts: Rechter Fuß von dorsolateral. 1 Malleolus lateralis; 2 Kalkaneus; 3 Os cuboideum; 4 Os cuneiforme III; 5 Os metatarsale V; 6 Os metatarsale IV; 7 Os metatarsale III; 8 Sehne des M. peroneus brevis; 9 Sehne des M. peroneus longus. [O434]

die Palpation dort unnötig erschweren. Der weiter proximal gelegene Gelenkspalt zwischen dem kurzen **Os cuneiforme** und dem **Os naviculare** ist relativ einfach zu ertasten, da das Os naviculare etwas nach plantar herausragt. Gleitet der Finger über das Os naviculare hinweg, gelangt man zum Gelenkspalt zwischen Talus und Os naviculare. Der **Talus** selbst lässt sich ventrodistal des Malleolus medialis und medial der Sehne des M. tibialis anterior am einfachsten palpieren. Eine abwechselnde Inversion und Eversion des Fußes erleichtert die Palpation.

Der deutlich sichtbare **Malleolus medialis** kann als Orientierungspunkt für die weiteren Palpationen genutzt werden. Etwa 1 cm plantar des Malleolus medialis befindet sich das **Sustentaculum tali.** Fährt man von hier aus nach dorsal, lässt sich der Gelenkspalt zwischen Talus und Kalkaneus ertasten. In dorsoplantarer Richtung fährt der Finger nun über die mediale Fläche des **Kalkaneus** bis zum **Tuber calcanei.**

Laterale Fußseite

(➤ Abb. 14.60)

Die **Interphalangealgelenke** des kleinen Zehs lassen sich in Flexionsstellung sehr leicht lokalisieren. Proximal folgt das ebenfalls einfach zu palpierende **Metatarsophalangealgelenk.** Am proximalen Ende des fünften Metacarpus liegt direkt distal einer deutlich zu spürenden Einbuchtung die **Tuberositas ossis metatarsi V.** Gleitet der palpierende Finger von hier aus medialwärts in Richtung Fußrücken, gelangt man zum **Os cuboideum.** Dessen Gelenkspalte mit dem Kalkaneus liegt etwa 1 bis 2 cm vor dem lateralen Malleolus.

Die Palpation der Gelenkspalten des Fußrückens wird durch die Lage der sich dort befindenden Sehnen, Fußmuskeln und Ligamente erschwert. Die **Lisfranc-Gelenklinie** verläuft zwischen der Tuberositas ossis metatarsalis V und dem Art. cuneometatarsale I. Die **Chopart-Gelenklinie** verläuft zwischen dem Art. talonavicularis und dem Art. calcaneocuboidea.

In gehaltener Flexionsstellung der Großzehe lassen sich plantar, auf Höhe des ersten Metatarsalköpfchens, die zwei **Sesambeine** des M. flexor hallucis longus deutlich palpieren. Eine geringe Flexion-Extensionsbewegung der Metatarsophalangealgelenke erleichtert die Palpation der übrigen **Metatarsalköpfchen.**

Weichteile

Der Verlauf des **M. tibialis anterior** lässt sich, beginnend an seinem Ansatz auf Höhe des Art. cuneometatarsale, entlang des ventralen Tibiarandes nach proximal verfolgen. Im distalen Bereich seines Verlaufes liegt lateral der **M. extensor hallucis.** Eine leichte Extension der Großzehe lässt die Sehne des M. extensor hallucis deutlich hervorspringen.

Auf dem Fußrücken kann zwischen Os metatarsale I und II, lateral der Sehne des M. extensor hallucis, die Pulsation der **A. dorsalis pedis** palpiert werden. Weiter proximal und lateral des M. tibialis anterior palpiert man die Sehnen des **M. extensor digitorum.** In der Regel sind diese, besonders bei einer Extension der Zehen, auch ohne Palpation deutlich sichtbar.

Im proximalen Bereich des Unterschenkels, ausgehend vom Fibulaköpfchen, ertastet man lateral des M. extensor digitorum den Muskelbauch des **M. peroneus (fibularis) longus** und im distalen Bereich den des **M. peroneus (fibularis) brevis.** Die klare Trennung zwischen M. extensor digitorum und den Mm. peronei erfolgt am besten bei einer abwechselnden Extension und Flexion des supinierten Fußes. Hinter dem lateralen Malleolus lassen sich die beiden **Peroneussehnen** verfolgen. In der Regel hat die Sehne des M. peroneus longus den oberflächlicheren Verlauf, die Sehne des M. peroneus brevis lässt sich an ihrem Ansatz, der Tuberositas ossis metatarsalis V, am besten palpieren.

Auf Höhe der Malleolen lassen sich die Sehnen der tiefen Plantarflexoren palpieren. Die Sehnen des **M. flexor digitorum longus** und des **M. tibialis posterior** überkreuzen sich proximal der Malleolen. Der M. tibialis posterior verläuft danach am weitesten medial hinter dem Malleolus medialis. Sein Verlauf lässt sich bis zum Ansatz am Os naviculare verfolgen. Eine leichte Inversion lässt die Sehne vorspringen. Der **M. flexor digitorum longus,** dessen Palpation durch eine Flexion der Zehen erleichtert wird, kreuzt distal des Malleolus den M. flexor hallucis longus und verschwindet dann in der Tiefe. Bei einer leichten Flexion der Großzehe kann der Verlauf des **M. flexor hallucis longus** bis zum Sustentaculum verfolgt werden.

An der dorsalen Seite des Unterschenkels treten die beiden Muskelbäuche des **M. gastrocnemius** deutlich sichtbar hervor. Die Abgrenzung der beiden Muskelanteile lässt sich am besten bei einer aktiven Plantarflexion mit abwechselnder Inversion und Eversion durchführen. Der mediale Muskelbauch, der etwas weiter nach distal verfolgt werden kann als der laterale, geht knapp unterhalb der Mitte des Unterschenkels in die Achillessehne über. Lateral und medial des M. gastrocnemius und der proximalen Achillessehne kann man den tiefer liegenden **M. soleus** palpieren. Die **Achillessehne** selbst ist gut sichtbar und von allen Seiten zu tasten. Sie kann etwas nach lateral geschoben werden, während mit der Spitze des Mittelfingers und mit supiniertem Unterarm die ventrale Seite palpiert wird; der Fuß wird dabei in Plantarflexion gehalten.

Auf dem Fußrücken ist der **M. extensor digitorum brevis** direkt distal der Sinus tarsi zu tasten und auch deutlich zu sehen. Es sieht manchmal wie eine Schwellung auf der lateralen Fußseite aus. Der mediale Teil wird vom **M. extensor hallucis longus** gebildet. Der **M. abductor digiti minimi** ist am gesamten lateralen Fußrand in Höhe des Os metacarpale V und zwischen Kalkaneus und Tuberositas ossis metatarsalis V zu palpieren.

14.4.5 Kreislauf im Fußbereich

Arterielle Versorgung

(➤ Abb. 14.23 und ➤ Kap. 16.2)

Die hier beschriebenen Arterien unterliegen, wie überall im Körper, gewissen Variationen.

Die **A. tibialis anterior** zieht ventral am Unterschenkel, in der Tiefe zwischen der Sehne des M. tibialis anterior und dem M. extensor hallucis longus, herunter zum Fuß. Proximal vom Fuß wird die Arterie **A. dorsalis pedis** genannt. Meistens zieht sie lateral der Sehne des M. extensor hallucis longus in Richtung erster und zweiter Zehe. Auf Höhe der Basis der Ossa metacarpalia gibt sie eine bogenförmige Arterie nach lateral ab, die als A. arcuata zur lateralen Fußseite läuft und Zweige nach distal abgibt. Die nach distal ziehenden Zweige laufen an den dorsalen lateralen Seiten der metakarpalen Knochen entlang: als **Aa. metatarsales dorsales** zu den Zehen, wo sie sich in die seitlich der Zehen verlaufenden **Aa. digitales dorsales** aufzweigen.

Die **A. peronea** (auch **A. fibularis**), die zwischen den Mm. tibialis posterior und flexor hallucis longus von dorsokranial herunter zieht, anastomosiert mit der **A. dorsalis pedis** des Fußrückens. Über eine Ramus communicans zieht sie distal am Unterschenkel durch die Membrana interossea. Manchmal übernimmt die A. peronea das Versorgungsgebiet einer schwach ausgebildeten oder ganz fehlenden A. tibialis posterior.

Die **A. tibialis posterior** zieht an der dorsalen Unterschenkelseite unter den M. soleus und medial am M. flexor hallucis longus in mediale Richtung. Zusammen mit dem N. tibialis verläuft sie hinter dem Malleolus medialis. Unter dem Sustentaculum tali teilt sich die A. tibialis posterior in eine A. plantaris lateralis und A. plantaris medialis. Sie versorgen die Fußsohle. Die A. plantaris medialis teilt sich noch einmal in einen Ramus profundus, der mit der A. plantaris lateralis anastomosiert, und einen Ramus superficialis, der medial bis zum Ende der Großzehe verläuft. Die A. plantaris lateralis zieht weiter distal unter dem Os cuboideum, medial des M. abductor digiti minimi. Danach zieht sie bogenförmig, als Arcus plantaris, zur medialen Fußseite unter die Basis der Ossa metacarpalia. Dort gibt sie Zweige nach distal ab. Die Abzweigungen ziehen an den plantaren, lateralen Seiten der metakarpalen Knochen entlang und als **Aa. metatarsales plantares** zu den Zehen. Hier teilen sie sich und verlaufen als **Aa. digitales plantares** seitlich der Zehen entlang.

Venöser Abfluss

(➤ Abb. 14.61 und ➤ Kap. 16.2)

Am Fußrücken gibt es einen bogenförmig über den Vorfuß verlaufenden **Arcus venosus dorsalis pedis.** Er bildet mit der lateral und medial weiterziehenden V. marginalis eine Anastomose.

Die **V. saphena magna** beginnt an der ventralen Seite des Malleolus medialis als Fortsetzung der **V.**

14

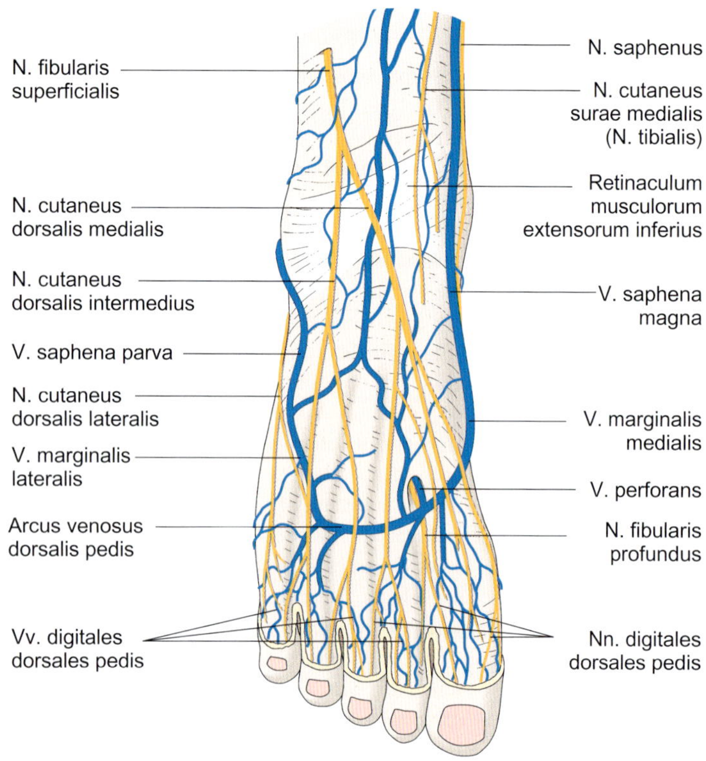

Abb. 14.61 Übersicht der Venen der dorsalen Fußseite des rechten Fußes, nach Entfernung der Fascia dorsalis pedis und der oberflächlichen Muskeln.

marginalis medialis aus der dorsomedialen Fußseite. Sie zieht entlang der ventralen Seite des Malleolus medialis weiter. An der medialen Seite des Unterschenkels zieht die V. saphena magna zwischen der medialen Tibiaseite und der Wadenmuskulatur Richtung Knie.

An der distalen lateralen Fußseite zieht die **V. marginalis lateralis** hoch bis hinter den lateralen Malleolus. Hier endet sie in der V. saphena parva. Die **V. saphena parva** zieht hinter dem lateralen Malleolus entlang. Ihr Verlauf ist zunächst dorsolateral. In der Mitte des Unterschenkels zwischen beiden Gastroknemiusköpfen zieht sie weiter hoch zum Knie.

An der plantaren Fußseite liegt der **Arcus venosus plantaris pedis.** Der mediale und laterale Teil vereinigen sich an der medialen Fußseite zur **V. tibialis posterior.** Ihr Verlauf ist parallel mit der A. tibialis posterior.

Literatur

Alessie, J., Jacobs, K., de Morree, J.,J.: Dynamiek van het menselijk bindweefsel. 7. Aufl. Bohn Stafleu Van Loghum, Houten 2021.

Appell, H. J., Stang-Voss, C.: Funktionelle Anatomie, Grundlagen sportlicher Leistung und Bewegung. 4. Aufl. Springer, Berlin 2008.

Bartret, A. L., Beaulieu, C. F., Lutz, A. M.: Is it painful to be different? Sciatic nerve anatomical variants on MRI and their relationship to piriformis syndrome. Eur Radiol 2018; 28(11): 4681–4686.

Benninghoff, A., Drenckhahn, D.: Makroskopische Anatomie, Histologie, Embryologie, Zellbiologie. Band 1: Zelle, Gewebe, Entwicklung, Skelett- und Muskelsystem, Atemsystem, Verdauungssystem, Harn- und Genitalsystem, Band 2: Herz-Kreislauf-System, Lymphatisches System, Endokrine Drüsen, Nervensystem, Sinnesorgane, Haut. 16./17. Aufl. Elsevier, Urban&Fischer, München 2004, 2008.

de Morree, J. J.: Dynamik des menschlichen Bindegewebes. 2. Aufl. Elsevier, Urban&Fischer, München 2013.

Egmond, D., Schuitemaker, R.: Extremitäten: ICF-basierte Manuelle Therapie. Elsevier, Urban&Fischer Verlag, München 2011.

Faller, A., Schünke, M.: Der Körper des Menschen. Einführung in Bau und Funktion. 16. Aufl. Thieme, Stuttgart 2012.

Götz-Neumann, K.: Gehen verstehen, Ganganalyse in der Physiotherapie. 3. Aufl. Thieme, Stuttgart 2011.

Grieve, G. P.: Common Vertebral Joint Problems. 2. Aufl. Churchill Livingstone, Edinburgh 1989.

Heidegger, W., Köpf-Maier, P.: Atlas der Anatomie des Menschen 1+2. 6. Aufl. Karger, Basel 2008.

Hengeveld E., Banks, K.: Maitland's Manipulation der peripheren Gelenke. 4. Aufl. Elsevier, Urban&Fischer, München 2008.

Hochschild, J.: Strukturen und Funktionen begreifen. Funktionelle Anatomie, Therapierelevante Details. Band 2: LWS, Becken und Hüftgelenk, Untere Extremität. 2. Aufl. Thieme, Stuttgart 2007.

Hughston, J. et al.: Classification of kneeligament instabilities. Part I and II. In: Journal of bone and joint surgery 58, 1976.

Hüter-Becker, A., Dölken, M.: Untersuchen in der Physiotherapie. 2. Aufl. Thieme, Stuttgart 2011.

Janda, V.: Manuelle Muskelfunktionsdiagnostik. 4. Aufl. Elsevier, Urban&Fischer, München 2009.

Kapandji, I. A.: Funktionelle Anatomie der Gelenke. 5. Aufl. Thieme, Stuttgart, 2009.

Lindel, K.: Muskeldehnung. 2. Aufl. Springer, Berlin 2011.

Logan, B. M., Hutchings, R., Singh, D.: McMinn's Color Atlas of Foot and Ankle Anatomy. 3. Aufl. Elsevier/Mosby 2004.

Lohman, A. H. M. , Zuidgeest, A.: Vorm en beweging. 14. Aufl. Bohn stafleu van Loghum/Springer media, Houten 2020.

Marieb, E. N., Hoehn K.: Human Anatomy and Physiology. 11th ed. Pearson Education Limited, London 2019.

Moore, K. L., Dalley, A. F., Agur, A. M. R.: Clinically Oriented Anatomy. 8th ed. Lippincott Williams & Wilkins/Wolters Kluwer, Philadelphia 2018.

Nicholas, J.A.: The five-one reconstruction for anteromedial instability of the knee. Journal of bone and Joint Surgery 55, 1973.

Paulsen, F., Waschke, J.: Sobotta, Atlas der Anatomie des Menschen. Bd. 1: Allgemeine Anatomie und Bewegungsapparat. 23. Aufl. Elsevier, Urban&Fischer, München 2010.

Paulsen, F., Waschke, J.: Sobotta, Atlas der Anatomie des Menschen. Bd. 2: Innere Organe. 23. Aufl. Elsevier, Urban & Fischer, München 2010.

Paulsen, F., Waschke, J.: Sobotta, Atlas der Anatomie des Menschen. Bd. 3: Kopf, Hals, Neuroanatomie, 23. Aufl. Elsevier, Urban&Fischer, München 2010

Perry, J.: Ganganalyse. Norm und Pathologie des Gehens. Elsevier, Urban&Fischer, München 2003.

Peterson Kendall, F., Kendall McCreary, E., Geise Provance, P.: Muskeln, Funktionen und Tests. 5. Aufl. Urban&Fischer, München 2008.

Platzer, W: Taschenatlas Anatomie. Bd. 1: Bewegungsapparat. 11. Aufl. Thieme, Stuttgart 2013.

Putz, R., Pabst, R.: Sobotta, Atlas der Anatomie des Menschen. CD-ROM, Version 3.0. Elsevier, Urban&Fischer, München 2005.

Schomacher, J., Hartmann, F.: Manuelle Therapie. Bewegen und Spüren lernen. 5.Aufl. Thieme, Stuttgart 2011.

Schünke, M.: Funktionelle Anatomie – Topographie und Funktion des Bewegungssystems. 2. Aufl. Thieme, Stuttgart 2014.

Tittel, K.: Beschreibende und funktionelle Anatomie des Menschen. 14. Aufl. Elsevier, Urban&Fischer, München 2003.

Wappelhorst, U., Kittelmann, A., Röbbelen, C.: Lehr- und Arbeitsbuch Funktionelle Anatomie. Elsevier, Urban&Fischer, München 2005.

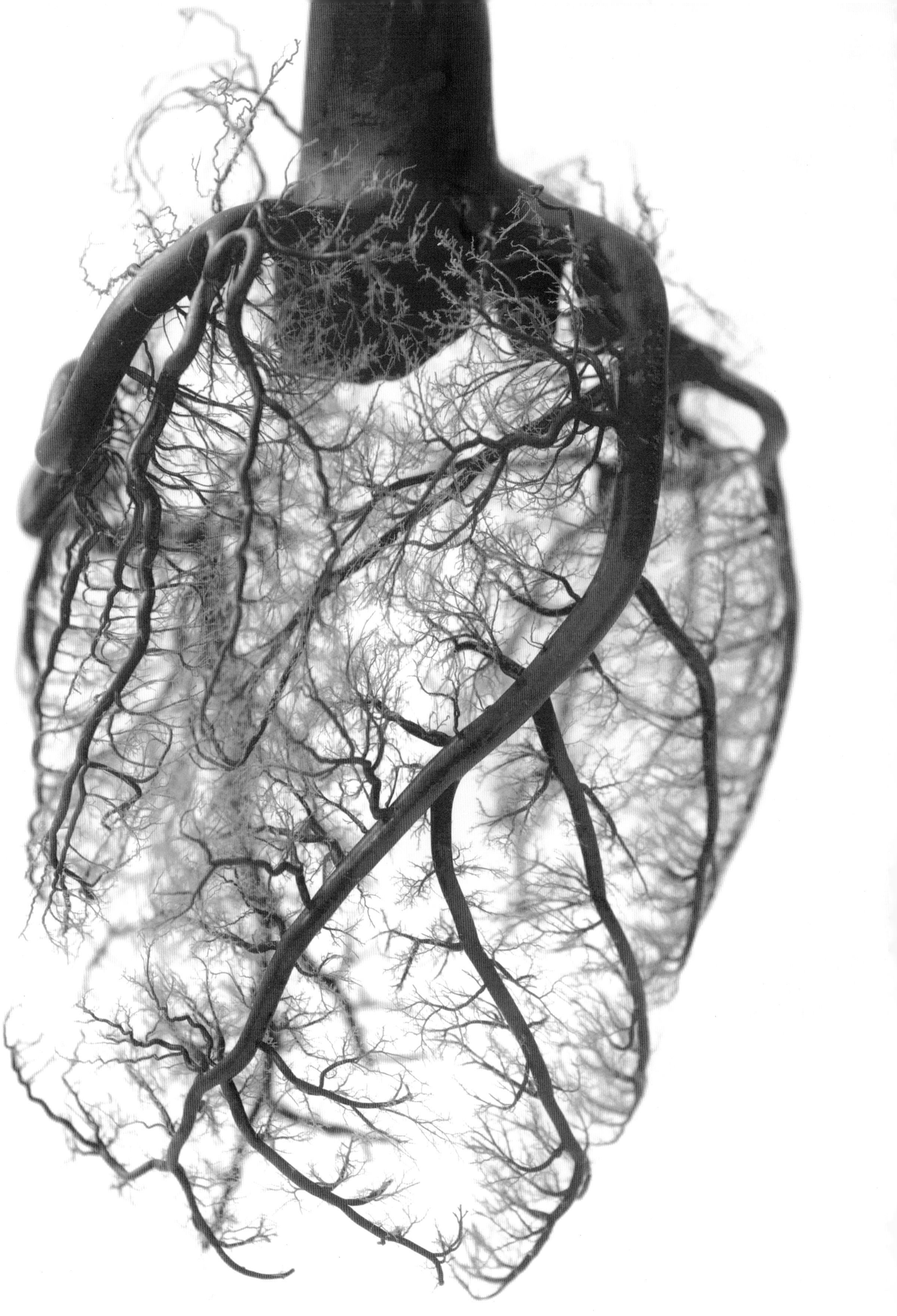

KAPITEL

15 Das Herz

LERNINHALTE

15.1 Einführung

- Das Herz liegt im Brustraum zwischen den Lungenflügeln. Es ist ein zweigeteilter Hohlmuskel, der den Blutstrom antreibt.
- Das gesunde Herz ist etwa so groß wie eine geschlossene Faust.
- Durch Betasten der Brustwand von außen lässt sich der Herzspitzenstoß feststellen.

15.2 Kammern und Klappensystem

- Durch die Herzscheidewand wird das Herz in einen linken und rechten Teil gegliedert. Jeder Teil besteht aus einem Vorhof und einer Hauptkammer. Diese sind durch Segelklappen voneinander getrennt.
- Das Blut strömt vom Vorhof in die Hauptkammer und dann weiter, durch Taschenklappen getrennt, über die Pulmonalarterien durch die Lunge bzw. über die Aorta in den Körper.
- Das rechte Herz ist für den Lungenkreislauf zuständig, das linke erhält sauerstoffreiches Blut aus den Lungenvenen und pumpt es in den Körper(-kreislauf).
- Klappenfehler zeigen sich klinisch als Verengung (Stenose) oder als zu weite (insuffiziente) Klappen. Jede Klappe kann davon betroffen sein, bedeutsam sind die Mitral- und Aortenklappenfehler.
- Alle vier Klappen liegen in einer Ebene, die Ventil- oder Klappenebene genannt wird.

15.3 Aufbau der Herzwand

- Innen besteht das Herz aus dem dünnen Endokard.
- In der Mitte liegt das mächtige Myokard, der muskuläre Anteil. Er ermöglicht die Herzkontraktionen. Bei chronischen Belastungen kann sich das Herz zur Anpassung daran vergrößern (Hypertrophie).
- Außen auf dem Myokard liegt wiederum eine dünne Schicht, das Epikard.
- Epikard und das noch weiter außen liegende Perikard bilden den Herzbeutel, der ein reibungsarmes Gleiten während der Kontraktionen ermöglicht.

15.4 Herzzyklus

- Das Herz kontrahiert durchschnittlich 70-mal in der Minute (Herzfrequenz).
- Man kann dabei einen Vorhof- und einen Kammerzyklus unterscheiden.
- Die Kontraktionsphase wird Systole, die Füllungsphase Diastole genannt.
- In der Diastole strömt Blut in die beiden Vorhöfe und weiter in die Hauptkammern. Die Herzklappen verhindern ein Zurückfließen. Es folgt die Anspannungsphase, bei der das Myokard einen Druck auf die Blutflüssigkeit ausübt, gefolgt von der Austreibungsphase, in der die Taschenklappen aufgestoßen werden und das Blut durch die Aorta und die Lungenarterien gepumpt wird.
- Die Tätigkeit des Herzen lässt sich mit dem Stethoskop als Herztöne wahrnehmen – sie lassen z. B. auch Rückschlüsse auf Störungen der Klappenfunktionen zu. Akustisch wahrnehmbare Störungen werden Herzgeräusche genannt.

15.5 Erregungsbildung und Erregungsleitung

- Das Herz besitzt eine eigenständige Erregungsbildung (Autonomie), führt also auch isoliert (vom Zentralnervensystem) seine Schläge aus.
- Das übergeordnete Erregungsbildungssystem ist der Sinusknoten – er ist der Schrittmacher aller Herzaktionen. Seine Erregung läuft über AV-Knoten, His-Bündel, Kammerschenkel und Purkinje-Fasern. Von da aus geht sie auf die Herzmuskulatur über und führt zur Kontraktion.
- Die elektrischen Spannungsveränderungen während der Herzaktion können abgeleitet und verstärkt werden, dies ergibt das Elektrokardiogramm (EKG).

- Im Gegensatz zum Skelettmuskel unterliegt der Herzmuskel dem Alles-oder-nichts-Gesetz: Entweder erzeugt die elektrische Reizung eine stets gleich starke oder aber gar keine Kontraktion.
- Als Refraktärzeit bezeichnet man die Phase im Erregungsablauf der Herzmuskelzelle, in der diese nicht erneut erregt werden kann.
- Für die Herzaktion spielen die Elektrolyte Kalzium und Kalium eine besondere Rolle.
- Störungen der Erregungsbildung und -leitung sind häufig und oft harmlos. Man unterscheidet AV-Blöcke verschiedener Gradeinteilung, Extrasystolen, Vorhof- oder Kammerflimmern. Letztere können durch Kreislaufstillstand zum Tode führen.

15.6 Herzleistung und ihre Regulation

- Das Herz pumpt durchschnittlich je Herzschlag (in Ruhe etwa 70/min) 70 ml und damit 5 Liter Blut pro Minute durch den Körper. Dieses Herzminutenvolumen kann bei extremen Belastungen auf bis zu über 30 Liter ansteigen.
- Als Vorlast bezeichnet man den enddiastolischen Füllungsdruck, der Aufschluss über den venösen Rückstrom zum Herzen gibt. Die Nachlast hingegen stellt den Auswurfwiderstand dar, den die Kammer überwinden muss, um das Blut in die Arterien zu pressen.
- Die Anpassung der Herzarbeit an die Erfordernisse des Organismus wird durch Einflüsse von Sympathikus und Parasympathikus bewirkt – der Sympathikus steigert die Herzfrequenz, die Schlagkraft und die Erregungsleitungsgeschwindigkeit.
- Außerdem besitzt das Herz eine ausgeprägte Fähigkeit zur Eigenregulation: Wenn viel Blut in das Herz gelangt, wird es stärker gedehnt, wodurch es auch besser kontrahieren kann (Frank-Starling-Mechanismus).
- Herzinsuffizienz ist die krankhaft herabgesetzte Leistungsfähigkeit des Herzens. Bei der kompensierten Herzinsuffizienz kann das Herz über verschiedene Anpassungsmechanismen wie Herzvergrößerung, Erhöhung des Sympathikotonus die Pumpleistung noch so weit aufrechterhalten, dass bei den gewöhnlichen Belastungen des täglichen Lebens nur geringe Beschwerden auftreten. Dekompensiert ist die Herzinsuffizienz, wenn die Zeichen der Herzschwäche auch bei leichteren Belastungen ausgeprägt sind.

15.7 Blutversorgung des Herzens

- Durch seine hohe Leistung hat das Herz einen großen Sauerstoff- und Energiebedarf. Über die Koronararterien (Herzkranzgefäße) wird es mit Blut versorgt. Anatomisch unterscheidet man eine rechte und eine linke Koronararterie, die als erster Abgang der Aorta entspringen. Klinisch werden jedoch drei Gefäße unterschieden, da sich das linke Kranzgefäß in zwei wichtige Äste (Rami) unterteilt.
- Als Koronarreserve wird die Anpassungsbreite und damit die Leistungsfähigkeit einer funktionierenden Koronardurchblutung bezeichnet. Sie entspricht beim Gesunden einer etwa 4–5-fach höheren Durchblutung als unter Ruhebedingungen.
- Die Durchblutung des Myokards erfolgt in der Diastole, da in der Systole die Kapillaren des Herzmuskelgewebes kontraktionsbedingt zusammengedrückt werden.
- Bei Verengungen in den Herzkranzgefäßen durch Arteriosklerose kann es zu einer chronischen Minderversorgung kommen, man spricht von der weit verbreiteten koronaren Herzkrankheit (KHK).
- Als Angina pectoris bezeichnet man anfallsartige Schmerzen in der Herzgegend, häufig verbunden mit Brustengegefühl und Schmerzausstrahlung in den linken Arm.
- Beim Herzinfarkt (einer der häufigsten Todesursachen überhaupt) kommt es zum vollständigen Verschluss eines Koronararterienastes mit Untergang des nicht mehr versorgten Gewebes.

15

DEFINITION

Herz (Cor)

Hohlmuskel, treibt als zentrale Kreislaufpumpe die Transportvorgänge in allen Blutgefäßen an. Bildet zusammen mit den Blutgefäßen das Herz-Kreislauf-System oder **kardiovaskuläre System,** das den ganzen Körper mit Sauerstoff (O_2) und Nährstoffen versorgt sowie Stoffwechselendprodukte und Kohlendioxid (CO_2) wieder abtransportiert.

Der Herzmuskel ist zeitlebens in Bewegung, eine Unterbrechung der Herztätigkeit geht mit Bewusstlosigkeit einher und führt unbehandelt schnell zum Tod des Individuums.

Es ist eine Vielzahl von Krankheiten des Herzens bekannt, die letztendlich auf Störungen seiner Muskelkraft, elektrischen Erregungsbildungs- und -übertragungsfähigkeiten sowie dem unzureichenden Zusammenspiel mit der Lunge, den Gefäßen oder einer Kombination daraus zurückzuführen sind.

Auch für die physiotherapeutische Behandlung ist die Kenntnis einer möglichen Herzinsuffizienz (= Schwäche des Organs) von wesentlicher Bedeutung. In der Leistungsbeurteilung, etwa beim Sport, ist die Leistungsfähigkeit des Herzens von mitentscheidender Bedeutung für die Gesamtleistungsfähigkeit des Individuums.

15.1 Einführung

Lage, Größe und Gewicht

Das Herz sitzt zwischen den beiden Lungenflügeln im Mediastinum (➤ Abb. 15.1 und ➤ Abb. 15.5). Es grenzt dorsal an Speiseröhre und Aorta (große Körperschlagader) an, ventral reicht es bis an die Rückfläche des Sternums (Brustbein). Kaudal sitzt das Herz dem Zwerchfell auf, kranial liegt es an den großen Gefäßstämmen.

Das gesunde Herz ist so groß wie eine geschlossene Faust und wiegt ca. 300 g. Es sieht aus wie ein Kegel, der schräg im Mediastinum liegt: Zwei Drittel befinden sich in der linken Thoraxhälfte (Brustkorbhälfte), ein Drittel in der rechten. Die Längsachse des Herzens zeigt nach links unten vorne.

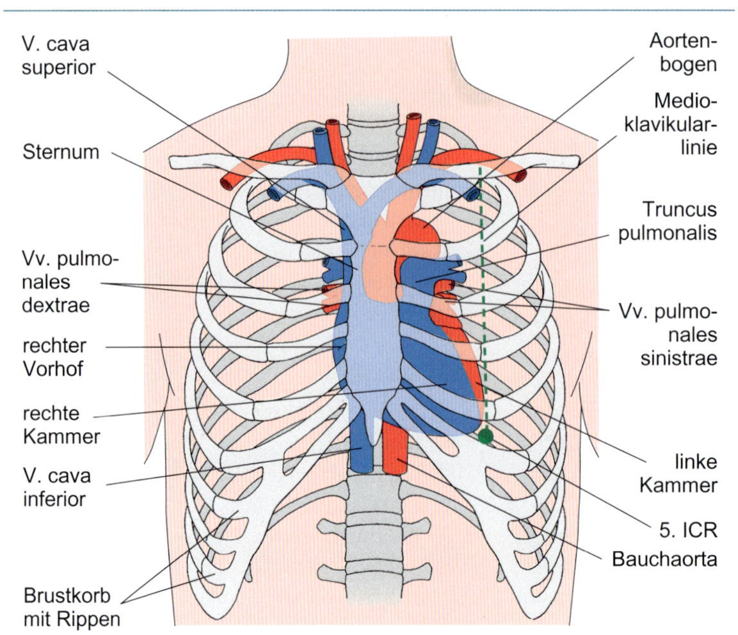

Abb. 15.1 Lage des Herzens im Mediastinum.

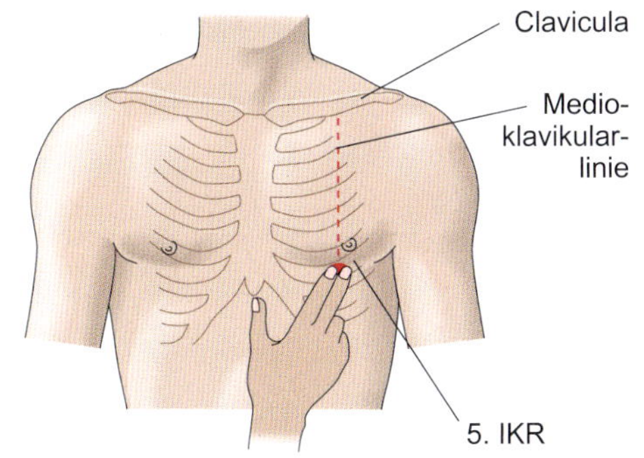

Abb. 15.2 Herzspitzenstoß palpieren (tasten). Beim Gesunden liegt die Herzspitze im 5. Interkostalraum (IKR, Zwischenrippenraum) in einer gedachten senkrechten Linie durch die Mitte des Schlüsselbeins (Medioklavikularlinie). Hier ist er mit Zeige- und Mittelfinger zu tasten. Ist der Herzspitzenstoß weiter außen zu tasten, ist das Herz wahrscheinlich krankhaft vergrößert. Beachte: Die erste tastbare Rippe unter der Klavikula (Schlüsselbein) ist die 2. Rippe, darunter der 2. IKR.

Herzspitze und Herzspitzenstoß

Die **Herzspitze** liegt sehr nahe an der Thoraxwand. Jeder Herzschlag überträgt sich daher als Stoß von der Herzspitze auf die Thoraxwand. Durch Betasten der Thoraxwand von außen lässt sich dieser **Herzspitzenstoß** ermitteln und damit die Lage der Herzspitze feststellen (➢ Abb. 15.2).

Zwei Herzhälften für zwei Kreisläufe

Die Herzscheidewand (Septum cardiale) teilt das Herz in zwei Teile, die beide im gleichen Takt arbeiten. Die **rechte Herzhälfte** saugt das sauerstoffarme Blut aus dem Venensystem des Körpers an und pumpt es in den Lungenkreislauf, wo es mit Sauerstoff angereichert wird. Aus der Lunge gelangt das Blut in die **linke Herzhälfte**, die es in die Aorta und damit zurück in den Körperkreislauf und die Arterien presst (➢ Abb. 15.3, ➢ Abb. 15.4 und ➢ Abb. 15.5).

Die Abschnitte des Gefäßsystems, die von der rechten zur linken Herzhälfte ziehen, passieren die Lunge und gehören zum **Lungenkreislauf,** auch **kleiner Kreislauf** genannt. Die Gefäßabschnitte, die vom linken Herzen durch den Körper zum rechten Herzen ziehen, gehören zum **Körperkreislauf,** den man auch **großer Kreislauf** nennt (➢ Abb. 15.3).

PT-PRAXIS

Grundsätzliches zur Physiotherapie bei Herzerkrankungen

Die **Physiotherapie bei Herzerkrankungen** richtet sich im Wesentlichen nach folgenden Grundsätzen:

1. Prävention (Vorbeugung)
2. Akute Therapie
3. Rehabilitation, also die Wiederherstellung eines bestimmten Leistungsniveaus.

Während bei der **Prävention** vor allem eine sinnvolle Bewegungs- und Atemtherapie im Vordergrund steht, ist die **akute Therapie** durch die Schwere der Erkrankung häufig eingeschränkt und muss in enger Abstimmung mit den behandelnden Ärzten vorgenommen werden. Als wichtige Therapieziele gelten die abgestufte **Mobilisation** (Bewegungstherapie), die in Abhängigkeit von der Belastbarkeit der Patienten in verschiedenen Stufen durchgeführt wird, sowie eine angepasste Atemtherapie.
Die **Rehabilitation** herzkranker Patienten ist eine wichtige Domäne der Physiotherapie. Sie weist viele verschiedene therapeutische Möglichkeiten auf. Insbe-

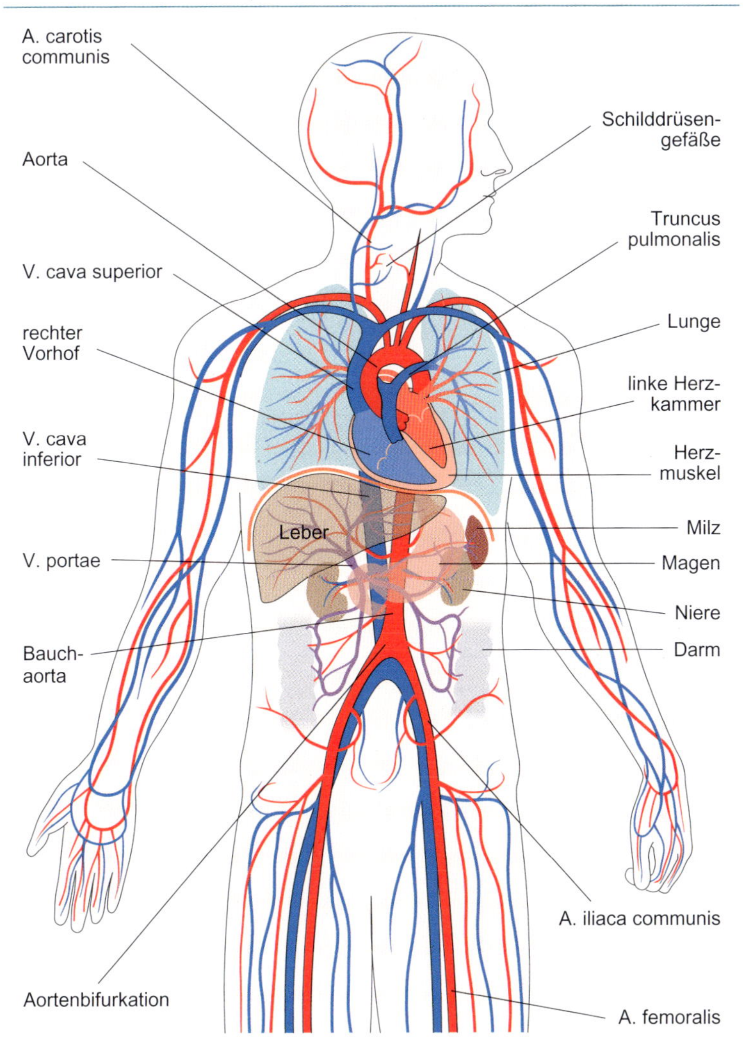

Abb. 15.3 Lungen- und Körperkreislauf (vereinfachte, nicht maßstabsgetreue Übersicht). Rot symbolisiert sauerstoffreiches Blut, das aus der Lunge über das linke Herz in den Körperkreislauf gelangt. Blau stellt sauerstoffarmes Blut dar, das aus dem Körper über das linke Herz die Lunge erreicht.
Eine Besonderheit sind die violett dargestellten Darmvenen und die Pfortader: Das Blut hat im Darm Nährstoffe aufgenommen und fließt zunächst durch die Leber, erst dann gelangt es über die Hohlvene zum rechten Herzen.

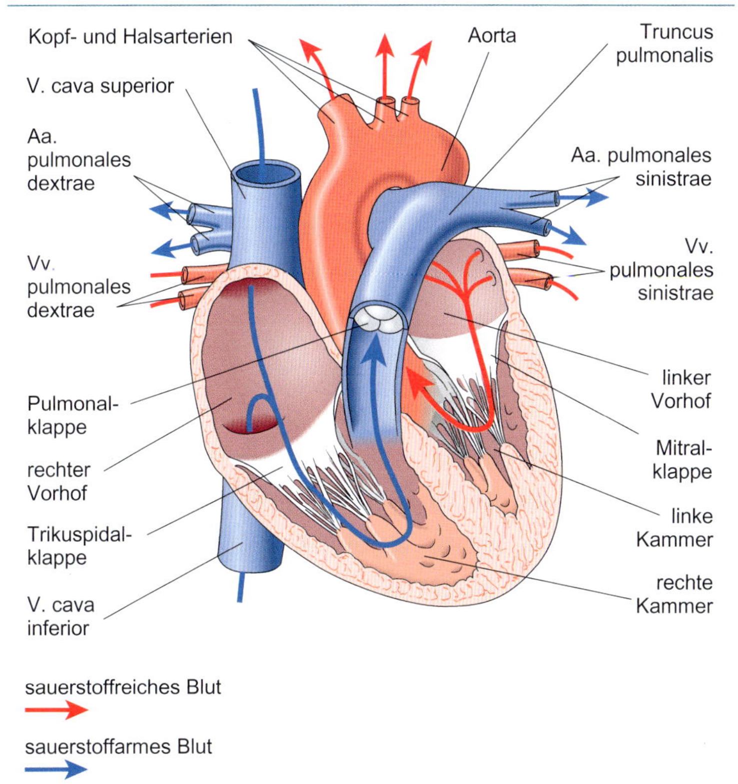

Abb. 15.4 Längsschnitt durch das Herz. Die Pfeile zeigen die Strömungsrichtung. Sauerstoffarmes Blut (blaue Pfeile) gelangt über die obere und untere Hohlvene in den rechten Vorhof und über die rechte Kammer in die Lunge. Dort wird es mit Sauerstoff angereichert und strömt als sauerstoffreiches Blut (rote Pfeile) über die Lungenvenen in den linken Vorhof und von dort über die linke Kammer und die Aorta in den Körper.

sondere das Konzept der sog. **Koronarsportgruppen** hat sich als wirksam erwiesen. In diesen Gruppen lernen die Patienten unter physiotherapeutischer Anleitung, medizinischer Beobachtung sowie schnell erreichbarer medizinischer Hilfe die körperlichen Belastungsgrenzen ihres Körpers besser kennen. Als außerordentlich wichtig wird hierbei die Erfahrung in der Gruppe und der Erfahrungsaustausch zwischen den Betroffenen angesehen.
In jüngster Zeit rückt allerdings auch die **Prävention** berechtigterweise zunehmend ins Blickfeld der Physiotherapeuten. Im weitesten Sinne präventiv sind eine ausgewogene Ernährung (➤ Kap. 19.2.2), ausreichende Bewegung, ggf. Stressbewältigungsstrategien, Meiden von Genussgiften wie Nikotin und Alkohol und die frühzeitige Therapie von Vorerkrankungen, die Auswirkung auf das Herz-Kreislauf-System haben, z. B. Bluthochdruck (➤ Kap. 16.3.5) oder Diabetes mellitus (➤ Kap. 19.3.4).
Kardiovaskulär wirksame Bewegungstherapie wird physiotherapeutisch meist (Trainings-)pulsgesteuert durchgeführt. Als besonders gut steuerbar hat sich das Fahrradergometer-Training erwiesen.

MERKE

Arterien – Venen, Körper- und Lungenkreislauf

Arterien sind vom Herzen wegführende, **Venen** zum Herzen hinführende Gefäße.
Die Abschnitte des Gefäßsystems, die von der rechten zur linken Herzhälfte ziehen, passieren die Lunge und gehören deshalb zum **Lungenkreislauf** (auch kleiner Kreislauf genannt). Die Gefäßabschnitte, die vom linken Herzen durch den gesamten Körper zum rechten Herzen ziehen, gehören zum **Körperkreislauf** (oder großen Kreislauf).

15

15.2 Kammern und Klappensystem

15.2.1 Die vier Innenräume

Das Herz ist ein Hohlmuskel mit **vier Innenräumen.** Linke und rechte Herzhälfte haben jeweils zwei Innenräume:

- Ein kleines, muskelschwaches **Atrium** (Vorhof), welches das Blut aus Körper oder Lunge zunächst „einsammelt"
- Einen **Ventrikel** (Kammer), der das Blut aus dem Atrium ansaugt und wieder in den Körper- bzw. Lungenkreislauf presst.

Auch das Septum cardiale (Herzscheidewand) hat zwei Abschnitte: das **Vorhofseptum** zwischen dem linken und rechten Vorhof und das **Kammerseptum,** das die linke von der rechten Kammer trennt.

Diese komplette Trennung der Herzhälften ist beim **Fetus** (Ungeborenes im Mutterleib nach Abschluss der Organentwicklung [ca. 13. Schwangerschaftswoche, ➤ Kap. 21.3] bis zur Geburt) noch nicht vorhanden: Eine ovale Öffnung (Foramen ovale) im Vorhofseptum verbindet den rechten und linken Vorhof. Daher fließt der größte Teil des venösen Blutes, das nach der Geburt für die Lungen des Kindes bestimmt ist, aus dem rechten Vorhof durch das Foramen in den linken Vorhof. Von dort gelangt es über den linken Ventrikel wieder in den Körperkreislauf zurück. Der Kurzschluss zwischen den Vorhöfen hat einen guten Grund: Da das Ungeborene über die mütterliche Plazenta mit Sauerstoff (fetaler Kreislauf, ➤ Kap. 22.5.1) versorgt wird, benötigt es selbst noch keinen funktionierenden Lungenkreislauf.

Vorhof- und Ventrikelseptumdefekt

Bleibt das Foramen ovale auch nach der Geburt offen, lässt der nun höhere Druck im linken Vorhof einen Teil des sauerstoffeichen Blutes durch diesen **Vorhofseptumdefekt** wieder zurück in den rechten Vorhof strömen (➤ Abb. 15.6). Durch diesen Kurzschluss, auch **Shunt** genannt, muss das Herz mehr Blut transportieren, um den Sauerstoffbedarf des Körpers zu sättigen. Diese Mehrarbeit führt oft zur vorzeitigen Erschöpfung des Herzmuskels (Herzinsuffizienz, ➤ Kap. 15.6.4).

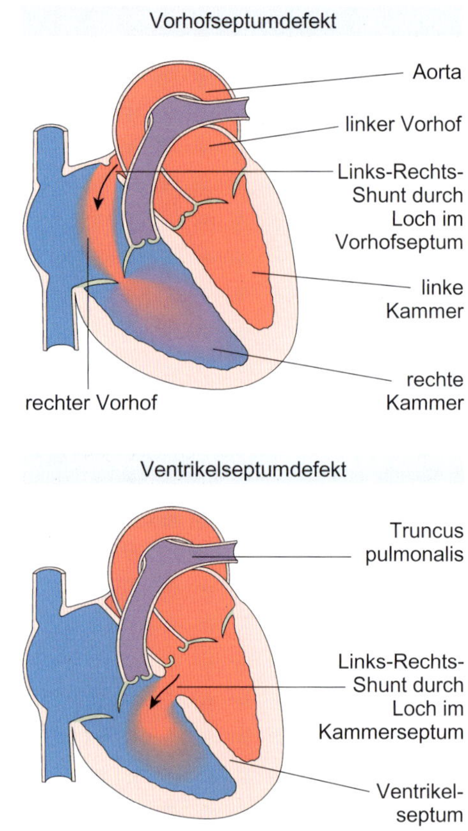

Abb. 15.6 Vorhof- und Ventrikelseptumdefekt. Bei beiden Herzfehlern mischt sich sauerstoffreiches (rot gekennzeichnet) mit sauerstoffarmem Blut (blau gekennzeichnet). Bei größeren Defekten wird eine Herzoperation notwendig, da die Sauerstoffversorgung des Körpers gefährdet ist und (langfristig) eine Herzinsuffizienz droht.

Ebenso kann die Scheidewand zwischen den beiden Herzkammern defekt sein, es liegt dann ein **Ventrikelseptumdefekt** vor (➤ Abb. 15.6). Vorhof- und Ventrikelseptumdefekte sind häufige angeborene Herzfehler.

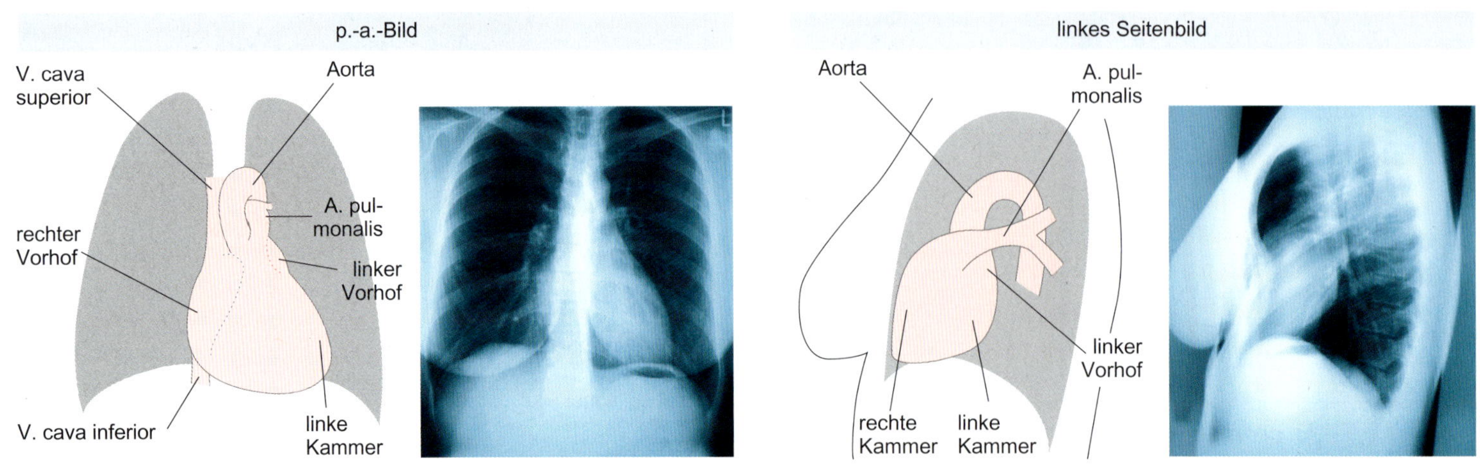

Abb. 15.5 Röntgenbild des Brustkorbes, links von vorne, rechts von der Seite.
Die Ansicht von vorne wird meist p.-a.-Bild genannt, da die Röntgenstrahlen bei der Aufnahme von posterior (hinten) nach anterior (vorne) strahlen. Die im Röntgenbild erkennbare Größe der einzelnen Herzabschnitte gibt u. a. Anhaltspunkte für Herzerkrankungen, eine stetige Druckbelastung geht beispielsweise mit einer von außen sichtbaren Vergrößerung des Herzmuskels einher. [Fotos: O177]

15.2.2 Klappensystem der Herzkammern

Die beiden Herzkammern haben je einen Eingang und einen Ausgang. Die Eingänge führen von den kleinen Vorhöfen in die größeren Herzkammern, die Ausgänge leiten das Blut in die beiden größten Schlagadern des Körpers: die Aorta und den Truncus pulmonalis. An den Ein- und Ausgängen sitzen die **Herzklappen.** Wie das simple Ventil eines Fahrradschlauchs die unter Druck hineingepresste Luft zurückhält, so sorgen die Herzklappen dafür, dass das Blut immer nur in Richtung des Blutflusses gepumpt wird: Jede Klappe lässt sich vom Blutstrom nur in eine Richtung aufdrücken; kommt der Druck von der anderen Seite, schlägt sie zu und versperrt den Weg.

Wenn eine oder mehrere Klappen defekt sind, kann es zu schweren Störungen der Blutflussrichtung im Herzen, ja sogar zum Versagen des Herzens kommen.

Mitral- und Trikuspidalklappe

Die Klappen zwischen Vorhöfen und Kammern bestehen aus dünnem weißem Bindegewebe. Deshalb und aufgrund ihrer Form nennt man sie auch **Segelklappen** (➤ Abb. 15.7).

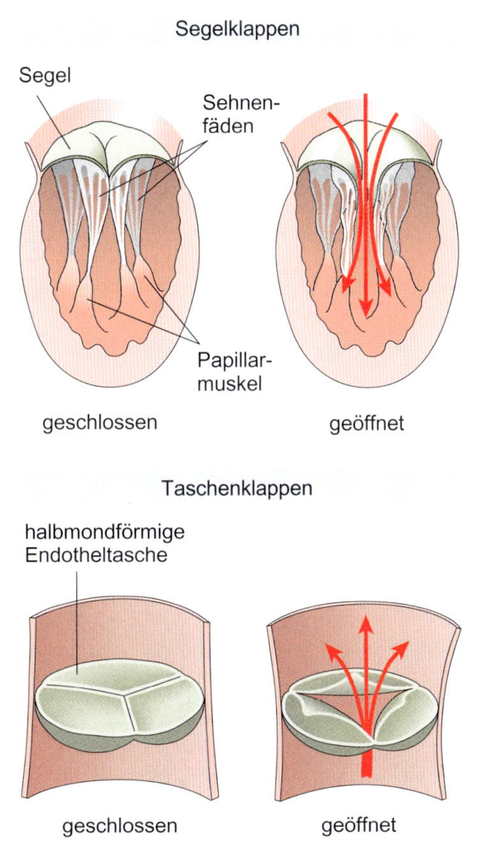

Abb. 15.7 Segel- und Taschenklappen. Die Segelklappen schließen sich, wenn die Herzkammern kontrahieren (sich zusammenziehen) und der Druck dadurch steigt. Die Sehnenfäden, die von den Klappen zu den Papillarmuskeln der Kammer ziehen, verhindern, dass die Klappen in den Vorhof umschlagen. Die Taschenklappen sind napfförmig und schließen sich, wenn der Druck in den Arterien am Ende der Kammerkontraktion den Kammerdruck übersteigt.

- Die linke Segelklappe hat zwei dieser Segel und wird als Bikuspidalklappe (lat.: bi cuspis = zwei Segel) bezeichnet. Mit etwas Fantasie sieht sie aus wie eine Bischofsmütze (Mitra) und heißt daher auch **Mitralklappe.**
- Die rechte Segelklappe heißt **Trikuspidalklappe,** weil sie drei Segel (lat.: tri cuspis) besitzt.

Wegen ihrer Lage zwischen Vorhöfen und Kammern werden diese Segelklappen auch **Atrioventrikular-Klappen,** zu Deutsch: Vorhof-Kammer-Klappen, genannt. In der Klinik ist die Abkürzung **AV-Klappen** geläufig.

Aorten- und Pulmonalklappe

Die Klappen zwischen den Kammern und den großen Schlagadern (Aorta und A. pulmonalis) werden **Taschenklappen** genannt. Sie bestehen aus je drei taschenartigen Mulden, die wie Schwalbennester an der Innenwand der Schlagadern liegen. Wird das Blut aus den Kammern ausgetrieben, so weichen diese Taschen auseinander und die Klappe öffnet sich. Nach beendeter Austreibung füllen sich die Taschen mit zurückfließendem Blut und schließen so die Klappe. Die Klappe ist geschlossen, wenn die Ränder der blutgefüllten Mulden dicht aneinander liegen (➤ Abb. 15.7).

- Die Taschenklappe zwischen linker Kammer und Aorta heißt **Aortenklappe.**
- Die Klappe zwischen rechter Kammer und Truncus pulmonalis (Lungenschlagader) heißt **Pulmonalklappe.**

15.2.3 Klappenfehler

Eine Herzklappe hat zwei Aufgaben: Zum einen muss sie sich öffnen, um den Blutfluss in die vorgegebene Richtung zu ermöglichen, und zum anderen muss sie sich rasch wieder schließen können, damit ein Rückfluss des Blutes (**Reflux**) verhindert wird. Durch krankhafte Veränderungen kann jede dieser Teilfunktionen gestört sein.

Wenn sich die Segel bzw. die Taschen nicht weit genug öffnen, ist die Lichtung der Klappe zu eng. Man spricht dann von einer **Klappenstenose.** Bei einer Klappenstenose muss das Herz einen höheren Druck aufbringen, um das Blut durch die kleinere Öffnung zu pumpen. Dies kann die Leistungsfähigkeit des Herzens übersteigen, sodass eine Herzinsuffizienz (Herzleistungsschwäche) entsteht.

Schließen die Taschenklappen nicht mehr richtig, so fließt nach jedem Herzschlag ein Teil des ausgeworfenen Blutes in die Kammern zurück. Folge dieser **Klappeninsuffizienz** ist – ähnlich wie bei den Septumdefekten – eine Herzinsuffizienz: Das hin- und herpendelnde Blut verursacht schließlich eine starke Mehrarbeit und damit Belastung des Herzens.

Wenn die Sehnenfäden der AV-Klappen oder die Papillarmuskeln reißen, können die Segel nicht mehr „gehalten" werden: Die Klappe schließt nicht mehr dicht, die Ventilfunktion der Klappe geht verloren, und bei jedem Herzschlag wird ein Teil des Blutes in die Vorhöfe zurückgepresst.

15.2.4 Klappenebene

Wie erwähnt, enthält das Herz zwei Segel- und zwei Taschenklappen. Alle vier Klappen sind an bindegewebigen Ringen aufgehängt und liegen an der Grenze zwischen Vorhöfen und Kammern bzw. zwischen Kammern und Schlagadern. Sie bilden dort die **Klappenebene** (➤ Abb. 15.8). Weil die Klappen wie Ventile arbeiten, spricht man auch von der **Ventilebene.**

Wenn die Kammern kontrahieren, um das Blut in die Schlagadern zu pressen, senkt sich die Klappenebene und saugt so Blut aus den Venen in die Vorhöfe. Entspannt sich die Kammermuskulatur, hebt sich die Klappenebene und Blut wird von den Vorhöfen in die Kammer „verschoben".

15.2.5 Rechter Vorhof

Zwei große Venen, die obere und untere **Hohlvene,** führen sauerstoffarmes Blut zum **rechten Vorhof** (Atrium dextrum). Beide münden dort ohne Klappen.

Die **Vena cava superior** (obere Hohlvene, ➤ Abb. 15.4) sammelt Blut aus der oberen Körperhälfte, also von Kopf, Hals, Armen und Brustwand. Die **Vena cava inferior** (untere Hohlvene) transportiert das Blut aus den Beinen, vom Rumpf und den Bauchorganen. Auch das Blut, welches das Herz selbst verbraucht, fließt in den rechten Vorhof: Das venöse Blut der Herzkranzgefäße (➤ Abb. 15.26) sammelt sich in einem größeren Gefäß, dem **Sinus coronarius,** an der Rückseite des Herzens und strömt von dort direkt in den rechten Vorhof.

Der rechte Vorhof (wie auch der linke) besitzt eine äußerlich gut sichtbare, zipfelförmige Ausbuchtung, das **Herzohr.** Rechtes und linkes Herzohr füllen die Nischen zwischen dem Herzen und seinen großen Gefäßstämmen aus. Außerdem bilden sie das Hormon **ANF** (atrialer natriuretischer Faktor = natriumausscheidender Faktor aus dem Atrium), auch ANP (atriales natriuretisches Peptid) oder Atriopeptin genannt (➤ Kap. 8.1.2), das bei stärkerer Dehnung der Vorhöfe vermehrt freigesetzt wird und die Wasserausscheidung in der Niere fördert. So wird das Flüssigkeitsvolumen und damit auch das Blutvolumen im Körper verringert und ein zu großes, schädigendes Blutvolumen vermieden (Blutdruckregulation, ➤ Kap. 16.3.4).

Klinische Bedeutung haben die Herzohren dadurch, dass sich in diesen Aussackungen Thromben (Blutgerinnsel) bilden können, die aus dem Herzen ausgeschwemmt werden und zu folgenschweren Embolien (Gefäßverstopfungen, ➤ Kap. 6.5.5) führen können. So kommt es z. B. bei Embolien der Hirnarterien zum Schlaganfall (➤ Kap. 9.19.2), bei Embolien der Extremitätenarterien zum arteriellen Verschluss (➤ Kap. 16.1.4).

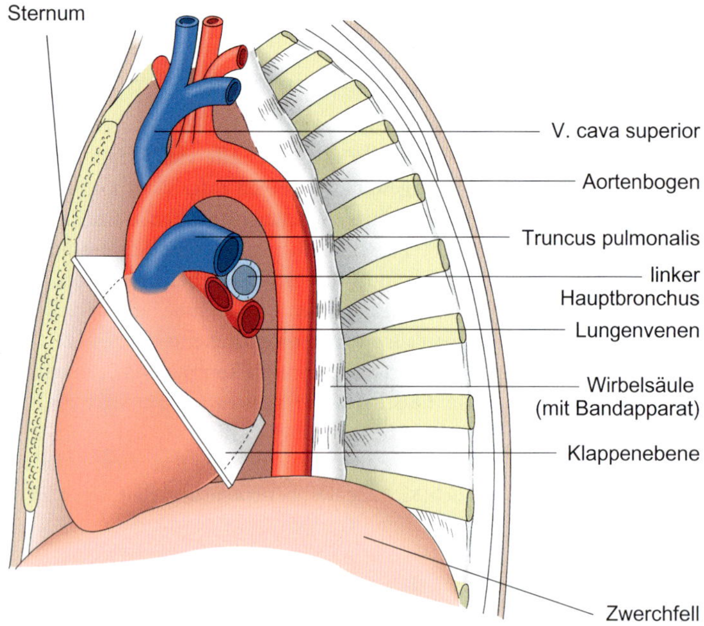

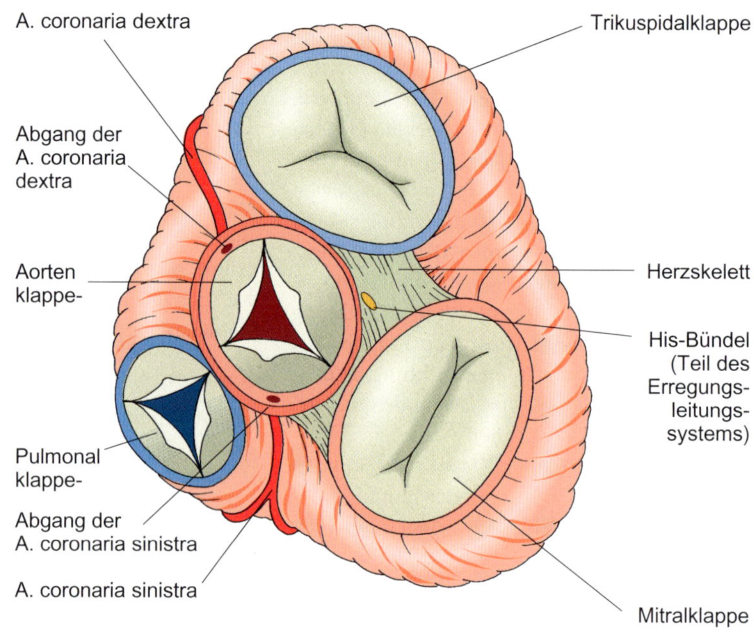

Abb. 15.8 Links: Lage der Klappenebene.
Rechts: Blick von oben auf die Klappenebene nach Abtrennung der Vorhöfe. Alle vier Klappen werden von einem Bindegewebsgerüst zusammengehalten. Man erkennt den Abgang der linken und rechten Herzkranzarterie oberhalb der Aortenklappe aus der Aorta sowie das His-Bündel (➤ Kap. 15.5.2).

15

15.2.6 Rechte Kammer

Die **rechte Kammer** (Ventriculus dexter) hat die Form einer auf dem Kopf stehenden Pyramide. Betrachtet man den Innenraum der Kammer, so fallen viele vorspringende, dünne Muskelleisten, sog. **Trabekel,** und drei dickere Muskelwülste, sog. **Papillarmuskeln,** auf. An Letzteren ist die AV-Klappe des rechten Herzens, die schon erwähnte **Trikuspidalklappe,** mit den Zipfeln ihrer drei Segel aufgehängt. Diese Zipfel sind durch feine Sehnenfäden mit den Papillarmuskeln verbunden. Dadurch wird verhindert, dass sie bei der Systole (Kammerkontraktion, ➤ Kap. 15.4) in den Vorhof zurückschlagen.

Die **Lungenschlagader** (Truncus pulmonalis, ➤ Abb. 15.9) stellt den „Ausgang" der rechten Kammer dar. Das Blut fließt aus der Kammer über diesen Gefäßstamm in die rechte und linke Lungenarterie (A. pulmonalis dextra, A. pulmonalis sinistra). Von dort gelangt es in die beiden Lungenhälften. Dort, wo sich die rechte Kammer in die Lungenschlagader öffnet, befindet sich die **Pulmonalklappe.**

15.2.7 Linker Vorhof

Das Blut aus der Lunge fließt über vier horizontal verlaufende Lungenvenen in den **linken Vorhof** (Atrium sinistrum), zwei aus der linken und zwei aus der rechten Lunge.

15.2.8 Linke Kammer

Die Muskulatur der **linken Kammer** (Ventriculus sinister) ist die dickste und stärkste des gesamten Herzens. Von der Kammer aus wird das Blut in die große Körperschlagader, die Aorta, gepumpt. An der Innenfläche der linken Kammer sind wiederum Trabekel und zwei Papillarmuskeln zu erkennen. Die Segelklappe, welche die „Tür" zwischen linkem Vorhof und linker Kammer bildet, besteht aus zwei Segeln. Die Segel dieser **Mitralklappe** sind wie die der Trikuspidalklappe über Sehnenfäden mit den Papillarmuskeln der Kammerwand verbunden.

15.3 Aufbau der Herzwand

Wie die Wand jedes Hohlorgans, besteht auch die **Herzwand** nicht nur aus Muskulatur. Wird das Herz aufgeschnitten, so zeigen sich verschiedene Schichten. Da jede dieser Schichten einzeln erkranken kann und sich daraus unterschiedliche Krankheitsbilder ergeben, ist es wichtig, den Aufbau der Herzwand zu kennen. Die Herzwand lässt sich von innen nach außen in drei Schichten gliedern (➤ Abb. 15.10):

- Die < 1 mm dicke Innenhaut oder das **Endokard.** Sie kleidet den gesamten Innenraum des Herzens aus.
- Die Muskelschicht oder das **Myokard** ist im linken Ventrikel ca. 8–11 mm, im rechten Ventrikel ca. 2–4 mm und in den Vorhöfen < 1 mm dick.
- Die Außenhaut oder das **Epikard** ist < 1 mm dick.
- Umschlossen wird das Herz vom **Perikard,** < 1 mm dick.

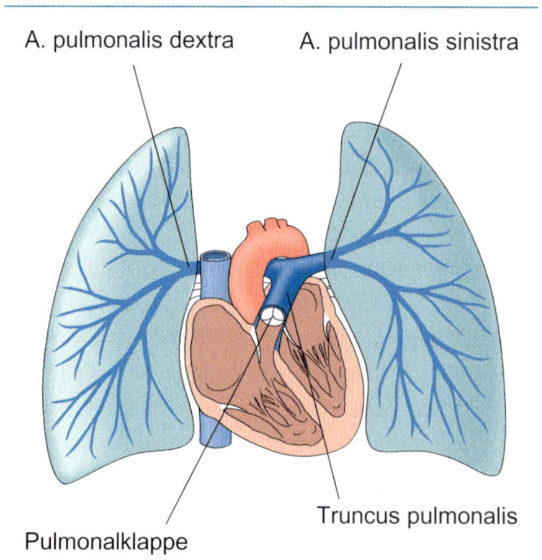

Abb. 15.9 Aufteilung des Truncus pulmonalis in linke und rechte Lungenarterie. Diese teilen sich wiederum in kleinere Lungenarterien auf. Sie folgen im Verlauf den Bronchien und verteilen das sauerstoffarme Blut in alle Winkel des Lungengewebes.

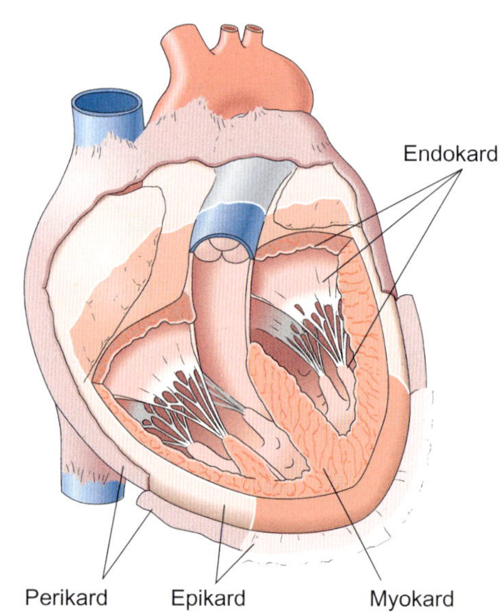

Abb. 15.10 Längsschnitt durch das Herz. Man erkennt den dreischichtigen Aufbau der Herzwand. Die Herzklappen bestehen aus einer doppelten Endokardschicht.

15.3.1 Endokard

Die Innenfläche des Herzens ist von der Herzinnenhaut, dem **Endokard,** überzogen. Dieses ist eine sehr dünne und glatte **Epithelschicht,** die ähnlich wie eine Tapete beide Vorhöfe und Kammern auskleidet.

KLINIK

Endokarditis

Eine infektiöse oder durch Autoantikörper (➤ Kap. 7.7.2) bedingte sog. rheumatische Entzündung des Endokards, die Endokarditis, wirkt sich vor allem an den Klappen aus, da diese lediglich aus einer gefäßlosen, dünnen und mit Endokard überzogenen Bindegewebsplatte bestehen. Als Spätkomplikation treten sehr häufig Klappendefekte auf:

- „Zerfressen" die Entzündungsprozesse Teile des Klappenbindegewebes, so schließt die Klappe nicht mehr, es entsteht eine Klappeninsuffizienz. Dies ereignet sich am häufigsten an der Mitralklappe mit der Folge einer Mitralklappeninsuffizienz.
- Kommt es nach der Endokarditis zu Verklebungen der Klappenränder, so entsteht z. B. eine Mitralklappenstenose.

15.3.2 Myokard

Zwischen Endokard und Epikard liegt die Muskelschicht, das **Myokard,** die arbeitende Schicht des Herzens.

Durch das Zusammenziehen des Herzmuskels wird das Blut ausgeworfen. Dabei muss die Muskulatur der **linken Kammer** die größte Kraft aufbringen, da von hier aus das Blut in den Körperkreislauf gepumpt wird. Dies erfordert eine größere Kraft, als das Blut in den Lungenkreislauf zu pumpen. Daher ist die Myokardschicht in der linken Kammer am dicksten. Die **Vorhöfe** haben eine dünne Muskelschicht, weil sie den Blutfluss vom Vorhof in die Kammer lediglich unterstützen müssen (Details ➤ Kap. 15.2.4 und ➤ Kap. 15.4.1).

Mikroskopisch besteht die Herzmuskulatur aus einem Netz quer gestreifter, sich verzweigender Muskelfasern, welche die Herzhöhle spiralförmig umwickeln (➤ Abb. 15.11). Die Herzmuskelfasern nehmen dabei eine Zwischenstellung zwischen glatter und quer gestreifter Muskulatur ein, weil sie

- Spontanaktivität besitzen, also zur Kontraktion keine Nerven- oder Stromimpulse von außen benötigen und damit der glatten Muskulatur ähneln
- Aber trotzdem so schnell wie die Skelettmuskulatur kontrahieren können.

Mehr zum Vergleich von Skelett- und Herzmuskel ➤ Kap. 4.4.3

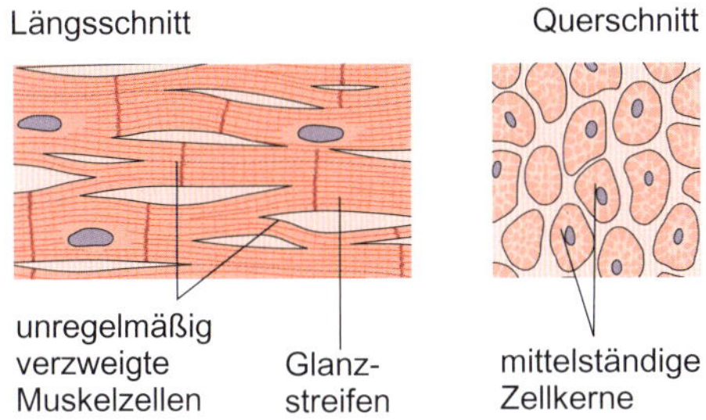

Abb. 15.11 Mikroskopisches Bild der Herzmuskelzelle (Zeichnung). Zum Vergleich mit anderen Muskelfasertypen ➤ Abb. 4.7.

KLINIK

Herzmuskelhypertrophie

Der Herzmuskel kann sich an lang andauernde Belastungen anpassen, indem die einzelnen Muskelfasern länger und dicker werden. Man bezeichnet dies als **Hypertrophie** (➤ Kap. 5.6.1, ➤ Abb. 15.12) der Muskulatur.

Physiologisch ist eine mäßige Herzhypertrophie bei trainierten Sportlern, vor allem Ausdauersportlern. Die Hypertrophie ermöglicht es dem Herzen, eine größere Leistung zu erbringen (➤ Kap. 23.3.3).

Pathologisch ist jedoch die Herzhypertrophie wegen erhöhter Herzarbeit z. B. bei länger bestehendem Bluthochdruck – man spricht dann von der hypertensiven Herzkrankheit – oder Klappenstenosen. Hier muss das Herz dauernd gegen einen erhöhten Widerstand pumpen. In fortgeschrittenen Stadien erweitern sich durch den größeren Herzinnendruck meist auch die Kammerhohlräume (Dilatation).

Aus der Herzmuskelhypertrophie können medizinische Probleme entstehen: Die vergrößerte Herzmuskelmasse muss weiterhin über die Herzkranzgefäße mit Sauerstoff ernährt werden, die Gefäße wachsen jedoch nicht mit, wenn die Herzmuskelfasern hypertrophieren. Die Transportstrecke vom Blutgefäß zum Inneren der Muskelfaser wird also bei der Hypertrophie größer. Die Blutversorgung ist ab einer bestimmten Dicke der Muskelfasern deshalb nicht mehr ausreichend (➤ Abb. 15.12). Diese Dicke wird allerdings beim Sportler meist nicht erreicht.

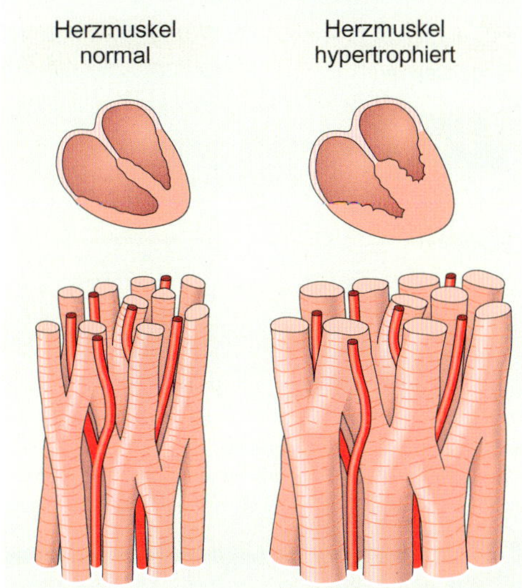

Abb. 15.12 Herzmuskelhypertrophie im Vergleich zum Normalbefund. Das Bild links zeigt die Ernährungssituation für ein normales, 300 g schweres Herz. Nehmen die Muskelfasern deutlich an Umfang zu (rechtes Bild), wird die Transportstrecke für Sauerstoff und Nährstoffe vom Blutgefäß zum Inneren der Faser länger. Irgendwann ist diese Strecke zu lang, um das Innere der Muskelfaser ausreichend ernähren zu können. In der Regel geschieht dies ab einem Herzgewicht von 500 g. Dieser Wert wird deshalb auch kritisches Herzgewicht genannt; wird er überschritten, drohen Herzinsuffizienz und Herzinfarkt.

15.3.3 Herzbeutel

Der **Herzbeutel** bildet die bindegewebige Hülle des Herzens:

- Dem Myokard liegt das **Epikard** (oft als Herzaußenhaut bezeichnet) dicht auf. Das Epikard bildet das innere Blatt des Herzbeutels.
- Das gesamte Herz ist zusätzlich vom **Perikard** umschlossen, das zum Herzinneren hin aus einer serösen Schicht und nach außen hin aus einer derben Bindegewebsschicht besteht. Das Perikard stellt das äußere Blatt des Herzbeutels dar. Außen ist das Perikard nach unten mit dem Zwerchfell und seitlich mit der Pleura verwachsen. Es fixiert dadurch das Herz im Mediastinalraum.

Im Bereich der Pforten für die großen Gefäße des Herzens geht das innere in das äußere Blatt (also Epikard in Perikard) über (➤ Abb. 15.13).

Zwischen Epikard und Perikard befindet sich ein schmaler Spalt, die Herzbeutel- oder **Perikardhöhle.** In diesen Spaltraum sondert das Epikard eine geringe Menge klarer Flüssigkeit ab, die **Herzbeutelflüssigkeit.** Sie dient als Gleitfilm während der Herzaktion und reduziert so die Reibung zwischen den Blättern des Herzbeutels auf ein Minimum, etwa so wie die Pleuraflüssigkeit bei der Pleura (➤ Kap. 17.7) und die Synovia in den Gelenken (➤ Kap. 11.4.2).

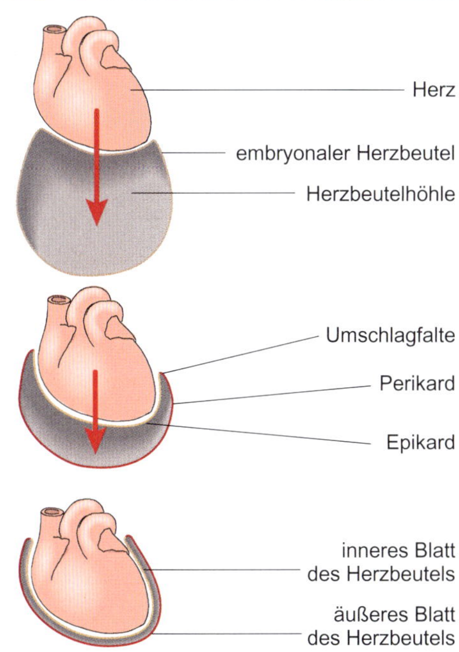

Abb. 15.13 Hineinwachsen des Herzens in den Herzbeutel während der Embryonalzeit. An der Umschlagfalte des embryonalen Herzbeutels geht das äußere Blatt (Perikard) in das innere Blatt (Epikard) über. Einen solchen Übergang findet man an der oberen und unteren Hohlvene, der Aorta sowie am Truncus pulmonalis.

15

KLINIK

Perikarditis und Perikarderguss

Im Rahmen einer **Perikarditis** (Entzündung des Herzbeutels) kann es anfangs zu einer sehr schmerzhaften Reibung der Perikardblätter kommen. Später bildet sich manchmal zwischen den beiden Blättern ein Erguss, d. h. eine krankhafte Flüssigkeitsansammlung. Man spricht dann von einem **Perikarderguss.**

Da das äußere Blatt des Herzbeutels nur wenig dehnbar ist, übt ein Perikarderguss Druck auf das Herz aus (➤ Abb. 15.14). Ist der Erguss massiv, werden die Herzhöhlen eingeengt und können sich nicht mehr ausreichend mit Blut füllen. Die Folge einer solchen **Herzbeuteltamponade** ist eine verminderte Auswurfleistung des Herzens und damit eine plötzlich auftretende Herzinsuffizienz (➤ Kap. 15.6.4).

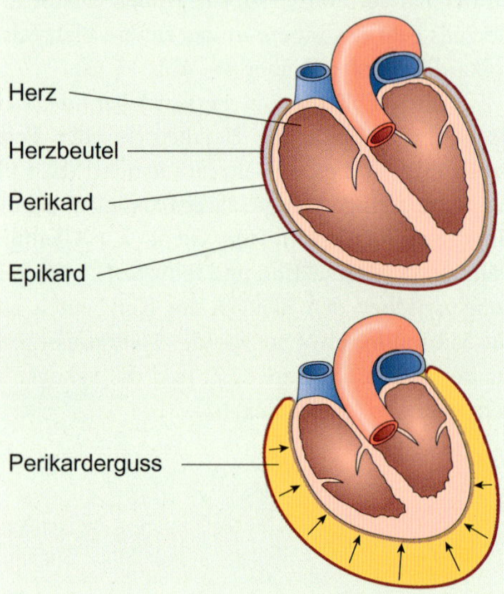

Abb. 15.14 Schematische Darstellung eines Perikardergusses. Da das Perikard kaum elastisch ist, wirkt der Flüssigkeitsdruck vor allem nach innen auf das Herz und beeinträchtigt so die notwendige Blutfüllung der Herzhöhlen: Folglich vermindert sich die Auswurfleistung, damit entsteht eine Herzinsuffizienz.

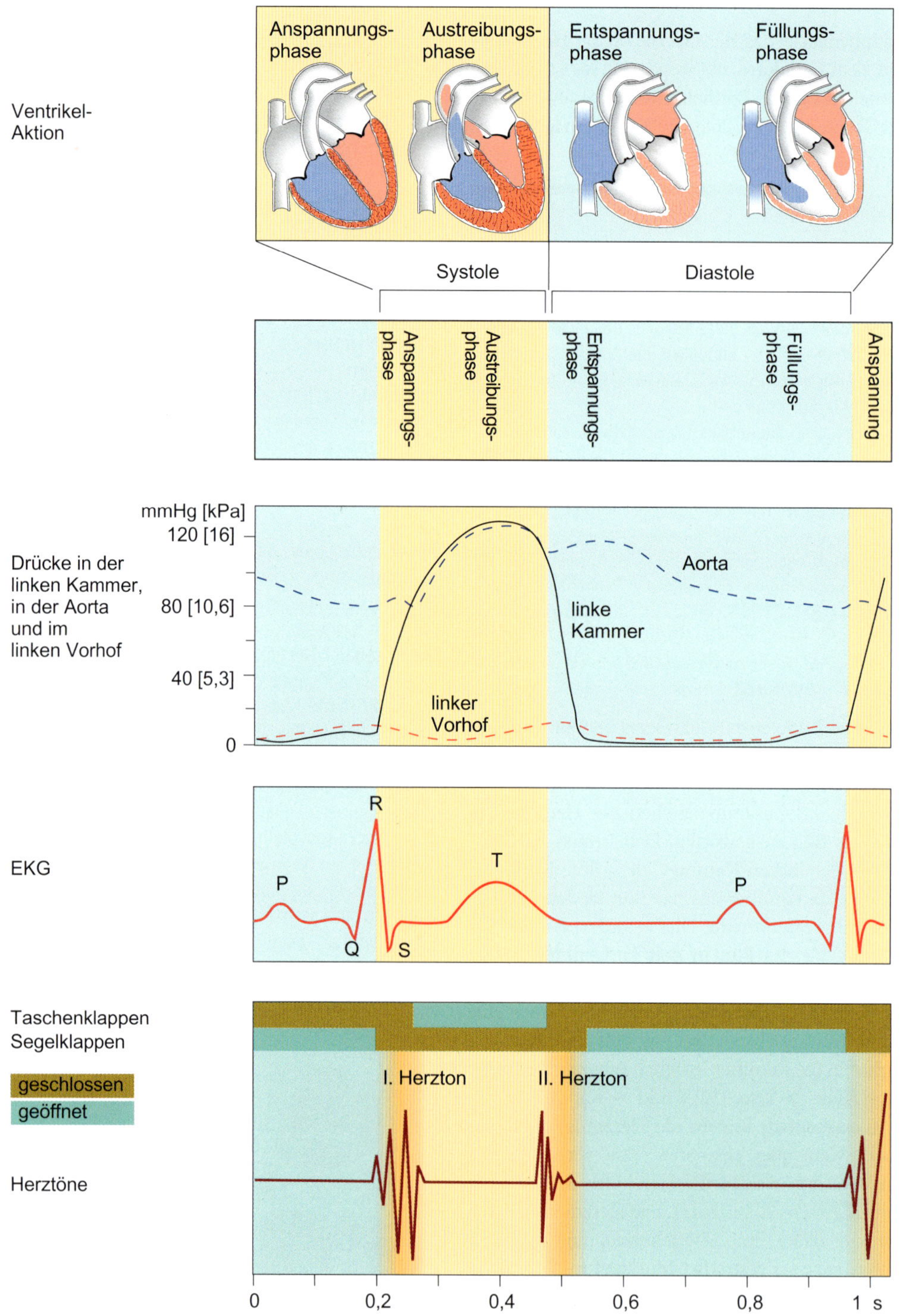

Abb. 15.15 Zusammenfassende Darstellung des Herzzyklus mit Druckverläufen in Aorta, linker Kammer und linkem Vorhof. Außerdem sind die Volumenänderungen in der linken Kammer, das EKG und die Herzklappentöne wiedergegeben.

15.4 Herzzyklus

DEFINITION

Herzfrequenz (Herzschlagfrequenz, Schlagfrequenz, HF)

Anzahl der Herzschläge pro Minute. Beim gesunden Erwachsenen schlägt das Herz in Ruhe etwa 70-mal pro Min.

Mit jedem Herzschlag (Kontraktion) wird Blut aus den Kammern in den Lungen- und in den Körperkreislauf gepumpt. Die Kontraktion verkleinert dabei ruckartig den Innenraum der Herzhöhlen, sodass das Blut herausgeschleudert wird. Anschließend erschlafft die Muskulatur, die Höhlen erweitern sich und füllen sich durch den dabei entstehenden Sog erneut mit Blut (➤ Abb. 15.15).

MERKE

Systole und Diastole

Die Kontraktionsphase der Herzhöhlen nennt man **Systole.** Sie gliedert sich in eine Anspannungs- und eine Austreibungsphase (➤ Abb. 15.15) und dauert gut 0,25 Sek. Die Erschlaffungsphase heißt **Diastole.** Ihre Dauer ist stark frequenzabhängig und liegt bei einer Frequenz von 70 Herzschlägen/min bei ca. 0,55 Sek.

Die Ruhefrequenz des Erwachsenen liegt zwischen 50 und 100 Schlägen pro Minute (oder bpm, beats per minute). Sie ist abhängig von der Masse des Individuums; so haben Spitzmäuse eine Frequenz von 600 bpm, Elefanten dagegen nur von 25 bpm (Ruhefrequenz ~ $1/\text{Masse}^{0,25}$). Auch Neugeborene (geringere Masse!) haben eine – gegenüber Erwachsenen – erhöhte Ruhefrequenz.

15.4.1 Vorhofzyklus

Neben den Kammern unterliegen auch die Vorhöfe einem ständigen Wechsel von Kontraktion und Erschlaffung. Die Phasen des Kontraktionszyklus von Ventrikeln und Vorhöfen sind dabei exakt aufeinander abgestimmt, um dem Herzen eine optimale Auswurfleistung zu ermöglichen: Die Vorhofmuskulatur kontrahiert ca. 0,12–0,20 Sek. vor der Kammermuskulatur, sodass am Ende der Diastole noch möglichst viel Blut in die Kammern gepresst wird.

Die Vorhöfe füllen sich, indem vor allem durch Senken der Klappenebene bei der Kontraktion der Kammermuskulatur Blut aus den Hohlvenen angesaugt wird.

15.4.2 Kammerzyklus

Kammerfüllung

Durch die geöffneten Segelklappen fließt das Blut von den Vorhöfen in die Kammern. Dies geschieht überwiegend passiv durch den **Sogeffekt** der sich nach einer Kontraktion rasch wieder erweiternden Herzkammern und sich hebenden Klappenebene. Das Herz arbeitet also nicht nur als Druck-, sondern auch als Saugpumpe. Die aktive **Vorhofkontraktion** am Ende der Diastole trägt nur zu etwa 20 % zur Kammerfüllung bei. Selbst wenn der Vorhof nicht mehr zur Kontraktion in der Lage ist, z. B. beim Vorhofflimmern (➤ Kap. 15.5.8), gelangt in der Regel noch eine ausreichende Blutmenge in die Kammern.

Ursachen einer **gestörten Kammerfüllung** sind z. B. Stenosen der Segelklappen: Durch die zu enge Öffnung kann während der Diastole nicht genügend Blut in die Kammer fließen. Das Herz versucht dies zu kompensieren (auszugleichen), indem die Vorhöfe stärker und länger kontrahieren und die Diastole etwas verlängert wird.

Kammerentleerung

MERKE

Je Kammer und Herzschlag 70 ml Blut

Aus jeder Kammer werden pro Herzschlag beim gesunden Menschen in Ruhe etwa **70 ml Blut** ausgetrieben, das entspricht etwa dem halben Kammervolumen.

Während der Kammersystole kontrahiert das Myokard. Dadurch wird das vom Herzmuskel umschlossene Blut komprimiert (zusammengedrückt). Der Druckanstieg sorgt für den Verschluss der Segelklappen, wobei deren Verankerung an den Papillarmuskeln ein „Zurückschlagen“ der Segel in den Vorhof verhindert. Übersteigt der Druck in der Kammer den Druck in der Lungenschlagader (Truncus pulmonalis) bzw. Aorta, werden die Taschenklappen aufgedrückt und das Blut in die Aorta bzw. Lungenschlagader ausgeworfen.

Beim Austreiben des Blutes aus dem Herzen verringert sich der Druck in der Kammer. Gleichzeitig steigt der Druck in Aorta und Lungenschlagader stark an. Wenn sich die Kammer etwa zur Hälfte entleert hat, stoppt die Kontraktion: Die Kammermuskulatur erschlafft, die Taschenklappen schließen sich.

Ursache einer gestörten Kammerentleerung ist meist entweder eine Stenose der Taschenklappen oder eine gestörte Pumpkraft der Herzmuskulatur.

Phasen des Kammerzyklus

Betrachtet man die Vorgänge in der Herzkammer genauer, kann man sie in vier Phasen einteilen (➤ Abb. 15.15).

Die zwei Phasen der Kammersystole

- **Anspannungsphase.** Zu Beginn der Systole sind die Kammern mit Blut gefüllt, die Segelklappen schließen sich praktisch sofort. Durch Anspannung des Myokards wird Druck auf das Blut ausgeübt. Der interventrikuläre Druck steigt, ist jedoch nicht hoch genug, um die Taschenklappen aufzustoßen.
- **Austreibungsphase** (Auswurfphase). Bei zunehmender Muskelkontraktion übersteigt der Druck in der Kammer schließlich den Druck in der Lungenschlagader und der Aorta: Die Taschenklappen werden aufgestoßen und das Blut in die großen Arterien getrieben. Gegen Ende der Austreibungsphase schließen sich die Taschenklappen wieder, weil der Druck im Gefäß erneut höher als in der Kammer ist und das Blut in Richtung des niedrigeren Drucks zurückfließt. Die Systole ist beendet, die Diastole beginnt.

Die zwei Phasen Kammerdiastole

- **Entspannungsphase** (Erschlaffungsphase). Das Kammermyokard erschlafft, die Kammerdrücke sinken ab, alle Klappen sind abermals geschlossen.
- **Füllungsphase.** Sinkt der Kammerdruck unter den Vorhofdruck, öffnen sich die Segelklappen, sodass das Blut aus den Vorhöfen durch die geöffneten Segelklappen in die Kammern strömt. Dies geschieht überwiegend passiv (➤ Kap. 15.2.2). Die Füllungsphase endet mit dem Schließen der Segelklappen – die neue Systole kann beginnen.

15.4.3 Druckverhältnisse während des Herzzyklus

Während jedes Herzzyklus ändern sich die „Herzdrücke“ – also die Blutdrücke in den vier Innenräumen des Herzens – beim Gesunden in typischer und immer gleicher Weise. Die physiologischen Druckverläufe im linken Herzen und der Aorta sind in ➤ Abb. 15.15 dargestellt, diejenigen aller vier Herzinnenräume in ➤ Abb. 15.16.

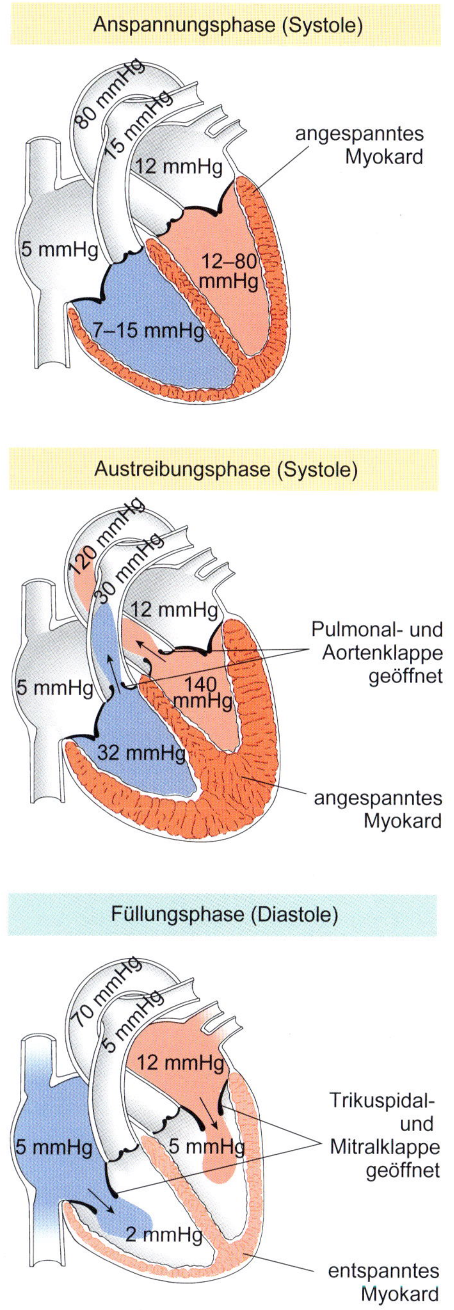

Abb. 15.16 Druckverhältnisse in den verschiedenen Herzräumen in der Systole und Diastole. Die Druckangaben sind Eck- bzw. Mittelwerte. Bei der Systole kann man die Anspannungsphase (in der die Taschenklappen noch geschlossen sind) von der Austreibungsphase unterscheiden. In der Füllungsphase (Diastole) strömt das Blut über die Vorhöfe durch Trikuspidal- und Mitralklappe in die Kammern.

Herzkatheteruntersuchung

Die Blutdrücke in den vier Innenräumen des Herzens sind für die Diagnostik von großer Bedeutung: Bei allen ausgeprägten Herzerkrankungen, z. B. Klappendefekten, kommt es zu gravierenden Störungen in dem fein abgestimmten Gleichgewicht der Herzdrücke, die mit speziellen Herzkatheteruntersuchungen gemessen werden können.

Beim **Linksherzkatheter** wird über die Leistenarterie – manchmal auch über die Armarterie – ein langer, dünner Katheter in das Herz vorgeschoben. An der Spitze des Katheterschlauches sind Drucksensoren angebracht, mit deren Hilfe die Drücke im linken Vorhof und in der linken Kammer gemessen werden (➤ Abb. 15.16). Bei der **Koronarangiografie** können über diesen Katheter auch Kontrastmittel in den linken Ventrikel (Laevogramm) bzw. in die Herzkranzgefäße eingespritzt werden.

Beim technisch einfacheren **Rechtsherzkatheter** wird der Katheter nach Punktion einer Vene ins rechte Herz vorgeschoben.

15.4.4 Herztöne und Herzgeräusche

Das Herz arbeitet nicht lautlos. Die bei der ruckhaften Herztätigkeit erzeugten Schwingungen werden auf den Brustkorb übertragen, wo sie von außen mit einem Stethoskop zu hören sind. Diese Untersuchung bezeichnet man als **Auskultation** (Abhorchen) des Herzens.

Herztöne

Am gesunden Herzen lassen sich zwei Herztöne auskultieren. Den **ersten Herzton** hört man in der Anspannungsphase der Systole. Das Kammermyokard zieht sich ruckartig zusammen, das Blut in den Kammern gerät in Schwingungen, die zum Brustkorb fortgeleitet werden. Der erste Herzton heißt daher auch Anspannungston. Der **zweite Herzton** kommt durch das „Zuschlagen" der Aorten- und der Pulmonalklappe zustande. Er kennzeichnet also das Ende der Systole. Bei Kindern kann oft noch während der Füllungsphase der Ventrikel ein **dritter Herzton** gehört werden.

15

Herzgeräusche

Alle anderen Schallerscheinungen bezeichnet man im Gegensatz zu den Herztönen als **Herzgeräusche.** Sie sind meistens, aber nicht immer krankhaft und weisen auf einen gestörten Blutfluss und Turbulenzen im Blutstrom hin.

Bei einer Klappenstenose (➤ Kap. 15.2.3) „zwängt" sich das Blut durch eine zu enge Öffnung: Es bilden sich Wirbel, die, ähnlich wie bei einer Flussenge, Geräusche erzeugen. Schließt eine Klappe nicht dicht, so ist die Ventilfunktion der Klappe teilweise oder ganz aufgehoben: Es kommt zum Reflux (Zurückschwappen) von Blut. Auch dies erzeugt Herzgeräusche.

Oft ergibt allein die Auskultation des Herzens den Verdacht auf eine Klappenstenose oder eine Klappeninsuffizienz. In einem solchen Fall wird eine **kardiologische Diagnostik** eingeleitet, die immer zumindest das EKG (➤ Kap. 15.5.4), eine Echokardiografie (Herz-Ultraschall) und eine Röntgenaufnahme des Thorax (➤ Abb. 15.5) einschließt.

15.5 Erregungsbildung und Erregungsleitung

Mikroskopischer Aufbau des Herzmuskels ➤ Kap. 4.4.3

15.5.1 Autonomie des Herzens

Wird das Herz aus dem Körper entfernt und in einer geeigneten Nährflüssigkeit aufbewahrt, so schlägt es weiter. Dieses Experiment zeigt deutlich, dass der Antrieb für die Herztätigkeit im Herzen selbst liegt: Das Herz arbeitet **autonom** (unabhängig).

Eigentlich benötigt jeder Muskel einen elektrischen Impuls, um zu kontrahieren (➤ Kap. 4.4.1). Doch während Skelettmuskeln durch Nerven des zentralen Nervensystems erregt werden, erregt sich das Herz selbst. Natürlich erhält das Herz auch vom ZNS über den Sympathikus und den N. vagus (➤ Kap. 9.12.7) Impulse. Die zum Herzen ziehenden Nerven haben aber nur einen begrenzten regulierenden, aber keinen taktgebenden Einfluss (➤ Kap. 9.17). Sie beeinflussen vor allem die Herzfrequenz und die Herzschlagstärke, d. h., sie sorgen für einen schnelleren oder langsameren Herzschlag und für eine unterschiedliche Kontraktionskraft. Das Herz würde aber auch ohne sie arbeiten.

Dies zeigt ebenfalls die Tatsache, dass bei hirntoten Patienten (➤ Kap. 5.9.2), bei denen also die ZNS-Funktionen größtenteils ausgefallen sind, das Herz trotzdem regelmäßig weiter schlägt.

Diese Selbstständigkeit verdankt das Herz einem System spezialisierter Muskelzellen, die in der Lage sind, Erregungen zu bilden und diese schnell weiterzuleiten. Dieses System spezialisierter Muskelzellen nennt man daher **Erregungsbildungs-** und **Erregungsleitungssystem.** Entwicklungsgeschichtlich sind die reinen Herzmuskelzellen und die speziellen Zellen des Reizleitungs- und Reizbildungssystems aus der gleichen Vorläuferzelle entstanden. Bei manchen Patienten finden sich als Folge einer Entwicklungsstörung sog. ektope (zusätzliche) Erregungsherde in der Arbeitsmuskulatur des Herzens, die zu schweren Rhythmusstörungen führen können.

15.5.2 Physiologischer Erregungsablauf

Die wichtigste Struktur für die Erregungsbildung ist der **Sinusknoten** (➤ Abb. 15.17). Er befindet sich in der Wand des rechten Vorhofes unmittelbar an der Mündungsstelle der Vena cava superior. Es handelt sich dabei um ein Geflecht spezialisierter Herzmuskelfasern – also nicht um Nervenzellen, wie man vermuten könnte.

Vom Sinusknoten gehen normalerweise alle Erregungen für die rhythmischen Kontraktionen des Herzens aus. Dieses Steuerzentrum bestimmt die Häufigkeit des Herzschlags (Herzfrequenz). Aus diesem Grund wird er auch als Schrittmacher des Herzens bezeichnet. Ihm nachgeordnete sekundäre Erregungszentren sind: AV-Knoten (sekundärer Schrittmacher), His-Bündel (tertiärer Schrittmacher), Kammerschenkel und Purkinje-Fasern.

Vom Sinusknoten gelangt die Erregung über die normale Vorhofmuskulatur, also nicht über eine spezielle Leitungsbahn, zu einem weiteren Schrittmacherzentrum, dem AV-Knoten.

Den **AV-Knoten** findet man am Boden des rechten Vorhofes dicht an der Vorhofscheidewand. Er liegt nahe der Grenze zwischen Atrium (Vorhof) und Ventrikel (Kammer). Dieser Tatsache verdankt er auch seinen Namen „AV-Knoten": **Atrioventrikular-Knoten.** Er nimmt die Erregungen von der Vorhofmuskulatur auf und leitet sie weiter zum His-Bündel.

Das **His-Bündel** ist sehr kurz und verläuft am Boden des rechten Vorhofes in Richtung Kammerscheidewand. Dort teilt es sich in einen rechten und einen linken Kammerschenkel (➤ Abb. 15.17).

Die **Kammerschenkel,** auch Tawara-Schenkel genannt, ziehen an beiden Seiten der Kammerscheidewand herzspitzenwärts und zweigen sich dort weiter auf. Die Endabzweigungen der Kammerschenkel nennt man **Purkinje-Fasern.** Die Erregungen gehen von den Purkinje-Fasern direkt auf die Kammermuskulatur über.

PT-PRAXIS

Künstliche Schrittmacher

Fällt der Sinusknoten z. B. aufgrund altersbedingter Veränderungen aus, muss Patienten oft ein künstlicher, elektrischer **Schrittmacher** implantiert (eingepflanzt) werden (➤ Abb. 15.18). Manche Schrittmachertypen erhöhen bei Belastung sogar die Frequenz. Ebenso wie bei Patienten, die β-Blocker einnehmen, kann bei Schrittmacherpatienten die physiotherapeutische Leistungsbefundung falsche Ergebnisse ergeben, da sich der Puls der Patienten nicht oder nur wenig anpassen kann. So bleibt er z. B. auch bei Belastungen auf einem relativ niedrigen Niveau.
Außerdem ist darauf zu achten, dass bestimmte Anwendungen der Elektrotherapie bei Schrittmacherpa-

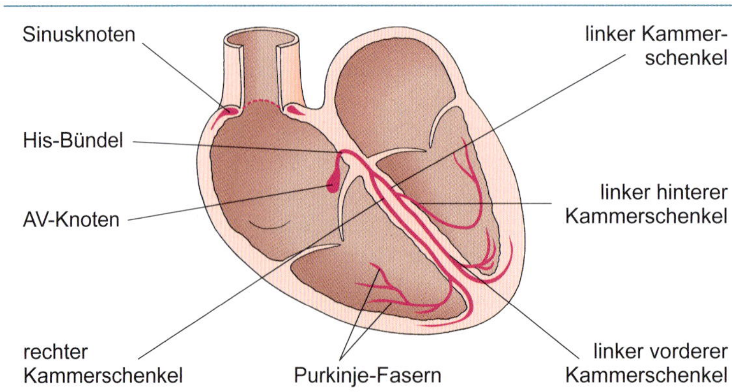

Abb. 15.17 Erregungsleitungssystem des Herzens mit schematischer Darstellung von Sinusknoten, AV-Knoten, Kammerschenkeln und Purkinje-Fasern. Das His-Bündel durchstößt die Klappenebene (➤ Abb. 15.8).

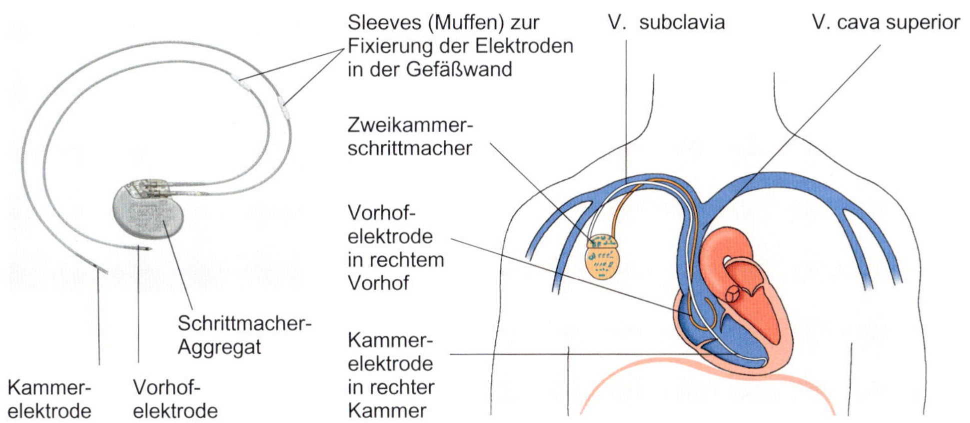

Abb. 15.18 Sensorgesteuerter Zweikammerschrittmacher. Er wird unter die Haut des Brustkorbes in die sog. Pectoralistasche eingepflanzt. Zwei elektrische Leitungen erreichen von dort über die V. subclavia und V. cava superior das rechte Herz, wobei eine Elektrode in den rechten Vorhof und die andere in die rechte Kammer gelegt wird. [Foto: V112]

tienten kontraindiziert (nicht erlaubt) sind, da der elektronische Regelkreis des Schrittmachers (z. B. durch ein Stanger-Bad) gestört werden könnte.

15.5.3 Sinn der komplizierten Erregungsleitung

Da die Zellgrenzen kein Hindernis für die Fortleitung von Erregungen darstellen, könnten alle Myokardfasern nacheinander von der Erregung des Sinusknotens erfasst werden – nur leider recht langsam, sodass keine gemeinsame Kontraktion zustande käme.

Die Strukturen des Erregungsleitungssystems haben deshalb die Aufgabe, die Erregung mit hoher Geschwindigkeit über den ganzen Herzmuskel zu verteilen (➤ Abb. 15.19).

Lediglich im AV-Knoten wird die Erregungsleitung leicht verzögert. Dies sorgt dafür, dass sich erst das Atrium und dann der Ventrikel zusammenzieht. So wird die Kammer zunächst noch stärker mit Blut aus dem Vorhof gefüllt, bevor sie kontrahiert und Blut in den Kreislauf pumpt.

Die Kontraktionsrichtung der Vorhöfe ist, bedingt durch ihren Ausgangspunkt am Sinusknoten, auf die AV-Klappen, also in die Ventrikel gerichtet. Die Ventrikel hingegen werden aufgrund der schnellen Erregungsweiterleitung von der Herzspitze (Apex cordis) aus erregt, was eine Kontraktionsrichtung zu den Taschenklappen, also in die beiden großen Ausflussbahnen, zur Folge hat.

15.5.4 Elektrokardiogramm (EKG)

DEFINITION

Elektrokardiogramm, kurz: EKG

Stromflusskurve des Herzens; wird durch das EKG-Gerät (Elektrokardiograf) erfasst. Gibt Auskunft über den Herzrhythmus und über die Arbeitsmuskulatur des Herzens (Myokard) (➤ Abb. 15.20).

Die elektrische Erregung des Sinusknotens breitet sich normalerweise auf einem vorgegebenen Weg im Herzen aus. Es kommt dabei zu einem, wenn auch geringen Stromfluss. Dieser Stromimpuls macht dabei nicht an den äußeren Grenzen des Herzens halt, sondern breitet sich bis auf die Körperoberfläche aus. Daher lässt er sich auch an der Brustwand oder an Armen und Beinen messen. Um ein standardisiertes und damit vergleichbares Bild des Stromflusses zu erhalten, bringt man Elektroden stets in gleicher Weise am Patienten an.

Die Stromflusskurve des Herzens heißt Elektrokardiogramm oder kurz EKG. Durch das EKG kann man z. B. den Herzrhythmus beurteilen. Damit ist es ausgezeichnet geeignet, Herzrhythmusstörungen aufzuzeichnen.

Das EKG gibt aber auch Auskunft über Veränderungen an der Arbeitsmuskulatur des Herzens: Stirbt z. B. ein Teil des Muskelgewebes ab (Herzinfarkt, ➤ Kap. 15.7.3), so wird hier der Strom nicht mehr weitergeleitet. Das Gebiet ist elektrisch stumm. Da sich elektrisch stumme Gebiete oft in typischen Veränderungen des EKGs widerspiegeln (➤ Abb. 15.29), hat es in der Diagnostik des Herzinfarktes einen hohen Stellenwert.

15.5.5 Alles-oder-Nichts-Prinzip

Wird ein Muskel durch einen Stromstoß gereizt, so kommt es zu einer Kontraktion. Dies gilt für den Herzmuskel genauso wie für den Skelettmuskel. Zwischen der Erregbarkeit eines Skelettmuskels und der des Herzmuskels gibt es jedoch einen wichtigen Unterschied.

Hat der Stromstoß eine bestimmte Schwelle überschritten (überschwelliger Reiz), so kontrahiert der Skelettmuskel. Wird der Stromstoß (Reiz) verstärkt, ist eine stärkere Kontraktion zu beobachten (➤ Kap. 4.4.1).

Beim Herzmuskel verhält es sich nach dem **Alles-oder-Nichts-Prinzip:** Entweder erzeugt der Reiz eine stets gleich starke oder aber gar keine Kontraktion. Es ist also nicht möglich, durch Steigerung der Reizintensität eine stärkere Kontraktion zu erzeugen.

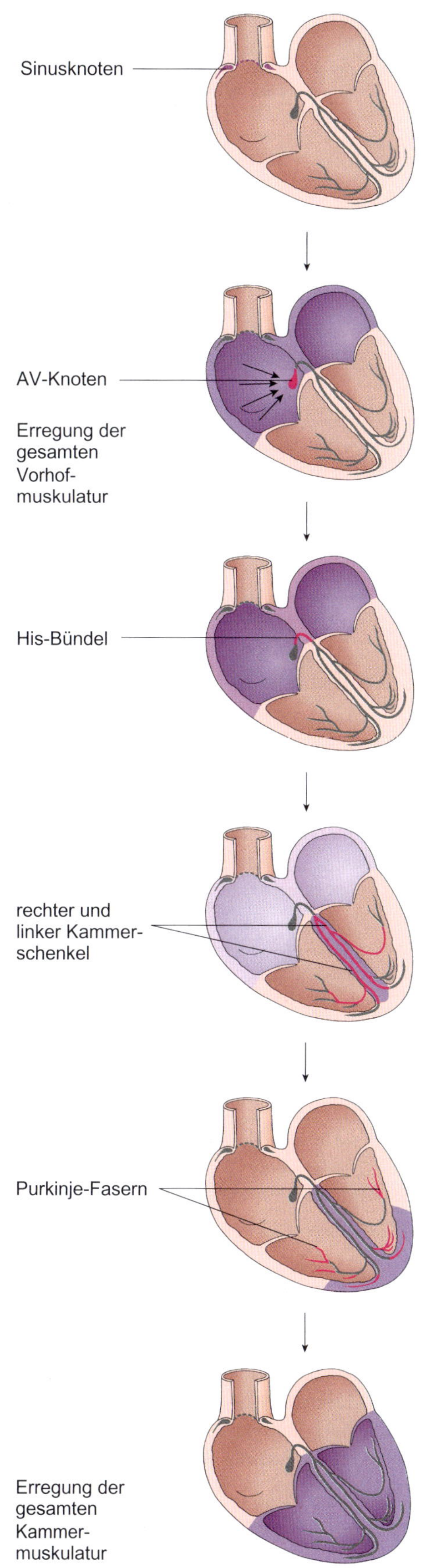

Abb. 15.19 Erregungsausbreitung. Die violetten Flächen kennzeichnen die erregten Myokardanteile. Zunächst kontrahiert die Vorhofmuskulatur. Danach greift die Erregung auf die Kammern über, wobei zuerst das Septum kontrahiert.

15

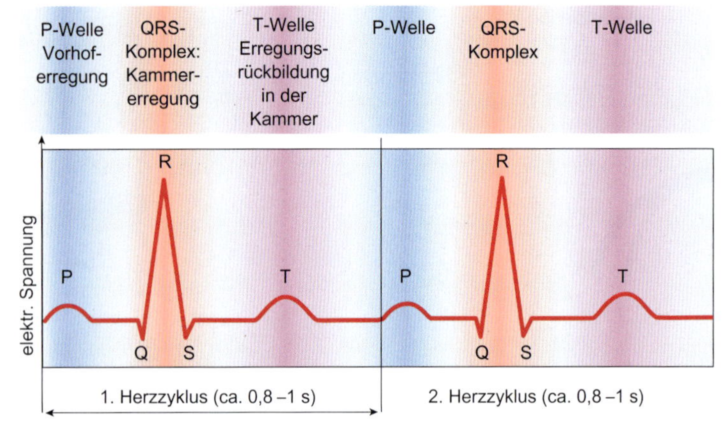

Abb. 15.20 Standard-EKG eines Gesunden. Die Herzaktionen spiegeln sich in elektrischen Spannungsschwankungen (Potenzialdifferenzen) wider. Die P-Welle, mit der der elektrische Herzzyklus beginnt, entspricht der Vorhoferregung, der QRS-Komplex der Kammererregung und die T-Welle der Erregungsrückbildung in den Kammern. Danach werden wieder die Vorhöfe erregt – im EKG erscheint eine neue P-Welle. Die Erregungsrückbildung in den Vorhöfen wird vom QRS-Komplex überlagert und ist deswegen nicht sichtbar. Aus dem Abstand von einer P-Welle zur nächsten bzw. von einer R-Zacke zur nächsten ergibt sich ein Maß für die Herzfrequenz, d. h. die Anzahl der Herzschläge pro Minute. Der Abstand vom Beginn der P-Welle bis zum Beginn der Q-Zacke ist ein Maß für die AV-Überleitungszeit. Sie ist beim AV-Block verlängert.

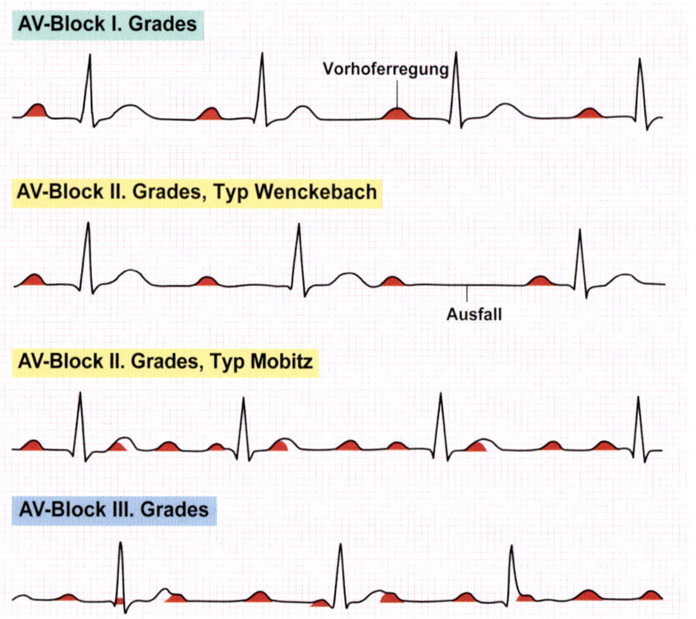

Abb. 15.21 EKG-Bild bei den verschiedenen AV-Blöcken.

15.5.6 Refraktärzeit

Unmittelbar nach einer Aktion ist der Herzmuskel für eine gewisse Zeit unerregbar. Wenn in dieser Zeit ein weiterer Reiz die Muskelzelle erreicht, antwortet sie nicht mit einer Kontraktion, sondern ist refraktär (unempfänglich).

Die Zeit, in der die Herzmuskelzelle vorübergehend nicht erregbar ist, wird **Refraktärzeit** genannt. Sie beträgt etwa 0,3 Sekunden. Die Refraktärzeit schützt den Muskel vor einer zu schnellen Folge von Kontraktionen. Dieser Schutz ist sinnvoll, weil das Herz die Ruhepause benötigt, um sich wieder mit Blut zu füllen. Kurz vor Ende der Refraktärzeit befindet sich die Zelle jedoch in einer besonders vulnerablen (empfindlichen) Phase. Trifft ein Reiz genau dann die Muskelzelle, so kann sie in schneller Folge immer wieder erregt werden, sodass eine Tachykardie (Herzfrequenz > 100/min) bis hin zum Kammerflimmern entsteht.

15.5.7 Die Elektrolyte und ihre Bedeutung für die Herzaktion

Elektrolythaushalt und seine Störungen ➤ Kap. 20.7

Für eine ungestörte Herztätigkeit ist es wichtig, dass die **Elektrolyte** im Blut nicht zu niedrig und nicht zu hoch konzentriert vorliegen. Das gilt besonders für das Kalium- (K^+) und das Kalziumion (Ca^{2+}).

Schlüsselstellung: Kalzium

Für die Kontraktion der Muskelfasern nehmen die Ca^{2+}-Ionen eine Schlüsselstellung ein. Ein Aktionspotenzial (➤ Abb. 9.3) führt nur dann zu einer Aktion der Muskelzelle, wenn genug Ca^{2+} vorhanden ist. Ca^{2+} spielt also eine wichtige Rolle bei der Umsetzung der elektrischen Erregung in eine Muskelkontraktion – man spricht von **elektromechanischer Kopplung**.

Lebenswichtig: Kalium

Die K^+-Konzentration beeinflusst vor allem die Erregungsprozesse an den Muskelfasern. Ein niedriger K^+-Spiegel (Hypokaliämie) fördert die Erregungsbildung und beschleunigt die Erregungsausbreitung. Dadurch kann es zu „überaktiven" Herzrhythmusstörungen kommen.

Deutlich zu hohe Kaliumwerte im Blut (Hyperkaliämie) lähmen dagegen das Herz und erzeugen im Extremfall einen Herzstillstand.

Deshalb ist es wichtig, bei Herzkranken regelmäßig die Elektrolytspiegel zu kontrollieren, zumal die „Herzmedikamente" dieser Patienten häufig als Nebenwirkung den Kaliumspiegel beeinflussen, seltener den Kalziumspiegel (➤ Kap. 20.7.2 und ➤ Kap. 20.7.3).

15.5.8 Herzrhythmusstörungen

Herzrhythmusstörungen kommen häufig vor – beim jungen Menschen sind sie meist harmlos, beim älteren Patienten jedoch oft schwerwiegend und manchmal sogar tödlich. Zur Erkennung dieser Störung dient vor allem das (Langzeit-)EKG (➤ Kap. 15.5.4).

AV-Blockierungen und Ersatzrhythmusgeber

Im Rahmen von Herzerkrankungen kann eine zu starke Verzögerung der Erregungsüberleitung vom Vorhof zur Kammer entstehen. Man spricht dann von einem **AV-Block.** Der AV-Block wird in mehrere Grade eingeteilt (➤ Abb. 15.21):

- Beim **AV-Block I. Grades** ist die Überleitung verzögert, aber nicht aufgehoben. Eine Behandlung ist meist nicht erforderlich.
- Beim **AV-Block II. Grades** ist die Überleitung nicht nur verzögert, sondern ein Teil der Vorhofaktion wird gar nicht zu den Kammern übergeleitet. Beim Typ I (Mobitz I, Wenckebach-Periodik) verzögert sich die Überleitung immer mehr, bis schließlich eine Überleitung ausfällt. Beim Typ II (Mobitz II) werden die Vorhoferregungen in einem bestimmten Rhythmus übergeleitet, z. B. bei der 2:1-Überleitung nur jede zweite.
- Beim **AV-Block III. Grades** ist die Überleitung der Vorhoferregung auf die Kammern aufgehoben, Vorhöfe und Kammern schlagen unabhängig voneinander (AV-Dissoziation). Die Kammerfrequenz ist mit weniger als 40 Schlägen/min sehr niedrig. Es droht eine Durchblutungsminderung des Gehirns mit kurzzeitigem Bewusstseinsverlust. Daher wird der AV-Block III. Grades in aller Regel durch Einsetzen eines (permanenten) Schrittmachers behandelt (➤ Abb. 15.18).

Ein kurz dauernder Bewusstseinsverlust („Ohnmacht") wird unabhängig von seiner Ursache als **Synkope** bezeichnet. Liegt der Synkope eine Herzrhythmusstörung zugrunde (etwa ein AV-Block III. Grades), spricht man auch von einem Adam-Stokes-Anfall.

Auch der Sinusknoten und alle nachfolgenden Erregungsleitungsstränge können unregelmäßig arbeiten oder ganz ausfallen. Man spricht dann z. B. bei der Blockierung eines Kammerschenkels vom **Schenkelblock.**

Bei einem Schenkelblock könnte man sich vorstellen, dass die Kammer überhaupt nicht mehr erregt wird und damit nicht mehr schlägt. Dieser Fall tritt jedoch nicht ein, da die dem Sinusknoten nachgeordneten Erregungszentren des Herzens eigenständig Erregungen bilden können. Diese sog. **sekundären** und **tertiären Erregungszentren,** hierzu gehören der AV-Knoten, das His-Bündel, die Kammerschenkel und die Purkinje-Fasern, übernehmen

- bei fehlender Überleitung der Sinusknoten-Erregung zur Kammer
- bei Ausfall des taktgebenden und ihre eigenen Erregungen überlagernden Sinusknotens

die Erregungsbildung. In der Regel nimmt der AV-Knoten diese Aufgabe wahr, da er die höchste Eigenfrequenz (40–60 Erregungen/min) hat – die Kammer schlägt dann also 40–60-mal pro Minute.

Auch beim Gesunden werden in allen Herzzentren, die zur Erregungsbildung in der Lage sind, ständig Erregungen gebildet. Da die nachgeordneten Zentren jedoch langsamer als der Sinusknoten sind, macht der Sinusknoten beim Gesunden „das Rennen" und die tieferen Zentren kommen nicht zum Zuge.

Extrasystolen

Extrasystolen sind Herzschläge, die zusätzlich zum normalen Grundrhythmus auftreten und diesen vorübergehend verändern. Sie können ihren Erregungsursprung im Vorhof (supraventrikulär) als auch in der Kammer selbst (ventrikulär) haben. Je nach Art und Ausmaß sind sie behandlungsbedürftig. Supraventrikuläre Extrasystolen sind harmloser als ventrikuläre. Letztere können Ausdruck einer schwerwiegenderen Herzerkrankung wie Herzmuskelvergrößerung oder koronare Herzerkrankung sein. Gefährlich werden Extrasystolen, wenn sie in sog. „Salven" gehäuft in rascher Folge aufeinander fallen.

Kammer- und Vorhofflimmern

Besonders gefürchtet ist die kurzschlussartige Dauererregung der Kammermuskulatur, das **Kammerflimmern:** Infolge von Störungen in der Erregungsbildung und -übertragung, z. B. im Verlauf eines Herzinfarktes, kann es zu extrem rasch aufeinander folgenden Herzmuskelerregungen, zu sog. kreisenden Erregungen mit bis zu zehn Erregungszyklen je Sekunde (= 600/min) kommen (➤ Abb. 15.22). Die daraus entstehenden Kontraktionen sind zu schwach und zu wenig aufeinander abgestimmt, um genügend Blut aus den Herzkammern zu treiben. Obwohl das Herz „durchdreht", ist von außen kein Puls mehr tastbar. Es kommt zum **Herz-Kreislauf-Stillstand.**

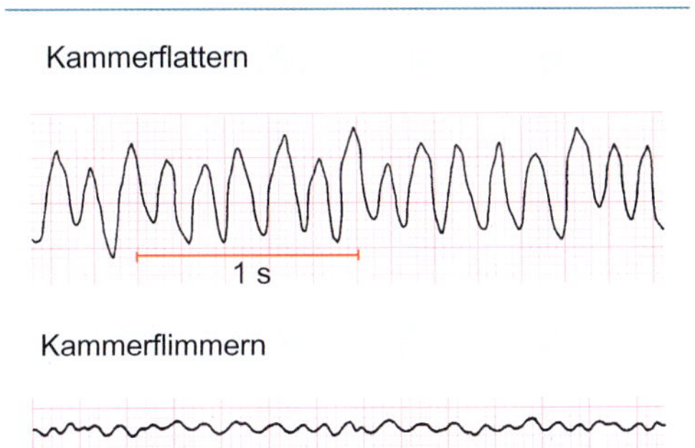

Abb. 15.22 Kammerflattern und Kammerflimmern im EKG. Beim Kammerflimmern liegt die Kammerfrequenz über 400/min. Häufige Vorstufe des Kammerflimmerns ist das Kammerflattern mit Frequenzen zwischen 250 und 400 Schlägen/min.

PT-PRAXIS

Ausbleibender Pulsanstieg durch Antiarrhythmika

In der Physiotherapie werden gelegentlich Patienten behandelt, die **Antiarrhythmika** wie z. B. β-Blocker einnehmen. Bei diesen Patienten ist u. a. die Herzfrequenz durch das Medikament so herabgesetzt, dass bei einem physiotherapeutischen Leistungsbefund der zu erwartende Pulsanstieg ausbleiben kann und somit ein falsches Ergebnis entsteht. Hilfreicher ist es dann, auf klinische Symptome wie Erschöpfung oder beschleunigte Atmung zu achten.

Beim **Kammerflattern** mit EKG-Frequenzen zwischen 4 und 6,5 pro Sek. (250–400/min) ist die Erregung des Herzmuskels noch nicht so unkoordiniert wie beim Kammerflimmern. Dennoch ist die Auswurfleistung nur sehr gering, sodass es ohne Therapie zum Schock kommt. Außerdem kann das Flattern in ein Kammerflimmern übergehen.

ACHTUNG

Bei Kammerflimmern: Defibrillation

Kammerflattern und -flimmern entsprechen funktionell einem Herz-Kreislauf-Stillstand und erfordern daher die sofortige kardiopulmonale Wiederbelebung (Herzmassage). Zusätzlich wird ärztlicherseits versucht, die gestörte Reizüberleitung durch einen elektrischen Stromschlag **(Defibrillation)** zu stoppen und eine geordnete Reizleitung wiederherzustellen.

Auch der Vorhof kann in den „Flimmerzustand" geraten, d. h. extrem rasch und unkoordiniert zucken. Da die Vorhofaktion jedoch für die Herzleistung nicht sehr bedeutend ist, bereitet das **Vorhofflimmern** dem Patienten häufig keinerlei Beschwerden. Durch die ungünstigen Strömungsverhältnisse vor allem im linken Vorhof kann es aber dort zu einer Thrombenbildung kommen, wobei eine arterielle Embolie als sog. akuter arterieller Verschluss droht (➤ Kap. 6.5.5).

15.6 Herzleistung und ihre Regulation

Unser Herz arbeitet unermüdlich, nicht nur im umgangssprachlichen Sinne: Bei jedem Herzschlag wird Blutvolumen unter Aufbau von Druck gegen einen bestimmten Austreibungswiderstand ausgeworfen, also Druck-Volumen-Arbeit geleistet. Hinzu kommt die Arbeit, die zur Beschleunigung des Blutes erforderlich ist. Wird diese **Herzarbeit** auf die Zeit bezogen, ergibt sich die **Herzleistung.** Wissenschaftler haben errechnet, dass die Herzleistung in Ruhe bei ca. 1–1,5 Watt liegt. In den folgenden Abschnitten sollen einige Aspekte und Einflussfaktoren von Herzarbeit und Herzleistung näher beleuchtet werden.

15.6.1 Herzzeitvolumen

In körperlicher Ruhe beträgt die **Herz-Schlagfrequenz** des erwachsenen Menschen etwa 70 Schläge pro Minute; beim Neugeborenen schlägt das Herz mit 130 Schlägen pro Minute fast doppelt so schnell. Sowohl der rechte als auch der linke Ventrikel werfen bei jeder Aktion des erwachsenen Herzens ca. 70–80 ml Blut aus, das sog. **Schlagvolumen.**

DEFINITION

Herzzeitvolumen (HZV)

Blutmenge, die das Herz innerhalb eines Zeitraumes ausstößt, errechnet sich aus Schlagvolumen mal Herzfrequenz.

Herzminutenvolumen (HMV, Minutenvolumen)

Herzzeitvolumen auf Minutenbasis. Beim gesunden Menschen ohne körperliche Belastung beträgt es 4,5–5 l (Schlagvolumen × Herzfrequenz/min, z. B. 70 ml × 70/min = 4 900 ml pro Min.).

Unter Ruhebedingungen pumpt das Herz also etwa 5 l Blut pro Minute in den Lungen- bzw. Körperkreislauf. Das Herzzeitvolumen ist eine wichtige physiologische Größe und z. B. in der Anästhesie und Intensivmedizin ein bedeutender Parameter für Diagnostik und Überwachung.

Anpassung an Belastung

Unter **Belastung** steigert sich das Herzminutenvolumen und damit die Herzleistung deutlich. Die Leistungssteigerung wird durch eine Zunahme von Herzfrequenz und Schlagvolumen erreicht (➤ Kap. 23.3.3). Eine schnelle Anpassung erfolgt immer durch eine Erhöhung der Herzfrequenz: Plötzliches schnelles Rennen führt zu deutlich spürbarem Pulsanstieg. Dagegen erfolgt eine gezielte, langsame Anpassung an eine wachsende Belastung durch Stärkung (Training) der Arbeitsmuskulatur des Herzens zu einer größeren Pumpkraft. Letzteres ist wesentlich effizienter, da so mit jedem Herzschlag mehr Blutvolumen in den Körpergefäßkreislauf ausgeworfen werden kann.

Die sog. **Auswurffraktion** kennzeichnet den Anteil des ausgeworfenen Blutes am Gesamtvolumen des linken Ventrikels. Bei einem Ventrikelvolumen von 140 ml und einem Schlagvolumen von 70 ml wäre sie also 50 %. Eine Steigerung des Schlagvolumens erfolgt u. a. durch eine verbesserte Auswurffraktion. Ausdauersportler haben meist ein größeres Herz und eine größere Auswurffraktion als Untrainierte. Im Extremfall kann das Herz bis zu 32 l Blut pro Minute fördern (➤ Kap. 23.3.3). Die Anpassung der Herztätigkeit an den momentanen Bedarf des Gesamtorganismus wird vor allem von den Herznerven gesteuert.

15.6.2 Einflussfaktoren auf die Herzleistung

Insbesondere drei **Einflussfaktoren auf die Herzleistung** sollen hier betrachtet werden, da sie für das Verständnis von Herzerkrankungen und Herzmedikamenten unabdingbar sind.

Vorlast

Der Begriff „Preload" kommt aus dem Englischen und bedeutet „Vorbelastung, Vordehnung". Im Zusammenhang mit der Herzmuskelkontraktion bezeichnet er die Beziehung zwischen der Länge der Herzmuskelfaser **vor** der Kontraktion und ihrer Fähigkeit, aktiv Spannung zu entwickeln: Eine kurze Herzmuskelfaser vermag nur eine geringe Spannung zu entwickeln, vergleichbar einem fast schlaffen Gummiband. Wird die Herzmuskelfaser etwas vorgedehnt, kontrahiert sie erheblich kräftiger, ebenso wie ein gespanntes Gummi. Bei zu starker Dehnung allerdings lässt die Kraft der Herzmuskelfaser wieder nach, etwa wie ein überdehntes Gummi mit kleinen Rissen. Zur Beschreibung dieser **Vorlast** (Preload) dient beim Herzen allerdings nicht die Länge der einzelnen Muskelfaser, sondern der enddiastolische Füllungsdruck in der linken Kammer. Die Fähigkeit des Herzens, Spannung zu entwickeln, steigt also mit zunehmender Anfangsfüllung zunächst an, um nach Überschreiten eines Optimums wieder abzunehmen (auch Frank-Starling-Mechanismus, ➤ Kap. 15.6.3).

15

Nachlast

Als **Nachlast** oder Afterload wird im Zusammenhang mit der Herzkontraktion der Auswurfwiderstand bezeichnet, den die Kammer überwinden muss, um das Blut in die Arterie zu pressen. Klinisches Maß für die Nachlast ist der enddiastolische Aortendruck. Je höher die Nachlast (= der enddiastolische Aortendruck) ist, desto schwerer fällt es dem Herzen, das Blut auszuwerfen, d.h., umso geringer ist bei sonst gleichen Bedingungen das Schlagvolumen.

Kontraktilität

Die Kontraktionskraft des Herzens ist nicht nur abhängig von Vor- und Nachlast. Beispielsweise kann das Herz unter Sympathikuseinfluss (auch ➤ Kap. 15.6.3) bei gleichem enddiastolischem Volumen der linken Kammer mehr Kraft entwickeln und so entweder ein höheres Schlagvolumen auswerfen oder gegen einen erhöhten Austreibungswiderstand anpumpen. Diese Kontraktilitätssteigerung wird auch als **positive Inotropie** bezeichnet.

15.6.3 Regulation der Herzleistung

Beim Gesunden wird die Herztätigkeit rasch und innerhalb weiter Grenzen an die Bedürfnisse des Organismus angepasst – man denke nur an eine plötzliche Aufregung mit Blutdruckanstieg, einen Sprint zur Bushaltestelle oder das Aufstehen aus dem Liegen.

Frank-Starling-Mechanismus

In gewissen Grenzen ist das Herz in der Lage, auch unabhängig von der Nervensteuerung das Schlagvolumen selbstständig zu regulieren: Wenn beispielsweise in der Aorta ein erhöhter Druck besteht, hat es die linke Kammer schwerer, ihr Blut auszuwerfen. Infolgedessen bleibt eine größere Menge Restblut in der linken Kammer zurück. Dadurch vergrößert sich die Vorlast (➤ Kap. 15.6.2), die Kammermuskulatur wird stärker gedehnt. Da nun das Herz physiologischerweise etwas unterhalb des „Vordehnungsoptimums" arbeitet, wirkt sich die erhöhte Vorlast günstig aus: Die Muskelfasern können sich nun stärker zusammenziehen und das Blut mit höherer Kraft auswerfen, das Schlagvolumen erhöht sich, und das Restblut in der Kammer vermindert sich (evtl. über mehrere Stufen) auf das normale Volumen. Dieses Prinzip wird nach dem Deutschen Otto Frank und dem Engländer Ernest Starling, die diese Zusammenhänge am isolierten Froschherzen erforschten, als **Frank-Starling-Mechanismus** bezeichnet.

Sind die Herzmuskelfasern jedoch überdehnt, z.B. bei einer chronischen Druck- oder Volumenbelastung, so wirkt der Frank-Starling-Mechanismus nicht mehr.

Herznerven

Das **vegetative Nervensystem** wirkt mit seinen beiden Anteilen – dem Sympathikus und dem Parasympathikus – ständig auf das Herz ein (➤ Kap. 9.17).

Überwiegt der Einfluss des N. vagus, so schlägt das Herz langsamer (negativ chronotrope Wirkung), überwiegt der Einfluss des Sympathikus, so schlägt es schneller (positiv chronotrope Wirkung). In Ruhe sind Sympathikus und Parasympathikus ständig aktiv, unter Dominanz der parasympathischen Hemmung. Bei (vorübergehender chemischer) Blockade beider Systeme steigt die Ruhefrequenz des jungen Erwachsenen auf ~105 bpm.

Auch die Kontraktionskraft des Myokards wird durch die Herznerven beeinflusst. Der Sympathikus steigert die Kraft des Herzmuskels (positiv inotrope Wirkung), der N. vagus verringert sie (negativ inotrope Wirkung).

Neben Schlagfrequenz und Kontraktionskraft wird durch die Herznerven außerdem die Geschwindigkeit der Erregungsleitung verändert: Unter dem Einfluss des Sympathikus wird die Erregungsleitung beschleunigt (positiv dromotrope Wirkung), unter dem Einfluss des N. vagus wird sie verlangsamt (negativ dromotrope Wirkung).

Die Fasern des Sympathikus stammen aus Th2–4 und innervieren nach Umschalten im Grenzstrang als Nn. cardiaci gleichmäßig alle Herzanteile. Die parasympathischen Fasern entspringen aus dem rechten und linken N. vagus und führen hauptsächlich zu den Vorhöfen. Afferenzen stammen aus den Spannungs- und Dehnungsrezeptoren, die in den Vorhöfen lokalisiert sind, und gelangen über den N. vagus in das Kreislaufzentrum der Medulla oblongata. Schmerzfasern verlaufen mit dem Sympathikus bis zu ihrer Umschaltung im Hinterhorn und ziehen dann weiter nach kranial.

MERKE

Bedeutung der Herznerven

Die Herznerven sind von großer Bedeutung bei Anpassungsvorgängen für kurz dauernde Belastungen. Durch sie werden geregelt:
- **Schlagfrequenz** (Chronotropie)
- **Schlagkraft** (Inotropie)
- **Erregungsleitungsgeschwindigkeit** (Dromotropie).

15.6.4 Herzinsuffizienz

DEFINITION

Herzinsuffizienz (Herzmuskelschwäche)

Unvermögen des Herzens, das zur Versorgung des Körpers erforderliche Blutvolumen zu fördern (Insuffizienz = Unzulänglichkeit).

Wenn das Herz die zur Versorgung des Körpers erforderliche Pumpleistung nicht mehr erbringen kann, spricht man von **Herzinsuffizienz.** Dabei ist entweder die Auswurfleistung der linken Kammer (Linksherzinsuffizienz), der rechten Kammer (Rechtsherzinsuffizienz) oder des gesamten Herzens (Globalinsuffizienz) herabgesetzt.

Die Ursachen für eine Herzinsuffizienz sind vielfältig (➤ Abb. 15.23). Am häufigsten stellt sie sich als Folge einer jahrelang erhöhten Druck- oder Volumenbelastung ein (z.B. bei Bluthochdruck oder bei Klappenfehlern). Oft besteht gleichzeitig eine koronare Herzkrankheit, welche die Herzleistung zusätzlich begrenzt.

Für den Betroffenen macht sich die Herzinsuffizienz vor allem in einer verminderten körperlichen Belastbarkeit bemerkbar.

Kompensiert und dekompensiert

Es wird zwischen einer kompensierten und einer dekompensierten Herzinsuffizienz unterschieden.

Bei der **kompensierten** Herzinsuffizienz kann das Herz über verschiedene Anpassungsmechanismen wie Herzvergrößerung, Erhöhung des Sympathikotonus die Pumpleistung noch so weit aufrechterhalten, dass bei den gewöhnlichen Belastungen des täglichen Lebens nur geringe Beschwerden auftreten.

Dekompensiert ist die Herzinsuffizienz, wenn die Zeichen der Herzschwäche auch bei leichteren Belastungen ausgeprägt sind: Aufgrund der verminderten Pumpleistung des Herzens muss der Sauerstoffgehalt des Blutes von den Geweben stärker als normal ausgeschöpft werden. Dadurch reichert sich im Blut sauerstoffentladenes blaufarbiges Hämoglobin an. Es entsteht eine **Zyanose** (cyan = blau; ➤ Kap. 17.9.3), die u.a. häufig an den Lippen sichtbar wird (Lippenzyanose, blaue Lippen).

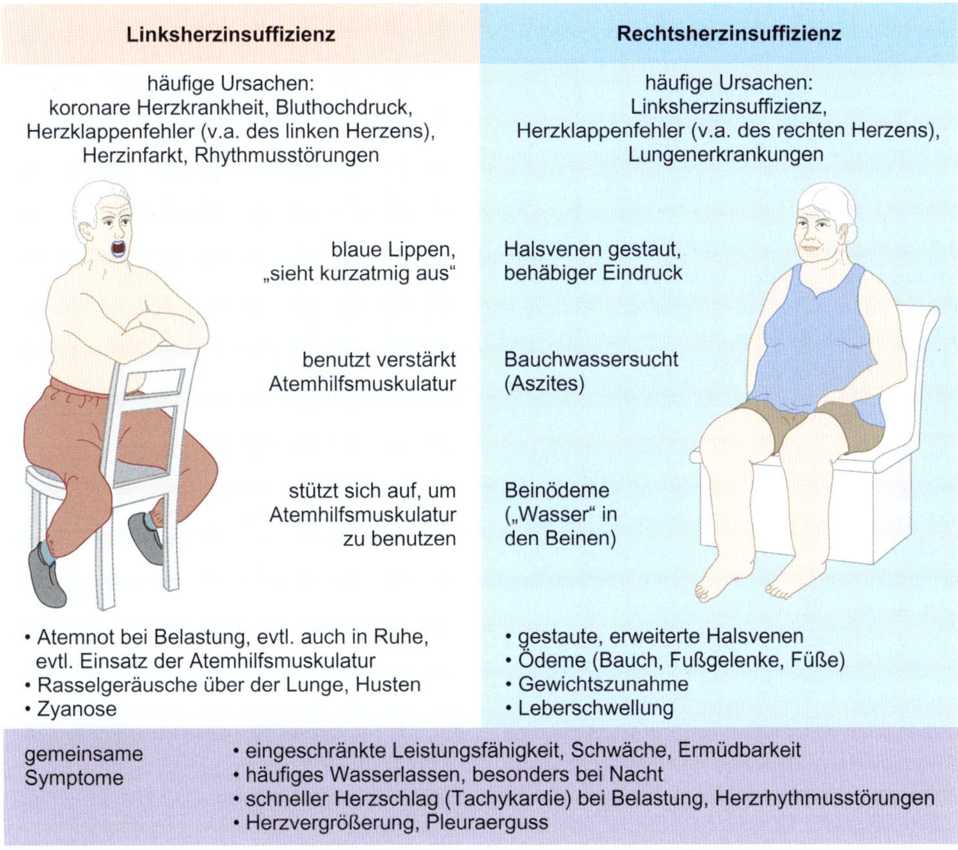

Abb. 15.23 Häufige Ursachen und Leitsymptome der Links- und Rechtsherzinsuffizienz im Vergleich.

Eine Herzinsuffizienz kann so stark ausgeprägt sein, dass selbst in Ruhe **Dyspnoe** (Kurzatmigkeit) besteht. Das Herz ist dann stark vergrößert und neigt zu Herzrhythmusstörungen und **Tachykardie** (zu schnellem Pulsschlag).

Zusätzlich – und ganz charakteristisch für die Herzinsuffizienz – kommt es durch die „Pumpschwäche“ zu Wassereinlagerungen in verschiedenen Organen, zu Ödemen (➤ Abb. 15.24).

Fast immer müssen die Patienten auch nachts Wasser lassen, weil durch die Hochlagerung der Beine im Schlaf die Ödeme leichter „ausgeschwemmt“ werden; man nennt dies **Nykturie.**

Folge mangelnder Herzleistung: Ödeme

Lässt die Pumpleistung der rechten oder linken Herzkammer nach, so kommt es zum Rückstau von Blut zunächst in die vorgeschalteten Vorhöfe und dann weiter in die Venen des Körperkreislaufes (bei Rechtsherzinsuffizienz) bzw. des Lungenkreislaufes (bei Linksherzinsuffizienz).

Beim Ödem wird das Gewebe von Blutplasma (Blutwasser) „durchtränkt“ und damit in seiner Funktion je nach Schweregrad mehr oder minder stark eingeschränkt.

PT-PRAXIS

Physiotherapie bei Herzinsuffizienz

Physiotherapeutische Maßnahmen bei der **Linksherzinsuffizienz** zielen primär darauf ab, die peripheren Gefäße zu erweitern, damit die Nachlast gesenkt wird. Hierfür geeignet sind z. B. isometrische Spannungsübungen mit Betonung der Entspannung für periphere Muskeln oder aktive Bewegungen in den peripheren Gelenken. Bei der **Rechtsherzinsuffizienz** steht eine verbesserte Ventilation im Vordergrund. Dies kann z. B. durch Anregung der Zwerchfelltätigkeit oder durch Lösung verspannter Muskelgruppen aus dem Nackenbereich erreicht werden.

Ödeme bilden sich bei Rechtsherzinsuffizienz vor allem in den Beinen (Beinödeme, ➤ Abb. 15.24), im Bauchraum (Aszites) und im Pleuraraum (Pleuraerguss). Bei der Linksherzinsuffizienz kommt es durch den Flüssigkeitsrückstau bevorzugt zur Wassereinlagerung in den Pleuraraum (Pleuraerguss) und in das Lungengewebe, deren stärkste Form das Lungenödem ist und die mit lebensgefährlicher Atemnot einhergeht.

Weitere Ödemursachen ➤ Kap. 16.1.6

Therapieprinzipien bei der Herzinsuffizienz

Die Therapie der Herzinsuffizienz steht auf **vier Säulen:**

- Therapie von insuffizienzauslösenden **Primärerkrankungen,** z. B. koronare Herzkrankheit, Bluthochdruck, Rhythmusstörungen
- Pharmakotherapeutische **Entlastung des Herzens** durch harntreibende Medikamente (Diuretika) und/oder gefäßerweiternde Medikamente (meist ACE-Hemmer oder Nitrate)

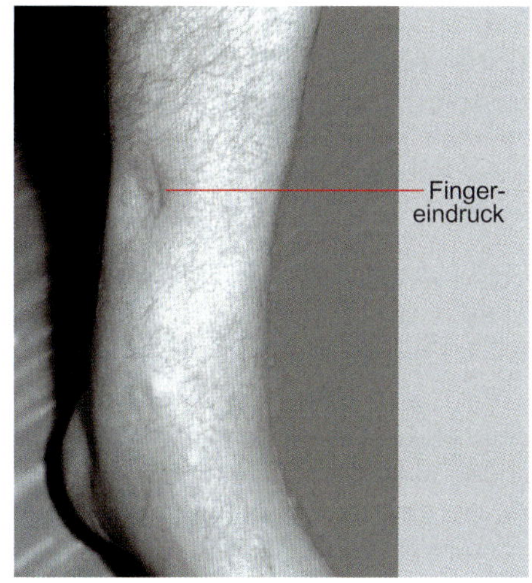

Abb. 15.24 Knöchelödem bei Herzinsuffizienz. [T127]

- **Steigerung der Herzkraft,** häufig mit Präparaten der Fingerhutpflanze (Herzglykoside, „Digitalis“). Leider können sie bei einigen Patienten auch Rhythmusstörungen als Nebenwirkung auslösen. Heutzutage werden zur Senkung des O_2-Bedarfes des Herzens auch zunehmend β-Blocker eingesetzt
- **Allgemeinmaßnahmen,** die allesamt ebenfalls das Herz entlasten sollen. Beispielsweise wird übergewichtigen Patienten eine Gewichtsreduktion empfohlen.

Bei **Bettlägrigkeit** herzinsuffizienter Patienten ist eine Thromboseprophylaxe (➤ Kap. 6.5.6) und bei Bedarf die Sauerstoffgabe über eine Nasensonde erforderlich. Besonderes Gewicht vor allem bei der akuten Herzinsuffizienz kommt der richtigen Lagerung zu: Dabei werden die Beine des Patienten abgesenkt und der Oberkörper in eine halbaufrechte Position gebracht, um das schwache Herz vor einem übermäßigen venösen Rückstrom und damit vor einer Volumenüberlastung zu schützen (➤ Abb. 15.25).

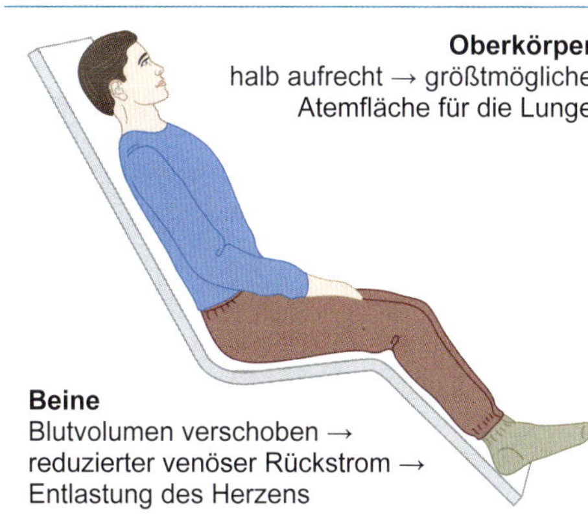

Abb. 15.25 Herzbettlage bei akuter Herzinsuffizienz. Diese Lagerung kann z. B. mit Hilfe eines Sitzwagens oder eines speziellen Herzbettes mit nach unten verstellbarem Fußteil durchgeführt werden.

15

15.7 Blutversorgung des Herzens

Wie jedes Organ muss auch das Herz selbst mit Blut versorgt werden. In Ruhe verbraucht es immerhin 5 % des gesamten gepumpten Blutes für die eigene Arbeit (ca. 250 ml/min), bei schwerer körperlicher Arbeit sogar bis zu 20 % des gepumpten Blutes. Dabei macht das Herz aber nur ca. 0,5 % des gesamten Körpergewichtes aus.

15.7.1 Koronararterien

Die Versorgung des Herzens geschieht über zwei kleine Gefäße, die kurz hinter der Aortenklappe von der Aorta abzweigen: Das eine Gefäß zieht quer über die rechte, das andere quer über die linke Herzhälfte (➤ Abb. 15.26). Da beide Arterien mit ihren Verzweigungen das Herz wie ein Kranz umschließen, werden sie auch **Koronararterien** (Herzkranzarterien) genannt.

Die **rechte Koronararterie** (A. coronaria dextra, RCA = engl.: **r**ight **c**oronary **a**rtery) versorgt bei den meisten Menschen den rechten Vorhof, die rechte Kammer, die Herzhinterwand und einen kleinen Teil der Kammerscheidewand mit Blut.

Die **linke Herzkranzarterie** (A. coronaria sinistra, LCA = engl.: **l**eft **c**oronary **a**rtery) teilt sich in zwei starke Äste, den **R**amus **c**ircumfle**x**us (= RCX) und den **R**amus **i**nter**v**entricularis **a**nterior (= RIVA) auf, die im Normalfall für eine Durchblutung des linken Vorhofes, der linken Kammer und eines Großteils der Kammerscheidewand sorgen.

Die **Venen** des Herzens verlaufen etwa parallel zu den Arterien, vereinigen sich zu immer größeren Gefäßen und münden als **Sinus coronarius** in den rechten Vorhof (➤ Kap. 15.2.5). Ca. 25 % des venösen Blutes fließen über kleine Venen direkt in den rechten Vorhof.

Koronarreserve

Schon in der Ruhestellung des Körpers wird der Sauerstoffgehalt des Blutes maximal ausgenutzt. Erhöht sich der Sauerstoffverbrauch, z. B. durch Bewegung, kann die Sauerstoffzufuhr nur durch eine vermehrte Durchblutung gesteigert werden. Auch das Herz muss bei erhöhter Aktivität vermehrt durchblutet werden. Die **Koronarreserve** kennzeichnet die Anpassungsbreite und damit die Leistungsfähigkeit einer funktionierenden Koronardurchblutung. Bei einem gesunden Herzen ist im Vergleich zu Ruhebedingungen eine 4–5-mal höhere Durchblutung zu erwarten.

Durchblutung des Myokards

In der Systole werden die das Myokard versorgenden Kapillaren zusammengedrückt, sodass kein sauerstoffreiches Blut zum Muskel fließen kann. Der Herzmuskel wird während der Systole ähnlich wie ein Schwamm ausgepresst, eine Durchblutung findet also nur während der Diastole statt. Da die Diastole (frequenzabhängig) im Normalfall ca. doppelt so lange dauert wie die Systole, bleibt dem Herz genügend „Erholungszeit", in der es durchblutet und mit Nährstoffen versorgt werden kann.

Wenn das Herz allerdings einen höheren Druck aufbringen muss, um das Blut in die Aorta und die Lungenschlagader zu pressen, z. B. bei Bluthochdruck oder Aortenklappenstenose, wird die Systole auf Kosten der Diastole verlängert. Das Herz muss mehr arbeiten und ist überdies durch die kürzere Erholungszeit belastet.

Ähnliches passiert bei sehr hoher Herzfrequenz, wenn die Diastole stärker als die Systole verkürzt wird. Zusätzlich sinkt hier oft noch der Druck in den Arterien ab, sodass sich auch der Durchblutungsdruck in den Koronararterien verringert. Dies verschlechtert zusätzlich die Versorgung des Herzens mit Blut und Nährstoffen. Da der Druck in der Herzwand von außen nach innen zunimmt, sind die Innenschichten am ehesten von Durchblutungsschäden betroffen.

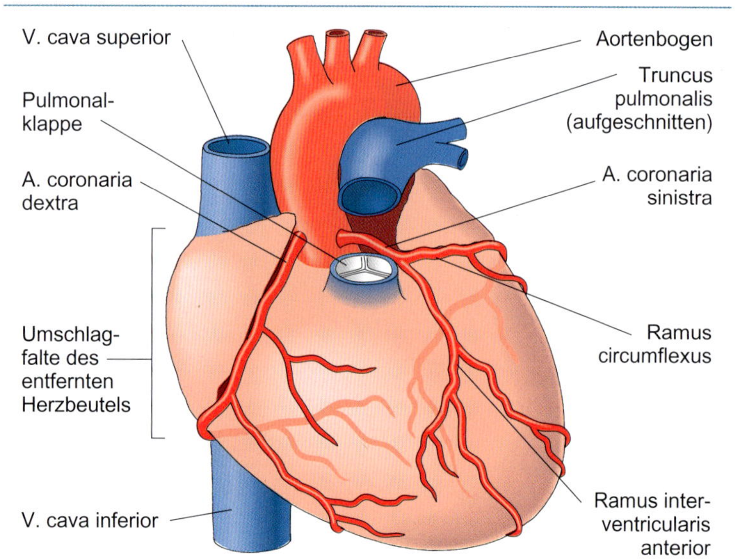

Abb. 15.26 Verlauf der Koronararterien. Die linke Koronararterie zieht hinter dem Truncus pulmonalis hindurch zur Herzvorderseite, wo sie sich in einen vorderen Ast, den Ramus interventricularis anterior, und einen seitlichen Ast, den Ramus circumflexus, aufteilt.

KLINIK

Gefahr durch Arteriosklerose

Die weitaus häufigste Ursache für eine gestörte Durchblutung ist die **Arteriosklerose** (➤ Kap. 16.1.4) mit Einengung der Koronararterien.

15.7.2 Koronare Herzkrankheit

DEFINITION

Koronare Herzkrankheit, kurz KHK

Ischämie (Mangeldurchblutung) und infolgedessen Hypoxie (Sauerstoffmangel) des Herzmuskels durch Einengung oder Verschluss von Koronararterien. Vor allem in der westlichen Welt eine außerordentlich häufige Erkrankung.

Im Laufe des Lebens können sich die Koronararterien durch Ablagerungen an den Gefäßwänden (Arteriosklerose) verengen. Diese Koronarstenosen (Herzkranzgefäßverengungen) werden z. B. durch Blutfettstoffwechselstörungen und Rauchen stark gefördert. Es fließt dann weniger Blut durch die Koronararterien, und die Sauerstoffversorgung des Herzmuskels wird schlechter.

KLINIK

KHK-Symptome

Die KHK kann sich äußern in:
- Herzrhythmusstörungen, z. B. Extraschlägen (➤ Kap. 15.5.8)
- Herzinsuffizienz (➤ Kap. 15.6.4)
- Angina-pectoris-Anfällen (s. u.)
- Herzinfarkt (➤ Kap. 15.7.3)
- **Plötzlichem Herztod** (plötzliches Herzversagen), z. B. infolge Kammerflimmern, das ohne sofortige Reanimation zum Tod des Patienten führt.

Im Gegensatz zu den Herzkranzarterien erkranken die Herzkranzvenen fast nie.

Angina pectoris

Bei deutlich herabgesetzter Durchblutung des Herzmuskels stellen sich unter körperlicher Belastung oder „Stress" anfallsartige Schmerzen in der Herzgegend ein: Der Patient empfindet einen Schmerz oder ein sehr unangenehmes Engegefühl in der Brust, das sich typischerweise in den linken Arm ausbreitet (➤ Abb. 15.27). Dieser durch Sauerstoffmangel des Herzmuskels verursachte Schmerz wird deshalb auch als **Angina pectoris** („Brustenge") bezeichnet.

Erleichterung in diesem Zustand bringen Medikamente, welche die Sauerstoffversorgung des Herzmuskels verbessern, z. B. das Nitroglyzerin. Dieses wird im akuten Angina-pectoris-Anfall mit einer Art Minispraydose unter die Zunge gesprüht und von den dortigen Blutgefäßen sehr rasch in den Körper aufgenommen.

Sind die Koronararterien einmal so stark stenosiert (verengt), dass Angina-pectoris-Anfälle schon bei leichter Belastung oder in Ruhe auftreten, kann es leicht z. B. durch einen anhaftenden kleinen Thrombus (Blutgerinnsel) zu einem vollständigen Verschluss einer Koronararterie kom-

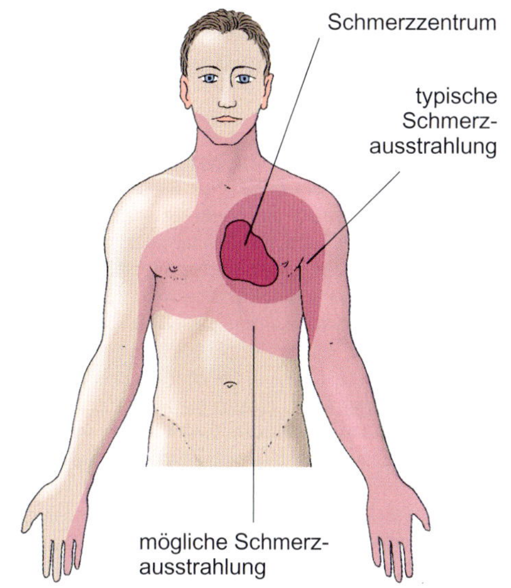

Abb. 15.27 Charakteristische Ausbreitung des Angina-pectoris-Schmerzes. Typischerweise strahlt der Schmerz in den linken Arm aus. Es gibt aber auch immer wieder ungewöhnliche Schmerzausbreitungen, z. B. in den Bauch oder in Richtung des Unterkiefers.

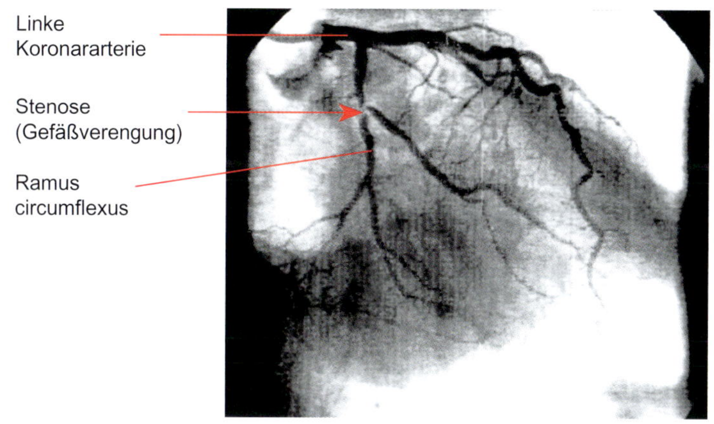

Abb. 15.28 Koronarangiografie eines Patienten mit schwerer koronarer Herzerkrankung. Man erkennt einen fast vollständigen Verschluss des Ramus circumflexus der linken Koronararterie. [X112]

men. Dann sinkt die Sauerstoffversorgung so weit ab, dass ein Teil der Herzmuskelfasern abstirbt. Den Tod (Nekrose) von Herzmuskelgewebe infolge von Sauerstoffmangel nennt man **Herz-** oder **Myokardinfarkt.**

Koronarangiografie

Um festzustellen, wie stark die Koronararterien bereits verengt sind, kann man unter Röntgendurchleuchtung über einen Herzkatheter Kontrastmittel in die Koronararterien spritzen (Koronarangiografie, ➤ Abb. 15.28). Die mit Kontrastmittel gefüllten Gefäße stellen sich im Bild dar, evtl. vorhandene Engstellen oder Verschlüsse werden als Kontrastmittelaussparungen sichtbar.

PT-PRAXIS

Physiotherapie bei KHK

Ziele der Behandlung sind ein verminderter myokardialer Sauerstoffverbrauch sowie ein verbessertes myokardiales Sauerstoffangebot. Die koronare Durchblutung kann u. a. durch Beseitigung von Störimpulsen aus den Reflexzonen des Herzens gesteigert werden. Generell sind bei Patienten mit bekannter KHK oder mit Zustand nach Herzinfarkt isometrische Spannungsübungen (➤ Kap. 4.4.1) zu unterlassen; denn bei diesen Übungen neigen die Patienten zum Anhalten der Luft. Hierdurch entstehen hohe intrathorakale Drücke, die sich negativ auf das bereits vorgeschädigte Herz auswirken können.

Ballondilatation

Gefäßstenosen können durch das Verfahren der **Ballondilatation,** der sog. **PTCA** (perkutane transluminale koronare Angioplastie) mechanisch aufgedehnt (= dilatiert) werden. Hierfür stehen spezielle Katheter zur Verfügung, die wie bei der Koronarangiografie von einer peripheren Arterie (meistens über die A. femoralis unterhalb des Leistenbandes) ausgehend entgegen dem Blutfluss bis zu der erkrankten Stelle innerhalb der Koronararterien vorgeschoben werden. An der Spitze des Katheters befindet sich ein Ballon, der mit sehr hohen Drücken (bis zu 14 atm und mehr) aufgeblasen werden kann. Dadurch wird das überflüssige Material, welches die Verengung verursacht, in die Wand des Gefäßes gedrückt.

Aortokoronarer Venenbypass

Falls die Aufdehnung der Herzkranzstenose durch die PTCA nicht gelingt oder nicht möglich ist, wird operativ eine „Umleitung", ein Bypass, angelegt, z. B. ein **aortokoronarer Venenbypass** (ACVB). Dazu werden eine oder mehrere Venen aus anderen Stellen des Körpers entnommen und unter Eröffnung der Brusthöhle zwischen dem herznahen Abschnitt der Aorta und einem nicht mehr verengten Koronararterienabschnitt distal der Engstelle (Stenose) eingesetzt. Diese Operation erfordert eine chirurgische Eröffnung der Brusthöhle, die anschließend durch Verdrahtung und Naht wieder geschlossen werden muss. Physiotherapeutisch muss bei der Anschlussbehandlung darauf geachtet werden, dass durch die Übungstherapie keine übermäßige Belastung auf die heilende Wunde am Thorax ausgeübt wird.

15.7.3 Herzinfarkt

Der **Herzinfarkt** ist eine der häufigsten Todesursachen in Deutschland: 13 % aller Männer und 8 % der Frauen sterben daran.

Der Tod ist dabei meist unmittelbare Folge einer akut nachlassenden Herzleistung, vom Infarktareal ausgehender Herzrhythmusstörungen oder (seltener) einer Herzwandzerreißung. Besonders häufig führen Zweit- oder Drittinfarkte zum Tode. Ein Infarkt sollte vermutet werden, wenn ein Patient ohne andere plausible Ursache starke Brustschmerzen verspürt, die oft in Richtung des linken Armes ausstrahlen (➤ Abb. 15.27). Gleichzeitig wird der Patient kaltschweißig, klagt über Atemnot und empfindet eine starke Angst. Zur Diagnosesicherung wird ein EKG abgeleitet, das im Falle eines Infarktereignisses typische Veränderungen zeigt (➤ Abb. 15.29). Weitere Hinweise auf einen Infarkt gibt eine Blutuntersuchung: Da die Zellwände der abgestorbenen Herzmuskelzellen rasch zerfallen, gelangen sonst nur im Zellinneren befindliche Herzmuskelenzyme ins Blut und lassen sich bei einem Myokardinfarkt in der Regel nach spätestens sechs Stunden nachweisen.

Behandlungsverlauf

Nach der Akutbehandlung des Herzinfarktes auf der Intensivstation wird der Patient in der Regel nach 2–3 Tagen auf eine „normale" internistische Station verlegt. Dort wird die zunächst weiterbestehende strenge Ruhigstellung stufenweise und je nach Krankheitsverlauf während 3–4 Wochen gelockert. Während dieser Zeit wird der Infarktpatient Schritt für Schritt mobilisiert, wobei Krankenpflege und Physiotherapie eng zusammenarbeiten.

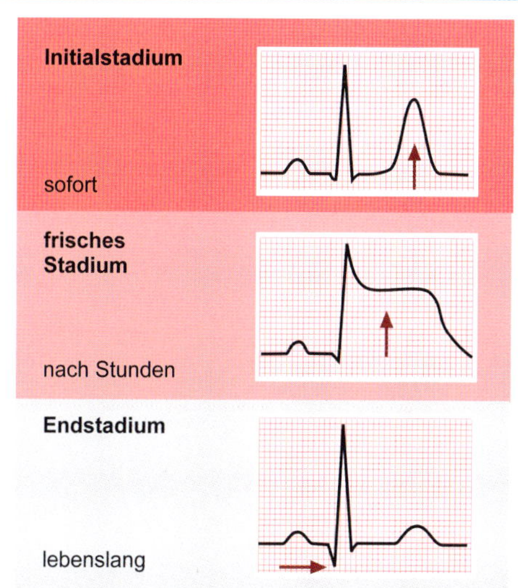

Abb. 15.29 Typische EKG-Veränderungen beim Herzinfarkt (Auswahl). Im Initialstadium fallen im EKG eine hohe T-Welle und eine Erhöhung der ST-Strecke auf. Auch noch nach Jahren kann man an der vertieften Q-Zacke erkennen, dass ein Herzinfarkt stattgefunden hat.

15

Die häufig nachfolgende Anschlussheilbehandlung (AHB) verfolgt das Ziel, durch Änderung der Lebensführung, die insbesondere die Bereiche Rauchen, Ernährung, Stress im Beruf betrifft, das Risiko eines Zweitinfarktes zu senken. In der AHB wird mittels Physiotherapie eine weitergehende Bewegungstherapie durchgeführt, um eine ausreichende körperliche Leistungsfähigkeit des Infarktpatienten wiederherzustellen. Im Anschluss daran steht den Patienten die aktive Teilnahme an Herzsportgruppen offen, die nicht selten lebenslang weitergeführt wird.

PT-PRAXIS

Physiotherapie nach Herzinfarkt

Die **physiotherapeutische Behandlung nach Herzinfarkt** ist in verschiedene Phasen eingeteilt.

In der Akutphase (bis ca. 6 Wochen nach dem Infarkt) steht die Frühmobilisation zur Vermeidung von Komplikationen im Vordergrund. Hockergymnastik, die schrittweise aufgebaut werden kann, hat sich dabei bewährt.

Entsprechend dem Heidelberger Mobilisations-Stufenmodell werden nach der Entlassung des Patienten von der Intensivstation folgende Phasen unterschieden: Stufe A ab ca. 5.–8. Tag, Stufe B von ca. 9.–15. Tag, Stufe C von ca. 16.–22. Tag.

Nach der Akutphase schließt sich die Konvaleszenz- und Rehabilitationsphase (6.–12. Woche nach dem Infarkt) an. Regelmäßige Pulskontrollen während der Therapie gehören ebenso zum Behandlungskonzept wie die angepasste und stets mit dem Arzt abgesprochene Belastungssteigerung. In der Postkonvaleszenz, welche die gesamte weitere Lebensdauer des Patienten umfasst, steht die Erhaltung der körperlichen Kondition mit dem Ziel der Reinfarktvermeidung im Vordergrund. Hierbei spielen ambulante Herzsportgruppen eine wichtige Rolle.

Außerdem hat sich herausgestellt, dass einem Zweitinfarkt durch die regelmäßige Gabe bestimmter Medikamente entgegengewirkt werden kann; es handelt sich hier zum einen um die Azetylsalizylsäure (bekannt unter dem Handelsnamen Aspirin®), die eine Gerinnselbildung an den verengten Koronargefäßen verhindert, und zum anderen um die sog. β-Blocker, die den Sauerstoffbedarf des Herzens herabsetzen.

Literatur

Benninghoff, A., Drenckhahn, D.: Makroskopische Anatomie, Histologie, Embryologie, Zellbiologie. Band 1: Zelle, Gewebe, Entwicklung, Skelett- und Muskelsystem, Atemsystem, Verdauungssystem, Harn- und Genitalsystem, Band 2: Herz-Kreislauf-System, Lymphatisches System, Endokrine Drüsen, Nervensystem, Sinnesorgane, Haut. 16./17. Aufl. Elsevier, Urban&Fischer, München 2004, 2008.

Brandes, R., Lang, F., Schmidt, R.F.: Physiologie des Menschen, mit Pathophysiologie. 32. Aufl. Springer, Berlin 2019.

Levick, J.R.: Kardiovaskuläre Physiologie. UTB, Stuttgart 1998.

Mayrhofer, S., Krenek, B.: Fallbuch Physiotherapie: Innere Medizin mit Schwerpunkt Kardiologie/Pulmologie. Elsevier Urban&Fischer, München 2016.

Paulsen, F., Waschke, J.: Sobotta, Atlas der Anatomie 3 Bände und Tabellenhefter im Schuber. 24. Aufl. Elsevier, München 2019.

Schoppmeyer, M.: Innere Medizin: Krankheitslehre für die Physiotherapie. 4. Aufl. Elsevier Urban&Fischer, München 2020.

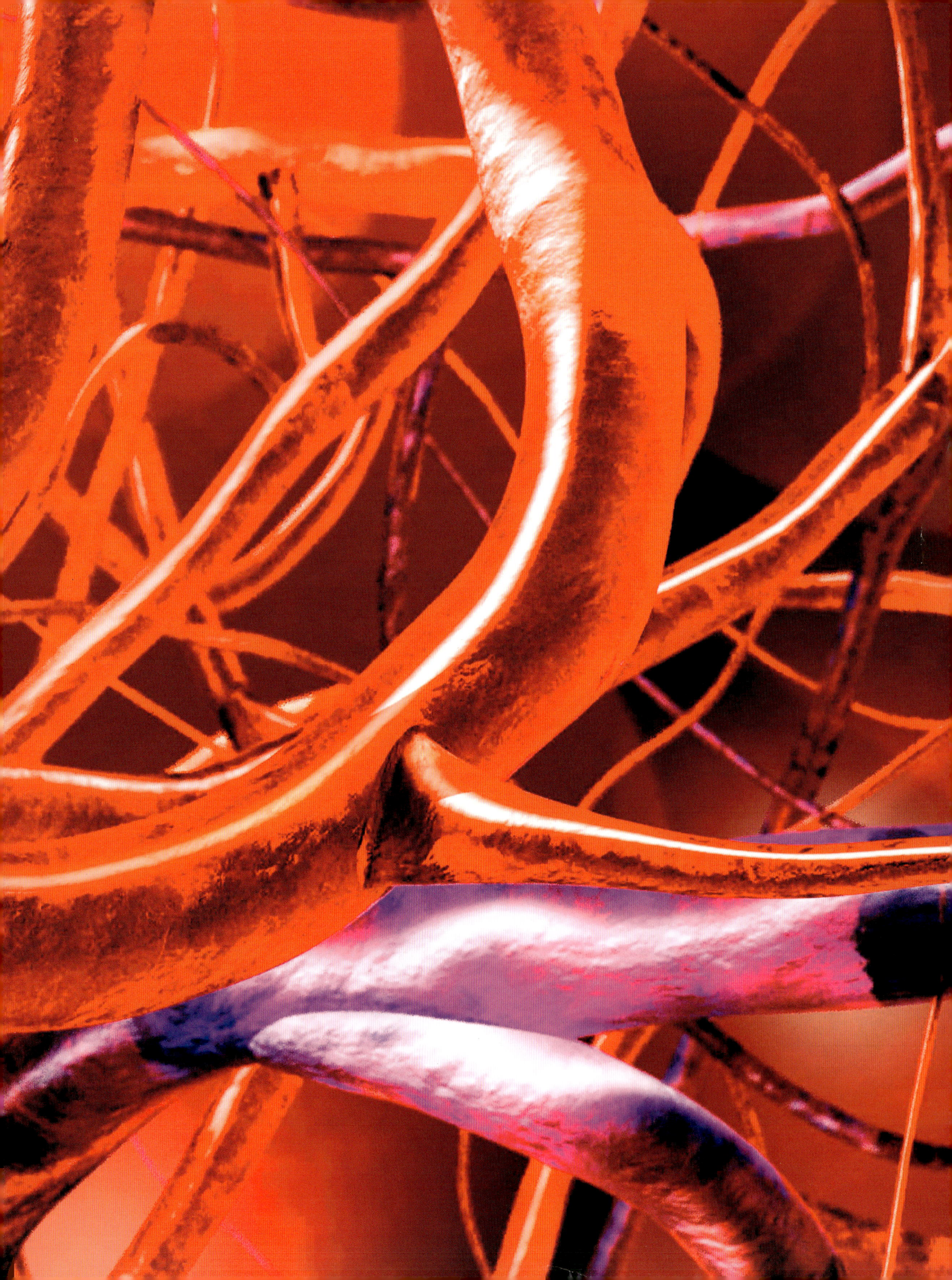

KAPITEL

16 Das Kreislauf- und Gefäßsystem

LERNINHALTE

16.1 Aufbau des Gefäßsystems

- Das Herz-Kreislauf-System besteht aus dem Herzen als Motor und den Blutgefäßen als Transportwegen. Die linke Herzkammer pumpt das Blut über Aorta, Arterien, Arteriolen und Kapillaren in den Körperkreislauf. Venen sammeln es wieder und führen es über untere und obere Hohlvene dem rechten Herzen zu, von wo aus es durch die Lunge gepumpt wird und wieder das linke Herz erreicht.
- Venen führen immer zum Herzen hin, Arterien von ihm weg.
- Der Aufbau von Venen und Arterien ist sehr ähnlich, allerdings haben die Arterien eine dickere Muskelschicht. Venen sind durch ihre Dehnbarkeit in der Lage, ein größeres Blutvolumen aufzunehmen.
- Funktionell werden sechs Gefäßabschnitte unterschieden: elastische Gefäße mit Windkesselfunktion (Aorta), Widerstandsgefäße (Arterien und Arteriolen), Sphinktergefäße (terminale Enden von präkapillären Arteriolen), Austauschgefäße (Kapillaren), Kapazitätsgefäße (Venen) und Nebenschlussgefäße (arteriovenöse Anastomosen, d. h. Kurzschlüsse).
- Die Kapillaren sind extrem dünnwandige Gefäßabschnitte zwischen Arterien und Venen, die den Stoffaustausch mit dem Gewebe ermöglichen.
- Die Regulierung der Durchblutung einzelner Organe wird durch Veränderungen der Gefäßweite bestimmt – hierbei spielen lokal wirkende gefäßaktive Substanzen eine wichtige Rolle.
- Bei der Arteriosklerose kommt es durch kleinste Verletzungen der Arterienwand und Bildung von arteriosklerotischen Plaques zu einer Verminderung der Elastizität der betroffenen Gefäße. Arteriosklerotisch bedingte Gefäßerkrankungen bilden die Haupttodesursache weltweit.
- Aneurysmen sind Aussackungen der Gefäßwand von Arterien. Platzen sie, kommt es häufig zu lebensgefährlichen Blutungen.
- Die häufigsten Venenerkrankungen sind Krampfadern, Venenentzündung (Thrombophlebitis) und Thrombose.
- Ödeme sind krankhafte Flüssigkeitsansammlungen im Gewebe. Ursache dafür ist ein Ungleichgewicht zwischen Filtration und Reabsorption plus Lymphabfluss.

16.2 Die Abschnitte des Kreislaufs

- Der Körperkreislauf beginnt mit dem aus der linken Herzkammer austretenden Aortenbogen. Von ihm zweigen Gefäße für Kopf, Hals und Arme ab. Im Bauchraum entspringen weitere große Gefäßstämme, die u. a. Magen-Darm-Trakt, Leber und Nieren versorgen. Schließlich teilt sich die Bauchaorta in zwei große Stämme, die in die Beine ziehen.
- In ähnlicher Weise, nur umgekehrt, verlaufen die Venen, die das Blut wieder zum Herzen befördern – sie münden als obere und untere Hohlvene in den rechten Herzvorhof.
- Eine Besonderheit ist der Pfortaderkreislauf: Das Blut der Verdauungsorgane wird über einen Umweg zum Herzen geleitet, indem es zuerst die Leber passieren muss. Auf diese Weise kann die Leber aus dem Blut des Darms gleich Nähr- und Giftstoffe entnehmen.

16.3 Eigenschaften des Gefäßsystems

- Innerhalb der Gefäße muss das Blut bei seiner Bewegung einen bestimmten Widerstand überwinden. Dieser Strömungswiderstand ist abhängig vom Gefäßdurchmesser, der Viskosität (Zähigkeit) des Blutes, der Länge der Gefäßabschnitte und der Anzahl der Gefäßabgänge.
- Unter dem Blutdruck versteht man die Kraft, die das Blut auf die Gefäßwände der Arterien ausübt. Man unterscheidet einen systolischen und einen diastolischen Wert. Der Blutdruck beträgt im Durchschnitt 120 zu 80 mmHg.
- Hypertonie ist eine dauerhafte, nicht situationsabhängige Erhöhung des arteriellen Blutdrucks über 140 und/oder 80 mmHg.
- Die Blutdruckmessung erfolgt mit Stethoskop und Blutdruckmanschette nach der Methode von Riva Rocci.
- Der Körper selbst hat besondere Rezeptoren zur Blutdruckmessung. Diese leiten ihre Informationen ins Gehirn, das durch Aktivierung oder Hemmung des Sympathikus einen zu hohen oder niedrigen Blutdruck wieder normalisiert.
- Blutdruck und Durchblutung werden vor allem durch die Hormone Adrenalin und Noradrenalin, das Renin-Angiotensin-Aldosteron-System und das Adiuretin beeinflusst.
- Bei extrem niedrigem Blutdruck kommt es durch Minderversorgung des Gehirns und anderer Organe zum Schock.
- Das Blutgefäßsystem spielt auch eine wichtige Rolle für den Wärmetransport im Körper.
- Fieber ist die Erhöhung der Körpertemperatur auf über 38 °C infolge Erhöhung des Temperatursollwertes im ZNS. Fieber wird durch Pyrogene (Fieber erzeugende Stoffe von Erregern) ausgelöst und findet sich oft bei Infektionskrankheiten.

Arteriosklerotische Gefäßerkrankungen und ihre Folgen wie Schlaganfall und Herzinfarkt sind die häufigsten Todesursachen weltweit. Entsprechend dieser Häufung kommt der Therapie von Gefäßerkrankungen unter Berücksichtigung aller damit verbundenen Risiken besondere Bedeutung zu. Kenntnisse über Aufbau und Funktion des Gefäßsystems sind wichtige Grundlagen für Physiotherapeuten, wenn sie z. B. im Rahmen der Leistungs- und Belastungskontrolle Pulsmessungen vornehmen oder die Thromboseprophylaxe durchführen. Sowohl in der Prävention als auch in der Rehabilitation spielt die physiotherapeutische Bewegungstherapie eine entscheidende Rolle.

16.1 Aufbau des Gefäßsystems

DEFINITION

Blutgefäße

Wichtigste Transportwege des menschlichen Körpers. Bilden zusammen mit dem Herzen das Herz-Kreislauf-System (kardiovaskuläres System). Dieses versorgt alle Zellen des Körpers mit Sauerstoff und Nährstoffen und transportiert gleichzeitig Endprodukte des Stoffwechsels, z. B. Kohlendioxid oder harnpflichtige Substanzen, wieder ab.

Arterien (Schlagadern)

Gefäße, in denen das Blut **vom Herzen weg** strömt. Im Körperkreislauf führen die Arterien hellrot gefärbtes, sauerstoffreiches Blut, im Lungenkreislauf hingegen sauerstoffarmes, dunkelrot gefärbtes Blut.

Venen

Gefäße, die das Blut **zum Herzen zurückleiten.** Enthalten im Körperkreislauf sauerstoffarmes, dunkelrot gefärbtes Blut, während sie im Lungenkreislauf sauerstoffreiches, hellrot gefärbtes Blut transportieren. Ausnahme: Außer den Lungenvenen führen die V. umbilicalis (Nabelgefäß) sauerstoffreiches Blut und die Lungenarterien, ebenso wie die Aa. umbilicales, sauerstoffarmes Blut.

16

16.1.1 Kardiovaskuläres System

Die Blutgefäße sind die wichtigsten Transportwege des menschlichen Körpers. In Funktionseinheit mit dem Herzen ergeben sie das **kardiovaskuläre System,** das für die Versorgung aller Gewebe mit lebensnotwendigen Stoffen, z. B. Flüssigkeit und Nährstoffe, und gleichzeitig für die Entsorgung der Stoffwechselendprodukte, z. B. harnpflichtige Substanzen, verantwortlich ist.

Der menschliche Kreislauf besteht aus zwei großen hintereinander geschalteten Abschnitten: dem **Körperkreislauf** (großer Kreislauf) und dem **Lungenkreislauf** (kleiner Kreislauf; Übersicht ➤ Abb. 15.3).

Körperkreislauf

Die linke Herzkammer presst das Blut mit einem Druck von ca. 120 mmHg in die **Aorta,** die größte Schlagader des Körpers. Diese teilt sich in andere große Schlagadern auf, die Arterien (➤ Abb. 16.13). Sie führen das sauerstoffreiche, hellrote Blut vom Herzen fort in die verschiedenen Körperregionen. Dabei verzweigen sie sich in immer kleinere Äste, die **Arteriolen.**

Die Arteriolen wiederum gehen in haardünne Gefäße über, die man **Kapillaren** nennt. Durch deren dünne, durchlässige Wand werden Sauerstoff, Nährstoffe und Stoffwechselendprodukte zwischen Gewebe und Blut ausgetauscht. Die Kapillaren sind zugleich das Verbindungsglied zwischen Arterien und Venen. Der Blutdruck nimmt mit der weiteren Verästelung der arteriellen Gefäße kontinuierlich ab (➤ Abb. 16.17).

Venolen sammeln das jetzt sauerstoffarme, dunkelrote Blut aus den feinen Gefäßen und vereinigen sich zu immer größeren **Venen.** Die beiden größten Venen des Menschen, die **Vena cava superior** und **inferior** (**obere** und **untere Hohlvene,** ➤ Abb. 16.16), führen das Blut schließlich in den rechten Herzvorhof zurück.

Lungenkreislauf

Die rechte Herzkammer pumpt das Blut mit einem Druck von ca. 25 mmHg in den **Lungenkreislauf,** der genauso wie der Körperkreislauf aufgebaut ist. Auch hier verästeln sich die Arterien wieder bis auf feinste Kapillaren, der Blutdruck sinkt mit der Verästelung (➤ Abb. 16.17).

Im Kapillarnetz der Lunge reichert sich das Blut mit dem über die Atemluft aufgenommenen Sauerstoff an und gibt gleichzeitig Kohlendioxid an die Luft ab, die anschließend ausgeatmet wird. Die Lungenvenen führen das Blut in den Vorhof des linken Herzens zurück, wo der Kreislauf von vorn beginnt.

Da Körper- und Lungenkreislauf in Serie geschaltet sind, muss das ganze Blut sowohl Herz als auch Lunge passieren. Dagegen sind die Organe, die vom Körperkreislauf versorgt werden, z. B. Leber, Milz, Nieren und Verdauungstrakt, parallel geschaltet und werden nur von einem Teil des Gesamtblutvolumens durchlaufen.

Druckverhältnisse im kardiovaskulären System

Neben Körper- und Lungenkreislauf kann das kardiovaskuläre System auch bezüglich der unterschiedlichen **Druckverhältnisse** in ein Hochdruck- und ein Niederdrucksystem unterteilt werden. Zum Hochdrucksystem (Durchschnittswert: 120/80 mmHg) gehören demnach die arteriellen Abschnitte, zum Niederdrucksystem (Durchschnittswert: 25/10 mmHg) die venösen Abschnitte des Gefäßsystems und der gesamte Lungenkreislauf.

16.1.2 Feinbau der Gefäße

Die Gefäße sind aus drei Wandschichten aufgebaut (➤ Abb. 16.1), die einen Hohlraum umgeben, das **Gefäßlumen** (Lumen bezeichnet die lichte Weite eines Hohlorgans).

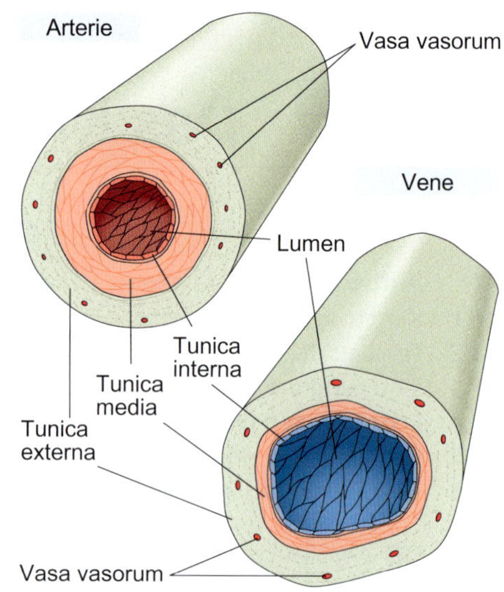

Abb. 16.1 Schichtaufbau der größeren Gefäße. Venen sind viel dünnwandiger als Arterien, und die einzelnen Schichten der Venen sind weniger deutlich gegeneinander abgegrenzt als die der Arterien.

- Flache Zellen kleiden das Gefäßlumen aus und bilden das **Gefäßendothel.** Darunter liegen feine Bindegewebsfasern und eine elastische Membran, die zusammen mit dem Gefäßendothel die **Tunica interna** (kurz **Interna** oder auch **Intima**) bilden.
- In der mittleren Schicht, der **Tunica media** (kurz **Media**), verlaufen glatte Muskelzellen und elastische Fasern. Bei Arterien ist die Media die am stärksten entwickelte Schicht, über deren Tonus die Gefäßweite reguliert werden kann. Venen sind dünnwandiger, da ihre Media schwächer ausgebildet ist. Außerdem können sie ihren Gefäßdurchmesser nicht aktiv regulieren.
- Die äußere Schicht der Gefäßwand, die **Tunica externa** (kurz **Externa** oder auch **Adventitia**), besteht aus Bindegewebe und elastischen Fasern. Bei größeren Gefäßen verlaufen in der Tunica externa eigene Gefäße, **Vasa vasorum** genannt, und Nerven zur Versorgung der Gefäßwand.

Zur Relation Wanddicke und Lumen ➤ Abb. 16.3.

16.1.3 Einteilung und Funktionen der Gefäßabschnitte

Aufgrund ihrer Funktion können die **Gefäßabschnitte** unterteilt werden in:

- Elastische (Windkessel-)Gefäße
- Widerstandsgefäße
- Sphinktergefäße
- Austauschgefäße
- Kapazitätsgefäße
- Nebenschluss-(Shunt-)Gefäße.

Elastische Gefäße und Windkesselfunktion

Bei herznahen Schlagadern, etwa der Aorta oder der Halsschlagader, überwiegen in der Media die elastischen Fasern – dies sind **Arterien vom elastischen Typ.** Sie leisten einen wichtigen Beitrag

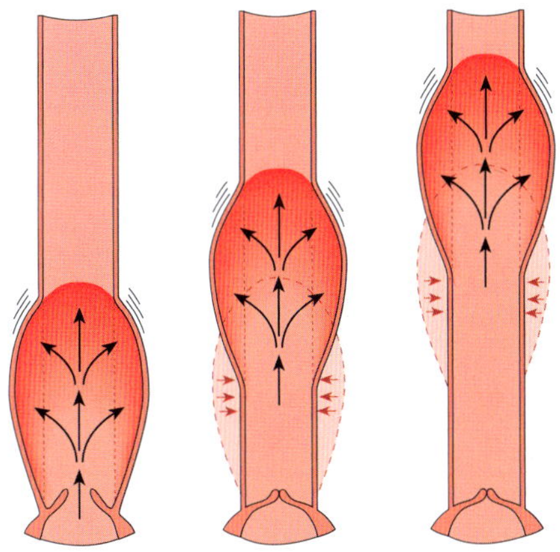

Abb. 16.2 Windkesselfunktion. Infolge der Windkesselfunktion herznaher Arterien breitet sich die Pulswelle kontinuierlich über die Arterien aus.

zur gleichmäßigen Funktion des Kreislaufs: Der vom Herzen während der Systole ruckartig ausgeworfene Blutstrom dehnt die Gefäßwand der Aorta und der herznahen Arterien kurz auf. Während sich der Herzmuskel in der Diastole entspannt, zieht sich die Gefäßwand wieder zusammen und schiebt so das in ihr gespeicherte Blut weiter. So sorgen die herznahen, elastischen Gefäße für einen gleichmäßigeren Blutstrom. Wäre die Aorta dagegen starr wie ein Wasserrohr, stünde nach Beendigung jeder Herzaktion der Blutstrom still. In Anlehnung an Ausgleichs- und Speicherbehälter hinter Kolbenpumpen heißt dieser Mechanismus auch Windkesselfunktion, die entsprechenden Arterien Windkesselgefäße (➤ Abb. 16.2).

Widerstandsgefäße

Bei den Arterien in der Körperperipherie hingegen überwiegen die glatten Muskelzellen. Diese **Arterien vom muskulären Typ** können durch Kontraktion oder Entspannung die Weite ihres Lumens und damit sowohl die Durchblutung der von ihnen versorgten Organe als auch den Blutdruck insgesamt beeinflussen (➤ Abb. 16.3). Daher werden die Arterien vom muskulösen Typ auch **Widerstandsgefäße** genannt.

Am Übergang zwischen Arterien und Kapillaren finden sich die **Arteriolen,** die ebenfalls den Widerstandsgefäßen zuzuordnen sind. Ihre Wand besteht aus Endothel, einem Gitterfasernetz und einer einschichtigen, glatten Muskelzellschicht.

Sphinktergefäße

Als **Sphinktergefäße** (griech.: sphincter = Band, Ring-, Schließmuskel) werden die terminalen Abschnitte der Arteriolen bezeichnet. Das vegetative Nervensystem steuert den Spannungszustand der glatten Muskulatur in diesem Gefäßabschnitt und kann dadurch die Stärke der Durchblutung beeinflussen. Ziehen sich die Muskeln zusammen (**Vasokonstriktion**), wird der Gefäßquerschnitt kleiner und die Durchblutung in dem nachfolgenden Kapillargebiet sinkt. Erschlaffen sie (**Vasodilatation**), erweitert sich die Arteriole und die Durchblutung nimmt zu.

Wanddicke	Lumen		
2 mm	25 mm		Aorta
1 mm	4 mm		Muskelarterie
30 µm	30 µm		Arteriole
1 µm	6 µm		Kapillare
3 µm	30 µm		Venole
0,5 mm	5 mm		Vene
1,5 mm	30 mm		Vena cava

Abb. 16.3 Gefäßbaum mit Relationsangaben zu Wandstärke und Lumen.

Austauschgefäße

Zu diesem Gefäßabschnitt zählen die Kapillaren, mikroskopisch feine Gefäße, welche die Arterien mit den Venen verbinden. Hier finden die entscheidenden Diffusions- und Filtrationsvorgänge für den **Stoffaustausch** statt. Eine Kapillare ist maximal 1 mm lang und hat einen Durchmesser von ~6 µm, ist also so gebaut, dass ein Erythrozyt sie nur durchqueren kann, wenn er elastisch genug ist. Die meisten Gewebe (Zielzellen) liegen in einem Abstand von maximal 10 µm zur nächsten sie versorgenden Kapillare.

Die Kapillaren bilden ein über den gesamten Körper ausgedehntes, dicht geknüpftes Netz:

- Gewebe mit hohem Sauerstoffbedarf, beispielsweise die Muskeln oder die Nieren, besitzen viele Kapillaren. Die Anzahl der Kapillaren in Muskeln variiert je nach Beanspruchung und Belastung der Muskulatur. Durch muskuläres Aufbautraining kann die Kapillarneubildung gezielt gefördert werden.
- Sehnen und vergleichbare Gewebe mit niedriger Stoffwechselaktivität (bradytrophe Gewebe, ➤ Kap. 4.5.5) haben hingegen nur wenig Kapillaren.
- An der Augenlinse, der Hornhaut sowie im Knorpel, an den Herzklappen und in der Epidermis (Oberhaut) finden sich im gesunden Zustand überhaupt keine Kapillaren. Diese Strukturen werden in der Regel über Diffusionsvorgänge versorgt.

Fügt man die Gefäßquerschnitte der einzelnen Kapillaren zusammen, ergibt sich ein Gesamtquerschnitt, der den der übrigen Gefäßgebiete weit übersteigt. Der Blutstrom ist in den Kapillaren besonders langsam (➤ Abb. 16.17) – ein Umstand, der den Stoffaustausch durch die Kapillarwand begünstigt. Denn im Gegensatz zu den Arterien, deren Wand für das Blut undurchdringlich ist, ist die dünne Kapillarwand porös und besteht nur noch aus dem Endothel und einer dünnen Basalmembran (➤ Kap. 4.2.1). Daher sind Kapillaren nicht kontraktil.

Durch die Poren des Endothels tauscht der Körper Substanzen zwischen Gefäß und Gewebe aus. Anders ausgedrückt heißt das: Die Kapillarwände bilden eine semipermeable **Membran** (➤ Kap. 3.5.5, Stoffaustausch), die den Stoffaustausch steuert. Mit Ausnahme der Blutkörperchen und Plasmaeiweiße können alle Substanzen diese Poren frei passieren.

Je nach Aufbau der Kapillarwände werden drei Arten von Kapillaren unterschieden:

- Kapillaren mit diskontinuierlicher Membran finden sich in Milz, Knochenmark und Leber. Ihre Gefäßwände sind durch große interzelluläre Zwischenräume durchbrochen, die auch von Blutzellen passiert werden können.
- Kapillaren mit durchgehender Membran haben eine kontinuierliche Schicht von Endothelzellen und 4–5 nm weite Poren. Diese finden sich in Muskulatur, Fettgewebe, Lunge und Bindegewebe.
- Kapillaren mit fenestrierter (gefensterter) Membran sind durch abgegrenzte Einsparungen von ca. 0,1 µm Größe in der Gefäßwand charakterisiert und kommen in Nieren und Darm vor.

KLINIK

Diffusion und Konvektion

Der menschliche Organismus ist ein komplexes System aus ca. 10^{13} Zellen, das auf kontinuierlichen Stofftransport angewiesen ist, der durch Diffusion (➤ Kap. 3.5 und insbesondere ➤ Kap. 3.5.4) allein nicht gewährleistet werden kann. Gleichwohl spielt die Diffusion als „automatisches" Transportsystem nicht nur bei Einzellern (oder auch intrazellulär) eine große Rolle, sondern auch auf den beiden wichtigen Seiten der sog. äußeren und inneren Atmung (➤ Abb. 16.4): In der Lunge (auch ➤ Kap. 17) findet der Übertritt von O_2 und CO_2 durch Diffusion auf einer relativ kurzen Diffusionsstrecke (aus der Alveole in die Kapillare bzw. umgekehrt) von 0,5 µm statt, während der Weg aus der Kapillare in die Zielzelle (jede Zelle eines Gewebes, die versorgt werden muss) meist ca. 10 µm beträgt.
Dazwischen liegt ein Transportsystem, verantwortlich für die Übertragung z. B. energieliefernder Stoffe, das seinerseits – im Gegensatz zur Diffusion – energieverbrauchend ist und über die Konvektion, also aktiven Stofftransport über größere Distanzen, funktioniert. Für dieses System ist nicht nur ein differenziertes Gefäßsystem, sondern auch eine treibende Kraft, in diesem Fall der Herzmuskel, notwendig.
Die Kombination von Diffusion und Konvektion ermöglicht eine wirksame Zirkulation inklusive stofflichem Austausch in großen Massen, macht aber v. a. durch die Notwendigkeit der Konvektion das System anfällig für Dysfunktionen, wie Bluthochdruck, Klappenfehler, Herzrhythmusstörungen und Arterienverkalkung.

ACHTUNG

Dekubitusgefahr!

Die Gefäßwände der Kapillaren sind dünn, der Blutdruck in den Kapillaren ist niedrig. Deshalb reicht im Liegen oft schon der Druck des aufliegenden Körpers, um Kapillaren abzudrücken und den Stoffaustausch zu unterbrechen. Bleibt der Druck länger bestehen, werden die Zellen irreversibel geschädigt und beginnen abzusterben: Ein **Dekubitus** (Druckgeschwür) entsteht. Die Gefahr eines Dekubitus ist besonders hoch, wenn zusätzliche Hautschädigungen, z. B. durch Scherkräfte, Feuchtigkeit oder Minderdurchblutung, vorliegen (Dekubitusprophylaxe, ➤ Kap. 10.1.4).

Kapazitätsgefäße

Nachdem das Blut die Kapillaren durchflossen hat, gelangt es in kleine Venen, die **Venolen,** die das Blut sammeln und es den größeren Venen zuleiten, die dann zum Herz zurückführen.

In den Venen und Venolen befinden sich etwa 65 % des gesamten Blutvolumens (➤ Abb. 16.5). Wegen dieses Blutreservoirs nennt man die Venen auch **Kapazitätsgefäße.** Bei Bedarf können aus diesem Reservoir größere Blutmengen in andere Teile des Körpers verschoben werden.

Die innere Gefäßschicht der Venen bildet in den kleinen und mittelgroßen Venen Ausstülpungen, sog. **Taschenklappen.** Zwei oder drei gegenüberliegende Endothelausstülpungen bilden zusammen eine Art Ventil, das den Blutstrom zum Herzen hin freigibt. Strömt das Blut jedoch in die andere Richtung, so entfalten sich die Taschenklappen und verhindern den Rückfluss (➤ Abb. 16.6).

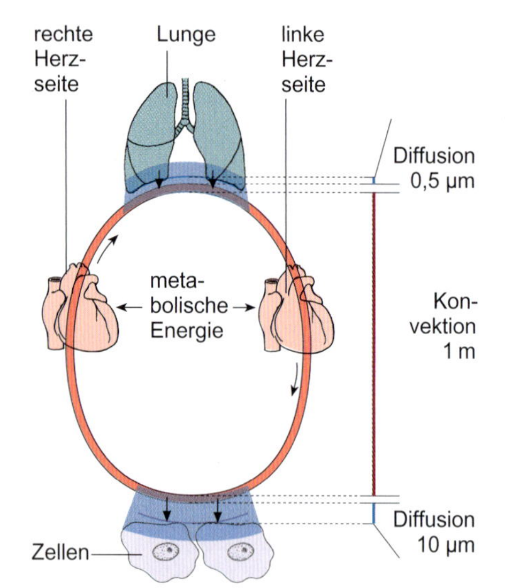

Abb. 16.4 Diffusion und Konvektion im kardiovaskulären System. Die Abbildung zeigt ein idealtypisches Schema, das einerseits die Gesamtheit aller Alveolen und deren Austausch mit den entsprechenden Kapillaren im oberen Bildrand und andererseits den Vorgang der Diffusion aus der Gesamtheit aller Kapillaren in deren Zielgebiet (symbolisiert durch zwei Zielzellen) im unteren Bildrand darstellt. Verbunden werden die Anteile der „äußeren Atmung" (links) und der „inneren Atmung" (rechts) durch die Konvektion, die u. a. als treibende Kraft den Herzmuskel als Druck-/Saugpumpe benötigt.

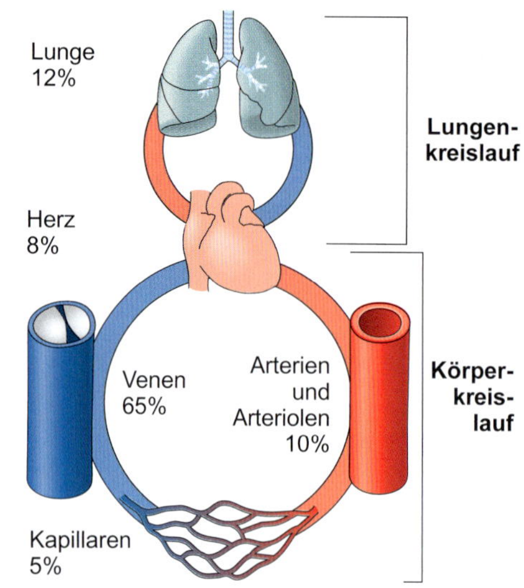

Abb. 16.5 Verteilung des Blutvolumens auf Körper- und Lungenkreislauf. Etwa zwei Drittel (65 %) des gesamten Blutvolumens befinden sich im venösen System des Körperkreislaufs.

Unterstützt wird dieses Klappensystem durch die Skelettmuskulatur, die eine Vene umgibt. Kontrahiert die umgebende Muskulatur, so drückt sie die Vene zusammen und presst dadurch das Blut zum Herzen. Der Rückfluss zum Herzen ist also am größten, während diese **Muskelpumpe** arbeitet.

Am Bein finden sich drei Arten von Venen, die über Klappen verfügen: **tiefe Venen,** die tief in der Muskulatur das Blut zum Herzen zurücktransportieren, **oberflächliche Venen,** die ein Netzwerk unter der Haut bilden, und schließlich die **Perforansvenen** (Perforation = Durchbruch), die oberflächliches und tiefes Venensystem verbinden. Gesunde Perforansvenen sind Einbahnstraßen – in ihnen kann das Blut nur von den oberflächlichen in die tiefen Venen strömen.

KLINIK

Bei Kreislaufkollaps Schocklagerung

Bei einem Patienten mit **Kreislaufkollaps** kann man das hohe Blutvolumen im venösen System durch eine entsprechende Lagerung positiv nutzen: Durch Hochhalten der Beine fließt das in den Beinvenen „versackte" Blut wieder zum Herzen zurück; der Füllungsdruck und somit das Schlagvolumen des Herzens steigen an **(Schocklage).** Aber Vorsicht: Die Schocklage ist bei einem kardiogenen Schock (z. B. einem Herzinfarkt) kontraindiziert, weil dadurch das Herz eine mit dem Leben nicht mehr zu vereinbarende Belastung erfahren kann.

Nebenschlussgefäße (Shunts)

In vielen Geweben beeinflussen zudem sog. **Nebenschlussgefäße** (arteriovenöse Anastomosen, griech.: anastomosis = Einmündung) die lokale Durchblutung. Dabei handelt es sich um Kurzschlussverbindungen, die bei Öffnung einen großen Teil des Blutes direkt in das venöse System überleiten können. Das Blut umgeht so das Kapillargebiet (➤ Abb. 16.7). Dies ist z. B. sinnvoll, wenn bei erhöhter Muskelbelastung momentan weniger wichtige Organe, wie der Magen-Darm-Trakt, „abgeschaltet" werden, damit mehr Blut für die Muskeldurchblutung bereitsteht, etwa bei einem 1 000-m-Lauf.

16.1.4 Erkrankungen der Arterien

Arteriosklerose

Cholesterin ➤ Kap. 2.8.2, ➤ Kap. 19.4.3

Koronare Herzkrankheit ➤ Kap. 15.7.2

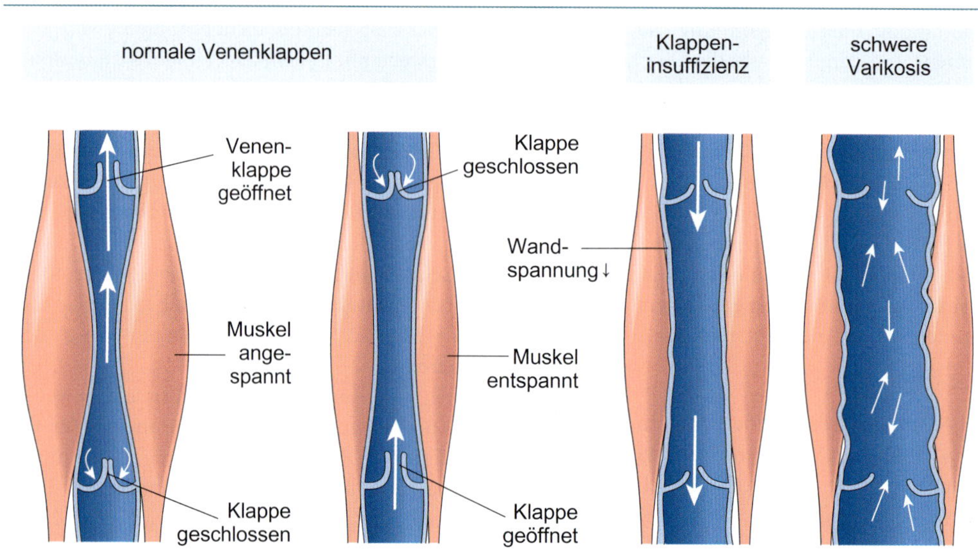

Abb. 16.6 Die Funktion der Venenklappen. In der ersten Abbildung wird das Blut durch Kontraktion der anliegenden Muskeln durch die geöffnete Venenklappe nach oben in Herzrichtung gepresst. Gleichzeitig verhindert die untere geschlossene Klappe den Rückstrom. Bei Entspannung der Muskulatur (zweites Bild) kann Blut von unten durch die jetzt wieder geöffnete Klappe nach oben nachfließen. Sind die Venen erweitert, schließen die Klappen nicht mehr vollständig. Deshalb strömt Blut der Schwerkraft folgend zurück in die Körperperipherie (drittes Bild). Es entsteht eine Varikose (viertes Bild).

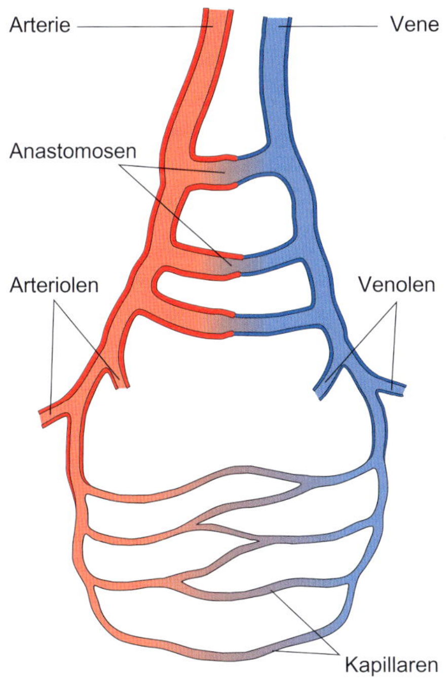

Abb. 16.7 Arteriovenöse Anastomosen (Shunts). Durch Öffnung dieser Nebenschlussgefäße kann die Durchblutung der Kapillaren reduziert oder ganz unterbrochen werden.

DEFINITION

Arteriosklerose (Arterienverkalkung)

Wichtigste und häufigste krankhafte Veränderung der Arterien mit Verhärtung, Verdickung, Elastizitätsverlust und Einengung der Gefäßlichtung. Führt über die Behinderung des Blutflusses zu Durchblutungsstörungen an verschiedenen Organen.

Gefahr Nummer 1 für ein gesundes Gefäßsystem ist in unserer Gesellschaft die **Arteriosklerose,** im Volksmund schlicht „Verkalkung“ genannt. Sie führt zu vielen Herz- und Kreislauferkrankungen, welche die Lebensqualität der Betroffenen stark einschränken und mit 50–55 % aller Todesursachen die häufigste Todesursache weltweit darstellen.

Risikofaktoren

Bei der Entstehung der Arteriosklerose spielen neben einer genetischen Disposition vor allem die Lebensbedingungen unserer „modernen“ Zivilisation eine entscheidende Rolle. Nach heutigem Wissensstand sind hauptsächlich folgende Risikofaktoren für die Arteriosklerose verantwortlich (➢ Abb. 16.8):

- Fettstoffwechselstörungen mit zu hohen Blutfettkonzentrationen, bedeutsam ist hier vor allem das LDL-Cholesterin (➢ Kap. 19.4.3)
- Rauchen
- Hypertonie (Bluthochdruck, ➢ Kap. 16.3.5)
- Diabetes mellitus („Zuckerkrankheit“, ➢ Kap. 19.3.4)
- Bewegungsmangel.

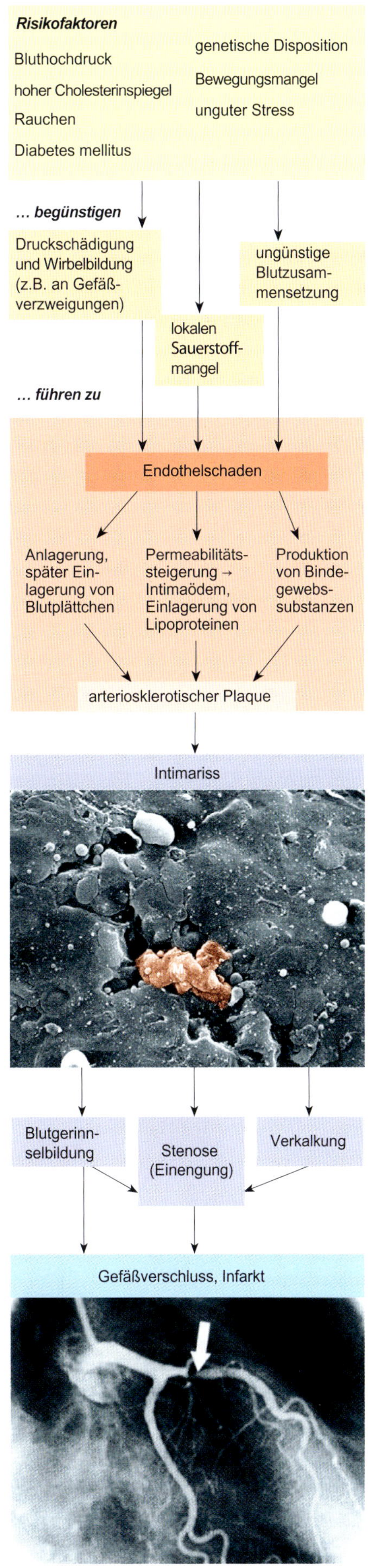

PT-PRAXIS

Mit Bewegungstherapie gegen Risikofaktoren

Neben der Vermeidung ist die Behandlung der Risikofaktoren vorherrschendes Ziel. Letztere ist häufig mit einer Umstellung der Lebensgewohnheiten verbunden, die sinnvollerweise durch eine **Bewegungstherapie** ergänzt wird. Derart können beispielsweise bei einem übergewichtigen Hypertoniker das Gewicht reduziert, die Cholesterin-Werte normalisiert und häufig der Blutdruck gesenkt werden. Physiotherapeuten sind prädestiniert für eine Anleitung zu mehr und richtiger Bewegung und spielen daher in der Prävention eine genauso große Rolle wie in der Rehabilitation.

Pathogenese

Intimaödem, Plaque, Thrombus

Über die Entstehung der Arteriosklerose existieren komplizierte Theorien. Vereinfacht gesprochen geht man davon aus, dass durch ungünstige Blutzusammensetzung, lokalen Sauerstoffmangel, Bluthochdruck und/oder lokale Wirbelbildungen des Blutstromes das Endothel der Arterien geschädigt wird.

An die Oberfläche kleiner **Endothelläsionen** (Endothelverletzungen) heften sich dann Blutplättchen an und verklumpen miteinander (Thrombozytenaggregation, ➢ Kap. 6.5.4). Sie verschließen die Läsion jedoch nur unvollständig, sodass das Endothel vermehrt durchlässig (permeabel) wird. Der Endothelschaden führt zur Quellung der Gefäßinnenhaut, dem **Intimaödem,** und zur Einlagerung von Blutfetten, woraus der **arteriosklerotische Plaque** (Herd) entsteht. Der Plaque wird zunehmend mit Cholesterin und anderen Blutfetten überladen. Reaktiv vermehren sich Bindegewebszellen, die in gesteigertem Maß Bindegewebssubstanzen produzieren, sodass die Intima verdickt. Im ungünstigsten Fall kommt es zum Absterben von Gewebe, und in der Folge lagern sich Kalksalze in der Nachbarschaft dieser Nekrose ab. Diese Gefäßverkalkung führt zusammen mit der Intimaverdickung zu einer zunehmenden Einengung (Stenosierung) des Gefäßlumens (➢ Abb. 16.9).

In fortgeschrittenen Stadien können die Plaques auch wieder aufreißen, sodass kleine Geschwüre entstehen, die nachfolgend von einem Blutgerinnsel (Thrombus) abgedeckt werden.

Die Entstehung und Folgen der Arteriosklerose sind in ➢ Abb. 16.8 zusammengefasst.

Abb. 16.8 Oben: Schaubild zu den Risikofaktoren, der Pathogenese (Krankheitsentstehung) und den Folgen der Arteriosklerose.
Mitte: Rasterelektronenmikroskopische Aufnahme des Intimaaufbruchs einer arteriosklerotisch veränderten Körperschlagader. Dem Defekt sind Lipide (Fettpartikel) in Form von kugeligen Gebilden aufgelagert. Sie sind durch Fibrin miteinander vernetzt. Vereinzelt erkennt man zipfelig geformte Leukozyten. [C106]
Unten: Das Bild einer Gefäßdurchleuchtung (Angiografie) zeigt den subtotalen (noch nicht vollständigen) Verschluss einer Herzkranzarterie (Ramus interventricularis anterior, ➢ Abb. 15.26). Die Blutversorgung des dahinter liegenden Herzmuskelgewebes ist bereits weit gehend aufgehoben, der Patient hat eine schwere Angina pectoris (➢ Kap. 15.7.2). [M349]

Gefäßverschluss und Infarkt. Durch die Thrombenbildung kommt es u. U. zum vollständigen Verschluss (Obliteration) des Gefäßes (entspricht WHO-Stadium III, ➢ Abb. 16.9). Die Folge ist, dass das ursprünglich von dieser Arterie versorgte Gefäßgebiet einen akuten Sauerstoffmangel erleidet – man spricht von einer **Ischämie.** Stirbt das ischämische Gewebe ab, so liegt ein **Infarkt** vor. Solche Durchblutungsstörungen und Infarkte betreffen vor allem das Gehirn und das Herz – als Schlaganfall bzw. Angina pectoris und Herzinfarkt –, die Nieren, den Darm und die unteren Extremitäten. Im letzteren Fall liegt dann eine periphere arterielle Verschlusskrankheit (PAVK) vor.

PT-PRAXIS

Gehtraining bei PAVK

Bei der **PAVK** (periphere arterielle Verschlusskrankheit) handelt es sich um arteriosklerotische Verengungen und Verschlüsse der Extremitätenarterien, meist in den Arterien des Beckens, der Oberschenkel oder Unterschenkel. Ein typischer Befund ist die sog. **Schaufensterkrankheit** (Claudicatio intermittens), bei der der Patient nach einer gewissen Gehstrecke durch Schmerzen in den distal des Verschlusses gelegenen Abschnitten zum Stehenbleiben „gezwungen" wird. Nach kurzer Ruhepause kann der Patient wieder so lange weitergehen, bis der Schmerz erneut auftritt. Unterhalb des Verschlusses zeigt sich häufig eine trockene, schuppige Haut. Durch **Gehtraining** kann die Bildung oder Nutzung von Kollateralgefäßen (Umgehungsblutbahnen) begünstigt und damit die Blutversorgung der betroffenen Extremität verbessert werden. Beim Training wird schrittweise die Gehstrecke verlängert und – je nach Expertenmeinung – bis zur Schmerzgrenze oder in den Schmerz „hineingegangen".

16

PT-PRAXIS

Physiotherapie bei Gefäßerkrankungen

Bei Krampfadern und Thrombophlebitis – Erkrankungen der oberflächlichen Venen – ist aus physiotherapeutischer Sicht **„Venentraining"** angezeigt: Dazu gehört einerseits die Bewegungstherapie zur Förderung des venösen Rückflusses und Stärkung der Muskulatur, die den venösen Rückstrom unterstützt, andererseits das ganze Repertoire der Hydrotherapie wie wechselwarme Güsse und Wassertreten.

Gefäßkrankheiten und Massage

Bei entzündlichen Erkrankungen der Gefäße, z. B. Varikose und Thrombophlebitis, ist die Massage absolut kontraindiziert. Finden sich im Bereich der Venen Verhärtungen (Thrombose) oder derbe Stränge bzw. diese zusammen mit den Zeichen der Entzündung (Rötung, Schwellung, Druckschmerz), so handelt es sich um eine Entzündung des tiefen Venensystems (Phlebothrombose). Das Abreißen eines Blutgerinnsels und dessen Fortschwemmung kann zur Lungenembolie und im ungünstigen Fall zum Tode führen (➢ Kap. 6.5.5). Deshalb sollten vor einer Massage die Thrombosedruckpunkte (u. a. zwischen den beiden Gastroknemiusköpfen [➢ Kap. 14.4.2] und in der Leiste) des Patienten vom Behandler abgetastet werden. Bei Druckdolenz (Druckschmerzhaftigkeit) dieser Punkte muss die Masage unterbleiben, und dem Patienten ist anzuraten, sich vom Arzt untersuchen zu lassen.

Bei arteriosklerotischen Veränderungen der arteriellen Gefäße, wie sie bei fast allen älteren Menschen zu finden sind, bedarf es ebenfalls der besonderen Vorsicht des Therapeuten. Da die Gefäße an Elastizität einbüßen, sind harte knetende Handgriffe, besonders im Verlauf der großen Arterien an Oberarm und Oberschenkel (Adduktorenkanal), kontraindiziert. Gefäßwandeinrisse und lebensbedrohliche innere Blutungen könnten die Folge sein.
Lokale Massage verschlechtert bestehende arterielle Verschlusskrankheiten und ist kontraindiziert, weil z. B. Plaques abreißen und weiter distal das Gefäß vollständig verschließen können. Außerdem muss davon ausgegangen werden, dass im Bereich des Verschlusses eine Entzündungsreaktion besteht.

Klinisches Bild

Wichtige durch die Arteriosklerose bedingte Krankheitsbilder sind:

- Koronare Herzkrankheit und Herzinfarkt (➢ Kap. 15.7.3)
- Schlaganfall (➢ Kap. 9.19.2)
- Arteriosklerotische Aneurysmen (➢ unten)
- Akute und chronische arterielle Verschlüsse vor allem der Bauch-, Becken- und Beinarterien.

Aneurysmen

Eine umschriebene Ausweitung eines arteriellen Gefäßes heißt **Aneurysma** (pl.: Aneurysmata oder Aneurysmen). Diese Ausweitung kann angeboren sein, aber auch im Laufe des Lebens entstehen. Ursachen können Arteriosklerose, Spätfolgen der Syphilis oder ein Unfall sein. Das Marfan-Syndrom (eine angeborene Kollagenose-Störung) geht ebenfalls mit der Entwicklung eines Aneurysmas der thorakalen Aorta einher. Am häufigsten sind Aneurysmen der Aorta. 85 % finden sich im Bauch-, 15 % im Brustabschnitt der Aorta.

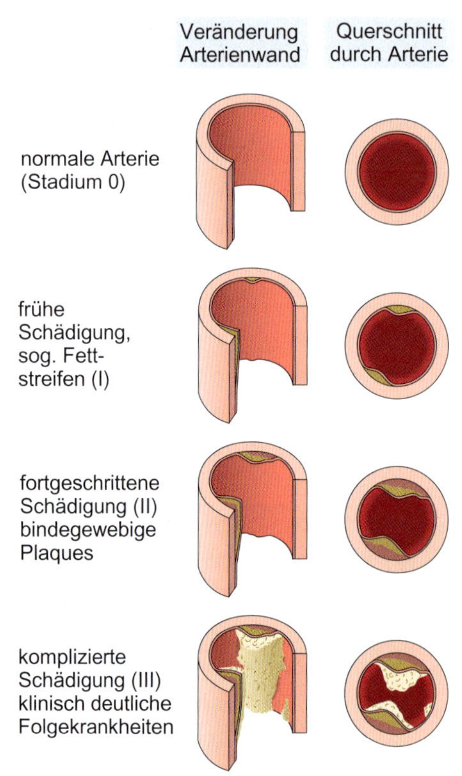

Abb. 16.9 Die Stadien der Arteriosklerose nach der WHO-Einteilung.

Bauchaorten-Aneurysma

Vom **Bauchaorten-Aneurysma** sind Männer viermal häufiger als Frauen betroffen, der Altersgipfel liegt zwischen 60 und 70 Jahren. Insgesamt sollen 1–2 % der Bevölkerung ein Bauchaorten-Aneurysma aufweisen. Zu Symptomen wie Schmerzen oder einer pulsierenden Schwellung führen meist nur große Aneurysmen von ca. 4–6 cm Durchmesser. Nicht wenige Aneurysmen werden deshalb nur zufällig diagnostiziert.

Jedes Aneurysma ist eine Gefahr für den Betroffenen, denn es kann jederzeit **rupturieren** (reißen) und zu lebensbedrohlichen Blutverlusten führen. Die Sterblichkeit bei einer geplanten Operation liegt bei rund 7 %, die eines Noteingriffs nach erfolgter Ruptur jedoch zwischen 50 und 80 %. Bei operationsfähigen Patienten empfehlen die Chirurgen deshalb meist die vorsorgliche operative Aneurysmaresektion, bei der die schadhafte Stelle entfernt und eine Gefäßprothese eingesetzt wird.

16.1.5 Erkrankungen der Venen

Krampfadern

Das Klappensystem der Venen funktioniert nur bei einem ausreichenden **Tonus** (Spannungszustand) der Venenwand. Reicht die Wandspannung nicht aus, entfernen sich die Enden der Klappen voneinander und die Venenklappen schließen nicht mehr vollständig. Man spricht von einer **Venenklappeninsuffizienz.** Der Rückfluss dehnt die Venenwand zusätzlich auf, sodass schließlich **Varizen** (Krampfadern) entstehen. Der Patient leidet unter einer **Varikose.**

Thrombophlebitis

Venöse Thrombosen (Phlebothrombosen) ➢ Kap. 6.5.5

Die **Thrombophlebitis,** eine Entzündung der oberflächlichen Venen, tritt häufig nach Bagatelltraumen, z. B. auch nach einer Injektion, auf. Es bilden sich schmerzhafte, gerötete Stränge meist am Ober- und Unterschenkel, die in der Regel mit kühlenden Verbänden, z. B. mit heparinhaltigen Gels oder Salben, nach einigen Tagen wieder verschwinden.

16.1.6 Druckverhältnisse im Kapillargebiet

Den größten Anteil beim Stoffaustausch hat die Diffusion durch die Kapillarwand: Wasser, Ionen und andere kleine Moleküle passieren aufgrund physikalischer Gesetzmäßigkeiten die Poren der Kapillarwand. Im arteriellen Kapillarschenkel gelangen so Flüssigkeit und Nährstoffe in das umliegende Gewebe, auf der venösen Seite strömen Abfallprodukte mit der Flüssigkeit in das Gefäßsystem zurück. Ganz entscheidend für diese Vorgänge sind die Druckverhältnisse zwischen Kapillarinnerem und Gewebe (➤ Abb. 16.10).

Im arteriellen Kapillarschenkel übt das Blut einen hydrostatischen Druck von ca. 30 mmHg aus. Dieser Druck treibt Wasser und kleine Moleküle aus dem Kapillarinneren ins Interstitium (➤ Kap. 3.5.1). In die gleiche Richtung wirkt der kolloidosmotische Druck (➤ Kap. 3.5.7) im Interstitium, der Wasser und kleine Moleküle ins Interstitium „zieht" und hier vereinfachend mit 5 mmHg über die gesamte Kapillarlänge angenommen wird.

Diesen Auswärtskräften entgegengerichtet sind der hydrostatische Druck des Interstitiums, der etwa bei Null liegt, und der kolloidosmotische Druck in den Kapillaren von ca. 25 mmHg.

Insgesamt ergibt sich damit am arteriellen Kapillarschenkel ein **effektiver Filtrationsdruck** von 30 mmHg + 5 mmHg – 25 mmHg = 10 mmHg; d. h., am arteriellen Schenkel der Kapillaren werden Flüssigkeit und kleine Moleküle ins Interstitium **filtriert.**

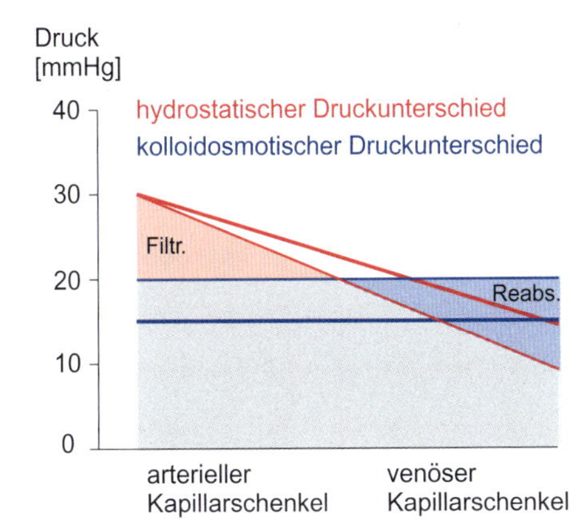

Abb. 16.10 Druckverhältnisse im Kapillargebiet in der Schemazeichnung. Beim Gesunden (dünne Linien) ist das Verhältnis zwischen Filtration und Reabsorption ausgewogen, d. h., im arteriellen Kapillarschenkel überwiegen die Filtrationskräfte („Filtr.") und im venösen Teil die Reabsorptionskräfte („Reabs."). Hingegen überwiegt bei einer Erhöhung des hydrostatischen Drucks, z. B. durch eine venöse Stauung (dicke rote Linie) oder einer Erniedrigung des kolloidosmotischen Drucks im Kapillarinnern (dicke blaue Linien), die Filtration; Ödeme entstehen. Der besseren Anschaulichkeit wegen wurde der Lymphabfluss in dieser Abbildung vernachlässigt (Details hierzu ➤ Kap. 6.4).

Am venösen Schenkel der Kapillaren ist der hydrostatische Druck im Kapillarinnern auf ca. 10 mmHg abgesunken. Die nach innen gerichteten Kräfte überwiegen nun; Flüssigkeit und kleine Moleküle werden in die Kapillaren **reabsorbiert** (➤ Abb. 16.10).

Aus den Kapillaren – ausgenommen denen der Niere – gelangen pro Tag rund 20 Liter Flüssigkeit durch die Kapillarwände in den Zwischenzellraum **(Filtration).** 18 Liter fließen im venösen Schenkel der Kapillaren wieder in das Gefäßsystem **(Reabsorption).** Die restlichen zwei Liter strömen indirekt durch das Lymphsystem in die Blutbahn zurück (➤ Kap. 6.4.1).

Ödeme

Ödeme sind krankhafte Flüssigkeitsansammlungen im Gewebe. Sie entstehen, wenn das Gleichgewicht zwischen Filtration einerseits und Reabsorption plus Lymphabfluss andererseits verschoben ist.

Ödeme können verschiedene Ursachen haben (➤ Abb. 16.11):

- **Verminderter kolloidosmotischer Druck.** Für den kolloidosmotischen Druck innerhalb der Kapillaren ist vor allem das **Albumin** (➤ Kap. 6.1.4) verantwortlich. Sinkt nun der Albumingehalt im Blut, etwa bei schweren Lebererkrankungen oder hohen Eiweißverlusten über die Nieren, so wird weniger Wasser in den Kapillaren zurückgehalten.
- **Erhöhter hydrostatischer Druck in den Kapillaren.** Ist der hydrostatische Druck in den Kapillaren erhöht, so steigt die Filtration. Bei erschöpfter Transportkapazität der Lymphgefäße sammelt sich Flüssigkeit im Gewebe an. Zu einer Druckerhöhung im arteriellen Schenkel der Kapillaren kommt es beispielsweise bei einer Blutdrucksteigerung, zu einer Druckerhöhung im venösen Schenkel bei einer Herzinsuffizienz (generalisiert) oder einer venösen Thrombose (lokal).
- **Störung des Lymphabflusses.** Sind die Lymphbahnen z. B. durch einen Tumor verlegt, können Ödeme im Einzugsbereich die Folge sein.
- **Erhöhte Permeabilität der Kapillarwände.** Eine erhöhte Durchlässigkeit der Kapillaren, etwa bei einer Allergie oder Entzündung, führt ebenfalls zu (lokalen) Ödemen. Im Gegensatz zu den bisher genannten Formen sind die so entstandenen Ödeme aber **proteinreich.**

16.2 Die Abschnitte des Kreislaufs

16.2.1 Arterien des Körperkreislaufs

Der **Körperkreislauf** (großer Kreislauf) beginnt in der linken Herzkammer, führt über die Aorta zu den Kapillargebieten und über das venöse System zurück zur oberen und unteren Hohlvene und in den rechten Vorhof (➤ Abb. 16.15).

Die Aorta gibt zunächst zwei kleine Äste ab, die den Herzmuskel mit Blut versorgen: die linke und die rechte Koronararterie (Herzkranzarterie, Details ➤ Kap. 15.7). Danach steigt sie auf (aufsteigende Aorta, Aorta ascendens), verläuft im Bogen oberhalb des Truncus pulmonalis als Arcus aortae und zieht dann abwärts (absteigende Aorta, Aorta descendens).

Aortenbogen

Am **Aortenbogen** entspringen drei große Arterien: Zunächst geht rechts der **Truncus brachiocephalicus** von der Aorta ab. Dieser Gefäßstamm teilt sich nach wenigen Zentimetern in die **A. carotis communis dextra** und die **A. subclavia dextra** auf. Als nächstes zweigen die **A. carotis communis sinistra** und die **A. subclavia sinistra** aus der Aorta ab.

Die beiden **Karotiden** (Kopfschlagadern) ziehen jeweils auf einer Seite kopfwärts. In der Karotisgabelung am oberen Kehlkopfrand teilen sie sich jeweils in die **A. carotis externa** und in die **A. carotis interna** auf. Die äußere Halsschlagader versorgt Kehlkopf, Mundhöhle, Schilddrüse, Kaumuskulatur und das Gesicht. Die innere Halsschlagader speist das Auge und den größten Teil des Gehirns.

KLINIK

Nasenbluten

Ein Ast der A. carotis externa versorgt auch die Nase. Akutes **Nasenbluten** kann oft vermindert werden, wenn ein feucht-kaltes Tuch in den Nacken und auf die seitlichen Halspartien gelegt wird. Dadurch verengt sich die A. carotis externa, und die Durchblutung der Nase sinkt.

Gründe für Nasenbluten können verstärkte Anstrengung, ein erhöhter Blutdruck oder Gerinnungsstörungen sein.

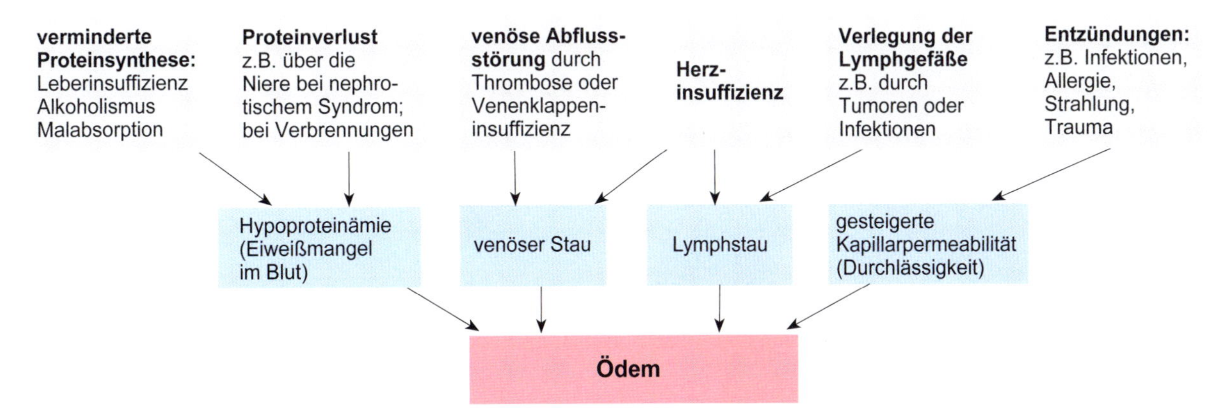

Abb. 16.11 Übersicht über die möglichen Ursachen der Ödembildung. Eiweißmangel (vor allem durch Albuminmangel), venöse Stauung, Lymphstau und gesteigerte Kapillardurchlässigkeit sind die vier Mechanismen der Ödementwicklung.

Armarterien

Die **Aa. subclaviae** versorgen die Arme (➤ Abb. 16.12). Sie ziehen zunächst zur Achsel und geben dabei mehrere Äste ab. Dazu gehören die rechte und die linke **A. vertebralis,** die an der Halswirbelsäule zum Gehirn verlaufen, und mehrere Äste für die Brustwand sowie die Hals- und Nackenregion. In der Achsel ändert die A. subclavia ihren Namen und heißt jetzt **A. axillaris**. Diese zieht weiter zum Oberarm und wird dort zur **A. brachialis.**

Diese teilt sich in der Ellenbeuge auf in die **A. radialis** und die **A. ulnaris.** Die A. radialis verläuft entlang des Radius in Richtung Hand. An ihr wird gewöhnlich der Puls gemessen (Details ➤ Kasten). Die A. ulnaris zieht entsprechend ulnarseitig weiter. Beide verzweigen sich und versorgen Unterarm und Hand.

Gefäße des Bauchraums

Die Aorta verläuft im absteigenden Teil als **Aorta descendens** dicht vor der Wirbelsäule und gibt im Brustraum die **Interkostalarterien** ab, die entlang den Rippen verlaufen. Danach passiert sie das Zwerchfell und tritt in das Retroperitoneum ein.

Hieß die Aorta bis zum Zwerchfell noch **Brustaorta**, so wird sie jetzt **Bauchaorta** genannt. Im Bauchraum zweigt zunächst der **Truncus coeliacus** ab, ein kräftiger Arterienstamm, der sich nach wenigen Zentimetern in drei Äste für den Magen, die Leber und die Milz aufteilt. Weiter unten gibt die Aorta zwei große Arterien ab, die überwiegend den Darm versorgen, die **A. mesenterica superior** und **inferior** (➤ Abb. 16.13). Auf Höhe des oberen Mesenterialarterienabgangs zweigen seitlich die beiden Nierenarterien **(Aa. renales)** ab.

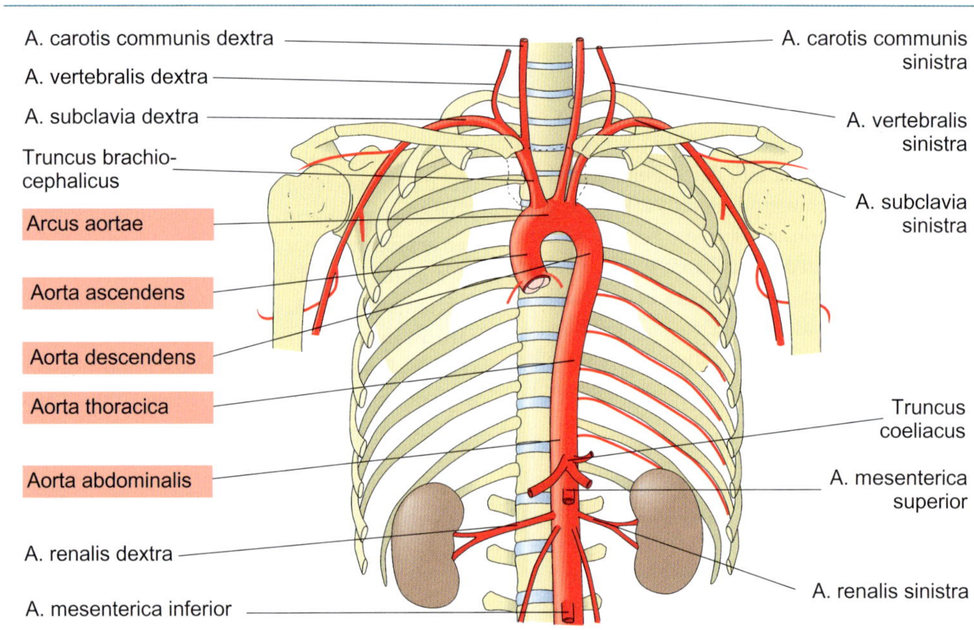

Abb. 16.12 Übersicht über die wichtigsten Gefäßabgänge der Aorta.

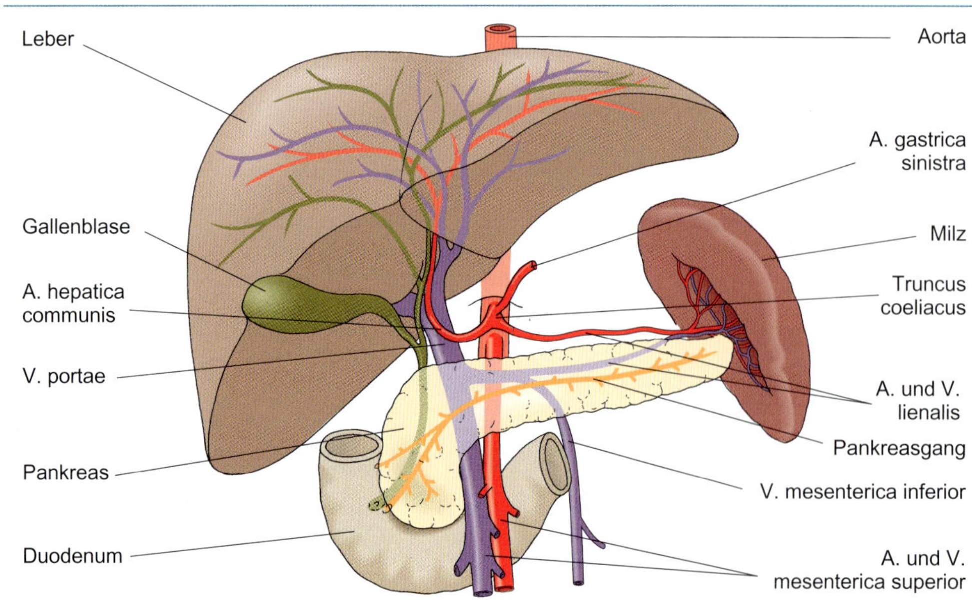

Abb. 16.13 Die Aufzweigungen der Aorta im Bauchraum und einige wichtige Gefäße des Pfortadersystems.

Pulsmessung

Die **Pulsmessung** ist eine wichtige und einfache Untersuchungsmethode, mit der man oft entscheidende Hinweise auf die Kreislaufsituation eines Patienten gewinnen kann. So erfährt man beispielsweise, ob eine **Tachykardie** (zu schneller Puls, z. B. im Schock, ➤ Kap. 16.3.7) oder eine **Bradykardie** (zu langsamer Puls, z. B. bei Blockierung des Herzreizleitungssystems, ➤ Kap. 15.5.8) vorliegt und auch, ob der Puls regelmäßig oder unregelmäßig ist.

Am häufigsten wird der Puls an der A. radialis gemessen. Hierzu legt man Zeige-, Mittel- und Ringfinger parallel zueinander am handgelenksnahen Radiusende auf der Hohlhandseite auf.

Andere Stellen, an denen sich auch bei schlechter Kreislaufsituation noch der Puls messen lässt (beispielsweise im Schock), sind die A. carotis am Hals und die A. femoralis in der Leistenbeuge (➤ Abb. 16.14). An der Halsschlagader sollte allerdings nur ein erfahrener Untersucher den Puls messen, da die Reizung der Pressorezeptoren am Karotissinus, wie die Karotisgabelung auch genannt wird, zu einem Blutdruckabfall führen kann (➤ Abb. 16.18).

Zur üblichen klinischen Untersuchung gehört außerdem die Untersuchung des Pulses in der Leistenbeuge, in der Kniekehle sowie an Fußinnenknöchel **(A. tibialis posterior)** und Fußrücken **(A. dorsalis pedis).** Der Untersucher erkennt so möglicherweise Gefäßverschlüsse, wie sie beispielsweise bei Rauchern häufig auftreten.

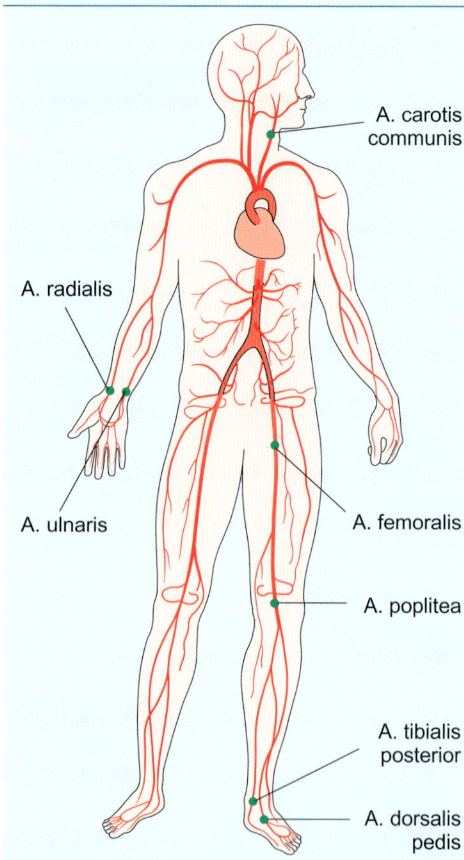

Abb. 16.14 Geeignete Tastpunkte zur Pulsmessung finden sich meist dort, wo größere Arterien dicht unterhalb der Hautoberfläche oder über harten Strukturen wie Knochen verlaufen, gegen die man sie tasten kann.

16

Vor dem 4. Lendenwirbel gabelt sich die Aorta in die linke und rechte **A. iliaca communis,** die sich wiederum in die innere und äußere A. iliaca **(A. iliaca interna und externa)** teilt. Die innere A. iliaca versorgt die Beckenorgane.

Die A. iliaca externa tritt durch die Lacuna vasorum, eine Lücke zwischen Schambein und Leistenband (➤ Kap. 14.2.4). Hier verlaufen die Gefäße für das Bein. Während die Arterie abwärts verläuft, wird sie zunächst am Oberschenkel zur **A. femoralis,** um dann als **A. poplitea** durch die Kniekehle zu ziehen. Unterhalb der Kniekehle teilt sie sich in drei Äste: die **A. fibularis (peronea),** die **A. tibialis anterior** und die **A. tibialis posterior.** Diese drei Arterien verzweigen sich und versorgen den Unterschenkel und den Fuß.

16.2.2 Pfortadersystem

Das venöse Blut aus den Bauchorganen fließt nicht direkt zum rechten Herzen zurück, sondern vereinigt sich zunächst in einer großen Vene, der Pfortader **(V. portae).** Die Pfortader führt das nährstoffreiche Blut aus den Verdauungsorganen zur Leber, wo es sich mit dem sauerstoffreichen Blut der Leberarterie vermischt (➤ Abb. 18.39).

In der Leber laufen dann zahlreiche biochemische Prozesse ab. Die Leber entgiftet gefährliche Substanzen und verändert manche aufgenommenen Stoffe so, dass die Körperzellen sie weiterverarbeiten können (auch ➤ Kap. 18.10.3). Dazu fließt das Blut von Pfortader und Leberarterie in das kapillare Netzwerk der Leber, um nach der Leberpassage über die untere Hohlvene in die rechte Herzkammer zu gelangen.

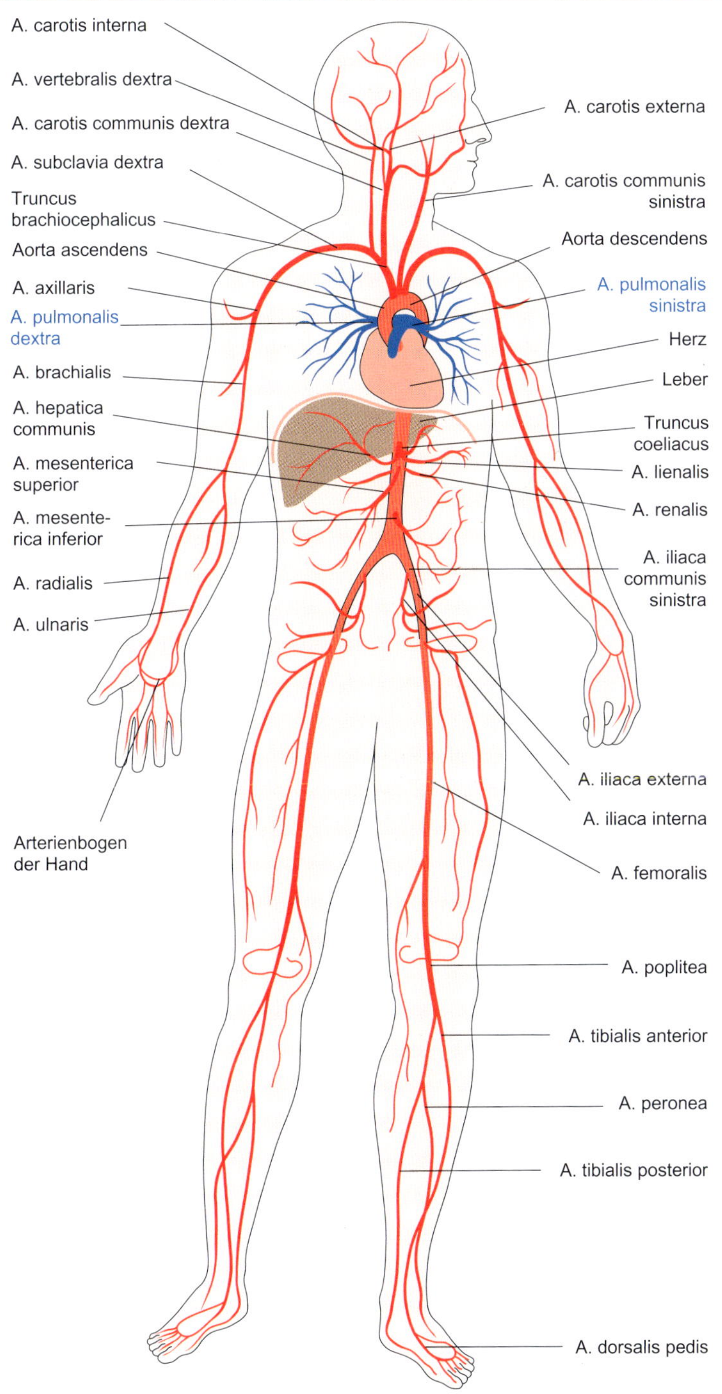

Abb. 16.15 Die wichtigsten Arterien in der Übersicht.

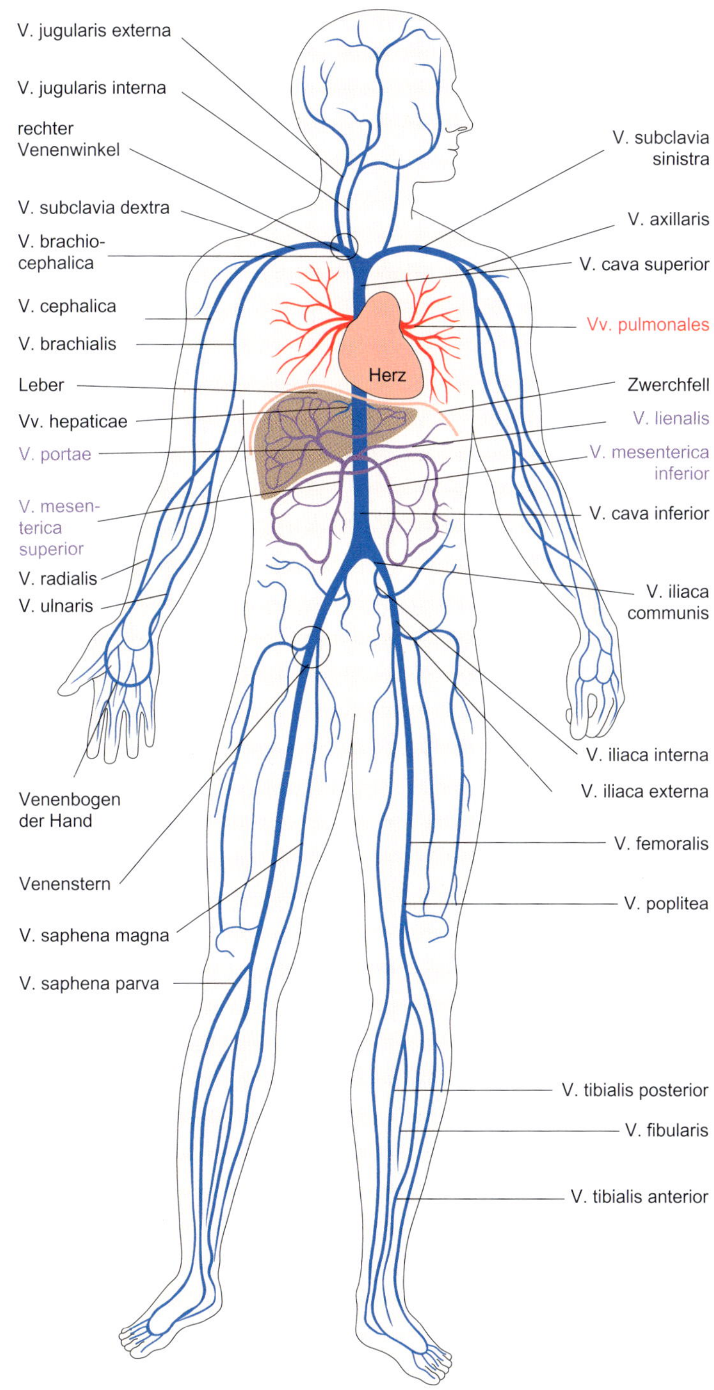

Abb. 16.16 Die wichtigsten Venen in der Übersicht.

16.2.3 Venen des Körperkreislaufs

Aus den Kapillargebieten und der Körperperipherie gelangt das Blut in die Venen. Der Verlauf der Venen entspricht meist dem der Arterien, es gibt jedoch insgesamt mehr Venen als Arterien. Alle Venen münden entweder in die **V. cava superior** (obere Hohlvene) oder in die **V. cava inferior** (untere Hohlvene). Die V. cava superior sammelt das Blut aus den Armen, dem Kopf sowie aus Hals und Brust. Die V. cava inferior nimmt das Blut aus dem Bauchraum, der Bauchwand, den Beckenorganen und den Beinen auf (➤ Abb. 16.16).

Das venöse Blut aus dem Herzmuskel fließt über mehrere kleinere Venen in den **Sinus coronarius,** eine große Sammelvene, die in den rechten Herzvorhof mündet.

Am Arm leiten die Ellen- und Speichenvenen (**Vv. ulnares** und **Vv. radiales**) das Blut zunächst in die **Vena brachialis,** die Oberarmvene. Diese geht über in die **V. axillaris** und schließlich in die **V. subclavia,** die Schlüsselbeinvene. Diese vereinigt sich im linken bzw. rechten Venenwinkel mit der **V. jugularis interna** und dem linken bzw. rechten (Haupt-)Lymphgang (Milchbrustgang) (➤ Abb. 16.16) und führt in die obere Hohlvene. Zu Aufbau und Organisation der Lymphwege ➤ Kap. 6.4.

In der V. jugularis interna fließt venöses Blut aus dem Gehirn, aber auch aus dem Gesicht zum Herzen zurück. Das venöse Blut aus der Kopfschwarte, der Haut des Hinterhauptes und dem Mundboden fließt in der **V. jugularis externa,** die in die **V. subclavia** mündet oder in den Venenwinkel eintritt.

Das Blut aus den Bauchorganen wird in der Pfortader gesammelt und fließt erst nach der Leberpassage in die V. cava inferior. Das Blut aus den Beckenorganen sammelt sich in ausgedehnten **Venenplexus** (Venengeflechten), die letztlich alle in die V. cava inferior münden.

Am Bein fließt das venöse Blut zum großen Teil über das **tiefe Venensystem** und sammelt sich zunächst in der **V. poplitea.** In der **V. femoralis** durchströmt das Blut dann den Oberschenkel, um in die **V. iliaca externa** und schließlich in die **V. iliaca communis** zu gelangen.

Ein kleiner Anteil des venösen Blutes gelangt über das **oberflächliche Beinvenensystem** in die **V. saphena magna,** die im sog. Venenstern in die aus der Tiefe des Oberschenkels kommende **V. femoralis** mündet.

16.2.4 Lungenkreislauf

Der Lungenkreislauf beginnt in der rechten Herzkammer und endet im linken Vorhof. Aus dem **Truncus pulmonalis,** der großen Lungenschlagader, gehen zwei große Arterien hervor, die **linke** und **rechte A. pulmonalis.**

Diese teilen sich in immer feinere Äste auf, die das sauerstoffarme Blut an die Alveolen (Lungenbläschen, ➤ Abb. 17.12) heranführen, aus denen Sauerstoff aufgenommen und an die Kohlendioxid abgegeben wird. Venolen und Venen vereinigen sich endlich zu vier großen **Vv. pulmonales** (Lungenvenen), die das jetzt mit Sauerstoff angereicherte Blut zum linken Herzvorhof leiten.

16.3 Eigenschaften des Gefäßsystems

16.3.1 Blutströmung

Die **Blutströmung** entsteht durch die Druckdifferenzen im Kreislaufsystem. Aus zentralen Regionen mit hohem Druck fließt das Blut in periphere Gefäßabschnitte mit niedrigerem Druck. Die Fließgeschwindigkeit hängt dabei vor allem vom **Blutdruck** (➤ Kap. 16.3.4) und dem **Strömungswiderstand** ab. Steigt z. B. der Blutdruck oder sinkt der Strömungswiderstand, so erhöht sich die Strömungsgeschwindigkeit (➤ Abb. 16.17).

16.3.2 Strömungswiderstand

DEFINITION

Strömungswiderstand

Widerstand gegen den Blutstrom, verursacht durch die Gefäße. Die Größe des Widerstandes wird bestimmt durch:
- Den **Durchmesser** eines Blutgefäßes
- Die **Viskosität** des Blutes (Zähigkeit bzw. innere Reibung einer Flüssigkeit)
- Die **Länge** des Gefäßabschnitts (ist nicht veränderbar)
- Die Anzahl der **Gefäßabgänge** (ebenfalls nicht veränderbar).

Gefäßdurchmesser

Verengt sich ein Gefäß, so steigt der Widerstand an. Nach dem Hagen-Poiseuille-Gesetz verhält sich der Widerstand umgekehrt proportional zur vierten Potenz des Gefäßradius! Bei einer Halbierung des Radius steigt also der Widerstand um den Faktor $2^4 = 16$. Umgekehrt sinkt der Widerstand bei einer Verdoppelung des Radius auf $^1/_{16}$ des Ausgangswertes. Dieser Vorgang spielt eine wichtige Rolle bei der Regulation des Blutdrucks und der Durchblutungssteuerung einzelner Organe.

Im Normalzustand sind über 80 % der Arteriolen kontrahiert, wobei sich die einzelnen Arteriolen in

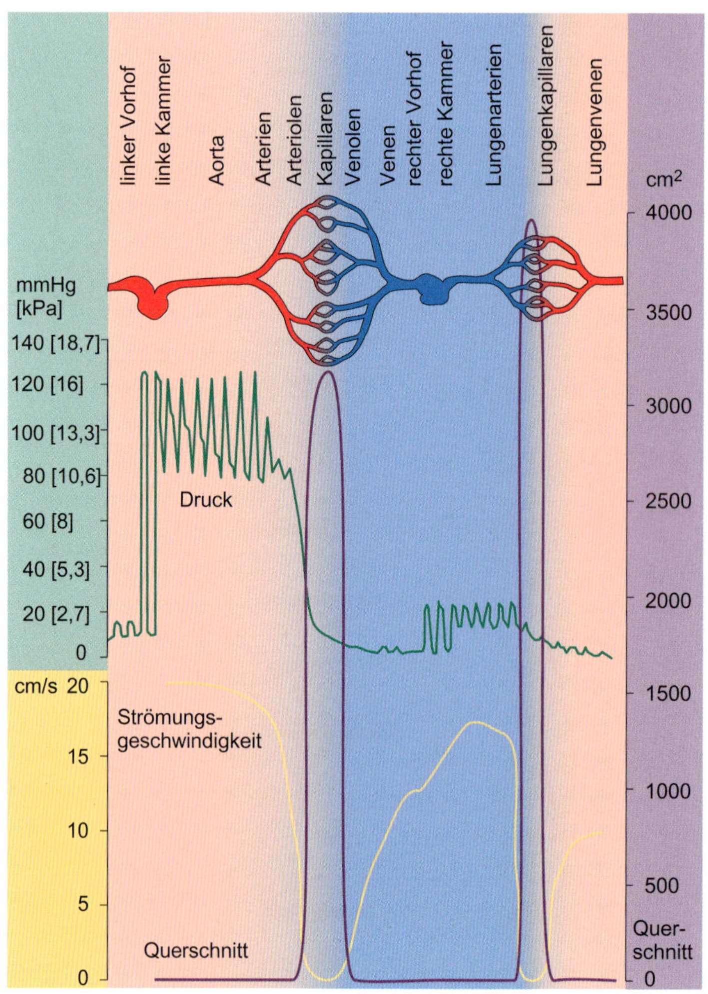

Abb. 16.17 Veränderung von Blutdruck, Strömungsgeschwindigkeit und Gefäßquerschnitt entlang der verschiedenen Gefäßabschnitte des Körper- und Lungenkreislaufs. In den Arteriolen fällt der Blutdruck aufgrund des hohen Widerstandes rasch ab. Im Kapillargebiet kommt es durch die starke Zunahme des Gefäßquerschnittes zu einer rapiden Abnahme der Strömungsgeschwindigkeit (ein breiter Fluss fließt langsam …).

rhythmischem Wechsel öffnen und schließen. Sind – etwa in einem Entzündungsgebiet – mehr als 20 % der Arteriolen geöffnet, so ändert sich der Strömungswiderstand (er sinkt rasch ab) und damit die lokale Durchblutung (sie nimmt stark zu). Über diesen Mechanismus kann umgekehrt der Sympathikus die Durchblutung innerer Organe bei einer Stressreaktion rasch reduzieren. In diesem Fall kommt es zur sog. Zentralisation, d. h., durch die Vasodilatation der Herz- und Hirngefäße und Vasokonstriktion in der Peripherie werden nur die lebenswichtigen Organe vorrangig durchblutet.

MERKE

Blutverteilung im Körper

Durch die von Organ zu Organ je nach lokalem Sauerstoffbedarf unterschiedliche Zahl der offenen Arteriolen wird nicht nur die lokale Durchblutung, sondern auch die **Blutverteilung** zwischen und innerhalb der verschiedenen Regionen des Gesamtorganismus geregelt.

Blutviskosität

Die **Viskosität** (Zähigkeit) hängt ab von dem Verhältnis zwischen festen und flüssigen Blutbestandteilen sowie von der Eiweißzusammensetzung des Plasmas. Durch Dehydratation (Verlust von Körperwasser, Volumenmangel, ➤ Kap. 20.6) beispielsweise verändert sich die Relation der flüssigen zu den festen Blutbestandteilen: Es überwiegen die festen Anteile, und dies führt zu einer erhöhten Zähigkeit und damit zu einem vermehrten Strömungswiderstand. Gehen hingegen feste Bestandteile verloren, beispielsweise durch Blutverlust, kommt es kompensatorisch zu vermehrtem Flüssigkeitseinstrom in die Gefäße, die Viskosität nimmt ab, der Strömungswiderstand sinkt.

Peripherer Gesamtwiderstand

Die Summe der Widerstände in den einzelnen hintereinandergeschalteten Gefäßabschnitten aller Gefäßgebiete ergibt den **totalen peripheren Widerstand.** Zusammen mit dem Herzzeitvolumen (➤ Kap. 15.6.1) und dem Blutvolumen bestimmt dieser Widerstand den Blutdruck. Nimmt der totale periphere Widerstand zu (bei konstantem Herzzeitvolumen und Blutvolumen), so steigt der arterielle Blutdruck.

16.3.3 Blutverteilung und Körperdurchblutung

Die Blutströmung und damit die Durchblutung der Organe wird unter wechselnden Schwerkraftverhältnissen (Liegen, Stehen, Kopfstand) aufrechterhalten und an den wechselnden Sauerstoff- und Nährstoffbedarf angepasst. Physiologische Möglichkeiten zur Sicherung der Organdurchblutung sind die Anpassung:

- Des Schlagvolumens und der Herzfrequenz
- Der Gefäßdurchmesser, insbesondere der Widerstandsgefäße
- Des Blutvolumens.

Lokale Durchblutung

Manche Organe, etwa Gehirn oder Nieren, müssen immer gut durchblutet sein. Andere hingegen, beispielsweise die Skelettmuskulatur, benötigen in Ruhe wenig, unter Belastung jedoch sehr viel mehr Blut. Daher sind Mechanismen zur **lokalen Durchblutungsregulation** erforderlich.

In erster Linie sind es Änderungen der Gefäßweite im Bereich der Widerstandsgefäße, über die die lokale Durchblutung gesteuert wird. Im Folgenden werden die Mechanismen näher beschrieben.

Myogene Durchblutungsregulation

Die meisten Organgefäße mit Ausnahme der Lunge halten die Durchblutung über eine durch die **Gefäßmuskulatur** selbst gesteuerte Verengung bzw. Erweiterung konstant. Bei erhöhtem Blutdurchfluss verengt sich die Gefäßmuskulatur, während sie sich bei vermindertem Durchfluss erweitert (druckreaktives Verhalten). Man nennt diesen Mechanismus, den der englische Physiologe Bayliss erstmals beschrieb, auch Selbstregulation oder **Autoregulation** der Gefäße bzw. **Bayliss-Effekt.** Organe mit ausgeprägter Autoregulation sind Niere, Herz und Gehirn. Bei der Lunge findet sich hingegen ein sog. druckpassives Verhalten der Gefäße, d. h., es findet keine Autoregulation im oben dargestellten Sinn statt.

Regulation durch Stoffwechselprodukte

Praktisch alle kleinen Arterien (Arteriolen) reagieren auf direkte Stoffwechselreize. So führen z. B. Sauerstoffmangel, Milchsäure und H^+-Ionen im Körperkreislauf zur Vasodilatation (Gefäßerweiterung) und damit zur Steigerung der Gewebedurchblutung. Auf diese Weise können z. B. bei verstärkter Organtätigkeit oder nach einer vorübergehenden Unterbrechung der Durchblutung **Stoffwechselendprodukte** besser abtransportiert werden (siehe Kasten „Abfallprodukt ‚Laktat'").

Regulation durch Hormone

Wichtige **Hormone** mit Wirkung auf die Gefäßweite sind Histamin, Bradykinin, Serotonin und Prostaglandine (alle vasodilatatorisch, ➤ Tab. 8.3), aber auch Angiotensin II, Adrenalin und Noradrenalin (alle vasokonstriktiv; auch ➤ Kap. 16.3.4 und ➤ Kap. 8).

Regulation durch Nervenimpulse

Eine ganz entscheidende Rolle spielt hier der Sympathikus (➤ Kap. 9.17), der die Gefäßweite der Widerstandsgefäße reguliert. Abhängig vom Gefäßruhetonus und der „Rezeptorausstattung" der verschiedenen Organe (Erregung von α-Rezeptoren führt zur Vasokonstriktion, Erregung von β-Rezeptoren zur Vasodilatation), führt eine Sympathikusaktivierung zu unterschiedlich starker Verengung oder Erweiterung der Gefäße. So wirkt eine sympathische Aktivierung in den meisten Organgebieten gefäßverengend, in der Skelettmuskulatur jedoch zumeist gefäßerweiternd – es kommt zu einer Umverteilung des Blutes im Sinne einer muskulären Leistungssteigerung (z. B. bei einem 1 000-m-Lauf).

In vielen Geweben beeinflussen zudem **Nebenschlussgefäße** (Shunts, ➤ Kap. 16.1.3) die lokale Durchblutung.

PT-PRAXIS

Das Abfallprodukt „Laktat"

Nach einer extremen sportlichen Betätigung oder einem Training nach langer Übungspause kann es zur „Übersäuerung" der Muskulatur durch **Laktat** (Milchsäure) kommen. Die Milchsäure entsteht als Abfallprodukt bei der anaeroben Energiegewinnung in der Muskelzelle (Sauerstoffschuld, ➤ Kap. 23.3.1), wird mit dem Blut in die Leber transportiert und dort wieder zu Glukose aufgebaut. Neben anderen Einflüssen werden ein hoher Milchsäuregehalt und Mikrotraumen in den Muskelfasern als Ursache für den Muskelkater diskutiert (➤ Kap. 23.8.2).

Zentrale Steuerung der Blutverteilung

Eine übergeordnete Steuerung der Blutverteilung ist bei der gegebenen Beschränkung des Blutvolumens unerlässlich: Wären alle Arteriolen gleichzeitig geöffnet, so wäre ein ausreichender Blutdruck nur mit einem Blutvolumen von 20 l zu erreichen!

Die Blutverteilung insgesamt ergibt sich aus den jeweiligen lokalen Durchblutungsverhältnissen. Sie wird darüber hinaus über Nervenimpulse (kurzfristige Blutdruckregulation) und über Hormone (mittelfristige und langfristige Blutdruckregulation) gesteuert (➤ Kap. 16.3.4).

16.3.4 Blutdruck und Blutdrucksteuerung

16

Blutdruck

DEFINITION

Blutdruck

Kraft, die das Blut auf die Gefäßwand der Arterien und der Venen ausübt. Im klinischen Sprachgebrauch ist jedoch mit dem Begriff Blutdruck stets der Druck in den größeren Arterien gemeint. Der Blutdruck wird meist in der Einheit mmHg (Millimeter Quecksilbersäule) angegeben, gelegentlich in der Einheit Kilopascal (kPa); 7,5 mmHg = 1 kPa.

Systolischer Blutdruck

Maximaler Druck im Gefäß (Spitzendruck), entsteht während der Herzkammersystole.

Diastolischer Blutdruck

Minimaler Druck im Gefäß während der Herzkammerdiastole, wird also auch in der Zeit zwischen zwei Herzschlägen nicht unterschritten und ist Maß für die Dauerbelastung der Gefäßwände.

Blutdruckamplitude

Differenz zwischen systolischem und diastolischem Blutdruck (bei einem Blutdruck von z. B. 120/80 mmHg beträgt die Amplitude 40 mmHg).

Die Höhe des Blutdrucks hängt ab vom

- **Herz-Zeit-Volumen:** Nimmt das Herz-Minuten-Volumen zu, beispielsweise bei Erregungszuständen, so steigt in der Regel auch der Blutdruck.

16

- **Blutvolumen:** Eine Verringerung des Blutvolumens, z. B. durch eine schwere Blutung, führt früher oder später zur Blutdrucksenkung.
- **Gesamtwiderstand** der Gefäße: Eine Zunahme des Gefäßwiderstandes, z. B. infolge einer Arteriosklerose, treibt den Blutdruck in die Höhe.

Steuerung des Blutdrucks

Der Blutdruck sollte sich in geregelten Bahnen bewegen. Zu hohe Werte (Hypertonie, ➢ Kap. 16.3.5) können sowohl das Herz als auch Nieren und Gehirn schädigen. Zu niedriger Blutdruck (Hypotonie, ➢ Kap. 16.3.6) führt dazu, dass zu wenig Nährstoffe und Sauerstoff zu den Organen gelangen; im Extremfall, dem Schock (➢ Kap. 16.3.7), kommt es zum Organversagen. Gleichzeitig muss der Blutdruck aber auch wechselnden Belastungen angepasst werden – bei einem anstrengenden Dauerlauf muss der Körper höhere Werte für ein höheres Herzminutenvolumen (bis 18 l/min) aufbringen als in Ruhe (5–6 l/min).

Grundlegende Voraussetzung jeder Blutdrucksteuerung ist, dass der Körper den Blutdruck in den Gefäßen selbst registrieren kann. In Aorta, Halsschlagadern sowie anderen großen Arterien in Brustkorb und Hals messen druckempfindliche Sinneszellen, die **Pressorezeptoren,** die Dehnung der Arterienwand (➢ Abb. 16.18). Dehnt ein höherer Druck die Wand, so senden die Pressorezeptoren verstärkt Impulse an das verlängerte Mark des Gehirns (Medulla oblongata) aus. Bei zu niedrigen Werten nimmt die Zahl der Impulse ab.

Die Blutdruckregulation kann auch als **Regelkreis mit negativer Rückkopplung** (➢ Abb. 1.10) interpretiert werden. Regelgröße ist der mittlere arterielle Blutdruck, der von den Pressorezeptoren als Messfühlern registriert wird. Führen Störgrößen, z. B. Aufstehen, zu einer Abweichung vom Sollwert, so werden über die Stellglieder, das Herz und die Widerstandsgefäße, entsprechende Korrekturen (z. B. Erhöhung von Herzfrequenz und -schlagkraft, Engstellung der Arterien) vorgenommen. Je näher sich Istwert und Sollwert angleichen, desto mehr werden die Korrekturen zurückgefahren (negative Rückkopplung).

Kurzfristige Blutdruckregulation

Die Mechanismen der **kurzfristigen Blutdruckregulation** greifen innerhalb von Sekunden, z. B. bei einem Lagewechsel (➢ Abb. 16.19).

Wichtigster Mechanismus der kurzfristigen Blutdruckregulation ist der **Pressorezeptorenreflex** (auch Barorezeptorenreflex genannt). Blutdruckabfall führt reflektorisch über die entsprechenden Kreislaufzentren in der Medulla oblongata zur Aktivierung des sympathischen Nervensystems. Dadurch wird das vom Herzen ausgeworfene Blutvolumen gesteigert; zusätzlich kommt es evtl. zur Gefäßverengung in Haut, Niere und Magen-Darm-Trakt. Dehnt ein erhöhter Blutdruck die Gefäßwand, so wird umgekehrt die Sympathikusaktivität gehemmt.

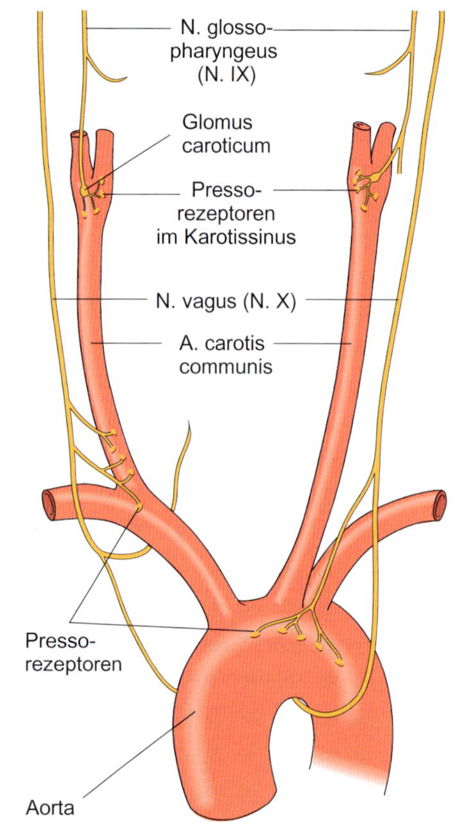

Abb. 16.18 Pressorezeptoren im Aortenbogen, entlang der A. carotis communis und insbesondere im Bereich ihrer Aufgabelung (Karotissinus) messen den Blutdruck. Das Glomus caroticum dient als Chemorezeptor für die Atemregulation (➢ Kap. 17.10.2).

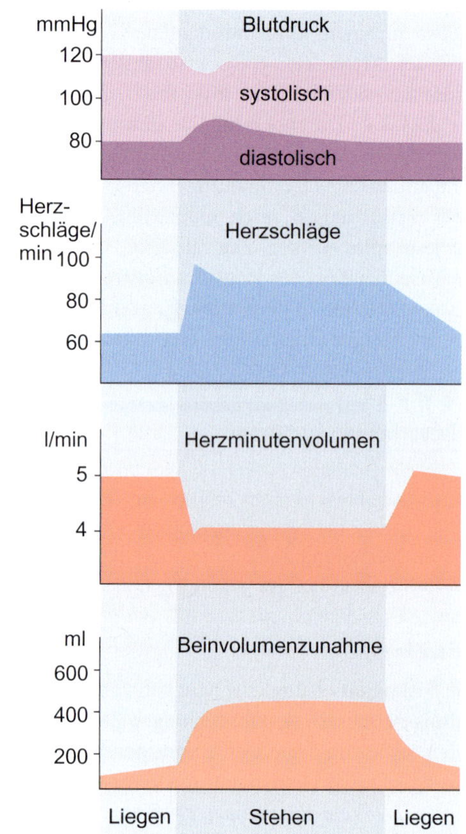

Abb. 16.19 Physiologische Veränderung von Blutdruck, Puls, Herzzeit- und Beinvolumen beim aufrecht Stehenden und beim Liegenden.

Bei länger anhaltenden Blutdrucksteigerungen allerdings passen sich die Pressorezeptoren dem erhöhten Wert an und eine Hemmung der Sympathikusaktivität unterbleibt: Eine Hypertonie manifestiert sich.

Der Reflexbogen läuft über das „Kreislaufzentrum" im Bereich der Formatio reticularis der Medulla oblongata (➢ Kap. 9.11.3). Hier gehen weitere „Meldungen" aus dem Körper ein, z. B. über Atmung, Schmerz- und Kältereize. Dadurch wird die Beeinflussung des Blutdrucks durch Schmerz, Kälte sowie emotionale Reize verständlich.

In den Herzvorhöfen befinden sich **Dehnungsrezeptoren,** die in vergleichbarer Weise auf einen Blutdruckabfall mit Aktivierung und auf einen Blutdruckanstieg mit Hemmung der sympathischen und Aktivierung der parasympathischen Zentren reagieren.

Mittelfristige Blutdruckregulation

Bei den Mechanismen der mittelfristigen Blutdruckregulation ist insbesondere das **Renin-Angiotensin-Aldosteron-System** zu nennen. Sinkt die Nierendurchblutung z. B. durch Blutdruckabfall oder Nierenarterienverengung ab, führt dies zu erhöhter Reninfreisetzung in der Niere. Renin fördert die Umwandlung von Angiotensinogen zu Angiotensin I, aus dem dann mit Hilfe des in der Lunge befindlichen **Angiotensin-Converting Enzyms** (ACE) Angiotensin II entsteht (➢ Kap. 20.3.1). Durch die starke vasokonstriktive (gefäßverengende) Wirkung des Angiotensin II steigt der Blutdruck wieder an.

Langfristige Blutdruckregulation

Die **langfristige Blutdruckregulation** läuft über die Regulation des Blutvolumens und damit über die Niere:

- **Druckdiurese:** Steigt der arterielle Mitteldruck über den Normwert von 100 mmHg, so nimmt die Flüssigkeitsausscheidung durch die Nieren deutlich zu; bei einem Absinken des Mitteldrucks vermindert sich umgekehrt die renale Flüssigkeitsausscheidung.
- **Ausschüttung von antidiuretischem Hormon** (ADH oder Adiuretin): Eine Volumenzunahme im Gefäßsystem vermindert die ADH-Sekretion im Hypothalamus und steigert damit die Diurese (➢ Kap. 8.2.1). Nimmt das in den Gefäßen zirkulierende Volumen hingegen ab, wird mehr ADH ausgeschüttet, die Diurese sinkt.
- **Ausschüttung von Aldosteron:** Durch die bereits oben erwähnte Aktivierung des Renin-Angiotensin-Aldosteron-Systems (➢ Kap. 20.3.1) wird bei einem Blutdruckabfall vermehrt Aldosteron gebildet, das die Natrium- und Flüssigkeitsreabsorption in der Niere steigert. Blut-

druckanstieg führt zu Hemmung des Renin-Angiotensin-Aldosteron-Systems.
- **Auf die Nieren wirkende Botenstoffe:** Durch Erhöhung des Blutvolumens werden in den Herzvorhöfen hormonähnliche Botenstoffe wie der **a**triale **n**atriuretische **F**aktor (**ANF**, ➤ Kap. 8.1.2) freigesetzt, die an der Niere die Diurese steigern. Dadurch wird der Volumenüberschuss wieder ausgeglichen und der Blutdruck konstant gehalten. Bei einem Blutdruckabfall laufen die umgekehrten Vorgänge ab.

Die aus diesen Mechanismen resultierende Veränderung des Plasmavolumens beeinflusst über die venöse Füllung die Auswurfleistung des Herzens und damit den Blutdruck.

Blutdruckmessung nach Riva Rocci

Bei der am meisten verbreiteten sog. **indirekten Blutdruckmessung** setzt der Untersucher sein Stethoskop in die Ellenbeuge – etwa dort, wo die A. brachialis verläuft – und pumpt eine etwas höher darüber angebrachte Blutdruckmanschette auf, bis im Stethoskop keine Pulsgeräusche mehr zu hören sind oder der Puls an der A. radialis nicht mehr zu fühlen ist. Dann wird der Druck abgelassen. Distal der Blutdruckmanschette sind nach kurzer Zeit pulssynchrone Strömungsgeräusche zu hören, die **Korotkow-Töne.** Der erste dieser Töne zeigt den systolischen Druck an. Bei weiter nachlassendem Druck werden die Töne auf einmal deutlich leiser – diese Schwelle gibt den diastolischen Blutdruck an (➤ Abb. 16.20).
Der Blutdruck wird in der Praxis traditionell in **Millimeter Quecksilbersäule (mmHg)** angegeben, die neue Maßeinheit Pascal hat sich nicht durchgesetzt.

16.3.5 Hypertonie

DEFINITION

Hypertonie

Ruhewerte, die systolisch über 140 mmHg und/oder diastolisch über 90 mmHg liegen, werden als Hypertonie bezeichnet (nach WHO).

Schätzungsweise 12–14 Millionen Menschen in Deutschland haben einen erhöhten arteriellen Blutdruck, etwa die Hälfte davon, ohne es zu wissen. Aber Bluthochdruck ist eine Zeitbombe: Er begünstigt die Entstehung einer Arteriosklerose (➤ Kap. 16.1.4) und zählt zusammen mit den Fettstoffwechselstörungen (vor allem der Hypercholesterinämie, ➤ Kap. 19.4.4) und dem Rauchen zu den Hauptrisikofaktoren sowohl für den Schlaganfall als auch für den Herzinfarkt.

Ursachen der Hypertonie

Bei über 90 % der Patienten lässt sich keine Ursache für den Bluthochdruck feststellen. Man spricht dann von einer **primären** (essenziellen) **Hypertonie.** Wahrscheinlich führen äußere Faktoren wie Übergewicht, Stress und vor allem Bewegungsmangel bei zusätzlicher genetischer Veranlagung zur Manifestation des Bluthochdrucks.

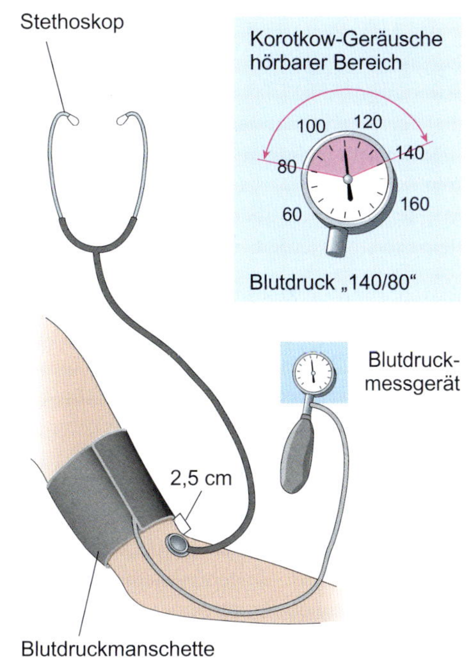

Abb. 16.20 Blutdruckmessung nach Riva Rocci. Psychische Einflüsse können den Blutdruck bei der Untersuchung um bis zu 40 mmHg ansteigen lassen. Diese gelegentlich ironisch auch als „Weißkittel-Hochdruck" bezeichnete Druckerhöhung kann besonders häufig bei der ersten Untersuchung durch den Arzt beobachtet werden. Außerdem ist auf eine zum Armumfang passende Manschettenbreite zu achten. Ist diese – etwa bei einem adipösen Patienten – zu schmal, ergeben sich falsche hohe Werte.

PT-PRAXIS

Ergänzende physiotherapeutische Maßnahmen bei Hypertonie

Bestimmte physiotherapeutische Maßnahmen stellen eine sinnvolle Ergänzung zur medikamentösen Therapie bei **Bluthochdruck** dar. So können Entspannungstechniken und Übungen zur Körperwahrnehmung (z. B. autogenes Training) oder ganzheitliche Übungssysteme wie Yoga zur Blutdrucksenkung beitragen. Auch regelmäßiger Ausdauersport wie z. B. Rad fahren kann – bei richtiger Dosierung – die Blutdruckstabilisierung unterstützen und sollte bei jeder antihypertensiven Therapie als primärer Baustein bedacht werden (➤ Kap. 23.3.3).

Bei der **sekundären Hypertonie** (weniger als 10 % der Fälle) ist der Bluthochdruck Folge anderer Grunderkrankungen, am häufigsten im Bereich der Nieren (➤ Abb. 16.21).

Beschwerden bei Hypertonie

Die meisten Patienten mit einer Hypertonie haben überhaupt keine Beschwerden. Nur wenige zeigen uncharakteristische Symptome wie Kopfdruck, Kopfschmerzen, Ohrensausen oder Schwindel.

Nicht selten zeigt sich die Hypertonie daher erst durch ihre Komplikationen, etwa eine Herzschwäche (➤ Kap. 15.6.4), eine koronare Herzkrankheit (➤ Kap. 15.7.2) oder einen Schlaganfall (➤ Kap. 9.19.2).

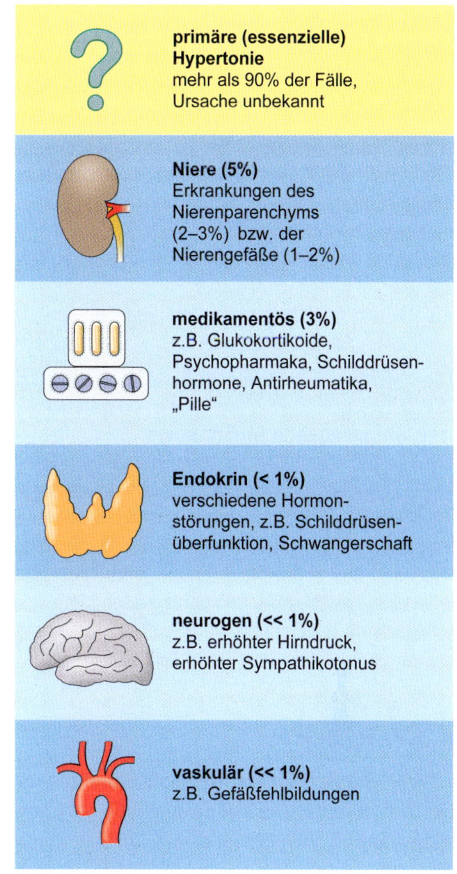

Abb. 16.21 Ursachen des Bluthochdrucks.

16.3.6 Hypotonie

DEFINITION

Hypotonie

Dauernde Blutdruckerniedrigung auf Werte unter 105/60 mmHg bei gleichzeitigen Beschwerden des Betroffenen durch die Minderdurchblutung der peripheren Organe. Ein Mensch, der sich bei niedrigen Blutdruckwerten wohl fühlt, ist nicht behandlungsbedürftig!

Orthostatische Dysregulation (orthostatische Hypotonie)

Wiederkehrender Blutdruckabfall beim Lagewechsel vom Liegen zum Stehen. Durch die kurzzeitige Minderdurchblutung des Gehirns wird dem Betroffenen schwindelig und schwarz vor Augen, er kann stürzen und ohnmächtig werden. Ist von der Hypotonie abzugrenzen, tritt aber oft zusammen mit ihr auf.

Die **Hypotonie** hat weit geringere medizinische Bedeutung als die Hypertonie. Hauptbeschwerden der Patienten sind Abgeschlagenheit, Leistungs- und Konzentrationsschwäche sowie Schwindel.

Am häufigsten ist die **essenzielle Hypotonie.** Sie entsteht ohne erkennbare Ursache und betrifft besonders oft schlanke junge Frauen. In der Regel reichen einfache physikalische Maßnahmen wie Gefäßtraining durch Wechselbäder und Bürstenmassagen sowie regelmäßige sportliche Betätigung aus.

16

PT-PRAXIS

Physikalische Maßnahmen bei Hypotonie

Kneipp-Anwendungen

„Was das Leben gesund erhält, kann auch die Krankheit heilen" – auf diesem Grundsatz baute der Wörishofener Pfarrer Sebastian Kneipp das nach ihm benannte Heil- und Kursystem auf und wurde damit zum Symbol einer natürlichen und gesunden Lebensweise. Die Kneipp-Hydrotherapie zielt darauf ab, den Körper abzuhärten und seine Abwehrlage zu verbessern. Kalte und warme Bäder, Güsse und Packungen bewirken eine Reizung der Hautnerven und Blutgefäße und dadurch eine Anregung des gesamten Stoffwechsels, was sowohl heilend als auch vorbeugend wirken soll (bekanntes Beispiel: Sauna).

Kreislaufanregende Maßnahmen

Bevor bettlägerige Patienten beispielsweise zur Gangschule vom Physiotherapeuten zum Aufstehen aufgefordert werden, empfiehlt sich eine kreislaufanregende Bettgymnastik zur Prophylaxe orthostatischer Dysregulation und zur Vermeidung eines Kreislaufkollapses. Bei älteren, geschwächten Patienten oder zum ersten Aufstehen nach einer Operation sollten immer zwei Physiotherapeuten Unterstützung leisten.

16.3.7 Schock

Ein Versagen der Kreislaufregulation mit gefährlicher Durchblutungsverminderung lebenswichtiger Organe nennt man **Schock.** Die Zellen können nicht mehr ausreichend mit Nährstoffen versorgt werden, ebenso wenig findet aus den Zellen ein Abtransport schädlicher Stoffwechselendprodukte statt. Leitbefund beim Schock ist der gefährlich niedrige systolische Blutdruck, der 80 mmHg unterschreitet und in lebensbedrohlichen Fällen oft nicht mehr messbar ist. Außerdem treten Symptome wie Tachykardie, kalter Schweiß, Blässe oder Zyanose – besonders der Lippen – und Unruhe auf.

16

16.3.8 Temperaturregulation

Eine wichtige Rolle spielt das Gefäßsystem auch bei der **Regulation der Körpertemperatur.** Es trägt zusammen mit anderen Regelmechanismen wesentlich dazu bei, dass der Körper trotz Schwankungen der Außentemperatur eine konstante Temperatur von rund 37 °C hält.

Der größte Teil der Wärmeproduktion in Ruhe stammt aus metabolischen Prozessen, z. B. der Leberaktivität, Verdauung im Magen-Darm-Trakt oder auch durch Umwandlung von ATP in ADP (➤ Kap. 2.5 und ➤ Kap. 2.8.5) als Energiebereitstellung für die Muskelaktivität, die auch in Ruhe für etwa ein Viertel der Wärmeproduktion verantwortlich ist. Ähnlich dem Wirkungsgrad einer Glühbirne wird auch bei der Muskulatur der überwiegende Teil der zugeführten Energie in Wärme umgesetzt und nur eine geringerer in die tatsächliche Arbeit (etwa im Verhältnis 3:1) Weitere Wärmelieferanten sind die ZNS-Aktivität und Reibungsvorgänge.

Der Organismus erlangt durch seine Temperatur-Regelsysteme eine weitgehende Unabhängigkeit von der Außentemperatur. Dies ist nicht nur für den Menschen, sondern auch für alle anderen Säugetiere bzw. alle Warmblüter (Homoiotherme) notwendig, da

- bei Temperaturen unter 35 °C viele lebenswichtige Enzymreaktionen kaum noch funktionieren
- bei Temperaturen über 41,5 °C die Enzymproteine zerstört werden.

Konstante Temperatur im Körperkern

Die inneren Organe, beispielsweise Leber, Milz, Nieren, Herz, Rückenmark und Gehirn, brauchen für ihre Stoffwechselleistung eine gleichmäßige Temperatur. Diese **Körperkerntemperatur** beträgt beim Gesunden etwa 37 °C.

Den Körperkern umgibt die **Körperschale.** Hierzu zählen vor allem die Haut und die Extremitäten, die mehr als der Körperkern an den Schwankungen der Umgebungstemperatur teilnehmen: Bei einer Raumtemperatur von 20 °C und einer Körperkerntemperatur von 37 °C weisen Füße und Hände im Durchschnitt Normalwerte von nur 28 °C auf. An heißen Tagen oder beim Schwitzen können sie sich aber auch über die Körperkerntemperatur hinaus erwärmen.

Auch die Hoden sind kälter als der Körperkern. Die niedrige Temperatur ist für eine optimale Spermienreifung unerlässlich (➤ Kap. 20.10.2).

MERKE

Messung der Körpertemperatur

Die Körpertemperatur wird üblicherweise im After (rektal), im Mund unter der Zunge (oral) oder in der Achselhöhle (axillär) gemessen. Die Temperatur liegt dabei in der Achselhöhle meist um etwa 0,5 °C niedriger als an den anderen Messpunkten, welche die Temperatur des Körperkerns wesentlich genauer wiedergeben. Da außerdem bei der Messung in der Achselhöhle eine Reihe weiterer Fehler auftreten kann, beispielsweise durch eine ungenaue Platzierung des Thermometers oder die erforderliche längere Messzeit, werden in der Regel die **orale** oder die **rektale Messung** bevorzugt.

Schwankungen der Körpertemperatur

Die Körpertemperatur schwankt im Tagesverlauf nur um etwa 0,5 °C. Das Minimum erreicht der Körper dabei morgens gegen drei Uhr, das Maximum am frühen Abend gegen 18 Uhr. Einen relativ konstanten Wert erhält man bei regelmäßiger Temperaturmessung nach dem Aufwachen am Morgen: Diese sog. **Basaltemperatur** dient als besonders zuverlässiger Vergleichswert.

Bei Frauen unterliegt die Basaltemperatur auch den Einflüssen des Monatszyklus. Sie nimmt nach dem Eisprung um ca. 0,3 bis 0,5 °C zu (➤ Abb. 20.31).

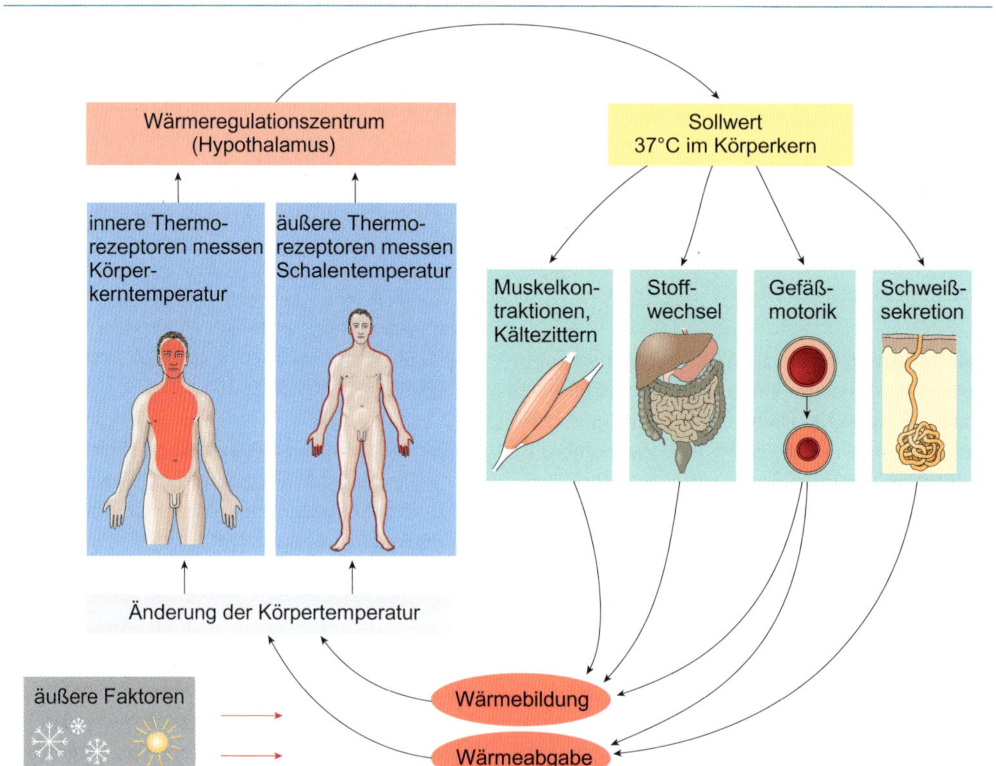

Abb. 16.22 Regelkreis der Körpertemperatur.
Rezeptoren in der Haut und im Körperkern messen die Körpertemperatur und übermitteln sie an das Gehirn, wo der Istwert mit dem Sollwert verglichen wird. Von dort wird über Wärmebildung, Veränderung der Durchblutung, Schweißsekretion und sinnvolles Verhalten (z. B. Anziehen eines Mantels) die notwendige Temperaturanpassung eingeleitet. Nicht abgebildet ist die Wärmebildung durch braunes Fettgewebe, da sie nur bei Neugeborenen eine Rolle spielt.

Thermorezeptoren

Temperaturempfindliche Messfühler, die **Thermorezeptoren,** messen ununterbrochen die Temperatur im Körperkern, in der Haut und im Rückenmark. Es lassen sich dabei zwei Arten von Rezeptoren für „warm" und „kalt" unterscheiden. Die Thermorezeptoren melden ihre Werte über die Nervenbahnen an das **thermoregulatorische Zentrum** im Hypothalamus, das als Regler arbeitet (➤ Abb. 16.22).

Wärmeabgabe

Physikalisch betrachtet, kommen beim „Abtransport" von Wärme im Körper vier Mechanismen des Wärmetransports zum Tragen (Prozentangaben beziehen sich auf den quantitativen Anteil an der Gesamt-Wärmeabgabe):

- Die **Wärmestrahlung** (elektromagnetische Strahlung). Ähnlich wie ein Heizungsradiator gibt der Körper Wärme als Wärmestrahlung ab (60 %).
- Die **Wärmeabgabe durch Verdunstung.** Über die Verdunstung von Schweiß kann der Körper eine beträchtliche Wärmemenge abgeben. Ein kleinerer Teil gelangt auch durch die Exspirationsluft in die Umgebung (➤ Kap. 17.8.3) (22 %).
- Die **Konvektion** (Wärmeströmung, Wärmetransport durch ein bewegtes Medium). Beispielsweise der Wärmeabtransport durch die bewegte Luft an der Hautoberfläche. Bei bekleideter Haut ist das anders: Dem Wärmeverlust wird durch die nicht zirkulierende Luft zwischen Textilie und Haut vorgebeugt, da diese dann als Isolator wirkt (15 %).
- Die **Wärmeleitung** (Wärmeströmung durch ruhende Stoffe). Die verschiedenen Körpergewebe tauschen so Wärme aus oder auch über direkte Kontaktflächen zwischen Mensch und Objekt, z. B. zwischen Fußsohlen und Fußboden beim barfuß Stehenden (3 %).

Kurzzeitige Wärmebelastung

Wärme entsteht im Organismus in besonders hohem Maße durch Muskelverkürzungen. Körperliche Arbeit sowie eine erhöhte Grundspannung der Muskeln (z. B. bei psychischem Stress) erhöhen die Wärmeproduktion, die ohne Gegenregulation rasch zu einer Überhitzung des Körperkerns führen würde.

Dies wird verhindert, indem Rezeptoren dem Hypothalamus, der den Wärmehaushalt steuert, rasch die sich erhöhende Temperatur im Körperkern melden. Der Hypothalamus löst dann eine Vasodilatation (Gefäßerweiterung) in der Haut aus. Durch die so erreichte Durchblutungssteigerung wird vermehrt warmes Blut aus dem Körperkern in die Körperschale geführt, um dort Wärmeenergie an die Außenwelt abzugeben und sich so abzukühlen. Die gerötete Haut bei körperlicher (oder psychischer) Anstrengung ist die Folge dieses **Regelmechanismus** (➤ Abb. 16.22).

Gleichzeitig wird der venöse Rückstrom von den tiefen Venen zu den oberflächlichen Venen umgeleitet und so die Schweißsekretion erhöht, um die Hautoberfläche zusätzlich abzukühlen. Schwitzen entzieht dem Organismus sehr effektiv die überschüssige Wärme.

Schwitzen als wirksame Methode zur Wärmeabgabe

Ein Zuviel an Wärme, wie es unweigerlich durch vermehrte Muskelarbeit bzw. in Verbindung mit hohen Umgebungstemperaturen entsteht, ist eine Bedrohung für den Warmblüterorganismus: Bei zu hoher Körperkerntemperatur droht die massenhafte Zerstörung (Denaturierung) lebenswichtiger Proteine. Der Organismus weiß sich wirkungsvoll davor zu schützen, indem er einen physikalischen Trick anwendet: Die Überführung eines Aggregatzustandes (➤ Kap. 2.1 und ➤ Kap. 11.3.5) in den anderen, z. B. von „flüssig" in „gasförmig", ist energieabhängig. Schwitzen ist nichts anderes, wobei die Wärme für eben diesen energieverbrauchenden Prozess eingesetzt wird, der aus Wasser (Schweiß) Wasserdampf macht! Um die gesamte Wärme des Ruhemetabolismus abzugeben, reicht eine Verdunstung von 150 ml/h. Unter Extrembedingungen können Menschen bis zu 1,5 l Schweiß pro Stunde sezernieren.

Sauna: gesund oder ungesund?

In der Sauna wird der Wärmeverlust durch Strahlung, Leitung und Konvektion bedingt durch die hohen Umgebungstemperaturen von bis zu 90 °C verhindert. Auch die Verdunstung gelingt nur geringfügig, weil trotz geringer Luftfeuchtigkeit schnell eine Sättigung der Umgebungsluft eintritt. Wesentliche Effekte des Saunabesuchs sind die deutlich verstärkte Hautdurchblutung und die starke Kreislaufanregung mit spürbarem HMV-Anstieg (➤ Kap. 15.6.1). Also Vorsicht bei Kreislaufkranken!

Hitzschlag und Hyperthermie

Reichen diese Mechanismen der Wärmeabgabe nicht aus (z. B. bei tropischen Außentemperaturen und unzureichender Schweißbildung), staut sich die Wärme im Körper. Dies löst bei besonders hohen Temperaturen einen **Hitzschlag** aus. Der Betroffene hat starke Kopfschmerzen, Schwindel, einen schnellen Pulsschlag und eine beschleunigte Atmung. Unbehandelt drohen Bewusstlosigkeit und schließlich der Tod durch Überwärmung des Körpers **(Hyperthermie).**

Fieber

DEFINITION

Fieber

Erhöhung der Körperkerntemperatur auf über 38 °C infolge eines gesteigerten Temperatursollwertes.

Meist kommt Fieber durch die Einwirkung von **Pyrogenen** zustande. Dies sind fiebererzeugende Stoffe, die von Bakterien, Viren und Pilzen produziert werden und – sobald sie in die Blutbahn gelangen – die Körpertemperatur ansteigen lassen. Aber auch körpereigene Aktivatoren wie Leukozyten oder Prostaglandine (➤ Kap. 5.5.3) können Fieber auslösen. Die stärksten Pyrogene sind die der gramnegativen Bakterien.

Mit den Mechanismen eines Regelkreises lässt sich die Fieberentstehung veranschaulichen: Die Pyrogene führen zu einer Erhöhung des Sollwertes im thermoregulatorischen Zentrum. Als Folge liegt die Körperkerntemperatur unter dem Sollwert. Der Körper regelt die Temperatur nach, indem er die Hautgefäße verengt und Kältezittern auslöst. Fieber ist also eine vom Körper selbst regulierte Temperaturerhöhung, die nicht von der Außentemperatur abhängt und sich somit grundlegend von der Hyperthermie unterscheidet.

Für den Erkrankten heißt dies, dass er zu Anfang friert. Das Muskelzittern **(Schüttelfrost)** erhöht die Wärmeproduktion. In dieser Phase ist es wichtig, durch warme Decken, heiße Getränke und andere Maßnahmen den Anstieg der Temperatur zu unterstützen. Wenn keine Pyrogene mehr im Blut kursieren, fällt die Temperatur wieder ab. Dabei erweitern sich die Gefäße, Schweiß bricht aus und die Kranken fühlen sich heiß („Gesundschwitzen").

PT-PRAXIS

„Schwitzen" und Gesichtsrötung als Anzeichen für Belastung

Während der physiotherapeutischen Behandlung kann es beim Patienten ebenfalls zu oben genannten Regelmechanismen wie „Schwitzen" oder Gesichtsrötung kommen. Dabei sollte beachtet werden, dass dies auch **Belastungsparameter** sind, die über eine erwünschte oder unerwünschte Reaktion Auskunft geben. Ist die Anstrengung und somit das Schwitzen Ziel der Behandlung, sollte darauf geachtet werden, dass der Patient in den Belastungspausen oder nach der Belastung nicht auskühlt bzw. keinen „Windzug" bekommt. Ein weißes Munddreieck, kalter Schweiß und die unzureichende Durchführung der Übung können auf eine Überdosierung hinweisen. Die Übungssequenz sollte dann abgebrochen werden und der Patient mit Hilfe von Atemübungen ggf. in Rückenlage entspannen.
Vorsicht! Unter Umständen liegt bei Auftreten von u. a. kaltem Schweiß und Hautblässe eine Unterzuckerung (Hypoglykämie) – verursacht durch schwere körperliche Anstrengung – vor. Insbesondere ist bei Patienten mit bekanntem Diabetes auf diese Symptomatik zu achten (Details ➤ Kap. 19.3.4).

16

Fieber ist bei Entzündungsreaktionen ein sinnvoller Mechanismus. Die erhöhte Temperatur ist notwendig, um die Entzündungs- und Abwehrvorgänge schneller in Gang zu bringen und ihren Ablauf zu beschleunigen.

Bei sehr hohem Fieber, etwa ab 41,5 °C, beginnen allerdings die Körpereiweiße zu denaturieren (sie werden irreversibel „zerstört"). Dies führt zum **Hitzetod,** wenn keine Gegenmaßnahmen

(z. B. Gabe von fiebersenkenden Medikamenten, Wadenwickel usw.) ergriffen werden.

Kurzzeitige Kältebelastung

Wenn die Thermorezeptoren der Haut eine zu niedrige Außentemperatur melden, laufen entgegengesetzte Vorgänge ab (➢ Abb. 16.22). Noch bevor die Körperkerntemperatur sinkt, drosselt der Körper die Hautdurchblutung, um die Wärmeabgabe einzuschränken. Durch eine gesteigerte Wärmebildung kann er dem Auskühlen weiter entgegenwirken. Dazu dienen willkürliche Muskelbewegungen, wie sie beispielsweise mit den Füßen stampfende Menschen an einer Bushaltestelle im Winter ausführen. Reichen die willkürlichen Bewegungen nicht aus, so löst das thermoregulatorische Zentrum unwillkürliche Muskelaktionen aus: das Kältezittern, bei der viele winzige Muskeln in Aktion treten. Dies dient der Wärmebildung und wirkt dem Auskühlen des Körperkerns entgegen.

Unterkühlung

Sinkt die Körpertemperatur unter 35 °C, spricht man von **Unterkühlung.** Der Betroffene zittert, klagt über Schmerzen und hat eine blasse, kalte Haut. Unter 30 °C verschwindet das Zittern. Der Unterkühlte verliert das Bewusstsein, die Reflexe bis hin zum Atemreflex erlöschen. Atemstillstand und Kammerflimmern (➢ Kap. 15.5.8) sind die Folge.

Akklimatisierung

Der Organismus kann sich an unterschiedliche Umgebungstemperaturen anpassen. Bei dieser **thermischen Akklimatisierung** verändern sich einige Körperprozesse:

- Bei der Wärmeanpassung steigert der Körper die Schweißmenge. Gleichzeitig setzt er die Salzkonzentration des Schweißes herab. Dadurch erreicht er eine beschleunigte Verdunstung des Schweißes und vermeidet Salzverluste.
- Die Anpassungsfähigkeit an Kälte ist geringer und beruht vor allem auf einem Nachlassen der Kälteempfindung.

Literatur

Benninghoff, A., Drenckhahn, D.: Makroskopische Anatomie, Histologie, Embryologie, Zellbiologie. Band 1: Zelle, Gewebe, Entwicklung, Skelett- und Muskelsystem, Atemsystem, Verdauungssystem, Harn- und Genitalsystem, Band 2: Herz-Kreislauf-System, Lymphatisches System, Endokrine Drüsen, Nervensystem, Sinnesorgane, Haut. 16./17. Aufl. Elsevier, Urban&Fischer, München 2004, 2008.

Brandes, R., Lang, F., Schmidt, R. F.: Physiologie des Menschen, mit Pathophysiologie. 32. Aufl. Springer, Berlin 2019.

Levick, J. R.: Kardiovaskuläre Physiologie. UTB, Stuttgart 1998.

Mayrhofer, S., Krenek, B.: Fallbuch Physiotherapie: Innere Medizin mit Schwerpunkt Kardiologie/Pulmologie. Elsevier Urban&Fischer, München 2016.

Paulsen, F., Waschke, J.: Sobotta, Atlas der Anatomie 3 Bände und Tabellenhefter im Schuber. 24. Aufl. Elsevier, München 2019.

Schoppmeyer, M.: Innere Medizin: Krankheitslehre für die Physiotherapie. 4. Aufl. Elsevier Urban&Fischer, München 2020.

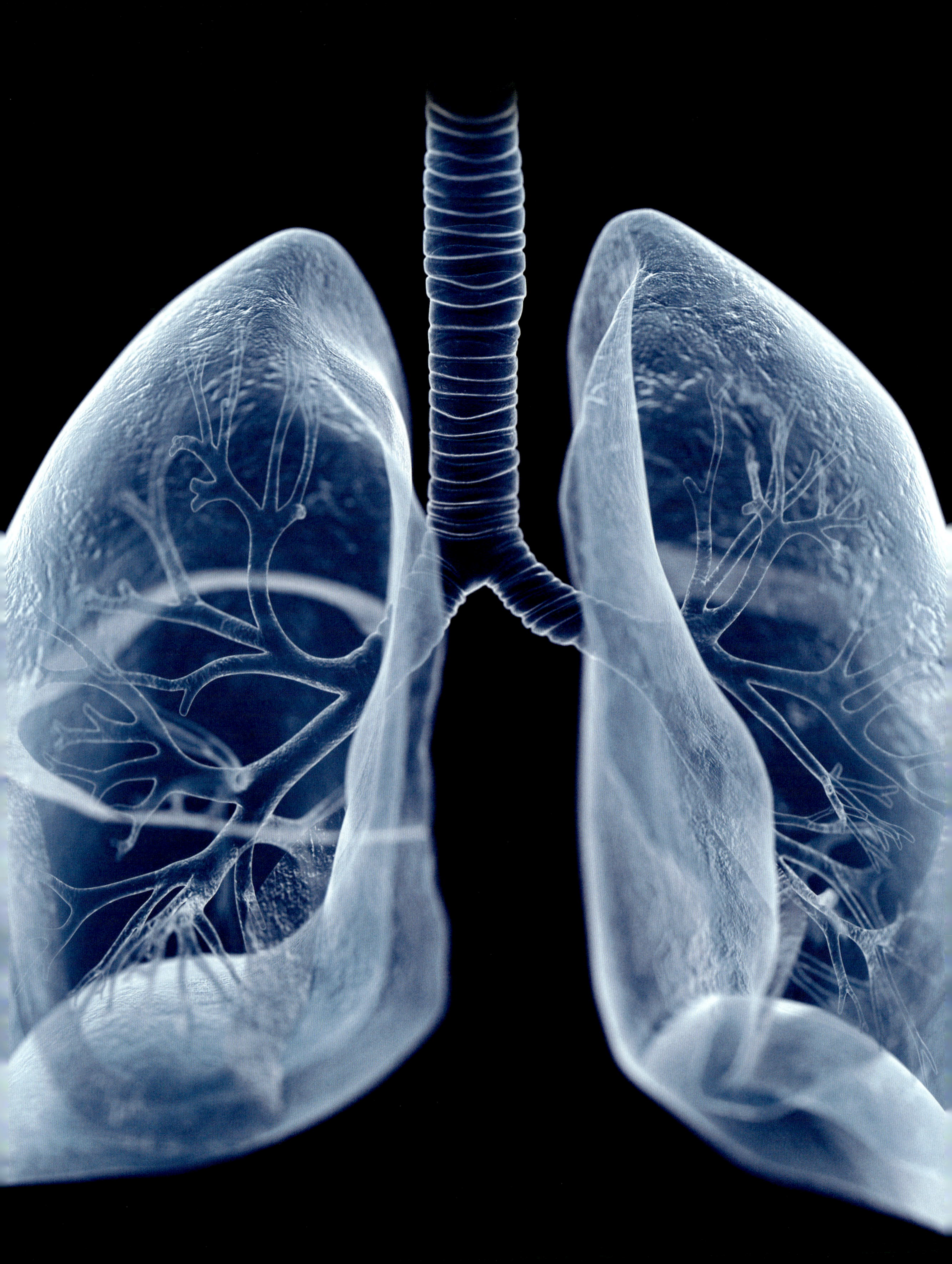

KAPITEL

17 Das Atmungssystem

LERNINHALTE

Einleitung

- Das Atmungssystem wird in einen oberen und unteren Respirationstrakt unterteilt.
- Der Austausch der Atemgase zwischen Blut und Umgebung wird äußere Atmung genannt, die innere Atmung bezeichnet den Energiegewinn durch „Verbrennung" von Nährstoffen in den Zellen.

17.1 Nase

- Die Funktionen der Nase sind Erwärmung, Anfeuchtung und Reinigung der Atemluft – zudem dient sie als Riechorgan und Resonanzraum.
- Die knöchernen Nasennebenhöhlen münden über Verbindungsgänge in die Nase.

17.2 Rachen

- Der Rachen reicht vom hinteren Nasenraum bis zum Kehlkopf. Er wird in den Nasen-, den Mund- und den Kehlkopfrachen untergliedert.
- Im Rachen findet sich reichlich lymphatisches Gewebe, das der Infektabwehr dient.

17.3 Kehlkopf

- Der Kehlkopf besteht aus mehreren knorpeligen Anteilen und geht direkt in die Luftröhre über. Durch den Kehldeckel kann die Luftröhre beim Schlucken verschlossen werden.
- Der Kehlkopf dient vor allem der Stimmerzeugung mit Hilfe der Stimmbänder. Diese werden bei der Stimmbildung durch einen Luftstrom in Schwingungen versetzt.

17.4 Luftröhre

- Die Luftröhre schließt direkt an den Kehlkopf an. Sie ist ein langer, mit Schleimhaut ausgekleideter Schlauch, der durch zahlreiche Knorpelspangen offengehalten wird.

17.5 Bronchien, Bronchiolen und Alveolen

- Die Bronchien sind Abzweigungen der Luftröhre, die in die Lunge ziehen. Sie verästeln sich im weiteren Verlauf zunehmend, wobei ihr Durchmesser abnimmt. Die kleinsten Bronchiolen gehen in die Alveolen (Lungenbläschen) über, in denen der Gasaustausch stattfindet.
- Die Lunge besitzt verschiedene Reinigungsmechanismen, die sie und damit den Organismus vor eindringenden physikalischen oder chemischen Fremdkörpern schützen.

17.6 Lunge

- Die Lunge besteht aus den beiden Lungenflügeln. Die linke Lunge besteht aus zwei, die rechte aus drei Lungenlappen, die weiter in Segmente unterteilt werden.

17.7 Pleura

- Die Lungen sind vom Lungenfell überzogen, auf der Rippenseite liegt das Rippenfell. Zwischen diesen beiden Häuten befindet sich ein flüssigkeitsgefüllter Spaltraum, der ein Gleiten der sich ausdehnenden und zusammenziehenden Lunge ermöglicht.
- Gelangt Luft in diesen Spaltraum, kommt es zum Pneumothorax mit Schrumpfung und Funktionsausfall des betroffenen Lungenflügels.

17.8 Atemmechanik

- Die Einatmung wird vor allem durch das Zwerchfell bewirkt. Kontrahiert es, wird die Lunge nach unten gezogen – sie erweitert sich und saugt Luft an. Zusätzlich unterstützen die Zwischenrippenmuskeln die Einatmung.
- Die Ausatmung erfolgt zum größten Teil passiv durch das elastische Zusammenziehen der Lunge beim Entspannen des Zwerchfells.
- Der Funktionszustand der Lunge kann durch die verschiedenen Lungen- und Atemvolumina ermittelt werden. Im Durchschnitt werden in einer Minute 15 Atemzüge gemacht und dabei 7,5 Liter Luft ein- und ausgeatmet (Atemminutenvolumen).
- Mit Hilfe des Tiffeneau-Tests, einer speziellen Lungenfunktionsprüfung, kann zwischen obstruktiven und restriktiven Lungenerkrankungen unterschieden werden.

17.9 Gasaustausch

- Der Gasaustausch findet passiv durch Diffusion in den Alveolen statt. Diese sind von einem dichten Kapillarnetz umgeben, durch welches Sauerstoff aufgenommen und Kohlendioxid abgegeben werden kann.
- Voraussetzung für einen physiologischen Gasaustausch ist das richtige Verhältnis von Ventilation (Belüftung) und Perfusion (Durchblutung) der Lunge.
- Sauerstoff wird im Blut überwiegend an Hämoglobin gebunden transportiert. Kohlendioxid wird direkt und in Form von Bikarbonat im Blut gelöst sowie an Hämoglobin gebunden transportiert.

17.10 Steuerung der Atmung

- Die Atemtätigkeit wird durch das Atemzentrum im verlängerten Mark des Gehirns gesteuert. Es erhält Informationen von Dehnungs- und Chemorezeptoren und nimmt über die Stimulierung oder Hemmung der Atemmuskulatur notwendige Anpassungen des Sauerstoffangebots vor.

17.11 Künstliche Beatmung

- Bei verschiedenen Erkrankungen, die eine lebensbedrohlich herabgesetzte Lungenfunktion zur Folge haben (z. B. Atemlähmung, Verengung der Luftwege oder Lungenversagen), kann eine künstliche Beatmung erforderlich werden, um die Vitalfunktionen zu erhalten.

DEFINITION

Atmung

Austausch der Atemgase Sauerstoff (O_2) und Kohlendioxid (CO_2) zwischen Körper und äußerer Umgebung.

Äußere Atmung

Gasaustausch zwischen Blut und Umgebung. Erfolgt über die Lunge, die den für alle Lebensvorgänge unabdingbaren Sauerstoff aus der Atemluft aufnimmt und Kohlendioxid als wichtiges Endprodukt des Körperstoffwechsels abtransportiert. Durch die Abatmung des Kohlendioxids trägt die Lunge gleichzeitig zur Aufrechterhaltung eines ausgeglichenen Säure-Basen-Haushalts bei.

Innere Atmung

In der Zelle ablaufende Produktion von ATP durch die „Verbrennung" von Nährstoffen (➤ Kap. 1.2, ➤ Kap. 19.1). Dazu wird der von der äußeren Atmung bereitgestellte Sauerstoff verbraucht. Entsprechend ist die äußere Atmung Voraussetzung für innere Atmung.

Der Atem ist das Bindeglied zwischen Körper, Geist und Seele. Auch wenn die Atmung auf der physischen Ebene geschieht, hat sie doch großen Einfluss auf unseren Geist und unsere Stimmungen – und umgekehrt.

Wie wichtig die Atmung für uns Menschen ist, wird deutlich, wenn man bedenkt, wie kurz die Zeitspanne ist, bis durch einen akuten Sauerstoffmangel Schädigungen im Zentralnervensystem auftreten. Ohne Nahrung können wir wenige Wochen aushalten, ohne Wasser immerhin noch einige Tage, aber ohne Sauerstoff nur wenige Minuten.

Das Atmungssystem besteht aus (➤ Abb. 17.1):

- Dem **oberen Respirationstrakt** (obere Atemwege), zu dem Nase, Nasennebenhöhlen und Rachenraum gehören
- Dem **unteren Respirationstrakt** (untere Atemwege) mit Kehlkopf, Luftröhre, Bronchien sowie der Lunge selbst.

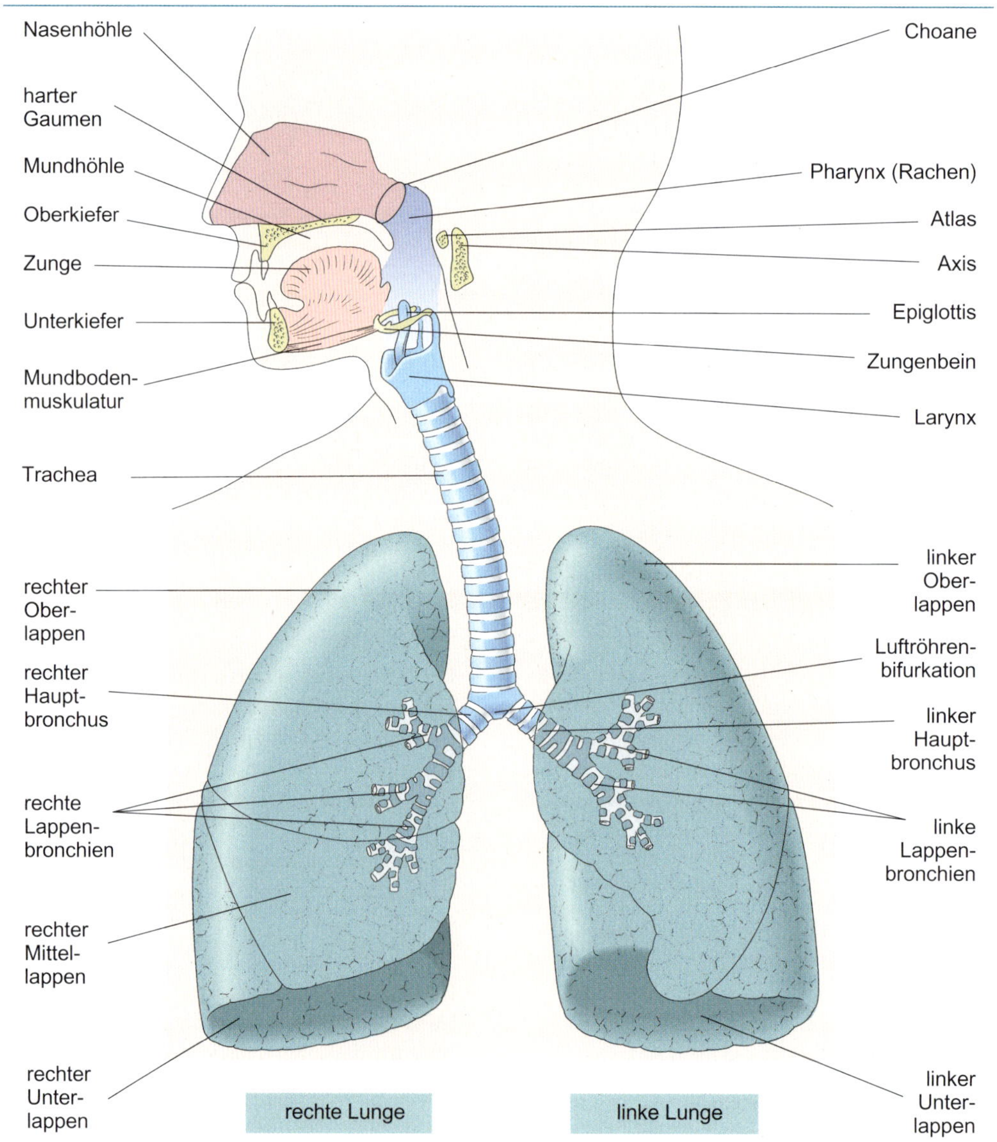

Abb. 17.1 Das Atmungssystem – Übersicht.

Der Kehldeckel trennt die oberen von den unteren Atemwegen.

PT-PRAXIS

Bedeutung der Atmung für die Physiotherapie

In der Physiotherapie kommt der Beachtung des Atmungssystems und der Behandlung von Atemwegserkrankungen ein hoher Stellenwert zu. Durch Beobachten der Atmung (Atemweg, -tiefe, -frequenz, -geräusch) kann sowohl eine bestehende Atemwegserkrankung als auch die geistig-emotionale Situation des Patienten erfasst werden.
Gezielte **atemtherapeutische Maßnahmen** können vielen Atemwegserkrankungen vorbeugen oder bestehende Erkrankungen lindern – gleichzeitig tragen sie dazu bei, Emotionen und geistige Einstellungen günstig zu beeinflussen. Eine tiefe und entspannte Atmung gewährleistet die optimale Versorgung aller Zellen mit Sauerstoff, fördert somit den Heilungsprozess und erhöht das Wohlbefinden.

17.1 Nase

17.1.1 Aufbau

Zu den **sichtbaren äußeren Teilen** der Nase gehören die Nasenlöcher, die Nasenflügel, die Nasenspitze, der Nasenrücken und die Nasenwurzel. Die äußere Form der Nase wird dabei vor allem von mehreren kleinen Nasenknorpeln geprägt. Die dadurch gebildete Nasenform ist ein charakteristisches Merkmal eines jeden Menschen.

Neben diesem äußerlich sichtbaren gibt es noch den wesentlich größeren **inneren Anteil** der Nase, die Nasenhöhle (➤ Abb. 17.2). Diese liegt als horizontal gestellter Kanal über dem harten Gaumen (➤ Abb. 12.48). Ihre vom Oberkieferknochen gebildeten Seitenwände neigen sich zur Mitte und vereinigen sich unter der Schädelbasis mit der Siebbeinplatte (➤ Abb. 12.46) zum Nasenhöhlendach. So wird die Nasenhöhle zu einem annähernd dreieckigen Hohlraum, der durch die Nasenscheidewand in eine rechte und linke Hälfte aufgeteilt wird. Der hintere Ausgang der Nasenhöhle wird von den **Choanen** gebildet – dies sind die in den Rachenraum führenden hinteren Nasenöffnungen. Am vorderen Naseneingang verhindern mehr oder weniger lange, starre Haare das Eindringen größerer Fremdkörper.

Die Oberfläche der Seitenwände der Nasenhöhle wird durch die untere, mittlere und obere Nasenmuschel (Conchae nasales) vergrößert. Durch diese drei in die Nasenhöhle reichenden „Stege" entstehen links und rechts je ein unterer, mittlerer und oberer Nasengang (➤ Abb. 17.2).

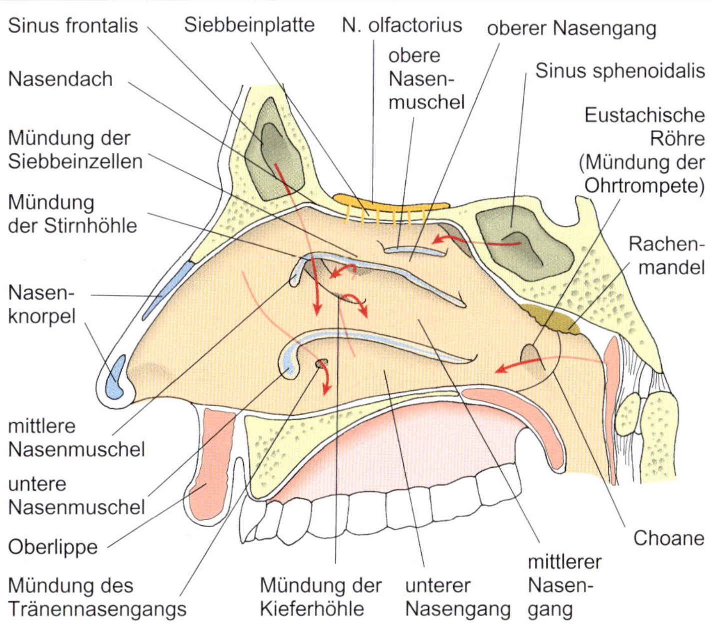

Abb. 17.2 Schnitt durch die Nasenhöhle. Die Nasenhöhle hat über Gangsysteme Verbindung zu verschiedenen Knochenhohlräumen. In den oberen Nasengang mündet der Keilbeinhöhlengang, der mittlere Nasengang hat Verbindung zur Stirnhöhle, zu den Siebbeinzellen und zur Kieferhöhle. In den unteren Nasengang mündet der Tränen-Nasen-Gang ein. Am hinteren Ende des Nasenganges (Nasopharynx) liegt die Mündung der Ohrtrompete (Eustachische Röhre). Sie verbindet Nase und Mittelohr.

17.1.2 Funktionen der Nase

MERKE

Die drei wesentlichen Funktionen der Nase

- Erwärmung, Vorreinigung und Anfeuchtung der Atemluft
- Beherbergung des Riechorgans (➤ Kap. 10.2.3)
- Resonanzraum für die Stimme.

Erwärmung, Vorreinigung und Anfeuchtung der Atemluft

Die Wand der Nasenhöhle ist von einer Schleimhaut überzogen, an deren Oberfläche sich ein **mehrreihiges Flimmerepithel** befindet. Auf diesem Flimmerepithel sitzen Flimmerhärchen (➤ Abb. 17.9). Die Flimmerhärchen bewegen sich rhythmisch, wobei ihre Bewegungsrichtung zum Rachen hinführt. Im Rachen angekommen, werden die auf den Schleimhäuten abgefangenen Staubteilchen und Bakterien verschluckt. Becherzellen, die zwischen den Flimmerepithelzellen eingelagert sind, produzieren den jedem bekannten Schleim. Durch die Arbeit der Flimmerhärchen und ständige Flüssigkeitsausscheidung wird die **Atemluft gereinigt** und **angefeuchtet.**

Die **Vorwärmung** der Atemluft erfolgt durch ein dichtes Geflecht von mikroskopisch feinen Blutgefäßen, das unter der Nasenschleimhaut liegt. Die Durchblutung der Nasenschleimhaut wird dabei durch den V. und VII. Hirnnerven (N. trigeminus und N. facialis, ➤ Kap. 9.12) gesteuert: Je kälter die Einatemluft ist, desto stärker wird die Schleimhaut durchblutet und damit die Atemluft stärker erwärmt. Durch kleine Verletzungen, aber auch durch Entzündungen und Infektionen können einige dieser Blutgefäße platzen – es kommt zum Nasenbluten (auch ➤ Kap. 16.2.1).

KLINIK

Therapeutische Sauerstoffgabe

Bei Patienten mit Luftnot wird als therapeutische Maßnahme die Atemluft oft mit Sauerstoff angereichert. Sauerstoff ist als medizinisches Gas jedoch nicht vorgewärmt und befeuchtet verfügbar, sondern nur als kaltes Gas ohne Wasseranteil. Die Nase kann den über eine Sonde verabreichten Sauerstoff nicht ausreichend vorwärmen und anfeuchten. Die Folge ist eine Austrocknung und Schädigung der Nasenschleimhaut und der tiefer gelegenen Atemwege, die damit für eine bakterielle Besiedlung anfälliger werden. Um dies zu verhindern, wird der Sauerstoff durch ein warmes Wasserbad geleitet, wodurch er erwärmt und befeuchtet wird.

Schnupfen und Grippe

Das beschriebene Flimmerepithel kommt ständig in Kontakt mit Bakterien und Viren, die z. B. durch die Streuwirkung eines mitmenschlichen Schnäuzers in die Einatemluft gelangen. Werden solche infektiösen Tröpfchen eingeatmet und gelingt es den evtl. darin enthaltenen Schnupfen- oder Grippeviren, die lokale Schleimhautabwehr zu durchbrechen, so entsteht eine sog. „Tröpfcheninfektion". Im Rahmen dieser Infektion kommt es zu einer überschießenden Produktion von zunächst wässrigem und dann zähflüssigem Nasenschleim. Dies macht sich als **Schnupfen** oder, bei Mitbefall des unteren Respirationstraktes, als sog. **Virusgrippe** bemerkbar (➤ Kap. 7.8.2).

Nosokomiale Infektion

Der Tröpfcheninfektion kommt auch im Krankenhaus eine große Bedeutung zu: Auf diesem Weg kann von Patient zu Patient oder vom Personal zum Patienten eine Infektionskette entstehen, die zu einer raschen Ausbreitung von Infektionen der oberen und unteren Luftwege auf den Stationen führt. Solche **nosokomialen** (nosokomion, griech. Krankenhaus, also im Krankenhaus erworbenen) **Infektionen** erzwingen im Durchschnitt eine zusätzliche Liegezeit von zwei Wochen, da sie meist geschwächte Patienten treffen. Geeignete Vorbeugemaßnahmen zum Schutz der Patienten sind z. B. das Tragen eines Mundschutzes bei Husten und Schnupfen sowie das Händewaschen nach jedem Patientenkontakt (➤ Kap. 7.7.7).

Riechfunktion

Unter dem von der Siebbeinplatte (Lamina cribrosa) gebildeten Dach der Nasenhöhle liegt die **Riechschleimhaut** (➤ Abb. 10.17). Die dort eingestreuten Riechzellen sind die Zellkörper des Riechnerven (N. olfactorius = I. Hirnnerv, ➤ Kap. 9.12.1), der mit vielen feinen Fasern (Fila olfactoria) durch die Lamina cribrosa des Siebbeins in die vordere Schädelgrube aufsteigt. Er meldet Geruchsänderungen der Einatemluft an das **Riechhirn** (➤ Abb. 10.17). Auf diese Weise kann übler Geruch vor schädlichen Stoffen in der Atemluft warnen und bewirken, dass man z. B. den Atem anhält.

Durch den Geruchssinn wird auch der Geschmackssinn wesentlich beeinflusst. So schmeckt man fast nichts mehr, wenn die Riechschleimhaut durch einen Schnupfen verlegt ist. Auch wird durch den Duft von leckeren Speisen die Speichel- und Magensaftsekretion in Gang gesetzt – oder durch schlechten Geruch vor dem Genuss verdorbener Speisen gewarnt (➤ Kap. 10.2.3).

PT-PRAXIS

Aromatherapie

Bestimmte ätherische Öle können über den Geruchssinn einen stimulierenden oder beruhigenden Einfluss ausüben. Dies kann für physiotherapeutische Behandlungen genutzt werden, z. B. für atemstimulierende Einreibungen (➤ Abb. 17.34) oder für Inhalationen zum Lösen von Sekreten. Aber auch eine Duftlampe in den Behandlungsräumen, die z. B. Lavendelöl enthält, kann eine entspannende und beruhigende Atmosphäre schaffen.

Resonanzfunktion ➤ Kap. 17.1.3

17.1.3 Nasennebenhöhlen

In die Nasenhöhle münden die klinisch bedeutsamen paarig angeordneten **Nasennebenhöhlen.** Im Einzelnen sind dies die:

- Sinus frontales (Stirnhöhlen)
- Sinus maxillares (Kieferhöhlen)
- Cellulae ethmoidales (Siebbeinzellen)
- Sinus sphenoidales (Keilbeinhöhlen).

Die Nasennebenhöhlen dienen der Gewichtsverminderung des knöchernen Schädels, ferner stellen sie einen Resonanzraum für die Stimme dar (➤ Abb. 17.3).

KLINIK

„Sekretfalle" – Sinusitis

Leider können die Nasennebenhöhlen bei Fortleitung eines Infektes aus der Nasenhöhle selbst in Mitleidenschaft gezogen und zur „Sekretfalle" werden: Die entzündete Schleimhaut schwillt an und das eitrige Sekret kann dadurch nicht mehr abfließen (Nasennebenhöhlenentzündung, Sinusitis). So kann sich z. B. Eiter wochen- und monatelang in den Nasennebenhöhlen sammeln und zu hartnäckigen Kopf- und Kieferschmerzen sowie zu Mattigkeit und Leistungsverlust führen. Mit breit wirksamen Antibiotika, abschwellenden Nasentropfen und Rotlicht versucht man, die versteckte Entzündung zur Abheilung zu bringen. Bisweilen wird allerdings eine operative Öffnung der Nasennebenhöhlen notwendig.

17.1.4 Tränen-Nasen-Gang

In den unteren Nasengang mündet der **Tränen-Nasen-Gang** (Ductus nasolacrimalis), ein von Schleimhaut ausgekleidetes enges Röhrchen, über das die Tränenflüssigkeit aus dem inneren Augenwinkel in die Nasenhöhle abgeleitet wird (➤ Abb. 17.2). Deshalb muss man sich beim Weinen, d. h. bei übermäßiger Sekretion von Tränenflüssigkeit, die Nase putzen.

17.2 Rachen

DEFINITION

Pharynx (Rachen, Schlund)

Muskelschlauch, der sich von der Schädelbasis bis zur Speiseröhre erstreckt. Er liegt vor der Halswirbelsäule und hinter der Nasen- und Mundhöhle. Im Rachen kreuzen sich die (mit Nase und Mund beginnenden) Luft- und Speisewege und teilen sich am unteren Ende des Rachens wieder auf, und zwar in

- Die vorne gelegenen, weiterführenden Luftwege (Kehlkopf und Luftröhre)
- Die hinten gelegene, vor der Halswirbelsäule verlaufende Speiseröhre (Ösophagus) (➤ Abb. 17.4).

Als Schaltstelle dieser „Kreuzung" zwischen Luft- und Speiseweg dient die **Epiglottis** (Kehldeckel, Kehlkopfdeckel). Sie steht wie ein umgedrehter Schuhlöffel am Eingang des Kehlkopfes. Beim Einatmen und Ausatmen steht sie gestreckt nach oben – die Atemluft kann von oben aus den hinteren Nasenöffnungen (Choanen) nach vorne unten in den Kehlkopf gelangen. Beim Schlucken aber muss sich der Kehlkopf verschließen: Der Kehldeckel legt sich mit dem Muskelspiel des Schluckaktes (➤ Kap. 18.2.7) wie ein schützendes Dach über den Kehlkopfeingang. Dadurch gelangt der Speisebrei, der von vorne (vom Mundraum her) in den Rachen eintritt, nach hinten und verlässt den Rachenraum durch die dorsal gelegene Speiseröhre. Beim **Verschlucken** gelangt durch einen gestörten Schluckvorgang Speise in den Kehlkopf und evtl. weiter in die Luftröhre, wodurch der Hustenreflex ausgelöst wird (➤ Kap. 17.5.5).

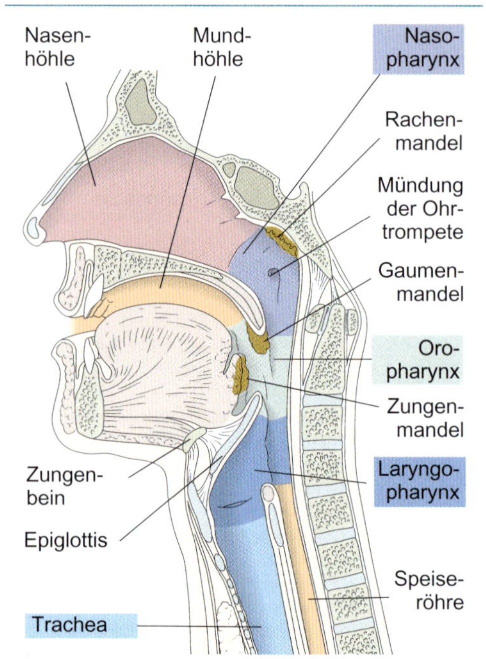

Abb. 17.4 Schnitt durch den Rachen. Man erkennt die drei Abschnitte: Nasopharynx, Oropharynx und Laryngopharynx.

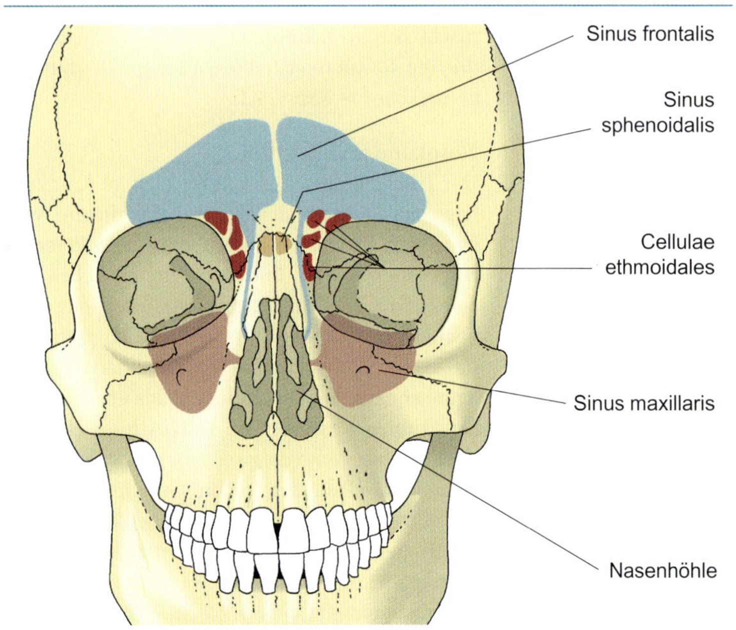

Abb. 17.3 Die Nasennebenhöhlen. Projektion der einzelnen Höhlen auf die vordere Schädeloberfläche.

17

Nasopharynx

Das obere Drittel des Rachenraums wird **Nasopharynx** (Nasenrachen) genannt. In ihn münden die Choanen und die sog. Ohrtrompeten (Eustachische Röhre, Tuba auditiva, kurz: Tube), zwei feine Verbindungskanäle zu den Paukenhöhlen des Mittelohrs. Durch diese Kanäle werden die Mittelohrräume belüftet und Druckunterschiede zwischen Mittelohrraum und Außenluft ausgeglichen.

Im Nasopharynx liegt auch die **Rachenmandel** (Tonsilla pharyngea), die der Infektabwehr im Nasen-Rachen-Raum dient. Im Kindesalter kann die Rachenmandel bisweilen so stark wuchern (adenoide Vegetationen oder „Polypen"), dass sie die Nasenatmung behindert und zu chronischem Schnupfen, Pharyngitis, Bronchitis und Verlegung der Tubenöffnungen mit chronischen Mittelohrentzündungen führt. Sie muss dann operativ in Vollnarkose entfernt werden (Adenotomie-Operation).

Oropharynx

Der **Oropharynx** (Mundrachen) ist der mittlere Abschnitt des Rachenraumes und hat eine weite Öffnung zum Mundraum. Er dient als gemeinsamer Passageabschnitt für Luft sowie für flüssige und feste Nahrung. In ihm liegen seitlich die beiden **Gaumenmandeln** (Tonsillae palatinae) oder Gaumentonsillen.

Diese „Mandeln" dienen als Teil des lymphatischen Systems – zu dem auch die Rachenmandel und die am Zungengrund gelegenen sog. Zungenbälge gehören – der Immunabwehr. Sie entzünden sich häufig, z. B. durch Racheninfektionen mit Streptokokken. Vor allem Kinder leiden oft unter einer solchen Angina, wie dieser Infekt genannt wird. Die Entfernung der Gaumenmandeln bei chronisch wiederkehrender Angina war zumindest noch in den achtziger Jahren der häufigste chirurgische Eingriff überhaupt; inzwischen wird die Indikation zur Tonsillektomie zurückhaltender gestellt.

Laryngopharynx

Der untere Abschnitt des Rachenraumes heißt **Laryngopharynx** (Kehlkopfrachen) und reicht vom Zungenbein bis zur Speiseröhre bzw. zum Kehlkopf. Hier findet der eigentliche Schluckakt statt (➤ Kap. 18.2.7).

17.3 Kehlkopf

DEFINITION

Larynx (Kehlkopf)

Röhrenförmiges Knorpelgerüst (➤ Abb. 17.5), hat zwei Funktionen:

- Öffnet und schließt die unteren Luftwege und regelt so deren Belüftung
- Enthält die Stimmbänder und ist damit das Hauptorgan der Stimmbildung.

17.3.1 Aufbau des Kehlkopfes

Der **Larynx** (Kehlkopf) ist ein röhrenförmiges Knorpelgerüst, das sich insbesondere beim Mann durch den sog. Adamsapfel an der Vorderseite des Halses leicht tasten lässt. Der Kehlkopf erstreckt sich vom Zungengrund bis hin zur Luftröhre. Obwohl dieser Abschnitt der Luftwege relativ kurz ist, ist er doch äußerst kompliziert gebaut. Als wichtigste Struktur enthält er die **Stimmbänder** (➤ Kap. 17.3.2). Seine Festigkeit erhält er durch fünf Knorpelstücke, die durch Bänder sowie durch an Außen- und Innenseite verlaufende Muskeln verbunden sind.

Der größte Knorpel ist der **Schildknorpel** (Cartilago thyroidea), dessen scharfkantiger Vorsprung den Adamsapfel markiert und dem Larynx seine dreieckige Form gibt.

Auf dem Oberrand des Schildknorpels sitzt die **Epiglottis** (Kehldeckel), die wie erwähnt beim Schluckakt eine große Rolle spielt.

Unterhalb des Schildknorpels liegt der siegelringförmige **Ringknorpel** (Cartilago cricoidea), dessen Verdickung (das „Siegel") nach hinten gerichtet ist. Schildknorpel und Ringknorpel sind durch Gelenke miteinander verbunden. Das Siegel des Ringknorpels bildet außerdem die Basis für die kleinen **Stellknorpel** (Cartilagines arytaenoideae), die für die Stellung und Spannung der Stimmbänder verantwortlich sind (➤ Abb. 12.40).

Der gesamte Kehlkopf, mit Ausnahme des Kehldeckels und der Stimmbänder, ist von einer gefäßreichen Schleimhaut ähnlich der Nasenschleimhaut bedeckt. Diese trägt auch hier ein Flimmerepithel mit schleimbildenden Becherzellen. Dadurch wird die Atemluft im Kehlkopfbereich weiter befeuchtet, von feinsten Staubteilchen befreit und angewärmt.

Bedeutende Erkrankungen des Kehlkopfes

Larynxödem

Da das Larynxepithel einem lockeren, gefäßreichen Bindegewebe aufliegt, besteht bei entzündlichen und/oder allergischen Reaktionen (z. B. bei einem Insektenstich) die Gefahr eines **Larynxödems.** Hierbei quillt das Bindegewebe ödematös auf, was unbehandelt zum Ersticken führen kann. Insbesondere bei Kleinkindern können im Rahmen von Virusinfektionen sog. Pseudokrupp-Anfälle mit bellendem Husten, Heiserkeit, inspiratorischem Atemgeräusch und Atemnot entstehen.

Als Erstmaßnahmen sollte, z. B. durch Öffnen der Fenster, für kühle, feuchte Atemluft gesorgt werden. Meist bringt aber erst die Inhalation (Einatmen) von abschwellenden Mitteln oder evtl. auch die Gabe kortisonhaltiger Zäpfchen Erleichterung. Ganz selten muss eine Intubation (➤ Kap. 17.11) durchgeführt werden.

Epiglottitis

Eine weitere bedrohliche Erkrankung im Bereich des Larynx ist die **Epiglottitis,** die vor allem bei 2- bis 5-jährigen Kindern vorkommt. Im Gegensatz zum Pseudokrupp sind hier immer Bakterien die auslösende Ursache. Bei dieser hochfieberhaften Infektion schwillt der Kehldeckel plötzlich an, sodass Schluckstörungen, starker Speichelfluss und Atemnot auftreten. Jedes Kind mit Verdacht auf Epiglottitis muss sofort auf die Intensivstation gebracht werden. Bestätigt sich der Krankheitsverdacht, so ist eine Intubation unumgänglich. Es wird dann versucht, die Entzündung durch Gabe von Antibiotika zum Stillstand zu bringen. Heute ist dieses Krankheitsbild wegen der weit verbreiteten Impfung gegen *Haemophilus influenzae,* das für die meisten Epiglottitisfälle verantwortliche Bakterium, sehr selten geworden.

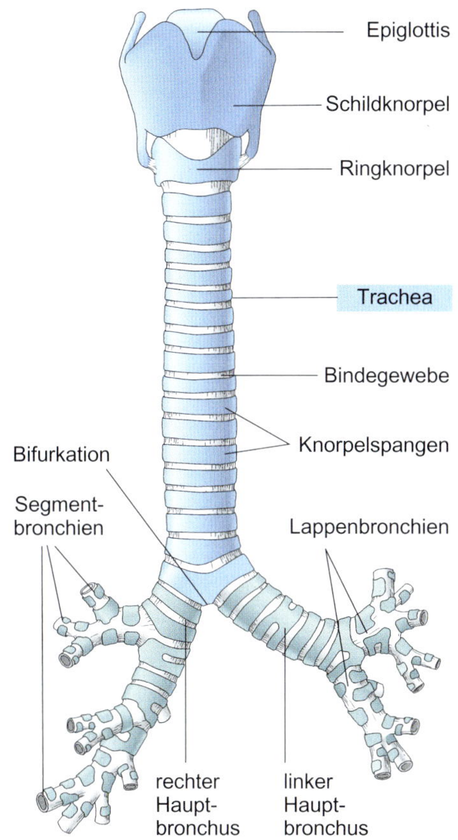

Abb. 17.5 Kehlkopf, Luftröhre und große Bronchien. Man erkennt die beiden Schildknorpelplatten, den Ringknorpel und die Knorpelspangen der Luftröhre. Die Verzweigung der Luftröhre in die beiden Hauptbronchien ist ebenfalls dargestellt.

17.3.2 Stimmbänder und Stimme

Die Schleimhaut des Larynx bildet zwei waagerecht gelegene Faltenpaare: Dies sind zum einen die **Stimmfalten** (Plicae vocales) und zum anderen die darüber gelegenen **Taschenfalten** (Plicae vestibulares). Die freien oberen Ränder der Stimmfalten in der Mitte des Kehlkopfinneren werden als **Stimmbänder** (Ligamenta vocalia, Stimmlippen) bezeichnet (➤ Abb. 17.6). Sie verlaufen von der Innenfläche des Schildknorpels nach hinten zu den beiden Stellknorpeln. An den Stellknorpeln setzen mehrere kleine Muskeln an, welche die Stimmbänder indirekt über eine Drehung der Stellknorpel bewegen können. Die beiden Stimmbänder bilden zwischen sich die **Stimmritze,** die, abhängig von der Einstellung der Kehlkopfmuskeln, mehr oder weniger weit geöffnet ist. Die Stimmbänder sind von einem widerstandsfähigen, unverhornten Plattenepithel überzogen. Die meisten Kehlkopfmuskeln, welche die Stimmbänder bewegen, werden vom **N. recurrens** innerviert, einem Ast des N. vagus (➤ Kap. 9.12.7). Gelegentlich wird der N. recurrens bei Schilddrüsen-Operationen verletzt. Die Folge ist dann eine Stimmbandlähmung (Recurrensparese), die sich in der Regel durch Heiserkeit äußert.

KLINIK

Stimmbandreizung

Die Stimmbänder sind insbesondere im Winterhalbjahr bei zentral geheizten Räumen ständig vom Austrocknen bedroht, da sie keine eigenen Schleimdrüsen besitzen. Sie reagieren mit einer **Stimmbandreizung,** welche die Betroffenen durch eine heisere, krächzende Stimme bemerken. In diesem Fall muss die Stimme geschont und die relative Luftfeuchtigkeit der Einatemluft auf mindestens 50 % angehoben werden.

Bewegungen der Stimmbänder

Die Atemluft muss den Spalt zwischen den beiden Stimmbändern, also die Stimmritze, passieren. Bei ruhiger Atmung werden die Stimmbänder durch mäßige Muskelspannung in einer Mittelstellung gehalten (mittlere Atemstellung). Verkürzt sich der paarige M. cricoarytenoideus lateralis, der vom Ringknorpel bis zum Stellknorpel verläuft, so verengt sich die Stimmritze (Stimmbildungs- oder Phonationsstellung, ➤ Abb. 17.6).

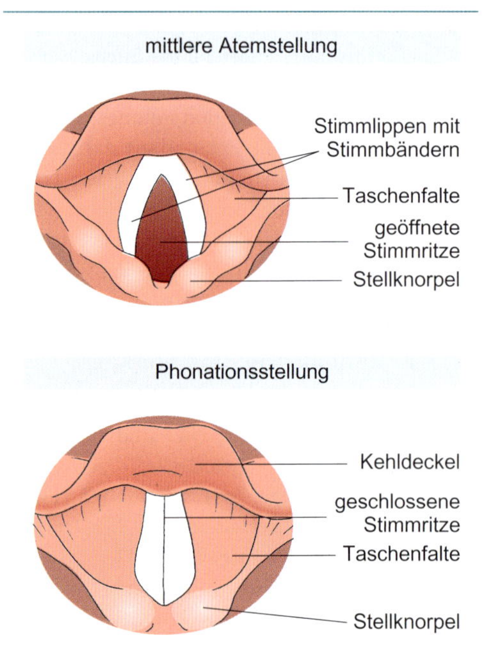

Abb. 17.6 Die Stimmritzen in mittlerer Atemstellung und Phonationsstellung. Letztere wird vor dem Sprechen eines Vokals eingenommen.

Dies ist z. B. für Wortbildungen wie „Affe" oder „Otto" erforderlich. Die Stimmritze wird hier zunächst verschlossen und dann durch den Luftdruck plötzlich aufgestoßen. Bei Hauchlauten (z. B. im Wort „juhu") muss die Stimmritze weit gestellt werden. Dies besorgt der **M. cricoarytenoideus posterior** oder **„Postikus",** der auch bei normaler Ein- und Ausatmung die Stimmritze offen hält. Er ist der einzige Kehlkopfmuskel, der die Stimmritze öffnet.

Stimmbildung

Bei der **Stimmbildung** oder Phonation werden die Stimmbänder durch einen Luftstrom in regelmäßige Schwingungen versetzt. Hierdurch werden Höhe, Lautstärke und Klang unserer Stimme beeinflusst. Die Frequenz der Schwingungen und damit die Höhe des Grundtones kann durch die Änderung der Spannung der Stimmbänder reguliert werden; die Lautstärke dagegen hängt von der Schwingungsamplitude („Ausschlag" des Stimmbandes) und damit von der Stärke des Luftstroms ab.

Die Fülle bzw. der Klang der Stimme wird schließlich durch den Resonanzraum von Rachen, Mund- und Nasenhöhle erzeugt.

MERKE

Stimme und Flüssigkeitshaushalt

Die Stimme gibt mitunter wichtige Hinweise auf den Zustand des **Flüssigkeitshaushaltes** eines Patienten. Hat er eine tiefe, raue Stimme, kann dies auf eine unzureichende Trink- oder Infusionsmenge hindeuten.

Tonhöhe

Die **Tonhöhe** hängt von der Schwingungsfrequenz der Stimmbänder ab:

- Soll ein hoher Ton erzeugt werden, so werden die Stimmbänder durch Kontraktion von Kehlkopfmuskeln stärker gespannt (vergleichbar mit dem Höherstimmen einer Gitarrensaite).
- Soll die Stimme tiefer klingen, so können die Stimmbänder durch entsprechende Bewegungen der Kehlkopfmuskeln entspannt werden. Weite, langsamere Schwingungen erzeugen dann tiefere Töne.

Lautbildung

Ist die Stimmbildung vor allem von den Schwingungseigenschaften der Stimmbänder abhängig, so ist die Bildung der Laute bei weitem komplizierter. Die **Lautbildung** bzw. **Artikulation** kommt nämlich dadurch zustande, dass die im Mund-, Nasen- und Rachenraum enthaltene Luft durch Bewegungen der Hals- und Kopfmuskulatur jeweils in eine bestimmte Form gebracht und in Schwingung versetzt wird. Man spricht bei diesem formveränderlichen Schwingungsraum auch von **Resonanzraum** oder „Ansatzrohr". Die Schwingungen können entweder von den Stimmbändern ausgehen oder aber an anderen Strukturen wie etwa den Zähnen oder Lippen entstehen (➤ Abb. 17.7).

Schwingungen in den körpereigenen Resonanzräumen spüren

Die Kraft von Atmung und Stimme kann einfach ausprobiert werden. Man sitzt dazu aufgerichtet auf einem Stuhl oder Hocker und legt eine Hand auf den Bauch und die andere auf den Brustkorb. Bei der Einatmung wölbt sich die Bauchdecke vor, dann wird langsam mit Hilfe der Bauchmuskulatur ausgeatmet (die Bauchdecke senkt sich), wobei über die Länge der Ausatmung die Töne A, U und M nacheinander intoniert werden. Mit den Händen kann gespürt werden, welche Bereiche von Brustkorb, Kehle und Kopf bei den verschiedenen Tönen am stärksten mitschwingen. Diese Übung ist auch gut zur **Schleimlösung** in der Atemtherapie zu verwenden: Über die verlängerte Ausatmung wird die Einatmung verstärkt, die Lunge wird hierdurch besser durchlüftet, das Blut stärker mit Sauerstoff gesättigt. Der gelöste Schleim wird durch die Vibrationen der Stimme mit gleichzeitiger Ausatmung zum Rachen transportiert und kann dann abgehustet werden.

Je nach Form des Resonanzraumes entstehen bestimmte Frequenzen und charakteristische Resonanzen. Aus ihnen gehen die verschiedenen Klangbilder der Laute hervor. Bei der Bildung der Konsonanten (Mitlaute) etwa wird das Ansatzrohr stärker verengt als bei den Vokalen (Selbstlauten). Weitere Charakteristika der unterschiedlichen Laute sind:

- Alle Vokale entstehen durch ein plötzliches „Aufstoßen" der geschlossenen Stimmbänder.
- Die einzelnen Konsonanten werden vor allem durch unterschiedliche Stellungen der Zahnreihen, der Lippen und Zunge sowie des weichen Gaumens gebildet:

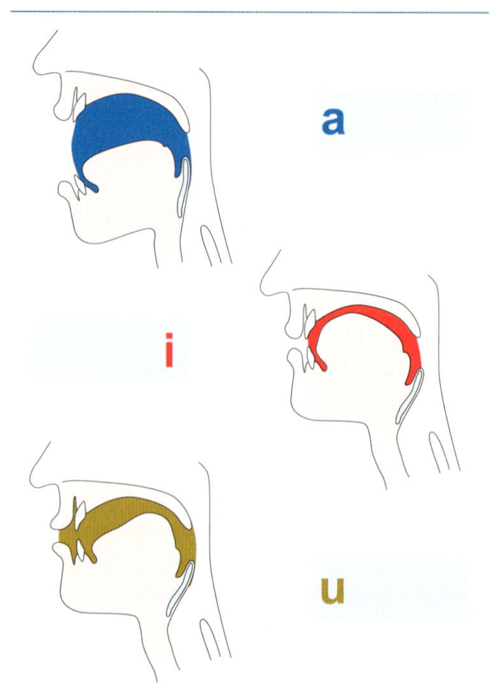

Abb. 17.7 Stellung der für die Lautbildung verantwortlichen Organe. Zunge, Lippen und Mund beim Sprechen der Vokale A, I und U.

- Bei den stimmhaften Konsonanten (b, d, g, m, n) schwingen die Stimmbänder gleichzeitig, während sie
- Bei den stimmlosen Konsonanten (t, k, p, f) nicht beteiligt sind.

• Auch beim Flüstern schwingen die Stimmbänder nicht, vielmehr wird die durch den Kehlkopf ausströmende Luft für die Lautbildung im Ansatzrohr ausgenutzt. Auf diese Weise können auch Patienten, deren Kehlkopf operativ entfernt werden musste, noch sprechen.

Stimmbruch

Kinder haben einen kleineren Kehlkopf mit kürzeren Stimmbändern und dadurch eine höhere Stimme als Erwachsene. Der Wechsel von der kindlichen Stimme zur Erwachsenenstimme tritt während der Pubertät ein. Dieser sog. **Stimmbruch** (Mutation) ist durch die Gewichts- und Längenzunahme von Kehlkopf und Stimmbändern bedingt und tritt bei Jungen wesentlich ausgeprägter auf als bei Mädchen.

Die Jungenstimme senkt sich um etwa eine Oktave (sieben Töne), die Frauenstimme liegt dagegen nur um etwa drei Töne tiefer als die Mädchenstimme.

17.4 Luftröhre

Unterhalb des Ringknorpels beginnt die **Trachea** (Luftröhre, ➤ Abb. 17.8). Sie ist ein durchschnittlich 11 cm langer, muskulöser Schlauch mit C-förmigen Knorpelspangen. Die Trachea ist an ihrer Hinterwand abgeflacht. Diese Abflachung entsteht durch die nach hinten weisenden Öffnungen der Knorpelspangen, über die sich die dünne Muskelwand der Trachea spannt. An dieser weichen Hinterwand hat die Trachea Kontakt mit der Speiseröhre.

Die 16–20 **Knorpelspangen** haben die Aufgabe, die Trachea auch bei einem Unterdruck, wie er durch den Einatmungsvorgang entsteht, offen zu halten.

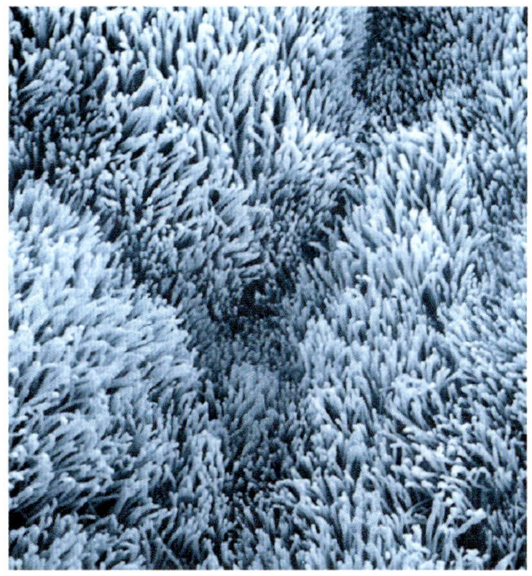

Abb. 17.9 Flimmerepithel der Trachea im Elektronenmikroskop. Die leicht wellenförmige Oberfläche der Trachea ist von einem dichten Flimmerepithel überwuchert. Da alle Oberflächenzellen vollständig mit Härchen bedeckt sind, kann man die Zellgrenzen nicht erkennen. [C160]

Zwischen den einzelnen Knorpelspangen liegt elastisches Bindegewebe, das der Trachea neben ihrer Querelastizität auch eine Längselastizität verleiht. Diese Beweglichkeit wird z. B. beim Schluckakt ausgenützt, bei dem die Trachea problemlos mit dem nach oben steigenden Kehlkopf in der Länge gedehnt werden kann. Die Querelastizität ist vor allen Dingen beim Hustenstoß wichtig, bei dem es zu einer ausgeprägten Längs- und Querverschiebung der Trachealwand kommt, sodass ein etwaiger Fremdkörper oder Trachealschleim mit dem durch den Hustenstoß beschleunigten Luftstrom fortgerissen werden kann.

Wie der übrige Atemtrakt ist auch die Trachea von einer Schleimhaut mit Flimmerepithel (➤ Abb. 17.9) und schleimbildenden Becherzellen überzogen. Unter dem Epithel liegen im Bindegewebe eingebettet die schleimbildenden Trachealdrüsen, die ebenfalls zur Befeuchtung der Schleimhaut beitragen. Durch den Flimmerschlag werden kleine Teilchen wie z. B. Staub zurück nach oben in Rachen und Mund befördert.

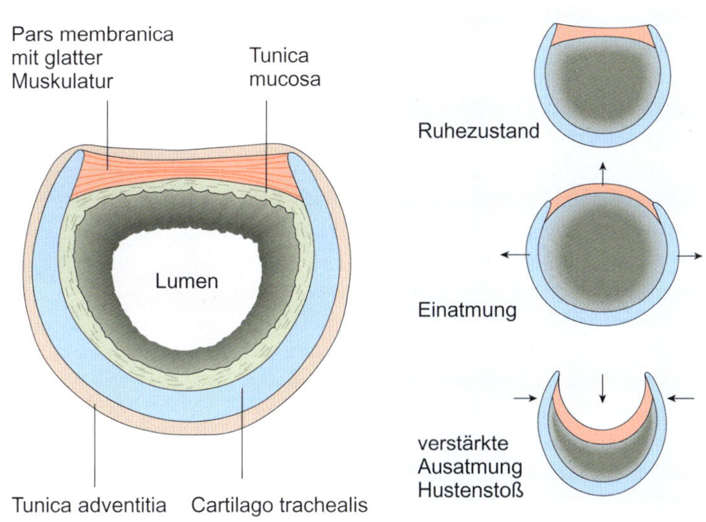

Abb. 17.8 Die Trachea im Querschnitt. Über die Muskulatur in der Pars membranica kann die Weite der Trachea reguliert werden.

17.5 Bronchien, Bronchiolen und Alveolen

17.5.1 Bronchien

An ihrem unteren Ende, etwa in Höhe des 5. Brustwirbels, teilt sich die Luftröhre in die beiden **Hauptbronchien.** Diese Stelle ist bronchoskopisch (Bronchoskopie = endoskopische Untersuchung der Bronchien) besonders gut an der sog. Carina (➤ Abb. 17.10) zu erkennen, einem keilartig hervorragenden Knorpelstück, das die Aufteilung der Luftröhre in die Hauptbronchien deutlich markiert. Diese Gabelung wird auch **Bifurcatio tracheae** genannt.

Die Bronchienwand der Hauptbronchien ist ähnlich aufgebaut wie die Wand der Trachea – auch sie besteht aus Knorpelspangen und Schleimhaut mit Flimmerepithel.

Wie ➤ Abb. 17.5 und ➤ Abb. 17.10 zeigen, ist der rechte Hauptbronchus meist etwas weiter und verläuft steiler abwärts als der linke Hauptbronchus, der sich in seiner Form an das darunter liegende Herz anpassen muss. Deshalb rutscht ein aspirierter (eingeatmeter) Fremdkörper in aller Regel in den rechten Hauptbronchus. Von hier muss er bronchoskopisch (d. h. mit Hilfe eines speziellen Endoskops) wieder entfernt werden.

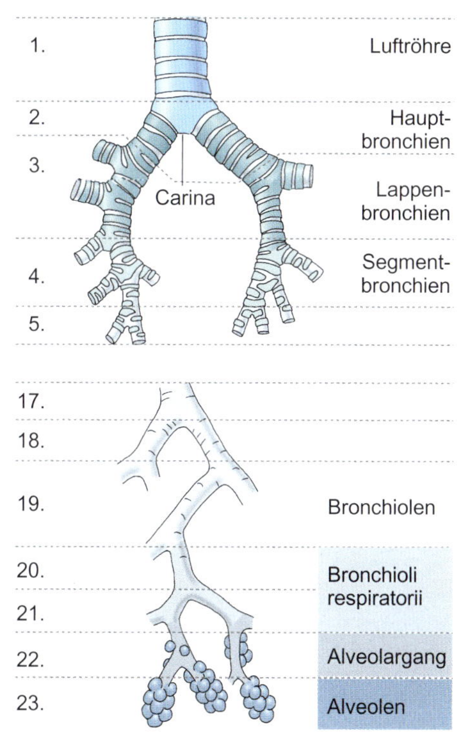

Abb. 17.10 Das Geäst des Bronchialbaums. Von der Trachea bis zu den Alveolen zählt man durchschnittlich 23 Aufteilungen.

Nach wenigen Zentimetern teilt sich jeder der Hauptbronchien in kleinere Bronchien oder **Bronchien zweiter Ordnung** auf:

- Der rechte Hauptbronchus teilt sich in drei Hauptäste für die drei Lappen der rechten Lunge.
- Der linke Hauptbronchus teilt sich in zwei Hauptäste für die zwei Lappen der linken Lunge.

Diese fünf Hauptäste, die **Lappenbronchien,** teilen sich dann wie das Geäst eines Baumes weiter in **Segmentbronchien** auf, die sich wiederum in immer kleinere Äste verzweigen. Durch mehr als zwanzig Teilungsschritte entsteht so das weit verzweigte System des **Bronchialbaumes.**

17.5.2 Bronchiolen

Je kleiner die Bronchien werden, desto einfacher und dünnwandiger wird ihr innerer Aufbau. Schon auf der Ebene der Lappenbronchien werden die großen Knorpelspangen durch kleine unregelmäßige Knorpelplättchen ersetzt. In den kleinsten Verzweigungen der Bronchien, den **Bronchiolen** mit einem Innendurchmesser von weniger als 1 mm, fehlen die Knorpeleinlagerungen völlig. Dafür sind die Bronchiolen reichlich mit glatten Muskelfaserzügen versehen, die den Zu- und Abstrom der Atemluft aktiv regulieren.

17.5.3 Alveolen

Die Bronchiolen verzweigen sich noch einmal in mikroskopisch feine Ästchen **(Bronchioli respiratorii).** Diese gehen unmittelbar in das eigentlich atmende Lungengewebe (➤ Abb. 17.11), die **Ductus alveolares** (Alveolargänge) mit den **Alveolen** (Lungenbläschen, ➤ Abb. 17.12), über. Die Alveolen liegen dabei traubenförmig und dicht gepackt um die Alveolargänge und Bronchioli respiratorii.

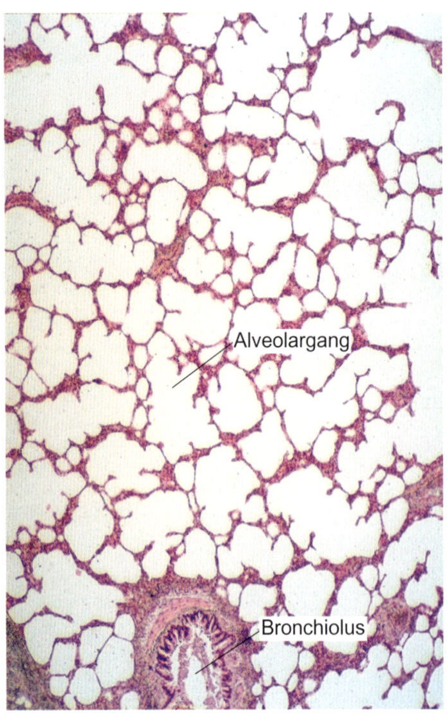

Abb. 17.11 Gesundes Lungengewebe. Der histologische Schnitt zeigt das dichte Alveolargitternetz der Lunge, in das Bronchiolen eindringen. Sie sind von Bindegewebe umgeben. [X141]

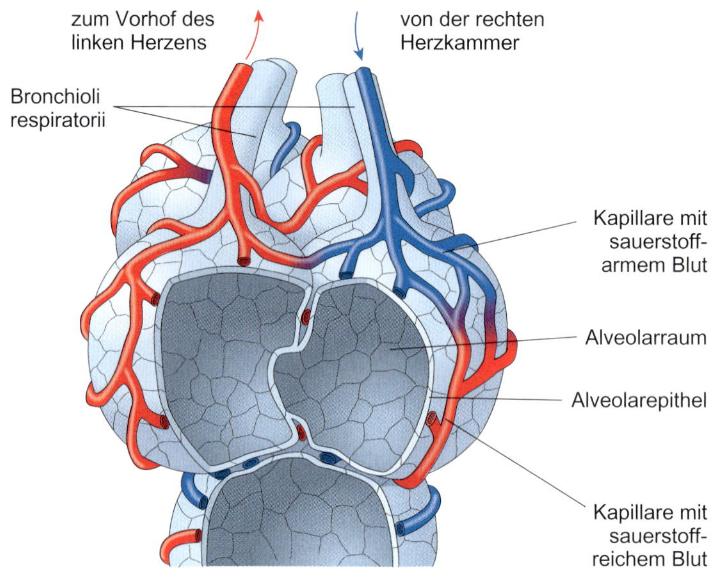

Abb. 17.12 Bau der Alveolen (Lungenbläschen). Jede Alveole ist von einem Kapillarnetz umsponnen. Dort findet der Gasaustausch statt. Sauerstoff diffundiert von der Alveole in die Kapillaren, Kohlendioxid von den Kapillaren zurück in die Alveole. Die Gase müssen dabei die Epithelschicht der Alveole, die Basalmembran und das Endothel der Kapillare durchdringen.

In den Alveolen der Lunge sind Blut und Luft nur durch die sog. **Blut-Luft-Schranke** voneinander getrennt (➤ Abb. 17.13). Durch eine dünne Schicht aus Alveolarepithel und Kapillarendothel kann der Sauerstoff aus der Alveolarluft rasch ins Kapillarblut übertreten, während das Kohlendioxid den umgekehrten Weg nimmt.

Reservealveolen

Bei körperlicher Ruhe ist ein erheblicher Teil der Lungenbläschen nicht belüftet. Durch einen Reflexmechanismus **(Euler-Liljestrand-Reflex)** werden diese in Reserve stehenden Alveolargruppen auch weniger durchblutet. Erst bei körperlicher Belastung oder bei hohem Fieber öffnen sich die Zugänge zu den Reservealveolen, und die Gasaustauschkapazität der Lunge wird größer.

17.5.4 Surfactant

Die Alveolen haben bei der Ausatmung einen Durchmesser von ca. 0,2 mm, der bei der Einatmung auf 0,4 mm ausgedehnt wird. Da ihre Wand nur etwa 1 µm (0,001 mm) dick und nur aus einer einzigen plattenförmigen Deckzellenschicht aufgebaut ist, besteht die Gefahr, dass die Lungenbläschen wie Seifenblasen entweder in sich zusammenfallen oder platzen. Dies wird durch ein Gemisch an Phospholipiden (➤ Kap. 2.8.2), die in den Alveolarepithelzellen produziert werden – dem sog. **Surfactant** (**Surf**ace **act**ive **a**ge**nt**: Oberflächenfaktor) – verhindert. Der Surfactant kleidet die Innenfläche der Alveolen aus, wodurch die Oberflächenspannung an der Luft-Wasser-Grenze der Alveoleninnenfläche sinkt und ein Zusammenfallen der Alveolen bei der Ausatmung verhindert wird.

Compliance

Der Surfactant sorgt also dafür, dass die Alveolen trotz der zwangsläufig auftretenden Druckschwankungen nicht kollabieren, sondern sich mit der Luftströmung gleichförmig erweitern und verengen. Der Surfactant und die Zahl der elastischen Fasern im Lungengewebe, die wie ein Netz die Lungenbläschen umgeben, sind auch die wichtigsten Einflussgrößen für die Lungendehnbarkeit, die sog. **Compliance.** Sie ist ein wichtiger Faktor bei der Beurteilung der Lungenfunktion. Bei vielen Patienten sinkt die Compliance infolge von Alterungsvorgängen, die häufig durch Zigarettenrauchen kräftig beschleunigt werden, so stark ab, dass z. B. die Narkosefähigkeit bei anstehenden operativen Eingriffen eingeschränkt ist.

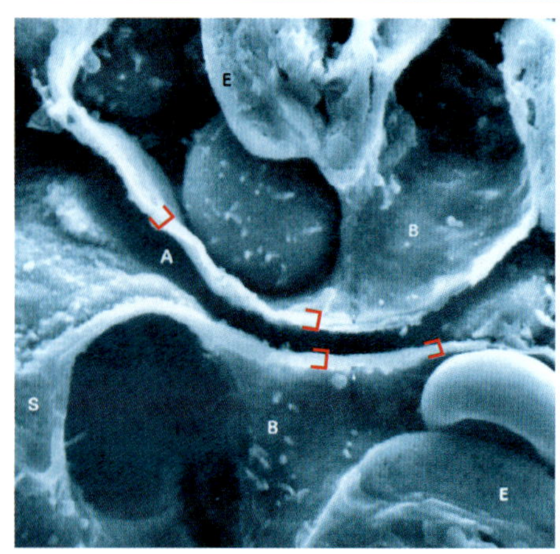

Abb. 17.13 Elektronenmikroskopische Aufnahme einer Alveole mit Kapillare. Die mit A gekennzeichneten Hohlräume sind Kapillaren, der mit B beschriftete Bereich ist der Alveolarraum. Alveolarepithelzelle und Kapillarendothel bilden die Blut-Luft-Schranke. Sie ist durch rote Klammern markiert. Die Kerne der Alveolarepithelzellen sind mit S bezeichnet, die der Endothelzellen mit E. Unten rechts erkennt man einen Erythrozyten, der sich dicht an die Blut-Luft-Schranke angelegt hat. In der oberen Kapillarschlinge liegen zwei Lymphozyten. [C160]

17

KLINIK

Idiopathisches Atemnotsyndrom

Bei Frühgeborenen besteht das Problem, dass der Surfactant, der sich vor allem im letzten Drittel der Schwangerschaft bildet, noch nicht ausreichend vorhanden ist und das Kind deshalb von einem **Atemnotsyndrom** (auch **Respiratory Distress Syndrome** [RDS] oder hyaline Membrankrankheit genannt, auch ➤ Kap. 22.6.2) bedroht ist. Besteht vor der Entbindung noch etwas Zeit, versucht man durch Gabe von Glukokortikoiden (➤ Kap. 8.6.2) über den Blutkreislauf der Mutter die Lungenreifung und damit die Fähigkeit zur Surfactant-Bildung zu fördern. Nach der Geburt kann heute künstlich hergestellter Surfactant über einen Tubus in der Atemröhre in die Lunge des Frühgeborenen eingebracht werden, um seine Überlebenschancen zu verbessern.

17.5.5 Reinigungsmechanismen der Lunge

Die Lunge und damit der Organismus benötigt einen Schutz vor schädlichen Einflüssen, die über die Atemwege mit der Luft eingeatmet werden können.

Zum Schutz vor physikalischen und chemischen Fremdstoffen und zur Befreiung der Lunge und der Atemwege u. a. von endogenen Abfallstoffen und exzessivem Bronchialsekret stehen drei **Reinigungsmechanismen** zur Verfügung:

- Tracheobronchiale mukoziliäre Clearance
- Husten-Clearance
- Alveoläre Clearance.

Tracheobronchiale mukoziliäre Clearance

Die tracheobronchiale mukoziliäre Clearance wird auch als mukoziliäres Transportsystem bezeichnet. Bei diesem physiologisch ablaufenden Reinigungsmechanismus wirken zusammen:

- Sekretfilm bildender Schleim (lat.: mucus, Bronchialsekret aus Becherzellen und submukösen Drüsen)
- Mundwärts schlagenden Zilien der Flimmerepithelzellen.

Mit diesem Mechanismus kann die gesunde Lunge des Erwachsenen binnen 20 Minuten komplett gereinigt werden.

Zilien

Die mukoziliäre Clearance reinigt die Atemwege vom proximalen Larynx bis in die 16. Bronchiengeneration. Das respiratorische Epithel geht in den terminalen Bronchien in das Alveolarepithel über. Die zilientragenden Flimmerepithelzellen in dem genannten Bereich sind ein wichtiger Bestandteil des Transportsystems. Auf einer Zelle befinden sich in etwa 200 **Zilien** (Flimmerhaare). Die koordinierte Schlagfrequenz der Zilien beträgt etwa 11–16 Schläge/Sek. Dabei besteht der Zyklus des Zilienschlages aus einem kräftigen aktiven, oralwärts gerichteten Schlag, der den Sekrettransport bewirkt, und einer passiven Rückschlagphase in die Ausgangslage (peitschenschlagartiger Charakter).

Bronchialsekret

Das Bronchialsekret, das entgegen der Schwerkraft mundwärts transportiert wird, besteht aus zwei unterschiedlichen Substanzen:

- Einem dünnen, flüssigen, sog. interziliären Sol, das von den Mikrovilli der Epithelzellen abgesondert wird
- Einer gelartigen, viskoelastischen Schicht, die auf den Zilien liegt. Die Spitzen der Zilien tauchen in sie ein und tragen so zum Transport des Sekretes bei. Auf dieser Schicht werden eingedrungene Fremdkörper oder zum Abtransport bestimmte Stoffe festgehalten und mundwärts transportiert.

Das Bronchialsekret besteht zu 95 % aus Wasser. Die restlichen 5 % verteilen sich auf Glukoproteine, Immunglobuline, Lysozyme, Lipide und anorganische Salze.

Störungen der mukoziliären Clearance

Die Schleimkonsistenz entscheidet darüber, ob eine ausreichende Bewegung der Schleimdecke möglich ist. Die Konsistenz ist vom Flüssigkeits- und Elektrolythaushalt sowie vom spezifischen pH-Wert des Schleimes abhängig. Trockene Luft, zu geringe Flüssigkeitszufuhr sowie Störungen des Elektrolythaushaltes und des pH-Gleichgewichts können somit zu einer Verlangsamung oder zum Stau des Sekretflusses führen. Die Zilienaktivität kann durch Zigarettenrauch, Fremdkörper, künstliche Beatmung, hohe Sauerstoffkonzentration sowie durch bestimmte Medikamente, Stress oder Kälte beeinträchtigt werden oder ganz zum Erliegen kommen.

Kommt es zum Sekretstau (Mukostase), können Krankheitserreger und Schadstoffe das Bronchialepithel erreichen und dort ihre pathogene Wirkung entfalten.

Hustenmechanismus – Husten-Clearance

Husten ist neben dem mukoziliären Transportsystem ein sehr wichtiger Schutzfaktor für die Atemwege, besonders bei Produktion größerer Schleimmengen. Er kann u. U. einen defekten mukoziliären Transport zumindest teilweise kompensieren.

Die Husten-Clearance ist nur in den oberen Luftwegen bis hinab zu den größeren Bronchien effektiv, d. h. von der Trachea bis zur 7. Bronchiengeneration. In den kleineren Bronchien wirkt lediglich der mukoziliäre Klärmechanismus.

Husten ist ein physiologischer Vorgang, der durch die Reizung von Chemo- und Mechanorezeptoren im Tracheobronchialbaum reflexartig ausgelöst wird. Auslösende Reize können Trockenheit, Kälte, eingeatmete Fremdstoffe, Staub, Speichel oder Gase sein.

ACHTUNG

Gefahr durch Aspiration!

Der Kehlkopf mit Kehldeckel sowie der Hustenreflex übernehmen beim Essen und Schlucken eine lebenswichtige Funktion: Sie schützen die Lunge vor dem Eindringen größerer Partikel. Bei folgenden Patienten sind diese Funktionen oft gestört, und sie sind durch Aspiration („Einatmen" von Fremdkörpern in die Lunge) gefährdet:

- Frisch operierte Patienten, die Narkosemittel erhalten haben oder intubiert waren
- Patienten, die lange beatmet wurden
- Patienten nach einem Schlaganfall
- Patienten mit schweren neurologischen Erkrankungen.

Hustenvorgang

Im Einzelnen läuft der **Hustenvorgang** in fünf Phasen ab (➤ Abb. 17.14):

- Irritationsphase: Reizung der entsprechenden Rezeptoren (nicht abgebildet).
- Tiefe Inspiration: Im Mittel werden etwa 2,5 l Luft eingeatmet.
- Inspiratorische Pause: ist für die Effektivität des Hustens wichtig. Bei optimaler Luftverteilung während der inspiratorischen Pause sollte die Luft am Schleim vorbei in die kleineren Bronchien gelangen.
- Kompressionsphase: Die Epiglottis schließt sich und die Atemmuskulatur kontrahiert (Bauchmuskeln, Zwerchfell und interkostale Muskulatur). Dadurch kommt es zu einer starken Druckerhöhung im thorakalen Raum, der Aktivierung der Retraktionskraft der Lunge und in dessen Folge auch zu einer Erhöhung des intrapulmonalen Drucks.
- Expulsionsphase (Austreibung): Öffnen des Kehldeckels (Epiglottis), sehr schneller Druckabfall mit dadurch bedingten sehr hohen Strömungsgeschwindigkeiten in den Bronchien. Der starke Druckabfall verkleinert außerdem den Bronchialdurchmesser, was die Strömungsgeschwindigkeit der Luft weiter erhöht und den Husten effektiver macht.

ACHTUNG

Negative Effekte des Hustens

Die hohen Drücke können insbesondere bei vorgeschädigter Lunge zu Komplikationen führen, diese sind:

- Rupturen von Blutgefäßen des Bronchialbereichs (Hämoptyse)
- Platzen von Emphysemblasen
- Pneumothorax
- Spannungsverlust der Bronchialwände mit erhöhter Gefahr eines Bronchialkollaps (Zusammenfallen der Wände eines Bronchus)
- Hustenattacken durch Überreizung der Hustenrezeptoren
- Gefäßkomplikationen im ZNS durch venöse Rückflussstauungen.

Husten und Auswurf

Der Hustenreflex dient der Reinigung des Bronchialbaumes. Wird durch Husten Sekret in die oberen Luftwege befördert, so spricht man von **produktivem Husten,** das Sekret wird oft als **Spu-**

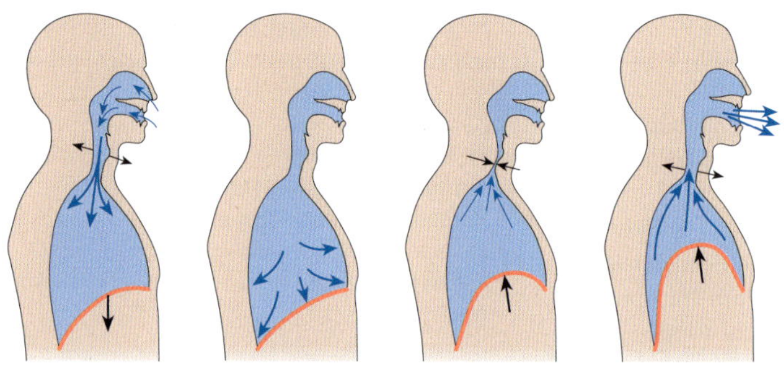

Abb. 17.14 Vorgang des Hustenstoßes nach Reizung der Hustenrezeptoren.

tum (Auswurf, nicht zu verwechseln mit Speichel!) ausgespuckt oder verschluckt.

Andererseits kann ein Husten den Menschen auch ohne nennenswerten Sekrettransport plagen. Man spricht dann von einem **Reizhusten** oder **unproduktiven Husten.** Ein solcher Husten tritt auf z. B. beim Bronchialkarzinom, in der Anfangsphase einer Bronchitis oder beim Keuchhusten (Pertussis), einer vor allem Kleinkinder treffenden bakteriellen Infektion mit nächtlichen, quälenden Reizhustenanfällen.

Bluthusten

Bei blutenden Lungentumoren oder bei einem Lungeninfarkt, aber auch bei entzündlichen Lungenerkrankungen – etwa bei der Tuberkulose – kann es zum Abhusten von Blut kommen **(Hämoptyse).** Das Blut stammt hierbei aus dem Rachen, den Bronchien oder den Lungen und darf nicht mit dem Bluterbrechen **(Hämatemesis)** verwechselt werden, bei dem das Blut aus dem oberen Verdauungstrakt stammt.

Alveoläre Clearance

Im Bereich des flimmerlosen kubischen Epithels, das sich bis zum Übergang in das Alveolarepithel dem schleimtransportierenden Flimmerepithel anschließt, und im Alveolarraum bestehen ebenfalls Reinigungs- und Abwehrmechanismen, gleichsam als letzte Abwehrlinie. Dieser nichtziliäre Mukotransport wird durch das sog. Surfactant-System bewirkt (➤ Kap. 17.5.4). Der Surfactant ersetzt hier die Transportfunktion des Zilienschlages.

Am wichtigsten für den alveolären Reinigungsprozess sind jedoch die Alveolarmakrophagen, bewegliche Fress- und Abwehrzellen mit der Fähigkeit zur Phagozytose (➤ Kap. 17.6.2).

Die **alveoläre Clearance** funktioniert ziemlich langsam. Bis zur Elimination von Partikeln kann es 24 Stunden bis 100 Tage dauern.

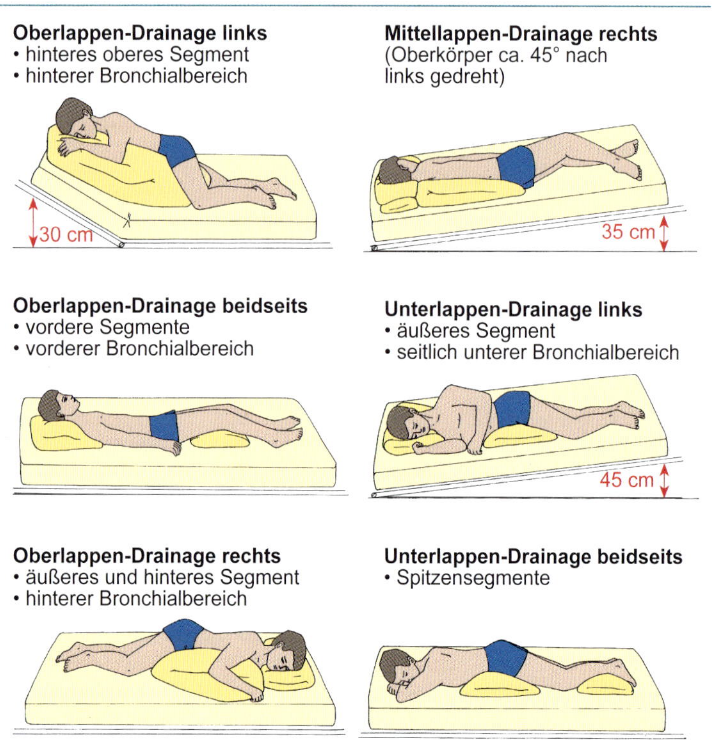

Abb. 17.15 Verschiedene Drainagelagerungen. [L215]

PT-PRAXIS

Reizhusten lindern, Sekrettransport fördern

Reizhusten ist auf Dauer eine starke Belastung von Lunge und Atemwegen und kann in Extremfällen einen Bronchialkollaps verursachen. Deshalb sollten dem Patienten Techniken zur Vermeidung des Hustens gezeigt und erklärt werden, z. B.

- Schlucken von Speichel
- Trinken warmer Flüssigkeit
- Bonbon lutschen
- Räuspern
- Langsames Atmen
- Gegen geschlossene Lippen husten
- Konzentration auf die Atembewegung.

Sekretlösung

Damit Husten produktiv wird, müssen vor dem Einsatz von Hustentechniken Maßnahmen zu Sekretlösung und -transport durchgeführt werden. Dies sind z. B. manuelle oder apparative Vibrationen am Thorax in Verbindung mit Ausatmung auf Laute (Phonation) oder Brummen. Andere Möglichkeiten sind die autogene Drainage, Drainagelagerungen sowie Zusatzmaßnahmen wie Inhalationen und heiße Rolle.

Drainagelagerungen

Für jedes einzelne Lungensegment gibt es eine eigene Lagerung, die mit Hilfe der Schwerkraft den Sekretabfluss in Richtung Rachen unterstützt. Voraussetzung ist, dass man weiß, in welchen Bereichen der Lunge sich das Sekret befindet. Dann kann der Patient so gelagert werden, dass das Sekret in Richtung Hauptbronchien abfließt (➤ Abb. 17.15).

17.6 Lunge

DEFINITION

Lunge (Pulmo)

Mit den Hauptbronchien verbundenes, beidseits den Brustraum ausfüllendes paariges Organ. Dient der äußeren Atmung. Nimmt den für alle Lebensvorgänge erforderlichen Sauerstoff aus der Atemluft auf und transportiert Kohlendioxid als wichtiges Endprodukt des Körperstoffwechsels ab.

17.6.1 Aufbau und Lage

Die beiden **Lungenflügel** liegen in der Brusthöhle und umgeben jeweils seitlich das Mediastinum (➤ Abb. 1.9). Sie liegen mit ihrer Außenseite den Rippen an. Nach unten werden die Lungen vom Zwerchfell begrenzt, nach oben hin ragen sie mit ihren Spitzen geringfügig über das Schlüsselbein hinaus. Zwischen dem linken und dem rechten Lungenflügel liegt das Herz. Durch die nach links verschobene Position des Herzens ist der linke Lungenflügel kleiner als der rechte. Der Teil der Lunge, der dem Zwerchfell aufliegt, wird als **Lungenbasis** bezeichnet, der obere Teil als **Lungenspitze (Apex).** Die Lungenbasis tritt bei der Einatmung durch die Kontraktion des Zwerchfells um ca. 3–4 cm tiefer, um bei der Ausatmung wieder nach oben zu steigen. Die Hauptbronchien und die Lungengefäße treten über den an der medialen Seite eines jeden Lungenflügels gelegenen **Lungenhilus** (Lungenwurzel) in die Lungen ein.

Lungenlappen und -segmente

Die linke Lunge wird durch eine gut erkennbare, schräg verlaufende Spalte in einen oberen und unteren **Lungenlappen** geteilt, während die rechte Lunge durch zwei Spalten in drei Lappen aufgeteilt ist, den Ober-, Mittel- und Unterlappen. Entsprechend ist der Bronchialbaum auf der rechten Seite in drei, auf der linken Seite dagegen in zwei **Lappenbronchien** aufgeteilt (➤ Abb. 17.16).

Wie ➤ Abb. 17.16 zeigt, liegen die Unterlappen vorwiegend der hinteren Brustwand an, die Oberlappen und der rechte Mittellappen liegen dagegen vorwiegend vorne.

Um pathologische Befunde, z. B. einen Lungentumor, in ihrer Lage räumlich präzise beschreiben zu können, werden die Lungenflügel rechts in zehn und links in neun **Lungensegmente** unterteilt (bei der Durchnummerierung der Lungensegmente wird links das siebte Segment übersprungen). Diese Segmente werden jeweils von einem **Segmentbronchus** mit Atemluft versorgt. Die Segmentgrenzen sind äußerlich im Gegensatz zu den Lappengrenzen nicht mehr sichtbar. Sie haben jedoch jeweils ihre eigene Blutversorgung, d. h., jedes Segment wird jeweils von einem Segmentast der Lungenarterie versorgt (sog. bronchoarterielle Einheit). Lungensegmente lassen sich einzeln schonend herausoperieren, weshalb die Segmenteinteilung vor allen Dingen für die Thoraxchirurgie, etwa bei der Entfernung von Lungentumoren, von Bedeutung ist.

Lungenhilus

DEFINITION

Lungenhilus (Hilum pulmonis, Lungenwurzel)

Bezeichnet die Ein- bzw. Austrittsstelle der Bronchien, Blut- und Lymphgefäße sowie Nerven an der Mediastinalseite des jeweiligen Lungenflügels.

Jeder Lungenhilus ist **Eintrittsstelle** für:

- Den (rechten bzw. linken) Hauptbronchus
- A. pulmonalis dexter bzw. sinister, welche sauerstoffarmes Blut vom rechten Herzen führt
- Bronchialarterien (Rami bronchiales). Sie entspringen der Aorta thoracalis bzw. den Zwischenrippenarterien und führen sauerstoffreiches Blut zur Eigenversorgung des Lungengewebes
- Nerven.

Gleichzeitig ist der Lungenhilus **Austrittstelle** für:

- V. pulmonalis dexter bzw. sinister , welche mit Sauerstoff angereichertes (oxygeniertes) Blut zum linken Herzen hinführt
- Vv. bronchiales, die sauerstoffarmes Blut aus der Eigenversorgung der Lunge führen
- Lymphgefäße, die zu den Hiluslymphknoten nahe der Lungenwurzel ziehen.

17.6.2 Lymphabfluss

Die **Lymphgefäße** der Lunge bilden ein oberflächliches und ein tiefes, die Bronchien begleitendes Netz. Aus beiden Netzen fließt die Lymphe zu den Lymphknoten im Lungenhilusbereich. In den Lymphgefäßen wandern weiße Blutkörperchen und ein spezieller Typ von Alveolarzellen, die phagozytierenden Alveolarepithelzellen (➤ Kap. 17.5.5). Die phagozytierenden Alveolarzellen transportieren Fremdkörper oder Gifte. Bei vielen Erkrankungen der Bronchien oder des Lungengewebes werden die Lymphknoten im Lungenhilus stark beansprucht und vergrößern sich. Sie können dann im Röntgenbild typische Schatten geben. Dadurch kann bei entsprechender klinischer Symptomatik z. B. die Verdachtsdiagnose einer Tuberkulose gestellt werden. Aber auch Lymphknotenmetastasen eines bösartigen Tumors können zu einer solchen Hilusverbreiterung führen (➤ Abb. 17.17).

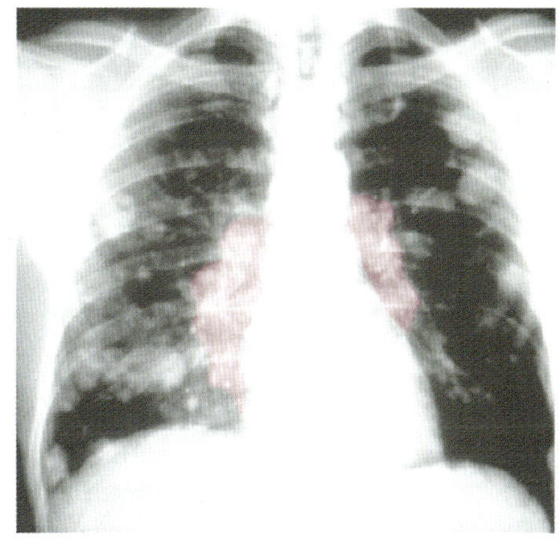

Abb. 17.17 Lungenmetastasen bei einem Patienten mit Hodentumor. Die Metastasen zeigen sich im Röntgenbild durch eine Hilusverbreiterung und eine wolkige Verschattung, hier hauptsächlich der rechten Lunge. [U136]

17.6.3 Innervation der Lunge

Die nervale Versorgung der Lunge erfolgt über das vegetative Nervensystem. Dabei bilden die autonomen Nerven entlang der Bronchien das Lungennervengeflecht **(Plexus pulmonalis).** Es enthält parasympathische Anteile aus dem N. vagus (X. Hirnnerv) sowie sympathische Fasern aus den oberen Brustganglien des Grenzstrangs des Sympathikus (➤ Abb. 9.49). Bronchien und Bronchiolen werden durch den Parasympathikus verengt, durch den Sympathikus erweitert. Sensible Nervenfasern vom Brustfell und den Bronchien laufen im N. vagus zentralwärts.

17.6.4 Lungendurchblutung

Perfusion

Die Lunge wird von den Blutgefäßen des Lungenkreislaufs (➤ Kap. 16.1.1) durchzogen. Dieser von der rechten Herzkammer angetriebene Kreislauf wird wegen seiner im Vergleich zum Körperkreislauf eher bescheidenen Größe auch als „kleiner Kreislauf" bezeichnet. In den Lungenarterien gelangt sauerstoffarmes Blut zu den Alveolen, um dort Kohlendioxid abzugeben und Sauerstoff aufzunehmen. Das dadurch „erneuerte" Blut fließt in den Lungenvenen zum linken Vorhof zurück und wird daraufhin über die linke Herzkammer in den Körperkreislauf eingespeist (➤ Kap. 16.1). Die Durchblutung der Lunge wird auch als **Perfusion** bezeichnet (➤ Kap. 17.9).

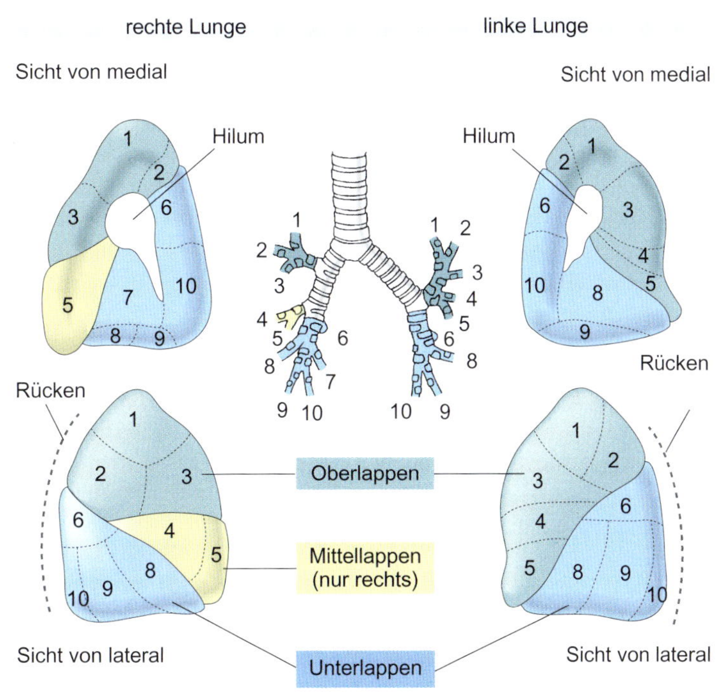

Abb. 17.16 Aufteilung der Lunge in Lappen und Segmente. Die oberen beiden Abbildungen zeigen die Ansicht von medial, die unteren Abbildungen von lateral. Beim rechten Lungenflügel wird der Oberlappen in 3, der Mittellappen in 2 und der Unterlappen in 5 Segmente unterteilt. Der linke Lungenflügel besteht aus einem Oberlappen mit 5 und einem Unterlappen mit 4 Segmenten, das siebte Segment wird bei der Durchnummerierung übersprungen.

17

KLINIK

Die körperliche Untersuchung der Lunge

Die Begutachtung der Lunge im Rahmen der **körperlichen Untersuchung** beruht darauf, dass Krankheiten der Lunge die Weiterleitung von Geräuschen (d.h. die Schallleitung) verändern. Die beiden wichtigsten ärztlichen Untersuchungstechniken in diesem Zusammenhang sind die Auskultation und Perkussion.

Durch die **Auskultation,** dem Abhören der Atemgeräusche mit Hilfe des Stethoskops, kann der Untersucher z.B. eine Lungenentzündung erkennen. Bei dieser Lungenerkrankung verstärkt die entzündungsbedingte Verdichtung des Lungengewebes lokal die Schallleitung, sodass das Atemgeräusch über dem betroffenen Lungenabschnitt „schärfer" bzw. lauter erscheint. Bei einer Flüssigkeitsansammlung im Pleuraspalt (Pleuraerguss) dagegen wird die Fortleitung der Atemgeräusche auf den Brustkorb behindert, sodass die Atemgeräusche abgeschwächt erscheinen. Dasselbe Phänomen tritt auf, wenn Luft in den Pleuraspalt eindringt (Pneumothorax) oder wenn ein Lungensegment kollabiert ist (Atelektase).

Auch die Luftwege lassen sich bei der Auskultation beurteilen: So weist etwa ein pfeifendes Atemgeräusch bei der Ausatmung (sog. **Giemen**) auf eine Verengung der Bronchien hin, wie sie z.B. beim Asthma auftritt. Ein **Brummen** deutet ebenfalls auf eine Verengung der Bronchien oder auf darin schwingende Sekrete hin, wie sie z.B. für die Bronchitis typisch sind. Schwerer zu hören ist ein feines „Blubbern" bei der Einatmung, das durch vermehrte Flüssigkeitsansammlungen im Lungengewebe entsteht. Diese können z.B. bei Entzündungen (z.B. im Rahmen einer Pneumonie) oder beim Lungenödem (➤ Kap. 15.6.4) auftreten.

Auch bei der **Perkussion** (Abklopfen des Brustkorbes) wird das Phänomen unterschiedlicher Schallleitung in gesunden und kranken Lungenanteilen ausgenutzt. Ist die „beklopfte" Lunge z.B. vermehrt luftgefüllt (wie etwa beim Emphysem), so klingt die durch Klopfen erzeugte Resonanz laut und übermäßig hohl (etwa wie beim Klopfen auf eine Schuhschachtel). Ist der „beklopfte" Raum dagegen entweder flüssigkeitsgefüllt oder anderweitig verdichtet (etwa durch eine Lungenentzündung oder durch das Kollabieren eines Lungensegments), so ist die erzeugte Resonanz gedämpft. Die Resonanz des gesunden Lungengewebes liegt etwa in der Mitte zwischen „Schachtelton" und „Zementton": eine „musikalische" Resonanz zwischen dumpf und hohl.

Durch Perkussion lässt sich auch die Verschieblichkeit der Lungenuntergrenzen bei der Ein- und Ausatmung prüfen.

17

Eigenversorgung der Lunge mit Blut

Die Gefäße des Lungenkreislaufs dienen also dem Gasaustausch. Das Lungengewebe selbst wird nicht über den Lungenkreislauf, sondern aus Ästen des Körperkreislaufes versorgt, und zwar über die aus der Aorta entspringenden **Rami bronchiales** (Bronchialarterien). Die **Vv. bronchiales** (Bronchialvenen) transportieren anschließend das verbrauchte Blut aus den Bronchialkapillaren z.T. über die Lungenvenen zum Körperkreislauf zurück. Dabei mischt sich das sauerstoffarme Blut der Bronchialvenen mit dem frisch oxygenierten Blut der Lungenvenen (im linken Herzen kommt nochmals venöses Blut aus kleinen Herzvenen hinzu), sodass die Aorta kein voll arterialisiertes Blut verteilen kann. Die Gefäße zur Eigenversorgung werden auch als **Vasa privata** der Lunge bezeichnet.

17.7 Pleura

Beide Lungenflügel sind von einer hauchdünnen, mit Gefäßen versorgten Hülle, der **Pleura visceralis** (Lungenfell) überzogen. Die Pleura visceralis grenzt, nur durch einen flüssigkeitsgefüllten Spalt getrennt, an die **Pleura parietalis** (Rippenfell), welche die Brustwand, das Zwerchfell und das Mediastinum auskleidet. Beide Pleurablätter werden zusammen als **Pleura** oder Brustfell bezeichnet. Das Rippenfell ist mit sensiblen, schmerzleitenden Nerven versorgt, deshalb ist eine Entzündung, **Pleuritis** genannt, sehr schmerzhaft. Dagegen ist das Lungengewebe mit dem Lungenfell schmerzunempfindlich. Am Lungenhilus (➤ Kap. 17.6), an dem die Hauptbronchien und Lungengefäße ein- bzw. austreten, gehen die beiden Pleurablätter ineinander über und bilden so einen geschlossenen Spaltraum, den **Interpleuralraum** oder **Pleuraspalt**.

17.7.1 Druckverhältnisse im Pleuraspalt

Zwischen beiden Pleurablättern, d.h. im **Pleuraspalt,** herrscht ein Unterdruck, der am Ende der Einatmung ca. 5 mmHg unter dem äußeren Luftdruck liegt (man schreibt daher –5 mmHg). Am Ende der Exspiration liegt dieser Druck etwa bei –3 mmHg. Dieser leichte Unterdruck im Pleuraspalt im Vergleich zum Außenraum wird als **intrapleuraler Druck** bezeichnet. Dadurch, dass im Pleuraspalt ein Unterdruck („Sog") besteht, werden alle Bewegungen der Brustkorbwand direkt auf die Lungen übertragen. So führt die Erweiterung des Brustkorbes durch die Einatembewegung zu einer Ausdehnung des Lungengewebes. Damit die Lungenflügel bei der Ein- und Ausatmung reibungsfrei im Thorakalraum gleiten können, muss die Oberfläche der Pleurablätter spiegelglatt sein und ihr Zwischenraum, der Pleuraspalt, mit einer serösen Flüssigkeit „geschmiert" werden. Zum Vergleich: Dieser physikalische Effekt tritt ebenfalls auf, wenn zwei ebene Glasflächen auf den einander zugewandten Seiten mit Wasser oder einer anderen Flüssigkeit benetzt und aufeinandergelegt werden – die Scheiben „kleben" zusammen, lassen sich also schlecht abheben, sind aber sehr gut verschiebbar. In der Tat werden beide Pleurablätter durch eine Schicht flacher Deckzellen geglättet, wobei die Deckzellen des Rippenfells wässrige Pleuraflüssigkeit als Gleitmittel produzieren.

17.7.2 Verletzungen und Erkrankungen der Pleura

Pneumothorax

Gelangt, z.B. durch eine Stichverletzung oder durch das Platzen von Lungenbläschen, Luft in den Pleuraspalt, so ist die Ausdehnung des Lungengewebes gefährdet. Bei einem solchen **Pneumothorax** (➤ Abb. 17.18) bewegt sich zwar der Brustkorb, der sonst vorhandene Unterdruck zwischen Lungenfell und Rippenfell ist jedoch aufgehoben, und das Lungengewebe schnurrt aufgrund seiner Eigenelastizität (Retraktionskraft des Lungengewebes) in sich zusammen wie ein Luftballon, aus dem die Luft ausgelassen wurde. Es kann damit nicht mehr zum Gasaustausch beitragen. Eine rasche Entfernung der Luft aus dem Pleuraspalt durch eine geeignete Vakuumpumpe (Pleuradrainage) kann hier das Leben retten.

Pleuritis

Im Fall einer Entzündung der Pleurablätter **(Pleuritis)** lagert sich den sonst glatten Oberflächen oft Fibrin an. Dann reiben die Pleurablätter aneinander, und die Atmung kann durch den regelmäßigen Schmerzreiz zur Qual werden. Häufig tritt eine Pleuritis als Folge einer Lungenentzündung auf.

Pleuraerguss

Unterschiedliche Krankheitsprozesse können zu einer Ansammlung von Flüssigkeit im Pleuraspalt führen **(Pleuraerguss).** Pleuraergüsse entstehen z.B. durch lokale Entzündungen (etwa der oben beschriebenen Pleuritis) oder durch eine Mitreaktion der Pleura bei Lungen- oder Pleuratumoren. Auch ein erhöhter Druck in der Lungenstrombahn, wie er etwa bei der Linksherzinsuffizienz entsteht, kann für einen Pleuraerguss verantwortlich sein. Entzündungs- oder tumorbedingte Ergüsse beruhen auf Veränderungen in der Durchlässigkeit der Kapillaren; der auf diese Weise gebildete Pleuraerguss ist eiweißreich und wird als **Exsudat** („Ausschwitzung") bezeichnet. Der bei der Herzinsuffizienz auftretende Pleuraerguss dagegen ist durch einen erhöhten Gefäßdruck bedingt. Er besteht aus eiweißarmer, aus dem Plasmaraum abgepresster Flüssigkeit, einem sog. **Transsudat.**

Durch einen mehrere Liter umfassenden Erguss kann der Pleuraspalt dabei so weit aufgedehnt werden, dass eine ausreichende Entfaltung der Lunge nicht mehr möglich ist und Atemnot auftritt. Ist ein Pleuraerguss so stark ausgeprägt, dass eine Einschränkung der Lungenfunktion vorliegt, oder will der Arzt Hinweise auf die Ursache des Pleuraergusses erhalten, so führt er eine **Pleurapunktion** durch. Hierzu führt er eine Punktionsnadel in den Pleuraspalt ein und saugt das Sekret ab. Dieses Sekret kann dann im Labor untersucht werden. Durch vorherige Perkussion oder durch eine Ultraschalluntersuchung soll verhindert werden, dass in Lungengewebe eingestochen und damit ein Pneumothorax (siehe oben) verursacht wird.

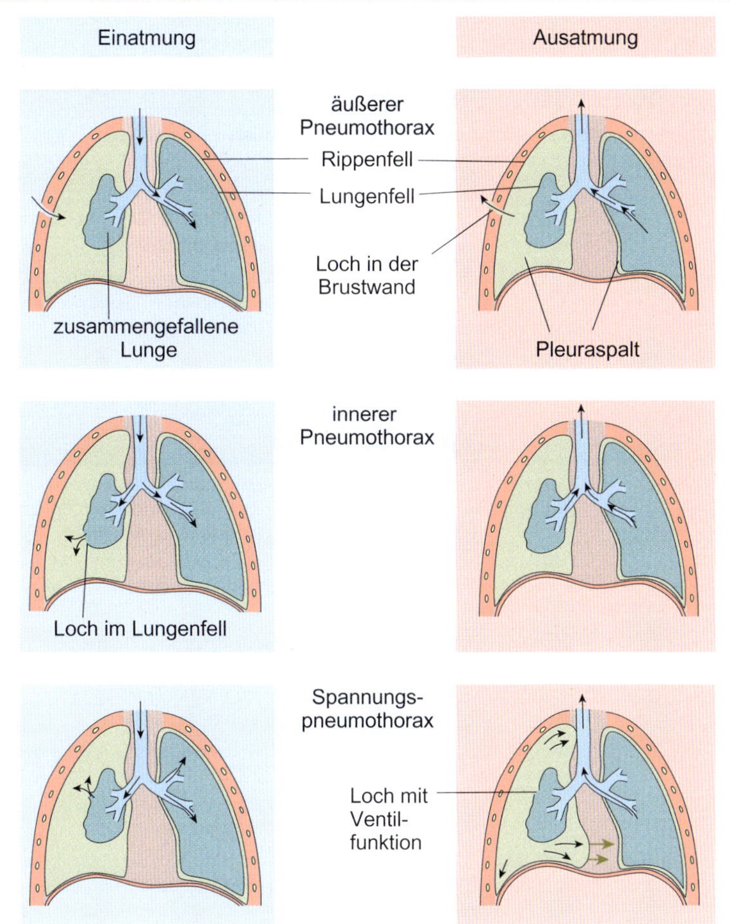

Abb. 17.18 Formen des Pneumothorax. Beim äußeren Pneumothorax tritt Luft durch einen Brustwanddefekt in den Pleuraspalt ein. Atmet der Patient aus, so wird die Luft wieder nach außen gepresst. Beim inneren Pneumothorax besteht ein Loch im Lungenfell, die Brustwand ist intakt. Am gefährlichsten ist der Spannungs- oder Ventilpneumothorax: Die bei jeder Atembewegung eindringende Luft kann nicht entweichen, weil ein Gewebestück als Ventil wirkt. So entsteht ein Überdruck im Pleuraraum der kranken Seite, der das Herz verdrängt und die gesunde Lunge komprimiert. Lebensrettend ist hier das rasche Ablassen des Überdruckes mit einer Pleuradrainage.

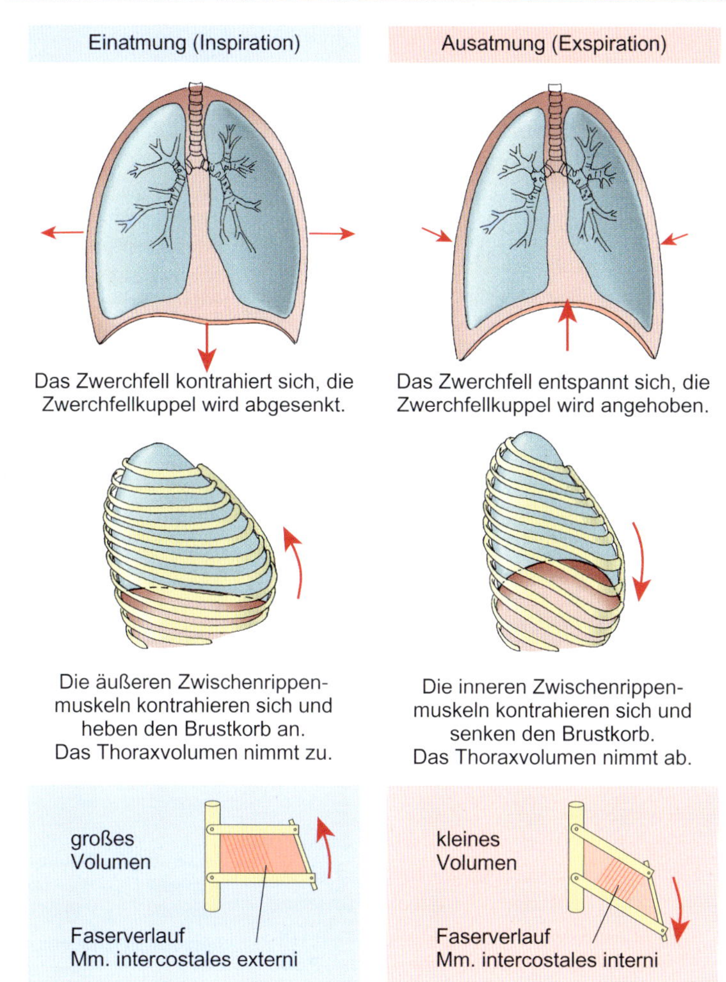

Abb. 17.19 Mechanik der In- und Exspiration. Durch Kontraktion des Zwerchfells und gleichzeitiges Anheben des Brustkorbes vergrößert sich das Thoraxvolumen. Die Lunge wird gedehnt. Durch den entstehenden Sog gelangt frische Luft in die Lunge.

17.8 Atemmechanik

DEFINITION

Atemzug

Umfasst eine Ein- und Ausatmung.

Atemfrequenz

Anzahl der Atemzüge pro Minute. Normalwert ist altersabhängig. Die Atemfrequenz beträgt beim gesunden erwachsenen Menschen in Ruhe 12–16 Atemzüge/Min.

Damit die Lungenbläschen ständig mit frischer, sauerstoffreicher Atemluft belüftet werden, muss sich der Brustkorb bei Erwachsenen ca. 15-mal und bei Kindern ca. 25-mal pro Minute ausdehnen (Einatmung bzw. **Inspiration**) und wieder zusammenziehen (Ausatmung bzw. **Exspiration**). Mit der Einatmung gelangt sauerstoffreiche Luft in die Alveolarräume, durch die Ausatmung dagegen wird kohlendioxidreiche, sauerstoffarme Luft wieder nach außen abgegeben. Da die Lunge elastisch und selbst nicht aktiv beweglich ist, folgt sie bei den Atembewegungen der Erweiterung und Verengung des Brustkorbs. Dies wird durch den Unterdruck im Pleuraspalt gewährleistet (➤ Kap. 17.7.1). Die Weite des Brustraums wird durch die Rippenstellung und durch den Zwerchfellstand bestimmt (➤ Abb. 17.19).

17.8.1 Zwerchfell

Das **Zwerchfell,** auch **Diaphragma** genannt, ist eine breite, gewölbte Muskelplatte, die kuppelartig gegen die Brusthöhle gerichtet ist und Brust- und Bauchhöhle voneinander trennt (➤ Abb. 12.30). Zu beiden Seiten des Herzens, das über den Herzbeutel fest mit dem Zwerchfell verbunden ist, liegen die Lungenflügel mit ihrer Basis dem Zwerchfell auf (➤ Abb. 17.19). In der Mitte hat das Zwerchfell eine sehnige Platte (Centrum tendineum), die den Zwerchfellmuskeln als Ansatz dient. Diese Zwerchfellmuskeln entspringen hinten an der Lendenwirbelsäule und vorne am Processus xiphoideus des Brustbeins und den sechs unteren Rippen. Die Innervation erfolgt über den **N. phrenicus**.

KLINIK

Unzureichende Atmung nach OP

Aufgrund der engen Beziehung von Bauchraum und Atmung – bei normaler Zwerchfellatmung (Bauchatmung) werden die Bauchorgane im Atemrhythmus „massiert" – können auch Blähungen Ursache einer unzureichenden Atmung sein. Blähungen treten häufig nach Operationen im Bauchraum durch die sog. **postoperative Darmatonie** auf: Als Reaktion auf den Eingriff und durch die Narkosemittel verlangsamt der Darm seine Tätigkeit vorübergehend. Durch frühzeitige Mobilisation, Atemtherapie und gezielte Abführmaßnahmen wird der Darm aktiviert und die Gase finden ihren physiologischen Weg. Zusätzlich besteht nach Oberbaucheingriffen wegen der Schmerzen meist eine sog. **Schonatmung,** wodurch die Gefahr einer postoperativen Pneumonie steigt. Deshalb gehören regelmäßige Schmerzmittelgaben, gezielte Atemübungen in korrekter Lagerung mit Anleitung zum Abhusten sowie eine ausreichende Trinkmenge zu den Bausteinen der erfolgreichen postoperativen Pneumonieprophylaxe.

Das Zwerchfell ist der wichtigste Atemmuskel des Menschen (➢ Tab. 17.1). Bei vertiefter physiologischer Einatmung übernimmt es zwei Drittel der Erweiterungsarbeit des Brustkorbinnenraumes. Aber auch die Exspiration wird zu 95 % vom Zwerchfell exzentrisch kontrolliert.

17.8.2 Inspiration

Kontrahiert das Zwerchfell bei der **Inspiration,** so senkt sich die Zwerchfellkuppel und dehnt die Lungenflügel auf, indem sie sie nach unten zieht. Unterstützend kontrahieren bei der Inspiration auch die zwischen den Rippen verspannten **Mm. intercostales externi** und erweitern das Thoraxskelett nach vorne oben und in geringerem Umfang auch zur Seite (➢ Abb. 17.19). Die normale Einatembewegung ist entsprechend nach **kostoabdominal** gerichtet, wobei der **epigastrische Winkel** größer (stumpfer) wird.

Atemhilfsmuskulatur

Bei vertiefter Atmung, z. B. bei Atemnot, wird die Inspiration durch die sog. **Atemhilfsmuskulatur** (➢ Tab. 17.2) unterstützt. Diese normalerweise anderen Funktionen dienenden Muskeln liefern im Bedarfsfall zusätzliche Muskelkraft zur Ausweitung des Brustkorbs.

Generell kann man sagen, dass alle Muskeln, die am Thorax ihren Ursprung haben und an den Armen, der Wirbelsäule oder am Kopf ansetzen, als Atemhilfsmuskeln zur Verfügung stehen können. Dabei werden **Punctum fixum** und **Punctum mobile** vertauscht, d. h., die Arme werden festgestellt (z. B. aufgestützt, siehe unten) und die Muskulatur hebt die Rippen. Als Hilfsmuskulatur bei der Einatmung dienen: **M. pectoralis major** und **minor** (➢ Abb. 12.17), **M. serratus** (➢ Abb. 12.7), **Mm. scaleni** (➢ Abb. 12.35) und **M. sternocleidomastoideus** (➢ Abb. 12.34).

Damit diese Atemhilfsmuskeln optimal arbeiten können, muss eine besondere **atemerleichternde Körperstellung** eingenommen werden. Diese Stellung ist typischerweise bei Patienten mit schwerer Atemnot, z. B. bei Herzinsuffizienz oder im Asthmaanfall, zu beobachten. Die Patienten stützen sich dabei mit den Armen z. B. auf den Oberschenkeln ab und beugen sich weit nach vorne („Kutschersitz", ➢ Abb. 17.21).

Druckverhältnisse bei der Inspiration

Durch die Erweiterung des Thorax sinkt der Luftdruck in den Alveolen der Lunge, der sog. **intrapulmonale Druck,** ab (es entsteht ein Unterdruck). Damit ist der atmosphärische Druck (äußere Luftdruck) höher als der intrapulmonale Druck und Luft strömt in die Lunge ein. Der **intrapleurale Druck,** der Druck zwischen den beiden Pleurablättern (➢ Abb. 17.20), sinkt ebenfalls stark ab und gewährleistet dadurch die passive Mitbewegung der Lunge mit dem Thorax, die Lunge wird mit der Pleura pulmonalis quasi an den Thorax angesaugt.

Tab. 17.1 Die Atemmuskulatur. Wichtigster Atemmuskel ist das Zwerchfell. Bei seiner Kontraktion wird die Lunge nach unten gezogen (Einatmung), bei der Erschlaffung steigt sie passiv nach oben (Ausatmung).

Muskel	Ursprung	Ansatz	Funktion
Zwerchfell (Diaphragma)	Sternum, Knorpel der unteren sechs Rippen, Lendenwirbel	Centrum tendineum (Sehnenplatte in der Mitte des Zwerchfells)	Wichtigster Atemmuskel: Kontraktion führt zur Einatmung
Mm. intercostales externi (äußere Zwischenrippenmuskeln)	Unterer hinterer Rand der 1.–11. Rippe (schräger Verlauf)	Oberer Rand der 2.–12. Rippe	Heben die Rippen beim Einatmen. Dadurch wird der Durchmesser des Thorax vergrößert
Mm. intercostales interni (innere Zwischenrippenmuskeln)	Oberer hinterer Rand der 2.–12. Rippe	Unterer Rand der 1.–11. Rippe	Ziehen bei schneller Ausatmung Rippen aneinander; Durchmesser des Thorax verkleinert sich

Tab. 17.2 Übersicht über die Atemhilfsmuskulatur.

Muskel	Ursprung	Ansatz	Funktion
M. pectoralis major	Pars clavicularis: mediales Drittel der Klavikula Pars sternocostalis: Sternum, Knorpel 2.–6. Rippe Pars abdominalis: sehnig von der Rektusscheide	Crista tuberculi majoris des Humerus	• Bei fixiertem Ursprung: Extension (des gehobenen Armes), Adduktion, Innenrotation, Flexion des gesenkten Armes; • Bei fixiertem Ansatz: Einatemhilfsmuskel (hebt die Rippen)
M. pectoralis minor	Ventral an der 2.–5. Rippe, nahe der Knorpel-Knochen-Grenze	Spitze des Proc. coracoideus	• Bei fixiertem Ursprung: Depression und Abduktion der Skapula • Bei fixiertem Ansatz: Einatemhilfsmuskel (hebt die Rippen)
M. serratus anterior superior	1. und 2. Rippe	Angulus superior scapulae	• Bei fixiertem Ursprung: Abduktion der Skapula • Bei fixiertem Ansatz: Einatemhilfsmuskel (hebt die Rippen)
M. serratus posterior superior	Dornfortsätze des 6. und 7. Hals- und des 1. und 2. Brustwirbels	Am Oberrand der 2.–5. Rippe, lateral der Angulus costae	Einatemhilfsmuskel (hebt die 2.–5. Rippe), unterstützt die Extension der Brustwirbelsäule
Mm. scaleni	Querfortsätze der Halswirbel, Tubercula anteriores	1.–3. Rippe	Einatemhilfsmuskeln (Heben der obersten zwei Rippen), Übertragung des Thoraxgewichts auf die Wirbelsäule
M. sternocleidomastoideus	Caput sternale: langsehnig von der Ventralfläche des Sternums Caput claviculare: kurzsehnig vom medialen Drittel der Klavikula	Proc. mastoideus, Linea nuchae superior	• Bei fixiertem Ursprung: – Kraniale Halswirbelsäule: Flexion – Kaudale Halswirbelsäule und Kopfgelenke: Extension • Bei fixiertem Ansatz: Einatemhilfsmuskel (hebt Sternum und Klavikula)

PT-PRAXIS

Kutschersitz als atemerleichternde Position

Bei Patienten, die unter erschwerter Atmung oder Atemnot leiden, kann der **Kutschersitz** (➢ Abb. 17.21) als atemerleichternde Position therapeutisch eingesetzt werden. Dabei sitzt der Patient breitbeinig, Oberkörper leicht nach vorne gebeugt auf einem Stuhl bzw. Hocker, die Unterarme auf den Oberschenkeln abgestützt. Diese Haltung ermöglicht einen optimalen Einsatz der Atemhilfsmuskulatur und führt, bei guter Aufrichtung der Wirbelsäule, zur Öffnung des Brustraumes und Vergrößerung der Atemfläche. Gleichzeitig wird die Bauchatmung erleichtert, was die Atmung weiter vertiefen und den Patienten emotional stabilisieren kann. Damit der Patient seine Atmung besser spürt, kann der Therapeut seine Hände auf die Flanken des Patienten legen.

17.8.3 Exspiration

Während die Inspiration aktiv erfolgt, geschieht die **Exspiration** überwiegend passiv. Die Exspiration beginnt mit der Erschlaffung der Mm. intercostales externi und des Zwerchfells. Dabei verengt sich der Brustkorb schon infolge der Eigenelastizität von Lungengewebe und Brustkorb. Unterstützend können bei der Ausatmung die **Mm. intercostales interni** kontrahieren. Durch ihren Faserverlauf wird bei der Kontraktion die jeweils obere Rippe der darunter liegenden angenähert und damit der Brustkorb abgesenkt. Als Hilfsausatmungsmuskulatur können bei angestrengter Atmung, aber auch beim Husten und Niesen, die Bauchmuskeln eingesetzt werden, welche die Rippen herabziehen und als Bauchpresse die Eingeweide mit dem Zwerchfell nach oben drängen. Bei der Ausatmung wird der von Sternumspitze und den davon abgehenden unteren Rippenbögen gebildete epigastrische Winkel kleiner (spitzer).

Ausatemhilfsmuskulatur

Bei einem erhöhten Ausatemwegswiderstand, z. B. bei obstruktiven Lungenerkrankungen (➢ Kap. 17.9.4), können folgende Muskelgruppen die Aus-

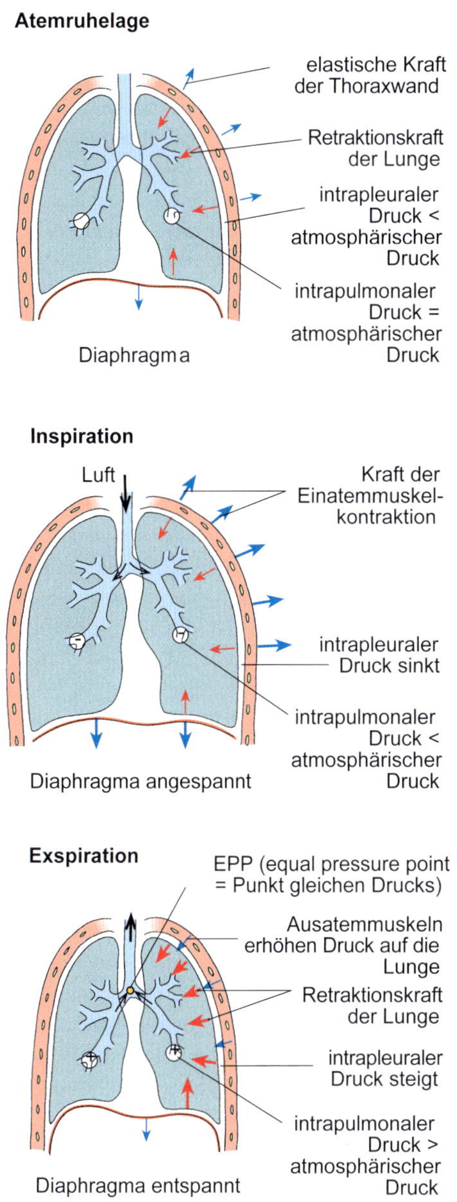

Abb. 17.20 Die Druckverhältnisse während der Ein- und Ausatmung. Der atmosphärische Druck wird als Null (0) bezeichnet, der unteratmosphärische Druck gilt dann als negativ (–), der überatmosphärische als positiv (+).
Oben: Atemruhelage. Die Atemmuskulatur ist entspannt. Die elastischen Kräfte von Thoraxwand und Lunge sind gleich groß, aber entgegengesetzt. Der Druck des Tracheobronchialbaumes ist atmosphärisch. Es strömt keine Luft.
Mitte: Inspiration. Die Einatemmuskeln kontrahieren und erweitern den Brustraum. Der intrapulmonale Druck wird kleiner als der atmosphärische Druck. Luft strömt in die Lunge.
Unten: Exspiration. Die Einatemmuskulatur entspannt sich, das Diaphragma wölbt sich nach kranial. Die Retraktionskraft der Lunge verursacht zusammen mit der Anspannung der Ausatemmuskulatur den überatmosphärischen Druck in den Alveolen (intrapulmonaler Druck). Luft strömt aus der Lunge. EPP = equal pressure point (Punkt gleichen Drucks), d. h., der intrapulmonale Druck, der von innen gegen die Bronchialwände drückt, und der thorakale und abdominale Druck, der von außen auf die Bronchialwände ausgeübt wird, sind gleich groß.

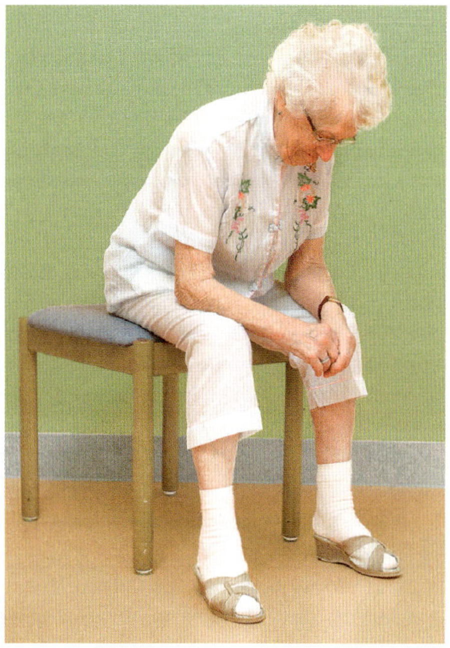

Abb. 17.21 Der Kutschersitz. [K115]

atmung forcieren: alle Bauchmuskeln, M. quadratus lumborum, M. iliocostalis, M. latissimus dorsi und M. longissimus (z. B. ➤ Abb. 12.7). Diese Muskeln sind bei den Betroffenen aufgrund des erhöhten Strömungswiderstandes bei der Ausatmung stark beansprucht und entsprechend verspannt, wodurch die Einatmung oft schmerzhaft erschwert wird. Entspannungstechniken, wie z. B. autogenes Training, leichte Massage und Wärme sind erleichternd und sinnvoll.

Druckverhältnisse bei der Exspiration

Durch das passive Absenken des Thorax steigt der **intrapulmonale Druck** über den Wert des atmosphärischen an und die verbrauchte Luft strömt aus der Lunge aus. Der **intrapleurale Druck** steigt ebenfalls an, er bleibt aber unter dem atmosphärischen Druck – Ausnahmen diesbezüglich sind Pressatmung, Husten oder Niesen, wo er Werte über dem atmosphärischen Druck annimmt. Während der Ausatmung gibt es einen Punkt, idealerweise in Höhe der Bifurkation, an dem der pulmonale und der thorakale Druck – der Druck, mit dem der Thorax die Lunge zusammendrückt – gleich groß sind, der sog. **„equal pressure point"** (**EEP,** ➤ Abb. 17.20).

17.8.4 Bauchpresse

Werden die Atembewegungen des Brustkorbes nach Abschluss der Inspirationsbewegung angehalten, die Stimmbänder verschlossen und die Bauchmuskulatur willkürlich kontrahiert, steigt der Druck im Bauchraum stark an. Insbesondere zur Stuhlentleerung wird die Bauchpresse eingesetzt (➤ Kap. 18.9.5). Auch bei den Presswehen unterstützt die Bauchpresse den Weg des jungen Menschen auf die Welt.

PT-PRAXIS

Pressatmung

Viele Patienten führen bei einigen Bewegungen, z. B. von der Rückenlage in den Bettkantensitz, die sog. Pressatmung aus, d. h., die Patienten holen Luft, halten sie an und spannen dann die Bauchmuskulatur kräftig an. Die Drucksteigerung im gesamten Bauch-Thoraxbereich ist häufig an dem roten Kopf des Patienten und den gestauten Halsvenen unschwer zu erkennen. Vor allem Patienten mit Herz-Lungen-Erkrankungen sollten auf die Gefahren der Pressatmung hingewiesen werden und lernen, diese so oft wie möglich zu vermeiden, indem sie bei jeder Anstrengung bewusst ausatmen.

17.8.5 Brust- oder Bauchatmung

Je nachdem, ob die Inspiration überwiegend durch Senkung des Zwerchfells mit Vorwölbung des Bauches oder durch Hebung der Rippen zustande kommt, spricht man vom Bauchatmungstyp oder Brustatmungstyp. So sind z. B. Säuglinge ausgesprochene Bauchatmer: Durch die Senkung des Zwerchfells wird der Bauchinhalt mit jeder Inspiration von oben zusammengedrückt, das „Bäuchlein" wölbt sich nach außen vor.

Die Bauchatmung ist die natürliche Form der Atmung (➤ Kasten „Natürliche Bauchatmung"), sie wird im Laufe des Lebens aber mehr oder weniger verlernt. Viele Menschen, vor allem Männer, haben keinen „Kontakt" bzw. keine Beziehung mehr zu ihrem Bauch. So verwundert nicht, dass gerade Männer häufig ausgesprochene Brustatmer sind: Viele folgen dem Motto „Brust raus, Bauch rein" und schränken damit die physiologischere Bauchatmung erheblich ein.

Der am häufigsten zu beobachtende Atmungstyp hingegen ist eine Kombination aus Brust- und Bauchatmung, d. h., Zwerchfell und Thorax sind an der Atemmechanik beteiligt und die Atembewegung erfolgt kostoabdominal.

KLINIK

Paradoxe Atmung

Bei einigen Patienten mit chronisch obstruktiven Atemwegserkrankungen tritt das Phänomen der **paradoxen Atmung** auf. Hierbei verengt sich der Thorax bei der Einatmung, d. h., die Rippen befinden sich in Ausatemstellung, und weitet sich bei der Ausatmung, d. h., die Rippen gehen in die Einatemstellung. Die Atmung ist dadurch flach und insuffizient und für den Patienten sehr anstrengend. Durch Führungskontakt am Brustkorb während der Ein- und Ausatmung kann der Therapeut die natürliche Atembewegung wiederherstellen. Zusätzlich kann der Patient gegen einen Widerstand (vorgehaltene Hand, „Blubberflasche") ausatmen. Leider hält die richtige Atembewegung – zumindest bei der im Akutkrankenhaus gegebenen physiotherapeutischen Betreuung – nicht lange an, sodass jeden Tag von Neuem mit der Therapie begonnen werden muss.

PT-PRAXIS

Natürliche Bauchatmung

Die Bauchatmung gilt in vielen **ganzheitlichen Übungssystemen** (z. B. Yoga, Tai Chi, Qigong) als die natürliche Atmung. Mit jedem Atemzug werden die Bauchorgane zusammengedrückt und wieder entspannt, was für eine gleichmäßige Massage und Durchblutung der inneren Organe im Atemrhythmus sorgt und deren Funktion unterstützt. Außerdem regt die Bauchatmung den Solarplexus an, löst Verspannungen und wirkt dadurch stressabbauend und regenerierend.

17.8.6 Atemsynchrone Bronchialkaliberschwankungen

Mit der Ein- bzw. Ausatmung verändern sich die Querschnitte (Kaliber) der Bronchien und Trachea. Bei der Inspiration werden die Trachea und Bronchien weit, während der Exspiration verengen sich die Atemwege. Damit nimmt bei der Ausatmung die Strömungsgeschwindigkeit der Ausatemluft zu. Bei vorgeschädigten Atemwegen kann forcierte Ausatmung oder derber Husten zu einem rapiden Druckabfall in den Atemwegen führen, sodass diese kollabieren (d. h., die Wände berühren sich). Die hinter dem Verschluss in der Lunge verbleibende Luft wird als „trapped air" bezeichnet. Bei der folgenden Einatmung gelangt wiederum Frischluft in die nicht vollständig entleerten Lungenabschnitte, wodurch diese überbläht werden können. Im ungünstigsten Fall werden diese Abschnitte funktionslos und das Gewebe geht zugrunde (Lungenemphysem, ➤ Kap. 17.9.4).

17.8.7 Toträume des Atemsystems

17

Bei jedem Atemzug treten in Abhängigkeit von Körpergröße und Körperbau etwa 500 ml Luft in den Respirationstrakt ein. Davon gelangen jedoch nur zwei Drittel in die Lungenalveolen. Der Rest verbleibt in den größeren, dickwandigen Atemwegen wie Kehlkopf, Trachea und Bronchien. Die Luft in diesem sog. **anatomischen Totraum** kann somit nicht am Gasaustausch teilnehmen.

Der anatomische Totraum kann bei manchen Krankheiten dramatisch zunehmen, etwa bei der Zerstörung der Lungenbläschen im Rahmen eines Emphysems (➤ Kap. 17.9.4). In diesem Fall verbleibt ein großer Teil der eingeatmeten Luft in Lungenbereichen, die nicht am Gasaustausch teilnehmen. Ein großer Teil des Atemvolumens wird sozusagen „verschwendet". Der Patient kann dies dadurch ausgleichen, indem er öfter und tiefer Luft holt – hörbar z. B. am Keuchen des Emphysempatienten. Kann er die damit verbundene Mehrarbeit der Atemmuskulatur nicht mehr aufbringen, so leidet er an **chronischer Ateminsuffizienz.**

Neben dem anatomischen Totraum gibt es auch einen sog. **alveolaren** (auch: **funktionellen**) **Totraum.** Dieser entsteht dann, wenn bestimmte Alveolarbezirke zwar belüftet, jedoch nicht durchblutet sind. Die Atemluft gelangt in diesem Fall also in die Alveolen und damit zur Gasaustauschfläche, der Sauerstoff wird dort jedoch mangels Blutversorgung „nicht abgeholt". Auch im umgekehrten Fall, wenn die Alveolen zwar durchblutet, aber nicht belüftet werden, gelten die betroffenen Bezirke als alveolarer Totraum. Das Resultat für den Körper ist dasselbe: Ein Teil des Atemvolumens wird verschwendet. Ein alveolarer Totraum entsteht z. B. bei der Lungenembolie (➤ Kap. 17.9.4), in deren Rahmen die Blutversorgung bestimmter Lungensegmente zum Stillstand kommt, oder beim Emphysem, bei dem in einigen Alveolen Luft eingeschlossen bleibt („trapped air", ➤ Kap. 17.8.6).

PT-PRAXIS

Das Giebelrohr

Ein Atemtrainer, mit dem der Atemantrieb und die Ventilation der Lunge verbessert werden können, ist das **Giebelrohr.** Hierbei handelt es sich um ineinandersteckbare Rohre, mit denen stufenweise – Rohr für Rohr – der anatomische Totraum vergrößert werden kann. Zum Atemtraining atmet der Patient mit dem Mund durch das Rohr – die Nase wird idealerweise mit einer Klemme verschlossen – ein und aus. Ein großer Teil der ausgeatmeten Luft gelangt nun bei der Einatmung wieder in die Lunge, sodass der CO_2-Partialdruck im arteriellen Blut ansteigt und reflektorisch einen erhöhten Atemantrieb verursacht (➤ Kap. 17.9.1).

- Therapievoraussetzung: Der Patient muss in der Lage sein, Atemzeitvolumen und Atemfrequenz zu steigern.
- Kontraindikationen: Atemfrequenz ≥24/min (hochgradige Dyspnoe), dekompensierte Herzinsuffizienz, hochgradiges Lungenemphysem oder Bronchialasthma.
- Dosierung: Mit zwei Teilstücken beginnen (entspricht 200 ml Totraumvergrößerung), nach 3–7 Minuten nochmals die Atemfrequenz überprüfen. Ist die Atemfrequenz erhöht, muss ein Teilstück weggenommen werden, ist sie stabil oder gesunken, kann ein Ansatzstück angefügt werden. Es sollte 8–10-mal täglich mindestens 10 Minuten lang ohne Unterbrechung geübt werden.

17.8.8 Lungen- und Atemvolumina

DEFINITION

Atemminutenvolumen (AMV)

Luftmenge, die in einer Minute ein- und ausgeatmet wird; rechnerisch = Atemzugsvolumen × Atemfrequenz.

Vitalkapazität

Atemzugvolumen + inspiratorisches Reservevolumen + exspiratorisches Reservevolumen.

Ein gesunder, erwachsener Mann atmet pro Minute etwa 7,5 l Luft ein und wieder aus (**Atemminutenvolumen** oder **Atemzeitvolumen**). Verteilt auf 12–16 Atemzüge ergibt das ein Atemzugvolumen von ca. 500 ml. Durch verstärkte Inspiration kann man zusätzlich noch weitere 2 bis maximal 3 l Luft einatmen. Man nennt dieses Volumen, das nach normaler Inspiration zusätzlich eingeatmet werden kann, **inspiratorisches Reservevolumen.** Durch verstärkte Ausatmung (nach der normalen Ausatmung) kann eine weitere Luftmenge von ca. 1 l ausgeatmet werden. Sie wird **exspiratorisches Reservevolumen** genannt. Addiert man zu ihr das Atemzugvolumen und das inspiratorische Reservevolumen, so erhält man die **Vitalkapazität.** Dieser Wert gibt damit das maximal ein- und ausatembare Luftvolumen wieder (➤ Abb. 17.22).

Aber auch nach der stärksten Ausatmung bleibt noch Luft in den Lungen zurück. Diese Restluft wird **Residualvolumen** genannt. Die Summe aus Vitalkapazität und Residualvolumen ergibt die **Totalkapazität.** Sie ist das maximal mögliche Luftvolumen, das die Lunge aufnehmen kann. Die Summe aus exspiratorischem Reservevolumen und Residualvolumen ist die sog. **funktionelle Residualkapazität (FRC).** Sie ist das Luftvolumen, das nach normaler Ausatmung noch in der Lunge ist. Es dient als „Sauerstoffpuffer" während der Ausatmung, d. h., sie garantiert, dass auch während der Ausatmung Sauerstoff in den Körper gelangt, und ist der wichtigste Gradmesser für die Leistungsreserve der Lunge (➤ Abb. 17.22).

Überprüfung der Lungenfunktion

Bei vielen Erkrankungen von Herz und Lungen sind genaue Kenntnisse über die ein- und ausatembaren Volumina und deren Flussgeschwindigkeit in den Atemwegen wichtig. Auch vor Narkosen wird häufig die sog. **Lungenfunktion** (Spirometrie, ➤ Abb. 17.23) geprüft. Hierzu bläst der Patient über einen Schlauch in ein Spirometer. Dieses Gerät zeichnet die Atmungskurve des Patienten auf.

Zur Messung der **Vitalkapazität** wird der Patient aufgefordert, nach maximaler Inspiration möglichst viel Luft auszuatmen.

Zur Messung der **Einsekundenkapazität** (Tiffeneau-Test, ➤ Abb. 17.24; normal 75–85 % der Vitalkapazität) muss der Patient nach vorheriger maximaler Einatmung so kraftvoll wie möglich ausatmen. An der Atmungskurve kann dann das innerhalb einer Sekunde ausgeatmete Volumen abgelesen werden. Der **Tiffeneau-Test** zur Messung der Einsekundenkapazität dient der Unterscheidung zwischen obstruktiven und restriktiven Atemwegserkrankungen (➤ Kap. 17.9.4). Bei obstruktiven Erkrankungen wie z. B. Asthma ist die Einsekundenkapazität stark erniedrigt, bei restriktiven Atemwegserkrankungen ist die Einsekundenkapazität normal, hingegen die Vitalkapazität niedriger (➤ Abb. 17.23). Mit weiteren Untersuchungen können Totraum, Residualvolumen sowie inspiratorisches und exspiratorisches Reservevolumen erfasst werden.

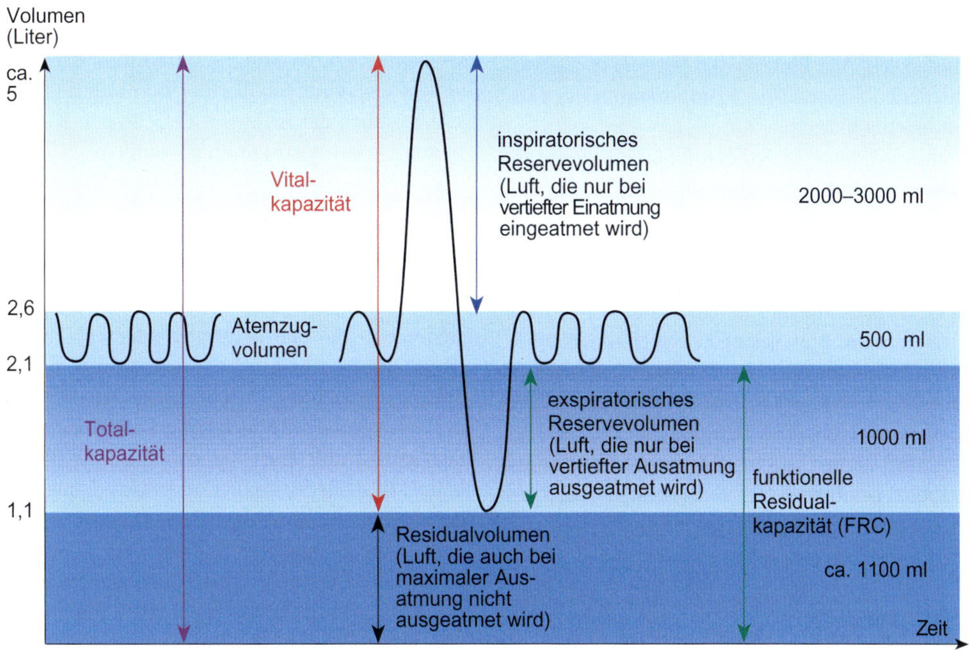

Abb. 17.22 Atemvolumina bei der Ruheatmung und bei vertiefter Ein- und Ausatmung.

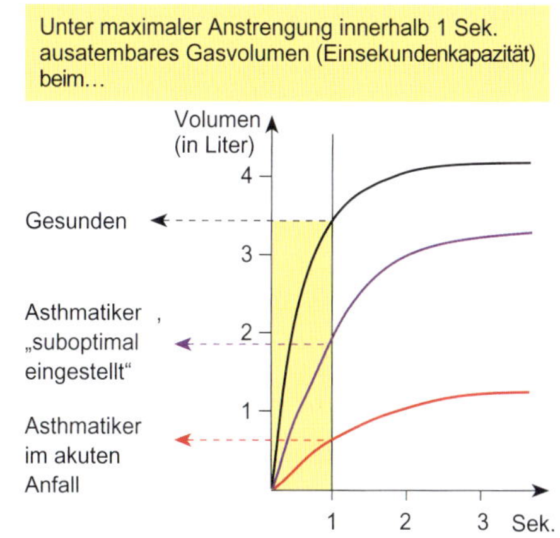

Abb. 17.23 Spirometerkurven. Durch die Verengung der Luftwege bei Asthmatikern und bei Patienten mit chronisch-obstruktiver Lungenerkrankung ist besonders die Ausatmung behindert. Die Einsekundenkapazität gibt einen Hinweis darauf, wie stark diese Verengung ist. Je flacher die Kurve, desto größer ist der Strömungswiderstand in den Atemwegen.

17.8.9 Der Begriff der Ventilation

Die ein- und ausgeatmeten Lungenvolumina bestimmen, in welchem Maße die Lunge belüftet oder ventiliert wird. Ein gutes Maß für die **Ventilation** ist z. B. das oben beschriebene Atemminutenvolumen, d. h. das Luftvolumen, das pro Minute ein- bzw. ausgeatmet wird. Es wird von der Atemfrequenz und von der Atemtiefe (d. h. dem Atemzugvolumen) bestimmt. Die ausreichende Ventilation der Lunge ist eine entscheidende Voraussetzung für den Gasaustausch in den Alveolen – wenn die Alveolen nicht belüftet werden, kann auch kein Sauerstoff in die Blutbahn aufgenommen oder Kohlendioxid in die Atemluft abgegeben werden.

Betrachtet man nun die obigen Ausführungen zum Totraum, so wird allerdings verständlich, dass das ein- oder ausgeatmete Volumen selbst noch keine Garantie für einen ausreichenden Gasaustausch ist, denn nur der Teil der Ventilation, der tatsächlich die Gasaustauschfläche erreicht, steht dem Körper zur Verfügung. Man muss also die effektive alveolare Ventilation von der Totraumventilation abgrenzen. Eine ausreichende Ventilation ist vor allem für den Abtransport von Kohlendioxid von Bedeutung (die Sauerstoffversorgung ist zwar auch von einer ausreichenden Belüftung der Lungen abhängig, könnte theoretisch jedoch auch bei weitaus geringerer Belüftung aufrechterhalten werden). Sinkt die Ventilation unter einen kritischen Schwellenwert, so kommt es zunächst zur Anreicherung von Kohlendioxid im Blut (respiratorische Azidose, ➤ Kap. 20.8.4). Erhöhte Kohlendioxidkonzentrationen im Blut wiederum stimulieren das Atemzentrum, sodass der Körper automatisch die Ventilation steigert (➤ Kap. 17.10.2), sofern er über die entsprechenden Kraftreserven verfügt.

17.9 Gasaustausch

DEFINITION

Gasaustausch

In den **Alveolen** (Lungenbläschen) stattfindender Diffusionsprozess (➤ Kap. 3.5.4). Dabei diffundiert Kohlendioxid in die Alveolen und Sauerstoff ins Blut (➤ Abb. 17.25). Neben Perfusion (Durchblutung) und Ventilation (Belüftung) ein weiterer funktionell sehr bedeutsamer Parameter der Lungenfunktion.

Betrachtet man lediglich die Aufnahme von Sauerstoff in das Blutsystem, so spricht man auch von **Oxygenierung.**

17

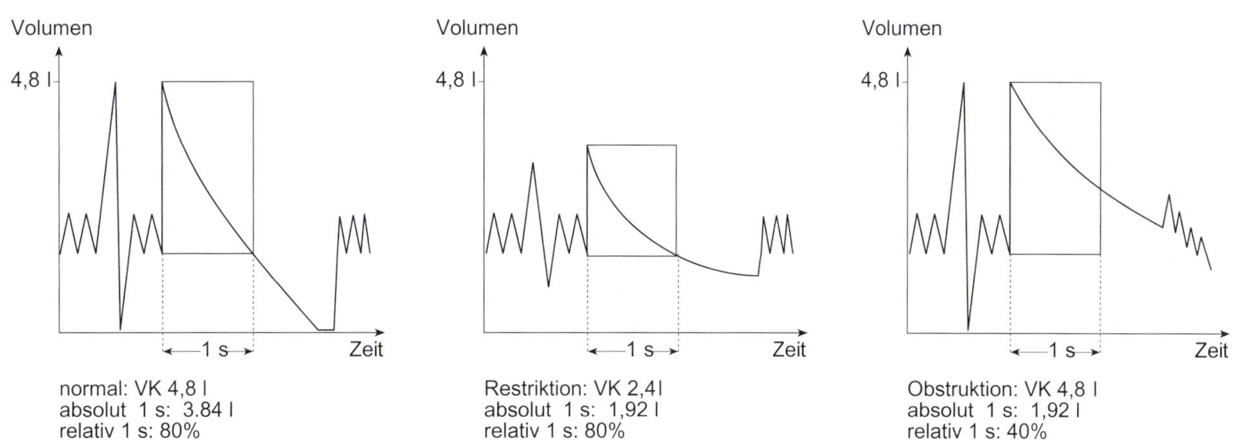

Abb. 17.24 Tiffeneau-Test. Einsekunden-Test nach Tiffeneau (forciertes Exspirationsvolumen in 1 s, FEV_1) zur Unterscheidung obstruktiver und restriktiver Lungenfunktionsstörungen. VK = Vitalkapazität.

Durch den bläschenartigen Aufbau des Lungengewebes erhält die innere Oberfläche der Lunge eine gewaltige Ausdehnung: Ihre Gesamtoberfläche beträgt beim Erwachsenen immerhin ca. 100 m^2. Diese Fläche wird auch als Gasaustauschfläche bezeichnet. Außerdem sind die Alveolen durch einen besonderen Typ von Alveolarepithelzellen in der Lage, Fremdkörper wie z. B. kleine Rußteilchen zu phagozytieren (in sich aufzunehmen, zu „fressen"). Die Lunge eines starken Rauchers sieht deshalb im anatomischen Präparat schwarz aus, da die Rußteilchen in den Alveolarepithelzellen liegen bleiben.

Die Alveolen werden außen von netzförmig angeordneten kleinsten Blutgefäßen umsponnen, den Kapillaren des Lungenkreislaufs. Der zuführende Schenkel dieser Kapillaren enthält kohlendioxidreiches, sauerstoffarmes („blaues") Blut, das über die rechte Herzkammer in den Lungenkreislauf gepumpt wird (➤ Kap. 16.1.1). Während seiner Passage durch die Lungenkapillaren muss sich dieses Blut in einer sehr kurzen Kontaktzeit von nur 0,3 Sek. mit den im Alveolarraum liegenden Sauerstoffmolekülen beladen und das überschüssige Kohlendioxid in den Alveolarraum abgeben. Sauerstoff und Kohlendioxid diffundieren dazu durch

- Das Alveolarendothel,
- Die Basalmembran und
- Das Kapillarendothel,

die alle zusammen die **Blut-Luft-Schranke** bilden, die beim Gesunden nicht dicker als 1 µm ($^1/_{1000}$ mm) ist (➤ Abb. 17.13).

Der ableitende Schenkel der Lungenkapillaren enthält also sauerstoffreiches, kohlendioxidarmes („rotes") Blut. Dieses Blut mündet nach seinem Transport durch die Lunge in den linken Vorhof des Herzens. Vergleicht man Inspirationsluft und Exspirationsluft miteinander, so stellt man fest, dass durch den Gasaustausch in den Alveolen der Sauerstoffgehalt gegenüber der eingeatmeten Luft um ca. 5 % geringer und der Kohlendioxidgehalt um ca. 4 % größer geworden ist (➤ Abb. 17.26). Rechnet man diese Zahlen auf das eingeatmete Volumen um, so erkennt man, dass die Gasmenge, die tatsächlich ausgetauscht worden ist, recht gering ist – 90 % der Luft wurden praktisch nur hin- und herbewegt, und nur ein Viertel des eingeatmeten Sauerstoffs wurde verbraucht. Die neben Sauerstoff und Kohlendioxid in der Atemluft enthaltenen Gase werden z. T. auch in die Blutbahn aufgenommen bzw. wieder „abgeatmet"; da für diese Gase jedoch keine spezialisierten Trägersysteme entwickelt wurden (wie etwa das Hämoglobin für den Sauerstoff), ist ihr Anteil am Gasaustausch gering. Sie nehmen zudem praktisch nicht an physiologischen Reaktionen innerhalb des Körpers teil.

17

Komponenten des Gasaustausches

Verfolgt man den Weg der Atemluft von der „Außenwelt" ins Blut, so werden einem die verschiedenen Schritte bzw. **Komponenten des Gasaustausches** klar:

Zunächst muss die Außenluft die Gasaustauschfläche erst einmal erreichen; die oben beschriebene **Ventilation** (➤ Kap. 17.8.9, ➤ Abb. 17.27) ist somit die entscheidende Voraussetzung für den Gasaustausch.

- Die Luftgase müssen anschließend vom Alveolarraum ins Blut gelangen (oder umgekehrt). Die **Diffusion** über die Blut-Luft-Schranke ist folglich der nächste Schritt.
- Sodann werden die Luftgase im Blut an bestimmte spezialisierte Trägersysteme (Hämoglobin) gebunden und transportiert – der **Gastransport** schließt sich nahtlos an.

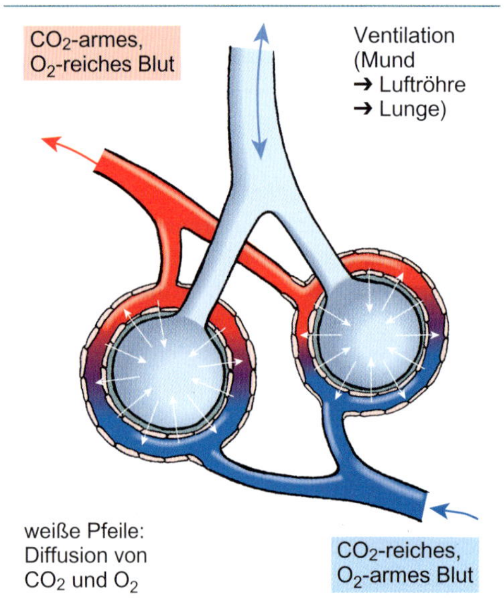

Abb. 17.25 Gasaustausch in den Alveolen. Kohlendioxidreiches, sauerstoffarmes Kapillarblut erreicht die Alveole und umströmt sie. Die Diffusion erfolgt jeweils vom Ort höherer Konzentration zum Ort niedrigerer Konzentration. Nach dem Gasaustausch enthält der ableitende Kapillarschenkel sauerstoffreiches, kohlendioxidarmes Blut.

	Einatemluft	Ausatemluft
Stickstoff	79 %	79 %
Sauerstoff (O_2)	20 %	16 %
Kohlendioxid (CO_2)	0,03 %	4 %
Edelgase	1 %	1 %

Abb. 17.26 Ein- und Ausatemluft im Vergleich. Der Sauerstoffgehalt der Ausatemluft ist um 4 % gegenüber der Einatemluft verringert worden. Der Kohlendioxidgehalt hat dagegen auf etwa 4 % zugenommen, sich also mehr als verhundertfacht.

Eine wichtige Komponente des Gasaustausches ist auch die Lungendurchblutung (**Perfusion,** ➤ Kap. 17.6.4, ➤ Abb. 17.27). Kommt der eingeatmete und zum Kapillarbett diffundierte Sauerstoff nämlich gar nicht mit dem Blut in Kontakt, so kann kein Gasaustausch stattfinden.

Besonders wichtig ist in diesem Zusammenhang die Abstimmung der Perfusion auf die Ventilation – idealerweise sollte nämlich bei einer lokalen Zu- oder Abnahme der Belüftung auch die Durchblutung zu- bzw. abnehmen, da sonst entweder ein Teil der Belüftung oder ein Teil der Durchblutung „vergeudet" wird. Sowohl die Belüftung als auch die Durchblutung der Lunge ändern sich nämlich je nach Körperposition, Aktivitätszustand und auch bei verschiedenen Krankheiten. Der Körper verfügt deshalb über ausgeklügelte Systeme, um die Durchblutung an die Belüftung anzupassen. So führt ein Sauerstoffmangel in einem bestimmten Lungenanteil z. B. zu einer Verengung der dazugehörigen Kapillaren – die eingeschränkte Belüftung eines Lungenabschnitts sorgt auf diese Weise dafür, dass das Blut in die gesunden Lungenanteile „umgelenkt" und damit nicht vergeudet wird (Euler-Liljestrand-Reflex).

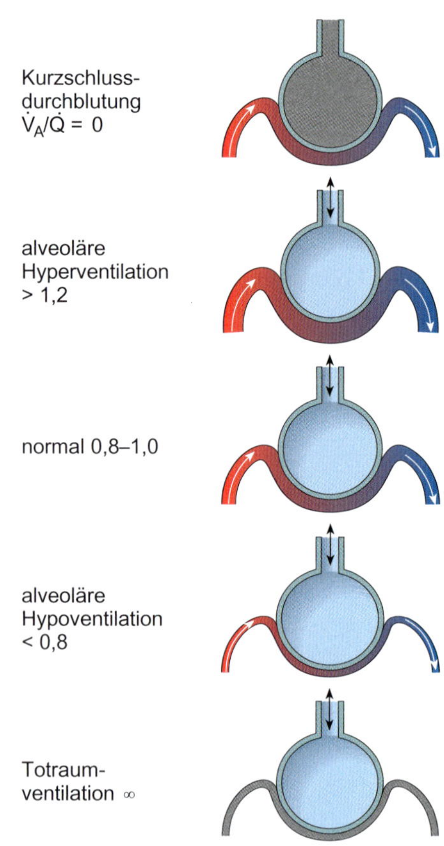

Abb. 17.27 Verhältnis von Ventilation und Perfusion.

17.9.1 Partialdrücke

Der Übertritt von Sauerstoff aus dem Alveolarraum in die Kapillare geschieht passiv durch Diffusion (d. h. ohne Energieverbrauch, ➤ Kap. 3.5.4 und ➤ Abb. 16.4). Ähnlich wie ein Ball nur den Berg hinunter-, aber nicht hinaufrollt, geschehen Diffusionsbewegungen nur von Orten höherer zu Orten niedriger Gaskonzentration. Bei Gasgemischen – und die Atemluft ist ja ein Gasgemisch aus Stickstoff, Sauerstoff und Kohlendioxid – hängt das Ausmaß des Gaswechsels von den Teilkonzentrationen oder Teildrücken (**Partialdrücken,** partial = Teil) der einzelnen Gase ab, die in dem Gasgemisch enthalten sind. Beträgt der Gesamtluftdruck auf Meereshöhe 760 mmHg und hat der Sauerstoff einen prozentualen Anteil von 21 %, so beträgt der Sauerstoffpartialdruck (pO_2) 21 % von 760 mmHg = 159 mmHg. Diese Rechnung stimmt allerdings so nicht ganz, da die eingeatmete Luft ja auch noch Wasserdampf enthält – nach Passage der oberen Luftwege ist sie in der Regel zu 100 % wasserdampfgesättigt. Der Wasserdampfdruck von 47 mmHg muss deshalb vom Luftdruck abgezogen werden, sodass auch die einzelnen Teildrücke geringer ausfallen – der pO_2 z. B. beträgt nach Abzug des Wasserdampfdruckes nur noch 150 mmHg.

Für die **Effektivität des Gasaustausches** ist entscheidend, welcher Anteil des Sauerstoffs in den großen Arterien des Körperkreislaufs wieder erscheint, mit anderen Worten, wie viel Sauerstoffdruck in das Blut übertragen wird. Wie bei jedem komplexen Transportmechanismus sind dabei Verluste einzukalkulieren:

- Der größte Partialdruckverlust tritt in den Lungenbläschen durch die Vermischung der „frischen" Inspirationsluft mit der stark kohlendioxidhaltigen alveolaren Restluft auf.
- Je länger der Austauschweg zwischen Lungenbläschen und Kapillarinnenraum ist, d. h., je dicker die Blut-Luft-Schranke ist, desto „mühsamer" ist es für die Sauerstoffmoleküle, entlang dem Partialdruckgefälle zu diffundieren. So kann sich z. B. bei vermehrter Bindegewebsbildung zwischen den Lungenbläschen (etwa bei einer Lungenfibrose) der Diffusionsweg verlängern und dadurch beim Patienten zu Atemnot führen. Beim gesunden Menschen dagegen werden die Gasdrücke zu fast 100 % über die Blut-Luft-Schranke übertragen.
- Zu einem weiteren Abfall des Sauerstoffpartialdruckes kommt es, wenn sich das von den verschiedensten Lungenbläschen kommende Kapillarblut in den abführenden Lungengefäßen mischt. Es gibt nämlich immer einzelne Kapillaren, die weniger Sauerstoff aufgenommen haben als andere. Dies ist z. B. dann der Fall, wenn bestimmte Lungenbereiche nicht richtig belüftet, jedoch gut durchblutet sind und damit nur wenig Sauerstoff „abholen" konnten. Dies kommt trotz der oben beschriebenen Abstimmung von Ventilation und Perfusion auch beim gesunden Menschen zu einem gewissen Grad vor. Bei vielen Lungenkrankheiten nimmt das Missverhältnis zwischen Ventilation und Perfusion dramatisch zu und führt zu einer eingeschränkten Sauerstoffversorgung des Körpers.

17.9.2 Sauerstofftransport im Blut

Maximale Sauerstoffaufnahmekapazität als Merkmal für Ausdauerleistungsfähigkeit ➤ Kap. 23.7.5

Der über die Lunge ins Blut aufgenommene Sauerstoff diffundiert sofort in die Erythrozyten (rote Blutkörperchen, ➤ Abb. 17.28). Hier lagert er sich zum größten Teil an das Eisen des Hämoglobins an (roter Blutfarbstoff, ➤ Kap. 6.2.2). Ein kleiner Teil, etwa 1,5 %, wird gelöst im Blutplasma transportiert. Steht nur wenig Hämoglobin zur Verfügung, etwa bei der Anämie (Blutarmut, ➤ Kap. 6.2.7), kann auch nur wenig Sauerstoff transportiert werden: Es treten Leistungsschwäche, Müdigkeit und Kurzatmigkeit auf.

Die **O_2-Kapazität,** d. h. die Menge an Sauerstoff, die im Blut transportiert werden kann, hängt nicht nur von der Hämoglobinkonzentration im Blut ab, sondern auch davon, wie viel von dem Hämoglobin mit Sauerstoff gesättigt ist. Normalerweise sind im arteriellen Blut etwa 97 % des zur Verfügung stehenden Hämoglobins mit Sauerstoff gesättigt. Dieser Wert kann mit bestimmten auf die Haut aufgebrachten Sensoren gemessen und auf Sauerstoffsättigungsmonitoren wiedergegeben werden. Wie viel Sauerstoff insgesamt an das Gewebe abgegeben werden kann, hängt direkt von der Sauerstoffmenge im Blut (O_2-Kapazität) ab. Darüber hinaus wird die O_2-Abgabe an das Gewebe auch von der Herzleistung, also dem Herzminutenvolumen, beeinflusst. Bei der Abgabe des Sauerstoffs an das Körpergewebe trennt sich der Sauerstoff vom Hämoglobin und diffundiert dann in das Gewebe. Hierfür sorgt der Konzentrationsunterschied zwischen dem sauerstoffreichen Blut und dem relativ sauerstoffarmen Gewebe. Nach der Sauerstoffabgabe ist das Blut erheblich sauerstoffärmer. Die **Sauerstoffausschöpfung** (O_2-Utilisation) beträgt dabei im Schnitt 25 %, schwankt aber zwischen 7 % (Nieren) und 60 % (Herzmuskel). Beim Skelettmuskel steigt sie von 28 % in Ruhe auf 80 % bei höchster Belastung an. Ebenso ist sie bei Anämie und bei peripherer Zyanose (➤ Kap. 17.9.3) erhöht.

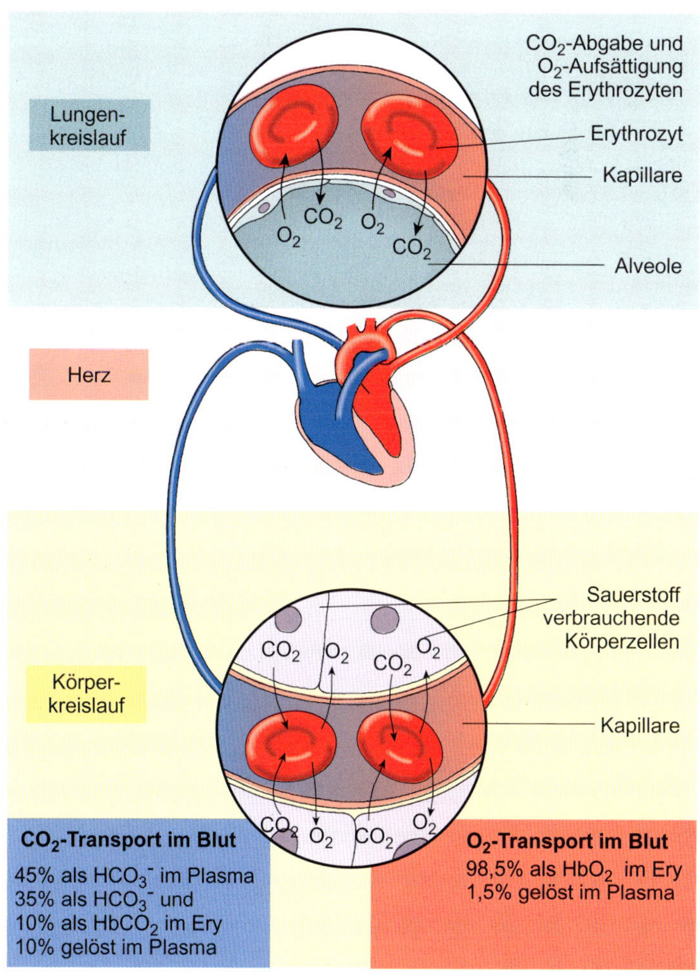

Abb. 17.28 Sauerstoff- und Kohlendioxidtransport im Blut. 98,5 % des Sauerstoffs werden in der Lunge an Hämoglobin gebunden und so zu den Zellen transportiert. Die restlichen 1,5 % sind im Blutplasma gelöst. Das Kohlendioxid wird zu 45 % in den Erythrozyten als Bikarbonat (HCO_3^-) bzw. als an Hämoglobin gebundenes CO_2 ($HbCO_2$), zu 45 % im Plasma als Bikarbonat und zu 10 % als freies CO_2 zur Lunge zurücktransportiert.

17

KLINIK

Hypoxämie und Hypoxie

Hinter diesen komplizierten Begriffen verbergen sich recht einfache Sachverhalte:
- Fällt der Sauerstoffgehalt des Blutes unter den Normalwert ab, so spricht man von **Hypoxämie** (hyp- steht für „zu wenig", ox- steht für Sauerstoff; -ämie steht für Blut). Da nur etwa ein Viertel des Sauerstoffs im Blut tatsächlich von den Zellen verwertet wird, muss eine Hypoxämie nicht sofort zu einer Einschränkung der Sauerstoffversorgung der Zellen führen.
- Ist der Sauerstoffgehalt des Blutes allerdings so niedrig, dass die Versorgung der Zellen mit Sauerstoff eingeschränkt ist, so spricht man von **Hypoxie** (hyp- für „zu wenig", -oxie für Sauerstoff). In diesem Falle ist die Funktion bzw. Leistung der Zellen vermindert (ein Beispiel wäre die bei schwerem Sauerstoffmangel auftretende Bewusstlosigkeit).

17.9.3 Kohlendioxidtransport im Blut

Öffnet man eine Mineralwasserflasche, so perlen einem sofort Kohlendioxidgasblasen entgegen. Dieses Kohlendioxid (CO_2) ist im Mineralwasser physikalisch gelöst gewesen und kann nun nach Beseitigung des Überdrucks in der Flasche aus dieser entweichen.

Auch im Blut sind immerhin 10 % des abzutransportierenden CO_2 physikalisch gelöst. 80 % des Kohlendioxids werden jedoch nach einer chemischen Umwandlungsreaktion in Form von Bikarbonat (HCO_3^-) transportiert (➤ Abb. 17.28). Die Umsetzung von Kohlendioxid in Bikarbonat und Wasserstoffionen erfolgt direkt nach der Aufnahme des CO_2 ins Blut im venösen Schenkel der Kapillare nach folgender Formel:

$$CO_2 + H_2O \leftrightarrow H_2CO_3 \leftrightarrow HCO_3^- + H^+$$

Im Plasma der Kapillare verläuft diese Reaktion nur sehr langsam. In den Erythrozyten dagegen wird sie durch das in ihnen enthaltene Enzym Carboanhydrase 10 000fach beschleunigt. Durch diese Reaktion werden 80 % des aus dem Zellstoffwechsel gebildeten Kohlendioxids in den Erythrozyten in Bikarbonat (HCO_3^-) umgewandelt. 45 % des Bikarbonats diffundieren ins Blutplasma zurück, und 35 % verbleiben in den Erythrozyten.

Weitere 10 % des Kohlendioxids werden direkt an das Hämoglobin-Molekül angelagert ($HbCO_2$) und in dieser Form von den Erythrozyten zur Lunge transportiert.

Alle beschriebenen Reaktionen der Kohlendioxidbindung im Blut, also
- physikalische Lösung im Plasma,
- Anlagerung an das Hämoglobin,
- Bindung als Bikarbonat im Erythrozyten,
- Bindung als Bikarbonat im Plasma,

laufen bei der Kohlendioxidabgabe in der Lunge wieder in umgekehrter Form ab.

Bei der Lungenpassage werden jedoch lange nicht alle Kohlendioxid- bzw. Bikarbonatmoleküle aus dem Blut abgegeben. Dies wäre auch nicht sinnvoll, weil ein gewisser Kohlendioxidgehalt im Blut z. B. zur Aufrechterhaltung des physiologischen Blut-pH-Wertes (➤ Kap. 20.8.1) und für die Steuerung der Atmung (➤ Kap. 17.10.2) erforderlich ist.

KLINIK

Zyanose

Als Zyanose bezeichnet man eine Blauverfärbung von Haut oder Schleimhaut aufgrund eines verminderten O_2-Gehalts des Blutes. Es wird zwischen einer zentralen und einer peripheren Zyanose unterschieden:
- Bei der **zentralen Zyanose** ist das gesamte zirkulierende Blut „untersättigt", d. h., mehr als ein Drittel des Hämoglobins ist nicht mit Sauerstoff beladen. Sie tritt bei Lungenerkrankungen (eingeschränkte O_2-Aufnahme) oder bei bestimmten Herzfehlern auf (➤ Kap. 15.2.1). Bei diesen sog. **zyanotischen Herzfehlern** liegt eine Kurzschlussverbindung zwischen arteriellem und venösem Blutgefäßsystem (Shunt) vor und damit eine Vermischung von sauerstoffreichem mit sauerstoffarmem Blut innerhalb oder außerhalb des Herzens. Da das ganze Blut „untersättigt" und damit bläulich verfärbt ist, erkennt man die zentrale Zyanose am besten dort, wo die Haut über ein sehr dichtes Kapillarbett verfügt (also z. B. an den Lippen, die sich blau verfärben).
- Eine **periphere Zyanose** zeigt sich dagegen dort, wo der Blutfluss naturgemäß verlangsamt ist, also an den Finger- und Zehennägeln – daher der Name „periphere" Zyanose. Sie hat ihre Ursache in einer erhöhten Sauerstoffausschöpfung im Gewebe und tritt bei Herzerkrankungen, die mit einer zusätzlichen Verlangsamung des Blutflusses einhergehen (z. B. bei der Herzinsuffizienz oder beim Schock), auf. Eine periphere Zyanose kann aber auch häufig bei Kälte beobachtet werden.

17.9.4 Störungen von Ventilation und Perfusion

Ventilationsstörungen

Bei fast allen Lungenerkrankungen kommt es zu einer Inhomogenität zwischen **Perfusion** (Durchblutung) und **Ventilation** (Belüftung) der alveolaren Bereiche der Lunge. Geht diese Inhomogenität über ein „normales" Maß hinaus, d. h., sinkt der arterielle O_2-Partialdruck bei meist geringfügiger Zunahme des arteriellen CO_2-Partialdruckes stark ab, so spricht man von **Ventilationsstörungen.**

PT-PRAXIS

Physiotherapie bei restriktiven und obstruktiven Atemwegserkrankungen

Restriktive Atemwegserkrankungen

Hier sind alle physiotherapeutischen Maßnahmen angezeigt, welche die Ausdehnungsfähigkeit des Lungen-Thorax-Systems verbessern und damit die Einatmung erleichtern. Dazu zählen u. a. Techniken, die z. B. verspannte Atem-(hilfs-)muskulatur und festes Bindegewebe lösen und die Einatmung vertiefen:
- Flächige Bindegewebsmassage
- Packegriffe
- Ausstreichungen der Interkostalräume
- Heiße Rolle
- Atemwahrnehmung und Lenkung durch Kontaktatmung
- Spezielle thoraxmobilisierende Lagerungen wie z. B. die Drehdehn- oder Mondsichellage verbunden mit Atemlenkung
- Brustkorbgymnastik (Mobilisation).

Obstruktive Lungenfunktionsstörungen

Erfordern zusätzliche Techniken, welche die Atemwege weit halten, sowie Maßnahmen zu Sekretlösung und -transport:
- Ausatmung mit Lippenbremse
- Husten (bei Sekret) mit vorgehaltener Faust, um Druckabfall in den Bronchien zu mildern und deren Kollabieren zu vermeiden
- Manuelle oder apparative Vibrationen am Thorax in Kombination mit Phonation („ßßß" „mmm") oder Brummen bei der Ausatmung
- Drainagelagerungen
- Atemerleichternde Ausgangsstellungen (z. B. Kutschersitz, ➤ Abb. 17.21)
- Entspannung z. B. über Körper- oder Traumreisen.

Physiotherapeutische Hilfe bei akutem Asthmaanfall
- Den Patienten eine atmungserleichternde Position einnehmen lassen. Diese kann weiter optimiert werden, z. B. indem unter dem Schultergürtel und den Armen Kissen gelagert werden. Eine weitere Möglichkeit ist, dass sich der Patient rückwärts auf einen Stuhl setzt und seine Arme auf der Rückenlehne ablegt.
- Den Patienten durch Atemgriffe wie Ausstreichung der Interkostalmuskulatur oder der Schulter-Nackenmuskulatur etc. beruhigen.
- Spezielle Atemtechniken zur Verlangsamung der In- und Exspiration, z. B. Lippenbremse bei der Exspiration.

Es werden restriktive von obstruktiven Ventilationsstörungen unterschieden, wobei selten eine Reinform vorliegt. Bei primär obstruktiven Störungen findet sich oft auch eine restriktive Komponente und umgekehrt.

Bei **restriktiven Atemwegserkrankungen** sind Ausdehnungsfähigkeit von Lunge und Thorax eingeschränkt. Eine solche Einschränkung kann z. B. als Folge einer **Pleuritis** (➤ Kap. 17.7.2) durch Verwachsungen der Pleurablätter (Pleuraschwartenbildung) bedingt sein. Auch Veränderungen des Lungenparenchyms führen zur Restriktion. Die **Lungenfibrose** mit herdförmigen oder diffusen Einlagerungen von Bindegewebe in das Lungenparenchym, meist mit Zerstörung der alveolären Struktur, ist ein Beispiel dafür. Eine andere häufige restriktive Ventilationsstörung ist die **Sarkoidose** (M. Boek), deren Ursache nach wie vor unbekannt ist. Bei restriktiven Atemwegserkrankungen ist die Einatmung erschwert, d. h. die Vitalkapazität stark herabgesetzt.

Obstruktive Ventilationsstörungen sind durch erhöhte Strömungswiderstände in den Atemwegen charakterisiert. Aufgrund dieser erhöhten Widerstände ist die Ausatmung erschwert und es kann zum Kollabieren der Atemwege (Bronchialkollaps) kommen. Die Vitalkapazität ist nicht eingeschränkt (➤ Abb. 17.23). Zu den wichtigsten obstruktiven Lungenerkrankungen zählen die **chronische Bronchitis** und das **Asthma bronchiale,** in deren Verlauf sich ein **Lungenemphysem** (Blählunge) entwickeln kann.

Asthma bronchiale

Durch eine (Fehl-)Reaktion des Abwehrsystems in der Bronchialschleimhaut kommt es bei 3 % der Erwachsenen und 10 % der Kinder zu einer Über-Reaktivität des Bronchialsystems (Hyperreagibilität) mit immer wiederkehrenden Asthmaanfällen. Auslöser können Allergene wie z. B. Hausstaubmilben sowie Infektionen der Luftwege, psychische Erregung oder Anstrengung sein. Oft tritt die Atemnot aber auch ohne erkennbare äußere Ursache auf. Im asthmatischen Atemnotanfall sind die Bronchien durch **Verkrampfung** der Muskulatur und durch entzündungsbedingte **Schwellung** der Bronchialschleimhaut verengt. Hierdurch wird vor allem die Ausatmung für den Patienten erschwert. Zusätzlich wird ein besonders **zäher Schleim** abgesondert, der die kleinen Atemwege einengt (Dyskrinie, ➤ Abb. 17.29).

Chronisch-obstruktive Lungenerkrankungen

Bei Rauchern und Patienten mit angeborenem α1-Antitrypsinmangel wird das Lungengewebe im Laufe der Jahre auf Dauer geschädigt. Äußerlich erkennt man die **chronisch-obstruktive Lungenerkrankung** (engl. COLD, COPD; obstruktiv = einengend) am schleimig-weißen Auswurf, den die Patienten in Hustenanfällen abhusten müssen. Aber auch das Lungengewebe verändert sich: Es verliert viele seiner Alveolarsepten (die haarfeinen Zwischenwände zwischen den Lungenbläschen), der Brustkorb weitet sich auf und kann in der Ausatmung nicht mehr auf das Normalmaß zusammensinken, was der Mediziner als Überblähung oder **Lungenemphysem** bezeichnet. Durch den Umbau des Lungengewebes mit Untergang der Alveolen steigt der Totraum (➤ Kap. 17.8.7) in der Lunge an, sodass die Lunge in schweren Fällen nicht mehr ausreichend belüftet wird – es kommt zur chronischen Ateminsuffizienz mit Anstieg der CO_2-Konzentration im Blut.

Dieser Zustand hat ernste Folgen für das Herz: Da sich durch den Lungenumbau auch die Zahl der kleinen Lungengefäße reduziert und damit der Strömungswiderstand im Lungenkreislauf zunimmt, muss das rechte Herz gegen einen erhöhten Druck anpumpen. Dies führt zu einer Vergrößerung des rechten Ventrikels und durch Hypertrophie und Dilatation langfristig zu einer Insuffizienz (➤ Kap. 15.6.4) des rechten Herzens, dem **Cor pulmonale**.

PT-PRAXIS

Pneumonieprophylaxe

Bei bettlägerigen Patienten sind die Alveolen der Unterlappen ideale Nährböden für Bakterien. Da diese durch die Horizontallage wenig durchblutet und durch die körperliche Inaktivität auch wenig belüftet werden, gelangen Abwehrzellen nur schlecht in diese Gebiete, sodass sich Erreger rasch ausbreiten und eine sog. **Bettpneumonie** auslösen können.
Um dies zu verhindern, muss deshalb vorbeugend jeder bettlägerige Patient regelmäßig Atemgymnastik betreiben: Wenn irgendwie möglich, soll sich der Patient dabei aufrichten, um durch den Lagewechsel die dorsalen Lungenpartien besser zu belüften. Zusätzlich wird die Belüftung der Lunge durch das Atmen mit Atemtrainern gefördert (➤ Abb. 17.30). Eine atemtherapeutische Technik zur Pneumonieprophylaxe ist das Gähnen. Durch die mit dem Gähnreflex verbundene tiefe Durchlüftung der Lunge wird dem Entstehen einer Lungenentzündung entgegengewirkt.
Ein zusätzlicher wichtiger Faktor für die erfolgreiche Pneumonieprophylaxe ist eine ausreichende Trinkmenge. Nur wenn der Organismus genügend Flüssigkeit hat, kann auch der Schleim in den Bronchien verflüssigt und abgehustet werden. Deshalb sollte der Patient zum Trinken aufgefordert werden.

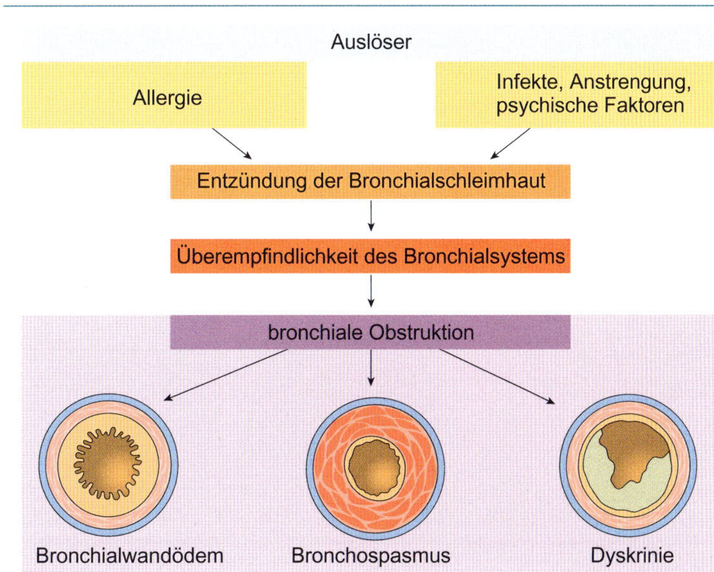

Abb. 17.29 Pathogenese und Pathophysiologie des Asthma bronchiale. Starke Schwellung der Bronchialschleimhaut (Ödem), Kontraktion der Bronchialmuskulatur (Bronchospasmus) sowie übermäßige und zähe Schleimbildung (Dyskrinie) führen zum Atemnotanfall.

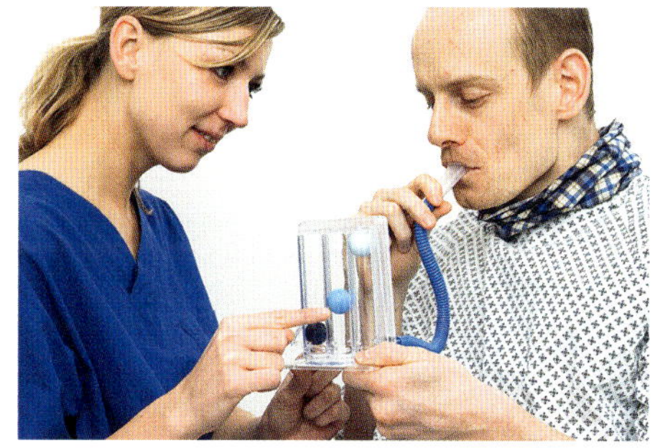

Abb. 17.30 Atemgymnastik mit einem modernen Atemtrainer (im Bild Mediflow®). Der Patient wird angehalten, den blauen Ball durch Ansaugen möglichst lange in der Schwebe zu halten. Dadurch wird die Belüftung insbesondere der basalen Lungenabschnitte verbessert und einer Pneumonie vorgebeugt. Atemtrainer ➤ Abb. 23.32. [K115]

KLINIK

Missverhältnis zwischen Ventilation und Perfusion: Beispiel Pneumonie

Bei einer **Pneumonie** (Lungenentzündung) ist das Lungenparenchym durch allergische, physikalisch-chemische oder infektiöse Ursachen entzündet.
Ganze Lungenabschnitte können durch die entzündlichen Sekrete so weit verstopfen, dass sie kaum mehr belüftet werden. Diese Lungenabschnitte werden jedoch weiterhin zumindest teilweise durchblutet. Nun wird das durch einen kranken Lungenabschnitt fließende Blut in diesem Falle allerdings kaum mehr mit Sauerstoff beladen. Wenn sich dieses Blut mit dem aus den gesunden Lungenbereichen kommenden Blut mischt, resultiert insgesamt ein Abfall des Sauerstoffgehalts im Blut. Auch der Abtransport des Kohlendioxids beruht auf einem Gefälle von höheren zu niedrigeren Partialdrücken. Da im Körperstoffwechsel große Mengen an Kohlendioxid produziert werden und die Konzentration von Kohlendioxid in der Luft gering ist, verläuft das Diffusionsgefälle allerdings in umgekehrter Richtung wie beim Sauerstoff.

Perfusionsstörungen

Hierbei liegen Störungen in der Durchblutung der Lunge vor, die sowohl die Atmungs- als auch die Kreislauffunktion beeinträchtigen. Sie bedrohen daher im besonderen Maß das Leben des Patienten. Zu den wichtigsten **Perfusionsstörungen** zählen:

- **Lungenembolie,** eine plötzliche oder schrittweise Verlegung der Lungengefäße durch Thromben aus dem venösen Gefäßsystem (in 90 % aus der unteren Körperhälfte), eine der häufigsten „plötzlichen" Todesursachen
- **Lungenödem,** eine Ansammlung von seröser Flüssigkeit im Lungeninterstitium (Lungengewebe) oder in den Lungenalveolen, aufgrund einer Rückstauung aus dem Lungenkreislauf bei Störungen im linken Herzen (Linksherzinsuffizienz)
- **Cor pulmonale,** eine Erkrankung des rechten Herzens infolge einer chronisch-obstruktiven Ventilationsstörung.

PT-PRAXIS

Reflektorische Atemtherapie (RAT)

Geht zurück auf den Anfang des 20. Jahrhunderts in München wirkenden Arzt Dr. Johannes Schmitt und wurde von der Dresdner Physiotherapeutin Liselotte Brüne weiterentwickelt. Sie war zunächst Schmitts Patientin, später Assistentin und wurde mittlerweile für ihre Verdienste um den Erhalt und die Fortentwicklung der Methode mit dem Bundesverdienstkreuz ausgezeichnet.

Das Behandlungskonzept integriert drei wichtige Teilbereiche der Physiotherapie, die Wärmebehandlung, die Manuelle Therapie und die Atemgymnastik:

Zu Beginn jeder Behandlung werden dem Patienten feuchtwarme Kompressen auf Rücken, ventrolateralen Thorax, Ober- und Unterbauch gelegt, um neben der Entspannung des Patienten eine verbesserte Durchblutung zu gewährleisten und als zusätzliche Atemstimulation die folgenden manuellen Griffe vorzubereiten.

Die manuelle Grifftechnik setzt an verschiedenen Strukturen des Körpers Reize (Haut, Muskulatur, Muskel-Sehnen-Übergänge, Periost), die auf den Atemrhythmus (In- und Exspirationsbewegungen) einwirken. Während der Therapie wird aufgrund gezielter Druckverschiebungen in Haut und Muskeln sowie durch Schmerzreize unterschiedlicher Dosierung eine nervös-reflektorische Steuerung in Gang gebracht. Somit wird eine unwillkürliche Veränderung der Atembewegung hervorgerufen. Die erhöhten Gewebswiderstände in Haut, Unterhautgewebe und Muskulatur werden ebenso beeinflusst, wie durch die spannungsherabsetzenden Griffe die Beweglichkeit von Thorax und Zwerchfell gefördert wird.

Nach einem gesetzten Reiz kann ein Atemanhalten stattfinden, dem eine vertiefte Inspiration des Patienten folgt. Dieser „Seufzer" wird als Nachatmung bezeichnet. Der Therapeut gibt dem Patienten hier Zeit, diese Nachatmung zu erfahren, das neue Atemmuster nachzuspüren und anzunehmen, um somit das Zurückfallen in die „alte Atemform" zu erschweren.

Der bereits mit der manuellen Technik behandelte Patient erlernt therapeutische Übungen und Selbsthilfegriffe als Atemgymnastik. Sie sollen dabei helfen, den gelösten Zustand zu erhalten. Auch hier ist auf das Zulassen der Nachatmung zu achten und dafür Zeit zu geben.

17.10 Steuerung der Atmung

Während das Herz weitgehend autonom arbeitet und Impulse aus dem ZNS lediglich modulierend eingreifen (➤ Kap. 15.5.1), ist die ebenfalls rhythmisch verlaufende Atemtätigkeit nur durch Taktgeber im ZNS möglich. Das Steuersystem für die Atmung liegt in der Medulla oblongata, also unmittelbar oberhalb des Halsrückenmarks. Es wird **Atemzentrum** genannt (➤ Kap. 9.11.3).

Das Atemzentrum steuert die gesamte Atemmuskulatur. Es besteht aus getrennt liegenden **Inspirations-** und **Exspirationskernen.** Der rhythmische Wechsel zwischen In- und Exspiration erfolgt durch rhythmisch wechselnde Impulsaussendungen aus den jeweils zuständigen Kerngebieten, die über Halsmark und periphere Nerven die Atemmuskeln und -hilfsmuskeln zur Kontraktion veranlassen.

17.10.1 Mechanisch-reflektorische Atemkontrolle

Der Atemrhythmus wird durch mehrere **mechanische Einflüsse** gesteuert:

- Schon während der Inspiration senden Dehnungsrezeptoren in den Lungenbläschen Nervenimpulse aus, die über den sensiblen Anteil des N. vagus zu den Exspirationskernen gelangen und diese aktivieren. Dadurch wird die entsprechende Gegenbewegung, nämlich die Exspiration, ausgelöst. Die Bedeutung dieses auch **Hering-Breuer-Reflex** genannten Kontrollreflexes besteht darin, die Tiefe der Inspiration zu begrenzen.
- Umgekehrt führt eine starke Verkleinerung der Lungenflügel reflektorisch zu einer verstärkten Inspirationsbewegung.
- Schließlich wirken auch noch Rezeptoren, die den Dehnungszustand in den Zwischenrippenmuskeln messen, bei der Feineinstellung der Atembewegung mit.

17.10.2 Atmungskontrolle über die Blutgase

Erhöht sich der Sauerstoffbedarf des Körpers, z. B. bei körperlicher Belastung, so sinkt der Sauerstoffpartialdruck im Blut ab; gleichzeitig steigt der Kohlendioxidgehalt durch die vermehrt aus dem Zellstoffwechsel abgegebenen Kohlendioxidmoleküle an. Durch den gesteigerten CO_2-Anfall vermehren sich über die Carboanhydrasereaktion (➤ Kap. 17.9.3) auch die Bikarbonat- (HCO_3^-) und die Wasserstoffionenmenge (H^+) im Blut, was zu einem Absinken des pH-Wertes (Azidose, ➤ Kap. 20.8.1) führt: Das Blut wird „sauer".

Alle drei Mechanismen werden vom Körper zur chemischen Atmungskontrolle benutzt; eine zusätzliche Atemtätigkeit wird somit ausgelöst durch

- Einen erhöhten CO_2-Partialdruck (CO_2-Antwort)
- Einen absinkenden pH-Wert (pH-Antwort)
- Einen absinkenden O_2-Partialdruck (O_2-Antwort).

Wie ➤ Abb. 17.31 zeigt, führt vor allem der Anstieg des CO_2-Partialdrucks zu einer ausgeprägten Steigerung des Atemminutenvolumens. Aber auch ein Absinken des O_2-Partialdruckes oder des pH-Wertes führen (wenn auch nicht so ausgeprägt) zu einer Verstärkung der Atemtätigkeit.

Periphere Chemorezeptoren

O_2- und CO_2-Partialdruck sowie pH-Wert werden über sog. **Chemorezeptoren** gemessen und die Werte an das Atemzentrum übermittelt. Sie tragen mit dazu bei, dass der Körper, insbesondere das Gehirn, vor O_2-Mangel geschützt wird. Diese chemischen Fühler befinden sich in kleinen Geflechten der peripheren Nervennetze des Parasympathikus, die aus dem IX. und X. Hirnnerven hervorgehen. Sie liegen z. B. an der Teilungsstelle der A. carotis communis und werden daher auch **Glomus caroticum** oder **Paraganglion caroticum** genannt (➤ Abb. 16.18). Weitere parasympathische Rezeptorenfelder liegen zwischen Lungenarterie und Aortenbogen. Durch Experimente konnte gezeigt werden, dass der Parasympathikus mit dem Glomus caroticum vor allem für die „O_2-Antwort", d. h. also den Anstieg des Atemvolumens bei absinkendem O_2-Partialdruck, verantwortlich ist.

Zentrale Chemorezeptoren

Ein anderer Typ von Chemorezeptoren befindet sich im verlängerten Mark des Gehirns (➤ Kap. 9.11.3). Er reagiert auf eine Steigerung des pCO_2 und auf einen Abfall des pH-Wertes und bedingt damit die pH- und die pCO_2-Antwort. Bei Absinken des pH-Wertes bzw. Ansteigen des CO_2-Partialdrucks wird das Atemvolumen gesteigert. Durch das gesteigerte Atemvolumen wird CO_2 durch die Lungen abgegeben („abgeraucht") – dadurch steigt der pH-Wert wieder an. Der Mechanismus trägt somit zur Konstanthaltung des inneren Milieus bei.

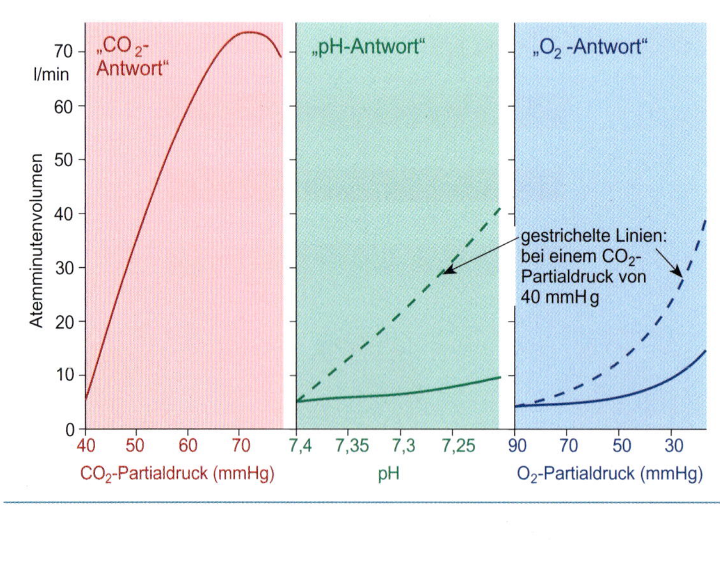

Abb. 17.31 Atemzeitvolumen (als Maß für den Atemantrieb) in Abhängigkeit vom CO_2-Partialdruck (links), pH-Wert (Mitte) und O_2-Partialdruck (rechts) im arteriellen Blut. Gestrichelte Kurve: Verhalten des Atemzeitvolumens bei Konstanthalten des CO_2-Partialdrucks um 40 mmHg. Durchgezogene Kurve: Realitätsnahes Verhalten des Atemzeitvolumens. In der linken Kurve nimmt das Atemminutenvolumen ab einem CO_2-Partialdruck von etwa 60–70 mmHg wieder ab – dies ist das Zeichen einer beginnenden, CO_2-bedingten Lähmung des Atemzentrums (CO_2-Narkose).

ACHTUNG

Vorsicht! Möglicher Atemstillstand bei O_2-Gabe

Bei Patienten mit chronischen Atemwegserkrankungen finden sich ständig erhöhte CO_2-Konzentrationen im Blut. Dadurch gewöhnen sich die Chemorezeptoren an diesen Zustand und reagieren nicht mehr auf eine Steigung des pCO_2: Der Atemantrieb erfolgt hauptsächlich über eine O_2-Antwort. Wird solchen Patienten konzentrierter Sauerstoff z. B. über eine Nasensonde gegeben, fällt auch noch der letzte Atemantrieb (der niedrige pO_2) weg: Es kann zur **Asphyxie** (Atemstillstand) kommen.

17.10.3 Atmungsantrieb und körperliche Belastung

Während körperlicher Belastung wird die Zunahme des Atemzeitvolumens nicht nur durch eine Erregung der zentralen und peripheren Chemorezeptoren erzeugt. Vielmehr wird das Atemzentrum unmittelbar bei Aufnahme der körperlichen Betätigung auch durch die motorischen Rindenfelder (➤ Abb. 9.16) miterregt. Schmerz- und Temperaturreize beeinflussen ebenfalls die Atemtätigkeit. So reduzieren starke Kältereize den Atemanreiz. Deshalb sollen Freibadbesucher nie aus der Sommerhitze heraus ins kalte Badewasser springen: Im ungünstigsten Fall kann dadurch die Atmung angehalten und ein Herz-Kreislauf-Stillstand provoziert werden.

PT-PRAXIS

Verstärkter Atemantrieb durch körperliche Belastung

Bei der Atemtherapie kann man sich den verstärkten Atemantrieb durch **körperliche Belastung** zunutze machen (➤ Abb. 17.32). Wenn die Konstitution des Patienten und die Art der Erkrankung es zulassen, ist ein Ausdauertraining (➤ Kap. 23.3) mit kleinen Belastungsspitzen ein guter Reiz zur vollständigen Belüftung der Lunge. Bei vielen älteren Patienten im Krankenhaus kann dieser Reiz schon durch einen Spaziergang über den Flur mit Treppensteigen gesetzt werden.

Bezeichnung	Atemmuster	Vorkommen bei...
normale Ruheatmung	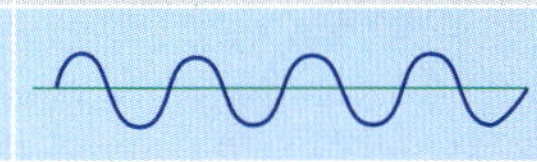	Gesunden
Kussmaul-Atmung	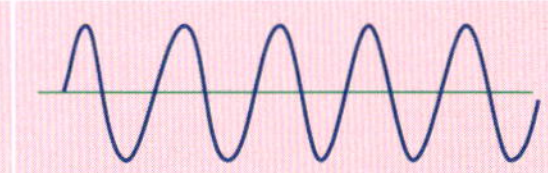	metabol. Azidose (z.B. diabetisches Koma)
Cheyne-Stokes-Atmung	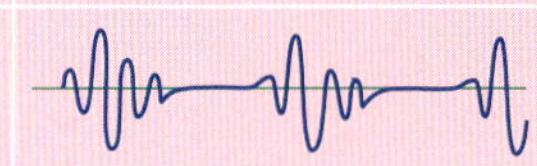	schwerer Herzinsuffizienz oder Enzephalitis, gelegentlich auch im Schlaf
Biot-Atmung	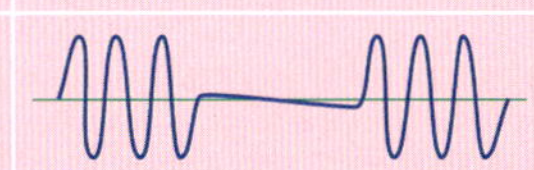	Hirnverletzung, Hirndrucksteigerung
Schnapp-Atmung	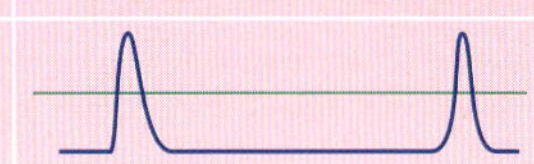	Frühgeborenen, kurz vor Todeseintritt

Abb. 17.33 Krankhafte Atemmuster. Die gerade horizontale Linie gibt die Atemruhelage an.

Krankhafte Atemmuster

Bei vielen Lungen- und Kreislauferkrankungen kommt es zu einem ungenügenden Abtransport von Kohlendioxid und damit zu einem Anstieg des CO_2-Partialdrucks im Blut. Dieser Zustand der CO_2-Überladung wird als **Hyperkapnie** bezeichnet. Bei einer Hyperkapnie – die durch die in ➤ Kap. 17.9.3 beschriebene Carboanhydrasereaktion auch mit einem Absinken des pH-Werts einhergeht – treten krankhafte Atmungsformen auf, die vom Physiotherapeuten durch eine gezielte Krankenbeobachtung erkannt werden können und ein wichtiges Warnsignal darstellen.

➤ Abb. 17.33 zeigt einige pathologische Atemmuster:

- Bei chronischer Hyperkapnie kommt es häufig zur sog. **Cheyne-Stokes-Atmung** („periodische Atmung"), bei der sich Phasen zu- und abnehmender Frequenz und Tiefe mit Atempausen abwechseln.
- Ist der Säure-Basen-Haushalt vor allem durch einen stark abgesunkenen pH-Wert gestört – man nennt diesen Zustand der Säureüberlastung auch **Azidose** (➤ Kap. 20.8.2) – kommt es kompensatorisch zur **Kußmaul-Atmung** mit abnorm tiefen, heftigen Atemzügen, durch die verstärkt Kohlendioxid abgegeben wird. Dieser Atmungstyp kommt häufig bei einem entgleisten **Diabetes mellitus** (Coma diabeticum, ➤ Kap. 19.3.4) vor.
- Bei der **Biot-Atmung** (intermittierende Atmung) wechseln mehrere gleich tiefe, kräftige Atemzüge periodisch mit plötzlichen Atempausen ab. Ohne Krankheitswert kann sie bei Neugeborenen, vor allem bei „Frühchen" (➤ Kap. 22.6), sein. Bei Erwachsenen kommt sie bei erhöhtem Hirndruck oder Störungen des Atemzentrums durch Hirnverletzungen vor.

	Atemzugvolumen	Atemfrequenz	Atemminutenvolumen	Herzschlagvolumen	Herzfrequenz	Herzminutenvolumen
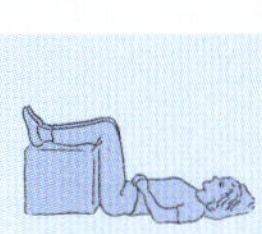	350 ml	12/min	4 l/min	60 ml	60/min	3,6 l/min
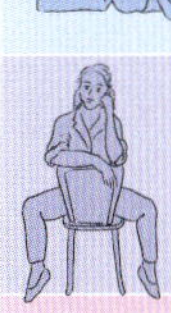	500 ml	16/min	8 l/min	80 ml	70/min	5,6 l/min
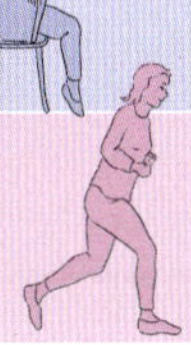	2000 ml	25/min	50 l/min	100 ml	140/min	14 l/min

Abb. 17.32 Anpassung der Atmung an unterschiedlichen Sauerstoffbedarf. Das Atemminutenvolumen kann sich von 4 l in Ruhe auf bis zu 50 l bei Höchstleistung erhöhen. Sowohl Atemzugvolumen als auch die Atemfrequenz nehmen dabei zu. Auch das Herz passt sich einer erhöhten körperlichen Belastung und damit einem erhöhten Durchblutungsbedarf an. Das Herzminutenvolumen kann sich dabei auf das mehr als 4-Fache erhöhen (auch ➤ Abb. 23.21).

17.10.4 Atmung und Psyche

Dass einem vor Schreck die Luft wegbleiben kann, zeigt die starke Beeinflussbarkeit des Atemzentrums durch psychische Faktoren. Auch Zorn, sexuelle Erregung, Furcht, Freude und Stress können den Atemantrieb entweder steigern oder unterdrücken. Zwischen dem seelischen Befinden und der Atmung besteht ein enger Zusammenhang. Bei psychischer Anspannung atmet man nicht selten „flacher", andererseits können Unsicherheit und Angst auch zu einer abnorm schnellen und tiefen Atmung führen.

Viele Entspannungstechniken beinhalten Atemübungen: Das langsame, ruhige und tiefe Ein- und Ausatmen mit der Vorstellung eines weiten Brustraumes etwa ist ein Prinzip des Autogenen Trainings. Auch progressive Relaxation (nach Jacobson) und die Hypnose bedienen sich einer kontrollierten Atmung. Gerade beim „Loslassen" durch Atemkontrolle während der verschiedenen Entspannungstechniken verkrampfen sich zahlreiche stressgeplagte Menschen. Eine wirkungsvolle Unterstützung zur Entspannung bietet hier die atemstimulierende Einreibung mit ätherischen Ölen (➤ Abb. 17.34).

Hypo- und Hyperventilation

Bei der **Hypoventilation** liegt eine im Verhältnis zum Sauerstoffbedarf des Körpers zu geringe Be-

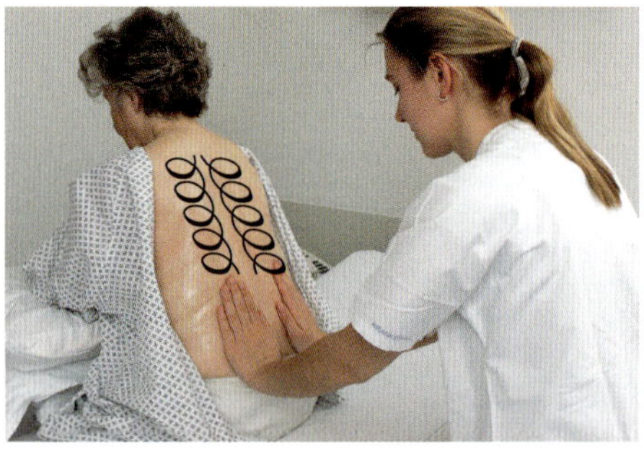

Abb. 17.34 Atemstimulierende Einreibung. Der Therapeut massiert den Rücken des Patienten mit langsamen kreisförmigen Bewegungen. Die atemstimulierende Einreibung fördert die Körperwahrnehmung und die Konzentration auf die Atmung, diese wird gleichmäßiger und ruhiger. [K115]

lüftung der Alveolen bei vermindertem Atemminutenvolumen vor. Es kommt zu einem Abfall von pO_2 und einem Anstieg von pCO_2 (respiratorische Insuffizienz). Dies tritt z. B. als Schonatmung nach Operationen mit Schmerzen im Brustkorb oder Abdomen auf.

Die **Hyperventilation** zeigt ein gesteigertes Atemminutenvolumen, das über die Stoffwechselbedürfnisse des Körpers hinausgeht. Sie kann psychogen, metabolisch (stoffwechselbedingt), zentral (ZNS-Schädigung), kompensatorisch als Reaktion auf einen O_2-Mangel, hormonell oder medikamentös bedingt sein.

Bei der psychogen bedingten Hyperventilation kommt es zu einer **respiratorische Alkalose** (➤ Kap. 20.8.5) mit Abnahme der Kalziumionen im Serum (Hypokalzämie). Diese äußert sich in der **Hyperventilationstetanie** mit Missempfindungen und Muskelkrämpfen, für die eine Pfötchenstellung der Hände typisch ist. Als Erstmaßnahme bei einer Hyperventilation sollte der Patient veranlasst werden, in einen Plastikbeutel zu atmen: CO_2-reiche Luft wird beim Ausatmen im Beutel angereichert, erneut eingeatmet und der durch den übertriebenen Atemantrieb abgesunkene CO_2-Partialdruck wird wieder normalisiert.

17

17.11 Künstliche Beatmung

Viele Erkrankungen führen dazu, dass das Organ Lunge seine Funktion nicht mehr in ausreichendem Maße ausüben kann. Um die Vitalfunktionen zu erhalten, ist in diesem Falle eine künstliche Beatmung erforderlich.

Die Erkrankungen, die eine **künstliche Beatmung** erforderlich machen, lassen sich in drei Gruppen einteilen:

- **Atemlähmung** (z.B. Ausfall der Atemmuskulatur bei hoher Querschnittslähmung
- **Verengung der Luftwege** (z.B. bei der Epiglottitis, ➤ Kap. 17.3.1, oder beim schweren Asthmaanfall, ➤ Kap. 17.9.4)
- **Lungenversagen** (pulmonale Insuffizienz, z. B. im Schock ➤ Kap. 16.3.7; bei Lungenödem, ➤ Kap. 15.6.4, oder bei ausgedehnten Pneumonien).

Der häufigste Anlass zur künstlichen Beatmung ist jedoch die **Allgemeinnarkose** bei Operationen.

Um das Beatmungsgas – meist handelt es sich um ein Sauerstoff/Luft-Gemisch – in die Lunge transportieren zu können, stehen verschiedene Zugangswege zur Verfügung, nämlich die Beatmung

- über einen in die Trachea eingeführten Tubus
- über Trachealkanülen
- über Atemmasken.

PT-PRAXIS

Atemtherapie nach Intubation

Nach Operationen mit Vollnarkose – also vorübergehender künstlicher Beatmung – kommt es als Reaktion auf den Tubus (Beatmungsschlauch) zu einer vermehrten Schleimbildung. Der Schleim ist ein guter Nährboden für Bakterien (und Viren) und muss daher rasch entfernt werden. Daher ist je nach Indikation eine **Atemtherapie** z. B. mit Vibrationen, Hustentechniken und schleimlösenden Maßnahmen dringend angezeigt.

Die Atemarbeit, d. h. das Einpumpen und Absaugen von Beatmungsgasen, wird durch ein Beatmungsgerät, den Respirator, übernommen. Dessen Leistung wird genau an die unterschiedlichen Erfordernisse bei verschiedenen Lungenerkrankungen angepasst. So lassen sich z. B. die Beatmungsdrücke bzw. die Atemvolumina verändern; ebenso lassen sich die Atemfrequenz sowie das zeitliche Verhältnis zwischen Einatmung und Ausatmung einstellen.

Kontrollierte und assistierte Beatmung

Bei der **kontrollierten Beatmung** werden Atemfrequenz und Atemtiefe völlig vom Respirator bestimmt. Der Patient wirkt bei der Beatmung nicht mit. Bei der **assistierten Beatmung** löst der Patient den Atemzyklus selbst aus, und zwar über den negativen Atemwegsdruck, der zu Beginn der Einatmung entsteht. Der Atemstoß selbst wird dann durch das Gerät bestimmt, d. h., die Atemarbeit wird auch bei dieser Beatmungsform vom Respirator geleistet. Diese Beatmungsform ist z. B. dann sinnvoll, wenn der Patient trotz prinzipiell vorhandenem Atemantrieb noch zu schwach ist, um die Atemarbeit zu übernehmen.

Am häufigsten werden Mischformen von assistierter und kontrollierter Beatmung eingesetzt; dabei wird durch das Gerät eine Mindest-Atemfrequenz vorgegeben, der Patient kann jedoch dazwischen zusätzliche Atmungszyklen auslösen.

Literatur

Benninghoff, A., Drenckhahn, D.: Makroskopische Anatomie, Histologie, Embryologie, Zellbiologie. Band 1: Zelle, Gewebe, Entwicklung, Skelett- und Muskelsystem, Atemsystem, Verdauungssystem, Harn- und Genitalsystem, Band 2: Herz-Kreislauf-System, Lymphatisches System, Endokrine Drüsen, Nervensystem, Sinnesorgane, Haut. 16./17. Aufl. Elsevier, Urban&Fischer, München 2004, 2008.

Brandes, R., Lang, F., Schmidt, R. F.: Physiologie des Menschen, mit Pathophysiologie. 32. Aufl. Springer, Berlin 2019.

Brüne, L.: Reflektorische Atemtherapie. 3. Aufl. Richard Pflaum, München 2018.

Faller, M.: Atem und Bewegung, Theorie und 111 Übungen. 3. Aufl. Springer, Berlin 2019.

Levick, J. R.: Kardiovaskuläre Physiologie. UTB, Stuttgart 1998.

Mayrhofer, S., Krenek, B.: Fallbuch Physiotherapie: Innere Medizin mit Schwerpunkt Kardiologie/Pulmologie. Elsevier Urban&Fischer, München 2016.

Paulsen, F., Waschke, J.: Sobotta, Atlas der Anatomie 3 Bände und Tabellenhefter im Schuber. 24. Aufl. Elsevier, München 2019.

Rutte, R., Sturm, S.: Atemtherapie. 3. Aufl. Springer, Berlin 2018.

Schoppmeyer, M.: Innere Medizin: Krankheitslehre für die Physiotherapie. 4. Aufl. Elsevier Urban&Fischer, München 2020.

Steier, J., Rausch-Osthoff, AK.: Physiotherapie bei chronisch-obstruktiven Atemwegs- und Lungenerkrankungen: Evidenzbasierte Therapie, 3. Aufl. Springer, Berlin 2021.

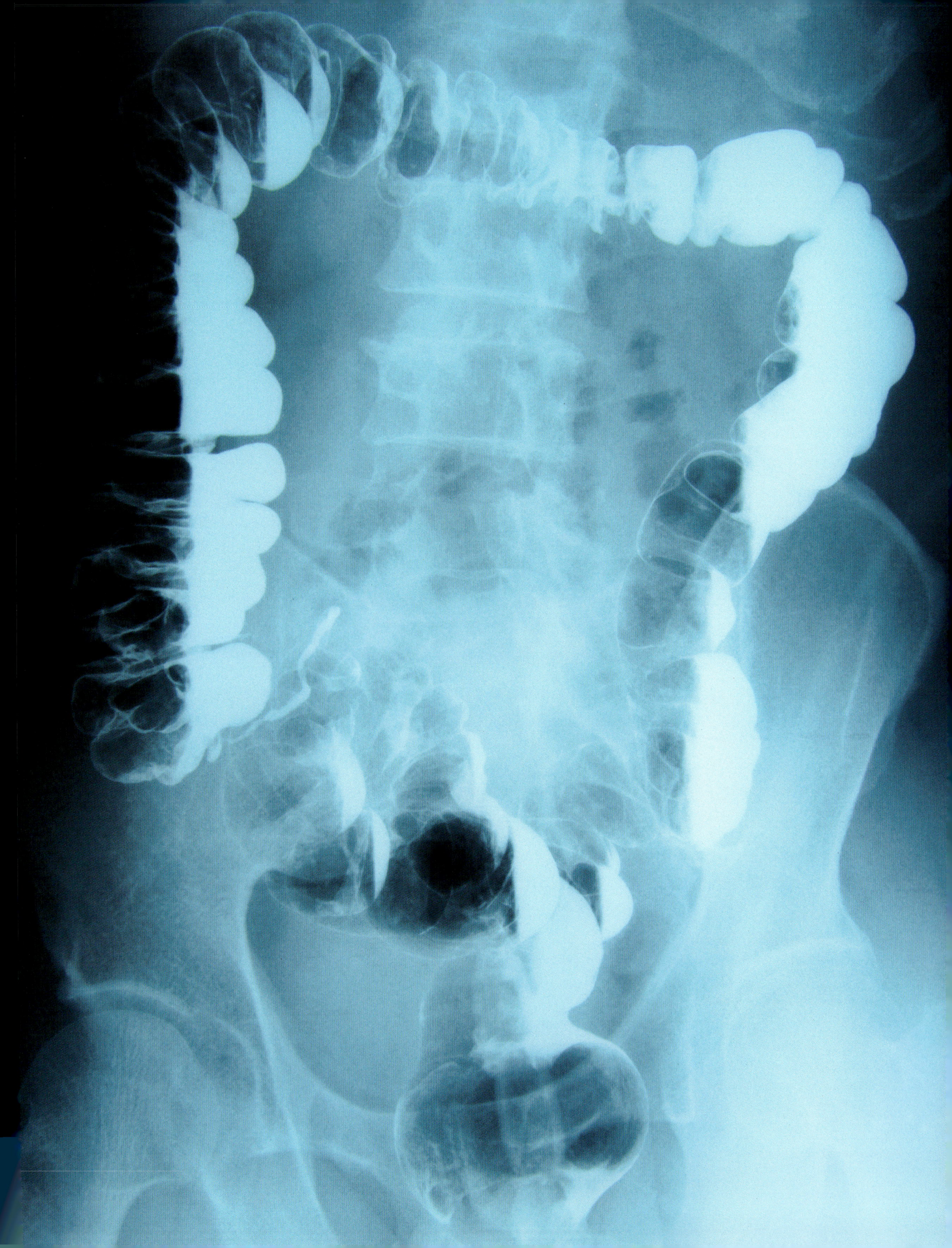

KAPITEL

18 Verdauung

LERNINHALTE

18.1 Übersicht

- Der Verdauungskanal erstreckt sich vom Mund bis zum After und hat einen charakteristischen vierschichtigen Wandaufbau.
- Das Peritoneum (Bauchfell) kleidet den gesamten Bauchraum aus und umschließt einen Großteil der inneren Organe.
- Die Blutversorgung der Verdauungsorgane ist über drei Abzweigungen aus der Bauchaorta gewährleistet. Das venöse Blut sammelt sich in der Pfortader und wird erst nach Passage der Leber in den venösen Kreislauf weitergeleitet.
- Das enterische Nervensystem besteht aus über 100 Mio. Nervenzellen, ist im Gastrointestinaltrakt lokalisiert und steuert hier die komplexen Bewegungsmuster und die Aktivität von Verdauungsdrüsen.

18.2 Mundhöhle und Rachenraum

- Der Mensch hat 20 Milchzähne und 32 bleibende Zähne.
- Das Sekret der Speicheldrüsen macht den Nahrungsbissen gleitfähig und enthält Enzyme, welche die chemische Verdauung der Kohlenhydrate einleiten.
- Beim Schlucken gelangt die Nahrung in den Rachenraum und weiter in die Speiseröhre, wobei die Luftröhre durch den Kehldeckel verschlossen gehalten wird.

18.3 Speiseröhre

- Die Speiseröhre verbindet den Rachen mit dem Magen. Sie hat drei physiologische Engstellen. Peristaltische Bewegungen transportieren den Nahrungsbissen magenwärts.

18.4 Magen

- Der Magen wird in verschiedene Abschnitte unterteilt: die Kardia, den kuppelförmigen Fundus, den Korpus, das Antrum und den Pylorus, der den Übergang zum Duodenum markiert.
- In der Magenschleimhaut liegen besondere Zellen, die Enzyme, Salzsäure und Schleim produzieren.
- Im Magen werden u. a. Mikroorganismen abgetötet und Proteine in kleinere Einheiten gespalten.
- Je nach Zusammensetzung kann die Nahrung zwischen zwei und sieben Stunden im Magen verweilen und wird dann portionsweise an den Dünndarm weitergegeben.

18.5 Dünndarm

- Im Dünndarm werden die Nahrungsbestandteile weiter verdaut und schließlich resorbiert – sie werden dabei durch aktive Bewegungen weitertransportiert.
- Die einzelnen Abschnitte sind Duodenum, Jejunum und Ileum.
- Im Bereich des Duodenums münden die Gallenblase und die Bauchspeicheldrüse. Hier geben sie ihre Sekrete – die u. a. die Verdauungsenzyme enthalten – in den Darm ab.
- Die Dünndarmschleimhaut besitzt durch Falten und Vertiefungen eine enorm vergrößerte Oberfläche. Besondere Drüsen bilden einen schützenden Schleim. Darüber hinaus enthält sie viel lymphatisches Gewebe.

18.6 Pankreas und Pankreassaft

- Der exokrine Anteil der Bauchspeicheldrüse (Pankreas) produziert den Pankreassaft, eine alkalische Flüssigkeit mit zahlreichen Verdauungsenzymen. Diese neutralisiert (puffert) den aus dem Magen kommenden stark sauren Nahrungsbrei und zerlegt ihn in kleinste, resorbierbare Einheiten.
- Außerdem besitzt die Bauchspeicheldrüse einen endokrinen Anteil, der die Hormone Insulin und Glukagon produziert.

18.7 Gallenwege und Gallenblase

- Die Galle wird in der Leber gebildet und gelangt über die Gallenwege in die Gallenblase zur Speicherung – Galle enthält vor allem die für die Fettverdauung nötigen Gallensäuren.
- Der Kreislauf der Gallensäuren zwischen Leber und Darm wird als enterohepatischer Kreislauf bezeichnet. Er führt zu einer starken Entlastung der Leber, die durch dieses beständige „Recycling" nur wenige Gallensäuren neu herstellen muss.

18.8 Resorption

- Eiweiße: Die Verdauung erfolgt im Magen durch Pepsinogen, im Dünndarm durch die Enzyme Trypsin, Chymotrypsin, Carboxypeptidasen und Aminopeptidasen. Die Eiweiße werden hierdurch in Aminosäuren, Di- und Tripeptide zerlegt.
- Kohlenhydrate: Die Aufspaltung der Polysaccharide erfolgt im Mund durch das Ptyalin und im Dünndarm durch die α-Amylasen und die Glukosidasen. Die entstehenden Bruchstücke sind Maltose und Isomaltose, die in Glukose gespalten und zur Leber transportiert werden. Die Zweifachzucker Saccharose bzw. Laktose werden durch Saccharasen bzw. Laktasen in die Einfachzucker zerlegt.
- Fette: Der Hauptteil der Fette, die Triglyzeride, werden im Magen durch aktivierte Zungengrundlipase und im Dünndarm unter dem Einfluss von Galle und Pankreassaft sowie Pankreaslipase in Monoglyzeride sowie freie Fettsäuren gespalten.

18.9 Dickdarm und Enddarm

- Im Dickdarm als letztem Darmabschnitt werden vor allem Wasser und Elektrolyte (rück-)resorbiert. Dadurch wird der Darminhalt eingedickt und kann schließlich als Stuhl über den After ausgeschieden werden.
- Der erste Abschnitt des Dickdarms ist der Blinddarm, dessen Wurmfortsatz nach Infektion häufig zur sog. Blinddarmentzündung führt. An den Blinddarm schließt das Kolon an.
- Den letzten Dickdarmabschnitt bildet das Rektum (Enddarm) – es hat besondere Schließmechanismen, die den Darm gegen den After abdichten.

18.10 Leber

- Die Leber produziert die Galle und hat wichtige Aufgaben im Stoffwechsel und bei der Entgiftung –außerdem bildet sie zahlreiche Plasmaproteine. Die Blutversorgung der Leber erfolgt über die Pfortader und die Leberarterie.
- Die mikroskopische Baueinheit der Leber ist das Leberläppchen mit einer charakteristischen Anordnung von Blutgefäßen und Gallengängen.
- Die Lebersinusoide sind das Kapillarnetz der Leber. In ihnen vermischt sich das Blut der Pfortader mit dem der Leberarterie, zugleich dienen sie dem Stoffaustausch zwischen dem Blut und den Leberzellen.

18

18.1 Übersicht

DEFINITION

Verdauung (Digestion)

Gesamtheit der Vorgänge, durch die der Körper aus der Nahrung Energieträger gewinnt. Umfasst in Form der **mechanischen Verdauung** die Zerkleinerung größerer Nahrungsstücke (z. B. durch Kauen) und in Form der **chemischen Verdauung** die Zerlegung der Nahrungspartikel durch Verdauungsenzyme in ihre einzelnen Bestandteile (Aminosäuren, Fette, Zucker).

Resorption

Aufnahme der gewonnenen Nahrungsbestandteile in den Organismus. Erfolgt, indem die Bestandteile die Wände des Verdauungstraktes passieren und in den Blutkreislauf oder in die Lymphe abgegeben werden.

18.1.1 Verdauungstrakt

Der **Gastrointestinaltrakt** (Verdauungstrakt, Magen-Darm-Trakt, ➤ Abb. 18.1) bildet ein durchgehendes „Rohr", das mit dem Mund beginnt und mit dem After (Anus) endet. Muskelkontraktionen der Wand des Verdauungstraktes fördern die **mechanische Zerkleinerung** und die ständige, intensive Durchmischung des Nahrungsbreies; da diese Muskelkontraktionen wellenförmig wandern **(Peristaltik),** sorgen sie außerdem für den Transport des Magen-Darm-Inhaltes.

Die von verschiedenen Organen entlang des Verdauungskanals bereitgestellten enzymreichen Sekrete bewerkstelligen die **chemische Verdauung.** Diese Organe liegen z. T. vollständig außerhalb des Verdauungstraktes. Zu ihnen zählen die Mundspeicheldrüsen, das Pankreas (die Bauchspeicheldrüse), die Leber und die Gallenblase, die alle Verdauungssekrete produzieren bzw. speichern und über Gänge (Ducti) in den eigentlichen Verdauungskanal abgeben.

18.1.2 Der Flüssigkeitsumsatz

Pro Tag nimmt der Mensch von außen etwa zwei Liter **Flüssigkeit** über Getränke und den Wassergehalt fester Nahrung (➤ Abb. 20.15) auf. Dies ist jedoch nur der kleinere Teil der insgesamt etwa 9 Liter Flüssigkeit, die täglich im Verdauungstrakt umgesetzt werden. Der mit etwa 7 Litern weitaus größere Teil stammt aus den Säften (Sekreten) von Speicheldrüsen, Magen, Bauchspeicheldrüse und Dünndarm. Von diesem zugeführten Flüssigkeitsvolumen werden über 95 % hauptsächlich im Dünndarm und 3 % im Dickdarm wieder in den Körperkreislauf aufgenommen (rückresorbiert). Der Rest, mit etwa 150 ml weniger als 2 %, gelangt mit dem Stuhl zur Ausscheidung.

18.1.3 Feinbau des Verdauungskanals

Die Wand des Verdauungstraktes besteht aus vier wie Zwiebelschalen übereinander liegenden Geweben, die allerdings in verschiedenen Abschnitten unterschiedlich aufgebaut sind.

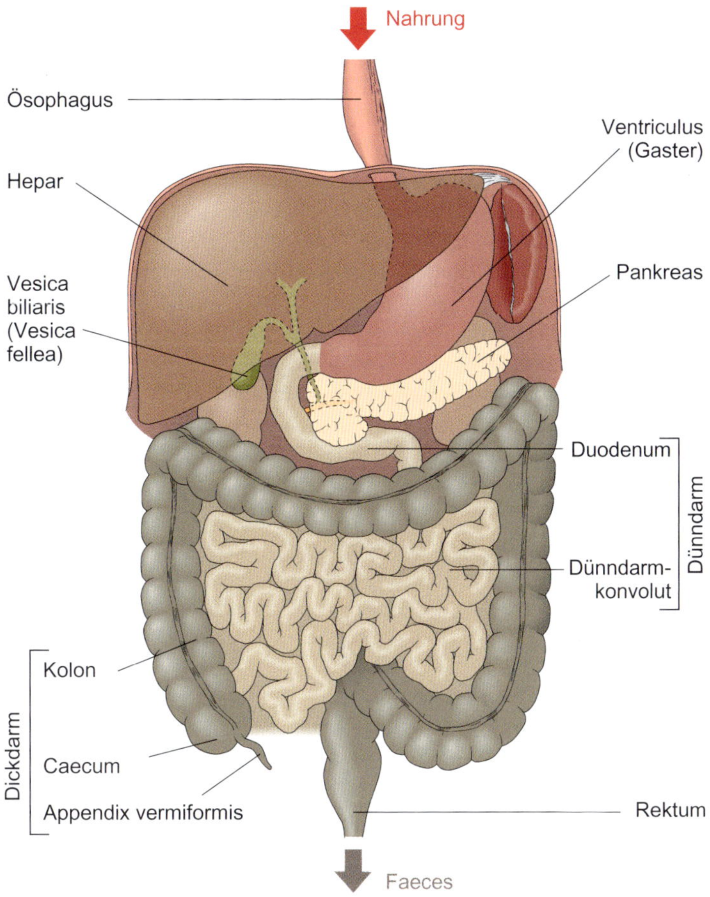

Abb. 18.1 Übersicht über die Verdauungsorgane. Blinddarm und Kolon werden zusammen als Dickdarm bezeichnet.

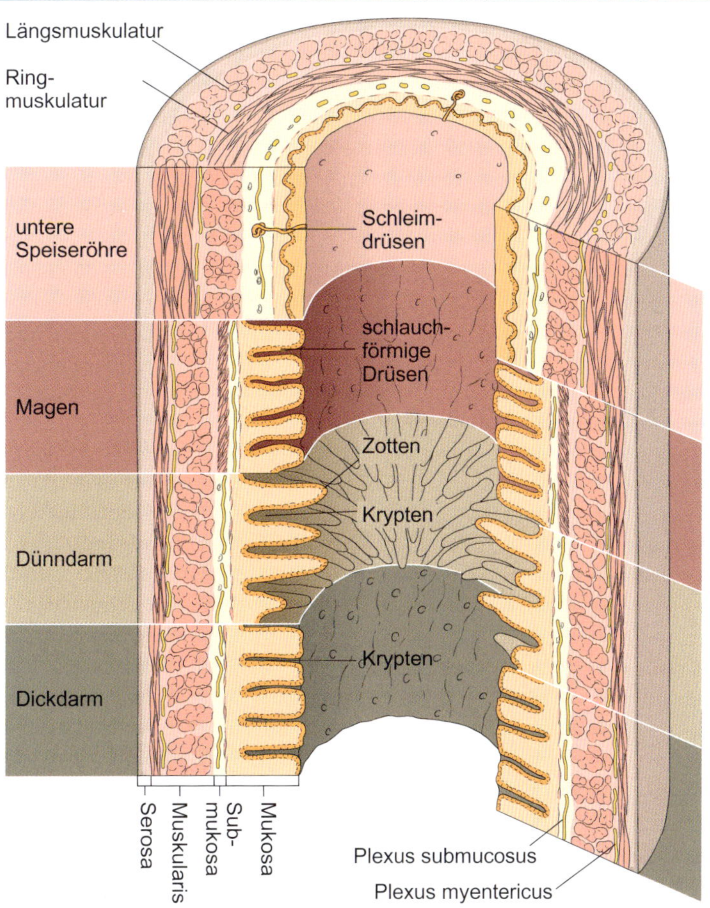

Abb. 18.2 Aufbau der Wandschichten in den verschiedenen Abschnitten des Verdauungstraktes. Vom untersten Abschnitt der Speiseröhre bis zum Dickdarm findet man den gleichen Wandaufbau mit Mukosa, Submukosa, Muskularis und Serosa. Vor allem im Dünndarm ist die Mukosa stark faltig. Die Faltenwürfe vergrößern die Oberfläche und gewährleisten so die erforderliche Resorption der Nährstoffe.

Von innen nach außen sind dies (➤ Abb. 18.2 und ➤ Abb. 18.3):

- Mukosa (Schleimhaut)
- Submukosa
- Muskularis (Muskelschicht)
- Serosa.

Die **Mukosa** (Schleimhaut) bildet die innere Wandschicht des Verdauungstraktes. Sie besteht aus einem dünnen Epithel, das in direktem Kontakt mit der zu verdauenden Nahrung steht. An das Epithel schließt sich lockeres Bindegewebe und eine Schicht glatter, unwillkürlich arbeitender Muskulatur (Lamina muscularis mucosae) an. Diese feine, zur Schleimhaut gehörende Muskelschicht gestattet Eigenbewegungen der Schleimhaut und ermöglicht so den engen Kontakts des Epithels mit der Nahrung.

Die **Submukosa** trennt als schmale Bindegewebsschicht die Schleimhaut von der Muskelschicht. Hier verzweigen sich arterielle und venöse Leitungsbahnen sowie Lymphgefäße.

Die **Muskularis** von Mund, Rachen und dem oberen Teil der Speiseröhre besteht aus quer gestreiften Muskelfasern (➤ Kap. 4.4.1), die beim Schlucken willkürlich kontrahiert werden können. Im übrigen Teil des Verdauungstraktes besteht die Muskularis aus glatter Muskulatur (➤ Kap. 4.4.2), die in Form einer inneren Ringschicht und einer äußeren Längsmuskelschicht angeordnet ist (➤ Abb. 18.3). Ihre unwillkürlichen Kontraktionen werden von einem Geflecht von Nervenzellen des enterischen Nervensystems koordiniert (➤ Kap. 18.1.6).

Die **Serosa** bildet die äußerste Gewebsschicht des Verdauungstraktes. Sie ist eine sehr dünne Membran, welche Schleimstoffe absondert und damit das leichte Übereinandergleiten mit ande-

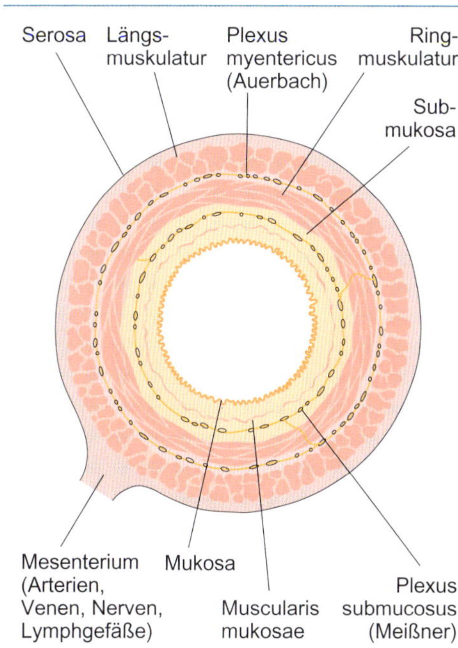

Abb. 18.3 Schematische Darstellung der Wandschichten des Gastrointestinaltraktes im Querschnitt.

18

ren Organen ermöglicht. Die Serosa wird auch als Peritoneum viscerale (viszerales Blatt des Bauchfells ➤ Kap. 18.1.4) bezeichnet. Sie kommt allerdings nur bei den in der Bauchhöhle gelegenen Organen vor. Im Bereich von Mundhöhle, Rachen und Speiseröhre stellt stattdessen lockeres Bindegewebe (Adventitia) die Verbindung zu den benachbarten Geweben her.

18.1.4 Peritoneum

Die meisten Verdauungsorgane – beginnend mit dem Magen bis zum Dickdarm – liegen im Bauchraum. Dieser wird ringsum von der Muskulatur der Bauchwand und des Rückens, oben vom Zwerchfell und unten von der Beckenbodenmuskulatur begrenzt. Der ganze Bauchraum ist von einer spiegelglatten Haut, dem Bauchfell oder **Peritoneum,** ausgekleidet. Das Peritoneum umschließt die so gebildete Bauchhöhle (Peritonealraum, auch ➤ Kap. 1.4). Der Raum, der hinter der Bauchhöhle liegt, wird entsprechend als Retroperitonealraum bezeichnet (retro = dahinter).

Von besonderer klinischer Bedeutung ist die Beziehung der Bauchorgane zum Peritoneum. Die Bauchorgane entwickeln sich in der Embryonalzeit zunächst im Retroperitonealraum, schieben sich aber dann in die Bauchhöhle vor. Dabei umkleiden sie sich mit der dünnen Innenhaut der Bauchhöhle.

Modellhaft lässt sich das gut vergleichen mit einem aufgeblasenen Luftballon (entspricht der Bauchhöhle mit dem umgebenden Peritoneum), in den ein Gegenstand vorgeschoben wird. Durch das Schieben eines Gegenstands in den Luftballon legt sich die Haut des Ballons über den Gegenstand (➤ Abb. 18.4).

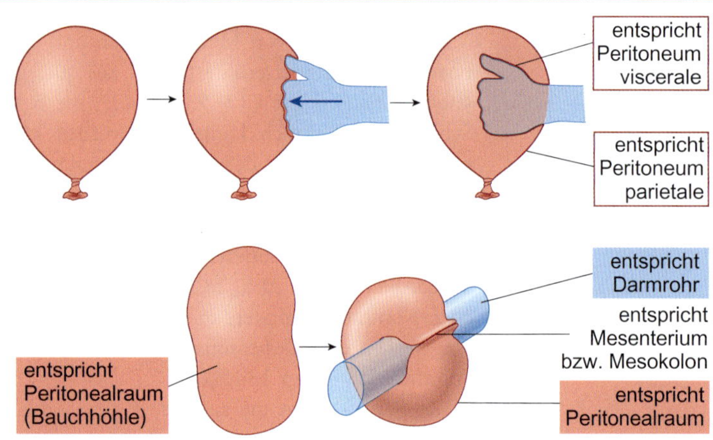

Abb. 18.4 Modell für die Beziehung zwischen Bauchorganen und Bauchfell. Die Bauchorgane schieben sich in die Bauchhöhle vor, so wie ein Gegenstand in einen aufgeblasenen Luftballon hineingedrückt wird.

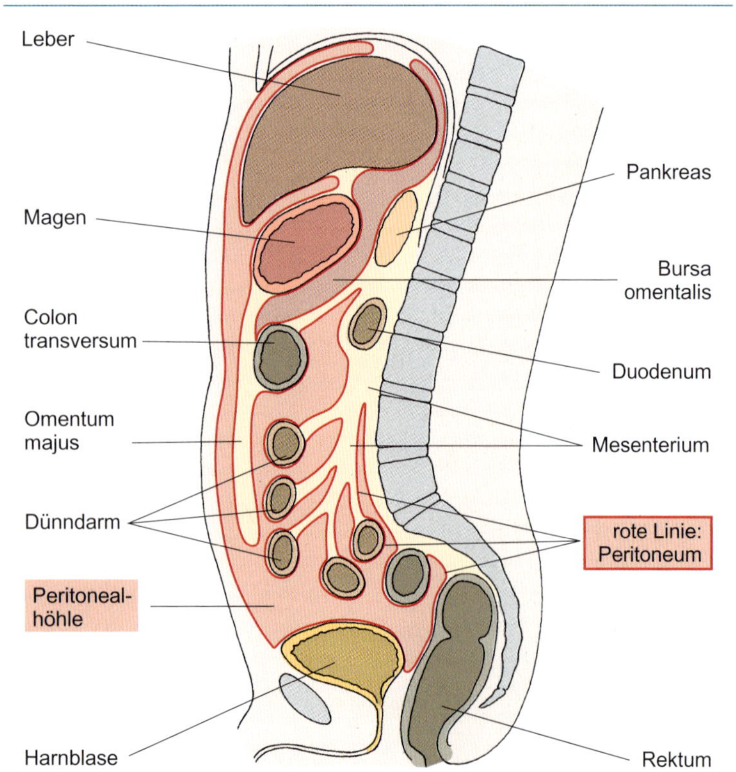

Abb. 18.5 Längsschnitt durch das Abdomen mit Ansicht der Bauchorgane und ihrer Lage zum Peritoneum. Zwischen Magen und Bauchspeicheldrüse liegt ein Hohlraum (Bursa omentalis), der Verbindung zur Bauchhöhle hat. Seine Wände verkleben zu einem großen Netz, das sich über die Dünndarmschlingen legt.

Analog zu diesem Modell legt sich das Peritoneum über die Organe, wenn diese sich in die Bauchhöhle vorschieben. Damit erhalten die Organe einen Bauchfellüberzug. Zur Unterscheidung nennt man das die Eingeweide überziehende Blatt des Bauchfells das **Peritoneum viscerale** (viscera = Eingeweide), in ➤ Abb. 18.4 wäre dies die unmittelbar der Hand anliegende Luftballonhaut. Dagegen ist das **Peritoneum parietale** der Teil des Peritoneums, der die Wände der Bauchhöhle auskleidet (im Modell der Rest der Luftballonhaut). Die Oberfläche des Peritoneums von Abdomen und Becken beträgt beim Erwachsenen etwa 1 m^2, wobei 10 % der Fläche den parietalen Anteil und 90 % den viszeralen Anteil ausmachen (➤ Abb. 18.5).

Intra-, retro- und extraperitoneal

Schiebt sich ein Organ während der Embryonalzeit ganz in die Bauchhöhle vor, wie z. B. der Hauptteil des Dünndarms, liegt es **intraperitoneal** (im Peritonealraum). Mit der hinteren Bauchwand bleibt das Organ über das gedoppelte Peritoneum in Verbindung. Die beiden Peritonealschichten, verstärkt durch Bindegewebe, bilden ein elastisches Aufhängeband. Über diesen „Stiel", dem **Mesenterium,** werden die intraperitoneal gelegenen Organe mit Lymph- und Blutgefäßen sowie Nerven versorgt (➤ Kap. 18.1.5). Kurz gesagt, sind nur die Organe intraperitoneal, die **vollständig** von Peritoneum bedeckt sind.

Von einem **retroperitoneal** gelegenen Organ spricht man, wenn das Organ nur z. T. in die Bauchhöhle vorgeschoben wurde. Dann ist es auch nur z. T. (an der Vorderseite) von Bauchfell überzogen. Retroperitoneal gelegene Organe sind fest mit der rückseitigen Bauchwand verwachsen. Solche Organe sind z. B. die Bauchspeicheldrüse, der Zwölffingerdarm (Duodenum), die Nieren und die Harnblase, die Bauchaorta und die untere Hohlvene.

Liegt ein Organ **extraperitoneal,** so besteht keinerlei Kontakt zu dem die Bauchhöhle auskleidenden Peritoneum, das Organ hat also auch keinen Peritonealüberzug. Ein Beispiel ist der Mastdarm (Rektum).

Peritonitis

Eine Peritonitis (Bauchfellentzündung) kann zahlreiche Ursachen haben, zwei stehen dabei im Vordergrund:

- **Bakterielle Infektionen,** meist durch Perforation (Durchbruch) eines keimbesiedelten Abschnitts des Verdauungsrohres, z. B. des Wurmfortsatzes (= Appendizitis, ➤ Kap. 18.9.1, ➤ Abb. 18.6) mit einer nachfolgenden Keimverschleppung in die Bauchhöhle.
- **Chemisch toxische Entzündungen.** Hierbei lösen nichtinfektiöse Substanzen die Peritonitis aus, z. B. in die Bauchhöhle gelangte Blutkoagel, Galle oder Pankreassaft.

Eine lokale, begrenzte Peritonitis verursacht nur lokale Beschwerden, vor allem einen starken, aber eingrenzbaren Bauchschmerz, z. B. im rechten Unterbauch.

KLINIK

Mesenterien

Die Mesenterien (Meso, Gekröse) sind bindegewebige Strukturen, in welche die Serosa (bzw. Adventitia) aus dem gastrointestinalen Rohr hineinzieht, die aber auch von dem viszeralen Blatt des Peritoneums überzogen sind, die im weiteren Verlauf in das parietale Blatt auslaufen.

Entwicklungsgeschichtlich besteht der gesamte Gastrointestinaltrakt, vereinfacht gesagt, zunächst aus einem Rohr, das im Mund beginnt und am Anus endet. Das gesamte Rohr ist von innen mit einem Epithel ausgekleidet, das vom Entoderm, dem inneren Keimblatt (➤ Tab. 4.1), abstammt und das ein in sich geschlossenes System darstellt. Somit zählt das Innere dieses Rohres, das sich in der weiteren Entwicklung noch vielfältig verändert, zum Körperäußeren, da lediglich ein oraler bzw. rektaler Zugang zu diesem System besteht. Struktur-, aber auch Größenveränderungen dieses Rohres können in der embryologischen Entwicklung nur deshalb ohne Verwicklungen und Verknotungen stattfinden, weil es durch ein entsprechendes Meso nach dorsal hin, also ventral der Wirbelsäule, bindegewebig befestigt ist.

Durch das Meso ziehen alle Leitungsbahnen zum entsprechenden Rohr-Segment hin (Arterien, efferente Nerven) bzw. von ihm weg (Venen, Lymphbahnen, afferente Nerven). Neben der Ver- und Entsorgung dient das Meso also auch als Verbindung zwischen parietalem (Skelettsystem, in diesem Fall Wirbelsäule) und viszeralem System. Außerdem finden sich hier Vater-Pacini-Lamellenkörperchen (➤ Abb. 10.14) und sog. freie Nervenendigungen, welche die Zug- und Schmerzempfindlichkeit der Mesenterien erklären. Über diese Verbindung lässt sich (neben der segmentalen Innervation und der Verbindung über Faszien) erklären, wie z. B. in der Manuellen Therapie oder der Osteopathie Diagnostik und Therapie des einen Systems das andere beeinflussen kann.

Man findet über den gesamten Verlauf ein **dorsales** Meso, das dann am Magen beispielsweise Mesogastrium (gaster = Magen) oder am Kolon Mesokolon heißt, aber nur an bestimmten Stellen ein **ventrales** Meso.

Das ventrale Meso findet sich nur oberhalb der V. umbilicalis, v. a. im Bereich des Magens, und trennt als sog. Ligamentum falciforme hepatis die Leber in eine größere und kleinere Hälfte (➤ Abb. 18.24). Es geht dann über in das kleine Netz (Omentum minus) und verbindet die ventrale Leibeswand mit ihm (➤ Abb. 18.7).

Charakteristisch für eine **diffuse Peritonitis** ist dagegen eine zunehmende Abwehrspannung der gesamten Bauchmuskulatur, die sich bis zum „bretttharten" Bauch steigern kann. Ohne Behandlung kommt eine Schocksymptomatik sowie eine Darmlähmung (paralytischer Ileus, ➤ Kap. 18.9.7) hinzu, es besteht akute Lebensgefahr. Spätestens jetzt muss sofort chirurgisch eingegriffen werden, um den Patienten zu retten.

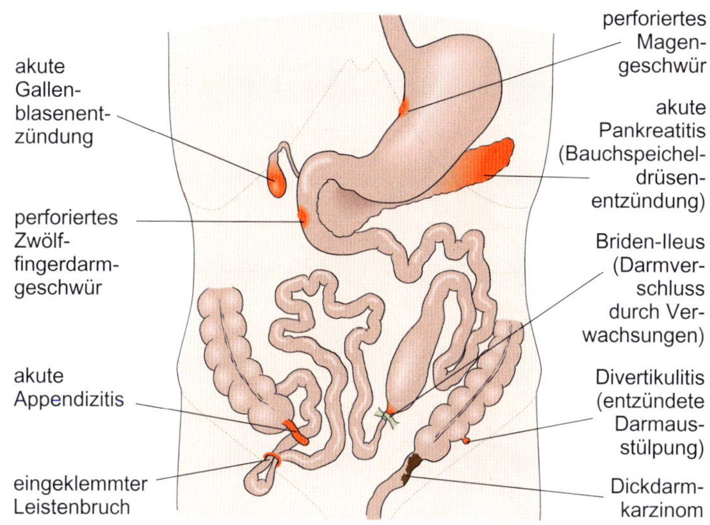

Abb. 18.6 Die häufigsten Ursachen des akuten Abdomens.

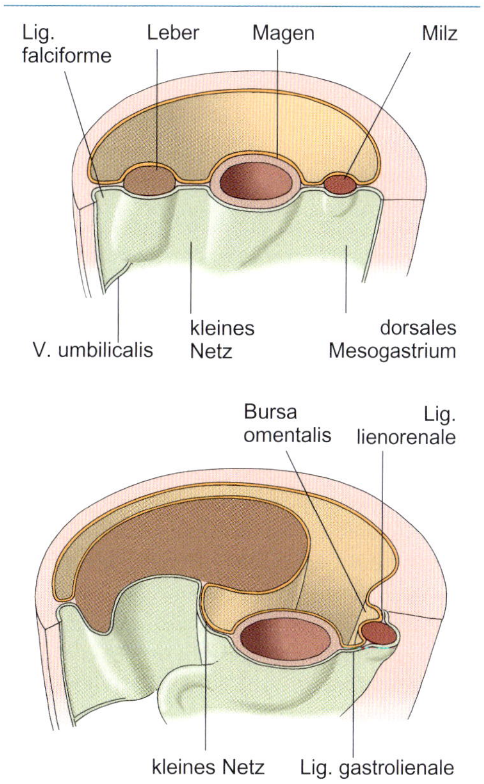

Abb. 18.7 Ventrales und dorsales Mesogastrium in der Entwicklung.
a) Ende der 5. Woche.
b) Ende der 11. Woche.

18.1.5 Gefäßversorgung des Bauchraumes

Arterien des Bauchraumes

Die Verdauungsorgane des Bauchraumes werden über drei große, ventral aus der Bauchaorta abzweigende Arterienstämme versorgt (➤ Abb. 18.8).

Die erste Abzweigung der Bauchaorta, unmittelbar nach deren Zwerchfelldurchtritt, ist der **Truncus coeliacus** mit seinen drei Ästen A. gastrica sinistra, A. hepatica communis und A. lienalis. Sie zweigen sich noch weiter auf und versorgen Leber, Gallenblase und Magen ganz sowie die Bauchspeicheldrüse und das Duodenum teilweise mit arteriellem Blut.

Unmittelbar unterhalb des Truncus coeliacus entspringt die **A. mesenterica superior.** Von ihr gehen zunächst kleinere Äste ab, die Duodenum, Magen und Bauchspeicheldrüse mitversorgen. Anschließend zweigt sie sich arkadenförmig auf und versorgt den ganzen Dünndarm sowie etwa die Hälfte des Dickdarms (ungefähr bis zur Mitte des Querkolons) mit sauerstoffreichem Blut.

Einige Zentimeter unterhalb der A. mesenterica superior entspringt die **A. mesenterica inferior.** Auch sie zweigt sich arkadenförmig auf und versorgt die untere Hälfte des Dickdarms. Ihr Endast, die A. rectalis superior, versorgt den größten Teil des Enddarms (Rektum). Kleinere Zuflüsse erhält der Enddarm noch aus dem kleinen Becken (A. rectalis media aus der A. iliaca interna und A. rectalis inferior aus der A. pudenda interna).

Venen des Bauchraumes

Die von den drei Arterienstämmen versorgten Bauchorgane sammeln ihr venöses Blut in einem gemeinsamen System, aus dem die **Pfortader** (Vena portae) hervorgeht. Diese bringt das Blut auf kürzestem Wege direkt zur Leber, wo es erneut in ein Kapillarsystem einmündet und von ihr gereinigt und entgiftet wird (➤ Abb. 18.9).

Die einzige Ausnahme stellen die Venen aus dem mittleren und unteren Enddarm (Rektum) dar: Sie geben ihr Blut über die **Vv. iliacae** direkt in die **V. cava inferior** ab. Dies ist klinisch bedeutsam: Wenn man ein Medikament als Zäpfchen verabreicht, gelangen die aufgenommenen Wirkstoffe an der Leber vorbei direkt in den großen Kreislauf, und die entgiftende Wirkung der Leber fällt weg.

Lymphgefäße und Lymphknoten

Die im Vergleich zu den Arterien und Venen wesentlich feineren **Lymphgefäße** des Bauchraumes halten sich im Wesentlichen an den Verlauf der

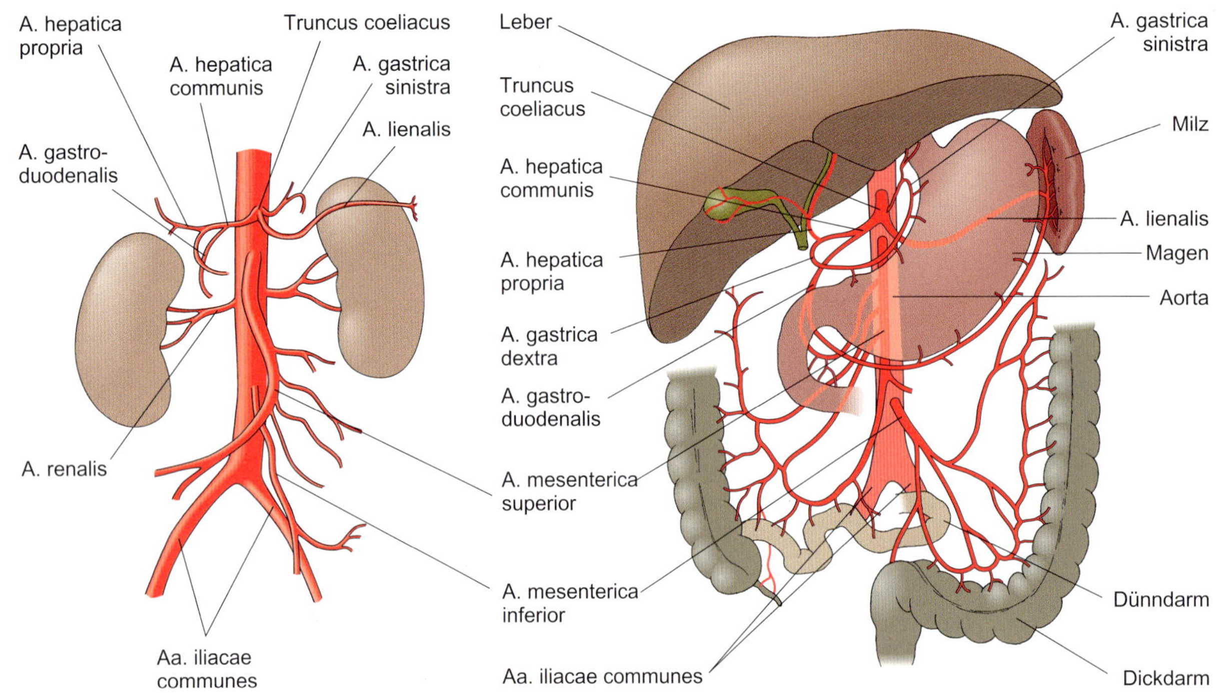

Abb. 18.8 Die arterielle Versorgung der Bauchorgane, links nach Entfernung aller Organe (außer der Nieren), rechts im sog. Situs, also zusammen mit den zugehörigen Organen. Die wichtigsten arteriellen Abgänge der Aorta im Bauchraum sind der Truncus coeliacus, die A. mesenterica superior, die A. mesenterica inferior und die beiden Nierenarterien (Aa. renales).

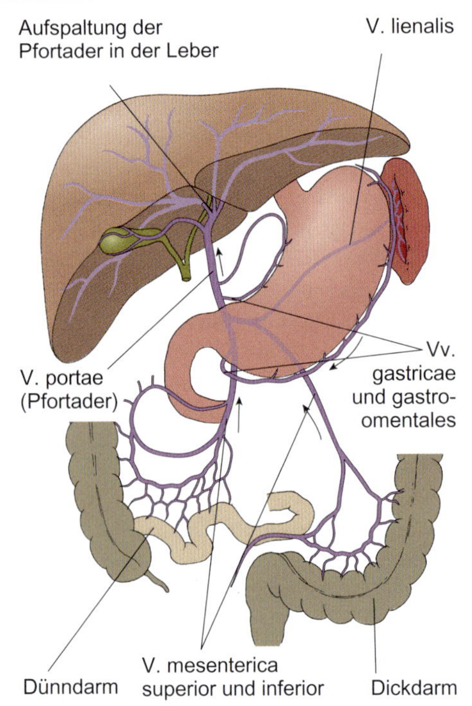

Abb. 18.9 Die Venen des Bauchraumes. Die Pfortader nimmt venöses Blut aus dem Magen, der Milz, dem Dünndarm und dem größten Anteil des Dickdarms auf und leitet es zur Leber.

Arterien. Sie münden nach Passage der verstreut liegenden **Lymphknoten** in ein um den Truncus coeliacus gelegenes gemeinsames Sammelbecken, die **Cisterna chyli.** Von dort geht der **Milchbrustgang** (Ductus thoracicus) aus (➤ Abb. 6.15), der im linken Venenwinkel in den Blutkreislauf mündet.

18.1.6 Das enterische Nervensystem

Durch den insgesamt mehrere Meter langen Gastrointestinaltrakt werden durchschnittlich im Laufe eines Lebens 30 Tonnen Nahrung und ca. 50 000 Liter Flüssigkeit transportiert. Diese gewaltige Förderleistung wird durch ein fein abgestimmtes Steuersystem gewährleistet, das zwar durch das vegetative Nervensystem moduliert wird (Parasympathikus stimuliert, Sympathikus relaxiert bzw. stimuliert Sphinkter-Muskulatur), aber lokal völlig unabhängig arbeitet.

Die Gesamtheit der nervalen Steuerungskomponenten des Gastrointestinaltraktes wird als enterisches Nervensystem zusammengefasst, das aus über 100 Millionen Nervenzellen besteht, mehr als im gesamten Rückenmark!

Bereits Mitte des 19. Jahrhunderts entdeckte Leopold Auerbach zwei Schichten von Nervengeflechten bei mikroskopischen Untersuchungen eines Darmpräparates. Später benannte man eine Schicht nach ihm: Der Auerbach-Plexus (Plexus myentericus, ➤ Abb. 18.10) liegt in der Muskularis zwischen Ring- und Längsmuskulatur und steuert eben diese. Als „Gesetz des Darmes" beschrieben William Bayliss und Ernest Starling die Beobachtung, dass sich peristaltische Wellen von oral nach anal ausbreiten und auch nach Denervierung (experimentelle Durchtrennung der Verbindung mit dem ZNS) des Darms fortbestehen. Beide sind wichtige Persönlichkeiten der Physiologie und durch zahlreiche Entdeckungen berühmt geworden; sie prägten z. B. erstmalig den Begriff „Hormon" (➤ Kap. 8). Nach Bayliss ist auch der gleichnamige Effekt (➤ Kap. 16.3.3) benannt, der die Autoregulation der Gefäße bzw. damit ihrer Versorgungsgebiete beschreibt.

Starling beschrieb zusammen mit dem Deutschen Otto Frank den nach ihnen Frank-Starling-Mechanismus (➤ Kap. 15.6.3), der in der Durchblutungsregulation des Herzens eine wichtige Rolle spielt. In den peristaltischen Wellen des Gastrointestinaltraktes erkannten sie einen „lokalen nervösen Mechanismus". Welche Kontraktionsmuster im Auerbach-Plexus generiert werden und welche Aufgabe diese haben, kann in ➤ Abb. 18.11 nachvollzogen werden.

Das andere Nervengeflecht, der Plexus submucosus (Meißner-Plexus) liegt in der Submukos und steuert die Aktivität der Verdauungsdrüsen.

Die Anbindung des enterischen Nervensystems an das Zentralnervensystem geschieht über den N. vagus (Parasympathikus) und die Nn. splanchnici (Sympathikus). Interessanterweise sind deutlich mehr Afferenzen zum ZNS vorhanden als Efferenzen; sie stehen ungefähr im Verhältnis 70 : 30 zueinander.

Außerdem werden verschiedenste Neurotransmitter im Gastrointestinaltrakt produziert: Dopamin, Opiate und Benzodiazepine, aber auch Serotonin, das nirgends in so großer Menge (> 95 %) produziert (und gelagert) wird wie hier.

18.2 Mundhöhle und Rachenraum

18.2.1 Mundhöhle

DEFINITION

Mundhöhle (Cavum oris)

Anfangsteil des Verdauungsrohres. Enthält Zähne, Zunge und Mündungen der Ausführungsgänge der Ohrspeichel-, Unterkieferspeichel- und Unterzungendrüse. Aufgabe der Mundhöhle ist die Aufnahme, me-

18

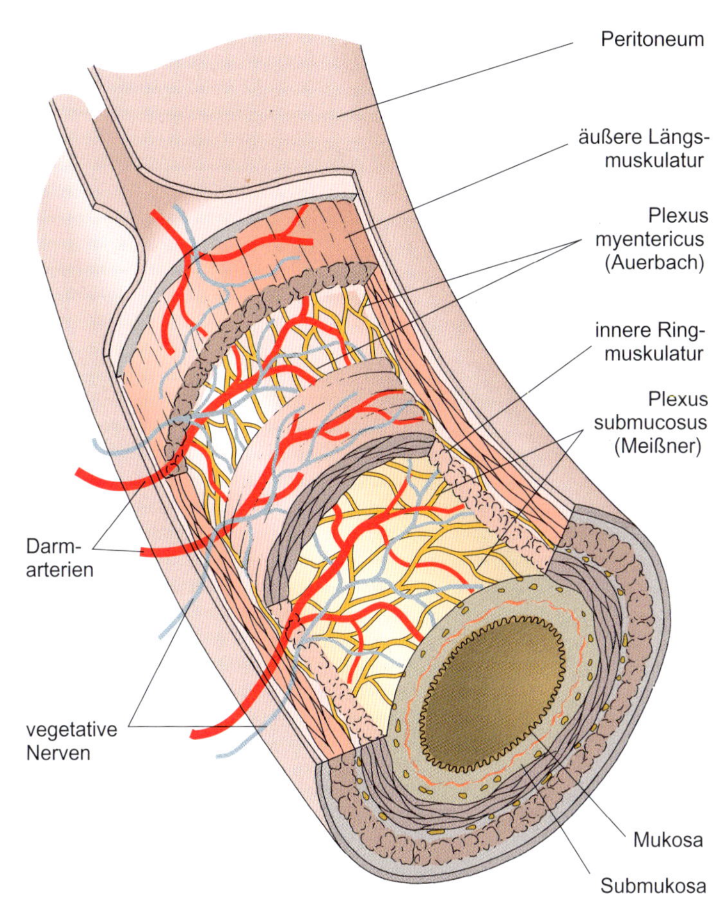

Abb. 18.10 Das enterische Nervensystem. In der Submukosa liegt der Plexus submucosus, zwischen Ring- und Längsmuskulatur der Plexus myentericus.

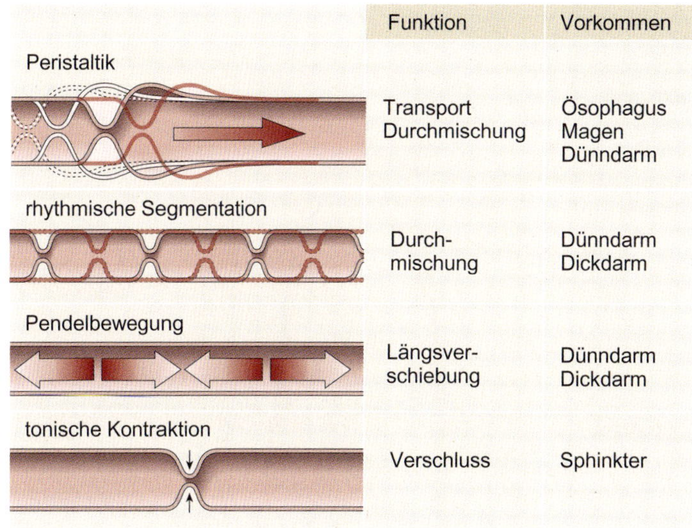

Abb. 18.11 Verschiedene Motilitätsmuster (Beweglichkeiten) einzelner Abschnitte des Gastrointestinaltraktes.

chanische Zerkleinerung und Einspeichelung der Nahrung sowie der Nahrungstransport zum Rachen.

Die **Mundhöhle** besteht aus dem Mundhöhlenvorhof, d. h. dem Raum zwischen Wangen, Lippen und Zähnen, sowie der Mundhöhle im engeren Sinne, d. h. dem Raum innerhalb der Zahnreihen. Die Mundhöhle im engeren Sinne hat folgende Begrenzungen (➤ Abb. 18.12):

- Vorn: Schneide- und Eckzähne
- Hinten: Rachen
- Seitlich: Zahnreihe von Ober- und Unterkiefer
- Oben: harter und weicher Gaumen
- Unten: Unterseite der Zunge und Mundbodenmuskulatur (Muskulatur zwischen den Unterkieferästen).

An den **Lippen** geht die Mundschleimhaut in die äußere Gesichtshaut über. Hier ist die Epithelschicht besonders dünn (unverhorntes statt verhorntes Plattenepithel, auch ➤ Kap. 4.2 und ➤ Kap. 10.1.1), sodass das darunter liegende, blutgefäßreiche Gewebe leuchtend rot als „Lippenrot" durchscheint. Es stellt einen Gradmesser für die Beschaffenheit des Blutes dar. So kann man an den Lippen z. B. eine ausgeprägte Zyanose gut erkennen (➤ Kap. 17.9.3).

Die Mundhöhle ist mit Schleimhaut ausgekleidet, deren Oberfläche aus mehrschichtigem Plattenepithel besteht und in die zahlreiche Schleimdrüsen eingelassen sind. An den Zahnfortsätzen von Ober- und Unterkiefer ist die Mundschleimhaut fest mit der Knochenhaut verwachsen. Sie heißt dort Zahnfleisch.

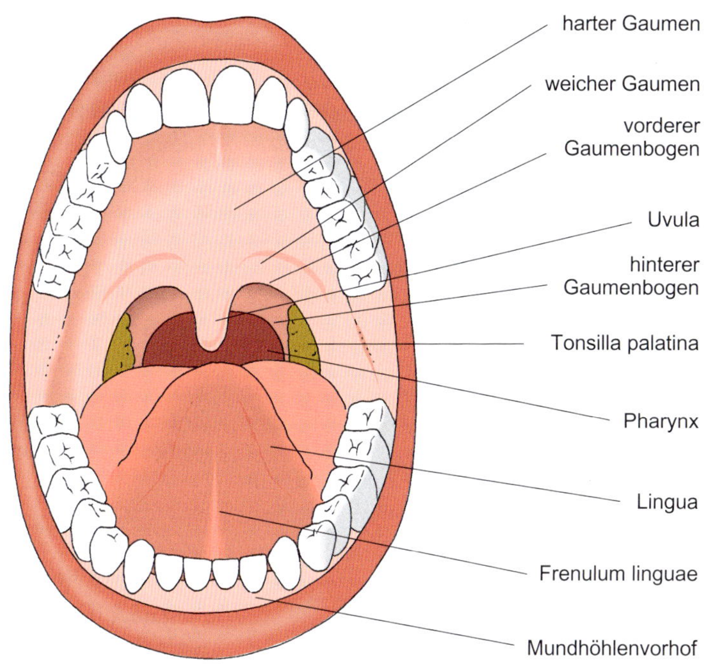

Abb. 18.12 Blick in die Mundhöhle.

18.2.2 Zähne

Die Verdauung beginnt mit der mechanischen Zerkleinerung der Nahrung durch die **Zähne.**

Jeder **Zahn** (Dens) besteht aus der **Krone** (Corona), dem **Zahnhals** (Collum) und einer oder mehreren **Zahnwurzeln** (Radix, Radices):

- Die Zahnkrone ist der sichtbare Teil des Zahnes, der aus dem Zahnfleisch herausragt. Er ist vom Zahnschmelz überzogen.
- Der Zahnhals ist der Übergang vom Schmelz der Krone zum Zement der Zahnwurzel. Er wird vom Zahnfleisch umschlossen.
- Die Zahnwurzel ist der von außen unsichtbare Teil des Zahnes, der im **Zahnfortsatz** (Alveolarfortsatz) des Kiefers fest verankert ist. Die Wurzelhaut umschließt die Zahnwurzel und hängt sie durch ihre straffen Bindegewebsfasern elastisch im Alveolarfortsatz auf.

Am unteren Ende der Zahnwurzel (Wurzelspitze, Apex) liegt eine kleine Öffnung, die in das Innere des Zahnes führt. Über sie wird der Zahn mit Blut- und Lymphgefäßen sowie mit Nerven versorgt. Das gefäß- und nervenreiche Bindegewebe der Zahnhöhle heißt **Pulpa.**

18

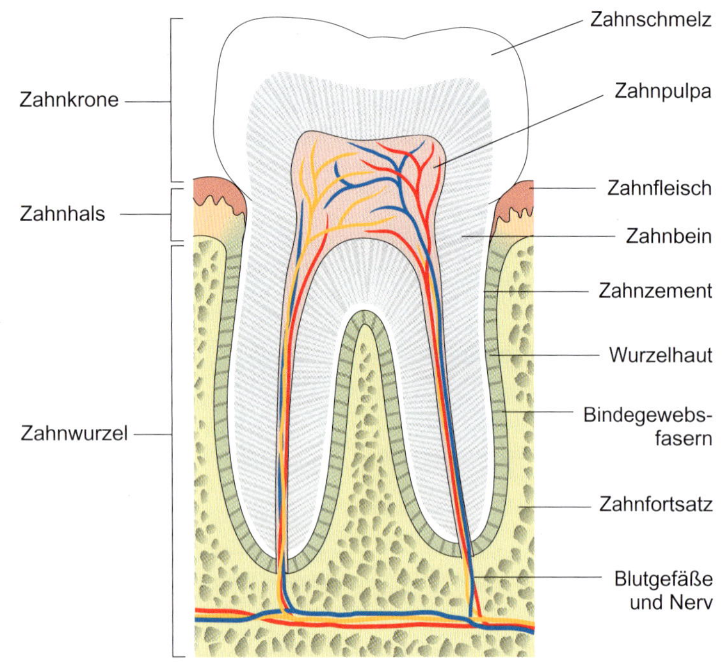

Abb. 18.13 Längsschnitt durch einen Backenzahn und seine Wurzel.

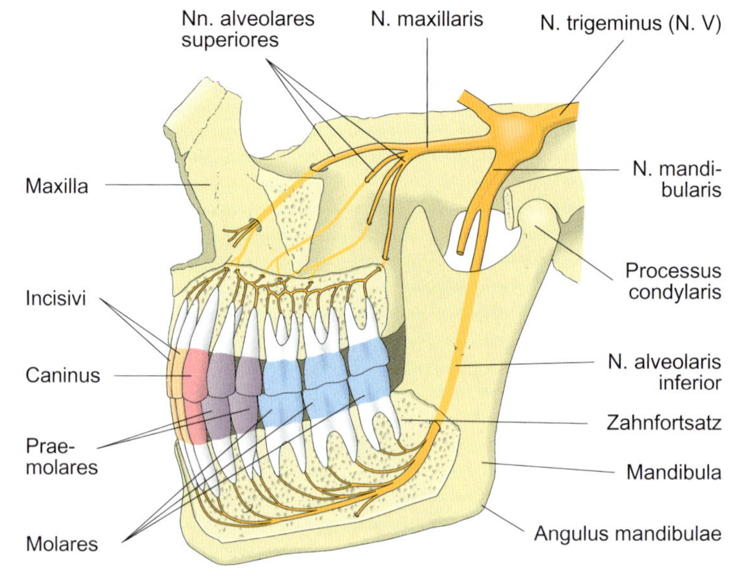

Abb. 18.14 Ober- und Unterkiefer mit versorgenden Nerven.

Hartsubstanzen der Zähne

Jeder Zahn ist aus drei sehr harten Baustoffen aufgebaut: **Zahnbein, Zahnschmelz** und **Zahnzement** (➤ Abb. 18.13).

- Das **Zahnbein** (Dentin) bildet die Hauptmasse des Zahns. Es ist dem Knochengewebe sehr ähnlich, jedoch härter als Knochen.
- Der **Zahnschmelz** (Enamelum) ist der festeste Stoff des menschlichen Körpers. Er überzieht die Zahnkrone und enthält weder Zellen noch Blutgefäße oder Nerven. Schmelzverluste durch Karies oder Abnutzung können vom Körper nicht ersetzt werden.
- Der **Zahnzement** überzieht die Zahnwurzel mit einer dünnen Schicht. Er ist ähnlich aufgebaut wie Knochengewebe.

Erwachsenengebiss

Milchgebiss und Zahnwechsel ➤ 22.2.3

Das Erwachsenengebiss besteht aus insgesamt 32 Zähnen, je 16 Zähne im Ober- und Unterkiefer. In der Mitte liegen pro Kiefer vier scharfkantige **Schneidezähne** (Incisivi) zum Abbeißen der Nahrung. An diese schließt sich rechts und links ein **Eckzahn** (Canini) an. Es folgen auf beiden Seiten je zwei **Backenzähne** (Praemolares) und drei **Mahlzähne** (Molares) zum Kauen und Zermalmen der Nahrung (➤ Abb. 18.14). Die hintersten Mahlzähne heißen **Weisheitszähne,** weil sie in der Regel erst nach dem 17. Lebensjahr auswachsen.

Die Krone bzw. **Kaufläche** der Backenzähne besteht aus zwei Höckern. Backenzähne haben im Oberkiefer teilweise zwei, im Unterkiefer stets eine Wurzel. Die Kaufläche der Mahlzähne besteht meist aus vier oder fünf Höckern. Sie haben im Oberkiefer drei Wurzeln, im Unterkiefer zwei.

Kauvorgang

Beim **Kauen** kommen Schneide- und Mahlbewegungen vor. Bei der **Schneidebewegung** wird der Unterkiefer gegen den Oberkiefer gezogen. Dabei sind der M. masseter und der M. temporalis aktiv. An der **Mahlbewegung,** bei der der Unterkiefer nach vorne, hinten bzw. zur Seite gezogen wird, sind der hintere Anteil des M. temporalis bzw. der M. pterygoideus lateralis beteiligt. Unterstützt wird das Kauen durch die Wangenmuskulatur und die Zunge, wodurch sichergestellt wird, dass die Nahrung immer wieder zwischen die Zahnreihen gelangt und weiter zerkleinert werden kann (➤ Abb. 18.15). Zu Störungen der kraniozervikomandibulären Einheit ➤ Kap. 12.7.3.

18.2.3 Zunge

Die **Zunge** (Lingua) ist ein von Schleimhaut überzogener Muskelkörper, der bei geschlossenem Mund die eigentliche Mundhöhle fast vollständig ausfüllt. Dabei berührt die Oberfläche der Zunge den harten Gaumen und die Zungenspitze liegt den Schneidezähnen an. Die Zunge hat vielfältige Aufgaben:

- Sie hilft mit bei Kau- und Saugbewegungen.
- Sie formt einen schluckfähigen Bissen (Bolus) und leitet den Schluckakt ein.
- Sie dient der Geschmacks- und Tastempfindung (küssen!).
- Sie ist an der Lautbildung beteiligt.

Der hintere Anteil der Zunge heißt **Zungenwurzel** (Radix linguae). Sie ist fest mit dem Mundboden verwachsen. Die restliche Zunge ist frei beweglich und besteht aus dem **Zungenkörper** (Corpus), dem **Zungenrücken** (Dorsum) und der **Zungenspitze** (Apex). Das **Zungenbändchen** in

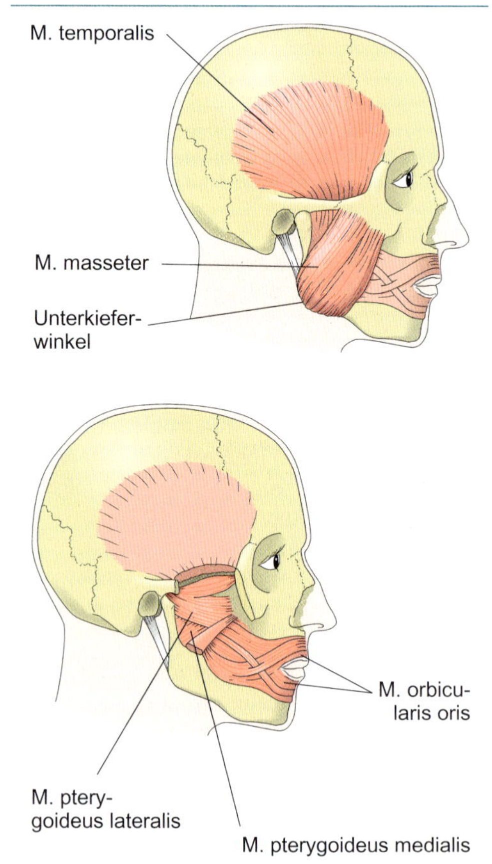

Abb. 18.15 Kaumuskulatur, links oberflächliche, rechts tiefe Schicht. Der M. temporalis zieht vom Schläfenbein hinab zum Kronenfortsatz des Unterkiefers. Der M. masseter entspringt am Jochbogen und zieht hinab zum Unterkieferwinkel. Die Mm. pterygoidei ziehen vom Keilbein zum Unterkiefer. Sie unterstützen den Kieferschluss (medialer Teil) bzw. die Kieferöffnung und das Verschieben des Unterkiefers (lateraler Teil).

der Mitte der Zungenunterseite fixiert die Zunge am Mundboden und begrenzt so die Aufwärtsbewegung der Zungenspitze.

Die Oberfläche der Zunge wird, wie auch die der übrigen Mundhöhle, von einer Schleimhaut gebildet, deren oberste Schicht ein mehrschichtiges Plattenepithel trägt.

Am Zungenrücken und an den Zungenrändern finden sich zahlreiche warzenförmige Erhebungen der Schleimhaut, die Papillen. Sie ergeben die außergewöhnlich raue Oberfläche der Zunge. Nach ihrer Form unterscheidet man fadenförmige, pilzförmige, warzenförmige und blattförmige Papillen. Die fadenförmigen Papillen dienen der Tastempfindung, die übrigen Papillen enthalten Geschmacksknospen (➤ Kap. 10.2.3).

Die Schleimhaut der Zungenwurzel enthält viele **lymphatische Zellen,** die – als Teil des sog. lymphatischen Rachenrings (➤ Kap. 6.4) – der Infektabwehr dienen.

Schließlich sind im Bereich des Zungengrundes Drüsen in die Schleimhaut eingelassen, die in der Lage sind, **fettspaltende Enzyme** (Lipasen) zu bilden. Sie unterstützen damit den Abbau von Nahrungsfetten.

Muskulatur der Zunge

Die vielfältigen Bewegungen der Zunge werden durch den komplexen dreidimensionalen Aufbau ihres Muskelkörpers ermöglicht. Dabei ist es zweckmäßig, zwei Systeme von Muskelfasern zu unterscheiden:

- Die **Binnenmuskulatur** wird von Faserzügen gebildet, die streng auf die Zunge beschränkt und nicht an Skelettteilen befestigt sind. Diese Fasern führen zu Verformungen (also Verdickung oder Abflachung) der Zunge.
- Demgegenüber werden Lageveränderungen der Zunge durch eine Kontraktion der **Außenmuskulatur** erzeugt. Diese Fasern haben ihren Ursprung an knöchernen oder muskulären Strukturen der Umgebung.

Der überwiegende Teil der Zungenmuskulatur ist **quer gestreift** und damit dem Willen unterworfen. Motorisch innerviert werden diese Zungenmuskeln vom XII. Hirnnerven (N. hypoglossus, ➤ Kap. 9.12.6).

18.2.4 Speicheldrüsen

Der Mundspeichel wird von zahllosen, mikroskopisch kleinen Drüsen innerhalb der Mundschleimhaut sowie von drei großen paarigen **Speicheldrüsen** gebildet, die außerhalb des Mundraums liegen (➤ Abb. 18.16).

Die Drüsen geben ihr Sekret über Gangsysteme in den Mundraum ab. Die **Glandula parotis** (kurz **Parotis,** Ohrspeicheldrüse), liegt vor dem Ohr bzw. etwas unterhalb des Ohres zwischen der Haut und dem M. masseter (Kaumuskel). Sie gibt ihr Sekret über einen relativ langen Ausführungsgang (Ductus parotideus), der gegenüber dem zweiten Mahlzahn des Oberkiefers endet, in die Mundhöhle ab.

Die **Glandula submandibularis** (Unterkieferspeicheldrüse) liegt an der Innenseite des Unterkiefers unterhalb der Muskelplatte, die sich zwischen den beiden Kieferästen ausspannt, der Mundbodenmuskulatur. Ihr langer Ausführungsgang (Ductus submandibularis) mündet unter der Zunge an einer kleinen, warzenartigen Erhebung nahe dem Zungenbändchen.

Die **Glandula sublingualis** (Unterzungendrüse) liegt direkt auf der Mundbodenmuskulatur. Sie gibt ihr Sekret über mehrere kurze Ausführungsgänge, die beidseits der Zunge enden, in die Mundhöhle ab. Ein größerer Ausführungsgang endet gemeinsam mit dem Ausführungsgang der Unterkieferspeicheldrüse an dem kleinen Schleimhauthöckerchen am Zungenbändchen.

Zusammensetzung des Speichels

Die Speicheldrüsen bilden täglich ca. 1–1,5 l **Speichel.** Der (Mund-)Speichel ist ein Gemisch aus den verschiedenen Speicheldrüsensekreten und besteht zu etwa 99 % aus Wasser und etwa 1 % aus gelösten Anteilen wie:

- Elektrolyte, wobei Na^+, K^+, Cl^- und HCO_3^- den Hauptteil bilden
- Enzyme, z. B. Ptyalin, eine Stärke spaltende α-Amylase
- antimikrobiell wirksame Stoffe, z. B. Lysozym (Bakterien abtötendes Enzym), Immunglobulin A
- Muzine (Schleimstoffe), die das Schlucken sowie die Kau- und Sprechbewegungen erleichtern.

Der pH-Wert des Speichels liegt zwischen den Mahlzeiten bei ungefähr 6. Nach Stimulation steigt er auf Werte um 7–7,5 an.

Steuerung der Speichelsekretion

Die Speichelproduktion wird durch das vegetative Nervensystem gesteuert. Dabei führt

- Die Erregung des Parasympathikus zur reichlichen Absonderung von dünnflüssigem Speichel, dem Spülspeichel
- Eine Sympathikusaktivierung zur mäßigen Bildung von zähem, dickflüssigem, muzinreichem Schleim.

Auch ohne Nahrungsaufnahme werden ständig kleine Mengen Speichel infolge parasympathischer Stimulation gebildet, um Lippen und Zunge feucht zu halten und die Sprechbewegungen zu erleichtern. Bei starkem Wassermangel z. B. durch Schwitzen wird die Speichelproduktion unterdrückt. Die resultierende starke Trockenheit des Mundes verstärkt dann das Durstgefühl.

Nahrung regt über reflektorische Vorgänge (viszerale Reflexbögen, ➤ Kap. 9.15.3) die Speicheldrüsen zu starker Produktion an. Dabei führen Berührung der Mundschleimhaut, Geruch, Geschmack oder auch schon der schlichte Gedanke an ein wohlschmeckendes Gericht zur starken, parasympathikusvermittelten Speichelbildung.

18.2.5 Gaumen

Der **Gaumen** ist gleichzeitig das Dach der Mundhöhle und der Boden der Nasenhöhle. Er

- Trennt Mund- und Nasenhöhle
- Bildet das Widerlager der Zunge beim Sprechen und Kauen
- Verschließt den oberen Rachenraum beim Schlucken
- Unterstützt die Lautbildung (➤ Kap. 17.3.2): die Bildung des Vokals **„i"** und der Konsonanten **„k"** und **„ch"** ist an einen normalen Gaumenschluss gebunden.

Der Gaumen besteht aus zwei Teilen, dem vorderen harten Gaumen und dem hinteren weichen Gaumen, auch als Gaumensegel oder Velum palatinum bezeichnet.

Der harte Gaumen besteht aus den Gaumenfortsätzen der Oberkieferknochen (Processus palatinus maxillae) und den dahinterliegenden Gaumenbeinen (Os palatinum, ➤ Abb. 12.46).

Der dann folgende weiche Gaumen ist eine Sehnen-Muskelplatte, die am Knochen des harten Gaumens und an der Schädelbasis befestigt ist und im Bogen zum Zungengrund verläuft. In der Mitte des weichen Gaumens liegt das **Zäpfchen** (Uvula). Kontrahiert die Muskulatur des weichen Gaumens, so wird das Gaumensegel nach oben

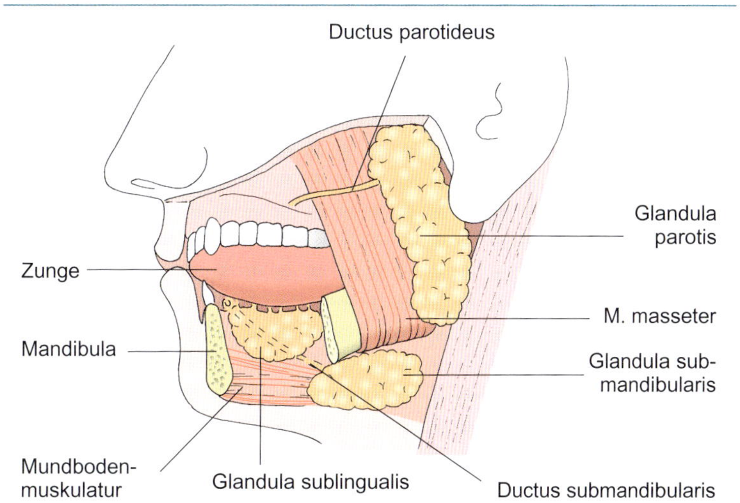

Abb. 18.16 Die großen Speicheldrüsen und ihre Ausführungsgänge.

18

gezogen und der Nasen-Rachen-Raum gegen die Mundhöhle verschlossen. Dies wird als **Gaumenschluss** bezeichnet.

Die seitlichen Ränder des Gaumensegels bilden zwei Schleimhautfalten, die zum Zungengrund und zur seitlichen Rachenwand führen. Sie werden als vorderer bzw. hinterer Gaumenbogen bezeichnet. Dazwischen liegen beiderseits die **Gaumenmandeln** (Tonsillae palatinae), die Teil des lymphatischen Rachenringes sind (➤ Abb. 6.14).

18.2.6 Rachen

Der **Pharynx** (Rachen, Schlund) ist ein von Schleimhaut ausgekleidetes Muskelgewölbe, dessen oberes Ende an der Schädelbasis befestigt ist und das am unteren Ende in die Muskulatur der Speiseröhre übergeht.

Er besteht aus quer gestreifter Muskulatur und verbindet Mundhöhle und Speiseröhre, zudem Nase und Luftröhre. In seinem mittleren Teil kreuzen sich Atem- und Speiseweg, wobei insbesondere beim Schlucken weder Nahrung noch Flüssigkeit in die Nase oder Luftröhre übertreten darf.

18.2.7 Das Schlucken

Ist die Nahrung genügend zerkaut und mit Speichel vermischt, formt die Zunge einen schluckfähigen **Bolus** (Bissen). Der anschließende Schluckakt ist ein komplizierter Bewegungsablauf, der zunächst willkürlich und dann unwillkürlich über Reflexvorgänge abläuft.

Eingeleitet wird der Schluckakt durch eine willkürliche Zungenbewegung, die die Nahrung nach hinten in den Rachen schiebt, wobei der harte Gaumen als Widerlager dient. Die Auslösung des anschließenden reflektorischen Vorganges erfolgt, wie bei jedem Reflex, durch Reizung entsprechender Sinneszellen, in diesem Fall Berührungsrezeptoren der Gaumenbögen, der Rachenhinterwand oder des Zungengrundes.

Der Nasen-Rachen-Raum wird durch Anheben des Gaumensegels und gleichzeitige Kontraktion der Rachenwand abgedichtet. Anschließend kontrahiert die Mundbodenmuskulatur, wodurch sich der Kehlkopfeingang verschließt und der Nahrungseintritt in die Luftröhre verhindert wird. Da der Kehlkopf teilweise an der Mundbodenmuskulatur befestigt ist, führt die Kontraktion der Muskeln zu einer Aufwärtsbewegung des Kehlkopfs, wodurch sich der Kehldeckel passiv über den Kehlkopfeingang legt (➤ Abb. 18.17).

Mit dem Verschluss des kreuzenden Atemweges kommt es gleichzeitig zu einer von oben nach unten verlaufenden Kontraktionswelle der Rachenmuskulatur, die den Bissen schließlich in die Speiseröhre gelangen lässt (Weitertransport der Nahrung ➤ Kap. 18.3.2).

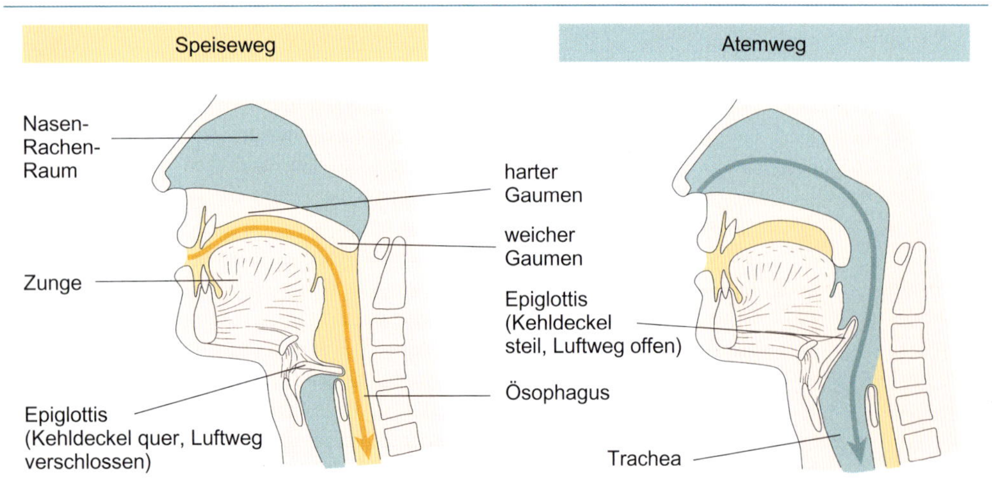

Abb. 18.17 Kreuzung von Atem- und Speiseweg im Rachen. Beim Schlucken wird der Nasen-Rachen-Raum durch Anheben des Gaumensegels und Kontraktion der Rachenwand abgedichtet. Durch die Aufwärtsbewegung des Kehlkopfes legt sich der Kehldeckel automatisch über den Kehlkopfeingang und verschließt so die unteren Luftwege.

18.3 Speiseröhre

DEFINITION

Speiseröhre (Ösophagus)

Etwa 25 cm langer Muskelschlauch, transportiert Speisen vom Rachen in den Magen.

Der allgemeine Aufbau des **Ösophagus** (Speiseröhre) entspricht dem des übrigen Verdauungsrohres (➤ Kap. 18.1.3), wobei das Epithel als innere Oberfläche der Schleimhaut bei der Speiseröhre wie im Mundbereich aus einem mehrschichtigen, nicht verhornenden Plattenepithel besteht.

18.3.1 Verlauf der Speiseröhre

Die Speiseröhre beginnt hinter dem Ringknorpel des Kehlkopfs dicht vor dem 6. Halswirbelkörper. Sie verläuft dann hinter der Luftröhre im Mediastinum (➤ Kap. 1.4) abwärts, wobei sie sich zunehmend von der Wirbelsäule entfernt. Auf Höhe der Luftröhrengabelung (Bifurcatio tracheae) wird sie zwischen Luftröhre und Aortenbogen et-

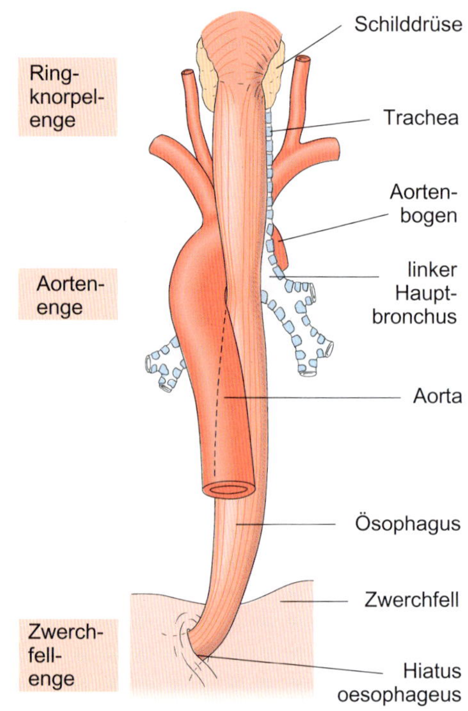

Abb. 18.18 Verlauf der Speiseröhre und ihre physiologischen Engstellen.

was eingeengt. Nach dem Durchtritt durch das Zwerchfell geht sie nach kurzem Verlauf im Bauchraum in den Magen über.

Da der Ösophagus ein elastischer Schlauch ist, kann sich beim Schluckakt sein Lumen durch den verschluckten Bolus bis auf 3,5 cm aufdehnen. Dies geht jedoch nicht an den drei **physiologischen Engstellen** der Speiseröhre (➤ Abb. 18.18):

- Ringknorpelenge
- Aortenenge
- Zwerchfellenge.

An diesen Stellen ist die Speiseröhre durch die umgebenden Strukturen fixiert (Ringknorpelenge) bzw. die Aufdehnung durch die anatomischen Gegebenheiten stark begrenzt (Aortenenge und Zwerchfellenge). Dies ist von erheblicher klinischer Bedeutung, denn verschluckte Fremdkörper oder zu große bzw. zu wenig gekaute Bissen bleiben in diesen Engstellen stecken. Insbesondere die Ringknorpelenge erweist sich als Hindernis, da sich ihr Lumen nur auf 1,5 cm aufdehnen lässt. Auch Entzündungen und Tumoren des Ösophagus kommen bevorzugt an den physiologischen Engstellen vor.

18.3.2 Passage des Bolus durch die Speiseröhre

Der Tonus der Speiseröhrenmuskulatur ist sowohl an ihrem Beginn als auch an ihrem Ende deutlich erhöht. Da hieraus funktionell ein Verschlussmechanismus resultiert, nennt man diese Stellen auch den **oberen** und **unteren Ösophagussphinkter.**

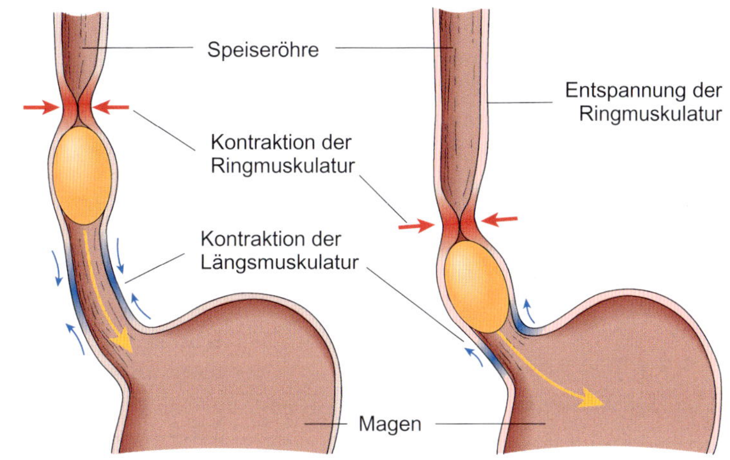

Abb. 18.19 Peristaltische Kontraktionswelle der Ösophagusmuskulatur. Durch Kontraktion der Ringmuskulatur oberhalb des Bolus und gleichzeitiger Kontraktion der Längsmuskulatur darunter wird der Bissen in den Magen vorgeschoben.

Nach Beginn des Schluckakts erschlafft der obere Ösophagussphinkter und der Bolus kann vom Rachen in die Speiseröhre übertreten. Anschließend wird der Bolus weiter in Richtung Magen transportiert. Dies geschieht durch Kontraktionen der beiden muskulären Wandschichten des Ösophagus:

- Unmittelbar unterhalb des geschluckten Bolus kontrahieren die äußeren, längsverlaufenden Muskelfasern, was zu einer Lumenerweiterung unterhalb des Bolus führt.
- In das so geschaffene Reservoir wird der Bolus durch Kontraktion des ihn oberhalb umschließenden Abschnitts der Ringmuskelfasern vorgeschoben.

Diese beiden Vorgänge wiederholen sich so lange, bis der Bolus durch die Speiseröhre transportiert ist. Eine solche wellenförmige Kontraktionsfolge glatter Muskulatur wird als **Peristaltik** bezeichnet.

Kommt die peristaltische Welle am unteren Ösophagusende an, so wird reflektorisch der untere Ösophagussphinkter (auch Magenmund oder **Kardia** genannt) geöffnet, und der Bolus kann in den Magen eintreten (➤ Abb. 18.19).

18.4 Magen

DEFINITION

Magen (Gaster, Ventriculus)

Sackartige, muskulöse Erweiterung des Verdauungskanals zwischen Speiseröhre und Zwölffingerdarm. Das Fassungsvermögen beträgt etwa 1,5 l. Im Magen wird die bereits in der Mundhöhle begonnene Verdauung der Nahrung durch den Magensaft und durch peristaltische Bewegungen der Magenwand fortgesetzt.

Der **Magen** liegt intraperitoneal im linken Oberbauch und ist mit seiner Längsachse von links oben nach rechts unten gerichtet. In seiner Position in der Bauchhöhle wird der Magen hauptsächlich durch die ihn umgebenden Bänder, die zu Leber und Milz verlaufen, gehalten. Trotzdem variiert die Form des Magens ständig, je nach seinem Füllungszustand und der Körperposition.

18.4.1 Abschnitte des Magens

Den Mageneingang, also den Übergang von der Speiseröhre zum Magen, bezeichnet man als **Kardia** (Magenmund). Seitlich davon, unmittelbar unter dem Zwerchfell, liegt die kuppelförmige Erweiterung des Magens, der **Fundus** (Magengrund). Dies ist beim stehenden Menschen die am höchsten liegende Region des Magens, in der sich die beim Essen zwangsläufig mitgeschluckte Luft ansammelt.

An den Fundus schließt sich der größte Teil des Magens, der **Korpus** (Magenkörper) an. Dieser geht in den Vorraum des Pförtners (Antrum pyloricum, kurz **Antrum**) über. Den Abschluss des Magens bzw. den Übergang zum Dünndarm stellt der **Pförtner** (Pylorus) her (➤ Abb. 18.20).

Die Magenwand weist einige Besonderheiten auf, die im Folgenden dargestellt werden.

18.4.2 Muskelschicht der Magenwand

Die **Muskelschicht** der Magenwand (Muskularis) besteht in Abweichung zum übrigen Verdauungskanal aus **drei** übereinander gelagerten Schichten. Von außen nach innen sind dies (➤ Abb. 18.21):

- Längsmuskelfasern als Fortsetzung der Längsmuskelschicht der Speiseröhre
- Ringförmig verlaufende Muskelfasern, welche die mittlere Schicht bilden und am Ende des Magens an Dicke zunehmen
- Schräg verlaufende Muskelfasern, welche die innerste Schicht bilden.

Diese Anordnung erlaubt dem Magen, auf vielfältige Weise zu kontrahieren und dadurch die Magengröße der jeweiligen Füllung anzupassen, den Nahrungsbrei mit dem Magensaft zu mischen und den Nahrungsbrei zum Magenausgang weiterzuleiten.

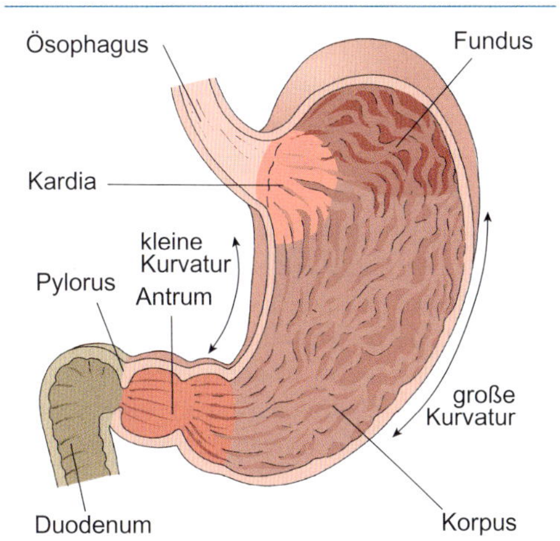

Abb. 18.20 Magen im Längsschnitt. Man erkennt die Abschnitte Kardia, Fundus, Korpus, Antrum und Pylorus. Außerdem unterscheidet man zwischen der großen und der kleinen Krümmung (Kurvatur) des Magens.

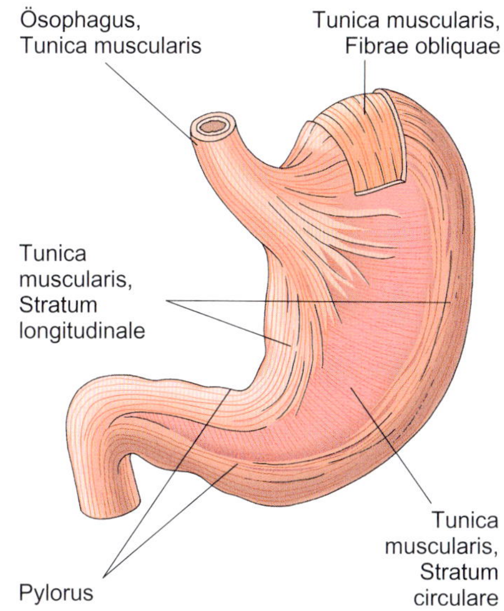

Abb. 18.21 Die Muskelschicht der Magenwand.

18.4.3 Magenschleimhaut

Die rötlich-graue **Magenschleimhaut** ist beim entleerten Magen in ausgedehnte Längsfalten gelegt, welche am Pylorus zusammenlaufen. Die „Täler" zwischen den Längsfalten werden auch als Magenstraßen bezeichnet. Am ausgedehntesten findet man sie an der kleinen Magenkurvatur (Kurvatur = Krümmung, ➤ Abb. 18.20), also dem kürzesten Weg zwischen Mageneingang und Magenausgang.

Histologischer Aufbau

Die Oberfläche der Magenschleimhaut besteht aus einem einreihigen Zylinderepithel. Dieses Epithel ist in tiefe Falten gelegt, wodurch unzählige schlauchförmige Drüsen entstehen, die den verdauenden Magensaft produzieren. Man findet diese Drüsen zwar im ganzen Magen, der verdauende Magensaft wird jedoch nur im Fundus und Korpus des Magens produziert. Die Fundus- und Korpusdrüsen enthalten drei unterschiedliche Zellarten (➤ Abb. 18.22):

- Die Belegzellen – sie liegen überwiegend im mittleren Abschnitt der Drüsenschläuche. Die

18

Belegzellen produzieren Salzsäure und den Intrinsic Factor (➤ Kap. 18.4.4).
- Die Hauptzellen – in der Tiefe der Drüsenschläuche, sind auf die Bildung der Eiweiß spaltenden Enzyme (Pepsinogene bzw. in der aktiven Form Pepsine) spezialisiert.
- Die Nebenzellen – liegen vorwiegend im Drüsenhals. Die Nebenzellen bilden wie die zylinderförmigen Oberflächenzellen des Magens den muzinhaltigen Magenschleim, der die Aufgabe hat, die innere Oberfläche des Magens vor der aggressiven Salzsäure zu schützen.

In den übrigen Regionen des Magens, also im Kardia-, Antrum- und im Pylorusbereich, wird kein Magensaft gebildet, hingegen ausschließlich der schützende Magenschleim abgesondert – dementsprechend findet man in den Drüsen auch nur die schleimbildenden Nebenzellen.

Im Antrum und vor allem auch im Schleimhautabschnitt des Pförtners findet man noch eine vierte Zellart, die sog. G-Zellen. Diese bilden das Hormon Gastrin, das auf dem Blutweg die Haupt- und Belegzellen von Fundus und Korpus anregt, Salzsäure und Verdauungsenzyme zu bilden, sowie die Magenbeweglichkeit steigert (➤ Tab. 8.4).

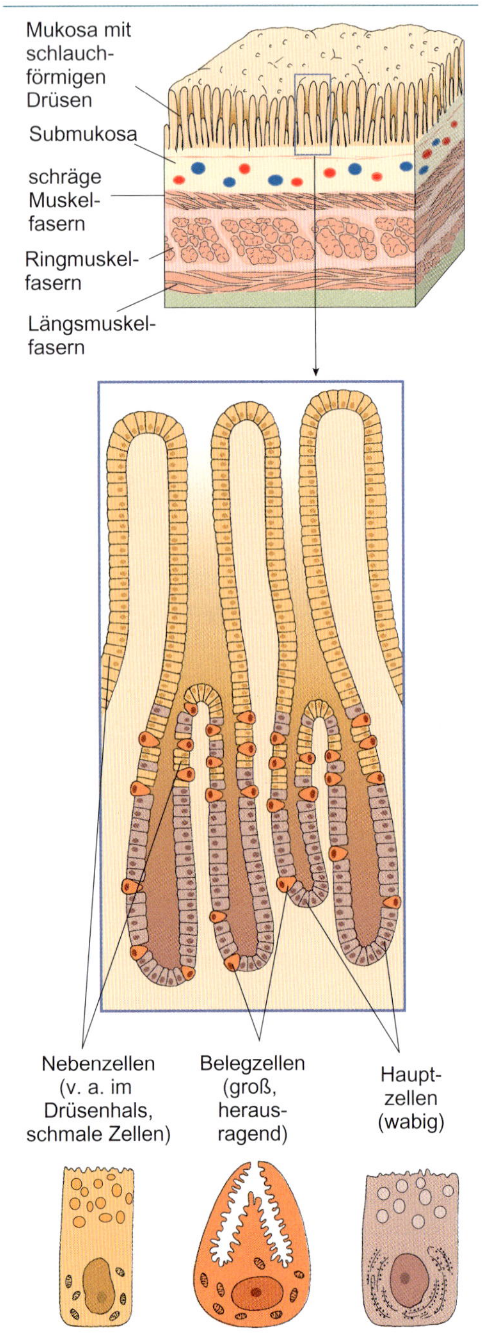

Abb. 18.22 Aufbau der Magenschleimhaut. Die schlauchförmigen Drüsen bestehen aus Haupt-, Beleg- und Nebenzellen.

18.4.4 Magensaft

Alle Drüsen des Fundus- und Korpusbereichs bilden zusammen – in Abhängigkeit von der Nahrungsaufnahme – durchschnittlich 2 l Magensaft pro Tag. Seine Bestandteile sind Salzsäure, Pepsinogene und Pepsine, der Magenschleim und der Intrinsic Factor.

Salzsäure

Die **Salzsäure**-(HCl-)Sekretion findet in den Belegzellen statt. Der pH-Wert des Magensaftes (➤ Kap. 2.7.3) erreicht einen Wert von 1–2 und greift allein durch seinen Säuregrad alle Eiweiße an: Sie denaturieren, das heißt, ihre dreidimensionale Struktur bricht zusammen. Weiterhin wirkt die Salzsäure als „Desinfektionsmittel" gegen die mit der Nahrung aufgenommenen Bakterien und Viren. Nach der Passage des Magens ist der Speisebrei gewöhnlich frei von vermehrungsfähigen Mikroorganismen.

Pepsinogene und Pepsine

Die **Pepsinogene** werden in den Hauptzellen gebildet. Die Fähigkeit zur Spaltung von Eiweißmolekülen erhalten die Pepsinogene jedoch erst im Magensaft. Sie werden dort durch die Magensäure in die aktiven **Pepsine** umgewandelt. Diese Pepsine führen aber noch nicht zu einer kompletten Spaltung der mit der Nahrung aufgenommenen Eiweiße, sondern lassen lediglich gröbere Bruchstücke entstehen (Polypeptide mit 10–100 Aminosäuren).

Magenschleim

Der muzinhaltige **Magenschleim** wird von allen Oberflächenzellen der Magenschleimhaut sowie den Nebenzellen der Magendrüsen gebildet. Das zähe Muzin haftet dabei intensiv auf der Oberfläche der Zellen und bildet einen geschlossenen Film, der den gesamten Binnenraum des Magens auskleidet. Seine wesentliche Aufgabe ist, die Schleimhaut vor dem Angriff der Salzsäure und dem Pepsin zu schützen und somit eine Selbstverdauung zu verhindern. Dazu ist neben der intakten Schleimschicht auch eine ausreichende Durchblutung der Schleimhaut erforderlich. Ein gestörtes Gleichgewicht zwischen schützendem Magenschleim und aggressiver Säure ist häufig für die Entstehung eines Magengeschwürs (Ulcus ventriculi) verantwortlich.

Intrinsic Factor

Der **Intrinsic Factor** wird ebenfalls von den säurebildenden Belegzellen der Magenschleimhaut produziert. Er wird benötigt, um das Vitamin B_{12} im terminalen Ileum aufzunehmen. Die ausreichende Aufnahme von Vitamin B_{12} ist für mehrere Gewebe, insbesondere für das blutbildende Knochenmark, das Nervensystem sowie Haut- und Schleimhäute, unverzichtbar. Aus einer länger dauernden Unterversorgung resultieren u. a. eine **perniziöse Anämie** (➤ Kap. 19.6.10) sowie Schäden am Nervensystem, die sich als Polyneuropathien äußern können (funikuläre Myelose).

18.4.5 Durchmischung des Speisebreis

Bei leerem Magen sind die Muskelfasern der Magenwand stark zusammengezogen und die Innenwände des Magens liegen einander weitgehend an. Gelangt nach dem Schluckakt Speisebrei in den Magen, führt der dadurch erzeugte Füllungsdruck zu einer reflektorischen Erschlaffung und damit Verlängerung der Muskelfasern, wodurch sich die Magenwände ausdehnen und Platz für die aufgenommene Nahrung geschaffen wird.

Die sich im Magen befindliche Nahrung muss ständig durchmischt werden. Dies erfolgt durch **peristaltische Kontraktionswellen,** die im Abstand von etwa 20 Sek. über den ganzen Magen in Richtung Pylorus verlaufen. Diese ständige Durchmischung dient einerseits der mechanischen Zerkleinerung, andererseits ist sie für die Fettverdauung von erheblicher Bedeutung: Die schlecht oder gar nicht wasserlöslichen Fette neigen dazu, zu großen Fetttropfen zusammenzufließen und damit den angreifenden fettverdauenden Enzymen (Lipasen) nur eine geringe Angriffsfläche zu bieten. Dies wird durch die intensive Durchmischung im Magen verhindert, wobei winzige Fetttröpfchen entstehen.

18.4.6 Entleerung des Magens

Der Mageninhalt wird in kleinen Portionen an den sich anschließenden Zwölffingerdarm weitergegeben. Vom Antrum gehen, vermittelt über den N. vagus, starke peristaltische Kontraktionswellen aus, der Pylorus öffnet sich kurzzeitig und ein kleiner Anteil des Speisebreis kann in den Zwölffingerdarm übertreten. Die Geschwindigkeit, mit der sich der Magen insgesamt entleert, hängt stark von der Zusammensetzung der Nahrung ab, sodass die **Magenverweilzeit** zwischen zwei und sieben Stunden schwankt (➤ Abb. 18.23). Kohlenhydratreiche Speisen (das Frühstücksbrötchen) verweilen am kürzesten im Magen, während fettreiche Speisen (z. B. die Weihnachtsgans) am langsamsten den Magen passieren.

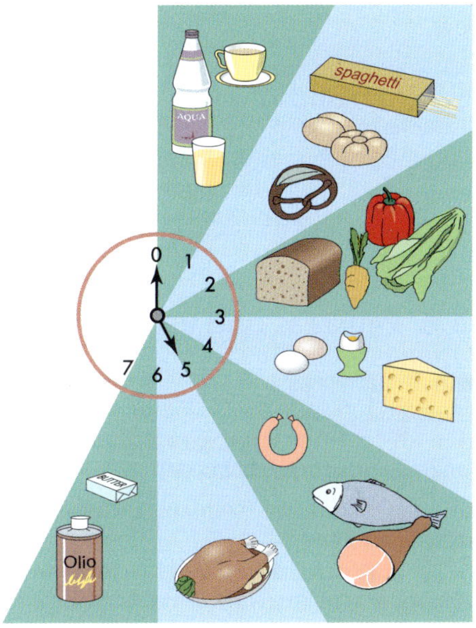

Abb. 18.23 Verweilzeiten verschiedener Speisen im Magen.

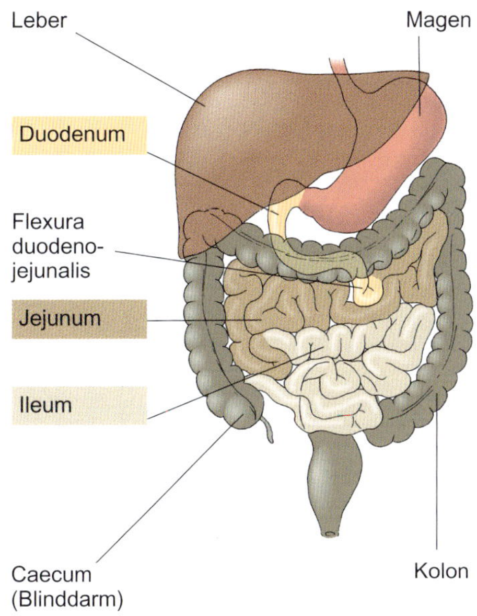

Abb. 18.24 Die verschiedenen Dünn- und Dickdarmabschnitte.

18.5 Dünndarm

DEFINITION

Dünndarm

Stark gewundener, vom Magenausgang bis an den Blinddarm reichender, etwa 3 m langer Verdauungskanal. Abschnitte sind der Zwölffingerdarm (Duodenum), der Leerdarm (Jejunum) und der Krummdarm **(Ileum).** Aufgaben sind: Bildung enzymhaltiger Verdauungssekrete, endgültige Verdauung des im Mund und Magen vorverdauten Speisebreis (Chymus), Aufnahme der entstehenden kleineren Moleküle über das Epithel der Dünndarmschleimhaut in den Kreislauf.

Zudem werden die ungefähr 7 l Verdauungssäfte (Speichel, Magensaft, Galle, Bauchspeicheldrüsensekret, Dünndarmsekret), die im Verlauf eines Tages ins Verdauungsrohr gelangen, während der Dünndarmpassage größtenteils wieder über das Epithel der Schleimhaut ins Blut rückresorbiert. Diese gewaltige Resorptions- bzw. Absorptionsaufgabe des Dünndarms erfordert eine riesige innere Oberfläche, weshalb die Dünndarmschleimhaut im Vergleich zu anderen Abschnitten des Verdauungsrohres am stärksten aufgefaltet ist (➤ Abb. 18.2).

18.5.1 Die Abschnitte des Dünndarms

Der **Dünndarm** besteht aus drei Abschnitten, die ohne scharfe Grenze ineinander übergehen (➤ Abb. 18.24):

- **Duodenum** (Zwölffingerdarm)
- **Jejunum** (Leerdarm)
- **Ileum** (Krummdarm).

Unmittelbar auf den Magen folgt als erster Abschnitt des Dünndarms das etwa 25 cm lange C-förmige **Duodenum.** Während der aufsteigende Anfangsteil (Bulbus duodeni) noch beweglich ist, sind die weiteren Abschnitte des Duodenums aufgrund ihrer retroperitonealen Lage unbeweglich (➤ Kap. 18.1.4).

Das duodenale **„C"** umschließt den Kopf der Bauchspeicheldrüse, deren Ausführungsgang in der Regel gemeinsam mit dem Gallengang etwa in der Mitte des absteigenden Duodenalschenkels an einer kleinen warzenförmigen Erhebung („Papilla Vateri") ins Duodenallumen einmündet (➤ Abb. 18.30). An seinem Ende löst sich das Duodenum wieder von der hinteren Bauchwand und geht mit einem scharfen Knick (Flexura duodenojejunalis) in das frei bewegliche **Jejunum** über.

Das **Jejunum** ist im Vergleich zum Zwölffingerdarm wesentlich länger und geht seinerseits ohne scharfe Begrenzung in das **Ileum** über. Das terminale Ileum ist der endständige, also letzte Teil des Ileums, bevor dieses in den Kolon übergeht, nachdem es die Valvula ileocaecalis (IC-Klappe, Bauhin-Klappe) überwunden hat. Im terminalen Ileum finden wichtige Resorptionsvorgänge statt. Ausschließlich hier werden Vitamin B_{12} und Intrinsic Factor ebenso aufgenommen wie rückresorbierte Gallensäuren (enterohepatischer Kreislauf, ➤ Abb. 18.31).

18.5.2 Aufbau der Dünndarmwand

Der allgemeine Aufbau der **Dünndarmwand** entspricht dem des übrigen Verdauungsrohres:

- Die **Mukosa** (Schleimhaut) mit einem vielfach aufgefalteten Zylinderepithel, das vorwiegend aus sog. **Enterozyten** gebildet wird, sorgt für die Resorption des Darminhaltes. Vereinzelt sind in das Epithel **Becherzellen** eingestreut, die Schleim produzieren. Die dünne Eigenmuskelschicht (Lamina muscularis mucosae) gestattet die Bewegungen der Mukosa und ermöglicht dadurch einen intensiven Kontakt mit dem Speisebrei.
- Die **Submukosa** ist die bindegewebige Verschiebeschicht, welche die Schleimhaut von der Muskelschicht trennt. In der Submukosa liegt ein Teil des enterischen Nervensystems, der **Plexus submucosus** (Meißner-Plexus), der die Schleimhaut innerviert.
- Die **Muskularis** aus glatter Muskulatur ist in Form einer inneren Ring- und äußeren Längsmuskelschicht angeordnet. Zwischen diesen beiden Muskelschichten liegt ein weiteres Geflecht von Nervenzellen, das zum enterischen Nervensystem gehört und als **Plexus myentericus** (Auerbach-Plexus) bezeichnet wird. Dieser innerviert die beiden Schichten der Muskulatur.
- Die **Serosa** ist das die Eingeweide überziehende Blatt des Bauchfells (Peritoneum viscerale). Sie überzieht den Dünndarm fast vollständig.

18.5.3 Dünndarmschleimhaut

Die **Schleimhaut** des Dünndarms ist so aufgebaut, dass eine starke Vergrößerung der resorbierenden Oberfläche erzielt wird (➤ Abb. 18.25). Diese Oberflächenvergrößerung entsteht zum einen durch hohe, ringförmig verlaufende Falten der Schleimhaut, die **Kerckring-Falten.** Auf diesen Falten finden sich finger- bis fadenförmige, ungefähr 1 mm hohe Ausstülpungen, die als **Zotten** bezeichnet werden, sowie etwas kürzere Einstülpungen, die **Krypten** heißen. Dadurch wird die durch die Schleimhautfalten schon vergrößerte Oberfläche abermals erweitert (➤ Abb. 18.26).

Der größte Beitrag zur Oberflächenvergrößerung geht aber von den **Enterozyten** (Saumzellen) selbst aus: Sie tragen an der lumenständigen Seite dicht beieinander stehende Fortsätze des Zytoplasmas, die sog. **Mikrovilli** (Stäbchensaum; ➤ Abb. 18.27). Insgesamt erreicht die resorbierende Oberfläche des Dünndarms durch Kerckring-Falten, Zotten und Krypten sowie Mikrovilli 200 Quadratmeter.

Dicht unter dem Epithel des Dünndarms, das hauptsächlich von resorbierenden Enterozyten und eingestreuten Becherzellen gebildet wird, liegt ein engmaschiges Netz von Blutkapillaren, welches der Versorgung der Zotten und der Aufnahme von Nährstoffen dient. Im Zentrum der etwa 4 Millionen Zotten findet sich jeweils ein **Lymphgefäß,** durch das die Darmlymphe (Chylus) transportiert wird. Während des Verdauungsvorgangs sind die Zotten in ständiger Bewegung, tauchen in den Speisebrei und nehmen Moleküle auf, die dann über die Kapillaren bzw. das zentrale Lymphgefäß abtransportiert werden.

Zwischen den Zotten senken sich die schlauchförmigen Krypten in die Tiefe und bilden die **Lieberkühn-Drüsen.** Hier entsteht ein Teil des Safts, der vom Dünndarm selbst gebildet und dem Speisebrei zugemischt wird.

Ausschließlich im Duodenum findet man die **Brunner-Drüsen** (Glandulae duodenales). Sie sind tief in der Darmwand, meistens in der Submukosa, gelegen und reich an Becherzellen. Ihr

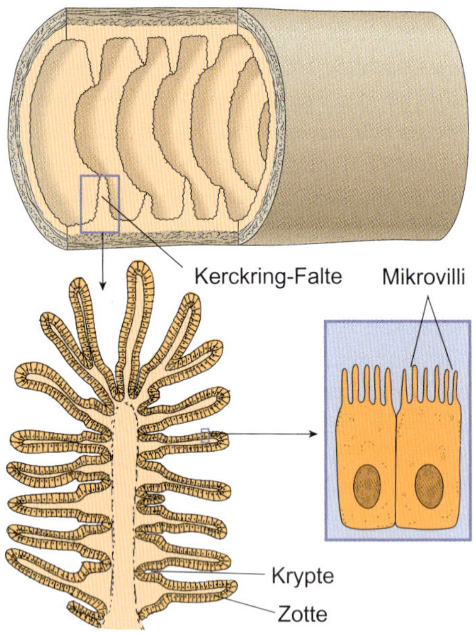

Abb. 18.25 Kerckring-Falten, Zotten, Krypten und Mikrovilli vergrößern die Resorptionsfläche des Dünndarms.

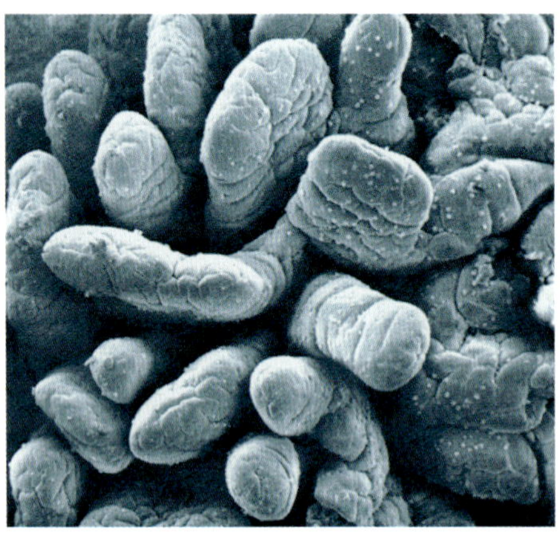

Abb. 18.26 Zotten im Duodenum des Menschen (rasterelektronenmikroskopische Aufnahme). Blatt- und säulenförmige Zotten wechseln einander ab. In der Aufsicht hat man einen Einblick in die zwischen den Zotten liegenden Krypten. [C160]

schleimreiches Sekret bildet zusammen mit den anderen schleimbildenden Zellen des Dünndarms eine Schutzschicht für dessen Oberfläche.

Lymphatisches Gewebe des Dünndarms

Gegen Ende des Ileum nimmt die oberflächenvergrößernde Faltung der Dünndarmschleimhaut immer mehr ab. Andererseits nimmt die Zahl der in das Epithel eingestreuten Becherzellen zu. Als Besonderheit findet man im Ileum Ansammlungen lymphatischen Gewebes in Form zahlreicher **Lymphfollikel,** kleinste Lymphknotenansammlungen, deren Aufgabe es ist, eingedrungene Krankheitserreger unschädlich zu machen. Zusammenfassend werden die zahlreichen Lymphfollikel auch als **Peyer-Plaques** bezeichnet. Insgesamt sind mehr als 70 % aller immunkompetenten Zellen im Gastrointestinaltrakt aufzufinden.

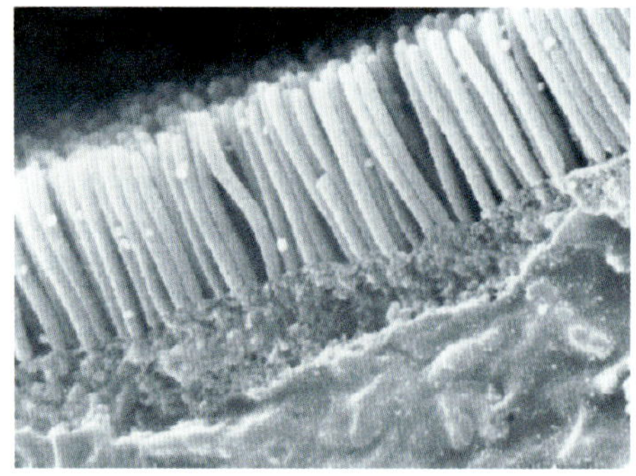

Abb. 18.27 Mikrovilli des resorbierenden Duodenumepithels. Die Mikrovilli sind etwa 100 nm dick und 2 µm lang. [C160]

Dünndarmsaft

Der **Dünndarmsaft** ist das Sekret, das von allen Brunner-, Lieberkühn- und Schleimdrüsen des Dünndarms gemeinsam gebildet wird und ins Darmlumen gelangt. Er erfüllt die Aufgabe, den Kontakt zwischen den im Darm gelösten Substanzen und den resorbierenden Mikrovilli der Enterozyten zu verbessern.

KLINIK

Enteritis und Durchfall

Bei einer **Enteritis** (Dünndarmentzündung) reagiert das Dünndarmepithel mit einer sehr starken Absonderung von Gewebswasser. Wässrige, oft übelriechende Durchfälle **(Diarrhoe)** sind die Folge. Zu den vielfältigen Ursachen einer Enteritis gehören z. B. Infektionen und Nahrungsmittelunverträglichkeiten. Im Krankenhaus erzeugen viele Medikamente (vor allem Abführmittel und Antibiotika) als Nebenwirkung Durchfälle. Häufig ist eine Enteritis mit einer Magenschleimhautentzündung kombiniert – man spricht dann von einer **Gastroenteritis.** Bei Kombination mit einer Schleimhautentzündung des Dickdarms liegt eine **Enterokolitis** vor.

18.5.4 Dünndarmbewegungen

Die Anordnung des Muskel- und Nervengewebes in der Dünndarmwand ermöglicht spezielle **Dünndarmbewegungen.** Diese dienen der Durchmischung des Speisebreis, der Herstellung eines guten Kontakts zur resorbierenden Schleimhaut und dem Transport des Darminhalts zum Dickdarm. Die Bewegungen sind von einer äußeren Innervation durch das Nervensystem unabhängig. Analog zur Autonomie der kardialen Erregung spricht man von einer **Autonomie der Darmbewegungen,** und wie beim Herzen führen Einflüsse des Parasymphatikus und Symphatikus nur zu einer Modifikation der Darmbewegungen entsprechend den Anforderungen des Gesamtorganismus. Die hierfür verantwortlichen Zellen werden nach ihrem Entdecker die interstitiellen Zellen von Cajal genannt. Sie können ihre Wirkung auch über verschiedene Neurotransmitter, z. B. Stickstoffmonoxid (NO, ➤ Kap. 8.1.2), entfalten.

KLINIK

Ileus

Fällt die Transportfunktion des Dünn- oder Dickdarmes aus, liegt ein **Ileus** (Darmverschluss) vor. Der **mechanische Ileus** kann Folge tumorbedingter Darmverengungen (Stenosen), einer Darmverschlingung oder Hernie („Bruch") sein. Der **paralytische Ileus** hat eine Darmlähmung als Ursache (➤ Kap. 18.9.7).

18.6 Pankreas und Pankreassaft

18.6.1 Pankreas

DEFINITION

Pankreas (Bauchspeicheldrüse)

Eine der wichtigsten **Verdauungsdrüsen** des menschlichen Körpers.

- Bildet als Drüse mit äußerer Sekretion **(exokrine Drüse)** den **Pankreassaft,** der in den Dünndarm abgegeben wird und vor allem der endgültigen Aufspaltung der z. T. im Mund und Magen vorverdauten Nahrung dient.
- Bildet als Drüse mit innerer Sekretion **(endokrine Drüse)** in den **Langerhans-Inseln** die Hormone für den Kohlenhydratstoffwechsel.

Lage und makroskopischer Aufbau

Das Pankreas ist nur an seiner Vorderseite von Bauchfell überzogen, liegt also retroperitoneal im Oberbauch etwa in Höhe des ersten Lendenwirbels. Es ist etwa 15–20 cm lang, 1,5–3 cm dick und rund 80 g schwer. Man unterscheidet am Pankreas einen Kopf-, Körper- und Schwanzteil. Der vom C-förmigen Abschnitt des Duodenums eingeschlossene **Pankreaskopf** ist der breiteste Anteil des Organs. An den Kopf schließt sich der **Pankreaskörper** an, gefolgt vom **Pankreasschwanz,** welcher am Milzhilus (➤ Kap. 6.4.4) endet (➤ Abb. 18.28).

Das Innere des Organs wird von kleinen serösen Drüsenläppchen gebildet, deren Ausführungsgänge alle in den großen Hauptausführungsgang des Pankreas, den **Ductus pancreaticus,** münden. Dieser durchzieht das gesamte Organ vom Schwanz- bis zum Kopfbereich und mündet (bei etwa 80 % der Menschen) gemeinsam mit dem Gallengang an der **Papilla duodeni major** ins Duodenum. Ob Pankreassaft (und Gallenflüssigkeit) in das Duodenum abgegeben wird, hängt von der Öffnung des Schließmuskels ab, der als M. sphincter Oddi bezeichnet wird. Ihm ist häufig noch ein M. sphincter pancreatici vorgelagert, der tatsächlich nur den Hauptpankreasgang verschließt. Selten findet man einen Seitenast des Ductus pancreaticus (Ductus pancreaticus accessorius), der dann eine eigene Mündungsstelle ins Duodenum besitzt (➤ Abb. 18.30).

18.6.2 Äußere Sekretion: Pankreassaft

Pro Tag werden vom Pankreas etwa 1,5 l Sekret gebildet und dem Dünndarminhalt beigemischt. Der den Magen verlassende Speisebrei ist nach

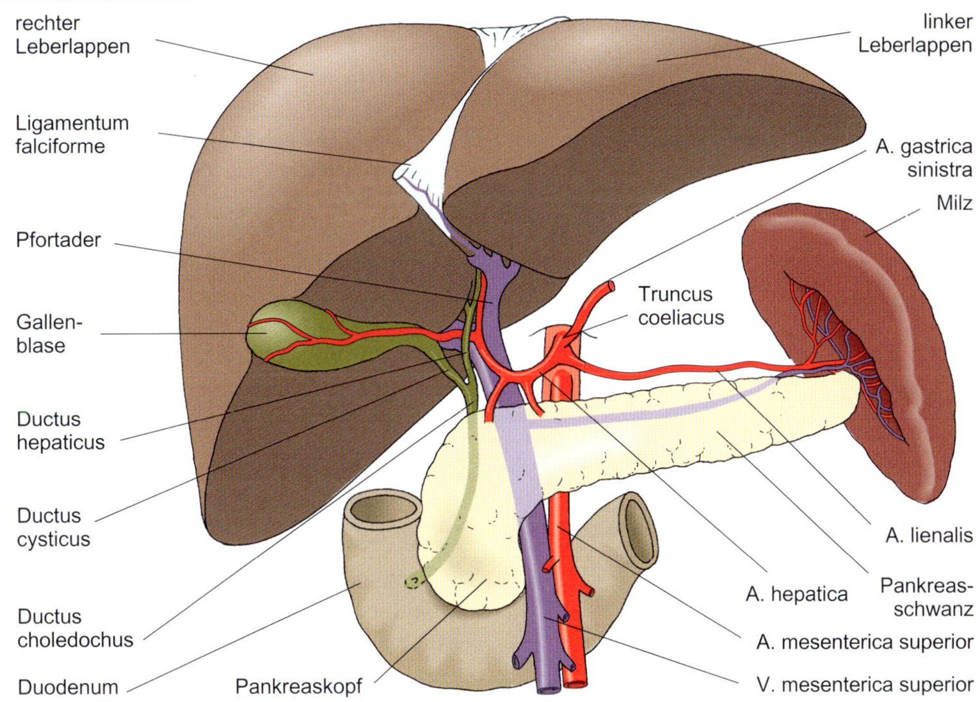

Abb. 18.28 Die Oberbauchorgane in der Vorderansicht.

seiner Durchmischung mit dem Magensaft stark sauer und muss im Dünndarm wieder neutralisiert werden. Dies ist wichtig, weil die Enzyme des **Pankreassaftes** bei saurem pH-Wert ihre Spaltfunktion nicht erfüllen können. Dazu tragen der **bikarbonatreiche** Pankreassaft und die alkalischen Sekrete der Leber und des Darmsaftes maßgeblich bei.

Der Pankreassaft enthält zudem zahlreiche Enzyme, die für die endgültige Spaltung der Eiweiße, der Kohlenhydrate und Fette notwendig sind (➤ Abb. 18.29):

- **Trypsin** und **Chymotrypsin** sind als eiweißspaltende Enzyme so aggressiv, dass sie – ähnlich den Pepsinogenen des Magens – als inaktive Vorstufen (Trypsinogen und Chymotrypsinogen) abgesondert werden müssen, da sie sonst das Pankreasgewebe selbst angreifen und verdauen würden. Die aktiven Enzyme spalten Peptidbindungen innerhalb des Eiweißmoleküls auf, wodurch wiederum kleinere Peptide entstehen.
- Die **Carboxypeptidase** spaltet einzelne Aminosäuren vom Carboxylende der Peptide ab, die dann resorptionsfähig sind.
- α-**Amylase** spaltet pflanzliche Stärke bis zum Zweifachzucker Maltose und trägt so zur Kohlenhydratverdauung bei.
- Das wichtigste von der Bauchspeicheldrüse produzierte Enzym zur Fettverdauung ist die **Lipase,** die von den Neutralfetten (Triglyzeriden) Fettsäuren abspaltet.

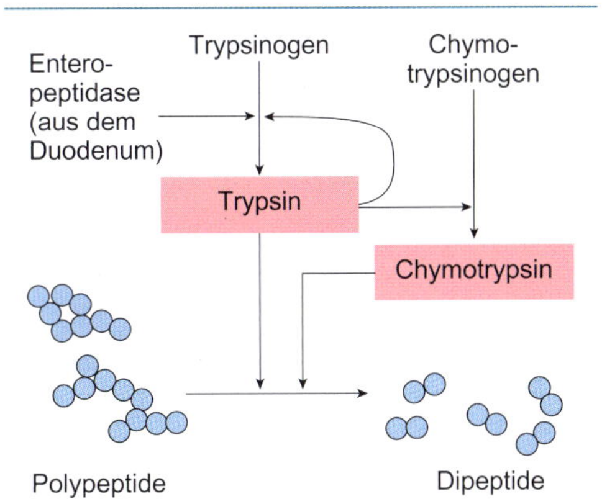

Abb. 18.29 Eiweißspaltung durch Pankreasenzyme.

18.6.3 Innere Sekretion: Hormone

Das Pankreas als Hormondrüse ➤ Kap. 8.7.3

Neben den exokrinen Drüsen, in denen ca. 1,5 l Pankreassaft täglich gebildet wird und die zusammen die Hauptmasse des Pankreas ausmachen, existiert im selben Organ ein zweites System von Zellen. Sie bilden 0,2 mm große Verbände, die wie kleine Inseln (nach ihrem Entdecker **Langerhans-Inseln** genannt) im ganzen Organ verstreut sind. Man kann in den „Inseln" drei Arten von Zellen unterscheiden, die unterschiedliche Hormone bilden:

- **A-Zellen:** Sie bilden das Hormon Glukagon, den Gegenspieler des Insulins.
- **B-Zellen:** Sie stellen die Hauptmasse der Inselzellen dar und bilden Insulin.
- In den Langerhans-Inseln finden sich auch sog. **D-Zellen,** die im gesamten Verdauungstrakt verstreut vorkommen. Die D-Zellen bilden Somatostatin (➤ Tab. 8.4), ein Hormon, das viele Verdauungsfunktionen hemmt.

Insulin und Glukagon

Insulin ist ein Peptidhormon und hat vielfältige biologische Wirkungen, die alle gleichsinnig den Blutzuckerspiegel senken (mehr über Insulinwirkungen ➤ Kap. 19.3.2). Ein Mangel an Insulin führt zu einer weit verbreiteten Stoffwechselerkrankung, dem **Diabetes mellitus** (➤ Kap. 19.3.4).

Glukagon ist, wie Insulin, ein Eiweißhormon. Als Gegenspieler des Insulins fördert es die **Glykogenolyse** (Glykogenabbau) sowie die **Glukoneogenese** (Glukoseneubildung) aus Laktat (Milchsäure) oder anderen Stoffwechselmetaboliten (➤ Kap. 2.8.1).

Glukagon erhöht insgesamt den Blutzuckerspiegel, ist jedoch nur ein Gegenspieler des Insulins. Zahlreiche andere Hormone, insbesondere die Stresshormone Adrenalin und Kortisol, steigern ebenfalls den Blutzuckerspiegel.

KLINIK

Pankreatitis

Bei einer **akuten Pankreatitis** (Bauchspeicheldrüsenentzündung) werden die Verdauungsenzyme des Pankreas bereits innerhalb des Organs freigesetzt und aktiviert, was zu einer **Selbstverdauung** des Organs und auch lebenswichtiger umliegender Strukturen führen kann. Deshalb enden schwerste Entzündungen auch heute noch häufig tödlich. Als Ursache stehen Gallenwegserkrankungen, insbesondere Gallensteine, sowie Alkoholmissbrauch im Vordergrund.

Von einer **chronischen Pankreatitis** spricht man, wenn es aufgrund wiederholter akuter Entzündungen oder einem kontinuierlichen Entzündungsprozess zu einem zunehmenden endokrinen und exokrinen Funktionsverlust kommt. Nach mehreren Jahren manifestiert sich eine **Pankreasinsuffizienz** mit einem **Malassimilationssyndrom** (➤ Kap. 18.8.5) sowie einem **Diabetes mellitus** (➤ Kap. 19.3.4) infolge des Insulinmangels.

18.7 Gallenwege und Gallenblase

DEFINITION

Galle (Bile)

Von der Leber gebildete, über den Gallengang ins Duodenum abgegebene, gelbbraune Flüssigkeit. Enthält neben Wasser und Elektrolyten u. a. Bilirubin, Gallensäuren, Phospholipide und Cholesterin. Dient vor allem zusammen mit dem Pankreassaft der Verdauung des Speisebreis.

Pro Tag werden von der Leber kontinuierlich etwa 0,5 l **Galle** gebildet. Wird keine Galle zur Verdauung benötigt, so ist der Schließmuskel an der Mündungsstelle ins Duodenum (M. sphincter Oddi) verschlossen. Dadurch staut sich die Galle zurück und gelangt über einen Verbindungsgang zur **Gallenblase** (➤ Abb. 18.30). Hier wird sie durch Wasserrückresorption auf eine Menge von etwa 50–80 ml (Blasengalle) eingedickt und bei Bedarf durch Kontraktionen der Muskelwand der Gallenblase portionsweise ins Duodenum abgegeben.

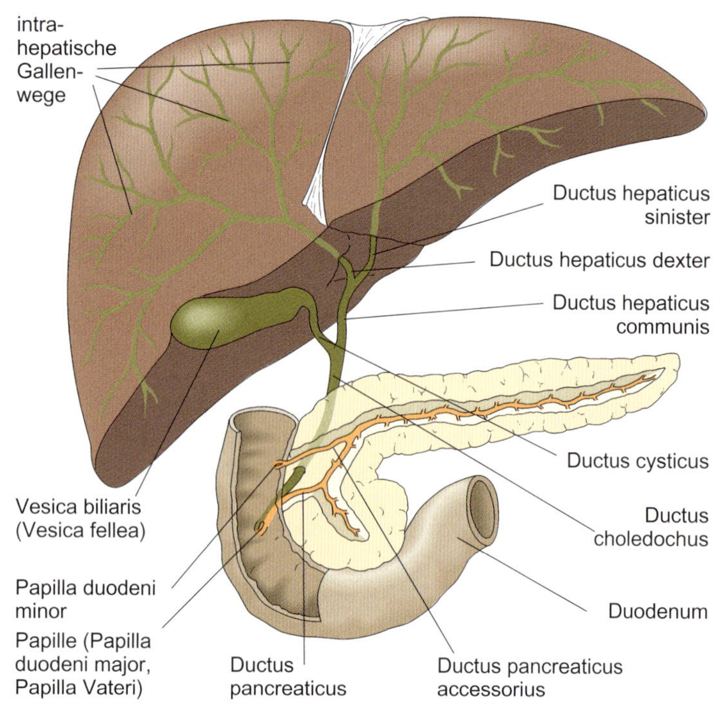

Abb. 18.30 Verlauf von Gallenwegen und Pankreasgang. Meist münden Ductus choledochus und Ductus pancreaticus gemeinsam ins Duodenum. Manchmal existiert ein zweiter Ausführungsgang (Ductus pancreaticus accessorius) mit eigenem Abfluss ins Duodenum (Papilla duodeni minor).

Die Zusammensetzung der Galle

Die Galle besteht – neben Wasser und Elektrolyten – aus Bilirubin, Gallensäuren, Cholesterin, Lezithin und anderen auszuscheidenden fettlöslichen Substanzen, z. B. Hormonen, Medikamenten und jodhaltigen Kontrastmitteln. Letztere ermöglichen eine Darstellung von Gallenwegen und Gallenblase im Röntgenbild.

18.7.1 Funktion der Galle bei der Fettverdauung

Für die Fettverdauung und -resorption sind zwei Inhaltsstoffe der Galle von großer Bedeutung:

- **Gallensäuren** (z. B. Cholsäure und Chenodesoxycholsäure)
- Lezithin und andere Phospholipide.

Die Gallensäuren werden in der Leber aus **Cholesterin** gebildet. Sie setzen die Oberflächenspannung zwischen Fetten und Wasser herab und ermöglichen damit eine sehr feine Verteilung der Fette im Dünndarminhalt. Diese Emulgierung gelingt den Gallensäuren dadurch, dass sie gleichzeitig lipo- und hydrophile Eigenschaften besitzen, sich also leicht sowohl mit Wasser als auch mit Fetten verbinden (➤ Kap. 2.8.2).

18

Im Dünndarm ballen sich die Fettpartikel mit den Gallensäuren spontan zu kleinsten Partikeln, den sog. **Mizellen**, zusammen, die den fettspaltenden Lipasen eine gute Angriffsmöglichkeit zur Spaltung bieten. Außerdem stellen diese Mizellen den notwendigen Kontakt zur Darmschleimhaut her, sodass die in ihnen gelösten Fettbestandteile von der Dünndarmschleimhaut aufgenommen werden können. Lezithin als Hauptvertreter der Phospholipide trägt ebenfalls zur Emulgierung der Fette bei.

Enterohepatischer Kreislauf

Im Dünndarm werden die Gallensäuren z. T. unter Mitbeteiligung von Bakterien zu sekundären Gallensäuren umgewandelt. Im letzten Abschnitt des Ileums (terminales Ileum) werden die Gallensäuren zu etwa 90 % rückresorbiert, gelangen mit dem Pfortaderblut wieder zur Leber und werden dort erneut in die Galle abgegeben (➤ Abb. 18.31).

Dieser **Kreislauf der Gallensäuren** zwischen Leber und Darm wird als **enterohepatischer Kreislauf** bezeichnet. Er führt zu einer starken Entlastung der Leber, die durch dieses beständige „Recycling“ nur wenige Gallensäuren neu herstellen muss.

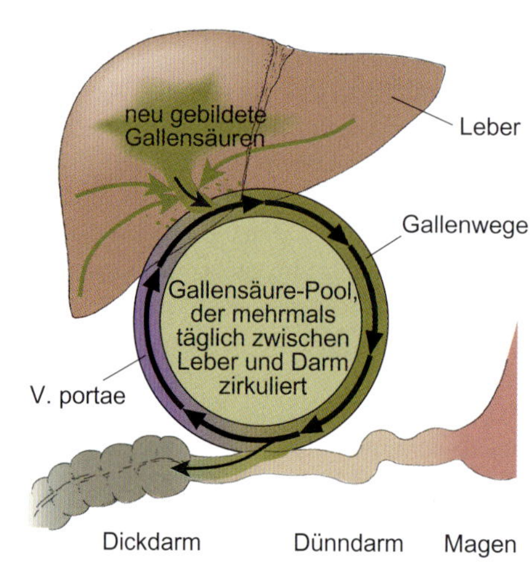

Abb. 18.31 Enterohepatischer Kreislauf. Über 90 % der Gallensäuren, die täglich über die Gallenwege in den Darm gelangen, werden „recycelt“ (zurückgewonnen) und der Leber wieder zugeführt. Nur etwa 10 % werden über den Stuhl ausgeschieden.

18.7.2 Gallenwege

Die aus der Leber kommenden beiden Gallengänge (**Ductus hepaticus dexter** und **sinister**) vereinigen sich an der Leberpforte zu einem gemeinsamen Gang, dem **Ductus hepaticus communis.** Aus diesem geht nach kurzer Strecke und in spitzem Winkel der **Ductus cysticus** (Gallenblasengang) ab, der die Verbindung zur Gallenblase herstellt. Nach dem Abgang des Ductus cysticus wird der eigentliche Gallengang nun als **Ductus choledochus** bezeichnet. Dieser 6–8 cm lange Gang steigt hinter dem Duodenum ab, durchquert den Kopf des Pankreas und mündet in der Regel gemeinsam mit dem Ausführungsgang des Pankreas (Ductus pancreaticus) in die **Papille** (Papilla duodeni major, „Papilla Vateri“) des Zwölffingerdarms.

18.7.3 Gallenblase

Die birnenförmige **Gallenblase** (Vesica fellea) liegt an der Eingeweidefläche („Unterseite“) der Leber und ist dort mit deren bindegewebiger Kapsel verwachsen. Sie ist etwa 8–11 cm lang, 3–4 cm dick und besitzt ein Volumen von 30–60 ml.

Die innenliegende Schleimhaut der Gallenblase besteht aus einem hohen Zylinderepithel, dessen lumenwärts gerichtete Zellen kleine Ausstülpungen (Mikrovilli) besitzen. Diese Mikrovilli resorbieren Wasser aus der Galle, wobei die in der Gallenblase befindliche Galle stark eingedickt (konzentriert) wird. Unter dem Zylinderepithel der Gallenblase liegt eine Schicht dehnbarer, glatter Muskulatur. Wird Galle im Dünndarm benötigt, so kontrahiert die Muskelschicht und die Galle wird über den Ductus cysticus und Ductus choledochus ins Duodenum abgegeben, wobei der Schließmuskel an der Mündungsstelle (M. sphincter Oddi) reflektorisch erschlafft.

18.7.4 Gallensteine

Bei manchen Menschen entstehen aus den in der Galle gelösten Salzen **Steine,** manchmal klein wie Brillantsplitter, manchmal so groß wie Murmeln (➤ Abb. 18.32).

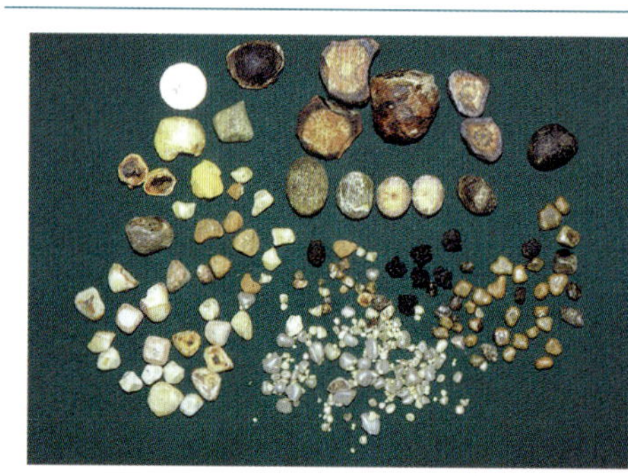

Abb. 18.32 Verschiedene Gallensteine. Man erkennt hellgelbe kugelig ovale Cholesterinsteine, kleine schwarze Bilirubinsteine und gemischte Steine, die den größten Anteil aller Gallensteine ausmachen. Entsprechend ihrer Zusammensetzung aus Cholesterin, Bilirubin und Kalk unterscheiden sie sich in Form, Farbe und Festigkeit. [T173]

Besonders häufig treten Gallensteine bei Überernährung, Diabetes oder erhöhten Blutfettwerten auf: Es kommt dann in der Galle zu einem Missverhältnis zwischen schlecht wasserlöslichen Bestandteilen, z.B. dem Cholesterin, und den lösungsvermittelnden Gallensäuren mit der Folge, dass steinartige Gebilde in Gallenblase oder Gallenwegen auskristallisieren.

Das Gallensteinleiden (Cholelithiasis) ist die bei weitem häufigste Erkrankung des rechten Oberbauches. 70 % der Betroffenen haben aber keine oder nur geringe Beschwerden, typischerweise nach Aufnahme fettreicher und blähender Nahrungsmittel.

KLINIK

Gallenkolik

Typisches Symptom des Gallensteinleidens ist die **Gallenkolik,** wenn der Stein aus der Gallenblase in den Ductus cysticus oder Ductus choledochus ausgetrieben wird. Um das Galleabflusshindernis zu beseitigen, kontrahiert die glatte Muskulatur der Gallenblase verstärkt. Die dabei akut auftretende Drucksteigerung in der Gallenblase führt zum **krampfartigen Kolikschmerz** im rechten Mittel- und Oberbauch, der auch durch die korrespondierende Head-Zone zum Rücken und selten auch zur rechten Schulter ausstrahlen kann (➤ Abb. 9.50). Bleibt der Stein trotz der verstärkten Gallenblasenkontraktionen im Ductus choledochus hängen, so führt die Galleabflussstörung zur **Gelbsucht** (Verschlussikterus, ➤ Kap. 18.10.6). Diese tritt bei komplettem Verschluss schon nach wenigen Stunden auf.

18.8 Resorption

DEFINITION

Resorption

(lat.: resorbere = wieder aufnehmen)
Aufnahme von Flüssigkeiten und gelösten Stoffen durch lebende Zellen und Weitertransport in Richtung Blut und Lymphe. Meist aktiver, d.h. Energie verbrauchender Prozess in speziellen Resorptionsgeweben.

Mit der im Duodenum stattfindenden Zumischung von Galle und Pankreassaft zum Speisebrei – unterstützt durch den vom Dünndarm selbst gebildeten Verdauungssaft – erfolgt die abschließende Zerlegung der Nahrungsbestandteile und deren Aufnahme in den Organismus **(Resorption).** Diese Vorgänge beginnen im Duodenum und sind in der Regel nach Passage des Jejunums abgelaufen. Das Ileum stellt eine Resorptionsreserve dar, wobei jedoch im Normalfall dort nur Wasser und Elektrolyte rückresorbiert werden. Gallensäure und Vitamin B_{12} (➤ Kap. 19.6.10) werden ausschließlich im Ileum resorbiert.

Im Folgenden werden anhand der drei Grundnährstoffe Eiweiße, Fette und Kohlenhydrate die gesamten Verdauungsvorgänge noch einmal zusammengefasst.

18.8.1 Zusammenfassung: Verdauung und Resorption der Eiweiße

Die im Magen unter dem Einfluss der Pepsine und der Salzsäure begonnene Eiweißverdauung stoppt im Dünndarm wieder, da der hier herrschende, annähernd neutrale pH-Wert die Pepsine inaktiviert. Dafür gelangen mit dem Pankreassaft die eiweißspaltenden Enzyme Trypsinogen und Chymotrypsinogen in den Dünndarm und werden dort, wie in ➤ Abb. 18.29 dargestellt, aktiviert.

Neben Trypsin und Chymotrypsin beteiligen sich an der weiteren Eiweißverdauung die Carboxypeptidasen, die ebenfalls aus dem Pankreas stammten, sowie vom Dünndarm selbst gebildete Aminopeptidasen. Durch sämtliche bisher geschilderten enzymatischen Spaltungen entstehen überwiegend Dipeptide. Die endgültige Zerlegung dieser Dipeptide in einzelne Aminosäuren erfolgt schließlich durch im Bürstensaum (Mikrovilli) der Dünndarmmukosa lokalisierte Enzyme, die **Dipeptidasen.** Sodann gelangen die einzelnen Aminosäuren mit den Pfortaderblutgefäßen zunächst zur Leber und von dort aus in den großen Kreislauf.

18.8.2 Zusammenfassung: Verdauung und Resorption der Kohlenhydrate

Den größten Teil der in der Nahrung enthaltenen **Kohlenhydrate** nimmt der Mensch in Form von **Polysacchariden,** z.B. Stärke (etwa in Kartoffeln und Reis), auf. Die enzymatische Aufschließung dieser Polysaccharide beginnt bereits im Mund durch die α-Amylase der Speicheldrüsen, das **Ptyalin.** Dabei entstehen zunächst größere Polysaccharidbruchstücke (Dextrine). Im Magen stoppt dann diese begonnene Kohlenhydratverdauung wieder, da das Ptyalin durch den sauren Magensaft inaktiviert wird.

Im Dünndarm werden erneut α-**Amylasen** aus dem Pankreas zugegeben. Zusammen mit weiteren Zucker spaltenden Enzymen, den **Glukosidasen** aus der Dünndarmschleimhaut, setzen sie den Abbau fort, woraus die Zweifachzucker Maltose und Isomaltose sowie der Einfachzucker Glukose resultieren. Maltose und Isomaltose werden sodann durch **Maltasen** und **Isomaltasen,** Enzyme der Dünndarmschleimhaut, ebenfalls in Glukose gespalten und zur Leber abtransportiert.

Den kleineren Teil der Kohlenhydrate nimmt der Mensch in Form der Zweierzucker **Saccharo-**

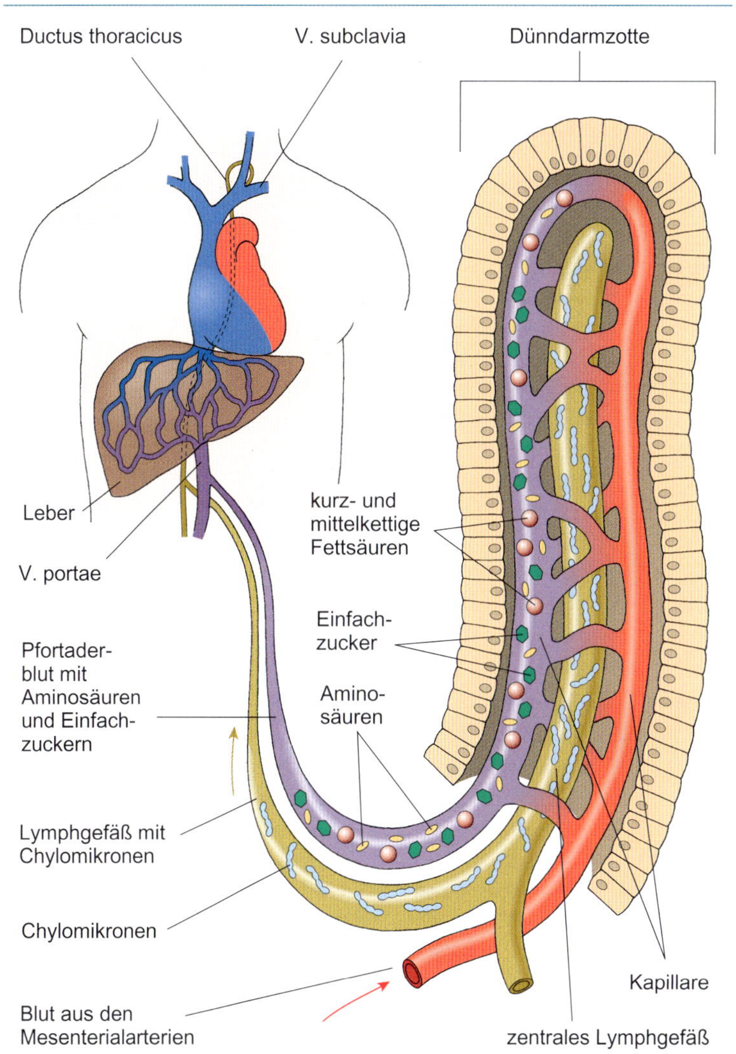

Abb. 18.33 Resorption der Nährstoffe in den Dünndarmzotten und deren Abtransport über das Pfortadersystem und über die Lymphbahnen (Ductus thoracicus). Zucker, Aminosäuren und kurz- bzw. mittelkettige Fettsäuren gelangen über das Kapillarnetz zur Pfortader und dann in die Leber. Langkettige Fettsäuren, Cholesterinester und Phospholipide werden dagegen als Chylomikronen über das Lymphsystem abtransportiert.

18

se (Rohrzucker, Rübenzucker) und **Laktose** (Milchzucker) auf. Diese werden von **Saccharasen** und **Laktasen** in die Einfachzucker Galaktose und Glukose (Spaltprodukte des Milchzuckers) bzw. Fruktose und Glukose (Spaltprodukte des Rohrzuckers) zerlegt.

18.8.3 Zusammenfassung: Verdauung und Resorption der Fette

Fette werden vom Menschen z. B. in Form von Wurst, Eiern, Milch, Nüssen, Butter und Öl aufgenommen. Mit etwa 90 % bilden die Triglyzeride (Neutralfette) den Hauptanteil dieser Fette (➤ Kap. 2.8.2). Die übrigen 10 % sind Phospholipide, Cholesterin und Cholesterinester sowie die fettlöslichen Vitamine (A, D, E und K, ➤ Kap. 19.6.1).

Der größte Teil der Fettverdauung findet im Dünndarm statt, nachdem Galle und Pankreassaft dem Speisebrei zugemischt wurden. Unter dem Einfluss der **Pankreaslipase** werden die Triglyzeride in Monoglyzeride und freie Fettsäuren gespalten. Ferner erfolgt eine teilweise Aufschließung der Cholesterin-Fettsäure-Verbindungen (Cholesterinester) und der Phospholipide durch Enzyme des Pankreas.

Monoglyzeride, Fettsäuren, Cholesterin, Phospholipide und fettlösliche Vitamine lagern sich dann unter dem Einfluss der Gallensäuren zu winzigen Gebilden, den **Mizellen,** zusammen. Erst diese Mizellen können den idealen Kontakt zur Dünndarmschleimhaut herstellen, indem sie sich zwischen die Mikrovilli legen.

Die Resorption der Fette und ihrer gespaltenen Bausteine erfolgt überwiegend im Duodenum und im beginnenden Jejunum. Die kurz- und mittelkettigen Fettsäuren gelangen über Diffusionsvorgänge in die Kapillaren der Darmzotten, von dort über das Pfortadersystem zur Leber und schließlich in den großen Kreislauf. Die größeren Fettmoleküle werden in der Epithelzelle von einer Proteinhülle umgeben. Diese Fett-Eiweiß-Tröpfchen heißen **Chylomikronen.** Die Lymphgefäße der Darmzotten leiten die Chylomikronen über größere Lymphgefäße und den Milchbrustgang (Ductus thoracicus, ➤ Abb. 6.15 und ➤ Abb. 18.33) an der Leber vorbei in den Blutkreislauf.

18.8.4 Resorption der Elektrolyte

Die im Darm enthaltenen **Elektrolyte** (Natrium, Kalium, Magnesium, Chlor) stammen hauptsächlich aus den in den Darm abgegebenen Verdauungssäften, lediglich zum kleineren Teil sind sie Bestandteil der aufgenommenen Nahrung und Getränke. Sie werden überwiegend im Bereich des Jejunums teils aktiv, teils passiv rückresorbiert. Den rückresorbierten Elektrolyten folgt Wasser passiv nach.

18.8.5 Resorption der Vitamine

Die **fettlöslichen Vitamine** A, D, E und K werden gemeinsam mit fetthaltigen Lebensmitteln aufgenommen, weil sie nur über die Mizellenbildung in Gegenwart anderer Fette resorbierbar sind (➤ Kap. 19.6.1).

Die meisten **wasserlöslichen Vitamine,** beispielsweise die B-Vitamine und das Vitamin C, werden über passive Diffusionsvorgänge resorbiert. Das Vitamin B_{12} kann allerdings wie erwähnt ohne den vom Magen produzierten **Intrinsic Factor,** mit dem es sich verbindet, nicht im Ileum aufgenommen werden (➤ Kap. 18.4.4).

KLINIK

Malassimilation

Wenn die Verdauung der Nahrung oder die Aufnahme der zerlegten Nahrungsbestandteile aus dem Darmlumen in den Blutkreislauf gestört ist, bezeichnet man dies als **Malassimilation** (lat.: assimilare = ähnlich machen). Diese ist hauptsächlich bedingt durch:

- **Maldigestion,** die unzureichende Verdauung der Nahrung im Verdauungstrakt
- **Malabsorption,** eine gestörte Resorption der Nährstoffmoleküle trotz normaler Verdauung.

Häufige Ursachen einer Malassimilation sind z. B. ein Mangel an Verdauungsenzymen bei chronischen Erkrankungen des Pankreas, ein Mangel an Gallensäuren z. B. infolge Abflussstörungen der Galle oder chronisch entzündliche Darmerkrankungen (z. B. Morbus Crohn).

18.9 Kolon und Rektum

DEFINITION

Kolon (Dickdarm, Grimmdarm)

Vom Blinddarm bis zum Enddarm reichender, etwa 1,5 m langer Abschnitt des Verdauungsrohres. Liegt rahmenförmig um die Dünndarmschlingen (➤ Abb. 18.34). Umfasst die Abschnitte Caecum (Blinddarm) mit Appendix (Wurmfortsatz), aufsteigender (Colon ascendens), quer verlaufender (Colon transversum), absteigender (Colon descendens) und S-förmiger Dickdarm (Colon sigmoideum). Gemeinsames Kennzeichen sind die **Tänien** und **Haustren** der Dickdarmmuskulatur. Aufgaben sind Eindickung des Darminhalts durch Rückresorption von Wasser und weiterer Abbau unverdaulicher Nahrungsreste durch von Darmbakterien angeregte Gärungs- und Fäulnisvorgänge.

Rektum (Enddarm, Mastdarm)

Letzter, ca. 7–15 cm langer Abschnitt des Verdauungstraktes, geht aus dem S-förmigen Dickdarm hervor, endet im After. Dient der Speicherung des halbfesten Stuhls, der schließlich über den After ausgeschieden wird.

Der **Dickdarm** (➤ Abb. 18.34) ist im Unterschied zum Dünndarm reichlich mit Bakterien besiedelt, die alle für den Menschen unverdauliche Nahrungsreste durch Gärungs- und Fäulnisvorgänge weiter abbauen.

Der Dickdarm besitzt mit einer durchschnittlichen Weite von 7 cm einen wesentlich größeren Durchmesser als der Dünndarm.

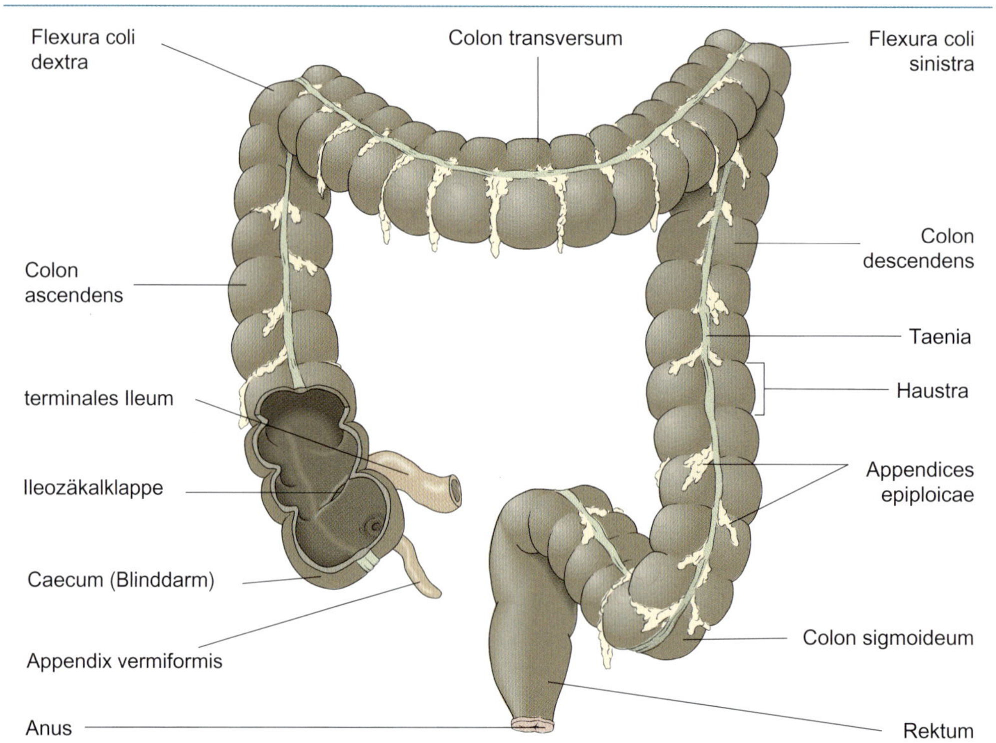

Abb. 18.34 Dickdarm (Caecum und Kolon) und Rektum in der Vorderansicht. Man erkennt eine der drei Tänien, die durch Bündelung der Längsmuskulatur entstanden sind. Außerdem sieht man die Haustren, die durch Einschnürungen der Ringmuskulatur gebildet werden.

Dickdarmschleimhaut

Der Aufbau der Dickdarmwand mit ihren vier Schichten entspricht dem des übrigen Verdauungstraktes (➤ Abb. 18.2), zeigt aber Besonderheiten.

An der Dickdarmschleimhaut findet man keine Zotten mehr, sondern ausschließlich besonders tiefe Einstülpungen, die **Dickdarmkrypten.** Das einschichtige Kryptenepithel besteht vorwiegend aus **schleimbildenden Becherzellen,** deren abgesonderter Schleim die Dickdarmschleimhaut gegenüber dem sich zunehmend verfestigenden Stuhl gleitfähig hält (➤ Abb. 18.35). An den Kryptenübergängen finden sich neben den Becherzellen zusätzlich resorbierende Epithelzellen, die zum Darmlumen hin einen Bürstensaum (Mikrovilli) besitzen. Hier erfolgt die Rückresorption von Wasser und Elektrolyten.

Tänien, Haustren, Appendices epiploicae

Charakteristisch für den Dickdarm ist die äußere Längsmuskelschicht: Sie verläuft nicht gleichmäßig um den ganzen Darm, sondern ist zu drei bandförmigen Streifen zusammengebündelt, den **Tänien.** Durch den Spannungszustand dieser Tänien und Kontraktionen der Ringmuskelschicht entstehen im Abstand von einigen Zentimetern peristaltische Einschnürungen, zwischen denen dann **Haustren** als Ausbuchtungen deutlich hervortreten. Die Haustren sind keine starren Gebilde, sondern verändern entsprechend der ablaufenden Peristaltik dauernd ihre Form.

Zwischen den Tänien sind oft noch gelbe Anhängsel zu erkennen, die **Appendices epiploicae.**

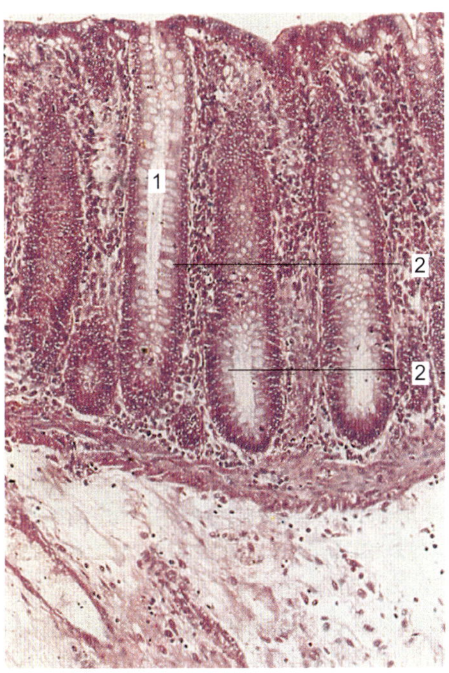

Abb. 18.35 Histologischer Schnitt durch die Dickdarmschleimhaut. Typischerweise findet man nur Krypten (1) und keine Zotten. Als ovale Aufhellungen erkennt man im Epithel die Becherzellen (2). [X141]

Dabei handelt es sich um kleine fettgefüllte Ausstülpungen der Dickdarmserosa. Bei adipösen Menschen sind sie besonders ausgeprägt.

Bauchfellüberzug des Dickdarms

Caecum, Colon transversum und Sigma sind vollständig von Serosa überzogen und nur über ein dünnes Aufhängeband, das **Mesokolon** (Dickdarmgekröse) elastisch mit der hinteren Bauchwand verbunden. Über dieses Mesokolon wird der Dickdarm mit Blut- und Lymphgefäßen sowie Nerven versorgt. Diese Abschnitte liegen intraperitoneal und sind somit gut beweglich (➤ Kap. 18.1.4).

Im Gegensatz dazu sind Colon ascendens und descendens nur an ihrer Vorderseite von Bauchfell überzogen und an ihrer Hinterseite fest mit der hinteren bzw. seitlichen Leibeswand verwachsen. Sie liegen somit retroperitoneal und sind im Bauchraum nicht beweglich.

18.9.1 Blinddarm und Appendix

Der erste, vor der rechten Darmbeinschaufel gelegene Abschnitt des Dickdarms ist das **Caecum** (Blinddarm). Es stellt den weitesten, aber mit nur 6–8 cm Länge auch kürzesten Dickdarmabschnitt dar. In den Blinddarm stülpt sich von links her in einem nahezu rechten Winkel das Dünndarmende, das terminale Ileum, ein. An der Einmündungsstelle entstehen zwei Schleimhautfalten, die als **Ileozäkalklappe** (Valva ileocaecalis) bezeichnet werden. Diese Klappe lässt in periodischen Abständen Dünndarminhalt in den Dickdarm übertreten. Ein Rückfluss ist normalerweise ausgeschlossen, da die Ileozäkalklappe als Ventil wirkt.

Am unteren Ende des Blinddarms hängt als wurmförmiges Gebilde der **Appendix vermiformis** (Wurmfortsatz). Seine Schleimhaut ist ähnlich aufgebaut wie die des Dickdarms, in die Wand sind jedoch zahlreiche Lymphfollikel eingelagert, die insbesondere im Kindesalter der Infektabwehr dienen. Die Länge des etwa 1 cm dicken Wurmfortsatzes variiert erheblich (2–25 cm), durchschnittlich ist er etwa 10 cm lang. Klinisch bedeutsam ist die große Variabilität seiner Lage, wodurch die Diagnose einer Entzündung des Wurmfortsatzes (Appendizitis, ➤ Kasten) unter Umständen erheblich erschwert wird.

KLINIK

Appendizitis

Da der Wurmfortsatz eine Sackgasse für den Speisebrei bildet und z. B. durch „Kotsteine" (harter Stuhl) verschlossen werden kann, entzündet er sich relativ häufig. Diese **Appendizitis** wird meist – nicht korrekt! – „Blinddarmentzündung" genannt. Der entzündete Appendix muss schnell operativ entfernt werden. Besonders gefürchtet ist die **Altersappendizitis,** da sie klinisch auch heute noch häufig verkannt und nicht selten erst im Stadium einer Bauchfellentzündung (Peritonitis, ➤ Kap. 18.1.4) die Indikation zur Operation gestellt wird.

18.9.2 Kolon

An den Blinddarm schließt sich als nächster Dickdarmabschnitt das **Colon ascendens** an. Es verläuft der rechten Bauchwand anliegend nach oben bis zur Leber. Hier macht es eine scharfe Biegung (Flexura coli dextra) und verläuft dann als **Colon transversum** zum linken Oberbauch in die Nähe der Milz. Hier macht das Colon wieder einen scharfen Knick (Flexura coli sinistra) und verläuft als **Colon descendens** an der seitlichen Bauchwand abwärts. In Höhe der linken Darmbeinschaufel löst sich das Kolon von der seitlichen Bauchwand und geht in einer s-förmigen Krümmung in den letzten Kolonabschnitt, das **Sigma** (Colon sigmoideum) über. Das Sigma verlässt den Bauchraum, tritt ins kleine Becken ein und geht in das **Rektum** (Mast- oder Enddarm) über.

18.9.3 Rektum

Das **Rektum** (Mast- oder Enddarm) bildet den 15–20 cm langen letzten Darmabschnitt. Es liegt im kleinen Becken außerhalb der Bauchhöhle und ist somit nicht mehr von Bauchfell überzogen. Im Gegensatz zu den beschriebenen Dickdarmabschnitten bildet die außen gelegene Längsmuskulatur wieder eine rundum geschlossene Schicht. Die charakteristischen Dickdarmzeichen, Tänien und Haustren, sind somit am Rektum nicht vorhanden. Das Rektum verläuft nicht, wie es sein Name vermuten lässt, vollkommen gerade, sondern hat wie das Sigma eine S-Form. In seinem oberen Teil folgt es der Ausbuchtung des Kreuzbeins, biegt dann in Höhe des Steißbeins nach hinten um und endet im Anus (After).

Die oberste „Etage" des Rektums bildet die Ampulla recti, die auch kurz **Ampulle** genannt wird. Sie ist der Sammelbehälter, in dem der Kot vor der Ausscheidung über Stunden (bisweilen sogar bis zu drei Tage lang) gespeichert wird.

Der **Anus** (After) ist schließlich die Öffnung, durch den der Darm an die Körperoberfläche mündet. Er wird durch zwei unterschiedliche Muskeln verschlossen:

- Den **inneren Schließmuskel** (M. sphincter ani internus), der die abschließende Verstärkung der inneren Ringmuskelschicht des Darmes darstellt und nicht willkürlich beeinflusst werden kann (glatte Muskulatur)
- Den **äußeren Schließmuskel** (M. sphincter ani externus). Er gehört der quer gestreiften Beckenbodenmuskulatur an und kann willkürlich kontrahiert werden.

KLINIK

Hämorrhoiden

Hämorrhoiden sind knotenartige Erweiterungen des arteriovenösen Schwellkörpers im Rektum. Ein Einriss dieser Gefäße führt zu typischerweise hellroten Blutauflagerungen auf dem Stuhl. Weitere Symptome sind Nässen und Brennen in der Analregion sowie Schmerzen beim Stuhlgang.

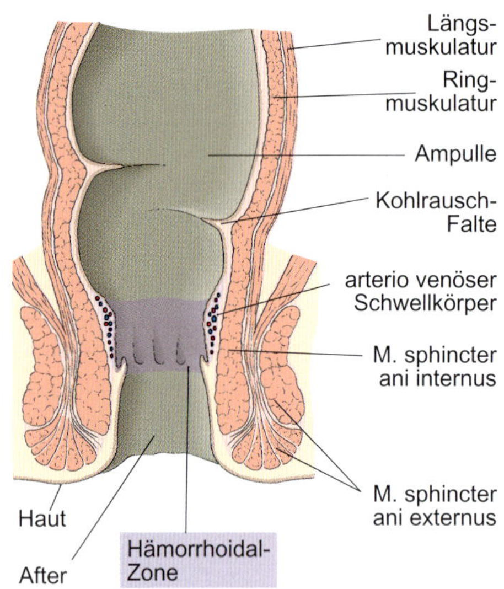

Abb. 18.36 Das Rektum im Längsschnitt. Zwischen der Ampulle und dem Anus liegt die Hämorrhoidalzone. Dort findet sich unter der Schleimhaut ein arteriovenöser Schwellkörper.

Die Schleimhaut entspricht im oberen Abschnitt noch der Dickdarmschleimhaut, geht aber dann zunehmend in die äußere Haut des Afters (mit Haaren und Talg- bzw. Schweißdrüsen) über. In der Hämorrhoidalzone (➤ Abb. 18.36) liegt unter der Schleimhaut des Rektums ein Venengeflecht, das mit der oberen Mastdarmschlagader (A. rectalis superior) in Verbindung steht. Dieser arteriovenöse Schwellkörper trägt neben den beiden beschriebenen Muskeln maßgeblich zum Verschluss des Afters bei.

18.9.4 Transport des Dickdarminhalts

Im Dickdarm können drei Bewegungsformen unterschieden werden:

- **Segmentationen.** Sie entstehen durch rhythmische Einschnürungen der Ringmuskulatur und führen zu der oben erwähnten Haustrierung des Dickdarms. Die Segmentationen verzögern die Passage des Darminhalts, sodass Elektrolyte und Wasser resorbiert werden können. Erschlafft der kontrahierte Darmabschnitt und kontrahiert die Muskulatur an anderer Stelle, wird der Darminhalt kräftig durchmischt.
- **Propulsive Massenbewegungen.** Kontrolliert wahrscheinlich durch das vegetative Nervensystem, kommt es zuerst zu einer Erschlaffung der Darmmuskulatur und dann zu einer starken Kontraktionswelle, die den Stuhl in Richtung Darmausgang transportiert. Diese Massenbewegungen treten ungefähr 3–4-mal täglich auf, bevorzugt morgens nach dem Aufstehen sowie nach den Mahlzeiten. Sie sind nicht selten mit Stuhldrang und nachfolgender Stuhlentleerung verbunden.
- **Peristaltische Wellen.** Sind im Dickdarm selten.

Die Motorik des Dickdarms wird wie in anderen Abschnitten des Verdauungsrohres durch den zwischen der inneren Ring- und der äußeren Längsmuskulatur liegenden Nervenplexus (**Plexus myentericus** oder Auerbach-Plexus) gesteuert. Der Einfluss des autonomen Nervensystems modifiziert die Aktivität des Plexus: Der Parasympathikus fördert den Weitertransport des Darminhalts, während der Sympathikus den Weitertransport hemmt.

18.9.5 Stuhlentleerung

Die **Defäkation** (Stuhlentleerung) ist ein reflexmäßig ablaufender Vorgang, der jedoch willentlich beeinflusst werden kann. Bei ausreichender Füllung der Ampulle werden dort Dehnungsrezeptoren erregt. Diese senden über afferente Nervenbahnen Impulse zum Defäkationszentrum im Sakralmark, außerdem wird im Großhirn die Empfindung „Stuhldrang" ausgelöst. Vom Defäkationszentrum werden dann parasympathische Nervenfasern erregt, die zum einen den inneren Schließmuskel erschlaffen lassen und zum anderen zur Kontraktion der äußeren Längsmuskulatur des Rektums führen. Dadurch wird der Stuhl nach außen getrieben, wobei eine anhaltende Kontraktion von Zwerchfell und Bauchmuskeln, die sog. **Bauchpresse** (➤ Kap. 17.8.4), den Vorgang unterstützt. Ein Aufschub der Stuhlentleerung über eine gewisse Zeit ist deshalb möglich, weil der äußere Schließmuskel willentlich kontrahiert und damit die Stuhlentleerung verhindert werden kann.

18.9.6 Stuhl

Der **Stuhl** (Kot, Faeces) ist der eingedickte und durch Bakterien zersetzte, unverdauliche Rest des Nahrungsbreis. Der Stuhl besteht zu 50 % aus abgestorbenen Bakterienzellen, der Rest setzt sich folgendermaßen zusammen:

- Unverdauliche, teilweise zersetzte Nahrungsbestandteile (vorwiegend Zellulose)
- Abgestoßene Epithelzellen der Darmschleimhaut
- Schleim
- Sterkobilin wird im Darm durch Umwandlung des Gallenfarbstoffs Bilirubin gebildet und verleiht dem Stuhl seine eigentümliche, bräunliche Farbe
- Gärungs- und Fäulnisprodukte, die bei den bakteriellen Zersetzungsvorgängen im Dickdarm entstehen und für den unangenehmen Geruch des Stuhls verantwortlich sind
- Entgiftungsprodukte: Pharmaka, Giftstoffe und deren Abbauprodukte sowie andere von der Leber über die Galle in den Darm abgegebene Stoffwechselprodukte
- Wasser.

18.9.7 Erkrankungen des Darmes

Obstipation

Unter **Obstipation** (Verstopfung) versteht man eine verzögerte und erschwerte Darmentleerung. Der Stuhl ist infolge Wasserentzugs hart und trocken, und die Entleerung wird dadurch schmerzhaft.

Die Obstipation ist keine Krankheit, sondern eine Fehlfunktion des Darmes, häufig infolge fehlender Flüssigkeitszufuhr, starker Flüssigkeitsverluste, ballaststoffarmer Ernährung und mangelnder körperlicher Bewegung.

Entsprechend ist bei Verstopfung ballaststoffreiche Kost, ausreichende Flüssigkeitszufuhr sowie körperliche Mobilisation indiziert.

PT-PRAXIS

Obstipationsbehandlung

Zur Behandlung einer Obstipation ist die **Kolonmassage** sehr hilf- und erfolgreich. Bei dieser Massage wird der Dickdarm beginnend am Colon descendens mit den Fingerspitzen getastet, und mit sanftem Druck in die Tiefe wird die Hand dann einige Zentimeter Richtung Rektum geschoben. Das gleiche wird einige Zentimeter proximal wiederholt, bis der gesamte Dickdarm bis zur Einmündungsstelle des Dünndarms massiert ist. Für eine vom Patienten selbst durchführbare Technik aus der **Hydrotherapie** wird nur ein kalter Waschlappen benötigt. Dieser wird im Verlauf des Dickdarms entsprechend dem Weg, den der Kot im Dickdarm nimmt – also im Uhrzeigersinn – in großen Kreisen auf dem Bauch bewegt. Dabei wird der Patient aufgefordert, tief in den Bauch zu atmen (➤ Kap. 17.8.5).

Diarrhoe

Eine erhöhte Stuhlfrequenz heißt **Diarrhoe** (Durchfall), wobei in schweren Fällen bis zu 30 Entleerungen pro Tag vorkommen können. Bei der Diarrhoe ist der Vorgang der Stuhleindickung gestört. **Akute Diarrhoe** ist meist infektiös bedingt, z. B. durch verdorbene Lebensmittel aufgenommene Salmonellen, bei Reisen meist durch mit E. coli verseuchtes Trinkwasser, bei Kleinkindern oft Viren. **Chronische Diarrhoe** hat meist nichtinfektiöse Ursachen, z. B. chronisch-entzündliche Darmerkrankungen, psychische Unruhezustände (Colon irritabile genannt), Medikamente, Abführmittel oder ein Malabsorptionssyndrom (➤ Kap. 18.8.5).

Insbesondere bei Säuglingen kommt es bei starker Diarrhoe rasch zur Austrocknung und zu lebensgefährlichen Elektrolytstörungen.

Inkontinenz

Bei der **Stuhlinkontinenz** kann der Stuhl nicht mehr zurückgehalten werden und es kommt zum unwillkürlichen Einkoten. Dies ist bei Säuglingen und Kleinkindern noch normal. Im höheren Lebensalter spielen als Ursachen Lähmungen sowie Tumoren im Anus- und Enddarmbereich eine bedeutende Rolle. Bei Schwäche der Muskulatur kann gezieltes **Beckenbodentraining** (➤ Kap. 20.5.4) Linderung bringen.

Das Kolon-Rektum-Karzinom

Bösartige Tumoren von Kolon und Rektum sind sehr häufig – beim Mann wie bei der Frau ist das

18

Kolon-Rektum-Karzinom der zweithäufigste bösartige Tumor. Er entwickelt sich meist aus Wucherungen der Schleimhaut, ist also ein Adenokarzinom. Risikofaktor Nummer eins ist wahrscheinlich falsche Ernährung, insbesondere ballaststoffarme Kost (➢ Kap. 19.8).

Die beiden wichtigsten Alarmsymptome sind:

- Blut im Stuhl
- Plötzliche Änderung der Stuhlgewohnheiten, z. B. anhaltende Verstopfung (Obstipation), Durchfall (Diarrhoe), verstärkter Windabgang und Blähungen (Flatulenz) sowie Schleimbeimengungen im Stuhl oder unwillkürlicher Stuhlabgang.

Der Tumor metastasiert zunächst in die regionalen Lymphknoten, die ersten Fernmetastasen entstehen durch Ausbreitung über die Pfortader in der Leber (portaler Metastasierungstyp, ➢ Abb. 5.18).

Chronisch-entzündliche Darmerkrankungen

Die Ursache **chronisch-entzündlicher Darmerkrankungen** ist bis heute unbekannt. Möglich erscheint, dass es bei entsprechend genetisch disponierten Menschen über psychische Einflüsse zu Fehlreaktionen des Immunsystems kommt, in deren Folge Autoantikörper gegen das körpereigene Darmgewebe gebildet werden (➢ Kap. 7.6.2). Infektionen oder psychische Einflüsse sind evtl. an diesem Prozess mitbeteiligt. Folge sind chronisch-rezidivierende oder kontinuierliche, u. U. lebenslang wieder aufflackernde Entzündungen von Dickdarmabschnitten, die auch auf Ileum und Rektum übergreifen können. Zwei Erkrankungen sind von besonderer Bedeutung: Morbus Crohn und Colitis ulcerosa.

Ileus

Der **Ileus** ist ein lebensbedrohliches Krankheitsbild mit Unterbrechung der Dünn- oder Dickdarmpassage, beim mechanischen Ileus durch ein mechanisches Hindernis, beim paralytischen Ileus durch eine Darmlähmung.

Dem **mechanischen Ileus** liegt eine Verlegung der Darmlichtung zugrunde, etwa durch Fremdkörper oder Tumoren, aber auch durch Kompression des Darmes von außen, z. B. durch narbige Verwachsungen. Anfänglich versucht der Darm durch kräftige Kontraktionen, die sich in kolikartigen Schmerzen äußern, das Hindernis zu überwinden. Als Ausdruck des Passagestopps kommt es zu Stuhl- und Windverhaltung sowie zum Erbrechen. Wird die Passagebehinderung nicht chirurgisch behoben, so entwickelt sich rasch ein lebensbedrohlicher Zustand: Der vor dem Hindernis liegende Darmabschnitt erweitert sich und es folgen massive Flüssigkeitsverluste in das Darmlumen mit der Folge einer Hypovolämie und Schockgefahr (➢ Kap. 16.3.7).

Beim **paralytischen Ileus** ist die Darmmotorik gelähmt. Hauptursachen sind eine postoperative Darmlähmung oder eine Peritonitis (➢ Kap. 18.1.4). Beim paralytischen Ileus fehlt die Darmperistaltik („Totenstille im Bauch"). Ist die Darmlähmung (noch) nicht vollständig, d. h., sind noch einzelne Darmgeräusche hörbar, nennt man diesen Zustand Subileus.

Das Krankheitsbild ist sehr ernst – abhängig von der Ursache des Ileus und dem Zeitpunkt des Therapiebeginns stirbt jeder 4.–10. Betroffene.

18.10 Leber

DEFINITION

Leber (Hepar)

Größte Anhangsdrüse des Darmes, etwa 1,5 kg schwer und rötlich-braun. Ihre Hauptaufgaben sind:

- Bildung der Galle
- Vielfältige Aufgaben im Eiweiß-, Kohlenhydrat- und Fettstoffwechsel
- Entgiftungsfunktionen, z. B. für Alkohol und viele Medikamente
- Speicherung von Vitaminen, Kohlenhydraten und Fetten
- Proteinsynthese (Albumine, Gerinnungsfaktoren)
- Bilirubinsekretion.

Die Bedeutung der Galle für die Fettverdauung und Fettresorption im Dünndarm wurde bereits in ➢ Kap. 18.7.1 ausführlich erläutert. In diesem Kapitel steht deshalb die Funktion der Leber als wichtigstes **Stoffwechselorgan** des Menschen im Vordergrund.

18.10.1 Lage und makroskopischer Aufbau der Leber

Die **Leber** ist in zwei unterschiedlich große Lappen, den größeren rechten und den kleineren linken **Leberlappen** unterteilt. Die Hauptmasse der Leber liegt unter der rechten Zwerchfellkuppel und ist an deren Form angepasst. Der linke Leberlappen reicht weit über die Mittellinie hinaus in den linken Oberbauch.

Die Leber folgt den Atembewegungen des Zwerchfells und tritt bei der Einatmung tiefer, bei der Ausatmung wieder höher. Da sie größtenteils unter dem Brustkorb verborgen ist, kann man allenfalls den vorderen, unteren Leberrand tasten.

Lage der Leber im Bauchraum

Betrachtet man die Oberfläche der Leber, so kann man die obere konvexe **Zwerchfellseite** von der unteren leicht konkaven **Eingeweideseite** unterscheiden. Der vordere spitzwinklige Rand der Leber stellt dabei den vorderen Übergang zwischen Zwerchfellseite und Eingeweideseite dar (➢ Abb. 18.37).

Von vorne erkennt man das an der Unterseite des Zwerchfells befestigte sichelförmige **Ligamentum falciforme,** das den größeren rechten vom kleineren linken Leberlappen abgrenzt.

Betrachtet man die Leber von der Eingeweidefläche her, so erkennt man noch zwei kleinere Lappen: den **Lobus quadratus** und den **Lobus caudatus.**

Zwischen diesen beiden kleineren Lappen befindet sich eine quer gestellte Nische, die **Porta hepatis** (Leberpforte). An der Leberpforte treten die **A. hepatica** (Leberarterie) und die **V. portae** (Pfortader) als zuführende Blutgefäße in die Leber ein, während die beiden **Ductus hepaticus dexter** und **sinister** (Lebergallengänge), von den beiden Leberlappen kommend, die Leber hier verlassen. Außerdem findet man an der Leberpforte noch austretende Lymphgefäße sowie zum autonomen Nervensystem gehörende Nervenfasern.

Die Leber ist an ihrer Außenseite von einer derben **Bindegewebskapsel** sowie fast gänzlich von Bauchfell überzogen. Die Leber und die an ihr befestigte Gallenblase liegen intraperitoneal, nur an der hinteren, oberen Zwerchfellseite ist die Leber in einem kleinen, dreieckigen Bezirk fest mit dem Zwerchfell verwachsen. Bindegewebskapsel und Bauchfellschicht werden vom Nervensystem sensibel innerviert, sind also schmerzempfindlich.

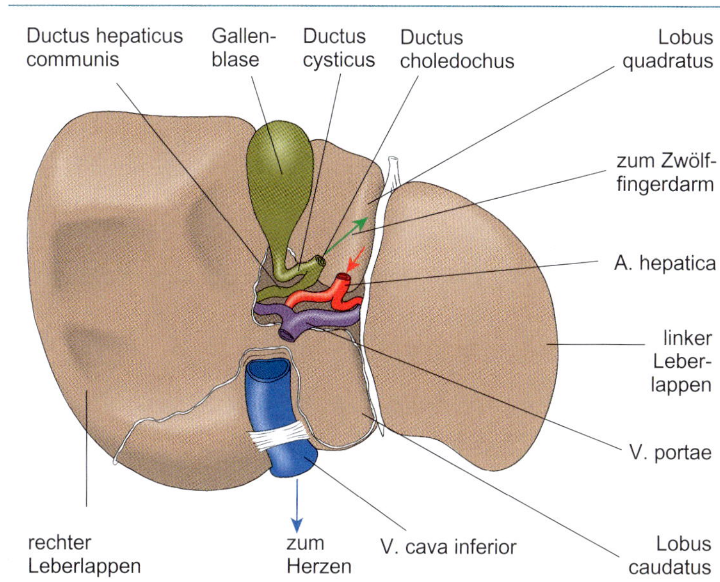

Abb. 18.37 Eingeweidefläche (Unterseite) der Leber. An der quer gestellten Nische der Leberpforte treten V. portae und A. hepatica in die Leber ein, der Ductus hepaticus verlässt die Leber.

18

Blutversorgung

Ein Anteil von 25 % des zur Leber gelangenden Blutes ist sauerstoffreich und stammt aus der Leberarterie (A. hepatica, auch A. hepatica propria genannt). Diese geht aus der A. hepatica communis (➤ Abb. 18.8) hervor. 75 % ihres Blutes erhält die Leber durch die Pfortader (über 1 l pro Minute). Sie sammelt das venöse Blut der Bauchorgane (➤ Abb. 18.9) und führt es direkt der Leber zu.

Das Blut der Pfortader enthält u. a. die im Dünndarm resorbierten Nährstoffe, Abbauprodukte aus der Milz, Hormone des Pankreas und auch Stoffe, die teilweise schon von der Magenschleimhaut resorbiert wurden (z. B. Alkohol).

18.10.2 Feinbau der Leber

Die Leber ist aus einer Vielzahl von 1–2 mm großen **Leberläppchen** (Lobuli hepatici) aufgebaut. Auf Schnittpräparaten erscheinen diese Leberläppchen wie sechseckige Bienenwaben angeordnet. An den Eckpunkten dieser „Waben" stoßen jeweils drei verschiedene Leberläppchen aneinander. Hier befinden sich die sog. **Periportalfelder,** in denen jeweils ein feiner Ast der Pfortader, ein Ast der Leberarterie und ein kleiner Gallengang verlaufen. Dieses auch als **Glisson-Trias** bezeichnete Versorgungssystem bringt somit zu jeweils drei Leberläppchen Pfortaderblut und sauerstoffreiches arterielles Blut und enthält andererseits feine Abflüsse von Gallenkapillaren aus jeweils drei Leberläppchen.

In der Mitte eines jeden Leberläppchens verläuft die **Zentralvene** (➤ Abb. 18.38). Das Leberläppchen selbst wird aus zahlreichen radiär verlaufenden Zellsträngen gebildet, die ein dreidimensionales Plattensystem aufbauen. Jede dieser Platten besteht gewöhnlich aus ein bis zwei Zelllagen. Dazwischen liegen die **Lebersinusoide** (➤ Abb. 18.39), die das Kapillargebiet der Leber darstellen. In diesen Lebersinusoiden mischt sich das arterielle Blut mit dem Blut aus der Pfortader und fließt nun langsam zentralwärts. In der Mitte des Leberläppchens finden die Sinusoide Anschluss an die Zentralvene, über die das Blut aus dem Leberläppchen abfließt. Die abfließenden Zentralvenen aller Leberläppchen sammeln das Blut in immer größer werdenden Venen. Über die **drei großen Lebervenen** (Vv. hepaticae) fließt dieses Blut schließlich dicht unter dem Zwerchfell in die **untere Hohlvene** (V. cava inferior) ab.

Die Wand der Leberzellen grenzt nicht direkt an die Lebersinusoide, sondern ist von diesen durch einen schmalen Spaltraum, den **Dissé-Raum,** getrennt (➤ Abb. 18.39). Dessen Begrenzung wird von Endothelzellen sowie von **Kupffer-Sternzellen** gebildet, die dem Monozyten-Makrophagen-System (➤ Kap. 4.5.1 und ➤ Abb. 7.2) angehören und Bakterien, Fremdstoffe und Zelltrümmer phagozytieren können.

In den Dissé-Raum ragen feine Ausläufer der Leberzellen (Mikrovilli) fingerförmig hinein. Zum Kontakt mit den im Blut enthaltenen Stoffen kommt es durch feine Poren zwischen den Endothel- bzw. Kupffer-Sternzellen, die ein Übertreten der aufzunehmenden Stoffe in den Dissé-Raum ermöglichen. Dadurch wird eine Entgiftung des Blutes ermöglicht.

Intrahepatische Gallengänge

Neben dem System der Lebersinusoide existiert in der Leber ein zweites Kapillarsystem mit **Gallenkapillaren,** das räumlich völlig getrennt von den Lebersinusoiden verläuft. Diese Gallenkapillaren werden durch rinnenartige Spalträume gebildet, die zwischen zwei benachbarten Leberzellen ausgespart bleiben und deren Wände von den Zellmembranen der Leberzellen selbst gebildet werden. Die Flussrichtung in den Gallenkapillaren ist der der Lebersinusoide entgegengesetzt: Sie beginnen im Zentrum der Leberläppchen und münden in den Periportalfeldern in größere Sammelgänge (interlobuläre Gallengänge). In ihrem weiteren Verlauf vereinigen sich diese Sammelgänge immer mehr, bis schließlich an der Leberpforte nur noch ein Hauptast aus dem rechten und dem linken Leberlappen austritt. Dies sind die beiden Hauptgallengänge, Ductus hepaticus dexter und sinister, die sich außerhalb der Leber zum **Ductus hepaticus communis** vereinigen. Wie bereits erwähnt, heißt dieser Hauptgallengang nach Abgang des Ductus cysticus, dem Verbindungsgang zur Gallenblase, **Ductus choledochus** (➤ Abb. 18.30).

18.10.3 Die Leber als Entgiftungs- und Ausscheidungsorgan

Die Leber ist für die **Entgiftung** bzw. den **Abbau** sowohl von Fremd- als auch von körpereigenen Stoffen das wichtigste Organ. Dazu verfügt die Leber über zahlreiche Enzyme, die in anderen Körperzellen nicht oder nicht in diesem Ausmaß vorhanden sind. Nach Aufnahme der auszuscheiden-

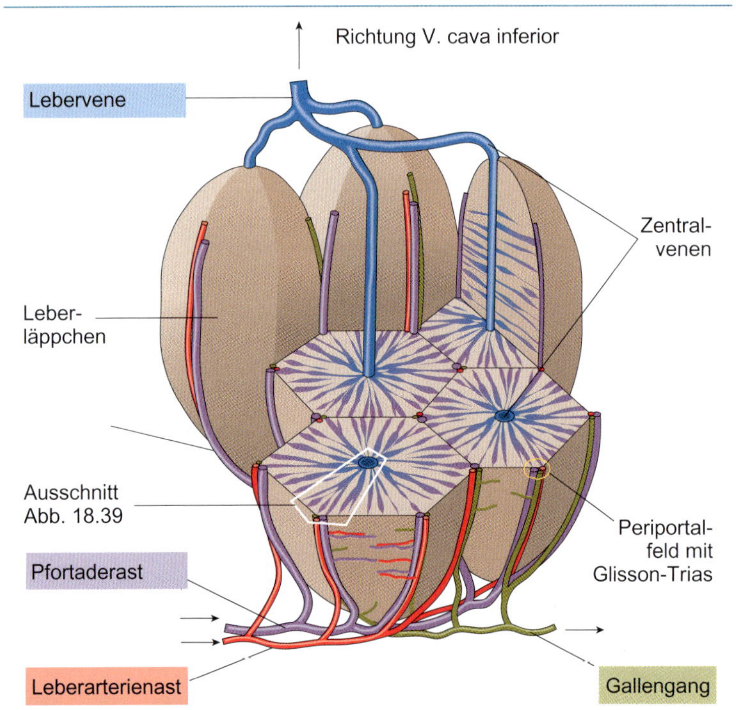

Abb. 18.38 Leberläppchen: In jedes Leberläppchen fließt Leberarterien- und Pfortaderblut. Gleichzeitig wird Gallenflüssigkeit und Lebervenenblut abgeleitet.

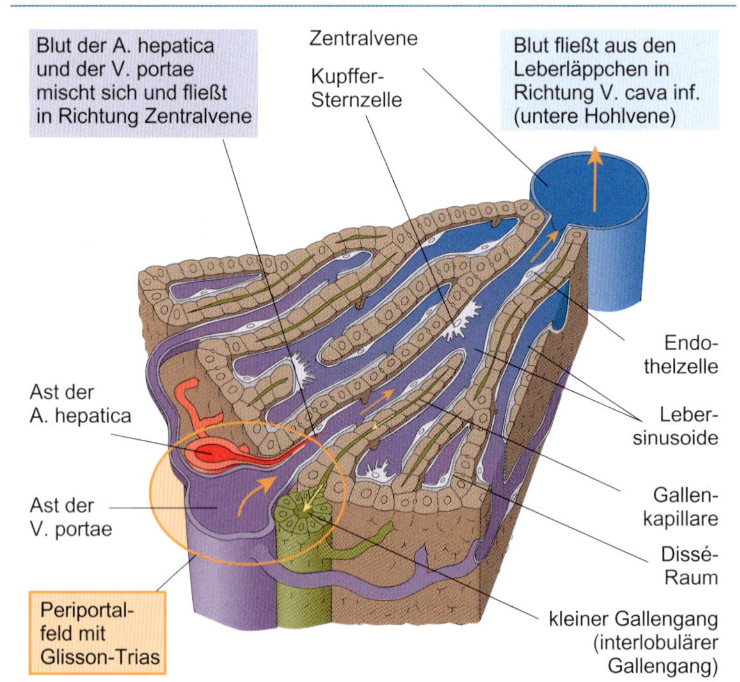

Abb. 18.39 Leberzellen mit Blut- und Gallekapillaren. Die Lebersinusoide sind das Kapillarnetz der Leber. Dort vermischt sich das Blut der A. hepatica mit dem Pfortaderblut und fließt Richtung Zentralvene. Zwischen der Gefäßwand der Lebersinusoide und der Leberzelloberfläche liegt der Dissé-Raum.

den Stoffe in die Leberzellen bewerkstelligen diese Enzyme den Abbau bzw. die chemische Vorbereitung für die Ausscheidung, wobei grundsätzlich zwei unterschiedliche Wege beschritten werden:

- **Ausscheidung über die Niere.** Gut wasserlösliche Abbauprodukte, z. B. Alkohol und viele Medikamente, werden von den Leberzellen in die Lebersinusoide abgegeben. Von dort gelangen sie über den Blutkreislauf zur Niere und verlassen schließlich mit dem Urin den Organismus.
- **Ausscheidung über die Galle.** Schlecht wasserlösliche und damit auch im Blut schlecht lösliche Abbauprodukte werden auf der den Lebersinusoiden gegenüberliegenden Seite der Leberzellen in die Gallenkapillaren abgegeben. Durch die emulgierende Wirkung der Gallensäuren können sie in der Galle in Lösung gehalten werden und gelangen mit dieser in den Darm, von wo aus sie mit dem Stuhl ausgeschieden werden.

First-pass-Effekt

Eine besondere Bedeutung fällt der Leber durch ihre Einbindung in den **Pfortaderkreislauf** zu: Sie wirkt wie ein Filter für alle Stoffe, die im Magen-Darm-Trakt resorbiert werden und vor dem Erreichen des großen Kreislaufs die Leber passieren müssen. Dieser Filterwirkung fallen auch Arzneistoffe „zum Opfer", die dem Organismus oral zugeführt werden, weil die resorbierten Wirkstoffe bei Passage der Leber bereits zu einem erheblichen Teil inaktiviert werden (**First-pass-Effekt,** first pass = erster Durchgang).

Gefährliches Ammoniak

Beim Eiweißabbau werden erhebliche Mengen des Giftes **Ammoniak** frei, die ebenso wie aus dem Darm resorbiertes Ammoniak von der Leber entgiftet werden, bevor das Ammoniak den großen Kreislauf erreichen und als Nervengift das ZNS schädigen kann.

18.10.4 Der Gallenfarbstoff Bilirubin

Die Zusammensetzung der Galle wurde bereits unter ➤ Kap. 18.7 erläutert. Ein wesentlicher Gallenbestandteil ist das Bilirubin, das zum überwiegenden Teil aus dem Abbau der roten Blutkörperchen (Erythrozyten, ➤ Kap. 6.2.5) stammt. Genauer gesagt ist es das Abbauprodukt des Häms, der sauerstoffbindenden Komponente des Hämoglobins. Der Abbau findet in den Zellen des Monozyten-Makrophagen-Systems von Milz, Knochenmark und Leber statt und führt über das grünliche Zwischenprodukt Biliverdin schließlich zum Endprodukt des Hämabbaus, dem gelblichen Bilirubin. Bilirubin ist wasserunlöslich und wird daher im Blut an Albumin gebunden transportiert. Man nennt diese Form des Bilirubins auch **indirektes Bilirubin.** In der Leber wird es vom Albumin abgetrennt und in die Leberzellen aufgenommen. Hier wird es an eine bestimmte Säure, die Glucuronsäure, gekoppelt (konjugiert), wobei das besser wasserlösliche **direkte Bilirubin** entsteht, das mit der Galle in den Darm ausgeschieden wird.

Im Darm wird das Bilirubin durch die Tätigkeit von Darmbakterien weiter umgewandelt zu **Sterkobilin** (braun) und **Urobilinogen** (gelb). Urobilinogen wird teilweise rückresorbiert und danach teils in der Leber weiter abgebaut, teils (insbesondere bei hohen Konzentrationen) mit dem Urin ausgeschieden.

18.10.5 Die Leber als zentrales Stoffwechselorgan

Die Leber erfüllt eine Reihe lebenswichtiger Stoffwechselaufgaben, die im Folgenden anhand der Kohlenhydrate, Eiweiße und Fette zusammenfassend dargestellt werden.

Kohlenhydratstoffwechsel der Leber

Stimuliert durch das Hormon Insulin, nimmt die Leber Glukose aus der Blutbahn auf und speichert es als **Glykogen** in den Leberzellen – die Leber dient also als **Kohlenhydratspeicher.** Bei Bedarf wird dieses gespeicherte Glykogen wieder zu Glukose (Traubenzucker) abgebaut und an das Blut abgegeben. Ausgelöst wird die Freisetzung der Glukose aus Glykogen vor allem durch die Hormone Adrenalin aus dem Nebennierenmark und Glukagon (➤ Kap. 18.6.3) aus den Inselzellen des Pankreas.

Da schon nach einer kurzen Fastenperiode von 24 Stunden die Glykogenvorräte der Leber vollständig erschöpft sind, existiert in den Leberzellen noch ein weiterer Stoffwechselweg, der die Leberzellen in die Lage versetzt, Glukose neu zu bilden. Für diese **Glukoneogenese** (Zuckerneubildung) sind als Ausgangsstoff z. B. verschiedene Aminosäuren geeignet (➤ Kap. 2.8.1), während dies aus Fettsäuren nicht möglich ist. Außerdem kann die Leber als einziges Organ Fruktose und Galaktose in Glukose umwandeln.

Eiweißstoffwechsel der Leber

Auch im Stoffwechsel der Eiweiße und Aminosäuren nimmt die Leber eine zentrale Stellung ein. Sie stellt insbesondere die meisten der im Blut benötigten Eiweißkörper her. Deren wichtigste sind:

- **Albumine** und viele andere Proteine des Blutes (Globuline)
- **Blutgerinnungsfaktoren** (➤ Kap. 6.5.4).

In der Leber erfolgt ein ständiger Um- und Abbau von Eiweißen und deren Bausteinen, den Aminosäuren. Aus der großen Menge Stickstoff, die bei diesen Um- und Abbauvorgängen anfällt, bildet die Leber beim Erwachsenen pro Tag etwa 20–25 g **Harnstoff.** Dieser wird ins Blut abgegeben und über den Urin ausgeschieden (zur Harnstoffanreicherung bei Nierenerkrankungen ➤ Kap. 20.2.2).

Fettstoffwechsel der Leber

Nicht nur im Fettgewebe, auch in der Leber werden Neutralfette (Triglyzeride) gespeichert, wobei im Hungerzustand wieder freie Fettsäuren mobilisiert werden können. Die Leber erzeugt aus den Fettsäuren viel Energie, die u. a. für Energie verbrauchende Stoffwechselvorgänge wie z. B. die Glukoneogenese aus Aminosäuren und Laktat verwendet wird.

18.10.6 Erkrankungen der Leber

Ikterus

DEFINITION

Ikterus (Gelbsucht)

Gelbfärbung von Haut und Schleimhäuten durch Anstieg des Bilirubins im Blut mit nachfolgendem Bilirubinübertritt in die Gewebe. Zuerst sichtbar als sog. Sklerenikterus am Auge.

Folgende Ikterusformen werden unterschieden:

- **Prähepatischer Ikterus:** Hier liegt die Störung **vor** der Leber, meist bedingt durch einen verstärkten Untergang roter Blutzellen (Hämolyse). Durch das vermehrt anfallende Bilirubin wird die Leber in ihrer Ausscheidungsfunktion überfordert. Man findet dann im Blut einen erhöhten Spiegel des indirekten Bilirubins.
- **Intrahepatischer Ikterus:** Seine Ursache liegt in einer Funktionsstörung **in** der Leber (z. B. durch eine infektiöse Hepatitis oder Leberzirrhose). Die geschädigte Leber kann den regulären Anfall von Bilirubin nicht bewältigen. Im Blut findet man typischerweise erhöhte Werte des direkten und indirekten Bilirubins.
- **Posthepatischer Ikterus:** Hier liegt die Störung **hinter** der Leber. Infolge einer Verlegung der Gallenwege, z. B. durch Gallensteine oder Tumoren (Verschlussikterus), staut sich das bereits von der Leber ausgeschiedene direkte Bilirubin zurück, tritt ins Blut über und kann dort in erhöhter Konzentration gemessen werden. Der Ikterus wird von entfärbtem Stuhl und dunklem Urin begleitet. Der Stuhl ist deshalb entfärbt, weil das Bilirubin nicht mehr über die Galle zur Ausscheidung kommt.
- Eine (harmlose) Sonderform der Gelbsucht ist der physiologische **Neugeborenen-Ikterus** (➤ Kap. 22.5.1), der aufgrund der Unreife der Leber wenige Tage nach der Geburt auftritt und sich meist spontan zurückbildet.

Akute Virushepatitis

DEFINITION

Akute infektiöse Virushepatitis

Viral bedingte Leberentzündung mit Nekrosen der Leberzellen und einem meist intrahepatischen Ikterus. Sie wird je nach ursächlichem Virus in die Typen A–G unterteilt. Die Viren unterscheiden sich erheblich in ihrem Ansteckungsweg, der Inkubationszeit sowie ihrer Neigung zu Folgeerkrankungen, weniger durch ihre Akutsymptome.

Die häufigste und vergleichsweise wenig gefährliche Hepatitisform ist die **Hepatitis A,** deren Erreger das Hepatitis-A-Virus (HA-V) ist. Das Virus wird mit dem Stuhl ausgeschieden, der häufigste

Infektionsweg ist die fäkal-orale Übertragung über kontaminierte Nahrungsmittel oder das Trinkwasser. Die Prognose ist – auch ohne besondere Therapie – günstig, da praktische keine chronischen Krankheitsverläufe vorkommen („Leberschnupfen").

Das **Hepatitis-B**-Virus (HB-V) wird vor allem **parenteral** (z. B. über Blut, Blutprodukte, verunreinigte Nadeln und Spritzen, im Krankenhaus auch durch in die Augen gelangte Blutspritzer infektiöser Patienten) sowie durch Sexualkontakt übertragen. Alle Körperflüssigkeiten eines Hepatitis-Kranken (Blut, Speichel, Urin, Sperma) sind als potenziell infektiös zu betrachten. Da ein chronischer Verlauf in etwa 10 % der Krankheitsfälle droht, sollten Berufstätige im Gesundheitswesen, die beruflichen Kontakt mit infektiösen Patienten oder Sekreten haben, geimpft werden; hierzu stehen zuverlässige Impfstoffe (z. B. HB-Vax) zur Verfügung.

Die **Hepatitis C,** früher meist als NonA-NonB-Hepatitis bezeichnet, deren Erreger das Hepatitis-C-Virus (HC-V) ist, wird ebenfalls überwiegend parenteral übertragen. Bis zur Einführung entsprechender Tests wurde die Hepatitis C häufig durch Bluttransfusionen übertragen. Neben Patienten, die auf Blutprodukte angewiesen sind, haben insbesondere i. v.-Drogenabhängige ein hohes Risiko, sich zu infizieren. Die Hepatitis C besitzt eine sehr ernste Prognose, da die Krankheit in über 50 % der Fälle einen chronischen Verlauf nimmt. Um dies zu verhindern, sollte frühzeitig eine Therapie mit Interferon versucht werden.

Weitere Formen der Virushepatitis (z. B. Hepatitis D oder E) sind in Europa selten.

Chronische Hepatitis

Wenn eine Hepatitis nach sechs Monaten nicht ausgeheilt ist, so spricht man von einer **chronischen Hepatitis.** Gefährlich ist vor allem die **chronisch aggressive Hepatitis,** die zu einer zunehmenden Einschränkung der Leberfunktion führt und dann ohne Therapie mit α-Interferon (IFN-α) meist in eine unheilbare Leberzirrhose mündet.

Fettleber

DEFINITION

Leberzellverfettung

Verfettung von weniger als 50 % der Leberzellen.

Fettleber

Verfettung von über 50 % der Leberzellen.

Im Anfangsstadium sind die Betroffenen trotz deutlich tastbarer Lebervergrößerung meist beschwerdefrei. Hauptursachen sind die hyperkalorische Ernährung und insbesondere der Alkoholmissbrauch. Überschreitet die Alkoholzufuhr die toxische Grenze (etwa 60 g bei Männern und 20 g bei Frauen, entsprechend etwa drei bzw. einer Flasche Bier täglich), so resultiert ein schubweises Auftreten einer nichtinfektiösen Fettleberhepatitis, die jedes Mal vom Untergang von Lebergewebe begleitet wird. Bei trotzdem fortgesetztem Alkoholabusus wird die Entwicklung einer Leberzirrhose („Fettzirrhose") immer wahrscheinlicher.

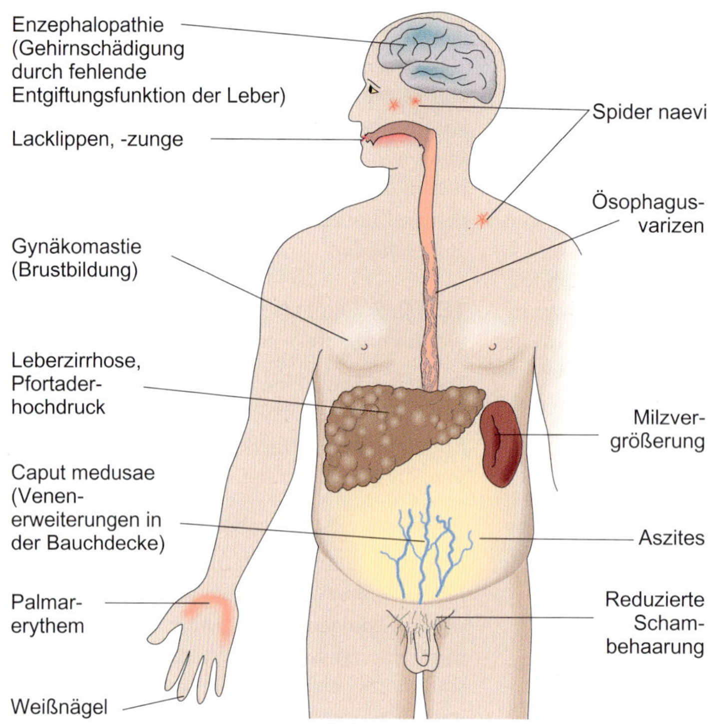

Abb. 18.40 Typische Symptome eines Patienten mit Leberzirrhose. Durch den Pfortaderhochdruck entwickeln sich Ösophagusvarizen, Milzvergrößerung, Aszites und erweiterte Bauchhautvenen. An der Haut sieht man Gefäßsternchen, sog. Spider naevi, Palmarerythem (gerötete Handinnenflächen) und verminderte Achsel-, Scham- und Bauchbehaarung. Beim Mann kann sich eine Gynäkomastie (Brustbildung) einstellen.

Leberzirrhose

DEFINITION

Leberzirrhose (Schrumpfleber)

Chronisch fortschreitende, irreversible Zerstörung der Leberläppchen, mit knotig-narbigem Umbau der Leber einhergehend. Mögliches Endstadium nahezu aller Lebererkrankungen. Lebensbedrohlich durch ihre Folgezustände. Altersgipfel 50.–60. Lebensjahr, Männer : Frauen = 7:3.

In etwa der Hälfte der Fälle ist die **Leberzirrhose** auf chronischen Alkoholmissbrauch zurückzuführen, weitere 40 % sind Spätfolgen einer chronischen Virushepatitis. Die verbleibenden 10 % verteilen sich auf pathogenetisch ganz unterschiedliche, aber eher seltene Ursachen.

Klinische Zeichen sind (➤ Abb. 18.40):

- **Allgemeinsymptome:** wie Druck- und Völlegefühl im Oberbauch, Abgeschlagenheit, verminderte Leistungsfähigkeit
- **Leberhautzeichen:** wie Spider naevi (Gefäßspinnen), Palmarerythem, Lacklippen und Lackzunge, brüchige weiße Nägel
- **Hormonelle Störungen:** beim Mann Verlust der Sekundärbehaarung („Abdominalglatze"), Potenzstörung, Hodenatrophie und evtl. Ausbildung einer Brust (Gynäkomastie); bei der Frau Menstruationsstörungen
- **Tastbarer Leberbefund:** Anfänglich vergrößerte Leber mit höckeriger Oberfläche. Im Endstadium ist die Leber aufgrund der Schrumpfung verkleinert
- **Aszites:** Das Blut kann nicht mehr ungehindert durch die Leber fließen, der Druck in der Pfortader steigt, es entsteht ein Pfortaderhochdruck. Dieser führt zur Ansammlung von freier Flüssigkeit in der Bauchhöhle, dem Aszites. Das Blut staut sich im Pfortadergefäßsystem zurück und ist Ursache einer Milzvergrößerung. Ferner sucht sich das Pfortaderblut Umwege, um die zirrhotische Leber beim Rückfluss zum Herzen zu umgehen. Ein solcher Umweg sind die **Ösophagusvarizen** (erweiterte Speiseröhrenvenen). Sie können leicht platzen und zu lebensgefährlichen inneren Blutungen führen
- **Hepatische Enzephalopathie:** Hierunter versteht man die neurologischen und psychiatrischen Symptome durch den Funktionsausfall der Leber, verursacht durch die zirkulierenden Giftstoffe im Blut
- Im schlimmsten Fall kommt es zum **Leberkoma** (➤ Kap. 18.10.3), an dem viele Zirrhosepatienten sterben
- Erhöhtes Risiko für die Entwicklung eines **Leberzellkarzinoms.**

18

Literatur

Benninghoff, A., Drenckhahn, D.: Makroskopische Anatomie, Histologie, Embryologie, Zellbiologie. Band 1: Zelle, Gewebe, Entwicklung, Skelett- und Muskelsystem, Atemsystem, Verdauungssystem, Harn- und Genitalsystem, Band 2: Herz-Kreislauf-System, Lymphatisches System, Endokrine Drüsen, Nervensystem, Sinnesorgane, Haut. 16./17. Aufl. Elsevier, Urban&Fischer, München 2004, 2008.

Brandes, R., Lang, F., Schmidt, R. F.: Physiologie des Menschen, mit Pathophysiologie. 32. Aufl. Springer, Berlin 2019.

Enders, G.: Darm mit Charme: Alles über ein unterschätztes Organ. 13. Aufl. Ullstein, Berlin 2017.

Paulsen, F., Waschke, J.: Sobotta, Atlas der Anatomie 3 Bände und Tabellenhefter im Schuber. 24. Ed. ELSEVIER, München, 2019Schoppmeyer, M.: Innere Medizin: Krankheitslehre für die Physiotherapie. 4. Aufl. Elsevier Urban&Fischer, München 2020.

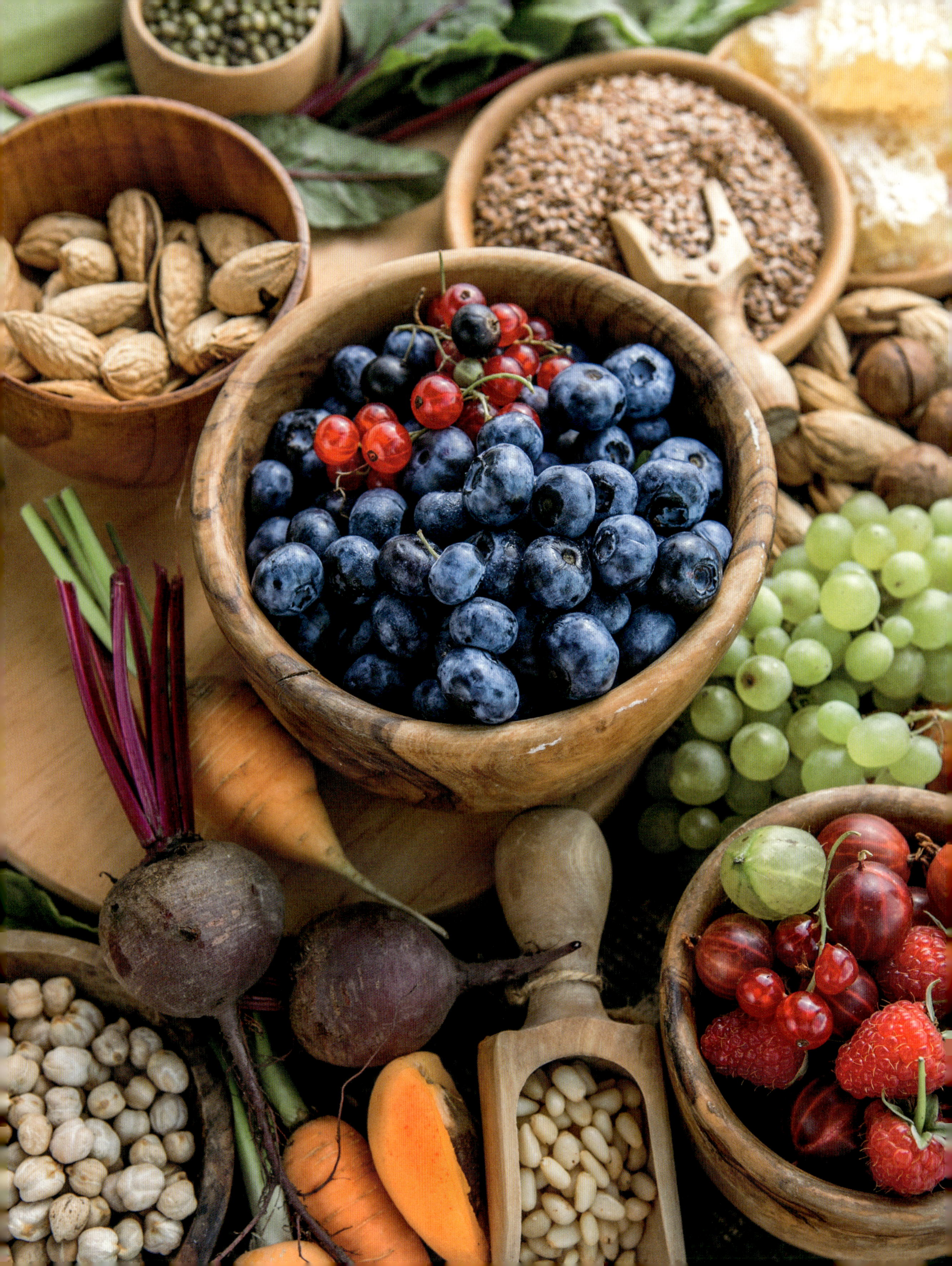

KAPITEL

19 Stoffwechsel und Ernährung

LERNINHALTE

19.1 Die Bestandteile der Nahrung

- Die einzelnen Bestandteile der Nahrung sind Nährstoffe, Mineral- und Ballaststoffe. Zu den Energie liefernden Nährstoffen zählen Kohlenhydrate, Fette und Proteine. Essenziell sind Nahrungsbestandteile dann, wenn sie dem Körper von außen zugeführt werden müssen, da er sie selber nicht synthetisieren kann, z. B. Vitamin C.

19.2 Wie viel Energie und Nährstoffe braucht der Mensch?

- Die Nahrungsaufnahme dient der Deckung des Energiebedarfes. Das Maß für Energie ist die Einheit Kalorie bzw. Joule oder Wattsekunde.
- Der Grundumsatz beschreibt den Energiebedarf des ruhenden, entspannten und nüchternen Menschen mit einer normalen Körpertemperatur und bei einer gleich bleibenden Umgebungstemperatur von 28 °C. Er ist individuell verschieden und hängt auch von Alter, Körpergewicht und Geschlecht ab. Der Leistungsumsatz ist definiert als durch Arbeitsleistung des Körpers verursachter, über dem Grundumsatz liegender Mehrverbrauch an Energie.
- Als Nährstoffbedarf ist die Menge eines Nährstoffes definiert, die für den Erhalt aller Körperfunktionen und damit der Homöostase des Organismus benötigt wird und somit die Gesundheit und Leistungsfähigkeit aufrechterhält.
- Als Nährstoffdichte bezeichnet man das Verhältnis aus Nährstoff- und Energiegehalt. Glukose ist unter den Kohlenhydraten der Schlüssel-Energieträger. Die Regulation der Blutglukose ist von entscheidender Bedeutung – sie wird durch Insulin und Glukagon geregelt. Insulin sorgt aber auch für eine vermehrte Überführung von freien Fettsäuren in Depotfett und für eine vermehrte Eiweißbildung.

19.3 Stoffwechsel der Kohlenhydrate und die Bedeutung des Insulins

- Der Mangel an Insulin bzw. eine verminderte Empfindlichkeit gegenüber Insulin führt zum Diabetes mellitus. In unserer Gesellschaft häufig in Zusammenhang mit dem metabolischen Syndrom zu finden, also einer Zuckerkrankheit, kombiniert mit Fettstoffwechselstörung und Übergewicht auf dem Boden einer zu reichlichen Nahrungszufuhr.
- Der Typ-1-Diabetes (juveniler Diabetes mellitus) wird den Autoimmunerkrankungen zugerechnet. Die Bauchspeicheldrüse produziert kaum oder gar kein Insulin, es entsteht ein absoluter Insulinmangel, der nur durch parenterale Gabe von Insulin therapiert werden kann.
- Der Typ-2-Diabetes ist vor allem bei (älteren) übergewichtigen Menschen vorzufinden. Bei Disposition werden die Insulinrezeptoren in den Geweben unempfindlicher, es liegt eine Insulinresistenz vor, wodurch schließlich ein relativer Insulinmangel entsteht. Zur Therapie des insulinunabhängigen Diabetes mellitus reichen häufig schon Gewichtsreduktion und Diät aus.
- Akutkomplikationen des Diabetes mellitus sind: Hyperglykämie, Coma diabeticum, Hypoglykämie, ketoazidotisches Koma, hypoglykämischer Schock.

- Eine Therapie des Diabetes mellitus ist aufgrund seiner fatalen Spätschäden unerlässlich. Wichtige Spätkomplikationen sind: Makroangiopathie, Mikroangiopathie, diabetische Nephropathie und Polyneuropathie, diabetische Fettleber.

19.4 Stoffwechsel der Fette

- Ausdruck von Fettstoffwechselstörungen können sowohl erhöhte wie erniedrigte Cholesterinwerte sein: Erhöhte LDL-Cholesterine im Blut sind ebenso schädlich wie vermindertes HDL-Cholesterin.
- Adipositas (Übergewicht) lässt sich durch Formeln ermitteln. Neben der Formel von Broca findet heutzutage zunehmend der Body-Mass-Index Anwendung:
- BMI [kg/m^2] = Gewicht [kg]/(Größe [m] × Größe [m]).
- Bei einer manifesten Adipositas nimmt die Gefahr von Herz-Kreislauf-Erkrankungen wie etwa Schlaganfall und Herzinfarkt stark zu.

19.5 Eiweiß- und Purinstoffwechsel

- Der Proteinstoffwechsel dient unter anderem dem Muskelaufbau. Gicht ist eine Erkrankung des Purinstoffwechsels.

19.6 Vitamine

- Vitamine sind organische Verbindungen, die der menschliche Organismus nicht oder nur unzureichend selbst herstellen kann, die über die Nahrung zugeführt werden müssen und wichtige Funktionen im Stoffwechsel besitzen.
- Fettlösliche Vitamine sind A, D, E und K. Wasserlöslich sind die B-Vitamine und das Vitamin C.

19.7 Mineralstoffe

- Mineralstoffe (Elektrolyte) sind essenzielle anorganische Substanzen, die zur Aufrechterhaltung der Gesundheit und der Leistungsfähigkeit des Organismus benötigt werden. Unterschieden werden Mengen- und Spurenelemente.

19.8 Ballaststoffe

- Ballaststoffe sind unverdauliche Nahrungsbestandteile, die für eine normale Magen-Darm-Passage der Nahrung von erheblicher Bedeutung sind, denn ihr Volumen regt die Darmperistaltik an. Werden sie regelmäßig in zu geringen Mengen aufgenommen, entsteht oft eine Obstipation (Darmverstopfung).

DEFINITION

Ernährung

Versorgung des Organismus mit allen lebensnotwendigen Stoffen, die dem Menschen zum Aufbau (Baustoffwechsel) und zur Energiegewinnung bzw. zum Erhalt (Betriebsstoffwechsel) des Organismus dienen.

Die Ernährung umfasst den Nahrungserwerb, die Aufnahme der in der Nahrung enthaltenen Nährstoffe, gefolgt von der Verdauung, der Resorption, den Stoffwechselvorgängen sowie der Ausscheidung von Unverdaulichem und Stoffwechselendprodukten.

Stoffwechsel ➤ Kap. 1.2

19.1 Die Bestandteile der Nahrung

DEFINITION

Nährstoffe

Verwertbare und unverwertbare Bestandteile der Nahrung. Es wird zwischen Energie liefernden Nährstoffen wie Kohlenhydraten, Fetten sowie Proteinen und nicht Energie liefernden Nährstoffen wie Vitaminen, Mineralstoffen sowie Ballaststoffen unterschieden.

Energie liefernde Stoffwechselprozesse bezeichnet man als **Katabolismus.** Sie sind für den Organismus lebenswichtig. Nur mit ihrer Hilfe kann er in ausreichendem Umfang die Struktur seiner Zellen aufbauen und aufrechterhalten, dies wird **Anabolismus** genannt (➤ Abb. 19.1).

Die für den Stoffwechsel benötigten Substanzen nimmt der Mensch in Form von Nahrungsmitteln zu sich. Deren Energiegehalt ist in den chemischen Bindungen der Nährstoffe Kohlenhydrate, Fette und Proteine gespeichert (➤ Kap. 19.2). Neben einer ausreichenden Menge an Energie liefernden Nährstoffen und einem reichhaltigen Angebot an Wasser sind Vitamine, Mineralstoffe (Mengen- und Spurenelemente) sowie Ballaststoffe für die Gesundheit unerlässlich:

- **Kohlenhydrate:** Verbindungen aus Monosacchariden, die dem Organismus Energie liefern (➤ Kap. 2.8.1)
- **Ballaststoffe:** unverdauliche langkettige, faserartige Kohlenhydratverbindungen, die in Pflanzenzellen als Stütz- und Strukturelemente dienen und die Verdauung des Menschen unterstützen (➤ Kap. 19.8)
- **Fette:** Verbindungen aus Glyzerin und Fettsäuren, die dem Organismus Energie zuführen (➤ Kap. 2.8.2)
- **Proteine:** Verbindungen aus Aminosäuren, die in erster Linie dem Aufbau und dem Erhalt des Organismus, aber auch als Energielieferanten dienen (➤ Kap. 2.8.3)

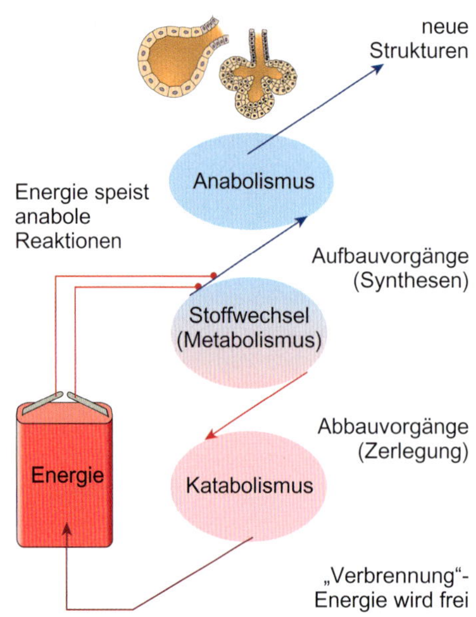

Abb. 19.1 Zur Wiederholung die wichtigsten Begriffe des Metabolismus (Stoffwechsels). Die Schaffung neuer Organstrukturen heißt Anabolismus. Die Zerlegung und Verbrennung von Nahrungsbestandteilen wird Katabolismus genannt.

- **Vitamine:** essenzielle organische Verbindungen, die als Koenzyme oder als Bestandteile von Koenzymen im Stoffwechsel katalytische Funktionen ausüben (➤ Kap. 2.9 und ➤ Kap. 19.6)
- **Mineralstoffe:** essenzielle anorganische Verbindungen, welche die Gesundheit und die Leistungsfähigkeit des Organismus aufrechterhalten. Mineralstoffe werden entsprechend ihrer Konzentration im Organismus in Mengen- und Spurenelemente unterteilt (➤ Kap. 2.1, ➤ Kap. 19.7 und ➤ Kap. 20.7).

Einige Nahrungsbestandteile kann der Organismus jedoch nicht selbst herstellen, obwohl er auf sie angewiesen ist. Diese Nahrungsbestandteile sind **essenziell.**

DEFINITION

Essenzielle Nahrungsbestandteile

Lebensnotwendige Nahrungsbestandteile, die dem Organismus von außen zugeführt werden müssen, da er sie nicht selbst herstellen kann. Bedeutend sind essenzielle Aminosäuren, essenzielle Fettsäuren, Mineralstoffe und Vitamine.

19.2 Wie viel Energie und Nährstoffe braucht der Mensch?

19.2.1 Energiebedarf

DEFINITION

Energiebedarf (Gesamtumsatz)

Energiemenge, die benötigt wird, um den Energieverbrauch eines Menschen zu decken. Ist abhängig von Geschlecht, Alter, körperlicher Belastung sowie den Umweltbedingungen, denen der Organismus ausgesetzt ist. Umfasst Grundumsatz und Leistungsumsatz.

Energie wird weder geschaffen noch vernichtet, sondern es erfolgt stets die Umwandlung einer Energieform in eine andere. Der Organismus

19

nimmt Nährstoffe – Kohlenhydrate, Fette und Eiweiße – auf, in denen Energie in Form chemischer Bindungen enthalten ist. Durch deren Abbau wird diese chemische Energie zunächst in eine vom Körper verwertbare Energieform, das Adenosintriphosphat (ATP), umgewandelt. ATP dient im Körper als Energiespeicher und kann in ADP und AMP (Adenosindi- bzw. -monophosphat) abgebaut werden (➤ Kap. 2.8.5). Die dabei freigesetzte Energie wird wiederum in Wärmeenergie, mechanische Energie oder eine andere chemische Energie umgewandelt. Unter normalen physiologischen Bedingungen kann der Organismus auf diese Art und Weise seinen Energiebedarf decken.

Dadurch, dass die freigesetzte Energie partiell in Wärmeenergie umgewandelt wird, geht ein bestimmter Teil der Energie als Wärme verloren. Entsprechend ist der **Wirkungsgrad** (➤ Kap. 2.9) der umgesetzten Energie kleiner als 100 %. Allerdings ist die Bildung von Wärme für den **Warmblüter-Organismus** (Homoiothermie) des Menschen lebensnotwendig. Denn sein Betriebsstoffwechsel ist u. a. auf Enzyme angewiesen, die nur bei einer Körpertemperatur von ca. 37 °C optimal funktionieren und die erforderlichen chemischen Reaktionen in Gang setzen können. Um diese Betriebstemperatur aufrechterhalten zu können, besitzt der Organismus zahlreiche gegensteuernde Mechanismen, z. B. zur Erhöhung der Temperatur Muskelkontraktionen, Kältezittern oder ein verstärkter Stoffwechsel (Thermoregulation, ➤ Kap. 16.3.8).

Maßeinheiten für Energie

Um Angaben über den Energiebedarf bzw. -verbrauch des Organismus, aber auch über den **Brennwert** (Energiegehalt) der Nährstoffe machen zu können, wird in der Ernährungslehre und Medizin die Einheit **Kalorie** (lat.: calor = Wärme) und die neuere, den internationalen Standards entsprechende Einheit **Joule** verwendet.

1 000 Kalorien (cal) sind 1 Kilokalorie (kcal). 1 kcal ist laut Definition die Energiemenge, die benötigt wird, um 1 Liter Wasser von 14,5 °C auf 15,5 °C zu erwärmen. 1 000 Joule (J) ergeben 1 Kilojoule (kJ). 1 J entspricht einer Wattsekunde (1 Ws).

MERKE

Wattsekunde, Joule, Kalorien

- 1 Ws = 1 J
- 1 000 J = 1 kJ = 0,239 kcal
- 1 000 cal = 1 kcal = 4,18 kJ.

Grund- und Leistungsumsatz

DEFINITION

Grundumsatz

Energiebedarf des unbekleideten, ruhenden, entspannten und nüchternen Menschen mit einer normalen Körpertemperatur und bei einer gleich bleibenden Umgebungstemperatur von 28 °C (Basalstoffwechsel).

Leistungsumsatz (Energieumsatz)

Durch Arbeitsleistung des Körpers verursachter, über dem Grundumsatz liegender Mehrverbrauch an Energie.

Der **Grundumsatz** ist die Energiemenge, die für alle physiologischen Grundfunktionen im Ruhezustand aufgewendet werden muss, z. B. für chemische Reaktionen im Stoffwechsel, Herz-Kreislauf-Tätigkeit, Gehirnfunktion, Atmung, Darmperistaltik und Wärmeproduktion. Unter normalen Voraussetzungen gleicht der Grundumsatz in etwa der verbrauchten Energiemenge im Schlaf (➤ Abb. 19.2). Der Grundumsatz ist individuell unterschiedlich und abhängig von Körperkonstitution, -größe und -gewicht sowie dem Geschlecht, Alter und evtl. vorhandenen Erkrankungen. Die Steuerung des Grundumsatzes erfolgt durch die Schilddrüse (➤ Kap. 8.4).

Der Grundumsatz von Kindern und Jugendlichen ist höher als der junger Erwachsener. Er sinkt langsam mit dem Lebensalter, wobei Frauen durchschnittlich einen etwas geringeren Grundumsatz als Männer haben. Als Richtwert für den Grundumsatz eines Erwachsenen gelten etwa 4,2 kJ/kg/h = 1,2 W/kg KG.

Die Nahrungsaufnahme und deren Weiterverarbeitung ist nicht nur Voraussetzung für den Energieumsatz, sondern selbst ein Energie verbrauchender Prozess. Energie verbrauchen v. a. die Magen-Darm-Muskulatur, die Verdauungsdrüsen (➤ Kap. 18) und in hohem Maße die Leber als zentrales Stoffwechselorgan (➤ Abb. 19.3).

Der Leistungsumsatz umfasst die Energiemenge für alle zusätzlich erbrachten Leistungen, d. h. für die Nahrungsaufnahme und Verdauung sowie für körperliche und geistige Arbeit. Er berücksichtigt z. B. auch die Energiemenge, die benötigt wird, um bei einer niedrigen Umgebungstemperatur eine konstante Körpertemperatur aufrechtzuerhalten.

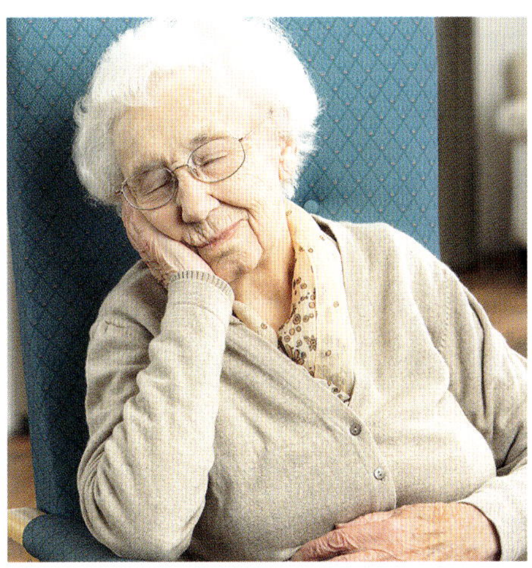

Abb. 19.2 Die während des Schlafes verbrauchte Energie zum Erhalt der physiologischen Grundfunktionen entspricht in etwa der Höhe des Grundumsatzes – er liegt beim älteren Menschen niedriger, da z. B. der Energieverbrauch des Stoffwechsels herabgesetzt ist. [J787]

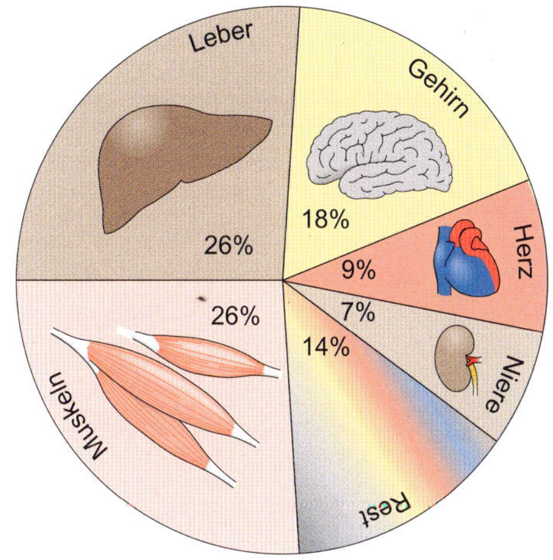

Abb. 19.3 Anteile der Organe am Grundumsatz in Prozent.

➤ Tab. 19.1 zeigt einige Beispiele für den Energieverbrauch bei verschiedenen körperlichen Tätigkeiten.

In Abhängigkeit von körperlicher Anstrengung (Arbeit) steigt der Leistungsumsatz, der bei einem körperlich nicht arbeitenden Menschen als **Freizeitumsatz** bezeichnet wird. Dieser Wert, der bei Frauen 8 400 kJ/d (2 000 kcal/d oder 97 W) und bei Männern 9 600 kJ/d (2 300 kcal/d oder 110 W) beträgt, entspricht dem täglichen Gesamtumsatz vieler Menschen unserer Gesellschaft (Büroarbeiter). Der Begriff **Arbeitsumsatz** ergibt sich aus dem Freizeitumsatz plus dem Umsatz, der durch die vermehrte Arbeit – durch Leistungszuwachs – entstanden ist. Für kontinuierliche Dauerarbeit gelten bei Frauen 15 500 kJ und bei Männern 20 100 kJ als Höchstgrenze. Als Arbeitsspitzenleis-

Tab. 19.1 Energieverbrauch bei ausgewählten körperlichen Tätigkeiten.

Tätigkeit	kcal/min	kJ/min
Gehen auf ebenem Weg	1,7	7,1 (2 km/h)
Laufen auf ebenem Weg	11,4	47,7 (12 km/h)
Steigen mit Last	3,6	15,1 (10°, 10 kg)
Rad fahren	7,8	32,7 (ebene Straße, 20 km/h)
Betten machen	4,1	17,2
Kartoffeln schälen	2,9	12,1
Geschirr spülen	2,6	10,9
Fenster putzen	3,3	13,8
Staub saugen	3,2	13,4
Boden wischen	5,3	22,2
Schuhe putzen	2,1	8,8
Wäsche bügeln	2,7	11,3
Gymnastik	5,0	20,9
Schwimmen	11,3	47,3 (Brust: 50 m/min)
Tischtennis	5,3	22,2
Tanzen (Rumba)	7,0	29,3

Tab. 19.2 Gesamtumsatz – Angaben nach der Deutschen Gesellschaft für Ernährung (DGE). Voraussetzungen: Frau mit 165 cm Größe und 60 kg Gewicht, Mann mit 172 cm Größe und 70 kg Gewicht. Werte des Leistungsumsatzes gelten für leichte Arbeit (z. B. sitzende Tätigkeit).

Alter	Grundumsatz	Leistungsumsatz	Gesamtumsatz
Frau			
25 Jahre	1 434 kcal = 6 000 kJ	765 kcal = 3 200 kJ	2 200 kcal = 9 200 kJ
45 Jahre	1 339 kcal = 5 600 kJ	669 kcal = 2 800 kJ	2 008 kcal = 8 400 kJ
65 Jahre	1 243 kcal = 5 200 kJ	550 kcal = 2 300 kJ	1 793 kcal = 7 500 kJ
Mann			
25 Jahre	1 745 kcal = 7 300 kJ	860 kcal = 3 600 kJ	2 608 kcal = 10 900 kJ
45 Jahre	1 625 kcal = 6 800 kJ	765 kcal = 3 200 kJ	2 390 kcal = 10 000 kJ
65 Jahre	1 482 kcal = 6 200 kJ	717 kcal = 3 000 kJ	2 000 kcal = 9 200 kJ

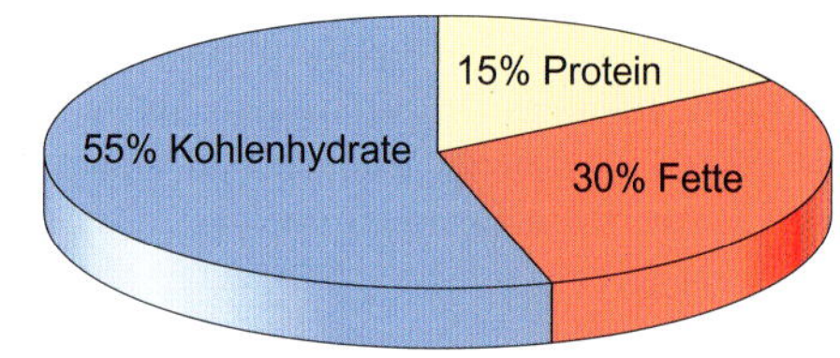

Abb. 19.4 Von der DGE empfohlene prozentuale Verteilung der Nährstoffe in der täglichen Ernährung.

tungen in kurzen Zeitintervallen (Tageshöchstleistungen) können sogar wesentlich höhere Energieumsätze ausgemacht werden (> 50 000 kJ/d). Im Hochleistungssport, wo Tagesbestleistungen oft nur Sekunden oder Minuten dauern und auf die lange Erholungsphasen folgen, werden noch viel höhere Werte erreicht.

Gesamtumsatz

> **DEFINITION**
> **Gesamtumsatz**
> Summe aus Grund- und Leistungsumsatz, umfasst den tatsächlichen Energiebedarf des Organismus.

Der **Gesamtumsatz** gibt die Energiemenge an, die durch Zufuhr der Nahrungsenergie gedeckt werden muss. Wird diese Menge unter- oder überschritten, gerät das **energetische Gleichgewicht** des Körpers ins Wanken. Wird der Körper beispielsweise dauerhaft mit zu wenig Nahrungsenergie versorgt, kann es zu Untergewicht kommen. Wird permanent zu viel Nahrungsenergie zugeführt, kann Übergewicht entstehen. Ab einer gewissen Grenze, die individuell etwas unterschiedlich sein kann, kann das Übergewicht an sich für den Körper einen krankmachenden Wert haben. Man spricht dann von der Adipositas (➤ Kap. 19.4.4). Hieran wird deutlich, dass eine Ermittlung des individuellen Gesamtumsatzes einer Person notwendig ist, um die angemessene Nahrungsmenge herauszufinden.

➤ Tab. 19.2 zeigt den Grund-, Leistungs- und Gesamtumsatz von Frauen und Männern der Altersgruppen 25 Jahre, 45 Jahre sowie 65 Jahre und älter.

19.2.2 Nährstoffbedarf

> **DEFINITION**
> **Nährstoffbedarf**
> Menge eines Nährstoffes, die für den Erhalt aller Körperfunktionen und damit der Homöostase (➤ Kap. 5.1.2) des Organismus benötigt wird und die Gesundheit und Leistungsfähigkeit aufrechterhält.

Der ermittelte Nährstoffbedarf eines Menschen ist Basis und zugleich praktische Orientierungshilfe für die individuelle, bedarfsgerechte Ernährung.

Grund-, Mehrbedarf und Sicherheitszuschlag

Für die Ermittlung des individuellen Nährstoffbedarfs sind zunächst Kenntnisse über den Grundbedarf, Mehrbedarf und über den sog. Sicherheitszuschlag an Nährstoffen erforderlich.

Der **Grundbedarf** (Mindestbedarf) ist die niedrigste Zufuhr eines Nährstoffes, die erforderlich ist, um Mangelerscheinungen zu verhüten. Nachweisbar sind diese u. a. durch klinische Merkmale wie Veränderungen an Haaren oder Nägeln (z. B. splissige Haare oder brüchige Nägel) und durch biochemische und physiologische Messgrößen wie von der Norm abweichende Blut-, Urin- und Stuhlzusammensetzungen bzw. -werte.

Der **Mehrbedarf** ist die Steigerung des Grundbedarfs, die unter verschiedenen physiologischen Bedingungen, z. B. Alter, Geschlecht, Konstitution oder Wachstum, und unter der Einwirkung von Umwelteinflüssen, z. B. Erkrankungen, Stress, körperliche Aktivität, Klima oder Höhenlage, notwendig ist.

Mit dem **Sicherheitszuschlag** werden Verluste eines Nährstoffes durch bestimmte Zubereitungsmaßnahmen berücksichtigt, z. B. Auslaugen der Lebensmittel beim Waschen oder Kochen bzw. unsachgemäße Lagerung der Lebensmittel.

Nährstoffempfehlungen

Nährstoffempfehlungen zielen darauf ab, unter Berücksichtigung der ermittelten Werte von Grundbedarf, Mehrbedarf und Sicherheitszuschlag die Nährstoffzufuhr innerhalb bestimmter Mindest- und Höchstwerte zu halten. Für Nährstoffe, die nur in geringsten Mengen in der Nahrung vorhanden sind, z. B. Jod oder Kalium, werden **Mindestzufuhrmengen** empfohlen. Sind hingegen in der Nahrung bestimmte Nährstoffe im Überfluss enthalten, z. B. Natrium oder Fett, wird die Einhaltung von **Höchstzufuhrmengen** angeraten.

Die Deutsche Gesellschaft für Ernährung (DGE) veröffentlicht allgemeine Empfehlungen für eine bedarfsgerechte Nährstoffzufuhr. Die Einnahme der dort genannten Nährstoffmengen sollen einen optimalen Stoffwechselablauf im menschlichen Organismus ermöglichen. Kennzeichen hierfür sind beim erwachsenen Menschen das normale Körpergewicht und das Fehlen eines Mineralstoff- oder Vitamin-Mangelzustandes.

Für die tägliche Ernährung wird eine Aufnahme der Nährstoffe im Verhältnis 55 % Kohlenhydrate, 30 % Fette und 15 % Proteine empfohlen (➤ Abb. 19.4).

Gehalt von Nährstoffen in Grundnahrungsmitteln

Nun isst der Mensch die Nährstoffe nicht in Form von reinen Fetten, Eiweißen oder Kohlenhydraten, sondern er nimmt sie in den verschiedenen Nahrungsmitteln, also z. B. Milch, Eiern, Kartoffeln, Obst oder Gemüse, gemischt zu sich. Die Anteile der drei Grundnährstoffe in den einzelnen Nahrungsmitteln können bei Bedarf speziellen Tabellen entnommen werden (➤ Tab. 19.3).

Kenntnisse über den Gehalt an Nährstoffen in den einzelnen Grundnahrungsmitteln sind z. B. bei strenger Reduktionsdiät und auch für Diabetiker wichtig, nicht aber für den Gesunden, solange die Nahrung abwechslungsreich und ernährungsphysiologisch sinnvoll zusammengestellt ist.

Tab. 19.3 Nährstoff-, Wasser- und Energiegehalt typischer Nahrungsmittel.

100 g enthalten	g Eiweiß	g Fett	g Kohlenhydrate	% Wasser	Energiegehalt in kcal/100 g
Hühnerfleisch	20	12	Spuren	68	200
Milch	3,4	3,4	4,7	88	65
Vollkornbrot	7,8	1,1	46	42	231
Nudeln	14	2,4	69	13	362
Äpfel	0,4	–	14	84	59
Blumenkohl	2,5	–	4	91	27
Sojabohnen	37	24	32	7	435
Schokolade	7	22	65	2	500
Bier	0,5	–	4,8	90	45

Nährstoffdichte

Die **Nährstoffdichte** ist das Verhältnis von Nährstoff- zu Energiegehalt in Lebensmitteln und damit ein bedeutendes Maß für die Beurteilung der eingenommenen Kost.

MERKE

Nährstoffdichte

= Nährstoffgehalt (Angabe in µg, mg oder g/100 g Lebensmittel)/Energiegehalt (Angabe in KJ/100 g).

Da beispielsweise ältere Menschen einen geringeren Energiebedarf haben, sollten Nahrungsmittel zugeführt werden, die je aufgenommener Energieeinheit relativ mehr erwünschte Nährstoffe, z. B. essenzielle Fett- und Aminosäuren, enthalten – die **Nährstoffdichte** der Lebensmittel sollte somit hoch sein. Produkte geringerer Nährstoffdichte sind z. B. Zucker, Fett, Stärke und Alkohol, da sie viel Energie, aber kaum erwünschte Nährstoffe enthalten. Produkte hoher Nährstoffdichte sind hingegen Obst, Gemüse oder Vollkornprodukte.

19.3 Stoffwechsel der Kohlenhydrate und die Bedeutung des Insulins

Biochemische Grundlagen des Kohlenhydratstoffwechsels ➤ Kap. 2.10

19.3.1 Wiederholung: Glukose als Schlüssel-Energieträger

Die aufgenommenen Kohlenhydrate werden im Verdauungstrakt bis zu Zweifach- und Einfachzuckern gespalten. Hierbei fällt hauptsächlich **Glukose** (Traubenzucker) an. Die übrigen Einfachzucker, z. B. Fruktose und Galaktose, werden ebenfalls überwiegend zu Glukose umgewandelt.

Die Glukose ist also das zentrale Molekül des Kohlenhydratstoffwechsels und damit auch das wichtigste Energie liefernde Molekül des Menschen. Die Regelgröße für die Versorgung der Zielzelle ist die Konzentration der Glukose im zirkulierenden Blut. Sie wird von mehreren Hormonen gesteuert, von denen das Insulin eine Schlüsselfunktion hat: Es senkt als einziges Hormon die Blutglukosekonzentration und hat ebenso Auswirkungen auf die Verstoffwechselung der Fette.

19.3.2 Aufbau und biologische Bedeutung des Insulins

Das von den B-Zellen des Pankreas (Bauchspeicheldrüse) gebildete **Insulin** ist chemisch gesehen ein Protein, das aus zwei Aminosäureketten besteht.

Insulin hat vielfältige biologische Wirkungen, die jedoch alle zu einer entscheidenden Konsequenz, nämlich der Senkung des Blutzuckerspiegels, führen. Die wichtigsten Insulinwirkungen sind:

- Steigerung der Durchlässigkeit der Zellmembranen für Glukose, wodurch diese vermehrt aus dem Blut in die Zellen (vor allem Muskelzellen) einströmen kann.
- Steigerung der enzymatischen Verwertung in der Zelle. Hierzu zählt die gesteigerte Verbrennung der Glukose zur Energieerzeugung, wie auch die Überführung in die Speicherform **Glykogen** (vor allem in Leber- und Muskelzellen).
- Auch der Fettstoffwechsel wird durch Insulin maßgeblich beeinflusst, indem die Durchlässigkeit der Zellmembranen für freie Fettsäuren deutlich gesteigert wird. In den Zellen, v. a. im Leber- und Fettgewebe, werden diese Fettsäuren dann vermehrt in Depotfett (Triglyzeride, ➤ Kap. 2.8.2) überführt und gespeichert.

Da neben der vermehrten Glykogen- und Triglyzeridbildung durch die Wirkung des Insulins auch vermehrt Eiweiße gebildet werden, kann man das Insulin auch als klassisches **anaboles Hormon** bezeichnen. Ein Mangel an Insulin führt zur häufigsten Stoffwechselerkrankung, dem Diabetes mellitus.

KLINIK

Medizinische Bedeutung des Insulins

Insulin ist das einzige Hormon, das einen nach der Resorption von Nährstoffen erhöhten Blutzuckerspiegel wieder zu senken vermag, indem es die Aufnahme der Glukose aus dem Plasmaraum bzw. dem Interstitium in das Innere der Zellen fördert. Erst durch Insulin wird also Glukose als wichtigster Ausgangsstoff für die Energieerzeugung im Mitochondrium verfügbar. Fehlt Insulin, so kommt es zum Energiemangel in der Zelle, wobei gleichzeitig ein zu hoher Glukosespiegel im Blut besteht.

19.3.3 Bedingungen der Insulinsekretion

Auch im Nüchternzustand gibt es eine schwache, aber kontinuierliche Insulinausschüttung, die zu Beginn einer Mahlzeit durch neurosekretorische Reflexe verstärkt wird: Durch Anblick der Speise und erste Berührung mit den Geschmackspapillen an der Zunge erreicht sie ein wenige Minuten dauerndes Maximum, das rasch wieder abfällt und von nun an von der Höhe der Kohlenhydrataufnahme bestimmt wird. Je reicher eine Speise an Kohlenhydraten ist, desto höher ist die Insulinausschüttung, um den Blutglukosespiegel innerhalb eines Toleranzbereiches konstant zu halten (➤ Abb. 19.5). Abweichungen aus diesem Toleranzbereich heißen Hyperglykämie, wenn die Blutglukosekonzentration zu hoch ist, und Hypoglykämie, wenn sie zu niedrig ist.

Auslöser für die Insulinsekretion sind neben dem Blutzucker vor allem Faktoren, die für eine erhöhte Energiebereitstellung in die Zielzelle sorgen:

- Glukagon als Gegenspieler des Insulins (➤ Kap. 8.7.3)
- Glukokortikoide (➤ Kap. 8.6.2)
- Östrogene
- Thyroxin (➤ Kap. 8.4)
- Wachstumshormon (➤ Kap. 8.2.3)
- N.-vagus-Stimulation
- Koffein.

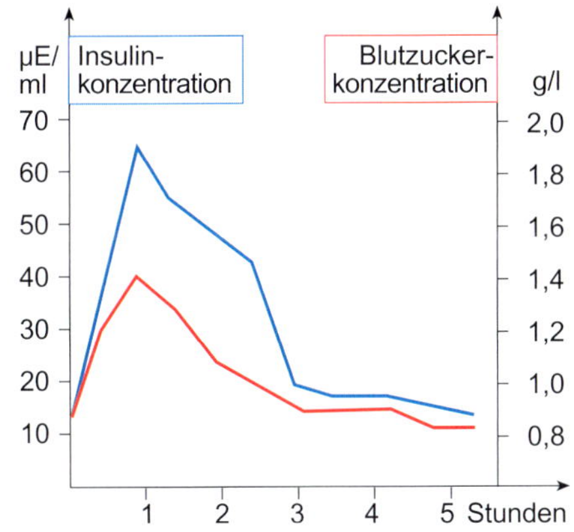

Abb. 19.5 Zeitverlauf von Blutzuckerkonzentration und Insulinausschüttung.

Hemmfaktoren der Insulinsekretion sind u. a.:

- Fasten, da dadurch die Glukoseaufnahme verringert wird
- Insulin selber, um eine überschießende Ausschüttung zu vermeiden
- N.-vagus-Hemmung, da der Parasympathikus verdauungsfördernd wirkt
- Katecholamine (➤ Kap. 8.6.5).

19.3.4 Häufiges Stoffwechselleiden: gestörte Glukosetoleranz

4 Millionen Diabetiker in Deutschland

Nahezu 7,3 % der deutschen Bevölkerung leiden an der Zuckerkrankheit (**Diabetes mellitus,** kurz **Diabetes**). Man unterscheidet zwei Diabetes-Typen: Typ 1 und 2.

Die Bereitschaft zur Entwicklung eines Diabetes kann bei beiden Typen vererbt sein, wobei jedoch kein einfacher Erbgang vorliegt, sondern mehrere Gene und Umwelteinflüsse an der Ausprägung der Erkrankung beteiligt sind. Bei einer familiären Belastung ist daher die Wahrscheinlichkeit, an einem Diabetes zu erkranken, um ein Vielfaches höher als normal.

KLINIK

Übergewicht durch zu viel Zucker

Das Überangebot hoch kalorischer Nahrungsmittel, die **Hyperalimentation,** unter der ein großer Teil unserer Bevölkerung leidet, betrifft nicht nur den Fettstoffwechsel, sondern auch die unverhältnismäßige Aufnahme von Industriezucker. Zwar sollte ein beträchtlicher Teil des Nahrungsgemisches aus Kohlenhydraten bestehen, aber: Kohlenhydrat ist nicht gleich Kohlenhydrat. Nach moderner ernährungsphysiologischer Sicht werden die Kohlenhydrate nach ihrem **glykämischen Index** unterteilt. Dabei handelt es sich um die Potenz eines Kohlenhydrates, eine bestimmte Menge an Blutzucker freizusetzen. Für viele Patienten ist die langjährige Zufuhr von Kohlenhydraten mit hohem glykämischen Index (Zucker, Weißmehl, Mais) für eine gestörte Glukosetoleranz verantwortlich. Sie offenbart sich nicht selten in einer Insulinresistenz mit Übergewicht und Zuckerkrankheit (Diabetes mellitus Typ 2).

Typ-1-Diabetes

Der **Typ-1-Diabetes** macht sich meist bis zum 35. Lebensjahr bemerkbar (juveniler = jugendlicher Diabetes mellitus). Er wird heute den Autoimmunerkrankungen (➤ Kap. 7.6.2) zugerechnet. Wahrscheinlich lösen Virusinfekte bei bestimmter erblicher Veranlagung eine Antikörperbildung u. a. gegen die B-Zellen des Pankreas mit nachfolgender Zerstörung der B-Zellen aus. Die Bauchspeicheldrüse produziert kaum oder gar kein Insulin mehr – man spricht von einem absoluten Insulinmangel.

Das klinische Bild entwickelt sich typischerweise innerhalb weniger Wochen: Durch die erhöhte Zuckerausscheidung mit dem Urin (**Glukosurie,** ➤ Abb. 19.6) kommt es zu einer Polyurie (große Harnmengen), und obwohl der Patient großen Durst hat und viel trinkt (Polydipsie), trocknet er aus (Exsikkose). Bei zunehmender Stoffwechselentgleisung treten Übelkeit und Bewusstseinsstörungen (➤ unten) hinzu. Der Blutzuckerspiegel (kurz BZ) ist deutlich erhöht **(Hyperglykämie).**

Da der Diabetes mellitus Typ 1 nur durch Insulingabe therapiert werden kann, wird er auch insulinabhängiger Diabetes (IDDM = insulin dependent diabetes mellitus) genannt.

Typ-2-Diabetes

Der **Typ-2-Diabetes** betrifft nicht nur ältere, übergewichtige Menschen und macht mit 90 % aller Diabetiker den Hauptanteil aus. Bei entsprechend Disponierten werden durch stete Überernährung mit entsprechend steigendem Insulinbedarf zuerst die Insulinrezeptoren in den Geweben gegenüber Insulin unempfindlicher (Insulinresistenz). Die Bauchspeicheldrüse muss immer mehr Insulin produzieren, bis die B-Zellen nach Jahren „nicht mehr mithalten können" und es zum relativen Insulinmangel kommt – die Krankheit manifestiert sich.

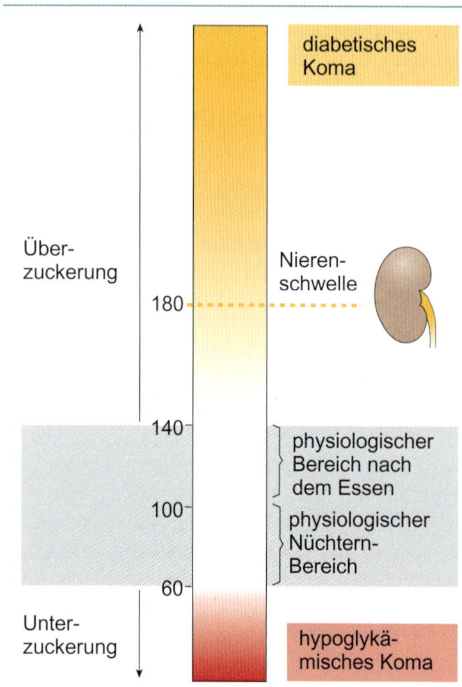

Abb. 19.6 Blutzuckerspiegel (alle Angaben in mg/dl). Unterhalb eines Wertes von 60 liegt eine Unterzuckerung vor, oberhalb von 140 spricht man von Überzuckerung (Hyperglykämie). Ab einer Blutzuckerkonzentration von 180 mg/dl ist die Nierenschwelle überschritten. D.h., die Niere schafft es nicht mehr, die frei filtrierte Glukose zu resorbieren und ins Blut zurückzuführen. Folglich findet man Glukose im Urin (Glukosurie). Durch einfache Streifentests kann die Glukosurie nachgewiesen werden.

Typ-2-Diabetiker fühlen sich meist zunächst schwach, viele haben gehäufte Harnwegs- oder Pilzinfektionen oder Juckreiz. Erst später bemerken sie Polyurie und großen Durst. Oft wird der Typ-2-Diabetes auch zufällig durch eine routinemäßige Blutzuckerbestimmung entdeckt (BZ nüchtern über 120 mg/dl).

Da sich der Diabetes mellitus Typ 2 oft durch Gewichtsreduktion und Diät behandeln lässt, wird er auch als insulinunabhängiger Diabetes mellitus (NIDDM = non-insulin dependent diabetes mellitus) bezeichnet.

Das metabolische Syndrom

Es ist bekannt, dass Störungen der Glukosetoleranz bzw. ein Diabetes mellitus (Typ 2) nicht nur „überzufällig" häufig zusammen mit Übergewicht, zu hohen Blutfettspiegeln und Bluthochdruck auftreten, sondern auch pathophysiologisch eine Einheit bilden. Dieses **metabolische Syndrom** erhöht das Risiko (tödlicher) Herz-Kreislauf-Erkrankungen ganz erheblich, weshalb die oben genannten vier Risikofaktoren auch als tödliches Quartett bezeichnet werden. Dabei scheint dem erhöhten Insulinspiegel (wie er in den Jahren vor Ausbruch eines Typ-2-Diabetes zu beobachten ist) zentrale Bedeutung zuzukommen.

19.3.5 Akutkomplikationen des Diabetes mellitus

Überzuckerung und diabetisches Koma

Kommt es – z. B. durch Infekte, Diätfehler oder Insulinunterdosierung – zu einer stärkeren **Hyperglykämie** (Überzuckerung) mit hohen Blutzuckerspiegeln, so bemerkt der Betroffene zunächst Durst, Polyurie, Exsikkose (trockene Haut), Übelkeit und Schwäche.

Werden diese Warnzeichen missachtet, kann sich ein lebensbedrohliches **Coma diabeticum** (diabetisches Koma) entwickeln. Nicht selten zeigt sich ein Diabetes mellitus auch erstmalig durch ein diabetisches Koma.

Für das beim Typ-2-Diabetiker häufige **hyperosmolare Koma** sind sehr hohe Blutzuckerwerte über 700 mg/dl und eine starke Exsikkose des Patienten charakteristisch. Beim **ketoazidotischen Koma** (vor allem bei Typ-1-Diabetikern) wird infolge des hochgradigen Insulinmangels die Lipolyse (Fettabbau, ➤ Kap. 2.11) stark stimuliert, die produzierten Ketonkörper führen zum Abfall des Blut-pHs und damit zur **Ketoazidose** (= Übersäuerung durch zu viele Ketonkörper). Typisch ist ein Azetongeruch der Atemluft.

Beide Formen des diabetischen Komas müssen intensivmedizinisch durch Infusionen und Insulin behandelt werden.

Unterzuckerung

Fällt der Blutzucker unter ca. 60 mg/dl ab, etwa wenn ein Diabetiker zu essen „vergisst", bekommt der Betroffene Heißhunger, wird unruhig und zittrig. Fangen die Patienten diese **Hypoglykämie** (Unterzuckerung) nicht rasch durch Aufnahme schnell resorbierbarer Kohlenhydrate ab, entwickelt sich – manchmal innerhalb weniger Minuten – ein **hypoglykämischer Schock:** Der Patient ist kaltschweißig und hat Bewusstseinsstörungen (evtl. delirante Symptome) sowie evtl. neurologische Ausfälle (z. B. Lähmungen). Auf (intravenöse) Glukosegabe bessert sich das Befinden meist rasch.

19.3.6 Diabetische Spätschäden

Der hohe Blutzuckerspiegel schädigt auf Dauer praktisch alle Gefäße des Körpers. Deshalb entwickelt sich bei vielen Diabetikern früher oder später ein **diabetisches Spätsyndrom.** Ist der Diabetes schlecht eingestellt (liegt der Blutzucker also oft über 160 mg/dl), so bilden sich die Spätkomplikationen schon nach 5–10 Jahren aus (➤ Abb. 19.7).

Die häufigsten Spätschäden sind:

- Die **Makroangiopathie** (Erkrankung der großen arteriellen Blutgefäße) äußert sich in einer ausgeprägten Arteriosklerose. Folgen sind eine früh einsetzende koronare Herzkrankheit mit der Gefahr eines Herzinfarktes (➤ Kap. 15.7.3), Schlaganfall sowie periphere arterielle Durchblutungsstörungen v. a. im Bereich der Beine.
- Die **Mikroangiopathie** (Erkrankung der kleinen arteriellen Blutgefäße) führt ebenfalls zu zahlreichen Organerkrankungen. Besonders schwerwiegend ist die **diabetische Retinopathie** (➤ Abb. 10.23), eine der häufigsten Erblindungsursachen.
- Sind kleine Nierengefäße geschädigt, kommt es zur **diabetischen Nephropathie,** wobei die Nierenfunktion bis zur Dialysepflichtigkeit (Dialyse = Blutwäsche) eingeschränkt werden kann.
- Die **diabetische Polyneuropathie** entwickelt sich durch Schädigung der die peripheren Nerven versorgenden Gefäße. Sie äußert sich z. B. in Sensibilitätsstörungen mit verminderter Schmerzwahrnehmung, aber auch Schmerzen an den Extremitäten und einem aufgehobenen Vibrationsempfinden. Unter autonomer Polyneuropathie versteht man eine Polyneuropathie des vegetativen Nervensystems, die sich beim Diabetiker z. B. durch stumme Infarkte, orthostatische Hypotension oder erektile Dysfunktion äußern kann.
- Besonders schwierig zu behandeln ist der **diabetische Fuß.** Durch Schädigung der kleinen Hautgefäße, insbesondere im Bereich der Zehen, Ferse oder an anderen Druckstellen,

kommt es zur diabetischen Gangrän (Gangrän = Gewebsuntergang infolge Minderdurchblutung) und zu oft sehr tiefen, lochförmigen Hautgeschwüren (Mal perforans, ➤ Abb. 19.8). Wichtig ist hier die Fußentlastung (Bettruhe, optimale Schuhversorgung). Oft bleiben kleine Verletzungen aufgrund der Polyneuropathie unbemerkt.

- Die **diabetische Fettleber** ist Folge der Beeinträchtigung des Fettstoffwechsels mit vermehrter Neusynthese von Triglyzeriden in den Leberzellen.

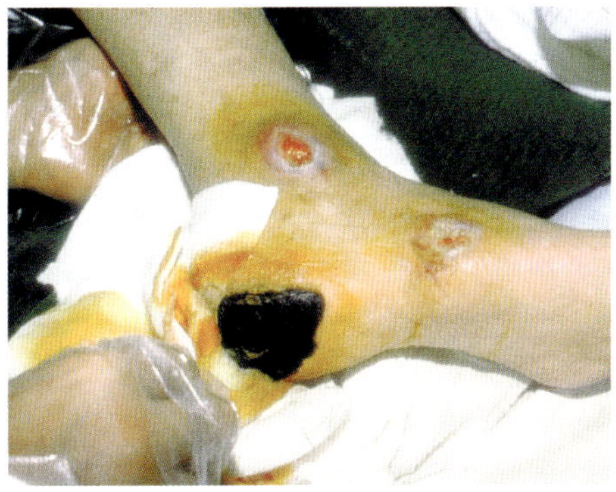

Abb. 19.8 Als Folge der diabetischen Spätschäden entwickelt sich häufig eine Mikro- und Makroangiopathie, hier mit trockener Gangrän der Ferse. Ein ähnlicher Befund kann auch im Rahmen einer arteriellen Verschlusskrankheit (PAVK, ➤ Kap. 16.1.4) auftreten (Raucherbein). [T195]

Polyneuropathie und Vibrationsempfinden

Das Vibrationsempfinden hängt von der Aufnahme entsprechender Reize durch die sog. Vater-Pacini-Lamellenkörperchen (➤ Abb. 10.14) und deren afferente Weiterleitung an das ZNS ab.

Sowohl bei der diabetischen wie auch durch andere Ursachen hervorgerufenen Polyneuropathie ist das Vibrationsempfinden häufig noch vor Beeinträchtigungen des sensiblen oder motorischen Systems betroffen, sodass man dessen Funktionstüchtigkeit als diagnostisches „Frühwarnsystem" nutzt.

Dazu wird der Stimmgabeltest durchgeführt: Man schlägt eine Stimmgabel – die an ihren beiden freien Enden eine Messvorrichtung besitzt, die Schwingungen in acht Achteln ($^1/_8$ = minimale, $^8/_8$ = maximale Schwingung) ausdrückt – so an, dass sie schwingt, und positioniert das andere Ende möglichst distal an einer Extremität auf eine Körperstelle mit knöcherner Unterlage, z. B. dem Großzehengrundgelenk.

Der Patient wird dabei aufgefordert anzugeben, ob er die Schwingungen spürt bzw. wann er, bei mit der Zeit nachlassenden Schwingungen, diese nicht mehr spürt.

Wichtig ist, dass der Patient dabei nicht die sensorische Empfindung „spüre Stimmgabel", sondern tatsächlich die Schwingung wahrnimmt und genau angibt, wann diese verschwindet.

Auf der Skala an den beiden freien Enden der Stimmgabel kann man dann ablesen, welchem Grad dies entspricht. Physiologischerweise spürt der Gesunde noch $^8/_8$ bis $^1/_8$ Schwingung, der Patient mit einer (beginnenden) Polyneuropathie aber (deutlich) weniger.

Dieser einfache Test spielt eine große Rolle in der Frühdiagnostik möglicher Polyneuropathien bzw. in deren Verlaufskontrolle und wird von erfahrenen Physiotherapeuten gerne genutzt.

19.3.7 Diabetes-Behandlung

Diät

Grundsäule jeder Diabetesbehandlung (➤ Abb. 19.9) ist die **Diät** (➤ Abb. 19.10). Die Diät bei Diabetes mellitus entspricht im Wesentlichen einer gesunden Vollwertkost, wie sie auch für Gesunde wünschenswert ist. Diabetiker müssen aber weit mehr als Gesunde auf die Kohlenhydratmenge und -art in der Nahrung achten, da vor allem Kohlenhydrate blutzuckerwirksam sind. Ungünstig sind schnell resorbierbare Mono- und Disaccharide, die den Blutzucker rasch ansteigen lassen. Bevorzugt werden sollen langsam resorbierbare Polysaccharide.

Hauptziel der Diät bei den meist übergewichtigen Typ-2-Diabetikern ist die Gewichtsnormalisierung, die oft schon zu einer befriedigenden Stoffwechseleinstellung führt. Entsprechend steht für sie neben den oben genannten Grundsätzen der Kaloriengehalt der Nahrung im Vordergrund (➤ Kap. 19.2.1).

Hingegen müssen Typ-1-Diabetiker die Kohlenhydratmenge ihrer Nahrung möglichst genau berechnen. „Maßeinheit" für die Kohlenhydrate ist die **Broteinheit,** die als Schätzwert für eine Kohlenhydratportion von 10–12 g definiert ist. Ein normalgewichtiger Erwachsener, der körperlich nicht schwer arbeitet, benötigt etwa 15–16 BE (zum Vergleich: 1 BE entspricht etwa ½ Brötchen oder einer mittelgroßen Kartoffel).

Ob ein Diabetiker zu festen Zeiten essen muss oder ob er diesbezüglich flexibel ist, hängt von der Art der medikamentösen Behandlung ab.

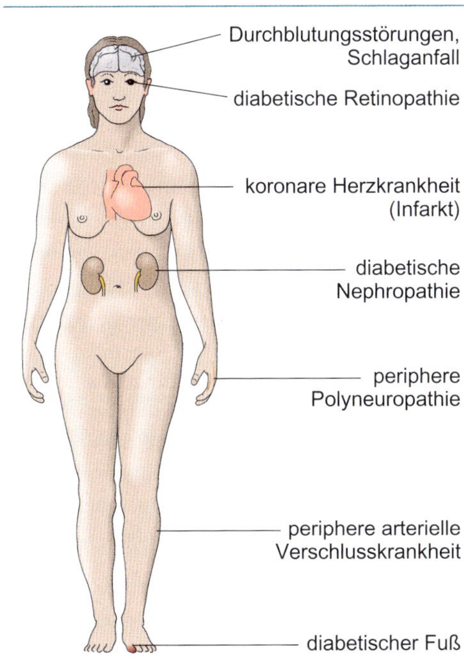

Abb. 19.7 Diabetische Spätschäden: Todesursache eines Diabetikers ist in 50 % ein Herzinfarkt bei koronarer Herzkrankheit, in 30 % ein Schlaganfall und in 12 % ein Nierenversagen durch diabetische Nephropathie.

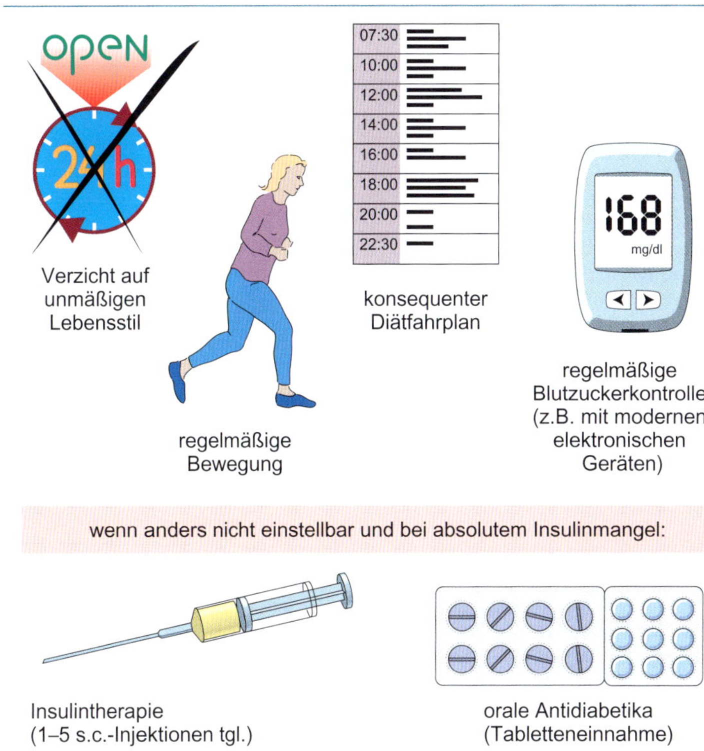

Abb. 19.9 Der Diabetes mellitus verlangt von dem Patienten eine konsequente disziplinierte Lebensführung. Neben regelmäßigen Blutzuckerkontrollen und meist mehrmals täglich verabreichten Insulininjektionen sollten Diabetes-Patienten auf ausreichend körperliche Bewegung, einen konsequenten Diät-Fahrplan und einen regelmäßigen Tagesrhythmus achten.

19

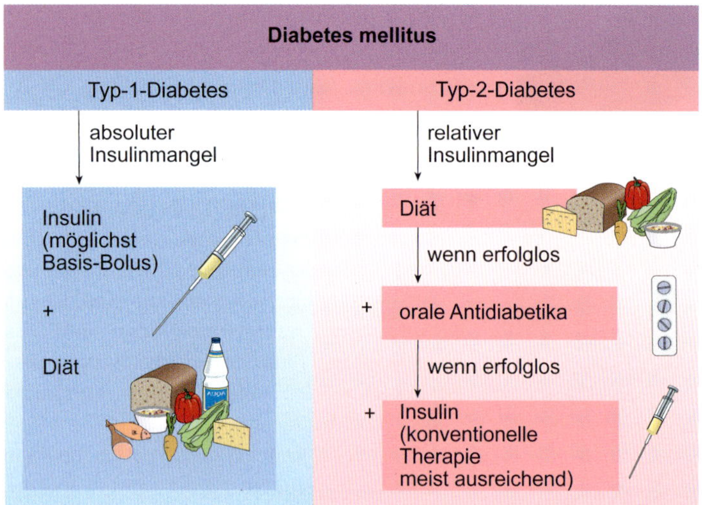

Abb. 19.10 Grundbausteine der Diabetes-Therapie. Sowohl beim Typ-1- als auch beim Typ-2-Diabetes spielt die Diabetikerdiät eine entscheidende Rolle.

Bewegung

Regelmäßige **Bewegung** beeinflusst die Stoffwechsellage günstig und vermindert den Insulinbedarf des Körpers.

Physiotherapeuten als Spezialisten für Bewegung spielen eine bedeutende Rolle in der Behandlung, aber auch der Prävention der Diabeteserkrankung. Dazu gehören Schulungen von Patienten bzw. Gefährdeter über richtiges Bewegungsverhalten und insbesondere auch deren Motivierung, Spaß an regelmäßiger Bewegung zu finden. Wichtig ist es hier, zwischen den beiden Diabetes-Typen zu unterscheiden: Typ-I-Diabetiker werden mit Insulin behandelt, d.h., unvorhergesehene körperliche Aktivität wirkt sich ebenso auf die Senkung des Blutzuckerspiegels aus wie zuvor genommenes (Langzeit-)Insulin, woraus eine akute Hypoglykämie entstehen kann. Typ-II-Diabetiker hingegen profitieren von nahezu jeder Bewegungsanstrengung, solange sie nicht inadäquat ist. Hier gilt es, Freude an der Bewegung zu vermitteln und Bewegungsangebote zu machen.

Bei chronisch Erkrankten muss auch darauf geachtet werden, welche krankheitsbedingten Einschränkungen (diabetischer Fuß, Polyneuropathie, Sehstörungen usw.) möglicherweise gegen bestimmte Bewegungstherapien sprechen.

Für das Ausdauertraining eignen sich besonders Schwimmen, Nordic Walking und Radfahren.

Dass auch Leistungssport möglich ist, wenn man an Diabetes erkrankt ist, zeigt die Geschichte von Steve Redgrave, einem britischen Ruderer, der 2 000 in Sydney eine Goldmedaille im Vierer gewonnen hat.

19

Orale Antidiabetika

Die am häufigsten verwendeten **oralen Antidiabetika** („Zuckertabletten") sind die **Sulfonylharnstoffe,** z. B. Glibenclamid. Sie regen die B-Zellen der Bauchspeicheldrüse zur vermehrten Insulinausschüttung an.

Zunehmend eingesetzt werden **Hemmstoffe der Kohlenhydratresorption** (z. B. Guarmehle, Acarbose), welche „Blutzuckerspitzen" nach den Mahlzeiten glätten, sowie die wieder zugelassenen **Biguanide,** die vor allem die Insulinwirkung verbessern.

Insulin

Insulingabe ist bei allen Typ-1-Diabetikern und einem Teil der Typ-2-Diabetiker erforderlich. **Insulin** muss dem Körper parenteral, d. h. unter Umgehung des Verdauungskanals zugeführt werden, da es sonst durch die Verdauungsenzyme abgebaut würde. Ob für die Insulingabe, die meist als Injektion erfolgt, eine Spritze oder eine Injektionshilfe (Pen) gewählt wird, ist Geschmackssache. In Sonderfällen werden auch **Insulinpumpen** eingesetzt, bei denen über einen unter der Haut liegenden Katheter kontinuierlich Insulin zugeführt wird.

Eine Insulin-Neueinstellung des Patienten wird heute grundsätzlich mit gentechnisch hergestelltem Humaninsulin durchgeführt. Als Mengenäquivalent wird die Internationale Einheit **(IE)** benutzt, wobei 1 IE etwa 0,05 mg Insulin entspricht. Als Faustregel gilt: Eine IE Insulin senkt den Blutzuckerspiegel um etwa 30–50 mg/dl.

19.4 Stoffwechsel der Fette

Biochemische Grundlagen des Fettstoffwechsels ➤ Kap. 2.8.2

19.4.1 Wiederholung: Der Fettstoffwechsel beim Gesunden

Der Mensch nimmt Fette sowohl aus pflanzlicher als auch aus tierischer Nahrung auf. Die weit überwiegende Menge dieser natürlichen Fette sind Triglyzeride oder Neutralfette (➤ Kap. 2.8.2). Sie werden im Darm zu Fettsäuren und Glyzerin gespalten. Die Fettsäuren können von den Zellen ebenso wie die Glukose zur Energieerzeugung herangezogen werden. Bei geringem Bedarf oder Überernährung baut der Organismus Fettsäuren und Glyzerin wieder zu Neutralfetten zusammen und speichert diese hauptsächlich im Fettgewebe und in der Leber.

Auch aus überschüssigen Glukosemolekülen kann der Organismus Triglyzeridmoleküle bilden. Dies erklärt den Umstand, dass ein Mensch, der sich zwar fettarm ernährt, stattdessen aber reichlich Süßigkeiten zu sich nimmt, ebenfalls dick wird.

Erstaunlicherweise können aber Organe wie das Gehirn, die normalerweise ihre Energie aus der Verstoffwechselung der Glukose ziehen, im Notfall auch Fettsäuren (präziser: die aus Fettsäuren gebildeten Ketonkörper, ➤ Kap. 2.11) verbrennen. Allerdings braucht diese Umstellung Zeit und funktioniert nicht von einer Sekunde zur nächsten, sodass es bei einer akuten Unterzuckerung trotzdem zur Funktionsstörung des Gehirns (hypoglykämischer Schock, ➤ Kap. 19.3.5) kommt. Die Energiespeicher Glukose und Fettsäuren können sich also mit besagten Einschränkungen in gewissem Umfang wechselseitig vertreten.

19.4.2 Hunger und Diät

Hungert der Mensch, werden zunächst die Glykogenspeicher geleert. Anschließend wird der wesentlich ausgiebigere Fettspeicher angegangen. Von der Einschmelzung eines Kilogramms Fettgewebe (Energiegehalt 9 300 kcal) kann der Mensch immerhin rund vier Tage zehren.

„Diätwunder": Daraus folgt leider auch, dass allen Wunderdiäten und wöchentlich am Kiosk verbreiteten Versprechen zum Trotz niemand mehr als rund 2 kg pro Woche abnehmen kann, es sei denn, er verbindet seine Diät täglich mit 10–20 km Langlauf. Lediglich am Anfang einer Fastenkur scheint der Körper mehr abzunehmen: Dies ist aber nur eine Wasserausschwemmung, die mit der Leerung der Glykogen- und Eiweißspeicher einhergeht und nach Schluss der Fastenkur rasch wieder ausgeglichen wird.

19.4.3 Fettstoffwechselstörungen

Ist die Serumkonzentration einzelner oder mehrerer Blutfettarten bei aufeinander folgenden Untersuchungen erhöht, so bezeichnet man dies als **Hyperlipidämie** oder **Hyperlipoproteinämie.** Lässt man das aus einer Blutprobe entnommene Gemisch der im Blut zirkulierenden Lipoproteine im elektrischen Feld wandern, so kann genau ermittelt werden, welche Anteile (Fraktionen) der Lipoproteine krankhaft vermehrt sind.

Allgemein kann man primäre, oft genetisch bedingte, von sekundären, das heißt im Rahmen anderer Erkrankungen auftretenden, Hyperlipidämien unterscheiden. Sekundäre Hyperlipidämien sind z. B. Folge eines Diabetes mellitus, einer Gicht oder des Alkoholmissbrauchs.

Cholesterin

Von den verschiedenen Fetten ist das **Cholesterin** (➤ Kap. 2.8.2) der bekannteste Risikofaktor der Arteriosklerose. Allerdings ist Cholesterin zum überwiegenden Teil ein körpereigenes Produkt, das als Grundsubstanz für viele komplizierte Moleküle, z. B. in Zellmembranen oder Mitochondrien, und für Steroid-Hormone, z. B. Kortison oder Testosteron (➤ Kap. 20.10.3), verwendet wird. Das Cholesterin aus der Nahrung macht nur etwa ⅓ der Blutcholesterinkonzentration aus, die restlichen ⅔ stammen aus der (Neu-)Synthese der Leber. Das Cholesterin ist im Blut an Lipoproteine gebunden, die für seinen Transport sorgen. Man unterscheidet dabei die LDL-Fraktion (LDL = engl.: low density lipoproteins) von der HDL-Fraktion (HDL = engl.: high density lipoproteins). Während Erstere das Cholesterin vornehmlich an die Zelle und insbesondere an die Arterienwände verteilen, sind die HDL eher für den Abtransport so entstandener Depots verantwortlich. Umfangreiche Studien konnten zeigen, dass niedrige LDL-Werte bei gleichzeitig hohen HDL-Werten mit einer höheren Lebenserwartung korrelieren, d. h. statistisch zusammenhängen. Es kommt also nicht auf die Menge des Gesamt-Cholesterins an, sondern auch auf seine Verteilung auf die verschiedenen Lipoproteine.

Der Abbau überschüssigen Cholesterins geschieht schließlich durch Ausscheidung mit der Gallenflüssigkeit in den Darm; in ihr ist ca. 1 % Cholesterin enthalten. Durch Rückresorption der Gallensäuren (enterohepatischer Kreislauf, ➤ Kap. 18.7.1) nimmt ein Teil des ausgeschiedenen Cholesterins zwar noch an der Resorption (Aufnahme) der Fette aus dem Darm teil, wird zum überwiegenden Teil aber durch Darmbakterien abgebaut und auf natürlichem Wege ausgeschieden. Auch durch die Talgdrüsen der Haut verlässt ein kleinerer Teil des Cholesterins den menschlichen Körper.

19.4.4 Normalgewicht und Übergewicht

Die meisten Fettstoffwechselstörungen gehen mit Übergewicht, der **Adipositas,** einher.

Die Broca-Formel

Früher galt als adipös, wer mehr als 10 % über dem **Normalgewicht nach Broca** liegt (➤ Abb. 19.11), welches sich nach der einfachen Formel berechnet:

MERKE

Broca-Formel

Normalgewicht [kg] = Körpergröße [cm] -100

Es existieren unterschiedliche Interpretationen dieser Formel, die lediglich Durchschnittswerte angibt, von denen es für den Einzelnen individuelle Abweichungen geben kann. Mit dem sog. Idealgewicht (➤ Abb. 19.12) sollten diejenigen besonders

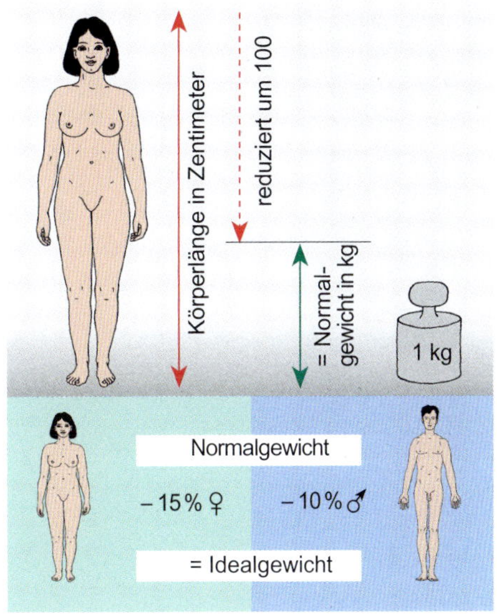

Abb. 19.11 Berechnung von Normal- und Idealgewicht nach Broca. Beispiel: Die Frau hat eine Körperlänge von 165 cm. Ihr Normalgewicht beträgt (165–100) = 65 kg. Ihr Idealgewicht beträgt 65 kg –15 % (–9,75 kg) = 55,25 kg.

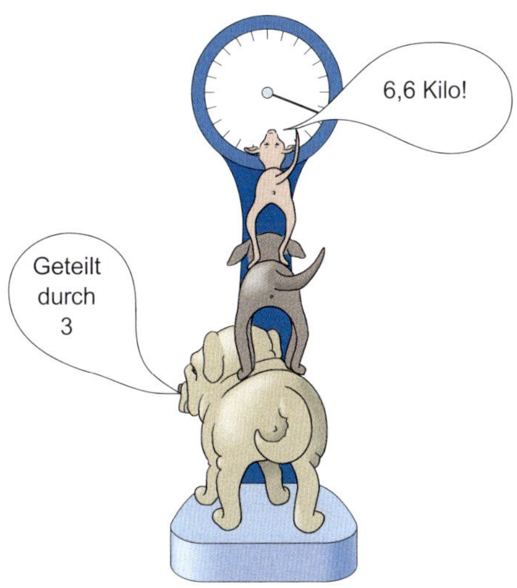

Abb. 19.12 Das ideale Körpergewicht.

gesund leben, die noch 10 % (Männer) bzw. 15 % (Frauen) unter ihrem Normalgewicht liegen. Dabei ist zu berücksichtigen, dass der für die Lebenserwartung wichtige Faktor Bewegung nur indirekt in diese Berechnung einfließt, nämlich dann, wenn aus körperlicher Aktivität eine Gewichtsabnahme resultiert. Außerdem konnte durch Studien belegt werden, dass die durchschnittliche Lebenserwartung gerade dann sinkt, wenn häufig (Reduktions-) Diäten durchgeführt wurden.

Der Body-Mass-Index

Komplizierter, aber präziser ist die Berechnungsformel des **Body-Mass-Index** (BMI), der eng mit der Fettmasse des betreffenden Körpers in Wechselbeziehung steht.

MERKE

Body-Mass-Index

BMI [kg/m²] = Gewicht [kg]/(Größe [m] x Größe [m])

Zum Beispiel lautet die Formel für eine Person mit einer Körpergröße von 165 cm und einem Gewicht von 60 kg: 60 kg/(1,65 m × 1,65 m) = 22,05 kg/m². Dieser Wert kennzeichnet das Normalgewicht nach dem BMI für beide Geschlechter und unabhängig des Alters. Die Toleranzbereiche liegen für Männer zwischen 20 und 25 kg/m² sowie für Frauen zwischen 19 und 24 kg/m². Der Bereich bis zu einem Indexwert von 30 wird allgemein als Übergewicht, der darüber als manifeste Adipositas bezeichnet.

Die BMI-Werte sind geschlechtsspezifisch, da Männer aufgrund ihrer stärker ausgeprägten Muskelmasse durchschnittlich 15 % Fettanteil an ihrem Gesamtgewicht aufweisen, Frauen hingegen 22 %. Da mit ansteigendem Alter die Körpergröße abnimmt, gilt für Menschen über 65 Jahre ein höherer BMI-Toleranzbereich. Er liegt zwischen 24 und 29 kg/m².

Der BMI kann auch ohne Hinzuziehung der Formel anhand eines Schaubildes, eines sog. Nomogrammes, grafisch ermittelt werden (➤ Abb. 19.13).

Fast genauso wichtig wie die absolute Kilogrammzahl auf der Waage ist die **Verteilung des Fetts im Körper.** Bei der männlichen Adipositas sammelt sich das Fett insbesondere in der oberen Körperhälfte, also an Gesicht, Hals und Abdomen oberhalb des Nabels. Es treten frühzeitig gesundheitliche Komplikationen auf: Herz-Kreislauf-Erkrankungen, Diabetes (Zuckerkrankheit), Hypercholesterinämie (Fettstoffwechselstörungen), Hypertonus (Bluthochdruck). Bei der weiblichen Adipositas überwiegt die Fettmasse im unteren Körperteil, v. a. an Hüften, Po, Oberschenkel und Unterleib. Diese typisch weibliche Verteilung ist konstitutionell bedingt und weitaus weniger mit den oben genannten Krankheitsrisiken assoziiert. Allgemeine Rundlichkeit – etwa die weiblichen Polster an Po und Schenkeln – tut der Gesundheit kaum Abbruch.

Gefahren durch eine manifeste Adipositas

Bei einer **manifesten Adipositas** nimmt die Gefahr von Herz-Kreislauf-Erkrankungen wie etwa Schlaganfall und Herzinfarkt stark zu. Entscheidend für dieses Risiko ist die durch das Übergewicht stark beschleunigte Arteriosklerose, die viele Organe angreift (➤ Kap. 16.1.4).

Aber Schäden betreffen nicht nur die Gefäße, sondern auch den chronisch überbeanspruchten Bewegungsapparat, der häufig Arthrosen nach sich zieht, sodass die Lebenserwartung und die Lebensqualität der Betroffenen deutlich abnehmen. Der Normalisierung des Gewichts und eines pathologisch veränderten Fettstoffwechsels kommt deshalb größte Bedeutung zu.

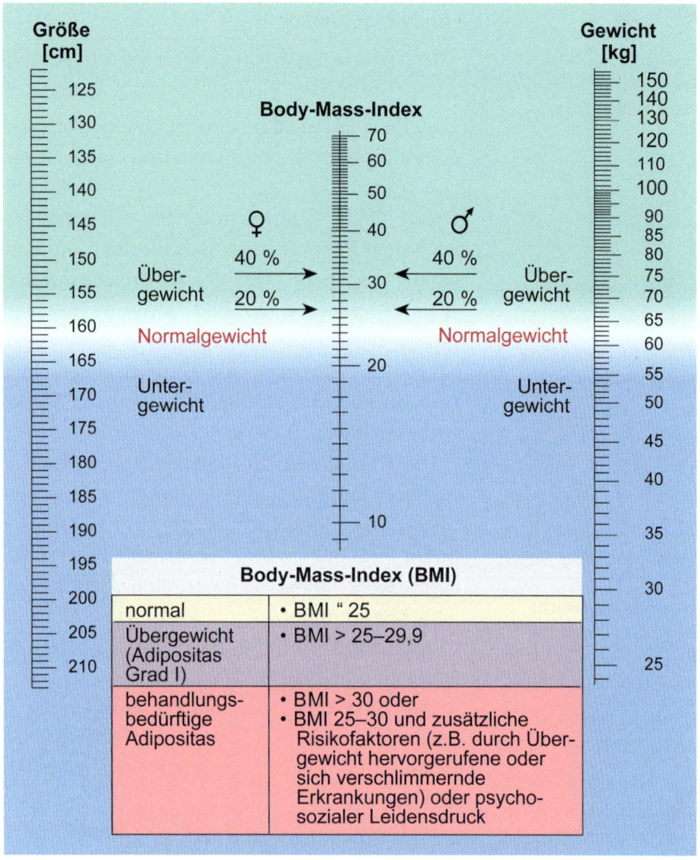

Abb. 19.13 Nomogramm zum Body-Mass-Index. Zieht man eine Linie zwischen Körpergröße und Gewicht, so ergibt der Schnittpunkt dieser Linie mit der Skala in der Mitte den Body-Mass-Index.

Abspecken allein reicht nicht

Statt rabiater **Fastenkuren** sollte stattdessen langfristig eine „gute Figur" angestrebt werden. Die wichtigsten Bausteine hierfür sind:

- Regelmäßiger Ausdauersport und eine vielseitige Lebensweise
- Bewusstes Essen, wer schlingt, isst mehr und bleibt unbefriedigt
- Deutlich weniger Fett und ebenfalls weniger Eiweiß, als die traditionelle deutsche Küche vorsieht. Völker mit fettarmer Küche wie die Japaner haben die höchste Lebenserwartung
- Weniger hoch „verfeinerte" (industriell vorgefertigte) Nahrungsmittel, die oft stark salz- oder zuckerhaltig sowie „konzentriert" (hoher Kaloriengehalt pro Gewichtseinheit) sind
- Mehr naturbelassene Nahrungsmittel mit ausreichenden Vitamin- und Ballaststoffanteilen.

Diese Anforderungen werden beispielsweise sehr gut von der (kalorienreduzierten) **Vollwertkost** erfüllt, die bevorzugt aus pflanzlichen, hingegen weniger aus tierischen Lebensmitteln besteht.

19

19.5 Eiweiß- und Purinstoffwechsel

Biochemische Grundlagen der Eiweiße ➤ Kap. 2.8.3

19.5.1 Wiederholung: Der Eiweißstoffwechsel beim Gesunden

Eiweiße sind sowohl in pflanzlicher als auch in tierischer Nahrung enthalten. Das Nahrungseiweiß wird im Verdauungstrakt durch Enzyme in Aminosäuren gespalten. Diese gelangen über das Blut in die Körperzellen und werden dort für den Aufbau der körpereigenen Eiweiße verwendet. Der größte Eiweißspeicher im Körper ist die Muskulatur, die einen Gewichtsanteil von etwa 40 % am Gesamtgewicht hat. Körperliche Arbeit – muskuläres Training – erhöht den Eiweißbedarf. Die wachsende, hypertrophierende Muskulatur ist das Produkt erhöhter Proteinbindung. Ein weiterer Eiweißspeicher ist die Leber, das zentrale Stoffwechselorgan. Von den drei Nahrungsgrundsubstanzen Kohlenhydrate (Zucker), Lipide (Fette) und Proteine (Eiweiße) ist Letzteres auch in einer ausgewogenen Ernährung mengenmäßig am geringsten vertreten, aber qualitativ am bedeutsamsten.

Eiweiße können auch zur Energiegewinnung herangezogen werden. Dies geschieht jedoch nur in Notlagen, wenn weder Glukose noch Fettsäuren zur Verfügung stehen oder wenn bei Überernährung zu viel Protein aufgenommen wird.

19.5.2 Purinstoffwechsel

Das gesamte Erbgut ist in Nukleinsäuren verschlüsselt, von denen die wichtigste die DNA ist (➤ Kap. 2.8.4). Ähnlich wie es einen ständigen Umschlag von Proteinen gibt – auch außerhalb von Wachstumsphasen des Organismus –, baut der Körper auch permanent Nukleinsäuren ab und an anderer Stelle wieder neu auf. Soweit die hierfür benötigten Bausteine (Pyrimidin- und Purinbasen) nicht wieder verwendet werden, werden sie weiter abgebaut. Die Purinbasen werden dabei zur **Harnsäure** umgebaut, einer wasserlöslichen Substanz, die beim Gesunden problemlos über die Nieren ausgeschieden werden kann.

Gicht

Wegen einer erblichen Ausscheidungsstörung ist bei vielen Menschen, vor allem Männern, die Harnsäurekonzentration im Blut und in den anderen extrazellulären Räumen erhöht. Dadurch besteht die Gefahr, dass Harnsäure in Form ihrer Salze (Urate) auskristallisiert. Bei 25 % der Betroffenen lagern sich diese Harnsäurekristalle insbesondere in der Gelenkflüssigkeit ab. Da die Kristalle das Gewebe sehr stark reizen, kann es in der Synovialmembran (➤ Kap. 11.4.2) der Gelenke zu einer akuten Entzündungsreaktion kommen. Der Betroffene bemerkt diese Entzündung in Form stärkster Schmerzen, man spricht von einem **akuten Gichtanfall.** Am häufigsten ist das Großzehengrundgelenk betroffen (Podagra), seltener das Sprunggelenk oder andere Gelenke.

Daneben kann man knötchenförmige Uratablagerungen, die **Gichttophi,** auch an den Ohrmuscheln, Händen und Füßen sowie Ellenbogen finden (➤ Abb. 19.14).

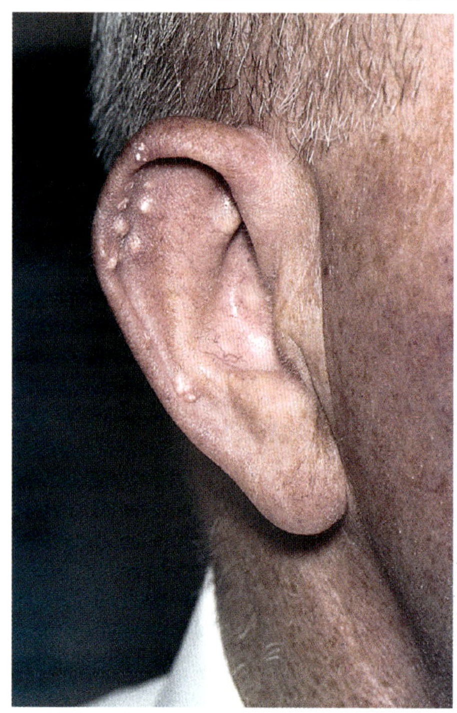

Abb. 19.14 Gichttophi an den Ohrmuscheln. Die knötchenförmigen Harnsäureablagerungen haben eine gelbe Farbe. [R246]

19.6 Vitamine

DEFINITION

Vitamine

(vita: Leben, amin: stickstoffhaltig)
Organische Verbindungen, die der menschliche Organismus nicht oder nur unzureichend selbst herstellen kann. Sind lebensnotwendig, müssen daher über die Nahrung aufgenommen werden. Üben als Koenzyme oder als Bestandteile von Koenzymen katalytische Funktionen im Stoffwechsel aus (➤ Kap. 2.9). Werden nach ihrem Löslichkeitsverhalten in wasser- und fettlösliche Vitamine unterteilt (➤ Tab. 19.4).

Vitamine gehören zu den nicht Energie liefernden Nährstoffen. Sie sind jedoch für den menschlichen Organismus lebensnotwendig. Die Nahrung enthält sowohl die aktiven, also direkt wirksamen Vitamine als auch die inaktiven Vorstufen der Vitamine, die sog. **Provitamine.** Letztere werden erst im Organismus in ihre biologisch aktive Form umgewandelt. Vitamine sind am Kohlenhydrat-, Fett- sowie Proteinstoffwechsel beteiligt und wirken am Aufbau von Hormonen, Blutzellen und Enzymen mit. Sind Vitamine Bestandteile von Enzymen oder Koenzymen, wirken sie oft als Biokatalysatoren, d. h., sie beschleunigen chemische Reaktionen im Stoffwechsel.

Einige Vitamine bezieht der Körper allerdings nicht nur aus der Nahrung, sondern von Darmbakterien, die z. B. Vitamin K und einen Teil des Bedarfs an Folsäure im Rahmen ihres Stoffwechsels in das Darmlumen abgeben.

19.6.1 Fett- und wasserlösliche Vitamine

DEFINITION

Fettlösliche Vitamine

Vitamine, die hauptsächlich in tierischen Nahrungsmitteln zu finden sind. Werden im Organismus gespeichert (Ausnahme: Phyllochinon = Vitamin K) und nicht über den Urin ausgeschieden. Überdosierungen können zu einer Hypervitaminose führen.

Wasserlösliche Vitamine

Vitamine, die hauptsächlich in pflanzlichen Nahrungsmitteln zu finden sind. Kontinuierliche Zufuhr ist erforderlich, da ein Überschuss an wasserlöslichen Vitaminen im Organismus nicht gespeichert, sondern über den Urin ausgeschieden wird.

Zu den fettlöslichen Vitaminen gehören die Vitamine A, D, E und K (Merkwort: EDeKA), die anderen sind wasserlöslich. Diese zunächst rein chemische Untergliederung ist auch unter medizinischem Gesichtspunkt von Bedeutung. Zum Beispiel können fettlösliche Vitamine nur dann resorbiert (von der Magendarmschleimhaut aufgenommen) werden, wenn genügend Galle sezerniert wird und die Fettresorptionsmechanismen intakt sind.

19.6.2 Wer braucht Vitamintabletten?

Die durchschnittlich zusammengesetzte Nahrung, wie sie in den Industriestaaten heute normalerweise verzehrt wird, enthält von allen Vitaminen ausreichende Mengen. Zwar schwankt der Vitamingehalt in der Nahrung, je nachdem, ob man sich vegetarisch, mit viel Fleisch oder vorzugsweise mit Rohkost und Obst ernährt. Ist die Ernährung jedoch insgesamt ausgewogen, treten Vitamindefizite beim gesunden Erwachsenen nicht auf.

Tab. 19.4 Kleine Vitaminkunde. Wasser- und fettlösliche Vitamine: täglicher Bedarf, Funktion, Vorkommen, aktive Form und Krankheitsbild bei Mangel.

Vitamin	Täglicher Bedarf	Funktion	Nahrungsquellen	Aktive Form	Mangelerscheinung
Wasserlösliche Vitamine					
Thiamin (Vitamin B_1)	1,3 mg	Einfluss auf Abbau der Kohlenhydrate, Herzfunktion und Nerventätigkeit	Fleisch, Herz, Leber, Niere, Kartoffeln, Hülsenfrüchte und Vollkornprodukte	Thiaminpyrophosphat (TPP)	Beri-Beri, z. B. Polyneuritis
Riboflavin (Vitamin-B_2-Komplex)	1,5 mg	Einfluss auf den gesamten Stoffwechsel und die Hormonproduktion	Milch, Fleisch, Leber, Seefisch, Eier, Hefe und Vollkornprodukte	Flavinmononukleotid (FMN) Flavinadenindinukleotid (FAD)	Dermatitis Anämie
Niacin (Vitamin-B_2-Komplex)	15–20 mg NÄ[1]	Zentrale Stellung im Stoffwechsel, Leberfunktion	Fleisch, Leber, Fisch, Milch, Eier und Kaffee	Nicotinamid-Adenin-Dinukleotid (NAD) Nicotinamid-Adenin-Dinukleotid-Phosphat (NADP)	Pellagra
Pantothensäure (Vitamin-B_2-Komplex)	6 mg	Zentrale Stellung im Stoffwechsel	Fleisch, Leber, Eier, Milch, Hülsenfrüchte und Vollkornprodukte	Coenzym A (CoA)	Unbekannt
Folsäure (Vitamin-B_2-Komplex)	400 µg	Aufbau von Nukleinsäuren und roten Blutkörperchen	Fleisch, Leber, Milch, Eier, Gemüse, Hülsenfrüchte, Nüsse, Weizenkeime und Vollkornprodukte	Tetrahydrofolsäure	Anämie
Biotin (Vitamin-B_2-Komplex)	30–60 µg	Beteiligung am Stoffwechsel	Leber, Eigelb, Weizenkeime und Haferflocken	Carboxybiotin	Dermatitis
Pyridoxin (Vitamin B_6)	1,2–1,6 mg	Einfluss auf den Stoffwechsel	Fleisch, Leber, Fisch, Kartoffeln, Getreideprodukte und Gemüse	Pyridoxalphosphat Pyridoaminphosphat	Neurologische Störungen, Dermatitis
Cobalamin (Vitamin B_{12})	3,0 mg	Bildung der roten Blutkörperchen, Einfluss auf den Eiweißstoffwechsel	Fleisch, Leber, Eier und Milch	5-Desoxy-Adenosyl-Cobalamin	Perniziöse Anämie
Ascorbinsäure (Vitamin C)	100 mg	Beteiligung am Aufbau von Bindegewebe, Hormonen und Wundheilung	Sanddorn, Hagebutte, schwarze Johannisbeeren, Zitrusfrüchte, Paprika und Kartoffeln	Ascorbinsäure	Skorbut
Fettlösliche Vitamine					
Fettlösliche Vitamine Retinol (Vitamin A)	1,0 mg RÄ[1]	Einfluss auf den Sehvorgang, Eiweißstoffwechsel	Retinol: Butter, Margarine und Leber Carotine: Pfirsiche, Mirabelle, Melone, Möhren, Spinat, Grünkohl und Broccoli	Retinol Retinal Retinsäure	Nachtblindheit
Calciferol (Vitamin D)	5 µg	Knochenbildung, Aufnahme von Kalzium und Phosphaten	Hering, Makrele, Leber, Eigelb und Margarine	12,25-Dihydroxycholecalciferol	Rachitis Osteomalazie
Tokopherol (Vitamin E)	15 mg TÄ[1]	Schutz der Nahrungs- und Körperfette	Weizenkeim- und Sonnenblumenöl, Gemüse, Vollkornprodukte, Eier und Fisch	alpha-, beta-, gamma-Tokopherol	Unbekannt
Phyllochinon (Vitamin K)	80 µg	Förderung der Blutgerinnung	Milch, Fleisch, Kartoffeln, Vollkornprodukte und Gemüse	Difarnesylnaphthochinon	Blutgerinnungsstörung

[1] Äquivalent: Wert, der die unterschiedlichen Wirkungsgrade von Vitamin-Vorstufen berücksichtigt: NÄ = Niacin-Äquivalent, RÄ = Retinol-Äquivalent, TÄ = Tokopherol-Äquivalent.
Anmerkung: Die Benennung der Vitamine ist historisch bedingt und teilweise irreführend!

Zusätzliche Vitamingaben sind nur dann erforderlich, wenn:

- Die **Vitaminzufuhr** ungenügend ist, z. B. bei einseitiger oder nicht ausreichender Ernährung, wie sie etwa bei Schiffsreisen früher unvermeidlich war und auch heute in Entwicklungsländern häufig vorkommt
- Der **Vitaminbedarf** erhöht ist, z. B. im Säuglingsalter oder während Schwangerschaft und Stillzeit
- Die **Vitaminresorption** vermindert ist (z. B. bei fehlendem Intrinsic Factor, ➤ Kap. 18.4.4) oder bei Malassimilationssyndromen (➤ Kap. 18.8.5).

Zu viele Vitamine können sogar schaden, da die fettlöslichen Vitamine nur begrenzt ausgeschieden werden und durch eine **Hypervitaminose** z. B. die Leber geschädigt werden kann. Ein Überangebot an wasserlöslichen Vitaminen kann der Körper dagegen in der Regel durch Ausscheidung mit dem Urin beseitigen. Uneinigkeit besteht über die Auswirkung einer Vitamin-C-Zufuhr im Hochdosisbereich. Zwar wurde über Nierenschädigungen bei langjähriger zusätzlicher Einnahme berichtet, andererseits haben Wissenschaftler, u. a. der zweifache Nobelpreisträger Linus Pauling, immer wieder die Vorteile einer solchen Therapie betont.

Die Nutzung natürlicher Vitaminquellen wie frisches Obst und Gemüse sollte generell bei einer gesunden Ernährung im Vordergrund stehen, da viele ihrer Inhaltsstoffe (Kofaktoren) die Resorption der Vitamine begünstigen. In Tablettenform eingenommene Vitamine werden häufig nur zu einem geringen Teil resorbiert, sodass die auf den Vitaminpräparaten angegebenen Wirkungsdosierungen keinesfalls den tatsächlich wirksamen Konzentrationen im Körper entsprechen (auch ➤ Kap. 19.6.15, Vitamin C, und ➤ Kap. 19.7.3, Antioxidantien).

19.6.3 Vitamin A

Die Substanzen der **Vitamin-A-Gruppe** umfassen eine Reihe fettlöslicher, lichtempfindlicher Wirkstoffe (Retinol, Retinal und Retinsäure), die in der Darmwand durch Spaltung von mit der Nahrung zugeführten Provitaminen (α-, β- und γ-Carotin, zusammengefasst Karotinoide) gebildet und in der Leber gespeichert werden.

Bei Bedarf werden sie aus der Leber freigesetzt, ins Plasma abgegeben und dort an Plasmaeiweiße gebunden transportiert. Das für die Vitamin-A-Synthese wichtigste Provitamin **β-Carotin** ist ein weit verbreiteter Pflanzenfarbstoff. Besonders reichlich kommt es in Kohlarten, im Spinat und in Karotten vor. Nennenswerte Mengen an Vitamin A findet man auch in Leber, in Butter, Milch, Eiern und Fischtran (➤ Abb. 19.15). Vitamin A ist für das Wachstum der Epithelien notwendig, es verbessert die Infektionsabwehr an den Schleimhäuten und ist als Bestandteil des Sehpurpurs für den Sehvorgang unentbehrlich. Schließlich ist es auch am Skelettwachstum beteiligt.

19

Bei **Unterversorgung** mit Vitamin A machen sich zuerst eine beeinträchtigte Dunkeladaptation

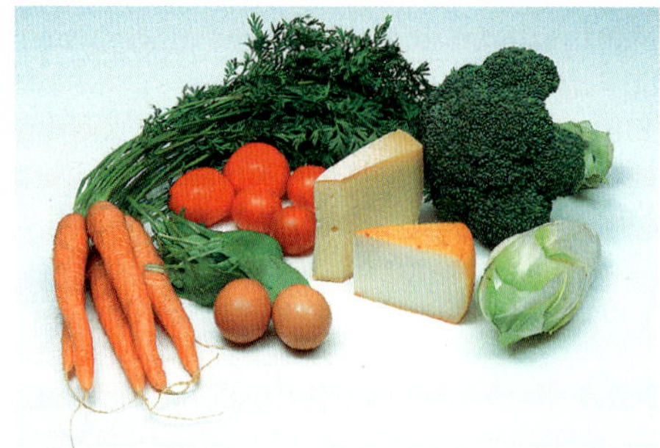

Abb. 19.15 Einige wichtige Retinol- und Carotinoid-Quellen: Leber, Ei, Käse, Chicorée, Möhre, Tomate, Spinat, Grünkohl, Broccoli. [K115]

und Nachtblindheit bemerkbar. Weiter fortschreitender Vitamin-A-Mangel führt zu Hornhautdegeneration (Xerophthalmie), Wachstumsstörungen sowie Atrophie und Verhornung von Schleimhäuten und Haut, der Hyperkeratose.

19.6.4 Vitamin D

Die Gruppe der **Vitamin-D-Substanzen** oder **Calciferole** ist nach neuerem Verständnis nicht den Vitaminen, sondern den Hormonen (Vitamin-D-Hormon) zuzurechnen. Ihre Bildung und die Effekte auf den Kalzium- und Knochenstoffwechsel sind deshalb schon im Hormonkapitel besprochen worden (➤ Kap. 8.5).

19.6.5 Vitamin E

Die Gruppe der fettlöslichen **Tokopherole** oder **E-Vitamine** wird nur von Pflanzen synthetisiert. Zu den ergiebigsten Vitamin-E-Quellen gehören Getreidekeime, Pflanzenöle und Blattgemüse. Gespeichert werden Tokopherole in der Nebenniere, der Milz und im Pankreas. Aufgrund der weiten Verbreitung der E-Vitamine sind Mangelerscheinungen beim Menschen nicht beobachtet worden.

Die biologische Bedeutung von Vitamin E ist noch nicht völlig geklärt, es scheint jedoch als Oxidationsschutz (Antioxidantien, ➤ Kap. 19.7.3) bei verschiedenen Stoffwechselvorgängen zu wirken, insbesondere beim Abbau ungesättigter Fettsäuren. In diesem Zusammenhang wird diskutiert, ob das Vitamin vielleicht auch den Alterungsprozess verlangsamen kann.

19.6.6 Vitamin K

Das physiologischerweise im menschlichen Organismus vorkommende **Vitamin K** ist das **Menachinon** (Vitamin K_2). Es kann durch das in Pflanzen enthaltene Vitamin K_1 oder das synthetisch hergestellte Vitamin K_3 (Naphthochinon, Handelsname Konakion®) ersetzt werden, beide Abkömmlinge haben die gleiche Wirksamkeit wie Vitamin K_2: Sie steigern in der Leber die Biosynthese der Gerinnungsfaktoren II, VII, IX und X (➤ Kasten).

Substanzen der fettlöslichen Vitamin-K-Gruppe finden sich in Pflanzen, werden aber auch von Bakterien hergestellt; man vermutet, dass die in der menschlichen Darmflora vorkommenden *E.-coli*-Bakterien wesentlich zu unserer Vitamin-K-Versorgung beitragen.

Ein Vitamin-K-Mangel ist selten, solange die Leber und die Resorption im Darm normal funktionieren. Sobald aber die Gallensekretion z. B. durch eine Leberzirrhose, einen Gallengangsverschluss oder eine schwere Gallengangsentzündung behindert ist, kommt es zu einem Mangel an Gerinnungsfaktoren und in der Folge zur Blutungsneigung.

Vitamin-K-Mangelzustände treten auch bei Neugeborenen vergleichsweise häufig auf, sodass Säuglinge heute routinemäßig eine orale **Vitamin-K-Prophylaxe** in Form von Konakiontropfen erhalten. Die früher übliche parenterale Vitamin-K-Prophylaxe wurde wegen möglicher Langzeitwirkungen (fragliches Tumorrisiko) weit gehend verlassen.

KLINIK

Cumarinderivate

Cumarinderivate wie Phenprocoumon, z. B. Marcumar®, sind medikamentöse Antagonisten (Gegenspieler) des Vitamin K. Sie hemmen das Vitamin K, sodass die Bildung der Gerinnungsfaktoren II, VII, IX und X eingeschränkt und die Gerinnungsfähigkeit des Blutes herabgesetzt wird. Diese sog. Antikoagulationstherapie ist z. B. bei thrombose- und emboliegefährdeten Menschen notwendig (Antikoagulation, ➤ Kap. 6.5.6).

19.6.7 Vitamin B_1

Das wasserlösliche Thiamin oder Vitamin B_1 kommt in den Keimanlagen von Getreiden, also im Vollkornmehl (nicht aber im „Weißmehl"), ferner in Hefe, Gemüse und Kartoffeln vor (➤ Abb. 19.16 und ➤ Abb. 19.17). Auch tierische Organe enthalten Vitamin B_1, insbesondere Innereien. Vitamin B_1 wird im Organismus mit Phosphatgruppen verbunden und geht dabei in seine wirksame Form, das Thiaminpyrophosphat, über. Thiamin ist für alle jene Organe von besonderer Bedeutung, die Pyruvat und Laktat als Energiequelle nutzen, z. B. der „Allesfresser" Herzmuskel, bzw. einen hohen Kohlenhydratumsatz oder einen hohen Bedarf an Acetylgruppen (Acetylcholinsynthese) haben, Beispiel Nervenzelle.

Ein reiner Vitamin-B_1-Mangel äußert sich in verminderter geistiger und körperlicher Leistungsfähigkeit, Appetitlosigkeit, Gewichtsverlust und Muskelschwund.

Häufiger noch als ein isolierter Vitamin-B_1-Mangel ist die **Beri-Beri-Krankheit**, eine komplexe Vitaminmangelerkrankung, bei der noch andere B-Vitamine fehlen. Sie tritt in den Entwicklungsländern bei einseitiger Ernährung mit poliertem Reis auf und äußert sich in einer ausgedehnten Entzündung des peripheren Nervensystems (Polyneuritis), einer Herzmuskelschwäche und in Ödemen.

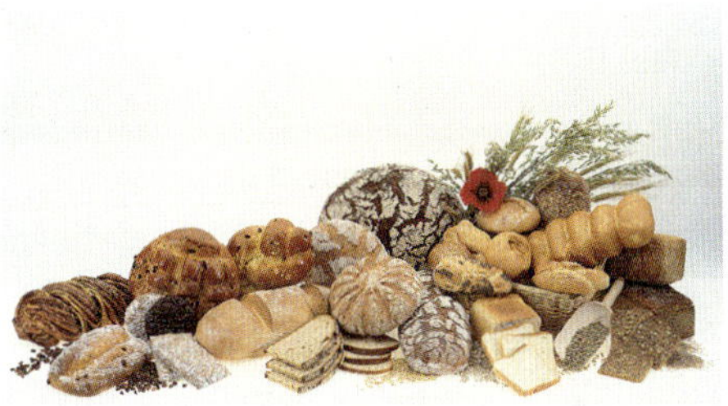

Abb. 19.16 Wichtigster Lieferant der Vitamine der B-Gruppe sind Vollkornprodukte. Da die B-Vitamine hitzestabil sind, macht ihnen auch der 200 °C erreichende Backvorgang nichts aus. [J660]

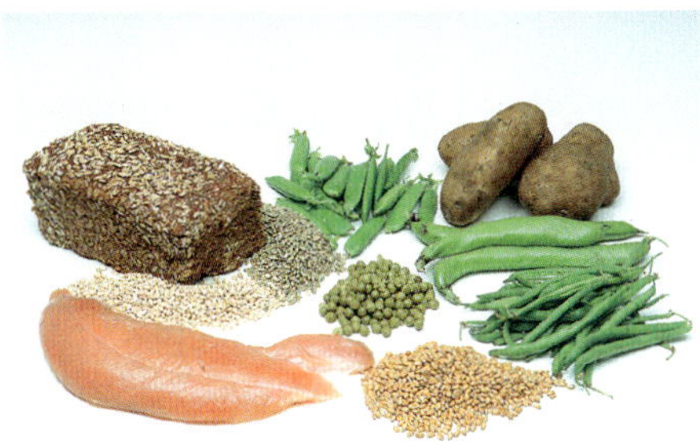

Abb. 19.17 Thiamin-Quellen: Fleisch, Kartoffeln, Hülsenfrüchte und Vollkornprodukte. [K115]

19.6.8 Vitamin B_2

Vitamin B_2 heißt mit modernem Namen Laktoflavin oder Riboflavin. Es kommt in allen tierischen und pflanzlichen Zellen vor. Den höchsten B_2-Gehalt besitzen Hefe, Getreidekeime sowie Leber, Milch und Käse. Auch Darmbakterien tragen zur Bereitstellung von Vitamin B_2 bei. Aus Vitamin B_2 werden zwei Koenzyme gebildet, die für die Wasserstoffübertragung in der Atmungskette unentbehrlich sind (➤ Kap. 2.10.2).

Vitamin-B_2-Mangelerscheinungen treten nur selten auf, beobachtet worden sind Blutarmut (Anämien) und Entzündungen von Haut (Dermatitis), Schleimhäuten und der Hornhaut (Keratitis).

19.6.9 Vitamin B_6

Unter dem Begriff **Vitamin B_6** (Pyridoxin) werden die drei Stoffe Pyridoxol (gehört chemisch zu den Alkoholen), Pyridoxal (Aldehyd) und Pyridoxamin (Amin) zusammengefasst, die im Organismus gleichermaßen wirksam sind. Vitamin B_6 kommt in allen lebenden Zellen, besonders reichlich in Hefe, Körnerfrüchten, grünem Gemüse sowie Innereien und Milchprodukten vor (➤ Abb. 19.18). Vitamin B_6 wird im zellulären Stoffwechsel zu einem Koenzym umgebaut, das für den Aminosäurestoffwechsel wesentlich ist. Der Mangel an Vitamin B_6 ist glücklicherweise äußerst selten. Beobachtet wurden epileptische Krämpfe und Nervenentzündungen.

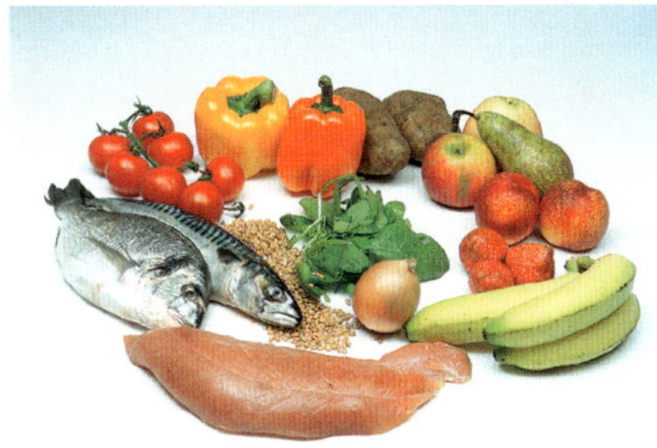

Abb. 19.18 Wichtige Pyridoxin-Quellen: Fleisch, Fisch, Kartoffeln, Obst, Getreideprodukte und Gemüse. [K115]

19.6.10 Vitamin B_{12}

Vitamin B_{12}, auch Cobalamin genannt, wird nur von Mikroorganismen synthetisiert. Da es aber im tierischen Organismus gespeichert werden kann, sind tierische Nahrungsmittel für den Menschen die Hauptquelle von Vitamin B_{12}. Allerdings werden mit weniger als 10 µg täglich nur winzige Mengen benötigt. Vitamin B_{12} ist an der Biosynthese von Erbsubstanz und bei der Bildung der Myelinscheiden im Nervensystem beteiligt. Ein Mangel äußert sich vor allem in einer gestörten Blutbildung, die zu einer makrozytären hyperchromen Anämie (➤ Kap. 6.2.7) führt, und in neurologischen Störungen. In schweren Fällen entwickelt sich das Krankheitsbild der perniziösen Anämie, das unbehandelt tödlich endet. Bei Beteiligung des Nervensystems entwickeln sich Degenerationen von Hinter- und Seitensträngen des Rückenmarkes (➤ Kap. 9.14.3), die zu peripheren Empfindungsstörungen und gesteigerten Reflexen führen können.

Die Aufnahme von Vitamin B_{12} erfordert die Anwesenheit eines „inneren Faktors" aus der Magenschleimhaut, der deshalb auch **Intrinsic Factor** (➤ Kap. 18.4.4) genannt wird. Dieser Intrinsic Factor kann z. B. nach Magenresektionen oder bei ausgeprägter Atrophie der Magenschleimhaut nicht mehr ausreichend hergestellt werden. Menschen mit fehlendem Intrinsic Factor müssen wiederholte Vitamin-B_{12}-Injektionen (inklusive Intrinsic Factor) erhalten – die orale Gabe würde nichts nützen, da ja die Resorptionsfähigkeit erloschen ist.

19.6.11 Niacin

Niacin ist die zusammenfassende Bezeichnung für Nicotinsäure und Nicotinsäureamid. Beide Substanzen sind weit verbreitet und kommen reichlich in Hefe, Nüssen, Innereien und Milchprodukten vor. Auch stellen die Bakterien im Darm des Menschen aus der Aminosäure Tryptophan Niacin her, sodass bei ausreichendem Tryptophangehalt der Nahrung Niacin nicht von außen zugeführt werden muss. Niacin ist ein Baustein für ein lebenswichtiges, Wasserstoff übertragendes Koenzym, welches das erste Glied der Atmungskette bildet, nämlich das NAD^+ (➤ Kap. 2.9.2).

Die typische Niacinmangelerscheinung ist die **Pellagra.** Sie trat vor allem in Entwicklungsländern durch Tryptophanmangel infolge einseitiger Maisernährung auf. Die Pellagra ist auch als 3-D-Krankheit bezeichnet worden, da es bei ihr zu Hautentzündung (Dermatitis), Verdauungsstörungen (Diarrhoe) und geistiger Degeneration (Demenz) kommt.

19.6.12 Folsäure

Auch **Folsäure** ist im Pflanzen- und Tierreich weit verbreitet und wird zusätzlich von Darmbakterien im Dickdarm synthetisiert (➤ Abb. 19.19). Trotzdem sind Folsäuremangelzustände recht häufig. Ein Grund mag darin liegen, dass die im Dickdarm bereitgestellten Folsäuremoleküle nicht mehr resorbiert werden. Die mit der Nahrung zugeführte Folsäure wird bereits im Dünndarm resorbiert.

Im Organismus wird Folsäure unter Beteiligung von Vitamin C zu **Tetrahydrofolsäure** reduziert, das im Stoffwechsel der kleinen Kohlenstoffmoleküle eine Schlüsselposition einnimmt. Auch zum Aufbau neuer Erbsubstanz, d. h. bei allen Zellteilungen, wird Tetrahydrofolsäure benötigt. Im Embryonalstadium äußert sich Folsäuremangel durch eine starke Häufung von Fehlbildungen des Rückenmarkkanals, sog. Neuralrohrdefekte, in Form einer Spina bifida oder Meningozele.

Beim Erwachsenen äußert sich eine Folsäurehypovitaminose am ehesten am stoffwechselaktivsten Gewebe, dem Knochenmark: Es kommt zu einer makrozytären Anämie (➤ Kap. 6.2.7) wie beim Vitamin-B_{12}-Mangel. Bei starkem Folsäuremangel treten zudem Durchfall und Gewichtsverlust auf.

Folsäure scheint auch bei der Arteriosklerose (➤ Kap. 16.1.4) eine Rolle zu spielen. Das Risiko dieser Krankheit steigt bei erhöhten Blutwerten für die Aminosäure Homocystein (Aminosäuren, ➤ Kap. 2.8.3). Homocystein wird durch Tetrahydrofolsäure in eine andere Aminosäure (Methionin) umgewandelt. Bei Folsäuremangel steigt nicht nur der Homocysteinspiegel, sondern auch das Risiko für Herz-Kreislauf-Erkrankungen.

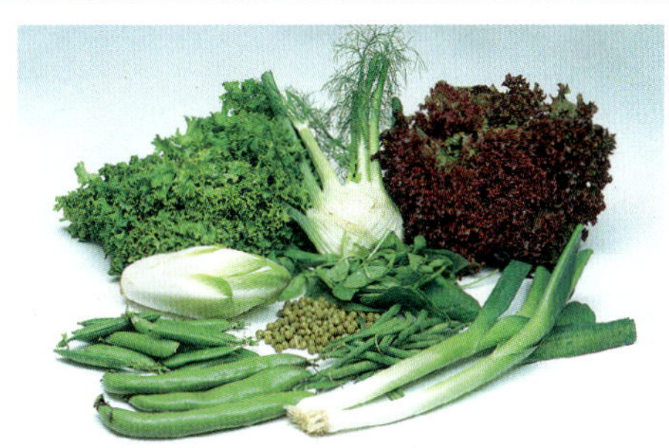

Abb. 19.19 Einige wichtige Folsäure-Quellen: Blattgemüse, Blattsalate und Hülsenfrüchte. [K115]

19.6.13 Pantothensäure

Pantothensäure ist weit verbreitet und findet sich in den meisten tierischen Lebensmitteln, aber auch in Hefe, grünem Gemüse und Getreide. Es ist Bestandteil des sog. **Koenzyms A** (➤ Kap. 2.10.2), eine durch seine hohe Bindungsenergie zentrale Substanz für den gesamten Stoffwechsel. Mangelerscheinungen sind beim Menschen nicht bekannt.

19.6.14 Biotin

Biotin oder Vitamin H kommt in allen Zellen, besonders in Hefe, Innereien und Eigelb vor. Biotin ist eine wichtige Molekülgruppe von Enzymen, die Kohlensäurereste (Carboxylgruppen) übertragen. Ein Mangel an Vitamin H tritt beim Menschen nicht auf, wohl auch deshalb, weil Darmbakterien ebenfalls Biotin synthetisieren.

19.6.15 Vitamin C

Vitamin C oder Ascorbinsäure ist das wohl bekannteste Vitamin. Es ist reichlich in frischem Gemüse und Obst enthalten (➤ Abb. 19.20). Der Mitteleuropäer bezieht sein Vitamin C vor allem aus Kartoffeln. Viele Getränke und andere industriell hergestellte Lebensmittel enthalten Vitamin-C-Zusätze.

Ascorbinsäure wird nicht nur von Pflanzen, sondern auch von den meisten tierischen Organismen selbst synthetisiert – neben dem Menschen haben nur noch der Affe und das Meerschweinchen im Rahmen der Entwicklungsgeschichte durch einen Genverlust die Fähigkeit verloren, das benötigte Vitamin C selbst zu produzieren.

Vitamin C als Oxidationsschutz

Vitamin C gilt, wie das Vitamin E, als **Oxidationsschutzmittel** im zellulären Stoffwechsel. Es ist an der Synthese oder am Umbau von Hormonen und Koenzymen genauso beteiligt wie am Stoffwechsel der Aminosäuren und des Kollagens oder an der Abdichtung von Kapillaren. Auch bei der Gerinnung spielt es eine wichtige Rolle. Aufgrund seiner Reduktions-Oxidations-Eigenschaften (➤ Kap. 2.9.2) wird dem Vitamin C eine Schutzfunktion bei der Abwehr von entarteten, malignen Zellen zugesprochen.

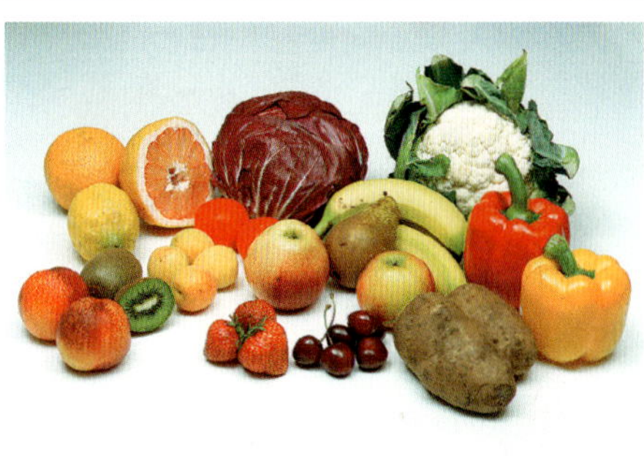

Abb. 19.20 Einige wichtige Ascorbinsäure-Quellen: frisches Gemüse und Obst, Zitrusfrüchte, Paprika und Kartoffeln. [K115]

KLINIK

Künstliche Vitamin-C-Zufuhr

Ob eine künstliche Vitamin-C-Zufuhr sinnvoll ist, kann nicht eindeutig bejaht werden. Jedoch gibt es viele Hinweise, dass bei schweren körperlichen Anstrengungen, akuten und chronischen Infektionskrankheiten und Stoffwechselerkrankungen, z. B. Diabetes mellitus, sowie während der Schwangerschaft und Stillperiode der Vitamin-C-Bedarf erhöht ist. Da Vitamin C aber nicht gespeichert werden kann, ist eine kontinuierliche „natürliche" Einnahme vorzuziehen oder auf Depotpräparate zurückzugreifen, die ihre Wirkdosis langsam in den Organismus abgeben (Hypervitaminosen, ➤ Kap. 19.6.2).

Skorbut

Die schon beschriebene klassische Vitamin-C-Mangelkrankheit, der **Skorbut,** tritt in Deutschland nicht mehr auf. Leichtere Vitamin-C-Mangelerscheinungen sind jedoch bei Fehlernährungen (z. B. bei Alkoholikern), bei chronischer Magenschleimhautentzündung oder Leberzirrhose beobachtet worden. Die Betroffenen klagen über abnorme Müdigkeit, Infektanfälligkeit und, wegen der Kapillarbrüchigkeit, über Blutungsneigung.

19.7 Mineralstoffe

DEFINITION

Mineralstoffe (Elektrolyte, Salze)

Essenzielle anorganische Substanzen, die zur Aufrechterhaltung der Gesundheit und der Leistungsfähigkeit des Organismus beitragen. Werden nach ihrer Konzentration im Organismus in Mengen- und Spurenelemente eingeteilt.

Mengenelemente

Substanzen, deren jeweiliger Bestand im Körper größer als 50 mg/kg Körpergewicht ist (➤ Tab. 19.5).

Spurenelemente

Substanzen, die in Spuren in Körper und Nahrung vorkommen. Ihr jeweiliger Bestand im Körper ist kleiner als 50 mg/kg Körpergewicht (➤ Tab. 19.6).

19.7.1 Mengenelemente

(➤ Tab. 19.5)

MERKE

Mengenelemente: besondere Hinweise

Für alle Mengenelemente bestehen gesonderte Ausscheidungsmöglichkeiten, sodass keine Anreicherung im Körper zu befürchten ist.
Für die heutige Ernährung in den Industrieländern sind bezüglich der Mengenelemente zusammenfassend zwei Empfehlungen bedeutsam:

- viel Kalzium
- wenig Kochsalz.

Natrium und Chlorid

Störungen im Natrium- und Chloridhaushalt ➤ Kap. 20.7.1; ➤ Kap. 20.7.5

Der Bestand an **Natrium** (Na^+) im menschlichen Körper beträgt etwa 1,42 g pro kg Körpergewicht. 97 % des Natriums liegen extrazellulär, d. h. außerhalb der Zellmembran in der Extrazellulärflüssigkeit vor. Lediglich 3 % des Natriums sind in den Zellen, also intrazellulär vorzufinden. Ein großer Teil des Gesamtbestandes an Natrium (0,81 g/kg) ist allerdings im Skelett gebunden und kann bei Mangelzuständen ähnlich wie Magnesium rasch mobilisiert werden. Die Hauptbedeutung des Alkalimetalls Natrium und seines Anions **Chlorid** liegt in der Aufrechterhaltung des osmotischen Druckes (➤ Kap. 3.5.7) in der Extrazellulärflüssigkeit und der Blutflüssigkeit, die beide in einem ständigen Austausch stehen.

Bei Natrium und Chlor besteht eine Überversorgung durch die in unserer Kultur übliche reichliche Speisesalzaufnahme von 10–15 g NaCl täglich. Benötigt werden aber nur 3 g NaCl. Durch die erhöhte Natriumaufnahme sind zumindest Risikopatienten verstärkt gefährdet, einen Bluthochdruck zu erleiden (➤ Kap. 16.3.5).

Kalium

Störungen im Kaliumhaushalt ➤ Kap. 20.7.2

Der durchschnittliche Bestand an **Kalium** (K^+) im Körper differiert beim Mann mit 145,9 g von dem der Frau mit 99,8 g. Erhebliche Konzentrationsunterschiede im Organismus bestehen innerhalb und außerhalb der Zellen: Intrazellulär sind durchschnittliche Mengen von 5,85 g/l und extrazellulär von 148–175 mg/l festzustellen.

Tab. 19.5 Übersicht über die Mengenelemente.

Mengenelement	Täglicher Bedarf[1]	Nahrungsquellen	Mangelerkrankungen
Natrium	550 mg	Käse, Fleisch, Wurst, Brot, Fertigsoßen	Wasserverluste, einhergehend mit Hypotonie, Tachykardie und Muskelkrämpfen
Kalium	2 000 mg	Gemüse, Obst, Nüsse, Kartoffeln	Erschlaffung der Skelett- und Darmmuskulatur sowie Herzrhythmusstörungen
Kalzium	1 000 mg	Milch, Joghurt, Käse, Sahne, Quark	Osteomalazie
Magnesium	300–350 mg	Milch, Fleisch, Hülsenfrüchte, Vollkorngetreide, Nüsse	Störungen neuromuskulärer Erregungsprozesse
Chlorid	830 mg	Käse, Fleisch, Wurst, Brot, Fertigsoßen	Alkalose und Muskelschwäche
Phosphat	700 mg	Fleisch, Wurst, Fisch	Osteomalazie

[1] Empfehlenswerte Höhe der täglichen Mineralstoffzufuhr pro Person nach den Angaben der DGE.

Der Kaliumspiegel wird über die Niere aktiv geregelt (Aldosteron, ➤ Kap. 20.3.1 und ➤ Kap. 8.6.3). Besondere Bedeutung haben K^+-Ionen bei der Reizbildung des Herzens und der Muskelkontraktion. Kaliummangel äußert sich in Antriebsschwäche, Adynamie der Muskulatur und Herzrhythmusstörungen. Ein zu hoher Kaliumspiegel im Blut kann tödlich sein.

Magnesium

Störungen im Magnesiumhaushalt ➤ Kap. 20.7.4

Der Körper enthält insgesamt etwa 20 g **Magnesium** (Mg^{2+}). Hiervon befinden sich ca. 60 % in den Knochen, ca. 35 % in der Intra- und nur etwa 5 % in der Extrazellulärflüssigkeit. Das Magnesium im Blutplasma liegt zu ca. zwei Dritteln als freie Magnesiumionen gelöst vor und ist zu einem Drittel an Proteine gebunden. Nahrungsmittel mit zu hohen Eiweiß- und Kalziumanteilen, aber auch Vitamin-B_1- und -B_6-Mangel oder hoher Alkoholkonsum können die Mg-Aufnahme absenken. Zeichen eines latenten Mangels sind vegetative Dystonie mit Vorherrschen eines Vagotonus (➤ Kap. 9.12.7) und neuromuskuläre Übererregbarkeit der glatten Muskulatur (auch der Gefäßmuskulatur). Ein manifester Mangel äußert sich in nervösen Störungen mit Unruhe, Zittern, Herzjagen (Tachykardie), Schwindelzuständen und Verdauungsstörungen wie Durchfälle und Verstopfungen im Wechsel. Weitere, aber weniger fest umrissene und daher leicht fehlzudeutende Symptome sind Übelkeit, Magenkrämpfe, Wadenkrämpfe, Atemnot sowie Taubheit und Kribbeln in Händen und Füßen oder Nacken- und Kopfschmerzen. Magnesiummangel wird neben anderen Elektrolytstörungen nicht selten bei sportlichen Höchstleistungen oder allgemein bei erhöhten Anstrengungen manifest.

Phosphat und Sulphat

Störungen im Phosphathaushalt ➤ Kap. 20.7.3

Der menschliche Körper enthält durchschnittlich 0,7 kg **Phosphat** (PO_4^{3-}). Dieses ist zu etwa 80 % als Apatit im Knochen gebunden (➤ Kap. 4.5). In den Organen findet sich intrazelluläres Phosphat z. B. in Form von Nukleinsäuren, Phospholipiden, ATP oder Kreatininphosphat.

Sulphat ist wie das Chlorid ein Anion (➤ Kap. 2.4.1) zu den Kationen bildenden Mengenelementen Natrium, Kalium, Magnesium und Kalzium.

Kalzium

Hormonelle Regulation des Kalziumhaushaltes ➤ Kap. 8.5

Störungen im Kalziumhaushalt ➤ Kap. 20.7.3

Lediglich bei **Kalzium** (Ca^{2+}) kann eine Unterversorgung auftreten, wenn entweder der Bedarf erhöht ist, z. B. während der Schwangerschaft, Stillzeit oder im Säuglingsalter, und/oder wenn kalziumreiche Lebensmittel wie Milchprodukte, Fisch, Blatt- und Wurzelgemüse (➤ Abb. 19.21) gemieden werden. Kalziummangel tritt ferner bei reichhaltigem Verzehr „kalziumbindender" Nahrungsmittel mit hohem Oxalsäuregehalt auf, z. B. Spinat oder Rhabarber. Der Körper des Erwachsenen enthält insgesamt etwa 1 kg Kalzium, wovon ca. 99 % im Skelett gebunden sind. Deshalb ist ca. ein Viertel des Skelettgewichtes allein auf dessen Kalziumanteil zurückzuführen, während der Kalziumanteil im Blutplasma lediglich $\frac{1}{100}$ des Volumens ausmacht. Etwa die Hälfte des Blutkalziums ist an Proteine gebunden, während die andere Hälfte als freies Kalzium zur Verfügung steht. Bei der Aufnahme von Ca^{2+} aus dem Darm werden durchschnittlich nur 12 % resorbiert, während der Rest mit dem Stuhlgang verloren geht.

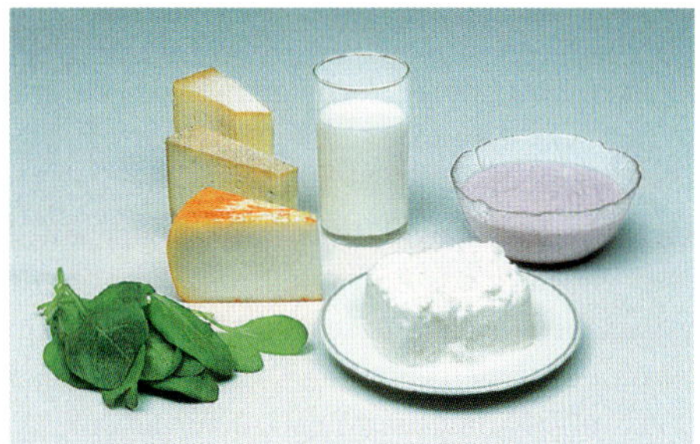

Abb. 19.21 Einige wichtige Kalzium-Quellen: Spinat, Milch und Milchprodukte. [K115]

19.7.2 Spurenelemente

Spurenelemente kommen nur in äußerst geringen Mengen in der Nahrung und im Organismus vor. Sie sind erst in den letzten Jahren vermehrt in das Interesse der Wissenschaft gerückt, da ihre Wirkkonzentrationen im menschlichen Organismus nur durch moderne Analysemethoden ermittelt werden können.

Nicht alle Spurenelemente sind essenziell (lebensnotwendig), manche sind höchstwahrscheinlich entbehrlich, andere sogar toxisch (giftig).

Zu den **essenziellen Spurenelementen** gehören (auch ➤ Tab. 19.6):

- Eisen als Baustein des Blutfarbstoffes Hämoglobin
- Kobalt als Bestandteil von Vitamin B_{12} (Cobalamin)
- Chrom, Kupfer, Mangan, Molybdän, Selen und Zink, die in intrazellulären Enzymen enthalten sind
- Jod, das für den Aufbau der Schilddrüsenhormone benötigt wird – bei Jodmangel droht eine Jodmangelstruma (➤ Kap. 8.4.2)
- Fluor, das für einen harten, gegenüber Bakterien widerstandsfähigen Zahnschmelz (➤ Kap. 18.2.2) von Bedeutung ist
- Bei Zinn und Vanadium ist die Lebensnotwendigkeit nicht völlig gesichert.

Mangel an Spurenelementen

Aufgrund des geringen Tagesbedarfs macht sich der Mangel an einem Spurenelement erst allmählich und mit z. T. uncharakteristischen Symptomen bemerkbar.

Ein Beispiel hierfür ist die Leistungsschwäche bei einer durch **Eisenmangel** bedingten Anämie (➤ Kap. 6.2.7), der mit Abstand häufigste Spurenelementmangel. Er tritt z. B. bei Frauen in der Pubertät (einsetzende menstruelle Blutverluste) und Schwangerschaft (Eisenentzug durch den Fetus) auf.

Aber auch ein **Selenmangel** wird neuerdings bei jedem fünften Erwachsenen vermutet und z. B. für eine Schwächung des Immunsystems verantwortlich gemacht. Selen hat auf einige Zellmembranen eine ähnliche Wirkung wie Tokopherol (Vitamin E, ➤ Kap. 19.6.5) und zählt deshalb ebenfalls zu den Antioxidantien (➤ Kap. 19.7.3). Aus Gebieten mit selenarmen Böden, z. B. in einigen asiatischen Ländern, sind Mangelzustände bekannt. Selenmangel führt zu Kardiomyopathien

Tab. 19.6 Essenzielle (lebensnotwendige) Spurenelemente.

Element	Funktion(en)	Mangelerscheinung(en)	Körperbestand	Tagesbedarf*
Eisen	Bestandteil des Hämoglobins und von Faktoren der Atmungskette	Anämie	3–5 g	10–30 mg
Zink	Wichtig für die Aktivität vieler Enzyme	Wachstumsstörungen, Wundheilungsstörungen, Haarausfall	ca. 2 g	5–10 mg
Kupfer	Bestandteil von Oxidasen	Anämie, Störungen der Eisenresorption und der Kollagensynthese	ca. 0,1 g	1–1,5 mg
Mangan	U. a. Bestandteil von Enzymen des Kohlenhydratstoffwechsels	Unfruchtbarkeit, Störungen der Knochenbildung	ca. 0,02 g	2–5 mg
Molybdän	Bestandteil von Redox-Enzymen	Unbekannt	ca. 0,02 g	50–75 mg
Jod	Bestandteil der Schilddrüsenhormone	Kropf (sehr häufig), seltener Schilddrüsenunterfunktion	ca. 0,02 g	180 µg
Kobalt	Bestandteil von Vitamin B_{12}	Anämie	ca. 0,01 g	unter 1 mg
Selen	Wirkt evtl. mit Vitamin E zusammen	Abwehrschwäche, Herzmuskelerkrankung	ca. 0,1 g	30–70 µg
Chrom	Unbekannt	Erhöhte Karieshäufigkeit	ca. 5 mg	20–100 µg
Fluor**	Verbessert die Zahnmineralisierung	Erhöhte Karieshäufigkeit	5–10 mg	1 mg***

* abhängig von Alter, Geschlecht, Körperzustand; ** Lebensnotwendigkeit nicht vollkommen gesichert; *** zur Kariesprophylaxe.

19

(Herzmuskelerkrankungen) und zur Ausbildung einer bestimmten Arthritis (Gelenkentzündung), dem Kashin-Beck-Syndrom.

Die vielfältige Bedeutung von Zink ist schon seit Langem bekannt. So wendet die Erfahrungsmedizin bis heute Zinkleimverbände zur besseren Wundheilung an. Zink ist notwendiger Bestandteil vieler Enzyme. Wie Vitamin E wirkt es stabilisierend auf die Zellmembran. Störungen des Zinkhaushalts zeigen sich häufig durch eine geschwächte Immunabwehr, Veränderungen von Haut und Schleimhäuten und in Funktionsstörungen des ZNS.

Überflüssige und schädliche Spurenelemente

Nicht lebensnotwendige Spurenelemente sind Aluminium, Brom, Gold und Silber.

Eindeutig **toxische** (giftige) Wirkungen entfalten die Elemente Antimon, Arsen, Blei, Cadmium, Quecksilber und Thallium. Vor allem die Schwermetalle Blei, Cadmium und Quecksilber sind in der heutigen Umwelt allgegenwärtig und besitzen als gewerbliche Gifte sowie als Umweltschadstoffe medizinische Bedeutung. Neuerdings finden sich auch Berichte über mögliche Schädigungen durch eine zivilisatorisch erhöhte Aluminiumzufuhr.

Die Dosis macht das Gift

Allerdings kann es auch bei den essenziellen Spurenelementen zu **Vergiftungserscheinungen** kommen. Nur für wenige Spurenelemente existieren Ausscheidungsmechanismen, sodass sich überschüssige Substanzen in verschiedenen Geweben des Körpers ablagern können. So führt z. B. eine erhebliche Überlastung mit Fluor zur Anreicherung von Fluoriden im Zahnschmelz und damit zu hässlichen Dunkelfärbungen der Zähne.

19.7.3 Freie Radikale, Radikalfänger und Antioxidantien

Freie Radikale

DEFINITION

Freie Radikale

Atome, Moleküle, Ionen, die ein oder mehrere ungepaarte Elektronen besitzen (➤ Kap. 2.4.2). Sie entstehen in biologischen Systemen bei der Verstoffwechselung natürlicher und synthetischer Verbindungen. In chemischen Formeln werden sie mit einem vor der Summenformel stehenden Punkt gekennzeichnet, z. B. das Sauerstoffradikal: „•O".

Freie Radikale führen zu oxidativen Reaktionen vielfältiger Art, wie oxidativer Abbau von Mukopolysacchariden, Veränderung von Kollagen oder Einwirkung auf Phospholipide. Der oxidative Abbau geschieht durch die hohe Reaktionsfreudigkeit der beteiligten Partner sehr schnell und kann z. B. zu Zelluntergängen führen.

Die Entstehung freier Radikale ist ein normales Geschehen im Stoffwechsel. Der Körper besitzt die Fähigkeit, durch Antioxidantien freie Radikale zu „fangen" und zu neutralisieren. Eine Dysbalance zwischen der Anzahl freier Radikale und Radikalfänger kann durch Ischämien (Mangeldurchblutung), ionisierende Strahlen, Toxine (z. B. Zigarettenrauch) oder Entzündungen entstehen. Man spricht dann von **oxidativem Stress,** der auf die Zellen einwirkt. Als Erkrankungen, die mit einer Dysbalance zwischen freien Radikalen und Antioxidantien einhergehen und deren ursächliche Entstehung (Pathogenese) darauf zurückzuführen ist, gelten z. B. Diabetes mellitus, Leberzirrhose, Morbus Crohn, Morbus Parkinson und Autoimmunerkrankungen (➤ Kap. 7.6.2).

KLINIK

Gelenkentzündungen

Auch bei Gelenkentzündungen (Arthritiden) spielt die Bildung von freien Radikalen eine Rolle: Hier werden die Mukopolysaccharide aus der Synovialflüssigkeit zerstört, sodass diese „Gelenkschmiere" an Wirksamkeit verliert.

Schutzmechanismen gegen freie Radikale

Es existiert eine Reihe von **Schutzenzymen,** z. B. Superoxiddismutase, Katalase, Glutathionperoxidase, die allesamt eines der Spurenelemente, z. B. Selen, Kupfer, Zink, Mangan, beinhalten. Zu den nichtenzymatischen Schutzsystemen zählt das Glutathion, das in fast allen Körperzellen in hoher Konzentration vorkommt. Es reagiert wie das Vitamin C als **Radikalfänger,** indem es mit den Radikalen eine chemische Verbindung eingeht, um zelleigene Strukturen vor Oxidation durch die Radikale zu schützen.

KLINIK

Schutzfunktion einiger Spurenelemente

Spurenelemente, besonders Zink, Selen und Mangan, sowie Vitamine, insbesondere die Vitamine C und E, sind bei antioxidativen Schutzfunktionen der Zellen häufig Kofaktoren (Koenzyme, ➤ Kap. 2.9.1) geeigneter enzymatischer Reaktionen.

19.7.4 Bedeutung der Mineralstoffe und Spurenelemente für Sportler

Stärkere **körperliche Beanspruchung,** z. B. beim Sport (insbesondere in der Wettkampfsituation), erhöht physiologisch nicht nur den Bedarf an Nährstoffen, sondern auch an Mineralstoffen und Spurenelementen (➤ Abb. 19.22). Dieser Mechanismus resultiert vor allem aus einer durch die physische und psychische Anstrengung gesteigerte Ausschüttung der Katecholamine (Adrenalin und Noradrenalin), Kortisol und Aldosteron (➤ Kap. 8.6.2 und ➤ Kap. 8.6.3). Diese Stresshormone beeinflussen die Resorption, Verteilung und **Metabolisierung** (Verstoffwechslung) von Energiereserven aus ihren Speichern. Beispielsweise wird durch die verminderte Durchblutung des Magen-Darm-Traktes die Resorption der Spurenelemente herabgesetzt. Durch Traumatisierung der Darmschleimhaut führt tägliches Training bei entsprechend großem Trainingsumfang oder hoher Intensität zu einer verminderten Aufnahme von Eisen und zu einem chronisch reduzierten Zinkgehalt, wodurch wichtige Funktionen bei der Wundheilung geschwächt werden können.

Ohne ausreichende **Substitution** (Ersatzgabe) kann das Immunsystem in seiner Funktionsfähigkeit geschwächt werden, wodurch das Leistungs- und Regenerationsvermögen und die Trainierbarkeit des Körpers nachlassen.

Bei bestimmten Sportarten erleiden die Ausübenden häufig einen besonders hohen **Flüssigkeitsverlust** durch Schwitzen. Im Kampfsport sind dies z. B. Fechten und Ringen, im Ausdauersport das Laufen, Schwimmen und Rad fahren (Triathlon!). Auch bei vielen geläufigen Spielsportarten kann unter Umständen der Flüssigkeitsverlust außerordentlich hoch sein. So wurden beispielsweise während der Fußball-Weltmeisterschaft 1986 in Mexiko bei den Spielern nach Fußballbegegnungen Gewichtsverluste von bis zu 5–6 kg allein durch die starke Hitze und den dadurch verstärkten Flüssigkeitsverlust gemessen. Durch den hohen Flüssigkeitsverlust entsteht nicht selten eine negative Elektrolytbilanz (➤ Kap. 20.7), die nur z. T. durch Gabe von Getränken wie Tee, Mineralwasser, Apfelsaft oder Sport-Elektrolytgetränk ausgeglichen werden kann.

Auch für die Ernährung des Sportlers ist es bedeutsam, die **Nährstoffdichte** (➤ Kap. 19.2.2) zu beachten: Weitgehend naturbelassene bzw. schonend bearbeitete Lebensmittel sind konzentrierten und raffinierten Lebensmitteln vorzuziehen.

KLINIK

„Sportgetränke"

Isotonische „Sportgetränke" enthalten häufig unnötig viel Zucker und besitzen deshalb eine geringe Nährstoffdichte (➤ Kap. 19.2.2). Zudem sind sie im Gegensatz zu herkömmlichen Getränken überteuert. Empfohlen wird deshalb eine einfach herzustellende Mischung aus $^2/_3$ Mineralwasser und $^1/_3$ Apfel- oder Orangensaft. Der Magnesiumanteil des Wassers sollte dabei möglichst hoch sein.

Ein ausgewogener Spurenelemente-Haushalt ist gerade für die Gesundheit von Sportlern außerordentlich wichtig. Mittlerweile zahlreich vorliegendes Datenmaterial beweist beispielsweise, dass bei Fußballspielern das Risiko, Muskel- und Sehnenverletzungen zu erleiden, mit sinkendem Magnesiumspiegel und steigender Harnsäurekonzentration steigt. Nachgewiesen ist ferner, dass bei Sportlern Anämien und Immundepressionen durch einen Mangel an Mineralien, vor allem an Magnesium, verursacht werden.

Andererseits weisen bestimmte degenerative Knorpelerkrankungen (Arthrosen) bessere Heilungstendenzen unter begleitender Substitution von Kupfer auf, und die Anfälligkeit für Muskel-

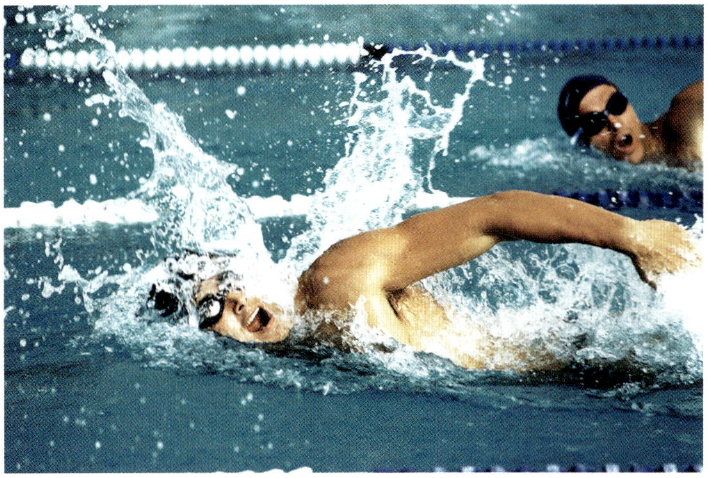

Abb. 19.22 Stärkere körperliche Beanspruchung, insbesondere in der Wettkampfsituation, erhöht den Bedarf an Nährstoffen, Mineralstoffen und Spurenelementen. [J787]

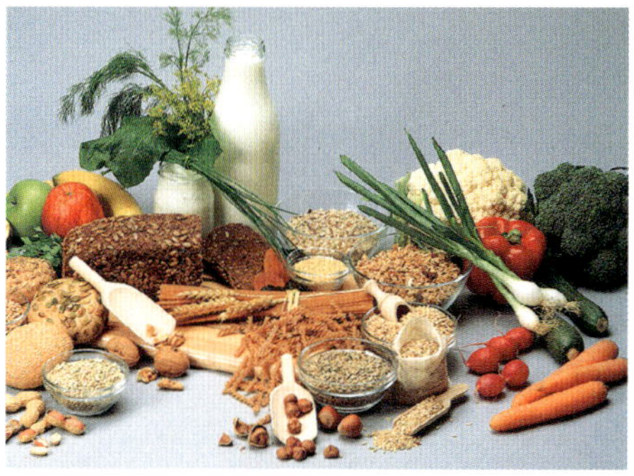

Abb. 19.24 Stark ballaststoffhaltige Lebensmittel sind u. a. Vollkorn und Vollkornprodukte, Gemüse, Obst, Hülsenfrüchte und Nüsse. [K102]

krämpfe, Muskelverhärtungen und verminderte Trainierbarkeit kann häufig erfolgreich durch die Gabe von Magnesium reduziert werden.

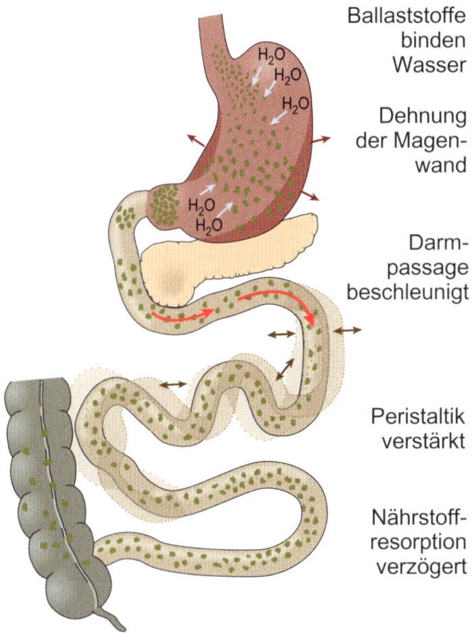

Abb. 19.23 Im Magen-Darm-Trakt quellen die unverdaulichen Ballaststoffe durch Aufnahme von Wasser auf, wodurch das Volumen des Speisebreies vergrößert wird. Die Volumenzunahme reizt die Muskulatur der Darmwand mechanisch und regt deren peristaltische Bewegungen an. Der Nahrungsbrei passiert dadurch in kürzerer Zeit den Magen-Darm-Trakt und wird schneller entleert.

19.8 Ballaststoffe

Der Name **Ballaststoffe** (Schlacken) stammt aus dem 19. Jahrhundert, als man meinte, die unverdaulichen, meist pflanzlichen Verbindungen seien für den menschlichen Körper unnütz – eben Ballast. Zu diesen Ballaststoffen, chemisch gesehen sind es langkettige Kohlenhydratverbindungen (Polysaccharide, ➤ Kap. 2.8.1), gehören **Zellulose, Pektin** und **Lignin.**

Obwohl die Ballaststoffe nicht zur Energieversorgung beitragen können, da sie für den Menschen unverdaulich sind, kommt ihnen doch für die normale Magen-Darm-Passage eine erhebliche Bedeutung zu. Durch ihr Volumen regen sie die Darmperistaltik an und fördern den Transport des Nahrungsbreies (➤ Abb. 19.23). Werden sie nur in geringer Menge zugeführt, so neigen die meisten Menschen zu Darmverstopfung, der **Obstipation** (➤ Kap. 18.9.7). Die Stühle werden seltener und hart; die Stuhlentleerung wird schmerzhaft.

Ballaststoffe senken das Risiko für chronische Erkrankungen

Das Dickdarmkarzinomrisiko ist bei Personen mit ausreichender Ballaststoffzufuhr niedriger, da Gifte im Nahrungsbrei weniger lange auf die Darmschleimhaut einwirken können; und auch Diabetes mellitus, Fettstoffwechselstörungen und Gallensteinleiden treten unter ballaststoffreicher Kost wahrscheinlich seltener auf.

MERKE

Mindestmenge an Ballaststoffen

Als Mindestmenge an Ballaststoffen werden 30 g täglich in Form von Vollkornprodukten, Kartoffeln, Gemüse oder Obst empfohlen (➤ Abb. 19.24).

19.9 Gewürzstoffe

Zu den **Gewürzstoffen** zählen die Duft- und Aromastoffe, die den Speisen z. T. ihren Geruch und Geschmack verleihen. Sie sind nicht lebensnotwendig. Dennoch wirken sie anregend auf die Sekretion von Verdauungssäften, machen die zugeführten Nahrungsmittel teilweise bekömmlicher und tragen damit zur Gesundheit bei.

Bei sehr starkem Konsum von scharfen Gewürzen, wie er z. B. in einigen asiatischen Regionen üblich ist, treten allerdings Karzinome in Mund- und Rachenraum gehäuft auf.

Literatur

Biesalski, H. K., Grimm, P., Nowitzki-Grimm, S.: Taschenatlas Ernährung. 8. Aufl. Thieme, Stuttgart 2020
Föller, M., Stangl, G. I., Wätjen, W.: Ernährung – Physiologie und praktische Grundlagen. Springer Spektrum, Berlin 2021.
Kasper, H., Burghardt, W.: Ernährungsmedizin und Diätetik. 13. Aufl. Elsevier Urban&Fischer München 2020.
Kiefer, F., Luger, A.: Endokrinologie und Stoffwechsel. 9. Aufl. Facultas, Wien 2019.
Marischler, C.: BASICS Endokrinologie. 3. Aufl. Elsevier Urban &Fischer, München 2020.

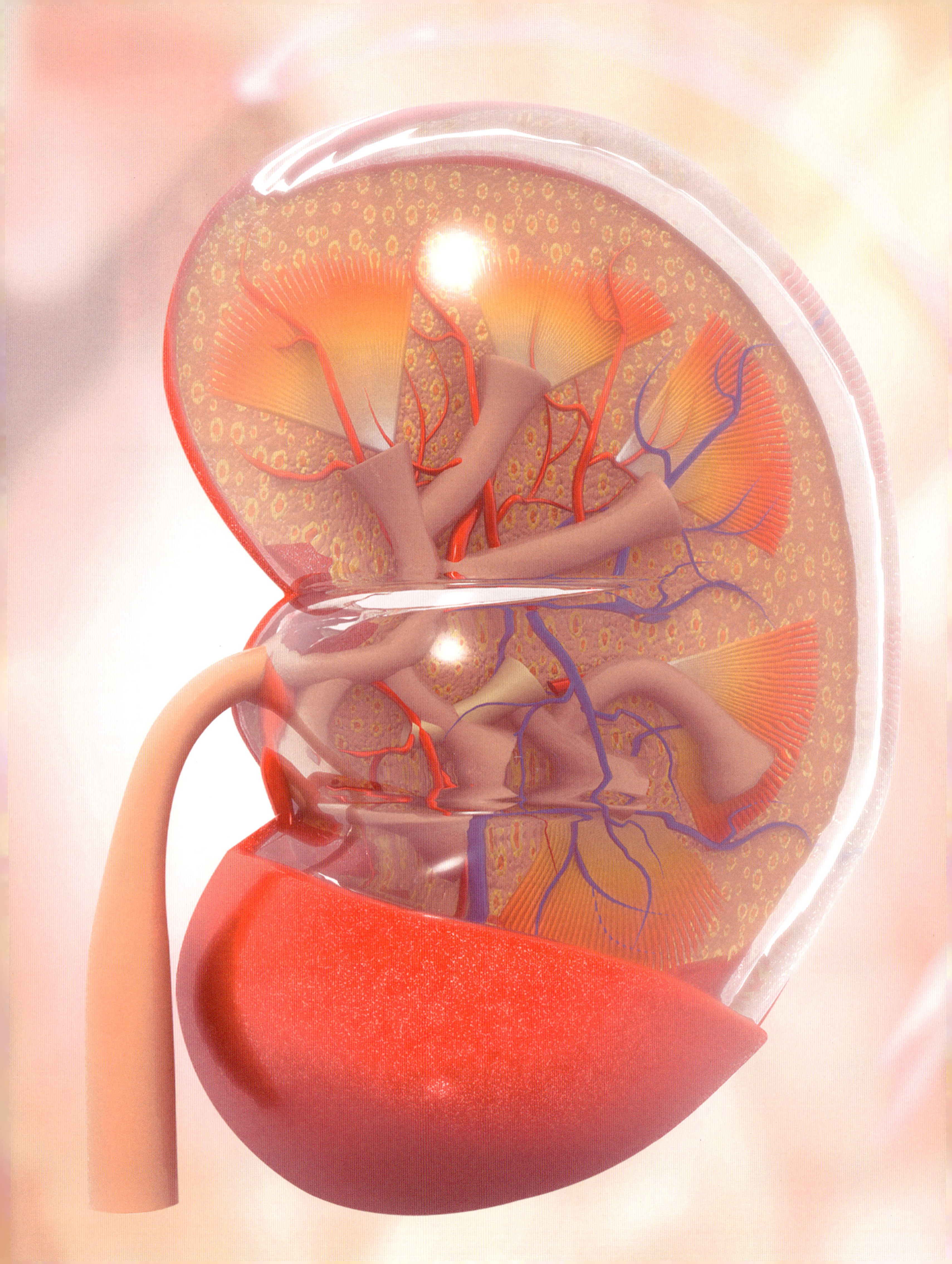

KAPITEL

20 Das Urogenitalsystem

LERNINHALTE

20.1 Nieren

- Die beiden Nieren liegen unter dem Zwerchfell dem Rücken an. In ihrem Inneren unterscheidet man die Rinde, das Mark und das Nierenbecken.
- Die funktionelle Einheit der Niere ist das Nephron, ein Komplex aus Nierenkörperchen und Tubulusapparat.
- Im Nierenkörperchen wird der Primärharn durch Abpressen eines Blutfiltrats hergestellt.

20.2 Nierenfunktion

- Die Niere reguliert selbstständig den Druck, der für das Abpressen der Flüssigkeit aus den Gefäßschlingen des Nierenkörperchens notwendig ist.
- Pro Minute werden durchschnittlich etwa 120 ml Flüssigkeit abgepresst, also 180 Liter Primärharn am Tag. Der größte Teil davon wird im Bereich der Tubuli und Sammelrohre rückresorbiert und wieder dem Kreislauf zugeführt, sodass letztendlich nur etwa 1,5 Liter Endharn ausgeschieden werden.
- Wird die Niere nicht ausreichend durchblutet oder aus anderen Gründen nicht genügend Filtrat gebildet, kommt es zum Nierenversagen. Im Blut zeigen sich dann harnpflichtige Substanzen wie Kreatinin und Harnstoff.

20.3 Die Niere als endokrines Organ

- Die Niere ist nicht nur Ausscheidungs-, sondern auch endokrines Organ: Sie bildet die Hormone Renin und Erythropoetin.
- Renin führt über den Renin-Angiotensin-Aldosteron-Mechanismus zu einem Blutdruckanstieg.
- Erythropoetin fördert die Neubildung von Erythrozyten (Erythropoese) im Knochenmark.

20.4 Zusammensetzung des Urins

- Urin besteht zu 95 % aus Wasser, die restlichen 5 % setzen sich vor allem aus Harnstoff, Harnsäure und Kreatinin zusammen.
- Die gelbliche Färbung des Urins stammt überwiegend von den Urochromen.
- Kristalle, Bakterien oder Zylinder im Urinsediment erlauben Rückschlüsse auf mögliche Krankheiten.

20.5 Ableitende Harnwege

- Der Urin wird zuerst im Nierenbecken gesammelt, von dort gelangt er über die Harnleiter in die Harnblase.
- Die Entleerung der Harnblase (Miktion) erfolgt durch die willentliche Aktivierung eines Reflexbogens.

- Außerhalb der Miktion wird die Harnröhre durch den Tonus der Schließmuskeln verschlossen gehalten (= Kontinenz).
- Eine sehr belastende Störung vor allem älterer Menschen ist die Harninkontinenz.

20.6 Wasserhaushalt

- Um Schädigungen des Organismus zu vermeiden, müssen Wasseraufnahme und -abgabe in engen Grenzen konstant gehalten werden. Hierbei wirkt vor allem das Hormon Adiuretin mit, das die Rückresorption des Primärharns verstärkt. Insgesamt werden pro Tag etwa 2,5 Liter Wasser aufgenommen und wieder abgegeben.
- Eine Hyperhydratation (Überwässerung) kann sich z. B. bei einer Herzinsuffizienz ausbilden. Bei dieser Erkrankung entstehen leicht Wasseransammlungen im Gewebe (Ödeme).
- Eine Dehydratation (Unterwässerung) kann z. B. nach starkem Schwitzen auftreten und ist von Durstgefühl begleitet.

20.7 Elektrolythaushalt

- Die Mineralstoffe oder Elektrolyte haben vielfache Funktionen im Körper; sie sind vor allem an Erregungsvorgängen der Zellen beteiligt.
- Natriummangel oder -überschuss gehen häufig mit Störungen des Wasserhaushaltes einher. Am häufigsten ist Natriummangel, z. B. durch hohe Natriumverluste oder (relativ) bei Ödemerkrankungen.
- Der Natriumhaushalt wird über das Hormon Aldosteron reguliert.
- Ein Kaliummangel kann durch lang andauernde Einnahme von entwässernden (Diuretika) oder abführenden (Laxanzien) Mitteln entstehen. Er kann – ebenso wie der meist durch eine Nierenfunktionsstörung bedingte Kaliumüberschuss – zu Herzrhythmusstörungen führen.
- Erniedrigte Kalziumkonzentrationen können Folge von übermäßigem Atmen (Hyperventilation) oder Hormonstörungen sein.
- Durch Magnesiummangel kann es zu Krämpfen kommen.

20.8 Säure-Basen-Haushalt

- Der normale Blut-pH-Wert liegt bei etwa 7,4.
- Ein pH-Abfall wird als Azidose, ein pH-Anstieg als Alkalose bezeichnet. Sie treten auf, wenn die körpereigenen Regulationsmechanismen, z. B. die Puffersysteme des Blutes, Atmung und Ausscheidung über die Nieren, überfordert sind.
- Eine Azidose kann durch Anhäufung saurer Stoffwechselprodukte, z. B. beim Diabetes mellitus, entstehen. Durch eine verstärkte Atmung kann hier gegenreguliert werden, da mit der Atemluft Kohlensäure abgegeben wird.
- Bei starkem Erbrechen und bei einer seelisch bedingten übermäßigen Atmung (Hyperventilation) kommt es durch Säureverlust zu einer Alkalose.

20.9 Die Geschlechtsorgane – ein Überblick

- Beim Mann und bei der Frau werden innere und äußere Geschlechtsmerkmale unterschieden.
- Das Geschlecht eines Menschen kommt in den primären, sekundären und tertiären Geschlechtsmerkmalen zum Ausdruck.

20.10 Geschlechtsorgane des Mannes

- Die paarig im Hodensack gelegenen Hoden produzieren Spermien (Samenzellen) und Hormone.
- Zur Steuerung der Spermatogenese (Spermienreifung) setzt die Hypophyse übergeordnete Hormone frei: das FSH, welches die Spermienreifung fördert, und das LH, das die Testosteronproduktion im Hoden anregt.
- Testosteron hat vielfältige Funktionen für die Ausbildung und Erhaltung der Geschlechtsorgane sowie den Sexualtrieb.
- Das Sperma oder Ejakulat enthält Spermien (Samenzellen), außerdem die Sekrete von Nebenhoden, Samenbläschen, Prostata und Cowper-Drüsen, welche die Fortbewegung der Spermien gewährleisten.
- Die ableitenden Samenwege bestehen aus den paarig angelegten Nebenhoden und Samenleitern, die schließlich in die Harnröhre münden.
- Äußere Geschlechtsorgane sind der Hodensack und der Penis. Die Erektion kommt durch Blutfüllung der venösen Penisschwellkörper zustande.

20.11 Geschlechtsorgane der Frau

- Die beiden Eierstöcke bilden Eizellen und als Haupthormon Östrogen, gesteuert durch den Einfluss der hypophysären Hormone FSH und LH.
- Beim Eisprung wird die reife Eizelle freigesetzt, aus dem Restgebilde formt sich der Gelbkörper, dessen Aufgabe die Produktion des Hormons Progesteron ist.
- In den Eileitern findet die Befruchtung statt, in der Gebärmutter nistet sich das befruchtete Ei ein und wächst heran.
- Wenn kein Ei befruchtet wird, kommt es zur Abstoßung eines Teiles der Gebärmutterschleimhaut, dies ist die monatliche Regelblutung (Menstruation).
- Die Aufgaben des Östrogens sind u. a. der Aufbau der Gebärmutterschleimhaut und die Ausprägung der weiblichen Geschlechtsmerkmale.
- Progesteron bereitet die Gebärmutterschleimhaut auf ein befruchtetes Ei vor. Bei beginnender Schwangerschaft fördert die verstärkte Synthese des Progesterons den weiteren Aufbau der Gebärmutterschleimhaut.
- Der hormonell gesteuerte Menstruationszyklus beginnt mit etwa 12 Jahren und endet um das 50. Lebensjahr.
- Die Länge der Zyklen beträgt ca. 28 Tage. Er wird unterteilt in Menstruation, Proliferationsphase, Sekretionsphase und Ischämiephase.
- Das äußere Genitalorgan der Frau umfasst die großen und kleinen Schamlippen, den Scheidenvorhof und die Klitoris. Es ist über die Scheide (Vagina) mit dem inneren Genitale verbunden.
- Die weibliche Brust zählt zu den sekundären Geschlechtsmerkmalen.
- Ihre Milchproduktion und -abgabe wird durch die Hypophysenhormone Prolaktin und Oxytocin gesteuert.
- Das Mammakarzinom (Krebs der weiblichen Brust) ist die häufigste bösartige Tumorerkrankung überhaupt.

Das **Urogenitalsystem** umfasst das Harnsystem mit den ableitenden Harnwegen und die Geschlechtsorgane. In ➤ Kap. 20.1 bis ➤ Kap. 20.8 werden neben dem Harnsystem auch seine wichtigen Funktionen für den Wasser- und Elektrolythaushalt sowie den Säure-Basen-Haushalt besprochen. ➤ Kap. 20.9, ➤ Kap. 20.10 und ➤ Kap. 20.11 gehen näher auf die Geschlechtsorgane ein.

DEFINITION

Harnsystem

Besteht aus linker und rechter Niere, den beiden Harnleitern, der Harnblase und der Harnröhre (➤ Abb. 20.1).

Ableitende Harnwege

Organe, die dem Abfluss und der Ausscheidung des Harns dienen. Umfasst die Sammelrohre der Nieren, das Nierenbecken, die Harnleiter, die Harnblase und die Harnröhre.

Mit der **Harnproduktion** und **Harnausscheidung** erfüllt das Harnsystem, und hier insbesondere die Nieren, mehrere für die Aufrechterhaltung des inneren Milieus entscheidende Regulationsaufgaben.

MERKE

Nieren

Die Nieren gehören zu den lebenswichtigen Organen, ihr beidseitiger Ausfall führt unbehandelt zum Tod.

Die wichtigsten Aufgaben der Nieren sind im Überblick:

- Ausscheidung von Stoffwechselendprodukten (sog. harnpflichtige Substanzen), insbesondere des Eiweißstoffwechsels
- Ausscheidung von Fremdsubstanzen, wie Medikamente und Umweltgifte, die z. B. mit der Nahrung aufgenommen werden (Entgiftungsfunktion)
- Regulation der Elektrolytkonzentrationen

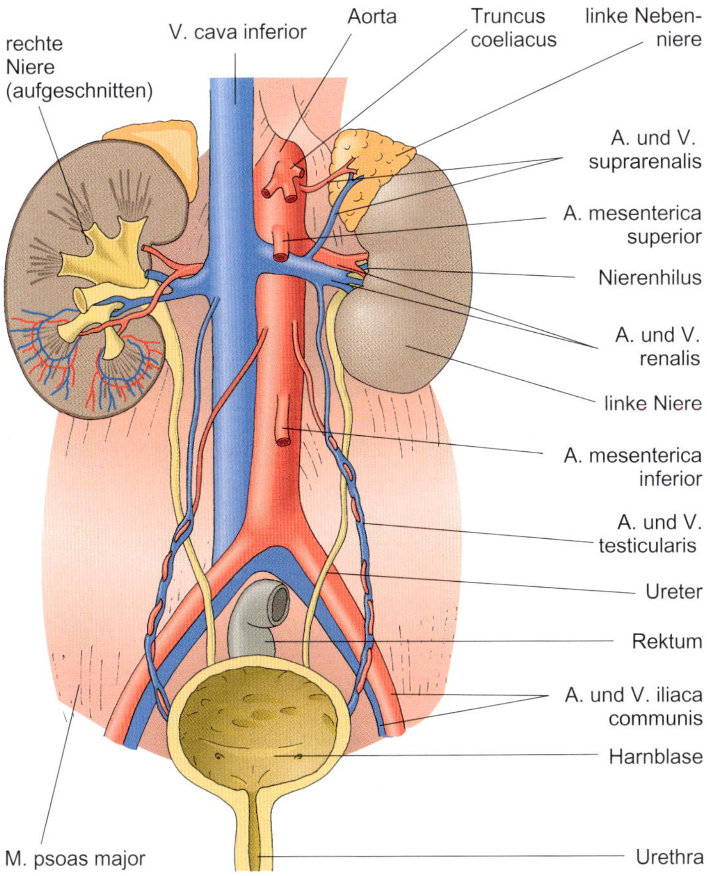

Abb. 20.1 Das Harnsystem besteht aus linker und rechter Niere, den beiden Harnleitern, der Harnblase und der Harnröhre.

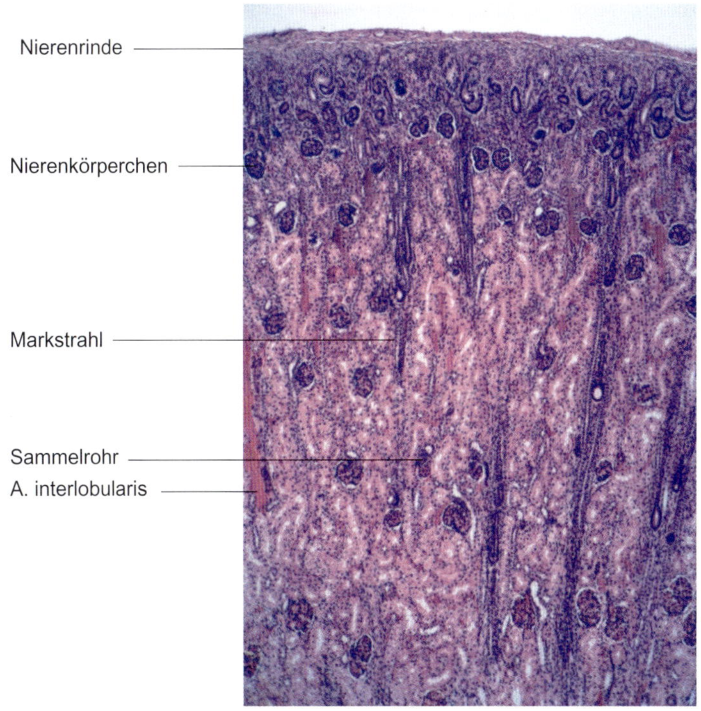

Abb. 20.2 Die Histologie der Nierenrinde. Es wird deutlich, dass die Nierenrinde hauptsächlich aus Nierenkörperchen und gewundenen Tubulusabschnitten besteht. Die Marksubstanz setzt sich strahlenartig in die Nierenrinde fort, daher die Bezeichnung „Markstrahlen". [X141]

- Konstanthaltung des Wassergehaltes und des osmotischen Drucks (➤ Kap. 3.5.5)
- Aufrechterhaltung des Säure-Basen-Gleichgewichtes (vor allem des pH-Wertes) (➤ Kap. 2.7.3 und ➤ Kap. 20.8)
- Bildung der Hormone Renin (beeinflusst Elektrolythaushalt und Blutdruck, ➤ Kap. 16.3.5) und Erythropoetin (stimuliert bei Sauerstoffmangel die Blutbildung, ➤ Kap. 20.3.2 und ➤ Kap. 6.1.3)
- Umwandlung von Vitamin-D-Hormon in seine wirksame Form (➤ Abb. 8.14).

20.1 Nieren

20.1.1 Äußere Gestalt

Die beiden **Nieren** (lat.: ren, renes; griech.: nephros) liegen links und rechts der Wirbelsäule dicht unter dem Zwerchfell. Die rotbraunfarbenen Organe sind etwa 11 cm lang, 6 cm breit, 2,5 cm dick und 150 g schwer. Ihre äußere Form erinnert an eine große Bohne. Die linke Niere nimmt den Raum vom 11. Brustwirbel bis zum 2. Lendenwirbel ein, die rechte liegt wegen der darüber liegenden Leber um etwa einen Wirbelkörper tiefer.

Die Nieren werden nicht vom Peritoneum (Bauchfell) bedeckt, sondern liegen dorsal der Bauchhöhle im **Retroperitonealraum** (➤ Kap. 18.1.4). Dort, zwischen der Hinterwand des Peritoneums und der Rückenmuskulatur, befinden sich außer den Nieren auch die **Nebennieren** (➤ Abb. 8.15) und die Harnleiter.

Nierenhilus und Nierenkapsel

In der Mitte des medialen Nierenrandes liegt eine nischenförmige Vertiefung, der **Nierenhilus.** An dieser Stelle befindet sich das Nierenbecken, das den aus dem Nierenparenchym kommenden Urin sammelt. Außerdem treten hier Nierenarterie, Nierenvene, Nerven, Lymphgefäße sowie der Harnleiter ein bzw. aus.

Jede Niere ist von einer derben **Nierenkapsel** überzogen, einer transparenten Bindegewebshülle. Um die Nierenkapsel herum liegt eine kräftige Schicht Fettgewebe, die von einer weiteren, dünneren Bindegewebshülle umgeben ist. Durch Fett- und Bindegewebskapsel wird die Niere an der hinteren Bauchwand verankert und vor Stoßverletzungen geschützt.

20.1.2 Innerer Nierenaufbau

Im Längsschnitt der Niere erkennt man drei Zonen (➤ Abb. 20.2 und ➤ Abb. 20.3): Im Inneren liegt das **Nierenbecken,** dem sich nach außen das **Nierenmark** (Medulla renalis) anschließt. Das Nierenmark ist fein gestreift. Ganz außen liegt die **Nierenrinde** (Cortex renalis), welche heller wirkt als die Markschicht.

Von der Rinde ziehen Ausläufer, die Columnae renales, zum Nierenbecken und unterteilen so die Markschicht in mehrere kegelförmige Lappen, die **Markpyramiden.** Die Spitzen der Markpyramiden bilden die Nierenpapillen. Umgekehrt setzt sich das Nierenmark in strahlenförmigen Fortsätzen, den **Markstrahlen,** in die Nierenrinde fort.

Jede der Nierenpapillen besitzt mikroskopisch kleine Öffnungen, die in einen kleinen Hohlraum, den **Nierenkelch,** münden. Dort wird der fertige Urin aufgefangen und in das Nierenbecken weitergeleitet, das den Urin sammelt.

20.1.3 Blutversorgung der Nieren

Wie eingangs erwähnt, entfernt die Niere Stoffwechselendprodukte aus dem Blut und reguliert den Elektrolyt- und Wasserhaushalt. Um diese Aufgaben erfüllen zu können, besitzt die Niere ein kompliziert aufgebautes Gefäßsystem.

Jede Niere erhält ihr Blut über die linke bzw. rechte **A. renalis** (Nierenarterie), die direkt aus der Aorta entspringt. Nach ihrem Eintritt am Nierenhilus verzweigen sich linke und rechte Nierenarterie in Zwischenlappenarterien, die in den Säulen zwischen den Markpyramiden in Richtung Nierenrinde aufsteigen. In Höhe der Pyramidenbasis geben die Zwischenlappenarterien fächerförmig die Bogenarterien ab, die sich weiter verzweigen und zur Nierenkapsel ziehen. Von diesen Verzweigungen entspringen mikroskopisch kleine

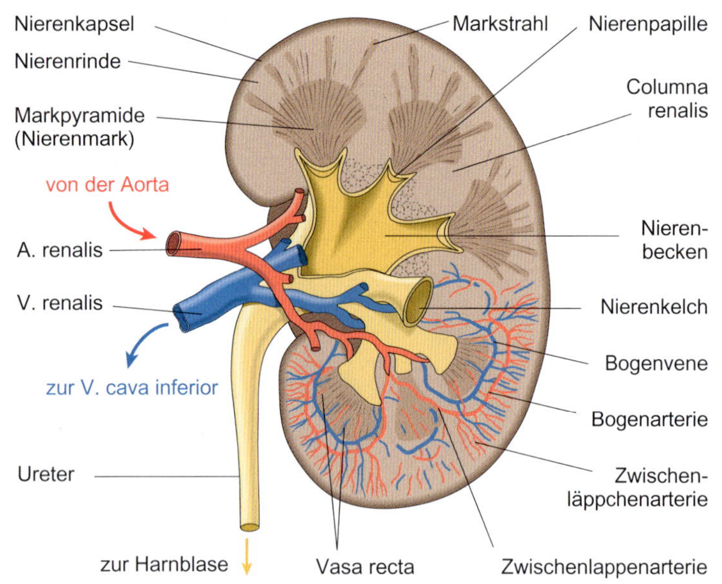

Abb. 20.3 Längsschnitt durch die Niere mit zu- und abführenden Gefäßen. Im Bereich der oberen Nierenkelche sind in dieser Abbildung Markpyramiden und Nierenpapillen zu sehen. Im unteren Abschnitt ist die Blutversorgung des Nierengewebes dargestellt.

Arteriolen, die jedes Nierenkörperchen (Glomerulum, unten) mit Blut versorgen. In den Nierenkörperchen wird der Primärharn (➢ Kap. 20.1.4) abgefiltert. Jede Niere besitzt etwa eine Million solcher Nierenkörperchen, die in der gesamten Rindenregion verteilt sind.

„Wundernetz" der Nierengefäße

Zu jedem Nierenkörperchen zieht eine Arteriole, die von einer Zwischenläppchenarterie abzweigt. Dieses als **Vas afferens** (zuleitendes Gefäß) bezeichnete Gefäß zweigt sich zu einem knäuelartigen Kapillargeflecht auf, den **Glomerulumschlingen** (Glomerulum = kleines Knäuel). Das Blut aus dieser zuleitenden Arteriole fließt durch das Knäuel hindurch und – in unmittelbarer Nachbarschaft zum Vas afferens, also am selben Ende des Nierenkörperchens – über ein **Vas efferens** (ableitendes Gefäß) wieder ab (in ➢ Abb. 20.7 oben links).

Auch das Vas efferens ist eine Arteriole (und nicht, wie zu erwarten wäre, ein venöses Gefäß), das sich unweit der Nierenkörperchen erneut in Kapillaren aufzweigt. Ein solches zwischen zwei Arterien eingeschaltetes Kapillarnetz wird in der Anatomie als **„Wundernetz"** bezeichnet. Das zweite Kapillarnetz umgibt in Nierenrinde und äußerer Markzone den Tubulusapparat, einen Komplex aus mikroskopisch kleinen Röhren, die das in den Nierenkörperchen gebildete Glomerulumfiltrat (Primärharn) in seiner Zusammensetzung verändern und weiterleiten (➢ Abb. 20.4).

Weitere Kapillaren dienen der Sauer- und Nährstoffversorgung des Nierenparenchyms. Sie gehen – genauso wie die Kapillaren des zweiten Kapillarnetzes – in venöse Gefäße über.

Blutversorgung des Nierenmarks

Die innere Zone der Niere wird von lang gestreckten Gefäßen **(Vasa recta)** versorgt, die ebenfalls aus den Bogenarterien, aber auch aus den ableitenden Gefäßen derjenigen Nierenkörperchen entspringen, die der Markpyramide am nächsten liegen.

Das venöse Blut jeder Niere fließt durch ein von der Nierenrinde zum Nierenhilus zusammenfließendes Venensystem in die **V. renalis** (Nierenvene), welche in die **V. cava inferior** (untere Hohlvene) einmündet.

20.1.4 Nephron

Die Urinbildung erfolgt in den **Nephronen,** den eigentlichen Funktions- und Baueinheiten der Niere. Jedes Nephron besteht aus dem **Glomerulum** (Nierenkörperchen) und den dazugehörigen kleinsten Harnkanälchen, dem Tubulusapparat. Sie bilden zusammen eine funktionelle Einheit:

- Im Nierenkörperchen wird der **Primärharn** oder das **Glomerulumfiltrat** durch Filtrierung des Blutes gewonnen, das durch das Gefäßknäuel (➢ Kap. 20.1.3) fließt.
- Im Tubulusapparat wird der Primärharn durch Reabsorptionsvorgänge stark konzentriert, durch Sekretionsvorgänge mit Stoffwechselprodukten „angereichert" und als **Sekundärharn** weitergeleitet.

Produktion des Glomerulumfiltrats

Das Nierenkörperchen besteht aus einem Blutgefäßknäuel und einer dieses umgebenden Kapsel, der **Bowman-Kapsel** (➢ Abb. 20.7).

Die Harnbildung im Nierenkörperchen beginnt mit dem Abpressen eines Ultrafiltrates in das Innere des Glomerulums. Als „Filter" lassen sich drei Schichten unterscheiden:

- Zuerst müssen die **Endothelzellen** der Blutgefäße passiert werden. Deren 70 nm große Poren stellen nur für Zellen eine Barriere dar.
- Es folgt eine relativ dicke **Basalmembran.** Sie enthält viele negative Ladungen, die größere, ebenfalls negativ geladene Teilchen am Durchtritt hindern.
- Als letzter Schritt folgt das innere Blatt der Bowman-Kapsel mit ihrer vor allem für größere Proteine undurchlässigen **Schlitzmembran.**

Das nach der Filtration im Kapselraum befindliche Ultrafiltrat ist eine wässrige Lösung, die zwar kaum noch Zellen und Proteine enthält, aber ansonsten weitgehend dem Plasma entspricht. Sie

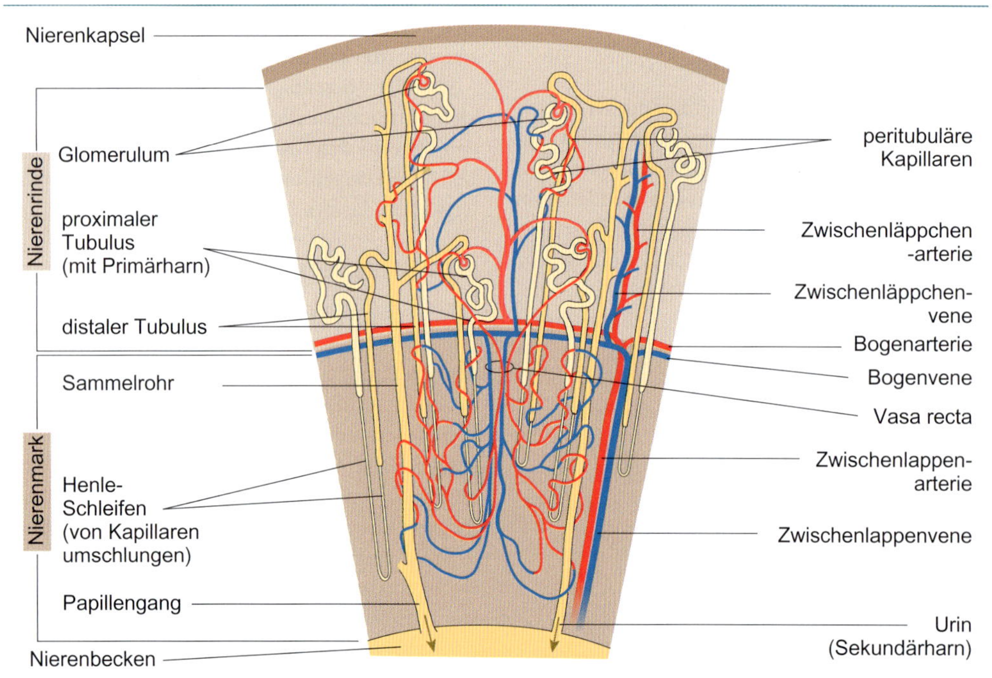

Abb. 20.4 Feinbau der Nierenrinde (schematisiert). Aus der Nierenarterie entspringende Zwischenlappenarterien verzweigen sich im Grenzbereich zwischen Nierenmark und Nierenkapsel in Bogenarterien, deren Seitenäste als Zwischenläppchenarterien Richtung Nierenkapsel weiterziehen. Sie münden als Vasa afferentia in den Kapillarschlingen der Nierenkörperchen.

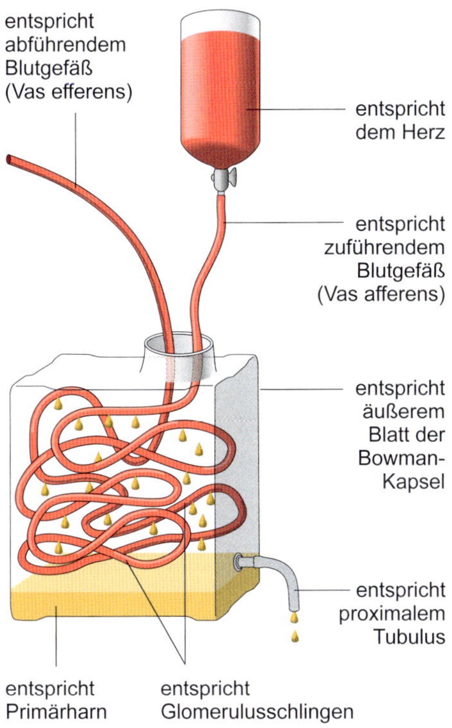

Abb. 20.5 Funktion des Glomerulums (Nierenkörperchens) anhand des Wasserkanister-Modells veranschaulicht.

wird nun im Tubulusapparat weitertransportiert und durch verschiedene Resorptions- und Sekretionsvorgänge in ihrer Zusammensetzung stark verändert.

Funktion des Nierenkörperchens im Modell

Die Funktion des Nierenkörperchens kann man sich anhand eines Modells veranschaulichen (➤ Abb. 20.5):

Man stelle sich einen Wasserkanister vor, dessen Deckel geöffnet wird. In den Kanister hängt man einige Infusionsschläuche, die mit vielen winzig kleinen Löchern durchbohrt sind. Hängt man nun an die Infusionsschläuche eine Infusionsflasche, so tropft ständig ein Teil der durch die Schläuche fließenden Infusionslösung auf den Boden des Wasserkanisters – das Glomerulumfiltrat ist entstanden.

Dem Wasserkanister entspricht das äußere Blatt der Bowman-Kapsel, dem Hohlraum des Kanisters der Kapselraum des Nierenkörperchens, den Infusionsschläuchen die Glomerulumschlingen, also das Kapillarknäuel im Nierenkörperchen. Die Infusionsflasche stellt das Herz dar, welches arterielles Blut in die Kapillarschlingen leitet, und die Schlauchwand mit den Löchern im Modell steht für die Filtermembran, bestehend aus Kapillarendothel, Basalmembran und innerem Blatt der Bowman-Kapsel.

Gefäß- und Harnpol des Nierenkörperchens

Zuleitendes und ableitendes Blutgefäß – also Anfang und Ende des Kapillarknäuels – liegen dicht zusammen am **Gefäßpol** des Nierenkörperchens, der in Richtung Nierenrinde zeigt. Am gegenüberliegenden – also Richtung Nierenmark weisenden – Ende liegt der **Harnpol.** Am Harnpol geht der Kapselraum in den proximalen Tubulus über, den ersten Abschnitt der Harnkanälchen.

Bau des Tubulusapparates

Das System der Harnkanälchen, der **Tubulusapparat,** beginnt mit dem **proximalen Tubulus,** welcher in seinem Anfangsteil stark gewunden verläuft (➤ Abb. 20.6). An den gewundenen Teil, noch im Rindenbereich gelegen, schließt sich ein gerade verlaufender Teil an, der bis in den Nierenmarkraum hinunterzieht. Dieser gerade Teil des Tubulus wird intensiv von dem bereits erwähnten zweiten Kapillarnetz (➤ Kap. 20.1.3) der efferenten Arteriolen umschlungen; mit diesen Kapillaren findet ein intensiver Flüssigkeitsaustausch statt (➤ Kap. 20.2.3).

Im Anschluss an das gerade Stück verengt sich der Tubulus zu einem sehr dünnen **intermediären Tubulus.** Dieser macht einen Bogen (Henle-Schleife) und zieht im aufsteigenden Schenkel des **distalen Tubulus** zurück in unmittelbare Nähe des Nierenkörperchens.

Dort angekommen, windet sich der distale Tubulus und berührt die zuleitende Arteriole (Vas afferens) des Nierenkörperchens. Diese sich berührenden Abschnitte von Arteriole und Tubulus bilden zusammen den sog. **juxtaglomerulären Apparat** (juxta = nahe bei, neben). Dort findet die Bildung des Nierenhormons Renin statt (➤ Abb. 20.7 und ➤ Kap. 20.3.1).

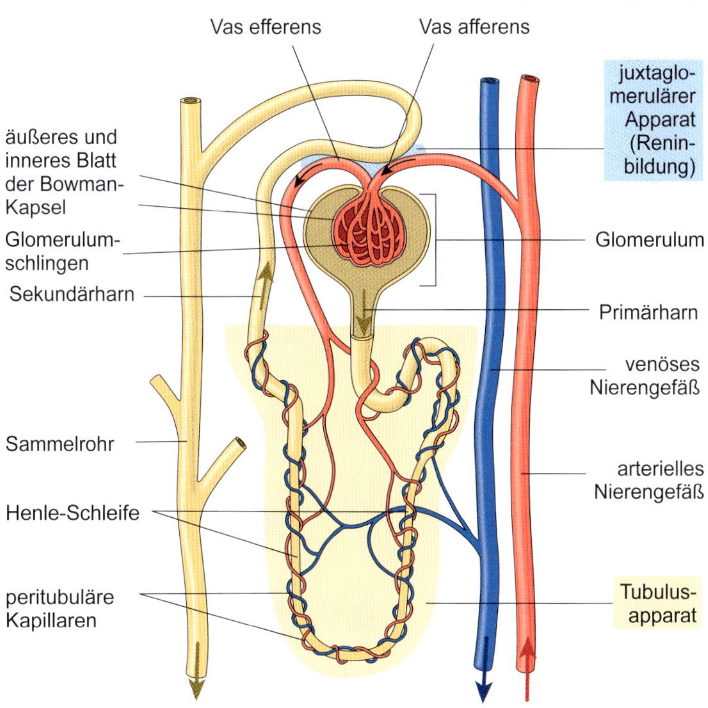

Abb. 20.6 Nierenkörperchen und Tubulusapparat sowie zu- und ableitende Nierengefäße in schematischer Darstellung. Die geraden Teile von proximalem Tubulus sowie der dünne intermediäre Tubulus ragen in das Nierenmark hinein. Sie werden zusammenfassend als Henle-Schleife bezeichnet und von einem Kapillarnetz, das von den Vasa efferentia gespeist wird, umschlungen.

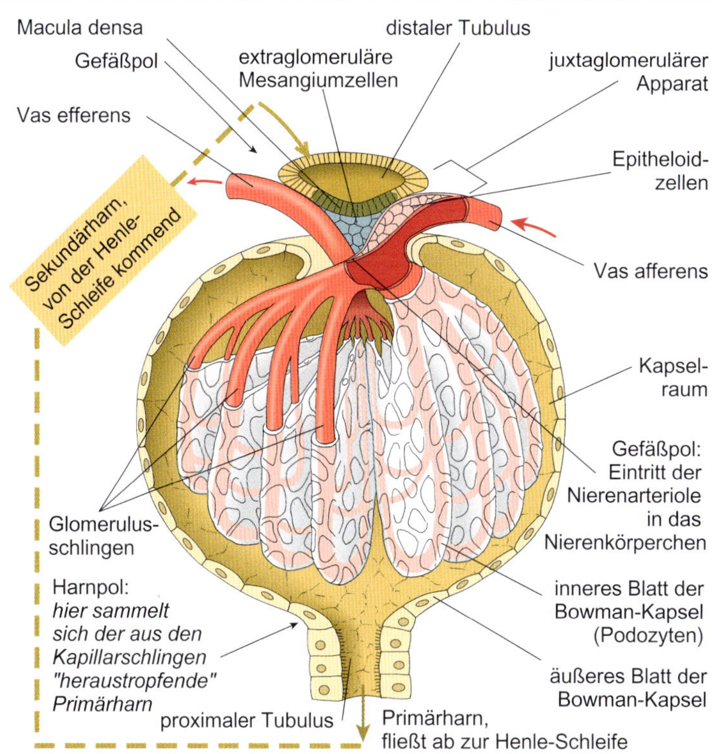

Abb. 20.7 Feinbau eines Glomerulums (Nierenkörperchens). Der juxtaglomeruläre Apparat ist die Kontaktzone zwischen zuführender Arteriole und dicht anliegendem distalem Tubulusabschnitt. Dort wird u. a. Renin gebildet (➤ Kap. 20.3.1).

20.1.5 Sammelrohre

An die distalen Tubuli schließen sich die **Sammelrohre** an, wobei sich jeweils mehrere Tubuli zu einem Sammelrohr vereinigen.

Die Sammelrohre sind zum einen Ableitungswege für den Sekundärharn, zum anderen Wirkungsort des in der Hypophyse gebildeten Hormons **Adiuretin** (ADH, ➤ Kap. 8.2.1). Das Adiuretin nimmt entscheidenden Einfluss auf die Menge des auszuscheidenden Harns, indem es die Rückresorption von Wasser im distalen Tubulus und in den Sammelrohren stimuliert und den Harn dadurch konzentriert. Fehlt das Hormon oder wird es nicht ausreichend gebildet, kommt es zum **Diabetes insipidus** (➤ Kap. 8.2.1).

Schließlich erreicht der Harn das Nierenbecken (Pelvis) und wird dort über die Ureter (Harnleiter, ➤ Kap. 20.5.2) in die Harnblase (➤ Kap. 20.5.3) abgeleitet.

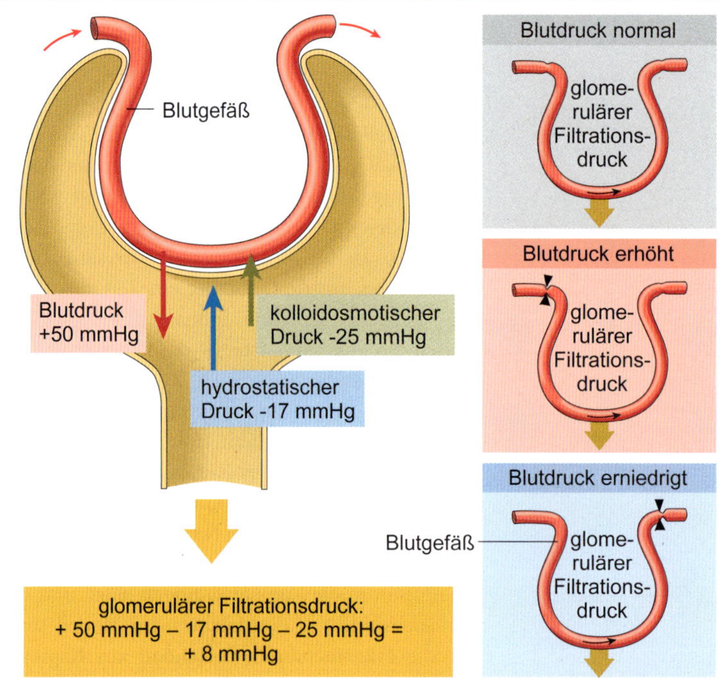

Abb. 20.8 Linker Bildabschnitt: Der glomeruläre Filtrationsdruck berechnet sich aus Blutdruck, hydrostatischem Druck und kolloidosmotischem Druck. Er beträgt ca. + 8 mmHg. Rechter Bildabschnitt: Die Konstanthaltung des Drucks in der Glomerulumschlinge erfolgt vor allem über die glatte Muskulatur am Anfang und am Ende der Schlinge. Sie wirkt aber nur in einem Blutdruckbereich von 80 bis 190 mmHg.

20.2 Nierenfunktion

20.2.1 Glomerulärer Filtrationsdruck

In den Glomerulumschlingen herrscht ein Blutdruck von etwa 50 mmHg. Dieser **glomeruläre Blutdruck** ist jedoch nicht identisch mit dem **glomerulären Filtrationsdruck** – also dem eigentlich wirkenden Filterdruck, mit dem der Primärharn abgepresst wird –, da dem glomerulären Blutdruck zwei Kräfte entgegenwirken (➤ Abb. 20.8):

- Zum einen der kolloidosmotische Druck des Blutes (etwa 25 mmHg, ➤ Kap. 3.5.7)
- Zum anderen der hydrostatische Druck in der Bowman-Kapsel (etwa 17 mmHg).

Um diese beiden Gegendrücke zu verstehen, kann man nochmals das Modell des Wasserkanisters zu Hilfe nehmen:

Würde der Wasserkanister, durch den die Infusionsschläuche ziehen, selbst mit Wasser gefüllt, so wäre die dann aus den Poren der Infusionsschläuche in das umgebende Wasser „abtropfende" Flüssigkeitsmenge geringer als bei einem leeren Kanister. Stellt man sich nun noch vor, dass in den Infusionsschläuchen kleinste saugfähige Schwämmchen mitfließen, so würde der durch die Schwämmchen aufgebaute kolloidosmotische Druck die effektive Filtration noch weiter vermindern.

Um den Filtrationsdruck in den Glomerulumschlingen zu berechnen, muss man also vom glomerulären Blutdruck den kolloidosmotischen Druck im Blutplasma und den hydrostatischen Druck in der Bowman-Kapsel abziehen. Es ergibt sich ein Wert von etwa 8 mmHg.

Glomeruläre Filtrationsrate

Die Glomerulumfiltratmenge, die sämtliche Nierenkörperchen beider Nieren pro Zeiteinheit erzeugen, bezeichnet man als **glomeruläre Filtrationsrate (GFR).** Sie beträgt beim jungen Erwachsenen ca. 120 ml pro Minute. Dies entspricht einer Filtrationsmenge von 180 l Glomerulumfiltrat täglich. Somit wird das gesamte Blutplasmavolumen (ca. 3 l) täglich etwa 60-mal in den Nieren filtriert.

20.2.2 Autoregulation von Nierendurchblutung und glomerulärer Filtration

Die Durchblutung beider Nieren beträgt etwa 20 % des Herzzeitvolumens (➤ Kap. 15.6.1), das sind rund 1 l pro Minute oder 1500 l täglich. Diese starke Durchblutung der Nieren und der Blutdruck in den Glomerulumschlingen muss weitgehend konstant gehalten werden. Ein zu geringer glomerulärer Filtrationsdruck bringt die Urinproduktion rasch zum Erliegen, während ein zu hoher glomerulärer Filtrationsdruck zu einem ungenügend konzentrierten Urin führen kann.

Die Nierendurchblutung und der Druck in den Glomerulumschlingen werden im Wesentlichen über die glatte Muskulatur der zu- und ableitenden Gefäße der Nierenkörperchen konstant gehalten. Die glatten Muskelfasern dieser zu- und abführenden Gefäße stellen selbsttätig (autoregulatorisch) ihre Weite so ein, dass ein glomerulärer Blutdruck von etwa 50 mmHg beibehalten wird.

Außerhalb des normalen arteriellen Blutdruckbereichs zwischen 80 und 190 mmHg beginnt diese **Autoregulation** zu versagen. Insbesondere bei einem arteriellen Blutdruck unter 70 mmHg droht ein **akutes Nierenversagen** (➤ Kasten). Der glomeruläre Blutdruck und damit auch der Filtrationsdruck fallen dann so stark ab, dass die Urinproduktion abnimmt **(Oligurie)** oder völlig zusammenbricht **(Anurie).**

In geringem Maße beteiligen sich auch hormonelle (Renin-Angiotensin, ➤ Kap. 20.3.1) und neurale Faktoren an der Autoregulation der Nierendurchblutung.

KLINIK

Niereninsuffizienz

Für die Gesamtfunktion der Niere ist die kontinuierliche Bereitstellung von Glomerulumfiltrat die wichtigste Voraussetzung. Ohne ausreichendes Filtrat und ohne genügende Durchströmung der einzelnen Tubulusabschnitte kann die Niere ihre verschiedenen Aufgaben nicht erfüllen. Eine kritische Reduktion des Glomerulumfiltrates kann plötzlich erfolgen (**akute Niereninsuffizienz,** akutes Nierenversagen) oder sich im Verlauf einer lang andauernden (Nieren-)Erkrankung allmählich entwickeln **(chronische Niereninsuffizienz).** Beiden Formen des Nierenversagens können zahlreiche Ursachen mit unterschiedlichen Schädigungsmechanismen zugrunde liegen. Sowohl akutes als auch chronisches Nierenversagen führen letztlich zur **Urämie** (Harnvergiftung, harnpflichtige Substanzen im Blut), einem lebensbedrohlichen Krankheitsbild mit Beteiligung praktisch aller Organsysteme.

Eine Einschränkung des Glomerulumfiltrates lässt sich labortechnisch nachweisen: Als Indikatorsubstanzen haben sich **Harnstoff** (aus dem Proteinstoffwechsel, ➤ Kap. 2.12) und **Kreatinin** (aus dem Muskelstoffwechsel, ➤ Kap. 4.4.1) bewährt. Beide gehören zu den sog. **harnpflichtigen Substanzen.** Hierunter versteht man im Organismus gebildete Stoffwechselprodukte, die obligatorisch über die Nieren ausgeschieden werden und sich schon bei einer leichten Niereninsuffizienz im Blut messbar anreichern.

20.2.3 Funktionen des Tubulussystems

Nachdem der Primärharn (Glomerulumfiltrat) aus dem Kapselraum des Nierenkörperchens in das **Tubulussystem** gelangt ist, wird er dort in seiner Zusammensetzung verändert und konzentriert. Der Endharn ist etwa viermal höher konzentriert als das Plasma.

Die Tubuluszellen besitzen zahlreiche molekulare Transportsysteme (➤ Kap. 3.5) für verschiedene Substanzen, die nicht ausgeschieden werden sollen. Bei den Rückresorptionsvorgängen steht die Wiedergewinnung lebenswichtiger Elektrolyte, Kohlenhydrate und Aminosäuren im Vordergrund (➤ Abb. 20.9).

KLINIK

Die Glukosurie des Diabetikers

Die Resorptionsmechanismen im Tubulus können die Ausscheidungen eines zu resorbierenden Stoffes nur so lange verhindern, wie die Konzentration dieses Stoffes im Glomerulumfiltrat einen bestimmten Wert nicht übersteigt. Beim Diabetiker liegt die Glukose-Blutkonzentration oft über diesem **Schwellenwert,** der für Glukose bei ca. 180 mg/dl liegt. Übersteigt die Konzentration der Glukose im Blut und damit auch im Glomerulumfiltrat diesen Wert, so kommt es durch die „Überforderung" der Resorptionsmechanismen zur Glukoseausscheidung mit dem Urin (Glukosurie, ➤ Abb. 19.6). In der Harnblase bildet die Glukose einen idealen Nährstoff für Bakterien, die z. B. von außen durch die Harnröhre in die Blase gelangt sind. Das ist der Grund, weshalb Diabetiker häufig unter Harnwegsinfekten leiden. Mit der Glukose wird aus osmotischen Gründen auch mehr Wasser ausgeschieden. Deshalb haben unbehandelte oder schlecht eingestellte Diabetiker charakteristischerweise großen Durst und müssen häufig Wasser lassen.

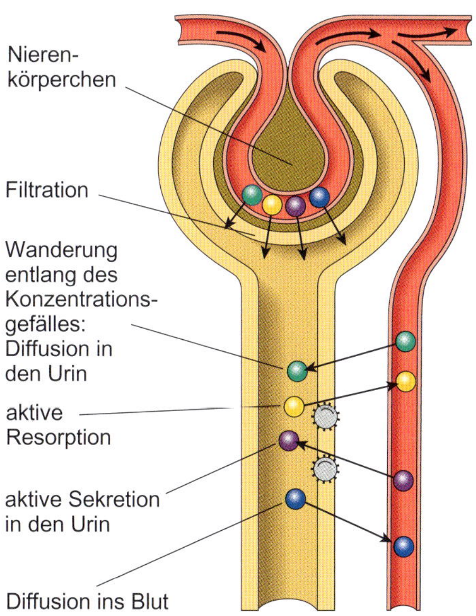

Abb. 20.9 Transportvorgänge im Tubulussystem. Es gibt vier verschiedene Möglichkeiten des Stofftransportes zwischen Tubuli, Interstitium und Blutgefäßen: Filtrierte Substanzen können aus dem Primärharn aktiv wieder entfernt werden (z. B. Aminosäuren, Glukose und Salze wie Chlorid, Bikarbonat, Natrium, Kalium und Kalzium, gelb). Manche Stoffe wandern entsprechend einem Konzentrationsgefälle durch Diffusion aus dem Tubulus in das Blut zurück (z. B. Harnstoff, blau) oder aus dem Blut in den Tubuli (z. B. Ammoniak, grün). Schließlich werden bestimmte Stoffe zusätzlich zur Filtration aktiv aus dem Blut in das Tubulussystem sezerniert (z. B. Harnsäure und Penicillin, lila).

20.2.4 Diuretikatherapie

Viele Patienten, vor allem in der Inneren Medizin, erhalten Medikamente, welche die Harnmenge erhöhen – sog. **Diuretika** (wörtlich „Durchflussmedikamente"). Sie werden zur Senkung eines Bluthochdrucks (➤ Kap. 16.3.5), zur Reduzierung des Flüssigkeitsvolumens in den Gefäßen und damit zur Entlastung des Herzens bei Herzinsuffizienz (➤ Kap. 15.6.4) sowie zur Steigerung der Urinproduktion z. B. bei Niereninsuffizienz (➤ Kap. 20.2.2) eingesetzt. Viele Diuretika verändern die beschriebenen Sekretions- und Rückresorptionsmechanismen im Tubulussystem. Sie reduzieren z. B. die Rückresorption von Natrium, Kalium und Chlorid und durch den gekoppelten Ionen- und Wassertransport damit auch die Wasserrückresorption. Konsequenz: Die Urinmenge steigt an.

Leider stören viele Diuretika die fein abgestimmten physiologischen Ionentransporte und damit letztlich die Elektrolyt- und Mineralbalance des Körpers: Mit Diuretika behandelte Patienten sind insbesondere durch einen Kaliummangel (Hypokaliämie, ➤ Kap. 20.7.2) bedroht. Deshalb muss bei solchen Patienten der Serum-Kaliumspiegel häufig kontrolliert werden. Fällt dieser infolge der Diuretikatherapie unter den Normbereich, so muss er durch Einnahme von Kalium-Brausetabletten oder kaliumreichen Nahrungsmitteln wie etwa Bananen wieder normalisiert werden.

ACHTUNG

Vorsicht bei Patienten mit Diuretikatherapie

Bei einer **Diuretikatherapie** kann es u. U. durch starken Flüssigkeitsverlust zu einer **Exsikkose** (Austrocknung) kommen. Ferner sind beim Patienten Kreislaufbeschwerden möglich, die u. a. beim Aufstehen auftreten. Die **Thromboseprophylaxe** (➤ Kap. 6.5.6) ist bei Patienten mit Diuretikatherapie besonders wichtig, da eine zu schnelle Ödemausschwemmung die Thromboseentstehung begünstigt.

20.3 Die Niere als endokrines Organ

20.3.1 Renin

Renin wird in den Zellen des juxtaglomerulären Apparates (➤ Abb. 20.6 und ➤ Abb. 20.7) der Niere gebildet. Bei einer Minderdurchblutung der Niere wird es vermehrt ausgeschüttet. Dies kann z. B. bei einer Nierenarterienstenose (➤ Kap. 16.3.5) oder systemisch bei einem Blutdruckabfall (z. B. beim Schock) der Fall sein. Weitere auslösende Faktoren für die Reninausschüttung sind Natriummangel, Sympathikusaktivierung und Hyperkaliämie. Angiotensin II, Aldosteron und Natriumüberschuss hingegen hemmen die Reninausschüttung.

Renin-Angiotensin-Aldosteron-Mechanismus

Blutdruck und Blutdrucksteuerung ➤ Kap. 16.3.4

Der Renin-Angiotensin-Aldosteron-Mechanismus (synonym: Renin-Angiotensin-Aldosteron-System, RAAS, ➤ Abb. 20.10) ist ein komplexes Regulationssystem zur Konstanthaltung von Blutdruck, Nierendurchblutung und Natriumhaushalt.

Ist beispielsweise der Natriumgehalt im Serum oder der Blutdruck zu niedrig, so wird die Ausschüttung von **Renin** in das Blut stimuliert. Dort spaltet das enzymatisch wirksame Hormon vom ebenfalls im Blutserum befindlichen Eiweißkörper **Angiotensinogen,** der aus der Leber stammt, ein Stück ab, das **Angiotensin I.** Aus diesem entsteht nun nach Abspaltung von zwei weiteren Aminosäuren das hochwirksame **Angiotensin II.** Diese Umwandlung (Konversion) von Angiotensin I zu Angiotensin II geschieht durch das **Angiotensin-Converting-Enzym** (ACE), das in der Lunge vorkommt.

Angiotensin II stimuliert die Freisetzung von **Aldosteron** aus der Nebennierenrinde (➤ Kap. 8.6.3). Außerdem hat es eine stark vasokonstriktive (gefäßverengende) Wirkung und führt daher

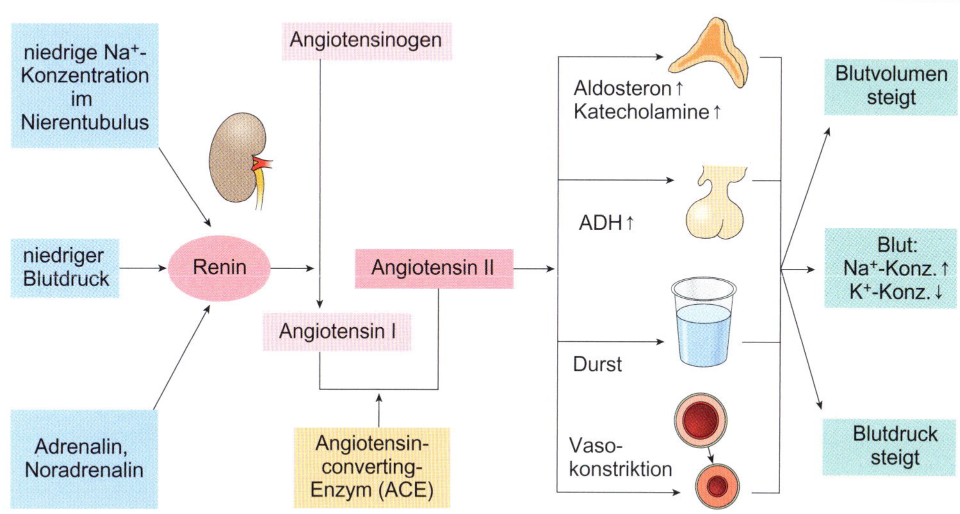

Abb. 20.10 Übersicht über den Renin-Angiotensin-Aldosteron-Mechanismus.

zu einer Blutdruckerhöhung. Aldosteron bewirkt eine starke Natrium- und Wasserrückresorption mit der Folge eines erhöhten Blutvolumens, was ebenfalls zur Blutdruckerhöhung beiträgt. Daneben fördert es die Ausscheidung von Kalium, was zu Kaliumverlust führen kann.

KLINIK
ACE-Hemmer

Wird die Wirkung des Angiotensin-Converting-Enzyms durch einen sog. **ACE-Hemmer** unterdrückt, so wird der Angiotensin-II-Effekt auf die Blutgefäße vermindert – der Blutdruck sinkt. ACE-Hemmer werden häufig in der Therapie des Bluthochdrucks (➤ Kap. 16.3.5) und der Herzinsuffizienz (➤ Kap. 15.6.4) eingesetzt.

20.3.2 Erythropoetin

Erythropoetin ist ein Proteinhormon, das bei zu niedrigem Sauerstoffpartialdruck im arteriellen Blut vermehrt ausgeschüttet wird. Es bewirkt eine Steigerung der Erythropoese, der Neubildung von roten Blutkörperchen im Knochenmark (➤ Kap. 6.2.3), wodurch vermehrt Sauerstoff transportiert werden kann. Dieser Regulationsmechanismus wird z. B. bei einer Höhenanpassung an die Hochgebirgsluft mit erniedrigtem Sauerstoffpartialdruck aktiviert (Höhentraining, ➤ Kap. 6.2.4).

KLINIK
Renaler Bluthochdruck

Ursache eines **renalen** (durch die Niere bedingten) **Bluthochdrucks** ist eine – meist durch Gefäßverkalkung hervorgerufene – **Stenose** (Verengung) der A. renalis, die den Blutfluss durch die Niere vermindert. Dieser verringerte Blutfluss wird von der Niere als (zu) niedriger Blutdruck im Gefäßsystem wahrgenommen. Hormonell wird dies über den Renin-Angiotensin-Aldosteron-(RAA-)Mechanismus korrigiert. Seine Aktivierung führt zu einer Blutdrucksteigerung im arteriellen Gefäßsystem, ohne dass sich die Nierendurchblutung aufgrund der Stenose verbessern kann. Da weiterhin die lokale Nierendurchblutung zu gering ist, wird der RAA-Mechanismus weiter wirken, sodass sich in der Folge ein Bluthochdruck entwickelt, der durch Medikamente nicht zu therapieren ist. Die einzig wirksame Behandlung ist in diesem Fall die Beseitigung der Stenose, entweder mittels Ballonaufdehnung (➤ Kap. 15.7.2) oder durch chirurgische Entfernung.

20.4 Zusammensetzung des Urins

Bestandteile des Urins

Der Endharn besteht zu 95 % aus Wasser. Der wichtigste in Wasser gelöste Bestandteil des Urins ist der **Harnstoff,** der in der Leber gebildet wird und ein Stoffwechselendprodukt des Eiweißstoffwechsels ist (➤ Kap. 2.12). Von ihm werden täglich rund 25 g ausgeschieden. In größerer Menge werden außerdem die erwähnte, schwer wasserlösliche **Harnsäure** (ca. 1 g pro Tag) sowie das aus dem Muskelstoffwechsel und dem Fleisch der Nahrung stammende **Kreatinin** (ca. 1,5 g pro Tag) mit dem Urin aus dem Organismus entfernt. Außerdem enthält der Urin organische und anorganische Salze, neben Kalksalzen insbesondere das Kochsalz (NaCl), von dem etwa 10 g täglich ausgeschieden werden.

Schließlich erscheinen im Urin noch ca. 3 g Phosphate sowie unterschiedliche Mengen organischer Säuren wie Zitronensäure oder Oxalsäure.

Färbung des Urins

Für die gelbliche Harnfarbe sind vor allem die **Urochrome,** stickstoffhaltige gelbe Farbstoffe aus dem Proteinabbau, sowie das aus dem Bilirubinabbau (➤ Kap. 18.10.4) über die farblose Zwischenstufe **Urobilinogen** entstehende orangegelbe **Urobilin** verantwortlich.

KLINIK
Nierensteine

Als Folge einer gestörten Kalziumausscheidung, eines ungünstigen Urin-pH-Wertes oder anderer Störungen der Urinzusammensetzung kann es zur Ausfällung und Ablagerung von Salzen und damit zur Entstehung von **Nierensteinen** kommen. Die **Nephrolithiasis** oder Nierensteinerkrankung kann so weit gehen, dass z. B. durch einen Ausgussstein das gesamte Nierenbecken verlegt wird. Häufiger führen kleinere Nierensteine, wenn sie langsam im Harnleiter (➤ Kap. 20.5.2) in Richtung Blase geschoben werden, zu akuten Einklemmungsbeschwerden mit dem klinischen Bild der **Nierenkolik.** Der Patient leidet hierbei unter heftigsten, anfallsweise auftretenden, krampfartigen Schmerzen, die je nach Steinlokalisation im Lendenbereich, im Rücken oder aber im Bereich der Symphyse oder Oberschenkelinnenfläche empfunden werden.

Urinsediment

Wird Urin zentrifugiert, reichern sich die festen Bestandteile im sog. **Urinsediment** (Harnsediment) an. In der mikroskopischen Untersuchung des Urinsediments können z. B. verschiedene Kristalle entdeckt werden (➤ Abb. 20.11), ferner Bakterien (➤ Kasten) oder Zylinder. Zylinder sind rollenförmige Zusammenballungen von Erythrozyten, Leukozyten, Eiweißen (hyaline Zylinder) oder Epithelzellen (Epithelzylinder), die aus der Niere stammen und als „Ausgussmodell" eines Tubulus ihre typische Form erhalten. Von einer geringen Zahl hyaliner Zylinder abgesehen, ist ihr Auftreten immer pathologisch und weist auf die Niere als Erkrankungsort hin. Manchmal finden sich im Urinsediment auch Hefen oder bei Männern einzelne Spermien.

20.5 Ableitende Harnwege

20.5.1 Nierenbecken

Die ableitenden Harnwege beginnen mit den Sammelrohren, die sich zu Papillengängen vereinigen und in die Nierenpapillen – also die Spitzen der kegelförmigen Markpyramiden – münden. Hier fließt der Urin in einen der acht bis zehn Nierenkelche und weiter in das **Nierenbecken.**

Das Nierenbecken ist wie der gesamte Harntrakt von einem mehrschichtigen **Übergangsepithel** ausgekleidet (➤ Abb. 4.1). In der Wand des Nierenbeckens liegen auch glatte Muskelfasern, die den Abtransport des Urins in die Harnleiter fördern.

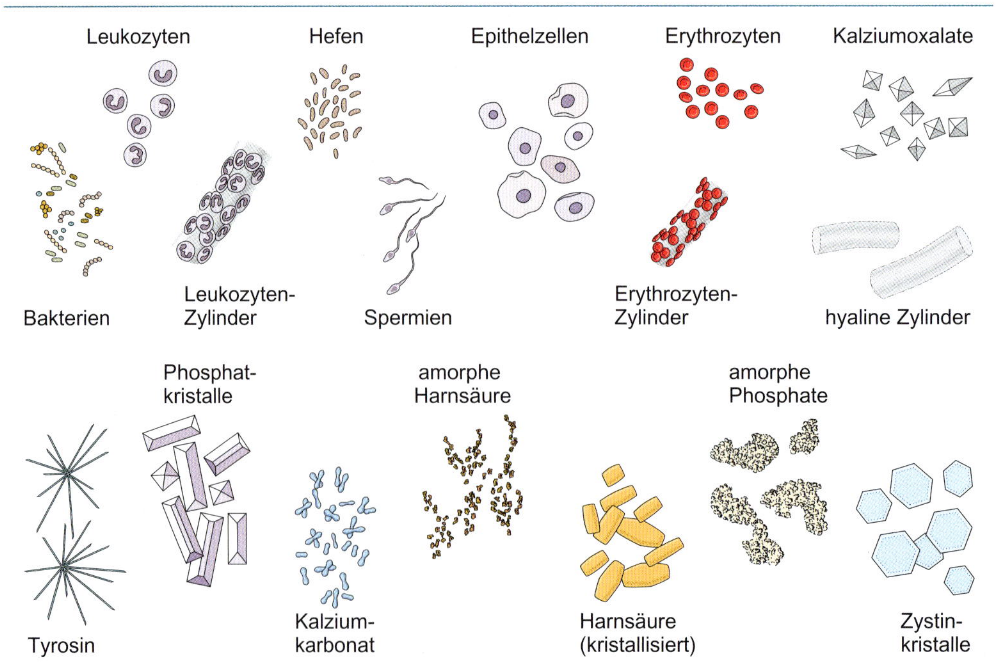

Abb. 20.11 Physiologische und pathologische Bestandteile im Urinsediment, Blick durchs Mikroskop. Die verschiedenen Kristalle (oben und rechts unten im Bild) sind an sich ohne Krankheitswert, können aber auf eine (beginnende) Nierensteinerkrankung hinweisen. Zylinder sind – von einer kleinen Anzahl hyaliner Zylinder abgesehen – fast immer Signal einer Nierenerkrankung, und Bakterien oder Hefen weisen auf eine Infektion hin.

20

20.5.2 Harnleiter

Das Nierenbecken verengt sich nach unten zum Harnleiter. Die beiden **Ureteren** (Harnleiter) sind etwa 2,5 mm dicke und 30 cm lange Schläuche, die retroperitoneal – also hinter dem Bauchfell – in das kleine Becken ziehen und dort in die Harnblase einmünden. Der schräge Eintrittswinkel durch die Blasenwand bewirkt eine Ventilfunktion: Der Urin kann zwar von den Harnleitern in die Blase fließen, jedoch nicht umgekehrt. Ist dieser Ventilmechanismus z. B. bei Fehlbildungen nicht intakt, so kommt es beim Wasserlassen zum Reflux (Rückfluss) von Blasenurin in den Harnleiter und das Nierenbecken. Hierdurch können Krankheitserreger in die Niere verschleppt werden.

20.5.3 Harnblase

Die **Harnblase** (Vesica) ist ein aus glatter Muskulatur gebildetes Hohlorgan. Sie liegt vorne im kleinen Becken direkt hinter der Symphyse und den Schambeinen (➤ Kap. 12.2.1). Das Dach der Harnblase wird vom Peritoneum (Bauchfell) bedeckt, der dorsale Teil der Blase grenzt bei der Frau an die Vagina und den Uterus, beim Mann ans Rektum.

Die Blasenschleimhaut ist deutlich gefaltet. Nur in einem kleinen dreieckigen Feld am hinteren, unteren Blasenfeld ist sie völlig glatt. Dieses nach hinten spitz zulaufende **Blasendreieck** (Trigonum vesicae) wird in seinen oberen hinteren Eckpunkten durch die Mündungsstellen der beiden Harnleiter und vorne unten durch die Austrittsstelle der **Urethra** (Harnröhre) markiert.

Die Muskelschichten der glatten Blasenwandmuskulatur sind wenig voneinander abgrenzbar und bilden ein stark durchflochtenes Gewebe, das **Detrusor vesicae** oder **M. detrusor** genannt wird.

Am Beginn der Harnröhre – also am vorderen Eckpunkt des Blasendreieckes – verdicken sich die Muskelfasern der Harnblase zum **M. sphincter internus** (inneren Schließmuskel). Zusätzlich wird die Harnröhre durch den **M. sphincter externus** (äußeren Schließmuskel) verschlossen, der aus quer gestreiften Muskelfasern des Beckenbodens gebildet wird und willkürlich angespannt werden kann.

Harnröhre des Mannes ➤ Abb. 20.18, *Harnröhre der Frau* ➤ Abb. 20.12 und ➤ Abb. 20.26

KLINIK

Zystitis

Wird die Harnblase durch Bakterien besiedelt, entsteht häufig eine **Zystitis** (Blasenentzündung). Da ein Mitbefall der höheren Harnwege praktisch nicht auszuschließen ist, spricht man ganz allgemein von einem **Harnwegsinfekt** (auch ➤ Kap. 7.8.1). Eine Zystitis äußert sich vor allem in Brennen beim Wasserlassen (Dysurie) und häufigem Harndrang (Pollakisurie).

20.5.4 Entleerung der Harnblase

Das maximale Fassungsvermögen der Harnblase beträgt etwa 800 ml, der Drang zur **Miktion** (Blasenentleerung) tritt aber bereits bei einer Blasenfüllung von 350 ml auf.

Die Miktion ist ein willkürlich ausgelöster, dann aber reflektorisch ablaufender Prozess. Er besteht aus vier Komponenten:

- Zuerst kontrahiert der Detrusor vesicae, also die glatte Muskulatur der Blasenwand (➤ Kap. 20.5.3).
- Dadurch erweitert sich die Harnröhre im Bereich des M. sphincter internus (innerer Schließmuskel).
- Die Erschlaffung des M. sphincter externus (äußerer Schließmuskel) schließt sich an:
- Der Urin kann nun durch die Harnröhre abfließen, wobei die Entleerung der Blase durch Kontraktion der Bauch- und Beckenbodenmuskulatur unterstützt wird.

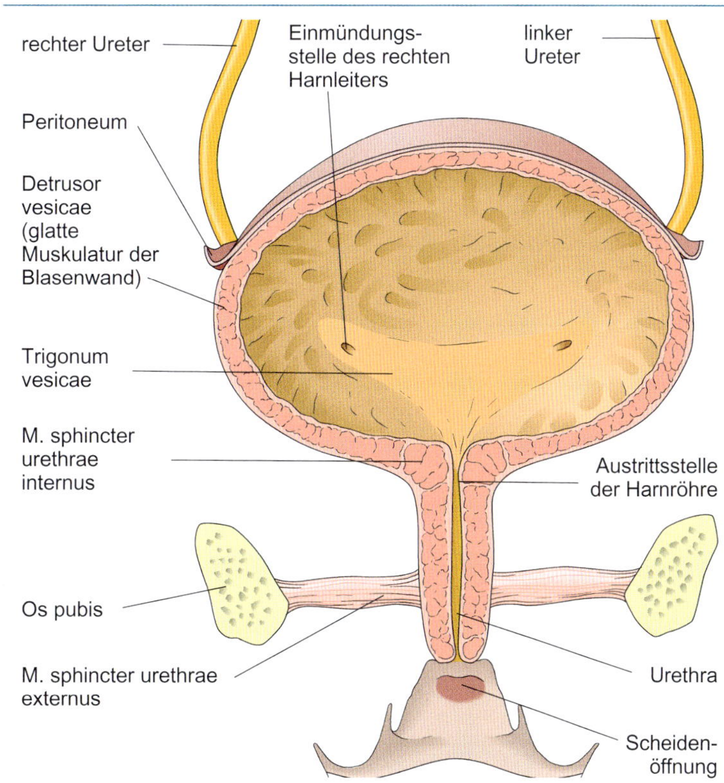

Abb. 20.12 Harnblase der Frau im Frontalschnitt. Deutlich zu erkennen ist das auf der Spitze stehende Blasendreieck, dessen obere hintere Eckpunkte die Mündungsstellen der Harnleiter bilden.

Reflexbogen der Miktion

Der Füllungsgrad der Harnblase wird durch Dehnungsrezeptoren in der Blasenwand registriert und über afferente Nervenfasern ins Stammhirn gemeldet. Übersteigt die Muskeldehnung ein bestimmtes Maß (≙ Harnmenge von 350 ml), nimmt die Zahl der gemeldeten Impulse zu und verursacht das Gefühl des Harndrangs. Über das sog. **Miktionszentrum,** ein Kerngebiet im Bereich des Pons (Brücke), werden die Informationen zu den vegetativ-motorischen Nervenzellen des Sakralmarks weitergeleitet. Über parasympathische Nervenfasern wird eine Kontraktion des Detrusor vesicae ausgelöst. Gleichzeitig erschlafft über den N. pudendus der M. sphincter externus. Der Mechanismus der Blasenentleerung läuft durch positive Rückkopplungsmechanismen weitgehend selbstständig ab.

Natürlich kommt es nicht bei jedem Harndrang zur Miktion. Diese ist spätestens ab dem 3. Lebensjahr willentlich kontrollierbar. Für diese sog. **Kontinenz** existiert ebenfalls ein Kerngebiet im Miktionszentrum. Es kann über sympathische Nervenfasern aus dem Lumbalmark den Sphinkter erregen und den Detrusor hemmen, sodass kein Urin abgegeben werden kann. Außerdem wird das direkt benachbarte Kerngebiet für die Miktion gehemmt. Da das Miktionszentrum unter der Kontrolle höherer Hirnzentren steht, kann es willentlich beeinflusst werden.

Harninkontinenz

Patienten, die an **Harninkontinenz** leiden, sind nur eingeschränkt oder gar nicht in der Lage, ihre Blase kontrolliert zu entleeren. Harninkontinenz ist bei alten Menschen sehr häufig und für die Betroffenen sehr belastend. Man unterscheidet:

- **Stressinkontinenz.** Sie tritt bei Erhöhung des Bauchinnendrucks („Stress") z. B. beim Husten, Lachen oder Hinabsteigen von Treppen auf. Bei Frauen ist eine Gebärmuttersenkung, bei Männern der Zustand nach einer Prostataoperation die häufigste Ursache für eine Stressinkontinenz.
- **Urge-Inkontinenz.** Diese Patienten leiden unter attackenartigem Harndrang (engl.: urge = zwingen, nötigen), wobei die rettende Toilette meist zu spät erreicht wird und der Patient den Urinabgang nicht mehr verhindern kann. Ursächlich sind meistens Störungen der Innervation der Blase. Auch häufige Blasenentzündungen oder Steinleiden können zur Urge-Inkontinenz führen. Die Therapie ist schwierig, manchmal hel-

fen Medikamente, die den miktionsauslösenden Parasympathikus dämpfen. Oft bewährt sich auch ein Toilettentraining.

- **Überlaufinkontinenz.** Bei Abflusshindernissen oder Nervenschädigungen, z. B. bei einer Polyneuropathie (➤ Kap. 4.5.8), weitet sich die Blase aus und kann sich nicht mehr zusammenziehen. Es resultiert eine „Überlaufblase". Auch manche Medikamente können zu einer solchen Blasenentleerungsstörung führen. Die Blase füllt sich zunehmend mit Urin und läuft ab einer bestimmten Menge regelmäßig „über". Durch den ständigen Pool an (Rest-)Harn sind die Betroffenen stark durch Harnwegsinfekte bedroht. Die Therapie richtet sich nach der Ursache. Bei Männern ist oft ein Prostataadenom (➤ Kap. 20.10.6) die Ursache, eine Prostataentfernung beseitigt hier die Überlaufinkontinenz. Oft jedoch ist eine Dauerkatheterisierung unumgänglich.

PT-PRAXIS

Das Tanzberger-Konzept

Bei der physiotherapeutischen Behandlung nach Tanzberger handelt es sich um eine Methode, die auf das Erlernen eines wiederzuerlangenden Körperbewusstseins, insbesondere hinsichtlich der Strukturen des Beckenbodens, setzt und mittels gezielter Übungstherapie und Erarbeitung eines Hausaufgabenprogramms wirksam bei der Behandlung von Harn- und Stuhlinkontinenz ist.

PT-PRAXIS

Inkontinenz- und Beckenbodengymnastik

Durch gezielte **Wahrnehmungs-** und **Anspannungsübungen** der Muskulatur im Beckenbodenbereich (u. a. Ausschließmuskeln, Vagina, Harnröhre und Muskeln des Perineums, auch ➤ Kap. 14.2.2 und ➤ Abb. 14.15) kann einer Harn- oder Stuhlinkontinenz vorgebeugt werden. Dabei wird die Beckenbodenmuskulatur entweder isoliert oder synergistisch, d. h. mit den großen Muskelgruppen der Adduktoren und Gesäßmuskulatur zusammen, angespannt. Unterstützend wirkt ein Atemtraining – beispielsweise das Ausatmen bei Bauchmuskelanspannung –, um bei anstrengenderen Übungen oder Alltagsbewegungen (z. B. beim Anheben einer Wasserkiste) den Druck des Bauchraums auf den Beckenboden zu reduzieren. Nach Unterleibsoperationen und nach einer Entbindung wird Beckenbodengymnastik meist zur Prophylaxe vom Arzt verordnet.

20.6 Wasserhaushalt

„Wasserbasis" des Organismus ➤ Kap. 3.4

Der **Hydratationszustand** (Wassergehalt) des menschlichen Körpers macht etwa 60 % seines Körpergewichtes aus, wobei der Anteil alters- und geschlechtsabhängigen Schwankungen unterliegt. Etwa 60 % des Körperwassers befinden sich in den Zellen (intrazellulär), der Rest außerhalb der Zellen (extrazellulär), im sog. interstitiellen Raum (Interstitium), der sich zwischen den Zellen befindet. Ein kleiner Teil des extrazellulären Wassers (ca. 7,5 %) zirkuliert in den Blutgefäßen (Intravasalraum) (➤ Abb. 20.13 und ➤ Abb. 20.14).

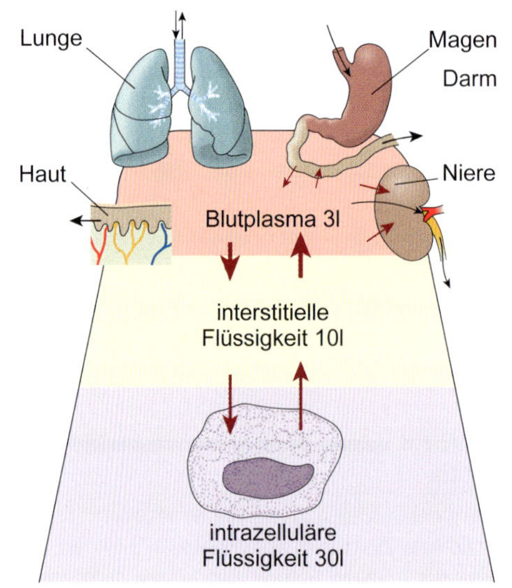

Abb. 20.13 Schematische Darstellung der Flüssigkeitsräume mit Intravasalvolumen, Interzellularvolumen (Interstitium) und Intrazellularvolumen. Der Flüssigkeitsaustausch mit der Umwelt vollzieht sich über von den Blutgefäßen versorgte Organe wie Niere, Lunge, Haut und Gastrointestinaltrakt. Über 70 % der Plasmaflüssigkeit werden innerhalb einer Minute mit der interstitiellen Flüssigkeit ausgetauscht. Die abgerundeten Volumenangaben beziehen sich auf ein Körpergewicht von 70 kg.

Eine **ausgeglichene Wasserbilanz** ist außerordentlich wichtig für den Organismus, denn nur so kann er seine Körperleistungen und Geistesfunktionen aufrechterhalten. Durch kontinuierliche Regulation des Wasserhaushalts wird dafür gesorgt, dass es weder zur Austrocknung noch zur Überwässerung kommt.

Diese Regulation wird vor allem vom Tubulussystem geleistet. Die Rückresorption von Wasser, die je nach Außentemperatur, körperlicher Belastung oder Ernährung stark schwanken kann, wird im Bereich des distalen Tubulus durch das Hormon **Adiuretin** gesteuert (➤ Kap. 8.2.1). Adiuretin erhöht die Durchlässigkeit der Zellmembran für Wasser. Eine hohe Adiuretin-Konzentration führt daher zu einer starken Wasserrückresorption und verringert die Harnmenge. Bei niedrigem Adiuretin-Spiegel wird dagegen die Wasserrückresorption eingeschränkt und eine große Harnmenge ausgeschieden, z. B. auch durch die Wirkung von Alkohol, der die Adiuretinausschüttung senkt.

Wasserein- und -ausfuhr

Wasser wird dem Körper auf direktem Weg (Getränke bzw. künstlich durch Infusionen) und auch indirekt über wasserhaltige feste Nahrungsmittel zugeführt.

Im Schnitt nimmt so ein nicht körperlich arbeitender Gesunder 1500 ml täglich durch Getränke und 600 ml durch feste Nahrung zu sich (➤ Abb. 20.15). Zu diesen 2,1 l treten noch 400 ml Oxidationswasser, die bei der Nahrungsverstoffwechselung frei werden: Aus dem Abbau von je einem Gramm Kohlenhydraten entstehen 0,6 ml, von Fett 1 ml und von Eiweiß 0,4 ml Wasser.

Über den Urin scheidet der Gesunde täglich etwa 1,5 l, über den Stuhl 200 ml, über die Haut (Schwitzen) 300 ml und über die befeuchtete (Aus-)Atemluft 500 ml Wasser aus.

Überwässerung

Eine **Hyperhydratation** (Überwässerung, Volumenüberlastung) des Körpers kann sich vor allem im Rahmen einer Infusionsbehandlung entwickeln. Insbesondere beim älteren und herzinsuffizienten Patienten (➤ Kap. 15.6.4) kann sich durch die übermäßige intravenöse Flüssigkeitsgabe die Blut(-flüssigkeit) vor dem überlasteten Herzen zu-

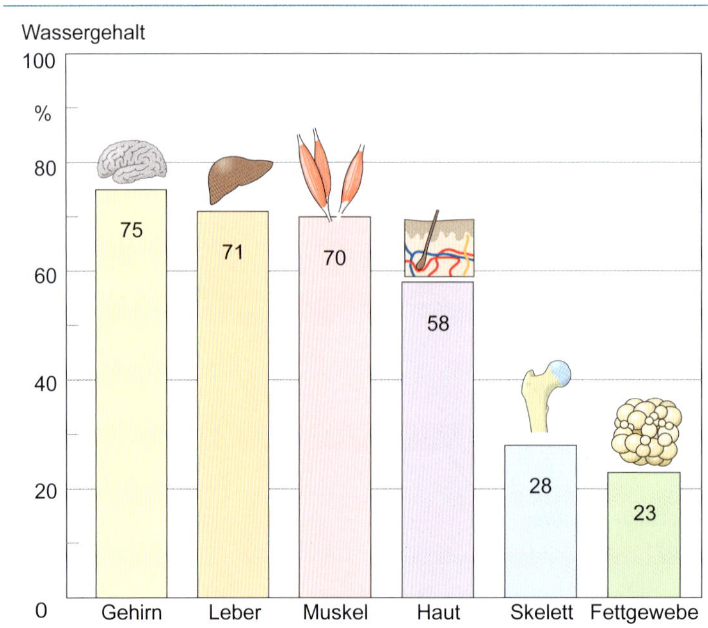

Abb. 20.14 Spezifische Organgewebe haben einen sehr unterschiedlichen Wassergehalt: Hirngewebe mit 75 % einen sehr hohen, Fettgewebe einen deutlich niedrigeren.

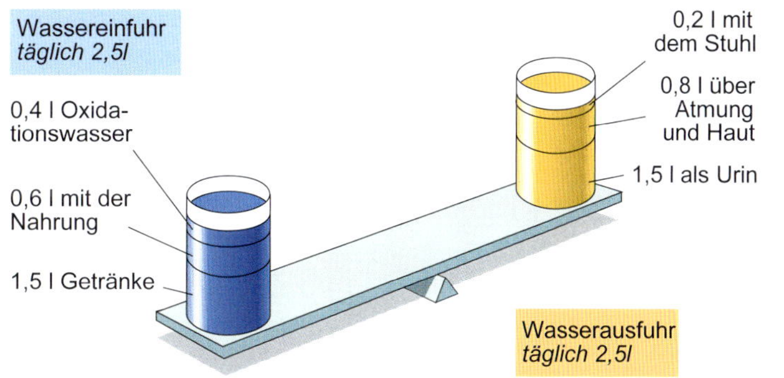

Abb. 20.15 Wasserbilanz des Körpers. Tägliche Ein- und Ausfuhr müssen im Gleichgewicht zueinander stehen: Sie betragen jeweils etwa 2500 ml.

rückstauen. Wegen des ansteigenden Blutdrucks vor dem Herzen wird Wasser in das umliegende Gewebe „abgepresst", und es entstehen Ödeme.

Eine vorübergehende Überwässerung entsteht auch beim Trinken. Trinkt ein Mensch beispielsweise 2 Liter Bier, so wird es nicht lange dauern, bis die Gegenregulation einsetzt und der Körper die nicht benötigte Flüssigkeit wieder ausscheidet. An dieser Gegenregulation sind Volumen- und Osmorezeptoren (➤ Kap. 16.3.4) in den Gefäßwänden beteiligt, die das Überangebot an Volumen dem Gehirn melden und damit die Freisetzung von Adiuretin bremsen. Die Nieren scheiden daraufhin vermehrt Wasser in Form von Urin aus. Auch führt die Zunahme des intravasalen Volumens zur Steigerung der Nierendurchblutung, wodurch ebenfalls die Urinmenge steigt. Bei der Herzinsuffizienz versagt dieser Regulationsmechanismus allerdings, da das geschwächte Herz keinen entsprechend verstärkten Blutfluss aufbauen kann. Hier ist es sinnvoll, die Nierentätigkeit über Diuretika (➤ Kap. 20.2.4) zu stimulieren.

Unterwässerung

Eine **Dehydratation** (Unterwässerung, Volumendefizit) entsteht durch ein vermindertes Flüssigkeitsangebot, z. B. infolge Schwitzen, zu geringer Flüssigkeitsaufnahme oder eines Defizits an Infusionslösungen. Starkes Durstgefühl entsteht bei einem Wasserdefizit von etwa 2 Litern. Bei älteren Menschen ist das Durstgefühl oft nur noch wenig ausgeprägt.

Weitere Zeichen von Wassermangel:

- Trockene Schleimhäute (rissige Zunge)
- Stehende Hautfalten
- Allgemeine Schwäche
- Kreislaufsymptome wie schneller, fadenförmiger Puls, niedriger Blutdruck, kollabierte Halsvenen
- Produktion von wenig, aber dunkelkonzentriertem Urin
- Geistige Eintrübung
- Evtl. Fieber.

Dies kann schließlich zum akuten Nierenversagen führen (➤ Kap. 20.2.2). Für die Therapie einer Unterwässerung ist bedeutsam, in welchem Maße der Wasserverlust von einem Elektrolyt-(Mineralstoff-)Verlust begleitet ist. Da Wasser das Lösungsmittel der Elektrolyte bildet, wird jede Änderung des Wasservolumens eine Änderung der in ihm gelösten Elektrolytkonzentrationen bzw. der Elektrolytgesamtmenge nach sich ziehen (➤ Kap. 20.7.1).

20.7 Elektrolythaushalt

➤ Tab. 20.1 (auch ➤ Kap. 9.2.2) gibt einen Überblick über die Bedeutung der sieben Mineralstoffe **(Elektrolyte)** im Körper, die in höheren Konzentrationen vorliegen.

20.7.1 Störungen im Natrium- und Wasserhaushalt

Störungen im **Natriumhaushalt** sind häufig mit Störungen des **Wasserhaushaltes** vergesellschaftet. Wenn im Folgenden von einem Mangel oder Überschuss an Elektrolyten die Rede ist, so bezieht sich dies stets auf den Elektrolytspiegel im Blut. Bezogen auf den Ganzkörperbestand kann die Bilanz ganz anders aussehen!

Natriummangel

Hohe Natriumverluste, etwa durch starkes Erbrechen oder Durchfälle sowie bestimmte Nierenerkrankungen (Salzverlustniere), aber auch zu energische Gabe von Diuretika führen zur **Hyponatriämie** (Natriummangel) mit gleichzeitig vermindertem Wasserbestand des Organismus, wobei dem Körper relativ mehr Natrium als Wasser fehlt. Man spricht auch von **hypotoner Dehydratation** – „hypoton" deshalb, weil mit dem Natriumspiegel auch der osmotische Druck sinkt (➤ Kap. 3.5.5).

Hingegen kommt es beispielsweise bei Herzinsuffizienz mit Ödemen oder bei hochgradiger Niereninsuffizienz zu einem Natriummangel (im Blut) bei gleichzeitigem Wasserüberschuss **(hypotone Hyperhydratationen)** – es wird relativ mehr Wasser als Natrium im Körper zurückgehalten.

Natriumüberschuss

Eine **Hypernatriämie** (Natriumüberschuss) kommt insgesamt seltener vor als ein Natriummangel. Beim Natriumüberschuss sind, je nachdem ob und in welcher Weise der Wasserhaushalt beeinträchtigt ist, verschiedene Formen zu unterscheiden: Beispielsweise scheidet der Körper beim **Diabetes insipidus,** einem Krankheitsbild mit ungenügender ADH-Produktion oder fehlendem Ansprechen der Niere auf das ADH, große Mengen eines stark verdünnten Urins aus. Der Körper verliert viel Wasser, aber wenig Natrium, die Natriumkonzentration im Blut steigt an, es liegt also eine **hypertone Dehydratation** vor. Auch bei Fieber oder Schwitzen geht vor allem Wasser verloren.

Ein Natriumüberschuss mit gleichzeitigem Wasserüberschuss **(hypertone Hyperhydratation)** ist eher selten und meist die Folge übermäßiger Natriumzufuhr, etwa durch nicht genau berechnete Infusionsmengen, nicht auf die Erkrankung des Patienten abgestimmte Infusionsarten oder das Trinken von Meerwasser.

20.7.2 Störungen im Kaliumhaushalt

Sowohl Kaliumüberschuss als auch Kaliummangel führen zu Störungen der neuromuskulären Erregungsleitung, wodurch es zu gefährlichen Herzrhythmusstörungen kommen kann.

Tab. 20.1 Serumkonzentration und Bedeutung der wichtigsten Elektrolyte.

Elektrolyt (Serumnormalwerte)	Bedeutung für den Organismus
Natrium (Na^+), (135–145 mmol/l)	• Häufigstes Kation (➤ Kap. 2.4.1) im Extrazellulärraum • Entscheidendes Kation für den osmotischen Druck im Extrazellulärraum
Kalium (K^+), (3,6–4,8 mmol/l)	• Häufigstes Ion in den Zellen (Intrazellulärraum) • Wichtige Rolle bei der Entstehung des Aktionspotenzials und der Erregungsübertragung im Nervensystem und am Herzen (➤ Kap. 9.2.2) • Hilft beim Insulintransport in die Zelle (➤ Kap. 19.3)
Kalzium (Ca^{2+}), (2,3–2,6 mmol/l)	• Am Aufbau von Knochen und Zähnen beteiligt • Entscheidende Rolle bei der neuromuskulären Erregungsübertragung und bei der Muskelkontraktion
Magnesium (Mg^{2+}), (0,7–1,1 mmol/l)	Mitbeteiligung bei der Erregungsübertragung an den Muskeln
Chlorid (Cl^-), (97–108 mmol/l)	• Häufigstes Anion im Extrazellulärraum • Entscheidendes Anion für den osmotischen Druck im Extrazellulärraum
Phosphat (PO_4^{3-}), (0,84–1,45 mmol/l)	Baustein von ATP (➤ Kap. 2.8.5), Zellmembran (➤ Kap. 3.2) und Knochenmineral (➤ Kap. 4.5.6)

Hypokaliämie

Bei lang dauernder Einnahme von Diuretika und von bestimmten Abführmitteln (Laxanzien) wird vermehrt Kalium ausgeschieden. Die Folge ist dann eine **Hypokaliämie** (Kaliummangel) mit Muskelschwäche und Herzrhythmusstörungen (➤ Abb. 20.16).

Da die durch den Kaliummangel ausgelöste Muskelschwäche auch die glatte Muskulatur des Darmes betrifft, ist wiederum eine Verstopfung die Folge, die ja eigentlich mit den Laxanzien bekämpft werden sollte. Dieser Teufelskreis kann eine Laxanzien-Abhängigkeit verursachen.

Ferner sind Hypokaliämien Folgen von wiederholtem Erbrechen oder Durchfällen sowie verschiedener Hormonstörungen.

Hyperkaliämie

Eine **Hyperkaliämie** (Kaliumüberschuss) ist meist Folge einer akuten oder chronischen Niereninsuffizienz. Auch bei Azidosen (➤ Kap. 20.8.2), nach einem Trauma oder einer Operation sowie bei überhöhter Kaliumzufuhr steigt der Serum-Kaliumspiegel. Die Patienten leiden unter Kribbelgefühlen der Haut, Lähmungen sowie schweren Herzrhythmusstörungen bis zum Herzstillstand.

20.7.3 Störungen im Kalzium- und Phosphathaushalt

Kalzium- und Phosphatausscheidung

Die Rückresorption von Kalzium und Phosphat in den proximalen Tubuli der Niere wird hormonell reguliert. Das in den Epithelkörperchen der Nebenschilddrüse gebildete Parathormon (➤ Kap. 8.5) hemmt dabei die Rückresorption von Phosphat in der Niere und fördert dadurch dessen Ausscheidung – der Serumphosphatspiegel sinkt. Gleichzeitig intensiviert Parathormon die Kalziumrückresorption, wodurch der Serum-Kalziumspiegel ansteigt. In geringem Maße reguliert auch das in der Nebenschilddrüse gebildete Kalzitonin (➤ Kap. 8.5) die Kalziumrückresorption in der Niere.

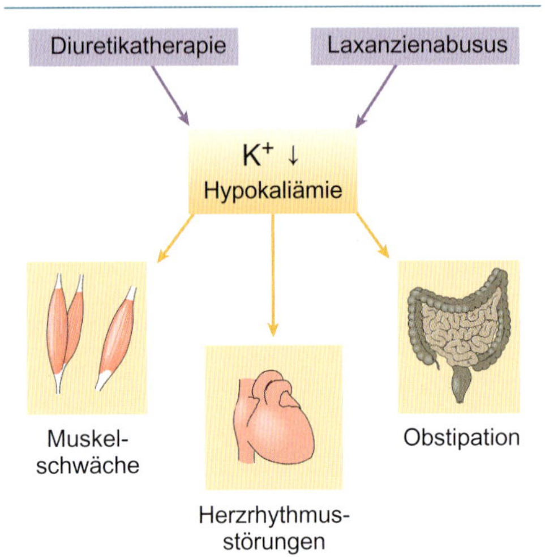

Abb. 20.16 Ursachen und Folgen einer Hypokaliämie. Häufig tritt im Klinikalltag ein Kaliummangel unter Dauertherapie mit Diuretika auf. Gefährlichste Folge der Hypokaliämie sind Herzrhythmusstörungen.

Störungen im Kalziumhaushalt

Hypokalzämien (Kalziummangel im Blut) können durch hormonelle Störungen (z. B. Vitamin-D-Hormonmangel, Parathormonmangel, hormonaktive Tumoren) oder Diuretikagabe (➤ Kap. 20.2.4) bedingt sein. Hält der Kalziummangel über längere Zeit an, z. B. bei Niereninsuffizienz oder Parathormonmangel, dann wirkt er sich auf den Mineralgehalt der Knochen aus: Diese werden durch den beständigen Kalziumentzug brüchig und erscheinen im Röntgenbild zunehmend transparent (Osteomalazie).

Eine weitere mögliche Ursache besteht in psychisch bedingtem übermäßigem Atmen (Hyperventilation): Hierbei atmet der Betroffene zu viel CO_2 ab, wodurch der Blut-pH-Wert ansteigt (Alkalose, ➤ Kap. 20.8.5). Diese Alkalisierung des Blutes bewirkt, dass verstärkt freie Kalziumionen an Plasmaproteine (vor allem Albumin) gebunden werden. Der Kalziummangel im Blut stört die Erregungsübertragung von den Nerven auf die Skelettmuskulatur, wodurch es zu Muskelkrämpfen, der sog. **Hyperventilationstetanie,** kommt.

Therapeutisch hilft bei solchen psychogenen Hyperventilationstetanien eine Beruhigung des Patienten und zur Atemdämpfung ggf. eine Plastiktüte, in die der Patient hineinatmen muss (durch die Rückatmung des eigenen Kohlendioxids wird die Alkalose beseitigt).

Eine **Hyperkalzämie** (Kalziumüberschuss im Blut) liegt bei einer Überfunktion der Nebenschilddrüsen mit vermehrter Parathormonproduktion (Hyperparathyreoidismus, ➤ Kap. 8.5) und bei Karzinomen vor. Klinisch äußert sich die Hyperkalzämie in vermehrter Urinproduktion mit der Gefahr des Volumenmangels, Eintrübung des Patienten, psychischen Störungen sowie Herzrhythmusstörungen. Die Therapie besteht in der Behandlung der Grunderkrankung und/oder einer kalziumarmen Diät.

Störungen im Phosphathaushalt

Hypophosphatämien (Phosphatmangelzustände) kommen im Rahmen von Nierenerkrankungen (sog. Phosphatdiabetes), noch häufiger jedoch bei fehlernährten Alkoholikern und als Begleiterscheinung einer Sepsis (Blutvergiftung, ➤ Kap. 7.7.2) vor.

Hyperphosphatämien treten begleitend bei einer Niereninsuffizienz sowie bei verschiedenen Hormonstörungen auf. In beiden Fällen erfolgt die Therapie abhängig von der Grunderkrankung.

20.7.4 Störungen im Magnesiumhaushalt

Sinkt die Magnesiumkonzentration im Blut, so steigert sich die neuromuskuläre Erregbarkeit bis hin zu Krämpfen (den typischen nächtlichen Wadenkrämpfen) und Herzrhythmusstörungen. **Hypomagnesiämien** sind zudem häufig mit Hypokalziämien vergesellschaftet. Magnesiummangel tritt vor allem bei Mangelernährung auf. Außerdem kann der Körper z. B. in der Schwangerschaft, in der besonders viel Magnesium (wie auch Kalzium) für das Wachstum des Feten gebraucht wird, in eine Mangelsituation geraten.

Eine **Hypermagnesiämie** – also ein Überschuss an Magnesium im Blut – tritt bei fehlender Ausscheidungsleistung auf, also bei akuter und chronischer Niereninsuffizienz.

20.7.5 Störungen im Chloridhaushalt

Eine wichtige Ursache für einen Chloridmangel im Blut stellen **Chloridverluste** bei massivem Erbrechen von Magensäure dar. Bei schweren Verlusten muss deshalb Chlorid (zusammen mit anderen Elektrolyten) durch Infusionen wieder ersetzt werden.

20.8 Säure-Basen-Haushalt

20.8.1 Der Blut-pH und seine Konstanthaltung

pH-Wert ➤ Kap. 2.7.3, *Arten und Wirkprinzip von pH-Puffersubstanzen* ➤ Kap. 2.7.4

Der Blut-pH liegt mit einem Wert von **7,40** beim Gesunden im leicht alkalischen Bereich. Da alle Stoffwechselreaktionen pH-abhängig sind, d. h. nur in einem bestimmten pH-Bereich optimal ablaufen, muss der Organismus den Blut-pH in dem engen Bereich von 7,36 bis 7,44 konstant halten.

DEFINITION

Azidose

pH-Wert unter 7,36.

Alkalose

pH-Wert über 7,44.

Regulation des Blut-pH

Die Konstanthaltung des Blut-pH-Wertes im Normbereich wird durch drei Systeme reguliert, die sich gegenseitig beeinflussen:
- Puffersysteme des Blutes
- Atmung
- Nieren (➤ Abb. 20.17).

pH-Regulation durch die Puffersysteme des Blutes

Im Blut können pH-Schwankungen, die u. a. durch laufend anfallende saure Stoffwechselprodukte auftreten, durch verschiedene Puffersysteme abgefangen werden: den **Bikarbonat-**, **Phosphat-** und **Proteinpuffer** sowie das **Hämoglobin** als Puffersystem.

Von den Puffersystemen ist das Bikarbonatsystem (➤ Kap. 2.7.4) am wirkungsvollsten. Es bewältigt 75 % der anfallenden „Pufferarbeit". Die

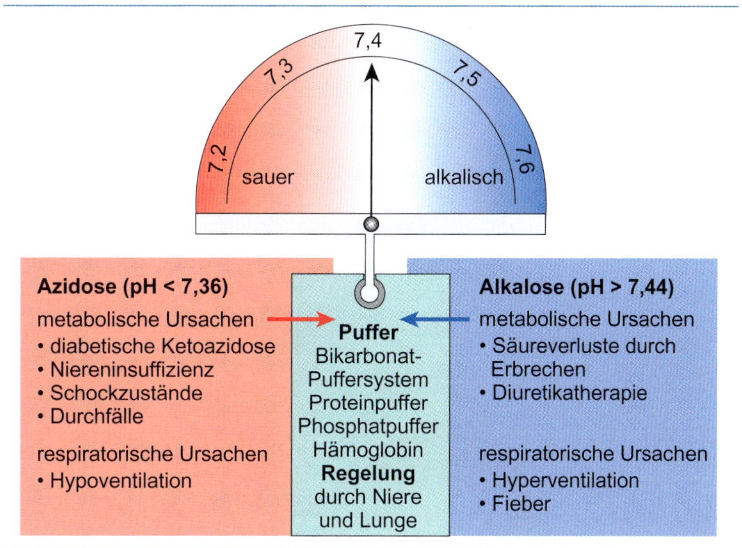

Abb. 20.17 Häufige Ursachen von pH-Wert-Verschiebungen im Körper. Verschiedene Puffersysteme sorgen dafür, dass der pH-Wert in einem engen Rahmen konstant gehalten wird. Durch Überlastung der Systeme kann es zu Azidosen oder Alkalosen kommen. Sie haben entweder metabolische oder respiratorische Ursachen.

„sauren“ Wasserstoffionen (H^+, Protonen) werden von den Bikarbonationen abgefangen, d.h., die Protonen verbinden sich mit den Pufferionen zu Kohlensäure, diese zerfällt in „neutrales“ Wasser und Kohlendioxid, welches über die Lunge abgeatmet werden kann. Die Pufferungsvorgänge laufen sehr schnell ab.

pH-Regulation über die Atmung

Über die Atmung können pH-Schwankungen innerhalb von Minuten reguliert werden: Die vermehrte Abatmung von CO_2 durch **Hyperventilation** lässt den Blut-pH-Wert ansteigen, umgekehrt sinkt er, wenn nicht genügend CO_2 abgeatmet werden kann, z.B. infolge **Hypoventilation.**

Je mehr saure Valenzen im Körper anfallen, z.B. beim ketoazidotischen Koma des Diabetikers (➤ Kap. 19.3.5) oder bei Vergiftungen, desto mehr Protonen müssen gebunden werden und umso mehr CO_2 wird abgeatmet: Der Patient atmet tief und schnell (sog. Kußmaul-Atmung, ➤ Abb. 17.33). Dieser kurzfristigen Gegenregulation durch die Atmung steht die langsamere und längerfristige durch die Nieren zur Seite.

pH-Regulation durch die Niere

Die Nieren können saure Valenzen beseitigen, indem sie die Wasserstoffionen (H^+) im Tausch gegen **Natriumionen** oder gegen **Bikarbonationen** ausscheiden. Die Nieren können aber noch mehr: Der durch den Abbau von Aminosäuren anfallende **Ammoniak** kann die sauren Protonen binden; dabei entsteht Ammonium. Schließlich vermögen die Nieren auch noch, Protonen über die Pufferung durch Phosphationen zu binden.

20.8.2 Metabolische Azidose

Ein Überschuss an Wasserstoffionen (H^+) oder ein Basenverlust führt zur **metabolischen Azidose** – metabolisch deshalb, weil die Ursache nicht in der Atmung (➤ unten), sondern im Stoffwechsel (Metabolismus) begründet liegt. Die häufigste metabolische Azidose ist die diabetische Ketoazidose (➤ Kap. 19.3.5): Der Diabetiker gewinnt bei Insulinmangel Energie durch Verbrennung von Fettsäuren (Lipolyse). Bei der Lipolyse entstehen Ketonkörper, die zu einer Übersäuerung des Blutes führen (➤ Kap. 2.11).

Die Säureanhäufung im Blut bei der metabolischen Azidose verstärkt den Atemantrieb. Die verstärkte Abatmung von Kohlendioxid (und damit von sauren H^+-Ionen) ist einer der wichtigsten Mechanismen gegen diese Form der Übersäuerung. In zweiter Linie springt auch die Niere ein und sezerniert verstärkt H^+-Ionen. Wenn durch die genannten Mechanismen der pH-Wert wieder in seinen normalen Bereich gerät, spricht man von (respiratorisch) **kompensierter Azidose.** Gelingt dies nicht, spricht man von **dekompensierter Azidose.** Hierbei besteht Lebensgefahr, und eine intensivmedizinische Betreuung ist erforderlich.

20.8.3 Metabolische Alkalose

Bei Erbrechen oder Magendrainage kann es über den Verlust von Wasserstoff- und Chloridionen der Magensäure zu einer **metabolischen Alkalose** kommen. Der Körper kann durch Einschränkung der Atmung zu einem gewissen Grad versuchen, die Kohlensäure zurückzuhalten. Allerdings lässt sich eine zu niedrige Atemfrequenz nicht mehr mit dem Leben vereinbaren. In der Intensivmedizin steht die Korrektur der in der Regel massiven Elektrolytstörung im Vordergrund, z.B. durch Gabe von Infusionen.

20.8.4 Respiratorische Azidose

Eine **respiratorische Azidose** tritt immer dann auf, wenn die Abatmung von Kohlendioxid gestört ist und sich damit CO_2 bzw. Bikarbonat und Wasserstoffionen im Körper ansammeln, so bei Lungenfunktionsstörungen (➤ Kap. 17.8.8) oder bei medikamentös verursachtem vermindertem Atemantrieb (Atemdepression), etwa durch Opioide (➤ Kap. 9.20.3) oder Barbiturate, seltener Benzodiazepine (Beruhigungsmittel). In ausgeprägten Fällen ist der Patient zyanotisch (blaue Lippen, ➤ Kap. 17.9.3), benommen und hat Atemnot. Durch die Anreicherung von Kohlensäure kommt es zur Azidose; kompensatorisch reagieren die Nieren mit vermehrter H^+-Ionen-Ausscheidung. Therapeutisch muss die Atmung gestützt werden. Wenn der pH unter 7,2 sinkt, muss der Patient intensivmedizinisch beatmet werden.

20.8.5 Respiratorische Alkalose

Bei jeder Überreizung des Atemzentrums wird zu viel ein- und ausgeatmet und damit zu viel CO_2 abgeatmet. Am häufigsten ist die entstehende **respiratorische Alkalose** psychosomatisch, z.B. durch Prüfungsstress verursacht (die im Rahmen der Hypokalzämie bereits erwähnte psychogene Hyperventilation), aber auch Fieber, Schädel-Hirn-Traumen, Meningitiden und Enzephalitiden (➤ Kap. 9.16.5, ➤ Kasten), Sepsis und Leberzirrhose können eine Hyperventilation auslösen.

In chronischen Fällen versuchen die Nieren eine Gegenregulation, indem sie die Ausscheidung von Wasserstoffionen im Nierentubulussystem vermindern und die Bikarbonatausscheidung verstärken.

MERKE

Zwei Mechanismen der Gegenregulation

Zusammengefasst kann man sagen, dass der Körper eine primär metabolische Störung durch eine respiratorische Kompensation und eine primär respiratorische Störung durch eine veränderte Ausscheidung über die Nieren (metabolische Kompensation) zu beseitigen versucht.

20.9 Die Geschlechtsorgane – ein Überblick

Das Geschlecht drückt sich in **Geschlechtsmerkmalen** aus.

DEFINITION

Primäre Geschlechtsmerkmale

Von Geburt an vorhandene, zur Fortpflanzung notwendige Organe. Beim Mann Hoden, Nebenhoden, Samenleiter, Geschlechtsdrüsen, Harnsamenröhre und Penis. Bei der Frau Eierstöcke, Eileiter, Gebärmutter, Scheide und äußeres Genitale (Vulva).

Sekundäre Geschlechtsmerkmale

Entwickeln sich erst unter der vermehrten Produktion von Geschlechtshormonen während der Pubertät. Dazu zählen beim Mann der Bartwuchs, Achsel-, Brust- und Schambehaarung sowie eine tiefe Stimme; bei der Frau die Brustentwicklung sowie Achsel- und Schambehaarung.

Tertiäre Geschlechtsmerkmale

Angeborene und anerzogene geschlechtsspezifische Verhaltensweisen, zudem die geschlechtstypischen Unterschiede in Körperfettverteilung und Körperbau.

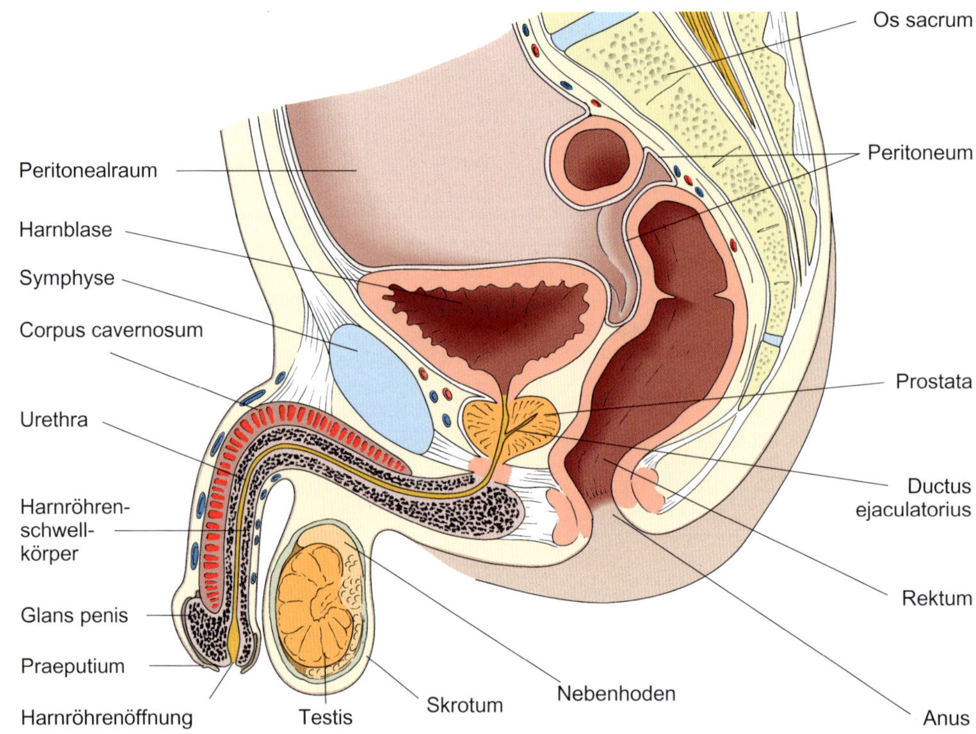

Abb. 20.18 Männliche Harn- und Geschlechtsorgane im Sagittalschnitt.

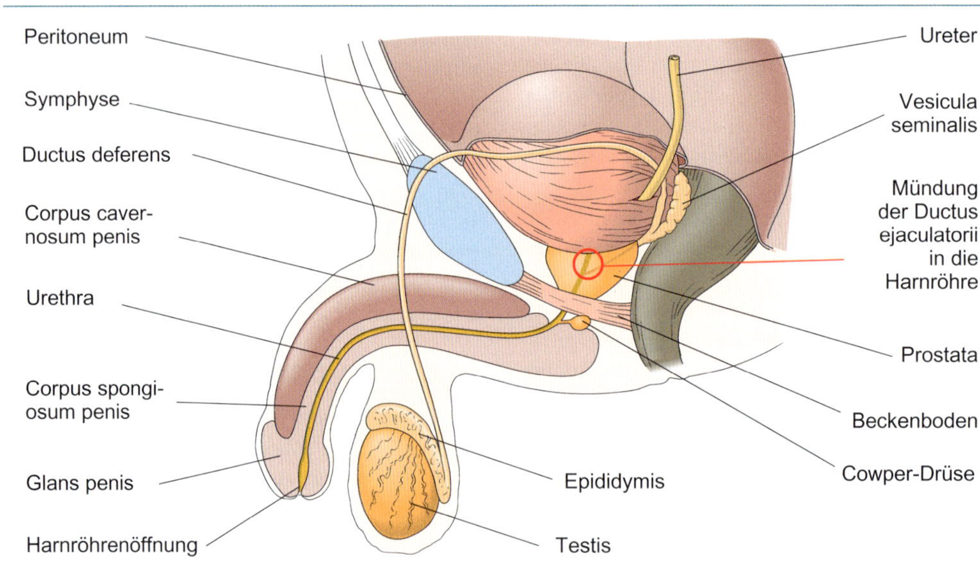

Abb. 20.19 Verlauf der ableitenden Samenwege in der Übersicht. Der in den Hoden gebildete Samen wird im Nebenhoden mit Sekret angereichert und gespeichert. Bei der Ejakulation gelangt er über die paarig angelegten Samenleiter nach Eintritt in die Prostata in die Harnsamenröhre (Vereinigungsstelle markiert).

Aufgaben der Geschlechtsorgane

Man unterscheidet innere und äußere Geschlechtsorgane.

Innere Geschlechtsorgane:

- In ihnen befinden sich die Keimzellen (Geschlechtszellen, d. h. Eizellen bzw. Samenzellen).
- Sie produzieren Sexualhormone, welche die Differenzierung, Reifung und Funktion der Keimzellen ermöglichen, aber auch an der Ausbildung der (körperlichen) Geschlechtsmerkmale beteiligt sind.
- Sie bilden Sekrete, welche der Gleitfähigkeit der Geschlechtsorgane dienen und das optimale Milieu für den Transport und die Vereinigung der Keimzellen schaffen.

Die **äußeren Geschlechtsorgane** dienen der geschlechtlichen Vereinigung (Kohabitation oder Koitus).

20.10 Geschlechtsorgane des Mannes

20.10.1 Inneres und äußeres Genitale

Zu den inneren Geschlechtsorganen **(inneres Genitale)** des Mannes rechnet man (➢ Abb. 20.18):

- Hoden (Testis)
- Nebenhoden (Epididymis)
- Samenleiter (Ductus deferens), der in den Samenstrang (Funiculus spermaticus) eingebettet ist
- Geschlechtsdrüsen, das sind Prostata (Vorsteherdrüse), die Samenbläschen (Vesiculae seminales) sowie die Cowper-Drüsen (Glandulae bulbourethrales).

Zu den äußeren Geschlechtsorganen **(äußeres Genitale)** zählen:

- Männliches Glied (Penis), in dem Harn- und Samenwege gemeinsam verlaufen
- Hodensack (Skrotum).

20.10.2 Hoden und Hodensack

Die **Testes** (Singular: Testis; Hoden) sind paarig angelegt und im **Skrotum** (Hodensack) elastisch aufgehängt. Sie sind eiförmig und messen ca. 5 cm im Längsdurchmesser. Während die Hoden eine pralle Konsistenz haben, ist der Hodensack von lockerem Bindegewebe durchzogen. Am obersten dorsalen Rand liegt dem Hoden der **Nebenhoden** auf (➢ Abb. 20.19).

Der Hoden ist von einer derben Bindegewebskapsel umgeben und wird durch mehrere bindegewebige Scheidewände (Septen) in kleine Läppchen unterteilt. Diese Hodenläppchen enthalten vielfach gewundene Hodenkanälchen (Tubuli seminiferi), die schließlich in ein verzweigtes System von Ausführungsgängen münden, das Hodennetz (Rete testis, ➢ Abb. 20.20 und ➢ Kap. 20.10.5).

In den Hodenkanälchen befindet sich das Keimepithel, welches aus den Keimzellen und den Sertoli-Stützzellen besteht. Aus den Keimzellvorstufen entstehen über mehrere Zwischenstufen im Rahmen der **Spermatogenese** (Spermienreifung ➢ Kap. 20.10.4) die Spermien (Samenzellen). Die Sertoli-Stützzellen sind für die Spermienreifung von großer Bedeutung, da sie zu deren Ernährung beitragen und das notwendige hormonelle Milieu für deren Entwicklung schaffen. Zwischen Hodenkanälchen und den dazu gehörenden Blutgefäßen liegen die gruppenweise angeordneten **Leydig-Zwischenzellen,** die das männliche Sexualhormon Testosteron produzieren.

Descensus testis

Beim Embryo entwickelt sich der Hoden zunächst an der hinteren Leibeswand auf Höhe der letzten Lendenwirbel. Vom Beginn des 3. Schwangerschaftsmonats an wird der Hoden nach unten verlagert, dann „wandert" er durch den Leistenkanal (➢ Abb. 20.21) in den sich entwickelnden Hodensack **(Descensus testis).** Dabei nimmt der Hoden die ihn versorgenden Gefäße und Nerven mit. Diese bilden den **Samenstrang** (Funiculus spermaticus).

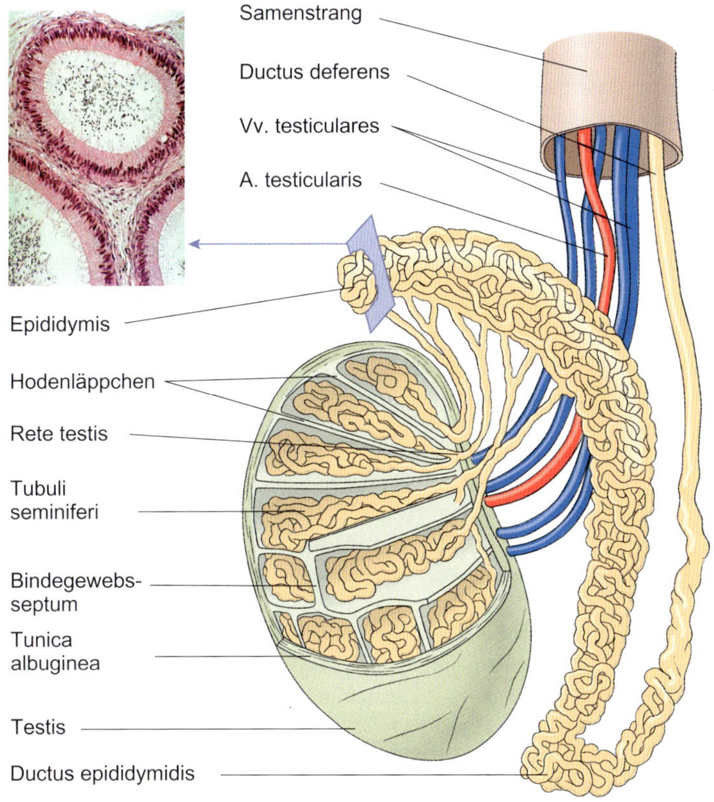

Abb. 20.20 Hoden, Nebenhoden und Anfangsteil des Samenleiters. Oben links ist das distale Ende des Samenstranges nach seinem Austritt aus dem Leistenkanal mit allen Gefäßen dargestellt. Der Ausschnitt oben rechts zeigt die Histologie der Nebenhodenkanälchen. Im Hohlraum der quer angeschnittenen Kanälchen sind die gespeicherten Spermien zu erkennen. [Foto: X141]

Dieser im Detail äußerst komplizierte Vorgang hat einen wichtigen Grund: Im Skrotum sind die Hoden sozusagen „ausgelagert" und der Körperwärme des inneren Bauchraumes entzogen – im Hodensack ist es immerhin ca. 2–5 °C kühler als im Körperkern. Bei Körperkerntemperatur könnte keine Samenreifung stattfinden.

KLINIK

Unvollständiger Descensus testis

Wenn der Descensus testis unvollständig bleibt, liegt eine **Hodenretention** oder **Kryptorchismus** vor, der je nach Ausprägung hormonell behandelt oder bis zum 2. Lebensjahr operativ korrigiert werden muss.

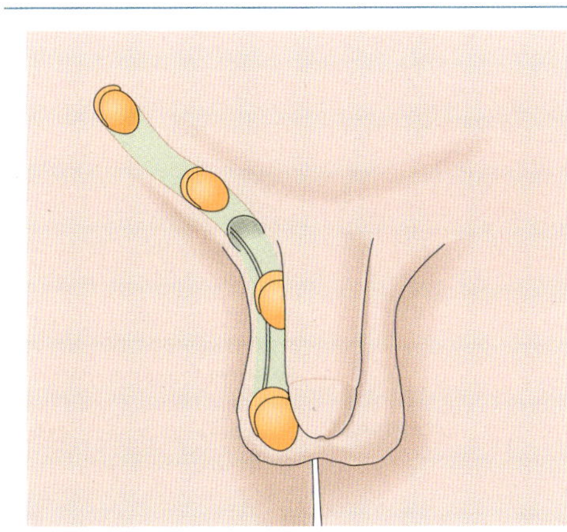

Abb. 20.21 Abdominale Lage des Hodens während der Embryonalzeit und seine Wanderung durch den Leistenkanal in den Hodensack.

20.10.3 Männliche Sexualhormone

Mit dem Anbruch der Pubertät findet eine tief greifende hormonelle Umstellung statt: Der Hypophysenvorderlappen beginnt mit der Ausschüttung von **FSH** und **LH.** Diese Sekretion wird vom Releasinghormon Gn-RH eingeleitet (➤ Kap. 8.2.1) und hält beim Mann das ganze Leben über an.

- **FSH** (Follikelstimulierendes Hormon) regt beim Mann die Spermatogenese an.
- **LH** (Luteinisierendes Hormon) regt die Leydig-Zwischenzellen zur Ausschüttung von Testosteron an.

Testosteron ist das typische Sexualhormon des Mannes und gehört zusammen mit seinen Varianten zur Gruppe der **Androgene** (➤ Kap. 8.6.4). Chemisch gehören die Androgene wie die weiblichen Sexualhormone zu den Steroidhormonen.
Androgene besitzen folgende Wirkungen:

- In der Pubertät stimulieren sie das Hoden- und Peniswachstum.
- Unter ihrem Einfluss werden die sekundären Geschlechtsmerkmale gebildet, es kommt zum Stimmbruch, zum Bartwuchs und zur stärkeren Körperbehaarung des Mannes. Auch das Knochen- und Muskelwachstum nimmt während der Pubertät zu.
- Es stimuliert den Geschlechtstrieb (Libido) wie auch in gewissem Umfang eine „männliche" Aggressionsbereitschaft.
- Sie sind (im Verbund mit FSH) für wichtige Schritte der Spermatogenese erforderlich.
- Sie wirken eiweißanabol, d.h., sie begünstigen den Eiweißaufbau. Daraus resultiert ein im Vergleich zur Frau stärkeres Knochen- und Muskelwachstum.
- Sie fördern die Blutbildung, weshalb Männer einen höheren Hämoglobin-Wert haben als Frauen (➤ Kap. 6.2.2).

20.10.4 Sperma

Das **Sperma** (Samenflüssigkeit, Ejakulat) des geschlechtsreifen Mannes setzt sich aus Spermien sowie den Sekreten aus Nebenhoden, Samenblasen, Prostata und Cowper-Drüsen zusammen. Es ist schwach alkalisch (pH ca. 7,3) und neutralisiert damit beim Geschlechtsverkehr den sauren pH der Scheide. Ferner enthält die Samenflüssigkeit Enzyme, welche die noch im Nebenhoden nahezu unbeweglichen Spermien aktivieren und beweglich machen.

Sperma wird durch vegetativ ausgelöste **Ejakulationen** (Samenergüsse) abgegeben. Das Ejakulat enthält in 2–6 ml Flüssigkeit ca. 70 bis über 600 Millionen Spermien.

Die Spermien bestehen aus (➤ Abb. 20.22 und ➤ Abb. 20.23):

- Kopf, er enthält den haploiden, also den einfachen Chromosomensatz (➤ Kap. 3.3.1)
- Hals, der Kopf- und Mittelstück verbindet
- Mittelstück, es enthält zahlreiche Mitochondrien in spiraliger Anordnung zur Energieversorgung für die Bewegung
- Hauptstück
- Endstück.

Hals, Mittel-, Haupt- und Endstück bilden den Schwanz des Spermiums.

Spermatogenese

Unter **Spermatogenese** (Spermienbildung) versteht man die Entwicklung reifer, befruchtungsfähiger Spermien aus unreifen Vorstufen. Dieser Prozess setzt mit Beginn der Pubertät ein und findet in den Hodenkanälchen statt. Hierbei durchlaufen die unreifen Keimzellen mehrere Reifeteilungen (➤ Abb. 3.29), in denen der zunächst diploide (doppelte) Chromosomensatz auf die Hälfte reduziert wird. Die so entstandenen **Spermatiden** reifen dann zu befruchtungsfähigen Spermien heran. Die Spermatogenese dauert ca. 80 Tage.

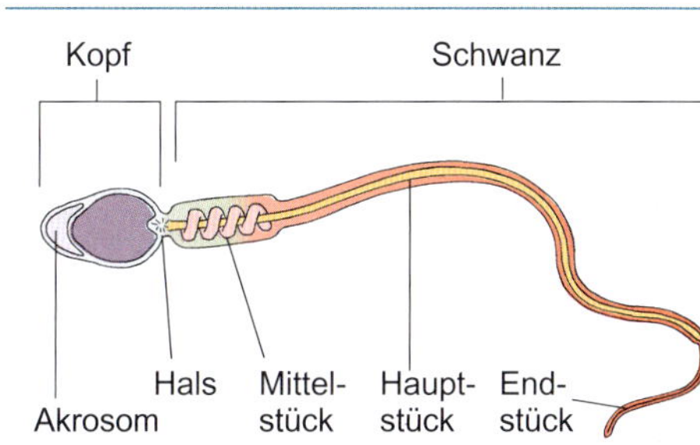

Abb. 20.22 Schemazeichnung eines Spermiums.

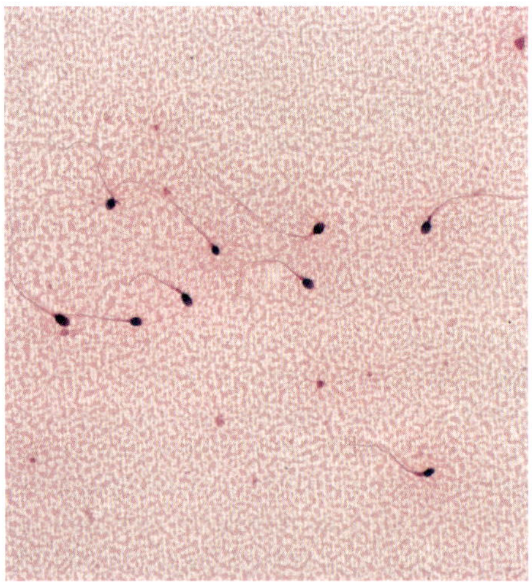

Abb. 20.23 Menschliche Spermien, 450-fach vergrößert. [M375]

20.10.5 Ableitende Samenwege

Die **ableitenden Samenwege** bestehen aus Nebenhoden und Samenleitern, die zusammen ein langes Gangsystem bilden (➤ Abb. 20.19). Sie dienen sowohl als Samenspeicher als auch als Ausführungsgänge für den Samen.

Nebenhoden

Der **Nebenhoden** (Epididymis) ist ein Gangsystem, das der Speicherung von Samen dient. Er liegt der Rückseite des Hodens an und nimmt aus dem Hodennetz (Rete testis, ➤ Abb. 20.20) etwa ein Dutzend stark gewundener Ausführungsgänge auf, die den Kopf des Nebenhodens bilden und sich dann zum **Nebenhodengang** (Ductus epididymidis) vereinigen.

In ihm reifen die Spermien vollständig aus, werden gespeichert und mit einem Sekret angereichert, das ihre Bewegung hemmt, sodass sie die in ihnen gespeicherte Energie nicht vorzeitig verbrauchen. Außerdem werden im Nebenhodengang nicht voll funktionstüchtige Spermien phagozytiert.

Samenleiter

Der Nebenhodengang geht ohne scharfe Grenze in den **Ductus deferens** (Samenleiter) über. Dieser zieht gemeinsam mit Gefäßen und Nerven im **Samenstrang** durch den Leistenkanal in den Bauchraum (➤ Abb. 20.19). Bevor die Samenleiter schließlich in die Urethra (Harnsamenröhre) einmünden, durchlaufen sie die unpaarige Prostata (Vorsteherdrüse).

Die Wand des Samenleiters enthält eine starke Schicht aus glatter Muskulatur, die während der Ejakulation den Samen durch Kontraktionen in die Harnsamenröhre schleudert.

20.10.6 Geschlechtsdrüsen

Neben den kleineren **Samenbläschen** (Vesiculae seminales) und den **Cowper-Drüsen** (Glandulae bulbourethrales) gehört die **Prostata** zu den Geschlechtsdrüsen des Mannes.

Die etwa kastaniengroße **Prostata** liegt zwischen der Unterfläche der Harnblase und der Beckenbodenmuskulatur und umschließt die Harnsamenröhre (➤ Abb. 20.19). Sie besteht aus mehreren einzelnen Drüsen, die ein trübes, dünnflüssiges Sekret produzieren, das die Hauptmenge der Samenflüssigkeit ausmacht.

Erkrankungen der Prostata

Prostataadenom

Bei ca. 60 % der Männer (ab etwa dem 55. Lebensjahr) kommt es zu einer gutartigen, knotigen Vergrößerung der Prostata, die durch die hormonelle Umstrukturierung im Alter verursacht wird. In der Hälfte der Fälle führt das **Prostataadenom** (altersabhängige Prostatahyperplasie) zu Beschwerden wie einem deutlich abgeschwächten Harnstrahl und häufigem Wasserlassen am Tag und in der Nacht. Wegen der eingeengten Harnröhre kann die Harnblase nur schwer, unvollständig oder gar nicht mehr entleert werden. Die Restharnansammlung begünstigt zudem Harnwegsinfekte (➤ Kap. 20.5.3).

Frühe Stadien werden meist erfolgreich mit pflanzlichen Präparaten behandelt. Eine angepasste Lebensführung mit zeitigem Toilettengang bei Harndrang sowie Verzicht auf „Trinkexzesse" und kalte Getränke fördert den Harnfluss.

Im Endstadium drückt das Adenom den Harnblasenausgang komplett ab. Folge ist ein schmerzhafter **Harnverhalt** bei beständigem Harndrang. In fortgeschrittenen Stadien besteht die Therapie in der operativen Ausschälung der Prostata.

Prostatakarzinom

In frühen Stadien nur schlecht vom Prostataadenom zu unterscheiden ist das **Prostatakarzinom,** das dritthäufigste Karzinom beim Mann. Es tritt vor allem im höheren Lebensalter zunehmend häufig auf und bereitet lange Zeit keine Beschwerden. Lediglich bei der rektalen Untersuchung lässt sich manchmal eine große, holzhart und unregelmäßig begrenzte Prostata tasten. Die Therapie besteht in der Regel in einer Entfernung der Prostata einschließlich der Umgebungsstrukturen und der regionären Lymphknoten sowie im Entzug des Testosterons z. B. durch eine „hormonelle Kastration" mit weiblichen Geschlechtshormonen (Testosteron fördert das Tumorwachstum). Das Prostatakarzinom gehört (neben Mamma-, Bronchial-, Schilddrüsenkarzinom und Hypernephrom) zu den fünf Tumoren, die bevorzugt in den Knochen metastasieren (auch ➤ Kap. 5.7).

20.10.7 Äußeres männliches Genitale und Harnsamenröhre

Am sichtbaren Anteil des männlichen **Penis** (Glied) unterscheidet man **Penisschaft** und **Eichel.** Der Penis ist von einer dehnbaren Haut überzogen, die in Form einer Duplikatur (Vorhaut oder Preputium) die Eichel bedeckt. Der Penisschaft besteht aus Penis-Schwellkörpern, die jeweils von einer derben Bindegewebskapsel (Tunica albuginea) umschlossen sind. Dies sind:

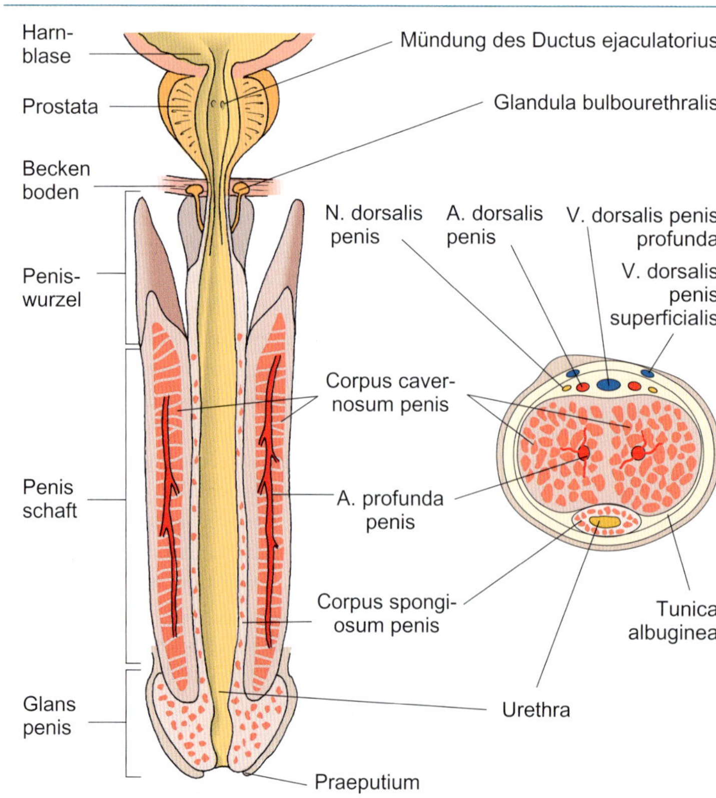

Abb. 20.24 Der Penis im Längs- und Querschnitt. Die Corpora cavernosa sind von schwammartigen Hohlräumen durchsetzt, die sich bei sexueller Erregung mit Blut anfüllen. Dadurch wird die nur begrenzt dehnungsfähige Bindegewebskapsel gespannt und die durchtretenden Penisvenen werden abgeklemmt. Der gedrosselte Blutfluss verstärkt die Anschwellung und Aufrichtung des Penis (Erektion).

- Der paarige Penisschwellkörper (Corpora cavernosa penis). Er ermöglicht die Erektion (Penisaufrichtung), indem sich schwammartige Hohlräume, Kavernen genannt, durch parasympathisch gesteuerte Dilatation der Arteriolen prall mit Blut füllen und gleichzeitig der venöse Rückstrom durch die Penisvenen gedrosselt wird (➤ Abb. 20.24).
- Der an der Unterseite befestigte Harnröhrenschwellkörper (Corpus spongiosum), der mit der Eichel (Glans penis) endet. Er führt die Harnsamenröhre (Harnröhre, Urethra), die im Anfangsbereich noch von Übergangsepithel ausgekleidet ist (➤ Abb. 4.2).

20.11 Geschlechtsorgane der Frau

20.11.1 Inneres und äußeres Genitale

Analog zum männlichen Genitale unterscheidet man bei der Frau innere und äußere Geschlechtsorgane. Alle inneren Geschlechtsorgane **(inneres Genitale)** liegen geschützt im kleinen Becken der Frau; zu ihnen gehören (➤ Abb. 20.25):

- Eierstöcke (Ovarien)
- Eileiter (Tuben)
- Gebärmutter (Uterus)
- Scheide (Vagina).

Eierstöcke und Eileiter mit dem umgebenden Bindegewebe nennt man auch Adnexe.

Zu den äußeren Geschlechtsorganen **(äußeres Genitale)** zählen die großen und kleinen Schamlippen, Klitoris und der Scheidenvorhof mit seinen Drüsen (➤ Abb. 20.26).

20.11.2 Eierstöcke

Die **Ovarien** (Eierstöcke) der Frau sind paarig angelegt. Ein Eierstock besitzt eine mandelähnliche Form und ist 4 cm lang, 2 cm breit und 1 cm dick. Die Eierstöcke sind durch elastische Bänder am seitlichen Rand des kleinen Beckens aufgehängt. Aufgabe der Ovarien ist neben der Bildung der weiblichen Sexualhormone Östrogen und Progesteron die Bereitstellung von befruchtungsfähigen Eizellen.

Oogenese

Die **Oogenese** (Eizellbildung) ist außerordentlich kompliziert (➤ Abb. 20.27 und ➤ Abb. 3.31):

- Schon vor der Geburt teilen sich die **Oogonien** (Eianlagen) eines weiblichen Feten durch Mitosen.
- Ein Teil der Oogonien vergrößert sich, tritt in die Prophase der 1. Reifeteilung ein (➤ Kap. 3.7.3) und wird nun als **Oozyte I. Ordnung** bezeichnet. Mindestens bis zur Pubertät und höchstens bis zur Menopause verharren die Oozyten I. Ordnung in der Rinde der Eierstöcke, ohne die begonnene 1. Reifeteilung zu beenden. Die Oozyten I. Ordnung sind während dieser Zeit von **Follikelepithel** umgeben und werden mit dieser Hülle als **Primärfollikel** (Eibläschen) bezeichnet. Zum Zeitpunkt der Geburt enthält jedes Ovar etwa 400 000 solcher Primärfollikel.
- Hormonell bedingt differenzieren sich einige Primärfollikel jeden Monat zu **Sekundärfollikeln.** Die sich daraus entwickelnden **Tertiärfollikel** sind bis zu 1 cm groß. Sekundär- und Tertiärfollikel produzieren vor allem **Östrogen,** was die Gebärmutterschleimhaut zum Wachstum anregt.
- Der Tertiärfollikel kann entweder zugrunde gehen oder sich zum sprungreifen **Graaf-Follikel** umwandeln (➤ Abb. 20.28). Kurz vor dem Ei-

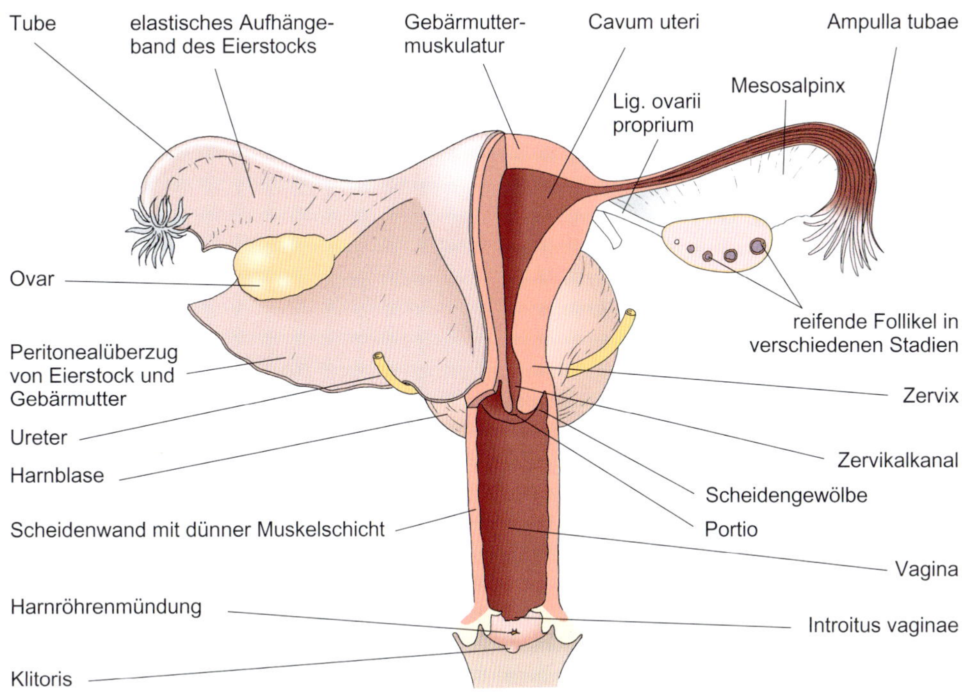

Abb. 20.25 Die weiblichen Geschlechtsorgane, Ansicht von hinten (teilweise aufgeschnitten).

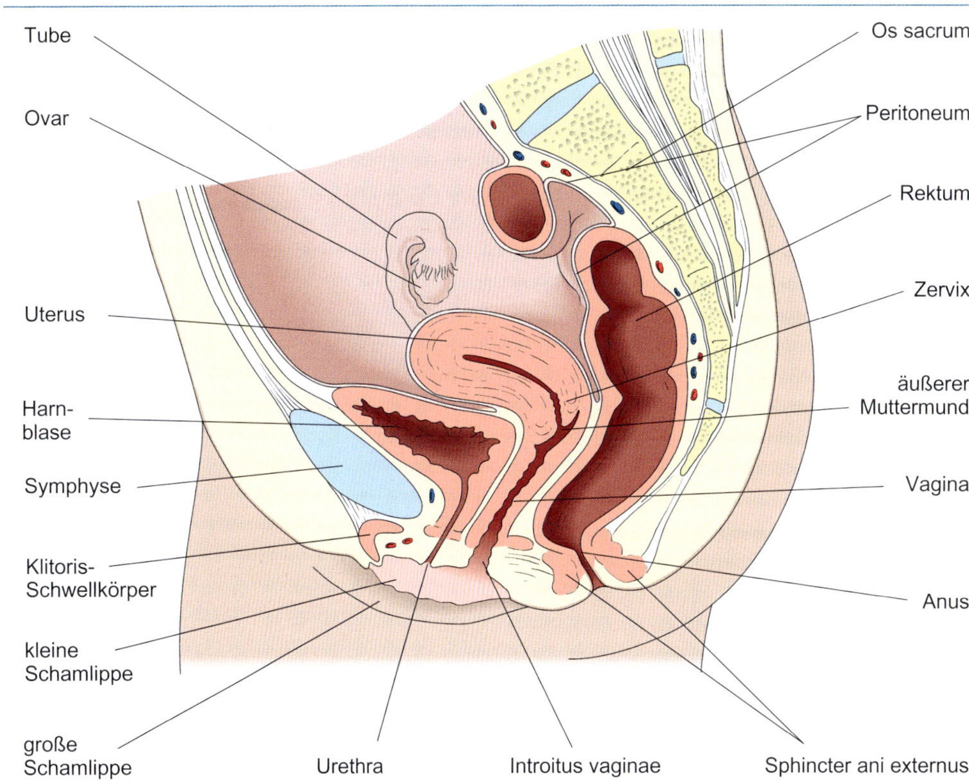

Abb. 20.26 Die weiblichen Geschlechtsorgane (Sagittalschnitt).

sprung vollendet die Oozyte I. Ordnung die 1. Reifeteilung und teilt sich in eine **Oozyte II. Ordnung,** die das gesamte Zytoplasma der Mutterzelle enthält, und ein kleineres **Polkörperchen,** das abgestoßen wird. Noch im Follikel tritt die Oozyte II. Ordnung in die 2. Reifeteilung ein, die jedoch wie schon die 1. Reifeteilung zunächst nicht vollendet wird.

- In der Mitte eines Monatszyklus der geschlechtsreifen Frau „springt" jeweils eine Oozyte aus ihrem Graaf-Follikel (**Ovulation** oder Eisprung). Die Ovulation wird dabei durch einen kurzfristigen Konzentrationsanstieg des Hypophysenvorderlappenhormons **LH** (Luteinisierendes Hormon, ➢ Abb. 20.31, auch ➢ Kap. 8.2.2) ausgelöst. Nach der Ovulation tritt die Oozyte eine Wanderung durch den Eileiter an, wo sie innerhalb eines Zeitraumes von nur wenigen Stunden auf Samenzellen treffen muss – andernfalls stirbt sie ab.
- Erst unmittelbar nach einer Befruchtung wird die 2. Reifeteilung (➢ Kap. 3.7.3) abgeschlossen, aus der die reife Eizelle (**Ovum**) und ein weiteres Polkörperchen hervorgehen.
- Der „entleerte" Graaf-Follikel stirbt nicht ab, sondern bildet sich zum **Corpus luteum** (Gelbkörper) um. Im Gelbkörper wird bis zum Eintritt der Menstruation vor allem **Progesteron** gebildet. Im Falle der Befruchtung des Eies bildet der Gelbkörper bis zum 3. Schwangerschaftsmonat Progesteron.

Nach dem 45. Lebensjahr stellen die Eierstöcke ihre Tätigkeit allmählich ein – die Regelblutungen werden immer unregelmäßiger und seltener. Schließlich setzen sie endgültig aus. Der Zeitpunkt der letzten ovarial gesteuerten Regelblutung wird als **Menopause** bezeichnet. Danach beginnt die Postmenopause. Viele Frauen erleben diese sog. Wechseljahre (**Klimakterium**) zwischen dem Ende der Fortpflanzungsfähigkeit (ab ca. 45 Jahren) und dem Senium (ab 60 Jahren) als besonders einschneidend.

KLINIK

Klimakteriumsbeschwerden

Durch die fehlenden Eireifungen fallen die Östrogen- und Progesteronspiegel während der Wechseljahre stark ab. Der **drastische Hormonmangel** hat vielfältige Auswirkungen auf Psyche und Körper der Frau:

- So kommt es z. B. bei den meisten Frauen zu Hitzewallungen und Schweißausbrüchen.
- Andere klimakterische Beschwerden sind Stimmungslabilität, depressive Phasen und Schlafstörungen.
- Auch Herzrhythmusstörungen können auftreten.

Medizinisch sehr bedeutsam ist die starke Beschleunigung der **Osteoporose** (➢ Kap. 4.5.6) und der Arteriosklerose (➢ Kap. 16.1.4), die mit dem Klimakterium einsetzt.

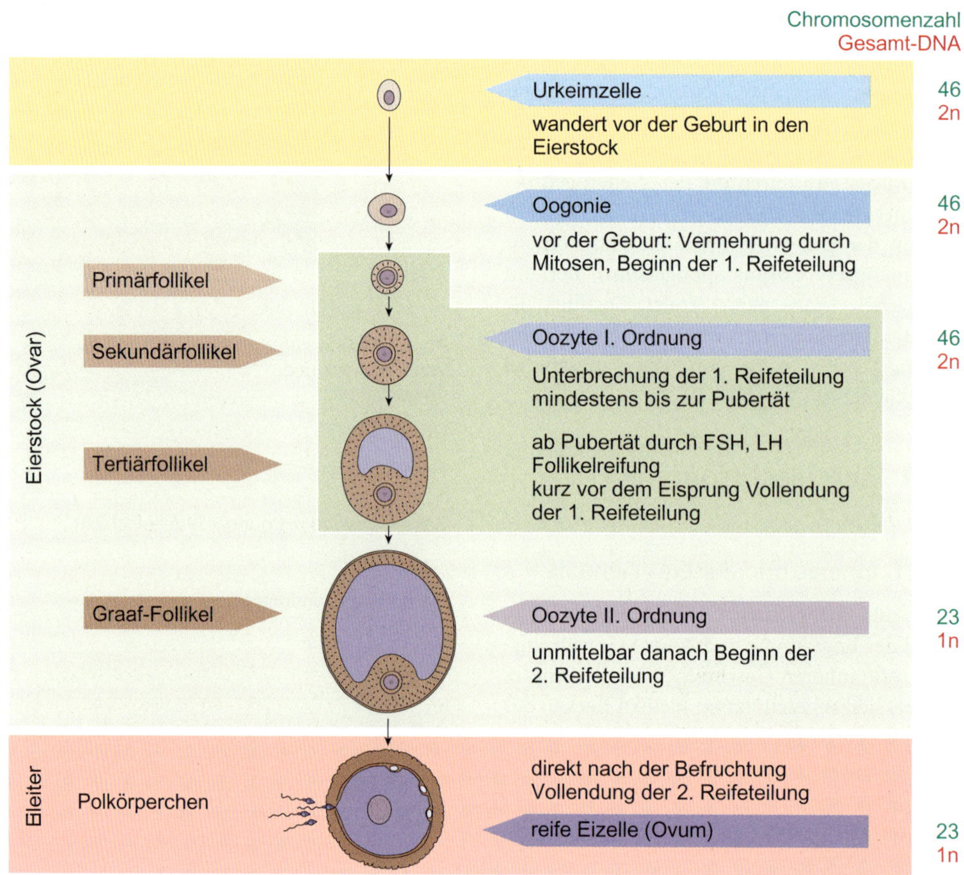

Abb. 20.27 Schema der Keimzellbildung bei der Frau.

PT-PRAXIS

Osteoporose

Alle 1,5 Min. kommt es in Deutschland zu osteoporosebedingten Frakturen, die typischerweise an Wirbelkörpern, Rippen, dem Oberschenkelhals oder dem Unterarm auftreten. Die Patienten leiden oft unter erheblichen Schmerzen und Sturzängsten. Auch Männer sind von Osteoporose betroffen. Neben der Hormonumstellung bei Frauen sind Fehlernährung und insbesondere mangelnde Bewegung Ursache für Knochenabbauprozesse im Alter. Die Patienten erhalten Schmerzmittel, zusätzlich eine Östrogensubstitution, Bisphosphonate, Kalzium und Vitamin D. Die Physiotherapie spielt eine wesentliche Rolle in der ganzheitlichen Therapie. Funktionelles Krafttraining, Muskelaufbau, Gleichgewichtstraining und Sturzprophylaxe unterstützen in einem hohen Maße die Lebensqualität der Betroffenen.

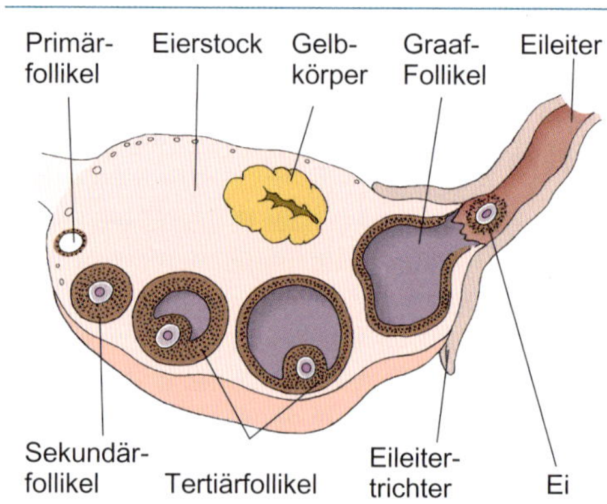

Abb. 20.28 Ovulation und Gelbkörperbildung. Der Graaf-Follikel „springt": Er entleert sich, wobei das Ei das Ovar verlässt. Es wird vom Eileitertrichter aufgefangen und wandert dann im Eileiter Richtung Uterus. Der „entleerte" Graaf-Follikel wandelt sich zum Corpus luteum (Gelbkörper) um und produziert das Gelbkörperhormon Progesteron.

20.11.3 Eileiter

Die **Tuben** (Eileiter) sind paarig angelegt und 10–17 cm lang. Sie reichen beidseits von der oberen Ecke der Gebärmutter bis in unmittelbare Nähe des Ovariums.

Der eierstocknahe Anteil ist zur Bauchhöhle hin offen, trichterförmig erweitert (daher die Bezeichnung **Eileitertrichter,** Ampulla tubae) und dient der Aufnahme des Eies nach dem Eisprung. Außerdem findet in den Eileitern die Befruchtung des Eies und dessen Transport zur Gebärmutter statt. Die Wand der Eileiter besteht aus einer stark gefalteten Schleimhaut- und einer dünnen Muskelschicht, die das Ei aktiv durch peristaltische Bewegungen in Richtung Gebärmutter transportiert (zur Peristaltik ➢ Abb. 18.11).

KLINIK

Eileiterverklebungen

Schätzungsweise 10–15 % der Frauen im gebärfähigen Alter erkranken mindestens einmal an einer (bakteriellen) **Eileiter- und Eierstockentzündung,** der Adnexitis, die sich vor allem durch Unterleibsschmerzen und Fieber zeigt. In bis zu einem Drittel der Fälle bleiben Störungen der Eileiterbeweglichkeit und -durchlässigkeit zurück. Diese Eileiterverklebungen (Tubenadhäsionen) können zur Unfruchtbarkeit führen.

20.11.4 Uterus

Der **Uterus** ist birnenförmig und hat zwei Abschnitte:

Der obere breitere Anteil, der **Corpus uteri** (Gebärmutterkörper), besteht aus kräftiger Muskulatur. Im Inneren des Gebärmutterkörpers befindet sich das **Cavum uteri** (Gebärmutterhöhle), dessen Wand vom **Endometrium** (Gebärmutterschleimhaut) ausgekleidet ist. Während der Schwangerschaft dient der Gebärmutterkörper als „Fruchthalter" und beteiligt sich am Aufbau der **Plazenta** (Mutterkuchen), die das Ungeborene ernährt. Die Uterusmuskulatur passt sich durch eine enorme Wachstumsfähigkeit den Erfordernissen der verschiedenen Lebensabschnitte an. So beträgt das Gewicht des geschlechtsreifen Uterus ca. 50 g, in der Schwangerschaft zum Zeitpunkt der Geburt jedoch rund 1000 g.

Der untere, bis in die Vagina hineinragende Anteil des Uterus ist die **Zervix uteri** (Gebärmutterhals), meist nur kurz **Zervix** genannt. Der in die Vagina hineinragende Teil der Zervix heißt im klinischen Sprachgebrauch **Portio** (Muttermund). Die Zervix besteht aus straffem Bindegewebe und glatter Muskulatur, welche den Zervikalkanal umgeben.

Die Drüsen der Zervixschleimhaut bilden einen zähen Schleim, der die Uterushöhle wie einen Pfropf verschließt und vor Keimen aus der Vagina schützt. Nur während der fruchtbaren Tage und bei der Menstruation verdünnt sich der Schleim, und der Kanal öffnet sich um wenige Millimeter. Während einer Schwangerschaft schließt die geschlossene Zervix die Fruchthöhle nach unten ab.

Wandaufbau des Uterus

Am **Wandaufbau** des Uterus sind drei Schichten beteiligt:

- Auf der Außenseite das **Peritoneum** (an dieser Stelle Perimetrium genannt)
- In der Mitte die erwähnte dicke Schicht aus glatter Muskulatur **(Myometrium)**
- Auf der Innenseite das **Endometrium** (Gebärmutterschleimhaut), wobei eine tiefere Basalschicht **(Basalis)** und eine oberflächliche Funktionsschicht **(Funktionalis)** unterschieden werden.

Das Endometrium bereitet sich im Monatszyklus auf die Einnistung einer Frucht vor. Kommt es nicht zu einer Befruchtung, so wird ein Teil des Endometriums regelmäßig ca. einmal im Monat unter Kontraktionen abgestoßen (Menstruation, ➤ Kap. 20.11.6).

Erkrankungen des Uterus

Uterusmyome

Uterusmyome sind gutartige, von der glatten Muskulatur des Uterus ausgehende (also mesenchymale, ➤ Kap. 5.7.7) Tumoren. Fast 20 % aller Frauen über 30 Jahre haben Myome. Zwei histologische Typen treten auf:

- **Fibromyome,** die ausschließlich von glatten Muskelzellen ausgehen
- **Adenomyome,** sie bestehen aus Myomknoten mit eingeschlossenen Endometriumanteilen.

Uterusmyome äußern sich in verstärkten und verlängerten Regelblutungen mit nachfolgender Anämie, aber auch in wehenartigen Schmerzen. Durch die Verlagerung von Nachbarorganen kann es zu Druckgefühl, Obstipation oder Blasenentleerungsstörungen kommen. Oft ist die operative Entfernung der Myome (Myomenukleation) oder des gesamten Uterus **(Hysterektomie)** unvermeidlich.

Zervixkarzinom

Am **Zervixkarzinom** (Gebärmutterhalskrebs) erkrankt ca. jede 50. Frau. Die Ursache des Zervixkarzinoms ist wahrscheinlich infektiöser Natur – nach Ansicht vieler Forscher verursachen durch den Geschlechtsverkehr übertragene Papillomaviren die Entartung des Zervixepithels. Meist über viele Jahre entwickeln sich zunächst eine **Dysplasie** (reversible Zellveränderungen mit Differenzierungsstörung der Zellen), dann ein **Carcinoma in situ** (Karzinom, das die Basalmembran noch nicht durchbrochen hat) und schließlich das **invasive Zervixkarzinom.** Währen dieser Zeit bereitet das Zervixkarzinom keinerlei Beschwerden, kann jedoch meist schon durch einen zytologischen Abstrich erkannt werden. Das Zervixkarzinom ist einer der häufigsten Genitalkrebse der Frau. Durch kostenfreie Krebsfrüherkennungsuntersuchungen, auf die Frauen ab dem 20. Lebensjahr einmal jährlich Anspruch haben, konnte die Anzahl der Todesfälle erheblich gesenkt werden. Eine präventive Impfung gegen die Papillomaviren 16 und 18 ist möglich.

Endometriumkarzinom

Bösartige Tumoren des Endometriums im Korpusbereich werden in den letzten Jahren vermehrt festgestellt; sie sind inzwischen ebenso häufig wie das Zervixkarzinom. Meist sind ältere Frauen betroffen. Leider ist eine Früherkennung kaum möglich. Einziges Warnsignal sind vaginale Blutungen nach den Wechseljahren (Postmenopausenblutung). Die Therapie des **Endometriumkarzinoms** ist operativ.

20.11.5 Weibliche Sexualhormone

Funktion und Arbeitsweise der Hormone ➤ Kap. 8.1

Ähnlich wie beim Jungen setzt beim Mädchen mit Beginn der Pubertät durch Vermittlung des Releasinghormons Gn-RH (➤ Kap. 8.2.1) die Sekretion von FSH und LH ein.

- **FSH** (Follikelstimulierendes Hormon), welches vor allem in der ersten Zyklushälfte vom Hypophysenvorderlappen ausgeschüttet wird, bewirkt die Reifung einer Eizelle zum Graaf-Follikel und die Ausschüttung von Östrogen aus den Ovarien.
- **LH** (Luteinisierendes Hormon) wird vor allem in der Zyklusmitte ausgeschüttet. Es bewirkt zusammen mit FSH den Eisprung und die Umwandlung des Graaf-Follikels in den **Gelbkörper** (Corpus luteum). Dieser Gelbkörper produziert seinerseits das Gelbkörperhormon Progesteron sowie in geringeren Mengen auch Östrogen.

Wirkungen von Östrogenen und Progesteron

Die Wirkungen der eigentlichen weiblichen Sexualhormone, der Östrogene und des Progesterons, sind vielfältig (➤ Abb. 20.29).

Östrogene, welche schwerpunktmäßig in der ersten Zyklushälfte sezerniert werden, (➤ Abb. 20.31):

- Verursachen den Wiederaufbau des Endometriums nach der Menstruation
- Haben eiweißaufbauende (anabole) Effekte – aber schwächer als beim männlichen Sexualhormon Testosteron
- Begünstigen eine vermehrte Wassereinlagerung in das Gewebe
- Bewirken einen vermehrten Einbau von Kalzium in die Knochen
- Fördern in der Pubertät die Ausprägung der primären und sekundären Geschlechtsmerkmale (z. B. Brustentwicklung)
- Wirken auf das ZNS und beeinflussen so die Stimmung und das Verhalten.

Progesteron, welches größtenteils vom Gelbkörper in der zweiten Zyklushälfte sezerniert wird, (➤ Abb. 20.31):

- Bewirkt die Vorbereitung des Endometriums für die Aufnahme der Frucht (➤ unten)
- Führt zu einer leichten Erhöhung der Körpertemperatur
- Lässt den Zervixschleim zäher werden
- Bereitet die Milchbildung in den Brüsten vor,
- Unterstützt in der Frühschwangerschaft die Einnistung und das Wachstum des Embryos.

Prolaktin und Oxytocin

Hierbei handelt es sich um zwei weitere weibliche Sexualhormone (➤ Abb. 20.30).

Prolaktin wird vom Hypophysenvorderlappen ausgeschüttet. Es stimuliert das Brustdrüsenwachstum und setzt nach der Geburt die **Milchproduktion** (Milchsynthese) in der Brustdrüse in Gang. Seine Ausschüttung wird durch das Saugen an der Brustwarze angeregt.

Oxytocin wird vom Hypophysenhinterlappen ausgeschüttet, jedoch im Rahmen der Neurosekretion vom Hypothalamus synthetisiert (➤ Kap. 8.2.1). Es stimuliert im Rahmen des Geburtsvorgangs die Uterusmuskulatur zu rhythmi-

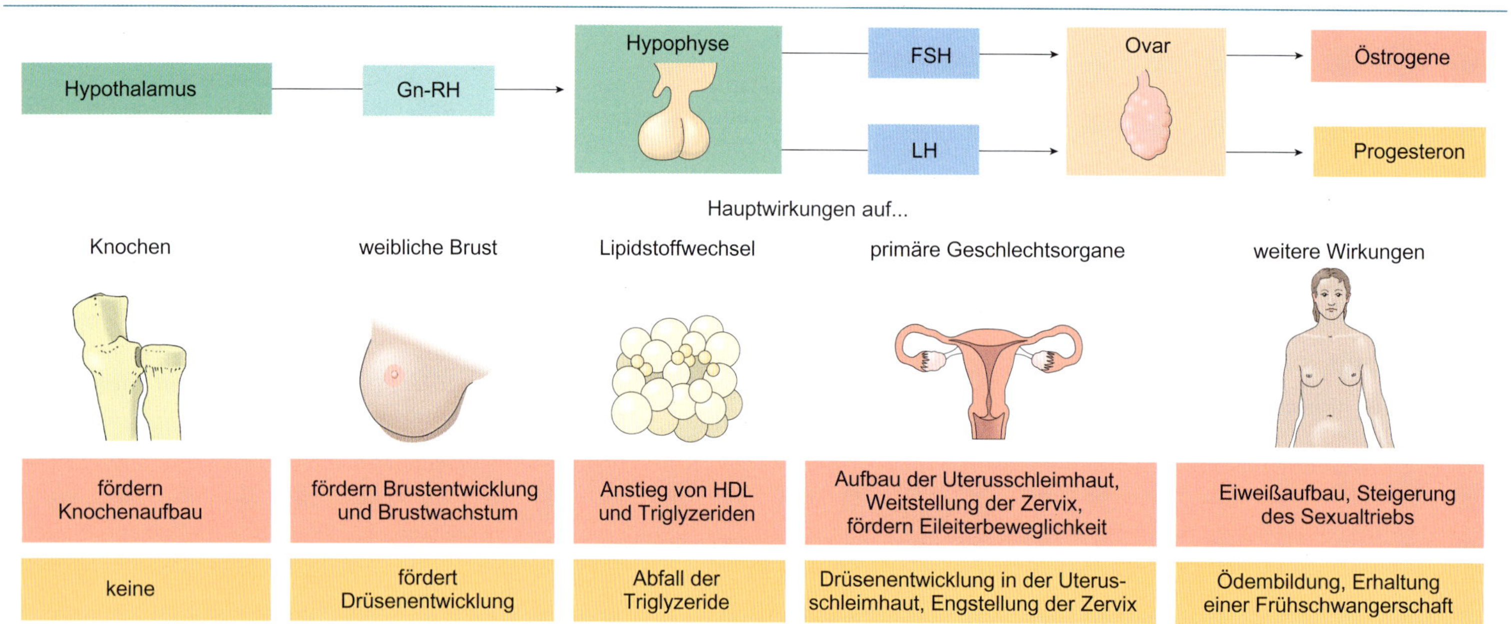

Abb. 20.29 Die Wirkungen der beiden weiblichen Sexualhormone. Östrogene und Progesteron werden unter dem Einfluss von FSH und LH im Ovar gebildet. Sie haben unterschiedliche Wirkungen auf die Körperorgane. Die roten Felder zeigen die wichtigsten Effekte der Östrogene, die gelben Felder die des Progesterons.

schen Kontraktionen, den **Wehen.** Als weitere Wirkung führt Oxytocin zur Kontraktion der Milchausführungsgänge in der Brustdrüse und damit zur **Milchejektion** (Milcheinschuss).

20.11.6 Menstruationszyklus

In den rund 30 Jahren zwischen dem Beginn der **Menarche** (monatlichen Blutung) und ihrem Ende **(Menopause)** treten, außerhalb der Phasen von Schwangerschaft und einem Teil der Stillzeit, im Bereich des Endometriums (Gebärmutterschleimhaut) periodische Veränderungen auf. Diese werden von den Hormonen der Ovarien verursacht und haben das Ziel, in regelmäßigen Abständen optimale Bedingungen für die Einnistung einer befruchteten Eizelle zu schaffen. Parallel dazu wird in der Mitte dieser 25–35 Tage dauernden Periode **(Menstruationszyklus)** ein befruchtungsfähiges Ei bereitgestellt.

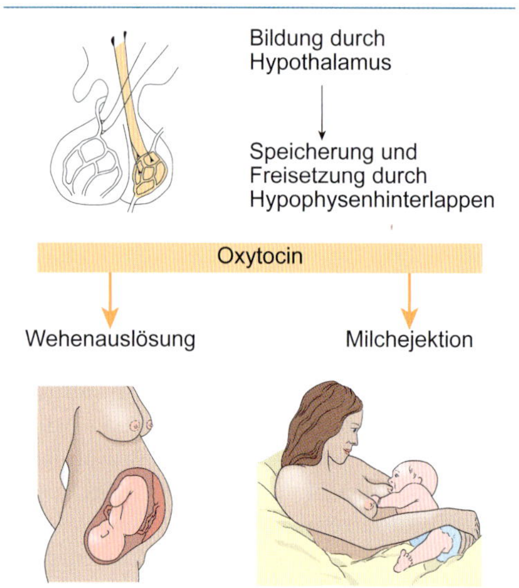

Abb. 20.30 Die beiden Wirkungen von Oxytocin auf den Uterus und die (stillbereite) Brust. Oxytocin kann bei einer Wehenschwäche auch therapeutisch in Form einer Infusion als Wehenstimulans eingesetzt werden.

Wechselwirkungen zum Gesamtorganismus

Es bestehen **enge Wechselbeziehungen** zwischen dem Menstruationszyklus und dem Gesamtorganismus:

- Über das limbische System (➤ Kap. 9.9) beeinflussen psychische Faktoren die Gn-RH-Ausschüttung. Hierdurch wird verständlich, warum bei übergroßem Stress oder in Notzeiten bei vielen Frauen die Monatsblutung aussetzt.
- Umgekehrt wirken die vom Ovar ausgeschütteten Sexualhormone nicht nur auf die Geschlechtsorgane, sondern auch auf die übrigen Zellen des Körpers. Durch ihre Wirkung auf das ZNS bestimmen sie das gesamte menschliche Verhalten wesentlich mit – insbesondere das Sexualverhalten, aber auch Aggressionsbereitschaft, Vitalität oder Depressivität. So empfindet z. B. fast jede Frau einen mehr oder weniger starken Stimmungsumschwung in den Tagen um die Periode herum (prämenstruelles Syndrom).

Phasen des Menstruationszyklus

Der Menstruationszyklus wird in **vier Phasen** unterteilt (➤ Abb. 20.31, unten im Bild):

- Die **Menstruation** (Regelblutung, Desquamations- oder Abschuppungsphase), während der die Funktionalis der Gebärmutterschleimhaut (Endometrium) abgestoßen wird. Gegen Ende der Regelblutung kommt es durch östrogenbedingte Aufbauvorgänge innerhalb der Funktionalis zum Sistieren der Blutung.
- Die **Proliferationsphase** (Aufbauphase) vom 5. bis 14. Tag, in der sich unter Östrogeneinfluss eine neue Endometriumschicht aufbaut.
- Um den 14. Zyklustag herum erfolgt der **Eisprung** (Ovulation).
- Die **Sekretionsphase** (Lutealphase, gestagene Phase) vom 15. bis zum ersten Tag der nächsten Menstruation. In dieser Phase wachsen die Drüsen der Gebärmutterschleimhaut stark, bilden reichlich Sekret und Glykogen wird eingelagert, um die Gebärmutterschleimhaut auf die Aufnahme einer befruchteten Eizelle vorzubereiten.
- **Ischämiephase.** Kommt es nach einem Eisprung nicht zur Befruchtung der Eizelle, bildet sich der Gelbkörper zurück und stellt seine Progesteronproduktion ein. Dadurch sinkt die Durchblutung der Funktionalis stark ab, was schließlich zu ihrem Absterben führt. Diese oft nur wenige Stunden dauernde Ischämiephase leitet die Regelblutung ein.

20.11.7 Scheide

Die **Vagina** (Scheide) ist ein 8–12 cm langer elastischer, überwiegend bindegewebiger Muskelschlauch, der die Verbindung zwischen Uterus und äußerem Genitale herstellt.

Im Kindesalter ist die Scheidenöffnung meist durch eine halbmondförmige, elastische Hautfalte, das Hymen (Jungfernhäutchen), weitgehend verschlossen.

Die **Scheidenwand** ist mit 3 mm Wandstärke relativ dünn und besteht lediglich aus einem Plattenepithel und einer dünnen Muskelschicht. Das Sekret der Scheide stammt aus den Drüsen des Gebärmutterhalses (Zervix uteri) und aus abgestoßenen vaginalen Epithelzellen. Aus dem Glykogen dieser abgeschilferten Zellen entsteht mit

20

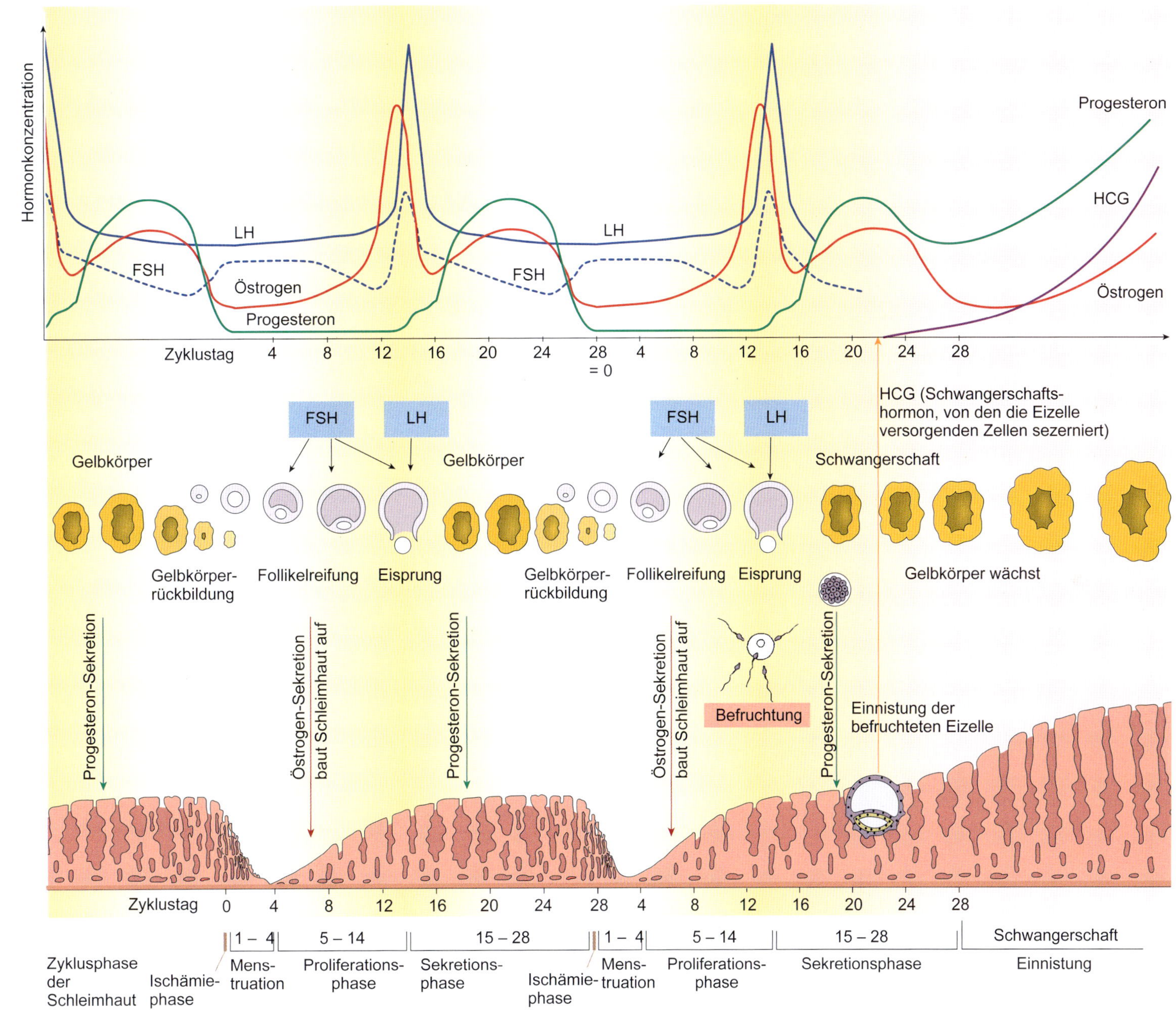

Abb. 20.31 Schema der wichtigsten hormonellen Veränderungen im Menstruationszyklus. Kommt es zur Befruchtung und zur Einnistung des Eies, so stirbt der Gelbkörper nicht ab, sondern wächst weiter bei steigender Progesteronbildung. Das Hormon HCG (humanes Choriongonadotropin) wird bei Eintreten einer Schwangerschaft durch die Zellen gebildet, welche die befruchtete Eizelle versorgen. Es dient auch zum Schwangerschaftsnachweis.

Hilfe von Milchsäurebakterien (Döderlein-Stäbchen) Milchsäure (Laktat), die für das typisch saure Milieu der Vagina (pH = 4,0) verantwortlich ist. Das saure Milieu schützt vor aufsteigenden Krankheitskeimen.

Während des Koitus passen sich die Geschlechtsorgane der Frau den Erfordernissen einer Empfängnis an: Das Vaginalsekret wird pH-neutral, durch die Sekretion von dünnflüssigem Schleim aus der Zervix wird die Fortbewegung der Samenfäden erleichtert.

20.11.8 Äußeres weibliches Genitale

➤ Abb. 20.32

Schamlippen

Die behaarten **großen Schamlippen** (Labia majora) begrenzen Urethra und Scheidenvorhof. Sie enthalten Talg-, Schweiß- und Duftdrüsen.

Die **kleinen Schamlippen** (Labia minora) werden meist erst beim Spreizen der großen Labien sichtbar. Sie sind haarlose Hautfalten, die zahlreiche Talgdrüsen enthalten. Zwischen den kleinen Schamlippen liegt der Scheidenvorhof, vor ihnen die Klitoris.

Scheidenvorhof

In den von den kleinen Schamlippen begrenzten **Scheidenvorhof** (Vestibulum vaginae) mündet vorne die bei der Frau etwa 4 cm lange Urethra (Harnröhre) und etwas weiter hinten der Scheideneingang (Introitus vaginae).

Klitoris

Die **Klitoris** („Kitzler“) ist ein bis zu 3 cm langer Schwellkörper, dessen Schleimhaut reichlich mit sensiblen Nervenendigungen versorgt ist. Sie ist erektil, das heißt, bei sexueller Stimulation schwillt sie an und richtet sich bis zu einem gewissen Grad auf.

Vulva

Klinisch werden häufig der Schamberg (Mons pubis, Venushügel), die Schambehaarung (Pubes), die großen und kleinen Schamlippen, die Klitoris,

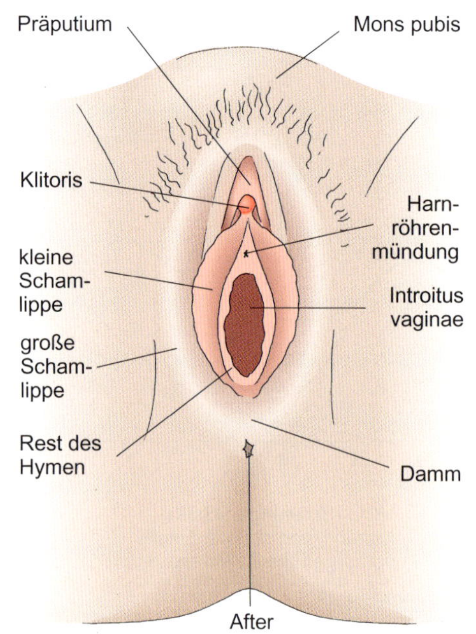

Abb. 20.32 Äußeres weibliches Genitale (Vulva).

der Scheidenvorhof einschließlich aller Drüsen und die weibliche Harnröhre unter dem Begriff **Vulva** zusammengefasst.

20.11.9 Weibliche Brust

➤ Abb. 20.33

Die **Mammae** (Brüste) der Frau zählen zu den sekundären Geschlechtsmerkmalen. Auch wenn sie in vielen medizinischen Lehrbüchern anatomisch korrekt unter den Hautdrüsen eingeordnet werden, gehören sie aufgrund ihrer Funktion für die Ernährung des Neugeborenen und für das erotische Empfinden der Frau funktionell zu den Fortpflanzungsorganen.

Entwicklung der Brust

Zu Beginn der Pubertät bildet sich beim Mädchen aus der flachen Anlage des Drüsenkörpers innerhalb von 1–3 Jahren unter dem Einfluss von Östrogenen und Progesteron die weibliche Brustdrüse aus. Sie ist aus fünfzehn bis zwanzig Drüsenlappen aufgebaut, die durch lockeres Bindegewebe voneinander getrennt sind. Die Lappen der Brustdrüse setzen sich aus kleineren Läppchen und diese wieder aus Milchbläschen (Alveolen) zusammen, die von einem Zylinderepithel ausgekleidet werden. Jeder Lappen mündet mit einem Milchausführungsgang auf der Brustwarze (Mamille). Die Brustdrüse ist in ein mehr oder minder ausgeprägtes Fettpolster eingelagert, das auch für die Brustgröße verantwortlich ist.

Die Entwicklung der Milchbläschen ist jedoch mit dem Ende der Pubertät nicht abgeschlossen. Erst in der ersten Schwangerschaft werden die Milchbläschen voll entwickelt, und beim Milcheinschuss (➤ Kap. 20.11.5) zum Beginn der Stillperiode erreicht die Brust ihre maximale Größe.

Mammakarzinom

Das **Mammakarzinom** (Brustkrebs, ➤ Abb. 20.34 und ➤ Abb. 20.35) ist der häufigste bösartige Tumor der Frau. Es trifft, im Gegensatz zu vielen anderen Tumoren, oft auch Frauen jüngeren Alters. Das Mammakarzinom metastasiert zudem früh: Bei ca. 70 % der Patientinnen hat zum Zeitpunkt der Diagnosestellung die Metastasierung schon begonnen. Metastasen bilden sich vor allem entlang der Lymphabflusswege, die ➤ Abb. 20.37 zeigt.

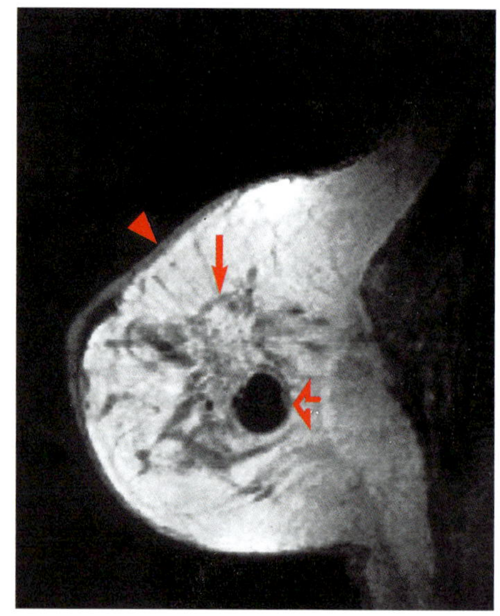

Abb. 20.34 Mammakarzinom. Der lange Pfeil (↓) kennzeichnet den Tumor. Darunter liegt eine einfache Zyste (Zufallsbefund, ⇐). Man beachte auch die Hautverdickung und Einziehung über dem Tumor (◀). Diagnose: duktales invasives Karzinom. [S008–3]

Insbesondere die axillären Lymphknoten sollten deshalb bei der kostenfreien **Krebsfrüherkennungsuntersuchung** und bei der für alle Frauen empfohlenen monatlichen **Selbstuntersuchung der Brüste** (➤ Abb. 20.36) abgetastet werden.

Auf einen Tumor oder andere Erkrankungen der Mamma können hindeuten:

- Knoten (auch solche, die „schon immer" da waren)
- Absonderungen aus der Brustwarze (Sekrete, Blut)
- Verlust der Verschiebbarkeit des Drüsengewebes auf dem Brustmuskel
- (Neu aufgetretene) Asymmetrien der Brüste
- Hautveränderungen wie „Orangenhaut" oder Hauteinziehungen an der Brust.

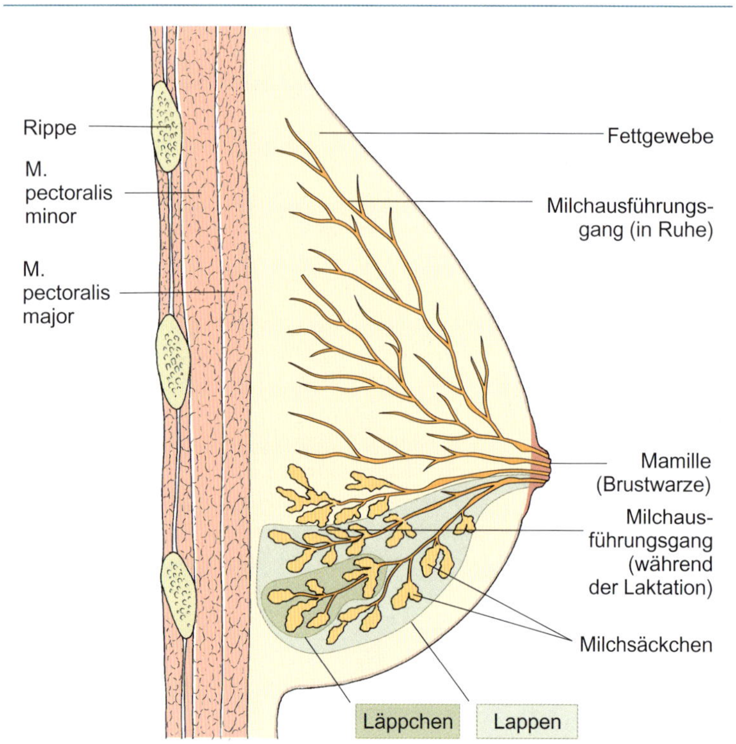

Abb. 20.33 Feinbau der weiblichen Brust (Sagittalschnitt). Die Brust setzt sich aus 15–20 Lappen zusammen, die selbst wieder aus vielen kleinen Läppchen bestehen. Jedes Läppchen ist aus vielen Milchbläschen aufgebaut. In der unteren Hälfte der Abbildung ist der Feinbau während der Stillperiode dargestellt. Die Milchbläschen sind voll entwickelt. Die obere Bildhälfte zeigt das Brustgewebe in der Ruhephase.

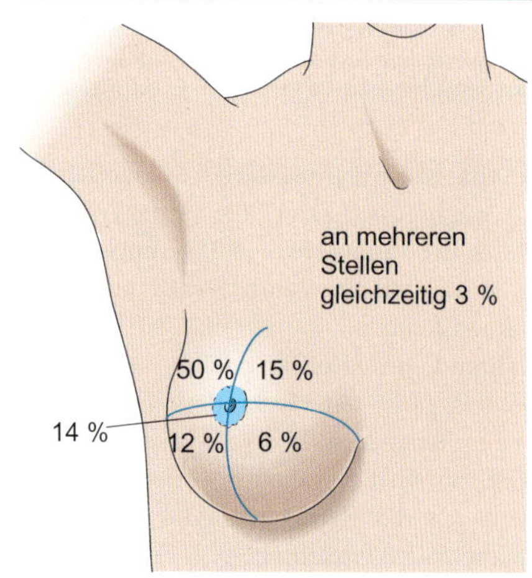

Abb. 20.35 Mammakarzinom. Häufigkeitsverteilung der Mammakarzinome auf die Quadranten und die Brustwarzenregion. Am häufigsten entwickelt sich ein Karzinom im oberen äußeren Quadranten.

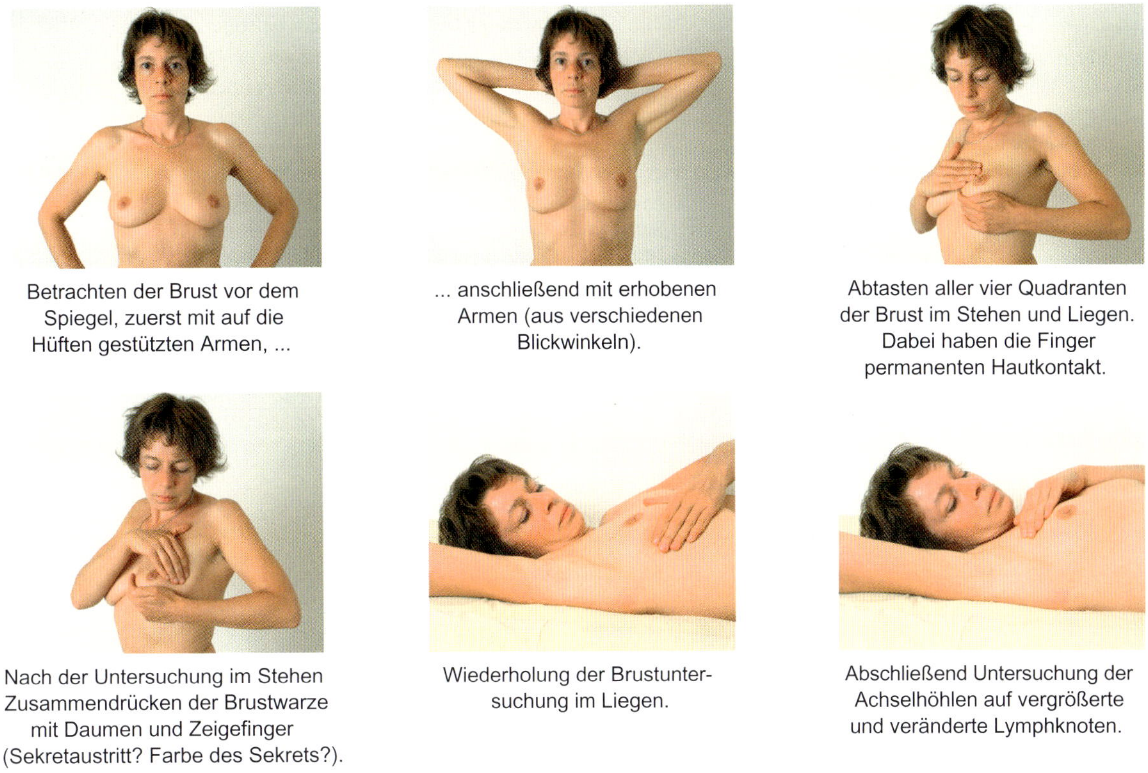

Abb. 20.36 Selbstuntersuchung der Brust. Jede Frau sollte ihre Brüste einmal monatlich selbst untersuchen, am besten kurz nach der Menstruation (dann ist die Brust am besten beurteilbar). Die Untersuchung umfasst das Betrachten der Brüste vor dem Spiegel bei herabhängenden und bei erhobenen Armen sowie das Abtasten beider Brüste im Stehen und im Liegen einschließlich der Achselhöhle. [K115]

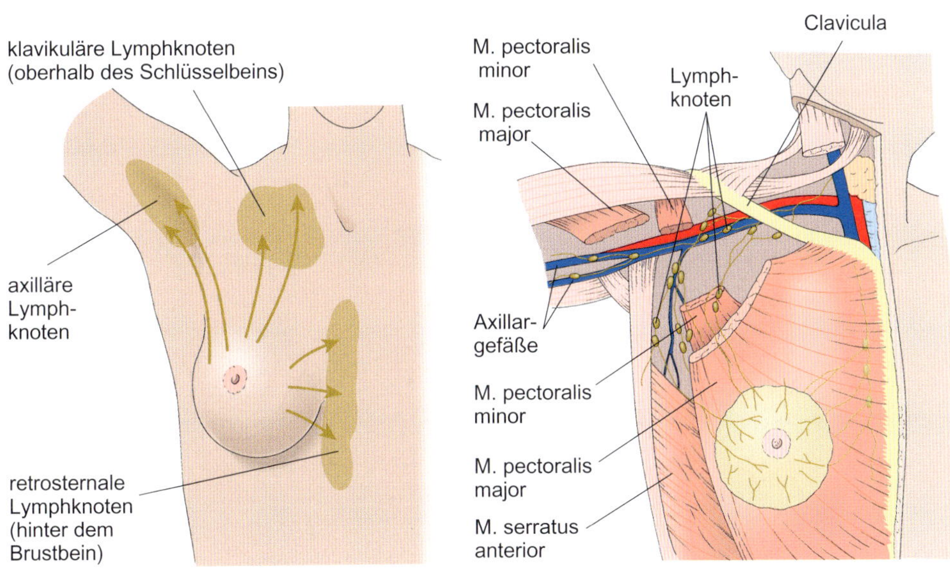

Abb. 20.37 Lymphabflusswege der Brustdrüse. Die Lymphbahnen des oberen äußeren Quadranten ziehen hauptsächlich zu den axillären Lymphknoten. Bei Verdacht auf ein Mammakarzinom sind deshalb diese Lymphknoten sorgfältig abzutasten.

Therapieverfahren

Grundlage der Therapie des Mammakarzinoms ist die **operative Entfernung des Tumors.** Unter bestimmten Voraussetzungen ist dabei eine brusterhaltende Operation möglich, bei der lediglich Teile der Brustdrüse entfernt werden. Ansonsten muss die gesamte Brustdrüse einschließlich der Haut und der Brustwarze entfernt werden **(Ablatio mammae).** Stets werden während der Operation die axillären Lymphknoten aufgesucht und reseziert (Axilladissektion, axilläre Ausräumung), damit die Metastasen untersucht werden können.

Die Entfernung der Brust ist in besonderem Maße ein psychisches Trauma für die Patientin. Zu seiner Überwindung wirkt sich neben liebevoller Zuwendung durch den Partner der Austausch mit anderen Patientinnen in einer Selbsthilfegruppe für viele Frauen positiv aus. Über kosmetische Möglichkeiten wie BH-Einlagen, operative Protheseninplantation oder Wiederaufbau der Brust aus körpereigenem Gewebe sollte rechtzeitig informiert werden.

Begleitend zur Operation sind oft **Strahlen-, Chemo- oder Hormontherapie** notwendig:

- Eine postoperative Strahlentherapie der betroffenen Brustseite vermindert in erster Linie das Risiko eines Lokalrezidivs. Unbedingt notwendig ist die Strahlenbehandlung der Restbrust nach brusterhaltenden Operationen.
- Etwa 60–75 % der Mammakarzinome wachsen hormonabhängig, d. h., ihr Wachstum wird durch weibliche Geschlechtshormone gefördert oder gehemmt. Prognoseverbessernd wirkt dann oft eine Hormontherapie.
- Nach heutigem Kenntnisstand profitieren insbesondere junge Patientinnen mit großem Tumor von einer postoperativen Chemotherapie, die kleinste, noch nicht fassbare Fernmetastasen zerstören soll.

PT-PRAXIS

Armgymnastik nach Ablatio mammae

Je nach Meinung des Operateurs beginnt die Mobilisation des Armes der operierten Seite meist am ersten Tag postoperativ mit dem vollen Bewegungsausmaß oder mit einer Elevation nur bis 90°. Die Patientin sollte die Übungen aktiv im schmerzfreien Bereich durchführen (Seile oder Stab sind gute Hilfsmittel) und damit das Narbengewebe dehnen. Die **Armgymnastik** ist erforderlich, damit die natürliche Schrumpfung des Narbengewebes die Bewegungsfreiheit des Schultergelenks nicht einschränkt, außerdem wird somit einer Schonhaltung vorgebeugt.

Vorsicht bei Patientinnen, die sich einer **Bestrahlungstherapie** unterziehen. Der den Strahlen ausgesetzte Hautbereich ist dann häufig sehr empfindlich und eine übermäßige Dehnung führt zur Verletzung. Nach Entfernung der Fäden sollte, wie bei jeder Narbe üblich, eine **Narbenbehandlung** (➤ Kap. 10.1.3) vorgenommen werden.

Durch die Entfernung der Achsellymphknoten, aber auch durch eine Strahlenbehandlung, werden die ableitenden Lymphbahnen des Armes geschädigt, wodurch es nicht selten zu einem Lymphödem (➤ Kap. 6.4.2) im Arm kommt. Lymphdrainage, Armhochlagerung und regelmäßige Gymnastik können die Schwellung beseitigen. Da der betroffene Arm zu Entzündungen und Schwellungen neigt, sollte an ihm keine Blutdruckmessung und auch keine Blutabnahme durchgeführt werden.

Literatur

Benninghoff, A., Drenckhahn, D.: Makroskopische Anatomie, Histologie, Embryologie, Zellbiologie. Band 1: Zelle, Gewebe, Entwicklung, Skelett- und Muskelsystem, Atemsystem, Verdauungssystem, Harn- und Genitalsystem, Band 2: Herz-Kreislauf-System, Lymphatisches System, Endokrine Drüsen, Nervensystem, Sinnesorgane, Haut. 16./17. Aufl. Elsevier, Urban&Fischer, München 2004, 2008.

Brandes, R., Lang, F., Schmidt, R. F.: Physiologie des Menschen, mit Pathophysiologie. 32. Aufl. Springer, Berlin 2019.

Gasser, T.: Basiswissen Urologie. 7. Aufl. Springer, Berlin 2019.

Heller, A., Carrière, B.: Nach der Geburt: Heller-Konzept: Therapie des weiblichen Beckenbodens. 3. Aufl. Thieme, Stuttgart 2021.

Paulsen, F., Waschke, J.: Sobotta, Atlas der Anatomie 3 Bände und Tabellenhefter im Schuber. 24. Aufl. Elsevier, München 2019.

Tanzberger, R., Baumgartner, U., Kuhn, A., Möbs, G.: Der Beckenboden – Funktion, Anpassung und Therapie. 4. Aufl. Elsevier Urban&Fischer, München 2019.

Weber, S.: BASICS Gynäkologie und Geburtshilfe. 7. Aufl. Elsevier Urban&Fischer, München 2020.

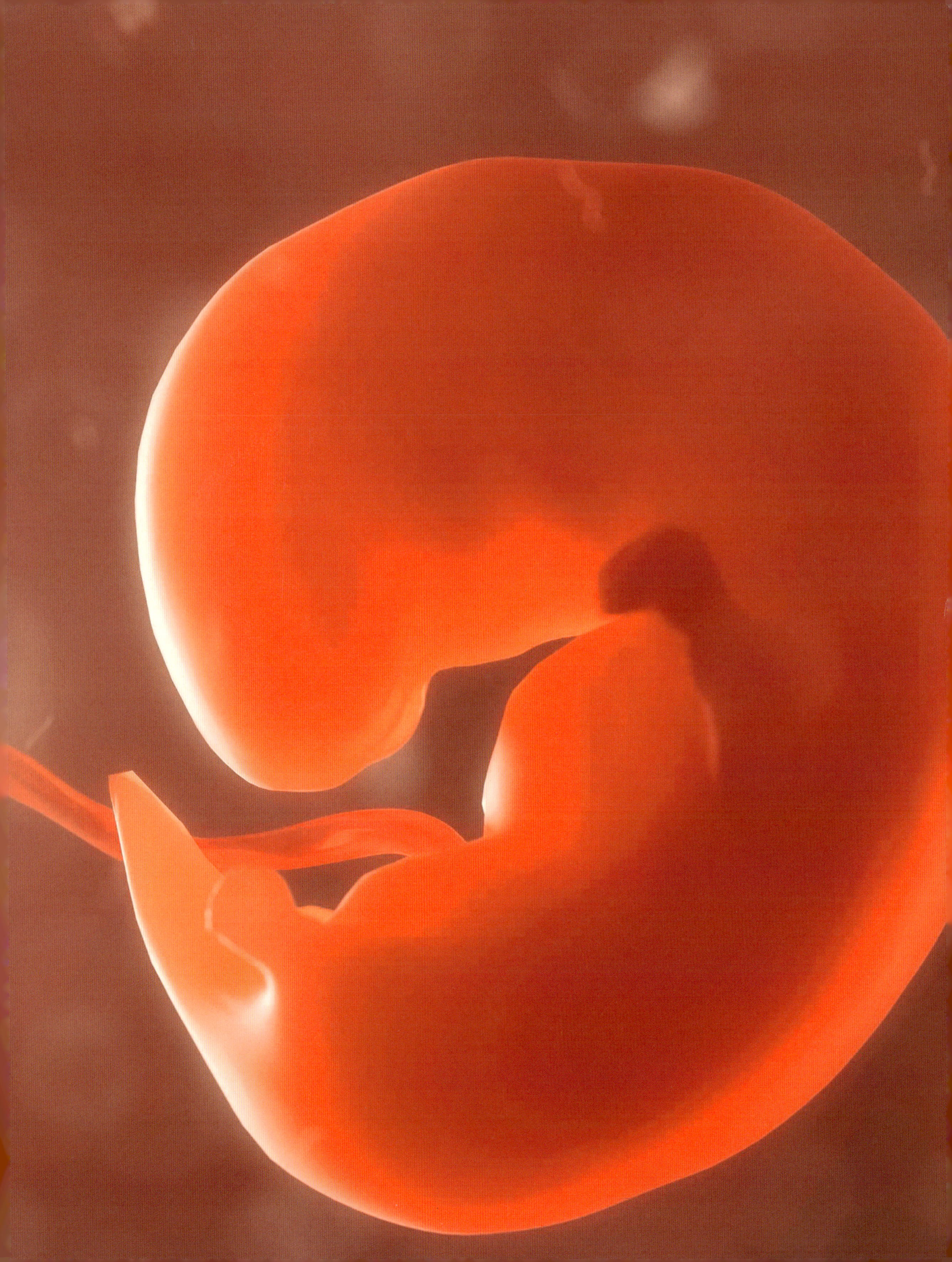

KAPITEL

21 Schwangerschaft und Geburt

LERNINHALTE

21.1 Von der Befruchtung bis zur Einnistung

- Bei der Befruchtung vereinigen sich ein Spermium und eine Eizelle zur Zygote, die daraufhin mit Zellteilungen beginnt.
- Die entstehende Zellkugel (Morula) differenziert sich zu einer Hohlkugel (Blastozyste), die sich etwa fünf Tage nach der Befruchtung in die Gebärmutterschleimhaut einnistet.
- Die Blastozyste enthält eine Verdickung mit dem Embryoblasten, der eigentlichen Keimanlage.
- Es kommt zur Produktion des Hormons Choriongonadotropin (HCG), dessen Nachweis als Schwangerschaftstest eingesetzt wird.

21.2 Entwicklung des Embryos

- Der Embryoblast beginnt etwa am 10. Tag mit der Bildung der drei Keimblätter Ektoderm, Mesoderm und Entoderm, aus denen die verschiedenen Organanlagen des Embryos hervorgehen.
- Der Embryo liegt, von mehreren Häuten umgeben, geschützt in der mit Fruchtwasser gefüllten Amnionhöhle.
- Die Ernährung erfolgt durch die Plazenta, die aus einem mütterlichen und einem kindlichen Teil besteht.
- In der Plazenta, mit der das Kind durch die Gefäße der Nabelschnur verbunden ist, kommt es durch Diffusion zur Anreicherung mit Nährstoffen und Sauerstoff – kindliches und mütterliches Blut mischen sich dabei nicht.

21.3 Entwicklung des Fetus

- Ab der 11. Schwangerschaftswoche wird der Embryo, der nun alle Organe angelegt hat, Fetus genannt. Er wächst bis zur Geburt um die 40. Schwangerschaftswoche auf etwa 3 500 g heran.
- Der fetale Blutkreislauf weist einige Besonderheiten auf: Die Versorgung erfolgt durch die von der Plazenta kommende Nabelvene – ihr Blut gelangt unter weitgehender Umgehung der Leber in den rechten Herzvorhof und von dort nicht in die Lungen, sondern durch eine Öffnung in der Vorhofscheidewand direkt in den linken Herzvorhof und damit in den Körperkreislauf. Auch ein zweiter Kurzschluss zwischen Truncus pulmonalis und Aorta dient der Umgehung der Lungenpassage. Über die Nabelarterien wird das Blut wieder der Plazenta zugeleitet.

21.4 Entwicklungsstörungen

- Durch viele Faktoren, z. B. Medikamente, Infektionen und Genussgifte, kann es zu Fehlbildungen und anderen Entwicklungsstörungen des Ungeborenen kommen. Je nach Schädigungszeitpunkt spricht man von Gameto-, Blasto-, Embryo- bzw. Fetopathien.

21.5 Schwangerschaft

- Die Schwangerschaft wird in drei Abschnitte zu je drei Monaten gegliedert: Das erste Trimenon wird oft von Übelkeit und Stimmungsschwankungen begleitet. Im zweiten Trimenon besteht meist Wohlbefinden, es kommt zu einer deutlichen Zunahme des Bauchumfangs und der Brustgröße. Das dritte Trimenon wird häufig als mühsam und anstrengend erlebt.
- Schwangerschaftsgymnastik erleichtert Frauen die Zeit der Schwangerschaft, gibt Sicherheit, beugt Haltungsschwächen, Senkungsbeschwerden und Inkontinenz vor. Ab dem 4. Monat bieten Physiotherapeutinnen Kurse an, in denen Frauen ihren Rücken, Bauch und Beckenboden sensibilisieren und mobilisieren lernen. Auch das Herz-Kreislauf-System und die Atmung werden dabei berücksichtigt. In Geburtsvorbereitungskursen, die um die 30. SSW beginnen, vermitteln Hebammen ebenfalls hilfreiche Körperübungen. Ihr Schwerpunkt liegt, je nach Konzept, aber auf der Vermittlung von Kenntnissen rund um die Geburt und bereitet Eltern mental und körperlich auf die Geburt und das Wochenbett vor.

21.6 Geburt und Wochenbett

- Die Einleitung der Geburt erfolgt u. a. durch das Wehen auslösende Hormon Oxytocin und durch Prostaglandine.
- Die Geburt beginnt mit der Eröffnungsphase, an deren Ende es zum Blasensprung kommt.
- Es folgt die Austreibungsperiode. Nach der Austreibungsphase, die bei Erstgebärenden bis zu max. zwei Stunden dauern kann, folgt die sog. Pressphase. Nach ca. 30–40 Minuten wird das Kind dann – meist mit dem Kopf voran – geboren. Wichtig ist hierbei der Dammschutz.
- Als Nachgeburt wird die Plazenta ausgestoßen.
- Im Wochenbett kommt es zur Rückbildung des Uterus und zum Wochenfluss. Viele Frauen erleben in dieser Zeit eine depressive Phase.
- Der Körper arbeitet während dieser Zeit auf Hochtouren, da er kiloweise überschüssig gewordenes Gewebe umbauen und abtransportieren muss. Physiotherapeutische Übungen helfen Wochenbettkomplikationen zu reduzieren. So können auch Wochenbett-Depressionen durch Bewegung, Konzentration auf den Körper und Entspannungsübungen positiv beeinflusst werden.

Die Entwicklung eines Menschen aus einer einzigen befruchteten Zelle ist ein ungeheuer komplizierter Vorgang, der nicht mit der Geburt, sondern eigentlich erst mit dem Tod abgeschlossen ist. Man unterscheidet dabei zwischen der **pränatalen** – also vor der Geburt stattfindenden – und der **postnatalen** Entwicklung. Die postnatale Entwicklung umfasst alle Prozesse, die nach der Geburt ablaufen: vom Zahnen während der Kindheit über die Geschlechtsreifung des Jugendlichen bis hin zur Partnerwahl und Elternrolle im Erwachsenenalter und später zum körperlichen Abbau im Alter.

Die pränatale Entwicklung lässt sich grob in drei Abschnitte unterteilen:

- Das Stadium der ersten Zellteilungen, gelegentlich auch **Keimphase** genannt, umfasst alle Prozesse von der Befruchtung bis zur Einnistung der befruchteten Eizelle und ist etwa mit dem 10. Tag nach der Befruchtung abgeschlossen.
- Die nun folgende **Embryonalphase** (man spricht dementsprechend vom **Embryo**) beginnt in der zweiten Woche und endet in der 8. Woche nach der Befruchtung. Es ist die Zeit der **Organogenese** (Organbildung): Während dieser Wochen werden bereits fast alle Organe angelegt. Der Kliniker notiert allerdings für die 8. Woche ab erfolgter Befruchtung (Schwangerschaftsdauer post conceptionem = p. c. = Gestationsalter) bereits die 10. SSW (Schwangerschaftswoche), da er nach dem Datum der letzten Menstruation – post menstruationem = p. m. – rechnet. Die folgenden Angaben beziehen sich, wenn von Schwangerschaftswochen (SSW) die Rede ist, auf diese klinische Zählweise.
- Ab der 11. SSW wird der Keim als **Fetus** (Fet) bezeichnet. Während des **Fetalstadiums** erlangt die Frucht die Geburtsreife. Die Organe differenzieren sich aus, und besonders in den letzten zwei Monaten kommt es zu einer erheblichen Gewichtszunahme.

21.1 Von der Befruchtung bis zur Einnistung

Die biologischen Reaktionen bei der Befruchtung und in den ersten Tagen der Schwangerschaft sind äußerst komplex. Es verwundert deshalb nicht, dass es nur rund 45 % aller Eizellen, die mit Samenzellen in Kontakt gekommen sind, überhaupt schaffen, sich erfolgreich im Endometrium einzunisten. Die häufigsten Ursachen für diese niedrige „Erfolgsquote" sind genetische Defekte der befruchteten Eizelle (insbesondere numerische Chromosomenaberrationen, ➤ Kap. 3.8.5) und Fehlentwicklungen des Endometriums. Dies ist mit ein Grund, weshalb bei einem bestehenden Kinderwunsch durchschnittlich vier Monate regelmäßigen Sexualverkehrs vergehen, bevor eine Schwangerschaft eintritt.

KLINIK

Kinderwunsch

Paare, die sich ein Kind wünschen, haben es oft schwer, den richtigen Zeitpunkt für eine Schwangerschaft zu finden. Lange Ausbildungs- und Studienzeiten, Berufstätigkeit und der Wunsch nach finanzieller Absicherung führen dazu, dass Erstgebärende heutzutage ca. 30–32 Jahre alt sind. Selbst wenn der Zeitpunkt stimmt, werden viele Frauen auf natürlichem Wege nicht schwanger. Bei ca. 10 % aller Paare mit Kinderwunsch ist eine medizinische Unterstützung notwendig. Der WHO (Weltgesundheitsorganisation) zufolge sollten die Partner nach einem Jahr erfolgloser Versuche medizinischen Rat einholen, auch weil psychische Probleme die Partnerschaft auf Dauer belasten.

Kinderwunschzentren beraten zu den vielfältigen Möglichkeiten, die einer Frau helfen können, schwanger zu werden. Neben Ernährungsumstellung (Zufuhr von Spurenelementen und Vitaminen) oder Hormongaben kommen heute unterschiedliche Techniken zum Einsatz, um Paaren mit Kinderwunsch zu helfen:

- Hormonelle Stimulation des Eisprungs
- Intrauterine Insemination (IUI): Einbringen von Samenflüssigkeit des Mannes mit einer Kanüle in die Scheide der Frau
- In-vitro-Fertilisation (IVF): Entnahme einiger Eier aus dem Eierstock, Aufbereitung der Samenspende des Mannes und Einbringen von drei bis vier befruchteten Eizellen in den Uterus
- ICSI (Intrazytoplasmatische Spermieninjektion oder einfach Mikroinjektion): Individuelle Aufbereitung von Spermien, die im Labor in eine Eizelle implantiert werden. Auch hier wird überwacht, ob die Zellen anwachsen oder nicht. Idealerweise nisten sich ein oder mehrere Eier ein, dann ist die Frau schwanger.

Im Rahmen dieser Eingriffe kommt es häufig zu Mehrlingsschwangerschaften.

Männliche und weibliche Keimzellen

Eine der wichtigsten Voraussetzungen für die Fähigkeit, Nachkommen zu erzeugen ist – neben anatomischen Faktoren wie der Durchgängigkeit des Eileiters bei der Frau und des Samenleiters beim Mann – die Bereitstellung von funktionstüchtigen **Keimzellen** (Geschlechtszellen, Gameten). Diese besitzen im Gegensatz zu sonstigen Körperzellen mit diploidem („doppeltem") Chromosomensatz nur einen haploiden („einfachen") Chromosomensatz (➤ Kap. 3.7.3).

Die männliche Keimzelle heißt Samenzelle oder **Spermium,** die weibliche Keimzelle wird **Eizelle** oder Ovum genannt (Details zur Keimzellbildung ➤ Kap. 20.10.4 und ➤ Kap. 20.11.2).

Befruchtung

Trifft die Eizelle bei ihrer Wanderung zum Uterus auf befruchtungsfähige Spermien, kann es zur Verschmelzung beider Keimzellen und damit zur **Konzeption** (Befruchtung, Empfängnis) kommen.

Das Ejakulat befindet sich nach der Ejakulation ganz dicht vor dem äußeren Muttermund (➤ Abb. 20.23). Die Spermien wandern durch den Muttermund und die Uterushöhle aufwärts bis in die Eileiter. Die Sekretion von dünnflüssigem Zervixschleim erleichtert die Fortbewegung der Spermien. Trotzdem erreicht nur etwa ein Prozent der vielen Millionen Spermien das obere Drittel des Eileiters. Dort treffen dann meist mehrere Spermien fast gleichzeitig auf die Eizelle. Die Zellmembran des ersten Spermiums und die der Eizelle verschmelzen miteinander, und das Spermium dringt rasch in die Eizelle ein **(Imprägnation).** Unmittelbar nach dem Eindringen des Spermiums wird die **Zona pellucida,** ein mehrschichtiges, aus Glykoproteinen bestehendes Follikelepithel, chemisch verändert und dadurch für weitere Spermien unpassierbar.

In der Eizelle bleibt der Spermienkopf in der Nähe des weiblichen Kernes liegen, sein Schwanz wird abgestoßen. Der Kopf schwillt an und bildet den **Vorkern,** der sich mit dem gleichartigen Vorkern der Eizelle vereinigt. Die neu entstandene Zelle – **Zygote** genannt – enthält also, wie jede normale Körperzelle, alle 23 Chromosomen in diploider (doppelter) Ausführung, je 23 vom Vater (bzw. Spermium) und 23 von der Mutter (bzw. Eizelle).

Erste Zellteilungen (Furchung)

Wenige Stunden, nachdem sich die Kerne von Ei- und Samenzelle zur **Zygote** vereinigt haben, beginnen die ersten Zellteilungen, die Furchungsteilungen (➤ Abb. 21.1). Aus der Zygote werden zunächst zwei Zellen, dann vier, acht, sechzehn usw., bis sich eine Zellkugel bildet, die mikroskopisch gesehen einer Beere ähnlich sieht und deshalb als **Morula** (lat.: morus = Maulbeere) bezeichnet wird. Die Morula wandert durch den Eileiter in Richtung Uterus. Etwa am vierten Tag nach der Befruchtung verwandelt sich die Morula durch Flüssigkeitsaufnahme in einen hohlen Zellball, die **Blastozyste** (Keimblase). Die Aushöhlung heißt **Blastozystenhöhle.**

Wie ➤ Abb. 21.2 zeigt, hat die Blastozyste eine Verdickung, die die eigentliche Embryonalanlage enthält und **Embryoblast** genannt wird. Die Zellwand der umgebenden Blase, der **Trophoblast** (gr.: trophe = Ernährung), dient nach der Einnistung zusammen mit mütterlichem Gewebe der Ernährung des Embryos.

Einnistung (Nidation)

➤ Abb. 21.2

Die Blastozyste erreicht in der Regel am vierten Tag nach der Befruchtung den Uterus. Sie liegt zunächst noch frei in der Uterushöhle. Am 5.–6. Tag nach der Befruchtung lagert sich die Blastozyste an das Endometrium an. Zu diesem Zeitpunkt produzieren die Trophoblastzellen proteolytische Gewebe (andauende Enzyme), die es ihnen ermöglichen, sich in das Endometrium „einzufressen". Das Eindringen in das mütterliche Gewebe wird durch die Schleimhaut unterstützt: Durch das Gelbkörperhormon **Progesteron** (➤ Kap. 20.11.2) ist das Endometrium auf die Aufnahme der Frucht vorbereitet. Auch der Zeitpunkt spielt eine entscheidende Rolle, denn nur während eines ca. 36 Stunden dauernden Zeitraumes reagiert das Endometrium ohne immunologische Reaktionen

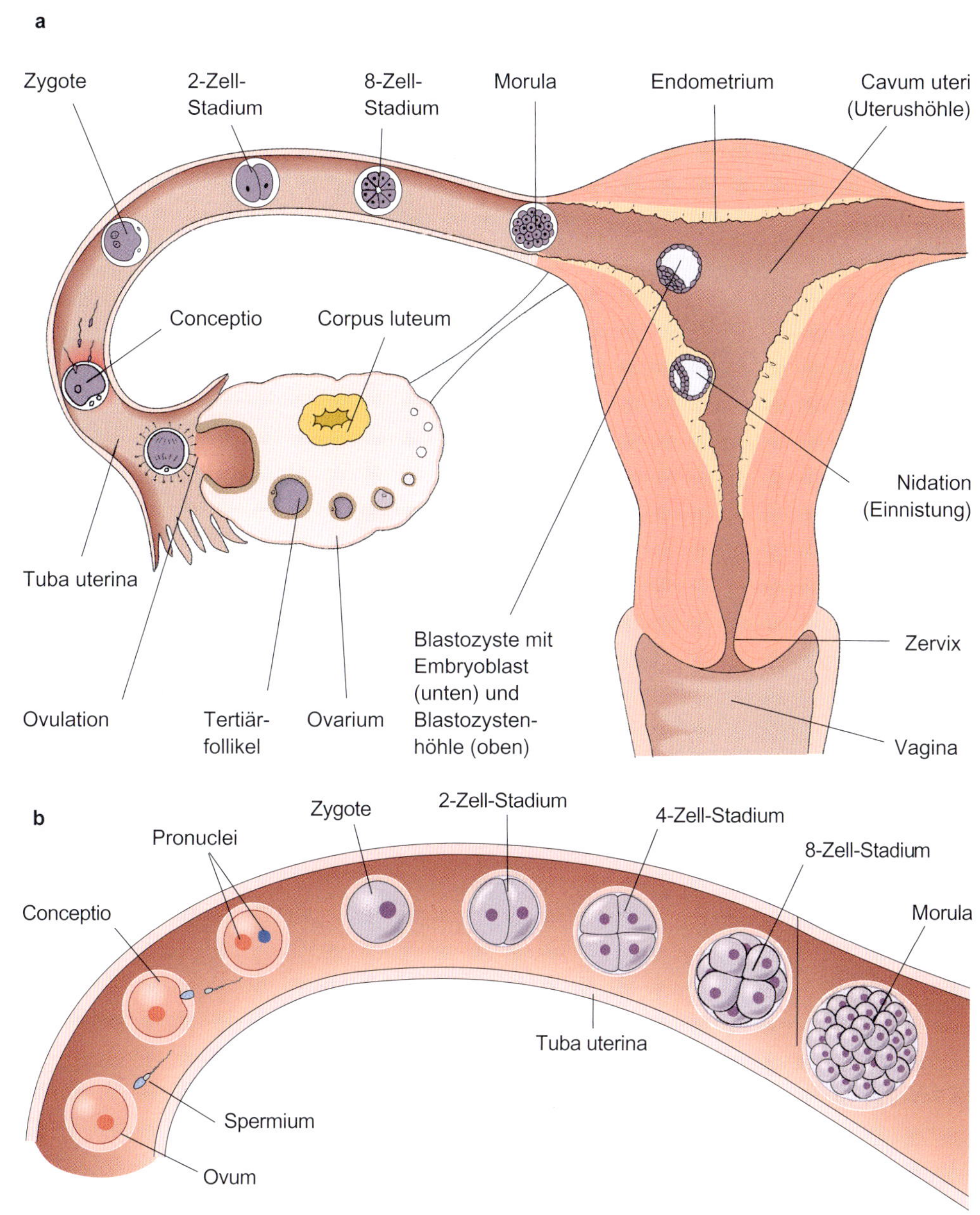

Abb. 21.1 a) Entwicklung des Keimes von der Zygote über das Zweizellstadium bis zur Blastozyste. b) Vergrößerte Darstellung: Befruchtung und Teilungsstadien des befruchteten Eies – Zygote, Zweizellstadium und Morula.

auf das „Fremdgewebe" Blastozyste. Ein später ankommender Keim geht zugrunde, da keine Implantation erfolgt.

Neben den proteolytischen Enzymen wird nun vom Trophoblasten das Schwangerschaftshormon **Choriongonadotropin (HCG)** gebildet, das in den ersten Wochen der Schwangerschaft die Funktion des Gelbkörpers aufrechterhält. Ansonsten würde das Endometrium abgestoßen, eine Schwangerschaft wäre nicht möglich.

Die Konzentration des HCG, das über den mütterlichen Harn ausgeschieden wird, ist bereits zum Zeitpunkt der ersten ausgebliebenen Menstruationsblutung so hoch, dass es mit immunologischen Methoden nachzuweisen ist. Die heute üblichen frei verkäuflichen Schwangerschaftstests beruhen auf dem Nachweis von HCG im Urin der Schwangeren.

Am 11.–13. Tag ist der Keim vollständig vom Endometrium umgeben. In diesem Stadium wird das Gewebe vermehrt durchblutet, was zu einer leichten Blutung führen kann, die manche Frauen mit einer Menstruation verwechseln, obwohl sie bereits schwanger sind.

Schwangerschaft am falschen Ort

Normalerweise nistet sich die Blastozyste im oberen Drittel meist der hinteren Uteruswand ein. Hiervon abweichende Lokalisationen der Frucht innerhalb der Gebärmutter, etwa in der Nähe des Muttermundes, können zu schweren Blutungen während der Schwangerschaft und der Geburt führen (Placenta praevia, ➢ Abb. 21.12).

In 1–2 % aller Schwangerschaften kommt es zur Einnistung außerhalb der Gebärmutter (**Extrauteringravidität** = Schwangerschaft außerhalb des Uterus). In über 90 % dieser Fälle nistet sich die Frucht im Eileiter ein (**Tubargravidität** = Eileiterschwangerschaft), selten im Eierstock (**Ovarialgravidität** = Eierstockschwangerschaft) oder in der Bauchhöhle (**Abdominalgravidität** = Bauchhöhlenschwangerschaft). Die Frucht beginnt zwar, sich zu entwickeln, stirbt aber ca. 3–5 Wochen nach der Befruchtung ab, weil sie keinen Platz mehr zum Wachsen hat und nicht mehr ausreichend versorgt wird. Die Frau bekommt (einseitige) Unterbauchschmerzen und vaginale Blutungen. Insbesondere wenn der Eileiter mit der abgestorbenen Frucht platzt **(Tubenzerreißung)**, kann es zu schweren inneren Blutungen der Mutter mit Lebensgefahr kommen. Da die Beschwerden bei einer Extrauteringravidität vor allem denen einer Appendizitis („Blinddarmentzündung", ➢ Kap. 18.9.1) oder einer Eileiterentzündung täuschend ähneln können, fragt der Arzt bei unklaren Bauchschmerzen einer jüngeren Frau stets nach dem Zeitpunkt der letzten Regelblutung und ordnet ggf. einen Schwangerschaftstest an.

Ist es noch nicht zur Tubenzerreißung gekommen, besteht die Therapie in der raschen endoskopischen Entfernung von Frucht und Blutkoageln und gegebenenfalls der Naht des Eileiters. Oft ist jedoch eine größere OP notwendig.

21.2 Entwicklung des Embryos

21.2.1 Die drei Keimblätter

Etwa acht Tage nach der Befruchtung differenziert sich der Embryoblast in zwei verschiedene Keimschichten, die zusammen als **Keimscheibe** bezeichnet werden. Die beiden Keimschichten entwickeln sich schließlich zu drei Schichten, den drei **Keimblättern** (➢ Abb. 21.3). Aus den drei Keimblättern entwickeln sich in den Folgewochen die verschiedenen Organe und Gewebe:

- Aus der äußeren, dem Uterusmuskel zugewandten Schicht, dem **Ektoderm,** bilden sich vor allem das Nervensystem, die Sinnesorgane und die Haut.
- Aus der mittleren Schicht **(Mesoderm)** formieren sich in erster Linie das Herz und andere Muskeln, die meisten Binde- und Stützgewebe (➢ Kap. 4.5), die Geschlechtsorgane, das Skelett, die Blutkörperchen, die Niere, die lymphatischen Organe und die Unterhaut.
- Aus der inneren, der Uterushöhle zugewandten Schicht **(Entoderm)** entstehen hauptsächlich die Epithelien der Atmungs- und Verdauungsorgane, die ableitenden Harnwege sowie die Organe Schilddrüse, Leber und Pankreas.

Entscheidend für die erfolgreiche Entwicklung des Keimes ist die Kommunikation zwischen den nun schon stärker differenzierten Zellen. In einer bisher nur teilweise entzifferten Sprache aus elektrischen und chemischen Signalen beeinflussen sich die Zellen und stoßen sich gegenseitig zum jeweils nächsten Entwicklungsschritt an (➢ Abb. 21.4).

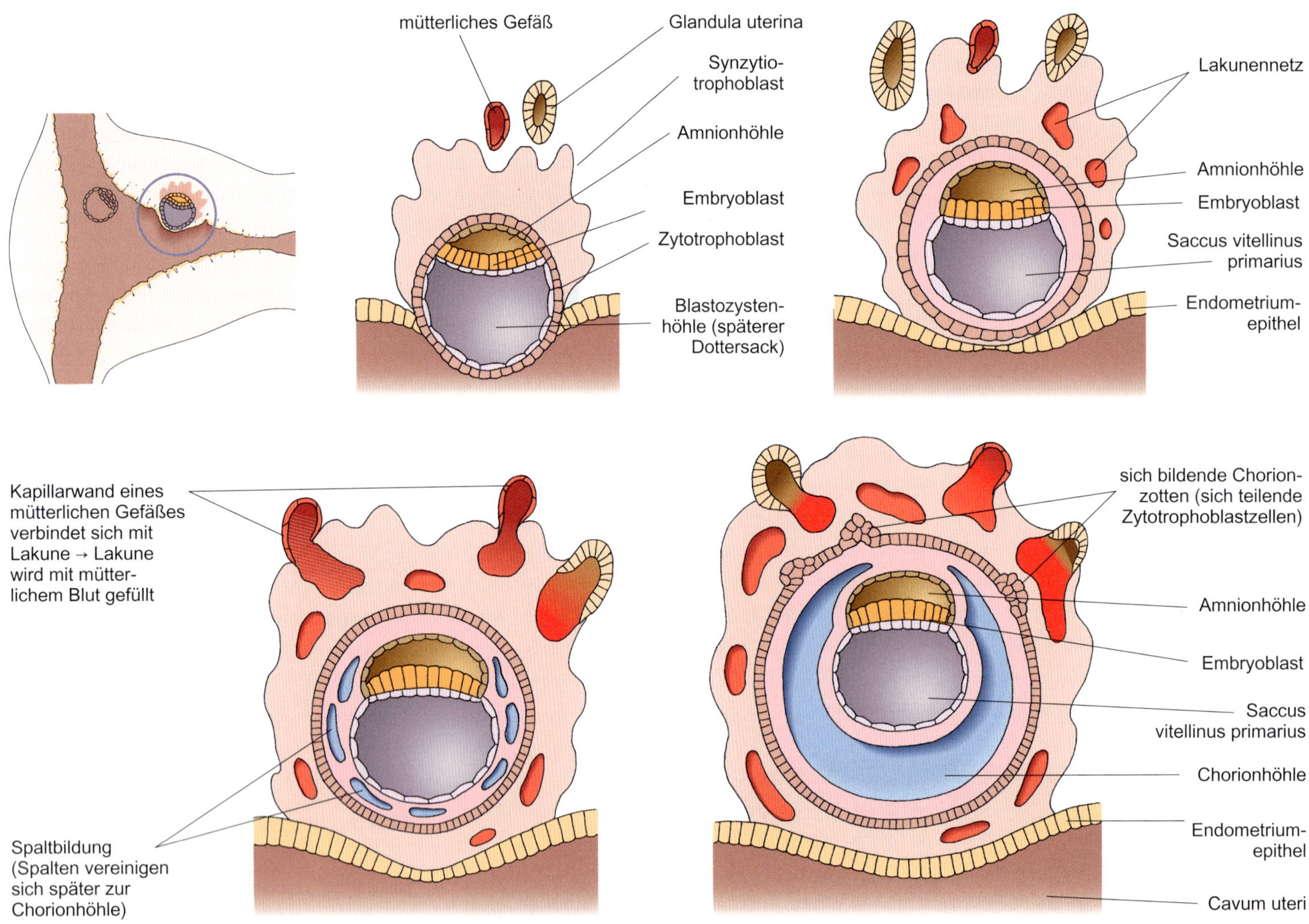

Abb. 21.2 Nidation (Einnistung) der Blastozyste und Ausbildung des Dottersacks.

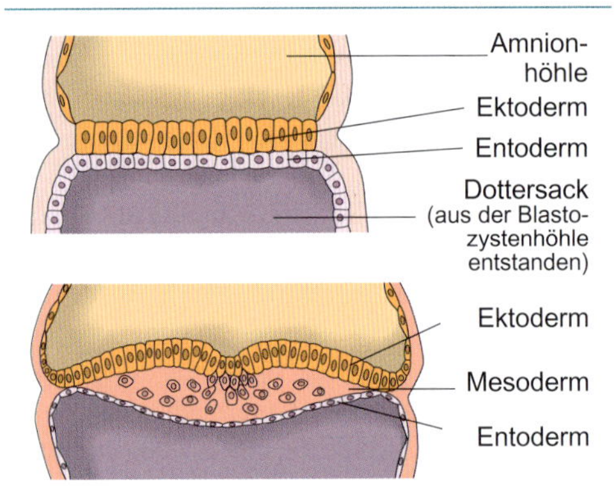

Abb. 21.3 Die Entwicklung der Keimblätter. Aus der zweischichtigen Keimscheibe (oben) entwickelt sich durch das Einwandern von Mesodermzellen die dreischichtige Keimscheibe (unten).

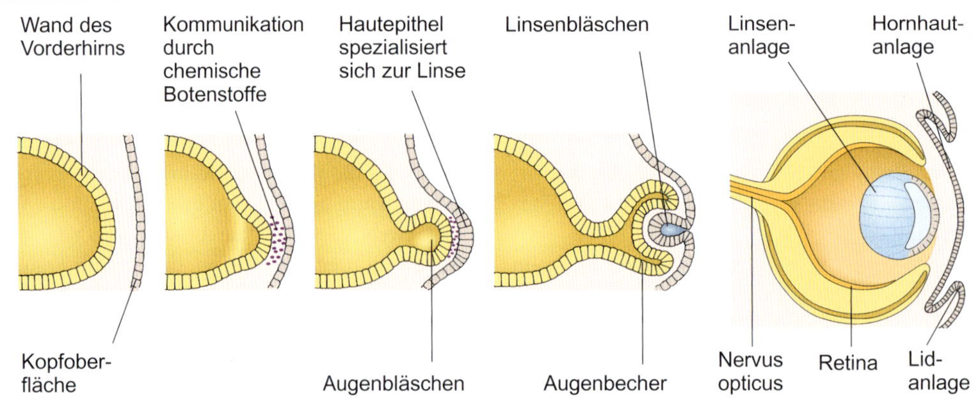

Abb. 21.4 Als eindrucksvolles Beispiel für die Kommunikation zwischen embryonalen Zellen gilt die Entwicklung der Augen. Hierbei bewegen sich Gewebeverbände des Vorderhirns langsam auf die Oberfläche des Kopfes zu. Der Frontteil des Vorderhirns beginnt, sich in sich selbst zurückzuschlagen und nimmt eine becherartige Form an. Unter dem Einfluss von Botenstoffen wird nun die Spezialisierung bestimmter Hautpartien zu Linsen- und Hornhautgewebe eingeleitet.

21.2.2 Ernährung des Embryos und die Plazenta

Trophoblast

Während die Blastozyste zunächst noch von Sekreten aus der Uteruswand ernährt wird, übernimmt die Ernährung des größer werdenden Embryos der **Trophoblast,** der sich dazu in zwei Schichten aufteilt:

- **Zytotrophoblast,** der den Embryoblast weiterhin umgibt und ständig neue Zellen bildet
- **Synzytiotrophoblast,** eine durch Verschmelzung von Trophoblastzellen entstandene vielkernige „Riesenzelle". Der Synzytiotrophoblast wächst immer weiter in das Endometrium hinein (➤ Abb. 21.6 Entwicklungsstufen des Embryos bzw. Fetus. Links: 14 Tage nach der Befruchtung = Ende der 4. SSW; Mitte: 5.–6. SSW; rechts: 10. SSW.). Die dabei freigesetzten Stoffe dienen der Ernährung des Embryos (**histiotrophe Phase** der Keimernährung, von gr.: histio = Gewebe, trophe = Ernährung).

Frühe Plazentaentwicklung

Die **Plazentation** (Plazentaentwicklung) beginnt um den 8. Tag nach der Befruchtung. Im Synzytiotrophoblasten bilden sich Hohlräume, die zu Lakunen („Seen") zusammenfließen. Um den 12. Tag ist der Synzytiotrophoblast so weit in das Endometrium eingewachsen, dass Uteruskapillaren eröffnet werden und mütterliches Blut in das **Lakunennetz** gelangt (➤ Abb. 21.2). Von nun an wird der Keim direkt durch das Blut der Mutter ernährt **(hämotrophe Phase).**

Der Zytotrophoblast verdickt sich ab dem 13. Tag durch Zellteilungen zum **Chorion** (Zottenhaut), das den Keim vollkommen umgibt (➤ Abb. 21.2). Durch Einwachsen von Zytotrophoblastzellen aus dem Chorion in den Synzytiotrophoblasten entstehen die ersten **Zotten,** die sich in der Folgezeit durch Einsprossen von Bindegewebe und Kapillaren ausdifferenzieren.

Wegen der besseren Ernährungsbedingungen auf der dem Endometrium zugewandten Seite wachsen die Zotten auf dieser Seite weiter (➤ Abb. 21.2), während sich die Zotten auf der Seite der Uterushöhle zurückbilden (jeweils links im Bild). Dadurch teilt sich das Chorion in einen zottentragenden Bereich, das **Chorion frondosum** (Chorionplatte), und einen zottenlosen Teil, das **Chorion laeve** (Chorionhaut), an der gegenüberliegenden Seite. Die Chorionplatte stellt den kindlichen Teil der **Plazenta** (Mutterkuchen) dar, die über Diffusionsvorgänge den umfassenden Stoffaustausch zwischen kindlichem und mütterlichem Organismus ermöglicht.

Plazenta

Die so entstandene **Plazenta** (Mutterkuchen, ➤ Abb. 21.5) wird zwischen dem 3. und 6. Schwangerschaftsmonat immer leistungsfähiger. Wie erwähnt, baut sie sich aus einem kindlichen und einem mütterlichen Anteil auf:

- Der kindliche Anteil besteht aus der Chorionplatte.
- Der mütterliche Anteil entsteht aus Endometriumzellen, die sich zu einer bindegewebigen Basalplatte, der **Decidua basalis,** umbilden.

Die Chorionplatte zweigt sich immer weiter auf, sodass sich reich verzweigte Zottenbäumchen bilden (➤ Abb. 21.5), deren Oberfläche durch Mikrovilli (fingerförmige Ausstülpungen) extrem stark vergrößert wird. Um die Zotten herum bleiben schmale Spalten, die **Zwischenzottenräume** (intervillöse Räume).

MERKE

Aufgaben der Plazenta

Wesentliche **Aufgaben** der Plazenta sind:

- Versorgung des Ungeborenen mit Nährstoffen und Sauerstoff
- Abtransport von kindlichen Stoffwechselprodukten und Kohlendioxid
- Hormonbildung
- Barrierefunktion.

Blutversorgung des Kindes

Das für die Versorgung des Embryos benötigte Blut der Mutter stammt aus spiralförmigen Arterien der Gebärmutter, die kleine Öffnungen haben, fließt in die Zwischenzottenräume und umspült so die Zotten. Durch Diffusion gelangen Sauerstoff und Nährstoffe aus dem Blut der Mutter in die Zottenbäumchen.

Das sauerstoff- und nährstoffreiche kindliche Blut sammelt sich, nachdem es die Zottenbäumchen durchströmt hat, in kleineren Venen, die in der Chorionplatte verlaufen, und fließt dann als sauerstoffreiches Blut über die **V. umbilicalis** (Nabelvene) zum Feten.

Das sauerstoffarme kindliche Blut wird vom embryonalen bzw. fetalen Herzen über zwei **Aa. umbilicales** (Nabelarterien) in die Blutgefäße der Zottenbäumchen zurückgepumpt. Dort werden Stoffwechsel- („-abfall-")produkte des Kindes wieder gegen „frische" Nährstoffe der Mutter ausgetauscht.

Plazentaschranke

Zwischen dem mütterlichen Blut in den Zwischenzottenräumen und dem kindlichen Blut in den Kapillaren der Zotten liegt eine trennende Gewebeschicht. Sie wird **Plazentaschranke** genannt und stellt die immunologische Barriere zwischen kindlichem und mütterlichem Organismus dar.

Über die Plazentaschranke erfolgt nicht nur der Gasaustausch (d.h. Sauerstoffaufnahme und Kohlendioxidabgabe des fetalen Blutes), sondern auch die Passage von Nährstoffen, Elektrolyten, Antikörpern der Klasse IgG (➤ Kap. 7.4.3) und Medikamenten. Ferner können auch Mikroorganismen, insbesondere Viren, die Plazentaschranke passieren.

Hormonproduktion der Plazenta

Nicht nur der Gelbkörper, sondern auch die Plazenta produziert Hormone: Sie bildet sowohl die Sexualhormone **Östrogen** und **Progesteron** als auch das Schwangerschaftshormon **HCG.** Im Laufe der Schwangerschaft ersetzt die Plazenta die Hormonproduktion des Gelbkörpers vollständig.

Reife Plazenta

Zum Zeitpunkt der Geburt ist die **Plazenta** ein scheibenförmiges Organ von ca. 18 cm Durchmesser, 2 cm Dicke und etwa 500 g Gewicht. Auf der kindlichen Seite der Plazenta setzt die Nabelschnur (➤ Kap. 21.2.4) an. Diese Seite wirkt spiegelglatt. Die der Gebärmutterwand zugewandte Seite dagegen zeigt unterschiedlich tiefe und unregelmäßig angeordnete Furchen, die das Gewebe unterteilen.

Die Plazenta wird nach dem Kind am Ende des Geburtsverlaufes als **Nachgeburt** ausgestoßen (➤ Kap. 21.6.1).

21.2.3 Fruchtblasen und Eihäute

Bis zum 8. Tag der Entwicklung entstehen zwei geschlossene Hohlräume:

- Der erste, der dem späteren Bauch des Embryos gegenüber liegt, ist die **Blastozystenhöhle.** Sie vergrößert sich zunächst zum **Dottersack,** um aber bis zur 11. Schwangerschaftswoche ganz zu verkümmern (➤ Abb. 21.2 und ➤ Abb. 21.6).
- Kurz darauf bildet sich zwischen Embryoblast und Trophoblast ein zweiter, zunächst kleinerer Hohlraum, die **Amnionhöhle** (➤ Abb. 21.6), die sich später mit Fruchtwasser füllt.

Eine dritte Höhle entsteht später, indem der Trophoblast Spalten bildet (➤ Abb. 21.6) und sich diese Spalten zur **Chorionhöhle** (➤ Abb. 21.6) vereinigen. Die Chorionhöhle umschließt den ganzen Embryo bis auf eine kleine „Brücke", den **Haftstiel** (➤ Abb. 21.6).

Am 8. Tag beginnt das Amnionepithel, Flüssigkeit **(Amnionflüssigkeit)** in die Höhle hinein abzugeben. Dadurch wird die Amnionhöhle zur **Fruchtblase.** In der späteren Schwangerschaft wird die Amnionflüssigkeit auch **Fruchtwasser** genannt. Im Verlauf der Schwangerschaft wächst die Fruchtblase um den ganzen Embryo herum und umgibt die Frucht schließlich vollständig. Sie stellt so eine Art Wasserkissen dar, das die Frucht gegen Stöße und vor Austrocknung schützt.

Die Amnionhöhle verdrängt durch Wachstum Zug um Zug die Chorionhöhle, sodass die Chorionhöhle schließlich verschwindet. Die **Amnionhaut** (oft kurz Amnion genannt) als äußere Begrenzung der Amnionhöhle stößt dadurch an die **Chorionhaut** (kurz Chorion) und bildet so die **Chorion-Amnionhaut** (➤ Abb. 21.5). Amnion- und Chorionhaut zusammen werden als **Eihäute** im engeren Sinne bezeichnet. Im weiteren Sinne gehören auch noch die Plazenta und die **Dezidua** (= nach Einnistung des Keims veränderte Uterusschleimhaut) zu den Eihäuten.

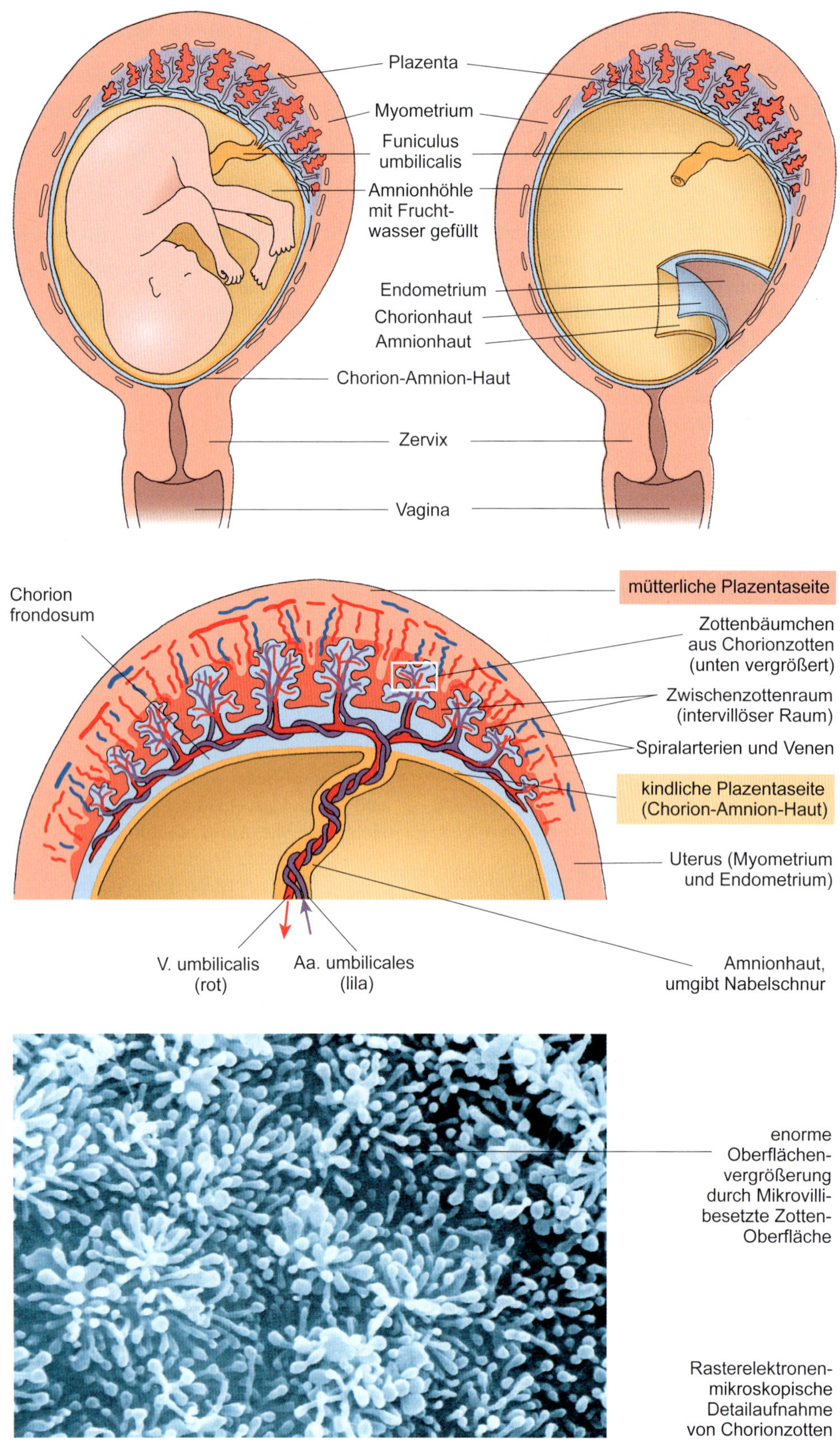

Abb. 21.5 Oben: Aufbau der Plazenta – im rechten Bild ist die Frucht nicht dargestellt, dafür aber die Schichtung der einzelnen Eihäute hervorgehoben.
Unten: Detailzeichnung der Plazenta mit Darstellung der kindlichen Gefäße, die von unten in die Plazenta treten und sich verzweigen, sowie der mütterlichen Gefäße, die in den Zwischenzottenraum münden. [Foto: C160]

Das Fruchtwasser, das in der 20. SSW etwa 500 ml und in der 38. SSW bis zu 1,5 l umfasst, wird normalerweise innerhalb von 3 Stunden vollständig ausgetauscht. Den Austausch übernimmt der wachsende Fetus in zunehmendem Maße selbst: Von den fetalen Nieren produzierter Urin wird in die Fruchtblase abgegeben und von der Plazenta mit Nährstoffen angereichert. Ein Teil davon wird wieder geschluckt, im Darm des Feten resorbiert und gelangt über die Plazenta in den mütterlichen Kreislauf. Das Fruchtwasser enthält neben den Blutgasen viele Stoffwechselsubstanzen wie z. B. Glukose, Milchsäure oder Harnstoff. Die Zusammensetzung des Fruchtwassers und die darin enthaltenen kindlichen Zellen bilden die Grundlage für einige pränatale Untersuchungen (z. B. die Amniozentese, ➤ Kap. 21.5.5).

21.2.4 Nabelschnur

In der Chorionplatte entstehen Gefäße, die einerseits in die Chorionzotten einsprießen, andererseits über den Haftstiel auch zum sich entwickelnden Embryo ziehen, wo sie sich mit vom Embryo gebildeten Gefäßanlagen vereinigen. Diese Gefäße dienen dem Transport von Blutgasen und Nährstoffen von der Mutter zum Kind und wieder zurück. Der Haftstiel verlängert sich im Verlauf der Schwangerschaft, windet sich stark und wird zur **Nabelschnur** (➤ Abb. 21.6 Entwicklungsstufen des Embryos bzw. Fetus. Links: 14 Tage nach der Befruchtung = Ende der 4. SSW; Mitte: 5.–6. SSW; rechts: 10. SSW.). Die Haftstielgefäße bilden die Nabelschnurgefäße, die das Kind mit der Plazenta verbinden. Sie bestehen aus zwei (muskelstarken) Arterien, in denen Blut vom Kind zur Plazenta fließt, und einer Vene, die Blut von der Plazenta zum Kind leitet. Am Ende der Schwangerschaft ist die Nabelschnur etwa 2 cm dick und 50–60 cm lang.

KLINIK

Nabelschnurumschlingung

Die Nabelschnur kann sich während der Schwangerschaft ein- bzw. mehrmals um einen kindlichen Körperteil, insbesondere um einen Arm, ein Bein oder den Hals des Kindes schlingen **(Nabelschnurumschlingung).** Die eingeschnürten Körperteile werden dann nicht mehr ausreichend versorgt und verkümmern oder werden regelrecht abgeschnürt, sodass das Kind im Extremfall durch die Nabelschnur erdrosselt wird.

KLINIK

Funktion der Nabelschnur

Die Nabelschnur stellt die Verbindung zwischen Plazenta und Embryo her. Sie enthält eine Vene, die das sauerstoff- und nährstoffreiche Blut zum Embryo leitet, sowie zwei kleinere Arterien, die das sauerstoffarme, mit Stoffwechselprodukten angereicherte Blut vom Embryo abtransportieren. Das Herz treibt den embryonalen und auch den embryoplazentaren Kreislauf (vom Embryo zur Plazenta und zurück) an.

21.3 Entwicklung des Fetus

Etwa in der 10. SSW sind alle Organsysteme angelegt. Ab der 11. SSW wird der Embryo **Fetus** genannt.

Leistungen fetaler Organe

In der **Fetalperiode** nehmen Länge und Gewicht der Leibesfrucht schnell zu, die Organe werden ausgeformt und beginnen, ihre Funktion aufzunehmen:

- Bereits in der 8. SSW sind durch das EEG Hirnströme (➤ Kap. 9.20) registrierbar.
- Ab der 13. SSW beginnt der Fetus, sich spontan zu bewegen; 6 Wochen später wird dies in der Regel auch von der Mutter wahrgenommen.
- Etwa ab der 24. SSW sind die äußeren Geschlechtsorgane mittels Ultraschall mit hoher Sicherheit differenzierbar.
- Nach der 24. SSW können beim Ungeborenen Schlaf- und Wachphasen festgestellt werden. Das Ungeborene reagiert auf Geräusche.
- Die Augenlider öffnen sich in der 28. Woche.

Frühgeborene (➤ Kap. 22.6) können heute ab einem Geburtsgewicht von 500 g, das etwa in der 26. SSW erreicht wird, unter maximaler intensivmedizinischer Therapie überleben.

Fetaler Blutkreislauf

Weil die Aufgaben der Lungen und der Leber bis zur Geburt durch die Plazenta wahrgenommen werden, muss der Blutkreislauf des Feten anders als der des geborenen Kindes gestaltet sein (➤ Abb. 21.7):

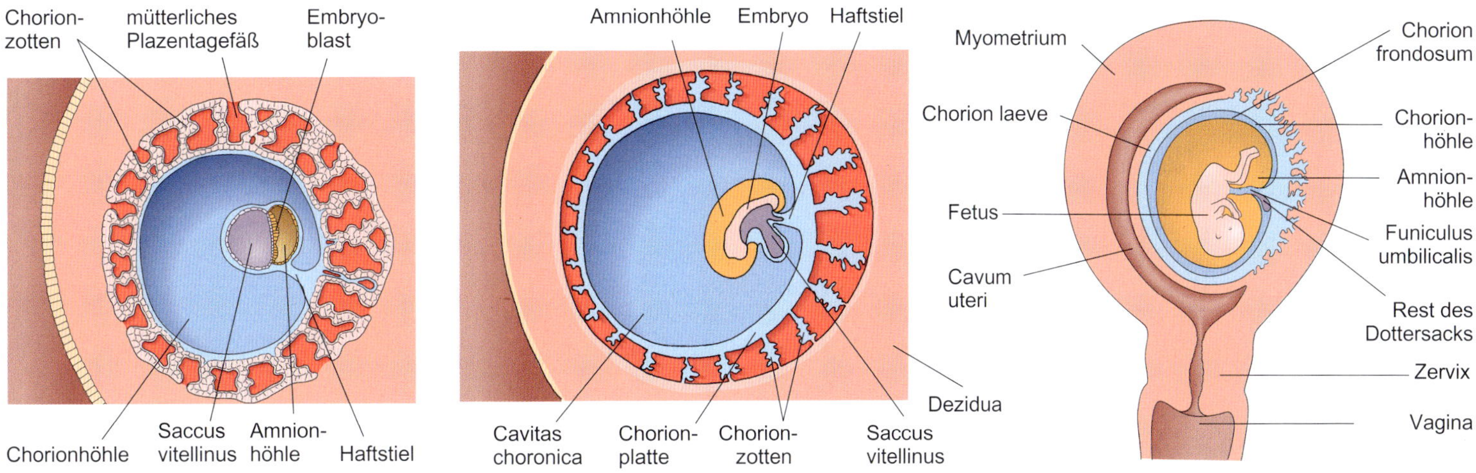

Abb. 21.6 Entwicklungsstufen des Embryos bzw. Fetus. Links: 14 Tage nach der Befruchtung = Ende der 4. SSW; Mitte: 5.–6. SSW; rechts: 10. SSW.

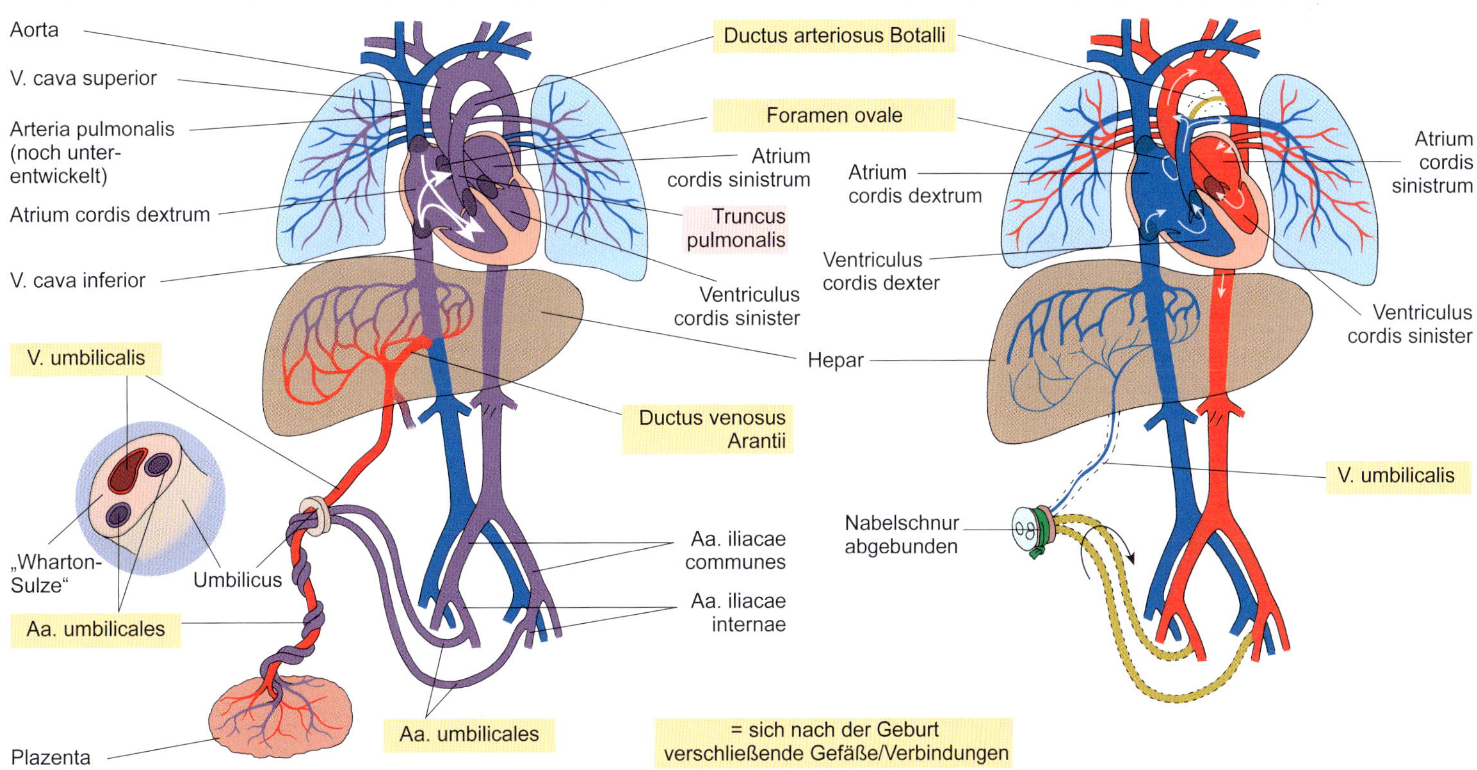

Abb. 21.7 Links: Schematische Darstellung des fetalen Blutkreislaufs. Arterialisiertes („frisches") Blut fließt über die Nabelvene zum rechten Vorhof des Kindes. Der größte Anteil gelangt durch das Foramen ovale weiter zum linken Vorhof, von dort in den linken Ventrikel und dann in den Körperkreislauf. Nur ein kleiner Teil erreicht über den rechten Vorhof den Truncus pulmonalis. Da das Lungengewebe noch kaum durchblutet wird, fließt das Blut des Truncus pulmonalis hauptsächlich über den Ductus arteriosus Botalli in die Aorta.
Rechts: Umstellung des Blutkreislaufs nach der Geburt (Nabelschnur abgebunden). Mit dem ersten Atemzug füllt sich die Lunge mit Luft. Die veränderten Druckverhältnisse schließen das Foramen ovale und den Ductus arteriosus Botalli. Die Nabelschnurgefäße ziehen sich zusammen und thrombosieren, der Ductus venosus Arantii wird zu einem bindegewebigen Strang, dem Ligamentum venosum der Leber. Die genannten Verschlüsse sind zunächst nur funktionell. Erst nach Wochen bis Monaten verschließen sich die Umgehungen auch anatomisch.

- Das sauerstoffreiche Blut des Feten, das über die **Nabelvene** aus der Plazenta kommt, fließt zum größten Teil unter Umgehung der Leber über den **Ductus venosus Arantii** direkt in die untere Hohlvene und von dort in den rechten Herzvorhof.
- In der Vorhofscheidewand befindet sich beim Feten ein ovales Loch (**Foramen ovale,** ➤ Abb. 21.7, auch ➤ Kap. 15.2.1). Das relativ sauerstoffreiche Blut aus der unteren Hohlvene fließt fast vollständig durch das Foramen ovale vom rechten in den linken Vorhof und damit wieder in den Körperkreislauf und gibt dort als Erstes die Kopfarterien ab (Gehirnversorgung!). Dieser „Kurzschluss" ist sinnvoll, weil die Lunge des Feten ihre eigentliche Funktion, den Gasaustausch, noch gar nicht aufnehmen kann. Die Lungenpassage wäre nur ein Umweg. Das sauerstoffarme Blut aus der oberen Hohlvene hingegen gelangt vorwiegend in den rechten Ventrikel und den Truncus pulmonalis.
- Das Blut, das über die rechte Herzkammer in den Truncus pulmonalis gelangt, fließt zu ca. 75 % über einen weiteren Kurzschluss in den Körperkreislauf zurück und zu 25 % in die Lunge. Dieser zweite Kurzschlussweg wird **Ductus arteriosus Botalli** genannt und verläuft zwischen Truncus pulmonalis und Aorta.
- Am Ende der **Aa. iliacae communes** zweigen zwei kräftige Arterien ab, die als Aa. umbilicales (Nabelarterien) mit „verbrauchtem" Blut die Plazenta erreichen. Dort wird das Blut mit „frischem" Sauerstoff und Nährstoffen angereichert.

Immunsystem

Während der zweiten Schwangerschaftshälfte bildet sich das kindliche **Immunsystem** aus, das aber zum Zeitpunkt der Geburt noch nicht voll funktionsfähig ist.

Das Neugeborene ist jedoch nur überlebensfähig, wenn es sich vom Tag der Geburt an gegen Bakterien, Viren und Pilze wehren kann. Während der Schwangerschaft übernimmt das Kind mütterliche IgG-Antikörper, die es in den ersten 4–6 Monaten nach der Geburt vor vielen Krankheitserregern schützen.

21.4 Entwicklungsstörungen

Erbkrankheiten ➤ Kap. 3.8.5

Vor der Geburt ist der Organismus aufgrund der zahlreichen Differenzierungs- und Wachstumsprozesse am störanfälligsten. Zieht man in Betracht, wie ungeheuer kompliziert die Entwicklung im Mutterleib ist, so erscheint es wie ein kleines Wunder, dass nur wenige Neugeborene (etwa 2–3 %) mit **Fehlbildungen** (Missbildungen) zur Welt kommen.

Fehlbildungen können **genetisch** verursacht (von den Eltern vererbt oder erstmalig auftretend), **umweltbedingt** sein oder durch das Zusammenspiel beider Faktoren entstehen. Äußere Faktoren, die angeborene Fehlbildungen erzeugen, werden als **Teratogene** bezeichnet. Dazu gehören Pharmaka (z. B. Zytostatika oder Contergan®), Alkohol, bestimmte Umweltgifte sowie Röntgen- und ionisierende Strahlen. Auch während der Schwangerschaft auftretende Infektionen, z. B. mit dem Röteln- oder Zytomegalie-Virus, können zu angeborenen Fehlbildungen führen.

In Mitteleuropa ist der Alkohol mit Abstand das bedeutendste Teratogen für das werdende Leben.

KLINIK

Alkohol und Nikotin in der Schwangerschaft

In Deutschland werden alljährlich 2 500 Kinder mit einer **Alkoholembryofetopathie** (fetales Alkoholsyndrom) geboren. Die betroffenen Kinder zeigen Fehlbildungen, Wachstumsstörungen und geistige Behinderung, meist einhergehend mit einem zu kleinen Kopf (**Mikrozephalie**). Auf Alkohol sollte deshalb in der Frühschwangerschaft **vollständig** und in der Spätschwangerschaft und Stillzeit weitgehend verzichtet werden.

Deutlich ist auch der Zusammenhang zwischen **Zigarettenkonsum** und einer erhöhten Fehlgeburtenrate. Durch jeden Zigarettenzug verengen sich die Gefäße, die zur Plazenta ziehen und das Kind mit Sauerstoff versorgen. Raucherinnen gebären deshalb häufig untergewichtige Kinder, die zudem besonders anfällig für Erkrankungen im Säuglingsalter sind.

Laut einer Studie der Örebro University in Schweden, veröffentlicht im Februar 2020 online in „The BMJ", konnten die Forscherinnen einen Zusammenhang zwischen mütterlichem Rauchen während der Schwangerschaft und einem erhöhten Risiko für Frakturen des Kindes vor dem 1. Lebensjahr feststellen.

Einwirkungszeitpunkt ist entscheidend

Neben dem Teratogen selbst ist der Zeitpunkt, zu dem der schädigende Faktor auf die Embryonal- bzw. Fetalentwicklung einwirkt, entscheidend dafür, welche Fehlbildungen sich ausprägen. Beispielsweise führte das Medikament Contergan® zu einem bestimmten Zeitpunkt zu (weitgehendem) Fehlen der Arme, kurze Zeit später jedoch zu Fehlbildungen der sich gerade entwickelnden Beine. In Anlehnung an die verschiedenen vorge-

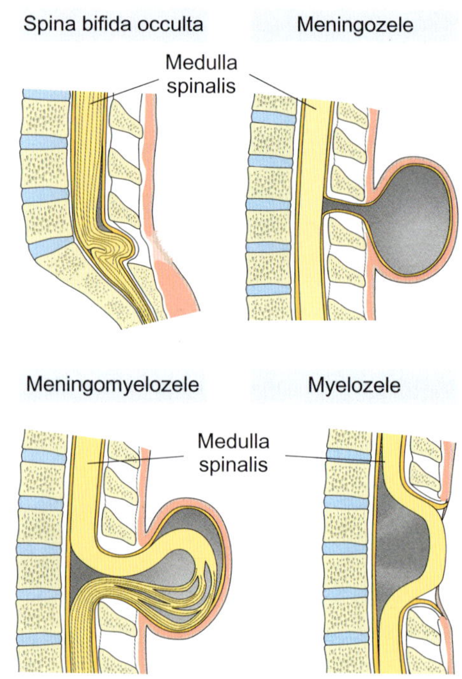

Abb. 21.8 Fehlbildungen des Rückenmarkkanals. Neuralrohrdefekte gelten als typische Embryopathien. Während bei der Spina bifida occulta und der Meningozele das Rückenmark weitgehend unbeteiligt ist, ist es bei der Meningomyelo- und Myelozele in seiner Funktion mehr oder weniger eingeschränkt: Der Patient leidet unter neurologischen Ausfällen, z. B. Lähmungen und Urininkontinenz.

Tab. 21.1 Entwicklungsstörungen in verschiedenen Entwicklungsperioden.

Störungstyp Zeitpunkt der Störung	Biologische Vorgänge zum Zeitpunkt der Störung	Resultierende Entwicklungsstörungen
Gametopathie vor der Konzeption	Bildung der männlichen und weiblichen Geschlechtszellen	Strukturelle oder numerische (= zahlenmäßige) **Chromosomenaberrationen,** z. B. Down-Syndrom. Meist Keimtod (unbemerkt oder Frühabort = frühe Fehlgeburt), bei Überleben in der Regel mit komplexen und typischen Fehlbildungsmustern einhergehend
Blastopathie 0.–18. Tag nach der Befruchtung	Erste Teilungen der Zygote, Entwicklung der Blastozyste, Differenzierung in Embryoblast und Trophoblast	Meist Keimtod (Frühabort), selten **Doppelmissbildungen** (z. B. doppelter Steiß), sehr selten siamesische Zwillinge (= unvollständig getrennte Zwillinge)
Embryopathie 18. Tag – 8. SSW p. c. (= 10. SSW p. m.)	Bildung der Organe und Organsysteme, Organdifferenzierung; Ausdifferenzierung der Plazenta	**Einzelmissbildungen,** z. B. Fehlbildungen des ZNS; Spina bifida; Herz- und Gefäßanomalien; Lippen-Kiefer-Gaumenspalte; Schäden durch mütterliche Virusinfektionen (z. B. Röteln-Embryopathie), durch Arznei- oder Genussmittel (z. B. Contergan®-Embryopathien 1960–62, Alkoholembryopathie)
Fetopathie 9. Woche p. c. (= 11. SSW p. m.) bis zur Geburt	Abschluss der Organdifferenzierung, Wachstum und Ausreifung	Vor allem **Ausreifungsstörungen** mit funktionellen Defekten. Zahlenmäßig am bedeutsamsten: Infektionen, z. B. Toxoplasmose (Protozoeninfektion, für Erwachsene in aller Regel harmlos, beim Feten Erblindung, geistige Behinderung und andere Organschäden)

burtlichen Entwicklungsstadien unterscheidet man deshalb folgende vier Störungstypen, die jeweils mit „typischen“ Fehlbildungen einhergehen (Details ➤ Tab. 21.1):

- Gametopathien
- Blastopathien
- Embryopathien (➤ Abb. 21.8)
- Fetopathien.

21.5 Schwangerschaft

MERKE

Trimenon

Die Schwangerschaft wird in drei Abschnitte zu je 3 Monaten **(Trimenon)** bzw. 13 SSW aufgeteilt:

- Die ersten drei Monate **(1. Trimenon)** der Frühschwangerschaft
- Vom 4.–6. Monat – das vergleichsweise „stabile“ **2. Trimenon**
- Die Spätschwangerschaft **(3. Trimenon)** vom 7. Monat bis zur Geburt.

21.5.1 Erstes Trimenon

Schon die Frühschwangerschaft führt zu zahlreichen Veränderungen im Körper der Frau. In den ersten Wochen kann es in Folge der **starken Hormonausschüttungen** zu Müdigkeit und Übelkeit sowie zu depressiven Verstimmungen kommen. Erbrechen führt nicht selten zu einem anfänglichen Gewichtsverlust.

Zwillinge

➤ Abb. 21.9

Zum frühesten Zeitpunkt der Schwangerschaft kann es zu einer vollständigen Trennung der ersten Tochterzellen der Zygote kommen, sodass sich unabhängig voneinander zwei genetisch identische Individuen entwickeln: **eineiige Zwillinge** (der vom Volksmund geprägte Begriff „eineiig“ bezieht sich dabei auf die Zygote). Etwa doppelt so häufig sind jedoch **zweieiige Zwillinge,** wenn zwei Graaf-Follikel in den Ovarien zur gleichen Zeit heranreifen und springen. Zweieiige Zwillinge sind sich nicht ähnlicher als Geschwister unterschiedlichen Alters. Etwa jede 80. Geburt ist eine Zwillingsgeburt, Drillinge sind mit 1/5 000 Geburten sehr selten.

21.5.2 Zweites Trimenon

In den folgenden Monaten geht es der Schwangeren meist viel besser. Die körperlichen Veränderungen treten jetzt auch äußerlich erkennbar in den Vordergrund: Die Brüste werden voller, der Bauch wächst. Pigmentierungen treten insbesondere an Brustwarzen und an der Mittellinie des Bauches auf. Eventuell bilden sich **Striae (Schwangerschaftsstreifen),** die auch durch sorgfältige Hautpflege u. a. mit Zupfmassagen häufig nicht verhindert werden können.

Der Kreislauf muss mehr Blut transportieren; das Herz vergrößert sich im Laufe der Schwangerschaft, um die größere Pumpleistung aufzubringen. Ein verminderter Tonus der glatten Muskulatur im Gastrointestinaltrakt, den Gefäßen und Harnwegen durch die Hormonumstellung machen die Schwangere anfällig für Varizen (Krampfadern, ➤ Kap. 16.1.5) der Beine, Harnwegsinfekte, Verstopfung und Sodbrennen.

Eine Gewichtszunahme von 1,5 kg pro Monat ist normal. Die Gesamtzunahme von insgesamt 8–12,5 kg bis zum Ende der Schwangerschaft verteilt sich im Mittel so:

Kind	3,5 kg
Fruchtwasser	0,8 kg
Plazenta	0,5 kg
Uterus	1,2 kg
Wasseranreicherung	2,5 kg
Fettanreicherung	2,5 kg
Summe	**11,0 kg**

Alles, was über 12,5 kg hinausgeht, spricht für eine übermäßige Ernährung oder ist Anzeichen für eine erhebliche Ödembildung im Gewebe.

PT-PRAXIS

Veränderte psychische und physische Belastbarkeit

Der Bauch ist noch flach, da beginnt schon alles anders zu werden: Lachen und Weinen liegen dicht beieinander, Freude auf das Kind und Sorge um die Zukunft wechseln sich manchmal in Minutenschnelle ab. Das Gefühl, Bäume ausreißen zu können, kann ganz rasch von Übelkeit und Kreislaufschwierigkeiten abgelöst werden.

Dieses (normale) Wechselbad löst vor allem bei Frauen, die ihr erstes Kind erwarten, nicht selten Zweifel und Unsicherheit aus: Was ist erlaubt, was nicht? Prinzipiell gilt, dass „gesundes Mittelmaß“ jetzt Maß aller Dinge sein sollte.

Essen darf die gesunde Schwangere in der Regel, was ihr schmeckt, also ruhig auch mal eine saure Gurke mit Honig oder Ei mit Ketchup. Aber eben mal, nicht nur. Im Interesse der eigenen Gesundheit und der ihres Kindes sollte die Frau auf eine ausgewogene, ballaststoff- und vitaminreiche Mischkost mit Milch, Käse und Fisch achten und genügend trinken. Die Tasse Morgenkaffee zum Wachwerden und der Nachmittagstee im Büro sind dabei durchaus erlaubt. Tabu ist allerdings Alkohol, denn bereits das Glas Wein zum Abendessen (entsprechend 60 g Alkohol/Woche) kann das Ungeborene schädigen (➤ Kap. 21.4). Und wie ist es mit **Sport?** Die meisten Schwangeren können ihren gewohnten Ausgleichssport weiter betreiben, wenn sie nicht bis zur Grenze gehen, sondern stets eine Reserve lassen. Verzichten sollte die Frau jedoch auf Sportarten mit starken Erschütterungen (z. B. Reiten) oder solche, die nicht unterbrochen werden können (z. B. Bergsteigen). Auch Ballsportarten sollten während dieser Zeit vorübergehend durch alternative Sportarten, z. B. Schwimmen, ersetzt werden. Und fühlt sich die Schwangere einmal nicht so wohl, sollte sie ruhig aussetzen, sich Ruhe gönnen und vielleicht die im Geburtsvorbereitungskurs erlernten Entspannungsübungen machen. Überhaupt tut etwas **mehr Ruhe** und **weniger Eile** als sonst den meisten Schwangeren gut – der Körper erbringt schließlich jetzt auf einem anderen Gebiet Höchstleistungen.

Tab. 21.2 Tabellarische Darstellung der Entwicklungsschritte während der späten Embryonal- und der Fetalperiode.

Schwangerschaftswoche	Größe in cm	Gewicht in g	Besonderes
Ende 12.	9	10–45	• Organentwicklung (weitgehend) abgeschlossen • Gesicht wird menschenähnlicher
Ende 16.	16	60–200	Plazenta produziert jetzt genügend Progesteron, um Schwangerschaft zu erhalten
Ende 20.	25	250–450	• Kindsbewegungen werden von der Mutter deutlich wahrgenommen • Lanugohaare, Haupthaare und Augenbrauen sind sichtbar
Ende 24.	30	500–820	• Haut rötlich gefärbt • Haut noch runzelig, da noch ohne Unterhautfettgewebe
Ende 28.	35	1 000–1 500	Als Frühgeburt lebensfähig, da Lungen und Zentralnervensystem jetzt genügend ausgebildet sind, um koordiniert zusammenwirken zu können
Ende 32.	40	1 500–2 100	Kind wächst und nimmt zu
Ende 36.	45	2 200–2 900	Kind wächst und nimmt zu
Ende 40.	50	3 000–3 800	• Auch die Geschlechtsmerkmale sind voll ausgebildet • Hoden sind in der Regel im Skrotum • Kind ist geburtsreif (38.–42. SSW)

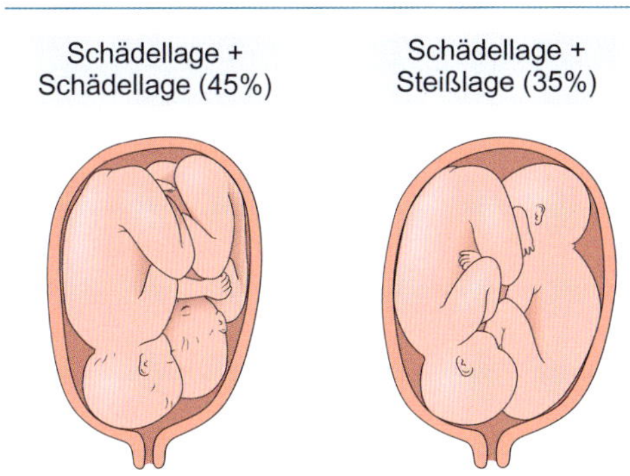

Abb. 21.9 Lagevarianten bei Zwillingen im Uterus. Bei vielen Lagen ist eine „normale“ vaginale Entbindung nicht möglich oder sehr risikoreich, weshalb viele Zwillingsschwangerschaften durch Kaiserschnitt entbunden werden.

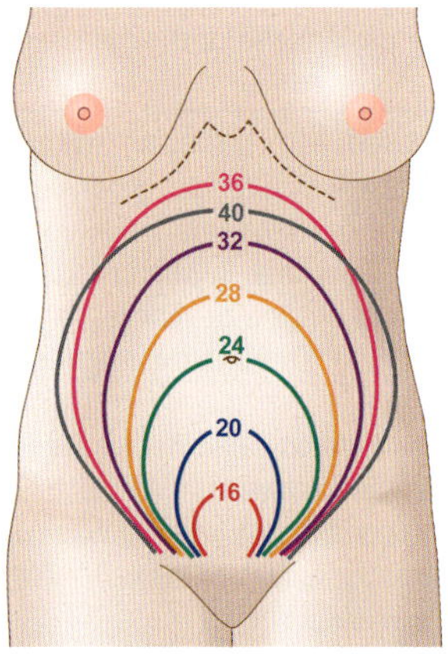

Abb. 21.10 Uteruswachstum. Höhe der Gebärmutter entsprechend der angegebenen Schwangerschaftswoche. Nach der 36. Schwangerschaftswoche senkt sich der Uterus wieder etwas ab. [A300–190]

Uteruswachstum

Im 3. Schwangerschaftsmonat ist der Uterus etwa faustgroß und gerade am oberen Rand der Symphyse tastbar. Am Ende des 6. Schwangerschaftsmonats erreicht er die Höhe des Nabels, gegen Ende des 9. Schwangerschaftsmonats den Rippenbogen. Die letzten vier Wochen der Schwangerschaft senkt sich die Gebärmutter wieder, weil der vorangehende Kindsteil (meist der Kopf) in das kleine Becken der Mutter eintritt (➤ Tab. 21.2, ➤ Abb. 21.10).

KLINIK

Fehlgeburt

Eines der Hauptprobleme im ersten und zweiten Trimenon ist der **Abort (Fehlgeburt),** die vorzeitige Ausstoßung des Embryos oder Fetus bei einem Gewicht der Frucht unter 500 g und dem Fehlen aller Lebenszeichen. Eine Fehlgeburt ist gar nicht so selten: Auf 100 ausgetragene Schwangerschaften kommen mindestens 15 Fehlgeburten. Ursachen einer Fehlgeburt sind z. B. Entwicklungsstörungen des Embryos (etwa bei Chromosomenaberrationen), mütterliche Infektionen, Uterusmyome (➤ Kap. 20.11.4) oder eine viel zu frühe Öffnung des Muttermundes. Oft bleibt die Ursache aber unbekannt.

Eine Fehlgeburt beginnt meist mit einer schmerzlosen vaginalen Blutung. Später treten ziehende Unterbauchschmerzen hinzu. In der Klinik wird zunächst festgestellt, ob der Embryo oder Fetus noch lebt und somit ein Versuch sinnvoll ist, die Schwangerschaft aufrechtzuerhalten. Ist der Embryo/Fet abgestorben, wird in der Regel eine **Abrasio** (Gebärmutterausschabung) durchgeführt. Bei sehr späten Fehlgeburten ist dies nicht mehr möglich – es erfolgt eine geburtsähnliche Fruchtausstoßung, welche die Frau psychisch bis an ihre Grenzen belastet.

21.5.3 Drittes Trimenon

Die letzten Monate der Schwangerschaft erleben die meisten Frauen aufgrund des erhöhten Leibesumfanges als anstrengend und mühsam (➤ Körperhaltung und -statik). Der Gesetzgeber lässt deshalb den **Mutterschutz** sechs Wochen vor dem errechneten Geburtstermin beginnen. Während des Mutterschutzes (der acht Wochen nach der Geburt wieder endet) ist die Schwangere völlig von der Erwerbstätigkeit befreit.

KLINIK

Körperliche Veränderungen während der Schwangerschaft

- Hormonelle Umstellungen
- Statik, Haltung
- Gewichtszunahme
- Bauchmuskelaktivität (Lage und Funktion)
- Lage u. Funktionseinschränkung Zwerchfell (Kurzatmigkeit)
- Erhöhter intraabdomineller Druck (Beckenboden)
- Herz-Kreislaufsystem (Lage Herz/Mehrarbeit)
- Blase (Lage, Druck)
- Darm (Lage, Druck)
- Beckenbodenmuskulatur (vermehrte Haltearbeit)

PT-PRAXIS

Körperhaltung und -statik

Der Schwerpunkt der Frau verlagert sich mit zunehmender Schwangerschaftsdauer durch das Wachstum der Gebärmutter nach vorne. Es erfolgt eine Kompensierung durch eine zunehmende **Lordosierung** im Bereich der LWS und eine vermehrte **Kyphosierung** im BWS-Bereich. Diese Veränderungen führen zu erhöhter Beanspruchung der Muskeln und Bänder des Halte- und Stützapparates. Eine Überlastung kann Schmerzen im HWS- und LWS-Bereich verursachen. Die physiotherapeutische Behandlung kann hier durch Einüben von rückenschonendem Bücken, Heben und Tragen (ADL) und durch isometrisches Training der Rücken- und Bauchmuskulatur in verschiedenen Ausgangsstellungen Erleichterung bringen.

KLINIK

Schwangerschaftsinduzierte Hypertonie

Die schwangerschaftsinduzierte **Hypertonie** (schwangerschaftsinduzierter Bluthochdruck, EPH-Gestose, Schwangerschaftsvergiftung) ist mit einer Häufigkeit von 4–5 % aller Schwangeren eine der häufigsten Schwangerschaftskomplikationen überhaupt. Sie tritt in der Regel im dritten Trimenon auf und zeigt sich durch Bluthochdruck, starke Ödeme (➤ Kap. 16.1.6) und krankhafte Eiweißausscheidung mit dem Urin **(Proteinurie).** Es besteht eine erhöhte Gefährdung für Mutter und Kind. Schwerstform ist die **Eklampsie** mit Krampfanfällen und Koma. Eine Eklampsie ist für Mutter und Kind lebensbedrohlich. In der Regel wird deshalb die Schwangerschaft rasch, z. B. durch einen Kaiserschnitt, beendet.

KLINIK

Vena-cava-Kompressionssyndrom

Bei Hochschwangeren drückt der Uterus in Rückenlage auf die untere Hohlvene (Kompression der V. cava, auch ➤ Kap. 16.2.3), das Herzzeitvolumen sinkt, der Schwangeren wird schwindlig (bis zur Ohnmacht), sie wird blass und schwitzt. Gleichzeitig wird das Ungeborene nur unzureichend mit Sauerstoff versorgt. Legt sich die Schwangere bei Symptombeginn auf die linke Seite, bilden sich die Beschwerden praktisch sofort zurück, und das Kind nimmt keinen Schaden.

21.5.4 Schwangerenvorsorge

Für die medizinische Schwangerenbetreuung werden regelmäßige **Vorsorgeuntersuchungen** empfohlen, die am Anfang der Schwangerschaft in vierwöchigen, in den letzten Monaten vor der Geburt dann in kürzeren Abständen durchgeführt werden.

Zu den Untersuchungen gehören die sichere Feststellung der Schwangerschaft, die Kontrolle von Blutgruppe, Hämoglobin und Urin sowie die körperliche Untersuchung mit Messung von Körpergewicht, Blutdruck und Beurteilung der Uterusgröße, des Muttermundes und des Beckens. Praktisch immer werden heute wegen der hohen intrauterinen Ansteckungs- und Fehlbildungsgefahr des Kindes Bluttests auf die Erreger von Syphilis, Toxoplasmose, Röteln, Hepatitis B und AIDS sowie eine Untersuchung auf Chlamydien (➤ Kap. 7.7) im Bereich der Zervix durchgeführt.

Zum Vorsorgeprogramm gehören auch drei Ultraschalluntersuchungen (➤ Abb. 21.11). Hierdurch lassen sich Aussagen über die zeitgerechte Entwicklung der Frucht machen und einige schwere Fehlbildungen nachweisen bzw. ausschließen. Auch Fehllagen der Plazenta werden mit Ultraschall erkannt (z. B. eine **Placenta praevia,** ➤ Kap. 21.1 und ➤ Abb. 21.12).

Etwa ab der 30. Schwangerschaftswoche kann der Frauenarzt mit Hilfe der **Cardiotokografie** (kurz **CTG;** „Wehenschreiber") die kindliche Herzfrequenz und die Wehenbereitschaft des Uterus registrieren und dadurch Informationen über die plazentare Versorgung des Kindes gewinnen. Vor und unter der Geburt dokumentiert das CTG zudem die kindliche Reaktion auf die Wehen in Form von Herzfrequenzänderungen.

PT-PRAXIS

Geburtsvorbereitung

Ab der 25.–28. SSW werden von Physiotherapeuten und/oder Hebammen Kurse zur **Geburtsvorbereitung** für Frauen oder Paare oder zur individuell angepassten Einzelvorbereitung durchgeführt. Kursinhalte sind dabei

- Veränderungen in der Schwangerschaft erklären, angepasste Verhaltensweisen aufzeigen und entsprechende Übungen anbieten
- Geburtsablauf besprechen, anatomische Voraussetzungen anhand von Bild- und Filmmaterialien erklären, angepasste Verhaltensweisen für die verschiedenen Phasen der Geburt anbieten sowie Wehen erleichternde und geburtsfördernde Körperhaltungen erlernen
- Schulung der Körperwahrnehmung und Entspannungsfähigkeit
- Atemschulung für die Geburtsphase.

Frauen lernen in der Geburtsvorbereitung vor allem ihren **Beckenboden** wahrzunehmen.

Diese individuelle Wahrnehmung ist die Voraussetzung dafür, dass sie ihren Beckenboden isoliert anspannen und entspannen können. Auf diese Weise lernen sie auch ihren Beckenboden koordinativ anzusteuern. In der Schwangerschaft wird der Beckenbo-

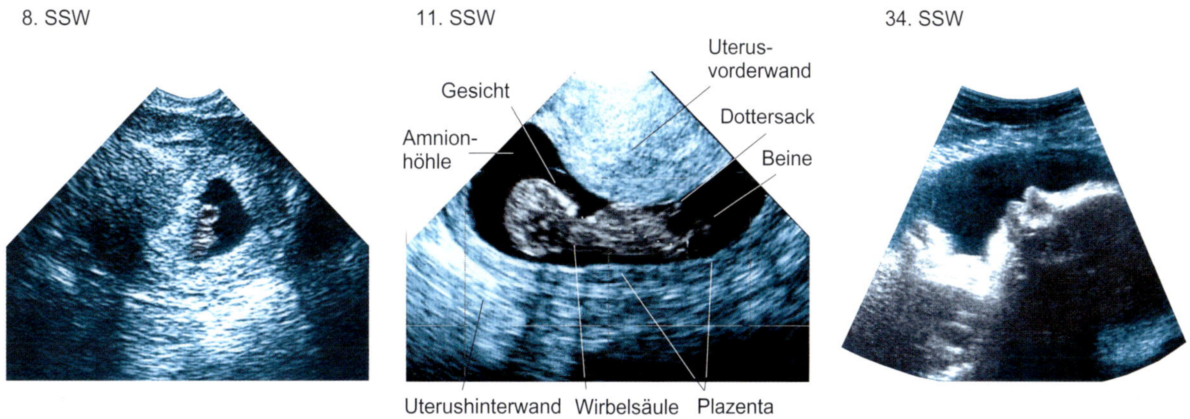

Abb. 21.11 Sonografiebild des Ungeborenen in der 8., 11. und 34. Schwangerschaftswoche. [O144, O177, O145]

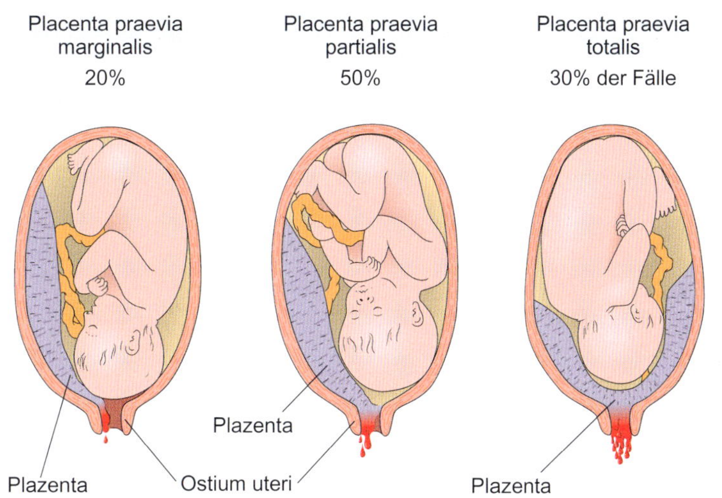

Abb. 21.12 Placenta praevia. Die Plazenta kann den Muttermund vollständig überdecken (Placenta praevia totalis; rechts), teilweise überragen (Placenta praevia partialis; Mitte) oder nur berühren (Placenta marginalis; links). Heute wird eine Placenta praevia oft durch die routinemäßigen Ultraschalluntersuchungen diagnostiziert, bevor es zu Komplikationen kommt.

den durch das hohe Gewicht und den permanenten Druck nach kaudal zu einer kraftvollen Anspannung und Haltearbeit (Gegenhalt) gezwungen. Andererseits muss er zum Entbindungstermin ganz besonders entspannt sein und extrem loslassen können, um den Durchtritt des Kindes durch den Geburtskanal zu gewährleisten.

21.5.5 Pränatale Diagnostik

Ein Teil der angeborenen Fehlbildungen und Stoffwechselstörungen lässt sich schon während der Schwangerschaft durch die Untersuchung kindlicher Zellen diagnostizieren. Da die meisten dieser Erkrankungen nicht therapiert werden können, ist eine **pränatale Diagnostik** nur dann indiziert, wenn die Frau bei einer möglicherweise diagnostizierten Fehlbildung zum Schwangerschaftsabbruch bereit wäre.

Amniozentese

Für die Diagnostik wird heute hauptsächlich Fruchtwasser untersucht. Zur Fruchtwassergewinnung wird etwa in der 16. oder 17. Schwangerschaftswoche eine **Amniozentese** durchgeführt. Unter Ultraschall-Sichtkontrolle entnimmt man durch die Bauchdecke und die Uteruswand hindurch mit einer Kanüle eine Fruchtwasserprobe aus der Fruchtblase. Die Untersuchung des Fruchtwassers und der darin schwimmenden fetalen Zellen gibt Aufschluss über biochemische und chromosomale Defekte. Da die Amniozentese in etwa 0,5–1 % eine Fehlgeburt auslöst, sollte eine Fruchtwasseruntersuchung nur durchgeführt werden bei:

- Einer bekannten erblichen Belastung der Eltern
- Vorangegangenen Geburten von Kindern mit Fehlbildungen
- Schwangeren über 35 Jahren sowie bei einem Alter des Vaters von über 45 Jahren, da sich ab dieser Altersgrenze Chromosomenaberrationen, insbesondere das Down-Syndrom (➢ Abb. 3.39), stark häufen.

Chorionzottenbiopsie

Eine weitere Methode der Pränataldiagnostik ist die **Chorionzottenbiopsie.** Hierbei wird durch den Zervikalkanal Chorionzotten-Gewebe entnommen. Vorteil der Untersuchung ist, dass die Untersuchung schon in der 8.–11. Schwangerschaftswoche durchgeführt wird. Das Risiko einer Fehlgeburt ist allerdings höher als nach einer Amniozentese.

21.5.6 Schwangerschaftsabbruch

Da eine Elternschaft das Leben von Mutter und Vater einschneidend verändert, denken viele Frauen (und/oder ihre Partner) bei einer ungewollten Schwangerschaft an einen **Schwangerschaftsabbruch** (Abtreibung, Abruptio, fälschlich auch Interruptio = Schwangerschaftsunterbrechung genannt). In Deutschland werden ca. 20–25 % der Schwangerschaften abgebrochen.

Schwangerschaftsabbrüche werden am häufigsten in der 7.–10. Schwangerschaftswoche durchgeführt. Der Eingriff kann ambulant oder stationär vorgenommen werden und erfolgt meist in Vollnarkose. Nach Dehnung der Zervix mit Metallstiften wird ein Saugkatheter eingeführt und über diesen die Frucht und die umgebenden Gewebe abgesaugt. Als relativ häufige Komplikation treten Nachblutungen auf, die oft eine Nachräumung der Uterushöhle erforderlich machen. Schwerwiegende Komplikationen wie z. B. Blutvergiftungen oder massive Blutungen sind heute sehr selten. Muss der Schwangerschaftsabbruch nach der 13. Schwangerschaftswoche erfolgen, ist die Absaugmethode nicht mehr anwendbar. Es wird stattdessen z. B. mit Prostaglandinen eine geburtsähnliche Fruchtausstoßung eingeleitet.

Da ein Schwangerschaftsabbruch die Tötung werdenden Lebens bedeutet, ist dieser nur unter bestimmten Bedingungen straffrei. In Deutschland gilt seit Ende 1995 eine **eingeschränkte Fristenregelung.** Demnach ist ein Schwangerschaftsabbruch dann straffrei, wenn die Schwangere sich mindestens drei Tage vor dem Eingriff durch eine anerkannte Beratungsstelle hat beraten lassen und seit der Empfängnis nicht mehr als zwölf Wochen vergangen sind.

Ferner ist der Schwangerschaftsabbruch straffrei in folgenden zwei Fällen:

- Bei einem hohen Gesundheitsrisiko für die Schwangere **(medizinische Indikation).** Ein Abbruch aus medizinischer Indikation ist jederzeit während der Schwangerschaft möglich. Die frühere embryopathische (kindliche) Indikation bei schweren Fehlbildungen des Ungeborenen ist entfallen. Es kann dann eine **medizinische Indikation** gestellt werden.

- Wenn die Schwangerschaft Folge einer Vergewaltigung ist **(kriminologische Indikation).** Ein Abbruch ist hier bis zur zwölften Schwangerschaftswoche p. c. möglich.

Die Kosten für einen Schwangerschaftsabbruch aus medizinischer oder kriminologischer Indikation werden von den Krankenkassen getragen. Die Kosten für einen Schwangerschaftsabbruch aus anderen Gründen muss die Schwangere selbst zahlen.

PT-PRAXIS

Physiotherapie nach einer Fehlgeburt

Auch nach einer Fehl- oder Totgeburt nach (fast) vollendeter Schwangerschaft kommen Frauen zur Physiotherapie. Sie sind oft voller Trauer und mit Schuldgefühlen belastet. Die Zeit, die für die Verarbeitung des Verlusts und die Trauer über den Verlust des Kindes benötigt wird, ist individuell sehr unterschiedlich. Die Frauen lernen nun ihren Körper wieder anzunehmen, ihr Selbstwertgefühl zu stärken und brauchen eine herzliche, aber klare und empathische Ansprache. Achtsamkeit ist hier angebracht. Den Hinweis auf psychologische Unterstützung in Trauerseminaren nehmen viele Frauen dankend an.

Studienergebnisse am Imperial College London (2019/2020) weisen darauf hin, dass viele Frauen einen Monat nach einem frühen Schwangerschaftsverlust unter Symptomen einer posttraumatischen Belastungsstörung (PTBS), moderaten bis starken Angstgefühlen und moderaten bis starken Depressionen leiden.

KLINIK

Schwangerschaft nach Totgeburt

Forscher der Curtin University in Perth, Australien und Kollegen, untersuchten 14.452 Geburten bei Frauen, die in ihrer vorherigen Schwangerschaft eine Totgeburt hatten. Der Studie nach werden Frauen häufig innerhalb von 12 Monaten nach dem Ereignis erneut schwanger. Für sie besteht kein erhöhtes Risiko für einen unerwünschten Schwangerschaftsverlauf oder eine erneute Totgeburt. Die Erkenntnisse der in „The Lancet" veröffentlichten Studie, können im Rahmen der Schwangerschafts- und Familien-Beratung eingebracht werden.

KLINIK

Die Pille danach

In Deutschland sind zwei Wirkstoffe für die „Pille danach" zugelassen. Das Medikament „ellaOne" mit dem Wirkstoff Ulipristalacetat (Ulipistral) und die „PiDaNa" mit dem Wirkstoff Levonorgestrel (LNG) sowie weitere Präparate mit ebendiesen Wirkstoffen. Sie sind rezeptfrei in der Apotheke zu kaufen. Die Medikamente unterscheiden sich sowohl in der Wirkdauer, der Wirkweise und ihren Nebenwirkungen, können aber nach ungeschütztem Geschlechtsverkehr wirksam zur Verhütung einer Schwangerschaft eingesetzt werden.

21.6 Geburt und Wochenbett

Schon während der Schwangerschaft sensibilisieren die hohen Östrogenspiegel im mütterlichen Blut die Muskelschicht im Uterus für die Wirkung von **Oxytocin,** dem Wehen auslösenden Hormon aus dem Hypophysenhinterlappen (➤ Kap. 8.2.1).

Durch **Prostaglandine** (➤ Kap. 5.5.3), die im letzten Drittel der Schwangerschaft vermehrt synthetisiert werden, wird der Muttermund aufgeweicht. Er kann sich nun unter den Wehen öffnen.

Durch verschiedene Faktoren, zu denen wahrscheinlich auch ein Abfall der Progesteronkonzentration (und ein Anstieg der Prostaglandine im Bereich des Muttermunds) kurz vor der Geburt beiträgt, kommt es 252–283 Tage nach der Befruchtung (= in der 38.–42. SSW) zu regelmäßigen Kontraktionen **(Wehen)** der Gebärmutter. Schon während der letzten Schwangerschaftsmonate treten vereinzelt Wehen auf, die jedoch noch nicht geburtswirksam sind: Der Uterus „trainiert". Als **vorzeitige Wehen** bezeichnet man demgegenüber geburtswirksame Wehen, die vor der 36. SSW einsetzen und dann oft zur Frühgeburt oder sogar zur Totgeburt führen.

21.6.1 Die normale Geburt

Eröffnungsphase

Mit dem Einsetzen der regelmäßigen Wehen beginnt die **Eröffnungsphase** der Geburt. Durch die Eröffnungswehen werden der untere Teil der Gebärmutter erweitert und der Muttermund aufgedehnt (➤ Abb. 21.13).

Die Eröffnungsphase dauert bei der Erstgebärenden **(Primipara)** durchschnittlich 10 bis 12 Stunden, bei der Zweit- oder Mehrgebärenden **(Multipara)** meist weniger als 5 Stunden und endet mit der vollständigen Öffnung des Muttermundes. Am Ende der Eröffnungsphase – oft aber auch schon vorher – zerreißt die Fruchtblase **(Blasensprung),** und das Fruchtwasser fließt nach außen ab.

ACHTUNG

Vorsicht bei vorzeitigem Blasensprung!

Springt die Fruchtblase vor Beginn der Eröffnungsphase, besteht bei noch hoch stehendem kindlichem Kopf die Gefahr eines **Nabelschnurvorfalls.** Dann:

- Gebärende hinlegen (Linksseitenlage), nicht mehr laufen lassen, Becken hochlagern.
- Falls vorhanden, Sauerstoff über Nasensonde geben, venösen Zugang legen.
- Vitalzeichen überwachen.
- Gebärende in geburtshilfliche Klinik transportieren.

Große Bedeutung für den weiteren Geburtsverlauf hat die Lage des Kindes (➤ Kap. 21.6.2).

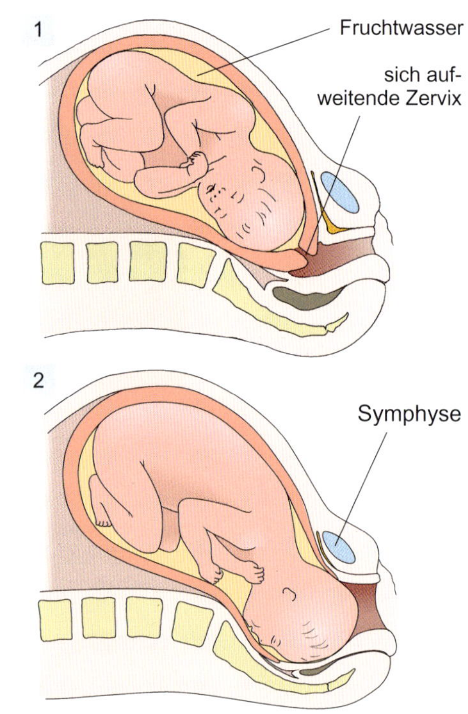

Abb. 21.13 Aufdehnung des Gebärmutterhalses während der Eröffnungsperiode. Das Fortschreiten der Geburt erkennt man am Weiterwerden des Muttermundes (bis 10 cm Durchmesser). Das Kind tritt mit dem Kopf in den Geburtskanal ein.

Austreibungsphase

Die **Austreibungsphase** beginnt mit der vollständigen Öffnung des Muttermundes (etwa 10 cm) und ist mit der Geburt des Kindes beendet (➤ Abb. 21.14). Sie dauert bei Erstgebärenden bis zu drei Stunden, bei Mehrgebärenden etwa 30 bis 60 Minuten. Während der Austreibungsphase nehmen sowohl Wehenintensität als auch -frequenz stark zu – es treten bis zu 5 Wehen pro 10 Minuten auf.

Wenn der vorangehende Teil des Kindes – in der Regel der Kopf – den Beckenboden erreicht hat, soll die Gebärende die Austreibung des Kindes durch aktives Pressen unterstützen. Diese **Pressphase** dauert etwa 20–30 Minuten. Während dieser Phase sind unterstützende Maßnahmen der Hebamme besonders wichtig. Hierzu gehört z. B. die Korrektur der Haltung der Gebärenden, denn ein Hohlkreuz beispielsweise führt zu einer starken Krümmung des Geburtsweges (➤ Abb. 21.15). Um zu verhindern, dass der Kopf zu schnell durchtritt und dabei das Gewebe zwischen Scheide und Anus **(Damm)** reißt, schützt die Hebamme den Damm durch bestimmte Handgriffe. Ist trotzdem ein Einreißen absehbar, so wird ein **Dammschnitt** (Episiotomie, ➤ Abb. 21.16) vorgenommen, der eher kontrollierbar ist und besser verheilt als ein Dammriss mit unregelmäßigen Wundrändern. Nach der Geburt des Kopfes wird der Rest des Körpers oft in einer einzigen Wehe ohne weitere Anstrengungen geboren.

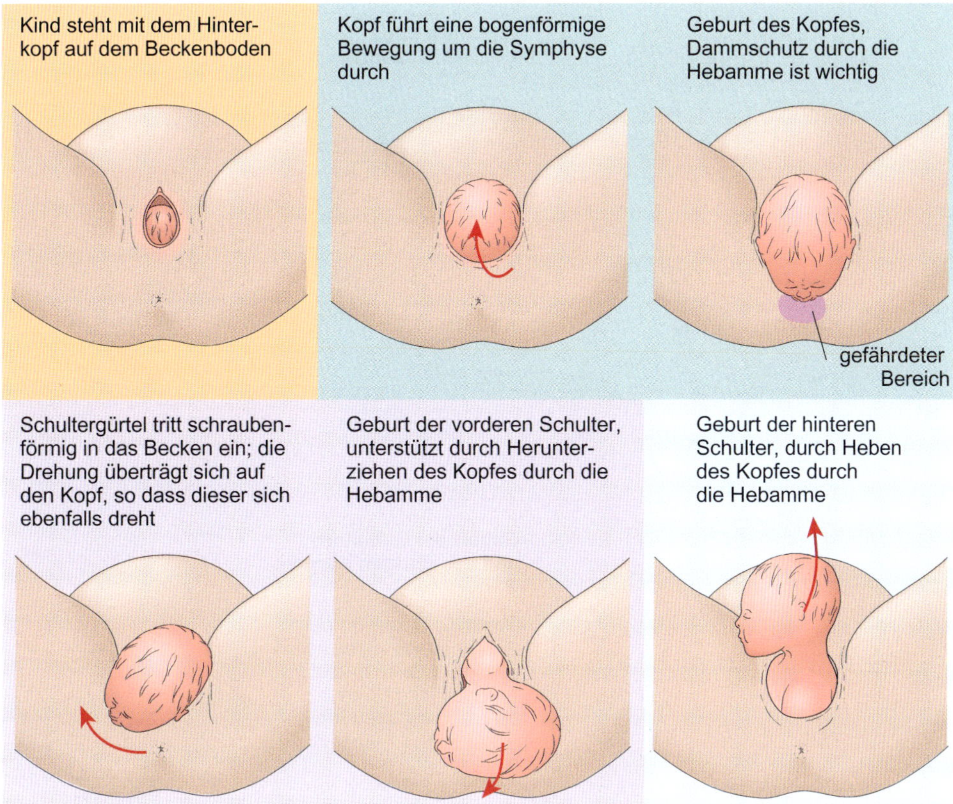

Abb. 21.14 Die sechs Stadien der normal verlaufenden Austreibungsphase. Das letzte Stadium, das Heben des Kopfes, gab dem Beruf der Hebamme seinen Namen.

Nachgeburtsphase

Wenige Minuten nach der Geburt des Kindes setzen die sog. **Nachwehen** ein, die die Ablösung und Ausstoßung der Plazenta und der Eihäute unterstützen. Nach der Ausstoßung der Plazenta, die bis zu einer Stunde dauern kann, zieht sich der Uterus kräftig zusammen. Die große Plazenta-Haftfläche, aus der es kurz zuvor noch heftig geblutet hat, wird durch Gerinnungsvorgänge abgedichtet. Unterstützend kontrahiert sich der Uterus, wodurch sich die Wundfläche verkleinert.

Die Plazenta wird von der Hebamme oder dem Arzt untersucht, um sicherzugehen, dass Eihäute und besonders die furchige Seite der Plazenta vollständig ausgestoßen worden sind. Im Uterus verbleibende Reste können zu Infektionen und Blutungen im Wochenbett führen. Selten können sie auch polypartige Wucherungen oder in seltenen Fällen sogar ein bösartiges **Chorionkarzinom** (= Chorionepitheliom) verursachen, das frühzeitig z. B. in Lunge und Leber metastasiert.

Etwa 1–2 Stunden nach einer normalen Geburt ist die Gebärende meist schon wieder „auf den Beinen". Immer mehr Eltern verlassen bereits wenige Stunden später das Krankenhaus – man spricht von einer ambulanten Geburt.

Möglichkeiten der Geburtserleichterung

In der Eröffnungsphase werden häufig **Spasmolytika** gegeben, z. B. Buscopan®, die den Teufelskreis „Spasmen – Angst – Schmerz" durchbrechen helfen. Auch **Opiatabkömmlinge** können verabreicht werden (z. B. Pethidin = Dolantin®), führen aber evtl. zu einer Atemdepression beim Neugeborenen. Bei einer **Periduralanästhesie** (PDA), einer Betäubung der Schmerz leitenden Fasern nahe dem Rückenmark, ist die Gebärende weitgehend schmerzfrei, verspürt allerdings auch den Pressdrang kaum noch, sodass sie nicht mehr so gut mitpressen kann und sich die Geburt evtl. verzögert. In der Austreibungsphase ist ein **Pudendusblock** möglich, d. h. eine Betäubung des N. pudendus, der das untere Vaginaldrittel, die Vulva und den Damm versorgt (➤ Kap. 9.18.2).

Der Geburtsschmerz lässt sich aber nicht nur medikamentös, sondern auch durch das Verhalten der Gebärenden wesentlich beeinflussen. Um dies einzuüben, bieten viele Einrichtungen **geburtsvorbereitende Kurse** an, die mit Haltungs-, Atem- und Entspannungsübungen Hilfen für die Geburt vermitteln (➤ Kap. 21.5.4).

PT-PRAXIS

Schmerzlinderung während der Geburt – alternative Methoden

„Angst – Spannung – Schmerz": Auf diesen Zusammenhang wies der englische Geburtshelfer Dick Read bereits in den 30er-Jahren hin und begründete damit die zentrale Bedeutung der Geburtsvorbereitungskurse für eine schmerzarme Geburt.
Aufgeklärte und vorbereitete Frauen, die wissen, was sie erwarten, haben kürzere Geburten und benötigen weniger Schmerzmittel. Welche der inzwischen zahlreichen Methoden der Kurs verfolgt, ist dabei letztlich unerheblich. Wichtig ist, dass er den Frauen ein Gefühl für ihren Körper und dessen Bedürfnisse vermittelt und sie dazu ermutigt, diese auch zu äußern. Das setzt eine Umgebung voraus, die Schwangerschaft und Geburt nicht als Krankheit, sondern als „normale Lebenskrise" (Sheila Kitzinger) betrachtet, in der die Schwangere selbst aktiv werden und bestimmen kann, wie und in welcher Haltung sie entbinden möchte.
Viel Bewegung und häufige Positionswechsel, warme Bäder und Massagen sowie Atemübungen sind nur einige Möglichkeiten der Entspannung, in die auch der Partner gut miteinbezogen werden kann. Sich selbst helfen zu können, stärkt das Vertrauen in die eigenen Fähigkeiten und vermindert Angst. Entscheidend für eine schmerzarme Geburt ist außerdem die gute Zusammenarbeit mit der Hebamme, die der Schwangeren im günstigsten Fall bereits aus dem Vorbereitungskurs vertraut ist. Alle diese Faktoren tragen zu einer entspannenden Atmosphäre bei, in der bei einem „normalen" Geburtsablauf auf Medikamente und den Einsatz technischer Hilfsmittel weitgehend verzichtet und in der Geburt als normaler, gesunder Vorgang erlebt werden kann. Zur medikamentenfreien Schmerztherapie stehen darüber hinaus Akupressur, Akupunktur und transkutane elektrische Nervenstimulation (TENS) zur Verfügung.

Nachgeburtliche Entwicklung ➤ Kap. 22.5

21.6.2 Geburtskomplikationen

Bei jeder sechsten Schwangeren ist eine „natürliche", d. h. **vaginale Entbindung** nicht möglich und eine **Schnittentbindung,** der sog. Kaiserschnitt (**Sectio caesarea** oder kurz „Sectio"), erforderlich. Häufige Geburtsschwierigkeiten, die zum Kaiserschnitt führen, sind:

Geburtsstillstand

Nicht selten kommt es nach einem normalen Geburtsbeginn zu einer Verzögerung der Geburt bis hin zum **Geburtsstillstand.** Wenn sich der Fetus auch nach vielen Stunden der Wehen und ggf. medikamentösen Maßnahmen nicht genügend in Richtung Beckenausgang bewegt hat oder ein Sauerstoffmangel des Ungeborenen droht, wird die Geburt durch einen Kaiserschnitt beendet. Steht das Kind hingegen schon sehr tief, wird die Geburt möglichst vaginal-operativ beendet, d. h. mit Hilfe einer Geburtszange **(Forzepsentbindung)** oder einer Saugglocke **(Vakuumextraktion).**

Verletzung des Kindes durch Zangen- oder Saugglockenentbindung ➤ Kap. 22.5.2

Lageanomalien

Normalerweise befindet sich das Kind zur Geburt in **Schädellage** (Kopflage). Mit ca. 4–5 % häufigste Lageanomalie ist die **Beckenendlage.** Dann ist das Risiko eines kindlichen Sauerstoffmangels unter der Geburt erhöht. Füße und Steiß dehnen den Geburtskanal nur unzureichend, sodass der Kopf des Kindes nicht schnell nachfolgen kann und

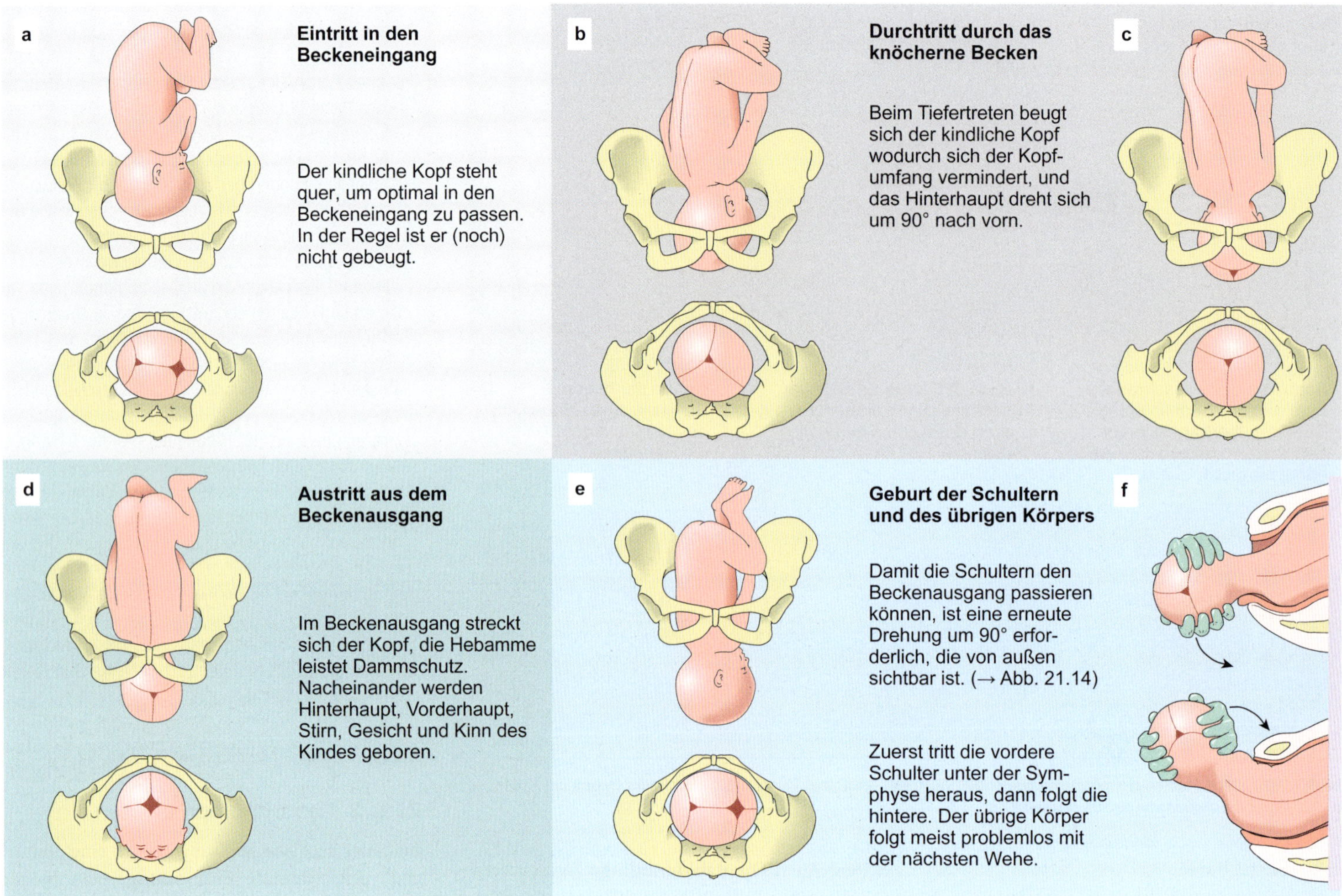

Abb. 21.15 Durchtritt des Kindes durch den Geburtskanal bei einer physiologischen Geburt.

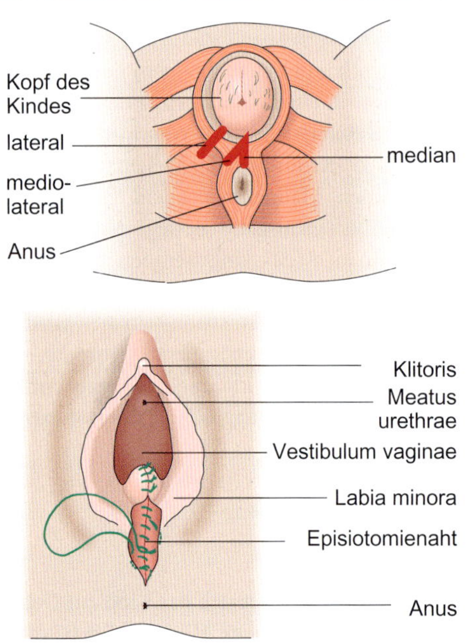

Abb. 21.16 Dammschnitt (Episiotomie). Um einen Dammriss in der Austreibungsphase zu verhindern, wird oft ein Dammschnitt durchgeführt. Am häufigsten wird die mediolaterale Schnittrichtung angewendet. Nach der Geburt wird der Dammschnitt durch eine Naht versorgt.

häufig ein Sauerstoffmangel entsteht. Zu einem zusätzlichen – und oft lebensbedrohlichen – Sauerstoffmangel kommt es, wenn die Nabelschnur nach der Geburt des Steißes abgeklemmt wird und so kein „frisches" Blut mehr den kindlichen Körper erreicht. Deshalb wird ein Kind in Beckenendlage oft mit Kaiserschnitt entbunden. Insbesondere bei Mehrgebärenden kann aber eine vaginale Geburt versucht werden. Bei einer **Querlage** ist eine vaginale Geburt unmöglich und stets ein Kaiserschnitt erforderlich (➤ Abb. 21.17).

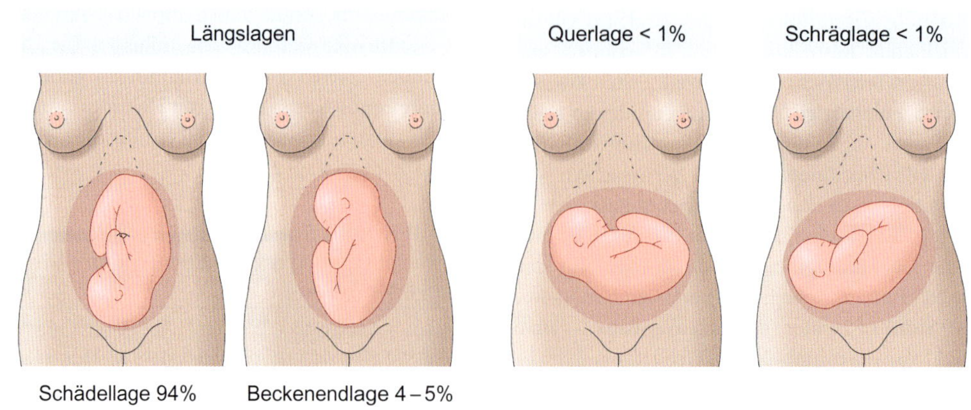

Abb. 21.17 Entscheidend für den weiteren Geburtsverlauf ist die Lage des Kindes im Uterus. Glücklicherweise treten die zwingend zum Kaiserschnitt führenden Quer- und Schräglagen nur recht selten auf, und auch die zwar prinzipiell geburtsfähige, aber komplikationsträchtige Beckenendlage findet sich nur in 3 % der Fälle.

PT-PRAXIS

Physiotherapie nach Kaiserschnitt und Dammverletzung

Kaiserschnitt

- 1.–4. Tag: Thrombose- und Dekubitusprophylaxe, schonende Bewegungsübergänge anlernen
- 4.–5. Tag: Beginn der Rückbildungsgymnastik mit Grundspannung (➤ Kap. 21.6.3)
- ab 7.–8. Tag: Rückbildungsprogramm.

Wichtig: Da der Beckenboden bei einer Kaiserschnittentbindung nicht belastet wird, darf die Wöchnerin die Beckenbodenmuskulatur anspannen, sobald die Fäden/Klammern entfernt sind, während bei einer vaginalen Entbindung die Intensität langsam gesteigert werden sollte, auch aufgrund des mangelnden Gefühls in diesem Bereich.

Dammverletzung

Bei einem operativ versorgten Dammriss bzw. nach einer Episiotomie wird mit der Rückbildungsgymnastik nach Rücksprache mit dem Arzt meist am 3.–6. Tag post partum begonnen (1.–2. Tag: Prophylaxe wie nach Kaiserschnitt). Beim Erlernen der Beckenbodenmuskelspannung muss dabei immer die Schmerzgrenze der Wöchnerin beachtet werden!

Nabelschnurvorfall

Bei jeder 200. Geburt legt sich beim Blasensprung die Nabelschnur vor den vorangehenden Teil des Kindes. Bei einem solchen **Nabelschnurvorfall** (➤ Abb. 21.18) wird die Blutzirkulation beim Tiefertreten des Kindes zunehmend abgedrückt, und es muss durch sofortigen Kaiserschnitt versucht werden, das Kind zu retten. 2 % der betroffenen Kinder sterben jedoch infolge des Sauerstoffmangels.

Folgen des Sauerstoffmangels

Erleidet das Kind während der Geburt einen mehr als nur kurzzeitigen **Sauerstoffmangel,** so wird das Gehirn unwiderruflich geschädigt. Spastische Lähmungen und geistige Behinderung sind häufig die Folge (infantile Zerebralparese infolge einer frühkindlichen Hirnschädigung, ➤ Kap. 22.5.2).

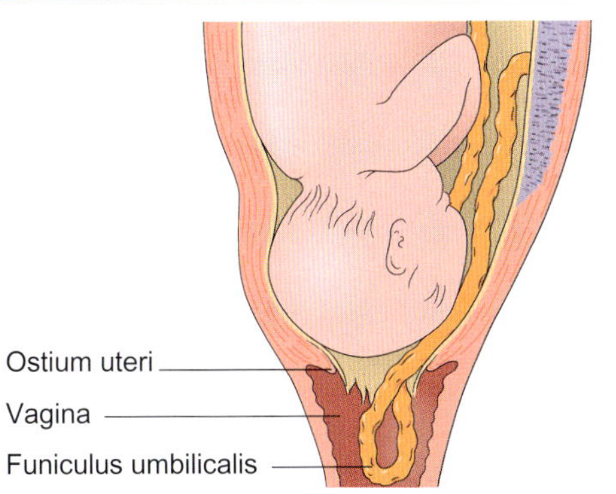

Abb. 21.18 Die Gefahr des Nabelschnurvorfalls besteht vor allem dann, wenn die Fruchtblase platzt, bevor der Kopf in das kleine Becken eingetreten ist. Der Kopf des Kindes klemmt dann die Nabelschnur und damit die lebenswichtigen Blutgefäße ab.

21.6.3 Wochenbett (Puerperium)

DEFINITION

Wochenbett

Beginnt nach der Geburt der Plazenta und dauert ca. 6–8 Wochen. Es erfolgt die Rückbildung der schwangerschaftsbedingten Veränderungen, z. B. des Uterus und Beckenbodens, der Blase, des Darmes und der Bauchmuskulatur.

In den Tagen nach der Geburt bildet sich der Uterus rasch zurück (➤ Abb. 21.19). Unterstützt wird die Rückbildung durch Uteruskontraktionen, die als oft recht schmerzhafte Nachwehen erlebt werden. Die Mutter kann die Rückbildung durch häufiges Anlegen des Kindes erleichtern, weil sich der Uterus durch die beim Stillen ausgeschütteten Hormone ebenfalls zusammenzieht (➤ Kap. 21.2.5).

PT-PRAXIS

Physiotherapie im Frühwochenbett (1–2 Wochen post partum)

Physiotherapie im Wochenbett beschleunigt die Um- und Abbauprozesse des Organismus der Frau. Wochenbettkomplikationen können verringert oder ganz vermieden werden. Schwerpunkte sind Atemtherapie (kosto-abdominale Atmung), Förderung des Herz-Kreislaufsystems und des venösen Rückstroms (Thromboseprophylaxe), Wahrnehmung und leichtes Ansteuern des Beckenbodens. Abhängig vom individuellen Befund kann das Übungsprogramm nach Prinzipien der Rückbildungsgymnastik erweitert werden.

Wochenfluss

Durch den Gewebsabbau im Uterus entsteht der **Wochenfluss (Lochien),** zunächst blutige, dann zunehmend blassfarbene Sekrete, die nach ca. 4–6 Wochen versiegen (➤ Abb. 21.19). Insgesamt werden 400–1 200 ml Wochenfluss gebildet. Primär ist der Wochenfluss nicht infektiös. Bereits nach 24 Stunden haben jedoch Keime aus der Vulvaregion die Gebärmutterhöhle besiedelt. Deshalb ist der Wochenfluss stark bakterienhaltig und ein Kontakt mit den hoch empfindlichen Brüsten muss wegen der Gefahr einer **Mastitis** (Brustentzündung, ➤ Kap. 21.6.4) vermieden werden.

PT-PRAXIS

Rückbildungsgymnastik

Mit der **Rückbildungsgymnastik** kann ab 24 Stunden nach der Geburt begonnen werden. Die vollständige Rehabilitation der Bauch- und Beckenbodenmuskulatur kann bis zu sechs Monate dauern.

Ziele

- Gut rückgebildeter Uterus
- Funktionstüchtige Beckenbodenmuskulatur
- Funktionstüchtige Bauchmuskulatur
- Senkungs- und Inkontinenzprophylaxe
- Thromboseprophylaxe.

Maßnahmen

- Erlernen einer übungsrelevanten Atmungsform: Atmung kosto-abdominal, Kontaktatmung, Lippenbremse. Spannungsaufbau der zu rehabilitierenden Muskulatur mit Ausatmung verbinden, um intraabdominale Druckerhöhung weitgehend zu vermeiden
- Erarbeiten der Beckenbodenmuskelspannung: Aufklärung über Lage und Funktion der Beckenbodenmuskulatur, Erklären und Einüben einer isolierten Beckenbodenmuskelspannung in Rückenlage mit angestellten Beinen
- Erarbeiten der synergistischen Bauchmuskelspannung: Aufklärung über Lage und Funktion der Bauchmuskulatur, Erklären und Einüben der synergistischen Bauchmuskelspannung in Rückenlage mit angestellten Beinen
- Erarbeiten der Grundspannung: Aufklärung über Funktionseinheit von Beckenboden und Bauchmuskeln, Erklären und Einüben der kombinierten Bauch- und Beckenbodenmuskelspannung in Rückenlage mit angestellten Beinen. Steigerung durch Veränderung der ASTE: Rückenlage mit angestellten Beinen – bequeme Seitenlage – Rückenlage mit gestreckten Beinen – Vierfüßlerstand – Stand – Fortbewegung
- Kräftigung der Bauch- und Beckenbodenmuskulatur: Trainieren der Bauchmuskeln unter Beibehaltung der Grundspannung
- Sensibilisierung für die Belastung des Beckenbodens im Alltag: verstärkter Druck entsteht bei Heben und Tragen, Husten, Niesen, Pressen beim Stuhlgang, Jogging, Krafttraining und auch längerem Stehen
- Üben von Alltagsaktivitäten: über die Seite aufstehen, Informationen über Hebe- und Tragetechniken. Die Übungen können in Alltagsaktivitäten unauffällig eingebaut werden.

Wochen nach Entbindung	Wochenfluss
1. Woche	blutig
Ende der 1. Woche	braun-rötlich
Ende der 2. Woche	dunkel-gelb
Ende der 3. Woche	grau-weiß
nach ca. 4–6 Wochen	Versiegen des Wochenflusses

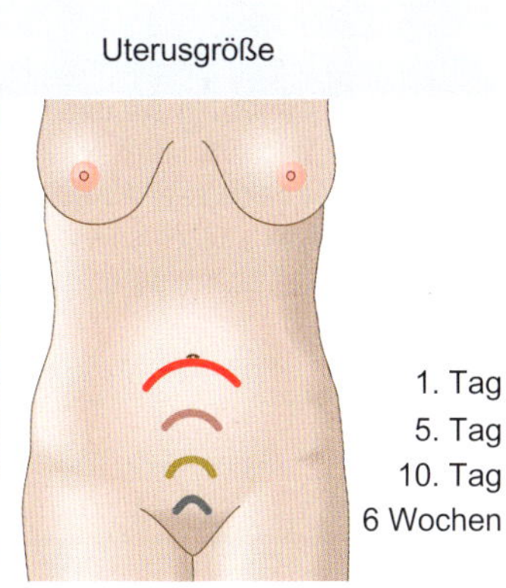

Abb. 21.19 Uterusrückbildung (Uterusinvolution) und Änderung des Wochenflusses. Bis zur Geburt hat sich der Uterus bis auf das 20-Fache seiner ursprünglichen Größe und seines Gewichts vergrößert. Während des Wochenbetts bildet er sich wieder zurück.

PT-PRAXIS

Kontraindikationen Wochenbettgymnastik

- Tiefe Thrombosen, Venenentzündungen
- Hoher Blutverlust bei der Geburt
- Starkes Nachbluten
- Fieber
- Herzerkrankungen
- Mastitis (Brustdrüsenentzündung)
- Pyelitis (Nierenbeckenentzündung)

PT-PRAXIS

Physiotherapie bei Senkungsbeschwerden und Inkontinenz

Bei Harninkontinenz (➤ Kap. 20.5.4) und Senkungsbeschwerden kann die Patientin – während des oft in Gruppen angebotenen Beckenbodentrainings – nicht kontrollieren, welche Muskulatur wirklich arbeitet und wie sich die Koordination der Beckenbodenmuskulatur anfühlen sollte.
Mitbewegungen der großen Muskelgruppen wie der Glutealmuskulatur, Teilen der abdominellen Muskulatur oder der Adduktoren verhindern die Wahrnehmung isolierter Beckenbodenaktivität.
Die isolierte Aktivierung und Entspannung der Beckenbodenmuskulatur kann durch Biofeedbackgeräte sichtbar und nachvollziehbar gemacht werden. Dazu werden Elektroden im Bereich des Damms auf die Haut geklebt oder es wird eine vaginale Sonde eingeführt, die „richtige" und „falsche" Muskelkontraktionen am Bildschirm für die Patientin sichtbar macht. Nach einiger Zeit des Übens kann die so wahrgenommene Muskulatur dann in jeder anderen Sportart und bei Alltagsbewegungen bewusst eingesetzt werden.
Dass gezieltes Beckenbodentraining den unwillkürlichen Harnverlust bei Belastungsinkontinenz signifikant vermindern kann, stellte ein Forscherteam um Garcia Sánchez et.al. im November 2019 im „International Journal of Environmental Research and Public Health" vor. Demnach haben kurze Übungseinheiten (10–45 Minuten) an mindestens 3 Tagen pro Woche den größten Effekt auf die Reduzierung des unwillkürlichen Harnverlusts und sollten für mindestens sechs Wochen durchgeführt werden.

PT-PRAXIS

Flacher Bauch

Viele Frauen wünschen sich nach der Entbindung möglichst schnell wieder einen flachen Bauch und beginnen daher frühzeitig mit dem Training ihrer Bauchmuskeln (z. B. Sit-ups). Da die Beckenbodenmuskulatur aber durch die Entbindung und den Hormoneinfluss meist noch sehr weich und stark gedehnt ist, wird durch die – bei den Übungen entstehende – intraabdominelle Druckerhöhung die Beckenbodenmuskulatur sogar noch stärker belastet. Senkung und Inkontinenz können die Folge sein. Ausgangsstellungen und Übungsanleitungen müssen so variiert werden, dass der Beckenboden geschont wird.

KLINIK

Wochenbettdepressionen

Hervorgerufen durch die hormonelle Umstellung des Körpers nach der Geburt, treten bei vielen Frauen am 2.–4. Tag nach der Entbindung sog. **Wochenbettdepressionen** auf. Während dieser Zeit empfinden dieFrauen Ängste und Zweifel, inwieweit sie der Verantwortung gegenüber dem Neugeborenen gerecht werden können. Ein verständnisvolles Eingehen auf die junge Mutter und die Erklärung, dass dies ganz normal ist, kann dazu beitragen, dass dieser depressive Zustand rasch wieder vorübergeht.

21.6.4 Stillen

In der Schwangerschaft nimmt das Brustdrüsengewebe und damit die Brust an Größe zu. Es findet jedoch noch keine nennenswerte Milchabsonderung statt.

Nach der Geburt sinken die sehr hohen Progesteron- und Östrogenspiegel im mütterlichen Blut rasch ab, da mit dem Abstoßen der Plazenta eine wichtige Produktionsstätte dieser Hormone wegfällt. So kann sich die Wirkung des auch schon während der Schwangerschaft sezernierten Hormones **Prolaktin** (➤ Kap. 20.11.5) entfalten. Dessen Wirkung wurde bisher durch die im Überfluss vorhandenen Östrogene gehemmt. Prolaktin setzt nunmehr in den Brüsten die **Milchsynthese** in Gang. Bei mechanischer Reizung – dem Saugen des Kindes – kommt es meist zwei bis vier Tage nach der Geburt zum **Milcheinschuss,** d. h. dem Einsetzen der Milchsekretion (➤ Abb. 21.20). Häufig ist der Milcheinschuss mit erheblicher, oft schmerzhafter Brustschwellung verbunden, die sich durch kühlende Umschläge und häufiges Anlegen des Neugeborenen (evtl. auch Abpumpen der überschüssigen Milch) lindern lässt.

Die **Milchentleerung** (Milchejektion) und damit die Voraussetzung für den Milchfluss wird von einem anderen Hormon, dem **Oxytocin,** vermittelt: Durch das Saugen an der stark mit sensiblen Nervenendigungen versehenen Brustwarze wird dieses Hormon aus dem Hypophysenhinterlappen in das Blut abgegeben. Oxytocin gelangt über den Blutweg zu den Brustdrüsen und führt zur Kontraktion der Drüsenschläuche.

Bei jedem Stillen kommt es zu einer weiteren Prolaktin-Ausschüttung, wodurch die Milchproduktion aufrechterhalten wird. Dies erklärt, warum sich die Milchmenge reduziert, wenn die Mutter andere Nahrung zufüttert, bzw. nach kurzer Zeit versiegt, wenn die Mutter den Säugling nicht mehr anlegt.

KLINIK

COVID-19 und Wochenbett

Frauen, die zum Zeitpunkt der Geburt an COVID-19 erkrankt sind oder bei der Entbindung mit SARS-CoV-2 infiziert sind, können nach der Geburt ihre Säuglinge stillen und auch Rooming-in wird von der WHO und Fachgesellschaften grundsätzlich befürwortet. Dies ist das Ergebnis einer Studie, die an sechs Mutter-Kind-Zentren der Lombardei durchgeführt wurde und die das Risiko für virusnegative Kinder untersuchte, sich beim Stillen oder beim Rooming-in zu infizieren. Obwohl Speichel und Atemwegssekrete der Mutter als übertragungsrelevant gelten, sind in der Studie das Rooming-in und das Stillen nur mit einem geringen Risiko für die Neugeborenen und Säuglinge verbunden. Voraussetzung ist, dass es keine erhöhten Risiken gibt und die Mütter gesundheitlich in der Lage sind, die geforderten Hygienemaßnahmen einzuhalten.

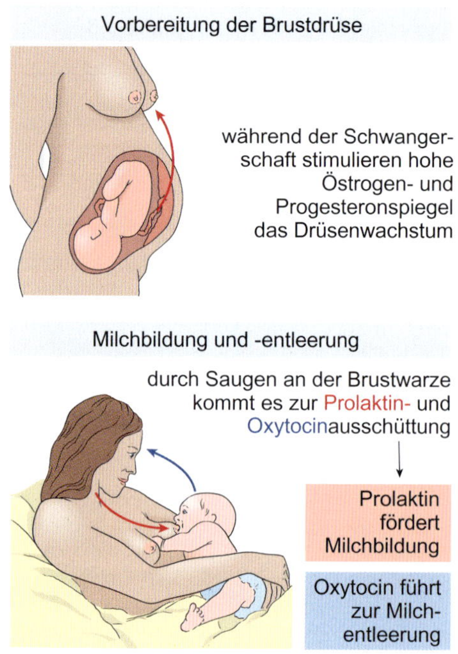

Abb. 21.20 Brustdrüsenentwicklung, Milchbildung und Milcheinschuss. Hormonelle Regulation im Überblick.

KLINIK

Mastitis

Insbesondere bei Erstgebärenden ist eine (eitrige) Brustdrüsenentzündung (**Mastitis,** ➤ Abb. 5.14) nicht selten: Infolge der mechanischen Belastung von Brustwarze und Warzenvorhof beim Stillen kommt es zu kleinsten Hauteinrissen (Rhagaden), in die Bakterien der Mundflora des Säuglings eindringen können. Diese Bakterien – meist sind es Staphylokokken (➤ Kap. 7.8.1) – können sich im lockeren Bindegewebe rasch vermehren und zu einer sehr schmerzhaften Entzündung führen.
Im Anfangsstadium kann sich eine Mastitis durch gute Brustentleerung (Stillen, ggf. Abpumpen), kühlende Umschläge, Hochbinden der Brust, Schonung der Brustwarze durch kürzere Anlegezeiten und ggf. die Milchmenge reduzierende Medikamente zurückbilden. Ist auch nach 24 Stunden keine Besserung zu beobachten und schreitet die Entzündung fort, werden Antibiotika verordnet und das Abstillen des Kindes empfohlen. Hat sich ein Abszess gebildet, muss dieser chirurgisch drainiert werden.

Literatur

Backes, J.: Evidenz-Update. Beckenbodentraining bei Frauen mit Belastungsinkontinenz. Physiotherapie 2020; 3: 28–29.

Benninghoff, A., Drenckhahn, D.: Makroskopische Anatomie, Histologie, Embryologie, Zellbiologie. Band 1: Zelle, Gewebe, Entwicklung, Skelett- und Muskelsystem, Atemsystem, Verdauungssystem, Harn- und Genitalsystem, Band 2: Herz-Kreislauf-System, Lymphatisches System, Endokrine Drüsen, Nervensystem, Sinnesorgane, Haut. 16./17. Aufl. Elsevier, Urban&Fischer, München 2004, 2008.

Brand, J. S., Hiyoshi, A., Cao, Y., Lawlor, D.A., Cnattingius, S., Montgomery, S.: Maternal smoking during pregnancy and fractures in offspring: national register based sibling comparison study. BMJ 2020; 368: 7057.

Farren, J., Jalmbrandt, M., Falconieri, N.https://pubmed.ncbi.nlm.nih.gov/31953115/ – affiliation-3 et al.: Posttraumatic stress, anxiety and depression following miscarriage and ectopic pregnancy: a multicenter, prospective, cohort study. Am J Obstet Gynecol 2020; 222(4): 367.e1–367.e22.

Friebel, S., Reuss, C., Waldmann-Rex, S.: Gynäkologie und Geburtshilfe: Krankheitslehre für Physiotherapeuten und Masseure. 2. Aufl. Elsevier, Urban&Fischer, München 2006.

Gruber, S., Blanck, S.: BASICS Gynäkologie und Geburtshilfe. 5. Aufl. Elsevier, Urban&Fischer, München 2014.

Heller, A.: Nach der Geburt: Wochenbett und Rückbildung. 2. Aufl. Thieme, Stuttgart, 2015.

Hüter-Becker, A., Dölken, M., Hoffmann, M.: Physiotherapie in der Gynäkologie. 3. Aufl. Thieme, Stuttgart 2012.

Regan, A. K., Gissler, M., Magnus, M. C. et al.: Association between interpregnancy interval and adverse birth outcomes in women with a previous stillbirth: an international cohort study. Lancet 2019; 393(10180): 1527–1535.

Robert Koch-Institut (RKI): AdiMon-Themenblatt: Schwangerschaft (Stand 10. Juli 2019). www.rki.de/adimon.

Siegmund-Schultze, N.: COVID-19 und Wochenbett. Infektion des Kindes lässt sich beim Rooming-in durch gute Hygiene verhindern. Deutsches Ärzteblatt 2021; 118(7): A-362/B-311.

Tacke, L., Stüwe, M.: Wochenbett- und Rückbildungsgymnastik. 3. Aufl. Hippokrates, Stuttgart 2013.

Moore, K.: Embryologie: Entwicklungsstadien – Frühentwicklung – Organogenese – Klinik, 6. Aufl. Elsevier, Urban&Fischer, München 2013

Tanzberger, R., Kuhn, A., Möbs, G. u. a.: Der Beckenboden – Funktion, Anpassung und Therapie. 4. Aufl. Elsevier, Urban&Fischer, München 2019

van den Berg, F.: Angewandte Physiologie 2. Organsysteme verstehen und beeinflussen. 2. Aufl. Thieme, Stuttgart 2005.

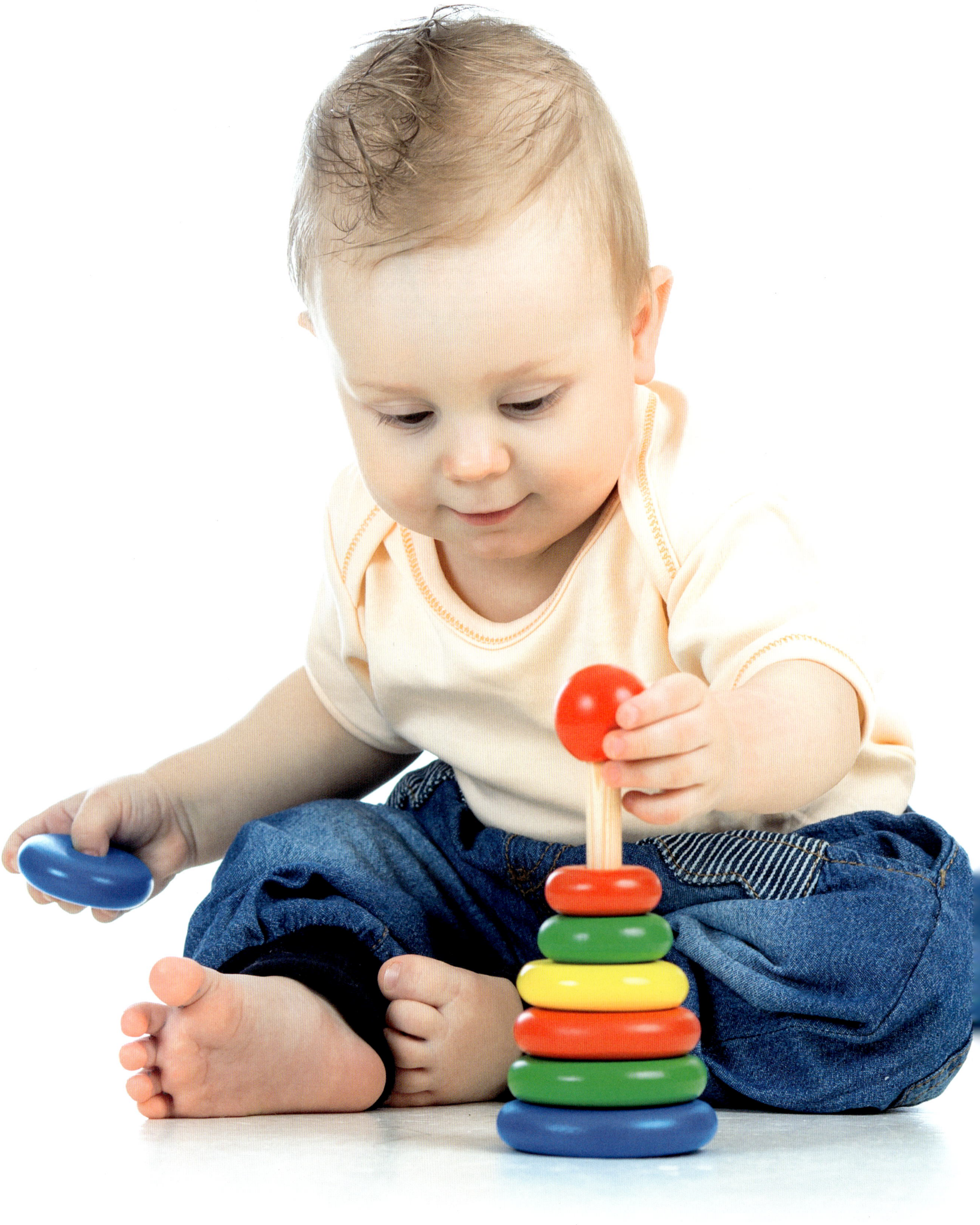

KAPITEL

22 Die sensomotorische Entwicklung des Kindes

LERNINHALTE

22.1 Prinzipien der kindlichen Entwicklung

- Kindliche Entwicklung wird sichtbar in Wachstum, Reifung und Differenzierung.
- Das Konvergenzprinzip beschreibt das Zusammenspiel der die Entwicklung beeinflussenden Faktoren Genetik, Umwelt und Eigenaktivität.
- Die körperliche Entwicklung und die Wahrnehmungsentwicklung beeinflussen sich gegenseitig. In dem Begriff „Sensomotorik" wird die untrennbare Funktionseinheit von Sinneswahrnehmung, Reizverarbeitung und motorischer Reaktionen deutlich.
- Prägung bezeichnet besonders schnelles und problemloses Lernen in sog. sensiblen Phasen der Entwicklung.
- Häufige Wiederholungen und Lob unterstützen Lernerfolge bei Kindern. Dieses Prinzip nennt man positive Verstärkung.
- Akzeleration beschreibt eine im Vergleich zu früheren Jahren durchschnittliche Wachstums- und Gewichtszunahme der Gesamtbevölkerung.

22.2 Körperliche Entwicklung

- Die zephalokaudale Progression beeinflusst die Körperproportionen des Säuglings: Kranial gelegene Körperteile reifen vor kaudalen Körperteilen.
- Durch die Messung des Kopfumfanges können Entwicklungsstörungen mit Hydrozephalus oder Mikrozephalie festgestellt werden.
- Die beim Säugling noch offenen Fontanellen ermöglichen die Passage des kindlichen Kopfes durch den Geburtskanal und können Folgeschäden bei Hirnverletzungen reduzieren.
- Das Hüftgelenk reift nach der Geburt insbesondere durch Bewegungen in Außenrotation, Flexion und Abduktion.
- Mit Reifung des ZNS werden die Aufrichtung gegen die Schwerkraft, eine aktive Haltung sowie differenzierte, harmonische und zielgerichtete Bewegungen möglich.

22.3 Wahrnehmungsentwicklung

- Taktiles, propriozeptives und vestibuläres Sinnessystem bilden die Basissinne.
- Sensorische, emotionale und motorische Aktionen entstehen durch die Informationsverarbeitung aus Basissinnen und höheren Sinnessystemen.
- Durch Aktivierung der Basissinne wird die Körperwahrnehmung stimuliert.
- Diskriminationsfähigkeit trägt zur Ausprägung der praktischen Intelligenz bei.
- Das Bewegungsverhalten von Kleinkindern und Kindern gilt als Paradebeispiel für gesunde Faszien

22.4 Reflexe und Reaktionen

- Neugeborene zeigen viele primäre Reflexe, die später durch die Reifung des Zentralnervensystems, d. h. durch die Aktivität höherer, reiferer Zentren, überlagert werden.
- Die Fechterstellung kennzeichnet die Entwicklung eines Säuglings im Alter von 6–8 Wochen.
- Treten primäre Reflexe außerhalb ihrer Waltezeiten auf, sind sie pathologisch.
- Schutzreflexe bleiben ein Leben lang bestehen.

22.5 Das Neugeborene

- Die Neugeborenenperiode umfasst die ersten 28 Tage nach der Geburt.
- Massenbewegungen kennzeichnen die Spontanmotorik des Neugeborenen.
- Mit dem APGAR-Schema werden die Vitalzeichen Atmung, Puls, Grundtonus der Muskulatur, Aussehen und Reflexerregbarkeit des Neugeborenen beurteilt.
- Sauerstoffmangel vor, während oder nach der Geburt ist das größte Gesundheitsrisiko für Neugeborene.

22.6 Das Frühgeborene

- Frühgeborene überleben bereits mit einem Geburtsgewicht von unter 500 g. Es bedarf großer Sorgfalt und speziell ausgebildeten Personals in Perinatalzentren, diesen kleinen Menschen einen guten Start in ihr Leben zu ermöglichen.
- Die Unreife ihrer Organe stellt bei Frühgeborenen einen erheblichen Risikofaktor dar.
- Zur Beurteilung der motorischen Entwicklung berechnet man ihr sog. korrigiertes Alter.
- Die Entwicklungschancen extrem früh geborener Kinder haben sich in den letzten Jahren deutlich verbessert. Ihre unreifen Bewegungsmuster, sog. General Movements, geben bereits sehr früh Hinweise auf zukünftige motorische Entwicklungsmöglichkeiten der Kinder (➤ Tab. 22.19). Aufwendige Videodokumentationen, genaue Beobachtung und präzise Auswertung der „General Movements" sind dazu notwendig.

22.7 Der Säugling

- Säugling nennt man ein Kind von der Geburt bis zum Ende des ersten Lebensjahres.
- Das Greifen prägt die Entwicklung der geistigen Fähigkeiten des „Begreifens", also der Perzeption und der praktischen Intelligenz.
- Im zweiten Trimenon entwickelt sich das dreidimensionale Sehen, der Säugling beginnt gezielt zu greifen.
- Gartenzwerg und schräger Sitz ermöglichen dem Säugling die Eroberung der Dreidimensionalität des Raumes, im Alter von ca. 7 Monaten.
- Die lineare Fortbewegung entwickelt das Kind im Alter von 8 Monaten.
- Im Alter von ca. 9 bis 12 Monaten richtet sich der Säugling über den aufgebrochenen Kniestand zum Stand auf.
- Zwischen dem 12. und 18. Monat macht das Kind die ersten freien Schritte.

22.8 Kleinkind – Schulkind – Jugendlicher

- Neben der explosionsartigen Entfaltung des Sprachvermögens spielt insbesondere die Bewegungsentwicklung eine zentrale Rolle im Kleinkindalter.
- Das Schulkind hat eine ausgereifte Kontrolle über alle grundlegenden Bewegungsmuster erworben. Mit ca. 8 Jahren sind die Bewegungen meist flüssig und koordiniert. Daher können die motorischen Grundeigenschaften Kraft, Schnelligkeit, Ausdauer, Flexibilität und Koordination durch Üben und Trainieren nun gesteigert werden.
- Jugendliche erleben in der Zeit der Adoleszenz heftige Stimmungsschwankungen sowie ausgeprägte körperliche, intellektuelle und emotionale Veränderungen.
- Stundenlanges Sitzen bei der Fahrt zur Schule, im Unterricht, bei den Hausaufgaben und in der Freizeit am PC führen zu Haltungsschwächen, Rückenschmerzen und Konzentrationsstörungen. Reduzierte Bewegungsangebote, fehlende soziale Kontakte und Verunsicherung durch die Corona-Pandemie verstärken die Haltungsprobleme, chronische Schmerzen und psychische Auffälligkeiten der Kinder und Jugendlichen in allen Altersgruppen.
- Adoleszenz ist der Zeitraum in dem aus Kindern Erwachsene werden. Die Jugendlichen durchlaufen dabei deutliche körperliche, intellektuelle und emotionale Veränderungen.

22.9 Die Entwicklung des Kindes beurteilen

- Der Befund, Grundlage jeder physiotherapeutischen Behandlung, beurteilt immer sowohl die quantitative als auch qualitative Bewegungsentwicklung des Kindes.

In diesem Kapitel wird aus dem Blickwinkel der Physiotherapie die Entwicklung des Kindes bis zum Ende des ersten Lebensjahres beschrieben. Neben einer ausführlichen Darstellung der motorischen Entwicklung wird auch auf die parallel verlaufende und oftmals eng miteinander verknüpfte Entfaltung von Sprache, Sozialverhalten und Wahrnehmung hingewiesen. Anschließend werden einige Aspekte der Entwicklung des Kleinkindes, des Schulkindes und des Jugendlichen genannt.

22.1 Prinzipien der kindlichen Entwicklung

DEFINITION

Entwicklung

Alle Vorgänge, die innerhalb eines definierten Zeitraumes durch Wachstum und Reifung zu struktureller und funktioneller Differenzierung führen. Verläuft individuell, abhängig von genetischen Vorgaben und Umwelteinflüssen. Beginnt für den einzelnen Menschen mit der Verschmelzung von Ei- und Samenzelle, führt über sein gesamtes Leben zu körperlicher und psychischer Veränderung und endet mit dem Tod.

In seinem ersten Lebensjahr erlebt das Kind rasante Entwicklungsschritte. Im Idealfall entwickelt es sich nach einem genetisch vorprogrammierten Reifungsprozess des Zentralnervensystems, das eine optimale motorische Entwicklung ermöglicht. Der individuelle Entwicklungsablauf zeigt jedoch einen Spielraum in zeitlicher und qualitativer Hinsicht. Während manche Kinder bereits mit 9 Monaten frei zu laufen beginnen, schaffen das andere Kinder gerade erst mit 18 Monaten. Auch die Frage, wie diese neuen Bewegungsmuster ausgeführt werden, zeigt die individuelle Ausprägung menschlicher Entwicklung.

Mit der Kindheit, der zumindest nach außen hin stürmischsten Lebensepoche, ist das Thema **Entwicklung** längst nicht abgeschlossen: Viele Anlagen und Fähigkeiten kommen erst in späteren Jahren zur Entfaltung, und tatsächlich entwickelt sich der Mensch bis zu seinem Tode in vielen Bereichen weiter (➤ Abb. 22.1).

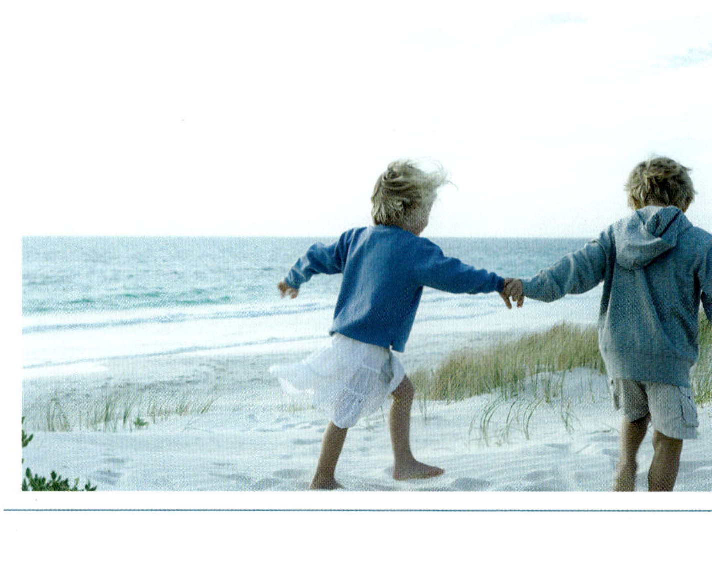

Abb. 22.1 Ein Sechstel unseres Lebens verbringen wir als Kinder. [J787]

22.1.1 Einflüsse auf die kindliche Entwicklung

Eine heute allgemein gültige Sichtweise der Entwicklung beschreibt das **Konvergenzprinzip.** Hier werden die genetischen Programme und die Umwelteinflüsse als Faktoren der Entwicklung berücksichtigt. Aber auch die Eigenaktivität bzw. Selbststeuerung und Erfahrung des Menschen erhält hier eine wesentliche Bedeutung. Entwicklung ist danach ein offenes System, das durch sich ständig gegenseitig beeinflussende Faktoren bestimmt und verändert wird. Auf dieser Grundlage arbeiten auch die Dynamische Systemtheorie und die Theo-

Tab. 22.1 Wachstum, Reifung, Differenzierung als Faktoren kindlicher Entwicklung.

Faktor	Bedeutung	Beispiel
Wachstum	Zellvermehrung (Hyperplasie), Größenzunahme (Hypertrophie)	Steigerung der Leistungsfähigkeit wird deutlich, wenn das Kind u. a. durch Größenzunahme Gegenstände von einem Tisch greifen kann.
Reifung	Veränderungsprozess der Organe und Organsysteme	Funktionelle Verbesserung am Beispiel der Mundmuskulatur, die anfangs nur für das Saugen zuständig ist, später auch die Funktionen Kauen und Sprechen koordiniert.
Differenzierung	Spezialisierung neuer Zellen, d. h. bessere Anpassung an vorherrschende Umweltbedingungen	Anfängliches Greifen mit der ganzen Hand differenziert sich immer weiter, bis das Kind mit Zeigefinger und Daumen Knöpfe greift und Schuhe öffnen oder Schleifen binden kann.

rie der Selektion neuronaler Gruppen. So wird kindliche Entwicklung sichtbar in **Wachstum, Reifung** und **Differenzierung** (➤ Tab. 22.1).

22.1.2 Entwicklungsbereiche

Kindliche Entwicklung findet in vielen unterschiedlichen **Entwicklungsbereichen** gleichzeitig statt (➤ Abb. 22.2). Diese Bereiche bedingen sich gegenseitig und bestimmen die Gesamtentwicklung des Kindes:

- Wahrnehmung
- Haltung und Bewegung
- Psychische Entwicklung
- Sprache
- Kognitive Entwicklung
- Sozialverhalten.

Die Bereiche verstärken oder hemmen sich zeitweise wechselseitig, z. B. können Schmerzen und Angst die Bewegungsmotivation hemmen, während Wohlbefinden und Vertrautheit zu Bewegungsfreude beitragen.

22.1.3 Entwicklungsverlauf

Auch wenn sich jedes Kind individuell entwickelt, gibt es einen gewissen Zeitrahmen, in dem es typische, altersentsprechende Fähigkeiten erwerben sollte. Diese begutachtet der Kinder- und Jugendarzt in Routineuntersuchungen (➤ Kap. 22.9), in denen der **Entwicklungsverlauf** des Kindes festgestellt wird (➤ Abb. 22.37).

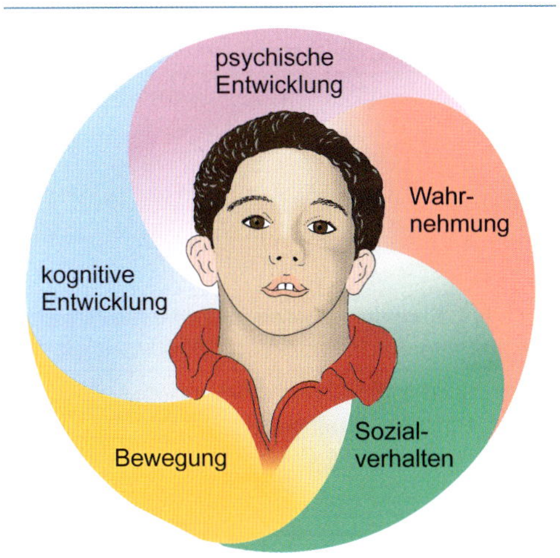

Abb. 22.2 Die Entwicklungsbereiche des Kindes.

Kinder entwickeln sich nicht in gleichmäßigen Intervallen, sondern eher in „schubweise" auftretenden Entwicklungsschritten, wobei zeitliche und qualitative Abläufe variieren. Insbesondere im ersten Lebensjahr können Eltern fast täglich Fortschritte bei ihrem Kind sehen, dann wiederum scheint die Entwicklung stillzustehen. In diesen Phasen verarbeitet das Kind bisher Erworbenes und wird auf neue Entwicklungsschritte vorbereitet. Während im ersten Lebensjahr besonders die motorische Entwicklung den Entwicklungsverlauf bestimmt, stehen im zweiten Lebensjahr die sprachliche und soziale Entwicklung im Vordergrund. (➤ Tab. 22.2).

Altersabschnitte von Kindern und Jugendlichen

Der Zeitraum von der Geburt bis zum Ende des körperlichen Wachstums wird in verschiedene **Altersabschnitte** unterteilt (➤ Tab. 22.2). Jeder Abschnitt setzt in der Entwicklung des Kindes eigene Schwerpunkte und ist von unterschiedlicher Dauer.

Entwicklungsstufen

Mit zunehmender Reife sind Kinder zu immer differenzierteren, höheren Leistungen in der Lage. Die **Entwicklungsstufen,** die ein Säugling im ersten Lebensjahr erreicht, bauen aufeinander auf und beeinflussen sich gegenseitig.

Dabei werden systematisch abwechselnd symmetrische und asymmetrische Haltungs- und Bewegungsmöglichkeiten erworben (➤ Abb. 22.3). Beherrscht das Kind beispielsweise den symmetrischen Ellenbogenstütz mit 3 Monaten, bietet dieser den Haltungshintergrund für die Gewichtsverlagerung zum einseitigen Ellenbogenstütz mit 4,5 Monaten.

PT-PRAXIS

Die Entwicklung zur Aufrichtung

Die Entwicklung zur **Aufrichtung** im ersten Lebensjahr erfolgt, stark vereinfacht beschrieben, durch die **Gewichtsverlagerung:**

- In der **Rückenlage** von kaudal nach kranial (Aufrichtung des Schultergürtels)
- In der **Bauchlage** von kranial nach kaudal (Stützaktivität des Schultergürtels, Gewichtsübernahme des Beckengürtels).

Das Kind zeigt aber nicht nur Neues, sondern übt Motorik verschiedener Schwierigkeitsstufen nebeneinander. So wird ein Kind im Alter von 12 Monaten, das gerade das freie Gehen gelernt hat, zwischendurch immer wieder auf sein bewährtes, inzwischen automatisiertes Bewegungsrepertoire des Krabbelns zurückgreifen. Da es neben den motorischen Fortschritten gleichzeitig kognitive und sprachliche Fähigkeiten erwirbt, ist es in der Lage, während des Krabbelns laut quietschend seine Freude zum Ausdruck zu bringen.

Entwicklungsrichtungen

Wesentliche **Entwicklungsrichtungen** werden bereits im embryonalen Stadium deutlich: zuerst bilden sich ganz zentral (proximal) der Kopf und die Wirbelsäule, dann sprießen aus den Arm- und Beinknospen die Extremitäten nach außen (distal). Diese Richtungen sind auch in der weiteren Entwicklung des Säuglings zu erkennen und bilden funktionelle Schwerpunkte der statomotorischen Entwicklung bis zum freien Lauf:

- Die Entwicklung von **kranial** nach **kaudal.** Der Handgreifreflex (➤ Tab. 22.6) erlischt vor dem Fußgreifreflex (➤ Kap. 22.4.2). Das Kind stützt zuerst auf den Händen, erst viel später auf den Füßen.
- Die Entwicklung von **proximal** nach **distal.** Die Stützaktivität z. B. der oberen Extremitäten erfolgt zuerst auf dem Ellenbogen und später auf den Händen.
- Die Entwicklung der Handmotorik erfolgt von **ulnar** nach **radial.** Zuerst greift das Kind mit der Kleinfingerseite, d. h. mit dem vierten und fünften Finger, zunehmend mit der ganzen Hand, bis es schließlich Daumen und Zeigefinger zum sog. **radialen Greifen** einsetzt.

Tab. 22.2 Die Altersabschnitte von Kindern und Jugendlichen.

Altersstufe	Zeitraum	Schwerpunkte der Entwicklung
Säuglingsalter	Das gesamte erste Lebensjahr	Entwicklung des aufrechten Ganges wird vorbereitet
Kleinkindalter	Zeitraum vom 2.–6. Lebensjahr	Selbstständigkeit; Verbesserung von Motorik, Koordination und Spracherwerb
Schulkindalter	Zeitraum vom 7. Lebensjahr bis zum Beginn der Pubertät	Ausprägung spezieller Bewegungsmuster; Erwerb allgemeiner Kenntnisse und sozialer Kompetenzen
Pubertät	Zeitraum vom Erscheinen der ersten sekundären Geschlechtsmerkmale bis zur körperlichen Geschlechtsreife	Veränderung körperlicher Parameter; Persönlichkeitsentwicklung
Adoleszenz	Zeitraum vom Eintritt der Geschlechtsreife bis zum Abschluss des Körperwachstums • Bei Mädchen im Alter von 16–18 Jahren • Bei Jungen von 18–20 Jahren	Ausbildung individueller Persönlichkeitsstrukturen; Entwicklung eigener Lebensziele

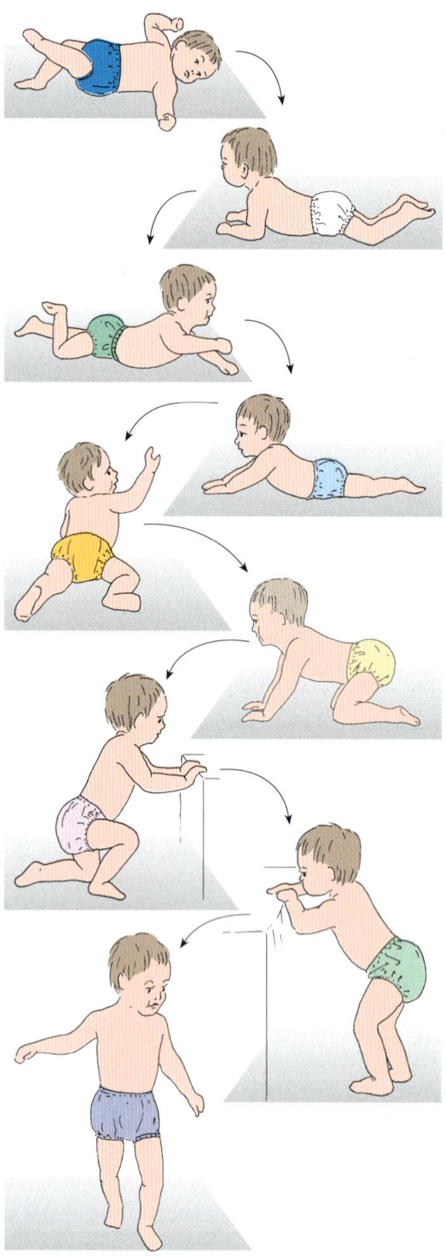

Abb. 22.3 In den Entwicklungsstufen des ersten Lebensjahres wird ein ständiger Wechsel zwischen symmetrischen und asymmetrischen Haltungs- und Bewegungsmöglichkeiten deutlich. Die symmetrische Haltung vermittelt überwiegend Stabilität. Wird diese gut beherrscht, dient sie funktionell als Haltungshintergrund (Sicherheit) für darauf aufbauende asymmetrische, dynamische Aktivitäten.

PT-PRAXIS

Störungen der Bewegungsentwicklung

In der Pädiatrie beschäftigen sich Physiotherapeuten überwiegend mit Kindern, die in ihrer Bewegungsentwicklung gestört sind. Oftmals sind diese Beeinträchtigungen nur sekundär motorisch bedingt, denn ihnen liegen primär Wahrnehmungsstörungen zugrunde. Die Ursachen für eine beeinträchtigte Wahrnehmung sind vielfältig. Auffällig ist, dass sie heutzutage vermehrt auftritt. Mangelnde Bewegungsangebote für Kinder können dabei oftmals eine wesentliche Rolle spielen. Die durch die Corona-Pandemie bedingten Schließungen von Kindergärten und Spielplätzen verstärken diese Situation dramatisch.

Entwicklungsgeschwindigkeit

Hinsichtlich ihrer **Entwicklungsgeschwindigkeit** sind Kinder sehr verschieden. Einige Kinder können bereits im Alter von 9 Monaten frei gehen, andere erst mit 12 oder 16 Monaten. Häufig kann man eine Differenz zwischen der motorischen und sprachlichen Entwicklung erkennen. Kinder, die motorisch sehr weit entwickelt sind, lautieren (erste Lautbildung) und sprechen oftmals etwas später, während Kinder, die sehr früh sprechen, für die motorische Entwicklung häufig vergleichsweise längere Zeit benötigen.

22.2 Körperliche Entwicklung

Die **körperliche Entwicklung** des Kindes ist zum einen genetisch festgelegt, z. B. durch das Geschlecht, zum anderen abhängig von vielen äußeren Entwicklungsfaktoren wie der Ernährung, dem sozialen Milieu und Krankheiten in der Familie oder des Kindes.

22.2.1 Körperproportionen

Die **Körperproportionen** verändern sich im Laufe der kindlichen Entwicklung. Durch das starke Wachstum der kranial (kopfwärts) gelegenen Körperteile in der Fetalperiode, der sog. **zephalokaudalen Progression,** hat das Neugeborene

- einen relativ großen Kopf; er umfasst ca. ¼ der Körperlänge,
- einen demgegenüber verhältnismäßig langen Rumpf und
- sehr kurze untere Extremitäten (➤ Abb. 22.4).

Die Extremitäten wachsen in den ersten Lebensjahren schneller als Kopf und Rumpf. Das Wachstum der Extremitäten und des Rumpfes in der Pubertät ist ungefähr gleich schnell. Die Körperproportionen verschieben sich im Laufe der kindlichen Entwicklung, da Größe und Gewicht einzelner Körperorgane unterschiedlich zunehmen. Man spricht vom allometrischen Wachstum.

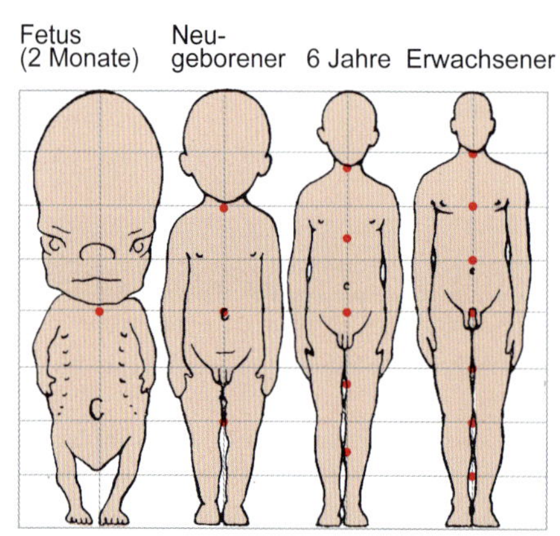

Abb. 22.4 Körperproportionen. Hier werden die kindlichen Proportionen im Vergleich zum Erwachsenen deutlich. Der Halbierungspunkt der Körperlänge liegt beim 2 Monate alten Fetus unterhalb des Kopfes, beim Neugeborenen dicht oberhalb des Nabels, beim Erwachsenen in Höhe der Symphyse.

Längenwachstum

Darstellung von Wachstum und Gewicht in Perzentilenkurven ➤ Abb. 22.41

Die Körpergröße eines Kindes ist zum einen von dem **Längenwachstum** abhängig, das konstant stattfindet, zum anderen von der Wachstumsgeschwindigkeit, die altersabhängig variiert. Intrauterin ist die Wachstumsgeschwindigkeit am größten, im ersten und zweiten Lebensjahr ist sie weiterhin erhöht, danach bleibt sie bis zum sog. **pubertären Wachstumsschub** konstant. Bei der Geburt beträgt die Körperlänge des Kindes im Durchschnitt ca. 50 cm, mit 4 Jahren sind die meisten Kinder doppelt so groß.

Mit Beginn der Pubertät bildet der Körper Geschlechtshormone. Dadurch wird die Produktion der Wachstumshormone nach und nach eingestellt. Die Phase bis zum Erreichen der Endgröße dauert bei Jungen länger als bei Mädchen, weil die Geschlechtshormone den Epiphysenschluss unterschiedlich beeinflussen. Auch danach finden im Körper Wachstumsvorgänge statt, denn das Knochengewebe unterliegt einem lebenslang andauernden Auf- und Abbau (➤ Kap. 4.5.6).

Bei sehr großen oder sehr kleinen Kindern kann durch eine Röntgenuntersuchung der Hand das sog. **Knochenalter** bestimmt werden (auch ➤ Abb. 4.51). Es beschreibt die durchschnittliche Skelettreifung gesunder Kinder bezogen auf ihr chronologisches Alter. Da zwischen Knochenalter, Längenalter und chronologischem Alter charakteristische Beziehungen bestehen, kann an den sog. **Knochenkernen** (Zahl, Größe und Ausformung) und dem Epiphysenschluss die Skelettreifung des einzelnen Kindes ermittelt werden. Schon im Alter von ca. 7–8 Jahren kann die **prospektive** (voraussichtliche) **Endlänge,** d. h. die zu erwartende Erwachsenengröße, berechnet werden. Mit Hilfe von Tabellen wird ermittelt, wie viel Prozent der zu erwartenden Erwachsenengröße das Kind zu diesem Zeitpunkt erreicht hat und welche Endgröße es voraussichtlich erreichen wird. Ergibt die Prognose eine übermäßige Endgröße, kann mit einer Hormontherapie das Ende des Wachstums vorzeitig eingeleitet werden.

KLINIK

Extremitätenfehlbildungen

Zu kurze Extremitäten sind bei Krankheitsbildern wie Trisomie 21 (➤ Kap. 3.8.5) und Achondroplasie (Störung der Knorpelbildung) zu finden. Zu lange Extremitäten treten z. B. beim Marfan-Syndrom (Spinnengliedrigkeit, Hochwuchs) auf.

KLINIK

Allgemeine Wachstums- und Gewichtszunahme

Unter **Akzeleration** ist eine im Vergleich zu früheren Jahren erhöhte durchschnittliche Wachstums- und Gewichtszunahme in der Gesamtbevölkerung zu verstehen: In zivilisierten Ländern sind Erwachsene heute durchschnittlich ca. 10 cm größer als zu Beginn des vorherigen Jahrhunderts. Die Ursache dafür ist unbekannt. Als mögliche Gründe für diese Entwicklung werden die Fortschritte der medizinischen Versorgung, die hochwertige Ernährung und Hygienebedingungen, die Durchmischung der Rassen und stärkere Lichteinwirkung auf den Menschen diskutiert.

Gewicht

Das **Geburtsgewicht** hängt von der Schwangerschaftsdauer und weiteren pränatalen Faktoren wie der Plazentafunktion, Krankheiten der Mutter oder des Feten ab. Das gesunde Neugeborene wiegt im Durchschnitt 3,0–3,5 kg. In den ersten Tagen nach der Geburt nimmt das Neugeborene (➤ Kap. 22.5.1) zunächst an Gewicht ab. Bis zum Alter von 5 Monaten verdoppelt sich das Geburtsgewicht, nach ca. einem Jahr erreicht es mit 10 kg und einer Körperlänge von ca. 75 cm das dreifache Körpergewicht, mit 2,5 Jahren das vierfache, mit 6 Jahren das sechsfache (ca. 20 kg) und mit 10 Jahren das zehnfache Körpergewicht. Eine krankhafte Gewichtsab- oder -zunahme des Säuglings wird neben dem Sichtbefund insbesondere an den Perzentilenkurven (➤ Abb. 22.41) festgestellt.

Körperoberfläche

Die **Körperoberfläche** eines Kindes (➤ Abb. 22.5) lässt sich aus dessen Körpergröße und seinem Gewicht mit Hilfe eines Nomogramms – ein Diagramm mit Daten zu Körpergröße und Gewicht – bestimmen. Die Werte sind bei der Dosierung von Medikamenten oder bei der Wärmeregulation des Neugeborenen zu berücksichtigen.

Neugeborene haben im Verhältnis zu ihrer Körpermasse eine relativ große Hautoberfläche und sind daher anfällig für Temperaturunterschiede. Dies gilt insbesondere für Frühgeborene: Ihr kleiner Körper verfügt nur über einen geringen Fettgewebeanteil. Diese unzureichende Isolierung lässt sie schnell auskühlen (➤ Abb. 22.18). Die Körperoberfläche eines Neugeborenen beträgt ca. 0,25 m^2, im Erwachsenenalter beträgt sie ca. 1,73 m^2.

22.2.2 Entwicklung des kindlichen Skeletts

Das **Skelett** entwickelt sich aus einer knorpeligen Skelettanlage des Embryos. Im Bereich der Diaphysen bilden sich beim Fetus die ersten sog. Knochenkerne (➤ Kap. 4.5.6).

Bei der Geburt sind die Diaphysen größtenteils verknöchert, während die Epiphysenfugen (Wachstumszonen) zu dieser Zeit noch keine Knochenkerne aufweisen. Sie bilden sich in den ersten Lebensjahren. Neben den Apophysen (sekundäre Epiphysen) und dem Gelenkknorpel sind die Epiphysenfugen die wichtigsten Orte, an denen Skelettwachstum stattfindet. Verletzungen im Bereich der Epiphysenfuge können zu Wachstumsstörungen führen (➤ Abb. 22.6).

KLINIK

Präventionsprogramme für jugendliche Athleten – Pädiatrische Sportmedizin

Für die Prävention von Verletzungen jugendlicher Sportler ist von besonderer Bedeutung, dass sie anatomische und physiologische Unterschiede im Vergleich zu erwachsenen Sportlern aufweisen. Treten Verletzungen während der Skelettentwicklung und insbesondere im Bereich der Wachstumsfugen auf, sind Operationen notwendig, können langfristige Wachstumsstörungen, Asymmetrien und Schmerzen die Folge sein und das Ende einer frühen sportlichen Karriere bedeuten. Präventionsprogramme, die jugendliche Athleten vor Verletzungen schützen sollen, werden seit einiger Zeit in den Sport integriert. Studien, die diese Programme untersucht haben, sind zu dem Ergebnis gekommen, dass sportartenspezifische Prävention von Jugendlichen im Leistungssport effektiver ausgerichtet sein sollte und insbesondere psychosoziale Faktoren, wie kognitives Wohlbefinden oder Ängste der Athleten mit berücksichtigt werden müssten, um die Wirksamkeit der Programme zur Verhinderung von Verletzungen bei jungen Sportlern zu verbessern.

KLINIK

Wachstumsphasen der Epiphysenfugen

An den Epiphysenfugen der Gelenke wechseln ca. alle sechs Monate sogenannte „Wachstumsphasen". Erfolgt beispielsweise eine Fraktur des Femurs (Oberschenkelknochens) in der „physiologischen Wachstumsphase", kommt es zu einer vermehrten Längenzunahme der verletzten Extremität. Ein Trauma während einer Ruhephase in einer Epiphyse bedeutet meist einen vorübergehenden Stillstand des Wachstums.

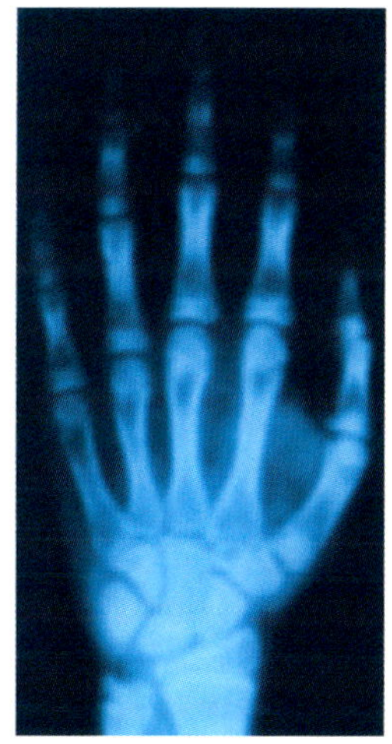

Abb. 22.6 Entwicklungsverzögerung bei einem 18-jährigen Jungen. Die Epiphysenfugen sind noch offen.

Tritt eine Fraktur jedoch während der Verschlussphase der Epiphysenfuge ein, erfolgt der Verschluss schneller als bei dem gesunden Bein, das Wachstum endet früher und es kommt zu einer Verkürzung der betroffenen Extremität.

Kopfumfang

Bei einem gesunden Neugeborenen wird der **Kopfumfang** (frontookzipitale Zirkumferenz) um Stirn und Hinterhaupt gemessen. Er beträgt ca. 34–36 cm. Das Kopfwachstum ist in den ersten Lebenswochen am größten. Der durchschnittliche Kopfumfang beträgt im Alter von 6 Monaten 43–44 cm, mit einem Jahr 46–48 cm, mit 5 Jahren 51–52 cm (➤ Abb. 22.7).

Fontanellen und Schädelnähte

Nach der Geburt sind die Schädelplatten noch nicht komplett geschlossen. Das Schädeldach weist **vier Fontanellen** (bindegewebig überbrückte Knochenlücken, ➤ Abb. 12.49) auf. Diese und die bindegewebigen Schädelnähte (Suturae), die zwischen den knöchernen Schädelplatten verlaufen, ermöglichen dem kindlichen Kopf die Passage durch den Geburtskanal, da die Schädelplatten zusammen- oder leicht übereinandergeschoben werden können. Die Verformung des Schädels unter der Ge-

Abb. 22.5 Die Körperoberfläche eines Neugeborenen beträgt etwa $1/7$ der Körperoberfläche eines Erwachsenen. Im Vergleich dazu beträgt die Relation des Körpergewichts etwa $1/27$. Daraus wird deutlich, dass der kindliche Organismus ein Vielfaches an Energie aufwenden muss, um seine Körpertemperatur aufrechtzuerhalten.

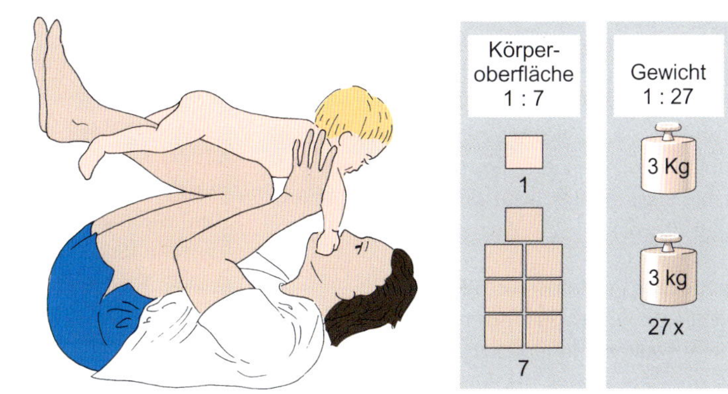

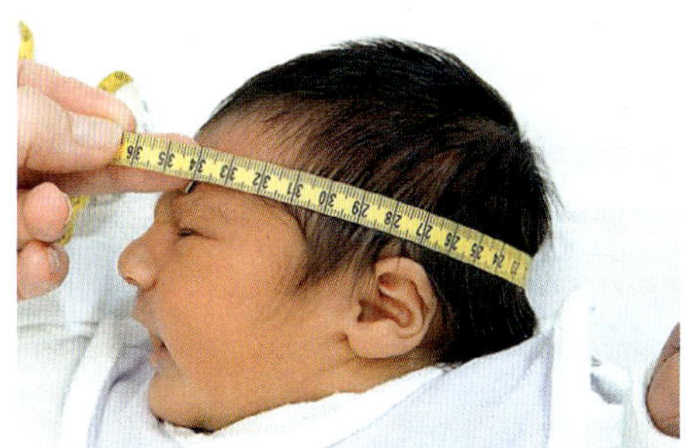

Abb. 22.7 Messung des Kopfumfangs bei einem Säugling. [K115]

burt ist harmlos und bildet sich schnell zurück. Die **hintere Fontanelle** (Fonticulus posterior) ist kleiner als die vordere (Fonticulus anterior). Sie schließt sich wenige Wochen nach der Geburt, zeitgleich mit den zwei kleinen seitlichen Fontanellen. Die **vordere Fontanelle** kann in den ersten Lebenswochen noch wachsen, spätestens ab dem 6. Monat verkleinert sie sich und wird erst im Alter von ca. 9 bis 18 Monaten geschlossen. Die Fontanellen und **Schädelnähte** (➤ Kap. 12.7.1) sind von der Geburt bis zum Ende des 6. Monats als Vertiefungen palpierbar. Auf dem Röntgenbild lassen sich Verknöcherungen der Schädelnähte erst im Alter der Adoleszenz erkennen.

KLINIK

Fontanellen und Schädelnähte bei raumfordernden Prozessen

Bei Unfällen, die mit raumfordernden Prozessen im Schädelinneren einhergehen, können die Fontanellen und die noch weichen Schädelnähte Folgeschäden verhindern. Da diese dem Gewebe Platz bieten, sich auszudehnen, wird das Gehirn nicht komprimiert, Hämatome und Folgen von Entzündungen können ausheilen, ohne die Strukturen zu schädigen.

KLINIK

Hydrozephalus und Mikrozephalie

Der **Kopfumfang,** der vom Kinderarzt in den regelmäßigen Untersuchungen, U1 bis U9, gemessen wird, gibt Hinweise auf Störungen der Gehirnentwicklung (➤ Kap. 22.7). Ein vermehrtes Kopfwachstum weist auf einen Hydrozephalus (gestörter Hirnwasserabfluss, ➤ Kap. 9.16.5), ein vermindertes Wachstum auf eine Mikrozephalie hin.

Gelenke

Kindliche Gelenke sind bei der Geburt und in den ersten Lebensjahren nicht wie beim Erwachsenen ausgebildet. Die das Gelenk bildenden Knochen – die Gelenkpartner – sind noch überwiegend durch knorpelige Gelenkstrukturen verbunden.

PT-PRAXIS

Gelenkfehlstellungen

Bei der physiotherapeutischen Behandlung von Säuglingen und Kleinkindern müssen neben den physiologisch unreifen auch die krankheitsbildspezifischen (pathologischen) Gelenkstellungen berücksichtigt werden. Krankheitsbilder mit typischen **Gelenkfehlstellungen** sind z.B. die chronische juvenile Arthritis (frühkindlicher Gelenkrheumatismus) und die Arthrogryposis (angeborene Gelenkfehlstellung).

Hüftgelenk

Angeborene Hüftdysplasie ➤ Kap. 14.2.1

Die anatomischen und funktionellen Bedingungen des **Hüftgelenks** sind grundsätzlich genetisch festgelegt. Schon in der knorpeligen Skelettanlage des Embryos kann in der Sagittal- und Horizontalebene eine Winkelstellung zwischen Schenkelhals und Femurschaft beobachtet werden.

Zug- und Druckkräfte der sich bildenden Muskulatur beeinflussen in der Embryonalphase die Formgebung des Hüftgelenks und wirken auf alle am Hüftgelenk beteiligten Strukturen, insbesondere auf die Wachstumsfuge.

Gleichmäßige Druckbelastung unterstützt ein gleichmäßiges Wachstum der Gelenkstrukturen. Der CCD-Winkel, der Antetorsionswinkel und der CE-Winkel (➤ Kap. 14.2.1) verändern sich in der anschließenden Fetalphase durch die Gelenkstellungen und Bewegungen der unteren Extremitäten. Sie werden überwiegend in Richtung Abduktion, Flexion und Außenrotation durchgeführt. Diese Bewegungsrichtungen sind auch nach der Geburt für die Reifung des Hüftgelenks relevant (➤ Kap. 14.2).

PT-PRAXIS

Aktivierung der Hüftgelenkmuskulatur

Mit Hilfe der Physiotherapie nach **Vojta** kann eine Aktivierung der das Hüftgelenk umgebenden Muskulatur erreicht werden, die zur Einstellung und Ausformung des Hüftgelenks beiträgt. Der Vorteil dieser Therapie besteht u.a. darin, dass eine funktionelle Muskelkoordination in isometrischer Form, d.h. ohne Bewegungen, aufgebaut wird. Sie kann daher auch bei gleichzeitiger Gips- oder Schienenbehandlung, z.B. bei einer Hüftdysplasie, durchgeführt werden.

Beine

Bis zum Schulalter entstehen beim Kind verschiedene altersspezifische physiologische Stellungen der **Beinachsen** (➤ Abb. 22.8). Beim Neugeborenen ist zunächst eine physiologische **Varusstellung** (O-Beinstellung) vorhanden. Im Alter von ca. 18 Monaten scheinen die Gelenkachsen vorübergehend in einer geraden Achse zu verlaufen. Die Achse erstreckt sich dann kurzzeitig durch die Mitte des Kniegelenkes. Später verschiebt sie sich zum äußeren Drittel des Kniegelenks; im Alter von 2–4 Jahren wird eine ausgeprägte **Valgusstellung** (X-Beinstellung) erreicht. In der Pubertät stabilisieren sich die Beinachsen in einer leichten Valgusstellung. Dann verläuft die Achse auf einer Geraden durch den Mittelpunkt von Hüft-, Knie- und oberem Sprunggelenk. Nach der Pubertät ist die Entwicklung der Beinachsen abgeschlossen.

Füße

Der **kindliche Knick-Senkfuß** ist physiologisch und entsteht besonders in der Phase der starken Valgusstellung im 3. Lebensjahr. Im Alter von ca. 6–7 Jahren, wenn das Fußgewölbe weitgehend ausgebildet ist und gleichzeitig die Beinachsen zunehmend durch den Mittelpunkt des Kniegelenks verlaufen, bildet sich auch der kindliche Knick-Senkfuß zurück.

Angeborene Fußfehlstellungen

Angeborene Fußfehlstellungen, wie der harmlose Sichelfuß oder der komplizierte, therapiepflichtige Klumpfuß (➤ Abb. 22.9), können bereits in den

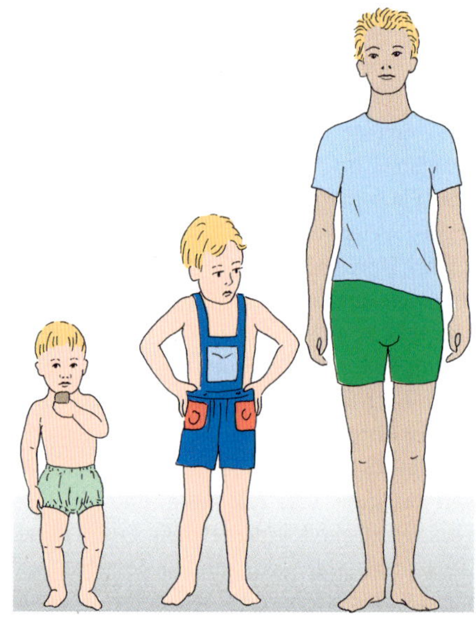

Abb. 22.8 Veränderung der Beinachsenstellung in der kindlichen Entwicklung.

ersten Tagen nach der Geburt physiotherapeutisch behandelt werden. Der **Sichelfuß** ist häufig „nur" Folge einer intrauterinen Fehlhaltung. Die Fehlstellung beim **Klumpfuß** hingegen ist oftmals bereits sofort nach der Geburt fixiert und im Gegensatz zum Sichelfuß neurologisch bedingt, d.h. vom Gehirn fehlgesteuert. Die physiotherapeutische Behandlung des Sichelfußes kann meist mit guten Erfolgen nach einigen Wochen abgesetzt werden. Beim Klumpfuß ist häufig ein operativer Eingriff mit anschließender Gipsbehandlung und intensiver physiotherapeutischer Nachbehandlung notwendig.

22.2.3 Organe und Organfunktionen

Thymusdrüse ➤ Kap. 6.4.5 und *Tonsillen* ➤ Kap. 17.2, ➤ Abb.6.14

Zähne

Der erste Durchbruch der **Zähne** erfolgt bei Kindern zumeist zwischen dem 6. und 12. Lebensmonat. Zuerst brechen die unteren oder oberen Schneidezähne durch, dann die Mahl- und Eckzähne. Unmittelbar vor dem Durchbruch ist das Zahnfleisch gerötet und geschwollen, die Kinder haben meist Schmerzen, sind unruhig und haben Fieber.

Das **Milchgebiss** besteht aus 20 Zähnen und ist mit ca. 3 Jahren vollständig vorhanden. Im Alter zwischen ca. 6–12 Jahren findet der Zahnwechsel vom Milchgebiss zum bleibenden Gebiss statt (➤ Kap. 18.2.2). Der einsetzende Zahnwechsel ist u.a. ein Kriterium für die Schulreife eines Kindes.

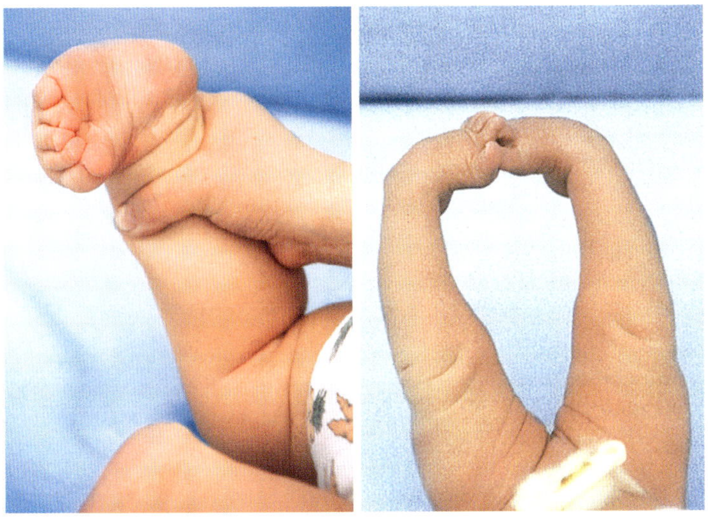

Abb. 22.9 Angeborene Fußfehlstellungen. [R237]
Links: Sichelfuß. Vermehrte Adduktion und Innenrotation des Vorfußes bei Varusstellung der Ferse. Verkürzung (Konkavität) des medialen Strahls, Überdehnung (Konvexität) des lateralen Strahls.
Rechts: Klumpfuß. Kontrakturen der Muskulatur fixieren den Fuß in einer Adduktions-, Supinations- und Flexionsfehlstellung. Der Kalkaneus ist in Varusstellung fixiert.

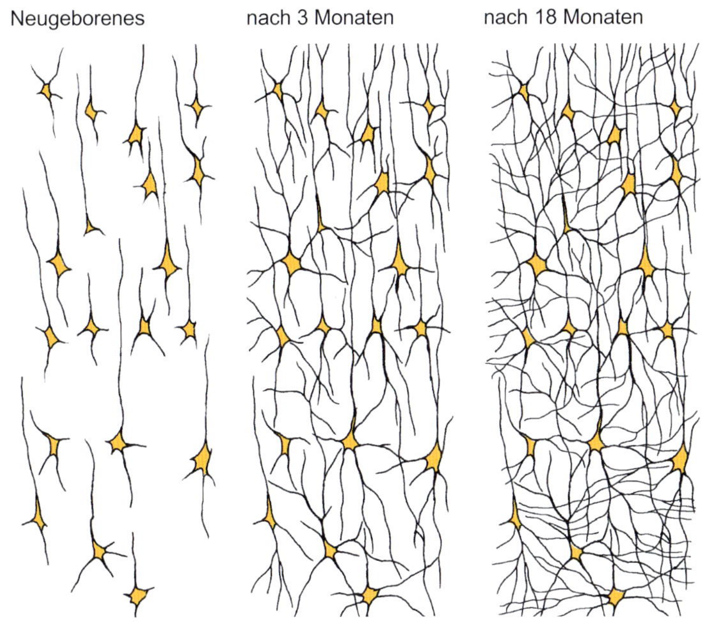

Abb. 22.10 Stadien der kindlichen Hirnreifung. Die Abbildung zeigt dasselbe Gebiet der menschlichen Hirnrinde in drei Entwicklungsstadien. Während beim Neugeborenen (links) die einzelnen Neurone weitgehend unverknüpft nebeneinander liegen, bilden sich mit zunehmendem Alter des Kindes (Mitte und rechts) unzählige Verbindungen zwischen den Nervenzellen aus. Die Zahl der Zellen nimmt nicht zu, die vermehrten Verbindungen der Nervenzellen untereinander erfolgen durch das Dendritenwachstum.

PT-PRAXIS

Der orofaziale Bereich in der Physiotherapie

Physiotherapeuten arbeiten auch mit Zahnärzten und Kieferorthopäden zusammen. Bei Krankheitsbildern mit Gebiss- oder Kieferanomalien treten meistens **Tonusveränderungen** der Muskulatur im orofazialen Bereich (Gesichts- und Mundbereich) auf. So kann durch die orofaziale Regulationstherapie beispielsweise bei einem Kind mit Trisomie 21 (➤ Kap. 3.8.5) der zu niedrige Muskeltonus (Hypotonus) im orofazialen Bereich regulierend erhöht werden, sodass die Kinder besser essen, trinken und sprechen können.

Atmung

Nach der Geburt erfolgt die eigenständige **Atmung** des Säuglings unmittelbar nach seinem ersten Schrei: Die Lungen füllen sich durch das Schreien mit Luft und der Surfactant (➤ Kap. 17.5.4) unterstützt die Entfaltung der Alveolen. Die Atemfrequenz ist nach der Geburt am höchsten, sie sinkt mit zunehmendem Alter ab. Bis zum 7. Lebensjahr überwiegt die abdominelle (in den Bauch gerichtete) Zwerchfellatmung. Danach überwiegt die Thoraxatmung (➤ Kap. 17.8.5).

Herz

Das kindliche **Herz** schlägt nach der Geburt mit ca. 140–160 Schlägen pro Minute. Die Herzfrequenz sinkt mit zunehmendem Alter. Der systolische Blutdruck hingegen steigt mit zunehmendem Alter (➤ Tab. 22.3).

Blut

Die **Blutbildung** (➤ Kap. 6.1.3) erfolgt beim Fetus vorwiegend in Leber und Milz, ab dem 3. Trimenon zunehmend auch im Knochenmark. Nach der Geburt erfolgt die Blutbildung nur noch im Knochenmark: bis zum Kleinkindalter überwiegend in den langen Röhrenknochen, bei älteren Kindern und Erwachsenen vor allem im Mark von Wirbeln, Brustbein, Becken, Schädelplatten und Schulterblättern.

Die Lymphozyten werden vorwiegend in den Lymphknoten, der Milz und – vor allem beim jungen Kind – im Thymus (➤ Kap. 6.4.5) gebildet. Der **Blutfarbstoff** (➤ Kap. 6.2.2) besteht beim Neugeborenen zu 70–80 % aus fetalem Hämoglobin (HbF), das innerhalb von 5–6 Monaten zum größten Teil durch Erwachsenenhämoglobin (HbA_1) ersetzt wird.

Nervensystem

Das **zentrale Nervensystem** (ZNS) bildet in der 7. Embryonalwoche synaptische Verbindungen zwischen Nervenzellen. Bereits in der 34. Schwangerschaftswoche sind alle Neurone (➤ Kap. 4.3) des menschlichen Gehirns angelegt. Nach dieser Zeit werden keine neuen Neurone mehr gebildet (➤ Abb. 22.10), so das Paradigma von Cajal. Mittlerweile jedoch ist erwiesen, dass sich Nervenzellen unter bestimmten Bedingungen doch noch teilen können (➤ Kap. 4.3). Das Nervensystem ist bei der Geburt aber noch nicht ausgereift. Die Großhirnwindungen sind wenig differenziert und es dominieren Stammhirnfunktionen. Da die Myelinisierung (Isolierung) des Gehirns, des Rückenmarks und der peripheren Nerven noch nicht abgeschlossen ist, überwiegen in der Motorik des Neugeborenen primäre Reflexe (Primitivreflexe, ➤ Kap. 22.4) und Massenbewegungen (➤ Kap. 22.5.4). Die Reflexe werden im Laufe des ersten Lebensjahres durch zunehmende Myelinisierung, Reifung der Basalganglien und Einschaltung der Großhirnrinde in höhere Zentren integriert. Auch die Leitungsgeschwindigkeit und die funktionelle Entwicklung werden so verbessert und die Bewegungen zunehmend differenzierter.

KLINIK

Programmierter Zelltod

In der Perinatalzeit sterben überflüssige Zellen, u. a. auch nicht benötigte Hirnzellen, ab. Dieser Vorgang wird als **Apoptose** (programmierter Zelltod) bezeichnet. Aufgrund des physiologischen Überangebots an Neuronen können bei einer frühkindlichen Schädigung des Gehirns solche „zusätzlichen" Gehirnzellen durch

Tab. 22.3 Herzfrequenz, systolischer Blutdruck und Atemfrequenz im Kindesalter.

Alter	Geburt	6 Monate	1 Jahr	3–4 Jahre	5–10 Jahre	10–15 Jahre	> 15 Jahre
Herzfrequenz in Schlägen/Minute	140	110	100	95	90	85	75–80
Systolischer Blutdruck in mmHg	60–80	90	90	100	100–110	110	110–120
Atemfrequenz in Atemzügen/Minute	40	30	28	25	24	20	16–18

Umstrukturierung von Dendriten und Synapsen Funktionen geschädigter Gehirnareale übernehmen. Man spricht in diesem Zusammenhang auch von der **Plastizität** des Gehirns, die in den ersten Lebensjahren am stärksten ausgeprägt ist und für die Rehabilitation im frühkindlichen Alter eine besondere Chance darstellt.

22

MERKE

Massenbewegungen

Mit **Massenbewegungen** (engl.: mass movements, holokinetische Phase nach Vojta) sind die unkoordinierten, ungezielten, gleichzeitigen Bewegungen von Kopf, Rumpf und Extremitäten des Neugeborenen gemeint. Die entsprechende Entwicklungsphase ist durch die Moro-Reaktion und die Fechterstellung gekennzeichnet (➢ Kap. 22.5.4; ➢ Tab. 22.6).
In dem Maße, wie das Gehirn reift, also das zentrale Nervengewebe verschaltet und myelinisiert wird, prägen sich funktionelle Entwicklungsschritte aus: Aus primären Reflexen und Reaktionen entwickeln sich sensorische Funktionen wie Fixieren, Verfolgen oder Richtungshören und motorische Funktionen wie Greifen, Stehen und Gehen. Zudem werden soziale Funktionen – d. h. die Auseinandersetzung mit der Umwelt (z. B. soziales Lächeln oder „Fremdeln") – möglich.

Nieren und Genitalien

Die **Nieren** sind erst im Alter von 1–2 Jahren voll ausgreift. Eine uneingeschränkte Nierenfunktion ist vor allem für die Dosierung von Medikamenten wichtig, da diese überwiegend über die Nieren ausgeschieden werden.

Die **inneren Genitalien** wachsen während der Kindheit sehr langsam und nehmen erst während der Pubertät um 90 % an Größe zu. Die Testes (Hoden) sollten sich nach der Geburt im Skrotum (Hodensack) befinden (➢ Kap. 22.5.3, Descensus testis, ➢ Kap. 20.10.2, ➢ Abb. 20.21).

22.3 Wahrnehmungsentwicklung

Die Entwicklung der kindlichen Bewegung ist ohne eine entsprechende Ausprägung der **Wahrnehmung** und den damit verbundenen Vorgängen nicht denkbar.

DEFINITION

Wahrnehmung

Prozess, bei dem Reize aus dem eigenen Körper oder der Umwelt von Sinnesorganen aufgenommen werden (➢ Kap. 10.2). Diese Informationen werden in bioelektrische Signale umgewandelt und zum Gehirn weitergeleitet (➢ Kap. 9.8.5). In speziellen Gehirnbereichen werden die Signale gefiltert, verarbeitet und koordiniert. Daneben werden die Sinneseindrücke im Gehirn bewertet, indem sie mit individuellen Erfahrungen verbunden werden (subjektive Sinneswahrnehmung). Nach der Aufnahme und Verarbeitung von Sinneseindrücken erfolgen dem Reiz angepasste sensorische, emotionale oder motorische Reaktionen. Diese bewirken erneute Sinneswahrnehmungen.

22.3.1 Sinnessysteme

Sinnesorgane ➢ Kap. 10.2

Alle **Sinnessysteme** (Sinnesorgane und ihre Funktionen) werden bereits intrauterin gebildet und beeinflussen den Fetus schon in seiner intrauterinen Entwicklung. Die Sinnessysteme werden eingeteilt in die Basissinne, welche die Grundlage der gesamten Wahrnehmung bilden, und die höheren Sinnessysteme, die den Kontakt mit der Umwelt herstellen. Einen Überblick über die Sinnessysteme bietet ➢ Tab. 22.4.

KLINIK

Schwerhörigkeit – Therapiestart vor dem 2. Lebensjahr

Für die Entwicklung des Hörvermögens und der Sprache im frühen Kindesalter ist von Anfang an eine akustische Stimulation entscheidend. Kinder mit angeborener oder frühkindlich erworbener Schwerhörigkeit sollten so früh wie möglich, deutlich vor dem zweiten Lebensjahr, zusätzlich zum gesetzlich vorgeschriebenen Screening diagnostiziert und adäquat therapiert werden. Die Wirkung elektronischer Hörhilfen und auch das Erlernen des Sprechens verschlechtern sich signifikant bei fehlender Therapie bis zum zweiten Lebensjahr.

22.3.2 Basissinne

DEFINITION

Basissinne

Taktile, propriozeptive und vestibuläre Sinnessysteme bilden die Basissinne. Die Koordination dieser Sinnessysteme führt zur Grundordnung des zentralen Nervensystems. Sie sind die Bausteine der emotionalen Stabilität. Die Einführung dieser Begriffe geht auf die amerikanische Psychologin und Ergotherapeutin Jean Ayres zurück (1973). Die Zusammenarbeit von vestibulärer, taktiler und propriozeptiver Sinneswahrnehmung (➢ Kap. 9.15.1) ermöglicht die ganzheitliche Körperwahrnehmung. Die Koordination beider Körperhälften, Bewegungsplanung, konstante Aufmerksamkeit und emotionale Stabilität werden dadurch erst möglich.

Kinder benötigen in ihrer Entwicklung immer die Informationen mehrerer Sinnessysteme gleichzeitig. Um Drehen, Krabbeln und Laufen zu lernen, benötigen sie taktile, propriozeptive und vestibuläre Sinneseindrücke. So registrieren sie, ob die Unterstützungsfläche eben, schräg, glatt oder hügelig ist. Nur so ist eine Anpassung an einen unebenen, wechselnden Untergrund – die Umwelt – möglich.

Da die sog. **Basissinne** für die motorische Entwicklung und insbesondere in der Therapie bewegungs- und wahrnehmungsgestörter Kinder eine erhebliche Rolle spielen, werden diese drei Sinnesbereiche im Folgenden kurz beschrieben. Die Sinnessysteme müssen jedoch immer als Gesamtsystem betrachtet werden.

KLINIK

Sensorische Integrationsstörungen

Wahrnehmungsstörungen bei Kindern sind nur selten organisch bedingt. Meistens liegt ihnen eine fehlerhafte Verarbeitung der aufgenommenen Reize zugrunde. Daher spricht man häufig von **sensorischen Integrationsstörungen.** Wahrnehmungsstörungen äußern sich meistens in einer Über- oder Unterempfindlichkeit gegenüber bestimmten Reizen (Hyper-, Hyposensibilität).

22.3.3 Taktiles System

Die Sinnesorgane des **taktilen Systems** befinden sich überwiegend in der Haut. Freie Nervenendigungen in der Haut erfassen Berührungen (mechanische Reize) oder Temperaturreize (➢ Kap. 10.2.2).

Bedeutung für die Entwicklung des Kindes

Das taktile System ist das erste Wahrnehmungssystem, das sich intrauterin entwickelt und funktionstüchtig ist (➢ Tab. 22.4). Taktile Sinnesreize vermitteln Vertrauen, Geborgenheit und Sicherheit. Da sie so früh ausgebildet sind, unterstützen sie ganz erheblich den Aufbau der Mutter-Kind-Bindung.

Das taktile System vermittelt Tastinformationen – Berührungsreize werden lokalisierbar – und ermöglicht die Unterscheidung von Hautreizen (Diskriminationsfähigkeit): Kinder lernen die Beschaffenheit von Oberflächen (z. B. rau, glatt) und Formen (z. B. rund, eckig, oval) kennen und können gegensätzliche Hautreize (rau – glatt, kalt – warm) einordnen. Kinder reiben, streichen, geben, schlagen, formen z. B. mit ihren Händen oder Fingern. Auf diese Weise lernen sie die Bedeutung von Materialien kennen.

Schmerz wird ebenfalls über taktile Wahrnehmung registriert. Schmerzrezeptoren werden intrauterin gebildet, bleiben nach der Geburt aber noch unspezifisch, d. h., der Säugling schreit als Reaktion auf Schmerz, kann ihn aber nicht lokalisieren. Die Schmerzzuordnung, d. h. die Lokalisation der Schmerzen, ist Kindern erst ab dem 2./3. Lebensjahr möglich.

Störungen der taktilen Reizaufnahme und -verarbeitung

Kinder mit taktiler **Hypersensibilität** werden von einströmenden Reizen überflutet. Die Berührung durch Menschen oder Materialien verursacht ihnen unangenehme Empfindungen. Sie reagieren bereits als Säuglinge überempfindlich auf Hautreize wie Waschen, Abtrocknen, Schmusen. Auch die Nahrungsaufnahme ist für sie und ihre Eltern oftmals keine lustvolle, sondern eine „frustvolle" Erfahrung.

PT-PRAXIS

Hyposensibilität und Hypersensibilität im orofazialen Bereich

Langzeitbeatmete Frühgeborene entwickeln häufig Störungen der oralen Nahrungsaufnahme und des Sprechenlernens. Durch den Tubus (Beatmungsschlauch) entsteht im hinteren Rachenbereich eine Hyposensibilität (verminderte Empfindung), fehlende Stimulation (Sauger, Nahrung) bewirkt im vorderen Mundbereich

Tab. 22.4 Sinnessysteme, ihre Funktionen und ihre intrauterine Entwicklung. [Zeichnungen: L231]

Sinnesrezeptoren	Aufgaben/Funktionen	Intrauterine Reifung
Basissinn-System		
Taktiles System		
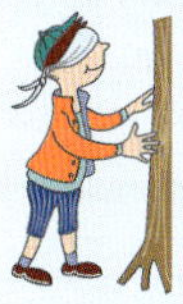 • Mechanorezeptoren • Berührungsrezeptoren • Temperaturrezeptoren in der Haut (Hand/Mund)	• Tastsinn/Hautsinn • Oberflächensensibilität, größtes und wichtigstes sensorisches Organ • Erstes funktionsbereites Organ • Berührung, Druck, Schmerz • Thermoregulation • Erkennen von Formen: rund, eckig, oval • Qualitäten/Gegensätze: rau – glatt, warm – kalt, nass – trocken	• 7. Woche: Mundregion empfindlich, anschließend auf den gesamten Körper ausbreitend • 3.–4. Monat: Reiz und Schmerzempfindung • 6. Monat: Vibrationen, Druckschmerz, Temperatur von der Hand empfunden
Propriozeptives System		
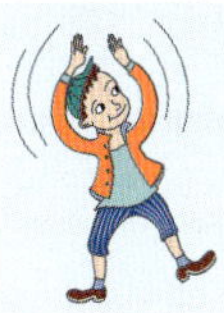 • Propriozeptoren in den – Sehnen – Knochen – Muskeln	• Eigenwahrnehmung des Körpers • Tiefensensibilität und Bewegungsempfinden • Reagiert auf: Druck, Zug, Gewicht, Vibrationen • Informationen über Gelenkstellungen • Dosierte Bewegungssteuerung bei Handlungsabläufen • Raum-Lage-Beziehungen	• Entwickelt sich mit dem vestibulären System • Intrauterine Bewegungserfahrungen durch – Eigenbewegungen – Bewegungen der Mutter
Vestibuläres System		
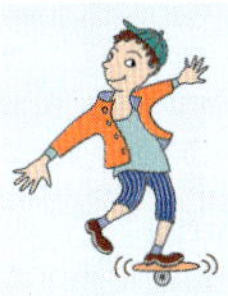 • Mechanorezeptoren im Gleichgewichtsorgan des Innenohrs • Labyrinth und Bogengänge	• Gleichgewichtssinn • Kinästhetischer Sinn (Bewegungsempfindung) • Auseinandersetzung mit der Schwerkraft • Lage und Orientierung im Raum • Drehbewegungen • Orientierung von Richtung und Geschwindigkeit • Bewegungskontrolle	• 2.–3. Monat: Labyrinth angelegt • 3.–6. Monat: Ausreifung
Höhere Sinne		
Auditives System		
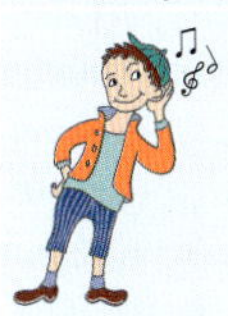 • Mechanorezeptoren im Gleichgewichtsorgan des Innenohrs • Labyrinth und Bogengänge	• Gehörsinn • Reagiert auf Schallwellen • Unterscheiden, Erkennen und Orten von Geräuschen • Differenzierung von Klängen und Tönen: laut, leise, hoch, tief • Schutzfunktion • Umweltorientierung • Ermöglicht soziale Integration	• 2.–3. Monat: Gehörgangschnecke (knöchernes Innenohr – Schnecke oder Cochlea) angelegt • 3.–4. Monat: Differenzierung • 7. Monat: alle Strukturen reif, Reaktion auf äußere Schallreize
Visuelles System		
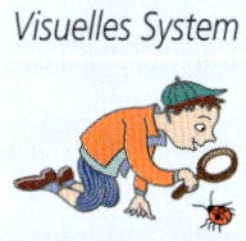 • Fotorezeptoren (Stäbchen, Zapfen) im Auge	• Optischer Sinn • Reagiert auf Lichtwellen • Wahrnehmung und Erkennen von – Personen, Gegenständen an der äußeren Gestalt – Farben, Formen, Größen – Hell, Dunkel, Schatten, • Umwelterfassung • Kontaktaufnahme	• 31. Tag–12. Woche: Anlage und Ausbildung der Augen als Organe • 5. Monat: Sehstäbchen differenziert • 6. Monat: Augenlider öffnen sich, Hell-/Dunkel-Unterscheidung möglich • 9. Monat: Reaktion auf Lichtreize
Olfaktorisches System		
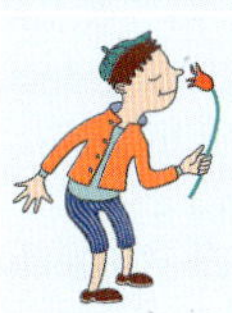 • Riechzellen in der Nase und • Nasenhöhle	• Geruchssinn • Aufnahme und Erkennen von Gerüchen: blumig, scharf, verbrannt, faulig	• 2. Monat: Riechepithel differenziert • 6.–9. Monat: Ausreifung
Gustatorisches System		
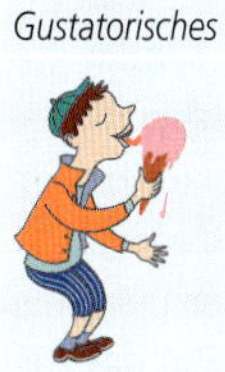 • Geschmacksknospen, Mechano-, Chemorezeptoren der Zunge	• Geschmackssinn • Geschmacksintensität der Nahrung erkennen: süß, salzig, sauer, bitter	• 2. Monat: angelegt, beginnt auszureifen • 4. Monat: ausgereift • 8. Monat: Reaktion auf Geschmacksveränderung im Fruchtwasser (Missempfindung)

eine Hypersensibilität (Überempfindlichkeit). Physiotherapie, z. B. die „Orofaziale Regulations-Therapie" nach dem Rehabilitationsarzt Rodolfo Castillio-Morales, kann die Folgen dieser Störungen reduzieren.

Bei taktiler Hyposensibilität ist dagegen das Schmerzempfinden der Kinder stark herabgesetzt, sodass Verletzungen häufig gar nicht wahrgenommen werden. Die Kinder können notwendige Schutzfunktionen nicht entwickeln. Ihre „taktile Abwehr" ist gestört.

22.3.4 Propriozeptives System

Das **propriozeptive System** ist zuständig für das Empfinden der Stellung der Körperteile zueinander, ohne dass eine optische Kontrolle stattfindet. Dieses wird auch als kinästhetische Wahrnehmung bezeichnet. Es entwickelt sich gleichzeitig mit dem vestibulären System. Beide Systeme arbeiten eng zusammen. Die Sinnesorgane für die propriozeptive Wahrnehmung sind Nervenzellen, die in Muskeln, Sehnen, Bändern, Gelenkkapseln und Knochen liegen (➤ Kap. 9.15.1).

Bedeutung für die Entwicklung des Kindes

Bereits der Fetus kann im Uterus Begrenzung, Druck und Widerstand wahrnehmen. Dies erfährt er durch Eigenbewegungen, aber auch durch Bewegungen der Mutter. Sie vermitteln ihm Sicherheit,

Halt und Geborgenheit. Der stärkste propriozeptive Reiz erfolgt bei der Geburt: Das Kind erhält durch die Enge des Geburtskanals einen erheblichen Reiz für die Entwicklung der Tiefensensibilität.

Propriozeptive Reize vermitteln Informationen über die Stellung der Gelenke sowie die Lageveränderung von Körperteilen zueinander und die Lageveränderung des Körpers im Raum. Diese Informationen sind notwendig, um ein gutes **Körperschema** (➤ Kasten) auszubilden.

Störungen in der Aufnahme und Verarbeitung propriozeptiver Reize

Störungen in der propriozeptiven Wahrnehmung zeigen sich in der Koordination von Bewegungen. Unzureichende Informationen der propriozeptiven Sinnesorgane erschweren die Bewegungsplanung und verhindern die Automatisierung von Bewegungen. So kann eine koordinierte Bewegungsausführung nicht stattfinden, wenn die Stabilisation des Rumpfes – als Voraussetzung für isolierte Bewegungen – gestört ist. Kinder mit Störungen der propriozeptiven Wahrnehmung haben in der Schule oftmals große Schwierigkeiten, da sie beim Schreiben von Buchstaben und Zahlen über die Bewegungen erst nachdenken müssen und dafür im Vergleich zu nicht betroffenen Kindern sehr viel mehr Zeit benötigen.

Kinder mit einer Hyposensibilität im propriozeptiven System neigen dazu, Bewegungen schnell und flüchtig auszuführen. Die Stellung der Gelenke und die Muskelspannung werden nur unzureichend oder gar nicht registriert. Die Kinder haben Probleme, ihren Körper kennenzulernen und ihn im Raum auszurichten.

Sowohl die Hypotonie (zu niedriger Muskeltonus) als auch die Hypertonie (zu hoher Muskeltonus) wirken sich negativ auf die Bewegungsentwicklung aus. In beiden Fällen tritt eine Bewegungsarmut auf. Bei der Hypotonie empfinden die Kinder Bewegungen als sehr anstrengend, da durch die herabgesetzte Grundspannung die Muskulatur als schwach und kraftlos empfunden wird. Bei hypertoner Grundspannung sind die Bewegungen erschwert, weil der hohe Muskeltonus jeder Bewegung einen Widerstand entgegensetzt, der erst überwunden werden muss.

KLINIK

Körperschema

Das **Körperschema** vergleicht Jean Ayres mit Landkarten des Körpers, die im Gehirn gespeichert sind. Es enthält Informationen über jeden Abschnitt des Körpers und dessen Bewegungsmöglichkeiten. Es bildet sich, indem das Gehirn Empfindungen aller Sinnesorgane aus Alltagsbewegungen und der Erdanziehungskraft sortiert und speichert.

PT-PRAXIS

Sensorische Integrationstherapie

Die **sensorische Integrationstherapie** ist eine Bewegungstherapie, die von Jean Ayres auf den Grundlagen der sensomotorischen Entwicklung nach J. Piaget entwickelt wurde. Die Therapie hilft Kindern, Sinneseindrücke wahrzunehmen, sie in ihre Entwicklung zu integrieren und auf diese Reize zu reagieren. Es erfolgt eine Stimulation der Körperwahrnehmung durch die Aktivierung der Basissinne. Die Stimulation der Wahrnehmungsverarbeitung auf niedriger Ebene (Hirnstammniveau) soll die kortikale Verarbeitung, d. h. die bewusste Wahrnehmung, verbessern und damit zu einem Aufbau des Körperschemas beitragen.

22.3.5 Vestibuläres System

Das vestibuläre System vermittelt dem Kind die Erfahrung der Einwirkung der Schwerkraft auf den Körper. Es ist zuständig für die Entwicklung und Erhaltung des Gleichgewichts. Die Rezeptoren des vestibulären Systems befinden sich ebenso wie die des akustischen Systems im Innenohr (➤ Kap. 10.2.5).

Bedeutung für die Entwicklung des Kindes

Vestibuläre Informationen ermöglichen dem Kind, eigene Körperbewegungen von den Bewegungen des Raums zu unterscheiden – der Raum dreht sich um mich oder ich drehe mich im Raum. Insbesondere Drehbewegungen um die Körperachsen, z. B. das Schaukeln, stimulieren die Entwicklung des vestibulären Systems. Es ist eng mit dem optischen Sinnessystem verbunden; so wird die Fähigkeit, in bestimmten Positionen plötzlich zu verharren, zu 80 % vom optischen System gesteuert. Umgekehrt erhält das vestibuläre System durch die optische Orientierung Anhaltspunkte, wie sie beispielsweise zur Einschätzung von Entfernungen benötigt werden.

Die gleichzeitige Verarbeitung von Informationen aus der vestibulären und propriozeptiven Wahrnehmung ermöglicht es, einen Gegenstand mit den Augen zu fixieren und zu verfolgen oder z. B. den eigenen Körper auf einer labilen Unterlage möglichst stabil zu halten (balancieren).

Störungen in der Reizaufnahme und -verarbeitung des vestibulären Systems

Kinder mit **Überempfindlichkeitsstörungen** auf vestibuläre Reize haben oft Angst vor neuen Bewegungen oder Bewegungsveränderungen. Bei plötzlichen Bewegungsimpulsen von außen verlieren sie jede Orientierung und reagieren panisch oder mit Weinen. Sie erleben dabei chaotische Körper- und Raumwahrnehmungen. Daher mögen Kinder von Müttern, die aufgrund einer Risikoschwangerschaft lange ruhig liegen mussten, häufig kein Schaukeln und sind auf dem Arm der Mutter nur zufrieden, wenn sie ganz ruhig liegen dürfen (➤ Kap. 22.5). Kinder mit diesem Störungstyp haben oft Schwierigkeiten, wenn sie gleichzeitig mit beiden Händen aktiv sind, z. B. beim „Trommeln".

Bei **Unterempfindlichkeitsstörungen** des vestibulären Systems erhalten die Kinder zu wenig Informationen über ihre Körperstellung. Sie suchen sich ständig starke vestibuläre Reize, sind oft waghalsig, ermüden durch ihre ständige Aktivität schnell und wirken dadurch ungeschickt. Kinder mit Wahrnehmungsstörungen des vestibulären Systems haben Schwierigkeiten, sich im Raum zu orientieren. Orientierungslosigkeit, Unsicherheit und Angst können auch emotionale Störungen auslösen.

KLINIK

Kinder sind überfordert

Kinder mit Störungen der Reizverarbeitung der vestibulären und propriozeptiven Wahrnehmung sind in der Schule oft **überfordert.** Wenn sie Buchstabenreihen folgen und zwischen Tafel, Lehrer und Schulheft hin und her schauen müssen, stützen sie daher oft den Kopf in die Hände, legen ihn auf den Armen ab und wirken dabei desinteressiert. Die Hygienemaßnahmen während der Corona-Pandemie, insbesondere das Sprechen durch die Masken, erschweren den Kindern das Sprachverständnis und fordern zusätzliche Konzentrationsfähigkeit.

22.3.6 Faszien – „Der sechste Sinn"

Dr. Robert Schleip, Faszienforscher, beschreibt es so: *„Faszien sind unser reichhaltigstes Sinnesorgan: Faszien sind stark innerviert und haben überall ihre ‚Fühler' drin, vergleichbar mit dem Wurzelgeflecht eines Baumes. Deshalb betrachtet man das körperweite Fasziennetzwerk, zusammen mit der Haut, mittlerweile als unseren sogenannten sechsten Sinn. Es bildet somit unser reichstes Sinnesorgan, das noch reichhaltiger als der Sehsinn ist. Aufgrund ihrer weiten Verzweigungen im Körper spielen Faszien eine entscheidende Rolle für das Nervensystem, sowohl für das somatische als auch für das autonome."*

Kleinkinder und Kinder sind, seiner Aussage nach, in dreifacher Hinsicht ein Paradebeispiel für gesunde Faszien: Erstens bewegen Kinder sich „artgerecht", das heißt sie nutzen ihr gesamtes physiologisch mögliches Bewegungsrepertoire: Sie sitzen im Schneidersitz (Hüftaußenrotation, Abduktion, Flexion), strecken sich hangelnd am Klettergerüst, bleiben beim Hantieren mit Spielsachen in der tiefen Hocke auf ihren Fersen oder dem Fußrücken und legen sich aus dieser Position nach vorne ab, um zu schlafen. Zweitens: Beim Hüpfen, Trampolinspringen und Seilspringen trainieren Kinder ihre Faszien. Hüpfen unterstützt die wellenartige Struktur der Kollagenfasern, denn diese speichern die Bewegungsenergie (wie bei einer Bettfeder). Zudem unterstützt es eine „scherengitterartige Ausrichtung der Faszien", die für die Elastizität der Faszien sorgt. Drittens: Kinder tanzen oftmals ganz spontan und mit viel Freude, die sinnliche Körperwahrnehmung zum Ausdruck bringt.

Voraussetzung für gesunde Faszien ist regelmäßige, angepasste und insbesondere abwechslungsreiche Bewegung: Faszien werden durch zu wenig Bewegung oder Schonhaltungen spröde und verfilzen, aber auch durch Überbelastung im Sport oder Stress sind Entzündungen und Verklebungen der Faszien möglich (➤ Kap. 4.5.4).

22.4 Reflexe und Reaktionen

Physiologie des Reflexes ➤ Kap. 9.15

Frühkindliche Reflexe werden größtenteils auf der Hirnstammebene verschaltet (➤ Kap. 9.11). Ihre Aktivität ist ein Zeichen für die Unreife des zentralen Nervensystems. Die meisten dieser Reflexe stellen ihre Aktivität ein, sobald ein übergeordnetes Zentrum heranreift und die Verschaltung übernimmt.

Reflexe bestimmen in großem Maße die motorischen Fähigkeiten des Neugeborenen. Früher nannte man Neugeborene **„Reflexwesen"**. Man nahm an, dass sie ausschließlich von Reflexen „gesteuert" seien. Heute geht man davon aus, dass Neugeborene bereits auf Reize aus der Umwelt in Form **komplexer Bewegungsmuster** reagieren können. Daher ist die Kenntnis diese Reflexe für die Beurteilung der motorischen Entwicklung insbesondere im ersten Lebensjahr besonders wichtig.

MERKE

Reflex oder Reaktion?

In der Literatur wird zwischen **frühkindlichen Reflexen** und **Reaktionen** zumeist nicht genau differenziert. Gemeint ist, dass Reflexe schnell und einfach ablaufen, Reaktionen hingegen komplexere Antworten auf einen Reiz darstellen. Häufig werden für den gleichen Sachverhalt beide Begriffe verwendet. Man spricht z. B. sowohl von der Moro-Reaktion als auch vom Moro-Reflex (➤ Kap. 22.4.1).

22.4.1 Biologische Bedeutung der Reflexe und Reaktionen

Frühkindliche Reflexe haben phylogenetisch (entwicklungsgeschichtlich) und ontogenetisch (für die Entwicklung des Individuums) große Bedeutung; viele dieser Reflexe sichern das Überleben:

- Die **Nahrungsaufnahme** sichern Such-, Rooting- und Saugreflex. Der Suchreflex ist für die Kopfausrichtung zur Nahrungsquelle zuständig. Die Rooting-Reflexe regeln die Zungeneinstellung zum Reiz. Der Saugreflex schließlich reguliert den komplexen Prozess, die Nahrung durch Unterdruck anzusaugen.
- **Schutz- und Abwehrfunktion** hat beispielsweise der Reflex acusticofacialis (RAF). Er bewirkt das Schließen der Augen bei plötzlichen Geräuschen nahe am Ohr.
- **Lokomotion** wird z. B. bei der Schreitreaktion sichtbar. Hier werden reziproke Bewegungen der unteren Extremitäten durch wechselweises Beugen und Anheben des Spielbeins und Strecken des Standbeins sichtbar. Dies erfolgt jedoch ohne Gewichtsübernahme. Daher ist die Schreitreaktion nicht mit dem späteren „Gehen" vergleichbar (➤ Kap. 11.3.3).
- **Greifen und Festhalten** ermöglichen der palmare und der plantare Greifreflex (➤ Abb. 22.11).

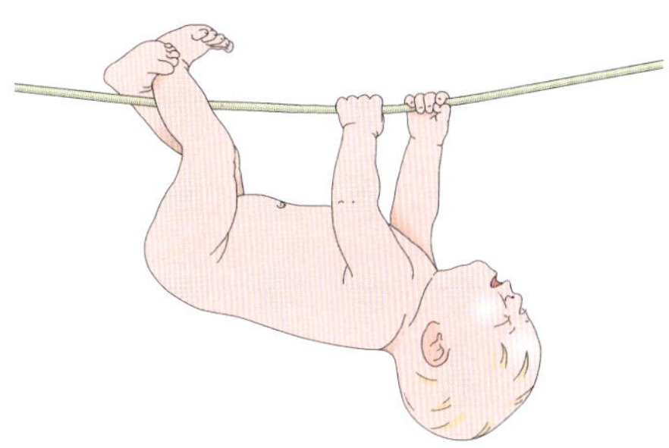

Abb. 22.11 In den ersten Monaten zeigt das Neugeborene noch ein ausgeprägtes Instrumentarium von entwicklungsgeschichtlich programmierten Haltereflexen.

MERKE

Reflexverstärkung

Die Auslösung des Handgreifreflexes verstärkt den Saugreflex bzw. die Saug-Schluckkoordination. Mütter, die ihrem Säugling während des Stillens einen Finger in die Hand geben, an dem er sich festhalten kann, unterstützen damit, meist unbewusst, die Nahrungsaufnahme ihres Kindes.

Waltezeiten

Der Zeitraum, in dem ein bestimmter frühkindlicher Reflex physiologisch ist und auslösbar sein sollte, wird **Waltezeit** genannt. Zeigt sich ein Reflex über seine Waltezeit hinaus, ist er pathologisch, denn er verhindert die weitere physiologische Entwicklung des Kindes. So prägt etwa die **Fechterstellung** (➤ Tab. 22.11) die Motorik eines 6–8 Wochen alten Säuglings. Damit das Kind den Hand-Mund-Kontakt und etwas später den Hand-Hand-Kontakt entwickeln kann, muss diese Reaktion bis zum 3. Monat verschwunden, d. h. in die höhere Motorik integriert sein.

Abbau primärer Reaktionen

Mit der Reifung des zentralen Nervensystems werden die zunächst stark ausgeprägten **primären Reflexe** und **Reaktionen** abgebaut und in höher entwickelte Hirnaktivitäten integriert. Damit verschwinden sie aus dem Bewegungsrepertoire des Säuglings und eröffnen ihm neue Haltungs- und Bewegungsmöglichkeiten.

Aufbau bleibender Reaktionen

Weitere Reflexe bzw. Reaktionen werden erst im Verlauf des ersten Lebensjahres aufgebaut und bleiben dann das ganze Leben lang bestehen. So z. B. der **Schutzreflex opticofacialis,** durch den die Augen reflektorisch verschlossen werden, wenn sich ihnen plötzlich ein Fremdkörper nähert.

Stellreaktionen

DEFINITION

Stellreaktionen

Automatische, unbewusste, vom Mittelhirn gesteuerte Schutzreaktionen. Werden mit der Reifung kortikaler Zentren in die Motorik, besonders in Gleichgewichtsreaktionen, integriert. Ermöglichen eine ständige Korrektur der Körperhaltung und gewährleisten so die Koordination der Bewegungen.

Durch **Stellreaktionen** wird der Kopf an der Körperlängsachse ausgerichtet und der Körper im Raum, d. h. der Schwerkraft entsprechend, eingestellt. Diese Fähigkeit entwickelt sich nach und nach. Die Fähigkeit, die Haltung des Körpers in Bezug zur Schwerkraft zu verändern, den Körper aufrecht zu halten und die Extremitäten gegen den stabil gehaltenen Rumpf zu bewegen, bildet ein Kind im ersten Lebensjahr aus.

Zu den Stellreaktionen gehören:

- Die **Halsstellreaktion;** sie richtet den Rumpf an der Kopfstellung aus und korrigiert die Kopfstellung bei veränderter Rumpfstellung, insbesondere bei Rotationsbewegungen um die Körperachsen.
- Die **Labyrinthstellreaktion;** sie hält den Kopf gegen die Schwerkraft aufrecht und stellt den Kopf ohne optische Kontrolle, d.h. bei geschlossenen Augen, im Raum ein.
- Die **Körperstellreaktionen auf den Kopf;** sie stellen Körperteile, den Rumpf und die Extremitäten auf veränderte Kopfstellungen und Kopfbewegungen ein und richten die verschiedenen Körperteile zueinander aus.
- Die **optische Stellreaktion;** sie stellt unter Augenkontrolle den Kopf an der Körperlängsachse unabhängig von der Körperstellung ein.

KLINIK

Wiederauftreten unreifer Reflexe

Nach Unfällen, bei denen das zentrale Nervensystem geschädigt wurde (z. B. durch ein Schädel-Hirn-Trauma), können je nach Regenerationszustand des zentralen Nervensystems die **unreifen Reflexe** wieder auftreten. Die übergeordneten, reiferen Gehirnstrukturen stehen dann nicht mehr zur Verfügung. In der Rehabilitation wird die Regeneration des zentralen Nervensystems angestrebt.

Gleichgewichtsreaktionen

DEFINITION

Gleichgewichtsreaktionen

Überwiegend automatische, unbewusste Bewegungen, die auf der Großhirnebene gesteuert werden. Sie gewährleisten die Körperhaltung und Bewegungsmöglichkeit im Raum.

Entwicklung der Gleichgewichtsreaktionen
Gleichgewichtsreaktionen entwickeln sich im ersten Lebensjahr und differenzieren sich darüber hinaus bis zum Alter von 8–10 Jahren – dann ist die Myelinisierung der Großhirnrinde abgeschlossen (➤ Kap. 4.5.8, ➤ Kap. 9.7). Die Gleichgewichtsreaktionen in **Stand** und **Gang** bilden sich durch die Bewegung in der Vertikalen bis zum Alter von 8–10 Jahren heraus. Wie sie sich im ersten Lebensjahr entwickeln, zeigt ➤ Tab. 22.5.

22

Tab. 22.5 Entwicklung der Gleichgewichtsreaktionen im ersten Lebensjahr. Die Pfeile symbolisieren den Bewegungsimpuls durch den Therapeuten.

Merkmal		Entwicklungsmonat
Positive Sprungbereitschaft	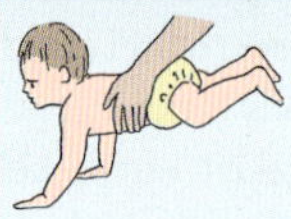	5.–7. Monat
Gleichgewichtsreaktionen in der Bauchlage	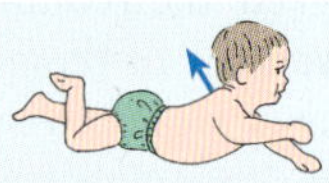	5.–7. Monat
Gleichgewichtsreaktionen aus dem Sitz nach vorne	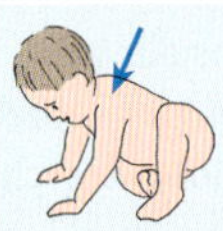	6.–7. Monat
Gleichgewichtsreaktionen aus dem Sitz zur Seite	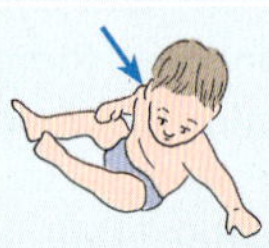	8.–9. Monat
Gleichgewichtsreaktionen aus dem Sitz nach hinten	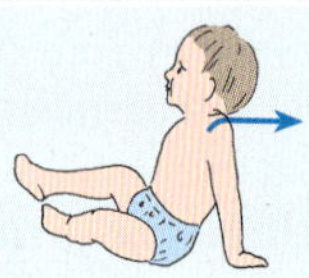	10.–11. Monat

Prinzip der Gleichgewichtsreaktionen

Gleichgewichtsreaktionen werden in allen **Körperlagen** wirksam, u. a. bei plötzlich veränderter Körpergeschwindigkeit. Das Gleichgewicht wird durch das Ausstrecken von Armen oder Beinen in oder gegen die Fallrichtung und durch Rumpfbewegungen gegen oder in die Fallrichtung wiederhergestellt. Dabei richtet sich der Kopf immer an der Körperlängsachse aus.

Sprungbereitschaft

Die **Sprungbereitschaft** wird den Gleichgewichtsreaktionen zugeordnet und auch „optische Sprungbereitschaft" genannt. Zu ihrer Auslösung wird der Säugling seitlich am Rumpf umfasst und in der Vertikalen gehalten. Dann wird das Kind mit leichtem Schwung – den Oberkörper in Richtung Unterlage – auf diese zu bewegt. Im Alter von ca. 6 Monaten streckt das Kind die Arme über den Kopf bzw. der Unterlage entgegen, öffnet die Hände und „stützt" reflektorisch auf der Unterlage (➤ Tab. 22.6).

22.4.2 Übersicht über frühkindliche Reflexe und Reaktionen

Die Kenntnis **frühkindlicher Reflexe** und **Reaktionen** und deren physiologische Waltezeiten ist Grundlage der physiotherapeutischen Arbeit mit Säuglingen und Kindern. Sie sind für die Befunderhebung, die Behandlungsplanung und für die Beurteilung des Behandlungsverlaufs relevant. Zwei Beispiele verdeutlichen dies:

- Durch die Prüfung der Reflexe können Seitendifferenzen, die in der Spontanmotorik eines asymmetrisch entwickelten Säuglings oftmals nur diskret auftreten, verdeutlicht werden. Die Prüfung sichert somit den Befund ab oder bestätigt die Geringfügigkeit der Seitendifferenz.
- Die in der pathologischen Entwicklung eines behinderten Kindes persistierenden (fortbestehenden) „frühkindlichen" Reflexe können erkannt und bei der Beurteilung und Behandlung des Kindes berücksichtigt werden.

Einen Überblick über die wichtigsten frühkindlichen Reflexe gibt ➤ Tab. 22.6.

22.5 Das Neugeborene

Nicht jedes Kind wird am Tag des errechneten Geburtstermins geboren (Naegele-Regel). Die meisten Kinder kommen in einem Zeitraum von ca. 10 Tagen vor bis zu 10 Tagen nach dem Geburtstermin zur Welt. Neugeborene sind sie dann für genau 28 Tage, das ist der Zeitraum, der als **Neonatalperiode** (Neugeborenenperiode) bezeichnet wird.

KLINIK

Schwangerschaftsdauer

Nach der sog. Naegele-Regel werden vom ersten Tag der letzten Menstruation (p. m. = post menstruationem) bis zur Geburt 280 Tage = 40 Wochen berechnet.

22.5.1 Anpassung des Neugeborenen

Die Geburt ändert die Lebensbedingungen des Kindes plötzlich. In dem Augenblick, in dem die Nabelschnur abgeklemmt wird, endet für das Kind die Nährstoffversorgung, insbesondere die Versorgung mit Sauerstoff. Damit wird der Übergang von der Fremdversorgung durch die mütterliche Plazenta auf die Eigenversorgung des Neugeborenen mit allen notwendigen Stoffen eingeleitet. Verantwortlich hierfür ist ein komplexer re-

Tab. 22.6 Die wichtigsten frühkindlichen Reflexe und Reaktionen nach den Kriterien „Auslösung", „Reaktion", „Waltezeit" und „Pathologie".

Übersicht		
Orofaziale Reflexe	**Streckreflexe**	**Tonische Hirnstammreflexe**
• Suchreflex • Rooting-Reflexe • Saugreflex • Babkin-Reflex • Glabella-Reflex • Puppenaugenphänomen	• Suprapubischer Streckreflex • Gekreuzter Streckreflex • Primitive Stehbereitschaft oder primitiver Extensorenstoß • Schreitreaktion oder neonataler Gehautomatismus	• Asymmetrisch tonischer Nackenreflex (ATNR) • Symmetrisch tonischer Nackenreflex (STNR) • Tonischer Labyrinthreflex (TLR)
Hautreflexe	**Schutzreflexe**	**Stellreaktionen**
• Handgreifreflex • Fußgreifreflex • Galantreflex • Placing oder Steigreaktion	• Moro-Reaktion • Automatische Reaktion • Reflex acusticofacialis (RAF) • Reflex opticofacialis (ROF)	• Halsstell- oder Nackenstellreaktion • Labyrinthstellreaktion (LSR)

Auslösung	Reaktion	Waltezeit	Pathologie
Suchreflex			
Berührung bzw. leichtes Streichen an der Wange, perioral (außerhalb des Mundes). 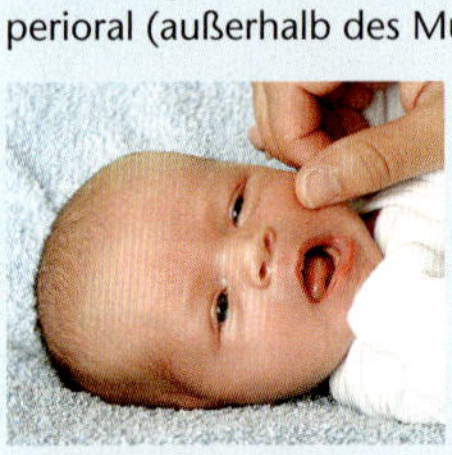 [K382]	Kopfwendung zur Seite des Reizes. Das Verhalten entspricht der Ausrichtung des Körpers, besonders des Kopfes zur Suche nach der Nahrungsquelle (Brustwarze).	Von der Geburt bis zur 4. Woche ausgeprägt, wird danach immer schwächer.	Nach dem 6. Monat pathologisch. Suchbewegungen des Kopfes; z. B. bei Berührung seitlicher Kopfstützen
Rooting-Reflexe			
Kleinfinger leicht auf die Schleimhaut re./li. in den Mundwinkel, mittig an der Innenseite der Ober- und der Unterlippe legen	Die Zungenspitze wendet sich dem Reiz zu.	Von der Geburt bis zum 6. Monat.	Ab 6. Monat pathologisch, dann möglicherweise Trinkschwierigkeiten

Tab. 22.6 Die wichtigsten frühkindlichen Reflexe und Reaktionen nach den Kriterien „Auflösung", „Reaktion", „Waltezeit" und „Pathologie". *(Forts.)*

Auslösung	Reaktion	Waltezeit	Pathologie
Saugreflex			
Den vorderen Mundbereich oder den Gaumen des Säuglings vorsichtig mit der Volarseite des Kleinfingers berühren 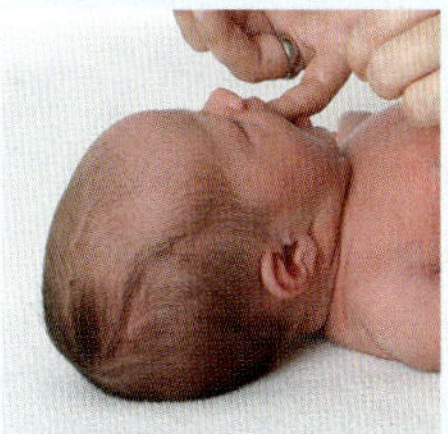 [K382]	Das Kind beginnt zu saugen: Lippen und Zunge legen sich um den Finger, es entsteht ein Unterdruck. Der Finger wird an den Gaumen gedrückt. Nach wiederholtem Saugen erfolgt die Schluckbewegung: Saug-Schluckkoordination wird möglich.	Intrauterin ab 24. SSW vorhanden, in der 35. SSW ausgereift. Nach der Geburt bis zum 3. Monat reiner Reflex, vom 3. bis 6. Monat Übergangsphase. Ab 6. Monat in die Willkürmotorik integriert.	Ausbleiben des Reflexes führt zu Störungen der Nahrungsaufnahme, ggf. Sondenernährung oder Infusionstherapie erforderlich. Rein reflektorische Saugaktivität über das Alter von 6 Monaten hinaus ist pathologisch.
Babkin-Reflex			
Das Kind liegt in Rückenlage, der Kopf wird in der Körperlängsachse in der Mittellinie gehalten. Gleichzeitig kurzen Druck auf beide Handwurzeln in Richtung Ellenbogen setzen.	Mund öffnet sich.	Von der Geburt bis zur 4. Woche	Nach der 6. Woche beeinträchtigt er besonders die Greifentwicklung und die mentale Entwicklung.
Glabella-Reaktion			
Kind in Rückenlage, der Kopf ist in der Körperlängsachse ausgerichtet (Kopfmittelstellung). Mit Zeigefinger leicht zwischen beide Augenbrauen auf die Stirn des Säuglings tippen.	Beide Augen werden geschlossen.	Von der Geburt bis zum Ende des 2. Monats	Bei konstant einseitiger Reaktion: Verdacht auf Fazialisparese, ist diagnostisch abzuklären.
Puppenaugenphänomen			
Vorsichtige, langsame passive Seitdrehung des kindlichen Kopfes	Die Augen verharren bei beginnender Kopfdrehung, sie folgen verzögert der Kopfdrehung und stellen sich dann wieder mittig ein.	Von der Geburt bis zur ca. 4. Woche.	Nach sechs Wochen pathologisch. Verhindert optisches Fixieren von stehenden und bewegten Gegenständen.
Handgreifreflex (Greifreflex palmar)			
Daumen oder Zeigefinger von ulnar in die Hand des Kindes legen. Kontakt mit dem Handrücken vermeiden, da dies ein Reiz für eine Dorsalextension des Handgelenks mit Handöffnung ist. 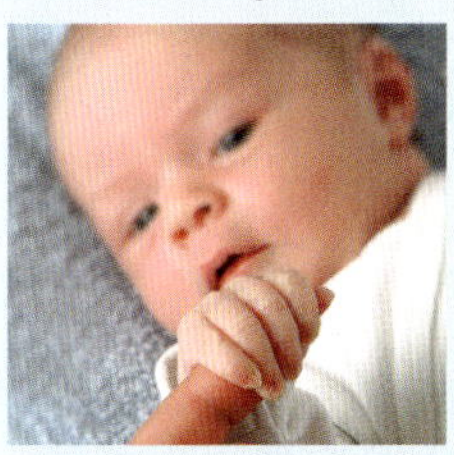 [K382]	Die kindlichen Finger schließen sich um den reizauslösenden Finger und bleiben in allen Gelenken gebeugt (siehe Abb.). Beurteilt wird im Seitenvergleich: normal, verstärkt oder abgeschwächt.	Von Geburt bis zur Entwicklung der Stützfunktion der Hand, ab 3. Monat schwächer, mit ca. 6 Monaten abgebaut (Hand-Symphysenstütz).	Über den 6. Monat hinaus führt der Reflex zum Handstütz mit gefausteten Händen, verhindert aktives Loslassen und die weitere Entwicklung der Feinmotorik.
Fußgreifreflex (Greifreflex plantar)			
Den Daumen von volar auf die Zehenballen legen. Gleichzeitigen Kontakt mit dem Fußrücken vermeiden, dies führt zur Dorsalextension des Fußes, siehe Handgreifreflex.	Beugen der Zehengelenke, „Greifen" des Fußes. 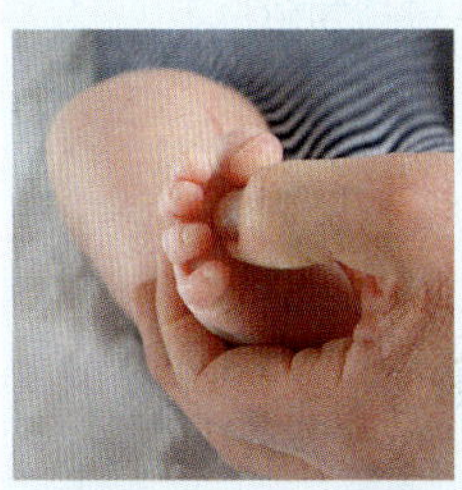 [K382]	Wird bis zur Stützfunktion des Fußes mit ca. 10–15 Monaten abgebaut.	Ein persistierender Fußgreifreflex führt zu Zehenkrallen im Stand, beeinträchtigt die Steh- und Gehfähigkeit des Kindes.
Galant-Reflex			
Das Kind bäuchlings horizontal auf einer Hand halten, mit dem Zeigefinger vom unteren Schulterblattwinkel bis zum thorakolumbalen Übergang (oberhalb der Crista iliaca) paravertebral (neben der Wirbelsäule) über den M. erector spinae streichen.	Lateralflexion (Inkurvation der berührten Rumpfseite). Bei Neugeborenen kommt es zudem an der gleichen Seite im Schultergelenk zu einer Abduktion und im Hüftgelenk zu Extension und Abduktion.	Der Galant-Reflex baut sich mit zunehmender Rumpfstabilisation langsam ab. Von der Geburt bis zum 4. Monat physiologisch.	Auftreten nach dem 4. Monat ist pathologisch. Der persistiere Galant-Reflexe verhindert die Entwicklung der Rumpfstabilität.
Steigreaktion oder Placing-Reaktion			
Den Säugling in der Vertikalen vor dem Untersuchungstisch halten, die Füße unterhalb der Tischkante. Sehr vorsichtig einen Fußrücken an der Tischkante entlang nach oben streichen.	Das gleichseitige Bein wird in Hüft- und Kniegelenk gebeugt, der Fuß zieht in eine dorsale Extension: Das Kind hebt den Fuß auf die Tischplatte.	Von Geburt bis zum Ende des 2. Monats	Persistieren des Reflexes über zwei Monate nach der Geburt hinaus ist pathologisch (Vojta).

Tab. 22.6 Die wichtigsten frühkindlichen Reflexe und Reaktionen nach den Kriterien „Auslösung", „Reaktion", „Waltezeit" und „Pathologie". *(Forts.)*

Auslösung	Reaktion	Waltezeit	Pathologie
Suprapubischer Streckreflex			
Kind in Rückenlage, oberhalb der Symphyse die Fingerbeeren auflegen, dann mit leichtem Druck flächig nach kaudal-dorsal auf die Symphyse drücken. Vorsicht: unangenehmer Reiz für die Kinder, sehr vorsichtig und möglichst nur einmal testen!	Gleichzeitige, zähe Streckung beider Beine, ggf. mit Innenrotation und leichter Adduktion, Plantarflexion und leichter, zäher Zehenspreizung	Von der Geburt bis zur 4. Woche.	Nach dem 3. Monat pathologisch, verhindert dann die funktionelle Entwicklung der unteren Extremitäten wie die Beindifferenzierung in Bauchlage und ab ca. dem 6. Monat den Hand-Symphysenstütz.
Gekreuzter Streckreflex			
Das Kind liegt in Rückenlage, ein Bein in Höhe des Kniegelenks ergreifen, 90° Hüftflexion und 90° Kniegelenkflexion mit geringer Innenrotation und Adduktion einstellen und einen leichten Druck in die Gelenkpfanne setzen.	Kontralaterales Bein wird mit leichter Innenrotation und Adduktion zäh gestreckt.	Von der Geburt bis zur 6. Woche	Fehlende oder persistierende Reflexaktivität über den 3. Monat hinaus ist pathologisch.
Primitive Stehbereitschaft (Bobath) oder primitiver Extensorenstoß (Vojta)			
Das Kind befindet sich in Bauchlage, den Rumpf mit beiden Händen seitlich flächig umfassen, in die Vertikale hochheben und gleichzeitig auf beide Füße „stellen".	Extension in beiden Kniegelenken, das Kind übernimmt das Gewicht, dabei Hüftbeugehaltung und Plantarflexion (Spitzfußstellung).	Von der Geburt bis zum Ende des 2. Monats, dann sog. „physiologische Astasie" (Beine geben nach) bis 12. Monat.	Pathologisch ab dem 3. Monat, er wird dann als „überschießende Stützreaktion" (Bobath) oder „pathologischer Extensorenstoß" (Vojta) bezeichnet.
Schreitreaktion oder neonataler Gehautomatismus			
Das Kind aus der Vertikalen (vgl. primitive Stehbereitschaft) mit wenig Gewicht auf die Füße stellen, dabei wird das Gewicht leicht seitlich verlagert und der Oberkörper etwas vorgebeugt. 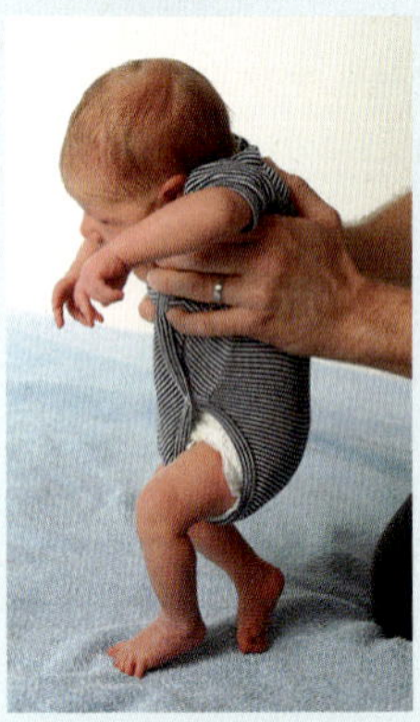 [K382]	Reziproke Schreitbewegung des Neugeborenen, während ein Fuß die Unterlage berührt, wird das kontralaterale Bein gebeugt und angezogen.	Von der Geburt bis zur 4. Woche, danach langsamer Abbau der Reflexaktivität.	Ausbleiben der Reaktion oder Persistieren über den 3. Monat hinaus ist pathologisch.
Moro-Reaktion			
Mit einer Hand das rücklings liegende Kind an Rumpf und Kopf flächig untergreifen. Oberkörper um ca. 45° anheben, dann Kind nach hinten „kippen" lassen und sacht mit der Hand wieder auffangen (siehe Abb. a).Auch sichtbar bei optischem oder akustischem „Erschrecken", z. B. durch Kopfdrehung ausgelöst.	1. Phase. Die Arme gehen nach hinten außen und oben (ABD und AR), Hände sind geöffnet, Mund ist meist geöffnet (siehe Abb. b).2. Phase: „Umklammerung", Arme werden „im Bogen" vor den Körper geführt, Hände locker gefaustet, Mund schließt (siehe Abb. c und d). 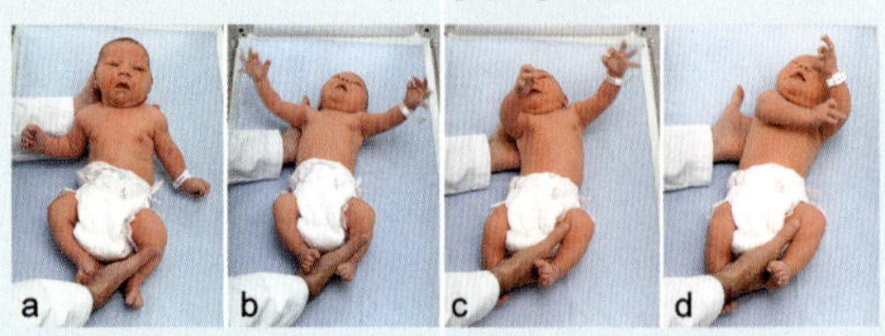	Von der Geburt bis zu sechs Wochen treten beide Phasen auf. Danach wird die Ausprägung immer schwächer. Zwischen dem 3. und 5. Monat ist nur noch die zweite Phase sichtbar. [K303]	Ein Ausbleiben des Reflexes ist ein Zeichen für eine Störung in der Bewegungsentwicklung. Ein Persistieren des Reflexes über den 4. Monat hinaus wird als pathologisch gewertet.
Automatische Reaktion			
Neugeborenes in Bauchlage legen.	Neugeborenes dreht aktiv den Kopf zur Seite, sodass die Atemwege freigehalten werden.	Ab der Geburt bis zum 2. Monat, ist danach in die aktive Kopfkontrolle integriert	Bei Fehlen des Reflexes besteht Erstickungsgefahr, denn in Bauchlage kann der Kopf nicht zur Seite gewendet werden.
Reflex acusticofacialis (RAF)			
Akustisches Signal setzen, z. B. durch Händeklatschen neben dem kindlichen Ohr, dabei „Luftzug" als verfälschenden Reiz vermeiden. Im Seitenvergleich durchführen.	Reflektorisches Blinzeln der Augen	Ab 10. Lebenstag, spätestens ab 4. Monat vorhanden. Bleibt als Schutzreaktion bestehen (➤ Kap. 10.2.4).	Bei fehlendem Reflex auf akustischen Reiz und Seitendifferenzen sollte eine Hörprüfung erfolgen.

Tab. 22.6 Die wichtigsten frühkindlichen Reflexe und Reaktionen nach den Kriterien „Auflösung", „Reaktion", „Waltezeit" und „Pathologie". *(Forts.)*

Auslösung	Reaktion	Waltezeit	Pathologie
Reflex opticofacialis (ROF)			
Hand rasch den geöffneten Augen des Kindes nähern. Keinen „Luftzug" entstehen lassen, auf den die Reaktion erfolgen könnte (vgl. RAF).	Reflektorisches Blinzeln bzw. Schließen der Augen zur Fremdkörperabwehr	Ab 3. Lebensmonat auslösbar, bleibt ab 6. Monat als Schutzreflex bestehen.	Ausbleiben des Reflexes ist pathologisch, spätestens im 6. Monat sollte er vorhanden sein.
Asymmetrisch tonischer Nackenreflex (ATNR)			
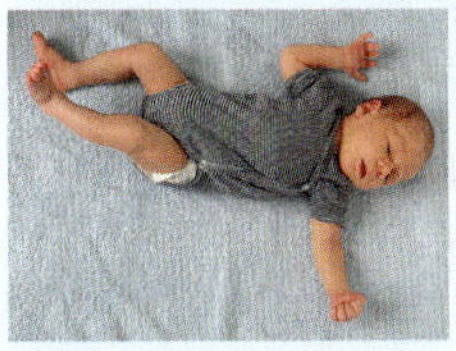 [K382] Das Kind befindet sich in Rückenlage, mit einer Hand das Sternum fixieren, mit der anderen Hand den Kopf vorsichtig passiv zuerst zu einer Seite, dann zur anderen Seite drehen. (Auf dem Foto ist die physio-logische, altersentsprechende Fechterstellung zu sehen.)	Gesichtsseitiger Arm: Extension, Innenrotation, Hand gefaustet. Gesichtsseitiges Bein: Extension mit Innenrotation und Plantarflexion (Spitzfuß und Zehenspreizung). Hinterhauptseitig Arm und Bein: Flexion in allen Gelenken.	Ausnahme: 6. bis 8. Woche, hier ist die physiologische „Fechterstellung" zu sehen, die in den Gelenkstellungen nicht rigide und in der Spontanmotorik veränderbar ist.	Der ATNR ist von Geburt an immer pathologisch, wenn er konstant und in voller Ausprägung, so wie beschrieben, auftritt. Nach dem 3. Monat verhindert er z. B. den Hand-Mund-Kontakt und die Entwicklung zur Körpermitte.
Symmetrisch tonischer Nackenreflex (STNR)			
Das Kind befindet sich: a) in Rückenlage: passive Kopfbeugung in Flexion und Druck auf das Sternum (Brustbein). b) in Bauchlage: passive Kopfbewegung des Kindes in Richtung Extension/Reklination (Kopfbewegung „in den Nacken").	Bei Kopfbeugung: konstante Beugung der Arme in allen Gelenken und Streckung der Beine mit Innenrotation, Adduktion, Spitzfuß und Zehenspreizung. Bei Kopfstreckung: konstante Streckung der oberen Extremitäten in allen Gelenken, Beugung der unteren Extremitäten.	Immer pathologisch, keine physiologische Waltezeit	Reflex verhindert: • Kopfstellreaktionen • Isolierte Bewegungen der Extremitäten gegen den Rumpf und gegeneinander • Aufrichtung aus der Bauch- und Rückenlage.
Tonischer Labyrinthreflex (TLR)			
Wird zuerst in Rückenlage, dann in Bauchlage des Kindes getestet. Die Körperlage löst den Reflexmechanismus aus.	In Rückenlage: Streckung von Nacken, Rumpf und den unteren Extremitäten in Extension, Adduktion und Innenrotation. In Bauchlage: maximale Beugung der Extremitäten, Unfähigkeit, den Kopf gegen die Schwerkraft zu heben oder zur Seite zu drehen.	Keine Waltezeit, Reflex ist immer pathologisch, sobald er auftritt.	Reflex verhindert • jede Aufrichtung aus der Bauchlage, • die Kopfkontrolle aus der Rückenlage, • die Orientierung im Raum und • die Anpassung an die Unterlage.
Stellreaktionen **Halsstellreaktion oder Nackenstellreaktion**			
Der Säugling liegt rücklings, der Kopf wird mit beiden Händen seitlich flächig gefasst und zur Seite gedreht.	Der Körper des Kindes folgt „en bloc" der Drehung zur Seite.	Von der Geburt bis zum Ende des 2. Monats	Nach dem 3. Monat wird Rotation zwischen Schulter- und Beckengürtel verhindert (beeinträchtigt Drehen und Gehen).
Labyrinthstellreaktion (LSR)			
Kind liegt in Bauch- oder Rückenlage, Lageveränderung durch optische oder akustische Reize.	Kopf stellt sich im Raum ein, LSR ermöglicht die Kopfkontrolle, das Kind kann den Kopf in der Bauchlage immer höher abheben.	Verändert sich durch immer höhere Körperhaltungen, wird in die Gleichgewichtsreaktionen integriert.	Ihr Fehlen verhindert den Aufbau der Kopfkontrolle und die Orientierung im Raum. LSR ermöglicht auch sehbehinderten oder blinden Kindern die Einstellung des Kopfes im Raum.

flektorischer Mechanismus, der die Umstellung des Stoffwechsels und des gesamten Atem- und Herz-Kreislauf-Systems steuert (postpartale Adaptation, also nachgeburtliche Anpassung).

KLINIK

Plazenta = Mutterkuchen

Über die Plazenta (➤ Kap. 21.2.2) wird der Embryo bzw. Fetus mit Sauerstoff und Nährstoffen versorgt. Kindliche Stoffwechselprodukte und Kohlendioxid werden abtransportiert. Hormone der Plazenta sorgen dafür, dass die Schwangerschaft aufrechterhalten wird. Eine Gewebeschicht, die sog. Plazentaschranke, dient als immunologische Barriere zwischen kindlichem und mütterlichem Organismus.

Umstellung der Atmung

Schon während der Geburt wird beim Durchtritt des Kindes durch das kleine Becken ein Großteil des „eingeatmeten" Fruchtwassers aus der Lunge gepresst. Der **erste Atemzug** wird durch verschiedene Reize ausgelöst: Kälte, Berühren des Kindes, der Anstieg der Kohlendioxidkonzentration und das Absinken der Sauerstoffkonzentration im Blut (Stimulation des Atemzentrums, ➤ Kap. 17.10.2). Mit dem ersten Atemzug füllt sich ein Großteil der Lunge mit Luft, der erste Schrei dient der weiteren Entfaltung der Lungenbläschen. Der Surfactant (➤ Kap. 17.5.4), der die Alveolen auskleidet und die Oberflächenspannung reduziert, verhindert das Zusammenfallen der frisch entfalteten Lungenbläschen. Die restliche Flüssigkeit wird über das Lymphsystem abgebaut.

Das Kind atmet nun spontan mit einer Atemfrequenz von ca. 35–40 Atemzügen pro Minute.

KLINIK

Gehirnaktivität beim Schluckauf

Schluckauf tritt bereits in der 9. Schwangerschaftswoche regelmäßig auf und hat möglicherweise einen Einfluss auf die Gehirnentwicklung und die Regulierung der Atmung: In einer Studie am University College London 2019 wurde die Gehirnaktivität bei früh- und reifgeborenen Säuglingen im Alter von 30–42 Wochen während des Schluckaufs mittels Gehirnscan (EEG-Elektroden) und zusätzlichen Bewegungssensoren am Rumpf für die Zwerchfellkontraktion gemessen. Die dabei festgestellten Gehirnwellenmuster weisen darauf hin, dass durch die Verbindung der Sinneswahr-

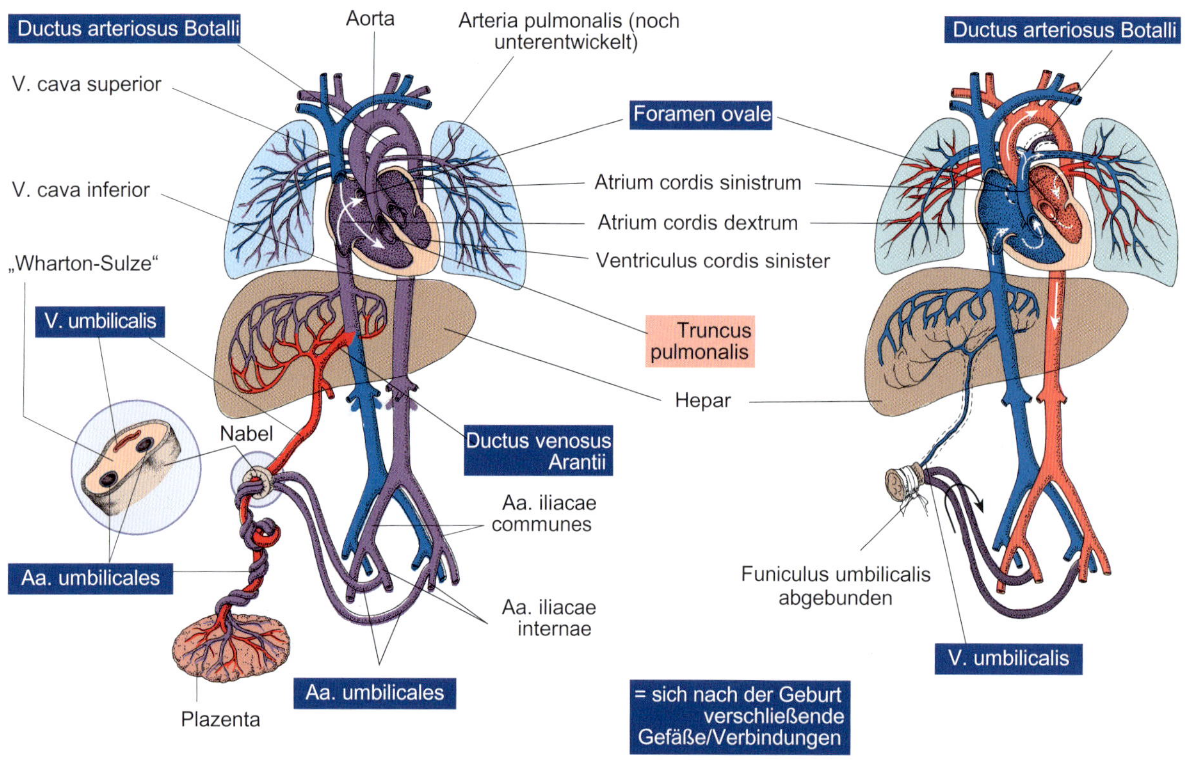

Abb. 22.12 Links: Schematische Darstellung des fetalen Blutkreislaufs. Arterialisiertes („frisches") Blut fließt über die Nabelvene zum rechten Vorhof des Kindes. Der größte Anteil gelangt durch das Foramen ovale weiter zum linken Vorhof, von dort in den linken Ventrikel und dann in den Körperkreislauf. Nur ein kleiner Teil erreicht über den rechten Vorhof den Truncus pulmonalis. Da das Lungengewebe noch kaum durchblutet wird, fließt das Blut des Truncus pulmonalis hauptsächlich über den Ductus arteriosus Botalli in die Aorta.
Rechts: Umstellung des Blutkreislaufs nach der Geburt (Nabelschnur abgebunden). Mit dem ersten Atemzug füllt sich die Lunge mit Luft. Die veränderten Druckverhältnisse schließen das Foramen ovale und den Ductus arteriosus Botalli. Die Nabelschnurgefäße ziehen sich zusammen und thrombosieren, der Ductus venosus Arantii wird zu einem bindegewebigen Strang, dem Ligamentum venosum der Leber. Die genannten Verschlüsse sind zunächst nur funktionell. Erst nach Wochen bis Monaten verschließen sich die Umgehungen auch anatomisch. Unter dem Einfluss der Abkühlung und der zunehmenden Sauerstoffsättigung des Blutes ziehen sich die **Nabelschnurgefäße** zusammen und thrombosieren (Thrombus = Blutgerinnsel). Die Hebamme schneidet die jetzt funktionslos gewordene Nabelschnur durch: Das Neugeborene wird abgenabelt (➤ Abb. 22.13).

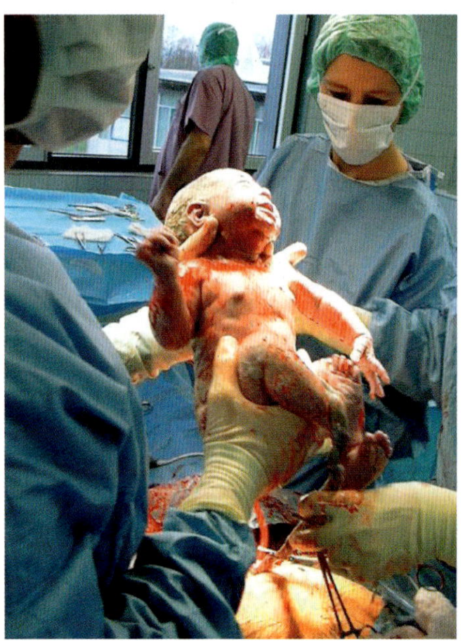

Abb. 22.13 Neugeborenes. Arzt und Hebamme stehen für die Erstversorgung des Neugeborenen bereit. Noch im Kreißsaal erfolgt die erste kinderärztliche Untersuchung, die U1. [J745–010]

nehmung „Hören des Schluckauf-Geräusches" und dem „Körpergefühl der Zwerchfellmuskelkontraktion" im Gehirn Schaltkreise gebildet werden, die später für die willentliche Steuerung der Atmung verantwortlich sind (➤ Kap. 12.4.3).

Umstellung des Kreislaufs

Mit dem ersten Atemzug und der Entfaltung der Lunge sinkt der Druck im Lungenstromgebiet plötzlich ab. Der Weg des geringsten Widerstandes für das Blut im rechten Herzen führt jetzt über die Lungenarterien zu den Lungen. Das nun nicht mehr benutzte **Foramen ovale** in der Herzscheidewand wird durch den gleichzeitig ansteigenden Druck im linken Herzen zugepresst. Später verschließt sich auch die zweite Kurzschlussverbindung, **der Ductus arteriosus Botalli.** Der „kleine" Lungenkreislauf und der „große" Körperkreislauf sind damit getrennt (➤ Abb. 22.12).

Umstellung des Energiestoffwechsels

Mit der Durchtrennung der Nabelschnur wird die Energiezufuhr von der Mutter unterbrochen. Das Neugeborene greift nun auf seine eigenen Reserven zurück, nämlich auf das **Glykogen,** d.h. die Speicherform der Glukose (➤ Kap. 2.8.1) in der Leber, und das braune Fett, das überwiegend beim Neugeborenen vorkommt (➤ Kap. 4.5.2).

Ausscheidungen

Urin wird bereits seit mehreren Monaten im Mutterleib abgegeben. Spätestens 24 Stunden nach der Geburt erfolgt beim normal entwickelten Neugeborenen der erste Stuhlgang. Er wird als **Mekonium** (Kindspech) bezeichnet und ist eine zähe, grünschwarze Masse, die u.a. aus abgeschilferten Deckzellen des Darms, verschluckten Körperhärchen und eingedickter Galle besteht. Wird das Mekonium bereits **intrauterin** abgegeben, das Fruchtwasser ist dann grün, so deutet dies auf einen erheblichen Sauerstoffmangel des Feten hin.

Leber

Die entgiftenden Enzyme in der **Leber** sind zunächst noch nicht voll ausgebildet. Durch eine zu geringe Verstoffwechslung und Ausscheidung des Farbstoffs der Galle (Bilirubin) sammelt sich dieser rötlich-gelbbraune Farbstoff im Blut an und führt zu einer gelblichen Hautfarbe der Kinder. In den ersten Lebenstagen kommt es so zu einer milden Gelbsucht, dem physiologischen **Neugeborenen-Ikterus** (Ikterus, ➤ Kap. 18.10.6). In diesem Fall hilft eine mehrtägige Fototherapie (➤ Abb. 22.14) unter kurzwelligem Blaulicht, das in der Haut angereicherte Bilirubin wieder abzubauen.

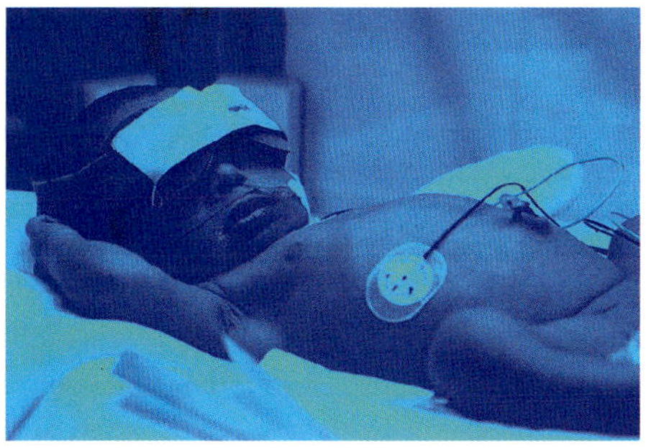

Abb. 22.14 Fototherapie beim Neugeborenen. Ist der Ikterus des Neugeborenen zu stark ausgeprägt, kann der Abbau überschüssigen Bilirubins durch die Beleuchtung mit kurzwelligem Blaulicht beschleunigt werden. Um Augenschäden beim Säugling vorzubeugen, werden die Augen sorgfältig abgedeckt. [K115]

22.5.2 Gesundheitsrisiken für das Neugeborene

Ein Neugeborenes ist zahlreichen **Gesundheitsrisiken** ausgesetzt, die durch die Geburt selbst, sich plötzlich ändernde Lebensbedingungen und durch komplexe organische Umstellungsprozesse ausgelöst werden.

KLINIK

Schlaganfall im Säuglingsalter?

In Deutschland erleiden pro Jahr ca. 300 Kinder einen Schlaganfall, ein Drittel davon vor oder um die Geburt herum. Im Mutterleib wird das Blut an der Lunge vorbeigeschleust, weil in dem Organ noch kein Gasaustausch stattfindet. Deshalb hat jedes Neugeborene ein kleines Loch im Herzen, das sich später verschließt. Ein Blutgerinnsel aus dem Körperkreislauf kann normalerweise nicht auf die linke Seite des Herzens gelangen, die das Blut ins Hirn pumpt. Stattdessen wird es normalerweise in der Lunge herausgefiltert. Bei einem angeborenen Herzfehler, bei dem ein Loch zwischen der rechten und der linken Herzseite bestehen bleibt, kann ein Blutgerinnsel allerdings auf die linke Seite des Herzens geraten und ins Hirn gelangen. So kann es zum Schlaganfall kommen. Andere Auslöser sind z. B. Infektionen, Geburtsstress oder Sauerstoffmangel. Oft fallen erst drei bis sechs Monate nach der Geburt veränderte Bewegungen des Kindes auf einer Körperhälfte auf. Bei älteren Kindern werden oft orthopädische Ursachen angenommen, da die Symptome meist schnell wieder verschwinden. Es bleibt aber eine Narbe im Gehirn, die später zu Krampfanfällen, Konzentrationsstörungen oder Lernstörungen führen kann. Bleibt ein Schlaganfall unerkannt, besteht die Gefahr, dass ein weiterer, schwererer Schlaganfall folgt, der dann lebensbedrohlich verlaufen kann.

(Sinngemäß wiedergegeben nach PD Dr. med. Ronald Sträter, Oberarzt für Pädiatrische Hämatologie und Onkologie an der Universitäts-Kinderklinik Münster. Er bietet dort eine Sprechstunde für Kinder mit Schlaganfall an.)

KLINIK

Risikoschwangerschaft

So wird eine Schwangerschaft bezeichnet, bei der mit einem erhöhten Risiko für Mutter und/oder Kind gerechnet werden muss. Risikofaktoren sind u. a.:

- Erstgebärende < 18 Jahre und > 32 Jahre
- Stoffwechselstörungen der Mutter
- Drohende Frühgeburt
- Differenz zwischen kindlicher Körpergröße und Schwangerschaftsdauer.

Besonders gefährdet sind Kinder aus Risikoschwangerschaften, Neugeborene mit Fehlbildungen oder Geburtsverletzungen und Frühgeborene (➤ Kap. 22.6). In den letzten Jahren konnten die Gesundheitsrisiken durch verbesserte Vorsorge und Fortschritte in der Peri- und Neonatologie erheblich gesenkt werden.

Sauerstoffmangel

Ein erhebliches Gesundheitsrisiko für das Kind ist **Hypoxie** (Sauerstoffmangel), wenn sie vor, während oder kurz nach der Entbindung z. B. durch Wehenstörungen auftritt. Sauerstoffmangel kann beim Neugeborenen zu **Hirnblutungen** (➤ Kap. 9.19.1) führen. In diesem Fall sind Störungen in der Entwicklung des Säuglings zu befürchten. Das Ausmaß der Hirnblutung kann beim Säugling mittels Ultraschall im Bereich der großen Fontanelle (➤ Kap. 22.2.2, ➤ Abb. 12.49) kontrolliert werden, solange diese noch offen ist. Abhängig von Ort und Ausmaß der Blutung, kann eine Schädigung des ZNS zu geringen Beeinträchtigungen bis hin zu massiven körperlichen und geistigen Behinderungen führen.

KLINIK

Mortalität

- Säuglingsmortalität (auch ➤ Kap. 5.1.8): Säuglingssterblichkeit, meint die im ersten Lebensjahr verstorbenen Säuglinge pro 1000 Lebendgeborene. Sie betrug 2019 in Deutschland 3,3/1000 (Statistisches Bundesamt Wiesbaden).
- Perinatale Mortalität: alle vor, während und bis zu 7 Tage nach der Geburt verstorbenen Kinder mit einem Geburtsgewicht von über 500 g bezogen auf 1000 Lebendgeborene. Sie betrug 2018 in Deutschland 5,62/1000 (Statistisches Bundesamt Wiesbaden).

Fehlbildungen

Kommt es während der Schwangerschaft zu Schädigungen des Embryos (1.–8. SSW) oder des Fetus (nach der 8. SSW bis zum Ende der Schwangerschaft), z. B. durch Medikamente oder Alkohol, spricht man von Embryopathie oder Fetopathie. Da während der ersten 8 Wochen die Organe gebildet werden, führt die Embryopathie oft zu deutlich sichtbaren Fehlbildungen (➤ Abb. 22.15, ➤ Kap. 5.2.2, ➤ Kap. 21.5.5). Fetopathien hingegen verursachen Ausreifungsstörungen, keine Missbildungen, der Organe und beeinträchtigen oftmals die geistige Entwicklung.

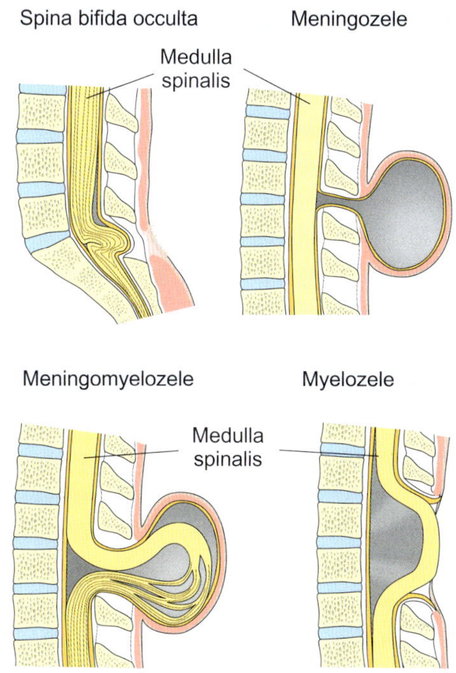

Abb. 22.15 Fehlbildungen des Rückenmarkkanals. Neuralrohrdefekte gelten als typische Embryopathien. Während bei der Spina bifida occulta und der Meningozele das Rückenmark weitgehend unbeteiligt ist, ist es bei der Meningomyelo- und Myelozele in seiner Funktion mehr oder weniger eingeschränkt: Der Patient leidet unter neurologischen Ausfällen, z. B. Lähmungen und Harninkontinenz.

KLINIK

Frühkindliche Hirnschädigung (Infantile Zerebralparese)

Die **infantile Zerebralparese** ist eine bleibende, aber nicht zwingend unveränderbare sensomotorische Störung der kindlichen Entwicklung. Sie ist Folge einer **frühkindlichen Hirnschädigung,** die überwiegend durch Sauerstoffmangel ausgelöst wird. Sie schreitet nicht fort, verhindert aber eine normale kindliche Entwicklung, da das unreife zentrale Nervensystem zu einem Zeitpunkt wesentlicher Wachstums- und Differenzierungsvorgänge geschädigt wird. Betroffene Kinder entwickeln pathologische Haltungs- und Bewegungsmuster. Der gestörte Muskeltonus und die pathologische Reflexaktivität führen zu unterschiedlich ausgeprägten geistigen und körperlichen Behinderungen.

PT-PRAXIS

Evidenzbasierte Studien – Physiotherapie bei infantiler Zerebralparese

Zur Wirksamkeit physiotherapeutischer Ansätze bei infantiler Zerebralparese (ICP) wurden 2018 in der Rubrik Evidenz-Update der Zeitschrift „physiotherapie", die Ergebnisse zweier Studien veröffentlicht. In Studie 1 untersuchten koreanische Forscher im Jahr 2017 die Wirksamkeit von Physiotherapie bei ICP, in Studie 2 verglich im Jahr 2015 ein italienisches Forscherteam die Effektivität konservativer Physiotherapie nach Bobath und Videospiel-basierter Therapie mit der Xbox bei Kindern mit ICP. Die Ergebnisse beider Studien konnten zeigen, dass Physiotherapie bei Kindern mit ICP zu positiven Effekten führt und dass die Effekte des intensiven Programms über einen längeren Zeitraum anhalten. Durch den Einsatz von videospielbasierter Therapie, beispielsweise für therapiemüde Kinder, konnte eine verstärkte Aktivität der betroffenen Extremitäten nachgewiesen werden.

Geburtsverletzungen

Verletzungen des Kindes unter der Geburt entstehen überwiegend durch kindliche Fehllagen oder bei einem Geburtsstillstand (➤ Kap. 21.6.2). Abhängig von Art und Schwere der Verletzung müssen einige der betroffenen Kinder oft jahrelang medizinisch und physiotherapeutisch behandelt werden.

Zangen- oder Saugglockenentbindung
Häufig treten Verletzungen bei vaginal-operativen Entbindungen auf, z. B. wenn die Geburt mit einer Zange (Forzeps) oder Saugglocke (Vakuumextraktion) unterstützt wird.

So ist beispielsweise die Fazialisparese eine typische Nervenverletzung infolge einer **Zangenentbindung.** Hier wird der N. facialis (➤ Kap. 9.12.4), der Teile der Gesichtsmuskulatur innerviert, geschädigt. In Folge dieser Verletzung hängt der Mundwinkel der betroffenen Seite dann herab, wie man es auch bei manchen Schlaganfallpatienten mit begleitender Fazialisparese beobachten kann. Meist heilt diese Nervenverletzung bei Säuglingen von alleine.

PT-PRAXIS
Fazilitation an Schlüsselpunkten

In der Bobath-Therapie werden durch die sog. **Fazilitation an Schlüsselpunkten** physiologische Haltungs- und Bewegungsmuster angebahnt. Pathologische Gelenkstellungen, Bewegungen und Reflexe werden weitgehend gehemmt. Dabei spielt die Muskeltonusregulation eine zentrale Rolle, die „mobile Stabilität" (Haltungstonus) und „stabile Mobilität" (kontrollierte Bewegung) ermöglicht. Durch das Handling (sprich: händling), also dem täglichen Umgang mit dem Kind z. B. beim Lagern, Tragen oder Füttern, wird bereits eine physiologische Bewegungsentwicklung angebahnt und eine Therapie unterstützt.
Die Gymnastiklehrerin und Physiotherapeutin Berta Bobath und ihr Ehemann, der Neurologe und Psychiater Dr. Karel Bobath, haben dieses für die Physiotherapie von Kindern und – insbesondere neurologisch erkrankten – Erwachsenen bedeutsame Konzept bereits in den 40er-Jahren des vergangenen Jahrhunderts in London entwickelt.

Klavikulafraktur/Femurfraktur
Die **Klavikulafraktur** ist eine der häufigsten durch die Geburt verursachten Frakturen. Ist die intrauterine Kindslage so ungünstig, dass z. B. die Geburt der Schultern schwierig ist, kann es durch Druck oder Zug zu einer Klavikulafraktur kommen. Diese Fraktur wird in der Regel nicht behandelt, da sie spontan ausheilt (➤ Kap. 13.1.1).

Zu einer **Femurfraktur** kann es kommen, wenn der Säugling bei einer Spontangeburt aus einer Beckenendlage (➤ Abb. 21.17, ➤ Kap. 21.6.2) entbunden wird. Stellt sich ein Beinchen quer und verkantet im Geburtskanal, ist Eile geboten! Dann müssen die Geburtshelfer – mit geschulten Griffen – das Kind schnellstmöglich herausbringen, um einen Sauerstoffmangel des Gehirns zu vermeiden. Wenn es dabei zu einer Fraktur gekommen ist, erfolgt eine Gips- oder eine Extensionsbehandlung für ca. drei Wochen im Krankenhaus.

Schiefhals
Der muskuläre **Schiefhals** (Torticollis myogenes) entsteht durch ein Hämatom im M. sternocleidomastoideus (➤ Kap. 12.5.3, ➤ Tab. 12.7). Narbengewebe verkürzt den betroffenen Muskel. Die einseitige Verkürzung führt zu einer typischen Schonhaltung, bei der das Kind den Kopf zur gesunden Seite dreht und gleichzeitig zur betroffenen Seite neigt.

PT-PRAXIS
Physiotherapie beim muskulären Schiefhals

Die physiotherapeutische Behandlung des **muskulären Schiefhalses** muss möglichst früh und konsequent durchgeführt werden, damit die vom Kopf ausgehende einseitige (asymmetrische) Haltung nicht die gesamte motorische Entwicklung stört.

Verletzung des Plexus brachialis
Zu einer Verletzung des **Plexus brachialis** (➤ Kap. 9.18.2) unter der Geburt kommt es durch eine starke Seitneigung des Kopfes gegen den Rumpf (Lateralflexion) oder durch Zug und Dehnung an einem Arm des Kindes. Die Nerven werden dabei gedehnt, gezerrt oder reißen sogar.

PT-PRAXIS
Physiotherapie bei Armplexuslähmung

Die physiotherapeutische Behandlung der **Armplexuslähmung** sollte mit der Therapie nach **Vojta** beginnen, da hier über die Aktivierung gesunder Muskeln eine Aktivitätsbahnung in die geschädigte Muskulatur erfolgen kann, ohne dass der kleine Patient verbale Anweisungen umsetzen muss. Daher ist diese Therapie auch bei ganz jungen Säuglingen mit gutem Erfolg anwendbar.
Übungen zur **sensorischen Integrationsbehandlung** (➤ Kap. 22.3.4) helfen dem Kind, seinen Arm wahrzunehmen, um ihn in sein Körperschema zu integrieren.
Nach einiger Zeit können mit der **Bobath-Therapie** funktionelle Übungen für den Einsatz des Arms in Alltagsbewegungen und Spiel angebahnt werden. All dies kann nur mit einer intensiven Beteiligung der Eltern geschehen.

Im Plexus brachialis entspringen u. a. Nerven für die Innervation der Armmuskulatur. Aus der Verletzung resultiert – in Abhängigkeit der Schädigungshöhe – meist eine Lähmung des oberen **(Erb-Duchenne)** oder unteren **(Klumpke) Armplexus.** Wurde das Nervengewebe lediglich gedehnt, zeigt sich die typische Lähmung nur vorübergehend. In diesem Fall kann der Säugling nach einigen Stunden oder Tagen den betroffenen Arm spontan in seine Motorik integrieren. Die Armplexuslähmung bedarf häufig einer langfristigen und intensiven physiotherapeutischen Behandlung.

Fehlstellungen der Kopfgelenke
Bei der Geburt können Wirbelgelenke verletzt werden. Zug- und Drehbewegungen am kindlichen Kopf, welche die Austreibung unterstützen sollen, können eine **Fehlstellung** im oberen **Kopfgelenk** oder anderen Gelenken der **Halswirbelsäule** hervorrufen. In deren Folge entwickelt das Kind eine asymmetrische Körperhaltung.

KLINIK
KISS-Symptomatik

Unter dem Begriff der **KISS-Symptomatik** (Kopfgelenk-induzierte Symmetrie-Störung) werden neben den orthopädischen Problemen der Schiefheit auch Verhaltensauffälligkeiten beim Säugling (z. B. Schlafstörungen, Schreien) und vegetative Störungen (z. B. Schwitzen) verstanden. Durch Zusammenarbeit von Orthopäden/Manualtherapeuten, Osteopathen sowie Physiotherapeuten können die Wirbelfehlstellungen und die damit verbundenen Symptome oftmals behoben werden. Man geht heute davon aus, dass eine im Säuglingsalter unbehandelte KISS-Symptomatik im Vorschul- und Schulalter Entwicklungsstörungen, insbesondere Wahrnehmungsstörungen, nach sich ziehen kann. Diese werden unter dem Begriff „Kopfgelenk-induzierte Dysgnosie-Dyspraxie (**KIDD**)" zusammengefasst.

22.5.3 Untersuchung des Neugeborenen

Beurteilung der Vitalität

Bereits eine Minute nach der Entbindung sowie fünf und zehn Minuten später wird die **Vitalität** des Neugeborenen beurteilt. Hierzu werden folgende, ausschließlich durch bloße Beobachtung erfassbaren Kriterien herangezogen (➤ Tab. 22.7): **A**tmung, **P**uls, **G**rundtonus (Muskeltonus bei Aktivität), **A**ussehen (Hautfarbe) und **R**eaktionen auf das Absaugen (reflektorische Reaktionen).

Das standardisierte Punkteschema erlaubt Aussagen darüber, wie gut die körperliche Adaptation des Neugeborenen an das postpartale Leben gelingt. Insbesondere kann festgestellt werden, ob eine intensivmedizinische Versorgung des Kindes erforderlich ist, z. B. wenn es keine eigene Atmungsfunktion zeigt.

Die beste Gesundheitsprognose für das Neugeborene besteht, wenn es 10 Punkte pro Test erhält. Dagegen ist es als **Risikokind** einzustufen, wenn es nach 5 Minuten einen APGAR-Wert von weniger als 7 Punkten aufweist. Die Werte der APGAR-Untersuchung werden in das Kinder-Untersuchungsheft eingetragen. Zudem erfolgt die Bestimmung des **Blut-pH-Werts** (➤ Kap. 20.8.1) aus der Nabelarterie. Dies ermöglicht ebenfalls eine Aussage über den Vitalitätszustand des Kindes.

Tab. 22.7 APGAR-Schema. Das von der Anästhesistin Virginia Apgar entwickelte Punkteschema dient der Zustandsbeurteilung von Neugeborenen unmittelbar nach der Geburt. Zur Gedächtnisstütze werden die Beurteilungskriterien so formuliert, dass ihre Anfangsbuchstaben ebenfalls das Wort „Apgar" ergeben (hier die gebräuchlichsten Bezeichnungen).

Beurteilungskriterium	Bewertung		
	0 Punkte	1 Punkt	2 Punkte
Atembewegungen	Keine (Apnoe)	Flach, unregelmäßig, Schnappatmung	Regelmäßige Atmung, kräftiges Schreien
Puls	Nicht wahrnehmbar	< 100/min	> 100/min
Grundtonus (Muskeltonus, Aktivität)	Schlaffer Tonus, keine Bewegungen	Geringer Tonus, wenig Bewegungen	Guter Tonus, aktive Bewegungen
Aussehen (Hautfarbe)	Blau (zyanotisch), weiß/blass	Stamm rosa, Extremitäten blau	Vollständig rosa
Reflexerregbarkeit (Reaktion auf Hautreiz oder Absaugen)	Keine Reaktion	Grimassieren, geringe Reaktion	Schreien, Husten, Niesen, abwehrende Reaktion

Beurteilung anhand der Gesamtpunktzahl:
7–10: unauffällig; 4–6: mäßige Depression; < 4: schwere Depression, akute Gefährdung

Bestimmung der Reife

Nach durchschnittlich 282 Tagen oder etwa 40 Schwangerschaftswochen ist davon auszugehen, dass bei dem Kind alle Organe angelegt, funktionstüchtig und bis zu einem gewissen Grad ausgereift sind. Wenn ein Kind zu diesem Termin reif ist, so bedeutet dies, dass die Funktionen, die das Überleben des Kindes außerhalb des Mutterleibes gewährleisten, optimal entwickelt sind. Trotzdem ist das Neugeborene nicht selbstständig überlebensfähig. Die physiologische Unreife des Säuglings liegt zum größten Teil darin begründet, dass er zu einem späteren Geburtstermin den Geburtskanal nicht mehr würde passieren können.

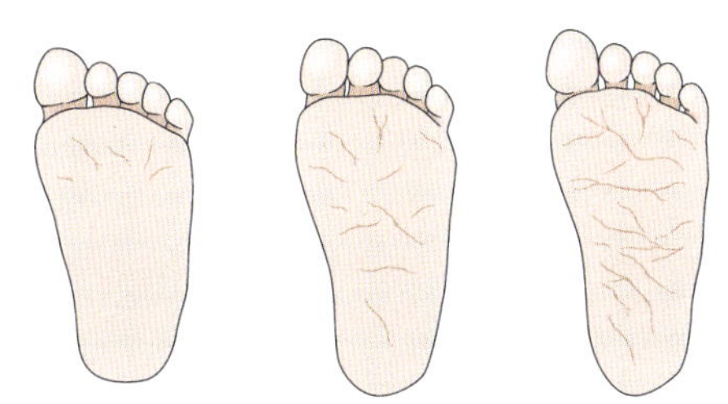

Abb. 22.16 Reifezeichen am Beispiel der Fußsohlenfalten. Beim reifen Neugeborenen haben sich bereits Furchen gebildet.

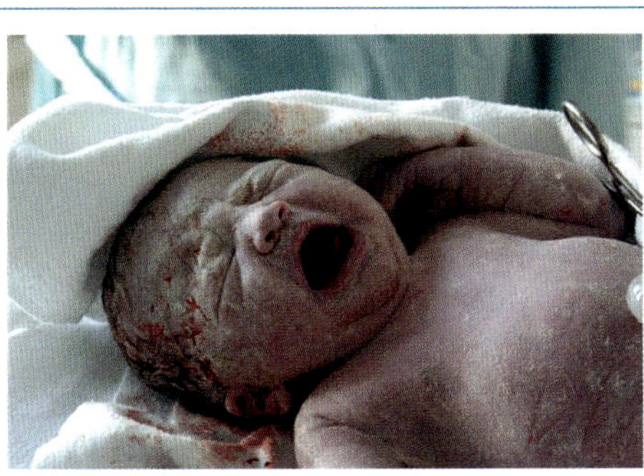

Abb. 22.17 Gerade geborener Säugling mit „Käseschmiere" am ganzen Körper. [R238]

Auch wenn die Schwangerschaftswoche bekannt ist, in der ein Kind geboren wird, beurteilt der Geburtshelfer noch einmal die Reife jedes neugeborenen Kindes; dabei zeigen ihm die folgenden **äußeren Reifezeichen** eine abgeschlossene intrauterine Entwicklung an:

- Rosige bis krebsrote Haut (kann bei hoher Blutkörperchenkonzentration im Blut auch leicht bläulich sein)
- Tastbare Ohr- und Nasenknorpel
- Hoden sind im Hodensack (abgeschlossener Descensus testis, ➤ Kap. 20.10.2) bzw. große Schamlippen bedecken die kleinen Schamlippen
- Fingernägel überragen die Fingerkuppen
- Lanugobehaarung (feiner dunkler Haarflaum, der nach wenigen Wochen wieder ausfällt) nur an Schultergürtel und Oberarmen
- Fußsohlenfalten verlaufen über die ganze Sohle (➤ Abb. 22.16)
- Fette, grauweiße Schmiere auf der Haut (Käseschmiere, auch Vernix caseosa, ➤ Abb. 22.17).

KLINIK

Neugeborenen-Screening – Leitlinie

Die meisten Kinder kommen gesund zur Welt. Wenn nicht, kann man dies bei vielen angeborenen Störungen der Entwicklung sofort nach der Geburt erkennen. Es gibt aber Krankheiten, die beim Neugeborenen noch nicht erkennbar sind und die unbehandelt zu Organschäden, geistigen oder körperlichen Behinderungen führen können. Um dies zu vermeiden, wird mittels einer Blutentnahme aus der Ferse ein Neugeborenen-Screening durchgeführt, mit dem angeborene Stoffwechselstörungen und Endokrinopathien, also Hormonstörungen, Mukoviszidose und – seit der neuen Leitlinie von März 2020 – die spinale Muskelatrophie (SMA) bei Säuglingen diagnostiziert werden kann. Die Leitlinie ist gültig bis 31.01.2024.

22.5.4 Spontanmotorik des Neugeborenen

Das gesunde Neugeborene schläft überwiegend. In seinen Wachphasen zeigt es jedoch eine ausgeprägte **Spontanmotorik.** Diese ist durch primäre Reflexe und Reaktionen geprägt, die in definierten Zeiträumen physiologisch und schablonenhaft erkennbar sind. Seine Bewegungen sind aber nicht stereotyp, sondern von Anfang an veränderbar. Die Körperstellung des Neugeborenen verändert sich nach der Geburt vor allem durch seine Auseinandersetzung mit der **Schwerkraft.**

Kennzeichnende Massenbewegungen

In den Körperhaltungen und Bewegungen eines Neugeborenen wird die Reife des zentralen Nervensystems deutlich. **Massenbewegungen** (➤ Kap. 22.2.3), d. h. Ganzkörperbewegungen, kennzeichnen seine Spontanmotorik. Die Bewegungen sind in der Regel lebhaft und auf beiden Körperseiten gleichermaßen ausgeprägt. Isolierte oder zielgerichtete Bewegungen kann ein Neugeborenes nicht durchführen.

Wann, aus welchen inneren Antrieben heraus und wie viel sich das reife, gesunde Neugeborene bewegt, ist individuell und hängt u. a. damit zusammen, wie wach und interessiert es ist – denn auch Neugeborene zeigen bereits unterschiedlich ausgeprägte Temperamente.

Beugeaktivität

Die physiologische Körperhaltung des Neugeborenen weist noch auf die intrauterine Körperhaltung hin. Sie zeichnet sich aus durch

- Überwiegende Beugeaktivität der Muskulatur
- Flexionsstellung aller Gelenke der Extremitäten
- Kyphotische Wirbelsäulenstellung (➤ Kap. 12.1.1).

Durch die **Beugeaktivität** der Muskulatur und die **Flexionsstellung der Gelenke** liegen die Arme nah am Körper und die Ellenbogen kaudal der Schultern. Die Unterarme bieten vorerst nur eine Auflagefläche, sie leisten noch keine Stützaktivität gegen die Schwerkraft. Die Hände sind unter dem Einfluss des Handgreifreflexes überwiegend gefaustet. Die unteren Extremitäten zeigen in der Rückenlage bereits **Strampelbewegungen.** In der Bauchlage sind die Beine häufig unter den Bauch gezogen.

Die automatische Reaktion erzeugt eine von der Seitdrehung des Kopfes ausgehende **asymmetrische Körperhaltung.** Die **kyphotische Wirbelsäulenstellung** des Neugeborenen bedingt eine physiologisch instabile Körperlage: In Rückenlage kippt das Neugeborene – abhängig von der Kopfdrehung – mit dem Körperschwerpunkt zur Gesichtsseite und streckt unter dem Einfluss der Moro-Reaktion die oberen und unteren Extremitäten weit von sich. In Bauchlage führen die Kyphose der Wirbelsäule und die massive Beckenbeugehaltung dazu, dass das Gesäß im Vergleich zu den übrigen Körperanteilen relativ hoch gehalten wird – es liegt nicht auf der Unterlage auf. Der **Körperschwerpunkt** ist nach **kranial** und durch die Kopfdrehung zur Hinterhauptseite verlagert. Da die Arme noch nicht stützen, kommt es im thorakolumbalen Übergang der Wirbelsäule zu einer Hyperlordose.

22

MERKE

Fehlende Stützaktivität

Die Unterarme bieten vorerst nur eine Auflagefläche, sie leisten noch keine **Stützaktivität** gegen die Schwerkraft. Dies wird deutlich, wenn das Neugeborene in Bauchlage bei der Seitwendung des Kopfes mit seiner Nasenspitze die Unterlage berührt.

Individueller Muskeltonus

Die Bewegungsmöglichkeiten eines Neugeborenen werden auch durch seinen **individuellen Muskeltonus** (➤ Kap. 4.4.1) beeinflusst. Beim gesunden Neugeborenen ist er so ausgeglichen, dass Massenbewegungen, primäre Reaktionen und Reflexaktivität mit Haltungsveränderungen und Bewegungsvariationen möglich sind. Bei manchen Neugeborenen sieht man ein leichtes Zittern an Armen und Beinen als Zeichen des noch unkoordinierten Muskeltonus. Das Zittern verschwindet, sobald die Arme oder Beine mit leichtem Druck umfasst werden.

KLINIK

Pathologische Abweichungen des Muskeltonus

Pathologisch sind z. B. zu geringer muskulärer Tonus (Hypotonus) oder zu hoher Muskeltonus (Hypertonus). Sie äußern sich in verminderter Spontanmotorik oder rigiden Gelenkstellungen. Pathologische **Myoklonien,** die Zeichen für Krampfanfälle sein können, lassen sich nicht durch Umfassen der Extremitäten unterbinden.

Reizüberflutung

Auf das Neugeborene wirken nach der Geburt zahlreiche neue Sinneseindrücke und Wahrnehmungen ein, die zu einer **Reizüberflutung** führen: So entfallen die zuletzt enge und damit seine Bewegungen einschränkende Begrenzung des Uterus, die Fremdbewegungen und die Körpergeräusche der Mutter, die gleichbleibende Umgebungstemperatur und die Versorgung des Kindes z. B. mit Nährstoffen. Zusätzlich werden die Sinnesorgane mit einer Vielzahl neuer Informationen konfrontiert (➤ Tab. 22.8).

Adaption an die Umwelt

Haltungen und Bewegungen des Neugeborenen verändern sich durch die **Adaption an die Umwelt** und die fortschreitende Gehirnreifung. Motorische Lernprozesse kommen durch sich ständig wiederholende Bewegungen und Aktivitäten unter dem Einfluss der Schwerkraft in Gang. Sie stimulieren zusätzlich die Gehirnentwicklung. So lernt der Säugling innerhalb der ersten Wochen und Monate vielfältige Haltungs- und Bewegungsmöglichkeiten hinzu (➤ Kap. 22.7).

PT-PRAXIS

Schutz vor Reizüberflutung

Schwerkraft und Reizüberflutung führen dazu, dass das Neugeborene Bewegungen, die es in der Fetalperiode noch ausführen konnte, nach der Geburt vorübergehend nicht mehr durchführen kann. Dieses Phänomen erklärt Vojta damit, dass niedere Hirnzentren zum **Schutz vor Reizüberflutung** die bereits intrauterin aktiven kortikalen Zentren (➤ Kap. 9.8) nach der Geburt vorübergehend überlagern.

22.6 Das Frühgeborene

Etwa 5 % der Neugeborenen kommen als Frühgeborene zur Welt. Das sind in Deutschland mehr als 50 000 Kinder pro Jahr.

DEFINITION

Frühgeborene

Kinder, die mehr als 3 Wochen zu früh, also vor der vollendeten 37. Schwangerschaftswoche und mit einem Gewicht unter 2500 g zur Welt kommen. Die Bezeichnung Frühgeborenes richtet sich nach dem Gestationsalter und dem Gewicht des Kindes (➤ Tab. 22.9).

KLINIK

Perinatalzentrum

In einem Perinatalzentrum sind Entbindungsstation und Frühgeborenen- oder Intensivstation in räumlicher Nähe zusammengefasst. Eine enge Zusammenarbeit zwischen Geburtshelfern und Kinderärzten gewährleistet die Versorgung von Mutter und Kind in der sog. Perinatalperiode, dem Zeitraum zwischen der 29. SSW und dem 7. Lebenstag des Kindes.

Die zu frühe Geburt ist trotz aller Fortschritte der Neonatologie (Frühgeborenen-Intensivmedizin) und der Perinatologie ein großer Risikofaktor für die weitere Entwicklung der Kinder. **Frühgeborene** sind keine kranken Kinder. Aber einige von ihnen kommen extrem früh oder mit Krankheiten zur Welt und müssen daher nach der Geburt für längere Zeit besonders gut überwacht und medizinisch versorgt werden. Um diesen Aufgaben gerecht zu werden, wurden sog. Perinatalzentren gegründet.

22.6.1 Risikofaktoren und Reifezeichen des Frühgeborenen

Risikofaktoren für eine Frühgeburt

Die Ursachen einer Frühgeburt sind vielfältig. Die **wichtigsten Risikofaktoren** werden in drei Gruppen unterteilt. Neben mütterlichen Faktoren wie Infektionen und kindlichen Faktoren wie Fehlbildungen können soziale Faktoren wie Alkoholabusus für die verfrühte Geburt eines Kindes verantwortlich sein.

Äußere Reifezeichen eines Frühgeborenen

Die **Unreife** des Frühgeborenen zeigt sich deutlich an **äußeren Reifezeichen,** die u. a. im Rahmen der

Tab. 22.9 Gestationsalter und Gewicht von Frühgeborenen.

Bezeichnung	Zeitpunkt der Geburt, Angabe in Schwangerschaftswochen	Geburtsgewicht
Frühgeborenes	< 37. SSW	< 2500 g
Sehr Frühgeborenes	< 32. SSW	< 1500 g
Extrem Frühgeborenes	< 28. SSW	< 1000 g

Tab. 22.8 Die veränderte Wahrnehmung nach der Geburt – die Reizüberflutung der Sinne.

Stimulationen/Sinnesreize	Fetus	Neugeborenes
Begrenzung	Uterus zu allen Seiten begrenzt, anfangs mehr Platz, später zunehmende Enge	„Unbegrenzte Weite", Extremitäten fallen auseinander
Direkte Umgebung, Milieu	Warmes Wasser	Warmes Bett, trockene, „kalte" Luft, Zugluft, Wechsel von warm und kalt
Umgebungstemperatur	Immer gleich warm	Wechselhaft: kalt, warm, heiß
Fremdbewegungen	Überwiegend tagsüber	Wenn es getragen wird
Eigenbewegungen	Fallen im Fruchtwasser leicht	Schwer, da volle Gravitation
Schwerkrafteinwirkung	$1/7$ der Gravitation	Volle Gravitation
Geräusche	Gedämpft; permanente mütterliche Körpergeräusche z. B. von Herz, Verdauung, Lunge	Wechselhafter, da ohne Dämpfung, Spitzen der Töne besonders laut
Körpertemperatur	Konstant	Veränderlich, z. B. durch Bekleidung oder Baden
Versorgung/Nahrung	Automatisch über die Nabelschnur	„Selbstständige" orale Nahrungsaufnahme
Lichteinfluss	Konstant, gedämpft rötlich	Plötzlicher Lichtwechsel hell, dunkel, grell

ersten Untersuchung beurteilt werden (➤ Kap. 22.5.3).

- Der **Kopfumfang** ist erheblich größer als der Brustumfang.
- Die **Kopfform** ist schmal und länglich. Sie wird zusätzlich durch eine überwiegende Lagerung des Kopfes in Seitlage verstärkt, die insbesondere bei beatmeten Frühchen aufgrund der Lage des Tubus unvermeidbar ist.
- Die **Haut** ist sehr dünn und durchsichtig.
- Die **Fingernägel** reichen noch nicht bis an die Fingerkuppen.
- Die **Ohrmuscheln** sind unmodelliert und weich, noch nicht knorpelig.

22.6.2 Organreife des Frühgeborenen

Bedeutsam für die Entwicklungsmöglichkeiten des Frühgeborenen ist seine **Organreife.** Je früher das Kind zur Welt kommt, je weniger Entwicklung und Reifung intrauterin stattfinden konnte, desto größer sind die Komplikationen, die nach der Geburt auftreten können. Ab der 35. SSW bereiten die noch unausgereiften Organe meist keine größeren Gesundheitsprobleme.

ZNS

Die Hirnrinde eines Frühgeborenen verfügt nur über sehr wenige Gyri (Windungen). Das fragile Kapillarnetz ist weniger dicht und stabil als beim reifen Neugeborenen. Daher treten bei Frühchen etwa drei- bis viermal häufiger Hirnblutungen auf als beim reifen Neugeborenen. Sauerstoffmangel oder erhöhte Blutdruckwerte begünstigen dies. Die Blut-Liquor-Schranke (➤ Kap. 9.16.5) ist erst ab der 34. SSW funktionstüchtig, sodass Infektionen das Risiko bei einer Hirnblutung erhöhen.

Atmung

Frühgeborene atmen mit Atempausen, die Apnoen (ohne Luft) genannt werden. Die sog. **„periodische Atmung“** ist eine vom Hirnstamm gesteuerte **zentrale Atemregulation.** Aber Dysregulationen des unreifen Atemzentrums können einen Atemstillstand verursachen.

KLINIK

Atemnotsyndrom

Bei dem sog. **Atemnotsyndrom (ANS)**, auch **R**espiratory **D**istress **S**yndrome (RDS) genannt, wird, abhängig vom Schweregrad, eine Beatmung notwendig. Der Beatmungsdruck und die hohen Sauerstoffkonzentrationen schädigen unreife Gefäße der Lunge. Es kommt zu einer **b**roncho**p**ulmonalen **D**ysplasie (BPD), bei der Lungengewebe zerstört bzw. bindegewebig umgebaut wird.

Für die Entfaltung der **Lunge** ist der sog. **Surfactant** notwendig (➤ Kap. 17.5.4), der erst nach der 32. SSW in ausreichender Menge gebildet wird. Vor diesem Zeitpunkt geborene Frühchen haben einen Surfactantmangel. Dieser kann zu Apnoen und sogar bis zum **Atemstillstand** führen. Frühgeborene werden daher mit speziellen Geräten überwacht.

PT-PRAXIS

Atemtherapie bei Frühgeborenen

Frühgeborene haben eine noch schwache, unreife Interkostal- und Thoraxmuskulatur. Daher überwiegt die abdominelle Atmung. Diese Atemrichtung, der Rhythmus und die Belastungstoleranz sind entscheidende Parameter für die **Atemtherapie bei Frühgeborenen.**

Leber

Die Leberunreife führt bei Frühgeborenen oftmals zur **Hyperbilirubinämie** (➤ Kap. 22.5.1). Es besteht die Gefahr, dass das Bilirubin in die Gehirnflüssigkeit übertritt und dort eine Schädigung des Gehirns durch Zerstörung von Nervengewebe verursacht (Kernikterus).

Temperaturregulation

Da die Körperoberfläche von Frühgeborenen im Vergleich zu ihrem Körpergewicht sehr groß ist (➤ Kap. 22.5), haben Frühgeborene einen erheblichen Wärmeverlust. Auch Glykogenreserven und Unterhautfettgewebe fehlen ihnen. In einem sog. Inkubator kann eine optimale Umgebung für sie hergestellt werden (➤ Abb. 22.18).

Nahrungsaufnahme

Frühgeborene können erst ab ca. der 32. SSW selbstständig trinken, weil die Saug-Schluckkoordination und der Hustenreflex bis dahin noch nicht sicher entwickelt sind. Da die **Nahrungsaufnahme** für Frühgeborene mit einer Belastung der Atmung und des Herz-Kreislauf-Systems verbunden ist und die Gefahr besteht, dass Nahrung in die Lunge gerät (Aspiration), werden Frühgeborene bis zu diesem Zeitpunkt über eine Magensonde ernährt. Zudem erhalten sie Nährstoffmischungen über eine Infusion. Trinkversuche sollten möglichst bald erfolgen, da sie die Koordination des orofazialen Bereichs und die Darmreifung unterstützen.

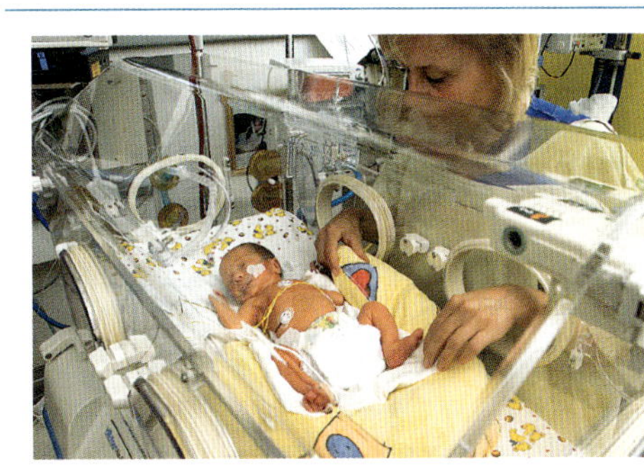

Abb. 22.18 Im Inkubator werden sowohl die Temperatur als auch die Luftfeuchtigkeit dem Alter und dem Gewicht des einzelnen Kindes entsprechend optimal angepasst. Atemtherapie und sensorische Integration erhalten Frühgeborene bereits regelmäßig im Inkubator. [K115]

KLINIK

Ernährung über die Magensonde

Da Frühgeborene aufgrund ihrer Unreife meist noch nicht selbstständig trinken können, werden sie mit Hilfe einer Magensonde, die durch die Nase bis zum Magen vorgeschoben wird, ernährt (➤ Abb. 22.19). Sie erhalten, wenn möglich, Muttermilch in kleinen Portionen. Um sensorische Störungen im orofazialen Bereich zu verhindern, sollte während des Sondierens von Anfang an ein Schnuller in den Mund gegeben werden, sodass gleichzeitig mit der Sättigung eine Stimulation im vorderen Mundbereich stattfindet.

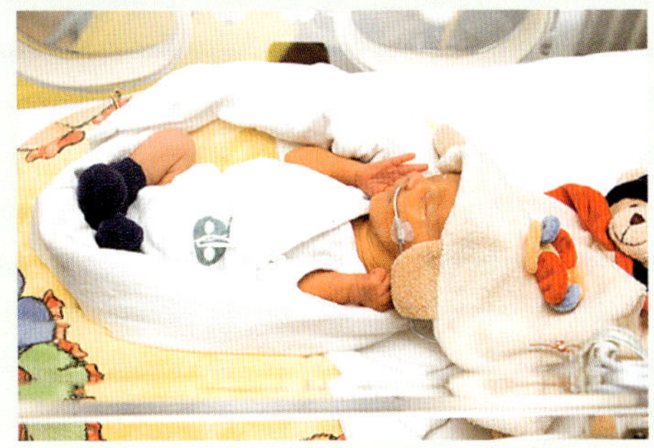

Abb. 22.19 Frühgeborenes mit Magensonde im Inkubator. Kleine Schmusetiere und eine Handtuchrolle vermitteln dem Frühchen Geborgenheit und bieten Begrenzung, ohne die Bewegungen zu behindern. [K115]

Magen und Darm

Der unreife Stoffwechsel und die noch fehlenden Verdauungsenzyme führen bei Frühgeborenen oftmals zu einer sog. nekrotisierenden Enterokolitis (NEC), einer infektiösen Darmentzündung. Dann wird durch eine Operation vorübergehend ein künstlicher Darmausgang (Anus praeter) angelegt, bis die Entzündung völlig abgeklungen ist.

Herz-Kreislauf-System

Das **Herz-Kreislauf-System** eines Frühgeborenen ist während der embryonalen Zeit schon recht gut „trainiert“ worden. Der **Ductus arteriosus Botalli** (eine Verbindung zwischen der Aorta und der Lungenarterie) schließt sich üblicherweise ab der 34. SSW, bei der Geburt oder kurz danach. Schließt er sich nicht, so führt dies zu einer **Herzinsuffizienz** und zu sekundären Organschäden, die oft durch rechtzeitige Operationen vermieden werden können.

Augen

Die noch unreifen Gefäße der **Augen** werden durch die Beatmung oftmals geschädigt. In Abhängigkeit von der Dauer und der Intensität der Beatmung können Sehstörungen, bis zur Erblindung des Kindes auftreten.

22.6.3 Motorik des Frühgeborenen

Gesunde Frühgeborene unterscheiden sich, wie alle Neugeborenen, in Temperament, Aktivität und Bewegungsfreude. Ein Frühgeborenes braucht für seine Entwicklung mehr Zeit als ein reifes Neugeborenes.

Reflexe des Frühgeborenen

Viele **primäre Reflexe,** die ein Neugeborenes zeigt (➤ Kap. 22.4.2), sind beim Frühgeborenen vor der 28. SSW noch nicht vorhanden – sie treten meistens verspätet auf und bleiben oft über ihre physiologische **Waltezeit** (➤ Kap. 22.4.1) hinaus bestehen.

Haltung und Bewegung des Frühgeborenen

Die **Haltung** des Frühgeborenen ist gekennzeichnet durch die Flexion aller Gelenke, eine überwiegende Außenrotation und Abduktion der Extremitäten. Durch ihre ausgeprägte **muskuläre Hypotonie** (fehlende Muskelspannung) liegen Frühgeborene mit einer großen Auflagefläche auf der Unterlage auf. Alle Bewegungen gegen die Schwerkraft sind für sie sehr anstrengend und werden erst verspätet durchgeführt. Durch die fehlende Rumpfstabilität werden die Extremitäten bevorzugt in Extension bewegt und seltener von der Unterlage gegen die Schwerkraft abgehoben. An ihren Extremitäten treten **Myoklonien** (Muskelzittern) auf, die Ausdruck der noch unreifen Steuerung des ZNS sind.

PT-PRAXIS

Lagerung im Inkubator

Zur Unterstützung der Atmung und der Eigenbewegung werden Frühgeborene im Inkubator nach den **Bobath-Prinzipien** gelagert. Beispielsweise werden die Extremitäten so unterlagert, dass sie leichter gegen die Schwerkraft abgehoben und zur Körpermitte bewegt werden können.

PT-PRAXIS

Vojta-Therapie

In der **Vojta-Therapie** werden aus festgelegten Ausgangsstellungen und an definierten Zonen überwiegend **propriozeptive Reize** gesetzt. Es werden angeborene, automatische Bewegungsmuster abgerufen, die Lokomotionscharakter haben und in großen Teilen der idealen motorischen Entwicklung des Kindes entsprechen. Durch die sog. Reflexlokomotion können bei Frühgeborenen physiologische Muskelfunktionen und Gelenkstellungen aktiviert werden. Die Vojta-Therapie ist eine von dem Neurologen Vaclav Vojta in den 50er-Jahren entwickelte Therapie auf neurophysiologischer Basis. In der sog. Reflexlokomotion werden aus festgelegten Zonen oder Druckpunkten physiologische Bewegungsmuster ausgelöst, die im Zentralnervensystem gespeichert sind. Insbesondere durch die genaue Befunderhebung und Frühdiagnostik Vojtas können Störungen erkannt und bereits sehr früh behandelt werden.

Sinnesentwicklung des Frühgeborenen

Die Sinnesentwicklung von Frühgeborenen ist geprägt durch die frühen intensivmedizinischen Maßnahmen. Neonlicht prägt ihre optische Wahrnehmung. Alarmsignale der Überwachungsmonitore beeinflussen ihre akustische Wahrnehmung. Blutabnahmen und Infusionen bestimmen ihre taktile Wahrnehmung. Reduzierte Eigen- und Fremdbewegungen bilden die Grundlage für ihr vestibuläres Wahrnehmen.

PT-PRAXIS

Das korrigierte Alter

Um ein Frühgeborenes seiner Entwicklung entsprechend zu beurteilen, wird sein Entwicklungsalter bestimmt. Indem man von seinem tatsächlichen Alter die Tage und Wochen, die es zu früh geboren wurde, abzieht, erhält man das sog. **korrigierte Alter.** Ein Frühgeborenes aus der 32. SSW, das 8 Wochen zu früh geboren wurde, sollte im Alter von 6 Monaten die motorischen Fähigkeiten eines 4 Monate alten Säuglings zeigen.

Die sog. **Känguru-Methode,** die seit einigen Jahren auf **Intensiv- und Frühgeborenenstationen** praktiziert wird (➤ Abb. 22.20), bietet Frühgeborenen einen intensiven Körperkontakt mit ihren Eltern. Diese Methode trägt dazu bei, dass Frühgeborene nachweislich weniger Sauerstoff benötigen, eine physiologischere Herzfrequenz haben, weniger Apnoen und seltener Bradykardien aufweisen.

Lebenschancen von Frühgeborenen

Die **Lebenschancen** von Frühgeborenen sind in den letzten Jahren durch die Fortschritte der Intensivmedizin erheblich verbessert worden. Frühgeborene können heute bereits mit einem Gestationsalter von 24 Wochen und einem Geburtsgewicht von unter 500 g überleben.

KLINIK

General Movements

Eine Untersuchungsmethode für ganz junge Frühgeborene hat der österreichische Kinderneurologe Prof. Dr. med. Dr. h.c. H.F.R. Prechtl (1927–2014) entwickelt. Die entwicklungsneurologische Befunderhebung der „General Movements", wird insbesondere auf Frühgeborenen- und Neugeborenen-Stationen durchgeführt. Bewegungsmuster von Frühgeborenen werden mittels zeitintensiver Videodokumentation aufgenommen, analysiert und ausgewertet. Anhand einer danach erstellten Entwicklungskurve können schon sehr früh Prognosen über die Entwicklungschancen der Frühchen abgegeben werden.

MERKE

Bedeutung der Physiotherapie bei Frühgeborenen

Um die Entwicklungsstörungen, die häufig erst im Laufe des ersten Lebensjahres deutlich werden, so gering wie möglich zu halten, sollte eine physiotherapeutische Behandlung frühzeitig einsetzen. Eine physiotherapeutische Behandlung z. B. nach der Vojta- und/oder Bobath-Therapie, die Sensorische Integration oder Psychomotorik kann die Entwicklungschancen der Kinder nachhaltig verbessern.

22.7 Der Säugling

Im ersten Lebensjahr wird ein Kind **Säugling** genannt. Dieses Jahr wird in vier Abschnitte von je drei Monaten eingeteilt, **Trimenon** genannt (lat.: tri = 3; mens = Monat).

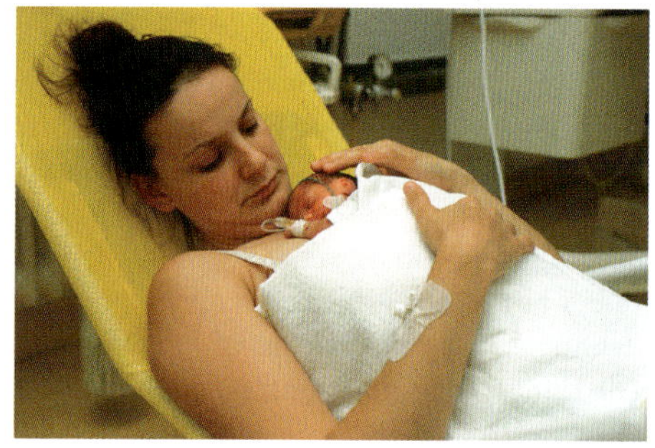

Abb. 22.20 Känguruhen auf der Brust der Mutter. Ein enger Kontakt zwischen der Mutter und ihrem zu früh geborenen Kind ist besonders wichtig, um das emotionale Verhältnis zu stabilisieren. [K115]

In den ersten zwölf Lebensmonaten vollziehen sich wesentliche Entwicklungsschritte (➤ Kap. 22.1), u. a. werden hier die Grundlagen der motorischen Entwicklung gelegt. Für die Physiotherapie ist eine detaillierte Beschreibung der normalen motorischen Entwicklung eines Säuglings von großer Bedeutung. Nur so können genaue Parameter für die Befunderhebung definiert, Pathologien erkannt und die Ziele physiotherapeutischer Behandlung im Säuglingsalter beschrieben werden.

KLINIK

SIDS (Sudden Infant Death Syndrome)

Der **plötzliche Kindstod** ist die häufigste Todesursache von Säuglingen im ersten Lebensjahr. Die Eltern machen meistens alles richtig. Es gibt keine Warnzeichen. Die Kinder versterben meist unbemerkt nachts im Schlaf. Der angeborene Atemreflex setzt aus, die Kinder kommen in einen Sauerstoffmangel und sterben. Dies geschieht ohne vorherige Warnzeichen. Wissenschaftler haben Gene entdeckt, die für einen gestörten Atemreflex oder den Sauerstoffmangel verantwortlich sein könnten. Amerikanische Wissenschaftler fanden heraus, dass möglicherweise eine angeborene Gehirnanomalie der Kinder für den SIDS verantwortlich sein könnte. Sie fanden bei Kindern, die am SIDS verstorben waren, eine Gehirnanomalie im Bereich des Hippocampus, einer Region, die u. a. über eine neurologische Verbindung mit dem Hirnstamm die Atmung, Herzfrequenz und Körpertemperatur beeinflusst. Nach Angaben der Wissenschaftler des National Institute of Health (NIH) war die Störung häufiger bei Säuglingen vorhanden, die an SIDS gestorben waren, als bei Säuglingen, deren Todesursache bekannt war.

Vorsichtsmaßnahmen, die einem plötzlichen Kindstod vorbeugen können

1. Nicht rauchen, auch nicht vor der Schwangerschaft.
2. Keine Kopfkissen und Decken im Kinderbett, sondern das Kind in Rückenlage in einem Schlafsack ins Bett legen.
3. Bei nicht gestillten Kindern kann ein Schnuller ein gewisser SIDS-Schutz sein.
4. Tagsüber, wenn die Kinder wach sind, die Bauchlage üben, damit sie sich nachts nicht „erschrecken", wenn sie plötzlich im Bett einmal „versehentlich" auf dem Bauch liegen.

5. Eine geeignete luftdurchlässige Matratze in das Kinderbett legen.
6. Überhitzung vermeiden! Das Zimmer sollte immer gut gelüftet sein und eine Raumtemperatur von ca. 16–18 °C haben.
7. Bei familiärer Vorbelastung oder wenn Eltern ihr Kind nachts überwachen lassen möchten, gibt es eine Atemüberwachung mit Sensoren. High-tech-Geräte überwachen dabei mithilfe einer Sensormatte unter der Matratze die Atmung und Bewegungen des Babys. Setzt die Atmung für mehr als 20 Sekunden aus, erfolgt ein Alarm, der Eltern und Kind erschreckt, sodass die Eltern nach ihrem Kind schauen bzw. der Atemreflex wieder einsetzt.

22.7.1 Erstes Trimenon

Im ersten Trimenon (1.–3. Monat) lernt der Säugling seinen Körper vom Mund bis zu den Knien kennen. Er entwickelt den **Hand-Mund-Kontakt** und bis zum Ende des dritten Monats die **stabile Rückenlage** (➤ Abb. 22.21). Letztere ermöglicht es ihm, den Kopf in der Körperlängsachse einzustellen, die Arme und Beine gegen die Schwerkraft anzuheben, beide Hände vor dem Körper zusammenzunehmen und dort zu greifen (Hand-Hand-Kontakt). Auf diese Weise beginnt der Säugling, einen Bezug zu seiner Körpermitte aufzubauen – ein entscheidender Baustein zur Organisation des Körperschemas (➤ Kap. 22.3.4). Er lernt auch, in der Bauchlage seinen Oberkörper gegen die Schwerkraft zu stützen und seinen Kopf höher zu halten, um seine Umwelt besser wahrnehmen zu können.

Erster Monat

Motorische Entwicklung (➤ Tab. 22.10)

Die Motorik des Säuglings ist im ersten Monat stark von primären Reflexen (neonatale Reflexaktivität), insbesondere von der **Moro-Reaktion,** geprägt (➤ Tab. 22.6). Greifen erfolgt mit dem Handgreifreflex, der unwillkürlich einsetzt, sobald auf der Handinnenfläche ein Hautreiz gesetzt wird.

Der Säugling bewegt sich in **Massenbewegungen.** Die Gelenke sind noch in starker Beugeaktivität. An den unteren Extremitäten ist „primitives Strampeln" sichtbar. Die Körperlagen des Säuglings sind asymmetrisch und instabil (➤ Tab. 22.10).

Tab. 22.10 Motorische Entwicklung im ersten Monat, bezogen auf Rücken- und Bauchlage.

	Rückenlage	Bauchlage
Kopf	• Ist zur Seite gedreht • Kann rechts und links abgelegt werden • In der Halswirbelsäule (HWS) auf der Gegenseite Seitneigung • Insgesamt leichte Überstreckung der HWS	• „Automatische Reaktion" • Kann mit geringer Überstreckung zu beiden Seiten gedreht werden • Ist nur minimal abgehoben • Bei Drehung schiebt Nasenspitze leicht über die Unterlage
Arme, Schultergürtel	• Arme in „Henkelstellung" • Arme auch leicht gestreckt neben dem Körper • Ellenbogen in ca. 45–90° Abduktion gebeugt unterhalb der Schultern	• Schultern sind protrahiert (nach vorne oben gezogen) • Oberarme liegen dem Körper nah an • Ellenbogen kaudal (unterhalb) der Schultern • Keine Stützaktivität
Hände	• Überwiegend locker gefaustet • Daumen in die Faust eingeschlagen • Handgelenke nach ulnar abduziert	• Nicht konstant gefaustet • Liegen in Schulterhöhe • Handstellung in ulnarer Abduktion
Beine, Becken	• Beine in Hüftflexion (ca. 120°) Hüftabduktion (ca. 45°) und leichter Außenrotation auf der Unterlage • Kniegelenke sind gebeugt • Primitives Strampeln mit Massenbewegungen	• Becken maximal nach ventral gekippt, Hüftgelenke in leichter Abduktion und Außenrotation, Becken von der Unterlage abgehoben • Kniegelenke sind überwiegend symmetrisch (beidseits gleichzeitig) gebeugt • Beine strampeln symmetrisch oder reziprok
Rumpf	• Wechselnde Auflageflächen • Bei Kopfdrehung Verlagerung des Körperschwerpunktes (KSP) zur Gesichtsseite (Zeichen für die instabile Rückenlage)	• Auflagefläche im Bereich des Sternums (Brustbein) • Bei Kopfdrehung Verlagerung des KSP zur Hinterhauptsseite nach kranial

PT-PRAXIS

Idealmotorische Entwicklung im ersten Lebensjahr nach Vojta

Die im Folgenden beschriebene motorische Entwicklung ist angelehnt an die **idealmotorische Entwicklung im ersten Lebensjahr** nach Vojta. Neben der Angabe genauer Zeitpunkte, zu denen bestimmte Entwicklungen eintreten sollten, nennt Vojta die wichtigen qualitativen Merkmale der typischen Haltungs- und Bewegungsmuster eines gesunden Säuglings, die für die physiotherapeutische Befunderhebung im Säuglingsalter relevant sind.

MERKE

Strampeln

„Primitives Strampeln" heißt, dass alle Gelenke des gestreckten Beines gestreckt und alle Gelenke des beugenden Beines gebeugt werden. Zusätzlich erfolgt im unteren Sprunggelenk des beugenden Beines eine Eversion (➤ Kap. 14.4.1).

Entwicklung weiterer Fähigkeiten

Ein gesundes Neugeborenes reagiert sehr bald auf Reize aus seiner Umwelt. Es bewegt seine Augen in alle Richtungen, jedoch unkoordiniert, ruckartig und unter Mitbewegung des Kopfes. In der ersten Woche kann der Säugling auf diffuses Licht reagieren und den Kopf der Lichtquelle zuwenden. Er kann Gesichter verschwommen wahrnehmen. Die Farbe Rot scheint Säuglinge besonders zu interessieren.

Das **Puppenaugenphänomen** (➤ Tab. 22.6) verhindert vorübergehend das Fixieren mit den Augen.

Ein Neugeborenes lächelt, jedoch noch nicht als Reaktion auf einen äußeren Reiz. Dieses Phänomen wird **„Engelslächeln"** genannt. Dennoch kann es bereits auf seine Umwelt reagieren und teilt dies auch durch Weinen oder Schreien mit. Auf optische und akustische Reize reagiert ein Neugeborenes meist schreckhaft. Durch den Hautkontakt und die Stimme der Mutter, die es nach wenigen Tagen u. a. am Geruch erkennen kann, beruhigt es sich wieder. Bald ist es in der Lage zu lautieren. Dies hört sich etwa an wie: „egge" und „errö".

Zweiter Monat

Motorische Entwicklung (➤ Tab. 22.11)

Im zweiten Monat nimmt der Säugling Kontakt zu seiner Umwelt auf. Durch die **Fechterstellung** wird es ihm möglich, in seinen unkontrollierten Massenbewegungen kurzzeitig inne zu halten und nach sechs Wochen mit den Augen für ca. drei Sekunden ein Objekt zu fixieren. Dabei kann er einen Gegenstand in 15–20 cm Entfernung verfolgen und den Kopf von 0–90° von einer Seite bis zur Körpermitte drehen.

Da die Fechterstellung nach einiger Zeit wieder abgebaut wird, ist der Säugling in der Lage, eine Hand zum Mund zu führen (Hand-Mund-Kontakt). Das Zufassen erfolgt noch über den Greif-

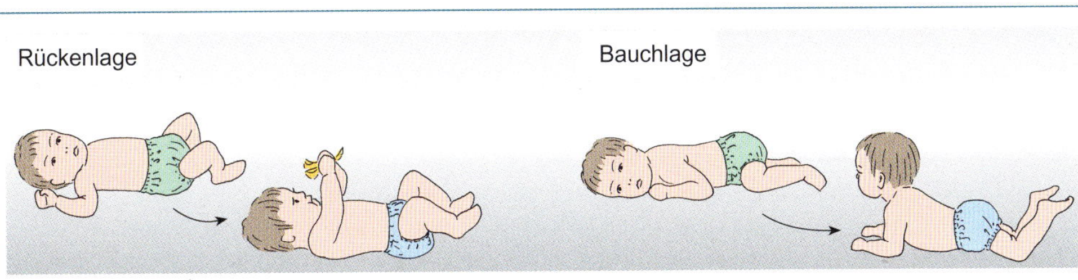

Abb. 22.21 Motorische Entwicklung im ersten Trimenon – von ungezielten Massenbewegungen zur stabilen Rückenlage und zum symmetrischen Ellenbogenstütz.

reflex, also nicht gezielt, und nur, wenn ihm etwas in die Hand gelegt wird. Die **orofazialen Reflexe** sind noch stark ausgeprägt. Die Beugehaltung des Beckens wird reduziert und das Beugemuster der Extremitäten lässt geringfügig nach.

22

MERKE

Fechterstellung

Bei der **Fechterstellung** werden die Extremitäten der Gesichtsseite in den Schlüsselgelenken (Schulter und Hüftgelenk) in leichter Außenrotation, Abduktion, lockerer Extension oder Flexion eingestellt. Die Mittelgelenke sind locker gebeugt. Die hinterhauptseitigen Extremitäten sind in allen Gelenken gebeugt, in Mittelstellung oder Außenrotation eingestellt. Die Fechterstellung tritt im Gegensatz zum ATNR (➤ Tab. 22.6) nie konstant auf, sondern zeigt sich in vielen Variationen. Es ist eine vorübergehende physiologische Reaktion. Auf einen Reiz erfolgt die Drehung des Kopfes zur optischen Orientierung und ein Innehalten in den vorherrschenden Massenbewegungen (➤ Kap. 22.5.4).

Entwicklung weiterer Fähigkeiten

Im Rahmen der Auge-Hand-Entwicklung bringt der Säugling die Hände zufällig vor dem Bauch zusammen, ohne die Augen darauf zu richten. Es kommt zum **Hand-Hand-Kontakt.**

MERKE

Bedeutung des Greifens für die Entwicklung

Das **Greifen** ist für die kindliche Entwicklung von herausragender Bedeutung. Mit dem Greifen ist in den ersten Lebensjahren die Entwicklung der geistigen Fähigkeiten und der Perzeption besonders eng verbunden. Greifen bestimmt die praktische Intelligenz. Sinnzusammenhänge lassen sich durch vorheriges Ergreifen mit den Händen leichter verstehen. Im zweiten und dritten Lebensjahr werden mit der Auge-Hand-Koordination auch die Perzeption und das Verständnis für räumliche Zusammenhänge ausgebildet.

Ein Säugling im zweiten Monat reagiert auf Gesichter und Gegenstände in ca. 20–30 cm Sichtentfernung und lächelt als Reaktion auf seine soziale Umwelt **(soziales Lächeln).** Er sieht seine Mutter an und kann ihrer Bewegung mit dem Kopf folgen (➤ Tab. 22.11).

Der Säugling beginnt, über seine Stimme Kontakt zur Umwelt aufzunehmen. Er meldet sich, wenn man mit ihm spricht, und variiert Schrei- und Weinverhalten in Ton und Lautstärke. Typische **Lautäußerungen** sind die Kehllaute „ach" und „ech".

Dritter Monat

Motorische Entwicklung (➤ Tab. 22.12)

„Symmetrie" kennzeichnet die kindliche Bewegungsentwicklung im 3. Monat: Das Kind findet in diesem Zeitraum seine Körpermitte und „erarbeitet" sich die „stabile Rückenlage" (➤ Abb. 22.23). Diese ist charakterisiert durch:

- Adduktion der Schulterblätter und Extension der Brustwirbelsäule durch Gewichtsverlagerung nach dorsokranial

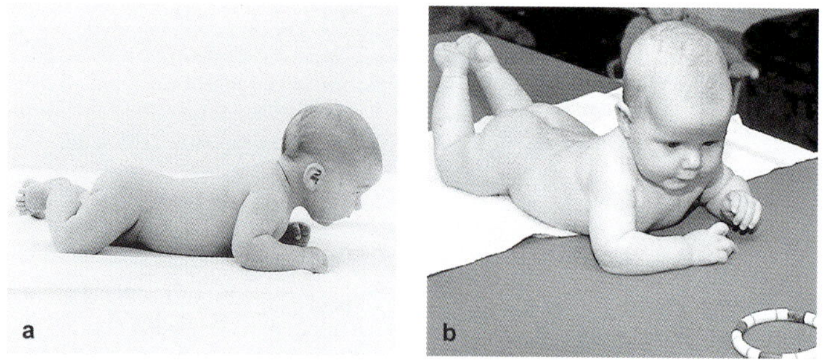

a b

Abb. 22.22 Unterarmstütz bei einem 6–8 Wochen alten Säugling. [P236]

Tab. 22.11 Motorische Entwicklung im zweiten Monat, bezogen auf Rücken und Bauchlage.

	Rückenlage	Bauchlage
Kopf	• Seitlich abgelegt, leichte Seitenbevorzugung ist noch erlaubt • Kann zu beiden Seiten gedreht werden • Kann in der Körpermitte angehalten werden • Fixieren von Gegenständen mit den Augen, insbesondere Gesichter (für ca. 3 Sek.) bei gleichzeitiger Kopfdrehung	• Kann ca. 45° von der Unterlage abgehoben werden • Kann kurzzeitig in der Körpermitte gehalten werden • Kann zur Orientierung oder als Reaktion auf äußere Reize bewegt werden
Arme, Schultergürtel	• Henkelstellung nur noch selten • Meistens Fechterstellung in Variationen	• Ellenbogen noch kaudal der Schultern • Unterarme liegen beim Unterarmstütz (➤ Abb. 22.22) im distalen Drittel auf der Unterlage auf • Schultern sind in AR eingestellt
Hände	• Abwechselnd locker gefaustet oder geöffnet • Daumen nur selten in Faust eingeschlagen • Beginnender Hand-Mund-Kontakt in Kopfseitlage	• Wechselweise locker geöffnet oder gefaustet • Handgreifreflex lässt nach • Finger, Daumen oder ganze Hand werden in den Mund genommen
Beine, Becken	• Strampeln oft noch im primären Muster, aber zunehmend differenzierter • Gelenke können einzeln bewegt werden • Beugung der Beine lässt nach • Beine häufiger von Unterlage abgehoben	• Fechterstellung auch in unteren Extremitäten sichtbar • Nachlassende Beugehaltung • Mehr AR im Hüftgelenk • Strampeln mehr in AR/ABD
Rumpf	• Asymmetrische Lage durch Fechterstellung • Rumpfkonvexität zur Gesichtsseite, abhängig von der Kopfstellung • Auflage im Rumpf stabiler • Verlagerung des KSP in den Bereich des Hinterkopfes und der Schulterblätter durch Anheben der Beine	• Auflage im Bereich des Brustbeins • Verlagerung des KSP kaudalwärts zum Beckengürtel • Beginnende Schultergürtelaufrichtung und Schulterblattadduktion als Vorbereitung auf den symmetrischen Ellenbogenstütz

Tab. 22.12 Motorische Entwicklung im dritten Monat, bezogen auf Rücken- und Bauchlage.

	Rückenlage	Bauchlage
Kopf	• Wird in der Körpermitte gehalten • Augenbewegungen aus der Mitte ca. 30° zur Seite selektiv, also ohne Kopfdrehung	Kann nun 90° von der Unterlage abgehoben und frei bewegt werden
Arme, Schultergürtel	• Horizontale Adduktion und Flexion bis 90° im Schultergürtel möglich • Armbewegungen in alle Richtungen möglich	• Ellenbogen wandern weiter nach vorne, unter oder vor die Schultergelenke • Pronation und Supination der Unterarme
Hände	• Hand-Hand-Kontakt: Hände können in der Körpermitte zusammengeführt werden, zuerst eher zufällig, dann mit Augenkontrolle • Hand-Mund-Auge-Koordination: Hände oder Dinge werden gesehen, ergriffen und in den Mund gesteckt	• Locker geöffnete Hände • Daumen nicht mehr eingeschlagen, sondern überwiegend geöffnet
Beine, Becken	• Beine werden in je 90° Hüft- und Knieflexion von der Unterlage abgehoben und gehalten • Reziprokes Strampeln möglich: unteres Sprunggelenk in Nullstellung, ohne Eversion, die Füße streifen aneinander	• Nachlassende Beugehaltung im Becken • Alternierendes Strampeln (reziprok) mit vermehrter EX/ABD/AR der Hüfte
Rumpf	• Schultergürtel und BWS werden immer mehr gestreckt • Verlagerung des KSP durch Beckenbeugung (Beugen der Beine) nach kranial	• Auflagefläche: vermehrt Bauchbereich • Brustkorb leicht abgehoben (Koordination der ventralen und dorsalen Rumpfmuskulatur) • Verlagerung des KSP durch zunehmende Streckung der Wirbelsäule nach kaudal

- Kopf und Rumpf liegen gerade in der Körperlängsachse
- Anheben der Beine durch Aktivität der ventralen Kette (Bauchmuskulatur).

Das Kind kann die Oberarme bis 90° anheben und die Hände vor dem Körper zusammenlegen (Hand-Hand-Koordination). Es versucht, mit dem ganzen Körper zu greifen, dies gelingt ihm jedoch noch nicht gezielt (dystone Phase). Hüft- und Kniegelenke werden in je 90° Flexion eingestellt. Die Unterschenkel werden von der Unterlage abgehoben und gegen die Schwere gehalten. Durch den **symmetrischen Ellenbogenstütz** in der Bauchlage kann der Kopf nun außerhalb der Stützbasis gehalten werden (➤ Abb. 22.24), hierzu

- Werden die Oberarme abduziert
- Befinden sich die Ellenbogen unter den Schultern bzw. ein wenig davor
- Wird der Kopf außerhalb der Stützbasis getragen
- Bilden Ellenbogen und die Auflage des Rumpfes im Bereich des Bauchnabels das Stützdreieck.

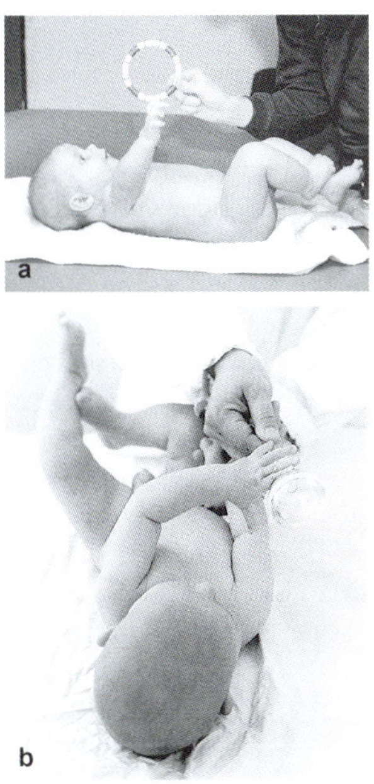

Abb. 22.23 Die stabile Rückenlage. [P236]

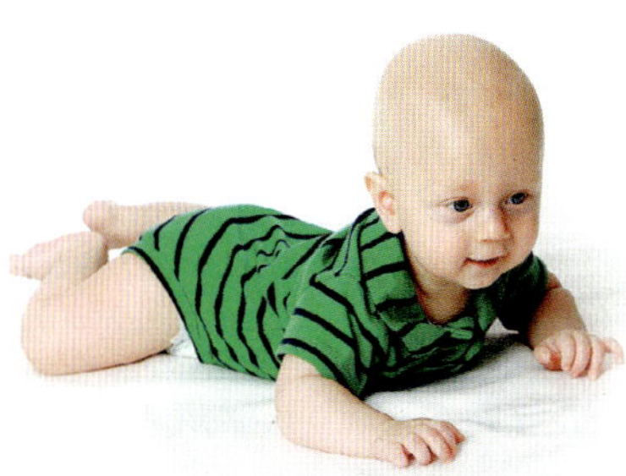

Abb. 22.24 Der symmetrische Ellenbogenstütz. [K382]

MERKE

Dystone Bewegungen

Dystone Bewegungen des Säuglings im 2./3. Lebensmonat entstehen durch einen noch unzureichend ausgeglichenen Muskeltonus. Die der Moro-Reaktion ähnlichen Bewegungen sind ungenau und weichen auf ihrem Weg zum Ziel ab. Greifen gelingt dem Säugling noch nicht oder nur zufällig.

Entwicklung weiterer Fähigkeiten

Mit drei Monaten wird der Säugling aufmerksamer. Er entdeckt visuell seine Hände **(Hand-Regard),** betrachtet seine Finger in der Körpermitte und steckt sie in den Mund (➤ Abb. 22.25). Er fixiert und verfolgt Spielzeug zu beiden Seiten endgradig, also über die Körpermitte hinaus (180° Rotation). Er folgt mit den Augen bewegten Gegenständen, zuerst horizontal, später vertikal. Erste isolierte Augenbewegungen, d.h. ohne (Mit-)Bewegung des Kopfes, werden möglich.

Der Säugling reagiert auf einen Glockenton, indem er Bewegungen oder Blickkontakt unterbricht. Am Ende des dritten Monats wendet er sich Geräuschquellen direkt zu, ein Zeichen für die Entwicklung des **Richtungshörens.**

Der Säugling produziert Lall-Laute, erste **Silbenketten** wie: „ej, öwe, eige" und erste rrr-Ketten. Er jauchzt und freut sich stimmhaft.

22.7.2 Zweites Trimenon

Im **zweiten Trimenon** (4.–6. Monat) entdeckt der Säugling seinen Körper mit den Händen und Augen bis zu den Füßen. Ihm gelingt in dieser Zeit auch seine erste Fortbewegung: Indem er in der Rückenlage aus der Körpermitte nach außen greift, leitet er eine Drehung zur Seite ein. Am Ende des 6. Monats kann er sich selbstständig bis in die Bauchlage drehen (➤ Abb. 22.26).

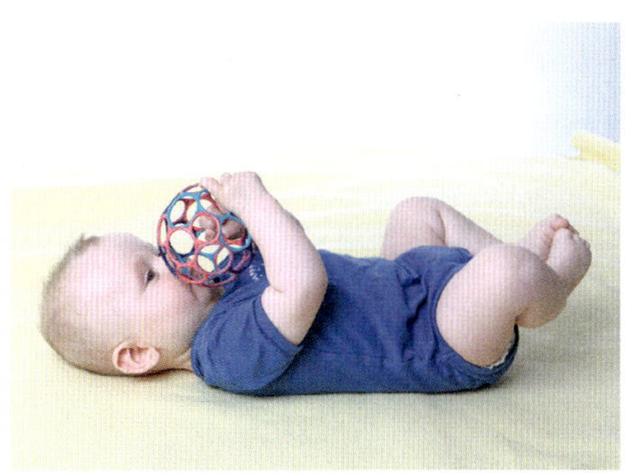

Abb. 22.25 Hand-Auge-Mund-Koordination. [K382]

In diesem Trimenon entwickelt sich das dreidimensionale Sehen, und der Säugling lernt gezieltes Greifen. Mit viereinhalb Monaten kann er in der Bauchlage auf einem Ellenbogen stützen und mit der freien Hand greifen. Gleichzeitig richtet sich das Kind in der Bauchlage weiter auf und stützt am Ende des 6. Monats symmetrisch auf seinen beiden Händen.

Vierter Monat

Motorische Entwicklung (➤ Tab. 22.13)

Im vierten Monat greift das Kind aus der Rückenlage nach lateral (➤ Abb. 22.27). Es fixiert und verfolgt Gegenstände mit den Augen zu beiden Seiten endgradig, d.h. mit 90° zu jeder Seite. Der sichere Ellenbogenstütz bietet dem Kind in der Bauchlage die Möglichkeit, sich gut im Raum zu orientieren.

Entwicklung weiterer Fähigkeiten

Der Säugling greift von der Kleinfingerseite aus. Das Handgelenk ist dabei nach ulnar gerichtet **(ulnares Greifen).** Er hält einen Gegenstand mit der ganzen Hand fest, schlägt damit und freut sich, wenn es klingelt oder rasselt. Wird Spielzeug in der Mitte angeboten, ergreift es das Kind mit beiden Händen. Da die **Split-brain-Phase** noch aktiv ist, also die beiden Gehirnhälften unabhängig voneinander arbeiten, kann Spielzeug nur jenseits der Körpermitte von einer Hand gegriffen werden.

Im vierten Monat bildet sich das **dreidimensionale Sehen** aus. Entfernungen kann der Säugling nun nach und nach abschätzen, sodass er gezielt nach lateral, d.h. in den Raum greifen kann. Diese Entwicklung fördert seine Raumorientierung. Mit deren Hilfe lernt er Entfernungen, z.B. zu einer Wand, abzuschätzen und beim Zukommen auf dieses Hindernis kurz davor zu stoppen.

Der Säugling lächelt bei freundlichen Gesichtern und blickt skeptisch bei unfreundlichen Gesten. Er erkennt eindeutig seine Mutter an deren Stimme und lacht stimmhaft, wenn er gelockt wird.

Richtungshören: Der Säugling kann Geräusche in allen Ebenen lokalisieren, dies zeigen seine ortenden Kopfwendungen. Im vierten Monat werden auch charakteristische Laute der Muttersprache deutlich. Der Säugling bildet „Blasenreiblaute" z.B. „w", „w-th" und Laute, bei denen die Lippen fest aufeinandergedrückt werden, z.B. „m" oder „m-b".

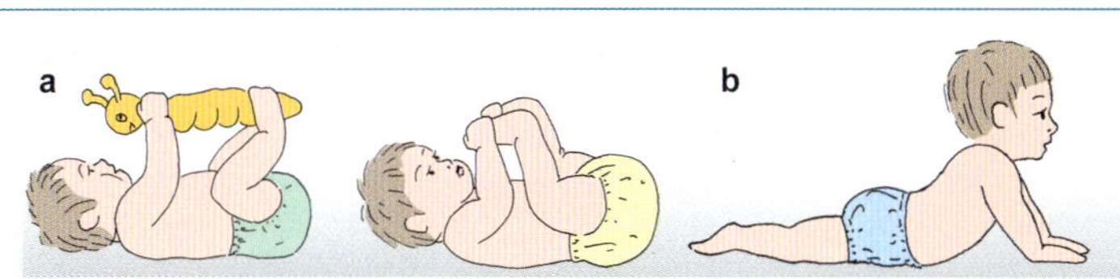

Abb. 22.26 Motorische Entwicklung im zweiten Trimenon. a) In der Rückenlage wird das Gewicht weiter nach kranial verlagert, die Beine werden so weit angehoben, dass die Hände die Füße greifen können: Auge-Hand-Fuß-Koordination. b) In der Bauchlage wird das Gewicht weiter nach kaudal verlagert, da das Kind nun auf den Händen stützt.

Tab. 22.13 Motorische Entwicklung im vierten Monat, bezogen auf Rücken- und Bauchlage.

	Rückenlage	Bauchlage
Kopf	• Kann in Mittelstellung gehalten werden • Kann auf akustische und optische Reize hin gedreht werden	• Kann gut und über einen längeren Zeitraum in der Mitte abgehoben gehalten werden
Arme, Schultergürtel, Hände	• Kann Spielzeug mit der Kleinfingerseite greifen, ulnare Deviation: Handgelenk ist zur Kleinfingerseite gerichtet • Greift in der Körpermitte mit ganzer Hand • Greift mit gleichseitiger Hand nach lateral, Supination der Hände beginnt	• Sicherer Stütz auf den Ellenbogen ist voraussetzende Haltung für die freie Kopfdrehung • Beginnende Gewichtsverlagerung auf einen Ellenbogen
Beine, Becken	• Kann Beine höher und mit mehr AR/ABD abheben • Strampelt mit aufliegendem Becken • Berührt Fußinnenkanten beim Strampeln • Kann das Becken abheben (bridging) • Füße „greifen" in Inversion	• Beine im Hüftgelenk leicht abduziert • Beine zunehmend gestreckt • Bei beginnender Gewichtsverlagerung wird das gesichtsseitige Bein in Flexion, Abduktion und Außenrotation eingestellt
Rumpf	• KSP wird nach kranial verschoben • Rumpf bietet „stabilen Hintergrund" für Greifaktivitäten und Bewegung der Extremitäten	• KSP wird nach kaudal in Richtung Bauchnabel/Unterbauch verlagert • Oberkörper wird weiter aufgerichtet

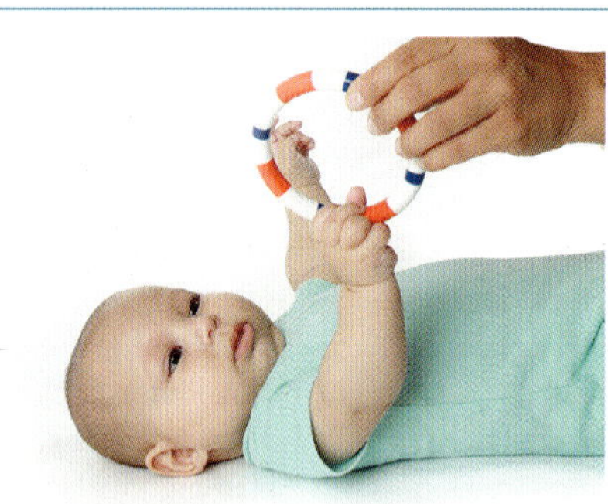

Abb. 22.27 Säugling im Alter von ca. 14 Wochen greift nach lateral. [K382]

Fünfter Monat

Motorische Entwicklung
(➤ Tab. 22.14)

Im fünften Monat lernt der Säugling, mit der Hand über die Körpermitte hinweg zu greifen (➤ Abb. 22.28). In der Bauchlage entwickelt er aus dem symmetrischen Ellenbogenstütz den Einzel-Ellenbogenstütz (➤ Abb. 22.29), sodass er auch in der Bauchlage greifen kann. Das koordinierte Drehen wird in diesem Monat vorbereitet.

Entwicklung weiterer Fähigkeiten

Das Kind verfolgt mit seinen Augen rasselnde Gegenstände in kreisenden Bewegungen. Auf seinen Handrücken gelegtes, nicht von ihm gesehenes Spielzeug wird wahrgenommen: Es schaut spontan hin und wendet die Hand (**segmentale Supination**).

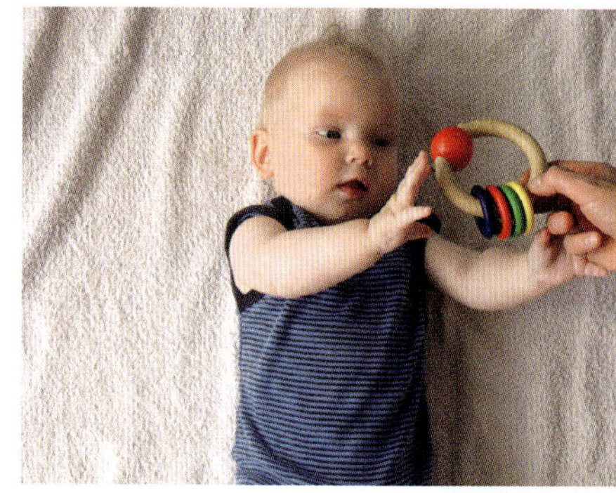

Abb. 22.28 Greifen über die Körpermitte. [P545]

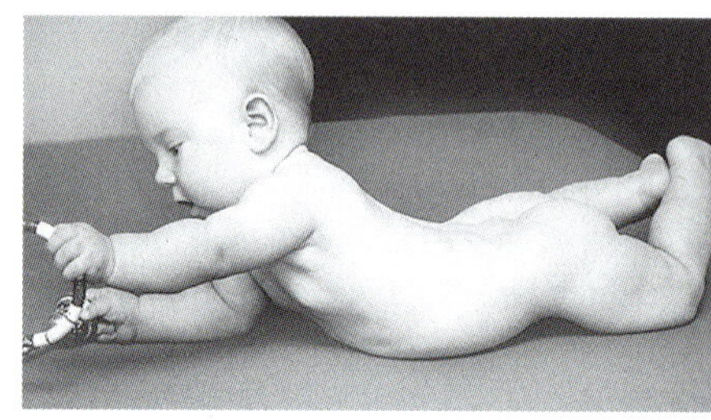

Abb. 22.29 Einzel-Ellenbogenstütz. [P236]

Das Kind lächelt seinem Spiegelbild zu. Es unterscheidet einen freundlichen von einem strengen Sprechton. Es differenziert zwischen bekannten, vertrauten und unbekannten Gesichtern. Es breitet die Arme aus, um hochgenommen zu werden.

Der Säugling freut sich an seinen eigenen Geräuschen. Er sammelt Speichel, prustet und bildet rhythmische Silbenketten wie „ge-ge-ge", „mem-mem-mem", „de-de-de" oder „dei-dei-dei". Seine Ausdrucksweise wird vielseitiger, er verdeutlicht Emotionen wie lustig, ärgerlich oder wütend. Auch Schmerz oder Freude kann er zum Ausdruck bringen, indem er Tonfall, Rhythmus und Lautstärke seiner Stimmgeräusche variiert.

Tab. 22.14 Motorische Entwicklung im fünften Monat, bezogen auf Rücken- und Bauchlage.

	Rückenlage	Bauchlage
Kopf	• Kann in alle Richtungen bewegt werden • Leitet die Bewegung ein • Kann beim Seitdrehen seitlich angehoben werden	Kann durch das Stützdreieck außerhalb der Unterstützungsfläche hoch gehalten werden
Arme, Schultergürtel, Hände	• Mit 4,5 Monaten greift das Kind über die Körpermittellinie. Dabei kommt es – zur Gewichtsverlagerung – zur Schrägstellung des Beckens in der Frontalebene (kurze Seite auf der Hinterhauptsseite) – zum Drehen zur Gesichtsseite. • Das Kind erkundet mit den Händen den Körper; Aufbau des Körperschemas durch: – Hand-Hand-Kontakt – Hand-Genital-Kontakt – Hand-Knie-Kontakt	• Einzel-Ellenbogenstütz mit 4,5 Monaten • Das Stützdreieck wird gebildet aus: – angewinkeltem Knie – Bauch und ventralem Beckenbereich – Ellenbogen der Hinterhauptseite – Oberschenkel-Hüftbereich der Hinterhauptseite • Aktives Greifen aus der Stützbasis bis 120° – Flexion der Schultergelenke – Unterarme proniert – Handgelenke extendiert – Extension und Rotation der Wirbelsäule
Beine, Becken	Differenzierung der Beine: • Spielbein gebeugt • stützendes Bein gestreckt • Becken (in frontaler Ebene) schräg gestellt	Durch Gewichtsverlagerung unterschiedliche Funktionen: • Stützbein (unten liegend) in Extension • Spielbein mit dynamischen Bewegungen in Extension/Flexion
Rumpf	Vorbereitung des koordinierten Drehens (mit sechs Monaten): • Lateralflexion • Konvexität der Gesichtsseite	Aus symmetrischem Ellenbogenstütz: Drehen im Kreis um den Bauchnabel, dabei Lateralflexion des Rumpfes

Assoziiertes Greifen

Bei zielgerichtetem Greifen der Hände erfolgt **assoziiertes Greifen der Füße:** Legt man die Hände des Kindes vor dem Körper zusammen, so richtet es selbst seine Füße mit den Fußsohlen zueinander aus. Bei willkürlichen Greifbewegungen der Hände erfolgen unwillkürliche Greifbewegungen der Füße.

Sechster Monat

Motorische Entwicklung (➤ Tab. 22.15)

Im sechsten Monat beginnt für kurze Zeit eine erneute Phase der **symmetrischen Entwicklung.** Die Hände werden in Bauchlage zum Stützen und dadurch bei Bedarf zum Erzielen einer höheren Sichtposition eingesetzt. In Rückenlage erkundet das Kind seinen Körper bis zu den Füßen. Ende des sechsten Monats dreht das Kind aus der Rückenlage koordiniert in die Bauchlage (➤ Abb. 22.30), die Seitlage ist jedoch noch instabil.

Tab. 22.15 Motorische Entwicklung im sechsten Monat, bezogen auf Rücken- und Bauchlage.

Entwicklung aus der Rückenlage
Greifen
• Auge-Hand-Fuß-Koordination: – Gewichtsverlagerung nach dorsal/kranial auf die HWS und den Schultergürtel – vermehrte Hüftbeugung – Becken und LWS heben von der Unterlage ab – Beine dem Gesicht näher – entdeckt die Füße (Sehen und Ertasten) • Füße reiben gegeneinander (mit Inversion) • Wechsel von Spielsachen zwischen den Händen • Radiales Greifen mit Daumen und Zeigefinger • Daumenopposition (Bewegung des Daumens zur Kleinfingerseite) beginnt
Fortbewegung
Koordiniertes Drehen von der Rücken- in die Bauchlage
Entwicklung aus der Bauchlage
Aufrichtung
• Symmetrischer Handstütz (Hand-Symphysenstütz): – Arme gestreckt – Hände vor Schultern, abduziert – Hände beim Stütz entfaltet – Daumen und Mittelhandknochen abduziert – Finger leicht gebeugt und gespreizt nach vorne zeigend • Aufrichtung im Schultergürtel mit Schulterblattadduktion • Körperschwerpunkt auf Symphyse und vorderen Oberschenkeln
Fortbewegung
• Drehen um den Bauchnabel mit entfalteten Händen • Rückwärts schieben von den Händen nach kaudal/dorsal • Zunehmend Beugung in Hüft- und Kniegelenken: Vorbereitung des Vierfüßlerstandes • „Schwimmen"

Koordiniertes Drehen von der Rücken- in die Bauchlage

Das Drehen von der Rücken- in die Bauchlage verändert sich qualitativ im 6. Monat: Es erfordert eine gute **Koordination** zwischen Schulter- und Beckengürtel. Durch das Anheben beider Beine und die Blickwendung zur Seite erfolgt eine Verlagerung des Körperschwerpunktes nach lateral-kranial. Das Becken wird in der Frontalebene schräg gestellt. Die Rumpfseite, zu der das Kind dreht, wird konvex. Sie ist also im Vergleich zur Hinterhauptsseite „lang". Gleichzeitig wird ein Bein gestreckt, das andere gebeugt. Greift das Kind nun über die Körpermittellinie, dreht es mit einer **Rotation** zwischen dem Schulter- und Beckengürtel.

Entwicklung weiterer Fähigkeiten

Der Säugling greift mit der ganzen Hand **(palmares Greifen)** und wechselt Spielzeug von der rechten Hand in die linke und umgekehrt. Beim Angebot von Spielsachen in der Körpermitte greift er diese nun auch mit einer Hand, d.h., das ZNS kann sich entscheiden.

Die ersten Zähne erscheinen. Im Vordergrund der Sprachentwicklung stehen jetzt Lippen- und Zungenlaute. Das Kind gurrt, juchzt und lallt und lauscht zunehmend nach Gesang und Musik.

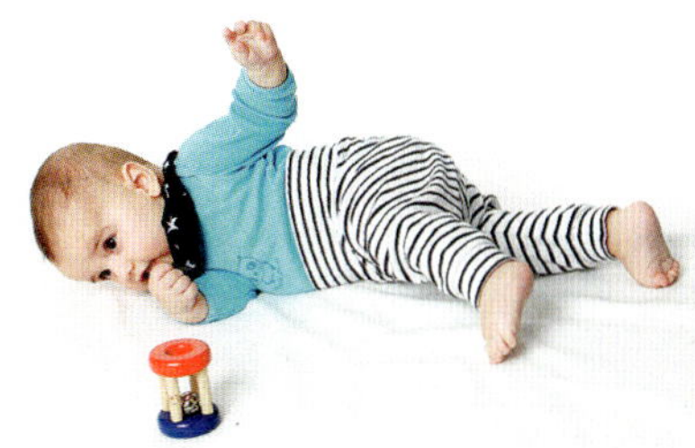

a

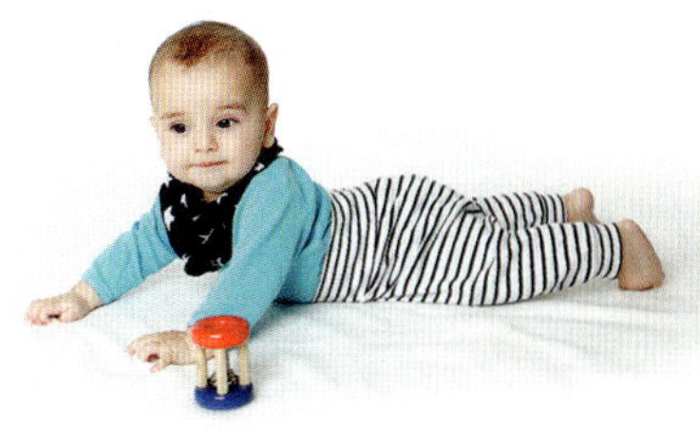

b

Abb. 22.30 Koordiniertes Drehen bei instabiler Seitlage von der Rücken- über die Seiten- (a) in die Bauchlage (b). [K382]

22.7.3 Drittes Trimenon

Das dritte Trimenon, der Zeitraum vom 7.–9. Monat, ist überwiegend der Fortbewegung, also der Eroberung der dritten Dimension gewidmet (➤ Tab. 22.16). Das Körperschema wird bis zu den Füßen aufgebaut. Im Gegensatz zum ersten und zweiten Trimenon wird es nun notwendig, größere Zeiträume für das Erlangen von Fertigkeiten zu definieren, um den individuellen Unterschieden Rechnung zu tragen.

Motorische Entwicklung

Im Verlauf des dritten Trimenons ist das Kind fähig, in Rückenlage die Beine und das Gesäß weiter anzuheben. Es verlagert dadurch den Körperschwerpunkt so weit nach kranial, dass es die Füße in den Mund stecken kann und trotz Verkleinerung der Auflagefläche stabil liegen bleibt (**Auge-Hand-Fuß-Mund-Koordination,** ➤ Abb. 22.32a). In dieser Position entsteht in den Hüftgelenken eine maximale Flexion und Außenrotation (➤ Kap. 22.2).

Das Kind hält sich nur noch kurzfristig in der Rückenlage auf. Es dreht schnell in die Bauchlage und findet neue Positionen, die seinem Interesse und Bewegungsdrang entsprechen. Es lernt, sich nicht nur auf den Bauch, sondern auch auf den Rücken zurückzudrehen. Nun kann es sich durch „Rollen" fortbewegen und dabei in jeder Phase der **Rollbewegung** anhalten. Ferner lernt das Kind unterschiedliche Formen der Fortbewegung und übt das Drehen, Robben und Krabbeln.

Die **Dreidimensionalität des Raumes** erobert sich das Kind in der nun stabilen Seitenlage: Das Kind kann aus dieser Position heraus nach oben in den Raum greifen. Dabei verlagert es das Körpergewicht in der Seitenlage ventral-kaudal und stützt seitlich auf den Ellenbogen. Diese Position wird auch **Gartenzwerg** genannt (➤ Abb. 22.33).

Etwas später, im Laufe der Bemühung des Kindes, noch höher greifen zu wollen, verlagert es das Gewicht weiter in Richtung des unten liegenden Oberschenkels nach kaudal-ventral und stützt seitlich auf der Hand. So gelangt das Kind in den **schrägen Sitz** (➤ Abb. 22.33).

Aus dieser Position heraus kann das Kind z.B. Spielzeug mit nur einer Hand erkunden. Um beide Hände zur Erforschung einsetzen zu können, wendet das Kind einige Zeit später den **Langsitz** an (➤ Abb. 22.34).

ACHTUNG

Vorsicht, keine passive Aufrichtung!

Im Langsitz wird die Wirbelsäule zum ersten Mal vollständig vertikal belastet. Vorher sollten Kinder bis zum 8. Monat nicht passiv hingesetzt werden. Erst wenn sie selbstständig diese Position einnehmen können, ist die Muskulatur in der Lage, die **Aufrichtung aktiv** zu halten. Werden die Kinder passiv hingesetzt, wird eine deutliche Sitzkyphose (Kyphose der unteren LWS oftmals bis zur oberen BWS) als Zeichen ihrer instabilen Wirbelsäule sichtbar.

Die stabilen Positionen bieten den Haltungshintergrund für die weitere Entwicklung der Feinmotorik, z.B. ist dem Kind mit ca. 9 Monaten der **Pinzettengriff** (➤ Abb. 22.31) möglich, mit ca. 11 Monaten entwickelt es den Zangengriff (➤ Kap. 22.7.4).

Um zu neuen Bewegungen zu gelangen, experimentiert das Kind nicht nur aus der Seitlage, sondern auch aus der Bauchlage heraus. Vom symmetrischen Handstütz aus schiebt es sich – Knie und Oberschenkel belastend und die Hüfte beugend – zurück auf die Knie und „landet" im **Vierfüßlerstand.** Es schaukelt auf den Händen und Knien vor und zurück, **rocking** genannt (➤ Abb. 22.35).

Die **erste lineare Fortbewegung** entwickelt das Kind etwa im achten Monat: Es robbt. Dies ermöglicht ihm, den Raum zu durchqueren und sein Ziel dabei nicht aus den Augen zu verlieren. Sobald Stützungsfunktion und Koordination der dorsalen und ventralen Rumpfmuskulatur so gut sind, dass der Bauch abgehoben werden kann, be-

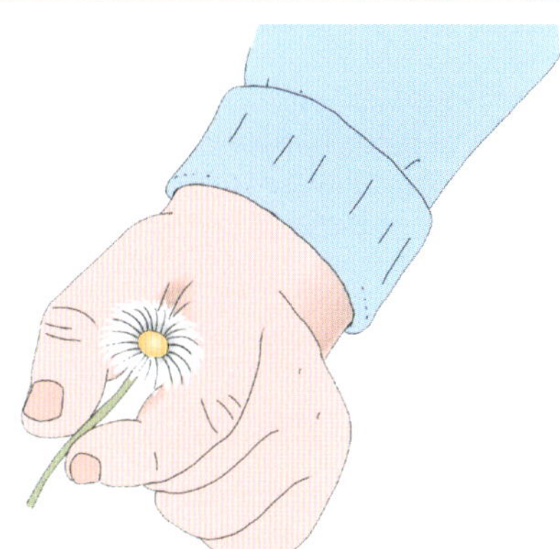

Abb. 22.31 Pinzettengriff.

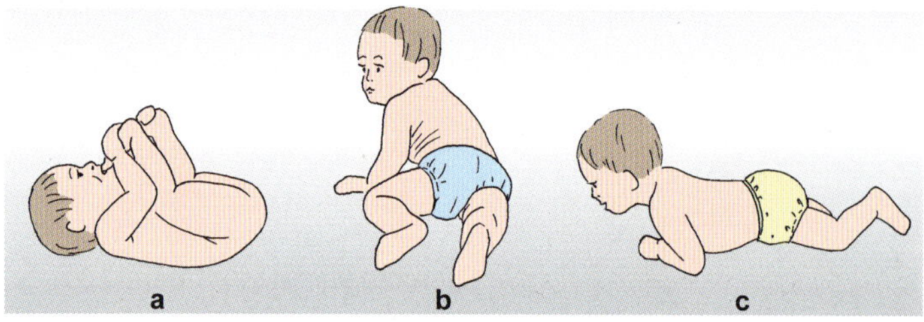

Abb. 22.32 Entwicklung im dritten Trimenon. a) Hand-Auge-Fuß-Mund-Koordination: Das Kind erkundet seine Füße mit dem Mund. Dabei wird das Gewicht so weit nach kranial verlagert, dass der Schultergürtel und die HWS maximal belastet werden. b) Kreiseln um die Körpermitte trainiert Lateralflexion. c) Die erste Form der linearen Fortbewegung: robben (➤ Kasten).

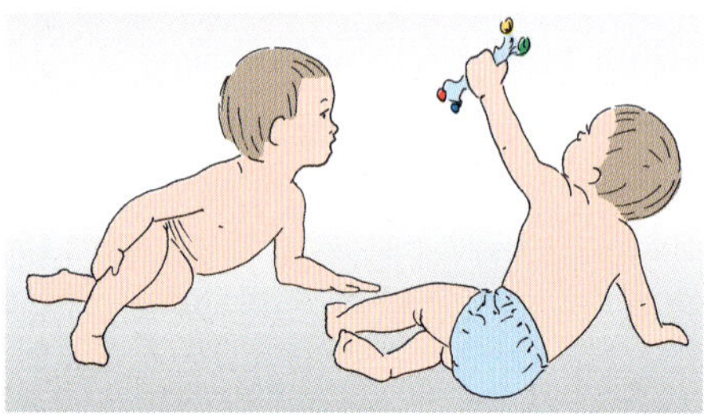

Abb. 22.33 Gartenzwerg und schräger Sitz.

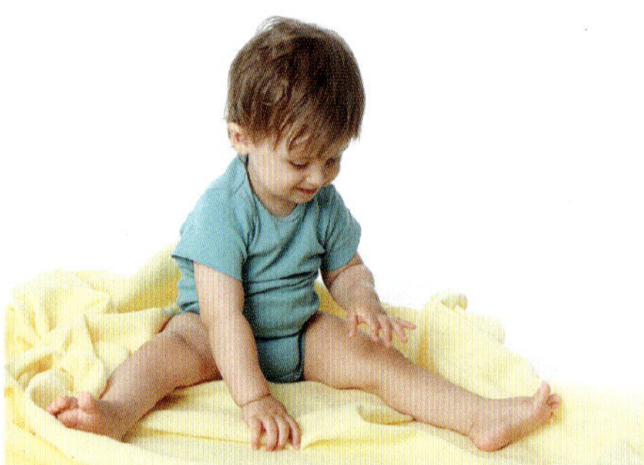

Abb. 22.34 Langsitz. [K382]

ginnt das Kind auf Händen und Knien gestützt zu krabbeln (➤ Abb. 22.36).

Das Robben

Das Kind sieht einen Gegenstand außerhalb seiner Reichweite und versucht, dorthin zu gelangen. Beim **Robben** setzt es aus dem asymmetrischen Ellenbogenstütz einen Ellenbogen vor der Schulter (außerhalb der Stützbasis) auf, stützt und zieht den Rumpf vorwärts bis zu diesem Punkt bzw. ein Stück darüber hinaus. Der Körperschwerpunkt wird nach kranial-lateral zum stützenden Ellenbogen verlagert. Die Bewegungen werden reziprok (d. h. wechselseitig) durchgeführt. Die Beine haben dabei keine Fortbewegungsfunktion, sie werden locker hinterhergezogen.

Entwicklung weiterer Fähigkeiten

Im achten Monat beginnt das Kind zu **fremdeln:** Der Säugling ist nun Fremden gegenüber distanziert und skeptisch. Er vergleicht Bekanntes mit Unbekanntem, wobei die abgespeicherte Vorstellung „bekannt" mit dem Fremden nicht übereinstimmt. Das verursacht Angst. Dieser kognitive Prozess ist für die Entwicklung einer stabilen Gefühlslage wichtig.

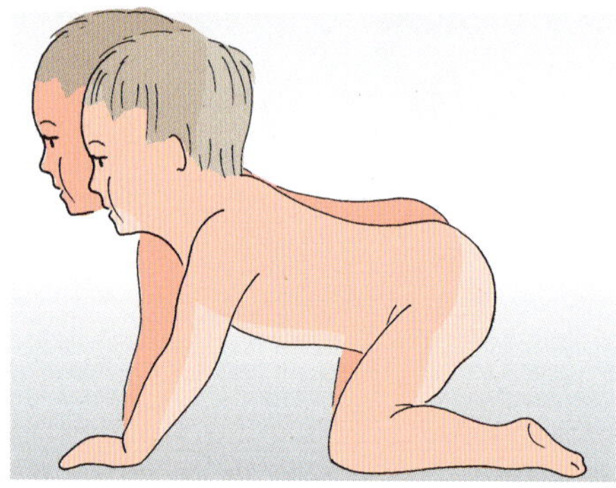

Abb. 22.35 Vierfüßlerstand und Rocking.

Mit acht Monaten verändert sich die **Mimik** des Kindes, Gefühle prägen den Gesichtsausdruck. Es lächelt mit breitem Mund, drückt Erstaunen vor allem durch weite, offene Augen und Ärger vor allem durch einen zusammengekniffenen Mund aus. Jetzt schaut das Kind auch seinem Spiegelbild in die Augen und betastet es mit dem Mund.

Ein Kind unter acht Monaten verliert das Interesse an einem Gegenstand, wenn er nicht mehr zu sehen (z. B. mit einem Tuch abgedeckt) ist. Ab einem Alter von etwa acht Monaten zieht das Kind das Tuch herunter oder sucht den Gegenstand darunter. Dies ist ein Zeichen für die Entwicklung des **Kurzzeitgedächtnisses,** d. h., rationales und planvolles Denken und Handeln bildet sich weiter aus. Freude am **Versteckspiel** wird bei dem sog. Kuckuck-Spiel deutlich. Hierbei zieht sich der Säugling ein Tuch vom Gesicht und freut sich stimmhaft über die Reaktion „kuckuck", wenn er seinem Gegenüber wieder in die Augen schaut.

Der Säugling kann mit acht Monaten mit beiden Händen einen Würfel greifen und halten. Mit ca. 8–10 Monaten kann er diesen willkürlich loslassen. **Wegwerfspiele** sind nun besonders interessant. Er öffnet die Hand und schmeißt Spielsachen und vieles andere herum, schaut hinterher und erwartet, dass es wieder aufgehoben wird.

Die **Sprachfähigkeit** entwickelt sich weiter. Mit sieben Monaten können Doppelvokale wie „au" oder „ei", Silben wie „wa", „ba" und „ka" und Silbenverdoppelungen wie „dadada", „gagaga" oder „mamama" gebildet werden. Mit Ende des neunten Monats kann das Kind etwa acht unterschiedliche Silben plappern. Es plaudert Silbenketten und variiert dabei Lautstärke und Tonhöhe.

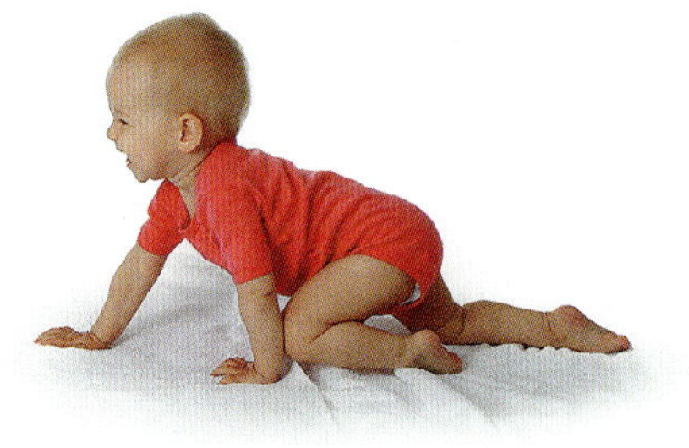

Abb. 22.36 Das Kind krabbelt. Es stützt auf Händen und Knien und bewegt sich reziprok alternierend im quadrupedalen (lat.: quadru = vier; pes = Fuß) Gang vorwärts. [K382]

Typisch für ca. neun Monate alte Säuglinge ist, dass sie mit dem Nachahmen beginnen, z. B. das Klatschen in die Hände bei „Backe, backe Kuchen" und das Schwingen der Hand beim „Winke-winke". Auch die sprachliche Imitation wird immer genauer, so versucht das Kind, erste spontane Worte nachzusprechen. Es versteht Gebärden und zeigt dies, indem es skeptisch schaut oder lacht.

22.7.4 Viertes Trimenon

Die wesentlichen Schwerpunkte der Entwicklung im vierten Trimenon (10.–12. Monat) sind die Fortbewegung (Lokomotion) und die Aufrichtung (Vertikalisierung) (➤ Tab. 22.17, ➤ Abb. 22.37). Mit 10–12 Monaten krabbelt das Kind aus dem schrägen Sitz heraus koordiniert vorwärts oder rückwärts (➤ Abb. 22.38) und um seine Körperachsen. Es setzt sich selbstständig hin und steht alleine aus dem Langsitz oder Vierfüßlerstand auf. Die meisten Kinder lernen in diesem Zeitraum das freie Gehen.

Parallel zum Kurzzeitgedächtnis reift das Langzeitgedächtnis. Der erste Werkzeuggebrauch bahnt sich an.

Motorische Entwicklung

Im vierten Trimenon variiert das Kind die bisher erlernten **Bewegungsübergänge.** Es kann sich jetzt drehen und zunehmend auf Händen und Füßen stabilisieren. Es strebt weiter zur Aufrichtung in den Stand. Es **krabbelt** zu einem geeigneten Gegenstand (➤ Abb. 22.36), z. B. einem Tisch oder Stuhl, schaut hoch, hebt die Arme über Schulterniveau und zieht sich – mit beiden Händen festhaltend – nach oben. Dabei werden die Beine differenziert, d. h., es kommt über den **aufgebrochenen Kniestand** (➤ Abb. 22.40) zum **Stand** (➤ Abb. 22.39). Möglich ist auch die Aufrichtung über den **Bärenstand,** bei dem gleichzeitig nur beide Hände und beide Fußsohlen den Boden berühren.

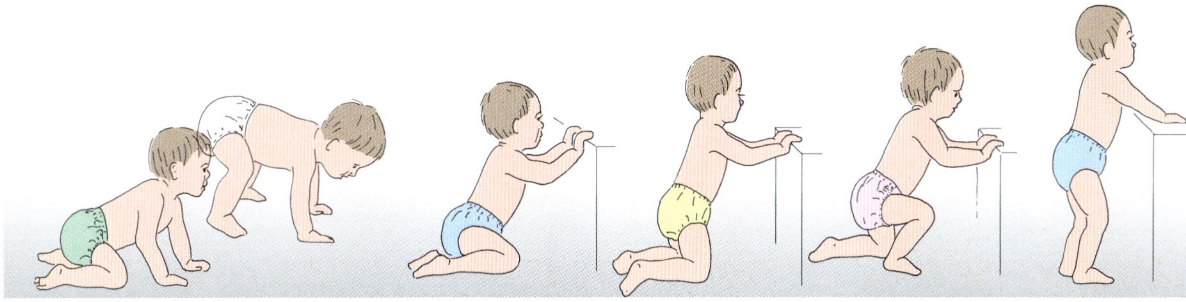

Abb. 22.37 Entwicklung im vierten Trimenon. Das vierte Trimenon kennzeichnet die Fortbewegung und die Aufrichtung. Das Kind kommt aus dem Krabbeln über den Bärenstand oder den aufgebrochenen Kniestand zum Stand.

Tab. 22.16 Motorische Entwicklung vom siebten bis neunten Monat, bezogen auf Rücken- und Bauchlage.

Entwicklung aus der Rückenlage	Entwicklung aus der Bauchlage
Greifen	**Aufrichtung**
• Kann mit Daumen und Zeigefinger greifen – radiales Greifen (6.–7. Monat) – Pinzettengriff, Fingerbeeren von Zeigefinger und Daumen greifen, dabei sind die Endgelenke gestreckt (8.–9. Monat) – Daumenopposition, Daumen bewegt sich zur Kleinfingerseite (9.–10. Monat) • Kann zielgerichtet greifen – aus dem schrägen Sitz (7.–8. Monat) – nach oben > 120° Flex. im Schultergelenk (8. Monat)	• Symmetrischer Handstütz mit Beckenextension, Gewichtsverlagerung nach kaudal auf die Oberschenkel und weiter auf die Knie (6.–7. Monat) • Symmetrischer Handstütz mit Beckenflexion – Gewichtsverlagerung nach kaudal (7. Monat) – führt zum Vierfüßlerstand (7. Monat) – Seitlage stabil • Stütz auf – Ellenbogen = Gartenzwerg (7.–8. Monat) – Hand = schräger Sitz (8.–9. Monat)
Auge-Hand-Koordination	**Bewegungsübergänge (8.–9. Monat)**
Auge-Hand-Fuß-Mund-Koordination, nimmt die Zehen in den Mund (7. Monat)	Gartenzwerg, schräger Sitz, Langsitz, Seitsitz Vierfüßlerstand, ggf. Hochziehen in den Stand
Bewegungsübergänge	**Fortbewegung**
• Aus der Rückenlage (RL) in die Bauchlage (BL) (6. Monat) • Koordiniert Drehen aus der RL in die BL über die sichere Seitlage (SL) (7. Monat) • Rollen (RL–SL–BL–SL–RL ...) (7.–8. Monat)	• Drehen um den Bauchnabel (pivoting) (7. Monat) • Rückwärtsschieben aus dem Handstütz (7.–8. Monat) • Fortbewegung linear = Robben (8. Monat)

Tab. 22.17 Motorische Entwicklung vom zehnten bis zwölften Monat, bezogen auf Rücken- und Bauchlage.

Entwicklung aus der Rückenlage	Entwicklung aus der Bauchlage
Greifen	**Fortbewegung**
• Pinzettengriff: – Daumen berührt Zeigefinger erst seitlich, – dann von volar • Zangengriff • Zeigefinger wird gezielt eingesetzt, z. B. – zum Zeigen – zum „Bohren" – zum Drehen (z. B. am Rädchen eines Autos)	• Kann koordiniert krabbeln – im Kreuzgang – reziprok • Kann Schritte seitwärts gehen, dabei mit beiden Händen festhaltend • Kann über Hindernisse krabbeln • Freies Laufen, zuerst vorwärts
Auge-Hand-Koordination	**Stand**
• Loslassen fällt noch schwer • Reicht Spielzeug an andere • Schiebt Spielzeug auf Rädern hin und her • Klatscht in die Hände, Finger und Handgelenke werden dabei gestreckt	• Kniestand • Aufgebrochener Kniestand • Bärenstand • Stand, dabei Festhalten mit einer Hand und – Hantieren mit der anderen Hand – Drehen in den Raum • Freier Stand, breitbasig

PT-PRAXIS

Das Prinzip der Lokomotion (Fortbewegung)

Aus unterschiedlichen Positionen heraus kann das Kind sich nun fortbewegen. Folgender Ablauf ist dazu notwendig: Aus der sicheren Position heraus

- Den Körperschwerpunkt verlagern
- Die Körperlage sichern (damit es nicht umkippt)
- Gegen die Schwerkraft aufgerichtet halten Einen Stützpunkt außerhalb der Körpermitte suchen, um den Körper dorthin zu bewegen
- Eine dynamische Bewegung durchführen.

Das Kind steht zunächst relativ unsicher und breitbasig. Die unteren Extremitäten und die Hüfte werden dabei zum ersten Mal mit dem vollen Körpergewicht belastet.

Die erste Lokomotionsform in der Vertikalen (Aufrichtung) sind **Seitschritte.**

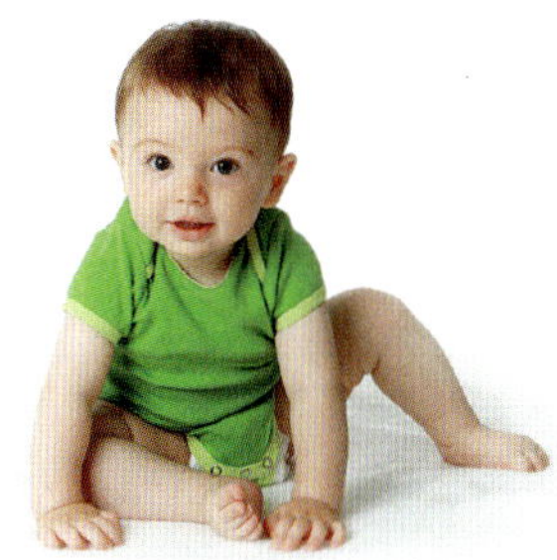

Abb. 22.38 Aus dem schrägen Sitz entwickelt das Kind das Krabbeln. [K382]

MERKE

Seitschritte mit Festhalten

Zum **Seitschritt mit Festhalten** greift das Kind mit der vorderen Hand nach lateral, sodass sein Körperschwerpunkt auf das vordere Bein verlagert wird. Das hintere Bein wird „frei" und kann vorgestellt werden. Die freie Hand folgt und stabilisiert den Rumpf für das vordere Bein. Seitliche Schritte erfolgen zuerst beim Entlanghangeln an Gegenständen, der sog. Küstenschifffahrt.

Sobald die Schritte sicherer werden, löst das Kind eine Hand und dreht sich, schaut und greift in den Raum. Etwas später bewegt es sich in den Raum.

Kleine Gegenstände wie Perlen und Knöpfe kann das Kind nun mit dem sog. Zangengriff aufnehmen und untersuchen.

MERKE

Zangengriff

Beim Zangengriff werden kleine Gegenstände zwischen Daumen und Zeigefinger genommen. In dieser Position sind alle Gelenke der Finger gebeugt. Diese Form des radialen Greifens ist die schwerste bzw. differenzierteste Greiffunktion, die Kinder im ersten Lebensjahr erlernen.

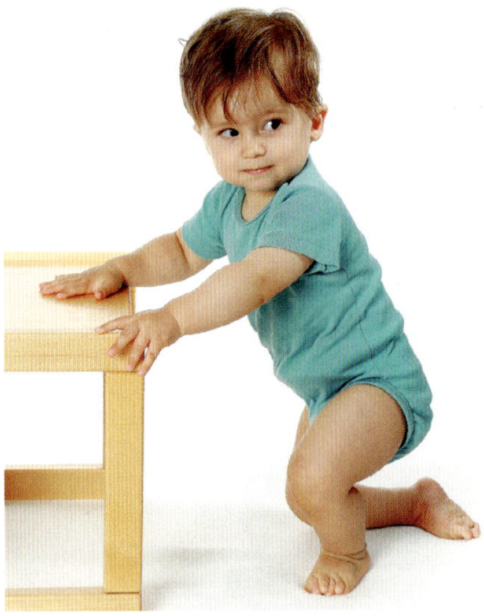

Abb. 22.39 Aufgebrochener Kniestand. Tisch. [K382]

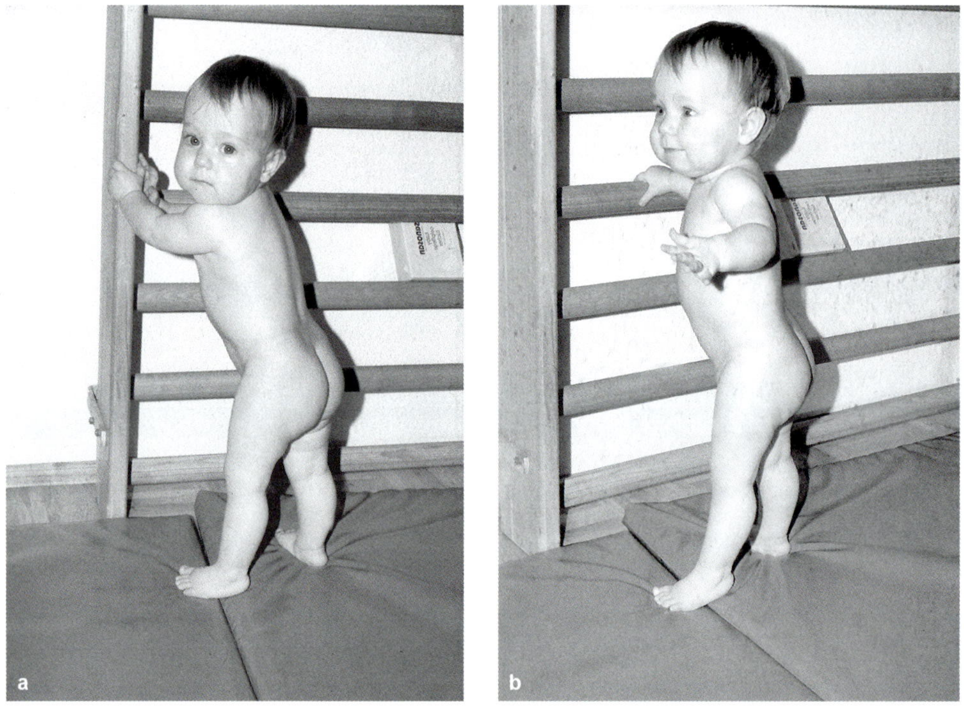

Abb. 22.40 Stand mit Festhalten (a) und Aufdrehen in den Raum (b) [P236]

Entwicklung weiterer Fähigkeiten

Das Kind ist im Laufe des vierten Trimenons in der Lage, zwei Gegenstände, z.B. Bauklötze, gleichzeitig mit einer Hand zu greifen und festzuhalten, ferner Schränke, Kisten und Schubläden aus- und (seltener) wieder einzuräumen. Es beginnt mit kleinen Gegenständen, z.B. einem Knopf, zu spielen.

Zum Erforschen von Gegenständen setzt es vor allem seine Zeigefinger ein, z.B. zum Drehen, Bohren oder Zeigen. Es zeigt Interesse an Dingen, die bewegt werden können, z.B. die Räder eines Spielzeugautos. Zudem kann das Kind Spielsachen an einer Schnur zu sich heranziehen **(Werkzeuggebrauch)** und schiebt Spielzeug auf Rädern hin und her. Mit ca. 12 Monaten spielt das Kind mit einem Ball.

Parallel zum Arbeitsgedächtnis (Kurzzeitgedächtnis) bildet sich das Langzeitgedächtnis weiter aus. Im Alter von etwa 10 Monaten ist Erinnerungsvermögen festzustellen: Der Säugling erkennt sein Lieblingsspielzeug, reagiert auf seinen Namen und bereits auf einfache verbale Aufforderungen und testet, wie ehrlich Verbote gemeint sind (Konsequenz oder Inkonsequenz der Eltern). Es lacht sein Spiegelbild an und betastet es. Es bestimmt selbst, wann und mit wem es kuscheln will.

Das Sprachverständnis des Kindes ist erheblich weiter entwickelt als sein Sprechvermögen. Mit zehn Monaten spricht es das erste deutliche Wort, z.B. „Papa", mit ca. 12 Monaten wird das erste Wort sinnvoll, d.h. auf die Person bezogen, gebraucht.

PT-PRAXIS

Osteopathische Behandlung von Säuglingen

Die OSTINF-Studie, die weltweit größte Studie zur **osteopathischen Behandlung von Säuglingen,** durchgeführt von der Akademie für Osteopathie (AFO) zusammen mit dem Deutschen Institut für Gesundheitsforschung (DIG), wurde im Januar 2019 veröffentlicht. An der vorgestellten multizentrischen Beobachtungsstudie haben 151 Praxen, 80 erfahrene Osteopathen mit dem Schwerpunkt Kinderbehandlung sowie 1196 Säuglinge und deren Eltern mitgewirkt. Ziel war, wesentliche Aspekte des Behandlungsverlaufs der häufigsten Anliegen, derentwegen sich Eltern an Osteopathen wenden, zu dokumentieren.

Fünf Gesundheitsstörungen und Verbesserungen in den jeweiligen Bereichen nach osteopathischer Intervention werden beschrieben:

- Säuglingsasymmetrie 18 % – Verbesserung 78–82 %
- Plagiozephalie 15 % – Verbesserung 51 %
- Futterstörung 12,5 % – Verbesserung 77 %
- Schreibaby 12,5 % – Verbesserung 70 %
- Schlafstörung 11,5 % – Verbesserung 56 %

Das Ergebnis der Studie: „Es gibt konkrete Anhaltspunkte dafür, dass sich mit der osteopathischen Behandlung der untersuchten Gesundheitsstörungen relevante zusätzliche positive Wirkungen erzielen lassen."

22.8 Kleinkind – Schulkind – Jugendlicher

Vom Säugling über das Kleinkind bis zum Jugendlichen – Kinder verschiedener Altersstufen haben unterschiedliche Gründe, die sie zur Physiotherapie führen. Ihre Probleme sind oft typisch für bestimmte Lebens- und Entwicklungsphasen. Bei den „Kleinsten" können dies Komplikationen während der Schwangerschaft oder der Geburt sein, bei den „Größeren" können es die Folgen eines noch unreifen Gehirns, Stoffwechselstörungen oder Probleme nach Unfällen sein. Jugendliche kommen häufig aufgrund von Haltungsproblemen, Rücken- oder Kopfschmerzen und diese sind oftmals mit Konzentrationsstörungen verbunden.

22.8.1 Kleinkind

Das Kleinkindalter umfasst den Zeitraum vom zweiten bis zum fünften Lebensjahr. Die Sozialentwicklung in dieser Zeit ist zunächst durch die sog. Trotzphase gekennzeichnet. Hier offenbart sich das starke Streben des Kindes nach Selbstständigkeit. Diese zeigt es in allen Entwicklungsbereichen. So wie es mit ca. drei Jahren die Kontrolle über Blase und Darm erhält, erlangt es Schritt für Schritt die Fähigkeit, angemessen mit Gleichaltrigen und Erwachsenen zu interagieren.

Deutliches Merkmal der Entwicklungsfortschritte eines Kindes in dieser Zeit ist die geradezu explosionsartige Entfaltung des Sprachvermögens: Mit 13 Monaten spricht ein Kind vier klare Wörter, mit drei Jahren verfügt es über einen Wortschatz von ca. 400–500 Wörtern, mit ca. vier Jahren kann es Sätze mit bis zu acht Wörtern sprechen und bereits kleine Geschichten erzählen.

Spiele aller Art, später auch Rollenspiele, gewinnen in diesem Lebensabschnitt besondere Bedeutung. Das Spiel ist das Medium, über das ein Kind die Welt begreifen, seine Fähigkeiten verarbeiten und lebenspraktische Fertigkeiten erproben kann.

Statomotorik und Fortbewegung

In keinem anderen Lebensabschnitt spielt Bewegung eine so zentrale Rolle wie in diesen Jahren. Im Alter von ca. einem Jahr begann das Kind frei zu laufen. Bereits vorher konnte es, zunächst noch krabbelnd, kleine Hindernisse überwinden. Nun aber lernt es, richtig zu klettern, hoch hinauf auf Spielgeräte, höhere Barrikaden zu überwinden und von oben wieder herabzusteigen. Es erlebt seinen Körper neu im Raum, lernt Höhen und Entfernungen besser kennen und beginnt, langsam seine eigenen Fähigkeiten einzuschätzen.

Im zweiten und dritten Lebensjahr verbessern sich die Bewegungskoordination des Kindes und seine Fähigkeit zur geplanten Bewegung erheblich. Mit etwa 18 Monaten beginnt es, Treppen im Nachstellschritt hinunterzugehen, wobei es sich am Geländer festhält. Mit 22 Monaten sollte ein Kind mit beiden Füßen gleichzeitig auf der Stelle hüpfen und einen Monat später von einer Stufe herunter hüpfen können.

Im vierten und fünften Lebensjahr sichert und harmonisiert das Kind seine motorischen Fähigkeiten immer weiter. Insbesondere durch häufiges Wiederholen bekannter Bewegungsabläufe, aber auch durch immer neue motorische Herausforderungen verändert sich sein qualitatives und quantitatives Bewegungsvermögen.

Es ist imstande, immer schneller und ausdauernder zu laufen, auf einem Bein zu stehen (mit 3,5 Jahren für ca. 5 Sekunden), beidbeinig und einbeinig zu hüpfen, es lernt, zu balancieren und Fahrrad zu fahren.

Im Alter von fünf Jahren kann es wie ein Erwachsener die Treppen herauf- und heruntersteigen und auf einem Bein hüpfend eine Strecke von ca. 5 Metern zurücklegen.

Auge-Hand-Koordination

Im zweiten und dritten Lebensjahr werden mit der Auge-Hand-Koordination auch die Perzeption und das Verständnis für räumliche Zusammenhänge weiter ausgebildet. Ab etwa 18 Monaten erlangt das Kind mit der Hand eine differenzierte Wahrnehmung („Fingerspitzengefühl") – Händigkeit, Präferenz und Dominanz der Gehirnhälften bilden sich aus. Dieser Prozess dauert bis zum Alter von acht bis zehn Jahren an.

Am Ballspiel wird die Entwicklung der Auge Hand-Koordination besonders deutlich. Das Kleinkind spielt mit einem Ball, indem es ihn zunächst rollt. Dann kann das Kind den Ball aufnehmen, aber noch nicht zielgerichtet zuwerfen. Später ist es dann in der Lage, den Ball in eine bestimmte Richtung zu werfen und aus einer bestimmten Richtung zu fangen. Es versteht, wohin der Ball rollen oder fliegen wird (Richtungswahrnehmung).

Gegen Ende des zweiten Lebensjahres ist ein Kind fähig, einen Gegenstand aus einer Flasche zu kippen. Es kann die dazu erforderliche Supination und Pronation gezielt durchführen. Im Alter von drei Jahren kann ein Kind einen Turm aus zehn Klötzchen bauen, Perlen auffädeln, mit der Schere schneiden und Papier mit einer Gegenbewegung auseinanderreißen.

Die Auge-Hand-Koordination verbessert sich zunehmend: Zwei von drei Versuchen, bei geschlossenen Augen mit einem Finger die Nasenspitze zu berühren, gelingen im Alter von vier Jahren. Das Kind verbessert seine manuelle Geschicklichkeit durch Konstruktionsspiele. Mit fünf Jahren kann ein Kind geschickt einen hüpfenden Ball fangen. Zunächst fasst es mit beiden Händen einen großen, im Laufe der Zeit auch einen kleinen Ball. Es kann Druckknöpfe schließen und beginnt, erste Figuren frei zu zeichnen.

Eine gute Auge-Hand-Koordination ist die Grundlage für die Fortentwicklung der Handmotorik. Diese ist in den ersten Lebensjahren mit der Entwicklung der geistigen Fähigkeiten und der Perzeption besonders eng verbunden.

KLINIK

Stereosicht

Die sensible Phase für das Erlernen der Stereosicht, also das koordinierte Sehen mit beiden Augen und das Zusammenfügen der Sinneseindrücke zu einem Bild, reift bis zum zweiten Lebensjahr. Die Fähigkeit zur Stereosicht, die bis dahin nicht entwickelt wurde, reift danach nicht mehr heran.

Perzeption

Im Alter von 18–24 Monaten kann das Kleinkind einzelne Körperteile benennen und darauf zeigen. Es kennt sein Geschlecht. Es versteht kleine, einfache Geschichten, Reime und Lieder. Es freut sich an Versteck- und Fiktionsspielen.

Die taktile Perzeption reift und differenziert sich. Das Kind kann schmerzende Körperstellen lokalisieren und darauf zeigen.

Im Alter von 24–36 Monaten lernt das Kind erstmals, Gefahren abzuschätzen, z. B. ein tiefes Loch, eine heiße Herdplatte etc. Aufgrund ihres Raumverständnisses sind Kinder dieses Alters in der Lage, einen vorgezeichneten Strich, vertikal und/oder horizontal, nachzuzeichnen. Ebenfalls lernen sie nun, geometrische Figuren in dafür ausgestanzte, geformte Löcher zu stecken.

22.8.2 Schulkind

Das schulreife Kind besitzt die Fähigkeiten für das formale Lernen, ist in der Lage, einen Stift richtig zu halten und damit Figuren zu zeichnen. Das Kind kann sich sozial einordnen und angemessen äußern. Zur Einschulung spricht es Achtwortsätze und kann eine Bildergeschichte anhand von drei Bildern nacherzählen. Es kann alltägliche Verrichtungen, wie sich an- und ausziehen und den Toilettengang, selbstständig durchführen. Zudem kann es über einige Stunden von seinen Eltern getrennt sein.

Normal entwickelte Kinder haben im Alter von etwa sechs Jahren eine ausgereifte Kontrolle über alle grundlegenden Bewegungsmuster erworben. Motorisch ist das Kind in der Lage, Treppen frei herauf- und herabzusteigen, gegen einen ruhenden Ball zu treten und diesen zu treffen.

Mit ca. acht Jahren sind die Bewegungen eines Kindes meist flüssig und koordiniert. Von nun an können die motorischen Grundeigenschaften Kraft, Schnelligkeit, Ausdauer, Flexibilität und Koordinationsfähigkeit durch Üben und Trainieren gesteigert werden. Jetzt beginnt die Phase der Entwicklung spezialisierter Bewegungsmuster, die erforderlich sind, um beispielsweise einen fliegenden Ball aus der Bewegung zu treffen.

Die speziellen Bewegungsmuster können im Rahmen des Schulsports weiter ausgeprägt und stabilisiert werden. Ab dem 10. Lebensjahr sind viele Kinder sehr an sportlichen Aktivitäten interessiert. Die veränderten körperlichen und mentalen Voraussetzungen, die Konzentrationsfähigkeit und das Interesse an speziellen Sportarten bieten bei Kindern in diesem Alter eine optimale Basis zur weiteren Ausbildung der motorischen Grundeigenschaften.

22.8.3 Jugendlicher

Die Begriffe Jugend und Adoleszenz (lat.: adolescere = heranwachsen) werden synonym für den umfassenden Lebensabschnitt zwischen dem Ende der Kindheit und dem Beginn des Erwachsenenstatus verwendet. Die Adoleszenz stellt Jugendliche, aber auch ihre Umwelt vor besondere Herausforderungen. Die Jugendlichen durchlaufen deutliche körperliche, intellektuelle und emotionale Veränderungen. Mädchen und Jungen erleben diese Zeit sehr unterschiedlich. Positive wie negative Erlebnisse, Selbstzweifel, Verletzlichkeit, Scham, sozialer Rückzug, aber auch neues Selbstbewusstsein und Unabhängigkeitsstreben stehen für diese Entwicklungsphase. Die Bereitschaft zu Risiko und Grenzerfahrungen birgt Gefahren durch Selbstüberschätzung und fehlende Selbstkontrolle. Aufgrund ihrer körperlichen Reife sehen Jugendliche sich oft mit Erwartungen konfrontiert, denen sie (noch) nicht gerecht werden können. Missverständnisse und Überforderungssituationen sind die Folge. Konflikte enden manchmal auch in ausweglosen Situationen, aus denen sich die Jugendlichen ohne Hilfe nicht allein „befreien" können. So sind Essstörungen, Depressionen und Bipolare Störungen häufige Diagnosen bei Jugendlichen. Sie können psychotherapeutisch gut behandelt werden.

Chronisch kranke Jugendliche in der Physiotherapie sind meist „Experten in eigener Sache". Sie kennen ihre Krankheit und die Therapie seit Jahren, können ihren Körper oft gut einschätzen und wirken daher in der Zusammenarbeit mit den Therapeuten sehr erwachsen. Anfangs sind sie mit ihren Familien beim Kinder- und Jugendarzt gut aufgehoben. Werden sie älter, müssen sie sich, geltenden Richtlinien entsprechend, an Ärzte für Erwachsene richten. Oftmals haben die Kinder und Jugendlichen einen sehr engen Kontakt und ein tiefes Vertrauen zu dem Kinderarzt, der sie meist ihr bisheriges Leben über im Krankheitsverlauf und in ihrer Entwicklung betreut hat. Eine neue Leitlinie, die „S3-Leitlinie Transitionsmedizin", unterstützt chronisch kranke Jugendliche, z. B.

Kinder mit Mukoviszidose, aber auch mit Asthma, chronischen Nierenerkrankungen, Diabetes u. a. Mit ihr soll die Transition, der Übergang von einer Kind-zentrierten zu einer Erwachsenen-zentrierten Gesundheitsversorgung verbessert und erleichtert werden.

DEFINITION

SK2-Leitlinie Varianten der Geschlechtsentwicklung – DSD

In der (medizinischen) Literatur sind für Menschen mit angeborenen biologischen Abweichungen der Geschlechtsentwicklung verschiedene Begriffe zu finden: Intersexualität (bezeichnet Abweichungen im Chromosomensatz), Hermaphroditismus (gr. von Hermes und Aphrodite; Vorhandensein männlicher und weiblicher Keimdrüsen) und Pseudohermaphroditismus (primäre Geschlechtsmerkmale eines Geschlechts und sekundäre Geschlechtsmerkmale des anderen Geschlechts). Auch eine neuere Formulierung: „Disorders of sex development" (DSD) gilt als nicht diskriminierungsfrei, da sie durch den Zusatz „Disorders" (Störungen) auf eine abweichende Entwicklung hinweist. Heute spricht man von „Difference of sex development" (DSD). In speziellen Zentren werden Kinder und Jugendliche untersucht und mit ihren Familien von multidisziplinären Teams beraten.

22.9 Die Entwicklung des Kindes beurteilen

22.9.1 Ärztliche Vorsorgeuntersuchungen

Ob die organische und motorische Entwicklung eines Kindes normal verläuft, beurteilt in erster Linie der Kinder- und Jugendarzt. In Deutschland sind Vorsorgeuntersuchungen für Kinder und Jugendliche gesetzlich vorgeschrieben, bei denen eine ärztliche Beurteilung vorgenommen und im **Kinder-Untersuchungsheft (gemeinsamer Bundesausschuss, Berlin)** dokumentiert wird.

KLINIK

Gesundheitsuntersuchungen für Kinder und Jugendliche U1 bis J2 (➤ Tab. 22.18)

Die erste Untersuchung (U1) findet sofort nach der Geburt statt, die letzte (U9) im Alter von fünf bis sechs Jahren. Seit 1.7.2008 gibt es noch eine zusätzliche Untersuchung (U7a, 34.–36. Lebensmonat), die von den Krankenkassen finanziert wird, um sprachliche und motorische Entwicklungsverzögerungen zu erkennen. Eine weitere Untersuchung, die Jugenduntersuchung J2, ist für das 16.–18. Lebensjahr vorgeschrieben. Um den Zeitraum von der U9 bis zur J2 zu erfassen, gibt es noch die U10 (7.–8. Lebensjahr) und die U11 (9. bis 10. Lebensjahr), die zusätzlich zu motorischen Defiziten insbesondere soziale Vernachlässigungen, Kindesmisshandlungen, Lese-Rechtschreibstörungen und ADHS aufdecken sollen.

MERKE

Die STIKO (ständige Impfkommission) ist am Robert-Koch-Institut (www.rki.de) angesiedelt. Das Infektionsschutzgesetz verpflichtet die Bundesländer dazu, Menschen aufzufordern, sich oder ihre Kinder impfen zu lassen, „auf Grundlage der besten verfügbaren wissenschaftlichen Kenntnisse". Sie schützen damit sich selbst und andere Menschen, die nicht zur Impfung gehen.

KLINIK

Vegetarische und vegane Ernährung im Kindes- und Jugendalter

Die Gesundheitsuntersuchungen nutzen Eltern oft, um den Kinder- und Jugendarzt nach alternativen Ernährungskonzepten wie vegetarischer oder veganer Ernährung zu fragen. Die Deutsche Gesellschaft für Ernährung e. V. (DGE) hat nun die Studie „Vegetarische und vegane Ernährung bei Kindern und Jugendlichen" (VeChi-Youth-Studie) 2020 veröffentlicht. *„Die Ergebnisse zeigen, dass sowohl bei veganer und vegetarischer Ernährung als auch bei einer Mischkost mit Fleisch die Versorgung mit den Hauptnährstoffen sowie den meisten Vitaminen und Mineralstoffen bei der überwiegenden Anzahl der Studienteilnehmer ausreichend ist"*, sagen Dr. Ute Alexy, Universität Bonn, und Dr. Markus Keller, Institut für alternative und nachhaltige Ernährung (Ifane), die die Studie geleitet haben. Die Zufuhr an Ballaststoffen war insgesamt sehr hoch und die Versorgung mit Vitamin B_2 und Jod kritisch, ebenso die Zufuhrdaten von Kalzium. Sie empfehlen eine zusätzliche Zufuhr von Mineralstoffen. Ärzte der Physicians Association for Nutrition (PAN), eine international agierende ärztliche Organisation, empfehlen eine individuelle Supplementierung nach Urin- und Blutuntersuchungen, um eine optimale Versorgung im Kindes- und Jugendalter zu gewährleisten. Eine Empfehlung für eine vegane Säuglingsernährung sprechen auch sie explizit nicht aus, da hier die Datenlage nicht ausreichend ist.

Perzentilenkurven

Die körperliche Entwicklung lässt sich anhand von sog. **Perzentilenkurven** beurteilen (➤ Abb. 22.41). Dies sind standardisierte Diagramme, in denen – nach Geschlecht und Alter unterteilt – die Normalverteilungen u. a. von Größe, Gewicht und Kopfumfang erfasst sind. Die Stellung des einzelnen Kindes mit seinen Werten innerhalb seiner Altersgruppe kann anhand der Perzentilenkurven ermittelt werden.

KLINIK

„Red Flags" im ersten Lebensjahr

„Red Flags" als Warnsignale einer verzögerten oder gestörten psychomotorischen Entwicklung im ersten Lebensjahr dienen der frühen Erkennung, Abklärung und einer möglichst umgehenden Förderung und Therapie von Säuglingen unter Berücksichtigung der individuellen anamnestischen Risikofaktoren.
Die Beurteilung kindlicher Entwicklung anhand von Meilensteinen oder Grenzsteinen ermöglicht es dem Untersucher, Kinder mit mehr oder weniger stark abweichenden Entwicklungsstörungen von Kindern mit einer „normalen Entwicklung" anhand quantitativer Merkmale zu unterscheiden. „Red Flag": Nichterreichen der Meilensteine > 95. Perzentile.
Bei der qualitativen Beurteilung der motorischen Entwicklung ist eine genaue Beobachtung und Auswertung hinsichtlich der Variabilität, Flüssigkeit und Koordination unter Berücksichtigung individueller Faktoren entscheidend. „Red Flag": auffällige Bewegungsqualität in Kraft, Tonus, Symmetrie, Koordination, Flüssigkeit der (spontanen) Bewegungen sowie fehlende Bewegungsfreude.
Neben Änderungen des muskulären Tonus, verstärkten, fehlenden oder veränderten primären Reflexen, sind weitere Abweichungen zu berücksichtigen: „Red Flag": Auffälligkeiten in anderen Entwicklungsbereichen, Stagnation der Entwicklung, vorbestehende Risikofaktoren.
Auch für die Sprachentwicklung und insbesondere für die umfangreichen Regulationsstörungen (Schrei-, Fütter- und Schlafstörungen) führt M. Brutzmann, Oberarzt in der Entwicklungspädiatrie Basel, Warnsignale auf, die bei der Beurteilung der psychomotorischen Entwicklung berücksichtigt werden sollten.

22.9.2 Physiotherapeutische Befunderhebung und Testverfahren

Bei der **Befundaufnahme** interessiert einerseits, in welchem Alter ein Kind bestimmte Fähigkeiten erwirbt (Quantität), andererseits, wie das Kind die Bewegungen durchführt (Qualität). Diese Daten werden schriftlich fixiert, regelmäßig aktualisiert und ausgewertet, um Schritte, Schübe oder Stillstände im Entwicklungsverlauf (➤ Kap. 22.1) des Kindes zu ermitteln.

PT-PRAXIS

Physiotherapeutischer Säuglingsbefund

Beim **physiotherapeutischen Säuglingsbefund** werden die spontanmotorische Entwicklung aus der Rücken- und Bauchlage, die frühkindlichen Reflexe (➤ Tab. 22.6) und ggf. die Lagereaktionen beurteilt. Es wird keine Diagnose gestellt – diese stellt der Kinderarzt –, sondern ein physiotherapeutischer Befund erhoben. Letzterer soll es ermöglichen, aus den zahlreichen physiologischen Variationen kindlicher Entwicklung abweichende und behandlungsbedürftige Bewegungselemente zu ermitteln, um physiotherapeutische Ziele und Maßnahmen zu definieren.

MERKE

Lagereaktionen

Die **Lagereaktionen** sind ein standardisiertes, objektives Screening zur Beurteilung des Reifezustandes des ZNS. Dieses steuert automatisch, d. h. unbewusst die Körperhaltung. Auf eine plötzliche Lageveränderung des Kindes (Körpers) im Raum reagiert das ZNS abhängig von seinem Reifezustand.
Bei der Durchführung der Lagereaktionen wird das Kind in genau vorgeschriebene Körperstellungen bewegt und das ZNS wird provoziert, die veränderte Körperstellung zu regulieren. Das Kind zeigt ganz bestimmte, reproduzierbare Reaktionsmuster, die seinem motorischen Entwicklungsstand entsprechen.

Tab. 22.18 Die Vorsorgeuntersuchungen im Kindes- und Jugendalter (U1 bis J2) werden nur in den jeweils vorgesehenen Zeiträumen von den Krankenkassen übernommen. Zu einem späteren Zeitpunkt müssen die Eltern die Untersuchungen selbst bezahlen. Sie werden dann als Individuelle Gesundheits-Leistung (IGeL) abgerechnet.

U	Alter des Kindes	Schwerpunkt der Untersuchung/darauf wird besonders geachtet
U1	**Erste Vorsorgeuntersuchung** Neugeborenen-Erstuntersuchung (unmittelbar nach der Entbindung)	• Die Reife des Neugeborenen wird festgestellt (➤ Abb. 22.16, ➤ Kap. 22.5.3) mittels APGAR-Test (➤ Tab. 22.7); dieser zeigt die Adaptation des Neugeborenen. • Geburtsverletzungen (z. B. Klavikulafraktur, Femurfraktur) oder Fehlbildungen (Spina bifida) werden ausgeschlossen oder erkannt und eine Behandlung eingeleitet. • Der Sauerstoffgehalt des Nabelschnurblutes wird bestimmt. • Die Durchgängigkeit von Nase und Speiseröhre wird geprüft. • Die erste Gabe der Vitamin-K-Tropfen (Prophylaxe) erfolgt. • Auf die Impfempfehlungen wird hingewiesen. • Gewicht, Körperlänge und Kopfumfang werden bestimmt (Hebamme).
U2	**Zweite Vorsorgeuntersuchung** (Neugeborenen-Basisuntersuchung) 3.–10. Lebenstag, max. 14. Lebenstag, sonst gilt es als Individuelle Gesundheits-Leistung (IGeL)	• Haut, Organe, Knochen und Geschlechtsteile werden beurteilt. • Vitalzeichen, Motorik, Muskeltonus, Bewegungsapparat und Reflexe (zeigen, wie lebhaft und wach das Neugeborene ist) • Entwicklung und Funktion der Hüftgelenke werden mittels Ultraschall geprüft! Bei Gefahr einer Hüftreifestörung werden „breites Wickeln", eine Hüftschiene oder, bei bereits bestehender Hüftdysplasie, eine Gipsbehandlung und Physiotherapie verordnet. • Beurteilung von Nahrungsaufnahme und Verdauung sowie – abhängig von der Nahrungsquelle – Stillberatung durch die Hebamme • Stoffwechsel- und Hormonstatus: Zwischen der 36. und 72. Lebensstunde wird Blut aus der Handrückenvene oder der Fersenvene entnommen und untersucht – gibt Hinweise auf Hormonstörungen, Stoffwechselstörungen wie Phenylketonurie, Schilddrüsenunterfunktion (Hypothyreose), Fettstoffwechselstörungen, Zuckerstoffwechsel. • Zweite Vitamin-K-Prophylaxe • Neugeborenen-Hörscreening (wenn im Krankenhaus möglich) • SIDS-Prävention: Aufklärung, Verhaltensmaßnahmen (➤ Kap. 22.7), bei Risiko Verordnung eines Überwachungsgerätes
U3	**Dritte Vorsorgeuntersuchung** 4.–6. Lebenswoche (3.–8. Lebenswoche, sonst IGeL) meist erster Besuch beim Kinderarzt	• Reflexe und Reaktionen auf Lichtquellen (Sehvermögen) und Schallquellen (Hörvermögen) • Ultraschalluntersuchung der Hüfte (Hüftentwicklung/Dysplasie, Reife, Fehlbildung) • Trink-, Verdauungs- und Schlafverhalten: Hyperexzitabilität/Lethargie, Schreien • Allgemeines Verhalten beim Schreien, Beruhigungsmöglichkeiten • Schädelform, Fontanellengröße – Schädelwachstum wird beurteilt • Erste Impfempfehlungen (STIKO) • Kontakte innerhalb der Familie
U4	**Vierte Vorsorgeuntersuchung** 3.–4. Monat	• Organe und Geschlechtsteile werden abgehört/abgetastet. • Beweglichkeit und Reaktionsvermögen (Kopf heben, stützen, Hand-Mund-Kontakt, Hand-Hand-Kontakt) werden geprüft. • Sehen: Fixiert der Säugling Gegenstände oder Personen, folgt er mit den Augen den Bewegungen? • Hören: Richtungshören, Blickwendung zur Stimme • Sprache: Brabbeldialoge, Juchzen • Schädel: Fontanellenschluss wird überprüft, notwendig für ein optimales Schädelwachstum. Die Schädelform (Asymmetrie/Symmetrie) weist ggf. schon jetzt auf Lieblingsseite hin. • STIKO-Impfempfehlung für Tetanus (Wundstarrkrampf), Diphterie, Pertussis (Keuchhusten), Poliomyelitis (Kinderlähmung), Hepatitis B, Hib (*Haemophilus influenzae* Typ B), Pneumokokken und ggf. Rotaviren.
U5	**Fünfte Vorsorgeuntersuchung** 6.–7. Monat (5.–8. Monat, danach IGeL)	• Motorik: Beurteilt werden die Bewegungen und Körperfunktionen, die einem Alter von sechs Monaten entsprechen. • Hör- (Richtungshören) und Sehvermögen (Schielen) werden beurteilt. • Ernährungsfragen werden mit den Eltern besprochen.
U6	**Sechste Vorsorgeuntersuchung** 10.–12. Monat (Einjahresuntersuchung bis 14 Monate, danach IGeL)	• Motorik: Überprüft werden die Körperfunktionen und das Bewegungsvermögen des Kindes. • Freies Sitzen, in den Stand aufrichten • Sprachliche Entwicklung und soziale Entwicklung, „Fremdeln" • Auffrischimpfungen – Empfehlungen
U7	**Siebte Vorsorgeuntersuchung** 21.–24.Monat (Zweijahresuntersuchung 20.–27. Monat, danach IGeL)	• Überprüfung der geistigen und sozialen Entwicklung: Kann das Kind Aufforderungen verstehen? • Sprachentwicklung: Zweiwortsätze • Milchgebiss beurteilen: Pflege, Zahnstellung, Kieferstellung • Sauberkeitserziehung wird besprochen.
U7a	**Erste zusätzliche Vorsorgeuntersuchung im Kindergartenalter** 34.–36. Lebensmonat (mit drei Jahren 33.–38. Monat, danach IGeL)	• Früherkennung von Allergien • Sprachentwicklung • Zahn-, Mund- und Kieferanomalien werden untersucht , ggf. zum Zahnarzt/Kieferorthopäden überwiesen • Sozialisations- und altersentsprechende Verhaltensentwicklung wird jetzt z. B. für die Aufnahme in eine Kita/einen Kindergarten wichtig.
U8	**Achte Vorsorgeuntersuchung** 46.–48. Lebensmonat (kurz vor dem vierten Geburtstag 43.–50. Monat, danach IGeL)	• Die Sozialentwicklung und das Sprachvermögen (aktives Sprechen und Sprachverständnis) sowie das Hör- und Sehvermögen werden überprüft. • Die Funktionen der Organe werden untersucht. • Beurteilen der Körperbeherrschung • Messen des Blutdrucks • Urinuntersuchung
U9	**Neunte Vorsorgeuntersuchung** 60.–64. Lebensmonat (mit etwa fünf Jahren 58–66 Monate, danach IGeL) Ziel: guten Schulstart unterstützen Trotz der Einschulungsuntersuchung ist diese U9 wichtig. Jetzt ist noch eine Förderung vor Schulbeginn möglich!	• Umfangreiche Untersuchung zur Schulreife und ggf. Verordnung spezieller Fördermaßnahmen • Begutachtung der geistigen, seelischen, sozialen und körperlichen Entwicklung • Beurteilung des Sprachvermögens und der Intelligenz • Messen des Blutdrucks, Urinuntersuchung, Organfunktionen • Grob- und Feinmotorik beurteilen • Fußstellung, Körperhaltung der Füße • Stellung und Funktion der Wirbelsäule • Überprüfen des Seh- und Hörvermögens • Auffrischimpfung wird durchgeführt

Tab. 22.18 Die Vorsorgeuntersuchungen im Kindes- und Jugendalter (U1 bis J2) werden nur in den jeweils vorgesehenen Zeiträumen von den Krankenkassen übernommen. Zu einem späteren Zeitpunkt müssen die Eltern die Untersuchungen selbst bezahlen. Sie werden dann als Individuelle Gesundheits-Leistung (IGeL) abgerechnet. *(Forts.)*

U	Alter des Kindes	Schwerpunkt der Untersuchung/darauf wird besonders geachtet
U10	**Zehnte Vorsorgeuntersuchung, zweite zusätzliche Vorsorgeuntersuchung** 7–8 Jahre Vorsorge im Grundschulalter (wird nicht von allen Kassen übernommen)	• Prüfen und Erkennen von Entwicklungsstörungen wie ADHS • Lese-Rechtschreib- und Rechenstörungen erfragen • Eventuell Therapieeinleitung zur Unterstützung der Entwicklung
U11	**Elfte Vorsorgeuntersuchung** **Dritte zusätzliche Vorsorgeuntersuchung in einer wichtigen Schulphase!** 9–10 Jahre (wird nicht von allen Kassen bezahlt)	• Sozialisation und Verhalten, Medienverhalten erfragen • Probleme in der Schule (Schulleistungsstörungen) ansprechen • Sozialisations- und Verhaltensstörungen erkennen • Über Drogen, Medienkonsum und gesunde Ernährung aufklären • Behandlung von Zahn-, Mund- und Kieferanomalien • Gesundheitsförderndes Verhalten in Freizeit (Sport) erklären • Sportförderung erwähnen
J1	**Erste Jugend-Vorsorgeuntersuchung** 12–14 Jahre (wird vollständig von den Kassen übernommen, 12.–15. Lebensjahr)	• **Check der körperlichen und seelischen Gesundheit** • Größe, Gewicht, Urinuntersuchung, Blutuntersuchung, Impfstatus • Organ-, Skelett- und Sinnesfunktionen • Chronische Krankheiten erkennen und behandeln • Beurteilung der Entwicklung, körperlich und sozial • Probleme und Konflikte in der Familie, in der Schule, unter Freunden • Pubertät ansprechen und Fragen beantworten • Beratung zu Hautproblemen und Sexualität • Über Verhütung, Drogen, Alkoholabusus aufklären • Ernährung (über Essstörungen, Magersucht, Übergewicht aufklären) • Fehlhaltungen durch Wachstumsschübe kontrollieren • Sport empfehlen
J2	**Zweite Jugend-Vorsorgeuntersuchung** 16–17 Jahre Jugendliche sollten weiterhin alle zwei Jahre ihre Gesundheit vom Jugendarzt kontrollieren lassen	• **Kompletter Gesundheits-Checkup** • Größe, Gewicht, Urinuntersuchung, Blutuntersuchung, Impfstatus • Organ-, Skelett- und Sinnesfunktionen, Hautprobleme • Chronische Krankheiten erkennen und behandeln • Beurteilung der Entwicklung, körperlich und sozial • Probleme und Konflikte in der Familie, in der Schule, unter Freunden • Pubertät ansprechen und Fragen beantworten • Beratung zu und Sexualität, Verhütung, Drogen, Alkohol • Über Ernährung (Essstörungen, Magersucht, Übergewicht) aufklären • Fehlhaltungen und Haltungsschwächen durch Wachstumsschübe beobachten, ggf. Physiotherapie verordnen • Kropfbildungen, Diabetes-Vorsorge, Allergien abklären • Sexualität und Verhütung, Pubertätsstörungen ansprechen • Berufswahl thematisieren

Standardisierte Testverfahren

Ergänzend zur physiotherapeutischen Befundaufnahme können **standardisierte Testverfahren** wie beispielsweise allgemeine Entwicklungstests verwendet werden.

Entwicklungstests liefern ein differenziertes Entwicklungsprofil von Kindern. Sie bieten einen frühen Hinweis auf Förderbedarf und dienen oftmals als Grundlage für Ärzte und Krankenkassen, Maßnahmen zu verordnen und Kosten für die Förderung der Kinder zu übernehmen.

In **allgemeinen Entwicklungstests** werden unterschiedliche Bereiche kindlicher Entwicklung dargestellt. **Entwicklungs-Screenings** dienen als Kurzverfahren zur Grobeinschätzung, z. B. auffällig – unauffällig. **Fremdbeurteilung** ist ein Testverfahren, in dem Hauptbezugspersonen (Physio- oder Ergotherapeutinnen, Eltern, Erzieherinnen und Lehrerinnen) eine Einschätzung des Kindes vornehmen, meist in Form eines Fragebogens. **Motoriktests** bestehen überwiegend aus einer Zusammenstellung von Einzeltests zu motorischen Leistungen von Kindern und Jugendlichen. **Intelligenztests** und **psychologische Tests nehmen** den größten Raum ein. Einige Tests konzentrieren sich auf bestimmte Schwerpunkte wie z. B. Lese-Rechtschreib-Schwäche oder Sprachtests, Vorschul- oder Schultests. In ➤ Tab. 22.19 sind einige Tests für das Kindes- und Jugendalter dargestellt.

MERKE

Vor-/Nachteile allgemeiner Entwicklungstests

Vorteile

Testanweisungen und das Testmaterial sind standardisiert, sodass die Durchführung jederzeit und von unterschiedlichen Personen wiederholt werden kann.

Nachteile

Es besteht die Gefahr, dass die individuelle Entwicklung des Kindes zu wenig berücksichtigt wird, da es ausschließlich nach seinem Alter und quantitativen Bewertungskriterien beurteilt wird. Qualitative Beobachtungskriterien, die der Frage nachgehen: „Wie führt das Kind die Bewegung aus?", bleiben hier unberücksichtigt.

PT-PRAXIS

Entwicklungstests

Entwicklungstests bieten eine differenzierte Orientierung über ein breites Spektrum kindlicher Entwicklungsbereiche. Sie sind in der Regel standardisiert und gut geeignet für die Beurteilung frühkindlicher Entwicklung. Ergänzend muss immer eine sorgfältige Anamnese erfolgen und die individuelle Entwicklung des Kindes im persönlichen Umfeld berücksichtigt werden.

Die Testdurchführung mit Kleinkindern erfordert Empathie, gute Kenntnisse der kindlichen Entwicklung und eine sehr gute Vorbereitung der Testmaterialien. Das Gelingen ist von der Motivation und Bereitschaft des Kindes abhängig, sich auf die gestellten Aufgaben einzulassen. Informationen über sein Verhalten in freien Spielsituationen, in sozialen Beziehungen und über seine emotionale Situation ergänzen das Testmaterial und tragen entscheidend dazu bei, das Kind einer individuellen Förderung zuzuführen.

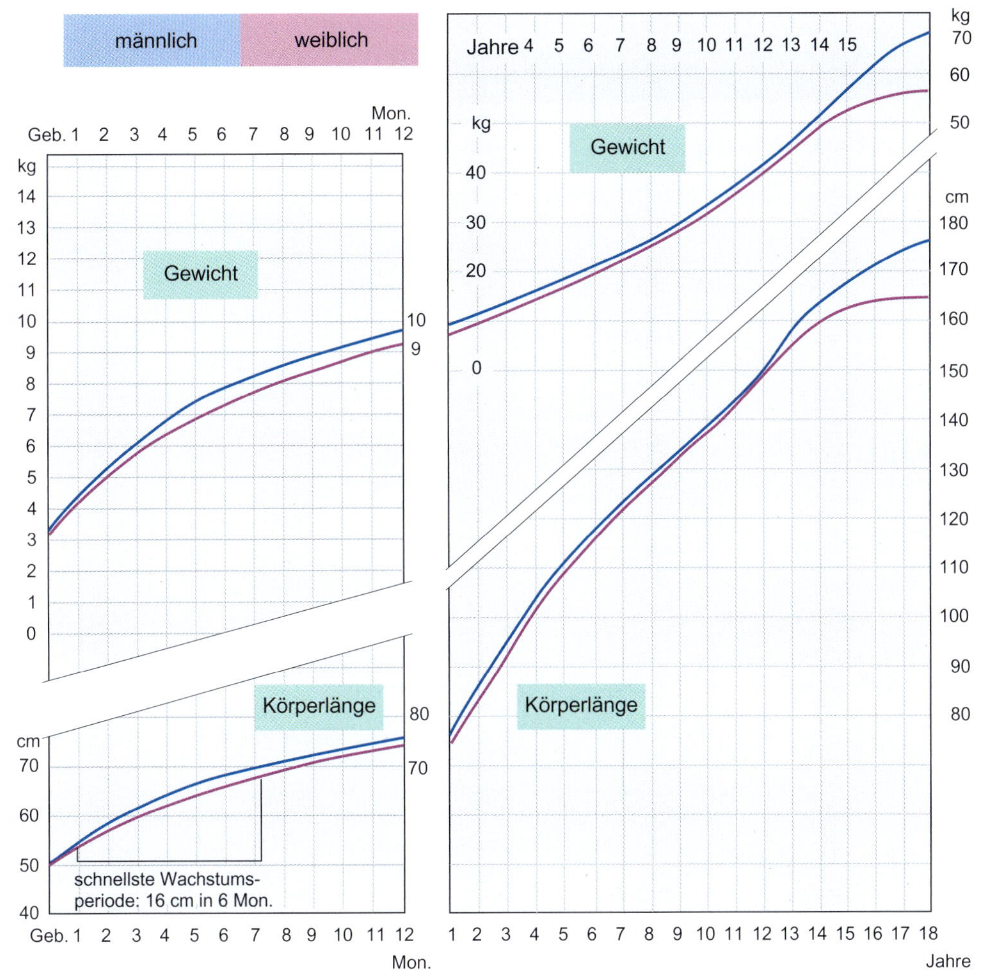

Abb. 22.41 Perzentilenkurven. Liegen die Werte eines Kindes auf der 50. Perzentile, dann entspricht dies dem Mittelwert: 50 % aller Kinder dieser Altersgruppe sind größer und 50 % sind gleich groß oder kleiner. Abweichungen von der 50er-Perzentile sind nicht pathologisch, sondern Normvarianten. Liegt ein Wert jedoch unterhalb der 3. Perzentile – z. B. zu klein für das Alter (Kleinwuchs) – oder über der 97. Perzentile – z. B. zu groß für das Alter (Großwuchs) –, so muss dies diagnostisch weiter abgeklärt werden. Gesunde Kinder liegen in ihren einzelnen Entwicklungsbereichen auf ähnlichen Perzentilen. Die Daten weisen also auf eine „normale" oder eine „abweichende" Entwicklung hin.

DEFINITION

Leitlinien der Arbeitsgemeinschaft der Wissenschaftlichen Medizinischen Fachgesellschaften (AWMF)

Die von der AWMF veröffentlichen Leitlinien dienen als Handlungsempfehlung für die Diagnostik und Therapie bei bestimmten Krankheitsbildern. Sie werden von einer Expertengruppe nach aktuellen wissenschaftlichen Erkenntnissen verfasst und erhöhen die Qualitätssicherung in der Medizin, sind aber für Ärzte nicht bindend. Viele Ärzte orientieren sich an diesen „Richtlinien", insbesondere auch, wenn es um die Verordnung von physiotherapeutischen Behandlungen geht.

22.9.3 Kinder und Jugendliche in der Corona-Pandemie

Die Corona-Pandemie bestimmt seit März 2020 das Leben vieler Menschen weltweit. Mit ihren hohen Infektionsraten, schweren Krankheitsverläufen, mit Lockdown- und Hygiene-Maßnahmen, Verboten und Geboten verändert die Pandemie die Gedanken, das Verhalten jedes Einzelnen und insbesondere das Zusammenleben in der Familie. Seit März 2020 müssen Erwachsene ebenso wie Kinder weitgehend auf soziale Kontakte, bewährte Routineabläufe und auf sportliche Betätigung verzichten und alternative Strukturen und Lösungen finden. Viele Eltern arbeiten im Homeoffice, parallel dazu ihre Kinder im Homeschooling. Die gemeinsame Zeit birgt Risiken, wie vermehrte Aggression und Gewalt in Familien, Übergewicht und Traurigkeit/Depressionen, gleichermaßen aber auch Chancen, wie beispielsweise gemeinsames Kochen und eine gesündere Ernährung. Für Familien, Kinder und Jugendliche ist diese Zeit eine besondere Herausforderung.

Tab. 22.19 Entwicklungstests. Frühkindliche Entwicklung, Diagnostik und psychomotorische Entwicklung von Kindern und Jugendlichen in unterschiedlichen Testverfahren.

Test-Name Autoren Erscheinungsjahr	Alter Testdauer	Testverfahren Zielgruppe Ziele	Schwerpunkte Inhalte Funktionsbereiche
BAYLEY II **Bayley Scales of Infant Development** Nancy Bayley, Psychologin Verschiedene Versionen der Bayley-III-Mental-Scales (2006) (1993, deutsche Fassung 2007, 2. Aufl. 2008 von G. Reuner, J. Rosenkranz, J. Pietz, R. Horn (Hrsg.); Pearson Assessment, Frankfurt)	0,1–3,6 Jahre Testdauer 30–60 Min.	**Allgemeiner Entwicklungstest** Gesamtbeurteilung der frühkindlichen Entwicklung: • Kognition • Motorik • Verhalten Ziele: • Aktuelles kognitives, sprachliches, persönlich-soziales sowie fein- und grobmotorisches Funktionsniveau des Kindes bestimmen. • Entwicklungsverzögerungen und Entwicklungsstörungen erkennen. • Gezielte Frühförderung, insbesondere bei Früh- und Mehrlingsgeburten	**Funktionsbereiche:** • Kognitive Skala Frühe Gedächtnisleistung, Habituation, Problemlösung, Zahlenkonzepte, Sozialkommunikation, Vokalisation, sprachlich-kommunikative Fähigkeiten • Motorische Skala Bewegungskontrolle beim Rollen, Krabbeln, Kriechen, Sitzen, Stehen, Gehen, Rennen und Springen, feinmotorische Manipulation beim Greifen, altersgemäßer Gebrauch von Stiften, Imitieren von Handbewegungen • Verhaltensbeurteilung
Bayley III 3. Version 2014 deutsche Bearbeitung der Bayley III von G. Reuner, J. Rosenkranz u. a.; Pearson Assessment, Frankfurt, 2014	0,1–3,6 Jahre Testdauer 20–25 Minuten	**Allgemeiner Entwicklungstest** • Individualtest • Feststellung des Entwicklungsniveaus und der Entwicklungsverzögerung • Planung individueller Frühförderung	**Fünf Funktionsbereiche:** • Kognition • Sprache rezeptiv • Sprache expressiv • Feinmotorik • Grobmotorik

Tab. 22.19 Entwicklungstests. Frühkindliche Entwicklung, Diagnostik und psychomotorische Entwicklung von Kindern und Jugendlichen in unterschiedlichen Testverfahren. *(Forts.)*

Test-Name Autoren Erscheinungsjahr	Alter Testdauer	Testverfahren Zielgruppe Ziele	Schwerpunkte Inhalte Funktionsbereiche
BBK 3–6 **Beobachtungsbogen für 3- bis 6-jährige Kinder** A. Frey, E. Duhm u. a.; Hogrefe, Göttingen 2008	3–6 Jahre Bearbeitungsdauer: ca. 45 Min.	**Screening-Verfahren** • Zur Früherkennung von Entwicklungsgefährdungen • Einblick in Stärken und Schwächen des Kindes • Grundlage für die Einleitung von Frühfördermaßnahmen	**Funktionsbereiche:** • Feinmotorik • Grobmotorik • Aufgabenorientierung • Erstlesen, -rechnen, -schreiben • Kommunikation • Reflexivität • Sprachentwicklung • Literaturverständnis • Medientechnik • Spielintensität • Aggression • Schüchternheit
BIKO **Bildung im Kindergarten organisieren** D. Seeger, M. Holodynski, E. Souvignier; Hogrefe, Göttingen 2014	3,0–6,0 Jahre Testdauer: ca. 30 Min.	**Screening-Verfahren** • Zur Früherkennung von Entwicklungsgefährdungen im Vorschulalter • Screening-Skalen: – Sprache – Sozio-emotionale Kompetenz – Motorik – Numerik • Entwicklungsprofil: Altersgemäße Entwicklung oder zusätzliche Bildungsangebote nötig	**Funktionsbereiche :** • Kooperationsbereitschaft • Integration in die Gruppe • Problemverhalten und prosoziales Verhalten • Spiel- und Aufgabenverhalten • Regulationsverhalten emotional • Motorik: Acht Aufgaben: – Balancieren vorwärts – Balancieren rückwärts – Einbeiniger Sprung – Seitliches Hin- und Herspringen – Wendelauf mit Ablegen von drei Säckchen – Hampelmannsprung – Fangen – Drehsprung
BOT-2 **Bruininks-Oseretsky-Test der motorischen Fähigkeiten** R. H. Bruininks, B. D. Bruininks; deutsche Version: R. Blank u. a.; Pearson Assessment, Frankfurt 2014 (2. Ausgabe) N. Oseretsky (motorische Stufenleiter) und R. Bruininks (BOTMP)	4,0–14,11 Jahre Testdauer: ca. 50–60 Min.	**Motoriktest** • „Test der motorischen Fähigkeiten" • Wissenschaftlich etabliertes und detailliertes Entwicklungsprofil für Kinder und Jugendliche mit motorischen Auffälligkeiten Kindgerechte, alltagsrelevante motorische Aufgaben Beurteilung grob- und feinmotorischer Koordinationsdefizite, die alleine oder infolge anderer Erkrankungen auftreten können.	**Funktionsbereiche:** • Feinmotorische Genauigkeit • Feinmotorische Integration • Handgeschicklichkeit • Beidseitige Körperkoordination • Gleichgewicht • Schnelligkeit • Geschicklichkeit • Ballfertigkeiten • Kraft • Gewandtheit Gesamtwert: Feinmotorische Steuerung, Handkoordination, Körperkoordination, Kraft und Gewandtheit
DES **Diagnostische Einschätzungsskalen zur Beurteilung des Entwicklungsstandes und der Schulfähigkeit** K. Barth, 5. Aufl.; Reinhart, München 2017	Letztes Kindergartenjahr, vor der Einschulung Testdauer 1,5–2 Std.	**Screening-Verfahren** • Einschätzungsverfahren • Übergang Kita/Schule • Ziele: Förderplan erstellen Einleitung diagnostischer, therapeutischer Maßnahmen Möglichst früh fördern	**Funktionsbereiche:** 28 Leistungen zu • Wahrnehmung • Motorik • Gedächtnis • kognitiver Leistung • sozialer Leistung • emotionaler Leistung
DESK **Dortmunder Entwicklungs-Screening für den Kindergarten** H. Tröster, J. Flender, D. Reineke; Hogrefe, Göttingen 2004	3,0–6,0 Jahre Testdauer: Beobachtung für 15–20 Min. über 3–4 Wochen	**Testverfahren: Fremdbeurteilung** • Früherkennung von Entwicklungsgefährdungen bei Vorschulkindern • Dreistufiger Entwicklungsbefund: unauffällig/fraglich/auffällig • Frühfördermaßnahmen einleiten	Testhefte nach drei Altersstufen getrennt **Funktionsbestbereiche:** • Grobmotorik • Feinmotorik • Sprache • Kognition • Soziale Entwicklung
DET/DES **Denver Entwicklungstest/Denver Entwicklungsskalen** I. Flehmig u. a., 1973 Frankenburg, 1970	0,1–6,0 Jahre Testdauer ca.25 Min., Kurzform ca. 10 Min.	**Allgemeiner Entwicklungstest** **Diagnostisches Screening-Verfahren** Der Test gibt Erklärungen für das kindliche Leistungsmuster und Prognosen für den weiteren Entwicklungsverlauf.	Erfassung von Entwicklungsstörungen in fünf **Funktionsbereichen:** • Grobmotorik • Sprache • Feinmotorik • Adaptation • Sozialkontakt

Tab. 22.19 Entwicklungstests. Frühkindliche Entwicklung, Diagnostik und psychomotorische Entwicklung von Kindern und Jugendlichen in unterschiedlichen Testverfahren. *(Forts.)*

Test-Name Autoren Erscheinungsjahr	Alter Testdauer	Testverfahren Zielgruppe Ziele	Schwerpunkte Inhalte Funktionsbereiche
DMB **Diagnostisches Inventar motorischer Basiskomponenten bei lern- und entwicklungsauffälligen Kindern** D. G. Eggert, C. Ratschinski, Ch. Reichenbach; Beltz, Weinheim 2008	7–10 Jahre Testdauer: 20–90 Min.	**Motoriktest** • Basisdiagnostik • Motorische Begabung • 24 Aufgaben • Verschiedene Kurzformen möglich	**Funktionsbereiche:** • Gelenkigkeit • Kraft • Ausdauer • Schnelligkeit • Gleichgewicht • Wahrnehmung
DMT (6–18) **Deutscher Motorik-Test 6–18** K. Bös u. a.; Feldhaus, Hamburg 2016	6–18Jahre Testdauer ca. 45 Min.	**Motoriktest** Testverfahren entwickelt von der Deutschen Vereinigung für Sportwissenschaft auf Anfrage der Sportministerkonferenz (SMK)	**Funktionsbereiche:** Ausdauer, Kraft, Schnelligkeit, Koordination und Beweglichkeit Sprint, Balance rw, seitl. Hin- und Her-Hüpfen, Sit-ups, Liegestütze, Stand- Weitsprung, Rumpfbeuge, Sechs-Minuten-Lauf
ET 6–6 **Entwicklungstest 6 Monate bis 6 Jahre** F. Peterman, I. A. Stein, T. Macha; Pearson Assessment, Frankfurt 2006, 2008, 2013	0,6–5,11 Jahre Testdauer: ca. 50 Min.	**Allgemeiner Entwicklungstest** • Berücksichtigt die Variabilität normaler kindlicher Entwicklung. • Veranschaulicht die Stabilität und Störbarkeit kindlicher Entwicklung. • Aufgabenzusammenstellung an Grenzsteinen orientiert, entwicklungsneurologische Basisfertigkeiten nach Michaelis & Niemann, 1999	Entwicklungsprofil zur Diagnostik mit Altersnormen für zwölf Altersgruppen **Funktionsbereiche:** • Körpermotorik • Handmotorik • Kognitive Entwicklung (Gedächtnis, Handlungsstrategien, Kategorisieren, Körperbewusstsein) • Sprachentwicklung • Sozialentwicklung • Emotionale Entwicklung • Subtest Nachzeichnen (ab 3,6 Jahre, im Vorschulalter)
FTM **Frostigs Test der motorischen Entwicklung** M. Frostig, O. Bratfisch, A. Ivath; FTM. AOB Studium AB, Stockholm 1985	5,9–9,8 Jahre	**Motoriktest** • Teil der Basisdiagnostik (in der heilpädagogischen und therapeutischen Arbeit) • Findet Anwendung im „Programm zur Bewegungsförderung: Bewegen- Wachsen-Lernen" (BWL)	**Funktionsbereiche:** • Auge-Hand-Koordination • Kraft • Gelenkigkeit • Ausgeglichene Bewegungen • Gleichgewicht
General Movements H. F. R. Prechtl u. a.; Mac Keith Press, London 2004	Frühchen, Säuglinge	**Videodokumentation** • Zur entwicklungsneurologischen Beurteilung und Prognoseabschätzung von Frühgeborenen und Säuglingen • Anwendung auf Intensivstationen, Neugeborenenstationen und in Physiotherapie-Praxen • Genaue Beobachtung und Beurteilung sehr früher Bewegungsmuster. • Abweichungen qualitativer Bewegungsmerkmale durch Auswertung der Videoaufzeichnungen. • Individuelle Entwicklungs-kurve • Prognose für die weitere Entwicklung	**General Movements** • Spontan auftretende, ungerichtete Bewegungen von Kopf, Rumpf, Armen und Beinen • Variable Abfolge im räumlichen und zeitlichen Ausmaß Physiologisch durch Rotationsbewegungen „flüssig und elegant" • I. Fetale GMs (vor der 24. SSW) • II. Preterm GMs (24–37. SSW) • III. Writhing Movements (37.SSW– korr. 8 Wochen) • IV. Fidgety Movements (korr. 8–16 Wochen)
GES **Griffiths Entwicklungsskalen** I. Brandt, E.-J. Sticker; Hogrefe, Göttingen 2001	1,0 bis 24,0 Monate Testdauer: 30–60 Min.	**Allgemeine Entwicklungsdiagnostik** Fünf Unterskalen, die keine neurologische Untersuchung ersetzen, aber Hinweise auf neurologische Störungen bieten	**Funktionsbereiche:** • Motorik • Persönlich-soziale Entwicklung • Hören und Sprechen • Auge und Sehen • Leistungen (im Umgang mit Gegenständen) Ergebnis: Entwicklungsquotient und Entwicklungsalter
KTK **Körperkoordinationstest für Kinder** E. J. Kiphard, F. Schilling; Hogrefe, Göttingen 2007	5;0–14; 11 Jahre Testdauer: ca. 30–45 Min.	**Motoriktest** Misst den Entwicklungsstand von Kindern im Alter von fünf bis vierzehn Jahren. Der Test kann auf Hirnschädigungen hinweisen.	**Funktionsbereiche:** • Balancieren rückwärts • Monopedales überhüpfen • Seitliches Hin- und Her-Springen • Seitliches Umsetzen
IMP **Infant Motor Profile** S. Akhbari Ziegler, M. Hadders-Algra; Pädiatrische Praxis 2020; 94: 39–48	3–18 Monate 5 Domänen 80 Items Testdauer: 15 Min.	**Vorhersage des kindlichen Entwicklungsverlaufs** Videobasiertes Diagnoseverfahren: Videoaufnahmen spontaner motorischer Aktivität; elektronische Auswertung qualitativer Motorik mittels virtuellem Säuglingskörpermodell	• Variation • Adaptabilität • Symmetrie • Flüssigkeit • Performance: Qualität von spontanem Verhalten
LOS KF 18 **Lincoln-Oseretsky-Skala** D. Eggert; Beltz, Weinheim 1974	5,0 bis 13,11 Jahre Testdauer: ca. 45 Min.	**Motoriktest** • Testverfahren zur Messung und Beurteilung des motorischen Entwicklungsstandes von Kindern. • Motometrische Stufenleiter • Normen für drei verschiedene Begabungsstufen: – Normalbegabte – Lernbehinderte – Geistig Behinderte • Einsatz hauptsächlich im klinischen Bereich.	**Funktionsbereiche:** • Statische Koordination • Dynamische Koordination der oberen Extremitäten • Dynamische Koordination des gesamten Körpers • Bewegungsgeschwindigkeit • Gleichzeitige Bewegungen • Präzision der Ausführung isolierter Bewegungen

Tab. 22.19 Entwicklungstests. Frühkindliche Entwicklung, Diagnostik und psychomotorische Entwicklung von Kindern und Jugendlichen in unterschiedlichen Testverfahren. *(Forts.)*

Test-Name Autoren Erscheinungsjahr	Alter Testdauer	Testverfahren Zielgruppe Ziele	Schwerpunkte Inhalte Funktionsbereiche
M-ABC-2 **Movement ABC** **Movement Assessment Battery for Children – Second Edition** F. Petermann (Hrsg.), K. Bös, J. Kastner; Pearson Assessment, Frankfurt 2011	3,0 bis 16,11 Jahre Testdauer ca. 30 Min.	**Motoriktest** Der Movement ABC-2 (auch: M-ABC-2) überprüft das kindliche Leistungsvermögen in verschiedenen motorischen Bereichen. • Altersgruppen: – 3,0–6,11 Jahre – 7,0–10,11 Jahre – 11,0–16,11 Jahre • Erstellung eines differenzierten Leistungsprofils	**Funktionsbereiche:** • Acht Testaufgaben mit jeweils drei Komponenten pro Bereich • Motorische Funktionen: – Handgeschicklichkeit – Ballfertigkeit – Statische Balance – Dynamische Balance
MFED 1 **Münchner Funktionelle Entwicklungsdiagnostik** T. Hellbrügge (Hrsg.); 8. Aufl., Hansisches Verlagskontor, Lübeck 2011	0,1 bis 0,11 Jahre Testdauer: ca. 30–45 Min.	**Allgemeiner Entwicklungstest** • Für das erste Lebensjahr • Für acht verschiedene Funktionsbereiche • Bestimmung des Entwicklungsalters in den unterschiedlichen Bereichen.	**Funktionsbereiche:** • Krabbelalter • Sitzalter • Laufalter • Greifalter • Perzeptionsalter • Sprechalter • Sprachverständnisalter • Sozialalter
MFED 2–3 **Münchner Funktionelle Entwicklungsdiagnostik** T. Hellbrügge (Hrsg.); Institut für soziale Pädiatrie und Jugendmedizin, München, 1994	2. und 3. Lebensjahr Testdauer: ca. 45–60 Min.	**Allgemeiner Entwicklungstest** • Für das zweite und dritte Lebensjahr • Bestimmung des Entwicklungsalters in sieben Entwicklungsbereichen	**Funktionsbereiche:** • Statomotorische Entwicklung • Sensomotorische Entwicklung • Handentwicklung • Wahrnehmungsverarbeitung • Sprachentwicklung: → Sprechen, Sprachverständnis • Sozialentwicklung: → Sozialverhalten • Selbständigkeit
MFED 4–6 **Münchner Funktionelle Entwicklungsdiagnostik** B. Ernst; Medimont, München 2007	3,0–7,0 Jahre Testdauer: ca.45–60 Min.	**Allgemeiner Entwicklungstest** Intelligenztest und Entwicklungstest für das Vorschulalter	**Funktionsbereiche:** • Feinmotorik • Visuelle Wahrnehmungsverarbeitung • Sprache und Allgemeines Wissen • Logisches Denken • Zahlenverständnis • Selbständigkeit
MoMo **Motorik Modul** K. Bös u. a.; Nomos, Baden-Baden 2009 www.motorik-modul.de Stand Oktober 2021	4–24 Jahre Testdauer: ca. 90 Min.	**Motoriktest** Bestimmung der motorischen Leistungsfähigkeit und der körperlich-sportlichen Aktivität sowie der ihnen zugrunde liegenden kausalen Einflussfaktoren.	**Funktionsbereiche:** • Körpermessungen (Gewicht, BMI, Bioimpedanzanalyse) • Auge-Hand-Koordination • Einbeinstand • Balancieren rückwärts • Seitliches Hin- und Her-Springen • Rumpfbeuge • Standweitsprung • Liegestütz • Counter Movement • Jump auf Kraftmessplatte • Sit-ups • Fahrradergometertest
MOT 4–6 **Motoriktest für vier- bis sechsjährige Kinder** R. Zimmer, M. Volkamer; Hogrefe, Göttingen 1987	4,0 bis 6,0 Jahre Testdauer: ca. 30–45 Min.	**Motoriktest** • Testverfahren speziell für den Elementarbereich • Misst den motorischen Entwicklungsstand • Rückschlüsse auf Schädigungen möglich	**Funktionsbereiche:** • Gesamtkörperliche Gewandtheit und Koordination • Feinmotorische Geschicklichkeit • Gleichgewichtsvermögen • Reaktionsfähigkeit • Sprungkraft • Bewegungsgeschwindigkeit • Bewegungssteuerung
MOT 4–8 **Motoriktest für vier- bis achtjährige Kinder** R. Zimmer, M. Volkamer; Hogrefe, Göttingen 2005	4,0–8,0 Jahre Testdauer: ca.30–45 Min.	**Motoriktest** Testverfahren für vier- bis achtjährige Kinder, für den Elementar- und Primarbereich	**Funktionsbereiche:** • Gesamtkörperliche Gewandtheit und Koordination • Feinmotorische Geschicklichkeit • Gleichgewichtsvermögen • Reaktionsfähigkeit • Sprungkraft • Bewegungsgeschwindigkeit • Bewegungssteuerung

Tab. 22.19 Entwicklungstests. Frühkindliche Entwicklung, Diagnostik und psychomotorische Entwicklung von Kindern und Jugendlichen in unterschiedlichen Testverfahren. *(Forts.)*

Test-Name Autoren Erscheinungsjahr	Alter Testdauer	Testverfahren Zielgruppe Ziele	Schwerpunkte Inhalte Funktionsbereiche
TKT **Trampolin-Körperkoordinations-Test** J. Kiphard; In: Motorik 3/1980, 2001		**Motoskopisches Testverfahren** • Zur Feststellung motorischer, koordinativer Auffälligkeiten • Erfassung von Kindern mit Hirnfunktionsstörungen • Keine Diagnostik • Gesamtbewegungsablauf wird erfasst • Bewegungsstörungen werden dokumentiert	**Funktionsbereiche:** 33 Merkmale zur Erfassung motorischer Störungen Beurteilung von • Körperkontrolle/Sprungverhalten bei Absprung, Flugphase und Landung • Haltung und Gleichgewicht • Seitendifferenz • Ausgleichbewegungen • Eigendynamik • Fremddynamik • Kraft • Tempo
WET **Wiener Entwicklungstest** U. Kastner-Koller, P. Deimann, 3. Aufl.; Hogrefe, Göttingen 2012	**3,0–5,11 Jahre** Testdauer: 75–90 Min.	**Allgemeiner Entwicklungstest** • bei Kindern • Förderdiagnostische Fragestellungen • Informationen über den gesamten Bereich der Kindesentwicklung • Stärken und Schwächen des Kindes erkennen	**Funktionsbereiche:** Erfasst werden fünf Bereiche: • Motorik • Visuelle Wahrnehmung und Gedächtnis • Kognitive Fähigkeiten • Sprachliche Fähigkeiten • Sozial-emotionale Fähigkeiten
ZNM **Züricher Neuromotorik** R.H. Largo, J.E. Fischer u.a. (Hrsg.); AWE, Zürich 2007	5,0–18,11 Jahre Testdauer: 30–45 Min.	**Motoriktest** • Motorische Basisfunktionen • Altersangepasste Variationen • Motorische Leistungsfähigkeit: Geschwindigkeitsleistungen • Bewegungsqualität: kontralaterale Mitbewegungen • Repetitive Bewegungen der Finger, Hände und Füße	**Funktionsbereiche:** • Statische Balance (Einbeinstand) - Dynamische Balance (Sprünge) • Stressgaits (Zehen- und Fersen-Gang; O-Bein- und X-Bein-Gang) • Alternierende Bewegungen der Hände und Füße • Diadochokinese • Steckbrett • Sequenzielle Bewegungen der Finger

Symptome bei Kindern mit einer SARS-CoV-2-Infektion

Eine COVID-19-Erkrankung im Kindesalter kann man nur schwer von einer Virusinfektion der Atemwege unterscheiden. Halsschmerzen oder Geschmacksverlust sind nicht immer eindeutig nachzuweisen. Meist zeigen Kinder leichte Symptome wie Husten, Schnupfen, Abgeschlagenheit und Gliederschmerzen. Viele haben bei leichten Verläufen keine Krankheitszeichen. Schwere Verläufe bei Kindern gehen meist mit hohem Fieber und Husten, eventuell Atemnot einher, die Kinder trinken nicht, sie können Durchfälle oder Lungenentzündungen bekommen. Es gibt aber kein einheitliches Muster.

Einige Kinder und Jugendliche entwickeln ca. 2–5 Wochen, nachdem sie eine COVID-19-Erkrankung überstanden haben, auch wenn sie keine oder nur leichte Symptome hatten, das sog. „Paediatric Inflammatory Multisystem Syndrome“ (PIMS), eine Erkrankung, bei der durch eine Autoimmunreaktion plötzlich heftige Entzündungen in unterschiedlichen Organen (Magen-Darm, Schleimhaut, Bindehaut) ausgelöst werden.

Körperliche und seelische Gesundheit im Lockdown

Wie Kinder und Jugendliche diese Zeit erleben, beschäftigt Wissenschaftler derzeit ebenso wie die Frage, welche Folgen die Isolierung und der Bewegungsmangel für die körperliche und seelische Gesundheit der Kinder und Jugendlichen haben werden.

Der Forschungsverbund der Goethe-Universität Frankfurt und der Universität Hildesheim in einer Kooperation mit der Bertelsmann Stiftung veröffentlichte zu diesem Thema die beiden Online-Jugendbefragungen „Jugend und Corona“ (JuCo I vom 15. April bis 3. Mai 2020 und JuCo II vom 9.–22. November 2020). Insgesamt beteiligten sich 12 500 Jugendliche. Die Ergebnisse wurden anschließend in Online-Workshops (09/2020 bis 01/2021) diskutiert und reflektiert. Die Auswertung ergab, dass sich Jugendliche unwohler und einsamer fühlen und vermehrt Zukunftsängste spüren. Für das psychosoziale Wohlbefinden wünschen sie sich offene Räume, dies sei wichtiger als Sport, Musik oder Jugendarbeit. Jugendliche, die seit Corona stärker durch finanzielle Sorgen belastet sind, fühlen sich emotional und psychisch stärker beeinträchtigt.

Die aktuelle Corona und Psyche-Studie (COPSY) des Universitätsklinikums Hamburg-Eppendorf beschreibt, dass Kinder und Jugendliche sich durch die Kontaktbeschränkungen belastet fühlen, der persönliche Kontakt zu Freunden schlechter sei und dass Kinder häufiger streiten. Die Eltern gaben an, dass der Streit mit den Kindern häufig eskaliere. Psychosomatische Beschwerden wie Gereiztheit, Kopfschmerzen, Niedergeschlagenheit und Einschlafprobleme nehmen demnach zu und verändern die Lebensqualität sowie die psychische und physische Gesundheit der Kinder.

In allen Studien geben Kinder und Jugendliche an, deutlich mehr Zeit vor dem Fernseher, am Computer oder mit dem Handy verbracht zu haben. Zudem klagen Kinder vermehrt über Rückenschmerzen, Kopfschmerzen, aber auch über Bauchschmerzen.

Der überwiegende Aufenthalt in Räumen und die Bildschirmarbeit beeinflussen auch das Sehen. Die Akkommodation, (➤ Abb. 10.26) die Brechkraftveränderung des Auges durch die Linse für scharfes Sehen, wird nur im erweiterten Nahbereich benötigt. Das Sehen reduziert sich z. B. auf das Smartphone, Tablet, den Bildschirm und die Wohnungsabmessungen. Die Akkommodationsbreite nimmt ab. Bei Routine-Sehtests an Schulen im Norden Chinas im Juni 2020 nach dem Lockdown wurden bei 120 000 Schülerinnen und Schülern im Alter von 6–13 Jahren deutlich schlechtere Sehleistungen festgestellt als bei den Sehtests zuvor. Die Zahlen für eine Myopie (Kurzsichtigkeit) stiegen demnach deutlich in den Altersgruppen (in der Gruppe der 6-Jährigen: 21,5 % versus 5,7 %; in der Gruppe der 7-Jährigen: 26,2 % versus 16,2 %; in der Gruppe der 8-Jährigen: 32,2 % versus 27,7 %). Verantwortlich für diese Werte sind den Forschern nach das lange Sitzen, Lesen am PC und PC-Spiele.

E-Sports – E-Gaming

Immer mehr Kinder und Jugendliche betreiben begeistert „E-Sport“, elektronischen Sport an der Konsole, auf dem Tablet oder dem Smartphone. Laut der Gesellschaft für pädiatrische Sportmedizin nehmen ein Viertel der 14- bis 19-Jährigen in Deutschland bereits an professionellen E-Sports-Veranstaltungen teil. An der

Sporthochschule Köln wurde E-Sport aus sportmedizinischer Sicht untersucht. Demnach führen E-Sportler *„über 400 asynchrone Bewegungen pro Minute aus, mehr als sechs pro Sekunde. Sie treffen am Bildschirm bis zu 480 Entscheidungen pro Minute. Somit benötigen E-Sportler besondere motorische Fertigkeiten in den Bereichen Auge-Hand-Koordination, Reaktionsgeschwindigkeit und – vergleichbar mit Schach – verlangt es Konzentrationsfähigkeit und Durchhaltevermögen."* In einer Studie mit 18- bis 22-jährigen Spielern, die zwischen 3 und 10 Stunden täglich spielen, wurden gesundheitliche Probleme deutlich: Augenmüdigkeit (56 %,) Hals- und Rückenschmerzen (42 %), Schmerzen in Händen und Handgelenken (20 %). 40 % der Spieler bezeichneten sich als „vollkommen sedentär" (sitzend), die keinen anderen Sport betreiben. Auch wenn die WHO in dem Zusammenhang von „Onlinesucht" spricht – das Asiatische Olympische Komitee hat 2017 bekannt gegeben, dass E-Sport bei den Asienspielen 2022 offizielle Sportart werden soll.

PT-PRAXIS

Osteopathische Behandlung von Kindern – Prophylaxe SARS-CoV-2

Gerade in Zeiten der Corona-Pandemie erhalten das Infektionsgeschehen und die Vermeidung von Infektionen in der Gesellschaft, insbesondere aber auch in Schulen und Kindergärten, eine besondere Bedeutung. Ob Osteopathie zur Behandlung von Infekten geeignet ist, kann nach Studienlage nicht eindeutig geklärt werden. Heilpraktikern ist es zudem bei Strafe untersagt, (meldepflichtige) Infektionskrankheiten zu behandeln. Kinder-Osteopathie kann aber unterstützend wirksam sein: *„Als Nebeneffekt haben wir in der Regel – auch – eine verbesserte Immunität, denn die Kinder haben nun (nach der osteopathischen Behandlung) mehr kompensatorische Kraft, die sie bei der Entwicklung ihres Immunsystems nutzen können"* so Friederike Kaiser in der Zeitschrift für Osteopathische Medizin 1/2021.

Bereits vor der Corona-Pandemie stellte die Kommission Kinder – und Jugendsport der DGSP einen verstärkten Medienkonsum, körperlich reduzierte Leistungsfähigkeit, ein gesteigertes Risiko für Übergewicht und ein verringertes Selbstwertgefühl durch reduzierte schulische Leistungen bei Kindern und Jugendlichen fest. Studien in Amerika, Kolumbien und Dänemark weisen darauf hin, dass das Risikoprofil für metabolische Erkrankungen durch tägliches Fahrradfahren deutlich reduziert werden kann und dass signifikant positive Zusammenhänge zwischen körperlicher Aktivität und kognitiver Leistungsfähigkeit nachweisbar sind.

Literatur

Ambühl-Stamm, D.: Früherkennung von Bewegungsstörungen beim Säugling. Neuromotorische Untersuchung und Diagnostik. Elsevier, Urban&Fischer, München/Jena 1999.

AWMF (Arbeitsgemeinschaft der Wissenschaftlichen Medizinischen Fachgesellschaften e.V.) www.awmf.org/leitlinien

Ayres, J., Robbins, J.: Bausteine der kindlichen Entwicklung. Die Bedeutung der Integration der Sinne für die Entwicklung des Kindes. 6. Aufl. Springer, Berlin/Heidelberg 2016.

Benninghoff, A., Drenckhahn, D.: Makroskopische Anatomie, Histologie, Embryologie, Zellbiologie. Band 1: Zelle, Gewebe, Entwicklung, Skelett- und Muskelsystem, Atemsystem, Verdauungssystem, Harn- und Genitalsystem, Band 2: Herz-Kreislauf-System, Lymphatisches System, Endokrine Drüsen, Nervensystem, Sinnesorgane, Haut. 16./17. Aufl. Elsevier, Urban&Fischer, München 2004, 2008.

Biedermann, H.: Manuelle Therapie bei Kindern. Indikationen und Konzepte. Elsevier, Urban&Fischer, München/Jena 2006.

Bobath, B., Bobath, K.: Die motorische Entwicklung bei Zerebralparese. 6. Aufl. Thieme, Stuttgart 2005.

Brotzmann, M.: Red Flags im Ersten Lebensjahr. Pädiatrie 2018; 2: 10–15.

Castillo-Morales, R., Haberstock, B., Brondo, J.: Die orofaziale Regulationstherapie. 2. Aufl. Pflaum, München, 1998.

Claßen, M., Sommerburg, O.: Klinikleitfaden Pädiatrie. 11. Aufl. Elsevier 2020.

Flehmig, I., Schloon, M. u. a.: Denver Entwicklungs-Test/Skalen. DET/DES. Harburger Spastikerverein, Hamburg 1973.

Frostig, M., Bratfisch, O., Ivath, A.: Frostig Test der motorischen Entwicklung. FTM. AOB Studium AB, Stockholm 1985.

Internationale Vojta Gesellschaft (Hrsg.): Die zerebralen Bewegungsstörungen im Säuglingsalter – Frühdiagnose und Frühtherapie, 10. Aufl. Thieme, Stuttgart 2018.

Keller, M., Alexy, U. (Studienleitung): Die VeChi-Youth-Studie (vegetarian and vegan Children and Youth Study). Forschungsprojekt der Fachhochschule des Mittelstands u. a. Veröffentlichte Studienergebnisse im 14. Ernährungsbericht der Deutschen Gesellschaft für Ernährung (DGE) 2021.

Kiphard, E. J.: Motopädagogik. 10. Aufl. Modernes Lernen, Dortmund 2009.

Krug, S., Jekauc D. et al.: Zum Zusammenhang zwischen körperlicher Aktivität und Gesundheit bei Kindern und Jugendlichen. Ergebnisse des Kinder- und Jugendgesundheitssurveys (KiGGS) und des Motorik-Moduls (MoMo). Bundesgesundheitsblatt 2012, 55: 111–120.

Landgraf, M.: Kaum Sport – aber mehr Bewegung im Lockdown. Datenvergleich vor und während des Lockdowns im Frühjahr 2020. Presseinformation, Karlsruher Institut für Technologie (KIT) und Pädagogische Hochschule Karlsruhe, 11.12.2020.

Largo, R. H., Fischer, J. E. et al. (Hrsg.): Züricher Neuromotorik. ZNM. 2. Aufl. AWE, Zürich 2007.

Menrath, I. et al. (Hrsg.): Pädiatrische Sportmedizin. Springer, Heidelberg 2021.

Möckel, E., Mitha, N.: Handbuch der Pädiatrischen Osteopathie. 2. Aufl. Elsevier, Urban&Fischer, München 2019.

Niethard, F. U., Carstens, C., Döderlein, L.: Kinderorthopädie. 2. Aufl. Thieme, Stuttgart 2009.

Orth, H.: Das Kind in der Vojta-Therapie. 3. Aufl. Elsevier, Urban&Fischer, München 2017.

Parisano, R., Orlin, M, Schreiber, J.: Campbell's Physical Therapy for Children Expert Consult. 5th ed. Elsevier, St. Louis 2018.

Parisi, C., Hesse, N., Tacke, U. et al.: Analyse der Spontanmotorik im 1. Lebensjahr: Markerlose 3-D-Bewegungserfassung zur Früherkennung von Entwicklungsstörungen. Bundesgesundheitsblatt – Gesundheitsforschung – Gesundheitsschutz 2020; 63(7): 881–890.

Physicians Association for Nutrition (PAN): Vorlesungsreihe „Iss Das! – Ernährung in der Medizin", Wahlfach WS 2020/21 Universität Gießen.

Prechtl, H. F. R., Einspieler, Ch., Bos, A. F., Ferrari, F., Cioni, G.: Prechtl's Method on the Qualitative Assessment of General Movements in Preterm, Term and Young Infants. Mac Keith, London 2004.

Robert Koch Institut: Aktuelle Empfehlungen der Ständigen Impfkommission (STIKO), Änderung zur Grundimmunisierung von Säuglingen. Epidemiologisches Bulletin des RKI 2020; 34.

Sadler, T. W.: Medizinische Embryologie. 11. Aufl. Thieme, Stuttgart 2008.

Schmidt, S. C. E., Anedda, B. et al.: Physical Activity and Screen Time of Children and Adolescents before and during the COVID-19 Lockdown in Germany: A Natural Experiment. Scientific Reports 2020.

Steffers, G.: Pädiatrie – Krankheitslehre für Physiotherapeuten und Masseure. Elsevier, Urban&Fischer, München 2003.

Vojta, V.: Das Vojta-Prinzip. Muskelspiele in Reflexfortbewegung und motorischer Ontogenese. 3. Aufl. Springer, Berlin/Heidelberg 2007.

Zimmer, R.: Handbuch Sinneswahrnehmung. Grundlagen einer ganzheitlichen Bildung und Erziehung. Herder, Freiburg 2019.

Zukunft-Huber, B.: Der kleine Fuß ganz groß. Dreidimensionale manuelle Fußtherapie bei kindlichen Fußfehlstellungen, 2. Aufl. Elsevier, Urban&Fischer, München 2017.

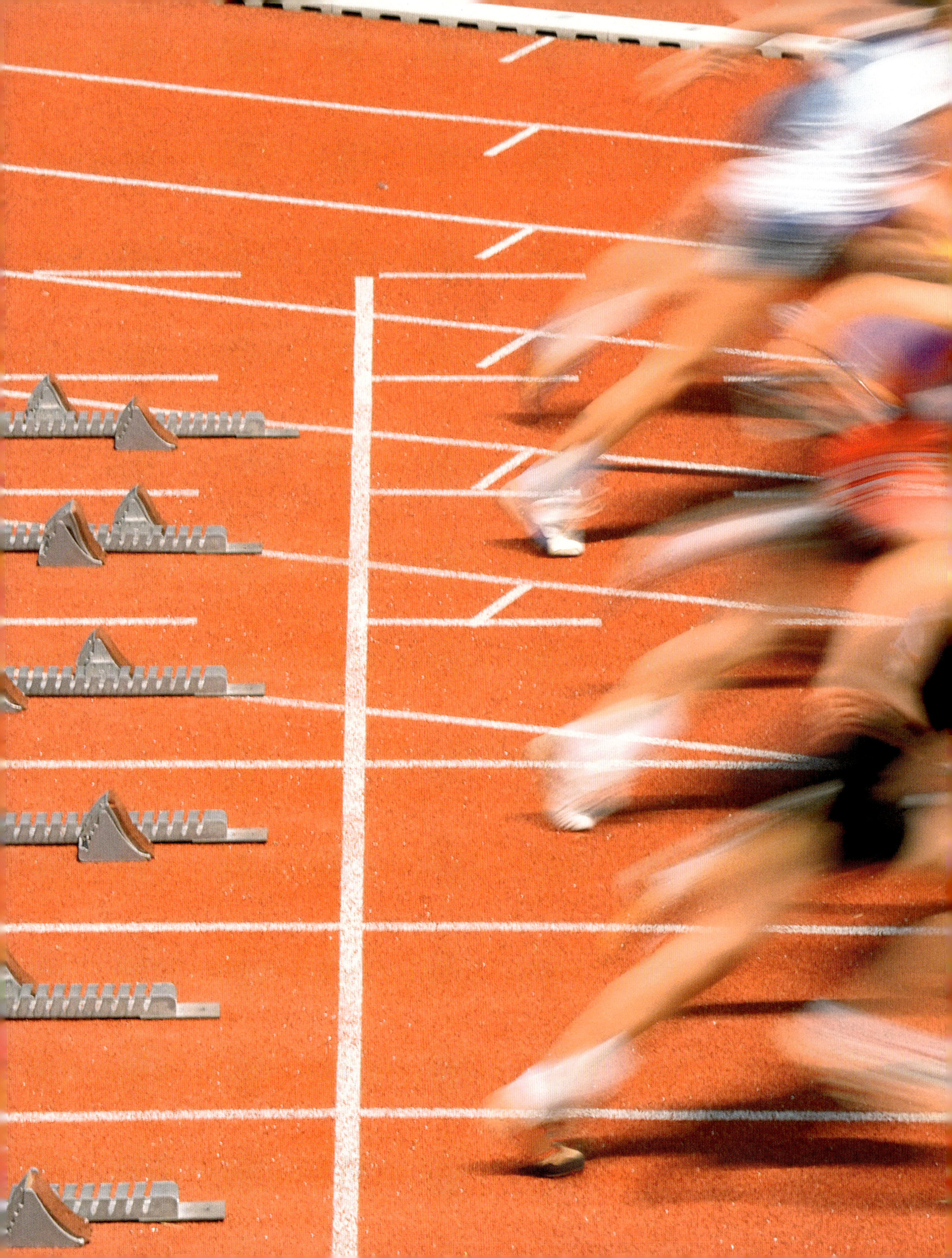

KAPITEL

23 Leistungsphysiologie und Trainingslehre

LERNINHALTE

23.1 Allgemeine Einführung

- In Anlehnung an die Sportmedizin unterscheidet man fünf Kerngebiete des Trainings: Krafttraining, Ausdauertraining (allgemein), Schnelligkeitstraining, Koordinationstraining und Mobilitätsverbesserung.
- Trainingsreize können folgende Dosierungskomponenten haben: Reizqualität, Reizintensität, Reizdauer, Reizdichte, Reizumfang und die totale Reizfrequenz.
- Der Bewegungsapparat besteht aus zwei für die Trainingslehre wichtigen Organsystemen: dem neuromuskulär-arthrogenen und dem kardiozirkulatorisch-respiratorischen System. Verschiedene Reizarten im Training erzielen Anpassungsvorgänge in den Organsystemen. Das Prinzip der Superkompensation ist dabei Grundlage für jedes Training und jede Therapie.

Plyometrische Anspannung ist eine Anspannung, bei der Vorspannung und reaktive Anspannung innerhalb eines Bruchteils einer Sekunde ablaufen. Es stellt sich als eine Art Aufprallen dar.

23.2 Krafttraining

- Die Muskelkraft tritt z. B. als Maximalkraft, Dauerkraft oder Schnellkraft in Erscheinung. Es gibt statische und dynamische Muskelanspannungsformen, die dynamische Form kann in konzentrische und exzentrische Muskelanspannung unterteilt werden.
- Die Kraftzunahme in den ersten acht Wochen des Krafttrainings beruht größtenteils auf Veränderungen der inter- und intramuskulären Koordination. Erst danach kommt es zu einer Hypertrophie der Muskulatur, wobei Anzahl und Querschnitt der Myofibrillen zunehmen.
- Das Krafttraining setzt durch seine relativ hohen Belastungen besonders intensive Reize für die Kräftigung des Skelettsystems. Dynamische Be-

lastungen der Knochen stimulieren die Prozesse der Knochenneubildung besser als statische Belastungen. Je höher die Intensität der Belastung ist, umso mehr wird die Neubildung stimuliert.
- Krafttraining wirkt sich positiv auf den Gelenkknorpel aus, wenn kurze und eher geringe Belastungen auf ihn einwirken.

23.3 Ausdauertraining

- Ausdauertraining wirkt auf den Phosphatstoffwechsel und die energieverarbeitenden Organellen der Muskeln sowie auf das Herz-Kreislauf-System als Transportsystem.
- Aerobe Leistung ist körperliche Arbeit, deren Energie über einen O_2-Verbrauch gewonnen wird. Die anaerobe Ausdauerleistungsfähigkeit bezeichnet die Fähigkeit des Körpers, bei nicht ausreichender Sauerstoffversorgung körperliche Leistungen durch Nutzung zusätzlicher energiereicher Phosphate zu vollbringen.
- Bei lokalen Ausdauerleistungen ist weniger und bei der allgemeinen Ausdauer mehr als $\frac{1}{7}$ der gesamten Skelettmuskulatur an der Bewegung beteiligt.
- Intensives Dauertraining verändert die prozentuale Zusammensetzung der verschiedenen Muskelfasertypen im Muskel. Schnelle Fasertypen werden zunehmend durch langsame ersetzt.
- Regelmäßiges, langfristig ausgeübtes Ausdauertraining senkt den Blutdruck, vermehrt die periphere Kapillarisation (Konsequenz: verkürzt die Diffusionswege zu den Zielzellen) und bewirkt eine Hypertrophie der Herzmuskulatur (Konsequenz: größere Herz-Pumpleistung).
- Dauertraining steigert die Insulinsensibilität der Körperzellen, hierdurch wird der Blutzuckerspiegel gesenkt.
- Die Fettverbrennung ist bei Trainierten aufgrund der höheren Zahl an Mitochondrien höher als bei Untrainierten.
- Das Lungengewebe selbst wird nicht wesentlich durch Ausdauertraining verändert.

23.4 Schnelligkeitstraining

- Schnelligkeit hängt in erster Linie von einer guten intra- und intermuskulären Koordination ab und ist daher ein integrierter Teil des Koordinationstrainings.
- Die Kontraktionsgeschwindigkeit und Kraft der Typ-II-Muskelfasern ist am größten. Eine gute Maximalkraft ist wesentliche Voraussetzung für Schnellkraft gegen hohe Widerstände bei niedrigen Bewegungsgeschwindigkeiten.
- Beim therapeutischen Stabilitätstraining werden die Prinzipien des phasischen Schnellkrafttrainings angewendet.

23.5 Koordinationstraining

- Koordinationstraining trainiert Muskel- und Gelenksensoren, ihre zum Gehirn führenden afferenten Nerven, das Gehirn selbst und die zu den Muskeln führenden efferenten Nerven. Ziel ist es, das Zusammenspiel der Muskeln so ökonomisch, schnell und zielgerichtet wie möglich zu gestalten.
- Das Neo-Niveau steuert kognitive Funktionen wie den Intellekt, die Sprache oder bewusste und gezielte Aktionen. Fehlt die Bremsung durch die neueren Systeme, wird die Reflexaktivität des Archi-Niveaus erhöht. Die Aufgabe dieses ältesten Niveaus ist vor allem die Reflexverarbeitung. Die Systeme des Paleo-Niveaus sind zuständig für die Automatisierung von Bewegungen, Haltungsregulation, Ausdruck von Emotionen und die affektiven Anteile der Sensorik.
- Motorische Lernprozesse werden immer von strukturellen und neurologischen Veränderungen begleitet. Die Dendriten besitzen die Eigenschaft, sich stark an die jeweiligen Lernerfordernisse anzupassen.
- Für die Abstimmung der unterschiedlichen motorischen Zentren benötigt der Organismus ständig Informationen über den Ablauf einer Bewegung. Viele dieser notwendigen Informationen laufen dabei über sog. Feedback-Systeme (Rückkopplungssysteme).

23.6 Mobilitätsverbesserung

- Nerven müssen untereinander und gegenüber angrenzenden Strukturen frei beweglich sein. Verkürzte Nerven können durch Dehnung auch verlängert werden.
- Der Verkürzungsvorgang der Muskeln hat einen phasenhaften Verlauf. Phase I kennzeichnet eine Tonussteigerung der kontraktilen und nichtkontraktilen Muskelanteile, Phase II die morphologischen Veränderungen der Muskulatur.
- In der Phase I der Muskelverkürzung genügen dem Therapeuten zur Mobilitätsverbesserung tonussenkende Maßnahmen, wobei die Verbindungen zwischen Aktin und Myosin gelöst werden. In der Phase II sollte der Therapeut oder der Patient selbst das Aktin und Myosin so weit auseinanderziehen, dass die Brückenbildung unterbrochen wird.
- Nach Kapselverletzungen richten sich neu gebildete Kollagenfasern unter einer Zugbelastung in der Zugrichtung aus. Um einer ungeordneten Ausrichtung der Kollagenfasern vorzubeugen, sollten Gelenke so früh wie möglich mobilisiert werden.
- Die Gelenkbewegungen stellen für die Chondrozyten im Knorpel ein notwendiges Stimulans dar. Fehlt es, verliert der Knorpel einen Teil seiner wasserbindenden Kapazität.

23.7 Leistungsdiagnostik

- Physiotherapeuten dürfen mit einigen Methoden wie mit dem Elektromyogramm oder der Muskelreaktion auf faradische und galvanische Ströme die Leistungsfähigkeit des Nervensystems selbst testen.
- Die Leistungsfähigkeit der Muskulatur kann mit einem Dynamometer, durch isokinetische Apparate, eine manuelle Muskelfunktionsprüfung oder mit Fitnessapparaten erfasst werden, wobei vorher ein Repetitionsmaximum festzustellen ist.
- Die Leistungsfähigkeit des Herz-Kreislauf-Systems kann mit einem Belastungs- oder Langzeit-EKG erfasst werden. Physiotherapeuten können auch Treppensteigtests, Stufentests oder Lauftests durchführen. Standardisierte apparative Verfahren sind Fahrradergometrie und Laufbandtests.
- Die Zunahme der Ausdauerleistungsfähigkeit lässt sich während und nach körperlicher Anstrengung im Blut durch zahlreiche Veränderungen nachweisen, z. B. durch die Laktatkonzentration.
- Als funktionelle Tests und Erhebungsinstrumente stehen z. B. die Visuelle Analog-Skala, die Borg-Skala oder die Berg-Balance-Skala zur Verfügung.

23.8 Ermüdung und Erholung

- Koordinationstraining, Mobilitätsverbesserung sowie die verschiedenen Belastungsformen wie Krafttraining, Ausdauertraining und Schnelligkeitstraining können Ursache für typische Ermüdungserscheinungen sein.
- Die Ermüdung der verschiedenen Organe wirkt sich unterschiedlich aus. Ein Trainingsreiz ist dann optimal, wenn die Ermüdung richtig eingeschätzt wird und geeignete Ruhepausen zur Erholung eingelegt werden können.
- Die Erholungszeiten nach erschöpfender Belastung sind von den beanspruchten Energievorräten abhängig.
- Die Basisprinzipien der Trainingslehre und die Theorien der Leistungsphysiologie finden ihre praktische Anwendung in Trainings- und Rehabilitationsschemata.

23.9 Praktische Anwendung

Beim Training der allgemeinen Ausdauerleistungsfähigkeit, vor allem bei der Rehabilitation von Sportlern, werden die Prinzipien aerob, anaerob, laktisch, alaktisch, Leistungsfähigkeit und Kapazität in unterschiedlichen Kombinationen angewendet.

23.1 Allgemeine Einführung

DEFINITION

Leistungsphysiologie

Beschäftigt sich mit Veränderungen in Organen, Organsystemen und deren Funktionen als Folge körperlicher Anstrengung.

Trainingslehre

Beschäftigt sich mit Maßnahmen zur Stabilisierung und Steigerung der körperlichen Leistungsfähigkeit. Sie beschreibt die allgemeingültigen Trainingsprinzipien, Trainingsmethoden und Trainingsinhalte, die bei körperlichem Training von Bedeutung sind.

Körperliches Training

Ist ein planmäßig gesteuerter Prozess, bei dem entsprechend einer Zielvorstellung körperliche Leistungs- und Handlungsfähigkeiten beibehalten oder verbessert werden.

In der Physiotherapie werden natürliche und technisch erzeugte Energieformen zur Unterstützung natürlicher Heilungsvorgänge genutzt. Eine dieser Energieformen ist die Bewegung. Mit verschiedenen Formen von Bewegung können Reize gesetzt werden, die zu Anpassungserscheinungen von Geweben, Organen oder Organsystemen führen und so deren Funktion verbessern. Dabei beeinflussen sich Anatomie und Funktion gegenseitig. Einerseits kommt es durch regelmäßige funktionelle Leistungen zu anatomischen Anpassungen, andererseits bestimmen die anatomischen Grundvoraussetzungen die funktionellen Leistungsmöglichkeiten und -grenzen.

23.1.1 Ziele und Formen des Trainings und der Bewegungstherapie

Je nach den zu erreichenden Zielen, z. B. optimale Kraft, Ausdauer, Schnelligkeit, Koordination oder Mobilität, werden im Training und in der Bewegungstherapie unterschiedliche Methoden angewendet. Sie unterscheiden sich hinsichtlich Qualität, Intensität, Dauer und Anzahl der Wiederholungen der gesetzten Reize. Auch die zwischen den Reizen liegenden Erholungszeiten sind von essenzieller Bedeutung.

Zielgerichtete Maßnahmen führen z. B. zu folgenden Therapieeffekten: Stoffwechselveränderungen, funktionierende und stabile Gelenke, wiedererlangte Alltagsbewegungen sowie die Berufsausübung und Hobbygestaltung. Diese Ziele des Trainings sind über verschiedene Niveaus der ICF (➤ Kap. 5.3.6 und ➤ Kap. 11.5) formuliert. Die ICF-Niveaus der Bewegungsfähigkeiten sind in drei Teile gegliedert. Es werden ein Struktur- oder Funktionsniveau, ein Aktivitätsniveau und ein Partizipationsniveau unterschieden. In diesem Kapitel werden besonders Struktur- bzw. Funktionsniveau und Aktivitätsniveau angesprochen.

In Anlehnung an die Sportmedizin unterscheiden wir:

- Krafttraining (➤ Kap. 23.2)
  - Maximalkraft bzw. absolute Kraft: statisch, dynamisch
  - Dauerkraft (lokal): statisch, dynamisch
  - Schnellkraft: statisch, dynamisch
- Ausdauertraining (allgemein) (➤ Kap. 23.3)
- Schnelligkeitstraining (➤ Kap. 23.4)
- Koordinationstraining (➤ Kap. 23.5)
- Mobilitätsverbesserung (➤ Kap. 23.6).

PT-PRAXIS

Bedeutung der Sport- und Trainingsprinzipien für die Physiotherapie

Anders als bei dem sportlichen Training befasst sich die **Rehabilitation** (hier verstanden als körperliche Wiederherstellung) durch den Physiotherapeuten häufig mit Störungen, die nur indirekt von der Muskulatur ausgehen. Oft handelt es sich hierbei um Probleme, die ihren Ursprung in den Knochen und Gelenken haben und dann sekundär zur Atrophie der Muskulatur (➤ Kap. 4.4.1) führen. Ist das Niveau der Belastung individuell an den Patienten angepasst, können die normalen Trainingsprinzipien aus der Sportmedizin sehr gut bei der bewegungstherapeutischen Behandlung angewendet werden. Allerdings sorgt die jeweilige Grunderkrankung der Patienten häufig für Einschränkungen. In der medizinischen Trainingstherapie bzw. beim medizinischen Fitnesstraining werden die Trainingsprinzipien an bestimmten Trainingsgeräten durchgeführt, wodurch der Effekt sehr gezielt auf bestimmte Muskelgruppen gerichtet werden kann (➤ Abb. 23.1).

Physiotherapeutische Ziele

Die physiotherapeutischen Trainingsziele ergeben sich aus den Untersuchungsergebnissen. Ein Patient meldet sich z. B. mit einer Sportverletzung beim Physiotherapeuten. Der Physiotherapeut versucht dann natürlich herauszufinden, welche Struktur die Beschwerden verursacht. Zudem sollte aber auch auf die zugrundeliegenden Mechanismen geachtet werden, durch die diese Verletzung entstanden ist. Die Verletzung könnte z. B. eine Muskelzerrung sein, aber die tieferen Ursachen wären dann beispielsweise eine bereits bestehende Muskelverkürzung, Immobilität bestimmter Gelenke, Instabilität in bestimmten Gelenken, zu wenig Ausdauer oder gestörte Koordination (Bewegungstechnik). Welches Behandlungsziel schließlich angestrebt wird, hängt eng mit den verschiedenen Heilungsphasen zusammen (➤ Kap. 4.5.1). Auch wenn die Ziele in den verschiedenen Phasen gleich sind, unterscheiden sie sich trotzdem durch die Intensität der Belastung. Entscheidend sind nach der Untersuchung folgende Schritte:

- Das Formulieren der Untersuchungsergebnisse.
- Das Formulieren einer Prognose.
- Die Festlegung der Therapieziele
  - für die Entzündungsphase
  - für die Proliferationsphase
  - für die frühe Remodulierungsphase
  - für die späte Remodulierungsphase.

Bei den Therapiezielen in den unterschiedlichen Heilungsphasen einer Rehabilitation sind u. a. folgende Aspekte zu berücksichtigen:

- **Entzündungsphase**
  - Der Patient wird aufgeklärt über Belastung, Belastbarkeit und Prognose.
  - Therapeutische Ziele werden zusammen mit dem Patienten festgelegt.
  - Ödem wird beschränkt und Schmerzen werden gedämpft.
- **Frühe Proliferationsphase**
  - Reduzierung von Bewegungsangst und Herstellung von Bewegungsvertrauen
  - Anregung der Durchblutung und Trophik
  - Kombination von lokaler Koordination und Ausdauer (Dauerkraft)
  - Leichte Mobilisation
- **Späte Proliferationsphase/frühe Remodulierungsphase**
  - Anregung der Durchblutung und Trophik
  - Kombination von lokaler Koordination und Ausdauer gesteigert

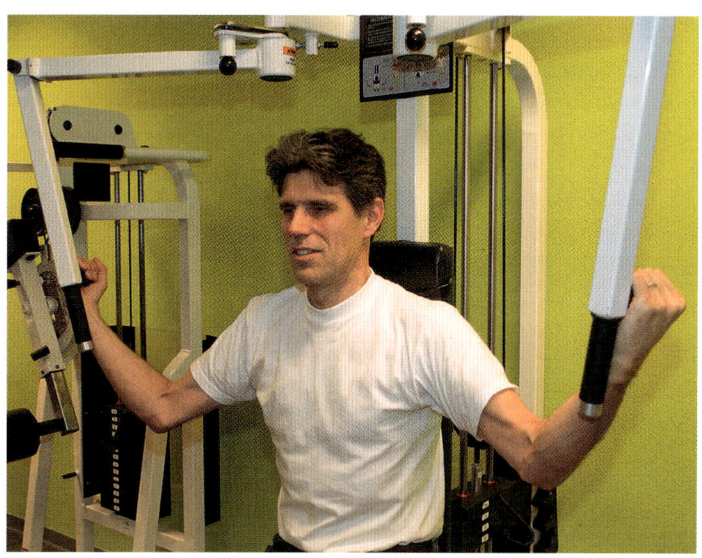

Abb. 23.1 Je nach den Zielen eines Trainings oder einer Therapie können Bewegung und Haltung durch unterschiedliche Methoden verbessert werden. Z.B. dient das Überwinden eines maximalen Widerstands dem Krafttraining, der Dauerlauf dem Ausdauertraining, der Sprint dem Schnelligkeitstraining oder das Auf-einem-Bein-Balancieren dem Koordinationstraining. [M304]

23

- Proximale Stabilität gewährleisten als Basis distaler Belastungen
- Beschränktes Bewegungsausmaß steigern zum kontrollierten vollen Bewegungsumfang
- Beginn des Trainings in diagonalem Muster ist möglich.
- Beginn vorbereitender Übungen für sportspezifisches Krafttraining.

- **Späte Remodulierungsphase**
  - Der volle Bewegungsumfang ist möglich.
  - Gute Koordination auch unter anstrengenden Umständen
  - Abrupte und kräftige Kontraktionen sind möglich.
  - Sportspezifisches Kraft- und Schnelligkeitstraining sind erwünscht.
  - Stabilitätstraining auf hohem Niveau ist erwünscht.

Die Ziele in der Proliferationsphase liegen eher auf dem Funktionsniveau, die Ziele in der Remodulierungsphase zum großen Teil auf dem Aktivitätsniveau.

Für das Trainieren einer Kombination aus Kraft, Koordination und Ausdauer können unterschiedliche Hilfsmittel benützt werden. Zwei dieser Hilfsmittel sind Fitnessgeräte und freie Gewichte wie Hanteln (Dumbbells) oder Langhanteln (Barbels). Beide haben Vor- und Nachteile (➤ Tab. 23.1).

23.1.2 Dosierungskomponenten des Trainings

Trainings- oder Therapiereize

DEFINITION

Leistungsfähigkeit (engl.: power): Das Maß an Energie, das man pro Zeiteinheit pro energielieferndem System produzieren kann (die Intensität).
Kapazität: Beschreibt, wie lange die maximale Leistung erbracht werden kann (der Umfang).

Trainings- oder Therapiereize bestehen aus mehreren Komponenten. Um optimale Reize setzen zu können, wird die Dosierung der einzelnen Komponenten (Trainingsvariablen) dem jeweiligen Trainings- oder Therapieziel angepasst:

- Die **Reizqualität** ist die Art des Reizes, z. B. eine bestimmte Bewegung gegen einen Widerstand (➤ Abb. 23.1).
- Die **Reizintensität** (Leistungsfähigkeit/Power) ist die Stärke des Reizes, z. B. die Intensität des Widerstandes oder die Größe eines Gewichts (➤ Abb. 23.2).
- Die **Reizdauer** (Kapazität) meint die Dauer eines Einzelreizes oder einer Serie von Reizen. Beim Intervalltraining wird die Anzahl der Wiederholungen pro Serie und die Anzahl der Serien selbst festgelegt. Wird ein bestimmtes Gewicht 12-mal hochgedrückt, entspricht dies einer Serie von 12 Wiederholungen. Die Serie selbst kann mit dazwischengeschalteten Pausen z. B. 5-mal durchgeführt werden.
- Die **Reizdichte** legt das Zeitverhältnis zwischen Belastung und Ruhephasen fest.
- Der **Reizumfang** ist die Dauer und Anzahl der gesetzten Reize während einer Therapieeinheit.
- Mit **totaler Reizfrequenz** ist die Zahl der Therapieeinheiten pro Tag und pro Woche gemeint.

Bei Übungen gegen einen gesetzten Widerstand stehen die drei Komponenten Bewegungsgeschwindigkeit, Reizintensität und Reizdauer in einem bestimmten Verhältnis zueinander. Dieses Verhältnis bestimmt, ob der Akzent einer Übung eher auf Kraft, Ausdauer oder Schnelligkeit liegt (➤ Abb. 23.2).

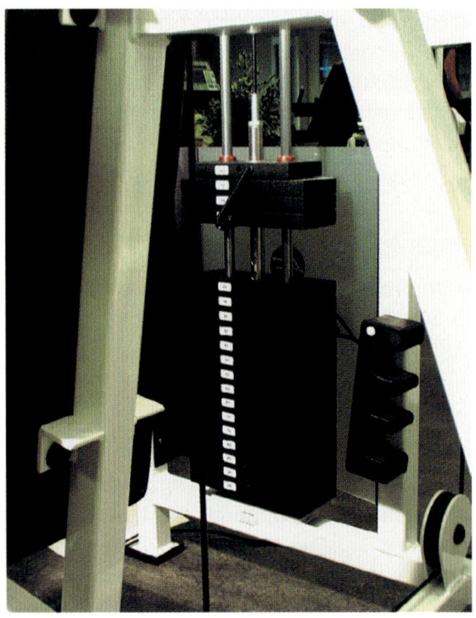

Abb. 23.2 Je nach gewünschtem Widerstand werden mehr oder weniger Gewichte des Fitnessgerätes hochgezogen. Das Verhältnis von Bewegungsgeschwindigkeit, Reizintensität und Dauer bestimmt den Schwerpunkt einer Übung gegen einen gesetzten Widerstand: Er kann auf Kraft, Ausdauer oder Schnelligkeit gelegt werden. [M304]

Tab. 23.1 Vor- und Nachteile von freien Gewichten und Fitnessgeräten

	Vorteile	Nachteile
Freie Gewichte	• Sind relativ billig • Brauchen wenig Platz • Außer Krafttraining auch Koordinationseffekt und damit auch größerer Stabilitätseffekt • Transfer auf ADL- und Sportbewegungen ist einfacher • Sportspezifische Bewegungen können besser geübt werden	Die richtige technische Ausführung ist schwieriger auszuführen und dadurch eventuell sogar gefährlicher
Fitnessgeräte	• Das selektive Training von Muskeln ist einfach • Die Bewegungsbahn ist festgelegt • Man braucht wenig Bewegungstechnik und die Verletzungsgefahr ist gering • Zahl der Gewichte ist leicht zu verändern	• Sind teuer und nehmen sehr viel Platz ein • Koordination und Stabilität werden nicht oder nur in geringem Maß mittrainiert

Energie

Der Mensch kann nur ein beschränktes Maß an Energie pro Zeiteinheit verbrauchen. Bezogen auf die oben genannten Komponenten von Trainingsreizen bedeutet dies: Je größer die eine Komponente, z. B. die Reizintensität, ausfällt, umso kleiner wird die andere Komponente, z. B. die Reizdauer. Eine Bewegung mit submaximaler bis maximaler Kraft kann nur einige Male ausgeführt werden. Ist also die Intensität oder die Geschwindigkeit hoch, sollte die Dauer einer Übung kurz sein. Falls ein Training der Ausdauer angestrebt wird, sollten Übungen vielfach wiederholt, aber mit geringer Kraft und/oder niedriger Geschwindigkeit durchgeführt werden.

ACHTUNG

Formel für aufgewendete Energie

Physikalisch gesehen ist die aufgewendete Energie (E), die beim Training verbraucht wird, das Produkt von Intensität (F), Dauer (d) und Geschwindigkeit (s) einer Übung. In einer Formel ausgedrückt heißt das:

$$E = F \times d \times s$$

Dabei wird die Energie in Joule ausgedrückt (➤ Kap. 11.2.2).
Die erbrachte Leistung wird in Bezug auf die Dauer und den zurückgelegten Weg in Watt ausgedrückt. Wenn 10 Kilo beispielsweise über einen Weg von 50 cm in 1 Sekunde angehoben werden, ergibt sich daraus eine Leistung von 50 Watt. Die Leistung ist also die Energie pro Zeiteinheit. Als Formel dafür gilt: Leistung in Watt = E × d oder Joule/Sek.

PT-PRAXIS

Training von Leistungsfähigkeit (Vermögen) oder Kapazität

Wenn zwei Sprinter gleichzeitig starten und über die Ziellinie kommen, wobei Sprinter A anfangs schneller ist und lange Zeit vorne liegt, aber schließlich von Sprinter B eingeholt wird, dann ergeben sich daraus Trainingsziele. In diesem Fall hat A kurze Zeit die größte Leistungsfähigkeit (engl.: power), aber Sprinter B hat die größte Kapazität. Sprinter A sollte also die Kapazität seiner maximalen Leistungsfähigkeit trainieren, damit er das Niveau länger voll halten kann. Für Sprinter B wäre es gut, seine Leistungsfähigkeit zu trainieren, damit er eine höhere Geschwindigkeit erreicht. Der Begriff Leistungsfähigkeit wird hier also nicht angewendet wie im normalen Sprachgebrauch, denn beide leisten schließlich das gleiche, sondern im physikalischen Kontext.

Ein Beispiel für Variation in Dosierungskomponenten: Intervalltraining

Das Intervalltraining mit seiner speziellen Form der Wiederholungsarbeit, bei der zwischen den einzelnen Trainingsreizen nur eine unvollständige Erholung stattfindet, bietet ein gutes Beispiel dafür, wie durch Variation der Übungsdauer und die in den einzelnen Übungen angewendeten Kräfte bzw. Geschwindigkeiten die einzelnen Komponenten akzentuiert und gelenkt werden können. Insofern ist das Intervalltraining bezüglich der Muskulatur (➤ Kap. 23.9.1) eine Mischung aus lokaler Ausdauer und Kraft oder das Intervalltraining bezieht sich auf das Herz-Kreislauf-System (➤ Kap. 23.9.2) im Rahmen der allgemeinen Ausdauer.

Soll im Rahmen des Muskeltrainings ein stärkerer Akzent auf der Kraftkomponente liegen, müssen die gesetzten Widerstände z. B. durch schwerere Gewichte erhöht werden. Zu Beginn der Übungen werden der maximale Widerstand und die Zahl der Wiederholungen bzw. das zu den Wiederholungen passende Gewicht festgelegt. Nach der Regel von Delorme (ein Franzose, der erstmals ein Muskelkrafttrainingsprogramm für den therapeutischen Gebrauch entwickelte) ist das Widerstandsmaximum (franz.: résistance maximal = RM) wie folgt definiert:

- Entweder ist es der Widerstand, den man in einer festgelegten Bewegungsbahn mit einer bestimmten Geschwindigkeit höchstens einmal überwinden kann,
- Oder es ist der höchstmögliche Widerstand, den man in einer bestimmten Ausgangshaltung eine gewisse Zeit lang halten kann.

Ein hundertprozentiger Widerstand, also 1 RM, ist kein realistischer Test- oder Trainingswert, da es schnell zur Überbelastung der beteiligten Strukturen wie Muskeln, Knochen und Gelenke kommen würde. Deswegen wird im Ausgleich beim Testen eine höhere Zahl von Wiederholungen gesucht, in denen ein Patient ohne Ausweichbewegungen und technisch korrekt einen bestimmten Widerstand oder ein bestimmtes Gewicht über einen festgelegten Weg bewegen kann. Anhaltszahlen liefern Tabellen, in denen empirisch festgestellte Wiederholungsanzahlen der Übungen als Prozentzahl von 1 RM angegeben sind, z. B. 10 Wiederholungen wie oben beschrieben sind etwa 80 % von 1 RM.

Vorteile des Intervalltrainings:

- Da die Trainingsintervalle regelmäßig von Pausen unterbrochen werden, in denen sich die Strukturen teilweise erholen können, werden schwere Übungen mit hohen absoluten Belastungen relativ lange durchgehalten.
- Das Training setzt einen günstigen Reiz für die Schlagkraft des Herzmuskels und Ökonomisierung der Herzarbeit (➤ Kap. 23.3.3).

Beim Intervall-Krafttraining sollten Übungen 8- bis 12-mal wiederholt werden. Mit höchstmöglichem Kraftaufwand durchgeführt, werden hierdurch etwa 80 % von 1 RM erzielt (➤ Abb. 23.3). Für die Durchführung der Übungen ist es also wichtig, einen Widerstand zu finden, den der Patient gerade eben noch 12-mal über eine gewisse Entfernung bewegen kann.

Bei vielen Übungen des Intervall-Krafttrainings wird häufig das Eigengewicht des Patienten als Widerstand genutzt. Dabei müssen die Übungen so aufgebaut sein, dass mit der gewählten Ausgangsposition der optimale Kraftaufwand des Patienten erreicht wird. Die Ausgangsposition sollte so gewählt werden, dass gerade 12-mal das Eigengewicht bewältigt werden kann. So können z. B. beim Training der Armextensoren Liegestütze am Boden (hohe Kraftanforderung) oder in einer vertikaleren Ausgangsposition gegen eine Wand (geringere Kraftanforderung) ausgeführt werden (➤ Abb. 23.4).

Soll durch Intervalltraining die lokale Kreislaufsituation des Patienten verbessert werden, sind etwa 60 % vom maximalen Widerstand, also 60 % von 1 RM, notwendig. Um diesen Effekt zu erzielen, sollten die Übungen 25- bis 30-mal wiederholt werden.

Die festen Verhältnisse zwischen der Schwere einer Last und der Wiederholungsanzahl gelten als Gedächtnisstütze, dürfen aber nicht als absolut angesehen werden. In der Praxis zeigt sich, dass verschiedene Trainingsgeräte sowie die unterschiedlichsten Muskelgruppen ihre eigenen Charakteristika haben und dadurch sehr oft von diesem Schema abweichen. Bei schweren Armübungen im Bereich von 70–80 % des RM bedeutet das, dass eventuell weniger als 8 Wiederholungen möglich sind, während bei schweren Beinübungen im Bereich von 70–80 % des RM eventuell 20 Wiederholungen erreicht werden. Die Ausführungsweise einer Übung, z. B. langsam oder explosiv, wirkt gleichfalls auf die Ergebnisse.

Beim Intervalltraining im Rahmen der allgemeinen Ausdauer geht es nicht um Widerstände, sondern mehr um Geschwindigkeit und Dauer der Anstrengung über einen Zeitraum. Wiederholungen und Pausenzeiten bleiben jedoch auch hier wichtig.

Mehr spezifische Information und praktische Anweisungen bezüglich des Intervalltrainings sind in ➤ Kap. 23.9 zu finden.

Prinzipien zur Steigerung der Bewegungsintensität

Die Reizintensität, also die während einer Bewegung auftretenden Belastungen, müssen dem individuellen Belastbarkeitsniveau des Patienten entsprechen. Der Therapeut sollte die Trainingsreize immer wieder neu den erzielten Fortschritten anpassen.

Die Reizintensität in der Trainingstherapie kann beispielsweise gesteigert werden durch:

- Verlängern der Bewegungsbahn
- Steigerung des Widerstandes
- Variieren der Bewegungsebene (➤ Abb. 23.5), wodurch es möglich wird, Übungen gegen die Schwerkraft oder ohne Einfluss der Schwerkraft auszuführen
- Verlängern des anfangs kurzen Lastarms (➤ Kap. 11.3.2 und ➤ Abb. 23.4)
- Ausführung erst exzentrischer, danach statischer und schließlich konzentrischer Übungen gegen einen Widerstand. Wenn ein gewisser Widerstand gerade noch konzentrisch bewältigt werden kann, ist es auch möglich, exzentrisch einen noch etwas größeren Widerstand zu bewältigen. Anders gesagt, wenn ein Widerstand gerade noch exzentrisch bewältigt werden kann, heißt das noch nicht, dass er auch konzentrisch bewältigt werden kann.

23.1.3 Trainingsprinzipien und Reaktionen des Körpers auf Training und Therapie

Die Reaktionen des Organismus auf einen Reiz hängen von mehreren Faktoren ab. Eine wesentliche

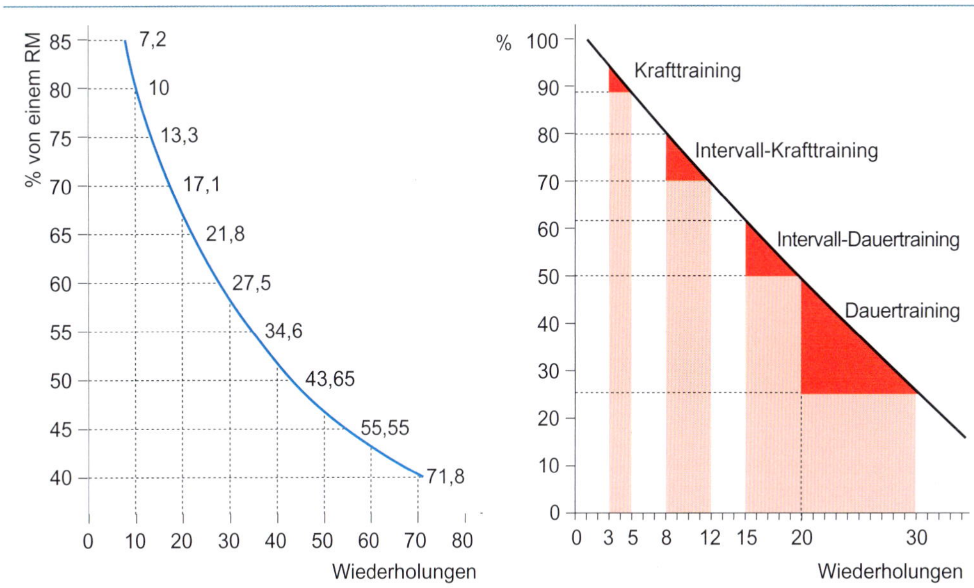

Abb. 23.3 Intervalltraining. Verhältnis zwischen Wiederholungen und Intensität der Reize. Links: Eine Kurve aus der norwegischen medizinischen Fitness: Bestimmung des RM (Widerstandsmaximum). 80 % des maximalen Widerstandes sind erreicht, wenn gerade 10 Wiederholungen geschafft wurden. Rechts: Die Kerngebiete beim Widerstandstraining [Quelle: Åstrand, P. O. et al.: Textbook of Workphysiology. 4. Aufl. Human Kinetics Publishers, Champaign 2003].

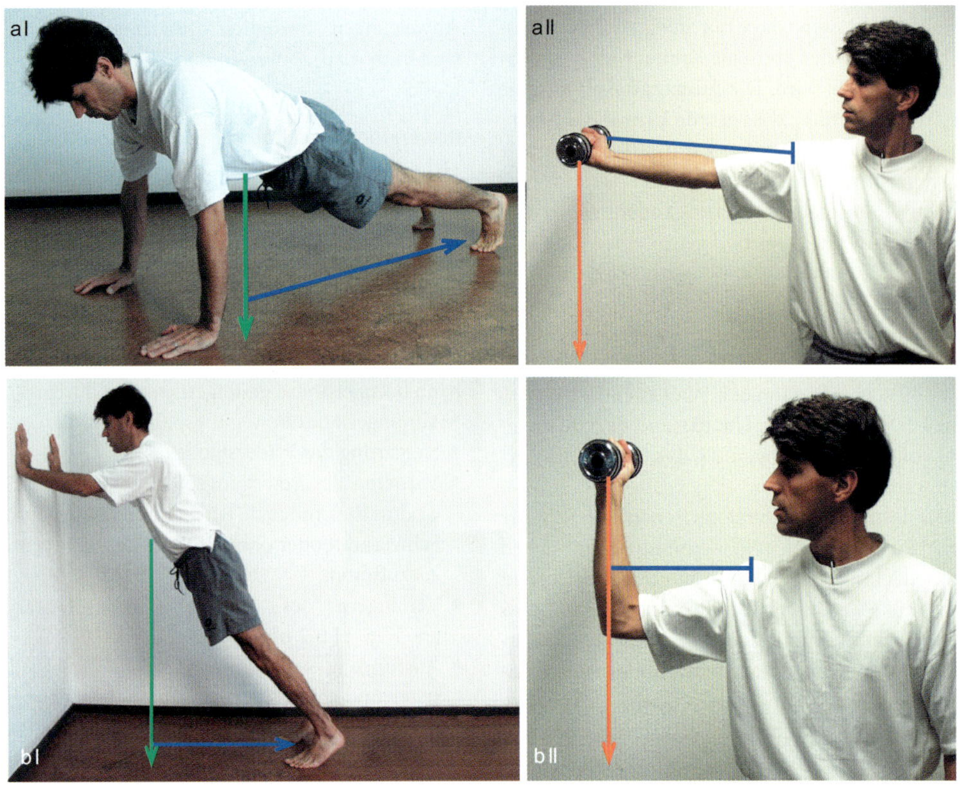

Abb. 23.4 Vergleich langer/kurzer Lastarm. [M304] a) Langer Lastarm am Beispiel eines aI) Liegestützes auf dem Boden und aII) Tragen einer Last mit gestrecktem Arm. b) Kurzer Lastarm: bI) Liegestütz gegen die Wand – gegenüber dem Liegestütz auf dem Boden ist hier der Abstand der Lotlinie aus dem Körperschwerpunkt (grüne Linie) senkrecht zum Drehpunkt in den Füßen (blaue Linie) geringer. Die Bewegungsrichtung ist zudem schräg zur Schwerkraft ausgerichtet, was die Bewegung erleichtert. bII) Tragen einer Last mit gebeugtem Arm – gegenüber dem Tragen einer Last mit gestrecktem Arm ist der Abstand der Lotlinie aus dem Gewicht (rote Linie) senkrecht zum Drehpunkt in der Schulter kleiner.

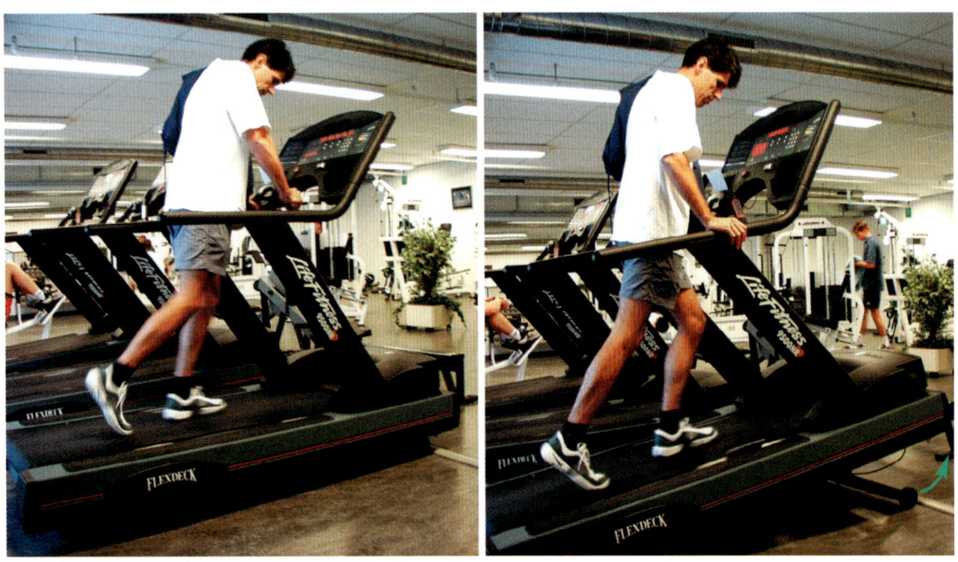

Abb. 23.5 Laufen auf dem Laufband in horizontaler und schräger Ebene. Ein Beispiel dafür, wie die Reizintensität einer Übung an das individuelle Belastungsniveau eines Patienten angepasst werden kann, wenn der Einfluss der Schwerkraft – z. B. durch Schrägstellung des Laufbandes (grüner Pfeil) – verstärkt wird. [M304]

Rolle spielt dabei das Verhältnis zwischen der Art der Belastung und der Belastbarkeit des Organismus.

- Die **Belastung** wird durch externe Komponenten wie Temperatur, Atmosphäre, Untergrund und Reizcharakteristik bestimmt.
- Die **Belastbarkeit** ist abhängig von der Konstitution (Summe der ererbten und erworbenen Eigenschaften), dem momentanen allgemeinen körperlichen und geistigen Zustand, der momentanen Reizschwelle sowie dem momentanen lokalen Zustand eines Gewebes oder Organs.

Alle diese Faktoren unterliegen als Folge z. B. von Krankheiten, der Einnahme von Medikamenten oder einer sich verändernden psychosozialen Situation starken Schwankungen und sollten im Verlauf einer Therapie immer wieder aufs Neue überprüft werden.

Reize, die im Training oder während der Bewegungstherapie gesetzt werden, stören das biochemische Gleichgewicht des Organismus, das sog. innere Milieu. Da der Organismus bestrebt ist, sein biochemisches Gleichgewicht (Homöostase, ➤ Kap. 1.5 und ➤ Kap. 5.1.2) aufrechtzuerhalten, reagiert er auf die erhöhte Beanspruchung mit Anpassungsvorgängen der Organe und Gewebe.

Trainingsgesetze

Training und Therapie berücksichtigen gewisse Prinzipien. Diese sind für ein effektives und zielgerichtetes Arbeiten für Trainer und Therapeut unabdingbar. Nur dadurch sind die richtigen Anpassungsvorgänge ohne Umwege zu aktivieren. Die einzukalkulierenden Prinzipien gelten für die Reizintensität (Overload und senkender Mehrwert/Variation) sowie die Reizart (Spezifizität und senkender Mehrwert/Variation) und den Reizmoment (Superkompensation).

Das Overload

Reize, die im Training oder in der Therapie angewendet werden, sollen das biochemische Gleichgewicht im internen Milieu des Organismus stören, da die gewünschten Trainingseffekte ansonsten ausbleiben. Dazu muss der Reiz ausreichend intensiv sein und eine Art relative Überbelastung darstellen, die über das momentane Niveau hinausreicht. Dies wird Overload (Überbelastung) genannt. Die Überbelastung darf den Patienten jedoch nicht überfordern; eine Adaptation von Gewebe muss immer gewährleistet sein.

Der senkende Mehrwert (Variatonsprinzip)

Die Wirkweise eines Trainings wird durch eine bewusste Störung der Körperhomöostase hervorgerufen. Dies führt zu Anpassungsvorgängen an Geweben und Organen. Hat sich der Körper an bestimmte Trainingsreize „gewöhnt", fallen die Anpassungsvorgänge entsprechend geringer aus. Je weiter das Trainingsniveau des Körpers steigt, umso kleiner wird bei einem gleichbleibenden Reiz ein Zugewinn des Trainingseffekts.

Die Anwendung immer gleicher Reizarten verbessert auf Dauer die Leistung nicht. Fortschreitende sowie leistungssteigernde Effekte sind nur über Veränderungen der Reizintensität (➤ Abb. 23.6) oder Reizart zu erzielen, nach dem Motto: Der Reiz muss reizend bleiben. Reizintensität und Reizart im Training sollten – abhängig vom Trainingszustand – also ständig variiert werden. Nur so werden effektive Anpassungsvorgänge des Organismus erzeugt.

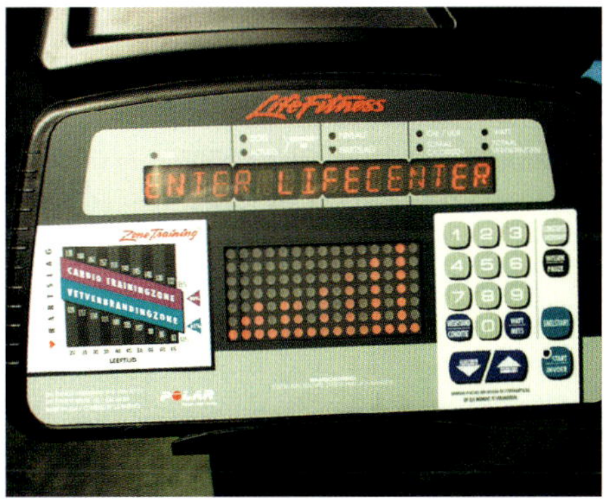

Abb. 23.6 Beim Training z. B. mit dem Fahrradergometer lässt sich ein Programm mit unterschiedlichen Reizintensitäten, also abwechselnd großen Widerständen, zusammenstellen. Reizintensitäten und zeitlicher Verlauf der wechselnden Widerstände werden auf dem Display dieses Fahrradergometers in einem Leuchtbalken-Diagramm angezeigt. [M304]

Abnehmende Trainingseffekte sollten nicht zu einer automatischen Intensivierung des Widerstands, sondern eher zu einer Umfangssteigerung des Trainings führen. Die unterschiedlichen Adaptations- und Regenerationszeiten von Muskel- und Bindegewebe auf Trainingsreize sind unbedingt zu berücksichtigen. Eine zu schnelle Steigerung der Belastungsintensität kann negative Folgen für das Bindegewebe haben.

Spezifizität

Ein gewünschter Effekt wird durch zielgerichtetes Training erreicht. Das Training muss funktionell auf die verschiedenen Strukturen ausgerichtet sein, in Abhängigkeit von speziellen Alltags- oder Sportsituationen. Die Spezifizität eines Trainings liegt u. a. in der Art von Kontraktion, Kontraktionsgeschwindigkeit, anspannenden Muskelgruppen, Gelenkwinkel, Bewegungsbahn sowie in der Komplexität einer Bewegung. Kurz gesagt: Wenn es das Ziel ist, die Armstreckkraft zu verbessern, damit der Patient wieder an Stützen laufen kann, sollte man am besten das Stützenlaufen selbst üben.

Von allgemein zu spezifisch

Zuerst werden allgemeine, leicht auszuführende Bewegungen geübt, bei denen die Stabilität einfach zu gewährleisten ist. Sport- oder arbeitsspezifische Bewegungen mit meist schwierigerer Koordination sowie abruptere Bewegungen kommen erst danach.

Von aerob nach anaerob, von laktisch nach alaktisch

Im Allgemeinen wird zuerst eine aerobe Basis geschaffen, bevor man richtig anaerob trainieren kann. Aerobe Ausdauer ist für jeden wichtig, unabhängig vom Alter. Die anaeroben Leistungsmöglichkeiten werden wichtiger, wenn man zusätzliche Leistungen bringen möchte wie z. B. beim Sport oder in manchen Fällen bei der Arbeit. Bei einer sportphysiotherapeutischen Behandlung kann schließlich ein anaerobes Training im Vordergrund stehen, wenn dieses für den betreffenden Patienten sportspezifischer ist. Im gleichen Rahmen steht also zuerst das Training im Vordergrund, bei dem keine Milchsäure produziert wird (alaktisch) und erst danach das Training mit Milchsäurebildung (laktisch).

Zuerst die Kapazität verbessern und danach das Vermögen

Bei Therapie und Training stehen die Begriffe Kapazität und Leistungsfähigkeit im Vordergrund, wenn man die Leistungen verbessern möchte.

- Von einem bestimmtem Leistungfähigkeitsniveau ausgehend wird zuerst der Trainingsumfang gesteigert (Zeit und Abstand oder Anzahl der Wiederholungen), z. B. sollte der Patient beim Laufen zuerst eine bestimmte Distanz durchhalten können, wenn auch in niedrigem Tempo, bzw. viele Wiederholungen bei niedrigem Widerstand machen können.
- Danach wird innerhalb des erreichten Umfangs die Geschwindigkeit bzw. der Widerstand gesteigert.

Superkompensation

Die Belastbarkeit eines Gewebes nimmt nach einem Trainingsreiz zunächst ab, kehrt dann wieder auf sein Ausgangsniveau zurück und steigt schließlich sogar darüber hinaus. Dieser Vorgang wird als Superkompensation bezeichnet und ist Grundlage für jedes Training und jede Therapie (➤ Abb. 23.7a). Für die Superkompensation gelten folgende Grundsätze:

- Folgen einem Trainingsreiz keine weiteren Reize, kehrt die Belastbarkeit eines Gewebes oder eines Organs wieder auf ihr Ausgangsniveau zurück.
- Zu lange Pausen zwischen den Reizen steigern nicht die Leistung – das Ausgangsniveau bleibt bestehen (➤ Abb. 23.7b).
- Zu kurze Pausen zwischen den Reizen mindern die Leistung, da sich das Organ bzw. das Gewebe noch nicht ausreichend erholt hat (➤ Abb. 23.7c).

Reaktionen auf Training und Therapie

Der Organismus ist bestrebt, sein biochemisches Gleichgewicht aufrechtzuerhalten, das gestörte innere Milieu zu schützen und sich derartig anzupassen, dass er auf regelmäßig auftretende ähnliche Störungen vorbereitet ist. Gewebe, Organe und Organsysteme des Körpers reagieren zuerst mit funktionellen Anpassungsvorgängen auf gesetzte Reize. Diese Anpassungsvorgänge finden in zeitlicher Abhängigkeit auf Mikroniveau statt. Je nach Art des Reizes werden unterschiedliche Gewebsarten oder sogar unterschiedliche Bestandteile im Gewebe beansprucht. Diese Anpassungserscheinungen werden im Verlauf dieses Kapitels weiter erläutert.

Im Folgenden werden die genannten Prinzipien beispielhaft an zwei Organsystemen beschrieben.

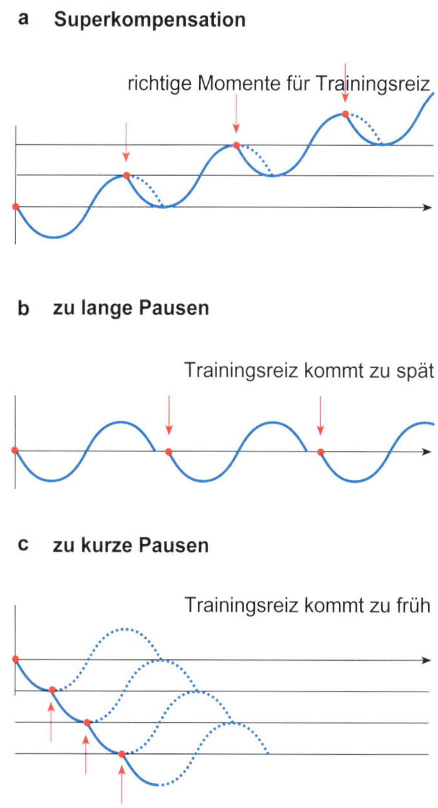

Abb. 23.7 Trainingsreize mit a) Superkompensation, b) zu langen Pausen, c) zu kurzen Pausen.

23.1.4 Die zwei Organsysteme

Jedes Gewebe bzw. Organ kann – entsprechend seiner individuellen Aufgaben – in besonderer Weise belastet werden. Der Reiz verursacht dabei einen **neuromuskulär-arthrogenen Effekt** sowie einen **metabolischen Effekt**. Letzterer wirkt sich sowohl auf die Energiesysteme der Gewebe als auch auf das kardiorespiratorische System aus. Dabei gibt es einen engen Zusammenhang zwischen den Funktionen der einzelnen Organsysteme. Die Organe eines Systems beeinflussen sich gegenseitig, sodass auf ein Organ des Systems nicht isoliert Einfluss genommen werden kann.

Die in ➤ Kap. 23.1.1 genannten Trainingsparameter werden so zusammengestellt, dass im gewünschten Organ oder in der gewünschten Struktur die notwendigen Trainingseffekte auftreten. ➤ Tab. 23.2 und ➤ Tab. 23.3 geben eine kurze Übersicht darüber, welche typischen Eigenschaften ein Trainingsreiz haben muss, damit der gewünschte Effekt erzielt wird.

Im Körper sind zwei für die Trainingslehre wichtige Organsysteme zu unterscheiden:

- Das neuromuskulär-arthrogene System (➤ Tab. 23.2) umfasst die mechanischen Anteile des Bewegungsapparates, also das Skelett, die Muskeln, deren Steuerungssystem und die Gelenke, auf die diese Muskeln Einfluss nehmen.
- Das kardiozirkulatorisch-respiratorische System (➤ Tab. 23.3) umfasst die vegetative Ver-

Tab. 23.2 Trainingsreize und ihre Reaktionen im neuromuskulär-arthrogenen System.

Struktur, Organ	Reiz	Reaktion
Nerven und Gehirn	Wiederholte Haltung und Bewegung mit niedriger Intensität, aber eventuell mit hoher Schnelligkeit.	• Koordination und Automatisierung • Haltungs- und Bewegungsgefühl
Muskeln	• Dehnung	• Verlängerung des Muskels durch eine Vermehrung der in Serien geschalteten Sarkomere • Kollagenaufbau im intramuskulären Bindegewebe
	• Statisch oder dynamisch erzeugte Spannung im Muskel mit Ischämie	• Zunehmende Maximalkraft aufgrund der Vermehrung parallel geschalteter Sarkomere
	• Dynamische Kontraktionen mit submaximaler Anspannung	• Lokal anaerobe Ausdauerverbesserung
	• Dynamische oder statische Kontraktion mit maximaler Anspannung	• Lokal anaerobe Ausdauerverbesserung
Knochen	Druck in Längsachsenrichtung	• Aufbau von Knochensubstanz • Ausrichtung der Knochenbälkchen
Kapsel, Sehnen	Wiederholte Dehnung	Aufbau und Ausrichtung von kollagenen und elastischen Fasern in Zugrichtung
Knorpel	Wiederholte Deformation durch Druck	Aufbau von kollagenen Fasern im Knorpel

Tab. 23.3 Trainingsreize und ihre Reaktionen im kardiozirkulatorisch-respiratorischen System.

Struktur, Organ	Reiz	Reaktion
Herz	Dynamische, aerobe Muskelarbeit mit $> \frac{1}{7}$ der Muskulatur Dynamische Muskelarbeit mit unvollständigen Pausen	• Ökonomisierung der Herzfunktion • Vermehrte Kapillarisierung des Herzens • Verbesserte Schlagkraft
Kapillaren	Dynamische, aerobe Muskelarbeit	• Vergrößerte Kapillarfläche • Verbesserte periphere Durchblutung
Venen und Lymphgefäße	Dynamische Muskelkontraktionen (Muskelpumpe)	Strömungsbeschleunigung
Lunge	–	–

sorgung des Bewegungsapparates, also die Ernährung, die Sauerstoffversorgung und die Temperaturregulierung der arbeitenden Gewebe durch das Herz-Kreislauf-System in Zusammenarbeit mit der Lunge.

23.2 Krafttraining

DEFINITION

Kraft

In der Trainingslehre ein Maß für die Überwindung von Widerständen durch den Aufbau muskulärer Spannung.

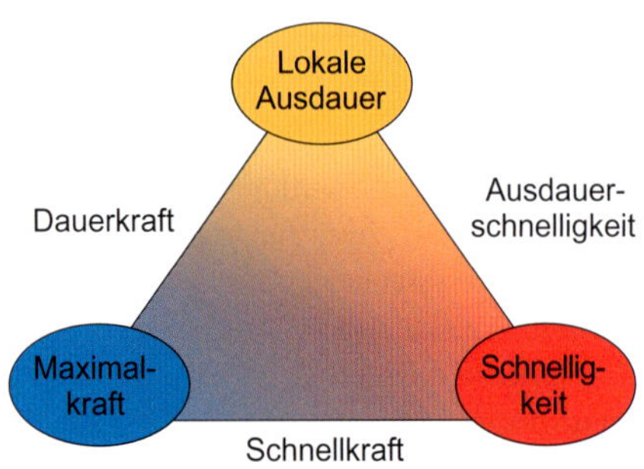

Abb. 23.8 Kraft, Ausdauer und Schnelligkeit im Zusammenhang, schematisch dargestellt in einem Dreieck, wobei die Seiten des Dreiecks Übergangsgebiete der unterschiedlichen Komponenten darstellen.

Krafttraining

Das Trainieren der Muskulatur, wobei das Überwinden hoher Widerstände im Vordergrund steht.

Zum normalen koordinierten Bewegen der Gelenke und zur Gewährleistung der Stabilität dieser Gelenke bei Haltung und Bewegung ist immer ein gewisser minimaler Kraftaufwand erforderlich. Neben der Fähigkeit, maximale Widerstände durch den Einsatz maximaler Kraft zu überwinden, spielen bei der Kraftanwendung und beim Krafttraining Schnelligkeit und lokale Ausdauer eine wichtige Rolle (➤ Abb. 23.8).

23.2.1 Varianten von Muskelkraft und Muskelanspannung

Formen von Muskelkraft

Kraft, Ausdauer und Schnelligkeit sind drei Aspekte der Kraft, die bei der Überwindung von Widerständen eine Rolle spielen (➤ Kap. 23.1.2). Je geringer der Widerstand, desto weniger Kraft muss eingesetzt werden. Bei zu geringem Widerstand kann kaum noch von Krafttraining gesprochen werden. Bei Training mit geringem Widerstand geht es entweder darum, die Schnelligkeit zu trainieren, wobei die Koordination eine große Rolle spielt, oder aber darum, die Ausdauer zu trainieren. Es gibt einen fließenden Übergang zwischen diesen Trainingsgebieten.

Die **Muskelkraft** wird unterteilt in:

- Maximalkraft (absolute Kraft), sie dient der Bewältigung eines großen Widerstandes über einen kurzen Zeitraum
- Dauerkraft, sie dient der Bewältigung relativ geringer Widerstände über einen längeren Zeitraum
- Schnellkraft, sie dient der Bewältigung relativ geringer Widerstände über einen kurzen Zeitraum (➤ Kap. 23.4.2).

Die Maximalkraft oder absolute Kraft eines Muskels wird durch die Feuerfrequenz der motorischen Einheiten an sich, durch die Zahl der gleichzeitig aktiven motorischen Einheiten, durch die Fläche seines Querschnitts sowie der Anordnung seiner Muskelfasern bestimmt (➤ Abb. 4.12). Ein gefiederter Muskel hat einen geringeren Bewegungsweg als ein Muskel, dessen Fasern in der Bewegungsrichtung liegen, hingegen kann die vom gefiederten Muskel entwickelte Kraft nahezu doppelt so groß sein.

Die Länge eines Muskels wird durch die Zahl der hintereinander (in Serie) geschalteten Sarkomere bestimmt. Diese können sich gleichzeitig zusammenziehen. Sie bestimmen die maximale Verkürzung und Verkürzungsschnelligkeit des Muskels. Bei gleichbleibender Kraft ist die Kontraktionsgeschwindigkeit gesteigert. Daraus ergibt sich, dass die Länge eines Muskels zwar nicht seine Kraft, wohl aber seine Leistung bestimmt (➤ Kap. 23.1.2).

Maximalkrafttraining bewirkt Anpassungserscheinungen an den Aktin- und Myosinfilamenten des Muskels (➤ Kap. 4.4.1) und am Nervensystem.

Formen der Kontraktion

Bei den **Kontraktionen** (Muskelanspannungen) unterscheidet man statische (isometrische) und dynamische (isotonische) Kontraktionen. Im Gegensatz zur dynamischen Kontraktion findet bei der statischen keine sichtbare Bewegung statt. Intramuskulär laufen bei dieser Kontraktionsform jedoch sehr wohl Bewegungen ab, die therapeutisch genutzt werden können.

Bei dynamischen Übungen spricht man von einer konzentrischen Bewegung, wenn die aufgewendete Muskelkraft größer als die einwirkende Kraft ist, z. B. wenn die eigene Muskelkraft ausreicht, ein bestimmtes Gewicht hochzuheben. Die dynamische Bewegung wird dann exzentrisch, wenn die einwirkende Kraft größer als die aufgewendete Muskelkraft ist, z. B. wenn ein großes Gewicht den eigenen Muskel zum Nachlassen zwingt.

Anspannungsformen unter mechanischem Aspekt

- Statisch: Die aufgewendete Muskelkraft ist gleich der einwirkenden Kraft.
- Dynamisch: Die aufgewendete Muskelkraft ist entweder größer (konzentrische Anspannung) oder kleiner (exzentrische Anspannung) als die einwirkende Kraft.

Man spricht auch von:
- konzentrischer Beschleunigung
- exzentrischem Abbremsen.

Beim Beschleunigen einer Bewegung kontrahieren sich die Muskeln konzentrisch, weil ein Körperteil in Bewegung gebracht werden muss. Wenn ein Muskel zum Abbremsen einer Bewegung kontrahieren muss, dann handelt es sich meist um eine exzentrische Kontraktion. Trotz Kontraktion wird der Muskel zuerst durch die Geschwindigkeit des Körperteils etwas verlängert, bis das Körperteil abgebremst ist. Die Trägheit des Körperteils bzw. eine noch vorhandene Geschwindigkeit ist die einwirkende Kraft.

In der Sportphysiotherapie werden bei gewissen Formen des Krafttrainings auch die Begriffe Pre-stretch und Plyometrie verwendet. Beide sind Kombinationen aus den oben erwähnten Kontraktionsformen.

Pre-stretch ist eine Anspannung, nachdem eine exzentrische Vorspannung aufgebaut wurde, wie z. B. in die Hocke gehen bevor man hochspringt. Der M. quadriceps wird dabei vorgedehnt.

Plyometrie ist eine Anspannung nach dem gleichen Prinzip wie Pre-stretch, aber Vorspannung und reaktive Anspannung laufen innerhalb eines Bruchteils einer Sekunde ab. Es stellt sich eher als ein Aufprallen (engl.: bounce) dar.

Anspannungsformen unter physiologischem Aspekt

- Isometrisch: Die Spannung des Muskels ändert sich, die Länge des Muskels bleibt gleich (➤ Kap. 4.4.1). Vergleichbar mit der statischen Kontraktionsform.
- Isotonisch: Die Spannung des Muskels bleibt gleich, die Länge des Muskels ändert sich. Vergleichbar mit der dynamischen Kontraktionsform.
- Auxotonisch: Eine bei natürlichen Bewegungen häufig vorkommende Mischform aus isotonischen und isometrischen Anspannungen, wobei die Muskelspannung zunimmt und die Muskellänge abnimmt.

Statisches Krafttraining

DEFINITION

Statisches Krafttraining

Übungen, bei denen Widerstände ausgeübt, die Gelenke aber nicht bewegt werden.

Statisches Krafttraining kann verwendet werden, um z. B.:
- Immobilisierte Patienten (➤ Abb. 23.9) zu kräftigen
- Arthrose-Patienten, bei denen man eine Reizung vermeiden möchte, zu kräftigen
- Einzelne Muskelgruppen in bestimmten Gelenkwinkeln zu trainieren, weil eine Instabilität aufgrund eines Kraftmangels vorliegt.

Als Nachteil erweist sich, dass bei dieser Form des Trainings

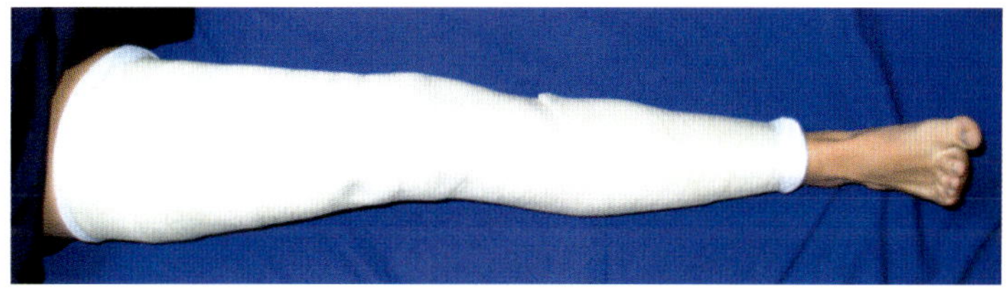

Abb. 23.9 Bereits während der Immobilisation von Extremitäten, z. B. durch einen festen Gipsverband, sollte gezieltes Krafttraining vorgenommen werden, insbesondere über eine gleichzeitige statische Anspannung der Agonisten und Antagonisten (auch Muskelmantelspannung genannt). [O416]

- die Kraftzunahme vor allem nur in dem Gelenkwinkel stattfindet, in dem das Training durchgeführt wird, sowie
- der Blutdruck relativ stark ansteigt, was zur vermehrten Belastung des Herzens führt.

Dynamisches Krafttraining

DEFINITION

Dynamisches Krafttraining

Übungen, bei denen Widerstände ausgeübt und die Gelenke bewegt werden.

Als vorteilhaft erweist sich beim dynamischen Krafttraining, dass:
- Die Muskeldurchblutung während der Übungen gewährleistet bleibt
- Auch koordinative Aspekte berücksichtigt werden
- Sowohl konzentrische als auch exzentrische Elemente in die Übungen eingebaut werden können.

Ein Nachteil des dynamischen Krafttrainings ist die Tatsache, dass nur in einem kleinen Teil der Bewegungsbahn eine maximale Anspannung der Muskulatur erreicht wird. Um über die gesamte Bewegungsbahn eine maximale Anspannung der Muskulatur zu erzielen, können isokinetische Apparate (➤ Kap. 23.7.2) eingesetzt werden, die den Widerstand über die ganze Bewegungsbahn gleich halten.

Muskelkraft beeinflussende Faktoren

Muskelkraft und Muskellänge

Es besteht ein Zusammenhang zwischen der Muskellänge und der für eine Bewegung zu leistenden Muskelkraft. Die optimale Möglichkeit seiner Kraftentwicklung hat ein Muskel während seiner Ruhelänge. Die Aktin-/Myosin-Elemente liegen jetzt optimal gegenüber, wodurch die Bildung einer maximalen Anzahl an „cross bridges“ möglich ist. In allen anderen Situationen werden weniger oder gar keine „cross bridges“ gebildet. Eine schnelle Vordehnung der Muskeln inklusive intramuskulärem Bindegewebe und Sehnen hat einen positiven Einfluss auf die anschließende Kontraktion (➤ Kap. 23.2.3 und ➤ Kap. 23.4.2). In diesem Fall nutzt man die elastischen Kräfte, die durch die Vordehnung des intramuskulären Bindegewebes frei werden.

Diese Kraftentwicklung eines Muskels kann man darstellen als Widerstand oder Spannung. In gedehnter Stellung nimmt die Möglichkeit der

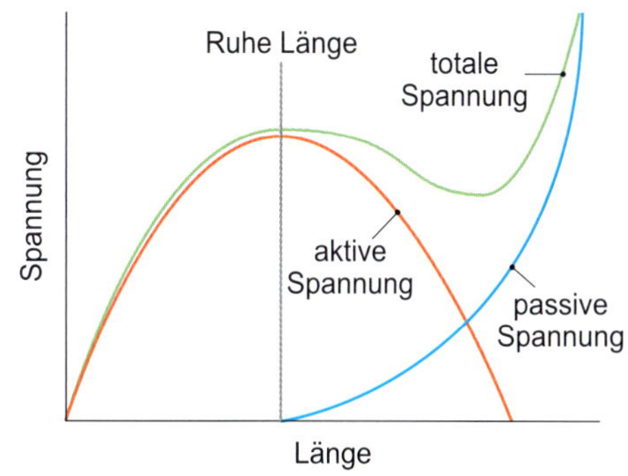

Abb. 23.10 Die Beziehung zwischen der Widerstandsfähigkeit eines Muskels (Spannung) und der Muskellänge in einem Diagramm dargestellt. Widerstand der kontraktilen Elemente = rote Kurve. Widerstand der nicht kontraktilen Elemente (Bindegewebe) = blaue Kurve. Kombinierter Widerstand = grüne Kurve. [L141]

Kraftentwicklung der kontraktilen Anteile des Muskels ab, aber der Beitrag der passiven elastischen Anteile des Muskels am Widerstand wird gesteigert (➤ Abb. 23.10). Diese elastischen Bestandteile des Muskels sind zum Beispiel das Bindegewebe (Titin) sowie Endomysium, Perimysium und Epimysium (➤ Abb. 4.10 und ➤ Abb. 4.15).

Während einer isometrischen Kontraktion ist der optimale Widerstand, den ein Muskel liefern kann, abhängig von seinem Dehnungszustand. Diese Beziehung zwischen Widerstandsfähigkeit (Spannung) und Länge kann man in einem Kraft-Längen-Diagramm (auch Dehnungs-Verkürzungs-Kurve oder Ruhedehnungskurve) darstellen (➤ Abb. 23.10).

Medizinische Fitnessgeräte

Um Kraft und Ausdauer zu trainieren, werden im medizinischen Fitnesstraining Geräte eingesetzt. Diese Geräte gibt es mit unterschiedlichen Eigenschaften und Funktionen. Eine Auswahl wird im Folgenden beschrieben.

Die Geräte gibt es in der Form von sog. **Seilzügen.** An ihnen wird aus verschiedenen freien Ausgangsstellungen an einem Seil gezogen. Dabei liegt der trainierende Muskel unter Berücksichtigung der Bewegungsbahn in Zugrichtung des Seils. Auch dreidimensionale Bewegungen können trainiert werden.

Darüber hinaus gibt es größere Geräte, die nur eine Bewegung zulassen, während der Oberkörper oder eine Gliedmaße im Gerät fixiert ist. In diesem Fall sollen die Übungen meist isoliert durchgeführt werden. Dreidimensionale Bewegungen sind nicht möglich.

In der medizinischen Fitness und Trainingstherapie sind Geräte mit **Steckgewichten** die am häufigsten eingesetzten Geräte. Die Widerstandsgröße wird durch einen Stapel Bleiblöcke, die durch einen verstellbaren Pinn festgehalten werden, bestimmt. Über ein Rollensystem und ein Hebelmechanismus werden die Blöcke hochgehoben. Dabei gibt es einen ständigen Widerstand. Durch ein Beschleunigen (konzentrische Kraft) und Verzögern (exzentrische Kraft) der Masse variieren die intramuskulären Kräfte und Spannungen.
Bei den **Luftdruckgeräten** wird mittels eines geschlossenen Röhrensystems und eines Kompressors Druck aufgebaut. Über diesen Druckaufbau liefert das System einen regulierbaren Widerstand. Der aufgebaute Druck wird über ein Display angezeigt. Der Widerstandsdruck für hin- und rückführende Bewegungen wird durch ein geschlossenes Zylindersystem erzeugt. Die Widerstandsregulierung an **hydraulischen Geräten** wird über durch kleine Öffnungen gepresste Flüssigkeit erzeugt. Die Bewegungsgeschwindigkeit ist abhängig von der Lichtung dieser Öffnungen. Während einer ausgeführten Bewegung bleibt die Bewegungsgeschwindigkeit nahezu gleich, da sich der Widerstand der gelieferten Kraft anpasst. Diese Kraftanpassung ist ähnlich der Kraftanpassung von isokinetischen Apparaten. Das System ermöglicht ein doppelt konzentrisches Training, da der Widerstand sowohl während der hinführenden als auch rückführenden Bewegung anhält.
Die **elektromagnetisch gebremsten Geräte** erzeugen ihren Widerstand durch eine große Magnetspule, die von einem elektrischen Strom durchflossen wird. Über moderne Elektrotechnik ist eine schnelle Adaptation von Widerstand möglich. Es können vorprogrammierte Trainingsprotokolle genutzt werden. Nach einem ersten Maximalkrafttest kann ein ganzes Trainingsprogramm kreiert werden. Rechnergesteuert werden die individuellen Wiederholungen, Serien und Widerstände festgelegt.
Isokinetische Trainingsgeräte ermöglichen die Ausführung einer gleichmäßig dynamischen Bewegung gegen einen sich der Kraft anpassenden Widerstand. Eine gewählte Bewegungsgeschwindigkeit bleibt durch die ganze Bewegungsbahn konstant. Dadurch kann über die gesamte Bewegungsbahn mit Maximalkraft trainiert werden. Beim optimalen Gelenkwinkel wird der Widerstand größer, in ungünstigen Positionen nimmt der Widerstand hingegen ab. So kann die Bewegungsgeschwindigkeit beibehalten werden. Die Ergebnisse werden auf einem Monitor angezeigt und lassen somit gezielte Aussagen bezüglich der Maximalkraft, Schnellkraft und Dauerkraft zu.

Muskelkraft und Schnelligkeit

Die Kontraktionsgeschwindigkeit eines Muskels ist abhängig von der Zusammenstellung seiner Muskelfasertypen. Die Typ-IIx-Muskelfasern entwickeln die größte Kraft und Kontraktionsschnelligkeit.

PT-PRAXIS

Therapie während und nach einer Immobilisation

Nach Möglichkeit sollte schon während einer **Immobilisation** mit gezieltem Krafttraining begonnen werden. Bei Extremitäten, die durch einen Gipsverband immobilisiert sind, kann dies z. B. über eine gleichzeitige statische Anspannung der Agonisten und Antagonisten erreicht werden. Nach der Gipsabnahme wird mit dynamischen Übungen begonnen, um die positiven Effekte einer verbesserten Koordination in den Heilungsprozess einbeziehen zu können.
Die Kräftigung der kontraktilen Anteile des Muskelapparates erfolgt schneller als die Kräftigung des Muskelbindegewebes. Dieses sollte beim Aufbautraining berücksichtigt werden, um Überbelastungen des Muskelbindegewebes zu vermeiden.

Dass absolute Kraft eine Voraussetzung für Schnelligkeit ist, gilt nur für niedrige Bewegungsgeschwindigkeiten gegen hohe Widerstände. Hingegen spielt die Maximalkraft während einer schnellen Bewegung gegen einen geringen Widerstand keine Rolle (➤ Abb. 23.11). Es ist sogar unmöglich, während einer hohen Geschwindigkeit eine Maximalkraft zu entwickeln. Die Ursache dafür ist die limitierte Zeit zum Aufbau der dafür benötigten Querverbindungen zwischen den Aktin- und Myosinfilamenten.

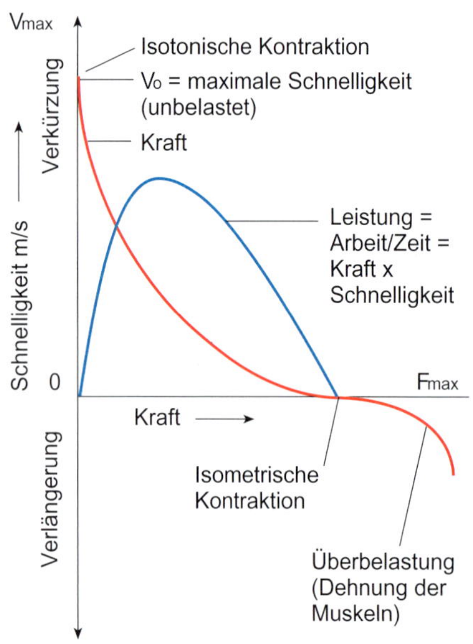

Abb. 23.11 Die Kraft-Schnelligkeitskurve, die das Verhältnis zwischen einer Kraftanwendung und der Schnelligkeit eines Skelettmuskels in der Bewegung darstellt. Wenn die Belastung zunimmt, senkt sich die Geschwindigkeit. Die optimale Leistung (Kraft × Schnelligkeit), die hier auch eingezeichnet ist, liegt bei etwa einem Drittel der Maximalkraft.

Muskelkraft und Gelenkwinkel

Ein Muskel hat seine größte Kraftentwicklung, wenn er quer zur Längsrichtung des zu bewegenden Knochens steht (➤ Kap. 11.3.2). In Funktion nehmen Muskeln durch die dauernde Gelenkbewegung unterschiedliche Positionen bezüglich des zu bewegenden Knochens ein. Dies bedeutet, dass ein optimaler Kraftwinkel nur für einen kurzen Moment während des gesamten Bewegungsablaufs entsteht.

Muskelkraft und Geschlecht

Frauen haben durchschnittlich weniger Muskelmasse als Männer. Das Verhältnis der Muskelmasse zum Körpergewicht beträgt bei Männern 42 % und bei Frauen 34 %. Durchschnittlich beträgt die Kraft bei Frauen im Verhältnis zu Männern in der oberen Extremität etwa 60 %, in der unteren Extremität etwa 72 % und im Rumpf etwa 65 %. Eine größere Körperlänge und Muskelmasse begünstigen bei Männern das Maß der absoluten Kraft.

Durch hormonelle Einflüsse ist die Muskulatur des Mannes besser trainierbar (➤ Abb. 23.12). Ihre Muskeln hypertrophieren durch Krafttraining stärker als die von Frauen.

23.2.2 Anpassungserscheinungen des Nervensystems

Die Kraftzunahme in den ersten acht Wochen des Krafttrainings beruht auf Veränderungen, die sich größtenteils auf der neurogenen Ebene abspielen. Einerseits wird die intermuskuläre Koordination verbessert: Die Anzahl der Co-Kontraktionen zwischen Agonisten und Antagonisten während einer Bewegung nimmt ab und die Agonisten sind in der Lage, sich auf geforderte Leistungen besser

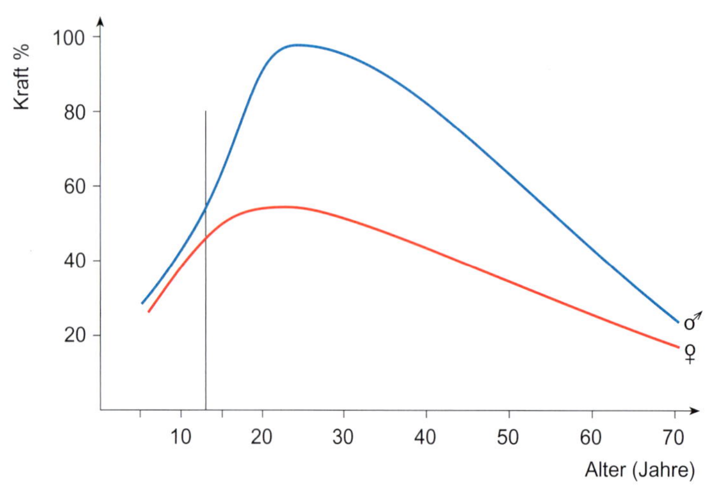

Abb. 23.12 Prozentuale Entwicklung der Muskelkraft in Abhängigkeit von Geschlecht und Alter.

einzustellen. Andererseits wird die intramuskuläre Koordination gefördert: Die Anzahl der gleichzeitig aktivierbaren motorischen Einheiten nimmt zu und deren Reizfrequenz wird gesteigert – eine Grundvoraussetzung für die Entwicklung explosiver Kraft. Die maximale Reizfrequenz kann über eine längere Zeit aufrechterhalten werden. Außerdem wird der bremsende Einfluss schützender Inhibitionsmechanismen des zentralen Nervensystems abgebaut.

23.2.3 Anpassungserscheinungen der Muskulatur

Muskelfasern besitzen gegenüber erblichen und umweltbedingten Faktoren eine große Anpassungsfähigkeit. Die Anpassungserscheinungen finden nicht nur über Veränderungen der Zellstrukturen und metabolischen Funktionen statt, sondern – auf molekularem Niveau – auch über strukturelle Adaptationen der kontraktilen Proteine Aktin und Myosin. Krafttraining erhöht die Anzahl der Myofibrillen in den Muskelfasern und führt zu einer Veränderung der metabolischen Funktionen (➤ Kap. 23.3.1).

Viele Trainingseffekte bezüglich der Muskulatur werden im Zusammenhang mit Muskelfasereigenschaften neurophysiologisch erklärt (➤ Tab. 4.3 und ➤ Tab. 4.4). Um die Variationen und Vielfältigkeit der Synonyme bezüglich Muskelfasertypen besser zu verstehen, werden diese in ➤ Kap. 4.4.1 miteinander verglichen und verdeutlicht. Leider sind in der nationalen und internationalen Literatur mehrere Begriffe bezüglich der gleichen Muskelfasertypen üblich.

Verschiedene Stadien der Wirkung von Krafttraining auf die Muskulatur

Im **ersten Stadium**, also in den ersten acht Wochen, nimmt die Kraft vor allem aufgrund der verbesserten inter- und intramuskulären Koordination zu. Dies gilt besonders für den Einsatz dynamischer Übungen. Die positiven Trainingseffekte können schon nach einer Woche beobachtet werden. Der Trainingszustand verbessert sich, wodurch bei normalen Anspannungen eine geringere Anzahl motorischer Einheiten (➤ Kap. 4.4.1) mobilisiert wird. Bei willkürlichen maximalen Kontraktionen können nun mehr Muskelfasern gleichzeitig aktiviert und besser koordiniert werden.

Im **zweiten Stadium** – nach mehreren Wochen – kommt es zu einer Hypertrophie der Muskulatur. Bei gleich bleibender Anzahl der Muskelfasern vergrößert sich ihr Durchmesser, wobei Anzahl und Querschnitt der Myofibrillen zunehmen (➤ Abb. 23.13).

Die Hypertrophie gilt als akzeptiertes Erklärungsmodell für den Muskelzuwachs durch Training bei Erwachsenen.

Bei Immobilisation oder erheblicher Trainingseinschränkung zeigen sich die Veränderungen an der Muskulatur in umgekehrter Reihenfolge. Zuerst nimmt die inter- und intramuskuläre Koordination ab, erst danach hypotrophiert die Muskulatur. Eine langsam aufgebaute muskuläre Hypertrophie wird nur langsam wieder abgebaut.

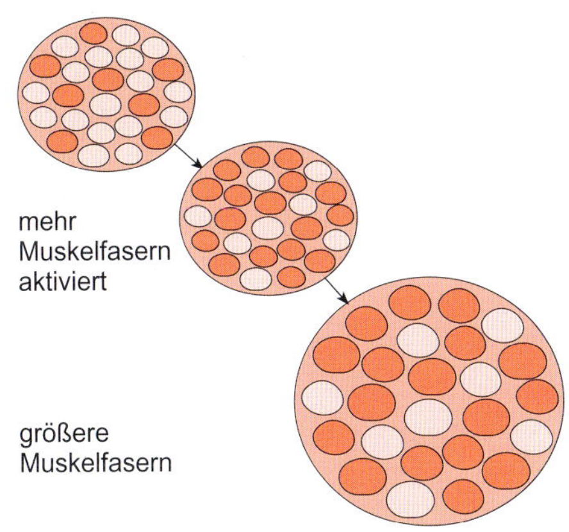

Abb. 23.13 Kraftzunahme eines Muskels durch Training (Schemazeichnung).
Links: Ausgangssituation.
Mitte: Primär durch Erhöhung der Anzahl von aktivierbaren motorischen Einheiten.
Rechts: Sekundär durch Hypertrophie des Muskelgewebes, wobei sich der Durchmesser der Muskelfasern und somit auch der des ganzen Muskels vergrößert.

Muskelumfang

Die Maximalkraft eines Muskels hängt von der Querschnittsgröße der einzelnen Muskelfasern ab. Der Muskelumfang selbst ist kein genauer Maßstab für die Kraft eines Muskels.

Training steigert zwar die Quantität der Muskelproteine, allerdings macht auch die erhöhte Wasserbindungsfähigkeit der Proteine (sog. kolloidosmotischer Druck, ➤ Kap. 3.5.7) einen Teil der Umfangszunahme aus. Durch den Fettabbau beim Muskeltraining ist anfangs sogar eine Umfangsabnahme zu beobachten.

Um eine Hypertrophie der Muskulatur zu erreichen, ist es notwendig, das Trainingsniveau auf mindestens 60 % des maximal möglichen Leistungsniveaus festzulegen. Eine Hypertrophie kann an allen Muskelfasertypen auftreten. Typ-IIx-Fasern hypertrophieren früher als Typ-I-Fasern (➤ Kap. 4.4.1). Bei der Überwindung maximaler Widerstände mit wenig Wiederholungen wird ausschließlich eine Hypertrophie der Typ-IIx-Fasern erreicht.

Krafttraining und Schnelligkeit

Die Bewegungsgeschwindigkeit beim Krafttraining sollte immer der funktionellen Situation des Trainings angeglichen werden. Wird mit einer niedrigen Geschwindigkeit trainiert, äußert sich die Kraftsteigerung auch nur bei langsam ausgeführten Bewegungen.

Ein Training unter „explosiver“ Kraftentfaltung mit einer hohen Anspannungsgeschwindigkeit aktiviert die phasischen $A\alpha_1$-Nervenfasern. Diese rekrutieren die schnellen Typ-IIx- oder Typ-IIa-Muskelfasern. Mit steigender Intensität werden zunehmend **größere motorische Einheiten** (Size principle, ➤ Kap. 4.4.1) aktiviert. Bei diesem Training sind die langsamen Fasern nur für den synergistischen Effekt verantwortlich.

Ein Maximalkrafttraining steigert die Explosivkraft mit der Folge einer höheren Bewegungsgeschwindigkeit bei hohen Widerständen. Maximalkrafttraining hat keinen Einfluss auf explosive Bewegungen, die gegen geringen Widerstand ausgeführt werden. In diesem Fall ist die eigentliche Kraftkomponente gering und die Explosivität und Kontraktionsgeschwindigkeit eher koordinativ bedingt. Das isometrische Krafttraining hat wenig Einfluss auf die Kontraktionsgeschwindigkeit eines Muskels. Für ein Schnellkrafttraining ist es daher ungeeignet.

Beim Trainieren wird zur Anbahnung einer Kontraktion die Vordehnung genutzt. In der Trainingslehre ist dies schon lange als Pre-stretch bekannt, der auch in der physiotherapeutischen PNF-Methode üblich ist. Die Rolle der Vordehnung ist mittlerweile besser untersucht und wird gezielt angewendet. Zur Verbesserung der Schnelligkeit während kräftiger Kontraktionen werden z. B. plyometrisches und ballistisches Training angewendet. Beide sind zurückzuführen auf das Prinzip des Dehnungs-Verkürzungs-Zyklus (auch Kraft-Verlängerungs-Zyklus).

Plyometrisches Training ist für die Rehabilitation bei Sportlern wichtig, bei denen es auf Explosivität, Sprungkraft usw. ankommt wie z. B. bei Kampfsport- und Leichtathletikdisziplinen. Es ist im Grunde ein Leistungstraining, bei dem es darum geht, in möglichst kurzer Zeit möglichst viel Kraft zu generieren. Das plyometrische Training beruht auf der Theorie des Reaktivkrafttrainings. Es geht um eine Form der schnellen Explosivkraft. Zuerst findet eine kurze Dehnung statt, bevor anschließend eine konzentrische Kontraktion des gleichen Muskels erfolgt. In der konzentrischen Phase kann mehr Kraft entwickelt werden, wenn die exzentrische Phase der Bewegung so kurz und schnell wie möglich ist. Beim plyometrischen Üben ist die Wand- oder Bodenkontaktzeit minimal (< 0,3 s) und der Dehnungs-Verkürzungs-Zyklus maximal. Es sollte aussehen wie ein Prallen (engl.: bounce).

In der Literatur wird unterschieden zwischen:

- Langsamen plyometrischen Übungen mit einer Bodenkontaktzeit über 251 Millisekunden (≥ 0,251–0,3 s)
- Schnellen plyometrischen Übungen mit einer Bodenkontaktzeit bis zu 250 Millisekunden (≤ 0,250 s).

Bei dieser Trainingsart ist das zentrale Nervensystem sehr stark beteiligt, weil der Dehnungsreflex mit einer bewussten Vorspannung und einer konzentrischen Kontraktion in einem sogenannten „Dehnungs-Verkürzungs-Zyklus“ (DVZ) zusammenspielt. Die kurzzeitige Speicherung von Energie im Muskel-Sehnen-Komplex, welch dann bei der nachfolgenden konzentrischen Kontraktion sofort wieder verbraucht wird, ist wesentlich für den Trainingsprozess. Die sportspezifische Kraft wird hiermit am besten trainiert. Bei der Rehabilitation nach Verletzungen gehört das plyometrische Training zur letzten Phase des Aufbautrainings. Dabei ist die Belastung sehr hoch.

Beim **ballistischen Training** liegt der Akzent auf maximaler konzentrischer Beschleunigung. Durch Vorspannung der Muskeln und damit durch eine gesteigerte Aktivierung der motorischen Einheiten wird eine Beschleunigung der Bewegung beabsichtigt. Dadurch sollte sich die intra- und intermuskuläre Koordination verbessern. Diese Trainingsart dient dazu, dass ein Objekt oder der Trainierende selbst in eine Flugphase gebracht wird, wie beim Werfen oder Springen. Das Wichtigste ist, vor allem die Endphase einer explosiven Bewegung zu trainieren. Beim Maximalisieren der explosiven Bewegung sollte keine schnelle Vorbewegung angestrebt werden, aber vor allem eine Beschleunigung während der ganzen konzentrischen Kontraktion. Bei ballistischen Übungen wird die Fließgrenze (engl.: yielding point) der Dehnung, also das Ende der elastischen Dehnung und der Beginn der plastischen Veränderung (➤ Abb. 11.55 und ➤ Abb. 11.57) nicht erreicht. Es kann daher ein größeres Ausmaß an Belastung umgesetzt werden, bis zu 90 % des One-Repetition-Maximum (1-RM). Denken Sie dabei an einen Sprung auf eine Erhöhung, wobei der Sportler durch Beugung der Knie eine Vorwärtsbewegung macht (engl.: countermovement). Die einleitende Rückwärtsbewegung des Arms beim Werfen beabsichtigt den gleichen Effekt.

Die Begriffe plyometrisches und ballistisches Trainieren zeigen in der praktischen Ausführung ein gewissen Maß an Überlappung. Je nachdem, welches Ziel man sich setzt und wie man eine Bewegung ausführt, ist es mehr plyometrisch oder mehr ballistisch.

KLINIK

Exzentrisches Training als Therapie bei Tendinosen

Ein exzentrisches Training wirkt sich begünstigend in der Behandlung von Sehnenverletzungen als Folge einer Überbelastung aus.
Bei sämtlichen Überbelastungspathologien von Sehnen können keine Entzündungszellen und -mediatoren nachgewiesen werden. Diese Überbelastungspathologien werden deshalb als Tendinose bezeichnet. In der Sehne ist eine hohe Konzentration an Glukosaminoglykanen und ein Verlust der hierarchischen Kollagenstruktur festzustellen. Andere Erklärungsmodelle beschreiben eine erhöhte mechanische Verletzbarkeit mit Verlust der Kollagenstruktur, Mikrorupturen und einem Ersatz der Kollagen-Typ-II-Fasern durch Kollagen-Typ-III-Fasern. Bei diesen Sehnen können auch neue Gefäße und freie Nervenendigungen einwachsen. Beim exzentrischen Training werden je nach betroffener Sehne spezielle Übungen so ausgeführt, dass die Sehne ausschließlich in der exzentrischen Phase belastet wird, nicht jedoch in der konzentrischen. Dieses therapeutische Prinzip wird bei Tendinosen erfolgreich angewendet. Als Antwort auf diese Belastung entsteht eine erhöhte Produktion des Typ-I-Kollagens im peritendinösen Bindegewebe. Eine Erklärung für die Wirkung des exzentrischen Trainings ist, dass hierdurch neugebildete Gefäße zerstört und eingewachsene Nervenendigungen verödet werden. Obwohl klinische Erfahrungen und einzelne Studien dem exzentrischen Training eine positive Wirkung bescheinigen konnten, wurde in Metaanalysen bislang nur eine geringe Signifikanz für die Wirkung dieser Therapie festgestellt.

Bodybuilding, Powerlifting, Gewichtheben

Im Kraftsportbereich werden die drei typischen Formen Bodybuilding, Powerlifting und Gewichtheben unterschieden.

Beim Bodybuilding ist das Muskeltraining auf Muskelquerschnittzunahme ausgerichtet, während der Körperfettanteil so gering wie möglich sein soll. Nicht die funktionelle Leistung der Muskulatur, sondern ihre äußere Erscheinungsform steht im Vordergrund des Trainings. Beim Training werden die Muskelgruppen isoliert angesprochen, Koordination und funktionelle Kraft spielen dabei kaum eine Rolle. Nur das Abgrenzen bestimmter Muskelgruppen von anderen Muskelgruppen und das Sichtbarmachen der Details bedarf einer gewissen Koordination.

Das Training beim Powerlifting ist auf Maximalkraft ausgerichtet und ist unterteilt in drei Disziplinen: Kniebeugen, Bankdrücken und Kreuzheben. Kraft und Technik werden ungefähr im Verhältnis 70:30 trainiert. Das Ziel ist hierbei, möglichst große Gewichte unter Einsatz der Maximalkraft vom Boden zu heben.

Bei der olympischen Sportart Gewichtheben werden mit unterschiedlichen Techniken große Gewichte über den Kopf gestemmt und eine begrenzte Zeit gehalten. Hier stehen die richtige Technik und Geschwindigkeit im Vordergrund und bestimmen etwa 70 % der Leistung, während die Maximalkraft etwa 30 % der Leistung ausmacht.

23.2.4 Anpassungserscheinungen der Knochen und Gelenke

Anpassungserscheinungen der Knochen

Am Skelettsystem des Menschen finden ständig Auf- und Abbauvorgänge statt. Die innere Struktur des neu angelegten Knochengewebes wird maßgeblich durch die einwirkenden Belastungen bestimmt. Die Schwerkraft, der Zug der Muskeln sowie jede Form von Training kräftigen das Skelettsystem und die Ansatzstellen der Sehnen. Das Krafttraining bietet aufgrund der relativ hohen Belastungen einen besonders intensiven Reiz für die Kräftigung des Skelettsystems.

Belastung und Knochenneubildung

Wird ein Knochen belastet, entsteht ein piezoelektrischer Effekt, der eine wichtige Rolle bei der Knochenneubildung spielt. Mit dem piezoelektrischen Effekt ist das Phänomen auftretender elektrischer Ladungen an unter Druck (griech.: piézein = drücken) stehenden Oberflächen gemeint. Im Körper wirken Muskelzug, Druck und Schwerkraft auf Knochen ein, woraufhin diese eine spezifische Umverteilung der elektrischen Ladung im Knochengewebe aufweisen: Die konkave Seite eines Knochens ist negativ, die konvexe Seite positiv geladen (➤ Abb. 23.14). Die negative Ladung an der konkaven Seite begünstigt die Anlagerung von Kalzium, was dort zu einem Zuwachs an Knochenmasse führt.

Weiterhin entstehen bei der Belastung von Knochengewebe Mikrofrakturen. Osteoklasten (➤ Kap. 4.5.6) beseitigen die beschädigten Strukturen, anschließend werden Osteoblasten für die Neubildung von Knochenmaterial aktiviert.

Knochenabbau
(auch ➤ Kap. 4.5.6)

Durch regelmäßiges Training nimmt der Umfang der Knochen zu, das Skelettsystem wird insgesamt kräftiger. Ein umgekehrter Prozess findet bei bettlägerigen Patienten statt, denn bei ihnen werden die Knochen schwächer und dünner. Ursache: Es fehlen der Muskelzug und die in Knochenlängsachsenrichtung einwirkende Schwerkraft, wodurch die Knochenresorption zu- und die Aktivität der Knochenzellen abnimmt. Bei Bettlägerigkeit und Immobilität sind von diesen Entkalkungsvorgängen hauptsächlich die Wirbelsäule, das Becken und der Femur betroffen.

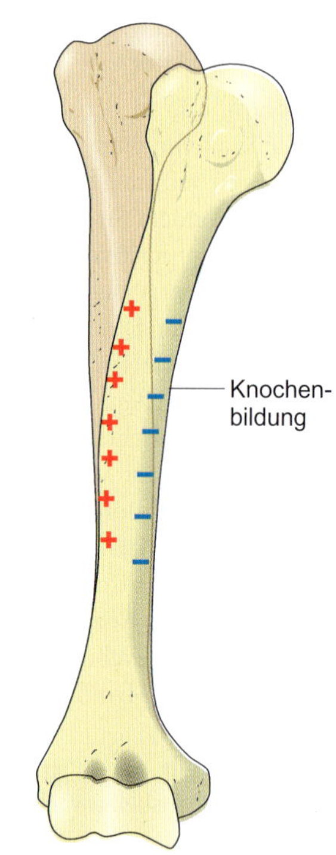

Abb. 23.14 Die Bedeutung des piezoelektrischen Effektes für die Neubildung von Knochen. Die negative Ladung an der konkaven Seite erleichtert Kalziumanlagerungen und damit einen Zuwachs an Knochenmasse.

Bei der Osteoporose kommt es aufgrund einer hormonell bedingten Dysbalance zwischen Knochenab- und Knochenaufbau zu einem Verlust an Knochenmasse. Der Durchmesser der Kortikalis nimmt ab und der des Knochenmarkraumes zu.

Ein ähnlicher Prozess lässt sich bei Astronauten beobachten, die sich über längere Zeit im Zustand der Schwerelosigkeit befinden. Die Bildung von Kollagen und die Aufnahme von Mineralien werden ständig an die aktuelle Belastungssituation angepasst. Bei Belastungsmangel lässt sich schon nach wenigen Tagen eine gesteigerte Ausscheidung von Kalzium und Phosphaten im Urin nachweisen.

Wirkung von Trainingsmethoden auf die Anregung der Knochenneubildung

In Tierexperimenten konnte nachgewiesen werden, dass die dynamische Belastung von Knochen einen effektiveren Reiz auf Prozesse der Knochenneubildung ausübt als die statische Belastung. Die Intensität der Belastung spielt hierbei eine wichtige Rolle. Körperliche Aktivitäten mit hoher Belastungsintensität und wenigen Wiederholungen sind in diesem Zusammenhang effektiver als Aktivitäten auf niedrigem Belastungsniveau mit vielen Wiederholungen. Beispielsweise hat Schwimmen einen günstigen Effekt auf die Knochenmasse von Armen, Handgelenken und Händen, jedoch nicht auf die der Wirbelsäule und des Femurs. Das Gewebe, das am meisten belastet wird, baut sich auch am schnellsten auf.

Anpassungserscheinungen der Gelenke

Die Gelenkflächen der Synovialgelenke sind mit hyalinem Knorpel überzogen. Die Ernährung der Knorpelzellen erfolgt nicht über Gefäße, sondern durch die Diffusion aus der umgebenden Synovialflüssigkeit. Durch regelmäßige Bewegung mischt sich die durch die Membrana synovialis neu produzierte nährstoffhaltige Synovia mit der alten Synovia. Wechselnde Belastungen tragen dazu bei, dass die nährstoffhaltige Synovialflüssigkeit vom Knorpel aufgenommen wird. Entscheidend für die charakteristischen Eigenschaften des Knorpels in Bezug auf Belastung sind nicht die Knorpelzellen selbst, sondern die Eigenschaften der kollagenen Fasern und der Proteoglykane (➤ Kap. 4.5.1). Diese sorgen gemeinsam mit dem hohen Anteil an eingelagertem Wasser für das Abfedern von einwirkenden Kräften.

Krafttraining wirkt sich nur dann positiv auf den Gelenkknorpel aus, wenn kurze und eher geringe Belastungen auftreten. Der Gelenkknorpel kompensiert Kompressionskräfte, indem er eingedrückt wird und anschließend – sofern Belastungsintensität und Belastungsdauer nicht zu hoch sind – wieder in seine Ausgangsform zurückkehrt. Der Wechsel von Belastung und Entlastung unterstützt den Transport der Nährstoffe zu den Chondrozyten. Neben der Kompression wirken auch seitliche Verschiebungskräfte auf ein Gelenk ein, welche von den in der Zona superficialis des Knorpels parallel verlaufenden Fibrillen aufgefangen werden. Treten extrem hohe Gelenkbelastungen auf, ist eine Beschädigung dieser Fibrillen häufig die Folge. Aus diesem Grunde ist bei Patienten mit Arthrose ein spezifisches Krafttraining nicht zu empfehlen.

PT-PRAXIS

Mobilisierung von bettlägerigen Patienten

Um einem Knochenabbau vorzubeugen, müssen bettlägerige, vor allem ältere Patienten so schnell wie möglich mobilisiert werden. Bei Frakturen der unteren Extremität und der Wirbelsäule unterstützt die mobilitätsbedingte Belastung der Beine und die Vertikalisierung die Heilung der betroffenen Knochen.

KLINIK

Osteoporosevorbeugung

Osteoporose ➤ ➤ Kap. 4.5.6

Regelmäßige körperliche Aktivität kann der **Osteoporose** vorbeugen bzw. osteoporotische Prozesse verlangsamen:

- So wird angenommen, dass ein hohes Maß an körperlicher Aktivität in der Jugend entscheidend zum Aufbau einer hohen Knochenmasse im Erwachsenenalter beiträgt.
- Eine fortgesetzte körperliche Aktivität im Alter kann das Einsetzen der Osteoporose deutlich verzögern.
- Körperliche Aktivität verringert die Geschwindigkeit der osteoporotischen Prozesse.
- Neben der Bewegung ist aber auch eine ausreichende Zufuhr von Kalzium und Vitamin D (Calciferol) erforderlich (➤ Kap. 8.5 und ➤ Kap. 19.6.4).

Eine hohe Effektivität erzielen kurz andauernde Aktivitäten, bei denen der ganze Körper fortbewegt wird, z. B. 3- bis 6-mal pro Tag 10 Sekunden. Diese hohen Belastungsintensitäten haben einen günstigen Effekt auf die axial beanspruchten Knochen der unteren Extremität. Die deutliche Zunahme der Knochendichte (engl.: bone mineral density = BMD) ist wissenschaftlich bewiesen.

23.2.5 Anpassungserscheinungen des Herz-Kreislauf-Systems

Bei jeder Muskelaktivität mit hoher Intensität oder bei reiner Haltearbeit (z. B. beim Gewichtheben oder bei Turnübungen) tritt die lokale anaerobe Energiebereitstellung in den Vordergrund. Ursache hierfür: Schon ab 40 % der maximalen Muskelspannung kommt es zu einer Kompression der Arterien, was eine Minderversorgung der Muskeln nach sich zieht. Die Muskulatur ermüdet daher bei statischer Haltearbeit besonders schnell.

Während einer statischen Haltearbeit steigt das Herzminutenvolumen, wobei der totale periphere Widerstand leicht oder gar nicht abnimmt. Bei gleicher O_2-Aufnahme (VO_2) führt eine statische Muskelarbeit im Gegensatz zur dynamischen Muskelarbeit zu einem stärkeren Blutdruckanstieg. Das Verhältnis zwischen Blutdruckanstieg und Herzfrequenz ist von der vermehrten O_2-Aufnahme des Herzens abhängig. Dadurch kommt es bei Patienten mit koronarer Durchblutungsstörung leicht zu Angina-pectoris-Anfällen.

ACHTUNG

Vorsicht! Keine statischen Übungen bei Patienten mit Herz-Kreislauf-Problemen!

In der Therapie bei Patienten mit Herz-Kreislauf-Problemen sollten aufgrund der ungünstigen Auswirkungen auf das Herz-Kreislauf-System keine statischen Übungen durchgeführt werden. Günstiger sind rhythmisch-dynamische Übungen, bei denen Anspannung und Entspannung der Muskulatur einander abwechseln, wie dies z. B. beim Gehen oder Ballspielen geschieht.

Kollapsneigung beim Krafttraining

Die Arbeit gegen hohe Widerstände wird normalerweise mit einer Pressatmung verbunden. Dies lässt den intrathorakalen Druck ansteigen. Der venöse Rückstrom wird behindert und das Herzminutenvolumen sinkt um bis zu 50 %, während das Schlagvolumen auf etwa 33 % seines Normalwertes sinkt. Folgen sind eine verminderte Hirndurchblutung mit ansteigender Kollapsneigung und eine um etwa 45 % verringerte Koronardurchblutung.

23.2.6 Anpassungserscheinungen von Lunge und Atmung

Auch wenn das Krafttraining keine Anpassungserscheinungen an der Lunge selbst auslöst, kann die Atemfunktion über eine Kräftigung der Atemmuskulatur verbessert werden. Das Krafttraining bezieht sich dann auf die Thorax-, Bauch-, Rücken- und Beckenbodenmuskulatur, die in direktem Zusammenhang mit der Atmung stehen.

Krafttraining für die Atemmuskulatur

Eine geschwächte Atem- bzw. Atemhilfsmuskulatur kann die Atemfunktion so sehr beeinträchtigen, dass es notwendig wird, sie aufzutrainieren. Dasselbe gilt für die phasische Thoraxmuskulatur.

Die Atem- und Atemhilfsmuskulatur wird hauptsächlich durch das Dauertraining auftrainiert. Reines Maximalkrafttraining für die Atemmuskeln wird nur bei Patienten mit neuromuskulären Erkrankungen angewendet oder bei Patienten, die längere Zeit künstlich beatmet werden mussten.

- Das Diaphragma kann durch eine bewusste Ein- und Ausatmung bei gleichzeitiger Anspannung der Bauchmuskeln oder durch bewusstes Einatmen gegen manuellen Widerstand auf der Bauchdecke gekräftigt werden.
- Bauchmuskeltraining verbessert die passive Ausatmung, da eine kräftige Bauchmuskulatur den intraabdominalen Druck erhöht. Eine schwache Bauchmuskulatur erschwert die Atmung (➤ Abb. 23.15).

Durch Training der Thoraxmuskulatur im Sinne einer Aufrichtung des Rumpfes kann eine erleich-

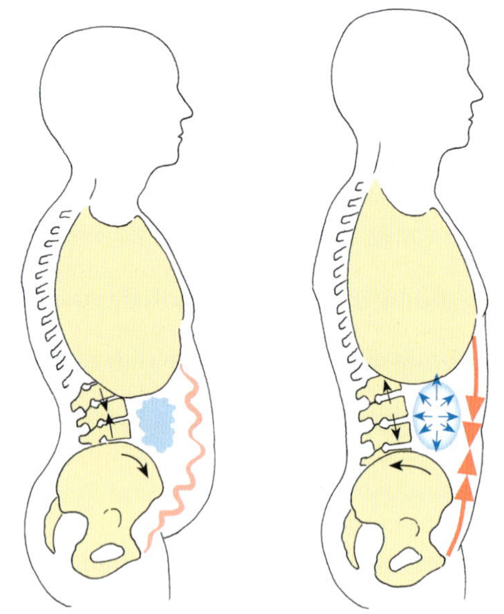

Abb. 23.15 Links: Die passive Ausatmung ist nicht vorhanden, wodurch sich der Patient beim Ausatmen anstrengen muss.
Rechts: Durch straffe Bauchmuskulatur entsteht beim Einatmen eine intraabdominale Drucksteigerung – hierdurch wird das Ausatmen erleichtert.

terte Inspiration erzielt werden. Die zu kräftigenden Muskeln sind hierbei:

- M. erector spinae thoracalis
- Mm. rhomboidei
- M. trapezius, Pars transversus et ascendens (➤ Tab. 13.5).

23.3 Ausdauertraining

DEFINITION

Ausdauer

In der Trainingslehre die Fähigkeit, lang angehaltene oder über längere Zeit wiederholte muskuläre Anspannungen aufrecht zu erhalten.

Ausdauertraining

Training der Muskulatur und des Herz-Kreislauf-Systems, mit dem Ziel, die Fähigkeit zu verbessern, lang angehaltene oder über längere Zeit wiederholte muskuläre Anspannungen aufrechtzuerhalten.

Ausdauertraining beeinflusst vor allem folgende Organsysteme:

- Die Muskeln, die mit ihren energiereichen Phosphaten (➤ Kap. 2.8.5) und Energie verarbeitenden Organellen (➤ Kap. 3.3) Einfluss auf den Stoffwechsel haben
- Das Herz-Kreislauf-System als Transportsystem für Sauerstoff (O_2), Kohlendioxid (CO_2), Nährstoffe, Abfallstoffe und Wärme.

Bei der Muskelarbeit wird – wie bei jeder anderen Form von Arbeit – Energie verbraucht. Mechanische Energie, also Bewegung, entsteht durch die Umsetzung von chemischer Energie, wofür der Muskel große Mengen Sauerstoff und Nährstoffe benötigt (➤ Kap. 17.9.2). Noch mehr als beim Kraft-, Koordinations- oder Schnelligkeitstraining wird diese Umsetzung von einer Energieform in die andere beim Dauertraining gefördert. So muss z. B. bei schwerer, länger dauernder Muskelarbeit bis zu 500-mal mehr O_2 zur Muskulatur transportiert werden als in körperlicher Ruhe.

Gleichzeitig muss auch für den Abtransport der vermehrt anfallenden Stoffwechselendprodukte Kohlendioxid und Laktat gesorgt werden. Ein Teil der freiwerdenden Energie sorgt für Bewegung, ein anderer Teil erzeugt Wärme. Hierbei kann die Körpertemperatur bis auf etwa 40 °C ansteigen. Die veränderten Stoffwechselprozesse und die vermehrt anfallende Wärme erfordern eine verstärkte Durchblutung der Muskulatur sowie entsprechende Anpassungsmechanismen des Herz-Kreislauf-Systems und der Atmung.

23.3.1 Verschiedene Formen der Ausdauerleistung

Ausdauerleistungen werden – eher theoretisch – im Hinblick auf die beanspruchten Organsysteme oder auf die zu vermehrter Leistung fähigen Organe unterschieden, und zwar:

- Entsprechend der Situation des Muskelstoffwechsels in aerobe, anaerobe alaktische und anaerobe laktische Ausdauer
- Entsprechend der an der Bewegung beteiligten Skelettmuskulatur in lokale und allgemeine Ausdauer
- Entsprechend der auf bestimmte Bereiche begrenzten Ausdauer in unspezifische und spezifische Ausdauer.

Darüber hinaus müssen Ausdauerleistungen immer im Zusammenhang mit anderen körperlichen Leistungsmerkmalen wie Kraft und Schnelligkeit gesehen werden:

- Bezogen auf Kraft ist unter Ausdauer die Fähigkeit zu verstehen, hohe Muskelspannungen über längere Zeit durchhalten zu können.
- In Verbindung mit Schnelligkeit steht Ausdauer, wenn schnelle Bewegungen oder hohe Geschwindigkeiten lange durchgehalten werden können (➤ Abb. 23.16).

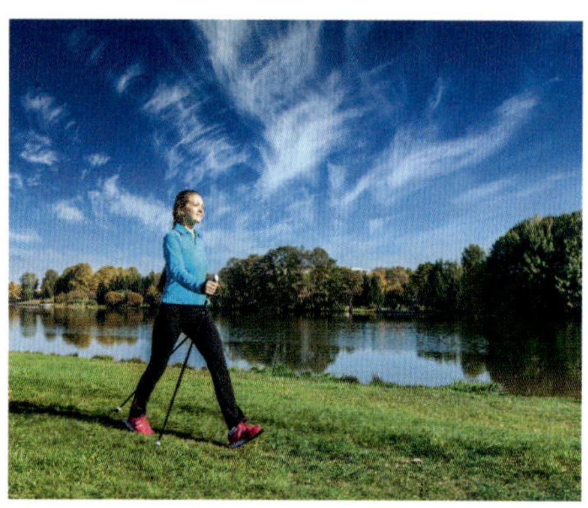

Abb. 23.16 Eine besonders gelenkschonende und nahezu den gesamten Körper aktivierende Ausdauersportart ist das Nordic Walking, das Gehen mit Stöcken und schnellen Schritten. [J787-018]

Aerobe Ausdauerleistungsfähigkeit

Aerober Energiestoffwechsel ➤ Kap. 4.4.1

Unter aeroben Leistungen versteht man körperliche Arbeit, deren Energie über einen O_2-Verbrauch gewonnen wird. Die aerobe Energiebereitstellung durch die Zerlegung von Glukose oder Fett im Zitratzyklus findet in den Mitochondrien statt. Besteht ein Gleichgewicht zwischen Energieverbrauch und -bereitstellung, spricht man von einem Fließgleichgewicht oder Steady state. Zum Erreichen des Steady state während länger dauernder Arbeit wird ein immer größerer Teil der Energie unter O_2-Verbrauch bereitgestellt (➤ Abb. 23.17).

Wie hoch die Fähigkeit des Körpers ist, eine aerobe Ausdauerleistung durchzuhalten, hängt direkt von der maximalen Sauerstoffaufnahmekapazität ($VO_2max.$) unter Dauerbelastung ab. Die Sauerstoffaufnahmekapazität ist identisch mit der Sauerstoffbindungs- und -transportfähigkeit des Herz-Kreislauf-Systems (➤ Kap. 17.9.2) und der peripheren Sauerstoffutilisation (Ausnutzung). Auch die Lungenfunktion (➤ Kap. 17.8.8) spielt für die Höhe der maximalen Sauerstoffaufnahmekapazität eine maßgebliche Rolle.

Bei Dauerleistungen ist ebenso die sog. anaerobe Schwelle (➤ Kap. 23.7.5) zu berücksichtigen die direkt mit der Sauerstoffaufnahmekapazität zusammenhängt. Sie kennzeichnet den Punkt, an dem sich Produktion und Abbau von Laktat noch gerade ausgleichen (➤ Kap. 4.4.1). Die anaerobe Schwelle bestimmt die Höhe der submaximalen Belastung, die über eine längere Zeit durchgehalten werden kann.

Aerobe Ausdauerleistung und Geschlecht

Vor der Pubertät gibt es kaum ein Unterschied bezüglich der maximalen Ausdauerleistungsfähigkeit zwischen Jungen und Mädchen. Danach beträgt die durchschnittliche weibliche Leistung etwa 70 % derjenigen der Männer. Beide Geschlechter entwickeln ihr Leistungsmaximum zwischen dem 18. und 20. Lebensjahr (➤ Abb. 23.18). Danach sinkt die maximale Sauerstoffaufnahme langsam. Der Unterschied zwischen Frauen und Männern beträgt dann ca. 25–30 %. Bezogen auf das Körpergewicht liegt der Unterschied nach der Pubertät jedoch nur bei 15–20 %. Individuelle Unterschiede, die sich durch die Veranlagung und Trainingseinflüsse erklären, lassen allerdings Abweichungen von diesen Durchschnittswerten zu.

Anaerobe Ausdauerleistungsfähigkeit

Anaerober Stoffwechsel ➤ Kap. 4.4.1

Bei starker Anstrengung mit hohem Energieverbrauch gibt es zwei Möglichkeiten der Energiebereitstellung, nämlich ohne Milchsäurebildung und mit Milchsäurebildung. Milchsäure wird auch Laktat genannt, daher die Bezeichnungen alaktisch (ohne Laktatbildung) und laktisch (mit Laktatbildung).

Anaerobe alaktische Ausdauerleistung

Etwa die ersten zwölf Sekunden einer maximalen Anstrengung finden unter Umsetzung des vorrätigen Adenosintriphosphats (ATP) und Kreatin-

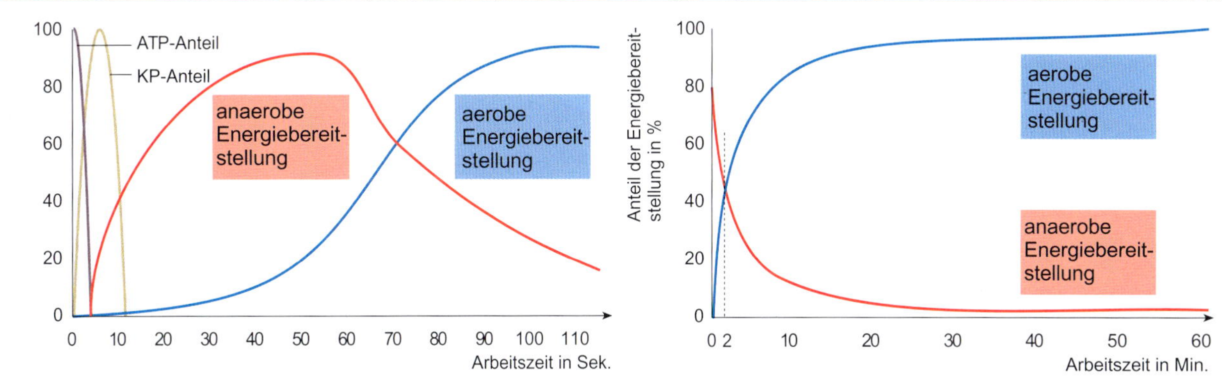

Abb. 23.17 Links: Die Energiebereitstellung bei maximaler Anstrengung, wobei der Anteil der unterschiedlichen Energiequellen gekennzeichnet ist. Rechts: Eine 60 Minuten dauernde maximale Anstrengung, wobei der totalen anaeroben Energieproduktion die aerobe Energieproduktion gegenübergestellt ist. Während einer maximalen Anstrengung von etwa zwei Minuten sind beide Energie bereitstellenden Prozesse gleich wichtig. ATP = Adenosintriphosphat, KP = Kreatinphosphat.

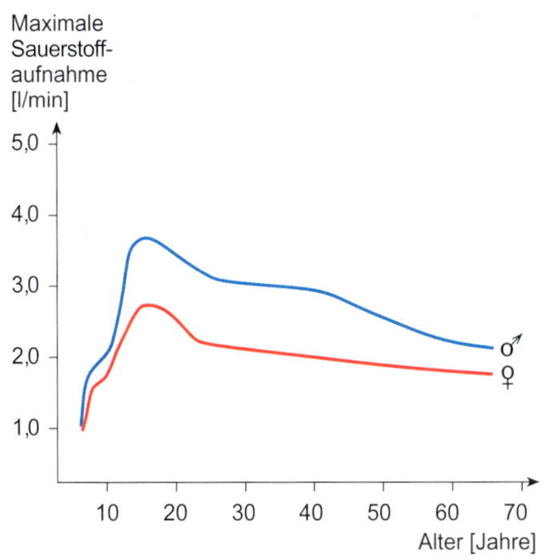

Abb. 23.18 Die maximale Sauerstoffaufnahme in Liter pro Minute bei Männern und Frauen im Alter von 4–65 Jahren.

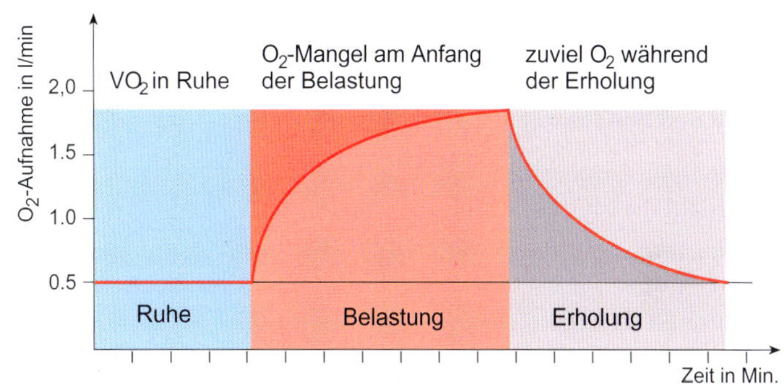

Abb. 23.19 Sauerstoffschuld und ihre Tilgung. Nach Arbeitsende lässt sich vor allem in den ersten Minuten eine über dem Ruhewert liegende Sauerstoffaufnahme messen, die durch eine verstärkte Atmung während und nach Beendigung der Arbeit beglichen wird.

phosphats (KP) statt (➤ Abb. 23.17). Zuerst wird ATP verbraucht, und wenn dieses bereits nach etwa drei Sekunden aufgebraucht ist, kommt KP zu Hilfe. Beide Phosphatquellen werden ohne Sauerstoffverbrauch und Laktatproduktion umgesetzt. Erst wenn über längere Zeit, als die vorhandenen Phosphatquellen es zulassen, die volle Leistung ohne Intensitätsbeschränkung und Sauerstoffverbrauch aufrechterhalten wird, setzt die Laktatproduktion ein.

Anaerobe laktische Ausdauerleistung

Wenn der Energiebedarf die für die Energiebereitstellung notwendige O_2-Zufuhr übersteigt, dann nutzt die Muskulatur zusätzlich energiereiche Phosphate, um unter Bildung von Laktat Energie freizusetzen. Diese anaerobe Glykolyse findet im Zytoplasma der Muskelzelle statt. Da die Milchsäure nur mit Hilfe von Sauerstoff wieder abgebaut werden kann, spricht man in diesem Zusammenhang von einer Sauerstoffschuld des Organismus (➤ Abb. 23.19).

Die anaerobe Ausdauerleistungsfähigkeit bezeichnet also die Fähigkeit des Körpers, auch bei nicht ausreichender Sauerstoffversorgung körperliche Leistungen zu vollbringen. Sogar bei Dauerleistungen wie z. B. einem 10-km-Lauf wird etwas Laktat gebildet, besonders beim Start, weil die aerobe Energiebereitstellung nicht schnell genug vollständig zur Verfügung steht. Die oben erwähnte **Sauerstoffschuld** nach Beendigung ist größer als nur der für den Milchsäureabbau notwendige O_2-Bedarf. Nach Beendigung der Anstrengung erhöht sich der Sauerstoffbedarf zusätzlich durch folgende Faktoren (➤ Kap. 23.8.6.):

- Maximal aktive Atemmuskulatur
- Regeneration von Kreatinphosphat
- Nachträgliche Sauerstoffsättigung von Hämoglobin und Myoglobin
- Verstärkter CO_2-Abtransport
- Erhöhte Körpertemperatur.

Lokale Ausdauer

Bei lokalen Ausdauerleistungen ist weniger als $^1/_7$ der gesamten Skelettmuskulatur an der Bewegung beteiligt. Hierbei geht es um die Ausdauer im Rahmen des Krafttrainings, wobei der Akzent nicht auf der absoluten Kraft liegt, sondern darauf, eine gewisse Kraftanstrengung länger halten oder öfter wiederholen zu können. Man unterscheidet:

- Lokale aerobe dynamische Ausdauer, d. h. Bewegung kleiner bis mittelgroßer Muskelgruppen über längere Zeit. Die Bewegungsfrequenz darf nicht zu hoch sein und die Muskelspannung soll unter 20–30 % der maximal statischen Kraft liegen
- Lokale aerobe statische Ausdauer: statische Muskelkontraktionen unter 15 % der maximalen statischen Kraft, damit die Kapillaren nicht zusammengedrückt werden und die Sauerstoffversorgung aufrechterhalten bleibt
- Lokale anaerobe dynamische Ausdauer: Kontraktionen kleiner bis mittelgroßer Muskelgruppen gegen einen hohen Widerstand über einen längeren Zeitraum bzw. dynamische Kontraktionen, bei denen > 50 % der maximalen statischen Kraft beansprucht werden
- Lokale anaerobe statische Ausdauer: kleine Muskelgruppen, die ein Gewicht mit mehr als 15 % der maximalen statischen Kraft fixieren.

ACHTUNG

Vorsicht! Statische Anspannung der Muskulatur erhöht Blutdruck

Bei einer statischen Anspannung der Muskulatur entsteht ein Verschluss der peripheren Gefäße, was eine Erhöhung des systolischen Druckes verursacht. Aus diesem Grund sollten statische Muskelaktivitäten bei kardial gefährdeten Personen die Zeitspanne von 5–7 Sekunden nicht übersteigen.

Allgemeine Ausdauer

Bei der allgemeinen Ausdauer ist mehr als $^1/_6$–$^1/_7$ der gesamten Skelettmuskulatur an der Bewegung beteiligt. Die allgemeine aerobe Ausdauer wird vor allem durch die Leistungsfähigkeit von Herz, Kreislauf, Atmungssystem und Muskelstoffwechsel (peripherer Austausch) bestimmt. Ein Trainingseffekt wird beobachtet, wenn mehr als $^1/_6$–$^1/_7$ der Skelettmuskulatur mit mindestens 50 % der maximalen Leistungsfähigkeit über einen Zeitraum von etwa 10 Minuten beansprucht wird. Als Kriterium für die Ausdauerleistungsfähigkeit gilt die maximale Sauerstoffaufnahmekapazität (VO_2max.).

23

Spezifische Ausdauer

Unter spezifischer Ausdauer versteht man die Fähigkeit, eine bestimmte Art von Bewegungen über eine längere Zeit ausführen zu können. So ist ein ausdauernder Schwimmer nicht unbedingt auch ein ausdauernder Läufer und umgekehrt.

Unspezifische Ausdauer

Die unspezifische Ausdauer ist nicht an bestimmte Sportarten bzw. Bewegungsabläufe gebunden und wird umgangssprachlich auch als Kondition bzw. allgemeine Ausdauer bezeichnet.

23.3.2 Anpassungserscheinungen der Muskulatur

Ausdauertraining führt primär zu Anpassungserscheinungen der Skelettmuskelfasern, die durch sekundäre Anpassungserscheinungen von Herz, Kreislauf und Blut ergänzt werden.

Auswirkungen des anaeroben Ausdauertrainings auf die Muskulatur

Durch anaerobes Ausdauertraining erzielt man folgende Effekte:

- Verbesserter Glykogen- und Phosphathaushalt, wobei noch nicht geklärt wurde, ob dies auf einer effizienteren Ausnutzung oder erhöhten Speicherkapazität für Glykogen und Phosphat beruht
- Höhere Enzymaktivität im Sarkoplasma
- Höhere Toleranz für den Anstieg der H^+-Ionen.

Die beschriebenen Trainingseffekte können die Fähigkeit der Muskelzellen zur anaeroben Energiebereitstellung wahrscheinlich nicht wesentlich verbessern. Die Veranlagung spielt hier eine größere Rolle als beim aeroben Ausdauertraining.

Auswirkungen des aeroben Ausdauertrainings auf die Muskulatur

- Aerobes Ausdauertraining stimuliert die Bildung von Mitochondrien und Kapillaren im Muskelgewebe. Dies verbessert die Dauerleistungsfähigkeit (Kondition), da die Glukose in weit größerem Umfang aerob verstoffwechselt werden kann und gleichzeitig weniger Laktat produziert wird. Bei Hochleistungssportlern oder anderen regelmäßig trainierenden Ausdauersportlern kann das Herz deutlich an Masse zunehmen, womit auch das Herzgewicht zunimmt.
- Die vermehrte Kapillarisierung führt zur besseren Blutversorgung des Muskels (➤ Abb. 23.20).
- Die Bildung zahlreicher leistungsfähiger Mitochondrien verbessert die Enzymaktivität der Muskeln.
- Die Muskulatur ist in der Lage, größere Vorräte an Myoglobin, Kalium, intrazellulärem Muskelglykogen und intrazellulärem Muskelfett anzulegen.

Darüber hinaus erhöhen regelmäßige Dauerleistungen die Insulinsensibilität der Muskelzellen, sodass Blutzucker besser aufgenommen werden

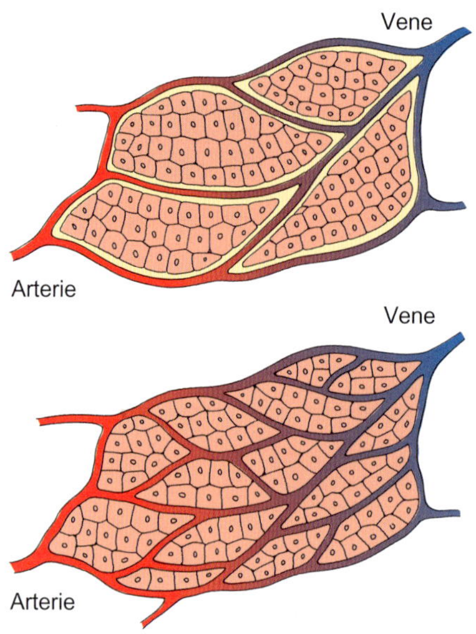

Abb. 23.20 Kapillarisierung und Diffusionsabstand vor (oben) und nach (unten) langfristigem Training. Durch die verbesserte Kapillarisierung liegen fast alle Zellen direkt am „Kanal", wodurch der Sauerstofftransport von der Zelle zur Blutbahn erleichtert wird.

kann und die Verteilung von aufgenommener Energie sowohl in Depots als auch in den Verbrauchsorganen verbessert wird. Fette werden beim trainierten Menschen verstärkt ins Muskelgewebe aufgenommen, anstatt in das Fettgewebe eingelagert zu werden.

KLINIK

Diabetes-mellitus-Patienten

Patienten mit Typ-2-Diabetes weisen einen zu hohen Blutzuckerspiegel auf. Für sie ist eine optimale Insulinsensibilität von wesentlicher Bedeutung (➤ Kap. 19.3.4). Der Transport des Blutzuckers aus der Blutbahn zum Muskel ist gestört. Dadurch steigt der Blutzuckeranteil im Blut an. Durch Ausdauertraining ist die Aufnahme von Blutzucker in das Zielgewebe (Muskulatur) so sehr steigerbar, dass mitunter auf eine zusätzliche Gabe von Insulin verzichtet werden kann.

Anpassungserscheinungen der verschiedenen Muskelfasertypen

In unterschiedlichen Trainingssituationen werden die Fasertypen in einer bestimmten Reihenfolge aktiviert:

- Beim Fahrradfahren mit etwa 70 % der VO_2max. sind zuerst die langsamen Typ-I-Fasern aktiv. Bei dauerhafter Anstrengung werden allmählich schnellere Fasern aktiviert, da u. a. der Glykogenvorrat der langsamen Fasern verbraucht wird.
- Bei intensiven dynamischen Übungen mit einer aeroben Belastung > 90 % der VO_2max. werden langsame und schnelle Fasern aktiviert.
- Eine intensive, kurz dauernde dynamische Übung wird hauptsächlich von den schnellen Typ-IIx-Fasern ausgeführt.

Nicht nur die Trainingsanforderungen, sondern auch der Trainingszustand hat einen Einfluss auf das Aktivierungsmuster der einzelnen Muskelfasertypen. Eingeübte Bewegungen werden in der Regel über eine Aktivierung der langsamen Typ-I-Fasern ausgeführt. Untrainierte Personen hingegen nutzen eher die Aktivität der großen motorischen Einheiten mit schnelleren Typ-IIx-Fasern, wobei schon früh eine Ermüdung einsetzt.

Intensives Dauertraining verändert die prozentuale Zusammensetzung der verschiedenen Muskelfasertypen im Muskel. Schnelle Fasertypen werden zunehmend durch langsame ersetzt, was in Studien mit Ausdauersportlern nachgewiesen werden konnte. Im Gegensatz dazu findet sich in den Muskeln von Sprintern, Gewichthebern, Weit- und Hochsprungathleten ein wesentlich höherer Anteil an Typ-IIx-Muskelfasern.

Die Intensität der Muskelanspannungen bei Dauertraining reicht nicht aus, um eine Hypertrophie der Typ-IIx-Fasern zu stimulieren. In geringem Maße ist eine Hypertrophie der Typ-I-Fasern durch Dauertraining möglich. Man findet bei gut trainierten Athleten Typ-I-Fasern (slow twitch Fasern), die dicker sind als die Typ-IIx-Fasern (fast twitch Fasern). Wegen des gesteigerten Muskelgewichtes und vergrößerten Diffusionsabstandes von Sauerstoff und Nährstoffen zur Zielzelle wirkt sich eine hypertrophe Muskulatur nachteilig auf die Ausdauerleistungsfähigkeit aus.

PT-PRAXIS

Immobilisation

Bei **postoperativer Immobilisation** über längere Zeit, z. B. durch einen Gipsverband oder bei wesentlicher Trainingsbeschränkung durch Krankheit, kann man eine deutliche Abnahme der Typ-I-Fasern der Muskulatur beobachten. Die Typ-IIx-Fasern können nach anhaltender Belastung wegen schneller Ermüdung die Stabilität nicht mehr gewährleisten. Die physiotherapeutische Behandlung sollte deshalb zuerst mit ruhigen, langsamen Belastungen anfangen, wodurch die Muskelausdauer durch das Ansprechen kleinerer motorischer Einheiten mit Typ-I-Fasern erhöht wird.

23.3.3 Anpassungserscheinungen des Herz-Kreislauf-Systems

Sofort auftretende Anpassungsreaktionen

Vasodilatation

Beim Ausdauertraining kommt es zur Vasodilatation (Kapillarerweiterung) in Muskeln und Haut. Hierbei findet eine Blutumverteilung statt, wobei sich der Anteil des gesamten Blutvolumens in der arbeitenden Muskulatur und in der Haut von 20 % in Ruhe auf bis zu 80 % bei Belastung steigert (➤ Abb. 23.21).

Die stark vermehrte Muskeldurchblutung, die bis zu 20-mal so groß werden kann, wird durch eine Weitstellung der Muskelgefäße erreicht. Auslöser für diese Vasodilatation sind die in den kleinsten Blutgefäßen (Arteriolen und Kapillaren, ➤ Kap. 16.1.6)

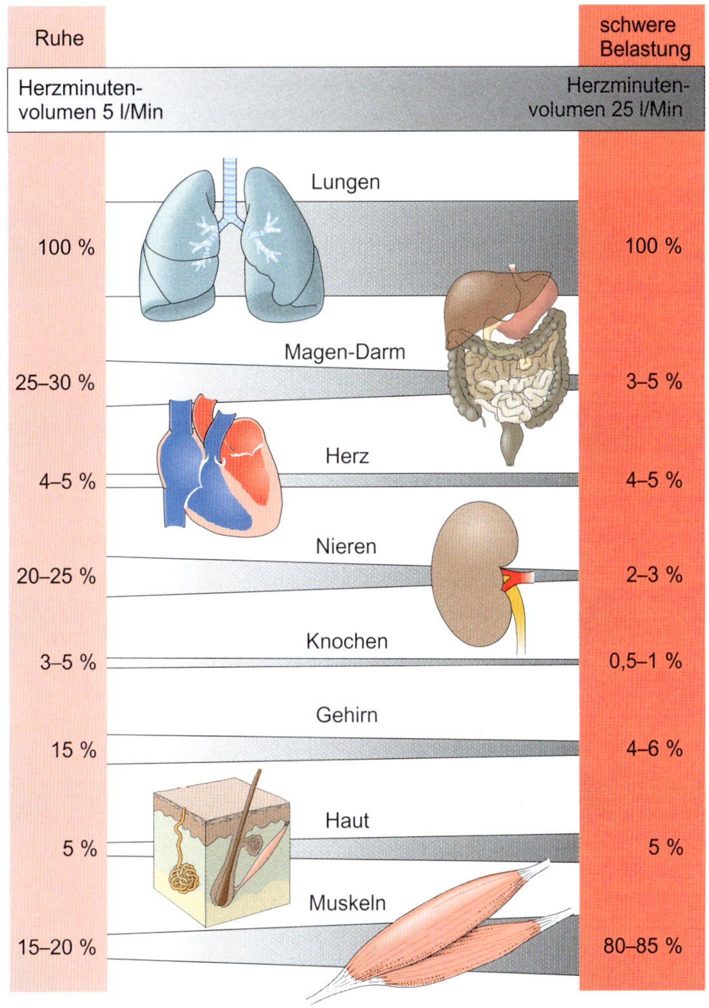

Abb. 23.21 Darstellung der Kreislaufänderung aus einer Ruhesituation (Herzminutenvolumen 5 l/min) hin zu einer schweren Belastung (Herzminutenvolumen bis 25 l/min). Die von den unterschiedlichen Organen beanspruchten Blutvolumenanteile sind idealtypisch als linear gesteigerte oder verringerte Prozentanteile des jeweiligen erhöhten totalen Herzminutenvolumens dargestellt. Die tatsächliche Durchblutung der meisten Organe oder Gewebe wird – jeweils in Relation zum gesteigerten totalen Herzminutenvolumen – stärker sein oder gar gleich bleiben.

zurückfließenden Stoffwechselprodukte des anaeroben Energiestoffwechsels (insbesondere Laktat und Kohlendioxid), die in den ersten Minuten körperlicher Arbeit in großer Menge anfallen. Zusätzlich wirken auch der fallende Sauerstoffpartialdruck (pO_2) und die steigende Temperatur gefäßerweiternd. Bei andauernder Muskelarbeit wird die Vasodilatation durch Adrenalin aus dem Nebennierenmark über einen β-adrenergen Einfluss stabilisiert.

Neben diesen Faktoren spielt auch das vasomotorische Zentrum in der Medulla oblongata eine wesentliche Rolle. Schon vor Beginn einer Anstrengung kann Einfluss auf das Herz-Kreislauf-System genommen werden. Zusammengefasst haben folgende Faktoren einen Einfluss auf die Vasodilatation:

- Vasomotorisches Zentrum in der Medulla oblongata
- Lokale Faktoren
  - Metabolische Faktoren
    - Freigesetztes Adenosin
    - Freigesetztes CO_2
  - Wärme
  - pH-Wert-Senkung verursacht durch Laktat im Interstitium
  - Aus der Zelle austretendes ATP und Kalium.

Blutdruck

Während des Ausdauertrainings steigt der systolische Blutdruck auf über 185 mmHg an – maximal bis zu etwa dem Zweifachen des Normalwertes. Der diastolische Blutdruck steigt ebenfalls, aber nicht so ausgeprägt, da die weitgestellten Gefäße der arbeitenden Organe die Abflussbedingungen für das Blut verbessern. Je nach Alter kann man unterschiedliche Grenzwerte für den Blutdruck handhaben (➤ Tab. 23.4).

Steigerung der Herzarbeit

Durch den enormen Blutbedarf der Muskulatur muss die Herzarbeit um ein Vielfaches ansteigen. Erreicht wird dies durch eine erhöhte Herzfrequenz, die von 70 Schlägen in Ruhe auf bis zu etwa 180 Schlägen pro Minute ansteigen kann, sowie durch eine ca. 50-prozentige Steigerung des Herzschlagvolumens (➤ Kap. 15.6.1). Dadurch pumpt das Herz beim Untrainierten statt des Ruhewertes von ca. 5 l/min bis zu 20 l/min und beim Ausdauersportler bis zu 32 l/min in den Körperkreislauf.

Bei leichter und mittlerer Arbeit pendeln sich Laktatkonzentration und Herzfrequenz bald auf einen mittleren konstanten Wert (Steady state, ➤ Kap. 23.3.1) ein, ohne dass eine Ermüdung eintritt.

Bei schwerer Arbeit kann das Herz die erforderliche Dauerleistung jedoch nicht lange aufbringen: Es ermüdet, wodurch die Herzleistung sogar wieder sinkt. Diese Ermüdung wird durch steigende Laktatkonzentrationen verstärkt, denn das anfallende Laktat kann nicht abgebaut werden.

Langfristige Veränderungen

Blutdruck

Ausdauertraining hat einen günstigen Effekt auf Patienten mit erhöhtem Blutdruck (arterielle Hypertonie). Es werden weniger Katecholamine ausgeschüttet, dadurch vermindert sich der Sympathikotonus (➤ Kap. 9.17.1). In Folge werden die Gefäße weitergestellt, folglich sinkt der Blutdruck. Das Herz wird nun entlastet, da es nicht mehr gegen den erhöhten Widerstand der Gefäße anpumpen muss. Man nimmt an, dass der blutdrucksenkende Effekt des Dauertrainings auch mit einer Steigerung der Arbeitskapazität zusammenhängt. Bei Personen mit normalem Blutdruck ist der Einfluss eher minimal.

Steigerung des Schlagvolumens und der Schlagkraft

Dauertraining bewirkt eine Volumenvergrößerung des Herzens und eine Hypertrophie der Herzmuskulatur. Folge: Ein erhöhtes Füllungsvolumen kann mit größerer Kraft ausgetrieben werden – das Schlagvolumen steigt. Bei gleichbleibendem Herzminutenvolumen kann so die Herzfrequenz gesenkt werden, was eine Ökonomisierung der Herzarbeit bedeutet. In diesem Zusammenhang ist besonders das Intervalltraining zu erwähnen, da hier vor allem die Herzmuskelkraft trainiert wird (➤ Kap. 23.1.2).

Beim Intervalltraining werden zwischen die Anstrengungen gezielte Pausen geschaltet. Das Herzminutenvolumen bleibt während der Erholungspausen trotz sinkender Herzfrequenz aber infolge des fortgesetzten Rückflusses des Blutes ins Herz und eines erhöhten Schlagvolumens eine Weile gleich. Das Herz muss den Widerstand eines größeren Blutvolumens überwinden. Das Intervalltraining setzt auf diese Weise einen güns-

Tab. 23.4 Blutdruckwerte während Ruhe und Belastung.

	Ruhe		Belastung	
	Systolisch	Diastolisch	Systolisch	Diastolisch
Normalwert Jugendlicher	120 mmHg	80 mmHg	240 mmHg	100 mmHg
Obergrenze Normalwert bis zum 40. Lebensjahr	145 mmHg	95 mmHg	290 mmHg	105 mmHg

23

tigen Reiz für die Schlagkraft des Herzmuskels, wodurch die genannte Ökonomisierung der Herzarbeit erreicht wird.

Es gibt zwei Gründe warum eine Steigerung der Schlagkraft effizienter ist als eine Steigerung der Frequenz:

- Die Steigerung der Wandspannung bedeutet jedes Mal zusätzliche Arbeit ohne Austreibungseffekt. Je weniger dies nötig ist, desto günstiger.
- Eine gesteigerte Herzfrequenz verkürzt die Dauer der Diastole. In dieser Zeit wird die Wand des linken Ventrikels durchblutet und mit Sauerstoff versorgt. Die Herzarbeit nimmt also zu, während das Sauerstoffangebot des Herzens selbst abnimmt.

Die obenstehenden Phänomene erklären, warum die Herzfrequenz eines trainierten Sportlers oder Patienten in Ruhe oder bei submaximaler Belastung niedriger ist als bei Untrainierten. Zudem sollte man bedenken, dass eine trainierte Person maximale Leistungen und eine hohe Herzfrequenz besser tolerieren kann als eine untrainierte. Die hohe Herzfrequenztoleranz und das gesteigerte Schlagvolumen führen dazu, dass bei einem Trainierten ein höheres Herzminutenvolumen möglich ist.

PT-PRAXIS

Aktive Erholung und lohnende Pause

Beim Intervalltraining sollte man sich während der Pauseneinheiten leicht aktiv bewegen. Erholung ist wichtig, aber die Muskulatur sollte das Blut weiter durch den Körper pumpen, um den notwendigen Transport von Sauerstoff und Abfallstoffen zu gewährleisten. Auch für das Herzkrafttraining ist eine fortgesetzte Zufuhr von Blut zum Herzen wichtig.

Man spricht in der Trainingspraxis von **lohnender Pause**, womit der wichtige Trainingseffekt der kurzen Pause beim Intervalltraining gemeint ist. Die größte Erholung findet etwa im ersten Drittel der vollständigen Erholungszeit statt. Beim Intervalltraining wird dieser Pausenteil mit unvollständiger Erholung genutzt und danach sofort die nächste Belastungsphase begonnen. Für viele Sportarten liegt diese Vorgehensweise durch die spezifischen Merkmale des betreffenden Sports viel näher als eine vollständige Erholung.

PT-PRAXIS

Ausdauertraining als Therapie bei Bluthochdruck

Um einen blutdrucksenkenden Effekt zu erreichen, sollte das Ausdauertraining nach bestimmten Prinzipien aufgebaut werden. Eine Trainingsfrequenz von 3 Trainingsreizen pro Woche mit einer Dauer von 30 bis 60 Minuten und einer Intensität von mindestens 60 % der VO_2max. hat sich hierfür als besonders effektiv erwiesen. Aufgrund der besonderen kardialen Gefährdung von Patienten mit **Bluthochdruck** sollte das Training vorsichtig begonnen und dann langsam gesteigert werden.

Vermehrte Kapillarisation und Vasodilatation

Dauertraining verstärkt die periphere Kapillarisation, wodurch der Austausch von Sauerstoff im Gewebe verbessert wird. Da die gleiche Menge an Gewebe von einem vergrößerten Gefäßnetz versorgt wird, verkürzen sich die Diffusionswege zu den Zielzellen – der Sauerstoffaustausch wird ökonomisiert (➤ Abb. 23.21). Koronararterien und -venen erweitern sich und die Kapillarisation des Herzens wird ebenfalls gesteigert. Die vornehmlich mit Typ-I-(slow twitch oxygen) Fasern ausgestatteten langsamen Muskeln weisen im Gegensatz zu den schnellen Muskeln eine bessere Kapillarisierung auf. Mit der verbesserten Kapillarisierung wird die Blutverteilung im Muskel homogener. Dadurch ist die Muskulatur von Trainierten gleichmäßiger durchblutet als von Untrainierten.

Außer der Kapillarisation verbessert sich auch die Endothelfunktion und somit die Vasodilatation. Die Endotheleinwirkung ist durch regelmäßiges Training verstärkt und auch nach dem Training für längere Zeit anhaltend. Diese Auswirkung zeigt sich sowohl nach einem aeroben Ausdauertraining als auch nach einem zyklisch statischen Training.

Das vergrößerte Gefäßnetz und die Vasodilatation bewirken zusätzlich eine absinkende Fließgeschwindigkeit des peripheren Blutes. Dadurch steht mehr Zeit für den Sauerstoffaustausch zur Verfügung.

Sowohl der den Sympathikotonus senkende Effekt des Dauertrainings als auch oben genannte Phänomene haben eine blutdrucksenkende Wirkung.

23.3.4 Anpassungserscheinungen von Blut und Stoffwechsel

Leistung, Energiebereitstellung und Verbrennung

Die drei wichtigsten Faktoren, welche die Wahl des Treibstoffs bei Anstrengung bestimmen, sind:

- Leistungsintensität
- Trainingszustand
- Ernährungszustand.

Bei leichter bis mittelmäßiger Anstrengung wird ein gleichmäßiger Anteil der gespeicherten Kohlenhydrate und Fette oxydiert. Nur wenn die Energiebereitstellung durch Kohlenhydrate und Fette ungenügend ist, kann die Oxydierung von Eiweißen einen substanziellen Beitrag liefern.

Fette (➤ Kap. 2.11)

Triglyzeride (Fette) liegen in Form von Fetttropfen marginal im Muskelfasergewebe sowie in den Adipozyten. Diese befinden sich vor allem im Fettgewebe des Bauchraums, zwischen den einzelnen Organen und der Unterhaut. Ein geringfügiger Fettanteil in Form von Lipoproteinpartikeln sowie freien Fettsäuren ist Bestandteil des Blutkreislaufs.

Fett ist die effizienteste Weise der Energielagerung. Bei der Verbrennung von 1 Gramm Fett (39 Kilojoule) wird mehr Energie freigesetzt als bei der Verbrennung von 1 Gramm Kohlenhydraten (18 Kilojoule).

Eine trainierte Person ist im Vergleich zu einer untrainierten Person besser imstande, Fette zu verbrennen. Dies gilt sowohl für eine gleiche absolute Anstrengung als auch für eine gleiche relative Anstrengung. Der Grund dafür ist die erhöhte Größe und Anzahl der Mitochondrien bei Trainierten. Dadurch wird bei ihnen die Fettoxydation für die Energieproduktion verstärkt eingesetzt und ihr Glykogenvorrat weniger belastet. Eine bestimmte Leistungsintensität ist somit länger möglich.

Während des Trainings wird die erhöhte Beteiligung der Fette am Energiestoffwechsel nur aktiviert, wenn die Belastungen im aeroben Intensitätsbereich ausgeführt werden. Zu intensives Training mit erhöhtem Laktatanstieg hemmt die Freisetzung von Fettsäuren aus dem Fettgewebe.

Kohlenhydrate (➤ Kap. 2.10)

Kohlenhydrate werden in der Leber und in den Muskeln gelagert. Eine kleine Menge befindet sich im Blutkreislauf. Leberglykogen kann mit Hilfe des Enzyms Glykogen-6-Phosphatase zu Glukose umgewandelt werden. Über den Kreislauf wird es zu den Muskeln transportiert.

Hier wird es als Muskelglykogen gespeichert. Durch die hier fehlende Glykogen-6-Phosphatase kann es die Muskulatur nicht mehr verlassen. Auch die Plasma-Glukosekonzentration wird primär vom Leberglykogen bestimmt. Die totale Energiemenge aus den endogenen Kohlenhydraten ist viel kleiner als der Fettvorrat und würde theoretisch die Energie für 60–90 Minuten intensiver Anstrengung liefern.

Die Menge der Energie, die pro Zeiteinheit freigesetzt werden kann, ist bei der Oxidation von Glykogen größer als bei der Oxidation von Fett. Wenn die Anstrengungsintensität auf über 70 % des maximalen Leistungsvermögens gesteigert wird, verringert sich die Fettoxidation. Die Muskulatur schaltet auf den Gebrauch ihrer endogenen Glykogenvorräte um. Das Muskelglykogen bildet dabei die wichtigste Energiequelle. Der Verbrauch dieser Glykogenvorräte durch intensive, lang andauernde Anstrengung ist verantwortlich für einen Leistungsabfall. Regelmäßiges Training, das den Vorrat des Muskelglykogens erschöpft, führt durch Superkompensationsmechanismen zu einer gesteigerten Kapazität von Kohlenhydraten und somit zu einer Speicherung von ungefähr 50 % mehr Muskelglykogen.

Einflüsse des Dauertrainings auf Blut und Stoffwechsel

Kurzfristig auftretende Veränderungen

- Die Folge eines forcierten Trainings ist eine Durchblutungsverbesserung aller belasteten Strukturen. Im Bereich von Wundgebieten erzeugt ein vorsichtiges Training eine optimierte Versorgung von Sauerstoff und Baustoffen. Die Stoffwechselaktivität wird durch den Temperaturanstieg im Gewebe erhöht.

- Die Sauerstoffsättigungskurve (➤ Abb. 6.7) verschiebt sich unter dem Einfluss des sinkenden pH-Wertes und der steigenden Kohlendioxidkonzentration im Gewebe nach rechts. Dieses Phänomen wird als Bohr-Effekt bezeichnet. Er tritt sowohl im aeroben als auch im anaeroben Training auf. Dadurch wird der Sauerstoff leichter aus dem Blut ins Gewebe abgegeben. In der Lunge unterliegen die pH- und pCO_2-Werte einem umgekehrten Effekt. Die Affinität des Hämoglobins im Blut gegenüber dem O_2 steigt an und begünstigt so eine Bindung.
- Der Anstieg des Kortisolspiegels, der eine negative Auswirkung auf die Neubildung und Regeneration von Bindegewebe hat, bleibt bei niedrigen Belastungsintensitäten aus. In der Proliferationsphase sind unter anderem deswegen maximale Belastungsintensitäten kontraindiziert.
- Ausdauertraining steigert die Verfügbarkeit heilungsunterstützender Hormone der bindegewebigen Strukturen.
- Der Endorphinspiegel im Plasma steigt an. Diese körpereigenen opioiden Peptide fungieren als Neurotransmitter mit einer Reduzierung der Schmerzwahrnehmung. Gleichzeitig steigern sie das geistige Wohlbefinden.

PT-PRAXIS

Diabetes mellitus, Adipositas und Ausdauertraining

Patienten mit **Diabetes mellitus** Typ II (➤ Kap. 19.3.4) leiden oft zusätzlich unter **Adipositas** (Übergewicht, ➤ Kap. 19.4.4). Körperlich aktive Personen haben ein deutlich geringeres Risiko, an Typ-2-Diabetes zu erkranken. Trainingsziele bei Diabetespatienten sind die Senkung der Blutglukosewerte, Gewichtsreduktion und die Vorbeugung von Herz- und Gefäßkrankheiten. Die Glukosesensitivität und Insulinsensitivität kann durch Training gesteigert werden. Weil die gesteigerte Insulinsensitivität nur ca. 24–72 Stunden bestehen bleibt, sollten Diabetespatienten 2–3-mal pro Woche trainieren. Sowohl Ausdauer- als auch Krafttraining haben einen positiven Effekt auf die Blutglukosewerte. Das Ausdauertraining sollte mindestens 20–30 Minuten mit 70–80 % der VO_2 max. durchgeführt werden. Krafttraining bedarf Kontraktionen mit einer Intensität von etwa 60–80 % ausgehend vom maximalen Widerstand bei 6–8 dynamischen Übungen für große Muskelgruppen.

Zur Gewichtsreduktion und Verbesserung der Blutfette sind aerobe Dauerbelastungen mit niedriger Intensität hilfreich. Es wird empfohlen, mehrere Stunden pro Woche, verteilt auf 30–60 Minuten pro Tag, mit einer Belastung von 40–60 % des VO_2 max. z.B. zu wandern oder Fahrrad zu fahren.

Langfristig auftretende Veränderungen

- Dauertraining senkt den Blutzuckerspiegel aufgrund der erhöhten Insulinsensibilität der Körperzellen. Vor allem Diabetiker können von diesem „Insulin-Spareffekt" des Ausdauertrainings profitieren.
- Ebenso lässt sich eine Senkung des Blutfettspiegels in Bezug auf Triglyzeride und gewisse Cholesterine (LDL und VLDL, ➤ Kap. 19.4.3) beobachten.
- Es kommt zu einer Erhöhung der Alpha-Lipoproteinfraktion (HDL-Cholesterin) im Blutplasma, was arteriosklerotischen Prozessen (➤ Kap. 16.1.4) vorbeugt.
- Ausdauertraining lässt die Menge des absoluten Blutvolumens und damit des Hämoglobins ansteigen. Es wurden Steigerungen bis zu 25 % festgestellt. Hierbei bleibt die Hämoglobinkonzentration pro Liter Blut allerdings gleich.
- Durch spezifisches Training, z.B. Höhentraining, kann die Sauerstoffbindungskapazität des Blutes vergrößert werden. In größeren Höhen hat die Luft einen geringeren Sauerstoffgehalt, was eine Hypoxie verursacht. Da die CO_2-Produktion nicht gesteigert wird, wie es bei Anstrengung der Fall wäre, kommt es nicht zu einer ausreichenden Ventilationszunahme. Dies stimuliert die Nieren zur Bildung des Hormons Erythropoetin, welches das Knochenmark wiederum anregt, Erythrozyten (rote Blutkörperchen) zu produzieren und damit den Hämoglobingehalt zu steigern. So versucht der Körper, den Sauerstoffgehalt des Blutes trotz niedrigem pO_2 aufrechtzuerhalten. Kehrt man nun auf eine normale Höhe zurück, besitzt das Blut für einige Wochen eine zusätzliche Sauerstofftransportkapazität. Nach und nach passt sich die Menge der Erythrozyten (Hämatokrit, ➤ Kap. 6.1 und ➤ Kap. 6.2.6) dann wieder an den neuen Zustand an.
- Die größere Anzahl der Mitochondrien ermöglicht eine erhöhte Fettverbrennung.
- Eine gesteigerte Kapazität, Kohlenhydrate, z.B. Muskelglykogen, zu speichern, ist die Folge.

23.3.5 Anpassungserscheinungen von Lunge und Atmung

Auch die Atmung passt sich den Anforderungen des Ausdauertrainings an. Chemorezeptoren z.B. in der A. carotis communis oder zwischen Lungenarterie und Aortenbogen messen bei Anstrengung den Abfall von pH- und pO_2- sowie den Anstieg von pCO_2-Werten und informieren das Atemzentrum in der Medulla oblongata hierüber.

Kurzfristig auftretende Veränderungen

Ein sichtbares Zeichen für Anstrengung ist eine Veränderung der Atemfrequenz und des Atemzugvolumens. Das Atemminutenvolumen (➤ Kap. 17.8.8), also die Luftmenge, die während einer Minute eingeatmet wird, steigt durch Zunahme des Atemzugvolumens und der Atemfrequenz von 6 l/min in Ruhe bis über 100 l/min an.

Die Veränderungen in den Lungen zugunsten des Sauerstofftransports sind sehr vielseitig und können wie folgt zusammengefasst werden:

- Der Gasaustausch wird effizienter durch:
  - Eine bessere Ventilation (Belüftung) der Lunge, wobei alle Alveolen genutzt werden
  - Eine bessere Perfusion (Durchblutung) der Lungenspitzen
- Gesteigertes Atemvolumen mit dadurch geringerem Totraumeffekt (➤ Kap. 17.8.7)
- Gesteigerter Blutdruck in den Lungenarterien (bis 55 mmHg) und ein gesteigertes Blutangebot
- Eine maximale Sauerstoffbindung an Hämoglobin in der Lunge aufgrund einer Rechtsverschiebung der Sauerstoffbindungskurve.

Wenn in Ruhe etwa 10-mal pro Minute mit einem Atemzugvolumen von etwa 600 ml geatmet wird, ergibt das ein Atemminutenvolumen von etwa 6 l/min. Hier ein Beispiel: Bei schwerer Anstrengung steigt die Atemfrequenz auf 30 Atemzüge pro Minute. Das Atemzugvolumen steigt auf 4 000 ml an. Dies ergibt ein Atemminutenvolumen von etwa 30 × 4 Liter = 120 Liter pro Minute. Während die Anstrengung größer wird, nimmt jedoch die relative Effizienz der Ventilation ab. Der Quotient von Sauerstoffaufnahme/Atemminutenvolumen beträgt in Ruhe und bei leichter Anstrengung etwa 1 Liter O_2/20–25 Liter. Bei maximaler Anstrengung beträgt er etwa 1 Liter O_2/30–35 Liter. Um die alveoläre Sauerstoffsättigung zu steuern, findet also eine Art Hyperventilation statt. Folge ist ein erhöhter pO_2 und ein erniedrigter pCO_2 in den Alveolen. Bei mittelmäßiger Anstrengung wird eine Steigerung des Atemminutenvolumens vor allem durch eine Steigerung des Atemzugvolumens erreicht. Bei maximaler Anstrengung gelingt dies in erster Linie durch eine Steigerung der Atemfrequenz.

Kleine Kinder neigen dazu, bei Anstrengung die Atemfrequenz zu steigern. Das Durchhalten einer ökonomischen Atemtechnik mit einem großen Atemzugvolumen bei mittelmäßiger Anstrengung ist abhängig vom Trainingszustand der Person und von der Art der Bewegungsabläufe während der Atmung.

Langfristig auftretende Veränderungen

Es gibt unterschiedliche Aussagen bezüglich des langfristigen Effektes von Ausdauertraining auf das Lungengewebe:

- Für gesunde Personen sind Lungenvolumen und die Diffusionskapazität der Lunge für Sauerstoff keine wesentlichen leistungshemmenden Faktoren und können durch Training auch kaum beeinflusst werden.
- Dennoch ist es möglich, dass häufige Dauerbelastungen zu Anpassungen des Lungenvolumens führen.

Im Allgemeinen kann man davon ausgehen, dass das Lungengewebe selbst kein Zielorgan des Dauertrainings ist, sondern eher das Sauerstofftransport- und -verarbeitungssystem (➤ Kap. 17.9.2).

Der Einfluss von Ausdauertraining auf die Atemfunktion hängt vor allem mit einer veränderten Atemtechnik zusammen. Es lassen sich eine Atemvertiefung und eine sinkende Atemfrequenz beobachten. Außerdem werden durch das Training ein vergrößertes Lungenvolumen und eine Hypertrophie der Atemmuskulatur erzielt.

Das Ausdauertraining bewirkt eine optimale Koordination zwischen Atemtechnik, Atemrhythmus und Bewegung. Für Dauerläufer und in noch stärkerem Maße für Schwimmer ist die richtige Atemtechnik eine Grundvoraussetzung für eine optimale Leistung. Ein Schwimmer muss lernen, beim Kraulen nach z. B. jedem dritten Armeinsatz abwechselnd links und rechts zu atmen. Selbst der Nichtleistungsschwimmer wird bemerken, wie wichtig die Koordination zwischen den Schwimmbewegungen und der Atmung wird, wenn er eine etwas längere Strecke schwimmt.

PT-PRAXIS

Lungenpatienten und Ausdauertraining

Bei Patienten mit chronisch obstruktiven Atemwegserkrankungen (engl.: COPD = chronic obstructive pulmonary disease, ➢ Kap. 17.9.4) wird im Rahmen der Therapie neben Aufklärung, Selbstmanagement und zahlreichen passiven Maßnahmen auch aktives Training angewendet. Die langfristige Einnahme von entzündungshemmenden Kortikosteroiden und die zunehmende Passivität haben häufig eine Abnahme der Muskelmasse und Kraft zur Folge. Hierdurch können die Patienten in ihren ADLs erheblich eingeschränkt sein. Sollte die Sauerstoffsättigung während der Anstrengung auf unter 90 % sinken, ist ein Training unter Sauerstoffgabe sinnvoll.
Die aerobe Ausdauerleistungsfähigkeit trainiert man mit 50–80 % des VO_2max. Da die Belastungsintensität durch Herzfrequenzmessung nicht immer gut zu dosieren ist, benutzt man hierfür die Borg-Skala (➢ Kap. 23.7.7). Das Intervalltraining stellt eine gute Therapiemöglichkeit dar, da in den Pausen das überflüssige CO_2 wieder abgebaut werden kann. Die Trainingsform kann stark variiert werden: So kann die Reizdauer zwischen 2 und 3 Minuten liegen. Das Verhältnis zwischen Reizdauer und Pause sollte dann 2:1 betragen. Die Intensität sollte bei 70 % der Maximalbelastung liegen. Auch eine Reizdauer von 30–60 Sekunden mit einem Reizdauer-Pause-Verhältnis von 1:2 und einer Intensität von 90–100 % der Maximalbelastung ist möglich. Krafttraining wird mit einer Intensität von 60–80 % des maximalen Widerstands durchgeführt. Pro Muskelgruppe können 2–3 Serien mit 8–12 Wiederholungen durchgeführt werden. Es sollten gezielt Muskelgruppen ausgewählt werden, bei denen Leistungseinschränkungen empfunden werden. Das Dauer- und Intervalltraining sollte 3–5-mal wöchentlich stattfinden, das Krafttraining 2–3-mal wöchentlich. Das körperliche Training senkt die Atemnot und steigert die Belastungstoleranz und damit die Lebensqualität der Patienten.

23.4 Schnelligkeitstraining

DEFINITION

Schnelligkeit

In der Trainingslehre ein Maß für die Überwindung von Widerständen in kürzester Zeit.

Schnelligkeitstraining

Trainieren der Muskulatur und des Nervensystems, wobei das Überwinden von Widerständen in kürzester Zeit im Vordergrund steht.

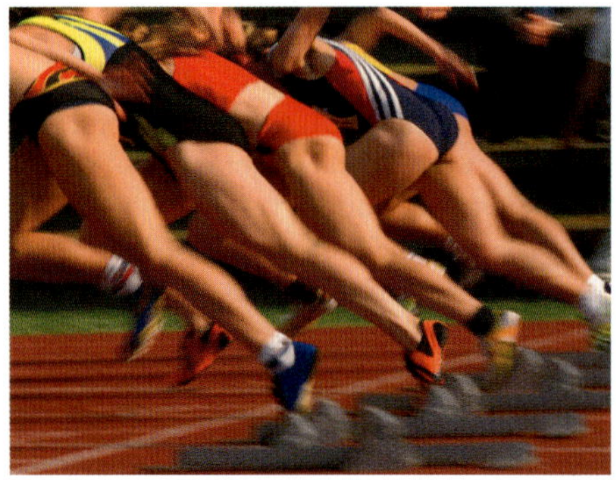

Abb. 23.22 Beim Start zu einem Sprint braucht man Reaktionsschnelligkeit. [J787]

Schnelligkeit hat mehrere Erscheinungsformen (➢ Abb. 23.22):

- Koordinationsgeschwindigkeit
- Schnellkraft für die Bewältigung relativ geringer Widerstände innerhalb kürzester Zeit
- Schnelligkeitsausdauer, d. h. die Möglichkeit, schnelle Bewegungen über längere Zeit durchführen zu können
- Reaktionsschnelligkeit, z. B. die Zeit, die man braucht, um auf einen Startschuss zu reagieren.

Die Schnelligkeit ist von der Anzahl der in Serie hintereinandergeschalteten Aktin-/Myosin-Verbindungen im Sarkomer abhängig sowie von der Anzahl der gleichzeitig aktivierten, hintereinandergeschalteten Sarkomere der Muskelfaser. Dies steht im Gegensatz zur Kraftentwicklung, die durch die gleichzeitige Aktivierung der nebeneinander gelegenen Sarkomere bestimmt wird.

Das Resultat aus Kraft und Schnelligkeit unterliegt – abhängig von der Muskelbelastung – ständigen Veränderungen. Die größte Leistung entwickelt ein Muskel bei einem Drittel seiner Maximalgeschwindigkeit.

Schnelligkeit sollte in ausgeruhtem Zustand trainiert werden, da bei Ermüdung Koordination, Entladungsfrequenz, Energievorrat und die Zahl der aktivierbaren Muskelfasern abnehmen.

23.4.1 Anpassungserscheinungen des Nervensystems

Schnelligkeit hängt in erster Linie von einer guten intra- und intermuskulären Koordination ab. Schnelligkeitstraining ist daher ein integrierter Teil des Koordinationstrainings.

Die Schnelligkeit der Impulse, die Leitungsgeschwindigkeit der Nerven sowie die schnellen Umschaltungen im Zentralnervensystem lassen sich nicht trainieren. So ist beispielsweise die schnelle Reaktion auf ein Startsignal weitgehend veranlagungsbedingt und somit schlecht trainierbar.

23.4.2 Anpassungserscheinungen der Muskulatur

Physiologisch gesehen ist der kontraktile Teil der Muskulatur nicht in der Lage, so schnell zu kontrahieren, wie dies Geschwindigkeiten, die bei bestimmten Bewegungen funktionell gemessen werden, vermuten lassen. Die fehlende Kontraktionsgeschwindigkeit lässt sich durch eine perfekte intra- und intermuskuläre Koordination sowie die Ausnutzung elastischer Komponenten der Muskulatur ausgleichen. Eine rasche Vordehnung von Muskeln, intramuskulärem Bindegewebe und Sehnen hat eine positive Auswirkung auf die darauf folgende Anspannung. Die Vorspannung verkürzt gleichzeitig die Zeit, die ein Muskel zum Spannungsaufbau während einer Kontraktion benötigt. Er erreicht somit schneller seine Maximalkraft, was bei einer explosiven Kraftanwendung wichtig ist. Dieser Mechanismus wird bei den meisten natürlichen, schnellen Bewegungen ausgenutzt, z. B. beim „wind up" vor einem Wurf oder beim Rückwärtsrichten des Beins, bevor ein Ball geschossen wird.

Training der muskulären Kontraktionsgeschwindigkeit

Die Kontraktionsgeschwindigkeit eines Muskels hängt von der Zusammensetzung seiner Muskelfasertypen ab. Die Typ-IIx-Muskelfasern entwickeln die größte Kraft und Kontraktionsgeschwindigkeit.

Zwischen Kraft und Geschwindigkeit besteht eine Beziehung, die am einfachsten durch die visuelle Widergabe in der Kraft-Schnelligkeitskurve (➢ Abb. 23.11) zu verstehen ist. Ein Muskel liefert bei einer schnellen Kontraktion weniger Kraft als bei einer langsamen Kontraktion. Das resultiert aus der Zeit, die benötigt wird, um Querverbindungen zu bilden. Dieser Zeitfaktor ist bei schnellen Bewegungen nicht gegeben. Je schneller die Kontraktion, desto weniger Querbrücken können gebildet werden, wodurch die absolute Kraft kleiner wird.

Die Maximalkraft spielt bei schnellen Bewegungen gegen geringe Widerstände keine Rolle. Die hohe Schnelligkeit an sich ist eher koordinativ bestimmt, denn der Widerstand selbst hat hierbei keine große Bedeutung. Soll die Schnellkraft gegen hohe Widerstände trainiert werden, ist das Training der Maximalkraft eine wesentliche Voraussetzung. Krafttraining verbessert die Explosivkraft und Schnelligkeit bei hohen Widerständen. Isometrisches Krafttraining hat wenig Einfluss auf die Verkürzungsgeschwindigkeit der Muskeln und wird daher beim Training der Schnellkraft nicht angewendet.

PT-PRAXIS

Phasisches Schnellkrafttraining zur Stabilisierung von Gelenken

Um eine Überbelastung der Gelenke in Situationen mit unerwarteter Krafteinwirkung zu vermeiden, muss das neuromuskulär-arthrogene System in der Lage sein, sehr plötzlich und kräftig zu reagieren. Dies ist z. B. der Fall, wenn man beim Laufen einen Stein oder die Bordsteinkante übersieht und der Fuß völlig unerwartet in eine extreme Belastungssituation gerät. Bei allen Patienten, die aufgrund einer entsprechenden Vorerkran-

kung eine verminderte Gelenkstabilität aufweisen (z. B. durch Kreuzbandplastik oder Ruptur der Bänder des oberen Sprunggelenkes), wird ein therapeutisches Stabilitätstraining durchgeführt, um einer erneuten Verletzung des vorgeschädigten Gelenks vorzubeugen. Hierbei werden die Prinzipien des **phasischen Schnellkrafttrainings** angewendet, d. h.:
- Kurze Übungen
- Explosive Entwicklung von etwa 80–100 % der statischen Kraft
- Plötzlicher Start nach vorheriger Entspannung.

23.4.3 Reaktion des Stoffwechsels

Da kurz dauernde Leistungen ausschließlich über Energie erbracht werden können, die aus dem anaeroben Stoffwechsel resultiert, schafft das Schnellkrafttraining im beanspruchten Muskelgewebe vor allem eine gesteigerte Speicherkapazität für die energiereichen Phosphate ATP und Kreatinphosphat (> Kap. 4.4.1). Andererseits wird kein Laktat angereichert und muss deshalb im Trainingskonzept – anders als beim Ausdauertraining – nicht berücksichtigt werden. Schnelligkeitstraining darf nicht allzu lange andauern (kürzer als etwa 12 Sek.), weil sonst andere Stoffwechselvorgänge, die eher beim Ausdauertraining eine Rolle spielen, in den Vordergrund rücken. Zwischen den Trainingsreizen sollte eine ausreichende Erholungszeit eingehalten werden. Diese Zeit benötigt der Körper, damit er wieder energiereiche Phosphate für weitere schnellstmögliche Kontraktionen bereitstellen kann.

23.5 Koordinationstraining

DEFINITION

Koordination

In der Trainingslehre die Fähigkeit des Zusammenspiels unterschiedlicher Muskeln.

Koordinationstraining

Training von Sensorik und Motorik mit dem Ziel, das Zusammenspiel der Muskeln so ökonomisch, schnell und zielgerichtet wie möglich zu gestalten.

Durch das Koordinationstraining werden folgende Organe trainiert:
- Muskel- und Gelenksensoren und ihre zum Gehirn führenden afferenten Nerven
- Das Gehirn selbst
- Die zu den Muskeln führenden efferenten Nerven mit den dazugehörenden Muskeln (> Abb. 9.1).

Das Koordinationstraining hat eher einen Einfluss auf die neuronale Steuerung des Bewegungssystems als auf die Muskeln selbst. Bei jedem Bewegungsablauf wird eine Vielzahl von Informationen an das Zentralnervensystem weitergeleitet und damit in die Bewegungsplanung und -ausführung integriert. Diese funktionelle Integration wird durch komplizierte Schaltungen und Netzwerke von Neuronen im Zentralnervensystem gesteuert und bewirkt ein adäquates Zusammenspiel der Muskulatur. Orte dieser funktionellen Integration sind das Spinalsegment, der Hirnstamm, das Cerebellum und der Kortex (> Kap. 9.11).

23.5.1 Aspekte des Koordinationstrainings

Die Koordination kann auf vielfältige Art und Weise trainiert werden, wobei folgende Aspekte zu beachten sind:
- Durch das **Lenkungsvermögen** vermag man Bewegungen entsprechend der Bewegungsvorstellung durchzuführen, z. B. beim Gehen die Beine richtig voreinander hinzustellen.
- **Reaktionsvermögen** ist die Fähigkeit, auf einen sensorischen Reiz schnell eine motorische Reaktion folgen zu lassen, z. B. mit einer Schrittveränderung oder veränderten Fußposition zu reagieren, wenn durch eine Unregelmäßigkeit im Boden der Fuß plötzlich nicht richtig hingestellt werden kann. Das Reaktionsvermögen kann z. B. mit dem Wackelbrett trainiert werden (> Abb. 23.23).
- Das **Orientierungsvermögen** versetzt die Person in die Lage, sich unabhängig von der eigenen Position im Raum orientieren zu können, z. B. kopfüber in den Ringen hängend Übungen ausführen.
- Durch das **Bewegungsgefühl** ist man fähig, den Ablauf der eigenen Bewegung genau registrieren zu können, z. B. beim Bücken genau zu wissen, wie man es falsch oder richtig macht, weil man den Bewegungsablauf spürt.
- **Kombinationsvermögen** ist die Fähigkeit, bekannte Bewegungsabläufe zu einem neuen, unbekannten Bewegungsablauf zusammenzufügen. Z.B. haben alte Patienten ausreichend Erfahrung mit dem normalen Gang. Nachdem sie im Dreipunktegang gelernt haben, mit Stützen umzugehen, lernen einige schnell den physiologischeren Vierpunktegang, anderen fällt es sehr schwer.
- Das **Antizipierungsvermögen** befähigt, eine sensorische Erwartung zu bilden, also eine bestimmte Reaktion vorauszuahnen. Diese Fähigkeit entsteht aus der Erfahrung mit vorausgegangenen Situationen. Noch bevor beispielsweise ein Patient bei einer bestimmten Übung unbeabsichtigt hinfällt, hat sich der erfahrene Therapeut richtig hingestellt und den Patienten dort unterstützt, wo er es am meisten braucht.
- Die **Analyse eines Bewegungsablaufes** ermöglicht ein rasches Verständnis der essenziellen Aspekte einer Bewegung. Z.B. wird ein Kind, das beim Fußballschuss schnell durchschaut, wie es sein Standbein hinstellen soll, wo es den Ball treffen und wie es seinen Fuß dabei halten muss, diese Bewegungen schneller beherrschen als ein Kind, das diese Aspekte kaum beachtet.
- Das **motorische Gedächtnis** befähigt dazu, sich Bewegungsabläufe genau einzuprägen und jederzeit reproduzieren zu können. Wenn z. B. das Laufen mit Stützen einmal gut gelungen ist und sich der Patient am nächsten Tag an den Bewegungsablauf und das Gefühl noch gut erinnern kann, ist er plötzlich in der Lage, mit den Stützen zu laufen.

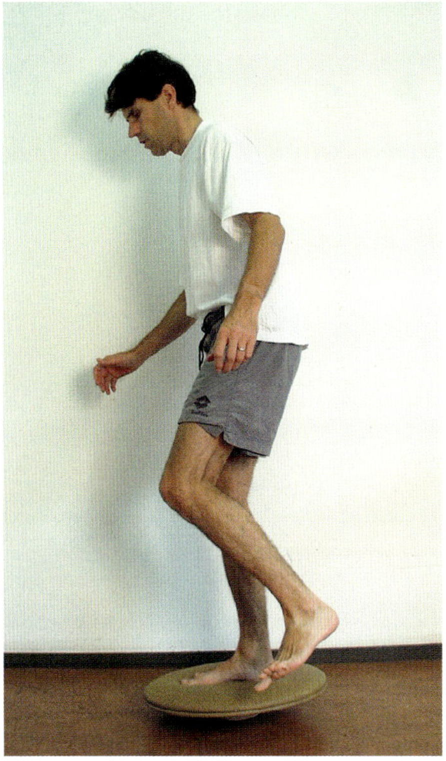

Abb. 23.23 Das Stehen auf einem Bein auf einem Wackelbrett ist eine Gleichgewichtsübung, durch die vor allen Dingen die Koordination der Unterschenkelmuskeln trainiert wird. [M304]

23.5.2 Anpassungserscheinungen des Nervensystems

Um die Auswirkungen des Koordinationstrainings auf das Nervensystem verstehen zu können, ist es notwendig, sich einen Überblick über die strukturelle und funktionelle Gliederung des Nervensystems zu verschaffen. John Hughlings Jackson (1835–1911), ein englischer Neurologe, hat eine modellhafte Darstellung der komplexen Abläufe im Nervensystem entwickelt, die sich in diesem Zusammenhang als sehr hilfreich erweist.

Modell der hierarchischen Niveaus

Im Laufe der Evolution hat sich unser Nervensystem in eine ganz bestimmte Richtung weiterentwickelt: Statt bereits bestehende Strukturen zu verändern, wurden den bereits vorhandenen die jeweils phylogenetisch (entwicklungsgeschichtlich) jüngeren Strukturen hinzugefügt. Hierbei bildete sich ein hierarchisches System innerhalb der einzelnen Strukturen aus, in dem die jeweils jüngeren Strukturen verfeinernd, modifizierend oder bremsend auf die Funktionen der älteren Strukturen einwirken. Aus phylogenetischer Sicht lässt sich eine horizontale und eine vertikale Komponente des Nervensystems unterscheiden.

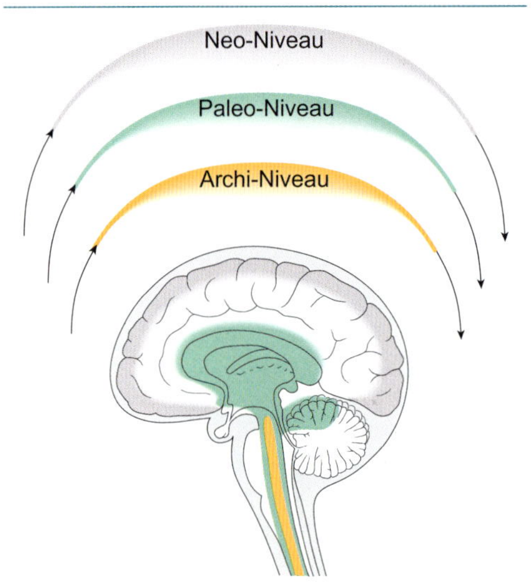

Abb. 23.24 Hierarchische Niveaus im Nervensystem.

In der vertikalen Abfolge unterscheidet man verschiedene Bahnsysteme. Hierbei liegen die phylogenetisch jüngeren Strukturen lateral und bestehen aus dicken, schnell leitenden Nervenfasern. Etwas mehr medial liegen die phylogenetisch älteren Strukturen, deren Nervenfasern dünner sind und eine relativ geringe Leitungsgeschwindigkeit aufweisen. Hierbei werden die Funktionen der älteren Bahnen durch die der jüngeren Bahnen modifiziert.

In der horizontalen Abfolge liegen drei hierarchisch gegliederte Niveaus (➤ Abb. 23.24) des Gehirns:

- Das Archi-Niveau besteht aus der Formatio reticularis, der grauen Substanz des Rückenmarks und einem Teil des Cerebellums.
- Das Paleo-Niveau umfasst das subkortikale limbische System, die Basalkerne, den Hypothalamus und einen Teil des Cerebellums.
- Das Neo-Niveau besteht aus dem Cortex cerebri, dem Corpus callosum, dem Thalamus und dem Neocerebellum.

Archi-Niveau

Die Aufgabe dieses ältesten Niveaus ist vor allem die Reflexverarbeitung. Die Reflexmotorik ist normalerweise in die Gesamtmotorik eingebunden und lässt sich nur unter bestimmten Voraussetzungen isoliert betrachten.

Bei einer fehlenden Bremsung durch die neueren Systeme entsteht eine erhöhte Reflexaktivität des Archi-Niveaus. Ein Beispiel hierfür ist die Reflexmotorik unterhalb der Läsionsstelle bei querschnittsgelähmten Patienten. Ein Schmerzreiz löst eine direkt über das Rückenmark laufende Reflexantwort (z. B. Zurückziehen von Arm oder Bein) aus, die von höheren Systemen nicht im Sinne einer Bremsung beeinflusst werden kann.

Paleo-Niveau

Die Systeme des Paleo-Niveaus sind zuständig für die Automatisierung von Bewegungen, die Haltungsregulation, den Ausdruck von Emotionen und die affektiven Anteile der Sensorik.

Die aus dem Paleo-Niveau heraus gesteuerte Motorik hat eine bewusste und eine automatisierte Komponente. Einfache Bewegungsabläufe, z. B. das Gehen, laufen automatisiert, also ohne die Beteiligung des Bewusstseins ab. Das Bewusstsein verfügt so über freie Kapazitäten und kann während des Gehens mit anderen Dingen beschäftigt werden. Laufen wir über einen unebenen Untergrund, werden die automatisierten Bewegungen bewusst an die Gegebenheiten dieses Untergrundes angepasst.

Die automatisierten Bewegungsprogramme können bestimmten Gebieten des ZNS zugeordnet werden – so lässt sich das motorische Programm für die Gehbewegungen im Mesencephalon und das Programm für die Atembewegungen in der Medulla oblongata lokalisieren.

Neo-Niveau

Das Neo-Niveau steuert kognitive Funktionen, z. B. den Intellekt, bewusste und gezielte Aktionen sowie die Sprache. Der Kortex beschäftigt sich vor allem mit den zielgerichteten Bewegungen. Welche Muskeln zum Erreichen dieser Ziele benutzt werden, spielt dabei für den Kortex keine Rolle.

Drei Phasen der Anpassungserscheinungen des ZNS im Koordinationstraining

Die wesentlichen Zielorgane des Konditionstrainings sind Gehirn und Nerven. Das häufige Wiederholen bestimmter Bewegungen verbessert die neuronalen Schaltungen auf spinalem, supraspinalem und kortikalem Niveau, wobei diese eng zusammenarbeiten.

- **Erste Phase:** Die motorische Steuerung von neu zu erlernenden Bewegungsmustern wird hauptsächlich kortikal gesteuert und sehr bewusst ausgeführt. Hierbei kommt es anfangs zu unnötigen Nebenbewegungen und Spannungen, sodass die Bewegungsabläufe insgesamt unökonomisch durchgeführt werden.
- **Zweite Phase:** Im Kortex wird ein motorisches Programm festgelegt. Die Bewegungen sind nun bekannt, die muskuläre Zusammenarbeit wird verbessert und die Bewegungsabläufe werden zunehmend ökonomisch.
- **Dritte Phase:** Die Bewegungen laufen automatisiert ab. Nur bei geänderten Ausgangsbedingungen greift der Kortex modifizierend in das Bewegungsprogramm ein und sorgt für einen angepassten Bewegungsablauf.

Training und Plastizität des Nervensystems

Wie sich unser Nervensystem ausprägt, ist u. a. davon abhängig, welchen Anforderungen es ausgesetzt wird. Es weist ein besonders hohes Maß an Plastizität (hier verstanden als Lernfähigkeit) auf – ein Charakteristikum für die Hauptaufgabe des Nervensystems, nämlich auf sensorische Inputs flexibel zu reagieren und daraus zu lernen.

Die biologisch günstigste Zeit zum sensomotorischen Lernen ist die Periode vor der Pubertät. Der Grund dafür ist die Kombination aus funktioneller Reifung des zentralen Nervensystems und aus dem systematischen Lernen von Bewegung. Das sich noch entwickelnde zentrale Nervensystem reagiert dabei mit einem höheren Maß an Plastizität als das Nervensystem eines Erwachsenen. Lernen ist als Folge bleibender Plastizität bis ins hohe Lebensalter möglich. Die Erhaltung und Verbesserung der Kraft im hohen Lebensalter ist meistens eine Folge verbesserter Koordination.

Die Adaptation in den neurogenen Netzwerken besteht aus einem angepassten Aktivierungs- und Hemmungsprozess. Dieser Prozess hat auf Dauer strukturelle Folgen. Die besondere Plastizität des Nervensystems basiert auf verschiedenen Mechanismen, die im Folgenden eingehend besprochen werden.

Dendritenbildung

Für bestimmte Lernprozesse muss der Organismus eine gewisse biologische Reife aufweisen. Bezogen auf das Nervensystem ist die Bildung von Dendriten das letzte morphologische Detail in der Entwicklung der Nervenzellen und stellt den entscheidenden Schritt für die funktionelle Reife des Neurons dar. Die plastischen Eigenschaften der Dendriten sind sehr groß. So kann das Wachstum von den Dendriten der Pyramidenzellen des Kortex durch äußere Reize beeinflusst werden. Die feine Handmotorik des Kindes kann sich z. B. erst dann entwickeln, wenn das Cerebellum und die Pyramidenbahnen voll ausgereift sind. Unabdingbare Voraussetzung dafür sind motorische und sensorische Erfahrungen, die eine Stimulation für die Dendritenbildung darstellen. Fehlen diese Erfahrungen, kommt es zu einer verzögerten oder mangelhaften motorischen Entwicklung des Kindes (➤ Kap. 22).

Motorisches Lernen

Während die wichtigsten Teile des Nervensystems, nämlich die Nervenzellen selbst, bei der Geburt schon angelegt sind, finden an den Verbindungen zwischen den Nervenzellen in der Wachstumsphase wesentliche strukturelle und funktionelle Veränderungen statt, die als Grundlage des motorischen Lernens betrachtet werden können. Die Reflexion motorischer Aktivitäten beeinflusst über eine Art Feedback das Reizverhalten der einzelnen, an motorischen Aktivitäten beteiligten Neurone. Lernen und Gedächtnis können im Nervensystem auf verschiedenen Niveaus nachgewiesen werden, wobei motorische Lernprozesse immer auch von strukturellen, neurologischen Veränderungen begleitet werden. Es folgen einige Beispiele:

- Wie in Experimenten nachgewiesen werden konnte, führt die wiederholte Reizung von Synapsen über längere Zeit zu Veränderungen ihrer inneren Struktur. So lassen sich eine Verbreiterung der synaptischen Endköpfchen, eine Verzweigung der Faserenden und eine veränderte biochemische Struktur der Neurone nachweisen. Funktionell gesehen bedeuten die vergrößerten synaptischen Strukturen eine verbesserte Reizleitung innerhalb der Synapse.

- Besonders die Motoneurone der tonischen Muskulatur sind, was ihren Stoffwechsel betrifft, an eine hochfrequente Aktivität angepasst. Die präsynaptischen Endigungen setzen im Anschluss an eine hochfrequente Reizung pro Impuls mehr Neurotransmitter frei als vor der Reizung. Dieses Phänomen bleibt auch kurze Zeit nach Beendigung der Aktivität noch bestehen.
- Fehlen vielfältige sensorische Reize wie Druck, Berührung, Vibration, Gleichgewichtsreize, visuelle und auditive Reize, führt dies nachweisbar zur Atrophie der Dendriten.

Sprouting

Das Nervengewebe hat ein gewisses Regenerationsvermögen. Wenn ein Motoneuron degeneriert, findet ein sog. „sprouting" (Aufzweigung) der Nervenendigungen der benachbarten Motoneurone statt. Auf diese Weise können die Muskelabschnitte, die von dem degenerierten Motoneuron versorgt wurden, weiter genutzt werden. Die Steuerung des betroffenen Muskels kann dann jedoch nicht mehr so fein abgestuft erfolgen, wie dies vorher der Fall war.

Feedback-Systeme und Koordinationstraining

Mit dem Koordinationstraining soll insbesondere die Steuerung von Haltung und Bewegung verbessert werden. Während kleine Einzelbewegungen als automatisierte Programme im Gehirn vorliegen, müssen komplexe Bewegungsabläufe bewusst gesteuert werden. Mehrere motorische Zentren des ZNS, z. B. Kortex, Basalganglien und Kleinhirn, müssen dabei in ihren Funktionen sehr fein aufeinander abgestimmt werden. Für diese Abstimmung benötigt der Organismus ständig Informationen über den Ablauf der Bewegung. Viele dieser notwendigen Informationen laufen dabei über sog. Feedback-Systeme (Rückkopplungssysteme). Wird z. B. der Tonus eines Muskels über die motorische Efferenz verändert, löst dies einen Muskelspindel-Impuls aus, der über afferente Leitungsbahnen ins ZNS zurückkehrt. Auch der dem Bewusstsein zugängliche Teil des ZNS ist über Feedback-Systeme an dem Zustandekommen der Bewegung beteiligt. Zu Beginn einer Bewegung erfolgt die Bewegungsvorstellung, die eine Voreinstellung aller motorischen Komponenten ermöglicht. Während der Bewegungsausführung wird der Bewegungsablauf mit der Bewegungsvorstellung verglichen, um anschließend in einer Bewegungsanalyse bewertet zu werden.

Um in der Therapie komplexe Bewegungsabläufe besser koordinieren zu können, ist es also notwendig, dem Patienten möglichst viele Rückmeldungen über seine Bewegungsabläufe zu geben. Bei den genutzten Feedback-Systemen unterscheidet man externes und internes Feedback.

Externes Feedback

Der Patient erhält von außen Informationen über Ablauf und Erfolg seiner Bewegung oder Haltung. Die Informationen werden verarbeitet über:

- Propriosensorik – bestehend aus Muskelspindeln und Kapsel-/Bandsensoren, die die Haltung und Bewegung registrieren und eventuell durch Führungswiderstände oder Lenkung stimuliert werden.
- Exterosensorik – bestehend aus Tast- und Drucksensoren, Vestibularsystem (Gleichgewichtsorgan), akustischen Sensoren (Anweisung, Rhythmus) und visuellen Sensoren (Spiegel, Vorbild).

Internes Feedback

Auch innerhalb des ZNS finden sich Regelkreise, die nach dem Rückkopplungsprinzip arbeiten. Strukturen, in denen sich solche Regelkreise lokalisieren lassen, sind:

- Kortex
- Basalganglien
- Cerebellum (Kleinhirn)
- Motorische Vorderhörner der einzelnen Rückenmarkssegmente.

PT-PRAXIS

Feedback-Systeme in der Physiotherapie

Feedback-Systeme können nicht nur im Koordinationstraining, sondern auch in fast allen **Therapiesituationen** sinnvoll eingesetzt werden. Häufig angewandte Techniken sind dabei z. B.:

- Führungswiderstände, die das Bewegungsgefühl des Patienten verbessern
- Approximationen, also ein von außen verstärkter Druck auf ein Gelenk, um das Haltungsgefühl zu verbessern
- Anweisungen zur Rhythmik, die einen flüssigen Bewegungsablauf erleichtern
- Verbale Rückmeldungen durch den Therapeuten, zum einen, um den Patienten in seiner Bewegungsanalyse zu unterstützen, zum anderen, um über Lob und Anerkennung die Motivation des Patienten zu steigern.

Vor allem bei der **PNF** (propriozeptive neuromuskuläre Fazilitation) und dem **Bobath-Konzept** werden Feedback-Systeme konsequent genutzt, um die neurologischen und muskulären Fähigkeiten des Patienten zu fördern und zu verbessern.

23.5.3 Anpassungserscheinungen von Lunge und Atmung

Koordinationstraining verändert nicht das Lungengewebe selbst. Dagegen beeinflusst es das neuromuskulär-arthrogene System und somit die Atemfunktion. Vor allem das Ausdauertraining wirkt sich auf die koordinativen Aspekte der Atemfunktion positiv aus, auch wenn es keine Koordinationsübung im eigentlichen Sinne ist.

Koordinationstraining der Atmung in der Physiotherapie

Diaphragmale Atmung als Ziel der Atemtherapie

Das Ziel einer Atemtechnikschulung ist es, die Atemarbeit des Patienten bei minimaler Anstrengung und optimalem Sauerstoffaustausch zu ökonomisieren. Die diaphragmale Atmung (Zwerchfellatmung) erfüllt genau diese Kriterien.

Das Volumen des thorakalen Raumes wird schon bei einer geringen Senkung des Diaphragmas (Zwerchfell) erheblich vergrößert. Um denselben Effekt über den Einsatz der Atemhilfsmuskulatur zu erreichen, muss bei relativ hohem Sauerstoffverbrauch wesentlich mehr Energie aufgewendet werden, da diese Muskelarbeit gegen die Schwerkraft durchgeführt wird. Die diaphragmale Atmung verbessert hauptsächlich die Ventilation der besonders gut durchbluteten Lungenbasis. Aufgrund der guten Durchblutung findet dort ein sehr effektiver Gasaustausch statt. Außerdem erzeugt das Heben und Senken des Diaphragmas wechselnde Druckverhältnisse im Bauchraum. Dies ist ein wichtiger Reiz für den Kreislauf und die inneren Organe.

Atemform, -rhythmus und -frequenz: Trainingsaspekte für eine koordinierte Atmung

Bei der physiologischen Atemform wandert das Diaphragma zu Beginn der Einatmung nach kaudal – der Bauch wölbt sich vor, erst dann hebt sich der Thorax. Die Einatmung sollte für eine möglichst effektive Anfeuchtung und Erwärmung der Atemluft durch die Nase erfolgen. Die Ausatmung durch den Mund kann mit der Lippenbremse kombiniert werden, um einen Bronchialkollaps zu vermeiden – dies gilt primär bei Patienten mit obstruktiven Ventilationsstörungen, z. B. dem Asthma bronchiale oder Lungenemphysem (➤ Kap. 17.9.4).

Der Atemrhythmus sollte gleichmäßig sein, wobei die Einatmungsphase etwas kürzer ist als die Ausatmungsphase. Die Pause nach der Einatmung ist eher kurz. Nach der Ausatmung folgt eine etwas längere Pause. Daraus entsteht ein Verhältnis zwischen der Ein- und Ausatmung von etwa 3:5. Um dem Patienten das Erlernen eines gleichmäßigen Atemrhythmus zu erleichtern, ist es zu Beginn der Übungsreihe sinnvoll, die einzelnen Phasen der Atmung zählend durchführen zu lassen. Das Einüben des Atemrhythmus wird durch begleitende Bewegungen, z. B. der Arme, erleichtert. Einige Patienten benötigen zum Erlernen der Atemtechnik einen Kontakt durch die Therapeutenhand. Die optimale Atemfrequenz liegt bei etwa 12–16 Atemzügen pro Minute. Eine langsame, tiefe Atmung ist effektiver als eine oberflächliche, schnelle Atmung, da Letztere zum überwiegenden Teil die nicht mit Sauerstoff angereicherte Luft des Totraumes lediglich hin und her bewegt (➤ Kap. 17.8.7).

23.6 Mobilitätsverbesserung

DEFINITION

Mobilität

(lat.: mobilitas = Beweglichkeit)
In der Trainingslehre als das räumliche Ausmaß beschrieben, in dem Körperstrukturen bewegt werden können. Das Bewegungsausmaß in den Gelenken.

Mobilitätsverbesserung

Das Beseitigen von Mobilitätseinschränkungen und -beschränkungen durch Training und Therapie. Ziel ist es, Körperstrukturen (wieder) freier beweglich und somit für ihren physiologischen Gebrauch einsatzfähig zu machen.

23

Soll die Mobilität des Bewegungsapparates verbessert werden, hat man es in der Physiotherapie hauptsächlich mit zwei Strukturen zu tun: den Gelenkkapseln und der Muskulatur. Ein Mobilitätsverlust kann auch andere Strukturen betreffen, z. B. Haut, Knochen, Menisken, Ligamente oder Nerven. Diese sind jedoch seltener ausschlaggebend für Mobilitätseinschränkungen. Knochen und Menisken lassen sich physiotherapeutisch nicht beeinflussen. Sind diese Strukturen Grund für eine Immobilität, kann ein operativer Eingriff notwendig sein. Für z. B. Immobilität der Haut, Verklebungen eines Ligaments oder Mobilitätsverlust eines Nervs gibt es spezielle physiotherapeutische Techniken.

23.6.1 Anpassungserscheinungen des Nervensystems

Auswirkungen von mobilisierenden Maßnahmen

Indirekt erleichtert die Mobilisierung von Muskeln und Gelenken koordinierte Bewegungsabläufe, da in der Bewegungsrichtung keine hohen Widerstände von Gelenkkapseln oder Antagonisten überwunden werden müssen.

Nerven müssen – wie alle andere Strukturen des Körpers auch – gegenüber angrenzenden Strukturen frei beweglich sein. Ist dies nicht der Fall, sind Bewegungseinschränkungen von Gelenken häufig die Folge. Durch mobilisierende Übungen kann die Gleitfähigkeit der Nerven verbessert werden.

Kontrakturen und Verklebungen des Binde- und Neuralgewebes sind häufig die Folge von schweren Traumen, peripheren neurologischen Einklemmungen oder chirurgischen Eingriffen. Durch diese Verletzungen können das impulsleitende Gewebe (z. B. Axone) und die Schutz- und Stützgewebe (d. h. Bindegewebe, z. B. Schwann-Zellen, Meningen, Endoneurium, Perineurium) manchmal zusammenwachsen. Durch eine entsprechende Mobilitätstherapie kann diesem jedoch effektiv vorgebeugt werden.

Die durch Körperbewegungen erzeugten Spannungen wirken sich im Nervensystem über eine wesentlich größere Entfernung aus als in nicht neuralen Strukturen. Smith (1956) konnte nachweisen, dass sich die durch Dorsalextension des Fußes erzeugte Spannung des Neuralgewebes bis zum Cerebellum hin fortsetzt. Das Perineurium gilt dabei als die widerstandsfähigste Struktur gegenüber Zugkräften, da seine Lamellen überwiegend aus Kollagen bestehen. Bei der Überdehnung eines peripheren Nervs ist das Perineurium die letzte Bindegewebsschicht, die dem Zug nicht mehr standzuhalten vermag und schließlich reißt.

Mobilisierung von Nerven

Eine Möglichkeit der Diagnostik verklebter Nerven besteht darin, diese Nerven durch Dehntechniken zu „verlängern“ (➤ Kap. 9.20.1). Beispielsweise kann bei einer Depression des Schultergürtels mit Abduktion, Außenrotation der Schulter, Extension, Supination im Ellenbogen und Dorsalextension der Hand eine Dehnung des N. medianus im Arm erzielt werden (➤ Abb. 23.25). Eine Dehnung des N. ischiadicus im Bein wird z. B. erzeugt durch: Flexion sowie Adduktion der Hüfte mit Extension im Knie und Dorsalextension des Fußes. Diese Dehnungen können durch Kopfbewegungen noch etwas verstärkt werden. Jedoch ist zu bedenken, dass die erzeugte Spannung den intraneuralen und intraduralen Druck erhöht, was die Blutversorgung des Nervengewebes herabsetzt. Wird der Nerv um etwa 15 % seiner Gesamtlänge gedehnt, kommt es zur völligen Unterbrechung der Blutversorgung und zu funktionellen Ausfällen der von diesem Nerv versorgten Gewebe.

Angestrebt wird, die Symptome zu provozieren, über die der Patient klagt, damit festgestellt werden kann, ob es sich tatsächlich um ein Nervenproblem handelt. Meist bestehen diese Beschwerden aus ziehenden Schmerzen, einem distalen Kribbeln, Taubheit oder im Ernstfall einem motorischen Ausfall. Diese neurologischen Symptome existieren beim Patienten, obwohl das zu Grunde liegende Problem, z. B. ein Bandscheibenvorfall, schon beseitigt ist. Erst wenn die Ursache behoben ist, ist eine Nervenmobilisation angebracht. Andernfalls muss zuerst die Ursache der Reizung bzw. Einklemmung beseitigt werden.

Weiterhin besteht die Möglichkeit, die Beweglichkeit des Nervengewebes gegenüber benachbarten Strukturen sowie die Beweglichkeit der einzelnen neuralen Strukturen untereinander durch Mobilisierung zu verbessern. Ein Beispiel hierfür wäre die oben genannte Dehnung des N. medianus, wobei der Kopf im Moment der Nervenspannung zum betreffenden Arm hin lateroflektiert und bei Auflockerung der Armnervenspannung zur kontralateralen Seite lateroflektiert wird. Durch die hieraus resultierende abwechselnde Arm- und Nackenspannung wird der Nerv hin- und hergeschoben.

23.6.2 Mobilisierung verkürzter Muskulatur

Muskulatur verkürzt sich, wenn sie einige Wochen lang nicht über ihre volle Länge kontrahiert wird. Eine Verkürzung tritt vor allem (und dann auch schneller) ein, wenn der Bewegungsmangel von Schmerzen begleitet oder gar durch sie verursacht wird. Wird nur ein Teil seines Anspannungsweges in Anspruch genommen, so wird sich der Muskel auf Dauer daran anpassen. Physiologisch gesehen kann die Anpassung vorteilhaft sein, aber in einigen Situationen, z. B. nach Bewegungsmangel durch Traumen oder Krankheit, ist dies unerwünscht und eine mobilisierende Therapie ist angebracht.

Die wichtigste und bekannteste Mobilisierungstechnik für verkürzte Muskulatur ist die Dehnung. Auch die einfache Anspannung von Muskeln, besonders in gedehnter Stellung, hat einen mobilisierenden Effekt, da hier Bewegungen zwischen den Muskelfilamenten und Muskelfasern stattfinden. Diese intramuskuläre Beweglichkeit ist eine

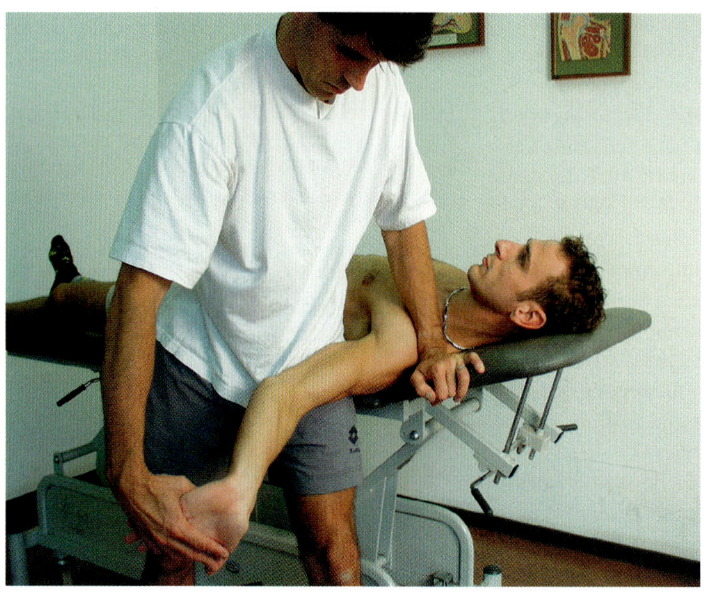

Abb. 23.25 Nervenmobilisation des N. medianus durch Arm- und Kopfbewegungen. [M304]

wesentliche Voraussetzung für die Mobilität der Muskulatur und wird schon bei statischer Anspannung der Muskeln verbessert.

Abläufe beim Vorgang der Muskelverkürzung

Um den Vorgang der Muskelverkürzung zu verstehen, ist es notwendig, die phasenhaft ablaufenden strukturellen Veränderungen der beiden am Aufbau der Muskulatur beteiligten Gewebsarten zu kennen. Beteiligt sind:

- Die kontraktilen Elemente, also die Muskelfasern mit ihren Aktin- und Myosinfilamenten (➤ Kap. 4.4.1, ➤ Abb. 4.17)
- Die nichtkontraktilen Elemente, also das Muskelbindegewebe, bestehend aus parallel und in Serie geschalteten elastischen Elementen (➤ Kap. 4.5.3).

Phasen der Muskelverkürzung

Der Verkürzungsvorgang wird entweder durch Schmerzen und/oder Immobilisation hervorgerufen und hat einen phasenhaften Verlauf. Kennzeichnend für die Phase I, die beginnende Muskelverkürzung, ist eine Tonussteigerung sowohl der kontraktilen als auch der nichtkontraktilen Muskelanteile. Die Möglichkeit einer Tonussteigerung des nichtkontraktilen Bindegewebes ist dabei hypothetisch und wird diskutiert. In der Phase II finden dann morphologische Veränderungen der Muskulatur statt.

Veränderungen an den kontraktilen Elementen

Die **Phase I** ist gekennzeichnet durch:

- Aktivitätssteigerung im motorischen Vorderhorn nach dem Size principle (➤ Kap. 4.4.1)
- Steigerung des Ruhetonus, vor allem der Flexoren.

Die **Phase II** ist charakterisiert durch:

- Zunahme der Typ-IIa-Fasern (Mischform) auf Kosten der Typ-I-Fasern (tonisch)
- Muskelfaserverkürzung aufgrund einer Abnahme der in Serie geschalteten Sarkomere.

Veränderungen an den nichtkontraktilen Elementen

In der Phase I kommt es zu einer Steigerung des Bindegewebstonus. Die Phase II verläuft in zwei Stufen:

- In der ersten Stufe treten chemische Veränderungen der Matrix (Grundsubstanz, ➤ Kap. 4.5) auf.
- In der zweiten Stufe passen sich die Kollagenfasern morphologisch an die veränderten Bedingungen an und bilden Querverbindungen aus (➤ Kap. 4.5.1).

Dehntechniken zur Mobilisierung verkürzter Muskulatur

Je nachdem, in welcher Phase sich die verkürzte Muskulatur befindet, ist eine andere Dehntechnik erforderlich. Die richtige Wahl der Technik ist entscheidend für den Therapieerfolg.

Dehntechniken während der Phase I

In dieser frühen Phase der Muskelverkürzung genügen tonussenkende Maßnahmen. Sie führen dazu, dass die Verbindungen zwischen Aktin und Myosin gelöst werden (➤ Abb. 4.17). Dafür stehen u. a. diese Dehntechniken zur Verfügung:

- Konzentration auf die betreffende Muskulatur und bewusstes Loslassen: Wenn der Therapeut z. B. die Ellenbogenflexoren beim Patienten dehnen möchte, zeigt er ihm die Spannung in diesem Muskel, indem er zuerst leicht auf den betroffenen Muskel und anschließend auf einen vergleichbaren Muskel mit normalem Tonus drückt. Auch ein bewusstes, abwechselndes An- und Entspannen der betreffenden Muskeln verdeutlicht dem Patienten den Unterschied zwischen hohem und niedrigem Tonus.
- Das Prinzip der reziproken Inhibition, auch Sherrington I genannt. Hier wird die Tatsache ausgenutzt, dass ein Antagonist entspannt, wenn der Agonist kontrahiert. Wenn beispielsweise die Ellenbogenflexoren gedehnt werden sollen, können durch einen leichten Führungswiderstand an den Ellenbogenextensoren die Flexoren leichter entspannen, sofern dies in einer für diesen Flexor gedehnten Stellung ausgeführt wird (➤ Kap. 9.15.2).
- Das Prinzip der postisometrischen Entspannung, auch Sherrington II genannt. Hier wird die Tatsache ausgenutzt, dass ein Agonist leichter entspannt, nachdem er isometrisch gegen einen Widerstand kontrahiert hat. Wenn die Ellenbogenflexoren gedehnt werden sollen, kann zuerst ein Widerstand an die Ellenbogenflexoren gegeben werden, dem sich eine Entspannung und Dehnung in die Extensionsrichtung anschließt. Die Bewegung wird in einer für diesen Flexor gedehnten Stellung ausgeführt.

Erst wenn der muskuläre Tonus gesenkt worden ist, kann ein Muskel gedehnt werden, da intakte Verbindungen zwischen den Aktin- und Myosinfilamenten (➤ Kap. 4.4.1, ➤ Abb. 4.17) ein Auseinanderziehen des Muskels unmöglich machen. Die Dehnung wirkt nicht nur auf die kontraktilen Anteile, sondern auch auf das muskuläre Bindegewebe, also das Endomysium, Perimysium und Epimysium. In dieser frühen Phase der Muskelverkürzung ist die erfolgreiche Dehnung des Muskels noch innerhalb einer Behandlung möglich.

Die nichtkontraktilen Anteile der Muskulatur bestehen aus einer unterschiedlichen Zusammensetzung von kollagenen, elastischen und retikulären Fasern. Die langsame Dehnung eines Muskels wirkt sich vor allem auf die Struktur der kollagenen Fasern aus. Diese wellenförmig verlaufenden Fasern richten sich unter Zugbelastung parallel aus und werden gestrafft (➤ Abb. 4.28).

Dehntechniken während der Phase II

Durch die Abnahme der in Serie geschalteten Sarkomere müssen Aktin und Myosin so weit auseinandergezogen werden, dass ein Reiz zur Produktion neuer Sarkomere gesetzt wird. Die Sarkomere verlängern sich während der Dehnung, kehren nach Beendigung des Dehnungszustandes jedoch in ihre Ausgangsposition zurück. Durch regelmäßige Sarkomerverlängerung, am besten durch physiologischen Muskelgebrauch im Rahmen von Alltagsbewegungen, werden neue Sarkomere produziert und die Muskelfasern verlängert. Die alleinige Anwendung der Dehntechniken während der Therapie wird hingegen kaum einen Nutzen aufweisen können.

In den nichtkontraktilen Elementen ist die Verkürzung so weit fortgeschritten, dass es zu Anpassungen der Kollagenfasern gekommen ist. Sind die normalerweise wellenförmig verlaufenden Kollagenfasern bereits maximal gestrafft, findet nun die eigentliche, in zwei Stufen verlaufende Dehnung statt. Die Querverbindungen zwischen den Kollagenfasern müssen gelöst werden.

- **1. Stufe:** Unter anhaltender Zugbelastung werden die Verbindungen zwischen den Fasern und der Matrix (Grundsubstanz) beansprucht. Es entstehen Defekte der Brückenbindungen, anschließend wird der Grundsubstanz Wasser entzogen.
- **2. Stufe:** Bei Überschreiten der Elastizitätsgrenze werden Brückenverbindungen zwischen den Fibrillen untereinander und später auch zwischen den Kollagenfasern zerstört. Die einzelnen Kollagenfasern dehnen sich nicht, sondern können nur reißen.

Die Verlängerung der Muskulatur ist in diesem Stadium von der Halbwertszeit (die Zeit, in der sich die Hälfte aller Gewebszellen erneuert hat) der bremsenden Strukturen abhängig.

Die Halbwertszeit beträgt für:

- Die Matrix 2–9 Tage
- Die Kollagenfasern 200–500 Tage.

Vor allem aktive Kontraktionen sind ein Reiz für die Adaptation des Muskels. In gedehnter Position sollte der Muskel einige Male pro Tag eine kräftige Kontraktion durchführen. Hierdurch wird die Produktion der in Serie geschalteten Sarkomere und die Anlage von Kollagen aktiviert. Zwischen der ersten Schmerzsensation und dem maximalen Bewegungsausmaß liegt ein Bereich, den man als Dehntoleranz bezeichnen könnte. Der Dehnung folgend steigt auch diese Dehntoleranz.

Die Muskelreaktion auf Dehnung

Bei kurzer, abrupter Dehnung erfolgt eine Muskelspindelreaktion (➤ Abb. 23.26a) mit Abwehrspannung und Tonuserhöhung.

Bei langsamer Dehnung oder Ruhigstellung in verlängerter Position werden die Produktion von in Serie geschalteten Sarkomeren (➤ Abb. 23.26b) und die Kollagenbildung aktiviert. Die Sensibilität der Muskelspindeln (➤ Kap. 9.15.1) für Dehnreize nimmt ab. Die Muskulatur passt auf Dauer ihre ursprüngliche Länge an die erforderliche Länge an, insofern bestimmt die Funktion der Muskulatur deren Anatomie. Wird z. B. eine Hüfte nie in die volle Streckung gebracht, folgt unweigerlich eine Verkürzung der Hüftflexoren. Schlittschuhfahrer, die tagtäglich in Positionen trainieren, bei denen die Hüfte gebeugt wird, haben eine geringere Hüftstreckung als 100-Meter-Sprinter, die tagtäglich normale Laufbewegungen vollziehen.

Die aktive Dehnung stellt einen effektiveren Reiz für Anpassungserscheinungen der Muskulatur dar als die passive Dehnung. Unter aktiver Dehnung eines Muskels versteht man die statische Anspannung in der verlängerten Ausgangsposition.

ACHTUNG

Vorsicht bei Muskeldehnung!

Bei zu energischer Dehnung des Bindegewebes kann die Muskelfaser so weit gespannt werden, dass sich Aktin und Myosin zu wenig überlappen. Dadurch entsteht ein vergrößertes Bewegungsausmaß, das die Verletzungsanfälligkeit der Muskeln erhöht.
Kurz nach dem Entfernen eines Gips-Stützverbandes oder einer Schiene sollten daher keine maximalen Muskeldehnungen durchgeführt werden, weil das Muskelbindegewebe die kontraktilen Elemente unzureichend schützt (➤ Kap. 4.5.1).

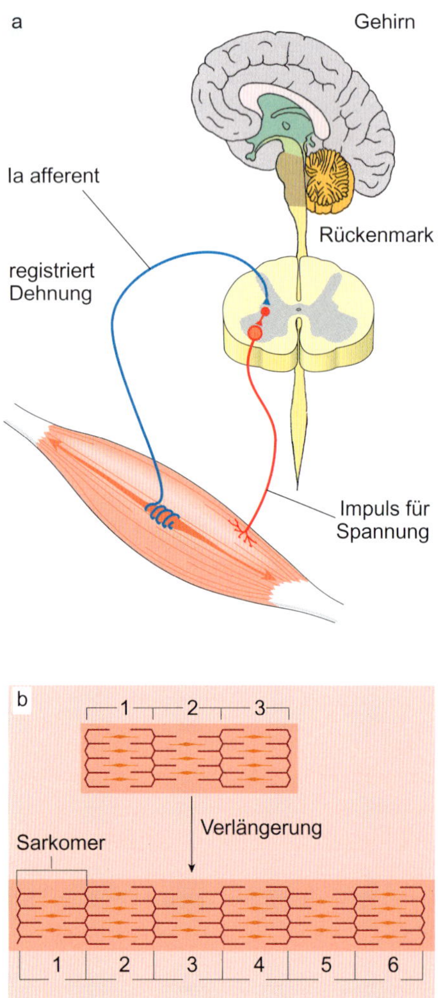

Abb. 23.26 Die Muskelreaktion auf Dehnung. a) Muskelspindelreaktion mit Abwehrspannung. b) Produktion von in Serie geschalteten Sarkomeren.

23.6.3 Die Mobilisation von Gelenken

Die Mobilität des Bewegungsapparates ist vom maximalen Bewegungsausmaß der einzelnen Gelenke abhängig. Dieses Ausmaß wird in Grad angegeben, wobei es für jedes Gelenk einen Normwert gibt. Ein Gelenk kann entweder hypermobil, normal beweglich oder hypomobil sein.

Das Gelenk ist eine Funktionseinheit mehrerer Strukturen wie dem Kapsel-Band-Apparat, dem Knorpel und der Synovia (➤ Kap. 11.4.2). Im folgenden Kapitel werden die Anpassungserscheinungen dieser Strukturen auf gelenkmobilisierende Maßnahmen beschrieben.

Anpassungserscheinungen des Kapsel-Band-Apparates

Ist ein Gelenk für längere Zeit immobilisiert, nimmt die Verformbarkeit der Gelenkkapsel ab und die Ligamente (Bänder) werden geschwächt. Die Matrix der Gelenkkapsel verliert an Substanz, wobei vor allem die Anzahl der Proteoglykane (➤ Kap. 4.5.1) abnimmt. Die in der Matrix enthaltenen, normalerweise frei beweglichen Kollagenfibrillen rücken näher zusammen und bilden Querverbindungen aus, was sich in der abnehmenden Verformbarkeit der Kapsel äußert. Hierdurch versteifen die Gelenke und Bewegungen werden eingeschränkt.

Die Ligamente des Kapsel-Band-Apparates sichern das Gelenk vor unerwünschten Bewegungen. Ihre innere Struktur gewährleistet die dafür notwendige Zugfestigkeit. Immobilisation verändert auch hier die Struktur: Sie zeigt sich durch einen abnehmenden Gehalt der Ligamente an Proteoglykanen und Wasser. Zusätzlich werden wesentlich mehr Kollagenfasern abgebaut als neu gebildet. Daraus folgt eine verminderte Festigkeit der Ligamente, das immobile Gelenk verliert an Stabilität und wird dadurch anfälliger für Verletzungen.

Die Gelenke sollten nach Kapselverletzungen so früh wie möglich mobilisiert werden, da sich die neu gebildeten Kollagenfasern unter einer Zugbelastung in der Zugrichtung ausrichten und so Stabilität und eine gute Beweglichkeit des Gelenks gewährleisten. Wird das Gelenk in der frühen Phase der Kollagenneubildung nicht mobilisiert, richten sich die Kollagenfasern ungeordnet aus – dies ist nach der Bildung von Querverbindungen der Kollagenfasern untereinander kaum reversibel.

Anpassungserscheinungen des Knorpels

Hyaliner Knorpel

Die landläufige Meinung, intensive Belastung der Gelenke führe zu Abnutzungserscheinungen des Gelenkknorpels, ist falsch. Die Gelenkflächen sind so konstruiert, dass sie bei einer ausreichenden Schmierung mit Synovia ideale Gleitflächen bilden und sich auch bei größeren Belastungen nicht abnutzen.

PT-PRAXIS

Mobilisation von Gelenken bei immobilisierten Patienten

Sind Gelenke über einige Wochen hinweg **immobilisiert,** z. B. aufgrund angeordneter Bettruhe oder krankheitsbedingter Immobilität, nimmt die Elastizität der Gelenkkapseln und die Festigkeit des Bandapparates ab – Kontrakturen und Instabilität der Gelenke sind die Folge. Um diese ungünstige Entwicklung zu vermeiden, ist es notwendig, die Gelenke mindestens einmal täglich in allen Bewegungsrichtungen endgradig durchzubewegen.

Wechselnde Belastungen veranlassen die Chondrozyten zur Produktion von Matrixmolekülen. Die dabei neu gebildeten Proteoglykane ziehen Wasser an und lassen den Knorpel anschwellen. Die so entstehende Schwellung wird durch die Spannung des Fasernetzes der oberflächlichen und tiefen Schichten des Knorpels begrenzt.

Kurz dauernde Belastungen werden vom Knorpel elastisch abgefedert, aus länger andauernden Belastungen (ab etwa einer Stunde) resultieren hingegen plastische Veränderungen, die zu einer seitlichen Verschiebung von Wasseranteilen der Matrix führen. Nach Entlastung des Gelenks kehrt das Wasser nicht sofort in seine Ausgangsposition zurück – die Knorpelschicht über den belasteten Anteilen der Gelenkflächen wird so merklich dünner. Vergleichbar ist dieser Umstand wie folgt: Einen normal belasteten Knorpel kann man sich als einen mit Wasser gefüllten Schwamm vorstellen, der leicht eindrückbar ist und nach Entlastung wieder zurückfedert. Im Gegensatz dazu wäre ein überbelasteter Knorpel als ausgetrockneter Schwamm zu charakterisieren, der zusammengeschrumpft ist und nicht mehr zurückfedert.

Die Ruhigstellung von Gelenken, z. B. durch einen festen Gips-Stützverband, verändert auch den Wasserhaushalt des Gelenkknorpels. Die Gelenkbewegungen sind für die Chondrozyten eine notwendige Stimulanz. Fehlt dieser Stimulus aufgrund einer Immobilisation, sterben einige Chondrozyten ab, folglich nimmt die Produktion von Proteoglykanen ab. Der Knorpel verliert dadurch einen Teil seiner wasserbindenden Kapazität und wird damit bei Belastungen stärker verformt. Die unter dem Knorpel gelegenen subchondralen Knochenschichten reagieren auf die Immobilisation des Gelenks mit einer Erosion der Knochenbälkchen und mit allgemeiner Atrophie.

Faserknorpel

Die Funktionen des Faserknorpels lassen sich durch ein Training mit langsam gesteigertem Belastungsaufbau verbessern. Ein solches Training:

- Vermehrt kollagene Fasern und verbessert deren Zugfestigkeit
- Steigert den Stoffwechsel der Knorpelzellen
- Steigert Anzahl und Größe der Knorpelzellen.

Defekte des hyalinen Gelenkknorpels können durch die Bildung von Faserknorpel kompensiert werden.

KLINIK

Arthrose und Belastung

Die günstigste Belastung für Gelenke – und dies gilt auch für Arthrose-Patienten – ist eine wechselnde, leichte Belastung durch dynamische Bewegungsübungen.

Synovia

Die Immobilisierung von Gelenken verändert die chemische Zusammensetzung der Synovia und damit deren Viskosität. Die Synovia wird dünnflüssiger und verliert ihre Fähigkeit, die Gelenkflächen optimal zu schmieren, wodurch die Reibung an den Knorpelflächen der Gelenke zunimmt.

23.6.4 Mobilisierende Maßnahmen zur Verbesserung der Atemfunktion

Thorax

Mobilisierende Übungen zur Verbesserung der Atemfunktion beziehen sich hauptsächlich auf den Thorax, da die Thoraxbeweglichkeit (➤ Abb. 23.27) eine wichtige begrenzende Größe für das Ausmaß der maximalen Ein- und Ausatmung darstellt. Bei jedem Atemzug findet eine Bewegung in:

- Den kostovertebralen Gelenken
- Den sternokostalen Verbindungen statt.

Darüber hinaus erfolgt in der thorakalen Wirbelsäule bei der Einatmung eine Extensionsbewegung. Diese ist z. B. bei Patienten mit Morbus Bechterew stark eingeschränkt, sodass häufig auch deren Atemfunktion eingeschränkt ist.

Die tonische Muskulatur im zervikothorakalen Bereich neigt zu einem erhöhten Muskeltonus mit Verspannungen und Verkürzungen, was die Einatmung erschwert. Eine Verkürzung dieser Muskulatur führt außerdem zu einer für die Atemfunktion ungünstigen Körperhaltung. Betroffene Muskeln sind häufig der M. pectoralis major und minor, der M. sternocleidomastoideus, der M. trapezius descendens, der M. levator scapulae und der M. erector spinae cervicalis.

Es gibt viele Übungen zur Thoraxmobilisation. Oft und gerne angewendet werden solche, bei denen Ein- und Ausatmung mit Armbewegungen kombiniert werden, z. B. Einatmung mit maximaler Anteversion der Arme und Ausatmung mit Herunternehmen der Arme. Die Rippenspreizung während der Einatmung wird hierbei durch die Armbewegungen unterstützt. Eine ähnliche Übung ist das Einatmen unter begleitender einseitiger Hebung des Armes mit Rotation des Körpers und Ausatmen unter Zurückdrehen in die Ausgangsposition. Diese Übung wird mit abwechselnder Links- und Rechtsrotation vorgenommen.

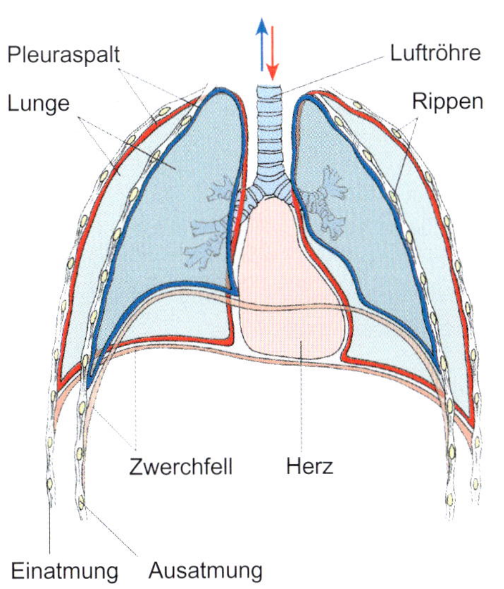

Abb. 23.27 Mobilität des Thorax und der Lunge in Bezug zur Atmung mit einer reibungsarmen Beweglichkeit des Lungengewebes gegenüber dem Thorax, von ventral gesehen.

Lungengewebe

Normalerweise sind die Lungen sehr dehnbar. Erst im Alter oder bei bestimmten Lungenerkrankungen, z. B. dem Lungenemphysem, nehmen die elastischen Eigenschaften der Lunge ab, d. h., die Compliance der Lunge (➤ Kap. 17.5.4) nimmt dann zu.

Die Lunge ist von den beiden Pleurablättern umgeben, die eine reibungsarme Beweglichkeit des Lungengewebes gegenüber dem Thorax gewährleisten (➤ Kap. 17.7). Kommt es zu einer Entzündung der Pleurablätter (Pleuritis), besteht immer die Gefahr der Verschwartung – einer Verklebung der Blätter untereinander.

PT-PRAXIS

Bewegungsschienen

Bewegungsschienen (engl.: CPM, continuous passive motion, ➤ Abb. 23.28), die sehr häufig bei Knie- und Hüft-TEP-(Totalendoprothese-)Patienten zum Einsatz kommen, dienen der Vorbeugung von ungünstigen Folgen einer längeren Immobilisation. Auch wenn die Bewegungsschienen meist so eingestellt werden, dass die betroffenen Gelenke nicht endgradig, sondern lediglich im schmerzfreien Bereich bewegt werden, tragen sie häufig indirekt zur Verbesserung des Bewegungsausmaßes bei. Die eigentlich erforderliche Mobilisation der betroffenen Gelenke erfolgt durch den Physiotherapeuten. Denn es müssen **endgradige Bewegungen** durchgeführt werden, bei denen der Beurteilung des Endgefühls eine wichtige diagnostische Bedeutung zukommt.

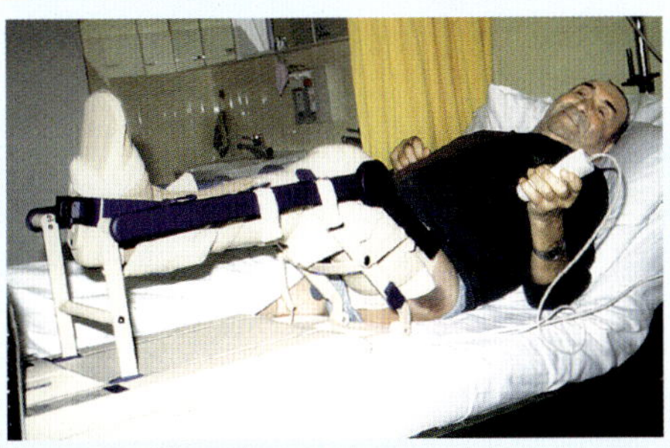

Abb. 23.28 Behandlung mit einer Motor-Bewegungsschiene zum passiven Durchbewegen des Kniegelenks. Eine weitergehende Behandlung mit endgradigen Bewegungen erfolgt zusätzlich durch den Physiotherapeuten. [M161]

23.7 Leistungsdiagnostik

DEFINITION

Leistungsdiagnostik

Möglichst objektive Erkennung und Benennung einer funktionellen Leistungsfähigkeit von Geweben, Organen und Organsystemen. Die angewandten diagnostischen Methoden sind Grundlage für die Diagnosestellung und Erfolgskontrolle von Training oder Therapie.

Im Folgenden werden die Methoden zur Leistungsdiagnostik beschrieben, die den Physiotherapeuten selbst zur Verfügung stehen bzw. die von anderen Berufsgruppen ausgeführt werden, deren Ergebnisse aber die physiotherapeutische Arbeit unterstützen.

Diagnostische Tests verifizieren oder falsifizieren bestimmte Hypothesen. Sie bilden damit den Ausgangspunkt für die Therapie und dokumentieren Veränderungen im Therapieverlauf. Alle Tests sollten die Gütekriterien von Messinstrumenten erfüllen (➤ Kap. 11.1.2), z. B. Validität (Beweiskraft), Reliabilität (Zuverlässigkeit), Responsivität (Sensibilität), Sorgfältigkeit und praktische Anwendbarkeit.

Außer klinischen Tests, die Struktur- und Funktionsniveau einer Leistung oder eines Zustands feststellen, gibt es in der Physiotherapie einen Bedarf an Tests, die auf der Aktivitätsebene Leistungsproblematiken feststellen. Funktionelle Tests sollten immer mehrere Funktionssysteme erfassen und bewerten. Einige dieser funktionellen Tests werden in ➤ Kap. 23.7.7 besprochen.

23.7.1 Methoden zur Erfassung der Leistungsfähigkeit des Nervensystems

Außer den in der Neurologie üblichen Methoden zur Bestimmung neurogener Leistungen, z. B. dem EEG oder der Bestimmung von Nervenleitgeschwindigkeit, gibt es einige andere Methoden der Leistungsdiagnostik, die von den Physiotherapeuten eigenständig durchgeführt werden können.

PT-PRAXIS

Pleuraschwartenprophylaxe bei Pleuritis

Da die Gefahr einer **Verschwartung** der Pleurablätter nach einer Pleuritis sehr groß ist, sollten bei jedem Patienten mit Pleuritis im Anschluss an die akute Entzündungsphase thoraxmobilisierende Maßnahmen durchgeführt werden. Günstig sind aktive Streck- und Drehdehnlagerungen, wobei die Dehnung der betroffenen Seite von einer maximalen Einatmung begleitet wird (➤ Abb. 23.29).

23

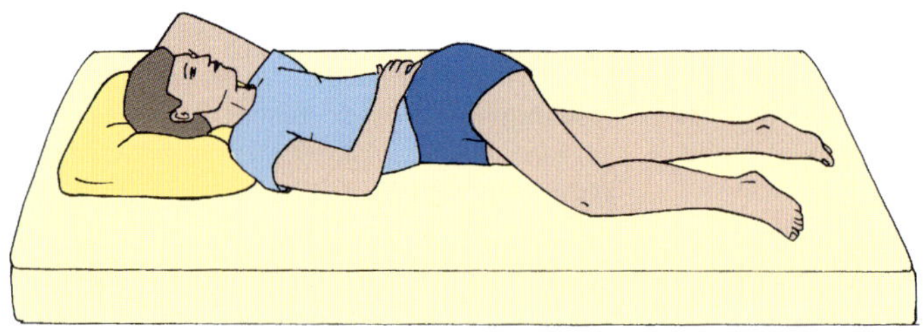

Abb. 23.29 Drehdehnlage als Beispiel für eine thoraxmobilisierende Übung. Der Patient liegt auf der Seite, der obere Arm befindet sich hinter dem Kopf, die Hand im Nacken. Ohne die Lage der Beine zu verändern, kippt er den Oberkörper vorsichtig so weit wie möglich nach hinten.

Elektromyografische Funktionsdiagnostik (EMG)

Bei der elektromyografischen Funktionsdiagnostik wird die durchschnittliche Aktivität der motorischen Einheiten bestimmter Muskeln mit Oberflächenelektroden registriert. Die so abgeleitete muskuläre Aktivität kann – in Frequenzen umgesetzt – hörbar gemacht werden und dient dem Patienten als zusätzliche sensorische Stimulanz beim Wiedererlernen von Bewegungen. Gleichzeitig ermöglicht diese Methode den Therapeuten, die Leistungsfähigkeit der betroffenen Muskulatur zu beurteilen. Das EMG misst zwar nicht direkt die Kraft, gibt aber Hinweise auf diese. Eine zunehmende Muskelspannung erzeugt ein EMG-Signal in Form einer Steigerung der Amplitude oder der Frequenz. Gute Anwendungsmöglichkeiten eines Oberflächen-EMG sind die Messungen bei statischen Kontraktionen sowie bei Muskelermüdungen. Letztere zeigen dabei niedrige EMG-Frequenzen mit hohen Amplituden. Für eine Messung von dynamischen Kräften eignet sich ein Oberflächen-EMG nicht.

Elektrodiagnostik

Um die Ausbreitung eines Lähmungsgebietes und das Ausmaß einer Lähmung zu bestimmen, testet man mit Hilfe der Elektrodiagnostik die Reaktion der Muskulatur auf faradische und galvanische Ströme. Die Herabsetzung der elektrischen Muskel-Erregbarkeit durch diese Ströme wird in sog. I/t-Kurven festgehalten. I/t-Kurven (Reizstärke-Reizzeitkurve) stellen in einer Grafik den Zusammenhang zwischen der Erregbarkeit eines Muskels und Reizstärke sowie Reizdauer von galvanischen Einzelimpulsen dar.

Funktionelle motorische Tests

Für die Beurteilung der funktionellen Leistungsfähigkeit des Nervensystems gibt es standardisierte Koordinations- und Gleichgewichtstests. Die funktionellen Leistungen werden quantitativ erfasst und mit alters- und geschlechtsbezogenen Normwerten verglichen.

Mit dem Oseretsky-Test lässt sich z. B. die motorische Entwicklung von 2 bis 11 Jahre alten Kindern beurteilen, indem die vom Kind gezeigten Fertigkeiten mit den altersgemäßen Normwerten verglichen werden. Auf diese Weise wird das „motorische Alter" eines Kindes festgestellt, welches nicht unbedingt mit dem tatsächlichem Alter übereinstimmen muss.

23.7.2 Methoden zur Erfassung der muskulären Leistungsfähigkeit

Bei der Erfassung der muskulären Leistungsfähigkeit wird die Kennfunktion des Muskels über die Entwicklung seiner Kontraktionskraft getestet. Ein großes Problem dieser isolierten Tests ist die geringe Aussagekraft bezüglich der funktionellen Bewegung. In ➤ Kap. 23.2 wurde schon ausführlich beschrieben, dass Muskelkraft sehr spezifisch ist.

Außer der Kraft kann auch die Mobilität oder die Länge eines Muskels getestet werden.

Erfassung der statischen Kraft

Die statische Maximalkraft für bestimmte Winkelstellungen eines Gelenks lässt sich mit Hilfe eines Dynamometers ermitteln. Bei diesem Apparat kann der Widerstand oder die Geschwindigkeit (isokinetisch) eingestellt werden. Auf diese Weise ist überprüfbar, wie viel statische oder dynamische Anstrengung zur Bewältigung des Widerstandes geleistet wird. Die statische Maximalkraft ist dann erreicht, wenn der eingestellte Widerstand in einer bestimmten Winkelstellung z. B. des Kniegelenks gerade noch gehalten werden kann. Der Wert für die aufgewendete Muskelkraft kann am Apparat abgelesen werden.

Griffstärke-Dynamometer

Die maximale statische Kraft, mit der eine Hand zudrücken kann, misst man mit einem Handgriffstärke-Dynamometer (➤ Abb. 23.30b), der nur auf eine bestimmte Weise gehalten werden kann, was die Zuverlässigkeit der Messung erhöht. Die Testergebnisse bezüglich der Beugekraft gelten ausschließlich für die Unterarmmuskulatur. Aussagen über andere Handbewegungen sind damit nicht möglich.

Erfassung der isokinetischen Kraft

Zur isokinetischen Kraftmessung werden Apparate eingesetzt, die es ermöglichen, gleichmäßige dynamische Bewegungen gegen Widerstände durchzuführen. Dabei passen sich die Widerstände der eingesetzten Kraft an und die einmal am Apparat zur Messung eingestellte Bewegungsgeschwindigkeit bleibt konstant. Die Messergebnisse werden auf einem Monitor gezeigt und ermöglichen genaue Aussagen über Maximalkraft, Schnellkraft und Kraftausdauer.

Dynamische Muskelfunktionsprüfung

Manuelle Widerstandstest

Unterschiedlichste Muskelkrafttests nutzen zur Bewertung ihrer Aussagen eine Einstufung innerhalb numerischer Skalen. Die Einstufung erfolgt durch manuelle oder durch die Schwerkraft ausgeübte Widerstände von standardisierten Positionen sowie Bewegungen.

Dazu ein Beispiel: In der Muskelfunktionsprüfung (MFP) wird die maximal mögliche dynamische Kraftentwicklung eines Muskels getestet. Hierzu verwendet man eine Reihe von Widerständen mit unterschiedlicher Intensität, die als MFP0–5 bezeichnet werden:

- MFP0: keine sicht- oder tastbare Muskelkontraktion
- MFP1: eine sicht- oder tastbare Muskelkontraktion
- MFP2: Eine Bewegung über die ganze Bewegungsbahn in der horizontalen Ebene ohne Schwerkrafteinwirkung und ohne Widerstand ist möglich
- MFP3: Eine Bewegung über die ganze Bewegungsbahn in vertikaler Ebene gegen die Schwerkraft und ohne manuelle Widerstände ist möglich
- MFP4: Eine Bewegung über die ganze Bewegungsbahn in vertikaler Ebene gegen die Schwerkraft und mit leichten manuellen Widerständen ist möglich
- MFP5: Eine Bewegung über die ganze Bewegungsbahn in vertikaler Ebene gegen die Schwerkraft und mit maximalen Widerständen ist möglich

Diese Art der manuellen Muskelkrafttests ist sehr subjektiv. Sie eignen sich, um ohne großen Aufwand einen schnellen Eindruck über das Kraftniveau eines Muskels zu erhalten.

Dynamometer, die von der Hand gehalten werden

Auch dynamische Kontraktionen können mit einem Dynamometer gemessen werden. Hierfür gibt es kleine handliche Dynamometer (engl.: hand-held dynamometer, ➤ Abb. 23.30a), die relativ einfach die Muskelkraft eines Patienten messen. In der Ausführung wird der Dynamometer gegen die zu bewegende Extremität gehalten, wobei der Patient einen Gegendruck entwickelt. Nachteil dieses Verfahrens sind fehlende standardisierte Ausgangspositionen.

Kabeltensiometer

Über ein Tensiometer wird die entwickelte Spannung eines Kabels gemessen. Das befestigte Kabel spannt sich zwischen einem Körperglied und einem beweglichen oder festen Körper. Ein Tensiometer (➤ Abb. 23.30c) kann zum Messen der Zugkraft auch ohne Kabel zwischen einer ziehenden Person und einem Gegenstand positioniert werden.

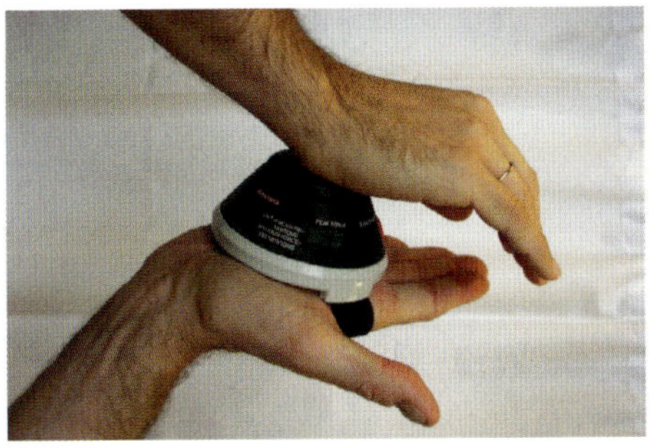

Abb. 23.30a Ein Hand-held-Dynamometer ist ein Dynamometer, der in der Hand gehalten wird, sodass ein Gegendruck aus einer Bewegung abgelesen werden kann und nicht geschätzt werden muss. [M304]

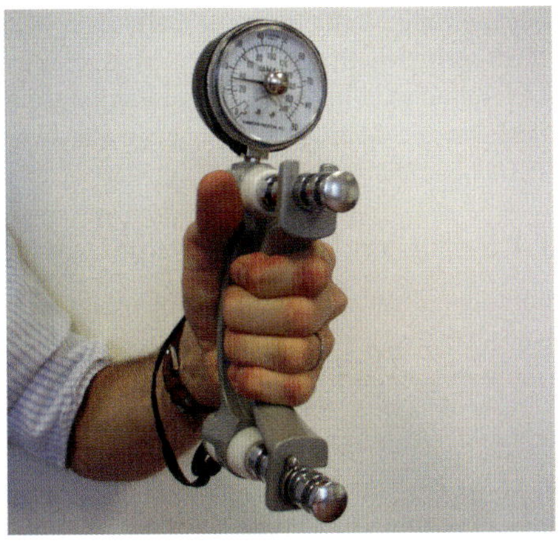

Abb. 23.30b Griffstärke-Dynamometer. [M304]

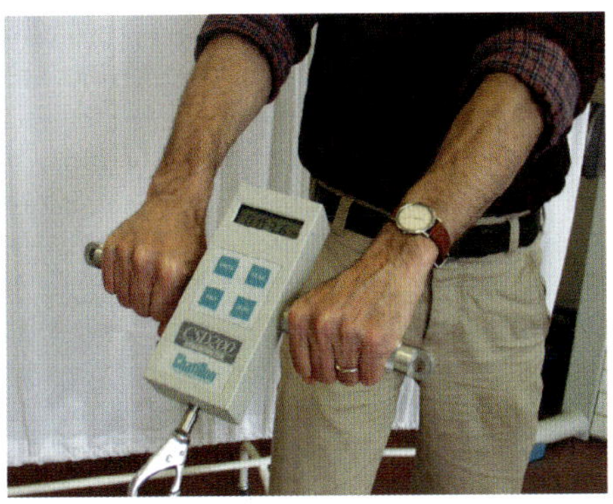

Abb. 23.30c Tensiometer. [M304]

Maximaler Widerstand

Der maximale Widerstand (kurz RM, franz.: résistance maximal) wird ermittelt, indem die größtmögliche Anzahl von Wiederholungen ausgeführt wird, mit denen ein bestimmter Widerstand (z. B. ein Gewicht) überwunden werden kann. Mit Hilfe einer Grafik kann dann der Widerstand konstruiert werden, der nur einmal überwunden werden kann. Besonders beim muskulären Aufbautraining eignet sich diese Methode zur Überprüfung des Trainingserfolges (➤ Kap. 23.1).

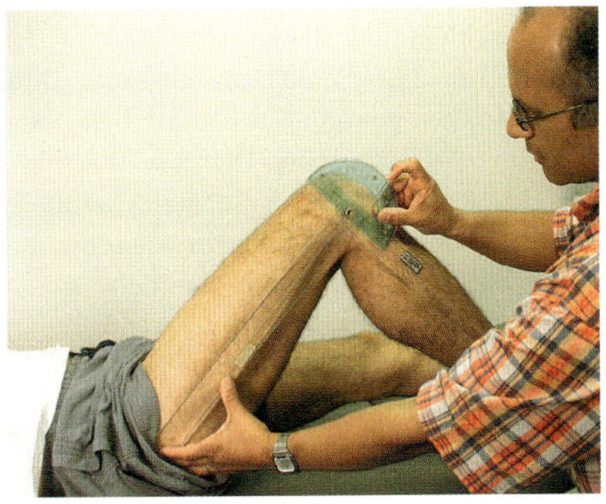

Abb. 23.31 Bestimmung des Bewegungsausmaßes des Kniegelenks mit einem Winkelmesser. [M304]

Magnetresonanztomografie (MRT)

Die Magnetresonanztomografie (engl.: magnetic resonance imaging/tomography, MRI/T, ➤ Kap. 9.21) eignet sich zur Messung des Flüssigkeitsgehalts eines Muskels, zur Lokalisierung aktiver Muskeln sowie zur Feststellung einer Muskelatrophie. Für die genannten Messungen rentiert sich diese Technik nicht. Rentabel arbeiten diese Geräte in großen Institutionen und stehen dort meistens nur Ärzten zur Verfügung.

Muskellängentests

Die Muskellänge wird über das Bewegungsausmaß von Gelenken bestimmt. Hierfür gibt es Tabellen mit Normwerten von Bewegungsausmaßen, die ein Muskel bei einer bestimmten Ausgangsstellung zulassen muss. Essenziell ist dabei die Feststellung, dass eine eventuelle Bewegungseinschränkung durch die Muskulatur und nicht durch irgendeine andere Struktur, z. B. die Gelenkkapsel, hervorgerufen wird. Dies macht die Nachfrage nach Art und Lokalisation vorhandener Dehnschmerzen notwendig.

23.7.3 Bewegungsausmaß der Gelenke

Die Winkelmessung von Gelenken

Zur Messung des Bewegungsausmaßes der Gelenke wird ein eigens dafür konstruierter Winkelmesser oder Goniometer benutzt. Die Messung erfolgt nach dem Prinzip der Neutral-Null-Methode (➤ Kap. 11.4.3), wobei der Winkelmesser an beiden gegeneinander bewegenden Gelenkpartnern angelegt wird (➤ Abb. 23.31). Als Bezugspunkte werden eindeutig gekennzeichnete Körperstellen gewählt, z. B. prominente, durch die Haut gut tastbare Knochenvorsprünge. Elektronische Goniometer ermöglichen ein direktes Ablesen der Ergebnisse. Messfehler werden dadurch weitgehend reduziert.

23.7.4 Methoden zur Erfassung der Leistungsfähigkeit des Herz-Kreislauf-Systems

Die im Krankenhaus am häufigsten angewandte Methode zur Herzdiagnostik sind das Belastungs- und Langzeit-EKG sowie die Spiroergometrie. Funktionell wird die Leistungsfähigkeit des Herz-Kreislauf-Systems über eine Messung der Ausdauerleistungsfähigkeit bestimmt.

Die maximale Sauerstoffaufnahmekapazität als Ausdruck der Ausdauerleistungsfähigkeit

Die von den Mitochondrien aufgenommene Menge an Sauerstoff steht in direktem Zusammenhang mit der dabei freigesetzten Energiemenge. Aus diesem Grund kann die aerobe Ausdauerleistungsfähigkeit über eine Bestimmung der maximalen Sauerstoffaufnahmekapazität (VO_2max.) ermittelt werden. Die VO_2max. ergibt sich aus der Transportkapazität des Herz-Kreislauf-Systems und der peripheren Sauerstoffutilisation (Ausnutzung des Sauerstoffs), also dem Produkt aus Herzminutenvolumen und arteriovenöser Sauerstoffdifferenz. Die VO_2max. ist von der allgemeinen Kondition, dem Geschlecht sowie vom Alter und dem Körperbau abhängig.

Im Folgenden werden die Möglichkeiten zur Messung der Ausdauerleistungsfähigkeit und des Sauerstoffverbrauchs genannt.

Karvonen-Formel

Um die Leistung von zwei Personen zu vergleichen, ist die Herzfrequenzmessung ein unzureichendes Maß. Besser ist es, den Unterschied zwischen Ruheherzfrequenz und maximaler Herzfrequenz zu berechnen. Wenn z. B. die Ruhefrequenz 75 Schläge/Minute und die maximale Frequenz 185 Schläge/Minute beträgt, dann beträgt die Differenz 110 Schläge/Minute.

Die mit der sogenannten Karvonen-Formel berechnete Größe nennt man Herzschlagreserve oder Herzfrequenzreserve (engl.: HRR = heart rate reserve). Der Prozentsatz der Herzfrequenzreserve hat einen größeren Voraussagewert für den maximalen Sauerstoffverbrauch (VO_2max.) als der Prozentsatz der maximalen Herzfrequenz (Hf max.). Der Prozentsatz der Herzfrequenzreserve ist dem Prozentsatz des VO_2max. sogar annähernd gleichzusetzen. Die Karvonen-Formel kann angewendet werden, um die optimale Herzfrequenz für ein Training zu berechnen.

$$\text{Hf Training} = \text{Hf Ruhe} + X\% \times (\text{Hf max.} - \text{Hf Ruhe})$$

X entspricht dem Prozentsatz, der die Intensität des gewünschten Trainings bestimmt. Möchte man z. B. mit einer Intensität von 60 % trainieren, würde die Formel für zwei unterschiedliche Personen wie folgt aussehen:

Person A: 70 + 60 % × (200–70) = 70 + 78 = Hf 148
Person B: 90 + 60 % × (180–90) = 90 + 54 = Hf 144

Nach dieser Berechnung könnte ein Dauertraining wie folgt aufgebaut werden:

- Intensität zwischen 50 und 85 % der VO_2max. (50–85 % der Herzfrequenzreserve)
- Dauer von 20–30 Minuten
- Frequenz 3-mal pro Woche.

Treppensteig- oder Stufentest

Der Patient muss 6 Minuten lang mit einer Frequenz von 30 Stufen/min eine 40 cm hohe Stufe für Männer bzw. eine 33 cm hohe Stufe für Frauen ersteigen. Das zweite Bein folgt bis zur Kniestreckung. Nach jeder Minute erfolgt eine Pulskontrolle, ebenso wird der Frequenzdurchschnitt der 5. und 6. Minute festgelegt. Das Ergebnis der Herzfrequenz und das festgelegte Körpergewicht können z. B. im Nomogramm von Åstrand (➤ Abb. 23.32) zur Berechnung der VO_2max. benutzt werden. Für Personen unter 15 oder über 35 Jahre wird zur Korrektur der erwarteten VO_2max. Die ➤ Tab. 23.5 benutzt.

Cooper-Test

In einem Lauftest, z. B. nach dem Cooper-Verfahren (Cooper-Test), sollen die Probanden in 12 Minuten eine möglichst große Distanz zurücklegen.

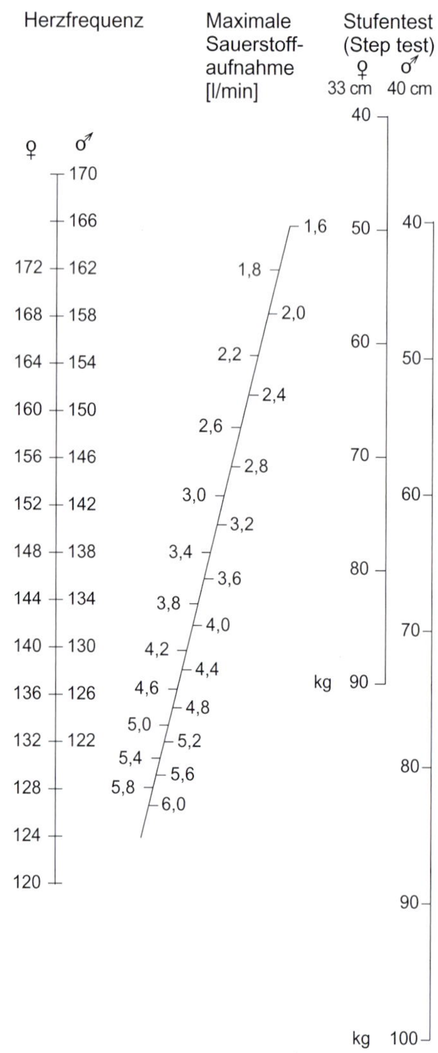

Abb. 23.32 Das Nomogramm von Åstrand in Bezug auf den Stufentest (engl.: step test). Dieses Nomogramm dient der Berechnung der maximalen Sauerstoffaufnahmekapazität bei submaximaler Belastung ohne direkte O_2-Messung. Von der Körpergewichtsskala wird eine horizontale oder etwas schräge Linie bis zur Herzfrequenzskala gezogen. Den VO_2max.-Wert findet man dort, wo diese Linie die Mitte der Skala durchkreuzt. [F598-002/L190]

Altersbezogene Tabellen mit Normwerten geben dann Aufschluss über die jeweilige Ausdauerleistungsfähigkeit. Für diesen Test wird eine Dauer von 12 Minuten gewählt, da kürzere Belastungszeiten im eher anaeroben Bereich stattfinden. Wird eine längere Belastungsdauer gewählt, ändert sich an den Stoffwechselprozessen, die während der Belastung stattfinden, kaum etwas.

6-Minuten-Gehtest

Der 6-Minuten-Gehtest eignet sich besonders für Patienten mit niedrigem Leistungsniveau wie z. B. Lungen- und Herzpatienten oder auch ältere Patienten. Der Test ist leicht durchzuführen und alltagsnah. Die Gehstrecke, die der Patient in sechs Minuten zurücklegen kann, wird gemessen. Zusätzlich werden z. B. mit der Borg-Skala Ermüdung und Dyspnoe gemessen. Vor und nach dem Test wird die Sauerstoffsättigung gemessen. Testaufbau, Testausführung und das Verhalten des Therapeuten sind genau beschrieben.

Fahrradergometertest oder Laufbandtest

Während der Aktivität auf dem Laufband bzw. Fahrrad wird die Intensität der Leistung in mehreren Stufen durch Erhöhung des Widerstandes gesteigert. Gleichzeitig wird ein EKG abgeleitet und bei der Spiroergometrie auch der Sauerstoffverbrauch gemessen. Die maximale Sauerstoffaufnahme ist erreicht, wenn der Sauerstoffverbrauch trotz ansteigender Belastung gleich bleibt.

Der durchschnittliche, auf dem Fahrradergometer gemessene VO_2max.-Wert liegt für Männer von etwa 20 Jahren zwischen 3 und 3,5 Liter/min und bei gleichaltrigen Frauen zwischen 2 und 2,5 Liter/min.

Shuttle-Walk-Test und Shuttle-Run-Test

Der Shuttle-Walk-Test wird bei Patienten mit niedrigem Funktionsniveau, z. B. bei Herzpatienten, Lungenpatienten, Patienten mit rheumatischen Erkrankungen oder bei älteren Patienten, zur Bestimmung der Leistungsfähigkeit angewendet. Bei diesem Test, abgeleitet vom Shuttle-Run-Test, geht der Patient in einem markierten Abschnitt von 10 Metern hin und zurück. Die Gehgeschwindigkeit wird durch ein akustisches Signal vorgegeben und jede Minute gesteigert. Insgesamt gibt es 12 Stufen mit einer Steigerung von 0,55 km/Stunde über 1,9 km/Stunde bis zu 8,5 km/Stunde. Der Patient sollte in einem gleichmäßigen Tempo gehen und genau während des Signals die Markierung erreichen. Wenn er zu früh ist, sollte er sein Tempo anpassen. Wenn der Patient innerhalb der vorgegebenen Zeit die Markierung nicht mehr erreicht, wird der Test beendet. Diese letzte Stufe bildet das aktuelle Leistungsniveau des Patienten ab. Der Shuttle-Walk-Test korreliert besser mit der maximalen Sauerstoffaufnahme als der 6-Minuten-Gehtest.

Beim Shuttle-Run-Test läuft ein Teilnehmer in einem markierten Abschnitt von 20 Metern hin und zurück. Der Test wird meistens bei gesunden Personen durchgeführt. Er wird beendet, wenn:

- Der Teilnehmer selbst aufgibt
- Der Teilnehmer bei zwei aufeinander folgenden Signalen die Markierung auf mehr als 3 Meter nicht mehr schafft
- Der Teilnehmer bei zwei aufeinander folgenden Signalen die Markierung nicht auf die vorgeschriebene Weise berührt.

23.7.5 Blut- und Stoffwechselparameter

Während und nach körperlicher Anstrengung lassen sich im Blut zahlreiche diagnostisch relevante Veränderungen nachweisen.

Laktatkonzentration

Die relativ einfache Bestimmung des Blutlaktatgehaltes aus dem gemischtvenösen Kapillarblut des Ohrläppchens oder der Fingerbeere mittels Teststreifen kann zur Beurteilung von Veränderungen der Ausdauerleistungsfähigkeit angewendet werden. Es gibt einige Schwellenkonzepte, die sich auf die Diagnostik von zwei energetischen Beanspruchungsniveaus beziehen. Dabei werden sie durch drei fließend ineinander übergehende Stoffwechselbereiche begrenzt. Jeder der drei Abschnitte bezieht sich auf einen Intensitätsbereich im Training.

Die **aerobe Schwelle** beschreibt das maximale Leistungsniveau, das ausschließlich mit einer aeroben Absicherung zustande kommt. Sie kennzeichnet die Belastung bei der erstmalig feststellbaren Erhöhung der Laktatkonzentration über den Ruhewert. Eine Leistungsbestimmung erfolgt zu Beginn des Laktatanstiegs. Unterhalb der aeroben Schwelle befindet man sich im Bereich des

Tab. 23.5 Korrektur-Tabelle für VO_2max. bei Personen unter 15 oder über 35 Jahren oder wenn die max. Herzfrequenz bekannt ist. [Übersetzt aus: Åstrand P. O. et al.: Textbook of work-physiology. McGraw Hill Book Company, New York.]

Alter	Korrektur-Faktor	Max. Herzfrequenz	Korrektur-Faktor
25	1,00	200	1,00
35	0,87	190	0,93
40	0,83	180	0,83
45	0,78	170	0,75
50	0,75	160	0,69
55	0,71	150	0,64
60	0,68		
65	0,65		

Fettstoffwechsels. Im Bereich zwischen der aeroben und der anaeroben Schwelle wird der Energiestoffwechsel auf unterschiedlichen Niveaus beansprucht. Gemeint ist das Fließgleichgewicht zwischen Laktatbildung und -abbau. In diesem Bereich wird das Ausdauertraining durchgeführt.

Die **anaerobe Schwelle** wird auch aerob-anaerobe Schwelle genannt. Sie beschreibt das maximale Leistungsniveau, bei dem gleichgewichtig ein aerober und anaerober Stoffwechsel zustande kommt. Sie stellt die maximale Belastung mit ausgeglichener Bilanz zwischen Laktatbildung, Laktatverarbeitung und Laktatabbau dar. Es gibt einige Veränderungen, die das Erreichen der anaeroben Schwelle kennzeichnen: Die Atemfrequenz, der CO_2-Ausstoß sowie der respiratorische Quotient (RQ) steigen an. Beim Überschreiten der anaeroben Schwelle steigt die Laktatkonzentration an und führt allmählich zu einer lähmenden Übersäuerung.

In Ruhe beträgt die arterielle Laktatkonzentration etwa 1–2 mmol/l. Höchstwerte von etwa 15 mmol/l können z. B. bei intensivem Intervalltraining auftreten. Bei etwa 4 mmol/l Blut wird die Schwelle für den anaeroben Anteil der Energiegewinnung erreicht. Diese anaerobe Schwelle entspricht der Ausdauergrenze. Es gibt interindividuelle Schwankungen um den Schwellenwert von 4 mmol/l, die zwischen ca. 2,5 mmol/l und 7 mmol/l liegen. Die Ermittlung der anaeroben Schwelle lässt bessere Rückschlüsse auf die sportliche Langzeitausdauer im Stundenbereich zu als die maximale Sauerstoffaufnahme. Das Verhältnis der anaeroben Schwelle bezogen auf die maximale Sauerstoffaufnahme erlaubt Rückschlüsse auf den Trainingszustand, da hier trainingsbedingte Anpassungsvorgänge der Muskulatur reflektiert werden. Bei Trainierten liegt die anaerobe Schwelle etwa bei 80 % der maximalen Sauerstoffaufnahme.

Säuren-Basen-Status

Im Säuren-Basen-Haushalt kann während ermüdender dynamischer Arbeit durch Milchsäureansammlung eine metabolische Azidose mit Blut-pH-Werten bis zu 6,8 auftreten. Eine zu große Abweichung vom physiologischen Ruhe-Blut-pH-Wert von 7,4 verursacht Störungen der Zellfunktionen. Wenn die Puffersubstanzen (➤ Kap. 2.7.4), die diesen pH-Wert begrenzen, nicht mehr ausreichen, dann werden die Anstrengungen gebremst: Ein Schweregefühl des Körpers oder lähmungsähnliche Erscheinungen blockieren die Bewegungen.

Blutgaswerte

Die größte Abnahme des arteriellen Sauerstoffpartialdruckes (pO_2, ➤ Kap. 17.9.1) beträgt etwa 8 % und die des pCO_2 etwa 10 % des Ruhewertes. Im venösen Mischblut nimmt die O_2-Sättigung mit steigender körperlicher Beanspruchung deutlich ab. Die arteriovenöse Differenz steigt von etwa 0,05 mmHg bei Untrainierten bis auf 0,14 mmHg und bei Ausdauertrainierten bis auf 0,17 mmHg an. Der Grund ist eine vermehrte Sauerstoffausschöpfung des Blutes durch den arbeitenden Muskel.

Hämatokritwert

Durch eine vermehrte Kapillarfiltration mit Abnahme des Plasmavolumens kommt es zu einem relativen Anstieg der festen Bestandteile im Blut, des Hämatokrits (➤ Kap. 6.2.6). Ursache ist die erheblich gesteigerte Wasserabgabe durch die Lungen infolge verstärkter und vertiefter Atmung und über die Haut durch Schweiß. Ein Wasserdefizit führt zum Durst, ein Mechanismus, der durch das sog. Durstzentrum im Hypothalamus gesteuert wird. Während der Ausübung einer anstrengenden sportlichen Aktivität, z. B. eines Marathonlaufes, droht die Gefahr, dass die Störung der Wasserbilanz nicht rechtzeitig bemerkt wird und das Durstgefühl ausbleibt. Eine Störung der Wasserbilanz kann durch rechtzeitige und regelmäßige Flüssigkeitsaufnahme – u. U. noch während der sportlichen Aktivität – vermieden werden.

Leukozytenkonzentration

Es gibt eine Arbeitsleukozytose, bei der die Leukozytenkonzentration auf bis zu etwa 15 000/µl ansteigen kann. Auch die Thrombozytenkonzentration kann ansteigen.

Nährstoffgehalt

Bei länger andauernder dynamischer Arbeit höherer Intensität können die Blutkonzentrationen von freien Fettsäuren und Glyzerol um mehr als das 4fache ansteigen. Diese aus den extramuskulären Depots freigesetzten Nährstoffe werden durch die gesteigerte Nährstoffverbrennung mobilisiert. In Ruhe werden die Normalwerte langsam zurückkehren. Die erhöhte Verbrennung bleibt nach Belastungsende einige Zeit bestehen.

Die VCO_2 geteilt durch VO_2 ist der respiratorische Quotient (RQ), der anteilig die Kohlenhydrate und Fette an der Energieproduktion beschreibt. Dieser beträgt bei reiner Fettverbrennung 0,7 und bei Kohlenhydratverbrennung 1,0, weil bei Fettverbrennung mehr O_2 aufgenommen wird. Der RQ steigt unter Belastung an. Im Steady state gibt es ein Gleichgewicht zwischen der Sauerstoffaufnahme und der CO_2-Abgabe in den Lungen sowie andererseits ein Gleichgewicht zwischen dem Sauerstoffverbrauch und der CO_2-Produktion im Gewebe.

Die VO_2 (O_2-Aufnahme) ist eine Spiegelung des Energiebedarfs. Der Energieumsatz wird aus dem O_2-Verbrauch und dem RQ berechnet. Unberücksichtigt bleibt bei der Berechnung der Faktor der geringen Eiweißumsetzung.

Das kalorische Äquivalent kennzeichnet die Energiefreisetzung pro Liter O_2. Werden nur Kohlenhydrate verbraucht, entstehen laut kalorischem Äquivalent 21,1 kJ Energie pro Liter. Bei dem Verbrauch von Fetten werden 19,6 kJ Energie pro Liter freigesetzt.

Elektrolyte und organische Substanzen

Die Blutkonzentrationen dieser Stoffe erhöhen sich aufgrund von Veränderungen an der Muskelzellmembran.

Hormone

Regelmäßig findet man einen Anstieg der Stresshormone, z.B. von Adrenalin und ACTH.

Bei Forschungen ist festgestellt worden, dass das männliche Geschlechtshormon Testosteron bei Fußballspielern nach einem Sieg ansteigt. Bei den Zuschauern der siegenden Mannschaft passiert allerdings das Gleiche, also wird der Anstieg nicht ausschließlich mit Anstrengung zusammenhängen.

23.7.6 Methoden zur Erfassung der Leistungsfähigkeit von Lunge und Atmung

Spirometrie, Vitalkapazität, Einsekundenkapazität ➤ Kap. 17.8.8

Atemtrainer

Im Krankenhaus werden zur Verbesserung der Lungenfunktion häufig sog. Atemtrainer eingesetzt. Diese funktionieren nach dem Prinzip der anhaltend maximalen Inspiration (SMI, engl.: sustained maximal inspiration) und dienen oft der Prophylaxe von Pneumonien oder Atelektasen. Weit verbreitet sind floworientierte Trainingsgeräte mit ein oder mehreren darin enthaltenen Bällen. Durch Einhalten einer bestimmten Luftströmungsgeschwindigkeit bei der Einatmung werden der Ball bzw. die Bälle in der Schwebe gehalten. Bei einigen Geräten können anhand einer Skala oder der Einstellung des Flows die erzielten Fortschritte beim täglichen Training visualisiert werden.

Spirometrie

Die Spirometrie ist ein Untersuchungsverfahren, mit dem die Lungenfunktion und das Atemvolumen gemessen und grafisch dargestellt werden kann. Es gibt zwei häufig angewendete Möglichkeiten:

- **Peak-Flow-Meter.** Hierbei wird die forcierte Vitalkapazität oder Einsekundenkapazität gemessen. Der Patient atmet vollständig ein. Anschließend atmet er so schnell und kräftig wie möglich innerhalb von einer Sekunde in das Peak-Flow-Meter aus. Mit dieser Methode können Erkrankungen wie Asthma und COPD diagnostiziert werden.
- **Spirometer** (➤ Abb. 23.33). Bei diesem Test atmet der Patient vollständig ein und atmet die Luft anschließend so kräftig und vollständig wie möglich in das Spirometer aus. Die Schnelligkeit der Ausatmung hat bei diesem Verfahren keine Bedeutung. Ein Zeiger zeigt die momentane Vitalkapazität auf einer Skala an. Die Normalwerte sind vom Geschlecht, der Körpergröße und dem Alter abhängig. Durchschnittlich beträgt die Vitalkapazität zwischen 3,5 und 5,0 Liter Luft (➤ Kap. 17.8.8).

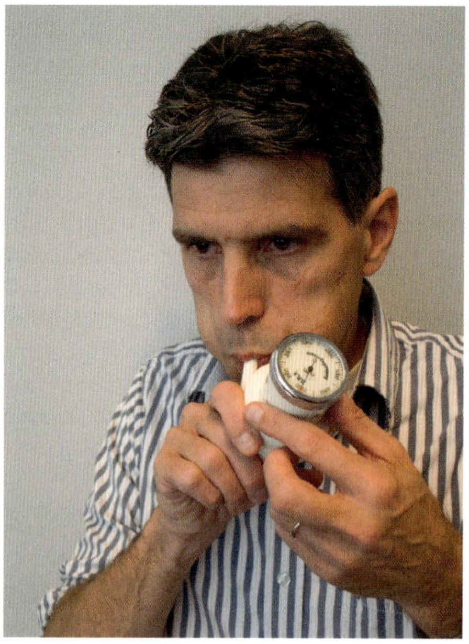

Abb. 23.33 Messung der forcierten Vitalkapazität mit einem Spirometer. [M304]

Messung der Atembewegung

Das Ausmaß der Atembewegungen wird mit Hilfe eines Maßbandes an drei Stellen des Thorax gemessen (➤ Abb. 23.34): auf Höhe der Achseln, des Proc. xiphoideus und des unteren Rippenbogens. Es wird jeweils die maximale Ein- und Ausatemstellung gemessen.

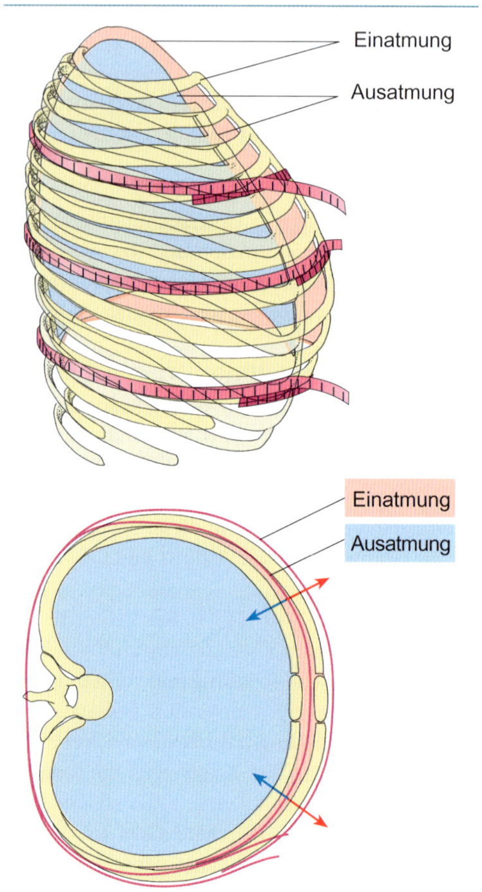

Abb. 23.34 Messung der Atembewegungen mit Maßband.

23.7.7 Funktionelle Tests und Fragebögen

Die Entwicklung von funktionellen Tests und Fragebögen in Bezug auf Schmerzen sowie Probleme bei Alltagsaktivitäten stehen meistens im Zusammenhang mit Krankheitsbildern. Im Folgenden werden einige standardisierte und funktionelle Tests und Fragebögen beschrieben. Ihnen ist gemein, dass sie valide sind und gut in der Physiotherapie anzuwenden sind.

Timed-up-and-go-Test

Der Timed-up-and-go-Test beobachtet die Ausführungsweise und misst die Geschwindigkeit folgender Bewegungen:

- Das Aufstehen aus einem etwa 45 cm hohen Stuhl, die Füße stehen dabei vollständig auf dem Boden
- Drei Meter gehen
- Umdrehen
- Zurück zum Stuhl laufen
- Sich wieder hinsetzen.

Dieser Test eignet sich z. B. zur Feststellung funktioneller Bewegungsmöglichkeiten bei älteren Leuten oder bei Parkinson-Patienten.

VAS – die Visuelle Analog-Skala oder NPRS (Numeric Pain Rating Scale)

Die Visuelle Analog-Skala oder NPRS (Numeric Pain Rating Scale) ist eine Schmerzskala, die Schmerz mittels Balken visualisiert. In der Anwendung schätzt der Patient seinen Schmerz auf einer Skala von 0–10 ein. 0 bedeutet keine Schmerzen, 10 bedeutet unerträgliche Schmerzen.

Quebec-Back-Pain-Disability-Skala

Dieser Fragebogen erfasst Alltagsaktivitäten von Patienten, die einen Einfluss auf die Rückenbeschwerden haben. Das Ausmaß der Beschwerden wird in sechs Einheiten von 0 bis 5 eingestuft: 0 = keine Schwierigkeiten, 1 = kaum Schwierigkeiten, 2 = einige Schwierigkeiten, 3 = viele Schwierigkeiten, 4 = sehr viele Schwierigkeiten, 5 = unmöglich.

Die an den Patienten gestellte Frage lautet: Haben Sie heute aufgrund Ihrer Rückenbeschwerden Schwierigkeiten, folgende Aktivitäten auszuführen?

Einige Beispiele der abgefragten Aktivitäten: Aufstehen aus dem Bett, die ganze Nacht durchschlafen, einige Stunden auf einem Stuhl sitzen, Socken anziehen, eine schwere Tür aufmachen, Tragen von zwei vollen Einkaufstaschen.

Tampa-Skala

Eine Liste mit Aussagen beschreibt verschiedene schmerzbezogene Situationen, die der Patient bewerten soll. Ein Teil dieser Aussagen bezieht sich ausdrücklich auf den Zusammenhang zwischen Schmerzen, Haltung und Bewegung. Jede der Aussagen wird in vier Einheiten bewertet: absolut nicht damit einverstanden, eher nicht, könnte sein, absolut damit einverstanden.

Borg-Skala oder RPE-Skala (Rating of Perceived Exertion)

Für die Einschätzung der subjektiven Anstrengung einer Belastung wird die Borg-Skala verwendet. Das Prinzip ähnelt dem Prinzip der Schmerzbewertung mittels VAS. Die durch Borg entwickelte Skala ermöglicht eine Quantifizierung der subjektiven Belastungsintensität. Eine Patientenbefragung wird zu bestimmten Zeitpunkten oder am Ende einer Belastung vorgenommen. Die Skala hat eine Einteilung von 6–20. Dies hat den Vorteil, dass keine Assoziation zum Schulnotensystem aufkommt. Nach dem gleichen Prinzip gibt es Modifikationen der Skala mit einer Einteilung von 0–10 oder mit etwas anderen Formulierungen. So kann z. B. die Ermüdung oder Dyspnoe bei Lungenpatienten bewertet werden (➤ Tab. 23.6).

Ganganalyse-Formulare

Es gibt sehr viele Ganganalyse-Formulare. Die unterschiedlichen Körperteile wie Rumpf, Becken, Hüfte, Knie oder Fuß des Patienten werden darüber beurteilt. Bewertet werden die unterschiedlichen Bewegungsabschnitte zwischen der Stand- und Schwungphase des Ganges. Die Analyse erfolgt durch eine standardisierte Vorgehensweise.

Tab. 23.6 Modifizierte Einteilung der Borg-Skala zur Bewertung der Anstrengung, der Ermüdung oder der Dyspnoe.

	Subjektiv erlebte Anstrengung	Subjektiv erlebte Ermüdung	Subjektiv erlebte Dyspnoe
0	Nicht anstrengend	Keine Ermüdung	Keine Kurzatmigkeit
0,5	Sehr, sehr leicht	Fast keine Ermüdung	Fast keine Kurzatmigkeit
1	Sehr leicht	Sehr wenig	Sehr wenig
2	Leicht	Wenig	Wenig
3	Ziemlich leicht	Mäßig	Mäßig
4	Etwas anstrengend	Ziemlich stark	Ziemlich stark
5	Anstrengend	Stark	Stark
6			
7	Sehr anstrengend	Sehr stark	Sehr stark
8			
9			
10	Sehr, sehr anstrengend	Maximale Ermüdung	Keine Atmung mehr

Berg-Balance-Skala

Die Berg-Balance-Skala misst das funktionelle Gleichgewicht. Dafür werden 14 Aktivitäten auf einer Skala beurteilt. Sie reicht von 0 = unmöglich bis zu 4 = vollständig selbstständig auszuführen. Die auszuführenden Aktivitäten sind z. B. vom Sitzen zum Stand kommen, Stehen mit geschlossenen Augen, ohne sich dabei festzuhalten, oder der Stand auf einem Bein.

Kern-Items der Berg-Skala sind: die Handhabung einer Haltung, die Fähigkeit, die Haltung der Bewegung anzupassen, und die Reaktionen auf externe Störungen.

23.8 Ermüdung und Erholung

Jeder kennt das Gefühl der Ermüdung nach körperlicher oder geistiger Anstrengung. Diese Ermüdung kann sich unterschiedlich manifestieren, z. B. lokal in bestimmten Muskeln und Gelenken oder auch sehr diffus im ganzen Körper. Trainingsbelastungen liegen im Allgemeinen über dem durchschnittlichen aktuellen Belastungsniveau. Sie verursachen dabei mehr oder weniger Mikrotraumen mit einhergehenden lokalen Entzündungsreaktionen. Diese Entzündungsreaktionen stellen einen Teil des Regenerationsprozesses dar. Mit der Zeit nehmen Schnelligkeit und Effektivität der Regenerationsprozesse zu. Die Umstände für eine Regeneration müssen optimal sein. Sie werden vom vegetativen Klima im Körper bestimmt. Für den vegetativen Zustand der Gewebe und Organe ist das vegetative Nervensystem verantwortlich. Es beeinflusst diese Zielgebiete über eine erhöhte Aktivität (Arousal) und Selektivität (➤ Kap. 9.10.2 und ➤ Kap. 9.11.4) des Nervensystems. Eine ausreichende Erholung, Ernährung sowie Entspannungsmöglichkeit sind eine absolute Notwendigkeit für die Herbeiführung einer „trophotropen" Situation. Im trophotropen Zustand wird der Körper wieder aufgebaut und gestärkt.

Das Ermüdungsgefühl kann zentral oder peripher bedingt sein. Die Unterschiede sind allerdings nicht immer scharf zu trennen.

- Zentrale Ermüdung
  - Neuromuskuläre Übertragung
    - Herabgesetzte Acetylcholin-Synthese
    - Cholinesterase-Hypo- oder Hyperproduktion (ein Enzym zur Zerlegung von Acetylcholin)
    - Herabgesetzte Sensibilität der Muskelfasermembran für Acetylcholin
    - Substanzen, die versuchen, Acetylcholin zu ersetzen, aber nicht funktionieren
    - Kalium, das aus den kontrahierenden Muskelfasern austritt, sich ansammelt und das Membranpotenzial herabsetzt
    - Kalziumretention im sarkoplasmatischen Retikulum
  - Dysfunktion des Gehirns mit herabgesetzter Rekrutierung der Motoreinheiten
- Periphere Ermüdung
  Mangelhafte Fähigkeit zur
  - Produktion von Energievorräten sowie die Fähigkeit, diese Energie rasch bereitstellen zu können
  - ausreichenden Sauerstoffversorgung
  - Beseitigung entstehender Abbauprodukte wie Phosphat(P)-Ionen, Laktat und Wasserstoff(H^+)-Ionen.

Defizite im Zusammenhang mit diesen Aspekten sind Ursache der Ermüdung, sie sind aber gleichzeitig auch Thema des Trainings.

23.8.1 Verschiedene Belastungsformen als Ursache unterschiedlicher Ermüdungserscheinungen

Kraft-Belastung

Die Maximalkraft ist eine anaerobe Belastung und führt schnell zur muskulären Ermüdung, da es zu einem intramuskulären Gefäßverschluss kommt. Lokale Dauerkraft stellt ebenfalls eine anaerobe Belastung dar und führt zur schnellen Ermüdung der Muskulatur. Bei der Schnellkraft arbeiten die Muskeln mit einer sehr hohen Kontraktionsgeschwindigkeit, für die eine besonders rasche Energiebereitstellung nötig ist. Diese rasche Energiebereitstellung kann nur im anaeroben Bereich erfolgen, was auch hier schnell zur Ermüdung der Muskulatur führt.

Weil Muskelkontraktionen die eigenen Versorgungsgefäße abdrücken, bestehen Zeitvorgaben für die Kontraktionsdauer:

- Statische Kontraktionen und die Zeit, die durchgehalten werden kann:
  - Bei 20–25 % der maximalen Kraft eine geringere Durchblutung und eingeschränkte Ausdauer.
  - Bei 50 % der maximalen Kraft nahezu kompletter Abschluss und etwa 1 Minute Vollhaltezeit.
- Dynamische Kontraktionen und die Zeit, die durchgehalten werden kann:
  - Bei 10 Kontraktionen/Min. etwa 80 % der maximalen Vollhaltezeit.
  - Bei 30 Kontraktionen/Min. etwa 60 % der maximalen Vollhaltezeit.

Anaerobes Intervalltraining

Intervall-Belastung ➤ Kap. 23.1.3

Beim anaeroben Intervalltraining, das vor allem auf eine Verbesserung des Phosphathaushaltes der Muskulatur abzielt, entsteht eine muskuläre Ermüdung bei kurz dauernden, intensiven Belastungen aufgrund der abnehmenden Verfügbarkeit von Kreatinphosphat (KP) und ATP. Die Pausendauer ergibt sich daher aus der Zeit, die der Organismus benötigt, um etwa die Hälfte der in der Belastungsphase verbrauchten Kreatinphosphat-Vorräte wieder aufzufüllen. Je nach Allgemeinzustand des Patienten kann die Pausendauer auch auf einige Minuten ausgedehnt werden. Allgemein gilt, dass die ATP- und KP-Vorräte nach 3–5 Minuten wieder zu 100 % aufgefüllt sind. Als Faustregel für das Belastungs-/Erholungs-Verhältnis gilt die Formel 1:3.

Dauert die Belastungsphase länger als 12 Sekunden an, tritt die Sauerstoffschuld, also die Produktion von Milchsäure, als Ursache der muskulären Ermüdung in den Vordergrund. Die anfallende Milchsäure ist erst nach etwa einer Stunde vollständig abgebaut. Das Belastungs-/Erholungs-Verhältnis liegt nun etwa zwischen 1:3 und 1:2.

Aerobes Intervalltraining

Das aerobe Intervalltraining ist eine Form des Ausdauertrainings, bei dem sich lang andauernde Belastungsphasen auf niedrigem Belastungsniveau mit relativ kurzen Pausen abwechseln. Das Belastungs-/Erholungs-Verhältnis liegt bei etwa 1:1 bis 2:1.

Dauerbelastung

Die Ermüdungserscheinungen nach lang anhaltenden Dauerbelastungen sind vor allem auf die erschöpften Kohlenhydrat- und Muskelglykogenvorräte zurückzuführen. Da diese Vorräte erst nach etwa zwei Tagen wieder aufgefüllt sind, benötigt der Organismus nun eine vollständige Erholung.

Koordinationsbelastung

Koordinationstraining muss in ausgeruhtem Zustand durchgeführt werden, da nur so eine ausreichende Konzentrationsfähigkeit gewährleistet ist. Das Gehirn ermüdet dabei sehr schnell, da geistige Anstrengung den Energiebedarf des Gehirns stark ansteigen lässt.

Belastung durch mobilisierende Übungen

Mobilisierende Übungen verursachen eine nachlassende Materialbelastbarkeit der betreffenden Gewebe. Die zeitliche Dauer der Erholungsphasen zwischen den einzelnen mobilisierenden Übungen wird durch die Adaptationsfähigkeit der Gewebe bestimmt. Sie muss lang genug sein, um die notwendigen Umbau- und Heilungsprozesse ablaufen zu lassen. Vor allem bei älteren Menschen oder nach frischen Verletzungen sollten relativ häufige und lange Erholungspausen eingelegt werden. Die Länge der erforderlichen Erholungsphasen hängt von der Belastbarkeit ab, aber im Allgemeinen kann man sagen, dass eine 1- bis 2-malige Mobilisierung am Tag genügt.

Belastung durch neurogene Aktivität

In Stresssituationen wird das sympathische Nervensystem aktiviert (➤ Kap. 9.17.1). Normalerweise dient diese Aktivierung zur Vorbereitung auf körperliche Leistungen. Die Leistung verschiedener Organsysteme wird erhöht, was auf Dauer zur Ermüdung führt.

23

23.8.2 Ermüdungserscheinungen in der Muskulatur

Muskuläre Ermüdung

Bei längerer Reizung eines Muskels lassen die Kontraktionen immer mehr nach, bis der Muskel schließlich nicht mehr reagiert. Diesen Vorgang bezeichnet man als muskuläre Ermüdung. Ursachen hierfür sind eine ungenügende Sauerstoffzufuhr, Erschöpfung der Glykogenreserven und/oder ein Anstieg der Laktatkonzentration, der H^+-Ionen und der freien Phosphate. Durch den Anstieg H^+-Ionen sinkt der intrazelluläre pH-Wert und der Muskel übersäuert. Da ein extrem niedriger pH-Wert die Muskelzellen schädigen würde, kann man die muskuläre Ermüdung auch als eine Art Schutzmechanismus der Muskulatur vor zu starker Übersäuerung betrachten. Ein pH-Wert unter 6,9 erschwert den Muskelfaserkontraktionsmechanismus bereits erheblich, aus folgenden Gründen:

- Inhibition eines Enzyms, wodurch die Glykolyse und ATP-Produktion gebremst wird.
- Geringerer Anteil an Kalzium, der aus dem sarkoplasmatischen Retikulum freigesetzt wird.
- Herabgesetzte Sensibilität der Myofilamente für Kalzium, was einen Verlust an Kontraktionskraft und Schnelligkeit bedeutet.

Der „Muskelkater"

Lange Zeit ging man davon aus, dass die Freisetzung größerer Mengen Laktat die Ursache für den sog. Muskelkater sei. Nach ungewohnten Kraftanstrengungen oder Dauerleistungen lässt sich dieses schmerzhafte Phänomen beobachten – wobei der Muskelkater besonders häufig nach exzentrischen Kontraktionen und konzentrischen Kontraktionen mit Vordehnung auftritt.

Nach neueren Untersuchungen werden auch andere Ursachen für die Entstehung eines Muskelkaters für möglich gehalten:

- Der Muskelkater als ischämisch bedingter Schmerz. Demnach führt eine Ansammlung von Stoffwechselabbauprodukten in den Muskelzellen zu veränderten osmotischen Verhältnissen. Wasser dringt vermehrt in die Muskelzellen ein, lässt diese anschwellen und sorgt so für einen Verschluss der Kapillaren. Die mangelnde Blutversorgung löst einen Ischämie-Schmerz aus, was reflektorisch die Durchblutung weiter herabsetzt.
- Als mechanische Ursache des Muskelkaters sind Mikrotraumen einzuschätzen. Sie resultieren aus einer Überstrapazierung der Muskulatur. Wird dabei das Sarkolemm (➤ Kap. 4.4.1) verletzt, fließt Kalzium in die Muskelfaser hinein und Kalium in den Extrazellularraum hinaus. Dieser Vorgang hat eine lokale Entzündungsreaktion (➤ Kap. 5.5) zur Folge, die den Muskelkater-Schmerz auslöst.
- Als weitere mögliche Ursache für den Muskelkater wird eine Beschädigung der Z-Scheiben in den Sarkomeren der Muskelfasern angenommen. Beschädigungen dieser Art treten vor allem nach hohen Kraftanstrengungen auf.

Durch intensive sportliche Anstrengungen verändert sich die Durchlässigkeit der Muskelzellmembran, wodurch Kreatinkinase über das Lymphsystem in den Blutkreislauf gelangt. Kreatinkinase kann im Blut gemessen werden und dient als Biomarker. Wenn die Werte auch in Ruhe erhöht bleiben, kann das Ausdruck einer Muskelüberbelastung sein.

PT-PRAXIS

Muskelkater und Curcumin

Curcumin ist ein Wirkstoff aus der Kurkuma-Pflanze. Dieses gelbe Gewürz, das auch unter dem Namen Gelbwurz bekannt ist, hat als Nahrungsergänzung eine positive Wirkung bei Muskelkater und bei der Regeneration von Muskelschäden nach intensivem Training. Bei Muskelkater, Muskelverletzungen oder Krämpfen, aber auch allgemein nach Training wird wegen der erhöhten Durchlässigkeit der Muskelzellmembran Kreatinkinase ins Blut freigesetzt. Kreatinkinase ist das Enzym, das bei der anaeroben Glykolyse als Katalysator beim Übertragen einer Phosphatgruppe von Kreatinphosphat auf ADP wirkt.
Wissenschaftliche Forschung weist eine Wirksamkeit von Curcumin bezüglich der Reduktion der Kreatinkinasemenge im Serum und einen positiven Einfluss von Curcumin auf den Muskelkater-Index bei Erwachsenen nach. Kurkuma kann also helfen, trainingsinduzierten Muskelkater zu mildern (Wang 2020).

Muskelkrampf

Der Muskelkrampf ist eine plötzliche, unwillkürliche, schmerzhafte Kontraktion einzelner Muskeln. Viele kennen den nächtlichen Wadenkrampf oder den akuten Krampf während oder nach sportlichen Aktivitäten. Es gibt verschiedene Theorien über die Entstehung von Muskelkrämpfen.

- Eine mögliche myogene Ursache ist die erhöhte Reizbarkeit des Sarkoplasmas der Muskelzellen.
- Nach einer anderen Theorie könnte der Muskelkrampf Folge einer arteriellen und venösen Insuffizienz sein. Diese entsteht durch eine stark erhöhte Ansammlung von Stoffwechselendprodukten infolge der vorausgegangenen ausgeprägten muskulären Aktivität.
- Ferner steht zur Diskussion, dass herabgesetzte Entladungsfrequenzen der Afferenzen aus den Golgi-Sehnenorganen (➤ Kap. 4.5.3) für Wadenkrämpfe verantwortlich sein können. Fehlt die inhibierende Wirkung dieser Afferenzen auf das α-Motoneuron, könnte ein gesteigerter Muskeltonus bis hin zum Muskelkrampf resultieren.
- Eine weitere Theorie begründet Wadenkrämpfe damit, dass der nicht myelinisierte intramuskuläre Teil des peripheren motorischen Neurons sehr empfindlich auf mechanische, metabolische, elektrische und pharmakologische Reize reagiert und er – als Reaktion auf diese Reize – sogar selbst Reize generiert. Die daraus folgende erhöhte Eigenentladungsfrequenz könnte dann den Muskelkrampf erzeugen. Für diese Theorie spricht, dass gerade jene Medikamente bei der Behandlung von Wadenkrämpfen gute Wirkung zeigen, welche die Reizbildung und -weiterleitung beeinflussen.

23.8.3 Ermüdungserscheinungen von Knochen, Gelenkkapseln, Ligamenten und Sehnen

Auch passive Strukturen wie Knochen, Sehnen, Ligamente oder Gelenkkapseln können ermüden. Auslöser dieser Ermüdung sind Überbelastungen durch Spannung und Dehnung. Gleichzeitig werden bestimmte chemische Stoffe freigesetzt, die wahrscheinlich auf die motorischen Zentren des Zentralnervensystems hemmend wirken.

Ein bekanntes Phänomen einer Knochenermüdung ist die Ermüdungsfraktur. Im Bereich des Fußes ist z. B. die Marschfraktur bekannt. Dies ist eine Fraktur der Metatarsalia, die bei untrainierten Personen durch längere Fußmärsche eintreten kann. Ermüdungserscheinungen an Sehnen sind z. B. die sog. RSI-Verletzungen (➤ Kasten) durch andauernde wiederholte Zugspannung der Sehne durch Kontraktionen der Muskulatur.

KLINIK

Repetitive Strain Injuries (RSI)

Vor allem bei lang andauernden Belastungen – egal, ob im sportlichen Bereich oder bei ganz normalen Alltagsbelastungen – kann durch wiederholte submaximale Beanspruchung ein Überbelastungssyndrom der Sehnen ausgelöst werden. Dieses Syndrom zeigt sich in Form von Mikrotraumen im Sehnengewebe und schmerzhaften Reaktionen, die auch **Repetitive Strain Injuries** genannt werden.
RSI kommen häufig am Unterarm vor; sie werden dann als Nacken-Schulter-Arm-Syndrom (engl.: CANS = Complaints of Arm, Neck and Shoulder) oder auch Zervikobrachialgie bezeichnet. Die Unterarmbeschwerden sind in diesem Fall Teil eines segmentalen Problems, bei dem eines oder mehrere Segmente mit niedriger Belastbarkeit betroffen sein können. Dadurch kommt es zur Überbelastung auch bei submaximaler Beanspruchung (➤ Kap. 11.3.5 und ➤ Kap. 11.3.6).

23.8.4 Ermüdungserscheinungen durch Veränderungen im Herz-Kreislauf-System

Besonders bei Dauerbelastungen treten Ermüdungserscheinungen auf, die auf die Beanspruchung des Herz-Kreislauf-Systems zurückzuführen sind.

Ermüdungserscheinungen im zeitlichen Ablauf einer Belastung

Zu Beginn einer Dauerbelastung stellen sich Atmung und Herz-Kreislauf-System um. Dies löst sowohl bei Trainierten als auch bei Untrainierten ein gewisses Schweregefühl aus, das aber innerhalb einiger Minuten nachlässt und von einem Gefühl des Leichtseins abgelöst wird. Es ist möglich, dass zu Beginn einer Belastung u. a. die leicht erhöhten H^+-Ionen-Werte zu diesem Schweregefühl beitragen.

Nach etwa 8 Minuten stellt sich erneut ein Schweregefühl ein, der sog. erste tote Punkt. Wahrscheinlich ist hierfür ein Mechanismus zur Regulierung der Körpertemperatur verantwortlich. Bei körperlicher Arbeit entsteht Wärme, die über die Haut an die Umgebung abgegeben wird. Um die bei Dauerleistungen vermehrt anfallende Wärme abgeben zu können, wird die Durchblutung der Haut so weit gesteigert, dass sie bis zu 20 % des Herzminutenvolumens beanspruchen kann. Die hierfür benötigte Blutmenge wird anderen Geweben des Körpers, z. B. der Muskulatur, entzogen. Daraus folgen eine Intensivierung der Prozesse zur anaeroben Energiebereitstellung und eine vermehrte Produktion der H^+-Ionen. Beides äußert sich in einem Gefühl der Ermüdung.

Nach etwa einer Stunde kommt ein Ermüdungsgefühl auf, das auch als zweiter toter Punkt bezeichnet wird und das man möglicherweise auf die Absenkung des Blutglukosespiegels zurückführen kann (➢ Kap. 23.8.6). Die Bezeichnungen erster und zweiter toter Punkt sind allerdings keine evidenzbasierten.

„Seitenstechen"

Die Ursache des Seitenstechens ist noch nicht abschließend geklärt. Wahrscheinlich ist das Zwerchfell für das Seitenstechen verantwortlich. Vor allem zu Beginn einer Belastung kann der Sauerstoffbedarf des Zwerchfells nicht gedeckt werden, was sich dann in Schmerzen äußert.

„Außer Atem sein"

Das Gefühl, außer Atem zu sein, hat beim gesunden Menschen nichts mit einer eingeschränkten Atemfunktion der Lungen zu tun. Es kennzeichnet vielmehr den Punkt, an dem das Herzminutenvolumen und die Sauerstoffausnutzung der arbeitenden Muskelzellen an ihre Kapazitätsobergrenzen gelangen.

Bei Patienten, die unter Lungenkrankheiten leiden, wird das Gefühl des Außer-Atem-Seins durch die herabgesetzte Fähigkeit der Lunge ausgelöst, ausreichend Sauerstoff aufzunehmen.

23.8.5 Stoffwechselbedingte Ermüdungserscheinungen

Lang andauernde körperliche Aktivität führt zur Erschöpfung der Glykogenvorräte der Muskulatur. Sind die Kohlenhydratvorräte des Organismus verbrannt, muss die benötigte Energie über die Verbrennung von Fetten gewonnen werden. Da bei dieser Art der Energiegewinnung pro Zeiteinheit weniger Energie freigesetzt wird, muss die Intensität der körperlichen Leistung gesenkt werden, was sich in einem Ermüdungsgefühl äußert.

Die arbeitende Muskulatur kann nicht nur auf die eigenen Glykogenvorräte zurückgreifen, sondern auch einen Teil des Leberglykogens nutzen. Die Hauptaufgabe des Leberglykogens ist die Konstanthaltung des Blutzuckerspiegels. Daher führen sinkende Glykogenvorräte in der Leber zur Hypoglykämie (➢ Kap. 19.3.5). Da die Funktion des Gehirns und Nervensystems wesentlich vom Blutzucker als Energielieferant abhängt, löst der sinkende Blutzuckerspiegel ein Gefühl der absoluten Erschöpfung aus.

23.8.6 Sauerstoffschuld als Folge anaerober Energiebereitstellungsprozesse

Welche Energie aus welchem Speicher? ➢ Kap. 2.8.5, *Glykolyse* ➢ Kap. 2.10.2

Die Energie- und die damit zusammenhängende Sauerstoffbereitstellung aus einem anderen Speicher als dem arbeitenden Muskel selbst erfolgt über das Blutgefäß-Transportsystem. Damit der Sauerstoffbedarf gedeckt werden kann, erweitern sich die Blutgefäße der arbeitenden Muskulatur. Zu Beginn der rhythmischen Kontraktion einer Muskelgruppe (z. B. beim Gehen nach vorherigem Sitzen) kann der erhöhte Sauerstoffbedarf nicht gedeckt werden, da es rund 2–4 Minuten dauert, bis die Muskeldurchblutung und damit der Sauerstofftransport dem gesteigerten Bedarf angepasst wird.

Eine ähnliche Situation ergibt sich, wenn ein Muskel in der Dauerleistungsphase mehr Sauerstoff verbraucht, als ihm zugeführt werden kann.

In beiden Fällen wird das ATP nicht durch den aeroben Energiestoffwechsel, sondern über einen Abbau von Kreatinphosphat und die anaerobe Glykolyse gewonnen. Bei solchen anaeroben Energiebereitstellungsprozessen entsteht als Abfallprodukt das Laktat (Milchsäure, ➢ Kap. 2.10.2). Etwa 80 % des so gebildeten Laktats werden mit dem Blut zur Leber abtransportiert, ein Teil jedoch sammelt sich im Muskelgewebe an.

Das im Muskel verbleibende Laktat wird unter Sauerstoffverbrauch abgebaut. Auch für die Auffüllung der verbrauchten ATP-, Kreatinphosphat- und Glykogenvorräte des Muskels wird Sauerstoff benötigt. Diesen enormen Sauerstoffbedarf aufgrund einer muskulären Aktivität bezeichnet man als Sauerstoffschuld, die durch eine verstärkte Atmung während und nach Beendigung der Arbeit beglichen wird (➢ Abb. 23.19). Laktat, das im Zytoplasma der Muskelzelle produziert wird, kann in die Mitochondrien der gleichen Zelle aufgenommen und dort zum ATP-Aufbau oxidiert werden. Lange Zeit hat man vermutet, dass Laktat nur ein Abfallprodukt ist, das beseitigt werden sollte, aber es ist auch ein nützliches Substrat zur Energielieferung. Im Gegensatz zum Energielieferanten Glykogen, das an die Muskelfaser gebunden ist und nicht außerhalb der Zelle transportiert werden kann, ist dies beim Laktat anders: Es kann von Muskelfasern mit wenig (Typ IIx) zu solchen mit vielen Mitochondrien (Typ I) transportiert werden.

Gründe für ein Fortbestehen der Sauerstoffschuld auch nach Beendigung der Arbeit:

- Die Muskelleistung übersteigt den mit Sauerstoff zu deckenden Energiebedarf.
- Die arbeitende Herz- und Atemmuskulatur hat einen erhöhten Sauerstoffbedarf.
- Energiereiche Phosphate werden neu synthetisiert und Laktat wird abgebaut.
- Muskelmyoglobin und Bluthämoglobin haben einen erhöhten Sauerstoff-Sättigungsbedarf.
- Es besteht ein erhöhter Metabolismus aufgrund der erhöhten Körpertemperatur.

23.8.7 Erholung des Energievorrates

Erholungszeit nach erschöpfender Belastung

Nach einer erschöpfenden Belastung sind für eine neue Leistung, in Abhängigkeit der beanspruchten Energievorräte, unterschiedliche Erholungszeiten notwendig. Art und Dauer einer Belastung bestimmen die Ausschöpfung eines Energievorrats. In ➢ Tab. 23.7 sind die Erholungszeiten einer maximalen Anstrengung in Bezug auf kurz andauernde bis hin zu länger andauernden Belastungen wiedergegeben.

Außer der energetischen Erschöpfung gibt es auch eine muskuläre sowie neuronale Erschöpfung. Bei sehr intensiven oder lang andauernden Belastungen sind natürlich alle Gewebe einer Erschöpfung ausgesetzt und benötigen eine Regenerationszeit. Die durch ein Training verursachten katabolen Vorgänge, z. B. der Abbau von Muskelproteinen, müssen durch Neusynthese von Muskelproteinen kompensiert werden. Nach einem Training zur Verbesserung der Kraftausdauer sind dafür 1–2 Tage Erholungszeit notwendig. Daraus resultiert, dass man etwa 3-mal pro Woche eine Muskelgruppe gezielt trainieren kann. Ein Maximalkrafttraining benötigt 2 Tage Erholung. Ein Training der maximalen Explosivkraft mit einer eventuellen Vordehnung benötigt eine Erholungszeit von etwa 3 Tagen. Die muskuläre Spitzenbelastung mit verursachenden Mikroverletzungen ist in der letztgenannten Trainingsmethode am größten. Die Muskelregeneration verläuft hier über einen längeren Zeitraum. Bekannt ist der häufig auftretende Muskelkater nach explosiven Maximalkraftbelastungen aus einer Vordehnung.

Bedenken sollte man, dass bei Patienten die Regenerationszeiten durchschnittlich länger dauern. Zu beachten ist weiter, dass die relative Belastung, die einem Patienten abverlangt wird, von seinem individuellen Zustand abhängig ist.

Erholungszeit als Teil des Trainingsreizes beim Intervalltraining

Im Intervalltraining ist die kurze und zwischengeschaltete Erholungspause ein wesentlicher Teil des Trainingsreizes. Je intensiver der Widerstand eines Intervalltrainings (➢ Kap. 23.1.2), umso länger muss die Erholungszeit sein:

- Dauertraining (Intervall-Dauertraining) bzw. Koordinationstraining mit vielen Wiederholungen bei leichten Widerständen: Pause 30–60 Sekunden
- Leichtes Intervall-Krafttraining/Intervall-Dauertraining mit mittelschweren Widerständen: Pause 45–90 Sekunden

Tab. 23.7 Minimale und maximale Erholungszeit nach maximaler Anstrengung. [nach: Fox, E. L., Bowers, R. W., Foss, M. L.: Fysiologie voor lichamelijke opvoeding sport en revalidatic. Lemma, Utrecht (NL) 1995.]

Erschöpfter Energievorrat und Abfallstoffe	Notwendige Erholungszeit	
	Minimal	Maximal
Muskelphosphate (ATP+CP), die nach etwa 12–18 Sekunden verbraucht sind	2 Minuten	3–5 Minuten
Sauerstoffmangel (alaktisch), nach relativ kurz andauernder Arbeit, noch bevor Milchsäure gebildet wird	3 Minuten	5 Minuten
Muskelmyoglobin	1 Minute	2 Minuten
Milchsäure aus Muskulatur und Blut	30 Minuten–1 Stunde	1–2 Stunden
Sauerstoffmangel (laktisch), nach relativ kurz andauernder Arbeit	30 Minuten	1 Stunde
Muskelglykogen nach intermittierender Belastung	5 Stunden	24 Stunden
Muskelglykogen nach lang andauernder Arbeit	10 Stunden	48 Stunden

- Mittelmäßiges Intervall-Krafttraining mit 8–12 Wiederholungen in einer Serie: Pause 1–2 Minuten
- Schweres Intervall-Krafttraining mit etwa 3 Wiederholungen in einer Serie: Pause 3–4 Minuten.

23.9 Praktische Anwendung

Die Basisprinzipien der Trainingslehre und die Theorien der Leistungsphysiologie finden ihre praktische Anwendung in Trainings- und Rehabilitationsschemata.

Im Folgenden werden Trainingsschemata für Kraft- bzw. Ausdauertraining beschrieben.

23.9.1 Trainings- oder Rehabilitationsschemata Kraft

Krafttraining im Aufbau

Dauertraining bzw. koordinative Aufwärmung

Der schematische Aufbau eines Trainingsplans für Kraft berücksichtigt die Prinzipien von Heilungsphasen und Pathologien. Zu Beginn eines solchen Krafttrainings wird mit hohen Widerholungszahlen und niedrigem Gewicht gearbeitet. Die neu angelegten Kollagenfasern vertragen noch keine hohen Belastungen, aber sollen adaptieren und ausgerichtet werden, während die Förderung der Durchblutung wichtig ist. Der Trainingsakzent liegt in der Ausdauer und Koordination wie z. B. in ➤ Abb. 23.36 Spalte 1. Im weiteren Therapieverlauf wird das Gewicht gesteigert und die Wiederholungszahl gesenkt. Das Ziel ist, das Gewicht so weit zu erhöhen, bis im Bereich von z. B. 8–12 Wiederholungen trainiert wird und der Kraftzuwachs im Vordergrund steht.

Das Trainingsgerät ist z. B. der sog. Pully (➤ Kap. 23.2.1 und ➤ Abb. 23.35). Das Training gilt für die Heilungsphase einer Sehnen- oder Muskelbauchverletzung des M. biceps brachii. Über die Kontraktionsfähigkeit als erstes Ziel steigert sich das Training bis hin zur absoluten Flexionskraft des M. biceps brachii. Die Bewegungen sollen durch die ganze Bewegungsbahn koordiniert und mit vollem Bewegungsausmaß durchgeführt werden. Bei einer Abweichung dieser Regel wird die Übung abgebrochen und eine Erholungspause bestimmt.

In der Therapie einer Tendinose wird eventuell nur mit exzentrischen Bewegungen trainiert. Dabei wird in der Arbeitsphase der Pully kontrolliert losgelassen, während zum Heranziehen der Gewichte der gesunde Arm benutzt wird.

Das tägliche Training besteht anfänglich aus 3 Serien, die bis auf 5 Serien (Sets) gesteigert werden. Jede Serie (Set) hat 20–30 Wiederholungen. Werden innerhalb einer Serie weniger als 20 Wiederholungen geschafft, wird das Gewicht herabgesetzt. Werden mehr als 30 Wiederholungen bewältigt, wird das Gewicht gesteigert. Die erste Serie dient konsequent der Aufwärmung. Dabei wird mit unterschwelligen Gewichten und z. B. 10 Wiederholungen trainiert.

- Intensität: 25–50 % des RM
- Pause: 30–60 Sekunden.

Leichtes Intervall-Krafttraining/Intervall-Dauertraining

Wenn das Ausdauer- bzw. Koordinationstraining nach mehreren Tagen zwischen 20 und 30 Wiederholungen liegt, wird der Widerstand gesteigert. Voraussetzung dafür ist jedoch eine mühelose und schmerzfreie Bewältigung der Gewichte. Es wird jetzt täglich mit 5 Serien (Sets) trainiert, wobei in jeder Serie 15–20 Wiederholungen angestrebt werden. Werden innerhalb einer Serie weniger als 15 Wiederholungen geschafft, wird das Gewicht herabgesetzt. Bei mehr als 20 Wiederholungen wird das Gewicht gesteigert. Die erste Serie bestimmt die Aufwärmphase bei z. B. 10 Wiederholungen mit einem unterschwelligen Gewicht.

- Intensität: 50–60 % des RM
- Pause: 45–90 Sekunden.

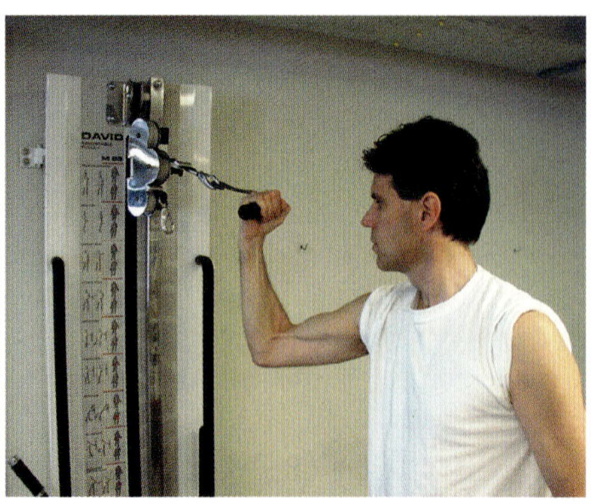

Abb. 23.35 Ein Pully, bei dem man so an einem Seil zieht, dass der gewünschte Muskel in Zugrichtung liegt. [M304]

Intervall-Krafttraining

Wenn sich das leichte Intervall-Krafttraining/Intervall-Dauertraining nach mehreren Tagen zwischen 15 und 20 Wiederholungen einpendelt, ohne dass der Patient Schmerzen oder Mühe bei der Ausführung der Übung hat, wird der Widerstand gesteigert. Es wird täglich mit 5 Sets trainiert. Jedes Set strebt 8–12 Wiederholungen an. Werden innerhalb einer Serie weniger als 8 Wiederholungen geschafft, wird das Gewicht herabgesetzt. Bei mehr als 12 Wiederholungen wird das Gewicht hingegen gesteigert. In der ersten Serie wird konsequent immer mit 10 Wiederholungen und unterschwelliger Gewichtsbestückung trainiert. Diese Serie dient der Aufwärmphase.

- Intensität: 70–80 % des RM
- Pause: 1–2 Minuten.

Absolutes Krafttraining

Die oben genannten Trainingsformen sind Maßnahmen in der Proliferationsphase einer Heilung. Ein absolutes Krafttraining mit wenig Wiederholungssequenzen bei einem Widerstand bis zu 90 % des RM eignet sich nur für die Remodulierungsphase oder für Sportler im gesunden Zustand.

Krafttraining nach dem KRS-Schema

Ein Beispiel für ein Rehabilitationsschema ist das KRS- oder Kraft-Rehabilitation-Schema von van de Goolberg und Van Wingerden. In ➤ Abb. 23.36 ist ein Teil dieses Schemas abgebildet. Die blauen Kästchen geben die anzustrebende Anzahl der Wiederholungen an.

Jede vertikale Säule steht für ein Trainingsschema, das so lange angewendet wird, bis das Training sich nach einigen Trainingseinheiten stabilisiert hat. Wenn das der Fall ist, wird die nächste Säule als Trainingsschema angestrebt. Man nimmt das maximal mögliche Gewicht, mit dem die höchste Zahl im schwarzen Kästchen erreicht werden kann. Das Prinzip in diesem Schema ist, ähnlich wie oben beschrieben beim Krafttraining am Pully, wie in folgenden Beispielen (➤ Abb. 23.36):

- Erste Säule: Koordination:
  Jede Serie hat 13–20 Wiederholungen. Werden innerhalb einer Serie weniger als 13 Wiederholungen geschafft, wird das Gewicht um 10 % verringert. Werden mehr als 20 Wiederholungen bewältigt, wird das Gewicht erhöht. Pause: weniger als 30 Sekunden.
- Zweite Säule: Kraftausdauer:
  Jede Serie hat 31–40 Wiederholungen. Werden innerhalb einer Serie weniger als 31 Wiederholungen geschafft, wird das Gewicht um 10 % verringert. Werden mehr als 40 Wiederholungen bewältigt, wird das Gewicht erhöht. Pause: 30 Sekunden.

Effekt	Koordination	Kraftausdauer			BB	Rekrutierung in kg		
Wiederholungen	1	2	3	4	5	6	7	8
1–2							–10%	
3–4						–10%		+5%
5–7					–10%		+10%	
8–12	–10%			–10%		+10%		
13–20			–10%		+10%			
21–30	+10%	–10%		+10%				
31–40			+10%					
> 40		+10%						
Pause	0,5h	0,5h	1h	1h	1h	2h	2h	3h

Abb. 23.36 Teil des Kraft-Rehabilitations-Systems (KRS) nach van de Goolberg und Van Wingerden. [L231]

- Dritte Säule: Kraftausdauer:
  Jede Serie (Set) hat 21–30 Wiederholungen. Werden innerhalb einer Serie weniger als 21 Wiederholungen geschafft, wird das Gewicht um 10 % verringert. Werden mehr als 30 Wiederholungen bewältigt, wird das Gewicht erhöht. Pause: 1 Minute.
- Fünfte Säule: Bodybuilding (BB):
  Jede Serie (Set) hat 8–12 Wiederholungen. Werden innerhalb einer Serie weniger als acht Wiederholungen geschafft, wird das Gewicht um 10 % verringert. Werden mehr als zwölf Wiederholungen bewältigt, wird das Gewicht erhöht. Pause: 1 Minute.

Und so weiter.

Schnellkrafttraining/Explosivkrafttraining

Außer dem langsamen Krafttraining mit mehr oder weniger Wiederholungen gibt es auch noch das explosive oder Schnellkrafttraining. In diesem Rahmen wird auch das **Plyometrietraining** (➤ Kap. 23.2.3) eingesetzt.

Als Plyometrietraining für die Arme können z. B. das Abfangen und Wegstoßen an einer Wand oder nach dem gleichen Prinzip schließlich auf dem Boden (➤ Abb. 23.37) geübt werden (plyometrische Liegestützen). Letzteres erfolgt senkrecht gegen die Schwerkraft und stellt damit natürlich eine größere Belastung dar. Es ist wichtig, dass beim Üben die Wand- oder Bodenkontaktzeit minimal und der Dehnungs-Verkürzungs-Zyklus maximal ist. Es sollte ein Prallen (engl.: bounce) sein und nicht eine langsame Dehnung mit anschließender Anspannung.

Eine andere Variation des Schnellkrafttrainings ist das **ballistische Training**, das sich vom plyometrischen Training unterscheidet. Als Beispiel kann das Training einer Wurfbewegung dienen. Hierbei geht es um Übungen in offener Kette, bei dem nach einer Vordehnung eine Beschleunigung während der konzentrischen Kontraktion stattfindet.

Analyse und Aufbautraining einer Wurfbewegung

Beim Werfen, z. B. dem Baseballwurf (pitch), kann man sechs Phasen in der Bewegung unterscheiden mit unterschiedlichem Ausmaß an Gewebebelastung (Calabrese 2013, Zaremski 2019):

- Phase 1, **Das Aufziehen** (engl.: wind-up): Diese Phase umfasst eine vorbereitende Bewegung vor dem Werfen, wobei die Schulter sich am Ende dieser Phase in einer minimalen Endorotation und einer leichten Abduktion befindet. Man kann eine leichte Körperflexion wahrnehmen, während der Ball mit beiden Händen festgehalten wird.
- Phase 2, **Frühes Spannen** (engl.: early cocking): Diese Phase beginnt, wenn der Ball von der nicht werfenden Hand losgelassen wird. Die Schulter bewegt sich in Richtung 90° Abduktion und Exorotation. Der M. deltoideus wird dabei frühzeitig aktiviert, der M. supraspinatus, M. infraspinatus und der M. teres minor werden spät aktiviert. Der Oberkörper dreht an der Wurfseite nach dorsal. Das Caput humeri bewegt sich in dieser Phase, als Folge einer kombinierten Drehbewegung, auch nach dorsal in Exorotation und translatiert (schiebt) intraartikulär nach ventral. Diese Bewegung steigert sich beim Übergang zu Phase 3.
- Phase 3, **Spätes Spannen** (engl.: late cocking): Diese Phase beginnt, wenn der vordere Fuß den Boden berührt, und endet, wenn die Schulter sich in maximaler Exorotation befindet. Die Schulter abduziert Richtung 90–120° und positioniert sich in 15° horizontaler Adduktion und maximaler Exorotation. Das periartikuläre Bindegewebe einschließlich M. subscapularis und M. infraspinatus kommt an der ventrokaudalen Seite unter großer Dehnspannung. Diese verstärkt die Drehbewegung nach posterior, die dadurch größer wird als die Translation (der Schiebeanteil) nach ventral. Die M.-deltoideus-Aktivität nimmt ab, während der M. supraspinatus, M. infraspinatus und M. teres minor die höchste Aktivität erreichen. Der M. biceps brachii ist mäßig aktiv und die Aktivität von M. pectoralis major und M. latissimus dorsi steigert sich. Zur maximalen horizontalen Adduktion am Ende dieser Phase trägt der M. subscapularis bei. Der M. serratus anterior stabilisiert die Skapula.
- Phase 4, **Beschleunigung** (engl.: acceleration): In dieser Phase der konzentrischen Beschleunigung wird die Schulter vorwärtsbewegt. Sie endet in dem Moment, wenn der Ball die Hand verlässt. Die Schulter rotiert um 90° und fixiert die Abduktion der vorigen Phase. Die Skapula wird in Protraktion bewegt, um eine stabile Basis für das Caput humeri zu bieten, wenn der Körper sich nach vorne bewegt. Der M. subscapularis geht von exzentrischer Kontraktion über in eine konzentrische Kontraktion und die intraartikuläre Dreh-Translations-Bewegung wird umgedreht. Der M. triceps brachii ist im Anfang dieser Phase aktiv, die Aktivität von M. pectoralis major, M. latissimus dorsi, M. teres major und M. serratus anterior erreicht später in dieser Phase ihren Höhepunkt.
- Phase 5, **Hemmung** (engl.: deceleration): Diese Phase ist durch exzentrisches Bremsen gekennzeichnet und geht mit dem größten Verletzungsrisiko beim Wurfvorgang einher, da sie der Restenergie ausgesetzt ist, die nicht dem Ball mitgegeben wurde. Sie beginnt, wenn der Ball losgelassen wird, und endet mit einer Schulterrotation von etwa 0°. Die Schulterabduktion bleibt 100° und die horizontale Adduktion steigert sich bis 35°. Es entwickelt sich eine abrupte massive exzentrische Kontraktion aller Muskelgruppen zur Bremsung der Armrotation.
- Phase 6, **Durchschwung** (engl.: follow-through): Diese letzte Phase bringt alles wieder ins Gleichgewicht. Der Oberkörper bewegt sich mit dem Arm nach vorne, bis die Bewegung stoppt. Die Schulterrotation setzt sich noch etwas fort und wird von einer Adduktion vor dem Oberkörper begleitet.

Die ersten drei Phasen, die Wind-up- und Cocking-Phasen, dauern mit etwa 1,5 Sekunden am längsten, während der Rest etwa ⅓ davon in Anspruch nimmt.

Die Schulterstabilität und die Gewöhnung der Strukturen an die hohe Belastung, die für den Übergang vom exzentrischen Bremsen der späten Spannphase zum konzentrischen Anspannen der Beschleunigungsphase notwendig sind, können z. B. wie folgt trainiert werden:

- Der Patient liegt in Rückenlage auf einer Erhöhung, mit Ball in der Hand und seinem Wurfarm in Werfposition (horizontale Abduktion und Exorotation).

- Er wirft den Ball hoch. Der Therapeut fängt auf. Zuerst ohne Vorwärtsbewegung und dann mit einer Vorwärtsbewegung in leichter Extension und Exorotation.
- Der Therapeut lässt den Ball in die Hand des Patienten fallen. Zuerst aus geringer Höhe, dann aus größerer Höhe. Der Patient fängt auf.
- Der Therapeut lässt den Ball in der Hand des Patienten fallen. Zuerst aus geringer Höhe, dann aus größerer Höhe. Der Patient fängt auf und wirft gleich zurück. Der Therapeut fängt auf.

Das Hochwerfen in oben genannter Rückenlage dient dazu, dass sich die Gewebestrukturen an die hohen Belastungen der Hemmungs-Phase gewöhnen. Ist dies erreicht, kann mit normalem Werfen fortgefahren werden, wobei zuerst vorsichtiger geworfen wird und dann allmählich mit steigender Kraft und Schnelligkeit.

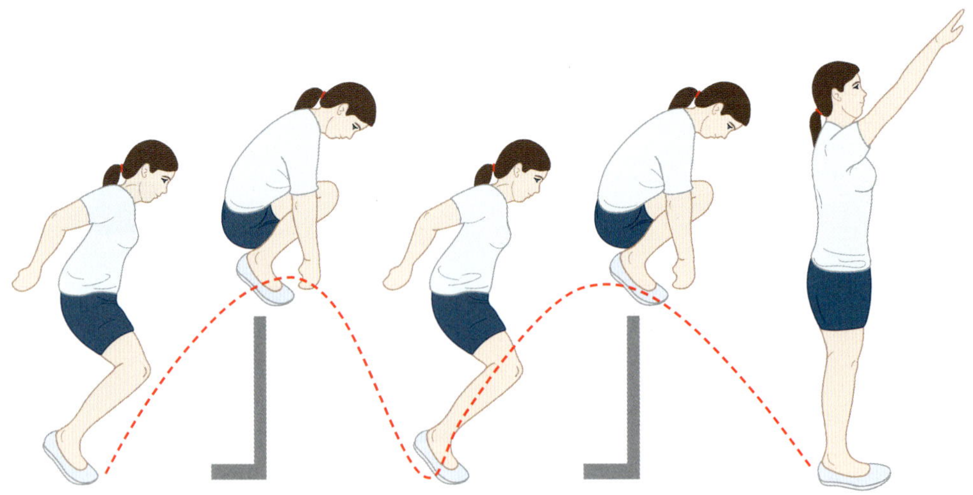

Abb. 23.38 Plyometrisches Training für die Beine. Um die Belastung zu verringern, könnte man auch nur mit Aufsprüngen oder nur mit Absprüngen bzw. Landen beginnen. [L231]

PT-PRAXIS

Wurfsport und Verletzungen

Die für Verletzungen anfälligen Momente der Wurfbewegung finden sich vor allem in der späten Spannphase (Phase 3) und in der Hemmungsphase (Phase 5). Das sind die Phasen, in denen sich die Schultermuskeln im Übergang befinden von der **exzentrisch bremsenden Kontraktion** in die **konzentrisch beschleunigende Kontraktion** und andersherum. Das Bindegewebe und die kontraktilen Elemente werden maximal gedehnt. In der späten Spannphase wird z. B. der M. subscapularis maximal gedehnt und muss gleich anschließend voll anspannen. In der Hemmungsphase sind der M. deltoideus pars spinalis, der M. infraspinatus, der M. teres minor und der M. subscapularis besonders gefährdet.

Sprungübungen können verwendet werden, um die Schnellkraft oder Explosivkraft der Beine zu trainieren. Weil das exzentrische Bremsen bei der Landung sehr belastend ist, sollten anfangs Aufsprünge auf einen Kasten und danach erst Absprünge geübt werden. Danach können normale Sprünge gemacht werden, bei denen nicht gleich wieder weitergesprungen, sondern abgestoppt wird. Die Reihenfolge des Sprungtrainings könnte wie folgt aussehen:

- Aufsprünge
- Absprünge
- Aufsprung und Absprung
- Übersprung
- Mehrere Sprünge hintereinander (➤ Abb. 23.38)
- Zuerst alles mit zwei Beinen – danach mit einem Bein.

Variation: Fußsprünge, kleine Sprünge, bei denen sich fast nur die Fußgelenke bewegen.

23.9.2 Trainings- oder Rehabilitationsschemata Ausdauer

Ausdauertraining

Da beim Ausdauertraining hauptsächlich das Herz- und Kreislaufsystem die Zielorgane sind, müssen große Muskelgruppen eingesetzt werden, sodass meistens die Beine im Training eine Hauptrolle spielen oder wenigstens mit einbezogen sind. Beispiele sind Laufen, Schwimmen oder Radfahren, wobei Geschwindigkeit und Dauer der Anstrengung sowie Pausen in gewissen Verhältnissen variiert werden (➤ Tab. 23.8). Auch hier kann Intervalltraining als Trainingsform benutzt werden, neben anderen Formen des Ausdauertrainings.

Beim Training der allgemeinen Ausdauerleistungsfähigkeit werden die Prinzipien aerob, anaerob, laktisch, alaktisch, Leistungsfähigkeit und Kapazität (➤ Kap. 23.3.1) in unterschiedlichen Kombinationen angewendet. Alle Kombinationen haben ein anderes Ziel und sind bei alle Patienten anwendbar, aber speziell bei Sportlern sind gewisse Kombinationen sehr wichtig, wenn man in der Rehabilitation auf eine Rückkehr in den Sport vorbereiten möchte.

Anaerobe alaktische Leistungsfähigkeit

Sie beträgt etwa 100 % der maximalen Geschwindigkeit.

Hier geht es um das Training von purer Geschwindigkeit. Das Ausdauervermögen ist gering. Es ist eine stark koordinative Aktivität, die nur bei sehr kurzen Anstrengungen und ausreichender Erholung gut funktioniert.

Anaerobe alaktische Kapazität

Sie beträgt etwa 90–95 % der maximalen Geschwindigkeit.

Die anaerobe alaktische Kapazität sagt etwas über den Umfang des Phosphatvorrats aus. Je größer dieser ATP-/KP-Vorrat ist, desto länger kann man eine maximale, intensive und damit technisch korrekte Anstrengung aufrechterhalten. Beim einem Training, das auf eine Vergrößerung dieses Brennstoffvorrats abzielt, darf der Verlust an Geschwindigkeit bis zu 10 % der persönlichen Bestleistung betragen. Das Phosphatvorrat-Training zielt darauf ab, den Vorrat zu erschöpfen und sofort wiederherzustellen. Das Ziel ist es, die

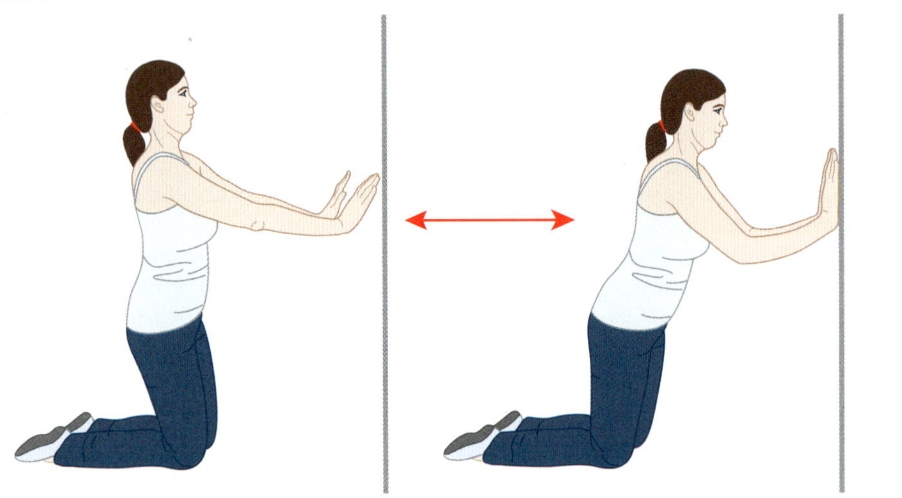

Abb. 23.37 Plyometrisches Training für die Arme, wobei man sich zuerst auf dem Boden abfängt und dann zurückstößt. [L231]

Dauer der Aktivität mit maximaler Geschwindigkeit zu vergrößern. Der Schwerpunkt verschiebt sich damit von der motorischen Grundeigenschaft Geschwindigkeit zur motorischen Grundeigenschaft Ausdauer.

Anaerobe laktische Leistungsfähigkeit
Sie beträgt etwa 90–95 % der maximalen Geschwindigkeit.

Unter der anaeroben laktischen Leistungsfähigkeit versteht man das möglichst schnelle Aufbrauchen der Glykogenvorräte ohne den Verbrauch von Sauerstoff. Je schneller ATP vom Körper wieder gebildet werden kann (mit gleichzeitiger Laktatbildung), desto größer ist diese laktische Leistungsfähigkeit. Speziell für explosive Spielsportler ist diese Leistungsfähigkeit wichtig. Als Basis für eine gute anaerobe laktische Leistungsfähigkeit gilt eine große anaerobe laktische Kapazität.

Anaerobe laktische Kapazität
Sie beträgt etwa 85–90 % der maximalen Geschwindigkeit.

Die anaerobe laktische Kapazität sagt etwas aus über die Geschwindigkeit, mit der Laktat abgebaut werden kann. Im Grunde sprechen wir also über die Fähigkeit, trotz hohem Laktatspiegel möglichst lange die gleiche Geschwindigkeit bei guter Bewegungsqualität zu halten.

Aerobe Kapazität
Sie beträgt etwa 80–90 % der anaeroben Schwelle, kann sich aber steigern, bis eine Geschwindigkeit von 100 % der anaeroben Schwelle erreicht wird (➤ Kap. 23.7.5). Hier handelt es sich um die Fähigkeit, die maximale Leistung unter Verbrauch von Sauerstoff möglichst lange aufrechtzuerhalten, also Ausdauer im herkömmlichen Sinn oder Langzeitausdauer. Um die aerobe Kapazität zu steigern, muss man den Kohlenhydratvorrat im Körper (Glykogen in Muskeln und Leber) vergrößern. Marathonläufer sprechen von einer Glykogenspeicherung. Auch Fette sind wichtige Energiequellen für das aerobe System, aber der Durchschnittssportler strebt ein stabiles Körpergewicht an und wird daher seinen Fettvorrat nicht vergrößern.

Aerobe Leistungsfähigkeit
Sie beträgt etwa 90–100 % der anaeroben Schwelle und ist die maximale Leistung, die aerob erbracht werden kann. Die aerobe Leistungsfähigkeit ist von vielen Faktoren abhängig.

Die aerobe Leistungsfähigkeit hängt vom Energieverbrauch ab. Bei sportlichen Aktivitäten mit hoher Intensität wird das aerobe System im Allgemeinen schneller dazu neigen, Kohlenhydrate zu verbrauchen, bei Aktivitäten mit niedrigerer Intensität werden hingegen hauptsächlich Fette verbrannt. Für einen Sportler ist es wichtig, die vorhandenen Energiequellen optimal zu nutzen. Je besser man trainiert ist, desto höher ist die Intensität der Leistungen unter Fettverbrennung. So wird der Glykogenvorrat möglichst lange geschont.

Tab. 23.8 Beispiel für ein Trainingsschema für Ausdauertraining mit Methoden- und Belastungsvariablen

Trainingsziel	Serien	Wiederholungen	Richtzeit	Serienpause	Wiederholungspause
Aerobe Kapazität	Unwichtig	Unwichtig	30–60 min	Unwichtig	Unwichtig
Aerobe Leistungsfähigkeit	Unwichtig	2–6	3–30 min	Unwichtig	> 5 min
Anaerobe laktische Kapazität	1–2	10–20	½–3 min	3 min	1–2 min
Anaerobe alaktische Kapazität	2–3	5	10–20 sec	5 min	1–2 min
Anaerobe alaktische Leistungsfähigkeit	2–3	5	5–10 sec	5 min	½–3 min
Anaerobe laktische Leistungsfähigkeit	2–3	< 10	30–40 sec	3 min	Unwichtig

Trainingsmethoden Ausdauer
Alle obenstehende Trainingsprinzipien können in verschiedener Art und Form gestaltet werden. Bei der Intervall-Methode wird unterschieden in:
- Extensive Intervallmethode: Die Pausen sind kürzer als das Belastungsintervall.
- Intensive Intervallmethode: Die Pausen sind länger als das Belastungsintervall.

So können Dauermethoden auf unterschiedliche Art und Weise beschrieben werden. Eine mögliche Einteilung der Dauermethoden ist folgende:
- Dauermethode: 60–65 % der max. Herzfrequenz
- Dauermethode/Intervall extensiv: 65–80 % der max. Herzfrequenz
- Intervall intensiv: 75–90 % der max. Herzfrequenz
- Intervall intensiv/Wiederholungsmethode: > 90 % der max. Herzfrequenz

Intervallmethode: Hier geht es nicht um Widerstände, sondern um Geschwindigkeit, Dauer der Anstrengung, Dauer der Pause und Zahl der Wiederholungen. Das Training kann z. B. als Lauftraining nach einem Schema stattfinden wie in ➤ Tab. 23.8. In den Pausen gibt es eine unvollständige Erholung gezielt auf spezifische Trainingseffekte. Eine besondere Form der Intervallmethode ist die Wiederholungsmethode. Dies ist eine Methode mit hoher Intensität bis 90–100 % der anaeroben Schwelle und einer nahezu vollständigen Erholung in der Pause. Es können wegen der hohen Intensität nur wenige Wiederholungen gemacht werden. Die Wiederholungmethode wird z. B. beim Sprinttraining angewendet.

Dauermethode klassisch: Hier geht es um eine kontinuierliche Belastung von etwa 20–60 Minuten, bei Ausdauersportlern auch länger. Bei Patienten, bei denen es bereits Probleme bereitet, beispielsweise ein minimales Lauftempo wenige Minuten aufrecht zu erhalten, wird die angestrebte Belastung langsam aufgebaut. Von der Geschwindigkeit her wird unterschieden in Gehen, Walken, Joggen und Laufen.

Wechselmethode: Bei dieser Methode kann beim Dauerlauf auch eine Variation von schnelleren und langsameren Abschnitten eingebracht werden. So kann z. B. zwischen 1 Minute schnell und 1 Minute langsam laufen abgewechselt werden. Je nach Kondition des Patienten wird dann der schnelle oder der langsame Abschnitt etwas verlängert.

Fahrtspiel (Fartlek Training): Es wird im Gelände gelaufen und die Belastung richtet sich nach den Widerständen des Geländeprofils. Hügel, Bodenbeschaffenheit (Sand, Gras) usw. sorgen für Abwechslung in der Belastung.

Pyramidentraining: Diese Methode baut das Training auf, indem sich immer längere gelaufene Strecken mit immer längeren oder gleichbleibenden Einheiten Gehen abwechseln. Die Strecken können auf gleiche Weise auch wieder abgebaut werden. Z. B.: Laufen ½ Minute – Gehen ½ Minute; Laufen 1 Minute – Gehen 1 Minute; Laufen 1½ Minuten – Gehen 1½ Minuten; Laufen 2 Minuten – Gehen 2 Minuten usw. Dieses Training kann auch sehr gut in einer kleinen Turnhalle durchgeführt werden.

Wettkampfmethode: Das Training findet in einer realistischen Wettkampfsituation statt, wobei die Betonung auf den leistungsspezifischen Ausdaueraspekten liegt. Als Vorbereitung auf Spielsportarten können erschwerende Spielelemente im Dauertraining mit eingebracht werden. Das Spiel selbst kann auch so gestaltet werden, dass eine Ausdauerleistung erbracht werden muss. Beim Dauerlauf kann entweder etwas weniger als die Wettkampfstrecke mit höherer Intensität gelaufen werden oder mehr als die Wettkampfstrecke mit niedrigerer Intensität.

Literatur

Ahonen, J., Lahtinen, T., Sanström, M., Pogliani, G.: Sportmedizin und Trainingslehre. 2. Aufl, Schattauer, Stuttgart 2008.

Åstrand, P. O., Rodahl, K., Dahl, H.A., Stromme, S.B.: Textbook of work-physiology. 4. Ed. Human Kinetics Publishers, Champaign 2003.

Bant, H., Haas, H.H., Ophey, M., Steverding, M.: Sportphysiotherapie, Thieme, Stuttgart 2011.

Banzer, W., Pfeifer, K., Vogt, L.: Funktionsdiagnostik des Bewegungssystems in der Sportmedizin. Springer, Berlin 2004.

Brukner, P., Khan K.: Clinical Sports Medicine. 5th ed. McGraw-Hill, Sydney 2019.

Buchbauer, J., Steininger, K.: Funktionelles Kraftaufbautraining in der Rehabilitation. 6. Aufl. Elsevier, Urban & Fischer, München 2008.

23

Burgt, M. van der, Burgerhout W., Alessie, J., Houwink, A.: Fysiologie. 8. Aufl. Bohn stafleu van Loghum/Springer media, Houten 2017.
Calabrese, G. J.: Pitching mechanics, revisited. Int J Sports Phys Ther 2013; 8(5): 652–660.
Froböse, I., Hartmann, C., Minow, H. J., Senf, G., Strunk, K., Waffenschmidt, S., Wilke, C.: Bewegung und Training – Grundlagen und Methodik für Physiotherapeuten. Elsevier, Urban & Fischer, München 2002.
Froböse, I., Wilke, C.: Training in der Therapie. Grundlagen, 4. Aufl. Elsevier, Urban & Fischer, München 2015.
Hüter-Becker, A., Dölken, M.: Biomechanik, Bewegungslehre, Leistungsphysiologie, Trainingslehre. 2. Aufl. Thieme, Stuttgart 2011.
Kenney, W. L., Wilmore, J. H., Costill, D. L.: Physiology of Sport and Exercise. 7th ed. Human Kinetics, 2020.
Kunz, M.: Medizinisches Aufbautraining. 2. Aufl. Elsevier, Urban & Fischer, München/Jena, 2003.
Levick, J. R.: Kardiovaskuläre Physiologie. UTB, Stuttgart 1998.
Löllgen, H., Erdmann, E.: Ergometrie. Belastungsuntersuchungen in Klinik und Praxis. 3. Aufl. Springer, Berlin 2010.
Maloney, S. J., Turner, A. N., Fletcher I. M.: Ballistic Exercise as a Pre-Activation Stimulus: A Review of the Literature and Practical Applications. Sports Med 2014; 44(10): 1347–1359.
Poel, G. M. Van der, Jongert, M.W.A., Morree, J. J. De: Inspanningsfysiologie, oefentherapie en training. 3. Aufl. Bohn stafleu Van Loghum, Houten 2019.
Schmidt, R. F., Lang, F., Heckmann, M.: Physiologie des Menschen, mit Pathophysiologie. 31. Aufl. Springer, Berlin 2011.
Schurr, S.: Leistungsdiagnostik: Der Laktattest und seine Alternativen. Books on demand, 2007.
Tomasits, J., Haber, P.: Leistungsphysiologie, Grundlagen für Trainer, Physiotherapeuten und Masseure. 4. Aufl. Springer, Berlin 2011.
van den Berg, F.: Angewandte Physiologie 2. Organsysteme verstehen und beeinflussen. 2. Aufl. Thieme, Stuttgart 2005.
van den Berg, F.: Angewandte Physiologie. Bd. 3: Therapie, Training, Tests. 2. Aufl. Thieme, Stuttgart 2007.
van den Berg, F.: Angewandte Physiologie. Bd. 5: Komplementäre Therapien verstehen und integrieren. Thieme, Stuttgart 2005.
Wang, F., Yasaman, N.: The effect of curcumin supplementation on recovery following exercise-induced muscle damage and delayed-onset muscle soreness: A systematic review and meta-analysis of randomized controlled trials. Phytother Res 2021; 35(4): 1768–1781.
Zaremski, J. L., Zeppieri, G., Tripp, B. L.: Sport Specialization and Overuse Injuries in Adolescent Throwing Athletes: A Narrative Review. Athl Train 2019; 54(10): 1030–1039.

Sachregister

G

L

T

Maße und Einheiten

Länge

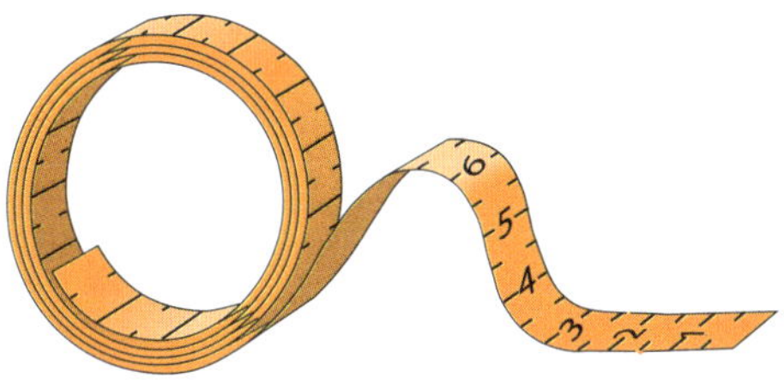

1 hundertstel Meter	1 Zentimeter	1 cm	0,01 m
1 tausendstel Meter	1 Millimeter	1 mm	0,001 m
1 millionstel Meter	1 Mikrometer	1 µm	0,000001 m
1 milliardstel Meter	1 Nanometer	1 nm	0,000000001 m

Volumen

Volumen ist eine von der Länge abgeleitete Einheit. 1 Liter entspricht dem Volumen eines Würfels von je 10 cm Länge, Breite und Tiefe.

	1 Liter	1 l	1000 cm^3
1 zehntel Liter	1 Deziliter	1 dl = 0,1 l	100 cm^3
1 tausendstel Liter	1 Milliliter	1 ml = 0,001 l	1 cm^3
1 millionstel Liter	1 Mikroliter	1 µl = 0,000001 l	1 mm^3
1 milliardstel Liter	1 Nanoliter	1 nl = 0,000000001 l	1 μm^3

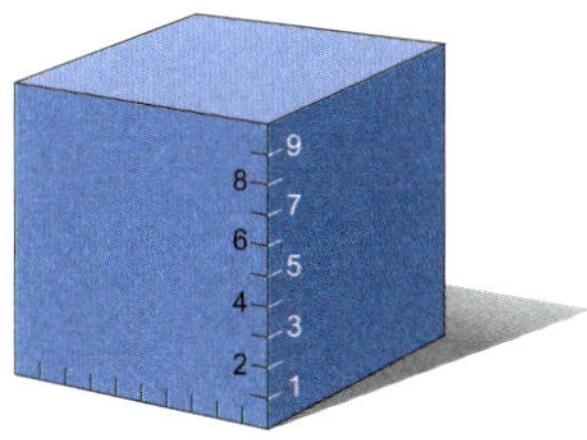

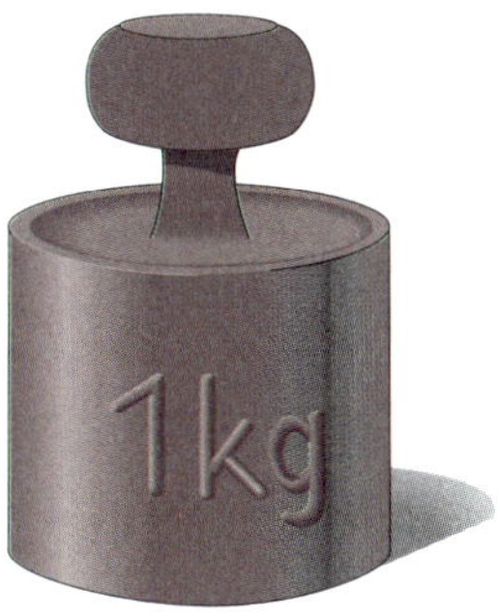

Masse

1000 Gramm	1 Kilogramm	1 kg	1000 g
1 tausendstel Gramm	1 Milligramm	1 mg	0,001 g
1 millionstel Gramm	1 Mikrogramm	1 µg	0,000001 g

Druck

Der Druck ist die Kraft, die auf eine bestimmte Fläche wirkt. Leider existieren in der Medizin mehrere Einheiten nebeneinander. Zur Umrechnung gelten folgende (gerundete) Umrechnungsfaktoren:

1 Pascal	1 Pa	= 0,0075 mmHg	= 0,01 mbar	= 0,01 cm H_2O
1 Millimeter Quecksilbersäule	1 mmHg	= 133 Pa	= 1,33 mbar	= 1,33 cm H_2O
1 Zentimeter Wassersäule	1 cm H_2O	= 1 mbar	= 0,75 mmHg	= 100 Pa
1 Millibar	1 mbar	= 1 cm H_2O	= 0,75 mmHg	= 100 Pa

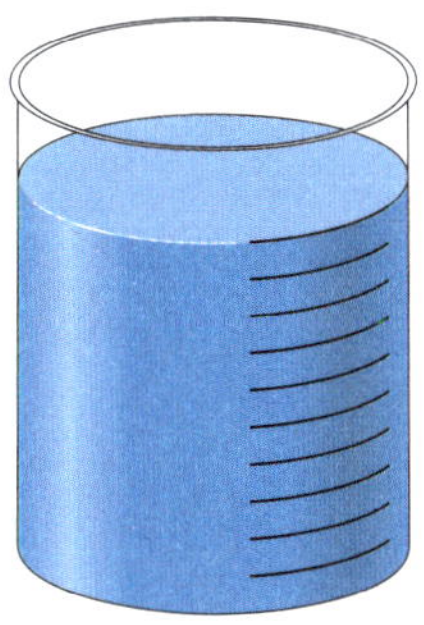

Volumen- und Massenkonzentrationen

Die Konzentration ist der Volumen- oder Massenanteil eines Stoffes in 1 Liter (oder Milliliter) Lösungsmittel.

1 ml/l	1 Milliliter pro Liter	Volumenkonzentration
1 g/l	1 Gramm pro Liter	Massenkonzentration
1 g/dl	1 Gramm pro Deziliter	Massenkonzentration
1 mg/dl	1 Milligramm pro Deziliter	Massenkonzentration
1 µg/l	1 Mikrogramm pro Liter	Massenkonzentration

Stoffmengenkonzentration

Gibt die Anzahl der Teilchen (Moleküle) an, die in 1 Liter Lösungsmittel (z.B. Blutserum) enthalten sind.

1 mol/l	1 mol pro Liter	= 1mmol/ml
1 mmol/l	1 tausendstel mol pro Liter	= 1mmol/l

Das menschliche Skelett

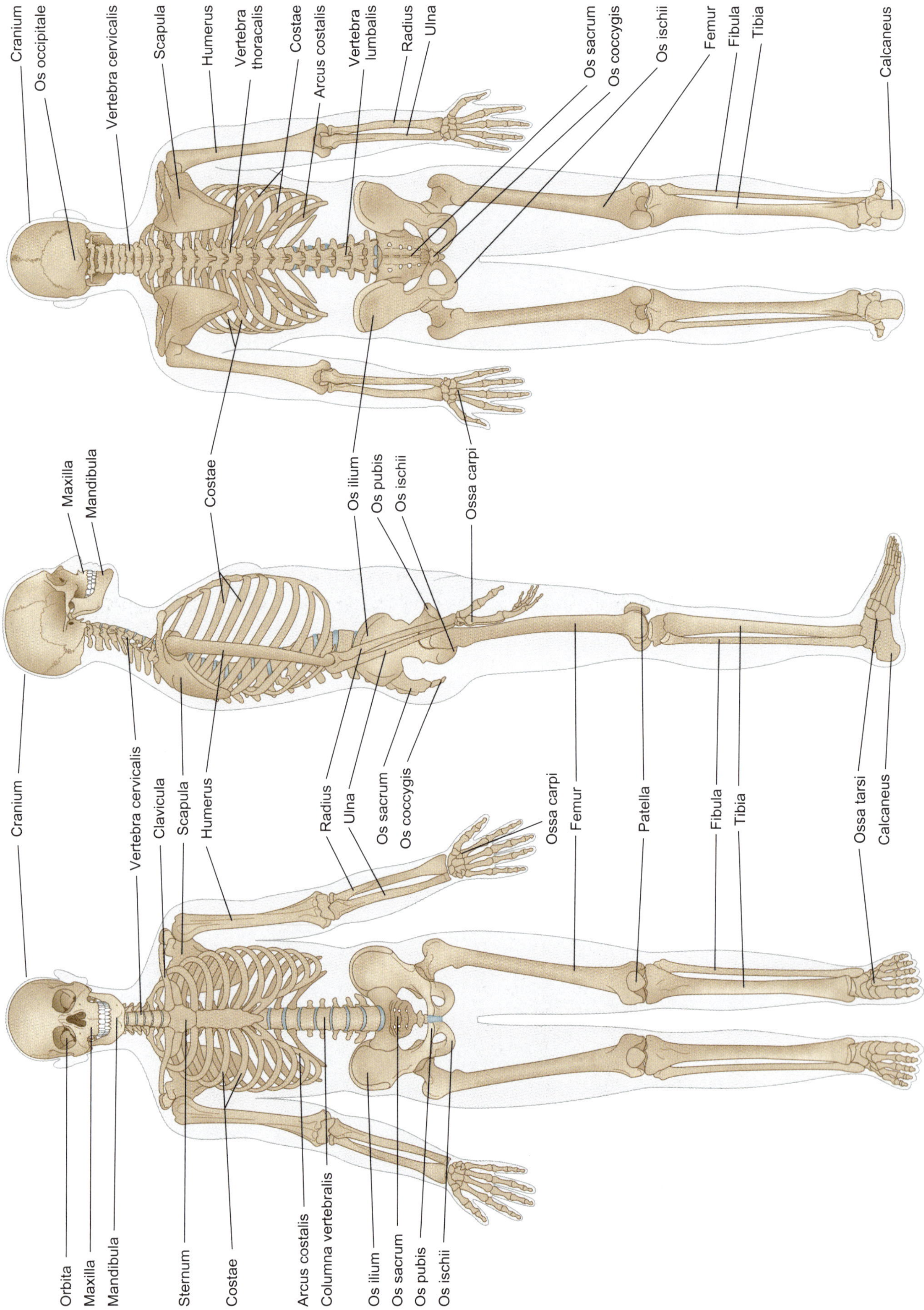

[L231]